G. Adler   C. Beglinger   M. P. Manns   S. Müller-Lissner   W. Schmiegel (Hrsg.)

Klinische Gastroenterologie und Stoffwechsel

Springer

*Berlin
Heidelberg
New York
Barcelona
Hongkong
London
Mailand
Paris
Singapur
Tokio*

G. Adler · C. Beglinger · M. P. Manns
S. Müller-Lissner · W. Schmiegel (Hrsg.)

Klinische Gastroenterologie und Stoffwechsel

Mit 329 Abbildungen, davon 177 in Farbe
und 223 Tabellen

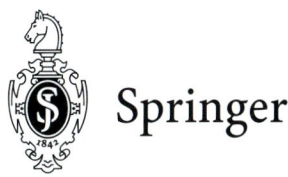

Springer

Prof. Dr. G. Adler
Abt. Innere Medizin I
Universitätsklinik Ulm
89070 Ulm

Prof. Dr. M. P. Manns
Abt. Gastroenterologie und Hepatologie
Zentrum Innere Medizin und Dermatologie
Medizinische Hochschule Hannover
Carl-Neuberg-Straße 1
30625 Hannover

Prof. Dr. S. Müller-Lissner
Abt. für Innere Medizin
Park-Klinik Weißensee
Schönstraße 80
13086 Berlin

Prof. Dr. C. Beglinger
Departement Innere Medizin
Abt. Gastroenterologie
Kantonsspital Basel
Universitätskliniken
Petersgraben 4
4031 Basel, Schweiz

Prof. Dr. W. Schmiegel
Medizinische Universitätsklinik
Knappschaftskrankenhaus
In der Schornau 23–25
44892 Bochum

ISBN 3-540-65059-8 Springer-Verlag Berlin Heidelberg New York

Die Deutsche Bibliothek – CIP Einheitsaufnahme

Klinische Gastroenterologie und Stoffwechsel/Hrsg.: G. Adler ... – Berlin ; Heidelberg ; New York ;
Barcelona ; Hongkong ; London ; Mailand ; Paris ; Singapur ; Tokio ; Springer, 2000
   ISBN 3-540-65059-8

Dieses Werk ist urheberrechtlich geschützt. Die dadurch begründeten Rechte, insbesondere die der Übersetzung, des Nachdrucks, des Vortrags, der Entnahme von Abbildungen und Tabellen, der Funksendung, der Mikroverfilmung oder der Vervielfältigung auf anderen Wegen und der Speicherung in Datenverarbeitungsanlagen, bleiben, auch bei nur auszugsweiser Verwertung, vorbehalten. Eine Vervielfältigung dieses Werkes oder von Teilen dieses Werkes ist auch im Einzelfall nur in den Grenzen der gesetzlichen Bestimmungen des Urheberrechtsgesetzes der Bundesrepublik Deutschland vom 9. September 1965 in der jeweils geltenden Fassung zulässig. Sie ist grundsätzlich vergütungspflichtig. Zuwiderhandlungen unterliegen den Strafbestimmungen des Urheberrechtsgesetzes.

Springer-Verlag ist ein Unternehmen der Fachverlagsgruppe BertelsmannSpringer.
© Springer-Verlag Berlin Heidelberg 2000
Printed in Germany

Die Wiedergabe von Gebrauchsnamen, Handelsnamen, Warenbezeichnungen usw. in diesem Werk berechtigt auch ohne besondere Kennzeichnung nicht zu der Annahme, daß solche Namen im Sinne der Warenzeichen- und Markenschutzgesetzgebung als frei zu betrachten wären und daher von jedermann benutzt werden dürften.

Produkthaftung: Für Angaben über Dosierungsanweisungen und Applikationsformen kann vom Verlag keine Gewähr übernommen werden. Derartige Angaben müssen vom jeweiligen Anwender im Einzelfall anhand anderer Literaturstellen auf ihre Richtigkeit überprüft werden.

Herstellung: PRO EDIT GmbH, 69126 Heidelberg
Umschlaggestaltung: de'blik, 10435 Berlin
Satz: Mitterweger & Partner GmbH, 68723 Plankstadt
Gedruckt auf säurefreiem Papier   SPIN: 10475833   22/3134/SO   5 4 3 2 1 0

Vorwort

Das vorliegende Buch soll einen neuen Zugang zu den Erkrankungen des Magen-Darmtrakts, der Leber, des Pankreas und des Stoffwechsels eröffnen. Der Aufbau des Buches ist deshalb nicht organorientiert, sondern fasst die Erkrankungen der Gastroenterologie und des Stoffwechsels zu symptomorientierten Sektionen zusammen. In den einzelnen Sektionen werden Motilitätsstörungen und funktionelle Störungen, entzündliche Erkrankungen, Tumorerkrankungen, Ernährungsstörungen, Erkrankungen des Stoffwechsels und vaskuläre Erkrankungen dargestellt. In einer weiteren Sektion werden Erkrankungen des Gastrointestinaltrakts und der Leber während der Schwangerschaft zusammengefasst. Ein abschließendes Kapitel stellt die bildgebenden Verfahren in der Gastroenterologie dar und bietet Entscheidungshilfen für den Einsatz der jeweiligen Methode. Großer Wert wurde auf die ausführliche Beschreibung der klinischen Krankheitsbilder, ihre Diagnostik und Therapie gelegt. Durch die Gliederung in symptomorientierte Sektionen war es möglich, die molekularen und zellulären Grundlagen von Entzündung, Tumorentstehung, Stoffwechsel und Motilität jeweils in einem Kapitel zusammenzufassen und dadurch Wiederholungen zu vermeiden. Das Buch orientiert sich an den Themen, die für den in der Weiterbildung befindlichen Arzt erforderlich sind und ist auch ein Referenzwerk für den gastroenterologisch tätigen Arzt.

Unser Dank gilt allen beteiligten Autoren, den Mitarbeitern des Springer-Verlags und Frau Constanze Sonntag von PRO EDIT für die herstellerische Betreuung des Buches. Unser besonderer Dank gilt Frau Martina Kloschies, Ulm, für ihr unermüdliches und zuverlässiges Engagement und Herrn Volker Kächele, Ulm, für die Erstellung des Sachverzeichnisses.

Ulm, Basel, Hannover, Berlin, Bochum
im März 2000

G. ADLER, C. BEGLINGER, M. P. MANNS,
S. MÜLLER-LISSNER, W. SCHMIEGEL

Inhalt

I   Leitsymptome und Notfallsituationen
H. R. Koelz und S. Müller-Lissner

1. Abdominalschmerz, akutes Abdomen *3*
   H. R. Koelz

2. Schluckstörungen, Regurgitation, retrosternale Schmerzen *7*
   H. R. Koelz

3. Übelkeit und Erbrechen *13*
   S. Müller-Lissner

4. Gastrointestinale Blutung *17*
   H. R. Koelz

5. Fremdkörper im Gastrointestinaltrakt *21*
   H. R. Koelz

6. Meteorismus und Flatulenz *25*
   H. R. Koelz

7. Diarrhö *29*
   S. Müller-Lissner

8. Anorektale Symptome *33*
   S. Müller-Lissner

9. Ikterus *37*
   H. R. Koelz

10. Aszites *39*
    H. R. Koelz

11. Hepatische Enzephalopathie *41*
    H. R. Koelz

12. Gewichtsverlust *43*
    S. Müller-Lissner

II   Motilitätsstörungen und sogenannte funktionelle Störungen
S. Müller-Lissner

13. Grundlagen der gastrointestinalen Motilität *47*
    H.-D. Allescher

14. Motilitätsstörungen von Pharynx und Ösophagus *61*
    Th. Frieling

15. Gastroösophageale Refluxkrankheit *73*
    H. R. Koelz

16. Motilitätsstörungen des Magens und gastroduodenalen Übergangs *89*
    Th. Eberl, M. Wienbeck

17. Motilitätsstörungen der Gallenwege *101*
    M. Wienbeck, Th. Eberl

18. Motilitätsstörungen des Dünndarms *109*
    J. F. Erckenbrecht

19. Motilitätsstörungen des Kolons *119*
    W. Voderholzer und M. Karaus

20. Motilitäts- und Funktionsstörungen des Anorektums *131*
    M. Karaus, W. Voderholzer

21. Divertikel und Hernien *145*
    A. Koch, S. Müller-Lissner

22. Sogenannte funktionelle Störungen des Gastrointestinaltrakts *159*
    A. G. Klauser, S. Müller-Lissner

III   Entzündliche Erkrankungen
G. Adler, C. Beglinger und M. P. Manns

23. Das Immunsystem im Gastrointestinaltrakt – Mechanismen der Entzündung *173*
    A. Stallmach, M. Zeitz

Entzündliche Erkrankungen des Ösophagus
C. Beglinger

24. Infektiöse Ösophagitis *191*
    W. Zimmerli, C. Beglinger

25. Physikalische und chemische Ösophagitis *197*
    F. Lehmann, C. Beglinger

Entzündliche Erkrankungen des Magens und Duodenums
C. Beglinger

26. Pharmakologische Grundlagen der Säuresekretionshemmung *203*
    P. Bauerfeind, H.-P. Wirth

27 *Helicobacter-pylori*-Erkrankungen 209
P. Bauerfeind, H.-P. Wirth,
H. Weidenbach

28 Medikamentös induzierte Gastro-
enteropathien 221
H.-P. Wirth, P. Bauerfeind

29 Infektiöse Gastritis 229
W. Zimmerli, C. Beglinger

30 Atrophe Gastritis 233
H.-P. Wirth, P. Bauerfeind

Entzündliche Erkrankungen des Darms und des Pankreas
G. Adler

31 Funktionsdiagnostik
bei Dünndarmerkrankungen 239
F. Lehmann, C. Beglinger

32 Akute infektiöse Diarrhö 243
B. Burckhardt, N. Gyr

33 Chronisch infektiöse
und parasitäre Darmkrankheiten 259
B. Müllhaupt, M. Fried

34 Chronisch entzündliche
Darmerkrankungen 275
G. Adler, M. Reinshagen

35 Einheimische Sprue/Zöliakie 315
A. Stallmach, M. Zeitz

36 Nahrungsmittelallergien 325
S. C. Bischoff, M. P. Manns

37 Sonderformen entzündlicher
Darmerkrankungen 331
G. Adler

38 Anorektale Entzündungen 343
P. H. Itin, M. von Flüe

39 Entzündliche Erkrankungen
des Pankreas 355
B. Glasbrenner, G. Adler

Entzündliche Lebererkrankungen
M. P. Manns

40 Pathophysiologie der Entzündung
und der Fibrose 391
B. Rehermann, M. J. Bahr,
M. P. Manns

41 Virushepatitis 407
C. Trautwein, H. L. Tillmann,
M. P. Manns

42 Autoimmunhepatitis 431
C. P. Strassburg, P. Obermayer-Straub,
M. P. Manns

43 Alkoholische Hepatitis 445
H. K. Seitz, C. M. Oneta

44 Leberabszesse 455
S. Wagner, M. Gebel, M. P. Manns

45 Immunvermittelte arzneimittelinduzierte
Leberschäden 461
P. Obermayer-Straub, F. Van Pelt,
M. P. Manns

46 Akutes Leberversagen 473
K. H. W. Böker, M. P. Manns

47 Leberzirrhose und ihre Komplikationen 489
M. Caselitz, M. P. Manns

Entzündliche Erkrankungen der Gallenwege
M. P. Manns

48 Infektiöse Cholangitis 521
P. N. Meier, M. P. Manns

49 Primär biliäre Zirrhose 525
C. P. Strassburg, B. Lüttig, M. P. Manns

50 Primär sklerosierende Cholangitis 537
S. Wagner, P. N. Meier, M. P. Manns

51 Parasitäre Cholangitis 545
P. N. Meier, M. P. Manns

IV Tumorerkrankungen
W. Schmiegel

Allgemeiner Teil

52 Biologie und Molekulargenetik
gastrointestinaler Tumoren 549
S. A. Hahn, U. Graeven, W. Schmiegel

53 Präkanzerosen und Frühstadien
nichtepithelialer Tumoren 563
W. Fischbach, S. A. Hahn, F. Seidensticker

54 Humangenetische Beratungsaspekte 571
J. T. Epplen

55 Ernährungs- und Lebensgewohnheiten
als Risiko- und Schutzfaktoren
für gastrointestinale Tumoren 575
H. Lochs, H. Hörtnagl

56 Prinzipien der Chemotherapie
gastrointestinaler Tumoren 583
S. Petrasch

57 Andere Therapien *595*
H.-D. Allescher, S. Petrasch,
J. Schmielau, W. Schmiegel, U. Graeven,
C. Teschendorf, A. Fritscher-Ravens

Spezieller Teil

58 Ösophagustumoren *619*
H. P. Dienes, U. Wengler-Becker,
J. Klempnauer, T. Südhoff, S. Petrasch

59A Magentumoren *639*
H. P. Dienes, J. Klempnauer,
S. Petrasch, U. Wengler-Becker

59B Non-Hodgkin-Lymphome
des Gastrointestinaltrakts *655*
H. K. Müller-Hermelink, A. Greiner,
W. Fischbach

60 Dünndarmtumoren *667*
C. Teschendorf, T. Südhoff, S. Petrasch

61 Kolontumoren *675*
H. P. Dienes, J. Klempnauer, S. Petrasch,
K. Wengler-Becker, W. Schmiegel

62 Analkarzinom *697*
H. P. Dienes, J. Klempnauer, T. Südhoff,
S. Petrasch

63 Neoplasien der Leber und Gallenwege *703*
U. Graeven, W. J. Klempnauer,
H. P. Dienes, W. Schmiegel

64 Pankreastumoren *735*
U. Graeven, H. P. Dienes, T. Becker,
W. Schmiegel

65 Gastroenteropankreatische
endokrine Tumoren *755*
M. Nauck, W. Creutzfeldt

V Genetisch bedingte Stoffwechselerkrankungen
W. Schmiegel

66 Morbus Wilson *793*
M. Reiser

67 Hämochromatose *799*
G. Trenn, M. Reiser

68 Alpha₁-Antitrypsin-Mangel *807*
M. Reiser

69 Zystische Fibrose *811*
C. Teschendorf, W. Schmiegel

70 Familiäre Hypercholesterinämie *823*
D. Ameis, F. U. Beil

71 Genetische Hyperbilirubinämien *825*
C. P. Strassburg, M. Burdelski,
M. P. Manns

72 Porphyrien *837*
R. Fried, U. A. Meyer

73 Gentherapie *847*
C. Teschendorf, W. Schmiegel

VI Ernährung und Stoffwechsel
C. Beglinger

74 Physiologie der Ernährung *857*
K. Berneis, U. Keller

75 Enzymdefekte und Malabsorption *867*
M. Kaufmann, M. Fried

76 Eßstörungen *877*
H.H. Ditschuneit, G. Bühler,
B. O. Böhm

77 Diabetes mellitus *897*
B. O. Böhm

78 Gallensteine *911*
P. N. Meier, E. Rambusch,
M. P. Manns

79 Alkohol *925*
H. K. Seitz, P. M. Suter

80 Fettleber *935*
K. H. W. Böker, M. P. Manns

81 Osteoporose *943*
B. O. Böhm

82 Enterale und parenterale Ernährung *955*
K. Berneis, U. Keller

VII Vaskuläre Erkrankungen
M. P. Manns

83 Budd-Chiari-Syndrom *969*
A. Schüler

84 Veno Occulsive Disease (VOD) *973*
A. Schüler

85 Pfortaderthrombose *975*
J. S. Bleck, M. P. Manns

86 Morbus Osler *981*
S. Wagner, M. P. Manns

87 Angiodysplasien *983*
P. N. Meier, M. P. Manns

88 Ischämien (Mesenterialinfarkt,
Mesenterialvenenthrombose) *987*
J. S. Bleck, M. P. Manns

89 Hämorrhoiden *993*
P. N. Meier, M. P. Manns

90 Arteriovenöse Fisteln
des Gastrointestinaltrakts *997*
C. P. Strassburg, M. P. Manns

VIII Schwangerschaft
S. Müller-Lissner

91 Gastroenterologie
und Schwangerschaft *1003*
S. Müller-Lissner, St. Niesert,
M. P. Manns, G. Adler, C. Benkwitz

IX Anhang

92 Bildgebende Verfahren
in der Gastroenterologie *1017*
A. Rieber, G. Preclik, J. Kotzerke,
H.-J. Brambs, G. Adler, S. N. Reske

Sachverzeichnis *1059*

Herausgeber- und Mitarbeiterverzeichnis

Prof. Dr. G. ADLER
Abt. Innere Medizin I
Universitätsklinikum Ulm
89070 Ulm

Priv.-Doz. Dr. H.-D. ALLESCHER
II. Medizinische Klinik und Poliklinik
Klinikum rechts der Isar der TU München
Ismaninger Straße 22
81675 München

Priv.-Doz. Dr. D. AMEIS
Medizinische Kern- und Poliklinik
Universitätskrankenhaus Eppendorf
Martinistraße 52
20246 Hamburg

Dr. M. J. BAHR
Abt. Gastroenterologie und Hepatologie
Zentrum Innere Medizin und Dermatologie
Medizinische Hochschule Hannover
Carl-Neuberg-Straße 1
30625 Hannover

Priv.-Doz. Dr. P. BAUERFEIND
Dept. für Innere Medizin Gastroenterologie
Universitätsspital Zürich
Rämistraße 100
8091 Zürich, Schweiz

Dr. TH. BECKER
Klinik für Viszeral- und Transplantationschirurgie
Medizinische Hochschule Hannover
Carl-Neuberg-Straße 1
30625 Hannover

Prof. Dr. C. BEGLINGER
Departement Innere Medizin
Abt. Gastroenterologie
Kantonsspital Basel
Universitätskliniken
Petersgraben 4
4031 Basel, Schweiz

Prof. Dr. F. U. BEIL
Medizinische Kern- und Poliklinik
Universitätskrankenhaus Eppendorf
Martinistraße 52
20246 Hamburg

Dr. C. BENKWITZ
Park-Klinik Weißensee
Abt. f. Innere Medizin
Schönstraße 80
13086 Berlin

Dr. K. BERNEIS
Abt. für Endokrinologie, Diabetologie
und klinische Ernährung
Kantonsspital Basel
Universitätskliniken
Petersgraben 4
4031 Basel, Schweiz

Priv.-Doz. Dr. S. C. BISCHOFF
Abt. Gastroenterologie und Hepatologie
Zentrum Innere Medizin und Dermatologie
Medizinische Hochschule Hannover
Carl-Neuberg-Straße 1
30625 Hannover

Dr. J. S. BLECK
Abt. Gastroenterologie und Hepatologie
Zentrum Innere Medizin und Dermatologie
Medizinische Hochschule Hannover
Carl-Neuberg-Straße 1
30625 Hannover

Prof. Dr. B. O. BÖHM
Abt. Innere Medizin I
Sektion Endokrinologie
Universitätsklinik Ulm
89070 Ulm

Dr. K. H. W. BÖKER
Abt. Gastroenterologie und Hepatologie
Zentrum Innere Medizin und Dermatologie
Medizinische Hochschule Hannover
Carl-Neuberg-Straße 1
30625 Hannover

Prof. Dr. H.-J. Brambs
Abt. Röntgendiagnostik
Universitätsklinik Ulm
89070 Ulm

Dr. G. Bühler
Abt. Innere Medizin I
Universitätsklinik Ulm
89070 Ulm

Dr. B. Burckhardt
Medizinische Universitäts-Poliklinik
Kantonsspital Basel
Petersgraben 4
4031 Basel, Schweiz

Prof. Dr. M. Burdelski
Abt. Pädiatrie
Universitätskrankenhaus Eppendorf
Martinistraße 52
20246 Hamburg

Dr. M. Caselitz
Abt. Gastroenterologie und Hepatologie
Zentrum Innere Medizin und Dermatologie
Medizinische Hochschule Hannover
Carl-Neuberg-Straße 1
30623 Hannover

Prof. Dr. W. Creutzfeldt
Senderstraße 47
37077 Göttingen

Prof. Dr. H. P. Dienes
Institut für Pathologie
der Universität zu Köln
Joseph-Stelzmann-Straße 9
50931 Köln

Dr. H. H. Ditschuneit
Abt. Innere Medizin I
Universitätsklinikum Ulm
89070 Ulm

Dr. Th. Eberl
Zentralklinikum Augsburg
III. Medizinische Klinik
Postfach 101920
86009 Augsburg

Prof. Dr. J. T. Epplen
Molekulare Humangenetik
Ruhr-Universität Bochum
Universitätsstraße 150
44780 Bochum

Prof. Dr. J. F. Erckenbrecht
Medizinische Klinik
Krankenanstalten „Florence Nightingale"
Kreuzbergstraße 79
40489 Düsseldorf

Prof. Dr. W. Fischbach
II. Medizinische Klinik
Klinikum Aschaffenburg
Am Hasenkopf 1
63739 Aschaffenburg

Priv.-Doz. Dr. M. von Flüe
Chirurgische Universitätsklinik
Spitalstraße 21
4031 Basel, Schweiz

Prof. Dr. M. Fried
Dept. für Innere Medizin, Gastroenterologie
Universitätsspital Zürich
Rämistraße 100
8091 Zürich, Schweiz

Dr. R. Fried
Departement Innere Medizin
Abt. Gastroenterologie
Kantonsspital Basel
Universitätskliniken
Petersgraben 4
4031 Basel, Schweiz

Prof. Dr. Th. Frieling
Klinik für Gastroenterologie,
Hepatologie und Infektiologie
Medizinische Klinik und Poliklinik
Heinrich-Heine-Universität Düsseldorf
Moorenstraße 5
40225 Düsseldorf

Dr. A. Fritscher-Ravens
Abt. Interdisziplinäre Endoskopie
Universitätskrankenhaus Eppendorf
Martinistraße 52
20246 Hamburg

Prof. Dr. M. Gebel
Abt. Gastroenterologie und Hepatologie
Zentrum Innere Medizin und Dermatologie
Medizinische Hochschule Hannover
Carl-Neuberg-Straße 1
30625 Hannover

Priv.-Doz. Dr. B. Glasbrenner
Klinik für Gastroenterologie, Hepatologie
und Infektiologie
Otto-von-Guericke-Universität
Leipziger Straße 44
39120 Magdeburg

Dr. U. Graeven
Medizinische Universitätsklinik
Knappschaftskrankenhaus
In der Schornau 23–25
44892 Bochum

Dr. A. Greiner
Institut für Pathologie
Universität Würzburg
Josef-Schneider-Straße 2
97080 Bochum

Prof. Dr. N. Gyr
Medizinische Universitäts-Poliklinik
Kantonsspital Basel
Petersgraben 4
4031 Basel, Schweiz

Priv.-Doz. S. A. Hahn
Abt. f. molekulare Onkologie/IMBL
Medizinische Universitätsklinik
Knappschaftskrankenhaus
In der Schornau 23–25
44892 Bochum

Dr. H. Hörtnagl
Universitätsklinik Charité
der Humboldt-Universität zu Berlin
IV. Medizinische Klinik und Poliklinik
Schumannstraße 20/21
10117 Berlin

Prof. Dr. P. H. Itin
Dermatologische Universitätsklinik
Kantonsspital Basel
Petersgraben 4
4031 Basel, Schweiz

Priv.-Doz. Dr. M. Karaus
Medizinische Klinik
Ev. Krankenhaus Göttingen-Weende
An der Lutter 24
37075 Göttingen

Dr. M. Kaufmann
Abt. für Gastroenterologie
Schwerpunktspital Wädenswil
Schloßbergstraße 34
8820 Wädenswil, Schweiz

Prof. Dr. U. Keller
Abt. für Endokrinologie, Diabetologie
und Klinische Ernährung
Kantonsspital Basel
Universitätsklinikum
Petersgraben 4
4031 Basel, Schweiz

Dr. A. G. Klauser
Medizinische Klinik
Klinikum Innenstadt der LMU
Ziemssenstraße 1
80336 München

Prof. Dr. J. Klempnauer
Klinik für Viszeral- und Transplantationschirurgie
Medizinische Hochschule Hannover
Carl-Neuburg-Straße 1
30625 Hannover

Dr. A. Koch
Park-Klinik Weißensee
Abt. f. Innere Medizin
Schönstr. 80
13086 Berlin

Prof. Dr. H. R. Koelz
Abt. Gastroenterologie
Medizinische Klinik
Stadtspital Triemli
Birmersdorferstraße 497
8063 Zürich, Schweiz

Prof. Dr. J. Kotzerke
Abt. Nuklearmedizin
Universitätsklinikum Ulm
89070 Ulm

Dr. F. Lehmann
Departement Innere Medizin
Abt. Gastroenterologie
Kantonsspital Basel
Universitätskliniken
Petersgraben 4
4031 Basel, Schweiz

Prof. Dr. H. Lochs
Universitätsklinikum Charité
der Humboldt-Universität zu Berlin
IV. Medizinische Klinik und Poliklinik
Schumannstraße 20/21
10117 Berlin

Dr. B. Lüttig
Abt. Gastroenterologie und Hepatologie
Zentrum Innere Medizin und Dermatologie
Medizinische Hochschule Hannover
Carl-Neuberg-Straße 1
30625 Hannover

Prof. Dr. M. P. Manns
Abt. Gastroenterologie und Hepatologie
Zentrum Innere Medizin und Dermatologie
Medizinische Hochschule Hannover
Carl-Neuberg-Straße 1
30625 Hannover

Dr. P. N. Meier
Abt. Gastroenterologie und Hepatologie
Zentrum Innere Medizin und Dermatologie
Medizinische Hochschule Hannover
Carl-Neuberg-Straße 1
30625 Hannover

Prof. Dr. U. A. Meyer
Biozentrum
Universität Basel
Klingelbergstraße 70
4056 Basel, Schweiz

Prof. Dr. H. K. Müller-Hermelink
Institut für Pathologie
Universität Würzburg
Josef-Schneider-Straße 2
97080 Würzburg

Prof. Dr. S. Müller-Lissner
Abt. f. Innere Medizin
Park-Klinik Weißensee
Schönstraße 80
13086 Berlin

Dr. B. Müllhaupt
Abt. Gastroenterologie
Medizinische Klinik
Stadtspital Triemli Zürich
Birmersdorferstraße 497
8063 Zürich, Schweiz

Priv.-Doz. Dr. M. Nauck
Medizinische Universitätsklinik
Knappschaftskrankenhaus
In der Schornau 23–25
44892 Bochum

Prof. Dr. St. Niesert
Klinik für Gynäkologie und Geburtshilfe
Elisabeth-Krankenhaus Essen
Moltkestraße 61
45138 Essen

Dr. P. Obermayer-Straub
Abt. Gastroenterologie und Hepatologie
Zentrum Innere Medizin und Dermatologie
Medizinische Hochschule Hannover
Carl-Neuberg-Straße 1
30625 Hannover

Dr. C. M. Oneta
Innere Medizin FMH
Av. Saint-Paul 5
1004 Lausanne, Schweiz

Dr. F. van Pelt
Department of Pharmacology
University College Cork
Cork, Ireland

Priv.-Doz. Dr. S. Petrasch
Medizinische Klinik
Klinikum Duisburg
Zu den Rehwiesen 9
47055 Duisburg

Priv.-Doz. Dr. G. Preclik
Medizinische Klinik II
Waldkrankenhaus St. Marien
Rathsberger Str. 57
91054 Erlangen

Dr. E. Rambusch
Abt. Gastroenterologie und Hepatologie
Zentrum Innere Medizin und Dermatologie
Medizinische Hochschule Hannover
Carl-Neuberg-Straße 1
30625 Hannover

Priv.-Doz. Dr. B. Rehermann
National Institute of Diabetes and
Digestive and Kidney Diseases
Building 10, Room 9B16
10 Center Drive MSC 1800
Bethesda, MD 20892, USA

Priv.-Doz. Dr. M. Reinshagen
Abt. Innere Medizin I
Universitätsklinikum Ulm
89070 Ulm

Dr. M. Reiser
Medizinische Universitätsklinik
Knappschaftskrankenhaus
In der Schornau 23–25
44892 Bochum

Prof. Dr. S. N. Reske
Abt. Nuklearmedizin
Universitätsklinikum Ulm
89070 Ulm

Priv.-Doz. Dr. A. Rieber
Abt. Röntgendiagnostik
Universitätsklinikum Ulm
89070 Ulm

Prof. Dr. W. Schmiegel
Medizinische Universitätsklinik
Knappschaftskrankenhaus
In der Schornau 23–25
44982 Bochum

Dr. J. Schmielau
Medizinische Universitätsklinik
Knappschaftskrankenhaus
In der Schornau 23–25
44892 Bochum

Dr. A. Schüler
Abt. Gastroenterologie und Hepatologie
Zentrum Innere Medizin und Dermatologie
Medizinische Hochschule Hannover
Carl-Neuberg-Straße 1
30623 Hannover

Dr. F. Seidensticker
Medizinische Universitätsklinik
Knappschaftskrankenhaus
In der Schornau 23–25
44892 Bochum

Prof. Dr. H. K. Seitz
Innere Abteilung
Krankenhaus Salem
Zeppelinstraße 11–33
69121 Heidelberg

Prof. Dr. A. Stallmach
Medizinische Klinik und Poliklinik
Innere Medizin II
Universitätskliniken des Saarlandes
66421 Homburg/Saar

Priv.-Doz. P. M. Suter
Dept. für Innere Medizin
Medizinische Poliklinik
Universitätspital Zürich
Rämistraße 100
8091 Zürich, Schweiz

Dr. Ch. P. Strassburg
Abt. Gastroenterologie und Hepatologie
Zentrum Innere Medizin und Dermatologie
Medizinische Hochschule Hannover
Carl-Neuberg-Straße 1
30625 Hannover

Priv.-Doz. Dr. T. Südhoff
Medizinische Universitätsklinik
Knappschaftskrankenhaus
In der Schornau 23–25
44892 Bochum

Dr. C. Teschendorf
Medizinische Universitätsklinik
Knappschaftskrankenhaus
In der Schornau 23–25
44892 Bochum

Dr. H. L. Tillmann
Abt. Gastroenterologie und Hepatologie
Zentrum Innere Medizin und Dermatologie
Medizinische Hochschule Hannover
Carl-Neuberg-Straße 1
30625 Hannover

Priv.-Doz. Dr. Ch. Trautwein
Abt. Gastroenterologie und Hepatologie
Zentrum Innere Medizin und Dermatologie
Medizinische Hochschule Hannover
Carl-Neuberg-Straße 1
30625 Hannover

Priv.-Doz. Dr. G. Trenn
Krankenhaus St. Franziskus
Viersener Straße 450
41063 Mönchengladbach

Dr. W. Voderholzer
Medizinische Klinik
Gastroenterologie
Klinikum Innenstadt der LMU
Ziemssenstraße 1
80336 München

Priv.-Doz. Dr. S. Wagner
Abt. Gastroenterologie und Hepatologie
Zentrum Innere Medizin und Dermatologie
Medizinische Hochschule Hannover
Carl-Neuberg-Straße 1
30625 Hannover

Dr. U. Wengler-Becker
Institut für Pathologie
der Universität zu Köln
Joseph-Stelzmann-Straße 9
50931 Köln

Dr. H. Weidenbach
Abt. Innere Medizin I
Universitätsklinikum Ulm
89070 Ulm

Prof. Dr. M. Wienbeck
Zentralklinikum Augsburg
III. Medizinische Klinik
Postfach 101920
86009 Augsburg

Dr. H. P. Wirth
Dept. für Innere Medizin
Gastroenterologie
Universitätsspital Zürich
Rämistraße 100
8091 Zürich, Schweiz

Prof. Dr. M. Zeitz
Medizinische Klinik und Poliklinik
Innere Medizin II
Universitätskliniken des Saarlandes
66424 Homburg/Saar

Prof. Dr. W. Zimmerli
Departement Innere Medizin
Abt. Infektiologie
Kantonsspital Basel
Universitätskliniken
Petersgraben 4
4031 Basel, Schweiz

I Leitsymptome und Notfallsituationen

I Leitsymptome und Notfallsituationen

1. Abdominalschmerz, akutes Abdomen *3*
2. Schluckstörungen, Regurgitation, retrosternale Schmerzen *7*
3. Übelkeit und Erbrechen *13*
4. Gastrointestinale Blutung *17*
5. Fremdkörper im Gastrointestinaltrakt *21*
6. Meteorismus und Flatulenz *25*
7. Diarrhö *29*
8. Anorektale Symptome *33*
9. Ikterus *37*
10. Aszites *39*
11. Hepatische Enzephalopathie *41*
12. Gewichtsverlust *43*

Abdominalschmerz, akutes Abdomen

H. R. KOELZ

Schmerz ist das häufigste abdominale Leitsymptom. Die Interpretation von Abdominalschmerzen und Zuordnung einer Diagnose oder wenigstens Verdachtsdiagnose ist oft schwierig. Dies liegt einerseits daran, daß die meisten Patienten Schwierigkeiten haben, Abdominalschmerzen detailliert zu beschreiben, so daß immer präzises Nachfragen notwendig ist. Andererseits sind Abdominalschmerzen auch bei bestmöglicher Beschreibung durch den Patienten meist vieldeutig. Abdominalschmerzen können auch von nicht zum Gastrointestinaltrakt gehörenden Organen ausgehen, z. B. von den Nieren, der Aorta, dem Herz oder der Pleura.

Viszeraler und somatischer Schmerz
Die Unterscheidung zwischen viszeralem und somatischem Abdominalschmerz ist wertvoll, weil damit Hinweise auf die Entstehung gefunden werden können (Tabelle 1.1).

Der *viszerale* Schmerz entsteht durch Dehnung der Hohlorgane bzw. der Kapseln von parenchymatösen Organen, durch lokal freigesetzte Metaboliten bei entzündlichen oder ischämischen Störungen sowie durch direkte Reizung der sensorischen Nerven bei Tumorinfiltration. Die Abdominalorgane sind unempfindlich gegen viele Reize, die auf der Haut Schmerzen hervorrufen, beispielsweise Stechen, Schneiden oder Brennen. Viszerale Schmerzen sind fast immer schlecht lokalisierbar. In der Regel können die Patienten nur angeben, ob der Schmerz im Oberbauch, im Mittelbauch oder im Unterbauch verspürt wird (Abb. 1.1). Der viszerale Schmerz unpaariger Abdominalorgane wird in der Regel in der Mittellinie empfunden. Dies gilt auch für Organe wie Appendix und Gallenblase. In der Regel wird der Schmerz ventral verspürt; zusätzliche dorsale Schmerzen werden recht oft bei Affektionen der Gallenblase und des Pankreas angegeben. Zumindest beim leichten und mäßigen viszeralen Schmerz besteht keine reflektorische Bauchdeckenspannung.

Zu *somatischen* Abdominalschmerzen führen Prozesse, welche vom Peritoneum parietale ausgehen oder sich sekundär auf dieses ausdehnen. Sie sind scharf, schneidend und subjektiv genau lokalisierbar. In der Regel führen sie zu einer der peritonealen Ausdehnung entsprechenden reflektorischen Kontraktion der Bauchdeckenmuskulatur.

Viele klassische Erkrankungen äußern sich im ersten Stadium als viszerale Schmerzen. Im weiteren Verlauf kann sich der Prozeß auf das Peritoneum parietale ausdehnen und führt so zu somatischen Schmerzen. Ein typisches Beispiel ist die Appendizitis, deren Schmerzen im Mittel- oder Oberbauch beginnen und sich erst später an die klassische Stelle im rechten Unterbauch verlagern.

Reizungen des Peritoneum parietale des Zwerchfelles führen zu einer seltenen, aber charakteristi-

Tabelle 1.1. Schmerztypen

	Somatischer Schmerz	Viszeraler Schmerz
Ursprung	Bauchdecken (inkl. Peritoneum parietale), projizierter Schmerz (z. B. vertebragen)	Infiltration (entzündlich oder neoplastisch), Dehnung, Spasmen (Hohlorgane), Kapselspannung (parenchymatöse Organe), Ischämie
Charakter	Scharf, brennend, kann blitzschnell auftreten und verschwinden	Dumpf, tief, bohrend, kolikartig, träge
Lokaliserbarkeit	Gut	Schlecht (bei unpaarigen Organen meist in Mittellinie)
Bewegungsabhängigkeit	Durch Bewegung und Erschütterung verstärkt. Patient meist ruhig	Bewegung und Erschütterung verstärken Schmerz meist nicht. Patient oft unruhig
Vegetative Begleitsymptome	Selten	Häufig (Übelkeit, Erbrechen, Schwitzen)

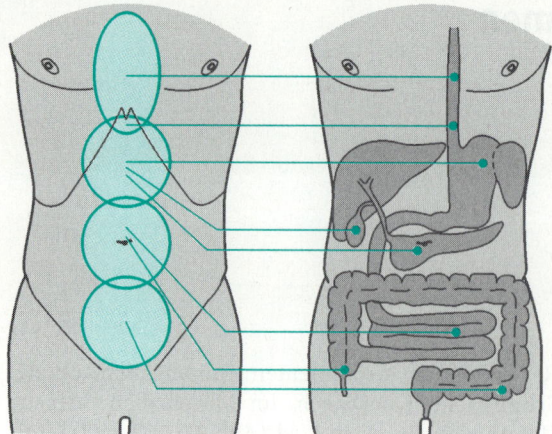

Abb. 1.1. Viszeraler Schmerz: subjektive Schmerzlokalisation und Organzuordnung

schen Schmerzempfindung auf der entsprechenden Schulterseite.

Extraabdominale Ursachen von Abdominalschmerzen
(Sharpstone u. Colin-Jones 1994)

Abdominalschmerzen kommen außerdem bei vielen systemischen Erkrankungen wie diabetische Ketoazidose, Porphyrie, Bleivergiftung und Tabes dorsalis vor. Die Pathogenese dieser Schmerzen ist bisher unklar. Gut bekannt sind Oberbauchschmerzen bis zum Bild des akuten Abdomens bei Affektionen des Myo- oder Perikards sowie der basalen Pleura, Herzinfarkt, Perikarditis, basale Pneumonie oder Pneumothorax. Bei großen Lungenembolien kann der gelegentlich bekannte Abdominalschmerz zusätzlich durch die akute Rechtsherzinsuffizienz mit Leberstauung erklärt werden.

Schmerzverlauf und Schmerzmuster

Auch der zeitliche Verlauf von Schmerzen kann wichtige Hinweise auf deren Ursache geben. Eine Schmerzanamnese ist nur vollständig, wenn der Schmerzverlauf von Beginn bis zum aktuellen Zeitpunkt graphisch dargestellt werden kann. Nur sehr selten ist ein Abdominalschmerz wirklich konstant. Die meisten Patienten berichten über rezidivierende oder progrediente Schmerzen.

■ **Rezidivierende Schmerzen** (Scalfaro et al. 1992). Durch Nahrungsaufnahme forciert werden Schmerzen bei Cholezystolithiasis, chronischer Pankreatitis und bei intestinaler Obstruktion. Eine Schmerzabnahme durch Essen („food relief") wird bei Ulkus- und Refluxkrankheit beobachtet. Der Zeitpunkt der Abnahme und des Wiederbeginns von Schmerzen bei Ulkuskrankheit läßt keine Unterscheidung zwischen Ulcus ventriculi und Ulcus duodeni zu. (Abb. 1.2).

Die Kolik ist ein mehr oder weniger regelmäßigphasischer Verlauf von Schmerzen, wobei in der Regel bei rasch hintereinander auftretenden Schüben der Schmerz im Intervall nicht vollständig verschwindet. Die Schmerzphase bei Darm- oder Ureterkoliken beträgt meist 2–3 min, bei Gallenkoliken 20–30 min. Die typische Gallenkolik ist selten.

■ **Progredienter Schmerz.** Über Stunden, seltener Tage, zunehmende Schmerzen führen in der Regel zu akutem Abdomen, wenn nicht vorher eingegriffen wird (vgl. Abb. 1.2). Ein einphasiger Schmerzverlauf ist typisch für Entzündungen. Eine Perforation bei Cholezystitis oder Appendizitis kann sich in einem vorübergehenden Nachlassen des Schmerzes äußern. Zweiphasische Verläufe sind charakteristisch für primäre Perforationen, beispielsweise bei Ulkuskrankheit oder Kolondivertikulitis sowie beim Mesenterialinfarkt. Auf das initiale Ereignis folgt typischerweise eine vorübergehende spontane Besserung („Stadium der Illusion").

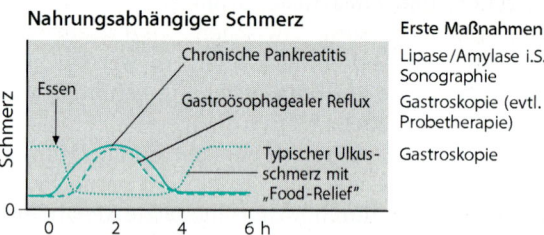

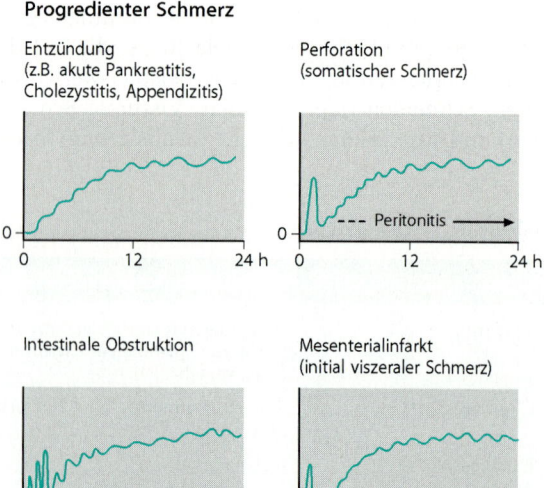

Abb. 1.2. Typischer Schmerzverlauf bei Abdominalerkrankungen

Akutes Abdomen (Lankisch et al. 1992)

Das „akute Abdomen" ist eine vorläufige Bezeichnung für einen bedrohlichen Zustand mit starken Bauchschmerzen, bei dem der Verdacht auf eine abdominale Ursache besteht. Das akute Abdomen ist somit keine Diagnose, sondern ein Syndrom mit dringendem Abklärungsbedarf. Patienten mit sicherem oder möglichem akuten Abdomen benötigen deshalb eine notfallmäßige Klinikeinweisung.

Die Anamnese und die Befunde der körperlichen Untersuchung sind die wichtigsten Kriterien dafür, ob notfallmäßige zusätzliche Abklärungen und therapeutische Maßnahmen notwendig sind (Reng et al. 1998).

Bei der Untersuchung des Abdomens wird zuerst nach der Lokalisation, der Intensität und dem Charakter von Spontanschmerzen gefragt. Die Palpation beginnt am besten an dem Ort, wo die geringsten Schmerzen angegeben werden. Mit einer oberflächlichen Palpation wird nach einer lokalen oder generalisierten peritonealen Reizung (starke Druckdolenz, Abwehrspannung und Loslaßschmerz) gesucht. Gelegentlich bereitet die Entscheidung, ob die Schmerzursache intraabdominell oder in den Bauchdecken liegt, Schwierigkeiten. In diesem Fall ist der Carnett-Test wertvoll (Abb. 1.3) (Editorial, Lancet 1991). Bei der tiefen Palpation ist zu beachten, daß auch das normale Abdomen regional verschieden druckempfindlich ist (Abb. 1.4). Die Perkussion des Abdomens ist i. allg. wenig ergiebig. Eine Ausnahme bildet die fehlende Leberdämpfung, welche auf freies Gas im Abdomen oder (selten) der Leber vorgelagerten gashaltigen Darm (Chilaiditi-Syndrom) schließen läßt.

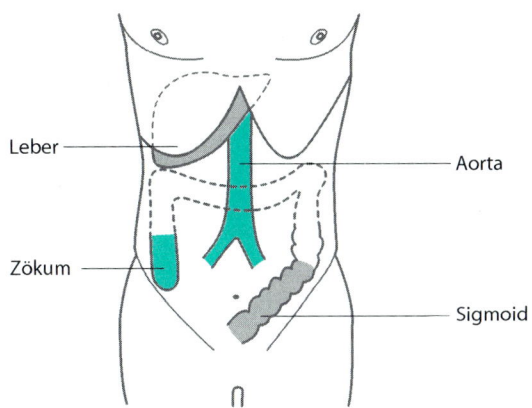

Abb. 1.4. Normale Druckdolenzen bei tiefer Palpation

Fehlende Darmgeräusche bei der Auskultation können erst nach einer Zeit von einigen Minuten als „Totenstille" und damit Paralyse des Darms interpretiert werden. Bei der Beurteilung der Darmtätigkeit sind medikamentöse Einflüsse (insbesondere Opiate) zu berücksichtigen.

Basisdiagnostik bei akutem Abdomen

Eine Übersicht über die wichtigsten Diagnosen bei akutem Abdomen findet sich in Tabelle 1.2.

■ **Labordiagnostik.** Zusätzliche Routineuntersuchungen sind Kreatinin, Natrium, Kalium, Transaminasen und alkalische Phosphatase. In vielen Fällen ist ferner eine Blutgasanalyse indiziert (z. B. bei Verdacht auf Azidose).

■ **Apparative Untersuchungen bei akutem Abdomen.** Optimale Informationen über freie Luft,

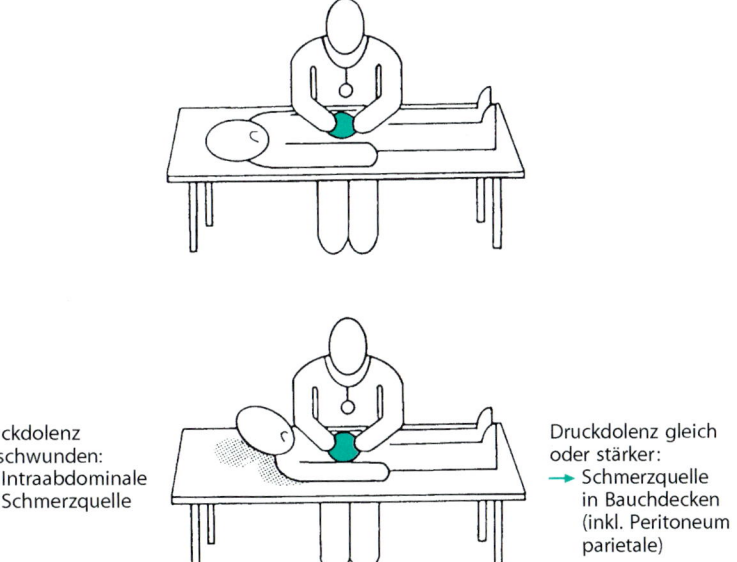

Abb. 1.3. Carnett-Test zur Unterscheidung einer Druckdolenz intraabdominal oder in den Bauchdecken

Tabelle 1.2. Akutes Abdomen: ätiologische Klärung nach notfallmäßiger Klinikeinweisung

Anamnese/körperliche Untersuchung (inkl. Rektaluntersuchung)	
↓	
Basisdiagnostik	
Frage nach	**Diagnostik**
	Laboruntersuchungen
Akute Pankreatitis?	Amylase oder Lipase i. S.
Herzinfarkt?	Kreatinkinase inkl. myokardspezifische Marker
Blutung?	Hämoglobin, Prothrombinzeit, Thrombozyten, evtl. Schwangerschaftstest
Entzündung?	CRP oder Blutsenkungsreaktion, Leukozyten
Ischämie?	Laktat, Leukozyten
Diabetische Ketoazidose?	Glukose, Blutgasanalyse
Urologische Erkrankung?	Urinstatus
	Apparative Untersuchungen
Freies Gas? Freie Flüssigkeit? Abszeß? Aortenaneurysma? Aortendissektion? Gallenwegserkrankung? Extrauterine Gravidität?	Abdomensonographie
Intestinale Gasverteilung? Freies Gas?	Abdomenübersicht in Rückenlage und im Stehen/in Linksseitenlage
Freies Gas unter Zwerchfell? Basale Pneumonie?	Thoraxröntgen
Herzinfarkt?	EKG

Darmspiegel, Gasverteilung im Darm und Weichteilschatten sowie kalkdichte Konkremente erhält man mit der Kombination von Thoraxaufnahme im Stehen und Abdomenübersicht in Rückenlage sowie im Stehen.

Bei nicht stehfähigen Patienten ist eine Aufnahme in Linksseitenlage anzufertigen; freie Luft ist hier über der Leber erkennbar.

Die Computertomographie (CT) ist bei unzureichender Ultraschalluntersuchung (z. B. Gasüberlagerung, Adipositas) und dringendem Verdacht auf Pankreatitis zum Nachweis von Nekrosen indiziert. Ferner kann sie sonographisch nicht sichtbare intra- und retroperitoneale Abszesse zeigen. Die Angiographie ist bei Verdacht auf eine mesenteriale Durchblutungsstörung gelegentlich nützlich. Es ist allerdings zu überlegen, welche Konsequenzen der angiographische Befund auf die vielleicht ohnehin indizierte Laparotomie hat. Die Angiographie führt zu einer Verzögerung des Eingriffs und kann ferner durch die Kontrastmittelgabe eine häufig bestehende Niereninsuffizienz verschlimmern.

Eine Gastroskopie ist gelegentlich angezeigt bei Verdacht auf Ulkusperforation, wenn die Übersichtsaufnahme keine freie Luft zeigt. Die Endoskopie kann eine mögliche Perforationsquelle identifizieren, und beim nachher angefertigten Röntgenbild ist der Nachweis von freiem Gas sehr viel einfacher. Der Vorteil einer früheren Diagnostik einer Perforation überwiegt i. allg. gegenüber dem Nachteil der ausgedehnteren Kontamination des Bauchraums durch Gastrointestinalinhalt.

Seit der Einführung von Sonographie und CT hat die „blinde" diagnostische Peritoneallavage ihre Bedeutung verloren.

Literatur

Editorial (1991) Could Carnett cut costs? Lancet 377: 1134
Lankisch PG, Mahlke R, Lübbers H (1992) Das akute Abdomen – Differetialdiagnose. Internist 33: W29–W42
Reng M, Lock G, Messmann H, Fürst A, Schölmerich J (1998) Präklinische Notfallmedizin – Akutes Abdomen. Internist 39: 161–170
Scalfaro D, Koelz HR, Blum AL (1992) Dyspepsiealmanach. Springer, Berlin Heidelberg New York Tokyo
Sharpstone D, Colin-Jones DG (1994) Chronic, non-visceral abdominal pain. Gut 35: 833–836

Schluckstörungen, Regurgitation, retrosternale Schmerzen

H. R. KOELZ

Begriffe

Unter *Dysphagie* im engeren Sinne versteht man eine schmerzlose Behinderung des Schluckaktes. Im allgemeinen wird dieser Ausdruck aber für alle Schluckstörungen verwendet (Neubrand et al. 1997). Der eher ungebräuchliche Begriff *Aphagie* meint die vollständige Schluckunfähigkeit. Mit *Odynophagie* werden Schmerzen beim Schlucken bezeichnet.

Die *Regurgitation* ist ein Zurückfließen von Magen- oder Ösophagusinhalt in den Mund außerhalb des Brechaktes. Sie kommt typischerweise vor bei gastroösophagealem Reflux und bei allen Formen der schweren Dysphagie, z.B. bei Stenosen und Motilitätsstörungen in Hypopharynx (z.B. Zenker-Divertikel), Ösophagus (z.B. Achalasie) und Magen (z.B. Magenausgangsstenose). Die *Rumination* ist eine Verhaltensstörung, bei der mit Hilfe der willkürlichen Muskulatur (Bauchpresse) – häufig aber unbewußt – Nahrung vom Magen in den Mund transportiert, gekaut und wieder verschluckt wird (siehe Kap. 3).

Das *Globusgefühl* ist ein zwischen Pharynx und oberer Thoraxapertur lokalisiertes Fremdkörpergefühl, welches auch oder sogar ausschließlich außerhalb des Schluckaktes verspürt wird.

Mit *Sodbrennen* (englisch „heartburn") wird ein retrosternaler, vom Epigastrium nach kranial aufsteigender brennender Schmerz bezeichnet.

2.1 Schluckstörungen (siehe Kap. 14)

■ **Oropharyngeale Phase des Schluckaktes** (Abb. 2.1). Die Berührung des Speisebolus mit dem Zungengrund leitet den Schluckakt ein. Das komplizierte Zusammenspiel verschiedener Reflexe wird durch das Schluckzentrum in der Medulla oblongata koordiniert: Nach dem Abschluß des Epipharynx und dem Hochsteigen des Larynx, der zu einem Abschluß der Glottis führt, öffnet sich der obere Ösophagussphinkter (Kahrilas et al. 1996). Unmittelbar darauf folgt die Pharynxkontraktion.

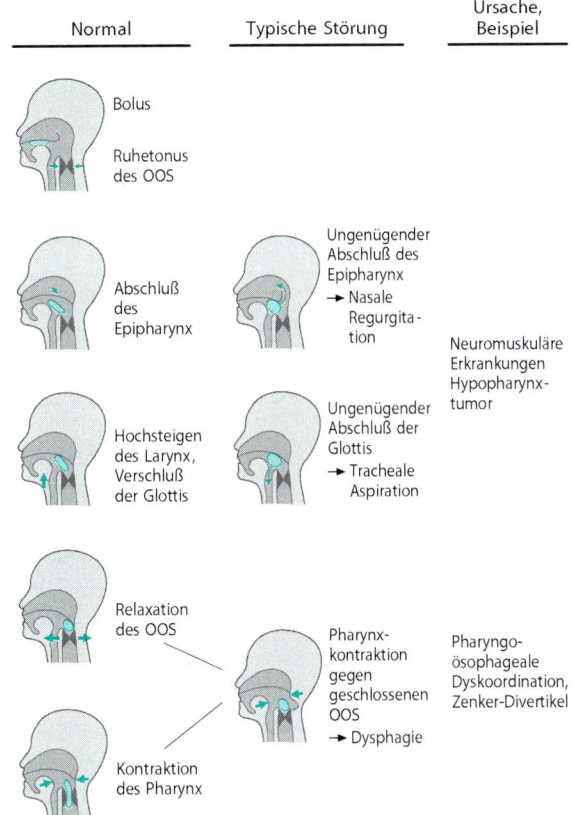

Abb. 2.1. Oropharyngeale Phase des Schluckaktes (*OOS* oberer Ösophagussphinkter)

Ein ungenügender Abschluß des Epipharynx führt zu nasaler Regurgitation, ein ungenügender Abschluß des Larynx zu trachealer Aspiration. Eine Pharynxkontraktion gegen den noch geschlossenen oberen Ösophagussphinkter führt zu Druckspitzen, die für die Ausbildung eines Zenker-Divertikels an der schwächsten Stelle der Pharynxhinterwand (Killian-Dreieck) verantwortlich gemacht werden.

■ **Ösophageale Phase des Schluckaktes** (Abb. 2.2). Der Bolus wird durch eine peristaltische Welle nach distal transportiert. Die Passage durch den unteren Ösophagussphinkter wird durch dessen Relaxation

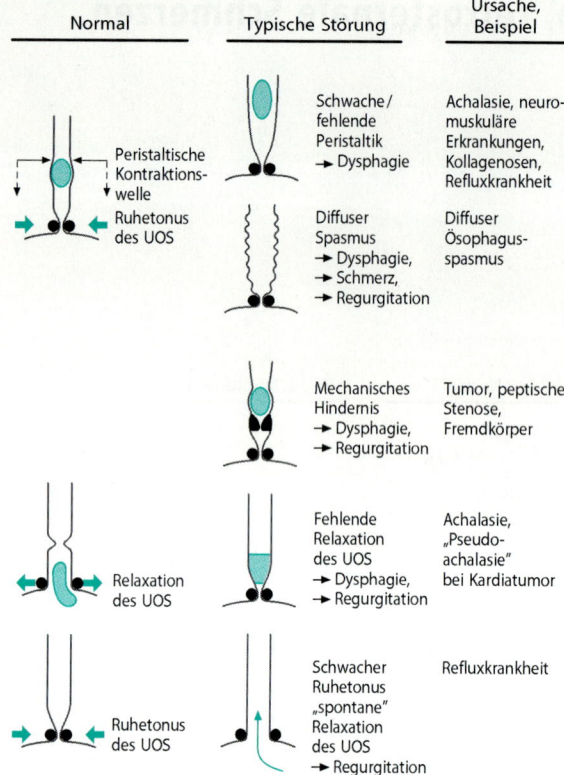

Abb. 2.2. Ösophageale Phase des Schluckaktes (*UOS* unterer Ösophagusspinkter)

Tabelle 2.1. Anamnese bei oropharyngealer Schluckstörung

Frage	Antwort/Hinweis auf ...
Andere neuromuskuläre Störungen?	*Ja:* Schluckstörung im Rahmen neuromuskulärer Erkrankung (z. B. Myasthenie, zerebrovaskulärer Insult)? *Nein:* Hypopharynxtumor, Zenker-Divertikel, Web?
Besserung durch Trinken?	*Ja:* Mundtrockenheit? *Nein, Verschlimmerung:* Neuromuskulär?
Zunahme der Dysphagie während des Essens?	*Ja:* Zenker-Divertikel? Myasthenie?

Tabelle 2.2. Anamnese bei ösophagealer Schluckstörung

Frage	Antwort/Hinweis auf ...
Seit wann?	*Seit Jahren:* Achalasie? *Seit Wochen:* Malignom?
Bei jedem Essen?	*Ja:* Organisch? *Nein:* Funktionell?
Zunahme beim Essen?	*Ja:* Divertikel? Achalasie? *Nein:* Organische Stenose?
Problem mit fester und flüssiger Nahrung?	*Ja, von Beginn an:* Achalasie? Spasmus? *Nein, nur für feste Nahrung:* Organische Stenose?
Ist das Steckenbleiben schmerzhaft?	*Ja:* Organische Stenose? Spasmus? *Nein:* Achalasie?
Plötzliche Odynophagie?	*Ja, seit wenigen Stunden/Tagen:* Fremdkörper? Medikamentenulkus? Infektiöse Ösophagitis?
Zusatzsymptome?	*Dauerschmerz:* Malignom? *Husten:* Aspiration? Fistel? *Heiserkeit:* Recurrensparese? Aspiration?

ermöglicht. Nachher nimmt der untere Ösophagussphinkter wieder einen Ruhetonus ein und verhindert so gastroösophagealen Reflux.

Abklärung

Schluckstörungen erfordern eine umgehende Abklärung. Dies gilt auch, wenn sie nur vorübergehend auftreten. Bei organischen Stenosen (z. B. beim Ösophaguskarzinom) gehen vereinzelte Dysphagieepisoden einer ständigen Dysphagie oft Monate voraus.

Anamnese bei Schluckstörungen

Bei Schluckstörungen erlaubt eine exakte Anamnese (Tabelle 2.1 und 2.2) in vielen Fällen eine zuverlässige Verdachtsdiagnose. Die anamnestische Angabe, daß psychischer Streß die Schluckstörung verschlimmert, ist wenig hilfreich; insbesondere kann damit nicht zwischen organischen und funktionellen Störungen unterschieden werden.

■ **Oropharyngeale vs. ösophageale Schluckstörung.** Die Unterscheidung zwischen oropharyngealer und ösophagealer Schluckstörung hat in der Abklärung eine praktische Bedeutung. Eine oropharyngeale Schluckstörung wird *beim* Schlucken hinter der Zunge oder im oberen Halsbereich empfunden, eine ösophageale Schluckstörung retrosternal *nach* dem Schlucken (Kahrilas et al. 1997). Die oropharyngeale Schluckstörung kann zur *sofortigen nasalen Regurgitation* oder zur *trachealen Aspiration*, die ösophageale zur *verzögerten trachealen Aspiration* führen.

Untersuchungen bei Schluckstörungen (Abb. 2.3)

■ **Oropharyngeale Dysphagie.** Initial werden Mundhöhle und Pharynx zur Suche nach Tumor oder Entzündung (z. B. Pharyngitis, Soor) inspiziert. Bei normalem Befund ist als nächste Untersuchung eine Röntgenpassage zu empfehlen, weil Morphologie und Funktion in diesem Gebiet endoskopisch schwer beurteilbar sind. Nach Möglichkeit

Abb. 2.3. Abklärung von Schluckstörungen

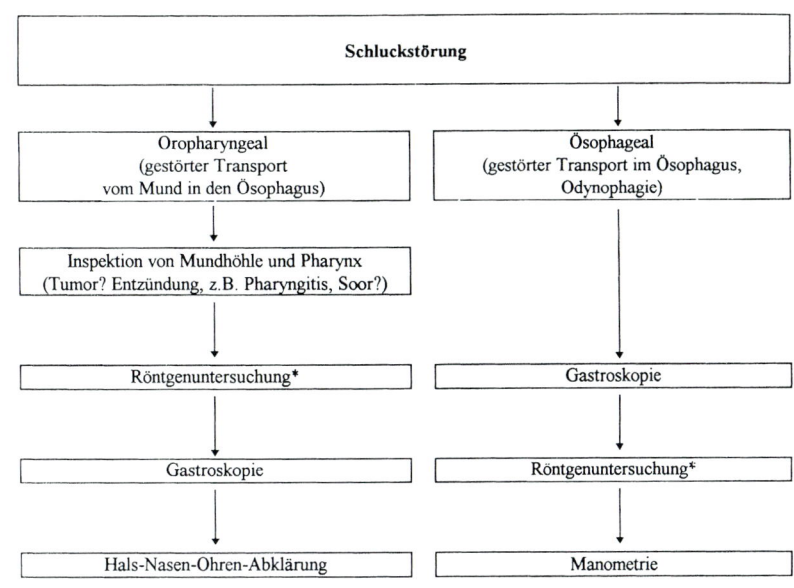

* möglichst Kinematographie oder Videoaufnahme.

soll der radiologische Befund durch eine Kinematographie oder Videoaufzeichnung dokumentiert werden. Bei einer konventionellen Röntgenuntersuchung können Funktionsstörungen meist nicht genügend analysiert werden. Dies trifft besonders auch bei Verdacht auf ein Zenker-Divertikel zu, obwohl bei vorsichtigem Einführen des Gastroskopes „unter Sicht" eine Perforation des Divertikels kaum vorkommt. Wenn auch die flexible Endoskopie normal ist, sollten ein HNO-Arzt und ein Neurologe konsultiert werden.

■ **Ösophageale Dysphagie.** Bei ösophagealer Schluckstörung ist die erste Untersuchung die Endoskopie. Bei eindeutigem Befund sind in der Regel keine weiteren Untersuchungen nötig. Bei weiter bestehender Unklarheit wird eine funktionelle Abklärung (Kinematographie, Manometrie) in einem gastroenterologischen Zentrum empfohlen. Die Manometrie dient vorwiegend der Untersuchung auf Achalasie, die im Frühstadium oft weder endoskopisch noch radiologisch erfaßt werden kann.

2.2 Regurgitation (Abb. 2.4)

Saure Regurgitation als Leitsymptom erlaubt die Diagnose Refluxkrankheit. Viele Patienten haben allerdings Mühe, zuverlässig anzugeben, ob das Regurgitat sauer ist. Für die Differentialdiagnose wichtig sind die Begleitsymptome. Mit der Regurgitation gleichzeitig auftretender brennender Schmerz ist auch dann für die Refluxkrankheit typisch, wenn nicht angegeben werden kann, ob das Regurgitat sauer ist. Eine begleitende Dysphagie und Regurgitation unverdauter Nahrung längere Zeit nach dem Essen sprechen für einen ösophagealen Ursprung.

Abb. 2.4. Differentialdiagnose der Regurgitation

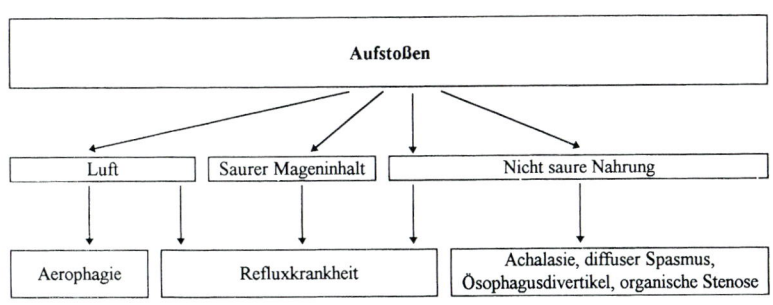

2.3
Retrosternale Schmerzen (Abb. 2.5 und 2.6)
(siehe Kap. 15)

Viele Patienten können nicht sicher angeben, ob ein Schmerz drückend, brennend, krampfartig oder stechend ist. Die Schmerzqualität hilft somit bei der Differentialdiagnose wenig. Pharyngeales, retrosternales und epigastrisches Brennen kommen bei der Refluxkrankheit vor. Sodbrennen als Leitsymptom weist auf eine Refluxkrankheit hin.

Retrosternale Schmerzen bei negativer kardialer Diagnostik gehen in etwa der Hälfte der Fälle vom Ösophagus aus (Cooke et al. 1998). Typische Auslöser (körperliche Belastung bei kardialen Schmerzen, Essen bei ösophagealen Beschwerden) werden nicht immer angegeben. Der vom Ösophagus ausgehende Schmerz wird in der Regel ventral, seltener dorsal, in der Medianlinie empfunden; lateral gelegene Schmerzen sind eine seltene Ausnahme. Anfallsartige Schmerzen bei ösophagealen Motilitätsstörungen (v. a. bei diffusem Ösophagusspasmus) werden fast immer von Dysphagie begleitet.

2.4
Probatorische symptomatische Therapie

Auf jeder Stufe einer negativen Diagnostik stellt die probatorische symptomatische Therapie einen in der Praxis oft unumgänglichen Kompromiß dar. Eine Diagnose aufgrund einer erfolgreichen symptomatischen Therapie (ex iuvantibus) ist unsicher: Viele Krankheiten zeigen einen periodischen Verlauf mit spontaner Besserung, wobei die Patienten den Arzt oft während der stärksten Beschwerden aufsuchen. Ferner ist die verfügbare Therapie unspezifisch; mit einem Säurehemmer können auch

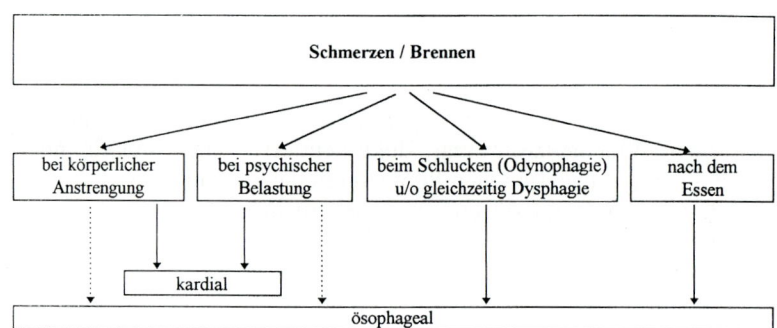

Abb. 2.5. Differentialdiagnose des retrosternalen Schmerzes

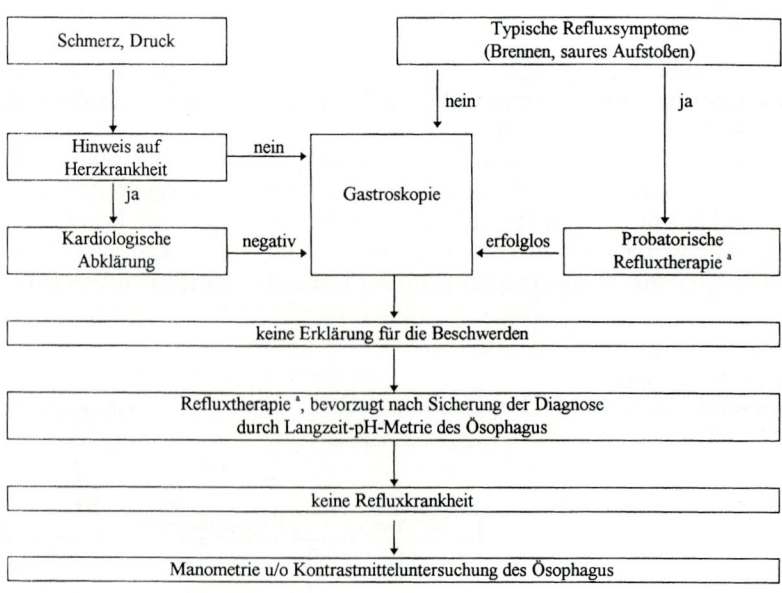

Abb. 2.6. Abklärung bei retrosternalen Schmerzen

[a] 1. Wahl: Säuresekretionshemmer, 2. Wahl: Prokinetikum.

die Symptome eines malignen Magenulkus gebessert werden. Schließlich unterliegen sowohl der Patient wie auch der beurteilende Arzt der Plazebosuggestion.

Literatur

Cooke RA, Anggiansah A, Chambers JB, Owen WJ (1998) A prospective study of oesophageal function in patients with normal coronary angiograms and controls with angina. Gut 42: 323–329

Kahrilas PJ, Lin S, Chen J, Logemann JA (1996) Oropharyngeal accomodation to swallow volume. Gastroenterology 111: 297–306

Kahrilas PJ, Lin S, Rademaker AW, Logemann JA (1997) Impaired deglutitive airway protection: a videofluoroscopic analysis of severity and mechanism. Gastroenterology 113: 1457–1464

Neubrand M, Schepke M, Sauerbruch T (1997) Dysphagie. Internist 38: 391–403

Übelkeit und Erbrechen

S. Müller-Lissner

Begriffe

■ **Übelkeit.** Übelkeit (Nausea) wird meist als unangenehme Empfindung im Oberbauch beschrieben, die mit Appetitverlust einhergeht und von einem Druck- oder Krampfgefühl im Hypopharynx begleitet sein kann. Bei stärkerer Ausprägung kommt es zur Hypersalivation und dem Gefühl unmittelbar bevorstehenden Erbrechens. Trotz einiger Schwierigkeiten mit einer exakten Definition läßt sich Übelkeit für Studienzwecke quantifizieren (Melzack et al. 1985).

■ **Würgen.** Beim Würgen kommt es zu unwillkürlichen Kontraktionen der Abdominal-, Thorax- und Pharynxmuskulatur, häufig vor und während des Erbrechens.

■ **Erbrechen.** Beim Erbrechen wird der Mageninhalt schwallartig entleert, häufig nach Nausea und Würgen. Es kommt zur Retroperistaltik, Relaxation des Zwerchfells, Kontraktionen der Abdominal-, Thorax- und Pharynxmuskulatur und zur Hypersalivation (Huchzermeyer 1997).

■ **Regurgitation.** Die Regurgitation ist ein unwillkürliches Wiederaufsteigen von Ösophagus- oder Mageninhalt und muß vom Erbrechen unterschieden werden (siehe Kap. 2).

■ **Rumination.** Die aktive Regurgitation aus dem Magen mit erneutem Schlucken wird als Rumination bezeichnet. Sie wird offensichtlich durch eine Kontraktion der Abdominalmuskulatur mit gleichzeitiger Relaxation der ösophagealen Sphinkteren teils willkürlich, teils unwillkürlich induziert (Thumshirn et al. 1998). Es handelt sich um eine Verhaltensstörung, die der Biofeedbacktherapie zugänglich ist (Shay et al. 1986).

Pathophysiologie

Das in der Medulla oblongata gelegene Brechzentrum steuert über sympathische, parasympathische und somatische Efferenzen Übelkeit, Würgen und Erbrechen. Es kann über 3 Mechanismen aktiviert werden: zentralnervöse, viszerale und chemisch-medikamentöse Reize (Abb. 3.1). Letztere greifen an

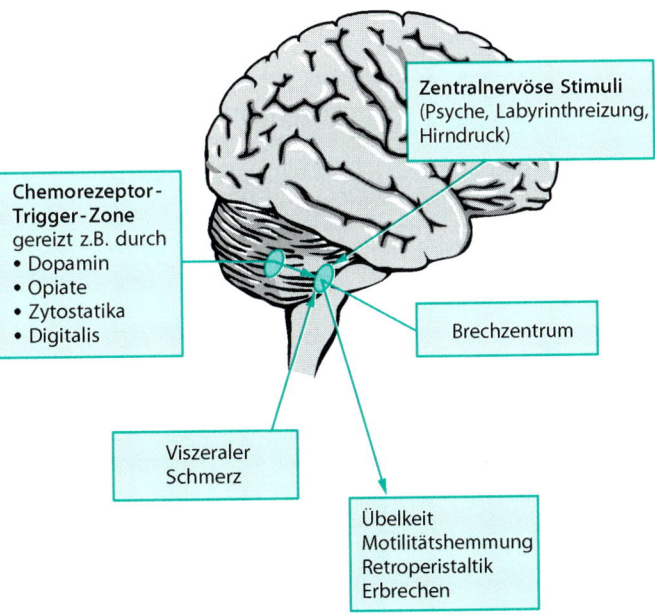

Abb. 3.1. Schematische Darstellung von Chemorezeptor-Trigger-Zone und Brechzentrum sowie dessen Afferenzen

der Chemorezeptor-Trigger-Zone an, die am Boden des 4. Hirnventrikels gelegen ist und sich im Gegensatz zum Brechzentrum außerhalb der Blut-Hirn-Schranke befindet (Borison u. Wang 1953).

Experimentell kann Erbrechen über alle 3 Wege erzeugt werden.
- Zentrale Reize entstehen z. B. durch eine Labyrinthreizung (Eiswasserspülung eines Gehörgangs, Rotation).
- Die Dehnung von gastrointestinalen Hohlorganen mit Ballons simuliert viszeralen Schmerz und Obstruktion.
- Ein peripher chemisch ausgelöstes Erbrechen tritt nach intragastraler Gabe von Kupfersulphat oder Staphylokokkentoxin ein, das durch sympathische und vagale Blockade verhindert werden kann, also tatsächlich peripher ausgelöst wird. Die Chemorezeptor-Trigger-Zone läßt sich durch i. v. verabreichtes Kupfersulphat oder Apomorphin reizen (Borison et al. 1984).

Ursachen
Übelkeit kann bei einer großen Zahl von Erkrankungen als Begleitsymptom auftreten. Die Anamnese bzw. begleitende Symptome geben oft einen Hinweis auf die Genese (Tabelle 3.1).

Abdominelle Ursachen
Vermutlich jedem geläufig sind Übelkeit und Erbrechen bei Nahrungsmittelintoxikation (Staphylokokkentoxin) und grippalen Infekten mit gastrointestinaler Beteiligung. Jede Form der intestinalen Obstruktion führt zum Erbrechen, wobei Aussehen und Geruch eine Abschätzung der Lokalisation erlauben (unverdaute oder angedaute Nahrung: Magenausgang, gallig: Dünndarm, fäkulent: unterer Dünndarm/Kolon). Auch bei Pseudoobstruktion, z. B. bei diabetischer Gastroparese, sind Übelkeit und Erbrechen nicht ungewöhnlich, aber auch nicht obligat. Starke Schmerzen vegetativ innervierter Organe erzeugen häufig Übelkeit und Erbrechen, besonders Koliken von Gallenblase und Ureteren. Bei Patienten mit Übelkeit unbekannter Ursache fanden sich Störungen der elektrischen Aktivität des Magens (Tachygastrie; You et al. 1980). Es ist allerdings unklar, ob dies Ursache oder Folge der Übelkeit ist. Eine heute seltene Ursache des Erbrechens ist das sog. postoperative Galleerbrechen, das bei etwa 10 % der Patienten mit distaler Magenresektion nach Billroth II auftrat (Müller-Lissner SA 1988).

Extraabdominelle Ursachen
Am häufigsten sind banale Ursachen wie Kinetosen, grippale Infekte, perimenstruelles Syndrom, Zustand nach Alkoholexzeß usw. Vor allem morgendliche Übelkeit ist ein klassisches Symptom des Alkoholismus. Frauen werden z. T. erst durch die neu aufgetretene Übelkeit auf eine Schwangerschaft aufmerksam. Übelkeit ist eine wesentliche Klage bei Urämie. Nach vielen Medikamenten kann Übelkeit auftreten, nach einigen von ihnen ganz besonders häufig (vgl. Abb. 3.1).

Folgen
Beim Würgen und Erbrechen werden durch die abdominelle Druckerhöhung oft Teile der Magenwand durch den relaxierten Hiatus des Zwerchfells in den Ösophagus gestülpt (gastroösophagealer Prolaps).

Tabelle 3.1. Assoziierte Symptome als Hinweise auf die Ursache von Übelkeit und Erbrechen

Charakteristik	Verdachtsdiagnose(n)	Erste Maßnahmen
Akut – mit Durchfall – mit Gliederschmerzen Nur morgens	• Nahrungsmittelintoxikation? • (Gastro-)Enteritis? • Virusinfekt? • Alkoholabusus?	Symptomatische Therapie
Medikation (speziell Digitalis, Opiate, Zytostatika)	• Überdosierung bzw. Nebenwirkung?	Indikation bzw. Dosis überprüfen, Antiemetika
Voluminöses Erbrechen jeglicher Nahrung Blutig	• Stenose/Verschluß von Magenausgang, Dünndarm, Dickdarm? • Obere gastrointestinale Blutung? • Naso-oro-pharyngeale Blutung?	Röntgen Abdomen, Gastroskopie Gastroskopie, HNO-Untersuchung
Assoziierte Symptome als Hinweis	• *Brustschmerz*: koronare Herzkrankheit? • *Kopfschmerz, neurologische Symptome*: ZNS-Erkrankung? • *Augenschmerz*: Glaukom? • *Hörstörung*: M. Ménière? • *Schwindel*: Labyrintherkrankung, Kleinhirnerkrankung? • *Amenorrhö*: Schwangerschaft?	Entsprechende organbezogene Diagnostik

CAVE Dabei kann es zu Einrissen der Mukosa an der Kardia kommen (Mallory-Weiss-Läsion). Wenn dabei größere Gefäße rupturieren, resultiert eine u. U. lebensbedrohliche Blutung.

Anamnestisch weist Würgen oder blutfreies Erbrechen vor dem ersten Bluterbrechen auf eine Mallory-Weiss-Läsion als Blutungsquelle hin.

Die plötzliche intraösophageale Drucksteigerung beim Erbrechen kann zu einer Ruptur der Mukosa oder gesamten Wand des Ösophagus führen (Boerhave-Syndrom). Die totale Ruptur führt zur Mediastinitis.

Bei bewußtseinsgestörten Patienten droht die Gefahr der *Aspiration* des Erbrochenen. Deshalb ist bei gefährdeten Personen die Seitenlagerung bzw. Intubation angezeigt. Die Gefahr durch die Aspiration besteht in der *Bolusobstruktion* der Trachea und in der *Aspirationspneumonie*. Diese ist bei stark saurem Mageninhalt besonders gefährlich.

Wiederholtes saures Erbrechen kann zu einer schweren peptischen *Ösophagitis* führen. Die Säure kann auch zu *Zahnerosionen* und *Karies* beitragen (Kleier et al. 1984). Bei rezidivierendem Erbrechen drohen *Exsikkose* und *Elektrolytverluste*. Saures Erbrechen führt zur *metabolischen Alkalose*, diese wiederum zur *Hypokaliämie*. Bei länger dauerndem Erbrechen resultiert eine *Mangelernährung*.

Diagnostik

Die Ursache rezidivierenden Erbrechens ist in der Regel eher leicht zu finden (Mörk u. Scheurlen 1998). Dabei hilft die Beachtung assoziierter Symptome (vgl. Tabelle 3.1). Die Klage über Nausea kann größere diagnostische Probleme bereiten.

Symptomatische antiemetische Therapie

Sie ist sowohl bei behandelbarer als auch bei unbehandelbarer Ursache in der Regel indiziert. Bei geringfügiger und/oder kurzdauernder Störung, z. B. bei einem gastrointestinalen Infekt, kann die Nahrungskarenz ausreichen.

Die gebräuchlichsten Antiemetika gehören zu den Dopaminantagonisten und $5HT_3$-Rezeptorantagonisten. Bei Erbrechen ist die orale Medikation nicht sinnvoll. Dann kommen nur Metoclopramid (i. v. oder als Suppositorien) oder $5HT_3$-Rezeptorantagonisten (i. v.) in Frage. Letztere sind heute Standard vor und während stark emetogener Chemotherapien, z. B. mit Cisplatin. Bei Übelkeit bzw. Erbrechen, die durch eine Hypomotilität des Gastrointestinums erzeugt werden, können auch Prokinetika antiemetisch wirken.

Literatur

Borison HL, Wang SC (1953) Physiology and pharmacology of vomiting. Pharmacol Rev 5: 193–205

Borison HL, Borison R, McCarthy LE (1984) Role of the area postrema in vomiting and related functions. Fed Proc 43: 2955–2958

Huchzermeyer H (Hrsg.) (1997) Erbrechen. Ein interdisziplinäres Problem. Thieme, Stuttgart New York

Kleier DJ, Aragon SJ, Averbach RE (1984) Dental management of the chronic vomiting patient. J Am Dent Assoc 108: 618–621

Melzack R, Rosberger Z, Hollingworth ML, Thirlwell M (1985) New approaches to measuring nausea. Can Med Assoc J 133: 755–761

Mörk H, Scheurlen M (1998) Leitsymptom Erbrechen. Internist 39: 1055–1061

Müller-Lissner SA (1988) Ist duodenogastraler Reflux pathogen? Z Gastroenterol 26: 637–642

Shay SS, Johnson LF, Wong RK, Curtis DJ, Rosenthal R, Lamott JR, Owensby LC (1986) Rumination, heartburn, and daytime gastroesophageal reflux. A case study with mechanisms defined and successfully treated with biofeedback therapy. J Clin Gastroenterol 8: 115–126

Thumshirn M, Camilleri M, Hanson RB, Williams DE, Schei AJ, Kammer PP (1998) Gastric mechanosensory and lower esophageal sphincter function in rumination syndrome. Am J Physiol 275: G314–G321

You CH, Lee KY, Chey WY, Menguy R (1980) Electrogastrographic study of patients with unexplained nausea, bloating and vomiting. Gastroenterology 79: 311–314

Gastrointestinale Blutung

H. R. KOELZ

Begriffe

Die Folge einer *chronischen Blutung* ist eine (Eisenmangel-)Anämie, diejenige einer schweren *akuten Blutung* eine Hypovolämie. Beide Probleme können auch gleichzeitig vorhanden sein.

Bluterbrechen (Hämatemesis)

- **Frischbluterbrechen.** Bei geringer Blutung findet sich rotes Blut als Beimischung zu Speiseresten. Große Mengen flüssigen roten Blutes oder Koagula zeigen eine starke Blutung an.

- **Kaffeesatzerbrechen.** Erbrechen von durch die Salzsäure des Magens zu Chlorhämin umgewandeltem Hämoglobin bedeutet beim Fehlen eines peranalen Blutabgangs meist eine geringe Blutung.

Blutabgang per anum (Hämatochezie)

- **Frischblut.** Bei geringer Blutung findet sich nur Blut auf dem Stuhl oder auf dem Toilettenpapier, oder es besteht Blutnachtropfen nach der Defäkation. Flüssiges Blut statt Stuhl oder Abgang von Koagula weisen auf eine starke Blutung hin.

- **Meläna.** Meläna ist schwarzroter, meist breiiger, klebriger Stuhl mit charakteristischem Geruch (Tabelle 4.1). Meläna entsteht durch mehrstündige bakterielle Zersetzung vorwiegend im Kolon. Notwendig sind mindestens 50–200 ml Blut.

- **Okkultes Blut.** Darunter versteht man makroskopisch nicht erkennbare Blutbeimengung im Stuhl, die (je nach Test und Lokalisation der Blutungsquelle) etwa 2 ml/Tag übersteigen.

Gastrointestinale Blutung als Alarmsymptom

> ! Die gastrointestinale Blutung ist ein Alarmsymptom. Auch geringgradige Blutungen erfordern eine rasche Abklärung, um durch eine frühzeitige Therapie schwerere Folgen zu verhindern. Eine geringe Blutung kann jederzeit in eine schwere übergehen (z. B. beim gastroduodenalen Ulkus oder bei Ösophagusvarizen) oder kann das einzige Zeichen eines malignen Tumors sein (z. B. kolorektales Karzinom).

Gastrointestinale Blutungsquellen

Die Unterscheidung zwischen *oberer* und *unterer Gastrointestinalblutung* ist für das Management wichtig. Erbrechen von Frischblut oder Kaffeesatz oder auch der gastroskopische Befund von Blut im Lumen beweist eine Blutungsquelle im oberen Gastrointestinaltrakt, d. h. etwa oberhalb des Treitz-Bandes, während Blutabgang per anum aus dem gesamten Gastrointestinaltrakt stammen kann (vgl. Abb. 4.1).

Blutungsquellen des oberen Gastrointestinaltrakts

Die häufigsten Blutungsquellen des oberen Gastrointestinaltrakts sind in Tabelle 4.2 aufgelistet. Aufgrund des Anamnese ist es oft schwierig, einen einigermaßen zuverlässigen Verdacht auf eine bestimmte Blutungsquelle zu äußern. Beispielsweise fehlen bei etwa der Hälfte der Patienten mit Ulkusblutung vorhergehende dyspeptische Symptome. Bei der Mallory-Weiss-Läsion, einem Mukosariß im Bereich des gastroösophagealen Über-

Tabelle 4.1. Makroskopisch mit Meläna verwechselter Stuhl

Ursache	Abklärung
Normaler dunkler Stuhl	Stuhlinspektion, evtl. Okkulttest
Einnahme von Kohle-, Eisen- oder Wismutpräparaten	Anamnese, Stuhlinspektion: schwarzer Stuhl bei Eisen- oder Kohlepräparaten, grau bei Wismut
Einnahme roter Beete (Randen)	Anamnese (große Mengen erforderlich), Stuhlinspektion: Farbe violett-rot; evtl. Okkulttest

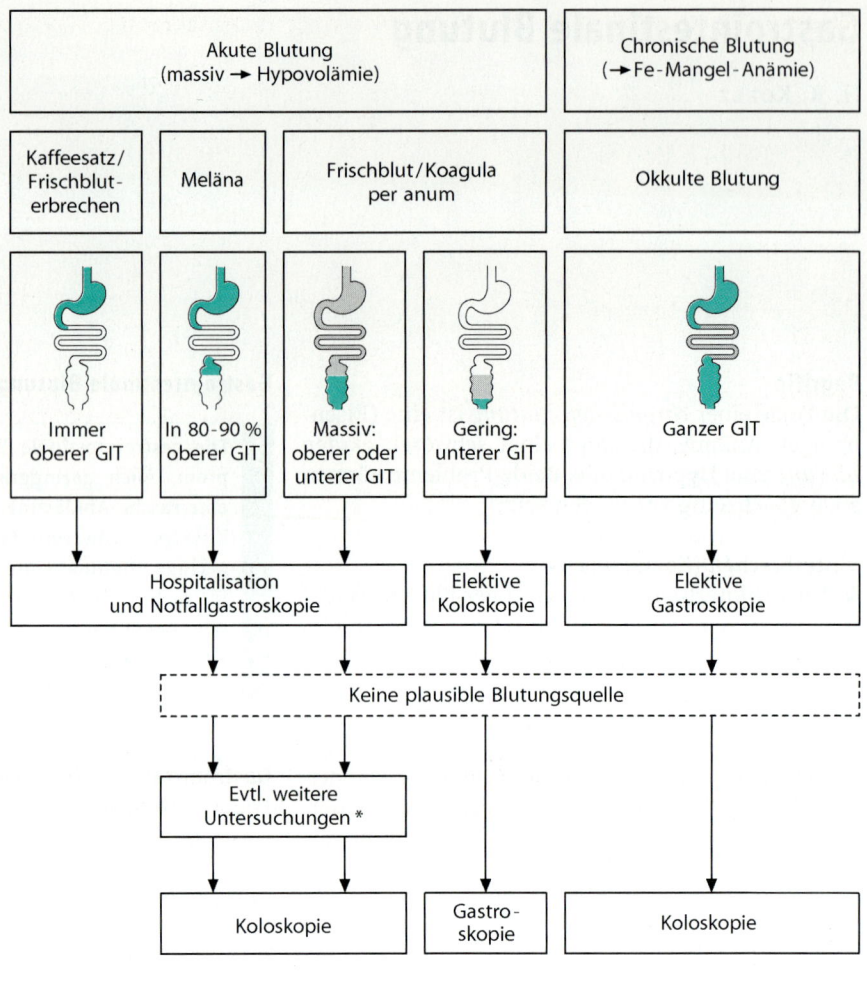

Abb. 4.1. Abklärungsschema bei gastrointestinaler Blutung [*GIT* Gastrointestinaltrakt; *oberer GIT* Ösophagus, Magen, Duodenum (Pankreas und Gallenwege als Blutungsquelle sehr selten); *unterer GIT* Jejunum, Ileum, Kolon]

* Notfall-Rektoskopie, Notfall-Koloskopie soweit möglich. Wenn keine plausible Blutungsquelle und weiter starke Blutung (>2 ml/min): Angiographie. Je nach Befund: Laparotomie

Tabelle 4.2. Blutungsquellen des oberen Gastrointestinaltrakts (exklusive nach Chirurgie des oberen Gastrointestinaltrakts)

Blutungsquelle	Häufigkeit (in %)	Art der Blutung
Ulkus (Ösophagus, Magen, Duodenum)	45	Chronisch und/oder akut
Varizen (Ösophagus, seltener Magen oder Duodenum)	25	Vorwiegend akut
Mallory-Weiss-Läsion	15	Nur akut
Erosionen[1]	5	Vorwiegend akut
Tumor	5	Vorwiegend chronisch
Andere[2] oder unbekannt	5	Vorwiegend akut

[1] Relevante Blutung nur bei Gerinnungsstörung oder im Rahmen der gastroduodenalen Streßläsion („Streßulkus").
[2] Zum Beispiel Angiodysplasien, Teleangiektasien, Dieulafoy-Läsion (Exulceratio simplex = kleiner Mukosadefekt mit Arrosion eines Blutgefäßes), aortoduodenale Fistel, Hämobilie (Blutung aus Gallenwegen oder Pankreas).

gangs, ist die Vorgeschichte jedoch meist typisch: Nach Erbrechen von unblutigem Mageninhalt folgt plötzlich blutiges Erbrechen. Durch Erbrechen oder Würgen kann allerdings auch eine Blutung aus einer anderen Läsion ausgelöst werden, insbesondere aus Ösophagusvarizen.

Blutungsquellen des unteren Gastrointestinaltrakts

Blutungsquellen im unteren Gastrointestinaltrakt sind in Tabelle 4.3 zusammengestellt. Die Häufigkeit verschiedener Blutungsquellen ist hier weniger gut bekannt als im oberen Gastrointestinaltrakt. Dies liegt vorwiegend an der wesentlich schwierige-

Tabelle 4.3. Übliche Präsentation der häufigsten Blutungsquellen des unteren Gastrointestinaltrakts (exklusive nach Chirurgie des Gastrointestinaltrakts)

Blutungsquelle	Frischblut auf normalem Stuhl	Größere Mengen Frischblut	Meläna	Okkulte Blutung	Bemerkung
Hämorrhoiden	+++	+	–	–	Sehr selten relevante Blutung
Analfissur	+++	+	–	–	Meist Schmerz bei Defäkation
Distaler kolorektaler Tumor	+++	+	+	+	Meist rektosigmoidal
Proctitis ulcerosa	+++	+	+	+	Distale Form der Colitis ulcerosa
Artefakt	++	++	+	–	Zum Beispiel durch Fieberthermometer, Klistiere
Ulcus simplex recti	++	++	+	–	Meist bei Obstipation
Kolondivertikel	+	++	++	+	Schwer zu beweisende Quelle
Angiodysplasie/Hämangiom	+	++	++	+	Schwer zu beweisende Quelle
Meckel-Divertikel	–	++	++	+	Fast nur unter 30jährige Patienten
Entzündliche Darmerkrankung[1]	+	+	+	+	Meist (nicht immer) Diarrhö
Tumor im Kolon oberhalb Sigmoid oder Dünndarm	+	+	++	+++	Benigne Adenome selten Blutungsquelle

[1] Chronisch (Colitis ulcerosa, M. Crohn, Amöben) oder akut (infektiös, nichtsteroidale Antirheumatika, ischämisch).

ren Diagnostik im Bereich des unteren Gastrointestinaltraktes, insbesondere der Koloskopie bei unvorbereitetem, mit Stuhl, Blut oder Meläna gefülltem Darm. Der Dünndarm ist endoskopisch nur sehr beschränkt zugänglich; routinemäßig können das Duodenum und das terminale Ileum eingesehen werden. Der übrige Dünndarm ist endoskopisch nur mit der aufwendigen, wenig verbreiteten vollständigen Enteroskopie oder intraoperativ-endoskopisch beurteilbar. Bei der Enteroklyse nach Sellink können nur größere Tumoren und Divertikel, jedoch nicht flache Mukosaläsionen und Gefäßmißbildungen erfaßt werden.

CAVE Ferner ist im akuten Blutungsstadium von einer Bariumfüllung des Dünndarmes möglichst abzusehen, weil das im Kolon liegende Kontrastmittel für mehrere Tage eine aussagekräftige Angiographie unmöglich macht.

Die Angiographie schließlich ist nur sinnvoll bei einer geschätzten Blutungsintensität von mehr als etwa 2 ml/min und zeigt eine Blutung natürlich nur, wenn sie zum Zeitpunkt der Kontrastmittelinjektion aktiv ist, was bei den typischerweise intermittierenden Blutungen aus Divertikeln oder Angiodysplasien oft zu falsch-negativen Resultaten führt.

CAVE Geringe Blutbeimengungen auf dem Stuhl erwecken in erster Linie den Verdacht auf eine Hämorrhoidalblutung. Da sich die meisten distalen Karzinome initial auf die gleiche Weise bemerkbar machen, ist auch hier eine Koloskopie indiziert. Dies gilt auch dann, wenn die Rektaluntersuchung tatsächlich Hämorrhoiden zeigte.

Extragastrointestinale Blutungsquellen
Eine gastrointestinale Blutung kann vorgetäuscht werden durch Blutungen aus dem Nasen-Rachen-Raum, aus der Lunge (Hämoptyse) und selten durch vaginalen Blutabgang.

Laboruntersuchungen
Bei Gastrointestinalblutung routinemäßig bestimmt werden Hämoglobin (Hb), Erythrozytenzahl und Hämatokrit (Hk), Thrombozytenzahl, Prothrombinzeit, Ferritin. Aus der Erythrozytenzahl und dem Hämatokrit wird das mittlere korpuskuläre Volumen des Erythrozyten (MCV) berechnet. Bei nicht automatisiertem Labor ist es nicht sinnvoll, sowohl Hb als auch Hk zu messen, weil der Hb-Wert (in g/100 ml) × 3 sehr genau den Hk-Wert (in %) ergibt. Weitere Labortests sind nur bei entsprechenden Hinweisen indiziert.

Auch bei massiver akuter Blutung kann die Anämie initial fehlen; es finden sich nur die Zeichen der Hypovolämie. Eine *mikrozytäre Anämie* ist typisch für einen Eisenmangel, aber auch für Hämoglobinopathien wie die Thalassämie. Ein erniedrigtes Ferritin beweist den Eisenmangel. Das beste Kriterium für einen Eisenmangel ist die Beurteilung des Knochenmarks mit Eisenfärbung. Auf die Bestimmung des Serumeisens und des Transferrins kann verzichtet werden.

Tests zur Suche nach okkultem Blut im Stuhl

Diese sind nicht nur zur Suche von Blutspuren im Stuhl geeignet, sondern auch zur Bestätigung oder zum Ausschluß einer Meläna. Der Wert dieser Tests zur Suche nach einem asymptomatischem kolorektalem Karzinom ist umstritten.

> ! Bei Eisenmangelanämie oder anderen Hinweisen auf eine gastrointestinale Blutung sollte ein negativer Test nicht zum Verzicht auf eine weitergehende Diagnostik verleiten, da viele gastrointestinale Blutungsquellen nur intermittierend bluten.

Falsch-positive Tests der Peroxidasereaktion, auf der die üblichen Tests basieren, werden nach Einnahme von rohen Früchten und Gemüsen, sowie nach Einnahme von tierischem Hämoglobin in rotem Fleisch beobachtet. Diese Probleme bestehen nicht bei Verwendung von Tests, die auf einer Antikörperreaktion gegen menschliches Hämoglobin beruhen.

Management bei akuter Blutung (Abb. 4.1)

Die akute Gastrointestinalblutung erfordert eine Hospitalisation. Die Endoskopie dient nicht nur der Diagnostik, sondern auch der Therapie, weil viele Blutungsquellen endoskopisch behandelt werden können (siehe Kap. 27). Wenn das Vorliegen von Ösophagusvarizen unwahrscheinlich ist, sollte bei massiver Blutung (drohender oder bereits bestehender hypovolämischer Schock) ohne weitere Diagnostik eine sofortige Operation erwogen werden.

Weiterführende Literatur

Friedman LS (ed) (1993) Gastrointestinal bleeding I. Gastroenterol Clin North Am 22: 717–911

Friedman LS (ed) (1994) Gastrointestinal bleeding II. Gastroenterol Clin North Am 23: 1–188

Fremdkörper im Gastrointestinaltrakt

H. R. KOELZ

Begriff
Unter Fremdkörpern versteht man feste Substanzen, die aufgrund
- ihrer Größe im Vergleich zum vorhandenen Lumen,
- ihrer Form oder
- ihrer Toxizität

im Gastrointestinaltrakt zu Problemen führen können oder bereits geführt haben. Meist handelt es sich um einen einzigen Gegenstand oder einige wenige Objekte. Gelegentlich entsteht der eigentliche Fremdkörper erst durch Aggregation kleiner, einzeln unbedeutender Komponenten (z. B. Tricho-/Phytobezoar, Kirschkerne, Medikamente). Von einem praktischen Gesichtspunkt aus können auch körpereigene Festkörper wie Gallenkonkremente im Magen-Darm-Lumen oder impaktierter Stuhl als Fremdkörper gelten, weil die klinische Bedeutung (Symptomatik, Komplikationen, Therapie) die gleiche ist.

Ursache
Fremdkörper gelangen durch Verschlucken in den Gastrointestinaltrakt (Abb. 5.1). Seltener sind es transanal eingeführte oder transmural eingebrachte oder spontan transmural durchgebrochene Gegenstände. Es können 4 Hauptursachen unterschieden werden, wobei sich die Kategorien teilweise überschneiden (Tabelle 5.1). Beispielsweise kommen Phytobezoare vorwiegend nach Magenoperationen vor, und die Entstehung ist somit z. T. iatrogen.

Diagnostik
Wichtig ist die Anamnese mit dem Zeitpunkt des Ereignisses, einer genauen Beschreibung des Fremdkörpers und der durch den Fremdkörper verursachter Beschwerden (Tabelle 5.2). Bei verschluckten, vermutlich röntgendichten Fremdkörpern ist eine radiologische Lokalisation zu empfehlen, v. a. dann, wenn das Ereignis mehr als einige wenige Stunden zurückliegt und sich der Fremdkörper vielleicht nicht mehr im Magen befindet.

Zu beachten ist, daß Fremdkörper aus Leichtmetall sowie kleinere Knochen meist nicht röntgendicht sind.

Indikation zur Entfernung (Tabelle 5.3)
Da die endoskopische Entfernung meist verhältnismäßig einfach ist, sollte die Indikation im Zweifelsfall eher großzügig gestellt werden. Sofort entfernt werden müssen alle im Ösophagus steckenden Fremdkörper, weil sich innerhalb weniger Stunden Druckulzera und eine Perforation mit nachfolgender Mediastinitis entwickeln können. Möglichst rasch sollten ferner alle endoskopisch erreichbaren großen, verletzenden (spitzen, scharfen) oder giftigen Fremdkörper extrahiert werden.

Schwieriger ist die Entscheidung, ob meist in suizidaler Absicht eingenommene Medikamente

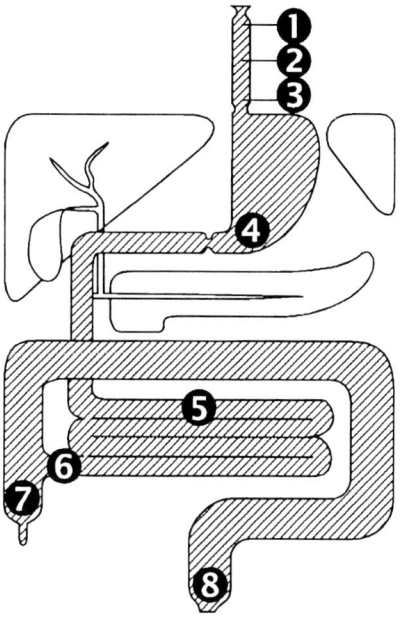

Abb. 5.1. Häufigste Lokalisationen von Fremdkörpern im Gastrointestinaltrakt (*1* Ösophaguseingang, *2* Aortenenge, *3* gastroösophagealer Übergang, *4* präpylorisch, *5* duodenojejunaler Übergang/Treitz-Ligament, *6* Ileozökalklappe, *7* Zökum, *8* Rektum)

Tabelle 5.1. Ursache von Fremdkörpern im Gastrointestinaltrakt

Kategorie	Grund	Beispiele
Unfall	Unabsichtliches Verschlucken von Nahrung, beim Spiel oder bei „Aufbewahrung" im Mund; „Verlieren" von Gegenständen im Rektum	Alle erdenklichen Gegenstände wie Knochen, Fischgräten, Nägel, Schrauben, Münzen, Zahnarztmaterial, Schmuckstücke, Knopfbatterien, Medikamente, sexuelle Stimulatoren, Fieberthermometer
Absicht	Selbstschädigung (Suizidversuch, Aufruf zur Zuwendung, Fluchtgelegenheit bei Inhaftierten), „Body Packing"	Medikamente, Instrumente (v. a. Löffel, Gabeln, Rasierklingen), illegale Drogen
Iatrogen	Unvermeidlich im Zusammenhang mit Diagnostik oder Therapie; fahrlässig; Kunstfehler	Postoperativ: Nahtmaterial, Clips u. a.; dislozierte Implantate (Stents, PEG-Sonden, etc.); Operationsinstrumente
Anderes Grundleiden	Stenose, Motilitätsstörung, Cholelithiasis	Gallensteine, Phytobezoar, Trichobezoar („Rapunzel-Syndrom"), Obstruktion durch Nahrung bei Stenose

Tabelle 5.2. Symptomatik von Fremdkörpern (FK)

Symptom/Befund	Verdachtsdiagnose	Maßnahme
Dyspnoe, Stridor, Asphyxie	FK in Larynx/Trachea, seltener Kompression der Luftwege durch FK im oberen Ösophagus	Bronchoskopie, evtl. Gastroskopie
Subkutanes Emphysem im Halsbereich	Perforation des Hypopharynx oder Ösophagus	Thoraxröntgen, evtl. CT, Ösophagusröntgen mit wasserlöslichem Kontrastmittel, Antibiotika
Abdominalschmerz	Obstruktion, Penetration, Perforation	Abdomen-leer-Aufnahme, endoskopische FK-Entfernung, evtl. Laparotomie
Akutes Abdomen	Gastrointestinale Perforation	Laparotomie
Fieber	Penetration, Perforation (Mediastinitis, Perotonitis), Aspiration	FK-Entfernung endoskopisch oder chirurgisch, Antibiotika
Fremdkörpergefühl pharyngeal, retrosternal	Läsion nach FK, obstruierender FK	Gastroskopie, evtl. Laryngoskopie
Dysphagie	Obstruierender FK, Läsion nach FK	Gastroskopie, evtl. Laryngoskopie
Blutung	Gering: Mukosaläsion, massiv: Perforation/Arrosion größerer Gefäße	Abklärung und Therapie wie bei anderer gastrointestinaler Blutung
Intoxikationssymptome	Medikamente, Drogen, Batterien	Bei „Body-Packern" in der Regel chirurgische FK-Entfernung

Tabelle 5.3. Indikation zur Entfernung von Fremdkörpern (FK)

Lage des FK	Indikation zur Entfernung	Methode der Entfernung
Ösophagus	• Dringend bei allen FK	• Flexible Endoskopie, • Starre Ösophagoskopie bei eingekeiltem spitzem FK (z. B. Knochen)
Magen, Duodenum	• Dringend: bei Hinweis auf Komplikation (vgl. Tabelle 5.2), • große FK (> 2 cm dick oder > 5 cm lang beim Erwachsenen, entsprechend kleinere bei Kindern), • spitze, scharfe FK, • giftige FK, • (evtl. besonders wertvolle FK)	• Flexible Endoskopie; Schutzschlauch bei Verletzungsgefahr während Extraktion, • Laparotomie, wenn endoskopisch unmöglich oder zu riskant (z. B. „Body Packer") und Indikation zur Entfernung dringend
Dünndarm, Kolon, Rektum	• Dringend: bei Hinweis auf Komplikation (vgl. Tabelle 5.2), • radiologisch kein Weitertransport in 2–7 Tagen	• Flexible Endoskopie, wenn möglich; • sonst: Laparotomie

endoskopisch entfernt werden sollen. Ein Versuch lohnt sich bei trizyklischen Antidepressiva auch noch mehrere Stunden nach der Einnahme, weil die anticholinerge Nebenwirkung die Magenentleerung verzögert. Bei Paracetamolintoxikation muß die N-Acetylcystein-Therapie vor dem Entfernungsversuch begonnen werden.

Knopfbatterien werden hauptsächlich von Kindern verschluckt. Das Problem der Toxizität durch die Inhaltsstoffe (Lithium-, Silber-, Quecksilber-Zink-, Mangansalze sowie KOH oder NaOH) ist gering, da die Kapsel (Nickel-Stahl) den Verdauungssäften meist, aber nicht immer, widersteht. Die Batterien können selten zu Obstruktion führen. Möglicherweise spielt der Ladungszustand der Batterien eine Rolle. Es ist möglich, daß geladene Batterien durch elektrolytische Vorgänge, d. h. Bildung von Alkali auf der Anodenseite und Freisetzung von absorbierbaren Schwermetallsalzen, größeren Schaden anrichten als verbrauchte, die die entsprechenden Metalle enthalten. Eine endoskopische Entfernung von Knopfbatterien ist i. allg. zu empfehlen, bei intraösophagealer Lage ist sie immer indiziert. Die gewöhnlichen zylindrischen Batterien sollten allein schon ihrer Größe wegen extrahiert werden.

CAVE

Besondere Vorsicht ist bei „Body-Packern" angebracht. Drogen wie Heroin oder Kokain werden zum Schmuggeln in Plastik- oder Gummimaterial verpackt und verschluckt. Die Zuweisung erfolgt wegen Intoxikationserscheinungen bei defekter Verpackung, wegen Obstruktion des Lumens durch die Drogenpakete oder durch die Polizei (Durchleuchtungskontrollen). Aus dem Rektum lassen sich die Pakete meist risikolos entfernen. Eine endoskopische Extraktion aus dem Magen oder aus dem oberen Kolon ist wegen der Möglichkeit einer Freisetzung großer Drogenmengen durch Verletzung der Hülle meist sehr gefährlich. Eine Laparotomie ist hier fast immer indiziert.

Fremdkörperentfernung

Die allermeisten Fremdkörper können mit dem Instrumentarium der flexiblen Endoskopie entfernt werden. Dazu sind allerdings Erfahrung, manuelles Geschick und ein gewisses Improvisationstalent erforderlich. Beim wachen Erwachsenen genügt für die obere Panendoskopie eine Prämedikation mit Sedativa; bei somnolenten Patienten und Kindern ist eine Intubationsnarkose erforderlich. Eine Durchleuchtungsanlage muß bei röntgendichten Fremdkörpern verfügbar sein, weil die endoskopische Erreichbarkeit des Fremdkörpers nochmals bestätigt werden muß und die Fremdkörper bei den oft nicht nüchternen Patienten meist unter dem Nahrungsbrei versteckt liegen.

Es ist vorteilhaft, wenn vor der Endoskopie das Instrumentarium an einem „Duplikat" des Fremdkörpers erprobt werden kann. Münzen und Ringe werden in der Regel am besten mit der Dreizahnzange gefaßt; für kugelige Objekte eignet sich der Dormia-Korb meist besser als eine einfache Schlinge.

Bei der Extraktion ist darauf zu achten, daß einseitig spitze oder scharfe Fremdkörper durch Zug am stumpfen Ende extrahiert werden. Wenn dies nicht möglich ist, so muß der Ösophagus durch einen Schutzschlauch („Overtube") geschützt werden. Eine besonders große Verletzungsgefahr besteht im Bereich des oberen Ösophagussphinkters. Außerdem entgeht dort der Fremdkörper am häufigsten dem Greifinstrument und kann in die Luftwege gelangen.

Weiterführende Literatur

Litovitz T, Schmitz BF (1992) Ingestion of cylindrical and button batteries: an analysis of 2.382 cases. Pediatrics 89: 747–757

Manegold BC (1991) Fremdkörper im Gastrointestinaltrakt. In: Ottenjann R, Classen M (Hrsg) Gastroenterologische Endoskopie. Lehrbuch und Atlas. Enke, Stuttgart S. 527–552

Webb W (1988) Management of foreign bodies of the upper gastrointstinal tract. Gastroenterology 94: 204–216

Meteorismus und Flatulenz

H. R. Koelz

Gastrointestinale Gasbilanz (Abb. 6.1)

■ **Gas im oberen Gastrointestinaltrakt.** Nahezu alles Gas im oberen Gastrointestinaltrakt stammt aus verschluckter Luft und aus gashaltiger Nahrung, insbesondere kohlesäurehaltigen Getränken. Ein großer Teil dieser Gase gelangt durch Aufstoßen wieder nach außen, ein kleinerer Teil wird aus dem Magen in den Dünn- und Dickdarm transportiert.

■ **Gas im unteren Gastrointestinaltrakt.** Dieses stammt z. T. aus dem oberen Gastrointestinaltrakt, z. T. wird es durch Bakterien aus Substraten produziert, die durch den Dünndarm nicht absorbiert werden und in das Kolon gelangen. Die Elimination dieser Gase erfolgt hauptsächlich peranal. Neuere Studien haben gezeigt, daß den Kolonbakterien auch eine wichtige Rolle in der Elimination der

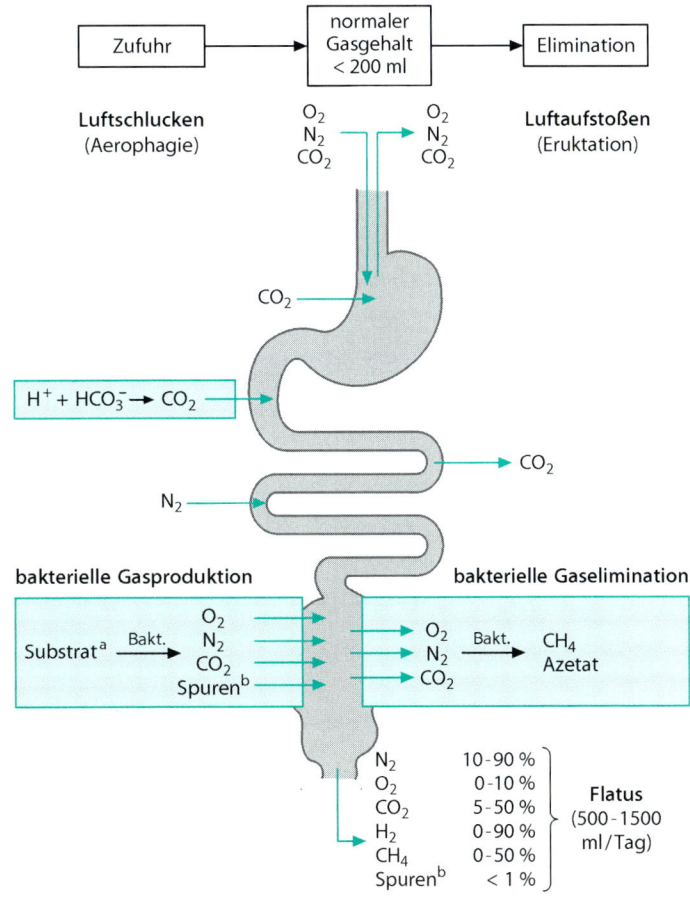

Abb. 6.1. Gastrointestinale Gasbilanz

[a] Im Dünndarm unverdaulich: Oligosaccharide aus Früchten und Gemüsen, unverdauliche Stärke in Weizen, Hafer, Kartoffeln, Mais. Nahrungsreste bei Malabsorption und Maldigestion
[b] Spuren (übelriechende Gase): H_2S, Dimethylsulfid

Gase zukommt, indem H_2 und CO_2 zur Synthese von CH_4 und Azetat verbraucht werden. Durch diese Umwandlung wird das Gasvolumen verringert.

■ **Diffusion von Gasen.** Die Diffusion von Gasen aus dem Gastrointestinaltrakt bzw. in das Lumen hängt neben dem Diffusionsquotienten vom jeweiligen Gradienten zwischen Lumen und Blut der einzelnen Partialdrucke ab. Beispielsweise entsteht bei der Neutralisation der Magensäure durch Bikarbonat im Dünndarmlumen viel CO_2, das in das Blut diffundiert. Im Dünndarm und im Kolon wird der Partialdruck von O_2 und N_2 durch die Produktion anderer Gase reduziert, so daß diese Gase hier vom Blut in das Lumen diffundieren.

Ursachen und erste Maßnahmen (Abb. 6.2)

■ **Meteorismus (Blähungsgefühl).** Klagen über Blähungen sind häufig. In den meisten Fällen kann jedoch kein erhöhter Gasgehalt des Abdomens gemessen werden. Solche Patienten reagieren auf Gasinsufflation in den Gastrointestinaltrakt besonders empfindlich.

■ **Aerophagie.** Luftschlucken ist normal. Unter psychischem Streß wird mehr Luft geschluckt. Die in den Magen transportierte Luft wird zum großen Teil eruktiert. Bei manchen Leuten führt wiederholtes willkürliches Aufstoßen zu verstärkter Aerophagie und damit zu einem Circulus vitiosus. Beim Aufstoßen gelangt oft auch Magensäure in die Speiseröhre. Dies kann zu Refluxbeschwerden und durch Auslösung eines Schluckreizes zu erneuter Aerophagie führen.

■ **Flatulenz.** Die Ursachen und ersten Maßnahmen der Flatulenz sind die gleichen wie beim Meteorismus (vgl. Abb. 6.2).

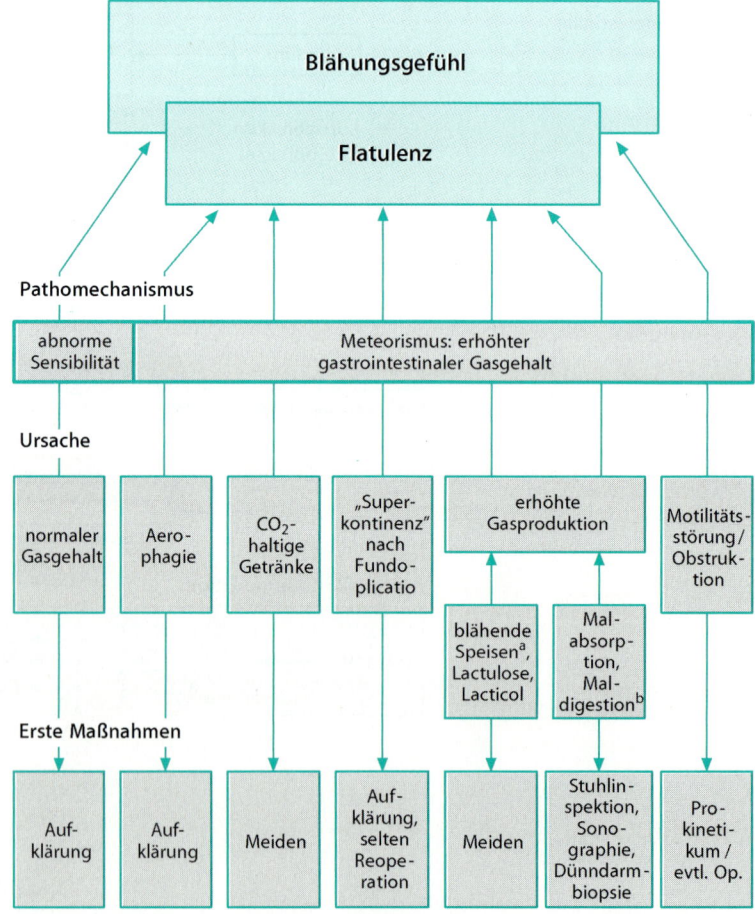

Abb. 6.2. Pathogenese und Therapie von Flatulenz und Meteorismus

[a] Früchte, Gemüse, Getreide, Nahrungsmittelzusätze (z.B. Inosit)
[b] z.B. exokrine Pankreasinsuffizienz, Sprue

Weiterführende Literatur

Levitt MD, Furne J, Olsson S (1996) The relation of passage of gas an abdominal bloating to colonic gas production. Ann Intern Med 124: 422–424

Rao SS (1997) Belching, bloating, and flatulence. How to help patients who have troublesome abdominal gas. Postgrad Med 101: 263–269

Suarez FL, Savaiano DA, Levitt MD (1995) Review article: the treatment of lactose intolerance. Aliment Pharmacol Ther 9: 589–597

Diarrhö

S. Müller-Lissner

Begriff

Bei Diarrhö ist die Konsistenz des entleerten Stuhls entscheidend: flüssig oder breiig. Meist ist die Stuhlfrequenz auf über 3 am Tag und das Stuhlgewicht auf über 200 g erhöht.

Diese beiden letzten Kriterien allein sind jedoch nicht ausreichend. So gibt es Störungen der Defäkation, die zu häufigen Entleerungen kleiner, aber normal konsistenter Stühle führen und die nicht unter Diarrhö subsumiert werden. Desgleichen ist bei vegetarisch lebenden Menschen ein Stuhlgewicht über 200 g nicht ungewöhnlich (Burkitt et al. 1972).

Die Selbsteinschätzung bzw. Einschätzung des eigenen Stuhlgangs weicht z. T. von der ärztlichen Sicht ab (Talley et al. 1994). So wurden „kleine Stühle" (20 g), begleitet von heftigem Stuhldrang, von den Patienten häufig als ungeformt bezeichnet, obwohl sie geformt oder sogar schafkotartig waren (Oettlé u. Heaton 1987). Auch bezeichnen manche Patienten ihre Stuhlinkontinenz als Diarrhö, weil ihnen die Nennung des wahren Sachverhalts peinlich ist.

Flüssigkeitsbilanz im Gastrointestinaltrakt

Tag für Tag werden an die 10 l umgesetzt (Abb. 7.1). Da nur wenige 100 ml mit dem Stuhl ausgeschieden werden, müssen über 95 % des Wassers resorbiert werden. Dünndarmerkrankungen führen durch verminderte Absorption und/oder vermehrte Sekretion zu einer Flüssigkeitsbelastung des Kolons. Dieses kann bis zu etwa 5 l am Tag kompensieren, bevor es zur Diarrhö kommt.

Akute Diarrhö

Es handelt sich um eine Erkrankung mit akutem Beginn, die nach Ausschaltung der Noxe innerhalb weniger Tage, maximal innerhalb 3 Wochen, sistiert (Stuber et al. 1998). Die akute Diarrhö ist infektiös, parasitär, toxisch, medikamentös oder allergisch bedingt. Gelegentlich kann psychischer Streß kurzdauernden Durchfall erzeugen. Wurm- und Pilzbefall führen bei gesundem Immunsystem nicht zu Durchfall. Eine Diarrhö nach Auslands- und Tropenreisen ist meist durch enteropathogene E. coli bedingt und verläuft i. allg. ohne Fieber. Falls jedoch Fieber auftritt, ist auch an Typhus und Malaria zu denken.

Bei kurzer Dauer, bis zu einer Woche, bedarf akuter Durchfall in der Regel keiner weiteren Abklärung. Eine mikrobiologische Stuhldiagnostik (einmal, nicht magische 3mal) ist jedoch erforderlich bei blutiger Diarrhö und/oder hochfieberhaftem oder typhösem Krankheitsbild, da hier der Verdacht auf eine invasive Infektion besteht, die einer antibiotischen Behandlung bedarf. In diesen Fällen ist auch eine stationäre Aufnahme anzuraten, ebenso bei Exsikkose, schlechtem Allgemeinzustand und schweren Begleiterkrankungen wie Herz- oder Niereninsuffizienz. Bei längerer Dauer des Durchfalls und evtl. bei blutiger Diarrhö ist eine Koloskopie angezeigt.

■ **Durchfall unter Antibiotika.** Tritt der Durchfall unter antibiotischer Therapie auf, so sollten die Antibiotika wenn möglich abgesetzt werden. Zur Suche nach Cl. difficile kann entweder eine Kultur angelegt werden – dazu sind spezielle anaerobe Transportnährböden erforderlich – oder der Toxin-

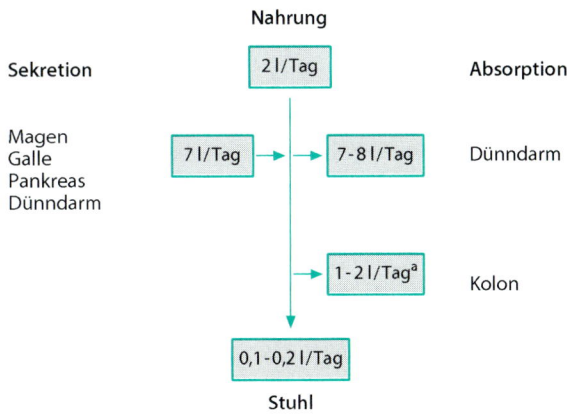

Abb. 7.1. Flüssigkeitsbilanz im Gastrointestinaltrakt. Nur ein Bruchteil der umgesetzten Flüssigkeitsmenge wird mit dem Stuhl ausgeschieden

[a] Maximal ca. 5 l/Tag

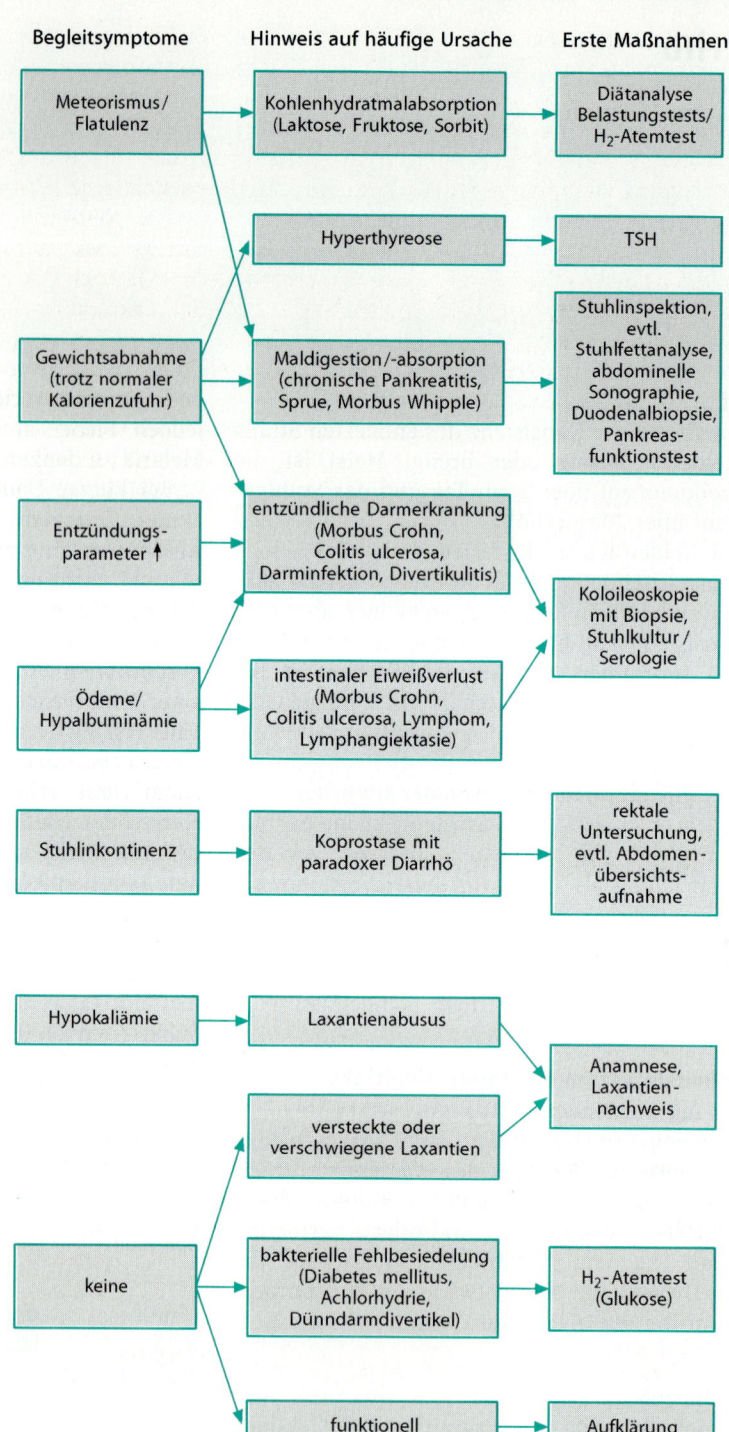

Abb. 7.2. Übersicht über die verschiedenen Ursachen der chronischen Diarrhö. Aus den Begleitsymptomen lassen sich oft Hinweise zur Genese und für erste diagnostische Maßnahmen ableiten

nachweis kann aus einem luftfrei gefülltem Sammelgefäß geführt werden. Bei schwerer Erkrankung sollte eine Diagnosesicherung durch Koloskopie angestrebt werden, um den Therapiebeginn nicht zu verzögern (s. Kap. 37).

Eine Neigung zu breiigem Stuhl v. a. unter oraler Antibiotikagabe ist nicht ungewöhnlich. Sie kommt vermutlich dadurch zustande, daß der bakterielle Metabolismus nicht resorbierter Nahrungsbestandteile (z. B. Ballaststoffe) im Kolon behindert wird. Dadurch bleiben vermehrt wasserbindende Substanzen im Kolon und führen zu einer Mengenzunahme und Konsistenzabnahme des Stuhls.

Chronische Diarrhö

Sie beginnt meist schleichend. Aus evtl. vorhandenen Begleitsymptomen lassen sich Hinweise auf die Ursache ableiten (Abb. 7.2) (Kiehne et al. 1998). Infektiöse Ursachen einer chronischen Diarrhö (Amöben, Lamblien, Yersinien, Campylobacter jejuni, enteropathogene E. coli) sind regional unterschiedlich häufig, entsprechende Stuhlkulturen und serologische Untersuchungen zu Beginn einer weiteren Abklärung sind in der Regel sinnvoll (Donowitz et al. 1995).

■ **Osmotische/sekretorische Diarrhö.** Wenn die Diarrhö nachts oder nach einer eintägigen Fastenperiode sistiert, so spricht das für eine osmotische Diarrhö (durch Maldigestion/Malabsorption). Bei Persistenz ist eine sekretorische Ursache wahrscheinlicher (entzündliche Darmerkrankung, endokrine Ursache). Die Bestimmung der osmotischen Lücke („osmotic gap") im (abzentrifugierten) Stuhlwasser (klein bei sekretorischer, groß bei osmotischer Diarrhö) ist theoretisch überzeugend, wurde jedoch bisher nicht validiert. Bei $290 - (2[Na] + 2[K]) < 50$ mmol/l liegt vermutlich eine sekretorische Diarrhö vor, ansonsten eine osmotische (Eherer u. Fordtran 1992).

■ **Laktasemangel.** Dieser findet sich bei etwa 15 % der weißen Bevölkerung. Nach Milch und Milchprodukten kann es zu Meteorismus und Diarrhö kommen. Weniger bekannt, aber heute praktisch mindestens ebenso wichtig ist die Unverträglichkeit von Fruktose und/oder Sorbit, die als Süßstoffe reichlich Verwendung finden.

■ **Steatorrhö.** Bei Maldigestion (z. B. chronische Pankreatitis) und bei Malabsorption (z. B. Sprue, ausgedehnter Dünndarm-Crohn) besteht oft eine Steatorrhö (Stuhlfettausscheidung > 7 g/Tag). Ihre visuelle Erkennung bei der Stuhlinspektion ist wesentlich weniger zuverlässig, als oft behauptet wird (Lankisch et al. 1996).

■ **Chologene Diarrhö.** Bei Verlust der terminalen Ileumfunktion durch Resektion (Mesenterialinfarkt, M. Crohn) oder ausgedehnten Befall bei M. Crohn kommt es zum Gallensalzverlust ins Kolon. Durch die hydragoge Wirkung der Gallensäuren entsteht eine sekretorische Diarrhö. Wenn der Verlust die Neusynthese übersteigt, kommt es zur Steatorrhö (dekompensiertes Gallensäurenverlustsyndrom). Auch die Dekonjugation von Gallensäuren bei bakterieller Fehlbesiedelung des Dünndarms führt zu einem intraluminalen Mangel an Gallensäuren. Schließlich wird ein idiopathischer Verlust an Gallensäuren diskutiert.

Bei ätiologisch unklaren Durchfällen ist immer an einen verschwiegenen Laxantienabusus zu denken (Müller-Lissner 1992). Leider ist der chemische Nachweis der gebräuchlichen Laxantien im Stuhl oder Urin sehr aufwendig.

■ **Funktionelle Diarrhö.** Bei funktioneller Diarrhö treten Durchfälle, oft auch nur die Entleerung von 1-2 breiigen Stühlen, fast ausschließlich tagsüber auf. Alarmsymptome wie Gewichtsverlust und Blutbeimengung zum Stuhl sowie laborchemische Entzündungszeichen fehlen (Bertomeu et al. 1991). Die Diagnose ist eine Ausschlußdiagnose, wobei es oft schwierig zu entscheiden ist, welche Untersuchungen eingesetzt werden sollen, bis man sich mit der Annahme einer funktionellen Diarrhö zufrieden gibt.

Literatur

Bertomeu A, Ros E, Barragn V, Sachje L, Navarro S (1991) Chronic diarrhea with normal stool and colonic examinations: organic or functional? J Clin Gastroenterol 13: 531–536

Burkitt DP, Walker ARP, Painter NS (1972) Effect of dietary fiber on stools and transit times, and its role in the causation of disease. Lancet 2: 1408–1412

Donowitz M, Kokke FT, Saidi R (1995) Evaluation of patients with chronic diarrhea. N Engl J Med 332: 725–729

Eherer AJ, Fordtran JS (1992) Fecal osmotic gap and pH in experimental diarrhea of various causes. Gastroenterology 103: 545–550

Kiehne K, Herzig KH, Stüber E, Fölsch UR (1998) Chronische Diarrhö. Internist 39: 841–855

Lankisch PG, Dröge M, Hofses S, König H, Lembcke B (1996) Steatorrhoea: you cannot trust your eyes when it comes to diagnosis. Lancet 347: 1620–1621

Müller-Lissner SA (1992) Nebenwirkungen von Laxantien. Z Gastroenterol 30: 418–427

Oettlé GJ, Heaton KW (1987) Is there a relationship between the symptoms of the irritable bowel syndrome and objective measurements of large bowel function? A longitudinal study. Gut 28: 146–149

Stüber E, Herzig KH, Fölsch UR (1998) Akute Diarrhö. Internist 39: 754–765

Talley NJ, Weaver AL, Zinsmeister AR, Melton LJ (1994) Self-reported diarrhea: what does it mean? Am J Gastroenterol 89: 1160–1164

Anorektale Symptome

S. Müller-Lissner

Anamnese

> ! Die Erhebung der Anamnese ist bei anorektalen Erkrankungen besonders kritisch, da vielen Patienten die detaillierte Schilderung der Symptome unangenehm ist. Es besteht die Tendenz, wegweisende Informationen zu verschweigen, z. B. eine Stuhlinkontinenz oder die manuelle Ausräumung des Rektums. Daher ist durch gezieltes Nachfragen auf eine genaue Beschreibung der Symptome zu achten.

Zunächst ist ein kolorektales Karzinom auszuschließen, da dessen Prognose durch eine Früherkennung günstig beeinflußt werden kann. Eine Reihe von gastrointestinalen und allgemeinen Symptomen ließen sich beim Karzinom häufiger finden als bei Kontrollen, jedoch nimmt der Vorhersagewert im höheren Alter ab (Tabelle 8.1). Die kurzzeitige Änderung der Stuhlgangsgewohnheiten muß v. a. bei jüngeren Patienten an ein Karzinom denken lassen (Curless et al. 1994). Eine sehr große Bedeutung als Alarmsymptom kommt Blutbeimengungen zu. Sie sind für ein kolorektales Karzinom weder sehr sensitiv noch sonderlich spezifisch. Ihr objektiver Charakter hebt sie jedoch über rein subjektive Eindrücke wie Aufgetriebensein oder sonstige Mißempfindungen hinaus. Blut ausschließlich am Toilettenpapier entstammt meist perianalen Erosionen und bedarf keiner koloskopischen Abklärung.

Inkontinenz (siehe Kap. 20)

Der Begriff Kontinenz beschreibt die Fähigkeit zur Perzeption, Retention und Ausscheidung von Rektuminhalt zum Zeitpunkt und am Ort der Wahl (Henry 1997). Die Inkontinenz wird von vielen Patienten verschwiegen und erst auf Nachfragen zugegeben. Andere Patienten umschreiben sie als Durchfall.

Nicht alle Ursachen der Inkontinenz liegen im anorektalen Bereich. Auch ein gesundes Kontinenzorgan kann durch extraanale Ursachen inkontinent werden, beispielsweise bei Durchfall oder bei Erkrankungen des zentralen oder peripheren Nervensystems. Eine orientierende Übersicht über die Ursachen und Mechanismen der Stuhlinkontinenz findet sich in Tabelle 8.2. Eine Zuordnung der Inkontinenz ist oft durch Anamnese und klinische Untersuchung ohne weitere apparative Untersuchungen möglich.

Obstipation

Auf den ersten Blick erscheint der Begriff Obstipation oder Verstopfung wegen seiner Bildhaftigkeit gut gewählt. Zur genaueren Charakterisierung der zugrundeliegenden Störung und der geeigneten

Tabelle 8.1. Bedeutung gastrointestinaler und allgemeiner Symptome als Indikatoren eines kolorektalen Karzinoms. (Daten aus Curless et al. 1994)

Symptom	< 70 Jahre		> 70 Jahre	
	Odds ratio	Konfidenzintervall	Odds ratio	Konfidenzintervall
Änderung der Stuhlgewohnheiten	418	169–1.035	64	30–138
Bauchschmerz	28	14–55	7	4–14
Stuhlinkontinenz	32	9–123	3	2–8
Tenesmen	17	8–33	3	1–5
Schleimabgang	26	11–63	3	1–5
Rektale Blutung	10	6–17	6	3–11
Änderung im Windabgang	10	5–18	2	1–4
Anorexie	15	7–33	9	5–17
Gewichtsverlust	15	8–30	7	4–14
Geblähtsein	6	4–11	2	1–3
Unwohlsein	3	2–5	2	1–3

Tabelle 8.2. Mechanismen und Ursachen der chronischen Stuhlinkontinenz

Lokalisation der Störung	Mechanismus	Beispiel
Kolorektal	Reservoirverlust, rektoanaler Inhibitionsreflex	Rektumresektion, Stuhlimpaktion
Myogen	Defekt, Überdehnung	Geburtstrauma, Fisteloperation, Rektumprolaps
Neurogen	Störung der Motorik und/oder Sensorik	Querschnittsläsion, Dehnungsschaden, Diabetes mellitus, Verlust von Anoderm, Rektumprolaps

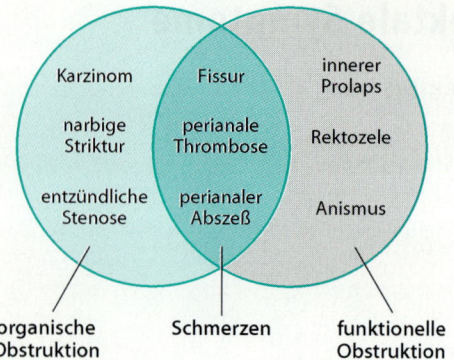

Abb. 8.1. Organische und funktionelle Ursachen einer anorektalen Obstruktion sind meist leicht zu unterscheiden, organische sind leichter zu finden. Manche schmerzhaften Erkrankungen führen reflektorisch zu einer funktionellen Obstruktion

Behandlung ist jedoch eine genaue Erfragung der Symptome und ihrer Dauer erforderlich.

Zunächst sollte man sich vom Vorliegen einer chronischen und damit wahrscheinlich nicht durch eine organische Erkrankung bedingten Obstipation überzeugen. Eine akute Obstipation hat meist eine leicht erkennbare Ursache, etwa eine Reise, eine akute Erkrankung mit Bettlägerigkeit oder eine neu angesetzte Medikation mit einer potentiell obstipierenden Substanz. Bei einer kompletten Darmobstruktion bleibt der Stuhlgang aus, die weiteren Symptome des Ileus stehen aber im Vordergrund. Daher wird die Dringlichkeit der Situation nicht erkannt.

> ! Angaben zur Stuhlfrequenz sind bekanntermaßen unzuverlässig. So hatte die Hälfte der Patienten, die eine Stuhlfrequenz von < 3 pro Woche angab, tatsächlich eine deutlich höhere Frequenz (Ashraf et al. 1996).

Eine niedrige Stuhlfrequenz allein ist jedoch keine Behandlungsindikation. Beunruhigte Patienten müssen darüber aufgeklärt werden, daß keine Selbstvergiftung des Körpers droht. Die meisten Patienten mit seltenem Stuhlgang leiden aber unter aufgetriebenem Bauch und/oder heftigem Pressen beim Stuhlgang.

Bei manchen organischen Erkrankungen des Anorektums besteht eine Obstipation, die sich durch die Schmerzhaftigkeit der Stuhlpassage und dadurch bedingte reflektorische Kontraktion des äußeren Sphinkters erklärt (Abb. 8.1).

Es wäre wünschenswert, wenn man aufgrund der Anamnese zwischen unterschiedlichen Formen der chronischen Obstipation (Ballaststoffmangel, langsamer Transit, Defäkationsstörung) unterscheiden könnte. Die Diätanalyse ist jedoch schwierig und aufwendig (Klauser et al. 1992). Auch die Unterscheidbarkeit der beiden anderen Entitäten ist unvollkommen (Abb. 8.2; Koch et al. 1997; Kuijpers 1990). Unabhängig davon gilt, daß eine weitere Abklärung der chronischen Obstipation erst nach einer erfolglosen Probetherapie mit Ballaststoffen gerechtfertigt ist (Voderholzer et al. 1997).

Anale Symptome (siehe Kap. 38)

Die ärztliche Konsultation erfolgt in der Regel, weil der Patient von Schmerz oder Juckreiz belästigt oder durch Blutabgang oder einen tastbaren Knoten beunruhigt ist. Neben der Analyse der Symptome muß als erste Maßnahme immer eine Inspektion der Analregion mit digitaler Austastung erfolgen. Damit lassen sich die Beschwerden meistens klären (Abb. 8.3).

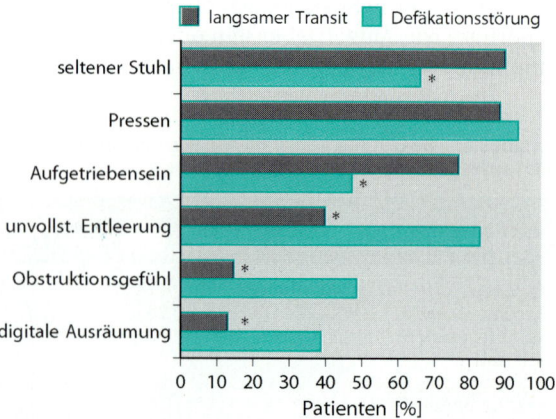

Abb. 8.2. Detaillierte Symptome bei Patienten mit langsamem Kolontransit bzw. funktioneller Defäkationsstörung. Zwar gibt es signifikante Unterschiede in der Häufigkeit (*), sie reichen jedoch für eine sichere Differenzierung nicht aus (Daten aus Koch et al. 1997)

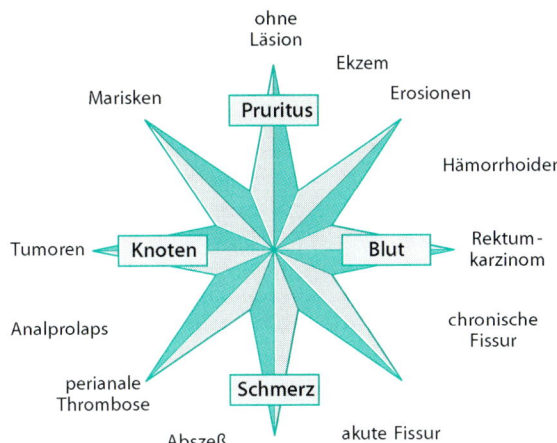

Abb. 8.3. Die analen Kardinalsymptome Pruritus, Blut, Schmerz und tastbarer Knoten weisen je nach Kombination auf die verschiedenen analen Läsionen hin. Damit läßt sich schon vor der klinischen Untersuchung eine Verdachtsdiagnose stellen (Aus Koelz et al. 1995)

Die häufigste Ursache des Pruritus ani ist eine mangelnde oder falsche Analhygiene. Meist bleibt die proktologische Untersuchung ohne objektiven Befund. Die Behandlung besteht im Verbot von Seife und allen anderen Waschmitteln und schonender Analreinigung mit Wasser nach dem Stuhlgang. Zusätzlich können Salben mit einem Lokalanästhetikum und evtl. gerbenden Zusätzen verordnet werden. Kortikosteroidhaltige Präparate sind nur bei Ekzem oder Mykose vorübergehend indiziert. Der Juckreiz kann mit sichtbaren Hautveränderungen assoziiert sein, insbesondere Erosionen, Rhagaden, Ekzem und Mykose.

Literatur

Ashraf W, Park F, Lof J, Quigley EMM (1996) An examination of the reliability of reported stool frequency in the diagnosis of idiopathic constipation. Am J Gastroenterol 91: 26–32

Curless R, French J, Williams GV, James OFW (1994) Comparison of gastrointestinal symptoms in colorectal carcinoma patients and community controls with respect to age. Gut 35: 1267–1270

Henry MM (1997) Pathophysiology and treatment of faecal incontinence. Eur J Gastroenterol Hepatol 9: 421–422

Klauser AG, Peyerl C, Schindlbeck NE, Müller-Lissner SA (1992) Nutrition and physical activity in chronic constipation. Eur J Gastroenterol Hepatol 4: 227–233

Koch A, Voderholzer WA, Klauser AG, Müller-Lissner SA (1997) Symptoms in chronic constipation. Dis Colon Rectum 10: 902–906

Koelz HR, Lankisch PG, Müller-Lissner S (Hrsg) (1995) Fibel der gastrointestinalen Leitsymptome. Springer, Berlin Heidelberg New York Tokyo

Kuijpers HC (1990) Application of the colorectal laboratory in diagnosis and treatment of functional constipation. Dis Colon Rectum 33: 35–39

Voderholzer W, Schatke W, Mühldorfer B, Klauser A, Birkner B, Müller-Lissner S (1997) Clinical response to dietary fiber treatment in chronic constipation. Am J Gastroenterol 92: 95–98

Ikterus

H. R. Koelz

Eine Erhöhung des Serumbilirubins (Ikterus) wird zuerst in den Skleren sichtbar (Serumbilirubin höher als das 2- bis 3fache der oberen Norm). Bei weiterer Zunahme wird auch die Haut ikterisch (Bilirubin höher als das 4- bis 5fache der oberen Norm). Das Hautkolorit und die Lichtverhältnisse beeinflussen die Erkennbarkeit. Die meisten Patienten werden erstmals durch Mitmenschen auf den Ikterus aufmerksam gemacht, weil sie sich im Spiegel fast immer nur bei künstlichem Licht sehen.

Bilirubinstoffwechsel (Abb. 9.1)
■ **Genetische Bilirubinstoffwechselstörungen.** Das harmlose Gilbert-Meulengracht-Syndrom ist die weitaus häufigste Störung. Sehr selten sind das Crigler-Najjar-, das Dubin-Johnson- und das Rotor-Syndrom (siehe Kap. 71).

■ **Ikterus in besonderen Situationen.** Häufige Ursachen des Ikterus sind extrahepatische Verschlüsse des Choledochus durch Gallensteine oder Tumoren und Leberparenchymerkrankungen (Virushepatitis, alkoholische Hepatitis, Autoimmunerkrankungen der Leber, Leberzirrhose) (Tabelle 9.1). Seltener findet sich ein postoperativer Ikterus nach multiplen Transfusionen oder Resorption von Hämatomen. *Schwere Infekte*, insbesondere eine Sepsis, können einen Ikterus verursachen. Die häufigste Ursache des Ikterus in der *Schwangerschaft* ist die benigne intrahepatische Schwangerschaftscholestase, die in der zweiten Schwangerschaftshälfte auftreten kann.

Diagnostik (Tabelle 9.1)
■ **Anamnese.** Eine Dunkelfärbung des Urins tritt bei jedem hepatobiliären Ikterus auf, eine Entfärbung des Stuhls fast nur bei komplettem Verschlußikterus. Ikterus mit begleitendem kolikartigem Schmerz ist typisch für Choledocholithiasis. Fieber kann auf die Ursache des Ikterus (z. B. Sepsis) oder auf eine eitrige Cholangitis hinweisen.

■ **Körperliche Untersuchung.** Mit der Schwere der chronischen Lebererkrankung nimmt die Häufigkeit der für die Leberinsuffizienz charakteristischen Hautveränderungen zu (Spider-Nävi, Lacklippen, weiblicher Behaarungstyp, Weißnägel, Palmarerythem).

■ **Labor.** Bei hepatobiliären Erkrankungen trägt die Differenzierung des Serumbilirubins in „direktes" und „indirektes" nicht zur Differentialdiagnose bei. Antimitochondriale (AMA) und antinukleäre (ANA) Antikörper stützen die Diagnose einer primär biliären Zirrhose bzw. autoimmunen chronisch-aktiven Hepatitis (siehe Kap. 42). Eine sehr

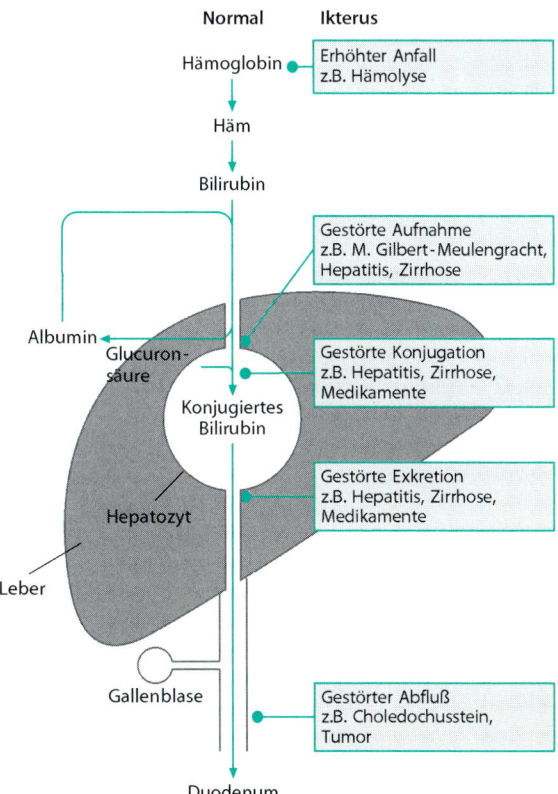

Abb. 9.1. Bilirubinstoffwechsel

Tabelle 9.1. Differentialdiagnose und erste Maßnahmen bei Ikterus

Anamnese, körperliche Untersuchung		
↓		
Abdominelle Sonographie, Bilirubin, alkalische Phosphatase (AP), OT (ASAT), PT (ALAT)		
↓		
Typische Konstellation	**Hinweis auf häufige Ursache**	**Erste Maßnahmen**
Gallenwege erweitert, AP 1,5 bis 4fach – OT, PT bis 5fach, – OT, PT 5- bis 10fach, Entzündungszeichen	• Choledocholithiasis, • Tumor: Gallenwege, Papille oder Pankreaskopf – ohne Cholangitis, – mit Cholangitis	ERCP (bei rein intrahepatischem Stau alternativ primär PTC/perkutane transhepatische Cholangiographie)
Leber vermehrt echodicht, vergrößert/normal/verkleinert, Splenomegalie, evtl. Aszites, AP bis 2fach, OT, PT bis 5fach	• Leberzirrhose	Alkoholkarenz, Hepatitisserologie, Suche nach Hämochromatose und M. Wilson
Leber vermehrt echodicht, meist vergrößert, evtl. Splenomegalie und Aszites, AP bis 3fach, OT, PT > 5fach	• Alkoholische Hepatitis	Alkoholkarenz. Bei OT/PT > 20fach, schwerem Krankheitsbild und fehlenden Hinweisen auf Virushepatitis: Kortikosteroide
Multiple Leberrundherde, AP bis 3fach, OT, PT bis 5fach	• Metastasenleber	Feinnadelpunktion, evtl. Primärtumorsuche
Leber normal oder leicht vergrößert, AP bis 2fach, OT, PT > 20fach	• Akute Hepatitis (viral, medikamentös, toxisch)	Medikation überprüfen, Alkoholkarenz, Hepatitisserologie (anti-HAV, anti-HBc, anti-HCV)
Leber normal oder leicht vermehrt echodicht, AP bis 2fach, OT, PT 5- bis 10fach	• Chronische Hepatitis (viral, autoimmun), • medikamentöse Cholestase	Hepatitisserologie (anti-HAV, anti-HBc, anti-HCV), Autoantikörper (AMA, ANA, LKM, SMA), Medikation überprüfen
Leber normal oder vermehrt echodicht, AP 2- bis 5fach, OT, PT 5- bis 10fach	• Chronische nichteitrige Cholangitis (primär biliäre Zirrhose)	Hepatitisserologie (anti-HAV, anti-HBc, anti-HCV), Autoantikörper (AMA, ANA, LKM, SMA)
AP, OT, PT normal, Bilirubin < 7fach, evtl. Anämie	• Hämolyse	Hb, Retikulozyten, LDH
Außer Bilirubin (< 7fach) alles normal	• M.-Gilbert-Meulengracht	Beruhigung des Patienten

AMA = antimitochondriale Antikörper; ANA = antinukleäre Antikörper; V = Virus; HA = Hepatitis A; HB = Hepatitis B; HC = Hepatitis C; LKM = „liver-kidney-microsomes"; SMA = „smooth-muscle"-Antikörper.

stark erhöhte alkalische Phosphatase (mehr als 5fach) weist eher auf eine intrahepatische Cholestase als auf eine Obstruktion des Ductus hepatocholedochus hin.

■ **Bildgebende Verfahren.** Die *Sonographie* gestattet mit großer Sicherheit eine Differenzierung in hepatische und posthepatische Ursachen des Ikterus. Die *Computertomographie (CT)* kann bei der Diagnostik eines extrahepatischen Ikterus der Sonographie überlegen sein. Die *endoskopische retrograde Cholangiopankreatikographie (ERCP)* dient zur Abklärung von Erkrankungen der ableitenden Gallenwege und ihrer Umgebung. Wenn eine Cholestase durch Sonographie und sonstige (Blut-)Untersuchungen nicht erklärt ist, sind eine ERC und eine Leberbiopsie indiziert.

Weiterführende Literatur

Frank BB (1989) Clinical evaluation of jaundice. A guideline of the patient care committee of the American Gastroenterological Association. JAMA 262: 3031–3034

Aszites

H. R. KOELZ

Begriff
Der Begriff Aszites bezeichnet die Ansammlung von Flüssigkeit in der freien Bauchhöhle.

Pathophysiologie
Die häufigsten Ursachen sind Leberzirrhose und Peritonealkarzinose. Die Aszitesbildung bei portaler Hypertension ist Folge einer sehr komplexen Störung (siehe Kap. 47). Bei den meisten Patienten mit Leberzirrhose und Aszites sind die portale Hypertension, die Hypalbuminämie und eine systemische Störung der Wasser- und Na^+-Regulation beteiligt. Ein präsinusoidaler Block (z. B. Portalvenenthrombose) reicht zur Bildung von Aszites nicht aus.

Abbildung 10.1 gibt einen Überblick über die Pathophysiologie des Aszites.

Diagnostik
Die klinische Erkennung ist bei Aszitesmengen von weniger als etwa 2 l unsicher. Eine Sonographie wird zum Nachweis von Aszites und seinen Ursachen empfohlen. Abbildung 10.2 gibt eine Übersicht zur Diagnostik.

Bakterielle Infektion des Aszites
Die klassischen klinischen Zeichen einer Peritonitis fehlen meistens. Eine Erhöhung der Leuko- bzw. Granulozytenzahl ist im Hinblick auf eine bakterielle Infektion so verdächtig, daß sofort eine Antibiotikatherapie eingeleitet werden sollte. Die Erkennung einer bakteriellen Infektion des Aszites wird durch Verwendung von Blutkulturflaschen stark verbessert.

An die Möglichkeit einer Tuberkulose sollte immer gedacht werden. Dies gilt besonders für lymphozytären Aszites sowie bei einer unerklärten Verschlechterung des Zustands.

Maligner Aszites
Es ist noch unklar, ob eine Erhöhung des Fibronektins oder des Cholesterins im Aszites ohne Nach-

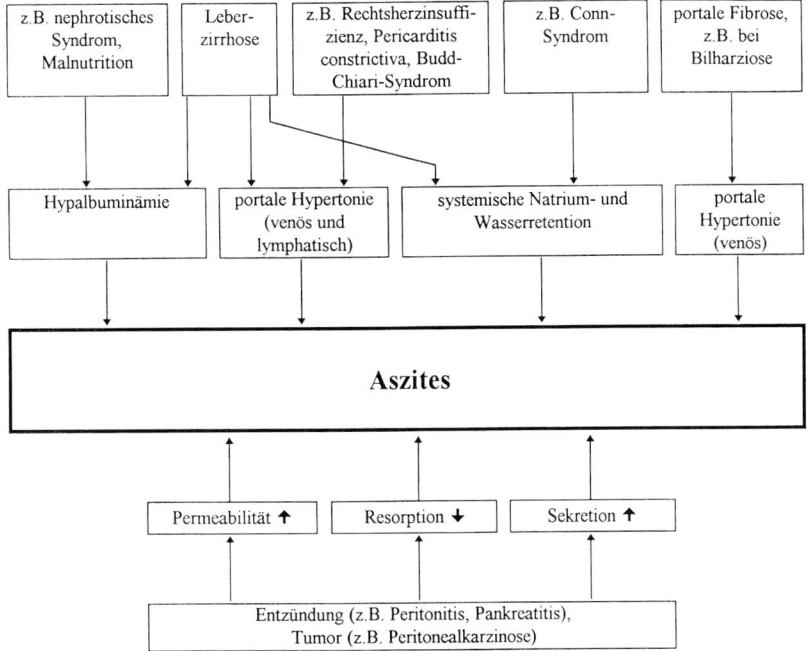

Abb. 10.1. Pathophysiologie des Aszites

Abb. 10.2.
Diagnostik des Aszites

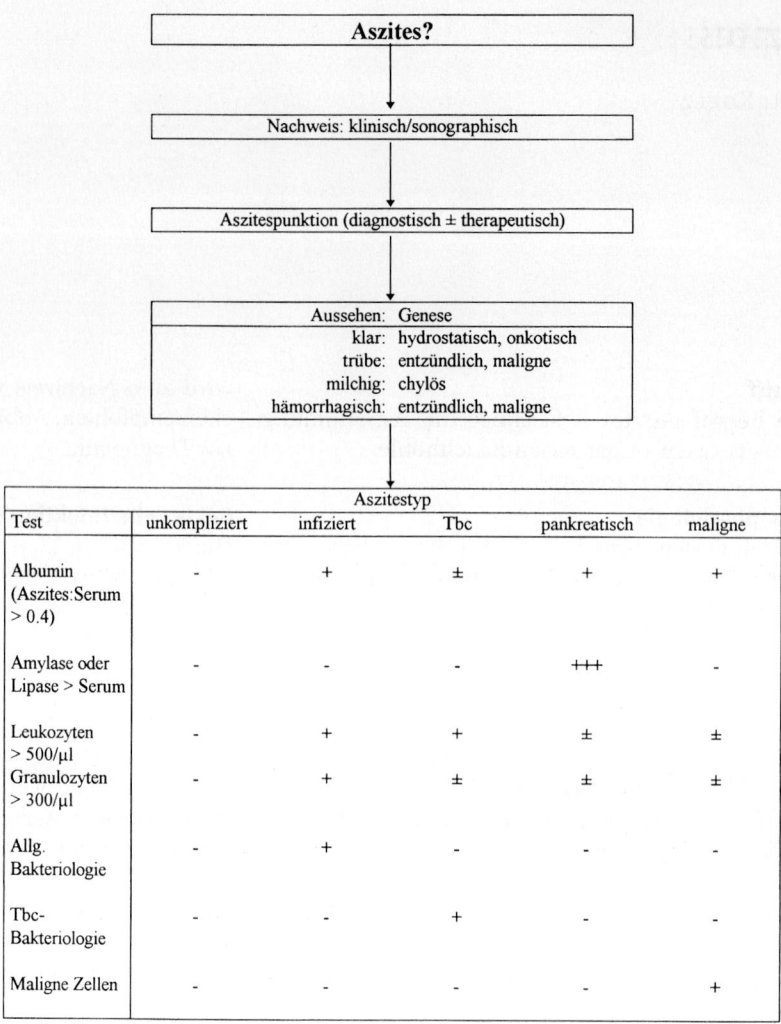

weis maligner Zellen die Diagnose eines malignen Aszites erlaubt.

Ungeklärter Aszites

Wenn die üblichen Untersuchungen nicht zur Klärung der Ursache führen, ist eine Laparoskopie indiziert.

Weiterführende Literatur

McHutchison HG (1997) Differential diagnosis of ascites. Semin Liver Dis 17: 191–202

Rodés J (ed) (1991) Review in depth: ascites. Eur J Gastroenterol Hepatol 3: 701–740

Hepatische Enzephalopathie

H. R. Koelz

Begriff
Die hepatische Enzephalopathie (s. auch Kap. 46 und 47) ist ein durch eine hepatozelluläre Insuffizienz bedingtes neuropsychiatrisches Syndrom.

Diagnose

Klinisches Bild
Das neuropsychiatrische Syndrom besteht aus gestörtem Bewußtsein (Somnolenz bis Koma), Persönlichkeitsveränderungen (kindisches Benehmen, Verlust des Verantwortungsbewußtseins, Irritabilität), intellektuellem Leistungsabfall, Sprechstörungen (undeutliche Artikulation, monotone Stimme) und einem typischen grobschlägigen Tremor („flapping tremor", „Asterixis"). Der Flapping tremor zeigt sich als intermittierender Tonusverlust, wenn der Patient bei fixiertem Vorderarm eine Hyperextension des Handgelenks zu halten versucht. Diese Störung ist unspezifisch und kommt u. a. auch bei respiratorischer Insuffizienz vor. Typisch sind ferner Störungen der Handschrift und der visuellen räumlichen Vorstellung, die sich in Schwierigkeiten zeigt, geometrische Figuren (z. B. 5strahligen Stern) nachzuzeichnen oder auf einem Blatt Papier wahllos verstreute Zahlen der Reihe nach mit einem Strich zu verbinden (Reitan-Zahlenverbindungstest). Diese Tests eignen sich besonders für die Verlaufskontrolle.

Bei akutem Leberversagen stehen meist die Bewußtseinsstörungen im Vordergrund, während bei der chronischen porto-systemischen Enzephalopathie die Persönlichkeitsveränderungen dominieren. Der Schweregrad der Störung kann gradiert werden (Tabelle 11.1).

Elektroenzephalogramm (EEG)
Die EEG-Veränderungen bei hepatischer Enzephalopathie sind regelmäßig anzutreffen, aber unspezifisch. Das EEG hat seine Hauptbedeutung in der Beurteilung des Verlaufs und der Prognose: Eine fehlende EEG-Aktivität bedeutet irreversiblen Hirnschaden. Weitere medizinische Aktivitäten,

Tabelle 11.1. Klinische Gradierung der hepatischen Enzephalopathie

Grad	Symptomatik
1	Verwirrung, Veränderung von Stimmung oder Verhalten
2	Somnolenz, unangepaßtes Verhalten
3	Stupor, Befolgung einfacher Befehle möglich, verwaschene Sprache erhalten
4	Koma, Reaktion auf starke Schmerzreize erhalten
5	Tiefes Koma, keine Schmerzreaktion

insbesondere auch eine Lebertransplantation, sind damit sinnlos geworden.

Laboruntersuchungen
Eine fehlende Erhöhung des Bilirubins und eine normale plasmatische Gerinnung sollten Zweifel erwecken, daß es sich um eine hepatische Enzephalopathie handelt. Auf eine Ammoniumbestimmung im Blut kann verzichtet werden, weil Ammonium bei anderen Zeichen der Leberinsuffizienz ohnehin erhöht ist und der Grad der Erhöhung mit der Bewußtseinsstörung nicht korreliert.

Differentialdiagnose
Die Differentialdiagnose der hepatischen Enzephalopathie ist außerordentlich wichtig, weil andere Ursachen der Bewußtseinsstörung meist viel größere therapeutische Konsequenzen haben.

Zusätzliche Untersuchungen dienen hauptsächlich der Differentialdiagnose, wobei Kombinationen einer hepatischen Enzephalopathie mit anderen Störungen, die ähnliche Symptome verursachen, häufig sind. In Tabelle 11.2 sind die wichtigsten Differentialdiagnosen aufgelistet.

Therapie
Siehe Kap. 47.

Tabelle 11.2. Differentialdiagnose der hepatischen Enzephalopathie. Die Differentialdiagnose ist diejenige der Bewußtseinsstörung; erwähnt sind hier nur die im Zusammenhang mit einer Lebererkankung wichtigsten

Differentialdiagnose	Ursache/Prädisposition	Diagnostik
Intrakranielle Prozesse (Blutung, andere)	Sturz mit Schädeltrauma bei gestörter Blutgerinnung	CT/MRI
Meningitis, Enzephalitis	Gestörte Infektabwehr	CT/MRI, Lumbalpunktion
Anderer Infekt (z. B. spontane bakterielle Peritonitis, Pneumonie, Harnwegsinfekt, Sepsis)	Gestörte Infektabwehr, Aszitespunktion, infizierte Venenkatheter, Blasenkatheter	Entzündungszeichen (Fieber, CRP, BSR)? Bakterielle Blutkulturen, spezielle Suche nach infiziertem Aszites, Pneumonie, Harnwegsinfekt
Akute Alkoholintoxikation		Fötor, Alkoholspiegel, Verlauf
Hypoglykämie	Gestörte Glykogenspeicherung der Leber	Blutzuckerbestimmung
Übermäßige Sedation	Übersedation bei Agitiertheit (z. B. Delirium tremens), Verzögerte Elimination von Medikamenten	Arterielle Blutgasanalyse (respiratorische Insuffizienz?), Flumazenil-Test[1], evtl. toxikologisches Screening
Kreislaufinsuffizienz	Hypovolämie bei übermäßiger Diuretikatherapie, Flüssigkeitsrestriktion, gastrointestinaler Blutung; β-Blocker, Sedativa, alkoholische Kardiomyopathie	Blutdruckkontrolle, Halsvenenfüllung, Echokardiographie
Hyponaträmie	Diuretikatherapie, Leberzirrhose	Na^+-Bestimmung, evtl. Diuretika- und/oder Flüssigkeitsrestriktion
Niereninsuffizienz	Folge einer Kreislaufinsuffizienz, „hepatorenales Syndrom", andere Ursachen (z. B. Infekt)	Kreatininbestimmung, Urinbefund
Postiktaler Zustand nach Grand-mal-Anfall	Alkoholentzug, zerebrales Trauma, andere ZNS-Erkrankung	CT/MRT, EEG, Verlauf

[1] *Vorübergehende* Bewußtseinsaufhellung auch ohne vorherige Benzodiazepintherapie!

Weiterführende Literatur

Jalan R, Hayes PC (1997) Hepatic encephalopathy and ascites. Lancet 350: 1309–1315

Riordan SM, Williams R (1997) Treatment of hepatic encephalopathy. N Engl J Med 337: 473–479

Gewichtsverlust

S. MÜLLER-LISSNER

Ein ungewollter Gewichtsverlust um mehr als 10 % des Ausgangsgewichts innerhalb eines halben Jahres gilt als Alarmsymptom und gehört zu den sog. B-Symptomen. Selbstverständlich muß auch ein geringerer Gewichtsverlust innerhalb eines proportional kürzeren Zeitraums als bedenklich angesehen werden. Es kommen nur 4 Wege in Frage, auf denen die Gewichtsabnahme zustandekommen kann (Tabelle 12.1).

Eine Gewichtsabnahme durch Maldigestion oder Malabsorption setzt (osmotische) Diarrhöen, zumindest aber Flatulenz durch bakteriell metabolisierte Nahrungsbestandteile voraus. Auch eine Diarrhö durch Beschleunigung der Kolonpassage (z. B. sekretorische Diarrhö) führt zu einem intestinalen Kalorienverlust (Bo-Linn et al. 1983).

Die Gewichtsabnahme läßt sich nicht immer nur auf eine einzige Ursache zurückführen, vielmehr ist das Zusammenwirken mehrerer Mechanismen zu überlegen. So sind bei chronischer Pankreatitis neben der Maldigestion durch die exokrine Insuffizienz auch ein renaler Kalorienverlust durch endokrine Insuffizienz, Fehlernährung bei Alkoholismus sowie eine verminderte Nahrungszufuhr zur Schmerzvermeidung möglich.

Bei „hepatischer Kachexie" spielen Fehlernährung des Alkoholikers, gestörtes Geruchs- und Geschmacksempfinden (Henkin u. Smith 1971) und Inappetenz bei prallem Aszites zusammen. Zahlreiche Medikamente, Alkohol, Nikotin, Strahlentherapie, Chemotherapie, Dialyse und zentrale und periphere Nervenläsionen können über Störungen des Geruchs- und Geschmackssinnes zu einer Eßstörung und Gewichtsverlust führen (Schilling 1997). Bei M. Crohn können im Schub Inappetenz bei allgemeinem Krankheitsgefühl, vermehrter Umsatz bei entzündlicher Aktivität und Angst vor Schmerz nach Nahrungsaufnahme zusammenwirken.

Malignome haben einen erheblichen Energieverbrauch und Proteinkatabolismus (O'Keefe et al. 1990). Zytokine, insbesondere TNF, dürften eine nennenswerte Rolle beim erhöhten Grundumsatz bei entzündlichen und neoplastischen Erkrankungen spielen (Tisdale 1999).

Die Ursache einer Gewichtsabnahme läßt sich meist relativ einfach ohne aufwendige Diagnostik erkennen (Schwenk 1998). Nach der Anamnese (und bei Diarrhö nach der Stuhlinspektion und evtl. chemischen Untersuchungen mit der Frage Steatorrhö) sollten zunächst Blutzucker, basales TSH und Entzündungsparameter bestimmt werden. Damit läßt sich der Mechanismus in der Regel eingrenzen (vgl. Tabelle 12.1) und ggf. eine gezielte Diagnostik anschließen.

Tabelle 12.1. Ursachen von Gewichtsverlust

Mechanismus	Beispiel
Verminderte Zufuhr	Gewollt - Reduktion von Übergewicht, - Anorexia nervosa, Bulimie Ungewollt - Inappetenz (schwere Grundkrankheit, Alkoholismus), - Erbrechen (z. B. Magenausgangsstenose), - Dysphagie (z. B. Ösophaguskarzinom), - Angst vor Schmerzen (z. B. chronische Pankreatitis)
Verminderte Resorption = intestinaler Verlust	Maldigestion/Malabsorption - exokrine Pankreasinsuffizienz, - Dünndarmerkrankungen (M. Whipple, Sprue), - dekompensiertes Gallensalzverlustsyndrom, - Kurzdarmsyndrom
Renaler Verlust	Diabetes mellitus
Vermehrter Verbrauch	Chronische Entzündung Hyperthyreose, Malignom

Literatur

Bo-Linn GW, Santa Ana CA, Morawsky SW, Fordtran JS (1983) Purging and calorie absorption in bulimic patients and normal women. Ann Intern Med 99: 14–17

Henkin RI, Smith FR (1971) Appetite and anosmia. Lancet 1: 1352–1353

O'Keefe SJ, Ogden J, Ramjee G, Rund J (1990) Contribution of elevated protein turnover and anorexia in cachexia in patients with hepatocellular carcinoma. Cancer Res 50: 1226–1230

Schilling V (1997) Störungen des Geruchs- und Geschmackssinnes. Internist 38: 95–104

Schwenk A (1998) Was ist zu tun bei unklarem Gewichtsverlust? Med Klin 93: 719–725

Tisdale MJ (1999) Wasting in cancer. J Nutr 129: 243S–246S

II Motilitätsstörungen und sogenannte funktionelle Störungen

Grundlagen der gastrointestinalen Motilität

H.-D. Allescher

INHALT

13.1 Elektrophysiologie und Funktion der glatten Muskulatur 48
13.1.1 Basale myoelektrische Aktivität: Langsame Wellen – Slow waves 48
13.1.2 Interstitielle Zellen nach Cajal 48
13.1.3 Stimulierte myoelektrische Aktivitäten 49
13.1.4 Kontraktionsmechanismen der glatten Muskulatur 49
13.1.5 Funktion des Kalziums 50
13.2 Enterisches Nervensystem (ENS) 50
13.2.1 Morphologische Klassifikation der Neurone 50
13.2.2 Chemische Kodierung und Projektionsstudien 51
13.2.3 Integratives Konzept des ENS 51
13.2.4 Grundlage des peristaltischen Reflexes 52
13.3 Grundformen der Motilität 53
13.3.1 Nüchternmotilität 53
    Physiologische Rolle der Nüchternmotilität 54
13.3.2 Digestive Motilität 55
    Motilität bei patho-physiologischen Zuständen 55
13.4 Pharmakologie des Gastrointestinaltrakts 55
    Azetylcholin 56
    Katecholamine 56
    Dopamin 56
    5-Hydroxytryptamin (5-HT) 56
    Motilin – Motilide 57
    Opioide 57
    Somatostatin 57
    Gastrin/CCK-Antagonisten 57
    Glukagon 58
    Nitrate 58
    Kalziumantagonisten 58

Grundsätzlich lassen sich verschiedene Formen der gastrointestinalen Motilität beschreiben. Die Darmwand ist zu Kontraktionen fähig, die durch exzitatorische Innervation oder durch Reduktion der hemmenden Innervation ausgelöst werden. Die glatte Muskulatur kontrahiert dabei nicht wie die quergestreifte Muskulatur lediglich in Abhängigkeit von den nervalen Impulsen, vielmehr wird der Kontraktionsrhythmus von periodisch auftretenden Depolarisationen in der glatten Muskulatur vorgegeben (Kobayashi et al. 1966; Alvarez u. Mahoney 1922). Diese langsamen Wellen sind in ihrer Frequenz für die einzelnen Darmabschnitte stabil und spezifisch. Sie werden durch ein spezialisiertes Zellsystem, die sog. „interstitiellen Zellen nach Cajal", erzeugt (Rumessen u. Thuneberg 1996).

Die koordinierten Kontraktionen des Darmes werden durch eine weitere integrative Stufe unterstützt: Der peristaltische Reflex, der erstmals von Bayliss u. Starling 1899 beschrieben wurde, bewirkt, daß sich ein Darmabschnitt proximal einer Dehnung kontrahiert und distal (aboral) davon relaxiert (Trendelenburg 1917; Bayliss u. Starling 1899). Er stellt den wesentlichen Grundbaustein für eine geordnete peristaltische Aktivität im Gastrointestinaltrakt dar.

Der Magen-Darm-Trakt des Menschen besteht bis auf das obere Drittel der Speiseröhre und den Sphinkter ani externus aus glatter Muskulatur, die ontogenetisch dem Entoderm entstammt. Die Innervation dieser glatten Muskulatur erfolgt durch eine komplexe nervale Struktur, das enterische Nervensystem, das als eigenständige autonome Schaltzentrale für die Regulation von Motilität, Sekretion und Durchblutung verantwortlich ist (Furness u. Costa 1987).

Extrinsische autonome Nerven wie der N. vagus, die parasympathischen Anteile des sakralen Rückenmarks und die sympathischen Nervenfasern haben eine modulierende Funktion. Überwiegend bestehen sie aus Nervenfasern mit afferenter Funktion.

In vivo lassen sich im oberen Gastrointestinaltrakt 2 grundlegende Motilitätsmuster nachweisen:
1. die interdigestive Motilität im Nüchternzustand und
2. das postprandiale Motilitätsmuster.

Interdigestive Motilität

Die interdigestive Motilität ist dadurch gekennzeichnet, daß charakteristische, zyklische Aktivitätsmuster von proximal (Magen, Dünndarm) nach distal ablaufen (Jejunum, Ileum). Die einzelnen Phasen dieses Zyklus unterscheiden sich durch ihre Kontraktionsaktivität und lassen sich nach ihrem Kontraktionsmuster in 3 Phasen einteilen (Szurszewski 1969).

Digestive Motilität

Die interdigestive Motilität kann durch Ingestion einer Mahlzeit oder durch zephale Stimulation unterbrochen werden, so daß im gesamten oberen Gastrointestinaltrakt (Magen und Dünndarm) eine gleichförmig kontinuierliche motorische Aktivität, die digestive Motilität, einsetzt (Rees et al. 1982).

Pathophysiologische Motilität

Neben diesen physiologischerweise auftretenden Motilitätsmustern gibt es noch einige pathophysiologische Motilitätsmuster, die ebenfalls einem programmierten, koordinierten Ablauf folgen. Dies sind z. B. die retropulsive Motilität beim Erbrechen oder die stark propulsiven Kontraktionen („giant migrating contractions") bei einigen Formen der Diarrhö. Im Vergleich zur Motilität des oberen Gastrointestinaltrakts ist die Motilität des Kolons weit weniger untersucht. Sie scheint weniger charakteristisch zu sein und weist nicht so klar umschriebene Funktionszustände auf (Sethi u. Sarna 1995).

13.1
Elektrophysiologie und Funktion der glatten Muskulatur

Die glatte Muskulatur der Darms ist durch spezifische myoelektrische Aktivitätsmuster gekennzeichnet. Es lassen sich typische basale und stimulierte myoelektrische Aktivitäten unterscheiden.

13.1.1
Basale myoelektrische Aktivität: Langsame Wellen – Slow Waves

Die basalen, rhythmischen Depolarisationswellen, sog. „langsame Wellen" oder „slow waves", sind periodische, sinuswellenartige Depolarisationen, die an den glatten Muskelzellen abgeleitet werden können (Abb. 13.1). Ihre Frequenz ist in den einzelnen Abschnitten des Magen-Darm-Trakts festgelegt und liegt beim Menschen im Bereich des Magens bei etwa 3 Depolarisationen/min, im proximalen Dünndarm bei etwa 11–12/min und im unteren Dünndarm bei etwa 8/min. Das Kolon weist ebenfalls langsame Wellen auf, jedoch ist das Muster deutlich unregelmäßiger (Alvarez u. Mahoney 1922; Szurszewski 1969).

Die Slow waves werden in einer spezialisierten, nichtmuskulären Zellpopulation, den interstitiellen Zellen von Cajal erzeugt und über enge Zellkontakte („gap junctions") durch elektrotonische Kopplung auf die glatten Muskelzellen übertragen (s. unten; Rumessen u. Thuneberg 1996).

Die Frequenz der Slow waves legt die Kontraktionsfrequenz und z. T. auch die Fortleitungsgeschwindigkeit fest. Die Slow waves alleine induzieren aber noch keine Kontraktion der glatten Muskulatur. Dazu ist zusätzlich eine Erregung oder Reizung der Muskulatur notwendig, die das Auftreten von aktionspotentialähnlichen, schnellen Entladungen induziert (Spikepotentiale, spikes). Kontraktionsausmaß und Dauer werden durch die Anzahl und Frequenz der Spikes festgelegt.

13.1.2
Interstitielle Zellen nach Cajal

Die interstitiellen Zellen nach Cajal sind eine spezialisierte, nichtmuskuläre Zellpopulation, die enge Zellkontakte („gap junctions") zu den glatten Muskelzellen, aber auch eine enge nachbarschaftliche Beziehung zu den Nervenfasern aufweisen (Rumessen u. Thuneberg 1996; Wester et al. 1999).

Die interstitiellen Zellen nach Cajal (ICC) bilden ein fast netzförmiges Geflecht am Innenrand der zirkulären Muskulatur und in einigen Abschnitten auch im Bereich des myenterischen Plexus (Abb. 13.2). In diesen Regionen mit 2 verschiedenen Schrittmacherzentren am myenterischen Plexus und am submukösen Plexus überlagern sich die unterschiedlichen Frequenzen und Depolarisationen der beiden Schrittmacherzentren in der zirkulären Muskulatur zur typischen Slow wave. Neuere Untersuchungen legen den Schluß nahe, daß unterschiedliche Arten von interstitiellen Zellen existieren und lediglich eine Untergruppe für die Schrittmacherfunktion verantwortlich ist.

Funtionell werden insgesamt 4 unterschiedliche Formen der ICC unterschieden:
1) Interstitielle Zellen im Bereich des myenterischen Plexus im Magen (IC-My$_{st}$), des Dünn-

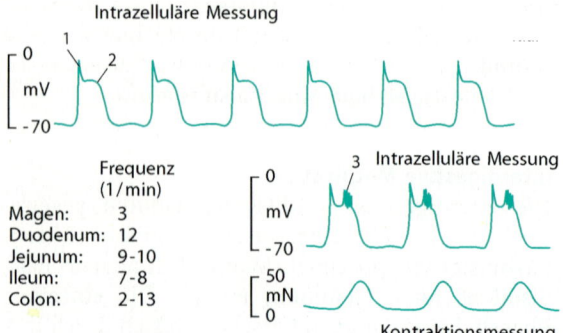

Abb. 13.1. Langsame Wellen (Slow waves) im Gastrointestinaltrakt; *1* Aufstrichpotential, *2* Plateaupotential, *3* Aktionspotential

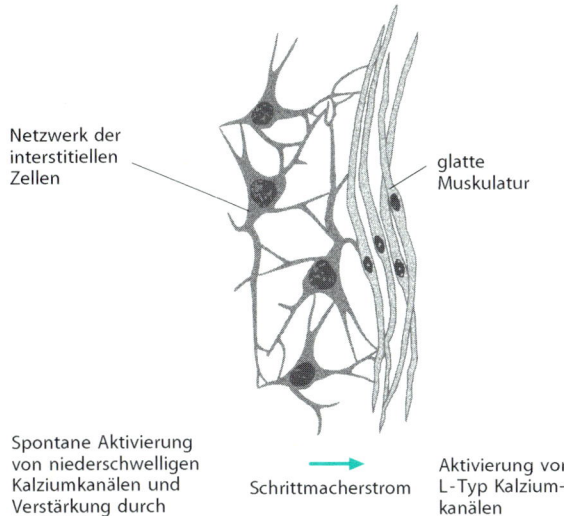

Abb. 13.2. Schematische Darstellung der Interaktion von interstitiellen Zellen nach Cajal (*ICC*) und glatten Muskelzellen als Modell für die Schrittmacheraktivität im Magen-Darm-Trakt. Die spontanen Schrittmacherpotentiale entstehen in der ICC durch einen Kalziumkanal mit niedrigerer Reizschwelle und Verstärkung durch membranpotentialabhängige L-Type-Kalziumkanäle. Dieses Schrittmacherpotential wird dann auf die glatte Muskulatur weitergeleitet. (Aus Sanders 1996)

darms (IC-My$_{sm}$) und des Kolons (IC-My$_{co}$), die für die Schrittmacherfunktion verantwortlich sind.

2) Im Colon scheint zusätzlich eine zweite Population von ICC an der luminalen Grenze der Zirkulärmuskulatur zu existieren, die eine zusätzliche Schrittmacherfunktion ausübt (IC-SM).
3) Eine andere Gruppe, die zwischen den einzelnen Muskelfaserbündeln gelegen ist, scheint u. a. bei der Neurotransmission beteiligt zu sein und eine Übermittlerrolle zwischen terminalen Nervenendigungen und glatter Muskulatur einzunehmen. Diese Form der ICC ist v. a. in Ösophagus, Magen und den Sphinkterregionen anzutreffen (IC-IM).
4) Schließlich wird eine weitere Population von ICC im Bereich des tiefen Nervenplexus innerhalb der Zirkulärmuskulatur angetroffen. Die genaue Funktion dieser ICC (IC-DMP) ist bisher noch unklar (Sanders 1996; Torihashi et al. 1994; Daniel u. Berezin 1992).

13.1.3
Stimulierte myoelektrische Aktivitäten

Durch die Aktivierung von Motoneuronen kommt es zur Freisetzung von exzitatorischen oder inhibitorischen Substanzen, die auf die glatte Muskulatur einwirken. Von den elektrophysiologischen Reaktionsmustern unterscheidet man ein sog. exzitatorisches Junktionspotential (EJP), das mit einer Depolarisation verbunden ist, von einem inhibitorischen Junktionspotential (IJP), das mit einer Hyperpolarisation verbunden ist (Vogalis u. Sanders 1991).

Hemmender neuronaler Einfluß

Es ist von physiologischer Bedeutung, daß nicht nur erregende Transmitter eine Kontraktion auslösen können. Die Darmmuskulatur steht normalerweise unter einem tonischen hemmenden neuralen Einfluß. Mit anderen Worten: Die Darmmuskulatur wird kontinuierlich durch die Freisetzung hemmender Neurotransmitter, wie z. B. NO (Stickstoffmonoxid) und VIP („vasoactive interstinal polypeptide"), vor einer Kontraktion bewahrt. In diesem Gleichgewicht kann eine Kontraktion daher entweder durch einen exzitatorischen Mediator oder aber durch Reduktion des hemmenden Tonus, z. B. eine präsynaptische Hemmung an den inhibitorischen Motoneuronen, ausgelöst werden. Dieser Wirkmechanismus ist z. B. für die erregende Wirkung von Opiaten, Motilin oder α_2-Adrenorezeptoragonisten in vivo gezeigt worden und scheint für eine Reihe von motilitätswirksamen Substanzen ebenfalls von Bedeutung zu sein (Fox-Threlkeld et al. 1993; Manaka et al. 1989).

In den Sphinkterregionen, wie dem unteren ösophagealen Sphinkter, dem Pylorus, dem Sphinkter Oddi und dem internen analen Sphinkter scheint dieser inhibitorische Tonus vermindert zu sein. Dies kann z. T. für die myogene Kontraktion in den Sphinkterregionen verantwortlich gemacht werden. Zwar verfügen die Sphinkterregionen über eine ausgeprägte inhibitorische Innervation, diese wird aber erst bei Bedarf, d. h. zur Öffnung des Sphinkters aktiviert (Allescher 1992; Allescher 1989; Allescher et al. 1988).

13.1.4
Kontraktionsmechanismen der glatten Muskulatur

Die glatte Muskelzelle ist kleiner als die quergestreifte Skelettmuskelzelle (ca. 50–400 µm lang und ca. 2–15 µm dick), spindelförmig und weist nur einen Zellkern auf. Auch bei der glatten Muskulatur bestehen die kontraktilen Elemente aus Aktin und Myosin, doch sind sie nicht so regelmäßig angeordnet wie bei der quergestreiften Muskulatur (Cai u. Gabella 1984).

Die elektrische oder pharmakologische Stimulation der glatten Muskelzelle führt zu einem Anstieg der intrazellulären Kalziumkonzentration auf das 10- bis 100fache der Ruhekonzentration, die bei der glatten Muskulatur des Darmes bei etwa 10^{-7} mol liegt. Dieses Ca^{2+} bindet sich an Calmodulin, ein aus 148 Aminosäuren bestehendes Protein, das z. T. Sequenzhomologien mit dem in der Skelettmuskulatur vorkommenden Troponin zeigt. Die Bindung führt zu einer Konformationsänderung des Calmodulinmoleküls; dies hat die Aktivierung eines weiteren Enzyms, der „myosin light chain kinase"(MLCK) zur Folge (Collins 1986). Sie bewirkt die Phosphorylierung des Myosinmoleküls, die ein ruderartiges „Entlanghangeln" der Myosinköpfchen an den Aktinfilamenten unter ATP-Verbrauch ermöglicht.

13.1.5
Funktion des Kalziums

Regulation des intrazellulären Kalziumspiegels

In der relaxierten glatten Muskelzelle liegt die Ca^{2+}-Konzentration bei 0,05–0,5 µmol, während die extrazelluläre Konzentration 1–10 mmol beträgt. Bei elektrischer oder chemischer Stimulation steigt die intrazelluläre Ca^{2+}-Konzentration auf etwa 1–4 µmol an. Dieser Anstieg beruht entweder auf der Freisetzung von Ca^{2+} aus intrazellulären Speichern (sarkoplasmatisches Retikulum, Mitochondrien, Plasmamembran), auf dem Einstrom von Ca^{2+} aus dem Extrazellulärraum oder auf beiden Mechanismen zugleich (Collins 1986). Die entscheidende Rolle in der Regulation des intrazellulären Kalziums spielen Second-messenger-Systeme, insbesondere das Inositol-1,4,5-Triphosphat (Missiaen et al. 1992). Aus dem Extrazellularraum gelangt Kalzium über spezifische Kanäle in der Zellmembran in das Zellinnere. Diese Kanäle können entweder durch Rezeptorbindung („receptor operated calcium channels", ROC) oder durch Membranpolarisation („voltage operated calcium channels", VOC) aktiviert werden (Carl et al. 1996). Nach Beendigung der Freisetzung bzw. des Einstroms wird durch einen aktiven Pumpmechanismus die ursprüngliche intrazelluläre Kalziumkonzentration wiederhergestellt. Diese Kalziumpumpen (Ca^{2+}-ATPasen) befinden sich in der Zellmembran, in den Mitochondrien und v. a. im sarkoplasmatischen Retikulum.

13.2
Enterisches Nervensystem (ENS)

Das enterische Nervensystem besteht aus mehreren ganglienhaltigen Plexus, die untereinander vernetzt sind und Nervenausläufer zur glatten Muskulatur, zu Gefäßen und zur Mukosa des Gastrointestinaltrakts besitzen (Furness u. Costa 1987).

Man bezeichnet diese Nervenzellen als intrinsische Neurone, wenn der Zellkörper in der Darmwand gelegen ist. Im Gegensatz dazu stehen die extrinsischen Nerven, deren Zellsomata außerhalb des Darms im ZNS, im Rückenmark oder in den prävertebralen Ganglien liegen und die über efferente sympathische oder parasympathische Fasern modulierende Einflüsse des zentralen Nervensystems vermitteln.

Im Gegensatz zum sympathischen und parasympathischen Nervensystem vermag das enterische Nervensystem nach Ausschaltung zentraler Einflüsse noch relativ komplexe Handlungen ausführen. Dazu zählen etwa die intestinale Peristaltik mit der Propulsion von Nahrungsbrei, sowie sekretorische und vasomotorische Reflexe. Eine Voraussetzung dafür ist, daß im enterischen Nervensystem komplette Reflexbögen mit sensorischen Nerven, Interneuronen, sowie exzitatorischen und inhibitorischen Motoneuronen vorhanden sind. Dies wiederum kann nur durch funktionell verschiedene Neurone gewährleistet werden (Costa et al. 1987; Costa u. Furness 1976).

Neurotransmitter im enterischen Nervensystem

Während man bis Mitte dieses Jahrhunderts angenommen hatte, daß Noradrenalin und Azetylcholin die einzigen Neurotransmitter im autonomen Nervensystem sind, kennt man heute eine Vielzahl von Substanzen, die als Neurotransmitter im enterischen Nervensystem in Frage kommen. Neben Substanzen wie Serotonin und NO, GABA oder ATP gehört dazu die große heterogene Gruppe der gastrointestinalen Neuropeptide (Allescher u. Ahmad 1990; Costa u. Furness 1982; Costa et al. 1987). Auch ursprünglich klassische Hormone wie Cholezystokinin (CCK) oder Somatostatin wurden im enterischen Nervensystem nachgewiesen und werden als Neurotransmitter diskutiert. Einen Überblick über die postulierten und nachgewiesenen Neurotransmitter im enterischen Nervensystem ist in Tabelle 13.1 wiedergegeben.

13.2.1
Morphologische Klassifikation der Neurone

Maßgeblich für die morphologische Klassifikation enterischer Neurone ist das Konzept von Dogiel (Dogiel 1899). Er beschrieb auf der Basis von Silberimprägnationen 3 Typen von Neuronen, die sich in der Anzahl der Dendriten, der Ausdehnung und dem Verzweigungsmodus unterscheiden (Stach 1972):
- Dogiel-Typ-I-Zellen sind charakterisiert durch zahlreiche kurze Dendriten und ein einziges langes Axon.

Tabelle 13.1. Neurochemisches Coding der Neurone im myenterischen Plexus des Meerschweinchens. (Mod. nach Costa et al. 1992)

Funktion		Prozentualer Anteil	Chemisches Coding
Sensorische Neurone		30	Calb/SP/±Chat
Oral projizierende Interneurone		5	Calret/ENK/Chat/Camk/NFP
Anal projizierende Interneurone		7	VIP/DYN/GRP/Camk/NFP/NADPH/NOS
			VIP/Chat/NADPH/NOS
			5-HT/Chat/NFP
			SOM/Chat/±SP
Exzitatorische Motoneurone zur Zirkuärmuskulatur		14	
	kurz		SP/Chat
	lang		SP/ENK/Chat/NFP
Inhibitorische Motoneurone zur Zirkulärmuskulatur		19	
	kurz		VIP/DYN/GRP/Camk/NFP/NADPH/NOS
	lang		VIP/ENK/±DYN/±NFP/NADPH/NOS
Exzitatorische Motorneurone zur Längsmuskulatur		25	Calret/SP/Chat
			Calret/Chat
			SP/Chat
Sekretormotorneurone		2	VIP/DYN
			SOM/Chat/CCK/CGRP/NPY

Abkürzungen:
VIP vasoaktives intestinales Polypeptid; *DYN* Dynorphin; *GRP* Gastrin releasing peptide; *Camk* Calmodulin dependent kinase; *NFP* Neurofilament Protein; *NADPH* NADPH-Diaphorase; *NOS* NO-Synthase; *ENK* Enkephalin; *5-HT* 5-Hydroxytryptamin; *Chat* Cholinazetyltransferase (=azetylcholinsynthestisierendes Enzym); *SOM* Somatostatin; *CCK* Cholezystokinin; *CGRP* Calcitonin gene related peptide; *NPY* Neuropeptid Y; *SP* Substanz P; *Calret* Calretinin; *Calb* Calbindin.

- Dogiel-Typ-II-Zellen haben ein kurzes Axon, weniger und längere Dendriten.
- Dogiel-Typ-III-Zellen weisen ein langes Axon und Dendriten mittlerer Länge auf.

13.2.2
Chemische Kodierung und Projektionsstudien

Charakterisierung intrinsischer Neurone
Mittels spezifischer histochemischer Techniken und immunzytochemischer und radioimmunologischer Verfahren ist eine genaue Charakterisierung intrinsischer Neurone möglich. Dabei ist eine entscheidende Entdeckung die Kolokalisation von verschiedenen Peptiden in einem Neuron. Diese sog. chemische Kodierung beschreibt das Vorhandensein typischer Verteilungsmuster von Neurotransmittern und Neuropeptiden aber auch von zellulären Proteinen in den einzelnen Subklassen von enterischen Neuronen. Während für den Menschen erst wenige Informationen über das „Chemical coding" vorliegen, sind bei anderen Spezies (z. B. Meerschweinchendünndarm) detaillierte Kenntnisse vorhanden (Schemann et al. 1995; Furness u. Costa 1989).

Projektionsstudien
Neben der chemischen Kodierung konnten durch sog. Projektionsstudien die Innervationsgebiete und die Projektionsrichtung von enterischen Neuronen bestimmt und in Beziehung zur Funktion gesetzt werden (Messenger u. Furness 1990).

Neben der Charakterisierung durch ihre Neurotransmitter lassen sich die enterischen Neurone auch durch typische elektrophysiologische Phänomene, die mit Hilfe intrazellulärer Ableitungen erfaßt werden, unterscheiden. Dabei zeigt sich, daß sich die morphologische Klassifikation nach Dogiel auch mit einer typischen elektrophysiologischen Klassifikation deckt und daß diese wiederum einem typischen neurochemischen Code entspricht. Dies spricht dafür, daß charakteristische Subpopulationen von Nervenzellen mit distinkter Funktion im enterischen Nervensystem existieren, die sich durch Form, elektrophysiologisches Verhalten, Neurotransmittergehalt und Projektion unterscheiden (Wood u. Mayer 1979).

13.2.3
Integratives Konzept des ENS

Man unterscheidet funktionell 3 Typen von enterischen Neuronen: Motoneurone, sensorische Neurone und Interneurone.

Die Effektorneurone zur Muskulatur, zu den Drüsenzellen und den Gefäßen lassen sich in exzitatorische und inhibitorische Neurone unterteilen (Tab. 13.1).

Der submuköse Plexus unterscheidet sich vom myenterischen Plexus sowohl in seinen Aufgaben als auch in seiner Neurotransmitterverteilung. Der submuköse Plexus ist eher für die Regulation der Sekretion/Absorption, der Durchblutung und z. T. der immunologischen Phänomene verantwortlich. Dagegen besteht die Hauptaufgabe des myenterischen Plexus v. a. in der Regulation der Motilität. Trotzdem bestehen zwischen beiden Plexus enge Verbindungen, die auch eine Koordination der Abläufe von Motilität und Sekretion ermöglichen.

13.2.4
Grundlage des peristaltischen Reflexes

Die Auslösung einer peristaltischen Welle erfordert das Ablaufen eines aszendierenden exzitatorischen und eines deszendierenden inhibitorischen Reflexes. Beide Reflexe werden durch ein oder mehrere afferente Neurone initiiert. Die Transmittersubstanz der afferenten Impulse dürfte Substanz P, CGRP oder Serotonin (5-HT) sein. Bei der sensorischen Funktion scheinen jedoch 2 Formen von Reizqualitäten unterschiedlich wahrgenommen zu werden, die dann zu einer Aktivierung des Reflexbogens führen. Dies sind einerseits Deckungsreize der Wandstrukturen, zum anderen sensorische Reize der Mukosa (chemische Reize, Zotten). Ob der Reflex durch spezifische intrinsische, afferente Neurone oder nach dem Prinzip des Axonreflexes durch Erregung exogener afferenter Neurone abläuft, kann derzeit noch nicht mit Sicherheit beantwortet werden (Grider et al. 1996; Smith et al. 1992; Grider u. Jin 1991).

Der exzitatorische Reflex setzt sich fort in oral projizierende cholinerge Interneurone (chemischer Code: Chat/SP/Calretinin), die schließlich die exzitatorischen Motoneurone zur zirkulären Muskulatur aktivieren. Als Transmitter für die exzitatorischen Impulse gelten Azetylcholin und eine zusätzliche nichtcholinerge nichtadrenerge Substanz, z. B. Substanz P. (Bartho et al. 1982; Abb. 13.3).

Der deszendierende inhibitorische Reflex wird über afferente Fasern über anal projizierende Interneurone mit einem cholinergen und einem unbekannten nichtcholinergen, nichtadrenergen Übertragungsmechanismus vermittelt. Nach der chemischen Kodierung scheint es 4 verschiedene deszendierende Interneurone zu geben, die entweder Somatostatin, 5-HT, VIP oder VIP/Chat enthalten. Für den inhibitorischen Effekt, der über inhibitorische Motoneurone an der zirkulären Muskulatur ausgelöst wird, scheint Stickstoffmonoxid und eine nichtcholinerge, nichtadrenerge Substanz, möglicherweise VIP oder ein apaminsensitiver Mechanismus (z. B. ATP) verantwortlich zu sein (Holzer et al. 1997; Grider 1993). Für die sekretomotorischen Neurone zur Mukosa kommen als Transmitter neben Azetylcholin auch mehrere Neuropeptide in Frage. Den nichtcholinergen Effekt vermitteln in erster Linie VIP-haltige Neurone, aber auch Substanz P-haltige Neurone. Beide Neuropeptide stimulieren die Elektrolyt- und Wassersekretion in das Dünndarmlumen.

Neben dem peristaltischen Reflex gibt es im Gastrointestinaltrakt eine Reihe von inhibitorischen und exzitatorischen Reflexen, die in der Regel über die prävertebralen Ganglien (Ganglion coeliacum, Ganglia mesenterica superior et inferior) oder

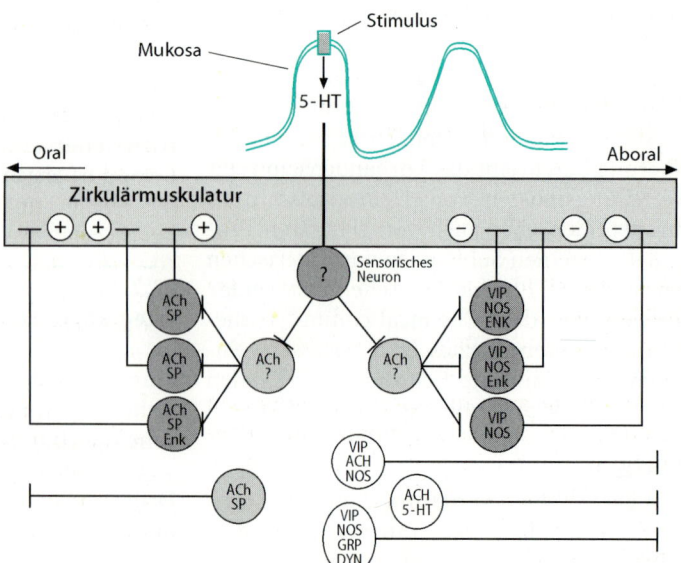

Abb. 13.3. Schematische Verschaltung des enterischen Nervensystems zur Generierung des peristaltischen Reflexes

das sympathische Nervensystem verschaltet werden. Diese inhibitorischen Reflexe sind ebenfalls wie die intrinsischen Reflexe des enterischen Nervensystems von einer intakten Innervation durch das zentrale Nervensystem unabhängig. Es wurden entero-gastrische, entero-enterische, kolo-gastrische und kolo-enterische Reflexe beschrieben (Schapiro u. Woodward 1959; Kreulen u. Szurszewski 1979).

Zusätzlich gibt es aber noch exzitatorische und inhibitorische Reflexe, die auf einer Vermittlung durch das ZNS beruhen, wie z. B. der gastro-kolische Reflex.

13.3 Grundformen der Motilität

Die Motilität insbesondere des oberen Gastrointestinaltrakts läßt sich in 2 unterschiedliche Zustandmuster einteilen:
1. die Nüchternmotilität oder auch interdigestive Phase und
2. die postprandiale Motilität oder auch digestive Phase.

Zwar bleiben in beiden Zustandformen die oben beschriebenen Grundmuster identisch, jedoch ist die übergeordnete Koordination der einzelnen Darmabschnitte verändert.

13.3.1 Nüchternmotilität

Die Motilität des nüchternen Zustands (interdigestive Motilität) ist durch ein sich regelmäßig wiederholendes Motilitätsmuster charakterisiert, das auch Nüchternzyklus genannt wird. Es folgen aufeinander eine Phase der relativen motorischen Ruhe (Phase I), eine Phase mit unkoordinierter Aktivität (Phase II) und eine kurzzeitige Phase regelmäßiger, kräftiger, nach aboral propagierter Kontraktionen (Phase III; Brown et al. 1966).

Die Gesamtdauer des motorischen Nüchternzyklus liegt beim Menschen meistens bei 100–120 min, wobei eine erhebliche Schwankungsbreite besteht, die auch noch Zykluslängen von weniger als 60 min oder mehr als 3 h als normal definiert. Dieses Muster zyklischer Motilität ist sowohl im Magen als auch im gesamten Dünndarm zu beobachten. Den zyklischen motorischen Phänomenen folgen in ihrer Periodik die Änderungen der Sekretionsleistung der exogenen Drüsen (Pankreassekretion, Gallefluß) und die der endokrinen Organe (Rees et al. 1982).

Die Phase III beginnt in der Regel im Magenantrum und wandert von hier nach distal. Mit entsprechenden Untersuchungsmethoden lassen sich aber auch zyklische Motilitätsveränderungen im Fundus und im unteren Bereich der Speiseröhre nachweisen. Die Phasen I und II sind die beiden zeitlich bestimmenden Phasen, die gemeinsam etwa 90 % der gesamten Zyklusdauer einnehmen. Ihr relativer Anteil variiert allerdings beim Menschen in der Wach- und der Schlafphase. Die Bezeichnung dieser periodischen Nüchternmotilität ist z. T. etwas verwirrend. Während sich aus der ursprünglichen, elektromyographischen Messung der Aktivitätsspikes in Tiermodellen der Terminus „migrierender myoelektrischer (C)Komplex" (MMC) etablierte, wurde bei den humanexperimentellen Untersuchungen diese Abkürzung für „migrierender Motorkomplex" verwendet, da hier die Aufzeichnung mittels intraluminaler Drucksonden erfolgte (Daniel et al. 1981; Szurszewski 1969; Rees et al. 1982; Brown et al. 1966).

Phase I

In dieser Phase sind die elektromyographisch gemessenen Slow waves nicht mit entsprechenden Spikepotentialen und damit nicht mit Kontraktionen verknüpft. Die Phase der motorischen Inaktivität ist beim wachen Menschen im Vergleich zu anderen Spezies relativ kurz und umfaßt in der Regel zwischen 5 und 20 % der Zyklusdauer. Während der Schlafphase ist die Phase I zeitlich gesehen die dominierende Phase und nimmt bis auf 80 % der Gesamtzyklusdauer zu. Wie bereits erwähnt, besteht in der Phase I nicht nur motorische, sondern auch sekretorische Inaktivität: Die Magensekretion ist minimal und der Gallefluß ins Duodenum sowie die Pankreassekretion sind reduziert oder eingestellt.

Phase II

Phase II ist gekennzeichnet durch unregelmäßig auftretende Kontraktionen von wechselnder Stärke und Frequenz. Von der Form her ist das Kontraktionsmuster der Phase II mit dem digestiven Motilitätsmuster vergleichbar. In dieser Phase sind etwa 40–50 % aller Slow waves mit dem Auftreten entsprechender Spikepotentiale verbunden. Etwa 50 % der auftretenden Kontraktionen sind segmental, die restlichen Kontraktionen sind fortgeleitet, wenn auch größtenteils nur über eine kurze Strecke von wenigen Zentimetern.

Beim wachen Menschen ist Phase II die dominante Aktivität des Zyklus, die bis 80 % der periodischen Aktivität beträgt. Während des Schlafs nimmt der prozentuale Anteil der Phase II entsprechend der Zunahme der Phase I deutlich ab und ist oft nur kurz nachweisbar. Parallel zur Zunahme der motorischen Funktionen kommt es auch zu einer leichten Steigerung der endokrinen und exokrinen sekretorischen Funktionen.

Phase III

Die Phase III, oder auch Aktivitätsfront genannt, ist gekennzeichnet durch regelmäßige, kräftige Kontraktionen, die über eine Dauer von 5–10 min in der für die entsprechende Region maximal möglichen Frequenz auftreten. Fast alle Slow waves sind von entsprechenden Spikepotentialen begleitet und die Kontraktionen werden über größere Strecken (mehr als 50% der Kontraktionen >30 cm) fortgeleitet. Dies bedeutet: Entsprechend der Frequenz der Slow-wave-Aktivität beträgt diese ca. 3 Kontraktionen/min im distalen Magen, 11–12 Kontraktionen/min im proximalen Dünndarm und etwa 8–9 Kontraktionen/min im distalen Dünndarm. Der Ausgangspunkt der Aktivitätsfront (Phase III) liegt in der Regel im Magen, die Phase III kann jedoch auch im oberen Dünndarm beginnen. Die Aktivitätsfront der Phase III wandert langsam von oral nach aboral bis ins terminale Ileum mit einer Fortleitungsgeschwindigkeit von 2–4 cm/min.

Die regelhafte Fortleitung und Ausbreitung der Aktivitätsfront der Phase III ist von der Intaktheit des enterischen Nervensystems abhängig. Früher wurde insbesondere das Hormon Motilin mit der Auslösung und der Fortleitung der Phase III des MMC in Verbindung gebracht. Motilin zeigt periodische Schwankungen der Plasmaspiegel, die mit den einzelnen MMC-Phasen korrelieren (Lee et al. 1977; Vantrappen et al. 1979). Dabei findet man während der duodenalen Passage der Phase III einen Peak der Motilinplasmakonzentration.

> **!** Vermutlich ist Motilin ein Verstärkermechanismus, der die Ausbildung insbesondere der gastralen Phase III mit begünstigt und deren Fortleitung unterstützt. Als alleiniger auslösender Mechanismus der Phase-III-Aktivität wird es heute jedoch nicht mehr angesehen.

Mit dem Aktivitätspeak in Phase III kommt es parallel zu einer deutlichen Stimulation der Sekretion der Magensäure, Pankreas- und Gallesekretion (Abb. 13.4).

Physiologische Rolle der Nüchternmotilität

Die physiologische Rolle der Nüchternmotilität war Anlaß vieler Spekulationen. Am verbreitetsten ist das Konzept der „Reinigungsfunktion" („Housekeeper"; Code u. Schlegel 1974). Durch die starken propulsiven Kontraktionen und die begleitende Stimulation der Sekretion von Magen und Pankreas, kommt es zu einer kompletten Entleerung des Magens und des Dünndarms von Fremdkörpern oder unverdaulichen Nahrungsbestandteilen. Dieser mechanischen Reinigung wird eine wichtige Rolle bei der Darmhomöostase zugeschrieben. Störungen dieser Funktion führen zur Stase und Retention von Nahrungsbestandteilen und begünstigen die Fehlbesiedelung von Dünndarmabschnitten mit Keimen oder die Bildung von Bezoaren (Vantrappen et al. 1977).

Insbesondere für die Magenentleerung ist das Auftreten der Phase III im Antrum eine entscheidende Komponente. Durch die Siebfunktion des Pylorus werden postprandial nur zerkleinerte Nahrungsbestandteile von < 1–2 mm aus dem Magen entleert. Größere Nahrungsreste und nicht zerklei-

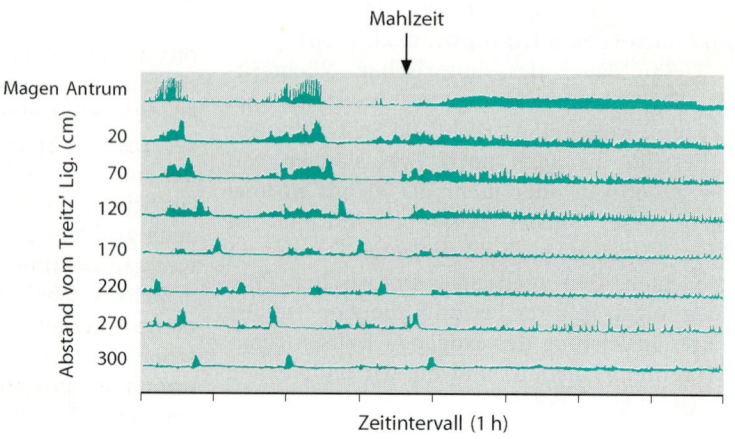

Abb. 13.4. Orginalkurve vom Magen und Dünndarm des Hundes mit externen Kraftaufnehmern. Ablauf der interdigestiven Motilität mit Phase I (relative motorische Ruhe), Phase II (zunehmende motorische Aktivität) und Phase III (starke motorischer Aktivität), die von proximal nach distal über den Magen und Dünndarm wandert. Unterbrechung der interdigestiven Motilität durch die Aufnahme von Nahrung und Umwandlung in ein digestives Motilitätsmuster. (Aus Itoh et al. 1984)

nerbare Bestandteile (Faserstoffe, Fremdkörper, säureresistente Tabletten) können in dieser Phase den Magen nicht verlassen, sondern bleiben hier zunächst liegen. Mit dem Auftreten der ersten Phase-III Aktivität mit antraler Komponente werden dann diese unverdaulichen Bestandteile aus dem Magen entleert und in der Regel auch schnell weiter nach distal transportiert (Allescher 1992; Weisbrodt et al. 1969).

13.3.2
Digestive Motilität

Kommt es zur Nahrungsaufnahme, so wird das interdigestive Motilitätsmuster unmittelbar unterbrochen und durch ein gleichförmiges Motilitätsmuster ersetzt, das Kontraktionen von unterschiedlicher Frequenz und Amplitude aufweist. Diese Kontraktionen sind teilweise stationär und dienen der Durchmischung des Speisebreis mit den Verdauungssäften, teilweise sind die Kontraktionen fortgeleitet und dienen der Propulsion des Speisebreis. Die Fortleitung erfolgt aber im Gegensatz zur Phase-III-Aktivität der interdigestiven Motilität meist nur über kürzere Distanzen (Hotz 1990; Ehrlein et al. 1992; Ehrlein et al. 1985).

Der Wechsel von interdigestiver zu digestiver Motilität setzt abrupt und entlang des gesamten Darms ein und ist auf eine intakte extrinsische Innervation, insbesondere durch den N. vagus, angewiesen.

> ! Andererseits können auch exogen zugeführte Hormone, wie Gastrin CCK, Pankreatisches Polypeptid, Insulin oder Sekretin eine Umschaltung von interdigestiver auf digestive Motorik bewirken.

Die Dauer einer digestiven Phase ist im wesentlichen abhängig von der Art, der Zusammensetzung und dem Kaloriengehalt der zugeführten Nahrung (Phillips et al. 1991; Lin et al. 1990). Auch eine Scheinfütterung kann ein digestives Muster der Motilität auslösen, das allerdings nur während der Scheinfütterung anhält. Unter einer Scheinfütterung versteht man das Zeigen oder Kauen der Nahrung, ohne daß die Nahrung geschluckt wird. Auch Magendehnung und die Anwesenheit von Nahrungsstoffen im Darmlumen sind potente Faktoren, die das Nüchternmuster unterbrechen können (Defilippi u. Valenzuela 1981).

Neben dieser generellen Umstellung der Motilitätsmuster durch Nahrungsaufnahme kommt es in den einzelnen Abschnitten des Magen-Darm-Trakts zu spezifischen Veränderungen der Motilität, die in den Kapiteln 14–22 besprochen werden.

Motilität
bei pathophysiologischen Zuständen

Erbrechen

Eine wesentliche Ausnahme der propulsiven Aktivität des Magen-Darm-Trakts stellt der pathophysiologische Zustand des Erbrechens dar. Das Erbrechen ist ein komplex koordinierter Vorgang, der vom Brechzentrum in der Medulla oblongata aus gesteuert wird und sowohl die glattmuskulären Anteile des Gastrointestinaltrakts als auch die quergestreifte Muskulatur (Ösophagus, Pharynx, Zwerchfell, Bauchmuskulatur) involviert.

Der Tonus im Magen und Ösophagus wird inhibiert und der Pylorus in der Regel geschlossen. Die Entleerung erfolgt durch eine Kontraktion der Bauch- und Zwerchfellmuskulatur. Dem eigentlichen Erbrechen geht eine Phase intensiver, intestinaler retropulsiver Motorik voraus, die den Dünndarminhalt mit einer Geschwindigkeit von ca. 2–3 cm/s in den Magen zurückbefördert. Die einzelnen Mechanismen, die eine Umkehrung der normalen Propulsionsrichtung des Dünndarms bewirken, sind bisher nicht genauer charakterisiert (Brizzee, 1990).

Dünndarminfektionen

Bei einer Reihe von Infektionen des Dünndarms konnten typische Veränderungen der gastrointestinalen Motilität beobachtet werden. So zeigte sich nach bestimmten Infektionen (enteroinvasive Escherichia coli, Trichinella spiralis), nach Enterotoxineinfluß (Choleratoxin, E. coli-Toxin) oder auch nach bestimmten laxierenden Mitteln (Rizinusöl) statt des normalen interdigestiven Musters das Auftreten einer nach aboral gerichteten „clustered spike activity". Diese Aktivitätsfronten durchwandern den gesamten Dünndarm in kürzester Zeit (12–15 min) und führen zu einem schnellen aboralen Transport des Dünndarminhalts, der dann in der entsprechenden Diarrhö seinen Ausdruck findet.

13.4
Pharmakologie der Motilität
des Gastrointestinaltrakts

Die Pharmakologie des Gastrointestinaltrakts ist, bedingt durch die Vielfalt der möglichen Angriffspunkte der einzelnen Substanzen, kompliziert und durch die Wechselwirkung verschiedener Mechanismen gekennzeichnet. Pharmaka können nicht nur im Gastrointestinaltrakt selbst, an der Muskulatur oder am intrinsischen Nervensystem angreifen, sondern auch über afferente oder efferente

Strukturen, gastrointestinale Hormone oder parakrine Mediatoren oder zentralnervöse Einflüsse ihre Wirkung entfalten (Daniel et al. 1993).

Azetylcholin

Azetylcholin ist der klassische erregende Neurotransmitter im enterischen Nervensystem. Azetylcholin kann sowohl über muskarinerge neurale und muskuläre Rezeptoren als auch über ganglionäre nikotinerge Mechanismen wirken. Die muskarinergen Rezeptoren wurden durch molekularbiologische Charakterisierung in die molekularen M1-, M2-, M3-, M4- und M5-Rezeptoren unterschieden. Die muskarinergen Rezeptoren an der glatten Muskulatur des Darms scheinen überwiegend dem pharmakologischen Typ M3 zu entsprechen. An den neuralen Strukturen hingegen scheint v. a. der pharmakologische Typ M2 vorzukommen. Eine genauere Lokalisierung der weiteren Subtypen ist bisher nur in einzelnen Systemen und Spezies möglich.

Fördernd für cholinerge Mechanismen sind einerseits indirekte Cholinergika, wie z. B. die Azetylcholinesterasehemmer Physostigmin oder Neostigmin, oder direkte Cholinergika wie Carbachol (Doryl), Bethanechol oder Pilocarpin. Die direkten Cholinomimetika stimulieren alle muskarinergen Rezeptoren und bewirken eine unkoordinierte Zunahme der Kontraktionen bzw. des gastrointestinalen Tonus, der meist therapeutisch nicht erwünscht ist. Hingegen bewirken die indirekten Cholinomimetika einen verzögerten Abbau des freigesetzten Azetylcholins und damit eine etwas spezifischere Wirkung.

Analog dazu führen muskarinerge Blocker wie Atropin oder Scopolamin zu einer Abnahme der Kontraktionen und des Tonus der gastrointestinalen Muskulatur. Dieser Effekt wird z. B. im Rahmen der Spasmolyse eingesetzt (Hotz 1990).

Zusätzlich besitzen cholinerge Mechanismen eine wichtige Rolle bei der Übertragung afferenter Informationen zum Brechzentrum, und dies erklärt auch den möglichen Einsatz von Anticholinergika als Antiemetika, insbesondere im Rahmen von Kinetosen.

Katecholamine

Noradrenalin (NA) kommt in den intrinsischen Neuronen kaum oder nur in sehr geringen Mengen vor, wird jedoch von den postsynaptischen sympathischen Neuronen als Transmitter freigesetzt. NA bewirkt v. a. durch präsynaptisch lokalisierte α_2-Rezeptoren eine Hemmung der Azetylcholinfreisetzung aus den enterischen Neuronen. Die erklärt auch den hemmenden Einfluß der α_2-Rezeptoragonisten Clonidin auf die gastrointestinale Motilität, der bei Diarrhö therapeutisch eingesetzt werden kann. In den Sphinkterregionen können die adrenergen Mechanismen auch eine erregende Wirkung entfalten; es ist aber noch nicht genau geklärt, ob dies durch einen muskulären oder durch einen neuralen Angriffspunkt vermittelt wird (Hotz 1990).

Dopamin

Dopaminerge Rezeptoren lassen sich nicht nur im ZNS sondern auch im Gastrointestinaltrakt nachweisen, wo sie eine inhibierende Wirkung auf die Motilität des Ösophagus, des Magens und des Dünndarms ausüben. Dopamin-D2-Rezeptoren sind auf cholinergen Neuronen lokalisiert und hemmen die ACh-Freisetzung. Dopamin scheint auch in einigen enterischen Neuronen als Neurotransmitter vorzukommen, doch ist die genaue Lokalisation und Funktion dieser Neurone bisher noch nicht charakterisiert.

Ein Vielzahl von prokinetisch wirkenden Substanzen, die bei hypomotiliten Störungen eingesetzt werden, benützen einen antidopaminergen Wirkmechanismus (Domperidon, Bromoprid, Alizaprid, Metoclopramid). Der Angriffspunkt scheint zumindest auch teilweise in der Chemorezeptortriggerzone der Area postrema zu liegen, was auch die antiemetische Begleitwirkung dieser Substanzen erklärt (Schulze-Delrieu 1979; Champion 1988; Albibi u. McCallum 1983).

5-Hydroxytryptamin (5-HT)

5-HT ist durch eine äußert komplexe Funktion im Gastrointestinaltrakt gekennzeichnet. 5-HT ist sowohl in den enterochromaffinen Zellen des Magens und des Dünndarm als auch in etwa 2% der enterischen Neurone enthalten. Dem 5-HT in den endokrinen Zellen der Mukosa wird eine mögliche Rolle bei der taktilen und chemischen Sensorik der Mukosa zugeschrieben. Diese luminalen Reize bewirken eine Freisetzung von 5-HT und eine nachgeschaltete Erregung der intrinsischen Neurone. 5-HT kann aber auch durch eine Vielzahl von gastrointestinalen Noxen, durch Cisplatin oder anderen zytotoxischen Substanzen, oder durch Bestrahlung freigesetzt werden.

Inzwischen werden 15 verschiedene 5-HT-Rezeptoren unterschieden, die in 7 Rezeptorsubtypen eingeteilt werden. Für die gastrointestinale Motorik von besonderer Bedeutung sind die 5-HT1-, 5-HT3- und die 5-HT4-Rezeptoren (Talley 1992).

Die 5-HT3-Rezeptoren sind an den afferenten Nervenfasern des N. vagus lokalisiert wie auch in der Chemorezeptortriggerzone, und sie sind für die Vermittlung von Nausea und Emesis von Bedeutung. Auch sind 5-HT3-Rezeptoren im Gastrointestinaltrakt an postsynaptischen Strukturen lokalisiert. Eine Reihe von Prokinetika besitzen einen 5-HT3-antagonistischen Effekt, der deren Motilitätswirkung teilweise erklären kann. Andererseits haben spezifische und selektive 5-HT3-Antagonisten wie Ondansetron oder Graniseton nur wenig oder keinen prokinetischen Effekt oder wirken sogar hemmend auf die Kolonmotilität (Gore et al. 1990).

Eine wesentliche Rolle bei der prokinetischen Wirkung scheint jedoch der 5-HT4-Rezeptor zu besitzen. Durch die Aktivierung des 5-HT4-Rezeptors kommt es zu einer Förderung der ACh-Freisetzung aus enterischen Neuronen, die zu einer deutlichen Motilitätssteigerung führt. Die 5-HT4-Rezeptoren scheinen auch die inhibitorische Innervation der Muskulatur zu modulieren (Clarke et al. 1989). Neben Cisaprid wurde auch für eine Reihe weiterer prokinetischer Substanzen, wie Renzaprid, Zacoprid, Mosaprid oder R093877 eine 5-HT4-rezeptoragonistische Wirkung nachgewiesen (Camilleri u. von der Ohe 1994; Costall u. Naylor 1993; McCallum et al. 1988). Im Gegensatz zu Prokinetika mit 5-HT3-antagonistischer Wirkung wirken die 5-HT4-Agonisten auch stimulierend auf die Kolonmotilität (Allescher 1993). Neuere spezifische 5-HT4 Agonisten (Proculaprid) werden derzeit als mögliche spezifische Coloprokinetika getestet.

Motilin – Motilide

Motilin ist ein gastrointestinales Hormon, das an der Regulation der interdigestiven Motilität beteiligt ist und einen stark stimulierenden Einfluß auf die Magenmotilität ausübt (Itoh et al. 1976). Das Peptidhormon Motilin ist in seiner therapeutischen Anwendung begrenzt, jedoch zeigt sich für das Antibiotikum Erythromycin eine agonistische Wirkung auf den Motilinrezeptor. Motilin und Erythromycin bewirken neben einer Induktion der Phase III eine Stimulation der Magenentleerung (Peeters 1993; Peeters u. Depoortere 1994; Itoh et al. 1984). Dies kommt sowohl durch eine direkte muskuläre Wirkung als auch durch eine Wirkung auf neurale Strukturen zustande. Neuere Analoga (Motilide), wie EM-523 und ABT-229, besitzen eine vielfach höhere Affinität zum Motilinrezeptor als Erythromycin ohne nachweisbare antibiotische Wirkung und stellen somit mögliche hochpotente Prokinetika dar (Lartey et al. 1995; Lartey et al. 1994; Satoh et al. 1994; Kawamura et al. 1993).

Opioide

Die hemmende Wirkung von Opioiden auf die Motilität und die Sekretion des Darmes wurde schon im Altertum bei der Verwendung von Opium als Antidiarrhoikum genutzt. Opioide hemmen einerseits über $\varkappa$-Rezeptoren die Azetylcholinfreisetzung, aber auch über μ- und δ-Rezeptoren die Freisetzung inhibitorischer Transmitter wie VIP oder NO. Bei der antidiarrhoischen Wirkung ist neben dem Einfluß auf die Motilität auch die Reduktion der Sekretion von Bedeutung, die ebenfalls durch eine Hemmung der VIP- und ACh-Freisetzung vermittelt wird (Kromer 1988; Daniel et al. 1987; Allescher u. Ahmad 1990).

Somatostatin

Ähnlich wie durch Opioide kann auch durch Somatostatin die Freisetzung verschiedener Neurotransmitter und Hormone gehemmt werden. Zwar sind inzwischen durch molekulargenetische Verfahren 5 Somatostatinrezeptoren beschrieben worden, doch ist eine eindeutige funktionelle Zuordnung im enterischen Nervensystem derzeit noch nicht möglich. Durch die hemmende Wirkung auf die Neurotransmitterfreisetzung, aber auch auf die Sekretion kann insbesondere mit längerwirkenden Analoga (Octreotide) bei pathologischen Zuständen (Kurzdarmsyndrom, intraktable Diarrhö z. B. bei HIV-Infektion) eine Hemmung des gastrointestinalen Transits erzielt werden (Verne et al. 1995; Maton 1994; Katz u. Erstad 1989).

Gastrin/CCK-Antagonisten

Gastrin und CCK sind verwandte Peptidhormone. Für CCK wurde ein CCK-A- und ein CCK-B-Rezeptor, für den auch Gastrin eine hohe Affinität besitzt, idenepsiziert, und für die inzwischen spezielle Rezeptorantagonisten (Lorglumid, Loxiglumid) beschrieben worden sind. Neben der stimulierenden Wirkung auf die Pankreassekretion bewirkt CCK und z. T. auch Gastrin eine Stimulation der glatten Muskulatur von Ösophagus, Magen, Dünndarm und Gallenblase. Eine mögliche neurale Lokalisation des Gastrin/CCK-Rezeptors wurde postuliert. CCK-Antagonsiten können sowohl die nahrungsinduzierte Gallenblasenmotilität hemmen als auch eine mögliche Reduktion von inadäquaten Sphinkterrelaxationen bewirken. Der genaue Wirkmechanismus ist bisher noch nicht geklärt (Corazziari et al. 1990; Niederau et al. 1991).

Glukagon

Das Peptidhorm Glukagon stimuliert rezeptorvermittelt die Adenylatzyklase. Über die Erhöhung des cAMP-Spiegels induziert Glukagon eine Hemmung der Kontraktilität und eine Reduktion der Aktivität der glatten Darmmuskulatur. Dadurch kann die spasmolytische Wirkung von Glukagon im Magen und Dünndarm erklärt werden (van Dam et al. 1995).

Nitrate

Nitrate bewirken entweder eine NO-Freisetzung oder stimulieren ähnlich wie der intrinsische Neurotransmitter Stickstoffmonoxid die zytosolische Guanylatzyklase. Durch diese Stimulation kommt es zu einem Anstieg von cGMP, das wiederum über verschiedene zelluläre Prozesse die Kontraktilität der glatten Muskulatur hemmt. Exogene Nitrate imitieren somit die Wirkungsweise des intrinsischen inhibitorischen Neurotransmitters (Kikendall u. Mellow 1980; Mellow 1982).

Kalziumantagonisten

Die Kontraktion der glatten Muskulatur wird zu einem wesentlichen Teil durch den Einstrom von Ca^{2+} aus dem Extrazellulärraum durch L-Typ-Kalziumkanäle vermittelt. Kalziumkanalantagonisten (Nifedipin, Nitrendipine, Verapamil, Diltiazem etc.) hemmen diesen Einstrom und können daher bei Spasmen zur Reduktion des gesteigerten Muskeltonus eingesetzt werden (De Ponti et al. 1993; Blackwell et al. 1981; Richter et al. 1985).

Literatur

Albibi R, McCallum RW (1983) Metoclopramide: pharmacology and clinical application. Ann Int Med 98: 86–95

Allescher HD (1989) Papilla of Vater: structure and function. Endoscopy 21 Suppl 1: 324–329

Allescher HD (1992) Pylorus: Myogenic and neural control of the pyloric sphincter. In: Daniel EE, Tomita T, Tsuchida S, Watanabe M (eds) Sphincters: Normal function – changes in diseases. 6. CRC-Press, Boca Raton, pp 83–115

Allescher HD (1993) Serotonin. Z Gastroenterol 31 Suppl 3: 6–10

Allescher HD, Ahmad S (1990) Postulated physiological and pathophysiological roles on motility. In: Daniel EE (ed) Neuropeptide function in the gastrointestinal tract. 11. CRC Press, Boca Raton, pp 309–400

Allescher HD, Daniel EE, Dent J, Fox JET, Kostolanska F (1988) Extrinsic and intrinsic neural control of pyloric sphincter pressure. J Physiol (Lond) 401: 17–34

Alvarez WC, Mahoney LJ (1922) Action currents in stomach and intestine. Am J Physiol 58: 476–493

Bartho L, Holzer P, Donnerer J, Lembeck F (1982) Evidence for the involvement of substance P in the atropine resistant peristalsis of the guinea pig ileum. Neurosci Lett 32: 69–74

Bayliss WM, Starling EH (1899) The movements and innervation of the small intestine. J Physiol (Lond) 24: 99–143

Blackwell JN, Holt S, Heading RC (1981) Effect of nifedipine on oesophageal motility and gastric emptying. Digestion 21: 50–56

Brizzee KR (1990) Mechanics of vomiting: a minireview. Can J Physiol Pharmacol 68: 221–229

Brown JC, Johnson LP, Magee DF (1966) Effect of duodenal alkalinization on gastric motility. Gastroenterology 50: 333–339

Cai WQ, Gabella G (1984) Structure and innervation of the musculature at the gastroduodenal junction of the guinea pig. J Anat 139: 93–104

Camilleri M, Ohe MR von der (1994) Drugs affecting serotonin receptors. Baillieres Clin Gastroenterol 8: 301–319

Carl A, Lee HK, Sanders KM (1996) Regulation of ion channels in smooth muscles by calcium. Am J Physiol 271: C9–34

Champion MC (1988) Minireview domperidone. Gen Pharmacol 19: 499–505

Clarke DE, Craig DA, Fozzard JR (1989) The $5-HT_4$ receptor: naughty but nice. Trends Pharmacol Sci 10: 385–386

Code CF, Schlegel JF (1974) The gastrointestinal housekeeper. In: Daniel EE (ed) Gastrointestinal motility. Mitchell, Vancouver, pp 631–633

Collins SM (1986) Calcium utilization by dispersed canine gastric smooth muscle cells. Am J Physiol 251: G195

Corazziari E, Ricci R, Biliotti D (1990) Oral administration of Loxiglumide (CCK-antagonist) inhibits postprandial gallbladder contraction without affecting gastric emptying. Dig Dis Sci 35: 50–54

Costa M, Furness JB (1976) The peristaltic reflex: an analysis of the nerve pathways and their pharmacology. Arch Pharmacol 294: 47–60

Costa M, Furness JB (1982) Peptidergic nerves in the gut. Br Med Bull 38: 247–252

Costa M, Furness JB, Llewellyn-Smith IJ (1987) Histochemistry of the enteric nervous system. In: Johnson LR (ed) Physiology of the gastrointestinal tract. Raven, New York, pp 1–40

Costa M, Brookes SJ, Waterman S, Mayo R (1992) Enteric neuronal circuity and transmitters controlling intestinal motor function. In: Holle GH, Wood JD (eds) Advances in the innervation of the gastrointestinal trakt. Elsevier Science, Amsterdam, pp 115–124

Costall B, Naylor RJ (1993) The pharmacology of the 5-HT4 receptor. Int Clin Psychopharmacol 8 Suppl 2: 11–18

Dam J van, Catalano MF, Ferguson DR, Barnes DS, Zuccaro G Jr, Sivak MV Jr (1995) A prospective, double-blind trial of somatostatin analog (octreotide) versus glucagon for the inhibition of small intestinal motility during endoscopic retrograde cholangiopancreatography. Gastrointest Endosc 42: 321–324

Daniel EE, Berezin I (1992) Interstitial cells of Cajal: are they major players in control of gastrointestinal motility. J Gastrointest Mot 4: 1–24

Daniel EE, Fox JET, Collins SM, Lewis TD, Meghji M, Track NS (1981) Initiation of migrating myoelectric complexes in human subjects: Role of duodenal acidification and plasma motilin. Can J Physiol Pharmacol 59: 173–179

Daniel EE, Fox JET, Allescher HD, Ahmad S, Kostolanska F (1987) Peripheral actions of opiates in canine gastrointestinal tract: actions on nerves and muscles. Gastroenterol Clin Biol 11: 35B–43B

Daniel EE, Collins SM, Fox JET, Huizinga JD (1993) Pharmacology of drugs acting on gastrointestinal motility. In: Wood JD (ed) Handbook of physiology – the gastrointestinal system I. 19. American Physiological Society, pp 715–757

De Ponti F, Giaroni C, Cosentino M, Lecchini S, Frigo G (1993) Calcium-channel blockers and gastrointestinal motility: basic and clinical aspects. Pharmacol Ther 60: 121–148

Defilippi C, Valenzuela JE (1981) Sham feeding disrupts the interdigestive complex in man. Scand J Gastroenterol 16: 977–979

Dogiel AS (1899) Über den Bau der Ganglien in den Flechten des Darms und der Gallenblase des Menschen und der Säugetiere. Arch Anat Physiol Anat 130–158

Ehrlein HJ, Schemann M, Siegle ML (1985) Motor patterns of the canine small intestine. Dig Dis Sci 30: 767

Ehrlein HJ, Schmid HR, Feinle C (1992) Characteristic motor patterns of phase II and behaviour of phase III in the fed state. J Gastrointest Mot 4: 317–327

Fox-Threlkeld JE, Daniel EE, Christinck F, Woskowska Z, Cipris S, McDonald TJ (1993) Peptide YY stimulates circular muscle contractions of the isolated perfused canine ileum by inhibiting nitric oxide release and enhancing acetylcholine release. Peptides 14: 1171–1178

Furness JB, Costa M (1987) The enteric nervous system. Churchill Livingstone, Edinburgh London

Furness JB, Costa M (1989) Idenepsication of transmitters of functionally defined enteric neurons. In: Schultz SG (ed) Handbook of physiology, Section VI: The gastrointestinal system. Am. Physiological Society, Maryland, pp 387–402

Furness JB, Young HM, Pompolo S, Bornstein JC, Kunze WAA, McConalogue K (1995) Plurichemical transmission and chemicalcoding of neurons in the digestive tract. Gastroenterology 108: 554–563

Gore S, Gilmore IT, Haigh CG, Brownless SM, Stockdale H, Morris AI (1990) Colonic transit in man is slowed by ondansetron (GR38032F), a selective 5-hydroxytryptamine receptor (type 3) antagonist. Aliment Pharmacol Ther 4: 139–144

Grider JR (1993) Interplay of VIP and nitric oxide in regulation of the descending relaxation phase of peristalsis. Am J Physiol 264: G334–340

Grider JR, Jin JG (1991) Intestinal peristalsis is regulated by a sensory axon reflex with neuronal cell body in the dorsal root ganglion. Gastroenterology 100: 927

Grider JR, Kuemmerele JF, Jin JG (1996) 5-HT released by mucosal stimuli initiates peristalsis by activating 5-HT4/5-HT1p receptors on sensory CGRP neurons. Am J Physiol 270: 778–782

Holzer P, Lippe IT, Tabrizi AL, Lenard L, Bartho L (1997) Dual excitatory and inhibitory effect of nitric oxide on peristalsis in the guinea pig intestine. J Pharmacol Exp Ther 280: 154–161

Hotz J (1990) (Hrsg) Motilitätsstörungen im oberen Gastrointestinaltrakt. Springer, Berlin Heidelberg New York Tokyo

Itoh Z, Honda R, Hiwatashi K, Takeuchi S, Aizawa I, Takayanagi R, Couch EF (1976) Motilin-induced mechanical activity in the canine alimentary tract. Scand J Gastroenterol 11 (Suppl 39): 93–110

Itoh Z, Nakaya M, Suzuki T, Arai H, Wakabayashi K (1984) Erythromycin mimics exogenous motilin in gastrointestinal contractile activity in the dog. Am J Physiol 247: G688–694

Katz MD, Erstad BL (1989) Octreotide, a new somatostatin analogue. Clin Pharm 8: 255–273

Kawamura O, Sekiguchi T, Itoh Z, Omura S (1993) Effect of erythromycin derivative EM523L on human interdigestive gastrointestinal motility. Dig Dis Sci 38: 1026–1031

Kikendall JW, Mellow MH (1980) Effect of sublingual nitroglycerin and long acting nitrate preparation on esophageal motility. Gastroenterology 79: 703–706

Kobayashi M, Nagai T, Prosser CL (1966) Electrical interaction between muscle layers of cat intestine. Am J Physiol 211: 1281–1291

Kreulen DL, Szurszewski JH (1979) Reflex pathways in the abdominal prevertebral ganglia: Evidence for a colo-colonic inhibitory reflex. J Physiol (Lond) 295: 21–32

Kromer W (1988) Endogenous and exogenous opioids in the control of gastrointestinal motility and secretion. Pharmacol Rev 40: 121–162

Lartey PA, Nellans HN, Tanaka SK (1994) New developments in macrolides: structures and antibacterial and prokinetic activities. Adv Pharmacol 28: 307–343

Lartey PA, Nellans HN, Faghih R et al. (1995) Synthesis of 4"-deoxy motilides: idenepsication of a potent and orally active prokinetic drug candidate. J Med Chem 38: 1793–1798

Lee KY, Chey WY, Tay HH, Wagner D, Yajima H (1977) Cyclic changes of plasma motilin levels and interdigestive myoelectric activity of the canine antrum and duodenum. Gastroenterology 72: 1162

Lin HC, Doty JE, Reedy TJ, Meyer JH (1990) Inhibition of gastric emptying by sodium oleate depends on length of intestine exposed to nutrient. Am J Physiol 259: G1031–1036

Manaka H, Manaka Y, Kostolanska F, Fox JET, Daniel EE (1989) Release of VIP and substance P from isolated perfused canine ileum. Am J Physiol 257: G182–190

Maton PN (1994) Expanding uses of octreotide. Baillieres Clin Gastroenterol 8: 321–337

McCallum RW, Prakash C, Campoli-Richards DM, Goa KL (1988) Cisapride. A preliminary review of its pharmacodynamic and pharmacokinetic properties, and therapeutic use as prokinetic agent in gastrointestinal motility disorders. Drugs 36: 652–681

Mellow MH (1982) Effect of Isosorbide and hydralazine in painful primary esophageal motility disorders. Gastroenterology 83: 364–370

Messenger JP, Furness JB (1990) Projections of chemically-specified neurons in the guinea-pig colon. Arch Histol Cytol 53: 467–495

Missiaen L, De Smedt H, Droogmans G, Himpens B, Casteels R (1992) Calcium ion homeostasis in smooth muscle. Pharmacol Ther 56: 191–231

Niederau C, Karaus M (1991) Effects of CCK-receptor blockade on intestinal motor activity in concious dogs. Am J Physiol 260: G315–324

Peeters TL (1993) Erythromycin and other macrolides as prokinetic agents. Gastroenterology 105: 1886–1899

Peeters TL, Depoortere I (1994) Motilin receptor: a model for development of prokinetics. Dig Dis Sci 39: 76S-78S

Phillips WT, Schwartz JG, Blumhardt R, McMahan CA (1991) Linear gastric emptying of hyperosmolar glucose solutions. J Nucl Med 32: 377–381

Rees WD, Malagelada JR, Miller LJ, Go VLW (1982) Human interdigestive and postprandial gastrointestinal motor and gastrointestinal hormone patterns. Dig Dis Sci 27: 321–329

Richter JE, Dalton CB, Buice RG, Castell DO (1985) Nifedipine: A potent inhibitor of contractions in the body of the human esophagus. Studies in healthy volunteers and patients with nutcracker esophagus. Gastroenterology 89: 549–554

Rumessen JJ, Thuneberg L (1996) Pacemaker cells in the gastrointestinal tract: interstitial cells of Cajal. Scand J Gastroenterol Suppl 216: 82–94

Sanders KM (1996) A case for interstitial cells of Cajal as pacemakers and mediators of neurotransmission in the gastrointestinal tract. Gastrenterology 111: 492–515

Satoh M, Sakai T, Sano I et al. (1994) EM574, an erythromycin derivative, is a potent motilin receptor agonist in human gastric antrum. J Pharmacol Exp Ther 271: 574–579

Schapiro H, Woodward ER (1959) Pathway of enterogastric reflex. Am J Physiol 407–409

Schemann M, Schaaf C, Mader M (1995) Neurochemical coding of enteric neurons in the guinea pig stomach. J Comp Neurol 353: 161–178

Schulze-Delrieu K (1979) Metoclopramide. Gastroenterology 77: 768–779

Sethi AK, Sarna SK (1995) Contractile mechanisms of canine colonic propulsion. Am J Physiol 268: G530–538

Smith TK, Bornstein JC, Furness JB (1992) Convergence of reflex pathways excited by distension and mechanical stimulation of the mucosa onto the same myenteric neurons of the guinea pig small intestine. J Neurosci 12: 1502–1510

Stach W (1972) Der Plexus entericus extremus des Dickdarmes und seine Beziehungen zu den interstitiellen Zellen (Cajal). Z Mikrosk Anat Forschung 85: 245–272

Szurszeswski JH (1969) A migrating electric complex of the canine small intestine. Am J Physiol 217: 1757–1763

Talley NJ (1992) Review article: 5-Hydroxytryptamine agonists and antagonsits in the modulation of gastrointestinal motility and sensation: clinical implications. Aliment Pharmacol Ther 6: 273–289

Torihashi S, Gerthoffer WT, Kobayashi S, Sanders KM (1994) Idenepsication and classification of interstitial cells in the canine proximal colon by ultrastructure and immunocytochemistry. Histochem 101: 169–183

Trendelenburg P (1917) Physiologische und pharmakologische Versuche über die Dünndarmperistaltik. Naunyn Schmiedeeberg's Arch Pharmacol 81: 55–129

Vantrappen G, Janssens J, Ghoos Y (1977) The interdigestive motor complex of normal subject and patients with bacterial overgrowth of the small intestine. J Clin Invest 59: 1158–1166

Vantrappen G, Janssens J, Peeters TL, Bloom SR, Christofides ND, Hellemans J (1979) Motilin and interdigestive motor complex in man. Dig Dis Sci 24: 497–500

Verne GN, Eaker EY, Hardy E, Sninsky CA (1995) Effect of octreotide and erythromycin on idiopathic and scleroderma-associated intestinal pseudoobstruction. Dig Dis Sci 40: 1892–1901

Vogalis F, Sanders KM (1991) Characterization of ionic currents of circular smooth muscle cells of the canine pyloric sphincter. J Physiol (Lond) 436: 75–92

Weisbrodt NW, Wiley JN, Overholt BF, Bass P (1969) A relation between gastroduodenal muscle contractions and gastric emptying. Gut 10: 543–548

Wester T, Eriksson L, Olsson Y, Olsen L (1999) Interstitial cells of Cajal in the human fetal small bowel as shown by c-kit immunohistochemistry. Gut 44: 65–71

Wood JD, Mayer CJ (1979) Intracellular study of tonic-type enteric neurons in guinea pig small intestine. J Neurophysiol 42: 582–593

Motilitätsstörungen von Pharynx und Ösophagus

Th. Frieling

INHALT

14.1 Normaler Schluckakt und Ösophaguspassage 61
14.1.1 Nervale Regulation des Schluckakts 61

14.2 Untersuchungsmethoden 62
14.2.1 Ösophagusmanometrie 62
14.2.2 Röntgenkontrastmitteluntersuchungen 63
14.2.3 Transitszintigraphie 63

14.3 Schluckstörungen 63
Ösophaguswebs und -ringe (Schatzki-Ring) 64
Pulsionsdivertikel 65

14.4 Ösophagusmotilitätsstörungen 65
Achalasie 65
Nichtkardiale Thoraxschmerzen 68

14.5 Ösophagusmotilitätsstörungen bei Multisystemerkrankungen 70

Eine sorgfältige Anamnese, Endoskopie, Röntgenuntersuchung der Speiseröhre mit Kontrastmittel und Manometrie sind entscheidend in der Diagnostik einer Motilitätsstörung des Ösophagus. Die Dysphagie kann bedingt sein durch Ösophaguswebs und -ringe, Divertikel, durch einen diffusen Ösophagusspasmus oder einen hyperkontraktilen Ösophagus. Das wichtigste Krankheitsbild ist die Achalasie und ihre Abgrenzung zum Kardiakarzinom.

14.1 Normaler Schluckakt und Ösophaguspassage

Der physiologische Schluckakt kann in eine initiale orale und in eine nachfolgende pharyngeale Phase differenziert werden (siehe Kap. 2). Die orale Phase wird überwiegend willkürlich gesteuert und ist von Umgebungseinflüssen (u. a. Geschmack, Hunger, Motivation) abhängig. Die komplexe, etwa 1 s dauernde reflektorische pharyngeale Phase („swallow response") beginnt, wenn der Nahrungsbolus den posterioren Zungenanteil erreicht. Sie kann durch Bolusvolumen und -konsistenz moduliert werden und besteht aus der koordinierten Anhebung und Retrahierung des weichen Gaumens mit Verschluß des Nasopharynx, der anterioren-superioren Bewegung des Larynx mit Larynxverschluß auf Epiglottishöhe, der Relaxation und Öffnung des oberen Ösophagussphinkters und der Initiierung einer Pharynxkontraktion, die den Bolus in den Ösophagus transportiert.

Ösophagusperistaltik

Die etwa 6–8 s dauernde schluckinduzierte Ösophagusperistaltik wird durch die gerichteten Kontraktionen der Zirkulärmuskulatur bestimmt und beginnt, wenn die Pharynxkontraktionen den oberen Ösophagussphinkter passiert haben. Die Ösophaguskontraktionen wandern vom quergestreiften proximalen Anteil (etwa 5 %), über den gemischten quergestreiften und glatten Anteil (etwa 35–40 %) zum glattmuskulären Ösophagus (etwa 50–60 %). Die Ösophagusperistaltik wird wesentlich durch eine aktive, der peristaltischen Kontraktion vorangehende nervale Hemmung der Zirkulärmuskulatur bestimmt („deglutive Hemmung"), die die schluckinduzierte reflektorische Relaxation des unteren Ösophagussphinkters bestimmt. Der untere Ösophagussphinkter ist ein etwa 3–4 cm langes Segment tonisch kontrahierter glatter Muskulatur mit anatomischer Beziehung zur Zirkulärmuskulatur des distalen Ösophagus, zur großen und kleinen Magenkurvatur und zum rechten Zwerchfellschenkel.

14.1.1 Nervale Regulation des Schluckakts

Die nervale Regulation des Schluckakts erfolgt durch die programmierte Aktivierung („pattern generator") von prämotorischen Nervenzellen im Nucleus tractus solitarius (NTS) und der Formatio reticularis, die dem NTS und dem Nucleus ambiguus assoziiert ist (Barrett et al. 1994). Die prämotorischen Nervenzellen sind bihemisphärisch repräsentiert, wobei der Schluckakt prinzipiell von einer Hemisphäre koordiniert werden kann. Hierbei ist der Input sowohl von höheren Hirnzentren als auch von peripheren oropharyngealen Afferenzen zum Schluckzentrum für die Initiierung des Schluckakts essentiell (Kahrilas 1994, Aziz et al. 1996).

Die motorische Innervation des Pharynx erfolgt über Nervenfasern, deren Motoneurone in den Kernen des V., VII. und XII. Hirnnerven, im Nucleus ambiguus und in den Spinalsegmenten C1 bis C3 lokalisiert sind. Der Nucleus ambiguus ist hierbei der Ursprung der Vagusfasern, die die quergestreifte Muskulatur des Pharynx, Larynx und des Ösophagus innervieren.

Die nervale Kontrolle der Peristaltik im quergestreiften Ösophagusanteil wird exklusiv über erregende Vagusfasern, die die Muskulatur direkt innervieren und deren Motoneurone im Nucleus ambiguus sequentiell von kranial nach kaudal aktiviert werden, vermittelt. Im Gegensatz zum quergestreiften Ösophagusanteil ist die Innervation des glattmuskulären Anteils und des unteren Ösophagussphinkters komplexer. Die efferenten Vagusfasern, die mit erregenden cholinergen (M2-Rezeptoren) und nichtadrenergen, nichtcholinergen Nervenzellen (NANC) Synapsen bilden, sind im myenterischen Nervenplexus verschaltet. Die Organisation der Peristaltik erfolgt überwiegend durch die intramuralen Neurone, kann aber durch den N. vagus moduliert werden. Die extrinsische Vagusinnervation ist aber für die glattmuskuläre Ösophagusperistaltik nicht essentiell, da die Peristaltik durch eine Vagotomie nur vermindert, aber nicht aufgehoben wird.

> **!** Die Übertragung der sensorischen Informationen im gesamten Ösophagus und seiner Sphinkter erfolgt über den N. vagus, der etwa 90 % afferente Nervenfasern enthält, zum Ganglion nodosum. Zusätzlich projizieren sympathische Afferenzen zu den Rückenmarksegmenten T3–T12.

14.2
Untersuchungsmethoden

14.2.1
Ösophagusmanometrie

Die Ösophagusmanometrie wird üblicherweise mittels niedrig-komplianter Multilumenkatheter, die über eine pneumohydraulische Pumpe mit destilliertem Wasser perfundiert werden und mit einem Druckwandler und Verstärker verbunden sind, oder mit elektronischen Meßkathetern („strain gauges", „solid state") durchgeführt (Kahrilas et al. 1994). Diese Systeme sollten eine Druckempfindlichkeit von 300 mmHg/s (Ösophagus) und 4.000 mmHg/s (Pharynx) bzw. eine Frequenzdetektion von 0–4 Hz (Ösophagus) bzw. 0–56 Hz (Pharynx) aufweisen.

> **!** Die klinische Manometrie wird üblicherweise in liegender Position des Patienten durchgeführt, wobei die Schluckakte durch einen Wasserbolus von 5 ml ausgelöst werden.

Die in den 3 funktionellen Ösophagusabschnitten manometrisch meßbaren physiologischen Parameter sind der Ruhedruck und der zeitliche Ablauf bzw. die Vollständigkeit der Relaxationen im oberen und unteren Ösophagussphinkter und die Fortleitung, die Amplituden und die Dauer der Kontraktionen im tubulären Ösophagus.

Faktoren, die die Aussage der Ösophagusmanometrie limitieren, sind der anatomisch bedingte asymmetrische Ruhedruck in den Ösophagussphinkteren, die durch den Manometriekatheter induzierten Sphinkterkontraktionen, die schluckinduzierte Bewegung der Sphinkteren nach oral, die Abhängigkeit des Ruhedrucks von aktiven muskulären und passiven gewebselastischen Komponenten und die mangelnde Differenzierungsmöglichkeit zwischen dem Druck innerhalb eines Bolus und dem Kontraktionsdruck bei Lumenverschluß im tubulären Ösophagus. Zusätzlich sind die manometrischen Daten im Bereich der Sphinkteren von der Art der verwendeten Katheter (Sleeve-Katheter) bzw. der Untersuchungstechnik (schneller Durchzug, stationärer Durchzug) abhängig. Die Interpretation der Messungen im unteren Ösophagussphinkter wird darüber hinaus durch den Anstieg des Ruhedrucks während der Inspiration, die durch die Aktivität des Zwerchfellschenkels bedingt ist, und seine zeitliche Variabilität erschwert. Hierbei repräsentiert der endexpiratorisch gemessene Druck die Aktivität des unteren Ösophagussphinkters.

Aufgrund dieser Einschränkungen sind die Angaben über manometrische Normalwerte in der Literatur unterschiedlich (Micklefield u. May 1993) und können nur nach Angabe der Untersuchungsbedingungen, Meßtechniken und Auswertebedingungen verglichen werden. Tabelle 14.1 zeigt die Abhängigkeit der Manometrieergebnisse von der Körperposition und der Bolusbeschaffenheit (Wilhelm et al. 1993).

Obwohl klinisch die Erfassung von Motilitätsmustern (z. B. Achalasie, Spasmus, Sklerodermie) wichtiger ist als die quantitative Analyse der Manometriedaten, können einige Grundaussagen getroffen werden:

> **!** Die manometrischen Parameter sind im Verlauf des Alters relativ stabil, so daß die Existenz eines Presbyösophagus fraglich ist (Micklefield u. May 1993).

Tabelle 14.1. Beeinflussung der Manometrieergebnisse im proximalen (20 cm a. Z.) und distalen Ösophagus (35 cm a. Z.) von der Körperposition und der Nahrungskonsistenz (Mittelwert ± SD, n = 20). (Nach Wilhelm et al. 1993)

Lokalisation	Flüssig (Liegen)	Flüssig (Sitzen)	Fest (Sitzen)
Amplitude (mmHg) proximal/distal	79+30/89+38	66+30[1]/65+34[1]	88+41[2]/76+34[2]
Dauer (s) proximal/distal	3,2+0,8/3,6+0,6	2,6+0,5[1]/3,1+0,6[1]	3,6+1,0[2]/3,0+1,2
Fortleitungsgeschwindigkeit (s) 20–25 cm/30–35 cm	3,3+1,3/5,4+2,7	3,4+1,4[1]/6,4+4,4[1]	2,9+1,4[2]/3,4+1,5[2]
Repetitive Kontraktionen (%) proximal/distal	18+16/23+23	11+12[1]/10+10[1]	39+20[2]/19+14[2]

[1] p < 0,5 Feuchtschlucke Sitzen vs. Liegen.
[2] p < 0,05 Nahrungsschlucke vs. Feuchtschlucke im Sitzen.

Peristaltische Ösophaguskontraktionen unter 40 mmHg bzw. eine gestörte Peristaltik führen zu einer zunehmenden Schwächung des Bolustransports. Die Anstiegsphase der Ösophaguskontraktion korreliert mit dem Lumenverschluß des tubulären Ösophagus, Störungen der Peristaltik bzw. doppelgipflige Kontraktionen sind auch bei Gesunden zu beobachten; ein unterer Ösophagussphinkterruhedruck 6 mmHg gilt als pathologisch (Kahrilas et al. 1994).

14.2.2
Röntgenkontrastmitteluntersuchungen

Die Röntgenuntersuchung der Speiseröhre mittels Kontrastmittelbrei, Brotbariumschluck oder mit wasserlöslichen Kontrastmitteln (Aspirationsgefahr!) erlaubt
– den Nachweis von organischen Veränderungen,
– die qualitative und semiquantitative Beurteilung der oropharyngealen und ösophagealen Motorfunktion und des Bolustransports nach aboral,
– die Erfassung von Kontraktionen der Ösophaguswand und
– die Dokumentation der Lumenweite.

Hierbei sollte die Röntgenuntersuchung komplementär zur Endoskopie eingesetzt werden, da sie häufig zusätzliche Informationen über das Vorliegen von Impressionen, von Verlagerungen, von eingeschränkten Wandbewegungen, von Schatzkioder Ösophagusringen („webs"), von geringgradigeren Ösophagusstrikturen und Divertikeln bietet.

Die röntgenologischen Standardtechniken beinhalten die Doppelkontrastuntersuchung zur Beurteilung der Mukosa und die Prallfüllung während mehrfacher Kontrastmittelschlucke. Untersuchungen haben ergeben, daß die Passage des Röntgenbreis mit den manometrisch gemessenen Ösophaguskontraktionen gut korreliert (Kahrilas et al. 1988). Bei röntgenologischen Transitmessungen ist aber zu beachten, daß der Transport eines soliden Bolus und die Passage von Flüssigkeiten im Liegen zum Magen durch die Peristaltik erfolgt, während Flüssigkeiten in aufrechter Körperposition die Kardia vor dem Eintreffen der peristaltischen Welle erreichen (Frieling et al. 1996).

14.2.3
Transitszintigraphie

Die Ösophagustransitszintigraphie eignet sich zur quantitativen Messung der Ösophaguspassage. Als Nuklid wird üblicherweise ^{99m}TC verwendet, das zusammen mit Diethylen-Triamin-Pentaazetsäure (DPTA) zur Beurteilung des Flüssigkeitstransits oder als Schwefelkolloid in Rührei zur Analyse des Transports von semisolider Nahrung gegeben wird. Hierbei schluckt der Patient üblicherweise eine Aktivität von 20–40 MBq in einem Volumen von 10–20 ml, wobei die Radioaktivität mittels einer Gammakamera gemessen wird. Die durch diese Methode ermittelten Ösophagustransitzeiten betragen normalerweise weniger als 9 s für die gesamte Speiseröhre, 1 s für den proximalen, 2 s für den mittleren und 6 s für den distalen Ösophagusabschnitt. Obwohl Passagestörungen bei der Achalasie, dem diffusen Ösophagusspasmus und der Sklerodermie erfaßt werden können, ist die klinische Relevanz eingeschränkt.

14.3
Schluckstörungen

Organische und funktionelle Speiseröhrenerkrankungen können zu Sodbrennen, Dysphagie und Thoraxschmerzen führen, wobei diese Symptome isoliert oder auch kombiniert auftreten können (Cook u. Kahrilas 1999). Obwohl die Beschwerden unspezifisch sind, kann eine genaue Anamnese bereits Hinweise auf die Grunderkrankung geben (siehe Kap. 2).

> ! So sollte bei der ösophagealen Dysphagie zwischen Schluckstörungen für feste Nahrung und Flüssigkeiten differenziert werden, da Patienten mit organischen Stenosen üblicherweise den Beginn ihrer Schluckbeschwerden zunächst nur für feste Nahrung und bei Progredienz auch für Flüssigkeiten angeben. Demgegenüber klagen Patienten mit Motilitätsstörungen häufig über eine Dysphagie sowohl für Flüssigkeiten als auch für feste Nahrung bereits zu Beginn der Beschwerdeentwicklung.

Die subjektive Lokalisation der Passagestörung ist von eingeschränkter Wertigkeit, da sie nur bedingt mit dem Obstruktionsort in der Speiseröhre korreliert.

Ösophaguswebs und -ringe (Schatzki-Ring)

Ösophaguswebs sind schmale, ringförmige Lumeneinengungen, die durch Transversalfaltenbildung der Mukosa entstehen und proximal des tubulovestibulären Übergangs lokalisiert sind. Demgegenüber sind Ösophagusringe an der oberen (muskulärer tubulovestibulärer Ring, A-Zone) und unteren (Mukosaring, B-Zone, Schatzki-Ring) Übergangszone zwischen Plattenepithel und Zylinderepithel des Ösophagusvestibulums gelegen. Die typische Symptomatik besteht aus einer *intermittierenden* Dysphagie insbesondere bei der Aufnahme von unzureichend gekauter Nahrung. Häufig kommt es hierbei zu einer akuten Bolusobstruktion, wenn der intraluminale Ösophagusdurchmesser weniger als 13 mm beträgt. Die häufige Auslösung der Beschwerden durch Fleischstücke hat zu dem Begriff des *Steakhaussyndroms* geführt. Die akute Bolusobstruktion kann hierbei zu einer vagalen Reaktion mit Herzstillstand führen.

Hypopharyngeale und zervikale Ösophaguswebs entstehen im Bereich der Vorderwand und reichen häufig nach lateral und seltener zirkumferentiell. Webs finden sich bei bis zu 5 % der asymptomatischen Patienten und bei bis zu 15 % von Patienten mit Dysphagie (Ekbert 1981). Die Beziehung zur Eisenmangelanämie (Plummer-Vinson-Syndrom) ist ungeklärt.

> ! Während die muskulären tubovestibulären Ringe selten Beschwerden bedingen, ist der distale Schatzki-Ring häufig Ursache einer Dysphagie, wenn er zu einer Lumeneinengung von < 3 mm führt (Schatzki 1963).

Webs und Ringe erscheinen im Röntgenbreischluck als schmale und glatt begrenzte Kontrastmittelaussparungen im Bereich der Ösophaguswand, die häufig übersehen werden, wenn sie nicht in Röntgenprallfüllung dargestellt werden (Abb. 14.1). Endoskopisch imponieren Schatzki-Ringe, die häufig erst nach einer ausreichenden Luftinsufflation und Ösophagusdistension sichtbar werden, als schmale zirkuläre Einengungen im Bereich der Z-Linie. Die Ursache des Schatzki-Rings ist weitgehend ungeklärt (Eckardt 1995). Es werden im wesentlichen eine Anlagestörung, eine entzündliche Genese durch gastroösophagealen Reflux und eine Mukosafaltenbildung infolge eines Längenungleichgewichts zwischen Mukosa und Muskulatur durch eine Verkürzung der Speiseröhre diskutiert. Für die letztere Theorie spricht insbesondere die beim Schatzki-Ring praktisch immer vorhandene Hiatushernie und die nur lockere Verbindung der Mukosa zum unterliegenden Gewebe.

Die Behandlung der symptomatischen Webs oder Ringe kann in den meisten Fällen durch eine einmalige Bougierung (z. B. Maloney-Bougierung mit 60 Charr) oder durch eine Kontinuitätsunterbrechung durch Biopsie in allen 4 Quadranten durchgeführt werden. Aufgrund ihrer Rezidivneigung muß die Behandlung im Laufe der Jahre häufig wiederholt werden.

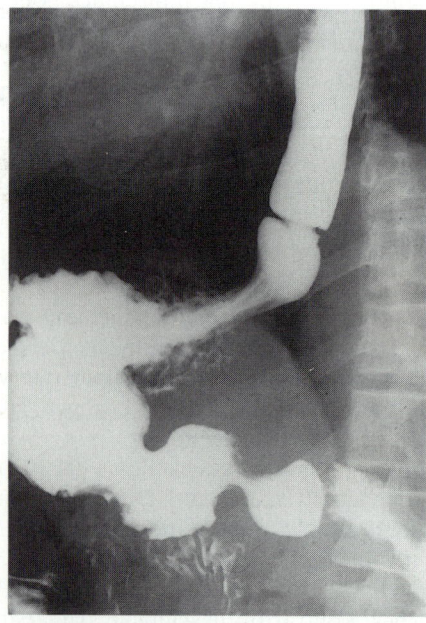

Abb. 14.1. Ösophagusbreischluck in Prallfüllung. Der Schatzki-Ring imponiert als schmale, glatt begrenzte Kontrastmittelaussparung im Bereich der Übergangszone zwischen Platten- und Zylinderepithel

Pulsionsdivertikel

Pulsionsdivertikel finden sich häufig pharyngoösophageal kranial des oberen Ösophagussphinkters (Zenker-Divertikel) und in der distalen Speiseröhre 4–8 cm oberhalb der Kardia (epiphrenische Divertikel) (siehe Kap. 21).

14.4 Ösophagusmotilitätsstörungen

Ösophagusmotilitätsstörungen können Dysphagie und/oder Brustschmerzen verursachen (siehe Kap. 2). Da diese Symptome unspezifisch sind, müssen organische Veränderungen im Bereich von Ösophagus und Kardia und extraösophageale Ursachen ausgeschlossen werden. Patienten mit Dysphagie und Brustschmerzen weisen häufig Motilitätsstörungen auf, die anhand der Ösophagusmanometrie klassifiziert werden können (Tabelle 14.2). Untersuchungen zeigen hierbei, daß bis zu 60 % der Patienten mit dem Leitsymtom Dysphagie primäre Ösophagusmotilitätsstörungen aufweisen, unter denen die Achalasie mit etwa 30 % dominiert (Katz 1987). Demgegenüber zeigt sich bei Patienten mit dem Leitsymptom Brustschmerz überproportional häufig (48 %) ein hyperkontraktiler oder Nußknackerösophagus. Bei der Mehrzahl der Patienten finden sich aber sog. uncharakteristische oder unspezifische Motilitätsstörungen (vgl. Tabelle 14.2). Obwohl diese Motilitätsstörungen im Einzelfall schwierig zu interpretieren sind, zeigen Untersuchungen, daß die Patienten häufig eine selektive Passageverzögerung semisolider Nahrung aufweisen (Hsu et al. 1993).

Neuere Untersuchungen deuten darauf hin, daß das Spektrum der primären Ösophagusmotilitätsstörungen (Achalasie, diffuser Ösophagusspasmus) Ausdruck einer zunehmenden Störung der aktiven Inhibierung der Ösophagusmuskulatur (deglutive Hemmung), die der primären Persitaltik vorangeschreitet, ist (Sifrim et al. 1994). Diese Ergebnisse werden durch Langzeitbeobachtungen gestützt, die eine Progression des Ösophagusspasmus zur Achalasie (Vantrappen et al. 1979) und intermittierende achalasieartige Motilitätsstörungen bzw. gestörte untere Ösophagussphinkterrelaxationen beim Ösophagusspasmus nachweisen konnten (Eypasch et al. 1990; Clouse u. Staiano 1992)

Achalasie

Die Achalasie ist eine Motilitätsstörung des Ösophagus, die durch einen Verlust der Peristaltik in der tubulären Speiseröhre und eine Relaxationsstörung des unteren Ösophagussphinkters charakterisiert ist.

Die Altersverteilung der Achalasie erstreckt sich von der Geburt bis zum 90. Lebensjahr mit einer mittleren Altersverteilung zwischen dem 30. und 60. Lebensjahr. Die Inzidenz wird auf 0,4–0,6 pro 100.000 und die Prävalenz auf 8 pro 100.000 Einwohner geschätzt (Mayberry u. Atkinson 1985).

Ätiologie

Die Ursache der Achalasie ist ungeklärt. Ein familiäres Vorkommen der Achalasie findet sich in etwa 2 % der Achalasiepopulation. Die berichteten Fälle zeigen ein Überwiegen einer horizontalen Verteilung (Frieling et al. 1988) bzw. Hinweise auf einen autosomal rezessiven Erbgang (Westly 1975). Hierfür spricht auch die Assoziation der Achalasie mit der vererbbaren ACTH-Insensitivität, dem Sjögren-Syndrom, der Alakrimie, der Mikrozephalie, der Taubheit, der Vitiligo und der autonomen und motorischen Neuropathie (Stuckey 1987).

Hinweise auf infektiöse Ursachen der Achalasie sind der Nachweis von erhöhten Masernvirus- oder Varizella-Zoster-Antikörpertitern bzw. von Varizella-Zoster-DNA im myenterischen Nervenplexus, Assoziationen zum Guillian-Barre-Syndrom (Firouzi u. Keshavarzian 1994) und der Chagas-Krankheit. Bei der durch Trypanosoma cruzi verursachten Chagas-Krankheit kommt es im chronischen Stadium zu Läsionen des enterischen Nervensystems und zur Ausbildung von Megaösophagus und Megakolon (Brandt de Oliveira et al. 1998). Klinisch ist der Megaösophagus bei der Chagas-Krankheit nicht von der Achalasie zu unterscheiden. Die Hinweise auf eine autoimmune Ursache stützen sich auf eine Assoziation zur Klasse II des Histokompatibilitätsantigen (Dqw1; Wong 1989) bzw. dem Nachweis von Autoantikörpern gegen Nervenzellen im myenterischen Plexus (Lennon et al. 1991; Verne et al. 1997).

Neuropathologie

Folgende neuropathologische Veränderungen wurden bei der Achalasie beschrieben:

Tabelle 14.2. Ergebnisse der Ösophagusmanometrie bei 492 Patienten, die zur Abklärung von Dysphagie und/oder Thoraxschmerzen nach Ausschluß organischer Ursachen an der Abteilung für Gastroenterologie, Hepatologie und Infektiologie der Heinrich-Heine-Universität Düsseldorf untersucht wurden. (Nach Ruf 1998)

Diagnose	Patienten (%)
Achalasie	18
Hyperkontraktiler Ösophagus	8
Diffuser Ösophagusspasmus	0,2
Kollagenosen	3
Uncharakteristische Motilitätsstörungen	58
Normalbefund	13

- Verlust von Ganglienzellen im Auerbach-Plexus,
- Degenerationen im N. vagus bzw. im dorsalen Vaguskern,
- Abnahme der intramuskulären Nervenfasern,
- Vesikelreduktion innerhalb der kleinen Nervenfasern und
- intrazytoplasmatische Einschlußkörperchen (Lewy-Körper) im dorsalen Vaguskern bzw. im myenterischen Nervenplexus (Wong 1992).

> ! Es wird vermutet, daß die gestörte untere Ösophagussphinkterrelaxation durch einen Mangel an hemmenden Neurotransmittern bedingt ist.

Beim Menschen konnte sowohl eine Abnahme des intramuskulären vasoaktiven intestinalen Polypeptids (Aggestrup 1983) als auch von Stickstoffmonoxid-(NO-)Synthetase im myenterischen Nervenplexus (Mearin et al. 1993) nachgewiesen werden. Auch in einem Tiermodell der Achalasie zeigten sich Veränderungen im NO-System (Gaumitz et al. 1995). Für eine Störung der nichtcholinergen hemmenden Neurone im myenterischen Plexus sprechen auch die Beobachtungen eines paradoxen Anstiegs des unteren Ösophagussphinkterruhedrucks nach Gabe von Gastrin, Mecholyl (Azetyl-β-Metacholin) oder Cholezystokinin.

Neuere Untersuchungen lassen vermuten, daß bei der Achalasie eine über die Speiseröhre hinausgehende Störung des autonomen Nervensystems vorliegen kann. So konnten bei einigen Patienten Funktionsstörungen in anderen Organsystemen (z. B. Magen, Gallenblase, Dünndarm) bzw. eine Störung der extraintestinalen autonomen Funktionen nachgewiesen werden (Eckardt et al. 1995; von Herbay et al. 1998).

Symptome

Leitsymptom der Achalasie ist die Dysphagie. Schluckstörungen für feste und flüssige Nahrung und die Regurgitation unverdauter Nahrung sind hierbei signifikant häufiger im Vergleich zu funktionellen Beschwerden mit unauffälligem Manometriebefund zu finden (Tabelle 14.3). Die mittlere Beschwerdedauer bis zur Diagnosestellung beträgt nach Untersuchungen, die an der Klinik für Gastroenterologie und Infektiologie in Düsseldorf durchgeführt wurden, im Mittel 6 Jahre, wobei sie im Einzelfall bis über 30 Jahre dauern kann. Die Beschwerden können kontinuierlich, aber auch intermittierend vorhanden sein. Typisch für die Achalasie ist, daß die Dysphagie häufig während psychischer Belastungen zunimmt. Komplikationen der Achalasie beinhalten die Aspiration retinierter Nahrung, Ösophagusulzerationen durch Schleimhautmazera-

Tabelle 14.3. Beschwerden von 92 Patienten mit manometrisch nachgewiesener Achalasie im Vergleich zu 46 Patienten mit funktionellen Beschwerden und Normalbefund in der Ösophagusmanometrie, die an der Abteilung für Gastroenterologie, Hepatologie und Infektiologie der Heinrich-Heine-Universität Düsseldorf untersucht wurden. (Nach Ruf 1998)

Beschwerden	Normalbefund (%)	Achalasie (%)
Dysphagie (fest)	30	37
Dysphagie (fest und flüssig)	6,5	55,5[1]
Regurgitation	20	78[1]
Sodbrennen	36	23
Völlegefühl	25	3
Gewichtsabnahme	46	52
Epigastrische/thorakale Schmerzen	59	73

[1] $p < 0,05$.

tion bzw. die Verdrängung von mediastinalen Organen durch den dilatierten Ösophagus (Wong 1992; Shoenut et al. 1995).

Diagnostik

> ! Die Diagnose einer Achalasie wird am häufigsten durch einen Ösophagusbreischluck gestellt.

Zu Beginn der Erkrankung zeigt sich häufig eine nichtdilatierte Speiseröhre mit aperistaltischen Kontraktionen. Mit Fortschreiten der Erkrankung kann die Ösophagusdilatation extreme Ausmaße annehmen, wobei häufig auch Elongationen zu finden sind (Abb. 14.2). Wichtig ist, daß sich die Speiseröhre sektkelchartig zum ösophagokardialen Übergang verjüngt, wobei die Schleimhaut in allen Bereichen glatt erscheint. Zum sicheren Ausschluß organischer Ursachen sollte eine Endoskopie durchgeführt werden, insbesondere bei Patienten, die älter als 50 Jahre sind.

Die wichtigste Differentialdiagnose zur Achalasie ist hierbei das Kardiakarzinom, das in bis zu 5% der Fälle vorhanden ist und auf jeden Fall ausgeschlossen werden muß (Lübke et al. 1988; Kahrilas et al. 1987). Hierbei können die Achalasie und die Pseudoachalasie sowohl röntgenologisch als auch manometrisch identische Befunde aufweisen. | CAVE

Auch andere Erkrankungen wie eine Amyloidose, Lymphome, Leiomyome und extraintestinale Tumoren können ein achalasieartiges Bild verursachen.

Endoskopisch ist bei der Achalasie der untere Ösophagussphinkter mit leichtem Druck zu überwinden. Ein größerer Widerstand ist hochgradig verdächtig auf das Vorliegen einer organischen Ste-

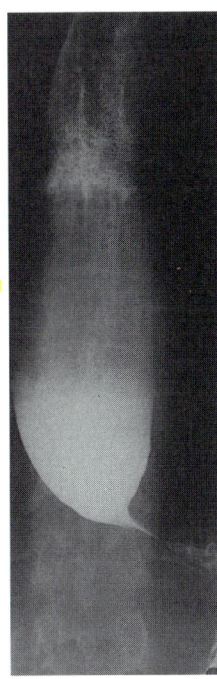

Abb. 14.2. Röntgenbreischluck bei der Achalasie. Während bei der Achalasie ein dilatierter und elongierter Ösophagus imponiert, zeigen sich beim Spasmus segmentale spastische Kontraktionen

nose. Die Schleimhaut der Speiseröhre kann durch Nahrungsretention oder einen gastroösophagealen Reflux, der auch bei der Achalasie zu finden ist (Shoenut et al. 1995), entzündlich verändert sein. Im Zweifelsfall müssen zum sicheren Ausschluß von organischen Veränderungen die Computertomographie oder die Endosonographie eingesetzt werden. Endosonographisch ist hierbei eine Verdickung der Lamina propria charakteristisch, während eine Verdickung der Mukosa und Submukosa Hinweis auf einen infiltrierenden Prozeß sein kann (Wong 1992).

Die Ösophagusmanometrie ist die sensitivste Technik in der Differentialdiagnose zwischen Achalasie und anderen Ösophagusmotilitätsstörungen (Frieling et al. 1992; Stacher et al. 1994). Charakteristisch sind eine fehlende Peristaltik im tubulären Ösophagus und eine inkomplette Relaxation des unteren Ösophagussphinkters (Abb. 14.3). Eine Subgruppe der Achalasie ist die vigoröse (hypermotile) Achalasie. Sie ist charakterisiert durch simultane Kontraktionen mit teilweise hoher (>50 mmHg) Amplitude. Möglicherweise handelt es sich um eine Frühform der Achalsie.

Therapie

Die medikamentöse Behandlung der Achalasie mit Nitropräparaten oder Kalziumantagonisten, die den unteren Ösophagussphinkterdruck senken, hat in den meisten Fällen nur einen begrenzten und kurzfristigen Erfolg (Wong 1992). Demgegenüber ist die pneumatische Kardiadilatation bzw. die chirugische Kardiomyotomie mit Fundoplicatio (die konventionell und laparoskopisch durchgeführt werden kann), eine effektive Behandlungsform. Die Ballondehnung der Kardia kann mit unterschiedlichen

Abb. 14.3. Die Achalasie ist durch fehlende bzw. aperistaltische Kontraktionen der tubulären Speiseröhre (27–42 cm ab Zahnreihe) und inkomplette oder fehlende Relaxationen des unteren Ösophagussphinkters (47 cm ab Zahnreihe) auf Magenfundusdruck (Basislinie bei 47 cm ab Zahnreihe) charakterisiert

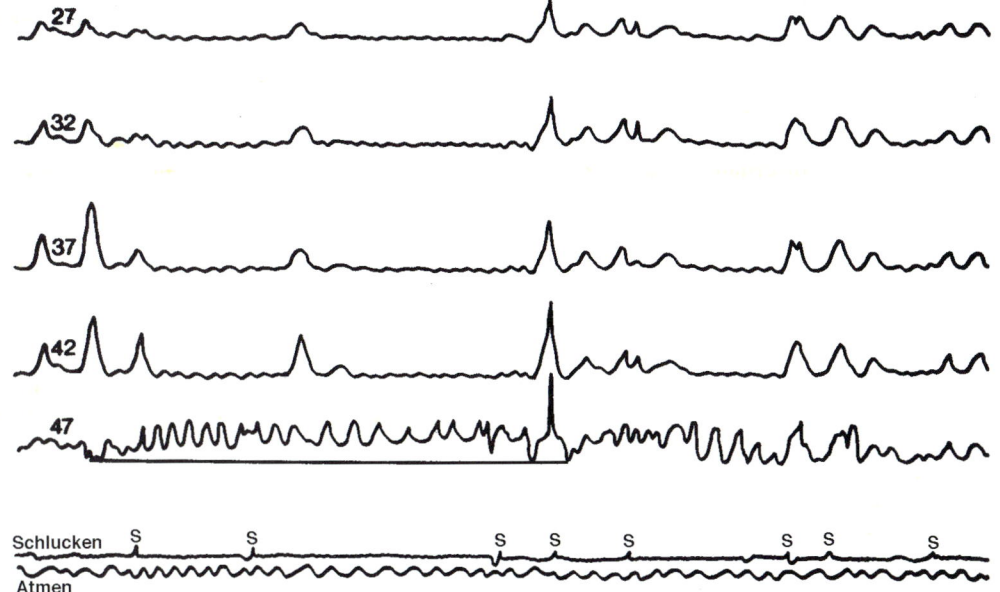

Dilatatoren, die unter Röntgenkontrolle oder endoskopisch positioniert werden, durchgeführt werden (Kadaika u. Wong 1993). Hauptkompliaktionen sind Ösophagusperforationen, die aber in den meisten Studien 4 % nicht überschreiten (Wong 1992), und ein erhöhter gastroösophagealer Reflux. Während bei Patienten über 18 Jahre die pneumatische Kardiadilatation sehr effektiv ist, variieren die Ergebnisse bei Kindern erheblich (Eckhardt et al. 1992). Hierbei lassen einige Untersuchungen schlechtere Ergebnisse der Kardiadilatation bei Patienten jünger als 18 Jahre bzw. bei Kindern unter 9 Jahren vermuten (Azizkhan et al. 1980; Eckhardt et al. 1992), obwohl andere Studien auch bei Kindern unter 5 Jahren über gute Ergebnisse berichten (Berquist et al. 1983).

Nach einer initialen erfolgreichen Ballondilatation kann die Dysphagie auch nach jahrelangem beschwerdefreiem Intervall wiederkehren; die Patienten sind nach initialer erfolgreicher Kardiadilatation im Median 26 Monate beschwerdefrei. Die Kardiadilation kann bei Wiederauftreten der Beschwerden wiederholt werden. Die Patienten können von bis zu 3 Behandlungen profitieren, während mehr als 3 Dilatationen nicht sinnvoll erscheinen (Eckhardt et al. 1992). Der Erfolg der pneumatischen Kardiadilatation korreliert mit einem Abfall des unteren Ösophagussphinkterruhedrucks (Eckhardt et al. 1992; Bielefeldt et al. 1989). Vergleiche der Effektivität zwischen der Ballondilatation und der Kardiomyotomie zeigen Erfolgsraten zwischen 65 und 75 % für die Kardiadilatation und von 85–90 % für die Kardiomyotomie (Okike et al. 1979). Demgegenüber weisen Patienten nach Kardiomyotomie häufiger einen gastroösophagealen Reflux auf (Csendes et al. 1981).

Neuere Untersuchungen zeigen, daß die Injektion von Botulinumtoxin in den unteren Ösophagussphinkter eine alternative Behandlung bei Achalasie sein kann (Annese et al. 1996). Hierbei wird vermutlich über eine Hemmung der cholinergen Erregung der untere Ösophagussphinkterdruck erniedrigt. Nach den vorliegenden Studien ist davon auszugehen, daß bei etwa zwei Drittel der Patienten eine initiale Verbesserung der Beschwerden zu erzielen ist. Hierbei scheinen Patienten mit vigoröser Achalasie besonders gut auf die Therapie anzusprechen. Langzeitbeobachtungen zeigen aber, daß die überwiegende Anzahl der Patienten einen Rückfall erleidet und daher weitere Botulinuminjektionen notwendig sind (Pasricha et al. 1996; Vaezi et. al. 1999). Hierbei sprechen einige Patienten auf die nachfolgenden Injektionen nicht mehr an. Aus diesem Grunde sollte diese Therapie nicht als primäre Behandlung der Achalasie, sondern nur bei Patienten mit erhöhtem Risiko bezüglich einer Kardiadilatation oder Kardiomyotomie empfohlen werden (Katz 1994).

In einer großen prospektiven Studie wurde ein 33fach erhöhtes Risiko für die Entwicklung eines Plattenepithelkarzinoms bei Achalasiepatienten berichtet (Meijssen et al. 1992). Diese Ergebnisse konnten aber in einer anderen Studie nicht bestätigt werden (Choung et al. 1984). Der Nutzen von regelmäßigen Vorsorgeuntersuchungen ist daher ungeklärt.

Nichtkardiale Thoraxschmerzen

20–30 % der Patienten mit Angina-pectoris-ähnlichen Beschwerden haben ein unauffälliges Koronarsystem und keine Hinweise auf eine vasospastische Angina (siehe Kap. 2). In Abhängigkeit vom untersuchten Patientenkollektiv finden sich in bis zu zwei Dritteln ein pathologischer gastroösophagealer Reflux und in bis zu einem Drittel Ösophagusmotilitätsstörungen, unter denen neben unspezifischen Motilitätsstörungen der diffuse Ösophagusspasmus und der hyperkontraktile oder Nußknackerösophagus dominieren (Cherian et al. 1995). Hierbei können die hypermotilen Motilitätsstörungen unabhängig von einem Reflux auftreten (Adamek et al. 1995). Da die Funktionsstörungen der Symptomatik in den meisten Fällen vorangehen, wird vermutet, daß sie eher Ursache als Folge der Schmerzen sind (Lam et al. 1994). Eine koronare Herzerkrankung schließt hierbei eine Funktionsstörung der Speiseröhre als Ursache der Thoraxschmerzen nicht grundsätzlich aus, da Reflux und Dysmotilität bei diesen Patienten in bis zu 26 % mit den Schmerzen und in 40 % der Fälle mit ST-Streckenveränderungen im EKG assoziiert sein können (Stehouwer et al. 1995; Lux et al. 1995).

Motilitätsstörungen

Der diffuse Ösophagusspasmus ist durch das Auftreten von erhöhten und verlängerten simultanen Kontraktionen in mehr als 10 % der Feuchtschlucke, die zu einem verzögerten Bolustransport und einer Dysphagie führen können, charakterisiert (Abb. 14.4). Der Ösophagus weist hierbei intermitterend eine normale Peristaltik auf, wobei die Relaxation des unteren Ösophagussphinkters regelrecht ist (Kahrilas et al. 1994; Wong 1992). Häufig finden sich auch erhöhte, verlängerte, mehrgipflige, repetitive und spontane Kontraktionen. Der hyperkontraktile oder Nußknackerösophagus imponiert durch peristaltische Kontraktionen mit erhöhten Kontraktionen über 180 mmHg bei regelrechter unterer Ösophagussphinkterfunktion (Abb. 14.5). Obwohl der Bolustransit in der Regel ungestört ist, sind auch Übergänge zur Achalasie beschrieben worden (Paterson et al. 1991).

Abb. 14.4. Der Ösophagusspasmus imponiert durch erhöhte und verlängerte simultane Kontraktionen der tubulären Speiseröhre (24–39 cm ab Zahnreihe) bei regelrecht relaxierendem unteren Ösophagussphinkter (44 cm ab Zahnreihe)

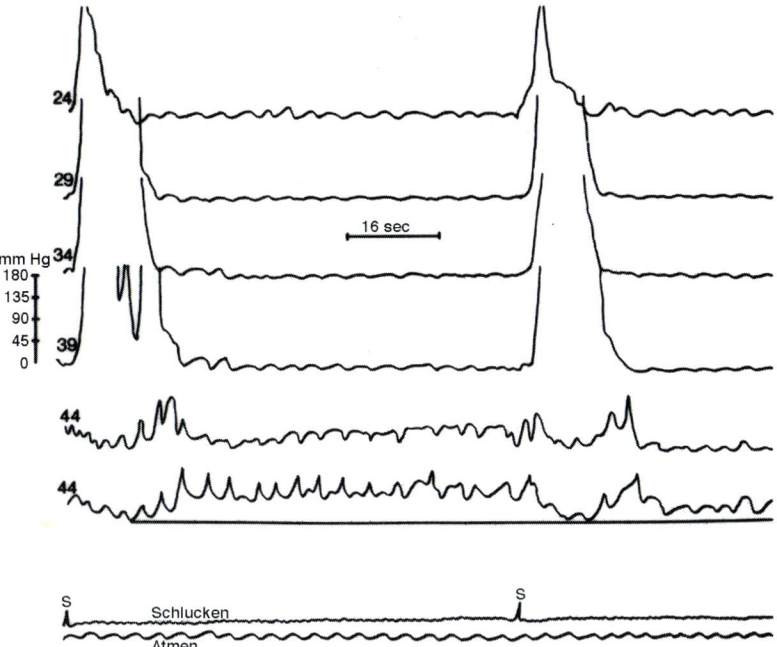

Die klinische Bedeutung der Motilitätsstörungen bei der Schmerzentstehung ist unklar, da diese Funktionsstörungen in Langzeitmessungen zeitlich nur relativ selten mit den Schmerzepisoden assoziiert sind (Lam et al. 1994 a, 1994 b), die Korrelation zwischen der Ausprägung der Motilitätsstörungen und der Intensität der Beschwerden gering ist, die registrierten Motilitätsstörungen inkonstant sind (Achem et al. 1992) und die medikamentöse Reduktion der Kontraktionsamplituden keine Beziehung zwischen Manometrie und Symptomatik zeigt (Richter et al. 1987; Clouse et al. 1987). Aus diesem Grunde wird vermutet, daß Ösophagusmotilitätsstörungen wahrscheinlich Epiphänomene einer bislang nicht geklärten anderen Störung sind.

Schmerzperzeption

Untersuchungen an Patienten mit nichtkardialen Thoraxschmerzen deuten, ähnlich wie beim Reizdarm und der nichtulzerösen Dyspepsie, auf eine veränderte Schmerzperzeption hin. So wurde bei diesen Patienten eine erniedrigte Schmerzschwelle während der intraösophagealen Ballondehnung beschrieben (Richter et al. 1986). Dies hat zu dem Konzept des „irritablen Ösophagus" geführt, bei dem die Patienten auf verschiedene Stimuli (Säure, Motilitätsstörungen, Dehnung, Edrophonium-Provokation) mit Thoraxschmerzen reagieren (Janssens 1990; Janssens u. Vantrappen 1992).

Ob diese Überempfindlichkeit eine periphere oder zentrale Ursache hat, ist ungeklärt. Für eine Überempfindlichkeit von Schmerzrezeptoren sprechen Untersuchungen, die bei Patienten mit positivem Provokationstest eine erniedrigte Schmerzschwelle für die Ballondehnung, nicht aber für die elektrische Ösophagusstimulation zeigten. Zusätzlich konnte die Schmerzschwelle für die Ballondehnung im Gegensatz zu Gesunden und Patienten mit

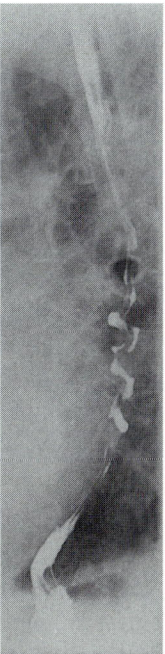

Abb. 14.5. Radiologische Darstellung eines hyperkontraktilen oder Nußknackerösophagus

negativem Provokationstest durch eine gleichzeitige Säureinstillation in die Speiseröhre nicht weiter gesenkt werden (Metha et al. 1995). Für eine zentrale Ursache der Thoraxschmerzen spricht die Zunahme der Schmerzempfindung während wiederholter Dehnung, die eine Konditionierung durch eine Überempfindlichkeit von spinalen Neuronen vermuten läßt (Paterson et al. 1995), bzw. eine bei den Patienten häufig zu findende vermehrte Somatisierung und Ängstlichkeit (Richter 1986).

Diagnostik

Die Abklärung von Thoraxschmerzen sollte standardisiert durchgeführt werden (siehe Kap. 2, Abb. 2.6). Da der gastroösophageale Reflux die häufigste Ursache für nichtkardiale Thoraxschmerzen ist, sollte eine Endoskopie und eine Ösophaguslangzeit-pH-Metrie angeschlossen werden. Bei unauffälligem Befund erfolgt die weitere Diagnostik durch die Ösophaguskontrastmitteluntersuchung, die Ösophagusmanometrie und die Provokationstests. Insbesondere die Provokationstests mittels der intraluminalen Ballondehnung bzw. der Salzsäureinstillation (Bernsteintest) können in der Klinik hilfreich sein, da hierdurch in Abhängigkeit des untersuchten Patientenkollektivs häufig die typischen Thoraxschmerzen induziert werden können (Ghillebert et al. 1990). Eigene Untersuchungen zeigen, daß dies durch die kombinierte Anwendung der Provokationstests in bis zu 50 % der Fälle möglich ist.

Therapie

Die Behandlung von Patienten mit nichtkardialen Thoraxschmerzen und hyperkontraktilen Motilitätsstörungen mit Kalziumantagonisten, Nitropäparaten oder Parasympatholytika, ist in den meisten Fällen unbefriedigend. Am effektivsten erscheint eine konsequente säurehemmende Refluxtherapie (Achem et al. 1993), die in einigen Zentren probatorisch vor einer differenzierten Funktionsdiagnostik durchgeführt wird. Nach neueren Beobachtungen kann auch die alleinige Aufklärung der Patienten über die grundsätzliche Harmlosigkeit ihrer Beschwerden und ihre möglichen Ursachen hilfreich sein. Erfolgreiche Behandlungsversuche werden ebenfalls durch die Gabe von niedrigdosierten Antidepressiva bzw. Entspannungsübungen berichtet (McDonald-Haile et al. 1994; Cannon et al. 1994).

14.5 Ösophagusmotilitätsstörungen bei Multisystemerkrankungen

Störungen der Ösophagusperistaltik und der unteren Ösophagussphinkterfunktion können mit Erkrankungen assoziiert sein, bei denen die glatte Muskulatur bzw. das autonome Nervensystem betroffen sind.

Sklerodermie

Ein typisches Motilitätsmuster mit einer verminderten oder fehlenden Peristaltik in den distalen glattmuskulären zwei Dritteln der Speiseröhre und einem verminderten unteren Ösophagussphinkterdruck findet sich bei der systemischen Sklerodermie (Clouse u. Staiano 1992; Köhler u. Adamek 1998). Diese Motilitätsveränderungen sind so charakteristisch, daß sie zum diagnostischen Nachweis einer Ösophagusbeteiligung bei dieser Erkrankung verwendet werden können (siehe Kap. 15).

> ! Bei der systemischen Sklerodermie mit typischen Hautveränderungen ist in 74 % der Fälle histologisch eine Speiseröhrenmitbeteiligung nachweisbar.

Die typischen Ösophagusmotilitätsstörungen finden sich zu einem geringeren Anteil auch bei anderen Kollagenosen. Die Ergebnisse und der Nachweis dieser Motilitätsstörungen bei Patienten ohne Kollagenose zeigen (Schneider et al. 1984), daß diese Veränderungen nicht spezifisch sind. Die Ösophagusmotilitätsstörungen sind von dem klinischen Verlauf und der Therapie der Grunderkrankung unabhängig. Patienten mit einer Mitbeteiligung der Speiseröhre sind insbesondere durch einen gastroösophagealen Reflux gefährdet. Die chirurgische Behandlung des Refluxes ist umstritten, da viele Patienten eine schwere Störung der Ösophagusperistaltik mit Dysphagie aufweisen (Kahrilas et al. 1994).

Diabetes (siehe Kap. 77)

Die Ösophagusmotilitätsstörungen beim Diabetes mellitus sind variabler. Hier werden unspezifische Motilitätsstörungen mit verminderter oder fehlender Peristaltik und mehrgipflige Kontraktionen beschrieben (Erckenbrecht et al. 1996), ohne daß diese Veränderungen aber diagnostisch benutzt werden können oder mit dem Verlauf der Erkrankung korrelieren. Interessant ist, daß asymptomatische Patienten mit Ösophagusmotilitätsstörungen eine verminderte Perzeption durch Störung der reizaufnehmenden Nervenfasern aufweisen können (Rathmann et al. 1991).

Literatur

Achem SR, Crittenden J, Kolts B et al. (1992) Long-term clinical and and manometric follow-up of patients with nonspecific esophageal motor disorders. Am J Gastroenterol 87: 825–830

Achem SR, Kolts BE, Wears R et al. (1993) Chest pain associated with nutcracker esophagus: a preliminary study of the role of gastroesophageal reflux. Am J Gastroenterol 88: 187–192

Adamek RJ, Wegener M, Wienbeck M, Pulte T (1995) Esophageal motility disorders and their coexistence with pathologic acid reflux in patients with non cardiac chest pain. Scan J Gastroenterol 30: 833–838

Aggestrup S (1983) Lack of vasocative intestinal peptide nerves in esophageal achalasia. Gstroenterology 84: 924

Annese V, Perri F, Lombardi G, Frusciante V, Simone P, Andriulli A, Vantrappen G (1996) Controlled trial of botulinum toxin injection versus placebo and pneumatic dilatation in achalasia. Gastroenterology 111: 1418–1424

Aziz Q, Rothwell JC, Hamdy S et al. (1996) The topographic representation of esophageal motor function on the human cerebral cortex. Gastroenterology 111: 855–862

Azizkhan RG, Tapper D, Eraklis A (1980) Achalasia in childhood: a 20 year experience. J Pediatr Surg 15: 452–456

Barrett RT, Bao X, Miselis RR, Altschulter SM (1994) Brain stem localization of rodent esophageal premotor neurons revealed by transneuronal passage of pseudorabies virus. Gastroenterology 107: 728–737

Berquist WE, Byrne WJ, Ament ME et al. (1983) Achalasia: diagnosis, management and clinical course in 16 children. Pediatrics 71: 798–805

Bielefeldt K, Frieling T, Mecklenbeck W et al. (1989) Diagnostik bei Achalasie-Methodenvergleich zur Beurteilung des Schweregrades. Z Gastroenterol 27: 421–425

Brandt de Oliveira R, Troncon LEA, Dantas RO, Meneghelli UG (1998) Gastrointestinal manifestations of Chagas' disease. Am J Gastroenterol 93: 884–889

Cannon III RO, Quyyumi AA, Mincemoyer R et al. (1994) Imipramine in patients with chest pain despite normal coronary angiograms. N Engl J Med 330: 1411–1417

Cherian P, Smith LF, Bardhan KD et al. (1995) Esophageal tests in the evaluation of non-cardiac chest pain. Dis Esophagus 8: 129–133

Choung JJ, Dubovil S, McCallum RW (1984) Achalasia as a risk factor for esophageal carcinoma. A reappraisal. Dig Dis Sci 29: 1105–1108

Clouse RE, Staiano A (1992) Manometric patterns using esophageal body and lower sphincter characteristics: findings in 1013 patients. Dig Dis Sci 37: 289–296

Clouse RE, Lustman PJ, Eckert TC et al. (1987) Low-dose trazodone for symptomatic patients with esophageal contraction abnormalities: a double-blind, placebo controlled trial. Gastroenterology 92: 1027–1036

Cook IJ, Kahrilas PJ (1999) AGA Technical review on management of oropharyngeal dysphagia. Gastroenterology 116: 455–478

Corazziari E, Torsoli A (1993) Radiology. In: Kumar D, Wingate D (eds) Gastrointestinal motility, 2nd edition, Churchill Communications Europe, pp 165–182

Csendes A, Velasco N, Braghetto I et al. (1981) A prospective randomized study comparing forceful dilatation and esophagomyotomy in patients with achalasia of the esophagus. Gastroenterology 80: 789–795

Eckardt VF (1995) The oesophagus. In: Whitehead R (ed) Gastrointestinal and oesophageal pathology. Churchill Livingstone, New York, pp 353–388

Eckardt VF, Aignherr C, Bernhard G (1992) Predictors of outcome in patients with achalasia treated by pneumatic dilation. Gastroenterology 103: 1732–1738

Eckardt VF, Stenner F, Liewen H et al. (1995) Autonomic dysfunction in patients with achalasia. Neurogastroenterol Motil 7: 55–61

Ekbert O (1981) Cervical oesophageal webs in patients with dysphagia. Clin Radiol 32: 633

Erckenbrecht JF, Flesch S, Frieling T et al. (1996) Die autonome diabetische Neuropathie des Gastrointestinaltraktes. Dt Ärztebl 93: 1831–1835

Ergun GA (1992) Esophageal abnormalities in systemic diseases. In: Castell DO (ed) The esophagus. Little, Brown, Boston Toronto London, pp 367–381

Eypasch EP, Stein HJ, DeMeester TR (1990) Ambulatory 24-hour esophageal motility monitoring: a new technique to define and clarify esophageal motor disorders. Am J Surg 159: 144–152

Firouzi M, Keshavarzian A (1994) Guillian-Barre syndrome and achalasia: two manifestations of a viral disease or coincidental Association? Am J Gastroenterol 89: 1585–1587

Frieling T, Berges W, Borchard F et al. (1988) Family occurrence of achalasia and diffuse spasm of the esophagus. Gut 29: 1595–1602

Frieling T, Enck P, Lübke HJ et al. (1992) Gastrointestinale Funktionsstörungen und ihre Diagnostik. Dtsch Med Wochenschr 117: 349–356

Frieling T, Hermann S, Kuhlbusch et al. (1996) Comparison between intraluminal multiple electric impedance measurement and manometry in the human esophagus. Neurogastroenterol Mot 8: 45–50

Gaumnitz EA, Base P, Osinski MA et al. (1995) Electrophysiological and pharmacological responses of chronically denervated lower esophageal sphincter of the opossum. Gastroenterology 109: 789–799

Ghillebert G, Janssens J, Vantrappen G et al. (1990) Ambulatory 24 hour intraoesophageal pH and pressure recordings provocation tests in the diagnosis of chest pain of esophageal origin. Gut 31: 738–744

Hsu JJ, O'Connor MK, Kang YW et al. (1993) Nonspecific motor disorders of the esophagus: a real disorder or a manometric curiosity? Gastroenterology 104: 1281–1284

Janssens J (1990) The concept of irritable esophagus and ist diagnostic and therapeutic consequences. Eur J Gastroenterol Hepatol 2: 21–23

Janssens JPF, Vantrappen G (1992) Irritable esophagus. Am J Med 92: 27S–32S

Kadakia SC, Wong RKH (1993) Graded balloon dilation using Rigiflex achalasia dilators in patients with primary esophageal achalasia. Am J Gastroenterol 88: 34–38

Kahrilas PJ (1992) Functional anatomy and physiology of the esophagus. In: Castell DO (ed) The esophagus. Little, Brown, Boston Toronto London, pp 1–27

Kahrilas PJ (1994) Beyond the motor elements of swallow. Gastroenterology 107: 879–892

Kahrilas PJ, Kishk SM, Helm JF et al. (1987) Comparison of pseudoachalasia and achalasia. Am J Med 82: 439–446

Kahrilas PJ, Dodds WJ, Hogan WJ (1988) The effect of peristaltic dysfunction on esophageal volume clearance. Gastroenterology 94: 73–80

Kahrilas PJ, Clouse RE, Hogan WJ (1994) American Gastroenterological Association Technical review on the clinical use of esophageal manometry. Gastroenterology 107: 1865–1884

Katz O (1987) Esophageal testing of patients with non-cardiac chest pain and/or dysphagia. Ann Intern Med 106: 593

Katz P (1994) Achalasia: two effective treatment options – let the patient decide. Am J Gastroenterol 89: 969–970

Köhler H, Adamek RJ, (1998) Beurteilung der Funktion des tubulären Ösophagus bei Patienten mit progressiver systemischer Sklerodermie anhand eines standardisierten Symptomscores. Dtsch med Wschr 123: 212–216

Lam HGT, Breumelhof R, Roelofs JMM et al. (1994a) What is the optimal time window in symptom analysis of 24-hour esophageal pressure and pH data? Dig Dis Sci 39: 402–409

Lam HGT, Breumelhof R, Berge Henegouwnen GP van et al. (1994b) Temporal relationships between episodes of non-cardiac chest pain and abnormal oesophageal function. Gut 35: 733–736

Lennon VA, Sas DF, Busk MF et al. (1991) Enteric neuronal autoantibodies in pseudoobstruction with small-cell lung carcinoma. Gastroenterology 100: 137–142

Lübke HJ, Berges W, Frieling T et al. (1988) Achalasie als Maske des Kardiakarzinomes. Dtsch Med Wochenschr 113: 1997–2002

Lux G, Van Els J, The GBS et al. (1995) Ambulatory oesophageal pressure, pH and ECG recording in patients with normal and and pathological coronary angiography and intermittend chest pain. Neurogastroenterol & Mot 7: 23–30

Mayberry JF, Atkinson M (1985) Studies of incidence and prevalence of achalasia in the Nottingham area. QJM 56: 451

McDonald-Haile J, Bradley LA, Bailey MA et al. (1994) Relaxation training reduces symptom reports and acid exposure in patients with gastroesophageal reflux disease. Gastroenterology 107: 61–69

Mearin F, Mourelle M, Guarner F et al. (1993) Patients with achalasia lack nitric oxide synthase in the gastro-esophageal junction. Eur J Clin Invest 23: 724–728

Meijssen MAC, Tilanus HW, Blankenstein M van et al. (1992) Achalasia complicated by squamous cell carcinoma: a prospective study in 195 patients. Gut 33: 155–158

Metha AJ, De Caestecker JS, Camm JS, Northfield TC (1995) Sensitization to painful distension and abnormal sensory perception in the esophagus. Gastroenterology 108: 311–319

Micklefield GH, May B (1993) Manometrische Untersuchungen der Speiseröhre bei gesunden Probanden unterschiedlicher Altersgruppen. Dtsch Med Wochenschr 118: 1549–1554

Niwamato H, Okamoto F, Fujimoto J et al. (1995) Are human herpes viruses or measles virus associated with esophageal achalasia? Dig Dis Sci 40: 859–864

Okike N, Payne SW, Newfield et al. (1979) Esophagomyotomy versus forceful dilatation for achalasia of the esophagus: results in 899 patients. Ann Thorac Surg 28: 119–125

Pasricha PJ, Ravich WJ, Hendrix TR (1996) Botulinum toxin for achalasia: long-term outcome and predictors of response. Gastroenterology 110: 1410–1415

Paterson WG, Beck IT, DaCosta LR (1991) Transition from nutcracker esophagus to achalasia. J Clin Gastroenterol 15: 554–558

Paterson WG, Wang H, Vanner SJ (1995) Increasing pain sensation to repeated balloon distension in patients with chest pain of undetermined etiology. Dig Dis Sci 40: 1325–1331

Rathmann W, Enck P, Frieling T et al. (1991) Visceral afferent neuropathy in diabetic gastroparesis. Diabetes Care 14: 1086–1089

Richter JE (1986) Psychological comparison of patients with nutcracker esophagus and irritable bowel syndrome. Dig Dis Sci 31: 131–138

Richter JE, Barish CF, Castell DO (1986) Abnormal sensory perception in patients with esophageal chest pain. Gastroenterology 91: 845–852

Richter JE, Dalton CB, Bradley LA et al. (1987) Oral nifedipine in the treatment of noncardiac chest pain in patients with nutcracker esophagus. Gastroenterology 93: 21–28

Ruf M (1988) Klinische Relevanz der manometrischen Differenzierung zwischen typischer und atypischer Achalasie. Med. Dissertation, Universität Düsseldorf

Schatzki R (1963) The lower esophageal ring-long term follow-up of symptomatic and asymptomatic rings. AJR 90: 805

Schneider HA, Yonker RA, Lopngley S et al. (1984) Scleroderma esophagus: a nonspecific entity. Ann Intern Med 100: 848–850

Shoenut JP, Micflikier AB, Yaffe CS et al. (1995) Reflux in untreated achalasia patients. J Clin Gastroenterol 20: 6–11

Sifrim D, Janssens J, Vantrappen G (1994) Failing deglutive inhibition in primary esophageal motility disorders. Gastroenterology 106: 875–882

Stacher G, Schima W, Bergmann H et al. (1994) Sensitivity of radio nuclide bolus transport and video fluoroscopic studies compared with manometry in the detection of achalasia. Am J Gastroenterol 89: 1484–1486

Stehouwer MHA, Stuifbergen WNHM, Pasteuning WH, Smout AJPM (1995) Combined 24-hour monitoring of oesophageal pressure, oesophageal pH and ECG in patients with non-cardiac chest pain. Dis Esophagus 8: 124–128

Stuckey BG (1987) Glucocorticoid insufficiency, achalasia, alacima with autonomic and motor neuropathy. Ann Intern Med 106: 62

Vaezi MF, Richter JE, Wilcox CM et al. (1999) Botulinum toxin versus pneumatic dilatation in the treatment of achalasia: a randomised trial. Gut 44: 231–239

Vantrappen G, Janssens J, Hellemans J et al. (1979) Achalasia, diffuse esophageal spasm, and related motility disorders. Gastroenterology 76: 450–457

Verne GN, Sallustio JE, Eaker EY (1997) Anti-myenteric neuronal antibodies in patients with achalasia. Dig Dis Sci 42: 307–313

Von Herbay A, Heyer T, Olk W et al. (1998) Autonomic dysfunction in patients with achalasia of the esophagus. Neurogastroenterol Mot 10: 387–393

Westly CR (1975) Infantile achalasia inherited as an autosomal recessive disorder. J Pediatr 87: 243

Wilhelm K, Frieling T, Enck P et al. (1993) Einfluß von Körperposition und Nahrungsbeschaffenheit auf die Ösophagusmotilität bei Gesunden. Z Gastroenterol 31: 475–479

Wong RKH (1989) Significant association in achalasia. Dig Dis Sci 34: 349

Wong RKH (1992) Achalasia. In: Castell DO (ed) The esophagus. Little, Brown, Boston Toronto London, pp 233–260

KAPITEL 15

Gastroösophageale Refluxkrankheit

H. R. KOELZ

INHALT

15.1	Epidemiologie und sozioökonomische Bedeutung	73
15.2	Physiologie und Pathophysiologie	73
	Antirefluxmechanismen	74
	Ösophagusclearance (Selbstreinigungsfunktion)	74
15.3	Ursache der Refluxkrankheit	74
	Primäre Refluxkrankheit	74
	Sekundäre Refluxkrankheit	74
15.4	Refluxmechanismen bei primärer Refluxkrankheit	75
15.5	Refluxfördernde Faktoren und beeinflussende Parameter der Krankheit	75
15.6	Entwicklung der Refluxkrankheit und ihrer Komplikationen	76
15.7	Interaktion zwischen gastroösophagealem Reflux, Herz und Lunge	77
15.8	Symptomatik	78
15.9	Diagnostik	78
15.9.1	Endoskopie und Histologie	79
15.9.2	Radiologie	80
15.9.3	Funktionsdiagnostik	80
	Ambulante 24h-pH-Metrie	80
	Manometrie	81
15.10	Therapie	81
15.10.1	Probatorische symptomatische Therapie	81
15.10.2	Konservative Therapie	82
	Allgemeine Maßnahmen	82
	Medikamentöse Therapie	82
	Bougierungstherapie	83
15.10.3	Chirurgische Therapie	84
	Fundoplicatio	84
	Andere Verfahren	84
15.10.4	Spezielle therapeutische Gesichtspunkte	84
	Refluxkrankheit ohne endoskopisch sichtbare Ösophagitis	84
	Refluxösophagitis mit Erosionen und Ulzera	85
	Überwachung des Endobrachyösophagus (Barrett-Ösophagus)	85
	Indikation zur Operation	86

Von einer Refluxkrankheit spricht man, wenn das Zurückfließen von Magen- und/oder Dünndarminhalt den Ösophagus so irritiert oder schädigt, daß es zu erheblichen Symptomen kommt und/oder eine Ösophagitis entsteht (Dent et al. 1999). Gelegentlicher Reflux und gelegentliche Refluxbeschwerden sind normal. Ein Krankheitswert kann den Symptomen dann zugeschrieben werden, wenn sie subjektiv als erheblich empfunden werden. In der Regel führen solche Beschwerden zur Selbstmedikation, wesentlich seltener zu einer ärztlichen Konsultation. Unter einer Refluxösophagitis verstehen wir makroskopisch sichtbare Folgen des gastroösophagealen Refluxes in Form von Erosionen oder Ulzera. Diese endoskopisch sichtbaren Läsionen sind fast immer auch von Beschwerden begleitet.

15.1 Epidemiologie und sozioökonomische Bedeutung

> **!** Refluxbeschwerden gehören zu den häufigsten gastrointestinalen Symptomen in der westlich-zivilisierten Bevölkerung.

Repräsentative Befragungen, hauptsächlich aus Skandinavien, ergaben bei Erwachsenen folgende Häufigkeiten: 20–40 % berichten über Refluxbeschwerden mindestens einmal pro Jahr, 20–40 % einmal pro Woche bis einmal monatlich, und etwa 5–10 % täglich. Bei mehr als 80 % der Betroffenen sind die Beschwerden leicht und bei nur je etwa 10 % mäßig oder schwer. Die damit verbundenen direkten und indirekten Gesundheitskosten sind nicht genau bekannt. Es ist jedoch anzunehmen, daß die meisten Antazida (Graham et al. 1983) und mindestens ein Drittel der Säuresekretionshemmer (H_2-Blocker und Protonenpumpenhemmer) zur Behandlung von Refluxbeschwerden eingenommen werden.

15.2 Physiologie und Pathophysiologie

Zwischen Ösophagus und Magen besteht ein natürliches Druckgefälle in Richtung Ösophagus, weil der Ösophagus dem pleuralen, der Magen dem intraabdominalen Druck ausgesetzt ist. Dieser Druckgradient wird durch den Tonus des Magens noch vergrößert. Dagegen weist der tubuläre Ösophagus keinen Ruhetonus auf. Es bedarf somit spezieller „defensiver" Mechanismen, die

- einerseits den gastroösophagealen Reflux verhindern (Antirefluxmechanismen) und andererseits eine Passage beim Schlucken und Erbrechen ermöglichen,
- die Kontaktzeit von aggressivem Mageninhalt mit der Ösophagusmukosa möglichst kurz halten (Clearancemechanismen) und
- den Mukosaschaden vermindern (defensive Faktoren der Mukosa).

Antirefluxmechanismen

Unterer Ösophagussphinkter (UOS)

Der UOS ist der wichtigste Antirefluxmechanismus. Dies zeigt sich v. a. daran, daß die Zerstörung oder Entfernung des UOS obligat zu einer schweren Refluxösophagitis führt. Der Tonus des UOS führt zu einer refluxverhindernden Druckbarriere zwischen Magen und Ösophagus. Beim Schluckakt erschlafft der UOS und läßt den Bolus passieren. Reflux in diesem kritischen Zeitpunkt wird durch die schluckinduzierte peristaltische Welle verhindert.

Zusätzliche Antirefluxmechanismen

Der UOS liegt normalerweise unter dem Zwerchfell, d. h. intraabdominal und ist somit von außen dem intraabdominalen Druck ausgesetzt. Eine Erhöhung des Abdominaldrucks, beispielsweise beim Husten oder Pressen, addiert sich zum UOS-Druck, so daß die Druckbarriere erhalten bleibt. Mit der intraabdominalen Lage des UOS hängt ein spitzer Winkel zwischen medialer Funduswand und Ösophagus („His-Winkel") zusammen, wodurch sich möglicherweise eine Art Einwegventil bildet. Eine Einschnürung im Bereich des gastroösophagealen Übergangs wird auch durch Kontraktionen des Zwerchfells bzw. dessen Schenkel bewirkt („Zwerchfellzwinge").

Ösophagusclearance (Selbstreinigungsfunktion)

Gelegentlicher Reflux ist normal. Die Kontaktzeit des Refluats mit der Mukosa wird durch die Wirkung der Schwerkraft und peristaltische Kontraktionen des Ösophagus kurz gehalten; dabei kommt der schluckinduzierten primären Peristaltik (beim Schluckakt) die Hauptrolle zu. Durch Reflux kann auch eine sekundäre Peristaltik ausgelöst werden, die, im Gegensatz zur primären Peristaltik, im tubulären Ösophagus beginnt. Durch Schlucken von Speichel (und auch anderen Flüssigkeiten) wird die Clearancefunktion der Peristaltik verbessert (Abb. 15.1). Gleichzeitig trägt das Bikarbonat im Speichel zur Neutralisation der refluierten Magensäure bei.

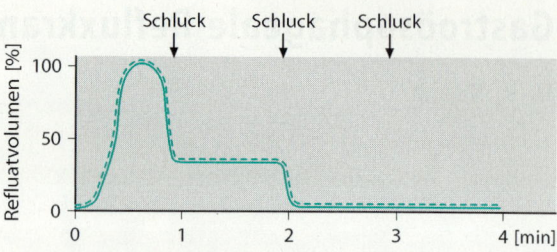
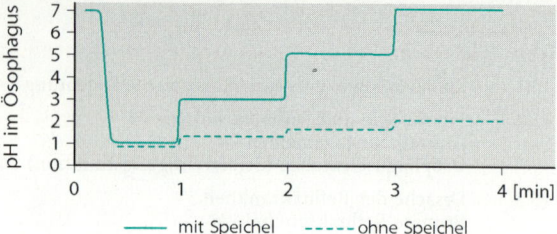

Abb. 15.1. Ösophagusclearance. Die „Grobreinigung" nach saurem Reflux erfolgt durch die ösophageale Peristaltik, die „Feinreinigung" durch die neutralisierende Wirkung des Speichels

> ! Im Schlaf ist die Clearancefunktion durch fehlende Wirkung der Schwerkraft, durch verminderte Schluckfrequenz und durch geringere Speichelsekretion schwächer.

15.3 Ursache der Refluxkrankheit

Primäre Refluxkrankheit

Die Ursache der primären Refluxkrankheit ist unbekannt. Sie ist meist mit einer axialen Hiatushernie vergesellschaftet. Die Hernie allein ist jedoch nicht für die Refluxkrankheit verantwortlich, sie spielt aber eine wichtige „permissive" Rolle.

Sekundäre Refluxkrankheit

Die sekundäre Refluxkrankheit tritt als Folge eines anderen, meist leicht erkennbaren Leidens auf. Beispielsweise führt die Zerstörung oder Entfernung des UOS obligat zu Reflux.

■ **Sklerodermie.** Bekannt ist die schwere Refluxkrankheit bei Sklerodermie. Die Krankheit befällt die glattmuskulären Teile des Ösophagus, d. h. den UOS und den distalen Teil des tubulären Ösophagus (siehe Kap. 14). Dadurch werden sowohl der wichtigste Antirefluxmechanismus wie auch die Ösophagusclearance schwer beeinträchtigt. Eine gestörte Magenentleerung führt zu einem Druckanstieg im Magen und damit zu einer Erhöhung des Druckgradienten zwischen Magen- und Ösophaguslumen. Die Expositionsdauer des Ösophagus mit Magensaft kann durch wiederholtes Erbrechen noch vergrößert werden.

Die Abgrenzung zwischen primärer und sekundärer Refluxkrankheit ist manchmal schwierig. Beispielsweise findet sich bei vielen Refluxkranken eine etwas verzögerte Magenentleerung ohne faßbare Ursache. Unklar ist auch, ob der häufig vermehrte Reflux in der Schwangerschaft – wahrscheinlich vorwiegend eine Folge hormoneller Einflüsse – als primär oder sekundär gelten soll.

Eine Zusammenfassung der Ursachen gibt die folgende Übersicht.

Ursachen der Refluxkrankheit

Primäre Refluxkrankheit.
- Ursache unbekannt (meist mit axialer Hiatushernie).

Sekundäre Refluxkrankheit.
- Zerstörung des unteren Ösophagussphinkters
  - Dehnung oder Myotomie zur Behandlung der Achalasie, Tumor,
  - totale oder proximale Mageresektion mit Entfernung der Kardia,
- neuromuskuläre Erkrankungen
  - Sklerodermie,
  - Muskeldystrophie,
- gestörte Magenentleerung
  - Magenausgangsstenose,
  - Magenatonie
- Schwangerschaft.

■ **Streßreflux.** Bei einem geschwächten UOS können abdominale Druckspitzen (beim Husten, Lachen und bei Bauchpresse) zu „Streßreflux" führen.

■ **Freier Reflux.** Bei schwerer Refluxkrankheit findet sich kein funktionell wirksamer UOS mehr. Dadurch kann es v. a. im Liegen fast ständig zu Reflux kommen.

Eine graphische Erläuterung der verschiedenen Refluxmechanismen bei primärer Refluxkrankheit zeigt Abb. 15.2.

15.5
Refluxfördernde Faktoren und beeinflussende Parameter der Krankheit

Hiatushernie (s. auch Kap. 21)
Bei Hiatushernien sind Teile des Magens in den Thoraxraum verlagert. Eine axiale Hiatushernie

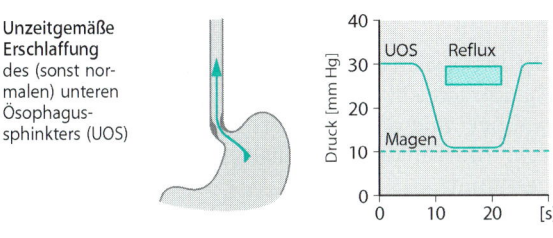

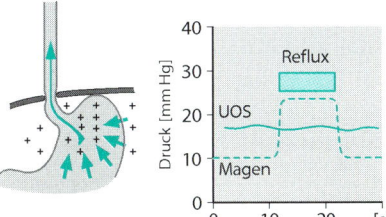

15.4
Refluxmechanismen bei primärer Refluxkrankheit

■ **Unzeitgemäße Erschlaffung.** Gelegentlicher Reflux ist physiologisch. Die meisten Refluxepisoden beim Gesunden und auch bei Patienten mit leichter Refluxkrankheit werden durch eine plötzliche „unzeitgemäße" Erschlaffung – bei sonst normalem Ruhedruck – des UOS ausgelöst (Dodds et al. 1982). Im Gegensatz zum normalen Schluckakt wird hier der tubuläre Ösophagus nicht durch eine unmittelbar nachfolgende peristaltische Welle vor Reflux geschützt.

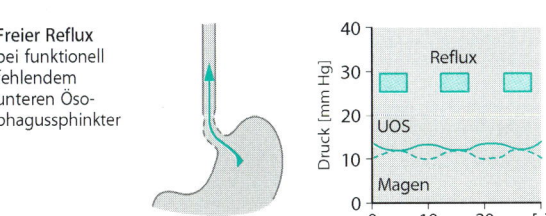

Abb. 15.2. Refluxmechanismen. Beim Gesunden und bei leichter Refluxkrankheit erfolgen die meisten Refluxepisoden wegen unzeitgemäßer Erschlaffung (außerhalb des Schluckakts) des UOS. Bei schwererer Refluxkrankheit dominieren die Mechanismen, welche durch einen erniedrigten Ruhetonus des UOS begünstigt werden

kann zwar auch bei Personen ohne Refluxkrankheit in 30–50 % der Fälle nachgewiesen werden, sie findet sich aber fast immer bei primärer Refluxkrankheit. Der Mechanismus, wie die Hernie zu vermehrtem Reflux führt, ist weitgehend unbekannt. Die axiale Hiatushernie bewirkt, daß zusätzliche Antirefluxmechanismen wie die Wirkung der Zwerchfellzwinge, die intraabdominale Lage des UOS und der His-Winkel ausfallen. Neuere Untersuchungen haben zudem gezeigt, daß eine Hiatushernie auch die Clearancefunktion des Ösophagus beeinträchtigt (Sloan et al. 1992).

Andere refluxfördernde Faktoren

Andere refluxfördernde Faktoren sind in Abb. 15.3 dargestellt.

Expositionsdauer

> ! Für die Entstehung der Refluxkrankheit am wichtigsten ist die Zeit, während der die Ösophagusmukosa dem aggressiven Refluat ausgesetzt ist.

Die Expositionsdauer ergibt sich aus der Häufigkeit (hauptsächlich durch die Fehlfunktion des UOS bedingt) und der Dauer der einzelnen Refluxepisoden (durch die ösophageale Clearancefunktion bestimmt).

Aggressivität des Refluats

Die Säure des Mageninhalts ist zusammen mit Pepsin der wichtigste aggressive Faktor des Refluats. Es ist umstritten, ob Beimischungen von Dünndarminhalt, insbesondere die in der Galle enthaltenen Gallensäuren und Lysolezithin, das Refluat wesentlich aggressiver machen (Vaezi et al. 1995). Tatsächlich findet sich bei schwerer Refluxösophagitis und v. a. bei Endobrachyösophagus nicht nur eine größere Säureexposition, sondern auch mehr Bilirubin als (umstrittener) Marker für den duodenogastroösophagealen Reflux. Interessanterweise vermindert eine Omeprazoltherapie bei Patienten mit schwerer Refluxkrankheit nicht nur eindrücklich die ösophageale Säure-, sondern auch die Bilirubinexposition als Marker für duodenale Beimischung. Die Wirkung ist am besten durch eine Verminderung des verfügbaren Refluats im Magen zu erklären. Ebenfalls gegen eine wichtige Rolle von Galle spricht die schlechte zeitliche Korrelation von Bilirubin im Ösophagus und Refluxbeschwerden (Marshall et al. 1997).

Defensive Faktoren der Ösophagusmukosa

Aus der bei weitem nicht perfekten Korrelation zwischen pH-metrisch bestimmter Expositionsdauer im distalen Ösophagus und Refluxfolgen (Grad der Ösophagitis) ist anzunehmen, daß weitere Faktoren eine Rolle spielen. Eine Möglichkeit ist eine variable Empfindlichkeit der Ösophagusmukosa. Im Gegensatz zum sehr säureresistenten Zylinderepithel des Magens ist der Ösophagus mit einem viel empfindlicheren Plattenepithel ausgekleidet. Während die gesunde Magenmukosa einer andauernden Exposition mit saurem Magensaft problemlos widersteht, führt eine täglich mehr als etwa einstündige Exposition der Ösophagusmukosa mit saurem Magensaft zu einer Schädigung. Es ist unklar, welche Rolle die (geringe) Bikarbonatsekretion der Ösophagusmukosa spielt (Meyers u. Orlando 1992).

15.6
Entwicklung der Refluxkrankheit und ihrer Komplikationen

Hyperregeneration

Aggressives Refluat führt zu einer vermehrten Abschilferung des Plattenepithels und einer vermehrten Regeneration. Histologisch zeigen sich die hyperregenerative Ösophagopathie, d. h. eine verdickte Basalzellschicht, verlängerte Stromapapillen und Leukozyteninfiltrate. Diese Veränderungen sind für die Diagnose einer Refluxkrankheit weder genügend spezifisch noch genügend sensitiv (Seefeld et al. 1977).

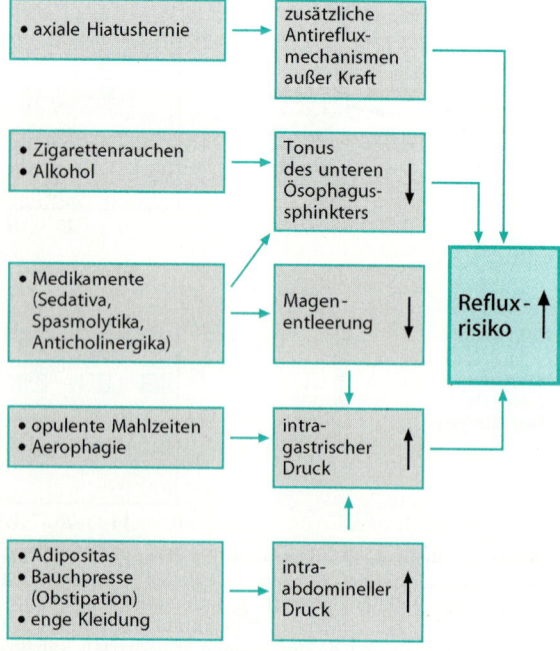

Abb. 15.3. Refluxfördernde Faktoren

Erosionen und Ulzera

Eine fortgesetzte korrodierende Wirkung führt zu oberflächlichen Epitheldefekten, d. h. Erosionen. Ulzera sind tiefe, rundliche, bis unter die Muscularis mucosae reichende Epitheldefekte und entstehen vorwiegend an den Grenzflächen zwischen Platten- und Zylinderepithel. Solche Epithelgrenzen finden sich am Übergang vom Plattenepithel des Ösophagus zur Magenmukosa (Ora serrata, Z-Linie) bzw. zum Zylinderepithel eines Endobrachyösophagus sowie in Plattenepithelinseln innerhalb eines Endobrachyösophagus.

Endobrachyösophagus
(Barrett-Ösophagus; Spechler und Goyal 1996)

Sehr selten ist der Endobrachyösophagus angeboren (Lagergren et al. 1999). Meist ist er durch eine Refluxkrankheit erworben. Bei 5–10 % der Patienten mit Erosionen oder Ulzera im Ösophagus wird das zugrundegegangene Plattenepithel des Ösophagus durch Zylinderepithel ersetzt (Abb. 15.4, 15.5). Diese metaplastische Mukosa entspricht histologisch Kardia- (mit Schleimdrüsen), Magenfundus- (mit Belegzellen) oder Dünndarmschleimhaut (intestinale Metaplasie, mit Mikrovilli und Becherzellen). Oft sind beim gleichen Patienten verschiedene Mukosatypen mosaikartig gemischt. Die Veränderung findet sich häufiger bei Patienten mit schwerem Reflux, bei Männern und bei Rauchern.

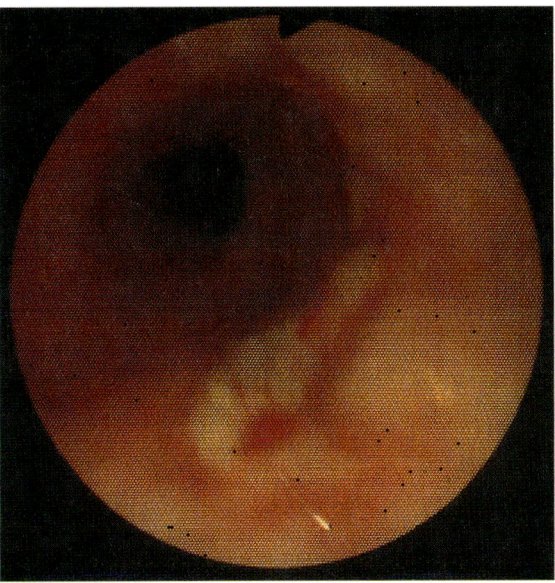

Abb. 15.5. Übergangsulkus bei Barrett-Ösophagus. An der Epithelgrenze besteht ein fibrinig belegter Gewebsdefekt

Diese Entwicklung beginnt meist an der Z-Linie („ultrakurzer" Endobrachyösophagus) und steigt in der Regel zuerst finger- oder inselförmig, später zirkulär nach proximal auf.

> **!** Als Endobrachyösophagus wird üblicherweise eine zirkuläre Zylinderzellauskleidung des distalen Ösophagus von mindestens 2 oder 3 cm definiert.

Komplikationen

Der Endobrachyösophagus ist ein sehr häufiger Vorläufer von Komplikationen der Refluxösophagitis. Die meisten Ulzera entwickeln sich innerhalb (Barrett-Ulkus) oder am proximalen Rand (Übergangsulkus, Wolf-Ulkus) eines Endobrachyösophagus. Barrett-Ulzera neigen zu Blutung, Übergangsulzera zu narbiger Schrumpfung und peptischer Stenose. Der Endobrachyösophagus mit intestinaler Metaplasie ist eine Präkanzerose; in etwa 10 % entwickelt sich ein Adenokarzinom.

15.7
Interaktionen zwischen gastroösophagealem Reflux, Herz und Lunge (Koelz 1997)

Die enge topographische Beziehung und der entwicklungsgeschichtliche Zusammenhang zwischen Lunge als Ausstülpung des Ösophagus könnten Interaktionen zwischen Ösophagus (Reflux), Atemwegen (Laryngitis, Pharyngitis, Pneumonie, Asthma) und Herz (Angina pectoris) erklären.

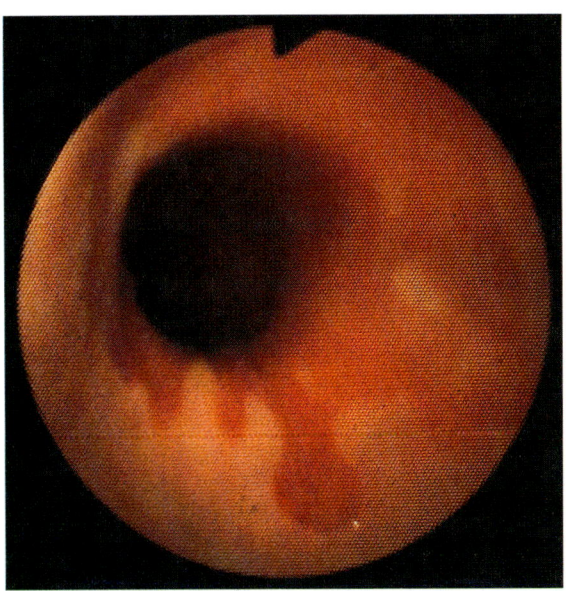

Abb. 15.4. Barrett-Ösophagus. Schon im unteren Drittel des Ösophagus, ca. 6 cm oberhalb der Cardia, geht das graugelbe Plattenepithel des Ösophagus in rötliches Zylinderepithel über. Es besteht keine Ösophagitis

Reflux und Atemwege

Gastroösophagealer Reflux kann eine Laryngitis (bzw. chronische Heiserkeit und häufiges Räuspern) und eine posteriore Pharyngitis verursachen. Dies geht aus der häufigen Assoziation dieser Störungen, pH-metrischen Untersuchungen und der Wirksamkeit einer Antirefluxtherapie mit Protonenpumpenblockern hervor. Reflux kann auch zu trachealer Aspiration und nachfolgender Pneumonie führen, doch ist dies bei Erwachsenen wahrscheinlich sehr selten. Viel diskutiert wird ein Zusammenhang zwischen Reflux und Asthma. Während früher Mikroaspirationen von refluiertem Material für die Provokation von Asthmaanfällen verdächtigt wurden, weisen neuere Studien eher auf einen vagalen, cholinergen Reflexmechanismus hin. Eine Säureperfusion des Ösophagus zeigt bei Patienten mit intrinsic Asthma tatsächlich eine Widerstandserhöhung der Atemwege (Herve et al. 1986). Die Wirksamkeit einer medikamentösen Antirefluxtherapie ist jedoch nicht überzeugend (Harding et al. 1996), und die angeblich überaus günstigen Resultate nach Antirefluxchirurgie sind mangels objektiver Kriterien schwierig zu beurteilen.

Die anti-asthmatischen Medikamente Theophyllin und β-adrenerge Substanzen könnten durch ihre schwächende Wirkung auf den UOS und die Peristaltik des tubulären Ösophagus refluxfördernd sein. Eine systemische Verabreichung von Theophyllin oder β-Adrenergika ergibt jedoch keine oder eine nur geringe Wirkung auf den UOS-Druck und die 24 h-pH-Metrie des Ösophagus. Eine topische Gabe von β-Adrenergika ist wirkungslos. Ferner ergab eine Vergleichsstudie bei Asthmapatienten mit und ohne antiasthmatische Therapie keine Unterschiede bezüglich Säureexposition des Ösophagus (Sontag et al. 1990).

Reflux und Angina pectoris

Es ist vorstellbar, daß ein refluxinduzierter Schmerz den myokardialen Sauerstoffverbrauch erhöht und damit eine Angina pectoris auslösen kann, doch fehlen entsprechende Studienresultate. In einer neueren Studie wurde gezeigt, daß Säureinstillation in den Ösophagus von Patienten mit koronarer Herzkrankheit den koronaren Blutfluß vermindert und zu Angina pectoris führt. Diese Wirkung war bei Herztransplantierten nicht nachweisbar, was für einen reflektorischen Mechanismus spricht (Chauhan et al. 1996).

Nitrate und Kalziumantagonisten, die zur Therapie der Angina pectoris eingesetzt werden, senken den UOS-Druck, doch fehlen Studien über Reflux unter dieser Therapie.

15.8 Symptomatik

Berichtet ein Patient über saure Regurgitation, retrosternales und epigastrisches Brennen als Hauptbeschwerden, so liegt sehr wahrscheinlich eine Refluxkrankheit vor. Diese fast pathognomonische Symptomatik liegt aber nur bei etwa der Hälfte der Refluxkranken vor (Klauser et al. 1990). Bei vielen Patienten ist epigastrischer Schmerz das Hauptsymptom; eine gezielte Befragung ergibt aber fast immer auch saure Regurgitation. Der häufig gebrauchte Begriff „Sodbrennen" wird nicht von allen Patienten und Untersuchern gleich verstanden. Meist handelt es sich um ein vom Epigastrium gegen den Pharynx aufsteigendes brennendes Gefühl, gelegentlich ist nur epigastrisches Brennen gemeint. Häufig wird auch über Odynophagie beim Schlucken irritierender Speisen und Getränke berichtet (z. B. Früchte, Orangensaft, Essig an Salat, Wein).

> **!** Eine leichte Dysphagie ist bei unkomplizierter Refluxkrankheit nicht selten. Sie sollte aber immer als Alarmsymptom betrachtet und endoskopisch abgeklärt werden.

Eine stärkere Dysphagie, v. a. bei Patienten, die früher Refluxbeschwerden hatten, weist auf eine peptische Stenose oder ein Adenokarzinom bei Endobrachyösophagus hin (Lagergren et al. 1999). Völlegefühl und Erbrechen sind keine typischen Symptome der primären Refluxkrankheit; sie weisen auf eine Magenentleerungsstörung hin, die sekundär zu einer Refluxkrankheit führen kann.

15.9 Diagnostik

Je nach Art der Symptome muß die Diagnostik unterschiedlich begonnen werden (Abb. 15.6).

■ **Therapie ohne Diagnostik.** Bestehen typische Refluxsymptome und ist somit in erster Linie der Verdacht auf eine gastroösophageale Refluxkrankheit gegeben und sind die Beschwerden erst seit Tagen oder wenigen Wochen aufgetreten, so ist eine probatorische symptomatische Therapie indiziert.

■ **Endoskopie.** Ist die Probetherapie erfolglos geblieben, so sollte der Patient endoskopisch untersucht werden. Die Endoskopie ist dringend, wenn die Symptomatik bereits längere Zeit besteht oder

15.9 Diagnostik

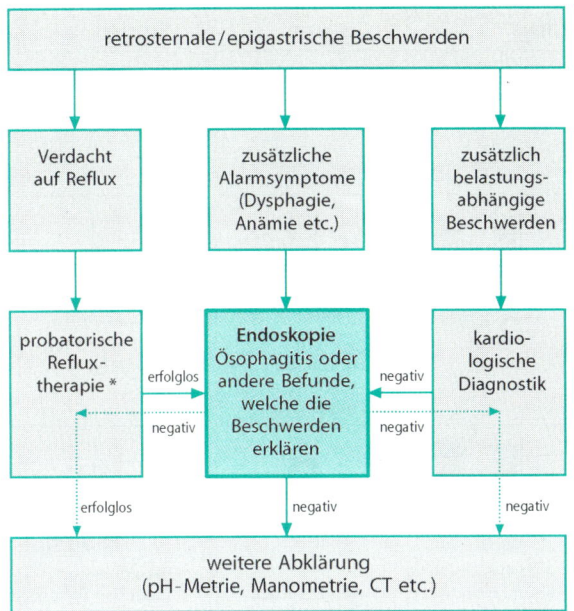

* Protonenpumpenhemmer in hoher Dosierung

Abb. 15.6. Diagnostik bei Verdacht auf Refluxkrankheit

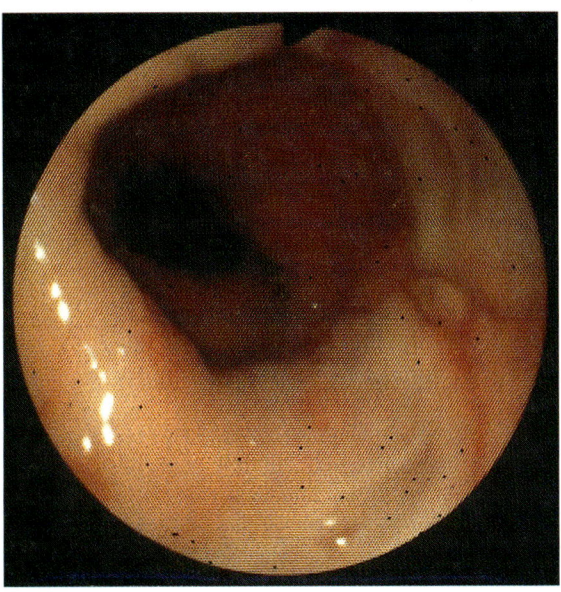

Abb. 15.7. Refluxösophagitis. Die graugelbe Ösophagusschleimhaut zeigt einen roten Epitheldefekt mit weißem Fibrinbelag. Die Cardia bildet einen Ring, unterhalb dessen die rötliche Magenschleimhaut beginnt. Es besteht eine axiale Hiatushernie, da die Cardia etwa 3 cm oberhalb des Durchtritts durch den Zwechfellschnürring liegt.

wenn zusätzlich Alarmsymptome wie Dysphagie oder der Verdacht auf eine gastrointestinale Blutung vorliegen.

■ **Kardiologische Diagnostik.** Bei atypischen Beschwerden ist bei entsprechenden Hinweisen zunächst eine kardiologische Diagnostik indiziert. Erst bei negativem Ergebnis sollte anschließend endoskopiert werden.

15.9.1
Endoskopie und Histologie

Die Endoskopie ist die wichtigste technische Untersuchungsmethode. Sie erlaubt nicht nur den Nachweis oder Ausschluß einer Refluxösophagitis sondern leistet auch einen wesentlichen Beitrag zur Differentialdiagnose einer retrosternalen oder epigastrischen Symptomatik, die auch auf eine Ulkuskrankheit oder einen malignen Tumor deuten kann (Abb. 15.7, 15.8). Ferner erlaubt die Endoskopie eine risikoarme Bougierung einer peptischen Stenose über einen durch den Instrumentierkanal eingelegten Führungsdraht.

Die genaue Beschreibung der endoskopisch sichtbaren Läsionen ist wichtig, weil die Art und das Ausmaß der Läsionen eine Prognose bezüglich Heilungszeit bzw. Wahl der notwendigen Therapie erlaubt. Zur Beschreibung des Schweregrades der Ösophagitis eignet sich die MUSE-Klassifizierung am besten (Abb. 15.9; Armstrong u. Blum 1997). Im Gegensatz zur weit verbreiteten, „eindimensionalen" Gradierung nach Savary u. Miller (1977) berücksichtigt die MUSE-Einteilung die Tatsache,

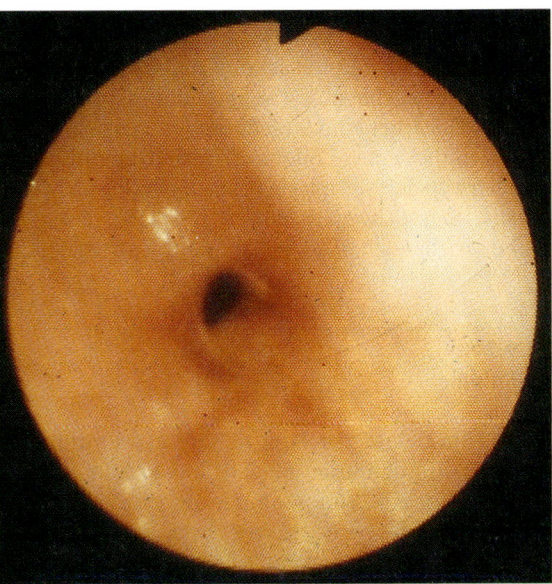

Abb. 15.8. Peptische Striktur. Im unteren Ösophagusdrittel findet sich eine ca. 2 mm im Durchmesser große narbige Enge. Nach Bougierung über einen Führungsdraht zeigt sich die distal gelegene Ösophagitis.

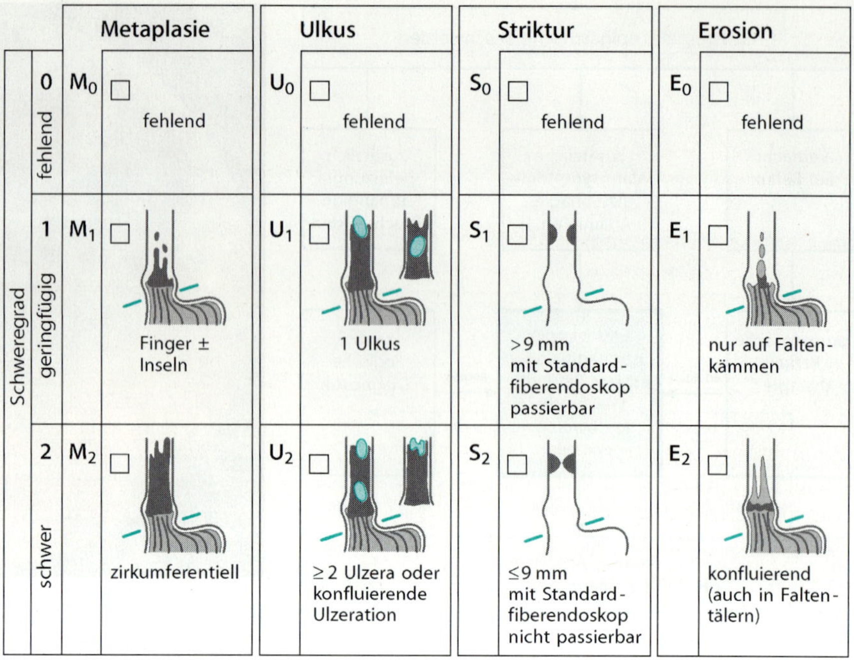

Abb. 15.9. MUSE-Einteilung der endoskopischen Befunde bei Refluxkrankheit. Diese Einteilung löst auf einfache, leicht memorierbare Art die Probleme früherer Klassifikationen. Der Grad der Veränderung wird mit den Indizes 0 (fehlend), 1 (mäßig ausgeprägt) oder 2 (stark ausgeprägt) angegeben. Ist die Bestimmung des Schweregrads momentan nicht möglich (z. B. Metaplasie nicht beurteilbar bei starken entzündlichen Veränderungen), so kann dies mit dem Index „x" bezeichnet werden. (Nach Armstrong u. Blum 1997)

Schweregrad		Metaplasie	Ulkus	Striktur	Erosion
fehlend	0	M_0 ☐ fehlend	U_0 ☐ fehlend	S_0 ☐ fehlend	E_0 ☐ fehlend
geringfügig	1	M_1 ☐ Finger ± Inseln	U_1 ☐ 1 Ulkus	S_1 ☐ >9 mm mit Standard-fiberendoskop passierbar	E_1 ☐ nur auf Faltenkämmen
schwer	2	M_2 ☐ zirkumferentiell	U_2 ☐ ≥2 Ulzera oder konfluierende Ulzeration	S_2 ☐ ≤9 mm mit Standard-fiberendoskop nicht passierbar	E_2 ☐ konfluierend (auch in Faltentälern)

daß der Schweregrad von Metaplasien (M), Ulzera (U), Strikturen (S) und Erosionen (E) von einander unabhängig variiert und vermeidet auch die Vieldeutigkeit von „Grad IV" in der Savary-Miller-Klassifizierung.

> ! Biopsiert werden sollten alle Läsionen und andere makroskopisch unklaren Unregelmäßigkeiten der Mukosa.

Die histologische Untersuchung dient hauptsächlich der Differentialdiagnose (Neoplasie?, infektiöse Ösophagitis?). Ferner sind Stufenbiopsien aus dem Zylinderzellepithel eines Endobrachyösophagus indiziert, um den Typ der Metaplasie (intestinal oder nichtintestinal), den Schweregrad der Dysplasie oder ein bereits vorhandenes Adenokarzinom festzustellen.

15.9.2 Radiologie

Kontrastmitteluntersuchungen sind anzuordnen bei unklarer Konfiguration einer Hiatushernie, v. a. bei Verdacht auf eine endoskopisch oft schwer beurteilbare paraösophageale Hernie bzw. einen Upside-down-Stomach. Ferner muß eine sofortige Untersuchung mit wasserlöslichem Kontrastmittel bei Verdacht auf Perforation nach Aufweitung einer peptischen Stenose durchgeführt werden. Ansonsten kann auf Röntgenuntersuchungen verzichtet werden.

15.9.3 Funktionsdiagnostik

Sind weder die Endoskopie, die sonstige internistische Diagnostik, noch eine probatorische Therapie in der Lage, die Symptome plausibel zu erklären, so sind Funktionsuntersuchungen angezeigt. In erster Linie steht hier die Langzeit-pH-Metrie, die mit Vorteil gleichzeitig mit einer Langzeitmanometrie kombiniert wird.

Ambulante 24 h-pH-Metrie (Kahrilas et al. 1996)

Die pH-Metrie kann in den folgenden Situationen durchgeführt werden:

pH-Metrie bei Verdacht auf Refluxkrankheit bei endoskopisch fehlender oder atypischer Ösophagitis
Üblicherweise wird als Hauptkriterium für eine Refluxkrankheit eine ösophageale Säureexpositionszeit (pH < 4) von mehr als 5–9 % der Meßdauer verwendet. In vielen Fällen ist aber die Korrelation zwischen Reflux und in einem Tagebuch oder mittels eines elektronischen Markers vermerkten Beschwerden noch wichtiger. Beispielsweise muß auch dann eine Refluxkrankheit angenommen werden, wenn der Grenzwert nicht überschritten wird, aber die meisten oder gar alle Refluxepisoden als „relevante" Beschwerden verspürt werden. Andererseits sollte – bei Fehlen einer endoskopisch sichtbaren Ösophagitis – nur ein pathologischer

Reflux, aber keine Refluxkrankheit diagnostiziert werden, wenn der Grenzwert überschritten wird, aber Reflux und Beschwerden nicht korrelieren. Diagnostisch fast gleich gut wie die pH-Metrie bei Refluxkrankheit ohne Ösophagitis ist eine probatorische Therapie mit einem Protonenpumpenhemmer (s. unten).

pH-Metrie bei Therapieresistenz

Die pH-Metrie eignet sich auch zur Klärung der Ursache einer Therapieresistenz (Holloway et al. 1996). In diesem Fall wird die Untersuchung natürlich unter Therapie erfolgen. Bei Behandlung mit Säuresekretionshemmern wird die pH-Metrie idealerweise gleichzeitig im Magen und Ösophagus durchgeführt. Zeigt die Messung eine geringe (d. h. normale) ösophageale Säureexposition und/oder eine gute Hemmung der gastralen Azidität, so liegt eine genügende Wirkung vor, und die Therapieresistenz ist sehr wahrscheinlich darauf zurückzuführen, daß keine gastroösophageale Refluxkrankheit besteht. Eine andere Erklärung für diesen Befund ist eine unzuverlässige Medikamenteneinnahme außerhalb der Untersuchungperiode.

Manometrie
(Tabelle 15.1; Armstrong et al. 1992)

Die Manometrie trägt zur Diagnose der gastroösophagealen Refluxkrankheit wenig bei. Ein UOS-Druck von < 10 mmHg spricht zwar für einen insuffizienten Sphinkter und ein Druck von > 15 mmHg dagegen. Die Überlappungen sind jedoch so groß, daß im Einzelfall wenig ausgesagt werden kann. Wichtig ist die Manometrie für die Abklärung bei der Frage nach einer Antirefluxoperation. Eine stark gestörte Peristaltik muß als relative Kontraindikation zur Operation gewertet werden, oder sie sollte wenigstens mit einer besonders lockeren oder nichtzirkulären Fundoplicatio durchgeführt werden, um postoperativ eine schwere persistierende Dysphagie zu vermeiden. Diese Abklärung kann mit der „stationären" Kurzzeitmanometrie oder mit der Langzeitmanometrie erfolgen.

15.10
Therapie

Bei Refluxkrankheit ohne endoskopisch sichtbare Läsionen ist die Beschwerdefreiheit das einzige Therapieziel. Bei Refluxösophagitis wird zudem die andauernde Heilung der Läsionen angestrebt. Ferner sollten Komplikationen der Refluxkrankheit verhindert bzw. beseitigt werden.

Zur Verfügung stehen allgemeine Maßnahmen (d. h. Veränderungen des Lebensstils), Medikamente, Bougierung bei peptischer Stenose und die chirurgische Behandlung (Dent et al. 1999).

15.10.1
Probatorische symptomatische Therapie

Im Gegensatz zu anderen Oberbaucherkrankungen sprechen Refluxbeschwerden meist ausgezeichnet und sehr rasch auf eine starke Hemmung der gastralen Azidität an. Eine Probetherapie während einiger Tage mit hochdosierten Protonenpumpenhemmern (z. B. Omeprazol 2mal 20 bis 2mal 40 mg) kann somit als Diagnostikum verwendet werden (Schindlbeck et al. 1995). Andere Medikamente wie H_2-Blocker oder Antazida eignen sich zu diesem Zweck nicht.

Tabelle 15.1. Ösophagusmanometrie

	„Stationäre" Manometrie	Langzeitmanometrie (24 h)
Technik	perfundierte Katheter oder Mikrotransducer	Mikrotransducer, Festkörperspeicher
Untersuchungsdauer	1/2 bis 1 h (im Zentrum)	24 h (meist ambulant)
Messung des UOS-Druckes	ja	nein
Messung der schluckreflektorischen Erschlaffung des UOS	ja	nein
Messung der Motilität des tubulären Ösophagus	ja	ja
Kombination mit pH-Metrie	beschränkt möglich	möglich
Korrelation von Motilitätsstörungen mit Symptomen	beschränkt möglich	ja
Besondere Eignung	vor Antirefluxoperation, Verdacht auf Achalasie	vor Antirefluxoperation, Abklärung unklarer Thoraxschmerzen oder Dysphagie

15.10.2 Konservative Therapie

Allgemeine Maßnahmen

Mit der Verfügbarkeit einer wirksameren medikamentösen Therapie hat die Bedeutung der allgemeinen Maßnahmen abgenommen (Pace et al. 1998). Allgemeine Maßnahmen werden oft a priori als einfach, harmlos und wirksam betrachtet. Tatsächlich ist die Befolgung der bei der Refluxkrankheit empfohlenen Gebote und Verbote oft schwierig. Außerdem ist die Wirksamkeit der meisten hier erwähnten Maßnahmen ungesichert. Sie sollten deshalb sorgfältig den individuellen Bedürfnissen, Beschwerden und Möglichkeiten angepaßt werden. Eine Hochlagerung des Oberkörpers während des Schlafes durch Unterstellen von Klötzen oder Unterlegen eines Keilkissens unter das Oberteil des Bettes beschleunigt die Heilung der Ösophagitis unter Plazebo- und H_2-Blockertherapie (Harvey et al. 1987). Es ist ungesichert, ob dies auch für andere Behandlungen gilt. Sinnvoll im Hinblick auf die Refluxkrankheit ist möglicherweise auch eine Nikotinabstinenz, da Raucher auf eine H_2-Blockertherapie weniger gut ansprechen (Koelz et al. 1986). Es ist fraglich, ob eine Gewichtsreduktion bei Adipositas auf die Refluxkrankheit günstig wirkt (Kjellin et al. 1996).

In Tabelle 15.2 sind die allgemeinen Maßnahmen noch einmal übersichtlich festgehalten.

Medikamentöse Therapie

> ! Die medikamentöse Therapie ist keine ursächliche, sondern eine symptomatische. Ihre Wirkung verschwindet, sobald die regelmäßige Einnahme beendet wird.

Drei Wirkungsprinzipien stehen zur Verfügung:
- säurehemmende Medikamente (Säuresekretionshemmer und Antazida) (siehe Kap. 26),
- motilitätsfördernde Medikamente (Prokinetika) und
- Substanzen, welche die Mukosa schützen sollen.

■ **Protonenpumpenhemmer.** Die Protonenpumpenhemmer (Omeprazol, Lansoprazol, Pantoprazol) stehen in der Behandlung der Refluxkrankheit an erster Stelle. Sie sind für praktisch jeden Schweregrad in der Kurz- und Langzeittherapie geeignet und – in entsprechender Dosierung – allen anderen verfügbaren Medikamenten überlegen. Fast jede Refluxkrankheit kann mit Protonenpumpenhemmern zur symptomatischen und endoskopischen Heilung gebracht werden. Bei genügender Mitarbeit des Patienten, d. h. regelmäßiger Einnahme der Medikamente, kann die Heilung auch erhalten werden.

Als Leitlinie für die Dosierung bei unkomplizierter Refluxkrankheit dient die Refluxsymptomatik, da die Schwelle für Refluxsymptome fast immer geringer ist als diejenige für eine Ösophagitis. Mit anderen Worten: Bei der Heilung bedeutet das Fehlen von Refluxbeschwerden in der Regel Heilung der Ösophagitis (Carlsson et al. 1996), beim Rezidiv kommt es zuerst wieder zu Refluxbeschwerden und erst später zur Ösophagitis (Klinkenberg-Knol et al. 1990). Symptomatische und/oder endoskopische Refluxrezidive treten unter der Langzeittherapie je nach Schweregrad der Refluxkrankheit in 20 bis über 50% der Fälle jährlich auf. Sie können fast immer problemlos mit einer temporären Erhöhung der Medikamentendosis zur Remission gebracht werden (Bardhan 1995). Nach Komplikationen wie peptischer Stenose oder Blutung aus einem Barrett-

Tabelle 15.2. Allgemeine Maßnahmen in der Therapie der Refluxkrankheit

Maßnahme	Wirksamkeit	Durchführung
Kopfende des Bettes hochstellen	unter Plazebo- und H_2-Blockertherapie wirksam	oft schwierig
Nikotinverbot	unter Plazebo- und H_2-Blockertherapie möglicherweise wirksam	schwierig
Keine opulenten Mahlzeiten	keine Studien	meist einfach
Kein spätes Abendessen	keine Studien	meist einfach
Individuelle Nahrungsmittelunverträglichkeiten beachten	keine Studien	einfach
Gewichtsreduktion bei Adipositas	wahrscheinlich unwirksam	schwierig
Proteinreiche, fettarme Diät, kein Alkohol	Studien nur bezüglich UOS-Druck	oft schwierig
Medikamente meiden, die UOS schwächen[1]	Studien nur bezüglich UOS-Druck	gelegentlich schwierig
Keine engen Kleider tragen	keine Studien	meist einfach

[1] Sedativa, Anticholinergika (inkl. Antidepressiva), Kalziumantagonisten, Nitratpräparate(?).

Ulkus sollte dagegen eine fixe, zur Erhaltung der Heilung sicher genügende Dosis des Protonenhemmers verordnet werden, weil hier auch asymptomatische Rezidive bereits im Frühstadium verhindert werden müssen.

■ **H$_2$-Blocker.** Die säuresekretionshemmende Wirkung der H$_2$-Blocker (Cimetidin, Ranitidin, Famotidin, Roxatidin, Nizatidin) ist in der üblichen Dosierung (z. B. 300 mg Ranitidin täglich) geringer und weniger lang anhaltend als diejenige der Protonenpumpenhemmer. Ferner nimmt ihre Wirkung bei regelmäßiger Anwendung innerhalb weniger Tage stark ab (Wilder-Smith u. Merki 1992). Dies erklärt, weshalb H$_2$-Blocker nur bei leichter Refluxkrankheit akzeptabel wirken. Eine Verdoppelung der Dosis bessert die Wirksamkeit nur wenig. Sehr hohe Dosierungen, beispielsweise Ranitidin 1200 mg täglich, sind vermutlich ähnlich wirksam wie Omeprazol 20 mg täglich (Halvorsen et al. 1989), doch ist diese Behandlung aus Kosten- und Sicherheitsgründen nicht zu empfehlen. Somit sollte der Einsatz von H$_2$-Blockern nur bei leichter Refluxkrankheit versucht werden. Die Wirksamkeit von H$_2$-Blockern in halber oder voller Dosierung bei der Langzeittherapie ist nicht überzeugend gesichert.

■ **Antazida.** Antazida haben ihren Platz in der Refluxtherapie wegen ungenügender Wirksamkeit praktisch vollständig verloren. Eine noch vertretbare Anwendung ist die rasche Coupierung gelegentlicher Refluxbeschwerden mit einem Kombinationspräparat, das in Form einer Brausetablette Ranitidin und ein Antazidum enthält und rascher wirkt als Ranitidin allein. Eine Vergleichsstudie des Kombinationspräparats mit Protonenpumpenhemmern fehlt.

■ **Motilitätswirksame Medikamente (Prokinetika).** Von der Pathogenese der Krankheit aus gesehen, stellen die Prokinetika eine logische Therapie dar, indem sie einen Teil der zugrundeliegenden Motilitätsstörungen korrigieren. Sie sind aber oft zu wenig wirksam und auch umständlich in der Tabletteneinnahme. Das in der Therapie der Refluxkrankheit am besten untersuchte Prokinetikum ist *Cisaprid* (Heading et al. 1998). Cisaprid setzt aus dem Plexus myentericus Azetylcholin frei und verstärkt die Peristaltik des tubulären Ösophagus, tonisiert den UOS und beschleunigt die Magenentleerung. Die Wirksamkeit in der Kurzzeittherapie mit 2mal 20 oder 3- bis 4mal 10 mg täglich ist etwa derjenigen von H$_2$-Blockern vergleichbar. Mit einer Langzeitbehandlung (täglich einmal 20 mg oder 2mal 10 mg) sinkt die Rezidivwahrscheinlichkeit gegenüber einem Plazebo um etwa ein Drittel (Blum et al. 1993). Auch die Dopaminantagonisten *Metoclopramid* und *Domperidon* sind bei Refluxsymptomen wirksam. Es ist jedoch fraglich, ob sie auch zur Heilung einer schwereren Refluxkrankheit mit Ösophagitis führen können.

■ **Schleimhautschutz.** Die Wirksamkeit von *Sucralfat*, einem Aluminiumkomplex von sulphatierter Saccharose, ist für die Kurzzeitbehandlung der Refluxkrankheit nicht überzeugend gezeigt worden. Eine günstige Wirkung in der Rezidivprophylaxe leichter Ösophagitiden (Tytgat et al. 1995b) ist bisher nicht bestätigt worden. Die Wirksamkeit von *Alginsäure* und einem *Alginsäure-Antazidum-Gemisch* ist, wenn überhaupt vorhanden, ungenügend.

Tabelle 15.3 faßt die wichtigsten Medikamente noch einmal zusammen.

Bougierungstherapie

Die Bougierung erfolgt fast immer mit flexiblen Plastikbougies mit variablen Durchmessern, welche über einen endoskopisch in den Magen gelegten Draht eingeführt werden. Alternativ können Dilatationsballons verwendet werden. Ein Lumendurchmesser von 13–15 mm beseitigt in der Regel eine Dysphagie. Komplikationen (Perforation, Blutung) sind selten und können meist konservativ behandelt werden. Bei der iatrogenen Perforation ist die frühe Erkennung entscheidend. Die meisten Patienten benötigen mehrere Bougierungssitzungen, wobei sich die Indikation zur Wiederholung nach

Tabelle 15.3. Medikamentöse Therapie der Refluxkrankheit

Medikament	Eignung für Kurativtherapie	Rezidivprophylaxe
Säurehemmer		
Sekretionshemmer		
Protonenpumpenhemmer	+++	+++
H$_2$-Blocker	++	(+)
Neutralisation		
Antazida	(+)	–
Prokinetika		
Freisetzung von Azetylcholin		
Cisaprid	++	+
Dopaminantagonisten		
Domperidon	+	–
Metoclopramid	+	–
Schleimhautschutz		
Sucralfat	(+)	–
Alginsäure (± Antazidum)	(+)	–

Eignung: +++ = ausgezeichnet (für alle Schweregrade), ++ = gut (für leichtere Refluxkrankheit), + = mäßig (symptomatische Behandlung leichter Fälle), (+) = fraglich wirksam, – = unwirksam.

dem Grad der Dysphagie richtet. Auf eine gute Zerkleinerung der Nahrung auf dem Teller und durch Kauen ist zu achten. Die Behandlung muß durch eine medikamentöse Refluxtherapie ergänzt werden.

15.10.3
Chirurgische Therapie

Fundoplicatio

> ! Der Goldstandard der chirurgischen Therapie ist die 1953 von Nissen, später von Rossetti modifizierte Fundoplicatio (Abb. 15.10).

Andere Varianten sind beispielsweise die Hemifundoplicatio nach Toupet mit einer in der Regel semizirkulären Manschette. Das Prinzip ist die Herstellung eines refluxverhindernden Ventils durch eine lockere Fundusmanschette um den distalen Ösophagus. Eine zusätzliche Vagotomie ist nicht nur unnötig, sondern erhöht das Risiko für schlechte Ergebnisse (z. B. Postvagotomiedurchfall nach trunkulärer Vagotomie oder „Teleskopphänomen" nach proximal gastrischer Vagotomie). Seit den frühen 90er Jahren wird die Fundoplicatio auch laparoskopisch durchgeführt. Die angeblichen Vorteile der neuen Technik (weniger traumatischer Zugang, bessere Übersicht bei der Präparation) sind bisher weder durch randomisierte Studien noch durch Langzeitresultate gesichert.

Eine gelungene Fundoplicatio ohne Spätkomplikationen ist eine sehr gute Therapie der Refluxkrankheit. Publikationen von Zentren mit in der Fundoplicatio sehr erfahrenen Chirurgen zeigen aber, daß nur in etwa 70 % wirklich gute Langzeitergebnisse zu erwarten sind (Koelz 1997). Eine ungenügende Kontrolle des gastroösophagealen Refluxes kann medikamentös verhältnismäßig gut behandelt werden. Bei schwerer, persistierender Dysphagie wegen zu enger Manschette oder gestörter Peristaltik des Ösophagus kann eine endoskopische Dilatation versucht werden; in der Regel muß jedoch reoperiert werden. Das Gleiche gilt für die schwere „Superkontinenz", bei der Aufstoßen und Erbrechen unmöglich sind und die verschluckte Luft zu konservativ kaum behandelbaren Blähungen und exzessiver Flatulenz führt („Gas-bloat-Syndrom"). Das Hochrutschen des Magens durch die Manschette nach proximal (bzw. der Manschette nach kaudal) führt zum „Teleskopphänomen" mit Dysphagie und gleichzeitigem Refluxrezidiv.

Andere Verfahren

Diese sind noch nicht ausreichend erprobt (z. B. Teres-Plastik), wieder verlassen (z. B. Angelchik-Prothese) oder zeigen ein deutlich ungünstigeres Langzeitergebnis (z. B. alleinige Gastropexie). Eine eigene Stellung kommt der distalen Magenresektion mit Roux-Y-Anastomose zu. Dieses Verfahren reduziert die Säuresekretion und verhindert Reflux von Galle und Pankreassaft. Es kommt nur als Zweiteingriff nach anderen Operationen oder bei technischer Unmöglichkeit einer Fundoplicatio in Frage. Die Operation galt als das Verfahren der Wahl bei Refluxrezidiv nach Fundoplicatio und bei technischer Unmöglichkeit einer Fundoplicatio (Salo et al. 1985). Heute wird in dieser Situation fast immer eine medikamentöse Therapie eingesetzt.

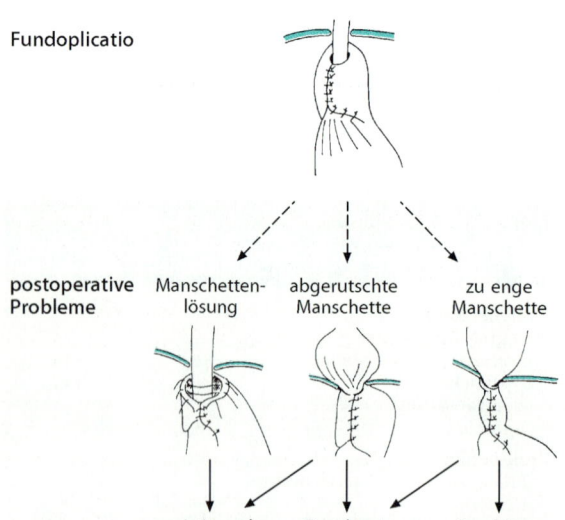

Abb. 15.10. Fundoplicatio und häufige Manschettenprobleme. Eine Lösung der Manschette führt zum Refluxrezidiv. Die nach kaudal gerutschte Manschette bzw. der nach kranial verlagerte Magen wird als „Teleskopphänomen" bezeichnet. Eine zu enge Manschette mit persistierender Dysphagie und „Superkontinenz" (Unfähigkeit aufzustoßen und zu erbrechen) ist besonders häufig bei der laparoskopischen Fundoplicatio durch einen wenig erfahrenen Chirurgen

15.10.4
Spezielle therapeutische Gesichtspunkte

Refluxkrankheit ohne endoskopisch sichtbare Ösophagitis

Die Therapie sollte nach Bedarf erfolgen. Es wird empfohlen, die Medikamente vor dem erwarteten Zeitpunkt der Beschwerden einzunehmen, bei nächtlichen Beschwerden abends, bei tagsüber vorherrschenden Refluxsymptomen morgens. Zur Therapie eignen sich H_2-Blocker (z. B. Ranitidin 1- bis 2mal 150 mg), Prokinetika (z. B. Cisaprid 2- bis 4mal 10 mg oder 1- bis 2mal 20 mg) oder Protonenpumpenhemmer (z. B. Omeprazol 10–40 mg). Sollte die Symptomatik selbst unter hochdosierten Protonenpumpenhemmern (z. B. Omeprazol 40 mg täglich) persistieren, so ist die Diagnose „Refluxkrankheit" zu überprüfen, am besten mittels Langzeit-pH-Metrie des Ösophagus unter Therapie. Endoskopische Kontrollen sind nur bei einer Veränderung der Symptomatik indiziert.

Refluxösophagitis mit Erosionen oder Ulzera

■ **Kurative Therapie.** Die initiale Behandlung erfolgt initial für etwa 4 Wochen. Der endoskopische Befund, insbesondere die Ausdehnung der Erosionen, ist der wichtigste prognostische Faktor. Eine Therapie mit H_2-Blockern kann bei Einzelerosionen versucht werden, obwohl Protonenpumpenhemmer auch hier wirksamer sind. Bei ausgedehnteren Epitheldefekten, peptischer Stenose und eigentlichen Ulzera sind Protonenpumpenhemmer vorzuziehen.

> ! Die anfängliche Behandlung erfolgt in der Regel mit 20 mg Omeprazol, 30 mg Lansoprazol oder 40 mg Pantoprazol täglich.

Eine Verdoppelung dieser Tagesdosis ist gerechtfertigt bei peptischer Stenose oder relevanter Blutung (am häufigsten aus einem Barrett-Ulkus) und bei ungenügender Wirksamkeit gemäß Symptomatik und/oder endoskopischem Befund nach etwa 4 Wochen. Eine Kombinationstherapie mit einem Protonenpumpenhemmer plus einem Prokinetikum ist nur bei Verdacht auf Magenentleerungsstörung gerechtfertigt; sonst bringt diese für den Patienten kompliziertere Therapie kaum Vorteile (Vigneri et al. 1995). Bei peptischer Stenose mit Dysphagie wird über einen endoskopisch eingelegten Führungsdraht bougiert. Biopsien zum Malignomausschluß sind hier obligatorisch. Endoskopische Therapiekontrollen sind indiziert bei Zustand nach Komplikation sowie bei Patienten mit persistierenden Beschwerden.

■ **Rezidivprophylaxe.** Die ursächlichen Störungen der Refluxkrankheit werden durch die medikamentöse Therapie nicht dauerhaft beseitigt. Es ist daher nicht erstaunlich, daß die Krankheit nach Absetzen der Therapie fast regelmäßig rezidiviert (Klingenberg-Knol et al. 1990). Schwere Ösophagitiden, die nur mit einer hohen Dosis eines Protonenpumpenhemmers geheilt werden können, rezidivieren rascher (Tytgat et al. 1995 a). Zur Rezidivprophylaxe eignen sich die Protonenpumpenhemmer am besten.

Patienten mit peptischer Stenose und Zustand nach Blutung aus einem Ösophagusulkus benötigen eine Dauertherapie in einer fixen Dosis. Bei den anderen kann die Tagesdosis den Symptomen angepaßt werden, und sie nehmen die minimale, hinreichend wirksame Dosis. Bei mehr als der Hälfte der Patienten sind bis zu 10 mg Omeprazol täglich ausreichend, einige benötigen 20–40 mg, und nur sehr selten sind noch höhere Dosierungen erforderlich (Bardhan 1995). Bei einem Rezidiv wird die Dosis für etwa 2 Wochen erhöht. Außer bei Endobrachyösophagus (s. unten) sind endoskopisch-bioptische Kontrollen unnötig. Regelmäßige Messungen des Serumgastrins während der Langzeittherapie sind nicht notwendig.

Noch ist nicht klar, ob ein gleichzeitig vorhandener Helicobacter pylori vor einer Langzeittherapie mit Protonenpumpenhemmern behandelt werden soll. Einerseits bestehen Hinweise, daß sich bei H.-pylori-Gastritis unter langdauernder Behandlung mit Protonenpumpenhemmern gehäuft eine Atrophie der Korpusmukosa entwickelt (Kuipers et al. 1996), die möglicherweise das Risiko für ein Magenkarzinom erhöht. Andererseits wirken Protonenpumpenhemmer nach Heilung des H.-pylori-Infektes weniger gut auf die Magenazidität (Verdú et al. 1995).

Überwachung des Endobrachyösophagus
(Barrett-Ösophagus)

> **CAVE**
>
> Eine Erhöhung des Risikos für die Entwicklung eines Adenokarzinoms besteht nach neueren Studien möglicherweise nicht nur für Patienten, bei denen die „klassischen" Kriterien für einen Endobrachyösophagus, d. h. zirkuläre Auskleidung des distalen Ösophagus mit Zylinderepithel auf mindestens 2 oder 3 cm, erfüllt sind, sondern auch für Zylinderepithelzungen und -inseln.

Es wird sogar über nur mikroskopisch erkennbare intestinale Metaplasien an der Z-Linie berichtet. Weder für eine hochdosierte Therapie mit Protonenpumpenhemmern noch für eine Antirefluxoperation ist eine überzeugende günstige Wirkung auf den Endobrachyösophagus, d. h. Regression und Verminderung, belegt. Erfolgversprechend erscheint die aufwendige und technisch anspruchsvolle endoskopische photodynamische Ablation der metaplastischen Mukosa (Gossner u. Ell 1996). Über den Nutzen einer systematischen endosko-

Tabelle 15.4. Endoskopisch-bioptische Überwachung bei Endobrachyösophagus

	fehlend	Dysplasie mäßig	schwer
Überwachungsintervall	2 Jahre	1 Jahr	*Floride Ösophagitis*: Kontrolle nach 3monatiger intensiver Antirefluxtherapie (z. B. Omeprazol 2mal 40 mg täglich) *Keine Ösophagitis*: Ösophagektomie, wenn histologischer Befund durch zweiten Pathologen bestätigt

pisch-bioptischen Überwachung bestehen kontroverse Ansichten (Provenzale et al. 1994). Klar ist jedoch, daß ein Überwachungsprogramm nur dann verfolgt werden sollte, wenn die Konsequenz aus dieser Diagnostik, d. h. eine distale Ösophagektomie, möglich ist. Ein mögliches Schema ist in Tabelle 15.4 dargestellt. Es ist zu beachten, daß in etwa der Hälfte der Patienten mit schwerer Dysplasie an anderer Stelle bereits ein invasives Karzinom besteht.

Indikation zur Operation

Randomisierte Vergleichsstudien der derzeit besten medikamentösen (Protonenpumpenhemmer) und der aktuellen chirurgischen (laparoskopischer Zugang) Therapie der Refluxkrankheit fehlen. Im vergangenen Jahrzehnt wurden zwei randomisierte Studien zum Vergleich von medikamentöser und chirurgischer Therapie durchgeführt. Die eine (Spechler 1992) ist nicht mehr relevant, weil weder Protonenpumpenhemmer noch die laparoskopi-

Tabelle 15.5. Vergleich der konservativen mit der chirurgischen Therapie der Refluxkrankheit

	Konservativ (Medikamente)	Operativ (Fundoplicatio)
Indikation/Bedingungen	Refluxsymptome und/oder Refluxösophagitis aller Schweregrade ständige Mitarbeit (Medikamenteneinnahme)	unbefriedigendes Resultat bei erosivulzeröser Ösophagitis unter konservativer Therapie geringes Operationsrisiko (keine schweren Begleitkrankheiten, möglichst keine abdominalen Voroperationen, möglichst keine Komplikationen der Refluxkrankheit wie Striktur)
Notwendige Vorabklärungen	empfohlen: Endoskopie, H.-pylori-Test	Endoskopie, Manometrie, evtl. 24 h-pH-Metrie
Verfahrenswahl	Protonenpumpenhemmer (Omeprazol, Lansoprazol oder Pantoprazol); in leichten Fällen evtl. H_2-Blocker oder Prokinetika	kontrovers: offen? laparoskopisch? Nissen-Fundoplicatio? Toupet-Fundoplicatio? andere Technik?
Wirksamkeit • keine Refluxbeschwerden • geheilte Ösophagitis • Verhinderung oder Regression von Barrett-Ösophagus, Dysplasie und Karzinom	• fast 100 %* • fast 100 %[1] • unsicher	• 80–90 % • 80–90 % • unsicher
Nebenwirkungen • therapiebedingte Mortalität • therapiebedingte Morbidität	• 0,0 %(?) • selten, meist trivial	• 0,1–0,5 % • 10–40 % Dysphagie, „Gas-bloat"-Syndrom etc., Tendenz zur Besserung innerhalb der ersten Monate
• Aktivierung einer H.-pylori-Gastritis und Entwicklung einer atrophischen Gastritis	• möglich, wenn H.-pylori-Infekt nicht erfolgreich behandelt	• nein
Therapieänderung	Absetzen der Medikamente einfach; Wechsel auf neue Medikamente oder Operation möglich	Aufhebung der Fundoplicatio oft schwierig; Zusatztherapie mit Dilatation oder Medikamenten möglich
Qualität der publizierten Studien	• meist gut, meist randomisiert, doppelblind.	• oft mangelhaft, meist unkontrolliert
Extrapolation der Resultate	zuverlässig	problematisch, von individuellem Chirurgen abhängig
Kosten	innerhalb von 10 Jahren vergleichbar	

[1] Bei Therapie mit Protonenpumpenhemmer in optimaler Dosierung (jederzeit steuerbar).

sche Fundoplicatio eingesetzt wurden. Die andere Studie (Lundell et al. 1998), bei der Omeprazol mit einer mehrheitlich offenen Fundoplicatio verglichen wurde, ergab vergleichbare Resultate; diese Studie ist jedoch bisher nur als Abstract publiziert. Die perioperative Mortalität und mehr noch die konservativ oft kaum behandelbaren chronischen postoperativen Syndrome sprechen dafür, eine chirurgische Behandlung der Refluxkrankheit möglichst zu vermeiden (Koelz 1997). Sie kommt nur bei den wenigen Patienten in Betracht, bei denen sich eine schwere Refluxkrankheit trotz bester Anstrengungen von seiten des Patienten und des Arztes nicht befriedigend behandeln läßt und kein wesentlich erhöhtes Operationsrisiko besteht. Weitere Voraussetzungen sind ein mindestens mehrmonatiger Therapieversuch mit Protonenpumpenhemmern, der sichere Nachweis, daß die Ösophagitis und/oder die Beschwerden refluxbedingt sind und daß manometrisch keine schwere Störung der Motilität des tubulären Ösophagus besteht. Häufige Rezidive nach Absetzen der Medikamente sind bei der Refluxkrankheit die Regel, medikamentös fast immer gut behandelbar und somit keine Operationsindikation. Tabelle 15.5 stellt die wichtigsten Punkte einer konservativen und operativen Therapie gegenüber.

Für den Operationserfolg entscheidend sind die richtige Patientenselektion und die Erfahrung des Chirurgen mit Antirefluxoperationen. Bei Refluxkrankheit ohne Ösophagitis sollte nur ganz ausnahmsweise, z. B. bei schwerer Regurgitation und evtl. nächtlicher Aspiration, eine Operation diskutiert werden. Ungünstige Operationsergebnisse sind zu erwarten bei Patienten mit ausgeprägter Aerophagie (erhöhtes Risiko für postoperatives Gas-bloat-Syndrom), bei gestörter ösophagealer Peristaltik (postoperative Dysphagie) und bei peptischer Stenose (hohe perioperative Morbidität und Mortalität).

Das Argument, daß eine Operation aus Kostengründen einer medikamentösen Langzeittherapie vorzuziehen sei, ist nicht nur ethisch, sondern auch sachlich fragwürdig. Bei einer Kostenschätzung über 10 Jahre mit eher optimistischen Annahmen auf chirurgischer und eher pessimistischen auf konservativer Seite, schneidet die konservative Behandlung eher besser ab, sofern die indirekten Kosten (Erwerbsausfall) mitgerechnet werden (Koelz 1997).

Literatur

Armstrong D, Blum AL (1997) The endoscopic classification of reflux esophagitis. In: Büchler MW (ed) Gastroesophageal reflux disease: Back to surgery? Prog Surg 23: 43–50

Armstrong D, Emde C, Inauen W, Blum AL (1992) Diagnostic assessment of gastroesophageal reflux disease: what is possible vs. what is practical? Hepatogastroenterology 39 (Suppl 1) : 3–13

Bardhan KD (1995) The role of proton pump inhibitors in the treatment of gastro-oesophageal reflux disease. Aliment Pharmacol Ther 9 (Suppl 1): 15–25

Blum AL, Adami B, Bouzo MH, Brandstätter G, Fumagalli I (1993) Effect of cisapride on relapse of esophagitis. A multinational, placebo-controlled trial in patients healed with an antisecretory drug. Dig Dis Sci 38: 551–560

Carlsson R, Frison L, Lundell L, Dent J (1996) Relationship between symptoms, endoscopic findings and treatment outcome in reflux esophagitis (abstract). Gastroenterology 110: A77

Chauhan A, Mullins PA, Taylor G, Petch MC, Schofield PM (1996) Cardioesophageal reflex: A mechanism for „linked angina" in patients with angiographically proven coronary artery disease. J Am Coll Cardiol 27: 1621–1628

Dent J, Brun J, Fendrick AM et al. (1999) An evidence-based appraisal of reflux disease management – the Genval Workshop Report. Gut 55 (suppl 2) S1–S16

Dodds WJ, Dent J, Hogan WJ, Helm JF, Hauser R, Patel GK, Egide MS (1982) Mechanism of gastroesophageal reflux in patients with reflux esophagitis. N Engl J Med 307: 1547–1552

Gossner L, Ell C (1996) Photodynamische Therapie von Dysplasien und Frühkarzinom der Speiseröhre. Leber Magen Darm 26: 132

Graham DY, Smith JL, Patterson DJ (1983) Why do apparently healthy people use antacid tablets? Am J Gastroenterol 78: 257–260

Halvorsen L, Lee FI, Wesdorp CE, Johnson NJ, Mills JG, Wood JR (1989) Acute treatment of reflux oesophagitis: a multicentre study to compare 150 mg ranitidine twice daily with 300 mg ranitidine at bedtime. Aliment Pharmacol Ther 3: 171–181

Harding SM, Richter JE, Guzzo MR, Schan CA, Alexander RW, Bradley LA (1996) Asthma and gastroesophageal reflux: acid suppressive therapy improves asthma outcome. Am J Med 100: 395–405

Harvey RF, Gordon PC, Hadley N et al. (1987) Effects of sleeping with the bed-head raised and of ranitidine in patients with severe peptic oesophagitis. Lancet ii: 1200–1203

Heading RC, Baldi F, Holloway RH et al. (1998) Prokinetics in the treatment of gastro-oesophageal reflux. Eur J Gastroenterol Hepatol 10: 87–93

Herve P, Denjean A, Jian R, Simonneau G, Duroux P (1986) Intraesophageal perfusion of acid increases the bronchomotor response to metacholine and to isocapnic hyperventilation in asthmatic subjects. Am Rev Respir Dis 134: 986–989

Holloway RH, Dent J, Natrielvala F, Mackinon AM (1996) Relation between oesophageal acid exposure and healing of oesophagitis with omeprazole in patients with severe reflux oesophagitis. Gut 38: 649–654

Kahrilas PJ, Quigley EMM, American Gastroenterological Association (1996) Clinical esophageal pH recording: A technical review for practice guideline development. Gastroenterology 110: 1982–1996

Kjellin A, Ramel S, Rösner S, Thor K (1996) Gastroesophageal reflux in obese patients is not reduced by weight reduction. Scand J Gastroenterol 31: 1047–1051

Klauser AG, Schindlbeck NE, Müller-Lissner SA (1990) Symptoms in gastro-oesophageal reflux disease. Lancet 335: 205–208

Klinkenberg-Knol EC, Jansen JB, Lamers CB, Nelis F, Meuwissen SG (1990) Temporary cessation of long-term maintenance treatment with omeprazole in patients with H_2-receptor-antagonist-resistant reflux oesophagitis. Effects on symptoms, endoscopy, serum gastrin, and gastric acid output. Scand J Gastroenterol 25: 1144–1150

Koelz HR (1997) Contra Chirurgie bei gastroösophagealer Refluxkrankheit. Chir Gastroenterol 127: 1693–1702

Koelz HR (1997) Reflux, Lunge und Herz. Schweiz Med Wochenschr 127: 1693–1702

Koelz HR, Birchler R, Bretholz A et al. (1986) Healing and relapse of reflux esophagitis during treatment with ranitidine. Gastroenterology 91: 1198–1205

Kuipers EJ, Lundell L, Klinkenberg Knol EC et al. (1996) Atrophic gastritis and Helicobacter pylori infection in patients with reflux esophagitis treated with omeprazole or fundoplication. N Engl J Med 334: 1018–1022

Lagergren J, Bergström R, Lindgren A, Nyrén O (1999) Symptomatic gastroesophageal reflux as a risk factor for esophageal adenocarcinoma. N Engl J Med 340: 825–831

Marshall REK, Anggiansah A, Owen WA, Owen WJ (1997) The relationship between acid and bile reflux and symptoms in gastro-oesophageal reflux disease. Gut 40: 182–187

Lundell L, Daelenbäck J, Hattelbakk J, Jantuinen E, Lewander K, Miettinen P, Myrvold HE, Pedersen SA, Thor K, Andersson A, Nyström P, Wiklund I, The Nordic GERD Study Group (1998) Omeprazole (OME) or antireflux surgery (ARS) in the long term management of gastroesophageal reflux disease (GERD): Results of a multicentre, randomised clinical trial (abstract). Gastroenterology 114: A207

Marshall REK, Anggiansah A, Owen WA, Owen WJ (1997) The relationship between acid and bile reflux and symptoms in gastro-oesophageal reflux disease. Gut 40: 182–187

Meyers RL, Orlando RC (1992) In vivo bicarbonate secretion by human esophagus. Gastroenterology 103: 1174–1178

Pace F, Bollani S, Bianchi Porro G (1998) Current pharmacological treatment of reflux esophagitis. Hepatogastroenterol 45: 1316–1327

Provenzale D, Kemp JA, Arora S, Wong JB (1994) A guide for surveillance of patients with Barrett's esophagus. Am J Gastroenterol 89: 670–680

Salo JA, Lempinen M, Kivilaakso E (1985) Partial gastrectomy with Roux-en-Y reconstruction in the treatment of persistent esophagitis after Nissen fundoplication. Br J Surg 72: 623–625

Savary M, Miller G (1977) Der Oesophagus. Lehrbuch und Atlas. Gassmann, Solothurn

Schindlbeck NE, Klauser AG, Voderholzer WA, Müller-Lissner SA (1995) Empiric therapy of gastro-oesophageal reflux disease. Arch Intern Med 155: 1808–1812

Seefeld U, Krejs GJ, Siebenmann RE, Blum AL (1977) Esophageal histology in gastroesophageal reflux: Morphometric findings in suction biopsies. Dig Dis 22: 956–964

Sloan S, Rademaker AW, Kahrilas PJ (1992) Determinants of gastroesophageal junction incompetence: Hiatal hernia, lower esophageal sphincter, or both? Ann Intern Med 117: 977–982

Sontag SJ, O'Connell S, Khanderwal S, Miller T, Nemchausky B, Schnell TG, Serlovsky R (1990) Most asthmatics have gastroesophageal reflux with or without bronchodilatator therapy. Gastroenterology 99: 613–620

Spechler SJ (1992) Comparison of medical and surgical therapy for complicated gastroesophageal reflux disease in veterans. The Department of Veterans Affairs Gastroesophageal Disease Study Group. N Engl J Med 326: 786–792

Spechler SJ, Goyal RK (1996) The columnar-lined esophagus, intestinal metaplasia, and Norman Barrett. Gastroenterology 110: 614–621

Tytgat GN, Blum AL, Verlinden M (1995 a) Prognostic factors for relapse and maintenance treatment with cisapride in gastro-oesophageal reflux disease. Aliment Pharmacol Ther 9: 271–280

Tytgat GNJ, Koelz HR, Vosmaer GDC (1995 b) Sucralfate maintenance therapy in reflux oesophagitis. Am J Gastroenterol 90: 1233–1237

Vaezi MF, Singh S, Richter JE (1995) Role of acid and duodenogastric reflux in esophageal mucosal injury: A review of animal and human studies. Gastroenterology 108: 1897–1907

Verdú EF, Armstrong D, Fraser R, Viani F, Idström JP, Cederberg C, Blum AL (1995) Effect of Helicobacter pylori status on intragastric pH during treatment with omeprazole. Gut 36: 539–543

Vigneri S, Termini R, Leandro G et al. (1995) A comparison of five maintencance therapies for reflux esophagitis. N Engl J Med 333: 1106–1110

Wilder-Smith CH, Merki HS (1992) Tolerance during dosing of H_2-receptor antagonists. Scand J Gastroenterol 27 (Suppl 193): 443–451

Motilitätsstörungen des Magens und gastroduodenalen Übergangs

Th. Eberl · M. Wienbeck

INHALT

16.1 Normale Motilität 89
16.1.1 Nüchternmotilität 89
16.1.2 Postprandiale Motilität 89
16.2 Untersuchungsmethoden 90
16.2.1 Manometrie 91
16.2.2 Szintigraphie 91
16.2.3 Sonographie 92
16.2.4 Radiologische Methoden 94
16.3 Gestörte Motilität 94
16.3.1 Organische Erkrankungen 94
 Stoffwechselerkrankungen: Diabetes mellitus 95
 Systemerkrankungen 95
16.3.2 Funktionelle Störungen 96
 Funktionelle Dyspepsie 96
 Medikamentös induzierte Motilitätsstörungen 98
 Anorexia nervosa 98

Motilität und Entleerung des Magens werden durch ein komplexes Zusammenspiel verschiedener Regionen des Gastrointestinaltrakts beeinflußt: proximaler Magen, Antrum, Pylorus und Dünndarm. Nahezu alle Krankheitsprozesse, die im oberen Gastrointestinaltrakt auftreten oder diesen miteinbeziehen, können die Magenfunktion stören, ob dies organische Erkrankungen wie Refluxsyndrome, Ulkusleiden, Kollagenosen, Neuropathien oder funktionelle Störungen wie funktionelle Dyspepsie oder Anorexia nervosa sind.

16.1 Normale Motilität

16.1.1 Nüchternmotilität

Im Nüchternzustand zeigen Antrum, Pylorus und Duodenum ein in unterschiedliche Phasen getrenntes zyklisches Aktivitätsmuster, den sog. migrierenden Motorkomplex (MMC), oder auch interdigestiver myoelektrischer Komplex genannt (siehe Kap. 13).

Dieser periodische Ablauf wird erst durch Nahrungsaufnahme unterbrochen (Abb. 16.1). Zwischen dem MMC und der Entleerung von Mageninhalt besteht eine strenge Korrelation: Während Phase I findet keine Bewegung statt, hingegen wird Mageninhalt während Phase II gemischt, jedoch in Form von Propulsion nur wenig weiterbefördert. Phase III ist durch aborale Propulsion gekennzeichnet, wodurch auch große unverdauliche Nahrungspartikel den Magen verlassen können (Ehrlein u. Akkermans 1984). Aus diesem Grund obliegt dem MMC eine Art „Clearancefunktion" des Magens und Dünndarms.

16.1.2 Postprandiale Motilität

Nahrungsaufnahme unterbricht den MMC durch noch nicht geklärte Mechanismen. Das postprandiale Muster ist nichtzyklisch, zeigt intermittie-

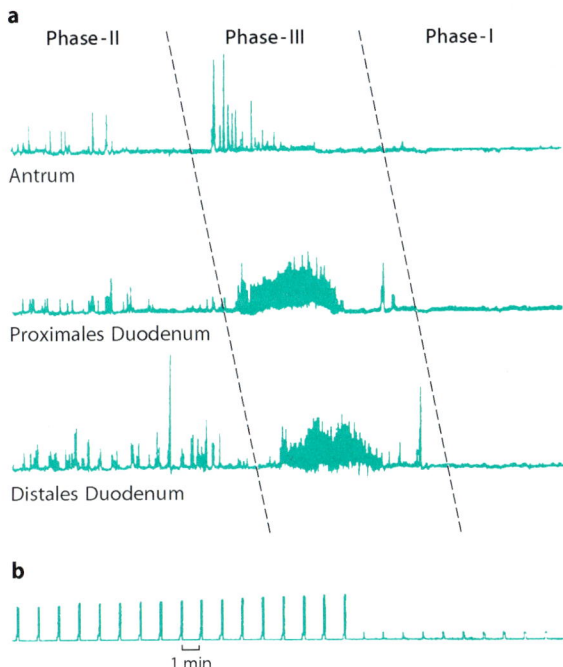

Abb. 16.1. Manometrische Darstellung der einzelnen Phasen des migrierenden Motorkomplexes des Magens im Nüchternzustand

rende kontraktile Aktivität ähnlich der Phase II des MMC (siehe Kap. 13). Annähernd 50 % der Schrittmacherpotentiale werden von submaximalen antralen Kontraktionen beantwortet. Dieses Motilitätsmuster bleibt bestehen, solange sich Nahrungsbestandteile im Magen befinden. Die Konversion der Nüchternmotilität zur postprandialen Motilität wird z. T. durch den N. vagus initiiert, allerdings spielen auch andere Faktoren wie luminale Distension, Magentonus, chemische Zusammensetzung und Größe der Nahrungsbestandteile, deren Fettgehalt und pH-Wert eine Rolle (Meyer 1987). Zum Beispiel verringern flüssige Nahrungsbestandteile die Kontraktionsamplitude im Antrum und bewirken irreguläre motorische Aktivität im Dünndarm, wohingegen feste Nahrungsbestandteile Kontraktionen mit hoher Amplitude im Antrum nach sich ziehen mit einem Motilitätsmuster im Dünndarm ähnlich dem nach Flüssigkeiten. Eng verknüpft mit dem postprandialen Motilitätsmuster ist die Durchmischung, Zerkleinerung und Propulsion der Nahrungsbestandteile (Abb. 16.2).

Bei Nahrungsaufnahme reagiert zunächst das proximale Magenkompartiment (Fundus), das keine phasische, sondern nur tonische Aktivität zeigt, mittels rezeptiver und adaptiver Relaxation. Der intragastrale Druck wird damit konstant gehalten. Später befördern Fundus und oberes Korpus durch tonische Kontraktionen den Mageninhalt nach aboral ins Antrum. Das Antrum zerkleinert den Mageninhalt durch rhythmische Kontraktionen (3/min) bis auf eine Partikelgröße von etwa 1 mm. Diese Kontraktionen sind in der Regel nicht lumenverschließend, mit Ausnahme im distalen Antrum und Pylorus, die sich fast gleichzeitig kontrahieren. Dies erklärt, daß Nahrungsbestandteile > 3 mm in den Magenkorpus zurückbefördert werden, um dann wiederum durchmischt und zerkleinert zu werden. Erst dann läßt der Pylorus die Nahrungspartikel passieren. Nicht zerkleinerbare Partikel bleiben zunächst im Magen liegen und werden dann im Nüchternzustand (interdigestive Phase) durch die Phase III der MMC ins Duodenum befördert (Ehrlein u. Akkermans 1984). Die phasischen Antrumkontraktionen bremsen aber nicht nur die Entleerung fester Nahrung, sondern wahrscheinlich auch die von Flüssigkeiten. Je höher osmolar und kalorienreicher die aufgenommene Nahrung ist, desto länger verweilt sie im Magen. Dies wird als physiologischer Schutzmechanismus gegen eine „Überschwemmung" des Duodenums verstanden. Damit stellt der Organismus sicher, daß dosiert nur die Nahrungsmenge in den Dünndarm gelangt, die optimal aufgespalten und resorbiert werden kann.

16.2
Untersuchungsmethoden

Zur Messung der Magenmotilität und Differenzierung der Motilitätsstörungen steht eine Reihe von Untersuchungsverfahren zur Verfügung (Tabelle 16.1) (Camilleri et al. 1998). Alternative Methoden befinden sich derzeit im experimentellen Stadium.

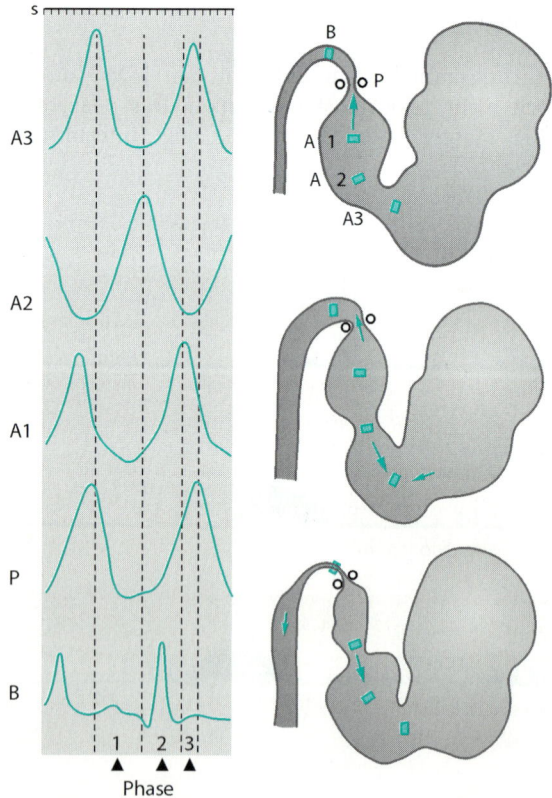

Abb. 16.2. Illustration der Verdauung von Nahrungsbestandteilen einschließlich Propulsion und Durchmischung, Entleerung und Retropulsion (*A* Antrum, *P* Pylorus, *B* Bulbus duodeni). Phase 1: Propulsion von Chymus. Phase 2: Entleerung und Retropulsion von Chymus. Phase 3: Retropulsion und erneute Durchmischung von Chymus. (Nach Camilleri u. Malagelada 1994)

Tabelle 16.1. Methoden der Motilitätsdiagnostik

Etabliert	Experimentell
Bariumkontrast	Elektromyographie
Szintigraphie	Elektrogastrographie
Sonographie	Impedanzmessung
Manometrie	Absorptionstests
	Metalldetektormethoden

16.2.1
Manometrie

Technische Aspekte

Eine direkte Erfassung der Motilität von Magen und benachbartem Dünndarm erlaubt die antroduodenale Manometrie. Sie erfordert die Intubation des Magens und antroduodenalen Übergangs mit speziellen Kathetern unter Röntgendurchleuchtung oder endoskopisch.

Bewährt haben sich flüssigkeitsperfundierte, mehrlumige Katheter aus Kunststoff mit mehreren Meßpunktöffnungen in definierten Abständen, angeschlossen an ein Perfusionssystem mit externen Druckaufnehmern (Transducern; Wienbeck u. Lux 1983). Allerdings sind in den letzten Jahren zunehmend flexible Katheter mit inkorporierten, miniaturisierten elektronischen Transducern (direkte Druckaufnehmer) in den Vordergrund gerückt; diese haben im Vergleich zu den wasserperfundierten Systemen den großen Vorteil, daß die Patienten weniger behindert werden und daß mit Hilfe eines Speichergeräts Langzeitregistrierungen über 24 h möglich sind. Das Problem der Katheterdislokation bei Langzeitmessungen kann heutzutage mit „Sleeve"-Kathetern im Pylorus vermindert werden. Dabei mißt eine wasserperfundierte Silikonmembran den höchsten auf die Membran ausgeübten Druck (Horowitz u. Dent 1991).

Alle Systeme messen Veränderungen des intraluminalen Drucks als Folge von Kontraktionen glatter Muskulatur. Meist wird mit 5 nahe nebeneinanderliegenden Meßpunktöffnungen (Abstände zueinander 1 cm) die Motilität des Antrums, Pylorus und proximalen Duodenums gemessen, mit 3–4 weiteren Meßpunkten (Abstände zueinander 10–15 cm) die Motilität des distalen Duodenums und eines kurzen Jejunumstücks hinter dem Treitz-Band. Am Magen wird oft nur die Kontraktionsfähigkeit eines kurzen Segments am antropylorischen Übergang sichtbar, da nur hier die Kontraktionen gewöhnlich lumenverschließend sind.

Indikationen und Kontraindikationen

Die Durchführung der antroduodenalen Manometrie kann indiziert sein bei Patienten mit abdominellen Symptomen nach Ausschluß einer mechanischen Obstruktion und bei Verdacht auf endokrin-metabolische oder neurologische Erkrankungen sowie Myopathien (Malagelada u. Stanghellini 1985). Vor allem 2 klinisch relevante Fragestellungen können mit Hilfe der Manometrie beantwortet werden:
– Deutet der pathophysiologische Prozeß auf eine Neuropathie oder Myopathie hin?
– Betrifft die Motilitätsstörung den Magen, Dünndarm oder beide Organe?

Außerdem dient sie der Testung medikamentöser, z. B. prokinetischer Therapie.

Kontraindikationen zur Durchführung der Manometrie können anatomische Besonderheiten wie z. B. Divertikel oder Fisteln sein, welche die perorale Passage der Manometriesonde erschweren oder unmöglich machen, und eine respiratorische Insuffizienz.

Interpretation der Meßergebnisse

Die Aufzeichnung der Motilität erstreckt sich über einen Zeitraum von 3–5 h während einer Nüchternperiode bis 2 h nach Aufnahme einer standardisierten Testmahlzeit. Bedeutsam für die Auswertung sind:
– die Zyklusdauer oder das Zeitintervall zwischen den Aktivitätskomplexen der Phase III eines MMC;
– die Dauer jeder einzelnen Phase eines MMC, die Amplitude und Fortbewegungsgeschwindigkeit der Aktivitätskomplexe der Phase III an verschiedenen Stellen des Magens und Dünndarms;
– die Rate der Kontraktionen während der Phase-III-Aktivität (Rees et al. 1982).

Qualitative Informationen werden zudem auch durch die visuelle Beobachtung der Aufzeichnung am Monitor gewonnen:
– Ist Phase-III-Aktivität vorhanden?
– Ist der zeitliche Ablauf der einzelnen Phasen des MMC adäquat?
– Werden die Komplexe nach aboral weitergeleitet oder retrograd?

Da das postprandiale Motilitätsmuster durch Zusammensetzung der Testmahlzeit (flüssig oder fest) sowie den Kaloriengehalt beeinflußt wird, ist eine Standardisierung der Testmahlzeit wichtig.

Eine Quantifizierung motorischer Aktivität wird mit Hilfe einer mathematischen Formel in Form des sog. Motilitätsindex (MI) wiedergegeben, der die Amplitude und Frequenz der Kontraktionen während einer definierten Zeitdauer berücksichtigt. Der Motilitätsindex wird mit folgender Formel berechnet:

$$MI = \log_e (\text{Anzahl der Kontraktionen} \times \text{Summe der Amplituden} + 1).$$

16.2.2
Szintigraphie

Szintigraphische Untersuchungen haben wesentlich zum Verständnis gastrointestinaler Motilität beigetragen. Die Strahlenbelastung ist weitaus geringer als bei konventionellen radiologischen Methoden, die Durchführbarkeit bei Benutzung digitaler Auswertungsmethoden und geringer Patientenbelastung einfach. Dennoch kommen szintigraphische Funktionstests in der gastroenterologischen Diagnostik im Vergleich zu konventionellen radiologischen Methoden, Ultraschall oder Computertomographie nur selten zum Einsatz. Die Gründe dafür liegen in der fehlenden Standardisierung der Testmahlzeiten (fest oder flüssig, Größe der Testmahlzeiten), unterschiedlichen Projektionsebenen bei der Messung und weiten Normalbereichen.

Als Marker werden kurzlebige Nuklide wie ^{99m}Technetium oder ^{111m}Indium verwendet, die bei der Zubereitung der Testmahlzeit zugegeben werden (Horowitz et al. 1985). Die Testmahlzeit sollte standardisiert sein und aus einer flüssigen und festen Komponente bestehen, da die Magenentleerung vom Volumen, dem Kalorien- und Fettgehalt sowie der Partikelgröße der Nahrungsbestandteile abhängt. Die am meisten verwendeten nichtabsorbierbaren Marker (als Trägersubstanz für die radioaktiven Isotope) sind Kolloide für ^{99m}Tc und DTPA (Komplexbildner) für ^{111m}Indium. Eine gängige Testmahlzeit besteht z. B. aus Pfannkuchen und Wasser, versehen mit den nichtabsorbierbaren radioaktiven Markern. Üblicherweise bestimmt man die Entleerungszeit für feste und flüssige Stoffe getrennt (duale Isotopengammaszintigraphie) mittels Messung der Radioaktivität in 15 min-Abständen durch eine externe Gammakamera ab Beginn der Nahrungsaufnahme für einen Zeitraum von mindestens 120 min postprandial, nachdem die „region of interest" (ROI) definiert wurde. Als Meßwerte werden die Halbwertszeit der Entleerung, für feste Stoffe auch die (zur Zerkleinerung erforderliche) Zeit bis zum Einsetzen einer Entleerung („lagphase") angegeben (Abb. 16.3; Horowitz 1992).

Indikationen

Bei folgenden Indikationen hat die Magenentleerungsszintigraphie einen festen Platz in der gastroenterologischen Diagnostik:
(1) Patienten mit Symptomen einer stark beschleunigten oder verzögerten Magenentleerung, (Dumpingsymptomatik oder ausgeprägtes postprandiales Völlegefühl),
(2) Patienten mit Diabetes mellitus und klinisch Verdacht auf autonome Neuropathie,
(3) Erfolgskontrolle einer prokinetischen Therapie oder postoperativ,
(4) präoperative Information über die Magenentleerung im Rahmen der Planung eines chirurgischen Eingriffs.

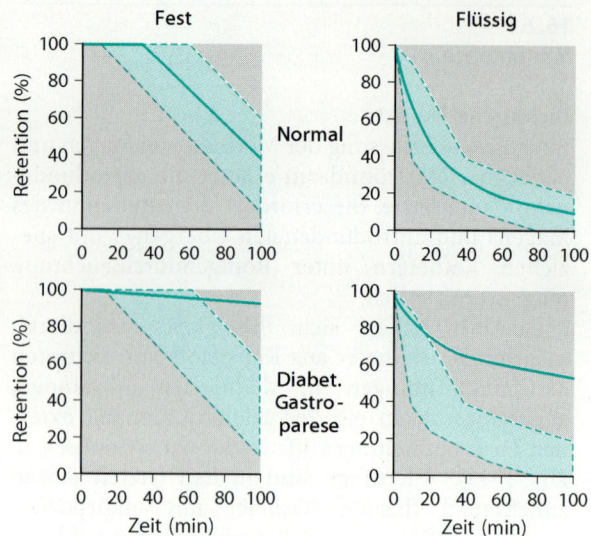

Abb. 16.3. Magenentleerungskurven für feste (*links*) und flüssige (*rechts*) Testmahlzeiten bei Normalpersonen (*oben*) und bei diabetischer Gastroparese (*unten*). Dargestellt ist jeweils die prozentuale Retention im Magen gegen die Zeitachse. Die Zonen zwischen den unterbrochenen Linien entsprechen den Normalzeiten. Man erkennt die deutliche Verzögerung der Entleerung für feste und flüssige Nahrungsbestandteile bei diabetischer Gastroparese. (Nach Horowitz 1992)

16.2.3
Sonographie

Gegenüber den anderen etablierten Untersuchungsverfahren wie Szintigraphie und Manometrie bietet die Sonographie einige Vorteile (Tabelle 16.2). Allerdings verlangen Magenentleerungsmessungen einen hohen Zeitaufwand. Die sonographische Beurteilung der Motilität wird heute von vielen Motilitätsgruppen als Standarduntersuchung anerkannt und durchgeführt.

Durch Ultraschall können die Antrumfläche nüchtern und postprandial gemessen, antroduode-

Tabelle 16.2. Vorteile der sonographischen Motilitätsmessung

Vorteile	Folgerungen
Methode breit verfügbar nichtinvasive Methode	Routinediagnostik, Screening keine motilitätsinhibierende Streßinduktion
keine Strahlenbelastung	problemlose Wiederholungsmessungen, keine Kontraindikationen für Kinder und Schwangere
simultane Beurteilung	gastroduodenale Kontraktionen und Entleerung von Testmahlzeiten sowie Refluxepisoden

nale Kontraktionen und deren Koordination beurteilt und transpylorische Flüssigkeitsbewegungen dargestellt werden.

Technik

■ **Bestimmung der Antrumfläche.** Zur Durchführung von Ultraschalluntersuchungen des Magens wird die Real-time-Sonographie verwendet, die variable zweidimensionale Schnitte durch den Magen liefert. Sie wird mit einem 3,5 MHz-Schallkopf am halbsitzenden Patienten durchgeführt (Bolondi et al. 1985; Hausken u. Berstad 1991), auch die Messung in liegender Position ist möglich (Dumitrascu et al. 1995). Zur Bestimmung der Antrumfläche wird eine vertikale Ebene paramedian im Oberbauch gewählt, in der die Aorta, die V. mesenterica superior und das Antrum gleichzeitig zur Darstellung kommen (Aortomesenterialebene; Abb. 16.4). Die äußere Begrenzung der Antrumfläche wird umfahren und in cm^2 angegeben. Diese Messung wird 3mal hintereinander am Patienten durchgeführt, und aus den Meßwerten wird der Durchschnittswert in cm^2 errechnet. Die Messung der Antrumfläche erfolgt bei motorischer Ruhe zwischen den einzelnen propulsiven gastralen Kontraktionen; sie kann sowohl nüchtern als auch postprandial durchgeführt werden (Bolondi et al. 1985; Hausken u. Berstad 1991). Normwerte für gesunde Kontrollpersonen liegen bei 2,5–3,5 cm^2 (Eberl et al. 1996; Hausken u. Berstad 1991). Auch Methoden zur sonographischen Messung des proximalen Magenanteils wurden bereits erprobt (Gilja et al. 1997). Derzeit wird an einer dreidimensionalen Darstellung des gesamten Magenvolumens und der Magenentleerung durch Ultraschall gearbeitet (Gilja et al. 1997).

■ **Messung der Magenentleerung und Antrummotilität.** Die Magenentleerung kann indirekt durch Bestimmung der Antrumflächen nüchtern und postprandial bestimmt werden. Hierzu wird nach o. g. Technik die Antrumfläche nüchtern gemessen. Nach Einnahme einer standardisierten Testmahlzeit wird die Zeit bis zum Erreichen der maximalen Antrumfläche und bis zum Wiedererreichen der basalen Antrumausgangsfläche festgehalten. Die Zeit bis zum Wiedereintritt der Basalwerte stellt die Magenentleerungszeit dar, die bei gesunden Kontrollpersonen 248±39 min beträgt (Bolondi et al. 1985). Wenn nach Darstellung der Antrumnüchternfläche im Längsschnitt (Aortomesenterialebene) der Schallkopf um 90° gedreht wird, können sonographisch in dieser Horizontalebene Antrum und Pylorus gleichzeitig dargestellt werden (vgl. Abb. 16.4). Die antrale Motilität wird definiert als Anzahl durchschnürender Kontraktionen (Antrumverkleinerung um mehr als 50 %) in einer Minute, die Amplitude antraler Kontraktionen als maximale Reduktion der Antrumfläche (während einer Kontraktion) im Verhältnis zur Ausgangsfläche nüchtern (Hveem et al. 1996).

■ **Beurteilung der antroduodenalen Motilität.** Für die Beurteilung der antroduodenalen Motilität ist die Bestimmung der antroduodenalen Koordination von großer Bedeutung. Sonographisch wird dabei in der transpylorischen Schnittebene (vgl. Abb. 16.4) simultan Antrum, Pylorus und proximales Duodenum 15 min nach Gabe einer Testmahlzeit dargestellt. Die antroduodenale Koordination wird dabei als Prozentsatz der insgesamt registrierten peristaltischen Zyklen verstanden, bei denen

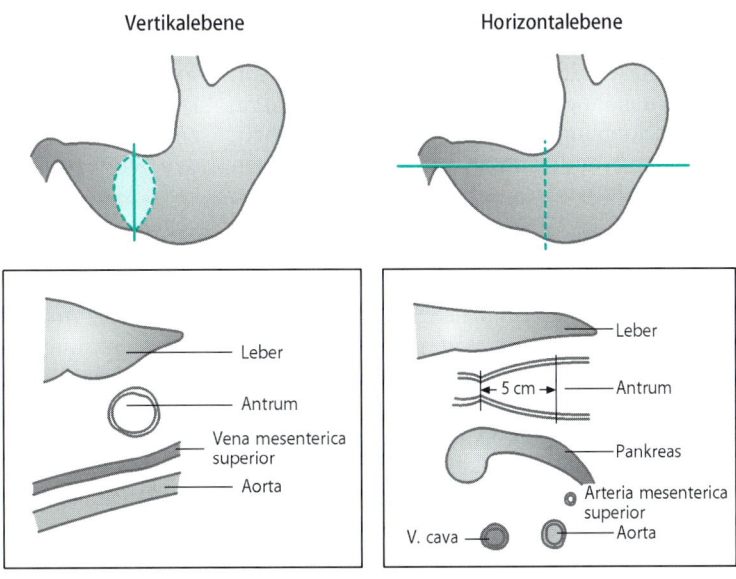

Abb. 16.4. Schematische Darstellung des sonographischen Oberbauchlängs- und -querschnitts im Ultraschall. (Nach Hausken u. Berstad 1991)

antrale Kontraktionen unmittelbar (bis zu 10 s) von duodenalen Kontraktionen gefolgt sind (Hausken et al. 1992). Auch kann zusätzlich der transpylorische Fluß erfaßt werden, wobei eine bessere Darstellung der Flüssigkeitsbewegungen mit Hilfe der Farb-Duplex-Sonographie gelingt, angewandt mit gepulstem Doppler sowohl zur qualitativen als auch zur quantitativen Flußmessung (ebd.).

Wertigkeit der Sonographie im Vergleich zu anderen Untersuchungsmethoden
Die sonographische Bestimmung des Antrumdurchmessers korreliert sowohl nüchtern als auch nach flüssiger Mahlzeit sehr gut mit dem tatsächlichen Mageninhalt bei geringen Variationen und guter Reproduzierbarkeit. Sowohl für eine ingestierte standardisierte Fleischsuppe (20 kcal) als auch für eine Glukoselösung (300 kcal) waren die per Ultraschall und mittels Szintigraphie ermittelten Transitzeiten nahezu identisch (Hausken et al. 1992). Im Vergleich mit der Manometrie schneidet die Sonographie bei der Beurteilung antraler Kontraktionen durchweg besser ab. Insbesondere schwächere Kontraktionen, die das Lumen nicht einengen, lassen sich zwar sonographisch, nicht aber manometrisch darstellen. Zur Beurteilung der gastralen Motorik nach flüssigen Mahlzeiten liefert die sonographische Untersuchung den bisherigen Standardmethoden gleichwertige Resultate. Langfristig könnte sie die Szintigraphie in vielen Fällen überflüssig machen. Für die Darstellung der Passage fester Mahlzeiten ist sie dagegen weniger geeignet.

16.2.4
Radiologische Methoden

Die Radiologie ermöglicht qualitative und auch semiquantitative Informationen über die Motilität des Gastrointestinaltrakts: Wandkontraktionen von Hohlorganen können indirekt dargestellt werden, ebenso Verschiebungen von intraluminalem Inhalt. Der Grad der Wanddehnung kann Informationen über den Wandtonus des untersuchten Hohlorgans liefern.

Indikation
Radiologische Methoden spielen bei Motilitätsuntersuchungen des Magens und gastroduodenalen Übergangs nur eine untergeordnete Rolle. Radiologische Methoden eignen sich nur zur Darstellung einer schnellen Abfolge von motorischen Sequenzen, wie z. B. beim Schluckakt oder der Defäkation in Form der Ösophaguskinematographie (Videographie) oder der Defäkographie. Die für eine prolongierte Untersuchung der Magenmotilität benötigte Strahlendosis bedeutet für den Patienten eine zu hohe Strahlenexposition.

16.3
Gestörte Motilität

Die Magenfunktion ist durch ein komplexes Wechselspiel einzelner Komponenten gekennzeichnet. Wie diese Komponenten miteinander in Wechselbeziehung stehen und wie sie durch eine Reihe von Regelmechanismen v. a. aus dem intrinsischen und extrinsischen Nervensystem kontrolliert werden, ist z. T. noch nicht geklärt. Wegen der Vielfalt dieser Wechselbeziehungen kann es zu einer Reihe von Störungen der Magenfunktion kommen, die ihr Korrelat in einem verändertem Fundustonus, einem gestörten antralen und pylorischen Kontraktionsverhalten sowie einer beeinträchtigten gastroduodenalen Koordination finden. Folgende Gruppen von Krankheitheitsbildern lassen sich unterscheiden: organische Erkrankungen (Tumor, Ulkus, Entzündung), Gastroparese, funktionelle Erkrankungen, Systemerkrankungen (Kollagenkrankheiten), medikamentös induzierte Motilitätsstörungen und postoperative Störungen.

> ! In der Regel ist eine zu schnelle Entleerung des Magens ein postoperatives Phänomen, während eine zu langsame Entleerung durch eine Vielzahl von Störungen hervorgerufen werden kann.

16.3.1
Organische Erkrankungen

Die Diagnostik von Magenentleerungsstörungen beginnt mit einer sorgfältigen Anamnese. Bei Symptomen wie Schmerz und Erbrechen sind Beginn, Dauer und zeitliche Abhängigkeit von Mahlzeiten zu berücksichtigen. Außerdem können Beschwerden wie postprandiales Völlegefühl, Gewichtsverlust und vasomotorische Symptome Hinweise geben. Die klinische und insbesondere chirurgische Vorgeschichte sind wichtig, ebenso die Medikamente, die der Patient eingenommen hat. Nach Anamnese und körperlicher Untersuchung können zur Sicherung der Diagnose bzw. zum Nachweis einer organischen Ursache Röntgenuntersuchung oder Endoskopie dienen. Mit Hilfe dieser Untersuchungen kann das Vorliegen einer Magenausgangsstenose oder einer organischen Stenose bestätigt werden. Eine genaue Auflistung möglicher organischer Ursachen für eine verzögerte Magenentleerung gibt Tabelle 16.3.

Tabelle 16.3. Organische Ursachen für eine verzögerte Magenentleerung

Akut	Chronisch
mechanisch (Ulcus pylori oder duodeni, Ileus, Tumor)	mechanisch (Narbenstenose bei Ulkuskrankheit, Tumoren)
postoperativ (insbesondere nach Eingriffen am Magen)	Stoffwechselkrankheiten (Diabetes mellitus), Urämie bei chronischem Nierenversagen
schwere Allgemeinerkrankungen (Sepsis, Urämie, Pneumonie)	Systemerkrankungen (Kollagenkrankheiten)
Virusinfekte (z. B. Gastroenteritis)	postoperativ (Magenresektion, Vagotomie) Neuro- und/oder Myopathien

> ! Eine Vielzahl muskulärer und neurogener Erkrankungen kann zu einer extremen Verzögerung der Magenentleerung, d. h. einer Gastroparese, führen.

Die davon betroffenen Patienten klagen über Symptome ähnlich denen der Dyspepsie. In der Regel wird zunächst die Entleerung fester Nahrung und erst in Spätstadien auch die von Flüssigkeiten gestört (vgl. Abb. 16.3).

Stoffwechselerkrankungen: Diabetes mellitus
(siehe Kap. 77)

Von der diabetischen Gastroparese sind meist insulinbedürftige Diabetiker betroffen, bei denen es in der Regel schon zu mikroangiopathischen Organkomplikationen gekommen ist. Die Gastroparese wird als Ausdruck der diabetischen Neuropathie im Gastrointestinaltrakt angesehen.

Aber auch schon bevor solide Nahrungsreste im Magen retiniert werden, kann man bei Diabetikern Störungen der Magenmotilität nachweisen (Camilleri u. Malagelada 1994). Neben einer Verminderung der Antrumkontraktionen postprandial und während Phase III des MMC wurden auch eine Dysfunktion des Pylorus (Mearin et al. 1986) und eine gestörte antroduodenale Koordination (Kawagishi et al. 1994) beschrieben.

> ! Eine wichtige Rolle scheint die Erhöhung des Glukosespiegels zu spielen: Hyperglykämie vermindert sowohl die phasischen Kontraktionen des Magenantrums (Kawagishi et al. 1994) als auch den Tonus des Magenfundus (Hebbard et al. 1994).

Beides begünstigt die bei Diabetikern nachweisbare gestörte Magenentleerung. Erstaunlicherweise geht die Gastroparese nicht parallel mit der Schwere der Symptome des Diabetes (Horowitz et al. 1987). Dies weist darauf hin, daß nicht nur der efferente (motorische), sondern auch der afferente (sensible) Schenkel des autonomen Nervensystems bei der diabetischen Neuropathie geschädigt ist (Rathmann et al. 1991).

Die medikamentöse Therapie der diabetischen Gastroparese und anderer Störungen der Magenentleerung besteht in der Gabe von Prokinetika. Dabei scheint das Cisaprid dem Metoclopramid nicht nur in seiner akuten Wirkung (McHugh et al. 1992) überlegen zu sein, sondern auch die Langzeitwirkung bleibt besser erhalten (Horowitz et al. 1987). Die Symptome werden durch Cisaprid in der Regel günstig beeinflußt (ebd.), wenngleich Besserung der Symptomatik und Beschleunigung der Magenentleerung sich nicht parallel ändern (ebd.). Eine neue Therapiemöglichkeit scheint der Einsatz von Erythromycin und anderen Makroliden zu sein. Dieses Makrolidantibiotikum stimuliert schon in niedriger Dosierung (50–100 mg) die gastroduodenale Motilität und beschleunigt die Entleerung fester Nahrung aus dem Magen. Es wirkt dabei über Rezeptoren des gastrointestinalen Hormons Motilin. Bei der diabetischen Gastroparese beschleunigt es nicht nur die Magenentleerung, sondern es bessert auch deutlich die Symptome (Richards et al. 1993). Neue Makrolide ohne antibiotische Wirkung, sog. Motilide, sind in Entwicklung.

Systemerkrankungen

Folgende Systemerkrankungen können mit einer Beeinträchtigung der Magenmotilität einhergehen: Kollagenkrankheiten, Amyloidose, myotone Dystrophie, Neurofibromatose, M. Parkinson und paraneoplastische Neuropathien.

Kollagenkrankheiten

■ **Progressive systemische Sklerose.** Bei Patienten mit progressiver systemischer Sklerose können neben Symptomen eines hypomotilen Ösophagus in 60% der Fälle Magenentleerungsstörungen nachgewiesen werden (Wegener et al. 1994). Die glatten Muskelzellen sind in ihrer Anzahl reduziert und durch Kollagenfasern ersetzt; in vielen Fällen ist die betroffene Muskelschicht in ihrer Dicke reduziert.

■ **Sklerodermie.** Bei der Sklerodermie ist die Motilitätsstörung durch eine Sklerosierung der Magenwand bedingt, was in erster Linie zu einer Verminderung der motorischen Aktivität des Antrums und einer verzögerten Entleerung von festen Speisen führt. Durch eine Tonusbeeinträchtigung des Magenfundus ist die rezeptive Fundusrelaxation bei

Nahrungsaufnahme gestört, woraus auch eine gestörte Magenentleerung von Flüssigkeiten resultiert. Außerdem fehlt bei vielen Patienten die Phase III des MMC mit der Folge einer beeinträchtigten gastrointestinalen Säuberung und bakterieller sekundärer Überwucherung (Wegener et al. 1994).

■ **Polymyositis und Dermatomyositis.** Der quergestreifte Muskelanteil des Ösophagus ist involviert, auch glatte Muskulatur kann betroffen sein. Die Entleerung von Flüssigkeiten und festen Nahrungsbestandteilen ist verzögert. Es konnte auch eine Korrelation der verzögerten Magenentleerung mit dem Ausmaß der Skelettmuskelschwäche gezeigt werden (Horowitz et al. 1986).

16.3.2
Funktionelle Störungen

Eine Störung der Motilität ist das Ergebnis einer Vielzahl von pathologischen Prozessen, so z. B. eine Folge von Erkrankungen des intrinsischen oder extrinsischen Nervensystems und Erkrankungen, welche die Funktion der glatten Muskulatur beeinflussen. Die Motilität kann aber auch durch Veränderungen des Eßverhaltens oder durch Medikamente beeinträchtigt werden. Bei etwa 40 % der Patienten, die an dyspeptischen Symptomen leiden, wird keine organische Ursache gefunden, und die Diagnose „funktionelle Oberbauchbeschwerden" oder „funktionelle Dyspepsie" gestellt.

Funktionelle Dyspepsie (siehe Kap. 22)

Die funktionelle Dyspepsie (Synonym: Reizmagen) ist definiert zum einen durch Symptome, die im Oberbauch empfunden oder auf ihn bezogen werden, und zum anderen durch den fehlenden Nachweis einer organischen Erkrankung im oberen Gastrointestinaltrakt (Heading 1991). An dieser Stelle werden nur die Motilitätsaspekte der funktionellen Dyspepsie beschrieben. Eine ausführliche Beschreibung der funktionellen Dyspepsie findet sich in Kap. 22.

■ **Motilität.** Ähnlich wie beim Reizdarm stand auch bei der funktionellen Dyspepsie lange Zeit die abnorme Motilität im Mittelpunkt der pathophysiologischen Überlegungen. Gestörte Motilitätsabläufe oder eine verlangsamte Magenentleerung dürfen aber nicht die einzige Zielrichtung in der Ursachenforschung der funktionellen Dyspepsie sein, denn nur etwa die Hälfte der Patienten zeigt hier abnorme Befunde. Beschrieben wurden eine verminderte Kontraktionstätigkeit des Antrums nach dem Essen, verzögerte Magenentleerung und abnorme Bewegungsabläufe im Duodenum. In keiner der publizierten Studien konnte aber ein überzeugender Zusammenhang zwischen dyspeptischen Beschwerden und abnormer Motilität gezeigt werden. Auch eine verzögerte Magenentleerung korreliert nicht mit den Symptomen (Dumitrascu et al. 1995).

Ein wichtiges Argument für die Motilitätshypothese ist andererseits das Ansprechen von Medikamenten, deren Angriffspunkt die Bewegungsabläufe im Verdauungstrakt sind (Dobrilla et al. 1989). Es liegen aber auch Hinweise dafür vor, daß manche sog. Prokinetika die viszerale Sensitivität beeinflussen können. Als Brücke zwischen diesen beiden konträr erscheinenden Hypothesen „Dysmotilität" und „Hyperalgesie" könnte folgende Erklärung dienen: Das Hauptproblem bei Patienten mit funktioneller Dyspepsie ist nicht die verzögerte Magenentleerung, sondern eine abnorme intragastrale Verteilung der Nahrung im Magen (Troncon et al. 1994). Bei gesunden Personen sammelt sich die Nahrung zunächst im proximalen Magen und wandert dann langsam in das Antrum. Bei Reizmagenpatienten sammelt sich dagegen möglicherweise als Folge eines erhöhten Fundustonus die Nahrung sofort im Antrum an und dehnt dieses auf. Dies paßt gut zu sonographischen Befunden, die bei Reizmagenpatienten eine stärkere postprandiale Aufdehnung des Antrums zeigen als bei Kontrollpersonen (Bolondi et al. 1985). Dieses Phänomen ist aber nicht nur postprandial zu beobachten. Auch im Nüchternzustand ist das Antrum bei Patienten mit Reizmagen weitergestellt als bei beschwerdefreien Kontrollpersonen. Zwischen Zahl und Schweregrad der Symptome, gemessen anhand eines Symptomscores, und der sonographisch bestimmten Weite des Nüchternantrums läßt sich eine enge Korrelation aufzeigen (Eberl et al. 1994).

Diagnostik

In einem neuen Licht erscheint die Diagnostik der funktionellen Dyspepsie durch Ultraschallmessungen des Magens (Abb. 16.5). Im Nüchternzustand ist das Antrum bei Patienten mit funktioneller Dyspepsie weiter gestellt als bei beschwerdefreien Kontrollpersonen. Zwischen Zahl und Schweregrad der dyspeptischen Symptome, gemessen anhand eines Symptomscores, und der sonographisch bestimmten Weite des nüchternen Antrums läßt sich eine enge Beziehung aufzeigen (Eberl et al. 1994). Auch kann sonographisch bei Patienten mit funktioneller Dyspepsie eine stärkere postprandiale Aufdehnung des Antrums beobachtet werden als bei Kontrollpersonen (Bolondi et al. 1985). Mittels sonographischer Messung der Antrumfläche steht erstmals

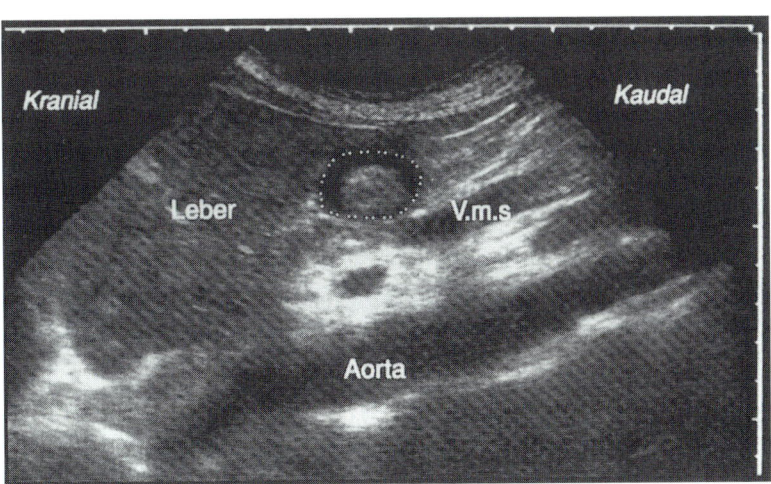

Abb. 16.5. Sonographische Darstellung des Magenantrums (mit einer *gepunkteten Linie* gekennzeichnet) nüchtern beim dyspeptischen Patienten mittels eines Längsschnitts durch den Oberbauch. Dabei dienen die V. mesenterica superior (*Vms*) und die Aorta als Landmarken für eine definierte reproduzierbare Position des Schallkopfs

eine objektive Untersuchungsmethode zur Evaluierung der Diagnose zur Verfügung.

Therapie

■ **Prokinetika.** Beim Fehlen von anamnestischen Hinweisen auf auslösende Faktoren von dyspeptischen Beschwerden, wie z. B. Nebenwirkungen von Arzneimitteln oder Nahrungsmittelunverträglichkeiten, ist eine initiale medikamentöse Probetherapie für eine Zeitdauer von etwa 3–4 Wochen angezeigt. Da in vielen Fällen Motilitätsstörungen als zugrundeliegende Pathomechanismen für die dyspeptischen Beschwerden angesehen werden, gelten Prokinetika als die wirksamste Substanzklasse. Die wichtigsten Substanzen sind Cisaprid, Metoclopramid und Domperidon, die auch in plazebokontrollierten Studien erprobt wurden; plazebokontrollierte Studien sind erforderlich, da man bei der Therapie der funktionellen Dyspepsie mit einem Plazeboeffekt von bis zu 50 % rechnen muß, v. a. in den ersten 2 Wochen der Einnahme (Dobrilla et al. 1989).

> ! Prokinetika zeigten bei etwa 70–80 % der Patienten in plazebokontrollierten Studien einen signifikanten Effekt; am besten dokumentiert ist dies für Cisaprid.

Es wirkt stimulierend auf antrale Hypomotilität, verbessert die antroduodenale Koordination und beschleunigt eine verzögerte Magenentleerung. Außerdem reduziert Cisaprid die im Nüchternzustand vergrößerte, sonographisch gemessene Antrumfläche bei funktioneller Dyspepsie und verbessert gleichzeitig den Symptomscore (Eberl et al. 1996). Weitere Vorteile dieser Substanz liegen in der häufigen Assoziation von Symptomen der gastroösophagealen Refluxkrankheit mit dyspeptischen Symptomen, da Cisaprid auch in der Kurz- und Langzeittherapie der gastroösophagealen Refluxkrankheit wirksam ist und somit beide Störungen zu gleicher Zeit verbessert.

■ **H_2-Rezeptorantagonisten/Protonenpumpenblocker.** Andere Substanzklassen in der Behandlung der funktionellen Dyspepsie sind säuresupprimierende Medikamente, wie z. B. H2-Rezeptorantagonisten oder Protonenpumpenblocker. Ihre Wirkung ist jedoch derjenigen von prokinetischen Substanzen unterlegen. Sie sind nur bei einer Minderheit von dyspeptischen Patienten wirksam, hauptsächlich bei funktioneller Dyspepsie mit vorwiegender Symptomatik einer gastroösophagealen Refluxkrankheit.

■ **Opiatagonisten.** Eine neue Wirkstoffklasse von peripher wirksamen Opiatagonisten versucht, die Sensibilität zu ändern. Endogene Opioide interagieren mit Opiatrezeptoren im ZNS, Rückenmark und im Gastrointestinaltrakt; μ-, δ- und $\varkappa$-Opiatrezeptorsubtypen wurden im Gastrointestinaltrakt nachgewiesen. Das Prinzip ist eine Beeinflussung der viszeralen Perzeption an peripheren Nervenendigungen afferenter Nervenbahnen, resultierend in einer Erhöhung der Schwelle für Wahrnehmung und Schmerz. Zentralnervöse Effekte treten dabei nicht auf, da diese Substanzen die Blut-Hirn-Schranke nicht überwinden.

Der $\varkappa$-Rezeptoragonist Fedotozin hat sich dabei als wirksam und in vielerlei Hinsicht dem Metoclopramid als überlegen erwiesen. Fedotozin ist eine synthetische Substanz, die mit peripheren $\varkappa$-Rezeptoren in der Darmwand interagiert. Bei gesunden Probanden erhöht dieser $\varkappa$-Rezeptoragonist die Schmerzschwelle bei Magendehnung. Aufgrund dieser Wirkungen auf die Perzeptionsschwelle und

Magenmotilität wurde Fedotozin in plazebokontrollierten Studien bei Patienten mit funktioneller Dyspepsie erprobt. Dabei bewirkte der Opiatagonist in einigen, aber nicht in allen Studien eine statistisch signifikante Besserung der dyspeptischen Symptome und verbesserte gleichzeitig die Lebensqualität (Dapoigny et al. 1995).

Medikamentös induzierte Motilitätsstörungen

Die zyklische elektrische Aktivität des Magens hat ihren Ursprung im Schrittmacherzentrum des Magens zwischen proximalem und distalem Magenkompartment an der großen Kurvatur. Die rhythmische Aktivität dieses Schrittmachers mit einer Frequenz von 3 Zyklen/min wird Schrittmacherpotential oder basaler elektrischer Rhythmus genannt. Da v. a. die antralen Kontraktionen durch die Schrittmacherpotentiale geregelt werden, folgt das Kontraktionsmuster im Antrum der Ausbreitung dieser Potentiale in Form von peristaltischen Kontraktionen.

■ **Ektope Schrittmacherzentren.** Wie beim Herzen, so gibt es auch im Magen ektope Schrittmacherzentren, welche die Funktion des regulären Schrittmachers durch einen irregulären Rhythmus ersetzen: Bei Ausfall des regulären Schrittmachers setzt ein langsamerer Ersatzrhythmus ein (Bradygastrie), bei höherer Frequenz eines rivalisierenden ektopen Schrittmachers wird ein schnellerer Rhythmus erzeugt (Tachygastrie). Dadurch kann es zu einer Beeinträchtigung der motorischen Aktivität des Magens in Form von retrograder unkoordinierter Kontraktionsaktivität bei Fehlen der regulären phasischen Kontraktionen des Antrums kommen. Neben spontanem Auftreten derartiger gastraler Dysrhythmen können diese auch durch Medikamente bedingt sein. Nach Applikation von Glukagon, Opiaten und Prostaglandinen konnten gastrale Dysrhythmien beobachtet werden, die durch Indometacingabe z. T. reversibel waren (Abell u. Malagelada 1985; Kim et al. 1987; You u. Chey 1984). Somit dürfte ein prostaglandinvermittelter Mechanismus bei gastralen Dysrhythmien von Bedeutung sein.

Natürlich wird die Magenmotilität und somit auch die Magenentleerung durch Medikamente beeinflußt, die auf das intrinsische und/oder extrinsische sowie das ZNS wirken und somit periphere und/oder zentrale dopaminerge, cholinerge oder serotonerge Effekte imitieren oder antagonisieren. Die wichtigsten Medikamente, welche die Magenentleerung verzögern oder beschleunigen, sind in Tabelle 16.4 wiedergegeben.

Ein neuer Ansatz bei verzögerter Magenentleerung ist die Implantation eines elektrischen Schrittmachers (Konturek et al. 1997). Die Methode bedarf einer weiteren Erprobung.

Tabelle 16.4. Wirkung verschiedener Medikamente auf die Magenentleerung

Verzögerung der Magenentleerung	Beschleunigung der Magenentleerung
Opiate	H2-Rezeptorantagonisten
Atropin	Naloxon
trizyklische Antidepressiva	β-Blocker
Antazida (Aluminiumhydroxid)	Metoclopramid
Sucralfat	Domperidon
Progesteron	Cisaprid
Diphenhydramin (anticholinerg)	
β-Agonisten	
L-Dopa	
Alkohol (in hohen Konzentrationen)	
Kalziumantagonisten	
Tetrahydrocannabinol	
Glucagon	

Anorexia nervosa (siehe Kap. 76)

Die Anorexia nervosa gilt als eine psychiatrische Erkrankung mit organischen Manifestationen einschließlich Unterernährung. Allerdings leidet die Mehrzahl der Patienten mit Anorexia nervosa an dyspeptischen Beschwerden wie epigastrische Schmerzen, Völlegefühl und Blähungen, die auch als Gründe für die Nahrungsverweigerung angegeben werden (Stacher et al. 1993). Etwa 80 % aller Patienten mit Anorexia nervosa haben eine verzögerte Magenentleerung, was als möglicher ätiologischer Faktor diskutiert wurde (Becker et al. 1999).

■ **Mechanismen einer verzögerten Magenentleerung.** Die Mechanismen, die zur Verzögerung der Magenentleerung führen, sind noch unklar. Die Mangelernährung scheint dabei eine entscheidende Rolle zu spielen. Man findet bei der Anorexia nervosa nicht nur eine Atrophie der Skelettmuskelfasern, sondern auch signifikante Veränderungen der physiologischen Muskelfaseraktivität (Kontraktion – Relaxation) sowie eine abnorme Ermüdbarkeit der Muskulatur; diese Effekte betreffen auch die glatte Muskulatur. Im Rahmen einer Gewichtszunahme nach Normalisierung der Nahrungszufuhr sowie nach Normalisierung des Elektrolythaushalts sind all diese Veränderungen reversibel, ebenso die beklagten dyspeptischen Symptome (Stacher et al. 1992). Die Kontraktionsaktivität des Antrums, von der die normale Magenentleerung abhängt, ist bei Patienten mit Anorexia nervosa kompromittiert: Die Kontraktionsamplituden sind niedriger, die postprandiale Zunahme der Amplitudenhöhe sowie die Abnahme der Kontraktionsfrequenz, die mit einer Magenentleeerung einhergehen, bleibt aus (ebd.).

> ! Therapeutisch kann die Magenentleerung bei Anorexia nervosa durch eine prokinetische Therapie mit Cisaprid beschleunigt werden, wobei auch ein Anstieg der Amplituden antraler Kontraktionen beobachtet wird.

Literatur

Abell TL, Malagelada J-R (1985) Glucagon-evoked gastric dysrhythmias in humans shown by an improved electrogastrographic technique. Gastroenterology 88: 1932–1940

Becker AE, Grinspoon SK, Klibanskis A, Herzog DB (1999) Eating disordes. N Engl J Med 340: 1092–1098

Bolondi L, Bortolotti M, Santi V et al. (1985) Measurement of gastric emptying in time by real-time sonography. Gastroenterology 89: 752–759

Camilleri M, Hasler WL, Parkman HP et al. (1998) Measurement of gastrointestinal motility in the GI laboratory. Gastroenterology 115: 747–762

Camilleri M, Malagelada JR (1994) Abnormal intestinal motility in diabetics with the gastroparesis syndrome. Europe J Clin Invest 14: 420–427

Dapoigny M, Abitol JL, Fraitag B (1995) Efficacy of peripheral kappa antagonist fedotozine versus placebo in treatment of irritable bowel syndrome. A multicenter dose-response study. Dig Dis Sci 10: 2244–2249

Dobrilla G, Comberlato M, Steele A, Vallaperta P (1989) Drug treatment of functional dyspepsia. A meta-analysis of randomized controlled trials. J Clin Gastroeneterol 11: 169–177

Dumitrascu DL, Barnert J, Kirschner T et al. (1995) Antral emptying of a semisolid meal, measured by real-time ultrasonography, in chronic renal failure. Dig Dis Sci 40: 636–644

Eberl T, Barnert J, Wienbeck M (1994) Non-ulcer dyspepsia: Is ultrasonography of diagnostic use? Gastroenterology 106: A491

Eberl T, Barnert J, Wienbeck M (1996) Cisapride in functional dyspepsia: does it affect gastric tone? Gastroenterology 110: A660

Ehrlein HJ, Akkermans LMA (1984) Gastric emptying in gastric and duodenal motility. In: Akkermans LMA et al. (eds) Gastric and gastroduodenal motility. Praeger Scientific, New York, pp 74–84

Gilja OH, Hausken T, Odegaard S et al. (1995) Monitoring postprandial size of the proximal stomach by ultrasonography. J Ultrasound Med 14: 81–89

Gilja OH, Detmer R, Jong JM et al. (1997) Intragastric distribution and gastric emptying assessed by three-dimensional ultrasonography. Gastroenterology 113: 38–49

Hausken TA, Berstad A (1991) Wide gastric antrum in patients with non-ulcer-dyspepsia. Effect of cisaprid. Scand J Gastroenterol 27: 427–432

Hausken T, Odegaard S, Matre K et al.(1992) Antroduodenal motility and movements of luminal contents studied by duplex sonography. Gastroenterology 102: 1583–1590

Heading, RC (1991) Definitions of dyspepsia. Scand J Gastroenterol 26 (Suppl 182):1–6

Hebbard GS, Sun WM, Dent J et al. (1994) Acute hyperglycemia increases proximal gastric compliance. Gastroenterology 106: A509

Horowitz M (1992) Disordered gastric emptying. Textbook of 1st European Postgraduate Course on Gastrointestinal Motility, Utrecht

Horowitz M, Dent J (1991) Disordered gastric emptying: mechanical basis, assessment and treatment. In: Dent J (ed) Baillière's clinical gastroenterology: practical issues in gastrointestinal motor disorders, Vol. 5. Baillière Tindall, London, pp 371–407

Horowitz M, Collins PJ, Shearman DJC (1985) Disorders of the gastric emptying in humans and the use of radionuclide techniques. Arch Int Med 145: 1467–1471

Horowitz M, McNeil JD, Maddern GJ et al. (1986) Abnormalities of gastric and esophageal emptying in polymyositis and dermatomyositis. Gastroenterology 90: 434–439

Horowitz M, Maddox A, Harding PE et al. (1987) Effect of cisapride on gastric and esophageal emptying in insulin-dependent diabetes mellitus. Gastroenterology 92: 1899–1907

Hveem K, Hausken T, Svebak S et al. (1996) Gastric antral motility in functional dyspepsia: Effect of mental stress and cisapride. Scand J Gastroenterol 31: 452–457

Kawagishi T, Nishizawa Y, Okuno Y et al. (1994) Antroduodenal motility and transpyloric fluid movement in patients with diabetes studied using duplex sonography. Gastroenterology 107: 403–409

Kim CH, Zinsmeister AR, Malagelada J-R (1987) Mechanisms of canine gastric dysrhythmia. Gastroenterology 92: 993–999

Konturek JW, Dietl K-H, Domschke W (1997) Magenschrittmacher-Implantation. Neue Therapie der Gastroparese. Deutsches Ärzteblatt 94: 1511–1513

Malagelada J-R, Stanghellini V (1985) Manometric evaluation of functional upper gastrointestinal symptoms. Gastroenterology 88: 1223–1231

McHugh S, Lico S, Diamant NE (1992) Cisapride vs metoclopramide. An acute study in diabetic gastroparesis. Dig Dis Sci 37: 997–1001

Mearin F, Camilleri M, Malagelada J-R (1986) Pyloric dysfunction in diabetics with recurrent nausea and vomiting. Gastroenterology 90: 1919–1925

Meyer JH (1987) Motility of the stomach and the gastroduodenal junction. In: Johnson LR, Christensen J, Jackson MJ et al. (eds) Physiology of the gastrointestinal tract. Raven, New York, pp 613–630

Rathmann W, Enck P, Frieling T et al. (1991) Visceral afferent neuropathy in diabetic gastroparesis. Diabetes Care 14: 1086–1089

Ravelli AM, Helps B-A, Devane SP et al. (1993) Normal gastric antral myoelectrical activity in early onset anorexia nervosa. Arch Dis Child 69: 342–346

Rees WDW, Malagelada J-R, Miller LJ et al. (1982) Human interdigestive and postprandial gastrointestinal motor and gastrointestinal hormone patterns. Dig Dis Sci 27: 321–329

Richards RD, Davenport K, McCallum RW (1993) The treatment of idiopathic and diabetic gastroparesis with acute intravenous and chronic oral erythromycine. Am J Gastroenterol 88: 203–207

Stacher G, Bergmann H, Wiesnagrotzki S, Steiner-Mittelbach G et al. (1992) Primary anorexia nervosa. Gastric emptying and antral motor activity in 53 patients. Int J Eating Dis 11: 163–172

Stacher G, Abatzi-Wenzel T-A, Wiesnagrotzki S et al. (1993) Gastric emptying, body weight and symptoms in primary anorexia nervosa - Long term effects of cisapride. Br J Psych 162: 398–402

Wegener M, Adamek RJ, Wedmann B et al. (1994) Gastrointestinal transit through esophagus, stomach, small and large intestine in patients with progressive systemic sclerosis. Dig Dis Sci 39 (10): 2209–2215

Wienbeck M, Lux G (1983) Gastrointestinale Motilität: Klinische Untersuchungsmethoden. Edition Medizin, Weinheim

You CH, Chey WY (1984) Study of electromechanical activity of the stomach in humans and dogs with particular attention to tachygastria. Gastroenterology 86: 1460–1468

Kapitel 17

Motilitätsstörungen der Gallenwege

M. Wienbeck · Th. Eberl

INHALT

17.1	Physiologische Grundlagen der Motilität	*101*
17.1.1	Nüchternmotilität	*101*
17.1.2	Postprandiale Motilität	*102*
17.2	Symptomatik der Funktionsstörungen der Gallenwege	*102*
17.3	Untersuchungsmethoden	*103*
17.3.1	Sonographie	*103*
17.3.2	Sphinktermanometrie	*104*
17.3.3	Szintigraphie	*105*
17.3.4	ERCP	*105*
17.4	Therapie	*105*
17.4.1	Medikamentöse Therapie	*105*
17.4.2	Endoskopische Therapie	*105*

Die Gallenwegsmotilität dient der zeitgerechten Bereitstellung der Gallenflüssigkeit bei den Verdauungsvorgängen, der Aufrechterhaltung des enterohepatischen Kreislaufs und der Verhinderung von Stase, die zu Entzündung und Steinbildung disponiert. Der Fluß wird bestimmt durch die Gallesekretion der Leber, durch den Kontraktionszustand der Gallenblase, durch die Motilität des Oddi-Sphinkter und durch die Bewegungsvorgänge im Duodenum. Gallenblasendysfunktion, Postcholezystektomiesyndrom und Funktionsstörungen des Oddi-Sphinkter werden mit Motilitätsstörungen der Gallenwege in Zusammenhang gebracht. Bei vielen der Patienten läßt sich allerdings kein organischer Befund an den Gallenwegen oder den benachbarten Organen erheben, so daß oft ein Beweis für die Zusammengehörigkeit von Mißempfindungen und funktionellen Störungen des Gallenwegsystems nicht erbracht werden kann. Aus diesem Grund sollte die Indikation für eine invasive Funktionsdiagnostik in jedem Fall sehr sorgfältig überprüft werden.

17.1 Physiologische Grundlagen der Motilität

17.1.1 Nüchternmotilität

Die Gallenblase nimmt den größten Teil der von der Leber sezernierten Galle auf und dickt sie auf 10–20% des Ausgangsvolumens ein. Gleichzeitig vergrößert sich das Organ durch Tonusanpassung an das zunehmende Volumen. Wenn die Aktivitätsfront der Phase III des migrierenden Motorkomplexes (MMC, siehe Kap. 16.1) das Duodenum erreicht, kontrahiert sich die Gallenblase um 10–40% und bewirkt auch im Nüchternzustand eine pulsatile Gallesekretion in das Duodenum (Dodds 1990; O'Donnell u. Fairclough 1993). Diese partielle Entleerung der Gallenblase wird durch im MMC freigesetztes Motilin vermittelt (Stolk et al. 1993), das über cholinerge Nerven wirksam wird (Fiorucci et al. 1992).

Der *Ductus cysticus* und der *Ductus choledochus* sowie die anderen Gallengänge besitzen keine funktionell wesentliche Muskulatur. Ihre Weite wird v. a. durch den Druck im Gallenwegsytem bestimmt. Sonographisch wird die Choledochusweite mit 3–6 mm gemessen.

Der Oddi-Sphinkter besteht hingegen aus einer kräftigen Muskulatur, die spontan und nach Nahrungsreiz aktiv ist. Seine Länge beträgt etwa 14 (10–15) mm. Bei 2 Dritteln aller Menschen mündet der Ductus choledochus gemeinsam mit dem Ductus pancreaticus in das Duodenum (Abb. 17.1). Beide Gangsysteme verfügen vor ihrem Zusammenfluß in einer Ampulle über eigene Schließmuskeln.

Der Oddi-Sphinkter wird v. a. durch das enterische Nervensystem gesteuert. Er kontrahiert sich spontan mit duodenalwärts gerichteter Peristaltik 3- bis 8mal pro Minute. Trotz dieser Befähigung zu aktiver Pumpleistung wirkt der Sphinkter beim Menschen vorwiegend wie ein Ventil, das den Galleflußluß durch Änderungen seines Tonus steuert.

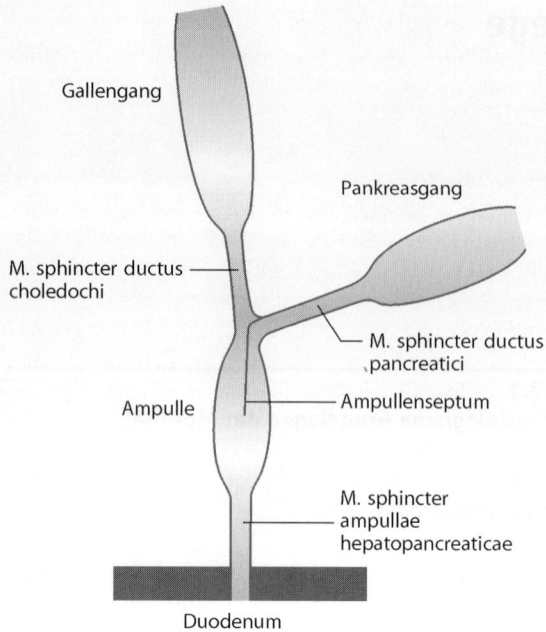

Abb. 17.1. Anatomie des Oddi-Sphinkter (Schema)

17.1.2
Postprandiale Motilität

Nahrungsaufnahme bewirkt eine wesentlich stärkere Entleerung der Gallenblase als die Nüchternmotilität. Wenn auch ein cholinerger Stimulus nicht auszuschließen ist, spielt Cholezystokinin (CCK) die wichtigste Rolle bei der Gallenblasenkontraktion um mehr als 50% nach dem Essen. Die Menge des freigesetzten CCK hängt von der Art und Menge der aufgenommenen Nahrung ab. Fett ist ein besonders kräftiger Reiz. Das Maximum der Gallenblasenkontraktion wird nach 30–60 min erreicht. CCK wirkt vorwiegend über cholinerge Nerven, hat aber offensichtlich auch einen eigenen Effekt am Muskelrezeptor (Beglinger et al. 1992). Stickstoffmonoxid (NO) kann die Enzymwirkungen modulieren: NO-Donatoren wie Nitroprussid hemmen die Gallenblasenkontraktion unter physiologischen CCK-Spiegeln, umgekehrt heben NO-Synthetasehemmer den Effekt auf.

Auch postprandial agiert der Oddi-Sphinkter mit der Gallenblase: CCK wirkt relaxierend auf den Abschluß der Gallengänge, und zwar durch Stimulation nichtadrenerger und nichtcholinerger Nerven, bei denen NO und VIP als Neurotransmitter von Bedeutung sind.

17.2
Symptomatik der Funktionsstörungen der Gallenwege

Folgende klinische Symptome lassen auf eine Dysfunktion des Oddi-Sphinkter schließen:
- unklare intermittierende Oberbauchschmerzen nach Ausschluß anderer organischer Ursachen,
- vorübergehende Erhöhung der Leber- und Cholestaseenzyme,
- Erweiterung des Gallengangs oder verzögerte Kontrastmittelentleerung,
- Pankreatitis unklarer Ätiologie.

Häufig betroffen sind Frauen im Alter zwischen 30 und 40 Jahren nach vorangegangener Cholezystektomie (Drossman et al. 1993). Die klinischen Symptome sind vielfältig und diagnostisch kaum wegweisend.

Postcholezystektomiesyndrom

Der Begriff des Postcholezystektomiesyndroms umschreibt Oberbauchbeschwerden wie Druckschmerz, Völlegefühl und Koliken, die nach Cholezystektomie auftreten (Desautels et al. 1999). Bei den Patienten fehlt auch nach umfassender Diagnostik ein Hinweis auf eine organische Ursache der Beschwerden. Definitionsgemäß ist das Postcholezystektomiesyndrom somit eine Ausschlußdiagnose.

Etwa 20–40% aller Patienten klagen innerhalb von 5 Jahren nach Cholezystektomie über kolikartige oder dyspeptische Beschwerden (Fenster et al. 1995). Nur bei weniger als 1% ist das Gallengangssystem ursächlich für die Beschwerden verantwortlich zu machen. In diesen Fällen finden sich entweder Gallengangssteine oder weit seltener Papillenstenosen und Gallengangsstrikturen.

Unklar ist, ob und wie häufig der verbliebene Zystikusstumpf (Zystikusstumpfsyndrom) für das Postcholezystektomiesyndrom verantwortlich ist. In einer randomisierten Studie war die komplette Exzision des Zystikusstumpfes während einer Cholezystektomie mit signifikant weniger postoperativen Beschwerden assoziiert als nach einem Vorgehen mit chirurgischer Standardtechnik (Jonson et al. 1991).

Besonders häufig wird die Fehldiagnose Postcholezystektomiesyndrom bei Patienten mit einem Syndrom des irritablen Darms (Reizdarm) gestellt. Diese Patienten hatten ihre Beschwerden im rechten Oberbauch vor der Operation und in ähnlicher Weise auch wieder nach der Operation. In den meisten Fällen wurde bei ihnen die Indikation zur Cholezystektomie nicht kritisch gestellt, sondern aufgrund unklarer abdomineller Beschwerden bei gleichzeitigem Vorhandensein von Gallenblasensteinen als Nebenbefund. Noch wahrscheinlicher wird die Diagnose Reizdarm, wenn die Indikation zur Cholezystektomie nicht aufgrund von Steinen, sondern aufgrund von „Verwachsungen" oder „Funktionsstörung der Gallenblase" gestellt wurde.

Funktionsstörungen durch parapapilläre Divertikel

Eine verminderte rhythmische Aktivität des Oddi-Sphinkter ergibt sich gehäuft bei Divertikeln neben der Papilla Vateri und führt zum biliären Reflux mit Bakteriocholie und biliärer Stase (Leivonen et al. 1996). Hinzu können duodenale Motilitätsstörungen kommen (Kubota et al. 1989). Diese beiden pathophysiologischen Faktoren begünstigen eine Aszension von Darmkeimen mit der Folge der Entstehung von Pigmentsteinen. Die bakterielle ß-Glukuronidase fördert hier v. a. die Bildung von Kalziumbilirubinatsteinen (siehe Kap. 21.4).

17.3 Untersuchungsmethoden

Vorab gilt es, durch Laboruntersuchungen, Abdomensonographie und ERCP (endoskopisch retrograde Cholangiopankreatikographie) organische Papillen- und Gallenwegserkrankungen auszuschließen. Nach Ausschluß einer organischen Ursache kann die endoskopisch retrograde Manometrie zur Beurteilung von Gallenwegsdyskinesien eingesetzt werden.

17.3.1 Sonographie

Technische Aspekte

Die Ultraschallmethode hat sich zur Bestimmung der Gallenblasenmotilität bewährt. Das Gallenblasenvolumen wird gewöhnlich nach der Ellipsoidmethode mit der Formel $V = 0,52 \times W \times H \times L$ bestimmt, wobei W (Weite) sowie H (Höhe) im Querschnitt und L (Länge) in der Longitudinalachse der Gallenblase gemessen werden. Die Methode ist genauso exakt wie die Summenzylindermethode, bei der das Volumen aus einer Serie paralleler Schnitte durch die Gallenblasenfläche bestimmt wird, aber wesentlich einfacher in der Handhabung (Dodds et al. 1985). Bei wiederholten Bestimmungen variiert das Volumen um nur $< 10\%$.

Die Gallengänge sind schwieriger zu visualisieren und die sonographischen Meßwerte streuen stärker (Darweesh et al. 1988). Die normale Weite des Ductus choledochus wird mit 3–6 mm gemessen, nach Cholezystektomie um bis zu 50% mehr. Postprandial sollte die Gallengangsweite nicht zunehmen, bei Cholezystektomierten sogar leicht abnehmen.

Indikationen

Die klinisch wichtigste Indikation zur Durchführung einer Gallenblasenmotilitätsmessung ist die Frage nach der Kontraktionsfähigkeit beim Steinleiden. Ist eine Lyse- oder Stoßwellentherapie von Gallenblasensteinen geplant, gilt es, die Stimulierbarkeit der Gallenblase und eine maximale Entleerung um mindestens 50% nachzuweisen.

Zur Stimulation der Gallenblase werden fett- oder eihaltige Testmahlzeiten oral oder das synthetische CCK-Analog Cerulein (Takus*) 0,05 µg/kg langsam i. v. appliziert.

> ! Zur Prüfung der Kontraktilität der Gallenblase sollte der fettreichen Testmahlzeit gegenüber der intravenösen Ceruleingabe der Vorzug gegeben werden, weil die Wirkung länger als nach Cerulein (5–10 min) anhält.

Bei Cerulein wird der Effekt bei Meßintervallen von ≥ 10 min leicht verpaßt.

Frühere Studien haben gezeigt, daß ein positiver CCK-Provokationstest bei Patienten mit biliären Schmerzen ohne Nachweis eines Steinleidens die Indikationsstellung zur Cholezystektomie wesentlich beeinflussen kann. Nach Cholezystektomie waren etwa 90% dieser Patienten beschwerdefrei (Rhodes et al. 1988; Yap et al. 1991).

Bei den Gallengängen ist die Frage nach einem Abflußhindernis Grund für sonographische Messungen. Eine Zunahme der Weite des Ductus choledochus nach Gallenblasenkontraktion, z. B. nach dem Essen, weist indirekt auf eine Abflußstörung hin, wie eine narbige Stenose im Bereich der Papilla Vateri oder auch auf eine Dysfunktion des Oddi-Sphinkter.

Interpretation der Ergebnisse

Einer raschen Entleerung der Gallenblase innerhalb von 5–10 min nach Reiz wird heute keine pathologische Bedeutung mehr beigemessen. Anders einzustufen ist die zu langsame und ungenügende Kontraktion. Sie stellt einen wichtigen Kofaktor in der Pathogenese der Cholezystolithiasis dar (Klinge 1992, La Morte 1993) (siehe Kap. 78).

Sekundäre Gallenblasenhypokinesie wurde beobachtet bei
- Schwangerschaft,
- Vagotomie,
- Diabetes mellitus,

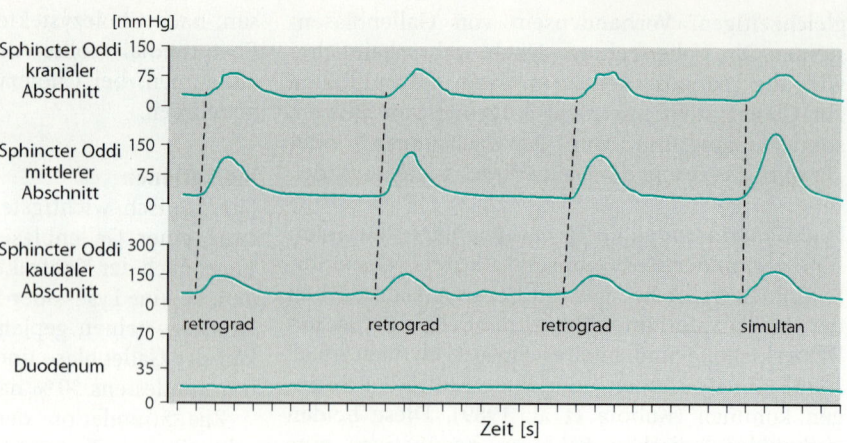

Abb. 17.2. Manometrie des Oddi-Sphinkter mit einem dreilumigen Manometriekatheter bei einem Patienten mit Gallengangssteinen. Drei phasische Sphinkterkontraktionen pflanzen sich retrograd fort, eine Sphinkterkontraktion simultan (*SO* Sphincter Oddi; *R* retrograd; *S* simultan). (Aus Hogan et al. 1982)

- Adipositas und Überernährung,
- Zustand nach Gastrektomie,
- einheimischer Sprue,
- Sichelzellanämie und
- Querschnittslähmung.

Sie können die Entwicklung von Gallenblasensteinen bei diesen Zuständen begünstigen. Umgekehrt zeigt eine maximale Gallenblasenkontraktion von < 50 % bei einem Steinträger an, daß dies ein schlechter Kandidat für eine Lysebehandlung ist.

Anders ist die Bedeutung der Sonographie bei der Frage nach einer biliären Oddi-Sphinkter-Dysfunktion (Wehrmann et al. 1997a). Eine klinisch relevante Störung, die mit einer endoskopischen Sphinkterotomie angegangen wurde, konnte im Vergleich zur Manometrie bei einem kleinen Patientenkollektiv mit Cholestase mit einer Sensitivität von 85 % und mit einer Spezifität von 100 % sonographisch erkannt werden. Oddi-Sphinkter-Dysfunktion kann auch ein Grund für wiederkehrende Schmerzen nach Gallensteinlithotrypsie und Cholezystektomie sein, allerdings wohl wesentlich seltener als Steinrezidive oder versehentlich belassene Steine (Wehrmann 1997b).

17.3.2
Sphinktermanometrie

Technische Aspekte

Die Manometrie des choledochoduodenalen Übergangs gilt als der Standard für die Beurteilung von Gallenwegsdyskinesien und von Stenosen in der Oddi-Sphinkter-Region (Schmitt et al. 1999). Die Methode ist nicht ungefährlich. Es kommen in bis zu 13 % der Fälle Komplikationen vor, meist leichte bis mittelschwere Pankreatitiden.

Man verwendet flüssigkeitsperfundierte Mikrokatheter mit 3 Lichtungen, deren Öffnungen 2 mm auseinanderliegen, so daß verschiedene Abschnitte des Oddi-Sphinkter und auch des angrenzenden Duodenums und Ductus choledochus gleichzeitig registriert werden können (Abb. 17.2). Der Druck im Duodenum gilt als Referenzdruck (0-Wert). Alternativ finden Mikrotransducer Anwendung, die ein geringeres Komplikationsrisiko haben sollen und die sich besonders gut für Messungen am Sphincter ductus pancreatici eignen.

Interpretation der Ergebnisse

Als Oddi-Sphinkter-Dysfunktion werden bezeichnet:
- ein basaler Sphinkterdruck von >40 mmHg über Duodenaldruck,
- zu rasche Sphinkterkontraktionen von >7/min (sog. Tachyoddie),
- paradoxe Kontraktionen des Sphinkters nach Gabe von CCK oder Cerulein sowie
- eine abnorme Ausbreitung der Kontraktionen in retrograder oder ungeordneter Richtung.

Sicherlich kommt dem erhöhten Ruhedruck dabei die größte Bedeutung zu. Auf der anderen Seite bewirkt aber allein die Verlegung der Sphinkterlichtung durch den Katheter und die Perfusion des Katheters mit Auffüllung der Gallenwege eine Druckerhöhung, so daß hier nicht der Nativzustand gemessen wird.

Aufgrund der manometrischen Meßwerte, der Laborwerte, der Sonographie und der ERCP werden die Patienten mit Verdacht auf Oddi-Sphinkter-Dysfunktion in 3 Gruppen eingeteilt (Tabelle 17.1) (Geenen et al. 1989).

Tabelle 17.1. Klassifikation von Patienten mit Verdacht auf Oddi-Sphinkter-Dysfunktion. (Nach Hogan u. Geenen 1988)

Gruppe 1	Gruppe 2	Gruppe 3
Biliäre Schmerzen und *alle* der folgenden Pathologica	Biliäre Schmerzen und nur 1 oder 2 der folgenden Pathologica	Biliäre Schmerzen und keines der folgenden Pathologica
Verzögerte Drainage der Gallenwege (>45 min)		
Dilatierter D. choledochus (>12 mm)		
Erhöhte GOT (ALT) oder AP (mindestens 2mal das Doppelte der Norm)		

17.3.3 Szintigraphie

Technische Aspekte

Bei der Gallengangsszintigraphie werden nach intravenöser Gabe eines 99mTc-Tracers über definierten Regionen der Leber und der Gallengänge mit der Gammakamera Zeit-Aktivitäts-Kurven in einminütigen Abständen aufgezeichnet. Die Kurven in den 3 „regions of interest" (rechter Leberlappen, Leberhilus und Ductus choledochus) sind bei Normalpersonen sehr gleichartig (Darweesh et al. 1988). Trimethylbromo-IDA wird zu 98% von der Leber aufgenommen und in die Galle sezerniert (Krishnamurthy u. Krishnamurthy 1988).

Indikationen

Hauptindikation der Szintigraphie sind Schwierigkeiten bei andersartiger Gallenwegsdarstellung, z. B. beim operierten Magen. Mit den neuen Tracern kommt es mit einer Sensitivität und Spezifität von 83–98% zu einer kontrastreichen Gallengangsdarstellung, die die der Sonographie deutlich übertrifft (Krishnamurthy u. Krishnamurthy 1988).

Interpretation der Ergebnisse

Die Methode ist relativ aufwendig und teuer und hat keine relevante klinische Verbreitung.

17.3.4 ERCP

Die Kontrastmitteldarstellung der Gallengänge erlaubt eine grobe Beurteilung der Sphinkterfunktion. Unter Durchleuchtung können spontane rhythmische Kontraktionen mit Austritt des Kontrastmittels ins Duodenum erkannt werden. Entleert sich der gefüllte Gallengang nicht innerhalb von 45 min, so weckt dies den Verdacht auf eine Sphinkterstenose oder eine Motilitätsstörung. Auch nach Cholezystektomie ist die Gallengangsentleerung oft verzögert. Da die Methode erheblich mit der Physiologie des Oddi-Sphinkter interferiert und häufig nicht zwischen primärem oder sekundärem Sphinkterspasmus zu unterscheiden ist, ist ihre Hauptindikation nicht die Motilitätsdiagnostik, sondern die Papillotomie, wenn die genannten Kriterien erfüllt sind.

17.4 Therapie

17.4.1 Medikamentöse Therapie

Cholezystokinin (CCK) und Cerulein rufen eine Kontraktion der Gallenblase bei gleichzeitiger Erschlaffung des Oddi-Sphinkter hervor. Die Wirkung auf den Sphinkter setzt bereits vor der Gallenblasenkontraktion ein.

Anticholinergika, wie Atropin und Butylscopolamin (Allescher et al. 1990) senken ebenso wie Glukagon den Sphinktertonus, während Morphin den Tonus infolge einer Zunahme der Kontraktionsfrequenz erhöht.

Pethidin führt nicht zu einer Tonuserhöhung, sondern zu einer leichten Absenkung des Ruhedrucks. Es kann ebenso wie Buprenorphin zur Behandlung akuter steinbedingter Schmerzen – im Gegensatz zu Pentazocin – eingesetzt werden (Thune et al. 1990).

Für eine Langzeittherapie von Dyskinesien des Oddi-Sphinkter sind jedoch Nitrate (Amylnitrit, Isosorbiddinitrat, Glyceryltrinitrat) oder der Kalziumantagonist Nifedipin besser geeignet (Sand et al. 1993). Die Dosierung muß i. allg. hoch gewählt werden. Molsidomin kann wegen zu geringer Erfahrung und potentiell kanzerogener Wirkungen im Tierversuch nicht für die Langzeittherapie empfohlen werden.

17.4.2 Endoskopische Therapie

Bei Typ I der Dysfunktion des Oddi-Sphinkter (vgl. Tabelle 17.1) bessert sich die Symptomatik der Patienten meist nach endoskopischer Sphinkterotomie (EST) (Wehrmann et al. 1995).

Typ II nach Geenen und Hogan sollte nur dann einer EST zugeführt werden, wenn der basale Sphinkterdruck sicher erhöht ist. Da hier nur zu 50 % pathologische Manometriebefunde erhoben werden, gilt die Manometrie nach Ansicht einiger Autoren als besonders wichtige Entscheidungshilfe für die weitere Therapie (Botoman et al. 1994). Bei vermuteter Dyskinesie des Oddi-Sphinkter kann auch eine passagere Stenteinlage durchgeführt werden. Patienten, die dann während eines Zeitraumes von mindestens 3 Monaten beschwerdefrei sind, profitieren von einer nachfolgenden EST am meisten, und zwar unabhängig vom manometrisch bestimmten Sphinkterdruck (Rolny 1997). Sowohl die Sphinktermanometrie als auch die endoskopische Sphinkterotomie wegen erhöhten Sphinkterdrucks führt zum Auftreten einer akuten Pankreatitis in bis zu 30 % der Patienten. In einer kontrollierten Studie war die Post-Sphinkterotomie-Pankreatitis deutlich geringer, wenn in den Pankreasgang ein Stent eingelegt wurde (Tarnasky et al. 1998). Bei dem hohen Risiko und nicht sicher abzuschätzendem therapeutischen Nutzen kann nur eine äußerst strenge Indikationsstellung empfohlen werden.

Bei grenzwertigen oder zweifelhaften Befunden und bevor bei Verdacht auf eine Sphinkterstörung zu endoskopischer Intervention gegriffen wird, sollte in jedem Fall ein Behandlungsversuch mit Nitraten wie Nifedipin und evtl. Anticholinergika gestartet werden(Khuroo et al. 1992). Erst wenn längeres Zuwarten, der Ausschluß zugrundeliegender psychischer Störungen und nachweisliche Cholestase nach Ausschluß einer organischen Ursache die quälende klinische Schmerzsymptomatik nicht beseitigen können, kann aufgrund des manometrischen Befundes oder der Klinik in Verbindung mit der Sonographie nach sorgfältiger Aufklärung im Einzelfall die Indikation zur EST gestellt werden. Die Ballondilatation hat sich demgegenüber nicht bewährt (Kozarek 1988). Die lokale Botulinumtoxininjektion zur Senkung des Druckes des Oddi-Sphinkter ist wegen ihres etwa 30 %igen Pankreatitisrisikos derzeit nicht zu empfehlen (Pasricha et al. 1994).

Literatur

Allescher HD, Neuhaus H, Hagenmüller F et al. (1990) Effect of N-Butyl-scopolamine on sphincter of Oddi motility in patients during routine ERCP – a manometric study. Endoscopy 22: 160–163

Beglinger C, Hildebrand G, Adler G et al. (1992) Postprandial control of gallbladder contraction and exocrine pancreatic secretion in man. Eur J Clin Invest 22: 827–834

Botoman VA, Kozarek RA, Novell LA et al. (1994) Long-term outcome after endoscopic sphincterotomy in patients with biliary colic and suspected sphincter of Oddi dysfunction. Gastrointest Endosc 40: 165–170

Darweesh RMA, Dodds WJ, Hogan WJ et al. (1988) Efficacy of quantitative hepatobiliary scintigraphy and fatty-meal sonography for evaluating patients with suspected partial common bile duct obstruction. Gastroenterology 94: 779–786

Desautels SG, Slivka A, Hutson WR et al. (1999) Postcholecystectomy Pain Syndrome: pathophysiology of abdominal pain in sphincter of Oddi type III. Gastroenterology 116: 900–905

Dodds WJ (1990) Biliary tract motility and its relationship to clinical disorders. Am J Roentgenol 155: 247–258

Dodds WJ, Groh WJ, Darweesh RMA et al. (1985) Sonographic measurement of gallbladder volume. Am J Roentgenol 145: 1009–1011

Drossman DA, Li Z, Andruzzi E et al. (1993) U.S. householder survey of functional gastrointestinal disorders. Prevalence, sociodemography, and health impact. Dig Dis Sci 38: 1569–1580

Fenster LF, Lonborg R, Thirlby RC et al. (1995) What symptoms does cholecystectomy cure? Insights from an outcome measurement project and review of the literature. Am J Surg 169: 533–538

Fiorucci S, Bosso R, Morelli A (1992) Erythromycin stimulates gallbladder emptying and motilin release by atropine-sensitive pathways. Dig Dis Sci 37: 1678–1684

Geenen JE, Hogan WJ, Dodds WJ et al. (1989) The efficacy of endoscopic sphincterotomy after cholecystectomy in patients with sphincter of Oddi dysfunction. N Engl J Med 320: 82–87

Hogan WJ, Geenen JE (1988) Biliary dyskinesia. Endoscopy 20: 179–183

Jonson G, Nilsson DM, Nilsson T (1991) Cystic duct remnants and biliary symptoms after cholecystectomy: A randomised comparison of two operative techniques. Eur J Surg 157: 583

Khuroo MS, Zargar SA, Yattoo GN (1992) Efficacy of nifedipin therapy in patients with Sphincter of Oddi dysfunction: a prospective, double-blind randomized placebo-controlled, cross-over trial. Br J Clin Pharmacol 33: 477–485

Klinge U (1992) Grundlagen der Cholelithiasis. Epidemiologie und Pathogenese der Cholelithiasis. Chir Gastroenterol 8 (Suppl 2): 6–14

Kozarek RA (1988) Balloon dilatation of the sphincter of Oddi. Endoscopy 20: 207–210

Krishnamurthy GT, Krishnamurthy S (1988) Nuclear hepatology: Where is it heading now? J Nuc Med 29: 1144–1149

Kubota K, Itoh K, Shibayama K et al. (1989) Papillary function of patients with juxtapapillary duodenal diverticulum. Scand J Gastroenterol 24: 140–144

La Morte WW (1993) Biliary motility and abnormalities associated with cholesterol cholelithiasis. Curr Opin Gastroenterol 9: 810–816

Leivonen MK, Halttunen JAA, Kivilaakso EO (1996) Duodenal diverticulum at endoscopic retrograde cholangiopancreatography, analysis of 124 patients. Hepatogastroenterol 43: 961–966

O'Donnell LJD, Fairclough PD (1993) Gall stones and gall bladder motility. Gut 34: 440–443

Pasricha PJ, Miskovsky EP, Kalloo AN (1994) Intrasphincteric injection of botulinum toxin for suspected sphincter of Oddi dysfunction. Gut 35: 1319–1321

Rhodes M, Lennard TWJ, Farndon JR et al. (1988) Cholecystokinin (CCK) provocation test: long-term follow-up after cholecystectomy. Br J Surg 75: 951–953

Rolny P (1997) Endoscopic bile duct stent placement as a predictor of outcome following endoscopic sphincterotomy in patients with suspected sphincter of Oddi dysfunction. Eur J Gastroenterol Hepatol 9: 467–471

Sand J, Nordbach I, Koskinen M et al. (1993) Nifedipine for suspected Type II Sphincter of Oddi dyskinesia. Am J Gastroenterol 35: 1301–1305

Schmitt Th, Seifert H, Dietrich CF et al. (1999) Propofolsedierung bei endoskopischer Manometrie des Sphincter Oddi. Z Gastroenterol 37: 219–227

Stolk MFJ, van Erpecum KJ, Smout AJPM et al. (1993) Motor cycles with phase III antrum are associated with high motilin levels and prolonged gallbladder emptying. Am J Physiol 264: G596–G600

Tarnasky PR, Palesch YY, Cunningham JT et al. (1998) Pancreatic stenting prevents pancreatitis after biliary sphincterotomy in patients with sphincter of Oddi dysfunction. Gastroenterology 115: 1518–1524

Thune A, Baker AR, Saccone GTP et al. (1990) Differing effects of pethidine and morphine on human sphincter of Oddi motility. Br J Surg 77: 992–995

Wehrmann T, Wiemer K, Lembcke B et al. (1995) Effect of endoscopic sphincterotomy on sphincter of Oddi manometry results in patients with or without papillary stenosis. Z Gastroenterol 33: 662–668

Wehrmann T, Aharonoff H, Dietrich CF et al. (1997 a) Does ultrasonography allow prediction of biliary sphincter of Oddi dysfunction? Z Gastroenterol 35: 449–457

Wehrmann T, Marek S, Hanisch E et al. (1997 b) Causes and management of recurrent biliary pain after successful non-operative gallstone treatment. Am J Gastroenterol 92: 132–138

Yap L, Wycherley AG, Morphett AD et al. (1991) Acalculous biliary pain: Cholecystectomy alleviates symptoms in patients with abnormal cholescintigraphy. Gastroenterology 101: 700–703

Motilitätsstörungen des Dünndarms

J. F. Erckenbrecht

INHALT

18.1 Physiologie der Dünndarmmotilität *109*
18.2 Untersuchungsmethoden *110*
18.2.1 Dünndarmmanometrie *110*
18.2.2 Messung der Transportgeschwindigkeit im Dünndarm (Laktulose-H$_2$-Atemtest) *111*
18.3 Krankheitsbilder bei gestörter Dünndarmmotilität *112*
18.3.1 Intestinale Pseudoobstruktion *112*
Akute intestinale Pseudoobstruktion *112*
Chronische intestinale Pseudoobstruktion *112*
Diagnostik der chronischen intestinalen Pseudoobstruktion *114*
Therapie *115*
18.3.2 Bakterielle Fehlbesiedlung des Dünndarms *116*
Diagnose *116*
Therapie *117*

Wesentliche Aufgabe des menschlichen Dünndarms ist die Digestion und Resorption der Nahrung. Dabei übernimmt die Motilität durch koordinierte Bewegungsvorgänge eine wichtige Rolle, indem sie zu einer gleichmäßigen Osmolarität und Energiedichte des Dünndarminhalts, einem für die Resorption ausreichenden Kontakt des Darminhalts mit der Dünndarmschleimhaut, einer Koordination von Motilität, Sekretion und Resorption sowie zu einer Verhinderung einer Keimaszension aus dem Dickdarm in den Dünndarm beiträgt.

Dünndarmmotilitätsstörungen können daher neben Störungen der Transportfunktion in Form von Obstipation oder Diarrhö durch das Krankheitsbild eines nichtobstruktiven Ileus, einer bakteriellen Fehlbesiedlung des Dünndarms oder eines Malabsorptionssyndroms symptomatisch werden.

Wichtige Funktionen besonderer Dünndarmmotilitätsmuster und Symptome, die bei Störungen dieser Motilitätsmuster auftreten können, sind in Tabelle 18.1 zusammengefaßt.

Motilitätsstörungen des Dünndarms können durch intraluminale Druckmessungen (Dünndarmmanometrie) und durch Messungen der Transportgeschwindigkeit eines (meist unphysiologischen) Markers vom Mund bis zum Zökum gemessen und mit Einschränkungen auch quantifiziert werden. Messungen der Dünndarmtransitzeit mit Hilfe radioaktiver Marker haben in Deutschland keine breite Anwendung gefunden.

18.1 Physiologie der Dünndarmmotilität

Die Bewegungsvorgänge des Dünndarms im Nüchternzustand sind durch das zyklische Auftreten des interdigestiven migrierenden Motorkom-

Tabelle 18.1. Funktionen besonderer Dünndarmmotilitätsmuster und Symptome bei gestörter Dünndarmmotilität

Motilitätsmuster	Funktion	Symptome bei gestörter Motilität
Motilität im Nüchternzustand Phase III des MMC	„Reinigung" des oberen Gastrointestinaltrakts	
• Magen		Bei Fehlen Entleerungsstörung des Magens für nicht weiter zu verkleinernde Nahrungspartikel (> 1 mm) → Bezoarbildung im Magen, → Tablettenretention im Magen
• Dünndarm		Bei Fehlen Keimaszension aus dem Dickdarm → bakterielle Fehlbesiedlung des Dünndarms
Dünndarmmotilität postprandial	Durchmischung und aboraler Transport des Darminhalts, Kontakt des Darminhalts mit der Dünndarmschleimhaut	Zusammen mit Störungen der interdigestiven Motilität → chronische intestinale Pseudoobstruktion

plexes (MMC) charakterisiert (siehe Kap. 13). Dabei schließt sich an eine unterschiedlich lange Zeitspanne ohne Kontraktionsaktivität (Phase I des interdigestiven MMC) eine Phase mit unregelmäßig auftretenden Kontraktionen mit einer Frequenz zwischen 0,3/min und 10/min an (Phase II des MMC). Die Phase II des interdigestiven MMC geht in eine kurze Periode von 3–15 min Dauer über, die durch starke (Kontraktionsamplituden 20–60 mmHg) und regelmäßige (Kontraktionsfrequenz im oberen Dünndarm 12/min, im unteren Dünndarm 9/min) Kontraktionen gekennzeichnet ist (Phase III des interdigestiven MMC, „Aktivitätsfront").

Funktion der Aktivitätsfront
Die Aktivitätsfront des interdigestiven MMC befördert nach vorausgegangener Mahlzeit Nahrungsreste, Nüchternsekret und Zelldetritus aus dem Dünndarm in den Dickdarm. Möglicherweise schützt sie durch Verhinderung von Stagnation den Dünndarm vor einer Keimaszension aus dem Dickdarm. Sie wird daher als interdigestive „Putzfrau des Dünndarms" bezeichnet (Code u. Schlegel 1974). Auch Tabletten, Dragees oder Kapseln, die sich nicht im Magen auflösen, werden so erst nach Ende der normalen Magenentleerung mit Einsetzen der neuen Nüchternmotilität mitunter mehrere Stunden nach Einnahme der Medikamente in den proximalen Dünndarm befördert (Ewe et al. 1992). Es besteht daher bei diesen Medikamenten die Möglichkeit einer Kumulation im Magen mit Einstrom von hohen Wirkstoffkonzentrationen in den Dünndarm zu einem nicht vorhersagbaren Zeitpunkt.

Nach Nahrungsaufnahme wird die für den Nüchternzustand typische zyklische Dünndarmmotorik für mehrere Stunden aufgehoben. Die postprandiale Motilität ist durch eine intensive unregelmäßige Kontraktionstätigkeit charakterisiert. Für den Nahrungstransport ist die zeitliche und räumliche Koordination von Kontraktionen und nicht allein die Anzahl und die Amplitude der Einzelkontraktionen von Bedeutung. Die Dauer der Unterbrechung der zyklischen Nüchternmotilität durch die Nahrungsaufnahme hängt vom Kaloriengehalt und der Zusammensetzung der aufgenommenen Nahrung ab.

18.2 Untersuchungsmethoden

18.2.1 Dünndarmmanometrie

Die für die Bewegungsvorgänge des Dünndarms charakteristischen intraluminalen Druckschwankungen können mit Hilfe flüssigkeitsperfundierter Seitlochkatheter oder Mikrotransducersysteme aufgezeichnet werden (Camilleri et al. 1998). Dabei sollten an wenigstens 3 Stellen in jeweils 2 cm Abständen die Drucke im antroduodenalen Übergangsbereich und an wenigstens 4 Stellen in jeweils 10 cm Abständen im Duodenum und proximalen Jejunum während einer 4stündigen Nüchternperiode und während 2 h nach Aufnahme einer Mahlzeit von etwa 800 kcal registriert werden. Bei der Perfusionsmanometrie werden nur lumenverschließende Kontraktionen aufgezeichnet. Eine ambulante Registrierung über 24 h, obwohl technisch möglich, ist wegen fehlender zusätzlicher Informationen nicht notwendig.

Manometrische Kriterien einer normalen Dünndarmmotilität sind (mod. nach Katschinski 1996):
- wenigstens eine Phase III des interdigestiven MMC während 6 h Nüchternzustand,
- Dauer der Phase III weniger als 15 min,
- Fortleitgeschwindigkeit der Phase III > 2 cm/min im oberen Dünndarm,
- keine simultane oder retrograd fortgeleiteten Phasen III,
- während des Schlafs überwiegend Phasen I und III (kaum Phase II),
- während des Schlafs keine gruppierten Kontraktionen („clustered contractions"),
- nach einer Mahlzeit (> 800 kcal) wenigstens 2 h postprandiales Motilitätsmuster.

Als Indikationen zur Durchführung einer Dünndarmmanometrie gelten:
- Verdacht auf chronische intestinale Pseudoobstruktion (CIIP)
  - Unterstützung bei der Diagnosestellung,
  - differentialdiagnostische Abgrenzung neurogener von myopathischen Formen der CIIP,
  - Ausschluß einer Mitbeteiligung des oberen Gastrointestinaltrakts an einer Systemerkrankung vor Kolektomie wegen chronischer Obstipation,
  - Mitbeteiligung des Dünndarms bei Systemkrankungen (Sklerodermie).

Die Befunde weisen allerdings eine große intra- und interindividuelle Variablität auf. Die Sensitivität und Spezifität oder der Vorhersagewert einzelner auffälliger Befunde ist weitgehend unbekannt.

18.2.2 Messung der Transportgeschwindigkeit im Dünndarm (Laktulose-H_2-Atemtest)

Die Dünndarmmanometrie ermöglicht die Registrierung einzelner Kontraktionen und typischer Kontraktionsmuster, nicht jedoch die damit verbundene Transportgeschwindigkeit des Dünndarminhalts. Zu dieser Bestimmung wird der H_2-Atemtest eingesetzt. Dabei wird das Erscheinen eines inerten Markers, der in ähnlicher Weise wie der Dünndarminhalt transportiert werden sollte, im Zökum bestimmt. Als solcher Marker wird Laktulose, ein synthetisches, im Dünndarm nicht spalt- und resorbierbares Disaccherid, eingesetzt.

■ **Testprinzip.** Nach oraler Aufnahme gelangt die Laktulose in unveränderter Form durch die Speiseröhre, den Magen und den Dünndarm bis in den proximalen Dickdarm. Dort wird sie innerhalb weniger Minuten von Dickdarmbakterien u. a. zu Wasserstoff (H_2) metabolisiert. Dieser gelangt durch Diffusion in die systemische Zirkulation und wird über die Lungen quantitativ abgeatmet. Der Zeitraum zwischen oraler Aufnahme der Laktulose und dem Anstieg der H_2-Konzentration in der Ausatemluft entspricht daher der orozökalen Transitzeit der Laktulose. Diese entspricht etwa der Dünndarmtransitzeit, da die Passage der flüssigen Laktulose durch die Speiseröhre und den Magen bis in das Duodenum nur wenige Minuten dauert und damit nahezu vernachlässigt werden kann.

■ **Durchführung.** Die Durchführung des H_2-Atemtests zur Bestimmung der orozökalen Transitzeit ist einfach. Die Patienten trinken dazu 15 ml Laktulose, die in 100 ml Wasser aufgelöst werden. Alle 10 min wird die endexpiratorische Wasserstoffkonzentration z. B. durch ein kommerziell erhältliches elektrochemisches Verfahren bestimmt. Der Zeitraum zwischen Trinken der Laktuloselösung und dem Anstieg der endexpiratorischen H_2-Konzentration definiert durch 3 aufeinanderfolgende, ansteigende Werte über 20 ppm H_2 gibt die orozökale Transitzeit wider. Sie liegt in der Regel zwischen 100 und 120 min (Korth et al. 1984).

Einen typische Verlauf der endexspiratorischen H_2-Werte nach Einnahme von 15 g Laktulose zeigt Abb. 18.1.

■ **Testgenauigkeit.** Der Laktulose-H_2-Atemtest zur Bestimmung der orozökalen Transitzeit weist eine Reihe von Unzulänglichkeiten auf:

Bei bis zu 10 % der gesunden Bevölkerung ist die Dickdarmflora unfähig, aus der nichtresorbierten Laktulose Wasserstoff zu produzieren („nonresponder"). Bei diesen Personen kommt es daher nach Einnahme der Laktulose nicht zu einem Anstieg der endexpiratorischen H_2-Konzentration, eine Bestimmung der Passagezeit ist nicht möglich.

Der Test weist, ähnlich wie die Dünndarmmanometrie, eine erhebliche intra- und interindividuelle Varianz auf (Korth et al. 1984). Falsch-kurze orozökale Transitzeiten werden gemessen, wenn eine bakterielle Fehlbesiedlung des Dünndarms vorliegt und die Laktulose nicht erst im Dickdarm, sondern bereits im Dünndarm zu Wasserstoff metabolisiert wird.

Bei der Laktulose handelt es sich nicht um einen inerten Marker, der ähnlich wie der Dünndarminhalt transportiert wird. Sie führt selbst zu einer erheblichen Beschleunigung des Dünndarmtransports. Mißt man mit Hilfe einer ballaststoffreichen Mahlzeit und dem aus den Ballaststoffen im proximalen Dickdarm produzierten Wasserstoff die Dünndarmpassagezeit, ergeben sich Werte von 5–6 h für die „physiologische" orozökale Transitzeit

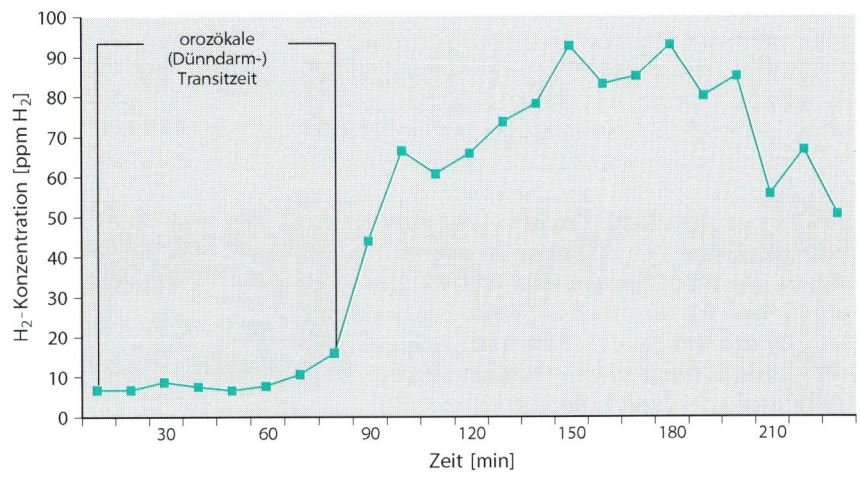

Abb. 18.1. Bestimmung der orozökalen Transitzeit mit Hilfe des Laktulose-H_2-Atemtests. Der Zeitraum zwischen Trinken der Laktuloselösung und dem Anstieg der endexpiratorischen H_2-Konzentrationen entspricht der orozökalen Transitzeit der Laktulose

(Korth et al. 1984). Darüber hinaus besteht zwischen den mit Laktulose und den mit Ballaststoffen gemessenen Testergebnissen keine Korrelation (Korth et al. 1984). Der Laktulose-H_2-Atemtest ist daher ein unphysiologischer Test. Er hat zu Recht kaum Eingang in Diagnostik von Dünndarmmotilitätsstörungen gefunden.

18.3 Krankheitsbilder bei gestörter Dünndarmmotilität

18.3.1 Intestinale Pseudoobstruktion

Die schwerwiegendste Störung der Dünndarmmotilität stellt das Krankheitsbild der intestinalen Pseudoobstruktion dar (Lorenzo 1999). Dabei kommt es zum Auftreten ileusartiger Symptome, ohne daß ein mechanischer Verschluß im Gastrointestinaltrakt vorliegt. Die Symptome sind kaum von denen einer Obstruktion durch eine organische Ursache zu unterscheiden (Heilmann u. Erckenbrecht 1994). Sie sind abhängig davon, welche Teile des Gastrointestinaltrakts von der funktionellen Obstruktion betroffen sind, wie stark die funktionelle Obstruktion ausgeprägt ist und wie lange sie andauert. Sie ähneln denen eines mechanischen Ileus. Typische Symptome bei einer intestinalen Pseudoobstruktion sind:
- Übelkeit, Erbrechen (nicht bei reinem Dickdarmbefall),
- postprandiale krampfartige abdominelle Schmerzen (geringer bei reinem Dickdarmbefall),
- meteoristisch geblähtes Abdomen,
- Obstipation.
- Diarrhö und Steatorrhö (bei bakterieller Fehlbesiedlung des Dünndarms)

Die Beschwerden können einmalig (akute intestinale Pseudoobstruktion), rezidivierend, chronisch persistierend oder chronisch progredient (chronische intestinale Pseudoobstruktion) auftreten.

Ein chronischer Verlauf der Erkrankung und die Symptome Diarrhö und Steatorrhö, die als Folge einer bakteriellen Fehlbesiedlung im motilitätsgestörten Dünndarm auftreten können, machen einen mechanischen Ileus unwahrscheinlich. Ebenso gehören peritonitische Zeichen nicht zum Krankheitsbild einer intestinalen Pseudoobstruktion. Wegen der meist postprandial auftretenden Symptome und des chronischen Verlaufs der Erkrankung leiden die Patienten oft unter Mangelernährung, die eine parenterale Ernährung über lange Zeiträume erforderlich machen kann.

Akute intestinale Pseudoobstruktion

Die Symptome einer intestinalen Pseudoobstruktion können in akuter Form als Komplikation anderer intestinaler und extraintestinaler Erkrankungen auftreten. Entsprechend besteht ihre Therapie in der Behebung der Grundkrankheit.

Die akute intestinale Pseudoobstruktion begleitet bei älteren Patienten vorwiegend schwere Allgemeinerkrankungen. Die Letalität beträgt bis zu 20 %.

Bei jüngeren Patienten sind häufiger postoperative, postpartale, posttraumatische, parainfektiöse, paraneoplatische oder septische Komplikationen mit diesem Krankheitsbild assoziiert. Bei infektiösen Enteritiden ist eine komplizierende Pseudoobstruktion Hinweis auf eine besonders schlechte Prognose.

Chronische intestinale Pseudoobstruktion

Es handelt sich hierbei um eine heterogene Gruppe primärer und sekundärer Erkrankungen der gastrointestinalen Motilität. Sie betreffen häufig den gesamten oder nur segmental Teile des Dünndarms, aber auch andere Bereiche des gesamten Magen-Darm-Kanals. Abbildung 18.2 a, b zeigt die Röntgenaufnahme eines Patienten mit chronischer intestinaler Pseudoobstruktion.

Primäre Formen der chronischen intestinalen Pseudoobstruktion treten familiär gehäuft oder sporadisch auf. Aufgrund histologischer Untersuchungen werden myopathische und neuropathische Formen unterschieden. Es gibt allerdings auch symptomatische Patienten ohne feingewebliche Auffälligkeiten im Gastrointestinaltrakt.

Primäre Formen der chronischen intestinalen Pseudoobstruktion

■ **Familiäre viszerale Myopathien.** Bei der familiären viszeralen Myopathie zeigen sich degenerative Veränderungen und ein bindegewebiger Ersatz der glatten Muskulatur vorwiegend im Bereich der longitudinalen Muskelfasern. In der Dünndarmmanometrie sind die Aktivitätsfronten (Phase III) des interdigestiven MMC reduziert oder fehlen völlig. Die postprandiale Motilität ist quantitativ ebenfalls deutlich herabgesetzt. Lediglich niedrigfrequente, niedrigamplitudige Kontraktionen lassen sich im Nüchternzustand und postprandial registrieren. Die Erstmanifestation der Erkrankung liegt meist im Kindes- oder Jugendalter.

■ **Familiäre viszerale Neuropathien.** Bei der Gruppe der viszeralen Neuropathien lassen sich strukturelle Veränderungen und ein Verlust von Nervenzellen im Plexus myentericus nachweisen. Es liegen meist autosomal rezessive Erbgänge vor.

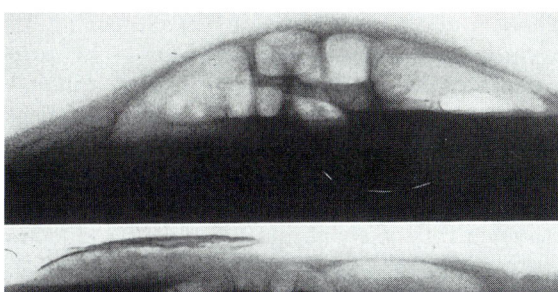

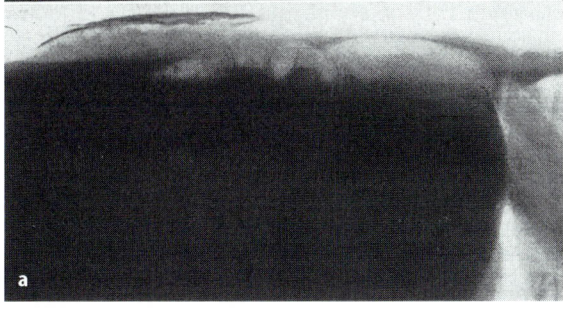

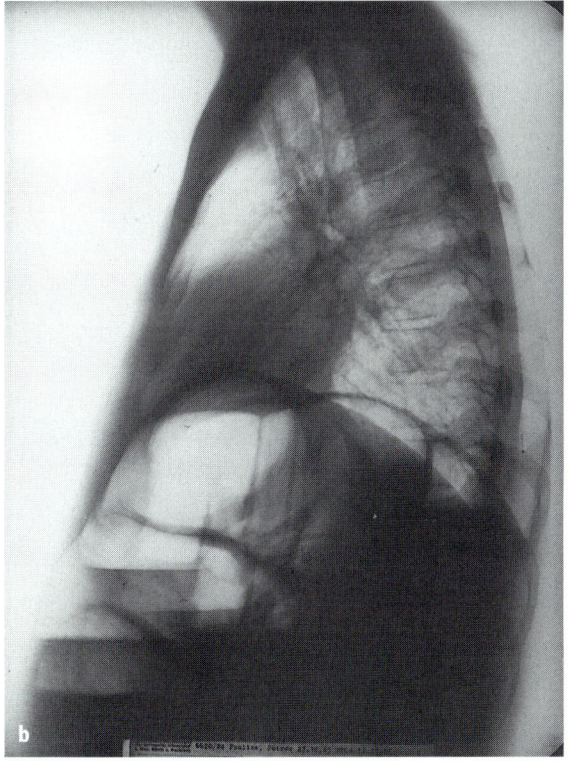

Abb. 18.2 a, b. Patient mit chronischer intestinaler Pseudoobstruktion und massiver Auftreibung des Abdomens. **a** Röntgenaufnahme des Abdomens in Rückenlage und Linksseitenlage. **b** Röntgenaufnahme von Thorax und Abdomen im seitlichen Strahlengang

Neben schwerwiegenden Störungen der Motilität von Dünndarm, Kolon und Ösophagus kommen auch Manifestationen außerhalb des Gastrointestinaltrakts vor. Ursache dafür sind feingewebliche Veränderungen im Gehirn, im Rückenmark, im gesamten autonomen Nervensystem und in peripheren Nerven. Entsprechend treten extraintestinale Symptome in Form von Gangataxie, Dysarthrie, Störungen der Pupillenmotorik, der Blasenentleerung und der Schweißsekretion auf. Auch eine Ophthalmoplegia externa, schwere sensible und motorische Neuropathien oder Taubheit wurden beschrieben. Bei Befall des Dünndarms sind manometrisch eine verstärkte Kontraktionstätigkeit mit erheblichen Störungen der zeitlichen und örtlichen Koordination der motorischen Aktivität nachweisbar.

■ **Sporadische viszerale Myopathien und Neuropathien.** Diese Formen der primären chronischen intestinalen Pseudoobstruktion zeigen histologisch häufig ähnliche Veränderungen wie sie bei den familiären Formen beschrieben wurden, ohne daß eine familiäre Häufung oder ein bestimmter Erbgang vorliegt. Zum Teil weisen sie jedoch keine erkennbaren feingeweblichen Veränderungen auf (dann „idiopathisch" im engeren Sinne). Ihre Symptome unterscheiden sich nicht von denen der familiären Formen (s. oben).

**Sekundäre Formen
der chronischen intestinalen Pseudoobstruktion**
Bei zahlreichen generalisierten Erkrankungen kann eine Beteiligung des Gastrointestinaltrakts in Form einer sekundären chronischen intestinalen Pseudoobstruktion auftreten. Hierbei sind Kollagenosen (von denen die systemische Sklerodermie als häufige Ursache gut dokumentiert ist) und die Amyloidose von besonderer Wichtigkeit. Die Symptome können auch bei zahlreichen neurologischen Erkrankungen oder medikamenteninduziert auftreten. Sekundäre Formen der chronischen intestinalen Pseudoobstruktion sind wesentlich häufiger als die primären Formen. Folgende Erkrankungen können den sekundären chronischen intestinalen Pseudoobstruktion zugrunde liegen:
- Kollagenosen: systemische Sklerodermie, Dermatomyositis/Polymyositis, systemischer Lupus erythematodes,
- Amyloidose,
- Muskeldystrophien,
- neurologische Erkrankungen: M. Parkinson, Chagas-Erkrankung, familiäre autonome Dysfunktionen, Porphyrien, Hirnstammtumoren,
- endokrinologische Erkrankungen: Hypothyreose, Diabetes mellitus, Hypoparathyreoidismus, Phäochromozytom,
- Pharmaka: trizyklische Antidepressiva, Phenothiazine, Anti-Parkinson-Medikamente, Ganglienblocker, Clonidin, Zytostatika,
- paraneoplastisch, insbesondere bei kleinzelligen Karzinomen,

– parainfektiös, insbesondere bei Zytomegalievirusinfektion,
– jejunale Divertikulose, jejunaler Bypass.

**Diagnostik
der chronischen intestinalen Pseudoobstruktion**

Abbildung 18.3 gibt einen Überblick über die Diagnostik. Wichtigste und zugleich schwierigste Aufgabe in der Diagnostik der chronischen intestinalen Pseudoobstruktion ist der Ausschluß eines organischen mechanischen Verschlusses des Darmlumens. Laborchemische Untersuchungen sind dazu in der Regel wenig hilfreich. In der konventionellen Röntgendiagnostik zeigen sich in der Abdomenübersichtsaufnahme dilatierte, lufthaltige Darmschlingen. Radiologische Kontrastmitteluntersuchungen des Magens und des Dickdarms sind die wichtigsten bildgebenden Verfahren zum Ausschluß einer mechanischen Ursache für die obstruktive Symptomatik. Häufig sind allerdings auch die radiologischen Befunde wenig aussagekräftig aufgrund der generalisierten oder segmentalen Dilatation des Darms und der erheblich erhöhten Flüssigkeitsmenge innerhalb des Lumens, die durch die schwere Transportstörung bedingt ist.

Auch endoskopische Verfahren helfen meist nicht weiter. Bei der Dilatation und Elongation des Darms können die oralen Anteile des Dickdarms oder das terminale Ileum koloskopisch meist nicht erreicht werden.

Bei einigen Patienten kann bei Beteiligung von Dünndarm oder Speiseröhre innerhalb der Erkrankung die Dünndarmmanometrie und die Ösophagusmanometrie hilfreich sein. Die Sensitivität und

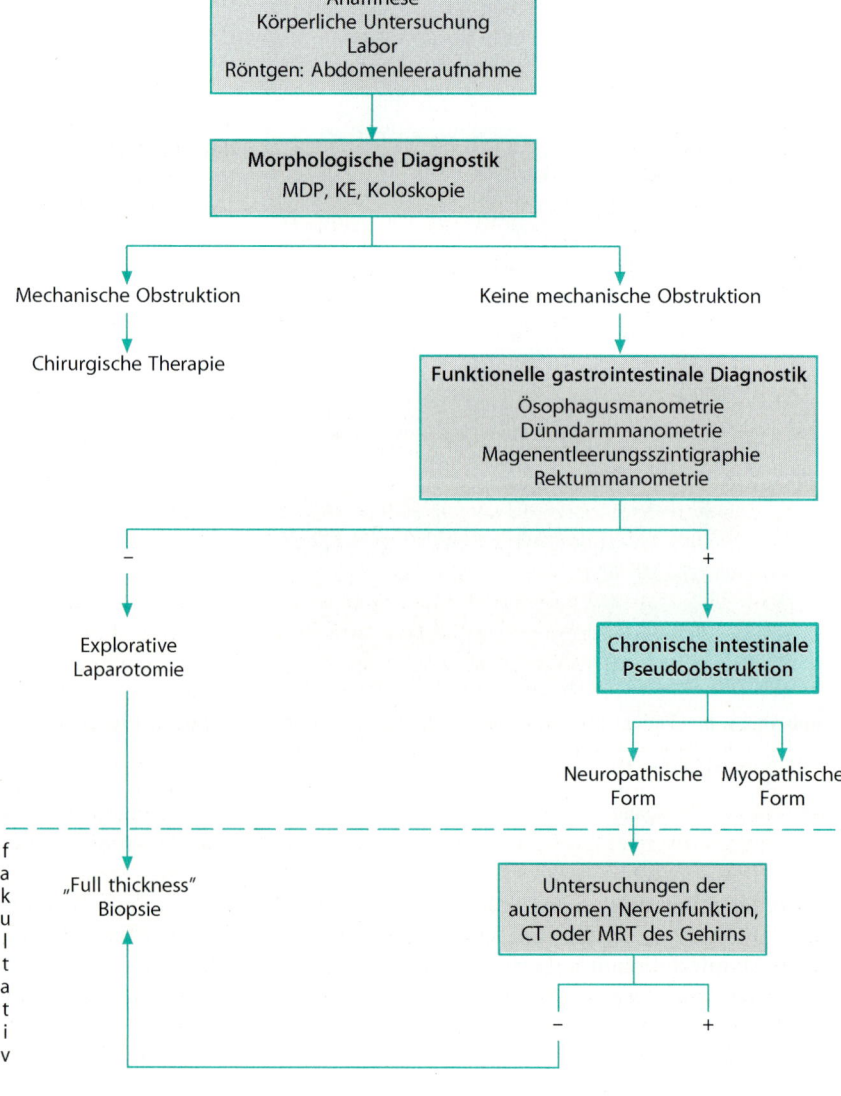

Abb. 18.3. Algorithmus zur Diagnostik bei Verdacht auf chronische intestinale Pseudoobstruktion. (Mod. nach Colemont u. Camilleri 1989)

Spezifität dieser Methoden sind bisher nicht systematisch untersucht worden. Sie dürften eher gering sein. Der Mangel an diesen Informationen mag auch an der Seltenheit des Krankheitsbildes liegen.

Manometrie
Bei chronischer intestinaler Pseudoobstruktion infolge einer viszeralen Myopathie können im Ösophagus reduzierte Kontraktionsamplituden und -fortleitungsgeschwindigkeiten registriert werden. Manchmal ist eine schluckinduzierte Peristaltik der Speiseröhre überhaupt nicht mehr nachweisbar. Im Dünndarm weisen hypomotile Kontraktionsstörungen auf myogene, hyperkontraktile oder unkoordinierte Abläufe auf neuropathische Formen der chronischen intestinalen Pseudoobstruktion mit Befall des enterischen Nervensystems hin (Malagelada et al. 1996). Bei manchen Patienten kann durch Untersuchungen der Funktion des autonomen Nervensystems außerhalb des Gastrointestinaltrakts (kardiale Reflexteste, Pupillenmotorik, Thermoregulation, Blasenentleerung) eine generalisierte autonome Neuropathie nachgewiesen werden.

Operative Diagnostik
In den angelsächsischen Ländern wird häufig eine transmurale („full thickness") Biopsie für die Diagnose der intestinalen Pseudoobstruktion herangezogen (Colemont u. Camilleri 1989). Dieses Vorgehen erscheint aus mehreren Gründen problematisch.
- Zum einen ist dafür eine Laparatomie erforderlich, die bei diesem Krankheitsbild nicht ohne erhöhtes Operationsrisiko möglich ist (Schuffler et al. 1980).
- Zweitens führt bei erneut auftretender obstruktiver Symptomatik eine vorangegangene Laparatomie wegen der Möglichkeit eines Bridenileus zu erheblichen Problemen. Folgeoperationen sind dann aus differentialdiagnostischen Gründen häufig nicht zu vermeiden.
- Drittens sind zwar zahlreiche feingewebliche Veränderungen innerhalb der glatten Darmmuskulatur und auch in den Nervenzellplexus der Darmwand beschrieben worden (Krishnarmurthy u. Schuffler 1987), eine ausreichende Standardisierung dieser Diagnostik besteht allerdings nicht.

**Therapie
der akuten intestinalen Pseudoobstruktion**
Die Therapie der *akuten Formen der intestinalen Pseudoobstruktion* besteht in der Behebung der Grundkrankheit. Die Symptome der Erkrankung verschwinden damit meist vollständig. Bei drohender Kolonperforation mit Dilatation des Zökums auf einen Durchmesser von mehr als 12 cm kann eine koloskopische Dekompression des Dickdarms versucht werden, obwohl bei fortbestehender Grundkrankheit die Dilatation und die übrigen Symptome meist innerhalb von Stunden rezidivieren. In seltenen Fällen ist eine operative Dekompression mit Anlage einer Zökostomie erforderlich.

**Therapie
der chronischen intestinalen Pseudoobstruktion**
Eine kurative Therapie der *chronischen intestinalen Pseudoobstruktion* ist nicht möglich. Die medikamentösen Möglichkeiten sind begrenzt. Es werden motilitätsstimulierende Pharmaka eingesetzt. Metoclopramid und Domperidon sind weitgehend unwirksam. Cisaprid bewirkt eine Verbesserung der Symptome und eine Stimulation der gestörten Motorik (Fraser et al. 1991). Für die meisten Patienten mit dem Vollbild der Erkrankung ist allerdings auch dieses Medikament nicht ausreichend wirksam.

Durch bakterielle Fehlbesiedlung des Dünndarms verursachte Steatorrhöen können durch eine intermittierende antibiotische Therapie gebessert werden.

Häufig bleibt nur eine langdauernde parenterale Ernährung, um wenigstens die Symptome der Malnutrition zu lindern. Die Symptome der abdominellen Distension und der damit verbundenen Schmerzen bleiben allerdings auch während einer parenteralen Ernährung bestehen.

Chirurgische Therapie
Chirurgische Behandlungen der chronischen intestinalen Pseudoobstruktion in Form von Resektionen oder Überbrückungen betroffener Darmabschnitte sind in der Vergangenheit wiederholt versucht worden. Die Ergebnisse sind allerdings durchweg nicht befriedigend. Neben den häufigen perioperativen Komplikationen und den nachfolgenden differentialdiagnostischen Schwierigkeiten beim Wiederauftreten obstruktiver Symptome muß bei der Operationsplanung auch bedacht werden, daß es sich in der Mehrzahl der Fälle um eine generalisierte Erkrankung des Gastrointestinaltrakts handelt. Bei einer geplanten segmentalen Resektion muß daher durch intensive Funktionsdiagnostik (Manometrie von Ösophagus, Magen, Dünndarm und Rektum, Magenentleerungsszintigraphie, Bestimmung von Dünndarm- und Dickdarmpassagezeit) sichergestellt sein, daß andere Teile des Magen-Darm-Kanals nicht mitbetroffen sind. Bei der Mehrzahl der operierten Patienten tritt in unterschiedlichen Zeitintervallen nach der Operation ein Rezidiv der Erkrankung in anderen Darmabschnitten auf.

Wegen des Fehlens effektiver therapeutischer Möglichkeiten ist die Erkrankung mit einer sehr hohen Letalität verbunden.

18.3.2
Bakterielle Fehlbesiedlung des Dünndarms

Der obere Dünndarm ist nahezu frei von einer eigenen bakteriellen Flora. Im Ileum steigt die Anzahl der Bakterien, erreicht jedoch nicht den Grad der Besiedlung im Kolon. Störungen der Dünndarmmotilität – insbesondere der Phase III/Aktivitätsfront des interdigestiven MMC und/oder Veränderungen der Anatomie des Gastrointestinaltrakts – können es Dickdarmbakterien ermöglichen, zu aszendieren und sich im Ileum anzusiedeln.

Durch Interaktion des Stoffwechsels der im Dünndarm fehlangesiedelten Bakterien mit der Triglyzeriddigestion und -resorption kann ein Malabsorptionssyndrom mit Diarrhöen resultieren. Dies wird u. a. durch Dekonjugation von Gallensäuren durch bakterielle Enzyme ermöglicht. Als Folge sinkt deren Konzentration im Dünndarm und damit die für die Triglyzeridverdauung wichtige Mizellenbildung. Die entstehenden freien Gallensäuren haben darüber hinaus einen direkten schädigenden Einfluß auf die Morphologie und Funktion der Dünndarmmukosa. Die Zottenarchitektur wird gestört und die Natriumresorption der Enterozyten beeinträchtigt.

Ein weiterer Mechanismus, durch den eine Interaktion des Bakterienstoffwechsels mit dem luminalen Dünndarminhalt zu einen Malabsorptionssyndrom beiträgt, ist die Verstoffwechselung von Vitamin B_{12}. Es resultiert die charakteristische Vitamin B_{12}-Mangel-Anämie. Es ist bisher unbekannt, warum eine bakterielle Fehlbesiedlung des Dünndarms bei einigen Patienten zu einem schweren Malabsorptionssyndrom mit Diarrhö und Steatorrhö sowie Vitamin B_{12}-Mangel-Anämie führt, andere Patienten dagegen völlig asymptomatisch bleiben.

Pathogenese
Bei den meisten Patienten mit einer bakteriellen Fehlbesiedlung des Dünndarms findet sich eine (häufig operativ angelegte) Veränderung der Anatomie des Gastrointestinaltrakts. Daher wurde die Erkrankung in früheren Zeiten mit aggressiveren chirurgischen Eingriffen, insbesondere nach Bypass von Darmsegmenten, häufiger diagnostiziert. Noch immer stellen Personen mit operativer Resektion des ileozökalen Übergangs (wegen tumoröser oder chronisch-entzündlicher Veränderungen) die größte Gruppe innerhalb der Patienten mit bakterieller Fehlbesiedlung des Dünndarms. Aber auch eine medikamentös induzierte Achlorhydrie des Magens oder Erkrankungen, die mit einer nervalen oder myogenen Störung der Dünndarmmotilität verbunden sind (Diabetes mellitus mit autonomer Neuropathie, Sklerodermie) begünstigen ihr Auftreten.

Eine bakterielle Fehlbesiedlung des Dünndarms kann auch ohne die oben erwähnten prädisponierenden Faktoren und Erkrankungen auftreten. Bei jedem unklaren Malabsorptionssyndrom muß auch ohne die oben erwähnten Veränderungen eine bakterielle Fehlbesiedlung des Dündarms als Ursache ausgeschlossen werden. Tabelle 18.2 zeigt die möglichen Ursachen einer bakteriellen Fehlbesiedlung des Dünndarms.

Symptome
Patienten mit bakterieller Fehlbesiedlung des Dünndarms können asymptomatisch sein oder Zeichen eines unterschiedlich schweren Malabsorptionssyndroms aufweisen. Auch eine Kombination mit Symptomen der zugrundeliegenden Erkrankung ist möglich. Gewichtsverlust, Diarrhö mit Steatorrhö und makrozytäre Vitamin B_{12}-Mangel-Anämie sind die Leitsymptome des Malabsorptionssyndroms.

Diagnose
An eine bakterielle Fehlbesiedlung des Dünndarms ist dann zu denken, wenn bei Patienten nach einer abdominellen Operation (insbesondere einer Resektion unter Einschluß der Bauhin'schen Klappe) Zeichen eines Malabsorptionssyndroms auftreten. Aber auch bei zunächst unklarer Ursache eines Malabsorptionssyndroms ist die bakterielle Fehlbesiedlung des Dünndarms eine wichtige Differentialdiagnose. Die Diagnose wird gesichert durch den Glukose-H_2-Atemtest. Dabei macht man sich die Tatsache zunutze, daß H_2 ausschließlich durch bak-

Tabelle 18.2. Mögliche Ursachen einer bakteriellen Fehlbesiedlung des Dünndarms

- Störungen der Magenphysiologie
  - Achlorhydrie bei chronisch atrophischer Gastritis,
  - medikamentös induzierte Achlorhydrie (Protonenpumpeninhibitoren);
- Störungen der Dünndarmanatomie
  - Syndrom der zuführenden Schlinge (nach Billroth-II-Magenresektion),
  - Obstruktion des Dünndarms (z. B. entzündliche Striktur),
  - Dünndarmdivertikulose;
- Störungen der Dünndarmmotilität,
  - Sklerodermie,
  - diabetische autonome Neuropathie,
  - chronische intestinale Pseudoobstruktion,
  - Fehlen der Phase III des interdigestiven MMC;
- Veränderung des ileozökalen Übergangs
  - Resektion des ileozökalen Sphinkters,
  - enterokolische Fistel;
- andere Erkrankungen
  - chronische Pankreatitis,
  - Aids.

teriellen Stoffwechsel und nicht im menschlichen Körper entsteht. Der Patient trinkt für diesen Test 75 g Glukose, die in 100 ml Wasser aufgelöst werden. Da diese üblicherweise bereits komplett im oberen Dünndarm resorbiert wird, zeigt ein Anstieg der endexpiratorischen H_2-Konzentration nach oraler Zufuhr von Glukose eine bakterielle Fermentation der Glukose im Dünndarm an. Sensitivität und Spezifität sind mit etwa 60 bzw. 80 % allerdings nicht besonders hoch.

Die alternativ durchzuführende Aspiration von Dünndarminhalt und seine mikrobiologische Untersuchung mit einem Keimnachweis von mehr als 10^5 Mikroorganismen pro Milliliter ist kompliziert und wegen möglicher Kontamination auch nicht besonders zuverlässig. Möglicherweise wird in Zukunkft mit den ^{13}C-Xylose-Test ein zuverlässigerer Test zur Verfügung stehen.

Therapie
Therapieziel ist die Beseitigung oder Reduktion der Malabsorptionssymptome. Asymptomatische Patienten brauchen daher nicht behandelt zu werden. Theoretisch stellt eine Beseitigung der Grundkrankheit, die zu einer Stase des Dünndarminhalts und damit zum Wachstum intestinaler Mikroorganismen führt (z. B. Syndrom der blinden Schlinge, Dünndarmdivertikulose, Sklerodermie), die ideale Therapie der bakteriellen Fehlbesiedlung des Dünndarms dar. Allerdings ist dies bei den meisten Patienten nicht möglich.

Nahezu immer ist daher eine antibiotische Therapie zur Keimreduktion im Dünndarm notwendig. Häufig hierbei benutzte Antibiotika sind Tetrazykline (z. B. Doxycyclin 200 mg einmal tägl.). Falls darunter die Symptomatik persistiert, können Cephalosporine mit ihrer guten Wirksamkeit gegen anaerobe Keime eingesetzt werden. Andere Antibiotika sind häufig unwirksam (orale Penicilline, orale Aminoglykoside) oder können wegen Nebenwirkungen bei langfristiger oder wiederholter Einnahme nicht eingesetzt werden (Metronidazol).

Eine antibiotische Therapie wird 7–10 Tage durchgeführt. Bei einigen Patienten bessern sich dadurch die Symptome für mehrere Monate, andere erleben bereits nach wenigen Wochen ein symptomatisches Rezidiv ihrer Erkrankung, so daß eine intermittierende Dauertherapie erforderlich sein kann.

Bei Patienten, bei denen eine intestinale Motilitätsstörung Ursache der bakteriellen Fehlbesiedlung ist (u. a. diabetische autonome Neuropathie, Sklerodermie), kann durch motilitätsstimulierende Medikamente (Cisaprid) versucht werden, die Motilitätsstörung und damit die Malabsorption als Folge der bakteriellen Fehlbesiedlung zu bessern.

Literatur

Camilleri M, Hasler WL, Parkman HP et al. (1998) Measurement of gastrointestinal motility in the GI laboratory. Gastroenterology 115: 747–762

Code CF, Schlegel JF (1974) The gastrointestinal interdigestive housekeeper: motor correlates of the interdigestive myoelectric complex of the dog. In: Proceedings of the Fourth International Symposium on Gastrointestinal Motility. Mitchell, Vancouver/Kanada, pp 631–634

Colemont LJ, Camilleri M (1989) Chronic intestinal pseudoobstruction: Diagnosis and treatment. Mayo Clin Proc 64: 60–70

Di Lorenzo C (1999) Pseudo-obstruction: Current approaches. Gastroenterology 116: 980–987

Ewe K, Press AG, Oestreicher M (1992) Einfluß der Nahrungsaufnahme auf die Magenentleerung magensaftresistenter Tabletten und Kapseln. Dtsch Med Wochenschr 117: 287–290

Fraser AG, Arthur JF, Hamilton I (1991) Intestinal pseudoobstruction secondary to amyloidosis responsive to cisapride. Dig Dis Sci 36: 532–535

Heilmann G, Erckenbrecht JF (1994) Die intestinale Pseudoobstruktion. Therapeutische Umschau 51: 208–215

Katschinski M (1996) Motility recording in upper gastrointestinal tract disease: current concepts in clinical gastroenterology. Z Gastroenterol 34 (Suppl 4): 26–35

Korth H, Müller I, Erckenbrecht JF, Wienbeck M (1984) Breath hydrogen as a test for gastrointestinal transit. Hepatogastroenterology 31: 282–284

Krishnarmurthy S, Schuffler MD (1987) Pathology of neuromuscular disorders of the small intestine and colon. Gastroenterology 93: 610–639

Malagelada JR, Camilleri M, Stanghellini V (1996) Manometric diagnosis of gastrointestinal motility disorders. Thieme, Stuttgart

Schuffler MD, Rohrmann CA, Chaffee RG, Brand DL, Delaney JH, Young JH (1981) Chronic intestinal pseudoobstruction. A report of 27 cases and review of the literature. Medicine 60: 173–196

Szurszewski JH (1969) A migrating electric complex of the canine small intestine. Am J Physiol 217: 1757–1763

Motilitätsstörungen des Kolons

W. Voderholzer · M. Karaus

INHALT

19.1   Normale Motilität *119*
19.2   Einflüsse von Nahrungsfaktoren *120*
19.3   Epidemiologische Daten zum Ballaststoffverzehr bei Gesunden und Obstipierten *121*
19.4   Untersuchungsmethoden *121*
19.4.1 Transitzeitmessung *122*
19.4.2 Kolonmanometrie *122*
19.4.3 Elektromyographie *123*
19.4.4 Transitszintigraphie *123*
19.5   Störungen des Kolontransits *123*
19.5.1 Definitionen und Einteilung *123*
        Idiopathische Obstipation *124*
        Funktionelle Diarrhö *124*
        Dickdarmpseudoobstruktion *124*
        Sekundäre Störungen der Dickdarmmotilität *125*
19.6   Diagnostik *125*
19.7   Therapie von Kolonmotilitätsstörungen *126*
19.7.1 Therapie der Obstipation *126*
19.7.2 Therapie der funktionellen Diarrhö *128*
19.7.3 Therapie anderer Kolonmotilitätsstörungen *128*

Motilitätsstörungen des Dickdarms gehören zu den häufigsten Funktionsstörungen des Gastrointestinaltrakts. Sie äußern sich vornehmlich in Störungen der Dickdarmpassage und damit als Änderung im Stuhlgangverhalten. Am häufigsten ist hierbei die idiopathische Obstipation mit langsamem Dickdarmtransit. Auch bei der funktionellen Diarrhö kann die Dickdarmmotilität eine Rolle spielen. Oft sind jedoch andere Erkrankungen oder Medikamente die Ursache von Motilitätsstörungen des Dickdarms.

19.1
Normale Motilität

Erkenntnisse über die physiologische Kolonmotilität beim Menschen wurden zunächst aus radiologischen (Cannon 1901), später aus manometrischen und elektromyographischen Untersuchungen gewonnen. Manometrisch lassen sich 3 Typen von Kontraktionsmustern unterscheiden:
- Typ 1: segmentierende, kurzdauernde Kontraktionen niedriger Amplitude,
- Typ 2: langdauernde, z. T. fortgeleitete Kontraktionen mittlerer bis hoher Amplitude,
- Typ 3: Tonusschwankungen.

Kontraktionen vom Typ 1 sind im wesentlichen stationär. Sie haben die Aufgabe, den Koloninhalt mit der Mukosa in Kontakt zu bringen und so die Resorption zu fördern. In geringem Maß wird der Darminhalt auch nach proximal oder distal transportiert. Kontraktionen vom Typ 2 können sowohl regional begrenzt auftreten als auch über weite Strecken des Dickdarms fortgeleitet werden. Typ-1- und Typ-2-Kontraktionen können einander überlagern.

Als hochamplitudige propagierende Kontraktionen (HAPC) werden besonders kräftige Typ-2-Kontraktionen bezeichnet, die über größere Darmabschnitte fortgeleitet sind. Sie entsprechen den radiologisch beschriebenen großen Verschiebungen der Kotsäule, den sog. Massenbewegungen („mass movements"). Diese Kontraktionen können in verschiedenen Regionen des Kolons entstehen, treten 4- bis 6mal pro Tag auf und sind hauptverantwortlich für den Transport des Koloninhalts und somit auch für die Entleerung des Kolons bei der Defäkation (Bassotti u. Gaburri 1988; Karaus und Sarna 1987). Langdauernde tonische Kontraktionen (Bueno u. Fioramonti 1994) können von Kontraktionen vom Typ 1 und 2 überlagert werden und sind meist von niedriger Amplitude.

Alle Kontraktionsmuster des Dickdarms zeigen eine zirkadiane Rhythmik mit einer gesteigerten Aktivität nach dem Aufstehen, nach den Mahlzeiten und einer Motilitätsminderung während des Schlafes (Sarna 1991; Karaus u. Wienbeck 1991).

Haustren sind zirkulär ins Darmlumen vorspringende Falten, die das Kolon morphologisch in mehr oder weniger regelmäßige Aussackungen unterteilen und funktionell tonisch kontrahierter Ringmuskulatur entsprechen. Haustren dienen vermutlich der besseren Durchmischung und Fortleitung des Darminhalts (Brown et al. 1995) und sind in ihrer Position variabel (Christensen 1993).

Elektromyographisch lassen sich über endoluminale Elektroden repetitive elektrische Entladungen, sog. „spike bursts", darstellen. Je nach Dauer der Entladungen unterscheidet man zwischen „short spike bursts" (SSB) und „long spike bursts" (LSB). Während die SSB meist nur am Ort der jeweiligen Elektrode auftreten, werden die LSB auch fortgeleitet. LSB sind am ehesten mit fortgeleiteten Kontraktionen vom Typ 2 korreliert, während SSB den Typ-1-Kontraktionen entsprechen (Abb. 19.1). Neben der Grundaktivität existieren auch höherfrequente Oszillationen der Grundaktivität, die kontraktiler elektrischer Komplex genannt werden. Sie entsprechen im Tierversuch propulsiven, jedoch nicht lumenverschließenden Kontraktionswellen und sollen eine Durchmischung des Darminhalts gewährleisten (Sarna 1991; Karaus u. Wienbeck 1991).

Koloninnervation

Die Steuerung der Kolonmotilität erfolgt über extrinsische und intrinsische Nervenbahnen. Die Programme für die Kontraktionsmuster entstehen vermutlich im intrinsischen Nervensystem, dem sog. enterischen Nervensystem (s. Kap. 13.2). Über extrinsische sympathische und parasympathische Nervenfasern können stimulierende oder hemmende Einflüsse vermittelt werden. Die sympathische Innervation wird im wesentlichen über das Ganglion mesentericum superius und inferius vermittelt. Die parasympathische Innervation bis zur linken Flexur entstammt dem N. vagus, distal der linken Flexur dem Plexus sacralis. Im enterischen Nervensystem unterscheidet man den Plexus myentericus (Auerbach-Plexus) und den submukösen Plexus. Letzterer setzt sich aus dem nahe der Muscularis mucosae gelegenen Meissner-Plexus und dem nahe der Muscularis propria gelegenen Schabadach-Plexus zusammen.

Unmittelbar der Muscularis propria anliegend und in den septalen Strukturen zwischen Muskelbündeln der zirkulären Muskulatur findet sich im Kolon ein eigener Plexus von Axonen in enger Verbindung mit fibroblastenartigen Zellen („interstitial cells of Cajal", siehe Kap. 13.1), die möglicherweise an der Vermittlung der nervalen Impulse an die Muskelzellen oder sogar an der Auslösung von Kontraktionen beteiligt sind (Sanders et al. 1990; Sarna 1991).

19.2
Einflüsse von Nahrungsfaktoren

Eine Nahrungsaufnahme führt zu einer Zunahme der Kolonmotilität (sog. gastrokolischer Reflex). Daß eine mangelnde Flüssigkeitszufuhr zu Obstipation führt, ist nicht bewiesen. Der motilitätsanregende Einfluß von Ballaststoffen ist eindeutig belegt. Als Mechanismen kommen eine Vermehrung des Stuhlvolumens durch vermehrte Wasserbindung und eine Steigerung der Bakterienmasse in Frage.

Im Dünndarm werden die sezernierten Verdauungssäfte und die durch die enzymatische Aktivität aufgeschlossenen Nahrungsbestandteile nahezu vollständig resorbiert. Die verbleibende Flüssigkeit und die unverdaulichen, nichtresorbierbaren Nahrungsbestandteile, die sog. Ballaststoffe, erreichen das Kolon. Hier werden Salz und Wasser resorbiert und die Ballaststoffe durch die physiologische Kolonflora gespalten. Eine Mahlzeit führt beim Menschen schon vor erfolgter Passage der Nahrung durch den Dünndarm zu einer Zunahme der elektrischen und motorischen Aktivität des Kolons sowie zu einer Verkürzung der Dickdarmtransitzeit (gastrokolischer Reflex; Kumar u. Wingate 1985). Der Einfluß der Flüssigkeitszufuhr auf die Kolonfunktion ist hingegen nicht geklärt. Obwohl oft darauf verwiesen wird, daß eine reichliche Flüssigkeitsaufnahme zu einem weicheren Stuhl führt und eine bestehende Obstipation bessern kann, fehlt hierzu bisher der Nachweis. Obstipierte Patienten nehmen nicht weniger Flüssigkeit zu sich als gesunde Vergleichspersonen (Klauser et al. 1992). Bei Kleinkindern kann sich eine Kuhmilch-Intoleranz als Obstipation manifestieren (Iacono et al. 1998). Bei Erwachsenen trifft dies vermutlich nicht zu (s. Kap. 36).

Ballaststoffe

Unter Ballaststoffen versteht man Nahrungsbestandteile, die von den menschlichen Verdauungssäften nicht gespalten werden können. Biochemisch handelt es sich dabei um eine sehr heterogene Gruppe von strukturierten pflanzlichen Zellwandbestandteilen wie Zellulose, Lignin, Hemizellulose

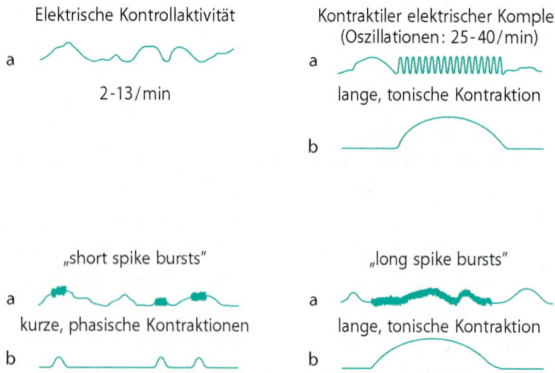

Abb. 19.1. Myoelektrische und mechanische Aktiät des Dickdarms: Aufgesetzt auf die elektrische Kontrollaktivität führen „short spike bursts" zu kurzen Kontraktionen, „long spike bursts" und Oszillationen führen zu langen Kontraktionen. (Aus Karaus u. Wienbeck 1989)

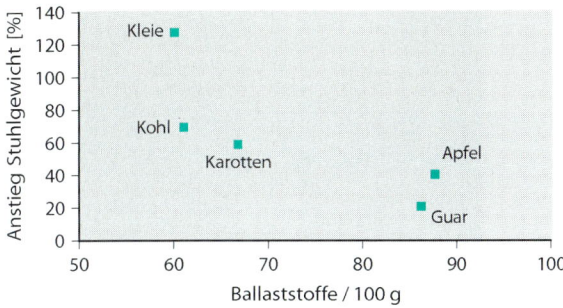

Abb. 19.2. Der Einfluß verschiedener Ballaststoffarten auf das Stuhlgewicht. Nahrungsmittel mit hohem Ballaststoffgehalt und somit auch hoher Wasserbindungskapazität führen nicht unbedingt zu einem proportionalen Anstieg der Stuhlmasse

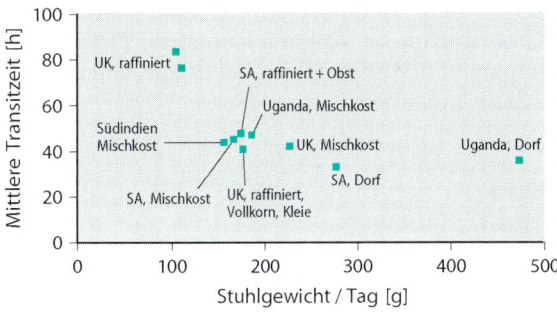

Abb. 19.3. Zusammenhang zwischen Kolontransitzeit und Stuhlgewicht bei Populationen mit unterschiedlichen Ernährungsgewohnheiten (*UK* United Kingdom, *SA* Südafrika)

sowie nichtstrukturierten Polysacchariden wie Pektin, Gummin, Pflanzenschleim und Algenpolysacchariden (Selvendran u. Verne 1988). Ballaststoffe beschleunigen den Kolontransit. Dabei besteht eine inverse Beziehung zwischen der Transitzeit und dem Stuhlgewicht (Burkitt et al. 1972; Müller-Lissner 1988).

Die Wirkung der Ballaststoffe auf die Kolonmotilität wird durch ihre hohe Wasserbindungsfähigkeit im Kolon gewährleistet. Diese wird allerdings zunichte gemacht, wenn ein Ballaststoff gespalten wird. Somit sind nichtspaltbare Ballaststoffe wie Lignine u. U. wirksamer als solche mit hoher In-vitro-Wasserbindungsfähigkeit aber leichter Spaltbarkeit (Abb. 19.2; Cummings et al. 1976). Allerdings können Ballaststoffe auch durch eine Steigerung der Bakterienmasse im Stuhl die Peristaltik anregen. Eine exakte Quantifizierung des jeweiligen Anteils der beiden Mechanismen ist derzeit nicht möglich. Weiterhin können auch nichtverdauliche Stärke und sezernierter Schleim zu den Ballaststoffen gezählt werden (Englyst et al. 1989). Neben den beschriebenen Wirkungen können Ballaststoffe auch den Ionenaustausch beeinflussen, Gallensäuren binden und antioxidierend wirken. Inwieweit diese Eigenschaften die Kolontransitzeit beeinflussen, ist derzeit noch offen.

19.3
Epidemiologische Daten zum Ballaststoffverzehr bei Gesunden und Obstipierten

In Ländern westlicher Prägung variiert der mittlere tägliche Ballaststoffverzehr zwischen 10 und 20 g (Bingham 1988; Anderson u. Whichelow 1985; Gogl 1993). Für Entwicklungsländer wird eine Ballaststoffaufnahme von bis zu der doppelten Menge angenommen. Aus einer vielbeachteten Analyse von Stuhlgewicht und Transitzeit aus Ländern mit hohem und niedrigem Entwicklungsstandard wurde auf einen protektiven Effekt von Ballaststoffen für verschiedene Erkrankungen, darunter auch die chronische Obstipation, geschlossen (Burkitt et al. 1972). Nicht zuletzt aufgrund dieser Daten wurde die chronische Obstipation als eine typische Zivilisationskrankheit angesehen. Dagegen spricht, daß bereits in der Antike die chronische Obstipation ein häufiges medizinisches Problem darstellte (Sonnenberg u. Sonnenberg 1989).

Daher wird heute der Ballaststoffeinfluß differenzierter gesehen. Epidemiologische Studien zeigen, daß sich Gesunde und Obstipierte bezüglich der Ballastoffaufnahme nicht unterscheiden. Tatsächlich führt eine adäquate Ballaststoffsubstitution (30 g) nur bei einem Drittel der obstipierten Patienten zu Beschwerdefreiheit und bei einem weiteren Drittel zu einer Besserung der Beschwerden. Ein Drittel der Patienten, darunter insbesondere solche mit einem langsamen Kolontransit und mit Defäkationsstörungen, spricht auf Ballaststoffe nicht an (Voderholzer et al. 1997). Eine Erklärung hierfür liegt in der inversen Beziehung zwischen Kolontransit und Stuhlgewicht (Abb. 19.3). Patienten mit einem langsamen Kolontransit befinden sich auf dem ungünstigen steilen Anteil der Kurve. Ein solcher Patient muß, um das Stuhlgewicht wesentlich zu erhöhen, die Transitzeit um ein Vielfaches steigern gegenüber einem Patienten, dessen Ausgangstransitzeit bereits im flachen Teil der Kurve liegt. Dies ist mit den üblichen Mengen an Ballaststoffen nur unzureichend möglich.

19.4
Untersuchungsmethoden

Der wichtigste Meßparameter der Kolonmotilität ist die Dickdarmtransitzeit. Sie kann mittels röntgendichter Marker einfach und zuverlässig gemessen werden. Voraussetzung ist eine ausreichende Ballaststoffzufuhr. Kolonmanometrie, Elektromyographie und Szintigraphie bleiben speziellen Fragestellungen vorbehalten.

19.4.1
Transitzeitmessung

Das Kolon transportiert von allen Abschnitten des Magen-Darm-Trakts am langsamsten. Somit ist eine Messung des Transits durch den gesamten Verdauungstrakt im wesentlichen ein Maß für den Kolontransit. Hierzu kann man Farbstoffe, röntgendichte Marker und radioaktive Substanzen verwenden. Bei der Farbstoffmethode wird das erste Erscheinen eines Farbstoffs (z. B. Karminrot) im Stuhl verwertet. Diese Methode ist nur noch von historischem Interesse. Ähnlich stellt sich die Messung der Transitzeit durch Bestimmung der Position einer Metallkugel im Abdomen mittels eines Metalldetektors dar. Vorteil ist dabei die fehlende Strahlenbelastung (Ewe et al. 1988). Allerdings müssen die Repräsentativität eines einzelnen Markers für den Gesamttransit bzw. die Reproduzierbarkeit der Methode noch weiter belegt werden.

Röntgendichte Marker
Die gebräuchlichste und einfach durchzuführende Methode der Transitzeitmessung verwendet röntgendichte Marker, deren spezifische Dichte derjenigen des Stuhls entspricht. Dazu werden mit Bariumsulfat imprägnierte Pellets von etwa 1 mm Kantenlänge eingepackt in Kapseln über mehrere Tage eingenommen und anschließend deren Verbleiben im Abdomen auf einer Röntgenaufnahme bestimmt (Abb. 19.4; Hinton et al. 1969; Cummings et al. 1976). Wenn Einnahme und Ausscheidung der Marker ein Gleichgewicht erreichen, ist die Zahl der auf der Röntgenaufnahme befindlichen Marker direkt proportional zur Transitzeit. Üblicherweise werden hierzu 20 Marker pro Tag über 6–14 Tage gegeben und am Tag nach der letzten Markereinnahme die Röntgenaufnahme angefertigt. Auf Abb. 19.4 wird der Dickdarm in verschiedene Segmente aufgeteilt (Arhan et al. 1981). Durch Multiplikation aller und der in den jeweiligen Segmenten ausgezählten Marker mit dem Quotienten (24/Anzahl der pro Tag eingenommenen Marker) erhält man die Gesamttransitzeit bzw. die segmentalen Transitzeiten.

Da die Ballaststoffzufuhr eine wesentliche Determinante des Kolontransits ist, sollte jede Transitzeitmessung unter einer ausreichenden Ballaststoffeinnahme (> 20 g/Tag) erfolgen. Darunter zählt ein

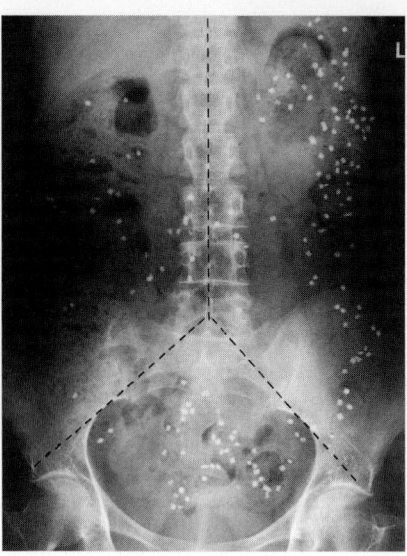

Abb. 19.4. Dickdarmpassagezeitmessung mit röntgendichten Markern am Beispiel eines Patienten mit langsamem Transit. Multiplikation der Anzahl der Marker mit 1,2 ergibt die Transitzeit, in diesem Fall etwa 210 h

Kolontransit von mehr als 60 h als pathologisch verlangsamt. Für die segmentalen Transitzeiten gelten folgende Obergrenzen: rechtes Hemikolon 19 h, linkes Hemikolon 17 h, Rektosigmoid 25 h (Goei u. Müller-Lissner 1989). Verkürzte Transitzeiten lassen sich mit dieser Methode nicht quantifizieren.

19.4.2
Kolonmanometrie

Die konventionelle Methode zur intraluminalen Motilitätsregistrierung im Dickdarm ist die Perfusionsmanometrie. Diese Methode ist aber aus praktischen Gründen nur für Kurzzeitmessungen geeignet. Aufgrund der physiologischen zirkadianen Variabilität der Dickdarmmotilität hat sie keine klinische Bedeutung erlangt. Allenfalls kann hiermit die Reaktionsbereitschaft der Kolonmotorik auf bestimmte Stimuli wie z. B. eine Mahlzeit oder Pharmaka untersucht werden. Diese ist bekanntlich bei Patienten mit einer Obstipation eher vermindert, während bei Patienten mit dem Reizdarmsyndrom eine Hyperreagibilität nachgewiesen wurde. Der Nachweis dieser Auffälligkeiten hat aber für die praktische Diagnostik keinen Wert.

Die 24 h-Messung der Dickdarmmotilität mittels nicht-perfusionsgebundener Mikrotransducersysteme ist ein Verfahren, das auch die Erfassung seltener, aber pathogenetisch bedeutsamer Motilitätsmuster erlaubt, wie z. B. das Auftreten der hochamplitudigen propagierenden Kontraktionen

(HAPC). Ihr vermindertes Auftreten wird als ein wesentlicher Pathomechanismus der Obstipation angesehen. Eine klinische Bedeutung hat die Messung aber bis heute nicht. Sie dient vornehmlich der Erkennung pathophysiologischer Zusammenhänge (Karaus 1993).

19.4.3
Elektromyographie

Vor Einführung der perfusionsunabhängigen Druckaufnehmer war die Elektromyographie das Verfahren, um längerdauernde und auch ambulante Messungen der Dickdarmmotilität vorzunehmen. Das Prinzip der elektromyographischen Erfassung der Kolonmotilität beruht darauf, daß allen Kontraktionen des Dickdarms myoelektrische Aktionspotentiale (Spikes) oder schnelle Oszillationen des Darmmuskels zugrundeliegen. Langzeitmessungen haben gezeigt, daß eine verzögerte Passage mit einer Steigerung von den meist stationären SSB einherging, die Zahl der migrierenden LSB hingegen abnahm. Bei der Diarrhö war eine Abnahme beider Aktivitätsformen zu beobachten (Bueno et al. 1980).

Lange wurde postuliert, daß Patienten mit dem Syndrom des irritablen Darms (s. Kap. 22) eine vermehrte elektrische Kontrollaktivität mit einer Frequenz von 3/min aufzeigen würden (Snape et al. 1976). Dies ließ sich aber in späteren Untersuchungen nicht bestätigen, so daß die Messung der elektrischen Kontrollaktivität keine klinische Relevanz erlangt hat (Karaus u. Wienbeck 1991).

19.4.4
Transitszintigraphie

Die szintigraphische Untersuchung des Kolontransits ist die genaueste Methode, um die Kolonpassage zu quantifizieren, regionale Transitzeiten zu bestimmen und auch Störungen der Dickdarmpassage zu erkennen. Der Vorteil gegenüber radiologischen Methoden liegt in der geringeren Strahlenbelastung ohne Einschränkung der Beobachtungszeiten. Zudem können verschiedene Marker für flüssigen und festen Darminhalt verwendet werden. Im Unterschied zu der szintigraphischen Transitmessung im oberen Gastrointestinaltrakt hat jedoch die Dickdarmszintigraphie das Problem des Transports des Markers zum Zökum.

Eine neue Methode verwendet daher eine pH-empfindliche Verkapselung des Markers, welche sich erst im Ileum auflöst.

> **!** Physiologische Untersuchungen mit dieser Methode zeigten, daß das Colon ascendens und das Colon transversum die Kolonabschnitte sind, in denen der Darminhalt hauptsächlich aufbewahrt wird (Krevsky et al. 1986, Camilleri et al. 1989).

Flüssige und feste Inhalte werden im normal gefüllten Dickdarm gleichmäßig transportiert. Eine beschleunigte Passage bei Diarrhöpatienten und ein verlangsamter Transit bei Obstipationspatienten kann mit nur 2 Scans vor der Gammakamera 4 und 24 h nach Markerapplikation unterschieden werden, was die Methode weiter vereinfacht (Charles et al. 1994). Dennoch hat sich die Szintigraphie in der klinischen Diagnostik noch nicht als entscheidungsrelevant erwiesen.

19.5
Störungen des Kolontransits

Störungen des Dickdarmtransits äußern sich klinisch durch einen veränderten Stuhlgang, es kann zu einer Diarrhö, zu einer Obstipation oder zu einem wechselhaften Stuhlgangverhalten kommen. Die normale Variabilität liegt zwischen 3 Stühlen pro Woche und 3 Stühlen am Tag. Allerdings sind die Übergänge von normalem zu einem gestörten Stuhlgang fließend, und das subjektive Krankheitsgefühl entspricht nicht immer objektvierbaren Befunden. So besteht bei vielen Patienten bereits das Gefühl der Verstopfung, wenn sie nicht jeden Tag einen Stuhlgang haben, während andere jeden breiigen Stuhl bereits als Durchfall empfinden.

19.5.1
Definitionen und Einteilung

Von einer *Obstipation* spricht man einerseits, wenn der Patient weniger als 3 Stühle pro Woche hat und dabei weitere Beschwerden wie Bauchschmerzen, Völlegefühl oder Blähungen angibt, und andererseits, wenn eine regelmäßige Notwendigkeit zum starken Pressen besteht, um eine Entleerung herbeizuführen (siehe Kap. 8).

Da die Angaben der Patienten hierzu oft ungenau sind, empfiehlt sich zur Diagnose die Führung eines Stuhltagebuchs über 1–2 Wochen. Nach internationalem Konsens werden folgende Kriterien zur Definition einer chronischen Obstipation herangezogen: über mindestens 12 Monate 2 oder mehr der folgenden 4 Symptome:
1. starkes Pressen beim Stuhlgang,
2. harter Stuhl,

3. Gefühl der unvollständigen Entleerung (jeweils bei mindestens 25% der Entleerungen, ohne Laxantien),
4. regelmäßig weniger als 3 Stühle pro Woche ohne Laxantien, oder (auch ohne sonstige Symptome) regelmäßig weniger als 2 Stühle in der Woche (Whitehead et al. 1991).

Die *Diarrhö* ist am genauesten über das Stuhlgewicht definiert, welches bei einer ausgewogenen Ernährung nicht mehr als 250 g/Tag betragen sollte (siehe Kap. 7). Auch eine Stuhlfrequenz über 3/Tag kann zur Diagnose „Durchfall" herbeigezogen werden, wenn der Stuhl eine veränderte Konsistenz aufweist.

Bezüglich der Ursache lassen sich primäre Störungen der Dickdarmmotilität von sekundären Formen unterscheiden, denen andere Krankheitsbilder oder Nebenwirkungen von Medikamenten zugrundeliegen. Zu den primären Kolonmotilitätsstörungen wird häufig auch das sog. Syndrom des irritablen Darms (Colon irritabile) gezählt. Diesem Syndrom liegen aber nicht nur Motilitätsstörungen des Dünn- und Dickdarms sondern auch sensorische Störungen im Gastrointestinaltrakt zugrunde (s. Kap. 22).

Idiopathische Obstipation

Eine der häufigsten primären Dickdarmfunktionsstörungen ist die idiopathische Obstipation. Die Häufigkeit der Obstipation wird mit etwa 2% der Bevölkerung angegeben, wobei Frauen 3mal häufiger betroffen sind als Männer und das Krankheitsbild im Alter deutlich zunimmt (bis zu 20%). Die idiopathische Obstipation ist hinsichtlich des primären Pathomechanismus eine Kolonmotilitätsstörung mit einem verzögerten Dickdarmtransit und damit von einer anorektalen Entleerungsstörung abzugrenzen. Allerdings ist auch bei der Defäkationsstörung häufig eine gleichzeitige Transitzeitverlängerung im Dickdarm oder zumindest im linken Kolon zu vermerken. Zudem sind bei bis zu 50% der Patienten, die über Obstipation klagen, sowohl Dickdarmmotilität als auch anorektale Funktionen unauffällig. Auch die oben erwähnten diagnostischen Krtiterien sind dann nicht erfüllt. Hier ist oft eine falsche Erwartungshaltung bezüglich eines normalen Stuhlgangverhaltens ausschlaggebend. Bei einem Teil dieser Patienten bewirkt die alleinige Ballaststoffgabe eine ausreichende Beschwerdelinderung. Bei anderen bestehen vermehrt psychische Auffälligkeiten, die auch entsprechend behandelt werden müssen (Grotz et al. 1994).

Bei der Obstipation mit einem langsamen Dickdarmtransit können verschiedene Motilitätsstörungen des Kolons beobachtet werden. Am bedeutendsten scheint die Reduktion der hochamplitudigen propagierenden Typ-2-Kontraktionen zu sein (Bassotti et al. 1988; Karaus u. Wienbeck 1991). Weiterhin zeigt der Dickdarm bei der Obstipation ein vermindertes Ansprechen auf verschiedene Reize, wie z. B. die Einnahme einer Mahlzeit oder stimulierender Medikamente (Bassotti et al. 1992). Die Ätiologie hierfür ist noch weitgehend unbekannt. Veränderungen im Neuropeptidgehalt der Darmwand können dabei eine Rolle spielen (Milner et al. 1990, Tzavella et al. 1996, Sjolund et al. 1997). Möglicherweise liegt auch eine Störung der durch NO und ATP vermittelten Neurotransmission vor (Mitolo et al. 1998). Szintigraphische Studien haben inzwischen belegt, daß auch regional begrenzte Kolontransitstörungen zu einer Obstipation führen können. Auch hierfür ist die Ätiologie noch unklar.

Funktionelle Diarrhö

Die chronische Diarrhö ist oft im Rahmen organischer Erkrankungen durch Störungen der Resorption und Sekretion bedingt, wobei hier auch Dünndarmerkrankungen eine bedeutende Rolle spielen. Sekundär kommt es dann durch das vermehrte Stuhlvolumen zu einer Anregung der Darmperistaltik und einer Verkürzung der Darmpassage. Die funktionelle Diarrhö ist hingegen vorwiegend durch eine primär veränderte Motilität bedingt. Auch hier wurde sowohl ein beschleunigter Dünndarm- als auch Dickdarmtransit nachgewiesen. Die motorischen Veränderungen, die im Dickdarm hierfür mitverantwortlich gemacht werden, sind noch nicht vollständig bekannt. Zum einen kommt es zu einer Hemmung der segmentierenden Kontraktionstätigkeit und der korrespondierenden myoelektrischen Aktivität (Bueno et al. 1980). Dadurch soll der flüssige Stuhl ungehindert den Dickdarm passieren können (paradoxe Motilität; Connell 1962). Zum anderen werden aber bei diesen Patienten zum Zeitpunkt der Defäkation auch propulsive Kontraktionen des Dickdarms beobachtet (Karaus u. Wienbeck 1991). Dies erklärt auch die Wirksamkeit von motilitätshemmenden Pharmaka bei Diarrhö.

Dickdarmpseudoobstruktion

Die Pseudoobstruktion des Dickdarms ist ein klinisches Syndrom mit den Symptomen einer Dickdarmobstruktion ohne Nachweis einer mechanischen Ursache. Zu den typischen Beschwerden zählen die schwere Bauchauftreibung aufgrund einer Dickdarmdilatation, Bauchschmerzen und meistens eine Obstipation, obwohl auch Durchfall auftreten kann. Die Pseudoobstruktion des Dickdarms kann als Teil einer generalisierten Störung des gesamten Gastrointestinaltrakts oder aber als eigenständiges

Krankheitsbild auftreten. Man unterscheidet eine akute Form, die auch als Ogilvie-Syndrom bezeichnet wird, von einer chronischen Form. Die vermutete Pathogenese der akuten Form ist eine Aktivitätszunahme des sympathischen Nervensystems mit nachfolgender Hemmung der Dickdarmmotilität. Bei den chronischen Formen unterscheidet man die primäre Pseudoobstruktion von den sekundären Formen, die denen der sekundären Obstipation entsprechen. Für die primären Formen werden sowohl myogene Störungen des Darmmuskels als auch nervale Störungen im enterischen Nervensystem verantwortlich gemacht (Anuras u. Baker 1986; Karaus u. Wienbeck 1991).

Sekundäre Störungen der Dickdarmmotilität

Viele Krankheitsbilder, aber auch Medikamente, können eine Störung des Dickdarmtransits zur Folge haben. Mit einer Obstipation gehen insbesondere viele neurologische und auch psychiatrische Erkrankungen einher (Übersicht). Bei letzteren kann die medikamentöse Therapie zudem die Verstopfungssymptomatik verstärken. Aber auch metabolische Erkrankungen wie die Hypothyreose über myogene Störungen oder der Diabetes mellitus über eine autonome Neuropathie führen häufig zur Obstipation. Die dritte wichtige Gruppe der sekundären Obstipationsformen sind die Muskel- und Bindegewebserkrankungen, wobei hier besonders die Sklerodermie zu nennen ist. Elektrolytentgleisungen wie die Hypokaliämie, auch als Folge eines längeren Diuretika- oder Laxantiengebrauchs, können zu einer Kolonmotilitätshemmung führen. Obstipationsfördernde Medikamente sind in Tabelle 19.1 aufgeführt.

Sekundäre Obstipationsformen

- Neurologisch-psychiatrische Erkrankungen:
  - M. Parkinson,
  - Multiple Sklerose,
  - Rückenmarkverletzungen,
  - ischämische Insulte,
  - Depressionen;
- metabolische Erkrankungen:
  - Diabetes mellitus,
  - Urämie,
  - Hypokaliämie,
  - Porphyrie,
  - Dehydratation;
- endokrine Störungen:
  - Hypothyreose,
  - Hyperkalzämie;
- Muskel- und Bindegewebserkrankungen:
  - Sklerodermie.

Tabelle 19.1. Medikamente mit Wirkung auf den Dickdarmtransit

Beschleunigend	Verlangsamend
Prokinetika *Cisaprid*	Psychopharmaka *trizyklische Antidepressiva,* *Phenothiazine,* *Antikonsulsiva*
Cholinergika *Prostigmin*	
Gallensäuren *Ursodesoxycholsäure*	Opiate/Opioide *Morphium u. a.,* *Loperamid, Diphenoxylat,* *Codein*
Laxantien *Antrachinone* *Diphenolische Laxantien*	Tinctura opii
	Anticholinergika *Butylscopolamin* *Trospiumchlorid*
Antibiotika *Erythromycin,* *Tetracycline*	andere *Verapamil,* *Eisen* *Al-haltige Antazida,* *Diuretika*

Beschleunigte Darmpassage

Eine beschleunigte Darmpassage als Folge anderer Erkrankungen ist nicht so häufig wie eine Verlangsamung des Kolontransports. Hier sind das Karzinoid und die Hyperthyreose zu nennen, wobei Wirkungen auf Dünn- und Dickdarmmotilität schwer unterschieden werden können. Wichtig ist hingegen die Diarrhö durch kolonmotilitätsstimulierende Medikamente, wobei hier besonders Prokinetika, Cholinergika, Gallensäurepräparate und die in verschiedenen Präparatekombinationen (z. B. in Cholagoga, Leberpräparaten und Abmagerungsmitteln) versteckten Laxantien zu nennen sind (vgl. Tabelle 19.1).

19.6 Diagnostik

Die zuvor beschriebenen primären Motilitätsstörungen bzw. Funktionsstörungen des Dickdarms sind in der Praxis vornehmlich Ausschlußdiagnosen, d. h. bei entsprechender Symptomatik und Ausschluß einer organischen Ursache wird die Diagnose ohne weiterführende Funktionsdiagnostik gestellt. Wichtig ist die Abgrenzung von definierten und spezifisch behandelbaren anorektalen Störungen sowie die Unterscheidung einer echten Passagestörung von dem subjektiven Gefühl eines gestörten Stuhlgangs.

Das Ausmaß der Organdiagnostik hängt vom Alter des Patienten, der Dauer der Beschwerden und der Präsenz von Begleitsymptomen ab. Nach internationalem Konsens sollte dabei die invasive Diagnostik auf ein Minimum beschränkt werden.

Insbesondere sollte darauf geachtet werden, daß bei gleichbleibender Symptomatik Untersuchungen nicht kurzfristig wiederholt werden. Anderseits muß auf anamnestische Angaben über Gewichtsverlust, Fieber, Darmblutung oder eine kurzfristige Änderung der Darmsymptomatik geachtet werden, da diese einer umfassenden Abklärung bedürfen.

Bei jungen Patienten mit länger bestehendem gestörtem Stuhlgangverhalten mit oder ohne zusätzliche Blähbeschwerden oder rezidivierenden Bauchschmerzen ist eine sog. Minimaldiagnostik ausreichend, welche eine körperliche Untersuchung, Laboruntersuchungen (Blutbild, BSG oder CRP, TSH, Elektrolyte), Stuhluntersuchungen auf okkultes Blut und – bei dem Symptom Durchfall – auch auf pathogene Erreger, sowie eine funktionelle Proktorektoskopie beinhaltet (siehe Kap. 20.2.2). Wenn Blähbeschwerden oder Durchfall im Vordergrund stehen, sollte auch eine Laktoseintoleranz mittels H_2-Atemtest oder zumindest über einen diätetischen Auslaßversuch ausgeschlossen werden. Treten Symptome, die an eine Dickdarmmotilitätsstörung denken lassen, erstmals nach dem 40. Lebensjahr auf, so ist eine komplette Koloskopie angeraten.

Funktionsdiagnostik

Eine sich anschließende Funktionsdiagnostik ist gerechtfertigt, wenn der Verdacht auf eine anorektale Entleerungsstörung besteht. Ansonsten ist bei der chronischen Obstipation allenfalls die Darmtransitzeitmessung mit röntgendichten Markern in der praktischen Diagnostik einzusetzen. Diese ist dann gerechtfertigt, wenn ein primärer Therapieversuch mit ausreichender Ballaststoffzufuhr und einer Aufklärung über Allgemeinmaßnahmen zu keinem befriedigenden Ergebnis führt. Wichtig ist diese Messung zum einen für die Unterscheidung anorektaler Störungen von einer Obstipation mit langsamem Transit, zum anderen aber auch zur weiteren Führung von Patienten mit einer Obstipationssymptomatik aber einer normalen Transitzeit. Bei Patienten mit einer schweren therapieresistenten Obstipation, die evtl. einer Kolektomie zugeführt werden sollen, ist der Ausschluß einer generalisierten Motilitätsstörung des Gastrointestinums wie z.B. einer Pseudoobstruktion mittels einer geeigneten Dünndarmuntersuchung (z.B. Manometrie) unverzichtbar (Abb. 19.5).

> Die Diagnose von Kolontransitstörungen beruht in der Regel auf klinischen Kriterien und dem Ausschluß von organischen Erkrankungen. Bei einer Obstipation trotz adäquater Ballaststoffeinnahme kann eine Transitzeitmessung mit röntgendichten Markern weiterhelfen.

19.7 Praktische Therapie von Kolonmotilitätsstörungen

19.7.1 Therapie der Obstipation

Das Therapieziel ist die Beschwerdefreiheit des Patienten, wobei hier die Reduktion der Notwendigkeit zum Pressen im Vordergrund steht, während die Normalisierung der Stuhlfrequenz von nachrangiger Bedeutung ist. Zunächst werden allgemeine Maßnahmen empfohlen wie vermehrte Bewegung, das Trinken eines Glases Wasser vor dem Frühstück und das Vermeiden einer Unterdrückung des Stuhldrangs. Besteht der Verdacht auf eine verminderte Flüssigkeitszufuhr, sollte dieses Defizit ausgeglichen werden.

■ **Ballaststoffe.** Den wichtigsten Stellenwert besitzt jedoch die Verordnung von Ballaststoffen. Häufig führt die Empfehlung einer ballaststoffreichen Kost nur zu einem geringen Anstieg der täglichen Ballaststoffaufnahme, so daß ein zusätzlicher Ballaststoff verordnet werden muß. Hierzu haben sich Weizenkleie oder Plantago-afra-(Floh-)Samenschalen bewährt (Hotz u. Plein 1994). Die übliche Anfangsdosierung liegt bei 3mal 10 g/Tag. Etwa zwei Drittel der Patienten mit chronischer Obstipation sprechen darauf an (Voderholzer et al. 1997). Allerdings führen Ballaststoffe oft zum Meteorismus. Dann muß die Dosierung reduziert werden. Haben die Ballaststoffe keine Wirkung, liegt entweder ein sehr langsamer Kolontransit oder eine Defäkationsstörung vor, welche zunächst ausgeschlossen werden sollte (vgl. Abb. 19.5).

■ **Cisaprid.** Für die Obstipation mit langsamem Dickdarmtransit kann als nächster Schritt ein Therapieversuch mit dem Prokinetikum Cisaprid (3mal 10 mg/Tag) erfolgen (Müller-Lissner 1987). Die Wirkung von Cisaprid oder anderen derzeit verfügbaren Prokinetika auf die Kolonmotorik ist oft nicht ausreichend. Daher wird häufig zumindest passager die Verordnung von stimulierenden oder osmotischen Laxantien notwendig sein.

■ **Paraffin, Rizinusöl.** Die gelegentliche Verwendung von Paraffin ist vermutlich ungefährlich, jedoch ist ein häufiger Gebrauch wegen möglicher Fremdkörperreaktionen bei Mukosaläsionen sowie der Gefahr einer Lipidpneumonie nach Aspiration nicht zu empfehlen (Lennard-Jones 1994; Gondouin et al. 1996). Rizinusöl hat eine stimulierende Wirkung auf die Dünndarm- und Dickdarmmotilität.

Abb. 19.5. Flußdiagramm zur Diagnostik und Therapie der chronischen Obstipation

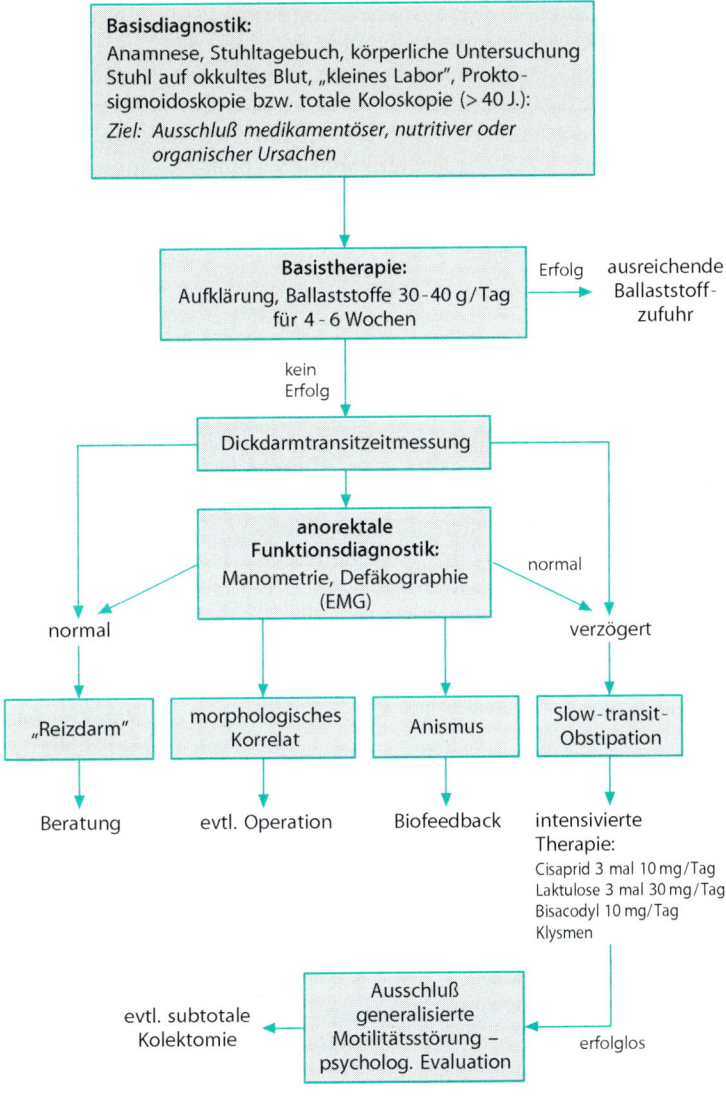

■ **Diphenolische Laxantien.** Am stärksten stimulierend wirken die diphenolischen Laxantien wie Bisacodyl und Natriumpicosulfat sowie die Laxantien vom Typ der Anthrachinone. Diphenolische Laxantien führen einerseits über eine Hemmung der Na/K-ATPase-Aktivität zu einer dosisabhängigen Steigerung der Elektrolyt- und Wassersekretion im Kolon (Ewe 1987) und somit zu einer Stimulation der Peristaltik durch Flüssigkeitsakkumulation im Kolon. Andererseits haben sie zusätzlich einen direkten peristaltikanregenden Effekt, der myogen, teilweise aber auch nerval vermittelt ist (Hardcastle u. Mann 1968; Voderholzer et al. 1995). Als Wirkmechanismen werden hierfür eine Aktivierung der Proteinkinase C (Beubler u. Schirgi-Degen 1993) und eine Induktion des Enzyms NO-Synthase diskutiert (Gaginella et al. 1994). Sennoside (Anthrachinone) wirken über eine Stimulation der intestinalen Sekretion laxierend. An der Vermittlung dieses Effekts sind submukosale Neurone beteiligt (Frieling et al. 1993). Auch motilitätsanregende Wirkungen wurden nachgewiesen (Frexinos et al. 1989; Wienbeck et al. 1988).

Insbesondere bei den letztgenannten Substanzen sollte zwischen einem bestimmungsgemäßen Gebrauch und einem Abusus unterschieden werden. Es bestehen keine Hinweise dafür, daß die genannten Laxantien kanzerogen sind oder eine Schädigung des Nervensystems bewirken, wenn sie bestimmungsgemäß eingenommen werden. Der Begriff des Laxantienkolons („cathartic colon") sollte heute nicht mehr verwendet werden. Damit wurde ein radiologischer Befund bei Patienten mit chronischer Laxantieneinnahme bezeichnet, der durch Pseudostrikturen, Verlust der Haustrierung, dilatiertem Lumen des Kolons u. a. gekennzeichnet war (Heilbrun 1943). Eine Analyse der Publikationen über das Laxantienkolon ergab, daß die beschriebenen Veränderungen einerseits in den einschlägigen Publikationen nicht einheitlich dargestellt sind, andererseits in den letzten Jahren nicht mehr erwähnt wurden und somit vermutlich Veränderungen sind, die durch ein heute nicht mehr gebräuchliches Laxans (Podophyllin) entstanden sind (Müller-Lissner 1996).

Laxantienabusus

Ein Laxantienabusus besteht, wenn Laxantien nicht bestimmungsgemäß eingenommen werden, in erster Linie bei Patienten mit Anorexia nervosa, Bulimie oder Münchhausen-Syndrom. Die häufigste Nebenwirkung ist dabei eine Hypokaliämie, welche auch zu einer Störung des Säure-Basen-Haushalts und einer Nierenfunktionsstörung führen kann. Auch wurde über Trommelschlegelfinger, Malabsorption und Hypermagnesiämie berichtet. Die Möglichkeit von ernsthaften und potentiell irreversiblen Schäden beim Laxantienabusus sollte jedoch nicht dazu führen, daß vor ihrem bestimmungsgemäßen Gebrauch gewarnt wird.

Probiotika

Erste vielversprechende Untersuchungen bei chronisch Obstipierten stellen auch den Nutzen einer Therapie mit apathogenen E. coli Bakterien Stamm Nissle 1917 in Aussicht (Möllenbrink u. Bruckschen 1994).

Operative Maßnahmen

Eine subtotale Kolektomie ist bei Ausschöpfen der zuvor genannten konservativen Behandlungsoptionen nur sehr selten angezeigt (Whitehead et al. 1991). Die operative Therapie hat zudem den Nachteil, daß bei zwar gesteigerter Stuhlfrequenz Blähbeschwerden und abdominelle Schmerzen oft bestehen bleiben (Yoshioka u. Keighley 1989).

Die weiterführende Therapie der einzelnen anorektalen Entleerungsstörungen wird in Kap. 20 besprochen.

19.7.2
Therapie der funktionellen Diarrhö

Die wirksamsten Substanzgruppen bei der symptomatischen Behandlung der Diarrhö sind Opiate und Opioide, die sowohl über eine Stimulation der segmentierenden Dickdarmmotilität als auch über eine Hemmung der großen Kontraktionen ihre Wirkung entfalten. Die Opiate haben eine stärkere antidiarrhoische Wirksamkeit als die Opioide (z. B. Loperamid). Hier wird eine zusätzliche stärkere antisekretorische Wirkung vermutet. Aufgrund der größeren therapeutischen Sicherheit sollten aber immer zuerst Opioide eingesetzt werden. Bei der chronischen funktionellen Diarrhö beginnt man zunächst mit 1–2 Kapseln Loperamid und steigert diese bei Bedarf auf bis zu 6/Tag.

19.7.3
Therapie anderer Kolonmotilitätsstörungen

Die sekundären Motilitätsstörungen des Dickdarms sollten möglichst über die Behandlung der Grundkrankheiten bzw. durch Weglassen des entsprechenden Medikaments therapiert werden. Oft muß jedoch zusätzlich eine symptomatische Behandlung der Transitstörungen des Kolons erfolgen, wobei die gleichen Maßnahmen ergriffen werden wie bei den primären Transitstörungen. Die Pseudoobstruktion des Kolons soll möglichst nicht operativ behandelt werden, insbesondere dann nicht, wenn eine Beteiligung des Dünndarms nicht sicher ausgeschlossen ist. Nur dann ist auch an eine subtotale Kolektomie zu denken. Ansonsten muß mit prokinetischen Substanzen und auch Laxantien versucht werden, eine ausreichende Darmpassage aufrecht zu halten.

Literatur

Anderson AS, Whichelow MJ (1985) Constipation during pregnancy: dietary fibre intake and the effect of fibre supplementation. Hum Nutr Appl Nutr 39: 202–7

Anuras S, Baker Jr CRF (1986) The colon in the pseudoobstructive syndrome. Clin Gastroenterol 15: 745–762

Arhan P, Devroede G, Jehamin B et al. (1981) Segmental colonic transit time. Dis Colon Rectum 24: 625–629

Bassotti G, Gaburri M (1988) Manometric investigation of high amplitude propagated contractile activity of the human colon. Am J Physiol 255: G660–664

Bassotti G, Gaburri M, Imbibo BP et al. (1988) Colonic mass movements in idiopathic chronic constipation. Gut 29: 1173–1179

Bassotti G, Morelli A, Whitehead WE (1992) Abnormal rectosigmoid myoelectric response to eating in patients with severe idiopathic constipation (slow transit type). Dis Colon Rectum 35: 753–756

Beubler E, Schirgi-Degen A (1993) Stimulation of enterocyte protein kinase C by laxatives in-vitro. J Pharm Pharmacol 45: 59–62

Bingham SA (1988) Starch, nonstarch polysaccarides, and the large gut. In: Kritchevsky D, Bonfield C, Anderson JW (eds) Dietary fiber. Plenum, New York, pp 447–454

Brown BP, Schrier JE, Berbaum KS et al. (1995) Haustral septations increase axial and radial distribution of luminal contents in glass models of the colon. Am J Physiol 269: G706–709

Bueno L, Fioramonti J (1994) Central control of colonic motility: possible involvement in constipation. In: Kamm MA, Lennard-Jones JE (eds) Constipation. Wrightson, Petersfield, pp 51–58

Bueno L, Fioramonti J, Ruckebusch Y et al. (1980) Evaluation of colonic myoelectrical activity in health and functional disorders. Gut 21: 480–485

Burkitt DP, Walker ARP, Painter NS (1972) Effect of dietary fibre on stools and transit-times, and its role in the causation of disease. Lancet II: 1408–12

Camilleri M, Colemont LJ, Phillips SF et al. (1989) Human gastric emptying and colonic filling of solids characterized by a new method. Am J Physiol 257: G284–290

Cannon WB (1901) The movements of the intestines studied by means of roentgen rays. Am J Physiol 6: 251–277

Charles F, Camilleri M, Philipps SF et al. (1995) Scintigraphy of the whole gut. Clinical evaluation of transit disorders. Mayo Clin Proc 70: 113–118

Christensen J (1993) Motility of the intestine. In: Sleisenger MH, Fordtran JS (eds) Gastrointestinal disease. Saunders, Philadelphia, pp 822–835

Connell AM (1962) Motor action of the pelvic colon. Part 2: Paradoxical motility in diarrhoea and constipation. Gut 3: 342–348

Cummings JH, Jenkins DJA, Wiggins HS (1976) Measurement of the mean transit time of dietary residue through the human gut. Gut 17: 210–218

Englyst HN, Bingham SA, Rundwick SA et al. (1989) Dietary fibre (non-starch polysaccharides) in cereal products. J Hum Nutr Dietet 2: 253–271

Ewe K (1987) Effect of bisacodyl on intestinal electrolyte and water net transport and transit. Perfusion studies in man. Digestion 37: 247–253

Ewe K, Dederer W, Press AG et al. (1988) Gastrointestinale Transitzeitbestimmung mit dem Metalldetektor. Klin Wochenschr 66 (Suppl XIII): 43

Frexinos J, Staumont G, Fioramonti J et al. (1989) Effects of sennosides on colonic myoelectrical activity in man. Dig Dis Sci 34: 214–219

Frieling T, Rupprecht C, Schemann M (1993) Rhein stimulates electrogenic chloride secretion by activation of submucosal neurons in guinea pig colon. Pharmacology 47 (Suppl 1): 70–76

Gaginella TS, Mascolo N, Izzo AA et al. (1994) Nitric oxide as a mediator of bisacodyl and phenolphthalein laxative action: induction of nitric oxide synthase. J Pharmacol Exp Ther 270: 1239–1245

Goei A, Müller-Lissner SA (1989) Radiologische Methoden. In: Müller-Lissner SA, Akkermans LMA (Hrsg) Chronische Obstipation und Stuhlinkontinenz. Springer, Berlin Heidelberg New York Tokyo, S 83–104

Gogl A (1993) The fate of fiber in the lower gastrointestinal tract. In: Csomos G, Kusche J, Meryn S (eds) Fibers. Springer, Berlin Heidelberg New York Tokyo, pp 39–48

Gondouin A, Manzoni P, Ranffaing E et al. (1996) Exogenous lipid pneumonia: a retrospective mutlicentre study of 44 cases in France. Eur Respir J 9: 1463–1469

Grotz RL, Pemberton JH, Talley NJ et al. (1994) Discriminant value of psychological distress, symptom profiles, and segmental colonic dysfunction in outpatients with severe idiopathic constipation. Gut 35: 798–802

Hardcastle JD, Mann CV (1968) Study of large bowel peristalsis. Gut 9: 512–520

Heilbrun N (1943) Roentgen evidence suggesting enterocolitis associated with prolonged cathartic abuse. Radiology 41: 486–491

Hinton JM, Lennard-Jones JE, Young AC (1969) A new method for studying gut transit times using radiopaque markers. Gut 10: 842–847

Hotz J, Plein K (1994) Wirkung von Plantago-Samenschalen im Vergleich zu Weizenkleie auf Stuhlfrequenz und Beschwerden beim Colon-irritabile-Syndrom mit Obstipation. Med Klin 89: 645–651

Iacono G, Cavataio F, Montalto G, et al. (1998) Intolerance of cow's milk and chronic constipation in children. N Engl J Med 339: 1100–1104

Karaus M (1993) Untersuchungen der Dickdarmmotilität 1993: Auf der Schwelle zwischen Grundlagenforschung und klinischer Bedeutung. Z Gastroenterol 31 (Suppl 3): 61–65

Karaus M, Sarna SK (1987) Giant migrating contractions in the dog colon during defecation. Gastroenterology 92: 925–933

Karaus M, Wienbeck M (1989) Dickdarmmotilität. Fortschr Med 107: 356–359

Karaus M, Wienbeck M (1991) Colonic motility – a growing understanding. Baillières Clin Gastroenterol 5 (2): 453–478

Klauser AG, Peyerl C, Schindlbeck N et al. (1992) Nutrition and physical activity in chronic constipation. Eur J Gastroenterol Hepatol 4: 227–233

Krevsky B, Malmud LS, Fisher RS (1986) Colonic transit scintigraphy. Gastroenterology 91: 1102–1112

Kumar D, Wingate DL (1985) Colorectal motility. In: Henry MM, Swash M (eds) Coloproctology and the pelvic floor. Pathophysiology and management. Butterworths, London, pp 47–61

Lennard-Jones JE (1994) Clinical aspects of laxatives, enemas and suppositories. In: Kamm M, Lennard-Jones JE (eds) Constipation. Wrightson, Petersfield, pp 327–343

Milner P, Crowe R, Kamm M et al. (1990) Vasoactive intestinal polypeptide levels in sigmoid colon in idiopathic constipation and diverticular disease. Gastroenterology 99: 666–675

MitoloChieppa D, Mansi G, Rinaldi R, et al. (1998) Cholin-Cergic stimulation and nonadrenergic, noncholinergic relaxation of human colonic circular muscle in idiopathic chronic constipation. Dig Dis Sci 43: 2719–2726

Möllenbrink M, Bruckschen P (1994) Behandlung der chronischen Obstipation mit physiologischen Escherichia-coli-Bakterien. Med Klin 89: 587–593

Müller-Lissner SA (1987) Treatment of chronic constipation with cisapride and placebo. Gut 28: 1033–1038

Müller-Lissner SA (1988) Effect of wheat bran on weight of stool and gastrointestinal transit time. A meta analysis. Br Med J 296: 615–617

Müller-Lissner SA (1996) What has happened to the cathartic colon? Gut 39: 486–488

Sanders KM, Stevens R, Burke E et al. (1990) Slow waves actively propagate at submucosal surface of circular layer in canine colon. Am J Physiol 259: G258–263

Sarna SK (1991) Physiology and pathophysiology of colonic motor activity (1). Dig Dis Sci 36: 827–862

Selvendran RR, Verne AV (1988) The chemistry and properties of plant cell walls and dietary fiber. In: Kritchevsky D, Bonfield C, Anderson JW (eds) Dietary fiber. Plenum, New York, pp 1–14

Sjolund K, Fasth S, Ekman R, et al. (1997) Neuropeptides in idiopathic chronic constipation (slow transit constipation). Neurogastroenterol Motil 9: 143–150

Snape WJ Jr, Carlson GM, Cohen S (1976) Colonic myoelectrical activity in the irritable bowel syndrome. Gastroenterology 70: 326–330

Sonnenberg A, Sonnenberg GS (1989) Epidemiologie der Obstipation. In: Müller-Lissner SA, Akkermans LMA (Hrsg) Chronische Obstipation und Stuhlinkontinenz. Springer, Berlin Heidelberg New York Tokyo, S 141–156

Tzavella K, Riepl RL, Klauser AG, et al. (1996) Decreased substance P levels in rectal biopsies from patients with slow transit constipation. Eur J Gastroenterol Hepatol 8: 1207–1211

Voderholzer WA, Neumann V, Schindlbeck NE et al. (1995) Effect of Bishydroxy-phenyl-pyridyl-methan (BHPM) on rat colon motility in vitro. Gastroenterology 108: A706

Voderholzer WA, Schatke W, Mühldorfer BE et al. (1997) Clinical response to dietary fiber treatment of chronic constipation. Am J Gastroenterol 92: 95–98

Wienbeck M, Kortenhaus E, Wallenfels M et al. (1988) Effect of sennosides on colon motility in cats. Pharmacology 36 (Suppl 1): 31–39

Whitehead WE, Chaussade S, Corazziari E et al. (1991) Report of an international workshop on management of constipation. Gastroenterol Int 3: 99–113

Yoshioka K, Keighley MRB (1989) Clinical results of colectomy for severe constipation. Br J Surg 76: 600–604

Motilitäts- und Funktionsstörungen des Anorektums

M. Karaus · W. Voderholzer

Inhalt

20.1 Normale Defäkation *131*
20.2 Untersuchungsmethoden *132*
20.2.1 Klinische Untersuchung *132*
20.2.2 Funktionelle Proktoskopie *132*
20.2.3 Anorektale Manometrie *132*
20.2.4 Elektromyographie *133*
20.2.5 Defäkographie *133*
20.2.6 Endosonographie *133*

20.3 Defäkationsstörungen *134*
 Rektozele *134*
 Innerer Rektumprolaps/Intussuszeption *135*
 Anismus *136*
 Morbus Hirschsprung *136*

20.4 Inkontinenz *137*
20.4.1 Definition und Epidemiologie *137*
20.4.2 Pathogenese und Ätiologie *137*
20.4.3 Diagnostik der Inkontinenz *138*
20.4.4 Therapie der Inkontinenz *139*
 Konservative Therapie *139*
 Operative Therapie *139*

20.5 Stuhlimpaktion *140*
20.6 Stuhldrang und Inkontinenz nach Rektumresektion *140*
20.7 Proctalgia fugax *140*
20.8 Pouches *141*
 Pouchvarianten nach Faltelung *141*
 Kontinenzprobleme *141*
 Pouchkomplikationen *141*

Die Beckenbodenmuskeln und die Analsphinkteren bilden zusammen mit dem Hämorrhoidalplexus den Kontinenzapparat, welcher eine unwillkürliche Stuhlentleerung verhindert (Abb. 20.1). Das Rektum kann sich zudem mittels adaptiver Relaxation an eine Zunahme des Rektuminhalts anpassen (Musial u. Crowell 1995). Bei der Defäkation muß der Kontinenzapparat überwunden werden. Dieses gelingt entweder durch den Defäkationsreflex oder die willkürliche Betätigung der Bauchpresse.

20.1 Normale Defäkation

Beim Defäkationsreflex wird einerseits durch eine Rektumdehnung eine Relaxation des M. sphincter ani internus ausgelöst. Andererseits können propulsive Kontraktionen im Kolon mit einer Relaxation des äußeren Analsphinkters einhergehen (Kamm et al. 1992; Read 1994).

Im Normalfall reicht die propulsive Kraft der kontrahierenden Darmmuskulatur aus, um eine Stuhlentleerung zu erreichen. Eine Defäkation kann aber auch durch alleinige Betätigung der Bauchpresse ausgelöst werden. Dabei wird der Druck im kleinen Becken durch Kontraktion des Zwerchfells und der abdominellen Muskulatur erhöht, während der Beckenboden relaxiert. Möglicherweise führt die häufige Anwendung der Bauchpresse bei einigen Patienten zu einer fehlerhaften Koordination der Beckenbodenmuskulatur (Anismus).

Eine Stuhlentleerung kann durch willkürliche Anspannung der Beckenbodenmuskulatur einschließlich des äußeren Analsphinkters verhindert werden. Bei willkürlicher Kontraktion des Beckenbodens zur Vermeidung der Stuhlentleerung wird der Rektuminhalt retrograd in distale Dickdarmab-

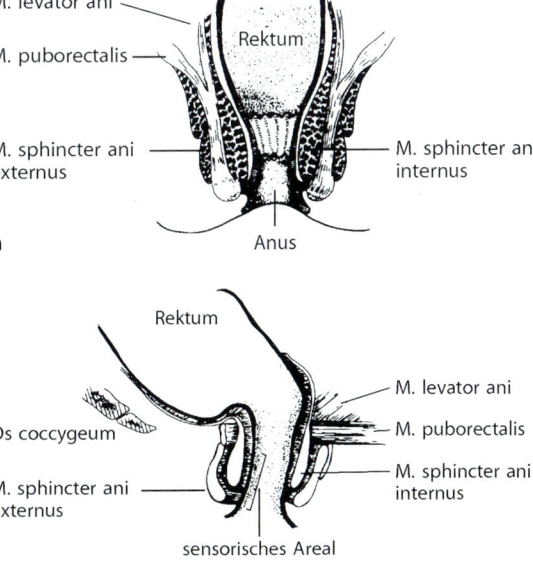

Abb. 20.1 a, b. Anatomische und funktionelle Faktoren des Kontinenzapparats. **a** Von vorne und **b** von der Seite

schnitte zurücktransportiert, so daß die Ampulle anschließend wieder leer ist. Durch häufiges willkürliches Zurückhalten des Stuhlgangs kann sogar ein verlangsamter Kolontransit verursacht werden (Klauser et al. 1990).

20.2
Untersuchungsmethoden (Diamant et al. 1999)

20.2.1
Klinische Untersuchung

Die typische Symptomatik einer anorektalen Entleerungsstörung ist das Gefühl einer analen Blokkade, eine deutlich verlängerte Stuhlentleerung und die Notwendigkeit der manuellen Entleerungshilfe (Talley et al. 1993). Dennoch kann aufgrund der Symptome häufig nicht zwischen einer anorektalen Form der Obstipation oder einer Verstopfung mit langsamem Dickdarmtransit unterschieden werden (Koch et al. 1997). Wesentlich ist die Symptombefragung auch für die Einteilung und Beurteilung der Stuhlinkontinenz, die häufig vom Patienten selbst aus Scham nicht angesprochen wird (Johanson u. Lafferty 1996).

Ablauf der Untersuchung
Die klinische Untersuchung beginnt mit der Inspektion des Analkanals bei dem in Linksseitenlage liegenden Patienten. Unter Spreizen der Gesäßhälften wird der Patient aufgefordert zu pressen, wobei bereits ein Rektumprolaps imponieren kann. Beim Spreizen muß auch darauf geachtet werden, ob eine Analfissur vorliegt. Fissuren können aufgrund ihrer Schmerzhaftigkeit zu einer Obstipation beitragen. Die wichtigste klinische Untersuchung ist die digitale Austastung von Analkanal und Rektum. Es wird zunächst geprüft, ob sich Stuhl im Rektum befindet. Das normale Rektum ist frei von Stuhl. Bei obstipierten Patienten finden sich häufig kleine und harte Stuhlreste im Rektum. Nach Austastung des Rektums auf Tumoren läßt der Untersucher den Patienten seinen Schließmuskel maximal zusammenkneifen und fordert ihn anschließend auf, wie zum Stuhlgang zu pressen. Beim Zusammenkneifen ist zirkulär ein Muskelwulst zu tasten. Beim Pressen sollte eine deutliche Relaxation des Sphinkters spürbar sein, die mit einer Senkung des Beckenbodens einhergeht. Läßt sich beim Pressen ein Anstieg des Sphinktertonus ohne Senkung des Beckenbodens tasten, liegt eine paradoxe Sphinkterkontraktion vor. Senkt sich der Beckenboden außerordentlich stark, kann eine Schwäche des Beckenbodens vorliegen (Enck et al. 1994).

 Anamnese und digitale rektale Untersuchung sind die Grundlage zur Diagnose einer anorektalen Funktionsstörung.

20.2.2
Funktionelle Proktoskopie

Zur Evaluation von anorektalen Erkrankungen gehört eine Proktoskopie. Ihr Aussagewert wird durch die Einbeziehung der Funktion Pressen wesentlich erweitert, man nennt sie dann funktionelle Proktoskopie. Hierbei wird das Proktoskop zurückgezogen, während man den Patienten pressen läßt. Stülpt sich die Rektumwand in das Lumen des Proktoskopes vor, muß der Verdacht auf einen inneren Rektumprolaps geäußert werden.

20.2.3
Anorektale Manometrie

Die Manometrie des Anorektums ist indiziert bei fast allen Formen der Stuhlinkontinenz, aber auch bei dem Verdacht auf eine funktionelle anorektale Obstruktion im Rahmen einer Obstipation. Durch den manometrischen Nachweis des rektoanalen Inhibitionsreflexes kann ein M. Hirschsprung ausgeschlossen werden.

Meßsonden
Zur anorektalen Manometrie eignen sich flüssigkeitsperfundierte Systeme oder elektrische Drucksensoren (Read u. Sun 1989). Es werden Meßsonden mit mindestens 3 Meßableitungen verwendet, an deren Spitze zudem ein dehnbarer Ballon angebracht ist.

■ **Untersuchungsvorgang.** Zunächst wird die Sonde 3mal stufenweise durch den Analsphinkter zurückgezogen, wobei beim Gesunden ein Druckplateau von etwa 50 mmHg aufgezeichnet werden kann. Im Anschluß an die Durchzugsmanometrie wird die Sonde erneut in das Rektum vorgeschoben, so daß möglichst viele Meßableitungen in der Druckzone des Analkanals liegen. Es folgt die Registrierung der Sphinkteraktivität während der maximalen Willkürkontraktion des Schließmuskels.

Die Zunahme des Drucks gegenüber dem Ruhedruck ist ein Maß für die Kontraktionskraft des M. sphincter ani externus. Zur Untersuchung des rektoanalen Inhibitionsreflexes wird dann intermittierend und stufenweise der intrarektale Ballon mit ansteigenden Volumina Luft aufgefüllt. Beim Gesunden tritt dabei eine zunehmende Relaxation des M. sphincter ani internus ein, die bei höheren Ballonvolumina mindestens 50% des Ruhedrucks ausmachen soll. Mittels Druckmessung im Ballon bei zunehmender Ballonfüllung kann auch die Dehnbarkeit (Compliance) des Rektums bestimmt werden. Außerdem erfolgt die Aufzeichung der Wahrnehmungs-, Stuhldrang- und Schmerzschwellen bei ansteigender Ballondehnung.

Schließlich wird der Patient bei geringer Ballondehnung (15 ml) aufgefordert, den Katheter zu defäzieren. Dabei muß der Druck im Rektumballon ansteigen, während der Druck im Analkanal keine dauerhaften Kontraktionen des äußeren Analsphinkters zeigt. Kommt es hierbei zur kräftigen Erhöhung des Analtonus, spricht man von paradoxen Kontraktionen des äußeren Analsphinkters, was ein Hinweis auf einen Anismus sein kann (Wald et al. 1990). Die Bedeutung der anorektalen Manometrie liegt in der Abklärung einer Stuhlinkontinenz und bei der Differentialdiagnose der Obstipation. Bei einer Entleerungsstörung ist insbesondere der Ausschluß eines M. Hirschsprung von Bedeutung, bei welchem der rektoanale Inhibitionsreflex aufgehoben ist. Wird der im Rektum gedehnte Ballon erst spät wahrgenommen (Ballonvolumen > 40 ml) bzw. erst spät Stuhldrang verspürt (> 140 ml), liegt eine verminderte Rektumperzeption vor (Lanfranchi et al. 1984). Dieses findet sich ebenso wie eine deutlich erhöhte rektale Compliance häufig bei der schweren Obstipation (De Medici et al. 1989; Enck et al. 1994).

20.2.4
Elektromyographie

Die Elektromyographie testet die Funktion und Innervation der quergestreiften Beckenbodenmuskulatur im Analkanal. Dabei können Nadelelektroden oder Oberflächenelektroden verwendet werden (Bartolo et al. 1983). Die Funktion des den Kontinenzapparat nerval versorgenden N. pudendus wird über die Messung der N.-pudendus-Latenzzeit mit einer speziellen Fingersonde ermittelt, was insbesondere bei der Inkontinenzdiagnostik eine Rolle spielt (Farouk u. Bartolo 1993).

20.2.5
Defäkographie

Die Defäkographie dient der radiologischen Erfassung morphologischer Störungen, die nur während des Defäkationsvorgangs sichtbar werden (z. B. innerer Prolaps, Rektozelen etc.).

Hierzu werden 150–300 ml eines röntgendichten, angedickten Kontrastmediums über einen Schlauch in das Rektum eingeführt. Der Patient wird anschließend auf einer Plastiktoilette hinter einem Durchleuchtungsschirm aufgefordert, bei lateralem Strahlengang zu pressen. Während der Patient versucht, den instillierten Kontrastbrei bestmöglich zu entleeren, werden etwa 20–30 seitliche Bilder aufgenommen (100 mm Kamera, 110 kV). In der Regel beträgt die Bildfolge ein Bild alle 2 s. Alternativ bietet sich auch die Videofluoroskopie an. Mit der Defäkographie können einerseits morphologische Störungen wie Rektozelen, Intussuszeptionen und ein innerer Rektumprolaps diagnostiziert werden, andererseits können sich aus der Bestimmung des anorektalen Winkels Hinweise für einen Anismus ergeben (Abb. 20.2 a–c; Enck et al. 1994; Karasick et al. 1993).

20.2.6
Endosonographie

 Die Endosonographie ist die empfindlichste Methode, um Sphinkterdefekte zu lokalisieren.

Die Endosonographie des Anorektums hat neben ihrem gesicherten Platz in der präoperativen Stadieneinteilung des Rektum- und Analkarzinoms sowie der Lokalisation von Fisteln und Abszessen auch einen wichtigen Stellenwert in der Diagnostik der Stuhlinkontinenz eingenommen. Zur Endosonographie des Analkanals wird ein rotierender Schallkopf mit einer Frequenz von 7 MHz empfohlen (Law u. Bartram 1989, Schäfer et al. 1994). Die Bedeutung der Endosonographie des Analkanals liegt in der Erkennung und Lokalisation von Sphinkterdefekten (Sultan et al. 1994). Der Sphinkterdefekt zeigt sich dabei als inhomogene Kontinuitätsunterbrechung des äußeren Analsphinkters wie sie in Abb. 20.3 zu sehen ist.

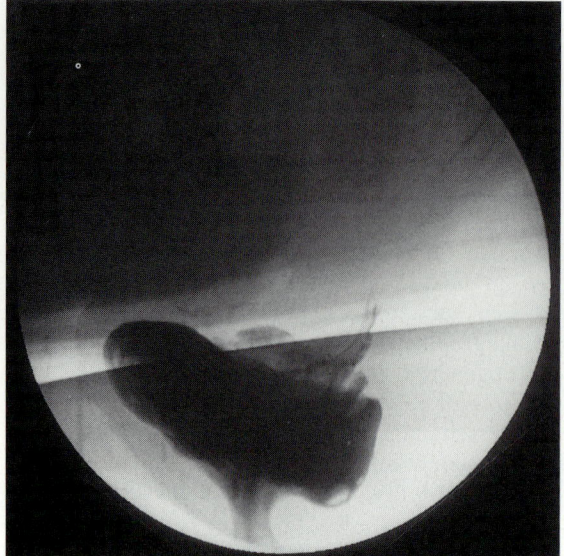

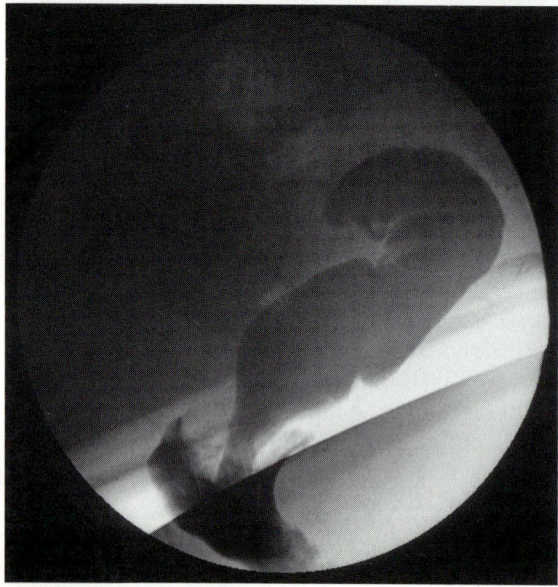
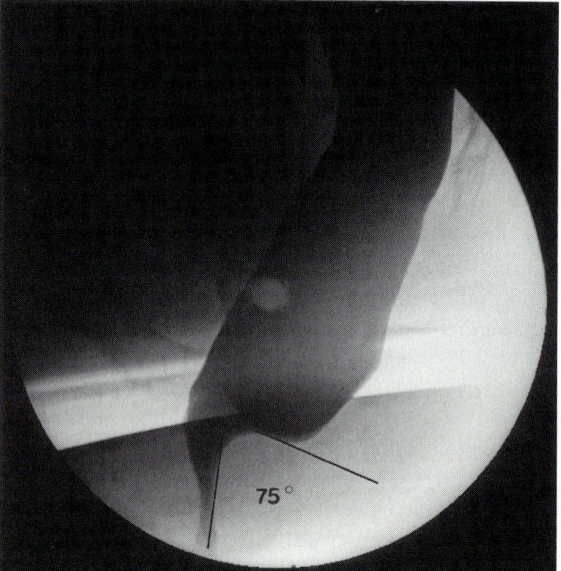

Abb. 20.2 a–c. Typische defäkographische Befunde. **a** Bei der Rektozele bildet sich während der Defäkation eine sackartige Vorwölbung der ventralen Rektumwand aus, die sich nicht entleeren kann. **b** Bei der Intussuszeption des Rektums stülpt sich die Rektumwand während der Defäkation zirkulär in ein aboral davon liegendes Segment vor und bildet so eine Obstruktion des Anorektums. **c** Beim Anismus verkleinert sich der anorektale Winkel bei der Defäkation anstatt sich zu vergrößern (Normwert in Ruhe etwa 90°)

20.3 Defäkationsstörungen

Unter dem Begriff Defäkationsstörungen werden anorektale Ursachen einer gestörten Stuhlentleerung zusammengefaßt. Dabei handelt es sich um mechanische Hindernisse, die erst bei der Defäkation auftreten.

Rektozele

Als Rektozele wird eine während des Pressens sichtbar werdende Ausbuchtung der unteren Rektumwand nach ventral in die Vagina (vordere Rektozele) oder nach dorsokaudal (Beckenbodenhernie) bezeichnet. Rektozelen kommen vornehmlich bei Frauen vor. Eine vordere Rektozele entsteht, wenn sich das Rektum durch eine Schwachstelle im rektovaginalen Septum vorwölbt.

> ! Pathogenetisch liegt eine Bindegewebsschwäche zugrunde. Typische Symptome sind ein Gefühl der Obstruktion während der Defäkation sowie das Gefühl der inkompletten Entleerung nach der Defäkation.

Oft ist heftiges Pressen zum Stuhlgang nötig. Während des Stuhlgangs wölbt sich die posteriore Vagi-

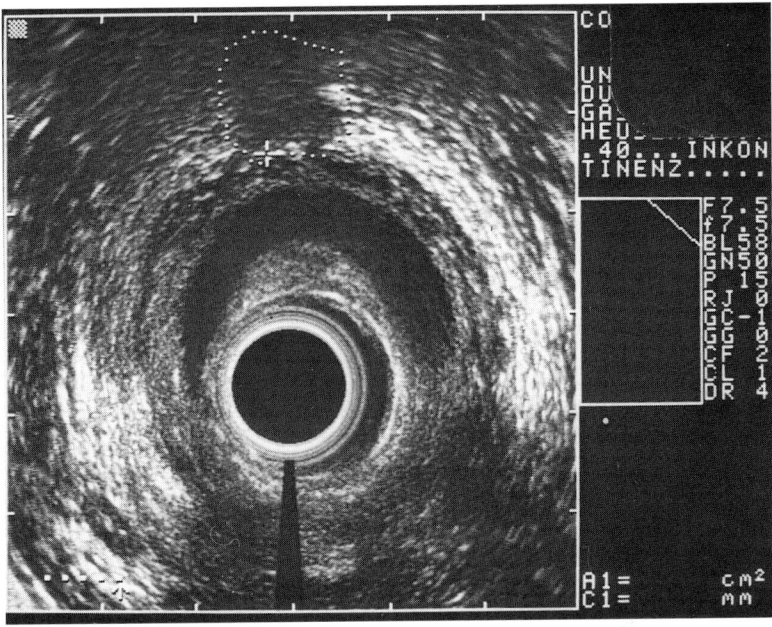

Abb. 20.3. Endosonographie des Analkanals. Der M. sphincter ani internus stellt sich echoarm, der M. sphincter ani externus echoreich dar. Bei 11–12 Uhr in SSL zeigt sich ein echoarmer Defekt im äußeren Schließmuskel (*markiert*). (Abb. von Dr. P. Enck, Düsseldorf)

nalwand am Introitus vaginae vor und nicht selten muß die Patientin manuell die Rektozele entleeren (Eibl-Eibesfeldt et al. 1996).

Zur Diagnose und Abklärung sollte eine digitale rektale Untersuchung und eine Proktosigmoidoskopie erfolgen, um koexistierende Krankheiten auszuschließen. Bei der Palpation der vorderen Rektozele kann die Rektumwand durch den Introitus vaginae ballonierend getastet werden kann. Wenn die Patientin in stehender Position, wobei ein Fuß auf einen Stuhl gestellt wird, aufgefordert wird zu pressen, kann die prolabierende hintere Vaginalwand gesehen werden. Mit der Defäkographie kann die Größe der Rektozele objektiviert und die Kontrastmittelretention nach Entleerung beurteilt werden (vgl. Abb. 20.2 a). Kleine Rektozelen kommen in einer Häufigkeit von bis zu 80 % bei asymptomatischen Kontrollpersonen vor (Barretta et al. 1990) Daher sollten nur große Rektozelen (> 3 cm) oder solche (< 3 cm) mit Retention von Kontrastmittel nach der Defäkation als relevant bezeichnet werden. Auch bei Männern wurden Rektozelen beobachtet, jedoch nur in Ausnahmefällen im Zusammenhang mit einer Defäkationsstörung (Cavallo et al. 1991). Häufig ist die Rektozele auch mit anderen Defäkationsstörungen vergesellschaftet. Deshalb sollte bei jeder symptomatischen Rektozele auch eine Defäkographie durchgeführt werden.

Die Behandlung beginnt mit einem konservativen Therapieversuch mit Ballaststoffen, Laxantien, Suppositorien und salinischen Klysmen. Im Anfangsstadium haben sich auch lokale Östrogene als hilfreich erwiesen. Die Indikation zur chirurgischen Behandlung sollte nur bei großem Leidensdruck und Versagen konservativer Möglichkeiten gestellt werden. Die Mißerfolgsquote ist relativ hoch (Arnold et al. 1990). Ziel der chirurgischen Intervention (Resektion oder transanale Raffung der Wand mit Mukosaexzision) sollte zumindest sein, die digitalen Manipulationen zur Entleerung unnötig zu machen (Eibl-Eibesfeldt et al. 1996; Janssen u. van Dijke 1994).

Innerer Rektumprolaps/Intussuszeption

Unter einem Rektumprolaps versteht man das Vorfallen der Rektumwand während der Defäkation in das Darmlumen bzw. den Analkanal. Umfaßt der Prolaps die gesamte Zirkumferenz des Darmes, sprechen wir von Intussuszeption. Während bei dem äußeren, kompletten Prolaps die gesamte Darmwand sichtbar aus dem Analkanal tritt, ist der häufigere innere Rektumprolaps nur bei der funktionellen Proktoskopie oder der Defäkographie zu erkennen (vgl. Abb. 20.2 b).

Pathogenetisch spielen eine Schwäche des Beckenbodens und ein anatomisch mobiles Rektum eine Rolle. Beschrieben wurden auch eine Schwäche des Analsphinkters sowie eine Neuropathie des N. pudendus. Gehäuft tritt ein Rektumprolaps nach Hysterektomie auf. Eine hohe Inzidenz besteht auch bei Patienten mit Spinalläsionen (Neill et al. 1981).

Beim äußeren Rektumprolaps sind die Symptome eine tastbare prolabierende Darmmasse, Schleim- und Blutabgang und oft eine Stuhlinkontinenz. Aber auch Patienten mit einem in den Analkanal tretenden inneren Prolaps stellen sich oft mit Inkontinenz oder aber einem Obstruktionsgefühl dem Arzt vor. Rektumprolaps und Intussuszeption prädisponieren zu dem Syndrom des solitären Rektumulkus (siehe Kap. 37.10). Die Therapie des symptomatischen Rektumprolaps erfolgt chirurgisch mittels eines Rektopexieverfahrens oder einer transanalen Raffung der Rektumwand (nach Delorme; Janssen u. van Dijke 1994; Köckerling et al. 1996).

Anismus

Mit Anismus, auch Syndrom des spastischen Beckenbodens genannt, wird eine Defäkationsstörung bezeichnet, bei der die Patienten den Beckenboden einschließlich des äußeren Sphinktermuskels und des M. puborectalis zur Defäkation nicht relaxieren sondern kontrahieren. Dadurch verkleinert sich der anorektale Winkel anstatt sich zu vergrößern, der Analkanal kann sich nicht öffnen und das Rektum nicht entleeren (vgl. Abb. 20.2 c; Kuijpers u. Bleijenberg 1985). Ein Anismus wird gehäuft bei jungen Patientinnen mit schwerer Obstipation nachgewiesen. Als Ursache wird eine Verhaltensstörung angesehen. Befragungen haben eine hohe Inzidenz für sexuellen Mißbrauch bei Patientinnen mit Anismus ergeben.

Die Symptome resultieren aus der funktionellen Obstruktion des Analkanals bei der Defäkation mit dem Gefühl der Entleerungsstörung. Vielfach wird eine manuelle Ausräumung des Rektums mit dem Finger durchgeführt. Die Stuhlfrequenz variiert dabei von einmal pro Tag bis einmal in 2 Wochen. Der Kolontransit ist z. T. sehr langsam.

Die paradoxe Sphinkterkontraktion kann schon bei der digitalen rektalen Untersuchung vermutet werden. Bei der anorektalen Manometrie findet sich ein langanhaltender Druckanstieg im Analkanal beim Pressen und ein geringer oder fehlender Druckanstieg im Rektum (fehlende Bauchpresse). Bei der Defäkographie kann kein oder nur eine geringe Menge Bariumbrei über den nicht relaxierenden Puborektaliswulst herausgepreßt werden (vgl. Abb. 20.2 a; Kuijpers et al. 1986). Der anorektale Winkel erweitert sich nicht. Bei der Elektromyographie kann eine Aktivitätszunahme im M. sphincter ani externus nachgewiesen werden. Ein im Rektum plazierter Ballon kann nicht defäziert werden. Das Problem bei der Diagnose des Anismus ist, daß häufig auch untersuchungsbedingt – artifiziell – eine paradoxe Sphinkterkontraktion auftreten kann. Die Diagnose Anismus darf daher nicht aufgrund von nur einem Untersuchungsergebnis gestellt werden (Miller et al. 1991; Voderholzer et al. 1997). Es sollten mindestens 3 Untersuchungsverfahren eine paradoxe Sphinkterkontraktion zeigen und eine Entleerungsstörung vorliegen, um die Diagnose zu stellen.

Therapie

Grundlage der Behandlung ist immer eine Verhaltenstherapie mittels Biofeedbacktraining. Entsprechende Ansätze haben sehr gute Ergebnisse gezeigt. Zum Biofeedbacktraining haben sich verschiedene Methoden (EMG, Manometrie oder das Üben einer Ballondefäkation) bewährt (Bleijenberg u. Kuijpers 1986; Enck 1993).

Morbus Hirschsprung

Der M. Hirschsprung ist fast immer eine pädiatrische Erkrankung (Hirschsprung 1888). Pathognomonisch ist das kongenitale Fehlen der Nervenzellen des Plexus myentericus im Kolon. Die Erkrankung ist typischerweise auf ein kurzes Segment im Rektum von einigen Zentimetern Länge beschränkt, kann jedoch auch das gesamte Kolon betreffen (Svenson et al. 1973). Im aganglionären Segment besteht eine tonische Dauerkontraktion bei völligem Fehlen der Peristaltik. Der innere Analschließmuskel ist ständig kontrahiert und reagiert auf eine Rektumdehnung nicht mit der üblichen Erschlaffung. Klinisch besteht eine verlangsamte Passage von Mekonium und eine schwere Obstipation. Die Folge ist eine Erweiterung der proximal des aganglionären Segments liegenden Darmabschnitte im Sinne einer prästenotischen Dilatation.

Der M. Hirschsprung hat eine Häufigkeit von 1:5.000 Lebendgeburten. Das männliche Geschlecht ist 3,5- bis 4mal häufiger betroffen als das weibliche. Die genetische Grundlage des M. Hirschsprung ist sehr heterogen. Etwa 10 % der Erkrankungen folgt einem dominanten Erbgang mit relativ geringer Penetranz. 90 % der Fälle beruhen auf Neumutationen. Aufgrund von genetischen Koppelungsanalysen und anhand von Tiermodellen konnten bisher 5 humane Gene identifiziert werden, die an der Entstehung des M. Hirschsprung beteiligt sind. Es handelt sich hierbei um membranständige Proteine wie die Tyrosinkinase RET, oder den Endothelin-Rezeptor sowie um deren Liganden GDNF, Neurturin bzw. Endothelin (Wartiovaara et al. 1998). Diese Proteine sind an der Interaktion mit der extrazellulären Matrix, vermutlich aber auch an der Vermittlung von Zell-Zell-Kontakten beteiligt und spielen daher eine entscheidende Rolle im Rahmen der Migration der Neuralleistenzellen zu den enterischen Nervenplexus.

Beim Erwachsenen wurde auch ein M. Hirschsprung des kurzen Segments beschrieben (Luukkonen et al. 1990; Wheatley et al. 1990). Die funktionellen und histologischen Veränderungen beschränken sich hier auf den inneren Schließmuskel und eine kurze Rektumstrecke. Die normale Darmperistaltik reicht fast bis zum Analkanal. Der innere Schließmuskel bleibt jedoch kontrahiert und spielt die zentrale Rolle bei der Entstehung der Obstruktion.

Klinisch bestehen bei Kleinkindern die folgenden Symptomenkomplexe:
1. völlige intestinale Obstruktion mit galligem Erbrechen, abdominellen Schmerzen und Distension sowie Unfähigkeit zu Defäkation,
2. Enterokolitis,
3. Obstipation (Mekoniumileus).

In der späteren Kindheit und im Erwachsenenstadium ist die langdauernde, therapieresistente Obstipation klinisch führend.

Diagnostisch hat die Rektumsaugbiopsie mit der Azetylcholinesterasefärbung der Biopsate die höchste Sensitivität von nahezu 100 %. Dabei finden sich vermehrt dicke ACE-positive Nervenfasern in der Muscularis mucosae. Kolonkontrasteinläufe zeigen ein falsch negatives Ergebnis in 12 %. Es sollte ferner manometrisch das Fehlen des Distensionsreflexes dokumentiert sein. Tiefe Rektumbiopsien können das Fehlen von Ganglionzellen anzeigen, sind jedoch häufig nicht tief genug. Bei totaler Aganglionose fehlen auch die Nervenzellen in der Submukosa. Funktionell liegt der Obstruktion vornehmlich ein Fehlen von VIP-positiven und ein vermehrtes Vorkommen von Neuropeptid-Y-haltigen Nerven zugrunde. Da Neuropeptid Y ein exzitatorischer Transmitter und VIP ein inhibitorischer Transmitter ist, kann hierdurch die tonische Dauerkontraktion erklärt werden (Milla u. Smith 1994).

Dem M. Hirschsprung verwandte Krankheitsbilder sind eine Hypoganglionose und die intestinale neuronale Dysplasie. Die diagnostischen Kriterien für diese Krankheitsbilder sind jedoch nicht eindeutig definiert und operative Konsequenzen sollten nur mit großer Vorsicht gezogen werden.

Die Therapie des M. Hirschsprung erfolgt immer chirurgisch. Es haben sich 3 Operationstechniken (Duhamel, Swenson, Soave) als wirksam erwiesen (Doig 1994).

Der M. Hirschsprung des Erwachsenen ist selten und kann ebenfalls nur chirurgisch behandelt werden.

20.4 Inkontinenz

20.4.1 Definiton und Epidemiologie

Stuhlinkontinenz ist das Unvermögen, Fäzes willkürlich zurückzuhalten – unabhängig vom Ausmaß des unfreiwilligen Stuhlabgangs. Da die Stuhlinkontinenz bei vielen Patienten ein Tabuthema darstellt, sind die anamnestischen Angaben über den Charakter der Inkontinenz genau zu hinterfragen (Johanson u. Lafferty 1996; Vaizey 1999).

Die Stuhlinkontinenz nimmt im Alter deutlich zu. Ihre Prävalenz liegt bei Erwachsenen bei etwa 7 % (Drossmann et al. 1993). Eine Stuhlinkontinenz ist ein besonders häufiges Problem bei Pflege- und Heimpatienten. Hier schwanken die Prävalenzzahlen zwischen 20 und 50 %.

20.4.2 Pathogenese und Ätiologie

Die rektoanale Kontinenz resultiert aus dem Zusammenspiel von motorischen, sensorischen und anatomischen Mechanismen im Bereich des Anorektums und der Beckenbodenmuskulatur (vgl. Abb. 20.1). Inkontinenz ist die Folge einer Störung eines oder mehrerer Faktoren in diesem komplex regulierten Funktionsablauf. Das Ausmaß der Inkontinenz zeigt ein weites Spektrum, beginnend mit dem gelegentlichen Austritt von Schleim bzw. Sekret, das auch häufig bei organischen Erkrankungen des Analkanals beobachtet wird, so z. B. beim Hämorrhoidalleiden, bei Analfissuren oder Fisteln, über das Stuhlschmieren bis hin zu der vollständigen Inkontinenz für zunächst flüssigen und schließlich auch festen Stuhl (Karaus 1997).

Die Einteilung der Stuhlinkontinenz erfolgt nach Lokalisation der Störung und den zugrundeliegenden Pathomechanismen, wobei verschiedene Ursachen diesen zugrunde liegen können.

Inkontinenz durch Störungen im kleinen Becken
Diese stellen die häufigsten Inkontinenzformen dar. Es handelt sich dabei um muskuläre Störungen der Sphinkterfunktion, um nervale Störungen der kontinenzerhaltenden muskulären oder sensorischen Komponenten oder um eine reduzierte Reservoirfunktion des Rektums. Man unterscheidet sog. idiopathische Formen von den sekundären Inkontinenzformen.

■ **Idiopathische Inkontinenz.** Bei der idiopathischen Inkontinenz werden 2 Pathomechanismen beobachtet. Zum einen kann die Funktion des inneren Analsphinkters gestört sein, indem die reflektorische Erschlaffung bereits bei geringer rektaler Dehnung auftritt. Zum anderen findet sich auch eine Störung in der willkürlichen und reflektorischen Anspannung des äußeren Analsphinkters. Ursache hierfür ist eine Schädigung des N. pudendus, welcher sowohl den M. sphincter ani externus als auch den M. puborectalis versorgt. Eine solche Nervenschädigung tritt häufig nach starken Beckenbodendehnungen wie bei Mehrfachgebärenden, nach Zangengeburten oder bei hohem Geburtsgewicht der Kinder auf.

Aber auch das häufige starke Pressen beim Stuhlgang, eine Beckenbodensenkung oder ein Rektumprolaps kann zu einer solchen Innervationsstörung führen. Ebenso können sensorische Sörungen bei der idiopathischen Inkontinenz eine Rolle spielen. So wird häufig die reflektorische Anspannung der quergestreiften Beckenbodenmuskulatur einschließlich des äußeren Analsphinkters erst bei stärkerer Rektumdehnung aktiviert als bei Gesunden. Hinzu kommen normale Alterungsvorgänge des Verschlußapparats, die diese Mechanismen weiter verstärken können (Wienbeck u. Barnert 1989).

■ **Sekundäre Inkontinenz.** Oft tritt die Inkontinenz auch als Folge von anderen Erkrankungen auf. Eine Analsphinkterschwäche kann z. B. Folge einer Muskelerkrankung sein. Bei der Dystrophia myotonica ist die Sphinkterschwäche erst Folge einer langjährigen Obstipation, bei der Dermatomyositis hingegen Folge einer Störung des M. sphincter ani externus. Auch direkte Traumata wie Pfählungsverletzungen können zu Sphinkterschädigungen führen. Wie zuvor genannt, sind Geburtstraumata eine häufige Ursache von später auftretender Inkontinenz. Dabei spielen nicht nur direkte Verletzungen des Sphinkters eine Rolle, sondern auch die Überdehnung des N. pudendus während des Geburtsvorgangs. Stuhlinkontinenz auf dem Boden einer Sphinkterschädigung kann auch Folge von chirurgischen Behandlungen wie der Hämorrhoidektomie, der Analdilatation und der Sphinkterotomie sein. Eine abnorme Sphinkterfunktion wurde auch bei inkontinenten Diabetikern gefunden (Schiller et al. 1982). Die Bedeutung der sensorischen Komponente bei der Stuhlinkontinenz zeigt das Beispiel der Überlaufinkontinenz bei chronischer Obstipation mit rektaler Stuhlimpaktion. Eine verminderte Reservoirfunktion des Rektums kann ebenfalls zur Inkontinenz führen und wird insbesondere bei chronisch entzündlichen Darmerkrankungen, bei Rektumtumoren, nach Ischämien und Bestrahlungen des Rektums und nach Rektumresektionen gesehen (Kuijpers u. van Tets 1993; Karaus 1997).

Inkontinenz durch Störungen außerhalb des kleinen Beckens

Diese selteneren Inkontinenzformen treten einerseits durch eine plötzliche Überladung des Rektums durch Darminhalt als Folge einer Diarrhö oder im Rahmen eines Reizdarmsyndroms aufgrund der überaktiven, ungebremsten Dickdarmmotilität auf. Zum anderen können auch Störungen übergeordneter nervaler Strukturen zur Inkontinenz führen. Dabei werden spinale und zerebrale Schädigungen unterschieden. Eine Schädigung des Sakralmarks, der Cauda equina und des sakralen Plexus führen zu einem autonomen Kolon und unkontrollierter Entleerung. Schädigungen kranial des Sakralmarks führen zu einem „Reflexkolon" mit ebenfalls unkontrollierter, aber effektiver Entleerung. Zerebrale Erkrankungen im Bereich des frontalen Kortex oder subkortikaler Strukturen sind durch ein unkontrolliertes Kolon mit Wahrnehmung des Stuhldrangs, aber ohne die Möglichkeit, diesen zu unterdrücken, gekennzeichnet. Patienten mit multipler Sklerose haben häufig eine gestörte Funktion des inneren und äußeren Analsphinkters.

20.4.3
Diagnostik der Inkontinenz

Die wichtigsten Informationen bei Vorliegen einer Inkontinenz liefert die Anamnese, die gezielt nach möglichen Ursachen fragen muß, wie z. B. Analoperationen, Traumata und Geburten. Dann folgt die sorgfältige körperliche einschließlich digitaler rektaler Untersuchung.

Eine grobe Erfassung von Schließmuskelschädigungen läßt sich dabei bereits anhand des Ruhetonus und unter maximaler Willkürkontraktion durch den Patienten erzielen. Es folgen Proktoskopie und Rektoskopie, wobei die Rektumampulle und das eventuelle Vorfallen von innerer Rektumschleimhaut beim Pressen besser mit starren Geräten als mit flexiblen Endoskopen beurteilt werden kann.

Zur objektiven Einschätzung der Sphinkterfunktion ist nur die anorektale Manometrie geeignet. Ein für die Praxis hilfreicher Test während der Manometrie ist die Sphinkterantwort bei Belastung, die durch Husten provoziert werden kann. Dabei sollte der anale Druckanstieg größer als der rektale Druckanstieg sein, ansonsten ist mit einer Streßinkontinenz zu rechnen (Meagher et al. 1993). Zum Nachweis von Sphinkterdefekten ist heute die anale Endosonograhpie das Verfahren der Wahl. Von möglicher therapeutischer Relevanz ist auch die Defäkographie, wenn morphologische Auffälligkeiten wie Rektozelen, Prolapsformen etc. nachgewiesen werden sollen. Auch kann damit ein Beckenbodendeszensus quantifiziert werden.

Denervierungen der Sphinkteren bzw. Schädigungen des N. pudendus lassen sich nur durch ein EMG mit konzentrischen Nadelektroden und die Pudendusnervlatenzzeitbestimmung nachweisen. Dieses kann für die Klärung des genauen Pathomechanismus einer Inkontinenz von Bedeutung sein, für die Therapieentscheidung sind diese aufwendigen Verfahren jedoch selten wegweisend, so daß sie nicht routinemäßig durchgeführt werden müssen. Vor chirurgischen Therapieverfahren können die Aussagen bezüglich der Innervation der Sphinkteren hingegen wieder bedeutsam sein (Kuijpers u. van Tets 1993).

20.4.4
Therapie der Inkontinenz

Da die Inkontinenz ein Symptom und keine Diagnose ist, sollte auch die Behandlung der Inkontinenz in erster Linie eine Therapie der zugrundeliegenden Erkrankung sein, soweit eine solche feststellbar ist. Zu einer kausalen Therapie gehören auch die chirurgischen Rekonstruktionsverfahren bei Sphinkterdefekten, die z. B. bei Dammrissen oder Beckenverletzungen auftreten. Nur wenn die Inkontinenz trotz kausaler Therapie persistiert, besteht eine Indikation zu einer weitergehenden Inkontinenztherapie, die in eine konservative und eine operative Therapie unterteilt werden kann.

Konservative Therapie

Es lassen sich 2 konservative Therapiestrategien unterscheiden, zum einen die pharmakologische Beeinflussung des Kontinenzorgans, zum anderen die Therapie mittels Beckenbodentraining.

■ **Medikamentöse Therapie.** Klinisch sinnvoll einsetzbare Medikamente zur Behandlung der Inkontinenz sind v. a. Opioide vom Typ des Loperamids, welche die Stuhlfrequenz und das Stuhlgewicht bei Patienten mit Diarrhö reduzieren und dadurch die Inkontinenz verbessern. Auch bei Patienten mit einer sehr niedrigen Rektumwandcompliance können diese Medikamente helfen. Zusätzlich kann Loperamid den analen Ruhedruck verbessern und die Empfindlichkeit zur Auslösung des rektoanalen Reflexes vermindern (Enck et al. 1993; Göke et al. 1992).

■ **Beckenbodentraining.** Oft reicht die medikamentöse Therapie aber alleine nicht aus, um eine ausreichende Kontinenz zu erzielen. Dann sollte ein Beckenbodentraining als nächste konservative Maßnahme eingesetzt werden, wobei aktive und passive Trainingsformen unterschieden werden. Ein passives Trainingsverfahren ist die Elektrostimulation, für die jedoch bis heute nicht der Nachweis ihrer Wirksamkeit erbracht wurde. Neuere Verfahren der direkten Stimulation des Sakralplexus oder des N. pudendus mittels implantierter Schrittmacher oder künstlicher Sphinkteren bedürfen noch der klinischen Prüfung (Vaizey et al. 1998). Etabliert sind hingegen aktive Trainingsverfahren. Hierzu zählen die Beckenbodengymnastik im Rahmen der physikalischen Therapie und das Biofeedbacktraining, für welches auch eine langdauernde Wirksamkeit nachgewiesen wurde. Das Biofeedbacktraining unterscheidet sich von den anderen physikalischen Behandlungsmaßnahmen dadurch, daß durch die dabei stattfindenden Lernvorgänge nicht nur die Sphinkterfunktion verbessert werden kann, sondern auch sensorische Funktionen, die zur Kontinenz beitragen, trainiert werden. Das Prinzip beruht auf einer Signalverstärkung durch Sichtbarmachen der Sphinkterfunktion mittels EMG und optischen bzw. akutischen Signalen. Praktisch wird über etwa 10 Wochen an einem Zentrum ambulant einmal wöchentlich eine solche Behandlung mit einem Trainingsgerät unter Aufsicht durchgeführt, welches dann zu Hause durch den Patienten als tägliches Heimtraining ohne entsprechendes Gerät ergänzt wird. Durch eine solches Training wird in 70–80 % der Fälle die Kontinenz verbessert (Enck 1993).

Operative Therapie

Die operativen Verfahren zur Behandlung der Inkontinenz haben noch nicht die in sie gesetzten Erwartungen erfüllt, weshalb sie nur in 2. Linie bei ansonsten therapierefraktären schweren Inkontinenzformen eingesetzt werden. Das am häufigsten verwandte Verfahren ist das „postanal-repair" nach Parks, welches zu einer Einengung des Analkanals, einer Verkleinerung des anorektalen Winkels und einer Verlängerung des Analkanals führen soll. Die Erfolgsraten werden zwischen 30 und 60 % angegeben, wobei aber selten eine vollständige Kontinenz erreicht werden kann (Athanasiadis 1996; Raulff 1994). Die vollständige Beckenbodenplastik zeigt keine besseren Ergebnisse. Ein neues chirurgisches Verfahren ist die dynamische Grazilisplastik unter Verwendung eines implantierten Neurostimulators. Hierdurch lassen sich auch bei voroperierten Patienten noch in 60–70% der Fälle gute klinische Resultate erzielen (Baeten et al. 1995). Als letzte chirurgische Behandlungsoption der Inkontinenz bleibt immer die Anlage eines Anus praeter.

20.5
Stuhlimpaktion

Stuhlimpaktion beschreibt die Ansammlung größerer Stuhlmassen im Dickdarm oder Rektum, die nicht mehr spontan entleert werden können. Eine Stuhlimpaktion findet sich häufig bei geriatrischen Patienten.

Insgesamt haben 42% von hospitalisierten geriatrischen Patienten irgendwann eine Stuhlimpaktion (Wrenn 1989). Aber auch nichtgeriatrische Patienten können eine Stuhlimpaktion bekommen, meistens aufgrund schwerer sekundärer Obstipationsformen wie bei neurologischen Erkrankungen, medikamentös induzierter Obstipation (insbesondere unter Psychopharmaka) und bei onkologischen Patienten entweder durch Darmobstruktion oder als Folge der Therapie. Neben der Verstopfungssymptomatik bis hin zu Anorexie, Erbrechen und Bauchschmerzen ist in vielen Fällen die Überlaufinkontinenz, das Stuhlschmieren oder die Notwendigkeit der digitalen Entleerungshilfe bei diesen Patienten die vorherrschende Symptomatik.

Gefürchtete Komplikationen sind das solitäre Rektumulkus (siehe Kap. 37.10), die Inkontinenz, der Darmverschluß und der Rektumprolaps. Häufig kommt es zur Ausbildung von Hämorrhoiden. Eine Stuhlimpaktion kann in jedem Abschnitt des Dickdarms und Rektums auftreten, am häufigsten ist aber die rektale Stuhlimpaktion. Dazu kommt es, wenn die rektale Empfindlichkeit auf Dehnung stark vermindert ist, so daß nur noch – wenn überhaupt – bei sehr großen Volumina ein Stuhldrang empfunden wird; die großen Stuhlmassen sind dann sehr schwer zu entleeren (Read u. Abouzekry 1986).

Geriatrische Patienten neigen deshalb auch zur Stuhlimpaktion, weil sie häufig einen Stuhldrang ignorieren. Die Diagnose wird mit der digitalen Untersuchung oder beim Verdacht auf eine Impaktion des Dickdarms und leerer Ampulle mittels einer Röntgenabdomenleeraufnahme gestellt. Zum Ausschluß eines Rektumulkus oder eines Tumors sollte in jedem Fall eine Rektosigmoidoskopie oder – bei hoher Impaktion – auch eine Koloskopie durchgeführt werden. Die Therapie besteht in allgemeinen abführenden Maßnahmen, unterstützt durch lokale Entleerungshilfen wie Klysmen oder Einläufen, CO_2-bildende Suppositorien und glyzerinhaltige Zäpfchen. Wichtig ist hier die ein- bis 2tägige Entleerung auch ohne entsprechenden Stuhldrang. Die Inkontinenz bedarf in der Regel keiner zusätzlichen Therapie.

20.6
Stuhldrang und Inkontinenz nach Rektumresektion

Die koloanale Rekonstruktion ist eine Methode zur Kontinenzerhaltung nach totaler Rektumresektion wegen tiefsitzender Rektumkarzinome (3–11 cm ab Linea dentata). Bei etwa 80% der Patienten kann eine gute Kontinenzfunktion erreicht werden. Infolge der geringeren Reservoirfunktion der sog. geraden koloanalen Rekonstruktion sind die Patienten jedoch häufig gestört durch hohe Stuhlfrequenzen und durch imperativen Stuhldrang (Gross u. Amir-Kabirian 1994). Eine Verbesserung der Lebensqualität dieser Patienten wird dadurch erreicht, daß der koloanalen Anastomose ein Kolonreservoir, der sog. Kolonpouch, vorgeschaltet wird. Dadurch können Kontinenzraten von nahezu 100% erreicht werden und die Stuhlfrequenz liegt bei durchschnittlich 2 Entleerungen pro Tag. Zudem treten das Urgegefühl oder der imperative Stuhldrang seltener auf, auch wenn postoperativ das Gebiet bestrahlt wurde. Allerdings sind bei etwa einem Viertel der Patienten Evakuationsstörungen zu beobachten, welche lokale Entleerungshilfen wie Einläufe notwendig machen können.

20.7
Proctalgia fugax

Als Proctalgia fugax wird der plötzlich auftretende schwere Schmerz im Anorektum bezeichnet, der für wenige Sekunden bis mehrere Minuten anhält und spontan vollständig zurückgeht. Obwohl auch längere Episoden angegeben werden, dauert in über 90% der Fälle die Schmerzattacke weniger als 3 min. Gelegentlich sind die Schmerzen derart stark, daß auch Kollapszustände auftreten. 12% der Patienten haben den Schmerz nur bei Nacht, 22% während des Tages und der Nacht. 40% verspüren den Schmerz nach einer Stuhlentleerung. Weiterhin wird die Episode auch gehäuft nach Geschlechtsverkehr angegeben. Die Mehrheit der Patienten haben weniger als 6 Attacken im Jahr, gelegentlich treten sie aber wesentlich häufiger auf. Fast 14% der gesunden Bevölkerung haben gelegentlich diese Beschwerden. Frauen sind häufiger betroffen als Männer (Drossman et al. 1993; Thompson 1991).

Ursache
Die Ursache ist nach wie vor unklar. Bei wenigen Patienten konnte eine hereditäre Myopathie des

Sphincter ani internus mit einer stark verdickten Muskulatur nachgewiesen werden (Celik et al. 1994; Kamm et al. 1991). Ohne wissenschaftlichen Nachweis wurden auch spastische Kontraktionen des M. puborectalis, des äußeren Analsphinkters und des Sigmas damit in Verbindung gebracht. Auch psychische Auffälligkeiten wurden mit diesen Beschwerden assoziiert. Schließlich ließen sich bei mehr als der Hälfte dieser Patienten auch andere funktionelle gastrointestinale Beschwerden nachweisen, so daß ein Zusammenhang mit dem Syndrom des irritablen Darms postuliert wurde.

Diagnose

Die Diagnose wird durch die typische Anamnese und den Ausschluß organischer anorektaler Erkrankungen gestellt. Mit einer analen Endosonographie sollte die Sphinkterdicke bestimmt werden, um die seltene hereditäre Form auszuschließen. Die Proctalgia fugax wird als harmlos, unangenehm und nicht therapierbar bezeichnet. Eine Dauertherapie erscheint bei dem sporadischen Auftreten der Beschwerden nicht gerechtfertigt. Symptomatische Behandlungsvorschläge aufgrund von Einzelbeobachtungen sind die Anwendung von lokaler Wärme oder perianalem Druck oder aber die Applikation von Nitraten, Clonidin, Ca-Antagonisten oder auch inhalativen β_2-Mimetika.

20.8 Pouches

Die totale Proktokolektomie ist heute vornehmlich bei Patienten mit Colitis ulcerosa und familiärer adenomatöser Polyposis coli indiziert. Hierbei wird aus Dünndarmschlingen ein künstliches Reservoir vor dem Analkanal als Rektumersatz gebildet, wodurch ein Kontinenzerhalt bei annehmbarer Stuhlfrequenz erzielt werden kann.

Pouchvarianten nach Faltelung

Die verschiedenen Pouchvarianten sind u. a. der S-, der J-, der L-, der H- und der W-Pouch, die je nach Faltelung der zu dem Pouch zusammengeschlossenen Darmschlingen benannt werden. Dabei verhält sich die Stuhlfrequenz als wichtiges funktionelles Ergebnis der Pouchoperation umgekehrt proportional zum Pouchvolumen. Die zweite wesentliche Komponente einer guten Pouchfunktion ist der Erhalt eines funktionierenden Analsphinkters (Wong et al. 1985). Der Standardpouch ist daher heute zweifelsfrei der J-Pouch, der einfach und problemlos zu konstruieren ist, fast immer ausführbar ist und eine ausreichende Funktion ergibt.

Kontinenzprobleme

Das Pouchvolumen ebenso wie die Pouchcompliance (Wandspannung) sind wichtige Faktoren für die Pouchfunktion. Zu große Pouches bringen Entleerungsstörungen und gehäuft Entzündungen (Pouchitis) mit sich, zu kleine Pouches verursachen eine zu hohe Stuhlfrequenz. In der Regel werden Pouchvolumina von 300–400 ml angestrebt. Ursache von Inkontinenzereignissen sind oft auch hochamplitudige propulsive Kontraktionen des Pouches, welcher mit diesen Kontraktionen auf eine Füllung reagiert, während das normale Rektum mit einer Akkomemodation antwortet. Wenn diese Pouchkontraktionen den Druck im Analkanal übersteigen, kommt es – besonders nachts – zu Inkontinenzereignissen. Daher ist die reaktive Kontraktion des Sphinkterapparats auf diesen Druckanstieg im Pouch für die Kontinenz sehr wichtig. Bei inkontinenten Pouchpatienten ist gerade dieser Mechanismus gestört (Ferrara et al. 1994; Goes u. Beart 1995). Bisher kann durch manometrische Untersuchung des Sphinkterapparats vor der Operation keine sichere Aussage über die Kontinenzfunktion des Pouches gemacht werden. Dennoch wird vor einer geplanten Pouchoperation empfohlen, den Sphinkterdruck manometrisch zu objektivieren, um solche Patienten mit einem sehr niedrigen Ausgangsdruck von der Operation auszuschließen oder aber vorher einem Biofeedbacktraining zuzuführen.

Pouchkomplikationen

■ **Pouchitis.** Die häufigste Pouchkomplikation neben der Inkontinenz ist die Pouchitis, also die Entzündung des zum Reservoir umgebildeten Dünndarms. Jeder Pouch zeigt adaptiv-entzündliche Veränderungen aufgrund der unphysiologischen Beanspruchung als Reservoir. Von einer „Pouchitis" spricht man aber erst, wenn eine klinisch manifeste und symptomatische Entzündung im Pouch vorliegt. Die Angaben zur Häufigkeit schwanken zwischen 7 und 42 %, nicht zuletzt aufgrund der Unschärfe der Definition (Tytgat u. Lygidakis 1988). Die Inzidenz einer solchen Pouchitis ist bei Patienten mit Colitis ulcerosa deutlich größer als bei Patienten mit familiärer adenomatöser Polyposis coli, was für das Vorliegen von krankheitsimmanenten Faktoren und weniger für unspezifische, auch infektiöse Ursachen spricht (Salemans u. Nagengast 1995). Die wesentlichen Symptome einer Pouchitis sind Bauchschmerzen, erhöhte Stuhlfrequenz mit Stuhldrang und Schmerzen bei der Entleerung, Minderung der Stuhlkonsistenz und der Abgang von Schleim und Blut (Zuccaro et al. 1989). Die endoskopischen Zeichen sind unspezifisch. In schweren Fällen treten Übelkeit und Erbrechen, Fieber und eine Leukozytose auf. Therapeutisch hilft oft die alleinige Einnahme von Metronidazol über 2-4 Wochen. In schweren Fällen werden auch Cephalosporine und Kortison (20 mg/Tag) hinzugegeben. In einigen Fällen ist ein Behandlungserfolg mit 5-Aminosalicylsäure zu erreichen (Tytgat u. Lygidakis 1988). Bei wenigen Patienten ist auch die Entfernung des Pouches notwendig.

■ **Striktur im Anastomosenbereich.** Eine andere pouchbezogene Komplikation ist die Striktur im Anastomosenbereich, die in der Regel lokal durch Dilatation behandelt werden kann. Chronische Auslaßengen können aber auch eine regelmäßige Intubation des Pouches zur Entleerung notwendig machen.

Literatur

Arnold MW, Stewart WR, Aguilar PS (1990) Rectocele repair. Four years' experience. Dis Colon Rectum 33: 684-687
Athanasiadis S (1996) Chirurgie der primären Spincterinkontinenz. Chirurg 67: 483-490
Baeten CGMI, Geerdes BP, Adang EMM (1995) Anal dynamic graciloplasty in the treatment of intractable fecal incontinence. N Eng J Med 332: 1600-1605
Barretta O, Chaussade S, Coquet M et al. (1990) Technique simplifiée de défécographie. Description et résultats. Presse Med 19: 1533-1537
Bartolo DCC, Jarratt JA, Read NW (1983) The use of conventional electromyography to assess external sphincter neuropathy in man. J Neurol Neurosurg Psychiatry 46: 1115-1118
Bleijenberg G, Kuijpers HC (1987) Treatment of spastic pelvic floor syndrome with biofeedback Dis Col Rect 30(2): 108-111
Cavallo G, Salzano A, Grassi R et al. (1991) Rectocele in males: clinical, defecographic, and CT study of singular cases. Dis Colon Rectum 34: 964-966
Celik AF, Katsinelos P, Read NW, Khan MI, Donnelly TC (1994) Hereditary proctalgia fugax and constipation: report of a second family. Gut 36: 581-584
De Medici A, Badiali D, Corazziari E, Bausano G, Anzini F (1989) Rectal sensitivity in chronic constipation. Dig Dis Sci 34 (5): 747-753
Diamant NE, Kamm MA, Wald A, Whitehead WE (1999) AGA Technical Review on anorectal testing techniques. Gastroenterology 116: 735-754
Drossman DA, Li Z, Andruzzi E et al. (1993) U. S. Householder survey of functional gastrointstinal disorders. Dig Dis Sci 38: 1569-1580
Eibl-Eibesfeld B, Günther HJ, Müller-Lissner S (1996) Die Rektozele aus der Sicht des Chirurgen. Gynäkol 29: 677-683
Enck P (1993) Biofeedback training in disordered defecation - a critical review. Dig Dis Sci 38: 1943-1960
Enck P, Frieling T, Lübke HJ et al. (1993) Die Behandlung der Analinkontinenz. Internist 34: 51-58
Enck P, Jost WH, Raulf F (1994) Diagnostik anorektaler Funktionsstörungen. Z Allg Med 70: 57-67
Farouk R, Bartolo DCC (1993) The clinical contribution of integrated laboratory and ambulatory anorectal physiology assessment in faecal incontinence. Int J Colorect Dis 8: 60-65
Ferrara A, Pemberton JH, Grotz RL et al. (1994) Motor determinants of incontinence after ileal pouch-anal anastomosis. Brit J Surg 81: 285-288
Göke A, Ewe K, Donner K et al. (1992) Influence of loperamide and loperamide oxyde on the anal sphincter. Dis Col Rectum 35: 857-861
Goes R, Beart Jr RW (1995) Physiology of ileal pouch-anal anastomsis. Dis Colon Rectum 38: 996-1005
Gross E, Amir-Kabirian H (1994) Koloanaler Pouch nach totaler Rektumresektion. Zentralbl Chir 119: 878-885
Hirschsprung H (1888) Stuhlträgheit Neugeborener in Folge von Dilatation und Hypertrophie des Colons. Jahrb Kinderheilk 27: 1-7
Janssen LWM, van Dijke CF (1994) Selection criteria for anterior rectal wall repair in symptomatic rectocele and anterior rectal wall prolapse. Dis Col Rect 37 (11): 1100-1107
Johanson JF, Lafferty J (1996) Epidemiology of fecal incontinence: the silent affliction. Am J Gastroenterol 91(1): 33-36
Kamm MA, Hoyle CH, Burleigh et al. (1991) Hereditary internal anal sphincter myopathy causing proctalgia fugax and constipation. A newly indentified condition. Gastroenterology 100: 805-810
Kamm MA, Sijp J van der, Lennard-Jones JE (1992) Colorectal and anal motility during defaecation. Lancet 339: 820
Karasick S, Krasick D, Karasick SR (1993) Functional disorders of the anus and rectum: findings on defecography. AJR 160: 777-782
Karaus M (1997) Do you really know what incontinence means? In: Ewe K, Eckardt V, Enck P (eds) Constipation and ano-rectal insufficiency. Kluwer, Dordrecht, pp 145-151
Klauser AG, Voderholzer WA, Heinrich CA et al. (1990) Behavioral modification of colonic function. Can constipation be learned? Dig Dis Sci 35: 1271-1275
Koch A, Voderholzer WA, Klauser AG et al. (1997) Symptoms in chronic constipation. Dis Colon Rectum 40: 902-906
Köckerling F, Schneider C, Hohenberger W (1996) Rectumprolaps - Verfahrenswahl und minimal-invasive Möglichkeiten. Chirurg 67: 471-482
Kuijpers HC, Bleijenberg G (1985) The spastic pelvic floor syndrome. Dis Colon Rectum 28: 669-672
Kuijpers HC, Tets WF van (1993) Disorders of faecal continence. Europ J Gastroenterol Hepatol 5: 1009-1019
Kuijpers HC, Bleijenberg G, Morree H de (1986) The spastic pelvic floor syndroms. Int J Colorect Dis 1: 44-48
Lanfranchi GA, Bazzocchi G, Bringnola C et al. (1984) Different patterns of intestinal transit time and anorectal motility in painful and painless chronic constipation. Gut 25: 1352-1357
Law PJ, Bartram CI (1989) Anal endosonography; technique and normal anatomy. Gastrointest Radiol 14: 349-353
Luukkonen P, Heikkinen M, Huikuri K et al. (1990) Adult Hirschsprung's disease: clinical features and functional outcome after surgery. Dis Colon Rectum 33: 65-69
Meagher AP, Lubowski DZ, King DW (1993) The cough response of the anal sphincter. Int J Colorect Dis 8: 217-219
Milla PJ, Smith VV (1994) Aganglionosis, hypoganglionosis and hyperganglionosis: clinical presentation and histopathology. In: Kamm M, Lennard-Jones JE (eds) Constipation. Wrightson, Petersfield, pp 183-192
Miller R, Duthie GS, Bartolo DCC, Roe AM, Locke-Edmunds J, McC Mortensen NJ (1991) Anismus in patients with normal and slow transit constipation. Br J Surg 78: 690-692
Musial F, Crowell MD (1995) Rectal adaptation to distention: implications for the determination of perception thresholds. Physiol Behav 58: 1145-1148
Neill ME, Parks AG, Swash M (1981) Physiological studies of the anal sphincter musculature in faecal incontinence and rectal prolapse. Br J Surg 68: 531-536
Raulff F (1994) Chirurgische Therapieverfahren zur Behandlung der erworbenen analen Inkontinenz. Kontinenz 3: 3-11
Read NW (1994) Anorectal sensation. In: Kamm MA, Lennard-Jones JE (eds) Constipation. Wrightson, Petersfield, pp 87-94

Read NW, Abouzekry L (1986) Why do patients with faecal impaction have faecal incontinence. Gut 27: 283–287

Read NW, Sun WM (1989) Anorectal manometry, anal myography and rectal sensory testing. In: Read NW (ed) Gastrointestinal motility. Which test? Wrightson, Petersfield, pp 227–242

Salemans JMJI, Nagengast FM (1995) Clinical and physiological aspects of ileal pouch-anal anastomosis. Scand J Gastroenterol 30 (Suppl 212) :3–12

Schäfer A, Enck P, Heyer T et al. (1994) Endosonography of the anal sphincters: incontinent and continent patients and healthy controls. Z Gastroenterol 32: 328–331

Schiller LR, Santa Ana CA, Schmulen AC et al. (1982) Pathogenesis of fecal incontinence in diabetes mellitus. N Engl J Med 307 (27): 1666–1671

Sultan AH, Kamm MA, Talbot IC et al. (1994) Anal endosonography for identifying external sphincter defects confirmed histologically. Br J Surg 81: 463–465

Svenson O, Sherman JO, Fisher JH (1973) Diagnosis of congenital megacolon: an analysis of 501 patients. J Pediatr Surg 8: 587–594

Talley NJ, Weaver AL, Zinsmeister AR et al. (1993) Functional constipation and outlet delay: a population-based study. Gastroenterology 105: 781–790

Thompson WG (1991) Proctalgia fugax. Dig Dis Sci 26: 1121–1124

Tytgat GNV, Lygidakis NJ (1988) Pouchitis. Int J Colorect Dis 3: 226–228

Vaizey CJ, Carapeti E, Cahill JA, Kamm MA (1999) Prospective comparison of faecal incontinence grading systems. Gut 44: 77–80

Vaizey CJ, Kamm MA, Gold DM et al. (1998) Clinical, physiological, and radiological study of a new purpose-designed artificial bowel sphincter. Lancet 352: 105–109

Voderholzer WA, Neuhaus DA, Klauser AG et al. (1997) Paradoxical sphincter contraction is rarely indicative of anismus. Gut 41: 258–262

Wald A, Caruana BJ, Freimanis MG et al. (1990) Contributions of evacuation proctography and anorectal manometry to evaluation of adults with constipation and defecatory difficulty. Dig Dis Sci 35 (4): 481–487

Wartiovaara K, Salo M, Sariola H (1998) Hirschsprung's disease genes and the development of the enteric nervous system. Ann Med 30: 66–74

Wheatley MJ, Wesley JR, Coran AG et al. (1990) Hirschsprung's disease in adolescents and adults. Dis Colon Rectum 33: 622–629

Wienbeck M, Barnert J (1989) Ätiologie und Pathogenese der Inkontinenz. In: Müller-Lissner SA, Akkermans LMA (Hrsg) Chronische Obstipation und Stuhlinkontinenz. Springer, Berlin Heidelberg New York Tokyo, S 215–234

Wong WD, Rothenberger DA, Goldberg SM (1985) Ileoanal pouch procedures. Curr Probl Surg 22: 9–78

Wrenn K (1989) Fecal impaction. N Eng J Med 321: 658–662

Zuccaro G, Fazio VW, Church JM et al. (1989) Pouch ileitis. Dig Dis Sci 34 (10): 1505–1510

Divertikel und Hernien

A. Koch · S. Müller-Lissner

INHALT

21.1 Ösophagusdivertikel *145*
21.1.1 Ätiologie, Pathogenese und Lokalisation *145*
21.1.2 Klinik *146*
 Komplikationen *147*
21.1.3 Diagnostik *147*
21.1.4 Therapie *147*

21.2 Hiatushernien *148*
21.2.1 Klassifikation, Ätiologie und Pathogenese *148*
21.2.2 Klinik *148*
21.2.3 Diagnostik *148*
21.2.4 Therapie *149*

21.3 Magendivertikel *149*

21.4 Duodenaldivertikel *149*

21.5 Divertikel in Jejunum und Ileum *150*

21.6 Meckel-Divertikel *150*
21.6.1 Klinik und Komplikationen *150*
21.6.2 Diagnostik *150*
21.6.3 Therapie *150*

21.7 Divertikulose des Dickdarms *151*
21.7.1 Epidemiologie *151*
21.7.2 Ätiologie und Pathogenese *151*
 Mechanismen *151*
 Risikofaktoren *152*
 Lokalisation des Befalls *152*
21.7.3 Klinik *152*
21.7.4 Diagnostik und Therapie *153*

21.8 Divertikulitis des Dickdarms *153*
21.8.1 Ätiologie und Pathogenese *153*
21.8.2 Klinik *154*
 Komplikationen *154*
21.8.3 Diagnostik *154*
 Röntgenologische Untersuchungen *154*
 Sonographie *155*
 Endoskopie *155*
 Weitere Untersuchungen *155*
21.8.4 Differentialdiagnose *155*
21.8.5 Therapie *156*
 Konservative Therapie *156*
 Operative Therapie *156*

21.9 Divertikelblutung *157*
 Diagnostik *157*
 Therapie *157*

Divertikel und Hernien zählen zu den am häufigsten zu beobachtenden pathologischen Befunden im gastrointestinalen Trakt. In der überwiegenden Mehrzahl stellen sie einen bedeutungslosen Nebenbefund dar, der völlig symptomlos bleibt. Die klinische Bedeutung ergibt sich erst durch Komplikationen und Begleiterscheinungen, welche dann einer Therapie bedürfen.

Divertikel sind umschriebene Ausbuchtungen der gesamten Darmwand („echte Divertikel") oder Ausstülpungen von Mukosa und Muscularis mucosae mit Bindegewebe durch eine Muskellücke in das Bindegewebe („falsche Divertikel" oder Pseudodivertikel). In der Praxis spricht man einfach von Divertikeln.

Als Hernie bezeichnet man die Verlagerung eines Teiles der Bauchorgane in eine angeborene oder erworbene Ausstülpung des Bauchfells. Eine Hiatushernie ist eine Verlagerung von Magenanteilen oder seltener des gesamten Organs mit benachbarten Strukturen durch den Hiatus oesophageus in den Thoraxraum. Bei der häufigsten Form, der axialen Hiatushernie, findet sich eine axiale Verlagerung der Kardia nach intrathorakal. Die paraösophageale Hernie ist dadurch gekennzeichnet, daß die Kardia an normaler Stelle fixiert ist und Fundusanteile nach intrathorakal prolabieren. Kombinierte Formen sind häufig.

21.1 Ösophagusdivertikel

21.1.1 Ätiologie, Pathogenese und Lokalisation

Im Ösophagus wird zwischen Pulsions-, Traktions- und angeborenen Divertikeln unterschieden. Eine Sondergruppe stellen funktionelle Divertikel und die Pseudodivertikulose der Speiseröhre dar.

Die typischen Lokalisationen sind der kollare Abschnitt der Speiseröhre kranial des oberen Ösophagussphinkters (zervikales bzw. pharyngoösophageales Divertikel, Zenker-Divertikel), der mittlere Ösophagus in Höhe der Trachealbifurkation (epibronchiales bzw. parabronchiales Divertikel, Traktionsdivertikel) und der epiphrenische Abschnitt der Speiseröhre oberhalb des unteren Ösophagussphinkters (epiphrenisches, parahiatales Divertikel).

Mit etwa 70 % ist das Zenker-Divertikel die häufigste Erscheinungsform im Bereich des Ösophagus, etwa 22 % entfallen auf parabronchiale und etwa 8 % aller Ösophagusdivertikel auf epiphrenale Ausstülpungen.

Ösophagusdivertikel am Hals treten zumeist jenseits des 50. Lebensjahres und bevorzugt beim männlichen Geschlecht auf (Siewert u. Blum 1990).

Pulsionsdivertikel

Beim Pulsionsdivertikel wölben sich Mukosa und Submukosa durch eine Lücke in der Muscularis propria in das paraösophageale Bindegewebe vor. Dies ist Folge einer intraluminalen Druckerhöhung im Zusammenhang mit einer wandschwachen Stelle der Speiseröhrenwand. Der pathologisch erhöhte intraluminale Druck entsteht in der Regel durch ein funktionelles oder mechanisches Hindernis aboral des Divertikels (Evander et al. 1986). Häufigste Lokalisationen sind der kollare und der epiphrenische Abschnitt der Speiseröhre. Das zervikale und epiphrenische Divertikel werden wegen ihrer ähnlichen Pathogenese als juxtasphinktere Divertikel bezeichnet (Siewert u. Blum 1990). Das zervikale Ösophagusdivertikel (Zenker-Divertikel) ist nahezu konstant im Bereich des muskelschwachen Killian-Dreiecks (zwischen Pars obliqua und fundiformis des M. cricopharyngeus) an der linksseitigen Rachenhinterwand lokalisiert. Die selteneren epiphrenischen (parahiatalen) Divertikel entstehen in den distalen 10 cm der Speiseröhre.

Traktionsdivertikel

Traktionsdivertikel finden sich fast ausschließlich im Mediastinum im bifurkalen Abschnitt der Speiseröhre (parabronchiale Divertikel). Sie weisen eine Ausziehung aller Wandschichten auf. Sie entstehen durch Zugwirkung von außen durch narbige Schrumpfung entzündlichen Gewebes in der Nachbarschaft (z. B. Lymphadenitis bei Tuberkulose, neoplastische Mediastinalprozesse; D'Ugo et al. 1992). Angeborene Divertikel in diesem Abschnitt sind Folge fibröser ösophagotrachealer Gewebsbrücken mit entsprechendem Zug auf die Ösophaguswand (Ribbert-Theorie) oder ein Rudiment ösophagotrachealer Fisteln (Siewert u. Blum 1990). Traktionsdivertikel spielen klinisch praktisch keine Rolle.

Seltene Sonderformen

Als funktionelle Divertikel werden passager auftretende Ausbuchtungen der Ösophaguswand bezeichnet, welche im Rahmen von Motilitätsstörungen wie dem diffusen Ösophagusspasmus auftreten (Siewert u. Blum 1990).

Die diffuse intramurale Divertikulose des Ösophagus (Pseudodivertikulose) ist ein seltenes Krankheitsbild, welches von den eigentlichen Divertikeln abzugrenzen ist. Sie ist Folge einer Dilatation der Ausführungsgänge der tiefen Schleimdrüsen im Ösophagus, deren Pathogenese unklar ist. Die meist älteren Patienten klagen über eine langsam progrediente Dysphagie. In vielen Fällen ist die Erkrankung mit einer Candidiasis, einem gastroösophagealen Reflux oder einer hochgelegenen Ösophagusstriktur assoziiert (Schnepper et al. 1994).

21.1.2
Klinik

Die Symptomatik der Ösophagusdivertikel ist von der Größe und konsekutiv auftretenden lokalen Entzündungen abhängig. Das klinische Bild kann anfangs uncharakteristisch und geringfügig sein, so daß die Diagnose in vielen Fällen spät gestellt wird.

Zervikale Ösophagusdivertikel

Anfänglich bestehen oft nur leichtgradige Schluckstörungen oder ein Fremdkörpergefühl im Bereich des Hypopharynx. Mit zunehmender Größe des Divertikelsacks kommt es zur Behinderung der Nahrungsaufnahme und Regurgitation von unverdauten Speisen. Die Patienten berichten oftmals über ein gurgelndes Geräusch beim Schlucken. Typisch sind des weiteren Foetor ex ore, glucksende Sprache, Rachenverschleimung und Hustenreiz. Die mechanische Kompression des Ösophagus durch den gefüllten Divertikelsack führt zur oberen Dysphagie (oropharyngeale Dysphagie, Einschluckstörung; Watemberg et al. 1996). Folge ist ein z. T. erheblicher Gewichtsverlust (Broll et al. 1991 b). Bei einigen Patienten kann das gefüllte Divertikel am Hals getastet werden.

Parabronchiale Ösophagusdivertikel

Divertikel im mittleren Ösophagus verursachen oft keine oder lediglich uncharakteristische Beschwerden. Beschrieben werden gürtelförmige Schmerzen, Speichelfluß, Würgereiz und pektanginöse Beschwerden. Häufig fallen sie erst durch Komplikationen (s. unten) auf (Altorki et al. 1993).

Epiphrenische Ösophagusdivertikel

Epiphrenische Divertikel werden bei entsprechender Größe des Divertikelsacks meist symptomatisch, wobei Dysphagie, thorakale Schmerzen sowie nächtliche Regurgitation im Vordergrund stehen. Bei älteren Patienten ist oft die Regurgitation das führende Symptom (Koop 1995; Altorki et al. 1993).

Komplikationen

Häufige Komplikationen sind Aspirationspneumonie und Lungenabszeß. Leichtere Formen der Aspiration können sich als chronische Bronchitis oder Asthma bronchiale äußern (Altorki et al. 1993). Des weiteren können Zersetzungsprodukte der Nahrung zur Divertikulitis mit Erosionen und Hämatemesis führen, sehr selten zur freien oder gedeckten Perforation (Broll et al. 1991 b). Iatrogene Divertikelperforationen sind im Rahmen einer endoskopischen Untersuchung oder beim Einführen von Sonden in den Ösophagus möglich, aber sehr ungewöhnlich. Massive Blutungen aus zervikalen und epiphrenischen Divertikeln können spontan oder nach Einnahme von NSAR auftreten. Sie erfordern oftmals eine chirurgische Therapie mit Divertikelabtragung (Abul-Khair et al. 1992). Maligne Entartungen sind äußerst selten (Bowdler u. Stell 1987).

21.1.3 Diagnostik

Der Divertikelnachweis ist in aller Regel durch eine Röntgenuntersuchung mit Kontrastmittel möglich. Besteht kein Verdacht auf Aspiration oder Perforation, sollte die Untersuchung mit Bariumsulfat durchgeführt werden. Schon der erste Breischluck führt in den meisten Fällen zur Diagnose (Abb. 21.1).

Bei Verdacht auf Aspiration sollte zunächst eine Röntgenaufnahme des Thorax zum Nachweis aspirationsbedingter Infiltrate (meist rechts-basal) erfolgen. In diesen Fällen sowie bei Verdacht auf Perforation ist die Röntgenkontrastmittelpassage des Ösophagus mit wasserlöslichem nichtionischem Kontrastmittel durchzuführen (Siewert u. Blum 1990).

Bei oberer Dysphagie bietet sich zunächst die Durchführung einer Röntgenuntersuchung an. Die Endoskopie ist als primäres diagnostisches Verfahren weniger geeignet, da kleine Divertikel übersehen werden können und die genaue Betrachtung eines zervikalen Ösophagusdivertikels mit einem flexiblen Gerät schwierig ist.

CAVE: Das Einführen des Gerätes sollte wegen der Gefahr einer Perforation unter Sicht erfolgen (Siewert u. Blum 1990).

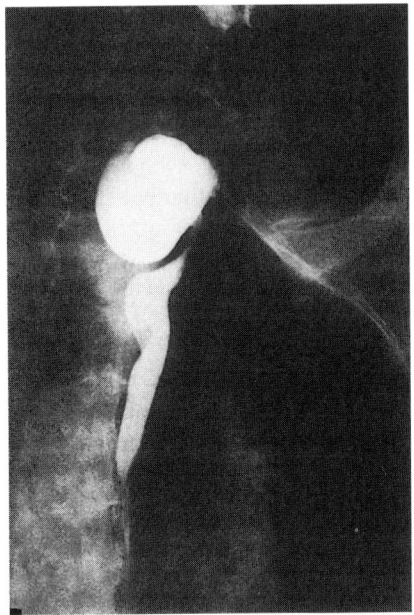

Abb. 21.1. Großes Zenker-Divertikel. Kontrastmittelgefüllte Ausstülpung der Hinterwand des proximalen Ösophagus im seitlichen Strahlengang

Bei Zenker- und epiphrenischen Divertikeln sollte zur Klärung der Pathogenese nach einer Motilitätsstörung gesucht werden. Funktionsstörungen des oberen Ösophagussphinkters lassen sich wegen des raschen Ablaufs seiner Aktivität am besten mit der Röntgenkinematographie darstellen, die Mehrpunktmanometrie liefert eine exaktere Aussage zur Funktion des unteren Ösophagussphinkters.

21.1.4 Therapie

Das zervikale Divertikel stellt in der Regel unabhängig vom Beschwerdebild eine Operationsindikation dar, da in der Folgezeit die Beschwerden und die Gefahr von Komplikationen weiter zunehmen und das Operationsrisiko gering ist (Siewert u. Blum 1990; D'Ugo et al. 1992; Barthlen et al. 1990).

Als operative Methode hat sich die einzeitige Divertikelabtragung mit gleichzeitiger Behandlung der zugrundeliegenden Funktionsstörung des oberen Ösophagussphinkters durchgesetzt. Der funktionelle Teil der Operation besteht in der Längsspaltung der oralen Ösophagusmuskulatur einschließlich des M. cricopharyngeus (extramuköse Myotomie des funktionsgestörten oberen Ösophagussphinkters). Anschließend erfolgt die Divertikelabtragung. Bei kleinen Divertikeln genügt die alleinige Myotomie.

Bei Patienten mit hohem Operationsrisiko kann statt einer Divertikelabtragung eine Divertikulopexie vorgenommen werden, bei der das freigelegte Divertikel parallel zum Hypopharynx nach oben gelegt und mit der Spitze an der Fascia praevertebralis fixiert wird. Die Myotomie erfolgt aber auch hier in jedem Falle. Bei der Divertikulopexie werden Nahtinsuffizienzen vermieden (Siewert u. Blum 1990). Als Alternative bietet sich die endoskopische Myotomie durch Elektrokauterisation an (Fulp 1992).

Bei epiphrenischen Divertikeln wird die Operationsindikation nur bei gravierenden Beschwerden und im Zusammenhang mit röntgenologischen, endoskopischen und manometrischen Befunden gestellt (Siewert u. Blum 1990). Kleinere Divertikel bei Achalasie können in den meisten Fällen durch eine pneumatische Dilatation der Kardia erfolgreich behandelt werden. Bei größeren symptomatischen Divertikeln ist eine chirurgische Therapie angezeigt. Präoperativ sollte immer eine Manometrie erfolgen, um ggf. die Abtragung des Divertikels mit einer extramukösen Myotomie zur kausalen Behandlung einer Motilitätsstörung der Speiseröhre oder des unteren Ösophagussphinkters zu kombinieren (Koop 1995).

Parabronchiale Divertikel sind nur bei eindeutiger klarer Symptomatik eine Indikation zur Resektion (Altorki et al. 1993).

21.2 Hiatushernien

21.2.1 Klassifikation, Ätiologie und Pathogenese

Unter Hiatushernien versteht man eine Verlagerung von Teilen des Magens in den Thoraxraum. Man unterscheidet axiale von paraösophagealen Hernien, auch Mischformen kommen vor. Bei der axialen Hernie ist die Kardia, der ösophagogastrale Übergang, in den Thoraxraum verlagert. Dagegen liegt die Kardia bei der paraösophagealen Hernie an der normalen Position und es prolabieren in der Regel Fundusanteile durch den Hiatus oesophageus in den Brustraum. Beim Prolaps des gesamten Magens wird vom „upside-down stomach" gesprochen.

Eine Hiatushernie ist meist erworben, selten angeboren. Als wichtigster Faktor in der Pathogenese wird eine Lockerung des Bandapparates am ösophagogastralen Übergang im zunehmenden Alter angesehen (Rosetti 1990).

Die Beachtung der axialen Hiatushernie hängt eng mit der Entwicklung der diagnostischen Möglichkeiten bei der Refluxkrankheit zusammen. Bis in die 60er Jahre wurde die axiale Hiatushernie als Synonym der Refluxkrankheit aufgefaßt und die Diagnose erfolgte durch radiologische Verfahren. Hierbei werden Provokationsverfahren (Kopftieflage, Bauchlage, Rolle unter dem Bauch, Valsavamanöver) angewendet (Broll et al. 1991a). Manometrisch läßt sich nachweisen, daß mit Zunahme des intraabdominellen Drucks die Kardia über die Zwerchfellzwinge hinaus rutscht. Insofern ist eine Hiatushernie keine konstante Größe. Mit der Entwicklung der Endoskopie und pH-Metrie und den korrespondierenden Verfahren des konventionellen Röntgen und der Röntgenkontrastuntersuchung hat die axiale Hiatushernie ihre diagnostische Bedeutung eingebüßt. Sie ist keine Diagnose sondern ein Befund.

21.2.2 Klinik

> Die meisten Träger einer axialen Hiatushernie haben keine Beschwerden.

Die Verlagerung der Kardia setzt jedoch die sog. auxiliären Antirefluxmechanismen außer Kraft und prädisponiert dadurch zum gastroösophagealen Reflux (s. Kap. 15). Die Hernie ist aber nicht die Primärursache für den Reflux (Ott 1992). Wichtiger in der Pathogenese ist das transiente, nicht schluckausgelöste Erschlaffen des Sphinkters (Dent et al. 1988) bzw. der niedrige oder fehlende Druck des unteren Ösophagussphinkters.

Paraösophageale Hernien und Mischformen verursachen häufiger Beschwerden und Komplikationen. Führende Symptome sind unspezifisches Druckgefühl, Aufstoßen und Dysphagie. Komplikationen sind Ulkusbildung im Bruchsack mit der Gefahr einer akuten oder chronischen Blutung sowie chronische Einklemmung und akute Strangulation. Refluxsymptome fehlen bei den reinen paraösophagealen Hernien (Broll et al. 1991a).

21.2.3 Diagnostik

Röntgenuntersuchung

> Eine große Hiatushernie kann bereits in der Übersichtsaufnahme des Thorax in Form einer großen Luftblase mit Spiegelbildung im Herzareal (p.-a.) und dorsal davon in der seitlichen Aufnahme vermutet werden.

Paraösophageale Hernie und Mischformen

Aufgrund der potentiellen Komplikationen wird für größere Hernien auch bei asymptomatischen Patienten eine Operation befürwortet. Standardverfahren ist die Gastropexie. Bei Mischformen mit Refluxkrankheit wird eine Fundoplicatio durchgeführt (Rosetti 1990).

21.3 Magendivertikel

Die seltenen Magendivertikel befinden sich meist im Fundus an der Hinterwand. Divertikel im Bereich der großen Kurvatur können als sog. Riesendivertikel imponieren, es handelt sich hierbei um Duplikaturen mit Verbindung zum Magenlumen.

Eine klinische Bedeutung ergibt sich meist nicht, in einigen Fällen können sehr große Divertikel Druckgefühl und epigastrische Schmerzen hervorrufen. Als Komplikationen sind Blutungen aus Ulzerationen, Stieldrehung und Perforation bekannt. Die Diagnose wird durch Röntgenuntersuchung mit Kontrastmittel oder Endoskopie gestellt. Eine operative Abtragung ist nur bei Auftreten von Komplikationen indiziert (Castrup 1990).

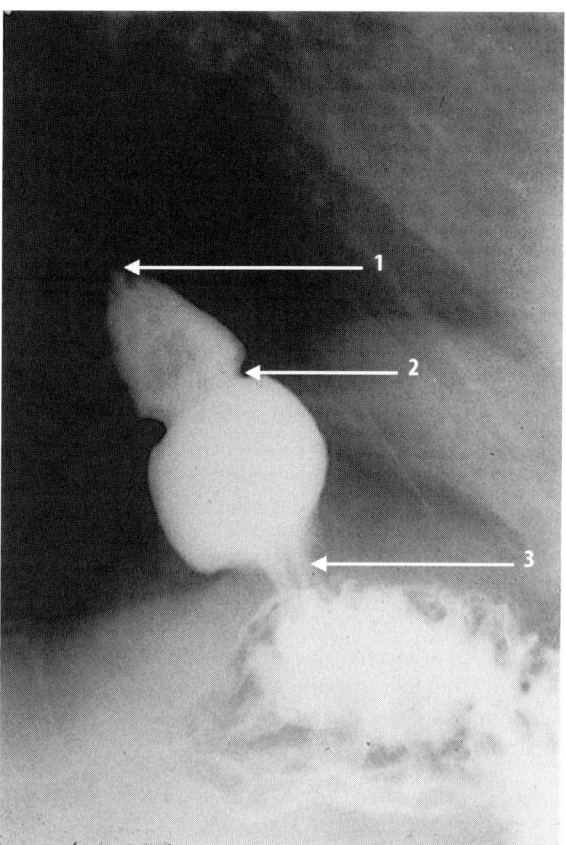

Abb. 21.2. Radiologischer Nachweis einer Hiatushernie. Charakteristisch sind die 3 Hafter-Ringe (*Pfeile*), wobei der erste dem Eingang in das Vestibulum ösophageale, der zweite der Kardia und der dritte dem Hiatus oesophagi entsprechen

Durch die Kontrastuntersuchung kann dann Art und Umfang der Hernie genauer bestimmt werden (Abb. 21.2). Kleine axialen Hernien können nur unter Verwendung von Kontrastmittel nachgewiesen werden (Rosetti 1990).

Endoskopie
Durch die Endoskopie lassen sich Hiatushernien ebenfalls nachweisen. Kleine Hernien können übersehen werden.

21.2.4 Therapie

Axiale Hiatushernie
Die axiale Hiatushernie ist ein häufiger Zufallsbefund im Rahmen einer Röntgenkontrastdarstellung oder einer Gastroskopie und bedarf keiner Therapie. Bei operativer Therapie der Refluxkrankheit wird die Hiatushernie chirurgisch beseitigt.

21.4 Duodenaldivertikel

Extraluminale Divertikel
Sie finden sich v. a. in der unmittelbaren Umgebung der Papilla Vateri. Ihre klinische Bedeutung ergibt sich in erster Linie dadurch, daß das Auffinden und Kanülieren der Papille bei einer ERCP oft erschwert ist. Choledochussteine und akute Pankreatitiden werden bei Divertikelträgern gehäuft beobachtet (Leivonen et al. 1996) (siehe Kap. 17.2). Ursächlich ist wohl eine Kompression des distalen Ductus choledochus oder der Papillenöffnung bei großen Divertikeln oder eine Funktionsstörung (Reiser u. Siewert 1990). Komplikationen wie Divertikulitis, Perforation und Blutung sind Raritäten. Einige Patienten entwickeln eine bakterielle Fehlbesiedlung, die entsprechend zu behandeln ist. Eine Operationsindikation ist nur bei Komplikationen gegeben, wobei eine absolute Indikation nur bei der Perforation besteht (Reiser u. Siewert 1990).

Intraluminale Divertikel
Diese sind angeboren und entstehen durch inkomplette Rekanalisierung des Duodenallumens während der Embryonalzeit, wodurch eine nach distal ausgestülpte Membran entsteht. Symptome und

Komplikationen dieser seltenen Anomalie sind Schmerzen im Oberbauch, inkompletter Duodenalverschluß, Blutung und akute Pankreatitis (Willemer et al. 1992). Die Diagnose wird endoskopisch oder röntgenologisch gestellt, eine therapeutische Intervention durch operative oder endoskopische Divertikelabtragung ist ebenfalls nur bei Komplikationen indiziert.

21.5
Divertikel in Jejunum und Ileum

Divertikel im Dünndarm finden sich vorzugsweise im oberen Drittel des Jejunums, hauptsächlich sind ältere Männer betroffen. Sie sind häufig mit Störungen der intestinalen Motilität und einer intestinalen Pseudoobstruktion assoziiert (Jones u. Schirmer 1989). Divertikel im Dünndarm bleiben meistens klinisch stumm und werden als Zufallsbefund bei einer Magen-Darm-Passage oder Laparotomie nachgewiesen. Selten sind Divertikulitis und Blutungen, welche eine chirurgische Resektion erfordern (Hollender u. Meyer 1990). Die Divertikel begünstigen eine bakterielle Fehlbesiedlung, v. a. bei begleitender hypomotiler Funktionsstörung (s. Kap. 18.5).

21.6
Meckel-Divertikel

Das Meckel-Divertikel stellt mit einer Inzidenz von 0,5–3 % die häufigste angeborene Anomalie des Magen-Darm-Trakts dar (Kusumoto et al. 1992; Madsen 1994). Es entsteht durch eine inkomplette Rückbildung des Ductus omphaloentericus und ist bei Kindern 10–30 cm, bei Erwachsenen 60–100 cm oral der Ileozökalklappe lokalisiert. In etwa 30 % der Divertikel finden sich heterotope Schleimhautinseln anderer Abdominalorgane, überwiegend Magenschleimhaut.

21.6.1
Klinik und Komplikationen

Das Meckel-Divertikel wird erst durch Komplikationen auffällig, welche bei 15–40 % aller Divertikelträger auftreten (Heinzelmann et al. 1994; Kupczyk-Joeris et al. 1992). Die meisten Komplikationen entstehen innerhalb der ersten 2 Lebensjahre. Zu Symptomen prädisponieren das Vorkommen heterotoper Magenschleimhaut oder die Fixierung eines Meckel-Divertikels (über ein fibröses Band, eine peritoneale Verbindung oder Inkarzeration in einer Hernie oder einem Invaginat).

Folgende Komplikationen sind relevant (Kupczyk-Joeris et al. 1992):
- Blutung. Die schmerzlose rektale Blutung ist die häufigste Komplikation. Sie wird durch Ulzera bei Vorhandensein heterotoper Magenschleimhaut verursacht. Das klinische Bild reicht von einer Eisenmangelanämie bei chronischer Blutung bis zum hypovolämischen Schock durch eine akute Blutung.
- Divertikulitis. Die Meckel-Divertikulitis imponiert klinisch wie eine Appendizitis. Eine Perforation führt zur Peritonitis.
- Ileus. Mechanische Darmverschlüsse können bei fixiertem Divertikel durch Volvulus oder Strangulation entstehen.
- Perforation. Eine Perforation kann im Rahmen einer Ulkusbildung oder bei Divertikulitis entstehen.
- Littré-Hernie. Bei der Littré-Hernie handelt es sich um ein langes Divertikel, welches in einem inguinalen, femoralen oder umbilikalen Bruchsack inkarzeriert.
- Tumoren. Selten werden gutartige Tumoren, Karzinome in der gastrischen Mukosa, Karzinoide und Leiomyosarkome gefunden.

21.6.2
Diagnostik

In vielen Fällen wird die Diagnose erst durch eine Laparotomie gestellt, welche bei Auftreten einer oder mehrerer Komplikationen durchgeführt wird. Eine Blutungsquelle kann präoperativ durch Angiographie oder mittels Szintigraphie mit ^{99m}Tc-Pertechnetat durch Nachweis ektoper Magenschleimhaut nachgewiesen werden.

Durch Szintigraphie kann die Hälfte aller Meckel-Divertikel erfaßt werden. Durch Röntgenuntersuchungen mit Kontrastmittel kann ein Meckel-Divertikel zwar nachgewiesen, bei negativem Befund aber nicht ausgeschlossen werden (Kupczyk-Joeris et al. 1992; Heinzelmann et al. 1994, Kusumoto et al. 1992).

21.6.3
Therapie

Zufällig gefundene Meckel-Divertikel im Rahmen einer Laparotomie bei Appendizitis werden reseziert. Eine Indikation zur Resektion ergibt sich weiterhin bei Auftreten von Komplikationen. Zufällig radiologisch nachgewiesene Divertikel werden aufgrund der möglichen Komplikationen nur im Kindesalter reseziert, im Erwachsenenalter ist aufgrund der seltenen Komplikationen eine Resektion nicht erforderlich.

21.7 Divertikulose des Dickdarms

Als Kolondivertikel bezeichnet man erworbene Ausstülpungen der Schleimhaut durch Lücken in der Muskelschicht. Da sich ihre Wandung im Gegensatz zu den angeborenen echten Divertikeln nicht aus allen Schichten der Darmwand zusammensetzt, müßten sie korrekt als falsche Divertikel oder Pseudodivertikel bezeichnet werden. Inkomplette Divertikel liegen vor, wenn das Divertikel lediglich die Submukosa oder die Muscularis propria erreicht. Sie sind röhren- oder T-förmig in die Muskulatur eingelagert (intramurale Divertikel). Bei kompletten Divertikeln werden alle Wandschichten durchdrungen.

Da eine Divertikulose keine Beschwerden verursacht, sollte der Begriff Divertikelkrankheit nicht gebraucht werden (Vogt u. Schölmerich 1996).

21.7.1 Epidemiologie

Kolondivertikel wurden bereits 1849 von Cruveilhier erstmals als Rarität und noch Anfang dieses Jahrhunderts selten beschrieben.

> **!** Heute dagegen stellt die Divertikulose in den industrialisierten Staaten der westlichen Welt die häufigste pathologische Veränderung des Dickdarms dar, wobei ein Zusammenhang mit ballaststoffarmer Ernährung gesehen wird (Painter u. Burkitt, 1975).

Die Divertikulose ist eine typische Erkrankung des älteren Menschen. Während nur bei etwa 5% der unter 40jährigen Divertikel nachweisbar sind, werden in der Altersgruppe der über 70jährigen bei 50–65% Divertikel gefunden (Parks 1975; Cheskin et al. 1990; Abb. 21.3).

Mit zunehmenden Alter der Patienten nehmen Anzahl und Größe der Divertikel zu, wobei beide Geschlechter etwa gleich häufig betroffen sind (Cheskin et al. 1990). Über 80% der Patienten mit Kolondivertikeln bleiben zeitlebens symptomlos, bei 4–5% werden Komplikationen beobachtet.

Kolondivertikel können in jedem Darmabschnitt auftreten, jedoch ist das Sigma mit 80–95% bevorzugt. Am zweithäufigsten ist das Colon descendens

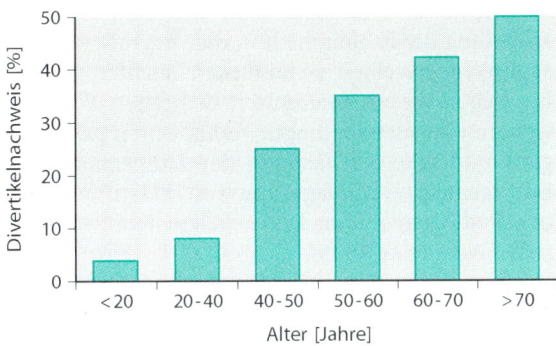

Abb. 21.3. Prozentuale Häufigkeit von Kolondivertikeln im Verhältnis zum Alter. (Mod. nach Parks 1975)

betroffen. In Japan, wo erst in den letzten Jahren die Divertikulose stark zugenommen hat, ist die Erkrankung interessanterweise fast vollständig auf Zökum und Colon ascendens beschränkt (Northover 1988).

21.7.2 Ätiologie und Pathogenese

Die Ätiologie der Divertikulose ist weitgehend ungeklärt. Pathogenetisch spielen mehrere Faktoren eine Rolle, von denen ein positiver Druckgradient zwischen Kolonlumen und Peritonealhöhle durch erhöhten intraluminalen Druck sowie eine umschriebene Schwäche der Darmwand die wahrscheinlich entscheidenden sind (Laplace-Gesetz: Je kleiner der Darmradius, desto höher ist der intraluminale Druckanstieg bei Muskelkontraktionen).

Mechanismen

Folgende Mechanismen sind bei der Pathogenese der Divertikulose von Bedeutung:

■ **Anatomische Gegebenheiten der Dickdarmwand.** Prädilektionsstellen bei der Divertikelentstehung sind die Durchtrittspunkte der A. marginalis durch die Muscularis propria. Die Gefäße führen vom Mesenterialansatz schräg durch vorhandene Lücken in der Muskulatur zur Submukosa. Diese Gefäßmuskellücken erlangen im Alter und bei zunehmendem Muskeltonus eine eher senkrechte Stellung, zugleich nimmt der Durchmesser der Gefäßlücken zu. Somit kommt es zur Ausbildung von Schwachstellen in der Darmwand im Sinne eines Locus minoris resistentiae im Bereich der transmural verlaufenden Gefäße. Hinzu kommt, daß im Alter die Verschieblichkeit der Submukosa durch Abnahme des Bindegewebes und Zunahme des Fettgewebes lockerer wird und damit die Verschiebung der Schleimhaut in die vergrößerten und senkrecht gestellten Gefäßlücken leichter möglich ist. Neben diesen anatomisch bedingten Vorgaben werden eine altersbedingte Veränderung des Kollagens und eine Schwächung der Längsmuskulatur mit vermehrter Einlagerung von Elastinfasern in der Pathogenese der Divertikelentstehung diskutiert (Wess et al. 1995).

■ **Veränderte Druckverhältnisse im Kolon.** Die Ausstülpung von Mukosa und Submukosa durch die präformierten Gefäß-Muskel-Lücken hindurch erfordert einen erhöhten intraluminalen Druck. Als wahrscheinlich gilt, daß ein Mißverhältnis zwischen intraluminalem Druck und Bauchhöhlenbinnendruck besteht. Ein erhöhter Muskeltonus soll zum vollständigen Verschluß des Darmlumens, dadurch zur Bildung abgeschlossener Darmabschnitte und damit der Bildung von segmentalen Überdruckkammern führen können (Vogt u. Schölmerich 1996). Diese Hypothese ist bisher nicht bewiesen.

Risikofaktoren

Aufgrund der geschilderten pathogenetisch bedeutsamen Mechanismen sind folgende Risikofaktoren für die Ausbildung einer Divertikulose relevant:

■ **Lebensalter.** Das Alter stellt wegen der veränderten anatomischen Gegebenheiten den wichtigsten Risikofaktor dar.

■ **Ballaststoffarme Ernährung.** Als weiterer wesentlicher Faktor gelten veränderte Ernährungsgewohnheiten in den zivilisierten Ländern, insbesondere die Reduktion faserreicher Nahrungsbestandteile durch raffinierte Kost. Die Prävalenz der Divertikulose ist in wenig industrialisierten und tropischen Ländern wie Afrika und Südostasien bislang sehr niedrig, jedoch ist auch hier mit der teilweisen Umstellung auf westliche Ernährungsgewohnheiten eine Zunahme der Divertikulose zu beobachten. In Europa wurde bereits vor 100 Jahren mit der Einführung der Rollmühlen der Ballaststoffgehalt in der Nahrung deutlich gesenkt und liegt heute in der Bundesrepublik durchschnittlich unter der empfohlenen Zufuhr von 30 g pro Tag. Bei Vegetariern mit einem hohen Rohfaserkonsum in der Nahrung wurden seltener Divertikel als bei einem nichtvegetarischen Kontrollkollektiv gesehen (Almy u. Howell 1980; Painter u. Burkitt 1975).

Die größte prospektive Studie an fast 48 000 Männern zeigte, daß insbesondere Obst und Gemüse vor einer Divertikulitis schützen (Aldoori et al. 1994). Diese sind bekanntermaßen aber bakteriell gut spaltbar und damit weniger geeignet als Zerealien, das Stuhlvolumen zu erhöhen und den intraluminalen Druck zu senken. Im Tiermodell läßt sich ebenfalls zeigen, daß eine faserarme Diät bei Ratten und Kaninchen zu Divertikeln führt (Hodgson 1975, Wess et al. 1996). Interessanterweise wurde infolge des Ballaststoffmangels aber die Kollagenqualität vermindert (Wess et al. 1996), was einer Wandschwäche des Colons Vorschub leisten dürfte. Zusammenfassend besteht also kein Zweifel, daß eine geringe Ballaststoffzufuhr mit einem hohen Divertikelrisiko einhergeht. Der pathophysiologische Weg ist aber vermutlich mit der Druckhypothese nicht ausreichend beschrieben.

Lokalisation des Befalls

Der bevorzugte Befall des Sigmas kann durch die physiologische Aufgabe dieses Darmabschnitts als Reservoirorgan erklärt werden. Eine Hypothese ist, daß sich die Peristaltik des Sigmas an der manschettenförmigen Ringmuskulatur des Rektums bricht, wodurch sich hohe segmentale Druckzonen aufbauen könnten. Durch diese Hypothese ist jedoch nicht der bevorzugte Befall des rechten Kolons im asiatischen Raum erklärt. Zur Pathogenese der rechtsseitigen Divertikulose gibt es nur wenige Hinweise. So wurden bei Patienten mit rechtsseitiger Divertikulose ein erhöhter intraluminaler Druck und eine abnorme Motilität des Colon ascendens im Vergleich zu einer gesunden Kontrollgruppe festgestellt (Sugihara et al. 1983).

21.7.3
Klinik

Die Divertikulose bereitet den meisten Patienten (über 80 %) keine Beschwerden und wird nur als Nebenbefund nachgewiesen (asymptomatische Divertikulose). Gelegentlich klagen die Patienten jedoch über ziehende oder kolikartige Schmerzen im linken Unterbauch, so daß dann oftmals von einer schmerzhaften Divertikelkrankheit („painful diverticular disease") gesprochen wird (Painter 1977). Als Schmerzursache stellt man sich eine erhöhte Spannung der Kolonwand vor. Dieses ist jedoch eine reine Hypothese (Ballé u. Schölmerich 1995). Für die Beschwerden kommen die Ursachen des Colon irritabile (s. Kap. 22) bzw. eine Divertikulitis in Frage (s. unten).

21.7.4
Diagnostik und Therapie

Divertikel sind meist Zufallsbefunde einer Koloskopie oder eines Kolonkontrasteinlaufs aus primär anderer Indikation (Abb. 21.4 und 21.5). Die radiologische Untersuchung ist hierbei der Endoskopie überlegen, da mit der Vorausblickoptik die zwischen den gerafften Schleimhautfalten liegenden engen Divertikeleingänge übersehen werden können. Biopsien aus Divertikeln sollten wegen der erhöhten Perforationsgefahr unterbleiben.

Die Differenzierung zwischen blander Divertikulose und Frühstadium einer Divertikultis ist schwierig. Divertikeldeformierungen, Stenosierungen des Divertikelhalses, inkomplette Divertikel, stark unregelmäßige Schleimhautfalten und anhaltende Muskelkontraktionen gelten als radiologische Frühzeichen einer Divertikulitis (Rosenbusch u. Reeders 1993).

Eine spezifische Therapie ist bei der asymptomatischen Divertikulose nicht erforderlich.

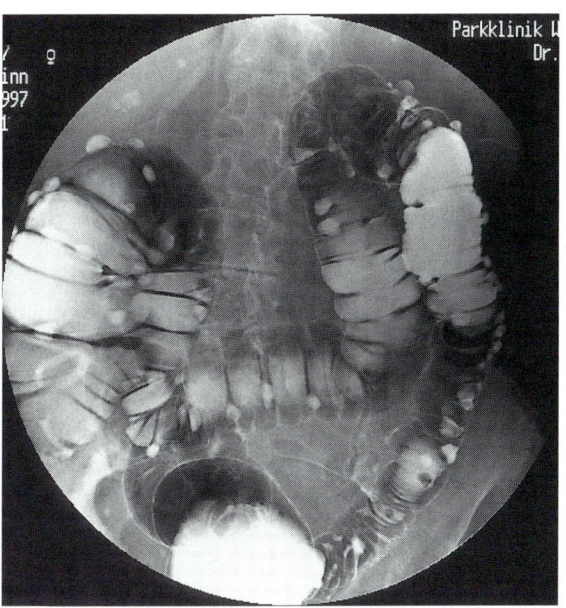

Abb. 21.5. Nachweis einer Divertikulose im Kolonkontrasteinlauf

21.8
Divertikulitis des Dickdarms

Durch die Entzündung eines oder zumeist mehrerer benachbarter Divertikel kommt es zu einer akuten Divertikulitis mit ihren Sekundärkomplikationen. Die Entzündung kann hierbei auf die unmittelbare Umgebung des Divertikels begrenzt sein (Peridivertikulitis) oder auf die Umgebung übergreifen (Perikolitis) und schwere Komplikationen hervorrufen (Perforation mit Peritonitis, Abszeßbildung, Fistelbildung). Die akute oder akut rezidivierende Divertikulitis stellt die häufigste Komplikation einer Divertikulose dar, die bei höchstens 20 % aller Patienten mit Divertikeln auftritt (Vogt u. Schölmerich 1996).

21.8.1
Ätiologie und Pathogenese

Hinsichtlich der Pathogenese der Divertikulitis ist folgende Hypothese am wahrscheinlichsten: Am Beginn steht eine Retention von Kot in den Divertikeln. Durch Eindickung bilden sich Fäkolithen, welche koprostatische Drucknekrosen mit Einwanderung von Darmbakterien verursachen können. Mikroperforationen führen zu peridivertikulitischen Entzündungsinfiltrationen mit Mikroabszessen und Granulierungen.

Meist sind mehrere benachbarte Divertikel betroffen, wodurch ein ausgedehntes peridivertikulitisches Entzündungsfeld mit Entstehung von Narbenplatten resultiert. Aus einer lokalen Divertikulitis entsteht so eine Peridivertikulitis, welche in eine Perikolitis und den entzündlichen Pseudotumor übergeht (Vogt u. Schölmerich 1996).

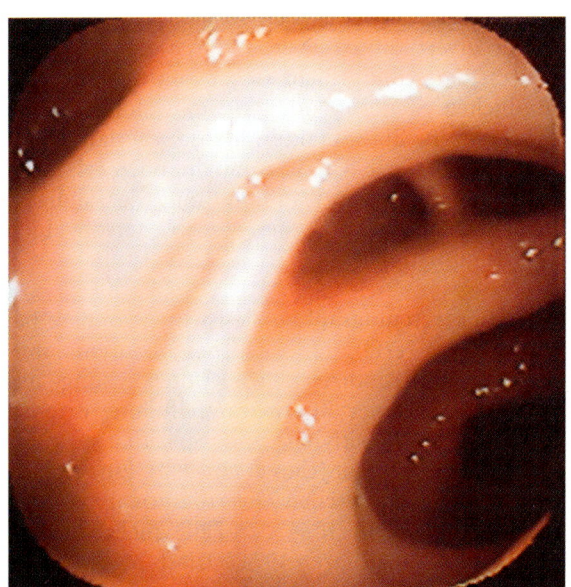

Abb. 21.4. Endoskopischer Aspekt einer Divertikulose

21.8.2
Klinik

Die Divertikulitis verursacht akute Abdominalschmerzen im mittleren bis linken Unterbauch, Fieber und laborchemische Entzündungszeichen („Linksappendizitis"). Eine rechtsseitige Divertikulitis ist selten, bevorzugt betroffen sind Patienten im Alter von 25–50 Jahren. Die Abgrenzung zur Appendizitis ist sehr schwierig (Graham u. Ballantyne 1987; Lehnert u. Kleikamp 1989).

Häufige Symptome und Befunde bei Divertikulitis sind folgende:
- Symptome
  - akute abdominelle Schmerzen,
  - Stuhlunregelmäßigkeiten (Obstipation, Diarrhö),
  - Übelkeit, Erbrechen,
  - Fieber,
  - Dysurie.
- Befunde
  - Druckschmerz,
  - Abwehrspannung,
  - geblähtes Abdomen,
  - tastbare Resistenz,
  - Leukozytose, Erhöhung von CRP und BSG.

Durch Ausbreitung der Entzündung auf die unmittelbare Umgebung kommt es zu einer Peridivertikulitis, bei Übergreifen des Entzündungsprozesses auf die gesamte Darmwand und benachbarte Organe zu einer Perikolitis. Eine sichere Unterscheidung zwischen den einzelnen Stadien ist klinisch nicht möglich und auch nicht notwendig. Eine lokale Abwehrspannung ist durch die peritoneale Reizung bedingt, bei zunehmender Peritonitis imponiert das Bild eines akuten Abdomens.

Komplikationen

CAVE

■ **Perforation.** Im Rahmen einer Divertikulitis kann es zu einer Perforation kommen, die meist gedeckt mit Abszeßbildung erfolgt. Diese kann klinisch weitgehend stumm oder als lokale Peritonitis verlaufen. Eine freie Perforation in die Bauchhöhle führt zu eitriger oder kotiger Peritonitis mit schlechter Prognose.

■ **Fistelbildung.** Eine weitere Komplikation ist die Fistelbildung mit einer Häufigkeit von 6–12 % aller Patienten mit einer Divertikulitis. Dabei handelt es sich in der Mehrzahl der Fälle um kolovesikale Fisteln mit den Symptomen Pneumaturie und Fäkalurie (Woods et al. 1988). Selten entstehen Fisteln zwischen einzelnen Darmsegmenten, Darm und Uterus oder Vagina. Kolokutane Fisteln manifestieren sich meist postoperativ oder nach perkutaner Abszeßdrainage (Vogt u. Schölmerich 1996).

■ **Stenosierung.** Zu einer Stenosierung des Darmlumens kann es durch einen entzündlichen Pseudotumor oder im Rahmen einer rezidivierenden Divertikulitis infolge narbiger Schrumpfung kommen.

21.8.3
Diagnostik und Differentialdiagnose

Die Verdachtsdiagnose kann anhand der zusammenfassenden Beurteilung von Anamnese, klinischen Zeichen und Symptomen, der körperlichen Untersuchung sowie den Laborparametern gestellt werden. Zum Nachweis von Divertikeln, einer Divertikulitis sowie Komplikationen stehen verschiedene diagnostische Verfahren zur Verfügung.

Röntgenologische Untersuchungsverfahren

■ **Abdomenübersichtsaufnahme.** Bei akuter Divertikulitis oder klinischem Verdacht auf eine Divertikulitis sollte zunächst eine Abdomenübersichtsaufnahme zum Beweis oder Ausschluß einer Perforation erfolgen.

■ **Kolonkontrasteinlauf.** Bei einem vorsichtigem Kontrasteinlauf mit einem wasserlöslichen Kontrastmittel zeigen sich ein segmentaler Elastizitätsverlust, Lumeneinengung und unregelmäßige Darmkonturen (Vogt u. Schölmerich 1996). Komplikationen wie Perforation, Fistelung und evtl. Abszeß werden ebenfalls dargestellt.

Der Divertikulitistumor ist durch die retrograde Kontrastdarstellung nicht sicher von anderen entzündlichen Stenosen oder einem Kolonkarzinom abzugrenzen. Eine intakte Mukosa, die lange Stenose ohne scharfe Abgrenzung, die noch erhaltene Verformbarkeit der Wandung und der obligate Divertikelnachweis sprechen jedoch eher für einen Divertikulitistumor.

■ **Computertomographie.** Sie ist insbesondere bei Verdacht auf Perforation sowie bei unklarem Sonographiebefund indiziert. Die Untersuchung mit oraler und rektaler Kontrastmittelfüllung erreicht eine höhere Sensitivität und Spezifität als der Kolonkontrasteinlauf (Cho et al. 1990). Eine sichere Unterscheidung zwischen Divertikulitis und Karzinom ist jedoch in 10 % der Fälle nicht möglich (Birnbaum u. Balthazar 1994). Diese Methode hat insbesondere den Vorteil, daß das Ausmaß des peridivertikulären Entzündungsprozesses mit grö-

Tabelle 21.1. Computertomographische Befunde der akuten Divertikulitis. (Nach McGuire 1994)

Befund	Häufigkeit (%)
Entzündungsbedingte Dichtezunahme des perikolischen Fettgewebes	98
Divertikel	84
Wandverdickung (>4 mm)	70
Perikolischer Abszeß	35
Peritonitis	16
Fistelbildung	14
Dickdarmobstruktion	12
Ureterobstruktion	7

ßerer Zuverlässigkeit beurteilt werden kann. Computertomographische Befunde der akuten Divertikulitis finden sich in Tabelle 21.1.

Sonographie

Das entzündete Divertikel läßt sich in der Regel sonographisch darstellen. Die Sonographie ist ein bewährtes bildgebendes Verfahren zum Nachweis einer Divertikulitis, zur Verlaufsbeobachtung und zur frühzeitigen Erkennung lokaler Komplikationen. In mehreren prospektiven Studien wurde eine Sensitivität von 85–98 % bei einer Spezifität von 80–98 % erreicht (Yacoe u. Jeffrey 1994).

Es gibt folgende sonographische Kriterien bei Divertikulitis (Herzog 1989; Schwerk et al. 1993):
- druckschmerzhaftes Kolonsegment,
- reduzierte oder aufgehobene Peristaltik,
- echoarme kurzstreckige Wandverdickung auf über 4 mm mit schießscheibenähnlichem Querschnittsbild (Targetzeichen),
- Nachweis einzelner Divertikel,
- breiter reflexreicher Halo um den entzündeten Darmabschnitt (Peridivertikulitis),
- echoarme oder echofreie Raumforderung mit oder ohne Gasbildung (Abszeß).

Sonographie und Computertomographie bieten zusätzlich die Möglichkeit der gezielten Punktion bei Verdacht auf Abszedierung sowie zur Evakuation oder Drainage als therapeutische Maßnahme (Vogt u. Schölmerich 1996; Schwerk et al. 1993).

Endoskopie

Die Divertikulitis selbst läßt sich endoskopisch nicht nachweisen, da sich der Entzündungsprozeß im Divertikel und später in den äußeren Darmwandschichten im Sinne einer Perikolitis abspielt. In unklaren Fällen kann jedoch zum Ausschluß neoplastischer, ischämischer oder entzündlicher Läsionen eine vorsichtige Sigmoidoskopie oder Koloskopie mit sparsamer Luftinsufflation erfolgen, von der ansonsten bei akuter Divertikulitis wegen erhöhter Komplikationsgefahr abgeraten wird (Ballé u. Schölmerich 1995). Konservativ behandelte Patienten sind im Intervall zu koloskopieren, da bei Patienten mit Divertikulose gehäuft ein Karzinom im Bereich des linksseitigen Kolons auftritt (Stefansson et al. 1993).

Weitere Untersuchungen

Laboruntersuchungen zeigen eine Erhöhung der BSG, des CRP und α_2-Globulins sowie eine Leukozytose. Spezifische Laboruntersuchungen gibt es nicht. Durch die Magnetresonanztomographie wird kein relevanter Informationsgewinn erzielt (Vogt u. Schölmerich 1996). In Einzelfällen kann diese Methode bei Verdacht auf Fistelung zusätzliche Informationen liefern (Skalej et al. 1993). Bei Verdacht auf gestörte Abflußverhältnisse oder Verlagerung des linken Ureters durch den Divertikulitistumor ist die Durchführung einer intravenösen Urographie indiziert. Die Zystoskopie wird bei Verdacht auf kolovesikale Fistel durchgeführt. Die Computertomographie ist jedoch in der Fisteldiagnostik der Zystoskopie überlegen (Jarrett u. Vaughan 1995).

> Die Trias umschriebner abdomineller Druckschmerz im linken unteren Quadranten mit oder ohne palpable Resistenz, Temperaturerhöhung und erhöhte Entzündungsparameter sollte immer an eine akute Divertikulitis denken lassen. Zum Nachweis einer Divertikulitis oder von Komplikationen reicht in der Regel die Sonographie als diagnostische Maßnahme aus. Eine weiterführende Diagnostik ist nur bei unklarer Diagnose oder Komplikationen notwendig (Abb. 21.6).

21.8.4 Differentialdiagnose

Differentialdiagnostische Schwierigkeiten ergeben sich in erster Linie durch Komplikationen der Divertikulitis. Folgende Differentialdiagnosen kommen bei der Diverkulitis in Betracht:
- Adnexitis,
- stielgedrehte Ovarialzyste,
- Ureterkolik,
- infektiöse Kolitis,
- ischämische Kolitis,
- pseudomembranöse Kolitis,
- Morbus Crohn,
- Colitis ulcerosa,
- akute Appendizitis (insbesondere bei der seltenen rechtsseitigen Divertikulitis),
- Kolonkarzinom.

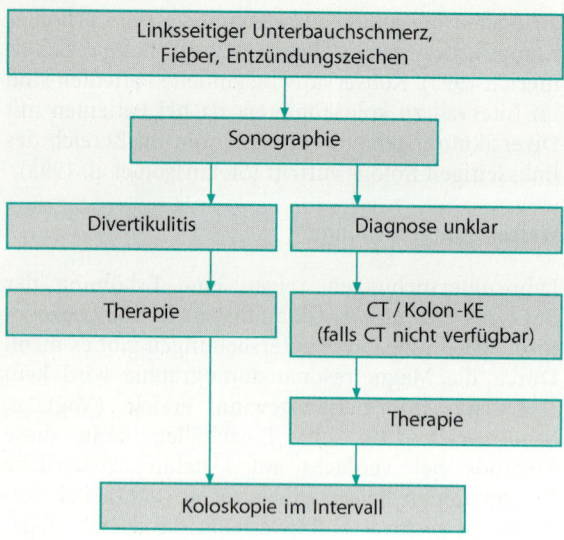

Abb. 21.6. Diagnostisches Vorgehen bei unkomplizierter Divertikulitis

21.8.5 Therapie

Konservative Therapie

Die *unkomplizierte akute Divertikulitis* wird primär konservativ therapiert. Eine gedeckte Perforation mit Ausbildung eines kleinen perikolischen Abszesses (< 5 cm) kann ebenfalls zunächst konservativ behandelt werden (Vogt u. Schölmerich 1996). Initial erfolgt eine Nahrungskarenz und parenterale Ernährung über mehrere Tage, zusätzlich werden Analgetika und Spasmolytika gegeben. Generell sollte eine antibiotische Therapie erfolgen, wobei sich die Wahl des Antibiotikums nach dem zu erwartenden Erregerspektrum richtet. Als potentielle Keime müssen E. coli, gramnegative Bacteroidesstämme, Streptokokken und Clostridien berücksichtigt werden. Die Kombination aus einem Cephalosporin oder einem Breitbandpenicillin mit Metronidazol hat sich bewährt (Freeman u. McNally 1993):

1) Ureidopenicillin + Metronidazol 3mal 500 mg/Tag,
2) Cephalosporin III + Metronidazol 3mal 500 mg/Tag.

Die antibiotische Behandlung sollte über 7–10 Tage systemisch erfolgen. Die überwiegende Zahl der Patienten kann auf diese Weise erfolgreich behandelt werden. Mit einem Ansprechen der Therapie ist innerhalb von 48–72 h zu rechnen, andernfalls sind Diagnose und Therapie zu überdenken (Vogt u. Schölmerich 1996).

Operative Therapie

Führt ein konservatives Vorgehen nicht zum Erfolg, treten wiederholte Entzündungsschübe auf oder treten Komplikationen ein, besteht die Indikation zur *chirurgischen Intervention* (Vogt u. Schölmerich 1996).

Diese sollte als dringliche Wahloperation geplant werden. Massive Divertikulitiskomplikationen zwingen jedoch zum Eingriff im akuten Stadium mit hoher Letalität.

Ziel eines operativen Eingriffs ist es, das betroffene Dickdarmsegment zu entfernen. Als Operationsverfahren kommen die Resektion mit primärer Anastomosierung oder eine Operation nach Hartmann mit Diskontinuitätsresektion des Sigmas, endständigem Kolostoma und Reanastomosierung im Intervall in Frage. Die Wahl des Operationsverfahrens richtet sich nach dem Krankheitsstadium.

■ **Peridivertikulitis und Perikolitis.** Hierbei ist nach ausreichender Darmreinigung das einzeitige Vorgehen mit primärer Anastomosierung das Verfahren der Wahl (Woods et al. 1988). Um eine notfallmäßige, mit einer höheren Komplikationsrate und Letalität behaftete Operation zu umgehen, können selbst größere Abszesse primär sonographisch oder CT-gesteuert drainiert werden. Die Erfolgsrate liegt bei 70 % (Stabile et al. 1990).

■ **Freie Perforation mit diffuser Peritonitis.** Hierbei muß die Sofortlaparotomie mit Diskontinuitätsresektion erfolgen, eine ausreichende präoperative Vorbereitung ist hierbei zwangsläufig nicht möglich und die Komplikationsrate entsprechend hoch (Huber et al. 1991). Die postoperative Letalität der freien Perforation mit lokaler oder generalisierter Peritonitis wird mit 10–45 % angegeben. Im Vergleich zum Notfalleingriff reduziert sich die postoperative Letalität bei elektiven oder im Intervall durchgeführten Operationen auf 1–3 % (Schwenk et al. 1992).

■ **Operation im Intervall.** Bei allen Patienten, bei denen die Divertikulitis konservativ behandelt werden konnte, ist eine Operation im Intervall zu überlegen. Die Indikation zur elektiven Operation ist bei immunsupprimierten Patienten und bei jüngeren Patienten unter 40 Jahren bereits nach dem ersten Schub gegeben, da bei diesen Patienten häufiger Komplikationen auftreten und die Rate der Notfalleingriffe höher ist (Konvolinka 1994). Alle anderen Patienten sollten erst nach dem ersten Rezidiv einer operativen Sanierung zugeführt werden (Schoetz 1993).

21.9
Divertikelblutung

Die Divertikelblutung ist nicht an eine erkennbare Divertikulitis geknüpft. Die enge Nachbarschaft von Divertikeln und Gefäßsystem erklärt das überraschende Auftreten massiver Blutungen auch im Zustand einer Divertikulose. Ursache der schweren Blutungen sind Gefäßrupturen von kleinen Arterien am Divertikelrand oder Divertikeldach. Neben den Angiodysplasien sind Divertikelblutungen bei älteren Patienten die häufigste akute Blutungsquelle im unteren Gastrointestinaltrakt.

Die Dauer und Intensität der Blutungen sind unterschiedlich, in der Mehrzahl der Fälle ist ein spontanes Sistieren zu erwarten. Jeder 4. Patient erleidet jedoch mindestens ein Blutungsrezidiv (Jensen u. Machicado 1988; Vogt u. Schölmerich 1996). Rektale Blutungen sind bei der Divertikulitis meist nicht schwer und durch lokale Schleimhautläsionen bedingt. Insgesamt werden bei der Divertikulose und Divertikulitis peranale Blutabgänge in 10–30 % der Fälle beobachtet (Breuer 1992).

Diagnostik

Auch wenn die Blutungen fast immer spontan sistieren, sollte nach Ausschluß einer Hämorrhoidalblutung durch Proktoskopie bei starker Blutung eine Notfallkoloskopie versucht werden (Kopp et al. 1992). Bei geringerer Blutung empfiehlt sich die Koloskopie nach Vorbereitung des Patienten im Intervall. Der Nachweis einer Divertikelblutung durch die Endoskopie ist sehr schwierig, weil das Blut in die Divertikel läuft und damit kaum herauszufinden ist, welches Divertikel blutet. Eine Angiodysplasie als wichtigste Differentialdiagnose bei einer massiven unteren gastrointestinalen Blutung ist bei einem blutgefülltem Kolon ebenfalls sehr schwer nachzuweisen, so daß bei einer akuten Blutung eine Angiodysplasie nicht auszuschließen ist. Daher kann eine Divertikelblutung bei sichtbaren Divertikeln zunächst nur angenommen werden, bei fehlendem Nachweis einer Angiodysplasie bei einer Koloskopie im Intervall kann diese jedoch als sicher gelten (Jensen u. Machicado 1988; Egger et al. 1992; s. auch Kap. 87).

Therapie

Bei einer Divertikelblutung kann zunächst der Versuch einer endoskopischen Blutstillung erfolgen, welcher aus oben genannten Gründen jedoch selten gelingen wird. Bei Mißerfolg und starker Blutung ist eine Angiographie indiziert, wobei gleichzeitig eine therapeutische Intervention durch intraarterielle Injektion von Vasopressin oder elektive Embolisation des divertikelversorgenden Mesenterialgefäßes erfolgen kann (Browder et al. 1986). Nur bei einer lebensbedrohlichen Blutung, die mit konservativen Maßnahmen nicht beherrschbar ist, wird man sich zu einer Notfalloperation mit subtotaler Kolektomie entschließen (Vogt u. Schölmerich 1996).

Literatur

Abul-Khair MH, Khalil A, Mohsen A (1992). Bleeding from an epiphrenic oesophageal diverticulum. Eur J Surg 158: 377–378

Aldoori WH, Giovanucci EL, Rimm EB, Wing Al, Trichopoulos DV, Willett WC (1994) A prospective study of diet and the risk of symptomatic diverticular disease in men. Am J Clin Nutr 60: 757–764

Almy TP, Howell AD (1980) Diverticular disease of the colon. N Engl J Med 302: 324–331

Altorki NK, Sunagawa M, Skinner DB (1993) Thoracic esophageal diverticula. Why is operation necessary? J Thorac Cardiovasc Surg 105: 260–264

Ballé C, Schölmerich J (1995) Dünn- und Dickdarmerkrankungen im Alter. Internist 36: 691–698

Birnbaum BA, Balthazar EJ (1994) CT of appendicitis and diverticulitis. Radiol Clin N Amer 32: 885–898

Bowdler DA, Stell PM (1987) Carcinoma arising in posterior pharyngeal pulsion diverticulum (Zenker's diverticulum). Br J Surg 74: 561–563

Broll R, Bruch HP, Raab P (1991a) Hiatushernien. Symptomatik, Diagnostik und Therapie. Zentralbl Chir 116: 719–727

Broll R, Kramer T, Kalb K, Bruch HP (1991b) Das Zenker'sche Divertikel. Langzeitergebnisse nach operativer Therapie. Chirurg 62: 668–672

Browder W, Cerise EJ, Litwin MS (1986) Impact of emergency angiography in massive lower gastrointestinal bleeding. Ann Surg 204: 530–536

Castrup HJ (1990) Anomalien, Divertikel, Volvulus. In: Siewert JR, Harder F, Allgöwer M, Blum AL, Creutzfeldt W, Hollender LF, Peiper HJ (Hrsg) Chirurgische Gastroenterologie, 2. Aufl. Springer, Berlin Heidelberg New York Tokyo, S 877–880

Cheskin LJ, Bohlmann M, Schuster MM (1990) Diverticular disease in the elderly. Gastroenterol Clin North Am 19: 391–403

Cho KC, Morehouse HT, Alterman DD (1990) Sigmoid diverticulitis. Diagnostic role of CT-comparison with barium enema studies. Radiology 176: 111–115

Dent J, Holloway RH, Toouli J, Dodds WJ (1988) Mechanisms of lower esophageal sphincter incompetence in patients with symptomatic gastroesophageal reflux. Gut 29: 1020–1027

D'Ugo D, Cardillo G, Granone et al. (1992) Esophageal diverticula. Physiopathological basis for surgical management. Eur J Cardiothorac Surg 6: 330–334

Egger B, Gertsch P, Wagner HE (1992) Anämisierende Kolondivertikel-Blutungen. Schweiz Med Wochenschr 122: 936–939

Evander A, Little AG, Ferguson MK, Skinner DB (1986) Diverticula of the mid- and lower esophagus: pathogenesis and surgical managment. World J Surg 10: 820–829

Freeman SR, McNally PR (1993) Diverticulitis. Med Clin N Am 77: 1149–1167

Fulp SR (1992) Esophageal diverticula. In: Castell DO (ed) The esophagus. Little, Brown, Boston Toronto London, pp 351–366

Graham SM, Ballantyne GH (1987) Cecal diverticulitis. A review of the American experience. Dis Colon Rectum 30: 821–826

Heinzelmann M, Schoeb O, Schlumpf R, Decurtins M, Himmelmann A, Largiader F (1994) Preoperative diagnosis of Meckel's diverticulum by pertechnetate scan and laparoscopic resection. Surg Laparosc Endosc 4: 378–381

Herzog P (1989) Sonographie in der Diagnostik und Verlaufsbeobachtung der Kolondivertikulitis. Z Gastroenterol 27: 426–431

Hodgson WJB (1975) Animal models in the study of diverticular disease. Clin Gastroenterol 4: 201–219

Huber MA, Woisetschläger R, Sulzbacher H, Wayand W (1991) Die operative Therapie der komplizierten Divertikelerkrankung. Zentralbl Chir 116: 999–1007

Jarrett TW, Vaughan ED (1995) Accuracy of computerized tomography in the diagnosis of colovesical fistula secondary to diverticular disease. J Urol 153: 44–46

Jensen DM, Machicado GA (1988) Diagnosis and treatment of severe hematochezia. Gastroenterology 95: 1569–1574

Jones RS, Schirmer BD (1989) Intestinal obstruction, pseudoobstruction, and ileus. In: Sleisenger M, Fordtran JS (eds) Gastrointestinal disease: pathophysiology, diagnosis, management. Saunders, Philadelphia, pp 369–381

Konvolinka CW (1994) Acute diverticulitis under age forty. Am J Surg 167: 562–565

Koop H (1995) Ösophaguserkrankungen im Alter. Internist 36: 656–660

Kopp H, Mickisch O, Manegold BC (1992) Der interessante Fall – Endoskopische Blutstillung bei einem aktiv blutenden Sigmadivertikel. Ein Fallbericht. Z Gastroenterol 30: 415–417

Kupczyk-Joeris D, Münch B, Schumpelick V (1992) Klinik und Chirurgie des komplizierten und unkomplizierten Meckel'schen Divertikels. Z Gastroenterol 30: 183–186

Kusumoto H, Yoshida M, Takahashi I, Anai H, Maehara Y, Sugimachi K (1992) Complications and diagnosis of Mekkel's diverticulum in 776 patients. Am J Surg 164: 382–383

Lehnert T, Kleikamp G (1989) Diagnose und Therapie entzündlicher Zökaldivertikel. Zentralbl Chir 114: 1337–1340

Leivonen MK, Halttunen JAA, Kivilaakso EO (1996) Duodenal diverticulum at endoscopic retrograde cholangiopancreatography, analysis of 123 patients. Hepatogastroenterology 43: 961–966

Madsen MR (1994) Laparoscopy in the diagnosis of bleeding Meckel's diverticulum. Surg Endosc 8: 1346–1347

McGuire HH (1994) Bleeding colonic diverticula. A reappraisal of natural history and management. Ann Surg 220: 653–656

Northover JMA (1988) Current opinion. Gastroenterology 4: 52

Ott DJ (1992) Radiology of the oropharynx and esophagus. In: Castell DO (ed) The esophagus. Little, Brown, Boston Toronto London, pp 41–88

Painter NS (1975) The epidemiology, history and pathogenesis of diverticulosis coli – basis for its treatment with unprocessed bran. Schweiz Med Wochenschr 107: 486–493

Painter NS, Burkitt DP (1975) Diverticular disease of the colon, a 20th century problem. Clin Gastroenterol 4: 3–21

Parks TG (1975) Natural history of diverticular disease of the colon. Clin Gastroenterol 4: 53–69

Reiser SB, Siewert JR (1990) Erkrankungen des Duodenums. In: Siewert JR, Harder F, Allgöwer M, Blum AL, Creutzfeldt W, Hollender LF, Peiper HJ (Hrsg) Chirurgische Gastroenterologie, 2. Aufl. Springer, Berlin Heidelberg New York Tokyo, S 881–893

Rosenbusch G, Reeders JW (1993) Kolon. Klinische Radiologie-Endoskopie. Thieme, Stuttgart New York, S 243–258

Rosetti M (1990) Hiatushernien und andere Erkrankungen des Zwerchfells. In: Siewert JR, Harder F, Allgöwer M, Blum AL, Creutzfeld W, Hollender LF, Peiper HJ (Hrsg) Chirurgische Gastroenterologie, 2. Aufl. Springer, Berlin Heidelberg New York Tokyo, S 555–565

Schnepper G, Chalybäus C, De Mas CR, Seifert E, Stolte M (1994) Intramurale Pseudodivertikulose des Ösophagus mit Soor-Befall. Z Gastroenterol 32: 360–362

Schoetz DJ (1993) Uncomplicated diverticulitis. Surg Clin North Am 73: 965–974

Schwenk W, Huck HP, Stock W (1992). Postoperative Komplikationen elektiver Kolonresektionen bei Divertikulitis. Dtsch Med Wochenschr 117: 41–45

Schwerk WB, Schwarz S, Rothmund M, Arnold R (1993) Kolondivertikulitis: Bildgebende Diagnostik mit Ultraschall – eine prospektive Studie. Z Gastroenterol 31: 294–300

Siewert JR, Blum AL (1990) Divertikel. In: Siewert JR, Harder F, Allgöwer M, Blum AL, Creutzfeldt W, Hollender LF, Peiper HJ (Hrsg) Chirurgische Gastroenterologie, 2. Aufl. Springer, Berlin Heidelberg New York Tokyo, S 492–498

Skalej M, Makowiec F, Weinlich M, Jenss H, Laniado M, Starlinger M (1993) Kernspintomographie bei perianalem Morbus Crohn. Dtsch Med Wochenschr 118: 1791–1796

Stabile BE, Puccio E, Sonnenberg E van, Neff CC (1990) Preoperative percutaneous drainage of diverticular abscesses. Am J Surg 159: 99–104

Stefansson T, Ekbom A, Sparen P, Pahlmann L (1993) Increased risk of left sided colon cancer in patients with diverticular disease. Gut 34: 499–502

Sugihara K, Muto T, Morioka Y (1983) Motility study in right sided diverticular disease of the colon. Gut 24: 1130–1134

Vogt W, Schölmerich J (1996) Divertikelkrankheit. Dtsch Med Wochenschr 121: 411–415

Watemberg S, Landau O, Avrahami R (1996) Zenkers diverticulum: reappraisal. Am J Gastroenterol 91: 1494–1498

Wess L, Eastwood MA, Wess TJ, Busuttil A, Miller A (1995) Cross linking of collagen is increased in colonic diverticulosis. Gut 37: 91–94

Wess L, Eastwood MA, Edwards CE, Busuttil A, Miller A (1996) Collagen alteration in an animal model of colonic diverticulosis. Gut 38: 701–706

Willemer S, Dombrowski H, Adler G, Bussmann JF, Arnold R (1992) Recurrent acute pancreatitis and intraluminal duodenal diverticulum. Pancreas 7: 257–261

Woods RJ, Lavery IC, Fazio VW, Jagelmann DG, Weakley FL (1988) Internal fistulas in diverticular disease. Dis Colon Rectum 31: 591–596

Yacoe ME, Jeffrey RB (1994) Sonography of appendicitis and diverticulitis. Radiol Clin North Am 32: 899–912

Funktionelle abdominelle Beschwerden

A. G. KLAUSER · S. MÜLLER-LISSNER

INHALT

22.1 Funktionelle Dyspepsie und Irritables Kolon *159*
22.2 Epidemiologie *160*
22.2.1 Sozioökonomische Bedeutung *161*
22.3 Pathophysiologie funktioneller Störungen des Gastrointestinaltrakts *161*
22.3.1 Perzeptionsstörungen *161*
22.3.2 Psyche *162*
22.3.3 Spezielle pathophysiologische Aspekte der funktionellen Dyspepsie *164*
22.3.4 Spezielle pathophysiologische Aspekte des Irritablen Kolons *165*
22.4 Diagnostik *166*
22.5 Allgemeine Therapierichtlinien *166*
22.5.1 Diätetische Therapie *167*
22.5.2 Symptomgesteuerte Therapie *167*

Die Definition des Begriffs „funktionell" ist uneinheitlich. Nach den sog. Rom-Kriterien wird eine funktionelle Erkrankung dann angenommen, wenn sich keine strukturelle oder biochemische Ursache finden läßt. Dabei ist nicht näher definiert, wie intensiv gesucht werden muß oder ob möglicherweise zwar eine Ursache existiert, die die medizinische Wissenschaft aber noch nicht identifiziert hat. Auch werden nachweisbare Störungen der Motilität oder Perzeption mit gänzlich unbekannten Ursachen zusammen klassifiziert. Der Begriff „funktionelle Störung" beinhaltet in jedem Fall, daß es sich um eine Erkrankung mit quoad vitam günstiger Prognose handelt, so daß dem Patienten in der Regel kein Schaden entsteht, wenn die Ursache der Beschwerden nicht identifiziert wird.

In der Praxis darf man dann von einer funktionellen Störung ausgehen, wenn sich bei der konventionellen, d. h. makroskopisch/pathologisch orientierten Diagnostik keine Ursache finden läßt, die Beschwerden mindestens seit mehreren Monaten bestehen und keine Alarmsymptome (s. unten) vorhanden sind.

Funktionelle Beschwerden im Gastrointestinaltrakt werden nach internationalem Konsensus („Rom-Kriterien") in mehrere Gruppen kategorisiert: ösophageale, gastroduodenale, biliäre Beschwerden, Darmbeschwerden (irritables Colon, Blähung, Obstipation) und chronischer Abdominalschmerz, anorektale Störungen. Die entsprechenden symptombezogenen Diagnosekriterien sollen es erlauben, die apparative Diagnostik sparsam zu halten und die Definition von Patientengruppen für Therapiestudien zu standardisieren. Im Folgenden werden die praktisch wichtigsten abdominellen Beschwerdegruppen, nämlich die funktionelle Dyspepsie und das irritable Kolon (IBS = irritable bowel syndrome), besprochen.

22.1 Funktionelle Dyspepsie und Irritables Kolon

Von einer Dyspepsie spricht man, wenn mehr als 3 Monate Schmerzen oder Mißempfindung mit Hauptschmerzlokalisation im oberen Abdomen ohne klinische, biochemische, endoskopische oder sonographische Hinweise auf eine (bekannte) organische Erkrankung als eine mögliche Erklärung der Beschwerden bestehen (Drossman et al. 1994).

Die weitere Unterteilung in die Subgruppen Dyspepsie vom Refluxtyp (epigastrisches Brennen), Dyspepsie vom Ulkustyp (Schmerzen im Oberbauch), Dyspepsie vom Dysmotilitätstyp (Schmerz nicht dominant, sondern chronische Mißempfindung im Oberbauch), Dyspepsie vom biliären Typ (Schmerzen im rechten Oberbauch, evtl. kolikartig), unspezifische Dyspepsie (Dyspepsie weder vom Ulkus- noch Dysmotilitätstyp) hat wenig klinische Wertigkeit.

Die folgenden Begriffe werden leider oft synonym zur funktionellen Dyspepsie gebraucht, sollten aber vermieden werden:
- nichtulzeröse Dyspepsie („non-ulcer dyspepsia"),
- chronische Gastritis (als klinischer Begriff, nicht im Sinn eines histologischen oder endoskopischen Befundes),
- Übersäuerung,
- Reizmagen,
- psychogene Oberbauchbeschwerden.

Ein irritables Kolon liegt vor, wenn für mehr als zwölf Wochen im vergangenen Jahr abdominelle Mißempfindung oder Schmerzen bestanden, auf die mindestens zwei der drei folgenden Kriterien zutreffen (Drossman et al. 1994, Revision Rom 1998)
a) durch Defäkation gebessert;
b) verbunden mit einer Änderung der Stuhlfrequenz;
c) verbunden mit einer Änderung der Stuhlkonsistenz.

Zur genaueren Kategorisierung werden empfohlen
- weniger als 3 Defäkationen pro Woche oder mehr als 3 Defäkationen pro Tag;
- abnorme Stuhlkonsistenz: schafkotartig oder nicht geformt/wäßrig;
- abnorme Defäkation: Pressen, Dranggefühl, Gefühl der inkompletten Entleerung;
- Abgang von Schleim;
- Blähungen oder das Gefühl des aufgetriebenen Abdomens.

Das IBS wird für Studienzwecke oft in 3 Subtypen unterteilt, nämlich mit vorherrschender Obstipation, Diarrhö, bzw. Schmerz.

Die wenigsten IBS-Patienten haben tatsächlich eine Diarrhö. Sie leiden meistens nur an häufigem, breiigem Stuhlgang oder einem heftigen Stuhldrang.

> ! Die funktionelle Dyspepsie und der irritable Darm sind gekennzeichnet durch eine auf den oberen oder unteren Gastrointestinaltrakt (GI-Trakt) bezogene Symptomatik, für die sich bei angemessener Diagnostik keine Ursache findet. Das Beschwerdebild ist oft wechselnd und überlappend und läßt allein anhand der Symptomatik eine organische Erkrankung nicht ausschließen oder die Art der zugrundeliegenden funktionellen Störung vorhersagen.

Funktionelle Dyspepsie und IBS: Krankheitsentitäten?

Sowohl der Begriff der funktionellen Dyspepsie als auch des IBS umfaßt ätiologisch sehr unterschiedliche Erkrankungen. Es scheint aber auch pathogenetische Mechanismen zu geben, die bei beiden Formen der funktionellen Syndrome des oberen und unteren GI-Trakts vorkommen, wie durch klinische und experimentelle Beobachtungen belegt wird. Ein intraindividueller Wechsel des Beschwerdebildes von der Dyspepsie ins IBS und umgekehrt bzw. auch ein gleichzeitiges Vorkommen beider ist nicht selten (Kay et al. 1996; Nabar et al. 1995). Bei bis zu 87% der Fälle liegen Symptome sowohl der Dyspepsie als auch des IBS vor, bis zu 50% der Patienten wechseln innerhalb eines Jahres das Beschwerdebild (Agreus et al. 1995). In experimentellen Studien, bei denen unterschiedliche Abschnitte des GI-Trakts durch einen Ballon gedehnt wurden, war die anatomische Zuordnung durch den Probanden sehr unzuverlässig.

Somit erscheint es gerechtfertigt, einiges für beide Begriffe gemeinsam darzustellen. Andererseits ist evident, daß sowohl unter dem Begriff der funktionellen Dyspepsie als auch des IBS ätiologisch unterschiedliche Krankheitsbilder subsumiert werden. Dies erklärt auch, warum Therapiestudien, die die Dyspepsie oder das IBS fälschlicherweise als jeweils eine nosologische Entität behandeln, so geringen Erfolg haben.

22.2 Epidemiologie

Die funktionellen Erkrankungen des GI-Trakts stellen eine sehr häufige, wenn nicht die häufigste „Diagnose" im Bereich der klinischen Gastroenterologie dar: Bei etwa 20% (IBS) bis 40% (Dyspepsie) aller „gesunden" Erwachsenen lassen sich typische Symptome erfragen (Jones 1996). Etwa 50% von ihnen haben nicht nur leichte Beschwerden, sondern nehmen hierfür Medikamente ein. Ein Viertel sucht innerhalb eines Jahres den Arzt auf. Bei 20–50% aller Patienten, die einen Gastroenterologen konsultieren, ist die abschließende „Diagnose" das Fehlen einer klassischen organischen Erkrankung, somit eine Klassifikation als funktionelle Beschwerden.

Die Prävalenz der funktionellen Erkrankungen des GI-Trakts hängt sicher von unterschiedlichen Faktoren ab, etwa dem Durchschnittsalter der Population und den medizinischen Möglichkeiten. Unter diesen Einschränkungen ist bemerkenswert, daß sich die Prävalenz der funktionellen gastrointestinalen Erkrankungen über die Zeit und auch geographisch wohl nicht entscheidend ändert (Sonnenberg 1989; Olubuyide et al. 1995). Damit ist es unwahrscheinlich, daß es sich bei den funktionellen Störungen des GI-Trakts in erster Linie um „Zivilisationskrankheiten" handelt, wie es z.B. anfangs der 70er Jahre insbesondere für die chronische Obstipation postuliert wurde.

Die Prognose der funktionellen Erkrankungen des GI-Trakts ist quoad sanationem schlecht, quoad vitam gut. Es handelt sich in den meisten Fällen um eine chronische Erkrankung (Talley et al. 1987).

> **!** Funktionelle Störungen des GI-Trakts sind außerordentlich häufig. Es gibt keinen schlüssigen Beleg dafür, daß es sich hierbei um ein Phänomen handelt, das durch die Lebensumstände moderner Industrienationen verursacht wird.

22.2.1
Sozioökonomische Bedeutung

Personen, die an einer funktionellen Störung des GI-Trakts leiden, nehmen soziale Serviceleistungen wie Arztbesuch und Krankschreibung etwa doppelt so häufig in Anspruch wie die gesunde Bevölkerung (Nyrén et al. 1985). Die funktionellen Erkrankungen des GI-Trakts verursachen somit Kosten. Für die USA wurde berechnet, daß 452 Mio. $ Krankenhauskosten und 235 Mio. $ ambulante Kosten für die Behandlung des irritablen Darms entstehen (Sonnenberg et al. 1994). An indirekten Kosten durch Arbeitsausfall entstehen nochmals 57 Mio. $ Kosten.

Nyrén ermittelte für Schweden am Anfang der 80er Jahre, daß die funktionelle Dyspepsie in diesem Land fast 340 Mio. EUR pro Jahr an direkten und indirekten Kosten verursacht (Nyrén et al. 1985). Da es sich um chronische, nicht zu einer Verkürzung der Lebenserwartung führende Erkrankungen handelt, dürfte eine effektive Behandlung der funktionellen Störungen zu einer Senkung zumindest der indirekten Kosten führen.

Die funktionellen Erkrankungen des GI-Trakts haben wegen der hohen Prävalenz eine große sozioökonomische Bedeutung. Eine effektive, „heilende" Therapie wäre auch aus diesem Aspekt heraus wünschenswert.

22.3
Pathophysiologie funktioneller Störungen des Gastrointestinaltrakts

22.3.1
Perzeptionsstörungen

Nachdem Motilitätsstörungen als Ursache der funktionellen Erkrankungen des GI-Trakts intensiv beforscht wurden (s. unten), wandte sich in den letzten Jahren das wissenschaftliche Interesse vermehrt den Perzeptionsstörungen zu. Bei manchen Patienten mit IBS liegt eine erniedrigte Reizschwelle für die Dehnung des Darms mittels eines Ballons vor (Ritchie u. Misiewicz 1973). Auch bei Patienten mit funktionellen Erkrankungen von Ösophagus, Magen, Dünndarm und Kolon konnte eine solche erniedrigte Schwelle für ausschließlich die viszerale Sensibilität, also bei normalen Schmerzschwellen für die somatische Sensibilität, gefunden werden. Es werden oft schon bei der Hälfte der für Gesunde tolerablen Ballondehnungsvolumina Symptome (re)produziert.

Die gesteigerte Sensibilität beruht nicht auf einer verminderten Dehnbarkeit der Darmwand. Dies belegt die isobare Distension mittels eines Barostat genannten Apparats. Er hält den intraluminalen Druck auch bei Änderung der Kontraktion durch Zu- bzw. Abfuhr von Volumen konstant. IBS-Patienten mit Durchfallsneigung haben erniedrigte rektale Schwellen für Dehnungsreize. Die Überlappung der Gesunden mit den verschiedenen Subgruppen und auch von diesen untereinander ist jedoch so groß, daß der Messung von Reizschwellen zur Diagnostik derzeit keine Bedeutung zukommt.

> **CAVE** Die funktionellen Erkrankungen dürfen nicht global als Empfindungs- oder Wahrnehmungsstörungen begriffen werden.

An der gesteigerten viszeralen Sensibilität bei funktionellen Erkrankungen können diverse Mechanismen beteiligt sein (Abb. 22.1). Die meisten Untersuchungen dazu stammen vom Rektum und beziehen sich damit formal auf das IBS.

Lokale Stimuli und mukosale Sensibilisierung

Luminales Glyzerin und kurzkettige Karbonsäuren (SCFA) können bei IBS-Patienten Schmerz provozieren. Dieser Effekt ist durch vorappliziertes Lidocain blockierbar (Louvel et al. 1999). Da SCFA Endprodukte der bakteriellen Ballaststoffspaltung sind, könnte hier der Grund für die schlechte Verträglichkeit von Ballaststoffen durch IBS-Patienten (Francis u. Whorwell 1994) liegen.

Die rektalen Reizschwellen können auch durch eine Diarrhö gesenkt werden, die durch Polyethylenglykol erzeugt wurde (Houghton et al. 1995). Dieser Aspekt ist in Hinblick auf das postinfektiöse IBS interessant. Ein Teil der Patienten mit infektiöser Diarrhö behält nämlich über Wochen bis Monate nach Ende der akuten Erkrankung IBS-Symptome (Gwee et al. 1999). Experimentell ließ sich zeigen, daß eine minimale intestinale Entzündung die Reizschwelle senkt (Collins 1992), so daß sowohl diese als auch die Diarrhö an sich eine Rolle spielen können.

Auch die rektale Perfusion mit Deoxycholsäure senkt die Reizschwellen (Edwards et al. 1989). Mit diesem Experiment wird das Gallensalzverlustsyndrom simuliert, im Kontext funktioneller Beschwer-

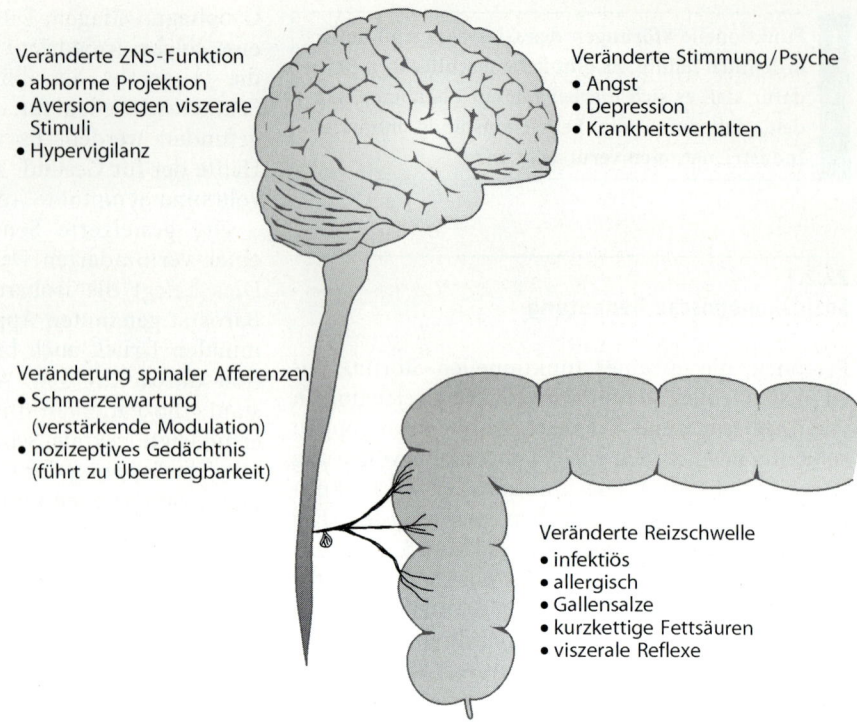

Abb. 22.1. Mögliche Ebenen für eine gesteigerte Wahrnehmung viszeraler Reize

den speziell der Zustand nach Cholezystektomie und das idiopathische Gallensalzverlustsyndrom. Tatsächlich läßt sich die Symptomatik mancher Patienten mit diarrhöprädominantem IBS durch Gallensalzbinder bessern.

Abnorme Verarbeitung im ZNS

Wiederholte rektale Dehnungsreize führen ebenfalls zu einer vermehrten Empfindlichkeit (Munataka et al. 1997). Dies könnte sowohl durch lokale Sensibilisierung der Rezeptoren als auch auf der Ebene der spinalen Verschaltung oder noch weiter zentral erfolgen. Daß sich das Hautareal, in dem der Reiz empfunden wird, mit fortdauernder Stimulation ausdehnt, paßt besonders gut zu einer Anpassung auf spinalem Niveau. Auch neuroplastische Veränderungen lassen sich durch periphere schmerzhafte Reize erzielen (Mayer u. Gebhardt 1994). Ähnliches könnte bei funktionellen Erkrankungen stattfinden.

Auf zerebraler Ebene ließ sich mittels ^{15}O-Wasser-PET zeigen, daß sich die Lokalisation der durch Schmerzreize provozierten (Durchblutungs-)Aktivität zwischen Patienten mit IBS und Gesunden unterschied (Silverman et al. 1997). Ob die „falsche" Projektion angeboren oder erworben ist, bleibt unklar.

> **!** Die Perzeption und Verarbeitung von Reizen im GI-Trakt können auf verschiedenen Ebenen gestört sein. Die Reizschwelle kann durch chemische oder entzündliche Vorgänge vermindert werden. Wiederholte Reize senken ebenfalls die Schwelle.

22.3.2
Psyche

Das IBS ist in bezug auf die Psyche wesentlich umfangreicher untersucht worden als die funktionelle Dyspepsie. Vermutlich unterscheiden sich beide aber nicht grundsätzlich voneinander.

Psyche und Magen-Darm-Funktion können auf mehr als einer Ebene interagieren. Die Intensität eines Stimulus kann auf spinaler Ebene durch deszendierende Hemmung oder Bahnung von seiten des Gehirns moduliert werden (Mayer u. Gebhardt 1994). Dieses läßt sich bei einem Teil der IBS-Patienten auch nachweisen (Lembo et al. 1994). Möglicherweise können die Afferenzen dermaßen sensitiv werden, daß bereits physiologische Stimuli als unangenehm empfunden werden.

Wird im Darmtrakt ein Schmerzreiz appliziert (z. B. durch Blähen eines Ballons), kann die Schwelle für die erste Wahrnehmung oder den Schmerz unterschieden werden von der affektiven

Bewertung des Stimulus als neutral oder negativ (oder vielleicht auch positiv). Patienten mit IBS tendieren nicht nur dazu, Reize geringerer Intensität wahrzunehmen, sondern bewerten sie auch bei geringerer Intensität als Gesunde schon negativ (Naliboff et al. 1997). Dies kann z. B. geschehen, wenn ein Patient Angst hat, an einem Darmkrebs zu leiden.

Aber auch soziokulturelle Ursachen kommen infrage. So kann ein leichtes Völlegefühl von Vielen ignoriert, aber von jungen Mädchen, die glauben, enge Jeans tragen zu müssen, als unangenehm bewertet werden.

Streß

Akuter Streß kann sich auf die Darmfunktion auswirken. Dies läßt sich auch objektiv nachweisen. Bei gesunden Probanden führt Streß z. B. zu einer verminderten antralen Motilität und einer verlangsamten Magenentleerung. Patienten mit funktionellen Beschwerden reagieren nicht homogen. Offensichtlicher Streß erklärt bei der Mehrzahl der Betroffenen die Symptome nicht.

Belastende Lebensereignisse

Die Ergebnisse der Studien, die das Auftreten belastender Lebensereignisse in der Anamnese von Patienten mit funktionellen Erkrankungen untersuchten, sind widersprüchlich. Bei der Wahl geeigneter Kontrollgruppen (Patienten mit organischen gastrointestinalen Erkrankungen) berichten Patienten mit IBS über häufigeren sexuellen Mißbrauch (Drossman 1992; Walker et al. 1995).

Soziale Faktoren

Obwohl ethnische Faktoren insbesondere die Verarbeitung von Schmerzreizen beeinflussen, scheinen soziale Faktoren keine wesentliche Ursache der funktionellen Erkrankungen des GI-Trakts darzustellen (Drossman 1992).

Psychische Störungen

Psychische Erkrankungen kommen bei einem Teil der Patienten als einzige oder Mitursache funktioneller Beschwerden in Betracht. Es ergaben sich im Vergleich mit Gesunden erhöhte Scores für Ängstlichkeit, Depression, neurotische Verhaltensweisen, Spannungen etc. Bei der Wahl geeigneter Kontrollgruppen mit chronischen organischen Erkrankungen sind aber keine signifikanten Dyspepsie/IBS-spezifischen Unterschiede nachzuweisen (Drossman 1992). Man sollte im Einzelfall sehr zurückhaltend sein, für die Beschwerden psychogene Ursachen anzuschuldigen.

Die Gruppe der Patienten mit somatoformer Störung wird von manchen Autoren ausgegrenzt, von anderen nicht, was unterschiedliche Ergebnisse hinsichtlich psychopathologischer Charakteristika zwischen Studien erklärt. Charakteristika der somatoformen Störung sind:
- hartnäckige Forderung nach „organischer" diagnostischer Abklärung,
- erstaunliche Bereitschaft, sich auch wiederholter invasiver Diagnostik zu unterziehen,
- Überzeugtheit von einer organischen Ursache der Beschwerden trotz mehrfacher negativer Resultate vorangegangener Untersuchungen,
- hartnäckige Weigerung, psychische Ursachen in die Überlegungen einzubeziehen,
- Diskrepanz zwischen dem geschilderten Ausmaß der Beschwerden und der inneren Beteiligung des Patienten.

Im ICD10 werden die Begriffe funktionelle Beschwerden und somatoforme Störung sogar gleichgesetzt. Dies steht im klaren Widerspruch zum Gebrauch des Begriffs „funktionelle Störung" in der internationalen Gastroenterologie. Eine somatoforme Störung ist nach psychiatrischen Kriterien positiv diagnostizierbar, während der Ausdruck funktionelle Störung die Ursache der Beschwerden offen läßt.

Patienten und Nichtpatienten

Es konsultieren nicht alle Personen mit gastrointestinalen Symptomen, die vereinbar sind mit dem Begriff der Dyspepsie oder des IBS, einen Arzt (Drossman 1992). Diejenigen, die zum Arzt gehen, werden „reporters", „complainers", oder schlicht Patienten genannt, die anderen „non-reporters", „non-complainers" oder Nichtpatienten. (Das gleiche Phänomen ist für organische Erkrankungen bekannt.)

Bei den Patienten sind psychische Störungen häufiger. Manche Autoren glauben, daß sie tatsächlich mehr Beschwerden „haben" als Nichtpatienten (Heaton et al. 1992). Eine andere Deutungsmöglichkeit bietet das erlernte Krankheitsverhalten.

Krankheitsverhalten

Krankheitsverhalten findet sich bei Patienten mit funktionellen Störungen gehäuft (Whitehead et al. 1982). Dieser Begriff bedeutet, daß sie zum Teil schon bei geringfügigen Beschwerden einen Arzt konsultieren. Man nimmt an, daß dieses Verhalten anerzogen wurde, z. B. in der Kindheit durch verstärkte Zuwendung im Krankheitsfall. Solche Patienten glauben auch, daß Erkältungen bei ihnen schwerer verlaufen als bei anderen Menschen.

> **!** Psychische Störungen sind nur bei einem Teil der Patienten mit funktionellen Erkrankungen des GI-Trakts Ursache des Geschehens. Psychische Faktoren vermögen aber das Bild der funktionellen Erkrankungen zu modulieren.

22.3.3
Spezielle pathophysiologische Aspekte der funktionellen Dyspepsie

Diät

Diätetische Faktoren scheinen an der Genese der chronischen funktionellen Dyspepsie kaum beteiligt zu sein. Selbst Alkohol spielt in weniger als 5 % der Fälle eine ursächliche Rolle (Crean 1994 et al.; Talley et al. 1994). Unklar ist, ob Patienten mit chronischer funktioneller Dyspepsie ein verändertes Eßverhalten aufweisen. Im Vergleich mit einer Gruppe von Patienten mit organischer Dyspepsie nahmen sie weniger Milch und mehr Früchte/Fruchtsäfte zu sich; außerdem aßen sie weniger häufig (Mullan et al. 1994). Zu einer gesunden Kontrollgruppe ergaben sich aber keine Unterschiede (Cuperus et al. 1996).

In einer experimentellen Untersuchung konnte gezeigt werden, daß intraduodenale Lipidinfusion die Toleranz für Dehnungsreize im Magen bei Patienten mit chronischer Dyspepsie noch weiter herabsetzt, während sie bei gesunden Probanden ansteigt (Barbera et al. 1995). Ob und wie sich dieses Modell auf den klinischen Alltag übertragen läßt, ist nicht geklärt.

Eine echte Nahrungsmittelallergie scheint ebenfalls nur sehr selten die Ursache der Beschwerden zu sein (siehe Kap. 36). Diese Patienten haben in der Regel eine Atopie, oftmals begleitende Hautveränderungen und suggestive Laborbefunde (Eosinophilie).

Zusammenfassend kann man Patienten, deren Ernährung offensichtlich unphysiologisch ist, raten, die Ernährung umzustellen. Man muß sich jedoch im klaren sein, daß diese Maßnahme eine eher geringe Erfolgsaussicht hat und sollte beim Versagen der Therapie nicht eine schlechte Compliance des Patienten vermuten.

Motilitätsstörungen des Ösophagus

Die Achalasie, der Ösophagospasmus und der Nußknackerösophagus führen meist zur Dysphagie, selten zu dyspeptischen Beschwerden (siehe Kap. 14). In der Regel läßt sich eine ösophageale Ursache aufgrund des Beschwerdebildes bereits vermuten. Eine Differentialdiagnose, die ausgeschlossen werden muß, ist die koronare Herzerkrankung.

Endoskopienegative gastroösophageale Refluxerkrankung

Manche Patienten mit gastroösophagealem Reflux geben ausschließlich epigastrische Symptome an. Da die endoskopienegative Refluxerkrankung eine der häufigsten, gut behandelbaren Ursachen der funktionellen Dyspepsie ist (s. Kap. 15), sollte sie stets bedacht werden.

Magenentleerungsstörung

Bei der funktionellen Dyspepsie findet sich häufig eine Magenentleerungsstörung unklarer Genese (also ohne disponierende Grunderkrankung wie Diabetes mellitus; s. Kap. 16). Ihre Rolle als Ursache der Beschwerden ist nicht ganz klar. Ein Krankheitsbild im Sinne einer funktionellen Dyspepsie vom Dysmotilitätstyp ist kein Prädiktor einer Magenentleerungsstörung und umgekehrt (Klauser et al. 1996). Die Schwere der Symptomatik korreliert nicht mit der objektiven Verzögerung der Magenentleerung. Auch der Effekt einer Therapie mit Prokinetika auf Beschwerden und Magenentleerung geht oft nicht parallel.

Helicobacter-pylori-Infektion

Umfangreiche epidemiologische und therapeutische Studien zeigen, daß eine akute Infektion mit Helicobacter pylori zu selbstlimitierenden dyspeptischen Symptomen führen kann. Eine chronische Dyspepsie wird aber nicht durch eine Helicobacter-pylori-Gastritis ohne Ulkus erklärt (Blum et al. 1998; Talley 1996; Talley u. Hunt 1997) (s. Kap. 27). Einige Stämme von Helicobacter pylori führen über ein Gastrin-stimulierendes Peptid zu einer vermehrten Magensekretion (ebd.). Es ist allerdings sehr unwahrscheinlich, daß diese „Hyperazidität" dyspeptische Symptome erklärt. Andere angeblich durch Helicobacter pylori verursachte pathophysiologische Veränderungen (etwa Änderungen der Sensibilität oder Motorik des Magens etc.) sind bisher nicht bestätigt (Thumshirn et al. 1999).

Daß vorwiegend Patienten mit funktioneller Dyspepsie vom Ulkustyp von einer Eradikation profitieren (Gilvarry et al. 1997), bedarf noch der Bestätigung. Ein Effekt wäre nur in der Minderzahl von Helicobacter-pylori-positiven Dyspepsiepatienten zu erwarten. Somit ist es grundsätzlich nicht angezeigt, Helicobacter-pylori-positive Patienten wegen einer funktionellen Dyspepsie einer Eradikationstherapie zuzuführen, zumal die Beseitigung von H. pylori das Risiko einer Refluxkrankheit in sich trägt (Blum et al. 1998; Labenz et al. 1997).

Gallereflux

Da bei asymptomatischen Patienten mit operiertem Magen, insbesondere beim BII-Magen, regelhaft intragastrale Gallensäurekonzentrationen vorkommen, die um den Faktor 10 höher liegen als bei Patienten mit normaler Anatomie, ist es praktisch auszuschließen, daß durch galligen Reflux bedingte Beschwerden vorkommen (Müller-Lissner 1991; Mearin 1995).

Gallengangsdyskinesien

Motilitätsstörungen der Gallenblase und des Oddi-Sphinkter als Ursache der funktionellen Dyspepsie sind möglicherweise häufiger als bisher bekannt (s. Kap. 17). Da die Therapie (Cholezystektomie, endoskopische Papillotomie) aber invasiv ist, sollte die Diagnose bei Patienten mit biliären Schmerzen möglichst gut abgeklärt werden.

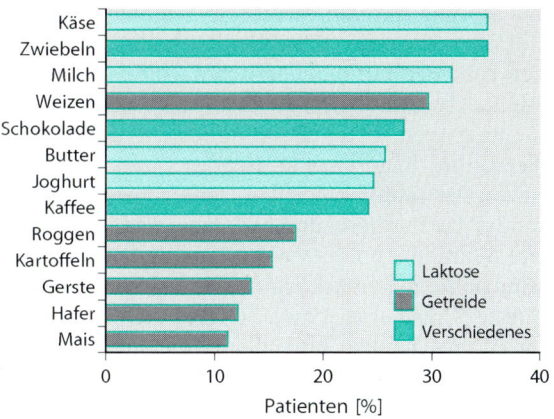

Abb. 22.2. Häufigste Nahrungsmittelunverträglichkeiten bei IBS. Nach einer Eliminationsdiät wurden die Nahrungsmittel schrittweise wieder eingeführt. Die meisten unverträglichen Nahrungsmittel waren entweder laktosehaltig oder Getreideprodukte

22.3.4
Spezielle pathophysiologische Aspekte des Irritablen Kolons

Motilität

Manometrische Studien zur Motilität des Dünndarms ließen keine reproduzierbaren Charakteristika beim IBS identifizieren. Der Befund häufigerer „prolonged propagated contractions" („giant contractions") konnte nicht bestätigt werden (Gorard et al. 1994). Dasselbe gilt für den „minute rhythm", Serien von „clustered contractions", die jeweils etwa eine Minute dauern und sich nach etwa einer Minute wiederholen.

Auch für die Kolonmotilität gilt, daß Patienten mit IBS kein spezifisches Muster aufweisen. Die frühere Behauptung, niederfrequente (3 Zyklen/min) „slow waves" seien IBS-spezifisch, wurde widerlegt (Katschinski et al. 1990). Die Manometrie und Elektromyographie des Kolons spielen deshalb beim IBS keine Rolle.

Diät

Die von Patienten mit IBS am häufigsten angegebenen Nahrungsmittelunverträglichkeiten betreffen milch- und zerealienhaltige Nahrungsmittel (Abb. 22.2).

Eine relativ häufige ätiologische Komponente eines IBS mit Diarrhöneigung ist die Laktoseintoleranz (s. Kap. 75). Für die endgültige Diagnose wird ein Ansprechen auf eine laktosefreie Diät gefordert. Dasselbe gilt für durch Sorbit oder Fruktose verursachte Beschwerden. Beide Substanzen werden als Süßstoffe in kalorienreduzierten Nahrungsmitteln verwandt. Eine hohe Ballaststoffzufuhr kann ebenfalls Ursache abdomineller Beschwerden sein.

Darmgas

Zu den Quellen von normalem und vermehrtem Darmgas s. Kapitel 6. Der objektive Gasgehalt von Patienten, die über ein geblähtes Abdomen klagen, ist meist normal. Die häufigsten diätetischen Ursachen einer vermehrten Gasproduktion mit Abgang aus dem Darm (Flatulenz) sind Ballaststoffe, Hülsenfrüchte und malabsorbierte Zucker (Laktose, Laktulose, Sorbit, Fruktose). Diese sind daher als Laxantien bzw. Süßstoffe bei Patienten mit funktionellen Darmerkrankungen wenig geeignet.

Infektionen

Die intestinale Lamblieninfektion kann als IBS mit Diarrhöneigung mißdeutet werden. Auch Wurmerkrankungen sollten ausgeschlossen werden. Pilze im Darm sind keine Ursache für Beschwerden, denn außer bei Immunsupprimierten sind sie harmlose Kommensalen. „Antipilzdiäten" sind weder theoretisch begründet noch in ihrer Wirksamkeit belegt. Das postinfektiöse IBS wurde bereits oben behandelt.

Multifaktorielle Genese

Nicht alle Beschwerden haben nur eine einzelne Ursache, sondern entstehen erst, wenn 2 oder mehr Ursachen zusammenkommen. Zahlreiche Beispiele für eine multifaktorielle Genese von funktionellen Beschwerden sind denkbar. Dies kann eine gastroösophageale Refluxerkrankung sein, die durch eine Magenentleerungsstörung verstärkt wird. Auch eine Laktoseintoleranz bei einem Vegetarier, der durch die ballaststoffreiche Kost ohnehin einen weichen Stuhl hat und seinen Proteinbedarf durch eine hohe Zufuhr von Milchprodukten deckt, ist möglich. Weitere Kombinationen sind eine objektive Störung und eine erniedrigte Schmerzschwelle und/oder erlerntes Krankheitsverhalten. Die meisten Personen mit biochemisch nachweisbarer Laktosemalabsorption werden nicht zu Patienten, solche mit vermehrter Empfindlichkeit aber schon (Fernandez-Benarez et al. 1993).

Von der multifaktoriellen Genese zu unterscheiden ist das Problem, daß bei einem Patienten mehrere Befunde erhoben werden, von denen jeder einzelne potentiell ursächlich für die Beschwerden sein könnte (Crean et al. 1994). So ist es oft sehr schwierig zu entscheiden, ob Gallensteine für Beschwerden verantwortlich sind, die keinen typisch biliären Charakter haben.

Tabelle 22.1. Spezifische Störungen, die ausgeschlossen werden sollten, bevor ein IBS diagnostiziert wird

Störung	Test (bei klinischem Verdacht)
Ballaststoffmangel	Ballaststoffpräparat
(Di)Saccharidintoleranz	H_2-Atemtests, Ausschlußdiät, Reexposition
Nahrungsmittelallergie	Systemische Erscheinungen, kutane Testung, RAST
Medikamentennebenwirkung	Medikamentenanamnese
Langsamer Kolontransit	Kolontransitzeitmessung
Defäkationsstörung	Proktoskopie, Defäkographie, anorektale Manometrie
Depression	Psychiatrisches Konsil

22.4 Diagnostik

Symptome

Es gelingt leider nicht, anhand der Symptomatik Patienten mit organischen von Patienten mit funktionellen Ursachen ihrer Beschwerden hinreichend genau zu trennen (Klauser et al. 1993; Adang et al. 1996; Klauser et al. 1996). Folgende Alarmsymptome müssen zur unmittelbaren Diagnostik führen:
- Dysphagie,
- Hämatemesis, Teerstuhl,
- Blut beim Stuhl,
- Wechsel des Stuhlverhaltens ohne erkennbare Ursache,
- Stuhlverhalt,
- ungewollter Gewichtsverlust,
- rasch progrediente Symptomatik,
- Ikterus,
- Fieber,
- aufgetriebenes Abdomen,
- „schwer kranker" Patient.

Auch der Versuch, die funktionelle Dyspepsie aufgrund der Symptomatik zu unterteilen, war nur beschränkt erfolgreich (Talley et al. 1992; Klauser et al. 1993). Allein klassische Refluxsymptome haben einen so hohen positiven prädiktiven Wert, daß eine gastroösophageale Refluxerkrankung bei Sodbrennen und saurer Regurgitation diagnostiziert werden kann (Klauser et al. 1993).

Basisdiagnostik

Die Basisdiagnostik sollte zunächst nach prognostisch relevanten und/oder spezifisch therapierbaren Ursachen der Beschwerden fahnden. Sie dürfte in der Regel neben der körperlichen Untersuchung aus einem „kleinen Labor", bei der Dyspepsie einer abdominellen Sonographie und ÖGD, im Falle des IBS einer Koloskopie, bei jungen Patienten mindestens einer proktologischen Untersuchung bestehen. Zusätzliche Untersuchungen richten sich nach dem Einzelfall (Tab. 22.1).

> ! Eine Diagnostik, die v. a. schwerwiegende Erkrankungen ausschließt, sollte erfolgt sein, bevor eine funktionelle Störung als Ursache der Beschwerden angenommen wird. Die Ösophagogastroduodenoskopie bzw. die Koloskopie sind dafür die wichtigsten technischen Untersuchungen. Diagnostische Methoden sollten ohne wirklich neue Veranlassung nicht wiederholt werden.

22.5 Allgemeine Therapierichtlinien

Im Umgang mit dem Patienten mit funktionellen Störungen gelten einige allgemeine Regeln:
- Nicht sagen: „Sie haben nichts",
- Aufklärung des Patienten,
    - daß zwar keine prognostisch relevante organische Erkrankung zu finden sei,
    - daß sein Kranksein aber durchaus vom Arzt ernst genommen werde,
    - daß er mit diesen Beschwerden werde leben müssen,
    - daß sie aber kein Zeichen einer progredienten Erkrankung seien.
- Wiedereinbestellen zur Besprechung des Therapieerfolgs.

Deren Beachtung mag an sich schon einen therapeutischen Effekt aufweisen („kleine Psychotherapie"; Van Dulmen et al. 1995). Dieser kann durch Techniken wie autogenes Training unterstützt werden.

Aus ökonomischen und logistischen Gründen ist es nicht möglich, alle Patienten mit vermutlich funktionellen Beschwerden einer erschöpfenden Diagnostik zu unterziehen. Bei einer weiteren Abklärung mit funktionellen Tests kann man in einem Drittel bis zur Hälfte der Patienten, bei denen bei der üblichen Diagnostik keine Ursache der Beschwerden zu finden war, einen pathologischen Befund erheben. Die häufigsten waren bei der funktionellen Dyspepsie gastroösophagealer Reflux, verzögerte Magenentleerung und Gallengangsdyskinesie (Klauser et al. 1993), im Falle des IBS langsamer Kolontransit und Defäkationsstörungen (Klauser et al. 1996). Es wäre aber überzogen, alle Patienten einer ausgedehnten Diagnostik zu unterziehen, zumal diese selten Einfluß auf das weitere Prozedere hat.

In der Praxis wird man häufig relativ früh einen Therapieversuch unternehmen, der bei Versagen wiederum von einem diagnostischen Schritt gefolgt wird.

Bevor bei Patienten mit lang anhaltenden Symptomen die „Diagnose" IBS gestellt wird, sollten einige faßbare Ursachen ausgeschlossen sein (Tabelle 22.1).

Tabelle 22.2. Probatorische Therapie bei funktioneller Dyspepsie

Leitsymtom	Erste Maßnahme
Refluxverdächtig	Protonenpumpenblocker
Völlegefühl	Prokinetika
Krampfartig	Spasmolytika

Tabelle 22.3. Probatorische Therapie des IBS

Leitsymptom	Erste Maßnahme
Falsche Erwartung (z. B. über Stuhlfrequenz)	Aufklärung
Niedrige Stuhlfrequenz	Ballaststoffe
Chronische Diarrhö	Loperamid
„Blähungen"	Diät überprüfen (meide Sorbit, Ballaststoffe)
Aufgetriebenes Abdomen	Prokinetikum
Schmerz	Spasmolytikum
Somatisierung	Psychotherapie, Antidepressivum

22.5.1
Diätetische Therapie

Eine systematische Testung auf Nahrungsmittelunverträglichkeit durch Exklusionsdiät ist aufwendig und lohnt sich nur bei anamnestischen Hinweisen (s. Kap. 36).

Bei Symptomen, die mit einer Kohlenhydratmalabsorption vereinbar sind, sollte stets eine Unverträglichkeit von Laktose, Sorbit und Fruktose durch deren zeitweilige Meidung oder einen H_2-Atemtest ausgeschlossen werden.

Insbesondere bei der chronischen Obstipation, aber auch beim IBS mit Diarrhö sind die Verordnung einer ballaststoffreichen Ernährung bzw. von Ballaststoffpräparaten sehr populär, aber nicht immer so erfolgreich wie gewünscht (Preston u. Lennard-Jones 1986). Patienten mit Colon irritabile verschlechtern sich auf Ballaststoffe in mehr als der Hälfte der Fälle und bessern sich in nur 10 % (Francis u. Whorwell 1994).

22.5.2
Symptomgesteuerte Therapie

Die initiale Behandlung richtet sich nach der vorherrschenden Symptomatik (Tabelle 22.2 und 22.3). Die medikamentöse Probebehandlung trägt auch Plazebocharakter und kann die Zeit bis zu einer spontanen Besserung der Beschwerden überbrücken.

Bei der Dyspepsie muß man verschiedene Formen der medikamentösen probatorischen Therapie unterscheiden.
1. Bei dyspeptischen Beschwerden ohne vorangegangene Diagnostik zur Vermeidung überflüssiger Endoskopien. Diese Strategie ist nicht effektiv.
2. Bei negativer Endoskopie sollte beim geringsten Verdacht auf eine endoskopienegative gastroösophageale Refluxerkrankung eine säuresuppressive probatorische Therapie erfolgen. Eine hochdosierte probatorische Therapie mit einem Protonenpumpenhemmer (untersucht wurde 2mal 40 mg Omeprazol/Tag) über eine Woche erbringt eine auch diagnostisch verwertbare Aussage mit einer Sensitivität und Spezifität von > 85 % (Schindlbeck et al. 1995).

„Spezifische" Therapie

Diese ist angezeigt, wenn sich eine spezifische Ursache der Beschwerden identifizieren ließ, die einer pharmakologischen Behandlung zugänglich ist oder wenn sich eine probatorische Therapie bewährt hat (s. Kap. 16). Bei Patienten, die vorwiegend über Schmerzen klagen, kommt die niedrig dosierte Gabe von Antidepressiva in Betracht, die sich in dieser Dosierung – wie bei manchen neuropathischen Schmerzen – als „viszerale Analgetika" eignen (Stockbrügger et al. 1999). Eine klare Trennung zwischen analgetischen und antidepressiven Effekten ist aber nicht möglich. Kontrollierte Studien liegen bisher nur für die älteren tri- und tetrazyklischen Antidepressiva vor, die auch anticholinerg (und damit potentiell spasmolytisch) wirken. Die Ergebnisse mit den neueren „Perzeptionsmodulatoren" Fedotozine, 5HT3-Antagonisten, Somatostatin und Oxytocin sind bisher ebenfalls nicht recht überzeugend. Allerdings ist es denkbar, daß geeignet selektionierte Subgruppen von Patienten besser ansprechen.

Bei vorwiegend abdominellen Schmerzen stehen in diversen Formen der Psychotherapie wirksame Behandlungsmaßnahmen zur Verfügung: dynamische (psychoanalytisch orientierte) Psychotherapie, Verhaltenstherapie, Hypnose, Biofeedback, Gruppentherapie, funktionelle Entspannung (Csef 1996; Whorwell 1987). Da diese Behandlungsformen allerdings recht aufwendig sind und die Patienten häufig unwillig reagieren, wenn man eine Psychotherapie erwähnt, ist die Bedeutung dieser Verfahren leider recht gering.

Fehler

Patienten mit funktionellen Störungen sind oft lästig und frustrierend. Es ist unabdingbar, sich schon beim ersten Kontakt einen Eindruck von der Persönlichkeit zu verschaffen, um eine einseitig organotrope Sicht mit daraus resultierender unangemessener Diagnostik zu vermeiden. So ist es falsch, ohne neue Aspekte apparative Untersuchungen wie Endoskopien zu wiederholen.

Der fehlende diagnostische und therapeutische Erfolg kann zu einer narzißtischen Kränkung des Arztes führen, auf die es mehrere unangemessene Reaktionsformen gibt (Tabelle 22.4).

Schlußbemerkung

Die korrekte Einordnung von Beschwerden als „funktionell" erspart dem Patienten ein fortgesetztes Gefühl von Unsicherheit sowie überflüssige diagnostische Maßnahmen. Da die Pathophysiologie solcher Beschwerden weitgehend ungeklärt ist, erscheint die Klassifizierung anhand der Symptome naheliegend. Außerdem gibt sie einen Anhalt für die Therapiewahl. Begriffe wie „Funktionelle Dyspepsie" und „Irritabler Darm" sind dem Patienten als Abschluß der Diagnostik besser zu vermitteln als „Beschwerden unklarer Ursache". Der Arzt sollte sich durch die handlichen Bezeichnungen jedoch nicht über sein eigenes Unwissen hinwegtäuschen.

Literatur

Zu Abschn. 22.1 – 22.5

Adang RP, Ambergen AW, Talmon JL, Hasman A, Vismans JF, Stockbrugger EW (1996) The discriminant value of patient characteristics and dyspeptic symptoms for upper gastrointestinal endoscopic findings: a study on the clinical presentation of 1,147 patients. Digestion 57: 118–134

Agreus L, Svardsund K, Nyren O, Tibblin G (1995) Irritable bowel syndrome and dyspepsia in the general population: overlap and lack of stability over time. Gastroenterology 109: 671–690

Barbera R, Feinle C, Read NW (1995) Nutrient-specific modulatin of gastric mechnaosensitivity in patients with functional dyspepsia. Dig Dis Sci 40: 2636–3641

Blum AI, Talley NJ, O'Morain C, Veldhuyzen van Zanten S, Labenz J, Stolte M, Louw JA, Stubberod A, Theodors A, Sundin M, Bolling-Sternevald E, Junghard O (1998) Lack of effect of treating Helicobacter pylori infection in patients with non-ulcer dyspepsia. N Engl J Med 339: 1875–1881

Collins SM (1992) Is the irritable gut an inflamed gut? Scand J Gastroenterol 27 Suppl 192: 102–105

Crean GP, Holden J, Knill. Jones RP, Beattle AD, James WB, Marjoribanks PM, Spiegelhalter DJ (1994) A database on dyspepsia. Gut 35: 191–202

Csef H (1996) Neuere psychosomatische Beiträge zur Pathogenese und Therapie des Colon irritabile. Z Gastroenterol 34: 250–255

Cuperus P, Keeling PW, Gibney MJ (1996) Eating patterns in functional dyspepsia: a case control study. Eur J Clin Nutr 50: 520–523

Dapoigny M, Abitbol JL, Fraitag B (1995) Efficacy of peripheral kappa agonist fedotozine versus placebo in treatment of irritable bowel syndrome. A multicenter dose-response study. Dig Dis Sci 10: 2244–2249

Drossman DA (1992) Psychosocial factors in functional dyspepsia. Eur J Gastroenterol Hepatol 4: 602–607

Drossman DA, Richter JE, Talley NJ, Thompson WG, Corazziari E, Whitehead WE (1994) The functional gastrointestinal disorders. Diagnosis, pathophysiology, and treatment – a multinational consensus. Little Brown, Boston

Edwards CA, Brown S, Baxter AJ, Bannister JJ, Read NW (1989) Effect of bile acid on anorectal function in man. Gut 30: 383–386

Fernandez-Benarez F, Esteve-Pardo M, de Leon R, Humbert P, Carbé E, Llovet JM, Gassull MA (1993) Sugar malabsorption in functional bowel disease: Clinical implications. Am J Gastroenterol 88: 2044–2050

Francis CY, Whorwell PJ (1994) Bran and irritable bowel syndrome: time for reappraisal. Lancet 344: 39–40

Gilvarry J. Buckley MJM, Beattie S, Hamilton H, O'Morain ETWA (1997) Eradication of Helicobacter pylori affects symptoms in non-ulcer dyspepsia. Scand J Gastroenterol 32: 535–540

Gorard DA, Libby GW, Farthing MJG (1994) Ambulatory small intestinal motility in „diarrhoea" predominant irritable bowel syndrome. Gut 35: 203–10

Tabelle 22.4. Unangemessene Reaktionen des Arztes auf die narzißtische Kränkung durch den „refraktären funktionellen Patienten"

Art der Reaktion	Beispiel
Umdeutung in organische Erkrankung	Gastritis, Mykose
Bestrafung	Verordnung einer ungesicherten Diät
Abschreckung von erneuter Konsultation	Verbot bisher wirksamer Laxantien
Vorschnelle Psychiatrisierung	„Neurotische Störung", „Psychopath"
Herabsetzende Etikettierung	„Lehrer ist kein Beruf, sondern eine Diagnose"
Selbstrechtfertigung	„Koryphäenkillersyndrom"

Gwee KA, Leong YL, Graham C, McKendrick MW, Collins SM, Walters SJ, Underwood JE, Read NW (1999) The role of psychological and biological factors in postinfective gut dysfunction. Gut 44: 400–406

Heaton KW, O'Donnell LJD, Braddon FEM, Mountford RA, Hughes AO, Cripps PJ (1992) Symptoms of irritable bowel syndrome in a British urban community: consulters and nonconsulters. Gastroenterology 102: 1962–1967

Houghton LA, Wych J, Whorwell PJ (1995) Acute diarrhoea induces rectal sensitivity in women but not men. Gut 37: 270–273

ICD 10 (1992) International Statistical Classification of Diseases and Related Health Problems, vol 1, 10th Revision. Geneva, WHO

Jones RH (1996) Clinical economics review. Gastrointestinal disease in primary care. Aliment Pharacol Ther 10: 233–239

Katschinski M, Lederer P, Ellerman K, Ganzleben R, Lux G, Arnold R (1990) Myoelectric and manometric patterns of human rectosigmoid colon in irritable bowel syndrome and diverticulosis. Scand J Gastroenterol 25: 761–768

Kay L, Jorgensen T, Schultz-Larsen K, Davidsen M (1996) Irritable bowel syndrome and upper dyspepsia among the elderly: a study of symptom clusters in a random 70 year old population. Eur J Epidemiol 12: 199–204

Klauser AG, Voderholzer WA, Knesewitsch PA, Schindlbeck NE, Müller-Lissner SA (1993) What is behind dyspepsia? Dig Dis Sci 38: 147–154

Klauser AG, Voderholzer WA, Schindlbeck NE, Müller-Lissner SA (1996) Functional diagnostic work-up in patients with irritable bowel syndrome. Z Gastroenterol 34: 273–278

Koch A, Voderholzer WA, Klauser AG, Müller-Lissner SA (1997) Symptoms in chronic constipation. Dis Colon Rectum 40: 902–906

Labenz J, Blum AL, Bayerdörffer E, Meining A, Stolte M, Börsch G (1997) Curing Helicobacter pylori infection in patients with duodenal ulcer may provoke reflux esophagitis. Gastroenterology 112: 1442–1447

Lembo T, Munakata J, Mertz H, Niazi N, Kodner A, Nikas V, Mayer EA (1994) Evidence for the hypersensitivity of lumbar spanchnic afferents in irritable bowel syndrome. Gastroenterology 107: 1686–1696

Louvel D, Delvaux M, Staumont G, Caman F, Fioramonit J, Bueno L, Frexinos J (1996) Intracolonic injection of glycerol: a model for abdominal pain in irritable bowel syndrome? Gastroenterology 110: 351–361

Mayer EA, Gebhardt GF (1994) Basic and clinical aspects of visceral hyperalgesia. Gastroenterology 107: 271–293

Mearin F, De Ribot X, Balboa A, Antolin M, Varas MJ, Malagelada JR (1995) Duodenogastric bile relfux and gastrointestinal motility in pathogenesis of functional dyspepsia. role of cholecystectomy. Dig Dis Sci 40: 1703–1709

Mullan A, Kavanagh P, O'Mahony P, Joy T, Gleeson F, Gibney MJ (1994) Food and nutrient intakes and eating patterns in functional and organic dyspepsia. Eur J Clin Nutr 48: 97–105

Müller-Lissner SA (1991) Duodenogastric reflux. In: Galmiche J-P, Jian R, Mignon M, Ruszniewski P (eds) Non-ulcer dyspepsia: pathophysiological and therapuetic approaches. John Libbey eurotext, Paris, pp 129–135

Munataka J, Naliboff B, Harraf F, Kodner A, Lembo T, Chang L, Silverman DHS, Mayer EA (1997) Repetitive sigmoid stimulation induces rectal hyperalgesia in patients with irritable bowel syndrome. Gastroenterology 112: 55–63

Nabar AA, Bhatia SJ, Abraham P, Ravi P, Misray FP (1995) Total and segmental colonic transit time in non ulcer dyspepsia. Indian J Gastroenterol 14: 131–134

Naliboff BD, Munataka J, Fullerton S, Gracely RH, Kodner A, Harraf F, Mayer EA (1997) Evidence for two distinct perceptual alterations in irritable bowel syndrome. Gut 41: 505–512

Nyrén O, Adami HO, Gustavsson S, Lööf L, Nyberg A (1985) Social and economic effects of non-ulcer dyspepsia. Scand J Gastroenterol 20 Suppl 109: 41–45

Olubuyide IO, Olawuyi F, Fasanmade AA (1995) A study of irritable bowel syndrome diagnosed by Manning ciceria in an African population. Dig Dis Sci 40: 983–385

Pace F, Coremans G, Dapoigny M, Müller-Lissner S, Smout A, Stockbrügger R, Whorwell P (1995) Therapy of irritable bowel syndrome – an overview. Digestion 56: 433–442

Preston DM, Lennard-Jones JE (1986) Severe chronic constipation of young women: "idiopathic slow transit constipation". Gut 27: 41–48

Ritchie J, Misiewicz JJ (1973) Pain from distension of the pelvic colon by inflating a balloon in the irritable colon syndrome. Gut 14: 125–132

Schindlbeck NE, Klauser AG, Voderholzer WA, Müller-Lissner SA (1995) Empiric therapy for gastroesophageal reflux disease. Arch Int Med 155: 1808–1812

Silverman DH, Munakata JA, Ennes H, Mandelkern MA, Hoh CK, Mayer EA (1997) Regional cerebral activity in normal and pathological perception of visceral pain. Gastroenterology 112: 64–72

Sonnenberg A (1989) Epidemiologie der Obstipation. In: Müller-Lissner SA, Akkermans LMA (Hrsg) Chronische Obstipation und Stuhlinkontinenz. Springer, Berlin Heidelberg New York Tokyo, S 141–156

Sonnenberg A, Everhardt JE, Brown DM (1994) The economic cost of constipation. In: Kamm MA, Lennard-Jones JE (eds) Constipation. Wrightson Biomedical, Petersfield/UK, pp 19–29

Stockbrügger R, Coremans G, Creed F, Dapoigny M, Müller-Lissner SA, Pace F, Smout A, Whorwell PJ (1999) Psychosocial background and intervention in the irritable bowel syndrome. Digestion 60: 175–186

Talley NJ, McNeil D, Hayden A, Colreavy C, Piper DW (1987) Prognosis of chronic unexplained dyspepsia. A prospecitve study of potential predictor variables in patients with endoscopically diagnosed non-ulcer dyspepsia. Gastroenterology 92: 1060–1066

Talley NJ, Zinsmeister JR, Schleck CD, Melton LJ III (1992) Dyspepsia and dyspepsia subgroups: a population-based study. Gastroenterology 102: 1259–1268

Talley NJ, Zinsmeister AR, Schleck CD, Melton LJ 3rd (1994) Smoking, alcohol, and analgesics in dyspepsia and among dyspepsia subgroups: lack of an association in a community. Gut 35: 619–624

Talley NJ (1996) Helicobacter and non-ulcer dyspepsia. Scand J Gastroenterol Suppl 220: 19–22

Thumshirn M, Camilleri M, Saslow SB, Williams DE, Burton DD, Hanson RB (1999) Gastric accomodation in non-ulcer dyspepsia and the roles of Helicobacter pylori infection and vagal function. Gut 44: 55–64

Van Dulmen AM, Fennis JF, Mokkink HG, Van der Velden HG, Bleijenberg G (1995) Doctor-dependent changes in complaint-related cognitions and anxiety during medical consultations in functional abdominal complaints. Psychol Med 25: 1011–1018

Walker EA, Gelfand AN, Gelfand MD, Katon WJ (1995) Psychiatric diagnoses, sexual and physical victimization, and disability in patients with irritable bowel syndrome or inflammatory bowel disease. Psychol Med 25: 1259–1267

Whitehead WE, Winget C, Fedoravicius AS, Wooley S, Blackwell B (1982) Learned illness behaviour in patients with irritable bowel syndrome and peptic ulcer. Dig Dis Sci 27: 202–208

Whorwell P, Prior A, Colgan SM (1987) Hypnotherapy in severe irritable bowel syndrome. Gut 28: 423–425

III Entzündliche Erkrankungen

Das Immunsystem im Gastrointestinaltrakt – Mechanismen der Entzündung

A. Stallmach · M. Zeitz

Inhalt

23.1 Das antigenunspezifische Abwehrsystem im Gastrointestinaltrakt *174*
23.1.1 Angeborene Immunität („innate immunity") *174*
23.2 Antigenspezifiische, erworbene Abwehrsysteme („aquired immunity") *175*
23.2.1 Antigenpräsentation *175*
23.2.2 Zelldifferenzierung *176*
23.3 Anatomischer und funktioneller Aufbau des darmassoziierten Immunsystems *178*
23.3.1 Afferenter Schenkel des darmassoziierten Immunsystems *178*
23.3.2 Efferenter Schenkel des darmassoziierten Immunsystems *179*
23.3.3 Extrazelluläre Matrix *180*
23.4 Migration von Leukozyten im Rahmen der Entzündungsreaktion *180*
23.5 Mediatoren der Entzündung *182*
23.6 Mukosale Entzündung am Beispiel chronisch entzündlicher Darmerkrankungen *184*

Der Gastrointestinaltrakt stellt mit 100–400 m² die weitaus größte Oberfläche dar, mit der der Körper mit der Außenwelt in Kontakt steht. Im Darmlumen befinden sich zahlreiche Mikroorganismen und Substanzen, die für den Körper Fremdstoffe (Antigene) darstellen. Die Aufnahme dieser Antigene kann für den Menschen deletäre Folgen haben. Die Mukosa im Gastrointestinaltrakt muß deshalb über sehr effektive Mechanismen verfügen, um den Organismus vor dem Eindringen dieser Fremdstoffe zu schützen.

Für diese Aufgabe besitzt der Gastrointestinaltrakt sog. „angeborene, antigenunspezifische Abwehrsysteme", die überwiegend durch Monozyten/Makrophagen vermittelt werden. Daneben finden sich antigenspezifische Reaktionen des Immunsystems (der sog. „erworbenen Abwehr"). Etwa 50–70 % aller lymphatischen Zellen des Organismus sind im Immunsystem des Gastrointestinaltrakts lokalisiert.

Unter physiologischen Bedingungen besteht die zentrale Funktion der Abwehrsysteme darin, relevante, potentiell pathogene von irrelevanten, apathogenen Antigenen zu unterscheiden. Nur durch diese Differenzierung kann einerseits der Organismus vor einer überschießenden Immunantwort auf irrelevante Antigene geschützt werden. Andererseits wird dadurch die Abwehr pathogener Antigene möglich.

Besonders zu betonen ist, daß in der Regel im Gastrointestinaltrakt die Abwehr pathogener Antigene ohne ausgeprägte Entzündungsreaktion geschieht. Aus der Vielzahl der verschiedenen Antigene im Darmlumen würden ständig überschießende, chronische Entzündungsreaktionen resultieren, wenn die Abwehrsysteme im Gastrointestinaltrakt nicht durch eine spezielle Hyporeaktivität bzw. Toleranz gegenüber den verschiedenen Nahrungsmittelbestandteilen und Antigenen der physiologischen Darmflora gekennzeichnet wären (Tabelle 23.1).

Für das Verständnis der Reaktionen im Immunsystem des Körpers ist wichtig, daß für eine komplette Aktivierung von Lymphozyten 4–5 Tage notwendig sind. In dieser Zeit schützt das angeborene Immunsystem den Organismus vor der Ausbreitung von Pathogenen. Eine vollständige Abwehrreaktion läßt sich grundsätzlich in 3 Phasen unterteilen (Tabelle 23.2). Die 1. Phase basiert auf vorhandenen Mechanismen des angeborenen Immunsystems, die ohne Induktion direkt auf Krankheitserreger einwirken. Nach einigen Stunden setzt eine 2. Phase ein, in der zwar schon induzierte, aber weiterhin unspezifische Abwehrreaktionen stattfinden. Diese beiden Phasen unterscheiden sich grundsätzlich von der adaptiven, antigenspezifischen

Tabelle 23.1. Charakteristika der Kompartimente im Immunsystem des Gastrointestinaltrakts, die eine überwiegend antiinflammatorische Reaktion vermitteln

T-Zellen	Systemische Areaktivität gegen Nahrungsmittelbestandteile und Antigene der physiologischen Darmflora
Monozyten/ Makrophagen	Hyporeaktivität gegen bakterielle Antigene, wie z. B. LPS
Sekretorisches IgA (sIgA)	Neutralisation von Antigenen durch Komplexbildung, aber schwache Komplementaktivierung und somit nur geringes proinflammatorisches Potential

Tabelle 23.2. Verlauf einer primären Immunantwort

	Sofort	Früh (4–96 h)	Spät (> 96 h)
Induktion	Nein	Ja	Ja
Spezifität	Nein	Nein/ja	Ja
Gedächtnis	Nein	Nein	Ja
Mediatoren	Komplement, Akutphasenproteine	Monozyten/Makrophagen, Neutrophile	T- und B-Zellen

Immunantwort. Sie sind niemals spezifisch, und sie erzeugen kein immunologisches Gedächtnis. In der 3. Phase ist eine adaptive Immunantwort, die auf der klonalen Aktivierung von Lymphozyten beruht, nachzuweisen.

23.1
Das antigenunspezifische Abwehrsystem im Gastrointestinaltrakt

Die antigenunspezifischen Abwehrsysteme im Gastrointestinaltrakt umfassen luminale Faktoren wie Säure, proteolytische Enzyme, Gallensalze und eine Reihe anderer antimikrobieller Moleküle, die destruktiv auf das pathogene oder antigene Potential von luminalen Mikroorganismen oder Antigenen wirken.

Weiterhin bilden Muzine und Trefoilpeptide zusammen mit dem intestinalen Epithel eine physikalische Barriere, die das Eindringen von luminalen Bestandteilen verhindert. Die Bedeutung dieser Barriere wird eindrucksvoll durch tierexperimentelle Beobachtungen bei N-Cadherin-mutierten Mäusen belegt. Die intestinale Barriere ist bei diesen Tieren durch eine verminderte Zell-Zell-Bindung zwischen Enterozyten gestört; die Tiere entwickeln eine chronische Kolitis. Es wird postuliert, daß das verstärkte Eindringen luminaler Antigene in die Darmmukosa unter Umgehung des klassischen induktiven Weges der Immunantwort (s. unten) zu einer chronischen, transmuralen Entzündung führt (Hermiston u. Gordon 1995). Neben diesen Faktoren wird die antigenunspezifische Abwehr durch das angeborene Immunsystem vermittelt.

23.1.1
Angeborene Immunität („innate immunity")

Die angeborene Immunität basiert im wesentlichen auf Reaktionen des Komplementsystems und von Phagozyten. Daneben sind antimikrobiell wirkende von intestinalen Panethzellen und von Neutrophilen produzierte Proteine, die die Permeabilität von Bakterien steigern können (bactericidal/permeability-increasing protein = BPI), von Bedeutung. Die Komponenten des angeborenen Immunsystems reagieren auf *konservierte Oberflächenmoleküle* (Kohlenhydrate und Lipide) von Mikroorganismen. Diese Strukturen binden an spezifische Rezeptoren (LPS-Rezeptor, Glykanrezeptor, Mannoserezeptor, Scavengerrezeptor) auf der Zellmembran von Monozyten/Makrophagen und lösen zelluläre Reaktionen aus, die grundsätzlich in 4 Hauptfunktionen unterteilt werden können:
1. Phagozytose,
2. Zytotoxizitätsreaktionen (antikörperabhängig oder -unabhängig),
3. Sekretion [Arachidonsäuremetaboliten, Zytokine (Interleukin-1β, TNF-α), Sauerstoffmetaboliten, Enzyme] und
4. Immunregulation [Kooperation mit Lymphozyten (Antigenprozessierung und -präsentation), Sekretion von Monokinen, unspezifische Immunsuppression].

Komplementsystem

Neben den Phagozyten ist das Komplementsystem eines der wichtigsten Abwehrsysteme von extrazellulären Pathogenen. Grundsätzlich können 2 Wege der Komplementaktivierung unterschieden werden (Abb. 23.1):
– der klassische Weg, der durch Antikörper ausgelöst wird, und
– der alternative Weg, der unabhängig von Antikörpern als ein Teil der angeborenen Immunität ausgelöst wird.

Beide Wege sind in der Frühphase durch eine Abfolge von Spaltungsreaktionen, bei denen das gößere Spaltprodukt zur Aktivierung der nächsten Kaskade führt, charakterisiert. Beide Wege führen zur Bildung einer C3/C5-Konvertase, die das wichtigste Effektormolekül des Komplementsystems darstellt. Die C3/C5-Konvertase kann kovalent an die Oberfläche von Pathogenen binden und lokal die Synthese von bis zu 1.000 Molekülen von C3b, der wichtigsten terminalen Komplementkomponente, bewirken. Die C3/C5-Konvertase initiiert auch Polymerisierungsreaktionen, bei denen sich

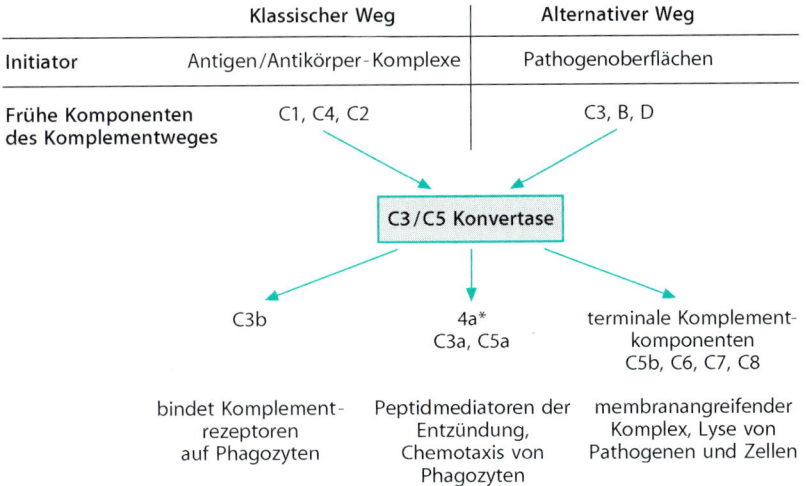

Abb. 23.1. Überblick über die wichtigsten Komponenten und Auswirkungen des Komplements. Die frühen Vorgänge des klassischen oder alternativen Weges umfassen eine Kaskade, die zur Bildung der C3/C5-Konvertase führt. An diesem Punkt laufen beide Wege zusammen und münden in den verschiedenen Effektorfunktionen. Das größere Spaltfragment C3b bindet an die Membranen und opsoniert Bakterien, die dann von Phagozyten aufgenommen werden können. Die kleineren Fragmente von C5 und C3 sind Peptidmediatoren der lokalen Entzündung. C3b bindet an C5, wodurch C5b entsteht, welches mit der bakteriellen Membran assoziiert. Schließlich entstehen terminale Komponenten des Komplementsystems, die sich zu einem membranangreifenden Komplex zusammenfügen, der die Zellmembran der Pathogene schädigt. (Mod. nach Janeway u. Travers 1995)

andere terminale Komplementkomponenten so zusammenlagern, daß sie einen membrandestruierenden Komplex bilden, der in Poren des Erregers eindringt und ihn abtötet.

Zusätzlich werden an der Zellmembran des Mikroorganismus gebundene Komplementkomponenten von spezifischen Komplementrezeptoren (CR) auf Phagozyten erkannt. Von den 5 bekannten CR ist der C3b-Rezeptor CR1 am besten charakterisiert. Er wird auf Makrophagen und polymorphen Leukozyten exprimiert. Freies C3b allein kann über CR1 keine Phagozytose auslösen. Ist C3b jedoch an einen Mikroorganismus gebunden, induziert es in präaktivierten Makrophagen die Phagozytose des opsonierten Erregers. Die Präaktivierung dieser Zellen kann z.B. durch von T-Zellen sezerniertes IFN-(Interferon-)γ oder extrazelluläre Matrixproteine wie Fibronektin ausgelöst werden.

23.2
Antigenspezifische, erworbene Abwehrsysteme („acquired immunity")

Die Antigenerkennung während der adaptiven Immunantwort wird durch 2 unterschiedliche Gruppen von hochvariablen Rezeptormolekülen vermittelt, nämlich den von B-Zellen produzierten Immunglobulinen und den antigenspezifischen Rezeptoren der T-Zellen. Eine adaptative Immunantwort wird ausgelöst, wenn Pathogene den angeborenen Abwehrmechanismen entgehen oder eine bestimmte Antigenmenge überschritten wird. Diese spezifische Immunanwort wird dabei durch das Zusammenspiel zwischen T-Zellen, B-Zellen, regulierenden T-Zellen und antigenpräsentierenden Zellen vermittelt.

23.2.1
Antigenpräsentation

Die wichtigsten professionellen antigenpräsentierenden Zellen sind hochspezialisierte dendritische Zellen, deren einzige Funktion darin besteht, Antigene zu präsentieren. Für das Verständnis der Immunantwort ist es wichtig, daß für die Antigenpräsentation MHC-Klasse-I-Moleküle Antigene aus dem Zytosol an die Zelloberfläche transportieren, wo der Peptid-MHC-Klasse-I-Komplex von CD8-positiven Zellen erkannt wird. Werden Antigene von nichtprofessionellen antigenpräsentierenden Zellen, z. B. Epithelzellen im Rahmen einer Virusinfektion, in Zusammenhang mit MHC-Klasse-I-Molekülen präsentiert, resultiert aus der Aktivierung der CD8-positiven Zellen in der Regel die Zerstörung der Zelle. Peptide aus dem vesikulären System werden mit MHC-Klasse-II-Molekülen als

Komplex auf der Zelloberfläche präsentiert, der durch CD4-positive Zellen erkannt wird. Hieraus folgt in der Regel die Aktivierung von inflammatorischen CD4-positiven Zellen, die Makrophagen stimulieren oder die Aktivierung von CD4-positiven Helferzellen, die B-Zellen, stimulieren, Immunglobuline zu produzieren (s. unten TH_1/TH_2-Konzept).

Neben der Präsentation von Antigenen durch MHC-Moleküle und Kopplung an den T-Zell-Rezeptor setzt die Induktion einer T-Zell-vermittelten Immunantwort die Bindung zwischen weiteren sog. „kostimulatorischen Molekülen" [u. a. CD40 (Ligand: CD40L), CD80/86 (Ligand: CD28) und CD2 (Ligand: CD58)] auf der antigenpräsentierenden Zelle und der T-Zelle voraus.

■ **B7-vermittelte Kostimulation.** Eines dieser kostimulatorischen Signale, das für eine produktive Immunantwort wichtig ist, wird durch Mitglieder der B7-Familie, B7–1 (CD80) und B7–2 (CD86) vermittelt. Diese Glykoproteine gehören zu der Immunglobulinsuperfamilie. Die B7-Kostimulation resultiert in der gesteigerten Transkription von multiplen Zytokinen, der klonalen T-Zell-Expansion und verschiedenen Effektorfunktionen. Die biologische Bedeutung konnte erst in den letzten Jahren u. a. in verschiedenen tierexperimentellen Modellen aufgezeigt werden. So besitzt die B7-vermittelte Kostimulation Bedeutung für immunologische Prozesse bei Autoimmunerkrankungen, der immunologischen Tumorabwehr und der Transplantatabstoßung (zur Übersicht Boussiotis et al. 1996). Fehlt das B7-vermittelte kostimulatorische Signal bei der Antigenpräsentation, resultiert eine langanhaltende antigenspezifische Anergie der T-Zellen mit Entwicklung einer Toleranz. Werden im Rahmen von entzündlichen Prozessen, wie z. B. bei der chronischen Virushepatitis-C-Infektion (Mochizuki et al. 1997), der Helicobacter-pylori-Infektion oder auch bei chronisch entzündlichen Darmerkrankungen, die Mitglieder der B7-Familie verstärkt exprimiert, perpetuiert die Immunantwort.

■ **Glykoprotein CD1d und Interaktion mit CD8-positiven Lymphozyten.** Experimentelle Studien der letzten Jahre haben gezeigt, daß neben den klassischen antigenpräsentierenden Zellen auch Epithelzellen in der Lage sind, Antigen direkt aufzunehmen und zu prozessieren. Sowohl im murinen (Bland u. Warren 1986) als auch im humanen System (Mayer u. Shlien 1987) wurde gezeigt, daß normale Epithelzellen aus dem Intestinaltrakt lösliche Proteinantigene T-Lymphozyten präsentieren können. Interessanterweise führt diese Antigenpräsentation zur Induktion von CD8-positiven, Suppressorzellen. Intestinale Epithelzellen exprimieren auch unter physiologischen Bedingungen auf ihrer Oberfläche MHC-Klasse-II-Moleküle. Man würde daher vermuten, daß durch diese Form der Antigenpräsentation CD4-positive Helferzellen induziert werden. Experimente unter Verwendung blokkierender Antikörper ergaben jedoch, daß nicht die klassischen MHC-Moleküle für die Interaktion mit T-Zellen verantwortlich zu machen sind; vielmehr scheint das strukturell mit den MHC-Klasse-I-Molekülen verwandte Glykoprotein CD1d für die Interaktion mit CD8-positiven Lymphozyten entscheidend zu sein (Blumberg et al. 1991). Dieses wird in seiner Funktion durch ein großes Glykoprotein (gp180; Molekulargewicht 180.000; Mayer u. Eisenhardt 1990), welches als ein akzessorisches Molekül fungiert, moduliert. Diese Untersuchungen belegen, daß auch die Antigenaufnahme außerhalb der Lymphfollikel unter physiologischen Bedingungen die Induktion einer Immunantwort mit einer supprimierenden T-Zell-Antwort bedingen kann.

23.2.2
Zelldifferenzierung

T-Zellen

Um eine adaptative Immunantwort zu vermitteln, müssen naive T-Zellen zur Proliferation angeregt werden, um anschließend zu antigenspezifischen Zellen, den sog. T-Effektorzellen, zu differenzieren. Anders als die Zellen des angeborenen Immunsystems können T-Zellen durch Bindung an den T-Zell-Rezeptor (TCR) nur Antigene erkennen, wenn sie von anderen Zellen auf der Oberfläche in Assoziation mit MHC-Molekülen präsentiert werden; eine T-Zelle reagiert nicht auf lösliches Antigen.

Grundsätzlich besteht der T-Zell-Rezeptor aus 2 verschiedenen Polypeptidketten. In der Zirkulation dominieren dabei T-Zellen, deren T-Zell-Rezeptor aus einer α- und einer β-Kette besteht. Beide Ketten sind durch Disulfidbrücken homolog miteinander verbunden. Neben der Hauptgruppe von αβ-T-Zellen ist eine weitere Gruppe von T-Zellen bekannt, deren T-Zell-Rezeptor aus einer γ- und einer δ-Kette besteht. Diese γδ-T-Zellen finden sich bevorzugt an Körperoberflächen wie der Haut oder Schleimhäuten. Auffällig ist die relativ geringe Vielfalt der verschiedenen γδ-T-Zell-Rezeptoren. Die Funktion der γδ-T-Zellen ist noch unklar; möglicherweise vermitteln sie zytotoxische Funktionen gegen pathologisch veränderte Epithelzellen (z. B. im Rahmen eines Virusinfekts) und verhindern so die Ausbreitung von Infektionen.

T-Helferzellen

Untersuchungen zur Immunantwort gegen bakterielle und parasitäre Erreger zeigen, daß der Verlauf von Infektionskrankheiten wesentlich durch die selektive Aktivierung von mindestens 2 verschiedenen CD4-positiven Zellsubpopulationen beeinflußt wird (Mosmann u. Coffman 1989). Diese Subpopulationen können phänotypisch nicht voneinander differenziert werden; sie unterscheiden sich aber im Muster der durch sie produzierten Zytokine. Die sog. TH_1-(T-Helfer1-)Zellen produzieren IFN-γ und Interleukin-(IL-)2, während die TH_2-Zellen IL-4, IL-5 und IL-10 produzieren. TH_1- und TH_2-Zellen repräsentieren Differenzierungsformen von sog. TH_0-Vorläuferzellen. Die genauen Mechanismen, die zur Induktion von TH_1- oder TH_2-Zellen bei der Immunantwort führen, sind z. Z. noch nicht vollständig verstanden. Als sicher gilt, daß neben Zytokinen, der extrazellulären Matrix und antigenpräsentierenden Zellen auch Antigencharakteristika über die Induktion von TH_1- oder TH_2-Zellen entscheiden.

Neuere Befunden deuten an, daß neben TH_1- und TH_2-Zellen auch eine weitere funktionell relevante T-Helferzellsubklasse (TH_3) existiert, die vorwiegend durch die Sekretion von TGF-β („transforming growth factor β"), einem suppressiv wirkenden Zytokin, charakterisiert ist. Dieser Zelltyp wurde bisher nur in Studien zur oralen Toleranz gefunden (Weiner et al. 1994).

Für das Verständnis der Immunantwort und der Entzündungsreaktionen ist von Bedeutung, daß durch TH_1-Zellen als Effektorfunktion die zelluläre Zytotoxizität (T-Zell-Proliferation, NK-Zell-Aktivierung, Induktion von zytotoxischen T-Zellen, Makrophagenaktivierung) gefördert wird, während TH_2-Zellen die humorale Immunität (u. a. antikörpervermittelte Zytolyse) stimuliert (Abb. 23.2). Als klinisches Zeichen einer TH_1-dominierten Immunantwort kann die Granulombildung, als Hinweis für eine TH_2-dominierte Immunantwort die Autoantikörperbildung verstanden werden.

B-Zellen

Die IgA-Plasmazellen machen unter physiologischen Bedingungen den weitaus größten Anteil der immunglobulinproduzierenden Zellen der Mukosa aus. Pro Tag wird vom Körper mehr sekretorisches IgA (sIgA) produziert als IgG im peripheren Blut (Conley u. Delacroix 1987). Die von Plasmazellen in der Lamina propria produzierten Immunglobuline gelangen durch einen aktiven Transport (dimeres IgA, polymeres IgM) oder Transsudation (IgG, monomeres IgA) an die Mukosaoberfläche. Für den gerichteten Transport wird IgA in der Lamina propria unter Vermittlung einer Joining-(J-)Kette zu Di- oder Polymeren verknüpft. Diese Polymere binden an auf der basolateralen Zellmembran von Enterozyten exprimierte Glykoproteine (poly-Ig-Rezeptor). Nach Aufnahme des Komplexes in die Zelle wird dieser durch Transzytose an die Mukosaoberfläche transportiert.

Im Gegensatz zu sIgM ist der Komplex aus dimerem IgA und der sekretorischen Komponente kovalent miteinander verknüpft, so daß im Darmlumen ein nur sehr geringer Abbau durch metabolische und mikrobielle Enzyme stattfindet. Zu betonen ist, daß die komplementaktivierenden Eigenschaften von sIgA im Vergleich zu IgG nur gering ausgeprägt sind. Weiterhin werden durch sIgA keine anderen Immunzellen aktiviert bzw. über den Fc-Rezeptor armiert. Aus diesen Eigenschaften leitet sich ein wichtiger Unterschied zur systemischen humoralen Immunantwort ab: Ein Antigenkontakt des in der Darmmukosa gebildeten IgA resultiert in der Regel nicht in einer entzündlichen, destruierenden Immunreaktion. Die protektiven Funktionen des

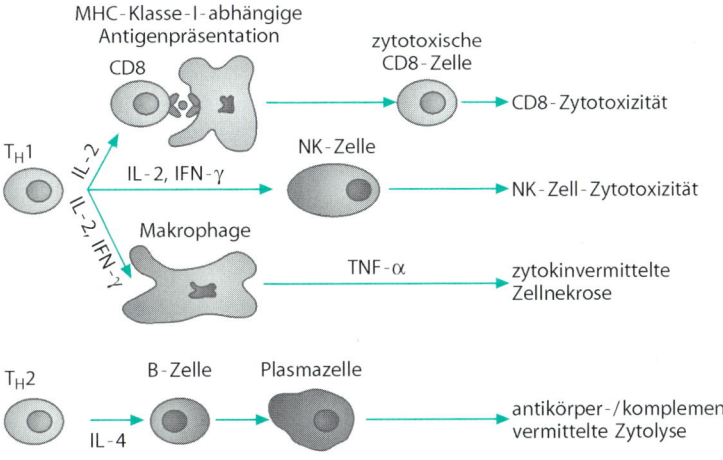

Abb. 23.2. Schematische Darstellung der durch TH_1- und TH_2-Zellen unterstützten Effektorfunktionen

mukosalen sIgA werden somit nicht durch Antigenzerstörung, sondern durch die Komplexierung und Inaktivierung von Antigenen erreicht. Funktionell bedeutsam ist, daß sIgA in der Lage ist, Antigene, z. B. Virusbestandteile, zu binden und in einem Komplex aus der Lamina propria oder aus Enterozyten in das Darmlumen zu transportieren (Kaetzel et al. 1991).

23.3 Anatomischer und funktioneller Aufbau des darmassoziierten Immunsystems

Unter physiologischen Bedingungen finden sich in den 3 Hauptkompartimenten der Darmwand, Epithel, Lamina propria und Lymphfollikel, die in Tabelle 23.3 dargestellten immunkompetenten Zellen.

Anatomisch und funktionell kann das intestinale Immunsystem in einen afferenten und efferenten Schenkel aufgeteilt werden. In dem afferenten Schenkel werden die organisierten lymphatischen Strukturen, die Peyer-Plaques und die Lymphfollikel der Mukosa zusammengefaßt. Antigene werden vom Darmlumen über ein spezialisiertes Epithel, die sog. M-Zellen, in die Peyer-Plaques des Dünndarms bzw. Lymphfollikel des Dickdarms aufgenommen, in denen die mukosale Immunantwort initiiert wird. Lymphozyten verlassen die Follikel und proliferieren in den mesenterialen Lymphknoten. Über den Ductus thoracicus gelangen diese Zellen in die Zirkulation und migrieren zurück in die Lamina propria (ein Vorgang, der als „homing" bezeichnet wird), um hier im Effektorkompartiment ihre Funktion auszuüben (Abb. 23.3).

23.3.1 Afferenter Schenkel des darmassoziierten Immunsystems

M-Zellen

Die über den Lymphfollikeln gelegenen M-Zellen (microfolded oder membranous epithel cells) besit-

Tabelle 23.3. Immunkompetente Zellen der Darmwand

Epithel	T-Zellen	90 %
Lamina propria	T-Zellen	30–50 %
	B-Zellen/Plasmazellen	20–30 %
	Monozyten/Makrophagen	10–15 %
	Mastzellen	< 10 %
Lymphfollikel		
Keimzentrum	T-Zellen	
Mantelzone	B-Zellen	

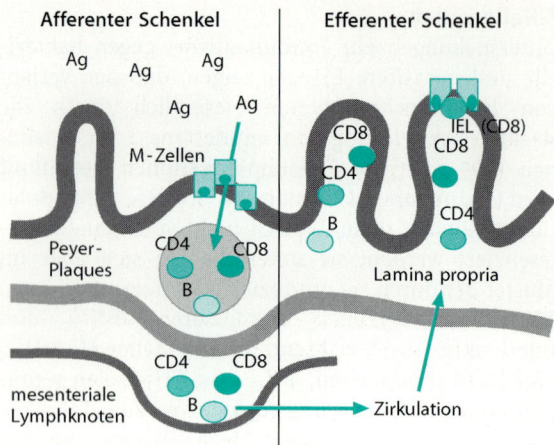

Abb. 23.3. Anatomischer Aufbau des darmassoziierten Immunsystems mit seinem afferenten und efferenten Schenkel

zen eine charakteristische Ultrastruktur. Im Vergleich zu umgebenden Enterozyten ist ihre Glykokalix- bzw. Mukusschicht auf der Oberfläche sehr dünn. Sie besitzen nur wenige, kürzere, manchmal verzweigte Mikrovilli. Das Zytoplasma der M-Zellen ist sehr schmal (0,3 µm), so daß sich unter der basalen Zellmembran ein kuppelförmiger Hohlraum befindet, der Lymphozyten, dendritische Zellen und Makrophagen enthält. Der Ursprung von M-Zellen ist unbekannt. M-Zellen entstehen aus Epithelzellen unter dem Einfluß löslicher Faktoren, die von Lymphozyten aus den Peyerschen Plaques (wahrscheinlich von B-Zellen) sezerniert werden (Kerneis et al. 1996; Kerneis et al. 1997).

Die Hauptfunktion von M-Zellen besteht in der Aufnahme und dem Transport von luminalen Antigenen, einschließlich Viren, Bakterien oder kleinen Parasiten (Owen et al. 1986). Neuere Daten zeigen, daß M-Zellen nicht nur Transportfunktionen besitzen, sondern auch über endosomale, prolysosomale und lysosomale Organellen, in denen MHC Klasse-II-Moleküle exprimiert werden, verfügen (Allan et al. 1993).

Peyer-Plaques und „interdigitating dendritische Zellen (IDC)"

Da die Peyer-Plaques des Dünndarms oder die Lymphfollikel im Dickdarm über kein afferentes lymphatisches Gefäß verfügen, unterscheiden sie sich von Lymphknoten. Peyer-Plaques bestehen aus zahlreichen Follikeln mit Keimzentren und einer Mantelzone aus B-Zellen, die mit T-Zellen und Makrophagen als antigenpräsentierenden Zellen durchsetzt sind. Zwischen den Follikeln im Dombereich finden sich zahlreiche CD4-positive T-Zellen.

Nach dem Transport durch M-Zellen und Aufnahme in die Lymphfollikel werden Antigene von speziellen „interdigitating dendritischen Zellen (IDC)" auf der Oberfläche in Assoziation mit MHC-Klasse-II-Molekülen präsentiert.

Aus dieser Präsentation folgt unter physiologischen Bedingungen die antigenspezifische Aktivierung von CD4-positiven T-Zellen, die in einer systemischen Anergie (Toleranz; Hyporeaktivität von CD4-positiven T-Zellen) und einer lokalen humoralen Immunantwort (vermittelt durch B-Zellen, die durch TH$_2$-positive CD4-Zellen unterstützt werden) resultiert. Als Mechanismen dieser Toleranz ist die klonale Anergie, die klonale Deletion durch Apoptose und die Generation von Suppressorzellen zu nennen (Abb. 23.4). Bei der Antigenpräsentation durch IDC besitzen akzessorische Moleküle und das lokale Zytokinmuster – beide Parameter sind in ihrer Bedeutung bisher nur unvollständig charakterisiert – eine hohe Bedeutung, um diese systemische Toleranz auszulösen. Sicher ist, daß TGF-β ein zentraler Mediator einer Suppression nach oraler Antigenfütterung ist. Durch IL-12 kann die Wirkung von TGF-β und die daraus folgende Toleranz abgeschwächt werden (Marth et al. 1996). So könnten die reziproken Funktionen von IL-12 und TGF-β einen physiologischen Regelkreis darstellen, dessen Störung eine intestinale Entzündung begünstigen kann (Strober et al. 1997).

„Switch"

In den Lymphfollikeln wird auch im Zusammenspiel mit Zytokinen, insbesondere aber TGF-β, durch die TH$_2$-typischen Zytokine sowie die rezeptorvermittelten Interaktionen (CD40L/CD40) zwischen aktivierten CD4-positiven Zellen und B-Zellen die Differenzierung von IgM-Lymphozyten zu IgA-spezifischen B-Zellen, dem sog. „switch", gefördert. Störungen dieser kontrollierten Aufnahme und Prozessierung von Antigenen (physiologischer induktiver Weg der Immunantwort), wie sie z. B. bei einer gesteigerten intestinalen Permeabilität durch Epitheldefekte (wie z. B. beim Morbus Crohn) beobachtet werden, könnten zu erheblichen Veränderungen der mukosalen Immunantwort führen und zur Entstehung von Entzündungsreaktionen beitragen.

„Homing"

Nach Antigenkontakt wandern stimulierte B- und T-Zellen über afferente Lymphbahnen in mesenteriale Lymphknoten. Nach klonaler Proliferation gelangen diese antigenaktivierten, aber noch nicht terminal differenzierten B- und T-Lymphoblasten über den Ductus thoracicus in die Zirkulation, aus der sie zurück in den efferenten Schenkel des darmassoziierten Immunsystems einwandern. Dieser Prozeß des sog. „homings" wird durch Zelladhäsionsrezeptoren, die in einem spezifischen Muster auf Lymphozyten exprimiert werden und die Zell-Zell- und Zell-Matrix-Interaktionen vermitteln, reguliert.

23.3.2
Efferenter Schenkel des darmassoziierten Immunsystems

Die immunkompetenten Zellen der Lamina propria im efferenten Schenkel des darmassoziierten Immunsystems werden im wesentlichen durch T-Zellen, Makrophagen und IgA-Plasmazellen repräsentiert. Intestinale T-Zellen der Lamina propria werden den „memory"-T-Zellen zugerechnet. Zwischen zirkulierenden Memory-T-Zellen und Memory-T-Zellen der Darmmukosa sind jedoch wesentliche phänotypische und funktionelle Unterschiede nachzuweisen. So weisen Memory-T-Zellen der Darmmukosa unter physiologischen Bedingungen folgende funktionelle Besonderheiten auf: Bei der Antigenstimulation über den T-Zell-Rezeptor findet sich im Gegensatz zu zirkulierenden T-Zellen keine Proliferationsantwort, während sich nach Stimulation über den alternativen CD2-vermittelten Aktivierungsweg z. T. verstärkte Proliferationsreaktionen nachweisen lassen.

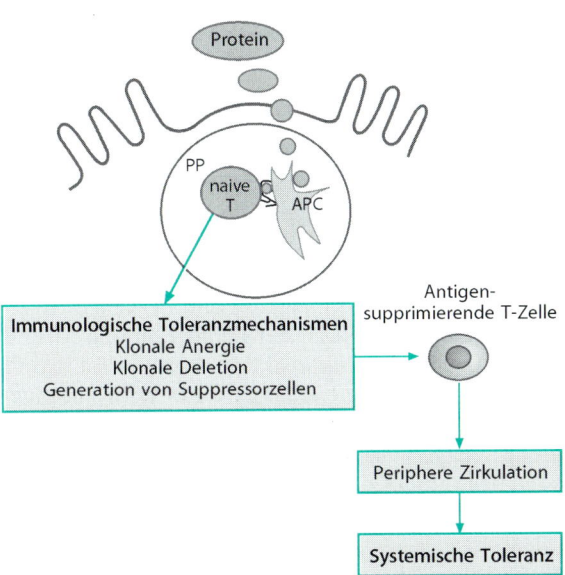

Abb. 23.4. Induktion einer oralen Toleranz gegenüber luminalen Antigenen durch supprimierende T-Zellen

Zytokine

Im Vergleich zur Zytokinsekretion von Zellen aus dem peripheren Blut finden sich nach Stimulation hohe Konzentrationen von sowohl TH_1- wie auch TH_2-typischen Zytokinen. CD4-positive Zellen der Lamina propria haben in erster Linie eine Helferfunktion für die Immunglobulinsynthese. Im Gastrointestinaltrakt scheint unter physiologischen Bedingungen ein genau kontrolliertes Gleichgewicht zwischen TH_1- und TH_2-Zellen vorzuliegen.

Intraepitheliale Lymphozyten

Ebenfalls zum Effektorkompartiment des darmassoziierten Immunsystems sind die intraepithelialen Lymphozyten (IEL) zu rechnen. Etwa 70–90 % dieser Zellen exprimieren CD8-Oberflächenantigene, die für T-Zellen vom Suppressor-/zytotoxischen Typ typisch sind. Daneben finden sich $\gamma\delta$-T-Zellen, die neben zytotoxischen Funktionen auch immunregulatorische Aufgaben durch Produktion bestimmter Zytokine, wie z. B. dem TH_1-typischen IFN-γ oder dem TH_2-typischen IL-5, ausüben. Es sei darauf hingewiesen, daß bei der einheimischen Sprue als einer speziellen Form der chronischen intestinalen Entzündung die Zahl der $\gamma\delta$-positiven IEL signifikant erhöht ist.

Intestinale Makrophagen

Als Charakteristikum intestinaler Makrophagen ist eine Herabregulation der Empfindlichkeit gegenüber verschiedenen Stimulantien, wie z. B. LPS beschrieben worden (Mahida et al. 1989). Dies ist vermutlich ein Schutzmechanismus, der sie davor bewahrt, in einer Umgebung, in der viele Antigene und bakterielle Produkte (LPS) vorkommen, ständig aktiviert zu werden und toxische Substanzen freizusetzen. Bei chronisch entzündlichen Darmerkrankungen ist die Zahl der Makrophagen signifikant vermehrt, außerdem sind die Makrophagen deutlich aktiviert und sezernieren vermehrt proinflammatorische Mediatoren. Histomorphologische Untersuchungen zeigen, daß der Phänotyp von intestinalen Makrophagen extrem heterogen ist und von entzündlichen Veränderungen in deren Umgebung beeinflußt wird.

23.3.3 Extrazelluläre Matrix

Als weiteres wichtiges, die mukosale Immunantwort im Gastrointestinaltrakt modulierendes Kompartiment ist die „extrazelluläre Matrix (EZM)" zu nennen. Wesentliche Komponenten der EZM im Gastrointestinaltrakt sind die interstitiellen Kollagene, Fibronektin, Fibrinogen, Undulin, Tenaszin sowie die Komponenten der subepithelialen Basalmembran (u. a. Kollagen Typ IV, Laminin, Nidogen, Heparan-Proteoglykansulfate). Neuere Erkenntnisse belegen, daß die EZM nicht ein inertes Gerüst ist, welches lediglich physikalisch das Gewebe stabilisiert, vielmehr werden durch die einzelnen Komponenten der EZM über spezifische Zell-Matrix-Rezeptoren, die Lymphozyten in Abhängigkeit vom Differenzierungs- und Aktivierungsgrad exprimieren, Signale ausgelöst, die entscheidend die Migration, Proliferation, Differenzierung und Funktion der Zellen beeinflussen. Dabei werden nach Bindung des spezifischen Liganden an den Zell-Matrix-Rezeptor die klassischen Wege der Signaltransduktion (Stimulierung von intrazellulären Proteinen, Phosphorylierung und Dephosphorylierung sowie Änderungen der intrazellulären Ionenströme) aktiviert. Seit kurzem ist bekannt, daß von Lymphozyten sezernierte Zytokine spezifisch an die Moleküle der EZM binden. Durch diese Bindung wird die Wirkung der Zytokine auf den Ort der Freisetzung konzentriert und ihre Degradation durch Proteasen aufgehoben. Gleichzeitig kann ihre Wirkung durch kostimulatorische Signale, die von einzelnen Komponenten der EZM ausgehen, moduliert werden.

23.4 Migration von Leukozyten im Rahmen der Entzündungsreaktion

Zentrales Ereignis aller Entzündungsreaktionen unter pathophysiologischen Bedingungen ist der Einstrom von Leukozyten in den Entzündungsherd. Im allgemeinen ist eine Entzündungsreaktion selbstlimitierend und kommt nach wenigen Tagen oder Wochen zum Stillstand. Dieser Vorgang trifft insbesondere für mikrobiell ausgelöste Entzündungsreaktionen zu.

Durch Stimulation des Immunsystems (Antikörperproduktion, Monozyten- und T-Zell-Aktivierung) wird in der Regel der Erreger eliminiert und damit die Entzündungsreaktion terminiert. Chronische Entzündungen treten dann auf, wenn das auslösende Agens nicht eliminiert werden kann (z. B. Helicobacter pylori) oder sich die Immunreaktion verselbständigt (z. B. chronisch entzündliche Darmerkrankungen).

■ **Histologisches Bild.** Histologisch ist die entzündliche Reaktion durch ein unterschiedlich ausgeprägtes, zelluläres Infiltrat gekennzeichnet. Es

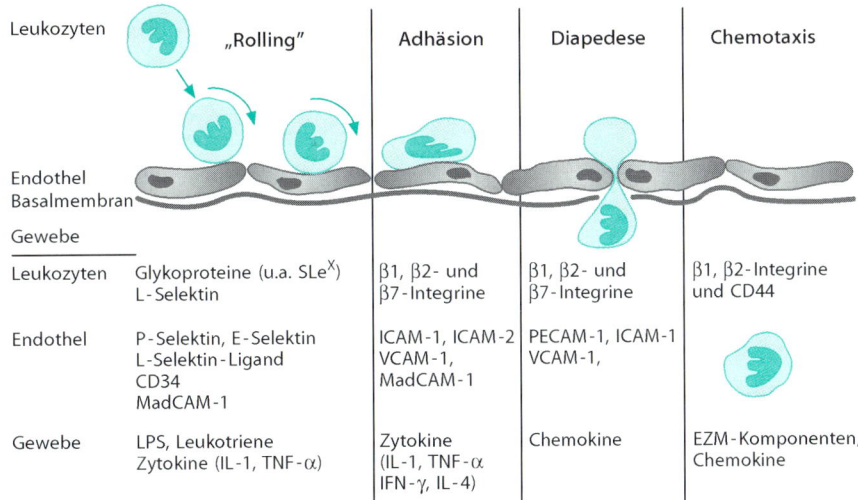

Abb. 23.5. Schematische Darstellung des „rollings", der Adhäsion, Diapedese und Chemotaxis der Leukozyten im Rahmen von Entzündungsvorgängen. (Mod. nach Carlos u. Harlan 1994)

besteht aus Granulozyten, Monozyten/Makrophagen und Lymphozyten. Bei akuten entzündlichen Reaktionen überwiegt der Anteil der Granulozyten, bei chronischen Entzündungen sind Lymphozyten und Makrophagen die dominierenden Zellpopulationen. Im Rahmen von entzündlichen Reaktionen im Gastrointestinaltrakt, wie in anderen Organen auch, wandern zirkulierende Leukozyten aus den Kapillaren in das betroffene Gewebe. Die Diapedese beginnt mit einer Verlangsamung des freien Flusses in der Kapillare. Auf der Oberfläche von Endothelzellen werden Selektine exprimiert, die an Kohlenhydratseitenketten leukozytärer Membranproteine binden und eine erste lockere Verbindung, das „rolling" von Leukozyten auf Endothelzellen bewirken (Abb. 23.5). Die Expression von Selektinen auf Endothelzellen wird durch proinflammatorische Zytokine, (IL-1 und TNF-α), aber auch durch Lipopolysaccharidbestandteile von Bakterien induziert.

Aus der Aktivierung der Leukozyten und Freisetzung der Chemokine folgt die Etablierung einer „Adhäsion" über leukozytäre Integrine und Moleküle des Endothels, die zur Immunglobulinsuperfamilie gehören. Als letzter Schritt folgt die transendotheliale Migration der Leukozyten in das Gewebe (Abb. 23.6 a, b).

Abb. 23.6 a, b. Intravital-Mikroskopie von Leukozyten, die am Endothel adhärieren (dankenswerterweise überlassen von Herrn Prof. Dr. Menger, Institut für Experimentelle Chirurgie, Universitätskliniken des Saarlandes). **a** In vivo fluoreszenzmikroskopische Darstellung postkapillärer Venolen nach Kontrastanfärbung mit hochmolekularem Fluoreszein-Isothiozyanat-Dextran (MW:150.000; 200fache Vergrößerung). **b** In vivo fluoreszenzmikroskopische Darstellung adhärenter Leukozyten in den identischen Gefäßsegmenten (s. Abb. 23.6 a) nach Kontrastanfärbung mit Rhodamin 6G (200fache Vergrößerung)

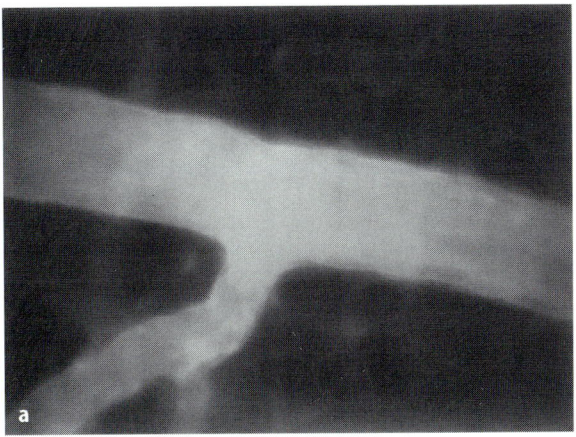
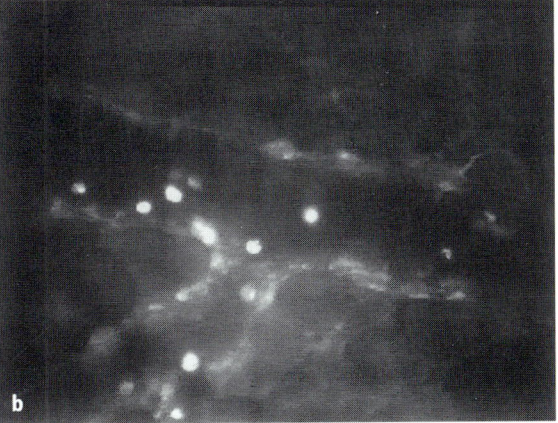

23.5
Mediatoren der Entzündung

Die Entzündungsreaktion ist nicht allein durch die einwandernden Zellen, sondern v. a. durch deren lösliche Zellprodukte charakterisiert. Erst diese Mediatoren führen zu den Symptomen, die klassischerweise die „Entzündung" charakterisieren.

Das Wissen um die Mediatoren hat in den letzten Jahren nahezu exponentiell zugenommen (Gemsa u. Resch 1997). Wichtig für das Verständnis der Entzündungsreaktion ist die Kenntnis um das Gleichgewicht zwischen den sog. proinflammatorischen Zytokinen und ihren Gegenspielern, den anti-inflammatorischen Antagonisten. Eine Verschiebung in Richtung der proinflammatorischen Zytokine resultiert letztlich – unabhängig vom Auslösemechanismus – in einer gemeinsamen Endstrecke, nämlich der Bildung terminaler Entzündungsmediatoren (s. unten).

An dieser Stelle soll detaillierter auf IL-1 als proinflammatorisches Zytokin und den IL-1-Rezeptorantagonisten als anti-inflammatorischen Mediator eingegangen werden. Eine tabellarische Darstellung der anderen wesentlichen pro- und kontrainflammatorischen bzw. immunregulatorischen Zytokine findet sich in Tabelle 23.4.

Interleukin-1

IL-1 besteht aus 2 unterschiedlichen Proteinen, IL-1α und IL-1β, die eine Aminosäurenhomologie von nur etwa 26 % besitzen, aber den gleichen Rezeptor stimulieren. Als Hauptfunktion des IL-1 ist seit langem die Induktion von Fieber (das sog. „endogene Pyrogen") bekannt. IL-1 wird hauptsächlich in Monozyten/Makrophagen gebildet; daneben können im Gastrointestinaltrakt auch Endothelzellen, glatte Muskelzellen sowie Epithelzellen IL-1 synthetisieren. IL-1 wird klassischerweise im Rahmen von Infektionen durch LPS, das sog. exogene Pyrogen, freigesetzt. Andere bakterielle Produkte wie Exotoxine, aber auch Viren, Komplementfaktoren und Immunkomplexe können die Freisetzung von IL-1 bewirken. IL-1 ist multipotentes Mediatorzytokin, das sowohl die Immunantwort durch eine Aktivierung von T- und B-Zellen als auch klassische Entzündungsreaktionen selbst beeinflußt. Daneben fördert IL-1 die Sekretion von IFN-γ, IL-2 oder IL-6. Viele biologische Eigenschaften des IL-1 überlappen sich mit denen des TNF-α. Neuere Befunde weisen darauf hin, daß insbesondere bei chronischen Entzündungen in der Mukosa vermehrt IL-1, IL-6 und TNF-α und andere Effektormoleküle durch Makrophagen freigesetzt werden. Die durch anti-inflammatorische Zytokine (IL-4 oder IL-10) vermittelten Wirkungen auf diese Monozyten/Makrophagen sind abgeschwächt (Schreiber et al. 1995).

Bei Patienten mit chronisch entzündlichen Darmerkrankungen findet sich jedoch keine primäre Resistenz der Monozyten/Makrophagen; die verminderte Wirkung der anti-inflammatorischen Zytokine muß als Ausdruck einer verstärkten, aber unspezifischen Aktivierung, des Monozyten/Makrophagensystems verstanden werden.

Interleukin-1-Rezeptorantagonist

Von immunkompetenten Zellen werden als Gegenregulation neben den proinflammatorischen Zytokinen gleichzeitig auch anti-inflammatorisch wirkende Substanzen wie z. B. der lösliche IL-1-Rezeptorantagonist (IL-1RA) oder TNF-α-Rezeptoren gebildet. Diese wirken antiinflammatorisch, indem sie kompetitiv IL-1 vom Rezeptor verdrängen bzw. lösliches TNF-α vor Bindung an den zellmembrangebundenen Rezeptor neutralisieren. Bei Patienten mit chronisch entzündlichen Darmerkrankungen ist in der veränderten Mukosa das Verhältnis zwischen IL-1 und dem IL-1RA zugunsten des proinflammatorischen Zytokins verschoben (Casini et al. 1995). Die unter physiologischen Bedingungen zu beobachtende Begrenzung der Entzündungsreaktion ist somit bei diesen Patienten abgeschwächt.

Reaktive Sauerstoffradikale

Die Endstrecke der Entzündungsreaktion ist unabhängig vom Auslöser ähnlich. Durch zelluläre Reaktionen und direkte Wirkungen proinflammatorischer Zytokine kommt es zur Bildung terminaler Entzündungsmediatoren, z. B. Sauerstoffprodukten, Stickstoffoxid und Prostaglandinen (Gross et al. 1994). Toxische Sauerstoffprodukte (reaktive Sauerstoffradikale) besitzen wichtige Funktionen bei der Abtötung von Mikroorganismen. So werden durch die Bildung von Superoxidanionen (O_2^-), Hydrogenperoxid (H_2O_2), Hydroxylradikal (OH^-) Mikroorganismen rasch abgetötet, allerdings bei Schädigung des angrenzenden Gewebes.

Stickstoffmonoxid

Als weiterer Mediator wird im Gewebe aus L-Arginin durch die NO-Synthase (NOS) NO im Rahmen von Entzündungsreaktionen synthetisiert. 3 NOS-Isoenzyme sind bekannt, die unterschiedliche Genprodukte repräsentieren. 2 Enzyme werden konstitutiv exprimiert (cNOS), die 3. Form wird nur nach Stimulation exprimiert (induzierbare iNOS). Die

Tabelle 23.4. Zytokine: Synthesezellen und hauptsächliche Funktionen

Zytokin	Molekulargewicht	Bevorzugte Synthesezellen	Funktion
IL-1α/β	17.500 und 17.300	Monozyten/Makrophagen, Endothel- und Epithelzellen, Fibroblasten, NK-Zellen, T-Zellen, B-Zellen	Lokal: Entzündungsreaktion, systemisch: Fieber, Hypotension, Schock
IL-2	15.000–20.000	T-Zellen	Stimulation von Wachstum und Differenzierung von T-Zellen, B-Zellen, NK-Zellen
IL-3	14.000–30.000	T-Zellen, Mastzellen, Eosinophile	Stimuliert Wachstum verschiedener Zellpopulationen
IL-4	15.000–19.000	T-Zellen, Mastzellen	Induziert den Immunglobulinklassenswitch zu IgG4 und IgE, fördert die Differenzierung von TH_2-Zellen
IL-5	45.000	T-Zellen, Mastzellen, Eosinophile	Stimuliert Proliferation und Differenzierung von Eosinophilen
IL-6	26.000	T-Zellen, B-Zellen, Monozyten/Makrophagen, Hepatozyten, Endothelzellen	Akut-Phase-Mediator, multifunktionales Zytokin für T- und B-Zellen
IL-7	20.000–28.000	Mesenchymale Zellen des Thymus, Milzzellen	Wachstumsfaktor für B- und T-Progenitorzellen, insbesondere $CD4^-/CD8^-$ T-Zellen
IL-8	6.000–8.000	Monozyten, T-Zellen, Fibroblasten, Epithelzellen	Chemotaktischer Faktor für Neutrophile, potenter angiogenischer Faktor
IL-9	32.000–39.000	T-Zellen	Fördert Proliferation von T-Zellen, Mastzellen
IL-10	35.000–40.000	T-Zellen, Monozyten/Makrophagen	Inhibiert Zytokinsynthese in TH_1-Zellen, inhibiert Aktivierung von Monozyten und NK-Zellen
IL-11	23.000	Stimulierte Fibroblasten	Wachstumsfaktor für Makrophagen-Progenitorzellen
IL-12	Heterodimer p35: 30.000–33.000 p40: 35:000–44.000	B-Zellen, Monozyten/Makrophagen	Induziert IFN-γ-Produktion, verstärkt NK- und ADCC-Zytotoxizität, stimuliert Proliferation und Differenzierung von TH_1-Zellen
IL-13	9.000/17.000	T-Zellen	Induziert B-Zell-Wachstum und -Differenzierung, inhibiert Produktion proinflammatorischer Zytokine in Monozyten/Makrophagen
IL-14	60.000	T-Zellen	Fördert die Proliferation aktivierter B-Zellen, inhibiert die Immunglobulinsynthese
IL-15	14.000–15.000	Monozyten, Epithelzellen	Fördert Proliferation von T-Zellen und NK-Zellen
IL-16	80	T-Zellen, Epithelzellen, Fibroblasten	vermittelt Chemotaxis für $CD4^+$ T-Zellen, Makrophagen, Eosinophile
IL-17	46	aktivierte $CD4^+$T-Zellen	fördert die Synthese von IL-6, IL-8, GM-CSF u. a. Zytokine in Epithelzellen, Endothelzellen und Fibroblasten, verstärkt Expression von I-CAM
IL-18	17	Monozyten/Makrophagen, Epithelzellen	funktionell ähnlich wie IL-12, Synonym: IFN-γ-inducing factor
IFN-α/β	α: 16.000–27.000 β: 20.000	T-Zellen, NK-Zellen	Stimuliert Makrophagen und NK-Zell-Aktivität, moduliert MHC-Klasse I-Expression, antivirale und antitumorale Wirkung
IFN-γ	40.000–70.000	T-Zellen, NK-Zellen	Moduliert nahezu alle immunologischen und entzündlichen Reaktionen, schwache antivirale Aktivität
TNF-α	Trimer, 52.000	Monozyten/Makrophagen, T Zellen, B-Zellen, Fibroblasten, Neutrophile	Potentes proinflammatorisches Zytokin mit parakriner Wirkung
TNF-β	Trimer, 25.000	T-Zellen, B-Zellen	Wie TNF-α

Induktion von iNOS in immunkompetenten Zellen, insbesondere in Makrophagen, führt zu einer langanhaltenden Aktivität des Enzyms. Induktoren sind v. a. Auslöser von Entzündungsreaktionen wie Bakterien oder deren Bestandteile, und inflammatorische Zytokine wie IL-1 oder TNF-α.

Die Bedeutung von NO im Rahmen der Entzündungsreaktion wird kontrovers diskutiert. Zum einen kann NO im Rahmen der Entzündung intrazelluläre Effekte (Schädigung der DNA und Hemmung der Synthese) vermitteln, so daß eine direkte Zytotoxizität resultiert. Andererseits gibt es aber auch Befunde, die auf eine protektive Wirkung von NO hinweisen. So verstärken in experimentellen Modellen Inhibitoren der NO-Synthetase die Inflammation und den Gewebeschaden (zur Übersicht s. Boughton-Smith 1995). Möglicherweise wirkt NO – insbesondere bei einer intestinalen oder mukosalen Minderdurchblutung – über seine Vasodilatation protektiv.

Arachidonsäure

Den biologisch aktiven Metaboliten der Arachidonsäure, den Prostaglandinen und Leukotrienen kommt in der Pathogenese der Entzündungsreaktion ebenfalls eine hohe Bedeutung zu. Arachidonsäure wird aus den Phospholipiden der Zellmembran durch die Phospholipase A oder Inhibition der Lysolecithin-Acetyltransferase synthetisiert. Aus der Lipooxygenase-vermittelten Metabolisierung von Arachidonsäure entsteht z. B. das Leukotrien B_4, welches die zelluläre Infiltration der Mukosa fördert. Andere Leukotriene wie z. B. LTC_4, LTD_4 und LTE_4 steigern die Mukusproduktion, fördern die Kontraktion glatter Muskelzellen und erhöhen die Kapillarpermeabilität im Gewebe (Abb. 23.7).

23.6
Mukosale Entzündung am Beispiel chronisch entzündlicher Darmerkrankungen

Bei chronisch entzündlichen Darmerkrankungen (CED) finden sich Veränderungen des darmassoziierten Immunsystems auf mehreren Ebenen. Im folgenden soll die besondere Bedeutung einer vermehrten intestinalen Permeabilität, der Antigenpräsentation durch Enterozyten, der verstärkten Aktivierung und Proliferation mukosaler T-Zellen, der Verschiebung des TH_1/TH_2-Gleichgewichts in der Mukosa sowie die Bedeutung von Monozyten/Makrophagen für die Pathogenese der CED dargestellt werden.

Intestinale Permeabilität

Permeabilitätsstörungen der intestinalen Mukosa sind bei CED mehrfach beschrieben worden. Im akuten Schub beim M. Crohn oder bei der Colitis ulcerosa ist die Konzentration von IgG oder Albumin in der Darmlavage signifikant erhöht. Beide Werte reflektieren den Übertritt von Serumbestandteilen in das Darmlumen durch die Mukosa. Dabei korreliert die Höhe der IgG- und Albumin

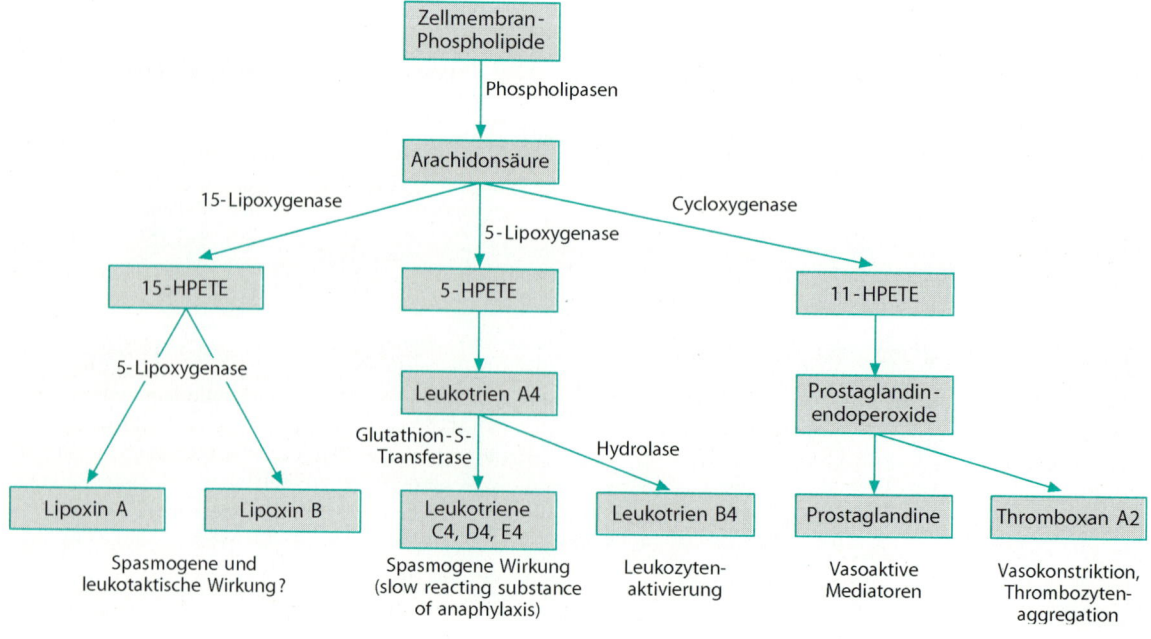

Abb. 23.7. Entzündungsmediatoren aus dem Arachidonsäurestoffwechsel und ihre biologische Wirkung

konzentration mit dem Ausmaß makroskopisch erkennbarer Läsionen im Kolon und terminalen Ileum. Prospektive Untersuchungen zeigen, daß M.-Crohn-Patienten, die sich in Remission befinden, aber eine gesteigerte Permeabilität im Dünndarm aufweisen, ein deutlich erhöhtes Rezidivrisiko haben (Wyatt et al. 1993). Unabhängig davon, ob die Barrierestörung ein primärer Defekt oder Folge der Entzündung ist, kann die gesteigerte Durchlässigkeit erhebliche Folgen für die Immunantwort haben. So kann aus einer vermehrten intestinalen Permeabilität die Umgehung des physiologischen Aufnahmeweges von Antigenen (M-Zellen über den Lymphfollikeln und Aufnahme, Prozessierung und Präsentation durch intestinale Epithelzellen) resultieren.

Diese direkt aufgenommenen Antigene würden dann auf konventionellem Wege durch mukosale Makrophagen Lamina-propria-Lymphozyten (LPL) präsentiert, was durch die hohe Expression von MHC-Klasse-II-Molekülen auf Makrophagen zu einer bevorzugten Aktivierung von CD4-positiven Helferlymphozyten und zu einem Verlust bzw. Abschwächung der CD8-vermittelten Supprimierung führen würde.

Wenn auch dieses Modell notwendigerweise eine starke Vereinfachung darstellt, konnte doch gezeigt werden, daß die Aktivierung antigenpräsentierender Zellen mit darausfolgender Expression von MHC-Klasse-II-Molekülen und akzessorischen Molekülen auf deren Zelloberflächen zum Verlust einer Toleranzinduktion führt (Strobel et al. 1985). In diesem Zusammenhang ist von Interesse, daß nichtsteroidale antiinflammatorische Substanzen (NSAID) eine Permeabilitätssteigerung der intestinalen Mukosa auslösen und den Entzündungsprozeß bei CED verstärken können.

Präsentation von Antigenen durch Enterozyten bei CED

Zellbiologische Experimente belegen, daß bei Patienten mit CED aus der Antigenpräsentation durch Enterozyten nicht eine Aktivierung von CD8-positiven Lymphozyten, sondern von CD4-positiven Zellen folgt (Kuhn et al. 1993). Wahrscheinlich wird bei Patienten mit CED das gp180-Glykoprotein, welches für die Aktivierung von proliferationsassoziierten src-ähnlichen Tyrosinkinasen in CD8-positiven Lymphozyten verantwortlich ist, pathologisch exprimiert. Möglicherweise ist die Veränderung im Expressionsmuster genetisch determiniert. Auch dieser Mechanismus trägt zu einer überschießenden Aktivierung von CD4-positiven Lymphozyten bei.

Verstärkte Aktivierung und Proliferation mukosaler T-Zellen

Phänotypische Untersuchungen von LPL bei Patienten mit CED zeigen keine Verschiebungen der CD4/CD8-Ratio in entzündlich veränderten oder nichtbefallenen Darmabschnitten. Auffällig ist jedoch, daß der Anteil der Zellen, die den Aktivierungsmarker CD25 (IL-2-Rezeptor) exprimieren, in entzündlich veränderten Darmabschnitten deutlich erhöht ist. Als wesentlicher pathologischer Befund von LPL aus entzündlichen Darmabschnitten ist die gesteigerte Proliferation nach antigener Stimulation zu verstehen. Isoliert man Lymphozyten aus dem peripheren Blut, aus entzündlich und aus nichtentzündlich veränderten Darmabschnitten und stimuliert diese mit Recall-Antigenen, zeigt sich, daß LPL aus entzündlich veränderten Darmabschnitten – ähnlich wie Lymphozyten aus dem peripheren Blut – stark proliferieren. LPL aus nichtentzündlich veränderten Darmsegmenten proliferieren dagegen nicht (Pirzer et al. 1991).

Bei Patienten mit CED resultiert die Inkubation von LPL aus entzündlich veränderten Darmabschnitten mit Sonikaten der eigenen bakteriellen Flora in einer Proliferationsantwort dieser Zellen (Duchmann et al. 1995). Offensichtlich manifestiert sich im entzündlich veränderten Darmabschnitt ein Toleranzverlust gegenüber den Antigenen der intestinalen Flora. Andere Arbeitsgruppen zeigten, daß auch nach Stimulation über den T-Zell-Rezeptor oder nach Zusatz von IL-2 T-Zellen aus entzündlich veränderten Darmabschnitten mit einer verstärkten Proliferationsantwort reagieren (Qiao et al. 1991). Diese Daten belegen klar, daß mukosale T-Zellen von Patienten mit chronisch entzündlichen Darmerkrankungen eine verstärkte Proliferation nach Stimulation des antigenspezifischen T-Zell-Rezeptors aufweisen.

Verschiebung des TH_1/TH_2-Gleichgewichts in der Mukosa

Die Bedeutung des TH_1/TH_2-Gleichgewichts in der Mukosa ist auf eindrucksvolle Weise durch sog. „Knockout-Mausmodelle" aufgezeigt worden. Diese genetisch veränderten Mausstämme besitzen z. B. einen Defekt im IL-2-kodierenden Gen. Da das Genprodukt, das Zytokin, nicht exprimiert wird, kommt es zwangsläufig bei der IL-2-Defizienz zu einem Überwiegen der TH2-Immunantwort oder bei der IL-10-Defizienz zum Überwiegen der TH_1-Immunantwort. IL-10-defiziente Mäuse entwickeln eine chronische Enterokolitis, die viele Parallelen zum M. Crohn aufweist, während IL-2-defiziente

Mäuse an einer Kolitis erkranken, die Gemeinsamkeiten mit der Colitis ulcerosa hat (Kuhn et al. 1993; Sadlack et al. 1993). Interessanterweise ist die Ausprägung der Krankheitsbilder von der luminalen Flora abhängig. Keimfrei aufgezogene Tiere (reduzierte luminale Antigenkonzentration !) erkranken nicht bzw. entwickeln wesentlich schwächer ausgeprägte Krankheitszeichen.

Sicher ist die Übertragbarkeit dieser Modelle auf den Menschen nur sehr eingeschränkt möglich. Mittels molekularbiologischer und immunologischer Untersuchungstechniken konnte aber auch beim M. Crohn in entzündlich veränderter Mukosa eine erhöhte Konzentration des TH_1-typischen Zytokins IFN-γ im Vergleich zur Colitis ulcerosa nachgewiesen werden. Bei Patienten mit Colitis ulcerosa ist hingegen in entzündlichen Darmabschnitten das TH_2-typische Zytokin IL-5 signifikant erhöht (Fuss et al. 1996).

Faßt man diese Beobachtungen zur Pathogenese der CED zusammen, so scheinen genetisch prädisponierte und durch Umwelteinflüsse verstärkte Defekte der hochspezialisierten mukosalen Immunregulation das Hauptmerkmal der Erkrankungen zu sein. Im Verlust der immunologischen Toleranz gegenüber physiologischen Antigenen (bakterielle Flora, körpereigene Antigene) des Darmlumes scheint die Hauptstörung zu liegen. Diese gestörte Regulation erweist sich v. a. durch den ständigen, unvermeidlichen Kontakt mit verschiedensten Antigenen als folgenschwer. Durch die Umgehung des physiologischen Wegs der Antigenaufnahme und -präsentation kommt es zur präferentiellen Aktivierung und Proliferation von CD4-positiven-Zellen. Ein möglicherweise ebenfalls genetisch bedingtes Ungleichgewicht der Zytokinausschüttung als Folge einer überwiegend von einer TH_1- oder TH_2-Zellen unterhaltenen Entzündungsreaktion erklärt einige klinische Unterschiede zwischen M. Crohn und Colitis ulcerosa.

Literatur

Allan CH, Mendrich DL, Trier JS (1993) Rat intestinal M cells contain acidic endosomal-lysosomal compartments and express class II major histocompatibility complex determinants. Gastroenterology 104: 698–708

Bland PW, Warren LG (1986) Antigen presentation by epithelial cells of the rat small intestine. II. Selective induction of suppressor T cells. Immunology 58: 9–14

Blumberg RS, Terhorst C, Bleicher P et al. (1991) Expression of a nonpolymorphic MHC class I-like molekule, CD1d, by human intestinal epithelial cells. J Immunol 147: 2518–2524

Boughton-Smith NK (1995) Nitrix oxide in ulcerotis colitis and Crohn's disease. In: Tytgat GNJ, Bartelsman JFWM, van Deventer SJH (eds) Inflammatory bowel disease. Kluwer Academic Publishers, Dordrecht Boston London, pp 90–100

Boussiotis VA, Freeman GJ, Gribben JG, Nadler LM (1996) The role of B7-1/B7-2:CD28/CLTA-4 pathways in the prevention of anergy, induction of productive immunity and down regulation of the immune response. Immunol Rev 153: 5–26

Carlos TM, Harlan JM (1994) Leukocyte-endothelial adhesion molecules. Blood 84: 2068–2101

Casini RV, Kam L, Chong YJ, Fiocchi C, Pizarro TT, Cominelli F (1995) Mucosal imbalance of IL-1 and IL-1 receptor antagonist in inflammatory bowel disease. A novel mechanism of chronic intestinal inflammation. J Immunol 154: 2434–2440

Conley ME, Delacroix DL (1987) Intravascular and mucosal immunoglobulin A: two separate but related systems of immune defense ? Ann Intern Med 106: 892–899

Duchmann R, Kaiser I, Hermann E, Mayet W, Ewe K, Meyer zum Büschenfelde K-H (1995) Tolerance exists towards intestinal flora but is broken in active inflammatory bowel diesease (IBD). Clin Exp Immunol 102: 448–455

Fuss IJ, Neurath M, Boirivant M (1996) Disparate CD4+ lamina propria (LP) lymphokine secretion profiles in inflammatory bowel disease. Crohn's disease LP cells manifest increased secretion of IFN-gamma, whereas ulcerative colitis LP cells manifest increased secretion of IL-5. J Immunol 157: 1261–1270

Gemsa D, Resch K (1997) Entzündung. In: Gemsa D, Kalden JR, Resch K (Hrsg) Immunologie, 4. Aufl. Thieme, Stuttgart New York, S 135–158

Gross V, Arndt H, Andus T, Palitzsch KD, Schölmerich J (1994) Free radicals in inflammatory bowel diseases pathophysiology and therapeutic implications. Hepatogastroenterology 41: 320–327

Hermiston ML, Gordon JI (1995) Inflammatory bowel disease and adenomas in mice expressing a dominant negative N-cadherin. Science 270: 1203–1207

Janeway CA, Travers P (1995) Immunologie. Spektrum Akademischer Verlag, Heidelberg Berlin Oxford

Kaetzel CS, Robinson JK, Chintalacharuvu KR, Vaerman JP, Lamm ME (1991) The polymeric immunoglobulin receptor (secretory component) mediates transport of immune complexes across epithelial cells: a local defense function for IgA. Proc Natl Acad Sci U S A 88: 8796–8800

Kerneis S, Bogdanova A, Colucci GE, Kraehenbuhl JP, Pringault E (1996) Cytosolic distribution of villin in M cells from mouse Peyer's patches correlates with the absence of a brush border. Gastroenterology 111: 515–521

Kerneis S, Bogdanova A, Kraehenbuhl J-P, Pringault E (1997) Conversion by Peyer's Patch Lymphocytes of Human Enterocytes into M cells that transport bacteria. Science 277: 949–952

Kuhn R, Lohler J, Rennick D, Rajewsky K, Muller W (1993) Interleukin-10-deficient mice develop chronic enterocolitis. Cell 75: 263–274

Mahida YR, Wu KC, Jewell DP (1989) Respiratory burst activity of intestinal macrophages in normal and inflammatory bowel disease. Gut 30: 1362–1370

Marth T, Strober W, Kelsall BL (1996) High dose oral tolerance in ovalbumin TCR-transgenic mice: systemic neutralization of IL-12 augments TGF-beta secretion and T cell apoptosis. J Immunol 157: 2348–2357

Mayer L, Eisenhardt D (1990) Lack of induction of suppressor T cells by intestinal epithelial cells from patients with inflammatory bowel disease. J Clin Invest 86: 1255–1260

Mayer L, Shlien R (1987) Evidence for function of Ia molecules on gut epithelial cells in man. J Exp Med 166: 1471–1483

Mochizuki K, Hayashi N, Katayama K et al. (1997) B7/BB-1 expression and hepatitis activity in liver tissues of patients with chronic hepatitis C. Hepatology 25: 713–718

Mosmann TR, Coffman RL (1989) TH1 and TH2 cells: different patterns of lymphokine secretion lead to different functional properties. Annu Rev Immunol 7: 145–173

Owen RL, Pierce NF, Apple RT, Croy WCJ (1986) M cell transport of Vibrio cholerae from the intestinal lumen into Peyer's patches: a mechanism for antigen sampling and for microbial transepithelial migration. J Infect Dis 153: 1108–1118

Pirzer U, Schonhaar A, Fleischer B, Hermann E, Meyer zum Buschenfelde, K.-H. (1991) Reactivity of infiltrating T lymphocytes with microbial antigens in Crohn's disease. Lancet 338: 1238–1239

Qiao L, Schurmann G, Betzler M, Meuer SC (1991) Activation and signaling status of human lamina propria T lymphocytes. Gastroenterology 101: 1529–1536

Sadlack B, Merz H, Schorle H, Schimpl A, Feller AC, Horak I (1993) Ulcerative colitis-like disease in mice with a disrupted interleukin-2 gene. Cell 75: 253–261

Schreiber S, Heinig T, Panzer U, Reinking R, Bouchard A, Stahl PD, Raedler A (1995) Impaired response of activated mononuclear phagocytes to interleukin 4 in inflammatory bowel disease. Gastroenterology 108: 21–33

Strobel S, Mowat AM, Ferguson A (1985) Prevention of oral tolerance induction to ovalbumin and enhanced antigen presentation during a graft-versus-host reaction in mice. Immunology 56: 57–64

Strober W, Kelsall B, Fuss I, Marth T, Ludviksson B, Ehrhardt R, Neurath M (1997) Reciprocal IFN-gamma and TGF-beta responses regulate the occurrence of mucosal inflammation. Immunol Today 18: 61–64

Weiner HL, Friedman A, Miller A et al. (1994) Oral tolerance: Immunologic mechanisms and treatment of autoantigens. Annu Rev Immunol 12: 809–837

Wyatt J, Vogelsang H, Hubl W, Waldhoer T, Lochs H (1993) Intestinal permeability and the prediction of relapse in Crohn's disease. Lancet 341: 1437–1439

Entzündliche Erkrankungen des Ösophagus

Die genaue Keimidentifikation ist wegen der unterschiedlichen Empfindlichkeit der verschiedenen Spezies auf die neuen oralen Mykostatika wichtig. Candida verursacht zwei Drittel aller mikrobiologisch dokumentierten Episoden von Ösophagitis (Laine u. Bonancini 1994; Sharpstone u. Gazzard 1996). Die durch Histoplasma capsulatum verursachte Ösophagitis ist eine Rarität und nur bei einer gleichzeitigen pulmonalen Histoplasmose zu erwarten.

Virusinfektionen

Der zweithäufigste Erreger nach Candia albicans ist das Zytomegalievirus (CMV). Es kann entweder mit Candida zusammen oder seltener als einziger Mikroorganismus nachgewiesen werden.

Das Herpes-simplex-Virus (HSV) kann zwar auch bei Immunkompetenten eine Ösophagitis verursachen, bei 52% der Patienten liegt jedoch ein Malignom und bei 35% eine Immunsuppression vor (Mc Bane u. Gross 1991).

Das Epstein-Barr-Virus (EBV) wurde bisher nur bei AIDS-Patienten als Ursache einer Ösophagitis nachgewiesen.

Varicella-Zoster-Virus (VZV) ist als Erreger klinisch einfach zu erkennen, da es praktisch immer entweder im Rahmen einer Varizelleninfektion oder bei Erwachsenen mit einem Herpes Zoster auftritt. Bei Patienten mit gestörter zellvermittelter Immunität kann das VZV eine nekrotisierende Ösophagitis verursachen.

Bei einem Drittel der HIV-infizierten Patienten mit Ösophagitis wird kein pathogener Keim in der Läsion nachgewiesen (Bonancini et al. 1991). Dieses Krankheitsbild ist bekannt als aphthöses oder idiopathisches Ulkus. Es ist möglicherweise durch das HIV selbst verursacht. Bei einem Patienten mit akuter HIV-Infektion konnte das HIV-1 aus dem Rand eines Ösophagusulkus nachgewiesen werden (Rabeneck et al. 1990). Dies ist ein Hinweis dafür, daß bei Patienten ohne nachweisbaren Erreger das HIV ursächlich an der ulzerösen Läsion beteiligt ist.

Bakterielle Infektionen

Die bakterielle Ösophagitis wird v. a. bei neutropenischen Patienten im Rahmen von zytotoxischen Chemotherapien gesehen. Der Beweis für die bakterielle Ätiologie ist schwierig zu erbringen, um so mehr, als neutropenische Patienten in der Regel nicht endoskopiert oder biopsiert werden.

Besser dokumentiert ist die Ösophagitis durch Mykobakterien bei Aids-Patienten. Nichttuberkulöse Mykobakterien (v. a. Mycobacterium avium intracellulare/MAI oder Mycobacterium kansasii) können entweder ösophageale Ulzera verursachen oder aber Schleimhautläsionen kolonisieren (El-Serag und Jonston, 1997). Die Infektion kann nur durch den Nachweis von säurefesten Stäbchen und einer entsprechenden granulomatösen Entzündung in der Histologie bewiesen werden.

Mycobacterium tuberculosis ist sehr selten Erreger einer Ösophagitis, kann jedoch nicht nur beim Immunsupprimierten gefunden werden.

Ungewöhnliche Ursachen

Bei HIV-infizierten Patienten können auch ungewöhnliche Erreger wie Pneumocystis carinii, Nocardia, Kryptosporidien, Leishmania donovani, Papovavirus, Mucor oder Actinomyces sp. oesophageale Läsionen verursachen (Noyer und Simon, 1997).

24.2 Pathogenese

Candida species, Viren und nichttuberkulöse Mykobakterien infizieren die Schleimhaut durch direktes invasives Wachstum. Allerdings kann insbesondere das CMV und das HSV bereits bestehende Ulzera superinfizieren.

Bakterielle Infektionen beim neutropenischen Patienten kommen durch Besiedelung von Schleimhautläsionen zustande. Diese sind in der Regel eine Folge von schleimhauttoxischen Chemotherapien (z. B. Methotrexat, 5-Fluorouracil).

Bei der Besiedelung von vorbestehenden Läsionen muß mit multiplen Erregern gerechnet werden. Die Ösophagitis durch Mycobacterium tuberculosis oder durch Histoplasma capsulatum hat eine andere Pathogenese als diejenige durch andere Erreger. Die Infektion entsteht in der Regel über den Durchbruch eines mediastinalen Lymphknotens in den Ösophagus (Rosario et al. 1989).

Die direkte intraluminale Infektion ist eine Rarität und am ehesten bei einer sehr hohen lokalen Keimzahl im Rahmen einer Larynxtuberkulose oder einer kavernösen Lungentuberkulose zu erwarten.

> ! An diese Erreger muß besonders bei der Anamnese einer durchgemachten Lungentuberkulose oder einer Reiseanmanese in Histoplasmen-Endemiegebiete (Afrika, Südamerika, Südwest-USA) gedacht werden.

Die HIV-Infektion selbst kann sowohl im akuten Stadium als auch viel häufiger bei fortgeschrittener

Immunschwäche eine ulzeröse Ösophagitis verursachen (Rabeneck et al. 1990). Ob diese Ulzera durch das HI-Virus selbst oder durch einen oder mehrere noch nicht identifizierte Erreger verursacht wird, ist noch nicht klar. Gelegentlich werden diese Ulzera falsch gedeutet, da sie durch die oben erwähnten Erreger superinfiziert sein können.

24.3 Grundleiden und Risikofaktoren

Candidaösophagitis

Die Candidaösophagitis tritt nur selten ohne Grundleiden auf. Prädisponierende Faktoren sind in der folgenden Übersicht zusammengefaßt. Beim Nachweis einer Candidaösophagitis muß aktiv nach diesen Risikofaktoren gesucht werden, da sie der Schlüssel für eine bisher unerkannte HIV-Infektion oder eine lymphoproliferative Krankheit sein können. Die HIV-Infektion kann während der akuten Phase oder aber bei etablierter Immundefizienz mit einer Ösophagitis einhergehen. Während der akuten HIV-Infektion werden zusätzlich Symptome einer systemischen Krankheit wie Malaise, Muskelschmerzen, sowie klinische Zeichen wie Exanthem und Lymphadenopathie gefunden. In diesem Stadium der HIV-Infektion ist die Ösophagitis häufiger durch das HIV selbst als durch Candida verursacht (Rabeneck et al. 1990).

Patienten mit Knochenmarktransplantation haben ein höheres Risiko für eine Candidaösophagitis als Patienten nach Solidorgantransplantation. Der Diabetes mellitus prädisponiert v. a. bei schlechter Einstellung eine Schleimhautcandidiasis. Auch lokale Probleme wie eine Refluxösophagitis, ein Barrett-Syndrom, ein stenosierendes Karzinom, eine Achalasie oder eine Sklerodermie prädisponieren für eine Candidaösophagitis.

Medikamente, die das Risiko für eine Candidaösophagitis erhöhen, sind hochdosierte (> 40 mg Prednisonäquivalent) oder langzeitig verabreichte (> 700 mg kumulative Dosis) Kortikosteroide, Antibiotika mit breitem Spektrum, Säureblocker und Zytostatika. Während zytotoxischen Chemotherapien prädisponiert die lokale Mukositis für eine lokale Schleimhautinfektion. Gelegentlich kann bei schwerer und v. a. protrahierter Neutropenie die Candidiasis auch invasiv verlaufen und zu einer Fungämie führen.

Virale Ösophagitis

Die CMV-Ösophagitis tritt v. a. im Rahmen einer fortgeschrittenen HIV-Infektion auf. In der Regel sind die CD4-Lymphozyten bei diesen Patienten unter 50/µl. Die HSV- und VZV-Ösophagitis treten zwar auch typischerweise bei Patienten mit gestörter zellvermittelter Immunität auf, werden jedoch auch beim Immunkompetenten gesehen.

Bakterielle Ösophagitis

Für eine bakterielle Ösophagitis müssen als Prädisposition schwere Mukosaläsionen vorhanden sein, wie sie v. a. bei aplasierenden Chemotherapien bzw. nach der Konditionierung für die allogene Knochenmarktransplantation gesehen werden. Nichttuberkulöse Mykobakterien verursachen in der Regel nur bei sehr fortgeschrittenem Immundefizit eine Ösophagitis.

Protozoenösophagitis

Die Ösophagitis durch Protozoen wurde bisher nur bei der HIV-Infektion beschrieben (Noyer und Simon, 1997), muß jedoch auch bei Transplantierten mit Abstoßungbehandlungen in Erwägung gezogen werden.

24.4 Klinik

Leitsymptome für die Ösophagitis sind Odynophagie und Dysphagie. Unter Odynophagie versteht man einen substernalen, vorderen zervikalen oder epigastrischen Schmerz beim Schlucken. Dieser Schmerz wird akzentuiert beim Trinken von Fruchtsaft oder anderen säurehaltigen Getränken. Die Dysphagie ist ein dumpfes, nicht schmerzhaftes

---

Prädispositionen für eine Candidaösophagitis

- Akute HIV-Infektion,
- Immundefizit bei HIV-Infektion (Aids),
- Knochenmarktransplantation,
- Solidorgantransplantation (v. a. initial und während Abstoßungstherapien),
- zytotoxische Chemotherapie mit Mukositis,
- hohe kumulative Steroiddosen (700 mg Prednisonäquivalent),
- Langzeittherapie mit Antibiotika,
- schlecht eingestellter Diabetes mellitus,
- kongenitale Störung der zellvermittelten Immunität (z. B. schweres kombiniertes Immundefizit, Thymusaplasie u. a. m.).

Obstruktionsgefühl in der Kehle oder substernal, welches infolge einer Passagestörung geschluckter Speisen zustande kommt. Die Dysphagie tritt am stärksten bei der Einnahme von fester Nahrung auf. Gelegentlich manifestiert sich die Ösophagitis nur durch einen hartnäckigen Singultus. Bei gleichzeitiger Gastritis kann auch Nausea das Leitsymptom sein.

Als klinische Befunde sind lediglich die Soorstomatis oder periorale Herpesläsionen wegweisend. Ansonsten muß die Diagnose durch eine Endoskopie gesichert werden. Die orale Candidiasis ist beim Aids-Patienten mit ösophagealen Symptomen zu 70–90 % prädiktiv für eine Candidaösophagitis. Allerdings schließt das Fehlen einer oropharyngealen Candidiasis eine Candidaösophagitis nicht aus.

Als Komplikation kann es zur spontanen Ösophagusperforation kommen. Dies wurde beschrieben bei Herpes simplex Ösophagitis bei HIV-Infizierten, sowie auch bei einem immunkompetenten Patienten (Dieckhaus u. Hill 1998).

Die HSV-Ösophagitis manifestiert sich typischerweise initial mit Bläschen, später mit Ulzera mit erhabenem Rand. Bei der CMV-Ösophagitis sind die Ulzera häufig schlangenförmig im mittleren und distalen Ösophagus. Auch die anderen Virusinfektion des Ösophagus (VZV, EBV und HIV) manifestieren sich als Ulzera. Die idiopathischen Ulzera beim Aids-Patienten können sehr groß werden und in das Mediastinum perforieren.

Bei der bakteriellen Ösophagitis im Rahmen einer Granulozytopenie bilden sich auf den Ulzera, welche meist im distalen Ösophagus lokalisiert sind, Pseudomembranen.

Bei Patienten nach Chemotherapie ist die Schleimhaut leicht verletzbar, auf eine Endoskopie sollte deshalb in der Regel verzichtet werden. **CAVE**

Kommt es im Rahmen einer Lungentuberkulose oder Histoplasmose zu einer Arrosion des Ösophagus, so kann diese als Fistel im mittleren Ösophagus erkannt werden.

24.5 Diagnostik

24.5.1 Endoskopie

Bei der Endoskopie können 4 verschiedene Schweregrade der Entzündung unterschieden werden:
- Im Stadium I ist eine diffuse Schleimhauthyperämie mit oder ohne Ödem nachweisbar.
- Im Stadium II sind weiße Mukosabeläge sichtbar, welche Zellresten, nekrotischem Material, Leukozyten oder Pilzen entsprechen. Beim Abstreifen dieser Beläge ist eine Rötung der Mukosa sichtbar.
- Das Stadium III ist charakterisiert durch Schleimhautulzera mit grauem Untergrund. Solche Ulzera sind häufiger bei der viralen Ösophagitis, können jedoch auch primär oder sekundär bei der Candidaösophagitis gesehen werden.
- Im Stadium IV kommt es zur Blutung oder Perforation, eine Situation, welche v. a. bei therapierefraktären Ulzera im Rahmen der fortgeschrittenen HIV-Infektion gesehen wird.

Der endoskopische Aspekt ist nicht pathognomonisch für die Ätiologie der Ösophagitis. Dennoch gibt es typische Manifestationen, die durch die verschiedenen Erreger verusacht werden.

! Typisch für die Candidaösophagitis sind weiße Beläge, die beim Wegwischen bluten.

24.5.2 Stufendiagnostik

Weist ein neutropenischer oder HIV-infizierter Patient mit einer oropharyngealen Candidiasis die typischen Symptome einer Ösophagitis (Odynophagie, Dysphagie) auf, ist eine endoskopische Abklärung in der Regel nicht nötig. Eine Ausnahme ist der HIV-infizierte Patient, bei welchem eine Candidaösophagitis die erste Aids-definierende Krankheit wäre. Bei allen übrigen Patienten sollte eine fungistatische Therapie durchgeführt werden und die Endoskopie nur bei einer Persistenz der Symptome erfolgen. In dieser Situation ist es denkbar, daß der Patient eine Mischinfektion z. B. mit Viren (CMV) und Pilzen hat. Ähnlich muß auch beim Patienten mit einer Herpesstomatitis oder einer Varizelleninfektion beim Auftreten von Symptomen der Ösophagitis nicht unbedingt eine endoskopische Diagnose durchgeführt werden. In der Regel ist eine gezielte Therapie mit Aciclovir sinnvoller.

Bürstenbiopsie
Die blinde Bürstenbiopsie durch eine nasogastrische Sonde wird sehr kontrovers beurteilt und in den meisten Zentren nicht durchgeführt. Allerdings konnte in einer vergleichenden Studie (blinde Bürstenbiopsie vs. endoskopische Biopsie) die Candidaösophagitis mit einer Sensitivität von 96 % und einer Spezifität von 87 % diagnostiziert werden (Bonancini et al. 1990).

Für die zuverlässige ätiologische Diagnostik ist die Zusammenarbeit mit einem modernen mikrobiologischen und histologischen Labor notwendig. Für die Diagnose der Candidaösophagitis sind die PAS- und eine Silberfärbung notwendig. Die Kultur allein ist in keiner Weise beweisend, sollte jedoch trotzdem angesetzt werden, da es Azol-resistente Candidaspezies gibt (Johnson et al. 1995). Für die Virusdiagnostik ist eine konventionelle und eine Immunhistologie notwendig. Mit der in-situ-Hybridisierung kann der klare Beweis für eine virale Ösophagitis erbracht werden. Die Diagnose der CMV-Ösophagitis wird neben der unspezifischen Histologie (Einschlußkörper) mit der „shell-vial"-Kultur gemacht. Mit dieser Kulturtechnik kann durch Antigennachweis die Diagnose innerhalb weniger Tage bewiesen werden.

Die Diagnose der bakteriellen Ösophagitis ist schwierig. Nur der Nachweis von Bakterien im Gewebe (Gramfärbung, Ölimmersion), nicht jedoch die Kultur, ist für die Ätiologie beweisend. Anders ist es beim Nachweis von Mykobakterien im Biopsiematerial vom Ulkusrand. Dies ist für die Diagnose auch ohne Nachweis von säurefesten Stäbchen oder Granulomen beweisend.

24.6 Therapie

Tabelle 24.2 faßt die Therapiemöglichkeiten für die häufigsten Ätiologien zusammen. Lokale Mykostatika sind zwar gegen die oropharyngeale, jedoch nicht gegen die Candidaösophagitis wirksam und sollten deshalb nicht gegeben werden. Die Übersicht von Darouiche (1998) umfaßt alle wichtigen vergleichenden Studien über die Therapie der Candidiasis beim Immunkompromittierten. Ketoconazol ist wegen der Hepatotoxizität und den vielen Interaktionen heute obsolet.

■ **Fluconazol.** Die erste Wahl ist Fluconazol, welches allerdings bei gewissen Candidaspezies (z. B. Candida krusei) und nach längerer Vorbehandlung in der üblichen Dosis nicht mehr wirksam ist (Johnson et al. 1995).

■ **Itraconazol.** Itraconazol hat ein etwas breiteres Spektrum, ist jedoch nur oral verfügbar und wird besonders bei fehlender Magensäure schlecht resorbiert.

■ **Amphotericin B.** Gegen Azol-resistente Candidaspezies muß Amphotericin B systemisch verabreicht werden. Die Zeit bis zum Wirkungseintritt kann jedoch mehr als eine Woche betragen. Zudem ist der Therapieerfolg mit dieser toxischen Substanz enttäuschend.

■ **Ganciclovir/Foscarnet.** Bei der CMV-Ösophagitis wird in der Regel Ganciclovir verabreicht (Wilcox et al. 1995). Foscarnet ist jedoch eine gleichwertige Alternative, welche v. a. bei Patienten mit Neutropenie vorgezogen werden soll (Parente et al. 1998). Eine 2- bis 3wöchige Therapie ist in der Regel ausreichend; eine Sekundärprophylaxe ist im Gegensatz zur CMV-Retinitis nicht nötig.

■ **Aciclovir.** Die HSV- und VZV-Ösophagitis wird in erster Wahl mit Aciclovir behandelt. Klinisch oder im Labor dokumentierte resistente Erreger sprechen noch auf Foscarnet an.

Die Therapie der ösophagealen Tuberkulose unterscheidet sich nicht von derjenigen der Lun-

Tabelle 24.2. Therapie der infektiösen Ösophagitis

Erreger	Medikament	Dosis	Dauer
Candida albicans	Fluconazol	400 mg per os als Einzeldosis, wenn unwirksam:	
		200 mg/Tag per os oder i. v., dann	1 Woche
		100 mg/Tag per os oder	2 Wochen
	Itraconazol 200 mg	Tag per os	3 Wochen
Azol-resistente Candidaspezies	Amphotericin B	0,3–0,5 mg/kg/Tag i. v.	2 Wochen
Zytomegalievirus	Ganciclovir oder	2mal 5 mg/kg i. v.	2–3 Wochen
	Foscarnet	2mal 100 mg/kg i. v.	2–3 Wochen
Herpes-simplex-Virus	Aciclovir	5mal 200–400 mg/kg i. v. oder	2–3 Wochen
		3mal 5 mg/kg i. v.	7–10 Tage
Varicella-Zoster-Virus	Aciclovir oder	3mal 10 mg/kg i. v.	
	Valaciclovir	3mal 1.000 mg per os	1–2 Wochen
Mycobacterium avium intracellulare	Clarithromycin +	2mal 750 mg/Tag per os	
	Ethambutol +	15–20 mg/kg/Tag per os	
	Rifabutin	300 mg/Tag per os	Lebenslänglich

gentuberkulose. Erste Wahl für die Therapie der MAI-Ösophagitis ist die in Tabelle 24.2 erwähnte Dreierkombination. In jedem Fall müssen Interaktionen dieser Medikamente mit antiretroviralen Medikamenten berücksichtigt werden.

Literatur

Bonancini M, Laine L, Gal AA et al. (1990) Prospective evaluation of blind brushing of the esophagus for *Candida* esophagitis in patients with human immunodeficiency virus infection. Am J Gastroenterol 85: 385–389

Bonancini M, Young T, Laine L (1991) The causes of esophageal symptoms in human immunodeficiency virus infection. Arch Intern Med 151: 1567–1572

Darouiche RO (1998) Oropharyngeal and esophageal candidiasis in immunocompromised patients: Treatment issues. Clin Infect Dis 26: 259–274

Dieckhaus KD, Hill DR (1998) Boerhaave's syndrome due to herpes simplex virus type 1 esophagitis in a patient with AIDS. Clin Infect Dis 26: 1244–1245

El-Serag HB, Johnston DE (1997) *Mycobacterium avium* complex esophagitis. Am J Gastroenterol 92: 1561–1563

Johnson EM, Wamock DW, Luker J, Porter SR, Scully C (1995) Emergence of azole drug resistance in *Candida species* from HIV-infected patients receiving prolonged fluconazole therapy for oral candidosis. J Antimicrob Chemother 35: 103–114

Laine L, Bonancini M (1994) Esophageal disease in human immunodeficiency virus infection. Arch Intern Med 154: 1577–1582

Mc Bane RD, Gross JB (1991) Herpes esophagitis: Clinical syndrome, endoscopic appearance and diagnosis in 23 patients. Gastrointest Endosc 37: 600–603

Noyer CM, Simon D (1997) Oral and esophageal disorders. Gastroenterol Clin North Am 26: 241–257

Parente F, Porro GB, and the Italian Cytomegalovirus Study Group (1998) Treatment of cytomegalovirus esophagitis in patients with acquired immune deficiency syndrome: A randomized controlled study of foscarnet versus ganciclovir. Am J Gastroenterol 93: 317– 322

Rabeneck L, Popovic M, Gartner S et al. (1990) Acute HIV-infection presenting with painful swallowing and esophageal ulcers. JAMA 263: 2318–2322

Rosario MT, Raso CL, Comer GM (1989) Esophageal tuberculosis. Dig Dis Sci 34: 1281–1284

Sharpstone D, Gazzard B (1996) Gastrointestinal manifestation of HIV infection. Lancet 348: 379–383

Wilcox CM, Straub RF, Schwartz DA (1995) Cytomegalovirus esophagitis in AIDS: A prospective evaluation of clinical response to ganciclovir therapy, relapse rate and long-term outcome. Am J Med 98: 169–176

Physikalische und chemische Ösophagitis

F. LEHMANN · C. BEGLINGER

25.1 Strahlenösophagitis 197
25.1.1 Klinik 197
25.1.2 Diagnostik und Differentialdiagnose 197
25.1.3 Therapie 198
25.2 Medikamentös induzierte Ösophagitis 198
25.2.1 Pathogenese 198
25.2.2 Klinische Symptome 198
25.2.3 Diagnostik und Differentialdiagnose 198
25.2.4 Therapie 198
25.3 Verätzungen des Ösophagus 199
25.3.1 Pathogenese 199
25.3.2 Klinische Symptome 199
25.3.3 Diagnostik 199
25.3.4 Therapie 199

Schäden der Ösophagusmukosa treten überwiegend nach Exposition mit einem toxischen Agens auf. Die häufigsten Ursachen einer Ösophagitis sind:
- Strahlenschäden,
- medikamenteninduzierte Schäden,
- Schäden durch Kontakt mit Säuren und Laugen.

Es treten unterschiedliche Schweregrade der Verletzungen auf.

Nach Verätzungen und Strahlenösophagitiden besteht ein erhöhtes Plattenepithelkarzinomrisiko.

25.1
Strahlenösophagitis

25.1.1
Klinik

Eine Strahlenösophagitis tritt nach Bestrahlung von malignen Tumoren der Lunge, des Mediastinums, des Ösophagus und des Thymus auf. Beschwerden in Form von Dysphagie, Odynophagie, Thoraxschmerzen und retrosternalem Brennen sind dosisabhängig und ab einer Strahlendosis von 30 Gy zu erwarten.

Die Symptome können derart ausgeprägt sein, daß die Strahlentherapie zeitweilig unterbrochen werden muß. Mit zunehmendem Einsatz der endoluminalen Bestrahlung von Ösophagustumoren werden vermehrt schwere Strahlenschädigungen beobachtet (Sur et al. 1994).

Eine starke Potenzierung der Strahlenösophagitis entsteht durch eine gleichzeitige Chemotherapie. Dabei sind Beschwerden bereits bei einer Strahlenbelastung unter 25 Gy möglich. Am ausgeprägtesten ist dieser Effekt bei Doxorubicin, wurde aber auch bei 5-Fluorouracil, Cylcophosphamid, Bleomycin, Methotraxat und Cisplatin beschrieben.

Folgeschäden

Nach Beendigung der Bestrahlung heilt die Strahlenösophagitis klinisch meist innerhalb von 2–7 Tagen spontan aus. Als Spätkomplikationen sind jedoch chronische Ulzerationen, Stenosen oder tracheo-ösophageale Fisteln möglich.

Die Wahrscheinlichkeit einer Spätschädigung hängt sowohl von der verabreichten Strahlendosis (oft über 60 Gy) als auch von der Länge des bestrahlten Ösophagussegments ab. Bestrahlungsbedingte Plattenepithelkarzinome sind selten und treten in der Regel nicht vor 10 Jahren auf (Vanagunas et al. 1990).

25.1.2
Diagnostik und Differentialdiagnose

Die Diagnose einer Strahlenösophagitis wird aufgrund der typischen Anamnese und durch Ausschluß einer anderen Pathologie gestellt.

Der endoskopische Befund von Strahlenschäden und infektiöser Ösophagitis, v. a. durch Soor, kann sehr ähnlich sein. Zusätzlich müssen Refluxösophagitis, medikamentös induzierte Läsionen, sowie maligne Tumoren ausgeschlossen werden.

Wegen ähnlicher zytologischer und histologischer Veränderungen kann es im Einzelfall schwierig sein, maligne und postaktinische Veränderungen zu unterscheiden.

25.1.3
Therapie

Eine spezifische Behandlung ist bei milder Strahlenösophagitis nicht indiziert, da die Beschwerden meist innerhalb von wenigen Tagen spontan verschwinden.

Bei Patienten mit ausgeprägter Dysphagie sollte die Strahlentherapie unterbrochen werden. Falls dies aus klinischen Gründen nicht möglich ist, kann eine 10 %ige Reduktion der Bestrahlungsdosis oder eine Veränderung des Strahlenfeldes bereits eine deutliche Linderung der Beschwerden bringen. Eine antisekretorische Behandlung der Strahlenösophagitis mit Protonenblockern oder Antazida wird zwar oft durchgeführt, doch ist ihre Wirksamkeit in dieser Indikation umstritten.

Die Verabreichung von Prokinetika oder Kalziumblockern kann im Einzelfall hilfreich sein, da die Strahlenschädigung zu ausgeprägten Motilitätsstörungen des Ösophagus führen kann.

Prostaglandinsynthesehemmer (Indometacin, Aspirin, Mefenaminsäure) haben sich bisher nur in Tierversuchen, nicht aber in klinischen Studien als wirksam erwiesen (Soffer et al. 1994).

25.2
Medikamentös induzierte Ösophagitis

25.2.1
Pathogenese

Eine medikamentös induzierte Ösophagitis kann durch mindestens 70 verschiedene Substanzen ausgelöst werden (s. Übersicht). Am häufigsten führen Tetrazykline, Kaliumchlorid, Chinidin, nichtsteroidale Antiphlogistika und Vitamin C zur medikamentösen Schädigung des Ösophagus (Ovartlarnporn et al. 1991). Auch nach Einnahme von Alendronat, welches in der Osteoporosebehandlung weite Verbreitung findet, wurde von Erkrankungsfällen berichtet (De Groen et al. 1996).

> **Medikamente, die eine Ösophagitis auslösen können:**
>
> - Antibiotika (v. a. Tetrazykline),
> - Kaliumchlorid,
> - Chinidin,
> - Vitamin C,
> - nichtsteroidale Antiphlogistika,
> - Alendronat,
> - Eisensulfat.

Eine medikamentös induzierte Ösophagitis entsteht durch verlängerten Kontakt von Medikament und Mukosa.

Medikamente verbleiben normalerweise nur wenige Minuten im Ösophagus. Dabei wird die Passagezeit wesentlich durch Größe und Form der Medikamente beeinflußt (Channer u. Virjee 1986). Insbesondere große, runde oder von einer Gelatinekapsel umgebene Medikamente können im Ösophagus steckenbleiben, v. a. wenn sie nicht mit genügend Flüssigkeit eingenommen werden. Bettlägrige Patienten und solche mit einer vorbestehenden Ösophagusstenose oder Motilitätsstörung (Achalasie) haben ein erhöhtes Risiko. Oft tritt eine medikamentös induzierte Ösophagitis auch ohne vorangegangene Schluckstörung auf.

25.2.2
Klinische Symptome

Die medikamentös induzierte Ösophagitis führt Stunden bis Wochen nach Medikamenteneinnahme zur akuten und schmerzhaften Schluckstörung und zur langsam progredienten Dysphagie. Spätkomplikationen in Form von Strikturen oder Perforationen sind am häufigsten nach Einnahme von Eisenpräparaten, Kaliumchlorid, Chinidin oder nichtsteroidalen Antiphlogistika beschrieben.

25.2.3
Diagnostik und Differentialdiagnose

Wie bei der Strahlenösophagitis wird die Diagnose einer medikamentös induzierten Ösophagitis aufgrund der typischen Anamnese und durch Ausschluß anderer entzündlicher oder neoplastischer Veränderungen gestellt.

Die Unterscheidung von einer Refluxösophagitis und malignen Ösophagustumoren kann im Einzelfall wegen ähnlicher zytologischer und histologischer Veränderungen schwierig sein.

25.2.4
Therapie

Sobald die Diagnose einer medikamentös induzierten Ösophagitis gesichert ist, sollte das verantwortliche Medikament, wenn immer möglich, abgesetzt werden. Innerhalb weniger Tage bis Wochen kommt es anschließend in der Regel zur spontanen Ausheilung.

Falls der Patient weiterhin auf dieses Medikament angewiesen ist, sollte nach Möglichkeit auf eine andere galenische Form gewechselt werden. Entscheidend ist auch die Instruktion des Patienten, die Medikamente in aufrechter Position und mit genügend Flüssigkeit einzunehmen. Protonenblocker, H$_2$-Blocker oder Antazida werden zwar auch in der Behandlung der medikamentös induzierten Ösophagitis eingesetzt, doch ist ihre Wirksamkeit wie bei den Strahlenschäden umstritten.

Der Einsatz von Protonenblockern scheint nur dann gerechtfertigt, wenn gleichzeitig ein gastroösophagealer Reflux vorliegt, welcher das spontane Abheilen der medikamentös induzierten Läsionen beeinträchtigen könnte.

25.3 Verätzungen des Ösophagus

25.3.1 Pathogenese

Eine chemische Ösophagitis tritt bei Verätzungen durch Laugen oder Säuren auf, welche im Haushalt oder am Arbeitsplatz v. a. in Reinigungsmitteln enthalten sein können. Während Verätzungen bei Kleinkindern in der Regel akzidentell sind, steht bei Erwachsenen die suizidale Absicht im Vordergrund (Gumaste u. Dave 1992). Das Ausmaß der Schleimhautschädigung ist von der Konzentration der Lauge oder Säure sowie von der Kontaktdauer mit der Mukosa abhängig. Die Ösophagusschleimhaut ist resistenter gegen Säuren als gegen Laugen, so daß Säureverätzungen im Magen meist wesentlich ausgeprägter sind. Das Vorhandensein oder Fehlen von oropharyngealen Läsionen sowie die Art und Intensität der vom Patienten angegebenen Beschwerden erlauben keinen Rückschluß auf das Ausmaß der vorliegenden Schädigung.

Schweregrade
Die Gradierung der Ösophagusverätzungen erfolgt analog zu den Hautverbrennungen und ist klinisch für die weitere Therapie und Prognose entscheidend.
- Eine Grad-I-Ösophagitis ist oberflächlich und führt zu entzündlichen oder hämorrhagischen Veränderungen der Mukosa.
- Grad-II-Läsionen reichen bis in die Muskularis und präsentieren sich endoskopisch als fokale Nekrosebildungen oder Ulzerationen.
- Grad-III-Verätzungen sind transmural und können ins Mediastinum oder in die Pleurahöhle perforieren (Gumaste u. Dave 1992).

25.3.2 Klinische Symptome

Akute Dysphagie, Odynophagie oder Nausea und Erbrechen treten als erste Symptome nach Verätzung auf.

Mediastinitis, Peritonitis oder Schock sind Ausdruck einer schwerwiegenden Läsion (Grad III).

Der weitere klinische Verlauf hängt wesentlich vom Ausmaß der initialen Läsionen ab.
- Grad-I-Verätzungen heilen in der Regel spontan und ohne Narbenbildung ab.
- Grad-II-Läsionen bilden sich innerhalb von wenigen Tagen oder Wochen zurück, wobei es allerdings frühestens nach 2 Wochen zur Strikturbildung kommen kann.
- Grad-III-Verätzungen haben eine beträchtliche Morbidität und Mortalität und erfordern in der Regel eine sofortige chirurgische Intervention.

Nach Laugenverätzung besteht ein deutlich erhöhtes Risiko für ein späteres Plattenepithelkarzinom, weshalb diese Patienten sorgfältig nachverfolgt werden sollten. Bei Dysphagie sollte unverzüglich eine endoskopische Abklärung durchgeführt werden. Eine periodische Kontrollendoskopie zum Karzinomausschluß wie beim Barrett-Ösophagus wird beim asymptomatischen Patienten derzeit jedoch nicht empfohlen.

25.3.3 Diagnostik

Zur initialen Beurteilung ist eine frühzeitige Endoskopie die am besten geeignete Methode (Ferguson et al. 1989).

> **!** Eine Röntgenkontrastaufnahme ist wegen der vergleichsweise geringeren Sensitivität nur bei Verdacht auf eine Perforation indiziert.

Die Thorax- und Abdomenleeraufnahme erlaubt den Nachweis oder Ausschluß von freier Luft.

25.3.4 Therapie

Unmittelbar nach der Verätzung kann eine Verdünnung mit Milch oder Wasser versucht werden. Die Wirksamkeit dieser Maßnahme ist jedoch nicht bewiesen. Ansonsten sollte der Patient nüchtern bleiben.

CAVE Das therapeutische Auslösen von Erbrechen ist absolut kontraindiziert, da die Ösophaguswand durch den erneuten Kontakt mit der toxischen Substanz zusätzlich geschädigt werden kann und zudem durch das Erbrechen das Risiko für eine Perforation zunimmt.

Eine notfallmäßige chirurgische Intervention wird notwendig, wenn bei einer hochgradigen Verätzung eine Perforation oder Mediastinitis auftritt. Der therapeutische Einsatz von Breitspektrumantibiotika und Steroiden in der Akutbehandlung ist umstritten. Antibiotika werden häufig bei Grad-II- und -III-Verätzungen und beim gleichzeitigen Einsatz von Steroiden verabreicht. Die Wirksamkeit von Steroiden zur Verhinderung einer späteren Strikturbildung ist nicht eindeutig bewiesen (Anderson et al. 1990).

! Grundsätzlich sollte der Einsatz von Steroiden Patienten mit hochgradigen Verätzungen und entsprechend hohem Strikturrisiko vorbehalten bleiben. Steroide sind in dieser Indikation jedoch nicht ungefährlich, da potentiell lebensbedrohliche Komplikationen wie Peritonitis und Mediastinitis maskiert werden können.

Literatur

Anderson K, Rouse T, Randolph J (1990) A controlled trial of corticosteroids in children with corrosive injury of the eophagus. N Engl J Med 323: 637–640

Channer KS, Virjee JP (1986) The effect of size and shape of tablets on their esophageal transit. J Clin Pharmacol 26: 141–146

De Groen PC, Lubbe DF, Hirsch LJ et al. (1996) Esophagitis associated with the use of alendronate. N Engl J Med 335: 1016–1021

Ferguson MK, Migliore M, Staszak VM, Little AG (1989) Early evaluation and therapy for caustic esophageal injury. Am J Surg 157: 116–120

Gumaste V, Dave P (1992) Ingestion of corrosive substances by adults. Am J Gastroenterol 87: 1–5

Ovartlarnporn B, Kulwichit W, Hiranniramol S (1991) Medication-induced esophageal injury: report of 17 cases with endoscopic documentation. Am J Gastroenterol 86: 748–750

Soffer E, Mitros F, Doornbos F, Friedland J, Launspach J, Summers RW (1994) Morphology and pathology of radiation-induced esophagitis. Double-blind study of naproxen vs placebo for prevention of radiation injury. Dig Dis Sci 39: 655–660

Sur RK, Kochhar R, Singh DP (1994) Oral sucralfate in acute radiation esophagitis. Acta Oncol 33: 61–63

Vanagunas A, Jacob P, Olinger E (1990) Radiation induced esophageal injury: A spectrum from esophagitis to cancer. Am J Gastroenterol 85: 808–812

Entzündliche Erkrankungen des Magens und Duodenums

Pharmakologische Grundlagen der Säuresekretionshemmung

P. Bauerfeind · H.-P. Wirth

INHALT

26.1	Physiologie der Säuresekretion	203
26.1.1	Stimulation der Säuresekretion	203
26.1.2	Hemmung der Säuresekretion	204
26.1.3	Säureproduktion durch Parietalzellrezeptoren und H^+-K^+-ATPase	204
26.2	Pharmakologie der Säuresekretionshemmer	205
26.2.1	H_2-Antagonisten	205
26.2.2	H^+-K^+-ATPase-Inhibitoren	206

Die Sekretion der Magensäure unterliegt einer komplexen zentralen und peripheren Regulation.

Der wichtigste Inhibitor ist das parakrin sezernierte Somatostatin. Die Stimulation der Parietalzelle erfolgt v. a. durch den Neurotransmitter Acetylcholin, parakrin durch Histamine und hormonell durch Gastrin. Histamin wird von der ECL-(„enterochromaffin-like"-)Zelle im Magenkorpus nach cholinerger oder gastrinerger Stimulation freigesetzt. Histamin-H_2-Rezeptorantagonisten hemmen deshalb nicht nur die direkte histaminerge Stimulation, sondern z. T. auch die gastrinerge und cholinerge Stimulation. Die Histaminfreisetzung wird durch Somatostatin gehemmt, welches von D-Zellen sezerniert wird.

Die direkte cholinerge Stimulation der Parietalzelle wird durch den muskarinergen M3-Rezeptor vermittelt. Indirekt stimuliert Acetylcholin auch via Gastrin und Histamin.

Gastrin stimuliert die Parietalzelle über einen Gastrinrezeptor; die Hauptwirkung des Gastrins erfolgt allerdings indirekt durch die Freisetzung von Histamin. Es stehen keine klinisch einsetzbaren Gastrinantagonisten zur Verfügung. Die Bindung von Acetylcholin, Histamin und Gastrin an die Rezeptoren der Parietalzelle führt zur Stimulation der gastrischen H^+-K^+-ATPase. Sie ist die für die Säuresekretion verantwortliche Protonenpumpe.

Säurehemmer vom Typ der substituierten Benzimidazole akkumulieren im Canaliculus der Parietalzelle und werden dort zur aktiven Form, dem Sulfonamid umgewandelt. Die aktive Form hemmt die Säuresekretion irreversibel und wesentlich potenter als H_2-Antagonisten oder Anticholinergika.

26.1 Physiologie der Säuresekretion

Die Säuresekretion wird neuronal (zentral und peripher), parakrin und hormonal gesteuert (Abb. 26.1). Physiologischerweise kommt es bei der Nahrungsaufnahme zu einer zentralen Stimulation, z. B. durch Hypoglykämie, Geruch oder Geschmack. Die Füllung des Magens mit Nahrung führt zu einer reflektorischen Stimulation, die einerseits mechanisch durch Dehnung und andererseits chemisch durch Alkalisierung des Antrums oder durch Nahrungsproteine erfolgen kann.

26.1.1 Stimulation der Säuresekretion

Die basale (nichtstimulierte) Säuresekretion beträgt 2–3 mmol HCl pro Stunde. Nach Stimulation wird diese Menge verzehnfacht.

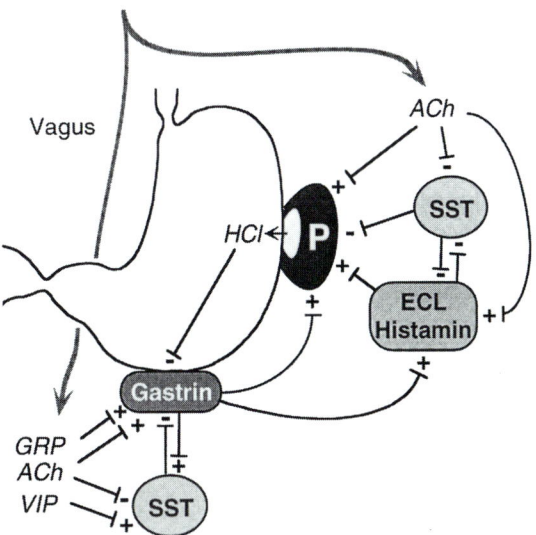

Abb. 26.1. Schematische Darstellung der neuralen, parakrinen und hormonalen Regulation der Säuresekretion (*P* Parietalzelle, *SST* Somatostatin, *ECL* Enterochromaffin-like-Zelle, *ACh* Acetylcholin, *GRP* Gastrin-releasing-Peptid, *VIP* Vasoactive-intestinal-Peptid)

Acetylcholin

Das Zentralnervensystem (ZNS) reguliert via Parasympatikus und Sympatikus den enterischen Teil des autonomen Nervensystems. Die zentrale Stimulation der Säuresekretion erfolgt v. a. durch Acetylcholin. Acetylcholin stimuliert die Parietalzelle direkt über den M3-Rezeptor und indirekt durch die Stimulation der ECL-Zelle. Die Parietalzelle scheint ausschließlich den M3-Rezeptor zu tragen, für den bisher kein klinisch anwendbarer spezifischer Antagonist zur Verfügung steht. Der M1-selektive Antagonist Pirenzepin scheint über M1-Rezeptoren auf der ECL-Zelle zu wirken. Da M1- und M3-Rezeptoren an vielen Stellen im Körper vorkommen, führen Anticholinergika zu relativ vielen Nebenwirkungen.

Histamin

Für die periphere Stimulation der Säuresekretion ist Histamin von zentraler Bedeutung. Histamin wird von der ECL-Zelle im Magenkorpus freigesetzt und gelangt auf parakrinem Weg an die Parietalzelle. Die Freisetzung von Histamin aus der ECL-Zelle erfolgt nach cholinerger und gastrinerger Stimulation über entsprechende Rezeptoren. Die Blockierung des H_2-Rezeptors hebt auch die gastrinerge und cholinerge Stimulation der Säuresekretion fast vollständig auf (Lloyd et al. 1992). Die natürliche Hemmung der ECL-Zelle erfolgt v. a. durch Somatostatin; dieses wird von der D-Zelle freigesetzt.

Gastrin

Neben Histamin wirkt auf hormonaler Ebene Gastrin stimulierend auf die Magensäuresekretion. Die Freisetzung von Gastrin aus der G-Zelle im Antrum wird durch Alkalisierung im Antrum oder durch Aminosäuren in der Nahrung stimuliert sowie durch cholinerge Agonisten (Acetylcholin und Gastrin releasing Peptid; Walsh et al. 1975). Gastrin stimuliert die Säuresekretion direkt an der Parietalzelle und indirekt über die Histaminfreisetzung durch die ECL-Zelle. Letzteres ist quantitativ von größerer Bedeutung, was sich dadurch beweisen läßt, dass Histaminantagonisten die stimulierende Wirkung von Gastrin auf die Parietalzelle aufheben können (Black et al. 1972; Lloyd et al. 1992). Gastrin wirkt auch als Wachstumshormon mit stimulierendem Effekt auf die Fundusmukosa und die ECL-Zellen.

26.1.2
Hemmung der Säuresekretion

Die Hemmung der Säuresekretion nach Nahrungsaufnahme wird durch 2 Mechanismen eingeleitet:

1. Die Ansäuerung des Antrums führt zu einer Hemmung der Gastrinsekretion.
2. Nahrungsbestandteile im Duodenum hemmen die Säuresekretion reflektorich über CCK (Cholecystokinin) und Enterogastrone. Als Enterogastrone werden Neuropeptide wie PYY (Peptide YY), CCK, Neurotensin u. a. bezeichnet, deren Freisetzung im Dünndarm durch Nährstoffe provoziert wird.

Somatostatin

Auf zellulärer Ebene ist Somatostatin der wichtigste physiologische Inhibitor der Säuresekretion. Die Wirkung erfolgt direkt an der Parietalzelle, welche Somatostatinrezeptoren trägt, und indirekt durch Hemmung der Gastrin- und Histaminfreisetzung. ECL-Zellen und Gastrinzellen tragen beide Somatostatin$_2$-Rezeptoren. CCK scheint seine Gastrin- und säurehemmende Wirkung ebenfalls über eine Somatostatinfreisetzung auszuüben.

Prostaglandine

Auch Prostaglandin E führt direkt zu einer Säuresekretionshemmung. Diese Beobachtung hat zunächst zur Annahme geführt, Prostaglandine könnten als Säurehemmer zur Ulkustherapie eingesetzt werden. Es zeigte sich aber, daß antisekretorische Dosen zu schwerwiegenden Nebenwirkungen wie Diarrhö und Uteruskontraktionen führen. Trotzdem wurden Prostaglandinanaloga zur Ulkustherapie eingeführt, basierend auf „zytoprotektiven" Effekten im Tiermodell. In der klinischen Anwendung haben sich die Prostaglandinanaloga nicht durchgesetzt (Hawkey u. Walt 1986). H_2-Antagonisten und H^+-K^+-ATPase-Inhibitoren sind hinsichtlich Wirksamkeit und geringerer Nebenwirkungen den Prostaglandinanaloga überlegen. Die einzige etablierte Anwendung der Prostaglandinanaloga ist die Verhütung von NSAR-(nichtsteroidale Antirheumatika-)induzierten Ulzera.

26.1.3
Säureproduktion über Parietalzellrezeptoren und H^+-K^+-ATPase

Die Parietalzelle trägt Rezeptoren für Acetylcholin (M3-Rezeptor), Histamin (H_2-Rezeptor), Gastrin, Prostaglandin E_2 und EGF („epidermal growth factor"; Hirschowitz et al. 1995). Die Aktivierung des H_2-Rezeptors stimuliert die Bildung von cAMP (zyklisches Adenosin-3',5'-Monophosphat) und von intrazellulärem Kalzium. Auch die Aktivierung des muskarinischen M3-Rezeptors und des Gastrinrezeptors führt zur Anhebung des intrazellulären Kalziums. Somatostatin reduziert die Säuresekretion durch Hemmung der Adenylatcyklase, was zu verringerten cAMP-Spiegeln führt (Schubert et al. 1988). cAMP und intrazelluläres Kalzium aktivieren Proteinkinasen, die zur Fusion und Aktivierung der H^+-K^+-ATPase führen.

Die H^+, K^+-ATPase ist die Protonenpumpe der Parietalzelle. Sie katalysiert den elektroneutralen Austausch von luminalem K^+ mit zytoplasmatischen H^+. Die H^+-K^+-ATPase besteht aus einer α- und einer β-Untereinheit. Die α-Untereinheit entspricht der eigentlichen Pumpe. Gastrin, Histamin und Carbachol induzieren die Genexpression der α-Untereinheit. In der nichtstimulierten Parietalzelle ist die H^+-K^+-ATPase in Vesikeln und Tubuli lokalisiert. Bei Stimulation fusionieren diese Strukturen mit der apikalen Plasmamembran und vergrößern die kanalikuläre Oberfläche massiv durch die Bildung von Mikrovilli. Damit es zur H^+-Sekretion kommt, muß Kalium an der extrazytoplasmatischen Oberfläche der H^+-K^+-ATPase zur Verfügung stehen. Dies geschieht durch Aktivierung eines K^+-Cl^--Austauschs an der Kanalikulimembran (Wolosin u. Forte 1983).

26.2 Pharmakologie die Säuresekretionshemmer

26.2.1 H$_2$-Antagonisten

■ **Struktur und Wirkungsmechanismus.** H$_2$-Antagonisten sind kompetitive Antagonisten am H$_2$-Rezeptor. Die Struktur der ersten H$_2$-Antagonisten (Burimamide, Metiamid und Cimetidin) enthält den Imidazolring des Histamins (Black et al. 1972). Die späteren H$_2$-Antagonisten enthalten statt dessen einen Furan- (Ranitidin) oder einen Thiazolring (Famotidin, Nizatidin).

Da die Säurestimulation durch Gastrin und Acetylcholin z. T. über Histamin verläuft, wirken H$_2$-Antagonisten gegen alle säurestimulierenden Agonisten der Parietalzelle. Die relative Wirksamkeit der H$_2$-Antagonisten ist für Famotidine am höchsten, gefolgt von Ranitidin, Nizatidin und Cimetidin (Feldman u. Burton 1990 a).

■ **Absorption.** Die Absorption der H$_2$-Antagonisten erfolgt unvollständig aus dem Gastrointestinaltrakt mit einer Bioverfügbarkeit von 45–95 %. Die höchste Serumkonzentration wird nach 1–3 h erreicht. Die gleichzeitige Gabe von Antazida oder Sucralfat kann die Absorption der H$_2$-Antagonisten um 10–30 % verringern.

■ **Verteilung.** Alle H$_2$-Antagonisten verteilen sich gut im Körper, penetrieren die Blut-Hirn-Schranke und die Plazenta und werden in die Brustmilch sezerniert.

■ **Elimination.** Nach oraler Gabe werden bei Cimetidin, Ranitidin und Famotidin 30–50 % unverändert im Urin ausgeschieden. Bei Nizatidine ist dieser Anteil etwas höher (70 %). Die Halbwertszeit liegt zwischen 1,5 und 4 (Famotidin) h. Die Dosis der H$_2$-Antagonisten muß bei Niereninsuffizienz angepaßt werden. Bei Patienten mit Leberinsuffizienz muß keine Dosisanpassung erfolgen.

■ **Wirksamkeit.**

> ! Die Wirksamkeit der säurehemmenden Medikamente auf die Heilung von Ulzera und Refluxösophagitis verläuft parallel zur säurehemmenden Potenz (Howden u. Hunt 1990).

Die Unterschiede zwischen den H$_2$-Antagonisten sind gering; die neueren Substanzen, insbesondere Ranitidin, sind dem Cimetidin etwas überlegen. Im Mittel erreicht man mit einer 4wöchigen Therapie knapp 80 % Heilung beim Ulcus duodeni und 65 % beim Ulcus ventriculi (Feldman u. Burton 1990 b).

■ **Nebenwirkungen.** Die H$_2$-Antagonisten zählen zu den sichersten Medikamenten, die z. Z. auf dem Markt sind. Unter den äußerst seltenen Nebenwirkungen wurde am häufigsten Diarrhö (3 %) und Kopfschmerz (2–3 %) beschrieben. Andere ZNS-Nebenwirkungen wie Schläfrigkeit, Angstzustände, Somnolenz, Depression, Verwirrtheit und Delirium können in 0,2 % der Fälle auftreten. Unter Ranitidin und Cimetidin, v. a. nach i. v.-Gabe, wurden Bradykardie, Hypo- und Hypertonie und AV-Überleitungsstörungen beschrieben. Cimetidin kann v. a. in hohen Dosen zu einer reversiblen Gynäkomastie und Impotenz führen. In Einzelfällen wurde von einer Thrombozytopenie, Anämie und Leukopenie berichtet. Es kann zu einer 2- bis 3fachen Erhöhung der Transaminasen kommen.

■ **Interaktionen.** Cimetidin, Ranitidin und Nizatidin hemmen nichtkompetitiv die Alkoholdehydrogenase und können dadurch den Alkoholspiegel erhöhen. Patienten sollten deshalb auf eine verminderte Alkoholtoleranz bei Einnahme dieser Substanzen hingewiesen werden.

H$_2$-Antagonisten interferieren mit einer Reihe Substanzen, deren Abbau einer hepatischen Metabolisierung unterliegt. Die Interaktion entsteht durch die Hemmung der katalytischen Aktivität des Zytochrom P450. Von klinischer Relevanz ist dies aber nur beim Cimetidin.

26.2.2
H$^+$-K$^+$-ATPase-Inhibitoren

■ **Struktur und Wirkungsmechanismus.** Zur Zeit sind 3 H$^+$-K$^+$-ATPase-Inhibitoren (auch PPI = Protonenpumpeninhibitoren genannt) für die klinische Anwendung zugelassen: Omeprazol, Lansoprazol und Pantoprazol. Es handelt sich um substituierte Benzimidazole, welche nur nach Umwandlung in tetrazyklische Sulfonamide die H$^+$-K$^+$-ATPase blockieren (Sachs et al. 1995).

Alle 3 Substanzen sind schwache Basen, die im sauren Milieu akkumulieren. Der Canaliculus der Parietalzelle ist der einzige Ort im menschlichen Körper mit einem pH von bis zu 1. Im sauren Milieu wandeln sich die Benzimidazole in Sulfonamide um und binden sich kovalent an den Cysteinen der H$^+$-K$^+$-ATPase. Die Hemmung ist irreversibel; erst durch Bildung neuer H$^+$-K$^+$-ATPase wird erneut eine Säuresekretion möglich. Die Blockierung erfolgt nur an der aktivierten H$^+$-K$^+$-ATPase. Da nur ein Teil (maximal 75 %) der H$^+$-K$^+$-ATPase bei dem Kontakt aktiviert ist und ihre Halbwertszeit etwa 50 h beträgt, muß bei einer Einmaldosis pro Tag mit einer Verzögerung des vollständigen Wirkungseintritts von 1–3 Tagen gerechnet werden. Da für die Akkumulation und die Umwandlung in die aktive Substanz das saure Milieu notwendig ist, führt eine vorbestehende Säurehemmung durch H$_2$-Antagonisten zu einer verminderten Wirksamkeit. Die beste Wirksamkeit wird an der stimulierten Parietalzelle erreicht.

■ **Absorption.** Die Absorption der PPI muß im neutralen Milieu, d. h. im Dünndarm erfolgen. Ein Kontakt mit Magensäure führt zur Umwandlung in die aktive Form mit sehr geringer Bioverfügbarkeit. Die PPI sind deshalb mit einer säurestabilen Hülle versehen.

■ **Verteilung.** PPI sind zum größten Teil (80–90 %) an Plasmaproteine gebunden. In Tierstudien konnte gezeigt werden, daß Omeprazol die Blut-Hirn-Schranke und die Plazenta passieren kann. Der größte Teil akkumuliert wegen der Affinität zum sauren Milieu jedoch in der Parietalzelle.

■ **Elimination.** Die PPI werden rasch in der Leber metabolisiert; über 80 % der Metaboliten werden renal ausgeschieden. Im Gegensatz zu den H$_2$-Antagonisten ist beim Omeprazol aber keine Dosisanpassung bei Niereninsuffizienz notwendig. Bei Leberinsuffizienz ist die Eliminierung aller PPI reduziert. Trotzdem kommt es, zumindest beim Omeprazol, zu keiner Akkumulation; es ist somit keine Dosisanpassung notwendig.

■ **Wirksamkeit.** Alle 3 PPI sind den H$_2$-Antagonisten hinsichtlich der Heilungsraten bei Ulcus duodeni, Ulcus ventriculi und Refluxösophagitis überlegen.

■ **Nebenwirkungen.** Die am meisten diskutierte Nebenwirkung von Omeprazol ist die im Rattenmodell beobachtete Entwicklung von Karzinoidtumoren. Diese Tumoren sind Folge einer hypergastrinämieinduzierten ECL-Zell-Hyperplasie aufgrund der langdauernden und potenten Säurehemmung (Ryberg et al. 1989). Der trophische Effekt von Gastrin stimuliert die ECL-Hyperplasie. Beim Menschen führt die Behandlung mit therapeutischen Dosen von Omeprazol zu einer 2- bis 4fachen Erhöhung der Gastrinspiegel. Karzinoidtumore wurden beim Menschen nur bei atropher Gastritis und Zollinger-Ellison-Syndrom mit weitaus höheren Gastrinspiegeln beobachtet. Unter bis zu 6monatiger Omeprazoltherapie wurden beim Menschen bisher keine Karzinoidtumoren beobachtet.

Gastrin hat auch einen trophischen Effekt auf die Duodenal-, Magen- und Kolonschleimhaut. Es ist unklar, ob diese Beobachtung beim Menschen unter langdauernder PPI-Therapie bezüglich gastrointestinaler Tumoren von Bedeutung ist.

Neben der gastrininduzierten ECL-Zell-Hyperplasie wurde auch eine direkte Genotoxizität von Omeprazol diskutiert. Dieser Verdacht aus einer experimentellen Serie scheint sich experimentell-technisch erklären zu lassen und ohne klinische Relevanz zu sein (Fryklund et al. 1992).

Andere Nebenwirkungen wie Kopfschmerz, Nausea, Diarrhö und hämatologische Veränderungen werden in Einzelfällen bei allen PPI beschrieben. Unter Omeprazol sind vorübergehende Transaminasenerhöhungen beobachtet worden.

■ **Interaktionen.** Ähnlich dem Cimetidin, zeigen PPI eine Interferenz mit dem Metabolismus von Substanzen über Zytochrom P450. Diese Interferenz ist bei Omeprazol und Lansoprazol stärker ausgeprägt als beim Pantoprazol.

Omeprazol kann dadurch zu einer verlängerten Halbwertszeit von Phenytoin und Diazepam führen.

Literatur

Black JW, Duncan WA, Durant CJ et al. (1972) Definition and antagonism of histamine H2-receptors. Nature 236: 385–390

Feldman M, Burton ME (1990 a) Histamine2-receptor antagonists. Standard therapy for acid-peptic diseases (1). N Engl J Med 323: 1672–1680

Feldman M, Burton ME (1990 b) Histamine2-receptor antagonists. Standard therapy for acid-peptic diseases (2). N Engl J Med 323: 1749–1755

Fryklund J, Falknas AK, Helander HF (1992) Omeprazole does not cause unscheduled DNA synthesis in rabbit parietal cells in vitro. Scand J Gastroenterol 27: 521–528

Hawkey CJ, Walt RP (1986) Prostaglandins for peptic ulcer: a promise unfulfilled. Lancet 2: 1084–1087

Hirschowitz BI, Keeling D, Lewin M et al. (1995) Pharmacological aspects of acid secretion. Dig Dis Sci 40: 3S–23S

Howden CW, Hunt RH (1990) The relationship between suppression of acidity and gastric ulcer healing rates. Aliment Pharmacol Ther 4: 25–33

Lloyd KC, Raybould HE, Tache Y et al. (1992) Role of gastrin, histamine, and acetylcholine in the gastric phase of acid secretion in anesthetized rats. Am J Physiol 262: G747–G755

Ryberg B, Bishop AE, Bloom SR et al. (1989) Omeprazole and ranitidine, antisecretagogues with different modes of action, are equally effective in causing hyperplasia of enterochromaffin-like cells in rat stomach. Regul Pept 25: 235–246

Sachs G, Shin JM, Briving C et al. (1995) The pharmacology of the gastric acid pump: the H^+-K^+ ATPase. Annu Rev Pharmaco Toxicol 35: 277–305

Schubert ML, Edwards NF, Makhlouf GM (1988) Regulation of gastric somatostatin secretion in the mouse by luminal acidity: a local feedback mechanism. Gastroenterology 94: 317–322

Walsh JH, Richardson CT, Fordtran JS (1975) pH dependence of acid secretion and gastrin release in normal and ulcer subjects. J Clin Invest 55: 462–468

Wolosin JM, Forte JG (1983) Kinetic properties of the KCl transport at the secreting apical membrane of the oxyntic cell. J Mol Biol 71: 195–207

Helicobacter-pylori-Erkrankungen

P. BAUERFEIND · H.-P. WIRTH · H. WEIDENBACH

INHALT

	Historischer Hintergrund	209
27.1	Epidemiologie	210
27.2	Ätiologie und Pathogenese	210
27.3	Krankheitsbilder	211
27.3.1	*Helicobacter pylori*-Gastritis	211
27.3.2	*Helicobacter pylori* und Ulkuskrankheit	211
27.3.3	*Helicobacter pylori* und Magenkarzinom	212
27.3.4	*Helicobacter pylori* und MALT-Lymphom	212
27.4	Diagnostik	212
27.4.1	Invasive Diagnostik (Endoskopie)	212
27.4.2	Nichtinvasive Diagnostik	213
	Serologische Diagnostik	213
	C^{13}-Atemtest	213
27.4.3	Testgenauigkeit unter säurehemmender Therapie	213
27.4.4	Strategie zur Abklärung und Therapie von Oberbauchbeschwerden	214
27.5	Therapie	214
27.5.1	Indikation zur Eradikation	214
27.5.2	Eradikationstherapie	214
	Vorgehen bei erfolgloser Eradikationstherapie	216
27.5.3	*Helicobacter pylori*-negatives Ulkus	216
27.5.4	Komplikation des Ulkus: Blutung	216

Helicobacter pylori ist ein gramnegatives spiralförmiges Stäbchen, das ausschließlich die menschliche Magenschleimhaut besiedelt. Die Infektion erfolgt überwiegend in der Kindheit oder dem jugendlichen Erwachsenenalter. Ohne Behandlung bleibt die Infektion lebenslang erhalten.

Helicobacter pylori ist der wichtigste pathogenetische Faktor für die chronische Gastritis. Die chronische *H.-pylori*-Gastritis ist eine histologische Diagnose, gekennzeichnet durch die Infiltration von mononukleären und neutrophilen Zellen. Sie verursacht üblicherweise keine Symptome. Nach Jahrzehnten kann die chronische Gastritis zur Atrophie und intestinaler Metaplasie der Magenschleimhaut führen. Bei wenigen Patienten kann dies zu einer Dysplasie und einem Magenkarzinom führen.

Magenulzera, welche ohne die Einnahme von nichtsteroidalen Antirheumatika auftreten, sind meist mit einer *H.-pylori*-Infektion assoziiert.

Helicobacter pylori kann auch Inseln mit gastrischer Metaplasie im Duodenum besiedeln. In diesen Fällen entwickelt sich eine Duodenitis; unter dem Einfluß von Säure und Pepsin können dann Duodenalulzera entstehen. Die Eradikation von *H. pylori* führt zur Heilung von Duodenal- und Magenulzera und verhindert Rezidive.

Bei der Entstehung von B-Zell-MALT-(mucosa associated lymphoid tissue-)Lymphomen des Magens scheint eine *H.-pylori*-Infektion zumindest einen wesentlichen pathogenetischen Faktor darzustellen. Die Eradikation von *H. pylori* führt zu einer Regression bei lokalen, niedrig malignen Lymphomen.

Ein einheitliches Therapieschema zur Eradikation von *H. pylori* existiert bislang nicht; am besten etabliert hat sich eine Kombination von 2 Antibiotika und einem Säuresekretionshemmer. Die Eradikation ist indiziert bei Patienten mit Magen-Darm-Ulzera und niedrig malignem MALT-Lymphom. Bei Oberbauchschmerzen unklarer Ätiologie ist ein Eradikationsversuch nach Ausschluß anderer Ursachen erwägenswert.

Historischer Hintergrund

Bakterien in der Magenschleimhaut wurden bereits vor mehr als 100 Jahren beschrieben. Obwohl seitdem immer wieder Berichte dazu veröffentlicht wurden, hat sich die Idee der Gastritis als Infektionskrankheit nicht durchsetzen können. 1982 gelang Barry Marshall und Robin Warren erstmals die kulturelle Anzüchtung des spiralförmigen Keimes aus Magenbiopsien, der zunächst als „*Campylobacter pyloridis*" bezeichnet wurde (Marshall u. Warren 1984). Später konnte Marshall den kausalen Zusammenhang von Ulkusrezidiv und der Präsenz von *H. pylori* zeigen und damit die klinische Relevanz der *H.-pylori*-Infektion beweisen (Marshall et al. 1988). Trotzdem vergingen einige Jahre, ehe die Bedeutung des *H. pylori* akzeptiert wurde.

27.1
Epidemiologie

Das einzige bislang gesicherte natürliche Reservoir des *H. pylori* ist der Mensch. Die Seroprävalenz ist altersabhängig. In westlichen Industriestaaten sind 20–30 % der 20jährigen und 50–60 % der über 50jährigen Bevölkerung infiziert. In Ländern der Dritten Welt sind 80 % der Bevölkerung bereits mit 20 Jahren befallen. Bei der mit dem Alter ansteigenden Prävalenz in den Industrieländern scheint es sich um ein Kohortenphänomen zu handeln.

Die Infektion findet v. a. im Kindesalter oder während der Pubertät statt (Rothenbacher et al. 1999).

> ! Niedriger Lebensstandard, beengte Raumverhältnisse und die Anzahl der Geschwister sind Risikofaktoren für eine erhöhte Infektionsrate. Mit dem Anstieg des Lebensstandards und der Hygiene sinken in den Industrienationen die Infektionsraten bei Kindern.

In Europa scheinen bei Erwachsenen Neuinfektionen sehr selten zu sein; die Rate liegt bei weniger als einem Prozent pro Jahr.

Der Übertragungsmodus ist bislang unklar. Der PCR-(Polymerase-Kettenreaktion-)Nachweis von *H. pylori* im Trinkwasser unterstützt die Theorie einer fäko-oralen Übertragung. Dagegen spricht, daß nur in Einzelfällen eine Anzüchtung aus dem Stuhl gelang und daß andere fäko-oral übertragene Krankheiten, wie z. B. Hepatitis A, ein anderes Verteilungsmuster zeigen. Der Nachweis von *H. pylori* mittels PCR und Kultur in Zahnplaques weist auf eine oro-orale Übertragung hin und könnte v. a. für eine Infektion innerhalb einer Familie eine Rolle spielen. Da aber nur bei einem Teil der Patienten innerhalb der Familie gleiche *H.-pylori*-Stämme vorkommen, sind zusätzliche Infektionsquellen notwendig.

Das Vorkommen von *H. pylori* bei einzelnen Katzenstämmen könnte für eine Übertragung von *H. pylori* zwischen Tier und Mensch sprechen, scheint aber für die weltweite Verbreitung von *H. pylori* beim Menschen ohne Bedeutung zu sein. Auch eine Übertragung durch Fliegen wird diskutiert.

Ulkuskrankheit

Die Epidemiologie der Ulkuskrankheit zeigt ein Kohortenphänomen mit einem Anstieg der Häufigkeit bei Patienten, die zu Beginn des Jahrhunderts geboren wurden und einem steten Abfall bei Patienten, die später zur Welt kamen. Diese Veränderung der Inzidenz der Ulkuskrankheit läßt sich z. T. durch den Abfall der *H.-pylori*-Inzidenz erklären. Daneben scheint die Veränderung von exogenen Faktoren eine Rolle zu spielen.

27.2
Ätiologie und Pathogenese

Bei der Betrachtung der pathogenetischen Mechanismen muß unterschieden werden zwischen
- der Pathogenese der chronischen *H.-pylori*-induzierten Gastritis, die sich bei allen infizierten Personen entwickelt,
- den nur bei einem Teil der Infizierten entstehenden Ulzera,
- dem Magenkarzinom und
- dem MALT-Lymphom.

Bei der Entstehung der Gastritis stehen bakterielle Virulenzfaktoren, die alle *H.-pylori*-Stämme besitzen, im Vordergrund. Pathogenetische Faktoren des Wirtes sind im Vergleich vernachlässigbar, da alle Infizierten eine Gastritis entwickeln.

Bei der Pathogenese *H.-pylori*-assoziierter Erkrankungen spielen evtl. zusätzliche Virulenzfaktoren (wie CagA und VacA, s. unten), die nur bei einigen *H.-pylori*-Stämmen vorkommen, und Wirtspezifische Faktoren eine Rolle (Figura et al. 1989; Blaser et al. 1995).

Virulenzfaktoren

Allen *H.-pylori*-Stämmen gemeinsam ist die Produktion von Virulenzfaktoren, die für die Kolonisation der Magenschleimhaut und die Entstehung der Gastritis notwendig sind. Zu den bislang bekannten zählen die Urease, die Flagellen und „heat-shock"-Proteine (Smoot 1997). Die genauen Wirkungsmechanismen dieser Faktoren sind unbekannt. Mutierte Bakterien ohne den jeweiligen Virulenzfaktor verlieren ihre Infektiösität. Zum Beispiel erfolgt im Tierversuch keine Kolonisation durch Urease-negative Stämme.

Ein Teil der *H.-pylori*-Stämme produziert ein vakuolisierendes Zytotoxin (VacA). Die meisten dieser Stämme tragen zudem ein Zytotoxin-assoziiertes Gen (CagA), welches zur Bildung von stark immunogenem CagA-Protein führt. Bei Patienten mit Ulzera, atropher Gastritis oder Magenkarzinom werden die CagA$^+$/VacA$^+$-Subtypen gehäuft gefunden (Blaser et al. 1995).

Trotz dieser epidemiologisch belegten Assoziation ist die Rolle dieser Proteine unklar. Es besteht eine große Überlappung von Patienten mit zytotoxischen *H.-pylori*-Stämmen ohne Ulzera und Patienten mit Ulzera aber mit einem CagA$^-$/VacA$^-$-

Stamm. Aufgrund dieser Ergebnisse ist eine alleinige Rolle des *H.-pylori*-Subtyps als Ursache für die Entstehung von Magenpathologien, welche über eine chronisch aktive Gastritis hinausgehen, eher unwahrscheinlich. Vielmehr scheint der *H. pylori* ein Faktor in der multifaktoriellen Genese der Ulkuskrankheit oder des Magenkarzinoms zu sein.

27.3 Krankheitsbilder

27.3.1 *Helicobacter-pylori*-Gastritis

Die frische *H.-pylori*-Infektion führt zu einer akuten, etwa 2 Wochen andauernden Gastritis, die von Erbrechen und Bauchschmerzen begleitet sein kann (Marshall u. Warren 1984). Die Infektion persistiert wahrscheinlich lebenslang; bei einigen Patienten scheint es zu einem spontanen Verschwinden oder einer Suppression der H.-pylori-Infektion zu kommen. Allerdings könnten dafür auch aus anderen Gründen eingenommene Antibiotika verantwortlich sein.

Chronischer Verlauf

> ! Die H.-pylori-assoziierte chronische Gastritis per se ist asymptomatisch.

Die meisten epidemiologischen Studien zeigen bei Patienten mit Oberbauchschmerzen ohne Magen- oder Duodenalulzera („non ulcer dyspepsie"/NUD) keine gehäufte Infektionsrate. Gegen einen Zusammenhang spricht auch, daß mehrere plazebokontrollierte Studien keine Wirkung einer *H.-pylori*-Eradikation auf die Symptome bei NUD-Patienten zeigen konnten (Talley u. Hunt 1997).

 Histologie. Die persistierende Infektion resultiert in einer chronisch aktiven Gastritis mit Infiltration von Plasmazellen und T-Lymphozyten und der Bildung von Lymphfollikeln, als zellulärem Ausdruck der Immunantwort. Als aktive Komponente der Entzündung finden sich neutrophile Granulozyten und Zeichen der Schädigung des Oberflächenepithels.

Nach einer erfolgreichen Eradikationstherapie bilden sich diese Veränderungen zurück. In Einzelfällen kann sich eine Riesenfaltengastritis im Magenkorpus entwickeln, die auch nach H.-pylori-Eradikation verschwindet.

Epitheliale Dysplasie

Bei einem Teil der Patienten kommt es in Antrum und/oder Korpus zur Schleimhautatrophie und intestinaler Metaplasie. Es ist unklar, welche Faktoren diese Entwicklung bewirken. Zum Teil könnten bestimmte *H.-pylori*-Subtypen (z. B. CagA-positive) verantwortlich sein. Wahrscheinlich sind zusätzliche Faktoren notwendig. Es werden durch *H. pylori* ausgelöste Autoimmunphänomene diskutiert. Atrophie und intestinale Metaplasie sind trotz Eradikation des *H. pylori* nicht oder nur teilweise reversibel.

Die Gastritis kann nach dem „Sydney"-System klassifiziert werden, das neben einer Gradierung des morphologischen Schweregrads in Antrum und Korpus die Ätiologie – einschließlich *H. pylori* – und das endoskopische Bild in die Beurteilung miteinbezieht (Dixon et al. 1996).

27.3.2 *Helicobacter pylori* und Ulkuskrankheit

Körperliche Symptome

Die Symptomatologie ist meist unspezifisch; klassische Symptome, wie Nüchternschmerz beim Ulcus duodeni oder postprandialer Schmerz beim Ulcus ventriculi sind selten.

Die Symptome haben eine zu geringe Sensitivität und Spezifität, um eine Diagnose ohne Endoskopie zuzulassen oder auszuschließen.

Bei über 90 % der Patienten mit Ulzera ohne Einnahme von NSAR (nichtsteroidale Antirheumatika) findet sich eine H.-pylori-Infektion. Trotzdem entwickeln nur 2–3 % aller *H.-pylori*-infizierten Patienten ein Ulkus. Patienten mit Ulcus ventriculi haben häufiger eine Gastritis von Korpus und Antrum, welche in Atrophie und Metaplasie übergehen kann, während Patienten mit Ulkus duodeni meist die auf das Antrum beschränkte Gastritis zeigen. Beim Duodenalulkus wurden gastrische Metaplasien, welche mit *H. pylori* besiedelt sind, im Duodenum beobachtet (Steer 1984). An diesen Stellen scheinen sich bei genügend hoher Säuresekretion rezidivierend Ulzera zu bilden.

Kofaktoren

Bei Ulkuspatienten finden sich gegenüber Nicht-Ulkuspatienten gehäuft (80 vs. 60 %) CagA+-*H.-pylori*-Stämme. Die Verteilungsform der Gastritis und die Häufung von zytotoxischen *H.-pylori*-Stämmen genügt aber nicht als Erklärung, warum nur bei einen kleinen Teil der infizierten Patienten Ulzera entstehen. Die Ulkuspathogenese ist multifaktoriell; neben der *H. pylori*-Infektion spielen Wirtsfaktoren eine Rolle, z. B. eine erhöhte Säuresekretion und Blutgruppenmerkmale bei Duodenalulkus. Die pathogenetische Bedeutung der Säuresekretion zeigt sich darin, daß eine Ulkusheilung durch eine potente Säurehemmung und ohne Eradikation erreicht werden kann.

Rezidive
Ohne *H.-pylori*-Eradikation verläuft die Ulkuskrankheit chronisch mit Rezidivraten von 50–80% innerhalb eines Jahres. Ein Drittel dieser Rezidive tritt ohne Symptome auf. Die beste und kostengünstigste Methode, Ulkusrezidive zu verhindern, ist die Eradikation des *H. pylori* (Sonnenberg u. Townsend 1995; Hopkins et al. 1996). Bei 10% der unbehandelten Patienten kommt es im Verlauf der Erkrankung zu einer Ulkusblutung mit einer Mortalitätsrate von ungefähr 10%.

Die endoskopische Therapie der Ulkusblutung hat die Mortalität und die Operationshäufigkeit um die Hälfte reduziert. Von größtem Gewinn ist die endoskopische Blutstillung bei aktiven Ulkusblutungen. Wenn die Blutung spontan sistiert, scheint eine frühzeitige und vollständige Säurehemmung ähnlich gut wie die endoskopische Sklerosierung des nicht mehr blutenden Ulkus zu wirken. Die *H.-pylori*-Eradikation stellt auch nach Ulkusblutung eine wirksame Rezidivprophylaxe dar, sofern nicht gleichzeitig NSAR eingenommen werden.

27.3.3
Helicobacter pylori und Magenkarzinom

Die Inzidenz des Magenkarzinoms in der westlichen Welt liegt bei ungefähr 8 pro 100.000 und ist rückläufig.

Neben exogenen Faktoren scheint die chronische Gastritis mit Atrophie ein wichtiger Risikofaktor zu sein. Häufigster Grund für die Entwicklung einer chronischen Gastritis mit Atrophie ist die *H.-pylori*-Infektion. Übereinstimmend damit findet sich bei *H.-pylori*-seropositiven Patienten ein 3- bis 6fach höheres Risiko, ein Magenkarzinom zu entwickeln (Parsonnet et al. 1991). Es ist unklar, warum nur bei einem kleinen Teil der *H.-pylori*-infizierten Patienten eine Gastritis mit Atrophie entsteht und ob eine Eradikationstherapie das Magenkarzinomrisiko verringert. Empfohlen wird die *H.-pylori*-Eradikation bei Patienten nach Resektion einer Magenfrühkarzinoms und bei einer positiven Familienanamnese für Magenkarzinome (Maastricht-Report 1997), obwohl der Nachweis der Wirksamkeit dieser Maßnahme bislang nicht erbracht wurde.

27.3.4
Helicobacter pylori und MALT-Lymphom

Lymphfollikel in der Magenmukosa finden sich bei der Hälfte der infizierten Personen, nicht aber bei Gesunden. Sie werden als erworbenes „mucosa associated lymphoid tissue" (MALT) betrachtet (s. Kap. 59). Es konnte gezeigt werden, daß die *H.-pylori*-induzierte Gastritis in ein MALT-Lymphom übergehen kann.

> **!** Die ätiologische Bedeutung des *H. pylori* wird v. a. dadurch belegt, daß mehr als die Hälfte der Patienten mit niedrig malignem B-Zell-MALT-Lymphom durch eine *H.-pylori*-Eradikation allein zur Remission gebracht werden können (Wotherspoon et al. 1993). Nur die lokal limitierten Formen des MALT-Lymphoms (Stadium E1) sprechen auf eine Eradikationstherapie an. Das Stadium läßt sich am besten endosonographisch dokumentieren.

Nach erfolgreicher Eradikationstherapie und trotz Remission sind engmaschige Kontrollen notwendig, da Rezidive möglich sind. Langzeitergebnisse liegen bislang noch nicht vor. Trotzdem ist die *H.-pylori*-Eradikationstherapie bei niedrig malignen, lokal begrenzten B-Zell-MALT-Lymphomen die Therapie der ersten Wahl.

27.4
Diagnostik

27.4.1
Invasive Diagnosik (Endoskopie)

Die Diagnose der Infektion erfolgt meist bioptisch im Rahmen einer endoskopischen Untersuchung. Das endoskopische Bild allein läßt keine Aussage über eine Infektion zu.

Schnelltest und Histologie
Am schnellsten, billigsten und am einfachsten sind Schnelltests (z. B. der CLO-Test®), die auf dem Nachweis von Urease in einer Biopsie beruhen. Daneben ist der Nachweis auch in den histologischen Schnitten und aus Kulturen möglich. Alle 3 Methoden haben eine ähnlich hohe Sensitivität und Spezifität (> 90%; Thijs et al. 1996). Kultur und Histologie erfordern etwas Erfahrung und Infrastruktur; der Urease-Schnelltest ist hingegen einfach und die Sensitivität und Spezifität weitgehend unabhängig von der Erfahrung des Untersuchers. Zum Nachweis von *H. pylori* in histologischen Schnitten eignen sich Silber oder Giemsafärbungen.

Nachweis durch Kulturen

Der Nachweis von *H. pylori* mittels Kultur ist teuer und technisch etwas schwieriger als Histologie und Schnelltest.

Ein Problem der Kultivierung von *H. pylori* aus Biopsien besteht darin, daß die Vitalität von *H. pylori* in steriler Kochsalzlösung und bei Raumtemperatur auf etwa 2 h limitiert ist. Besser ist die Aufbewahrung auf Eis. Bei längerem Intervall bis zur Kultivierung müssen geeignete Transportmedien verwendet werden.

Durch die zunehmende Antibiotikaresistenzentwicklung von *H. pylori* steigt wahrscheinlich in Zukunft die Notwendigkeit von Kultur und Resistenztestung an.

PCR

Der Nachweis von *H. pylori* mittels PCR in Biopsien oder im Magensaft ist bislang auf den wissenschaftlichen Einsatz beschränkt.

27.4.2 Nichtinvasive Diagnostik

Serologische Diagnostik

Die *H.-pylori*-Infektion kann auch serologisch erfaßt werden. Sensitivität und Spezifität der neuen serologischen Tests liegen bei 90–95 %. Dies gilt aber nur für die in Speziallabors angebotenen Testverfahren; die seit kurzem vorhandenen Schnelltests für die Praxis sind nicht empfehlenswert, da sie zu etwa 30 % falsch-positiv oder falsch-negativ ausfallen.

> ! Serologische Tests sind nicht beweisend für eine aktive Infektion. Nach einer Eradikation sinken die Antikörper nur langsam (> 6 Monate) ab; deshalb eignet sich die Serologie nicht zur Kontrolle der Eradikationstherapie.

Die Serologie wird in epidemiologischen Studien eingesetzt. In der Klinik kommen serologische Tests allenfalls als zusätzlicher Test zum Einsatz, wenn der Verdacht besteht, daß bioptische Tests falschnegativ ausgefallen sind.

Suche nach *H.-pylori*-Subgruppen mit Zytotoxin-assoziiertem Antigen (CagA)

Es stehen serologische Tests zur Verfügung, die den Nachweis einer *H.-pylori*-Subgruppe erlauben, die ein Zytotoxin-assoziiertes Antigen (CagA) trägt. Patienten mit Ulzera oder Magenkarzinom haben häufiger Stämme mit diesem Antigen (Figura et al. 1989; Blaser et al. 1995). Da bei Patienten mit Ulzera und *H.-pylori*-Infektion aber ohnehin eine Eradikationstherapie indiziert ist, ist der Nachweis dieses Antigens bei Ulkuspatienten unwichtig.

Von Bedeutung könnte der Nachweis des Antigens allenfalls bei asymptomatischen *H.-pylori*-Infizierten oder bei Patienten mit Dyspepsie ohne Ulkus (NUD) sein. Es ist bislang unbekannt, ob der Infekt mit einem CagA-positiven *H.-pylori*-Stamm einen ungünstigeren Verlauf nimmt oder häufiger zu Dyspepsie führt. Da ungefähr die Hälfte der Nicht-Ulkuspatienten mit einem $CagA^+$-*H.-pylori*-Stamm infiziert sind und nur sehr wenige Patienten tatsächlich Ulzera oder Karzinome entwickeln, scheint es sich um einen klinisch derzeit nicht verwertbaren Marker zu handeln. Für eine *H.-pylori*-Eradikation bei asymptomatischen Keimträgern oder Patienten mit Dyspepsie ohne Ulkus (NUD) fehlen derzeit die Grundlagen, obwohl dies weitverbreitet praktiziert wird.

C^{13}-Atemtest

Der C^{13}-Atemtest (nicht radioaktiv) ist ein weiteres nichtinvasives Nachweisverfahren von *H. pylori*. Er beruht ebenfalls auf der Ureaseaktivität des *H. pylori*, der C^{13}-Harnstoff im Dünndarm metabolisiert und $^{13}CO_2$ bildet, das in der Atemluft nachgewiesen werden kann. Er hat eine Sensitivität und Spezifität von über 95 % (Thijs et al. 1996). Der Test ist einfach durchzuführen und relativ billig. Als nichtinvasive Methode eignet er sich v. a. dazu, die Eradikation des *H. pylori* zu bestätigen. Um eine Supression des Keimes auszuschließen, welche eine Eradikation nur vortäuscht, darf der Test frühestens 4 Wochen nach Abschluß der Eradikationstherapie bzw. nach Absetzen der säurehemmenden Therapie durchgeführt werden.

27.4.3 Testgenauigkeit unter säurehemmender Therapie

Die Vorbehandlung mit einem potenten säurehemmenden Medikament, einem Antibiotikum oder Wismutsalzen reduziert die Sensitivität aller *H.-pylori*-Tests außer die der Serologie. Dies gilt für die bioptischen Urease-Schnelltests, die Kultur, Histologie und den Atemtest. Besonders häufig falschnegative Tests scheinen bei Patienten mit Ulkusblutung aufzutreten. Deshalb sollten bei jedem Patient mit Verdacht auf *H.-pylori*-Infektion Biopsien aus dem Antrum und dem Korpus entnommen werden.

Bei Patienten mit Ulkus und negativem *H.-pylori*-Test aus den Biopsien sollte zusätzlich eine *H.-pylori*-Serologie angefordert werden oder die Biopsien anläßlich einer erneuten Endoskopie wiederholt werden. Bei positiver Serologie, kann man von falsch-negativen Resultaten der anderen Tests ausgehen und sollte eine Eradikationstherapie durchführen.

27.4.4
Strategie zur Abklärung und Therapie von Oberbauchbeschwerden

Die Überlegungen zur Eradikationstherapie bei Patienten mit Oberbauchbeschwerden sind eng mit der Indikation zur Gastroskopie verbunden. Neben medizinischen Überlegungen spielt v. a. der Spardruck eine wesentliche Rolle. Der *H.-pylori*-Test bei Patienten mit Oberbauchschmerzen wird häufig als Entscheidungsgrundlage zur Indikation für eine Gastroskopie verwendet. Je nach Autor kann ein positiver oder ein negativer *H.-pylori*-Test (Maastricht-Report 1997) als Indikation zur Gastroskopie dienen. In beiden Fällen läßt sich die Zahl der Endoskopien verringern. Die Kosteneffektivität eines solchen Verfahrens hängt stark von den Preisen der Endoskopie ab und läßt sich schwer von einem Land auf ein anderes übertragen. Mehrere Studien haben gezeigt, daß die probatorische Behandlung dyspeptischer Beschwerden vor einer Endoskopie keine kostengünstige Strategie ist. Vor dem Hintergrund der immer billiger werdenden Gastroskopie und der relativ teuren nichtinvasiven *H.-pylori*-Tests und -Behandlung scheint uns eine frühe Indikation zur Endoskopie gerechtfertigt.

> **!** Die etablierten Indikationen zur *H.-pylori*-Eradikation basieren ohnehin auf einer endoskopischen Diagnose. Hinzu kommt, daß der aufgeklärte Patient meist den Wunsch nach einer klaren Diagnose hat.

27.5
Therapie

27.5.1
Indikationen zur Eradikationstherapie

CAVE
Eine klare Indikation zur Eradikationstherapie besteht bei Patienten mit Magen- und Duodenalulzera und niedrig malignem MALT-Lymphom. In beiden Fällen muß vor einer Therapie ein Nachweis der Infektion vorliegen. Dies ist insbesondere deshalb wichtig, da bei diesen Erkrankungen der Eradikationserfolg überprüft werden sollte (Resistenz?). Der Nachweis eines MALT-Lymphons stellt auch ohne sicheren Nachweis der *H.-pylori*-Infektion (*H.p.*-Test neg.) eine Indikation zur Eradikation dar (aufgrund der hohen Assoziation von MALT und *H.p.*).

Bei Ulkuspatienten gilt die Empfehlung zur Eradikationstherapie auch bei Ulkuskomplikationen oder wenn gleichzeitig NSAR eingenommen wurden. Bei fortgesetzter NASR-Einnahme schließt eine erfolgreiche Eradikation des *H. pylori* ein Rezidiv allerdings nicht aus (siehe Kap. 28.5).

Bei Patienten mit Oberbauchbeschwerden ohne Ulzera (NUD) ist der Nutzen einer Eradikation unklar. Bei asymptomatischen Patienten wird eine Eradikationstherapie zur Verhütung eines Magenkarzinoms in Erwägung gezogen, obwohl dazu noch keine Daten vorliegen. Die Unsicherheit in der Indikationsstellung in diesen Fällen hat zur Einberufung von Konsensuskonferenzen geführt. Die Konsensuskonferenz des Amerikanischen Gesundheitsinstitutes (NIH) hat sich 1994 gegen eine Eradikation bei NUD ausgesprochen. In einer Europäischen Konsensuskonferenz (Maastricht Report 1997) konnte keine Einigung erzielt werden, allerdings bestand eine Tendenz, in gewissen Fällen eine Eradikation zu erwägen.

CAVE
Die Problematik von Empfehlungen zur Eradikationstherapie besteht darin, daß große Anteile der Bevölkerung unspezifische Oberbauchbeschwerden (NUD) haben und daß bei fast 50 % der westlichen Bevölkerung eine Infektion mit *H. pylori* besteht. Würde man alle diese Patienten behandeln, bestünde die Gefahr, daß die Nebenwirkungen und die Entwicklung von Resistenzen, nicht nur beim *H. pylori*, den Nutzen einer Eradikationstherapie überwiegen. Es besteht außerdem die Gefahr, daß nach einer erfolgreichen Eradikationstherapie vermehrt Refluxbeschwerden auftreten (Labenz et al. 1997).

27.5.2
Eradikationstherapie

Die Publikationen der letzten Jahre enthalten eine unüberschaubare Anzahl von Therapieschemata.

CAVE
Kombinationen, bestehend aus einem Säurehemmer und nur einem Antibiotikum, sind zwar billig und nebenwirkungsärmer, aber wesentlich weniger wirksam, v. a. bei Rauchern. Schwach wirksame Kombinationen fördern zudem die Resistenzentwicklung.

Aufgrund der Vielzahl der Therapieformen haben verschiedene nationale Gesellschaften Empfehlungen herausgegeben (Caspary et al. 1996; Soll 1996;

Abb. 27.1 a, b). Die heute am meisten empfohlene Standardtherapie besteht aus einem Säurehemmer und 2 Antibiotika verabreicht für die Dauer von mindestens einer Woche. Die verschiedenen Kombinationen unterscheiden sich hinsichtlich ihrer Eradikationsraten kaum. Die Wahl des Säurehemmers scheint von geringer Bedeutung zu sein, wobei mit einem PPI (Protonenpumpeninhibitor) vielleicht etwas höhere Eradikationsraten erreicht werden als mit H_2-Antagonisten. Die anfangs in allen Kombinationen enthaltenen Wismutpräparate haben an Bedeutung verloren, kommen aber zur Behandlung von Therapieversagern weiterhin zum Einsatz. Der Erfolg einer Eradikationstherapie wird durch eine vorrausgehende Säurehemmung nicht beeinträchtigt.

Immunisierung

Im Tierversuch konnte durch eine Immunisierung mit rekombinierter H.-pylori-Urease nicht nur ein Schutz vor Neuinfektion sondern auch die Eradikation von H. felis bei einem Teil der infizierten Tiere erreicht werden (Czinn et al. 1993). Da die z. Z. verfügbaren Therapieformen relativ umständlich und mit Nebenwirkungen verbunden sind, wäre eine Impfung ein idealer Weg. Leider haben sich die Resultate aus den Tierexperimenten am Menschen nicht reproduzieren lassen.

Ulkuspatienten

Auch bei Ulkuspatienten liegt die Dauer der Eradikationstherapie zwischen ein und 2 Wochen.

Eine Fortführung der Therapie mit einem säurehemmenden Medikament für die bisher übliche Dauer von 4–6 Wochen ist nicht notwendig. Bei sehr großen Ulzera (> 2 cm), Ulkuskomplikationen oder bei Risikosituationen (z. B. antikoagulierter Patient) scheint eine längere säurehemmende Therapie empfehlenswert.

Eine Rezidivprophylaxe ist bei erfolgreicher Eradikationstherapie nicht notwendig.

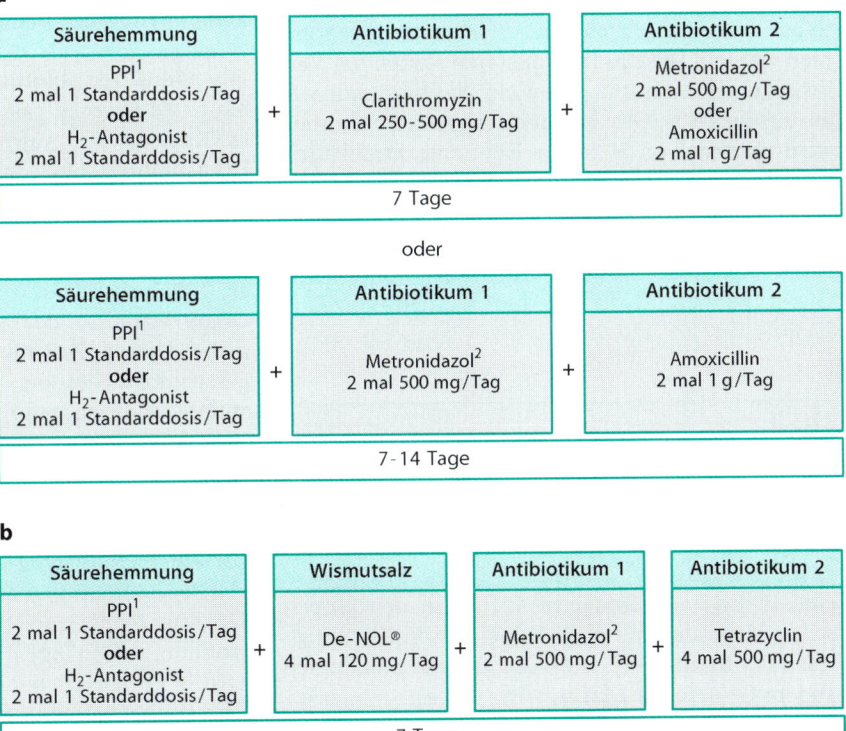

Abb. 27.1 Eradikationstherapie. **a** Tripeltherapie (Caspary et al. 1996 und Soll 1996). **b** Quadrupeltherapie (angepaßt nach Soll 1996)

[1] PPI = Protonenpumeninhibitor: In den meisten Studien wurde Omeprazol 20 mg verwendet. Die beiden neueren PPI Lansoprazol (30 mg) und Pantoprazol (40 mg) sind wahrscheinlich genauso wirksam.
Alternativ zu PPI kann ein H2-Antagonist (Ranitidin 300 mg) verwendet werden (Soll 1996)

[2] In den meisten Arbeiten wird Metronidazol verwendet. Wahrscheinlich sind andere Nitroimidazole (wie z.B.Tinidazol) ebenso wirksam.

> ! Bei Risikopatienten sollte bis zum Nachweis der Eradikation die herkömmliche Rezidivprophylaxe mit einem niedrig dosierten Säurehemmer (z. B. 150 mg Ranitidin oder 20 mg Omeprazol) durchgeführt werden. Diese Therapie reduziert die Rezidivrate auf unter 20 %.

Vorgehen bei erfolgloser Eradikationstherapie

Ein Mißerfolg der Eradikation ist meist durch Antibiotikaresistenz des *H.-pylori*-Stamms oder durch mangelhafte Compliance bedingt. Resistenz gegen Metronidazol findet sich bei etwa 30–40 % der *H.-pylori*-Stämme, gegenüber Clarithromycin bei etwa 10 %; gegenüber Amoxycillin oder Tetracyclin sind keine Resistenzen bekannt. Weltweit, auch in Europa, steigt die Resistenzentwicklung an.

Vor diesem Hintergrund sollte der Einsatz einer Eradikationstherapie auf die Patienten beschränkt werden, die tatsächlich von einer Behandlung profitieren. Nach einem erfolglosen Eradikationsversuch kann zur weiteren Therapieplanung eine endoskopisch gewonnene Biopsie kultiviert und entsprechende Resistenztests vorgenommen werden. Die Eradikationsraten sinken bei Vorliegen einer Resistenz gegen ein Antibiotikum von 80–90 % auf 50–70 %; bei multiresistenten Stämmen wird nur noch in 30 % der Fälle eine Eradikation erreicht. Aus diesem Grund sollte bei einer erfolglosen Eradikationstherapie mindestens ein anderes Antibiotikum eingesetzt werden, gegen welches keine Resistenz besteht. Alternativ kann eine Quadrupeltherapie durchgeführt werden (vgl. Abb. 27.1).

27.5.3
Helicobacter pylori-negatives Ulkus

Patienten mit einem Ulkus, negativem *H.-pylori*-Nachweis und ohne NSAR-Einnahme können als große Ausnahme vorkommen (< 5 %). Wichtig ist, eine H.-pylori-Infektion zusätzlich zu den bioptischen Methoden mittels Serologie und/oder Atemtest auszuschließen. Auszuschließen sind auch andere Gründe für Ulzera, wie z. B. ein
- Morbus Crohn des Magens,
- Magenkarzinom oder
- Zollinger-Ellison-Syndrom.

Unabhängig von der Grunderkrankung besteht die Behandlung in einer 4- bis 6wöchigen Therapie mit einem Säurehemmer, vorzugsweise einem PPI. Eine Rezidivprophylaxe mit einer niedrig dosierten Säureresektionshemmung (z. B. Omeprazol 20 mg oder Ranitidin 150 mg) ist bei Status nach Ulkuskomplikation oder häufigen Rezidiven indiziert.

Ulzera nach Magenresektion

Bei Ulzera nach Magenresektion gilt die oben beschriebene Vorgehensweise, obwohl die Pathogenese hier wahrscheinlich durch alkalischen Reflux mitbestimmt wird. Falls weder eine *H.-pylori*-Infektion noch eine NSAR-Einnahme vorliegt, kann entweder eine Therapie mit säurehemmenden Medikamenten oder mit Sucralfat versucht werden. Zu beachten ist, daß der C^{13}-Atemtest bei Patienten nach Magenresektion häufig falsch-negativ ist. Sucralfat bietet sich v. a. dann an, wenn keine Restsäuresekretion besteht.

> ! Wichtig ist der Ausschluß eines Magenstumpfkarzinoms durch Entnahme von mindestens 7 Biopsien. Dasselbe gilt auch für das „normale" Magenulkus, nicht aber für das Ulcus duodeni.

27.5.4
Komplikation des Ulkus: Blutung

Die akute Ulkusblutung stellt mit ca. 40–50 % die häufigste Ursache gastrointestinaler Blutungen dar (s. Kap. 4). Die Aufgabe der Endoskopie bei der Ulkusblutung liegt in der Diagnosestellung und Therapie. Die Lokalisation des blutenden Ulkus sowie eine erfolgreiche endoskopische Blutstillung kann in 90 % der Blutungen erwartet werden (Ell et al. 1995). Bei 70–80 % der Patienten blutet das Ulkus während der primären Endoskopie nicht mehr. Diesen Patienten droht jedoch die Gefahr einer Rezidivblutung, die bei sichtbarem Gefäßstumpf ohne endoskopische Therapie in mehr als 50 % der Fälle zu erwarten ist.

Voraussetzung für eine endoskopische Untersuchung

Vor einer Ösophagogastroduodenoskopie muß die klinische Situation des Patienten stabilisiert werden. Zur Primärversorgung des Patienten müssen großlumige Zugänge gelegt werden und wenn notwendig ein ausreichender Volumenersatz erfolgen. Eine Rachenbetäubung oder Prämedikation erhöht die Gefahr einer Aspiration und sollte nur mit größter Vorsicht eingesetzt werden. In kritischen Fällen und bei mangelnder Kooperation ist die Indikation zur Intubation großzügig zu stellen. Während der Endoskopie muß eine ausreichende Oxygenierung durch Sauerstoffzufuhr und eine pulsoxymetrische Überwachung gewährleistet sein. Grundsätzlich sollte zur endoskopischen Untersuchung ein Gerät mit größtmöglichem Arbeitskanal benutzt werden. Eine Wasserstrahlpumpe, die über einen Fußschalter zu betätigen ist, erleichtert die Spülung des Magens und Duodenums wesentlich. Eine ausreichende Menge an Injektionssonden und Lösungen wie Epinephrin, NaCl und Gewebekleber muß für den therapeutischen Einsatz zur Verfügung stehen (Soehendra 1997).

Einteilung der Ulkusblutungen und Risikoabschätzung

Die Einteilung der Ulkusblutung erfolgt nach der modifizierten Forrest-Klassifikation (Saltzman u. Zawacki 1997; Abb. 27.2). Entscheidend für die Abschätzung des Rezidivblutungsrisikos ist dabei die Einteilung in die arteriellen Blutungen Forrest I a, II a und in die nicht-arteriellen Blutungen Forrest Ib, IIc und III. Als besonders blutungsgefährdet müssen außerdem Ulzera im Bereich der Bulbushinterwand oder hochsitzende Läsionen an der kleinen Magenkurvatur eingeschätzt werden. Neben dem Ulkus und seiner Lokalisation ist die Prognose des Patienten von klinischen Risikoparametern abhängig. Die Aussicht auf eine Heilung verschlechtert sich durch ein erhöhtes Lebensalter, einem Hämoglobin-Wert von < 8 g/dl, eine Forrest I-Situation, die Einnahme von nicht-steroidalen Antiphlogistika sowie durch eine oder mehrere Begleiterkrankungen. Das Eintreten einer Rezidivblutung stellt außerdem per se einen ungünstigen Prognosefaktor der Ulkusblutung dar (Ell et al. 1995). Eine höhere Rate an Rezidivblutungen ist bei initialer Kreislaufinsuffizienz, Schockzustand und Gerinnungsstörungen zu erwarten. Das Wissen um diese Risikofaktoren muß in die Therapieentscheidungen für den einzelnen Patienten einfließen, um eine adäquate Entscheidung zu treffen (Abb. 27.3).

Endoskopische Therapie

Bei allen akuten Ulkusblutungen (Forrest Ia/Ib) sollte immer ein endoskopischer Versuch der Blut-

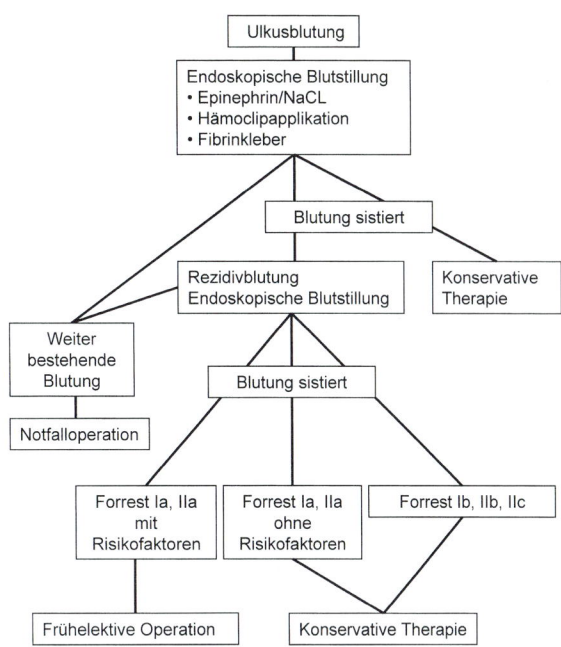

Abb. 27.2 Behandlung der Ulkusblutung

stillung durchgeführt werden. Das Ziel muß eine Reduktion der Blutungsaktivität sein oder besser eine definitive Hämostase. Bei kleinen Gefäßen (< 2 mm) wird eine endoskopische Blutstillung eher möglich sein als bei großen Gefäßen (> 2 mm), bei denen die Operationsindikation früher gestellt werden sollte. Im Magen vorhandene Koagel, die die Sicht behindern, können mit Hilfe eines Dormiakörbchens zerkleinert werden. Nicht lokalisierbare massive Blutungen bedürfen der operativen Notfallintervention (Soehendra 1997).

Nicht aktiv blutende Ulzera stellen ein gewisses Problem in der Risikoabschätzung für eine Rezidivblutung dar. Eindeutige Forrest IIa-Situationen mit aufsitzendem Koagel bzw. weißen oder roten Erhabenheiten des Ulkusgrundes bedürfen einer prophylaktischen endoskopischen Therapie. Nach Epi-

Stad.	Benennung	endoskopischer Befund	Risiko einer Rezidivblutung
F I	*aktive Blutung*		
F Ia	arterielle Blutung	spritzende, pulsierende Blutung	85 %
F Ib	sickernde Blutung	Sickerblutung	
F II	*inaktive Blutung*		
F IIa	Läsion mit Gefäßstumpf	weiße, rote oder bläuliche Erhabenheit des Ulkusgrundes	> 50 %
F IIb	koagelbedeckte Läsion	Koagel	40 %
F IIc	hämatinbelegte Läsion	braun-schwarzer, flacher oder erhabener Belag des Ulkusgrundes	
F III	keine Blutungszeichen (positive Anamnese)	fibrinbelegter, flacher Ulkusgrund	< 10 %

Abb. 27.2 Klassifizierung der Ulkusblutung nach Forrest (F)

nephrin, NaCl oder Epinephrin/NaCl-Injektion können aufsitzende Blutkoagel abgetragen werden, um so eventuell vorhandene Gefäßstümpfe freizulegen.

Neben der Beherrschung von blutstillenden Maßnahmen muß der Endoskopiker sich aber über die Grenzen seiner Methode bewußt sein. So können z. B. im Falle eines großen, tief exkavierten Ulkus mit Erosion einer Arterie die Chancen eines endoskopischen Therapieansatz gering sein. Wenn keine dauerhafte Hämostase erreicht werden kann, sollte der Patienten, sofort nach dem endoskopischen Therapieversuch dem Chirurgen vorgestellt werden, um keine Zeit zu verlieren (Soehendra 1997).

Endoskopische Therapieverfahren

Bei der Auswahl des endoskopischen Blutstillungsverfahrens kann unterschieden werden in thermische Verfahren wie die Elektrokoagulation, die Argonplasmakoagulation, die Hitzekoagulation und Laserkoagulation und nicht-thermische Verfahren wie die Injektionsmethode oder die Hämoclipapplikation.

Da nach der Injektion von sklerosierenden Substanzen Magenwandnekrosen beschrieben wurden, sollten Sklerosierungsmittel nur bei der Blutstillung im Ösophagus angewendet werden. Auch thermische Verfahren führen zur Gewebedestruktion und vergrößern den Gewebedefekt. Diese Verfahren können deshalb nicht mehr generell empfohlen werden (Soehendra 1997).

Die zirkuläre Injektion von Epinephrin/NaCl um ein blutendes Ulkus führt über die ausgelöste Vasokonstriktion und das lokale Ödem zur Blutstillung. Das Verfahren ist kostengünstig und einfach in der Anwendung (Kosten pro Injektion $< 0,5$ Euro). Die Injektion von Fibrinkleber ist demgegenüber relativ teuer (> 80 Euro pro Injektion) und aufwendig. Vorteile einer Fibrininjektion sind die langanhaltende Kompression und die im Tierversuch gezeigte Induktion der Wundheilung. Als gewebeschonende Methode kann außerdem die Hämoclipapplikation angesehen werden. Neben der Blutstillung markiert der Clip sichtbar die Läsion für spätere Untersuchungen oder eine Operation. Nachteile der Methode sind die komplizierte Handhabung und die gegenüber einer Injektion von Epinephrin und NaCl deutlich höheren Kosten (> 5 Euro pro Clip). Welches Verfahren im einzelnen eingesetzt wird hängt von dem Befund, seiner Zugänglichkeit sowie der Erfahrung des Untersuchers ab.

Medikamentöse Therapie

Nach der hämodynamischen Stabilisierung und der endoskopischen Blutstillung hat sich eine effektive Säurehemmung als wesentliches Therapiekonzept der akuten Ulkusblutung etabliert. Protonenpumpeninhibitoren haben sich dabei gegenüber H_2-Blockern durchgesetzt. Auch die Zahl der Blutungsrezidive wird durch diese Therapie beeinflußt (Lin et al. 1998; Saltzman u. Zawacki 1997; Khuroo et al. 1997). Unklar bleibt, ob eine parenterale Therapie mit dieser Substanzklasse einem oralen Therapieansatz überlegen ist. Wenn Protonenpumpeninhibitoren parenteral verabreicht werden, müssen die bekannten Nebenwirkungen, die ungünstigere Pharmakodynamik sowie die höheren Therapiekosten gegenüber einer oralen Therapie abgewogen werden.

Eine Somatostatin/Octreotidtherapie ist bei Ulkusblutung bislang nicht etabliert, kann aber bei Risikopatienten eine mögliche Therapieoption darstellen (Imperiale u. Birgisson 1997).

Nachsorge

Nach initial gelungener endoskopischer Blutstillung sollte am Folgetag eine Kontrollendoskopie erfolgen und wenn notwendig eine prophylaktische Behandlung (Epinephrin, NaCl, Hämoclipapplikation oder Fibrinkleber) (Rutgeerts et al. 1997). Das weitere endoskopische Monitoring ist der Situation anzupassen. Für eine tägliche Kontrolle und Therapie bis zum Forrest Stadium III gibt es keine durch Studien erhärtete Rationale. Sollten jedoch Zeichen einer Rezidivblutung eintreten, muß unverzüglich eine endoskopisch Reintervention vorgenommen werden.

Literatur

Blaser MJ, Perez Perez GI, Kleanthous H et al. (1995) Infection with Helicobacter pylori strains possessing cagA is associated with an increased risk of developing adenocarcinoma of the stomach. Cancer Res 55: 2111–2115

Caspary WF, Arnold R, Bayerdörffer E et al. (1996) Diagnostik und Therapie der Helicobacter-pylori-Infektion. Leitlinien der Deutschen Gesellschaft fur Verdauungs- und Stoffwechselkrankheiten. Z Gastroenterol 34: 392–401

Czinn SJ, Cai A, Nedrud JG (1993) Protection of germ-free mice from infection by Helicobacter felis after active oral or passive IgA immunization. Vaccine 11: 637–642

Dixon MF, Genta RM, Yardley JH et al. (1996) Classification and grading of gastritis. The updated Sydney System. Am J Surg Pathol 20: 1161–1181

Ell C, Hagenmüller F, Schmitt W, Riemann JF, Hahn EG, Hohenberger W (1995) Multicenter prospective study of the current status of treatment for bleeding ulcer in Germany. Dtsch Med Wochenschr 120: 3–9

Figura N, Guglielmetti P, Rossolini A et al. (1989) Cytotoxin production by Campylobacter pylori strains isolated from patients with peptic ulcers and from patients with chronic gastritis only. J Clin Microbiol 27: 225–226

Forrest JA, Finlayson ND, Shearman DJ (1974) Endoscopy in gastrointestinal bleeding. Lancet 2: 394–397

Hopkins RJ, Girardi LS, Turney EA (1996) Relationship between Helicobacter pylori eradication and reduced duodenal and gastric ulcer recurrence: a review. Gastroenterology 110: 1244–1252

Imperiale TF, Birgisson S (1997) Somatostatin or Octreotid compared with H_2-antagonists and placebo in the management of acute nonvariceal upper gastrointestinal hemorrhage: a meta-analysis. Ann Intern Med 127: 1062–1071

Khuroo MS, Yattoo GN, Javid G, Khan BA, Shah AA, Gulzar GM, Sodi JS (1997) A comparison of omeprazole and placebo for bleeding peptic ulcer. N Engl J Med 336: 1054–1058

Labenz J, Blum AL, Bayerdörffer E et al. (1997) Curing Helicobacter pylori Infection in Patients With Duodenal Ulcer May Provoke Reflux Esophagitis. Gastroenterology 112: 1442–1447

Lin HJ, Lo WC, Lee FY, Perng CL, Tseng GY (1998) A prospective randomized comparative trial showing that omeprazole prevents rebleeding in patients with bleeding peptic ulcer after successful endoscopic therapy. Arch Intern Med 158: 54–58

Maastricht Consensus Report (1997) Current European concepts in the management of Helicobacter pylori infection. The Maastricht Consensus Report. European Helicobacter Pylori Study Group. Gut 41: 8–13

Marshall BJ, Warren JR (1984) Unidentified curved bacilli in the stomach of patients with gastritis and peptic ulceration. Lancet i: 1310–1314

Marshall BJ, Goodwin CS, Warren JR et al. (1988) Prospective double-blind trial of duodenal ulcer relapse after eradication of Campylobacter pylori. Lancet ii: 1437–1442

Parsonnet J, Friedman GD, Vandersteen DP et al. (1991) Helicobacter pylori infection and the risk of gastric carcinoma. N Engl J Med 325: 1127–1131

Rothenbacher D, Bode G, Berg G et al. (1999) Helicobacter pylori among Preschool Children and Their Parents: Evidence of Parent-Child Transmission. J Infect Dis 179: 398–402

Rutgeerts P, Rauws E, Wara P, Swain P, Hoos A, Solleder E, Halttunen J, Dobrilla G, Richter G, Prassler R (1997) Randomised trial of single and repeated fibrin glue compared with injection of polidocanol in treatment of bleeding peptic ulcer. Lancet 350: 692–696

Saltzman JR, Zawacki JK (1997) Therapy for bleeding peptic ulcers. N Engl J Med 336: 1091–1093

Smoot DT (1997) How does Helicobacter pylori cause mucosal damage? Direct Mechanisms. Gastroenterology 113 (Suppl): S31–S34

Soehendra N (1997) Praxis der therapeutischen Endoskopie. Thieme Stuttgart

Soll AH (1996) Consensus conference. JAMA 275: 622–629

Sonnenberg A, Townsend WF (1995) Costs of duodenal ulcer therapy with antibiotics. Ann Int Med 155: 922–928

Steer HW (1984) Surface morphology of the gastroduodenal mucosa in duodenal ulceration. Gut 25: 1203–1210

Talley NJ, Hunt RH (1997) What role does Helicobacter pylori play in dyspepsia and nonulcer dyspepsia? Arguments for and against H. pylori being associated with dyspeptic symptoms. Gastroenterology 113 (Suppl): S67–S77

Thijs JC, van Zwet AA, Thijs WJ et al. (1996) Diagnostic tests for Helicobacter pylori: a prospective evaluation of their accuracy, without selecting a single test as the gold standard. Am J Gastroenterol 91: 2125–2129

Wotherspoon AC, Doglioni C, Diss TC et al. (1993) Regression of primary low-grade B-cell gastric lymphoma of mucosa-associated lymphoid tissue type after eradication of Helicobacter pylori. Lancet 342: 575–577

Medikamentös induzierte Gastroenteropathien

H.-P. Wirth · P. Bauerfeind

INHALT

28.1 Epidemiologie *221*
28.2 Ätiologie und Pathogenese *222*
 Protektive Faktoren
 der gastrointestinalen Mukosa *222*
 Lokale Toxizität *222*
 Thrombozytenaggregationshemmung *222*
 Vaskuläre Effekte *222*
 Heilungsstörung *223*
28.3 Krankheitsbilder *223*
28.3.1 NSAR-Gastroduodenopathie *223*
28.3.2 NSAR und *Helicobacter pylori* *224*
28.3.3 NSAR-Enteropathie *224*
28.3.4 NSAR-Kolopathie *225*
28.4 Andere Medikamente *226*
 Niedrig dosierte ASA *226*
28.5 Therapie *226*
 Eradikation von *Helicobacter pylori* *226*
 Misoprostol *226*
 Säuresuppression *227*
 NO-freisetzende NSAR-Derivate *227*
 Zyklooxygenasehemmung *227*

Im Vergleich zu anderen Medikamenten stehen bei nichtsteroidalen Antirheumatika (NSAR) gastrointestinale Nebenwirkungen mit Abstand im Vordergrund. Sie gehören weltweit zu den am meisten verbreiteten medikamentösen Nebenwirkungen überhaupt.

NSAR werden in analgetischer, antiinflammatorischer und antithrombotischer Absicht bei einer Vielzahl von Erkrankungen eingesetzt. Da die Häufigkeit mehrerer Indikationen altersabhängig zunimmt, steigt aufgrund der Überalterung der Bevölkerung auch der NSAR-Konsum.

Generell manifestieren sich lokal-toxische Effekte von Medikamenten v. a. am Ort maximaler Wirkstoffkonzentration. Im Gastrointestinaltrakt hängt dies einerseits von anatomischen Gegebenheiten, anderseits von pharmakologischen und galenischen Faktoren der eingenommen Präparate und vom Applikationsmodus (peroral, rektal, parenteral) ab. Daneben ist für Dünndarmläsionen von Bedeutung, daß ein Teil der NSAR enterohepatisch rezirkuliert.

28.1
Epidemiologie

Schätzungsweise 300 Mio. Menschen nehmen weltweit NSAR ein, etwa 30 Mio. davon täglich; etwa 40 % sind über 60 Jahre alt. Durch NSAR-Einnahme zur Prophylaxe kardiovaskulärer Erkankungen steigt dieser Anteil weiter an. Aufgrund des nicht rezeptpflichtigen Verkaufs von NSAR besteht ein beträchtlicher Graubereich, und die tatsächlichen Zahlen liegen wahrscheinlich noch höher.

Es gibt keine nebenwirkungsfreien NSAR und alle bisher verfügbaren Präparate gehen ausnahmslos mit gastroduodenalen Läsionen bei bis zu der Hälfte der Patienten einher.

NSAR-Konsumenten haben ein 4- bis 6fach höheres Ulkusrisiko, und eine ähnliche Risikoerhöhung besteht auch für Ulkuskomplikationen. Bei Patienten mit Ulkuskomplikationen läßt sich in 60 % der Fälle eine NSAR-Einnahme eruieren. Bis zu 60 % der Komplikationen treten dabei bei klinisch asymptomatischen Ulzera auf. Relevante gastrointestinale Probleme unter NSAR treten etwa bei einem von 60–600 Patienten pro Jahr auf, Todesfälle bei einem von 1.000 Patienten pro Jahr.

Dies ist relativ selten in bezug auf die Häufigkeit endoskopischer Veränderungen sowie dyspeptischer Beschwerden unter NSAR.

In einer Autopsiestudie aus Schottland an 713 Personen wiesen 22 % der NSAR-Konsumenten gastroduodenale Ulzera auf gegenüber 12 % der Kontrollen ohne NSAR Einnahme. Unter Langzeiteinnahme von NSAR kommt es bei rund 37 % der Patienten zu klinisch signifikanten gastroduodenalen Läsionen. Dabei handelt es sich in etwa 24 % (14–44 %) um Ulzerationen. Die Angaben für Duodenalulzera (DU) schwanken zwischen 2–19 %, diejenige für Magenulzera (GU) zwischen 12–30 %, und liegen für GU durchschnittlich höher als für DU. Die Zahlen beziehen sich i. a. auf Erstulzera und liegen höher, wenn bereits früher ein NSAR-Ulkus vorgelegen hat.

Trotz der geringen absoluten Häufigkeit gravierender Nebenwirkungen ergibt sich eine zunehmende Bedeutung des Problems aus der riesigen Anzahl der Personen, die solche Medikamente gelegentlich oder regelmäßig einnehmen.

28.2 Ätiologie und Pathogenese

Die schleimhautschädigende Wirkung von NSAR kommt durch das Zusammenspiel lokal toxischer NSAR-Effekte und einer Prostaglandindepletion aufgrund der Cyclooxygenasehemmung zustande.

Protektive Faktoren der gastrointestinalen Mukosa

Folgende prostaglandinabhängige, mukosaprotektive Faktoren des Magens schützen vor Autodigestion durch das saure pepsinhaltige Magensekret:
- Mukussekretion,
- Bikarbonatsekretion,
- Epithelzellerneuerung,
- Mukosadurchblutung.

Eine Beeinträchtigung dieser Faktoren interferiert mit der mukosalen Integrität.

Dabei besteht eine gute Korrelation zwischen Gastrotoxizität und Ausmaß der Prostaglandinsynthesehemmung. In der klinischen Anwendung verursachen alle heute auf dem Markt befindlichen NSAR gastrointestinale Nebenwirkungen, wenn auch mit unterschiedlicher Häufigkeit.

Lokale Toxizität

Lokal toxisch wirken saure NSAR. Am besten charakterisiert in diesem Zusammenhang ist Acetylsalizylsäure (ASA). Die topische Irritation kommt wahrscheinlich durch die intrazelluläre Akkumulation deprotonierter NSAR aufgrund eines „iontrapping"-Mechanismus zustande (Abb. 28.1).

Daneben spielen eine Verminderung der Hydrophobizität der suprazellulären Mukusschicht des Magens als der primären Barriere gegenüber dem aggressiven Magensaft sowie möglicherweise eine Entkopplung der oxidativen Phosphorylierung in Magenepithelzellen eine Rolle, wie sie für NSAR und ASA gezeigt werden konnte. Im Gegensatz zu Schleimhautblutungen und Erosionen scheinen für die Ulkusentstehung (GU und DU) die lokal-toxischen Eigenschaften von NSAR weniger wichtig, da auch parenteral oder rektal verabreichte NSAR ulzerogen wirken, und enterisch verkapselte Präparate sowie NSAR, welche zuerst hepatisch metabolisiert werden, vergleichbare gastroduodenale Ulzerogenität aufweisen.

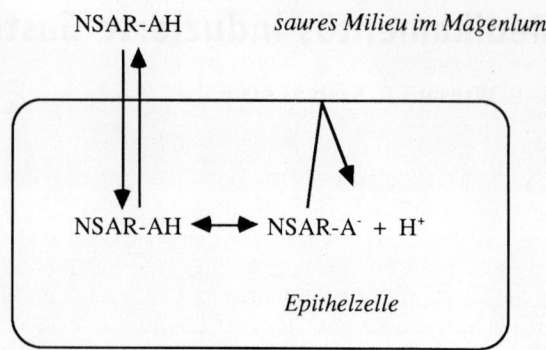

Abb. 28.1. Ion trapping von NSAR. Die meisten NSAR sind als schwache organische Säuren im sauren Magenmilieu protoniert und können frei durch die Zellmembran diffundieren. Im pH-neutralen Zellinnern gehen NSAR unter Deprotonierung in eine ionisierte wasserlösliche Form über, die die Zellmembran nicht mehr passieren kann. Es kommt zu einer intrazellulären NSAR-Akkumulation („ion trapping") mit Zellschädigung

Thrombozytenaggregationshemmung

Ein Mechanismus, der für NSAR/ASA-induzierte gastrointestinale Blutungen eine wichtige Rolle spielt, ist die Thrombozytenaggregationshemmung durch Suppression der Thromboxansynthese.

Vaskuläre Effekte

Für die NSAR-induzierte Verlangsamung des gastrischen mukosalen Blutflusses sowie die Endothelschäden ist wahrscheinlich eine vermehrte Adhärenz neutrophiler Granulozyten an das vaskuläre Endothel verantwortlich. Das Auftreten von Läsionen korreliert dabei zeitlich mit der Prostaglandinsynthesehemmung.

Gastrische Epithel- und Endothelschäden treten in neutropenischen Ratten oder nach Behandlung mit monoklonalen Antikörpern, die die Neutrophilenadhärenz blockieren, vermindert auf. Interessanterweise korreliert die vermehrte Anfälligkeit arthritischer Ratten für NSAR-induzierte Magenschleimhautläsionen mit einer vermehrten endothelialen Expression von ICAM-1 („intercellular adhesion molecule 1") und wird durch die Gabe von Antikörpern gegen ICAM-1 reduziert. Dies könnte ein tierexperimentelles Korrelat zu vereinzelten Beobachtungen darstellen, daß Rheumapatienten anfälliger für NSAR-Ulzera sind. Pathogenetisch scheint v. a. die Freisetzung von Sauerstoffradikalen und Proteasen aus Neutrophilen sowie die kapilläre Obstruktion bedeutungsvoll.

Heilungsstörung

Wesentlich ist die Tatsache, daß vorbestehende Schleimhautläsionen unter NSAR-Gabe verlangsamt abheilen bzw. exazerbieren können, sowohl was die Grösse als auch das Auftreten von Komplikationen anbelangt. NSAR interferieren auch hier auf mehreren Ebenen mit dem Heilungsablauf.

Kleine Epithellücken werden normalerweise rasch durch Migration benachbarter Epithelzellen geschlossen („mucosal restitution"). Die intakte Basalmembran dient als Matrix. Eine rasche Wiederherstellung der epithelialen Kontinuität ist wesentlich, da die denudierte Basalmembran sehr empfindlich auf Säure reagiert. Zuvor kommt es zu einer vorübergehenden provisorischen Abdeckung des Epitheldefektes durch einen sog. „mucoid cap" bestehend aus Mukus, Lipiden, zellulärem Debris und Plasmaproteinen (v. a. Fibrin). Dadurch wird ein annähernd neutrales Mikromilieu geschaffen, das die Epithelheilung begünstigt.

Für den Heilungsablauf ist die mukosale Mikrozirkulation kritisch und bereits kurze Unterbrechungen führen zu einem pH-Abfall im Mucoid cap. Die Einnahme von NSAR bewirkt einen abrupten Abfall des pH-Wertes im Mucoid cap, wahrscheinlich als Ausdruck einer Beinträchtigung der Mikrozirkulation. In späteren Phasen der Ulkusheilung hemmen NSAR die Zellteilung im Ulkusrand und interferieren mit der Angiogenese.

Bei der ganzen Diskussion um Mechanismen darf aber nicht vergessen werden, daß relevante Läsionen nur bei einem kleinen Teil der Patienten auftreten, die NSAR einnehmen. Viele tierexperimentelle Daten sind aufgrund der Kurzzeitigkeit der NSAR-Exposition nur bedingt auf die Langzeiteinnahme beim Menschen übertragbar.

Es gibt Hinweise für Adapationsphänomene bei längerer NSAR-Einnahme. Unter adaptiver Zytoprotektion versteht man die Beobachtung, daß die repetitive Gabe von NSAR bzw. anderer topischer Irritanzien (z. B. Alkohol, Salizylsäure) zumindest teilweise die Resistenz gegenüber nachfolgend verabreichten NSAR erhöht. Damit im Zusammenhang stehen wahrscheinlich die Beobachtungen, daß bereits die kurzzeitige NSAR-Einnahme ein erhöhtes Ulkusrisiko bewirkt und sich die meisten Ulkuskomplikationen innerhalb der ersten Wochen der Einnahme ereignen. Dies geschieht bevorzugt bei Patienten, welche zuvor keine NSAR konsumierten. Es wurde gezeigt, daß nach Gabe von ASA oder Indomethacin die akuten Schleimhautschäden nach einer Woche maximal ausgeprägt und danach trotz fortgesetzter Einnahme rückläufig waren. Adaptationsphänomene werden nur nach direkter Exposition der Magenschleimhaut mit NSAR beobachtet.

Das spricht dafür, daß die topische Reizwirkung und nicht die Prostaglandinsynthesehemmung dafür verantwortlich ist.

28.3 Krankheitsbilder

28.3.1 NSAR-Gastroduodenopathie

Das pathologische Spektrum NSAR-induzierter Mukosaläsionen umfaßt subepitheliale Petechien und Hämorrhagien, Erosionen, Ulzera sowie akute und chronische ulkusassoziierte Komplikationen wie Perforationen, Blutungen und narbige Strikturen. Dabei sind Blutungen hauptverantwortlich für die durch NSAR bedingte Mortalität.

Symptome
NSAR bewirken unspezifische histopathologische Veränderungen, wie sie ähnlich auch bei galligem Reflux oder Alkoholeinnahme auftreten. Diese umfassen
- foveoläre Hyperplasie,
- gestaute Kapillaren mit Stromaödem,
- Hyperplasie der Muscularis mucosae
- und nur ein spärliches entzündliches Infiltrat.

Trotz der Bestrebungen um eine einheitliche Klassifikation der Gastritiden (Sydney-Klassifikation) werden diese Veränderungen vielfach noch unter dem Begriff der Typ-C-(„chemischen"-)Gastritis eingeordnet und von der *Helicobacter pylori*-assoziierten Typ-B-Gastritis abgegrenzt. Statistisch gesehen liegt bei Patienten mit NSAR-Einnahme bei fast der Hälfte eine *H.-pylori*-Gastrits vor, so daß die Typ-C-Morphologie meist durch die Typ-B-Gastritis maskiert wird.

Ulzera werden in Abgrenzung zu Erosionen i. allg. endoskopisch als Substanzdefekt der Mukosa mit fibrinöser Basis oder aufgrund ihrer Größe (z. B. > 3 mm) definiert, obwohl die Ulkusdefinition histopathologisch eine Tiefenausdehnung über die Muscularis mucosae hinaus beinhaltet. Im Alltag ist diese unexakte Verwendung des Ulkusbegriffs allerdings von geringer Bedeutung. Als klinisch signifikante gastroduodenale Läsionen werden übereinstimmend in mehreren Studien betrachtet:
- mehr als 10 Erosionen,
- Sickerblutung,
- intraluminales Blut,
- Ulzera oder
- ein sichtbares Gefäß.

Zu subepithelialen Petechien und Suffusionen kommt es bereits innerhalb von 2–5 h nach peroraler Einnahme von NSAR/ASA. Ulzera können innerhalb einer Woche entstehen, sind typischerweise oberflächlich, multipel und vorerst im Antrum und Magenkorpus gleich verteilt. Später lokalisieren sie sich vorwiegend ins (großkurvaturseitige) Antrum und sind von geringeren Schleimhautblutungen begleitet. Tiefe Ulzera entstehen wahrscheinlich über etwas längere Zeiträume. Kontrovers ist, ob oberflächliche Läsionen obligate Vorstufen für tiefere Defekte darstellen oder letztere lediglich unter NSAR-Einnahme exazerbierte vorbestehende Läsionen darstellen.

Risikofaktoren und zeitliche Entwicklung
Für das Auftreten von NSAR-Ulzera sind verschiedene Risikofaktoren bekannt oder werden vermutet:
- positive Ulkusanamnese;
- hochdosierte NSAR-Einnahme,
- Kombination mehrerer NSAR,
- Kombination mit Kortikosteroiden,
- NSAR mit starker Zyklooxygenase-(COX-)1-Hemmung,
- Nieren- oder Leberinsuffizienz,
- Alter über 60 Jahre (?),
- Frauen (?).

Eine Vorhersage, wer schließlich eine Ulkuskomplikation erleidet, ist trotzdem kaum möglich.

> ! Zeitlich ereignen sich die meisten Ulkuskomplikationen innerhalb der ersten 3 Monate der NSAR-Einnahme, später nimmt das Risiko wahrscheinlich ab.

Die Letalität der Ulkuskomplikationen ist mit und ohne NSAR vergleichbar, steigt aber bei gleichzeitiger Steroideinnahme.

Problematisch ist, daß unter NSAR nur etwa ein Drittel der Ulzera Symptome verursachen gegenüber 2 Dritteln bei Nicht-NSAR-Ulzera. Zudem haben gut die Hälfte der regelmäßigen NSAR-Konsumenten dyspeptische Beschwerden, die schlecht mit dem endoskopischen Befund korrelieren.

28.3.2
NSAR und *Helicobacter pylori*

Aufgrund der altersabhängigen Prävalenzzunahme der *H. pylori*-Infektion wie der NSAR-Einnahme liegen bei älteren Personen beide Zustände häufig gemeinsam vor. Die Bedeutung der *H. pylori*-Infektion für das DU und das GU gilt heute als gesichert (siehe Kapitel 27). Es könnte deshalb angenommen werden, daß sich die beiden Ulkusursachen additiv verhalten. Überraschenderweise konnte diese Frage bis heute nicht schlüssig geklärt werden. Dies könnte damit zusammenhängen, daß *H. pylori* und NSAR an verschiedenen Orten aufgrund verschiedener Mechanismen ulzerogen wirken und dadurch der kumulative Effekt weniger deutlich ausfällt.

Zudem könnten NSAR die *H. pylori*-Infektion beeinflussen und die Infektion ihrerseits über Adaptationsphänomene die Schleimhaut resistenter gegenüber NSAR machen. In einer kürzlich publizierten Studie wurde beschrieben, daß die *H. pylori*-Eradikation vor Naproxen-Gabe das Auftreten von Ulzera signifikant reduzierte. Im Gegensatz zu den Ulzera waren in beiden Gruppen subepitheliale Hämorrhagien und Erosionen im Magen und Duodenum vergleichbar häufig. Weshalb in dieser im Gegensatz zu anderen Studien der Vorteil der *H. pylori*-Eradikation zur NSAR-Ulkusprophylaxe so deutlich ausfiel, ist nicht klar, könnte aber damit zusammenhängen, daß vorwiegend alte, multimorbide Frauen ohne vorherige NSAR-Einnahme eingeschlossen wurden. In einer anderen Studie an gesunden Probanden unterschieden sich die gastroduodenalen Schleimhautläsionen nach ein- bis 28tägiger Einnahme von 2mal 500 mg Naproxen pro Tag nicht, unabhängig davon ob eine *H. pylori*-Infektion vorlag oder nicht. Trotz der erwähnten Studie aus Hong-Kong ist die bislang verfügbare Evidenz aber immer noch gering, daß zwischen der *H.pylori*-Infektion und NSAR klinisch relevante Interaktionen bestehen.

28.3.3
NSAR-Enteropathie

Obwohl der obere Gastrointestinaltrakt im Brennpunkt des Interesses NSAR-induzierter Nebenwirkungen steht, sollten Nebenwirkungen am Dünn- und Dickdarm nicht unerwähnt bleiben. Die Situation im Magen ist mit derjenigen im Darm nur bedingt vergleichbar. Dies steht mit den unterschiedlichen pH-Verhältnissen sowie dem Vorhandensein von Gallensäuren und einer bakteriellen Flora in Zusammenhang. In der bereits zitierten Autopsiestudie lagen Dünndarmulzera bei 8,4% der NSAR-Konsumenten gegenüber 0,6% in der Kontrollgruppe ohne NSAR-Einnahme vor.

Die Diagnose ist schwierig und endoskopisch nur teilweise möglich.

Symptome
Die beschriebenen pathologischen Zustände umfassen:
- unspezifische entzündliche Enteropathien,
- akuten oder chronischen Blutverlust,
- Eisenmangelanämie,
- Hypalbuminämie,
- Diarrhö,
- villöse Atrophie,
- Obstruktion,
- Strikturen und
- Exazerbation chronisch entzündlicher Darmerkrankungen.

Patienten unter NSAR-Dauertherapie scheiden fäkal vermehrt neutrophile Granulozyten aus und haben eine intestinale Permeabilitätsstörung ähnlich wie Patienten mit M. Crohn des Dünndarms. Alle NSAR mit Ausnahme von ASA und Nabumeton bewirken beim Menschen eine Permeabilitätserhöhung des Dünndarms, welche noch Monate nach NSAR-Langzeiteinnahme nachweisbar bleibt.

Pathogenese
Das Spektrum der Schädigungsmechanismen unterscheidet sich von demjenigen im Magen, ist aber weniger gut bekannt.

■ **Prostaglandinhemmung.** Die Prostaglandinhemmung scheint gegenüber der lokalen Toxizität weniger wichtig, und es besteht eine Dissoziation zwischen dem Ausmaß der Prostaglandinsynthesehemmung individueller NSAR und induzierten Dünndarmläsionen.

■ **Enterohepatischer Kreislauf.** Daß gallenwegsligierte Ratten weniger anfällig sind für eine NSAR-Enteropathie, spricht für die Mitbeteiligung von Gallensäuren. Anderseits unterbricht die Gallengangsligatur aber auch den enterohepatischen Kreislauf. Enterohepatisch nicht rezirkulierende NSAR bewirken keine Enteropathie. Chemische Modifikationen, die die Rezirkulation vermindern, reduzieren die Dünndarmtoxizität. Im Gegensatz dazu weisen stark enterohepatisch rezirkulierende Substanzen wie Indomethacin oder Piroxicam die höchste Dünndarmtoxizität auf.

■ **Bakterien.** Eine bakterielle Mitbeteiligung in der Pathogenese ist anzunehmen, da in Ratten die bakterielle Dünndarmbesiedlung unter NSAR-Gabe stark ansteigt und in steril gehaltenen Tieren oder nach Antibiotikagabe weniger Läsionen auftreten. Daneben sind noch weitere Mechanismen involviert und die Pathogenese ist zumindest teilweise unabhängig von neutrophilen Granulozyten.

Therapie
Therapeutisch im Vordergrund steht das Absetzen der NSAR, wenn immer möglich. Metronidazol und Sulfasalazin reduzieren im Gegensatz zu Misoprostol die entzündlichen Dünndarmveränderungen und den enteralen Blutverlust. Beide Medikamente lassen die Permeabilitätserhöhung unbeeinflußt. Diese wird aber durch Misoprostol signifkant reduziert. Falls die NSAR-Einnahme fortgesetzt werden muß, kann ein Wechsel auf Nabumeton versucht werden.

28.3.4
NSAR-Kolopathie

Das Kolon ist im Gegensatz zum Dünndarm seltener betroffen. Beschrieben sind Exazerbationen vorbestehender entzündlicher Veränderungen (Colitis ulcerosa), Divertikelkomplikationen und Ulzera im Zökum, Colon transversum und Colon sigmoideum. Es ist nicht ganz klar, ob NSAR im intakten Kolon neue Läsionen zu induzieren vermögen.

Symptome
Analog zum Dünndarm gibt es ein breites Spektrum beschriebener Pathologien:
- unspezifische, endoskopisch als Colitis ulcerosa imponierende Kolitiden,
- Blutungen,
- blutige und unblutige Diarrhö,
- Eisenmangelanämie,
- Strikturen,
- Perforationen und
- Appendizitiden.

Nach rektaler NSAR-Applikation wurden Proktitiden und Rektumulzera beschrieben. Blutungen ereignen sich dabei aus ulzerösen und nichtulzerösen Schleimhautläsionen, Divertikeln oder Angiodysplasien. Die Assoziation zur Kollagenkolitis ist kontrovers.

Pathogenese
Ob NSAR enterohepatisch rezirkulieren oder nicht, ist im Gegensatz zum Dünndarm unwesentlich und für die Nebenwirkungen scheint die Prostaglandinsynthesehemmung im Vordergrund zu stehen. Wegen der bei chronisch entzündlichen Darmerkrankungen erhöhten Leukotrienkonzentrationen wurde vermutet, daß NSAR die Dysbalance zwischen „protektiven" Prostaglandinen und „entzündungsexazerbierenden" Leukotrienen verstärken.

Therapie

Therapeutisch wurde über den erfolgreichen Einsatz von Sulfasalazin und Metronidazol berichtet.

28.4 Andere Medikamente

Neben NSAR werden verschiedene andere Medikamente mit Schleimhautläsionen im Gastrointestinaltrakt in Zusammenhang gebracht:
- Kortikosteroide,
- Reserpin,
- Dihydralazin,
- Kaliumchlorid,
- Eisensalze,
- Tetrazykline,
- p-Aminosalizylsäure,
- Zytostatika (inbesondere 5-Fluorouracil),
- Thiazide und
- Ethacrynsäure.

Im Gegensatz zu NSAR bestehen zu diesen Medikamenten keine oder nur wenige systematische Untersuchungen.

> Kortikosteroide erhöhen das Ulkusrisiko nur bei gleichzeitiger NSAR-Einnahme.

Während hochkonzentrierter Alkohol akut Schleimhautschäden verursacht, ist die Wirkung von 5–20 %igen Alkoholika schwieriger zu beurteilen, da toxische und Adaptationsphänomene gleichzeitig auftreten. Die Schleimhautschädigung durch Alkohol ist im Gegensatz zu der durch NSAR säureunabhängig. Sichere Daten, daß chronische Alkoholeinnahme das Risiko für DU oder GU erhöht, fehlen.

Niedrig dosierte ASA

Zur Prophylaxe verschiedener kardiovaskulärer Erkrankungen werden ASA-Dosen verwendet, die weit unter denjenigen liegen, welche ursprünglich für rheumatische Erkrankungen verwendet wurden. Schleimhautschädigungen durch ASA und enteraler Blutverlust sind dosisabhängig und bis zu einer Dosierung von 75 mg pro Tag nachweisbar. Tierexperimentell sind ASA-Läsionen weitgehend auf den Magen beschränkt, während NSAR zusätzlich Dünndarmläsionen verursachen. Die kaum prostaglandinsynthesehemmende Salizylsäure bewirkt ähnliche Schleimhautläsionen wie ASA: Ausdruck dafür, daß lokal irritierende Effekte eine Rolle spielen.

Die Thrombozytenaggregationshemmung von ASA trägt wahrscheinlich zu dem gegenüber NSAR ausgeprägteren Blutverlust durch gastrointestinale Mikroblutungen bei.

28.5 Therapie

Sowohl prophylaktisch wie therapeutisch wirksam und billig, falls möglich, ist das Absetzen der NSAR bzw. deren Ersatz durch Analgetika und physikalische Maßnahmen. Man kann davon ausgehen, daß bis zu 70 % der alten Patienten, die NSAR einnehmen, diese nicht unbedingt benötigen.

Versuche, die lokal toxische Wirkung eingenommener NSAR durch galenische oder pharmakologische Maßnahmen zu vermindern, waren bezüglich der Reduktion klinisch signifikanter Nebenwirkungen (Hämorrhagie, Perforation) wenig erfolgreich. Zudem besteht bei solchen Maßnahmen die berechtigte Befürchtung, daß die Schleimhautläsionen aus dem endoskopisch gut zugänglichen Bereich nach distal verlagert werden. Sucralfat war in der Prophylaxe oder Therapie NSAR-induzierter Ulzera nicht oder nur wenig wirksam, wurde aber bei NSAR-Enteropathie eingesetzt.

Eradikation von *Helicobacter pylori*

Bei NSAR-Einnahme und *H. pylori*-Infektion sind Notwendigkeit und Wirksamkeit der Eradikationsbehandlung zur Ulkusprimärprophylaxe umstritten (siehe Kap. 27). Die *H. pylori*-Eradikation sollte aber Bestandteil jeder Ulkussekundärprophylaxe sein. Der Zeitpunkt der Eradikationsbehandlung ist derzeit noch kontrovers. Bei „Risikopatienten" (Komorbidität, Antikoagulation, Alter(?), häufige Ulzera und/oder schwere Ulkuskomplikation) sollte (zusätzlich) eine Primär- und Sekundärprophylaxe mit Protonenpumpeninhibitoren durchgeführt werden. Bei Patienten ohne spezielles Risiko ist eine Primärprophylaxe verzichtbar und die alleinige *H. pylori*-Eradikation zur Sekundärprophylaxe nach DU (nicht aber GU) wahrscheinlich ausreichend.

Misoprostol

Die 2 hauptsächlich verwendeten Therapieansätze bestehen in der Substitution der Prostaglandindepletion durch exogene Prostaglandine/Prostaglandinanaloga sowie der Säuresuppression. Misoprostol, ein Prostaglandin-E1-Analogon, vermochte in klinischen Studien in einer Dosierung von 400–800 µg pro Tag sowohl das Auftreten NSAR-induzierter DU und GU als auch klinisch relevanter Komplikationen während der Dauer von bis zu einem Jahr zu senken. Anderseits konnte Misoprostol nicht alle NSAR-induzierten Ulzera verhindern und unter der Prophylaxe traten auch neue Ulzera auf. Kosten-Nutzen-Überlegungen sowie die hohe Nebenwirkungsrate (Diarrhö, krampfartige Abdominalschmerzen) haben einem verbreiteten Gebrauch von Misoprostol entgegengewirkt.

Säuresuppression

Gut dokumentiert ist, daß eine medikamentöse Säuresuppression durch H_2-Blocker die Bildung von DU unter NSAR-Einnahme zu reduzieren vermag und Ulzera unter kontinuierlicher NSAR-Einnahme, wenn auch verlangsamt, abheilen.

Nachfolgende Studien fanden dann auch eine prophylaktische Wirkung hochdosierter H_2-Blocker für GU. Erwartungsgemäß wurden nun in Studien mit einer noch potenteren Säurehemmung mittels Protonenpumpeninhibitoren (PPI) diese Resultate noch verbessert. Unter 20–40 mg Omeprazol pro Tag heilten gastroduodenale Ulzera und Erosionen bei fortgesetzter NSAR-Einnahme besser ab als unter Misoprostol oder Ranitidin in den verwendeten Dosierungen und wurden auch effizienter verhindert. Es ist zu hoffen, daß damit auch klinisch relevante Nebenwirkungen vermieden werden können. Ähnliche Resultate sind mit anderen PPI (Lansoprazol, Pantoprazol) zu erwarten, da der Effekt offensichtlich vom Ausmaß der Säuresuppression abhängt. Ob sich auch für PPI, ähnlich wie für H_2-Blocker, tierexperimentelle Hinweise darauf ergeben, ob die Wirkung gleichzeitig verabreichter NSAR abschwächt wird, bleibt abzuwarten.

NO-freisetzende NSAR-Derivate

Daneben bestehen verschiedene neuere Ansätze, die gastrointestinalen Nebenwirkungen von NSAR zu reduzieren [Präassoziation von NSAR mit Phospholipiden, Verwendung reiner Enantiomere anstelle von Racematen chiraler NSAR, NO-freisetzende NSAR-Derivate (NO-NSAR), Gabe von Octreotid]. NO weist parallel zu Prostaglandinen zytoprotektive Eigenschaften auf und kann die Auswirkungen einer mukosalen Prostaglandindepletion partiell antagonisieren. Tierexperimentell bewirkten NO-freisetzende Derivate verschiedener NSAR (u. a. Diclofenac, Napoxen, Ketoprofen, Aspirin) keine gastrointestinalen Nebenwirkungen trotz gleicher Hemmung der Prostaglandinsynthese verglichen mit den Ausgangssubstanzen. Zum Teil war die Wirkung der NO-Derivate bezüglich Analgesie

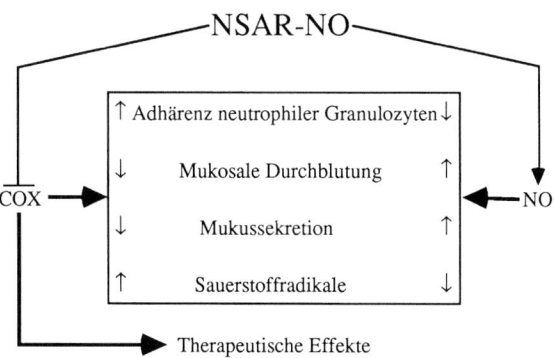

Abb. 28.2. Verminderte gastrointestinale Nebenwirkungen durch NSAR-NO. Durch die gleichzeitige NO-Freisetzung werden die unerwünschten NSAR-Effekte der Zyklooxygenase-(COX-)Hemmung weitgehend aufgehoben und die gastrointestinale Toxizität reduziert

oder Thrombozytenaggregation sogar stärker ausgeprägt. Das freigesetzte NO verbessert u. a. den durch NSAR reduzierten mukosalen Blutfluß und vermindert die Adhärenz neutrophiler Granulozyten (Abb. 28.2).

NSAR induzieren nicht nur gastrointestinale Läsionen, sondern verzögern die Ulkusheilung bzw. exazerbieren vorbestehende Ulzera. Auch diese Effekte sind tierexperimentell durch NO antagonisierbar, entweder durch NO-NSAR oder durch die gleichzeitige Verabreichung eines NO-Donors (z. B. Glyceryltrinitrat). Ebenfalls wurden NO-NSAR in Kolitismodellen signifikant besser toleriert, während unter Standard-NSAR die Kolitis exazerbierte. Klinische Untersuchungen prüfen derzeit Anwendbarkeit und Wirksamkeit dieses vielversprechenden Prinzips beim Menschen.

Zyklooxygenasehemmung

Das Grundproblem der NSAR besteht darin, daß sowohl erwünschte wie unerwünschte Effekte durch Hemmung der Zyklooxygenase (COX) mit dadurch verminderter Prostaglandinsynthese bedingt sind. COX katalysiert den geschwindigkeitsbestimmenden Schritt in der Synthese von Prostaglandinen aus Arachidonsäure. Die Entdeckung verschiedener COX-Isoformen eröffnete die Möglichkeit, Substanzen mit COX-Isoformen-spezifischer Wirkung und damit theoretisch gastrointestinal nebenwirkungsfreie NSAR zu entwickeln. Während COX-1 praktisch ubiquitär im Gewebe vorkommt und entscheidend für die Aufrechterhaltung u. a. der mukosalen Integrität des Gastrointestinaltrakts ist, wird COX-2 in den meisten Geweben nicht exprimiert. Durch Entzündungen induziert, steigt die COX-2-Expression aber stark an. Nach diesem Konzept wirken

COX-1-abhängige Prostaglandine mukosaprotektiv, und deren Hemmung ist hauptsächlich verantwortlich für die gastrointestinalen Nebenwirkungen von NSAR.

Entsprechend erscheint es wünschenswert, COX-2-spezifische NSAR (mit vorwiegend COX-2-hemmender Wirkung und geringer Hemmung der COX-1) zu entwickeln. Derzeit stehen jedoch hochselektive COX-2-Inhibitoren für den Gebrauch am Menschen nicht zur Verfügung, um diese Hypothese direkt zu überpüfen. Auch bleibt zu zeigen, daß hoch-COX-2-selektive NSAR therapeutisch gleich wirksam sind und welche anderen Nebenwirkungen sie allenfalls aufweisen (z. B. Beeinträchtigung der Ulkusheilung). Erste Ergebnisse für Nabumeton und Meloxicam weisen auf eine verminderte gastrointestinale Toxizität hin. Nabumeton vereinigt allerdings mehrere Vorteile in sich, indem es eine nichtsaure inaktive Vorform ohne „ion trapping" darstellt, deren aktiver Metabolit partiell COX-2-selektiv ist und nicht enterohepatisch rezirkuliert. Für die meisten NSAR korrelieren COX-1/COX-2-Selektivität und Ulzerogenität recht gut miteinander.

Es gibt Hinweise, daß mit COX-2-Inhibitoren eine Chemoprävention des Kolonkarzinoms möglich ist. Grundlage bildet die Beobachtung, daß in Kolonpolypen und -karzinomen eine vermehrte COX-2-Expression vorliegt und deren selektive Hemmung antiproliferativ wirkt.

Weiterführende Literatur

Allison MC, Howatson AG, Torrance CJ et al. (1992) Gastrointestinal damage associated with the use of nonsteroidal anti-inflammatrory drugs. N Engl J Med 327: 749–754

Bjarnason I, MacPherson AJ (1994) Intestinal toxicity of nonsteroidal anti-inflammatory drugs. Pharmacol Ther 62: 145–157

Chan FKL, Sung JJY, Chung SCS et al. (1997) Randomised trial of eradication of *Helicobacter pylori* before non-steroidal anti-inflammatory drug therapy to prevent peptic ulcers. Lancet 350: 975–979

Davies NM (1995) Toxicity of nonsteroidal anti-inflammatory drugs in the large intestine. Dis Colon Rectum 38: 1311–1321

Eberhart CE, Coffey RJ, Radhika A, Giardiello FM, Ferrenbach S, DuBois RN (1994) Up-regulation of cyclooxygenase 2 gene expression in human colorectal adenomas and adenocarcinomas. Gastroenterology 107: 1183–1188

Fries JF, Williams CA, Bloch DA (1991) The relative toxicity of nonsteroidal antiinflammatory drugs. Arthritis Rheum 34: 1353–1360

Graham DY, Agrawal NM, Roth SH (1988) Prevention of NSAID-induced gastric ulcer with misoprostol: multicenter, double-blind, placebo-controlled trial. Lancet 2: 1277–1280

Graham DY, White RH, Moreland JW et al. (1993) Duodenal and gastric ulcer prevention with misoprostol in arthritis patients taking NSAIDs. Ann Intern Med 119: 257–262

Hawkey CL (1996) Non-steroidal anti-inflammatory drug gastropathy: causes and treatment. Scand J Gastroenterol (Suppl) 220: 124–127

Masferrer JL, Isakson PC, Seiber K (1996) Cyclooxygenase-2 inhibitors. Gastroenterol Clin North Am 25: 363–372

Rauws EA, Tytgat GNJ (1997) *Helicobacter pylori*, gastritis and non-steroidal anti-inflammatory drugs. Curr Opin Gastroenterol 13 (Suppl. 1): 40–42

Scheiman JM (1996) NSAIDs, gastrointestinal injury, and cytoprotection. Gastroenterol Clin North Am 25: 279–298

Taha AS, Hudson N, Hawkey CJ et al. (1996) Famotidine for the prevention of gastric and duodenal ulcers caused by nonsteroidal antiinflammatory drugs. N Engl J Med 334: 1435–1439

Vane JR (1971) Inhibition of prostaglandin synthesis as a mechanism of action for aspirin-like drugs. Nature 231: 232–235

Wallace JL (1997) Nonsteroidal anti-inflammatory drugs and gastroenteropathy: the second hundred years. Gastroenterology 112: 1000–1016

Wolfe MM, Lichtenstein DR, Sing G (1999) Gastrointestinal toxicity of nonsteroidal antiinflammatory drugs. N Engl J Med 340: 1888–1889

Infektiöse Gastritis

W. Zimmerli · C. Beglinger

INHALT

29.1 Ätiologie *229*
  Pilze *229*
  Bakterien *229*
  Viren *230*
  Protozoen *230*
  Helminthen *230*
29.2 Pathogenese und Risikofaktoren *230*
29.3 Klinik *230*
29.4 Diagnostik *231*
29.5 Therapie *231*

Die infektiöse Gastritis wird im Prinzip durch die gleichen Erreger verursacht wie die Ösophagitis (s. Kap. 24). Ein spezieller Erreger im Magen ist der *Helicobacter pylori*, der ursächlich für die Ulkuskrankheit ist. Dank der Säureproduktion, die die meisten Mikroorganismen eliminiert, ist der Magen selten durch andere Infektionen betroffen. Alle Episoden von infektiöser Gastritis sind ungewöhnlich. Die meisten Episoden werden bei HIV-infizierten und anderen immunkompromittierten Individuen beobachtet.

29.1 Ätiologie

Pilze

■ **Candida-Spezies.** Candida albicans oder andere Spezies verursachen im Magen im Gegensatz zum Ösophagus selten eine signifikante Infektion. Candida-Spezies werden durch die Magensäure nur unvollständig abgetötet. Trotzdem muß die Hypochlorhydrie der Aids-kranken Patienten als Risikofaktor für eine Candidagastritis angesehen werden (Welage et al. 1995). In dieser Population ist die Candidaösophagitis häufig, eine Candidagastritis jedoch selten. Noch seltener ist die Candidagastritis beim Immunkompetenten. Zwar ist die Infiltration von Candida im Magen von immunkompetenten Patienten mit Magenulzera beschrieben, die pathogene Rolle jedoch unklar.

In einer Studie an 42 Erwachsenen mit benignem Magenulkus konnte bei 36 % histologisch eine Ulkusinfiltration mit Candida festgestellt werden (Gotlieb-Jensen u. Andersen 1983). Interessanterweise war die Abheilung der Ulzera ohne mykostatische Therapie identisch bei Patienten mit und ohne Pilzinfiltration. Daraus kann geschlossen werden, daß Candida beim Immunkompetenten keine klinisch relevante Gastritis verursacht.

■ **Histoplasma capsulatum.** Von den anderen Pilzen ist Histoplasma capsulatum der häufigste Erreger einer gastrointestinalen Infektion in Endemiegebieten. Am häufigsten ist die gastrointestinale Histoplasmose im Rahmen einer disseminierten Infektion. Seltener ist die isolierte Infektion des Gastrointestinaltrakts und zwar in absteigender Häufigkeit vom terminalen Ileum, vom Ösophagus, vom übrigen Dünndarm, vom Kolon und vom Magen (Cappell et al. 1988). Andere Pilze führen nur beim schwer Immunsupprimierten zu einer Gastritis (Lau et al. 1995).

Bakterien

Außer dem Helicobacter pylori verursachen Bakterien nur selten eine Gastritis. Die akute phlegmonöse oder emphysematöse Gastritis wird v. a. bei Patienten mit akzidenteller Magenverätzung oder solchen mit chronischem Äthylismus gesehen (Moosvi et al. 1990). Sie wird durch Streptokokken, Enterobacteriaceae oder Clostridien verursacht. Die Bedeutung dieser sehr seltenen Krankheit liegt in der hohen Letalität, falls sie nicht erkannt und behandelt wird.

Die Tuberkulose- oder die Syphilisgastritis sind Raritäten (Mathis et al. 1987; Jones u. Lichtenstein 1993). Die Gastritis, welche durch Gastrospirillum hominis verursacht wird, ist eine Zoonose, die ein ähnliches Krankheitsbild wie der *H. pylori* hervorruft (Lavelle et al. 1994).

Viren

Das Zytomegalievirus (CMV) ist in den letzten 2 Jahrzehnten mit der Zunahme der Individuen mit Transplantaten und mit dem Auftreten der HIV-Infektion zu einem sehr wichtigen Erreger geworden. Die ätiologische Bedeutung des CMV ist allerdings beim Nachweis im Gastrointestinaltrakt unklar. Es besteht jedoch kein Zweifel, daß das CMV beim Patienten mit einer gestörten zellvermittelten Immunität (Aids, Transplantation) Infektionen vom Ösophagus bis zum Rektum verursachen kann. CMV ist beim HIV-Infizierten mit gastroduodenalem Ulkus der häufigere Erreger als *Helicobacter pylori* (8/16 vs. 5/16) (Varsky et al. 1998). Die häufigste Lokalisation beim Transplantierten ist der Magen und das Kolon (Buckner u. Pomeroy 1993). Als Rarität ist eine antrale Gastritis beim Immunkompetenten im Rahmen der Primärinfektion (CMV-Mononukleose) beschrieben (Garcia et al. 1987). Die akute CMV-Infektion kann auch eine gastrointestinale Motilitätsstörung verursachen, welche für Jahre nach der Primärinfektion persistiert (Nowak et al. 1999).

Protozoen

Infektionen des Magens durch Protozoen wurden nur bei gestörter zellvermittelter Immunität beobachtet. Bei Aids-Patienten sind die Toxoplasmose des Magens (Smart et al. 1990), die Magenleishmaniose im Rahmen einer systemischen Infektion (Delsedime et al. 1991), sowie die Kryptosporidiose, die zu einer Magenstriktur führen kann (Forester et al. 1994), beschrieben. Als Rarität wurde eine Amöbiasis im Magen eines Patienten mit einem B-Zell-Lymphom des Magens diagnostiziert (Otrakji et al. 1990).

Helminthen

Von den Würmern ist neben Hakenwürmerbefall des Magens auch die Infektion mit Strongyloides stercoralis beschrieben. Diese Infektion kann bei gestörter zellvermittelter Immunität im Rahmen der Hyperinfektion auftreten, wurde jedoch auch bei einem Patienten mit Magenulkus und Ösophaguskarzinom beobachtet (Dees et al. 1990).

29.2
Pathogenese und Risikofaktoren

Die infektiöse Gastritis kommt in der Regel durch eine direkte Schleimhautinvasion durch den entsprechenden Erreger zustande. Meist wird jedoch die geschädigte Mukosa beim Vorliegen eines Magenulkus oder Tumors besiedelt und es kommt sekundär zu invasivem Wachstum. Trotz Schleimhautinvasion durch Candida können Magenulzera ohne eine spezifische Pilztherapie abheilen. Gewisse Erreger wie das CMV oder Leishmanien können den Magen hämatogen infizieren. Bei der phlegmonösen oder emphysematösen Gastritis kann der Magen von luminal oder hämatogen infiziert werden.

Die infektiöse Gastritis tritt bei Patienten mit geschädigter lokaler Barriere (Magenulkus oder -tumor), gestörter Säureproduktion oder gestörter zellvermittelter Immunität auf. Je stärker die Immunität unterdrückt ist (Abstoßungsbehandlung bei Transplantierten) oder je fortgeschrittener die HIV-Infektion, desto größer ist das Risiko für eine infektiöse Gastritis mit CMV oder Protozoen.

29.3
Klinik

Je nach Erregerart fallen die Symptome bei der Gastritis unterschiedlich aus:
- Bei der *Candidainfiltration* des Magenulkus sind die Symptome ausschließlich durch das Ulkus verursacht. Im Gegensatz dazu kann sich die Candidagastritis des Aids-Patienten mit schwerer Nausea oder bei gleichzeitiger Ösophagitis mit Singultus manifestieren.
- Symptome der *gastrointestinalen Histoplasmose* sind Diarrhö, Gewichtsverlust, Fieber, Abdominalschmerzen, Nausea und Allgemeinsymptome.
- Bei der *phlegmonösen Gastritis* stehen systemische Zeichen der Sepsis und epigastrische Schmerzen im Vordergrund.
- Bei der *Magentuberkulose* werden die Symptome durch das peptische Ulkus oder die Pylorusstenose verursacht. Die Patienten klagen daneben über postprandiale Schmerzen, Völlegefühl und Erbrechen. Die Symptome können allerdings auch durch andere Tuberkulosemanifestationen überdeckt sein.
- Symptome der *CMV-Gastritis* sind Nausea, Erbrechen, Bauchschmerzen und allenfalls Zeichen anderer Infektionslokalisationen. Zusätzlich ist im Rahmen einer CMV-Primärinfektion ein chronisches Dysmotilitäts-Syndrom beschrieben worden (Nowak et al. 1999).
- Sowohl die *Toxoplasmose*, als auch die *Leishmaniose* des Magens sind charakterisiert durch schwere epigastrische Schmerzen, Nausea und Erbrechen, also Symptome des Magenulkus.

Insgesamt kann aus den Symptomen keine spezifische infektiöse Gastritis vermutet werden. In jedem Fall bleibt sie eine Zufallsdiagnose bei der histologischen und mikrobiologischen Abklärung von unklaren Abdominalsymptomen.

29.4
Diagnostik

Es ist nicht sinnvoll, mikrobiologische Abklärungen beim Immunkompetenten mit Magenulkus oder -tumor zu veranlassen. Im Gegensatz dazu sollten beim immunsuprimierten Patienten gezielt Abklärungen im Hinblick auf die erwähnten Erreger gemacht werden.

> **!** Da jedoch die meisten der Erreger nur sehr selten eine Gastritis verursachen, sollten in der Regel nur Candida und CMV gesucht werden.

Alle anderen Ursachen werden nur gesucht, wenn die Histologie suggestiv ist oder der Patient eine entsprechende systemische Krankheit (z. B. Tuberkulose, Histoplasmose) hat. Die emphysematöse Gastritis wird durch den radiologischen Nachweis von intramuraler Luft diagnostiziert (Moosvi et al. 1990). Bei allen anderen Ätiologien können radiologisch nur unspezifische Folgezustände der Entzündung (Striktur, Pseudotumor) diagnostiziert werden. Endoskopisch können außer bei der Candidagastritis keine ätiologisch wegweisenden Befunde erhoben werden.

29.5
Therapie

Die Therapie unterscheidet sich nicht von derjenigen der Ösophagitis (s. Kap. 24). Die invasive Candidiasis beim immunkompetenten Patienten mit einem Magenulkus muß nicht fungistatisch behandelt werden (Gotlieb-Jensen u. Andersen 1983).

> **!** Ein Therapienotfall ist die akute phlegmonöse oder emphysematöse Gastritis. Patienten mit dieser Infektion brauchen eine rasche chirurgische Resektion kombiniert mit einer gezielten antibiotischen Behandlung.

Literatur

Buckner FS, Pomeroy C (1993) Cytomegalovirus disease of the gastrointestinal tract in patients without AIDS. Clin Infect Dis 17: 644–656

Cappell MS, Mandell W, Grimes MM, Neu HC (1988) Gastrointestinal histoplasmosis. Dig Dis Sci 33: 353–360

Dees A, Batenburg PL, Umar HM, Menon RS, Verweij J (1990) Strongyloides stercoralis associated with a bleeding gastric ulcer. Gut 31: 1414–1415

Delsedime L, Coppola F, Mazzucco G (1991) Gastric localization of systemic leishmaniasis in a patient with AIDS. Histopathology 19: 93–95

Forester G, Sidhom O, Nahass R, Andavolu R (1994) AIDS-associated cryptosporidiosis with gastric stricture and a therapeutic response to paromomycin. Am J Gastroenterol 89: 1096–1098

Garcia F, Garau J, Sierra M, Marco V (1987) Cytomegalovirus mononucleosis-associated antral gastritis simulating malignancy. Arch Intern Med 147: 787–788

Gotlieb-Jensen K, Andersen J (1983) Occurrence of candida in gastric ulcers. Gastroenterology 85: 535–537

Jones BV, Lichtenstein JE (1993) Gastric syphilis: radiologic findings. AJR Am J Roentgenol 160: 59–61

Lau YL, Yuen KY, Lee CW, Chan CF (1995) Invasive acremonium falciforme infection in a patient with severe combined immunodeficiency. Clin Infect Dis 20: 197–198

Lavelle JP, Landas S, Mitros FA, Conklin JL (1994) Acute gastritis associated with spiral organisms from cats. Dig Dis Sci 39: 744–750

Mathis G, Dirschmid K, Sutterlütti G (1987) Tuberculous gastric ulcer. Endoscopy 19: 133–135

Moosvi AR, Saravolatz LD, Wong DH, Simms SM (1990) Emphysematous gastritis: case report and review. Rev Infect Dis 12: 848–855

Nowak TV, Goddard M, Batteiger B, William Cummings O (1999) Evolution of acute cytomegalovirus gastritis to chronic gastrointestinal dysmotility in a nonimmunocompromised adult. Gastroenterology 116: 953–958

Otrakji CL, Albores-Saavedra J, Martinez AJ (1990) Gastric malignant lymphoma with superimposed amebiasis. Am J Gastroenterol 85: 72–75

Smart PE, Weinfeld A, Thompson NE, Defortuna SM (1990) Toxoplasmosis of the stomach: a cause of antral narrowing. Radiology 174: 369–370

Varsky CG, Correa MC, Sarmiento N et al (1998) Prevalence and etiology gastroduodenal ulcer in HIV-positive patients: A comparative study of 497 symptomatic subjects evaluated by endoscopy. Am J. Gastroenterol 93: 935–940

Welage LS, Carver PL, Revankar S, Pierson C, Kauffman CA (1995) Alterations in gastric acidity in patients infected with human immunodeficiency virus. Clin Infect Dis 21: 1431–1438

Atrophe Gastritis

H.-P. Wirth · P. Bauerfeind

30.1 Epidemiologie *233*
30.2 Ätiologie und Pathogenese *233*
30.2.1 Histopathologie *233*
30.3 Klinik *234*
30.4 Diagnostik *234*
30.4.1 Laboruntersuchungen *234*
30.4.2 Endoskopie *235*
30.5 Therapeutische Aspekte *235*
Perniziöse Anämie *235*
Helicobacter pylori-Gastritis *235*

Atrophe Gastritis bezeichnet eine Magenschleimhautentzündung mit Atrophie des Drüsenkörpers. Im engeren Sinn wird darunter die Autoimmungastritis verstanden, bei der es im Rahmen einer Autoimmunreaktion gegen Parietalzellen zur Magenschleimhautatrophie mit Achlorhydrie, verminderter Intrinsic-factor-Bildung und perniziöser Anämie aufgrund eines Vitamin-B12-Mangels kommt.

30.1 Epidemiologie

Bei der Autoimmungastritis scheint eine genetische Prädisposition zu Autoimmunreaktionen gegen Magenparietalzellen vorzuliegen, die autosomal rezessiv vererbt wird und in Nordeuropa gehäuft vorkommt. In 15–20% entsteht daraus eine perniziöse Anämie (PA), bevorzugt beim Nachweis von Antikörpern gegen Intrinsic factor (IF). Männer sind minimal häufiger betroffen als Frauen. Das Prädilektionsalter bei Diagnosestellung liegt zwischen 50 und 80 Jahren.

30.2 Ätiologie und Pathophysiologie

Ätiologisch können verschiedene Formen atropher Gastritis unterschieden werden:

1. die autoimmune chronische (Typ A) Gastritis, welche 3–6% der chronischen Gastritiden ausmacht;
2. die *Helicobacter pylori*-Gastritis mit Atrophie;
3. atrophe Gastritiden unbekannter Ätiologie, bei denen weder eine infektiöse Ursache noch auf eine Autoimmunpathogenese hinweisende Autoantikörper nachweisbar sind. Dabei kann es sich um eine „ausgebrannte" *Helicobacter*-Gastritis, eine antikörpernegative autoimmune Gastritis oder eine andere Entität handeln.

Welche Formen von *H. pylori*-Gastritiden in eine atrophe Form übergehen, ist derzeit unbekannt (siehe Kapitel 27). Ein Erwerb der Infektion im frühen Kindesalter, die Besiedlung mit CagA-positiven Stämmen sowie eine (genetisch?) verminderte Säuresekretionskapazität wurden als Risikofaktoren genannt, welche das Fortschreiten in eine atrophe Gastritis begünstigen sollen. Insgesamt nimmt die altersspezifische Prävalenz für eine atrophe Gastritis bei *H. pylori*-Infizierten jährlich um 1–2% zu. Ob diese Rate unter Langzeiteinnahme von Protonenpumpeninhibitoren noch höher liegt, wird kontrovers diskutiert.

> *Helicobacter pylori*-induzierte Gastritiden mit Atrophie gehen extrem selten in eine perniziöse Anämie über.

Die Abgrenzung von Autoimmungastritis und *H. pylori*-Gastritis mit Atrophie wird dadurch verwischt, daß beide Erkrankungen Autoantikörper gegen kanalikuläre Membranen der Parietalzellen aufweisen, wofür Sequenzhomologien zwischen der H^+-K^+-ATPase und der β-Untereinheit der *H. pylori*-Urease verantwortlich sein könnten.

30.2.1 Histopathologie

Definitionsgemäß besteht eine mehr oder weniger ausgeprägte Atrophie des Drüsenkörpers. Je nach

Befallsmuster unterscheidet Correa (Correa 1989) zwischen
- einer diffusen antralen Gastritis (DAG),
- einer multifokalen atrophen Gastritis (MAG) und
- einer korpuslimitierten, atrophen Gastritis; diese entspricht der Autoimmungastritis.

Neben lymphoplasmazellulären Infiltraten, deren Dichte im Endstadium der Erkrankung abnimmt, sind intestinale Metaplasien und seltener Epitheldysplasien und -hyperplasien zu finden. Diese sind bei Autoimmungastritis typischerweise im Magenkorpus und -fundus am ausgeprägtesten, im Magenantrum finden sich keine oder nur leichte entzündliche Veränderungen.

Antrumbeteiligung und neutrophilzellige Infiltration sprechen (neben dem histologischen Erregernachweis) für eine *H. pylori*-Infektion. Hier ist bevorzugt das Antrum betroffen und die Entzündung im Korpus ist geringer ausgepägt.

Bei der DAG bleibt dieses Verteilungsmuster im weiteren Verlauf der Infektion erhalten; bei der MAG kommt es zu einer Ausdehnung von intestinaler Metaplasie und Atrophie ins Korpus.

Zur ätiologischen Abgrenzung verschiedener Gastritisformen sind die histologischen Befunde aber durch weitere Untersuchungsmethoden zu ergänzen.

30.3
Klinik

Die atrophe Gastritis per se ist asymptomatisch. Es entstehen allerdings beim Übergang in eine PA *Anämiesymptome*. Als Ausdruck der allgemeinen Epithelatrophie kann eine *atrophe Glossitis* vorliegen.

Neurologische Symptome v. a. aufgrund einer *funikulären Myelose* treten nicht parallel zu den hämatologischen Symptomen auf. Sie manifestieren sich in einer symmetrischen Polyneuropathie der unteren Extremitäten, ataktischen Gangstörungen, Hyporeflexie sowie optischen Ausfälle und selten psychischen Alterationen.

Assoziert können *andere autoimmune Endokrinopathien* wie
- eine Thyreoiditis lymphomatosa Hashimoto,
- eine Autoimmunhypo- oder -hyperthyreose,
- eine Adrenalitis,
- ein Hypoparathyreoidismus,
- ein Diabetes mellitus und
- eine Vitiligo

vorkommen.

Bei autoimmuner Gastritis besteht ein 3fach erhöhtes Magenkarzinomrisiko. Wegen der Seltenheit der Autoimmungastritis bilden diese Karzinome aber nur einen geringen Anteil an allen Magenkarzinomen. Man findet gehäuft hyperplastische Polypen und Epitheldysplasien.

Aufgrund der Hypergastrinämie besteht eine Tendenz zu ECL-(Enterochromaffine-like-)Zell-Hyperplasie, Mikrokarzinoiden und Magenkarzinoiden. Diese oft multiplen Tumoren sind, im Gegensatz zum sporadischen Magenkarzinoid, das nicht mit Hypergastrinämie, Hypazidität und Schleimhautatrophie einhergeht, niedrig maligne. Sie können bis zu einer Größe von 1 cm und ohne Infiltration in die Muskularis lokal therapiert werden (Glasbrenner et al. 1996).

Differentialdiagnostisch sind Magenkarzinoide bei Hypergastrinämie von einem Zollinger-Ellison Syndrom abzugrenzen (siehe Kap. 69).

30.4
Diagnostik

30.4.1
Laboruntersuchungen

Leitsymptom der PA ist die *megaloblastäre Anämie* mit Leukopenie, hypersegmentierten Granulozyten und mässiger Thrombozytopenie. Serologisch steht der Nachweis von Autoantikörpern gegen Magenparietalzellen (in 90 %) und IF (in 50 %) sowie das verminderte Vitamin B12 im Serum im Vordergrund.

Antikörper gegen Magenparietalzellen sind wenig spezifisch für PA und kommen bei fast 60 % der Patienten mit atropher Korpusgastritis auch ohne PA vor. Daneben finden sie sich bei bis zu 30 % der erstgradig Verwandten von PA-Patienten auch andere Autoimmunerkrankungen inklusive primär biliärer Zirrhose und Vitiligo.

Anti-IF-Antikörper sprechen für eine etablierte oder in Entwicklung begriffene PA.

Der *Schillingtest* (siehe Kap. 31) erlaubt die Abgrenzung eines IF-Mangels von anderen Formen einer Vitamin-B12-Resorptionsstörung, ist aber im klinischen Alltag von geringer Bedeutung. Es sind Erkrankungen des Ileums und ein Folsäuremangel auszuschließen.

Zusätzlich können in unterschiedlicher Kombination und Häufigkeit *Autoantikörper gegen andere Organe* (Thyreoidea, Parathyreoidea, Nebennierenrinde, Pankreas) nachweisbar sein.

Die in 75 % bei PA vorhandene *Hypergastrinämie* ist aufgrund der Magenschleimhautatrophie mit Hypo- oder Achlorhydrie und dem Autoantikörpernachweis unschwer von einem Zollinger-Ellison-Syndrom abzugrenzen.

30.4.2
Endoskopie

Endoskopisch imponiert in Spätstadien der Autoimmungastritis
- die Schleimhautatrophie im Magenfundus und -korpus,
- in 10–40 % zusammen mit hyperplastischen oder entzündlichen Polypen
- und seltener Karzinoiden.

Ob und in welchen Zeitabständen Patienten mit einer PA endoskopisch nachkontrolliert werden sollen, ist kontrovers. Regelmäßige Kontrollen in 6- bis 12monatigen Abständen und lokale Therapie sind bei Patienten mit Karzinoiden, adenomatösen Polypen und schweren Epitheldysplasien sicher angezeigt.

Zeitpunkt und Ausmaß operativer Therapiemaßnahmen sind nicht standardisiert und müssen individuell entschieden werden.

30.5
Therapeutische Aspekte

Perniziöse Anämie

Die Therapie der PA besteht in der lebenslangen Vitamin-B12-Substitution (z. B. zuerst täglich während 2 Wochen, dann alle 3 Monate 1 mg Cyanocobalamin i. m.). Das Ansprechen auf die Substitutionstherapie zeigt sich in der raschen klinischen Besserung und einer diagnostischen „Retikulozytenkrise" im Blutbild 3–5 Tage nach Therapiebeginn. Die gastrische Atrophie wird dadurch kaum beeinflußt. Auf die endoskopische Überwachung wurde hingewiesen.

Helicobacter-pylori-Gastritis

Empfehlungen für die Karzinomvorsorge bei atropher nichtautoimmuner Gastritis fehlen, obwohl auch hier ein 2- bis 6 fach erhöhtes Karzinomrisiko vorliegt. Aufgrund des Rückgangs der *H. pylori*-Infektionsprävalenz und der medikamentösen Eradikation verliert dieses Problem aber an Bedeutung.

> ! Eine Eradikationstherapie ist bei jungen Patienten mit intestinalen Metaplasien und/oder Atrophie im Magenkorpus auch in Abwesenheit einer Ulkuskrankheit gerechtfertigt, obwohl die Veränderungen nach Eradikation nicht oder nur minimal reversibel sind.

Weiterführende Literatur

Correa P (1989) Chronic gastritis. In: Whitehead R (ed) Gastrointestinal and oesophageal pathology. Churchill Livingstone, London, pp 402–420

Glasbrenner B, Eissele R, Heeckt P, Klatt S, Beyer H G, Adler G (1996) Multizentrisches Magenkarzinoid bei Autoimmungastritis. Dtsch med Wschr 121: 231–236

Kekki M, Varis K, Pohjanpalo H, Isokoski M, Ihamäki T, Siurala M (1983) Course of antrum and body gastritis in pernicious anaemia families. Dig Dis Sci 28: 698–704

Misiewicz JJ (1991) The Sidney System: a new classification of gastritis. J Gastroenterol Hepatol 6: 244–251

Sipponen P, Kekki M, Seppälä S, Siurala M (1996) The relationship between chronic gastritis and gastric acid secretion. Aliment Pharmacol Ther 10 (Suppl 1): 103–118

Stolte M (1996) Pathologie der *Helicobacter pylori* Erkrankung. In: Malfertheiner P (Hrsg) *Helicobacter pylori* – Von der Grundlage zur Therapie. Thieme, Stuttgart, pp. 37–61

Wyatt JI, Dixon MF (1988) Chronic gastritis – a pathogenic approach. J Pathol 154: 113–124

Entzündliche Erkrankungen des Darms und des Pankreas

# Funktionsdiagnostik bei Dünndarmerkrankungen

F. LEHMANN · C. BEGLINGER

INHALT

31.1 H_2-Atemteste 239
31.1.1 Laktose-Atemtest 239
   Laktose-Belastungstest 240
31.1.2 Laktulose-Atemtest 240
31.1.3 Glukose-Atemtest 240
31.2 CO_2-Atemteste 240
31.2.1 Atemtest mit ^{13}C- oder ^{14}C-markierten Fettsäuren 240
31.2.2 D-Xylose-Absorptionstest 241
31.2.3 Schilling-Test 241
31.2.4 Doppelmarkierter Schilling-Test 241

Die Funktionsdiagnostik bei Dünndarmerkrankungen gliedert sich in Atemteste, welche auf der quantitativen Messung von H_2 oder markiertem CO_2 in der Ausatmungsluft beruhen, und Absorptionsteste wie der D-Xylose-Test und der Schilling-Test.

H_2 kann vom menschlichen Organismus selbst nicht gebildet werden und ist deshalb immer ein bakterielles Stoffwechselprodukt. Können Patienten Kohlenhydrate nicht verdauen oder absorbieren, gelangen diese ins Kolon, wo durch die bakterielle Fermentation H_2 entsteht, welches absorbiert und schließlich durch die Lunge ausgeatmet wird.

Der H_2-Atemtest kann mit verschiedenen Mono- und Disacchariden durchgeführt werden (Laktose, Sukrose, Maltose, Fruktose, Glukose, Laktulose). Dabei wird die H_2-Konzentration in der Ausatmungsluft vor und in regelmäßigen Zeitintervallen (alle 10–30 min) nach Verabreichung des jeweiligen Mono- oder Disacchards gemessen.

Der einzige wichtige H_2-Atemtest ist der Laktosetest zum Nachweis einer primären oder sekundären Laktoseintoleranz.

H_2-Atemteste zum Nachweis einer bakteriellen Dünndarmüberwucherung oder für Transitstudien haben hingegen aus unserer Sicht keine klinische Bedeutung. Das grundlegende Problem sämtlicher H_2-Atemteste besteht darin, daß etwa 10 % der Bevölkerung keine H_2-produzierenden Bakterien besitzt (Levitt 1969). Die Ergebnisse dieser Patienten können deshalb falsch negativ sein.

Mit CO_2-Atemtesten können grundsätzlich sowohl bakterielle Dünndarmüberwucherung als auch Resorptionsstörungen von Kohlenhydraten, Fett oder Gallesalzen diagnostiziert werden. Klinisch von Bedeutung sind jedoch nur CO_2-Atemteste zum Nachweis von Fettresorptionsstörungen, welche v. a. in der Pädiatrie durchgeführt werden. Die Grundlage sämtlicher CO_2-Atemteste besteht darin, daß oral zugeführte Kohlenhydrate oder Gallesalze durch Bakterien im Dünndarm fermentiert werden, wodurch CO_2 freigesetzt und durch die Lunge abgeatmet wird. CO_2 kann entweder mit dem radioaktiven Kohlenstoffisotop ^{14}C oder mit dem nichtradioaktiven stabilen Isotop ^{13}C markiert werden. Da ^{13}C nicht radioaktiv ist, können diese Atemteste auch bei Kindern und Frauen im gebärfähigen Alter durchgeführt werden.

31.1
H_2-Atemteste

31.1.1
Laktose-Atemtest

Der Laktose-Atemtest dient dem Nachweis eines angeborenen oder erworbenen Laktasemangels. Der primäre Laktasemangel hat bei Europäern eine Prävalenz von 5–15 %, bei weißen Amerikanern von 10–25 % und in Afrika und Asien von 90–100 % (Simoons 1978). Ein sekundärer Laktasemangel kann bei Morbus Crohn, nach Dünndarmresektion, bei Zöliakie und postinfektiös (Giardia) auftreten.

Durchführung und Testprinzip
Beim Laktose-Atemtest erhält der Patient zunächst eine definierte Menge Laktose (1 g/kg Körpergewicht oder maximal 50 g). Anschließend wird alle 10 min die H_2-Konzentration in der Ausatmungsluft bestimmt. Bei ungenügender Laktaseaktivität wird Laktose nicht in Glukose und Galaktose gespalten und kann damit nicht resorbiert werden. Die Laktose gelangt dann ins Kolon, wo durch bakterielle Fermentation H_2 gebildet wird. Die H_2-Konzentration in der Atemprobe wird in ppm (parts per million) angegeben.

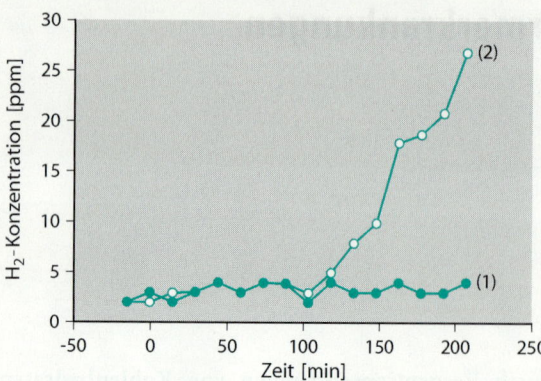

Abb. 31.1. Darstellung eines Laktose-Atemtests. *(1)* Normaler Verlauf, kein Anstieg der H_2-Konzentration. *(2)* Pathologische Erhöhung der H_2-Konzentration auf bis zu 30 ppm nach etwa 3 h

Die Nüchternkonzentration liegt unter physiologischen Bedingungen zwischen 0 und 20 ppm. Ein positiver Atemtest liegt bei einem Anstieg von 10 ppm über basal vor, doch werten die meisten Kliniker erst einen Anstieg von 20 ppm über basal als eindeutig pathologisch (Abb. 31.1).

Die Bestimmung des H_2 erfolgt gaschromatographisch und ist damit eine kostengünstige Untersuchungsmethode. Da H_2 in Plastikspritzen abgefüllt und aufbewahrt werden kann, eignet sich der H_2-Atemtest auch als ambulante Untersuchungsmethode in der Praxis. Ein falsch positiver Laktosetest entsteht bei bakterieller Dünndarmüberwucherung sowie bei einer beschleunigten Magen-Darm-Passage. In dieser Situation kann ein Laktulose-Atemtest hilfreich sein.

Laktose-Belastungstest

Anstelle des Laktose-Atemtests wurde früher ein Laktose-Belastungstest durchgeführt. Dabei wurden 50 g Laktose oral verabreicht und die Plasmaglukose nach 1 und 2 h gemessen. Bei normaler Laktaseaktivität sollte die Glukose um mehr als 20 mg/dl ansteigen.

> **!** Der Laktose-Belastungstest ist neben dem Laktasemangel auch bei Sprue und entzündlichen Darmerkankungen pathologisch.

Wegen der geringeren Sensitivität wurde der Laktose-Belastungstest durch den Laktose-Atemtest ersetzt.

31.1.2
Laktulose-Atemtest

Laktulose ist ein nichtresorbierbares Disaccharid und gelangt deshalb immer ins Kolon (Read et al. 1985). Nach Einnahme einer definierten Menge (meist 10 g) Laktulose steigt die H_2-Konzentration in der Ausatmungsluft an, sobald die Laktulose das Kolon erreicht. Die Zeit zwischen Laktuloseeinnahme und H_2-Anstieg ist somit ein Maß für den Dünndarmtransit.

Diese Methode ist jedoch ungenau und hat für die Bestimmung der Passagezeit keinen Stellenwert mehr. Umstritten sind Spezifität (44–100 %) und Sensitivität (16–68 %) des Laktulosetests für die Diagnose der bakteriellen Dünndarmüberwucherung. Aus unserer Sicht sind Atemteste eher ungeeignet, um die Diagnose einer bakteriellen Überwucherung zu stellen.

31.1.3
Glukose-Atemtest

Im Gegensatz zur Laktulose wird die Glukose im proximalen Dünndarm praktisch vollständig resorbiert. Der Glukose-Atemtest wurde ebenfalls zum Nachweis einer bakteriellen Dünndarmüberwucherung eingeführt. Beim Glukosetest sind Spezifität (75–100 %) und v. a. Sensitivität (6–93 %) ebenfalls umstritten (Kerlin u. Wong 1988). Der Glukose-Atemtest bietet keine Vorteile, jedoch verschiedene Nachteile gegenüber den Disaccharidtesten und hat keine klinische Bedeutung.

31.2
CO_2-Atemteste

31.2.1
Atemtest mit ^{13}C- oder ^{14}C-markierten Fettsäuren

Der bisherige Nachweis von Fettmalabsorption besteht in der quantitativen Bestimmung der pro 24 h im Stuhl ausgeschiedenen Fettmenge. Da diese Untersuchung bei Patienten und Personal unbeliebt ist, wäre eine Quantifizierung mittels Atemtest sehr wünschenswert.

Testprinzip und Durchführung

Dazu werden an Triglyzeride gekoppelte, ^{13}C- oder ^{14}C-markierte Fettsäuren wie Tripalmitin, Triolein oder Palmitinsäure oral verabreicht (Turner et al. 1987).

Bei gesunden Probanden werden die Fettsäuren resorbiert, zu $^{13}CO_2$ metabolisiert und durch die

Lunge ausgeatmet. Patienten mit Fettmalabsorption können diese markierten Fettsäuren nur ungenügend resorbieren, was sich an einer geringen Ausscheidung von $^{13}CO_2$ in der Ausatmungsluft zeigt. Wegen ihrer ungenügenden Spezifität und Sensitivität haben sich diese Atemteste bis jetzt jedoch nicht durchgesetzt.

31.2.2
D-Xylose-Absorptionstest

Testprinzip
Der Xylose-Absorptionstest untersucht die Resorption von Kohlenhydraten im Dünndarm (Rolston u. Mathan 1989). Xylose wird unvollständig im Duodenum und Jejunum resorbiert und größtenteils unverändert im Urin wieder ausgeschieden. Beim Gesunden wird 25 % der oral verabreichten Menge im Urin ausgeschieden.

Durchführung
Dem nüchternen Patienten werden 5 g oder 25 g Xylose oral verabreicht und anschließend die Konzentration im Blut bzw. die Ausscheidung im Urin gemessen. Bei einer Dosis von 25 g Xylose sollten mehr als 4 g im 5-Stunden-Urin ausgeschieden werden. Werte darunter weisen auf eine Resorptionsstörung hin, doch tritt ein pathologischer Xylosetest auch bei bakterieller Überwucherung auf.

Interpretation
Der Xylose-Absorptionstest ist bei Patienten mit eingeschränkter Nierenfunktion oder Aszites nicht anwendbar. Zusätzlich sind Absorption und Urinausscheidung von Xylose durch die gleichzeitige Einnahme von nichtsteroidalen Antiphlogistika beeinträchtigt. Bei Patienten mit Steatorrhö kann der Xylosetest zwischen Dünndarmerkrankung (verminderte Xylose-Absorption) und Pankreasinsuffizienz (normaler Xylosetest) unterscheiden. Nachdem der Xylose-Absorptionstest während mehr als 30 Jahren als Standardmethode zur Erfassung von intestinalen Resorptionsstörungen diente, wird er heute wegen seiner geringen Spezifität und Sensitivität nicht mehr durchgeführt.

31.2.3
Schilling-Test

Der Schilling-Test untersucht, ob eine normale Vitamin-B_{12}-Resorption vorliegt.

Durchführung
Beim klassischen Schilling-Test wird 0,5–2 µg, mit ^{57}Co oder ^{58}Co markiertes Vitamin B_{12} (Cobalamin) oral verabreicht. Gleichzeitig wird 1 g nichtmarkiertes Vitamin B_{12} intramuskulär verabreicht, um die Bindungsstellen in Leber und Knochenmark abzusättigen. Bei normaler Resorption und normaler Nierenfunktion liegt die Ausssscheidung im 24-Stunden-Urin über 7 % der oral verabreichten Menge.

Interpretation
Bei Niereninsuffizienz ist der Schilling-Test nicht anwendbar. Die Spezifität des Schilling-Tests ist gering, da die Resorption von Vitamin B_{12} bei verschiedenen Krankheitsbildern wie bakterieller Überwucherung, perniziöser Anämie, entzündlichen Dünndarmerkrankungen, exokriner Pankreasinsuffizienz oder Ileumresektion vermindert sein kann.

Im Gegensatz zu den anderen Krankheitsbildern normalisiert sich der Schilling-Test bei perniziöser Anämie, wenn gleichzeitig mit dem markierten Vitamin B_{12} 60 mg Intrinsic factor oral verabreicht wird.

31.2.4
Doppelmarkierter Schilling-Test

Der doppelmarkierte Schilling-Test wurde zum Nachweis der exokrinen Pankreasinsuffizienz entwickelt (Chen et al. 1989). Im Magensaft bindet sich Vitamin B_{12} zunächst an das sog. R-Protein. Dieses muß im Duodenum durch Pankreasproteasen abgespalten werden, damit Vitamin B_{12} an Intrinsic factor gebunden werden kann. Der doppelmarkierte Schilling-Test vergleicht das Resorptionsverhältnis von ^{58}Co-markiertem, R-Protein-gebundenem Vitamin B_{12} und ^{57}Co-markiertem, an Intrinsic factor gekoppeltem Vitamin B_{12}, welche beide oral verabreicht werden.

Unter physiologischen Bedingungen ist das Verhältnis von ^{58}Co zu ^{57}Co im Urin größer als 0,7. Bei exokriner Pankreasinsuffizienz kommt es selektiv zur Malabsorption des ^{58}Co-Vitamin B_{12} bei normaler Resorption des ^{57}Co-markierten, an Intrinsic factor gebundenen Vitamin B_{12}. Das Verhältnis von ^{58}Co-Cobalamin zu ^{57}Co-Cobalamin im Urin ist bei exokriner Pankreasinsuffizienz somit erniedrigt.

Entzündliche Darmerkrankungen oder bakterielle Überwucherung hingegen führen zur verminderten Resorption von beiden Markern; das Verhältnis von ^{58}Co zu ^{57}Co im Urin ändert sich dadurch nicht. Der doppelmarkierte Schilling-Test wird heute kaum mehr durchgeführt, da der Test nicht standardisiert werden konnte.

Literatur

Chen WL, Morishita R, Eguchi T, Kawai T, Sakai M, Tateishi H, Uchino H (1989) Clinical usefulness of dual-label Schilling test for pancreatic exocrine function. Gastroenterology 96: 1337–1345

Kerlin P, Wong L (1988) Breath hydrogen testing in bacterial overgrowth of the small intestine. Gastroenterology 95: 982–988

Levitt M (1969) Production of excretion of hydrogen gas in man. N Engl J Med 281: 122–127

Read NW, Al-Janabi MN, Bates TE (1985) Interpretation of the breath hydrogen profile obtained after ingesting a solid meal containing unabsorbable carbohydrate. Gut 26: 834–842

Rolston DDK, Mathan VI (1989) Xylose transport in the human jejunum. Dig Dis Sci 34: 553–558

Simoons FJ (1978) The geographic hypothesis and lactose malabsorption. A weighing of the evidence. Am J Dig Dis 23: 963–980

Turner JM, Lawrence S, Fellows IW, Johnson I, Hill PG, Holmes GKT (1987) (^{14}C) triolein-absorption: a useful test in the diagnosis of malabsorption. Gut 28: 694–700

Akute infektiöse Diarrhö

B. Burckhardt · N. Gyr

INHALT

32.1 Epidemiologie *243*
32.2 Pathogenese *244*
32.2.1 Reaktionsform des Darms *244*
32.2.2 Pathophysiologie der Diarrhöen *244*
32.2.3 Abwehrmechanismen *245*

32.3 Klinik der Diarrhöen *246*
32.3.1 Nahrungsmittelintoxikation *247*
32.3.2 Nichtinflammatorische (sekretorische) Diarrhö *248*
32.3.3 Inflammatorische (invasiv-zytotoxische) Diarrhö *248*
   Salmonellen *249*
   Campylobacter Spezies *249*
32.3.4 Reisediarrhö *250*
32.3.5 Diarrhö bei HIV-seropositiven Patienten *251*
32.3.6 Komplikationen *251*
   Postinfektiöse Malabsorption – tropische Sprue *251*

32.4 Diagnostik *252*

32.5 Differentialdiagnose *253*

32.6 Therapie *253*
32.6.1 Rehydrierung *253*
   Orale Rehydrierungslösung *253*
32.6.2 Nichtantibiotische Therapie *254*
32.6.3 Antibiotische Therapie *254*

32.7 Prophylaxe auf Reisen *255*
32.7.1 Hygiene *255*
32.7.2 Antibiotika *255*
32.7.3 Impfung *256*
   Typhus *256*
   Cholera *256*

Die akute infektiöse Diarrhö ist eine häufig auftretende Krankheit. In den USA erkranken 1,5–1,9 % der Bevölkerung pro Jahr an einer Diarrhö (Guerrant u. Bobak 1991), und schätzungsweise 10.000 Personen sterben jährlich in den USA an deren Folgen.

Der Durchfall ist eine wenig spezifische Reaktionsform des Magen-Darm-Trakts (s. Kap. 7). Neben Infektionen können Medikamente, toxische Produkte, die chronisch entzündlichen Darmerkrankungen und verschiedenen Formen der Darmischämie die Ursache eines Durchfalls sein. Aus den anamnestischen Angaben, dem zeitlichen Verlauf und der klinischen Untersuchung ist es häufig möglich, die akute infektiöse Diarrhö differentialdiagnostisch abzugrenzen.

Die akute Diarrhö ist charakterisiert durch das plötzliche Auftreten von 3 und mehr wässrigen oder ungeformten Stuhlentleerungen pro Tag oder durch eine plötzliche Änderung der Stuhlgewohnheit mit ungeformten Stuhlabgängen begleitet von Fieber, Bauchkrämpfen, Tenesmen und Erbrechen, unabhängig von der Stuhlfrequenz (WHO 1985). Als *Dysenterie* wird die akute Diarrhö dann bezeichnet, wenn sie mit Blut, Schleim und Eiter einhergeht. Eine chronische Diarrhö hat die WHO definiert als Diarrhö, die länger als 2 Wochen dauert, oder als Diarrhörückfall nach einer ersten Attacke (WHO 1997).

32.1 Epidemiologie

Das Keimspektrum in Mitteleuropa unterscheidet sich von demjenigen der Entwicklungsländer und spiegelt i. allg. dasjenige des Gastlandes wider. In Mitteleuropa sind die häufigsten Keime nichttyphöse Salmonellen, Campylobacter jejuni und Viren. In tropischen und subtropischen Gebieten herrschen in erster Linie enterotoxische E. coli, Rotaviren, Campylobacter jejuni, Shigellen und Vibrio cholerae-01 vor. In Tages- und Pflegeheimen tritt gehäuft Clostridium difficile auf.

Der Nahrungsmittelanamnese (Tabelle 32.1) kommt eine zweifache Bedeutung zu. Einige Nahrungsmittel, wie Fleisch, Geflügel und Tierprodukte, sind Nährböden für gewisse Keime. Andererseits können Nahrungsmittel mit kontaminiertem Wasser in Kontakt gekommen sein. Die Nahrungsmittelanamnese hat eine wichtige epidemiologische Bedeutung, um Quellen für Epidemien frühzeitig erfassen und den entsprechenden Gesundheitsbehörden melden zu können.

Tabelle 32.1. Epidemiologische Hinweise auf bestimmte Keime

Exposition	Ursache
Tagesheim	Shigellen, Campylobacter jejuni, Kryptosporidium, Giardia lamblia, Rotaviren, Clostridium difficile
Krankenhausaufenthalt, Antibiotika, Chemotherapie	Clostridium difficile
Schwimmbad	Giardia lamblia, Kryptosporidium
Auslandsaufenthalt	Reisediarrhöerreger
Aufenthalt auf Bauernhof	Kryptosporidium parvum
Schalentiere	Vibrio cholerae
Hamburger	EHEC (enterohämorrhagische E. coli)
Getrockneter Reis	Bacillus cereus
Büchsennahrung	Clostridium perfringens

32.2 Pathogenese

32.2.1 Reaktionsform des Darms

10 l Flüssigkeit aus der Nahrung und aus den Verdauungssäften müssen täglich vom Dünndarm verarbeitet werden. Durch resorptive und sekretorische Leistungen des Dünndarmepithels wird der Chymus so verarbeitet, daß normalerweise noch 0,5 l isoosmotische Flüssigkeit in das Kolon gelangen. Eine Behinderung der Resorption oder eine Stimulierung der Sekretion führt zu einem größeren Volumenangebot an das Kolon, dessen resorptive Fähigkeiten bei 1,5 l ausgeschöpft sind (Levine 1987). Erreichen das Kolon mehr als 1,5 l Chymus, kommt es zur Diarrhö. Normalerweise reduziert das Kolon die vom Dünndarm her anfallende Stuhlflüssigkeit von 0,5 l auf 200 g Stuhl. Eine Beeinträchtigung der resorptiven Kapazität des Kolons führt ebenfalls zu einer Diarrhö, allerdings mit geringem Volumen.

32.2.2 Pathophysiologie der Diarrhöen

Mindestens 5 verschiedene pathogenetische Erscheinungsformen sind bisher bekannt. Sie alle sind in der Familie der E. coli beschrieben und zeigen beispielhaft die grundlegenden Prinzipien der Diarrhöentstehung. Die Nomenklatur der E.-coli-Gruppen nimmt auf die verschiedenen pathogenetischen Wirkungsweisen Bezug:

- enterotoxische (ETEC),
- enterohämorrhagische (EHEC),
- enteroinvasive (EIEC),
- enteropathogene (EPEC) und
- enteroadhärente Escherichia coli (EAEC; Levine 1987; Echeverria et al. 1993).

Enterotoxische Keime

Toxine sind bakterielle Produkte, die unabhängig vom Bakterium ihre Wirkung ausüben. 3 Formen von Toxinen werden unterschieden:
- Enterotoxine,
- Zytotoxine und
- Neurotoxine.

Enterotoxine

Die Keime, die Enterotoxine produzieren, kolonisieren den Dünndarm:
- Vibrio cholerae-01,
- ETEC (LT=hitzeunbeständiges/"heat-labile" Toxin),
- ETEC (ST=hitzebeständiges/"heat-stabile" Toxin),
- Salmonellen,
- Clostridium perfringens (Toxin A),
- Bacillus cereus.

Die Enterotoxine zwingen das Dünndarmepithel zu einer aktiven Sekretion. Die beiden klassischen Toxine dieser Gruppe sind das Choleratoxin von Vibrio cholerae und das Toxin der ETEC. Das Choleratoxin ist ein Protein, das aus 2 Teilen, einer A-Untereinheit und 5 B-Untereinheiten, besteht. Die B-Untereinheiten binden an Rezeptoren der Epithelzelle. Die A-Untereinheit aktiviert die an der inneren Zellmembran gelegene Adenylzyklase, die die Bildung von cAMP aus ATP katalysiert. Die intrazelluläre Akkumulation von cAMP führt zu einer Inhibierung der Na^+- und Wasserresorption und zu einer Förderung der Sekretion von Cl^- und HCO_3^- in das Darmlumen. Dies führt zu teils massiven Flüssigkeits- und Elektrolytverschiebungen in das Darmlumen. Bei der Cholera kann das Diarrhövolumen bis über 20 l täglich ausmachen (Gyr u. Steffen 1993).

ETEC bilden hitzelabile Enterotoxine (LT) und hitzestabile Toxine (STa, STb). LT ist dem Choleratoxin biochemisch nahe verwandt und aktiviert wie das Choleratoxin die Adenylzyklase. ST stimuliert die intrazelluläre Guanylzyklase. Die Akkumulation von cGMP stimuliert die Epithelzelle zu einer sekretorischen Leistung, wahrscheinlich über einen anderen Weg als cAMP.

Zytotoxine und enterohämorrhagische Keime

EHEC, der einzige Serotyp ist E. coli O157:H7, produzieren Zytotoxine, die sog. Verotoxine (VT), die zytotoxisch für Verozellen (gentechnisch reproduzierte Zellen für Assay-Nachweis) und HeLa-Zellen (zu experimentellen Zwecken gezüchtete Zellen, die ursprünglich aus einem stark wachsenden Zervixkarzinom von *Helen Lane* stammen) sind. Das VT wird wegen der ähnlichen Wirkungsweise auch „shiga-like"-Toxin genannt. Es verursacht im Dickdarm eine diffuse hämorrhagische Entzündung. Keime, die Zytotoxine produzieren, sind im folgenden aufgeführt:
– Shigellen (Shiga-Toxin),
– Clostridium perfringens (Toxin A),
– Vibrio parahaemolyticus,
– Staphylococcus aureus,
– Clostridium difficile (Toxine A und B),
– EHEC (Verotoxin),
– Campylobacter jejuni.

Neurotoxine

3 Keime bilden Neurotoxine, die v. a. ein emetisches Syndrom verursachen:
– Clostridium botulinum,
– Staphylococcus aureus (Enterotoxin B),
– Bacillus cereus (Vomitustoxin).

Das Erbrechen wird wahrscheinlich durch eine Reizung des autonomen Nervensystems erzeugt.

Die Toxine werden nicht absorbiert, eine Immunität kommt nicht zustande. Staphylococcus aureus produziert zusätzlich Enterotoxine, sog. Enterotoxin A bis E; häufiger ist Enterotoxin A (55 %) vorhanden. Die genaue Wirkungsweise dieser Enterotoxine ist nicht bekannt. Im Tiermodell verursachen sie eine Sekretion von Wasser und Elektrolyten in das Darmlumen.

Enteroinvasive Keime

EIEC und Shigellen sind typisch invasive Keime. In HeLa-Zellkulturen kann bei Shigellen die direkte Invasion gezeigt werden. Invasion in die konjunktivale Schleimhaut von Meerschweinchen wurde früher diagnostisch bei Verdacht auf Shigellose verwendet (Sereny-Test). Shigellen und EIEC produzieren zudem mehrere Virulenzfaktoren, die für die Erkennung der Epithelzelle und Invasion verantwortlich und damit für eine Infektion nötig sind. Sie vermehren sich intrazellulär und infizieren die Nachbarzellen durch direkten Zell-Zell-Kontakt. Die befallenen Epithelzellen gehen zugrunde und es kommt zu einer hämorrhagisch-eitrigen Entzündung.

Enteropathogene und enteroadhärente Keime

Mehrere Formen von Adhärenz der Keime an die Mukosa sind bisher beobachtet worden:
– lokal (EPEC),
– diffus (DAEC) und
– aggregierend (EAggEC; Abb. 32.1).

In HEp-2-Zellkulturen sind die EPEC an der lokalisierten Adhärenz zu erkennen. Die lokalisierte Adhärenz hängt von einem Adhärenzfaktor (EAF) ab, der im Stuhl nachgewiesen werden kann. Die meisten Stämme von EPEC sind EAF-positive, während die weiter unten beschriebenen EAggEC und DAEC EAF-negative E. coli sind. EPEC bilden keine im Stuhl meßbaren Toxine und sind nicht invasiv. Die genaue Pathogenese der Diarrhö ist unklar. Vermutlich wirkt lokal ein Toxin, das dem Shiga-like-Toxin ähnlich ist.

Gewisse EAF-negative E. coli können ebenfalls eine Diarrhö auslösen. Diese sind rein deskriptiv definiert, denn sie zeigen 2 weitere Formen von Adhärenz in HEp-2-Zellkulturen (Vial et al. 1988): aggregierende und diffuse Adhärenz. Plasmidanalysen zeigten keine Homologie zu ETEC, EIEC oder EPEC, es scheint sich also um andere E. coli-Stämme zu handeln. EaggEC und DEAC sind Diarrhöerreger im Kindesalter und verursachen eine sekretorische, nichtinflammatorische Diarrhö. Sie sind auch vermehrt mit persisitierenden Diarrhöformen assoziiert.

32.2.3 Abwehrmechanismen

Fast alle Diarrhökeime werden oral aufgenommen. Der hauptsächliche Verbreitungsweg ist fäkal-oral.

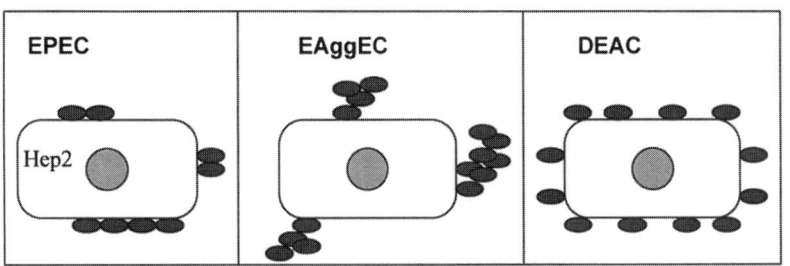

Abb. 32.1. Formen der Adhärenz von EPEC, EAggEC, DEAC an Hep-2-Zellen. Verschiedene Arten der Adhärenz von E. coli (●) in Hep2-Zellkulturen. EPEC zeigen lokalisierte Adhärenz, EAggEC Adhärenz in Haufen und DEAC diffuse Adhärenz um die Zelle herum

Tabelle 32.2. Inokulationsmenge bestimmter Keime bei gesunden Personen

Keime	Inokulationsmenge
Shigellen	10^{1-2}
Campylobacter jejuni	10^{2-6}
Salmonellen	10^5
E. coli	10^8
Vibrio cholerae	10^8
Giardia lamblia	10^{1-2} Zysten
Entamoeba histolytica	10^{1-2}

Die Keime gelangen über fäkal verseuchtes Wasser, fäkal verseuchte Nahrung oder über Mensch-zu-Mensch-Kontakt in den Wirt.

Der Verseuchungsgrad der Umgebung, die Pathogenität der Keime und die Intaktheit der Abwehrmechanismen sind entscheidend, wie schnell eine Diarrhö sich ausbilden kann. Die Pathogenität eines Keimes kann ausgedrückt werden durch die Inokulationsmenge, d. h. der minimalen diarrhogenen Keimmenge (Tabelle 32.2). Die Inokulationsmenge verringert sich bei Personen mit abgeschwächter physikalischer und immunologischer Abwehr.

Wirtsfaktoren

Nicht alle Spezies werden von den verschiedenen Diarrhöerregern gleich befallen. Shigella spp. und Salmonella typhi befallen nur Primaten, während Salmonella enteritidis und Campylobacter jejuni bei vielen Tieren vorkommen.

Innerhalb der Spezies gibt es ebenfalls große Unterschiede. Menschen mit der Blutgruppe 0 sind aus unbekannten Gründen gegenüber Cholera empfänglicher als solche der Blutgruppe A. Das Alter des Wirtes ist ebenfalls von Bedeutung. Rotaviren und EPEC treten vorwiegend im Kindesalter auf. Die Gründe liegen wahrscheinlich in der Beschaffenheit des Magen-Darm-Schleims, der Zelloberflächenstrukturen, der Mikroflora und nur teilweise in der Immunität.

Physikalische Barrieren

Bevor die Keime in den Dünndarm gelangen, müssen sie die Magensäfte und den Mageninhalt durchqueren. Die Mehrzahl der Keime wird bereits durch die Magensäure zerstört. Patienten unter Antazidaeinnahme, mit Achlorhydrie oder nach Magenresektion entwickeln leichter eine Diarrhö und zeigen oft einen schwereren Krankheitsverlauf.

Das Inokulum von Vibrio cholerae oder Salmonellen kann durch Neutralisieren der Magensäure 1.000- bis 10.000fach reduziert werden. Die Bedeutung des Mukus in der Keimabwehr ist noch unklar. Gewisse Bestandteile des Mukus könne Toxine binden.

Die Darmmotilität

Eine protektive Funktion hat die Motilität. Es wird angenommen, daß die Motilität die Adhärenz der Bakterien an die Darmwand behindert. Bestimmte Krankheiten, wie Sklerodermie, und Medikamente, wie Loperamid, Diphenoxylat oder Opiate, verlangsamen die Darmmotilität. Personen, die mit Motilitätshemmern behandelt werden, leiden gehäuft und länger an Diarrhöen mit Salmonellen und Shigellen.

Die intestinale Flora

Die Homöostase der normalen intestinalen Flora scheint für die Empfindlichkeit gegenüber gewissen Bakterien wichtig zu sein. Antibiotika verändern diese Homöostase entscheidend, so daß z. B. die Inokulationsmenge von Salmonellen sich um ein Vielfaches reduziert.

Clostridium difficile kolonisiert häufig den Dickdarm. Erst nach Störung der normalen Darmflora, z. B. mit Antibiotika, kann Clostridium difficile eine Kolitis verursachen.

32.3
Klinik der Diarrhöen

Jede Diarrhö kann zu einer bedrohlichen Dehydratation führen. Die Erstbeurteilung richtet sich deshalb gezielt auf den Hydratationszustand und die Kreislaufsituation des Erkrankten. Die sofortige Korrektur einer Dehydrierung hat oberste Priorität. Nach der Beurteilung der Dehydratation kann die Diarrhö mit der Anamnese und der Klinik differenzierter beurteilt werden. Dabei sind 4 Fragekomplexe zu beantworten:
1. Schweregrad der Diarrhö?
2. Dauer der Diarrhö?
3. Epidemiologie der Diarrhö?
4. Sind Komplikationen zu erwarten?

In der Klinik hat sich die einfache Unterscheidung in nichtinflammatorische oder sekretorische und inflammatorische oder invasiv-zytotoxische Diarrhö bewährt, obwohl die Pathogenese komplizierter und vielschichtiger ist. Tabelle 32.3 gibt eine Übersicht über die Charakteristika beider Diarrhösyndrome und über das unterschiedliche Keimspektrum. Beide Formen werden zusätzlich in milde bis mässig schwere und schwere Diarrhö unterteilt (Tabelle 32.4).

Tabelle 32.3. Charakteristika der inflammatorischen und nichtinflammatorischen Diarrhö

	Inflammatorische Diarrhö	Nichtinflammatorische Diarrhö
Synonym	Dysenterie-Syndrom, invasive-zytotoxische Diarrhö	Cholera-Syndrom, nichtinvasive Diarrhö
Klinik		
Stuhlvolumen	Klein	Groß
Stuhlcharakteristik	blutig	wässerig
Schmerzlokalisation	linker Unterbauch und Kolonrahmen	periumbilical
Vomitus	selten	häufig
Tenesmen	ja	nein
Fieber	ja	gelegentlich
Abklärungen		
Elektrolytstörungen	Selten	Ja
Leukozyten im Stuhl	ja	selten
Hämoccult	positiv	negativ
Involvierter Darmabschnitt	Kolon, Ileum	Dünndarm
Keime	Shigellen, Salmonellen, Campylobakter, Amöben, EIEC, EHEC, Yersinia enterocolitica, Clostridium difficile (Vibrio parahaemolyticus, Aeromonas hydrophila, Plesiomonas shigelloides)	Vibrio cholerae, ETEC, EPEC, Viren, Staphylococcus aureus, Bacillus cereus, Giardia lamblia
Abklärung	Ja	Bei schwerer Dehydratation

Tabelle 32.4. Schweregrad der Diarrhö

	Mild bis mässig	Schwer
Nichtinflammatorische Diarrhö (Cholerasyndrom)	Fieber ≤ 38,5 °C, keine oder leichte Dehydratation (< 5–9 % des Körpergewichts)	Fieber > 38,5 °C, Dehydratation > 10 % des Körpergewichts, Elektrolytentgleisung, Volumenschock
Inflammatorische Diarrhö (Dysenteriesyndrom)	Hämoccult positiv Stuhl, Leukozyten positiv Stuhl, Fieber ≤ 38,5 °C, Tenesmen	Blut im Stuhl, makroskopisch Eiter im Stuhl, Fieber > 38,5 °C, schwere Bauchkrämpfe, septisch-toxischer AZ

Nahrungsmittelintoxikationen sistieren meist innerhalb der ersten 24 h. Banale infektiöse Diarrhöen dauern meist nur 3–5 Tage und sind selbstlimitierend. Diarrhöen, die länger als 2 Wochen dauern, sind abklärungsbedürftig. Meist handelt es sich um bakterielle Infekte und um sog. postinfektiöse Magen-Darm-Beschwerden. Das differentialdiagnostische Keimspektrum schließt aber auch Protozoen und Parasiten mit ein. Persistierende Diarrhöen ohne Keimnachweise können eine nichtinfektiöse Grundlage haben.

32.3.1
Nahrungsmittelintoxikation

Die Nahrungsmittelintoxikation ist ein Syndrom gekennzeichnet durch das rasche Einsetzen von Magen-Darm-Symptomen nach Einnahme von kontaminierter Nahrung. Häufig sind mehrere Leute, die die gleiche Nahrung konsumiert haben, gleichzeitig betroffen. Das Herausfinden der befallenen Nahrung ist epidemiologisch wichtig, um weitere Intoxikationen zu vermeiden.

Die Symptome treten durch ein Toxin auf, das sowohl Staphylococcus aureus wie auch Bacillus cereus in den kontaminierten Nahrungsmittel produzieren. Das präformierte Toxin wird aufgenommen und verursacht wenige Stunden nach Einnahme Nausea und Erbrechen mit Bauchkrämpfen. Die Krankheit ist nach wenigen Stunden vorbei. Diarrhö und Fieber gehören weniger zu diesem Syndrom. Die Hauptverursacher dieses Syndroms sind Staphylococcus aureus und Bacillus cereus (Tabelle 32.5).

Potentiell verursachende Nahrungsmittel sind Wurstwaren, cremige Süssigkeiten und Kartoffelsalat, in denen Staphylococcus aureus residieren kann. Eine strenge Assoziation herrscht zwischen Bacillus cereus und getrocknetem Reis, wie er typischerweise in chinesischen Restaurants verzehrt wird. Die Krankheit ist selbstlimitierend und dau-

Tabelle 32.5. Charakteristika der Nahrungsmittelintoxikation

Keime	Inkubation	Dauer	Fieber > 38,5 °C
Staphylococcus aureus Clostridium perfringens Bacillus cereus (emetisches Syndrom)	1–6 h	< 24 h	Selten

ert selten länger als einen Tag. Eine supportive Therapie genügt. Antibiotika sind nicht indiziert, da die Toxine in der Nahrung aufgenommen wurden und im Darm nicht mehr produziert werden. Entscheidend ist, das verantwortliche Nahrungsmittel zu erkennen, um weitere Krankheitsfälle zu verhindern.

32.3.2
Nichtinflammatorische (sekretorische) Diarrhö

Die nichtinflammatorische Diarrhö ist charakterisiert durch profuse, wässerige Durchfälle, Bauchkrämpfe und niedriges Fieber und kaum mit Erbrechen vergesellschaftet. Sie ist typischerweise Ausdruck eines Infektes im Dünndarm.

Die sekretorischen und absorptiven Funktionen der Dünndarmmukosa werden verändert. Eine entzündliche Reaktion fehlt und die Epithelzellen werden nicht zerstört. Deswegen finden sich in der Regel weder Erythrozyten noch Leukozyten im Stuhl und die Keime dringen nicht in die Blutbahn ein. Diese Diarrhö ist typischerweise wässerig.

Die Hauptvertreter dieses Syndroms sind Rotaviren, Norwalk-Virus, Bacillus cereus (Diarrhöform), ETEC, Vibrio cholerae, Giardia lamblia und Clostridium perfringens (Tabelle 32.6). Viren sind in Mitteleuropa für dieses Krankheitsbild am häufigsten verantwortlich.

32.3.3
Inflammatorische (invasiv-zytotoxische) Diarrhö

Das klinische Bild der inflammatorischen Diarrhö, des Dysenteriesyndroms, zeigt hingegen wenig voluminöse und blutige Stuhlentleerungen mit Tenesmen. Die Darmschleimhaut ist von Leukozyten infiltriert.

Die inflammatorische Diarrhö ist Ausdruck eines invasiv-zytotoxischen Effekts der Erreger auf die Epithelien des terminalen Ileums und des Kolons. Als Folge der Epitheldestruktion kommt es fakultativ zu Bakteriämien und Fieber und toxischen Allgemeinerscheinungen.

Tabelle 32.6. Nichtinflammatorische Diarrhö: Keime und deren Charakteristika

Keime	Inkubation	Dauer	Fieber > 38,5 °C
Norwalk-Virus	24–48 h	24–48 h	Selten
Bacillus cereus (Diarrhösyndrom)	6–24 h	20–36 h	Selten
ETEC	16–72 h	5–10 Tage	Selten
Clostridium perfringens	6–24 h	24 h	Selten
Vibrio cholerae	16–72 h	5–7 Tage	Nein
Giardia lamblia	2 Wochen	Tage bis Monate	Nein

In der Regel werden Leukozyten oder Erythrozyten im Stuhl ausgeschieden. Dies kann differentialdiagnostisch zur Unterscheidung von einer nichtinflammatorischen Diarrhö herangezogen werden. Da die meisten Keime dieser Gruppe invasiv sind, treten metastatische Infekte und parainfektiöse Syndrome (Tabelle 32.7) nur bei diesen Keimen auf. Klassische Keime der Dysenterien sind Shigellen, Salmonellen und Amöben.

Zu dieser Gruppe gehören u. a. Salmonellen und Campylobakter, welche in Europa die wichtigsten bakteriellen Diarrhöerreger sind. Shigellen sind bereits selten und zu 80 % auf Reisen akquiriert. Auch sie bewirken je nach Dauer eine Dehydratation. Die Keime bewirken nicht obligat eine inflammatorische Diarrhö. Vielmehr umfaßt das Spektrum leichte Gastroenteritiden, Dysenterien und Bakteriämien mit möglicher extraintestinaler Aussaat, die in fast allen Organen gefunden wurden. In dieser Gruppe sind auch die Diarrhökeime (Salmonellen, Shigellen, Campylobakter und Yersinien) zu finden, die parainfektiöse Arthritiden, Morbus Rei-

Tabelle 32.7. Klinische Hinweise auf spezifische Diarrhökeime

Klinik	Keime
Hämolytisch-urämisches Syndrom, thrombotisch-thrombozytopenische Purpura	EHEC, Shigellen
Morbus Reiter, parainfektiöse Arthritiden, Erythema nodosum	Salmonellen, Shigellen, Campylobacter jejuni, Yersinia enterocolitica
Peritoneale Reizung	Clostridium difficile, EHEC
Druckdolenz im rechten Unterbauch	Yersinien
Thyreoiditis, Pericarditis, Glomerulonephritis	Yersinien

Tabelle 32.8. Inflammatorische Diarrhö: Keime und deren Charakteristika

Keime	Inkubation	Dauer	Fieber > 38,5 °C
Enteritische Salmonellen	6–48 h	< 7 Tage	Ja
Shigella	16–72 h	Bis 1 Monat	Ja
EIEC	16–48 h	Selbstlimitierend	Ja
Campylobacter	16–48 h	Selbstlimitierend	Ja
Vibrio parahaemlyticus	5–24 h	Selbstlimitierend	Selten
Yersinia	16–48 h	1–3 Wochen	Ja
EHEC	1–8 Tage	3–6 Tage	Selten
Typhöse Salmonellen	1–3 Wochen	3–4 Wochen	Ja
Entamoeba histolytica	Variabel	Variabel	Selten

ter und bei Frauen Erythema nodosum hervorrufen können. Tabelle 32.8 faßt die Charakteristika zusammen.

Salmonellen

Salmonellen werden in 6 Subspezies und eine Vielzahl von Subgruppen eingeteilt. Die wichtigsten humanpathogenen Keime gehören alle zur Subspezies 1 (Salmonelle enterica). Die weitere Einteilung basiert serologisch auf O- und H-Antigenen; es sind mehr als 2.000 Serovare bekannt. Eine klinische Grobeinteilung ist die Unterscheidung von enteritischen, typhösen Salmonellosen und von Krankheiten, die durch Salmonella cholerasuis verursacht werden. Die häufigsten enteritischen Salmonellen sind Salmonella typhimurium und enteritidis. Die Krankheitsbilder Typhus und Paratyphus werden durch Salmonella typhi und Salmonella paratyphi A, B und C erzeugt.

Enteritische Salmonellen

Nichttyphöse Salmonellen sind die Keime, die in Westeuropa für die meisten Nahrungsmittelintoxikationen im weiteren Sinne verantwortlich sind.

Domestizierte Tiere (Geflügel, Rind und Schweine) sind oft befallen. Hühner können die Salmonellen transovariell übertragen. Eier können deshalb kontaminiert sein, ohne daß dies von außen sichtbar wäre.

Nichttyphöse Salmonellen vermögen 4 klinische Krankheitsbilder zu verursachen:
- Gastroenteritis,
- Bakteriämie,
- metastatische Infekte und
- einen chronischen Trägerstatus.

Die Gastroenteritis ist meist mild. Aber auch schwere hämorrhagische Enterokolitiden wurden beschrieben. Patienten mit Achlorhydrie und nach Magenresektion neigen zu schwereren Infekten. Die harmlose Gastroenteritis ist meist nach 4–5 Tagen abgeklungen. Eine Enterokolitis bildet sich in der Regel nach einer 10- bis 14tägigen Gastroenteritis aus.

Salmonellen siedeln sich auch bei einer harmlosen Gastroenteritis im Kolon an und führen zu endoskopisch sichtbaren Läsionen. Die schweren makroskopischen Veränderungen, die von einer ulzerösen Kolitis nicht zu unterscheiden sind, sind erst bei einer symptomatischen Kolitis vorhanden. Die Kolitis kann zur Perforation oder zum toxischen Megakolon führen. Persistierendes Fieber spricht für eine Bakteriämie oder eine lokale Infektion außerhalb des Magen-Darm-Traktes. Persistierende Bakteriämien wurden bei Aids-Patienten beobachtet, die auch häufiger zu Infektrezidiven neigen.

Nach einer Invasion der Salmonellen in die Blutbahn kann jedes Organ befallen werden. Meningitis, Arteriitis, Endokarditis, Osteomyelitis, septische Arthritis und fokale Abszesse wurden beobachtet.

■ **Chronische Träger.** Chronische Träger, definiert als Patienten mit Nachweis von Salmonellen im Stuhl über ein Jahr hinaus, sind bei Kleinkindern und bei Personen über 60 Jahren gehäuft zu beobachten. Bei Personen mit Cholezystopathien, Nephrolithiasis und Antibiotikagebrauch ist die Rate der chronischen Träger ebenfalls erhöht. Gewisse prädisponierende Faktoren erhöhen das Risiko, eine Komplikation durch Salmonellosen zu erleiden (Tabelle 32.9).

Während die harmlosen Salmonellen-Gastroenteritiden keiner Therapie bedürfen – eine Therapie scheint das chronische Trägertum eher zu fördern –, sollten Personen mit den aufgelisteten Risiken behandelt werden.

Campylobacter Spezies

Die Bedeutung von Campylobacter als Verursacher einer Diarrhö wurde erst in den letzten Jahren voll erkannt. C. jejuni ist der Hauptverursacher von Diarrhöen. Campylobacter fetus wurde bei immunsupprimierten Patienten beobachtet. Campylobacter coli, C. cinaedi und C. fennelliae fand man bei Personen mit homosexuellen Kontakten. Das Reser-

Tabelle 32.9. Risikogruppen und Gefahren

Risiko	Gefahren
Verminderte Abwehr	Dissemination, Chronizität
Kleinkinder < 5 Jahre, betagte Leute > 60 Jahre	Dissemination, Dehydratation
Prothesenmaterial, orthopädische Gefäßprothesen, künstliche Herzklappen	Infektmetastase
Gefäßerkrankungen, Aneurysma, Herzklappenerkrankung	Infektmetastase
Hämolytische Anämien	Knocheninfekte

voir der Campylobacter ist sehr groß; viele Tiere und darunter fast alle domestizierten Tiere können sie beherbergen. Die Transmission erfolgt deshalb v. a. durch Genuß von Tierprodukten. 4 klinische Syndrome kann dieser Keim verursachen:
- akute, nichtinflammatorische Diarrhö,
- klassische Dysenterie,
- asymptomatischen Trägerstatus
- und, meist bei homosexuellen Personen, eine Proktokolitis.

Die Inkubationszeit beträgt 24–72 h. Gewisse Krankheitserscheinungen sind zwar nicht spezifisch, lassen aber die Diagnose vermuten. Charakteristisch ist ein Prodromalstadium mit Schnupfen, Kopfschmerzen und generalisierten Myalgien gefolgt von einer länger dauernden Diarrhö mit einem biphasischen Verlauf. Die Diarrhö ist initial wässrig und kann nach einer kurzen Besserungsphase in eine Dysenterie übergehen. Komplikationen nach einer Infektion durch Campylobacter sind der chronische Trägerstatus, der v. a. in unterentwickelten Ländern beobachtet wird, und die parainfektiöse Arthritis.

32.3.4
Reisediarrhö

33 Mio. Personen reisten 1991 aus Industrieländern in subtropische und tropische Gebiete. Mit der großen Mobilität unserer Zeit reisen Touristen häufig in Gebiete mit anderen hygienischen Verhältnissen und einem anderem Spektrum von Diarrhöerregern. Aus vielen epidemiologischen Studien kann heute abgeleitet werden, daß Einwohner von Nordamerika, Westeuropa, Australien und Südafrika von einer Reisediarrhö häufiger betroffen werden als Bewohner anderer Länder.

Für Bewohner aus Westeuropa können Reiseländer in 3 verschiedene Diarrhörisikostufen eingeteilt werden:
- Ein hohes Diarrhörisiko (20–50 %) tragen Reisen nach Südasien, dem mittleren Osten, Afrika und Lateinamerika mit sich.
- Reisen nach Osteuropa, Länder der GUS, Mittelmeerländer, China und in die Karibik sind mit einem mittleren Risiko (10–20 %) vergesellschaftet.
- Israel, Kanada, Nordeuropa, Australien, Neuseeland und die USA sind Gebiete mit einem niedrigen Risiko (8 %; Chak u. Banwell 1993). Steffen untersuchte 16.000 Reiserückkehrer und fand, daß fast 2 Drittel dieser Personen mindestens eine kurze Zeit an Diarrhö gelitten hatten (Steffen et al. 1988). Das Keimspektrum der Reisediarrhöen in tropischen und subtropischen Gebieten zeigt je nach Kontinent gewisse Unterschiede (Tabelle 32.10). Auffallend ist der hohe Anteil an ETEC, der in Westeuropa nicht endemisch ist.

Tabelle 32.10. Keime bei Reisediarrhö und in der Schweiz

Keime	Asien (in %)	Zentralamerika (in %)	Afrika (in %)	Schweiz (endemisch) (in %)
ETEC	20–34	28–72	31–75	–
Salmonella	11–15	0–16	0	14,3
Shigella	4–7	0–30	0–15	2,5
Campylobacter	2–11	Wenige	Wenige	12,6
A. hydrophila	1–57	Nicht bestimmt	Nicht bestimmt	–
V. parahaemolyticus	1–16	Wenige	Wenige	–
G. lamblia	< 5	0–9	Nicht bestimmt	1,7
E. histolytica	< 5	0–9	Nicht bestimmt	–
Rotavirus	Nicht bestimmt	?–36	–	3,4
Diverse	0–10	0–5	0–8	6,4
Mehrere Pathogene	9–22	Nicht bestimmt	Nicht bestimmt	2,5
Keine Keime	33–53	15–30	15–55	62,2
Studienanzahl	8	15	3	1

32.3.5
Diarrhö bei HIV-seropositiven Patienten

HIV-positive Personen haben gehäuft Infekte durch Salmonellen, Shigellen und Campylobacter, und alle 3 Keime rezidivieren häufiger (Nelson et al. 1992). Salmonellen neigen gehäuft zu Bakteriämien und können auch ohne Diarrhö eine Bakteriämie verursachen. Patienten mit Aids leiden in 30–50 % an einer Diarrhö (Smith et al. 1992). Bei fortgeschrittener Immunsuppression existieren Unterschiede. Andere Erreger (typische und atypische Mykobakterien, Giardia lamblia, Entamoeba histolytica, Zytomegalievirus, Herpesviren, Mikrosporidien, Kryptokokken, Kryptosporidien, Histoplasmen, Candida albicans) gehören zur Differentialdiagnose. Diese Diarrhöen sind allerdings meist chronisch.

Die Abklärung der akuten Diarrhö immunsupprimierter Personen ist grundsätzlich unterschiedlich zu der immunkompetenter Personen und soll hier nur angedeutet werden. Anhand des Erscheinungsbildes der Diarrhö und der Anamnese ist eine ätiologische Vermutungsdiagnose meist nicht möglich. Das Keimspektrum ist stark erweitert (Tabelle 32.11).

! Eine weitgehende Diagnostik bei dieser Patientengruppe ist bereits initial sinnvoll, weil für die meisten Keime eine eradizierende oder suppressive Therapie existiert.

Tabelle 32.11. Differentialdiagnose der Diarrhö bei HIV-infizierten Personen

Keime	CD4-Werte ($\times 10^9$/ml)	Vorkommen
Bakterien		
Salmonella spp.	jede CD4	ubiquitär
Shigella flexneri	jede CD4	ubiquitär
Campylobacter jejuni	jede CD4	ubiquitär
Clostridium difficile	jede CD4	ubiquitär
Protozoen		
Giardia lamblia	jede CD4	ubiquitär
Entamoeba histolytica	jede CD4	ubiquitär
Isospora belli	jede CD4	ubiquitär
Cryptosporidium spp.	CD4 < 200	ubiquitär
Microsporidium spp.	CD4 < 200	ubiquitär
Leishmaniasis	jede CD4	Mittelmeerraum
Viren		
Herpes-simplex-Virus	CD4 < 100	ubiquitär
Zytomegalievirus	CD4 < 100	ubiquitär
Pilze		
Candida spp.	CD4 < 100	ubiquitär
Histoplasma capsulatum	jede CD4	Auslandaufenthalt

32.3.6
Komplikationen

In den entwickelten Ländern sind ernste Komplikationen der akuten infektiösen Diarrhö nur selten auf Dehydratation zurückzuführen. Invasive Keime wie Salmonellen können in die Blutbahn dringen und metastatische Infekte ausbilden. Loci minoris resistentiae sind Gefäßaneurysmata, vorgeschädigte Herzklappen und Fremdkörper. Seltene Komplikationen sind das toxische Megakolon und die Magen-Darm-Perforation. Ersteres wird v. a. nach persistierender pseudomembranöser Kolitis im Rahmen eines Clostridium-difficile-Infekts beobachtet; letzteres kann im Rahmen eines Infekts mit Salmonella typhi und paratyphi und mit Clostridium difficile auftreten.

Trägerstatus

Infekte mit Salmonellen und Campylobacter jejuni führen selten zu einem asymptomatischen Trägerstatus. Ein chronischer Trägerstatus ist definiert durch positive Stuhlkulturen über ein Jahr hinaus nach der ersten Diarrhöepisode. Chronische Träger sind vom epidemiologischen Standpunkt her wichtig, weil sie bei der Aufrechterhaltung von Endemien eine bedeutende Rolle spielen. Alte Menschen und Personen mit Gallenwegserkrankungen haben eine erhöhte Wahrscheinlichkeit, chronische Träger zu werden. Die Eradikation ist schwierig.

! Chronische Träger mit Cholezystolithiasis können meist nur durch eine Cholezystektomie erfolgreich behandelt werden.

Postinfektiöse Malabsorption – tropische Sprue

Die postinfektiöse Malabsorption ist möglicherweise Folge einer bakteriellen Überwucherung des Dünndarmes im Anschluß an eine akute infektiöse Diarrhö. Die hauptsächlichen Symptome sind eine persistierende Diarrhö und Gewichtsverlust.

Die Malabsorption entwickelt sich innerhalb von 1–9 Monaten und schließt eine Malabsorption von Xylose, Fettsäuren, Folsäure und Vitamin B12 ein. Diese Komplikation kann fatal verlaufen, wenn sie nicht rechtzeitig erkannt wird.

Reisende in tropische und subtropische Regionen Asiens, auf den indischen Subkontinent und in einige Länder Südamerikas haben ein höheres Risiko als solche nach Afrika. Die Gründe für diese regionalen Unterschiede sind nicht bekannt. Je intensiver der Kontakt mit der einheimischen Bevölkerung ist, desto größer ist das Risiko, an einer postinfektiösen Malabsorption zu erkranken. Die Diagnose erfolgt nach dem Ausschlußprinzip. Die risikoreichen Regionen sind auch Gebiete, in denen Parasiten des Magen-Darm-Trakts wie Giardia lamblia, Strongyloides und Kokzidien häufig sind. Deshalb müssen parasitäre Krankheiten zuerst ausgeschlossen werden (Gyr u. Barz 1987). Tetrazyklin ist das Mittel der Wahl; die Behandlungsdauer richtet sich nach den Symptomen und sollte mindestens 4 Wochen, wenn nötig mehrere Monate betragen.

32.4 Diagnostik

Screening

Eine „banale" Diarrhö, d. h. eine weniger als 4–5 Tage dauernde Diarrhö bei einer Person ohne Risikofaktoren, ohne Dehydratation und ohne Fieber, muß nicht weiter abgeklärt werden. Die wichtigste Rückversicherung ist die Bestätigung, daß die Diarrhö spontan sistiert hat.

■ **Stuhlbakteriologie.** Eine Stuhlbakteriologie ist aus epidemiologische Gesichtspunkten indiziert bei Patienten, die in der Nahrungsmittelverarbeitung tätig sind und bei epidemischen Diarrhöausbrüchen. Abbildung 32.2 zeigt einen einfachen Algorithmus auf, bei welcher Diarrhö primär keine weitere Abklärung durchgeführt werden soll und in welchen Situationen eine Abklärung sinnvoll sein kann.

Eine unselektive Stuhlbakteriologie ist teuer. Da in der westlichen Welt die Mehrzahl (bis 62,2 %) der Keime nicht identifiziert werden können, sind die Kosten pro positiver Stuhlkultur sehr hoch. Nimmt man noch die Tatsache dazu, daß die meisten positiven Stuhlkulturen keine therapeutischen Konsequenzen nach sich ziehen, ist eine routinemäßige Stuhlbakteriologie nicht zu vertreten.

Mit Hilfe der Stuhlleukozyten kann eine klinisch verantwortliche Diskriminierung zwischen banaler und nichtbanaler Diarrhö gemacht werden und die Kosten gesenkt werden (Guerrant et al. 1985).

Eine ähnliche prädiktive Aussagekraft wie die aufwendigere Untersuchung des Stuhls auf Leukozyten hat die Untersuchung des Stuhles auf Hämoglobin mittels Peroxidase-Reaktion (N. Gyr, nicht publizierte Daten). Der Hämoccult-Test ist bei Entamoeba histolytica der Leukozytensuche im Stuhl überlegen, weil die Leukozyten durch die Amöben lysiert werden. Parasiten verursachen nur ausnahmsweise eine akute Diarrhö. Dauert eine Diarrhö aber länger als 4–5 Tage und waren Stuhlkulturen auf Bakterien negativ, ist eine Untersuchung auf Parasiten zu erwägen. Das C-reaktive Protein (CRP), das Blutbild, die Elektrolyte und das Kreatinin geben gegenüber der klinischen Beurteilung keine zusätzliche Auskunft. Bei einer bakteriellen Invasion sind die Entzündungsparameter erhöht und Zeichen der Dehydrierung lassen sich in der Hämokonzentrierung und bei prärenaler Niereninsuffizienz durch den Anstieg des Kreatinins dokumentieren.

Spezialuntersuchungen

E. coli ist Bestandteil der normalen Darmflora. Die Serotypisierung der E. coli ist in sporadischen Diarrhöepisoden nicht aussagekräftig. Einzig der Nachweis von enterohämorrhagischen E. coli (EHEC), Serotyp O157:H7, kann in gewissen Fällen bei Tropenrückkehrern sinnvoll sein. In der Schweiz ist dieser Keim noch nicht aufgetreten (Bundesamt für Gesundheit 1996).

Bei vorangegangener Antibiotikatherapie sollten der Stuhl auf das Toxin A des Clostridium difficile und das Bakterium selber untersucht werden (Gerding u. Brazier 1993).

Mikrosporidien werden nicht routinemäßig gesucht. Bei einem Verdacht muß dem Labor die Verdachtsdiagnose übermittelt werden, da eine spezielle Färbung notwendig ist. Gastroskopie und Kolonoskopie steuern zur Ätiologie der akuten infektiösen Diarrhö nur ausnahmsweise etwas bei.

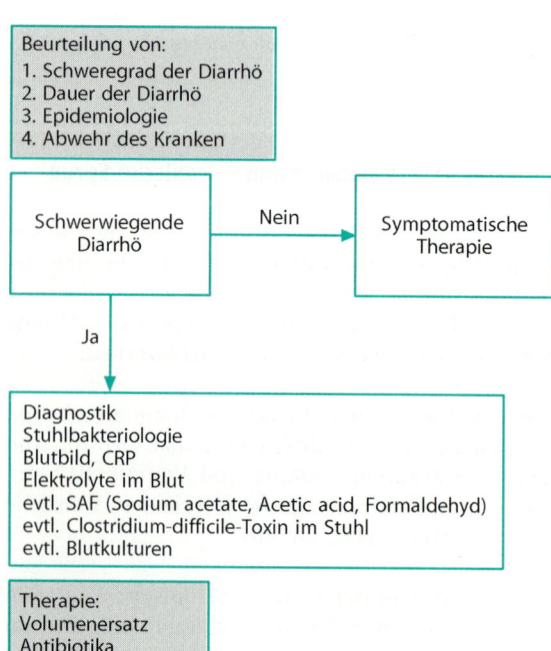

Abb. 32.2. Algorithmus: Diarrhöabklärung

Die Sigmoidoskopie oder Kolonoskopie ist gelegentlich zum Nachweis einer CMV-Kolitis und einer pseudomembranösen Kolitis indiziert, die Dünndarmbiopsie kann die Diagnose der Giardia lamblia auch bei negativer Stuhluntersuchung erbringen, die bei Giardia lamblia nur zu 70 % positiv ausfällt.

32.5
Differentialdiagnose

Die Malaria bewirkt ein Krankheitsbild, das klassischerweise keine Diarrhö mit sich bringt. Aber 15 % aller Malariafälle, die im Zeitraum von 10 Jahren in Basel behandelt wurden, hatten als Hauptsymptom eine Diarrhö (Nüesch et al. 1996).

Nicht jede akute Diarrhö ist infektiösen Ursprungs. Die Differentialdiagnose kann analog der klinischen Einteilung in 2 Subgruppen unterteilt werden: wässerige und blutige Diarrhö (s. folgende Übersicht).
- Akute wässerige Diarrhö
  - Medikamente,
  - Laxantien: Laktulose, Polyethylenglycol, Magnesium, Phenophthalein, Senna, Bisacodyl,
  - Quinidine, Colchizine,
  - Diuretika: Furosemid, Thiazide,
  - Toxine: Arsen, Organphosphate, Insektizide, Knollenblätterpilz (Amanita phalloides),
  - diätetische Produkte: Sorbitol, Mannitol, Xylit, Kaffeine, Methylxanthin,
  - Thyreotoxikose.
- Akute blutige Diarrhö
  - chronisch entzündliche Darmerkrankungen: Colitis ulcerosa, Morbus Crohn,
  - Darmischämie: arterielle Embolie, arterielle oder venöse Thrombosen, Volvulus,
  - medikamentös: Gold, Methyldopa.

Die akute wässerige Diarrhö kann durch eine Vielzahl von Medikamenten und Toxinen induziert werden. Danach sollte bei jeder Diarrhö in der Anamnese gefragt werden.

32.6
Therapie

Die Therapie der Diarrhö hat 3 Ziele:
1. den erfolgten Flüssigkeitsverlust zu ersetzen,
2. den Flüssigkeitsverlust nach Möglichkeit zu vermindern und
3. eine spezifische Therapie einzuleiten.

32.6.1
Rehydrierung

Die Rehydrierung ist eine einfache, extrem wirksame Therapie, um den Flüssigkeits- und Elektrolytverlust im Stuhl zu ersetzen. Sie kann sowohl oral als auch intravenös erfolgen. Die Entwicklung von oralen Rehydrierungslösungen („oral rehydration solution"/ORS) in den letzten 30 Jahren hat dazu geführt, daß in Entwicklungsländern mit einfachsten Mitteln eine Senkung der Diarrhömortalität von 50 % auf 4 % erzielt werden konnte. In den westlichen Ländern wird die intravenöse Volumensubstitution bevorzugt, obwohl sie keinen Einfluß auf die Diarrhömenge hat, teurer ist und mit mehr Komplikationen (Phlebitis, Überwässerung) vergesellschaftet ist.

Das Ausmaß des Flüssigkeitsverlustes kann mit Hilfe des Körpergewichts festgestellt werden.
- leichte Dehydratation: Gewichtsverlust von ≤ 5 % des Körpergewichts,
- mittelschwere Dehydratation: Gewichtsverlust von 6–9 % des Körpergewichts,
- schwere Dehydratation: Gewichtsverlust von ≥ 10 % des Körpergewichts.

Pulslosigkeit, Schock, Bewußtlosigkeit und eingefallene Augen weisen auch auf eine schwere Dehydratation hin.

Die Richtlinien der Rehydrierung sind in Tabelle 32.12 aufgeführt (WHO 1995).

Kontraindiziert ist die orale Lösung nur bei
- Patienten, die unter einem schweren Schock stehen,
- bei komatösen Patienten,
- bei Patienten mit einem Flüssigkeitsverlust von mehr als 10 ml pro/kg KG und Stunde,
- bei Patienten mit Erbrechen und
- bei unkooperativen Patienten.

Orale Rehydrierungslösung

In den 50er Jahren konnte gezeigt werden, daß die Zugabe von Glukose zu einer Kochsalzlösung die Absorption von Flüssigkeit wesentlich erhöht. Die physiologische Basis dieser Absorption liegt dem bei einer Diarrhö erhaltenen Kotransport von Glukose und NaCl im Darmepithel zugrunde. Neuere ORS, die komplexe Zucker oder Aminosäuren beinhalten, vermögen die Stuhlmenge um bis zu 50 % zu reduzieren und auch das Erbrechen um bis zu 60 % zu vermindern. Das Erbrechen ist weitgehend Ausdruck der Dehydratation und der Azidose.

Es gibt mehrere Arten von ORS (Tabelle 32.13). Sie unterscheiden sich v. a. in der Art des Zuckers

Tabelle 32.12. Richtlinien der Rehydrierungstherapie

Dehydrierungs-grad	Altersgruppe	Flüssigkeit	Menge	Zeitraum
Mild	Alle	ORS	50 ml/kg	Innerhalb 4 h
Mittelschwer	Alle	ORS	100 ml/kg	Innerhalb 4 h
Schwer	Kleinkinder	Initial i. v. Ringerlaktat	70 ml/kg	Innerhalb 3 h
		Danach ORS	20 ml/kg	Jede Stunde
	Nicht-Kleinkinder	i. v. Ringerlaktat	100 ml/kg	Innerhalb 4 h, initial so schnell wie möglich, bis Radialispuls palpabel

Tabelle 32.13. Inhalt von ORS, Ringerlaktat, physiologischer Kochsalzlösung, und gebräuchlichen Getränken

Rehydrierungslösung	mmol/l				mmol/l	
	Na^+	K^+	Cl^-	Citrat/HCO_3	Glukose	Osmolalität
Orale Lösungen						
WHO/UNICEF-ORS	90	20	80	30	111	330
Reis-ORS	90	20	80	30	Reis[1]	280
i. v.-Lösungen						
Ringerlaktat	131	4	111	29	–	330
NaCl 0,9 %	154	–	154	–	–	330

[1] 50 g/l Reis.

und in der Konzentration der Elektrolyte. Allen gemeinsam ist eine physiologische Osmolalität.

32.6.2
Nichtantibiotische Therapie

Milde bis mäßig schwere Diarrhöen können symptomatisch behandelt werden. Neben der ORS sind in erster Linie die Motilitätshemmer Loperamid, Diphenoxylat und Opiate hilfreich. Motilitätshemmer sind nicht indiziert bei Dysenterien, da sie mit schweren Verläufen in Verbindung gebracht werden, d. h. gehäufte Bakteriämien und schwere Kolitiden. Bismuth-Subsalicylat ist ebenfalls effektiv und vermindert die Stuhlfrequenz um etwa 60 % (Gorbach 1987).

Eine Vielzahl von nicht rezeptierpflichtigen, antidiarrhoischen Substanzen enthalten Stärke, Talk, Kohle, Kaolin oder Pektin. Alle diese Substanzen binden theoretisch Wasser. Obwohl der Stuhl dadurch mehr geformt werden kann, existieren keine Daten darüber, ob die Frequenz der Stuhlentleerungen und der intestinale Flüssigkeitsverlust durch diese Substanzen entscheidend vermindert werden.

32.6.3
Antibiotische Therapie

Eine gezielte, keimorientierte antibiotische Therapie ist in der Regel nicht möglich, weil bis zum Erhalt des Resultats einer Stuhlkultur meist Tage verstreichen. Die meisten akuten infektiösen Diarrhöen, auch solche mit Keimen wie Shigellen, bei denen eine Therapie empfohlen wird, zeigen einen benignen und selbstlimitierenden Verlauf. Die Mortalität durch infektiöse Diarrhöen ist in Westeuropa vernachlässigbar. Trotzdem werden Antibiotika sehr häufig eingesetzt. Eine Antibiotikatherapie ist aber nicht ohne Nebenwirkungen. Allergische Reaktionen, Hautausschläge, Photosensibilisierung, Stevens-Johnson Syndrom, Verfärbung der Zähne bei Kindern, eine permissive Wirkung auf neue Infekte wie antibiotikaassoziierte Diarrhö, Candida-Vaginitis, wahrscheinlich auch Salmonellendiarrhö (Pavia et al. 1990) und Keimresistenzen sind unerwünschte Folgen einer ungezielten Antibiose.
Eine Antibiose ist indiziert:
- bei Dysenterien,
- bei Cholera,
- bei schweren Diarrhöen,
- bei Patienten mit Risikofaktoren und
- bei Bakteriämien.

Die initiale Therapie sollte in Westeuropa Shigellen abdecken, bei schweren sekretorischen Diarrhöen auch Vibrio cholerae. Norfloxacin, Ciprofloxacin oder Cotrimoxazol-Sulphamethoxazol sind Substanzen, die ein breites Keimspektrum abdecken. Bei pseudomembranöser Kolitis ist das Absetzen des verantwortlichen Antibiotikums und das Einleiten einer Therapie mit Metronidazol oder Vancomycin die Therapie der Wahl.

Richtlinien zur Antibiotikatherapie bei infektiöser Diarrhö mit unbekanntem Erreger sind in Tabelle 32.14 zusammengefaßt.

32.7
Prophylaxe auf Reisen

32.7.1
Hygiene

Das Diarrhörisiko kann durch einfachste Vorsichtsmaßnahmen reduziert werden.

> ! „Boil it, peel it or forget it" ist die Kernaussage.

Die Hauptgefahren sind kontaminiertes Wasser auf Nahrungsmitteln und Geschirr, fäkal verseuchte Hände und stehengelassene Nahrungsmittel. Schalenfrüchte, gekochte oder abgefüllte Getränke, gekochtes Gemüse, durchgekochtes oder durchgebratenes Fleisch oder Fisch und Büchsennahrung sind unbedenklich.

Folgende Nahrungsmittel sind in nicht mehr frischem Zustand mit Risiken behaftet: Eier, Milchprodukte, offene Getränke, rohes Fleisch, Salat, Eisspeisen und alle Formen von süßer Nachspeise. Vielen Reisenden ist es aber oftmals nicht möglich, diese Vorsichtsmaßnahmen dauerhaft zu befolgen (Kozicki et al. 1985). Ihnen können Antibiotika eine Hilfe sein. Sie sollten aber nicht die Vorsicht ersetzten.

32.7.2
Antibiotika

Die häufigste Krankheit auf Reisen ist die Reisediarrhö infektiöser Genese. Bei bis zu 30 % der Reisediarrhöen ist mehr als ein Keim kultivierbar. Eine antibiotische Chemoprophylaxe kann daher nie einen absoluten Schutz gewähren. Aber in vielen Studien konnten Antibiotika – prophylaktisch eingenommen – die Diarrhöinzidenz deutlich senken. Doxycyclin, Trimethoprim, Trimethoprim-Sulfamethoxazol, Ciprofloxacin und Norfloxacin sind wirksam (Wiström u. Norrby 1990). Das Problem einer prophylaktischen Antibiose liegt in der raschen Entwicklung von Resistenzen und v. a. bei Trimethoprim-Sulfamethoxazol in den Nebenwirkungen. Doxycyclin verhindert eine Shigelleninfektion nicht, läßt sie aber subklinisch ablaufen (Ben-Yehuda et al. 1997).

Aus diesem Grunde wird eine allgemeine Chemoprophylaxe nur für Risikogruppen empfohlen. Für die übrigen Reisenden wird eine kurze Selbsttherapie in Gebieten, in denen die Diarrhöinzidenz sehr hoch ist, empfohlen. Als Antibiotika der Wahl gelten heutzutage Quinolone (z. B. Norfloxacin

Tabelle 32.14. Richtlinien zur Antibiotikatherapie (AB) bei infektiöser Diarrhö mit unbekanntem Erreger

Typ	Schweregrad der Durchfallerkrankung (s. Tabelle 32.4)	
	leicht – mäßig	schwer
Nichtinflammatorische Diarrhö	In der Regel keine AB	Fluoroquinolone für 5 Tage, Ciprofloxacin 2mal 500 mg/Tag, Norfloxacin 2mal 400 mg/Tag
Cholera	Doxycyclin 300 mg (Einmaldosis) p. o., Tetracyclin 500 mg 4mal/Tag ca. 3 Tage, Cotrimoxazol TMP 160/SMX 800 mg[1] 2mal/Tag ca. 3 Tage, Ciprofloxacin 1000 mg (Einmaldosis)	
Inflammatorische Diarrhö[2]	In der Regel keine AB Ausnahme: Risikopatienten, z. B. Kinder, Betagte, Immunkompromittierte, Prothesenträger, bei Aneurysma usw.	Fluoroquinolone für 5 Tage (s. oben), Nalidixinsäure 3mal 1 g/Tag (Shigella), Vancomycin 125 mg 4mal/Tag ca. 10 Tage (Clostridium difficile), Cotrimoxazol TMP 160/SMX 800 mg[1] 2mal/Tag ca. 5 Tage
Parasiten	Spezielle Antiparasitika	

[1] TMP = Trimethorpim, SMX = Sulfamethoxazol.
[2] Sobald Erreger feststeht, auf adäquate AB umstellen.

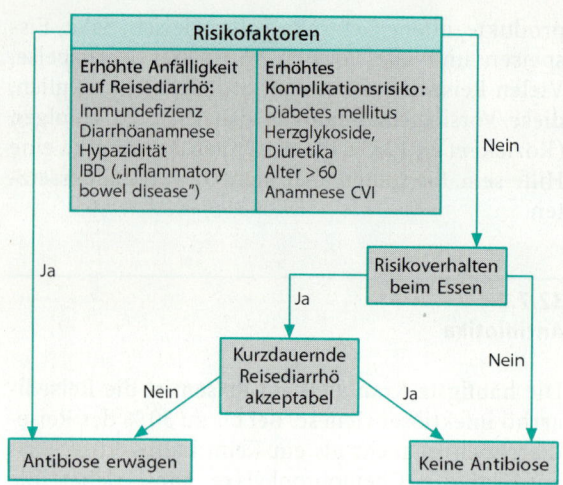

Abb. 32.3. Algorithmus: Reisediarrhö und prophylaktische Antibiose

400 mg/Tag; Scott et al. 1997); die oben aufgeführten Antibiotika sind mit Einschränkungen ebenfalls einsetzbar (Abb. 32.3).

32.7.3 Impfung

Einen „idealen" Impfstoff gegen Diarrhö gibt es derzeit weder für die Einwohner der Risikogebiete noch für Touristen. Ein solcher Impfstoff müßte ein großes Spektrum von Keimen abdecken, eine hohe Protektion vermitteln, lange wirksam bleiben und zudem einfach applizierbar sein. Wohl existieren einige Impfstoffe, sie sind aber allesamt gegen einzelne, spezielle Erreger gerichtet und daher zum Schutz gegen das große Spektrum der Diarrhöerreger ungeeignet.

CAVE Die zur Verfügung stehenden Impfungen vermitteln einen spezifischen, meist nur beschränkten Schutz von 50–80 % und beinhalten die Gefahr, dem Geimpften eine „falsche Sicherheit" zu vermitteln (z. B. Gefühl des Schutzes gegen Salmonellosen generell statt nur gegen Salmonella typhi!).

Typhus

Der derzeit sich im Handel befindliche Lebendimpfstoff gegen Typhus (orale Lebendvakzine Ty21a) vermittelt einen Schutz von über 60 % über mehrere Jahre. Der parenterale Totimpfstoff aus gereinigtem Vi-Polysacharid ergibt einen 72 %igen Schutz über 17 und einen 64 %igen Schutz über 21 Monate.

! Für beide Impfstoffe gibt es Hinweise, daß der Impfschutz nicht vollständig ist, sondern durch eine genügend hohe Inokulationsmenge durchbrochen werden kann.

Cholera

Gegen Cholera existieren 2 Impfstofftypen, ein parenteraler und ein oraler. Heute sind aber nur noch die oralen Vakzine im Gespräch, da sie etwa gleich wirksam, aber wesentlich verträglicher sind als die parenteralen Totimpfstoffe. Unter den oralen Vakzinen stehen derzeit die schwedische Ganzzell-Totvakzine (mit und ohne Subeinheit B) sowie der in der Schweiz vertriebene Lebendimpfstoff CVD-103HgR zur Verfügung. Die Wirksamkeit beider Impfstoffe dürfte nach Grundimmunisierung etwa einen Schutz von 60–80 % nach 6 Monaten ergeben. Der Schutz fällt nach 2 Jahren auf etwa 40–50 % ab.

Beim Lebendimpfstoff genügt eine einzige Impfdosis. Beide Choleravakzine sind noch nicht gegen den neuen Cholera-vibrio-O139-Bengal wirksam. Für Risikogruppen wie z. B. Funktionäre in Endemiegebieten (Flüchtlingslager) ist eine Choleraimpfung durchaus sinnvoll. Eine breite Durchimpfung der Reisenden ist aber angesichts der noch immer höchst geringen Inzidenz an Reisecholera kaum sinnvoll.

Dringlich gesucht werden Impfstoffe gegen Rotavirusdiarrhö, gegen Shigellen und enterotoxigene E. coli. Die derzeit vorliegenden Daten stimmen optimistisch.

Literatur

Ben-Yehuda O, Cohen D, Alkon M et al. (1997) Doxycycline prophylaxis for shigellosis. Arch Intern Med 150: 209–212

Bundesamt für Gesundheit/BAG (1996) Nachweis enterohämorrhagischer Escherichia coli (EHEC) aus Lebensmittel: aktueller Stand (BAG-Bulletin 31)

Chak A, Banwell JG (1993) Traveler's diarrhea. Gastroenterol Clin North Am 22:549–561

Echeverria P, Savarino SJ, Yamamoto T (1993) Escherichia coli diarrhoea. Baillieres Clin Gastroenterol 7: 243–260

Gerding DN, Brazier JS (1996) Optimal methods for identifying Clostridium difficile infections. Clin Infect Dis 16 (Suppl 4): S439–442

Gorbach SL (1987) Bacterial diarrhoea and its treatment. Lancet 2: 1378–1382

Guerrant RL, Bobak DA (1991) Bacterial and protozoal gastroenteritis. N Engl J Med 325: 327–340

Guerrant RL, Shields DS, Thorson SM, Schorling JB, Groschel DH (1985) Evaluation and diagnosis of acute infectious diarrhea. Am J Med 78: 91–98

Gyr K, Barz A (1987) Imported gastrointestinal diseases in industrialized nations. Baillieres Clin Gastroenterol 1: 425–445

Gyr K, Steffen R (1993) Cholera. In: Lang W (Hrsg) Tropenmedizin in Klinik und Praxis. Thieme, Stuttgart, S 224–228

Kozicki M, Steffen R, Schär M (1985) „Boil it, Peel it, or Forget it": Does this rule prevent travellers' diarrhoea? Int J Epidemiology 14: 169–172

Levine MM (1987) Escherichia coli that cause diarrhea: enterotoxigenic, enteropathogenic, enteroinvasive, enterohemorrhagic, and enteroadherent. J Infect Dis 155: 377–389

Nelson MR, Shanson DC, Hawkins DA, Gazzard BG (1992) Salmonella, Campylobacter and Shigella in HIV-seropositive patients. AIDS 6: 1495–1498

Nüesch R, Scheller M, Gyr N (1996) Epidemiologie und Klinik der Malaria am Kantonsspital und Claraspital Basel von 1970–1992. Schweiz Rundsch Med Prax 85: 991–996

Pavia AT, Shipman LD, Wells JG et al. (1990) Epidemiologic evidence that prior antimicrobial exposure decreases resistance to infection by antimicrobial-sensitive Salmonella. J Infect Dis 161: 255–260

Scott DA, Haberberger RL, Thornton SA, Hyams KC (1997) Norfloxacin for the prohpylaxis of traveller's diarrhea in US military personnel. Am J Trop Med Hyg 42: 160–164

Smith PD, Quinn TC, Strober W, Janoff EN, Masur H (1992) NIH conference. Gastrointestinal infections in AIDS. Ann Intern Med 116: 63–77

Steffen R, Mathewson JJ, Ericsson CD et al. (1988) Travelers' diarrhea in West Africa and Mexico: fecal transport systems and liquid bismuth subsalicylate for self-therapy. J Infect Dis 157: 1008–1013

Vial PA, Robins Browne R, Lior H et al. (1988) Characterization of enteroadherent-aggregative Escherichia coli, a putative agent of diarrheal disease. J Infect Dis 158: 70–79

Wiström J, Norrby R (1990) Antibiotica prophylaxis of travellers' diarrhoea. Scand J Gastroenterol Suppl 70: 111–129

World Health Organization (1985) Treatment and prevention of acute diarrhea. Guidelines for trainers of health workers. Geneva: WHO

World Health Organization (1995) The treatment of diarrhoea – a manual for physicians and other senior health workers. WHO/CDR/95.3: 1–49 [Abstract]

World Health Organization (1997) Persistent diarrhoeal diseases programme. Diarrhea in children in developing countries: Memorandum from a WHO meeting. Bull WHO 66: 709–717

KAPITEL 33

Chronisch infektiöse und parasitäre Darmkrankheiten 33

B. MÜLLHAUPT · M. FRIED

INHALT

33.1	Morbus Whipple	260
33.1.1	Epidemiologie	260
33.1.2	Ätiologie und Pathogenese	260
33.1.3	Klinik	260
33.1.4	Diagnose und Differentialdiagnose	261
33.1.5	Therapie	262
33.2	Typische Mykobakteriosen – Mycobacterium tuberculosis	262
33.2.1	Epidemiologie	262
33.2.2	Ätiologie und Pathogenese	262
33.2.3	Klinik	262
33.2.4	Diagnose und Differentialdiagnose	262
33.2.5	Therapie	263
33.3	Atypische Mykobakteriosen – Mycobacterium avium intracellulare	263
33.3.1	Epidemiologie	263
33.3.2	Ätiologie und Pathogenese	263
33.3.3	Klinik	263
33.3.4	Diagnose und Differentialdiagnose	263
33.3.5	Therapie	263
33.4	Zytomegalievirus	263
33.4.1	Epidemiologie	263
33.4.2	Ätiologie und Pathogenese	264
33.4.3	Klinik	264
33.4.4	Diagnose und Differentialdiagnose	264
33.4.5	Therapie	264
33.5	Entamoeba histolytica	264
33.5.1	Epidemiologie	264
33.5.2	Ätiologie und Pathogenese	264
33.5.3	Klinik	265
33.5.4	Diagnose und Differentialdiagnose	265
33.5.5	Therapie	266
33.6	Giardia lamblia	266
33.6.1	Epidemiologie	266
33.6.2	Ätiologie und Pathogenese	266
33.6.3	Klinik	267
33.6.4	Diagnose und Differentialdiagnose	267
33.6.5	Therapie	267
33.7	Isospora belli	268
33.7.1	Klinik	268
33.7.2	Diagnose und Differentialdiagnose	268
33.7.3	Therapie	268
33.8	Cryptosporidium parvum	268
33.8.1	Epidemiologie	268
33.8.2	Klinik	268
33.8.3	Diagnose und Differentialdiagnose	268
33.8.4	Therapie	269
33.9	Mikrosporidien	269
33.9.1	Epidemiologie	269
33.9.2	Klinik	269
33.9.3	Diagnose und Differentialdiagnose	269
33.9.4	Therapie	269
33.10	Balantidium coli	269
33.11	Blastocystis hominis	270
33.12	Cyclospora	270
33.13	Dientamoeba fragilis	270
33.14	Intestinale Rundwürmer (Nematoden)	270
33.14.1	Epidemiologie	270
33.14.2	Klinik	270
33.14.3	Diagnose und Differentialdiagnose	271
33.14.4	Therapie	271
33.15	Bandwürmer (Cestoden)	271
33.16	Saugwürmer (Trematoden)	272

Die chronisch infektiösen Darmkrankheiten mit dem Leitsymtpom der chronischen Diarrhö stellen beim immunkompetenten Patienten aus den Industrieländern eine seltene Gruppe von gastrointestinalen Erkrankungen dar. Gehäuft werden sie beim immundefizienten Patienten und in Entwicklungsländern beobachtet. Der Morbus Whipple ist eine Multisystemerkrankung mit chronischer Diarrhö, Fieber, Arthralgien, Gewichtsverlust und Abdominalschmerzen. Die gastrointestinale Tuberkulose tritt am häufigsten in Entwicklungsländern auf, wird aber in den letzten Jahren häufiger in Europa und den USA beobachtet, v. a. bei Einwanderern aus Asien und Alkoholikern. Atypische Mykobakterien und Zytomegalieviren können bei immunsupprimierten Patienten eine schwere chronisch infektiöse Darmerkrankung verursachen.

Die intestinalen parasitären Erkrankungen des Menschen sind ein bedeutendes, globales Gesundheitsproblem. Häufig werden sie nicht in die differentialdiagnostischen Überlegungen einbezogen, da allgemein angenommen wird, daß sie nur in den Tropen, Entwicklungsländern oder Gegenden mit ungenügenden sanitären Einrichtungen vorkommen. Durch den vermehrten internationalen Tourismus und durch Einwanderer aus Gebieten mit einer hohen Inzidenz an parasitären Erkrankungen treten diese Erkrankungen auch in den industrialisierten Ländern immer häufiger auf. Die intestinalen Parasiten können in vier große Gruppen eingeteilt werden: Die Protozoen, die intestinalen Rundwürmer oder Nematoden, die Bandwürmer oder Cestoden und die Saugwürmer oder Trematoden.

33.1
Morbus Whipple

Der Morbus Whipple ist eine seltene Multisystemerkrankung, welche in der Regel mit einem schweren Malabsorptionssyndrom einhergeht. Neben dem Gastrointestinaltrakt sind Haut, Gelenke, Herz und Zentralnervensytem betroffen.

33.1.1
Epidemiologie

Verläßliche epidemiologische Angaben über Inzidenz und Prävalenz der Erkrankung sind nicht bekannt. Die Krankheit betrifft in 80–90 % Männer mit einem Durchschnittsalter von 30–60 Jahren (Fleming et al. 1988; Maizel et al. 1970).

33.1.2
Ätiologie und Pathogenese

Obwohl bereits George H. Whipple eine infektiöse Ursache der Erkrankung in Betracht zog (Whipple 1907), gelang es erst 1992 mittels moderner molekularbiologischer Techniken das Bakterium zu identifizieren (Relman et al. 1992). Trophyrema whippeli, wie das Bakterium heute genannt wird, gehört in die Gruppe der Aktinobakterien, die phylogenetisch einen Zweig der Aktinomyzeten darstellen (Relman et al. 1992).

Noch sind aber nicht alle Beweise erbracht, daß es sich bei Trophyrema Whippelii wirklich um das ätiologische Agens handelt. So ist es bis heute nicht gelungen, das Bakterium zu kultivieren, und tierexperimentell konnten bisher keine krankheitsauslösenden Keimübertragungen dokumentiert werden. Unklar bleibt außerdem, ob ein prädisponierender immunologischer Defekt das Auftreten der Infektion begünstigt (Ramaiah u. Boynton 1998). Die immunologischen Abnormitäten, die bei Patienten vor Therapiebeginn beobachtet werden, sind wahrscheinlich sekundäre Phänomene (Dobbins 1982). Das humorale Immunsystem ist bei der Whipple-Erkrankung intakt (Dobbins 1981), es gibt jedoch gewisse Hinweise, daß die gestörte zelluläre Immunantwort auch nach erfolgreicher Behandlung nur partiell reversibel ist (Fleming et al. 1988; Keren 1981).

Möglicherweise liegt auch eine Störung der Makrophagenfunktion vor, die zu einer Immuninkompetenz gegenüber dem Whipple-Bakterium führt (Bjerknes et al. 1985). Die gehäufte Assoziation des HLA-B27-Antigens mit M. Whipple suggeriert eine gewisse genetische Prädisposition (Dobbins 1987; Feurle et al. 1979a).

33.1.3
Klinik

Die häufigsten Symptome des M. Whipple (Tabelle 33.1) sind Gewichtsverlust (65–100 %), Diarrhö (60–85 %), Arthralgien (40–80 %) und Abdominalschmerzen (25–60 %). Der natürliche Verlauf der Erkrankung kann in 3 Stadien eingeteilt werden (Enzinger u. Helwig 1963):
1. Frühstadium,
2. fortgeschrittenes Stadium,
3. Endstadium.

■ **Frühstadium.** Die Erkrankung ist gekennzeichnet durch einen schleichenden Beginn mit Arthralgien, Gewichtsverlust, Müdigkeit und Anämie (Enzinger u. Helwig 1963; Fleming et al. 1988; Maizel et al. 1970). Seltenere Frühmanifestationen sind Fieber und Schüttelfrost, kardiovaskuläre und zentralnervöse Symptome. Die Arthralgien präsentieren sich meist akut und zeigen einen intermittierenden Verlauf mit unterschiedlich langen Perioden von Beschwerdefreiheit (LeVine u. Dobbins 1973). In ca. einem Drittel der Fälle liegt eine Monoarthropathie vor, in zwei Dritteln eine seronegative Polyarthropathie. Der Gelenksbefall kann viele Jahre (1–35 Jahre) vor den gastrointestinalen Symptomen auftreten. Der Gewichtsverlust ist ausgeprägt, meist 10–15 kg, kann aber bis zu 50 kg betragen. Gelegentlich werden eine Hyperpigmentation an lichtexponierten Hautarealen (25–50 %), hämorrhagische

Tabelle 33.1. Wesentliche Symptome und Befunde bei Patienten mit einer Whipple-Erkrankung. (Nach Enzinger u. Helwig 1963; Fleming et al. 1988; LeVine u. Dobbins 1973; Maizel et al. 1970; McAllister u. Fenoglio 1975)

Symptome/Befunde	% mit Symptomen (Bereich)	Mittlere Symptomdauer (Monate) bei Diagnose (Bereich)
Symptome:		
Gewichtsverlust	65–100	8 (2–36)
Diarrhö	60–85	13 (1–48)
Arthralgie	40–80	106 (6–312)
Fieber	10–55	53 (2–216)
Abdominalschmerz	25–60	
Neurologische Symptome	10–40	
Befunde:		
Anämie	80–90	
Lymphadenopathie	45–55	
Hypotonie	60–75	
Kardiale Beteiligung	40–60	
Hyperpigmentation	30–60	
Aszites	5–10	
Splenomegalie	5–20	
Hepatomegalie	0–15	

Hautläsionen und folliküläre Hyperkeratosen (5–20%) beobachtet (Feldman 1986; Fleming et al. 1988).

■ **Fortgeschrittenes Stadium.** In diesem Stadium stehen Abdominalschmerzen und Zeichen der Malabsorption, insbesondere Diarrhö und Steatorrhö im Vordergrund. Der Stuhl ist in der Regel wässrig und übelriechend und in über 90% der Fälle kann eine Steatorrhö nachgewiesen werden. Die Abdominalschmerzen werden meistens epigastrisch angegeben und verschlechtern sich unter Nahrungsaufnahme (Feldman 1986; Maizel et al. 1970). Eine Lymphadenopathie wird ca. bei der Hälfte der Patienten gesehen; oftmals sind die axillären Lymphknoten betroffen, seltener die zervikalen (Fleming et al. 1988).

■ **Endstadium.** Das Endstadium ist gekennzeichnet durch eine schwere Mangelernährung, kardiologische und neurologische Störungen. Die Herzbeteiligung kann Endokard (53%), Myokard (11%) oder Perikard (79%) betreffen (Enzinger u. Helwig 1963; Fleming et al. 1988; LeVine u. Dobbins 1973; Maizel et al. 1970; McAllister u. Fenoglio 1975). Das Spektrum der neurologischen Störungen ist sehr breit (Knox et al. 1976). Am häufigsten wird eine Demenz, Ophthalmoplegie und Myoklonien beobachtet. Bei einem unklaren neurologischen Zustandsbild, besonders mit gleichzeitigen gastrointestinalen Beschwerden, sollte immer an die Möglichkeit eines M. Whipple gedacht werden. Eine ZNS-Beteiligung kann aber auch ohne gastrointestinale Symptome auftreten, gelegentlich sogar mit einer normalen Dünndarmhistologie (Adams et al. 1987; Feurle et al. 1979b; Halperin et al. 1982; Moorthy et al. 1977).

33.1.4
Diagnose und Differentialdiagnose

■ **Labor.** Pathognomonische Laborveränderungen existieren beim M. Whipple nicht. Häufig findet sich eine leichte hypochrome bis normochrome und normozytäre Anämie. Gelegentlich besteht eine Eisenmangelanämie, selten ein Folsäure- oder Vitamin-B_{12}-Mangel. Eine diskrete Leukozytose wird in 30% beobachtet, oft begleitet von einer leichten Lymphopenie. Blutchemisch finden sich die Zeichen der Malabsorption mit einer Hypoalbuminämie und Hypoproteinämie. Die Stuhlfettausscheidung ist in 90–95% der Fälle erhöht.

■ **Bildgebende Verfahren.** In ca. 60% der Fälle können in der Abdomenultraschalluntersuchung oder mittels Computertomographie vergrößerte, retroperitoneale Lymphknoten nachgewiesen werden (Graham et al. 1983).

■ **Endoskopie.** Endoskopisch fallen in klassischen Fällen verdickte Dünndarmfalten mit gelblich-weißen granulierten Plaques auf (Geboes et al. 1990; Volpicelli et al. 1976).

■ **Histologie.** Die histologischen Veränderungen sind gekennzeichnet durch eine Verplumpung der Dünndarmzotten und eine charakteristische Infiltration der Lamina propria mit PAS-positiven Makrophagen (Abb. 33.1).

Differentialdiagnose

Bei Patienten mit Gewichtsverlust, Diarrhö, Arthralgien und Abdominalschmerzen sollte ein M. Whipple in Betracht gezogen werden.

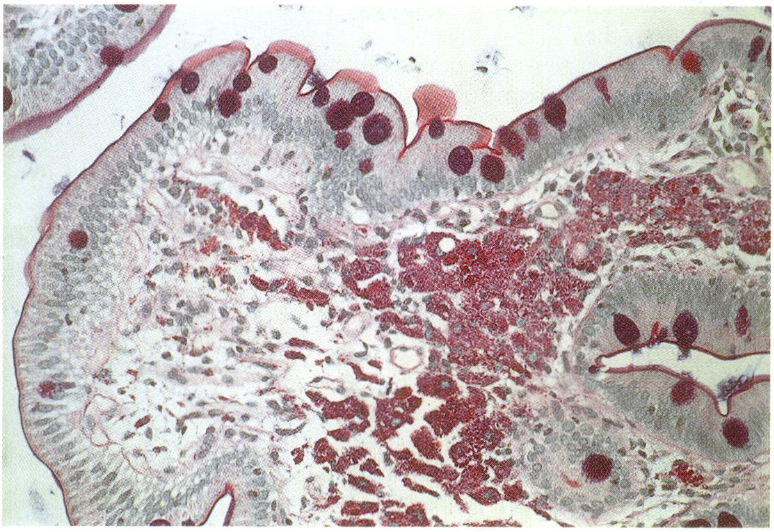

Abb. 33.1. Duodenalschleimhautbiopsie bei M. Whipple (PAS-Färbung): verplumpte Dünndarmzotten mit Lymphektasien und PAS-positive Makrophagen in der Submukosa

Ebenfalls kann eine Oligo-Polyarthralgie unklarer Ursache und eine Hyperpigmentation auf einen M. Whipple deuten. Der M. Whipple kann viele Krankheiten imitieren und wird insbesondere mit abdominalen Lymphomen, einer Sarkoidose oder einer Kollagenkrankheit verwechselt.

Die Diagnose wird mit einer Dünndarmbiopsie gestellt. Da gelegentlich nur ein lokaler Befall vorliegt, sollten mindestens 4–6 Biopsien entnommen werden. In der Histologie sind die PAS-positiven Makrophagen typisch für die Erkrankung. Differentialdiagnostisch muß bei PAS-positiven Makrophagen auch an einen Mycobacterium-avium-intrazellulare-Infekt, eine disseminierte Histoplasmose, einen Rhodococcus-equi-Infekt und eine Makroglobulinämie gedacht werden. Die Differenzierung kann mittels Ziehl-Neelsen-Färbung, einer Mykobakterienkultur und einer elektronenmikroskopischen Aufarbeitung erfolgen. Neuerdings kann die Diagnose des M. Whipple auch mittels Polymerasekettenreaktion (PCR) aus Dünndarmbiopsien und aus dem peripheren Blut gestellt werden. Allerdings müssen noch mehr Daten vorliegen bis diese Methode routinemäßig im klinischen Alltag eingesetzt werden kann.

33.1.5
Therapie

Da die Erkrankung sehr selten ist, basieren Therapieempfehlungen auf empirisch gewonnenen Erkenntnissen. Es hat sich jedoch gezeigt, daß
- eine langdauernde Behandlung mit einem ZNS-gängigen Antibiotikum nötig ist,
- Rezidive in ca. 30 % der Fälle auftreten können und
- ZNS-Rezidive eine sehr schlechte Prognose haben, da sie häufig nicht auf eine Zweitbehandlung ansprechen.

Folgende Therapien sind zu empfehlen:
1. parenterale Gabe von 1,2 Mio. IE Penicillin-G plus 1 g Streptomycin täglich während 14 Tagen, gefolgt von einer 1- bis 2jährigen Behandlung mit Bactrim forte 2mal eine Tablette täglich (Feldman 1986; Fleming et al. 1988; Keinath et al. 1985);
2. Bactrim forte 3mal eine Tablette täglich für 2 Wochen, dann Bactrim forte 2mal täglich eine Tablette für 1–2 Jahre (Keinath et al. 1985).

Eine Mindestdauer der antibiotischen Therapie von einem Jahr sollte eingehalten werden. Bei einer zusätzlichen Immunsuppression ist eine Therapiedauer von über einem Jahr zu empfehlen.

33.2
Typische Mykobakteriosen – Mycobacterium tuberculosis

33.2.1
Epidemiologie

Die gastrointestinale Tuberkulose tritt häufig in Entwicklungsländern auf und wird heute im Rahmen der HIV-Erkrankungen immer öfters in den USA und Europa beobachtet. Eine abdominale Tuberkulose bei nichtimmunkompromitierten Patienten ist in den westlichen Ländern selten und wird v. a. bei Einwanderern aus Asien und bei Alkoholikern gesehen (Palmer et al. 1988).

33.2.2
Ätiologie und Pathogenese

Die tuberkulöse Enteritis tritt primär oder sekundär nach einem pulmonalen Befall auf. In fast allen Fällen handelt es sich um einen Befall mit Mycobacterium tuberculosis, eine direkte Infektion mit Mycobacterium bovis ist in den westlichen Ländern eine Rarität. In älteren Untersuchungen wurde immer wieder betont, daß die Häufigkeit einer intestinalen Beteiligung vom Schweregrad der pulmonalen Erkrankung abhängt. In neueren Untersuchungen konnte diese Korrelation jedoch nicht bestätigt werden (Palmer et al. 1988).

33.2.3
Klinik

Die Symptome einer enteralen Tuberkulose sind wenig charakteristisch: Fieber, Nachtschweiß, Gewichtsverlust, Nausea, Appetitlosigkeit, Abdominalschmerzen und Diarrhö. Eine Resistenz im rechten Unterbauch kann in bis zu 50 % der Fälle gefunden werden. Falls intestinale Symptome bei einem Patienten mit einer aktiven pulmonalen Tuberkulose auftreten, muß an eine gastrointestinale Beteiligung gedacht werden. Als Komplikation können eine Obstruktion oder Blutung auftreten.

33.2.4
Diagnose und Differentialdiagnose

Die intestinale Tuberkulose wird häufig mit dem M. Crohn oder dem Kolonkarzinom verwechselt, da fast ausschließlich die Ileozökalregion oder das Kolon befallen sind (Palmer et al. 1988; Panton et al.

1985). Ösophagus, Magen oder Duodenum sind nur ausnahmsweise betroffen. Die Diagnose wird in der Regel radiologisch oder endoskopisch gestellt. Meistens sind das Ileum und das Zökum gemeinsam betroffen, ein alleiniger Befall des Ileums ist atypisch. Endoskopisch findet sich eine verdickte Schleimhaut mit Ulzerationen, die im Gegensatz zu den longitudinalen Ulzeration des M. Crohn meistens zirkulär angeordnet sind. Das Zökum ist oft narbig geschrumpft und verzogen. Die Diagnose wird durch den histologischen Nachweis von verkäsenden Granulomen und dem kulturellen Nachweis des Erregers aus den Biopsien gesichert.

33.2.5
Therapie

Die Therapie besteht aus der üblichen Viererbehandlung mit Pyrazinamid, Isoniazid, Rifampicin und Myambutol.

33.3
Atypische Mykobakteriosen – Mycobacterium avium intracellulare

33.3.1
Epidemiologie

Die Infektion mit Mycobacterium avium intracellulare (MAI) ist die häufigste opportunistische bakterielle Infektion beim HIV-Patienten (Benson u. Ellner 1993; Inderlied et al. 1993). Nach Auftreten einer AIDS-Erkrankung beträgt die jährliche Inzidenz ca. 20 %.

33.3.2
Ätiologie und Pathogenese

Das MAI tritt in der Regel bei immunsupprimierten, insbesondere HIV-positiven Patienten auf. Eine MAI-Infektion ist bei HIV-Patienten viel häufiger als die Mycobacterium-tuberculosis-Infektion und tritt typischerweise erst im Spätstadium der HIV-Erkrankung auf (Horsburgh 1991). Die Eintrittspforte ist der Gastrointestinaltrakt; eine primäre pulmonale Infektion ist seltener. Die Bakterien werden wahrscheinlich durch die Einnahme von kontaminierten Nahrungsmitteln und Wasser aufgenommen. Durch eine hämatogene Streuung kommt es zu einer generalisierten Infektion; die Bakteriämie ist häufig persistierend (Macher et al. 1983).

33.3.3
Klinik

Die häufigsten Symptome sind Fieber, Nachtschweiß, Anorexie, Gewichtsverlust und Schwäche. Bei einigen Patienten tritt auch eine retroperitoneale Lymphadenopathie und eine Diarrhö auf. Im Gastrointestinaltrakt kommt es zu einer massiven Verdickung der Dünndarmfalten in den proximalen Abschnitten, endoskopisch können isolierte oder konfluierende gelbliche Plaques oder Ulzerationen beobachtet werden. Bei einem ausgedehnten intestinalen Befall führt die Infiltration der Lamina propria mit Makrophagen zu einer Blockade des Lymphabflusses, die zu Malabsorption und Diarrhö führen kann.

33.3.4
Diagnose und Differentialdiagnose

Die Diagnose wird kulturell oder histologisch gestellt. Da die MAI-Infektion häufig mit einer persistierenden Bakteriämie einhergeht, sind Blutkulturen in einem hohen Prozentsatz positiv. In den Biopsien sind typischerweise PAS-positive Makrophagen nachweisbar, Granulome fehlen oft, und in der Ziehl-Neelsen-Färbung finden sich zahlreiche intrazelluläre säurefeste Stäbchen.

33.3.5
Therapie

Zur Behandlung der MAI-Infektion ist eine Kombinationstherapie erforderlich, wobei die optimale Kombination unklar ist. Zur Zeit ist eine kombinierte Gabe von Clarithromycin, Ethambutol und Rifabutin zu empfehlen (Shafran et al. 1996).

33.4
Zytomegalievirus

33.4.1
Epidemiologie

Immunsupprimierte Patienten (maligne Erkrankung, steroid-induzierte Immunsuppression, Organtransplantierte oder HIV-Infizierte) erkranken häufig an einer Zytomegalievirus-(CMV-)Infektion (Nankervis u. Kumar 1978). Eine disseminierte CMV-Infektion wurde bei 90 % der HIV-Patienten bei der Autopsie gefunden. 2,2 % der HIV-Infizierten weisen eine relevante gastrointestinale CMV-

Infektion auf (Jacobson et al. 1988) und nur die Retina wird häufiger als der Gastrointestinaltrakt von einer schweren CMV-Infektion betroffen.

33.4.2
Ätiologie und Pathogenese

Wie bei allen Herpesviren folgt auch auf die primäre CMV-Infektion, welche symptomatisch oder asymptomatisch verlaufen kann, meistens eine Latenzphase. Jahre nach einer Primärinfektion kann es, begünstigt durch eine Immunsuppression, zu einer Reaktivierung der CMV-Infektion kommen. Die Beteiligung des Gastrointestinaltrakts erfolgt meist im Rahmen einer generalisierten CMV-Erkrankung.

Die Infektion spielt sich v. a. im distalen Dünndarm und im Kolon ab, seltener auch im Ösophagus, Magen oder dem proximalen Dünndarm (s. Kap. 24, 29). Neben der Mukosa befällt das Virus auch die Gefäßendothelien und führt dadurch zu einer Vaskulitis. Die gastrointestinalen Manifestationen der CMV-Infektion sind deshalb oft Folge einer Mukosaischämie, was auch das Auftreten von Perforationen im Rahmen einer CMV-Infektion erklärt (Kram u. Shoemaker 1990).

33.4.3
Klinik

Charakteristischerweise tritt die Infektion erst spät im Verlauf einer HIV-Infektion auf, wenn die CD4-Zahl bereits unter 150 gefallen ist (Goodgame 1993). Leitsymptom der Patienten mit einer Kolonbeteiligung ist der wässerige, z. T. blutige Durchfall (Rene et al. 1988). Ein Drittel der Patienten klagt nur über eine intermittierende Diarrhö. Zusätzliche Symptome sind Fieber, Abdominalschmerzen und Gewichtsverlust.

33.4.4
Diagnose und Differentialdiagnose

Endoskopisch finden sich oberflächliche Erosionen oder auch tiefe Ulzerationen von wenigen Millimetern bis zu mehreren Zentimetern Größe (Meiselman et al. 1985). Ein schwerer Befall kann mit einer chronisch entzündlichen Darmerkrankung verwechselt werden. Ein isolierter Befall des terminalen Ileums kann einen M. Crohn imitieren. Da die endoskopischen Befunde nicht charakteristisch sind und in 25 % der Aids-Patienten mit einer CMV-Infektion des Kolons der endoskopische Befund unauffällig ist, beruht die Diagnose auf dem histologischen Nachweis von intranukleären Einschlußkörperchen (Culpepper Morgan et al. 1987, Dieterich u. Rahmin 1991).

Falls Ulzera nachweisbar sind, sollte der Ulkusgrund biopsiert werden. Bei unauffälligem endoskopischem Bild empfiehlt es sich, Biopsien aus dem Zökum, dem Colon transversum und dem Rektosigmoid zu entnehmen (Dieterich u. Rahmin 1991). Die konventionelle Histologie kann ergänzt werden durch Immunohistochemie und/oder In-situ-Hybridisierung, die beide eine höhere Sensitivität für den Nachweis von CMV-infizierten Zellen aufweisen (Wu et al. 1989).

33.4.5
Therapie

Eine symptomatische CMV-Infektion wird in erster Linie mit Gancyclovir 5 mg/kg KG i. v. alle 12 h während 14–21 Tagen behandelt. Alternativ kann Foscarnet (200 mg/kg KG/Tag) eingesetzt werden.

33.5
Entamoeba histolytica

Verschiedene Amöbenspezies, wie z. B. Entamoeba coli, Iodamoeba buetschii und Endolimax nana, besiedeln den Gastrointestinaltrakt. Nur Entamoeba histolytica ist für den Menschen pathogen (s. Kap. 44).

33.5.1
Epidemiologie

Es wird geschätzt, dass ca. 10 % der Weltbevölkerung mit E. histolytica infiziert ist (Walsh 1988). Gebiete mit der höchsten Inzidenz finden sich in den Tropen, insbesondere in Mexiko, Zentral- und Südamerika, Indien sowie dem tropischen Asien und Afrika.

33.5.2
Ätiologie und Pathogenese

Verschiedene pathogene und nicht-pathogene Stämme von E. histolytica sind bekannt (Sargeaunt et al. 1978). Die nicht-pathogenen Formen werden heute als Entamoeba dispar bezeichnet. Bei den meisten asymptomatischen Zystenträger lassen sich nicht-pathogene E. dispar nachweisen, die Infektion ist meistens selbstlimitierend. Im Darmlumen lassen sich sowohl Zysten als auch Trophozoiten nachweisen, wobei nur die Trophozoiten invasiv sind und zur Amöbenkolitis führen. Bei Infizierten mit pathogenen Stämmen beträgt das Risiko eine symptomatische invasive Amöbeninfektion zu entwickeln nur ca. 10 % pro Jahr (Gathiram u. Jackson 1987).

33.5.3
Klinik

Die klinische Präsentation reicht vom asymptomatischen Zystenausscheider bis zum toxischen Megakolon, wobei das klinische Bild durch die Ausdehnung und Schwere des Kolonbefalls bestimmt wird. 1–3 Wochen nach Zysteningestion treten bei Patienten, die eine Amöbenkolitis entwickeln, Abdominalschmerzen, eine intermittierende, blutige Diarrhöe, Anorexie und Malaise auf (Adams u. MacLeod 1977). Ein Befall des Zoekums kann eine akute Appendizitis imitieren. Bei Patienten unter Steroidbehandlung, Schwangeren, Unterernährten und Jugendlichen kann es auch zu einer fulminanten Kolitis kommen (Kanani u. Knight 1969; Lewis u. Antia 1969; Wanke et al. 1988). Diese Patienten zeigen ein schweres klinisches Bild mit Fieber, Leukozytose, blutig-schleimiger Diarrhöe und diffusen Abdominalschmerzen. In über 75 % können einzelne oder mehrere Perforationsstellen des Kolons nachgewiesen werden (Cardoso et al. 1971). Ein toxisches Megakolon entwickelt sich in ca. 0,5 % der Fälle, insbesondere nach Steroidtherapie (El-Hennawy u. Abd-Rabbo 1978). Die Assoziation zwischen einem schweren Verlauf der E. histolytica Infektion und einer Steroidbehandlung unterstreicht die Bedeutung eines Ausschlusses einer Amöbeninfektion bei jeder chronisch entzündlichen Darmerkrankung vor Beginn einer Steroidtherapie. Das Amöbom ist eine lokalisierte oft zirkuläre Läsion im Kolon, die mit einem Kolonkarzinom verwechselt werden kann (Cardoso et al. 1971). Die Dissemination der Infektion kann zur Infektion anderer Organe, insbesondere der Leber führen.

33.5.4
Diagnose und Differentialdiagnose

Die wichtigste Differentialdiagnose der Amöbenkolitis ist der Morbus Crohn und die Colitis ulcerosa. Die Diagnose wird in über 90 % der Fälle durch eine mikroskopische Untersuchung des frischen Stuhls gestellt, wobei mindestens 3–6 Stuhlproben untersucht werden sollten. Bei einer endoskopischen Untersuchung können häufig kleine, flache Ulzerationen mit unterminierten Rändern nachgewiesen werden (Crowson u. Hines 1978). In den Biopsien sind jedoch auch auf Stufenschnitten nur in maximal 50 % der Fälle Trophozoiten nachweisbar (Abb. 33.2). Das bioptisch gewonnene Material kann jedoch auch direkt mikroskopisch untersucht werden (Blumencranz et al. 1983; Crowson u. Hines 1978). Hilfreich sind auch serologische Untersuchungen, insbesondere der indirekte Hämagglutinationstest oder ELISA-Test, die in 80–90 % der Patienten mit Kolitis, Amöbom oder Leberabszeß positiv ausfallen (Patterson et al. 1980). Asymptomatische Zystenausscheider haben meistens negative oder nur diskret erhöhte Titer. Die serologischen Untersuchungen sind insbesondere bei der Abgrenzung einer Amöbenkolitis von einer chronisch entzündlichen Darmerkrankung wegweisend (Healy u. Sumner 1972).

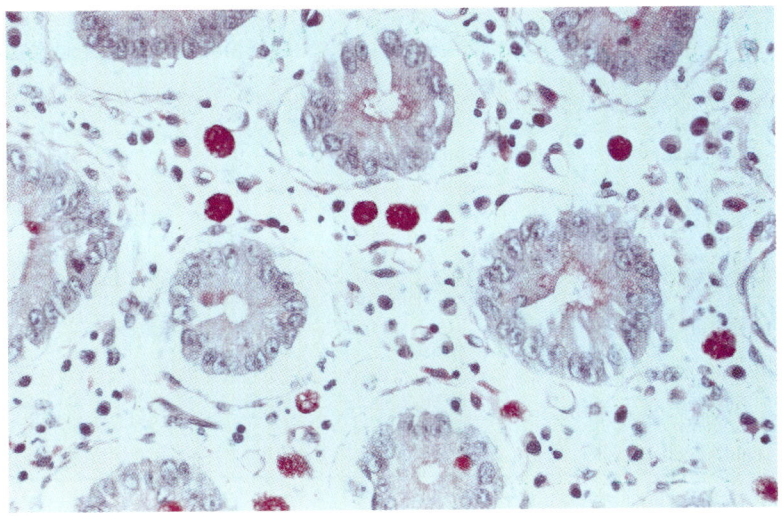

Abb. 33.2. Kolonschleimhaut (PAS-Färbung, × 100): Stark PAS-positive Entamoeba histolytica Trophozoiten am Rande eines Ulkus bei Amöbenkolitis

33.5.5
Therapie

Medikamente, welche zur Behandlung der Amoebiasis eingesetzt werden, können nach ihrem primären Wirkungsort in luminale Kontaktamöbizide und Gewebeamöbizide eingeteilt werden (Tab. 33.2). Die luminalen Kontaktamöbizide werden kaum aus dem Darm absorbiert und erreichen eine hohe Konzentration im Lumen des Kolons. Entsprechend sind sie gegen die Zysten im Darm wirksam, nicht aber gegen die Trophozoiten in der Darmwand. Sie werden zur Behandlung von asymptomatischen Zystenausscheidern und zur Zystenradikation bei Patienten mit einer Amöbenkolitis oder einem Leberabszeß verwendet.

Die Gewebeamöbizide erreichen dagegen eine hohe Konzentration im Blut und im Gewebe und werden zur Behandlung der Amöbenkolitis bzw. des Leberabszesses eingesetzt. Mittel der Wahl ist heute Metronidazol, welches intravenös oder oral verabreicht werden kann. Die häufigsten Nebenwirkungen sind Nausea, Erbrechen und eine Disulfiramähnliche Reaktion auf Alkohol. Alternativ können auch Tinidazole oder Ornidazole benutzt werden. Es ist jedoch wichtig alle Patienten auch mit einem Kontaktamöbizid zu behandeln, da die Imidazolpräparate gegen die Zysten unwirksam sind.

33.6
Gardia lamblia

Der Erreger der Giardiose ist Gardia lamblia, ein weltweit verbreiteter Parasit, der den Dünndarm des Menschen und anderer Säugetiere bewohnt.

33.6.1
Epidemiologie

Die Gardia lamblia Infektion tritt sowohl in Entwicklungsländern als auch in den Industrienationen häufig auf. Die mittlere Prävalenz beträgt 1–6 %, sie unterliegt jedoch erheblichen regionalen, saisonalen und altersabhängigen Schwankungen. Besonders hohe Prävalenzraten werden bei Kindern in Entwicklungsländern gefunden (Gilman et al. 1985). Die Ingestion von nur 10–25 Zysten genügt für eine Infektion (Rendtorff 1954). Die Übertragung erfolgt fäkal-oral, über Nahrungsmittel oder Trinkwasser und homosexuelle Kontakte. Eine der wichtigen Infektionsquellen ist kontaminiertes Trinkwasser; so wurden in den USA zwischen 1965 und 1984 90 Fälle von Trinkwasser-assoziierten Durchfallerkrankungen durch G. lamblia registriert, die mehr als 23.000 Personen betrafen (Craun 1986). Häufig wird die Giardiasis auch bei Reiserückkehrern aus Osteuropa, insbesondere aus St. Petersburg, beobachtet.

33.6.2
Ätiologie und Pathogenese

Gardia lamblia existiert als Zyste und Trophozoit. Die Infektion erfolgt durch Aufnahme von Zysten, welche im Dünndarm Trophozoiten freisetzen. Diese saugen sich an der Dünndarmmukosa an, führen jedoch nicht zu einer Gewebedestruktion. Die Infektion verläuft meistens asymptomatisch und führt nur in gewissen Fällen zu einer Durchfallserkrankung.

Tabelle 33.2. Behandlung der intestinalen Protozoeninfektionen

Erreger	Medikament	Dosierung
Entamoeba histolytica		
Asymptomatische Zystenausscheider	Kontaktamöbizide: Diloxanidfuorat oder Paromomycin	3 × 500 mg für 10 Tage 3 × 500 mg für 10 Tage
Amöbenkolitis	Metronidazol	3 × 750 mg per os oder i.v. für 5–10 Tage kombiniert mit einem Kontaktamöbizid
Giardia lamblia	Metronidazol	2 × 500 mg für 5 Tage
Isospora belli	Cotrimoxazol	4 × 1 Tablette für 10 Tage, dann 2 × 1 Tablette für 3 Wochen
Cryptosporidium parvum	Keine spezifische Behandlung, antiretrovirale Therapie (HAART)*	
Mikrosporidium	Keine spezifische Behandlung, antiretrovirale Therapie (HAART)*	
Balantidium coli	Tetrazyklin	4 × 500 mg für 10 Tage
Blastocystis hominis	Keine Therapie nötig	
Cyclospora	Cotrimoxazol	2 × 1 Tablette für 7 Tage
Dientamoeba fragilis	Metronidazol	3 × 750 mg für 5–10 Tage

HAART: Highly active antiretroviral therapy

33.6.3 Klinik

Das Spektrum der Gardia lamblia Infektion erstreckt sich vom asymptomatischen Träger bis hin zur schweren Durchfallserkrankung mit Malabsorption. Bei der akuten Infektion kommt es nach einer Inkubation von 1–3 Wochen zu Diarrhöe, Abdominalschmerzen mit Blähungen, Übelkeit und Erbrechen. Der Stuhl ist weich oder wässerig und enthält gelegentlich Schleimbeimengungen aber nur sehr selten Blut (Moore et al. 1969). Patienten mit einer chronischen Giardiasis klagen über eine ausgeprägte Malaise, diffuse Abdominalbeschwerden und meist auch einen Gewichtsverlust. Es kommt zu häufigen, kleinen Stuhlentleerungen, wobei der Stuhl stinkend und fettig ist. Teilweise werden die Durchfallepisoden von Phasen mit normalen Stuhlgang oder Verstopfung abgelöst. Die Beschwerden können intermittierend oder kontinuierlich auftreten und oft über Jahre andauern. Einen prolongierten Verlauf mit ausgeprägter Diarrhöe und Malabsorption nimmt die Infektion bei Patienten mit Immunmangelkrankheiten (Hypogammaglobulinämie oder „X-linked immunoglobulin deficiency") (Ament u. Rubin 1972). Bemerkenswert ist, daß die Giardiasis bei AIDS-Patienten weder zu schwereren Verläufen führt, noch ist der Anteil der Giardiaausscheider höher als bei vergleichbaren Kontrollkollektiven (Lockwood u. Weber 1989).

33.6.4 Diagnose und Differentialdiagnose

Die Diagnose wird durch den Nachweis von Zysten im Stuhl oder Trophozoiten im Stuhl oder Dünndarm gestellt. Neuerdings steht auch ein ELISA-Test zur Verfügung, der den Nachweis eines spezifischen Giardiaantigens im Stuhl erlaubt (Wolfe 1992). Verglichen mit der Stuhluntersuchung liegt die Sensitivität des ELISA-Tests bei 85–98 % und die Spezifität bei 90–100 % (Wolfe 1992). Mit einer sorgfältigen Stuhluntersuchung, allenfalls mit ELISA-Test, benötigt man heute nur noch selten eine Duodenalbiopsie. Da die Zystenausscheidung jedoch unregelmäßig erfolgt und von Tag zu Tag stark schwanken kann, müssen oft mehrere Stuhlproben untersucht werden. Gelegentlich wird die Diagnose erst durch den Erregernachweis im Duodenalsaft oder den Duodenalbiopsien gestellt (Abb. 33.3).

33.6.5 Therapie

Metronidazol 500 mg 2 × täglich während 5 Tagen ist die Therapie der Wahl (Tab. 33.2). Bei Therapieversagern kann die gleiche Behandlung wiederholt werden. Falls es trotzdem zu einer Persistenz der Infektion kommt, muss eine Reinfektion durch Familienmitglieder und eine Hypogammaglobulinämie ausgeschlossen werden. Patienten mit einer Hypogammaglobulinämie müssen oft mit einer höheren Metronidazoldosis (3 × 750 mg) während 21 Tagen behandelt werden.

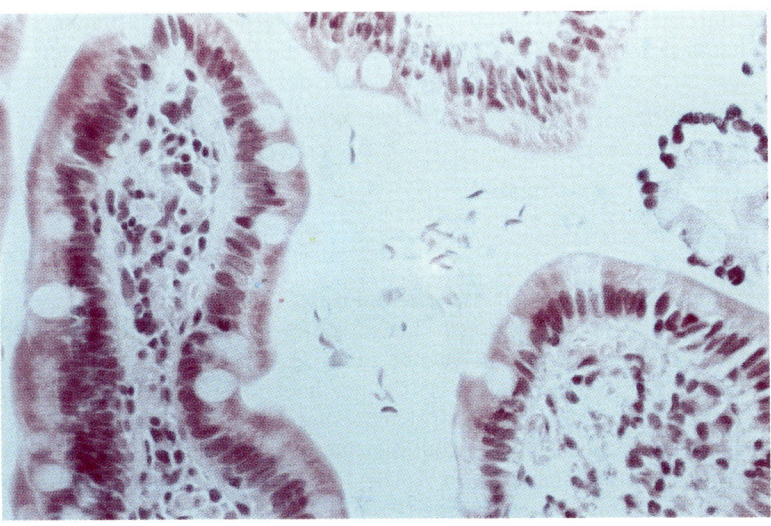

Abb. 33.3. Duodenalschleimhaut (Hämatoxylin-Eosin-Färbung, × 250): Giardia-lamblia Trophozoiten an der Oberfläche einer normalen Duodenalschleimhaut

33.7
Isospora belli

Die Isosporose, eine Infektion verursacht durch Isospora belli, wird bei uns selten beobachtet, tritt aber häufiger in tropischen und subtropischen Ländern auf. Nur wenig ist über die Epidemiologie und Prävalenz der Erkrankung bekannt.

33.7.1
Klinik

Die Infektion, die durch die Aufnahme von Oozysten erfolgt, nimmt in Abhängigkeit vom Immunstatus des Wirtes einen unterschiedlichen Verlauf. Bei Immunkompetenten führt die Infektion zu einer uncharakteristischen, oft selbstlimitierten Durchfallserkrankungen, charakterisiert durch Malaise, Anorexie, Bauchkrämpfe, wässerigen Durchfall mit oder ohne Blut und gelegentlich Fieber. Selten werden auch chronische Verläufe beschrieben (Shaffer u. Moore 1989). Im Gegensatz dazu führt die Erkrankung bei Immunkompromittierten Patienten, insbesondere AIDS-Patienten, zu einer prolongierten, hartnäckigen Durchfallserkrankung (Modigliani et al. 1985). Im Labor fällt häufig (> 50 % der Patienten) eine Eosinophilie auf, die bei intestinalen Protozoeninfektionen sonst selten beobachtet wird.

33.7.2
Diagnose und Differentialdiagnose

Die Diagnose wird durch den Nachweis von Zysten im Stuhl gestellt. Da die Zysten nur in geringer Zahl und intermittierend ausgeschieden werden, müssen häufig mehrere Stuhlproben untersucht werden (Shaffer u. Moore 1989). Gelegentlich wird die Diagnose auch erst im Duodenalaspirat oder der Duodenalbiopsie gestellt (Brandbort et al. 1970).

33.7.3
Therapie

Medikament der Wahl ist Cotrimoxazol 4 × 1 Tablette täglich während 10 Tagen, dann 2 × 1 Tablette täglich während 3 Wochen (Tab. 33.2). Da Patienten mit AIDS eine ca. 50 % Chance haben ein Rezidiv zu entwickeln, empfiehlt sich bei diesen Patienten eine lebenslange Erhaltungstherapie mit Cotrimoxazol 3 × 1 Tablette pro Woche oder Sulfadoxin-Pyrimethamin 1× pro Woche (Pape et al. 1989).

33.8
Cryptosporidium parvum

Die Kryptosporidiose ist eine weltweit verbreitete Infektion verursacht durch Cryptosporidium parvum.

33.8.1
Epidemiologie

Aufgrund von Stuhluntersuchungen wird die Prävalenz der Kryptosporidiose in den Industriestaaten auf 1 – 3 % und in den Entwicklungsländern auf 5 – 10 % geschätzt (Navin 1985). Seroprävalenzstudien lassen allerdings vermuten, daß die Infektion häufiger ist. So finden sich in Europa und den USA bei 25 – 35 % und in Mittelamerika in über 60 % Antikörper gegen Cryptosporidien (Casemore 1987; Ungar et al. 1988). Die Infektion erfolgt durch die Aufnahme von Oozysten bei direktem Kontakt mit infizierten Personen oder via Nahrungsmittel und insbesondere Trinkwasser.

33.8.2
Klinik

Asymptomatische Infektionen kommen häufig bei Immunkompetenten vor, selten können sie auch bei Immunsupprimierten beobachtet werden. Nach einer Inkubationszeit von ca. 1 Woche kommt es bei immunkompetenten Patienten zu einer wässerigen, in aller Regel nicht blutigen Diarrhöe mit Abdominalschmerzen, Nausea, Anorexie, Fieber und Gewichtsverlust (Jokipii u. Jokipii 1986). Meistens ist die Erkrankung selbstlimitierend und die Symptome verschwinden nach einer Erkrankungsdauer von 1–2 Wochen. Bei immunkompromittierten Patienten, insbesondere AIDS-Patienten dagegen wird die Erkrankung oft chronisch mit profusen, wässrigen Durchfällen und Stuhlvolumina von 1–25 l/Tag. Die Abdominalschmerzen und der Gewichtsverlust können beträchtlich sein.

33.8.3
Diagnose und Differentialdiagnose

Die Diagnose wird heute zuverlässig durch den Nachweis von Oozysten im Stuhl gestellt (Ungar 1993). Eine Dünndarmbiopsie ist wegen des schnellen und sensitiven Erregernachweis im Stuhl nur noch selten nötig.

33.8.4
Therapie

Eine kausale Behandlung der Kryptosporidium-Infektion existiert bis heute nicht. Bei immunkompetenten Patienten genügt eine symptomatische Behandlung mit Korrektur des Flüssigkeitsdefizits und der Elektrolytstörungen, da die Infektion nach ca. 14 Tagen spontan ausheilt. Bei AIDS-Patienten wurden verschiedene Medikamente (Spiramycin, Paromomycin und andere) mit meist nur mäßigem Erfolg eingesetzt. Dank der verbesserten antiretroviralen Therapie sind die schweren profusen Durchfallserkrankungen bei den AIDS-Patienten praktisch verschwunden. Vor kurzem konnte auch gezeigt werden, dass eine effiziente antiretrovirale Therapie bei HIV-Patienten mit Crypto- und Mikrosporidiose zu einer vollständigen klinischen, histologischen und mikrobiologischen Remission führt, allerdings nur so lange die CD4 Zellen nicht erneut abfallen (Carr et al. 1998).

33.9
Mikrosporidien

Mikrosporidien sind obligate intrazelluläre Sporenbildende Protozoen, die in verschiedene Genera und Spezies eingeteilt werden können. Mindestens 6 verschiedene Genera von Mikrosporidien können zu einer Infektion beim Menschen führen. Intestinale Symptome werden durch eine Infektion mit Enterocytozoon bieneusi und selten durch Septata intestinalis verursacht.

33.9.1
Epidemiologie

E. bieneusi wurde erstmals 1985 bei einem 29 Jahre alten AIDS Patienten beschrieben, der an profusen Durchfällen litt (Desportes et al. 1985). Die E. bieneusi-Infektion ist eine Erkrankung des immunsupprimierten Patienten, insbesondere des AIDS-Patienten mit weit fortgeschrittener Erkrankung, d.h. sehr tiefen CD-4 Zellen (<100 CD-4 Zellen/mm^3) (Canning u. Hollister 1990). Wahrscheinlich kommen Mikrosporidien als apathogene oder fakultativ pathogene Erreger in der Darmflora des Menschen vor, und können gelegentlich bei immunkompetenten Personen eine selbstlimitierenden Diarrhöe verursachen (Canning u. Hollister 1991). So sind vereinzelte Fälle von selbstlimitierender Diarrhöe nach E. bieneusi-Infektion bei immunkompetenten Patienten beschrieben worden (Sandfort et al. 1994). Die Praevalenz von E. bieneusi bei HIV-Patienten mit chronischer Diarrhö ungeklärter Ätiologie liegt bei 7 – 50 %.

33.9.2
Klinik

Leitsymptome der E. bieneusi-Infektion sind chronische Diarrhöe, Oberbauchbeschwerden, Blähungen und Gewichtsverlust. Vor allem am Morgen und nach dem Essen kommt es zu 3–10 Entleerungen von wässerigem bis breiigem, in der Regel nicht blutigem Stuhl.

33.9.3
Diagnose und Differentialdiagnose

Die Diagnose einer Mikrosporidieninfektion beruht auf dem direkten Nachweis der Parasiten. Serologische Tests stehen nicht zur Verfügung. Bis vor kurzem war man auf Biopsien angewiesen, die licht- oder elektronenmikroskopisch untersucht wurden. Durch verbesserte Färbetechniken gelingt heute der Nachweis der Mikrosporidien in Stuhl und anderen Gewebeflüssigkeit mit einer hohen Sensitivität und Spezifität (Weber et al. 1992).

33.9.4
Therapie

Eine effektive Therapie zur Behandlung der E. bieneusi-Infektion steht bisher nicht zur Verfügung. Einige Patienten scheinen auf eine Therapie mit Albendazol mit Reduktion der Stuhlfrequenz anzusprechen, doch bleibt die Ausscheidung der Sporen im Stuhl dadurch unbeeinflußt (Dieterich et al. 1994). Wie bei der Kryptosporidiose führt eine effektive antiretrovirale Therapie zu einem deutlichen Rückgang der E. bieneusi-Infektionsrate. Symptomatische Patienten mit einer Mikrosporidiose sprechen auf eine wirksame antiretrovirale Behandlung mit einer vollständigen klinischen, histologischen und mikrobiologischen Remission an, wiederum abhängig von der Zahl der CD-4 Zellen (Carr et al. 1998).

33.10
Balantidium coli

Balantidium coli ist ein Parasit, der im Kolon vorkommt. Bei den meisten Patienten verläuft die Infektion asymptomatisch. Einige entwickeln einen chronischen Verlauf mit intermittierender wässeriger Diarrhöe, nur selten kommt es zu einer fulminanten Kolitis (Walzer et al. 1973). Sowohl makro- als auch mikroskopisch erinnern die Veränderungen an eine Amöbenkolitis. Die Diagnose wird durch den Nachweis der Trophozoiten im Stuhl gestellt. Tetrazyklin 4 × 500 mg für 10 Tage ist die Therapie der Wahl (Tab. 33.2).

33.11
Blastocystis hominis

Die Bedeutung von Blastocystis hominis als pathogenem Erreger des Menschen wird lebhaft diskutiert. Die Nachweisrate in Stuhlproben von gesunden Personen liegt zwischen 1 – 20 % (Miller u. Minshew 1988). Die Evidenz für einen kausalen Zusammenhang zwischen einer Blastocystis hominis-Infektion und intestinalen Symptomen basiert auf Fallberichten und unkontrollierten meist retrospektiven Untersuchungen (Miller u. Minshew 1988; Zierdt 1991). In mehreren kontrollierten Studien konnte keine Assoziation zwischen B. hominis Infektion und intestinalen Symptomen gefunden werden (Senay u. MacPherson 1990; Udkow u. Markell 1993). Die Diagnose basiert auf dem Nachweis der Organismen im Stuhl. Eine Behandlung ist aufgrund der heute zur Verfügung stehenden Daten in der Regel nicht nötig (Miller 1988). Falls doch behandelt wird, kann Metronidazol eingesetzt werden (Tab. 33.2).

33.12
Cyclospora

Die Infektion mit Cyclospora ist weltweit verbreitet und wird wahrscheinlich vorwiegend über kontaminiertes Wasser übertragen (Bendall et al. 1993; Ortega et al. 1993). Insbesondere in Nepal wurden während der Regenzeit wiederholte Krankheitsausbrüche beobachtet (Hoge et al. 1993; Shlim et al. 1991). Leitsymptom ist eine prolongierte, oft rezidivierende wässrige Diarrhö häufig assoziiert mit Gewichtsverlust. Bei einigen Patienten kommt es zu Nausea, Erbrechen, krampfartigen Abdominalbeschwerden und Fieber (Hoge et al. 1993; Shlim et al. 1991). Die Durchfallerkrankung dauert in der Regel 2–6 Wochen.
Die Diagnose wird durch den Nachweis der Cyclospora Zysten im Stuhl gestellt. Die Behandlung mit Cotrimoxazol während 7 Tagen führt zu einer Eradikation des Erregers und zu einer klinischen Besserung in über 90 % (Tab. 32.2) (Hoge et al. 1995).

33.13
Dientamoeba fragilis

Die Infektion mit D. fragilis ist mit einer geschätzten Prävalenz von 2–4 % selten. Obwohl zeitweise als fraglich pathogener Erreger betrachtet, ist D. fragilis heute als pathogener Erreger akzeptiert (Yang u. Scholten 1977). Die Infektion kann asymptomatisch verlaufen oder zu einer Durchfallerkrankung mit Abdominalschmerzen, Nausea, Erbrechen und Gewichtsverlust führen (Yang u. Scholten 1977). Die Diagnose wird durch den Nachweis der Trophozoiten im Stuhl gestellt, wobei mindestens 6 Stuhlproben untersucht werden müssen, um eine genügende Sensitivität zu erreichen (Kean u. Malloch 1966). Die Therapie besteht aus Metronidazol 3 × 750 mg während 5–10 Tagen (Tab. 33.2).

33.14
Intestinale Rundwürmer (Nematoden)

33.14.1
Epidemiologie

Die Infektion mit intestinalen Rundwürmern gehört zu den häufigsten Wurminfektion weltweit. So wird geschätzt, dass über 1 Milliarde Menschen mit Ascaris lumbricoides infiziert ist. Eine Synopsis der wichtigsten Rundwurminfektionen findet sich in Tabelle 33.3.

33.14.2
Klinik

Bei A. lumbricoides, T. trichiura und E. vermicularis erfolgt die Infektion durch orale Aufnahme von Eiern, bei den Hakenwürmern und S. stercoralis dringen die Larven durch die Haut in den Wirt ein. Entsprechend kommt es bei den letzteren oft auch zu Hautsymptomen. Die Hakenwürmer bewirken eine juckende makulopapulöse Dermatitis an der Eintrittsstelle. Die häufigste Hautmanifestation der S. stercoralis ist eine rezidivierende Urtikaria an Gesäß und Handgelenken. Die wandernden Larven verursachen ein pathognomonisches serpiginöses Exanthem, das sich schnell (10 cm/h) ausbreiten kann (Smith et al. 1976). Eine Passage der Larven durch die Lungen wird bei A. lumbricoides, S. stercoralis und den Hakenwürmern beobachtet, wobei die Passage von S. stercoralis und den Hakenwürmern selten zu pulmonalen Beschwerden führt. Bei A. lumbricoides treten oft pulmonale Symptome, wie Husten und Fieber auf. Gleichzeitig findet man

Tabelle 33.3. Synopsis der intestinalen Rundwürmer (Nematoden)

	Ascaris lumbricoides (Spulwurm)	Necator americanus Ancylostoma duodenale (Hakenwürmer)	Strongyloides stercoralis (Zwergfadenwurm)	Trichuris trichiura (Peitschenwurm)	Enterobius vermicularis (Madenwurm)
Globale Prävalenz (Millionen)	1000	900	50	500	300
Endemisches Gebiet	weltweit	Heiße, feuchte Regionen	Heiße, feuchte Regionen	weltweit	weltweit
Infektionsweg	oral	perkutan	perkutan oder Autoinfektion	oral	oral
Lokalisation im Gastrointestinaltrakt	Jejunum	Jejunum	Dünndarm	Zoekum, Kolon	Zoekum, Appendix
Passage durch die Lunge	Ja	Ja	Ja	Nein	Nein
Gastrointestinale Symptome	Selten gastrointestinale oder biliäre Obstruktion	Eisenmangelanämie	Malabsorption oder Sepsis bei Hyperinfektion	Anämie	Perianaler Pruritus
Diagnose	Eier im Stuhl	Eier im Stuhl	Larven im Stuhl oder Duodenalaspirat	Eier im Stuhl	Eier von der perianalen Haut
Therapie	Mebendazol 2x100 mg für 3 Tage	Mebendazol 2x100 mg für 3 Tage	Thiabendazol 25 mg/kg 2x täglich für 2–3 Tage	Mebendazol 2x100 mg für 3 Tage	Mebendazol 2x100 mg für 3 Tage

eine Eosinophilie und radiologisch eine eosinophile Pneumonitis (Loeffler's Syndrom) (Gelpi u. Mustafa 1968). Durch die beträchtliche Größe der Würmer (15–40 cm) kann es bei einem ausgeprägten Befall mit A. lumbricoides insbesondere bei Kindern zu einer intestinalen Obstruktion kommen (Blumenthal u. Schultz 1974). Ein grosser Wurm kann auch in die Gallenwege wandern und eine biliäre Obstruktion mit ihren Komplikationen oder eine Pankreatitis verursachen (Chin-Che u. Cheng-Teh 1966). Das Anhaften der Hakenwürmer an die Dünndarmmukosa führt zu einem kontinuierlichen Blutverlust, der Ursache einer Eisenmangelanämie sein kann. S. stercoralis verursacht kolikartige Abdominalschmerzen und Diarrhö, gelegentlich verbunden mit Gewichtsverlust, Malabsorption und intestinalem Eiweißverlust. Die Eosinophilie ist oft ausgeprägt. Bei Immunsupprimierten und HIV-Patienten kann ein Hyperinfektionssyndrom auftreten mit Invasion der Lungen und anderer Organe durch Strongyloides-Larven. Diese Patienten klagen über Abdominalschmerzen bis zum klinischen Bild eines Ileus, es finden sich diffuse pulmonale Infiltrate und gelegentlich eine gram-negative Sepsis (Igra-Siegman et al. 1981). Die Trichuris-trichiura-Infektion ist meistens asymptomatisch. Gelegentlich wird eine leichte Anämie beobachtet (Gilman et al. 1983). E. vermicularis führt klassischerweise zu einem perianalen und perinealen Pruritus.

33.14.3 Diagnose und Differentialdiagnose

Eine Infektion durch Hakenwürmer, A. lumbricoides und T. trichiura wird durch den Nachweis der entsprechenden Eier im Stuhl gestellt. Die Eier des E. vermicularis können auf der perianalen Haut mittels eines Klebestreifen nachgewiesen werden. Findet man S. stercoralis Larven im Stuhl oder Duodenalaspirat ist die Diagnose einer Strongyloidiasis gesichert.

33.14.4 Therapie

Alle Nematodeninfektion werden mit Mebendazol (2x100mg für 3 Tage) behandelt ausser die S. stercoralis-Infektion, welche mit Thiabendazol (25mg/kg 2x täglich für 2–3 Tage) therapiert wird (Tab. 33.3).

33.15 Bandwürmer (Cestoden)

Die Bandwurminfektionen können in zwei Gruppen eingeteilt werden. Bei der intestinalen Bandwurminfektion leben die adulten Würmer im Gastrointestinaltrakt (Taenia solium, Taenia sagi-

Tabelle 33.4. Synopsis der Bandwurminfektionen

	Taenia saginata (Rinderbandwurm)	Taenia solium (Schweinebandwurm)	Diphyllobothrium latum (Fischbandwurm)	Hymenolepsis nana (Zwergbandwurm)
Länge	3–8 m	3 m	-25 m	15–50 mm
Symptome	geringe Abdominalschmerzen, ev. Nausea, Schwäche, Gewichtsverlust	oft asymptomatisch, selten Nausea, Gewichtsverlust Sonderform: Cysticerkose	oft asymptomatisch, selten Diarrhö, Erbrechen, Gewichtsverlust, 2 % Vitamin B12 Mangel	meist asymptomatisch
Diagnose	Eier oder Proglottiden im Stuhl	Eier oder Proglottiden im Stuhl	Eier im Stuhl	Eier im Stuhl
Therapie	Praziquantel (5–10mg/kg) als Einmaldosis	Praziquantel (5–10 mg/kg) als Einmaldosis	Praziquantel (5–10 mg/kg) als Einmaldosis	Praziquantel (25 mg/kg) als Einmaldosis

nata, Diphyllobothrium latum, Hymenolepsis nana), der Mensch dient als Endwirt. Die Infektion durch Bandwurmlarven (insbesondere Ecchinococcus granulosus und cysticus) führt zu einem Befall von unterschiedlichen Organen, der Mensch ist Zwischenwirt. Die gastrointestinalen Symptome von T. solium, T. saginata, D. latum und H. nana sind in aller Regel gering (Tab. 33.4). Als Besonderheit kann die Infektion mit D. latum in ca. 2 % der Fälle zu einem Vitamin B_{12}-Mangel führen.

33.16
Saugwürmer (Trematoden)

Die Schistosomiasis ist die einzige Trematodeninfektion, die auch den Gastrointestinaltrakt betrifft. S. mansoni findet man vor allem in den arabischen Ländern, Afrika und Südamerika, S. japonicum in Japan und S. mekongii in Südostasien. Die Infektion erfolgt immer im Wasser, wo die Zerkarien durch die intakte Haut eindringen können. Nach Passage durch die Lunge gelangen sie in die Portalvene. S. mansoni, japonicum und mekongii wandern dann in die kleinen Mesenterialvenen. Einen Tag nach der Infektion tritt, vor allem bei einer Reinfektion, ein lokales Exanthem und Pruritus auf. Im weiteren kommt es in der Akutphase zu Fieber, Schüttelfrost, Kopfschmerzen und Husten. Klinisch findet man oft eine Hepatosplenomegalie und eine Lymphadenopathie. Eine Eosinophilie besteht fast immer. In Japan wurde dieses Krankheitsbild auch als Katayama-Fieber beschrieben. In der chronischen Phase verursacht die Infektion eine chronisch-granulomatöse Entzündung des Kolons und der Leber. Eine ausgeprägte intestinale Schistosomiasis kann zur Entwicklung von entzündlichen Dickdarmpolypen mit blutiger Diarrhö und Anämie führen. Diesen ausgeprägten Darmbefall findet man besonders in Ägypten und im Sudan. Gastrointestinale Symptome sind bei chronisch infizierten Patienten jedoch selten.

Alle Schistosomiasis-Formen sprechen auf eine Behandlung mit Praziquantel an. S. mansoni wird mit 20 mg/kg einmalig, S. japonicum und mekongii mit 20 mg/kg dreimal an einem Tag behandelt.

Literatur

Adams EB, MacLeod IN (1977) Invasive Amebiasis II Amebic liver abscess and its complication. Medicine 56: 315–323

Adams M, Rhyner PA, Day J et al. (1987) Whipple's disease confined to the central nervous system. Ann Neurol 21: 104–108

Ament ME, Rubin CE (1972) Relation of giardiasis to abnormal intestinal structure and function in gastrointestinal immunodeficiency syndromes. Gastroenterology 62: 216–226

Bendall RP, Lucas S, Moody A et al. (1993) Diarrhoea associated with cyanobacterium-like bodies: a new coccidian enteritis of man. Lancet 341: 590–592

Benson CA, Ellner JJ (1993) Mycobacterium avium complex infection and AIDS: advances in theory and practice. Clin Infect Dis 17: 7–20

Bjerknes R, Laerum OD, Odegarrd S (1985) Impaired bacterial degradation by monocytes and macrophages from a patient with treated Whipple's disease. Gastroenterology 89: 1139–1146

Blumencranz H, Kasen L, Romeu J et al. (1983) The role of endoscopy in suspected amebiasis. Am J Gastroenterol 78: 15–18

Blumenthal DS, Schultz MG (1974) Incidence of intestinal obstruction in children infected with Ascaris lumbricoides. Am J Trop Med Hyg 24: 801–805

Brandborg LL, Goldberg SB, Breidenbach WC (1970) Human coccidiosis – a possible cause of malabsorption. N Engl J Med 283: 1306–1313

Canning EU, Hollister WS (1990) Enterocytozoon bieneusi (Microspora): Prevalence and pathogenicity in AIDS patients. Trans R Soc Trop Med Hyg 84: 181–186

Canning EU, Hollister WS (1991) In vitro and in vivo investigations of human microsporidia. J Protozool 38: 631–635

Cardoso MJ, Kimura KS, Miguel CLF et al. (1971) Radiology of invasive amebiasis of the colon. J Roentgenol 128: 935

Carr A, Marriott D, Field A et al. (1998) Treatment of HIV-1-associated microsporidiosis and cryptosporidiosis with combination antiretroviral therapy. Lancet 351: 256–261

Casemore DP (1987) The antibody response to Cryposporidium: Development of a serological test, its use in a study of immunologically normal persons. J Infect 14: 125–134

Chin-Che C, Cheng-Teh H (1966) Biliary ascariasis in childhood: A clinical analysis of 788 cases. Chin Med J 85: 167

Craun GF (1986) Waterborne Giardiasis in the Unites States 1965–1984. Lancet 2: 513–514

Crowson TD, Hines CJ (1978) Amebiasis diagnosed by colonoscopy. Gastrointest Endosc 24: 254–255

Culpepper Morgan JA, Kotler DP, Scholes JV et al. (1987) Evaluation of diagnostic criteria for mucosal cytomegalic inclusion disease in the acquired immune deficiency syndrome. Am J Gastroenterol 82: 1264–1270

Dieterich DT, Rahmin M (1991) Cytomegalovirus colitis in AIDS: presentation of 44 patients and a review of the literature. J AIDS 4 (Suppl 1): S29–S35

Desportes I, Le Charpentier Y, Galian A et al. (1985) Occurence of a new microsporidian: Entercytozoon bieneusi n.g.n.sp. in the enterocytes of a human patient with AIDS. J Protozool 32: 250–254

Dieterich DT, Lew EA, Kotler DP et al. (1994) Treatment with albendazole for intestinal disease due to Enterocytozoon bienuesi in patients with AIDS. J Infect Dis 169: 178–183

Dobbins WO (1981) Is there an immune deficit in Whipple's disease? Dig Dis Sci 26: 247–252

Dobbins WO (1982) Current concepts of Whipple's disease. J Clin Gastroentrol 4: 205–208

Dobbins WO (1987) HLA antigens in Whipple's disease. Arthritis Rheum 30: 102–105

Enzinger FM, Helwig EB (1963) Whipple's disease – a review of the litterature and report of fifteen patients. Virchows Arch 336: 238–269

El-Hennawy M, Abd-Rabbo H (1978) Hazards of cortisone therapy in hepatic amoebiasis. J Trop Med Hyg 81: 71–73

Feldman M (1986) Southern Internal Medicine Conference: Whipple's disease. Am J Med Sci 291: 56–67

Feurle GE, Dorken B, Schopf E, Lenhard V (1979 a) HLA B27 and defects in the T-cell system in Whipple's disease. Eur J Clin Invest 9: 385–389

Feurle GE, Volk B, Waldherr R (1979 b) Cerebral Whipple's disease with negative jejunal histology. N Engl J Med 300: 907–908

Fleming JL, Wiesner RH, Shorter RG (1988) Whipple's disease: clinical, biochemical and histopathologic features and assessment of treatment in 29 patients. Mayo Clin Proc 63: 539–551

Gathiram V, Jackson TFHG (1987) A longitudinal study of asymptomatic carriers of pathogenic zymodemes of Entamoeba histolytica. S Afr Med J 72: 669–672

Geboes K, Ectors N, Heidbuchel H et al. (1990) Whipple's disease: endoscopic aspects before and after therapy. Gastrointest Endosc 36: 247–252

Gelpi AP, Mustafa A (1968) Ascaris pneumonia. Am J Med 44: 377

Gilman RH, Brown KH, Visvesvara GS et al. (1985) Epidemiology and serology of Giardia lamblia in a developing country: Bangladesh. Trans R Soc Trop Med Hyg 79: 395–405

Gilman RH, Chong UH, Davis C et al. (1983) The adverse consequences of heavy Trichuris infection. Trans R Soc Trop Med Hyg 77: 432–438

Goodgame RW (1993) Gastrointestinal cytomegalovirus disease. Ann Intern Med 119: 924–935

Graham PM, Kelly CR, Booth JA (1983) Ultrasonic appearance of abdominal lymph nodes in a case of Whipple's disease. J Clin Ultrasound 11: 388–390

Halperin JJ, Landis DM, Kleinman GM (1982) Whipple disease of the nervous system. Neurology 32: 612–617

Healy GR, Sumner CK (1972) The indirect hemagglutination test for amebiasis in patients with inflammatory bowel disease. Am J Dig Dis 17: 97

Hoge CW, Shlim DR, Ghimire M et al. (1995) Placebo-controlled trial of co-trimoxazole for Cyclospora infections among travellers and foreign residents in Nepal. Lancet 345: 691–693

Hoge CW, Shlim DR, Rajah R et al. (1993) Epidemiology of diarrhoeal illness associated with coccidian-like organism among travellers and foreign resident in Nepal. Lancet 341: 1175–1179

Horsburgh CR (1991) Mycobacterium avium complex infection in the acquired immunodeficiency syndrome. N Engl J Med 324: 1332–1338

Igra-Siegman Y, Kapila R, Sen P et al. (1981) Syndrome of hyperinfection with strongyloides stercoralis. Rev Infect Dis 3: 397–407

Inderlied CB, Kemper CA, Bermudez LEM (1993) The mycobacterium avium complex. Clin Microbiol Rev 6: 266–310

Jacobson MA, O'Donnell JJ, Porteous D et al. (1988) Retinal and gastrointestinal disease due to cytomegalovirus in patients with the acquired immune deficiency syndrome: prevalence, natural history, and response to ganciclovir therapy. QJM 67: 473–486

Jokipii L, Jokipii AMM (1986) Timing of symptoms and oocyst excretion in human cryptosporidiosis. N Engl J Med 315: 1643–1647

Kanani SR, Knight R (1969) Relapsing amoebic colitis of 12 years standing exacerbated by corticosteroids. Br Med J 2: 613–614

Kean BH, Malloch CL (1966) The neglected ameba: Dientamoeba fragilis. Am J Dig Dis 11: 735–746

Keinath RD, Merrell DE, Vlietstra R et al. (1985) Antibiotic treatment and relapse in Whipple's disease. Long term follow-up of 88 patients. Gastroenterology 88: 1867–1873

Keren DF (1981) Whipple's disease: A review emphasizing immunology and microbiology. Crit Rev Clin Lab Sci 14: 75–108

Knox DL, Bayless TM, Pittman FE (1976) Neurologic disease in patients with treated Whipple's disease. Medicine 55: 467–476

Kram HB, Shoemaker WC (1990) Intestinal perforation due to cytomegalovirus infection in patients with AIDS. Dis Colon Rectum 33: 1037–1040

LeVine ME, Dobbins WO (1973) Joint changes in whipple's disease. Semin Arthritis Rheum 3: 79–83

Lewis EA, Antia AU (1969) Amoebic colitis: Review of 295 cases. Trans R Soc Trop Med Hyg 3: 633–638

Lockwood DNJ, Weber JN (1989) Parasitic infection in AIDS. Parasitol Today 5: 310–315

Macher AM, Kovacs JA, Gill V et al. (1983) Bacteremia due to Mycobacterium avium-intracellulare in acquired immunodeficiency syndrome. Ann Int Med 99: 782–785

Maizel H, Ruffin JM, Dobbins WO (1970) Whipple's disease: A review of 19 patients from one hospital and a review of the literature since 1950. Medicine 49: 175–205

McAllister HA, Fenoglio JJ (1975) Cardiac involvment in Whipple's disease. Circulation 52: 152–156

Meiselman MS, Cello JP, Margaretten W (1985) Cytomegalovirus colitis: Report of the clinical, endoscopic, and pathologic findings in two patients with acquired immune deficiency syndrome. Gastroenterology 88: 171–175

Miller RA, Minshew BH (1988) Blastocystis hominis: An organism in search of a disease. Rev Infect Dis 10: 930–938

Moorthy S, Nolley G, Hermos JA (1977) Whipple's disease with minimal intestinal involvement. Gut 18: 152–155

Modigliani R, Bories C, Le Charpentier Y et al. (1985) Diarrhea and malabsorption in acquired immune deficiency syndrome: A study of four cases with special emphasis on opportunistic protozoan infestations. Gut 26: 179–187

Moore GT, Cross WM, McGuire D et al. (1969) Epidemic giardiasis at a ski resort. N Engl J Med 282: 402–407

Nankervis GA, Kumar ML (1978) Diseases produced by cytomegalovirus. Med Clin North Am 62: 1021–1035

Navin TR (1985) Cryptosporidiosis in humans: Review of recent epidemiologic studies. Eur J Epidemiol 1: 77–83

Ortega YR, Sterling CR, Gilman RH et al. (1993) Cyclospora species – a new protozoan pathogen of humans. N Engl J Med 328: 1308–1312

Palmer KR, Patil DH, Basran GS et al. (1988) Abdominal tuberculosis in urban Britain – a common disease. Gut 26: 1296–1305

Panton ONM, Sharp R, English RA et al. (1985) Gastrointestinal tuberculosis – The great mimic still at large. Dis Colon Rectum 28: 446–450

Pape JW, Verdier RI, Johnson WDJ (1989) Treatment and prophylaxis of Isospora belli infection in patients with the acquired immunodeficiency syndrome. N Engl J Med 320: 1044–1047

Patterson M, Healy GR, Shabot J M (1980) Serologic testing for amoebiasis. Gastroenterology 78: 136–141

Ramaiah C, Boynton RF (1998) Whipple's disease. Gastroenterol Clin North Am 27: 683-695

Rendtorff RC (1954) The experimental transmission of human intestinal protozoan parasites: II Giardia lamblia cysts given in capsules. Am J Hyg 59: 209-220

Relman DA, Schmidt TM, MacDermott RP et al. (1992) Identification of the uncultured bacillus of Whipple's disease. N Engl J Med 327: 293-301

Rene E, Marche C, Chevalier T et al. (1988) Cytomegalovirus colitis in patients with acquired immunodeficiency syndrome. Dig Dis Sci 33: 741-750

Sandfort J, Hannemann A, Gelderblo H et al. (1994) Enterozytozoon bieneusi infection in an immunocompetent patient who had acute diarrhea and who was not infected with the human immunodeficiency virus. Clin Infect Dis 19: 514-516

Sargeaunt PG, Williams JE, Greene JD (1978) The differentiation of invasive and non-invasive Entamoeba histolytica by isoenzyme electrophoresis. Trans R Soc Trop Med Hyg 72: 519-521

Senay H, MacPherson D (1990) Blastocystis hominis: Epidemiology and natural history. J Infect Dis 162: 987-990

Shaffer N, Moore L (1989) Chronic travelers' diarrhea in a normal host due to Isospora belli. J Infect Dis 159: 596-597

Shafran SD, Singer J, Zarowny DP et al. (1996) A comparison of two regimes for the treatment of mycobacterium avium complex bacteremia in AIDS: Rifabutin, ethambutol and clarithromycin versus rifampin, ethambutol, clofazimine and ciprofloxacin. N Engl J Med 335: 377-383

Shlim DR, Cohen MT, Eaton M et al. (1991) An alga-like organism associated with an outbreak of prolonged diarrhea among foreigners in Nepal. Am J Trop Med Hyg 45: 383-389

Smith JD, Goette DK, Odom RB (1976) Larva currens: cutaneous strongyloidiasis. Arch Dermatol 112: 1161-1163

Udkow MP, Markell EK (1993) Blastocystis hominis: Prevalence in asymptomatic versus symptomatic hosts. J Infect Dis 168: 242-244

Ungar BLP (1993) Cryptosporidium parvum infection: Diagnosis and immune response. Seminars in Gastrointestinal Disease 4: 224-235

Ungar BLP, Gilman RH, Lanata CF et al. (1988) Seroepidemiology of Cryposporidium infection in two latin American populations. J Infect Dis 157: 551-555

Volpicelli NA, Salyer WR, Milligan FD et al. (1976) The endoscopic appearance of the duodenum in Whipple's disease. John Hopkins Med J 138: 19-23

Walsh JA (1988) Prevalence of Entamoeba histolytica infection In: Ravdin JI (eds) Amebiasis: Human infection by Entamoeba histolytica. Churchill Livingstone, New York, pp 93-105

Walzer PD, Judson FN, Murphy KB et al. (1973) Balantidiasis outbreak in Truk. Am J Trop Med Hyg 22: 33-41

Wanke C, Butler T, Islam M (1988) Epidemiologic and clinical features of invasive amebiasis in Bangladesh: A case-control comparison with other diarrheal diseases and post-mortem findings. Am J Trop Med Hyg 38: 335-341

Weber R, Bryan RT, Owen RL et al. (1992) Improved light microscopic detection of microsporidia infections in patients with HIV by a rapid fluorescence technique. N Engl J Med 326: 161-166

Whipple GH (1907) A hitherto undescribed disease characterized anatomically by deposits offat and fatty acidsin the intestinal and mesenteric lymphatic tissues. John Hopkins Hosp Bul 198: 382-391

Wolfe MS (1992) Giardiasis. Clin Microbiol Rev 5: 93-100

Wu GD, Shintaku IP, Chien K et al. (1989) A comparison of routine light microscopy, immunohistochemistry, and in situ hybridization for the detection of cytomegalovirus in gastrointestinal biopsies. Am J Gastroenterol 84: 1517-1520

Yang J, Scholten T (1977) Dientamoeba fragilis: A review with notes on its epidemiology, pathogenicity, mode of transmission and diagnosis. Am J Trop Med 26: 16-22

Zierdt CH (1991) Blastocystis hominis – past and future. Clin Microbiol Rev 4: 61-79

Kapitel 34

Chronisch entzündliche Darmerkrankungen 34

G. Adler · M. Reinshagen

INHALT

34.1	Epidemiologie und Dispositionen	276
34.1.1	Regionale Unterschiede	276
34.1.2	Altersgipfel	276
34.1.3	Geschlechtsspezifische Prädisposition	276
34.1.4	Genetische Prädisposition	276
34.2	Ätiologie und Pathogenese	277
34.2.1	Autoantikörperphänomene bei chronisch entzündlichen Darmerkrankungen	278
34.2.2	Risikofaktoren	278
34.3	Klinik des Morbus Crohn	279
34.3.1	Symptome	279
34.3.2	Lokalisation	280
34.3.3	Beurteilung der Aktivität	280
34.3.4	Krankheitsverlauf	281
34.4	Klinik der Colitis ulcerosa	282
34.4.1	Symptome	282
34.4.2	Lokalisation	282
34.4.3	Beurteilung der Aktivität	283
34.4.4	Krankheitsverlauf	283
34.5	Extraintestinale Manifestationen	284
34.5.1	Kutane Manifestationen	285
34.5.2	Spondylarthropathie	286
34.5.3	Andere Manifestationen	287
34.6	Folgekrankheiten und Komplikationen	289
34.6.1	Steinbildung	289
34.6.2	Toxisches Megakolon	289
34.6.3	Perforation	290
34.6.4	Fisteln	290
34.6.5	Abszesse	291
34.6.6	Perianale Komplikationen	291
34.6.7	Strikturen und Stenosen	292
34.6.8	Colitis-ulcerosa-assoziierte Karzinome	292
34.6.9	Morbus-Crohn-assoziierte Karzinome	293
34.7	Diagnostik	293
34.7.1	Labor	293
34.7.2	Sonographie	294
34.7.3	Endoskopie	295
34.7.4	Röntgendiagnostik	298
34.7.5	Schleimhautveränderungen	299
34.7.6	Differentialdiagnose zwischen Morbus Crohn und Colitis ulcerosa	299
34.8	Therapie der Colitis ulcerosa	299
34.8.1	Einzelne Substanzgruppen	299
34.8.2	Neue Therapieansätze	303
34.8.3	Therapie bei speziellen Lokalisationen	304
34.8.4	Rezidivprophylaxe	305
34.8.5	Chirurgische Therapie der Colitis ulcerosa	306
34.9	Therapie des Morbus Crohn	306
34.9.1	Einzelne Substanzgruppen	306
34.9.2	Parenterale und enterale Ernährung	307
34.9.3	Neue Therapieansätze	308
34.9.4	Spezielle Therapie	308
34.9.5	Remissionserhaltung und Rezidivprophylaxe	310
34.9.6	Chirurgische Therapie des Morbus Crohn	311
34.10	Symptomatische Therapie	311

Morbus Crohn und Colitis ulcerosa sind chronisch entzündliche Darmerkrankungen, deren Ätiologie nicht geklärt ist. Sie sind überwiegend im Kolon lokalisiert und manifestieren sich durch Diarrhöen, die häufig blutig sind. Zahlreiche extraintestinale Manifestationen können vor oder zusammen mit dem Auftreten intestinaler Symptome das klinische Bild prägen.

Verlauf, Ausdehnung und Schweregrad der Erkrankung sind sehr variabel. In der Mehrzahl der Fälle werden Remissionsphasen von akuten entzündlichen Schüben unterbrochen. Bei einigen Patienten findet sich ein chronisch aktiver Verlauf.

Der M. Crohn ist eine entzündliche Erkrankung aller Schichten der Darmwand. Er ist charakterisiert durch einen diskontinuierlichen Befall, von dem sämtliche Abschnitte des Magen-Darm-Trakts betroffen sein können. Folge der transmuralen Entzündung sind Fistelbildungen und Abszesse. Eine medikamentöse oder chirurgische Heilung der Erkrankung gelingt bisher nicht.

Die Colitis ulcerosa ist eine Erkrankung der Kolonmukosa und manifestiert sich überwiegend in den distalen Kolonabschnitten. Sie beginnt im Rektum, von wo sie sich kontinuierlich nach proximal ausbreitet und in etwa 10 % der Fälle das gesamte Kolon befällt. Die Erkrankung ist durch eine totale Kolektomie heilbar.

Eine eindeutige Trennung der beiden Erkrankungen bezüglich Ätiologie, Pathogenese oder Therapie ist nicht gelungen. Derzeit geht man davon aus, daß sie durch unterschiedliche Faktoren bedingt sind, die aufgrund eines gemeinsamen pathophysiologischen Weges und einer begrenzten Antwortmöglichkeit des Intestinums zu einem weitgehend identischen klinischen Bild führen.

Die Diagnose stützt sich deshalb auf einen klinischen Verdacht, der durch endoskopische, radiologische, morphologische und laborchemische Untersuchungsergebnisse bestätigt wird.

Ziel der therapeutischen Maßnahmen ist die symptomatische Behandlung der akuten Entzündung und die Verlängerung der Remissionsphase.

34.1
Epidemiologie und Dispositionen

Krankheitsbilder, die der heutigen Definition des M. Crohn und der Colitis ulcerosa entsprechen, finden sich in der Literatur lange bevor beide Erkrankungen ihren derzeit gültigen Namen erhalten haben (Kirsner 1995; Martini 1991). Der Begriff ulzerative Kolitis wurde 1859 erstmals von Wirls und Mosen benutzt (s. Martini 1991). Bereits 1806 gibt es Berichte über Krankheiten des Dünndarms, die man retrospektiv als Ileitis terminalis einordnen kann. 1891 beschrieb Dalzeil eine regionäre Ileokolitis, 1932 wurde das Krankheitsbild von Crohn, Ginzburg und Oppenheimer als regionale Ileitis bezeichnet (Kirsner 1995; Martini 1991).

34.1.1
Regionale Unterschiede

Chronisch entzündliche Darmerkrankungen werden in allen Ländern beschrieben. Auffallend ist ein deutlicher Unterschied in der Inzidenzrate für Morbus Crohn und Colitis ulcerosa in Nordeuropa im Vergleich zu Südeuropa. Während die Inzidenzrate in Maastricht mit 9,2 ermittelt wurde, betrug sie in Griechenland nur 0,9 pro 100.000 Einwohner pro Jahr. Für die Colitis ulcerosa wurde in Island eine Inzidenzrate von 24,5 ermittelt, während sie in Portugal bei 1,6 lag (Shivananda et al. 1996). Die Prävalenz für den M. Crohn wird zwischen 34 und 146 pro 100.000 Einwohner angegeben.

Die Zunahme der Colitis ulcerosa in den letzten Jahren ist durch eine häufigere Diagnose der ulzerativen Proktitis erklärt (Ekbom et al. 1991b).

34.1.2
Altersgipfel

Die Inzidenz des M. Crohn und der Colitis ulcerosa ist in der Gruppe der 20- bis 29jährigen am höchsten. Nur wenige Untersuchungen haben zweifelsfrei einen zweiten Altersgipfel der Inzidenz in der Gruppe der 60- bis 70jährigen gezeigt.

Beim M. Crohn tritt der gemeinsame Befall von Dünn- und Dickdarm oder der alleinige Befall des Dünndarms am häufigsten in der Gruppe der 20- bis 29jährigen auf. Der alleinige Befall des Dickdarms ist jedoch in der Gruppe der 70- bis 79jährigen deutlich höher als in allen anderen Altersgruppen.

In dem Zeitraum von 1965–1983 ist das mittlere Lebensalter zum Zeitpunkt der Diagnosestellung sowohl bei der Colitis ulcerosa als auch beim M. Crohn angestiegen. Insbesondere für die Proktitis findet sich ein signifikanter Anstieg von 33.6 auf 41.2 Jahre.

34.1.3
Geschlechtsspezifische Prädisposition

Die Colitis ulcerosa und die ulzerative Proktitis treten bei Männern etwas häufiger auf als bei Frauen (Verhältnis Männer:Frauen 1,39:1).

Der M. Crohn tritt bei Frauen etwas häufiger auf als bei Männern (Verhältnis Männer:Frauen 1:1,12). Dieses Verhältnis ist unabhängig von dem Alter und der Ausdehnung der Erkrankung zum Zeitpunkt der Diagnose.

Warum bei Patienten mit Colitis ulcerosa vor Diagnosestellung der entzündlichen Darmerkrankung signifikant weniger Appendektomien (1 von 176 Patienten, 0,6%) als im Kontrollkollektiv (41 von 161 Patienten, 25%) durchgeführt wurden, ist bisher unklar (Rutgeerts et al. 1994; Russel et al. 1997).

34.1.4
Genetische Prädisposition

Eine familiäre Häufung der chronisch entzündlichen Darmerkrankungen wurde mehrfach gezeigt (Duerr 1996). Der Prozentsatz an Patienten mit entzündlichen Darmerkrankungen, in deren Familie weitere Krankheitsfälle vorkommen, schwankt je nach Untersuchung zwischen 1 und 36%.

Bei Verwandten ersten Grades von Patienten mit Colitis ulcerosa tritt diese Erkrankung 9,5mal und ein M. Crohn 1,8mal häufiger auf als bei der Gesamtbevölkerung.

Bei Verwandten ersten Grades von Patienten mit M. Crohn ist diese Krankheit 10,3mal und eine Colitis ulcerosa 4,4mal häufiger anzutreffen.

Die Prävalenzraten für M. Crohn und Colitis ulcerosa bei Angehörigen zweiten Grades sind erhöht, wenn das erkrankte Familienmitglied ebenfalls einen M. Crohn bzw. eine Colitis ulcerosa hatte. Angehörige ersten Grades haben im Vergleich zur Gesamtbevölkerung ein 10fach höheres Risiko, an derselben entzündlichen Darmerkrankung wie ihr Verwandter zu erkranken (Orholm et al. 1991). Bei Angehörigen zweiten Grades besteht das erhöhte Erkrankungsrisiko weiterhin, es ist jedoch deutlich geringer als bei den Verwandten ersten Grades.

Wenn beide Eltern an einem M. Crohn oder einer Colitis ulcerosa erkrankt sind, ist bei 52% der

Kinder zum Zeitpunkt des 20. Lebensjahrs eine entzündliche Darmerkrankung nachzuweisen.

Wenn beide Eltern zum Zeitpunkt der Konzeption bereits an einer manifesten chronisch entzündlichen Darmerkrankung leiden, tritt sie bei 67 % der Kinder ebenfalls auf.

Hat zum Zeitpunkt der Konzeption nur ein Elternteil oder noch kein Elternteil eine manifeste Erkrankung, erkrankt jedes zweite Kind (50 %) an einer entzündlichen Darmerkrankung.

Die Konkordanz, daß beide Geschwister die gleiche Erkrankung haben, beträgt bei eineiigen Zwillingen für den M. Crohn 67 % und für die Colitis ulcerosa 20 %. Bei zweieiigen Zwillingen ist das Risiko, daß beide dieselbe Erkrankung erleiden, nicht größer als bei normalen Geschwistern.

Das Erkrankungsalter bei familiärem M. Crohn ist signifikant niedriger als bei den sporadischen M.-Crohn-Fällen (Colombel et al. 1996). Bezüglich des Ausbreitungstyps und auch des klinischen Typs liegt eine Konkordanz der Familienmitglieder von 86 bzw. 82 % vor (Bayless et al. 1996; Colombel et al. 1996). Diese Daten sprechen bei der Subgruppe des familiären M. Crohn für einen deutlichen genetischen Einfluß auf die Erkrankung. Durch Koppelungsanalysen von Familien, bei denen mehrere Mitglieder eine chronisch entzündliche Darmerkrankung aufwiesen, konnte für den Morbus Crohn gezeigt werden, daß eine bestimmte Region des Chromosoms 16 Gene enthält, die mit einer statistisch signifikanten Wahrscheinlichkeit für die Entstehung einer chronisch entzündlichen Darmerkrankung mitverantwortlich sein können (Hugot et al. 1996). In dieser Region auf dem Chromosom 16 liegen z. B. die Gene für den IL-4-Rezeptor sowie CD11 und CD19. In weiteren Studien konnte weiterhin eine Koppelung zum Chromosom 12 nachgewiesen werden (Satsangi et al. 1996; Curran et al. 1998).

34.2 Ätiologie und Pathogenese

Bisher ist es nicht gelungen, die entscheidenden ätiologischen Faktoren in der Pathogenese der chronisch entzündlichen Darmerkrankungen zu benennen.

Es ist nicht geklärt, ob die bisher beschriebenen Risikofaktoren primär mit der Erkrankung assoziiert sind oder sich im Verlauf der chronischen Entzündung sekundär manifestieren.

Die Veränderungen des Darm-assoziierten Immunsystems bei chronisch entzündlichen Darmerkrankungen sind in Kap. 23.6 ausführlich dargestellt. Die überwiegende Zahl der Studien beim Menschen ist erst nach Manifestation der Erkrankung erfolgt. Zum Verständnis der Pathogenese wären Studien in präklinischen Phasen oder an Verwandten 1. Grades wichtig. Die Dynamik einer bestimmten Zielgröße (z. B. T-Zell-Veränderungen, Zytokinmuster, Antikörperphänomene) läßt sich z. Z. nur im Tierexperiment konsequent erfassen (Reimann et al. 1995; Elson et al. 1995).

HLA-Typisierung

Die HLA-Moleküle stellen zentrale Elemente einer T-Zell-vermittelten Immunantwort dar. Mit diesen Markern wurden zahlreiche Assoziationsstudien bei chronisch entzündlichen Darmerkrankungen durchgeführt (Toyoda et al. 1993).

Mit DNA-basierten Techniken ist ein Subtyp des serologischen HLA-DR2, das HLA-DRB1*15-Allel, häufiger bei Patienten mit Colitis ulcerosa zu finden. Besonders stark war die Assoziation für Patienten, die zusätzlich Antikörper gegen Granulozytenantigene aufwiesen.

Bei M.-Crohn-Patienten in Deutschland ist das HLA-DRB1*0701-Allel gehäuft zu finden (Reinshagen et al. 1996). Je früher die Erkrankung auftritt, desto stärker ist die Assoziation mit diesem Allel. Neben der erstmalig beschriebenen Assoziation zwischen HLA-DRB1*0701 und M. Crohn ergab diese Studie einen Hinweis, daß eine durch HLA-DRB1-Gene vermittelte Prädisposition einen Bezug zum klinischen Verlauf haben kann.

Möglicherweise erlauben die HLA-Typisierungen eine weitergehende immungenetische Subtypisierung des klinischen „Sammeltopfes" chronisch entzündlicher Darmerkrankungen.

Genpolymorphismus

Als weitere genetische Marker der entzündlichen Darmerkrankungen lassen sich verschiedene Polymorphismen von Genen untersuchen, deren Produkten eine funktionelle Bedeutung bei Entzündungsvorgängen zukommt.

Neben den Genen für den Tumornekrosefaktor (TNF-α und TNF-ß), die beide auf dem kurzen Arm des Chromosoms 6 des Menschen in der HLA-Region liegen, sind weitere Genpolymorphismen untersucht worden (Duerr 1996). Zum Beispiel ist ein Allel des Adhäsionsmoleküls ICAM-1 bei ANCA-positiver gegenüber ANCA-negativer Colitis ulcerosa häufiger zu finden (Prävalenzen: 16 vs. 6,6 %).

Bei gesunden Kontrollpersonen fand sich eine Frequenz von 6,4 % für dieses Allel (Yang et al. 1995).

Obwohl sich formal betrachtet statistisch signifikante relative Risiken definieren lassen, fällt der Gesamtbeitrag der bisher gefundenen genetischen Marker zur Erkrankung (sog. ätiologische Fraktion) sehr gering aus. So liegt die ätiologische Fraktion (EF) bei maximal 20 % im Falle der HLA-DRB1-Allele für M. Crohn oder Colitis ulcerosa, während z. B. die EF für HLA-DR3 und -DR4 einen Wert von mehr als 80 % beim insulinpflichtigen Diabetes mellitus erreicht.

34.2.1
Autoantikörperphänomene bei chronisch entzündlichen Darmerkrankungen

Pathomechanismus
Bei Colitis ulcerosa und bei M. Crohn verschiebt sich das Verhältnis von IgG- zu IgA-Sekretionsraten zugunsten der Produktion von IgG. Dies führt zu einem vermehrten lokalen Auftreten von Antikörpern, die Effektorfunktionen wie Komplementaktivierung oder auch zelluläre Zytotoxizität vermitteln.

Typischerweise werden Antikörper gegen neutrophile Granulozyten (ANCA) und Monozyten bei Vaskulitiden der kleinen Arterien gefunden. Diese Autoantikörper sind auch vermehrt bei chronisch entzündlichen Darmerkrankungen, insbesondere bei der Colitis ulcerosa.

Formal kann man für die ANCA-positive entzündliche Darmerkrankung von einer vaskulitischen Manifestationen eines Immunphänomens ausgehen.

Obwohl von den Autoantikörpern bestimmte, „organtypische" Antigene erkannt werden und die Antikörper z. T. lokal in großer Menge gebildet werden, ist nicht klar, ob es sich um direkt mit dem Erkrankungsprozeß assoziierte Immunphänomene handelt oder um eine Immunantwort, die sich auf eine Läsion hin sekundär ausbildet.

34.2.2
Risikofaktoren

Rauchen
■ **Morbus Crohn.** Raucher haben im Vergleich zu Nichtrauchern ein 1,3- bis 4,9fach gesteigertes Risiko für die Entwicklung eines M. Crohn (Cottone et al. 1994).

Von den 20- bis 29jährigen Frauen rauchen zum Zeitpunkt der Erstdiagnose des M. Crohn 86 %. Ex-Raucher haben ein 1,5- bis 2,4fach größeres Risiko als Nichtraucher. Innerhalb von 4 Jahren nach Beendigung der Nikotinexposition ist das Risiko am höchsten, nach 10 Jahren am geringsten. Bei Rauchern findet sich häufiger ein gemeinsamer Befall von Kolon und Ileum oder ein alleiniger Kolonbefall und seltener ein alleiniger Befall des terminalen Ileums. Raucher haben nach einer Darmresektion eine höhere Fünf- und Zehnjahresrezidivrate als Nichtraucher (Cottone et al. 1994).

■ **Colitis ulcerosa.** Die Colitis ulcerosa ist häufiger bei Nichtrauchern und bei ehemaligen Rauchern zu finden. Das relative Risiko bei Rauchern liegt zwischen 0,1 und 0,6. Ehemalige Raucher entwickeln innerhalb von 1–5 Jahren häufiger eine Colitis ulcerosa als Raucher (Cottone et al. 1994).

Mehr als 2 Drittel der Patienten mit Colitis ulcerosa, die früher geraucht haben, entwickeln ihre Krankheit nach Beendigung der Tabakexposition.

50 % der Patienten mit Colitis ulcerosa, die nie geraucht haben, entwickeln ihre Krankheit im Alter von 25 Jahren, während sie bei den Ex-Rauchern im Alter von 42 Jahren auftritt.

> **!** Ein eindeutiger pathophysiologischer Zusammenhang zwischen Rauchen und chronisch entzündlichen Darmerkrankungen konnte bisher nicht dargestellt werden.

Es kann nicht ausgeschlossen werden, daß bisher unbekannte Substanzen im Tabak eine protektive Wirkung auf die Kolonschleimhaut bei Patienten haben, die aufgrund einer möglichen genetischen Veranlagung ein Risiko für die Entstehung einer Colitis ulcerosa haben. Dies erlaubt es allerdings nicht, diesen Patienten einen Nikotinabusus zu empfehlen.

Orale Kontrazeptiva
Die Einnahme oraler Kontrazeptiva wurde in mehreren Studien als Risikofaktor für die Entstehung einer Colitis ulcerosa und eines M. Crohn gesehen. Neuere Befunde und Metaanalysen haben kein erhöhtes Risiko für den M. Crohn oder die Colitis ulcerosa unter der Einnahme von Kontrazeptiva gesehen (Godet et al. 1995).

Ernährung
Änderungen der Ernährungsgewohnheiten im Laufe dieses Jahrhunderts werden dafür verantwortlich gemacht, daß die Inzidenz des M. Crohn deutlich zunahm. Darüber hinaus tritt der M. Crohn überwiegend in den Teilen der Welt auf, in denen weniger natürliche und mehr verarbeitete Nahrungsmittel aufgenommen werden.

Es gibt keinen Beweis dafür, daß ein vermehrter Zuckerkonsum eine ursächliche Bedeutung für die Entstehung des M. Crohn hat.

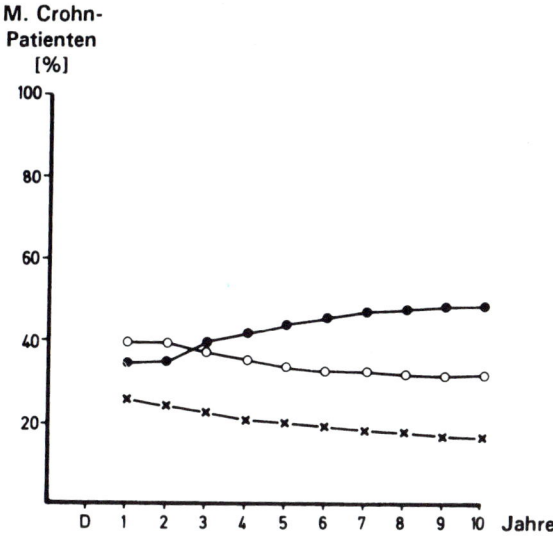

Abb. 34.1. Verlauf des Morbus Crohn in den Jahren nach der Diagnosestellung (*D*): ●—● inaktiver Verlauf, ×—× kontinuierlicher Verlauf, ○—○ periodisch auftretend. (Binder et al. 1985; mit Genehmigung des Autors)

34.4 Klinik der Colitis ulcerosa

34.4.1 Symptome

Die klinische Symptomatik der Colitis ulcerosa hängt von der Ausbreitung der Erkrankung und dem Schweregrad der Entzündung ab. Das häufigste klinische Zeichen ist die *rektale Blutung*. Das Blut tritt entweder zusammen mit dem Stuhl, vermischt mit Schleim und Eiter oder alleine auf. Bei entzündlichem Befall des Rektums findet sich das Blut überwiegend an der Oberfläche des Stuhls. Das zweite Leitsymptom der Colitis ulcerosa ist die *häufige Stuhlentleerung*. Bei Erstvorstellung wegen Colitis ulcerosa geben die Patienten im Mittel 6,5 durchfällige Stühle pro Tag an. 7,3 % der Patienten haben keinen Durchfall. 70 % der Patienten haben zwischen 4 und 10 Stuhlentleerungen pro Tag, etwa 10 % zwischen 12 und 20 Stuhlentleerungen. Überwiegend handelt es sich um kleine Mengen eines weichen Stuhls, oder es wird nur mit Eiter und Blut vermischter Schleim abgesetzt. Einige Patienten haben einen *ständigen Stuhldrang* und das Gefühl der unvollständigen Stuhlentleerung. Im Gegensatz zu Patienten mit funktionellen Darmerkrankungen klagen die Patienten mit Colitis ulcerosa über *nächtliche Stuhlentleerungen*. Insbesondere bei Befall des Rektums tritt bei einigen Patienten eine *Obstipation* auf. Sie ist am ehesten erklärt durch eine schmerzhafte, spastische Kontraktion des entzündeten Rektums. Etwa 50 % der Patienten geben *Bauchschmerzen* an, die oft im linken Unterbauch lokalisiert sind. Zumindest zeitweise sind die krampfartigen Schmerzen nach der Stuhlentleerung geringer. Bei der ausgebrannten Kolitis mit narbiger Umwandlung der Oberfläche und Verlust der Haustrierung lassen die Schmerzen nach, aber auch die Kontrolle über die Stuhlentleerung.

Die folgende Übersicht faßt die wichtigsten Symptome zusammen.

> **Klinische Symptome der Colitis ulcerosa**
>
> – Rektale Blutung,
> – häufige Stuhlentleerung,
> – ständiger Stuhldrang,
> – nächtliche Stuhlentleerung,
> – Bauchschmerzen,
> – Tenesmen,
> – Obstipation.

Fieber und Tachykardie sind Ausdruck der schweren Entzündung. Die Patienten klagen über einen Druckschmerz im Bereich des entzündeten Kolonabschnitts und ein aufgetriebenes Abdomen. Wenn zusätzlich eine Abwehrspannung oder ein Loslaßschmerz besteht, muß an die Komplikation des toxischen Megakolons oder der freien Perforation gedacht werden (s. S. 289–290).

34.4.2 Lokalisation

Die Colitis ulcerosa wird nach ihrem Befallsmuster eingeteilt. In etwa 40 % der Fälle ist ausschließlich das Rektum befallen, in weiteren 40 % liegt eine linksseitige Kolitis vor. Bei den restlichen 20 % dehnt sich die Colitis ulcerosa auf das Transversum bzw. das gesamte Kolon aus. Die Kolitis endet in der ganz überwiegenden Zahl der Fälle vor der Ileozökalklappe. Das Übergreifen der Entzündung auf das terminale Ileum wird als „backwash"-Ileitis bezeichnet. Die Zahlenangaben über eine Backwash-Ileitis bei Pankolitis schwanken zwischen 10 und 36 % (von Herbay et al. 1996). Die folgende Übersicht faßt die Befallsmuster zusammen.

Der Schweregrad der Colitis ulcerosa wird nach der Klassifikation von Truelove u. Witts in 3 Stadien eingeteilt (Tabelle 34.2; Truelove u. Witts 1955). Nur etwa 15 % der Patienten mit Proktosigmoiditis haben eine schwere Colitis ulcerosa. Dagegen nimmt bei über 50 % der Patienten mit totaler Kolitis die Krankheit einen schweren Verlauf.

Im Rahmen der amerikanischen Crohn-Studie (National Cooperative Study of Crohn's Disease/ NCCDS) wurde von Best und Mitarbeitern der „Crohn's disease activity index" (CDAI) entwickelt (Best et al. 1976). Der CDAI-Index ist abhängig von den Angaben des Patienten über seine Symptome (Zahl der Stühle, Bauchbeschwerden, Allgemeinbefinden) und der Wertung der Symptome durch den Arzt. Mit Ausnahme des Hämatokrit sind keine Laborparameter berücksichtigt. Der CDAI ist ein Maß für den Schweregrad der Erkrankung und nicht für die Aktivität.

Van Hees entwickelte einen Index, der eher die Aktivität der Erkrankung erfaßt (Van Hees et al. 1980).

In der ersten europäischen kooperativen Morbus-Crohn-Studie (ECCDS) wurde ein Schweregrad-Aktivitäts-Index (SAI) entwickelt (Goebell 1988).

Die Etablierung eines endoskopischen Index („Crohn's disease endoscopic index of severity"/ CDEIS) hat deutlich gemacht, daß keine oder eine nur sehr schwache Korrelation zwischen dem endoskopischen Bild und der klinischen Symptomatik besteht (Cellier et al. 1994).

> **!** Im Rahmen von Therapiestudien konnte nachgewiesen werden, daß nur etwa 30% der Patienten mit klinischer Remission auch endoskopisch eine Remission erreichen.

Allen numerischen Indizes ist gemeinsam, daß sie für die klinische Praxis nur von untergeordneter Bedeutung sind. In der Betreuung des Patienten mit M. Crohn ist die klinische Wertung aller Befunde entscheidend. Ohne Zweifel sind sie im Rahmen von kontrollierten Therapiestudien unersetzlich, um durch eine Standardisierung eine qualifizierte Aussage über einen Therapieerfolg zu erreichen.

34.3.4
Krankheitsverlauf

Der M. Crohn ist eine chronische Erkrankung, die Einfluß nimmt auf alle vitalen, psychischen und sozialen Funktionen und Kontakte des Patienten (Küchenhoff et al. 1995).

Bestimmte Persönlichkeitsmerkmale bei Patienten mit M. Crohn (passiv abhängig, aggressionsgehemmt, zwanghaft, ängstlich) sind als Folge einer Auseinandersetzung mit der Krankheit anzusehen und nicht als für die Krankheit prädisponierende Faktoren.

Spezifische Belastungen ergeben sich aus den rezidivierenden Bauchschmerzen, der durch Durchfälle eingeschränkten örtlichen und zeitlichen Mobilität und der oftmals langen diagnostischen Unsicherheit. Die Patienten sind hauptsächlich besorgt wegen des unsicheren Krankheitsverlaufes, der Nebenwirkungen der Medikamente, der eingeschränkten körperlichen Leistungsfähigkeit, der Notwendigkeit chirurgischer Maßnahmen, der Möglichkeit, von der Hilfe anderer abhängig zu sein und der Gefahr einer Krebserkrankung.

Die Krankheit verläuft schubweise, ohne daß man bis heute eine Vorhersage über Zeitpunkt und Häufigkeit der Schübe machen kann. Insbesondere während einer Exazerbation der Erkrankung ist die Lebensqualität der Patienten deutlich vermindert.

Die überwiegende Zahl der Patienten beendet ihre Schul- oder Berufsausbildung, ohne daß größere Verzögerungen auftreten. Etwa 15% der M. Crohn-Patienten werden vorzeitig berentet und etwa 17% sind wegen der Erkrankung nicht in ihrem erlernten Beruf tätig.

Im Verlauf der Erkrankung breitet sich der M. Crohn über weitere Darmabschnitte aus. Nur in 11% der Fälle bleibt die Erkrankung auf das terminale Ileum und in 17% der Fälle auf den Dickdarm beschränkt. Die Häufigkeit der Ileokolitis nimmt über einen Zeitraum von 15 Jahren von 45 auf 75% zu.

Der Krankheitsverlauf ist individuell sehr unterschiedlich. Etwa 20% der Patienten haben einen kontinuierlichen Verlauf mit ständig vorhandener entzündlicher Aktivität. Bei 35% der Patienten ist die Erkrankung nur intermittierend aktiv und bei 45% der Patienten ist sie 5–10 Jahre nach Erstdiagnose klinisch inaktiv (Abb. 34.1; Binder et al. 1985; Ekbom et al. 1992).

Rezidiv

Welche Faktoren ein Rezidiv verursachen, läßt sich nicht mit Sicherheit vorhersagen.

Belastende, lebensverändernde Ereignisse können auslösende Faktoren akuter Phasen des M. Crohn sein. Dem liegen häufig Trennungskonflikte, Verlust von Bezugspersonen, Übernahme von Verantwortung und Selbstwertkrisen zugrunde.

Bei einigen Patienten kann ein Zusammenhang zwischen dem Rezidiv des M. Crohn und einer akuten Gastroenteritis oder einem respiratorischen Infekt hergestellt werden. Das kumulative Risiko für ein Rezidiv nach einer Operation liegt nach 10–15 Jahren bei 40–50% und ist am höchsten bei Patienten mit Ileokolitis.

Im akuten Schub haben etwa 85 % der Patienten mit M. Crohn täglich 5 und mehr durchfällige, nichtgeformte, teilweise wäßrige Stühle mit Beimengungen von Schleim. Der Durchfall tritt oft nach dem Essen auf und kann auch nachts vorhanden sein. Blutige Stühle sind bei etwa 40 % der Patienten mit Befall des Kolons nachweisbar.

Im akuten Schub klagen 75 % der Patienten über mäßiggradige oder starke Abdominalschmerzen. Die klinische Symptomatik des M. Crohn im terminalen Ileum oder im Ileozökalbereich ist charakterisiert durch Schmerzen im rechten Unterbauch, Diarrhö und leichtes Fieber. Sie ähnelt damit dem klinischen Bild der akuten Appendizitis, so daß immer wieder die Diagnose des M. Crohn im Rahmen einer Appendektomie gestellt wird. Weitere Schmerzursachen können eine intestinale Obstruktion, Fisteln oder Abszesse sein.

Ein weiteres Hauptsymptom des M. Crohn ist der Gewichtsverlust. Zwischen 35 und 75 % der Patienten liegen bei der Erstdiagnose z. T. deutlich unter dem nach de Broca ermittelten Idealgewichtsindex.

Ein Hauptgrund für das Untergewicht ist, daß zwischen dem Auftreten der ersten Symptome und der Diagnosestellung ein großer Zeitraum liegt, in dem Abdominalschmerzen, Appetitlosigkeit, Übelkeit und depressive Stimmung zu einer verminderten Nahrungsaufnahme führen. Weitere Gründe sind Malabsorption und Verluste über den Darm (exsudative Enteropathie).

34.3.2
Lokalisation

Der M. Crohn tritt im gesamten Gastrointestinaltrakt auf. Zum Zeitpunkt der Diagnosestellung ist in etwa 30 % der Fälle nur das terminale Ileum befallen, in etwa 25 % ausschließlich das Kolon und in etwa 45 % Kolon und terminales Ileum. Die Aussparung des Rektums wird oft als differentialdiagnostischer Hinweis gegenüber der Colitis ulcerosa interpretiert. Der Befall des Rektums in 20–50 % der Fälle zeigt jedoch, daß dies kein sicheres Kriterium ist. Eine ausschließliche Lokalisation des M. Crohn im oberen Gastrointestinaltrakt ist mit 0,5–5 % eher selten.

Folgende Veränderungen bzw. Symptome weisen auf eine bestimmte Lokalisation des M. Crohn hin:
– Entzündliche Veränderungen der Mundschleimhaut (aphthöse Stomatitis, Makrocheilie, Pflastersteinrelief) treten sowohl als Erstmanifestation als auch bei Befall von Ileum und Kolon auf.
– Dysphagie, Odynophagie, retrosternale Schmerzen und obere gastrointestinale Blutung weisen bei einem bekannten M. Crohn auf eine mögliche Beteiligung des Ösophagus hin (D'Haens et al. 1994).
– Bei Befall von Magen und Duodenum klagen die Patienten über Übelkeit, Erbrechen und epigastrische Schmerzen.
– Fisteln im Magen oder Duodenum haben üblicherweise ihren Ursprung in entzündeten Abschnitten des Dickdarms oder des Dünndarms.
– Ulzerationen im Bereich der Papilla major und Stenosierungen des Duodenums können Ursachen rezidivierender Pankreatitiden sein.
– Perianale Läsionen finden sich eher bei Befall des Kolons als bei ausschließlichem Befall des terminalen Ileums.
– Interne und enterokutane Fisteln treten bei der Ileokolitis und der Ileitis häufiger auf als bei alleinigem Kolonbefall.
– Intermittierende Schmerzen mit spontaner Besserung sind verdächtig auf eine intestinale Obstruktion, die überwiegend bei Befall des terminalen Ileums oder des Dünndarms auftreten.
– Abszesse sind ebenfalls häufiger mit der Lokalisation der Erkrankung im Dünndarm vergesellschaftet.

34.3.3
Beurteilung der Aktivität

Die Erkrankung verläuft in Schüben mit einem Wechsel zwischen entzündlicher Aktivität und Remission.

Es gibt keine klinischen Kriterien, die eindeutig den entzündlichen Schub von der Remission abgrenzen. Auch bei unauffälligem klinischem Befund und weitgehend normalen Laborparametern kann endoskopisch und histologisch eine deutliche Entzündungsaktivität nachgewiesen werden.

Aktivitätsindizes
Einzelne Parameter spiegeln unzureichend die Aktivität der Erkrankung wider und erlauben keine Aussage über den Verlauf und die Prognose. Es wurde deshalb versucht, von der reinen Deskription zu einer quantitativen Erfassung der Aktivität der Erkrankung zu kommen (Goebell 1988; Hodgson u. Bhatti 1995).

Das Ziel eines Aktivitätsindex ist es, die Krankheit anhand objektiver Daten zu definieren, die Aktivität und den Schweregrad der Erkrankung zu charakterisieren und die therapeutischen Maßnahmen zu objektivieren (Übersicht bei Adler 1996).

Auch ist nicht bewiesen, daß eine zuckerfreie Diät den Verlauf des M. Crohn günstig beeinflußt.

Infektionen

Die chronisch entzündlichen Darmerkrankungen treten vorwiegend in Abschnitten des Gastrointestinaltrakts mit hoher Keimbesiedlung auf. Andererseits ähneln sie morphologisch Infektionen des Darmes durch Campylobacter jejuni, Shigellen, Amöben, Yersinien, Chlamydien und Mykobakterien.

■ **Mykobakterien.** Bisher konnte nicht bewiesen werden, daß Mycobacterium paratuberculosis oder andere Mykobakterienstämme entscheidende ätiologische Faktoren des M. Crohn sind (Rowbotham et al. 1995). Die fehlenden Erfolge einer tuberkulostatischen Therapie in der Behandlung des M. Crohn zusammen mit den überwiegend negativen Ergebnissen eines Keimnachweises sprechen eher gegen eine spezifische Rolle der Mykobakterien.

■ **Masernvirus.** Ein Konzept geht davon aus, daß eine persistierende Virusinfektion über eine Schädigung des Kapillarendothels eine Vaskulitis, lokale Ischämie und damit Entzündung der Darmwand hervorruft (Wakefield et al. 1995).

Der elektronenmikroskopische Nachweis von masernvirusähnlichen Partikeln im Endothel von vaskulären Läsionen und der Nachweis von genomischer DNA eines Proteins der Masernviren durch In-situ-Hybridisierung bei Patienten mit M. Crohn wurde als Beweis für diese Hypothese angeführt.

Eine Masern- oder Mumpsinfektion in der frühen Kindheit (Alter < 2 Jahre) führt zu einem deutlich erhöhten Risiko, später an einem Morbus Crohn oder einer Colitis ulcerosa zu erkranken (Montgomery et al. 1999).

Die bisher vorliegenden Daten reichen allerdings nicht aus, um Masernviren als pathogenetischen Faktor eindeutig zu identifizieren. Auffällig ist, daß die Rate der Maserninfektionen seit Einführung der Impfung 1968 deutlich zurückgegangen ist, während die Inzidenz des M. Crohn und der Colitis ulcerosa zugenommen hat.

34.3 Klinik des Morbus Crohn

34.3.1 Symptome

Die häufigsten Symptome eines akuten Schubes des M. Crohn sind
- Diarrhö,
- Bauchschmerzen,
- Gewichtsverlust,
- blutige Stühle und
- Fieber.

Das klinische Bild ist von Patient zu Patient sehr variabel und wird von der Lokalisation der Erkrankung und dem Ausmaß der Entzündung bestimmt (Tabelle 34.1; Farmer et al. 1975; Steinhardt et al. 1985; Goebell et al. 1987).

Tabelle 34.1. Häufigkeit klinischer Symptome in Abhängigkeit von der Lokalisation des Morbus Crohn

Symptom	Lokalisation (in %)					
	Ileum		Ileum + Kolon		Kolon	
	Cleveland[1]	ECCDS[2]	Cleveland	ECCDS	Cleveland	ECCDS
Diarrhö	~100	75	~100	81	~100	80
Bauchschmerz	65	72	62	68	55	72
Perianale Blutung	22	8	10	15	46	18
Gewichtsverlust	12	26	19	35	22	35
Perianale Läsion	14	9	38	28	36	28
Fisteln		7		9		4
Innere Fisteln	17		34		16	
Fieber		10		18		20
Extraintestinale Manifestation		16		18		24
Stenosesymptomatik	35		44		17	
Megakolon	0		2		11	

[1] Farmer et al. 1975.
[2] Steinhardt et al. 1985.

Befallsmuster der Colitis ulcerosa

- Distale Kolitis
  - Proktitis,
  - Proktosigmoiditis;
- linksseitige Kolitis (Befall bis linke Flexur),
- subtotale Kolitis,
- totale Kolitis,
- totale Kolitis mit Backwash-Ileitis.

34.4.3 Beurteilung der Aktivität

In den letzten Jahren gewinnt das von Rachmilewitz vorgeschlagene Scoringsystem zur Beurteilung des Schweregrades der Kolitis an Bedeutung (Rachmilewitz 1989).

Es ist unterteilt in einen Index, der die klinische Aktivität erfaßt, und in einen endoskopischen Index (Übersicht bei Adler 1996). Es berücksichtigt somit die Tatsache, daß die klinische Aktivität der Colitis ulcerosa nicht immer mit dem endoskopischen Befund korreliert.

Insbesondere der erste Schub einer Colitis ulcerosa kann einen schweren Verlauf nehmen (s. 34.6.2). In diesen Fällen kommt es schnell zum Auftreten profuser blutiger Diarrhöen mit Fieber, Tachykardie und allgemeinen Krankheitszeichen.

> ! Bei fast 60 % der Patienten, bei denen während des ersten Schubs der Colitis ulcerosa ein totaler Kolonbefall auftritt, liegt eine schwere Kolitis vor.

34.4.4 Krankheitsverlauf

Der Verlauf der Proktosigmoiditis ist insgesamt günstig. Meist bleibt die Erkrankung auf das Rektum oder das Sigma beschränkt. Neben intermittierenden akuten Schüben gibt es auch persistierende Verläufe (Ekbom et al. 1991).

Die Zahlenangaben über eine Ausbreitung der Proktosigmoiditis auf das proximale Kolon sind sehr unterschiedlich. Häufig wird in der Literatur ein Übergreifen der Erkrankung auf das proximale Kolon in etwa 10–15 % beschrieben. Andere Studien zeigen jedoch, daß bei 45 % der Patienten mit Proktosigmoiditis die proximalen Darmabschnitte im Lauf der Erkrankung befallen werden und daß bei 18 % das rechte Kolon erreicht wird (Farmer et al. 1993; Langholz et al. 1994).

Der Langzeitverlauf der Colitis ulcerosa ist von der Ausdehnung der Erkrankung und dem klinischen Schweregrad abhängig (Tabelle 34.3).

Bei etwa 40 % der Patienten findet sich ein intermittierender Verlauf mit unterschiedlich langen Remissionsphasen (sog. *rezidivierender Typ*), die durch akute Schübe unterbrochen sind. Bei 5–15 % der Patienten besteht ein *chronischer Typ* der Colitis ulcerosa, bei dem über längere Zeit klinisch, laborchemisch und endoskopisch eine vollständige Remission nicht erreicht wird. Der dritte Typ ist die *akute fulminante Colitis ulcerosa*, die häufig während der Erstmanifestation der Erkrankung auftritt.

Über den natürlichen Verlauf der Erkrankung geben die Plazebogruppen aus kontrollierten Studien Auskunft. Bei diesen kommt es innerhalb

Tabelle 34.2. Klassifikation der Colitis ulcerosa nach Truelove und Witts. (Aus Truelove u. Witts 1955)

Leichter Schub	
Diarrhö:	≤ 4 Stühle pro Tag, wenig Blut
Fieber:	Nicht vorhanden
Tachykardie	Nicht vorhanden
Anämie:	Allenfalls gering
Blutsenkung:	≤ 30 mm in der 1. Stunde
Mittelschwerer Schub:	
zwischen leichtem und schwerem Schub	
Schwerer Schub	
Diarrhö:	Mehr als 6 Stühle pro Tag, mit Blut, Schleim und/oder Eiter
Fieber:	Mittlere abendliche Temperatur > 37,5 °C, Temperatur: > 37,8 °C an 2 von 4 Tagen
Tachykardie:	> 90/min
Anämie:	Hb < 7,5 mg/dl
Blutsenkung:	> 30 mm/h

Tabelle 34.3. Klinische Verlaufsformen der Colitis ulcerosa

Rezidivierender Typ	
Leichte Form:	Befall von Rektum und Sigma, wenig Symptome, kein Fieber, Dauer des akuten Schubs 4–12 Wochen, komplette oder weitgehende Remission der Symptome nach dem akuten Schub
Schwere Form:	Fieber, Anämie, komplette Remission der Symptome
Chronischer Typ	Symptome über mehr als 6 Monate, Befall mehrerer Kolonabschnitte, auch totale Kolitis, alle Schweregrade, jedoch überwiegend milder Verlauf oder Wechsel zwischen mildem und schwerem Verlauf, zunehmende Schleimhautzerstörung des Kolons und Fibrose
Fulminanter Typ	In 5 % der Fälle, Fieber, Hämorrhagien, linksseitige oder totale Kolitis, Komplikationen: toxisches Megakolon, Perforation

eines Beobachtungszeitraums von 15–42 Tagen in 13–52 % der Fälle zu einer Verbesserung der klinischen Symptomatik. Der endoskopische Befund bessert sich im gleichen Zeitraum bei 13–59 % der Patienten (Farmer et al. 1993; Langholz et al. 1994; Meyers u. Janowitz 1989).

Rezidive
Nach Erreichen der Remission durch Behandlung des akuten Schubs mit Glukokortikoiden und/oder Salizylaten führt eine Erhaltungstherapie mit Salizylaten zu einer Beschwerdefreiheit von bis zu 24 Monaten bei etwa der Hälfte der Patienten.

Die Ursache der Rezidive ist meist nicht bekannt. Bei sorgfältiger mikrobiologischer Testung läßt sich jedoch in etwa 10 % eine Infektion mit Viren (Zytomegalievirus, Enteroviren) oder Bakterien (Clostridium difficile, Mykoplasmen) nachweisen.

Bei den meisten Patienten nimmt die Aktivität der Erkrankung mit zunehmender Dauer ab (Abb. 34.2; Langholz et al. 1994).

Bestehen über mehrere Jahre seit der Diagnose Rezidive, ist das Risiko für weitere Rückfälle in den nächsten Jahren erhöht. War die Krankheit ein Jahr in Remission, beträgt das Risiko für einen erneuten Schub nur 20 %.

In mehreren Studien wurde gezeigt, daß im Frühjahr und Herbst häufiger Rezidive auftreten.

Operative Therapie
Die Colitis ulcerosa ist durch eine Kolektomie heilbar. Die Notwendigkeit hierzu wird beeinflußt durch die Ausdehnung und den Schweregrad zum Zeitpunkt der Erstdiagnose (Langholz et al. 1994).

Im ersten Jahr der Erkrankung ist bei bis zu 10 % der Patienten eine Kolektomie erforderlich. In den folgenden 4 Jahren liegt die Rate bei 3 % und danach bei 1 % pro Jahr. Die kumulative Kolektomierate beträgt nach 10 Jahren 23 %, nach 15 Jahren 30 % und nach 25 Jahren 32 %. Bei Patienten mit Pankolitis werden kumulative Kolektomieraten von bis zu 60 % nach 25 Jahren angegeben (s. Abschn. 34.8.8).

Verbesserte diagnostische und therapeutische Maßnahmen haben die Überlebensrate bei Colitis ulcerosa ganz entscheidend verändert. In den ersten beiden Jahren nach Diagnosestellung ist die Mortalität bei Patienten mit Colitis ulcerosa gering erhöht. Im weiteren Krankheitsverlauf findet sich eine leicht erhöhte Mortalitätsrate als Folge von kolorektalen Karzinomen, Atemwegserkrankungen und Erkrankungen der Gallenwege (Farmer et al. 1993; Langholz et al. 1994).

34.5 Extraintestinale Manifestationen

Die *extraintestinalen Manifestationen* verlaufen entweder parallel zur Aktivität der Darmerkrankung oder entwickeln sich unabhängig davon. Daneben gibt es *Folgekrankheiten*, die pathophysiologisch durch Veränderung der Dünndarm- und Dickdarmfunktion erklärt sind (Malabsorption, Gallensteine, Nierensteine). Schließlich gibt es *Begleiterkrankungen*, deren Auftreten im Zusammenhang mit einer chronisch entzündlichen Darmerkrankung als eher zufällig eingestuft werden muß. Solange die Pathogenese nicht bekannt ist, gelingt eine exakte Trennung zwischen extraintestinalen Manifestationen und zufällig begleitenden Erkrankungen nicht.

Die extraintestinalen Manifestationen traten häufiger bei Patienten mit Befall des Kolons auf, als

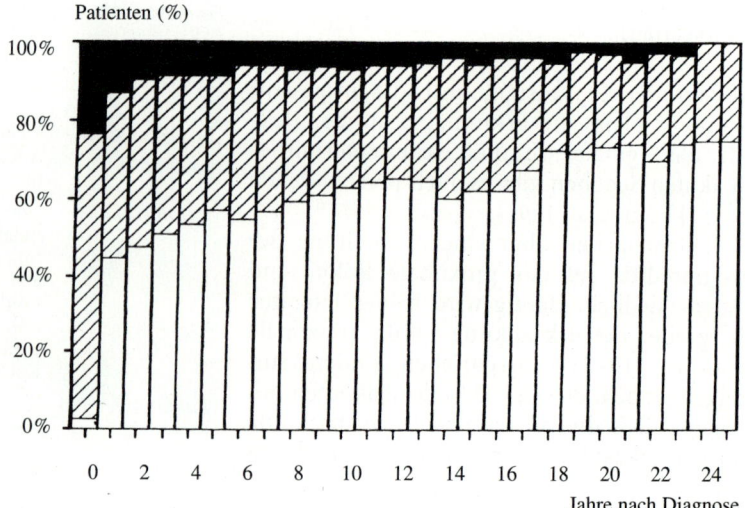

Abb. 34.2. Verlauf der Colitis ulcerosa in den Jahren nach der Diagnosestellung. Dargestellt ist der prozentuale Anteil der Patienten in Remission (☐) mit kontinuierlicher Krankheitsaktivität (▨) und mit periodisch auftretender Krankheitsaktivität (■) in jedem Jahr nach der Diagnosestellung. Patienten mit Kolektomie sind ab dem Jahr der Operation nicht erfaßt. Es wird deutlich, daß der Anteil der Patienten in Remission mit der Dauer der Erkrankung zunimmt. (Langholz et al. 1994; mit Genehmigung des Autors)

bei Patienten mit Ileokolitis oder alleiniger Ileitis. Die Prävalenz der extraintestinalen Manifestationen liegt um 21 % bei M. Crohn und 24 % bei Colitis ulcerosa (Tabelle 34.4; Monsén et al. 1991).

34.5.1 Kutane Manifestationen

Die kutanen Manifestationen der chronisch entzündlichen Darmerkrankungen sind in der folgenden Übersicht aufgelistet (Lebwohl u. Lebwohl 1998).

Erythema nodosum

Das Erythema nodosum ist die häufigste kutane Manifestation. Es ist eine überwärmte, rote, leicht erhabene Hautläsion, die überwiegend prätibial bei bis zu 4 % der Patienten mit Colitis ulcerosa und bei bis zu 15 % bei Patienten mit M. Crohn zu finden ist (Abb. 34.3; Monsén et al. 1991).

Das Erythema nodosum ist eine unspezifische allergische Antwort bei zahlreichen Infektionen (Streptokokken, Tuberkulose, Pilzinfektionen, Virusinfektionen) und granulomatösen Erkrankungen (Sarkoidose).

In den meisten Fällen besteht beim Auftreten der Hautläsion eine deutliche Entzündungsaktivität der Darmerkrankung. Sie kann jedoch auch kurz vor einem erneuten Schub vorhanden sein.

Fast 70 % der Patienten mit Erythema nodosum klagen gleichzeitig über Gelenkbeschwerden. Unter der Therapie der entzündlichen Darmerkrankung heilt das Erythem ab, vereinzelt bleiben Hyperpigmentierungen bestehen.

Tabelle 34.4. Extraintestinale Manifestationen bei 271 Patienten mit Colitis ulcerosa. (Aus Monsén et al. 1991)

	Anzahl Patienten (n)	Häufigkeit (in %)
Alle Patienten mit Colitis ulcerosa	1274	
Extraintestinale Manifestationen		
– fehlend	1003	
– vorhanden	271	21
Arthritis	63	4,9
Erythema nodosum	34	2,6
Iritis	20	1,6
Pyoderma gangraenosum	9	0,8
Ankylosierende Spondylitis	18	1,6
Hepatobiliäre Manifestationen	141	11

Kutane Manifestationen der chronisch entzündlichen Darmerkrankungen.

- Spezifische granulomatöse Hauterkrankung
  - Fissuren und Fisteln,
  - orofazialer M. Crohn,
  - metastatischer M. Crohn;
- reaktive Hautveränderungen
  - Erythema nodosum,
  - Pyoderma gangraenosum,
  - aphthöse Ulzerationen,
  - Pyoderma vegetans,
  - vesikulopustulöse Exantheme,
  - nekrotisierende Vaskulitis,
  - kutane Panarteriitis nodosa,
  - Sweet-Syndrom;
- nahrungsbedingte Hauterkrankungen;
- Arzneimittelnebenwirkungen;
- verschiedene Assoziationen
  - Epidermolysis bullosa acquista,
  - Trommelschlegelfinger,
  - Vitiligo,
  - Psoriasis,
  - Hidarenitis suppurativa,
  - Palmaerythem,
  - Rosazea,
  - Erythema exsudativum mulitforme,
  - Melkersson-Rosenthal-Syndrom.

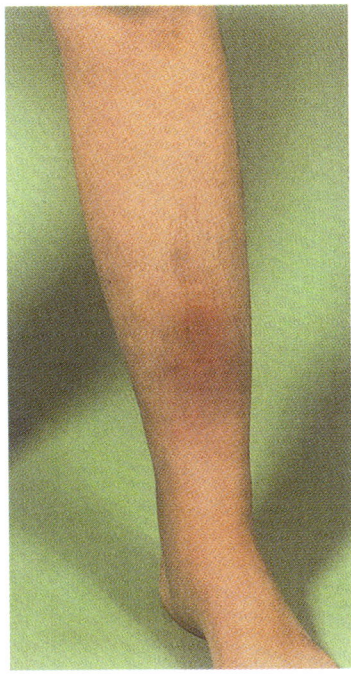

Abb. 34.3. Erythema nodosum

Pyoderma gangraenosum

Das Pyoderma gangraenosum tritt eher bei der Colitis ulcerosa (0,8–5%) als beim M. Crohn (1–2%) auf (Monsén et al. 1991). Es ist sowohl bei stark aktiver entzündlicher Darmerkrankung als auch in der Remissionsphase zu finden. In einigen Fällen besteht zunächst ein Schmerz an der Stelle der späteren Hautläsion. Oft zeigt sich zunächst eine eitrige Pustel, die über ein Hämatom und einen sterilen Abszeß in das bis zu 4 cm große Ulkus übergeht. Der nekrotische, eitrige Ulkusgrund ist von einem unregelmäßigen, dunkelroten Rand umgeben (Abb. 34.4).

Das Pyoderma gangraenosum liegt überwiegend an den Streckseiten der unteren Extremität, kann aber auch alle anderen Hautpartien befallen (selten auch das Ileostoma). Rezidive werden in etwa 30% der Patienten beobachtet.

Zahlreiche lokale und systemische Therapieversuche wurden unternommen, ohne daß bisher der Wert einer einzelnen Maßnahme eindeutig bewiesen ist.

Gute Ergebnisse wurden erzielt durch eine Kombination von lokaler Wundbehandlung und hochdosierter Glukokortikoidtherapie (40–120 mg Prednison/Tag) oder Cyclosporin A (3–10 mg/kg/Tag).

Eine schnelle Abheilung des Pyoderma gangraenosum tritt oft nach Resektion entzündlich veränderter Darmabschnitte auf. Es gibt jedoch Fälle, bei denen es auch nach vollständiger Kolektomie bestehen blieb. Bei allen Therapieformen verläuft die Abheilung des Pyoderma gangraenosum nur langsam.

34.5.2 Spondylarthropathie

Die Spondylarthropathien bei M. Crohn und Colitis ulcerosa werden unterteilt in die periphere Arthritis, die Sakroileitis und die ankylosierende Spondylitis (Tabelle 34.5). Sie werden dem Formenkreis der seronegativen Spondylarthritiden zugeordnet, deren Pathogenese ebenso ungeklärt ist wie die der chronisch entzündlichen Darmerkrankungen (Meuwissen et al. 1997).

Arthritis

Die Mono- oder Polyarthritis ist die häufigste extraintestinale Manifestation. Bei starker Entzündungsaktivität und bei Befall des Kolons ist sie häufiger. Sie kann aber auch Monate und Jahre vor der Erstmanifestation und in der Remissionsphase der Erkrankung vorhanden sein.

Tabelle 34.5. Arthritiden

Arthritis
Häufigkeit: 1,4–25%
Lokalisation: Asymmetrische Mono-, Oligo- oder Polyarthritis überwiegend der großen Gelenke der unteren Extremität (Sprunggelenk, Knie)
Parallel mit Aktivität der Darmerkrankung

Sakroileitis
Häufigkeit: 4–14%
In 90% symptomarm

Spondylitis ankylosans
Häufigkeit: 1,6–8%
60% der Patienten sind HLA-B27-positiv,
in 50% der Fälle Auftreten vor der entzündlichen Darmerkrankung,
kein Zusammenhang mit der Aktivität der Darmerkrankung

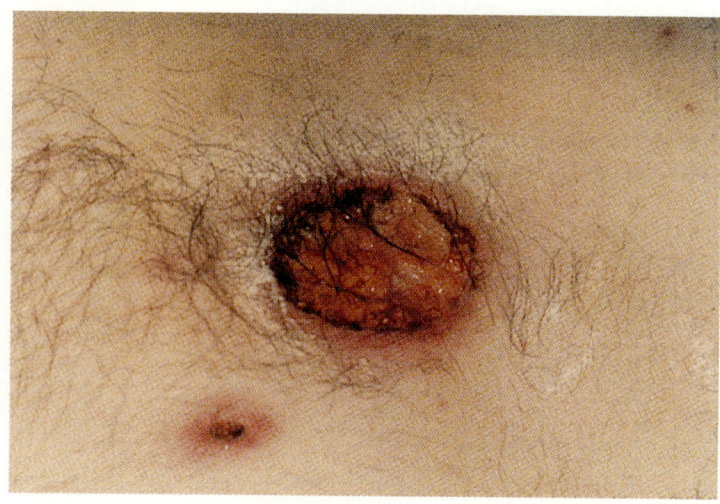

Abb. 34.4. Pyoderma gangraenosum

■ **Klinik und Diagnostik.** Es können mehrere Gelenke gleichzeitig befallen sein. Die Arthritis hat eine asymmetrische Verteilung und springt von einem auf das nächste Gelenk über. Häufig ist die Arthritis assoziiert mit einer Insertionstendopathie.

Die Arthritis beginnt akut mit Überwärmung und Erythem. Danach treten in den großen Gelenken Ergüsse auf, während die kleineren Gelenke ödematös geschwollen sind. Oft gibt der Patient Gelenkschmerzen an, ohne daß bei der physikalischen Untersuchung Pathologika auffallen.

Die Arthritis geht nicht mit einer Deformierung oder Destruktion des Gelenks einher.

Die Arthritiden heilen unter der Behandlung der Grunderkrankung in den meisten Fällen schnell ab. Beim M. Crohn werden die Arthritiden oft auch ohne physikalischen Befund über Monate als sehr schmerzhaft empfunden.

Sakroileitis

Eine Sakroileitis wird röntgenologisch bei etwa 50% der Patienten mit chronisch entzündlichen Darmerkrankungen nachgewiesen. Sie verläuft in 90% der Fälle asymptomatisch.

Die Sakroileitis ist nicht assoziiert mit einer gesteigerten Inzidenz des HLA-B27, steht nicht im Zusammenhang mit der Aktivität der entzündlichen Darmerkrankung und kann Jahre vor ihrer Manifestation auftreten.

Eine therapeutische Indikation besteht meist nicht. Falls erforderlich, sind Salazosulfapyridin, COX-2-selektive nichtsteroidale Antiphlogistika, Analgetika und physikalische Therapie einzusetzen. Unselektive nichtsteroidale Antiphlogistika sind zu vermeiden, da sie die Mukosadurchblutung durch die Prostaglandinhemmung erheblich reduzieren und akute Schübe auslösen können (Bjarnason et al. 1993).

Spondylitis ankylosans

Klinisch und radiologisch ist die ankylosierende Spondylitis bei chronisch entzündlichen Darmerkrankungen nicht von der idiopathischen ankylosierenden Spondylitis zu unterscheiden.

Es besteht kein Zusammenhang mit der Aktivität der entzündlichen Darmerkrankung.

Schmerzen im Lumbalbereich, morgendliche Steifheit und Besserung bei Bewegung kennzeichnen das klinische Bild.

Bis zu 60% der Patienten mit entzündlicher Darmerkrankung, die HLA-B27-positiv sind, entwickeln eine ankylosierende Spondylitis. Während die Inzidenz von HLA-B27 bei Patienten mit chronisch entzündlichen Darmerkrankungen insgesamt nicht erhöht ist, ist das Risiko für eine ankylosierende Spondylitis bei der Kombination von chronisch entzündlicher Darmerkrankung und HLA-B27 deutlich erhöht.

34.5.3
Andere Manifestationen

Entzündliche Augenveränderungen

Entzündliche Prozesse treten in allen Abschnitten des Auges bei chronisch entzündlichen Darmerkrankungen mit einer Prävalenz zwischen 4 und 10% auf (Soukiasian et al. 1994). Sie sind oft assoziiert mit anderen extraintestinalen Manifestationen und dabei insbesondere mit dem Erythema nodosum und der Arthritis.

Am häufigsten sind
- Episkleritis,
- Iridozyklitis und
- Uveitis.

Die okkulären Manifestationen heilen unter einer lokalen Steroidmedikation aus.

Hepatobiliäre Manifestationen

Hepatobiliäre Erkrankungen korrelieren mit dem Schweregrad der entzündlichen Darmerkrankungen oder treten unabhängig davon auf (Tab. 34.6.). Die histologische Aufarbeitung von Lebergewebe ergibt bei 50–90% der Patienten geringe Veränderungen (z. B. Fettleber), während schwere Leberschäden auch nach einem Beobachtungszeitraum von 18 Jahren bei weniger als 3% der Patienten nachzuweisen sind.

Tabelle 34.6. Hepatobiliäre Erkrankungen bei Morbus Crohn und Colitis ulcerosa

Erkrankung	Häufigkeit (in %)
Fettleber	33–50
Primär sklerosierende Cholangitis	2–7,5
Chronisch aktive (autoimmune) Hepatitis	1–3
Granulomatöse Hepatitis	1
Lebergranulome	8
Leberzirrhose	1–5
Gallensteine	33–50
Akute intermittierende Porphyrie	
Leberabszeß	
Pfortaderthrombose	
Primär biliäre Zirrhose	
Amyloidose	
Hepatits, Fettleber als Folge – der parenteralen Ernährung, – von Nebenwirkungen der Medikamente	

■ **Primär sklerosierende Cholangitis** (s. Kap. 50). Sie ist bei etwa 2–7,5 % der Patienten mit chronisch entzündlichen Darmerkrankungen nachzuweisen und ist häufiger bei der Colitis ulcerosa als beim M. Crohn (Lee u. Kaplan 1995). Männer sind eher betroffen als Frauen und etwa 70 % der Patienten sind jünger als 45 Jahre.

■ **Cholangiozelluläres Karzinom.** Das Risiko für ein cholangiozelluläres Karzinom ist bei Patienten mit entzündlicher Darmerkrankung bis zu 20fach höher als bei einer vergleichbaren Population. Die meisten Karzinome finden sich bei Patienten mit einer Pankolitis und einem Krankheitsverlauf von mehr als 10 Jahren (Rosen u. Nagorney 1991). Bei etwa 10 % der Patienten mit primär sklerosierender Cholangitis entwickelt sich im Verlauf der Erkrankung ein cholangiozelluläres Karzinom.

■ **Chronisch aktive Hepatitis.** Sie findet sich bei 1–5 % der Patienten mit chronisch entzündlichen Darmerkrankungen.

Bei einigen Patienten konnte eine Autoimmunpathogenese durch den Nachweis von antinukleären Antikörpern, Antikörpern gegen glatte Muskulatur und weiteren Autoimmunerkrankungen belegt werden.

Eine granulomatöse Hepatitis wird bei 1 % der Patienten beschrieben.

Thromboembolische Komplikationen

Thrombembolische Komplikationen wurden in klinischen Studien bei 1–6 % der Patienten mit chronisch entzündlichen Darmerkrankungen nachgewiesen (Talbot et al. 1986).

Zwei Drittel der Patienten haben eine aktive Darmerkrankung. Mit 66 % ist der Anteil der Thrombosen in tiefen Beinvenen mit oder ohne gleichzeitiger Lungenembolie am höchsten (Collins et al. 1994). Seltener waren Portalvenenthrombosen und Mesenterialvenenthrombosen, Armvenenthrombosen und kardiale Thromben. Insbesondere Portalvenenthrombosen stellen eine schwerwiegende Komplikation mit häufig massiver Blutung und hoher Letalität dar.

> ! Beim M. Crohn und Colitis ulcerosa wurde eine gesteigerte Aktivierung und Aggregation von Blutplättchen gemessen (Collins et al. 1994; Collins u. Rampton 1995). Darin wird ein wesentlicher Risikofaktor für die Entstehung thrombembolischer Reaktionen gesehen.

Osteoporose

Osteopenie und Osteoporose, Osteonekrose und hypertrophe Osteoarthropathie werden bei chronisch entzündlichen Darmerkrankungen beobachtet. In neueren Studien wurde bei 40–60 % der Patienten mit chronisch entzündlichen Darmerkrankungen eine erniedrigte Knochendichte festgestellt (Bischoff et al. 1997; von Tirpitz 1999). Bei Patienten mit Colitis ulcerosa ist die Osteopenie deutlich weniger ausgeprägt. Mit Hilfe von Knochendichtemessungen wurden bei Patienten mit chronisch entzündlichen Darmerkrankungen jährlich Verluste von 3–7 % in Wirbelkörpern und im Radius nachgewiesen.

Alle Studien zeigen, daß die Osteoporose mit der Aktivität und Dauer der Erkrankung und der Einnahme von Glukokortikoiden korreliert.

In der folgenden Übersicht sind pathogenetische Faktoren der Osteopenie bei Patienten mit chronisch entzündlichen Darmerkrankungen aufgeführt. Zur Therapie der Osteoporose s. Kap. 34.10 und Kap. 81.

Osteonekrosen der Hüft- und Kniegelenke werden oft fehlgedeutet als entzündliche Gelenkveränderungen bei chronisch entzündlichen Darmerkrankungen. Sie sind überwiegend beschrieben bei Patienten mit langdauernder Steroidmedikation.

Lunge

Die bronchopulmonalen Manifestationen bei chronisch entzündlichen Darmerkrankungen umfassen
- vaskuläre Erkrankungen (Vaskulitis mit fibrinoider Nekrose und Endothelproliferation),
- interstitielle Erkrankungen (Pneumonitis, interstitielle Fibrose),
- tracheobronchiale Erkrankungen (Bronchitis, Bronchiektasen) und
- Erkrankungen der serösen Häute (Pleuritis)

> **Risikofaktoren der Osteopenie/Osteoporose**
> - Erhöhte Zytokinspiegel bei starker Krankheitsaktivität
>   - Osteoklastenaktivität gesteigert,
>   - Osteoblastenaktivität vermindert;
> - Erniedrigung von Vitamin D und Kalzium
>   - verminderte Zufuhr,
>   - Malabsorption,
>   - Verlust über den Darm;
> - erniedrigtes Östrogen bei sekundärer Amenorrhö und früher Menopause;
> - gestörter Sexualhormonstatus beim Mann;
> - Glukokortikoidtherapie.

(Giocchetti et al. 1990; Kayser et al. 1990). In einzelnen Fällen von M. Crohn wurden in der Lungenbiopsie nichtverkäsende, epitheloidzellhaltige Granulome mit Riesenzellen nachgewiesen.

Pankreas

Akute und chronische Pankreatitis und exokrine Pankreasinsuffizienz sind im Zusammenhang mit chronisch entzündlichen Darmerkrankungen bekannt. Zumindest in einigen Fällen stellt die Pankreatitis eine echte extraintestinale Manifestation dar, während sie in anderen Fällen Folge von Medikamentennebenwirkungen oder eines Duodenalbefalls des M. Crohn ist (Garau et al. 1994; Scully 1994).

Niere

Es gibt Einzelfallbeschreibungen von akuter Glomerulonephritis bei Patienten mit chronisch entzündlichen Darmerkrankungen. Histologisch handelt es sich um eine Minimal-change-Glomerulonephritis, proliferative Glomerulonephritis und membranöse Glomerulonephritis. In allen untersuchten Fällen fanden sich zirkulierende Immunkomplexe im Serum und Immunkomplexablagerungen in den Glomerula (Wilcox et al. 1990).

Unter der Therapie mit 5-Aminosalizylsäure oder Salazosulfapyridin wurden einzelne Fälle einer akuten interstitiellen Nephritis und einer Glomerulonephritis gesehen. In einer Studie korrelierte die Prävalenz einer tubulären Proteinurie mit der Menge und Zeitdauer der 5-Aminosalizylsäure-Therapie (Schreiber et al. 1997).

34.6 Folgekrankheiten und Komplikationen

34.6.1 Steinbildung

Cholelithiasis

Bis zu 34 % der Patienten mit M. Crohn des Dünndarms haben Cholesterinsteine. Die Inzidenz der Gallensteinbildung ist bei Männern und Frauen gleich und korreliert mit der Dauer der Erkrankung. Nach einer 30jährigen Krankheitsperiode liegt das Risiko für eine Cholezystolithiasis bei 51 %.

Bei einer Entzündung des terminalen Ileums werden Gallensäuren vermindert absorbiert und gelangen vermehrt ins Kolon, wo durch bakterielle Verstoffwechselung Chenodesoxycholsäure und Desoxycholsäure entstehen. Sie verursachen eine chologene Diarrhö mit Verlust von Gallensäuren. Hierdurch kommt es zu einer Übersättigung der Galle mit Cholesterin, die die Steinbildung begünstigt.

Nephrolithiasis

Bis zu 10 % der Patienten mit chronisch entzündlichen Darmerkrankungen haben eine Nephrolithiasis. *Kalziumoxalatsteine* finden sich häufiger bei Patienten mit M. Crohn des terminalen Ileums und nach Resektionen des terminalen Ileums.

Unter normalen Bedingungen wird das mit der Nahrung aufgenommene Oxalat im Darmlumen durch Kalzium gebunden und als unlösliches Produkt fäkal ausgeschieden. Treten im Rahmen der Malabsorption ein Gallensäureverlustsyndrom und eine Steatorrhö auf, so finden sich vermehrt freie Fettsäuren im Darm, die Kalzium binden. Aufgrund der verminderten intraluminalen Kalziumkonzentration kann freies Oxalat vermehrt resorbiert werden.

34.6.2 Toxisches Megakolon

Die Diagnose des toxischen Megakolons beruht auf dem Nachweis der Kolondilatation und auf der klinischen Definition eines toxischen Zustands bei schwerer Kolitis (Present 1993).

Körperliche Untersuchung

Bei der klinischen Untersuchung ist das Abdomen aufgetrieben mit leichter Abwehrspannung und aufgehobenen Darmgeräuschen. Diese physikalischen Befunde können jedoch auch fehlen und zu einer Fehlinterpretation führen.

Diagnostik

Entscheidend für die Diagnostik ist die Abdomenübersichtsaufnahme. Dabei findet sich in Rückenlage eine massive Dilatation hauptsächlich des Colon transversum, wobei das Rektum ausgespart bleibt. Ein Durchmesser von mehr als 5 cm wird als Dilatation angesehen.

Eine toxische Situation liegt vor, wenn 3 der folgenden Bedingungen erfüllt sind:
1. Fieber $> 38.6 °C$,
2. Tachykardie $> 120/min$,
3. Leukozytose > 10.500,
4. Anämie.

Zusätzlich muß eine der folgenden 4 Bedingungen erfüllt sein:

- Flüssigkeitsmangel,
- Verwirrtheitszustand,
- Elektrolytstörung und
- Hypotension.

Daneben besteht häufig eine Hypalbuminämie von < 3 g/dl.

Pathomechanismus
Die Dilatation des Kolons wird als Folge einer schweren transmuralen Entzündung und sich daraus ergebender Paralyse der glatten Muskelzellen des Kolons angesehen. Etwa ein Drittel der Fälle von toxischem Megakolon treten im Zusammenhang mit dem ersten Schub einer chronisch entzündlichen Darmerkrankung auf. Häufiger liegt eine Colitis ulcerosa (1,6–22 %) als ein M. Crohn (2–6,4 %) zugrunde. Die meisten Patienten haben eine Pankolitis, bei bis zu 10 % der Patienten besteht nur eine linksseitige Kolitis. Risikofaktoren für die Entstehung des toxischen Megakolons sind Infektionen, diagnostische Maßnahmen und Medikamente.

Therapie
Es gibt kein allgemein gültiges Therapieschema für die Behandlung des toxischen Megakolons. Nach Diagnosestellung muß ein zentralvenöser Zugang gelegt und die orale Aufnahme von Medikamenten und Nahrungsmitteln gestoppt werden. Glukokortikoide (100 mg) werden parenteral gegeben.

Flüssigkeitsverlust, Anämie und Elektrolytstörung werden parenteral ausgeglichen. Die intravenösen Antibiotika sollen ein breites Spektrum gegen anaerobe und aerobe Bakterien abdecken. Entscheidend ist die mehrmals tägliche klinische Kontrolle im Hinblick auf

- Stuhlgang,
- Schmerz,
- Abwehrspannung,
- Darmgeräusche,
- Fieber,
- Leukozytose und
- Urinausscheidung.

Tritt unter der konservativen Therapie keine signifikante Besserung ein, ist die Indikation für die Operation gegeben.

34.6.3
Perforation

Eine freie Perforation kann in jedem Darmabschnitt sowohl beim M. Crohn als auch bei der Colitis ulcerosa auftreten. Eine Obstruktion des Darmlumens oder ein toxisches Megakolon sind keine unbedingte Voraussetzung für die Entstehung einer freien Perforation.

> ! Die rechtzeitige Diagnosestellung und chirurgische Behandlung der freien Perforation sind entscheidend für den Verlauf. Da diese Patienten aufgrund des akuten Schubs ihrer Erkrankung bereits mit Bauchschmerzen und einem reduzierten Allgemeinzustand zur Aufnahme kommen, ist die plötzliche klinische Verschlechterung ein wichtiger Hinweis für die Perforation.

Die Diagnose wird durch den Nachweis freier Luft in der Röntgenaufnahme des Abdomens im Stehen und in Linksseitenlage gestellt.

34.6.4
Fisteln

Fisteln stellen Komplikationen chronisch entzündlicher Darmerkrankungen dar, bei denen eine transmurale Entzündung oder ein Ulkus Anschluß an das umliegende Gewebe erreichen. Die Fistelgänge gelangen entweder in die Haut (äußere Fisteln), benachbarte Organe (innere Fisteln) oder enden blind im umliegenden Gewebe und sind oft Ausgangspunkte für Abszesse.

Bei bis zu 40 % der Patienten mit M. Crohn treten im Verlauf der Erkrankung Fisteln auf, überwiegend bei schwerer Aktivität der Erkrankung, bei Stenosen und nach Operationen (Michelassi et al. 1993). Fisteln im Analkanal und rektovaginale Fisteln werden bei 3–4 % der Patienten mit Colitis ulcerosa beschrieben.

Die meisten Fisteln sind asymptomatisch. Erst bei Anschluß an umliegende Organe werden Malabsorption, Kachexie, Hypalbuminämie und Elektrolytstörungen manifest. Rezidivierende Fieberschübe und Resistenzen im Abdomen sind fakultative klinische Zeichen.

In der Diagnostik der internen Fisteln sind Sonographie, Computertomographie und Röntgendarstellung des Dünndarms die bevorzugten Methoden. Bei Fisteln im Rektum und Analbereich liefern Kernspintomographie und rektale Endosonographie die besten Ergebnisse (Hagett et al. 1995).

Das Fistelleiden präsentiert sich entweder in Form eines singulären Fistelgangs oder als kompliziertes fuchsbauartiges Fistelsystem.

Grundsätzlich können von allen entzündeten Darmabschnitten Fisteln zu allen intra- und retroperitonealen Organen ausgehen.

Enteroenterische Fisteln

Es handelt sich um die häufigste Fistelform bei M. Crohn. Sie führen zur Verklebung der betroffenen Darmabschnitte mit Ausbildung eines Konglomerattumors. Häufig ist nur ein kurzes Segment des Darmes aus der Passage ausgeschlossen, weshalb diese Fisteln überwiegend asymptomatisch sind. Werden größere Darmabschnitte übersprungen, z. B. bei einer Fistel zwischen dem terminalen Ileum und dem Sigma, treten Diarrhöen auf.

Im Vordergrund der Behandlung enteroenterischer Fisteln steht die Therapie der zugrundeliegenden Erkrankung mit Glukokortikoiden und Salizylaten. Eine absolute Indikation zur Operation besteht bei asymptomatischen Fisteln nicht. Allerdings heilen die Fisteln unter einer Standardtherapie des M. Crohn höchstens in einem Drittel der Fälle spontan ab.

Ein Effekt von Metronidazol auf die Abheilung enteroenterischer Fisteln ist nicht eindeutig belegt.

Enterale Sondenernährung oder parenterale Ernährung führt in einzelnen Fällen zu einer Besserung der Symptomatik des Fistelleidens.

Enterovesikale Fisteln

Leitsymptome der enterovesikalen Fisteln sind
- Pneumaturie,
- Dysurie,
- Fäkalurie,
- wiederholte Harnwegsinfekte und
- Sepsis.

Die operative Sanierung ist die Methode der Wahl.

Enterokutane Fisteln

Spontane enterokutane Fisteln sind selten und haben ihren Ursprung meist in einem entzündlich veränderten terminalen Ileum.

In den meisten Fällen ist ein operatives Vorgehen indiziert, da parenterale Ernährung und medikamentöse Therapie nur vorübergehend zum Fistelschluß führen. In einzelnen Fällen bewirkte Cyclosporin eine Abheilung der Fistel. Mit Infliximab, einem chimären monoklonalen Antikörper gegen den Tumornekrosefaktor α gelang in bis zu 60% der Fälle ein Verschluß enterokutaner Fisteln über einen Zeitraum von 3 Monaten (Present et al. 1999).

34.6.5
Abszesse

Interne Fisteln oder Perforationen sind die Ursache von Abszessen bei chronisch entzündlichen Darmerkrankungen.

Klinik

Abszesse werden oft nicht erkannt, da die erwarteten klinischen Zeichen wie Schmerz und Fieber nicht immer vorhanden sein müssen oder die medikamentöse Therapie die Symptome maskiert.

Ein Psoasabszeß wird bei etwa 1 % der Patienten mit M. Crohn beobachtet. Er manifestiert sich durch Fieber, Gewichtsverlust, Einschränkung der Beweglichkeit des Hüftgelenks und Schmerzen beim Gehen.

Als Folge, aber auch unabhängig davon, treten selten spinale Abszesse mit schlaffer Paraparese und Sensibilitätsstörungen auf.

Leberabszesse finden sich in etwa 1 % der Patienten mit M. Crohn. Sie sind entweder direkte Ausläufer eines intraabdominellen Abszesses, Folge biliärer Komplikationen oder sie entstehen durch eine hämatogene Aussaat über die Pfortader.

Diagnostik

Zur Diagnostik der Abszesse eignen sich Ultraschall, die Computertomographie sowie die Kernspintomographie.

Therapie

Die Anwesenheit eines Abszesses stellt keine grundsätzliche Kontraindikation gegen die Behandlung der zugrundeliegenden Darmerkrankung durch Glukokortikoide dar. Sie werden kombiniert mit Breitspektrumantibiotika, die das Keimspektrum abdecken (überwiegend Enterokokken, E. coli, Streptococcus viridans und Anaerobier). Retroperitoneale und oberflächliche Intraabdominalabszesse können erfolgreich durch perkutane Drainagen entleert werden. Zumindest in einigen Fällen kann durch dieses Vorgehen eine Operation vermieden werden.

34.6.6
Perianale Komplikationen

Bei 20–60 % der Patienten mit M. Crohn finden sich perianale Komplikationen (Lunniss u. Philips 1994). Sie sind bei einem Drittel der Patienten die erste Manifestation des M. Crohn.

Als Folge einer langdauernden Diarrhö und eines begleitenden Juckreizes kommt es zu Mazerationen und Erosionen der Haut. Diese verleiten wiederum zu vermehrtem Kratzen, das über eine weitere Schädigung der Haut einen Circulus vitiosus unterhält. Im Gefolge können sich tiefe Ulzerationen und Abszesse entwickeln.

Marisken bei M. Crohn sind Ausdruck einer ödematösen, gereizten Perianalhaut.

Analfissuren sind eine Komplikation der chronischen Diarrhö bei M. Crohn und Colitis ulcerosa.

Während oder unmittelbar nach dem Stuhlgang sind die Fissuren oft sehr schmerzhaft.

Länger bestehende Läsionen im Analkanal führen zu Stenosen. Die wesentlichen Crohn-spezifischen perianalen Komplikationen sind anorektale und rektovaginale Fisteln sowie ischiorektale und periproktitische Abszesse.

Therapie

Die Therapie der perianalen Komplikationen besteht aus einer Kombination von medikamentösen und chirurgischen Maßnahmen (Steinhart u. McLeod 1996). Mit Metronidazol, 6-Mercaptopurin und intravenösem Cyclosporin sind Fistelverschlüsse bei etwa 50 % der Patienten beschrieben. Nach Dosisreduktion oder Absetzen der Medikamente kommt es jedoch innerhalb von 2–6 Wochen häufig zum Rezidiv.

Die Kombination aus konservativer Therapie und der chirurgischen Anzügelung der Fisteln kann zu einer Granulierung des Fistelkanals führen, welcher dann anschließend chirurgisch reseziert werden kann. Eine Gefahr besteht darin, daß durch einschneidende Zügel der Sphinkterapparat geschädigt wird. Deshalb erfordert diese Behandlung eine entsprechende Erfahrung.

> ! Das Hauptziel der Therapie muß es sein, die Entstehung einer Inkontinenz zu verhindern. Bei schweren, auf die Behandlung nicht ansprechenden Verläufen kann die Anlage eines protektiven Stomas notwendig werden.

34.6.7
Strikturen und Stenosen

Gutartige Strikturen treten bei etwa 12 % der Patienten mit M. Crohn im Kolon und terminalen Ileum und bei etwa 6 % der Patienten mit Colitis ulcerosa auf. Sie repräsentieren oft eine akute entzündliche Engstellung, die sich unter medikamentöser Therapie und Ruhigstellung des Darms zurückbildet.

Sowohl bei Colitis ulcerosa als auch bei M. Crohn muß jedoch immer daran gedacht werden, daß sich hinter einer Striktur ein Malignom verbergen kann. Eindeutige endoskopische oder radiologische Differenzierungsmerkmale zwischen benigner und maligner Form gibt es nicht. Eine unauffällige Histologie der Biopsie ist ebenfalls nicht unbedingt beweisend. Die Endosonographie kann zur Differenzierung beitragen.

Klinik

Die klinische Symptomatik hängt von der Lokalisation ab. Beim M. Crohn finden sich Strikturen am häufigsten im terminalen Ileum. In Abhängigkeit vom Ausmaß der Obstruktion treten intermittierende, krampfartige Bauchschmerzen mit Überblähung des Abdomens und Ileussymptomatik auf. Im Extremfall kommt es zum Miserere.

Therapie

Die Therapie der akuten Obstruktion des Dünndarms besteht zunächst in der parenteralen Ernährung, Substitution von Flüssigkeit und Elektrolyten und Glukokortikoiden (60 mg/Tag).

Auch wenn im akuten Fall eine Auflösung der Obstruktion gelingt, sind Rezidive häufig.

Die Indikation zur Operation ist gegeben bei wiederholtem Auftreten einer Obstruktion, bei narbigen Strikturen und Stenosen und immer dann, wenn ein Tumor nicht sicher ausgeschlossen werden kann. Bei kurzstreckigen Strikturen, insbesondere im Bereich von Anastomosen, kann eine endoskopische Ballondilatation versucht werden (Couckuyt et al. 1995).

34.6.8
Colitis-ulcerosa-assoziierte Karzinome

Bei Patienten mit Colitis ulcerosa besteht ein erhöhtes Risiko für die Entstehung eines Kolonkarzinoms. Allerdings schwanken die Zahlen für die Höhe dieses Risikos zwischen 0 und 30 % (Langholz et al. 1992). Entscheidend für diese unterschiedlichen Angaben sind die Patientenselektion, die Überwachungskriterien und der Zeitpunkt der Operation bei chronisch aktiver Kolitis.

Mit zunehmender Krankheitsdauer nimmt die Gefahr der malignen Entartung zu. Das Risiko ist höher
- bei jüngeren Patienten zum Zeitpunkt der Erstdiagnose,
- bei totaler Kolitis und
- bei starker Aktivität der Darmentzündung.

Die Colitis-ulcerosa-assoziierten Karzinome manifestieren sich in allen Dickdarmabschnitten, sind jedoch am häufigsten im Rektum und Sigma lokalisiert. Bei 10–25 % der Patienten liegen 2 oder mehr Karzinome vor. Sie wachsen entweder flach und Schleimhaut-infiltrierend oder polypös. Histologisch handelt es sich um Adenokarzinome, die häufig gering differenziert sind.

■ **Epitheldysplasien.** Colitis-ulcerosa-Patienten mit einem Kolonkarzinom weisen sehr häufig zusätzlich Dysplasien des Epithels auf (von Herbay et al. 1994). Präkanzeröse Epitheldysplasien sind definiert als zelluläre und strukturelle Atypien der Darmschleimhaut mit Anisomorphie, Kernhyperchromasie, Verlust der polaren Organisation und dystrophischen Becherzellen.

> ! Angesichts der nachgewiesenen Dysplasie-Karzinom-Sequenz sollten Vorsorgeuntersuchungen bei den oben genannten Risikopatienten durchgeführt werden. Auch wenn über den Nutzen dieser Untersuchungen kontrovers diskutiert wird, haben sie unbestritten dazu beigetragen, Tumoren in einem früheren Dukes-Stadium zu erkennen (Lennard-Jones 1995).

■ **Karzinomfrüherkennung.** Untersuchungen zur Karzinomfrüherkennung sind erforderlich bei einer Dauer der Erkrankung von mehr als 10 Jahren.

Es sollte eine totale Koloskopie möglichst während einer inaktiven Krankheitsphase erfolgen, da entzündliche Veränderungen der Epithelzellen von dysplastischen Veränderungen oft schwer zu unterscheiden sind. Empfohlen werden Stufenbiopsien in Abständen von 10 cm und zusätzliche Biopsien von auffallenden Herden. Werden keine Dysplasien nachgewiesen, erfolgen weiterhin jährliche Kontrollen.

34.6.9
Morbus-Crohn-assoziierte Karzinome

Patienten mit einem lang dauernden M. Crohn haben ein erhöhtes Risiko für die Entwicklung eines gastrointestinalen Tumors, ohne daß derzeit exakte Zahlenangaben zur Höhe des Risikos gemacht werden können (von Herbay et al. 1999).

Karzinome treten eher auf bei Befall des Kolons als bei Befall des terminalen Ileums.

Das Risiko ist erhöht bei Patienten, bei denen der M. Crohn vor dem 30. Lebensjahr begonnen hat. Kolorektale Karzinome entstehen in Abhängigkeit von der Dauer und der Ausdehnung der Erkrankung, während Karzinome des Dünndarms eher im Bereich von Strikturen und Fisteln entstehen.

34.7
Diagnostik

Die Diagnostik bei Verdacht auf chronisch entzündliche Darmerkrankung verfolgt folgende Ziele:
1. Ausschluß spezifischer entzündlicher Darmerkrankungen,
2. Ausschluß von Maldigestion und Malabsorption anderer Ursache,
3. Beurteilung der Aktivität der entzündlichen Darmerkrankung,
4. Dokumentation der Ausdehnung der entzündlichen Darmerkrankung.

Auch unter Einschluß aller diagnostischen Maßnahmen gelingt in etwa 10 % eine sichere Zuordnung zu einem M. Crohn bzw. einer Colitis ulcerosa in der Primärdiagnostik nicht.

Für die Diagnose der chronisch entzündlichen Darmerkrankung stehen 6 Methoden zur Verfügung:
1. laborchemische Untersuchungen,
2. mikrobiologische Untersuchungen,
3. Sonographie,
4. Endoskopie mit Biopsie,
5. Histologie,
6. röntgenmorphologische Untersuchungen.

Keine dieser Methoden ist sensitiv und spezifisch genug, um die Diagnose eines M. Crohn oder einer Colitis ulcerosa eindeutig zu sichern. Es muß unterschieden werden zwischen der Primärdiagnostik bei Verdacht auf eine chronisch entzündliche Darmerkrankung und der Diagnostik im Verlauf der Therapie oder bei Auftreten eines Rezidivs (Fischbach u. Becker 1993).

> ! Wenn die Diagnose einer chronisch entzündlichen Darmerkrankung noch nicht gestellt ist, muß eine komplette Koloskopie mit Ileoskopie durchgeführt werden.

34.7.1
Labor

Unspezifische Laborparameter
Es gibt z. Z. in der Routinediagnostik keine spezifischen Laborparameter für chronisch entzündliche Darmerkrankungen oder für die Differenzierung zwischen M. Crohn und Colitis ulcerosa. Darüber hinaus gelingt es nicht, anhand von Laborparametern eine Vorhersage darüber zu treffen, ob sich ein Rezidiv der entzündlichen Darmerkrankung entwickelt.

Zur Beurteilung der Aktivität der Entzündung im akuten Schub reichen die BSG, bzw. CRP, die Messung von Leukozyten, Thrombozyten, Hämoglobin und Hämatokrit, die Bestimmung des Serumeisens und schließlich die Proteinelektrophorese aus.

Verschiedene szintigraphische Methoden (Leukozytenszintigraphie, Ausscheidung markierter

Granulozyten im Stuhl) sind wegen hoher Schwankungen der Sensitivität und hohem technischem Aufwand für die Routinediagnostik nicht geeignet.

Mikrobiologische Diagnostik

Die mikrobiologischen Untersuchungsmethoden werden in der Differentialdiagnostik von unspezifischen und spezifischen Darmerkrankungen zu wenig eingesetzt. Es wird nur selten berücksichtigt, daß Bakterien und Viren Auslöser von Rezidiven chronisch entzündlicher Darmerkrankungen sein können. Zum anderen wird nicht bedacht, daß auch Kolitiden bakterieller Genese Monate oder Jahre dauern können (s. Kap. 32, 33).

34.7.2 Sonographie

Kontrollierte Studien durch erfahrene Untersucher haben mit einer Sensitivität von bis zu 90% mit Hilfe der Sonographie die Diagnose eines M. Crohn oder einer Colitis ulcerosa gestellt (Schwerk et al. 1992).

Der klassische sonographische Befund des Querschnitts des entzündeten Darms ist die Ringkonfiguration, das sog. „Target-Zeichen" (Abb. 34.5 a). Im Längsschnitt erkennt man eine langstreckige echoarme Wandverdickung (Abb. 34.5 b). In dem befallenen Darmabschnitt ist häufig eine reduzierte bis aufgehobene Peristaltik und eine Rarefizierung der Haustren nachweisbar. Zusätzlich ist die Kompressibilität des Darmsegmentes deutlich vermindert.

Im akuten Schub sieht man sonographisch relativ leicht die entzündliche Verschwellung der Darmwand (Abb. 34.6 a, b).

Verlaufskontrolle

In der Verlaufs- und Therapiekontrolle hat die Sonographie einen hohen Stellenwert erreicht. Ziel ist die Beurteilung
- der Rückbildung der entzündlichen Veränderungen,
- der Normalisierung der Wanddicke,
- der Kompressibilität des Darmabschnitts und
- der Rückbildung von Stenosen im entzündlich veränderten Darmsegment.

Nach Ileozökalresektion oder nach einer Ileotransversostomie ist ein Rezidiv des neoterminalen Ileums gut beurteilbar (vgl. Abb. 34.5 a, b). Einen besonderen Stellenwert hat die Sonographie in der Darstellung der intestinalen Komplikationen des M. Crohn.

Abszesse stellen sich überwiegend als echoarme Formationen dar.

Die Erkennung von Fisteln ist mit hochauflösenden Geräten möglich, weitere Komplikationen wie prästenotische Dilatation (Abb. 34.7), Kolondilatation, Konglomerattumor, Stenose und Ileus können mit hoher Sensitivität durch die Sonographie erfaßt werden.

Endosonographie

Die Endosonographie des Rektums ist eine wichtige Methode zur Lokalisation und Therapieplanung von anorektalen Fisteln und Abszessen (Abb. 34.8 a, b). Kleine perianale Abszedierungen und tief ischiorektal gelegene Abszesse, die bei der klinischen oder proktoskopischen Untersuchung nicht erfaßt werden können, kommen durch die Endosonographie zur Darstellung.

In einer Untersuchung wurden perianale Abszesse endosonographisch in allen Fällen erkannt, entgingen jedoch in 43 % der Fälle der klinisch-

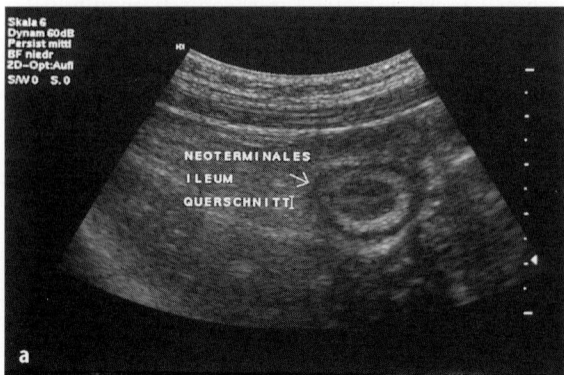
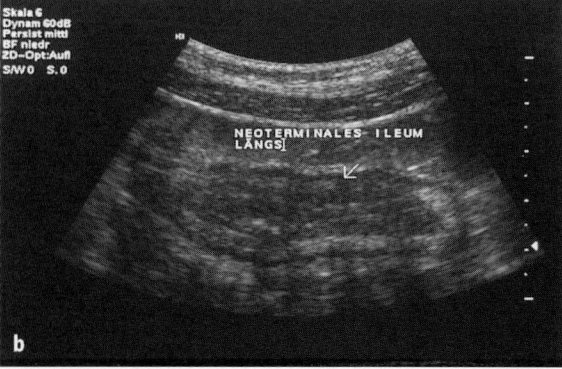

Abb. 34.5 a, b. Entzündliche Wandverschwellung im neoterminalen Ileum nach Ileozökalresektion. **a** Querschnitt. **b** Längsschnitt

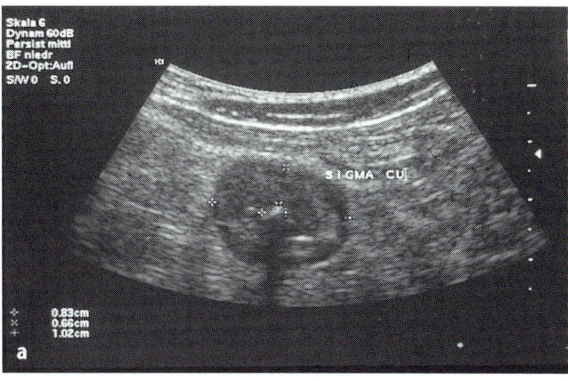
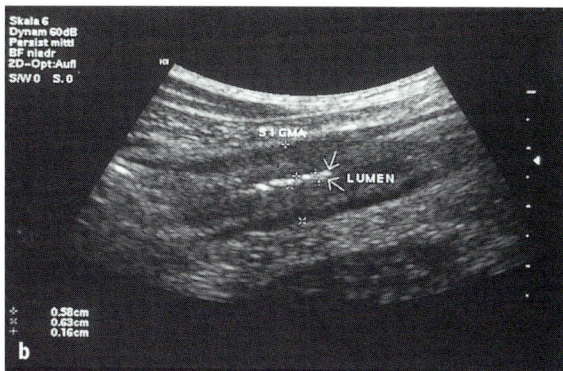

Abb. 34.6 a, b. Deutliche Wandverschwellung des Sigma. **a** Querschnitt. **b** Längsschnitt. Das echoreiche Lumen ist deutlich eingeengt

proktoskopischen Untersuchung (El Mouaaouy et al. 1992). Ein ähnliches Ergebnis wurde beim Nachweis von perianalen Fisteln erzielt.

Als Alternativverfahren bietet sich die Kernspintomographie an (siehe 34.7.4).

34.7.3
Endoskopie

Es gibt bis heute keinen endoskopischen Befund, der allein sicher pathognomonisch für eine chronisch entzündliche Darmerkrankung ist.

Die Indikation für endoskopische Verfahren bei chronisch entzündlichen Darmerkrankungen besteht in
- der Diagnosesicherung,
- der Therapieplanung,
- der Kontrolle des Therapieverlaufs,
- der Kontrolle zum Ausschluß maligner Veränderungen bei langdauerndem Krankheitsverlauf und
- der Gewinnung von Biopsien zur histologischen Differenzierung.

In der Erstdiagnostik einer chronisch entzündlichen Darmerkrankung sollen grundsätzlich eine komplette Koloskopie einschließlich Sondierung und Biopsie des terminalen Ileums und eine Endoskopie des oberen Gastrointestinaltrakts durchgeführt werden. Durch den Einsatz dieser beiden Methoden können mit einer hohen Sensitivität und Spezifität auch frühe morphologische Veränderungen erfaßt werden.

Bei starker Entzündung der Schleimhaut und ausgeprägten Ulzerationen sollte wegen der erhöhten Gefahr einer Perforation die komplette Koloskopie nicht erzwungen werden, sondern nach Abheilen des akuten Schubes nachgeholt werden.

Die Endoskopie des Kolons ermöglicht in einem hohen Prozentsatz (bis zu 86 %) die exakte Differenzierung zwischen einem M. Crohn (Tabelle 34.7) und der Colitis ulcerosa (Smedh et al. 1995).

Endoskopische Befunde bei Morbus Crohn

Ein entscheidendes Charakteristikum des M. Crohn ist die *diskontinuierliche Ausbreitung* der Entzündung. Befallene Abschnitte wechseln sich mit normalen Regionen ab.

■ **Akutphase.** Die früheste morphologische Läsion ist die etwa 4 mm große Aphthe. Die Aphthen konfluieren zu länglichen fissuralen Ulzerationen (Abb. 34.9).

Ein typisches Merkmal des M. Crohn ist, daß die Ulzerationen von einer normalen, nichtentzündeten Schleimhaut umgeben sind. Bei entzündlichem Befall der Submukosa tritt das Pflastersteinrelief auf.

Bei weiterem Fortschreiten der Entzündung kommt es zu einem zirkulären Befall der Schleimhaut mit deutlicher Hyperämie und granulärem

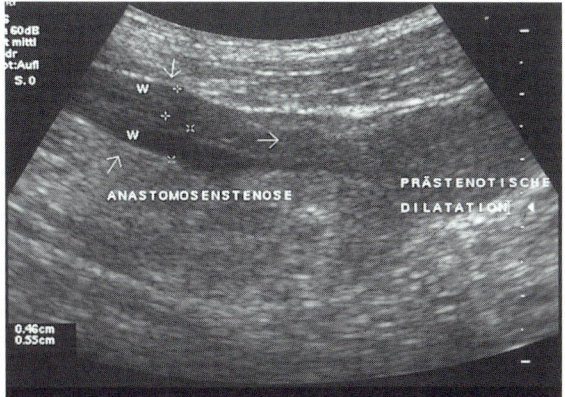

Abb. 34.7. Anastomosenstenose nach Ileozökalresektion mit prästenotischer Dilatation der vorgeschalteten Dünndarmschlinge

Tabelle 34.7. Differentialdiagnose zwischen Colitis ulcerosa und Morbus Crohn

	Colitis ulcerosa	Morbus Crohn
Ausbreitung:	Kontinuierlich oralwärts konzentrisch Rektumbefall (95 %) Analläsionen selten	Diskontinuierlich analwärts exzentrisch Rektumbefall (50 %) Analläsionen häufig
Geringe Aktivität:	Hyperämie, Verlust der Gefäßzeichnung, granuläre Schleimhaut, vermehrte Vulnerabilität, leichte Blutungen	Aphthen neben normaler Schleimhaut, keine Blutungen
Florider Schub:	Flache, konfluierende Ulzera, eitriges Exsudat, hyperämische Schleimhaut mit diffusen, spontanen Blutungen	Längliche, fissurale Ulzera, Pflastersteinrelief, Hyperämie, spontane Blutungen, Fistelöffnungen
Remission:	Fehlende Haustrierung, Pseudopolypen, eingeengtes Lumen, Schleimhautbrücken	Wenig Pseudopolypen, narbige Verziehungen, Strikturen, Stenosen

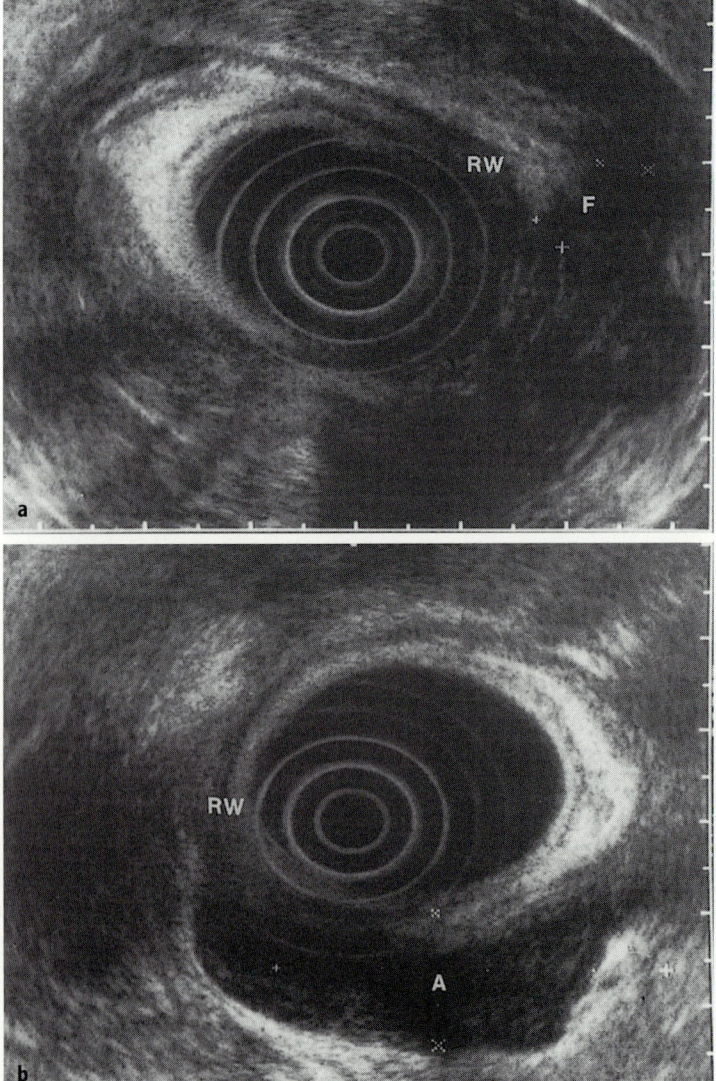

Abb. 34.8 a, b. Endosonographie des Rektums. **a** Nachweis einer Fistel und **b** eines Abszesses (*RW* Rektumwand, *F* Fistel, *A* Abszeß)

Spezifische endoskopische Befunde bei Colitis ulcerosa

Die Colitis ulcerosa beginnt überwiegend im Rektum und breitet sich von dort nach proximal aus.

■ **Akutphase.** Die ersten endoskopisch faßbaren Manifestationen sind:
- das Schleimhautödem,
- die Hyperämie und
- die granulierte Schleimhautoberfläche (Abb. 34.13).

Im Verlauf treten kleine, flache Ulzerationen auf, die spontan bluten. Diese sind bei der Colitis ulcerosa von entzündeter Schleimhaut umgeben. Die teils mit eitrigem Exsudat, teils mit Fibrin bedeckten Ulzerationen fusionieren untereinander (Abb. 34.14).

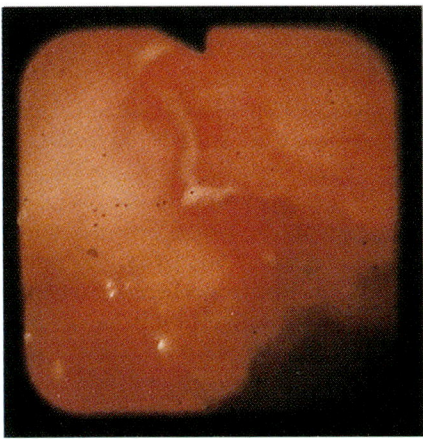

Abb. 34.9. Morbus Crohn: fissurales Ulkus mit entzündlichem Randwall im terminalen Ileum. Am unteren Bildrand einige hyperplastische Lymphfollikel

Erscheinungsbild. Die Ulzerationen dehnen sich dann aus, sind langgestreckt und verschwimmen untereinander (Abb. 34.10). Im Stadium der schweren akuten Entzündung treten diffuse Blutungen auf.

Insbesondere bei jungen Patienten sollte die lymphozytäre Hyperplasie des terminalen Ileums nicht mit einem M. Crohn verwechselt werden.

■ **Remissionsphase.** In der Remissionsphase kann die Schleimhaut endoskopisch völlig unauffällig sein. Bei schwerem Verlauf finden sich in der Remission
- Pseudopolypen (Abb. 34.11),
- Mukosabrücken,
- narbige Verziehungen,
- Strikturen, Stenosen (Abb. 34.12) und
- ein Verlust der Haustrierung.

■ **Remissionsphase.** In der Remissionsphase ist die Gefäßzeichnung der Schleimhaut weitgehend aufgehoben. Auffallend ist der Verlust der Haustrierung, wodurch das Bild des starren Rohrs entsteht (Abb. 34.15).

Es kommt insgesamt zu einer Einengung des Lumens. Am ehesten als Folge einer Muskelhypertrophie treten bei der Colitis ulcerosa Strikturen auf. Teilweise finden sich Mukosabrücken, die durch das Darmlumen zu Ansatzpunkten auf der regenerierten Schleimhaut ziehen.

Die bei lang dauernder Colitis ulcerosa auftretenden Strikturen sind meistens kurzstreckig und konzentrisch. Endoskopisch muß ein Karzinom in Betracht gezogen werden, wenn die Striktur exzentrisch und leicht verletzlich ist und eine größere Längenausdehnung hat.

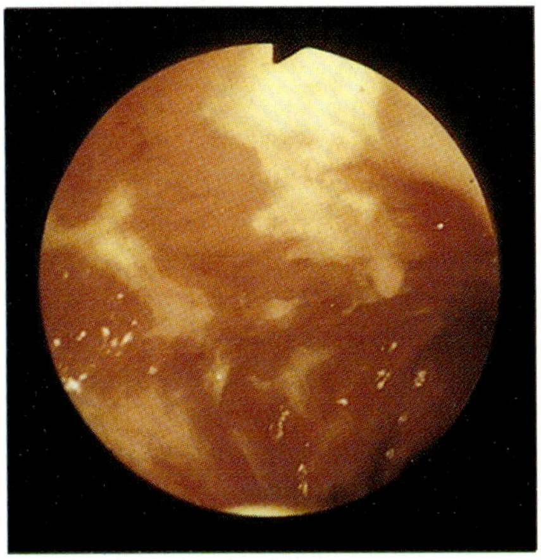

Abb. 34.10. Morbus Crohn: konfluierende, längsgestellte und einzelstehende Ulzerationen im Colon descendens. Zirkulärer Befall der Schleimhaut mit Hyperämie

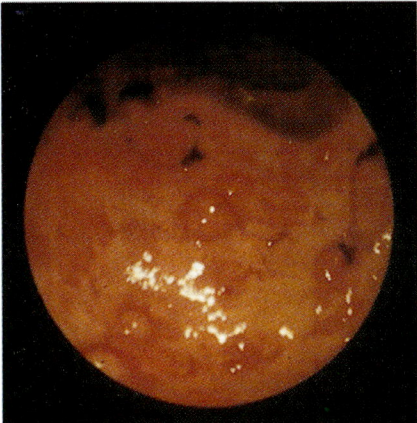

Abb. 34.11. Morbus Crohn: multiple, kleine, entzündliche Polypen, umgeben von hyperämischen Schleimhautinseln

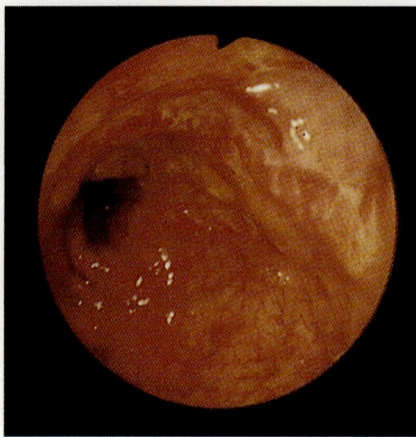

Abb. 34.12. Morbus Crohn: ausgeprägte Stenose im terminalen Ileum umgeben von einer teilweise ulzerierten, teilweise hyperämischen Schleimhaut und einzelnen entzündlichen Polypen

34.7.4 Röntgendiagnostik

Die Bedeutung der konventionellen Röntgenverfahren und der modernen Schnittbildverfahren liegt hauptsächlich in der Dokumentation von Komplikationen (s. Kap. 92) (Brambs u. Adler 1995).

■ **Morbus Crohn.** Es findet sich bei der Darstellung nach Sellink ein Nebeneinander von entzündlich veränderter Schleimhaut mit Aphten und singulären oder konfluierenden längs und quer verlaufenden Ulzerationen.

Im weiteren Verlauf sieht man ausgedehnte konfluierende Schleimhautdefekte und das typische Pflastersteinrelief (Abb. 34.16).

In der chronischen Phase sind die betroffenen Darmabschnitte starr mit deutlich eingeengtem Lumen.

■ **Colitis ulcerosa.** Bei der Colitis ulcerosa ist die röntgenologische Darstellung des Dickdarms bei endoskopisch nicht passierbaren Stenosen indiziert.

Computertomographie

Die Computertomographie ist geeignet, Abszesse, vergrößerte Lymphknoten, Perforationen und Fisteln nachzuweisen.

Entscheidend für die diagnostische Qualität einer CT-Untersuchung ist die Kontrastrierung des Darmlumens mit verdünnten Bariumlösungen oder wasserlöslichen Jodverbindungen.

Kernspintomographie

Die Kernspintomographie erlangt in der Diagnostik der entzündlichen Darmerkrankungen und ihrer Komplikationen zunehmende Bedeutung.

In der Diagnostik perianaler Fisteln und Abszesse ist die Magnetresonanztomographie eine überlegene Methode (Skalej et al. 1993).

Mit dem MRT-Sellink können Informationen über die Umgebung (Abszesse, Infiltration des Fettgewebes) der entzündlich veränderten Dünndarmschlingen gewonnen werden (Abb. 34.17 a, b) (Rieber et al. 1998). Ein weiterer Vorteil ist die Vermeidung der doch deutlichen Strahlenbelastung der konventionellen Röntgenuntersuchung des Dünndarms.

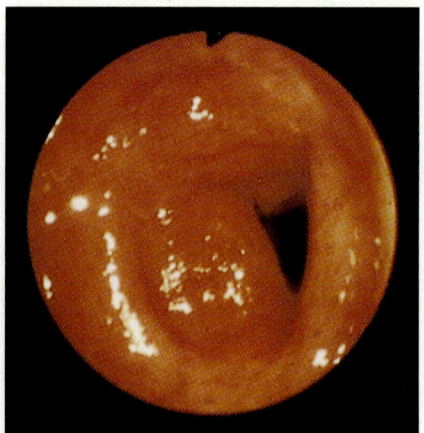

Abb. 34.13. Colitis ulcerosa: im Colon transversum deutliches Ödem der Schleimhaut mit Hyperämie und einzelnen Schleimhauteinblutungen

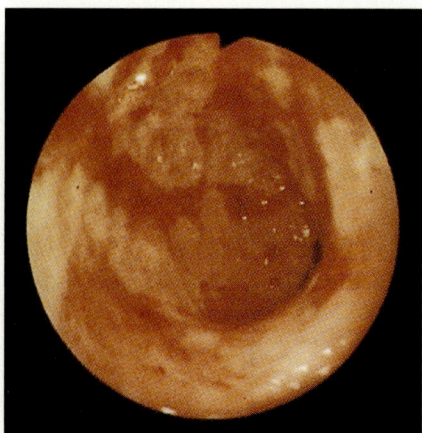

Abb. 34.14. Colitis ulcerosa: schwerer Schub mit großflächigen, konfluierenden Ulzerationen neben bandförmigen Fibrinauflagerungen, oberflächlichen Nekrosen und hämorrhagischer Schleimhaut

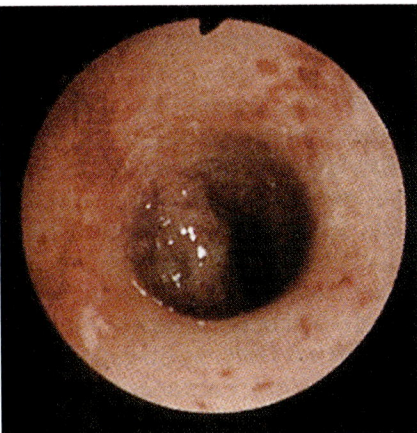

Abb. 34.15. Colitis ulcerosa nach langfristigem Verlauf: Verlust der Haustrierung, das Kolon erscheint als starres Rohr, einzelne Wandeinblutungen. Großer, teilweise das Lumen obstruierender Polyp

34.7.5
Schleimhautveränderungen

Makroskopisch und histologisch fehlen spezifische Veränderungen, die eindeutig zwischen M. Crohn und Colitis ulcerosa differenzieren.

Während einer aktiven Erkrankung sind die beiden Krankheitsentitäten deutlich besser zu differenzieren. In den Remissionsphasen finden sich weniger charakteristische Merkmale (Tanaka u. Riddell 1990; von Herbay u. Otto 1992).

Histologische Veränderungen
Die wichtigsten histologischen Befunde bei M. Crohn und Colitis ulcerosa sind in Tabelle 34.8 gegenüber gestellt.

> ! Die Ausdehnung in die Tiefe (*mukosaler* oder *transmuraler Befall*) und das Ausdehnungsmuster (*proportionaler* oder *disproportionaler Befall*) sind wichtige histologische Merkmale für die Differentialdiagnostik.

34.7.6
Differentialdiagnose zwischen Morbus Crohn und Colitis ulcerosa

Zahlreiche entzündliche Erkrankungen des Dünn- und Dickdarms sind hinsichtlich ihrer Symptomatik und ihres klinischen Verlaufs, der Laborwerte, des endoskopischen und histologischen Erscheinungsbildes der Colitis ulcerosa und dem M. Crohn ähnlich (s. Kap. 37).

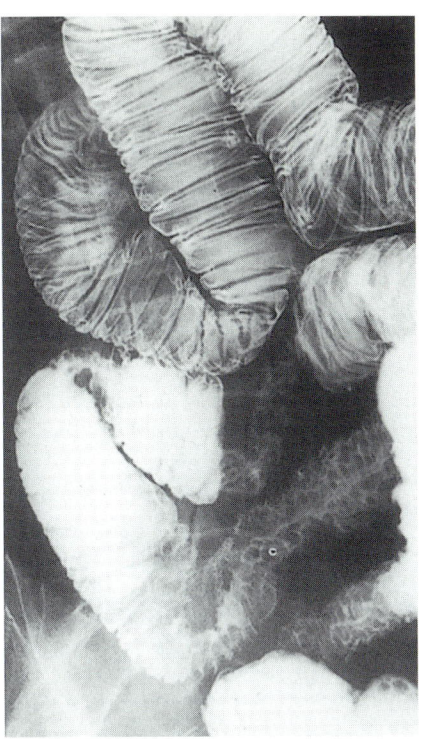

Abb. 34.16. Dünndarmdarstellung nach Sellink. Neben unauffälligen Jejunumschlingen finden sich im linken Unterbauch hochentzündliche Abschnitte mit Pflastersteinrelief

Die Gegenüberstellung von Anamnesedaten und Befunden aus der klinischen Untersuchung (Tabelle 34.9), der Endoskopie (vgl. Tabelle 34.7), der Sonographie, der Radiologie und der Histologie (vgl. Tabelle 34.8) erwecken den Eindruck, daß es zahlreiche Faktoren gibt, die eindeutig zwischen den beiden chronisch entzündlichen Darmerkrankungen differenzieren. Dies trifft nicht zu, da bei beiden Erkrankungen kein einzelner Befund eindeutig pathognomonisch ist und nur bei der einen, aber nie bei der anderen Krankheit auftaucht.

34.8
Therapie der Colitis ulcerosa

34.8.1
Einzelne Substanzgruppen

Glukokortikoide systemisch

Bereits 1955 wurde der therapeutische Erfolg von *Kortison* in einer kontrollierten Studie nachgewiesen (Truelove u. Witts 1955).

40 und 60 mg Prednisolon sind wirksamer als 20 mg/Tag, ein signifikanter Unterschied zwischen

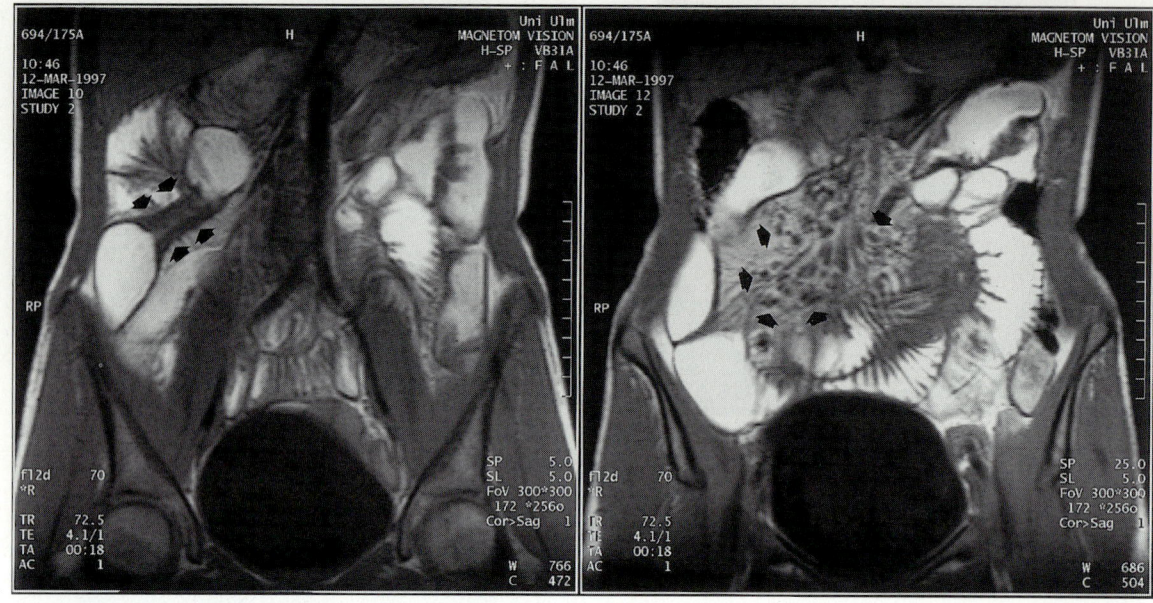

Abb. 34.17 a, b. a MRT einer 40jährigen Patientin mit Morbus Crohn (koronare Schnittführung, T1-gewichtet nativ). In den ventral gelegenen Schnitten Nachweis einer entzündlich veränderten Ileumschlinge im rechten Oberbauch mit deutlicher Stenosierung auf 4 cm Länge (*Pfeile*). Die Dünndarmwand ist zirkulär auf 5 mm verdickt. **b** Als Ausdruck der entzündlichen Veränderungen lassen sich im mesenterialen Fettgewebe multiple vergrößerte Lymphknoten nachweisen (*Pfeile*)

40 und 60 mg Prednisolon pro Tag besteht nicht. Die einmalige morgendliche Gabe der gesamten Steroiddosis hat sich als sinnvoll und effektiv erwiesen.

Die intravenöse Gabe von Glukokortikoiden (60 mg Prednisolon/Tag) führt bei schwerer Colitis ulcerosa in 55–60 % der Fälle innerhalb von 5 Tagen zu einer klinischen Remission.

■ **Budesonid.** Die zahlreichen Nebenwirkungen einer systemischen Therapie mit Glukokortikoiden führten zur Suche nach neuen Substanzen mit geringeren systemischen und stärkeren topischen Effekten (Löfberg 1995). Bedeutung in der Therapie der chronisch entzündlichen Darmerkrankung hat insbesondere das Budesonid erreicht (Spencer u. McTavish 1995). Es hat eine deutlich höhere Rezeptoraffinität und eine höhere topische Vasokonstriktionsaktivität als die anderen neuentwickelten Glukokortikoide.

Für den Einsatz oraler Budesonidpräparate muß eine verzögerte Freisetzung der Substanz im terminalen Ileum bzw. Kolon gewährleistet werden. Vergleichbar mit den neuen 5-Aminosalizylsäurepräparaten wird das Budesonid in Eudragit-ummantelten Pellets verpackt, aus denen es zeit- und pH-Wert-abhängig freigesetzt wird.

In ersten Studien führte Budesonid in einer Dosierung von 10 mg/Tag klinisch und endoskopisch zu einer Verbesserung des Befundes, wie er vergleichbar mit 40 mg Prednisolon erreicht wurde (Löfberg et al. 1996).

Glukokortikoide lokal

Für die Behandlung der linksseitigen Kolitis eignen sich kortikoidhaltige Klysmen. Unter optimalen Bedingungen erreichen die Klysmen die linke Flexur. Die großen Volumina der Klysmen (bis zu 100 ml) können von den Patienten nicht über längere Zeit eingehalten werden. Dieses Problem wurde durch die Einführung von Hydrokortisonazetat als Rektalschaum (5 ml) umgangen.

Klysmen ab einer Dosis von 2 mg Budesonid verbessern signifikant den klinischen und endoskopischen Befund innerhalb von 6 Wochen (Hanauer et al. 1998).

Sulfasalazin

Beim leichten bis mäßig schweren Schub der Colitis ulcerosa wird *Sulfasalazin* eingesetzt.

> ! Die Wirkung des Sulfasalazins ist dosisabhängig, bei > 4 g/Tag nimmt allerdings die Häufigkeit der Nebenwirkungen zu, so daß diese Dosierung nicht überschritten werden sollte.

■ **Lokale Anwendung.** Bei distaler Kolitis oder ausschließlicher Proktitis ist Sulfasalazin auch bei rektaler Applikation wirksam. In Form von Suppositorien oder Klysmen führt es in 70–80 % der Fälle mit distaler Kolitis zu einer deutlichen Befundbesserung.

■ **Wirkmechanismus.** Das Sulfasalazin stellt eine Azoverbindung dar, bei der die Aminosalizylsäure mit dem Sulfonamid Sulfapyridin gekoppelt ist. Während das Sulfapyridin fast vollständig im Kolon absorbiert wird, werden etwa 80 % der Aminosalizylsäure im Stuhl nachgewiesen. Daraus wurde geschlossen, daß der Aminosalizylsäureanteil den eigentlichen therapeutischen Effekt auf die entzündete Schleimhaut ausmacht.

■ **Nebenwirkungen.** Sie sind in 10–45 % der Fälle beschrieben. Die Häufigkeit der Nebenwirkungen hängt von der Dosis und vom Acetylierungstyp ab (Gaginella u. Walsh 1992). Die häufigsten Nebenwirkungen treten dosisabhängig innerhalb der ersten Wochen der Behandlung auf.

Ähnliche Nebenwirkungen wie unter Sulfasalazin wurden in bis zu 20 % unter 5-ASA (s. unten) beschrieben.

Es sind etwa 15 Fälle von interstitieller Nephritis unter der Therapie mit Salazosulfapyridin oder 5-ASA beschrieben. Es handelt sich dabei um komplett reversible, dosisunabhängige Überempfindlichkeitsreaktionen.

5-Aminosalizylsäure (5-ASA)

Die oralen Salizylate liegen als Präparate vor, bei denen die Wirksubstanz ummantelt ist und langsam oder verzögert freigesetzt wird (Tab. 34.10.). Beim direkten Vergleich zwischen 5-ASA und Sulfasalazin stellen die meisten Studien eine Gleichwer-

Tabelle 34.8. Histologisches Befundspektrum bei Morbus Crohn und Colitis ulcerosa (von Herbay aus Adler 1996)

	Morbus Crohn	Colitis ulcerosa
Ausdehnung der Entzündung:	Diskontinuierlich transmural	Kontinuierlich mukosal
Epitheliale Veränderungen:	Drüsenarchitektur regulär/irregulär Becherzellen normal/reduziert mukoide antrale Metaplasie (Dünndarm) Paneth-Zellmetaplasie (Kolon)	Drüsenarchitektur irregulär Becherzellen reduziert/normal epitheliale Mikroabszesse Paneth-Zellmetaplasie
Ulzeröse Läsionen:	Aphthen Ulzera Fissuren Kryptenabszesse	Erosionen Ulzera (unterminierend) Fissuren Kryptenabszesse
Entzündliches Infiltrat:	Lymphozyten Plasmazellen Makrophagen Mastzellen eosinophile Granulozyten neutrophile Granulozyten	Lymphozyten Plasmazellen Makrophagen Mastzellen eosinophile Granulozyten neutrophile Granulozyten
Lymphoidzellige Herde:	Lymphatische Hyperplasie lymphoide Aggregate	Follikuläre Hyperplasie
Granulome:	Sarkoidosetyp Fremdkörpertyp Tuberkulosetyp Mikrogranulome	Fremdkörpertyp
Muskuläre Läsionen:	Aufsplitterung/Desintegration Hypertrophie leiomyomatöse Proliferation	Aufsplitterung/Desintegration Destruktion Kontraktur leiomyomatöse Proliferation
Nervale Läsionen:	Neuritis Ganglioneuritis neuromatöse Proliferationen	Neuritis Ganglioneuritis neuromatöse Proliferationen
Vaskuläre Läsionen (Lymph- und Blutgefäße):	Lymphangiektasien Lymphangitis Neovaskularisation Vaskulitis degenerativ	Hyperämie/Neovaskularisation Vaskulitis degenerativ
Bindegewebsläsionen:	Ödem Fibrose Amyloidose	Kaum Fibrose Amyloidose

Tabelle 34.9. Differentialdiagnose zwischen Colitis ulcerosa und Morbus Crohn: Anamnese und klinischer Befund

	Colitis ulcerosa	Morbus Crohn
Schmerzen	Selten, vor dem Stuhlgang	Häufig, Dauerschmerz
Schmerzlokalisation	Linker Unterbauch	Rechter Unterbauch
Anale Läsionen	Selten	Häufig (etwa 70%), Fissuren, Fisteln Abszesse
Rektale Blutung	Häufig	Selten
Stuhlfrequenz	Bis zu 10 und mehr	Gering erhöht
Ernährungszustand	Meist normal	Reduziert
Druckschmerz	Gering, im linken Unterbauch	Unterbauch

Tabelle 34.10. Orale Aminosalizylate

Arzneistoff (INN)	Präparat	Formulierung	Freisetzung
Mesalazin	Pentasa	Mikrogranula ummantelt mit Ethylzellulose	Langsame Freisetzung
	Asacolitin	Ummantelt: Eudragit S	pH-Wert > 7
	Claversal Salofalk	In Natriumkarbonatglycinpuffer, ummantelt: Eudragit L	pH-Wert > 6,5
Olsalazin	Dipentum	Azoverbindung 5-ASA-Dimer	Im Kolon nach bakterieller Spaltung
Balsalazid	Colazide	Azoverbindung Alaninträger	Im Kolon nach bakterieller Spaltung

tigkeit der beiden Substanzen in der Erreichung einer Remission oder einer klinischen und endoskopischen Besserung der Befunde fest (Rachmilewitz 1989).

Eine Therapie mit 2 oder 4 g 5-ASA pro Tag führt in 79 bzw. 84% der Patienten zu einer Reduktion der klinischen Aktivität der Erkrankung. Ein Erfolg der Therapie gemessen am kompletten Nachlassen der Symptome oder einer deutlichen Verbesserung der Symptome wird mit 2 und 4 g Mesalazin deutlich häufiger erreicht als mit Plazebo oder 1 g Mesalazin (Hanauer et al. 1993).

■ **Topische Anwendung.** Zur rektalen topischen Anwendung stehen Präparationen der 5-ASA als Klysmen, Suppositorien oder Schaum zur Verfügung. Klysmen erreichen in der überwiegenden Zahl der Fälle die linke Kolonflexur.

Unabhängig von der Dosierung (1, 2 und 4 g 5-ASA) zeigen alle Patienten unter der 5-ASA-Therapie eine signifikante Besserung im Vergleich zur Plazebogruppe (Campieri et al. 1990).

! Die z. Z. vorliegenden Untersuchungen zeigen, daß bereits 1 g 5-ASA als Klysma eine hohe Effektivität in der Behandlung der distalen Kolitis hat.

Die topische Wirksamkeit der 5-ASA ist auch in Form von Suppositorien (1,5 g) nachgewiesen.

Azathioprin

Mit Azathioprin und 6-Mercaptopurin wurden steroidsparende Effekte und eine Reduktion der Rezidivrate der Colitis ulcerosa bei 60–70% der Patienten nachgewiesen. Die effektive Dosis liegt bei Erwachsenen zwischen 50 und 150 mg/Tag. Nach Absetzen der immunsuppressiven Therapie kommt es häufig zu einem Rezidiv, weshalb eine langfristige Einnahme empfohlen wird. Kürzlich wurde gezeigt, daß erst nach vier Jahren Therapie mit Azathioprin das Rezidivrisiko nach Absetzen der Therapie signifikant vermindert ist (Bouhnik et al. 1996).

■ **Nebenwirkungen.** Azathioprin und 6-Mercaptopurin können eine Pankreatitis, Knochenmarksdepression, allergische Reaktionen und medikamenteninduzierte Hepatitis als unerwünschte Wirkungen hervorrufen (Connell et al. 1994).

Cyclosporin

Beim Einsatz von Cyclosporin A (4 mg/kg KG) in der Behandlung der schweren Colitis ulcerosa zeigte sich in 20 unkontrollierten Studien im Mittel eine Ansprechrate von 68% (Sandborn 1995).

Die immunsuppressive Wirkung von Cyclosporin A resultiert aus einer starken Hemmung der Zytokinproduktion, insbesondere von IL-2, IL-4 und IFN-γ.

> **!** Regelmäßige Blutspiegelkontrollen sind bei Einsatz von Cyclosporin A Voraussetzung.

■ **Nebenwirkungen.** Bei bis zu 12 % der Patienten treten unter der Cyclosporintherapie unerwünschte Wirkungen wie Parästhesien, Hypertrichose, Hypertonie, Tremor, Übelkeit und Erbrechen auf.

34.8.2 Neue Therapieansätze

Die folgende Übersicht zeigt eine Reihe von Therapieansätzen, deren Wirksamkeit in der Behandlung chronisch entzündlicher Darmerkrankungen noch nicht eindeutig belegt ist.

Lipoxygenaseinhibitoren

Leukotrien B_4 ist ein wichtiger Mediator der Schleimhautentzündung. Bei Patienten mit aktiver Colitis ulcerosa sind die Konzentrationen von Leukotrien B_4 im Vergleich zu Kontrollen um das 50fache erhöht.

Die orale Einnahme von 5-Lipoxygenaseinhibitoren (Zileuton, MK-591) führt zwar zu einer deutlichen Erniedrigung der Konzentration von Leukotrien B_4, hat jedoch im Vergleich zu Plazebo keinen positiven Einfluß auf die klinische Aktivität der Erkrankung oder den Erhalt der Remission der Colitis ulcerosa (Roberts et al. 1997).

Eicosapentansäure

Sie ist als ungesättigte Fettsäure in großen Konzentrationen im Fischöl enthalten, reduziert die Synthese von Leukotrien B_4 und wird im Lipoxygenaseweg zu Leukotrien B_5 metabolisiert, das höchstens 1/10 der inflammatorischen Aktivität von Leukotrien B_4 hat.

In der Mehrzahl der Studien hatte die Gabe von Fischöl einen glukokortikoidsparenden Effekt (Hawthorne et al. 1992). Die Rezidivrate des Morbus Crohn war unter der Einnahme einer Fischölpräparation über ein Jahr reduziert (Belluzzi et al. 1996). Ein eindeutiger therapeutischer Effekt der Eicosapentansäure ist bisher allerdings noch nicht ausreichend belegt.

Faktor-XIII-Substitution

Bei Patienten mit therapierefraktärer Kolitis und persistierenden blutigen Diarrhöen werden häufig erniedrigte Aktivitäten des Faktor XIII festgestellt. Unter einer Substitution mit Faktor-XIII-Konzentrat (bis zu 3.750 E) sistierte die Blutung rasch, ein Einfluß auf die klinische Symptomatik wurde hingegen nicht festgestellt.

Heparin

Ein paradoxer Effekt des Heparins wurde bei mehreren Patienten mit therapierefraktärer Colitis ulcerosa beschrieben (Gaffney et al. 1995). Die gleichzeitige Gabe von 5-ASA und Heparin (2mal 10.000 E unfraktioniertes Heparin s.c.) führte bei 9 von 10 Patienten innerhalb von 1–5 Wochen zu einer deutlichen klinischen Besserung und nach 6 Tagen bis 8 Wochen zum Sistieren der Blutung.

Potentielle therapeutische Substanzen.
(Aus Debinski u. Kamm 1995 und Cohen u. Hanauer 1995)

- 3-Ω-Fettsäuren (Eicosapentansäuren),
- Leukotrien-B_4-Rezeptorantangonist,
- 5-Lipoxygenasehemmer,
- Thromboxanantagonisten,
- Thromboxansynthesehemmer,
- PAF-(plättchenaktivierender Faktor-) Antagonisten,
- Methotrexat,
- Chloroquin,
- Levamisol,
- Sucralfat,
- Dinatriumchromoglycat,
- Immunglobuline,
- monoklonale Antikörper gegen T-Helferzellen (CD4),
- T-Lymphozytenapherese,
- monoklonale Antikörper gegen IL-2-Rezeptor (CD25),
- monoklonale Antikörper gegen interzelluläre Zelladhäsionsmoleküle,
- Tuberkulostatika,
- monoklonale Antikörper gegen Tumornekrosefaktor,
- Interferon-α,
- Ciprofloxacin,
- Butyrat, kurzkettige Fettsäuren,
- apathogener E.-coli-Stamm,
- Lidocain,
- Nikotin,
- Superoxid Dismutase,
- Allopurinol,
- Dimethylsulfoxid (DMSO),
- Heparin,
- Faktor XIII.

Nikotin

Epidemiologische Studien haben bei Nichtrauchern oder ehemaligen Rauchern eine höhere Inzidenz der Colitis ulcerosa gefunden als bei Rauchern (s. S. 278). Unter randomisierten, kontrollierten Bedingungen führte transdermales Nikotin bei Patienten mit linksseitiger Kolitis innerhalb von 6 Wochen signifikant häufiger zu einer kompletten Remission (49 %) im Vergleich zu Plazebo (24 %).

> ! Eine Langzeitgabe von transdermalem Nikotin hat allerdings keinen Einfluß auf die Verlängerung der Remissionsrate bei Colitis ulcerosa im Vergleich zu Plazebo (Thomas et al. 1995).

Kurzkettige Fettsäuren/Butyrat

Klinische Studien mit kurzkettigen Fettsäuren (Butyrat) haben nur teilweise Verbesserungen der klinischen Symptome und der endoskopischen Entzündungsaktivität gezeigt (Scheppach et al. 1997).

34.8.3 Therapie bei speziellen Lokalisationen

■ **Allgemeine Richtlinien.** Die Therapie der Colitis ulcerosa richtet sich nach dem Schweregrad, dem Verlauf und der Ausdehnung der Erkrankung.

Die Ausdehnung der Erkrankung sagt nichts über den Schweregrad aus. Auch eine linksseitige Kolitis kann einen schweren Verlauf nehmen und zu ausgeprägter Anämie und Komplikationen führen.

■ **Therapieziel.** Das oberste Ziel der Therapie muß sein, Krankheitsausdehnung und Schweregrad so früh wie möglich zu erkennen und entsprechend zu behandeln. Die Colitis ulcerosa ist durch eine Kolektomie heilbar. Es ist deshalb nicht sinnvoll, Patienten mit nicht beeinflußbaren, chronischen Verläufen unnötig lange medikamentös zu behandeln und ihre Lebensqualität dadurch negativ zu beeinflussen. Exakte Kriterien dafür, wann bei einem chronisch aktiven Verlauf eine Operation indiziert ist, gibt es nicht.

Proktitis und Proktosigmoiditis

Die optimale Therapie der akuten Proktitis und Proktosigmoiditis ist die lokale Behandlung mit 5-ASA (Tabelle 34.11; Marshall u. Irvine 1997). Folgende Therapieempfehlungen können gemacht werden:
- Bei ausschließlicher Proktitis werden Suppositorien mit 5-ASA empfohlen. Die akute Proktitis sollte mit 2–3 Suppositorien (je 500 mg/Tag) behandelt werden.
- Bei der linksseitigen Kolitis und Proktosigmoiditis wird die topische Therapie mit 5-ASA-Klysmen empfohlen. Die einmalige tägliche Gabe von 1–2 g 5-ASA ist ausreichend.

Wichtig ist, daß insbesondere bei Patienten mit chronischen Verläufen eine Remission erst nach 2–3 Monaten Therapie eintreten kann. Eine alleinige topische Therapie mit Steroiden (Rektalschaum oder Klysmen) ist in vergleichbar hohem Prozentsatz wie 5-ASA in der Therapie der Proktitis und Proktosigmoiditis erfolgreich. Ob die zusätzliche Gabe von topisch wirksamen Steroiden die Wirksamkeit der rektalen 5-ASA-Therapie verstärkt, ist nicht untersucht.

Subtotale und totale Kolitis

Bei einer *leichten* bis *mittelschweren Verlaufsform* kann nach folgendem Stufenschema therapiert werden:

Tabelle 34.11. Therapie der Colitis ulcerosa (*5-ASA* 5-Aminosalizylsäure; *SASP* Sulfasalazin)

Lokalisation	Aktivität		Remissionserhaltung
	Gering	Schwer oder chronisch, therapieresistent	
Proktitis	5-ASA/SASP als Klysmen/Suppositorien	Topisch 5-ASA/SASP als Klysmen und/oder Steroide als Klysmen und/oder oral SASP/5-ASA	SASP/5-ASA oral/Suppositorien/Klysmen
Proktosigmoiditis distale Kolitis	5-ASA-Klysmen und/oder oral SASP/5-ASA	Steroide + 5-ASA-Klysmen und/oder oral SASP/5-ASA (+ oral Steroide)	
Subtotale/totale Kolitis	SASP/5-ASA oral + SASP/5-ASA-Klysmen	Steroide + 5-ASA/SASP oral; bei septischem Verlauf parenteral: Steroide, Ernährung, Antibiotika OP-Indikation?	

- ausschließlich Salazosulfapyridin (3–4 g/Tag) oder 5-ASA (2–4 g/Tag),
- zusätzlich kann eine rektale Therapie mit 5-ASA sinnvoll sein, um im distalen Kolon hohe Wirkstoffspiegel zu erreichen,
- bei Nichtansprechen zusätzliche orale Steroidmedikation mit 40–60 mg Prednison/Tag (Tabelle 34.12). Die Prednisondosis wird wöchentlich um 10 mg reduziert. Falls es bei Dosisreduktionen zu einer erneuten Verschlechterung des Krankheitsbildes kommt, wird die Dosis um 10 mg erhöht und in dieser Dosierung über einen längeren Zeitraum fortgesetzt. Nach Erreichen der Remission werden Steroide ausschleichend abgesetzt.

Bei einem *schweren Verlauf* der Colitis ulcerosa ohne Hinweis auf die Entstehung eines toxischen Megakolons wird mit einer Steroidtherapie von 60 mg/Tag begonnen. Falls der Patient bereits Salazosulfapyridin- oder 5-ASA-Präparate einnimmt, sollte diese Medikation fortgesetzt werden. Bei refraktärem, chronisch aktivem Verlauf führt Cyclosporin i.v. in einem hohen Prozentsatz zu einer schnellen Ansprechrate (s. S. 302). Eine parenterale Ernährung und Substitution ist bei Elektrolytstoffwechselstörungen oder schlechtem Ernährungszustand erforderlich. Die Ruhigstellung des Darms hat keinen Einfluß auf den Verlauf der Kolitis.

Bei *sehr schwerem, toxischem Verlauf* der Colitis ulcerosa mit Fieber, Tachykardie, Anämie und Hypalbuminämie ist die parenterale Ernährung und i.v.-Gabe von Steroiden und Antibiotika (Metronidazol + Breitspektrum) erforderlich. Bei weiterer Verschlechterung sollte rechtzeitig die Indikation zur Kolektomie gestellt werden. Falls sich unter einer intensivmedizinischen Therapie innerhalb von 10 Tagen keine eindeutige Besserung des Krankheitsbildes ergibt, ist die Indikation zur Kolektomie gegeben. Zur Behandlung des toxischen Megakolons s. S. 289.

34.8.4 Rezidivprophylaxe

Nach Absetzen der oralen oder topischen Therapie mit Salazosulfapyridin oder 5-ASA kommt es innerhalb eines Jahres zu einer Rezidivrate von bis zu 75%. Die Rezidivrate ist besonders hoch bei Patienten mit distaler Kolitis nach Absetzen der lokalen Therapie. Glukokortikoide können das Wiederauftreten eines Rezidivs der Colitis ulcerosa nicht verhindern.

■ **Salazosulfapyridin.** Die Wirksamkeit von Salazosulfapyridin in der Rezidivprophylaxe der Colitis ulcerosa ist eindeutig bewiesen. Unter einer Dosis von *2 g Salazosulfapyridin/Tag* bleiben innerhalb eines Jahres etwa 70% der Patienten ohne klinische Symptome, während in der Plazebogruppe nur bei 24% kein Rezidiv auftritt. Gleichzeitig zeigt sich bei dieser Dosierung die geringste Nebenwirkungsrate (Kruis et al. 1995).

■ **5-Aminosalizylsäure.** Die 5-Aminosalizylate haben denselben Effekt auf die Remissionserhaltung wie das Salazosulfapyridin. Unter der Gabe von 4 g 5-ASA/Tag sind nach einem Jahr 64% der Colitis ulcerosa Patienten in Remission, während sich nach Placebogabe nur 38% der Patienten nach einem Jahr in Remission befinden (Miner et al. 1995).

Tabelle 34.12. Medikamente zur Therapie der Colitis ulcerosa: Dosisempfehlungen

Medikament	Dosierung
Akuttherapie	
Steroide	
Prednisolon	60 mg → (wöchentliche Reduktion um 10 mg) → 30 mg → (Wöchentliche Reduktion um 5 mg) → 10 mg
6-Methylprednisolon	48 mg → (8 mg) → 32 mg → (4 mg) → 8 mg
Sulfasalazin	3–4 g/Tag
5-Aminosalizylsäure	2–4 g
5-Aminosalizylsäureklysmen	1–2 g
5-Aminosalizylsäuresuppositorien	2mal 500 mg
Rezidivprophylaxe	
Sulfasalazin	2 g/Tag
5-Aminosalizylsäure	1,5 g/Tag
5-Aminosalizylsäureklysmen	1 g/Tag

Spezialfall distale Kolitis

Auch bei der distalen Kolitis verlängert eine orale Erhaltungstherapie mit 5-ASA oder Sulfasalazin die Dauer der Remission. Auch der Einsatz von Suppositorien (2 x 500 mg) in der Erhaltungstherapie ist sehr effektiv und wird vom Patienten gut toleriert.

Dauer der Rezidivprophylaxe

Alle Studien haben gezeigt, daß die Rezidivrate höher ist, wenn die remissionserhaltende Therapie abgesetzt wird. Es wird deshalb empfohlen, bei Patienten mit Colitis ulcerosa eine Langzeittherapie mit einer möglichst niedrigen Dosis von Sulfasalazin (2 g/Tag) oder 5-Aminosalizylaten (1 g/Tag) durchzuführen. Es hängt vom Einzelfall ab, ob man bei Rezidivfreiheit nach 1-2 Jahren einen Auslaßversuch durchführt.

34.8.5
Chirurgische Therapie der Colitis ulcerosa

■ **Indikation.** *Absolute Operationsindikationen* sind:
- die Perforation,
- die schwere Blutung,
- die Dysplasie,
- das nachgewiesene Karzinom und
- das toxische Megakolon, das nicht auf eine konservative Therapie anspricht.

Eine *relative Indikation* für eine Operation ist ein chronischer Krankheitsverlauf mit wiederholten schweren Schüben, der Notwendigkeit einer Glukokortikoidtherapie über einen längeren Zeitraum und häufige Klinikaufenthalte.

■ **Ileoanale Anastomose mit Pouch.** Die Entscheidung zur Operation und die Wahl des optimalen Operationszeitpunktes sind schwierig. Die Entwicklung neuer Operationsverfahren (ileorektale Anastomose mit ileoanalem Pouch) haben dazu beigetragen, daß die Indikation zur Operation großzügiger gestellt wird (Herfarth u. Stern 1991). In großen Zentren lag die Operationsmortalität bei dieser Methode unter 1%. Zu den Komplikationen des ileoanalen Pouches gehören die Pouchitis (bei 15%) (s. Kap. 20), der Ileus, Anastomosenabszesse und Stenosen. Die Beurteilung des funktionellen Resultats der Pouchoperation ist erst nach 6-12 Monaten möglich. Innerhalb dieser Zeit erholt sich die Sphinkterfunktion und es kommt zur Steigerung der Pouchkapazität. Die Stuhlfrequenz liegt nach einem Jahr im Mittel bei 4-6 Stühlen, mit 1-2 nächtlichen Stuhlentleerungen.

34.9
Therapie des Morbus Crohn

34.9.1
Einzelne Substanzgruppen

Glukokortikoide

Die Wirksamkeit von Prednison bzw. Methylprednisolon in der Behandlung des akuten Schubes eines Morbus Crohn wurde erstmals in der amerikanischen (Summers et al. 1979) und der europäischen (Malchow et al. 1984) Crohn-Studie bewiesen. Die Remissionsraten lagen dabei bei 60 bzw. 80% unter der Glukokortikoidtherapie im Vergleich zu 33 bzw. 15% unter Placebo.

Eine weitere Studie zeigte nach 7 Wochen Remissionsraten von 92%, allerdings wurde mit 1 mg/kg Prednisolon/Tag therapiert (Modigliani et al. 1990). Modigliani verglich die klinische Remissionsrate mit der endoskopischen Remissionsrate. Nur 38 der 131 Patienten in klinischer Remission zeigten auch eine endoskopische Remission. Es bestand somit keine Korrelation zwischen dem klinischen Aktivitätsindex und den endoskopischen Entzündungszeichen.

Kombination mit Sulfasalazin

Der therapeutische Effekt einer Kombination von Sulfasalazin und Kortikosteroiden ist nicht höher als die Wirkung einer alleinigen Gabe von Steroiden. In der europäischen Crohn-Studie war die Kombinationstherapie allerdings dann effektiver als die einzelnen Substanzen, wenn die Patienten nicht vorbehandelt waren, oder wenn nur ein Kolonbefall vorlag.

Budesonid

In 2 multizentrischen Studien wurde die Wirksamkeit von Budesonid (s. S. 300) in der Therapie des aktiven M. Crohn untersucht. Der Vergleich von 3, 9 und 15 mg Budesonid pro Tag ergab nach 8 Wochen Remissionsraten von 33%, 51% und 43% (Greenberg et al. 1994). In der Kontrollgruppe lag die Remissionsrate nach 8 Wochen bei 20%. Wegen eines fehlenden Ansprechens auf die Therapie beendeten 46% der Patienten vorzeitig die Studie.

In einer zweiten Studie wurden 9 mg Budesonid gegen Prednisolon (40 mg für 2 Wochen, danach Reduktion) verglichen (Novacek et al. 1995). Nach 10 Wochen waren 53% der Patienten unter Budesonid in Remission im Vergleich zu 66% der Patienten mit Prednisolontherapie. Mit 9 mg Budesonid wurden in beiden Studien nach 8 Wochen Remissionsraten um 50% erreicht. Unter Prednisolontherapie fand sich allerdings bereits nach 4 Wochen eine Remissionsrate von 65 %.

Nach der derzeitigen Studienlage profitieren Patienten von der Therapie mit Budesonid, wenn der M. Crohn nicht sehr aktiv ist (CDAI < 300) (Bar-Meir et al. 1998), sie bisher auf Glukokortikoide gut angesprochen haben, ausgeprägte Nebenwirkungen in der Glukokortikoidtherapie bestehen, eine Ileozökalbeteiligung vorliegt und die Krankheitsdauer kurz ist. Patienten, die glukokortikoidtherapierefraktär sind oder einen hochakuten Schub haben, sowie Patienten mit ausgeprägten extraintestinalen Manifestationen und mit Befall des oberen Gastrointestinaltrakts, profitieren von der Budesonidtherapie nicht.

Sulfasalazin und Aminosalizylate

In den letzten Jahren sind zahlreiche Studien zum Einsatz der 5-Aminosalizylate in der Behandlung des aktiven M. Crohn erschienen. Eine tägliche Dosis von 4 g Mesalazin führte unter kontrollierten Bedingungen zu einem stärkeren Abfall des CDAI im Vergleich zu Plazebo und zu Dosierungen von 1 und 2 g pro Tag (Singleton et al. 1993).

In einer randomisierten doppelblinden Studie wurde der Effekt von 4,5 g 5-ASA pro Tag gegen 6-Metylprednisolon verglichen (Gross et al. 1995). Nach einer 8wöchigen Behandlungsdauer fand sich kein signifikanter Unterschied in der Reduktion der Krankheitsaktivität zwischen der 5-ASA-Gruppe und der 6-Methylprednisolongruppe.

Azathioprin

Es steht heute außer Zweifel, daß Azathioprin und 6-Mercaptopurin in der Therapie des M. Crohn einen positiven Effekt haben (Pearson et al. 1995; D'Haens et al. 1997).

> ! Azathioprin in Kombination mit Prednisolon bedingt eine höhere Remissionsrate als eine Monotherapie mit Prednisolon.

Faßt man die 6 bisher publizierten plazebokontrollierten Studien zusammen, so ergibt sich für Azathioprin ein geringer therapeutischer Gewinn im Vergleich zur alleinigen Standardtherapie (Glukokortikoide, 5-ASA) des M. Crohn. Dieser Vorteil wird erst signifikant, wenn Azathioprin für mehr als 17 Wochen gegeben wird.

■ **Dosierung.** In der Mehrzahl der Studien beträgt die initiale Dosis von Azathioprin während der ersten Woche 50 mg/Tag. Im weiteren Verlauf wird entweder eine fixe Dosierung bis 150 mg/Tag oder eine gewichtsangepaßte Dosierung von 2–2,5 mg/kg KG/Tag gegeben.

Cyclosporin

Die bisher veröffentlichten kontrollierten Studien zeigen eine geringe Wirksamkeit einer niedrigen Dosis von Cyclosporin in der Behandlung des aktiven M. Crohn (Stange et al. 1995). Nach Absetzen des Cyclosporin treten innerhalb von einem Monat erneut Rezidive auf (Egan et al. 1998). Zum jetzigen Zeitpunkt sollte Cyclosporin nur im Rahmen von Studien eingesetzt werden.

Methotrexat

Bei Patienten mit einem chronisch aktiven M. Crohn führt die i.m.-Gabe von 25 mg Methotrexat einmal wöchentlich zusätzlich zu einer Therapie mit Prednisolon zu einer deutlichen Besserung im Vergleich zur alleinigen Prednisontherapie (Feagan et al. 1995).

Es besteht die Möglichkeit der Leber- und Lungenfibrose bei kumulativen Dosen über 2 g, so daß die Therapie nicht länger als 2 Jahre fortgeführt werden sollte. | CAVE

Metronidazol

In vielen unkontrollierten Beobachtungen war Metronidazol in der Behandlung des M. Crohn und seiner Komplikationen wirksam.

Am ehesten profitierten Patienten mit einem ausschließlichen Kolonbefall oder einem kombinierten Befall von Kolon und terminalem Ileum von der Metronidazoltherapie (Sutherland et al. 1991).

■ **Dosierung.** Dosen von 10 und 20 mg/kg KG/Tag sind in der Behandlung des M. Crohn gleich effektiv und werden ohne häufiges Auftreten von Nebenwirkungen gut vertragen. Metronidazol ist insbesondere in der Therapie von perianalen Läsionen und Fisteln dann erfolgreich, wenn es über einen längeren Zeitraum (4–12 Monate) gegeben wird. Bei Ansprechen auf die Therapie kann die Tagesdosis auf 250 mg reduziert werden.

34.9.2
Parenterale und enterale Ernährung

Parenterale und enterale Ernährung werden beim M. Crohn eingesetzt, um das Untergewicht, das bei etwa einem Drittel der Patienten besteht, und die Wachstumsverzögerung bei Kindern auszugleichen (s. Kap. 82). Eine Indikation für die parenterale Ernährung besteht auch, wenn aufgrund intestinaler Komplikationen (z. B. Ileus, toxisches Megakolon) eine orale Nahrungsaufnahme kontraindiziert ist. Enterale und parenterale Ernährung werden jedoch auch als primäre Therapieformen des M. Crohn diskutiert.

Total parenterale Ernährung

Bei den etwa 25 Studien zum Einsatz der total parenteralen Ernährung bei M. Crohn handelt es sich überwiegend um retrospektive oder nichtkontrollierte Studien, in denen die Patienten zusätzlich eine medikamentöse Therapie erhielten. Mit Ausnahme einer Studie konnte kein positiver Effekt einer ausschließlich parenteralen Ernährung auf den klinischen Verlauf des M. Crohn nachgewiesen werden (Wu u. Craig 1995).

Enterale Ernährung

Diese wird mit nieder- oder hochmolekularen Diäten sowohl als alleinige Therapiemaßnahme als auch in Verbindung mit einer Standardtherapie eingesetzt (siehe Kap. 82).

In fünf kontrollierten Studien wurden die verschiedenen Diäten untereinander verglichen (Griffiths et al. 1995). Nur in einer Studie war die Elementardiät der hochmolekularen Diät überlegen, in allen anderen Studien bestand zwischen Elementardiät und Oligopeptiddiät oder hochmolekularer Diät kein Unterschied.

Die Therapie mit Glukokortikoiden und Sulfasalazin führt allerdings zu einer schnelleren und höheren Remissionsrate (73–79 %) im Vergleich zu Semielementardiäten (41–56 %) (Lochs et al. 1991).

Es wurde versucht, durch Ausschlußdiäten die Remissionsphasen des M. Crohns zu verlängern und Rezidive zu vermeiden. Bei diesen Verfahren führen die Patienten im Abstand von 1–2 Tagen einzelne Nahrungsmittel in ihre Kost ein und lassen Nahrungsmittel, die nicht vertragen werden, aus der Diät weg. Ein positiver Effekt einer Ausschlußdiät auf die Rezidivrate des M. Crohn konnte nicht eindeutig nachgewiesen werden (Riordan et al. 1993).

34.9.3
Neue Therapieansätze

TNF-α-Antikörper

Das proinflammatorische Zytokin TNF-α wird während der aktiven Entzündung von mononukleären Zellen und aktivierten T-Zellen produziert und findet sich in erhöhten Konzentrationen in Blut und Stuhl von Patienten mit M. Crohn und möglicherweise auch Colitis ulcerosa (Baert et al. 1999).

In einer randomisierten, doppelblinden Studie bei Morbus Crohn-Patienten mit chronisch aktivem Verlauf wurde der Effekt einer Infusion mit dem TNF-α-Antikörper (cA2) nach 12 Wochen untersucht. 33 % der mit dem TNF-α-Antikörper behandelten Patienten waren nach 12 Wochen in Remission (Targan et al. 1997), während in der Placebogruppe nur 4 % der Patienten in Remission waren. Ob sich die Remission bei diesen Patienten durch weitere Gaben des Antikörpers langfristig erhalten läßt, ist Gegenstand weiterer Studien. Auch die Möglichkeit der Induktion lymphproliferativer Erkrankungen durch die TNF-α-Antikörper-Therapie muß in weiteren kontrollierten Studien geklärt werden.

Tacrolimus/Mycofenolat

Tacrolimus und Mycofenolat sind Substanzen, die sich bereits in der Organtransplantation bewährt haben und nun auch im Rahmen von Studien bei chronisch entzündlichen Darmerkrankungen eingesetzt wurden. Bei Steroid-refraktären Patienten, die auch nicht auf Azathioprin angesprochen hatten, konnte durch i.v.-Gabe von Tacrolimus eine Mehrzahl der Patienten in Remission gebracht werden. In dieser kleinen Studie konnte durch die weitere orale Gabe von Tacrolimus auch ein günstiger Effekt auf die Remissionserhaltung gezeigt werden (Fellermann et al. 1998). Diese Ergebnisse müssen in größeren Studien überprüft werden. Bei Patienten mit chronisch aktivem Verlauf des Morbus Crohn konnte kürzlich gezeigt werden, daß unter der Therapie mit Mycofenolat eine ähnlich gute Wirkung wie unter Azathioprin erzielt werden konnte. Besonders Patienten mit einem hohen CDAI (> 300) profitierten von der Therapie mit Mycofenolat (Neurath et al. 1999). Auch hier müssen größere Studien diesen Therapieeffekt bestätigen. Bei positivem Ausgang dieser Studien wäre Mycofenolat und gute Alternative für Patienten, bei denen Unverträglichkeiten gegen Azathioprin aufgetreten sind.

34.9.4
Spezielle Therapie

Die Therapie des M. Crohn richtet sich nach der Krankheitsaktivität und dem Befallsmuster (Tabelle 34.13) (Stange et al. 1997). Die Standardtherapie wird entsprechend den Therapieschemata der amerikanischen und europäischen Crohn-Studie durchgeführt (Summers et al. 1979; Malchow et al. 1984). Danach sind die Glukokortikoide unabhängig von der Krankheitslokalisation die wirksamsten Medikamente während die Wirksamkeit von Salazosulfapyridin nicht bewiesen ist. Budesonid (9 mg) und 5-ASA-Präparate in einer Dosierung von 4 g weisen therapeutische Effekte auf, die günstiger sind als Plazebo, die Wirksamkeit von Glukokortikoiden jedoch nicht erreichen (Gross et al. 1995; Buckley u. O'Morain 1994).

Azathioprin, Mercaptopurin und Methotrexat sowie Metronidazol sind derzeit Medikamente der 2. Wahl, die bei Versagen der Steroide und der Salizylate eingesetzt werden. Niedermolekulare oder hochmolekulare enterale Diäten werden in Abhängigkeit von der Krankheitsaktivität alleine oder zusätzlich zu der Standardtherapie eingesetzt.

Geringe Krankheitsaktivität

Nach der Definition handelt es sich bei einem CDAI <150 um eine geringe Krankheitsaktivität. Unabhängig von diesem Index spricht das Fehlen von Laborveränderungen, ein nur gering entzündlicher Befund bei der Endoskopie und das weitgehende Wohlbefinden des Patienten für eine niedrige Krankheitsaktivität. In diesen Fällen ist eine systemische Therapie nicht erforderlich, zumal die Spontanremissionsrate des akuten Schubs eines M. Crohn zwischen 30 und 40 % beträgt. Allerdings werden in dieser Situation häufig 5-ASA-Präparate oder Budesonid eingesetzt, was durch die neueren Studien auch begründet scheint (Thomsen et al. 1998).

Aktive Erkrankung

Die aktive Erkrankung des Dünndarms erfordert eine Therapie mit Glukokortikoiden (Tabelle 34.14). Die Behandlung wird begonnen mit 60 mg Prednison/Prednisolon bzw. 48 mg 6-Methylprednisolon. Wöchentlich wird die Prednisolondosis um 10 mg, die 6-Methylprednisolondosis um 8 mg reduziert. Nach 3 Wochen erfolgt eine wöchentliche Reduk-

Tabelle 34.13. Therapie des Morbus Crohn (*5-ASA* 5-Aminosalizylsäure; *SASP* Sulfasalazin)

	Ileum	Kolon/Ileum + Kolon
Aktivität gering	5-ASA Budesonid	SASP/5-ASA
aktive Erkrankung	5-ASA Budesonid Steroide Formeldiäten	Steroide + SASP/5-ASA
Therapieversager (chronisch aktiv)	Azathioprin (TNF-α-AK?)	
Hochakutes Krankheitsbild	Steroide Antibiotika Ernährung } parenteral → OP-Indikation?	
Remissionserhaltung	Bei kompletter Remission: 5-ASA bei geringer Entzündungsaktivität: Steroide niedrig dosiert (z. B. Prednisolon 10 mg) postoperativ: 5-ASA	
Supportiv	Falls erforderlich Substitution Vitamin B_{12}, Vitamin A, D, E K Spurenelemente (Zink) Eisen Antidiarrhoika: Loperamid, Cholestyramin (bei chologener Diarrhö)	

Tabelle 34.14. Medikamente zur Therapie des Morbus Crohn: Dosisempfehlungen

Medikament	Dosierung				
Steroide		wöchentliche Reduktion um 10 mg		Wöchentliche Reduktion um 5 mg	
Prednisolon	60 mg	→	30 mg	→	10 mg
6-Methylprednisolon	48 mg	8 mg →	32 mg	4 mg →	8 mg
Budesonid	9 mg/Tag				
Sulfasalazin	3 g/Tag				
5-Aminosalizylsäure	3–4 g Remissionserhalt 3–4 g/d				
Azathioprin	50–150 mg/Tag				
Metronidazol	10–20 mg/kg/Tag reduzieren auf 250 mg/Tag				

tion um 5 mg bzw. 4 mg bis zu einer Dosis von 10 mg, bzw. 12 mg, die bis zum Erreichen der Remission gegeben wird. Die Steroide werden dann reduziert und abgesetzt.

Gelingt eine vollständige Remissionseinleitung nicht, ist eine längerfristige niedrig dosierte Steroidmedikation indiziert. Neben der wöchentlichen Reduktion des Prednisolons gibt es alternativ die Möglichkeit, die Steroidmedikation (Prednisolon 1 mg/kg KG/Tag) in hoher Dosierung bis zum Remissionseintritt zu geben. Möglicherweise werden mit dieser hochdosierten, langdauernden Steroidmedikation größere Remissionsraten erreicht.

Bei ausschließlichem Befall des Kolons oder Befall von Kolon und terminalem Ileum wird die zusätzliche Gabe von Salazosulfapyridin bzw. 5-Aminosalizylaten empfohlen.

Therapieversager

Kommt es unter der Reduktion der Steroidmedikation zur erneuten Zunahme der Entzündungsaktivität, wird die Steroiddosis bis zum Eintritt der klinischen Besserung erhöht. Bei Nichtansprechen auf eine Dosis von 60 mg Prednisolon kann die Dosis auf 100 mg gesteigert werden. Wichtig ist es, vor der Erhöhung der Steroiddosis mögliche Ursachen des Therapieversagens auszuschließen. Hierzu gehören intestinale Komplikationen wie z. B. Abszesse, Fisteln und Stenosen.

■ **Indikation zum Einsatz von Azathioprin oder 6-Mercaptopurin.** Sie ist dann gegeben, wenn die Krankheitsaktivität den Einsatz hoher Steroiddosen über längere Zeit erforderlich macht. Azathioprin wird zusätzlich zu dem Steroid zunächst in einer Dosierung von 2 mg/kg KG/Tag gegeben. Mit Rückgang der Krankheitsaktivität wird die Steroiddosis reduziert. Die Wirkung des Azathioprin setzt erst nach 8–12 Wochen ein. Bei Patienten mit chronisch aktiven Verläufen des Morbus Crohn ist die Gabe von Azathioprin über vier Jahre sinnvoll. Erst danach ist das Wiederauftreten von Rezidiven deutlich vermindert.

Hohe Krankheitsaktivität

Bei hoher Krankheitsaktivität kann ein Versuch mit Formeldiäten zusätzlich zu der Steroidmedikation sinnvoll sein.

■ **Indikation zur enteralen Ernährung.** Die Indikation für die enterale Ernährung ist insbesondere dann gegeben, wenn die Patienten unter der medikamentösen Therapie deutliche Nebenwirkungen aufweisen und eine Dosisreduktion der Medikamente wegen starker Entzündungsaktivität nicht möglich ist. Einen signifikanten Unterschied in der Effektivität nieder- oder hochmolekularer Diäten gibt es bisher nicht.

Hochakutes Krankheitsbild

Bei einem hochakuten Krankheitsbild ist die parenterale Gabe hoher Dosen von Glukokortikoiden indiziert. Daneben werden bei septischem Krankheitsbild Breitbandantibiotika einschließlich Metronidazol i. v. gegeben. Eine total parenterale Ernährung ist bei hochakutem Krankheitsbild geboten.

34.9.5
Remissionserhaltung und Rezidivprophylaxe

In der amerikanischen und europäischen Crohn-Studie konnten weder Glukokortikoide noch Sulfasalazin die Häufigkeit von Rezidiven verhindern (Summers et al. 1979; Malchow et al. 1984).

Allerdings führen nach einer Umfrage von Tromm in Deutschland und Österreich 65,5 % der Zentren eine Therapie mit Glukokortikoiden über einen Zeitraum von bis zu 6 Monaten nach Erreichen einer klinischen Remission des M. Crohn durch. Dabei werden überwiegend Dosen zwischen 5 und 10 mg Prednisolonäquivalent gegeben (Tromm et al. 1996).

Auf dem Boden der bisher publizierten Studien kann eine Therapie mit 5-ASA-Präparaten in einer Dosierung zwischen 2,4 und 4,5 g/Tag über mindestens 12 Monate zur Rezidivprophylaxe des Morbus Crohn empfohlen werden (Stange et al. 1997).

Unter der Therapie mit 6 mg Budesonid pro Tag konnte in bisher publizierten Studien nur eine Remissionsverlängerung für sechs Monate erreicht werden. Eine gesicherte Indikation für Budesonid in der Remissionserhaltung ist deshalb zum jetzigen Zeitpunkt nicht gegeben (Stange et al. 1997).

Azathioprin in einer Dosierung um 2,5 mg/kg KG/Tag reduziert die Rezidivhäufigkeit des M. Crohn über einen Zeitraum von bis zu 60 Wochen signifikant gegenüber Plazebo. Allerdings treten in bis zu 8,9 % der Fälle Nebenwirkungen auf (allergische Reaktionen, Leukopenie, Pankreatitis, Übelkeit; Pearson et al. 1995).

■ **Rezidivprophylaxe nach chirurgischer Therapie.** Zur Zeit können zur postoperativen Rezidivprophylaxe nur 5-ASA-Präparationen in einer Dosierung von 3 g pro Tag empfohlen werden (Stange et al.

1997). Budesonid in einer Dosierung von 6 mg/Tag hat keinen Einfluß auf die klinische Rezidivrate des Morbus Crohn nach einer Operation (Hellers et al. 1999). Metronidazol (20 mg/kg KG/Tag) reduziert zwar die postoperative Rezidivrate (Rutgeerts et al. 1996), kann jedoch aufgrund seiner Nebenwirkungsrate und des fehlenden Langzeiteffekts nicht zur Rezidivprophylaxe empfohlen werden.

34.9.6
Chirurgische Therapie des Morbus Crohn

Der M. Crohn ist durch einen chirurgischen Eingriff nicht heilbar, außerdem treten postoperativ in etwa 70 % der Fälle innerhalb eines Jahres endoskopisch nachweisbare Rezidive auf, während die klinisch symptomatischen Rezidive seltener sind. Die Notwendigkeit einer chirurgischen Behandlung ergibt sich demnach entweder aus einer akut aufgetretenen Komplikation (Ileus, Fistel, Abszeßbildung, Sepsis, Blutung, Perforation, Karzinom) oder aus einem schlechten Gesundheitszustand des Patienten bei konservativ nicht beherrschbarer Entzündungsaktivität.

■ **Obstruktion.** Sie ist die häufigste Operationsindikation bei M. Crohn. Meist liegt jedoch nicht ein kompletter Darmverschluß vor, sondern es sind unverdaute Nahrungsbestandteile, die vorübergehend ein stenosiertes Darmstück verschließen. Darmruhigstellung, Dekompression durch eine Magensonde und vollständig parenterale Ernährung beheben den akuten Zustand. Die Indikation zur Operation ergibt sich bei Persistenz der akuten Symptomatik oder wiederholtem Auftreten einer klinischen Stenosesymptomatik im Krankheitsverlauf.

Die Ausdehnung einer notwendigen Resektion auf größere Teile des makroskopisch gesunden Darms (Sicherheitsabstand) ist nicht erforderlich und hat keinen Einfluß auf den weiteren Verlauf der Erkrankung. Deshalb beschränkt sich die Resektion auf die Entfernung des Darmsegments, das für die zur Operation führende Komplikation verantwortlich ist. Eine Rechtfertigung für die sparsame Resektion stellt die Erfahrung mit der Strikturoplastik als nichtresezierender Behandlungsform von Stenosen dar. Dabei wird der stenosierte Darm längs inzidiert und quer vernäht. Diese Operationstechniken haben zu keiner höheren Rezidivrate geführt als resezierende Verfahren.

34.10
Symptomatische Therapie

Diarrhöen
Zur symptomatischen Therapie bei Diarrhöen sollten Substanzen nur eingesetzt werden, wenn keine starken Entzündungszeichen vorhanden sind.

> **CAVE**
> Insbesondere Opiate sind in der Lage, einen Ileus und die Entstehung des toxischen Megakolons zu begünstigen.

Loperamid hat sich als eine wirkungsvolle Substanz zur Behandlung der Diarrhö bei M. Crohn und Colitis ulcerosa insbesondere auch nach Anlage eines Ileostomas erwiesen. Bei chologenen Diarrhöen im Zusammenhang mit einer Ileitis terminalis kann der Einsatz von Cholestyramin erwogen werden. Insbesondere bei Patienten mit Stenosen sollte Cholestyramin wegen der Gefahr der Obstipation und der Dünndarmobstruktion nicht eingesetzt werden.

Osteoporose
Grundlagen der Prävention und Therapie der Osteoporose bei chronisch entzündlichen Darmerkrankungen sind die Verminderung der Entzündungsaktivität, physikalische und medikamentöse Maßnahmen. Bei Patienten mit hoher Krankheitsaktivität und längerfristiger Glukokortikoidtherapie werden Medikamente gegeben, die den Knochenabbau bremsen und die Mineralisation und Kalziumbilanz verbessern. Dazu gehören Kalzium, Vitamin D, Biphosphonate und bei Frauen in der Postmenopause Östrogene. Kalzium sollte in einer Dosierung von 2mal 0,5 g, Vitamin D_3 in einer Dosierung von 1.000 IE pro Tag verabreicht werden. Bei bereits bestehender Osteoporose ist es sinnvoll, zusätzlich Fluoride mit einer verzögerten Freisetzungsgalenik zu geben. Der Stellenwert von Natriumfluorid im Vergleich zu modernen Biphosphonaten wird aktuell im Rahmen von kontrollierten Studien untersucht.

Literatur

Adler G (1996) Morbus Crohn – Colitis ulcerosa, 2. Aufl. Springer, Berlin Heidelberg New York Tokyo

Baert FJ, D'Haens GR, Peeters M, Hiele MI, Schaible TF, Shealy D, Geboes K, Rutgeerts PJ (1999) Tumor necrosis factor α antibody (Infliximab) therapy profoundly down-regulates the inflammation in Crohn's ileocolitis. Gastroenterology 116: 22–28

Bar-Meir S, Chowers Y, Lavy A, Abramovitch D, Sternberg A, Leichtmann G, Reshef R, Odes S, Moshkovitz M, Bruck R, Eliakim R, Maoz E, Mittmann U (1998) Budesonide versus

prednisone in the treatment of active Crohn's disease. Gastroenterology 115: 835–840
Bayless TM, Tokayer AZ, Polito JM, Quaskey SA, Mellits ED, Harris ML (1996) Crohns disease: concordance for site and clinical type in affected family members: potential hereditary influences. Gastroenterology 111: 573–579
Belluzzi A, Brignola C, Campieri M, Pera A, Boschi S, Miglioli M (1996) Effect of an enteric-coated fish-oil preparation on relapses in Crohn's disease. N Engl J Med 334: 1557–1560
Best WR, Becktel JM, Singleton JW et al. (1976) Development of a Crohn's disease activity index. National cooperative Crohn's disease study. Gastroenterology 70: 439–444
Binder V, Hendriksen C, Kreiner S (1985) Prognosis in Crohn's disease – based on results from a regional patient group from the county of Copenhagen. Gut 26: 146–150
Bischoff SC, Herrmann A, Goke M, Manns MP, von zur Muhlen A, Brabant G (1997) Altered bone metabolism in inflammatory bowel disease. Am J Gastroenterol 92: 1157–1163
Bouhnik Y, Lemann M, Mary JY, Scemama G, Tai R, Matuchansky C, Modigliani R, Rambaud JC (1996) Long-term follow-up of patients with Crohn's disease treated with azathioprine or 6-mercaptopurine. Lancet 347: 215–219
Brambs H-J, Adler G (1995) Bildgebende Verfahren in der Diagnostik chronisch entzündlicher Darmerkrankungen. Bildgebung 62: 81–92
Brandtzaeg P, Halstensen TS, Helgeland L et al. (1992) The mucosal immune system in inflammatory bowel disease. In: MacDonald TT (ed) Immunology of gastrointestinal disease. Kluwer Academic Publishers, Boston London, pp 19–40
Brignola C, Cottone M, Pera A et al. (1995) Mesalamine in the prevention of endoscopic recurrence after intestinal resection for Crohn's disease. Gastroenterology 108: 345–349
Buckley M, O'Morain C (1994) Salicylates, steroids and immunosuppres-sants in Crohn's disease. Eur J Gastroenterol Hepatol 6: 85–92
Campieri M, De Franchis R, Bianchi Porro G et al. (1990) Mesalazine (5-aminosalicylic acid) suppositories in the treatment of ulcerative proctitis or distal proctosigmoiditis. Scand J Gastroenterol 25: 663–668
Cellier C, Sahmoud T, Froguel E et al. (1994) Correlations between clinical activity, endoscopic severity, and biological parameters in colonic or ileocolonic Crohn's disease. A prospective multicentre study of 121 cases. Gut 35: 231–235
Cohen RD, Hanauer SB (1995) Surveillance colonoscopy in ulcerative colitis: is the message loud and clear? Am J Gastroenterol 90: 2090–2092
Collins CE, Rampton DS (1995) Platelet dysfunction: a new dimension in inflammatory bowel disease. Gut 36: 5–8
Collins CE, Cahill MR, Newland AC et al. (1994) Platelets circulate in an activated state in inflammatory bowel disease. Gastroenterology 106: 840–845
Colombel JF, Grandbastien B, Gower Rousseau C et al. (1996) Clincal characteristics of Crohns disease in 72 families. Gastroenterology. 111: 604–607
Connell WR, Kamm MA, Dickson M et al. (1994) Long-term neoplasia risk after azathioprine treatment in inflammatory bowel disease. Lancet 343: 1249–1252
Cottone M, Rosselli M, Orlando A et al. (1994) Smoking habits and recurrence in Crohn's disease. Gastroenterology 106: 643–648
Couckuyt H, Gevers AM, Coremans G, Hiele M, Rutgeerts P (1995) Efficacy and safety of hydrostatic balloon dilatation of ileocolonic Crohn's strictures: a prospective longterm analysis. Gut 36: 577–580
Curran ME, Lau KF, Hampe J, Schreiber S, Bridger S, Macpherson AJ, Cardon LR, Sakul H, Harris TJ, Stokkers P, van Deventer SH, Mirza M, Raedler A, Kruis W, Meckler U, Theuer D, Herrmann T, Gionchetti P, Lee J, Mathew C, Lennard Jones J (1998) Genetic analysis of inflammatory bowel disease in a large European cohort supports linkage to chromosomes 12 and 16. Gastroenterology 115: 1066–1071
Debinski HS, Kamm MA (1995) Novel drug therapies in inflammatory bowel disease. Eur J Gastroenterol Hepatol 7: 169–182
D'Haens G, Geboes K, Ponette E, Penninckx F, Rutgeerts P (1997) Healing of severe recurrent ileitis with azathioprine therapy in patients with Crohn's disease. Gastroenterology 112: 1475–1481
D'Haens G, Rutgeers P, Geboes K et al. (1994) The natural history of esophageal Crohn's disease: three patterns of evolution. Gastrointest Endosc 40: 296–300
Duerr RH (1996) Genetics of inflammatory bowel disease. Infl Bow Dis 2: 48–60
Egan LJ, Sandborn WJ, Tremaine WJ (1998) Clinical outcome following treatment of refractory inflammatory and fistulizing Crohn's disease with intravenous cyclosporine. Am J Gastroenterol 93: 442–448
Ekbom A, Helmick C, Zack M et al. (1991) Ulcerative proctitis in Central Sweden 1965-1983. Dig Dis Sci 36: 97–102
Ekbom A, Helmick CG, Zack M et al. (1992) Survival and causes of death in patients with inflammatory bowel disease: a population-based study. Gastroenterology 103: 954–960
El Mouaaouy A, Tolksdorf A, Starlinger M et al. (1992) Endoskopische Sonographie des Anorektums bei entzündlichen Enddarmkrankungen. Z Gastroenterol 30: 486–494
Farmer RG, Hawk WA, Turnbull Jr RB (1975) Clinical patterns in Crohn's disease: a statistical study of 615 cases. Gastroenterology 68: 627–635
Farmer RG, Easley KA, Rankin GB (1993) Clinical patterns, natural history, and progression of ulcerative colitis. A long-term follow-up of 1.116 patients. Dig Dis Sci 38: 1137–1146
Feagan BG, Rochon J, Fedorak RN et al. (1995) Methotrexate for the treatment of Crohn's disease. N Engl J Med 332: 292–297
Fellermann K, Ludwig D, Stahl M, Walek TD, Stange EF. 1998. Steroid-unresponsive acute attacks of inflammatory bowel disease: immunomodulation by tacrolimus (FK506). Am J Gastroenterol 93: 1860–1866
Fischbach W, Becker W (Hrsg) (1993) Diagnostik chronisch-entzündlicher Darmerkrankungen. Thieme, Stuttgart New York
Gaffney PR, Doyle CT, Gaffney A et al. (1995) Paradoxical response to heparin in 10 patients with ulcerative colitis. Am J Gastroenterol 90: 220–223
Gaginella TS, Walsh RE (1992) Sulfasalazine – multiplicity of action. Dig Dis Sci 37: 801–812
Garau P, Orenstein SR, Neigut A et al. (1994) Pancreatitis associated with Olsalazine and Sulfalazine in children with ulcerative colitis. J Pediatr Gastroenterol Nutr 18: 481–485
Giocchetti P, Schiavina M, Campieri M et al. (1990) Bronchopulmonary involvement in ulcerative colitis. J Clin Gastroenterol 12: 647–650
Godet PG, May GR, Sutherland LR (1995) Meta-analysis of the role of oral contraceptive agents in inflammatory bowel disease. Gut 37: 668–673
Goebell H (1988) Different activity indices in Crohn's disease and their possible role. In: Goebell H, Peskar B, Malchow H (eds) Inflammatory bowel diseases. Basic research and clinical implications. MTP, Lancaster, pp 253–258
Goebell H, Förster S, Dirks E et al. (1987) Morbus Crohn: Klinische Erkrankungsmuster in Beziehung zur Lokalisation. Med Klin 82: 1–8
Greenberg GR, Feagan BG, Martin F et al. (1994) Oral budesonide for active Crohn's disease. N Engl J Med 331: 836–841
Griffiths AM, Ohlsson A, Sherman PM et al. (1995) Meta-analysis of enteral nutrition as a primary treatment of active Crohn's disease. Gastroenterology 108: 1056–1067
Gross V, Andus T, Fischbach W et al. (1995) Comparison between high dose 5-aminosalicylic acid and 6-methylprednisolone in active Crohn's ileocolitis. A multicenter randomized double-blind study. Z Gastroenterol 33: 581–584

Hagett PJ, Moore NR, Shearman JD et al. (1995) Pelvic and perineal complications of Crohn's disease: assessment using magnetic resonance imaging. Gut 36: 407–410

Hanauer SB, Robinson M, Pruitt R, Lazenby AJ, Persson T, Nilsson LG, Walton-Bowen K, Haskell L, Levine JG (1998) Budesonide enema for the treatment of active, distal ulcerative colitis and proctitis: a dose-ranging study. Gastroenterology 115: 525–532

Hanauer S, Schwartz J, Robinson M et al. (1993) Mesalamine capsules for treatment of active ulcerative colitis: results of a controlled trial. Am J Gastroenterol 88: 1188–1197

Hawthorne AB, Daneshmend TK, Hawkey CJ et al. (1992) Treatment of ulcerative colitis with fish oil supplementation: a prospective 12 month randomised controlled trial. Gut 33: 922–928

Hellers G, Cortot A, Jewell D, Leijonmarck CE, Löfberg R, Malchow H, Nilsson LG, Pallone F, Pena S, Persson T, Prantera C, Rutgeerts P (1999) Oral budesonide for prevention of postsurgical recurrence in Crohn's disease. Gastroenterology 116: 294–300

Herbay A von, Otto HF (1992) Differentialdiagnostik chronisch-entzündlicher Darmerkrankungen. Möglichkeiten und Grenzen der Morphologie. Chirurg 63: 1–7

Herbay A von, Herfarth Ch, Otto HF (1994) Cancer and dysplasia in ulcerative colitis: a histologic study of 301 surgical specimen. Z Gastroenterol 32: 382–388

Herbay A von, Heuschen U, Herfarth Ch (1996) Backwash ileitis is common in ulcerative colitis and covers the full spectrum of UC lesions and complications. In: Tytgat G (ed) Inflammatory bowel disease. Kluwer, Dordrecht Boston London

Herbay A von, Schmid RM, Adler G (1999) Kolorektale Karzinome bei Morbus Crohn. Dtsch Med Wochenschr 124: 940–944

Herfarth C, Stern J (1991) Ileum-Pouch: Indikationen, Techniken, Langzeitergebnisse. Dtsch Med Wochenschr 116: 1485–1490

Hodgson HJF, Bhatti M (1995) Assessment of disease activity in ulcerative colitis and Crohn's disease. Infl Bow Dis 1: 117–134

Hugot JP, Laurent Puig P, Gower Rousseau C, Olson JM, Lee JC, Beaugerie L, Naom I, Dupas JL, Van Gossum A, Orholm M, Bonaiti Pellie C, Weissenbach J, Mathew CG, Lennard Jones JE, Cortot A, Colombel JF, Thomas G (1996) Mapping of a susceptibility locus for Crohn's disease on chromosome 16. Nature 379: 821–823

Kayser K, Probst F, Gabius HJ et al. (1990) Are there characteristic alterations of lung tissue associated with Crohn's disease? Path Res Pract 186: 485–490

Kirsner JB (1995) The historical basis of the idiopathic inflammatory bowel diseases. Infl Bow Dis 1: 2–26

Kruis W, Judmaier G, Kayasseh L et al. (1995) Double-blind dose-finding study of olsalazine versus sulphalazine as maintenance therapy for ulcerative colitis. Eur J Gastroenterol Hepatol 7: 391–396

Küchenhoff J, Manz R, Mathes L (1995) Was beeinflußt den Krankheitsverlauf des Morbus Crohn? Nervenarzt 66: 41–48

Langholz E, Munkholm P, Davidsen M et al. (1992) Colorectal cancer risk and mortality in patients with ulcerative colitis. Gastroenterology 103: 1444–1451

Langholz E, Munkholm P, Davidsen M (1994) Course of ulcerative colitis: analysis of changes in disease activity over years. Gastroenterology 107: 3–11

Lebwohl M, Lebwohl O (1998) Cutaneous manifestations of inflammatory bowel disease. Inflamm Bow Dis 4: 142–148

Lee Y-M, Kaplan MM (1995) Primary sclerosing cholangitis. Semin Liver Dis 11: 11–17

Lennard-Jones JE (1995) Surveillance in ulcerative colitis: Is it worthwhile? Does it save lives? Infl Bow Dis 1: 76–79

Lochs H, Steinhardt HJ, Klaus-Wentz B et al. (1991) Comparison of enteral nutrition and drug treatment in active Crohn's disease. Gastroenterology 101: 881–888

Löfberg R (1995) New steroids for inflammatory bowel disease. Infl Bow Dis 1: 135–141

Löfberg R, Danielsson Å, Suhr O, Nilsson Å, Schiöler R, Nyberg A, Hultcrantz R, Kollberg B, Gillberg R, Willén R, Persson T, Salde L (1996) Oral budesonide versus prednisolone in patients with active extensive and left-sided ulcerative colitis. Gastroenterology 110: 1713–1718

Lunniss PJ, Philips RKS (1994) Extra-intestinal fistulae and perianal disease in Crohn's disease. Eur J Gastroenterol 6: 100–107

Malchow H, Ewe K, Brandes JW et al. (1984) European cooperative Crohn's disease study (ECCDS): Results of drug treatment. Gastroenterology 86: 249–266

Marshall JK, Irvine EJ (1997) Rectal corticosteroids versus alternative treatments in ulcerative colitis: a meta-analysis. Gut 40: 775–781

Martini GA (1991) Zur Geschichte der chronisch-entzündlichen Darmerkrankungen (Colitis ulcerosa und Morbus Crohn). Internist 32: 505–510

Meuwissen SGM, Crusius JBA, Pena AS et al. (1997) Spondyloarthropathy and idiopathic inflammatory bowel diseases. Infl Bow Dis 3: 25–37

Michelassi F, Stella M, Balestracci T et al. (1993) Incidence, diagnosis and treatment of enteric and colorectal fistulae in patients with Crohn's disease. Ann Surg 218: 660–666

Miner P, Hanauer S, Robinson M et al. (1995) Safety and efficacy of controlled-release mesalamine for maintenance of remission in ulcerative colitis. Dig Dis Sci 40: 296–304

Modigliani R, Mary JY, Simon JF et al. (1990) Clinical, biological and endoscopic picture of attacks of Crohn's disease. Gastroenterology 98: 811–818

Monsén U, Sorstad J, Hellers G et al. (1991) Extracolonic diagnoses in ulcerative colitis: an epidemiological study. Am J Gastroenterol 85: 711–716

Montgomery SM, Morris DL, Pounder RE, Wakefield AJ (1999) Paramyxovirus infections in childhood and subsequent inflammatory bowel disease. Gastroenterology 116: 796–803

Neurath MF, Wanitschke R, Peters M, Krummenauer F, Meyer zum Büschenfelde KH, Schlaak JF (1999) Randomized trial of mycofenolate mofetil versus azathioprine for treatment of chronic active Crohn's disease. Gut 44: 625–628

Novacek G, Kleinberger M, Vogelsang H et al. (1995) Budesonide in glucocorticoid dependent chronic active Crohn's disease; a pilot study. Z Gastroenterol 33: 251–254

Orholm M, Munkholm P, Langholz E et al. (1991) Familial occurrence of inflammatory bowel disease. N Engl J Med 324: 84–88

Pearson DC, May GR, Fick GH et al. (1995) Azathioprine and 6-Mercaptopurine in Crohn disease. Ann Intern Med 122: 132–142

Persson PG, Ahlbom A, Hellers G (1990) Inflammatory bowel disease and tabacco smoke – a case-control study. Gut 31: 1377–1381

Present DH (1993) Toxic megacolon. Med Clin North Am 77: 1129–1148

Present DH, Rutgeerts P, Targan S, Hanauer SB, Mayer L, van Hoegenzand RA, Podolsky DK, Sands BE, Braakman T, De Woody KL, Schaible TF, van Deventer SJH (1999) Infliximab for the treatment of fistulas in patients with Crohn's disease. N Engl J Med 340: 1398–1404

Rachmilewitz D (1989) Coated mesalazine (5-aminosalicylic acid) versus sulphasalazine in the treatment of active ulcerative colitis: a randomised trial. Br Med J 298: 82–86

Reimann J, Rudolphi A, Claesson MH (1995) Novel experimental approaches in the study of the immunopathology in inflammatory bowel disease. J Mol Med 73: 133–140

Reinshagen M, Loeliger C, Kuehnl P et al. (1996) HLA class II gene frequencies in Crohn's disease: a population based analysis in Germany. Gut 38: 538–542

Rieber A, Wruk D, Nüssle K, Aschoff AJ, Reinshagen M, Adler G, Brambs HJ, Tomczak R (1998) MRT des Abdomens in Kombination mit der Enteroklyse bei Morbus Crohn unter Verwendung von oralem und intravenösen Gd-DTPA. Radiologe 38: 23–28

Riordan AM, Hunter JO, Cowan RE et al. (1993) Treatment of active Crohn's disease by exclusion diet: east anglian multicentre controlled trial. Lancet 342: 1131–1134

Roberts WG, Simon TJ, Berlin RG et al. (1997) Leukotrienes in ulcerative colitis: results of a multicenter trial of a leukotriene biosynthesis inhibitor, MK-591. Gastroenterology 112: 725–732

Rosen CB, Nagorney DM (1991) Cholangiocarcinoma complicating primary sclerosing cholangitis. Semin Liver Dis 11: 26

Rowbotham DS, Mapstone NP, Trejdosiewicz LK et al. (1995) Mycobacterium paratuberculosis DNA not detected in Crohn's disease tissue by fluorescent polymerase chain reaction. Gut 37: 660–667

Russel MG, Dorant E, Brummer RJM, van de Kruis MA, Muris JW, Bergers JM, Goedhard J, Stockbrügger RW (1997) Appendectomy and the risk of developing ulcerative colitis or Crohn's disease: results of a large case-control study. Gastroenterology 113: 377–382

Rutgeerts P, D'Haens G, Hiele M, Geboes K, Vantrappen G (1994) Appendectomy protects against ulcerative colitis. Gastroenterology 106: 1251–1253

Rutgeerts P, Hiele M, Geboes K et al. (1996) Controlled trial of metronidazole treatment for prevention of Crohn's recurrence after ileal resection. Gastroenterology 108: 1617–1621

Satsangi J, Parkes M, Louis E, Hashimoto L, Kato N, Welsh K, Terwilliger JD, Lathrop GM, Bell JI, Jewell DP (1996) Two stage genome-wide search in inflammatory bowel disease provides evidence for susceptibility loci on chromosomes 3, 7 and 12. Nat Genet 14: 199–202

Sandborn WJ (1995) A critical review of cyclosporine therapy in inflammatory bowel disease. Infl Bow Dis 1: 48–63

Scheppach W, Christl SU, Bartram HP, Richter F, Kasper H (1997) Effects of short-chain fatty acids on the inflamed colonic mucosa. Scand J Gastroenterol 32 (Suppl 222): 53–57

Schreiber S, Hamling J, Zehnter E, Howaldt S, Daerr W, Raedler A, Kruis W (1997) Renal tubular dysfunction in patients with inflammatory bowel disease treated with aminosalicylate. Gut 40: 761–766

Schwerk WB, Beckh K, Raith M (1992) A prospective study of high resolution sonography in the diagnosis of inflammatory bowel disease. Eur J Gastroenterol Hepatol 4: 173–182

Scully RE (ed) (1994) Case records of the Massachusetts General Hospital. Weekly clinicopathologic exercises. Case 3-1994. N Engl J Med 330: 96–202

Shivananda S, Lennard Jones J, Logan R, Fear N, Price A, Carpenter L, van Blankenstein M (1996) Incidence of inflammatory bowel disease across Europe: is there a difference between north and south? Results of the European Collaborative Study on Inflammatory Bowel Disease (EC-IBD). Gut 39: 690–697

Singleton JW, Hanauer SB, Gitnick GL et al. (1993) Mesalamine capsules for the treatment of active Crohn's disease: results of a 16-week trial. Gastroenterology 104: 1293–1301

Skalej M, Makowiec F, Weinlich M et al. (1993) Kernspintomographie bei perianalem Morbus Crohn. Dtsch Med Wochenschr 118: 1791–1796

Smedh K, Olaison G, Jönsson KÅ et al. (1995) Interobserver variation of colonoileoscopic findings in Crohn's disease. Scand J Gastroenterol 30: 81–86

Soukiasian SH, Foster CS, Raizman MB (1994) Treatment strategies for scleritis and uveitis associated with inflammatory bowel disease. Am J Ophtalmol 118: 601–611

Spencer CM, McTavish D (1995) Budesonide. A review of its pharmacological properties and therapeutic efficacy in inflammatory bowel disease. Drugs 50: 854–872

Stack WA, Mann SD, Roy AJ et al. (1997) Randomised controlled trial of CDP571 antibody to tumour necrosis factor-alpha in Crohns disease. Lancet 349: 521–524

Stange EF, Modigliani R, Salvador Pena A et al. (1995) European trial of cyclosporine in chronic active Crohn's disease: a 12-month study. Gastroenterology 109: 774–782

Stange EF, Schreiber S, Raedler A, Stallmach A, Schölmerich J, Loeschke K, Starlinger M, Fischbach W, Caspary WF (1997) Therapie des Morbus Crohn – Ergebnisse einer Konsensuskonferenz der Deutschen Gesellschaft für Verdauungs- und Stoffwechselkrankheiten. Z Gastroenterol 35: 541–554

Steinhardt HJ, Loeschke K, Kasper H et al. (1985) European Cooperative Crohn's Disease Study (ECDS): Clinical features and natural history. Digestion 31: 97–108

Steinhart AH, McLeod RS (1996) Medical and surgical management of perianal Crohn's Disease. Infl Bow Dis 2: 200–210

Summers RW, Switz DM, Sessions JT Jr et al. (1979) National cooperative Crohn's disease study: Results of drug treatment. Gastroenterology 77: 847–869

Sutherland LR, Martin F, Greer S et al. (1987) 5-Aminosalicylic acid enema in the treatment of distal ulcerative colitis-proctosigmoiditis, and proctitis. Gastroenterology 92: 1894–1898

Sutherland L, Singleton J, Sessions J et al. (1991) Double blind, placebo controlled trial of metronidazole in Crohn's disease. Gut 32: 1071–1075

Talbot RW, Heppell J, Dozois RR et al. (1986) Vascular complications of inflammatory bowel disease. Mayo Clin Proc 61: 140–145

Targan SR, Hanauer SB, van Deventer SJ, Mayer L, Present DH, Braakman T, DeWoody KL, Schaible TF, Rutgeerts PJ (1997) A short-term study of chimeric monoclonal antibody cA2 to tumor necrosis factor alpha for Crohn's disease. Crohn's Disease cA2 Study Group. N Engl J Med 337: 1029–1035

Thomas GAO, Rhodes J, Mani V et al. (1995) Transdermal nicotine as maintenance therapy for ulcerative colitis. N Engl J Med 332: 988–992

Thomsen OØ, Cortot A, Jewell D, Wright JP, Winter T, Tavarela Veloso F, Vatin M, Persson T, Pettersson E (1998) A comparison of budesonide and mesalamine for active Crohn's disease. N Engl J Med 339: 370–374

Tirpitz C von, Pischulti G, Claus J, Rieber A, Brückel J, Boehm BO, Adler G, Reinshagen M (1999) Pathologische Knochendichte bei chronisch entzündlichen Darmerkrankungen. Z Gastroenterol 37: 1021–1028

Toyoda H, Wang SJ, Yang H et al. (1993) Distinct associations of HLA class II genes with inflammatory bowel disease. Gastroenterology 104: 741–748

Tromm A, Möllmann HW, May B (1996) Praxis der Glukokortikoidtherapie chronisch entzündlicher Darmerkrankungen. In: May B, Möllmann HW (Hrsg) Glukokortikoidtherapie chronisch entzündlicher Darmerkrankungen. Falk Foundation, Freiburg, S 9–26

Truelove SC, Witts LJ (1955) Cortisone in ulcerative colitis. Final report on a therapeutic trial. Br Med J 2: 1041–1048

Van Hees PAM, Van Elteren PH, Van Lier HJJ et al. (1980) An index of inflammatory activity in patients with Crohn's disease. Gut 21: 279–286

Wakefield AJ, Ekbom A, Dhillon AP et al. (1995) Crohn's disease: Pathogenesis and persistent measles virus infection. Gastroenterology 108: 911–916

Wilcox GM, Aretz HT, Roy MA et al. (1990) Glomerulonephritis associated with inflammatory bowel disease. Gastroenterology 98: 786–791

Wu S, Craig RM (1995) Intense nutritional support in inflammatory bowel disease. Dig Dis Sci 40: 843–852

Yang H, Vora DK, Targan SR et al. (1995) Intracellular adhesion molecule 1 gene associations with immunologic subsets of inflammatory bowel disease. Gastroenterology 109: 440–448

Einheimische Sprue/Zöliakie

A. STALLMACH · M. ZEITZ

Inhalt

35.1 Epidemiologie 315
35.2 Ätiologie und Pathogenese 315
35.2.1 Stufenmodell 316
35.2.2 Genetik 316
35.2.3 Antikörperbildung 317
35.3 Klinik der einheimischen Sprue 318
35.3.1 Allgemeine Symptome 318
35.3.2 Laborchemische Veränderungen 318
35.3.3 Histologische Veränderungen 318
35.4 Diagnostik 318
 Endoskopie 318
 Antikörper 319
35.5 Maligne Tumoren 320
35.5.1 T-Zell-Lymphome 320
35.6 Besondere Verlaufsformen
 und assoziierte Erkrankungen 321
35.6.1 Dermatitis herpetiformis Duhring 321
35.6.2 Assoziierte Erkrankungen 321
35.7 Syndrome mit sprueähnlichem
 Schleimhautumbau 322
35.7.1 Glutenrefraktäre Sprue 322
35.7.2 Kollagene Sprue 322
35.8 Differentialdiagnose 322
35.9 Therapie 322

Die einheimische Sprue ist durch eine lebenslang persistierende Unverträglichkeit von Gliadin, der alkohollöslichen Fraktion des Getreidebestandteils Gluten definiert. Dabei wird nach dem heutigen Verständnis zwischen einer latenten und einer manifesten Sprue unterschieden. Als Folge dieser Unverträglichkeit kommt es bei der manifesten Sprue zu einer charakteristischen, aber unspezifischen Verkürzung der Zotten (die fälschlicherweise häufig als Zottenatrophie bezeichnet wird) und einer Krypthyperplasie im Dünndarm. Hieraus resultieren eine Malabsorption und Diarrhöen, die das klinische Bild bestimmen. Die Erkrankung kann nach Einführung glutenhaltiger Nahrung im Säuglings- und Kleinkindesalter auftreten. Latente oder atypische Formen, die erst im Erwachsenenalter diagnostiziert werden, sind jedoch in der Mehrzahl.

35.1 Epidemiologie

Die Angaben zur Inzidenz der einheimischen Sprue werden im wesentlichen durch die Diagnosekriterien beeinflußt. Die nach Einführung der tiefen Duodenal- bzw. Jejunalbiopsie durchgeführten Untersuchungen zur Häufigkeit der manifesten einheimischen Sprue im europäischen Raum zeigen Inzidenzraten von 1:300 in Westirland bis 1:4.700 Lebendgeborene in Finnland (bei einer im frühen Säuglingsalter auftretenden, lebenslang bestehenden Erkrankung entspricht die Inzidenz der Prävalenz). Für Deutschland ist in Berlin (ehemalig West) eine Inzidenzrate von 1:2.110 Neugeborenen beschrieben worden (Sandforth et al. 1991).

Unter Berücksichtigung der Tatsache, daß bei Vorliegen einer Glutenüberempfindlichkeit ein weites Spektrum von morphologisch erfaßbaren Veränderungen und klinischen Symptomen auftreten kann (von der klinischer Symptomlosigkeit mit normaler Krypten-Zotten-Architektur bis hin zum klassischen Malabsorptionssyndrom mit flacher Mukosa), besteht die Glutenüberempfindlichkeit wohl etwa 5- bis 10mal häufiger („Eisbergphänomen"; Abb. 35.1). In Deutschland muß demnach mit einer Häufigkeit (Prävalenz) von 1:300 gerechnet werden (Caspary 1993).

35.2 Ätiologie und Pathogenese

Zur Ätiologie und Pathogenese der einheimischen Sprue wurden verschiedene Hypothesen formuliert. Formal können diese in eine
- Theorie zu Enzymdefekten,
- Theorie zu lektinähnlichen Wirkungen von Gliadin und eine
- Theorie zur Immunpathogenese unter besonderer Berücksichtigung der Veränderungen im darmassoziierten Immunsystem differenziert werden.

Ende der 60er Jahre wurde postuliert, daß eine Defizienz von Peptidasen zu einem unvollständigen Abbau von Gliadin mit toxischer Wirkung auf Enterozyten führt. Durch verschiedene Ansätze konnte jedoch gezeigt werden, daß Enzymdefekte lediglich sekundäre Folgen der Enterozytenunreife sind. Eine lektinähnliche Wirkung von Gliadinen könnte ähnlich wie Concanavalin A oder Weizenkeimagglutinin zu einer direkten Schädigung der Mukosa führen. Kritisch betont werden muß aber, daß eine lektinähnliche – durch Kohlenhydrate hemmbare – Bindung von Gliadinen an Zellmembranen aus Enterozyten von Patienten mit einheimischer Sprue bisher nicht nachgewiesen werden konnte.

35.2.1
Stufenmodell

So wird heutzutage ein Zweiphasenmodell unter Berücksichtigung einer genetischen Disposition und Veränderungen im darmassoziierten Immunsystem als Erklärung für die Entstehung einer einheimischen Sprue akzeptiert. Dieses Konzept zur Immunpathogenese basiert auf der familiären Häufung sowie verschiedenen experimentellen *In-vitro*-Befunden.

So ist z. B. bei der in-vitro-Kultivierung der Mukosa von Spruepatienten in Remission (glutenfreie Diät) kein unmittelbarer Effekt von Gliadin bezüglich Enterozytenmorphologie bzw. Krypten-Zotten-Struktur nachzuweisen. Führt man jedoch eine Kokultur unter Verwendung von Mukosafragmenten von Patienten in Remission und Patienten mit florider Sprue durch, resultiert aus dem Gliadinzusatz zur Kokultur in der morphologisch unauffälligen Mukosa ein Umbau, der wahrscheinlich durch diffundierende Zytokine bedingt ist. Diese Veränderungen sind durch Glukokortikoide hemmbar (Falchuk et al. 1974).

Weiterhin ist von Interesse, daß in vitro in fetaler Darmmukosa aus der unspezifischen Aktivierung von T-Zellen eine sprueähnliche Mukosatransformation resultiert.

35.2.2
Genetik

Die genetische Besonderheit bei Patienten mit einheimischer Sprue ist für Gene bzw. Genprodukte des Haupthistokompatibilitätskomplexes auf dem Chromosom 6 erkannt worden. So findet sich insbesondere eine starke Assoziation zum DQw2-Allel, ein HLA-Klasse-Molekül, welches in einem Kopplungsungleichgewicht zu den HLA-DR3- und -DQ7-Genen steht. Es liegt eine primäre Assoziation der Sprue mit dem DQ αβ-Heterodimer, welches durch HLA-DQ $α_1$*0501 (cis-Position) und HLA-DQ $β_1$*0201 (trans-Position) kodiert wird (Marsh 1992; Lundin et al. 1993).

Interessanterweise ist bei Patienten mit doppelter HLA-DQ $β_1$*0201-Expression das Risiko, an einer einheimischen Sprue zu erkranken, signifikant höher als bei einfacher Expression. Allerdings sind nicht alle Patienten mit einheimischer Sprue HLA-DQw2-positiv. HLA-DQw2-negative Patienten exprimieren häufig die HLA-Allele DR4DQw8.

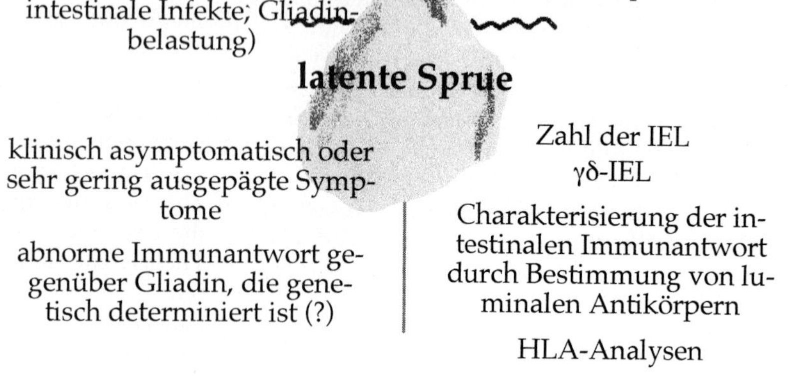

Abb. 35.1. Unterscheidungskriterien zwischen einer latenten und einer manifesten Sprue

KLINISCHES BILD UND VERMEINTLICHE URSACHEN	DIAGNOSTIK
manifeste Sprue	
Malabsorptionssyndrom und Diarhöen	Dünndarmbiopsie
Auslösung durch zusätzliche Schäden (Ernährungsmängel, intestinale Infekte; Gliadinbelastung)	Endomysium- (tTG-) Antikörper
latente Sprue	
klinisch asymptomatisch oder sehr gering ausgepägte Symptome	Zahl der IEL γδ-IEL
abnorme Immunantwort gegenüber Gliadin, die genetisch determiniert ist (?)	Charakterisierung der intestinalen Immunantwort durch Bestimmung von luminalen Antikörpern
	HLA-Analysen

Die Bedeutung der HLA-Antigene für die Pathogenese der einheimischen Sprue liegt darin, daß HLA-Moleküle Antigene binden und immunkompetenten Zellen präsentieren können.

Aus der Antigenpräsentation auf HLA-Klasse-I-Antigene folgt die Aktivierung von CD8-positiven Lymphozyten (Zellen mit supprimierenden und/oder zytotoxischen Funktionen), während die Antigenpräsentation durch HLA-Klasse-II-Komplexe zur Aktivierung von CD4-positiven Zellen (Lymphozyten mit Helferfunktion) führt. T-Zellen in der intestinalen Mukosa von Patienten mit einheimischer Sprue erkennen Gliadinpeptide, wenn diese durch die DQ-Heterodimere präsentiert werden.

Stufenmodell

■ **1. Phase.** Überträgt man diese Befunde auf das Zweiphasenmodell der einheimischen Sprue, wäre die erste Phase bei genetisch determinierten Menschen durch eine verstärkte Bindung von Gliadinpeptiden an HLA-Gene charakterisiert. Diese Patienten hätten eine besondere Disposition, an einer einheimischen Sprue zu erkranken und würden das große Kollektiv der Menschen mit latenter Sprue repräsentieren.

■ **2. Phase.** In der zweiten Phase könnte durch eine intestinale Noxe, z.B. einen Virusinfekt, eine unspezifische Entzündung im Intestinaltrakt induziert werden. Bei gleichzeitig vermehrter oraler Gliadinzufuhr (hohe Antigenlast) und der durch die Entzündung induzierten erhöhten Expression von HLA-Klasse-II-Antigenen auf antigenpräsentierenden Zellen der Darmmukosa, würde die verstärkte Aktivierung von CD4-positiven Lymphozyten folgen.

So kann bei Patienten mit einheimischer Sprue eine verstärkte Aktivierung von sog. TH1-Zellen nachgewiesen werden. Aus der Aktivierung von TH1-Zellen folgt konsekutiv die Aktivierung von Monozyten/Makrophagen mit TNF-α-Freisetzung. Diese Zytokine induzieren in Enterozyten Apoptose, die in einer gesteigerten Zellextrusion mit hyperregeneratorischem Schleimhautumbau mit Zottenatrophie und Kryptenhyperplasie resultiert (Moss et al. 1996). Diese Patienten werden mit einer klassischen „manifesten" einheimischen Sprue symptomatisch.

Ungeklärt bleibt, ob T-Zellen der Lamina propria oder intraepitheliale T-Zellen, insbesondere γδ-positive T-Zellen, die immunologischen Effektorfunktionen vermitteln. γδ-positive T-Zellen werden durch Heat-shock-Proteine aktiviert und auf Epithelzellen von Patienten mit unbehandelter Sprue vermehrt exprimiert. Dies legt den Schluß nahe, daß neben der Zytokinwirkung direkte zytotoxische Effekte von γδ-positiven T-Zellen für die Epithelschädigung verantwortlich sind.

35.2.3
Antikörperbildung

■ **Gliadinantikörper.** Bei unbehandelten Spruepatienten werden im Serum Gliadinantikörper vom IgA- und IgG-Typ nachgewiesen. Je nach Untersuchungskollektiv und Labor finden sich Gliadinantikörper vom IgG-Typ bei 82–100 % und Gliadinantikörper vom IgA-Typ bei 53–100 % der Patienten mit glutenhaltiger Kost.

■ **Endomysium-/Transglutaminaseantikörper.**
Neben Gliadinantikörpern sind bei der unbehandelten Sprue sog. Retikulin- bzw. Endomysiumantikörper nachgewiesen worden. Durch diese Antikörper wird die bindegewebige Scheide von einzelnen Muskelzellen markiert.

Das Antigen, gegen das Endomysiumantikörper gerichtet sind, konnte durch die Arbeitsgruppe um D. Schuppan identifiziert werden (Dietrich et al. 1997). Hierbei handelt es sich um die Gewebe-Transglutaminase („tissue transglutaminase"/tTG), ein Enzym aus einer Familie von kalziumabhängigen Enzymen, die die Quervernetzung von Proteinen fördern. Unter physiologischen Bedingungen ist das Enzym intrazellulär lokalisiert. Während Entzündungsvorgängen wird die tTG sezerniert und führt durch Quervernetzung von Proteinen zu einer Stabilisierung der extrazellulären Matrix in Granulationsgewebe.

Interessanterweise können Gliadinpeptide ebenfalls durch die tTG vernetzt werden, so daß möglicherweise in der Mukosa Gliadin-Gliadin- bzw. Gliadin-tTG-Komplexe mit neoantigenen Epitopen entstehen. Gegen diese neuen Epitope könnte eine destruktive Immunantwort gerichtet sein, die zur mukosalen Transformation beiträgt. Für diese Hypothese spricht die Beobachtung, daß die Proliferationsantwort von Lymphozyten aus der Darmschleimhaut von Patienten mit einheimischer Sprue gegen Gliadin-tTG-Komplexe höher ist, als gegen alleinige Gliadinantigene (Molberg et al. 1998).

Angemerkt sei, daß es sich bei der tTG nicht um ein Autoantigen im klassischen Sinne handelt, da nach Einführung einer gliadinfreien Diät die Antikörpertiter deutlich abfallen. Gegen eine zentrale Bedeutung in der Pathogenese der Gliadin- oder Endomysium-(tTG-)Antikörper vom IgA-Typ spricht die Tatsache, daß die einheimische Sprue bei Patienten mit selektivem IgA-Mangel gehäuft beobachtet wird.

35.3
Klinik der einheimischen Sprue

35.3.1
Allgemeine Symptome

Das klinische Bild der einheimischen Sprue ist ausgesprochen variabel. Bei der klassischen Form (etwa 30–40 % der Fälle) stehen folgende Symptome im Vordergrund:
- das Malabsorptionssyndrom mit Diarrhöen,
- Übelkeit und Erbrechen,
- ein aufgeblähtes Abdomen,
- bei Erwachsenen Gewichtsabnahme,
- bei Kindern Stillstand der körperlichen Entwicklung.

Zirka 50 % der Patienten mit einheimischer Sprue geben jedoch auf Befragen zum Zeitpunkt der Diagnosestellung keine intestinalen Symptome oder Beschwerden an.

Weitere Symptome sind Zungenbrennen, Tetanie, hämorrhagische Diathesen und Knochenschmerzen. In ausgeprägten Fällen finden sich periphere Ödeme als Ausdruck der Hypoproteinämie. Häufig ist die Stimmung der Patienten labil. Bei mono- oder oligosymptomatischen Formen finden sich nicht selten lediglich eine chronische Anämie oder Symptome des „irritablen Kolons".

35.3.2
Laborchemische Veränderungen

Die laborchemischen Veränderungen sind durch das Malabsorptionssyndrom gekennzeichnet. Typisch ist eine *Eisenmangelanämie*, seltener eine durch eine Folsäure- oder Vitamin-B12-Resorptionsstörung bedingte Anämie. Eine *Hypoproteinämie* ist bei 30 % der Spruepatienten mit dem Vollbild der Erkrankung zu beobachten. Die Resorptionsstörung für fettlösliche Vitamine äußert sich in einer *Hypokalzämie*, einer Erhöhung der *alkalischen Phosphatase* und einem *Hyperparathyreoidismus* (klassische Osteomalaziekonstellation) sowie einem erniedrigten *β-Karotin-Serumwert*. Etwa 30 % der Patienten haben erhöhte Transaminasen.

Bei der klassischen Form der einheimischen Sprue fällt der D-Xyloseresorptionstest in 90 % der Fälle pathologisch aus. Mittels des H_2-Atemtests kann ein Laktasemangel nachgewiesen werden. Die Steatorrhö bedingt ein erhöhtes Stuhlgewicht.

35.3.3
Histologische Veränderungen

In Abhängigkeit von der Ausprägung des Krankheitsbildes finden sich mehr oder weniger starke strukturelle und ultrastrukturelle Veränderungen. So sind beim Vollbild der einheimischen Sprue folgende Veränderungen nachzuweisen:
- eine starke Verkürzung der Zotten bis hin zum vollständigen Zottenverlust,
- eine Kryptenhyperplasie,
- eine erhöhte Mitoserate des Epithels im Kryptenkompartiment,
- ein unregelmäßiger und verschmälerter Bürstensaum der Enterozyten,
- verkürzte Enterozyten,
- teilweise ist eine Vakuolisierung des Epithels sichtbar.

Lymphozyten

In der Lamina propria findet sich ein dichtes entzündliches Infiltrat aus Lymphozyten und Plasmazellen. Die Zahl intraepithelialer Lymphozyten ist bezogen auf die Zahl der Enterozyten bei der unbehandelten Sprue signifikant erhöht. Intraepitheliale Lymphozyten (IEL) sind zu 90 % CD8-positiv und weniger als 10 % der Zellen sind CD4-positiv. Der T-Zell-Rezeptor der IEL besteht unter physiologischen Bedingungen bei 85 % der Zellen aus einer α- und einer β-Kette und bei 15 % der Zellen aus den $\gamma\delta$-Ketten.

Charakteristischerweise ist sowohl bei der unbehandelten wie auch der behandelten Sprue der Anteil $\gamma\delta$-positiver IEL signifikant erhöht. Bei Verdacht auf eine einheimische Sprue, insbesondere bei der Frage nach einer latenten Form, sollte somit eine sorgfältige Quantifizierung intraepithelialer Lymphozyten, speziell der $\gamma\delta$-positiven T-Zellen durchgeführt werden. Der alleinige Ausschluß einer „Zottenatrophie" reicht für den Ausschluß einer einheimischen Sprue nicht aus.

35.4
Diagnostik

Endoskopie

Das wichtigste diagnostische Verfahren der einheimischen Sprue ist die Endoskopie mit Dünndarmbiopsie, anhand der die typischen histologischen Veränderungen nachgewiesen werden (s. Abschn. 35.3.3).

Antikörper

Von einigen Arbeitsgruppen wird propagiert, daß Gliadinantikörper oder Endomysium-(tTG-)Antikörper diagnostische Parameter sind, mit denen die Diagnose „einheimische Sprue" gesichert bzw. ausgeschlossen werden kann und eine Biopsie entbehrlich ist.

Gliadinantikörper

Die Sensitivität von Gliadinantikörpern ist jedoch bei Kindern und Erwachsenen unterschiedlich und beträgt nicht 100% (Tabelle 35.1). Weiterhin können Gliadinantikörper auch bei Patienten mit anderen gastrointestinalen Erkrankungen (bei Störung der mukosalen Barriere) nachgewiesen werden, so daß die Spezifität insgesamt 74–98% beträgt.

> ! Eine einheimische Sprue kann somit durch den serologischen Nachweis von Gliadinantikörpern weder bewiesen noch ausgeschlossen werden.

■ **Verlauf der Gliadinantikörperkonzentration.** Die klinische Bedeutung der Gliadinantikörper liegt im Angehörigenscreening und in der Überwachung der Diät. So kommt es nach Einführung einer glutenfreien Diät zum Abfall der Gliadin-IgA-Antikörper, während die Gliadin-IgG-Antikörper auf einem niedrigeren Niveau über lange Zeit nachzuweisen sind. Mit bewußten oder unbewußten Diätfehlern kann jedoch ein Wiederansteigen des Gliadin-IgA-Antikörpertiters beobachtet werden.

■ **Antikörper bei latenter Sprue.** In neueren Untersuchungen wurden ebenfalls im intestinalen Sekret Gliadinantikörper gefunden. Durch die Arbeitsgruppe um A. Ferguson wurde eine typische Konstellation von erhöhten Gliadin-IgM-Antikörpern in Verbindung mit 2 hochtitrigen Nahrungsmittelantikörpern (Antiovalbumin, Anti-β-Laktoglobulin), die sie als „coeliac-associated-intestinal-antibody-pattern" bezeichneten, beschrieben. Nach dem heutigen Verständnis ist der Nachweis dieser Antikörperkonstellation für Patienten mit einer atypischen bzw. einer latenten Sprue typisch (Arranz et al. 1994). Kritisch zu betonen ist, daß der Nachweis dieser Antikörper im intestinalen Sekret nur durch wenige Arbeitsgruppen möglich ist, und eine Standardisierung bisher fehlt.

Endomysiumantikörper

Die Sensitivität und Spezifität von Endomysium-(tTG-)Antikörpern ist insbesondere bei Erwachsenen höher als die der Gliadinantikörper (Tabelle 35.2). Von verschiedenen Gruppen wurden für pädiatrische und adulte Patienten Daten vorgelegt, die belegen, daß die einfache Bestimmung der tTG-Antikörper in einem standardisierten ELISA mit hoher Sensitivität und Spezifität mit der Diagnose „einheimische Sprue bzw. Zoeliakie" einhergeht (Dieterich et al. 1998; Sulkanen et al. 1998; Troncone et al. 1999). So ergab sich zwar in einer Untersuchung ein 100%iger prädiktiver Wert für die Diagnose der einheimischen Sprue bei Erwachsenen (Valdimarsson et al. 1996), ein Verzicht auf die Dünndarmbiopsie ist jedoch auch wegen der möglichen Komplikationen (kollagene Sprue, Lymphomrisiko) nicht möglich. Der persistierende Nachweis einer flachen Schleimhaut trotz glutenfreier Diät oder das Wiederauftreten dieser mukosalen Transformation ist immer verdächtig für die Entwicklung eines intestinalen Lymphoms. Um diese differentialdiagnostischen Überlegungen überhaupt zu ermöglichen, ist jedoch die Kenntnis der initialen Mukosaveränderungen und deren Normalisierung notwendig.

Tabelle 35.1. Sensitivität und Spezifität von Gliadinantikörpern. (Nach Zeitz 1997)

	Gliadin-IgG + -IgA	IgG	IgA
Kinder, 18 Studien, 1981–1990			
Patienten (n = 1.240)	Sensitivität: 91–100%	Sensitivität: 88–100%	Sensitivität: 53–100%
Kontrollen (n = 2.766)	Spezifität: 74–97%	Spezifität: 42–98%	Spezifität: 65–100%
Erwachsene, 3 Studien, 1983–1985			
Patienten (n = 149)	Sensitivität: 82–95%	Sensitivität: 78%	Sensitivität: 67%
Kontrollen (n = 305)	Spezifität: 87–98%	Spezifität: 94%	Spezifität: 94%

Tabelle 35.2. Sensitivität und Spezifität von Endomysiumantikörpern (EMA). (Nach Zeitz 1997)

	Flache Mukosa	Normale Mukosa
EMA-positiv		
IgG und IgA AGA-positiv	247/248 (99,6%)	1/248
IgG AGA-positiv	56/58	2/58
Keine AGA	1/2	1/2
EMA-negativ		
IgG und IgA AGA-positiv	24/35	11/35
IgG AGA-positiv	8/68	60/68
Keine AGA	1/137	136/137 (99,3%)

AGA = Antigliadinantikörper.

35.5
Maligne Tumoren

Bei Spruepatienten ist die statistische Wahrscheinlichkeit für die Entstehung von Malignomen gegenüber der Normalbevölkerung eindeutig erhöht.

Am deutlichsten ist die Rate der T-Zell-Lymphome des Dünndarms (enteropathieassoziierte T-Zell-Lymphome/EATL) gesteigert. Das Risiko für die Entwicklung von Tumoren im HNO-Bereich ist etwa 9fach, das Risiko für die Entwicklung von Ösophaguskarzinomen etwa 12fach und für die Entwicklung von malignen Lymphomen etwa 40fach erhöht.

35.5.1
T-Zell-Lymphome

Trotz dieser Risikoerhöhung sind die enteropathieassoziierten T-Zell-Lymphome insgesamt relativ selten. So wird ihre Häufigkeit mit 3–4 % bei den an einer Sprue Erkrankten angegeben.

Epidemiologie
Die Prävalenz der klassischen einheimischen Sprue beträgt in Deutschland etwa 1:2.000 oder 500:1.000.000 Einwohner. Bei einer geschätzten Häufigkeit des EATL von 4 % und einer kalkulierten Lebenszeit von 75 Jahren ergibt sich eine Inzidenz (Anzahl der Neuerkrankten pro Jahr) von 0,2–0,3/1.000.000 Einwohner für das sprueassoziierte Lymphom. Bezogen auf eine Einwohnerzahl von 80 Mio. würden in Deutschland etwa 25 Patienten pro Jahr erkranken.

Ätiologie
Die Ursache der Entstehung maligner Lymphome ist nicht zweifelsfrei geklärt. Immunhistologische und molekularbiologische Untersuchungen belegen, daß maligne Lymphome aus intraepithelialen Lymphozyten abstammen (Spencer et al. 1988; Stein et al. 1988). Wahrscheinlich resultiert aus der ständigen Stimulation der IEL durch den Nahrungsbestandteil Gliadin ein permanenter Wachstumsreiz. Tritt bei gesteigerter Proliferationsrate der IEL eine zusätzliche genomische Alteration auf, z. B. Mutationen im Bereich von Protoonkogenen (sog. „second-hit"-Theorie), kommt es zu einer malignen Transformation von IEL, die dann antigenunabhängig proliferieren.

Synthetisieren transformierte IEL Zytokine, bewirken diese Zytokine einen spruetypischen (Wieder-)Umbau der Dünndarmschleimhaut. Werden keine Zytokine freigesetzt, bleibt der Umbau der Schleimhaut aus, und der Tumor wird erst durch die entstehende Raumforderung oder durch Komplikationen, z. B. durch Blutungen erkennbar (Schmitt-Gräff et al. 1996).

Symptomatik
Die frühzeitige Erkennung des malignen Lymphoms ist sehr schwierig. Mehr als 50 % der zu Lebzeiten der Patienten diagnostizierten Lymphome werden erst in einem Stadium diagnostiziert, in dem bereits benachbarte Lymphknoten und/oder ein disseminierter Befall vorliegen. Zu den Symptomen, die auf ein malignes Lymphom hinweisen, gehören das Wiederauftreten einer Gewichtsabnahme und der Diarrhöen, obwohl sich der Patient nach bestem Wissen weiterhin glutenfrei ernährt. Wird zu diesem Zeitpunkt eine erneute Dünndarmbiopsie durchgeführt, findet sich häufig eine flache Schleimhaut (Abb. 35.2). Weitere Symptome sind Ulzerationen und Stenosen im Darm, Darmblutungen oder Perforationen des Dünndarms, die zu notfallmäßigen Operationen zwingen.

Diagnostik
Bei Verdacht auf ein Lymphom als Komplikation der einheimischen Sprue sollten endoskopische Verfahren, eine röntgenologische Darstellung des Dünndarms, sowie eine CT-Untersuchung des Abdomens durchgeführt werden. Durch die Röntgenkontrastmitteldarstellung des Dünndarms mittels Enteroklysma werden typische Tumorläsionen bei etwa 30–40 % der Patienten diagnostiziert, weitere 30–50 % weisen verdächtige Befunde auf.

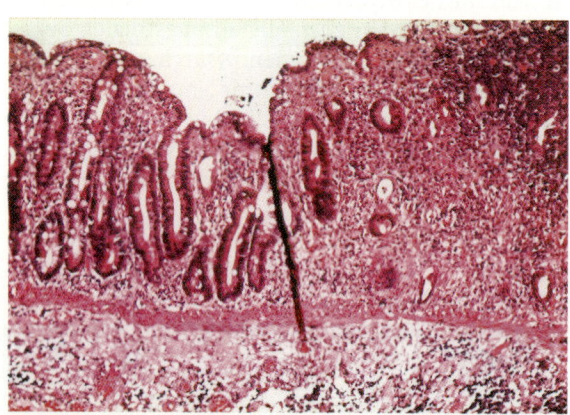

Abb. 35.2. Enteropathieassoziiertes T-Zell-Lymphom bei einem Patienten mit einheimischer Sprue. Nach Diagnosestellung im 18. Lebensjahr wurde unter gliadinfreier Kost zunächst eine Besserung der Malabsorptionssymptomatik beobachtet. Mit dem 27. Lebensjahr entwickelte der Patient erneut Diarrhöen. Histologisch konnte wieder eine Zottenatrophie nachgewiesen werden. Die weitere Diagnostik ergab jedoch ein hochmalignes T-Lymphom (Abbildung freundlicherweise überlassen von Prof. Stein, Institut für Pathologie, Universitätsklinikum Benjamin Franklin, FU Berlin)

> ! Charakteristisch sind kurzstreckige Stenosen mit irregulärer Begrenzung sowie polypoide und ulzeröse Läsionen.

Bei negativem Befund der bildgebenden Verfahren ist in der Regel eine diagnostische Probelaparotomie indiziert, bei der der Dünndarm Zentimeter für Zentimeter palpiert bzw. inspiziert wird. Der Wert der abdominellen Sonographie liegt sicherlich mehr in der Überwachung von Risikogruppen und hängt stark vom Erfahrungsstand des Untersuchers ab.

Therapie und Prophylaxe
Wenn diese Hypothese der Antigenstimulation als wesentliche Voraussetzung für die Lymphomentstehung stimmt, müßte durch eine streng glutenfreie Ernährung langfristig das Risiko für die Entstehung von Lymphomen gemindert werden.

■ **Glutenfreie Ernährung.** Die Arbeitsgruppe um Holmes konnte 1989 nachweisen, daß aus einer streng glutenfreien Ernährung, die länger als 10 Jahre durchgeführt wird, ein Abfall und die Normalisierung des Tumorrisikos folgt. Holmes und Mitarbeiter verglichen das Malignomrisiko bei 109 Patienten, die sich länger als 5 Jahre strikt glutenfrei ernährten (Gruppe 1), bei 56 Patienten mit inkonstanter oder kürzerer glutenfreien Kost und 46 Patienten mit normaler Kost (Gruppe 2). Innerhalb der ersten 9 Jahre der Nachbeobachtung zeigte sich sowohl in der Gruppe 1, als auch in der Gruppe 2 ein erhöhtes Tumorrisiko.

> ! Bei längerer Nachbeobachtung (> 10 Jahre) sinkt das Malignomrisiko in der glutenfreien Gruppe auf das normale Maß ab, während in der nicht-glutenfreien Gruppe das Risiko um den Faktor 80 (!) erhöht bleibt (Holmes et al. 1989). Das konsequente Einhalten der glutenfreien Kost schützt somit vor der Tumorentstehung. Ernähren sich Spruebetroffene nur überwiegend glutenfrei, essen sie also gelegentlich glutenhaltige Nahrungsmittel (bewußt oder unbewußt), bleibt das Risiko unverändert.

Ob auch Patienten mit einer latenten Sprue ein gesteigertes Lymphomrisiko haben und sich demnach glutenfrei ernähren sollten, kann zum gegenwärtigen Zeitpunkt nicht beantwortet werden.

35.6 Besondere Verlaufsformen und assoziierte Erkrankungen

35.6.1 Dermatitis herpetiformis Duhring

Nach dem heutigen Verständnis wird die Dermatitis herpetiformis Duhring (DHD) als eine klinische Variante der einheimischen Sprue verstanden. Die Erkrankung tritt in der Regel zischen dem 2. und 4. Lebensjahrzehnt auf.

Das typische Bild ist durch symmetrische, papulovesikuläre, stark juckende Hautefloreszenzen gekennzeichnet. Diese Effloreszenzen treten in der Regel auf den Streckseiten der Extremitäten, insbesondere im Bereich der Ellbogen, Kniegelenke und der Gesäßregion auf. In schweren Fällen können Kopf und Gesicht, sehr selten auch die Mundhöhle betroffen sein.

Histologisch finden sich Ablagerungen von Immunglobulinen, insbesondere von IgA im dermoepidermalen Grenzbereich. Bei den meisten Erwachsenen mit DHD kann im Intestinaltrakt ein spruetypisches Bild mit Zottenverkürzung und Kryptverlängerung nachgewiesen werden. Bei Kindern mit DHD findet sich in 60 % der Fälle eine subtotale Verkürzung der Zotten, bei 30 % sind die Veränderungen nur gering ausgeprägt, lassen sich jedoch durch Glutenbelastungen verstärken. Ebenso wie die intestinalen Veränderungen ist die Ausbildung der Hautefloreszenzen gliadinabhängig. Nach Einführung einer gliadinfreien Kost bilden sich die Veränderungen zurück, wenn auch der Zeitraum mehrere Jahre betragen kann. Ebenso wie bei der Sprue können im Serum von Patienten mit DHD Gliadin- und Endomysium-(tTG-)Antikörper nachgewiesen werden. Unklar bleibt, warum die einheimische Sprue nur in einem kleinem Prozentsatz mit einer Dermatitis herpetiformis vergesellschaftet ist.

35.6.2 Assoziierte Erkrankungen

Verschiedene Erkrankungen mit einer vermeintlichen autoimmunologischen Pathogenese treten bei Patienten mit einheimischer Sprue auf:
- autoimmune Thyreoiditiden,
- Morbus Addison,
- perniziöse Anämie,
- autoimmunologische Thrombozytopenien und
- Sarkoidose,
- Autoimmunhepatitis.

Etwa 2–4 % der Patienten mit Diabetes mellitus Typ I leiden an einer manifesten Sprue.

35.7
Syndrome mit sprueähnlichem Schleimhautumbau

Zu den Syndromen mit sprueähnlichem Schleimhautumbau gehören die glutenrefraktäre Sprue und die kollagene Sprue.

35.7.1
Glutenrefraktäre Sprue

Bei den meisten Patienten führt die glutenfreie Kost allein zu einer zufriedenstellenden Besserung des Krankheitsbildes. Die Normalisierung der Dünndarmstruktur und -funktion kann insbesondere beim Erwachsenen einen Zeitraum von mehreren Jahren einnehmen. Tritt langfristig keine Besserung ein und sind bewußte oder unbewußte Diätfehler ausgeschlossen, spricht man von einer „glutenrefraktären Sprue". Einige Autoren sind der Auffassung, daß die „glutenrefraktäre Sprue" einem disseminiert auftretenden niedrigmalignen Non-Hodgkin-Lymphom des Dünndarms entspricht. Demnach ist eine entsprechende Diagnostik bei diesen Patienten indiziert.

35.7.2
Kollagene Sprue

Die kollagene Sprue ist eine Erkrankung, die mit einem sprueähnlichen Schleimhautumbau einhergeht und durch Deposition interstitieller Kollagene und anderer Matrixbestandteile unterhalb der Epithelzellen definiert wird. Die Erkrankung bessert sich in der Regel nicht unter einer gliadinfreien Diät. Die Ätiologie der kollagenen Sprue ist ebenfalls ungeklärt.

Histopathologie
Im Zentrum der Überlegungen steht die subepitheliale Myofibroblastenschicht. Unter normalen Bedingungen kann direkt unterhalb der Basalmembran eine besondere Schicht von Fibroblasten bzw. Myofibroblasten identifiziert werden. Synchron zum intestinalen Epithel proliferieren, migrieren und differenzieren diese mesenchymalen Zellen unterhalb der Basalmembran.

Mit elektronenmikroskopischen Untersuchungen können zwischen Epithel und perikryptalen Myofibroblasten direkte Zell-Zell-Kontakte, die die Basalmembran passieren, nachgewiesen werden. Diese Zell-Zell-Kontakte sind für die Differenzierung, d. h. Ausreifung von Enterozyten von zentraler Bedeutung. So setzt z. B. während der Organogenese der Differenzierungsprozeß des fetalen intestinalen Epithels erst ein, wenn sich diese engen Zell-Zell-Kontakte zwischen Epithel- und Mesenchymzellen ausgebildet haben. Die Aufhebung der Zell-Zell-Kontakte und damit die Störung dieser Epithel-Mesenchym-Interaktion resultiert in einem morphologisch und funktionell unzureichend differenzierten Epithel.

Elektronenmikroskopisch kann bei der kollagenen Sprue eine Distanzierung der perikryptalen Fibroblasten mit Rarefizierung der Zell-Zell-Kontakte dargestellt werden. Aufgrund dieser Daten erscheint es gerechtfertigt, eine z. Z. noch nicht definierte Störung dieser Epithel-Mesenchym-Interaktion als die wahrscheinliche Ursache der kollagenen Sprue anzunehmen. Ob diese Störung aus einer immunologisch vermittelten Reaktion resultiert, ist nicht eindeutig belegt. Die Annahme einer Immunpathogenense wird zwar durch den Nachweis eines entzündlichen Infiltrats in der Lamina propria, das gelegentliche Ansprechen auf antiinflammatorische Pharmaka, einschließlich Glukokortikoide, die weibliche Prädominanz und die erhöhte Koinzidenz mit anderen Autoimmunerkrankungen unterstützt, jedoch konnten weder Immunglobulin-, Komplement- oder Immunkomplexablagerungen noch durch zelluläre Immunreaktionen vermittelte Schäden nachgewiesen werden.

35.8
Differentialdiagnose

In der Differentialdiagnose der einheimischen Sprue muß das gesamte Spektrum der chronischen Durchfallerkrankungen und Malassimilationssyndrome bedacht werden. In der Regel ist der histologische Befund der Dünndarmbiopsie maßgeblich. Die folgende Übersicht stellt die möglichen Differentialdiagnosen dar.

35.9
Therapie

Als kausale Therapie der einheimischen Sprue ist die gutenfreie Diät unumstritten. Nach Diagnosestellung sollte eine intensive Diätberatung unter Hinweis auf die Schädlichkeit verschiedener Getreidesorten (Tabelle 35.3) durchgeführt werden; die Information über die Selbsthilfegruppe (Deutsche

Histologisch abgrenzbar

- Amyloidose,
- chronisch entzündliche Darmerkrankungen,
- erworbenes Immundefektsyndrom,
- eosinophile Gastroenteritis,
- Hypogammaglobulinämie,
- immunoproliferative Dünndarmerkrankung (IPSID),
- infektiöse Diarrhöen (Lamblien),
- intestinales Lymphom (fortgeschrittenes Stadium),
- Karzinoid,
- Laktasemangel,
- Morbus Whipple,
- Pankreasinsuffizienz.

Histologisch ähnlicher Befund

- Intestinales Lymphom (Frühstadium),
- Milcheiweißintoleranz des Kleinkinds,
- Nahrungsmittelallergien,
- tropische Sprue.

Zöliakie-Gesellschaft, Stuttgart) ist für Betroffene sehr hilfreich.

In der Regel kommt es innerhalb von Monaten zu einer Besserung des klinischen Bildes, in Einzelfällen kann das Ansprechen auf die Diät jedoch Jahre dauern bzw. ausbleiben. Mangelzustände, insbesondere an fettlöslichen Vitaminen, sollten durch die parenterale Gabe ausgeglichen werden.

Bei Patienten mit einem therapierefraktären Spruesyndrom kann – nach Ausschluß eines Lymphoms – ein Behandlungsversuch mit Glukokortikoiden gemacht werden, auf den ein Teil der Patienten gut anspricht. Hier ist ebenfalls eine intensivierte Behandlung des Malabsorptionssyndroms notwendig.

Tabelle 35.3. Klinische Wirkung von verschiedenen Getreidesorten

Getreidesorten	Klinisch schädlich
Weizen	+
Gerste	+
Roggen	+
Hafer	±
Reis	−
Mais	−

Literatur

Arranz E, Bode J, Kingstone K et al. (1994) Intestinal antibody pattern of coeliac disease: association with gamma/delta T cell receptor expression by intraepithelial lymphocytes, and other indices of potential coeliac disease. Gut 35: 476–482

Caspary WF (1993) Gluten-Überempfindlichkeit – Sprue/Zöliakie nur die Spitze des Eisbergs? Z Gastroenterol 31: 493–495

Dieterich W, Ehnis T, Bauer M et al. (1997) Identification of tissue transglutaminase as the autoantigen of coeliac disease. Nature Med 3: 797–801

Dieterich W, Laag E, Schopper H et al. (1998) Autoantibodies to tissue transglutaminase as predictors of celiac disease. Gastroenterology 115: 1317–1321

Falchuk ZM, Gebhard RL, Sessoms C et al. (1974) An in vitro model of gluten-sensitive enteropathy. Effect of gliadin on intestinal epithelial cells of patients with gluten-sensitive enteropathy in organ culture. J Clin Invest 53: 487–500

Holmes GK, Prior P, Lane MR et al. (1989) Malignancy in coeliac disease – effect of a gluten free diet. Gut 30: 333–338

Lundin KE, Scott H, Hansen T et al. (1993) Gliadin-specific, HLA-DQ (alpha 1*0501, beta 1*0201) restricted T cells isolated from the small intestinal mucosa of celiac disease patients. J Exp Med 178: 187–196

Marsh MN (1992) Gluten, major histocompatibility complex, and the small intestine. A molecular and immunobiologic approach to the spectrum of gluten sensitivity ('celiac sprue'). Gastroenterology 102: 330–354

Molberg O, McAdam SN, Korner R et al. (1998) Tissue transglutaminase selectively modifies gliadin peptides that are recognized by gut-derived T cells in celiac disease. Nature Med 4: 713–717

Moss SF, Attia L, Scholes JV et al. (1996) Increased small intestinal apoptosis in coeliac disease. Gut 39: 811–817

Sandforth F, Janicke I, Lüders C et al. (1991) Inzidenz der einheimischen Sprue/Zöliakie in Berlin (West). Eine prospektive Studie mit kurzer Falldiskussion. Z Gastroenterol 29: 327–332

Schmitt-Gräff A, Hummel M, Zemlin M et al. (1996) Intestinal T-cell lymphoma: a reassessment of cytomorphological and phenotypic features in relation to patterns of small bowel remodelling. Virchows Arch 429: 27–36

Spencer J, Cerf BN, Jarry A et al. (1988) Enteropathy-associated T cell lymphoma (malignant histiocytosis of the intestine) is recognized by a monoclonal antibody (HML-1) that defines a membrane molecule on human mucosal lymphocytes. Am J Pathol 132: 1–5

Stein H, Dienemann D, Sperling M et al. (1988) Identification of a T cell lymphoma category derived from intestinal-mucosa-associated T cells. Lancet 2: 1053–1054

Sulkanen S, Halttunen T, Laurila K et al. (1998) Tissue transglutaminase autoantibody enzyme-linked immunosorbent assay in detecting celiac disease. Gastroenterology 115: 1322–1328

Troncone R, Maurano F, Rossi M et al. (1999) IgA antibodies to tissue transglutaminase: an effective diagnostic test for celiac disease. J Pediatr 124: 166–171

Valdimarsson T, Franzen L, Grodzinsky E et al. (1996) Is small bowel biopsy necessary in adults with suspected celiac disease and IgA anti-endomysium antibodies? 100% positive predictive value for celiac disease in adults. Dig Dis Sci 41: 83–87

Zeitz M (1997) Diagnostische Verfahren: immunpathologische und genetische Untersuchungen bei intestinalen Erkrankungen. In: Schölmerich J, Bischoff S, Manns MP (Hrsg) Diagnostik in Gastroenterologie und Hepatologie. Thieme, Stuttgart New York, S 243–252

Nahrungsmittelallergien

S. C. Bischoff, M. P. Manns

INHALT

36.1 Epidemiologie und Klinik *325*
36.2 Ätiologie und Pathogenese *326*
36.3 Diagnose und Differentialdiagnose *327*
36.4 Therapie *329*

Nahrungsmittelallergien sind Erkrankungen, die durch immunologisch vermittelte, entzündliche Reaktionen auf Nahrungsmittelproteine zustandekommen. Sie können sich an verschiedenen Organen (Haut, Schleimhaut des Respirations- bzw. Verdauungstrakts, Kreislaufsystem) manifestieren. Die Prävalenz dieser Erkrankungen wird bei Erwachsenen auf 1–2 % geschätzt.

Die klinischen Symptome können Minuten bis Stunden nach Nahrungsaufnahme auftreten und variieren, jenachdem welches Organsystem betroffen ist. Die allergologische Routinediagnostik (Hauttests, Bestimmung von Gesamt-IgE und spezifischem IgE) erlaubt keine sichere Diagnosestellung, da diese Bestimmungen sowohl falsch positive wie falsch negative Resultate liefern können. Die Diagnose kann derzeit lediglich mittels Provokationstests (orale oder intestinale Provokation) und diätetischer Maßnahmen (Allergensuchkost, Eliminationsdiät) gesichert werden. Differentialdiagnostisch müssen bei abdominellen Beschwerden infektiöse, tumoröse und chronisch entzündliche Erkrankungen des Gastrointestinaltrakts ausgeschlossen und pseudoallergische Erkrankungen abgegrenzt werden.

Die gastrointestinale Nahrungsmittelallergie kann sich an allen Abschnitten des Verdauungstrakts manifestieren und umfaßt unspezifische Symptome wie Schleimhautschwellung im Mund-Rachen-Raum, Übelkeit, Erbrechen, Bauchschmerzen, Blähungen, Diarrhö und Obstipation. Sie wird durch eine immunologische Reaktion auf Nahrungsmittelprotein initiiert, wobei es zu einer Aktivierung von Entzündungszellen des Gastrointestinaltrakts (Mastzellen, eosinophile Granulozyten) kommt.

Die Reaktion auf das Nahrungsmittelantigen kann durch IgE, durch Immunkomplexe oder durch T-Zellen vermittelt werden. Der genaue Mechanismus der Erkrankung ist nicht bekannt. Im Gegensatz zu Nahrungsmittelallergien sind Nahrungsmittelunverträglichkeiten nicht immunologisch vermittelte Intoleranzreaktionen, die durch einen Mangel an Verdauungsenzymen (Beispiel Laktoseintoleranz) oder einem hohen Gehalt der Nahrungsmittel an biogenen Aminen (Histamin, Serotonin) zustandekommen können. Die Nahrungsmittelallergie kann diätetisch und medikamentös behandelt werden.

36.1 Epidemiologie und Klinik

■ **Klinik.** Das klinische Bild der gastrointestinalen Nahrungsmittelallergie hängt von der Lokalisation des Krankheitsbildes ab (Tabelle 36.1). Die Krankheitsbilder sind teilweise schwer von denen anderer Ätiologien abgrenzbar und zudem klinisch, pathophysiologisch und diagnostisch unzureichend definiert (Wüthrich u. Hofer 1986). Aus diesen Gründen liegen bislang nur wenige verläßliche Daten zur Epidemiologie von Nahrungsmittelallergien bei Erwachsenen vor. Umfragen haben ergeben, daß 20–45 % aller Erwachsenen glauben, an Nahrungsmittelunverträglichkeiten zu leiden (Bischoff et al. 1996; Bruijnzeel-Koomen et al. 1995; Shanahan 1993). Die subjektiv empfundenen Nahrungsmittelunverträglichkeiten lassen sich allerdings nur bei wenigen Patienten als tatsächliche Allergien objektivieren.

■ **Epidemiologie.** Eine umfangreiche epidemiologische Studie zur Häufigkeit der Nahrungsmittelallergie bei Erwachsenen wurde veröffentlicht (Young et al. 1994).

> ! Danach beträgt die Prävalenz von Nahrungsmittelallergien bei Erwachsenen 1,4 %.

Tabelle 36.1. Symptome der Nahrungsmittelallergie

Orales Allergiesyndrom:	Lippenschwellung, Rachenschleimhautschwellung, Larynxödem, Angioödem
Oberer Gastrointestinaltrakt:	Epigastrische Beschwerden, Übelkeit, Erbrechen
Unterer Gastrointestinaltrakt:	Flatulenz, Bauchkrämpfe, Diarrhö/Obstipation, Malassimilation
Extraintestinale Beteiligung:	Haut (atopisches Ekzem, Urtikaria), Augen (Konjunktivitis), Respirationstrakt (Rhinitis, Asthma), Nervensystem (Kopfschmerzen, Migräne, vegetative Symptomatik), Kreislaufsystem (Hypotonie, Tachykardie, anaphylaktischer Schock)

In der Studie wurden von 20.000 auf Nahrungsmittelunverträglichkeiten befragten amerikanischen Bürgern diejenigen, bei denen konkrete Hinweise auf eine Allergie vorlagen, einer oralen, doppelblinden, plazebokontrollierten Nahrungsmittelprovokation unterzogen. 28 % der Patienten mit nachgewiesener Nahrungsmittelallergie zeigten gastrointestinale Symptome. Daraus kann abgeleitet werden, daß die Prävalenz von gesicherten Nahrungsmittelallergien mit intestinaler Manifestation bei Erwachsenen in der Größenordnung von 0,4 % liegt. Für Kinder wird nach einer kürzlichen Metaanalyse eine höhere Prävalenz von Nahrungsmittelallergien geschätzt (Shanahan 1993). Danach weisen 0,3–7,5 % (im Mittel 4 %) aller Kinder in den USA eine Nahrungsmittelallergie auf, wobei etwa ein Viertel dieser Kinder gastrointestinale Symptome angegeben.

 Die Kuhmilch ist bei Kindern und Erwachsenen das bei weitem häufigste Nahrungsmittelallergen, gefolgt von Nüssen, Getreide, Ei, Gewürzen, Fisch, Fleisch und Steinobst.

36.2 Ätiologie und Pathogenese

Allergische Reaktionen treten nur bei bestimmten Individuen auf, wobei die prädisponierenden Faktoren (Umweltfaktoren, genetische Faktoren, Störungen der gastrointestinalen Barriere) bislang nicht genau definiert werden konnten.

Der Reaktion muß eine Sensibilisierungsphase vorausgehen, in der der Kontakt mit Nahrungsmit-

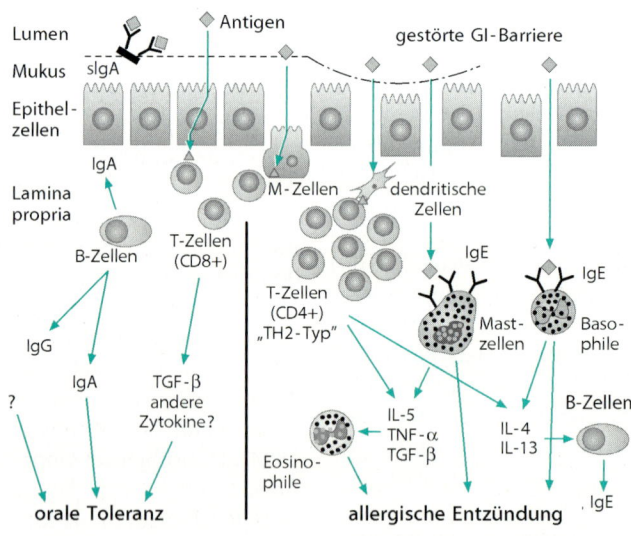

Abb. 36.1. Pathogenese der allergischen Entzündung des Gastrointestinaltrakts. Neben einer gestörten gastrointestinalen Barriere (Mukus, sIgA, Epitheldefekte, gestörte Permeabilität) werden Allergenexposition, Umweltfaktoren und genetische Faktoren als prädisponierende Faktoren für die Entstehung der allergischen Reaktion angesehen. Normalerweise werden luminale Antigene von Epithelzellen aufgenommen, prozessiert und dem intestinalen Immunsystem so präsentiert, daß Toleranz induziert wird. Eine pathologische Immunreaktion kommt zustande, wenn Antigene statt dessen von klassischen antigenpräsentierenden Zellen (z. B. dendritischen Zellen) präsentiert werden, und ist durch eine Proliferation von CD4-positiven T-Lymphozyten (T-Helferzellen vom Typ 2) und IgE-produzierenden B-Lymphozyten gekennzeichnet. Mastzellen, basophile und eosinophile Granulozyten sind die wichtigsten Effektorzellen der allergischen Entzündung, die proinflammatorische Mediatoren wie Histamin, Proteasen, Leukotriene und Sauerstoffradikale, aber auch regulatorische Zytokine freisetzen können. Der Mechanismus der oralen Toleranzinduktionen im Gastrointestinaltrakt ist bislang weitgehend unklar (*Ig* Immunglobulin; *sIgA* sekretorisches IgA; *TGF* „transforming growth factor"; *TNF* Tumornekrosefaktor; *IL* Interleukin)

telprotein keine Symptome auslöst, sondern eine spezifische Antigenerkennung induziert. In der Folge kommt es zu einer vermehrten Bildung von antigenspezifischen, anaphylaktogenen Antikörpern (IgE) bzw. T-Lymphozyten (TH$_2$-Typ), die im peripheren Blut oder lokal im Gewebe nachweisbar sind. Das an Mastzellen und basophilen Granulozyten gebundene IgE bzw. die T-Zell-Rezeptoren der TH$_2$-Lymphozyten dienen als antigenerkennende Moleküle, die die entsprechenden Zellen aktivieren und die allergische Entzündungsreaktion auslösen können (Abb. 36.1).

■ **Antigenresorption und -präsentation.** Die erste Voraussetzung für eine orale Sensibilisierung gegen Nahrungsmittel ist die Resorption von immunogenen Makromolekülen durch die Darmschleimhaut. Die intestinale Resorption von Makromolekülen beginnt beim gestillten Neugeborenen mit der Aufnahme von Immunglobulinen aus der Muttermilch und setzt sich das ganze Leben über fort. Vermutlich werden die Makromoleküle über „M-Zellen", das sind für Resorptionsaufgaben spezialisierte Darmepithelzellen, aufgenommen und direkt oder über antigenpräsentierende Zellen den intestinalen Lymphozyten präsentiert. In den benachbarten mukosalen Lymphfollikeln findet daraufhin die Bildung von Antikörpern der IgA-Subklasse statt, die ins Darmlumen sezerniert werden.

■ **IgG- und IgE-Produktion.** Die IgE-Produktion ist normalerweise verschwindend gering (unter 1 %). Beim gesunden Menschen werden regelmäßig auch kleine Mengen Antikörper vom IgG-Typ gegen Nahrungsmitteproteine gebildet, denen bisher kein eindeutiger Krankheitswert zugeschrieben werden konnte. Diese im Blut nachweisbaren Immunglobuline sind wahrscheinlich eher Ausdruck der ständigen immunologischen Auseinandersetzung des Organismus mit Fremdproteinen, zu denen auch Nahrungsmittelproteine gehören. Wenn das Gleichgewicht dieser Vorgänge aus bisher noch ungeklärten Gründen gestört wird, kann es zur Entwicklung einer abnorm erhöhten IgE-Bildung und damit zur allergischen Sensibilisierung kommen.

■ **T-Zell-Reaktion.** Neben der IgE-abhängigen Reaktion, die durch Mastzellen vermittelt wird, könnten andere immunologische Reaktionsformen bei der intestinalen Allergie eine Rolle spielen. Es wurde beispielsweise gezeigt, daß *IgG-Immunkomplexe* und insbesondere *T-Zell-Reaktionen* zu einer verzögerten Überempfindlichkeitsreaktion führen können. Schließlich kann der IgE-abhängigen Typ-I-Sofortreaktion eine Spätreaktion folgen, die durch eine Infiltration des Gewebes mit basophilen und eosinophilen Granulozyten sowie T-Lymphozyten gekennzeichnet ist. In der Tat treten allergische Reaktionen des Intestinaltrakts auf Nahrungsmittel häufig mit einer Latenz von mehreren Stunden auf. Ob solche Reaktionen T-Zell-vermittelt sind, ist derzeit nicht hinreichend geklärt (Bischoff 1996; Crowe u. Perdue 1992).

■ **Tolerantes Immunsystem.** Die Schleimhaut des Magen-Darm-Trakts stellt eine der größten Resorptionsflächen des Körpers dar. Durch ihre Funktion der Nahrungsaufnahme ist sie auch prädestiniert für die Aufnahme von potentiellen Allergenen und anderen pathogenen Substanzen (s. Kap. 23). Dem steht ein ausgedehntes lokales *Immunsystem* gegenüber, das in der Regel eine effektive *Barriere* darstellt, aber auch die potentielle Gefahr überschießender Reaktionen birgt. Das intestinale Immunsystem ist in besonderer Weise zu *Toleranzreaktionen* befähigt, ohne die der tägliche Kontakt des Körpers mit Nahrungsmitteln und anderen exogenen Proteinen nicht möglich wäre. Der Mechanismus dieser sog. „oralen Toleranz" ist derzeit unklar und kann deshalb noch kaum therapeutisch genutzt werden.

Möglicherweise wird die Toleranzinduktion umgangen, indem die Sensibilisierung außerhalb der Darmschleimhaut stattfindet. Es gibt beispielsweise strukturelle Ähnlichkeiten bzw. immunologische Verwandtschaften zwischen Nahrungsmittel- und Pollenantigenen, die vermuten lassen, daß eine Sensibilisierung auch auf dem Luftweg über ein sog. *Kreuzallergen* möglich ist. Die klinische Relevanz einer Sensibilisierung über Kreuzallergene ist bislang unklar (Bischoff 1996).

36.3 Diagnose und Differentialdiagnose

Der unklare klinische Stellenwert gastrointestinaler Nahrungsmittelallergien ist zu einem wesentlichen Teil auf die Unsicherheiten in der Diagnostik zurückzuführen (Brostoff u. Challacombe 1987; De Weck u. Sampson 1995). Die Diagnostik von Nahrungsmittelallergien, speziell der intestinalen Form, ist einerseits eine Ausschlußdiagnose (s. Übersicht), kann aber andererseits durch die Kombination verschiedener diagnostischer Verfahren auf einer objektiven Basis weitgehend gesichert werden (Tabelle 36.2).

■ **Anamnese.** Dieser kommt ein besonders hoher Stellenwert zu, da verläßliche Laborparameter, die die Nahrungsmittelallergie sichern, nicht zur Verfügung stehen. Ziel der Anamnese ist es zu eruieren,

Differentialdiagnostik (DD) bei Verdacht auf intestinale Nahrungsmittelallergie

A. DD Nahrungsmittelunverträglichkeit bei Verdacht auf Nahrungsmittelallergie:
- Exogene Toxine z. B. bakterielle Kontamination,
- Enzymdeffekte z. B. Laktasemangel, Glukose-6-Phosphat-Dehydrogenase-(G-6-PDH-)Mangel,
- Pseudoallergien
  - z. B. durch unspezifische Histaminliberatoren (Erdbeeren, Tomaten, Weinsorten),
  - z. B. durch Nahrungsmittel mit hohem Gehalt an biogenen Aminen wie Histamin (in Sauerkraut), Serotonin (in Bananen) oder Tyramin (in Käsesorten, Schokolade),
  - z. B. durch Nahrunsgmittelzusätze (Benzoesäure, Tatrazin, Salizylate, Glutamat).

B. DD Entzündliche Darmerkrankungen bei Verdacht auf intestinale Allergie:
- Chronisch entzündliche Darmerkrankungen
  - Morbus Crohn,
  - Colitis ulcerosa,
  - einheimische Sprue,
  - eosinophile Enteritis;
- infektiöse Darmerkrankungen
  - bakterielle Gastroenteritis,
  - parasitäre Darmerkrankungen,
  - virale Darmerkrankungen;
- andere Darmerkrankungen
  - kollagene Kolitis,
  - Porphyrie,
  - Dumping-Syndrom.

Tabelle 36.2. Diagnostik der intestinalen Nahrungsmittelallergie

1.	Anamnese:	Nahrungsmittelunverträglichkeiten, atopische Diathese
2.	Gastroenterologische Diagnostik:	Laborparameter (z. B. BSG, Blutbild, klinisch-chemische Untersuchungen, immunologische Diagnostik), Funktionstests (z. B. Laktose-Toleranztest, H_2-Atemtest, Darmmotilitätsprüfungen, Pankreolauryltest), Stuhldiagnostik (Chymotrypsin, Elastase, Fette, mikrobiologische Diagnostik), bildgebende Verfahren (Sonographie, Röntgen, CT), Endoskopie (Gastroskopie, Koloskopie)
3.	Allergologische Diagnostik:	Serum-IgE (total, spezifisch = RAST), Hauttests (Prick, intrakutan, epikutan), Eosinophilenmediatoren (ECP, EPX im Serum und Stuhl), Provokation (oral, intestinal = COLAP-Test), probatorische Therapie mit DNCG
4.	Diätetische Maßnahmen:	Allergensuchkost, Eliminationsdiät

welche Nahrungsmittel welche Symptome auslösen, ob ein zeitlicher bzw. kausaler Zusammenhang zwischen Symptomen und Nahrungsmittel wahrscheinlich ist und ob eine atopische Diathese vorliegt.

■ **Gastroenterologische Diagnostik.** Die intestinale Form der Nahrungsmittelallergie erfordert eine umfassende gastroenterologische Diagnostik zur Erfassung der Lokalisation und des Schweregrads der Entzündung, aber auch zum Ausschluß anderer gastroenterologischer Erkrankungen, die mit ähnlicher Beschwerdesymptomatik einhergehen können. Die Auswahl der diagnostischen Maßnahmen hängt von dem klinischen Bild der Erkrankung ab.

■ **Allergologische Diagnostik.** Die allergologische Diagnostik umfaßt Hauttests, Laborbestimmungen (Messung von IgE, spezifischem IgE = RAST und Entzündungsmediatoren) sowie Provokationsverfahren. Über die Eignung der klassischen allergologischen Verfahren (Hauttests, RAST) für die Diagnostik gastrointestinaler Allergien liegen wenig Daten vor, zumal die Verläßlichkeit beider Tests vom nachzuweisenden Allergen und vom Schockorgan abhängig sind (Brostoff u. Challacombe 1987; Wüthrich u. Hofer 1986). Positive Tests zeigen eine Sensibilisierung an, d.h. ein vermehrtes Vorhandensein von spezifischem IgE, können jedoch eine klinisch relevante Nahrungsmittelallergie weder beweisen noch ausschließen. Schließlich muß bedacht werden, daß die intestinale Nahrungsmittelallergie nicht notwendigerweise IgE-vermittelt sein muß.

Der diagnostische Wert von IgG-Messungen ist nicht belegt. Neuere Arbeiten konnten zeigen, daß der Messung von Entzündungsmediatoren aus eosinophilen Granulozyten (ECP/eosinophiles kationisches Protein; EPX/eosinophiles Protein X) im Blut und insbesondere im Stuhl ein diagnostischer Wert zukommt (Bischoff et al. 1996). Nicht zuletzt kann ein Therapieversuch mit DNCG (Dinatriumcromoglycat, z. B. Colimune®, 4mal 200 mg per os über 8 Wochen) durchgeführt werden. Stellt sich darunter eine Besserung der klinischen Symptomatik ein, spricht dies ebenfalls für das Vorliegen einer gastrointestinalen Allergie.

■ **Provokationstests.** Die In-vivo-Provokation mit verdächtigen Allergenen am Schockorgan unter kontrollierten Bedingungen gilt als „goldener Standard" zur Absicherung der Verdachtsdiagnose einer Nahrungsmittelallergie (De Weck u. Sampson 1995). Zunächst wurde die orale Provokation etabliert, die doppelblind und plazebokontrolliert durchgeführt werden sollte. Der Vorteil des Tests besteht darin, daß er objektiv durchgeführt werden kann, weil Allergen und Plazebo in neutralen Kapseln zugeführt werden. Der Nachteil liegt im Zeitaufwand (unter stationären Bedingungen) und v. a. in einer schlecht definierten Zielgröße (z. B. Zunahme abdominaler Beschwerden, Exazerbation eines atopischen Ekzems etc.), deren zeitliche Erfassung variabel ist (Minuten bis Tage).

Alternativ kann, ähnlich wie bei der bronchialen und nasalen Provokation, die gastrointestinale Schleimhaut direkt und unter Sicht mit dem Allergen konfrontiert werden. Ein solches Verfahren wurde für den Dickdarm entwickelt (Bischoff et al. 1997). Dieser koloskopische Allergenprovokationstest (COLAP-Test) bietet die Möglichkeit, eine lokale, allergische Reaktion am Intestinaltrakt mit objektiven Mitteln nachzuweisen. Dazu werden wässerige Extrakte von Allergenen, die anhand von Anamnese und RAST ausgewählt wurden, im Rahmen einer Koloskopie in die Schleimhaut des Zökums intramukös appliziert. Im Fall einer positiven Reaktion kommt es innerhalb von 20 min zu einer Schwellung bzw. Rötung der Darmschleimhaut, die endoskopisch beobachtet werden kann, sowie zu einer Aktivierung von intestinalen Mastzellen und eosinophilen Granulozyten.

■ **Diätetische Maßnahmen.** Diätetische Maßnahmen wie Allergensuchkost und Eliminationsdiät werden seit langem bei Patienten mit Verdacht auf intestinale Nahrungsmittelallergie eingesetzt (Brostoff u. Challacombe 1987). In der Praxis zeigen sich diese Verfahren als enorm zeitaufwendig, wobei nur bei wenigen Patienten eindeutige Resultate erzielt werden können.

36.4 Therapie

Erstes therapeutisches Ziel ist die Elimination der auslösenden Allergene. Die medikamentöse Therapie ist indiziert, wenn das auslösende Allergen nicht identifiziert oder nicht bzw. nicht vollständig eliminiert werden kann und ein relevanter Schweregrad der Erkrankung vorliegt. Die medikamentöse Therapie und die Eliminationsdiät schließen sich aber keineswegs aus, da auch eine partielle Elimination von wenigen „Hauptallergenen" zu einer wesentlichen Einsparung von Medikamenten (DNCG = Dinatriumchromoglycat, Kortikosteroide, Loperamid etc.) führen kann. Über die Wirksamkeit einer systemischen oder oralen Hyposensibilisierung bei Patienten mit intestinalen Allergien liegen bisher kaum Erfahrungen vor.

Literatur

Bischoff SC (1996) Mucosal allergy: role of mast cells and eosinophil granulocytes in the gut. In: Manns MP (ed) Liver and gastrointestinal immunology. Baillière's Clinical Gastroenterology, vol. 10. Ballière & Tindall, London, pp 443–459
Bischoff SC, Herrmann A, Mayer J et al. (1996) Food allergy in patients with gastrointestinal disease. Monogr Allergy 32: 130–142
Bischoff SC, Mayer J, Wedemeyer J et al. (1997) Colonoscopic allergen provocation (COLAP): a new diagnostic approach for gastrointestinal food allergy. Gut 40: 745–753
Brostoff J, Challacombe SJ (1987) Food allergy and intolerance. Baillière & Tindall, London
Bruijnzeel-Koomen C, Ortolani C, Aas K et al. (1995) Adverse reactions to food. Allergy 50: 623–635
Crowe SE, Perdue MH (1992) Gastrointestinal food hypersensitivity: basic mechanisms of pathophysiology. Gastroenterology 103: 1075–1095
De Weck AL, Sampson HA (1995) Intestinal immunology and food allergy. Raven, New York
Shanahan F (1993) Food allergy: fact, fiction, and fatality. Gastroenterology 104: 1229–1231
Wüthrich B, Hofer T (1986) Nahrungsmittelallergie. Schweiz Med Wochenschr 115: 1428–1442
Young E, Stoneham MD, Petruckevitch A et al.(1994) A population study of food intolerance. Lancet 343: 1127–1130

Sonderformen entzündlicher Darmerkrankungen

G. Adler

37.1	Antibiotikaassoziierte Kolitis/ pseudomembranöse Kolitis	331
37.2	Medikamenteninduzierte Enterokolitis	333
37.2.1	Nichtsteroidale Antiphlogistika	333
37.2.2	Andere kolitisauslösende Medikamente	333
37.3	Strahlenenteritis	334
37.4	Ischämische Kolitis	334
37.5	Lymphozytäre Kolitis	335
37.6	Kollagene Kolitis	336
37.7	Diversionskolitis	336
37.8	Eosinophile Enterokolitis	337
37.9	Divertikulitis	337
37.10	Solitäres Ulkus des Rektums	337
37.11	Systemische Vaskulitiden	338
37.12	Endometriose	338
37.13	Sarkoidose	338
37.14	Appendizitis	339
37.15	Weitere Differentialdiagnosen	340

Zahlreiche entzündliche Erkrankungen des Dünn- und Dickdarms ähneln sich im klinischen Verlauf, ihrer Symptomatik, den Laborparametern und dem endoskopischen und histologischen Erscheinungsbild. Dies bedeutet, daß die Reaktionsmöglichkeiten des Darms auf unterschiedliche Schädigungen begrenzt sind. Eine spezifische Diagnose ist deshalb nur auf dem Boden einer genauen Anamnese und klinischen Untersuchung, einer sorgfältigen mikrobiologischen Aufarbeitung von Stuhlproben und der Endoskopie und Biopsie unter Berücksichtigung der zahlreichen Differentialdiagnosen möglich (Tabelle 37.1).

37.1
Antibiotikaassoziierte Kolitis/ pseudomembranöse Kolitis

Während einer Antibiotikatherapie oder bis zu 6 Wochen danach kann eine Kolitis auftreten. Cephalosporine, Penicilline, Makrolidantibiotika und Aminoglykoside, jedoch auch alle anderen Antibiotika, können zu dieser Form der Kolitis führen.

Pathogenese
Auslöser der Kolitis ist ein Toxin von Clostridium difficile, das im Stuhl von Neugeborenen häufig (bis zu 50 %), bei gesunden Erwachsenen jedoch nicht nachgewiesen wird (Marts et al. 1994). Es wird vermutet, daß durch die Antibiotikatherapie die Mikroflora des Kolons so verändert wird, daß es zu einer Kolonisierung mit Clostridium difficile und Ausschüttung seiner Toxine kommt. Der größte Risikofaktor für eine Infektion ist die Antibiotikatherapie im Krankenhaus, wo der Keim in Form von Sporen überlebt.

Klinische Symptome
Die Leitsymptome der antibiotikaassoziierten Kolitis sind wäßrige Stühle, die teilweise blutig sind, begleitet von Abdominalkrämpfen, Fieber und Leukozytose. Meist verläuft die Krankheit als Kolitis ohne Pseudomembranen. Dabei findet sich eine diffus oder fleckförmig gerötete Schleimhaut des Sigma, die leicht verletzbar ist. Das Bild ähnelt der infektiösen Kolitis durch eine Infektion mit Shigellen oder Campylobacter.

Pseudomembranöse Kolitis
Die zweite Verlaufsform stellt die pseudomembranöse Kolitis dar, bei der endoskopisch zahlreiche leicht erhabene weißlich-gelbe Plaques unterschiedlicher Größe auffallen, die überwiegend aus Fibrin, Schleim, Entzündungszellen und abgeschürften Epithelien zusammengesetzt sind (Abb. 37.1).
  Die klinische Symptomatik ist charakterisiert durch wäßrige, grünliche, übelriechende Stühle, Auftreibung des Abdomens, Dehydratation, niedriges Serumalbumin, röntgenologisch dilatierte Dünndarmschlingen mit Spiegelbildung. In bis zu 30 % der Fälle ist das Rektum von der Erkrankung ausgespart. In seltenen Fällen führt die Clostridium-difficile-Infektion zur fulminanten Kolitis mit

Tabelle 37.1. Differentialdiagnose der entzündlichen Darmerkrankungen

Idiopathisch	Morbus Crohn Colitis ulcerosa
Infektiös	
Bakterien	Campylobacter jejuni Yersinia enterocolitica Salmonellenstämme Shigellenstämme Mycobacterium tuberculosis Neisseria gonorrhoea Treponema pallidum Staphylococcus aureus Escherichia coli Brucella melitensis Chlamydia trachomatis Aeromonas hydrophila Vibrio parahämolyticus Plesiomonas shigelloides
Viren	Coxsackie Ebstein-Barr Zytomegalie Herpes simplex
Protozoen	Entamoeba histolytica Schistosoma mansoni Balantidium coli Strongyloides stercoralis Cryptosporidium Giardia lamblia Isospora Belli Leishmania donovani
Pilze	Histoplasmose Candidose Aktinomykose
Antibiotikaassoziierte Kolitis/pseudomembranöse Kolitis	
Medikamenteninduzierte Enterokolitis	Nichtsteroidale antiinflammatorische Medikamente Cyclosporin Klysmen Laxanzien Sulfasalazin Penicillamin Gold Methyldopa
Weitere Erkrankungen	Strahlenenteritis Ischämische Kolitis Diversionskolitis Mikroskopische Kolitis Morbus Behçet Eosinophile Enterokolitis Divertikulitis Solitäres Ulkus des Rektums Appendizitis Intestinales Lymphom Systemische Vaskulitiden (Schoenlein-Henoch-Purpura) Kolonkarzinom Meckel-Divertikel Karzinoid Endometriose Morbus Whipple Idiopathische thrombozytopenische Purpura Thrombotisch thrombozytopenische Purpura Gastrointestinale Lymphome Immunproliferative Erkrankungen Amyloidose

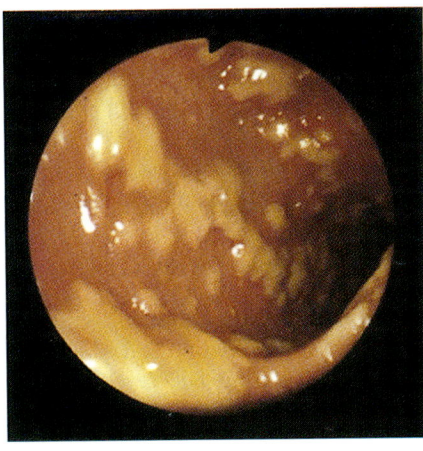

Abb. 37.1. Pseudomembranöse Kolitis mit typischen gelblichen Plaques auf der Schleimhaut des Sigma bei einem Patienten mit antibiotikaassoziierter Kolitis

Megakolon, lokalisierter Peritonitis und Perforation.

Diagnose

Die Diagnose wird durch Nachweis der Toxine von Clostridium difficile aus dem Stuhl gestellt. Clostridium difficile setzt 2 Exotoxine frei. Das Enterotoxin A ist verantwortlich für die Enteritis, das Zytotoxin B für die Schleimhautschädigung (Olson et al. 1994).

Therapie

■ **Antibiotika.** Metronidazol gilt heute als Medikament der ersten Wahl bei Clostridium-difficile-Kolitis (Mitty u. LaMont 1994). Es wird oral in einer Dosierung von 4mal 250 mg/Tag für 10 Tage gegeben. Vancomycin (4mal 500 mg/Tag) ist etwa gleich wirksam wie Metronidazol, jedoch erheblich teurer. Als weiteres Medikament steht das orale Antibiotikum Bacitracin in einer Dosierung von 4mal 500 mg/Tag zur Verfügung.

Bei kritisch kranken Patienten kann es sinnvoll sein, orales Vancomycin zusammen mit intravenösem Metronidazol zu geben, um maximale Konzentrationen im Kolon zu erreichen.

■ **Ionenaustauscher.** Ionenaustauscher (Colestyramin, Colestipol) binden im Darmlumen das Toxin von Clostridium difficile und führen zur Reduktion der Symptome bei milder Kolitis und Diarrhö. Sie haben jedoch keinen Stellenwert in der primären Behandlung der Clostridium-difficile-Kolitis.

■ **Begleitende Maßnahmen.** Saccharomyces bullardii und Lactobacillus acidophilus werden eingesetzt unter der Vorstellung, bei gleichzeitiger Antibiotikagabe die Kolonisierung pathogener Keime zu verhindern oder nach antibiotikaassoziierter Kolitis die Darmflora wiederaufzubauen. In einigen Studien waren diese Substanzen erfolgreich.

Komplikationen

In etwa 20 % der Fälle kommt es nach Absetzen der Medikation zu einem Rezidiv der antibiotikaassoziierten Kolitis, das auf Therapie jedoch gut anspricht.

37.2 Medikamenteninduzierte Enterokolitis

Eine Vielzahl von Medikamenten ist in der Lage, erosive und ischämische Läsionen in Dünn- und Dickdarm zu verursachen (Lewis 1986).

37.2.1 Nichtsteroidale Antiphlogistika

Nichtsteroidale Antiphlogistika (Diclofenac, Ibuprofen, Indometacin, Naproxen und Mefenaminsäure) werden am häufigsten als Ursache einer Enterokolitis genannt (Kwo u. Tremaine 1995) (s. Kap. 28).

Sie können ein Rezidiv einer chronisch entzündlichen Darmerkrankung auslösen. Der Zeitraum zwischen der Einnahme der Medikamente und den Symptomen des akuten Schubes ist meist sehr kurz (1–3 Tage) (Gibson et al. 1992).

37.2.2 Andere kolitisauslösende Medikamente

Goldpräparate, Kaliumchlorid, Zytostatika, Flucytosin und Penicillamin können Enterokolitiden auslösen.

Der Abusus von Laxantien führt zu Krankheitsbildern, die chronisch-entzündlichen Darmerkrankungen ähneln. Auch Klysmen können über einen direkt toxischen oder detergierenden Effekt die Kolonschleimhaut schädigen.

Digitalis, Diuretika und Antihypertensiva sowie Ergotamine induzieren vereinzelt das Bild einer ischämischen Kolitis.

Die Einnahme oraler Kontrazeptiva wurde in Zusammenhang gebracht mit der Entstehung eines M. Crohn oder einer Colitis ulcerosa (s. Kap. 34).

37.3
Strahlenenteritis

In Abhängigkeit von der Strahlendosis und individuellen Faktoren tritt während der Bestrahlungsphase eine akute Enterokolitis und einige Zeit nach Abschluß der Bestrahlung eine chronische Enterokolitis auf (Galland u. Spencer 1985).

Klinische Symptome
Etwa 5 Tage nach Beginn der Bestrahlung von Bekken- oder Bauchorganen findet sich bei etwa 80 % der Patienten eine akute Strahlenenteritis mit Diarrhöen oder Obstipation, krampfartigen Schmerzen und zeitweise blutigen Stühlen. Da insbesondere Tumoren der Beckenorgane bestrahlt werden, sind von der Strahlenenteritis v. a. das Ileum und die distalen Abschnitte des Kolons betroffen (Sher u. Bauer 1990).

> ! Es besteht kein Zusammenhang zwischen dem Auftreten und dem Schweregrad einer akuten Enterokolitis während der Bestrahlung und der nachfolgenden Entwicklung einer chronischen Strahlenenterokolitis.

Chronische Enterokolitis
Während die Diagnose der akuten Strahlenenteritis einfach ist, kann das verspätete Auftreten der chronischen Erkrankung große differentialdiagnostische Probleme bereiten. Die Latenzzeit zwischen der Bestrahlung und dem Auftreten der Enterokolitis schwankt zwischen wenigen Monaten und mehreren Jahren. In früheren Untersuchungen lag die Komplikationsrate bei einer Strahlendosis von 45 Gy bei 5 % und bei einer Strahlendosis über 65 Gy bei fast 50 %. Durch Reduktion der Einzeldosis und Hyperfraktionierung lassen sich diese Nebenwirkungen beträchtlich vermindern (Shipley et al. 1994). Eine vorausgegangene Chemotherapie und eine chirurgische Intervention steigern das Risiko um das 3- bis 5fache.

Pathogenese
Die chronischen Veränderungen beginnen in der Submukosa mit einer Bildung von kleinen Thromben, die zur obliterativen Endarteriitis, Ödem, Fibrose und Intimaverdickung führen. Sekundär sind alle Schichten der Darmwand durch die Ischämie chronisch entzündlich verändert.

Klinische Symptome
Das klinische Bild ist geprägt durch blutige, schleimige Stühle, Subileus, krampfartige Bauchschmerzen, Erbrechen und Übelkeit. Zu einem hohen Prozentsatz werden bei diesen Patienten Stenosen im Ileum und im Bereich von Sigma und Rektum nachgewiesen. Radiologisch auffallend ist der Verlust an Schleimhautfalten, eine aufgehobene Darmperistaltik, Adhäsionen und Wandverdickungen. Das endoskopische Bild kann dem M. Crohn ähneln mit Nekrosen, Ulzerationen, Hämorrhagien und Stenosen.

Therapie
Das Ansprechen auf die therapeutischen Möglichkeiten ist gering. Steroide und Salizylate führen teilweise zu einer Besserung. Die Resektion von Darmabschnitten wegen Stenosen ist mit einer hohen Komplikationsrate verbunden, weshalb empfohlen wird, einen enterokolischen Bypass bei schwerer Stenosesymptomatik anzulegen.

37.4
Ischämische Kolitis

An eine ischämische Kolitis muß insbesondere bei älteren Patienten mit plötzlichem Auftreten von Schmerzen im linken Unterbauch, Tenesmen und wäßrigen, teils blutigen Stühlen gedacht werden (Habu et al. 1996).

Prädisponierende Faktoren
Die ischämische Kolitis tritt häufig nach Resektion eines Aortenaneurysmas und in der Bypasschirurgie auf.

Okklusive Faktoren der ischämischen Kolitis sind Vaskulitiden, Diabetes mellitus, mechanische Obstruktion (Tumor, Adhäsionen, Volvulus). Zu den nichtokklusiven Faktoren gehören Schock (septisch, kardiogen, hypovolämisch) und Medikamente wie Ergotamin, Vasopressin, Östrogene und Digitalis.

Klinische Symptome
Sie manifestiert sich überwiegend als milde, selbstlimitierende Kolitis, die nur selten einen fulminanten Verlauf mit Gangrän des Kolons nimmt (Bower 1993). Etwa 2 Drittel der Patienten leiden an einer koronaren Herzerkrankung, Hypertonie und arterieller Verschlußkrankheit.

Abhängig vom Ausmaß der Ischämie kommt es zur Darmwandschädigung mit entzündlicher Infiltration und bakterieller Besiedlung.

Lokalisation
Die Lokalisation der ischämischen Kolitis im Bereich der linken Kolonflexur ist durch die Grenzzone der Blutversorgung zwischen der A. mesenterica superior und der A. mesenterica inferior

begründet. Bei älteren Patienten sind manchmal auch Rektum und Sigma befallen.

Diagnostik
Die Diagnose der akuten ischämischen Kolitis wird durch die Koloskopie gestellt, bei der Ödem, petechiale Blutungen und gesteigerte Verletzbarkeit der Schleimhaut auffallen. Die Schleimhauteinblutungen führen zu dem charakteristischen Bild der dunkelroten bis schwarzen Mukosa.

Therapie
Bei der Mehrzahl der Patienten kommt es unter konservativer Therapie (Flüssigkeitssubstitution, Antibiotika) zur Abheilung der Kolitis. Einige Fälle gehen in einen chronischen Verlauf über mit persistierenden blutigen Diarrhöen oder rezidivierender Ileussymptomatik aufgrund von Strikturen und Stenosen.

Verlauf
Der Verlauf der ischämischen Kolitis ist nicht vorhersehbar. Wenn die Diagnose der ischämischen Kolitis gesichert ist und keine Peritonitis vorliegt, ist ein konservatives Vorgehen gerechtfertigt. Die explorative Laparoskopie ist indiziert beim Auftreten von Peritonitis und Sepsis (Boley 1990).

37.5 Lymphozytäre Kolitis

Der Begriff der mikroskopischen Kolitis wurde ursprünglich bei Patienten benutzt, die wäßrige Diarrhöen bei normalem endoskopischen und radiologischen Befund hatten, bei denen jedoch in der Biopsie Entzündungszeichen der Schleimhaut nachweisbar waren. Derzeit schlagen einige Autoren vor, den Begriff „mikroskopische Kolitis" als Überbegriff für eine Gruppe von entzündlichen Darmerkrankungen (kollagene Kolitis, lymphozytäre Kolitis, eosinophile Kolitis) zu verwenden, andere meinen, er sollte nicht mehr benutzt werden (Bogomoletz 1994; Veress et al. 1995).

Klinische Symptome
Die Patienten klagen über 4–6 wäßrige Stuhlentleerungen pro Tag, bei einigen sind zusätzlich krampfartige Bauchschmerzen vorhanden. Die Krankheit manifestiert sich überwiegend in der 6. Lebensdekade und betrifft Männer ebensohäufig wie Frauen. Bis auf eine leichte Blutsenkungsbeschleunigung sind die Laborwerte unauffällig. Bei einigen Patienten besteht eine Malabsorption.
Der Nachweis antinukleärer Antikörper und die Kombination mit Sprue, Schilddrüsen- und Gelenkerkrankungen legt die Vermutung nahe, daß es sich um eine Autoimmunerkrankung handelt.

Diagnostik
Histologisch ist die lymphozytäre Kolitis charakterisiert durch eine diffuse Vermehrung der intraepithelialen Lymphozyten (Tabelle 37.2). Während in der normalen Kolonschleimhaut, bei der akuten bakteriellen Kolitis oder bei der Colitis ulcerosa zwischen 4,4 und 5,2 Lymphozyten/100 Epithelzellen vorhanden sind, sind es bei der lymphozytären Kolitis 24 Lymphozyten/100 Epithelzellen. Die Lymphozyten sind nicht gleichmäßig, sondern eher fokal über die Kolonschleimhaut verteilt und konzentrieren sich im Bereich von Colon ascendens und Zökalpol.

Im Vergleich zur Colitis ulcerosa ist die Zahl der Eosinophilen in der Lamina propria erhöht. Das Epithel ist teilweise abgeflacht und abgelöst, die Krypten sind weitgehend unauffällig.

Therapie
Bei einigen Patienten führt eine entzündungshemmende Therapie (5-Aminosalizylate, Salazosulfapyridin) zum Nachlassen der Diarrhöen, bei anderen kann dieser Effekt auch durch Antidiarrhoika, faserreiche oder glutenfreie Kost erreicht werden.

Tabelle 37.2. Vergleich von lymphozytärer und kollagener Kolitis. (Aus Giardiello et al. 1989)

	Lymphozytäre Kolitis	Kollagene Kolitis
Ähnlichkeiten		
Wäßrige Diarrhö	18/18 (100 %)	21/21 (100 %)
Dauer der Diarrhö ($\bar{x}\pm SD$)	2,3±3,3 (Range 0,25–10)	5,3±6,0
Mittleres Alter	53,8±17,2	59,3±16,3
Arthritis	9/11 (82 %)	6/7 (86 %)
Normalbefund der Koloskopie	18/18 (100 %)	9/12 (75 %)
Normalbefund Röntgen	8/10 (80 %)	13/14 (93 %)
Vermehrte intraepitheliale Lymphozyten	18/18 (100 %)	21/21 (100 %)
Unterschiede		
Geschlechtsverhältnis Frauen : Männer	1,3:1	20,0:1
HLA-Antigen	(+)A_1, (+)DRW53	–QD 2
Autoantikörper	6/12 (50 %)	1/11 (9 %)
Verbreiterte subepitheliale Kollagenschicht	1/18 (6 %)	20/20 (100 %)

37.6
Kollagene Kolitis

Pathogenese
Auch bei der kollagenen Kolitis wird eine Autoimmunpathogenese diskutiert, da gleichzeitig oft eine Schilddrüsenerkrankung, eine Sprue, antinukleäre Antikörper oder andere Autoimmunphänomene nachweisbar sind. Auch das gehäufte Auftreten bei Frauen in der 6. Lebensdekade unterstützt diese Hypothese. Ursprünglich wurde vermutet, daß Anzahl und Volumen der Stühle von der Dicke und Kontinuität der Kollagenschicht abhängig sind. Inzwischen ist bekannt, daß es sich um eine sekretorische Diarrhö als Folge einer vermehrten Sekretion von Chlorid, Natrium und Wasser in das Lumen des Darms handelt.

Histologie
Die kollagene Kolitis ist histologisch charakterisiert durch ein subepithelial gelegenes homogenes Kollagenband mit einer Dicke von 10–100 µm. Im normalen Kolon ist die subepitheliale Kollagenschicht zwischen 2 und 5 µm dick und überwiegend aus Typ-IV-Kollagen aufgebaut, bei der kollagenen Kolitis ist die Kollagenschicht aus Typ-III-Kollagen und Fibronektin zusammengesetzt.

Da Typ-III-Kollagen überwiegend bei Regenerationsprozessen gebildet wird, wird diskutiert, ob die vermehrte Bildung von Kollagen Folge einer Störung der Funktion der Fibroblasten auf einen unbekannten Reiz ist. Vergleichbar mit der lymphozytären Kolitis tritt stellenweise eine Schädigung der Epithelzellen der Schleimhaut auf, und es lassen sich vermehrt Lymphozyten und Eosinophile in der Lamina propria nachweisen. Es handelt sich dabei überwiegend um $CD8^+$ intraepitheliale Lymphozyten, die vorwiegend den T-Zell-Rezeptor $\alpha\beta$ tragen (Mosnier et al. 1996).

Epidemiologie und Klinik
Das klinische Bild der lymphozytären und kollagenen Kolitis ist nahezu identisch (vgl. Tabelle 37.2). Bei den Patienten mit kollagener Kolitis besteht eine sekretorische Diarrhö mit einem Stuhlvolumen bis zu 4 l/Tag. Die kollagene Kolitis manifestiert sich häufig in der 6. Lebensdekade, allerdings sind auch Fälle bei Kindern beschrieben. Die kollagene Kolitis wird bei Frauen etwa 20mal häufiger nachgewiesen als bei Männern. Neben der Diarrhö bestehen kolikartige Bauchschmerzen und zeitweise Übelkeit, Erbrechen und Gewichtsverlust (Halaby et al. 1996).

Diagnostik
Bis auf die beschleunigte Blutsenkung sind die Laborbefunde unauffällig. Radiologische und endoskopische Untersuchungen ergeben einen Normalbefund der Dickdarmschleimhaut. Die dicke, subepitheliale Kollagenschicht ist bei bis zu 70 % der Patienten mit kollagener Kolitis im Rektum nicht nachweisbar. Findet sich histologisch eine Entzündung, jedoch keine verbreitete Kollagenschicht, ist eine komplette Koloskopie zum Nachweis der kollagenen Kolitis erforderlich. In einem hohen Prozentsatz ist die subepitheliale Kollagenschicht nur im Zökum und im Colon ascendens nachweisbar.

Therapie
Wie bei der lymphozytären Kolitis wurden Therapieerfolge mit entzündungshemmenden Medikamenten und unspezifischen Maßnahmen (Antidiarrhoika, Ballaststoffe) berichtet. Auch ein spontanes Sistieren der Diarrhöen tritt vereinzelt auf (Goff et al. 1997; Halaby et al. 1996). Bei einer kleinen Gruppe von Patienten mit therapierefraktärer kollagener Kolitis führte die operative Ausschaltung des Darms von der Stuhlpassage zu einer klinischen und histopathologischen Remission der kollagenen Kolitis (Järnerot et al. 1995). Dieser Befund weist darauf hin, daß möglicherweise eine Substanz im Darmlumen oder Stuhl eine pathogenetische Bedeutung für die kollagene Kolitis hat.

37.7
Diversionskolitis

In Abschnitten des Dickdarms, die von der normalen Stuhlpassage im Rahmen einer Operation ausgeschlossen sind, treten bei fast allen Patienten entzündliche Veränderungen der Schleimhaut auf, die bei etwa 4 % der Fälle ausgeprägt sind (Whelan et al. 1994). Klinische Zeichen einer entzündlichen Darmerkrankung finden sich bei 6–30 % der Patienten.

Pathogenese
Die Pathogenese der Diversionskolitis ist nicht geklärt. Möglicherweise spielt eine bakterielle Fehlbesiedlung oder eine Störung der Interaktion zwischen Bakterien und Darmwand eine Rolle. Kurzkettige Fettsäuren aus der Dickdarmflora sind trophe Faktoren für die Dickdarmschleimhaut, deren Wegfall durch das Ausschalten der Stuhlpassage zu den entzündlichen Veränderungen der Diversionskolitis führt. Nach einer Rückverlagerung des ausgeschlossenen Darmabschnitts in die Stuhlpassage sistieren die entzündlichen Schleimhautveränderungen. Das endoskopische Bild ähnelt den Befun-

den bei chronisch-entzündlichen Darmerkrankungen mit Erythem, Aphthen, granulärer Schleimhaut, Petechien und teilweise Ulzerationen.

Klinische Symptome
Klinisch stehen blutige, schleimige Stühle und Unterbauchschmerzen im Vordergrund. Das histologische Bild ist gekennzeichnet durch eine chronische Entzündung mit lymphoplasmazellulärer Infiltration der Lamina propria und teilweise Kryptenabszessen (Ma et al. 1990).

Therapie
Die schwierige differentialdiagnostische Abgrenzung zu einer chronisch-entzündlichen Darmerkrankung kann dazu führen, daß die Rückverlagerung des ausgeschalteten Darmabschnitts, die zu einer vollständigen Normalisierung der Entzündung führt, unnötig verzögert wird. Auf eine entzündungshemmende Medikation mit Salazosulfapyridin oder Glukokortikoiden sprechen nur etwa 50 % der Patienten an. Gute Erfolge wurden erzielt durch Klysmen mit einer Lösung kurzkettiger Fettsäuren aus Acetat, Propionat und Butyrat (Harig et al. 1989).

37.8
Eosinophile Enterokolitis

Eosinophile Gastroenteritis und eosinophile Kolitis sind seltene Erkrankungen.

Pathogenese
Häufig handelt es sich wohl um eine allergische Reaktion auf Medikamente, eine atopische Reaktion auf Nahrungsmittel oder eine Allergie auf Kuhmilch oder Sojabohneneiweiß (Machida et al. 1994; Pérez-Millán et al. 1997) (s. Kap. 36).

Klinische Symptome
Die klinischen Symptome sind gekennzeichnet durch Bauchschmerzen, Diarrhöen, Übelkeit und Gewichtsverlust. Beim hypereosinophilen Syndrom ist die Zahl der Eosinophilen im peripheren Blut absolut vermehrt (Scheurlen et al. 1992). Dabei kann es zu einer Eosinophileninfiltration aller Organe kommen. Bei Befall von Ileum und Kolon klagen die Patienten über krampfartige Bauchschmerzen und Diarrhö. Der histologische Nachweis der ausgeprägten eosinophilen Infiltration der Darmwand hilft bei der differentialdiagnostischen Abgrenzung zum M. Crohn. Einzelne Fälle einer eosinophilen Kolitis wurden beschrieben bei Infektion mit Enterobius vermicularis und anderen Wurmerkrankungen.

37.9
Divertikulitis

Im Rahmen einer Divertikelerkrankung (s. Kap. 21) treten segmentale Kolitiden auf, die sich klinisch durch rektale Blutungen manifestieren. Bei älteren Patienten kann die Differentialdiagnose zur Colitis ulcerosa oder zum M. Crohn schwierig sein (Peppercorn 1992).

37.10
Solitäres Ulkus des Rektums

Dieses Krankheitsbild ist charakterisiert durch das Auftreten einzelner oder mehrerer Ulzera im Rektum (Mackle u. Parks 1990). Es wird überwiegend bei Frauen zwischen dem 20. und 40. Lebensjahr diagnostiziert. Nur etwa ein Drittel der Patienten sind Männer.

Pathogenese
Trotz zahlreicher Theorien ist die Ätiopathogenese des solitären Ulkus des Rektums nicht bekannt. Sicherlich sollten eine Infektion (Tuberkulose, Gonorrhö, Lymphogranulom, Amöbiasis, Syphilis), ein selbst verursachtes Trauma oder die Anwendung von schmerzlindernden Suppositorien (Parazetamol, Kodein) ausgeschlossen werden (Naumann et al. 1998). Am ehesten könnte es eine ischämische Läsion sein, die durch Obliteration submukosaler Kapillaren, bei einem Analprolaps oder durch hohen Druck bei der Defäkation entsteht (s. Kap. 20).

Klinische Symptome
Die Patienten klagen über rektale Blutungen, häufigen Stuhldrang, bei dem jedoch nur geringe Mengen von Schleim abgehen, und Tenesmen (Rubio u. Nydahl 1994). Die Ulzera sind flach, von einem Ring entzündlich geröteter Schleimhaut umgeben und häufig in der vorderen Wand des Rektums in einem Abstand von 6–10 cm zum Analring lokalisiert (Abb. 37.2).

Histologie
Histologisch fällt eine fibromuskuläre Proliferation der Lamina propria, ein Einströmen von Fibroblasten und Muskelfasern zwischen die Krypten, eine Verdickung der Muscularis mucosae und eine Verlagerung von mukosalen Drüsen in die Muscularis mucosae auf. Die diffuse Vermehrung von Kollagen in der Mukosa dient als differentialdiagnostisches Kriterium zur Unterscheidung von anderen chronisch entzündlichen Darmerkrankungen.

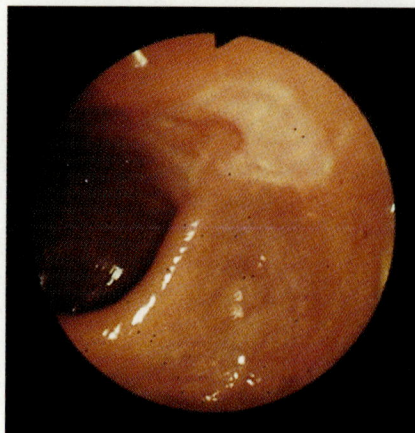

Abb. 37.2. Solitäres Ulkus im Rektum

Keines der klinischen oder histologischen Merkmale ist jedoch beweisend für diese Erkrankung.

Therapie
Der Einsatz von Glukokortikoiden und Salazosulfapyridin hat keinen signifikanten Therapieerfolg gezeigt. Dies macht auch den Unterschied zu den chronisch-entzündlichen Darmerkrankungen deutlich. Versucht wurden auch eine faserreiche Kost und Biofeedback. Auch zahlreiche operative Verfahren haben keine entscheidende Besserung gebracht. Am ehesten ist bei Patienten mit schweren Symptomen eine anteroposteriore Rektopexie erfolgreich.

37.11
Systemische Vaskulitiden

Bei allen systemischen Vaskulitiden (z. B. Panarteriitis nodosa, Churg-Strauß-Syndrom, Riesenzellarteriitis, Schoenlein-Henoch-Purpura) können entzündliche Veränderungen am Gastrointestinaltrakt mit Abdominalschmerzen, blutigen Stühlen aber auch Perforationen auftreten (Savage et al. 1997).

Schoenlein-Henoch-Purpura

Bei der Schoenlein-Henoch-Purpura ist in bis zu 70 % der Fälle der Gastrointestinaltrakt als Folge einer Vaskulitis mit hämorrhagischer Infarzierung der Submukosa und Schleimhautulzerationen betroffen (Jeong et al. 1997).

Klinische Symptome
Die häufigsten Symptome sind kolikartige Bauchschmerzen mit blutigen Diarrhöen, die vor der Manifestation an der Haut oder den Gelenken auftreten können, und eine exsudative Enteropathie. Die klinische Symptomatik und die erythematösen und teilweise ulzerösen Läsionen der Schleimhaut führen zu einer Verwechslung mit dem M. Crohn.

Morbus Behçet

Der M. Behçet ist charakterisiert durch Uveitis und Ulzerationen der Mundschleimhaut und des Genitale (Int. Study Group 1990). In etwa 40 % der Fälle treten rezidivierende Kolitiden auf, die dem M. Crohn ähneln. Endoskopisch sieht man scharf ausgestanzte Ulzerationen überwiegend im Bereich der Ileozökalklappe neben einer sonst unauffälligen Schleimhaut.

Die Kolitis beim M. Behçet ist begleitet von extraintestinalen Manifestationen wie Arthritis und Erythema nodosum.

In Abhängigkeit vom Schweregrad ist eine Therapie mit Glukokortikoiden oder Azathioprin oder eine parenterale Ernährung erfolgreich (Yazici et al. 1990; Takada et al. 1997).

37.12
Endometriose

Die intestinale Endometriose ist überwiegend in Rektum, Sigma, Appendix und im Ileum lokalisiert (Olive u. Schwatz 1993).

Ihre klinischen Symptome sind Bauchschmerz, Diarrhö, Verstopfung, Fieber, Übelkeit und Erbrechen.

Tastbare Resistenzen im Unterbauch, Stenosesymptomatik, Anämie und Hypalbuminämie sowie Fieber und Gewichtsverlust legen die Verdachtsdiagnose eines M. Crohn nahe. Oft wird die Diagnose nach krampfartigen Schmerzen und wiederholter Ileus-Symptomatik erst intraoperativ gestellt (Körber et al. 1997).

37.13
Sarkoidose

Extrapulmonale Manifestationen der Sarkoidose sind sowohl im Magen als auch im Dünn- und Dickdarm beschrieben (Sprague et al. 1984, MacRury et al. 1992).

Klinische Symptome
Die klinischen Symptome der gastrointestinalen Sarkoidose umfassen Oberbauchbeschwerden, Abdominalkrämpfe und Durchfälle. In keinem der beschriebenen Fälle kam es jedoch zu blutigen Diarrhöen.

Endoskopisch fielen eine leichte Gastritis sowie ein Ödem der Kolonschleimhaut auf. Ulzerationen wurden bei der gastrointestinalen Sarkoidose nicht beschrieben. Es gibt immer wieder Fälle, bei denen eine exakte Differenzierung zwischen M. Crohn und Sarkoidose erst im Verlauf der Erkrankung sicher möglich ist.

Laborchemische Untersuchungen
Eine Erhöhung des Angiotensin converting Enzyms (ACE im Serum) ist nicht spezifisch für die Sarkoidose und wurde auch bei Patienten mit chronisch-entzündlichen Darmerkrankungen beschrieben. Auch der für die Sarkoidose charakteristisch erhöhte CD4/CD8-Quotient in der Bronchiallavage ist bei bis zu 50% der Patienten mit M. Crohn nachweisbar.

Koinzidenz
Anfang der 70er Jahre wurden einzelne Fälle eines gleichzeitigen Auftretens einer Sarkoidose und eines M. Crohn beschrieben. Da die damals durchgeführten diagnostischen Maßnahmen sicherlich nicht ausreichend waren, gibt es keinen Beweis für das gleichzeitige Auftreten dieser beiden Erkrankungen.

Bei der septischen Granulomatose („chronic granulomatous disease") sind Fälle von granulomatöser Kolitis und perirektalen Abszessen beschrieben (Liese et al. 1996).

37.14 Appendizitis

Zwischen 5 und 10% der Bevölkerung entwickeln eine akute Appendizitis mit einem Häufigkeitsgipfel zwischen dem 20. und 40. Lebensjahr. Warum die Inzidenz der akuten Appendizitis seit etwa den 30er Jahren rückläufig ist, ist nicht sicher bekannt (Balfour 1994).

Pathogenese
Als häufigste Ursache der Appendizitis wird die Obstruktion des Lumens mit nachfolgender bakterieller Infektion angesehen (Blair et al. 1993). Die Obstruktion kann primär bedingt sein durch Kotsteine oder zähe Kotmassen sowie seltener durch Fremdkörper, Tumoren oder Parasiten (Tsuji et al. 1990). Eine virale oder bakterielle Infektion könnte über eine lymphoide Hyperplasie sekundär eine Obstruktion verursachen (Andersson et al. 1995). Eine granulomatöse Appendizitis ist nur selten Ausdruck eines M. Crohn (Dudley u. Dean 1992).

Histologie
Die akute Appendizitis ist histologisch charakterisiert durch eine lymphozytäre und plasmazelluläre Infiltration der Lamina propria. Mit zunehmender Dauer der Entzündung nimmt die granulozytäre Infiltration aller Wandschichten der Appendix zu. Ein weiteres Fortschreiten der Entzündung führt zu Gangrän oder Perforation.

Klinische Symptome
Ausführliche Anamnese und sorgfältige klinische Untersuchung sind die wegweisenden diagnostischen Maßnahmen. Kein einzelner Parameter kann die Diagnose einer akuten Appendizitis beweisen oder ausschließen. Wichtig ist die rechtzeitige Erkennung symptomarmer oder atypischer Verläufe durch Lagevariationen der Appendix (Guidry u. Poole 1994). Während Kleinkinder neben unspezifischen Symptomen häufig infektiöse Begleiterkrankungen aufweisen, haben ältere Patienten symptomärmere Verläufe oder sie suchen erst nach längerem Krankheitsverlauf den Arzt auf (Franz et al. 1994). Dadurch kommt es bei beiden Altersgruppen häufiger zu einer verzögerten Diagnosestellung.

Der wandernde Abdominalschmerz bei kurzer Anamnesedauer ist ein recht spezifisches Zeichen der Appendizitis (Izbicki et al. 1990; Tabelle 37.3). Der oft kolikartige Schmerz beginnt im Epigastrium oder periumbilikal und geht mit Übelkeit oder Erbrechen einher. Nach etwa 4 h wandert der Schmerz in den rechten Unterbauch und wird bei Bewegung zunehmend unerträglicher. Die Körpertemperatur ist meist nur leicht erhöht. Es kann eine Obstipation, in einigen Fällen eine Diarrhö, bestehen.

Bei der klinischen Untersuchung sind Druckschmerz im rechten Unterbauch und Loslaßschmerz sensitive, aber wenig spezifische Zeichen der akuten Appendizitis. Lokale Abwehrspannung, Klopfschmerz, Psoaszeichen und Schonhaltung sind abhängig vom Ausmaß der Entzündung und

Tabelle 37.3. Anamnestische und klinische Zeichen einer akuten Appendizitis. (Nach Izbicki et al. 1990 und John et al. 1993)

Zeichen	Sensitivität (%)	Spezifität (%)
Schmerzwanderung	42–80	84–85
Beschwerdedauer 24 h	63	69
Übelkeit/Erbrechen	73	46
Druckschmerz rechter Unterbauch	94	2
Loslaßschmerz	76–91	48–56
Psoaszeichen	15–42	79–97
Douglas-Schmerz	53	54
Schonhaltung	76	75

der Lage der Appendix. Auch wenn sie als einzelne Parameter nicht beweisend sind, gehören sie zwingend zur klinischen Untersuchung bei Verdacht auf Appendizitis.

Diagnostik

■ **Laborchemische Untersuchungen.** 80–90 % der Patienten mit akuter Appendizitis haben einen Leukozytenwert von >10.000/ml. Das Fehlen der Leukozytose schließt somit eine akute Appendizitis nicht aus. Kein weiterer Laborparameter einschließlich des C-reaktiven Proteins ist beweisend für eine Appendizitis.

■ **Sonographie.** Als bildgebendes Verfahren ist nur die Sonographie von Bedeutung (Beyer et al. 1993). Der Nachweis einer nichtkompressiblen, aperistaltischen Appendix gilt als beweisend (Abb. 37.3). Die Sensitivität der Sonographie in der Diagnostik der akuten Appendizitis schwankt zwischen 40 und 91 %, die Spezifität zwischen 73 und 100 %. Der Einsatz der Sonographie in der Routinediagnostik ist v. a. gerechtfertigt zum Ausschluß anderer Abdominalerkrankungen (z. B. Cholezystolithiasis, Urolithiasis). Die Abdomenübersichtsaufnahme ist selbst bei Perforation nur selten diagnostisch und daher nicht erforderlich.

Differentialdiagnose

Alle Situationen, die akute Bauchschmerzen verursachen, sind in der Differentialdiagnose der akuten Appendizitis von Bedeutung. Dazu gehören insbesondere infektiöse Erkrankungen des Magen-Darm-Trakts, der M. Crohn, die Colitis ulcerosa, die akute Pyelonephritis, die Nephrolithiasis, die Cholezystolithiasis, die akute Salpingitis, der Mittelschmerz und Komplikationen der extrauterinen Schwangerschaft.

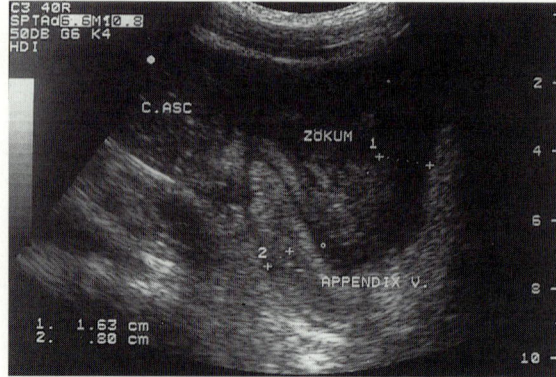

Abb. 37.3. Akute Appendizitis: Wandverdickung und Schichtung der Appendix (Längsschnitt)

Therapie

Die einzig akzeptable Therapie der akuten Appendizitis ist die Appendektomie. Ein Vorteil der laparoskopischen Appendektomie gegenüber der konventionellen Appendektomie konnte bisher nicht nachgewiesen werden.

Die Rate an Appendektomien bei Patienten mit nichtakuter Appendizitis liegt zwischen 15 und 30 % (Gastinger u. Eckhardt 1991; Walker et al. 1995). Keine Maßnahme konnte diese Rate senken ohne einen gleichzeitigen Anstieg von Perforationen. Entscheidend für die Indikationsstellung ist die sorgfältige klinische Untersuchung und bei nicht eindeutiger Indikationsstellung die engmaschige Kontrolle (John et al. 1993).

Komplikationen

■ **Perforation.** Die häufigste Komplikation der akuten Appendizitis ist die Perforation. Sie tritt überwiegend bei Kindern unter 5 Jahren (35 %) und Erwachsenen über 60 Jahren (ca. 50 %) auf. In bis zu 30 % der Fälle wird die Perforation bei der ersten Vorstellung des Patienten nicht diagnostiziert. Klinische Zeichen für eine Perforation sind Abwehrspannung, pathologische Resistenz im Abdomen, Fieber, Leukozytose und Sepsis. Die Perforation führt entweder zur Peritonitis oder zum Abszeß.

■ **Pylephlebitis.** Die Pylephlebitis ist Folge einer septischen Thrombose der Pfortader bei akuter Appendizitis und anderen Entzündungen im Zuflußgebiet der Pfortader. Das Krankheitsbild ist gekennzeichnet durch septische Temperaturen, Leukozytose, Ikterus bis hin zu multiplen hepatischen Abszessen.

■ **Chronische Appendizitis.** Einzelne Fälle von rezidivierender oder chronischer Appendizitis sind beschrieben (Mattei et al. 1994; Hawes u. Whalen 1994). Sie lassen sich am ehesten diagnostizieren, wenn in der Vorgeschichte bereits ein Schmerzereignis im rechten Unterbauch aufgetreten ist, eine andere Erklärung für die Symptome nicht zu finden ist, histologisch der Nachweis einer chronischen fibrosierenden Entzündung geführt wird und nach der Appendektomie komplette Schmerzfreiheit besteht.

37.15
Weitere Differentialdiagnosen

Chronische Diarrhöen mit teilweise blutigen Stühlen können Folge zahlreicher weiterer Systemerkrankungen sein. Einzelne Fälle einer frühen gastrointestinalen Manifestation einer thrombotischen thrombozytopenischen Purpura (Winwood et al. 1992) und einer idiopathischen thrombozytopenischen Purpura (Karpatkin 1997) sind beschrieben. Lymphome, Non-Hodgkin-Lymphome und immunproliferative Erkrankungen können primär Symptome einer entzündlichen Darmerkrankung verursachen (Domizio et al. 1993).

Literatur

Andersson P, Hugander A, Thulin A, Nystrom PO, Olaison G (1995) Clusters of acute appendicitis: further evidence for an infectious aetiology. Int J Epidemiol 24: 829–833

Balfour TW (1994) Where has all the appendicitis gone? Lancet 344: 700

Beyer D, Schulte B, Kaiser C, Horsch S, Rieker O (1993) Sonographie der akuten Appendizitis. Radiologe 33: 399–406

Blair NP, Bugis SP, Turner LJ, MacLeod MM (1993) Review of the pathologic diagnoses of 2,216 appendectomy specimens. Am J Surg 165: 618–620

Bogomoletz WV (1994) Collagenous, microscopic and lymphocytic colitis. An evolving concept. Vir Arch 424: 573–579

Boley SJ (1990) Colonic ischemia – 25 years later. Am J Gastroenterol 85: 931–934

Bower TC (1993) Ischemic colitis. Surg Clin North Am 73: 1037–1053

Domizio P, Owen RA, Shepherd NA, Talbot IC, Norton AJ (1993) Primary lymphoma of the small intestine: a clinicopathologic study of 119 cases. Am J Surg Pathol 17: 429–442

Dudley TH, Dean PJ (1993) Idiopathic granulomatous appendicitis, or Crohn's disease of the appendix revisited. Hum Pathol 24: 595–601

Franz MG, Norman J, Fabri PJ (1994) Increased morbiditiy of appendicitis with advancing age. Am Surg 61: 40–44

Galland RB, Spencer J (1985) The natural history of clinically established radiation enteritis. Lancet 1: 1275–1278

Gastinger I, Eckhardt W (1991) Bericht über eine prospektive Multizenterstudie der Appendizitisbehandlung. Zentralbl Chir 116: 267–280

Giardiello FM, Lazenby AJ, Bayless TM, Levine EJ, Bias AB, Ladenson PW (1989) Lymphocytic (microscopic) colitis. Clinicopathologic study of 18 patients and comparison to collagenous colitis. Dig Dis Sci 34: 1730–1738

Gibson GR, Whitacre EB, Ricotti CA (1992) Colitis induced by nonsteroidal anti-inflammatory drugs. Arch Intern Med 152: 625–632

Goff JS, Barnett JL, Pelke T, Appleman HD (1997) Collagenous colitis: histopathology and clinical course. Am J Gastroenterol 92: 57–60

Guidry SP, Poole GV (1994) The anatomy of appendicitis. Am Surg 60: 68–71

Habu Y, Tahashi Y, Kiyota K, Matsumara K, Hirota M, Inokuchi H, Kawai K (1996) Reevaluation of the clinical features of ischemic colitis. Scand J Gastroenterol 31: 881–886

Halaby IA, Rantis PC, Vernava AM, Longo WE (1996) Collagenous colitis – Pathogenesis and management. Dis Colon Rectum 39: 573–578

Harig JM, Soergel KH, Komorowski RA, Wood CM (1989) Treatment of diversion colitis with short-chain fatty acid irrigation. N Engl J Med 320: 23–28

Hawes AS, Whalen GF (1994) Recurrent and chronic appendicitis: the other inflammatory conditions of the appendix. Am Surg 60: 217–219

International Study Group for Behçet's disease (1990) Criteria for diagnosis of Behçet's disease. Lancet 335: 1078–1080

Izbicki JR, Wilker D, Mandelkow HK, Müller K, Siebeck M, Geissler K, Schweiberer L (1990) Retro- und prospektive Untersuchung zur Wertigkeit klinischer und labortechnischer Daten bei der akuten Appendizitis. Chirurg 61: 887–894

Järnerot G, Tysk C, Bohr J, Eriksson S (1995) Collagenous colitis and fecal stream diversion. Gastroenterology 109: 449–455

Jeong YK, Ha HK, Yoon CH et al. (1997) Gastrointestinal involvement in Henoch-Schönlein syndrome: CT findings. AJR Am J Roentgenol 168: 965–968

John H, Neff U, Kelemen M (1993) Appendicitis diagnosis today: clinical and ultrasonic deductions. World J Surg 17: 243–249

Karpatkin S (1997) Autoimmune (idiopathic) thrombocytopenic purpura. Lancet 349: 1531–1536

Körber J, Grammel S, Lobeck H, Weidemann H (1997) Stenose des terminalen Ileums – Endometriose als Differentialdiagnose des Morbus Crohn. Dtsch Med Wochenschr 122: 926–929

Kwo PY, Tremaine WJ (1995) Nonsteroidal anti-inflammatory drug-induced enteropathy: case discussion and review of literature. Mayo Clin Proc 70: 55–61

Lewis JH (1986) Gastrointestinal injury due to medical agents. Am J Gastroenterol 81: 819–834

Liese JG, Jendrossek V, Jansson A, Petropoulou T, Kloos S, Gahr M, Belohradsky BH (1996) Chronic granulomatous disease in adults. Lancet 347: 220–223

Ma CK, Gottlieb C, Haas PA (1990) Diversion colitis: a clinicopathologic study of 21 cases. Hum Pathol 21: 429–436

Machida HM, Smith AGC, Gall DG, Trevenen C, Scott RB (1994) Allergic colitis in infancy: clinical and pathological aspects. J Pediatr Gastroenterol Nutr 19: 22–26

Mackle EJ, Parks TG (1990) Solitary rectal ulcer syndrome: aetiology, investigation and management. Dig Dis 8: 294–304

MacRury SM, McQuaker G, Morton R, Hume R (1992) Sarcoidosis: association with small bowel disease and folate deficiency. J Clin Pathol 45: 823–825

Marts BC, Longo WE, Vernava AM (1994) Patterns and prognosis of Clostridium difficile colitis. Dis Colon Rectum 37: 837–845

Mattei P, Sola JE, Yeo CJ (1994) Chronic and recurrent appendicitis are uncommon entities often misdiagnosed. J Am Coll Surg 178: 385–389

Mitty RD, LaMont JT (1994) Clostridium difficile diarrhea: pathogenesis, epidemiology, and treatment. Gastroenterology 2: 61–69

Mosnier JF, Larvol L, Barge J, Dubois s, De La Bigne G, Henin D, Cerf M (1996) Lymphocytic and collagenous colitis: an immunhistochemical study. Am J Gastroenterol 91: 709–713

Naumann MG, Hintze R, Karaus M (1998) Solitary rectal ulcer induced by excessive use of analgesic suppositories containing paracetamol, caffeine, and codeine. Am J Gastroenterol 93: 2573–2576

Olive DL, Schwatz LB (1993) Endometriosis. N Engl J Med 328: 1759–1769

Olson MM, Shanholtzer CJ, Lee JT, Gerding DN (1994) Ten years of prospective Clostridium difficile associated disease surveillance and treatment at the Minneapolis VA Medical Center, 1982–1991. Infect Control Hosp Epidemiol 15: 371–381

Peppercorn MA (1992) Drug-responsive chronic segmental colitis associated with diverticula: a clinical syndrome in the elderly. Am J Gastroenterol 87: 609–612

Pérez-Millán A, Martín-Lorente JL, López-Morante A, Yuguero L, Saez-Royuela F (1997) Subserosal eosinophilic gastroenteritis treated efficaciously with sodium cromoglycate. Dig Dis Sci 42: 342–344

Rubio CA, Nydahl S (1994) „Nonspecific" erosions and ulcers of the colonic mucosa. Dig Dis Sci 39: 821–826

Savage CO, Harper L, Adu D (1997) Primary systemic vasculitis. Lancet 349: 553–558

Scheurlen M, Mörk H, Weber P (1992) Hypereosinophilic syndrome resembling chronic inflammatory bowel disease with primary sclerosing cholangitis. J Clin Gastroenterol 14: 59–63

Sher ME, Bauer J (1990) Radiation-induced enteropathy. Am J Gastroenterol 85: 121–128

Shipley WU, Zietman AL, Hanks GE et al. (1994) Treatment related sequelae following external beam radiation for prostate cancer: a review with an update in patients with stages T1 and T2 tumor. J Urol 152: 1799–1805

Sprague R, Harper P, McClain S, Trainer T, Beeken W (1984) Disseminated gastrointestinal sarcoidosis. Gastroenterology 87: 421–425

Takada Y, Fujita Y, Igarashi M et al. (1997) Intestinal Behçet's disease – pathognomonic changes in intramucosal lymphoid tissues and effect of a „rest cure" on intestinal lesions. J Gastroenterol 32: 598–604

Tsuji M, McMahon G, Puri P (1990) New insights into the pathogenesis of appendicitis based on immunocytochemical analysis of early immune response. J Ped Surg 25: 449–452

Veress B, Löfberg R, Bergman L (1995) Microscopic colitis syndrome. Gut 36: 880–886

Walker SJ, West CR, Colmer MR (1995) Acute appendicitis: does removal of a normal appendix matter, what is the value of diagnostic accuracy and is surgical delay important? Ann R Coll Surg Engl 77: 358–363

Whelan RL, Abramson K, Kim DS, Hashmi HF (1994) Diversion colitis. Surg Endosc 8: 19–24

Winwood PJ, Iredale JP, Williamson PJ, Lesna M, Loehry CA (1992) Thrombotic thrombocytopenic purpura mimicking acute small bowel Crohn's disease. Gut 33: 857–859

Yazici H, Pazarli H, Barnes CG et al. (1990) A controlled trial of azathioprine in Behçet's syndrome. N Engl J Med 322: 281–285

Anorektale Entzündungen

P.H. Itin · M. von Flüe

Inhalt

38.1 Dermatologische Aspekte
anorektaler Entzündungen 343
38.1.1 Anatomie 343
38.1.2 Anamnese und Untersuchung 343
38.1.3 Pruritus ani 343
38.1.4 Plaqueartige, asymmetrische perianale
Hautveränderungen 346
38.1.5 Erosive Veränderungen des Anus
und der Perianalregion 348
38.1.6 Anokutane sexuell übertragene Erkrankungen 349
38.2 Chirurgische Aspekte
anorektaler Entzündungen 351
38.2.1 Analfissur 351
38.2.2 Anorektale Abszesse und Fisteln 351
38.2.3 Analer Morbus Crohn 352
38.2.4 Der Pilonidalsinus 353

Die anorektale Region umfaßt die Junktionszone von Darmschleimhaut und Integument und ist der Inspektion ohne Hilfsmittel nur bedingt zugänglich. Schon diese anatomischen Verhältnisse und die Nähe der Genitalzone legen eine interdisziplinäre Beurteilung anorektaler Erkrankungen durch den Gastroenterologen, den proktologisch tätigen Chirurgen, den Gynäkologen, den Psychosomatiker und den Dermatologen nahe.

Zahlreiche Hauterkrankungen können sich entweder isoliert oder aber im Rahmen einer generalisierten Dermatose im Perianalraum manifestieren. Andererseits können primär gastroenterologische Erkrankungen sekundär, z. B. durch Ausfluß, Veränderungen an der Perianalhaut verursachen. In der vorliegenden Übersicht sollen zuerst die häufigsten Dermatosen abgehandelt werden, welche sich perianal manifestieren. Der zweite Teil befaßt sich mit den anorektalen Abszessen und Fistelbildungen. Zusätzlich werden der Pilonidalsinus und der perianale Morbus Crohn dargestellt.

38.1 Dermatologische Aspekte anorektaler Entzündungen

38.1.1 Anatomie

Die Perianalregion weist ein konstant feuchtwarmes Mikroklima auf, welches bedingt wird durch die fast okklusive Berührungsfläche der beiden Innenseiten der Nates. Weiter finden sich perianal zahlreiche ekkrine und apokrine Schweißdrüsen, welche zur hohen Feuchtigkeit beitragen. Bis an den Analkanal finden sich Talgdrüsen und Haare. Das Anoderm im äußeren Analkanal weist ein unverhorntes Plattenepithel ohne eigentliche Mukosa auf, die dadurch ein hohes Empfindungsvermögen besitzt.

38.1.2 Anamnese und Untersuchung

Bei der Anamnese entzündlicher anorektaler und anokutaner Erkrankungen ist neben Begleiterkrankungen, Medikamenten, Stuhlgewohnheiten und Sexualverhalten besonders auf Juckreiz, Brennen, knotige Veränderung bei der Stuhlhygiene, Stuhlunregelmäßigkeiten, vermehrten Stuhldrang, Fremdkörpergefühl, Schmerzen, Schmieren, Blutabgang und Inkontinenz zu achten (s. Kap. 8, 20, 89). Angaben zu Eßgewohnheiten und die Frage nach einem Tropenaufenthalt ergänzen die Anamnese. Diese anamnestischen Hinweise sind wichtige Anahltspunkte für eine anorektale Erkrankung, sie können aber kaum eine spezifische Diagnose sichern (Voirol u. Neiger 1996). In Tabelle 38.1 sind Beschwerden und Ursachen anorektaler und anokutaner Dermatosen gegenübergestellt.

■ **Äußere Untersuchung.** Für die äußere Untersuchung der Perianalregion kann der Patient in gebückt stehende Position gebracht werden. Besser geeignet ist die Steinschnittlage oder die linke Seitenlage mit angezogenen Beinen. Bei Angabe von Befunden nach dem Uhrzifferblatt soll dies stets auf die Steinschnittlage (Rückenlage) bezogen werden. So liegt das Perineum z. B. bei 12 Uhr.

■ **Inspektion.** Die Inspektion der Perianal- und Anorektalgegend erfolgt bei guter Beleuchtung durch Spreizen der Nates. Unter diesen Bedingungen können dermatologische Primär- und Sekundäreffloreszenzen bestimmt werden, die diagnostisch wegweisend sind. So sind z. B. papulovesikulöse Effloreszenzen Ausdruck einer ekzematösen Reaktion, während eine randbetone Schuppung auf gerötetem Grund auf eine Fadenpilzerkrankung hinweist. Beetartige Knötchen und Tumoren entsprechen Condylomata acuminata. Beim Pressen können evtl. Hämorrhoidalknoten, anale Kondylome, Analfissuren und ein Analprolaps sichtbar werden.

■ **Digitale Untersuchung.** Die digitale Untersuchung erlaubt die Austastung bis maximal 10 cm Höhe. Bei Analfissuren ist die digitale Untersuchung wegen stärkster Schmerzen ohne Lokalanästhesie nicht durchführbar. Neben dem Sphinktertonus wird besonders das Schleimhautrelief beurteilt. Weiter achtet man auf knotige, derbe Veränderungen. Auch die Prostata bzw. die Portio vaginalis werden bei dieser Gelegenheit mitpalpiert. Beim Herausziehen des Fingers wird der Sphinkterschluß beurteilt und mögliche Auflagerungen am Handschuh wie Eiter, Blut oder Schleim vermerkt.

■ **Proktoskopie.** Die Proktoskopie ermöglicht die visuelle Untersuchung der letzten 10 cm des Darms. Sie ist als ergänzende Maßnahme einer Rektoskopie zu betrachten und sollte eigentlich nicht isoliert durchgeführt werden.

38.1.3
Pruritus ani

Pruritus ani ist gekennzeichnet durch intensiven Juckreiz in der Perianalregion bis hinauf zur Linea dentata. Es ist kein spezifisches Zeichen und kann Symptom zahlreicher anorektaler und anokutaner Erkrankungen sein (Jones 1992).

Wegen der hohen Hemmschwelle der Patienten kommen die Betroffenen erst verzögert zum Arzt. Bei vielen Patienten ist außer den Kratzartefakten keine sichere Ursache faßbar. Neben anatomischen und funktionellen Anomalien wie Trichteranus und Hyperhidrose können ungeeignete oder mangelhafte Analhygiene zu Pruritus ani mit sekundärer Perianaldermatitis führen. Stuhlenzyme haben ein irritatives Potential und schädigen die epidermale Barrierefunktion (Andersen et al. 1994). Weiter können Mykosen, anorektale entzündliche und neoplastische Dermatosen sowie iatrogene Faktoren, z. B. Desinfektion und sensibilisierende Topika zu Pruritus ani führen oder ihn unterhalten. Pruritus ani kann auch als Teil eines generalisierten Pruritus z. B. bei Stoffwechselerkrankungen oder lymphoproliferativen Erkrankungen auftreten.

Der chronische Pruritus ani führt zu Kratzeffekten mit Ekzematisation, Superinfektion und Sphinkterspasmus, welche die Exsudation und Mazeration unterhalten. In der dermatologisch-proktologischen Sprechstunde findet sich nicht selten ein Pruritus sine materia psychogenica. Diese psychosomatische Manifestation zeigt sich besonders bei Patienten mit leitender Stellung im Beruf und hartem Konkurrenzkampf. Verständnis und Hinweise zur optimalen Analhygiene führen oft zu einer Linderung der Beschwerden (Abb. 38.1).

Tabelle 38.1. Beschwerden bei anorektalen und anokutanen Dermatosen

Symptome	Ursachen
Pruritus, Brennen	Am häufigsten unzweckmäßige Stuhlhygiene oder unkontrollierte Salbenapplikation mit Sensibilisierung
Nässen, Ausfluß, Schmieren	Nässende Perianalekzeme, Fistel, Schleimabgang v. a. bei Proktitis, ulzerierendem Karzinom oder villösem Adenom
Schwellung und Tumor	Marisk011, Hämorrhoiden, Condylomata acuminata, Condylomata lata (Lues II), Abszesse, benigne mesenchymale Tumoren, Polypen, Karzinome
Blutung	Diskrete Blutspuren auf Toilettenpapier und Stuhl bei Analfissur. Blutung während und nach Defäkation ist ein Hinweis für Hämorrhoiden, Kolonpolypen und Karzinom
Schmerzen perianal	Perianaler Abszeß, thrombosierte Hämorrhoiden, Analfissur
tief	Proktitis, Kryptitis, Papillitis, Rektumulkus und Rektumkarzinom
Inkontinenz	Gestörte Entleerung bei Proktitis, Prolaps, inneren Hämorrhoiden, Anorektalkarzinom; imperativer Stuhldrang v. a. bei entzündlichen Prozessen

Kurzfristig angewandte Lokalsteroide führen rasch zu einer Linderung. Seltener finden sich einfach erkennbare und behebbare Ursachen für einen Pruritus ani wie in der folgenden Übersicht erwähnt.

> **Richtlinien für Patienten mit Pruritus ani**
>
> - Stuhlhygiene (Sauberhalten der Analregion durch Wasserreinigung nach dem Stuhlgang),
> - keine alkalischen Seifen in der Analregion benutzen,
> - Trockenhalten der Analregion durch Abtupfen mit weichem Papier,
> - Vermeiden von Acryl- und Nylonunterwäsche (feucht-warme Kammer),
> - Vermeiden von sehr scharfen Speisen,
> - Tragen von Baumwollhandschuhen nachts, um Kratzartefakte zu reduzieren,
> - möglichst wenige und hypoallergene Salben und Cremes verwenden.

Entzündliche perianale Hauterkrankungen können eingeteilt werden (Rufli 1985) in:
- symmetrische, erythematöse,
- plaqueartige, asymmetrische,
- erosive Veränderungen,
- ulzeröse Anal- und Perianalerkrankungen.

Symmetrische, erythematöse, entzündliche perianale Hauterkrankungen mit Pruritus ani sind:
- Perianaldermatitis,
- Psoriasis vulgaris,
- Ekzem,
- Lichen sclerosus et atrophicus,
- Dermatophytien,
- Candida-Intertrigo,
- Acrodermatitis enteropathica,
- Arzneimittelnebenwirkungen,
- Radiodermie.

Perianaldermatitis

Die Perianaldermatitis ist klinisch gekennzeichnet durch Juckreiz und eine Rötung, welche je nach Ausprägung und Dauer Erosionen und Lichenifikationen aufweist. Die Rötung betrifft die Perianalregion symmetrisch und breitet sich nach vorne zum Damm und hinten bis zur Rima ani aus. Die Ätiologie ist sehr vielgestaltig und entspricht dem Entstehungsmechanismus der Intertrigo (Itin 1989). Parallel zum Pruritus ani entwickelt sich nach längerem Bestehen durch den Circulus vitiosus eine klinisch faßbare Perianaldermatitis.

Die Therapie zielt auf die Beeinflussung der Ursache ab, wobei die akute Entzündung durch feuchte Umschläge z. B. mit verdünnter Kaliumpermanganatlösung oder Sitzbäder und Applikation eines Lokalsteroides mit antibakteriellem und antimykotischem Zusatz günstig beeinflußt werden kann. Das regelmäßige Auftragen einer Fettcreme führt zu einem besseren Schutz der Haut und vermag manchmal den Circulus vitiosus von „Juckreiz-Kratzen-Ekzematisation" zu unterbrechen.

In einer prospektiven, kontrollierten Studie wurde die Wirksamkeit von Proctalgen (Hamameliswasser, Diethylsalicylat, Glycerin, Melisse), einem Präparat, welches frei von Lokalsteroiden und Lokalanästhetika ist, dokumentiert (Schaub u. Buchmann 1990). Invalidisierender und mit konservativen Methoden nicht beeinflußbarer Pruritus ani wurde mit einer lokalen Methylenblau-Injektion erfolgreich behandelt. Es wird vermutet, daß dieser Eingriff zu einer degenerativen Veränderung der Nervenfasern führt (Eusebio et al. 1990).

Psoriasis vulgaris

Die Psoriasis vulgaris ist eine erythrosquamöse Dermatose, deren Prädisposition genetisch verankert ist. Die Prädilektionsstellen der Psoriasis sind

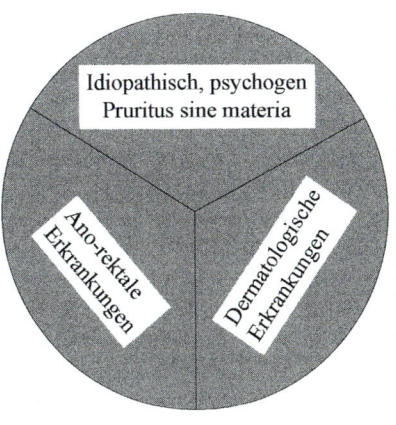

Abb. 38.1. Pruritus ani

Ellbogen, Knie, Haaransatz und Präsakralregion. Die Psoriasis in der Perianalregion unter Mitbeteiligung der Rima ani ist gekennzeichnet durch erythematöse, scharf begrenzte Areale mit nur kaum sichtbarer Verhornungsstörung (Farber u. Nall 1992). Typisch ist eine Rhagade entlang der gesamten Rima ani.

Die Therapie der Psoriasis vulgaris im Perianalbereich entspricht etwa derjenigen der Perianaldermatitis. Die neuartige lokale Vitamin-D-Therapie muß in dieser Region wegen brennender Sensationen vorsichtig durchgeführt werden. Über gute Resultate in intertriginösen Arealen und perianal wurde aber berichtet (Kienbaum et al. 1996).

Ekzem im Perianalbereich

Das akute Ekzem ist morphologisch charakterisiert durch Papulovesikel. In der akuten Phase kommt es zur Exsudation mit anschließender Mazeration. Im chronischen Stadium zeigt sich eine sehr diskrete Schuppung und deutliche Lichenifikation. Die Ursache eines Ekzems im Perianalbereich liegt entweder in der Sensibilisierung auf Lokaltherapeutika oder in einer Intoleranzreaktion der Perianalhaut gegen bakterielle Antigene (bakterielles Ekzem).

Leitsymptom ist neben dem Pruritus eine nummulär angeordnete Dermatose mit Papulovesikeln und Streuphänomenen. Die Therapie orientiert sich am Therapieschema der Perianaldermatitis.

Intertrigo perianalis

Die Intertrigo stellt eine mechanisch-toxische Entzündung an den größeren Hautfalten des Körpers dar (Itin 1989). In den intertriginösen Gebieten, wie z. B. perianal, kommt es zu Reibeffekten und Mazeration bei verminderter Feuchtigkeitsabgabe und alkalischem pH-Wert der Hautoberfläche. Die unkomplizierte Intertrigo ist eine primär nicht allergische, kumulativ mechanotoxische Dermatose. Sekundär kommt es oft zu einer Superinfektion mit Candida.

Die Klinik der Candida-Intertrigo ist gekennzeichnet durch eine flächenhafte Rötung mit zusätzlicher Mazeration und Erosion. Es können feinste Bläschen (Vesikel) und eitergefüllte Blasen (Pusteln) entstehen. Die Candida-Intertrigo zeigt einen archipelartigen Rand mit vorgelagerten Satelliten.

Die Therapie besteht primär in abtrocknenden Maßnahmen. Die Einlage von Leinenplätzchen vermindert die Reibung der Hautfalten aufeinander. In der akuten, nässenden Phase sind desinfizierende Bäder und Pinselungen von Farbtinkturen indiziert. Gezielt können auch Azole als Cremepasten verordnet werden.

Tinea perianalis

Die Tinea perianalis wird verursacht durch eine Infektion des verhornenden Plattenepithels mit Fadenpilzen. Typischerweise finden sich relativ symmetrische randbetonte Rötungen perianal mit zentrifugalem Wachstum über die Glutealregion. Bei genauer Inspektion findet sich eine leichte Schuppung am Rand. Juckreiz ist unterschiedlich je nach Ausmaß der Begleitentzündung.

Die klinische Diagnose wird gesichert durch den Nachweis von Myzelien im Direktpräparat aus dem schuppenden Rand. Die Myzelien sind morphologisch gekennzeichnet durch Doppelkonturen und Septierung. Therapeutisch empfiehlt sich die lokale Anwendung von Terbinafin-Creme. Bei hartnäckigem, rezidivierendem Verlauf kann auch eine Systemtherapie mit Terbinafin (250 mg 1mal/Tag) oder Itrakonazol (100 mg 1mal/Tag) für 14 Tage erwogen werden.

Streptokokken- und staphylokokkeninduzierte Perianitis

Erst in den letzten Jahren wurde auf diese infektiöse Genese eines chronischen Pruritus ani besonders bei Kindern hingewiesen. Die Perianalregion ist stark gerötet und druckdolent. Nicht selten ist eine Streptokokkenangina dieser Symptomatik vorausgegangen. Ein bakteriologischer Abstrich sichert die Diagnose und systemisch verabreichtes Penizillin oder Erythromycin führt zur Abheilung (Neri et al. 1996). Seltener können auch Staphylokokken zu einer perianalen Dermatitis führen, die dann gemäß Antibiogramm behandelt werden muß (Montemarano u. James 1993; Abb. 38.2).

38.1.4 Plaqueartige, asymmetrische perianale Hautveränderungen

> ! Asymmetrische perianale Plaques sind biopsiepflichtig, da sie oft einem unkontrollierten klonalen Wachstum entsprechen und somit Präkanzerosen oder bereits invasive Karzinome darstellen.

Die wichtigsten Vertreter sind:
- Morbus Bowen,
- Morbus Paget,
- bowenoide multizentrische, pigmentierte Papulose,

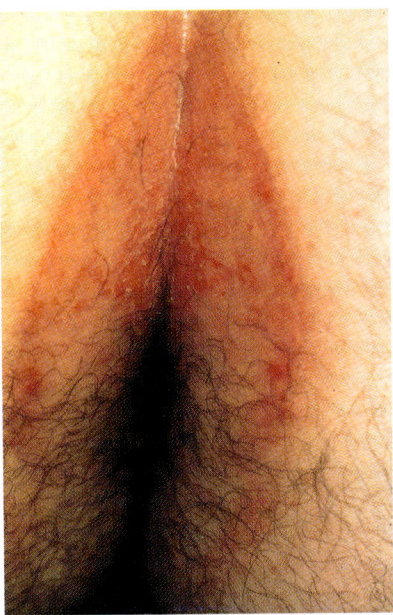

Abb. 38.2. Streptokokkenanitis

- Basaliom,
- Plattenepithelkarzinom,
- Lymphom.

Morbus Bowen

> ! Der anale M. Bowen ist ein epitheliales Carcinoma in situ. Obwohl diese Veränderung selten ist, muß die Diagnose frühzeitig erfolgen, da das Risiko eines invasiven Plattenepithelkarzinomes mit möglicher Metastasierung besteht (Kreyden et al. 1996).

Anamnestisch können Schmerzen oder Brennen, Pruritus sowie Nässen angegeben werden. Klinisch imponiert der anale M. Bowen durch eine braunrote, unregelmäßig begrenzte Plaque. Die Läsion ist etwas nässend und das Stratum corneum kann grau-weiß erscheinen. Erosionen und Ulkusbildung sind möglich. Die Sicherung der Diagnose muß bioptisch erfolgen, und die Therapie besteht meist in der operativen Sanierung. Alternativen stellen besonders die Lasertherapie, die Strahlentherapie und die photodynamische Behandlung dar (Petrelli et al. 1992; Abb. 38.3).

Morbus Paget

Der M. Paget spiegelt eine lokale Infiltration des Plattenepithels durch Zellen eines Adenokarzinoms wider (von Flüe et al. 1994). Während beim

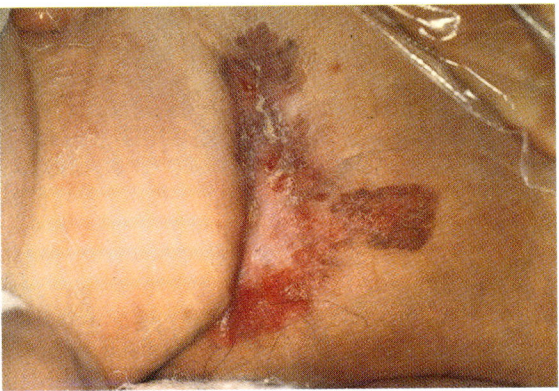

Abb. 38.3. Morbus Bowen

M. Paget der Mamille stets ein intrakanalikuläres Karzinom gefunden werden kann, trifft dies für die Perianalregion nicht immer zu. Klinisch zeigt sich beim M. Paget eine ekzemartige Rötung mit tastbaren Veränderungen. Die Plaque ist in der Regel asymmetrisch angeordnet. Die Diagnose muß histologisch gestellt werden. Die Therapie der Wahl ist die radikale chirurgische Exzision.

Bowenoide multizentrische, pigmentierte Papulose

Die multizentrische, pigmentierte bowenoide Papulose entspricht einem Carcinoma in situ und wird vorwiegend durch Humanpapillomaviren (HPV) besonders der Gruppe 16/18 verursacht. Die typische Lokalisation ist anogenital. Die besondere Häufigkeit in der sexuell aktiven Altersklasse spricht für eine sexuelle Übertragungsart. Klinisch imponieren mehrere bräunlich-pigmentierte, scharf begrenzte Papeln. Therapeutisch hat sich bei diesen Läsionen die Laserbehandlung bewährt.

Basaliom

Basaliome sind für etwa 60–70 % der Hautmalignome verantwortlich, 15–20 % sind Spinaliome und etwa knapp 10 % Melanome.

Im Perianalbereich finden sich die biologisch aggressiveren basaloiden Karzinome und die eigentlichen Basaliome. Die beiden Tumoren sind lichtoptisch sehr schwierig zu unterscheiden, können aber mit immunhistochemischen Untersuchungen eindeutig voneinander abgegrenzt werden (Alvarez-Cañas et al. 1996). Nur Basaliome färben mit Ber-EP4 an, während nur basaloide Karzinome mit Ulex europaeus, CEA und Keratinen reagieren. Basaliome treten meist in lichtexponierten Arealen auf, doch etwa 5 % der malignen perianalen Tumoren sind basaloide Karzinome oder Basaliome, während etwa 80 % Plattenepithelkarzinomen entsprechen (Augey et al. 1994).

Es konnte kürzlich in 8 von 9 Basaliomen HPV-DNA nachgewiesen werden. Ob diese Viren auch beim Basaliom eine karzinogene Wirkung aufweisen, ist noch nicht schlüssig geklärt. Das solide Basaliom ist klinisch gekennzeichnet durch multiple perlartige Knötchen, die einen Randwall verursachen und Teleangiektasien ausbilden. Oft findet sich zentral eine kleine Kruste. Das Basaliom entsteht meist innerhalb von Monaten bis Jahren. Der Tumor wächst lokal infiltrierend, metastasiert aber praktisch nie. Klinisch und histologisch werden verschiedene Formen unterschieden. Die Diagnose des Basaliomes erfolgt klinisch, die Bestätigung erfordert aber stets eine Histologie.

Die Therapie ist meist chirurgisch oder erfolgt mittels Kryochirurgie. Eine Strahlentherapie und lokale Interferonbehandlung sind aber in besonderen Situationen möglich.

Plattenepithelkarzinome

Das Plattenepithelkarzinom tritt in über 90 % in chronisch lichtexponierten Hautarealen auf. Die Wahrscheinlichkeit der Entstehung eines Plattenepithelkarzinoms an der Nase ist 200mal größer als am Rumpf. Diese Tatsache unterstreicht die Bedeutung der UV-Karzinogenese.

Beim Plattenepithelkarzinom im Analbereich ist die Infektion mit onkogenen HPV mehrfach dokumentiert worden und die wahrscheinlich wichtigste Ursache der Karzinomentwicklung (Ramanujam et al. 1996).

Das Plattenepithelkarzinom ist biologisch deutlich aggressiver als das Basaliom. Es wächst innerhalb von wenigen Monaten und kann v. a. bei Lokalisation an den Schleimhäuten in etwa 10 % metastasieren. 2 % aller Spinaliome führen zum Tode. Die Klinik ist gekennzeichnet durch eine derbe Raumforderung ohne eindrückliche Teleangiektasien oder perlartige Knötchen wie beim Basaliom. Die Therapie ist in der Regel chirurgisch, doch auch eine Strahlentherapie ist möglich.

38.1.5
Erosive Veränderungen des Anus und der Perianalregion

Blasenbildende Autoimmunerkrankungen

Blasenbildende Erkrankungen manifestieren sich nicht selten an den Übergangszonen der Schleimhaut, also auch perianal. Dazu gehören besonders das Erythema exsudativum multiforme mit seinen typischen kokardenartigen Hautveränderungen. In etwa 90 % der Fälle führt ein vor etwa 10 Tagen durchgemachter Herpes labialis zu dieser lymphozytären Immunkomplexvaskulitis.

Eine Vielzahl von Medikamenten und infektiöser Agenzien können ebenfalls zu einem Erythema exsudativum multiforme führen. Eine Beteiligung der Mundschleimhaut, der Konjunktiven, der Genital- und Analschleimhaut ist ein Hinweis für eine schwere Verlaufsform (Stevens-Johnson-Syndrom). Da der immunologische Prozeß bereits abgelaufen ist, können nur noch sekundäre Komplikationen therapeutisch beeinflußt werden. Besonders ist auf eine vernarbende Konjunktivitis (Symblepharon) zu achten.

■ **Pemphigus.** Pemphigus vulgaris und bullöses Pemphigoid sowie paraneoplastischer Pemphigus sind relativ seltene dermatologische Erkrankungen, welche sich häufig auch an Schleimhäuten zeigen. Dabei handelt es sich um Autoimmunerkrankungen, bei denen mit Hilfe der Immunhistologie die pathologischen Autoantikörper nachgewiesen werden können.

Beim Pemphigus vulgaris sind die Autoantikörper gegen die Interzellularsubstanz der Keratinozyten gerichtet, beim bullösen Pemphigoid gegen Anteile der Basalmembran. Als Grundkrankheiten finden sich beim paraneoplastischen Pemphigus meist lymphoproliferative Erkrankungen (Itin et al. 1997; Abb. 38.4). Auch der autosomal dominant vererbte

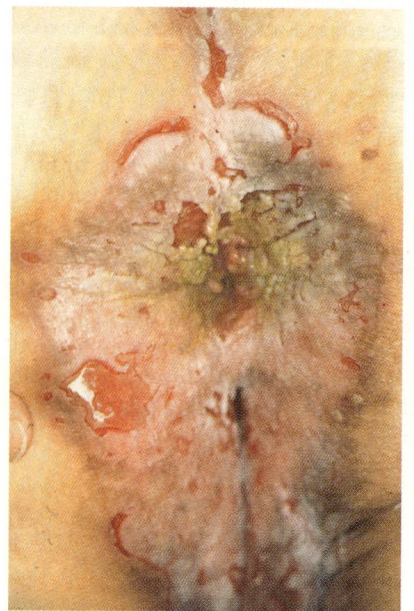

Abb. 38.4. Pemphigus vulgaris

benigne Pemphigus (M. Hailey-Hailey), und das zikatrisierende Schleimhautpemphigoid zeigen sich oft in der Perianalregion.

■ **Morbus Behçet.** Der M. Behçet zeigt sich typischerweise mit einer Aphthosis orogenital, begleitet von entzündlichen Augenerscheinungen und Thromboseneigung. An der Haut können sich zusätzlich Follikulitiden und ein Erythema nodosum im Rahmen des M. Behcet manifestieren. Im Gastrointestinalbereich erinnern die Veränderungen beim M. Behçet an diejenigen des M. Crohn (s. Kap. 37).

Zahlreiche Arzneimittelnebenwirkungen können sich auch anal zeigen wie z.B. das Erythema exsudativum multiforme, das fixe Arzneimittelexanthem und auch Ulzerationen perianal im Rahmen einer Foscarnettherapie.

Herpes zoster sacralis

Der Herpes zoster entspricht einer Reaktivierung des Varicella-Zoster-Virus bei Status nach durchgemachter Erstinfektion (Varicellen). Befall des Dermatomes S3–S5 führt zu halbseitig perianalen Bläschen und Erosionen, die von Schmerzen im betroffenen Areal begleitet sind (Abb. 38.5). Die Abheilung erfolgt bei normaler Immunlage innerhalb von etwa 14 Tagen, während bei Immunkompromitierten der Verlauf über Wochen und Monate dauern kann. Auch Rezidive sind bei immunsupprimierten Patienten möglich.

Die sakrale Zostermyelitis ist eine seltene, aber gefürchtete Komplikation, die zu Urinretention, Stuhlinkontinenz und Impotenz führen kann. Postzosterische Neuralgien sind besonders bei älteren Patienten mit nekrotisierendem Verlauf zu erwarten. Bei einem frischen Herpes zoster im Bläschenstadium (nicht älter als 48 h) kann mit systemisch verabreichter antiviraler Therapie (Acyclovir 5mal 800 mg, Valacyclovir 3mal 1.000 mg) die Krankheitsintensität und die Dauer vermindert werden. Lokaltherapeutisch sind abtrocknende Cremepasten mit antimikrobiellem Zusatz sinnvoll.

Perianale Dermatosen bei HIV-Infektion und bei sexuell übertragenen Erkrankungen

Bei HIV-infizierten Patienten finden sich gehäuft eine hämorrhagische Proktitis, Herpes simplex-Infektionen, spitze Kondylome und luetische Primäraffekte (Lenhard et al. 1987; Dennis et al. 1992).

38.1.6 Anokutane sexuell übertragene Erkrankungen

Zu diesen Erkrankungen gehören folgende:
- Herpes simplex,
- Zytomegalie,
- Kaposi-Sarkom (Herpesvirus Typ 8),
- Condylomata acuminata (Abb. 38.6),
- Morbus Bowen (HPV 16/18),
- Syphilis,

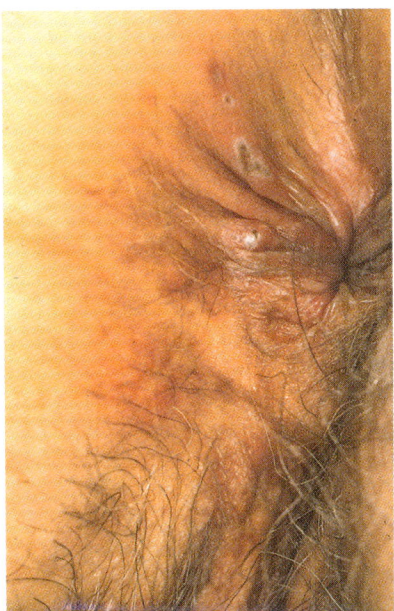

Abb. 38.5. Herpes zoster

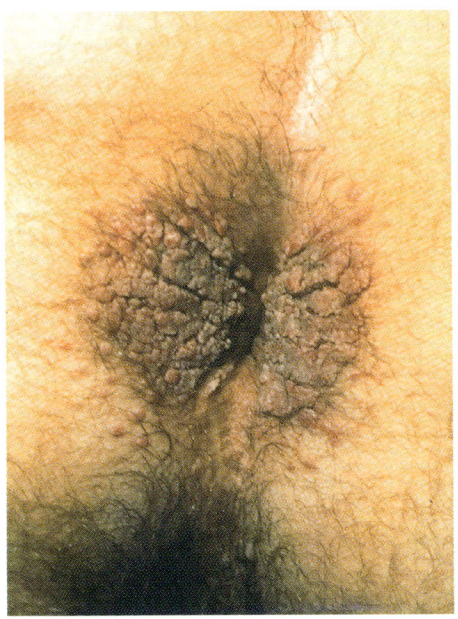

Abb. 38.6. Condylomata acuminata

- Gonorrhö,
- Ulcus molle,
- Mykobakteriosen,
- Chlamydien,
- Donovanosis,
- tiefe Mykosen,
- Amöbiasis.

Herpes simplex

Der Herpes simplex analis wird meist durch den Typ II verursacht. Während bei der Frau durch den sexuellen Übertragungsmechanismus die Genitalregion primär betroffen ist und sekundär aber häufig ein Übergreifen auf den Anus gefunden wird, zeigt sich besonders beim homosexuellen Mann eine Perianitis mit oft begleitender Anitis und Proktitis. Die Primärinfektion ist eine schwere Erkrankung mit Allgemeinsymptomen. Demgegenüber ist der Rezidivherpes aber eine meist umschriebene Dermatose.

Eine terminale Meningomyelitis kann wie beim Herpes zoster sacralis auftreten. Parästhesien, Juckreiz und Schmerzen gehen dem eigentlich vesikulösen Ausschlag 24–48 h voraus. Es finden sich zentral gedellte Bläschen, die gruppiert angeordnet sind und einen roten Hof aufweisen. Obligat findet sich eine regionale Lymphadenopathie. Die Bläschen verkrusten beim Immunkompetenten innerhalb von 2–3 Tagen und heilen nach 2 Wochen ab. Bei Patienten mit stark eingeschränkter Immunabwehr kommt es zu großen, über Monate nicht abheilenden Ulzera, in deren Wundgrund Herpes simplex mit immunhistochemischen Methoden, PCR oder Kultur nachgewiesen werden kann.

Die Behandlung der Primärmanifestation benötigt eine antivirale Systemtherapie mit Acyclovir oder Valacyclovir (Acyclovir 5mal 200 mg, Valacyclovir 2mal 500 mg). Ebenso muß eine Systemtherapie bei Patienten mit schwerer Immunsuppression durchgeführt werden. Dabei ist zu beachten, daß die Dosis bei dieser Patientengruppe verdoppelt werden muß. Die Lokalbehandlung sollte stets antimikrobiell und abtrocknend wirken. Bei AIDS-Patienten mit chronisch rezidivierendem Verlauf ist eine Dauerprophylaxe mit 2mal 400 mg Acyclovir pro Tag möglich. Bei Resistenz ist eine intravenöse Therapie mit Foscarnet notwendig (Reusser 1994).

Papillomavirus-Infektion

Hillemans und Mitarbeiter (1996) konnten zeigen, daß die Prävalenz von analen zytologischen Atypien und Papillomavirus-Infektionen bei HIV-infizierten Frauen signifikant erhöht ist.

Syphilis, Gonorrhö, Clamydien-Proktitis

■ **Syphilis.** Während das durch Hämophilus Ducreyi verursachte Ulcus molle sehr schmerzhaft ist, führt der „harte Schanker" im Rahmen der Primärsyphilis 21 Tage nach Infektion zu einer weniger dolenten Ulkusbildung. Der anale Primäraffekt bildet eine spindelige Exulzeration und kann als Fissur verkannt werden. Die atypische Lokalisation muß aber an Syphilis denken lassen. Die regionären Lymphknoten sind vergrößert und induriert. Die syphilitische Proktitis kann das Bild eines Rektumkarzinoms vortäuschen und zu einer anämisierenden Rektalblutung führen.

Die Sicherung der Diagnose erfolgt mit Hilfe der Dunkelfelduntersuchung und des Nachweises von Treponema pallidum aus dem Ulkus-Preßsaft. Gleichzeitig sollte eine Luesserologie durchgeführt werden, wobei die unspezifischen Teste wie VDRL und RPR noch areaktiv sein können. Die IgM-Fraktion der spezifischen Luesserologien wie FTA-abs-IgM, SPHA aber meist auch der TPHA ist zu diesem Zeitpunkt reaktiv.

Die Sekundärsyphilis führt zu einem generalisierten asymptomatischen Exanthem, welches perianal mit den typischen erregerreichen breiten Kondylomen einhergeht (Condylomata lata).

Die Therapie der Wahl ist auch heute noch Penizillin. Bei der Primärsyphilis sollte mit Benzathinpenizillin 2,4 Mio. E i.m. 1mal pro Woche für 3 Wochen therapiert werden. Bei der Sekundärsyphilis mit breiten Kondylomen sollte eine zerebrale Beteiligung mittels Lumbalpunktion ausgeschlossen werden, zumal bei HIV-infizierten Patienten häufiger und früher eine zerebrospinale Beteiligung beobachtet wurde. Bei nachgewiesener Syphilis cerebrospinalis ist eine hochdosierte Penizillintherapie mit 5mal 4 Mio. E täglich i.v. über 10 Tage notwendig.

■ **Gonorrhö.** Die gonorrhoische Proktitis entspricht einer Infektion der Rektalschleimhaut mit Neisseria gonorrhoeae. Bei Frauen kommt die Infektion meist im Rahmen einer Schmierinfektion aus der Genitalregion vor, während bei homosexuellen Männern die Inokulation durch den analen Koitus zur Infektion führt. Die Diagnose kann nur mikrobiologisch gesichert werden. Meist verläuft die gonorrhoische Proktitis asymptomatisch, manchmal kommt es zu schleimigem Ausfluß mit sekundärer Perianitis. Therapeutisch wirksam ist Spectinomycin 2,0 g pro Tag während 2 Tage oder die neuen Cephalosporine.

■ **Chlamydien-Proktitis.** Die Chlamydien-Proktitis muß ebenfalls als sexuell übertragbare Infektion betrachtet werden, und sie macht klinisch wenig Symptome, vergleichbar mit der gonorrhoischen Proktitis. Es sind v. a. homosexuelle Männer betroffen. Die Therapie umfaßt 10–14 Tage Doxycyclin 2mal 100 mg pro Tag oder eine Einmaldosis von Azithromycin 1 g.

38.2
Chirurgische Aspekte anorektaler Entzündungen

38.2.1
Analfissur

Dabei handelt es sich um eine längliche Ulzeration im Anoderm des unteren Analkanals, die meist dorsal gelegen ist. Diese tritt akut oder chronisch auf. Der Unterschied besteht darin, daß bei der akuten Form der M. sphincter ani internus gut sichtbar ist und meist keine Vorpostenfalte (= Mariske) und keine hypertrophische Analpapille ausgebildet sind. Die chronische Form weist am Grund des Risses Granulationsgewebe auf und proximal davon in Höhe der Linea dentata kann sich eine hypertrophische Analpapille ausbilden, am distalen Ende der Fissur eine Mariske (Vorpostenfalte).

Die Ätiologie ist unbekannt. Häufig wird harter Stuhl als Ursache angegeben. Der anale Ruhedruck ist praktisch immer erhöht als Folge eines schmerzinduzierten reflektorischen Sphinkterspasmus.

■ **Klinik.** In bis zu 10 % der Fälle liegt unter einer Fissur ein intersphinktärer Abszeß oder eine Intersphinktärfistel vor. Liegt eine Fissur lateral, ist u. a. an einen M. Crohn zu denken.

Die Hauptsymptome bestehen in akuten Schmerzen, Defäkationsstörungen, Blut am Toilettenpapier und Pruritus.

Die klinische Diagnose ist eindeutig und alleine durch Auseinanderziehen des Analrings zu stellen. Bei der Frau ist die anteriore Fissur häufiger als beim Mann. Eine Proktoskopie ist aus Schmerzgründen selten möglich und nicht zu forcieren.

Bei nicht abheilender Fissur sollte an Analkarzinom, syphilitisches Ulkus, perianalen M. Crohn und perianalen M. Paget gedacht werden.

■ **Therapie.** Die akute Fissur wird in der Regel konservativ mit lokal anästhesierendem Gel, sorgfältiger Analhygiene und Weichhaltung des Stuhls (Metamucil) behandelt. In den letzten Jahren hat sich auch der Einsatz von nitrathaltigen Salben bewährt. Die chronische Fissur oder die therapieresistente akute Fissur (nach 4 Wochen konservativer Therapie) sind Indikation für eine laterale innere Sphinkterotomie. Postoperativ heilt die Fissur innerhalb von 4–6 Wochen aus. Geringfügige Kontinenzstörungen treten in etwa 5 % der Fälle auf.

Laterale innere Sphinkterotomie
■ **Indikation.** Dieser Eingriff ist zur Therapie der *chronischen Analfissur* indiziert, wobei eine schmerzinduzierte Hypertonie des inneren analen Sphinkters zugrundeliegt. Einige Autoren meinen, daß auch das *Hämorrhoidalleiden* mit einer analen Hypertonie einhergeht und stellen die Indikation zur lateralen inneren Sphinkterotomie auch bei Behandlung der fortgeschrittenen Form dieses Leidens.

■ **Technik.** Der Patient liegt in Steinschnittlage. Der Eingriff kann entweder in lokaler Anästhesie oder in periduraler Anästhesie durchgeführt werden. Der Analkanal wird mit dem Operationsproktoskop eingestellt, so daß links lateral operiert werden kann. Es erfolgt eine zirkuläre Inzision der Haut links lateral und der intersphinktäre Raum zwischen Sphincter ani internus und externus wird mit der Schere gespreizt. Etwa 1 cm des M. sphincter ani internus wird auf eine Kocher-Sonde aufgeladen (nie höher als Linea dentata!). Der Sphinkterteil auf der Kocher-Sonde wird mit dem Messer quer inzidiert. Nach Revision der Blutstillung wird das Anoderm mit resorbierbarem Fadenmaterial vernäht. Postoperativ ist auf gute Analhygiene (Duschen!) und auf Weichhaltung des Stuhls zu achten.

38.2.2
Anorektale Abszesse und Fisteln

Abszesse und Fisteln des Anorektums stellen die akute und die chronische Phase desselben Leidens dar. Die Mehrzahl der Abszesse und der daraus folgenden Fisteln entstehen im Intersphinktärspalt, ausgehend von den Proktodealdrüsen (kryptoglandulärer Infekt). Als Eintrittspforte für die Erreger (Coli, Staphylococcus aureus oder Proteus mirabilis) dienen die Krypten der Linea dentata. Morbus Crohn, Diabetes mellitus, Colitis ulcerosa, komplizierte Divertikulitis oder Salpingitis oder sogar eine verschleppte Appendizitis können Ursache für atypisch verlaufende anorektale Fisteln sein.

Die *Klassifikation* der Fisteln und Abszesse berücksichtigt die Lagebeziehung des Hauptgangs zum äußeren Sphinkter und zur Puborektalisschlinge. Von intersphinktärer Fistel spricht man, wenn der intersphinktäre Abszeß nach perianal ausfließt. Eine transsphinktäre Fistel bedeutet Durchbruch des äußeren Sphinkters unterhalb der Puborektalisschlinge. Diese führt zum ischiorektalen Abszeß. Der extrasphinktäre oder supralevatorische Abszeß liegt oberhalb der Puborektalisschlinge und kann Ursache für eine suprasphinktäre Fistel sein, welche in die Ischiorektalgrube verlaufen kann. Suprasphinktäre Fisteln können Folge fehlerhafter chirurgischer Freilegung einer Analfistel entstehen.

■ **Symptomatik.** Die Symptome des akuten Abszesses sind pochende Schmerzen, Status febrilis und Defäkationsstörung. Der chronische Intersphinktärabszeß äußert sich in periodisch auftretenden oder anhaltenden analen Schmerzen mit Druckschmerzhaftigkeit des Analkanals. Eine Analfistel äußert sich durch konstante oder intermittierende eitrige Absonderung nach perianal oder nach intraanal.

■ **Klinik.** Klinisch kann der akute Abszeß als umschriebene Schwellung des Analrandes oder als diffus gerötete Auftreibung einer Gesäßhälfte erscheinen. Er ist äußerst druckschmerzhaft. Die digitale Untersuchung des Analkanals gelingt schmerzbedingt selten. Der chronische Intersphinktärabszeß äußert sich nur in Druckdolenz und geringgradiger Resistenz im Analkanal. Die Analfistel äußert sich durch eine äußere Öffnung in der perianalen Region meist mit eitriger Exkretion. Die innere Öffnung läßt sich als verhärteter schmerzhafter Bezirk im Analkanal palpieren.

■ **Diagnostik.** Die endoanale Sonographie ist hilfreich zur Lokalisation von Abszessen und zur Klassifikation von Fistelverläufen (Operationsplanung!).

■ **Therapie.** Die Therapie des akuten Abszesses besteht in der operativen Entlastung (Inzision, bakteriologische Untersuchung des Eiters, Kürettage).

Anläßlich der Abszeßinzision identifizierte Fisteln dürfen nur im Falle einer einfachen intersphinktären Fistel, welche die Linea dentata nicht übersteigt, gespalten werden (cave: Sphinkterverletzung!). Liegt die Fistel trans- oder extrasphinktär, ist eine Fadeneinlage (Seton) zur optimalen Drainage der Fistel indiziert (Totalsanierung später).

Die chronische intersphinktäre Fistel kann bis zur Linea dentata gespalten und ohne Inkontinenzrisiko einer p.s.-Heilung überlassen werden. Bei der trans- oder extrasphinktären Fistel wird mit einer gezielten Fistelexzision, Kürettage des transsphinktären Anteiles, Vernähen des Sphinkterdurchbruchs und Decken der inneren Fistelöffnung mittels eines gut durchbluteten intrarektalen Mukosa/Muskelverschiebelappens (Mukosa und M. sphincter ani internus) eine sichere Ausheilung mit geringer Rezidivrate erzielt.

38.2.3
Analer Morbus Crohn

Die anale Beteiligung bei M. Crohn tritt in etwa 50–70 % der Patienten mit Kolitis Crohn auf (s. Kap. 34). Bei Ileitis Crohn und Ileokolitis Crohn ist die Inzidenz geringer (10–30 %).

Klinisch sind am häufigsten Fissuren, Fisteln, Abszesse und ödematöse Mariskten zu sehen. Ulzerationen, Hautödeme, rektovaginale Fisteln sind seltener.

Laterale Analfissuren, multiple anale Läsionen, ödematöse Mariskten, schmerzlose Ulzerationen, hohe Analfisteln und ausgedehnte fistulöse Abszedierungen lassen an einen M. Crohn denken.

■ **Therapie.** Die Therapie muß so konservativ wie möglich sein und wenn notwendig den kleinstmöglichen Eingriff anbieten.

Die *Analfissur* wird durch eine vorsichtige manuelle Sphinkterdehnung therapiert. *Abszesse* werden nur operativ inzidiert. Tiefe Analfisteln (kaudal), welche etwa 2 Drittel aller Fälle ausmachen, können, wenn sie intersphinktär liegen, gespalten werden; liegen sie transsphinktär, ist die Fadeneinlage das geeignetere Verfahren. Später, im entzündungsfreien Intervall, kann eine übersichtliche Fistelexzision riskiert werden.

Handelt es sich um eine hohe Fistel, ist vor einer Freilegung der Fistel Vorsicht geboten, da nur in etwa 50 % der Fälle Heilung eintritt und die Komplikationsrisiken (Inkontinenz!) zu hoch sind. Fadeneinlage und systemische Metronidazolbehandlung können hier Entzündungsfreiheit bringen. Im entzündungsfreien Intervall ist die Fistelexzision und Deckung mittels Rektummukosaverschiebelappen in bis zu 50 % der Fälle primär erfolgreich. Nur selten gelingt eine anhaltende Abheilung. Ein schweres, kompliziertes anorektales Fistelleiden, das durch lokalchirurgische Maßnahmen nicht beherrscht werden kann, stellt die Indikation zur Proktokolektomie dar.

Die Hämorrhoidektomie beim M. Crohn hat eine hohe Komplikationsrate und ist kontraindiziert.

38.2.4
Der Pilonidalsinus

Mit Pilonidalsinus (pilus = Haar, nidus = Nest) wird ein chronischer subkutaner Sinus, welcher Haare enthält und in der Rima ani gelegen ist, beschrieben.

■ **Ätiologie.** Ätiologisch wird eine kongenitale Theorie und eine erworbene Theorie diskutiert. Die meisten Autoren akzeptieren heutzutage, daß der Pilonidalsinus durch eine Infektion der Haarfollikel in der sakrokokzygealen Region entsteht, welche schlußendlich in einem chronischen Abszeß mit epithelialer Auskleidung der Abszeßhöhle resultiert. Der pathogenetische Stellenwert der Haare wird kontrovers diskutiert. Einerseits kann ein Pilonidalsinus bei beinahe haarlosen Personen produziert werden und andererseits leiden stark behaarte Menschen häufiger unter dieser Erkrankung.

■ **Klinik.** Klinisch äußert sich diese Erkrankung meist in einem akuten Abszeß in der Rima ani oder als chronisch sezernierende Fistel. In über 80 % der Fälle sind Männer zwischen dem 16. und 25. Lebensjahr betroffen.

■ **Therapie.** Der akute Abszeß wird inzidiert. Die longitudinale Inzision sollte lateral der Rima ani durchgeführt werden. Sämtliche Haare sind zu entfernen. Der Patient wird angewiesen, die Wunde zu duschen und neu entstehende Haare peinlichst zu epilieren.

Der pilonidale Sinus im chronischen Stadium wird durch spärliche Exzision der Fistelöffnungen mit Bürstenkürettage der Haare und des Débris saniert (Verfahren nach Lord). Die Erfolgsrate beträgt über 80 % bei einem mittleren Nachbeobachtungsintervall von 3 1/2 Jahren. Mißlingt diese Methode und bedarf es einer größeren Exzision mit primär nicht verschließbarer Wunde, ist eine plastische Deckung mittels Z-Plastik oder Verschiebelappen angezeigt.

Ein Karzinom im chronischen Pilonidalsinus ist selten. Meist handelt es sich um hochdifferenzierte Plattenepithelkarzinome (deshalb immer Histologie!).

Literatur

Alvarez-Cañas MC, Fernández FA, Rodilla IG, Val-Bernal JF (1996) Perianal basal cell carcinoma: a comparative histologic, immunhistochemical, and flow cytometric study with basaloid carcinoma of the anus. Am J Dermatopathol 18: 371–379

Andersen PH, Bucher AP, Saeed I, Lee PC, Davis JA, Maibach HI (1994) Faecal enzymes: in vivo human skin irritation. Contact Dermatitis 30: 152–158

Anhalt GJ, Kim SC, Stanley JR et al. (1990) Paraneoplastic pemphigus. An autoimmune mucocutaneous disease associated with neoplasia. N Engl J Med 323: 1729–1735

Augey F, Cognat T, Balme B, Thomas L, Moulin G (1994) Le carcinome basocellulaire périanal. A propos 2 observations. Ann Dermatol Venereol 121: 476–478

Denis BJ, May T, Bigard MA, Canton P (1992) Anal and perianal lesions in symptomatic HIV infections. Prospective study of a series of 190 patients. Gastroenterol Clin Biol 16: 148–154

Eusebio EB, Graham J, Mody N (1990) Treatment of intractable pruritus ani. Dis Colon Rectum 33: 770–772

Farber EM, Nall L (1992) Perianal and intergluteal psoriasis. Cutis 50: 336–338

Flüe M von, Baerlocher C, Herzog U (1994) Der extramammäre perianale M. Paget. Schweiz Rundsch Med Prax 83: 1267–1269

Hillemanns P, Ellerbrock TV, McPhillips S et al. (1996) Prevalence of anal human papillomavirus infection and analy cytologic abnormalities in HIV-seropositive women. AIDS 10: 1641–1647

Itin P (1989) Intertrigo – ein therapeutischer Problemkreis. Therap Umschau 46: 98–101

Itin PH, Buchner SA, Pittelkow MR (1997) Mucocutaneous paraneoplastic disorders. In: Bernauer W, Dart JKG, Elder MJ (Hrsg) Cicatrising Conjunctivitis. Karger, Basel, pp. 73–85

Jones JJ (1992) Pruritus ani. Br Med J 305: 575–577

Kienbaum S, Lehmann P, Ruzicka T (1996) Topical calcipotriol in the treatment of intertriginous psoriasis. Br J Dermatol 135: 647–650

Kreyden OP, Herzog U, Ackermann C, Schuppisser JP, Spichtin HP, Tondelli P (1996) 11 Fälle von analem M. Bowen. Schweiz Med Wochenschr 126: 1536–1540

Lenhard B, Näher H, Petzoldt D (1987) Periproktale und anorektale Entzündungszustände bei HIV-Infektionen. Hautarzt 38: 361–363

Montemarano AD, James WD (1993) Staphylococcus aureus as a cause of perianal dermatitis. Pediatr Dermatol 10: 259–262

Neri I, Bardazzi F, Marzaduri S, Patrizi A (1996) Perianal streptococcal dermatitis in adults. Br J Dermatol 135: 796–798

Petrelli NJ, Cebollero JA, Rodriguez-Bigas M, Mang T (1992) Photodynamic therapy in the management of neoplasms of the perianal skin. Arch Surg 127: 1436–1438

Ramanujam PS, Venkatesh KS, Barnett TC, Fietz MJ (1996) Study of human papillomavirus infection in patients with anal squamous carcinoma. Dis Colon Rectum 39: 37–39

Reusser P (1994) Virostatika-Resistenz bei Herpesviren: Mechanismen, Häufigkeit und klinische Bedeutung. Schweiz Med Wochenschr 124: 152–158

Rufli T (1985) Dermatologie des Anus und der Perianalregion. In: Buchmann P (Hrsg) Lehrbuch der Proktologie. Huber, Bern, pp. 119–160

Schaub A, Buchmann P (1990) Kurz- und Langzeitbehandlungsergebnisse der Perianaldermatitis mit Proctalgen: eine kontrollierte prospektive Studie. Schweiz Rundschau Med Prax 79: 1390–1393

Voirol M, Neiger A (1996) Les problèmes ano-rectaux du practicien. Rev Med Suisse Romande 116: 531–535

Entzündliche Erkrankungen des Pankreas

B. Glasbrenner · G. Adler

Inhalt

39.1	Epidemiologie der akuten Pankreatitis	356
39.2	Ätiologie und Pathogenese der akuten Pankreatitis	356
39.2.1	Biliäre akute Pankreatitis	357
39.2.2	Alkoholinduzierte akute Pankreatitis	357
39.2.3	Weitere Ursachen der akuten Pankreatitis	358
39.3	Klinik der akuten Pankreatitis	359
39.3.1	Körperliche Symptome	359
39.3.2	Verlauf und Prognose der akuten Pankreatitis	360
39.4	Diagnostik der akuten Pankreatitis	361
39.4.1	Laborchemische Diagnostik	361
39.4.2	Bildgebende Diagnostik	362
39.4.3	Verlaufsdiagnostik	363
39.5	Therapie der akuten Pankreatitis	364
39.5.1	Konservative Therapie	364
39.5.2	Operative Therapie	367
39.5.3	Spätergebnisse	368
39.5.4	Zusammenfassung: Vorgehensweise bei akuter Pankreatitis	368
39.6	Epidemiologie der chronischen Pankreatitis	368
39.7	Ätiologie und Pathogenese der chronischen Pankreatitis	369
39.7.1	Pathogenese der Schmerzen	371
39.8	Klinik der chronischen Pankreatitis	372
39.8.1	Körperliche Symptome	372
39.8.2	Verlauf und Stadieneintragung	372
39.9	Diagnostik der chronischen Pankreatitis	373
39.9.1	Bildgebende Diagnostik	373
39.9.2	Pankreasfunktionstests	377
39.10	Therapie der chronischen Pankreatitis	378
39.10.1	Konservative Therapie	378
39.10.2	Interventionelle Therapie	379
39.10.3	Operative Therapie	379
39.10.4	Zusammenfassung: Vorgehensweise bei chronischer Pankreatitis	383
39.11	Pancreas divisum und Pancreas annulare	384

Die *akute Pankreatitis* ist definiert als ein Krankheitsbild mit akut auftretenden Abdominalschmerzen und erhöhten Pankreasenzymen im Serum. Das Ausmaß der Organschädigung bestimmt den klinischen Schweregrad und Verlauf.

Die milde Verlaufsform ist morphologisch charakterisiert durch ein interstitielles Ödem und peripankreatische Fettgewebsnekrosen. Bei der schweren Verlaufsform können außerdem intrapankreatische Nekrosen und Hämorrhagien sowie systemische Komplikationen und Multiorganversagen auftreten.

Die *chronische Pankreatitis* ist definiert als eine in Schüben oder kontinuierlich fortschreitende Entzündung, die im typischen Fall mit abdominellen Schmerzen einhergeht und zu einer zunehmenden Zerstörung des exokrinen und endokrinen Gewebes führt. Die morphologischen Charakteristika sind zunächst überwiegend fokale Nekrosen mit perilobulärer Fibrose, die im weiteren Verlauf auch intralobulär fortschreitet. Pseudozysten und Kalzifikationen können vorhanden sein (Ammann et al. 1996).

Die Zusammenhänge zwischen akuter und chronischer Pankreatitis werden in den Klassifikationen von Cambridge und Marseille nicht vollständig berücksichtigt (Sarner u. Cotten 1984; Singer et al. 1985). Gallensteine, Alkohol und weitere Faktoren können eine akute Pankreatitis auslösen, die je nach Schweregrad zu einer restitutio ad integrum oder zu einer Defektheilung führt. Sie kann einmal oder mehrfach rezidivieren, wobei dann eine völlige Ausheilung immer unwahrscheinlicher wird.

Die chronische Pankreatitis entsteht durch anhaltenden Alkoholabusus, Obstruktion des Pankreasgangsystems oder hereditär. Sie ist Folge rezidivierender akuter Pankreatitiden und möglicherweise auch einer einmaligen schweren alkoholinduzierten akuten Entzündung (Abb. 39.1). Es gibt aber auch Patienten mit chronischem Alkoholabusus, bei denen eine chronische Entzündung ohne klinisch manifeste akute Schübe verläuft und die erst durch Schmerzen, Pankreasinsuffizienz oder Diabetes auffallen.

39.1
Epidemiologie der akuten Pankreatitis

Die Inzidenz der akuten Pankreatitis liegt zwischen 5 und 40 Krankheitsfällen pro 100.000 Einwohner/Jahr. Die genannte Streubreite demonstriert neben regionalen Unterschieden das Problem der Abgrenzung zwischen akuter Erkrankung und akutem Schub einer chronischen Pankreatitis. Die Letalität der akuten Pankreatitis konnte durch Fortschritte in Diagnostik und Therapie von über 20 % Anfang der 80er Jahre auf inzwischen unter 10 % gesenkt werden.

In den meisten europäischen Ländern und den USA werden etwa ein Drittel der Fälle als biliäre akute Pankreatitis interpretiert, ein Drittel als alkoholinduziert, und ein Drittel wird verschiedenen anderen Ätiologien zugeordnet. Abweichend davon findet sich in Arbeiten aus Großbritannien ein eindeutiges Überwiegen der biliären Genese mit durchschnittlich 60 % der Fälle.

Die biliäre akute Pankreatitis zeigt einen Häufigkeitsgipfel zwischen dem 50. und 70. Lebensjahr, mit einer relativen Häufung beim weiblichen Geschlecht (Männer:Frauen = 1:1, 4–1:2). Die alkoholinduzierte akute Pankreatitis hat ihren Häufigkeitsgipfel zwischen dem 30. und 45. Lebensjahr, wobei das männliche Geschlecht überwiegt (Männer:Frauen = 7:1–12:1). Diese Zahlen spiegeln zumindest teilweise die Geschlechtsverteilung der Cholelithiasis und das unterschiedliche Trinkverhalten wider.

39.2
Ätiologie und Pathogenese der akuten Pankreatitis

Im Mittelpunkt aller Überlegungen zur Pathogenese der akuten Pankreatitis steht das Konzept der Selbstverdauung durch intrapankreatisch aktivierte Pankreasenzyme. Die exokrine Pankreaszelle verfügt über mehrere Schutzmechanismen, die gegen eine Selbstverdauung gerichtet sind:
- die Synthese der Pankreasenzyme als inaktive Vorstufen (Zymogene),
- die Abgrenzung der Pankreasenzyme vom Zytoplasma der Azinuszelle durch Membranen und
- die Synthese von Proteaseninhibitoren im Pankreas, die vorzeitig aktivierte Enzyme inaktivieren.

Unklar ist, wie die verschiedenen ätiologischen Faktoren diese Schutzmechanismen außer Kraft setzen. Alle tierexperimentellen Modelle haben diese Fragen nur ansatzweise klären können (Lerch u. Adler 1995). Am Beispiel der Überstimulationspankreatitis durch das CCK-(Cholezystokinin-)Analog Caerulein und der durch Cholinmangeldiät verursachten Pankreatitis (CDE-Pankreatitis) konnten mehrere Phänomene, die möglicherweise auch für die Pankreatitis des Menschen von Bedeutung sind, festgestellt werden:
- Sehr früh nach Induktion der Pankreatitis kommt es zum fast vollständigen Erliegen der Pankreassekretion.
- Innerhalb der Zellen bilden sich große Vakuolen durch Fusion von Zymogengranula, die Pankreasenzyme und lysosomale Enzyme enthalten.
- Innerhalb der Zelle kommt es zur vorzeitigen Aktivierung von Trypsin.

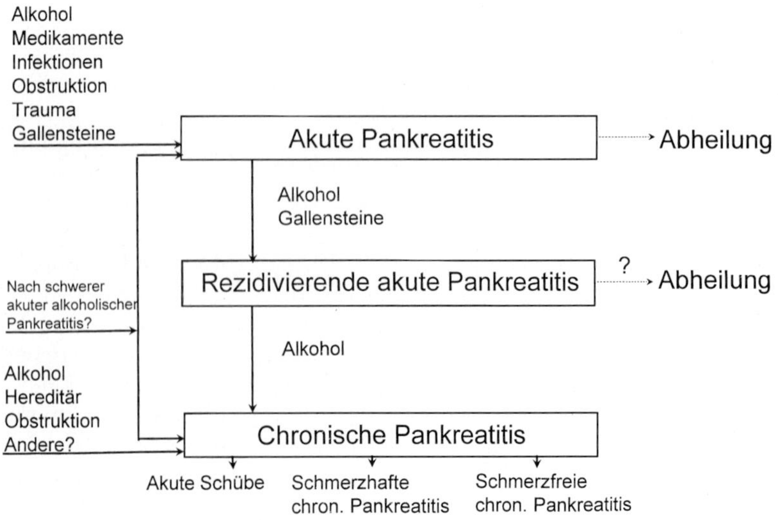

Abb. 39.1. Ätiologische Faktoren, Verlauf und Zusammenhang der entzündlichen Erkrankungen des Pankreas

– Die nächsten Schritte sind Ödem, Nekrosen und entzündliche Infiltrate.

Die Experimente zeigen, daß eine Pankreatitis innerhalb der Azinuszellen beginnen kann. Welche Bedeutung die verschiedenen Phänomene haben und ob die Trypsinaktivierung ursächlich ist oder von sekundärer Bedeutung, ist nicht geklärt.

Der Verlauf der akuten Pankreatitis wird bestimmt durch die Aktivität des Trypsins und seine Balance zu den Proteaseinhibitoren (α_2-Makroglobulin und α_1-Antitrypsin). Einen wesentlichen Beitrag leisten lysosomale Enzyme und Elastasen, die aus polymorphkernigen Granulozyten im Rahmen der entzündlichen Infiltration des Pankreas freigesetzt werden (Rinderknecht 1988).

Bei der schweren Pankreatitis kommt es zu einer Aktivierung des Komplementsystems, des Kininsystems, des Gerinnungssystems und der Fibrinolyse. Die Aktivierung von Zytokinen [insbesondere Interleukin- (IL-)1, IL-6, Tumornekrosefaktor- (TNF-)α] ist für die systemischen Komplikationen der akuten Pankreatitis von zentraler Bedeutung (Kusske et al. 1996). In tierexperimentellen Untersuchungen zeigen Zytokinrezeptorantagonisten oder entzündungshemmende Zytokine (IL-10) einen günstigen Effekt auf den Verlauf der akuten Pankreatitis

Unklar ist bis heute, welche Mechanismen dafür verantwortlich sind, daß eine leichte oder schwere Verlaufsform der Pankreatitis entsteht. Die Rolle der Mikrozirkulation im Pankreas, vasoaktiver Substanzen (Stickstoffmonoxid/NO) und freier Sauerstoffradikale sind in diesem Zusammenhang von Bedeutung (Weidenbach et al. 1995).

Als auslösende Faktoren der akuten Pankreatitis des Menschen kommen 2 häufige (Gallensteine, Alkohol) und zahlreiche seltenere Ursachen in Frage, die in der nachfolgenden Übersicht dargestellt sind.

39.2.1
Biliäre akute Pankreatitis

Opie beschrieb 1901 2 Fälle, bei denen er die Obstruktion der Papille durch einen Gallenstein als Ursache einer schweren akuten Pankreatitis ansah (Opie 1901). Inzwischen ist diese Koinzidenz zweifelsfrei belegt (Banerjee u. Steele 1995), sie kann zum Zeitpunkt der Klinikaufnahme jedoch nur bei einem kleinen Prozentsatz der Patienten nachgewiesen werden.

Wegweisend für die Hypothese, daß bereits eine kurzfristige präpapilläre Steineinklemmung ausreichend ist, um die akute Pankreatitis zu initiieren,

Ursachen der akuten Pankreatitis

- Überwiegend mechanische Faktoren
  - Gallensteine,
  - ERCP, Papillotomie,
  - Traumata (stumpfes Bauchtrauma, Operation),
  - Pankreasgangobstruktion (Duodenaldivertikel, benigne oder maligne Papillenstenose, Pankreastumor, Lymphom, Metastase, Striktur, Morbus Crohn des Duodenums);
- überwiegend toxische und metabolische Faktoren
  - Alkohol,
  - Hyperlipoproteinämie (Typ I),
  - Hyperkalzämie (Hyperparathyreoidismus),
  - Medikamente (vgl. Tabelle 39.1),
  - Skorpiongift (Trinidad);
- überwiegend vaskuläre Faktoren
  - postoperativ (kardio- und gefäßchirurgische Eingriffe,
  - Autoimmunerkrankungen (Lupus erythematodes, Periarteriits nodosa, Sarkoidose),
  - Transplantatpankreatitis (insbesondere Frühform);
- Infektionen
  - virale Infektionen (Mumps, Coxsackie, Adeno, ECHO, Hepatitis u. a.),
  - bakterielle Infektionen (Salmonellen, Campylobacter u. a.),
  - parasitäre Infektionen (Ascaris lumbricoides, Clonorchis sinensis);
- hereditär;
- idiopathisch.

waren Untersuchungen von Acosta (Acosta u. Ledesma 1974). Hierbei wurden bei 94 % aller Patienten mit biliärem akutem Krankheitsgeschehen innerhalb von 10 Tagen nach Beginn der Symptomatik Gallensteine im Stuhl nachgewiesen, dagegen nur bei 8 % der Gallensteinträger ohne Pankreatitis.

39.2.2
Alkoholinduzierte akute Pankreatitis

Es ist bis heute nicht bekannt, wie Alkohol das Pankreas schädigt (Singh u. Simsek 1990; Blackstone 1990) und unklar, ob der alkoholinduzierten akuten Pankreatitis eher eine azinäre (toxisch-metabolisch) oder eher eine duktuläre (Obstruktion, Hypertension) Genese zugrundeliegt. In der klinischen Langzeitbeobachtung läßt sich bei etwa 15 %

der Patienten, die zumindest eine Episode einer alkoholinduzierten akuten Pankreatitis erlitten haben, kein chronisches Fortschreiten erkennen (Ammann u. Muellhaupt 1994). In histopathologischen Untersuchungen fand sich bei 53 % der chronischen Alkoholiker, die an einem akuten Schub verstarben, kein Hinweis für das Vorliegen einer chronischen Pankreatitis (Renner et al. 1985).

In zukünfigen Untersuchungen muß geklärt werden, welche pathophysiologischen Mechanismen die alkoholinduzierte akute und chronische Pankreatitis gemeinsam haben und wie der unterschiedliche Verlauf getriggert wird. Wahrscheinlich ist die Nekrose-Fibrose-Sequenz ein zentrales pathophysiologisches Konzept, dem mehr Beachtung geschenkt werden muß (Klöppel u. Maillet 1993; Ammann et al. 1996).

39.2.3
Weitere Ursachen der akuten Pankreatitis

Bei einer Vielzahl von Erkrankungen tritt eine begleitende Entzündung der Bauchspeicheldrüse auf, für die der Begriff Begleitpankreatitis benutzt wird. Oft handelt es sich um Einzelbeschreibungen, bei denen der kausale Zusammenhang nicht kritisch analysiert wurde. Das klinische Spektrum reicht von der Erhöhung der Serumwerte für Amylase ohne begleitende klinische Symptome über die leichte Pankreatitis bis hin zur schweren Pankreatitis.

Postinterventionelle Pankreatitis

Nach einer endoskopisch retrograden Cholangiopankreatikographie (ERCP) (s. Kap. 92.1.2) kommt es bei 5 % der Patienten, bei einer endoskopischen Sphinkterotomie bei 5,4 % der Patienten zu einer akuten Pankreatitis (Freeman et al. 1996). Die Häufigkeit einer Hyperamylasämie korreliert mit dem Ausmaß der Pankreasgangdarstellung und liegt bei einer Parenchymdarstellung bei 100 %. Typischerweise steigt die Amylase innerhalb von 90 min an und normalisiert sich nach 48 h. Nur in etwa 5 % der Patienten nimmt die Post-ERCP-Pankreatitis einen schweren Verlauf, der einen Krankenhausaufenthalt von mehr als 10 Tagen erfordert.

Stumpfe Bauchtraumata und operative Eingriffe an Nachbarorganen des Pankreas (insbesondere Magenresektionen und Gallenwegsoperationen) sind seltene Ursachen der akuten Pankreatitis (1–2 % aller Fälle). Dagegen beträgt die Prävalenz nach kardiochirurgischen und ausgedehnten thoraxchirurgischen Eingriffen 4–5 %.

Pankreasgangobstruktionen als Ursache einer Pankreatitis können u. a. bedingt sein durch benigne oder maligne Papillenstenosen, Duodenaldivertikel, narbige Gangstrikturen und Pankreastumoren.

Metabolische und toxische Ursachen

Hyperlipidämien werden in Assoziation mit einer akuten Pankreatitis angetroffen. In der Mehrzahl der Fälle handelt es sich um sekundäre Formen, insbesondere Typ IV und V nach Fredrickson, die bei den meisten Patienten als Folge des Alkoholabusus interpretiert werden. Allerdings konnte bei etwa der Hälfte der Patienten mit akuter Pankreatitis und Hyperlipidämie auch eine gestörte Clearance der Triglyzeride nachgewiesen werden (Dominguez-Muñoz et al. 1995 a).

Als gesicherte primäre Ursache der akuten Pankreatitis kann unter den Hyperlipoproteinämien derzeit nur der sehr seltene Typ I gelten. Pathophysiologisch steht hierbei eine Verschlechterung der rheologischen Eigenschaften des Blutes durch die Chylomikronen (milchig-trübes Serum!) im Mittelpunkt.

Auch die Hyperkalzämie ist als Ursache der akuten Pankreatitis nicht von großer klinischer Relevanz. In einer Untersuchung an über 1.000 Patienten mit Hyperparathyreoidismus lag die Prävalenz der akuten Pankreatitis nur bei 1,5 % (Bess et al. 1980). Der mögliche Kausalzusammenhang könnte in einer gesteigerten intrapankreatischen Trypsinogenaktivierung durch das Kalzium liegen.

Eine ganze Reihe von Medikamenten kommt als mehr oder weniger gesicherte Ursache der akuten Pankreatitis in Frage (Tabelle 39.1; McArthur 1996; Rünzi u. Layer 1996). In einer Umfrage in deutschen gastroenterologischen Zentren wurden 1993 1,4 % aller Fälle von akuter Pankreatitis als medikamenteninduziert betrachtet (Lankisch et al. 1995).

Tabelle 39.1. Zusammenhang zwischen Medikamenteneinnahme und akuter Pankreatitis. (Nach Rünzi u. Layer 1996 und McArthur 1996)

Sicherer Zusammenhang	Wahrscheinlicher Zusammenhang	Möglicher Zusammenhang
Aziothropin, Kalzium, 2,3-Dideoxyinosine (DDI), Furosemid, Hydrochlorothiazid, L-Asparaginase, Mesalazin/Sulfasalazin, Östrogene, Rifampicin, Tetrazykline, Valproinsäure, Vinblastin/Vincristin	Chlorthalidon, Kortikosteroide, Cyproheptadin, Cyclosporin A, Etacrynsäure, 6-Mercaptopurin, Methyldopa, Metronidazol, Paracetamol, Pentamidin, Phenformin, Procainamid, Propofol, Sulfonamide	Amphetamine, Atenolol, Carbamazepin, Cholestyramin, Diazoxid, Enalapril, Indomethacin, Isoniazid, Lovastatin, Opiate, Sulindac u. a. m.

Diese nimmt meist einen milden Verlauf. Als pathophysiologische Mechanismen werden toxische Effekte an den Azinuszellen diskutiert.

Skorpionstiche gelten als Ursache einer akuten Pankreatitis in den entsprechenden Ländern (Trinidad), wobei das Gift zu einer Überstimulation des Pankreas führt.

Immunologische Ursachen
Immunologische Ursachen der akuten Pankreatitis werden immer wieder diskutiert. Möglicherweise stellen die bei akuter Pankreatitis unklarer Ursache gehäuft nachgewiesenen Antikörper gegen Azinuszellen und antinukleären Faktoren nur ein Epiphänomen des Krankheitsbildes dar. Akute Pankreatitiden bei Autoimmunerkrankungen, insbesondere bei Vaskulitiden, werden wahrscheinlich durch eine Mikrozirkulationsstörung bedingt.

Die Transplantatpankreatitis nach Pankreastransplantation (zur Behandlung des Diabetes mellitus) kann sich als Frühform oder als Spätform manifestieren. Die Frühform ist als Folge der Ischämie und anschließenden Reperfusion zu sehen. Die Spätform ist komplexer, wobei eine mechanische Abflußstörung, immunologische Mechanismen, immunsuppressive Medikamente und virale Infektionen eine Rolle spielen können.

Begleitpankreatitiden finden sich bei einer Reihe von Infektionserkrankungen, wobei diese Fälle i. allg. eine milde Verlaufsform aufweisen (Parenti et al. 1996).

Die hereditäre Form der Pankreatitis ist sehr selten. Sie wird meistens bereits im frühen Kindesalter, spätestens aber mit 10–12 Jahren manifest und geht praktisch immer in eine chronische Pankreatitis über (s. unten).

Wenn keine der bekannten Ursachen der akuten Pankreatitis vorliegen, wird das Krankheitsbild als idiopathisch bezeichnet. Dies ist um so seltener der Fall, je präziser alle bekannten Ursachen ausgeschlossen werden.

39.3
Klinik der akuten Pankreatitis

39.3.1
Körperliche Symptome

Der plötzlich auftretende starke Abdominalschmerz charakterisiert das klinische Bild der akuten Pankreatitis und ist richtungsweisend in der Differentialdiagnose. Die folgende Übersicht gibt einen Überblick über die Differentialdiagnose. Meist ist der Schmerz im Oberbauch lokalisiert und wird teilweise als bohrend bis in den Rücken hinein empfunden. Manche Patienten verspüren eine Spannung im Oberbauch und eine Zunahme des Bauchumfangs, oft kommt es zu einem beträchtlichen Zwerchfellhochstand.

Zusammen mit diesen Leitsymptomen bilden weitere Beschwerden wie Meteorismus, Übelkeit und Erbrechen einen unspezifischen Symptomenkomplex.

Erhöhte Temperaturen bis 38,5 °C sind ein häufiger Befund und noch kein Beweis für das Vorliegen einer bakteriellen Infektion.

Spezifische Hautzeichen sind selten, finden sich überwiegend bei hämorrhagischen Pankreatitiden und haben keine prognostische Bedeutung:
- Grey-Turner-Zeichen: Einblutungen in die Seitenflanken,
- Fox-Zeichen: Einblutungen in die Leistenregion,
- Cullen-Zeichen: periumbilikale Zyanose.

Bei der abdominellen Palpation des geblähten Abdomens wird der Eindruck eines „Gummibauchs" mit elastischem Widerstand gewonnen, im Gegensatz zum brettharten Abdomen bei Vorliegen einer Peritonitis. Die tiefe Palpation ist schmerzhaft, die Darmgeräusche sind spärlich oder fehlen ganz.

Neurologische Symptome bei der akuten Pankreatitis sind selten. Häufiger sind bei chronischem Alkoholabusus Entzugssymptome in den Tagen nach stationärer Aufnahme zu beobachten.

Verschiedene Gründe führen dazu, daß die Diagnose der akuten Pankreatitis erst bei Auftreten schwerer Komplikationen oder post mortem gestellt wird (Lankisch et al. 1991). Dazu gehören wenig ausgeprägte, nicht typische Abdominalsymptome (z. B. bei zusätzlicher Einnahme von

---

Differentialdiagnose der akuten Pankreatitis

- Ulcus ventriculi/duodeni,
- akute Cholezystitis/Gallenkolik,
- Ileus,
- Mesenterialvenenthrombose/Arterienverschluß,
- Peritonitis,
- Pseudoperitonitis bei Ketoazidose (Diabetes mellitus Typ I),
- Kolondivertikulitis/-perforation,
- akute Appendizitis,
- Nephrolithiasis,
- Aortenaneurysma (Dissektion),
- akute intermittierende Porphyrie,
- basale Pleuritis,
- Myokardinfarkt.

Schmerzmitteln) oder ein fulminanter Verlauf, bei dem Nierenversagen oder respiratorische Insuffizienz das Krankheitsbild bestimmen.

Entscheidend ist, daß klinische Symptomatik und laborchemische Diagnostik zu Beginn der Erkrankung die weitere Entwicklung nicht vorhersehen lassen. Deshalb ist bereits bei der klinischen Diagnosestellung die mögliche Verschlechterung des Krankheitsbildes und das Auftreten von Komplikationen immer zu berücksichtigen.

39.3.2
Verlauf und Prognose der akuten Pankreatitis

Nach der Atlanta-Klassifikation von 1992 wird zwischen einer leichten akuten Pankreatitis und einer schweren akuten Pankreatitis unterschieden (Bradley 1993). Die leichte akute Pankreatitis ist charakterisiert durch eine minimale Organdysfunktion und einen komplikationslosen Verlauf. Bei der schweren akuten Pankreatitis treten Organversagen in einem oder mehreren Systemen und/oder lokale Komplikationen (Nekrose, Abszess, Pseudozyste) auf. Für die klinische Beurteilung des Schweregrades sollten die Begriffe „ödematöse", „nekrotisierende" oder „hämorrhagische" Pankreatitis nicht mehr benutzt werden.

Verlauf und Prognose der akuten Pankreatitis sind generell nicht vorhersehbar. Dies erklärt die kontinuierliche Suche nach einem idealen prognostischen Marker oder einzelnen klinischen oder laborchemischen Merkmalen zur Abschätzung des Schweregrades der Krankheit in einem frühen Stadium, um rechtzeitig Komplikationen zu erkennen.

Entscheidend ist die sorgfältige und kontinuierliche Evaluation klinischer, laborchemischer und morphologischer Parameter, die dazu dienen, rechtzeitig vorherzusagen, welcher Patient eine schwere akute Pankreatitis und Komplikationen entwickeln wird und deshalb einer Intensivüberwachung bedarf (s. Übersicht).

In einer retrospektiven Studie lag die Todesrate der Patienten, die sehr früh in ein spezialisiertes Zentrum überwiesen wurden, bei 1,9 % im Vergleich zu 18,8 % bei Patienten, die erst mit Verzögerung überwiesen wurden (De Beaux et al. 1995). Die Mortalität war mit 11 % deutlich geringer, wenn die Überweisung innerhalb der ersten Woche nach Diagnosestellung erfolgte, im Vergleich zu 35 % bei einer späteren Überweisung.

Zur frühzeitigen Prognoseeinschätzung wurden mehrere Scoring-Systeme aus laborchemischen und klinischen Parametern beschrieben, die häufig modifiziert wurden: Ranson-Kriterien, Imrie-Kriterien, Apache II (Übersicht bei Agarwal u. Pit-

---

Überwachung der Patienten mit akuter Pankreatitis mittels klinischer, laborchemischer und bildgebender Verfahren

- Klinische Überwachung
  - *ein- bis mehrmals täglich:*
  Abdominalbefund,
  Lungenbefund,
  Flüssigkeitsbilanz,
  ZVD,
  Temperatur;
  Laborwerte
  - *in den ersten 3–5 Krankheitstagen täglich, dann abhängig vom Verlauf:*
  Amylase, Lipase,
  CRP,
  GOT,
  K^+, Na^+, Ca^{++},
  Kreatinin,
  Blutzucker,
  Blutgasanalyse (oder Pulsoxymeter),
  Blutbild,
  Quick;
- bildgebende Diagnostik
  - *Oberbauchsonographie:* bei Aufnahme grundsätzlich, dann alle 2–3 Tage bzw. bei Verdacht auf abdominelle Komplikationen,
  - *CT Pankreas (nativ und mit i. v. Kontrastmittel):* bei Verdacht auf Komplikationen und bei nicht ausreichender sonographischer Beurteilbarkeit,
  - *Gastroskopie:* zur Differentialdiagnose, bei Verdacht auf Streßulkus(blutung),
  - *ERCP:* bei Verdacht auf biliäre Pankreatitis mit anhaltender Cholestase und/oder Cholangitis; bei akuter Pankreatitis unklarer Ursache.

---

chumoni 1991). Diese Scoring-Systeme sind von Bedeutung für kontrollierte, insbesondere multizentrische Studien, haben aber im klinischen Alltag eine untergeordnete Bedeutung.

80–85 % der Patienten mit akuter Pankreatitis weisen eine milde Verlaufsform ohne Komplikationen auf, die morphlogisch als ödematös-interstielle Entzündung oder nur mit kleinen fokalen Nekrosen imponiert. Innerhalb von 4–8 Wochen kommt es zu einer klinischen restitutio ad integrum. Komplikationen und letale Verläufe treten unter adäquater Therapie äußerst selten auf und korrelieren mit dem Ausmaß der Nekrosen und deren bakterieller Infektion (Beger et al. 1986).

Bei 15–20 % der Patienten nimmt die akute Pankreatitis einen schweren Verlauf, der mit lokalen und systemischen Komplikationen einhergeht.

Histologisch findet sich eine hämorrhagisch-nekrotisierende Entzündung. Durch die Fortschritte der Intensivmedizin konnte die Letalität der schweren Pankreatitis in den Pankreaszentren auf 10–15 % gesenkt werden und geht inzwischen überwiegend zu Lasten der septischen Spätkomplikationen.

39.4 Diagnostik der akuten Pankreatitis

39.4.1 Laborchemische Diagnostik

Die zuverlässigsten Serummarker für die Diagnose und die Einschätzung des Schweregrades einer Pankreatitis sind Serumamylase, Serumlipase und C-reaktives Protein. Die weiteren Parameter dienen der Differentialdiagnostik und dem rechtzeitigen Erkennen von Komplikationen:
- Amylase, Lipase,
- CRP,
- CK,
- GOT,
- Elektrolyte (Na, K, Ca),
- Kreatinin,
- Blutzucker,
- Blutgasanalyse,
- Laktat,
- Blutbild,
- Quick,
- Urinstatus.

■ **Amylase und Lipase.** Die gleichzeitige Bestimmung von Amylase und Lipase im Serum stellt einen Kompromiß dar zwischen den Anforderungen an eine hohe Treffsicherheit und der Notwendigkeit einfacher und kostengünstig durchzuführender Bestimmungsmethoden.

Die Bestimmung der Amylase und Lipase im Urin gibt keine zusätzlichen Informationen.

> ! Entscheidend ist, daß das Ausmaß der Erhöhung von Amylase oder Lipase im Serum in keinem Zusammenhang steht mit dem Schweregrad der Pankreatitis und keinen prognostischen Parameter darstellt.

Die Serumamylase und mit etwas Verzögerung die Serumlipase können wenige Tage nach Beginn der akuten Pankreatitis wieder im Normbereich sein. Dies ist von besonderer diagnostischer Bedeutung, da viele Patienten erst 24 oder 48 h nach Beginn der Schmerzsymptomatik den Arzt aufsuchen oder hospitalisiert werden. Eine leichte bis mäßiggradige Erhöhung der Serumwerte für Amylase und Lipase ist nicht beweisend für eine Pankreaserkrankung und kann bei einer ganzen Reihe anderer Erkrankungen ebenfalls auftreten (Tabelle 39.2).

Ursache für eine Makroamylasämie oder die noch seltenere Makrolipasämie ist die Bindung der Enzyme an Immunglobuline oder andere Serumglykoproteine, die nicht glomerulär filtriert werden. Die pankreasspezifischen Enzyme Trypsin und Elastase sind aufgrund der aufwendigen Bestimmungsmethoden (Radioimmunoassay, ELISA) für die Notfall- und Routinediagnostik nicht geeignet. Dagegen stellt ein kürzlich publizierter Urin-Teststreifen zum immunchromatographischen Nachweis von Trypsinogen-2 eine Ergänzung der Pankreatitis-Diagnostik, vor allem im ambulanten Bereich, dar. Der Test zeigt innerhalb von wenigen Minuten das Vorliegen einer akuten Pankreatitis mit hoher Treffsicherheit an (Kemppainen et al. 1997).

■ **GOT und Bilirubin.** Die Messung der Glutamat-Oxalazetat-Transaminase (GOT) ist im Vergleich zu anderen Cholestaseparametern (Bilirubin, Gamma-GT, alkalische Phosphatase) der treffsicherste Serummarker zum Nachweis einer biliären Genese der Pankreatitis (Tenner et al. 1994). Als bester Cut-off-Wert einer vermutlich vorliegenden biliären Pankreatitis wurde ein mindestens 3facher GOT-Anstieg im Serum vorgeschlagen. Eine neuere Untersuchung kam zu dem Ergebnis, daß sich eine fortbestehende Choledocholithiasis am treffsichersten anhand des Serumbilirubins an Tag 2 des Krankenhausaufenthaltes (Cutoff 1,35 mg/dl) nachweisen läßt (Chang et al. 1998).

Tabelle 39.2. Mögliche Ursachen erhöhter Amylase- und/oder Lipaseaktivität im Serum (+ = Aktivitätserhöhung)

	Amylase	Lipase
Akute Pankreatitis	+	+
Pankreaskarzinom	+	+
Pankreasgangobstruktion	+	+
Ulkusperforation	+	+
Gallenblasenperforation	+	+
Ileus, Peritonitis	+	+
Mesenterialinfarkt	+	+
Medikamenteninduziert (z. B. Opiate)	+	+
Postoperativ	+	+
Niereninsuffizienz	+	(+)
Makroamylasämie	+	
Parotitis	+	
Salpingitis, Extrauteringravidität	+	
Paraneoplastisches Syndrom	+	
Diabetische Ketoazidose	+	

■ **Weitere Parameter.** Die Bestimmung der Serumelektrolyte (Natrium, Kalium) und des Kreatinins zeigt das mögliche Vorliegen eines prärenalen akuten Nierenversagens an. Eine Erniedrigung des Serumkalziums und erhöhte Werte für Blutzucker und LDH werden überwiegend bei schwerer Pankreatitis beobachtet.

Zur rechtzeitigen Erkennung einer pulmonalen Insuffizienz ist die arterielle Blutgasanalyse zum Zeitpunkt der Diagnosesicherung obligat. Bei schweren Verlaufsformen muß sie alle 8–24 h kontrolliert werden. Alternativ bietet sich nach initialer arterieller Blutgasanalyse eine Überwachung der Patienten mittels Pulsoxymetrie an. Die initiale Erhöhung des Serumlaktatspiegels ist unspezifisch. Im weiteren Verlauf geben dieser zusammen mit dem Säurebasenstatus Hinweise auf den Schweregrad der Pankreatitis.

Eine leichte bis mäßiggradige Leukozytose bei akuter Pankreatitis ist die Regel. Hinweise auf eine bakterielle Infektion (infizierte Nekrosen, Sepsis) sind kontinuierliche Anstiege mit zunehmender Linksverschiebung.

Initial kann der Hämatokrit als Folge der intravasalen Hypovolämie erhöht sein. Ein Abfall des Hämatokrit ist Folge der Volumentherapie, kann aber auch Ausdruck einer Blutungskomplikation bei schwerer Pankreatitis sein.

Thrombopenie und Erniedrigung des Quickwertes sind Ausdruck einer Verbrauchskoagulopathie bei septischen Komplikationen.

39.4.2
Bildgebende Diagnostik (s. Kap. 92)

Sonographie

In der Diagnostik der akuten Pankreatitis stellt die Sonographie das bildgebende Verfahren der ersten Wahl dar. Von erfahrenen Untersuchern ist mit leistungsfähigen Geräten die Pankreasregion in über 80 % der Fälle beurteilbar. Von diesen Patienten mit akuter Pankreatitis zeigen etwa 70 % sonographische Veränderungen des Pankreas und seiner Umgebung.

Im typischen Fall findet sich im Bereich der Entzündung eine echoarme Schwellung des Pankreas, wobei dieser Befund in der Regel 2–5 Tage nach Einsetzen der klinischen Symptomatik am ausgeprägtesten ist (Abb. 39.2). Weitere wichtige sonographische Kriterien sind
- das Ausmaß der peripankreatischen Entzündung,
- das mögliche Vorliegen von Aszites oder Pleuraerguß und

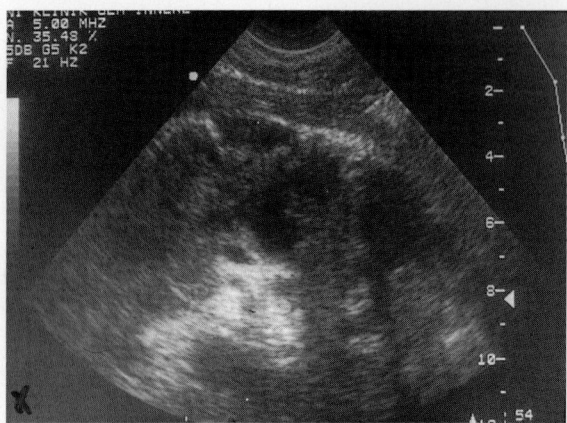

Abb. 39.2. Sonographischer Befund bei akuter Pankreatitis mit inhomogen echoarmer Schwellung des Organs, unscharfer Begrenzung und echoarmen peripankreatischen Infiltraten. Eine Unterscheidung zwischen Ödem und Nekrose ist anhand der Sonomorphologie nicht möglich

- die Zeichen einer vorbestehenden chronischen Pankreatitis (Verkalkungen, Pankreasgangunregelmäßigkeiten, Pseudozysten).

Dilatierter Ductus choledochus und Cholezystolithiasis weisen auf eine mögliche biliäre Genese der akuten Pankreatitis hin.

Computertomographie

Eine Computertomographie des Pankreas ist bei mildem klinischem Verlauf und ausreichender sonographischer Beurteilbarkeit nicht erforderlich. Der Vorteil der CT liegt in der Möglichkeit des Nachweises und der Lokalisation von Pankreasparenchymnekrosen bei intravenöser Kontrastmittelgabe (Abb. 39.3).

Die CT wird bei Patienten mit schwerer Pankreatitis zwischen Tag 3 und Tag 10 nach Krankheitsbeginn durchgeführt (Glazer u. Mann 1998). Dies bedeutet, daß bei Patienten mit einer Pankreatitis, bei denen die konservative Behandlung in den ersten drei Tagen eine deutliche Besserung erbringt, eine CT nicht erforderlich ist. Somit besteht die Indikation für Computertomographie
1. bei einer diagnostischen Unsicherheit,
2. bei schwerer Pankreatitis und fehlendem Ansprechen auf die konservative Therapie ab dem dritten Tag,
3. bei klinischer Verschlechterung,
4. zur Verlaufskontrolle von Komplikationen.

Bei klinischem Verdacht auf Pleuraerguß, Pneumonie und Zwerchfellhochstand ist eine Thoraxaufnahme indiziert. Eine Abdomenübersichtsaufnahme ist nur bei klinischer Fragestellung (Verdacht auf Perforation, Ileus) erforderlich.

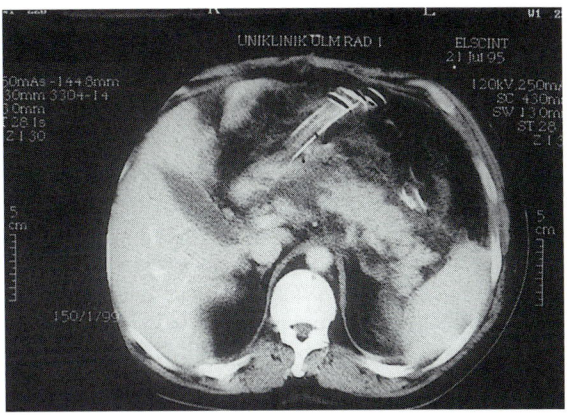

Abb. 39.3. Computertomographie mit i.v.-Kontrastmittel bei akuter Pankreatitis. Nekroseareale (in Caput und Korpus gelegen) werden anhand der fehlenden Kontrastmittelanreicherung erkannt. 40jähriger Patient mit äthyltoxischer akuter Pankreatitis, Drainagekatheter in der Bauchhöhle

ERCP

Eine endoskopisch retrograde Cholangiopankreatikographie (ERCP) muß durchgeführt werden, wenn die Ätiologie unklar ist. Insbesondere geht es darum, einen Papillentumor, ein obstruierendes Pankreaskarzinom, ein Pancreas divisum, ein Pancreas anulare oder eine biliäre Pankreatitis auszuschließen (Abb. 39.4 und 39.5). Bei Patienten mit biliärer akuter Pankreatitis und komplikations-

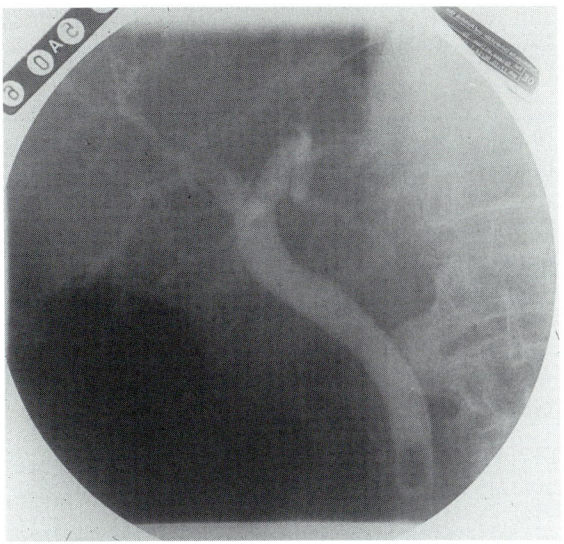

Abb. 39.5. Endoskopisch retrograde Cholangiographie mit leicht dilatiertem Ductus choledochus und präpapillär flottierendem ovalärem Konkrement bei einer 45jährigen Patientin mit biliärer akuter Pankreatitis. Indikation zur Papillotomie und Steinextraktion

losem Verlauf ohne Zeichen der biliären Sepsis besteht keine Indikation für eine sofortige ERCP (s. S. 365).

39.4.3
Verlaufsdiagnostik

Für die frühzeitige Einschätzung des Schweregrades ist das CRP der wichtigste Parameter. Unter Abwägen von Treffsicherheit und methodischem Aufwand erscheint derzeit ein tägliches CRP-Monitoring während der ersten 3–4 Krankheitstage sinnvoll, wobei ein CRP-Anstieg im Serum auf über 120 mg/l eine schwere Verlaufsform anzeigt (Uhl et al. 1991). Die Mehrzahl der Krankheitsfälle kann über die Messung des CRP als leichte Verlaufsform identifiziert werden.

Zahlreiche weitere Laborparameter wurden daraufhin untersucht, ob sie eine frühere Prognoseeinschätzung erlauben. Dazu gehören Phospholipase A2, α_1-Antitrypsin, α_2-Makroglobulin, Leukozytenelastase, Serummetalbumin, Trypsinogen-aktivierendes Peptid (TAP), LDH und Pankreatitisassoziiertes Protein (PAP). Allerdings hat keiner dieser Laborparameter einen signifikanten Vorteil im Vergleich zum CRP.

Erste Untersuchungen zeigten für IL-6 und IL-8 eine sehr gute Treffsicherheit (Gross et al. 1993), wohingegen die Bestimmung des TNF-α keinen Fortschritt darstellt. Es bleibt abzuwarten, ob sich diese Ergebnisse in größeren Studien bestätigen

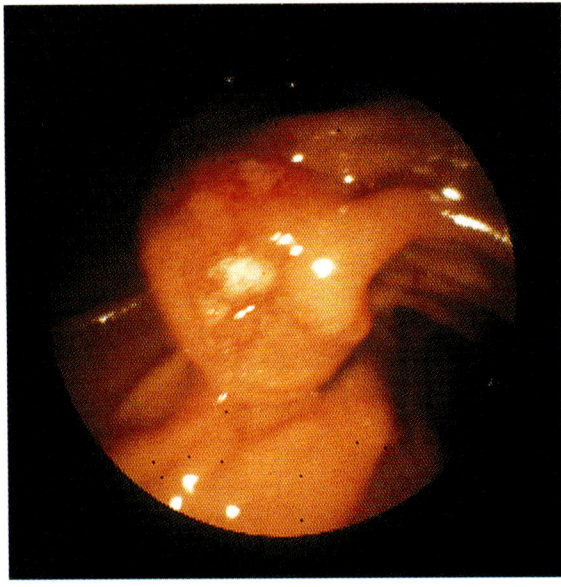

Abb. 39.4. Endoskopischer Aspekt der Papille mit dem Seitblickgerät bei einer 37jährigen Patientin mit biliärer akuter Pankreatitis. Der eingeklemmte Stein ist im Porus gut zu erkennen, oberhalb davon geschwollene Papille und hämorrhagisch tingierte Duodenalwand. Indikation zur Papillotomie und Steinextraktion

und ob sich die Zytokinbestimmung in der klinischen Routine durchsetzen wird.

39.5
Therapie der akuten Pankreatitis

39.5.1
Konservative Therapie

Die Therapie der akuten Pankreatitis erfolgt symptomatisch und konservativ und dauert je nach Schweregrad der Erkrankung zwischen einigen Tagen und mehreren Wochen.

Der Patient sollte grundsätzlich stationär aufgenommen werden.

■ **Magensonde.** Eine Magensonde zur Ableitung des Magensekrets ist bei schwerer akuter Pankreatitis sinnvoll und dient zur symptomatischen Behandlung der Darmparalyse. Bei leichter akuter Pankreatitis ohne Übelkeit und Erbrechen kann auf eine Magensonde verzichtet werden.

■ **Infusionstherapie.** Ein wesentliches Therapieprinzip ist die sofort aufzunehmende Infusionstherapie unter Kontrolle des zentralvenösen Drucks (ZVD).

> ! Durch das peripankreatische und retroperitoneale Ödem verliert der Patient in der Regel 3–10 l Flüssigkeit.

Unter ZVD-Kontrolle werden in den ersten Tagen 4–6 l Flüssigkeit/24 h substituiert, in Einzelfällen sogar mehr (ZVD-Kontrolle). Nach 2–4 Tagen kann meistens eine Reduktion der Flüssigkeitszufuhr auf etwa 3 l/24 h erfolgen. Geeignet sind isotone Elektrolytlösungen im Wechsel mit 5%iger Glukose, bei erheblichem Volumenbedarf mit ausgeprägtem Eiweißverlust zusätzlich 5%iges Humanalbumin.

Patienten im hypovolämischen Schock erhalten Plasmaersatzstoffe; vergleichende Untersuchungen zwischen verschiedenen Präparaten liegen nicht vor. Im Rahmen der Rehydrierung kommt es praktisch immer zu einem Hb-Abfall. Sinkt der Hb-Wert auf unter 9 g/dl ab, sollten Erythrozytenkonzentrate verabreicht werden.

■ **Enterale Ernährung.** In den letzten Jahren haben mehrere Arbeiten übereinstimmend gezeigt, daß die frühe enterale Ernährung über eine nasojejunale Sonde bei akuter Pankreatitis sowohl bezüglich der Kosten als auch des Krankheitsverlaufs Vorteile bietet (McClave et al. 1997; Kalfarentzos et al. 1997; Windsor et al. 1998). Es wird vermutet, daß unter enteraler Ernährung das Darmepithel seine Schrankenfunktion behält, was vor einer bakteriellen Translokation schützt (Windsor et al. 1998). Die bisher publizierten positiven Ergebnisse der enteralen Ernährung werden derzeit in weiteren großen Studien überprüft. Wir empfehlen derzeit folgendes Vorgehen: Bei Patienten, die in einer frühen Phase ihrer akuten Pankreatitis aufgenommen werden und keine Subileus- oder Ileuszeichen aufweisen, wird endoskopisch eine Duodenalsonde gelegt. Unmittelbar danach wird über 24 h 500 ml Tee über eine Ernährungspumpe verabreicht. Danach werden für die nächsten 24 h 500 ml einer enteralen Kost gegeben, die ab dem dritten Tag täglich um 250 ml gesteigert wird.

■ **Parenterale Ernährung.** Falls eine enterale Ernährung nicht möglich ist, sollte die parenterale Ernährung erfolgen. Man verabreicht Kohlenhydrat- und Aminosäurelösungen (getrennt oder gemischt), wobei die Zugabe von Insulin meistens erforderlich ist (am besten über Perfusor unter engmaschiger Blutzuckerkontrolle). Der frühzeitige Einsatz von Fettlösungen ist umstritten und könnte v. a. bei Patienten mit ausgeprägter Hypertriglyzeridämie von Nachteil sein. Fettlösungen sollten deshalb sicherheitshalber erst im späteren Verlauf der Pankreatitis (ab 7. bis 10. Tag) zum Einsatz kommen.

■ **Schmerztherapie.** Zur symptomatischen Schmerztherapie hat sich trotz des Fehlens kontrollierter Studien die kontinuierliche intravenöse Applikation von Lokalanästhetika (Procainhydrochlorid 2 g/24 h) bewährt. Alternativ – oder v. a. bei schweren Verlaufsformen auch zusätzlich – erfolgt die intermittierende und an den individuellen Bedarf angepaßte Gabe eines Opiatanalgetikums (Tramadol, Pentazocin oder Buprenorphin). Für diese Analgetika wurde keine signifikante Tonuserhöhung am Oddi-Sphinkter gefunden. Eine gute Option ist v. a. bei drohender respiratorischer Insuffizienz die Schmerztherapie über einen Periduralkatheter.

■ **Streßulkusprophylaxe.**

> ! Trotz häufiger Anwendung ist die prophylaktische Säureblockade ohne nachgewiesenen klinischen Nutzen auf den Verlauf der akuten Pankreatitis. Sinnvoll ist die Streßulkusprophylaxe bei Patienten mit Ulkusanamnese und bei schwerer Verlaufsform, insbesondere beim Auftreten intensivpflichtiger Komplikationen.

■ **Weitere medikamentöse Therapie.** Es bleibt festzuhalten, daß es nach wie vor keine spezifische medikamentöse Therapie der akuten Pankreatitis gibt.

Verschiedene Medikamente zur Hemmung der Pankreassekretion (Atropin, Glukagon, Kalzitonin, Somatostatin) oder Proteaseninhibitoren (Aprotinin, Gabexatmesilat) waren in kontrollierten klinischen Studien ohne therapeutischen Nutzen.

Aktuelle Therapiestudien beschäftigen sich bevorzugt mit der Antagonisierung proinflammatorischer Zytokine. In einer ersten kontrollierten Studie führte der PAF-(platelet-activating factor-)Antagonist Lexipafant zu einem signifikanten Rückgang der Organkomplikationen bei akuter Pankreatitis (Kingsnorth et al. 1995). Mit dem frühzeitigen Einsatz von Zytokinantagonisten bei akuter Pankreatitis ist die Hoffnung verbunden, einen zentralen Mechanismus für systemische und Organkomplikationen zu blockieren und so die Prognose der schweren Verlaufsform zu verbessern.

ERCP bei biliärer akuter Pankreatitis

Der potentielle Nutzen einer ERC(P) bei akuter Pankreatitis ergibt sich aus der Möglichkeit der Steinextraktion bei biliärer Genese und der kausalen Behandlung der chologenen Sepsis.

Patienten mit alkoholinduzierter akuter Pankreatitis benötigen keine frühzeitige ERC mit Papillotomie.

Klinisch gibt es Fälle von eindeutig biliärer akuter Pankreatitis (z. B. bei Nachweis und Entfernung eines eingeklemmten intrapapillären Konkrements) und Fälle von möglicherweise biliärer Genese (z. B. bei vorübergehendem GOT-Anstieg und ödematös-entzündlicher Papille mit Verdacht auf stattgehabtem Steinabgang).

In einer kürzlich publizierten deutschen Multicenterstudie konnte bei Patienten mit akuter biliärer Pankreatitis ohne Cholangitis und ohne Verschlußikterus kein Effekt einer frühzeitigen ERCP nachgewiesen werden (Fölsch et al. 1997). Somit ist es derzeit gerechtfertigt, bei Patienten mit mildem Verlauf zunächst keine notfallmäßige ERCP durchzuführen. Sie ist indiziert bei Cholangitis, um septische Komplikationen zu vermeiden.

Behandlung der Komplikationen

Die schwere, nekrotisierende Verlaufsform der akuten Pankreatitis ist häufig assoziiert mit einer Vielzahl lokaler und systemischer Komplikationen.

Am häufigsten sind pulmonale Funktionsstörungen, gefolgt von renaler und hämodynamischer Insuffizienz. Daneben können eine Vielzahl metabolischer Komplikationen (Hypokalzämie, Hyperglykämie, Hyperlipidämie, Koagulopathie) auftreten.

Bei bis zu 27 % der Patienten mit schwerer Pankreatitis findet sich ein Multiorganversagen. Beim Nachweis einer schweren Pankreatitis ist deshalb die Betreuung auf einer Intensivstation erforderlich. Die Fortschritte der Intensivmedizin haben wesentlich zu der Senkung der Letalität dieser Patienten beigetragen. Unter Beibehaltung der konservativen Basistherapie und engmaschiger Überwachung kommen weitere symptomatische Maßnahmen zur Anwendung (Tabelle 39.3).

■ **Metabolische Entgleisungen.** Hyperglykämie und metabolische Azidose müssen rechtzeitig durch Insulin und Natriumbicarbonat ausgeglichen werden.

Die Hypokalzämie ist z. T. durch den Eiweißverlust mit Verschiebung des ionisierten und nichtionisierten Kalziums erklärt und muß erst bei deutlichem Abfall des Spiegels oder bei Hypokalzämiesymptomen substituiert werden. Ein ausgeprägter Abfall findet sich bei schwerem Verlauf und oft bei adipösen Patienten mit ausgedehnten Fettgewebsnekrosen.

Gerinnungsstörungen treten v. a. bei septischen Komplikationen als Folge einer Verbrauchskoagulopathie auf und machen eine Substitution von Frischplasma erforderlich.

■ **Respiratorische Insuffizienz.** Bei zunehmender respiratorischer Insuffizienz kommt als Erstmaßnahme die Sauerstoffgabe über Nasensonde in Betracht. Wenn sich trotz O_2-Insufflation mit mindestens 5 l/min. die Blutgase weiter verschlechtern, sollte rechtzeitig die Indikation zur Beatmung mit positivem endexspiratorischem Druck (PEEP) gestellt werden.

> ! Als Richtwert zur Intubation gilt ein Abfall des arteriellen pO_2 unter 60 mmHg oder ein Anstieg der Atemfrequenz über 30/min. trotz Sauerstoffsonde (mindestens 5l O_2/min.).

■ **Niereninsuffizienz.** Bei zunehmender Niereninsuffizienz mit Rückgang der Ausscheidung und Anstieg der Retentionswerte sollte stufenweise vorgegangen werden. Falls durch Bilanzierung und ZVD-Kontrollen sichergestellt ist, daß eine ausreichende Volumenzufuhr stattfindet, ist eine Dopamin-Dauerinfusion in Nierendosis sinnvoll. Die

Tabelle 39.3. Intensivtherapie bei akuter Pankreatitis (die angegebenen Zahlen sind als Richtwerte gedacht und müssen an den Einzelfall, d. h. Zustand, Alter, Grunderkrankungen, angepaßt werden)

Komplikation	Therapiemaßnahme
Metabolische Entgleisungen	
• Hyperglykämie	Insulin
• Metabolische Azidose	
pH < 7,2	Natriumbikarbonat
• Hypokalzämie	Kalziumsubstitution
– Ca < 1,6 mmol/l	
Organkomplikationen	
• Pulmonale Insuffizienz	
– art. pO_2 < 70 mmHg	Sauerstoffsonde
– art. pO_2 < 60 mmHg trotz mind. 5 l O_2/min	Intubation und Beatmung
• Renale Insuffizienz	
– Serumkreatinin > 120 mmol/l trotz Volumenausgleich	Dopamin 5 µg/kg/min. Furosemid 40–120 mg/Tag
– Serumkreatinin > 400 mmol/l	
und stabiler Kreislauf	Hämodialyse
bei instabilem Kreislauf	Hämofiltration
• Kardiozirkulatorische Insuffizienz	
– erniedrigter ZVD	Volumengabe
– RR-Abfall, ZVD-Anstieg	Pulmonaliskatheter, Katecholamine (Dopamin 6–10 µg/kg/min, Dobutamin 6–10 µg/kg/min, Noradrenalin 0,05–0,3 µg/kg/min)
Weitere systemische Komplikationen	
• Hb-Abfall	
– Hb < 7 g/dl	Erythrozytenkonzentrate
• Gerinnungsstörung	
– mit Blutungskomplikation	Frischplasma, ev. Thrombozyten
• Sepsis	Antibiotika
– positive Feinnadelpunktion	Antibiotika, Operation

Zuverlässigkeit des ZVD-Wertes sollte nicht überschätzt werden, da durch Zwerchfellhochstand und PEEP-Beatmung falsch hohe Werte gemessen werden können. Bei weiter steigenden Retentionswerten kommen dann Schleifendiuretika (bevorzugt Furosemid) zur Anwendung. Die Indikation zur Hämodialyse ergibt sich bei weiter steigenden Retentionswerten und/oder Hypokaliämie, wobei im Falle einer instabilen Kreislaufsituation die kontinuierliche Hämofiltration das bevorzugte Verfahren darstellt.

■ **Kreislaufschock.** Bei Vorliegen eines Kreislaufschocks (arterieller Blutdruck unter 80 mmHg länger als 15 min) und niedrigem ZVD ist zunächst eine forcierte Volumensubstitution durchzuführen. Bei Fortbestehen der instabilen Kreislaufverhältnisse und steigendem ZVD ist der Einsatz von Katecholaminen erforderlich.

Bei septiformer Kreislaufsituation mit erniedrigtem peripherem Widerstand bietet Noradrenalin aufgrund seiner guten peripheren vasokonstriktorischen Wirkung Vorteile. Bei Patienten mit Kreislaufschock ist die Anlage eines Pulmonaliskatheters eine Option, da die Kenntnis des pulmonalarteriellen Drucks und des pulmonalkapillären Verschlußdrucks eine bessere Steuerung von Volumensubstitution und Katecholamingabe ermöglicht (nichtinvasive Alternative: Echokardiographie).

Antibiotika bei akuter Pankreatitis

Bei Patienten mit schwerer Pankreatitis muß mit einer bakteriellen Kontaminationsrate der Pankreasnekrosen von bis zu 70 % gerechnet werden (Beger et al. 1986). Treten septische Komplikationen auf, ist neben einer mehrfachen Abnahme von Blutkulturen auch ein Keimnachweis durch Ultraschall- oder CT-gesteuerte Feinnadelpunktion der Pankreasnekrosen sinnvoll. Bei negativem Befund und persistierendem Verdacht wird dieses Vorgehen nach einigen Tagen wiederholt.

Ältere Untersuchungen konnten keinen Nutzen einer prophylaktischen Antibiotikatherapie bei akuter Pankreatitis nachweisen. Allerdings wurden diese Studien überwiegend an Patienten mit milder Verlaufsform und nach heutigem Wissen mit den falschen Antibiotika durchgeführt. Sinnvolle klinische Studien konnten erst durchgeführt werden, nachdem das Keimspektrum in infizierten Pankreasnekrosen und die Penetrationsfähigkeit verschiedener Antibiotika in das Gewebe untersucht waren

(Beger et al. 1986; Bassi et al. 1989; Büchler et al. 1992 a).

In einer prospektiven Multicenterstudie an 74 Patienten mit nekrotisierender Pankreatitis senkte eine Medikation mit Imipenem über 14 Tage die septischen Komplikationen und bedingte einen nichtsignifikanten Abfall der Letalität von 12 % in der Plazebogruppe auf 7 % in der Imipenemgruppe (Pederzoli et al. 1993). In einer nachfolgenden Studie wurde die Überlegenheit von Imipenem gegenüber der Monotherapie mit einem Gyrasehemmer (Pefloxacin) nachgewiesen (Bassi et al. 1998).

Eine prospektive unizentrische Studie zeigte, daß Cefuroxim bei 60 Patienten mit alkoholinduzierter nekrotisierender Pankreatitis zu einem signifikanten Abfall der Letalität von 23 % (Plazebogruppe) auf 3 % (Cefuroximgruppe) führte (Saino et al. 1995).

Anhand der vorliegenden Daten lassen sich derzeit folgende Empfehlungen geben:
- Bei leichter Pankreatitis ist eine Antibiotikaprophylaxe nicht erforderlich.
- Bei schwerer Pankreatitis ist eine Antibiotikaprophylaxe sinnvoll.
- Empfohlene Medikation: Imipenem 3-4mal 500 mg oder Ofloxacin 3mal 200 mg + Metronidazol 3mal 500 mg
  alternativ zu Imipenem: Meropenem; (alternativ zu Ofloxacin: Ciprofloxacin).
- Dauer der Therapie: abhängig vom Verlauf, Richtwert 14 Tage.
- Ein ungünstiger klinischer Verlauf ist eine Indikation zur Feinnadelpunktion.

Weitere Studien zur optimalen Antibiotikatherapie bei akuter Pankreatitis sind jedoch erforderlich. Ob sich unter dem jetzt empfohlenen Vorgehen gehäuft Pilzinfektionen einstellen werden, bleibt abzuwarten (Robbins et al. 1996).

39.5.2 Operative Therapie

Biliäre Pankreatitis

Patienten mit biliärer akuter Pankreatitis sollten möglichst erst nach Cholezystektomie aus dem Krankenhaus entlassen werden.

 Das Risiko einer erneuten akuten Pankreatitis liegt bei belassener Gallenblase zwischen 25 und 60 %.

Bei leichter biliärer Pankreatitis wird meistens eine laparoskopische Cholezystektomie etwa eine Woche nach Krankheitsbeginn durchgeführt. Bei schwerem akutem Krankheitsverlauf erfolgt die Cholezystektomie nach erfolgreicher konservativer Therapie vor der Klinikentlassung.

Bei schwerer Pankreatitis muß der Patient frühzeitig interdisziplinär betreut werden. Wichtigste Kriterien für das konservative oder operative Vorgehen sind der Verlauf unter Intensivtherapie und das Fehlen oder Vorhandensein infizierter Nekrosen. Unter den Bedingungen der modernen Intensivtherapie stellt die nekrotisierende Pankreatitis allein keine Operationsindikation mehr dar.

Es hat sich gezeigt, daß bei sterilen Nekrosen das konservative Vorgehen günstigere Ergebnisse liefert und daß die Nekrosektomie in der frühen Krankheitsphase mit einer hohen Komplikationsrate und Letalität behaftet ist (De Beaux et al. 1995; Rau et al. 1995; Uomo et al. 1996).

Eine Operation in der Frühphase sollte deshalb nur bei persistierendem Multiorganversagen trotz maximaler Intensivtherapie in Erwägung gezogen werden.

Nekrosen

Die Infektion der Nekrosen tritt meistens erst nach der ersten Krankheitswoche auf und zeigt in der dritten Woche ihren Häufigkeitsgipfel. Infizierte Nekrosen führen zu septischen Komplikationen und sind mit einer hohen Letalität unter konservativer Therapie assoziiert. Die häufigste Indikation zur *chirurgischen Nekrosektomie* stellt deshalb im Rahmen des aktuellen Therapiekonzepts der Nachweis infizierter Nekrosen (in der Regel durch Feinnadelaspiration) dar. Hierbei hat sich die digitale Entfernung der Nekrosen unter Vermeidung von Blutverlust und Schonung der Nachbarorgane durchgesetzt. Die primäre Operation wird sinnvollerweise mit einem additiven Behandlungsverfahren kombiniert, das meistens aus einer längerfristigen geschlossenen Spülung der Pankreasloge und der retroperitonealen Nekrosestraßen mit dicklumigen Spülkathetern besteht (kontinuierliche Bursalavage).

Alternative Verfahren zur geschlossenen Spülung sind das offene Abdomen („open packing"), bei dem das Operationsgebiet nach dem Ersteingriff zunächst nur mit Tüchern abgedeckt wird. Zur Wahl des chirurgischen Vorgehens gibt es keine vergleichenden kontrollierten Studien (Bradley 1987).

Akute Flüssigkeitsansammlungen und akute Pseudozysten

Akute Ansammlungen von Flüssigkeit treten in einem frühen Stadium der Pankreatitis auf und sind im Pankreas oder um das Pankreas herum lokalisiert. Sie haben keine Wand aus Binde- oder Granulationsgewebe. Dagegen sind akute Pseudozysten definiert als Ansammlungen von Pankreassekret, die von einer gut abgrenzbaren Wand aus Granulations- oder Bindegewebe umgeben sind. Sie entstehen etwa vier Wochen nach Beginn einer akuten Pankreatitis oder nach Pankreastrauma (Bradley 1993). Persistierende Pseudozysten können durch perkutane Drainage oder endoskopisch durch Pseudozystoenterostomie drainiert werden. Allerdings tritt in bis zu 15 % ein Rezidiv auf.

Pankreasabszeß
Der Pankreasabszeß ist definiert als eine Ansammlung von bakterienhaltigem, purulentem peripankreatischem Material. Der primäre Pankreasabszeß stellt eine septische Komplikation im Rahmen einer akuten Pankreatitis dar, die sich in der Regel 5–6 Wochen nach Abklingen der akuten Pankreatitis manifestiert. Eine exakte Abgrenzung zur infizierten Pankreaspseudozyste und zur infizierten Pankreasnekrose ist nicht immer möglich.

Klinisch bestehen zunehmende Oberbauchschmerzen und Zeichen der Sepsis, zu denen zahlreiche weitere Komplikationen (Hämorrhagien, Fisteln, Multiorganversagen, Milzvenenthrombose u. a.) hinzutreten können. In der Mehrzahl der Fälle ist eine operative Sanierung erforderlich, in einigen Fällen genügt allerdings die perkutane oder endoskopische Drainage.

39.5.3
Spätergebnisse

Die leichte Verlaufsform führt in der Regel zu einer restitutio ad integrum, wobei sich die exokrine Pankreassekretion innerhalb von 4 Wochen bis 6 Monaten normalisiert (Glasbrenner et al. 1992). Nach einer nekrotisierenden Pankreatitis dauert es manchmal mehrere Jahre bis zur Normalisierung der exokrinen Funktion, bei einem Teil der Patienten kommt es zu einer Defektheilung mit Steatorrhö und Diabetes mellitus.

> **!** Bei unklarer Ätiologie der akuten Pankreatitis sollte im Intervall eine ERCP oder eine Endosonographie durchgeführt werden, insbesondere um ein Pankreaskarzinom nicht zu übersehen.

39.5.4
Zusammenfassung:
Vorgehensweise bei akuter Pankreatitis

Die Diagnose einer akuten Pankreatitis wird anhand von anamnestischen, klinischen, laborchemischen und sonographischen Befunden gestellt. Die im Rahmen dieser Primärdiagnostik erhobenen Befunde sind auch die Grundlage der Unterscheidung zwischen biliärer und nichtbiliärer Genese der Erkrankung. Bei vermutlich biliärer akuter Pankreatitis und Cholangitis oder progredienter Cholestase erfolgt eine ERCP.

Die Unterscheidung zwischen interstitiell-ödematöser Pankreatitis mit milder Verlaufsform und hämorrhagisch-nekrotisierender Pankreatitis mit schwerer Verlaufsform läßt sich üblicherweise innerhalb von 2–4 Tagen stellen und kann am Anstieg des C-reaktiven Proteins im Serum mit hoher Treffsicherheit erkannt werden.

Bei milder Verlaufsform führt die konservative Basistherapie innerhalb von wenigen Wochen zur restitutio ad integrum.

Bei Verdacht auf eine schwere Pankreatitis muß der Patient intensivmedizinisch versorgt werden. Es ist mit lokalen und systemischen Komplikationen zu rechnen (vgl. Tabelle 39.3).

Eine Antibiotikaprophylaxe sollte bei der schweren Pankreatitis nach Diagnosestellung erfolgen. Eine Unterscheidung zwischen sterilen und infizierten Nekrosen kann im klinischen Verlauf durch sonographische oder CT-gesteuerte Feinnadelpunktion erfolgen. Infizierte Nekrosen sind mit septischen Komplikationen und einer schlechteren Prognose assoziiert und Indikationen für ein operatives Vorgehen.

Bei biliärer Genese schließt sich an die Behandlung der akuten Pankreatitis die Cholezystektomie an.

In Abb. 39.6 ist die empfohlene Vorgehensweise bei akuter Pankreatitis in einem Flußdiagramm dargestellt.

39.6
Epidemiologie der chronischen Pankreatitis

In den letzten 20 Jahren stieg die Inzidenz der chronischen Pankreatitis in europäischen Ländern und in Nordamerika an und lag zuletzt zwischen 2 und 10 Krankheitsfällen pro 100.000 Einwohner/Jahr. Dies könnte mit dem zunehmenden Alkoholkonsum, aber auch mit einer verbesserten Diagnostik im Zusammenhang stehen.

Abb. 39.6. Vorgehensweise bei akuter Pankreatitis

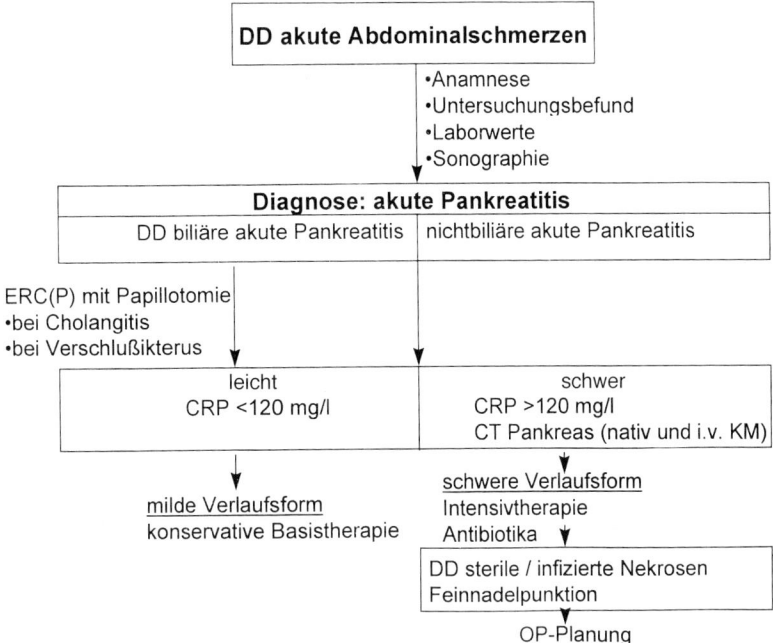

Ende der 70er Jahre lag die mittlere Überlebenszeit der Patienten nach Diagnosestellung der chronischen Pankreatitis in verschiedenen Studien zwischen 7 und 20 Jahren. In einer aktuellen Untersuchung aus Deutschland lebten 10 Jahre nach Diagnosestellung noch 65% der Alkoholiker und 80% der Nichtalkoholiker, nach 20 Jahren noch 12% der Alkoholiker und 46% der Nichtalkoholiker. Das mittlere Lebensalter zu Beginn der Symptomatik lag in dieser Studie für Alkoholiker bei 37 und für Nichtalkoholiker bei 39 Jahren (Lankisch et al. 1993c).

70–85% der Krankheitsfälle werden in den europäischen Ländern als alkoholinduzierte Erkrankungen angesehen. Es besteht eine lineare Korrelation zwischen dem Alkoholkonsum und dem Erkrankungsrisiko, ohne daß sich eine untere toxische Schwellendosis festlegen läßt.

Eine unterschiedliche individuelle (genetisch determinierte?) Empfindlichkeit gegenüber Alkohol scheint von Bedeutung zu sein. Die kritischen Schwellen der täglichen Alkoholzufuhr, die bei Frauen mit 20–40 und bei Männern mit 60–80 g Alkohol bei einer Expositionsdauer von 5–15 Jahren angegeben werden, sind deshalb fragwürdig. Entscheidend ist die Menge des konsumierten Alkohols und nicht die Art des Getränks.

Als weitere Kofaktoren werden Nikotinkonsum, protein- und fettreiche Nahrung sowie Mangel an Spurenelementen (Zink, Kupfer, Selen) diskutiert.

Es wurde gezeigt, daß bei Männern, die täglich über 40 g Alkohol trinken, der gleichzeitige Nikotinabusus das Risiko einer alkoholinduzierten Pankreatitis versechsfacht (Talamini et al. 1996).

Für die tropische chronische Pankreatitis, die in afrikanischen und asiatischen Ländern eine Rolle spielt, liegen keine verläßlichen epidemiologischen Daten vor. Die Erkrankung wird als Folge einer Proteinmalnutrition angesehen. Der Mangel an Antioxidantien und Toxine in der Nahrung werden ebenfalls als Ursachen diskutiert (Pitchumoni u. Scheele 1993).

39.7 Ätiologie und Pathogenese der chronischen Pankreatitis

Der Alkoholabusus ist in den europäischen Ländern der häufigste ätiologische Faktor. Nicht zuletzt aufgrund des Fehlens eines geeigneten Tiermodells gibt es zur Pathophysiolgie der alkoholinduzierten chronischen Pankreatitis nur Hypothesen, die wahrscheinlich alle einen Teilaspekt des Ablaufs beleuchten.

Obstruktionshypothese

Lange Zeit wurde für die Pathogenese der chronischen Pankreatitis die Obstruktionshypothese favorisiert (Sarles et al. 1989). Danach liegt bei der alkoholischen chronischen Pankreatitis primär eine gestörte Zusammensetzung des Pankreassekrets mit verminderter Flüssigkeits- und Bikarbonatsekretion, erhöhter Viskosität und Steinbildung vor.

Eine besondere Bedeutung in der Steinbildung wurde dem Lithostatin (früher PSP/"pancreatic stone protein") zugesprochen (Dagorn 1993). Lithostatin verhindert in vitro die Bildung von Kalziumkarbonatkristallen und bildet den überwiegenden Anteil an der organischen Matrix in Pankreassteinen. Eine Verminderung dieser Enzymaktivität wurde für die Steinbildung bei chronischer Pankreatitis verantwortlich gemacht. Die Einschätzung der Bedeutung des Lithostatins ist nicht unwidersprochen geblieben, und es wurde von anderen Autoren lediglich als Akute-Phase-Protein eingestuft (Schmiegel et al. 1990; Bimmler et al. 1997).

Toxisch-metabolische Hypothese
Die toxisch-metabolische Hypothese hebt den direkten toxischen Effekt von Alkohol und seinen Metaboliten (Acetaldehyd) auf die Pankreasazinuszellen hervor. Ähnlich den Abläufen der alkoholtoxischen Leberschädigung soll es bei chronischem Alkoholabusus zu einer Verfettung der Azinuszellen kommen, die in eine zunehmende Fibrosierung des Organs übergeht.

Detoxifikationshypothese
Nach der Detoxifikationshypothese ist die chronische Pankreatitis die Folge einer gestörten hepatischen Entgiftung von Fremdstoffen. Durch Induktion enzymatischer Prozesse entstehen freie Sauerstoffradikale, die Zellmembranen zerstören und so eine Freisetzung von Verdauungsenzymen in das Interstitium ermöglichen. Dadurch wird ein chronischer Entzündungsprozeß induziert.

Nekrose-Fibrose-Sequenz
Einen weiteren Aspekt in der Pathogenese der chronischen Pankreatitis, der nicht in völligem Widerspruch zu den aufgeführten Hypothesen zu sehen ist, stellt die Nekrose-Fibrose-Sequenz dar (Klöppel u. Maillet 1993). Danach entwickelt sich die Mehrzahl der Fälle von chronischer Pankreatitis als Folge multipler, z. T. auch subklinisch ablaufender Pankreatitisschübe (vgl. Abb. 39.1). Die auslösende Noxe führt zur intrapankreatischen Proteaseaktivierung mit der Folge von Zelluntergängen. So bilden sich unter rezidivierender Einwirkung der Noxe immer wieder fokale Nekrosen, die jeweils durch Bindegewebe ersetzt werden.

Für die alkoholinduzierte chronische Pankreatitis konnte diese Hypothese durch eine prospektive histopathologische Längsschnittuntersuchung erhärtet werden (Ammann et al. 1996).

Die wesentlichen offenen Fragen zur Pathophysiologie der chronischen Pankreatitis betreffen die zeitliche Abfolge der Ereignisse und den Zusammenhang zwischen alkoholinduzierter akuter und chronischer Pankreatitis. An der Akzeptanz der lange Zeit umstrittenen Nekrose-Fibrose-Sequenz führt kein Weg mehr vorbei (Ammann et al. 1996; Longnecker 1996).

Daß langfristiger Alkoholabusus zur subklinischen Schädigung des Pankreas auch vor Auftreten von akuten oder chronischen Abdominalschmerzen führt, wurde durch einen durchschnittlich 10fachen Anstieg des pankreatitisassoziierten Proteins (PAP) bei chronischem Alkoholabusus nachgewiesen (Nordback et al. 1995). Warum oder ab welchem Punkt eine alkoholinduzierte chronische Pankreatitis auch bei völliger Alkoholkarenz fortschreiten kann, bleibt unklar (Ammann et al. 1984; Sarles 1985).

Autoimmungeschehen
Bisher gibt es keine Beweise dafür, daß Autoimmunität der primäre Grund für eine chronische Pankreatitis ist (Jalleh et al. 1993). Sie ist jedoch zumindest in einer Untergruppe der Patienten von Bedeutung. Wie beim Sjögren-Syndrom wurde bei ihnen die Karbonanhydrase II als mögliches Targetantigen für Autoantikörper identifiziert (Kino-Ohsaki et al. 1996).

MHC-("major histocompatibility complex"-) Klasse-I- und MHC-Klasse-II-Moleküle werden in der chronischen Pankreatitis hochreguliert, lassen sich aber im gesunden Zustand nicht nachweisen. Im Vergleich zu entzündlichen Prozessen in anderen Organen finden sich nur wenige infiltrierende Zellen. Ein Grund dafür könnte sein, daß vermehrt freigesetztes Trypsin die Funktion von T-Lymphozyten durch die Abspaltung von Oberflächenmolekülen (CD4, CD44 und B7-1) verändert.

Seltene Formen
Bei 10–20 % der Patienten mit chronischer Pankreatitis läßt sich keine Ursache für das Krankheitsbild sichern.

■ **Idiopathische chronische Pankreatitis.** Sie ist wahrscheinlich eine eigene Entität; der klinische Verlauf ist anders als bei der alkoholinduzierten Form (juvenile und senile Form).

Die juvenile Form ist meistens von schweren Abdominalschmerzen geprägt, Kalzifikationen und eine exokrine und endokrine Insuffizienz stellen sich seltener und später ein. Dagegen ist die senile Form möglicherweise als Folge einer Arteriosklerose zu sehen (Ammann et al. 1987; Layer et al. 1994).

■ **Hereditäre Pankreatitis.** Diese liegt vor, wenn das Krankheitsbild in Kindheit oder Jugend beginnt und eine positive Familienanamnese bezüglich einer chronischen Pankreatitis unklarer Ursache besteht. Kürzlich konnte eine genetische Mutation nachgewiesen werden (Whitcomb et al. 1996 a, 1996 b). Es handelt sich um eine Punktmutation im Gen des kationischen Trypsinogens, bei der in Position 117 Arginin durch Histidin ersetzt wird. Dadurch wird der Abbau und die Inaktivierung von Trypsin verhindert und die Autodigestion des Pankreas begünstigt. Inzwischen ist eine weitere Mutation im kationischen Trypsinogen (N21l) beschrieben (Gorry et al. 1997).

Das Krankheitsbild wird fast immer durch Abdominalschmerzen innerhalb der ersten 2 Lebensjahrzehnte klinisch manifest, wobei Häufigkeit und Schweregrad der Schmerzattacken innerhalb einer Familie sehr variabel sein können (Tomsik et al. 1998). Die hereditäre Pankreatitis neigt zu Kalzifikationen und führt bei schwerem Verlauf bereits im jungen Erwachsenenalter zu einer exokrinen und endokrinen Insuffizienz.

■ **Obstruktive chronische Pankreatitis.** Sie ist eine eigenständige Sonderform, die sich proximal eines Verschlusses (Tumor, Narbe, Papillenstenose) bildet und praktisch nie kalzifiziert. In einem großen Patientenkollektiv, das wegen eines Pankreaskarzinoms operiert wurde, fand sich in 11 % der Fälle histologisch eine obstruktive chronische Pankreatitis (Schlosser et al. 1996). Die morphologischen und funktionellen Veränderungen bilden sich in der Regel nach Beseitigung des Verschlusses zurück.

■ **Posttraumatische chronische Pankreatitis.** Sie ist oft segmental, in der Pathogenese jedoch der obstruktiven Form sehr ähnlich. Häufig liegt eine Pseudozyste vor.

■ **Chronische Pankreatitis bei Hyperparathyreoidismus.** Sie ist nur in Einzelfällen beschrieben. Die pathophysiologischen Zusammenhänge zwischen Hyperkalzämie und akuter und chronischer Pankreatitis sind sehr hypothetisch (Bess et al. 1980).

Gallensteine können zu rezidivierenden akuten Pankreatitiden führen; ein Fortschreiten zu einer chronischen Pankreatitis ist nicht ausreichend belegt. Auch ein Zusammenhang zwischen Hyperlipidämie und chronischer Pankreatitis ist sehr unwahrscheinlich.

39.7.1
Pathogenese der Schmerzen

Für die Schmerzen bei chronischer Pankreatitis gibt es mehrere Gründe (s. nachfolgende Übersicht). Bei der chronischen Pankreatitis sind die Druckwerte im Pankreasgangsystem und im Pankreasgewebe erhöht (Okazaki et al. 1986; Ebbehoj et al. 1986). Möglicherweise werden die Schmerzen durch Sekretstau und Dehnung des Gangs ausgelöst.

Einen wichtigen Beitrag zum Verständnis der Schmerzpathogenese haben histologische Untersuchungen geliefert, die bei chronischer Pankreatitis eine Vermehrung und Verdickung der Nervenfasern im Pankreasgewebe nachgewiesen haben. Es besteht eine pankreatitisassoziierte Neuritis mit Aufhebung der Integrität des Perineuriums und Lymphozyteninfiltration sowie eine vermehrte Expression von sensorischen Neurotransmittern (Substanz P, „calcitonin gene-related peptide"; Bockman et al. 1988; Büchler et al. 1992 b).

Möglicherweise tragen die verschiedenen pathophysiologischen Konzepte in unterschiedlichem Maße zu dem Mißempfinden bei. Hinzu kommen Schmerzen bei Komplikationen der Erkrankung und Schmerzen aufgrund von Folgen der exokrinen und endokrinen Pankreasinsuffizienz, sowie die

---

Schmerzursachen bei chronischer Pankreatitis

- Pathologische Konzepte
  - Druckerhöhung im Gangsystem und im Gewebe,
  - qualitative und quantitative Veränderungen der Nervenendigungen,
  - Mangeldurchblutung, Ischämie und pH-Veränderungen;
- akuter Schub;
- Komplikationen
  - Pankreasgangstenosen (Obstruktion),
  - Pankreasgangsteine (Obstruktion),
  - große Pseudozyste (Kapseldehnung, Kompression),
  - Pseudozyste mit Gefäßarrosion,
  - Abszeßbildung,
  - Aszites,
  - Cholestase (Gallenkoliken, Leberstauung),
  - Duodenalstenose;
- Folgen der exokrinen und endokrinen Insuffizienz
  - bakterielle Fehlbesiedlung,
  - Pseudoperitonitis diabetica.

sich überlappende Problematik der Schmerzmittelabhängigkeit.

> ! Wichtig ist, gewissenhaft zu prüfen, ob die Schmerzen im Rahmen des chronisch-entzündlichen Geschehens auftreten, oder ob es sich um eine interventionell oder chirurgisch zu behandelnde Komplikation der Grunderkrankung handelt.

39.8
Klinik der chronischen Pankreatitis

39.8.1
Körperliche Symptome

Das klinische Bild der chronischen Pankreatitis ist geprägt durch
- Abdominalschmerzen,
- die Folgen der exokrinen und endokrinen Funktionseinschränkung (Gewichtsabnahme, Steatorrhö, Diarrhö, Diabetes mellitus), sowie
- die Beschwerden aufgrund von Komplikationen (Ikterus, Fieber, Übelkeit, Erbrechen).

Rezidivierende oder persistierende *Oberbauchschmerzen* unterschiedlicher Intensität sind das typische und häufigste Erstsymptom, das zur Diagnosestellung führt. Der typische Pankreasschmerz wird als dumpf oder bohrend beschrieben und periumbilikal oder epigastrisch lokalisiert, z. T. mit gürtelförmiger Ausstrahlung in den Rücken oder in die Schultern. Manche Patienten projezieren ihn primär nach dorsal auf die Wirbelsäule oder paravertebral. Teilweise besteht während oder nach dem Essen eine deutliche Zunahme der Schmerzintensität. In diesen Fällen trägt das Fasten des Patienten zum *Gewichtsverlust* bei.

Primär schmerzlose Verlaufsformen sind bei der alkoholinduzierten chronischen Pankreatitis selten (< 10 %), bei anderen Ätiologien (v. a. bei der tropischen chronischen Pankreatitis) dagegen häufiger. Bei schmerzlosem Verlauf wird das Krankheitsbild meistens erst im Spätstadium durch die Symptome der exokrinen und endokrinen Funktionseinschränkung oder durch das Auftreten von Komplikationen erkannt.

Symptome der exokrinen Funktionseinschränkung sind *Gewichtsverlust, Durchfälle* und *Fettstühle (Steatorrhö)*. Die Steatorrhö, die durch helle, fettglänzende und großvolumige Stuhlentleerungen imponiert, wird durch Nachweis einer Stuhlfettausscheidung über 7 g/Tag objektiviert.

Bei Auftreten eines *Diabetes mellitus* ist die chronische Pankreatitis als Grunderkrankung fast immer schon seit mehreren Jahren bekannt. Etwa 2 % der von uns betreuten Diabetiker haben einen Diabetes mellitus bei chronischer Pankreatitis (pankreopriver Diabetes).

Die wichtigsten Symptome aufgrund von Komplikationen der chronischen Pankreatitis sind *Ikterus, Fieber* und *Cholangitis. Übelkeit* und *Erbrechen* können Folge einer Duodenalstenose (entzündlicher Pankreaskopftumor) sein. Begleitend besteht häufig eine deutliche Zunahme der Abdominalschmerzen.

> ! Bei erneuter Gewichtsabnahme unter Enzymsubstitution oder wieder zunehmenden Schmerzen im Spätstadium der Erkrankung muß neben einer Komplikation der chronischen Pankreatitis auch an das Pankreaskarzinom gedacht werden.

39.8.2
Verlauf und Stadieneinteilung

Auf der Grundlage von Verlaufsbeobachtungen der chronischen Pankreatitis (Ammann et al. 1984, 1987; Lankisch et al. 1993c) wurde eine Stadieneinteilung erarbeitet, die in der folgenden Übersicht zusammengefaßt ist. Auch wenn jede Klassifikation die Komplexität der Erkrankung nur unzureichend wiedergibt und es im Einzelfall klinisch untypische Verläufe gibt, erscheint diese Einteilung einfach und praktikabel, ohne wichtige klinische Gesichtspunkte außer acht zu lassen.

> **Stadieneinteilung der alkoholinduzierten chronischen Pankreatitis. (Ergebnis eines Expertentreffens im März 1996 in Zürich)**
>
> - Frühstadium
>   - klinisch keine exokrine/endokrine Insuffizienz,
>   - keine Kalzifikationen
>
>   unkomplizierter Verlauf:
>   - rezidivierende Schmerzen,
>   - längere schmerzfreie Intervalle,
>
>   komplizierter Verlauf:
>   - Dauerschmerzen oder häufige Schmerzattacken ohne längere schmerzfreie Intervalle,
>   - lokale Komplikationen;
> - Spätstadium
>   - irreversible exokrine und/oder endokrine Insuffizienz,
>   - Kalzifikationen
>
>   Schmerzfreiheit,
>   Schmerzen durch lokale Komplikationen.

Danach wird bei der alkoholinduzierten chronischen Pankreatitis nur noch zwischen einem Frühstadium und einem Spätstadium unterschieden.

■ **Frühstadium.** Es ist bei einem Teil der Patienten durch rezidivierende Schmerzattacken charakterisiert, die durch längere schmerzfreie Intervalle unterbrochen werden (unkomplizierter Verlauf). Bei einem anderen Teil treten Dauerschmerzen oder häufige Schmerzattacken ohne längere schmerzfreie Intervalle auf. Diese Verlaufsform ist meistens mit lokalen Komplikationen (Pseudozysten, entzündlicher Tumor) assoziiert und bedarf einer frühzeitigen interventionellen oder operativen Therapie. Im Frühstadium finden sich noch keine Kalzifikationen, und es liegen klinisch noch keine Zeichen einer exokrinen Funktionseinschränkung vor.

■ **Spätstadium.** Es ist charakterisiert durch eine fortschreitende und irreversible exokrine und endokrine Funktionseinschränkung. Allerdings treten die Steatorrhö und der Diabetes mellitus beim einzelnen Patienten meistens nicht parallel ein. Kalzifikationen sind ebenfalls für das Spätstadium typisch. Im Spätstadium treten die Pankreatitis-assoziierten Schmerzen in den Hintergrund („Ausbrennen der Drüse"). Dies gilt nicht für Patienten mit späten lokalen Komplikationen der Erkrankung, die meistens erst durch interventionelle oder chirurgische Therapie schmerzfrei werden (Ammann et al. 1999).

39.9
Diagnostik der chronischen Pankreatitis

Die Diagnose der chronischen Pankreatitis ist in der Frühphase schwierig, in der Spätphase einfach (Abb. 39.7).

Für die Frühdiagnostik der chronischen Pankreatitis muß bedacht werden, daß ein histopathologisch definiertes Krankheitsbild diagnostiziert wird, ohne daß die Histologie in der Regel zur Verfügung steht. Sie muß deshalb mit Hilfe von bildgebenden Verfahren und Funktionsuntersuchungen gestellt werden, die möglichst früh (hohe Sensitivität) und möglichst spezifisch das Krankheitsbild nachweisen.

In den selteneren Fällen, in denen die Erkrankung erst im Spätstadium erkannt wird (schmerzlose Verläufe), genügt zur Diagnosesicherung meistens eine Sonographie und ein einfacher sondenloser Pankreasfunktionstest. Die Pankreasserumenzyme sind im akuten Schub meistens erhöht, im Intervall meistens normal.

> **!** Wichtig ist, daß die Konstellation aus chronisch-rezidivierenden Abdominalschmerzen mit erhöhten Pankreasserumenzymen zwar die Verdachtsdiagnose einer Pankreaserkrankung ermöglicht, nicht jedoch für die Diagnosestellung der chronischen Pankreatitis ausreicht.

39.9.1
Bildgebende Diagnostik (s. Kap. 92)

Die am häufigsten angewandten bildgebenden Verfahren bei chronischer Pankreatitis mit ihrer jeweiligen Sensitivität und Spezifität sind in Tabelle 39.4 aufgelistet.

Der Nachweis von Verkalkungen auf der Röntgen-Abdomenleeraufnahme ist für das Spätstadium der alkoholinduzierten chronischen Pankreatitis typisch und spielt für die Frühdiagnose keine Rolle.

Für die Klassifikation der chronischen Pankreatitis mittels bildgebender Verfahren wurden für

Abb. 39.7. Diagnostische Vorgehensweise bei chronischer Pankreatitis

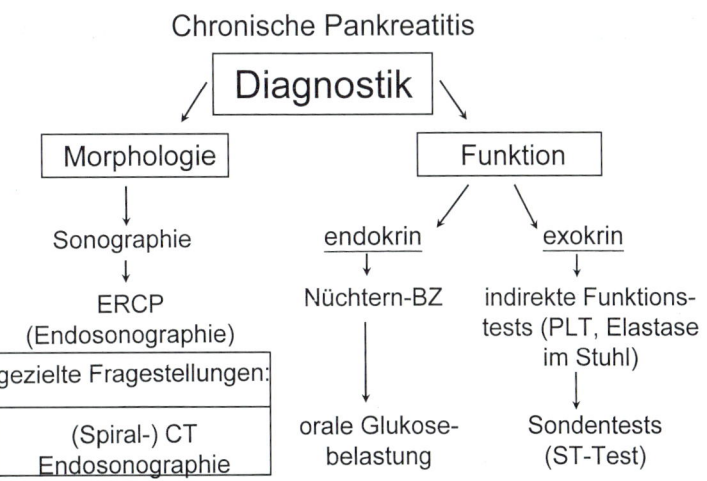

Tabelle 39.4. Bildgebende Verfahren bei chronischer Pankreatitis (Daten nach verschiedenen Literaturangaben)

Verfahren	Sensitivität (in %)	Spezifität (in %)
Sonographie	48– 90	75– 90
CT	56– 95	94–100
ERCP	71– 93	89–100
Endosonographie	88–100	90–100

ERCP, Sonographie und CT 1983 in Cambridge Kriterien erarbeitet (Tabelle 39.5), wobei sich v. a. die Stadieneinteilung nach ERCP-Kriterien klinisch etabliert hat (Sarner u. Cotten 1984).

Sonographie

Die Sonographie ist bei Patienten mit unklaren Abdominalschmerzen aus mehreren Gründen eine Methode der ersten Wahl: Sie ist breit verfügbar, unproblematisch anzuwenden, komplikationsfrei und für einige Differentialdiagnosen unklarer Abdominalschmerzen sehr treffsicher. Die wichtigsten sonographischen Kriterien (Kalzifikationen, Pseudozysten, Gangerweiterung u. a.) der chronischen Pankreatitis sind aus Tabelle 39.5 zu entnehmen und in Abb. 39.8 dargestellt.

Eine unbefriedigende Sensitivität besitzt die Sonographie lediglich zur Diagnose einer unkomplizierten Frühform der Erkrankung.

Computertomographie

Die Computertomographie besitzt die gleichen Beurteilungskriterien (vgl. Tabelle 39.5). Ihre Ergebnisse sind weniger untersucherabhängig. Die Computertomographie kommt bei chronischer Pankreatitis überwiegend beim Auftreten von Komplikationen zum Einsatz (Abb. 39.9 a, b).

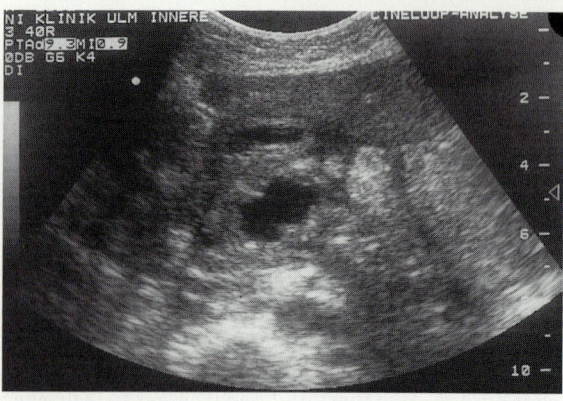

Abb. 39.8. Sonographischer Befund bei einer 57jährigen Patientin mit äthyltoxischer chronischer Pankreatitis: inhomogenes Parenchym mit Kalzifikationen und Pseudozyste am Kopf-Korpus-Übergang

ERCP

Als Goldstandard zur Diagnose der chronischen Pankreatitis wird die ERCP eingesetzt. Das Ausmaß der Gangveränderungen in der ERCP wird als Kriterium für den Schweregrad der chronischen Pankreatitis herangezogen (vgl. Tabelle 39.5, Abb. 39.10 a–c). Durch dieses Vorgehen wurden aufwendige Pankreasfunktionstests mittels Sonden zunehmend in den Hintergrund gedrängt und werden heute nur noch in spezialisierten Zentren durchgeführt (s. unten). Dieses Vorgehen ist allerdings nicht unumstritten. Für einen unbekannten Zeitraum nach akuter Pankreatitis oder beim älteren Menschen sind leichte bis mittelgradige Veränderungen am Pankreasgangsystem schwierig zu interpretieren (Forsmark u. Toskes 1995). Auch bei Komplikationen der Erkrankung ist die ERCP eine zentrale Untersuchungsmethode, die das therapeutische Prozedere oft mitentscheidet (Pseudo-

Tabelle 39.5. Klassifikation der chronischen Pankreatitis mittels bildgebender Verfahren. (Nach Sarner u. Cotten 1984)

	ERCP	Sonographie oder CT	
Normal	Qualitätsmäßig gute Darstellung der gesamten Drüse ohne pathologische Zeichen		
Fragwürdig	< 3 pathologische Seitenäste	Ein pathologischer Befund: Ductus pancreaticus 2–4 mm oder Drüsenvolumen 1- bis 2faches der Norm	
Mild	> 3 pathologische Seitenäste	Zysten < 10 mm, Gangunregelmäßigkeiten, fokale akute Pankreatits, parenchymale Heterogenität, erhöhte Echogenität der Gangwand, Konturunregelmäßigkeiten von Caput/Corpus	davon 2 positiv
Mäßiggradig	Alle oben genannten Zeichen plus pathologischer Ductus pancreaticus	Alle oben genannten pathologischen Befunde	
Ausgeprägt	Alle oben genannten Befunde plus eins oder mehrere der nachfolgenden Zeichen: Zyste > 10 mm, intraduktale Füllungseffekte, Calculi/Pankreaskalzifikationen, Gangobstruktion (Striktur), schwere Gangerweiterung oder – unregelmäßigkeit, Einbeziehung von Nachbarorganen (in CT oder Ultraschall nachweisbar)		

39.9 Diagnostik der chronischen Pankreatitis 375

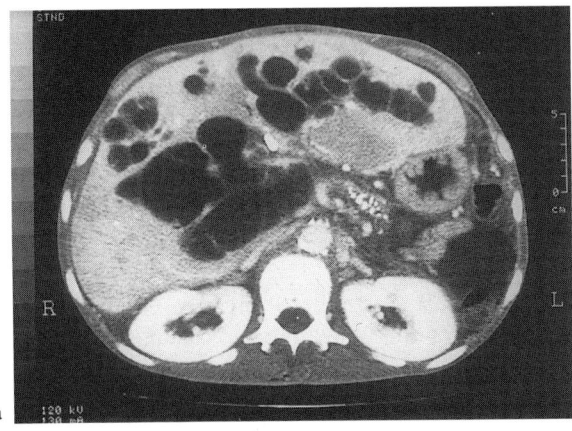

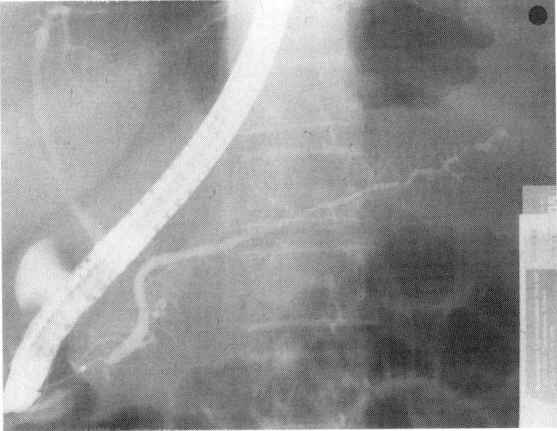

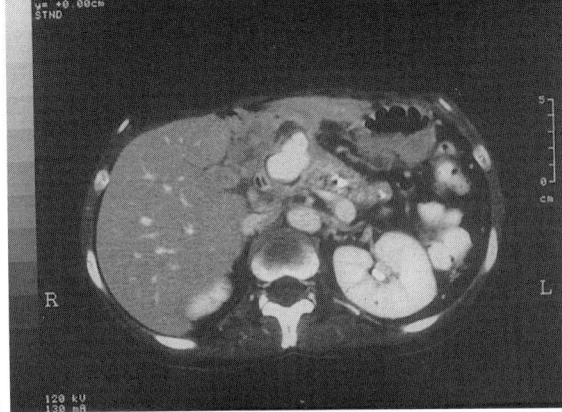

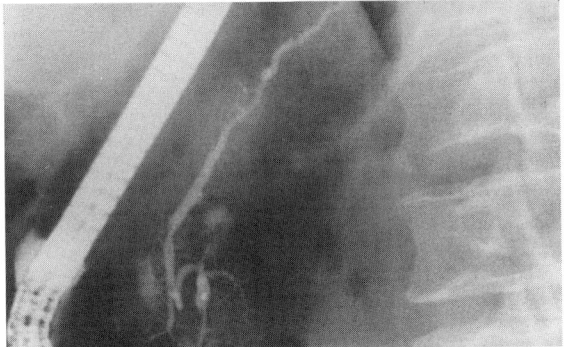

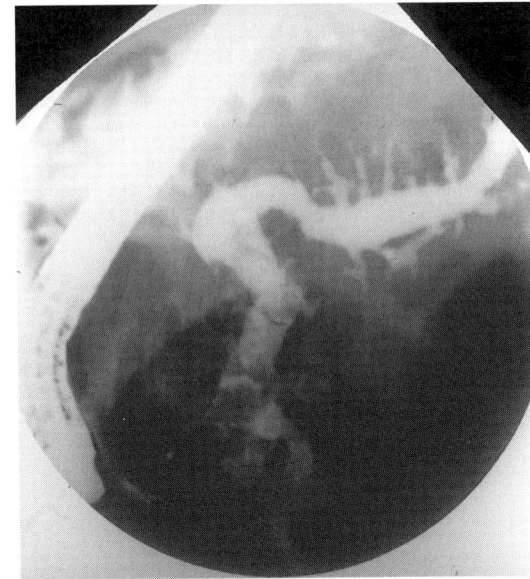

Abb. 39.9 a, b. **a** Computertomographie bei einem 57jährigen Patienten mit äthyltoxischer chronischer Pankreatitis mit seit Jahren bestehender exokriner und endokriner Insuffizienz. Grund der jetzigen stationären Aufnahme waren zunehmender Ikterus und Fieber. Das CT zeigt neben einem atrophischen Pankreas mit Kalzifikationen eine massive Dilatation der intrahepatischen Gallenwege. **b** CT der Patientin aus Abb. 39.8 (angefertigt wegen wieder progredienten Abdominalschmerzen im Spätstadium der chronischen Pankreatitis). Die Pseudozyste am Kopf-Korpus-Übergang füllt sich mit Kontrastmittel: Befund einer Pseudozyste mit Gefäßarrosion

zyste mit oder ohne Ganganschluß? Pankreasgangsteine? Choledochusstenose?).

Endosonographie

Von den neuen bildgebenden Verfahren hat bisher nur die Endosonographie einen wichtigen Stellenwert für die Diagnosestellung der chronischen Pankreatitis erlangt. Bisher vorliegende Untersuchungen zeigen eine mit der ERCP vergleichbare oder sogar etwas überlegene Treffsicherheit für die chronische Pankreatitis, wobei diese Zahlen wiederum in Ermangelung des histologischen Nachweises erstellt wurden (Catalano et al. 1998; Abb. 39.11 a, b).

Der zukünftige Stellenwert der Endosonographie für die Frühdiagnose läßt sich noch nicht endgültig einschätzen.

Abb. 39.10 a–c. **a** Endoskopisch retrograde Pankreatikographie bei milder chronischer Pankreatitis (vgl. Tabelle 39.5) mit mehreren pathologisch verplumpten Seitenästen. **b** Endoskopisch retrograde Pankreatikographie bei mäßiggradiger chronischer Pankreatitis (vgl. Tabelle 39.5) mit einzelnen pathologischen Seitenästen und leichten Gangunregelmäßigkeiten des Ductus pancreaticus. Im Pankreaskopf füllen sich flau 2 Nekroseareale, Zustand nach akutem Schub. **c** Endoskopisch retrograde Pankreatikographie bei ausgeprägter chronischer Pankreatitis (vgl. Tabelle 39.5) mit schwerer Gangerweiterung, stark verplumpten Seitenästen und Konkrementen im Kopfbereich

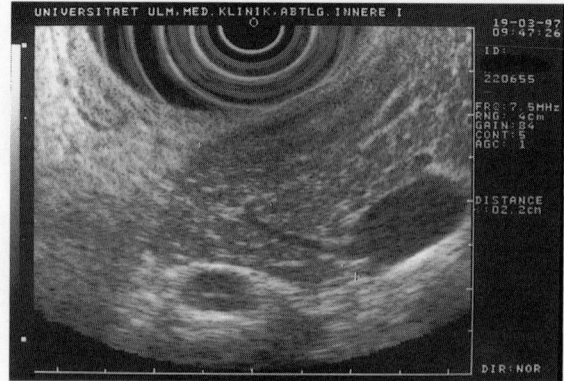

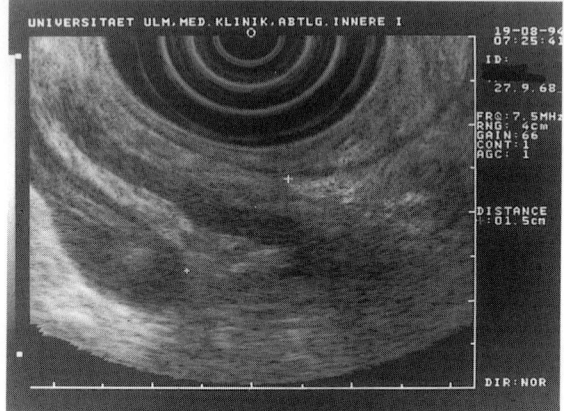

Abb. 39.11 a, b. a Endosonographischer Befund bei milder chronischer Pankreatitis äthyltoxischer Genese und bisher unkompliziertem Verlauf. 41jähriger Patient aus Abb. 39.10 a; die Endosonographie zeigt den Parenchymaspekt der Erkrankung mit wabig-echoarmem Parenchym zwischen feinen echoreichen Septen. **b** Endosonographie im Spätstadium der chronischen Pankreatitis. 25jähriger Patient mit idiopathischer chronischer Pankreatitis, dilatiertem Ductus pancreaticus und schmalem inhomogenem Parenchymsaum

reichende Darstellung der Seitenäste gelingen wird, bleibt abzuwarten.

Die Miniendoskopie des Pankreasganges ist bisher auf wenige Zentren begrenzt; den künftigen klinischen Stellenwert müssen kontrollierte Studien aufzeigen (Riemann 1995).

Differentialdiagnose Pankreaskarzinom

Differentialdiagnostische Probleme ergeben sich bei der Interpretation von Pankreasgangstenosen in

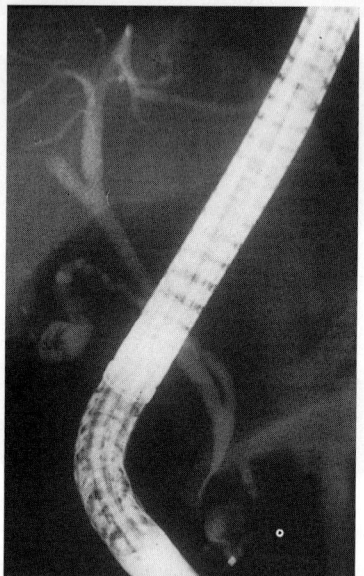

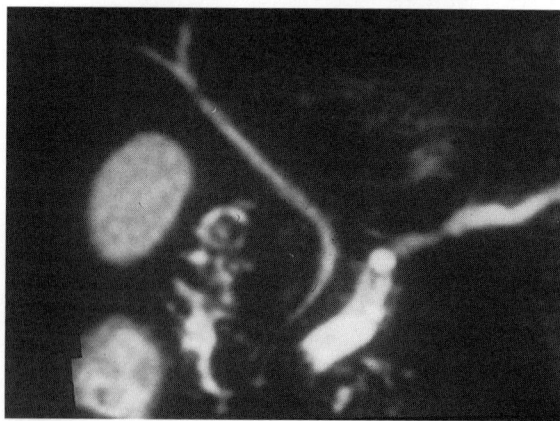

Abb. 39.12 a, b. a Endoskopisch retrograde Cholangiopankreatikographie bei einem 45jährigen Patienten mit chronischer Pankreatitis äthyltoxischer Genese. Gallengangsdarstellung mit tiefem Zystikusabgang. Beim Versuch der Pankreasgangdarstellung umflossene Kontrastmittelaussparung präpapillär mit nur wenig Kontrastmittelübertritt in die distalen Gangabschnitte. **b** Magnetresonanz-Cholangiopankreatikographie bei dem Patienten aus Abb. 39.12 a. Ductus choledochus schlank, Ductus pancreaticus dilatiert, mit deutlichen Kaliberschwankungen, präpapillär fehlende Gangdarstellung, bedingt durch das obstruierende Gangkonkrement

Die Endosonographie hat sich bei der chronischen Erkrankung auch zur Abklärung eines Pankreasgangabbruches in der ERP bewährt. Ein zunehmendes Anwendungsgebiet ist auch die Darstellung der Beziehung von Pseudozysten zur Wand des Gastrointestinaltrakts vor endoskopischer innerer Drainage.

Magnetresonanzcholangiopankreatikographie (MRCP)

Die MRCP befindet sich in klinischer Erprobung und könnte nach bisheriger Erfahrung in naher Zukunft eine nichtinvasive Alternative zur diagnostischen ERCP darstellen (Soto et al. 1996). Sie ist beispielsweise dann hilfreich, wenn ein proximaler Pankreasgangstein die Darstellung des Pankreasgangs in der ERCP verhindert (Abb. 39.12 a, b). Ob durch technische Weiterentwicklung auch eine ausder ERCP aufgrund der nur histologisch sicheren Unterscheidung zwischen entzündlichen oder malignen Gewebsformationen und der Koinzidenz von Pankreaskarzinom und chronischer Pankreatitis.

In einer retrospektiven Multizenter-Kohorten-Studie betrug die kumulative Inzidenz des Pankreaskarzinoms 10 Jahre nach Diagnosestellung einer chronischen Pankreatitis 1,8 % und 20 Jahre nach Diagnosestellung 4 % (Lowenfels et al. 1993; Karlson et al. 1997).

Bei Patienten, die wegen eines Pankreaskarzinoms operiert werden, findet sich bei etwa 10 % der Fälle histologisch zusätzlich eine obstruktive chronische Pankreatitis (Schlosser et al. 1996). Die Sensitivität der Feinnadelbiopsie liegt anhand verschiedener Studien zwischen 72 und 93 %, bei einer Spezifität von 96–100 %.

Die verfügbaren Tumormarker eignen sich ebenfalls nur unzureichend zur Differentialdiagnostik. Beispielsweise finden sich bei 16 % der Patienten mit chronischer Pankreatitis ohne Entartung erhöhte CA19-9-Werte, wohingegen 14 % der Pankreaskarzinome CA19-9-negativ sind (Safi et al. 1996). Ob neue molekularbiologische Methoden wie die Bestimmung einer Ki-ras-Mutation im Pankreassekret die Differentialdiagnose entscheidend verbessern, bleibt abzuwarten (Schmid u. Adler 1995).

Zunächst wird es trotz Einsatz aller modernen Untersuchungsmethoden weiterhin immer wieder Patienten geben, bei denen sich die Differentialdiagnose chronische Pankreatitis/Pankreaskarzinom erst intraoperativ klären läßt.

39.9.2
Pankreasfunktionstests

Exokrine Pankreasfunktion

Die wichtigsten exokrinen Pankreasfunktionstests sind in Tabelle 39.6 aufgelistet. Die sondenlosen indirekten Testverfahren sind kostengünstig und für den Patienten wenig belastend, haben jedoch eine eingeschränkte Sensitivität und Spezifität. Ein erhöhtes *Stuhlgewicht* (über 300 g/Tag) und eine erhöhte *Stuhlfettausscheidung* (über 7 g/Tag) finden sich erst bei fortgeschrittener Funktionseinschränkung und fehlender Enzymsubstitution.

■ **Pankreasenzyme.** Sie werden während der Darmpassage nur teilweise zerstört und deshalb in meßbarer Konzentration im Stuhl gefunden. *Chymotrypsin* erwies sich dabei als besonders stabiles Enzym und hat sich für die Stuhldiagnostik klinisch etabliert. Allerdings ist eine erhebliche Schädigung des Pankreasparenchyms Voraussetzung für einen pathologischen Testbefund, so daß die Sensitivität der Methode bei nur gering- bis mäßiggradiger exokriner Funktionseinschränkung schlecht ist. Falsch pathologische Testergebnisse finden sich v. a. bei Dünndarmerkrankungen.

Als Alternative mit verbesserter Sensitivität und Spezifität hat sich zunehmend die *Elastasebestimmung* im Stuhl durchgesetzt. Die pankreatische Elastase 1 ist besonders darmstabil und wird mit einem kommerziell erhältlichen ELISA bestimmt. Da der verwendete Antikörper spezifisch gegen menschliche Elastase 1 ist, wird das Testergebnis auch nicht durch eine gleichzeitig durchgeführte Enzymsubstitution verfälscht, was für Verlaufskontrollen einen Vorteil darstellt. Auch bei dieser Stuhldiagnostik überlappen sich jedoch die Ergebnisse bei leichtgradiger exokriner Funktionseinschränkung und verschiedenen Dünndarmerkrankungen, so daß die Sensitivität und Spezifität der Sondentests nicht erreicht wird (Dominguez-Muñoz et al. 1995 b; Glasbrenner et al. 1996).

■ **Pankreolauryltest.** Beim Pankreolauryltest wird eine Testsubstanz zusammen mit einer Testmahlzeit oral verabreicht (Malfertheiner et al. 1987). Durch das Einwirken spezifischer Pankreasenzyme (Cholesterylesterase) wird aus dem Testsubstrat ein Indikator (Farbstoff) freigesetzt, der resorbiert wird und entweder im Serum oder im Urin quantitativ bestimmt wird. Aus der prozentualen Wiederfindungsrate der Indikatorsubstanz wird auf die Verfügbarkeit des Pankreasenzyms und damit auf die exokrine Funktion zurückgeschlossen.

Nach dem gleichen Prinzip wurden auch Atemtests entwickelt, bei denen nach Abspaltung durch ein Pankreasenzym ein Kohlenstoffisotop in der Ausatemluft gemessen wird (z. B. Cholesteryl-^{13}C-Octanoat-Atemtest). Die genannten Testverfahren weisen bei Patienten mit Steatorrhö mit hoher Spezifität eine pankreatogene Störung der Fettverdauung nach, sind aber bei nur leichter bis mäßiggradiger exokriner Funktionseinschränkung wenig

Tabelle 39.6. Exokrine Pankreasfunktionsuntersuchungen. (Nach Lankisch 1993 a und Malfertheiner u. Glasbrenner 1995 und weiteren Literaturangaben)

	Sensitivität (in %)	Spezifität (in %)
Stuhlgewicht/Stuhlfett	Sehr niedrig	Mäßig bis gut
Chymotrypsin im Stuhl	50–80	50–80
Elastase im Stuhl	50–93	62–93
Pankreolauryltest (im Urin oder Serum)	70–82	70–87
Lundh-Test	70–90	ca. 80
Sekretin-Takus-Test	80–90	90–95

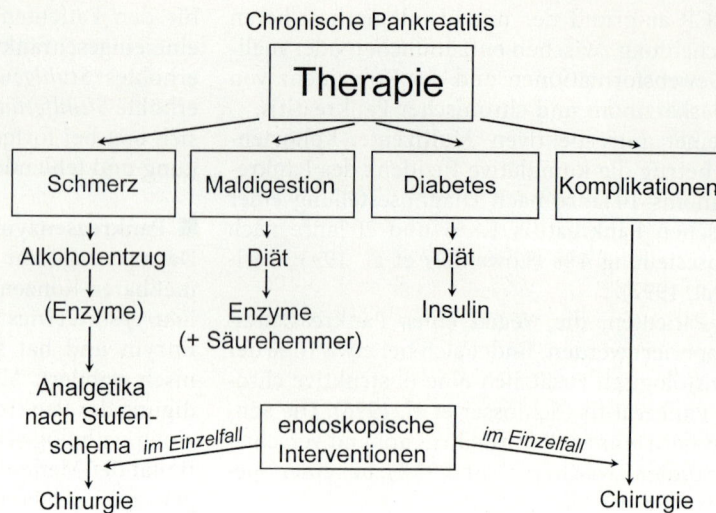

Abb. 39.13. Therapeutische Vorgehensweise bei chronischer Pankreatitis

sensitiv. Ein Anwendungsgebiet der Atemtests ist die Überprüfung der Wirksamkeit einer Pankreasenzymsubstitution (Mundlos et al. 1990). Das künftige Potential dieser Technologie besteht möglicherweise in der Entwicklung von ^{13}C-markierten Substraten, die von in sehr viel geringeren Mengen synthetisierten Pankreasenzymen gespalten werden (Ziel: verbesserte Sensitivität).

■ **Duodenal-Sondentest.** Die höchste diagnostische Treffsicherheit zum Nachweis einer exokrinen Pankreasinsuffizienz besitzen die Duodenal-Sondentests. Nach direkter hormonaler (Sekretin-Takus-Test, Aspiration von Pankreassekret mittels Duodenalsonde nach i.v.-Stimulation mit Sekretin) oder Testmahlstimulation (Lundh-Test, Aspiration von Pankreassekret mittels Duodenalsonde nach Testmahlzeit) wird über eine dicklumige Sonde Duodenalsaft aspiriert, in dem Pankreasenzyme und Bikarbonat gemessen werden. Der Sekretin-Takus-Test ist dem Lundh-Test insofern überlegen, als seine Testergebnisse nicht von der Magen-Darm-Passage und der endogenen Hormonfreisetzung abhängen. Aufgrund des hohen methodischen Aufwands werden Sondentests derzeit nur in Pankreaszentren durchgeführt.

Da es verschiedene Testvariationen gibt (Sonde, Stimulation, Volumenverlustkorrektur), müssen die Normwerte vor Ort an einem geeigneten Kontrollkollektiv erstellt werden (Lankisch 1993 a; Malfertheiner und Glasbrenner 1995).

Endokrine Pankreasfunktion
Die Beurteilung der endokrinen Pankreasfunktion erfolgt anhand des Nüchternblutzuckers und ggf. anhand einer oralen Glukosebelastung. Weitere Inselzellstimulationsverfahren sind von wissenschaftlichem Interesse, klinisch jedoch nicht relevant (Übersicht bei Glasbrenner et al. 1997).

39.10
Therapie der chronischen Pankreatitis

39.10.1
Konservative Therapie

Erstes und wichtigstes Therapieziel ist bei alkoholinduzierter chronischer Pankreatitis die vollständige und dauerhafte Alkoholkarenz (Abb. 39.13). Bei eingestelltem Alkoholabusus ist insgesamt mit einem günstigeren Krankheitsverlauf zu rechnen (Ammann et al. 1984; Gullo et al. 1988).

Bei etwa der Hälfte der Patienten führt die Alkoholkarenz zu einer Besserung der Schmerzsymptomatik. Auch bei anderen Formen der chronischen Pankreatitis gilt es, den vermutlichen ätiologischen Faktor auszuschalten.

Schmerztherapie
Sind Schmerzmittel in der ambulanten Betreuung der Patienten erforderlich, können zunächst Spasmolytika versucht werden. Meistens wirken aber nichtsteroidale Antirheumatika oder Opiatanalgetika (z. B. Naloxon- oder Tramadol-Tropfen) effektiver. Die erforderliche Einzeldosis und die Dosierungsintervalle müssen individuell angepaßt werden und sind bei schubweisem Verlauf der Erkrankung auch im Einzelfall bedarfsweise zu erhöhen. Als durchschnittliche Tagesdosis können z. B. 80 Tropfen Naloxon oder 80 Tropfen Tramadol angesehen werden. Kürzlich wurden von der Deutschen

und der Amerikanischen Gesellschaft für Gastroenterologie Empfehlungen zur Schmerzbehandlung bei chronischer Pankreatitis veröffentlicht (Mössner et al. 1998; Warshaw et al. 1998).

Es konnte nicht überzeugend belegt werden, daß es durch eine Pankreasenzymsubstitution beim Menschen über einen Feedbackmechanismus zu einer Hemmung der Pankreassekretion und dadurch zu einer Schmerzlinderung kommt. Pankreasenzyme zur Schmerztherapie können für 1–2 Monate versucht werden, sollten dann aber bei fehlender Wirksamkeit wieder abgesetzt werden (Adler 1988). Wichtig ist, spezifische Schmerzursachen als Folge von Komplikationen zu erkennen und interventionell oder operativ zu behandeln. Für die stationäre Therapie akuter Schübe gelten die Therapieprinzipien der akuten Pankreatitis.

Diät

Die Ernährungsempfehlungen bei chronischer Pankreatitis bestehen zunächst in der Einnahme mehrerer (6–8) kleiner Mahlzeiten pro Tag. Schwer verdauliche Nahrungsmittel wie Hülsenfrüchte oder frittierte Speisen sollten gemieden werden.

CAVE

Auch eine übermäßig schlackenreiche Kost ist ungünstig, da Fasern die Aktivität von Pankreasenzymen herabsetzen können.

Tritt Steatorrhö auf, ist eine Reduktion des Nahrungsfettes auf 50–75 g/Tag sinnvoll. Bei guter Compliance des Patienten gibt es die Möglichkeit, einen Teil des Nahrungsfettes durch mittelkettige Fettsäuren zu ersetzen.

Auf eine ausreichende Proteinzufuhr (100–150 g/Tag) sollte geachtet werden. Besteht eine schwer therapierbare Steatorrhö, kann es zu einem Mangel an fettlöslichen Vitaminen (A, D, E, K) kommen, der klinisch und laborchemisch erkannt und parenteral substituiert werden muß (am besten monatlich i.m.).

Pankreasenzymsubstitution

Eine klare Indikation zur Pankreasenzymsubstitution sind persistierende Steatorrhö und Gewichtsabnahme. Auch bei persistierenden dyspeptischen Beschwerden sollte substituiert werden.

Aus der Vielzahl von Pankreasenzympräparaten sollte mikroverkapselten Präparaten der Vorzug gegeben werden, die vor einer Denaturierung durch die Magensäure geschützt sind (Lebenthal et al. 1994). Anhand der pharmakokinetischen Daten und des Lipasegehalts gelten die Schweinepankreatinpräparate Kreon und Panzytrat als besonders günstig. Um eine gute Durchmischung von Enzymen und Speisebrei zu erreichen, erfolgt die Einnahme der Präparate während der Mahlzeit. Eine Synchronität der Magenentleerung von Speisebrei und Enzympräparat ist bei kleinerer Mikrosphärengröße besser gewährleistet. Diese Erkenntnis wird in der Herstellung einiger Enzympräparate inzwischen berücksichtigt (Mundlos et al. 1990).

Bei fehlendem Therapieerfolg unter ausreichender Enzymsubstitution (Richtwert: 30.000 Einheiten Lipase pro Mahlzeit) könnte eine verstärkte Säureinaktivierung der Lipase vorliegen. Hier empfiehlt sich dann ein additiver Therapieversuch mit Säurehemmern. Nach Magenteilresektion oder nach Gastrektomie müssen Enzympräparate in Granulatform verabreicht werden.

Selten tritt eine Allergie gegen Schweinepankreatin auf, dann kann auf ein aus Pilzkulturen gewonnenes Präparat zurückgegriffen werden (Rizolipase, Nortase). Ob gentechnologisch hergestellte Lipasepräparate sich als vorteilhaft erweisen werden, bleibt abzuwarten (Lankisch 1993 b).

Therapie des pankreatogenen Diabetes mellitus

Eine endokrine Pankreasinsuffizienz bei chronischer Pankreatitis wird ebenfalls primär diätetisch behandelt. Besonderheiten sind das oft niedrige Körpergewicht der Patienten bei gleichzeitigem Vorliegen einer Maldigestion und schlechten Patientencompliance. Auf eine ausreichende Kohlenhydratzufuhr (300–400 g/Tag) kann nicht verzichtet werden. Orale Antidiabetika sind meistens nur von kurzfristigem oder von fehlendem therapeutischem Nutzen. Ist eine Behandlung mit Insulin erforderlich, genügen bei gleichzeitigem Mangel antiinsulinärer Hormone (Glukagon) und fehlender peripherer Insulinresistenz oft niedrige Dosierungen. Im Einzelfall muß kritisch überdacht werden, ob ein Patient für eine intensivierte Insulintherapie geeignet ist. Wegen der Hypoglykämiegefährdung sollte man auf eine zu strenge Blutzuckereinstellung verzichten.

39.10.2
Interventionelle Therapie

Bei mehreren Komplikationen der chronischen Pankreatitis haben sich interventionelle Therapieverfahren als Alternative zur Operation zunehmend etabliert (Tabelle 39.7).

Papillotomie

Eine Papillotomie wird bei chronischer Pankreatitis bei verschiedenen Indikationsstellungen durchgeführt, v. a. vor Stenteinlage in den Gallen- oder Pankreasgang. Bei einer Sphinkterstenose mit chronisch-obstruktiver Pankreatitis stellt sie das kausale Therapieverfahren dar.

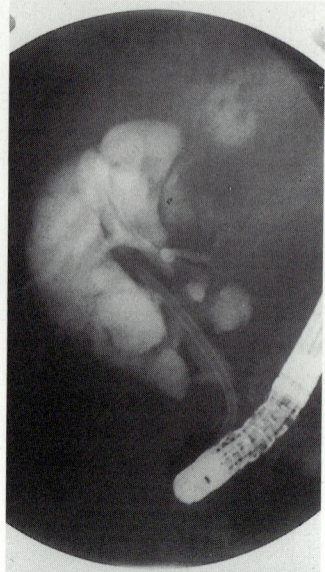

Abb. 39.14. Endoskopisch retrograde Cholangiographie bei dem Patienten aus Abb. 39.9 a: massive intrahepatische Cholestase bei distaler Choledochusstenose, Plastikstenteinlage (Kontrastmittel aus dem Ductus choledochus bereits weitgehend abgeflossen)

■ **Gallengangsendoprothesen.** Sie dienen der Beseitigung von Cholestasesymptomen und der Ableitung infizierter Galle (Abb. 39.14). Vorteil des endoskopischen Verfahrens ist der rasche Therapieerfolg mit guten Frühergebnissen. Bei signifikanten Choledochusstenosen wird mittelfristig meist ein operatives Vorgehen wegen besserer Langzeitergebnisse angeschlossen (Smits et al. 1996).

■ **Pankreasgangstenosen.** Sie können, v. a. wenn sie proximal lokalisiert und mit Schmerzen assoziiert sind, nach vorheriger Dilatation ebenfalls mit einem Plastikstent überbrückt werden (Abb. 39.15 a, b). Die Kurzzeiterfolge dieser Maßnahme sind gut, die Langzeitergebnisse sind noch umstritten. Bei einer Nachbeobachtungszeit von bis zu 5 Jahren wird in unkontrollierten Studien bei 74–96 % der Patienten eine klinische Besserung und bei 45–95 % der Patienten sogar eine Schmerzfreiheit angegeben (Binmoeller 1995 a).

Problematisch ist beim nichtoperativen Vorgehen das mögliche Vorliegen eines Pankreaskarzinoms, das vor Stenteinlage so gut wie möglich ausgeschlossen werden muß.

■ **Pankreasgangsteine.** Die interventionelle Behandlung von Pankreasgangsteinen kommt v. a. bei

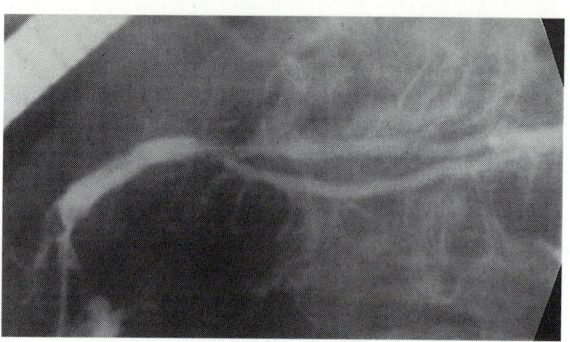

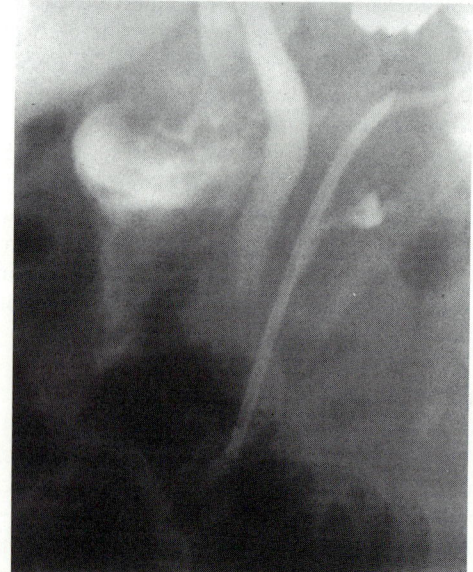

Abb. 39.15 a, b. a Endoskopisch retrograde Pankreatikographie bei einem 83jährigen Patienten nach akuter Pankreatitis unklarer Ursache. Stenose im Pankreaskopfbereich ohne Nachweis eines Tumors in anderen bildgebenden Verfahren. b Patient aus Abb. 39.15 a. Aufgrund der Multimorbidität des Patienten (schwere KHK, Zustand nach Lungenteilresektion) nichtoperatives Vorgehen mit Dilatation der Stenose und vorübergehender Plastikstenteinlage (Ductus choledochus auf diesem Bild ebenfalls mit Kontrastmittel gefüllt)

Tabelle 39.7. Interventionelle Therapieverfahren bei chronischer Pankreatitis

Intervention	Indikationen
Papillotomie	Vor Protheseneinlage, Papillenstenose/-sklerose, Pancreas divisum
Gallengangstent	Beseitigung von Cholestasesymptomen (bei reversibler Ursache oder präoperativ), Ableitung infizierter Galle
Pankreasgangstent	Pankreasgangstenose, Pseudozyste mit Ganganschluß
Pankreasgangstein-ESWL	Pankreasgangstein mit Schmerzen
Endoskopische Drainage von Pseudozysten	Große Pseudozysten mit vorgewölbter Magen- oder Duodenalwand

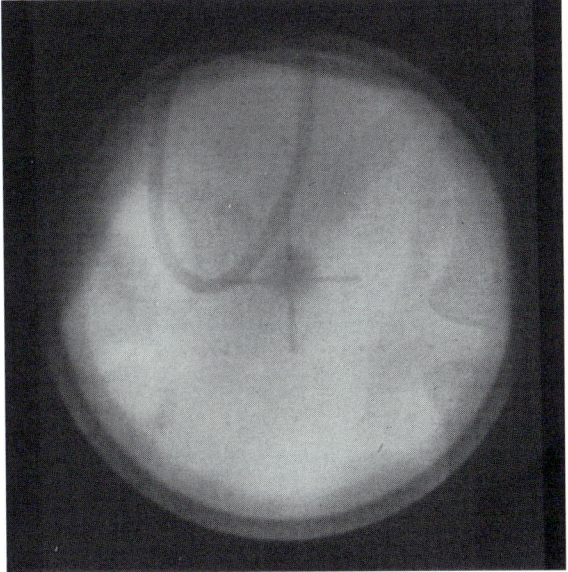
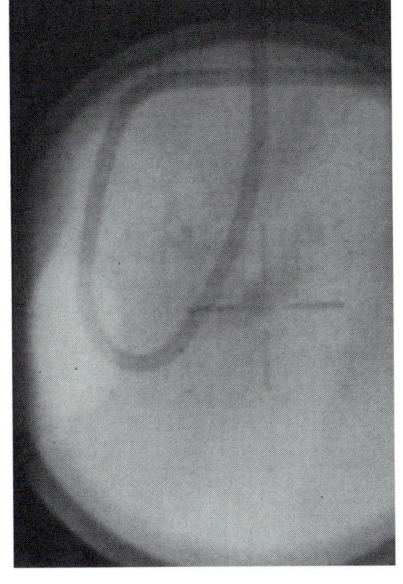
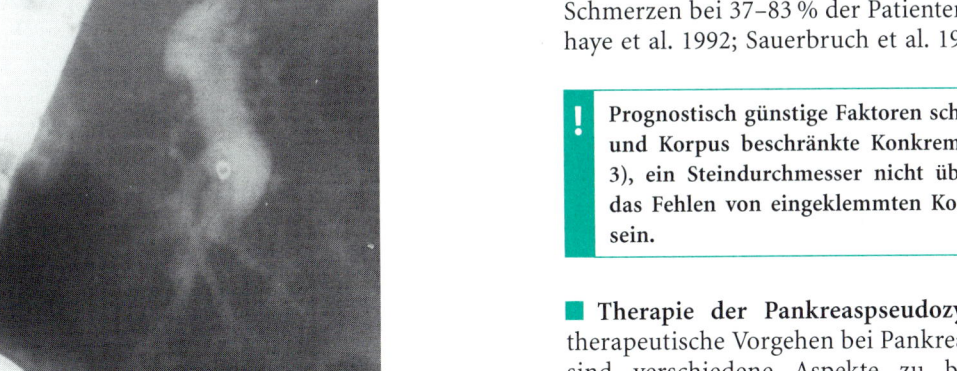

Abb. 39.16 a–c. a Ortung des präpapillären Konkrements im Ductus pancreaticus bei dem Patienten aus Abb. 39.12 bei der extrakorporalen Stoßwellenlithotrypsie (ESWL) unter Röntgenkontrolle. Als Lokalisationshilfe wurde in diesem Fall eine nasobiliäre Sonde gelegt. b Fragmentationseffekt nach Durchführung der ESWL. c Nach ESWL Durchführung einer ERCP, Intubation des Ductus pancreaticus jetzt möglich, Papillotomie und Extraktion der Fragmente, abschließend Gangdarstellung nach Extraktion der Fragmente

Patienten mit noch bestehenden Schmerzen in Frage. Zentrales Behandlungsverfahren ist die extrakorporale Stoßwellenlithotrypsie (ESWL), die nach Papillotomie und wenn erforderlich Steinmarkierung mittels Stent- oder Sondeneinlage durchgeführt wird. Nach erfolgreicher Fragmentation in einer oder mehreren Sitzungen erfolgt die endoskopische Fragmentextraktion (Abb. 39.16 a–c). Durch die beschriebene Kombination von Endoskopie und ESWL werden eine komplette Steinfreiheit bei 41–79 % der Patienten und eine Besserung der Schmerzen bei 37–83 % der Patienten erreicht (Delhaye et al. 1992; Sauerbruch et al. 1992.

> ❗ Prognostisch günstige Faktoren scheinen auf Kopf und Korpus beschränkte Konkremente (maximal 3), ein Steindurchmesser nicht über 10 mm und das Fehlen von eingeklemmten Konkrementen zu sein.

■ **Therapie der Pankreaspseudozysten.** Für das therapeutische Vorgehen bei Pankreaspseudozysten sind verschiedene Aspekte zu berücksichtigen. Grundlage einer Therapieentscheidung sind wiederum die Beschwerden des Patienten. Bei kleinen asymptomatischen Pseudozysten kann zunächst der Spontanverlauf abgewartet werden. Komplikationen und fehlende Rückbildung sind in erster Linie bei Pseudozysten über 6 cm Größe zu erwarten. Perkutane Punktionen werden zu diagnostischen (Infektion?) und bei großem Volumen auch zu therapeutischen Zwecken (vorübergehende Entlastung) durchgeführt; die Rezidivrate ist hoch.

Von den internen Drainageverfahren ist bei Pseudozysten mit Ganganschluß die transpapilläre Drainage, bei fehlendem Ganganschluß und vorgewölbter Magen- oder Duodenalwand die endoskopische Drainage zu bevorzugen (Barthet et al. 1995; Binmoeller et al. 1995 b). Vor der Intervention sollte zur Darstellung der Lagebeziehung eine Endosonographie durchgeführt werden (Abb. 39.17 a–d).

Eine seltene Komplikation ist die Pseudozyste mit Gefäßarrosion, die früher eine absolute Opera-

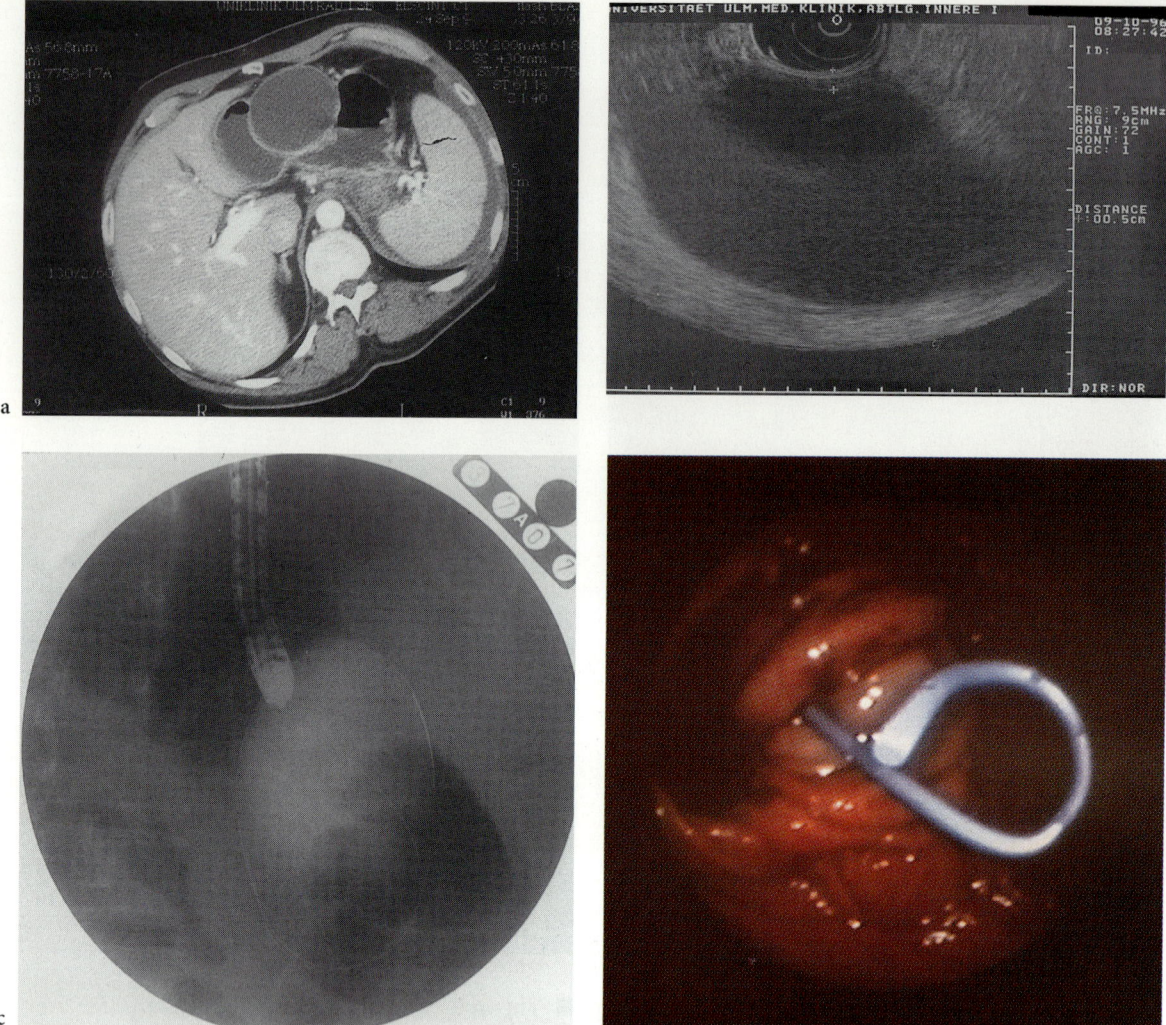

Abb. 39.17 a–d. a Postakute Pseudozyste nach nekrotisierender Pankreatitis mit Impression des Magens, Patient aus Abb. 39.3. **b** Endosonographie mit Darstellung der Wandbeziehung zwischen Magen und Pseudozyste, Markierung des idealen Punktionsortes. **c** Punktion der Pseudozyste durch die Magenwand unter Röntgenkontrolle, nach Kontrastmittelgabe Einlage eines Führungsdrahtes in die Pseudozyste. **d** Über Führungsdraht Einlage eines Doppel-Pigtail-Katheters in die Pseudozyste. Neben dem Doppel-Pigtail-Katheter erfolgte anschließend noch die Einlage einer nasozystischen Sonde, die nach 3 Tagen durch einen zweiten Doppel-Pigtail-Katheter ausgetauscht wurde

tionsindikation darstellte (vgl. Abb. 39.9b). Inzwischen hat sich die Embolisation im Rahmen einer Angiographie als Verfahren der ersten Wahl etabliert.

Insgesamt ist die interventionelle Therapie der chronischen Pankreatitis ein sich unter lebhaften Diskussionen zunehmend etablierender therapeutischer Weg, der mit chirurgischen Therapieverfahren konkurriert. Die jeweils zu treffende Einzelfallentscheidung hängt neben den spezifischen Komplikationen nach wie vor von verschiedenen endoskopischen Techniken und Möglichkeiten vor Ort ab. Eine vergleichende Wertung zwischen interventionellen und operativen Therapieverfahren ist aufgrund des Fehlens kontrollierter Studien noch schwierig.

39.10.3
Operative Therapie

Die chirurgischen Therapieverfahren bei chronischer Pankreatitis sind problemorientierte drainierende oder resezierende Verfahren, die bei Komplikationen der Erkrankung zum Einsatz kommen (s. nachfolgende Übersicht). Die Resektion sollte zur Vermeidung eines insulinpflichtigen Diabetes mellitus möglichst sparsam und umschrieben durchgeführt werden.

Die Pankreasgangdrainage durch *Pankreatikojejunostomie* nach Puestow und Partington/Rochelle kommt bei homogen dilatiertem Pankreasgang in

> **Operationsverfahren bei chronischer Pankreatitis**
>
> - Drainierende Verfahren
>   - laterolaterale Pankreatikojejunostomie (Puestow/Partington-Rochelle),
>   - Pseudozystojejunostomie;
> - resezierende Verfahren
>   - duodenumerhaltende Pankreaskopfresektion,
>   - pyloruserhaltende partielle Duodenopankreatektomie (Whipple),
>   - Pankreaslinksresektion.

Assoziation mit therapierefraktären Schmerzen in Frage. Dieses Operationsverfahren wurde in den letzten Jahren durch die Verbreitung interventioneller Verfahren (Pankreasgangstein-ESWL, Dilatation und Stenteinlage bei proximalen Pankreasgangstenosen) etwas zurückgedrängt.

Das gleiche gilt für die Pseudozystendrainage durch *Pseudozystojejunostomie*, bei der die Pseudozyste operativ eröffnet, der Inhalt entfernt und dann eine mehrere Zentimeter lange Seit-zu-Seit-Anastomose mit einer nach Roux ausgeschalteten Jejunalschlinge angelegt wird.

Das Therapieprinzip der resezierenden Verfahren basiert bei fehlendem Karzinomverdacht auf der Vorstellung, daß die Schmerzen wesentlich durch die entzündlichen Veränderungen im Pankreasgewebe mitbedingt sind (Ammann et al. 1999). Als Alternative zur partiellen Duodenopankreatektomie nach Whipple wurde bei entzündlichem Pankreaskopftumor ohne Karzinomnachweis (präoperative Diagnostik und intraoperativer Schnellschnitt) die *duodenumerhaltende Pankreaskopfresektion* entwickelt (Beger et al. 1985; Beger u. Büchler. 1990). Bei diesem Operationsverfahren wird der Pankreaskopf unter Belassung einer schmalen Parenchymscheibe reseziert. Anschließend erfolgt die Rekonstruktion mit einer nach Roux ausgeschalteten Jejunalschlinge. Das Verfahren kann entweder mit einer inneren Gallenwegsanastomose (bei Choledochusstenose) oder mit einer longitudinalen Pankreasganganastomose nach Puestow (bei Stenose mit Dilatation des Ductus pancreaticus in Korpus oder Cauda) kombiniert werden. Bei richtiger Indikationsstellung und guter operativer Technik werden Fünfjahresschmerzfreiheitsraten von bis zu 85 % erreicht (Izbicki et al. 1995).

Die *Whipplesche Operation* wird heute überwiegend nur noch als Tumoroperation durchgeführt, wobei aus Gründen der Lebensqualität wenn möglich die magen- und pyloruserhaltende *partielle Duodenopankreatektomie* vorzuziehen ist.

Partielle oder subtotale Pankreaslinksresektionen werden bei Komplikationen in Pankreaskorpus oder Cauda durchgeführt und waren früher mit einer relativ hohen postoperativen Diabetesinzidenz behaftet. Inzwischen hat sich auch hier eine organschonende Vorgehensweise mit Erhaltung von funktionstüchtigem Parenchym durchgesetzt.

39.10.4
Zusammenfassung: Vorgehensweise bei chronischer Pankreatitis

Die Diagnose der chronischen Pankreatitis ist im unkomplizierten Frühstadium schwierig, im Spätstadium einfach (vgl. Abb. 39.7). Bei unklaren Abdominalschmerzen wird primär eine Sonographie (vgl. Abb. 39.8) durchgeführt, die mit fortschreitendem Krankheitsgeschehen eine zunehmende Sensitivität aufweist. Treten rezidivierend erhöhte Pankreasserumenzyme auf, erfolgt die Diagnosestellung anhand morphologischer Kriterien in der ERCP (vgl. Tabelle 39.5, Abb. 39.10), als Alternative ohne Pankreatitisrisiko in der Endosonographie (vgl. Abb. 39.11).

Die exokrine Pankreasfunktion wird anhand einfacher, indirekter Funktionstests für klinische Zwecke ausreichend genau beurteilt (vgl. Tabelle 39.6). Die sensitiveren Sondentests werden überwiegend für wissenschaftliche Fragestellungen, in Einzelfällen auch klinisch zur Diagnosesicherung eingesetzt. Die endokrine Pankreasfunktion wird anhand des Nüchternblutzuckers und der oralen Glukosebelastung bestimmt.

Die Therapie der chronischen Pankreatitis besteht ebenfalls aus mehreren Säulen (vgl. Abb. 39.13). In der Schmerztherapie der alkoholinduzierten chronischen Pankreatitis steht der Alkoholentzug an erster Stelle. Die Substitution von Pankreasenzymen kann versucht werden. Analgetika werden nach Bedarf und individuellem Stufenschema verabreicht.

Zur Behandlung der Maldigestion sind mehrere diätetische Maßnahmen sinnvoll. Bei persistierender Steatorrhö wird eine Pankreasenzymsubstitution durchgeführt, im Falle der Therapieresistenz unter Zugabe eines Säurehemmers.

Der pankreoprive Diabetes mellitus wird zunächst diätetisch behandelt. Bei persistierend erhöhten Blutzuckerwerten erfolgt eine vorsichtige Insulineinstellung, angepaßt an die individuelle Patientencompliance und das Hypoglykämierisiko.

Die chirurgische Behandlung der chronischen Pankreatitis ist indiziert bei Komplikationen und zur Behandlung von therapierefraktären Schmerzen, wobei sich im Einzelfall zunehmend auch

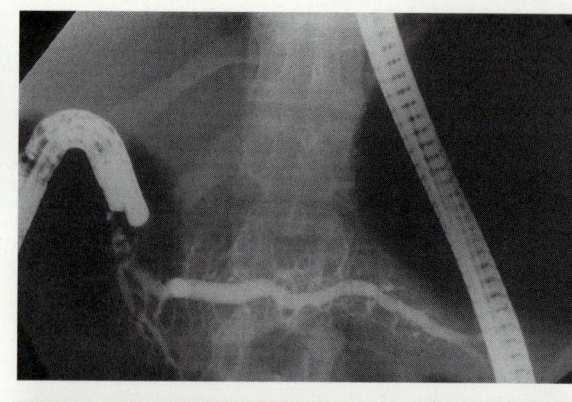

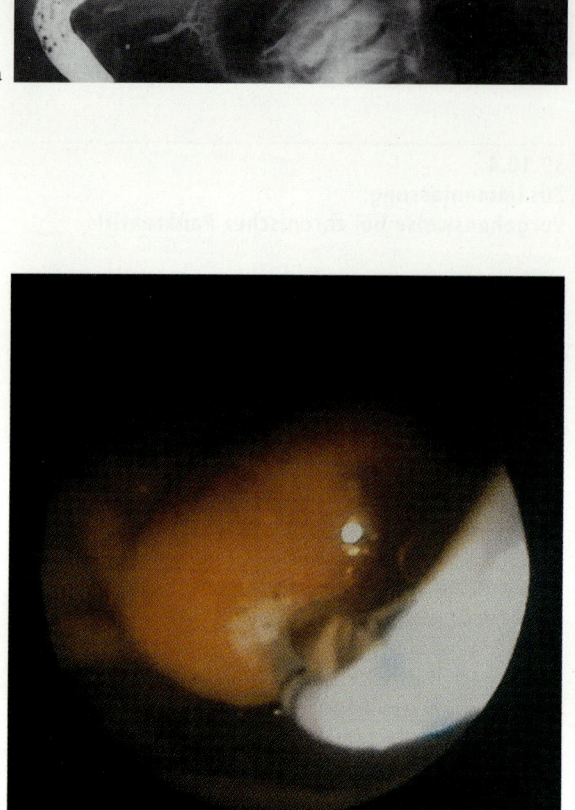

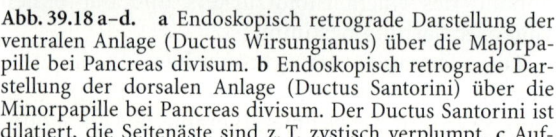

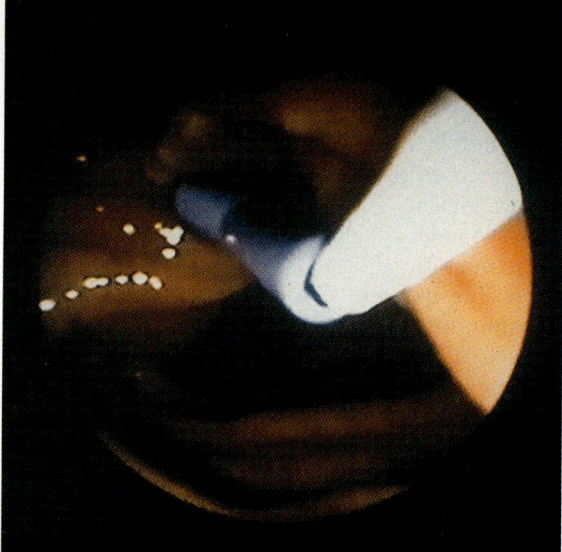

Abb. 39.18 a–d. **a** Endoskopisch retrograde Darstellung der ventralen Anlage (Ductus Wirsungianus) über die Majorpapille bei Pancreas divisum. **b** Endoskopisch retrograde Darstellung der dorsalen Anlage (Ductus Santorini) über die Minorpapille bei Pancreas divisum. Der Ductus Santorini ist dilatiert, die Seitenäste sind z. T. zystisch verplumpt. **c** Aufgrund rezidivierender Pankreatitisschübe mit typischen Abdominalbeschwerden und dilatiertem Ductus Santorini erfolgte bei der 44jährigen Patientin eine Papillotomie der Minorpapille. **d** Nach Papillotomie der Minorpapille vorübergehende Einlage eines Plastikstents

endoskopische Interventionen als sinnvolle Alternativen etabliert haben (vgl. Tabelle 39.7, Abb. 39.14–39.17).

39.11
Pancreas divisum und Pancreas anulare

Beim Pancreas divisum handelt es sich um eine fehlende Verschmelzung der ventralen und dorsalen Pankreasanlage. Der rudimentäre bis max. etwa 4 cm lange Ductus wirsungianus mündet zusammen mit dem Ductus choledochus in der Majorpapille (Abb. 39.18 a), wohingegen der größere Teil des Pankreas (dorsale Kopfanteile, gesamtes Korpus und Cauda) über den Ductus Santorini und die Minorpapille drainieren (Abb. 39.18 b). Die Prävalenz des Pancreas divisum liegt in Autopsiestudien zwischen 4 und 14 % und in ERCP-Auswertungen zwischen 2 und 6 %. Über den Krankheitswert des Pancreas divisum gibt es bisher keinen Konsens. Frühere Untersuchungen über eine erhöhte Inzidenz des Pancreas divisum bei chronischer Pankreatitis wurden nicht bestätigt (Delhaye et al. 1985; Warshaw et al. 1990).

Aus klinischer Sicht stellt sich die Frage, ob und wann eine Intervention an der Minorpapille (Papillotomie, Stenteinlage) in Frage kommt. Bei Patienten mit Abdominalschmerzen und unauffälliger dorsaler Anlage (normale ERP, falls nicht erfolgreich oder alternativ normale Endosonographie) sind Interventionen an der Minorpapille umstritten und werden nur durchgeführt bei rezidivierenden klinischen Pankreatitisschüben ohne andere

Abb. 39.19. Vorgehensweise bei Pancreas divisum

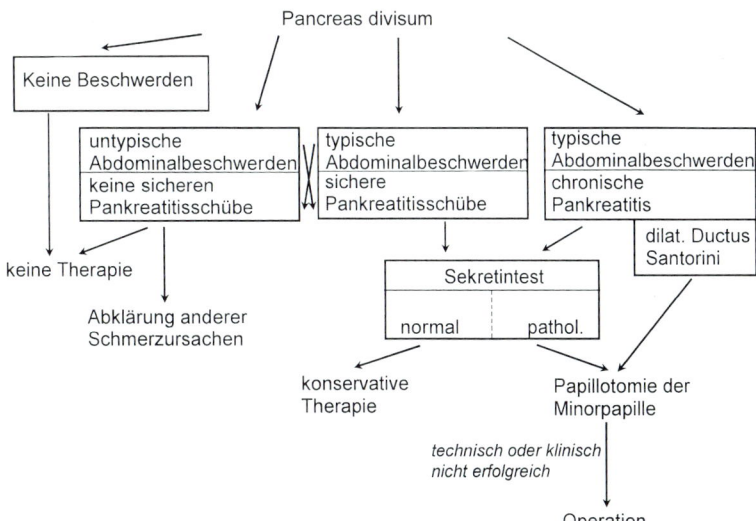

erkennbare Ursache. Bestehen Zeichen der chronischen Pankreatitis in der dorsalen Anlage oder liegt ein dilatierter Ductus Santorini vor, ist eine Indikation zur Papillotomie der Minorpapille gegeben (Kozarek et al. 1995), meistens kombiniert mit einer vorübergehenden Stenteinlage (Abb. 39.18 c, d). Als hilfreich bei der Entscheidung erweist sich der sonographische oder endosonographische Sekretintest, in dem nach Hormongabe ein pathologischer Aufstau des Ductus Santorini, verbunden mit Abdominalschmerzen, nachgewiesen wird. Der Test wird in der folgenden Übersicht dargestellt. Der Test, der allerdings noch weiter standardisiert werden muß, scheint einen guten Vorhersagewert für das klinische Ansprechen auf eine Papillotomie der Minorpapille zu besitzen (Warshaw et al. 1990; Glaser et al. 1994).

Langzeitergebnisse im Vergleich zwischen konservativem, interventionellem und operativem Vorgehen liegen nicht vor. Außerhalb von klinischen Studien empfiehlt sich derzeit das in Abb. 39.19 dargestellte Vorgehen.

Der Begriff Pancreas anulare umfaßt verschiedene anatomische Variationen, bei denen Pankreasgewebe ringförmig die Pars descendens des Duodenums umgibt. Das Pancreas anulare tritt zusammen mit anderen Fehlbildungen auf (Kiernan et al. 1980). Die klinischen Symptome treten entweder in der Kindheit oder erst im Erwachsenenalter auf. Neben Oberbauchbeschwerden, Übelkeit, Erbrechen und Ulzerationen finden sich häufig auch rezidivierende akute Pankreatitiden. Bei klinischer Symptomatik auf dem Boden einer relevanten Duodenalstenose ist eine operative Therapie erforderlich (verschiedene Bypassverfahren).

Sonographischer Sekretintest (modifiziert nach Glaser et al. 1994)

- Durchführung
  - Bolusinjektion von Sekretin (1 CU/kg Körpergewicht i.v.),
  - Bestimmung des Durchmessers im Ductus pancreaticus in Korpusmitte vor und über 10 min nach Injektion (Einminutenintervalle);
- Interpretation
  - Normalbefund:
  Gangerweiterung um 1–2,5 mm innerhalb von 6 min,
  nach 10 min verbleibende Gangerweiterung < 1 mm;
  - Verdacht auf Abflußstörung (relevante Pankreasgangstenose oder Abflußstörung durch Minorpapille bei Pancreas divisum): persistierende Gangerweiterung > 1 mm länger als 10 min, oft verbunden mit Abdominalschmerzen.

Literatur

Acosta JM, Ledesma CL (1974) Gallstone migration as a cause of acute pancreatitis. N Engl J Med 290: 484–487

Adler G (1988) Enzymsubstitution zur Behandlung der Schmerzen bei chronischer Pankreatitis. Bedeutung der Feedback-Regulation für die Pankreassekretion. Dtsch med Wochenschr 113: 1075–1079

Agarwal N, Pitchumoni CS (1991) Assessment of severity in acute pancreatitis. Am J Gastroenterol 86, 10: 1385–1391

Ammann RW, Muellhaupt B (1994) Progression of alcoholic acute to chronic pancreatitis. Gut 35: 552–556

Ammann RW, Akovbiantz A, Largiader F, Schueler G (1984) Course and outcome of chronic pancreatitis. Longitudinal study of a mixed medical-surgical series of 245 patients. Gastroenterology 86: 820–828

Ammann RW, Buehler H, Muench R, Freiburghaus A, Siegenthaler W (1987) Differences in the natural history of idiopathic (nonalcoholic) and alcoholic chronic pancreatitis. A comparative long-term study of 287 patients. Pancreas 2: 368–377

Ammann RW, Heitz PU, Klöppel G (1996) Course of alcoholic chronic pancreatitis: a prospective clinicomorphological long-term study. Gastroenterology 111: 224–231

Ammann RW, Muellhaupt B (1999) The natural history of pain in alcoholic chronic pancreatitis. Gastroenterology 116: 1132–1140

Banerjee AK, Steele RJC (1995) Current views on the pathophysiology of acute biliary pancreatitis. Gut 36: 803–805

Barthet M, Sahel J, Bodiou-Bertei C, Bernard JP (1995) Endoscopic transpapillary drainage of pancreatic pseudocysts. Gastrointest Endosc 42: 208–213

Bassi C, Falconi M, Girelli R et al. (1989) Microbiological findings in severe pancreatitis. Surg Res Comm 5: 1–4

Bassi C, Falconi M, Talamini G et al. (1998) Controlled clinical trial of pefloxacin versus imipenem in severe acute pancreatitis. Gastroenterology 115: 1513–1517

Beger HG, Büchler M (1990) Duodenum-preserving resection of the head of the pancreas in chronic pancreatitis with inflammatory mass in the head. World J Surg 14: 83–87

Beger HG, Krautzberger W, Bittner R, Büchler M, Limmer J (1985) Duodenum preserving resection in the head of the pancreas in patients with severe chronic pancreatitis. Surgery 97: 467–473

Beger HG, Bittner R, Block S, Büchler M (1986) Bacterial contamination of pancreatic necrosis. A prospective clinical study. Gastroenterology 91: 433–438

Bess MA, Edis AJ, van Heerden JA (1980) Hyperparathyroidism and pancreatitis. Chance or a causal association? J Am Med Assoc 243: 246–247

Bimmler D, Graf R, Scheele GA, Frick TW (1997) Pancreatic stone protein (lithostathine), a physiologically relevant pancreatic calcium carbonate crystal inhibitor? J Biol Chem 272: 3073–3082

Binmoeller KF, Jue P, Seifert H et al. (1995 a) Endoscopic pancreatic stent drainage in chronic pancreatitis and a dominant stricture: long-term results. Endoscopy 27: 638–644

Binmoeller KF, Seifer H, Walter A, Soehendra N (1995 b) Transpapillary and transmural drainage of pancreatic pseudocysts. Gastrointest Endosc 42: 219–224

Blackstone MO (1990) Can alcohol cause true acute pancreatitis? Gastroenterology 99: 1544–1546

Bockman DE, Büchler M, Malfertheiner P, Beger HG (1988) Analysis of nerves in chronic pancreatitis. Gastroenterology 94: 1459–1469

Bradley EL (1987) Management of infected necrosis by open drainage. Ann Surg 206: 542–548

Bradley E (1993) A clinically based classification system for acute pancreatitis. Arch Surg 128: 586–590

Büchler M, Malfertheiner P, Frieß H et al. (1992 a) Human pancreatic tissue concentration of bactericidal antibiotics. Gastroenterology 103: 1902–1908

Büchler M, Weihe E, Friess H et al. (1992 b) Changes in peptidergic innervation in chronic pancreatitis. Pancreas 7: 183–192

Catalano MF, Lahoti S, Geenen JE, Hogan WJ (1998) Prospective evaluation of endoscopic ultrasonography, endoscopic retrograde pancreatography, and secretin test in the diagnosis of chronic pancreatitis. Gastrointest Endosc 48: 11–17

Chang L, Lo SK, Stabile BE, Lewis RJ, de Virgilio C (1998) Gallstone pancreatitis: a prospective study on the incidence of cholangitis and clinical predictors of retained common bile duct stones. Am J Gastroenterol 93: 527–531

Dagorn JC (1993) Lithostathine. In: Go VLW et al. (eds) The pancreas: biology, pathobiology, and disease, 2nd edn. Raven, New York, pp 253–263

De Beaux AC, Palmer KR, Carter DC (1995) Factors influencing morbidity and mortality in acute pancreatitis; an analysis of 279 cases. Gut 37: 121–126

Delhaye M, Engelholm L, Cremer M (1985) Pancreas divisum: congenital anatomic variant or anomaly? Gastroenterology 89: 951–958

Delhaye M, Vandermeeren A, Baize M, Cremer M (1992) Extracorporeal shockwave lithotrypsy of pancreas calculi. Gastroenterology 102: 610–620

Dominguez-Muñoz JE, Jünemann F, Malfertheiner P (1995 a) Hyperlipidemia in acute pancreatitis. Int J Pancreatol 18: 101–106

Dominguez-Muñoz JE, Hieronymos C, Sauerbruch T, Malfertheiner P (1995 b) Fecal elastase test: evaluation of a new non-invasive pancreatic function test. Am J Gastroenterol 90: 1834–1837

Ebbehoj N, Borly L, Madsen P, Svendsen LB (1986) Pancreatic tissue pressure and pain in chronic pancreatitis. Pancreas 1: 556–558

Fölsch UR, Nitsche R, Lüdtke R et al. (1997) Early ERCP and papillotomy compared with conservative treatment for acute biliary pancreatitis. N Engl J Med 336: 237–242

Forsmark CE, Toskes PP (1995) What does an abnormal pancreatogram mean? Gastrointest Endosc Clin North Am 5: 105–123

Freeman ML, Nelson DB, Sherman S et al. (1996) Complications of endoscopic biliary sphinctertomy. N Engl J Med 335, 13: 909–918

Glasbrenner B, Büchler M, Uhl W, Malfertheiner P (1992) Exocrine pancreatic function in the early recovery phase of acute oedematous pancreatitis. Eur J Gastroenterol Hepatol 4: 563–567

Glasbrenner B, Schön A, Klatt S, Beckh K, Adler G (1996) Clinical evaluation of the fecal elastase test in the diagnosis and staging of chronic pancreatitis. Eur J Gastroenterol Hepatol 8: 1117–1120

Glasbrenner B, von Tirpitz C, Malfertheiner P, Adler G (1997) Endocrine pancreatic function in the diagnosis and staging of chronic pancreatitis. Springer, Berlin Heidelberg New York Tokyo, pp 303–309

Glaser J, Mann O, Pausch J (1994) Diagnosis of chronic pancreatitis by means of a sonograpic secretin test. Int J Pancreatol 15: 195–200

Glazer G, Mann DV (1998) United Kingdom guidelines for the management of acute pancreatitis. Gut 42 (suppl 2) S1 – S13

Gorry MC, Gabbaizedeh D, Furey W et al. (1997) Mutations in the cationic trypsinogen gene are associated with recurrent acute and chronic pancreatitis. Gastroenterology 113: 1063–1068

Gross V, Leser HG, Heinisch A, Schölmerich J (1993) Inflammatory mediators and cytokines – new aspects of the pathophysiology and assessment of severity of acute pancreatitis? Hepatogastroenterology 40: 522–530

Gullo L, Barbara L, Labo G (1988) Effect of cessation of alcohol use on the course of pancreatic dysfunction in alcoholic pancreatitis. Gastroenterology 95: 1063–1068

Izbicki JR, Bloechle C, Knoefel WT et al. (1995) Duodenum-preserving resection of the head of the pancreas in chronic pancreatitis: a prospective, randomized trial. Ann Surg 221: 350–358

Jalleh RP, Gilbertson JA, Williamson RCN, Slater SD, Foster CS (1993) Expression of major histocompatibility antigens in human chronic pancreatitis. Gut 34: 1452–1457

Kalfarentzos F, Kehegias J, Mead N, Kokkinis K, Gogos CA (1997) Enteral nutrition is superior to parenteral nutrition in severe acute pancreatitis: results of a randomized prospective trial. Br J Surg 84: 1665–1669

Karlson BM, Ekbom A, Josejsson S, McLaughlin JK, Fraumeni jr JF, Nyren O (1997) The risk of pancreatic cancer following pancreatitis: an association due to confounding? Gastroenterology 113: 587–592

Kemppainen EA, Hedström IL, Puolakkainen PA et al. (1997) Rapid measurement of urinary trypsinogen-2 as a screening test for acute pancreatitis. N Engl J Med 336: 1788–1793

Kiernan PD, ReMine SG, Kiernan PC, ReMine WH (1980) Annular pancreas: Mayo Clinic experience from 1957 to 1976 with review of the literature. Arch Surg 115: 46–50

Kingsnorth AN, Galloway SW, Formela LJ (1995) Randomized, double-blind phase II trial of Lexipafant, a platelet-activating factor antagonist, in human acute pancreatitis. Br J Surg 82: 1414–1420

Kino-Ohsaki J, Nishimori I, Morita M et al. (1996) Serum antibodies to carbonic anhydrase I and II in patients with idiopathic chronic pancreatitis and Sjögren's Syndrome. Gastroenterology 110: 1579–1586

Klöppel G, Maillet B (1993) Pathology of acute and chronic pancreatitis. Pancreas 8: 659–670

Kozarek RA, Ball TJ, Patterson DJ, Brandabur JJ, Raltz SL (1995) Endoscopic approach to pancreas divisum. Dig Dis Sci 40, 9: 1974–1981

Kusske AM, Rongione AJ, Reber HA (1996) Cytokines and acute pancreatitis. Gastroenterology 110: 639–642

Lankisch PG (1993 a) Function tests in the diagnosis of chronic pancreatitis. Int J Pancreatol 14: 9–20

Lankisch PG (1993 b) Enzyme treatment of exocrine pancreatic insufficiency in chronic pancreatitis. Digestion 54 (Suppl 2): 21–29

Lankisch PG, Schirren CA, Kunze E (1991) Undetected fatal acute pancreatitis: why is the disease so frequently overlooked? Am J Gastroenterol 86, 3: 322–326

Lankisch PG, Löhr-Happe A, Otto J, Creutzfeld W (1993 c) Natural course in chronic pancreatitis. Pain, exocrine and endocrine pancreatic insufficiency and prognosis of the disease. Digestion 54: 148–155

Lankisch PG, Dröge M, Gottesleben F (1995) Drug induced acute pancreatitis: incidence and severity. Gut 37: 565–567

Layer P, Yamamoto H, Kalthoff L, Clain JE, Bakken J (1994) The different courses of early and late onset idiopathic and alcoholic chronic pancreatitis. Gastroenterology 107: 1481–1487

Lebenthal E, Rolston DDK, Holsclaw DS (1994) Enzyme therapy for pancreatic insufficiency: present status and future needs. Pancreas 9, 1: 1–12

Lerch MM, Adler G (1995) Tierexperimentelle Modelle. In: Mössner J, Adler G, Fölsch UR, Singer MV (Hrsg) Erkrankungen des exkretorischen Pankreas. Fischer, Jena Stuttgart, S 218–231

Longnecker DS (1996) Role of the necrosis-fibrosis sequence in the pathogenesis of alcoholic chronic pancreatitis. Gastroenterology 111: 258–259

Lowenfels AB, Maisonneuve P, Cavallini G et al. (1993) Pancreatitis and the risk of pancreatic cancer. New Engl J Med 328: 1433–1437

Malfertheiner P, Glasbrenner B (1995) Exokrine Pankreasfunktionstests. In: Mössner J, Adler G, Fölsch UR, Singer MV (Hrsg) Erkrankungen des exkretorischen Pankreas. Fischer, Jena Stuttgart, S 147–159

Malfertheiner P, Büchler M, Müller A, Ditschuneit H (1987) Fluorescein dilaurate (FDL) serum test – a rapid tubeless pancreatic function test. Pancreas 2: 53–60

McArthur KE (1996) Drug-induced pancreatitis. Aliment Pharmacol Ther 10: 23–38

McClave SA, Greene LM, Snider HL, Makk LJK, Cheadle WG et al. (1997) Comparison of the safety of early enteral versus parenteral nutrition in mild acute pancreatitis. J Parent Enteral Nutr 21: 14–20

Mössner J, Keim V, Niederau C et al. (1998) Leitlinien zur Therapie der chronischen Pankreatitis. Z Gastroenterol 36: 359–367

Mundlos S, Kühnelt P, Adler G (1990) Monitoring enzyme replacement treatment in exocrine pancreatic insufficiency using the cholesteryl octanoate breath test. Gut 31: 1324–1328

Nordback I, Jaakola M, Iovanna JL, Dagorn JC (1995) Increased serum pancreatitis associated protein (PAP) concentration after longterm alcohol consumption: further evidence for regular subclinical pancreatic damage after heavy drinking? Gut 36: 117–120

Okazaki K, Yamamoto Y, Ito K (1986) Endoscopic measurement of papillary sphincter zone and pancreatic main ductal pressure in patients with chronic pancreatitis. Gastroenterology 91: 409–418

Opie EL (1901) The relation of cholelithiasis to disease of the pancreas and to fat necrosis. Am J Med Sci 121: 27–43

Parenti DM, Steinberg W, Kang P (1996) Infectious causes of acute pancreatitis. Pancreas 13, 4: 356–371

Pederzoli P, Bassi C, Vesentini S, Campedelli A (1993) A randomized multicenter clinical trial of antibiotic prophylaxis of septic complications in acute necrotizing pancreatitis with imipenem. Surg Gynecol Obstet 176: 480–483

Pitchumoni CS, Scheele GA (1993) Interdependence of nutrition and exocrine pancreatic function. In: Go VLW et al. (eds) The pancreas: biology, pathobiology, and disease. Raven, New York, pp 449–473

Rau B, Pralle U, Uhl W, Schoenberg MH, Beger HG (1995) Management of sterile necrosis in instances of severe acute pancreatitis. Am Coll Surg 181: 279–288

Renner IG, Savage WT, Pantoja JL, Renner VJ (1985) Death due to acute pancreatitis. A retrospective analysis of 405 autopsy cases. Dig Dis Sci 30: 1005–1018

Riemann JF (1995) Pankreasgang-Endoskopie. In: Mössner J, Adler G, Fölsch UR et al. (Hrsg) Erkrankungen des exkretorischen Pankreas. Fischer, Jena Stuttgart, S 183–187

Rinderknecht H (1988) Fatal pancreatitis, a consequence of excessive leukocyte stimulation? Int J Pancreatol 3: 105–112

Robbins EG, Stollman NH, Bierman P, Grauer L, Barkins JS (1996) Pancreatic fungal infections: a case report and review of the literature. Pancreas 12: 308–312

Rünzi M, Layer P (1996) Drug-associated pancreatitis. Facts and fiction. Pancreas 33, 1: 100–109

Safi F, Schlosser W, Falkenreck S, Beger HG (1996) CA 19-9 Serum course and prognosis of pancreatic cancer. Int J Pancreatol 20, 3: 155–161

Saino V, Kemppainen E, Puolakkainen P et al. (1995) Early antibiotic treatment in acute necrotizing pancreatitis. Lancet 346: 663–678

Sarles H, Barnard JP, Chonson C (1989) Pathogenesis and epidemiology of chronic pancreatitis. Ann Rev Med 40: 453–468

Sarner M, Cotten PB (1984) Classification of pancreatitis. Gut 25: 756–759

Sauerbruch T, Holl J, Sackmann M, Paumgartner G (1992) Extracorporeal lithotrypsy of pancreatic stones in patients with chronic pancreatitis and pain: a prospective follow-up study. Gut 33: 969–972

Schlosser W, Schoenberg MH, Rhein E et al. (1996) Pankreaskarzinom bei chronischer Pankreatitis mit entzündlichem Pankreaskopftumor. Z Gastroenterol 34: 3–8

Schmid RM, Adler G (1995) Ki-*ras*-Mutationen – ein spezifischer und sensitiver Tumormarker für das Pankreaskarzinom? Dtsch Med Wochenschr 120: 830–833

Schmiegel W, Burchert M, Kalthoff H et al. (1990) Immunochemical characterization and quantitative distribution of pancreatic stone protein in sera and pancreatic secretions in pancreatic disorders. Gastroenterology 99: 1421–1430

Singer MV, Gyr KE, Sarles H (1985) Revised classification of pancreatitis. Gastroenterology 89: 683–690

Singh M, Simsek K (1990) Ethanol and the pancreas. Gastroenterology 98: 1052–1062

Smits ME, Rauws EAJ, van Gulik TM et al. (1996) Long-term results of endoscopic stenting and surgical drainage for biliary stricture due to chronic pancreatitis. Br J Surg 83: 764–768

Soto JA, Yucel EK, Barish MA, Chuttani R, Ferrucci JT (1996) MR cholangiopancreatography after unsuccessful or incomplete ERCP. Radiology 199: 91–98

Talamini G, Bassi C, Falconi M et al. (1996) Cigarette smoking: an independent risk factor in alcoholic pancreatitis. Pancreas 12: 131–137

Tenner S, Dubner H, Steinberg W (1994) Predicting gallstone pancreatitis with laboratory parameters: a meta-analysis. Am J Gastroenterol 89: 1863–1866

Tomsik H, Gress TM, Adler G (1998) Hereditary Pancreatitis. In: Beger HG, Warshaw AL, Büchler MW et al. (eds) The Pancreas. Blackwell Science, Oxford, pp 355–363

Uhl W, Büchler M, Malfertheiner P, Martini M, Beger HG (1991) PMN-Elastase in comparison with CRP, antiproteases, and LDH as indicators of necrosis in human acute pancreatitis. Pancreas 6: 253–259

Uomo G, Visconti M, Manes G et al. (1996) Nonsurgical treatment of acute necrotizing pancreatitis. Pancreas 12: 142–148

Warshaw A, Banks PA Fernàndez-del Castillo C (1998) AGA Technical Review: Treatment of pain in chronic pancreatitis. Gastroenterology 115: 765–776

Warshaw AL, Simeone J, Schapiro RH, Flawin-Warshaw B (1990) Evaluation and treatment of the dominant dorsal duct syndrome (Pancreas divisum redefined). Am J Surg 159: 59–66

Weidenbach H, Lerch MM, Gress TM et al. (1995) Vasoactive mediators and the progression from oedematous to necrotising experimental acute pancreatitis. Gut 37: 434–440

Whitcomb DC, Gorry MC, Preston RA et al. (1996 a) Hereditary pancreatitis is caused by a mutation in cataionic trypsinogen gene. Nature Genet 14: 141–145

Whitcomb DC, Preston RA, Aston CE et al. (1996 b) A gene for hereditary pancreatitis maps to chromosome 7q35. Gastroenterology 110: 1975–1980

Windsor ACJ, Kanwar S, Li AGK et al. (1998) Compared with parenteral nutrition, enteral feeding attenuates the acute phase response and improves disease severity in acute pancreatitis. Gut 42: 431–435

Entzündliche Lebererkrankungen

Entzündliche Lebererkrankungen

Pathophysiologie der Entzündung und der Fibrose

B. Rehermann · M. J. Bahr · M. P. Manns

40.1 Ätiologie und Pathogenese der Entzündung *391*
40.2 Immunreaktion *393*
40.2.1 Allgemeiner Ablauf der Immunreaktionen *393*
Leukozytenmigration *393*
Komplementsystem *394*
40.2.2 Mechanismen
der spezifischen adaptiven Immunabwehr *394*
40.3 Entzündliche Lebererkrankungen *395*
Histologische Veränderungen *395*
Leber als immunologisches Organ *395*
40.3.1 Antigenspezifische Immunmechanismen *395*
40.4 Ätiologie und Morphologie der Fibrose *397*
40.4.1 Morphologische Charakteristika *397*
40.4.2 Extrazellularmatrix der Leber *398*
Gesunde Leber *398*
Veränderungen bei Leberzirrhose *399*
Remodelling der Extrazellularmatrix *400*
Funktionen der Extrazellularmatrix *401*
40.4.3 Histologische Veränderungen bei Leberfibrose *402*
Hepatische Sternzellen *402*
40.5 Therapie der Leberfibrose *403*
40.5.1 Klinisch getestete Therapeutika *403*
40.5.2 Neue Therapieansätze *404*

Als Entzündung bezeichnet man eine lokale oder generalisierte Abwehrreaktion eines Organismus auf einen inneren oder äußeren schädigenden Reiz mit dem Ziel, diesen zu beseitigen und die Gewebeintegrität wiederherzustellen (restitutio ad integrum). Bei fehlender Elimination des auslösenden Reizes kann eine Entzündung einen chronischen Verlauf nehmen. Die wesentlichen Ursachen einer Entzündung sind in Tabelle 40.1 aufgeführt.

Als häufigste Ursache entzündlicher Lebererkrankungen (Hepatitiden) gelten Immunreaktionen gegen Fremd- und Selbstantigene. Fremdantigene sind meist viraler Genese (s. Kap. 41), Selbstantigene sind häufig metabolisierende Enzyme (s. Kap. 42). Auch bestimmte Medikamente und Toxine sind als Auslöser der entzündlichen Lebererkrankungen beschrieben. 10–25 % der chronischen Hepatitiden werden jedoch auch heute noch als kryptogen bezeichnet (Jeffers et al. 1992; Czaja et al. 1993).

Die Akkumulation extrazellulärer Matrix über das physiologische Maß hinaus wird als Fibrose bezeichnet. Sie kann zum Umbau der Struktur und zum Funktionsverlust des betroffenen Organs führen. Fibrotische Erkrankungen finden sich in so unterschiedlichen Organen wie der Lunge, der Niere, dem Pankreas, der Leber, dem Retroperitoneum und der Haut. Chronische Lebererkrankungen können zur Leberfibrose und im Endstadium zum Vollbild der Leberzirrhose einschließlich ihrer Komplikationen führen.

40.1 Ätiologie und Pathogenese der Entzündung

Eine Entzündungsreaktion kann nach den Gesichtspunkten der Lokalisation, des zeitlichen Ablaufs oder ihrer Verlaufsform eingeteilt werden (Tabelle 40.2).

Veränderungen der Durchblutung des entzündeten Gewebes

Zu den frühesten Reaktionen des Körpers auf einen Entzündungsreiz hin gehört eine veränderte Durchblutung des entzündeten Gewebes. Zunächst entsteht eine durch Adrenalin ausgelöste Arteriolenverengung, welche zur Minderdurchblutung des entzündeten Gewebes (Blässe) führt. Durch reaktive Aktivierung des vegetativen parasympathischen Nervensystems wird der Arteriolenspasmus jedoch schon Sekunden bis wenige Minuten später gelöst und die resultierende Hyperämie führt zur Rötung des Gewebes. Schließlich werden durch freigesetzte Mediatoren selektiv Venolen verengt, so daß ein Blutstau (Stase) entsteht, der die Anheftung von zirkulierenden Entzündungszellen an die Endothelzellen, die Permeabilitätsstörung der Gefäßwände und nachfolgend die Exsudation und Zellmigration in das entzündete Gewebe begünstigt.

Im entzündeten Gewebe setzen insbesondere Makrophagen eine Kaskade von Entzündungsmediatoren frei, die weitreichende lokale und systemische Veränderungen bedingen. Zu den lokalen Veränderungen zählen die oben beschriebenen Verän-

Tabelle 40.1.
Ursachen von Entzündungsreaktionen

Reiz	Beispiel
• Mechanische Reize:	Reibung, Druck, Verletzung, Fremdkörper,
• Physikalische Reize:	Temperaturänderungen, UV-Licht, ionisierende Strahlung,
• Chemische Reize:	Laugen, Säuren, Schwermetalle,
• Mikroorganismen:	Bakterien, Parasiten, Viren, Pilze,
• Körpereigene Reize:	Tumoren, Zellgifte, Akkumulation von Stoffwechselprodukten.

Tabelle 40.2. Klassifikation der Entzündung. (Adaptiert nach Roche Lexikon Medizin 1987)

Lokalisation	Lokalisiert	Auf ein bestimmtes Gewebe begrenzt
	Generalisiert	Ausgebreitet
	Metastatisch	Mit einzelnen Absiedelungen in anderen Organen
	Septisch	Über das Blutgefäßsystem systemisch in alle Organe streuend
Zeitverlauf	Perakut	Fulminanter Beginn
	Subakut	Schleichender Beginn
	Akut	Neubeginn einer Entzündung
	Chronisch	Langfristig fortbestehende Entzündung
Verlaufsform	*Exsudativ*	
	Serös	Eiweißreiches Ödem mit einem spezifischen Gewicht > 1.015
	Katarrhalisch	Erhöhte Schleimproduktion bei seröser Entzündung von Schleimhäuten
	Fibrinös	Fibrinogenreiches Exsudat durch Austritt von Plasma in das entzündete Gewebe (Plasmadiapedese), mit Entstehung von Fibrinpseudomembranen
	Membranös	Großflächiges fibrinöses Exsudat auf Schleimhautnekrosen
	Eitrig	Leukozytenreich, besonders bei bakteriellen Entzündungen mit Entstehung von Abszessen, Empyemen und Phlegmonen aufgrund von Zellzerfall und Gewebseinschmelzung durch freigesetzte Enzyme (Kolliquationsnekrose)
	Hämorrhagisch	Erythrozytenreich, besonders bei hochvirulenten Erregern
	Nekrotisierend	Mit großem Zell- und Gewebeuntergang infolge von Durchblutungsstörungen oder Zytotoxizität des auslösenden Faktors
	Ulzerös	Nekrotisierend oder exsudativ mit Geschwürsbildung
	Granulomatös	
	Sarkoidose	Herdförmige Ansammlung von Epitheloidzellen und Langerhans-Riesenzellen ohne zentrale Nekrose oder mit zentraler Nekrose
	Tuberkulose, Pseudotuberkulose	Neutrophile Granulozyten von Retikulumzellen umgeben
	Rheumatisch	Mehr Histiozyten und Lymphozyten als Granulozyten mit zentraler, fibrinoider Nekrose
	Rheumatoid	Histiozyten, große zentrale Nekrose
	Proliferativ	Starke Neubildung von Extrazellulärmatrix und Bindegewebsfasern, narbige Defektheilung

derungen des Blutflusses und der Gefäßpermeabilität, welche sich in den bekannten klinischen Kardinalsymptomen (nach Galen und Celsus) der Entzündung äußern:
- Rubor: Gefäßerweiterung durch Entzündungsmediatoren,
- Calor: Gewebeerwärmung durch Stoffwechselsteigerung und verstärkte Durchblutung,
- Tumor: Gewebeschwellung durch Exsudat und Entzündungszellen,
- Dolor: Schmerz bedingt durch Gewebeschwellung und Reizung von Nervenfasern,
- Functio laesa: Beeinträchtigung der normalen Organfunktion.

Systemische Wirkungen

Die Entzündungsreaktion wird durch verschiedene Mechanismen derart lokal begrenzt, daß einerseits zwar eine Einwanderung von Immunzellen in das entzündete Gewebe gewährleistet ist, andererseits aber eine Ausschwemmung der Erreger und Entzündungsmediatoren in den systemischen Kreislauf verhindert wird. Werden diese Mechanismen durchbrochen, so hat z. B. eine systemische Freisetzung des Entzündungsmediators TNF-(Tumornekrosefaktor-)α durch im Blutkreislauf zirkulierende Makrophagen fatale Folgen. Eine systemische Gefäßerweiterung der peripheren Gefäße mit Austritt von Plasma in den Extrazellulärraum führt zum drastischen Abfall des peripheren Widerstandes, zum Kreislaufkollaps und septischen Schock. Abbauprodukte von Mikrobakterien und TNF-α können des weiteren eine intravasale Blutgerinnung auslösen, die zu Gefäßverschlüssen und Verbrauch von Gerinnungsfaktoren führt. Folge ist ein Multiorganversagen mit hoher Mortalität.

40.2 Immunreaktion

40.2.1 Allgemeiner Ablauf der Immunreaktionen

Eine klassische Entzündungsreaktion zielt auf die Inaktivierung und Vernichtung des infizierenden Erregers hin und verläuft in mehreren Phasen. Der zeitliche Ablauf dieser Reaktionen ist in der folgenden Übersicht und in Tabelle 40.3 dargestellt.

Bei den meisten viralen und bakteriellen Infektionen sind Makrophagen die ersten beteiligten Abwehrzellen des Immunsystems. Sie phagozytieren die infizierenden Mikroorganismen und bieten kleine antigene Determinanten den spezifischen Abwehrzellen des Immunsystems dar. Die Phagozytose der Makrophagen wird verstärkt durch eine Opsonierung der Erreger, d. h. durch ihre Komplexierung mit Antikörpern oder Komplementfaktoren, für welche Makrophagen Rezeptoren besitzen. Zusätzlich dienen Rezeptoren für Mannose und Lipopolysacharide der direkten Aufnahme von Bakterien. Makrophagen setzen jedoch auch Zytokine frei, die weitere Entzündungszellen anlocken und aktivieren.

■ **RES.** Phagozyten bilden eine im peripheren Blut zirkulierende und eine gewebsständige Population.

> **Phasen der Immunabwehr im Rahmen einer Entzündungsreaktion**
>
> 1. Migration von Leukozyten zum Ort der Entzündung,
> 2. unspezifische Entzündungsreaktionen vermittelt durch Makrophagen, NK-Zellen und alternative Komplementaktivierung,
> 3. Aktivierung antigenspezifischer Immunabwehrzellen wie B-Zellen, T-Helfer- und zytotoxische T-Zellen,
> 4. Freisetzung von Mediatoren wie Lymphokine, Monokine, Arachidonsäuremetabolite und Mastzell- und Basophilenprodukte,
> 5. Migration weiterer Leukozyten an den Ort der Entzündung, antigenunspezifische Amplifikation der Entzündungsreaktion.

Gewebsständige stammen von den zirkulierenden Phagozyten ab und bilden das sog. retikuloendotheliale System (RES). Zu diesen zählen die Kupffer-Zellen der Leber, die Alveolarmakrophagen der Milz, Lymphknoten und Lunge, die Mesangialzellen der Niere und die Mikrogliazellen des Gehirns.

Im weiteren Sinne zählen auch neutrophile, eosinophile und basophile Leukozyten sowie Monozyten dazu. Sie werden im Knochenmark gebildet und kontinuierlich, bei bestimmten Entzündungsreizen jedoch in großer Menge, ins Blut ausgeschwemmt. Mehr als 90 % der Neutrophilen befinden sich normalerweise im Knochenmark, während nur 2–3 % in der Zirkulation und die verbleibenden Zellen im Gewebe zu finden sind.

Leukozytenmigration

Während einer Entzündungsreaktion wird die Einwanderung von Leukozyten aus dem Blut in das entzündete Gewebe zunächst durch eine verstärkte Expression der Adhäsionsmoleküle P- und E-Selektin auf den Endothelzellen der postkapillären Venulen gefördert. P-Selektin wird bereits innerhalb von wenigen Minuten, E-Selektin erst einige Stunden nach Beginn der Entzündungsreaktion und nach Freisetzung von TNF-α vermehrt synthetisiert. Diese Adhäsionsmoleküle ermöglichen eine schwache, reversible Anheftung der Leukozyten an die Wand der postkapillären Venulen und bewirken eine „rollende" Bewegung auf der Endothelschicht (primäre Adhäsion).

■ **Integrine.** Eine stärkere Adhäsion an das Endothel wird über die sog. Integrine (Extrazellularmatrixrezeptoren) vermittelt und kann nur nach Aktivierung der Leukozyten erfolgen. Eine Gruppe von insgesamt mehr als 30 verschiedenen Chemokinen dient dieser Aktivierung: zu ihnen gehören u. a.
- die „macrophage inflammatory proteins" MIP-1α und MIP-1β,
- das „macrophage chemotactic peptide-1"/MCP-1,
- das „interferon inducible protein-10"/IP-10,
- der „hepatocyte growth factor"/HGF und
- das „macrophage stimulatory protein-1"/MSP-1 (Adams 1996).

Tabelle 40.3. Zeitlicher Verlauf einer klassischen akuten Entzündungsreaktion. (Adaptiert nach Roche Lexikon Medizin 1987)

1.–4. Stunde	Primäre Azidose und Hypoxie durch Stoffwechselsteigerung, Enzymsynthese der ortständigen Endothelzellen und Fibrozyten, Hyperämie durch Blutgefäßstase, Leukozytenaustritte aus den Gefäßen
4.–12. Stunde	Zunahme des Katabolismus
12.–36. Stunde	Zellproliferation
48.–72. Stunde	Neusynthese extrazellulärer Matrix
Ab 3.–4. Tag	Fibrogenese, Kapillarisierung

Einzelne Chemokine aktivieren jeweils nur bestimmte Leukozytensubsets, HGF stimuliert beispielsweise gezielt Gedächtnis-T-Zellen und MSP-1 selektiv Makrophagen. In jedem Falle aber erfolgt die Aktivierung der jeweiligen Zielzelle über G-Protein-gekoppelte Rezeptoren und bewirkt, daß L-Selektin von der Zelloberfläche abgestoßen wird. Gleichzeitig ändern die Leukozytenintegrine LFA-1 und VLA-4 ihre Konformation, wodurch sich ihre Affinität für das auf den Endothelzellen exprimierte ICAM-1 und VCAM-1 verstärkt.

ICAM-1 und VCAM-1 befinden sich in der Leber auf den Sinusoidalepithelien und werden insbesondere während einer entzündlichen Lebererkrankung verstärkt exprimiert. Durch diesen vermehrten Kontakt mit Endothelzellen durch zusätzliche Adhäsionsmoleküle verlangsamt sich die rollende Bewegung der Leukozyten bis es zur vollständigen Anheftung kommt (sekundäre Adhäsion).

■ **Diapedese.** Von Entzündungsmediatoren und von CD31-Molekülen auf den Endothelzellen geleitet, wandern die Leukozyten schließlich durch die postkapillären interendothelialen Zwischenräume in das entzündete Gewebe ein. Dieser Vorgang heißt Diapedese. Zu den Entzündungsmediatoren, welche die Leukozytenwanderung steuern und ihren Durchtritt durch das Gefäßendothel ermöglichen, zählen Arachidonsäuremetabolite, Interleukin-1 (IL-1), TNF-α sowie bakterielle Endotoxine und Peptide und die Komplementfaktoren C3a und C5a.

Komplementsystem

Dem Komplementsystem kommt bei allen Entzündungsreaktionen eine besondere Bedeutung zu. Es schützt besonders bei Infektionen mit extrazellulären Bakterien. Die Komplementfaktoren bilden eine Kaskade von Enzymen, die in der Leber synthetisiert werden und über einen klassischen (via Faktor C1, C4 und C2) oder einen alternativen Weg (via Faktor D, C3 und B) stimuliert werden können. Beide Wege werden über Immunkomplexe aktiviert; Unterschiede bestehen lediglich in der Geschwindigkeit der Kaskadenaktivierung: Der klassische Weg wird von Immunglobulinisotypen IgM, IgG1, IgG2 und IgG3 initiert und verläuft wesentlich schneller als der alternative Weg, den Immunkomplexe mit IgA1-, IgA2- und IgD-Isotyp bzw. bakterielle Endotoxine stimulieren. Beide Wege resultieren jedoch letztlich in der Aktivierung des Komplementfaktors C3.

Wird Faktor C3 auf die Zelloberfläche von Bakterien oder anderen Fremdantigenen gebunden, können diese von spezifischen Komplementrezeptoren auf Phagozyten erkannt werden. Diese Erleichterung der Pathogenerkennung durch Phagozyten nennt man Opsonierung. Durch zusätzliche Anheftung von C5-C9 an die Bakterienoberfläche kann darüber hinaus ein Komplementkomplex entstehen, welcher die Zellmembran angreift und letztendlich zur Lyse des Bakteriums führt. Der aktivierte Komplementfaktor C3a hat jedoch noch eine weitere Funktion: Er kann ebenso wie Faktor C5a an Rezeptoren von Mastzellen und Basophilen binden und die Freisetzung von Histamin, Bradykinin und anderen Anaphylatoxinen stimulieren, welche wiederum die Gefäße erweitern und weitere Leukozyten anlocken (Haynes u. Fauci 1994).

40.2.2
Mechanismen
der spezifischen adaptiven Immunabwehr

Die adaptive, zelluläre Immunantwort wird von pathogenspezifischen T-Zellen ausgeübt, die mit ihrem antigenspezifischen T-Zell-Rezeptor bestimmte Peptidsequenzen des infizierenden Erregers erkennen, welche auf MHC-("major histability complex"-)Molekülen antigenpräsentierender Zellen dargeboten werden.

CD8-positive zytotoxische T-Zellen (CTL) erkennen auf HLA-Klasse-I-Molekülen präsentierte Peptide, die von endogen gebildeten, z. B. in virusinfizierten Zellen synthetisierten Antigenen stammen. Diese von CD8-positiven zytotoxischen Lymphozyten erkannten antigenpräsentierenden Zellen werden dann lysiert oder zum Selbsttod (Apoptose) stimuliert. CD4-positive T-Helferzellen erkennen auf HLA-Klasse-II-Molekülen dargebotene Peptide, die von phagozytierten Proteinen abgespalten wurden. Sie unterstützen erregerspezifische B-Zellen bei der Produktion von Antikörpern.

Diese Helferfunktion ist nicht von der Proteinspezifität der B- und T-Zellen abhängig, so daß durch die gegenseitige Stimulierung auch eine Verbreiterung der spezifischen Immunantwort erzielt wird. T-Helferzellen können außerdem die Induktion zytotoxischer T-Zellen durch Sekretion verschiedener Zytokinmuster stimulieren und auch selbst deren Funktionen ausüben. Die physiologische Bedeutung dieses zytotoxischen Effektes ist noch unklar. Es könnte sich jedoch um eine regulatorische Schleife handeln, die die Immunantwort zeitlich limitiert.

40.3
Entzündliche Lebererkrankungen

Histologische Veränderungen

Die histologischen Veränderungen, die bei akuten und chronischen Lebererkrankungen beobachtet werden, sind im wesentlichen auf drei Vorgänge zurückzuführen:
1. Infiltration des Gewebes mit Entzündungszellen,
2. Untergang von einzelnen Hepatozyten und Entstehung von weitläufigen Nekrosen,
3. Regeneration und Fibrogenese.

Entzündliche Leberinfiltrate finden sich sowohl portal als auch lobulär und bestehen aus Lymphozyten, Plasmazellen und antigenpräsentierenden Zellen. Häufig werden sie in direkter Nachbarschaft zu sterbenden Hepatozyten beobachtet, deren Untergang mikroskopisch im Frühstadium als ballonartige Schwellung, im fortgeschrittenen Stadium als Zellschrumpfung beschrieben wird. Das Endstadium bilden schließlich azidophile Councilman-Körperchen. Der Hepatozytenuntergang beginnt meist fokal an mehreren Stellen, bei ausgedehnterem Zelluntergang vieler benachbarter Hepatozyten entstehen jedoch konfluierende Nekrosestraßen. Verbinden diese mehrere Gefäßstrukturen, spricht man von Brückennekrosen (Desmet et al. 1994).

■ **Stadien.** Zur Beurteilung des Stadiums wie der Aktivität der Erkrankung wurden verschiedene Scores entwickelt (Desmet et al. 1994; Knodell et al. 1981; Scheuer 1991). Der älteste und am häufigsten verwendete ist der histologische Aktivitätsindex nach Knodell et al. (Knodell et al. 1981). Drei seiner Kriterien gelten dem „grading", während das 4. Kriterium das Stadium der Erkrankung („staging") beschreibt (Tabelle 40.4). Die Unterschiede zu anderen Scoring-Systemen (Desmet et al. 1994; Scheuer 1991) zur Beurteilung des Ausmaßes der Fibrose wie des Vorliegens einer Zirrhose sind jedoch nicht groß. Differenzierter sind die Fibrosescores der METAVIR-Gruppe (Bedossa 1994) und besonders der von Chevallier et al. (Chevallier et al. 1991).

Tabelle 40.4. Beurteilungskriterien des histologischen Aktivitätsindex (HAI). (Chevallier et al. 1991)

Kriterien	Scorebereich
1. Periportale Nekrosen mit und ohne Brückennekrosen	0–10
2. Intralobuläre Degeneration und fokale Nekrosen	0–4
3. Portale Entzündung	0–4
4. Fibrose	0–4

Leber als immunologisches Organ

Die Leber selbst fungiert bei Entzündungsreaktionen als immunologisches Organ, indem sie mit einer spezifischen Antwort der akuten Phase reagiert. Bei diesem Vorgang verändert sich das Muster der synthetisierten und ins Blut abgegebenen Plasmaproteine. Das von Makrophagen gebildete IL-1 und von Kupffer-Zellen synthetisierte IL-6 stimulieren Hepatozyten zur vermehrten Bildung der sog. Akutphasenproteine.

Zu diesen zählen das C-reaktive und das mannosebindende Protein. Das C-reaktive Protein bindet spezifisch an das in Zellmembranen vieler Mikroorganismen vorhandene Phosphorylcholin und kann somit Opsonierung und Komplementkaskaden auslösen. Das mannosebindende Protein bindet an Mannosereste, die auf der Zelloberfläche vieler Bakterien offenliegen, auf der Zelloberfläche der meisten Säugetiere jedoch durch überlagernde Zuckerreste anderer Spezifität nicht zugänglich ist. Ist dieses Protein auf die Zelloberfläche von Bakterien gebunden, sind diese opsoniert oder können durch den klassischen Weg der Komplementaktivierung lysiert werden, da strukturelle Ähnlichkeiten zwischen mannosebindendem Protein und Komplementfaktor C1q bestehen (Janeway u. Travers 1995).

40.3.1
Antigenspezifische Immunmechanismen

Bei der Entstehung der unterschiedlichen histologischen Veränderungen der akuten und chronischen Hepatitiden, welche bis zur irreversiblen Leberzellschädigung mit Zirrhose führen können, wird dem Immunsystem eine bedeutende Rolle zugeschrieben. Der zeitliche Verlauf zellulärer Immunreaktionen für den Verlauf der Hepatitis ist am besten anhand der Hepatitis B untersucht worden.

Akutphase

In Leberbiopsien von Patienten mit Hepatitis-B-Virus-(HBV-)Infektion stellen zelluläre Infiltrate die ersten pathologischen Veränderungen dar. Während der akuten Infektion bilden NK-Zellen (natürliche Killerzellen) bis zu 20 % aller leberinfiltrierenden Zellen, während sie im chronischen Stadium bis auf 10 % abfallen (Dienes et al. 1987). In der akuten Phase einer Infektion kann sich durch das von virusinfizierten Zellen gebildete Interferon-(IFN-)α und IFN-γ sowie durch IL-12 die Gesamtaktivität der NK-Zellen innerhalb kürzester Zeit um das 20- bis 100fache erhöhen. NK-Zellen werden dann selbst zu Produzenten großer Mengen

IFN-γ, welches einerseits die Replikation vieler Viren hemmt (s. unten) und andererseits die Expression von MHC- und TAP-(trypsionogen-aktivierendes Peptid-)Transportproteinen steigert. Dadurch werden virusinfizierte Zellen zu effizienten antigenpräsentierenden Zellen und können die entstehenden Viruspeptide den Lymphozyten darbieten. NK-Zellen selbst werden durch Interferone in ihrer „natural killer cell"-Aktivität stimuliert und lysieren virusinfizierte Zellen, welche keine MHC-Moleküle auf ihrer Oberfläche tragen. Interessanterweise verhindern insbesondere bestimmte Viren die Synthese oder den Oberflächenexport von MHC-Molekülen, so daß sie zu einem Ziel für NK-Zellen werden. NK-Zellen stellen also einen wichtigen akuten, antigenunspezifischen Verteidigungsmechanismus dar, welcher in manchen Fällen auch allein zur vollständigen Viruselimination führen kann (Mims u. White 1984).

Neben Makrophagen, Histiozyten, Fibroblasten und Fibrozyten sind die Mehrzahl der leberinfiltrierenden Zellen im akuten und chronischen Hepatitisstadium dagegen T-Lymphozyten. Naive T-Zellen zirkulieren zunächst aufgrund des auf der Oberfläche exprimierten Adhäsionsmoleküls L-Selektin immer wieder durch Lymphknoten, wo sie schließlich von infizierenden Pathogenen aktiviert werden. Aktivierte T-Zellen erkennen spezifisch kurze Aminosäurensequenzen „ihres" Pathogens und verändern das auf ihrer Zelloberfläche exprimierte Adhäsionsmolekülmuster. So wird beispielsweise die Expression von L-Selektin, welches T-Zellen immer wieder erneut zu Lymphknoten leitet, vermindert und die Expression des Integrins VLA-4 erhöht. Letzteres bindet an VCAM-1, das auf Endothelzellen entzündeter Gewebe lokalisiert ist und die T-Zellen dort zur Diapedese stimuliert (s. oben).

T-Lymphozyten

In der Leber werden CD8-positive T-Lymphozyten im Disse-Raum nahe den Leberzellen gefunden. Die meisten dieser Zellen exprimieren Aktivierungsmarker. CD4-positive T-Lymphoyzten werden in Portalfeldern und Sinusoiden beobachtet (Dienes et al. 1987; Eggink et al. 1982; Husby et al. 1982; Montano et al. 1983). B-Zellen halten sich ebenfalls in den Portalfeldern auf, wo sie Lymphfollikel bilden und als periphere Lymphorgane fungieren (Badardin u. Desmet 1984). Dieses entzündliche Infiltrat wächst von den Portalfeldern her auf die Zentralvenen zu und umgrenzt und isoliert einzelne Leberläppchen durch neu synthetisiertes, fibröses Bindegewebe.

■ **Mausmodell bei Hepatitis B.** Während die Bedeutung und Funktion dieser leberinfiltrierenden Lymphozyten bei infizierten Patienten bisher nur deskriptiv anhand von humanen Leberbiopsien untersucht werden konnte, hat die Entwicklung eines Modells HBV transgener Mäuse den direkten Einblick in die intrahepatischen pathogenetischen Mechanismen der HBV-Infektion ermöglicht (Chisari u. Ferrari 1995). Die Injektion von HBV-spezifischen zytotoxischen CD8-positiven Lymphozyten in transgene Mäuse, welche HBs-Antigen in ihren Hepatozyten exprimieren, hat eindrucksvoll bewiesen, daß die Lebererkrankung in der akuten HBV-Infektion durch antigenspezifische CD8-positive Lymphozyten ausgelöst wird. Diese lagern sich an HBsAg-positive Hepatozyten an und bewirken deren Apoptose (Ando et al. 1994). Apoptotische Hepatozyten erscheinen dann mikroskopisch als die zuvor beschriebenen Councilman-Körperchen.

Dieses Ereignis ist zwar ein wichtiger Schritt in der Kaskade der beobachteten Entzündungsreaktionen, verursacht jedoch nur fokale Hepatozytenuntergänge, da die Zahl antigenspezifischer zytotoxischer T-Zellen um mehrere Potenzen geringer ist als die Zahl der Hepatozyten. Außerdem ist eine schnelle Migration der infiltrierenden Lymphozyten im soliden Lebergewebe nicht möglich.

Ein effektiverer und gewebeschonenderer Mechanismus der Viruselimination ist zytokinvermittelt. Es handelt sich um eine Hemmung der Genexpression und -replikation des Hepatitis B-Virus durch Interferon-γ und TNF-α (Guidotti et al. 1994). Diese Zytokine werden u. a. von HBV-spezifischen zytotoxischen T-Zellen nach Antigenerkennung sezerniert, wie durch adoptiven Transfer HBsAg spezifischer CD8+ T-Zellen in transgene Mäuse, die das HBV-Genom aktiv replizieren, gezeigt wurde (Guidotti et al. 1996; Tsui et al. 1995). Sogar die cccDNA des Hepatitis B-Virus, die als „Template" für die Transkription fungiert, kann aus dem Zellkern eliminiert werden, ohne daß Hepatozyten zerstört werden (Guidotti et al. 1999). Diese vollständige Elimination der cccDNA stellt den wichtigsten Schritt für die Ausheilung der Hepatitis B dar.

Bemerkenswerterweise tritt diese Interferonvermittelte Reduktion der Virusreplikation bereits auf, bevor HBV spezifische T-Zellen in die Leber einwandern (Guidotti et al. 1999). Mehr als 90 % der viralen DNA kann durch diesen nicht-zytolytischen Mechanismus aus der Leber eliminiert werden, bevor die Zytolyse und Elimination infizierter Hepatozyten beginnt, die mit dem Transaminasenanstieg korreliert. Diese frühe, nicht zytopathische Kontrolle der HBV-Replikation könnte z. B. durch Zellen der antigen-unspezifischen Immunabwehr, z. B. durch Natürliche Killer (NK)-Zellen vermittelt sein, die infizierte Zellen bei fehlender MHC

Klasse I-Expression erkennen. Dieser Mechanismus ist daher besonders für intrahepatische Immunreaktionen relevant, da die MHC Klasse I-Expression, die für die Antigenerkennung durch spezifische T-Zellen relevant ist, auf Hepatozyten sehr gering ist und erst als Folge der Entzündungsreaktion ansteigt.

40.4 Ätiologie und Morphologie der Fibrose

In allen Organen tritt als Folge einer Entzündung eine Stimulation der extrazellulären Matrix auf. Ist die Organschädigung nur kurz andauernd, wird die Matrix im Rahmen der Regeneration wieder abgebaut. Wenn die Schädigung ausgeprägt ist oder über längere Zeit anhält, kommt es zur kontinuierlichen Synthese und vermehrten Ablagerung von extrazellulärer Matrix, die letztendlich zur Organfibrose führt. Die Pathomechanismen der Fibrose sind am ausführlichsten für die Leber beschrieben, treffen in ihren Grundzügen aber auch für alle anderen Organe des Gastrointestinaltrakts einschließlich des Pankreas und des Dünn- und Dickdarms zu.

Die Ätiologie fibrotischer Leberveränderungen umfaßt einen weiten Bereich unterschiedlicher Erkrankungen. Erste histologische Fibrosezeichen können bei akuten Lebererkrankungen schon nach wenigen Tagen bis Wochen auftreten. Dabei handelt es sich um eine reversible Akkumulation extrazellulärer Matrix, die bei Sistieren der Noxe zurückgeht (z. B. nach Ausheilen einer akuten Virushepatitis). Demgegenüber findet sich bei chronischen Lebererkrankungen ein irreversibler Umbau der Leberstruktur und die Ausbildung einer Leberzirrhose. Tabelle 40.5 gibt eine Übersicht der Ursachen, die zur Leberzirrhose führen können.

Tabelle 40.5. Ätiologie der Leberzirrhose

Infektiös	Hepatitis B, C, B+D, parasitäre Erkrankungen
Toxisch	Alkohol, Medikamente (Methotrexat, Amiodaron)
Autoaggressiv	Autoimmunhepatitiden
Biliär	PBC, PSC, mechanische Obstruktion des Gallenwegssystems
Metabolisch	Hämochromatose, Morbus Wilson, α_1-Antitrypsin-Mangel, Glykogenose Typ IV, Galaktosämie
Behinderter venöser Abfluß	Budd-Chiari-Syndrom, Pericarditis constrictiva, Rechtsherzinsuffizienz
Kryptogen	unbekannte Ätiologie

Der Pathomechanismus der initialen Leberschädigung verläuft unterschiedlich, abhängig von der Ätiologie. Er schließt nekroinflammatorische Elemente wie hepatozytäre Nekrosen und entzündliche Zellinfiltrate ein (z. B. bei viralen Hepatitiden und Autoimmunhepatitis).

Bei anderen Ätiologien findet sich nicht notwendigerweise ein entzündlicher Zwischenschritt. So kann bei chronischem Alkoholabusus ein direkter Übergang vom Fettleberstadium zur Leberfibrose und schließlich zur Zirrhose erfolgen. Auch die Hämochromatose führt typischerweise ohne wesentliche hepatische Nekroinflammation zur Zirrhose. Die unterschiedlichen Pathomechanismen der Anfangsstadien münden im Verlauf chronischer Lebererkrankungen in eine gemeinsame Endstrecke ein, die bei allen Ätiologien gleichartig verläuft.

40.4.1 Morphologische Charakteristika

Bei der Leberzirrhose handelt es sich nicht um eine rein passive Akkumulation extrazellulärer Matrix, sondern um eine grundlegende Umorganisation der Organstruktur mit begleitenden Veränderungen von Zellmorphologie und -funktion (Abb. 40.1).

■ **Zunahme an Extrazellularmatrix.** Auffälligstes Merkmal ist die narbige Umwandlung des Gewebes mit einer Zunahme an Extrazellularmatrix. Ausgehend von Portalfeldern und Zentralvenen kommt es zur Ausbildung porto-portaler und porto-zentraler Bindegewebsbrücken. Diese können makroskopisch als knotige Strukturen unterschiedlicher Größe imponieren.

Im Bereich der Sinusoide kommt es zur Akkumulation extrazellulärer Matrix innerhalb des Disse-Perisinusoidalraums.

■ **Kapillarisierung der hepatischen Sinusoide.** Während das Sinusoidalendothel physiologischerweise fenestriert ist und keine Basalmembran besitzt, ist die Anzahl und Größe der Fenestrae in der fibrotischen Leber reduziert, und häufig findet sich subendothelial eine basalmembranartige Struktur. Diese sinusoidalen Veränderungen werden als Kapillarisierung der hepatischen Sinusoide bei Leberzirrhose bezeichnet (Schaffner u. Popper 1963).

Innerhalb des Perisinusoidalraums nimmt bei Fibrose die Zahl der retinoidspeichernden hepati-

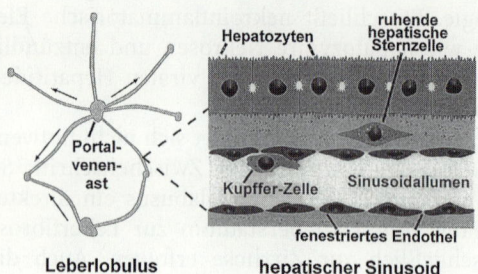

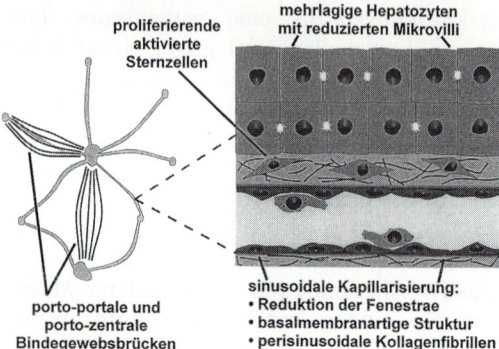

Abb. 40.1. Schematische Darstellung der histologischen Veränderungen im Laufe der Entwicklung einer Leberfibrose. Auffälligkeiten finden sich sowohl grobmorphologisch auf der Ebene der Leberlobuli als auch feinmorphologisch im Aufbau der Sinusoidalstruktur. Ein fibrogener Stimulus führt zur Sternzellaktivierung und -proliferation. Diese produzieren die überschüssige extrazelluläre Matrix der fibrotischen Septen und des Perisinusoidalraums. Durch die qualitative Veränderung der Extrazellulärmatrix und durch freigesetzte Mediatoren werden phänotypische Veränderungen von Hepatozyten und Endothelzellen induziert

schen Sternzellen ab. Demgegenüber finden sich vermehrt spindelförmige, myofibroblastenartige Zellen, die besonders im Bereich aktiver Fibrogenese vermehrt auftreten. Hierbei handelt es sich um aktivierte hepatische Sternzellen.

■ **Veränderte Hepatozytenmorphologie.** Neben den nichtparenchymatösen Zellen (Endothelzellen, Sternzellen) zeigen auch die Hepatozyten bei Leberzirrhose charakteristische phänotypische Veränderungen. Während sie in der gesunden Leber typischerweise in einlagigen Leberzellbalken angeordnet sind und direkt von den Sinusoiden umspült werden, finden sich bei Leberzirrhose mehrlagige Leberzellbalken, in denen einige Zellen vom Blutstrom isoliert sind. Zusätzlich ist häufig auch kein adäquater Galleabfluß gegeben. In der zirrhotischen Leber sind die charakteristischen hepatozytären Mikrovilli in Anzahl und Größe vermindert.

Auswirkungen der strukturellen Veränderungen

Die Veränderungen der Organstruktur äußern sich in der abnehmenden Fähigkeit der zirrhotischen Leber, ihre organspezifischen Funktionen auszuführen. Die Kapillarisierung der hepatischen Sinusoide mit der Ablagerung extrazellulärer Matrix im Perisinusoidalraum führt zur einer erheblichen Diffusionsbarriere. Gleichzeitig ist die Austauschoberfläche der Hepatozyten durch den Verlust der Mikrovilli vermindert. Diese Faktoren sind mitverantwortlich für die verminderte metabolische Leistungsfähigkeit der zirrhotischen Leber. Zusätzlich führt die Ablagerung der Extrazellulärmatrix zu einer Erhöhung des intrahepatischen Flußwiderstandes und damit zu einer Abnahme der Leberdurchblutung.

40.4.2
Extrazellulärmatrix der Leber

Gesunde Leber

Trotz des relativ geringen quantitativen Anteils der Extrazellulärmatrix an der Gesamtmasse der gesunden Leber besitzt diese wesentliche Funktionen, wie die Aufrechterhaltung der dreidimensionalen Organstruktur (Martinez-Hernandez u. Amenta 1993 a). Auch die korrekte phänotypische Differenzierung der verschiedenen hepatischen Zelltypen hängt von der Zusammensetzung der Extrazellulärmatrix ab (Lin u. Bissell 1993). Ihre Bestandteile lassen sich in die folgenden Hauptgruppen einteilen:
– Kollagene,
– nichtkollagenöse Glykoproteine,
– Proteoglykane.

■ **Kollagene.** Bei 20–30 % aller Proteine des menschlichen Körpers handelt es sich um Kollagene. In der gesunden Leber tragen sie nur 0,2–0,8 % zum Feuchtgewicht bei. Von den 17 bislang beschriebenen Kollagentypen konnten in der Leber die Kollagene I, III, IV, V und VI nachgewiesen werden. Mehr als 2 Drittel des hepatischen Kollagens besteht aus den sog. interstitiellen Kollagenen (I, III), die im Rahmen der postsekretorischen Tripelhelixbildung die für einen narbigen Gewebeumbau typischen groben Fibrillen ausbilden können. In der gesunden Leber finden sich interstitielle Kollagene hauptsächlich im Bereich der Portalfelder und der Zentralvenen, während sie im Bereich der Sinusoide nur in geringer Konzentration vorliegen und nicht zu einer wesentlichen Fibrillenbildung führen. Auch die nichtfibrillären Kollagene IV, V und VI lassen sich im Perisinusoidalraum nachweisen. Dabei ist auffällig, daß Kollagen IV, im Gegensatz zu anderen Organen, nicht mit Laminin, Entactin und Perlecan assoziiert vorliegt und es somit nicht zur Basalmembranbildung kommt.

■ **Glykoproteine.** Die nichtkollagenösen Glykoproteine stellen Verbindungen zwischen den verschiedenen Bestandteilen der Extrazellularmatrix her. Auch Zellen werden so mittels spezifischer Rezeptoren fixiert. Außerdem werden über diese Rezeptoren phänotypische Merkmale, wie Zellpolarität, -wachstum und -migration, beeinflußt. Zu den wesentlichen nichtkollagenösen strukturellen Glykoproteinen der Leber zählen Fibronektin, Laminin, Tenascin, Undulin und Entactin.

■ **Proteoglykane.** Bei den Proteoglykanen handelt es sich um sehr große Komplexmoleküle, die zum Großteil (95%) aus Kohlenhydraten bestehen. Sie können aufgrund ihrer starken Polarität und vieler negativer Ladungen große Mengen an Wassermolekülen und Kationen binden. Ihre räumliche Struktur besteht aus einer zentralen Achse des Glykosaminoglykans Hyaluronat, von der Proteinarme abgehen. Hieran sind wiederum spezifische sulfatierte Kohlenhydratketten angehängt. Der Gesamtproteoglykangehalt der gesunden Leber beträgt etwa 35 µg/g Trockengewicht, wobei Heparansulfat mit über 50% den größten Anteil unter den Kohlenhydratseitenketten hat. Außerdem finden sich Chondroitin-4- und -6-Sulfat und Dermatansulfat.

Veränderungen bei Leberzirrhose

Im Vergleich zur gesunden Leber steigt die Menge der Extrazellularmatrix in der zirrhotischen Leber maximal bis auf das 10fache an. Daneben finden sich aber auch qualitative Veränderungen, wie Unterschiede in der relativen Zusammensetzung und der räumlichen Verteilung (Burt 1996; Martinez-Hernandez u. Amenta 1993b; Schuppan et al. 1993).

■ **Kollagene.** Hauptkomponenten der fibrotischen Extrazellularmatrix sind die fibrillären Kollagene I und III, wobei das Verhältnis hin zum Kollagen I verschoben ist. Dieses macht bei Leberzirrhose bis zu 70% des gesamten hepatischen Kollagens aus. Beide Typen finden sich sowohl in den fibrotischen Portaltrakten und den fibrotischen Septen als auch im Perisinusoidalraum, wo sie zum Aufbau einer Diffusionsbarriere beitragen, welche die Hepatozyten vom Blutstrom isoliert.

■ **Pseudobasalmembran.** Zusätzlich bildet sich in der fibrotischen Leber unmittelbar unterhalb der Endothelzellen eine basalmembranähnliche Struktur von etwa 100 Å Durchmesser. Diese besteht im wesentlichen aus Fibronektin, Laminin und Kollagen IV, das sich auch im restlichen Perisinusoidalraum und in den fibrotischen Septen findet. Die untypische Zusammensetzung der Extrazellularmatrix im Perisinusoidalraum wird mitverantwortlich für morphologische Veränderungen, wie den Verlust der endothelialen Fenestrierung und der hepatozytären Mikrovilli während der Entwicklung einer Leberfibrose, gemacht.

■ **Proteoglykane.** Die Menge der Proteoglykane steigt im Rahmen der Leberfibrosierung um den Faktor 3–7. Auch die relative Zusammensetzung der Proteoglykane verändert sich. Zwar steigt die Konzentration von Heparansulfat, es wird jedoch von Dermatan- und Chondroitinsulfat als Hauptproteoglykan abgelöst.

> ! Unter den Kollagenen nimmt der Typ-I-Anteil zu, bei den Glykosaminoglykanen werden v.a. Dermatan- und Chondroitinsulfat produziert.

Zu den typischen morphologischen Veränderungen der Leberzirrhose gehören die Aktivierung der hepatischen Sternzellen zu Myofibroblasten, der Verlust der Endothelfenestrierung sowie die Reduktion der hepatozytären Mikrovilli. In Zellkulturexperimenten konnten diese phänotypischen Merkmale der betroffenen Zelltypen durch Modifikationen der Extrazellularmatrix moduliert werden. Werden isolierte hepatische Sternzellen auf einer Matrix kultiviert, die der physiologischen Matrix im Perisinusoidalraum entspricht, verbleiben diese Zellen im differenzierten, ruhenden Phänotyp wie in der gesunden Leber. Demgegenüber induziert eine Kultivierung auf Kollagen-I-Matrix, ähnlich dem perisinusoidalen Raum der zirrhotischen Leber, eine Sternzellaktivierung zu Myofibroblasten. Entsprechende Matrixeffekte wurden auf Endothelzellen und Hepatozyten gezeigt. Diese Beobachtungen geben einen Hinweis darauf, wie man sich den Mechanismus vorzustellen hat, der die zellmorphologischen Veränderungen bei Leberzirrhose bewirkt. Außerdem erklären sie, warum die Leberzirrhose progredient und selbstperpetuierend verlaufen kann, auch wenn der initiale profibrogene Stimulus nicht mehr wirkt.

■ **Quelle der pathologischen Matrix.** Welcher Zelltyp für die Produktion der einzelnen Komponenten der hepatischen Extrazellularmatrix bei Fibrose verantwortlich ist, war lange Zeit unklar. Bis in die 80er Jahre nahm man an, daß die Extrazellularmatrix im wesentlichen durch Hepatozyten produziert wird. Aus heutiger Sicht ist es überraschend, daß die Rolle mesenchymaler Zelltypen, wie Fibroblasten oder Myofibroblasten, lange unterschätzt wurde. Erst 1988 wurde gezeigt, daß die in Hepatozytenkulturen gefundene Extrazellularmatrix durch einen kontaminierenden Zelltyp produziert wird, der aktivierten, myofibroblastischen hepatischen Sternzelle (Maher et al. 1988).

In umfangreichen Experimenten wurde demonstriert, daß diese Zellen alle wesentlichen Bestandteile der Extrazellularmatrix der fibrotischen Leber herzustellen vermögen. Sie produzieren die Kollagene I, III und IV, Laminin, Fibronektin, Tenascin, Undulin, Entactin, Hyaluronan und sulfatierte Proteoglykane. Der Prozeß der Sternzellaktivierung führt zu einer Veränderung der relativen Anteile der durch sie produzierten Extrazellularmatrix entsprechend der Leberfibrose.

Remodelling der Extrazellularmatrix

Die Menge und Verteilung der extrazellulären Matrix ist das Resultat eines dynamischen Gleichgewichts zwischen Neuproduktion und Degradation (Arthur 1994). Sie unterliegt einem ständigem Umbau ("remodelling"). Prinzipiell sind sowohl Änderungen der Aufbau- als auch der Abbaurate in der Lage, das Gleichgewicht zu verschieben. Dies hat sich für verschiedene klinische Situationen als relevant erwiesen. So begünstigt z. B. ein erhöhter Matrixabbau die Invasivität maligner Tumoren und auch die Knorpelschädigung bei rheumatoider Arthritis. Demgegenüber ist das Gleichgewicht bei fibrotischen Erkrankungen hin zu einer vermehrten Ablagerung fibrotischer Matrix verschoben. Bei der Leberfibrose ist die Produktion von Komponenten der extrazellulären Matrix deutlich erhöht, zusätzlich haben sich aber im Laufe der letzten Jahre die Hinweise darauf vermehrt, daß gleichzeitig eine Störung in der Degradation der Extrazellularmatrix vorliegt.

Degradation der Extrazellulärmatrix durch Matrixmetalloproteinasen

Die hepatische Extrazellularmatrix wird durch eine spezifische Familie matrixdegradierender Enzyme, die Matrixmetalloproteinasen (MMP), abgebaut. Bei den MMP handelt es sich um Zn^{2+}- und Ca^{2+}-abhängige Endopeptidasen, deren Aktivitätsmaximum im neutralen pH-Bereich liegt. Unter besonderen Bedingungen, z. B. bei niedrigen pH-Werten, können wahrscheinlich auch Mitglieder anderer Proteasenklassen (Aspartat-, Cystein- und Serinproteasen) am Matrixabbau teilhaben. Bisher wurden 18 verschiedene MMP identifiziert, kloniert und sequenziert. Sie lassen sich in folgende Untergruppen klassifizieren:
- Kollagenasen (interstitiell, neutrophil, 3, 4),
- Stromelysine (1, 2, 3, Matrilysin),
- Gelatinasen (A, B),
- Membrantypmetalloproteinasen (1, 2, 3, 4) und
- Metalloelastase, Enamelysin, MMP 23, RASI-I.

Die wesentliche Differenz zwischen den einzelnen MMP-Gruppen besteht in ihrer unterschiedlichen Substratspezifität. Die Kollagenasen können als einzige Untergruppe die native Helix fibrillärer Kollagene (I, III) effektiv degradieren. Stromelysine haben ein breites Substratspektrum, das es ihnen erlaubt, aktiv an der Degradation basalmembranartiger Strukturen mitzuwirken. Außerdem werden sowohl Prokollagenase als auch Progelatinase B durch Stromelysine in ihre aktiven Formen überführt. Die Gelatinasen bauen native Kollagene der Typen IV, V, VII und X ab. Eine wesentliche Rolle der Gelatinasen wird aber im Synergismus mit den Kollagenasen gesehen, denn Gelatinasen können durch Kollagenasen partiell degradierte Fragmente fibrillärer Kollagene (I, III) weiter abbauen. Die Membrantypmetalloproteinasen sind Enzyme, die in der Zellmembran verankert sind. Ihre wesentliche Rolle wird z. Z. in der Aktivierung der Prometalloproteinasen gesehen. Die Metalloelastase weist Aktivität gegenüber Elastin und Fibronektin auf.

■ **Regulationsmechanismen der MMP**

Die sehr potenten Metalloproteinasen unterliegen strikten Regulationsmechanismen. Sie erfolgen auf 4 verschiedenen Ebenen:
- Genexpression,
- postsekretorische Proenzymaktivierung,
- Hemmung der Proenzymaktivierung und
- Hemmung der aktivierten Enzyme durch spezifische Inhibitoren.

Die MMP-Genexpression wird durch verschiedene Mediatoren, darunter TNF-α, PDGF, β-FGF, EGF, IFN-α und IL-1, reguliert. MMP werden als latente Proenzyme sezerniert. Die Aktivierung erfolgt durch die enzymatische Abtrennung einer etwa 80 Aminosäuren langen Prodomäne. Diese initiale Aktivierung erfolgt in vivo wahrscheinlich im wesentlichen über die Plasminogen-Plasmin-Kaskade. Plasminogen wird dadurch in die Serinprotease Plasmin überführt. Dieses geschieht durch den Urokinase-Plasminogen-Aktivator (uPA), der seinerseits durch den Plasminogenaktivator-Inhibitor (PAI) gehemmt wird. Dadurch kann dann Prostromelysin und Prokollagenase partiell aktiviert werden. Stromelysin führt zu einer weiteren Initiierung von Kollagenase und anderen MMP. TGF-β_1, einer der wesentlichen profibrogenen Wachstumsfaktoren, steigert die PAI- und vermindert die uPA-Produktion und damit die MMP-Aktivierung.

Andere Mechanismen, die synergistisch mit der Plasminogen-Plasmin-Kaskade wirken können, sind die Mastzellen-Tryptase, Cathepsine, Elastase, Kallikrein und reaktive Zwischenprodukte des O_2-Stoffwechsels. Ferner kann Progelatinase A direkt durch Membrantypmetalloproteinasen aktiviert werden.

■ **Tissue inhibitors of metalloproteinases.** Die aktivierten MMP können durch unspezifische Proteasenhemmer, wie α_2-Makroglobulin, inhibiert werden. Die wesentliche Kontrolle erfolgt jedoch durch eine Familie spezifischer Inhibitoren den sog. „tissue inhibitors of metalloproteinases" (TIMP). Bisher wurden 4 unterschiedliche TIMP charakterisiert: TIMP-1, TIMP-2, TIMP-3 und TIMP-4. Die Bindung zwischen TIMP und MMP erfolgt nichtkovalent und reversibel im stöchiometrischen Verhältnis 1:1. Neben den aktivierten MMP werden auch Prometalloproteinasen durch TIMP gebunden. Diese Komplexe sind relativ stabil und die Proenzymaktivierung wird verhindert.

■ **Experimentelle Leberschädigungen.** Während experimenteller chronischer Leberschädigungen wurde ein charakteristischer Verlauf kollagendegradierender Enzymaktivitäten beobachtet. In den reversiblen Initialstadien läßt sich regelmäßig eine Matrixdegradation nachweisen. Demgegenüber fällt die kollagenolytische Aktivität in spätere, irreversible Krankheitsstadien. Ähnlich wie bei der Produktion der Extrazellularmatrix scheint die hepatische Sternzelle auch für die Produktion von MMP und TIMP der wesentliche Zelltyp zu sein. Nur für Gelatinase B wurde die Kupffer-Zelle als Hauptproduktionsort beschrieben. Während der Aktivierung hepatischer Sternzellen zum myofibroblastischen Phänotyp kommt es zur Expression interstitieller Kollagenase und von Stromelysin-1. Diese werden nur transient am Anfang der Sternzellaktivierung exprimiert. Demgegenüber werden Gelatinase A und Membrantypmetalloproteinase-1 ebenso wie TIMP-1 und TIMP-2 von den transformierten, myofibroblastischen hepatischen Sternzellen produziert.

Fibrotische Lebern weisen deutlich erhöhte Spiegel von TIMP-1 auf. Dieser Tatsache wird eine maßgebliche Rolle bei der verminderten Fähigkeit der zirrhotischen Leber zugeschrieben, überschüssige Extrazellularmatrix zu degradieren. Kulturexperimente mit aktivierten hepatischen Sternzellen zeigen, daß eine Entfernung von TIMP-1 bis zu einer 20fach erhöhten Gelatinaseaktivität führt.

■ **MMP und Zellbiologie.** Neben ihrer matrixdegradierenden Eigenschaft scheinen die Metalloproteinasen auch einen direkten Einfluß auf die Zellbiologie der hepatischen Sternzellen nehmen zu können. Für die Gelatinase A wurde gezeigt, daß sie zur Proliferation aktivierter Sternzellen beitragen kann. Der genaue Mechanismus dafür ist nicht bekannt; allerdings sind Metalloproteinasen in der Lage, Adhäsionsmoleküle (z. B. ICAM-1) und andere Zellmembranrezeptoren von der Zelloberfläche zu entfernen, was Einfluß auf den zellulären Phänotyp nehmen kann.

Funktionen der Extrazellularmatrix

Traditionell wird die Rolle der Extrazellularmatrix als dreidimensionales Stützgerüst der Organstruktur gesehen. Neben dieser passiven Rolle kann sie auch aktiv auf die Zellfunktion Einfluß nehmen. Die richtige Zusammensetzung und räumliche Verteilung ist von fundamentaler Bedeutung für die ordnungsgemäße Organfunktion.

■ **Interaktion zwischen Matrix und Zelle.** Die Extrazellularmatrix nimmt über verschiedene Mechanismen auf die Zellfunktion Einfluß. Auf der Zelloberfläche befinden sich Rezeptoren, die spezifisch an bestimmte Bestandteile der Extrazellularmatrix binden können. Diese Kontaktaufnahme bewirkt erstens eine Verbindung der Extrazellularmatrix mit dem Zytoskelett der Zelle, zweitens werden dadurch zellinterne Signalkaskaden aktiviert. Dies nimmt Einfluß auf die Genexpression der betroffenen Zelle und verändert so deren Phänotyp. Die wichtigste Klasse von Extrazellularmatrixrezeptoren sind die Integrine. Integrine sind transmembrane, heterodimere Proteine. Sie bestehen aus je einer α- und einer β-Kette. Bisher wurden 15 verschiedene α- und 8 β-Ketten in 21 unterschiedlichen Kombinationen beschrieben. Die Spezifität der Extrazellularmatrixbindung wird durch die Kombination bestimmter α- und β-Ketten erreicht, wobei das Repertoire an Integrinen von Zelltyp zu Zelltyp verschieden ist und so zu unterschiedlichen zellulären Reaktionen auf die Extrazellularmatrix führen kann.

■ **Modulation der Zytokinaktivität.** Neben dem direkten Einfluß auf die Zelle, wirkt die Extrazellularmatrix indirekt über die Modulation der Aktivität bestimmter Zytokine. Die anionischen Seitenketten von Heparansulfat in manchen Proteoglykanen sind in der Lage, Zytokine mit basischen Aminosäuresequenzen zu binden (z. B. IFN-γ, β-FGF). Dieses kann einerseits die Kontaktaufnahme zu den zellulären Zytokinrezeptoren erleichtern und die Degradation der Zytokine verhindern. Matrixdegradierende Enzyme können andererseits zur Freisetzung komplexierter Zytokine führen und so deren Wirkung erst ermöglichen. Die Bindung von TGF-β (dem zentralen Mitogen für die Induktion der Matrixproduktion) an die Proteoglykane Decorin und Biglykan neutralisiert deren biologische Wirksamkeit. Neben den Proteoglykanen können Zytokine (z. B. PDGF, ein hochpotentes Mitogen für Sternzellen) auch an Kollagene binden.

40.4.3
Histologische Veränderungen bei Leberfibrose

Hepatische Sternzellen

Obwohl von Kupffer schon 1876 über sternförmige perisinusoidale Zellen in der Leber berichtete, dauerte es bis 1980 als Wake diese klar von den hepatischen Makrophagen (jetzt als Kupffer-Zellen bezeichnet) separierte und zeigen konnte, daß die Perisinusoidalzellen identisch mit den 1951 von Ito beschriebenen Fettspeicherzellen sind. Diese relativ kurze Geschichte als eindeutig definierter Zelltyp hatte zur Folge, daß eine Vielfalt synonymer Namen in der internationalen Literatur verwendet wird: Ito-Zelle, Lipozyt, Fettspeicherzelle, Perisinusoidalzelle, hepatischer Perizyt und hepatische Sternzelle. Aufgrund des besonderen Phänotyps der aktivierten Sternzelle wird diese häufig als hepatischer Myofibroblast angesprochen. Um dieser Begriffsvielfalt ein Ende zu setzen haben hat man sich 1995 international auf den Namen „hepatische Sternzelle" (engl. „hepatic stellate cell"/HSC) geeinigt.

Hepatische Sternzellen sind Zellen mesenchymalen Ursprungs (Pinzani 1995). Sowohl morphologisch als auch funktionell ähneln sie glattmuskelzellenartigen Perizyten anderer Organe. Das auffälligste morphologische Merkmal ist die große Anzahl zytoplasmatischer Lipidtröpchen, deren wesentlicher Bestandteil Retinylester (Vitamin-A-Derivate) sind. Begünstigt durch ihre Position im subendothelialen Perisinusoidalraum können die Sternzellen leicht Zell-zu-Zell-Kontakte mit Hepatozyten ausbilden. Dazu bilden sie lange Zellfortsätze aus, die die Sinusoide umschließen. Hepatische Sternzellen, die etwa 5–8% der gesamten Leberzellen ausmachen, sind keine homogene Zellpopulation. Sowohl morphologisch als auch biochemisch wurden verschiedene Subpopulationen definiert.

Eine Hauptfunktion der hepatischen Sternzellen in der gesunden Leber ist das Speichern und kontrollierte Freisetzen von Retinoiden. Dieses geschieht in enger Kooperation mit den Hepatozyten. Weitere Aufgaben der hepatischen Sternzellen in der gesunden Leber sind z. Z. noch schlecht charakterisiert.

Aktivierung der hepatischen Sternzellen

Ein Hauptmerkmal der hepatischen Sternzellen besteht in ihrer Fähigkeit zu einer grundlegenden phänotypischen Transformation im Falle einer Leberschädigung (Abb. 40.2). Die Zellen wechseln vom sog. ruhenden Phänotyp (engl. „quiescent") in den aktivierten myofibroblastischen Phänotyp. Während dieser Transformation verlieren sie ihre zytoplasmatischen Retinoidtröpchen, nehmen ein fibroblastenartiges Aussehen an und beginnen zu proliferieren.

> ! Die Aktivierung der hepatischen Sternzellen ist der wesentliche Schritt in der Entwicklung einer Leberfibrose. Unabhängig von der Ätiologie führen alle chronischen Lebererkrankungen zu diesem Vorgang, der die gemeinsame Endstrecke in der Entwicklung der Leberzirrhose darstellt.

Die zentrale Bedeutung der Sternzellaktivierung wird durch verschiedene klinische und experimentelle Beobachtungen untermauert:
1. konnte gezeigt werden, daß aktivierte Sternzellen quantitativ der Hauptproduzent extrazellulärer Matrix in der fibrotischen Leber sind.
2. entspricht die veränderte relative Zusammensetzung der Extrazellularmatrix in der fibrotischen Leber dem Produktionsmuster der aktivierten Sternzellen in Zellkulturexperimenten (s. Veränderungen der Extrazellularmatrix bei Leberfibrose).
3. findet sich eine räumliche Assoziation von aktivierten Sternzellen und Regionen aktiver Fibroproliferation bei Leberzirrhose (s. Morphologie).
4. findet sich die Sternzellaktivierung konstant bei allen verschiedenen Ätiologien der Leberfibrose, während andere Merkmale wie Nekroinflammation vorhanden sein können, aber nicht müssen.
5. können andere charakteristische Merkmale der Leberzirrhose, wie die Kapillarisierung der hepatischen Sinusoide, als Sekundärfolgen der durch aktivierte Sternzellen veränderten Extrazellularmatrix erklärt werden (s. Funktionen der Extrazellularmatrix).

Abb. 40.2. Modell der Aktivierung hepatischer Sternzellen. Die Sternzellaktivierung ist der zentrale Vorgang in der Entwicklung der Leberfibrose. Durch eine Leberschädigung wird die Freisetzung von Mediatoren durch Kupffer-Zellen, Hepatozyten und andere Zelltypen induziert. Diese Faktoren aktivieren die hepatischen Sternzellen, was zur gesteigerten Rezeptorenexpression für spezifische Mediatoren führt. Die Sternzellen beginnen zu proliferieren und Mediatoren zu produzieren, von denen manche autokrin wirken können

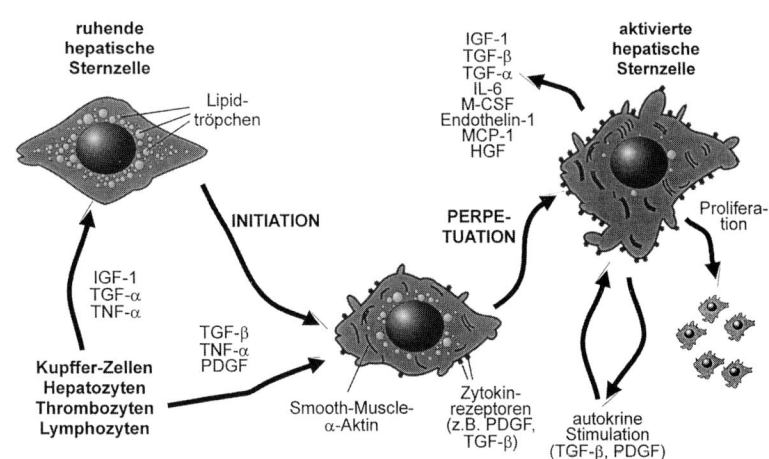

■ **Mehrstufenmodell der Sternzellaktivierung.** Für die Aktivierung wurde ein Mehrstufenmodell postuliert (Friedman 1993).
- Der erste Schritt (*Initiation*) führt zur Expression von Rezeptoren für mitogene und fibrogene Zytokine.
- Im zweiten Schritt (*Perpetuation*) führen diese Mediatoren dann zur Zellproliferation und Fibrogenese.

Zur Initiation der Sternzellaktivierung können wahrscheinlich verschiedene Faktoren beitragen. Dazu gehören Kupffer-Zellfaktoren, aber auch Hepatozyten, Lymphozyten und Thrombozyten. Zusätzlich können Veränderungen der Extrazellularmatrix beteiligt sein. Die Initiation der Sternzellaktivierung führt zu einer Zunahme des Zellvolumens mit einer Vermehrung des rauhen endoplasmatischen Retikulums, während die Menge zytoplasmatischer Retinoidtröpchen abnimmt. Das Proteinrepertoire der Zellen ändert sich grundlegend.

Zu den Proteinen, die de novo exprimiert werden gehört Smooth-muscle-α-Aktin (SMA), ein charakteristischer Marker für glatte Muskelzellen und Myofibroblasten. Neuere Studien haben gezeigt, daß aktivierte Sternzellen kontraktil sind und auf Faktoren wie Endotheline reagieren. Dieses Verhalten kann zur Kontraktion der hepatischen Sinusoide bei Leberfibrose und zur portalen Hypertension beitragen.

Weiterhin wird die Expression von PDGF- und TGF-β-Rezeptoren auf der Zelloberfläche induziert. PDGF ist ein hochpotentes Mitogen für Sternzellen, während TGF-β zentral für die Induktion der Matrixproduktion ist (Border u. Noble 1994). Beide Faktoren werden in fibrotischen Lebern vermehrt exprimiert; sie können von aktivierten Sternzellen selbst hergestellt werden. Dieses kann zur autokrinen Zellstimulation und zur Induktion der Matrixsynthese führen.

Andere Faktoren, die bei diesem Vorgang hergestellt werden, sind IGF-1, TGF-α, TNF-α, IL-6, β-FGF, MCP-1, HGF, PAF. Die komplexen auto- und parakrinen Effekte dieser Mediatoren sind z. Z. nur in Ansätzen verstanden. Neben den Peptidmediatoren können auch Substanzen anderer Stoffklassen die Matrixproduktion hepatischer Sternzellen modulieren. Acetaldehyd, ein wesentlicher Ethanolmetabolit, steigert die Kollagenproduktion hepatischer Sternzellen. Ähnliche Effekte zeigten sich für Laktat, Intermediärprodukte des O_2-Stoffwechsels und für Eisen.

40.5 Therapie der Leberfibrose

Trotz intensiver Suche steht bisher keine klinisch gesicherte, spezifische antifibrotische Therapie der Leberzirrhose zur Verfügung (Wu u. Danielsson 1994). Die einzige Maßnahme, die einen gewissen Erfolg verspricht, besteht im Ausschalten der initialen Noxe, wie Alkoholkarenz oder spezifische antivirale Therapien. In vielen klinischen Situationen ist allerdings keine ursächliche Therapie möglich oder die Erkrankung ist bereits in ein Stadium fortgeschritten, das auch bei Sistieren der ursprünglichen Leberschädigung progredient ist. Dies hat zur Suche nach effektiveren spezifischen Inhibitoren der Leberfibrose geführt.

40.5.1 Klinisch getestete Therapeutika

Mehrere potentiell antifibrotisch wirksame Medikamenten wurden bisher klinisch getestet, darunter Glukokortikoide, Colchizin und D-Penicillamin. Trotz antifibrogener Eigenschaften in experimentellen Modellen zeigte sich keine eindeutige klinische Wirksamkeit dieser Substanzen.

■ **Glukokortikoide.** Glukokortikoide modulieren die Produktion inflammatorischer Zytokine; außerdem können sie direkt mit profibrogenen Transkriptionsfaktoren interagieren. In Zellkultur konnte eine Hemmung der Kollagensynthese durch Glukokortikoide gezeigt werden; dieser Effekt war aber in klinischen Studien nicht reproduzierbar.

■ **Colchizin.** Colchizin inhibiert die Tubulinpolymerisation. In vitro senkt es die Prokollagensekretion und steigert die Kollagenaseaktivität. Trotz initial vielversprechender Daten zeigten Nachfolgestudien an PBC-Patienten keine Verlangsamung in der Progression zum Vollbild der Leberzirrhose.

■ **D-Penicillamin.** D-Penicillamin interferiert mit der Kollagenpolymerisation. Ähnlich wie bei den Glukokortikoiden und bei Colchizin ließen sich die experimentellen Daten der D-Penicillamin-Wirkung bei Patienten mit chronischen Lebererkrankungen nicht bestätigen.

40.5.2
Neue Therapieansätze

Die Therapieansätze der Leberfibrose lassen sich in verschiedene Gruppen klassifizieren:
- direkter Eingriff in den Kollagenmetabolismus,
- Hemmung profibrogener Mediatoren,
- Inhibition der Sternzellaktivierung und
- Steigerung der Matrixdegradation.

Zum Aufbau einer stabilen Extrazellularmatrix durchlaufen fibrilläre Kollagene eine Reihe intra- und extrazellulärer Modifikationen, für die spezifische Enzyme verantwortlich sind. Um eine stabile Kollagentripelhelixbildung zu ermöglichen, ist es nötig, daß bestimmte Prolinresiduen der naszenten Prokollagen-α-Ketten hydroxyliert werden. Für das verantwortliche Enzym, die Prolyl-4-Hydroxylase, wurden verschiedene Inhibitoren entwickelt (z. B. HOE 077, Lufironil). Die Hemmung eines anderen Enzyms, der Lysyloxidase, interferiert mit der Kollagenpolymerisation. Die entsprechenden Inhibitoren befinden sich z. Z. in Entwicklung.

TGF-β ist der zentrale profibrogene Wachstumsfaktor bei Leberfibrose. Um die TGF-β-Signalkette zu unterbrechen, wurden unterschiedliche Ansätze getestet. Da TGF-β an verschiedene Extrazellularmatrixbestandteile binden kann, wurde in einem Modell experimenteller Nierenfibrose Decorin gegeben, was zu einer deutlichen Reduktion der Fibrose führte. Ähnliche Effekte wurden in anderen Modellen nach der Gabe von TGF-β-Antikörpern gesehen.

Die Aktivierung der hepatischen Sternzellen wird experimentell durch die Gabe verschiedener Substanzen verhindert oder zumindest verzögert.

IFN-γ hemmt die Sternzellaktivierung. In verschiedenen Fibrosemodellen wurden antifibrotische Wirkungen durch IFN-γ beschrieben. Da bei Hepatitis-C-Patienten, die mit IFN-α behandelt wurden, histologisch eine Reduktion der Fibroproliferation gezeigt wurde, wird auch für diese Substanz eine direkte antifibrotische Wirkung vermutet.

Neben den Interferonen können auch Retinoide (Vitamin-A-Derivate) eine deutliche Verlangsamung der Sternzellaktivierung bewirken. Auf der anderen Seite kann exzessive Retinoidgabe wiederum fibrotische Leberveränderungen induzieren.

Eine weitere Medikamentengruppe, für die in verschiedenen Fibrosemodellen (Leber, Niere) antifibrotische Eigenschaften gezeigt wurden, sind die „Angiotensin converting enzyme Inhibitoren" (z. B. Captopril, Enalapril). Der genaue Wirkmechanismus ist aber noch unklar.

Die oben beschriebenen Prinzipien basieren im wesentlichen auf der Idee, die Neuproduktion von Extrazellularmatrix zu verhindern. Klinisch stellt sich aber das Problem, daß Patienten mit Leberzirrhose schon eine massive Akkumulation von Extrazellularmatrix aufweisen, so daß es sinnvoll erscheint, nach Stoffen zu suchen, die den Abbau der vorhandenen Extrazellularmatrix steigern können. Für mehrfachungesättigtes Lecithin konnte gezeigt werden, daß es die Kollagenaseproduktion durch hepatische Sternzellen steigert und in experimentellen Modellen zu einer Verminderung der Fibrose führen kann.

Auch das körpereigene Hormon Relaxin greift in den Matrixabbau ein. Eine seiner physiologischen Rollen besteht in der präpartalen Auflockerung des Symphysenbandes. Relaxin stimuliert die Kollagenaseaktivität und hemmt die Produktion von Metalloproteinaseninhibitoren.

Alle diese neueren Therapieansätze befinden sich z. Z. im experimentellen Stadium. Die klinische Effizienz ist noch nicht gesichert, und für manche Substanzen bestehen Bedenken wegen ihrer potentiellen Toxizität. Auf der anderen Seite zeichnet sich mit zunehmenden Verständnis der Vorgänge, die zur Sternzellaktivierung führen, die Möglichkeit ab, zukünftig direkt in die zellinternen Signalkaskaden einzugreifen und die Aktivität der Extrazellularmatrixgene zu manipulieren. Die technischen Voraussetzungen dafür sowie auch die somatische Gentherapie befinden sich z. Z. in Entwicklung.

Literatur

Adams DH (1996) Lymphocyte-endothelial cell interactions in hepatic inflammation. Hepatogastroenterology 43: 32–43

Arthur MJP (1994) Degradation of matrix proteins in liver fibrosis. Path Res Pract 190: 825–833

Badardin KA, Desmet VJ (1984) Interdigitating and dendritic reticulum cells in chronic active hepatitis. Histopathology 8: 657–667

Bedossa P (1994) Intraobserver and interobserver variations in liver biopsy interpretatioon in patients with chronic hepatitis C. The French METAVIR Cooperative Study Group. Hepatology 20: 349–355

Border WA, Noble NA (1994) Transforming growth factor beta in tissue fibrosis. N Engl J Med 331: 1286–1292

Burt AD (ed) (1996) Special topic: liver fibrosis. Hepatogastroenterology 43: 2–121

Chevallier M, Guerret S, Chossegros P, Gerard F, Grimaud JA (1991) A histological semiquantitative scoring system for evaluation of hepatic fibrosis in needle liver biopsy specimen: comparison with morphometric studies. Hepatology 20: 15–20

Chisari FV, Ferrari C (1995) Hepatitis B virus immunopathogenesis. Ann Rev Immunol 13: 29–60

Czaja AJ, Carpenter HA, Santrach PJ, Moore SB, Homburger HA (1993) The nature and prognosis of severe cryptogenic chronic active hepatitis. Gastroenterology 104: 1755–1761

Desmet VJ, Gerber M, Hoofnagle JH, Manns, M, Scheuer PJ (1994) Classification of chronic hepatitis: diagnosis, grading and staging. Hepatology 19: 1513–1520

Dienes HP, Hütteroth T, Hess G, Meuer SC (1987) Immunoelectron microscopic observations on the inflammatory infiltrates and HLA antigens in hepatitis B and non-A, non-B. Hepatology 7: 1317–1325

Eggink HF, Houthoff HJ, Huitema S, Gips CH, Poppema S (1982) Cellular and humoral immune reactions in chronic active liver disease. I. Lymphocyte subsets in liver biopsies of patients with untreated idiopathic autoimmune hepatitis, chronic active hepatitis B and primary biliary cirrhosis. Clin Exp Immunol 50: 17–24

Friedman SL (1993) The cellular basis of hepatic fibrosis. N Engl J Med 328: 1828–1835

Guidotti LG, Guilhot S, Chisari FV (1994) Interleukin 2 and interferon alpha/beta downregulate hepatitis B virus gene expression in vivo by tumor necrosis factor dependent and independent pathways. J Virol 68: 1265–1270

Guidotti LG, Ishikawa T, Hobbs MV, Matzke B, Schreiber R, Chisari FV (1996) Intracellular inactivation of the hepatitis B virus by cytotoxic T lymphocytes. Immunity 4: 35–36

Guidotti LG, Rochford R, Chung J, Shapiro M, Purcell R, Chisari FV (1999) Viral Clearance without destruction of infected cells during acute HBV infection. Science 284: 825–829

Haynes BF, Fauci AS (1994) Cellular and molecular basis of immunity. In: Isselbacher KJ, Braunwald E, Wison JD, Martin JB, Fauci AS, Kasper DL (eds) Harrison's principles of internal medicine, 13th edn. McGraw-Hill, New York, pp 1543–1558

Husby G, Blomhoff JP, Elgjo K, Williams SRC Jr (1982) Immunohistochemical characterization of hepatic tissue lymphocyte subpopulations in liver disease. Scand J Gastroenterol 17: 855–860

Janeway CA Jr, Travers P (1995) Immunologie. Spektrum, Heidelberg

Jeffers J, Hasan F, de Medina M et al. (1992) Prevalence of antibodies to hepatitis C virus among patients with cryptogenic chronic hepatitis and cirrhosis. Hepatology 15: 187–190

Knodell RG, Ishak KG, Black WC et al. (1981) Formulation and application of a numerical scoring system for assessing histological activity in symptomatic chronic active hepatitis. Hepatology 1: 431–435

Lin CQ, Bissell MJ (1993) Multi-faceted regulation of cell differentiation by extracellular matrix. FASEB J 7: 737–743

Martinez-Hernandez A, Amenta PS (1993 a) The hepatic extracellular matrix. I. Components and distribution in normal liver. Virchows Arch A Pathol Anat 423: 1–11

Martinez-Hernandez A, Amenta PS (1993) The hepatic extracellular matrix. II. Ontogenesis, regeneration and cirrhosis. Virchows Arch A Pathol Anat 423: 77–84

Maher JJ, Bissell DM, Friedman SL, Roll FJ (1988) Collagen measured in primary cultures of normal rat hepatocytes derives from lipocytes within the monolayer. J Clin Invest 82: 450–459

Mims C, White DO (1984) Viral pathogenesis and immunology. Blackwell, Oxford, pp 120–153

Montano L, Aranguibel F, Boffill M, Goodall AH, Janossy G, Thomas HC (1983) An analysis of the composition of the inflammatory infiltrate in autoimmune and hepatitis B virus-induced chronic liver disease. Hepatology 3: 292–296

Pinzani M (1995) Novel insights into the biology and physiology of the Ito cell. Pharmac Ther 66: 387–412

Roche Lexikon Medizin (1987) Urban & Schwarzenberg, München

Scheuer PJ (1991) Classification of chronic viral hepatitis: a need for reassessment. J Hepatol 13: 372–374

Schaffner F, Popper H (1963) Capillarization of hepatic sinusoids in man. Gastroenterology 44: 239–242

Schuppan D, Herbst H, Milani S (1993) Matrix, matrix synthesis, and molecular networks in hepatic fibrosis. In: Zern MA, Reid LM (eds) Extracellular matrix. Marcel Dekker, New York, pp 201–254

Tsui LV, Guidotti LG, Ishikawa T, Chisari FV (1995) Posttranscriptional clearance of hepatitis B virus RNA by cytotoxic T lymphocyte activated hepatocytes. Proc Natl Acad Sci USA 92: 12398–12402

Wu J, Danielsson Å (1994) Inhibition of hepatic fibrogenesis: a review of pharmacologic candidates. Scand J Gastroenterol 29: 385–391

Virushepatitis

C. Trautwein · H. L. Tillmann · M. Manns

INHALT

41.1	Epidemiologie	407
41.2	Ätiologie und Pathogenese	407
41.2.1	Hepatitisviren	408
	Hepatitis-A-Virus	408
	Hepatitis-B-Virus	409
	Hepatitis-D-Virus	413
	Hepatitis-C-Virus	414
	Hepatitis-E-Virus	416
	Hepatitis-G-Virus	416
41.2.2	Sonstige Virushepatitiden	417
	Infektiöse Mononukleose	417
	Herpes-simplex-Virus	417
	Zytomegalievirus	417
	Seltene Ursachen einer Virushepatitis	417
41.3	Klinik	417
41.3.1	Akute Virushepatitis	417
41.3.2	Chronische Virushepatitis	418
41.4	Diagnostik	419
41.4.1	Allgemeine Laboruntersuchungen	419
41.4.2	Spezifische Diagnostik der Virushepatitis	420
41.4.3	Leberbiopsie	421
41.5	Differentialdiagnose der Virushepatitis	421
41.5.1	Akute Virushepatitis	421
41.5.2	Chronische Virushepatitis	421
41.6	Therapie	422
41.6.1	Akute Hepatitis	422
41.6.2	Chronische Virushepatitis	422
	Chronische Hepatitis B	422
	Chronische Hepatitis D	425
	Chronische Hepatitis C	425
41.7	Prophylaxe	428
41.7.1	Hygienische Maßnahmen	428
41.7.2	Impfung	428
	Hepatitis A	428
	Hepatitis B	428
	Kombinationsimpfung Hepatitis A und B	429
	Hepatitis D	429
	Andere Hepatitisviren	429

Häufigster Auslöser dieser Erkrankungen sind die Hepatitisviren, die einen engen Organotropismus besitzen und beinahe selektiv die Leber infizieren.

Abhängig von der Zeitdauer der Erkrankung wird zwischen akuter und chronischer Virushepatitis unterschieden. Bei der akuten Virushepatitis handelt es sich um die erstmalige, akute Manifestation einer Neuinfektion. Persistiert das Virus über mehr als 180 Tage in der Leber und führt dort zur Entzündung des Gewebes, erfüllt die Infektion die Definition der chronischen Virushepatitis.

Histologisch ist die akute Virushepatitis durch Leberzellnekrosen und die Infiltration von Lymphozyten, Plasmazellen und Monozyten charakterisiert. Die histologische Beurteilung erlaubt keine sichere Unterscheidung zwischen den einzelnen Hepatitisviren. Bei der chronischen Virushepatitis findet sich ein unterschiedlich ausgeprägtes entzündliches Infiltrat im Lebergewebe, das vornehmlich aus Lymphozyten besteht, und zu hepatozellulären Nekrosen führt. Abhängig von der Dauer der Erkrankung und der entzündlichen Aktivität schreitet die Erkrankung fort und führt zum bindegewebigen Umbau des Organs.

41.1 Epidemiologie

In der Bundesrepublik Deutschland wird z. Z. mit etwa 35 akuten Hepatitisinfektionen pro 100.000 Einwohner und Jahr gerechnet. Bei den chronischen Hepatitiden wird von einer Zahl um 20 Neuerkrankungen je 100.000 Einwohner ausgegangen.

41.2 Ätiologie und Pathogenese

Zum heutigen Zeitpunkt sind die Hepatitisviren A, B, C, D und E bekannt. In Tabelle 41.1 sind die verschiedenen Formen der Virushepatitis und die wichtigsten Charakteristika dargestellt. Darüber hinaus kann eine Hepatitis aus einer systemischen Infektion hervorgehen, die durch eine Reihe anderer Viren bedingt ist, z. B.:
– Zytomegalievirus,
– Epstein-Barr-Virus,
– Herpes-simplex-Virus,
– Varizellenzostervirus,
– Masernvirus,
– Marburg-Virus,
– Ebola-Virus,
– Rift-Valley-Fieber-Virus,
– Lassa-Virus,

Tabelle 41.1. Hepatitisviren

Virus	Virustyp	Virusgenom/Größe	Hepatitis	Infektionsweg
Hepatitis A (HAV)	Picornavirus	RNA/7,5 kb	Akut	Fäkal-oral
Hepatitis B (HBV)	Hepadnavirus	DNA/3,2 kb	Akut/chronisch	Parenteral/sexuell
Hepatitis C (HCV)	Flavivirus	RNA/9,4 kb	Chronisch/(akut)	Parenteral/(sexuell)
Hepatitis D (HDV)	Deltavirus	RNA/1,7 kb	Akut/chronisch	Parenteral/sexuell
Hepatitis E (HEV)	Calizivirus	RNA/7,5 kb	Akut	Fäkal-oral
Hepatitis G (HGV)	Flavivirus	RNA/9,4 kb	Unklar	Parenteral

- Gelbfiebervirus,
- Echovirus,
- Coxsackie-Virus,
- Rötelnvirus,
- Junin-Virus,
- Machupo-Virus.

Die Bedeutung des Hepatitis-G/GBV-C-Virus für die Entstehung von Lebererkrankungen muß als gering eingestuft werden.

41.2.1
Hepatitisviren

Bisher ist der Übergang in eine chronische Virushepatitis nur für die Infektion mit den Hepatitis-B-, C- und B/D-Viren bekannt. Die Hepatitis A und E führen zu keiner chronischen Verlaufsform.

Neuere histologische Klassifikationen der chronischen Hepatitis orientieren sich an 3 Parametern:
- der Grundkrankheit (z. B. Virushepatitis B),
- der Stärke der entzündlichen Aktivität („grading") und
- dem Ausmaß des fibrotischen Umbaus („staging").

Durch diese strenge Einteilung der chronischen Virushepatitis kann später das Fortschreiten der Erkrankung und ein möglicher Therapieerfolg besser abgeschätzt werden.

Hepatitis-A-Virus

Das Hepatitis-A-Virus (HAV) ist ein enteral übertragenes RNA-Virus, das der Gruppe der Picornaviren zugeordnet wird. Es führt in der Regel zu einer akuten, selbstlimitierenden Infektion der Leber. HAV ist etwa 27 nm groß (Abb. 41.1). Das Kapsid beinhaltet eine etwa 7,5 kb große Plusstrang-RNA, die für die verschiedenen viralen Proteine kodiert; die Kapsidproteine (VP1–VP4), die viruseigenen Proteasen und eine Viruspolymerase. Immunhistochemische Untersuchungen zeigen, daß die Virusproteine im Zytoplasma und nicht im Kern von Hepatozyten lokalisiert sind. In anderem Gewebe konnten HAV-Proteine bisher nicht nachgewiesen werden.

Epidemiologie

HAV wird enteral übertragen. Infektionsquellen sind meist verunreinigtes Trinkwasser und Lebensmittel.

> ! Das Virus kann außerhalb des Körpers über einen längeren Zeitraum (ein Monat und mehr) infektiös bleiben.

Entsprechend des Infektionsweges weisen daher besonders Entwicklungsländer hohe Durchseuchungsraten im frühen Kindesalter auf. Ein vermehrtes Auftreten von Hepatitis-A-Infektionen wird beispielsweise in Heimen oder anderen Formen von Massenunterbringung gefunden. Das Alter der Erstinfektion steigt mit dem hygienischen Standard an. In Entwicklungsländern erfolgt die Infektion mit dem HAV im Kindesalter, während sie in Industrienationen immer weiter in das Erwachsenenalter rückt (Abb. 41.2 a). In Deutschland kam es über die Jahre zu einem konstantem Anstieg des Zeitpunkts der Erstinfektion (Abb. 41.2 b). Diese Verschiebung des Erstinfektionszeitpunktes stellt eine besondere Problematik dar, da das Risiko eines schweren Verlaufs der Hepatitis-A-Infektion im Kindesalter gering ist und mit zunehmendem Alter steigt (Abb. 41.3 a, b). Insbesondere der Tourismus

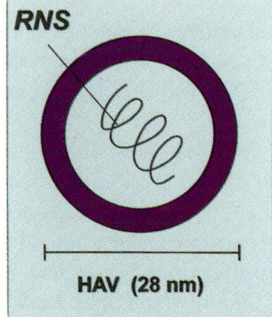

Abb. 41.1. Schematische Darstellung des Hepatitis-A-Virus (*RNS* Ribonukleinsäure)

41.2 Ätiologie und Pathogenese

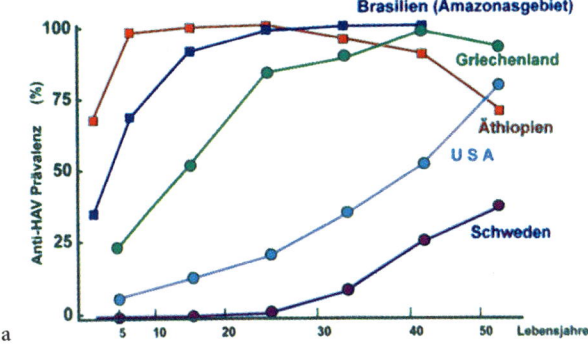

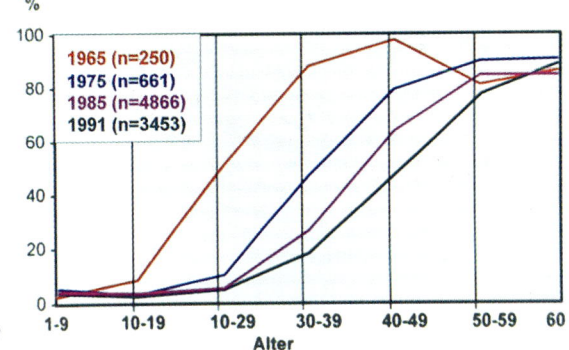

Abb. 41.2 a, b. Alter zum Zeitpunkt der Hepatitis-A-Erstinfektion. **a** In verschiedenen Ländern und **b** Entwicklung in Deutschland seit dem Zweiten Weltkrieg

von Personen aus industrialisierten Ländern in Länder mit geringeren hygienischen Standards führt zu vermehrten Hepatitis-A-Erstinfektionen in einem höheren Lebensalter.

Infektionsverlauf

Die Inkubationszeit der Hepatitis-A-Infektion schwankt zwischen 14 und 50 Tagen, wobei der Durchschnitt 28 Tage beträgt. Bereits 2 Wochen vor dem Beginn der Erkrankung ist der Patient infektiös und scheidet über den Stuhl hohe Virusmengen aus (bis zu 10^9 Viren pro Gramm Stuhl). Maximale Virusmengen im Stuhl liegen in der Regel zu Beginn des Transaminasenanstiegs vor. Für die Schädigung der Leber ist das Immunsystem des Wirts verantwortlich. In der Leber sind vermehrt lymphozytäre Infiltrate zu finden (CD8-positive Zellen). Histologisch kann die Hepatitis-A-Infektion jedoch nicht von anderen akuten Virushepatitiden unterschieden werden.

Nach einer Infektion mit dem HAV sind im weiteren Verlauf Antikörper nachzuweisen, die gegen das HAV gerichtet sind (anti-HAV). Es finden sich anfänglich IgM- und im späteren Verlauf IgG-anti-HAV-Antikörper (Abb. 41.4). Der Nachweis von anti-HAV nach Ausheilen der Hepatitis-A-Infektion bedeutet in der Regel eine lebenslange Immunität gegen das HAV. Die bisher beschriebenen unterschiedlichen Genotypen des Virus haben alle den selben Serotyp. Bisher sind in der Literatur keine Fälle beschrieben, bei denen es unter Vorliegen von anti-HAV-Antikörpern zu einer erneuten Infektion mit dem HAV kam.

Hepatitis-B-Virus

Das Hepatitis-B-Virus (HBV) gehört zur Gruppe der Hepadnaviren (Hepatitis-DNA-Viren). Das infektiöse Virion ist ein etwa 42 nm großes DNA-Virus (Abb. 41.5). Es kann zu einer akuten oder chronischen Hepatitis führen. Das Genom des HBV besteht aus einer etwa 3.200 Basen langen, partiell doppelsträngigen, zirkulären DNA (Plus- und Minusstrang, Abb. 41.6). Es ist das kleinste bekannte human pathogene DNA-Virus. Das Genom

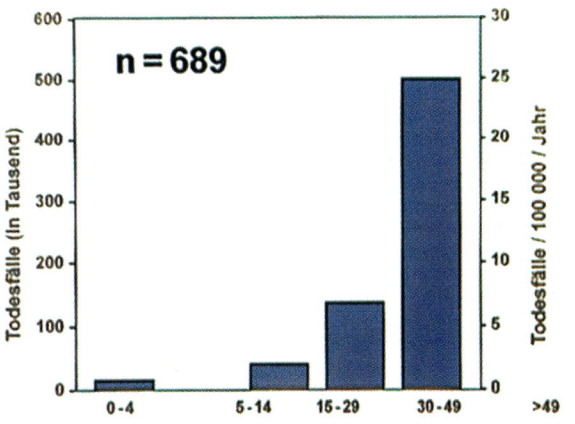

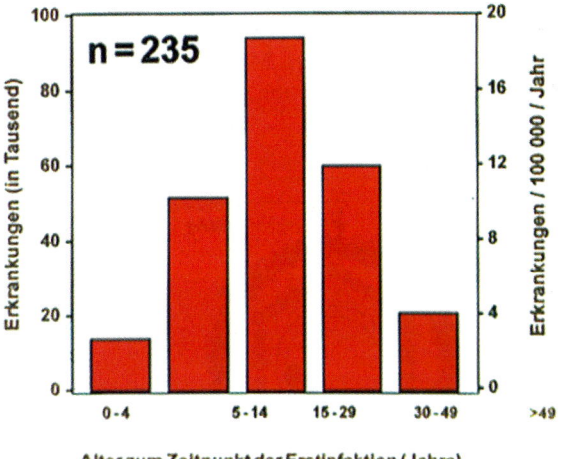

Abb. 41.3 a, b. a Abhängigkeit zwischen Alter der Patienten zum Zeitpunkt der Hepatitis-A-Erstinfektion. **b** Prognose der Patienten

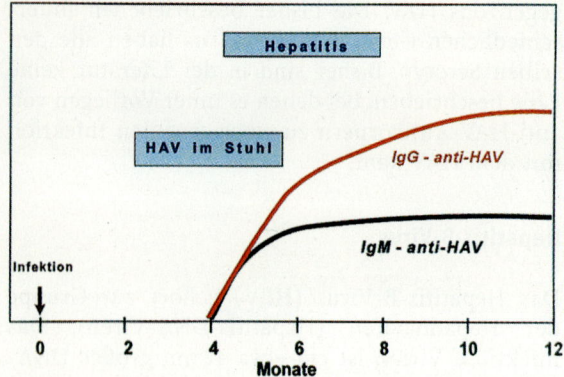

Abb. 41.4. Serologischer Verlauf der Infektion mit dem Hepatitis-A-Virus

kodiert für mindestens 4 offene Leserahmen (ORF): S/preS (S-Gen), C/preC (Core-Gen), pol (Polymerase-Gen) und X (X-Gen). Die Replikation des HBV erfolgt vorwiegend in den Hepatozyten. Für den Tropismus von HBV spielen, neben den für den Hepatozyten spezifischen Aufnahmemechanismus, leberspezifische Transkriptionsfaktoren eine wesentliche Rolle, die die Expression der unterschiedlichen Gene von HBV kontrollieren.

■ **Virusaufbau.** Elektronenmikroskopisch läßt sich ein dichtes inneres ikosaedrisches Kapsid von einer äußeren Hülle unterscheiden (Abb. 41.7). Die äußere, lipidhaltige Hülle ist aus S-Proteinen (HBsAg) aufgebaut und etwa 7 nm dick. Es werden große Mengen an S Proteinen gebildet, die nicht alle zum Aufbau des Virus benötigt werden. Überschüssiges S-Protein wird aus der Zelle ausgeschleust. Diese bilden sphärische und filamentöse subvirale Partikel, die im Serum der Patienten zu finden sind. Das Verhältnis von Virionen zu subviralen Partikeln liegt bei etwa 1:10.000 und veranschaulicht, welche hohen Mengen an S-Protein im Rahmen der HBV-Infektion produziert werden.

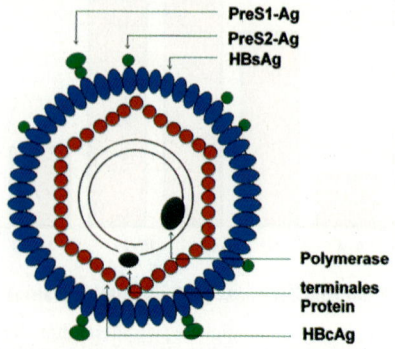

Abb. 41.5. Schematischer Aufbau des Hepatitis-B-Virus

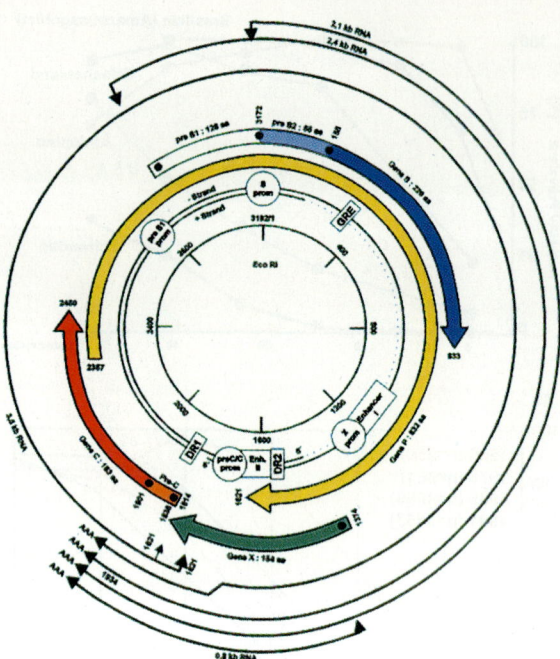

Abb. 41.6. Genomorganisation des Hepatitis-B-Virus

Das Kapsid des Virus hat einen regelmäßigen, ikosaedrischen Aufbau. Der Durchmesser des Kapsids beträgt 28 nm. Es besteht aus 180 Kopien des Nukleokapsidproteins (Core-Protein, HBcAg). Das Core-Gen kodiert für das Nukleokapsidprotein (22 kd) und zusätzlich für das E-Antigen (HBeAg; 16 kd) des Virus.

Innerhalb des Kapsids befindet sich die virale DNA, die mit der viruseigenen DNA-Polymerase assoziiert. Die virale DNA wird nach Infektion im Kern der infizierten Zelle vervollständigt und dient als Matrize für alle viralen Proteine. Die virale DNA wird im Rahmen der Replikation des Virus aus der pregenomischen RNA synthetisiert. Die pregenomische RNA ist terminal redundant und um etwa 300 bp gegenüber der viralen DNA verlängert. Die Redundanz wird für den Replikationsmechanismus von HBV benötigt. Die Replikation von HBV über den RNA-Zwischenschritt bedingt eine hohe Mutationsfrequenz im HBV-Genom und zeigt Gemeinsamkeiten mit der Replikation von Retroviren. Die DNA-Polymerase des Virus wird für das Umschreiben der pregenomischen RNA in virale DNA benötigt. Es befindet sich jeweils nur eine DNA-Polymerase in jedem HBV-Partikel.

Der 4. offene Leserahmen kodiert für das X-Protein. Seine Funktion für die virale Infektion ist bisher nicht geklärt. Dem X-Protein wird eine Rolle bei der Entstehung des hepatozellulären Karzinoms zugeschrieben.

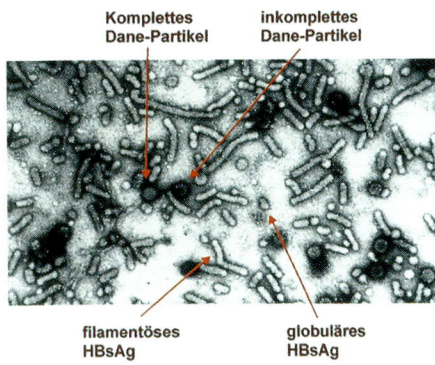

Abb. 41.7. Elektronenmikroskopische Darstellung des Hepatitis-B-Virus und von subviralen Partikeln aus dem Serum eines Patienten mit chronischer Hepatitis-B-Infektion

Epidemiologie

Das HBV wird vornehmlich parenteral, durch sexuellen Kontakt oder perinatal übertragen. Schätzungen gehen weltweit von über 300 Mio. chronischen Trägern aus. Besonders hohe Durchseuchungsraten sind für Afrika und Teile von Asien beschrieben (Abb. 41.8). In Europa weist v.a. der Mittelmeerraum eine hohe Durchseuchungsrate auf, während in Deutschland weniger als 1 % der Bevölkerung chronische Virusträger sind.

Vermehrt treten HBV-Infektionen bei medizinischem Personal, immunsupprimierten Patienten, Drogenkranken und Personen mit erhöhter Promiskuität auf. Zusätzlich besteht ein hohes Risiko für die Kinder HBV-positiver Mütter unmittelbar während und nach der Geburt. Screening- und Impfprogramme zeigen allerdings erste Erfolge. Nach den Vorgaben der WHO soll versucht werden die Hepatitis-B-Infektion durch Impfprogramme zu eliminieren.

Interaktion von HBV mit dem Immunsystem

Die Interaktion des HBV mit dem Immunsystem spielt für die Schädigung des Hepatozyten und somit für die Pathogenese der HBV-Infektion eine entscheidende Bedeutung. Die HBV-Infektion führt zur Induktion zellulärer und humoraler Immunmechanismen, die bei den Patienten nachgewiesen werden können. Untersuchungen der letzten Jahre konzentrieren sich auf Mechanismen des Immunsystems, die für die Elimination entscheidend sind, und möglicherweise bei Patienten mit chronischer Verlaufsform versagen. Entsprechend kann zwischen einer akuten selbstlimitierenden und einer chronischen Verlaufsform unterschieden werden (Abb. 41.9 a, b).

Eine chronische Verlaufsform wird bei Erwachsenen in etwa 5 % der Fälle beobachtet (Abb. 41.10). Sie ist abhängig vom Alter des Patienten zum Zeitpunkt der Erstinfektion (Abb. 41.11).

> **!** Kommt es zu einer Erstinfektionen bei Kindern und im höheren Lebensalter, besteht ein höheres Risiko eines chronischen Verlaufs.

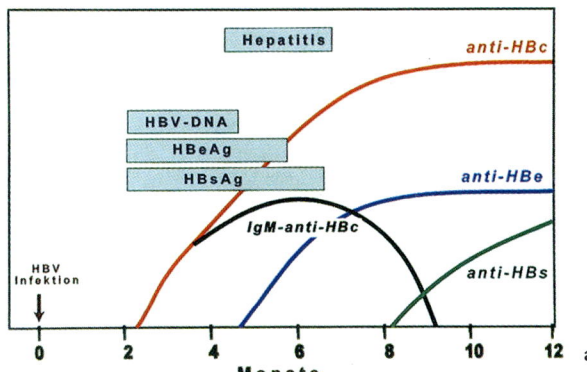

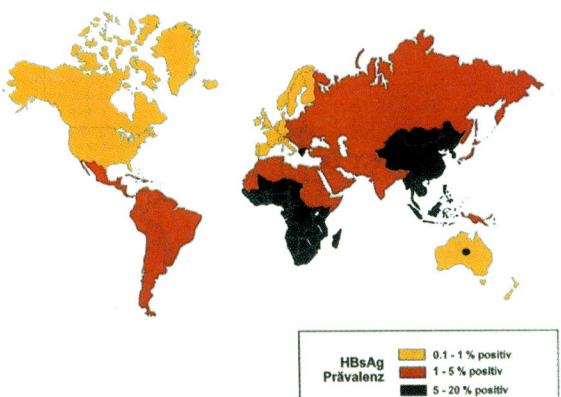

Abb. 41.8. Weltweite Verteilung von Patienten mit chronischer Hepatitis-B-Infektion

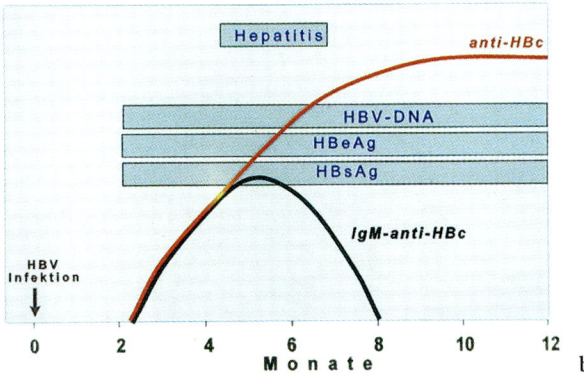

Abb. 41.9 a, b. Serologischer Verlauf **a** der akuten und **b** der chronischen Hepatitis-B-Virus-Infektion

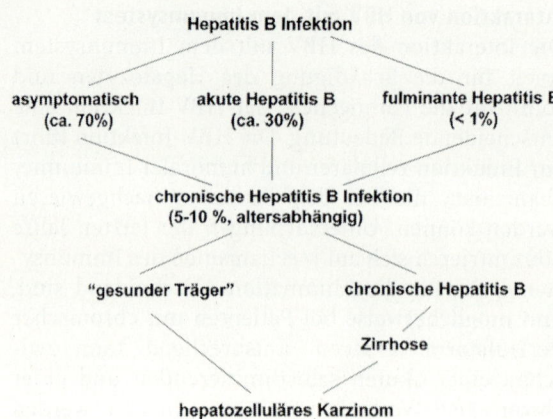

Abb. 41.10. Klinischer Verlauf der Infektion mit dem Hepatitis-B-Virus

Bei chronisch infizierten Patienten kann pro Jahr bei etwa 1 % der Patienten mit einer Elimination des Virus gerechnet werden. Das Risiko der Entstehung eines hepatozellulären Karzinoms und einer Leberzirrhose ist bei chronisch infizierten Patienten deutlich erhöht. Diese beiden häufigsten Komplikationen treten in der Regel nach 20–30 Jahren auf.

■ **Antikörper.** Im Serum von Patienten mit ausgeheilter Hepatitis-B-Infektion sind Antikörper nachweisbar, die gegen das HBsAg (anti-HBs), das HBeAg (anti-HBe) und HBcAg (anti-HBc) gerichtet sind (vgl. Abb. 41.9 b). Antikörper können HBV aus dem Blut eliminieren, jedoch nicht mit dem Virus infizierte Hepatozyten. *Anti-HBc-Antikörper* treten bei allen Patienten auf, die Kontakt mit dem HBV hatten. Sie sind bei chronischen Virusträgern und nach abgelaufener Hepatitis-B-Infektion zu finden.

Anti-HBs-Antikörper treten in der Regel nur bei Patienten auf, die das Virus eliminiert haben. Sie vermitteln Immunität gegenüber einer Reinfektion. Sie können bei chronischen Virusträgern nicht nachgewiesen werden. Die Anti-HBs-Antikörper richten sich gegen alle 3 S-Proteine (anti-preS1, anti-preS2 und anti-S). Entsprechend der komplexen humoralen Immunantwort gegen das S-Antigen lassen sich verschiedene Subtypen des HBV unterscheiden. Neben der für alle Typen spezifischen a-Determinante ergeben sich 2 subtypenspezifische Paare d-y und w-r. Entsprechend dieser Merkmale lassen sich 4 unterschiedliche Virusstämme differenzieren: adw, ayw, adr und ayr. Diese Unterscheidung hat keine klinische, sondern nur eine epidemiologische Bedeutung.

Anti-HBe-Antikörper sind nach ausgeheilter Hepatitis-B-Infektion und teilweise bei chronischer Hepatitis-B-Infektion nachzuweisen. Im Rahmen der chronischen Hepatitis-B-Infektion korreliert der Nachweis von anti-HBe, in der Regel mit einer niedrigen viralen Replikation. Bei Patienten mit hoher Replikation ist kein anti-HBe sondern HBeAg im Serum nachweisbar. Ausnahmen stellen Mutationen im preC-Genom dar, auf die gesondert eingegangen wird.

■ **T-Zell-Antwort.** Entscheidend für die Elimination der intrazellulären Virussynthese, und damit für die Beendigung der Virusinfektion, ist die gegen das HBV gerichtete T-Zell-Antwort (Abb. 41.12). T-Lymphozyten lassen sich aufgrund ihrer Rezeptoren in 2 verschiedene Populationen unterscheiden: in die T-Helferzellen (CD4+) und die zytotoxischen T-Zellen (CD8+). Praktisch alle Patienten mit einer sich selbstlimitierenden akuten Hepatitis-B-Erkrankung entwickeln im peripheren Blut eine ausgeprägte CD4-Antwort gegen verschiedene Epitope des C- und E-Antigens. Im Gegensatz dazu zeigen Patienten mit einem chronischen Verlauf eine deutlich schwächere Proliferation gegenüber dem C-Antigen. Ähnliche Beobachtungen bei akuter und chronischer HBV-Infektion wurden für die Aktivierung CD8-positiver Zellen gemacht. Bei der akuten

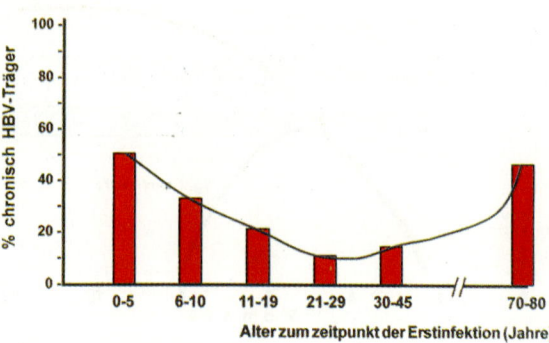

Abb. 41.11. Altersabhängiges Risiko der Entwicklung einer chronischen Hepatitis-B-Infektion

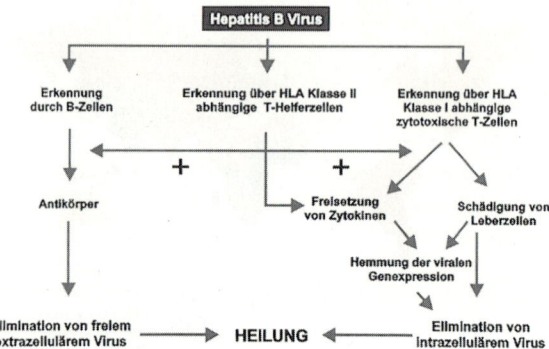

Abb. 41.12. Schematische Darstellung der Interaktion des Immunsystems mit dem Hepatitis-B-Virus

HBV-Infektion ist die gegen die unterschiedlichen Virusproteine gerichtete zelluläre Immunantwort polyklonal. Diese Daten deuten darauf hin, daß eine optimale zelluläre Immunantwort – besonders gegen HBcAg – mit der Elimination des Virus korreliert.

Mutationen im HBV-Genom

Durch den RNA-Zwischenschritt im Rahmen der HBV-Replikation treten vermehrt Mutationen des HBV-Genoms auf. Für einzelne Mutationen wurde eine klinische Bedeutung beschrieben.

Die häufigsten Mutanten des HBV-Genoms treten im Bereich der preC-Region auf, wobei meist ein Stopkodon in dieser Region zu finden ist. Aufgrund der Mutation wird HBeAg nicht mehr translatiert. Die virale Replikation ist dadurch nicht signifikant beeinträchtigt. Patienten mit dieser Mutation haben daher trotz des Auftretens von Anti-HBe-Antikörpern eine hohe HBV-Replikation. Die klinische Bedeutung der preC-Stopmutation ist noch nicht geklärt. Die Verknüpfung von preC-Stopmutation und einem progredienteren Krankheitsverlauf bei Patienten mit chronischer und fulminanter Hepatitis-B-Infektion wird diskutiert. Bei Patienten aus dem Mittelmeerraum sind preC-Mutationen häufiger nachweisbar als in Nordeuropa.

Mutationen im Bereich der kodierenden Sequenz des kleinen S-Gens sind besonders häufig in der a-Determinante. Mutationen der a-Determinante sind besonders häufig als „escape"-Mechanismen unter der Gabe von Immunglobulinen beschrieben worden. Aufgrund der Mutation können Antikörper diese Region nicht mehr erkennen. Klinische Beispiele, für die das Auftreten von Mutationen im Bereich der a-Determinante beschrieben wurden, sind die Immunisierung von Kindern in Süditalien oder die Anti-HBs-Gabe zur Prophylaxe der HBV-Reinfektion nach Lebertransplantation.

Im Bereich des preS-Gens wurden Mutationen vermehrt bei Patienten mit chronischer Hepatitis-B-Infektion beschrieben. Erste Daten deuten darauf hin, daß bestimmte preS-Mutationen zur Retention viraler Proteine führen und dadurch der Verlauf der chronischen HBV-Infektion negativ beeinflußt wird.

Besonders bei immunsupprimierten Patienten mit chronischer HBV-Infektion wurden Deletionen im Bereich des Core-Gens gefunden. Erste Befunde deuten darauf hin, daß das Auftreten dieser Mutationen mit einem progredienteren Verlauf der Erkrankung assoziiert ist.

Die Selektion von Escape-Mutationen im Bereich des HBV-Genoms ist auch für die zelluläre Immunantwort von Bedeutung. Insbesondere bei der chronischen Hepatitis-B-Infektion ist die T-Zell-Antwort meist nur gegen wenige virale Epitope gerichtet. Daher kann das Virus durch die Selektion einzelner Mutationen die Immunantwort unterlaufen. Erstmals konnten Escape-Mutationen für HLA-A2-positive Patienten mit chronischer Hepatitis B im Core-Bereich aa 18–27 dokumentiert werden. Die mutierten Epitope binden weiterhin an den T-Zell-Rezeptor, führen jedoch nicht mehr zur Aktivierung der nachgeschalteten intrazellulären Signalkaskade der T-Zellen. Das mutierte Epitop wird zum Antagonisten der T-Zell-Antwort, die selbst bei heterogenen Populationen von Wildtyp und mutiertem Virus erhalten bleibt. Mutationen im Bereich der T-Zell-Epitope sind jedoch nur bei Einzelfällen für den chronischen Verlauf verantwortlich.

Hepatitis-D-Virus

Das Hepatitis-D-Virus (HDV) ist ein Plusstrang-RNA-Virus mit einem 1,7 kb langen, zirkulären Genom. HDV ist ein inkomplettes, defektes Virus. Es benötigt für seinen Aufbau das Hüllprotein von HBV und tritt daher nur gemeinsam mit HBV auf (Abb. 41.13). Das HDV Genom hat nur einen offenen Leserahmen, der für das Hepatitis-D-Antigen (HDAg) kodiert. Das Transkript ist etwa 800 bp lang und kann abhängig von einem RNA-Editing-Schritt in das kleine (24 kd) oder lange (27 kd) HDAg translatiert werden. Das Kapsid des Virus besteht aus HDAg. Die beiden Formen von HDAg werden für die Replikation und das Verpacken der Virus-RNA benötigt. Der Pathomechanismus, der zur Schädigung von Hepatozyten durch HDV führt, ist bisher nicht eindeutig verstanden. Es wird ein direkter zytopathischer und immunologischer Effekt diskutiert.

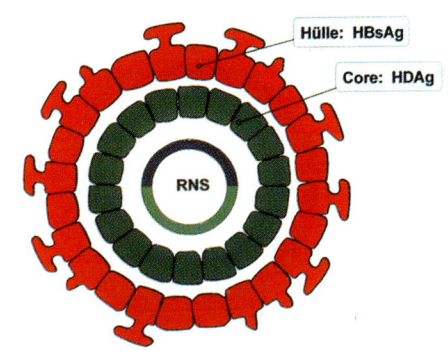

Abb. 41.13. Schematischer Aufbau des Hepatitis-D-Virus (*RNS* Ribonukleinsäure)

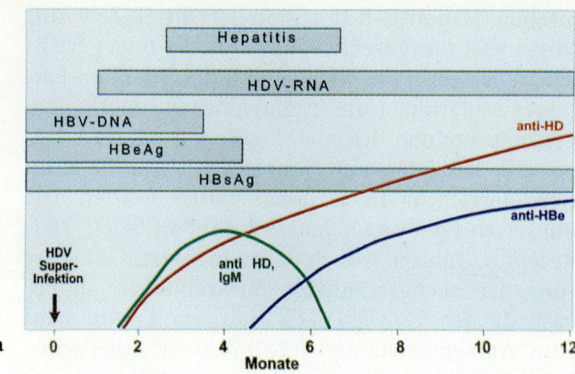

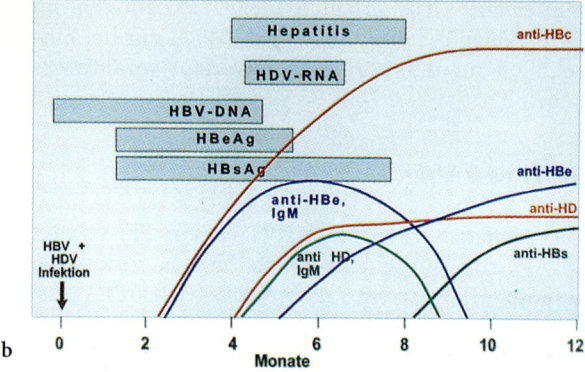

Abb. 41.14 a, b. Serologischer Verlauf der HBV/HDV-Super- (a) und -Koinfektion (b)

Epidemiologie

Das HDV wird wie HBV sexuell und parenteral übertragen. Die HDV-Koinfektion von HBsAg-Trägern liegt in der Bundesrepublik Deutschland unter 1 % und kommt vermehrt besonders bei Drogenabhängigen vor. Ein großes Problem stellt die hohe Durchseuchung mit dem HDV in Gegenden wie Süditalien, Zentralafrika und im vorderen Orient dar.

Infektionsverlauf

Die HDV-Infektion kann als Super- oder Koinfektion mit HBV auftreten (Abb. 41.14 a, b). Bei Koinfektion imponiert das Bild einer akuten Virushepatitis, die im Vergleich zur HBV-Monoinfektion vermehrt einen fulminanten Verlauf zeigt. Die Koinfektion heilt in bis zu 90 % der Fälle aus. Als Superinfektion verläuft die HBV/HDV-Infektion fast ausschließlich chronisch und hat dabei in der Regel einen progredienteren Verlauf als die vorherige HBV-Infektion alleine. Bei den meisten der Patienten ist die HBV-Replikation inhibiert.

Hepatitis-C-Virus

Das Hepatitis-C-Virus (HCV) ist ein Plusstrang-RNA-Virus, das zur Familie der Flaviviren gehört (Abb. 41.15). Das HCV-Genom ist 9,4 kb lang und kodiert für ein Polyprotein von etwa 3.000 Aminosäuren, das durch zelluläre und virale Proteasen in strukturelle und nichtstrukturelle Proteine gespalten wird (Abb. 41.16). Aufgrund seiner Aminosäuresequenz können mindestens 6 Genotypen und über 80 Subtypen von HCV unterschieden werden. Die Genotypen zeigen dabei eine Homologie von etwa 65 % und die Subtypen von etwa 80 %. Eine Ausnahme bildet die 5'untranslatierte Region, die eine Homologie von etwa 92 % zwischen den verschiedenen Genotypen aufweist.

Für die verschiedenen Genotypen wird diskutiert, ob sie einen unterschiedlichen Einfluß auf die Progredienz der HCV-Infektion haben. So ist beispielsweise der Genotyp 1b mit einer erhöhten HCV-Replikation, einem progredienteren Verlauf der Erkrankung und einem schlechteren Therapieansprechen assoziiert. Eine besondere Rolle für ein vermindertes Therapieansprechen könnte dabei eine bestimmte Sequenz im Bereich der NS5-Region haben.

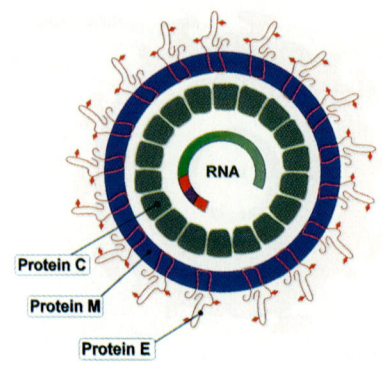

Abb. 41.15. Schematischer Aufbau des Hepatitis-C-Virus

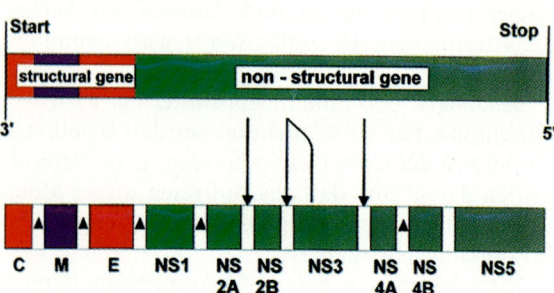

Abb. 41.16. Genom und Proteinorganisation des Hepatitis-C-Virus

Epidemiologie

Bei dem Großteil der ehemals Non-A-Non-B-Hepatitisformen konnte eine Hepatitis-C-Infektion als Ursache der Erkrankung ausgemacht werden. Weniger als 1 % der deutschen Bevölkerung hat Kontakt mit dem HCV gehabt. In Entwicklungsländern schwankt die Prävalenz zwischen 4 und 6 %.

> ! Die Infektion wird parenteral übertragen. Das Risiko einer Infektion durch andere Körpersekrete ist deutlich reduziert.

Es konnte HCV in Speichel, Samenflüssigkeit, Urin und Aszites nachgewiesen werden. Bei knapp 50 % der Patienten konnte kein eindeutiger Infektionsweg nachgewiesen werden. Im Gegensatz zur HBV-Infektion ist das Risiko einer vertikalen Infektion von Mutter auf Kind deutlich geringer. Das Risiko einer perinatalen HCV-Infektion korreliert mit dem Ausmaß der Virämie der Mutter und beträgt weniger als 6 %. Die Übertragung durch Muttermilch stellt kein vermehrtes Risiko dar. Das Risiko durch Nadelstichverletzung schwankt in der Literatur zwischen 0 und 10 %. Eine Übertragung durch sexuellen Kontakt ist eher selten, steigt jedoch bei langjähriger Partnerschaft konstant an. Das Risiko der sexuellen Übertragung ist bei häufig wechselnden sexuellen Partnern erhöht. Ein intrafamiliärer Infektionsweg kommt selten vor.

Pathogenese

Die Pathogenese der HCV-Infektion ist bisher nicht geklärt. Insbesondere die Rolle eines direkten zytopathischen Effekts durch HCV und die Interaktion mit dem Immunsystem werden diskutiert. Im Gegensatz zum HBV läßt sich bei der Infektion mit dem HCV eine starke zelluläre Immunreaktion sowohl bei selbstlimitierender wie auch chronischer Hepatitis nachweisen. Antikörper und T-Zellen, die gegen das Virus gerichtet sind, haben keinen sicheren bzw. einen nur für das jeweilige Isolat spezifischen protektiven Effekt.

Die Mutationsfrequenz der viralen RNA ist hoch, daher entstehen vermehrt Mutationen im Genom, die eine protektive Immunantwort unterlaufen. Mehrere Quasispezies sind bei einem Individuum möglich. Neuere Befunde zeigen, daß bei Patienten mit chronischer Hepatitis-C-Infektion erhöhte TNF-α-Spiegel zu finden sind. Diese Patienten sprechen schlechter auf eine Interferontherapie an. Da TNF über seine intrazellulären Signalkaskaden verschiedene Effekte in der Leberzelle triggern kann, stellt sich aufgrund dieser Befunde die Frage, ob TNF bei der Progredienz der Lebererkrankung infolge HCV-Infektion eine entscheidende Rolle spielt. Einen unmittelbaren Hinweis für einen zytopathischen Effekt des Virus gibt es bisher nicht. Untersuchungen zu diesem Thema werden erschwert, da es bisher kein entsprechendes Zellkultursystem gibt.

Infektionsverlauf

Die Hepatitis-C-Infektion verläuft in etwa 80 % der Fälle chronisch (Abb. 41.17). Nur selten wird das Virus eliminiert. Bei chronisch infizierten Patienten können die virale RNA und gegen das Virus gerichtete Antikörper nachgewiesen werden. Das Zeitintervall zwischen Erstinfektion und Entstehung einer Leberzirrhose oder eines hepatozellulären Karzinoms schwankt zwischen 20 und 30 Jahren (Abb. 41.18).

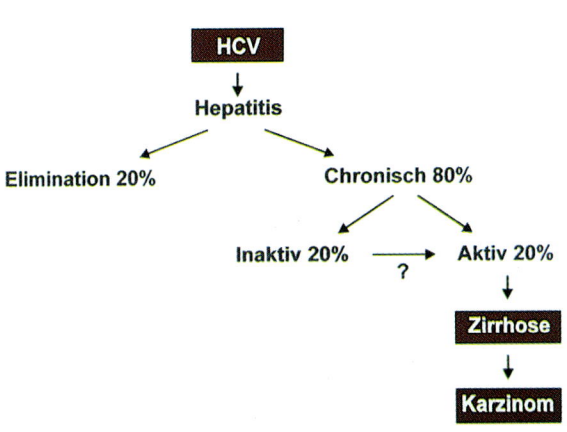

Abb. 41.17. Verlauf der Hepatitis-C-Infektion

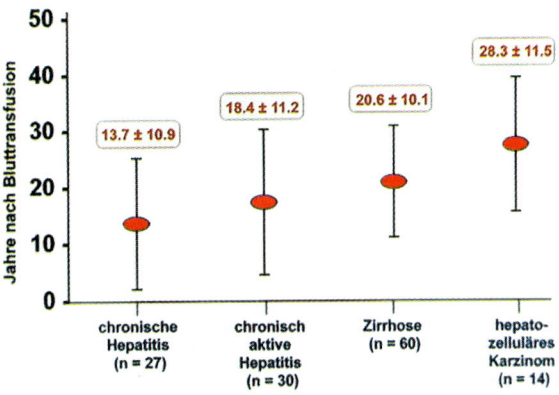

Abb. 41.18. Durchschnittliche Dauer zwischen Hepatitis-C-Virus-Erstinfektion und der Manifestation von Komplikationen

Hepatitis-E-Virus

Mitte der 50er Jahre wurden mehrere enteral ausgelöste Epidemien von viraler Hepatitis in Indien beobachtet, die bei der retrospektiven Aufarbeitung nicht HAV zugeordnet werden konnten. Erst in den 80er Jahren konnten im Stuhl von Patienten mit enteraler Non-A-Non-B-Hepatitis virale Partikel nachgewiesen werden, die heute als HEV bekannt sind. 1990 wurde schließlich das HEV kloniert. Das HEV ist ein 32 nm großes Plusstrang-RNA-Virus mit einem Genom von etwa 7,2 kb. Es kodiert für 3 offene Leserahmen und wird der Familie der Caliziviren zugeordnet. Es sind bisher 3 verschiedene Genotypen bekannt. Alle bisher beschriebenen Genotypen konnten jedoch einem Serotyp zugeordnet werden. Daher existieren zwischen den einzelnen Virusstämmen kreuzreagierende Epitope.

Epidemiologie

Das HEV wird fäkal-oral übertragen. HEV-Infektionen kommen besonders häufig in Regionen um den Äquator vor. Bei einem hohen Prozentsatz der Bevölkerung finden sich dort Anti-HEV-Antikörper. In Deutschland ist das Risiko, eine HEV-Infektion zu aquirieren, gering. Die meisten Infektionen treten als Folge von Auslandsaufenthalten auf.

Infektionsverlauf

Die HEV-Infektion verläuft akut, es sind keine chronischen Verlaufsformen bekannt. Sie ist meist vergleichbar mit einer Hepatitis-A-Infektion. Eine besondere Risikogruppe stellen Schwangere dar, da bei ihnen das Risiko für einen fulminanten Verlauf bei etwa 20 % liegt.

Hepatitis-G-Virus

Das Hepatitis-G-Virus (HGV) ist das jüngste Mitglied der Familie der Hepatitisviren. Das Virus wurde kürzlich unabhängig von 2 Gruppen entdeckt. Daher ist es in der Literatur unter dem Namen Hepatitis-G-Virus und GB-Virus-C (GBV-C) bekannt. HGV ist ein RNA-Virus mit einer 9,4 kb langen Plusstrang-RNA (Abb. 41.19). Es wird der Gruppe der Flaviviren zugeordnet. Daher besteht eine Verwandtschaft mit HCV (Abb. 41.20).

Epidemiologie

Erste Untersuchungen zeigten, daß die Prävalenz von HGV bei Patienten mit chronischer viraler Hepatitis deutlich erhöht ist. Übertragungen durch Bluttransfusionen sind belegt, und es liegt eine höhere Prävalenz bei i. v.-Drogenabhängigen vor. Diese Untersuchungen zeigen, daß HGV – ähnlich wie HBV und HCV – parenteral übertragen wird. Untersuchungen an größeren Kollektiven von Blutspendern zeigten, daß die Prävalenz von HGV-RNA bei Blutspendern bis zu 4 % beträgt. Zum jetzigen Zeitpunkt muß daher die Prävalenz in der Normalbevölkerung ähnlich eingestuft werden.

Infektionsverlauf

Seit der Klonierung des HGV erfolgten mehrere Studien, die die Bedeutung der Infektion für die Leber analysierten. Diese Studien fanden bei chronischer Infektion keinen Zusammenhang zwischen dem Nachweis des Virus und einer Verschlechterung der Leberfunktion. Nur etwa 10 % der Patienten mit kryptogener Lebererkrankung sind HGV-positiv. Außerdem konnte gezeigt werden, daß eine HGV-Koinfektion den Verlauf einer chronischen HBV- oder HCV-Infektion nicht beeinflußt. Daher muß zum jetzigen Zeitpunkt davon ausgegangen werden, daß eine chronische HGV-Infektion keine pathogenetische Bedeutung für die Leber hat. Im Gegensatz zur HCV-Infektion scheint der Nachweis von Anti-HGV-Antikörpern mit der Elimination des Virus zu korrelieren.

Bei Patienten mit akutem Leberversagen konnte häufig eine HGV-Infektion nachgewiesen werden. Einzelne Befunde sprechen möglicherweise für einen speziellen Virusstamm, der im Rahmen des

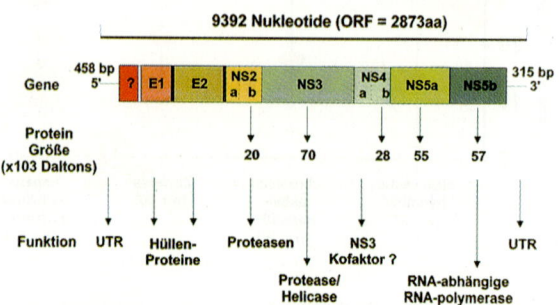

Abb. 41.19. Genomorganisation des Hepatitis-G-Virus

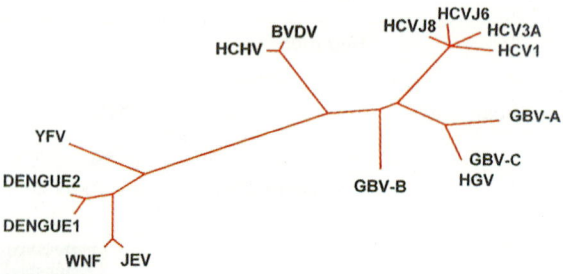

Abb. 41.20. Stammbaum der Flaviviren. Darstellung der Verwandtschaft der HGV/GBV-Viren mit dem Hepatitis-C-Virus (*YFV* Gelbfiebervirus, *WNF* Westnilfiebervirus, *JEV* japanisches Enzephalitisvirus, *HCHV* Hog-Cholera-Virus, *BVDV* Diarrhövirus des Rindes)

akuten Leberversagens vorliegt. Zum jetzigen Zeitpunkt muß aber abgewartet werden, ob sich diese Befunde bestätigen und der HGV-Infektion im Rahmen des fulminanten Leberversagens eine pathogenetische Bedeutung zukommt.

42.2.2
Sonstige Virushepatitiden

Infektiöse Mononukleose

Die infektiöse Mononukleose wird durch das Epstein-Barr-Virus (EBV) hervorgerufen, das zur Gruppe der Herpesviren gehört. Die Infektion tritt gehäuft bei Jugendlichen und jüngeren Erwachsenen auf. Typische Befunde sind Lymphknotenvergrößerungen im Zervikalbereich, Tonsillitiden und eine Lymphozytose im Blut mit atypischen Lymphozyten. Eine Mitbeteiligung der Leber in Form einer Begleithepatitis ist meist vorhanden. Die Transaminasen sind auf das 10- bis 20fache der Norm erhöht. In seltenen Fällen kann die Hepatitis das wesentliche klinische Symptom werden. Fulminante Verlaufsformen kommen sehr selten vor.

Die Diagnose erfolgt über den Nachweis von IgM-Antikörpern im Serum.

Herpes-simplex-Virus

Das Herpes-simplex-Virus-(HSV-)1 und -2 kommt in der Regel lokal im Bereich der Lippen (HSV1) oder Genitalien (HSV2) vor. Eine systemische Infektion mit HSV ist selten. Sie tritt bei Neugeborenen und Kindern auf. Im Erwachsenenalter sowie bei immunsupprimierten Erwachsenen kann es zu einem systemischen Befall kommen, der bis zum fulminanten Leberversagen führt. Es handelt sich dabei in der Literatur jedoch ausschließlich um Fallbeschreibungen, so daß dieser Verlauf sehr selten auftritt. Patienten mit fulminantem Verlauf haben allerdings eine schlechte Prognose.

Die Diagnose der HSV-Infektion erfolgt über den Nachweis von IgM-Antikörpern.

Zytomegalievirus

Das Zytomegalievirus (CMV) gehört zur Gruppe der Herpesviren. Bei immunkompetenten Erwachsenen hat die systemische Infektion einen milden Verlauf. Das Krankheitsbild ähnelt der infektiösen Mononukleose. Es kommt nur zu einer geringen Erhöhung der Leberwerte und des Bilirubins. Schwere Verläufe einer disseminierten CMV-Infektion treten v. a. bei Patienten auf, bei denen das Immunsystem nur eingeschränkt funktionsfähig ist, etwa bei Patienten nach Lebertransplantation oder HIV-Kranken.

Die Diagnose einer CMV-Neuinfektion oder Reaktivierung wird über den Nachweis von IgM Antikörpern gestellt. Besonders bei immunkomprimitierten Patienten spielt der Nachweis des „early antigens" pp65 ein wichtige Rolle. Außerdem sollte bei diagnostisch problematischen Patienten der Nachweis über PCR durchgeführt werden.

Seltene Ursachen einer Virushepatitis

Verschiedene Virusarten wurden bei Patienten mit teilweise fulminantem Verlauf gefunden. Diese Erreger kommen selten vor, sollten allerdings bei diagnostisch schwierigen Krankheitsverläufen in die Überlegungen miteinbezogen werden – insbesondere wenn Patienten nach Aufenthalten in Süd- und Zentralamerika (Gelbfieber-, Junin- und Machupo-Virus) oder Afrika (Gelbfieber-, Lassa-, Ebola-, Marburg-, und Rift-Valley-Fieber-Virus) erkranken. Außerdem kann in seltenen Fällen eine Hepatitis durch Adenoviren, Varizellen und Varizellenzosterviren; Masern- und Rubella-Viren hervorgerufen werden.

41.3
Klinik

41.3.1
Akute Virushepatitis

Die Klinik der akuten Virushepatitis zeigt eine große Variationsbreite. Die Mehrzahl der Virushepatitiden wird vom Patienten nicht bemerkt. Sie verlaufen asymptomatisch. Ein anderer Teil der Patienten zeigt eine ausgeprägte Klinik mit Ikterus, extrahepatischen Symptomen bis hin zum fulminanten Leberversagen. Ist die Hepatitis symptomatisch, entwickelt sich in der Mehrzahl der Fälle eine ikterische Phase. Die Angaben des Verhältnisses von asymptomatischer zu symptomatischer Hepatitis schwanken zwischen 1:5 bis 1:15. Es gibt keine signifikanten Unterschiede zwischen den einzelnen Hepatitisformen, wenngleich die Hepatitis-A-Infektion in der Tendenz häufiger symptomatisch und damit ikterisch verläuft. Die körperliche Untersuchung ist meist unauffällig. Es finden sich teilweise Vergrößerungen der zervikalen Lymphknoten, der Milz und der Leber.

Häufige klinische Befunde bei akuter, symptomatischer viraler Hepatitis sind:
– Übelkeit,
– Erbrechen,

- Stuhlunregelmäßigkeiten,
- Kopfschmerzen,
- Müdigkeit,
- Gewichtsabnahme,
- (Skleren) Ikterus,
- Dunkelfärbung des Urins,
- abdominelle Beschwerden,
- Vergrößerung und Spannungsschmerz der Leber,
- Lymphknotenvergrößerungen.

■ **Prodromal-/preikterische Phase.** Der Beginn dieser Phase ist gekennzeichnet durch uncharakteristische Symptome wie Müdigkeit, Übelkeit, Stuhlunregelmäßigkeiten (Obstipation/Diarrhö), erhöhte Temperaturen und Druckgefühl im rechten Oberbauch. Begleitet wird diese Phase durch Veränderungen der Geruchs- und Geschmackswahrnehmung, die die Nahrungsaversion verstärken. Die körperliche Untersuchung kann unergiebig sein. Teilweise finden sich zervikal vergrößerte Lymphknoten, eine Hepato- und Splenomegalie. Besonders bei Patienten mit Hepatitis-B-Infektion finden sich teilweise Symptome, die an eine Serumkrankheit erinnern. Es handelt sich hierbei um das Auftreten von Athralgien, Arthritis, Hautveränderungen und von angioneurotischen Ödemen. Weitere extrahepatische Symptome sind im Rahmen der akuten viralen Hepatitis bekannt (Tabelle 41.2). Kurz vor Beginn zur ikterischen Phase wird der Urin dunkel und der Stuhl hell. Die Dauer der Prodromal-/preikterischen Phase variiert und beträgt maximal 3 Wochen.

■ **Ikterische Phase.** Das entscheidende Symptom der ikterischen Phase ist die Gelbfärbung von Skleren und Haut. In der Regel bessern sich die anderen Symptome mit dem Beginn des Ikterus. Bei einem Teil der Patienten besteht eine eher cholestatische Verlaufsform, die mit Juckreiz einhergeht. Die Ursache der Cholestase ist nicht geklärt, da gezeigt werden konnte, daß keine Obstruktion oder Verletzung der Gallenwege vorliegt. Die Dauer der ikterischen Phase schwankt in der Regel zwischen 2 und 6 Wochen.

Tabelle 41.2. Extrahepatische Manifestationen bei akuter Virushepatitis

Haut	Urtikaria, Exanthem, Juckreiz
Gelenke	Arthralgie, Arthritis
Niere	Glomerulonephritis, nephrotisches Syndrom
Gefäße	Panarteriitis nodosa
Muskulatur	Myalgien, Polymyositis
Nerven	Guillian-Barré-Syndrom
Blut	Panzytopenie, aplastische Anämie

41.3.2 Chronische Virushepatitis

Die Symptome der chronischen Virushepatitis sind in der Regel unspezifisch. Viele Patienten mit chronischer Virushepatitis haben einen vollkommen unauffälligen klinischen Verlauf. Die Diagnose wird zufällig im Rahmen von Routineuntersuchungen gestellt. Andere Patienten bemerken erst die Komplikationen der Leberzirrhose als erste Symptome (s. hierzu auch Kap. 47).

Das häufigste Symptom der chronischen Virushepatitis ist die Müdigkeit. In Zeiten vermehrter entzündlicher Aktivität der chronischen Hepatitis ist die Müdigkeit ausgeprägter. Weniger häufig sind Beschwerden wie Schmerzen im Bereich des rechten Oberbauchs, Muskelschwäche, Übelkeit, Muskel- und Gelenkbeschwerden. Die Ausprägung der Symptome korreliert nicht mit dem Schweregrad der Erkrankung. Nur bei wenigen Patienten führen sie zur Arbeitsunfähigkeit.

Ist der Umbau der Leber weit fortgeschritten, können die Symptome sehr ausgeprägt sein. Es finden sich Gewichtsabnahme, Muskelschwund, Juckreiz, hepatische Enzephalopathie, intestinale Blutungen und Ikterus.

Bei der körperlichen Untersuchung ist in frühen Stadien teilweise eine diskrete Hepatomegalie und evtl. Spider naevi zu sehen. Bei Patienten mit Leberzirrhose finden sich Zeichen wie Palmarerythem, Ikterus, Umgehungskreisläufe, Aszites, Gynäkomastie etc. (s. auch Kap. 47).

Extrahepatische Manifestationen bei chronischer Virushepatitis

Die chronische Infektion mit dem HBV und HCV führt zu verschiedenen extrahepatischen Manifestationen. Bei der chronischen Hepatitis-B-Infektion finden sich vaskulitische Hautveränderungen, seronegative Arthritiden oder Arthralgien, Glomerulonephritiden und Polyarthritis nodosa. Die Ursache der Veränderungen ist nicht eindeutig geklärt, wird aber mit der Ablagerung von Immunkomplexen (anti-HBs/HBsAg und/oder HBeAg/anti-HBe) oder viralen Proteinen in Zusammenhang gebracht.

■ **Arthralgien.** Die Arthralgien bei HBV betreffen meist die kleinen Gelenke der Hände, die Knie, Hüften und Handgelenke. Die Beschwerden sind wechselnd und führen zu keinen Deformierungen der Gelenke.

■ **Glomerulonephritis (GN).** Bei HBV ist sie membranös oder membranoproliferativ. Sie führt zu einer Proteinurie von 2–20 g/Tag. Symptome sind Verminderung des Serumalbumins, Ödeme, Müdigkeit und Schwäche. Der Verlauf der GN bei HBV ist meist gutartig; progressive Verläufe werden nur bei Patienten mit membranoproliferativer GN beobachtet.

■ **Polyarteriitis nodosa.** Die Polyarteriitis nodosa bei chronischer HBV-Infektion führt zu einer Entzündung der mittleren Arterien. Folgen der Entzündung sind arterielle Hypertension, Niereninsuffizienz, Asthma und ischämische Komplikationen in anderen Organen.

Bei chronischer Hepatitis-C-Infektion finden sich gehäuft Kryoglobulinämie, Glomerulonephritis und Porphyria cutanea tarda.

■ **Kryoglobulinämie.** Eine Kryoglobulinämie findet sich je nach Krankheitsstadium bei bis zu 40 % der Patienten mit chronischer HCV-Infektion. Nur bei einem kleinem Teil der Patienten mit Kryoglobulinämie bestehen jedoch klinische Symptome. Die Pathogenese der Erkrankung ist unklar. Typische Symptome sind vaskulitische Hautveränderungen, eine nichtdeformierende Arthritis und eine GN mit entsprechenden Komplikationen (Hypertension, Proteinurie). Bei einem Teil der Patienten mit chronischer HCV-Infektion kann die GN auch außerhalb einer Kryoglobulinämie vorkommen. Die Histologie zeigt analog zu HBV eine membranöse oder membranoproliferative GN. Auch bei der HCV-Infektion kann die GN einen progressiven Verlauf bis hin zum Nierenversagen haben.

Bei Patienten mit einer Porphyria cutanea tarda wird gehäuft eine chronische HCV-Infektion nachgewiesen. Besonders im Mittelmeerraum tritt diese Assoziation bei bis zu 70 % der Patienten auf. Bei den Patienten treten chronisch oder rezidivierend bläschenförmige Veränderungen im Bereich der Haut auf.

41.4 Diagnostik

41.4.1 Allgemeine Laboruntersuchungen

■ **Leberenzyme.** Die wichtigsten, weil sensitivsten Enzyme, die bei akuter Virushepatitis den Leberzelluntergang messen, sind die Transaminasen im Serum (Glutamat-Oxalacetat-Transaminase/GOT/AST; Glutamat-Pyruvat-Transaminase/GPT/AST). Der Anstieg der Transaminasen ist der erste faßbare und in der Regel auch der letzte Parameter, der nach Ausheilung der Erkrankung wieder in den Normbereich zurückkehrt.

> ! Bei der akuten Virushepatitis bedeutet der erste Anstieg der Transaminasen das Ende der Inkubationszeit. Bei Erhöhungen der Transaminasen, die mehr als das 10fache der Norm betragen, ist von hepatozellulären Nekrosen auszugehen.

Werte über 3.000–4.000 IU/l kommen selten vor. Bei diesen Patienten muß differentialdiagnostisch an eine weitere Ursache der Lebererkrankung (z. B. Intoxikation oder Gefäßproblematik) gedacht werden. Bei chronischer Virushepatitis ist die Höhe der Transaminasen Ausdruck der entzündlichen Aktivität in der Leber. Sie korreliert bei Hepatitis-B-Infektion relativ gut mit den histologischen, entzündlichen Veränderungen in der Leber, während dieser unmittelbare Zusammenhang für die Hepatitis-C-Infektion weniger stark ausgeprägt ist.

■ **Weitere Serumenzyme.** Alle anderen Serumenzyme sind von untergeordneter Bedeutung für die akute Virushepatitis. Häufig werden noch die Laktatdehydrogenase (LDH), die alkalische Phosphatase (AP), und die γ-Glutamyltranspeptidase (γ-GT) bestimmt. Für die chronische Hepatitis hat die Bestimmung der Cholinesterase (CHE) Bedeutung, da ihr Wert im Zusammenhang mit anderen Lebersyntheseparametern eine Aussage über die Restfunktion des Organs ermöglicht.

■ **Bilirubin.** Bilirubinwerte von über 3,0 mg/dl kommen bei der akuten Hepatitis teilweise vor. Der damit einhergehende Ikterus ist in der Regel das erste klinische Symptom, das der Patient bemerkt. Es kann dabei sowohl das direkte als auch das indirekte Bilirubin erhöht sein. Bei alleiniger Virushepatitis sind sie in der Regel nicht über 2,0 mg/dl erhöht. Bei höheren Werte muß an eine zusätzlich Ursache gedacht werden, beispielsweise an einen gleichzeitigen Glukose-6-Dehydrogenase-Mangel oder eine Sichelzellenanämie. Etwa 10 % der Virushepatitiden haben einen ikterischen Verlauf.

■ **Gerinnung.** Die Gerinnungsparameter – in der Regel Quick-Wert und partielle Thromboplastinzeit – haben für die akute und chronische Hepatitis eine prognostische Bedeutung. Eine Verschlechterung der Werte ist ein Hinweis auf eine deutlich eingeschränkte Leberrestfunktion. Bei der akuten Virushepatitis deutet ein schneller Abfall darüber hinaus auf einen fulminanten Verlauf mit ungünstigem Ausgang hin.

■ **Glukosestoffwechsel.** Veränderungen im Bereich des Glukosestoffwechsels im Sinne von Hypoglykämien sind bei Patienten mit Lebererkrankungen häufig. Es wird eine Störung der Glukoneogenese und der Glukoseintoleranz diskutiert. Bei Patienten mit akuter fulminanter Virushepatitis haben Hypoglykämien eine schlechte Prognose. Sie sind meist nur schwer zu therapieren.

■ **Serumproteine.** Bei den Serumproteinen lassen sich verschiedene Veränderungen im Falle einer viralen Hepatitis erkennen. Albumin hat eine relativ lange Halbwertszeit im Serum und zeigt daher bei akuter Hepatitis häufig nur geringe Schwankungen. Bei chronischer Hepatitis sinkt die Albuminkonzentration jedoch im Zusammenhang mit der eingeschränkten Leberfunktion. Bei der viralen Hepatitis ist keine ausgeprägte Akut-Phase-Reaktion zu erkennen. Die Immunglobuline sind bei akuter Hepatitis teilweise und bei chronischer Hepatitis mit zirrhotischem Umbau regelmäßig erhöht.

■ **AFP.** Alphafetoprotein (AFP) kann sowohl bei akuter als auch chronischer Hepatitis erhöht sein. Bei größerem Leberzelluntergang bei der akuten Hepatitis geht eine Erhöhung im Zusammenhang mit der Regeneration der Leber einher. Bei der chronischen Hepatitis muß bei einer AFP-Erhöhung an ein hepatozelluläres Karzinom gedacht werden.

41.4.2
Spezifische Diagnostik der Virushepatitis

Die spezifische Diagnose der Virushepatitis wird durch serologische und molekularbiologische Tests gestellt. Sie beinhalten den Nachweis von Virusproteinen, von Antikörpern, die gegen Virusproteine gerichtet sind, und den molekularen Nachweis viraler Nukleinsäuren.

Hepatitis-A-Virus
Die Diagnose von HAV erfolgt serologisch. Der Nachweis von Anti-HAV-IgM-Antikörpern zeigt eine akute Virushepatitis an, der von IgG-Antikörpern bei negativem IgM Anti-HAV-Befund den Zustand nach Hepatitis-A-Infektion (vgl. Abb. 41.4). Der direkte Virusnachweis beispielsweise über PCR ist für die Routinediagnostik nicht sinnvoll.

Hepatitis-B-Virus
Der Nachweis der viralen DNA, von viralen Antigenen und von Antikörpern gegen das Virus lassen eine differenzierte Diagnostik der akuten und chronischen Hepatitis-B-Infektion zu (vgl. Abb. 41.9 a, b). Serologisch werden routinemäßig Antikörper gegen das HBcAg (anti-HBc), das HBsAg (anti-HBs) und das HBeAg (anti-HBe) untersucht. Für den Nachweis von anti-HBc ist eine Differenzierung zwischen IgG und IgM möglich. Dadurch kann differenziert werden, ob es sich um eine akute oder chronische Hepatitis-B-Infektion handelt. Der routinemäßige Nachweis viraler Proteine beschränkt sich auf HBsAg und HBeAg. HBsAg und HBeAg sind bei hoher viraler Replikation nachweisbar. Ist die Replikation des Virus gering, kommt es zu einer Teilserokonversion. Dabei sind anti-HBe und kein HBeAg nachweisbar, während HBsAg unverändert positiv bleibt. Ursächlich kann aber auch eine Mutante im preC-Genom vorliegen, die die Produktion von HBeAg trotz hoher Virusreplikation unterbindet.

■ **Polymerase-Kettenreaktion (PCR).** Der quantitative Nachweis der viralen Replikation erfolgt über die Bestimmung der viralen DNA. Hierfür stehen radioaktive und nichtradioaktive Testmethoden zur Verfügung. Unterhalb der Nachweisgrenze dieser Methoden kommt der molekularbiologische Nachweis über die PCR zum Einsatz. Das Prinzip der PCR beruht auf der Amplifikation kleinster DNA- oder RNA-Mengen, die dadurch nachgewiesen werden können. Die Einführung der PCR-Methode in die Hepatitis-B-Diagnostik hat dazu geführt, daß große Teile des HBV-Genoms sequenziert und so Mutationen im Bereich des HBV-Genoms entdeckt wurden. Dadurch konnte gezeigt werden, daß bei Patienten mit chronischer HBV-Infektion, hoher HBV-Replikation und dem Vorliegen von Anti-HBe-Antikörpern eine Stopmutation in der preC-Region des HBV-Genoms (e-Minus-Variante) vorliegt. Dadurch wird eine Expression von HBeAg verhindert. Außerdem wurden Veränderungen im Bereich des S-Gens gefunden, die durch herkömmliche Testverfahren nicht detektiert werden konnten.

Hepatitis-D-Virus
Serologisch kann in der Routinediagnostik das Vorliegen von Antikörpern (IgG und IgM) gegen das HDV nachgewiesen werden. Außerdem kann direkt das Vorliegen des Hepatitis-D-Antigens getestet werden. Ist der Patient gleichzeitig anti-HDV und HBsAg positiv, erfolgt der Nachweis der HDV-Replikation (HDV-RNA) am sichersten über PCR-Verfahren. Analog zur HBV-Diagnostik können dabei kleinste Mengen des viralen Genoms detektiert werden (vgl. Abb. 41.14).

Hepatitis-C-Virus
Die serologische Diagnose der Hepatitis C erfolgt über den Nachweis von Antikörpern im Serum der Patienten. Aufgrund der Variabilität des viralen Genoms werden verschiedene HCV-Proteine, beispielsweise die Kern-, NS3- und NS4-Proteine, zum Antikörpernachweis verwendet. Für die Diagnostik einer replikativen, chronischen Hepatitis-C-Infektion ist jedoch der direkte Nachweis der Virusreplikation entscheidend. Dies erfolgt über die Detektion der HCV-RNA mittels PCR. Es wird dazu die 5'nichttranslatierte Region amplifiziert, die sich durch eine geringe Variabilität auszeichnet. Neben dem einfachen Virusnachweis kann über PCR oder bDNA mittlerweile zwischen den einzelnen Genotypen differenziert und die Virusmenge quantifiziert werden. Beide Bestimmungen haben eine Bedeutung für die Therapie der Hepatitis-C-Infektion.

Hepatitis-E-Virus
Die Routinediagnostik beschränkt sich auf den serologischen Nachweis von Anti-HEV-Antikörpern. Bei frischer Infektion sind IgM-Antikörper nachweisbar. Analog zu den anderen Hepatitisviren ist ein direkter Nachweis über PCR möglich, hat in der Praxis jedoch keine Bedeutung.

Hepatitis-G-Virus
Die Diagnostik der Hepatitis-G-Infektion erfolgt über PCR. Es stehen bisher routinemäßig keine serologischen Testsysteme zur Verfügung. Es gibt jedoch für experimentelle Zwecke ELISA-Verfahren zum Nachweis von Antikörpern gegen ein Hüllprotein des Virus (anti-HGV-E2). Das Auftreten von anti-HGV-E2 korreliert mit der Elimination des Virus.

42.4.3
Leberbiopsie

Die Leberbiopsie hat eine wichtige Bedeutung für die Diagnose der chronischen Virushepatitis.

CAVE Bei akuter Virushepatitis ist eine Leberbiopsie nicht sinnvoll.

Bei der chronischen Virushepatitis kann durch die Leberbiopsie sowohl die entzündliche Aktivität (Grading) als auch die Ausprägung der Fibrose bzw. Zirrhose (Staging) festgelegt werden (Tabelle 41.3). Zusätzlich kann durch Verlaufsuntersuchungen die Progression der Lebererkrankung abgeschätzt werden und dadurch der Einfluß von Therapiemaßnahmen beurteilt werden. Neben dieser allgemeinen Beurteilung können für die einzelnen Formen der Virushepatitis Spezialuntersuchungen zum Nachweis der viralen Proteine oder der virusspezifischen Nukleinsäure erfolgen.

41.5
Differentialdiagnose der Virushepatitis

41.5.1
Akute Virushepatitis

Neben den systemischen Viruserkrankungen mit Begleithepatitis muß bei einer akuten Hepatitis an die Erstmanifestation einer chronischen Lebererkrankung gedacht werden. Neben den Viren müssen verschiedene andere Erreger, toxische Ursachen, aber auch die Mitbeteiligung der Leber im Rahmen anderer Erkrankungen in die differentialdiagnostischen Überlegungen miteinbezogen werden. Nachfolgend sind die Differentialdiagnosen der akuten Virushepatitis aufgelistet:
– Hepatitisviren,
– Viren, die bei systemischer Infektion zu Hepatitis führen,
– Fettleberhepatitis,
– medikamententoxische Ursachen (Paracetamol, Halothan, sonstige),
– genetische Ursachen (M. Wilson, Hämochromatose, sonstige),
– Autoimmunhepatitis,
– Vergiftungen,
– vaskuläre Erkrankungen.

41.5.2
Chronische Virushepatitis

Die Differentialdiagnose der chronischen Virushepatitis umfaßt alle Erkrankungen, die einen chronischen Leberschaden verursachen. Dabei müssen die Autoimmunhepatitis, cholestatische, genetische und toxische Lebererkrankungen besonders beachtet werden. Die verschiedenen Differentialdiagnosen der chronischen Virushepatitis sind folgende:

Tabelle 41.3. Diagnose, Grading und Staging der chronischen Hepatitis. Jede histologische Diagnose setzt sich aus einer Diagnose und der Beurteilung des Schweregrads von Staging und Grading zusammen

Diagnose	Grading (Entzündung)	Staging (Fibrose)
Virus (B–D)	Minimal	Keine
Autoimmun (I–III)	Mild	Mild
Arzneimittelinduziert	Moderat	Moderat
Kryptogen	Schwer	Schwere Zirrhose

- virale Hepatitis,
- Autoimmunhepatitis,
- primäre cholestatische Lebererkrankungen (PBC, PSC),
- sekundäre cholestatische Lebererkrankungen (Choledocholithiasis, Strikturen der Gallenwege etc.),
- metabolische Lebererkrankungen (Hämochromatose, M. Wilson, a1-Antitrypsinmangel),
- Medikamente,
- alkoholische Lebererkrankung,
- nichtalkoholische Fettleberhepatitis (Diabetes mellitus, Fettstoffwechselstörung etc.),
- kryptogene Lebererkrankungen.

41.6
Therapie

41.6.1
Akute Hepatitis

Bei akuter Virushepatitis gibt es keine gesicherte Therapie. Verschiedene Studien wurden mit unterschiedlichen Ansätzen (Medikamente, Bettruhe, Ernährung) durchgeführt. Keiner der Versuche hat zu einer signifikanten Verbesserung der Prognose dieser Patienten geführt. Es existieren in letzter Zeit einige Untersuchungen, die darauf hindeuten, daß nach einer akuten Hepatitis-C-Infektion der frühzeitige Einsatz von IFN-α das Risiko des Übergangs in eine chronische Infektion reduziert. Die bisherigen Erfahrungen einer IFN-α-Therapie bei Patienten mit akuter Hepatitis C sind jedoch begrenzt. Weitere Studien sind notwendig, um die ersten Befunde zu bestätigen. Der Verlauf der akuten Hepatitis C wird durch die Interferongabe nicht beeinflußt.

■ **Verlaufsuntersuchungen.** Patienten mit akuter Virushepatitis müssen nicht stationär betreut werden. Entscheidend ist die kurzfristige Kontrolle der Patienten. Dies muß gewährleistet sein, damit rechtzeitig erkannt wird, ob es sich um eine komplizierte Verlaufsform handelt. Bei Patienten, bei denen Complianceprobleme zu erwarten sind, sollte eher frühzeitig eine stationäre Behandlung erfolgen.

> ! Wird eine deutliche Erhöhung der Transaminasen (> 500–1.000 IU/ml) beobachtet oder kommt es zu einer Veränderung der Blutgerinnungsparameter, sollte eine stationäre Betreuung der Patienten erfolgen.

Verschlechtert sich das klinische Bild der Patienten im Verlauf des stationären Aufenthalts, muß mit einem Transplantationszentrum frühzeitig Kontakt aufgenommen werden.

41.6.2
Chronische Virushepatitis

Chronische Hepatitis B

Interferon
Die bisher einzige zugelassene Therapie für die chronische Hepatitis B besteht in der Gabe von IFN-α. Interferon wird subkutan (s. c.) verabreicht. Die Dosis variiert zwischen 3mal 5–10 Mio. IE/Woche oder 1mal 5 Mio. IE/Tag. Der Erfolg einer Therapie ist bei einer Gabe von 3mal 5 Mio. IE/Woche mit höheren Dosierungen vergleichbar (Tabelle 41.4). Im Gegensatz zu den höheren Dosierungen werden unter dieser Therapie jedoch seltener Nebenwirkungen beobachtet.

Kommt es unter IFN-α zu einer Elimination des Virus oder zur Serokonversion, ist in der Regel ein Anstieg der Transaminasen zu beobachten (Abb. 41.21). Die Ansprechrate (HBeAg/anti-HBe Serokonversion und HBV-DNA negativ; Teilserokonversion) liegt zwischen 30 und 40 %, je nach Patientenkollektiv. Die Elimination von HBsAg ist bei bis zu 10 % der Patienten zu beobachten. Patienten, bei denen durch eine Interferontherapie eine Teilserokonversion erreicht werden konnte, haben im weiteren Verlauf ein gute Prognose (Abb. 41.22). Darüber hinaus wird bei einem hohen Anteil dieser Patienten innerhalb der ersten 5 Jahre nach Therapie eine vollständige Serokonversion (HBsAg negativ, anti-HBs positiv) beobachtet.

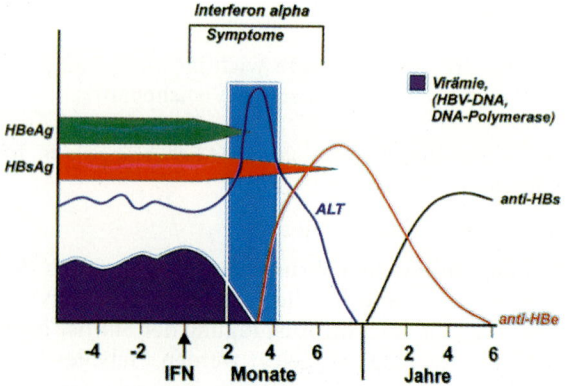

Abb. 41.21. Serologischer und biochemischer Verlauf der Hepatitis-B-Infektion bei Ansprechen auf eine Interferontherapie (*IFN* Interferon-α, *ALT* Alanin-Aminotransferase)

Tabelle 41.4. Therapieempfehlung bei chronischer Virushepatitis

Hepatitis B	Standardtherapie:	IFN-α	
		Dosierung:	3mal 5-6 Mio. IE/Woche s.c.
		Dauer:	6 Monate
	Second Line Therapie:	Lamivudine (Nukleosidanaloga)	
		Dosierung:	100 mg/Tag oral
		Dauer:	mind. 12 Monate, evtl. bis HBeAg Serokonversion
		Risiko:	Auftreten Therapie-refraktärer Virusmutanten
Hepatitis D	Standardtherapie:	IFN-α	
		Dosierung:	3mal 10 Mio. IE/Woche s.c. oder 1mal 10 Mio. IE/Tag s.c.
		Dauer:	6 Monate
	Alternativtherapie:	keine	
Hepatitis C	Ersttherapie	Kombinationstherapie Ribavirin (Nukleosidanaloga) + IFAα	
		Dosierung:	Ribavirin 1000-12000 mg/Tag oral + IFNα 3mal 3 Mio. I.E./Woche s.c.
		Dauer:	Genotyp 1 und >2 Mio Kopien/ml über zwölf Monate, alle anderen Kombinationen sechs Monate
	Alternativtherapie:	Interferonmonotherapie bei Kontraindikation für Ribavirin	
		Dosierung:	IFNα 3mal 5-6 Mio. I.E./Woche s.c.
		Dauer:	Abhängig vom Ansprechen: Non-Responder drei Monate Responder mindestens sechs Monate, in der Regel insgesamt zwölf Monate

■ **Wirkungsaspekte.** Verschiedene Aspekte der Interferonwirkung können unterschieden werden:
1. die vermehrte Expression von Membranproteinen,
2. ein antiviraler Effekt,
3. eine immunmodulatorische Wirkung und
4. ein antineoplastischer Effekt.

Aufgrund der unterschiedlichen Wirkungsmechanismen muß eine Vielzahl von relativen und absoluten Kontraindikationen einer Interferontherapie beachtet werden. Sie sind in der Übersicht dargestellt.

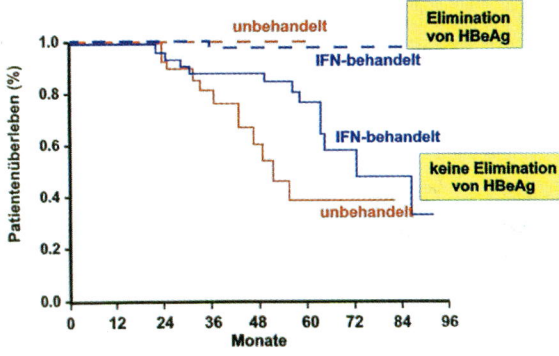

Abb. 41.22. Natürlicher Verlauf der Hepatitis-B-Infektion abhängig von der Seroteilkonversion (anti-HBe und HBsAg positiv) und einer Therapie mit Interferon-α

■ **Nebenwirkungen.** Nebenwirkungen sind bei einer IFN-α-Therapie häufig. Daher sollten Patienten, die sich einer Interferontherapie unterziehen unter engmaschiger fachärztlicher Kontrolle stehen.

Kontraindikationen der Interferontherapie bei viraler Hepatitis

- Absolute Kontraindikation
  - dekompensierte Leberzirrhose,
  - psychiatrische Erkrankungen (Depression, Suizidalität etc.),
  - Autoimmunerkrankung (Autoimmunhepatitis, autoimmune Schilddrüsenerkrankung, rheumatoide Arthritis, entzündliche Darmerkrankung),
  - Schwangerschaft,
  - Fieber/bakterielle Infektion,
  - schwere sonstige Erkrankung.
- Relative Kontraindikation
  - hepatozelluläres Karzinom,
  - Kinder < 6 Jahren,
  - Leuko- und Thrombopenie
  - Immunsuppression
    - HIV-Infektion,
    - Hämodialyse,
    - immunsuppressive Therapie.

Die häufigste Nebenwirkung ist die dosisabhängige grippeähnliche Symptomatik, die aus Kopfschmerzen, Müdigkeit, Fieber, Gelenk- und Gliederschmerzen besteht. Eine ausgeprägte Symptomatik besteht meist nur zu Beginn der Therapie. Die Beschwerden können durch die abendliche Gabe von IFN-α und durch die begleitende Gabe von Paracetamol gemindert werden.

CAVE Ernsthafte Nebenwirkungen stellen besonders psychiatrische Komplikationen (Depression, Suizidalität), eine Depression des Knochenmarks oder das Neuauftreten einer Autoimmunerkrankung unter Therapie dar. Stellen sich diese Nebenwirkungen ein, muß sofort ein Therapieabbruch diskutiert werden.

■ **Indikation.** Eine besonders gute Indikation für eine Therapie mit IFN-α haben Patienten, bei denen zu Beginn der Therapie eine deutliche Erhöhung der Transaminasen vorliegt, die virale Replikation nieder bis mittelgradig erhöht ist und die ihre Infektion im Erwachsenenalter erworben haben. Zusätzlich ist eine hohe entzündliche Aktivität in der Leberhistologie günstig, wobei Zeichen des zirrhotischen Umbaus ein ungünstiger Marker sind. Bei Frauen liegt die Ansprechrate höher als bei Männern. Weitere prognostische Parameter der Interferontherapie bei chronischer Hepatitis B zeigt Tabelle 41.5.

Aufgrund der langjährigen Therapieerfahrung mit IFN-α bei chronischer Hepatitis B konnten verschiedene Patientengruppen mit geringeren Ansprechraten identifiziert werden. Dazu gehört u. a. die Gruppe der Patienten mit fortgeschrittener Lebererkrankung. Eine kürzlich veröffentlichte Studie zeigt, daß eine Interferontherapie nur bei Patienten erwogen werden sollte, bei denen ein Stadium Child A der Lebererkrankung vorliegt. Hingegen überwiegt bei Patienten mit Stadium Child B oder C der negative Effekt, da es häufig zu schwerwiegenden Infektionen kommt. Daher sollten diese Patienten außerhalb von Studien keiner Interferontherapie zugeführt werden. Generell ist es sinnvoll, diese Patienten nur in größeren hepatologischen Zentren zu behandeln, in denen eine lange Erfahrung vorliegt.

Schlechte Ansprechraten haben außerdem Patienten mit einer perinatalen Hepatitis-B-Infektion und Patienten mit einer Stopmutante im Bereich der preC-Region. Dies sind Patienten mit negativem HBeAg, positivem anti-HBe, hoher HBV-DNA und hohen Transaminasen.

Liegen extrahepatische Manifestationen – wie eine Hepatitis-B-assoziierte Glomerulonephritis – vor, wird die Progredienz der Erkrankung beim Ansprechen der Interferontherapie gestoppt. Im Verlauf kommt es bei einem Teil der Patienten zu einer Verbesserung der renalen Funktion, während die Erkrankung bei Patienten, die nicht auf die Interferongabe ansprechen, progredient fortschreitet.

■ **Zweiter Therapieversuch.** Trotz der unterschiedlichen Bemühungen, die Interferontherapie zu verbessern bzw. die Ansprechraten zu erhöhen, bleibt eine große Gruppe von Patienten, die primär nicht auf eine Interferontherapie anspricht. Eine erneute Interferontherapie sollte dann in Erwägung gezogen werden. Untersuchungen haben gezeigt, daß dabei differenziert vorgegangen werden muß. Eine sofortiger, zweiter Therapieversuch kann mit einer höheren Dosierung erfolgen. Bei einer abwartenden Haltung kann ein günstigerer Zeitpunkt gewählt werden.

Neue Therapieoption durch Nukleosidanaloga

Die Suche nach alternativen Ansätzen zur Therapie der chronischen Hepatitis-B-Infektion war in den letzten Jahren sehr erfolgreich. Für verschiedene Nukleosidanaloga der zweiten Generation konnte gezeigt werden, daß sie die Replikation der Hepatitis-B-Infektion erfolgreich blockieren und sie dadurch die Progredienz der Lebererkrankung hemmen. Unter den verschiedenen Medikamenten hat sich bisher Lamivudine als die effektivste Substanz erwiesen. Sie ist daher in den USA und einigen Ländern Asiens bereits zur Behandlung der chronischen Hepatitis-B-Infektion zugelassen.

Die Zulassung in Deutschland erfolgt 1999 in einer Dosierung von 100 mg/Tag, allerdings im Gegensatz zu den USA nur als „second line" Therapie (Tabelle 41.4.). Dies bedeutet, daß die Substanz nur für Interferon non-Responder oder bei Kontraindikationen für Interferon und nicht als primäre

Tabelle 41.5. Prognose der Interferontherapie bei chronischer Hepatitis B

Gutes Ansprechen	Vermindertes Ansprechen
Hohe Transaminasen (GPT > 200 U/l)	Niedrige Transaminasen (GPT < 200 U/l)
Niedrig-mäßige HBV-DNA (< 200 pg/ml)	Hohe HBV-DNA (> 200 pg/ml)
Infektion im Erwachsenenalter	Perinatale Infektion
Kurzer Verlauf seit Infektion	Langer Verlauf (Integration in Wirtsgenom?)
Frauen	Immunsuppression
	HDV-, HCV-Koinfektion
	HIV

Therapie der chronischen Hepatitis-B-Infektion indiziert ist. Dieser Ansatz erscheint sinnvoll, da Nukleosidanaloga – im Gegensatz zu Interferon – nicht zu einer Elimination des Hepatitis-B-Virus führen. Aus diesem Grund ist zum jetzigen Zeitpunkt nicht abzusehen, wie lange eine Therapie mit Lamivudine durchgeführt werden sollte.

Die bisherigen Erfahrungen zeigen, daß Lamivudine gut vertragen wird. Es existieren keine wesentlichen Kontraindikationen. Ein entscheidender Nachteil der Lamivudine-Therapie ist jedoch die Resistenzentwicklung des Virus, die unter Therapie selektioniert wird. Hierfür ist eine Mutation im sogenannten YMDD Motiv des Polymerasegens verantwortlich. Studien zeigen, daß innerhalb des ersten Jahres unter Therapie bei etwa 15–30 % der Patienten Lamivudine-resistente Stämme im Serum auftreten. Nach drei Jahren weisen etwa 50 % der behandelten Patienten einen resistenten Virusstamm unter Lamivudine auf. Der resistente Stamm hat im Vergleich zum ursprünglichen Virus jedoch meist eine verminderte Replikation.

Die Verfeinerung der Therapie mit Nukleosidanaloga bei chronischer HBV-Infektion wird vor allem durch aktuelle Entwicklungen im Bereich der HIV-Infektion unterstützt. Verschiedene der neueren Nukleosidanaloga zeigen eine effektive Hemmung der HBV-Replikation. Besonders erfolgsversprechend sind hierbei Ergebnisse mit dem Nukleosidanalogon Adefovir. In-vitro-Untersuchungen und erste Studiendaten deuten darauf hin, daß Adefovir auch gegen Lamivudine-resistente Stämme wirkt.

Transplantation

Als letzte Therapieoption steht die Lebertransplantation zur Verfügung, wobei hier auf die besondere Problematik der Hepatitis-B-Reinfektion hingewiesen werden muß. Die Prognose nach Transplantation wird wesentlich von dem möglichen Auftreten einer Hepatitis-B-Reinfektion beeinflußt. Zur Prävention der HBV-Reinfektion der Spenderleber steht als gesicherte Prophylaxe die Gabe von Anti-HBs-Immunglobulin zur Verfügung. Hierdurch kann die Prognose der Patienten mit Hepatitis-B-bedingter Lebertransplantation deutlich verbessert werden (Abb. 41.23). Der Bedarf an anti-HBs wird über den Spiegel im Serum gesteuert. Fällt der Anti-HBs-Serumspiegel auf Werte unter 200 UI/ml, muß dem Patienten erneut Anti-HBs-Hyperimmunglobulin verabreicht werden. Die Therapie sollte für mindestens ein Jahr nach Lebertransplantation durchgeführt werden. Patienten, bei denen es trotz Anti-HBs-Gabe zu einer HBV-Reinfektion der Spenderleber kommt, profitieren, besonders von einer Therapie mit dem Nukleosidanalogon Lamivudine.

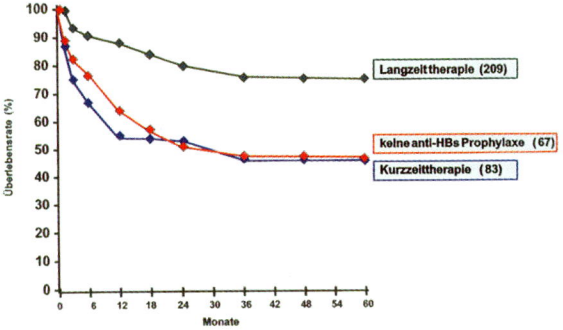

Abb. 41.23. Prognose der Patienten mit Hepatitis-B-Virus-bedingter Lebertransplantation, abhängig von der Dauer der Anti-HBs-Prophylaxe

Erste Untersuchungen zeigen, daß Lamivudine auch zur primären Prophylaxe der HBV-Reinfektion nach Lebertransplantation und zur Reduktion der HBV-Replikation vor Lebertransplantation eingesetzt werden kann. Aufgrund der schnellen Entwicklung in diesem Bereich sollte die therapeutische Einstellung dieser Patienten spezialisierten Transplantationszentren vorbehalten bleiben.

Neben den Therapieformen, die bereits zugelassen sind oder kurz vor der Zulassung stehen, gibt es weitere experimentelle Ansätze, die erfolgversprechend, aber noch von einer klinischen Anwendung entfernt sind. Darunter fallen Ansätze der Gentherapie (Ribozyme, Anti-sense-Therapie), die T-Zell-Vakzinierung oder Kombinationstherapien verschiedener Substanzen, wie sie beispielsweise bei der Therapie von HIV-Patienten angewendet werden.

Chronische Hepatitis D

Die Therapie der chronischen Hepatitis D erfolgt analog zur chronischen Hepatitis B in der Gabe von IFN-α. Bei der chronischen Hepatitis D wird IFN-α jedoch in einer Dosierung von mindestens 3mal 10 Mio. IE/Woche über 12 Monate verabreicht (vgl. Tabelle 41.4).

> **!** Die Ansprechraten sind deutlich schlechter als bei alleiniger Infektion mit HBV. Alternative Therapieformen stehen zum jetzigen Zeitpunkt nicht zur Verfügung. Therapieversuche mit Nukleosidanaloga ergaben bisher keinen positiven Einfluß auf die Infektion mit HDV.

Chronische Hepatitis C

Entwicklung der Therapie der chronischen Hepatitis-C-Infektion. Die Therapie der chronischen Hepatitis C hat in den letzten Jahren verschiedene

Modifikationen erlebt, im Rahmen dieser Entwicklung ist Interferon-α von entscheidender Bedeutung. Im Gegensatz zur Hepatitis-B-Infektion ist Interferon-α als Monotherapie bei chronischer Hepatitis-C-Infektion jedoch weniger effektiv, daher wurden sehr Kombinationstherapien evaluiert. Die Kombination von Interferon-α und Ribavirin stellt zur Zeit die effektivste Therapieoption zur Behandlung der chronischen Hepatitis-C-Infektion dar. Sie ist seit 1999 in Deutschland zugelassen. Da Nebenwirkungen und Kontraindikationen bei der Kombinationstherapie häufiger als bei Monotherapie auftreten, muß allerdings bei jedem Patienten individuell abgewogen werden, ob diese Therapieform angewendet werden kann.

Ribavirin

Ribavirin – ein Purinanalogon – hat als Monotherapie kaum Einfluß auf die Viruselimination. Erst die Kombination mit Interferon-α führt zu signifikant höheren Eliminationsraten als die Interferon-α-Monotherapie. Die Kombinationstherapie wird jedoch schlechter vertragen als die alleinige Monotherapie. Kontrollierte Studien haben gezeigt, daß es häufiger zu Therapieabbrüchen kommt bzw. die Dosis reduziert werden muß. Neben Müdigkeit und Appetitlosigkeit treten unter Ribavirin regelmäßig Hämolysen auf, die zum Abfall des Hämatokrits führen. Unter Therapie sollten daher regelmäßig das Blutbild und die Hämolyseparameter kontrolliert werden.

Aus den Nebenwirkungen ergeben sich daher die wesentlichen Kontraindikationen gegen eine Ribavirintherapie. Absolute Kontraindikationen sind: Anämie, Endstadien einer Nierenerkankung, Hämoglobinopathien, schwere Herzinsuffizienz, Schwangerschaft und keine sichere Verhütung unter Therapie. Als relative Kontraindikationen sind anzusehen: nicht kontrollierbarer Hypertonus und hohes Alter.

Klinischer und virologischer Verlauf unter Therapie. Im Gegensatz zur Hepatitis-B-Infektion kommt es nach Absetzen der Medikation bei chronischer Hepatitis-C-Infektion häufiger zur erneuten Replikation (Relaps) des Virus. Daher müssen bei der chronischen Hepatitis-C-Infektion verschiedene Formen des Therapieansprechens differenziert werden.

Auch unter der Kombinationstherapie mit Interferon α und Ribavirin gibt es weiterhin Therapieversager. Von einem Therapieversager muß ausgegangen werden, wenn unter der Interferonmonotherapie die HCV-RNA nach drei Monaten und unter der Kombinationstherapie nach sechs Monaten weiterhin positiv ist. Unter diesen Bedingungen sollte die Therapie abgebrochen werden.

Bei den Patienten, die primär auf eine Therapie mit der Elimination des Virus ansprechen (HCV-RNA negativ) können zwei Gruppen unterschieden werden. Von einem „Relaps" spricht man, wenn es nach Absetzen der Therapie erneut zu einer Replikation des Virus kommt. Ist das Virus auch sechs Monate nach Absetzen der Therapie nicht nachweisbar, wird von einem vollständigen Therapieerfolg (sustained response) ausgegangen.

■ **Ersttherapie der chronischen Hepatitis-C-Infektion.** Bei fehlendem Vorliegen von Kontraindikationen sollte die Ersttherapie der chronischen Hepatitis-C-Infektion in der Gabe von Interferon-α und Ribavirin bestehen (Tabelle 41.4). In der Kombinationstherapie ist Interferon-α in einer Dosierung von 3mal 3 Mio. I.E./Woche s.c. zugelassen. Ribavirin wird abhängig vom Körpergewicht verabreicht. Bei Patienten unter 70 kg beträgt die Dosis 1000 und über 70 kg 1200 mg/Tag. Die Dauer der Therapie schwankt abhängig von den virologischen Parametern. Vor Therapie sollte daher der Genotyp des Virus und die Höhe der viralen Replikation bestimmt werden.

Die zur Zeit vorliegenden Ergebnisse deuten darauf hin, daß Patienten, bei denen kein Genotyp 1 vorliegt, unabhängig von der Virusreplikation für sechs Monate behandelt werden sollten. Für Patienten mit Genotyp 1 und einer Virusreplikation unter 2 Millionen Kopien/ml gilt ebenfalls der Zeitraum von sechs Monaten. Ist eine Virusreplikation von über 2 Millionen Kopien/ml nachweisbar, ist ein Therapiezeitraum von zwölf Monaten sinnvoll.

Neben den virologischen Parametern sind weitere Faktoren von Bedeutung, die den Therapieerfolg bei chronischer HCV-Infektion beeinflussen. Hierzu gehören beispielsweise die Dauer des Verlaufs seit dem Infektionszeitpunkt, das Alter bei Erstinfektion, das Geschlecht oder das Ausmaß des histologischen Umbaus der Leber (siehe Übersicht). Es ist zum jetzigen Zeitpunkt noch unklar, ob diese Parameter in die Therapieentscheidungen künftig miteinfließen werden.

■ **Therapieindikation bei chronischer Hepatitis-C-Infektion.** Verschiedene Faktoren bestimmen den Verlauf der chronischen Hepatitis-C-Infektion. Für bestimmte Patientenkollektive konnte gezeigt werden, daß die Infektion über Zeiträume von über 20 Jahren zu keiner Entzündung und Zirrhose der Leber führt. Aus diesem Grunde sollte nicht prinzipiell jeder Patient mit dem Nachweis einer Virusreplikation behandelt werden. Durch das Vorliegen einer Leberbiopsie vor Therapieeinleitung wird die

> **Prognostische Faktoren der Interferontherapie bei chronischer Hepatitis C**
>
> - Günstig:
>   - niedrige Virämie,
>   - kurzer Verlauf,
>   - niedrige Transaminasen,
>   - kein Genotyp 1.
> - Ungünstig:
>   - hohe Virämie,
>   - Leberzirrhose,
>   - Genotyp 1,
>   - langer Verlauf,
>   - hohe Transaminasen,
>   - Koinfektion mit anderen Viren (HIV, HBV).

Entscheidungsfindung erleichtert. Die Histologie ergibt eine klare Aussage bezüglich der aktuellen Entzündung (grading) und des Umbaus (staging) der Leber. Diese Informationen sollten in die Therapieentscheidung einfließen.

Eine Indikation zur Therapie besteht bei Patienten mit leichter oder schwerer Entzündung der Leber mit oder ohne Umbauzeichen.

Zeigt sich in der Histologie bereits eine vollständige Zirrhose der Leber, sollte vorsichtig vorgegangen und der Patient in ein hepatologisches Zentrum transferiert werden. In der Regel können Child A-Patienten unter engmaschiger Kontrolle therapiert werden. Bei Child B- oder C-Patienten treten häufig Komplikationen auf. Sie sollten daher in der Regel nicht oder nur im Rahmen von kontrollierten Studien behandelt werden.

Keine Indikation besteht bei Patienten mit normalen Transaminasen und fehlendem Hinweis für eine histologische Manifestation in der Leber (keine Entzündung und fehlender Umbau). Diese Patienten haben meistens einen milden Verlauf ihrer Erkrankung. Ein Therapieerfolg im Sinne der Viruselimination ist fraglich. Eine Kontrolle der Transaminasen in etwa sechsmonatigen Abständen und eine Kontrolle der Leberhistologie in Zeiträumen von etwa drei bis fünf Jahren ist angezeigt.

■ **Patienten mit chronischer HCV-Infektion und Kontraindikation für eine Ribavirintherapie.** Patienten mit chronischer HCV-Infektion sollten – bei vorliegenden Kontraindikationen für Ribavirin – allein mit Interferon-α behandelt werden. Die Therapie startet initial mit einer Dosierung von 3mal 5–6 Mill. I.E. Interferon-α s.c./Woche begonnen werden. Nach 3 Monaten erfolgt die Kontrolle der HCV-RNA. Patienten, die auf die Therapie ansprechen (HCV-RNA negativ), sollten für weitere neun Monate behandelt werden, wobei die Interferon-Dosierung auf 3mal 3 Mill. I.E. Interferon s.c./Woche reduziert werden kann. Bei Patienten, die innerhalb der ersten drei Monate nicht auf eine Interferontherapie ansprechen (HCV-RNA positiv), ist eine Fortführung der Therapie nicht sinnvoll.

■ **Patienten mit chronischer HCV-Infektion und Relaps nach Interferonmonotherapie.** Eine große Anzahl von Patienten, die primär auf eine Interferonmonotherapie angesprochen hatte, wird im weiteren Verlauf erneut HCV-RNA positiv (Relaps). Bei diesen Patienten sollte eine erneute Therapie in Erwägung gezogen werden. Besonders günstig wirkt sich hier eine Kombinationstherapie (Ribavirin/Interferon) aus. Bei einer hohen Anzahl dieser Patienten kann eine „Sustained Response" erzielt werden.

Liegen jedoch Kontraindikationen für eine Kombinationstherapie vor, kann eine Behandlung mit höheren Dosen Interferon über zwölf Monate versucht werden. Einige Daten weisen darauf hin, daß für diese Patienten der Einsatz von Konsensus Interferon in einer Dosierung 3mal 9 μg/Woche sinnvoll ist.

■ **Patienten, die auf eine Ersttherapie (Mono- oder Kombinationstherapie) nicht ansprechen.** Zum jetzigen Zeitpunkt gibt es für diese Patienten keine gesicherten Therapieoptionen. Aufgrund der Datenlage ist eine erneute Therapie mit einem Standardtherapieschema nicht sinnvoll. Ein erneuter Therapieversuch sollte nur innerhalb kontrollierter Studien erfolgen.

Lebertransplantation

Wie bei vielen anderen chronischen Lebererkrankungen stellt auch bei der Hepatitis C die Lebertransplantation die letzte Therapieoption dar. Allerdings kommt es nach Lebertransplantation praktisch immer zu einer Reinfektion des Spenderorgans. Patienten mit Lebertransplantation und Hepatitis-C-Infektion haben histologisch einen progredienteren Verlauf als Patienten, die wegen einer anderen benignen, nichtviralen Indikation transplantiert wurden. Trotz des verstärkten histologischen Fortschreitens nach Lebertransplantation ist die Fünfjahresprognose der Patienten mit Hepatitis C günstig. Als mögliche Therapie der Hepatitis-C-Reinfektion erscheint in den bisherigen Studien allein die Kombinationstherapie aus Ribavirin und Interferon-α erfolgsversprechend. Ein Therapieversuch sollte jedoch nur in Transplantationszentren und im Rahmen von kontrollierten Studien erfolgen.

41.7
Prophylaxe

41.7.1
Hygienische Maßnahmen

Die Verbreitung der Virushepatitiden kann durch verschiedene Maßnahmen effektiv gemindert werden. Bei den enteral/fäkal übertragenen Virushepatitiden A und E zielen die Aktivitäten auf die Unterbrechung der Infektkette, d.h. auf die Verbesserung hygienischer Standards. Besonders problematisch ist die Infektion über Nahrungsmittel und die mangelnde Vorsicht beim Umgang mit dem Fäzes Erkrankter. Diese Problematik besteht besonders in Entwicklungsländern, und hierin liegt eine häufige Infektionsquelle für Patienten, die ins Ausland reisen.

> ! Reisende sollten daher vorbehandeltes Trinkwasser benutzen und auf die Ernährung mit Rohkost und Muscheltieren verzichten.

Bei den parenteral/sexuell übertragbaren Hepatitisviren (Hepatitis B, B/D und C) geht das größte Infektionsrisiko vom Umgang mit Blut- und Körperprodukten aus. Risikopatienten sind daher Beschäftigte im Gesundheitswesen, homo-/heterosexuelle Personen mit häufig wechselnden Geschlechtspartnern und i.v.-Drogenabhängige. Beim Umgang mit Körper- oder Blutprodukten sollten daher generell Handschuhe getragen werden. Arbeitsflächen und Geräte müssen anschließend desinfiziert werden. Bei Drogenabhängigen steht der Einmalgebrauch von Kanülen und Spritzen im Vordergrund, bei sexueller Promiskuität der Gebrauch von Kondomen.

41.7.2
Impfung

Hepatitis A

Für die Hepatitis A steht eine passive und aktive Impfung zur Verfügung. Durch die Entwicklung neuer Impfstoffe mit höherem Antigengehalt kann auf die passive Immunprophylaxe weitgehend verzichtet werden. Auch bei Hepatitis-A-Ausbrüchen ist der sog. Riegelungsimpfung gegenüber der passiven Immunprophylaxe der Vorzug zu geben. In bestimmten Fällen, z.B. bei HBsAg- und HCV-Trägern, wird empfohlen, ein Immunglobulinpräparat zeitgleich mit der ersten Impfung zu geben.

Aufgrund der Verlagerung der Erstinfektion in immer höhere Lebensabschnitte und dem damit verbundenen Risiko eines ungünstigen Ausgangs der Infektion (vgl. Abb. 41.2 und 41.3), sollte die Indikation zur Impfung gegen Hepatitis A großzügig gestellt werden. Eine absolute Indikation zur Impfung besteht bei Personal aus medizinischen Einrichtungen, Laboratorien und sozialen Berufen. Außerdem sollten homosexuell aktive Männer, Hämophile, Kontaktpersonen zu an Hepatitis-A-Erkrankten sowie Kanalisations- und Klärwerksarbeiter geimpft werden.

Die Grundimmunisierung ist abhängig vom Präparat. Besonders vor 1950 Geborene und Personen, die in der Anamnese eine mögliche HAV-Infektion aufweisen bzw. längere Zeit in Endemiegebieten gelebt haben, sollten sich einer Vortestung auf anti-HAV unterziehen. Alle anderen Personen können ohne Anti-HAV-Testung geimpft werden, da bei Ihnen die Existenz von Antikörpern unwahrscheinlich ist. Auffrischimpfungen sind nach 5–10 Jahren indiziert.

Hepatitis B

Für die Hepatitis-B-Prophylaxe existiert eine aktive und passive Impfung. Die passive Impfung als Präexpositionsprophylaxe hat seit der Einführung der aktiven Hepatitis-B-Impfung an Bedeutung verloren. Besonders gefährdet sind nichtgeimpfte Patienten durch Verletzung mit blutkontaminiertem Material, „Nadelstichverletzung" oder durch sexuellen Kontakt.

> ! Der Zeit zwischen Exposition und Gabe von Anti-HBs-Immunglobulinen kommt dabei eine entscheidende Bedeutung zu, um das Risiko einer Hepatitis-B-Infektion zu reduzieren. Innerhalb der ersten 6 h ist eine Prophylaxe besonders effektiv, nach 48 h bietet die Gabe von anti-HBs keinen sicheren Schutz mehr.

Die ständige Impfkommission am Robert Koch Institut (STIKO) empfiehlt das in Tabelle 41.6 dargestellte abgestufte Vorgehen. Von praktischer Relevanz ist die aktiv/passive Kombinationsimpfung als Postexpositionsprophylaxe nur noch bei ungeimpften Personen oder Personen mit unbekanntem Impfergebnis nach Exposition mit HBsAg-haltigem Material. Außerdem wird eine kombinierte Impfung bei Personen mit einem Anti-HBs-Titer von weniger als 10 IE/l empfohlen.

Ein besonderes Problem stellen die Kinder HBsAg-positiver Mütter dar, da das Übertragungsrisiko hoch ist. Alle Schwangeren werden daher auf das Vorliegen von HBsAg getestet. Ist die Mutter

Tabelle 41.6. Hepatitis-B-Immunprophylaxe bei Exposition (STIKO-Richtlinien)

Anzahl der bisherigen HBV-Impfungen	Anti-HBsAg-Wert[1]	Erforderlich ist die Gabe von	
		HBV-Impfung	HBV-Immunglobulin
Unbekannt, keine, 1 oder 2 (keine oder unvollständige Grundimmunisierung)	–	Ja	Ja[2]
3 oder mehr	Mehr als 100 IE/L	Nein	Nein
3 oder mehr	Weniger als 100 IE/L	Ja	Nein[3]

[1] Kann der Anti-HBs-Wert nicht innerhalb von 24 h bestimmt werden, ist die gleichzeitige Gabe von Impfstoff und Immunglobulin erforderlich.
[2] Nein, bei einem Anti-HBsAg-Wert von mehr als 100 IE/L.
[3] Ja, bei einem Anti-HBsAg-Wert weniger als 10 IE/L.

chronische HBV-Trägerin, wird das Kind unmittelbar nach Geburt simultan aktiv und passiv geimpft.

■ **Grundimmunisierung.** In Deutschland wurde – enstprechend den WHO-Empfehlungen – die Hepatitis-B-Impfung seit 1995 in das Grundimmunisierungsprogramm der Kinder und Jugendlichen aufgenommen. Kinder sollten daher bei Arztbesuchen regelmäßig auf das Vorliegen von Anti-HBs-Titern getestet und ggf. nachgeimpft werden.

Neben den generellen Empfehlungen der WHO müssen im Erwachsenenalter besonders gefährdete Personenkreise gegen das HBV geimpft werden. Hierzu gehören: medizinisches Personal, Patienten mit chronischen Lebererkrankungen (nicht-HBsAg-positiv), in sozialen Einrichtungen beschäftigtes Personal (z. B. in Kindergärten, Schulen, geriatrischen und psychiatrischen Einrichtungen etc.), besondere Risikogruppen (Dialysepatienten, Hämophile, Reisende in Regionen mit hoher Hepatitis-B-Prävalenz, homosexuell aktive Männer, Drogenabhängige, Strafgefangene).

■ **Titer.** Nach dem Abschluß der Grundimmunisierung sollten die erreichten Antikörpertiter überprüft werden. Bei einem Titer von < 10 IE/l ist ein erneute Impfung angebracht, bei einem Titer von 10–100 IE/l sind regelmäßige Kontrollen alle 3–6 Monate angezeigt und bei einem Titer von > 100 IE/l ist eine Auffrischimpfung nach 10 Jahren indiziert.

Kombinationsimpfung Hepatitis A und B

Neben der aktiven Einzelimpfung gibt es mittlerweile eine aktive Kombinationsimpfung für das HAV und HBV (Twinrix[R]). Hierbei wird inaktiviertes HAV und rekominantes S-Antigen kombiniert verabreicht. Die Induktion von Antikörpern gegen beide Viren ist dabei sehr effektiv. Die Ansprechraten sind denen der aktiven Einzelimpfung vergleichbar. Die Injektion erfolgt nach 0, 1 und 6 Monaten.

Hepatitis D

Ein Impfschutz gegen das HBV schützt auch vor einer Infektion mit dem HDV.

Andere Hepatitisviren

Für die anderen Hepatitisviren steht keine passive oder aktive Impfung zur Verfügung. Insbesondere die Entwicklung von Impfungen gegen HCV ist durch die hohe Variabilität des HCV-Genoms problematisch, was eine Impfstoffentwicklung in naher Zukunft unwahrscheinlich macht. Die Gabe von Immunglobulinen ist nicht sinnvoll und birgt ein zusätzliches Infektionsrisiko. Da das HEV nur einen Serotyp besitzt, ist eine gezielte Impfstoffentwicklung möglich. Es ist daher davon auszugehen, daß ein Impfstoff in den nächsten Jahren entwickelt werden kann.

Weiterführende Literatur

Davis GL, Esteban-Mur R, Rustgi V, Hoefs J, Gordon S, Trepo C, Shiffman M, Zeuzem S, Craxi A, Ling M-H, and Albrecht J (1998) Interferon alfa-2b alone or in combination with ribavirin for the treatment of relapse of chronic hepatitis C N Engl J. Med 339: 1493–1499.

Desmet VJ, Gerber M, Hoofnagle JH, Manns MP, Scheuer PJ (1994) Classification of chronic hepatitis: Diagnosis, Grading and Staging. Hepatology 19: 1513–1520

EASL International Consensus Conference on Hepatitis C (1999) J Hepatol 30: 956–961

Esteban R, Trepo C (1996) Chronic HCV infection: Public health threat and emerging consensus. Dig Dis Sci 41 (Suppl): S1–134

Fattovich G, Giustina G, Favarato S, Ruol A (1996) A survey of adverse events in 11.241 patients with chronic viral hepatitis treated with alfa interferon. J Hepatol 24: 38–47

Fried MW (1996) Therapy of chronic viral hepatitis. Med Clin North Am 80: 957–972

McHutchison JG, Gordon SC, Schiff ER, Schifmann ML, Lee WM, Rustgi, VK, Goodman ZD, Ling M-H, Cort S, Albrecht J (1998) Interferon alfa-2b alone or in combination with ribavirin as initial treatment for chronic hepatitis C. N Engl J Med 339: 1485-1492.

Lai CL, Chien RN, Leung NW, Chang TT, Guan R, Tai DL, Ng KY, Wu PC, Dent JC, Barber J, Stephenson SL, Gray DF (1998) A one-year trial of lamivudine for chronic hepatitis B. Asian hepatitis lamivudine study group. N Engl J Med 939: 61-68

Poynard T, Marcellin P, Lee SS, Niederau C, Minuk, GS, Ideo G, Bain V, Heathcote J, Zeuzem S, Trepo C, Albrecht J (1998) Randomised trial of interferon a2b plus ribavirin for 48 weeks or for 24 weeks versus interferon a2b plus placebo for 48 weeks for treatment of chronic infection with hepatitis C virus. Lancet 352: 1426-1432

Reichard O, Norkans G, Fryden A, Braconier J-H, Sönnerborg A, Weiland O (1998) Randomised, double-blind, placebo-controlled trial of interferon a-2b with and without ribavirin for chronic hepatitis C. Lancet 351: 83-87

Robinson WS (1996) Biology of human hepatitis viruses. In: Zakim D, Boyer TD (eds) A textbook of liver disease, 3rd edn. WB Saunders, Philadelphia, pp 1146-1207

Sharara AI, Hunt CM, Hamilton JD (1996) Hepatitis C. Ann Intern Med 125: 658-688

Sjogren MH (1996) Serologic diagnosis of viral hepatitis. Med Clin North Am 80: 929-956

Tong MJ, Neveen SE-F, Reikes AR, Ruth L (1995) Clinical outcome after transfusion-associated hepatitis C. N Eng J Med 332: 1463-1466

Autoimmunhepatitis

C. P. Strassburg · P. Obermayer-Straub · M. P. Manns

INHALT

42.1 Ätiologie und Immunpathogenese *431*
42.1.1 Autoantikörper *432*
42.1.2 Virusinfektion *434*
42.1.3 Genetische Prädisposition *435*
42.1.4 Regulationsmechanismus *436*
42.2 Klinik und Subklassifikation *436*
42.2.1 Autoimmunhepatitis Typ 1 *436*
42.2.2 Autoimmunhepatitis Typ 2 *436*
42.2.3 Autoimmunhepatitis Typ 3 *437*
42.2.4 Kryptogene Hepatitis
 und überlappende Syndrome *437*
42.3 Diagnose der Autoimmunhepatitis *437*
42.3.1 Quantitative Diagnose *438*
42.3.2 Histologie *439*
42.4 Therapie *439*
42.4.1 Standardtherapie der Autoimmunhepatitis *439*
42.4.2 Therapie der Überlappungssyndrome *441*
42.4.3 Experimentelle Strategien *441*
42.4.4 Therapieergebnisse *441*

Autoimmunerkrankungen der Leber betreffen potentiell 2 Zielepithelien, das hepatozelluläre oder das cholangiozelluläre Gewebe. Nosologisch unterscheidet man 3 Krankheitsbilder:
- die primär biliäre Zirrhose (PBC) (s. Kap. 49) und
- die primär sklerosierende Cholangitis (PSC) (s. Kap. 50),
 die proximale oder distale Gallenwegsabschnitte betreffen, sowie
- die Autoimmunhepatitis (AIH),
 die den Hepatozyten betrifft.

Die 3 Autoimmunerkankungen der Leber werden durch ein gemeinsames Syndrom und spezifische Charakteristika gekennzeichnet. Alle 3 Erkrankungen sind chronisch inflammatorische Diathesen mit assoziierten Immunsyndromen. Sie betreffen vorwiegend das weibliche Geschlecht (außer PSC) und sie werden durch zirkulierende Autoantiköper (außer PSC) charakterisiert. Das Kennzeichen eines Ansprechens auf eine immunsuppressorische Behandlung ist allerdings nur bei der Autoimmunhepatitis überzeugend.

Waldenström definierte 1950 eine bei jungen Frauen mit Ikterus, erhöhtem Gammaglobulin und Amenorrhö einhergehende und zur Zirrhose führende Form der chronischen Hepatitis. Diese Form der chronischen Hepatitis wurde im Zusammenhang mit anderen Autoimmunsyndromen beobachtet (Kunkel et al. 1951; Bearns et al. 1956), aufgrund der symptomatischen, geschlechts- und altersspezifischen Ähnlichkeiten vorübergehend mit dem Lupus erythematodes assoziiert und als lupoide Hepatitis bezeichnet (Mackay et al. 1956). Die systematische Erforschung des klinischen Syndroms sowie der zellulären und molekularen Immunpathologie hat die AIH heute als selbständige klinische Entität mit Subklassifikationen und spezifischer therapeutischer Strategie etabliert (Desmet et al. 1994; Johnson et al. 1993).

Im internationalen Konsens wird die AIH als eine *chronische, überwiegend periportale Hepatitis* definiert, *die gewöhnlich mit Hypergammaglobulinämie und Gewebsautoantikörpern einhergeht und die in den meisten Fällen auf eine immunsuppressive Behandlung anspricht* (Ludwig 1993). Zusätzlich wird sie durch die Bevorzugung des weiblichen Geschlechts und bestimmter HLA-Haplotypen, die Präsenz assoziierter Autoimmunsyndrome und die Abwesenheit einer viralen Infektion gekennzeichnet. Aus dieser globalen Definition ergibt es sich, daß es keine einzelnen pathognomonischen Faktoren gibt, auf denen eine sichere Diagnose basiert. Vielmehr wird die Diagnose durch den konsequenten Ausschluß anderer Erkrankungen (Tabelle 42.1) und durch ein kürzlich entwickeltes System diagnostischer Kriterien erreicht (Johnson et al. 1993).

42.1
Ätiologie und Immunpathogenese

Die Ätiologie der AIH ist nicht bekannt. Ätiopathogenetische Ansätze beinhalten eine virale Genese sowie die Dysregulation des zellulären und humoralen Immunsystems mit Verlust der Selbst- und Fremderkennung.

42.2.1
Autoantikörper

Zirkulierende Autoantiköper zählen zu den prominentesten Merkmalen der Autoimmunhepatitis (Manns 1991; Manns et al. 1996). Sie haben einen richtungsweisenden Einfluß auf die Diagnostik der nichtviralen chronischen Hepatitis (Tabelle 42.2) (Straßburg 1999). Die Identifizierung und molekulare Klonierung von Zielantigenen hat wesentlich zur Charakterisierung dieser Autoantikörper beigetragen. Dies ermöglicht die Anwendung exakt definierter Testsysteme und damit eine aussagekräftige und eindeutige Autoantikörperdiagnostik.

Zu den diagnostisch bedeutsamsten Autoantikörpern zählen antinukleäre Antikörper (ANA), Autoantikörper gegen glatte Muskelzellen („smooth muscle antibodies"/SMA), Leber-Niere-Mikrosomen-Autoantikörper („liver/kidney microsomal"/ LKM) und Autoantikörper gegen lösliches Leberantigen („soluble liver antigen"/SLA). Zusätzlich treten eine Reihe noch inkomplett definierter Autoantiköper auf („anti liver cytosolic"/LC1, „anti liver/pancreas"/LP, Anti-Asialoglykoproteinrezeptor/ASGPR).

Tabelle 42.1. Differentialdiagnose der Autoimmunhepatitis und diagnostische Tests

Erkrankung	Ausschluß durch
Hepatitis-C-Infektion (HCV)	Anti-HCV, HCV-RNA
Hepatitis B und D (HBV, HDV)	HBsAg, Anti-HBC, HBV-DNA, Anti-HDV AK, HDV-RNA
Hepatitis-A-Virus (HAV), Hepatitis-E-Virus (HEV), Ebstein-Barr-Virus (EBV), Herpes-simplex-Virus (HSV), Zytomegalievirus (CMV), Varizella-Zoster-Virus (VZV)	Antikörperserologie: IgG, IgM
Medikamenteninduzierte Hepatitis	Anamnese, Auslaßversuch, LKM-2, LM-Autoantikörper
Primär biliäre Zirrhose (PBC)	Antimitochondriale Antikörper (Anti-PDH-E2, BCKD-E2), Leberhistologie: Kupferspeicherung, steroidrefraktär
Primär sklerosierende Cholangitis (PSC)	Cholangiographie
Morbus Wilson	Coeruloplasmin, Kupfer im Urin, Augenuntersuchung, Leberkupfer
Hämochromatose	Serumferritin, Serumeisen, Transferrin, Leberhistologie: Eisenfärbung
α_1-Antitrypsinmangel	α_1-Antitrypsin im Serum (wenn anormal, isoelektrische Fokussierung: PiZZ/PiSS/PiMZ/PiSZ-Genotyp?)

Tabelle 42.2. Klassifikation der chronischen Hepatitiden. (Nach Desmet et al. 1994)

Hepatitistyp	HBsAg	HBV-DNA	Anti-HDV (HDV-RNA)	Anti-HCV (HCV-RNA)	Autoantikörper
HBV	+	+/−	−	−	−
HDV	+	−	+	−	~10% Anti-LKM-3
HCV	−	−	−	+	~2% Anti-LKM-1
Autoimmunhepatitis					
Typ 1	−	−	−	−	ANA
Typ 2	−	−	−	−	LKM-1
Typ 3	−	−	−	−	SLA/LP
Medikamenteninduziert	−	−	−	−	Einige ANA, LKM, LM
Kryptogen	−	−	−	−	−

HBV Hepatitis-B-Virus; *HBsAg* Hepatitis-B-surface-Antigen; *DNA* Desoxyribonukleinsäure; *RNA* Ribonukleinsäure; *HDV* Hepatitis-D-Virus; *HCV* Hepatitis-C-Virus; *LKM* Anti-Leber-Niere-Mikrosomen-Autoantikörper; *ANA* antinukleäre Autoantikörper; *SLA* Autoantikörper gegen lösliches Leberantigen; *LP* Anti-Leber-Pankreas-Autoantikörper; *LM* Anti-Lebermikrosomen-Autoantikörper.

Antinukleäre Autoantikörper (ANA)

ANA sind gegen funktionelle und strukturelle Bestandteile des Zellkerns, gegen Kernmembranbestandteile und DNA gerichtet. Die Zielantigene der ANA sind eine heterogene und wenig definierte Gruppe von Autoantikörpern (Tan 1991). Da ANA auch bei der PBC, extrahepatischen Autoimmunkrankungen und malignen Tumoren gefunden werden, hat die molekulare Identifizierung von nukleären Autoantikörper-Autoantigen-Systemen eine Definition AIH-spezifischer diagnostischer Marker zum Ziel. ANA werden durch indirekte Immunfluoreszenz auf Gewebeschnitten oder HEp.2-Zellen bestimmt und zeigen bei der AIH am häufigsten ein gesprenkeltes oder homogenes Muster. Zielantigene wurden dabei als Zentromere, Ribonukleoproteine (Czaja et al. 1994; Czaja et al. 1995) und Cyclin A (Strassburg et al. 1996 a) identifiziert. ANA sind die häufigsten Autoantikörper der AIH, wo sie regelmäßig in hohen Titern auftreten (> 1:160).

Autoantikörper gegen glatte Muskelzellen (SMA)

SMA sind gegen Bestandteile des Zytoskeletts wie Aktin, Troponin und Tropomyosin gerichtet (Toh 1979). In AIH-Seren treten sie regelhaft in hohen Titern gemeinsam mit ANA auf und tragen zur Etablierung der Diagnose bei. SMA treten jedoch auch bei fortgeschrittenen Lebererkrankungen anderer Genese, Infektionen und Kollagenosen auf, dort jedoch oft in Titern unter 1:80.

SMA werden ebenfalls durch indirekte Immunfluoreszenz auf Gewebeschnitten ermittelt.

Leber-Niere-Mikrosomen-(LKM-)Autoantikörper

LKM-Autoantikörper sind gegen mikrosomale Proteine gerichtet (Proteine des endoplasmatischen Retikulums). Rizzetto entdeckte 1973 (Rizzetto et al. 1973) Autoantikörper, die proximale Tubuli der Niere und hepatozelluläres Zytoplasma in der Immunfluoreszenz erkennen. Diese Autoantikörper (LKM-1) charakterisieren eine zweite, ANA-negative Form der AIH (Homberg et al. 1987). 1988–91 wurde das 50.000 Molekulargewicht-(MG-)Zielantigen der LKM-1-Autoantikörper als Zytochrom P450 2D6 identifiziert (Zanger et al. 1988; Manns et al. 1989; Gueguen et al. 1991).

LKM-1-Autoantikörper sind bei der AIH überwiegend gegen ein kurzes lineares Epitop auf Zytochrom P450 2D6 gerichtet (Zanger et al. 1988; Manns et al. 1991). Sie inhibieren die Zytochrom-Monooxygenaseaktivität (Manns et al. 1990 a), und leberinfiltrierende T-Lymphozyten werden unter Einfluß dieses Proteins aktiviert (Löhr et al. 1996). Zytochrom P450 2D6 wird auf der Hepatozytenoberfläche exprimiert (Loeper et al. 1993) und ist durch Zytokineinfluß regulierbar (Trautwein et al. 1992).

Verschiedene Autoantikörper gegen mikrosomale Proteine (LKM-1 bis -3, LM) bilden eine heterogene Gruppe und treten bei der AIH, der medikamenteninduzierten Hepatitis sowie bei Hepatitis C und D auf (Strassburg et al. 1996 b; Tabelle 42.3).

Tabelle 42.3. Heterogenität mikrosomaler Autoantikörper und Autoantigene bei Leberkrankheiten

Antikörper	Molekulargewicht	Zielantigen	Erkrankung
LKM-1	50.000	Zytochrom P450 2D6	Autoimmunhepatitis Typ 2 (Hepatitis C)
LKM-2	50.000	Zytochrom P450 2C9	Ticrynafen-induzierte Hepatitis
LKM-3	55.000	UGT1 A	Hepatitis-D-assoziierte Autoimmunität, Autoimmuhepatitis Typ 2
LM	52.000	Zytochrom P450 1A2	Dihydralazin-induzierte Hepatitis, Hepatitis beim autoimmunen polyendokrinen Syndrom Typ 1
	57.000	Disulfidisomerase	Halothanhepatitis
	59.000	Carboxylesterase	Halothanhepatitis
	35.000	?	Autoimmunhepatitis
	59.000	?	Chronische Hepatitis C
	64.000	?	Autoimmunhepatitis
	70.000	?	Chronische Hepatitis C

LKM Leber-Niere-Mikrosomen-Autoantikörper; *UGT1 A* Familie-1 A-Uridindiphosphat-5'-Glukuronosyltransferasen.

LKM-2-Autoantikörper sind gegen Zytochrom P450 2C9 gerichtet. Sie treten bei einer durch Ticrynafen, einem nicht mehr gebräuchlichen Diuretikum, induzierten Hepatitis auf (Beaune et al. 1987). LM-Autoantikörper, die nur hepatozelluläres Zytoplasma erkennen, treten bei einer Dihydralazininduzierten Hepatitis auf und sind gegen Zytochrom P450 1A2 gerichtet (Bourdi et al. 1990; Manns et al. 1990b). Diese Autoantikörper treten auch bei einer Hepatitis beim autoimmunen polyendokrinen Syndrom (APS-1) auf (Obermayer-Straub et al. 1999).

Eine 3. Form der LKM-Autoantiköper, LKM-3, wurde bei Patienten mit Hepatitis-D-Virus-(HDV-)Infektion entdeckt (Crivelli et al. 1983). 1994 konnte als ihr Zielantigen die Familie 1A der UDP-5'-Glukuronosyltransferasen (UGT1A) identifiziert werden, die ebenso wie die Zytochrome im endoplasmatischen Retikulum lokalisiert sind (Philipp et al. 1994). LKM-3-Autoantikörper treten jedoch auch bei AIH-Patienten zusammen mit LKM-1-Autoantikörpern und bei LKM-1- und ANA-negativen Patienten mit AIH auf (Strassburg et al. 1996c).

Abgesehen von diesen gut charakterisierten Autoantigenen treten weitere Autoantikörper gegen 35.000 MG-, 57.000 MG-, 59.000 MG-, 64.000 MG, 70.000 MG-Antigene auf (Durazzo et al. 1995; Ballot et al. 1996). Diese Autoantiköper werden bei AIH, Halothanhepatitis oder Hepatitis C detektiert. LKM-1-, LKM-2- und LKM-3-Autoantikörper werden in der indirekten Immunfluoreszenz auf Nieren- und Lebergewebeschnitten nachgewiesen. Die erforderliche weitere Klassifikation erfolgt durch „enzyme-linked immunosorbent assay" (ELISA) und Immunblot unter Verwendung rekombinanter Antigene.

Autoantikörper gegen lösliches Leberantigen (SLA)

SLA wurden bei einem Patienten mit ANA-negativer AIH entdeckt. Es wurde angenommen, daß diese Antikörper gegen die Zytokeratine 8 und 18 gerichtet sind (Manns et al. 1987; Wächter et al. 1990). Neuere Untersuchungen haben zur Identifizierung eines bislang uncharakterisierten 50 kDa Antigens aus aktivierten Lymphozyten geführt, das zugleich potentielles Zielautoantigen des „LP"-Autoantikörpers ist (Wies et al. 1998). SLA sind hochspezifisch für die AIH. SLA treten bei 3 Viertel der Patienten gemeinsam mit anderen Autoantikörpern wie SMA und antimitochondrialen Autoantikörpern auf. ANA-positive AIH-Patienten zeigen in 11% der Fälle zusätzlich SLA (Czaja et al. 1993). SLA werden im ELISA nachgewiesen.

Sonstige Autoantikörper

Autoantikörper gegen den Asialoglykoproteinrezeptor (ASGPR), ein transmembranöses, leberspezifisches Glykoprotein, treten bei 88% aller Patienten mit AIH, allerdings auch bei Hepatitis B, C, alkoholischer Lebererkrankung sowie der PBC auf (Poralla et al. 1991).

Anti-ASGPR-Autoantikörper fluktuieren mit inflammatorischer Aktivität der AIH und können damit als Marker therapeutischer Effizienz eingesetzt werden. Sie scheinen ein allgemeiner Marker einer Leberautoimmunität zu sein.

Antikörper gegen Leber-Pankreas-Antigen (Anti-LP) sind gegen ein zytosolisches Protein gerichtet, das kein Zytokeratin ist (Stechemesser et al. 1993). Neuere Daten legen eine Verwandtschaft des LP und des SLA Autoantigens nahe. LP treten in 33% aller AIH-Patienten auf. Ihre potentielle Bedeutung liegt, ähnlich wie die der Anti-SLA-Autoantikörper, in der Differenzierung ANA-negativer AIH.

Antikörper gegen Zytosol-Typ-1 (Anti-LC1) treten bei ANA- und SMA-positiver AIH und weniger häufig bei LKM-positiver AIH auf (Martini et al. 1988). Sie werden ebenso bei chronischer Hepatitis C gefunden. Ihre klinische Bedeutung ist wenig definiert.

42.1.2
Virusinfektion

Die Virusinfektion als Auslöser oder als Ursache der Autoimmunität wird kontrovers diskutiert. Einzelfalldarstellungen beschreiben eine Beziehung zwischen Hepatitis A, Hepatitis B, Ebstein-Barr-Virus und Herpes-simplex-Virus-(HSV-)Infektion und Autoimmunhepatitis (Vento et al. 1991; 1995; Hopf u. Moller 1984; Laskus u. Slusarcyk 1989; Manns et al. 1990c). Ein potentieller Mechanismus ist dabei die molekulare Antigenmimikry zwischen viralen und körpereigenen Proteinen. So konnte gezeigt werden, daß das B-Zell-Epitop von Zytochrom P450 2D6, das von LKM-1-Autoantikörpern erkannt wird, homolog zum „immediate early antigen"-IE175 des HSV-Typ-1-Virus ist (Manns et al. 1991). Eine HSV-Exposition wurde zusätzlich als einziger serologischer Unterschied bei HLA-identischen Zwillingen gefunden, von denen einer eine AIH entwickelte (Manns et al. 1990c). Die Hepatitis-C-Virus-(HCV-)Infektion ist in besonderem Maße mit serologischer Autoimmunität und Autoimmunsyndromen assoziiert (Pawlotsky et al. 1994; Strassburg u. Manns 1995). LKM-Autoantikörper treten in 3-5% der Fälle auf. Dennoch unterscheidet sich die HCV-assoziierte LKM-positive Autoimmunität klinisch und serologisch von der genuinen AIH mit LKM-1-Autoantikörpern, so daß es fraglich ist, ob HCV ätiologisch für diese verantwortlich ist.

42.1.3
Genetische Prädisposition

Neben viralen Faktoren spielt die genetische Prädisposition eine Rolle. Bestimmte HLA-Haplotypen stellen Risikofaktoren für die Entwicklung einer AIH dar (Manns u. Krüger 1994). Kaukasische Patienten haben charakteristischerweise den auch bei anderen Autoimmundiathesen nachweisbaren HLA A1-, B8-, DR3-Haplotyp, japanische den HLA-DR4-Haplotyp. Bei der LKM-1-positiven AIH findet sich zusätzlich eine Assoziation mit C4AQ0, dem Nullallel des C4A-Komplementfaktors, der eine Rolle bei der Neutralisierung von Viren spielt. HLA-DR3 und -DR4 haben eine gemeinsame Aminosäuresequenz (Leu-Leu-Glu-Gln-Lys-Arg) zwischen Position 67 und 72 des DRβ-Proteins, die bei 94% der AIH-Patienten vorhanden ist. Das DRβ-Molekül hat einen entscheidenden Einfluß auf die Bindung von Peptidantigenen durch das HLA-Klasse-2-Molekül und kann somit einen Einfluß auf den autoimmunen Angriff auf den Hepatozyten ausüben. Nach neueren Daten findet sich ein erhöhtes Erkrankungsrisiko bei Trägern der HLA-Antigene HLA-DR3 und HLA-DR4 (DRB1*0301 und DRB1*0401) (Strettell et al. 1997).

42.1.4
Regulationsmechanismus

Die Verbindung zwischen HLA-Antigenen und Antigenpräsentation verdeutlicht ein potentielles Modell der Immunpathogenese des hepatozellulären Schadens (Abb. 42.1; Mieli-Vergani u. Vergani 1996):

Autoantigenpeptide, beispielsweise das ASGPR oder aberrant an der Zelloberfläche exponiertes Zytochrom P4502D6 (LKM-1) oder Glukuronosyltransferasen (LKM-3), werden zusammen mit HLA-Klasse-2-Antigen durch eine antigenpräsentierende Zelle einer CD4-positiven TH_0-Helferzelle angeboten. Diese dadurch aktivierte TH_0-Zelle kann sich unter dem Einfluß von Interleukin-(IL-)12 in eine TH_1-Zelle differenzieren, die Interferon-(IFN-)γ und IL-2 produziert. IFN-γ führt zur hepatozellulären HLA-Klasse-I-Expression und zur Aktivierung von zytotoxischen T-Lymphozyten, welche das Risiko eines HLA-Klasse-1-restringierten zytotoxischen hepatozellulären Schadens erhöhen. Durch IFN-γ stimuliert, produzieren Makrophagen IL-1 und TNF-α. Gleichzeitig aktiviert IFN-γ die HLA-Klasse-2-Expression, wodurch wiederum das autoantigene hepatozelluläre Peptid der TH_0-Zelle präsentiert werden kann und die Sequenz von neuem beginnt. Unter dem Einfluß von IL-4 kann sich die TH_0-Zelle aber auch in eine TH_2-Zelle differenzieren, die IL-10, IL-4 und IL-5 produziert. Diese Zytokine aktivieren die B-Lymphozyten und somit die Autoantikörperproduktion.

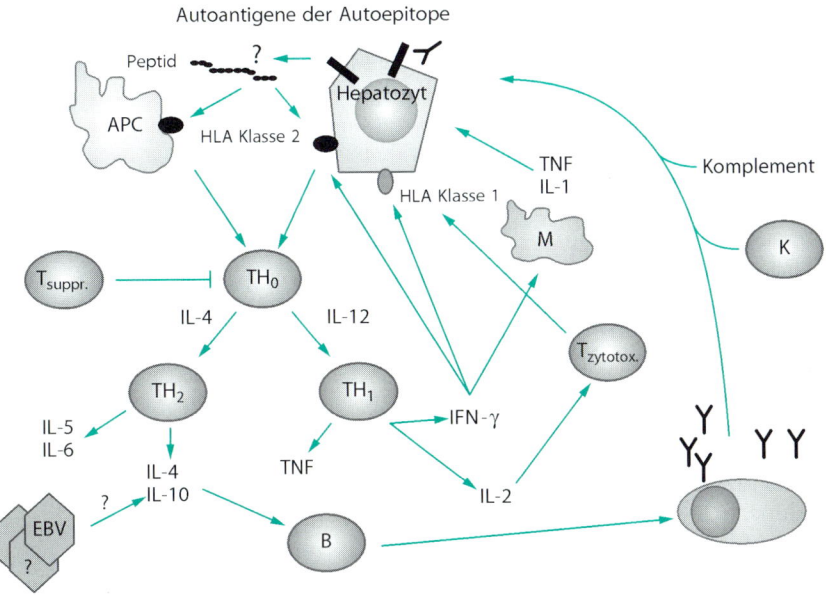

Abb. 42.1. Hepatozellulärer Schaden durch autoimmune Mechanismen. (Mod. nach Mieli-Vergani u. Vergani 1996)

Prinzipiell kann der hepatozelluläre Schaden somit durch zytotoxische T-Zellen, durch direkte zytokinvermittelte Zytolyse oder durch Autoantikörper und komplementvermittelte Killerzellaktivität erfolgen. Studien belegen, daß sich im Bereich von Piece-meal-Nekrosen vermehrt CD4-positive Lymphozyten befinden (Colucci et al. 1983). T-Lymphozyten von AIH-Patienten können B-Zellen zur Autoantikörperproduktion stimulieren. Sie werden durch Autoantigene induziert (Löhr et al. 1991, 1996; Wen et al. 1990).

Eine potentielle Rolle für Viren bei der Regulation der zellulären und humoralen Immunreaktion ergibt sich aus deren Möglichkeit, ein molekulares Zytokinmimikry zu betreiben. Das Ebstein-Barr-Virus ist beispielsweise in der Lage, ein dem menschlichen zu 70% homologes virales IL-10 zu synthetisieren (Hsu et al. 1990). Auf diesem Wege ist eine direkte virale B-Zell-Stimulation denkbar.

42.2
Klinik und Subklassifikation

Die AIH ist Teil des Syndroms der chronischen Hepatitis, die durch eine über 6 Monate andauernde hepatozelluläre Entzündung mit einer Erhöhung der Aspartat- und Alaninaminotransferasen (ALT, AST) um das 1,5fache der Norm gekennzeichnet ist (Desmet et al. 1994; vgl. Tabelle 42.2). Bei 40% der Patienten kommt es zu einem akuten Krankheitsbild zu Beginn der Erkrankung; seltene fulminante Verläufe sind berichtet worden (Nikias et al. 1994).

Die klinische Präsentation ist in den meisten Fällen unspezifisch und durch Leistungsminderung, rechtsseitigen Oberbauchschmerz, Ikterus und gelegentlich durch Palmarerythem und Spider naevi gekennzeichnet.

In späten Stadien stehen die Folgen der portalen Hypertension im Vordergrund: Aszites, Ösophagusvarizenblutungen und Enzephalopathie.

Für die AIH sprechen assoziierte extrahepatische Autoimmunsyndrome. Dazu zählen:
- Autoimmunthyreopathie,
- Lichen planus,
- CREST-Syndrom,
- Synovitis,
- rheumatoide Arthritis,
- Diabetes mellitus,
- autoimmun-thrombozytopene Purpura,
- Vitiligo,
- Colitis ulcerosa,
- Nageldystrophie,
- Alopezie.

Immunserologische Parameter spielen bei der AIH eine zentrale Rolle. Aus wissenschaftlichen Gründen hat dies zu einer Subklassifikation in AIH-Typ-1,- 2, -3 und abweichende Formen geführt.

42.2.1
Autoimmunhepatitis Typ 1

Die AIH-Typ-1 ist immunserologisch durch ANA, zusätzlich oft durch SMA und auch Autoantikörper gegen Aktin gekennzeichnet. Eine Gammaglobulinämie mit erhöhtem IgG findet sich bei 97% der Fälle. Die AIH-Typ-1 ist mit 80% die häufigste Form und entspricht der zuerst beschriebenen *klassischen, lupoiden* oder *idiopathischen* AIH (Czaja 1995). 70% der Erkrankten gehören dem weiblichen Geschlecht an und das Altersmaximum liegt zwischen 16 und 30 Jahren, wobei 50% älter als 30 Jahre sind. Assoziierte immunologische Erkrankungen finden sich in 17–48% der Fälle, wobei die Autoimmunthyreoiditis, die Synovitis und die Colitis ulcerosa zu den häufigsten zählen. Klinisch ist der Verlauf oft unauffällig, wobei gelegentlich ein akuter Beginn beobachtet wird. Trotz des unspektakulären klinischen Bildes weisen bereits 25% der Patienten bei Diagnosestellung eine Leberzirrhose auf. Die für die AIH-Typ-1 typischen ANA und SMA fluktuieren mit dem entzündlichen Verlauf der Erkrankung und können auch zeitweise nicht nachweisbar sein. Diese Beobachtung hat keinen prognostischen Wert für den Erfolg einer Therapie (Czaja 1999).

42.2.2
Autoimmunhepatitis Typ 2

Die AIH-Typ-2 ist immunserologisch durch LKM-1-Autoantikörper gekennzeichnet, die gegen Zytochrom P450 2D6 gerichtet sind (Manns 1992). In 10% der Fälle kommen zusätzlich LKM-3-Autoantikörper gegen Familie-1-UDP-Glukuronosyltransferasen vor (Strassburg et al. 1996c). Im Unterschied zur AIH-Typ-1- treten zusätzlich bei AIH-Typ-2-Patienten eine Reihe organspezifischer Autoantikörper auf, darunter Anti-Schilddrüsen-, Anti-Parietalzell- und Anti-Langerhans-Zell-Autoantikörper. Gleichzeitig ist die Zahl extrahepatischer Immunsyndrome, wie Diabetes, Vitiligo und Autoimmunthyreopathie größer als bei der AIH-Typ-1. Im Serum findet sich bei mäßig erhöhtem Immunglobulin G eine relative Erniedrigung des IgA. AIH-Typ-2 ist eine seltene Ekrankung und betrifft in Europa 20%, in den USA nur 4% aller Fälle der AIH (Czaja et al. 1992; Homberg et al. 1987). Bei einer Bevorzugung des weiblichen Geschlechts liegt das Altersmaximum der Erkrankten um das 10.

Lebensjahr, sie betrifft aber auch, v. a. in Europa, erwachsene Patienten. Klinisch ist die AIH-Typ-2 mit einem größeren Risiko der Progression zur Zirrhose sowie durch das mögliche Auftreten fulminanter Formen gekennzeichnet.

42.2.3
Autoimmunhepatitis Typ 3

Die AIH-Typ-3 wird durch SLA im Serum gekennzeichnet. 74 % der Patienten haben zusätzlich andere Autoantikörper, v. a. SMA und auch AMA (Manns et al. 1987). SLA treten überdies bei 11 % der ANA-postiven AIH-Patienten auf. Die AIH-Typ-3 ist seltener als die AIH-Typ-2, betrifft zu über 90 % das weibliche Geschlecht und hat ein Altersmaximum zwischen 20 und 40 Jahren. Weitere Untersuchungen müssen zeigen, ob es sich bei der AIH-Typ-3 um eine Variation der AIH-Typ-1 oder eine eigene klinische Entität handelt.

42.2.4
Kryptogene Hepatitis und überlappende Syndrome

Als kryptogene Hepatitis wird eine noch nicht ätiologisch definierbare, chronische Hepatitis bezeichnet (Desmet et al. 1994). Es ist unklar, zu welchem Prozentsatz sich darunter Patienten mit AIH befinden, bei denen mit den heute gebräuchlichen Methoden serologisch keine Autoantikörper nachgewiesen werden. In 13 % dieser Fälle, die zunächst nur für die durch Immunfluoreszenz nachweisbaren Autoantikörper ANA, SMA, und LKM getestet wurden, konnten Anti-SLA-Antikörper nachgewiesen werden (Czaja et al. 1993; Czaja 1993). Bei den unter kryptogener Hepatitis leidenden Patienten finden sich z. T. mit speziellen Untersuchungen nachweisbare Autoantiköper (z. B. LP). Klinisch ähnelt die Gruppe der kryptogenen Hepatitis in Alters- und Geschlechtsverteilung, HLA-Antigentypen, Entzündungsaktivität und Therapieansprechen der AIH-Typ-1.

Überlappende Syndrome sind Krankheitsbilder, bei denen das Syndrom der AIH klinisch führend ist, sich aber zusätzlich Symptome und Marker anderer differentialdiagnostischer Erkrankungen finden (Czaja 1998). Überlappungssyndrome kommen in bis zu 20 % der autoimmunen Lebererkrankungen vor. Dazu zählt in 8 % der Fälle die PBC mit antimitochondrialen Antikörpern und histologischer Cholangitis, in 6 % die PSC mit typischer Cholangiographie und in 10 % die Autoimmuncholangitis mit ANA, SMA und histologischer Gallenwegsschädigung (Brunner u. Klinge 1987).

Ein klinisch bedeutsames Syndrom ist die virusassoziierte Autoimmunität oder die Koexistenz von Autoantikörpern und Virusinfektion. Dies betrifft insbesondere die HCV- und HDV-Infektion, bei denen in 2–5 % (Desmet et al. 1994; Strassburg u. Manns 1995) und 6–12 % (Crivelli et al. 1983; Strassburg et al. 1996c) LKM Autoantikörper auftreten. Klinisch unterscheidet sich z. B. das Krankheitsbild der AIH-Typ-2 und der HCV-Infektion mit LKM-1-Autoantikörpern deutlich (Tabelle 42.4). Überdies haben Untersuchungen der Autoantikörper gezeigt, daß diese im Falle der virusassoziierten Autoimmunität in niedrigeren Titern auftreten und andere Autoepitope erkennen als bei der genuinen AIH (Durazzo et al. 1995; Strassburg et al. 1996c; Obermayer-Straub P et al. 1999; Tabelle 42.5).

> ! Diese Unterscheidung ist bedeutsam, da sie sich jeweils ausschließende therapeutische Strategien begründet: Immunsuppression bei der AIH und Interferongabe bei der Virushepatitis.

42.3
Diagnose der Autoimmunhepatitis

Die Diagnose der AIH ist Teil der Differentialdiagnose der chronischen Hepatitis (vgl. Tabelle 42.2). In Ermangelung eindeutig pathognomonischer klinischer Merkmale ist sie Ergebnis eines Ausschlus-

Tabelle 42.4. Charakteristika der Hepatitis-C- und AIH-assoziierten LKM-Antikörper

	AIH-Typ-2	Hepatitis C mit LKM-1-Autoantikörpern
Alter	Jung	Älter
Geschlecht	90 % weiblich	Keine Bevorzugung
Alaninaminotransferase (ALT)	↑ ↑ ↑	↑
LKM-1 Autoantikörpertiter	↑ ↑ ↑	↑
Ansprechen auf Immunsuppression	+++	?
Ansprechen auf Interferon	–	? (+)
HLA-DR3	++	+
C4A-Q0	+	+
Anti-HCV/HCV-RNA	–	+

LKM-1 Leber-Niere-Mikrosomen-Autoantikörper-Typ-1; *HLA* humanes Leukozytenantigen; *HCV* Hepatitis-C-Virus; *RNA* Ribonukleinsäure.

Tabelle 42.5. Unterschiede zwischen Autoimmunhepatitis und virusassoziierter Autoimmunität mit LKM-Autoantikörpern

Erkrankung	LKM-1	LKM-3	Autoepitop	Autoantikörpertiter
AIH	++	+	Linear, einige konformationsspezifisch?	+++
HCV	+	-	Heterogen konformationsspezifisch, einige linear	+
HDV	-	+	Konformationsspezifisch, linear?	+

Tabelle 42.6. Diagnose und Kriterien der Autoimmunhepatitis. (Nach Johnson et al. 1993)

Kriterium		Punktwert
Geschlecht:	Weiblich	+2
	männlich	0
Alkalische Phosphatase/ Aminotransferasen:	> 3,0	-2
	< 3,0	+2
Gesamtglobulin, Gammaglobulin, IgG:	> 2facher Normwert	+3
	1,5 bis 2facher Normwert	+2
	1,0- bis 1,5facher Normwert	+1
	unterhalb Normwert	0
Autoantikörpertiter (ANA, SMA, LKM-1):	> 1:80	+3
	1:80	+2
	1:40	+1
	< 1:40	0
Antimitochondriale Autoantikörper (AMA):	Vorhanden	-2
	nicht vorhanden	0
Anti-HAV, anti-HBsAg, anti-HBcAg IgM vorhanden:		-3
HCV-RNA vorhanden:		-3
HCV-rekombinanter Immunblot positiv:		-3
Jedes andere Virus-IgM:		-3
Kein Virus nachweisbar:		+3
Assoziierte Immunkrankheit:		+1
Toxische Medikamente oder Transfusion:	Positiv	-2
	negativ	+2
Alkoholgebrauch:	Bis 25 g pro Tag	+2
	25–60 g pro Tag	0
	über 60 g pro Tag	-2
Immungenetik, weitere Autoantiköper:	HLA-B8, -DR3, -DR4	+1
	andere Autoantiköper	+2
Leberhistologie:	Lobuläre Hepatitis, Brückennekrosen	+3
		+2
	Piece-meal-Nekrosen	+1
	Plasmazellen	+1
	Rosettenphänomen	-3
	Gallengangsabnormalitäten	
Ansprechen auf Kortikosteroidbehandlung:	Komplettes Ansprechen	+3
	kein Ansprechen	-2
	Rezidiv	+3

Bei Patienten vor Therapie ergibt sich bei 15 oder mehr Punkten eine sichere Diagnose, bei 10–15 Punkten eine wahrscheinliche Diagnose. Bei Patienten nach Behandlung ergeben 17 oder mehr Punkte eine sichere, 12–17 Punkte eine wahrscheinliche Diagnose

ses anderer Erkrankungen (vgl. Tabelle 42.1). Zur eindeutigen Definition dieser Krankheitsgruppe wurde von der *International Autoimmune Hepatitis Group* und der *International Association for the Study of the Liver (IASL)* ein quantitatives System diagnostischer Kriterien entwickelt, das die Wahrscheinlichkeit des Vorliegens einer AIH beschreibt (Johnson et al. 1993; Tabelle 42.6). In klinischen Untersuchungen hat sich die Validität dieses Modells bislang bestätigt (Czaja u. Carpenter 1996; Bianchi et al. 1996). Da es im Bereich der Überlappungssyndrome zwischen AIH und PBC und vor allem zwischen AIH und PSC gehäuft zu wahrscheinlichen Diagnosen einer AIH kommt, wird das Diagnosesystem der AIH weiter optimiert (Boberg et al. 1996), um zur sicheren Unterscheidung von Gallenwegserkrankungen versus hepatozellulären Erkrankungen wie der AIH zu führen.

42.3.1
Quantitative Diagnose

Dem diagnostischen Punktesystem liegt eine Sammlung charakteristischer Einzelbeobachtungen bei der AIH zugrunde (Tabelle 42.6). Merkmale, die für eine sichere Diagnose sprechen, führen zu einem positiven, solche, die gegen eine sichere Diagnose der AIH sprechen, zu einem negativen Punktwert. Die erreichte Gesamtpunktzahl zeigt eine *sichere* oder *wahrscheinliche* Diagnose an.

Zu den Kriterien zählen u. a. Geschlecht, entzündliche Aktivität, Autoantikörper, HLA-Typ, Histologie, Abwesenheit von Virusinfektion und Alkoholabusus sowie das Ansprechen auf Kortikosteroidbehandlung. Zusätzlich wird die Diagnose AIH gemäß dieser Kriterien immer dann unwahrscheinlich, wenn sich Zeichen einer Gallengangsbeteiligung finden, z. B. hohe alkalische Phosphatase, histologische Cholangiopathie und AMA im Serum.

Bei Patienten, bei denen ein oder mehrere Merkmale nicht erhoben wurden, wird maximal eine wahrscheinliche Diagnose erreicht.

Die Bedeutung dieses aufwendigen Systems liegt in der rationellen Erfassung von Patienten mit unklaren oder überlappenden Krankheitsbildern sowie in deren Funktion als diagnostische Basis, um definierte Patientenkollektive wissenschaftlich valide vergleichen und auswerten zu können.

42.3.2
Histologie

Neben der klinischen, laborchemischen und immunserologischen Evaluation sollte bei ausreichenden Gerinnungsverhältnissen eine perkutane Leberbiopsie durchgeführt werden. Histologisch ist die AIH durch eine periportale Hepatitis mit *Infiltration durch Lymphozyten und Plasmazellen* und *Piece-meal-Nekrosen* gekennzeichnet (Dienes et al. 1989; Johnson et al. 1993). Eine lobuläre Hepatitis kann auch beobachtet werden, spricht aber nur für eine AIH, wenn keine Kupferablagerungen oder Gallengangsentzündungen bzw. -destruktionen beobachtet werden. Ebenfalls dagegen sprechen Eisenablagerungen oder Granulome.

42.4
Therapie

Unabhängig vom klinisch und immunserologisch definierten Typ (AIH-Typ-1 bis -3) besteht die Standardbehandlung der AIH aus einer Immunsuppression mit Kortikosteroiden mit oder ohne Azathioprin (Manns u. Strassburg 1996). Therapeutisch können für die Kortikosteroidbehandlung sowohl Prednison als auch dessen Metabolit Prednisolon eingesetzt werden, denn chronische Lebererkrankungen scheinen keinen Einfluß auf die effektive Kortikoidsynthese zu haben.

Entscheidend ist bei der Therapie insbesondere die exakte Differenzierung zwischen Virushepatitis (v. a. HCV) und AIH.

CAVE
Die immunsuppressorische Behandlung einer replikativen Virusinfektion muß ebenso vemieden werden wie die Interferonbehandlung einer AIH, bei der es durch die immunmodulatorische Wirkung des Interferons zu einer deletären Krankheitsexazerbation kommen kann (Ruiz-Moreno et al. 1991; Papo et al. 1992).

Eine Behandlungsindikation ergibt sich bei Patienten mit AIH bei einer Transaminasenerhöhung um das 1,5fache der Norm, einer Gammaglobulinerhöhung um das 2fache der Norm, einer Leberhistologie mit mäßiger bis schwerer periportaler Hepatitis und bei klinischen Symptomen wie Leistungsminderung. Eine absolute Indikation stellt eine 10fache Erhöhung der Aminotransferasen sowie eine schwere Leberentzündung mit Nekrosen und histologischer Progression dar.

42.4.1
Standardtherapie der Autoimmunhepatitis

Eine Predniso(lo)nmonotherapie oder die Kombination aus Predniso(lo)n und Azathioprin sind gleichermaßen effektiv und werden meist über 1–2 Jahre angewandt (Tabelle 42.7, Abb. 42.2). Die Entscheidung für eines der beiden Regime wird

Tabelle 42.7. Begleituntersuchungen während der Standardtherapie der Autoimmunhepatitis

Untersuchung	Vor Therapie	Während Therapie vor Remission alle 4 Wochen	Remission unter Therapie alle 3–6 Monate	Nach Therapieende alle 3 Wochen (4mal)	Remission nach Therapie alle 3–6 Monate
Körperliche Untersuchung	+		+	+	+
Leberbiopsie	+		+		
Blutbild	+	+	+	+	+
Aminotransferasen	+	+	+	+	+
Gammaglutamyltransferase	+	+	+		
Gammaglobulin	+	+	+	+	+
Bilirubin	+	+	+	+	+
Blutgerinnung	+	+	+	+	+
Autoantikörper	+	+/–			
Schilddrüsenfunktion	+	+/–			

Abb. 42.2. Standardtherapie der Autoimmunhepatitis. (Nach Manns u. Strassburg 1996)

	A) Monotherapie	B) Kombinationstherapie
Prednis(ol)on	50 mg 10 Tage lang Reduktion um 5 mg alle 10 Tage	
	Erhaltungsdosis 20 mg oder niedriger	Erhaltungsdosis 10 mg oder niedriger
Azathioprin	n.a.	100 mg 3 Wochen lang 50 mg
Nach Erreichen einer Remission (Behandlungsdauer 12-24 Monate):		
Prednis(ol)on	Reduktion der Tagesdosis um 2,5 mg jede Woche	
Azathioprin	n.a.	Reduktion: 25 mg alle 3 Wochen

n.a. = nicht angewendet

durch prinzipielle Überlegungen beeinflußt. Längerfristige Therapie mit Predniso(lo)n führt zu cushingoiden Nebenwirkungen. Insbesondere kosmetische Nebenwirkungen vermindern die Patientencompliance z. T. erheblich. Bei der Einnahme von Predniso(lo)n kann es zu folgenden Nebenwirkungen kommen:
- Akne,
- Mondgesicht,
- Striae rubrae,
- Büffelnacken,
- Hirsutismus,
- Übergewicht,
- Osteoporose,
- aseptische Knochennekrosen,
- psychische Veränderungen (Euphorie, Psychose, Depression),
- Diabetes mellitus,
- Katarakt,
- Hypertension.

Nebenwirkungen treten bei 44% der Empfänger einer Prednisonmonotherapie, bei Behandlungszeiten länger als 2 Jahre sogar bei 80% der Fälle auf (Czaja 1995). Allerdings ist die Prednisonmonotherapie auch während einer Schwangerschaft möglich.

Azathioprin auf der anderen Seite führt zum Einsparen von Prednison, birgt aber als falscher Metabolit der Purinsynthese ein potentiell teratogenes und onkogenetisches Risiko, welches allerdings beim Menschen umstritten ist. Zusätzliche Nebenwirkungen sind:
- Übelkeit,
- Erbrechen,
- abdominelle Beschwerden,
- Hepatotoxizität,
- Exantheme,
- Leukozytopenie,
- Teratogenität(?),
- Onkogenität(?).

Diese Nebenwirkungen treten bei 10% der Patienten mit einer Dosis von 50 mg pro Tag auf (Czaja 1995).

Diesen vorangestellten Überlegungen zufolge wäre eine postmenopausale Patientin mit Osteoporose, Hypertension, Blutzuckererhöhung oder Patienten mit cushingoiden Erscheinungen nach Therapie Kandidaten für eine Kombinationstherapie, junge Frauen im reproduktiven Alter, Schwangere oder Patienten mit hämatologischen Veränderungen dagegen Kandidaten für die Prednisonmonotherapie.

Die Behandlung wird beginnend mit 50 mg Predniso(lo)n pro Tag oder 50 mg Prednison pro Tag mit 100 mg Azathioprin (1-2 mg pro kg Körpergewicht) angesetzt und nach einem festen Schema reduziert (vgl. Abb. 42.2).

Das Beibehalten eines solchen Schemas ist für den Therapieerfolg von großer Bedeutung, da erratische Dosisveränderungen und das frühzeitige Beenden der Therapie für die größte Zahl der Rezidive verantwortlich sind.

Die Dosisreduktion dient der Emittlung einer Erhaltungsdosis. Da die histologische Besserung etwa 3-6 Monate nach der Normalisierung serologischer Parameter zu erwarten ist, muß die Therapie über die Normalisierung der Werte hinaus fortgeführt werden. Die Therapie wird über 12-24 Monate mit Predniso(lo)nerhaltungsdosen, die meist bis auf 10-2,5 mg reduziert werden können, durchgeführt. Am Ende dieser Zeit sollte als Auslaßversuch die Behandlung über einen Zeitraum von 4–6 Wochen ausgeschlichen werden. Ebenso wie die Behandlung sollte die klinische Nachsorge einem regelmäßigem Schema unterliegen (vgl. Tabelle 42.7).

42.4.2
Therapie der Überlappungssyndrome

Für die Gruppe der Überlappungssyndrome liegen nur anekdotische therapeutische Daten vor. Im folgenden werden empirische Behandlungsstrategien für diese Patientengruppen angegeben.

■ **AIH und PBC.** 6 Monate Predniso(lo)ntherapie mit 20 mg pro Tag, bei Erfolglosigkeit experimentelle Kombinationsbehandlung mit Azathioprin und Predniso(lo)n oder Ursodesoxycholsäure (UDCA) 13–15 mg/kg KG.

■ **AIH und PSC.** Bei klinisch im Vordergrund stehender AIH zunächst 6 Monate Prednisontherapie mit 20 mg pro Tag, bei Nichtansprechen experimentelle Kombinationsbehandlung mit Azathioprin und Predniso(lo)n oder empirischer Versuch mit UDCA 13–15 mg/kg KG.

■ **AIH und chronische Virushepatitis C.** Die Kombination von chronischer HCV-Infektion und AIH ist extrem selten. Ist, wie in den meisten Fällen, eine replikative HCV-Infektion anzunehmen (HCV-RNA im Serum positiv), IFN-α-Therapie mit 3mal 5–6 Mio. IU pro Woche unter enger klinischer Überwachung. Ist keine replikative HCV-Infektion (HCV-RNA im Serum negativ) anzunehmen und sind die Kriterien der AIH vorherrschend, kann in seltenen Fällen eine 6monatige Predniso(lo)ntherapie mit 10–20 mg pro Tag erfolgen.

■ **Autoimmuncholangitis.** 6 Monate Predniso(lo)ntherapie mit 20 mg pro Tag, bei Ineffektivität UDCA 13–15 mg/kg KG.

■ **Kryptogene Hepatitis.** Standardtherapie der AIH (Übersicht in Czaja 1996).

42.4.3
Experimentelle Strategien

Experimentelle Protokolle mit vorläufigen Ergebnissen oder eingeschränkter Erfahrung schließen Ciclosporin, FK 506 (Tacrolimus), UDCA, Budesonid, Phosphatidycholin, i.v.-Immunglobulin, Rapamycin und Thymusextrakte ein. Ob diese Substanzen eine Rolle für die Therapieversager der Standardtherapien spielen werden, bleibt abzuwarten.

42.4.4
Therapieergebnisse

Vier Ergebnisse der Behandlung werden beobachtet: Remission, Rezidiv, Therapieversagen und Krankheitsstabilisierung.

Remissionserhaltungstherapie
Die Remission stellt die Normalisierung aller entzündlichen Parameter, serologisch wie auch histologisch, dar. Nach einer 24 Monate andauernden Therapie wird dies bei 65 % der Patienten erreicht. Unabhängig vom Vorhandensein einer Zirrhose bei Therapiebeginn liegt die Zehnjahresüberlebensrate bei 90 % und ist damit im Bereich der Normalbevölkerung.

Bei Patienten, die unter Kombinationstherapie eine Remission erreichen, kann diese auch durch eine Azathioprinmonotherapie mit 2 mg/kg KG in 83 % der Fälle erhalten werden (Johnson et al. 1995). Auf diese Weise werden langfristige cushingoide Nebenwirkungen vermieden. Allerdings treten bei 56 % der Fälle nach Steroidentzug neue Nebenwirkungen auf, darunter Arthralgien (53 %), Myalgien (14 %), Lymphopenie (57 %) und Myelosuppression (6 %; Johnson et al. 1995).

Rezidiv
Ein Rezidiv wird definiert als ein Anstieg der Aminotransferasen im Serum auf über das 3fache der Norm, ein Wiederauftreten klinischer Beschwerden sowie einer periportalen Entzündung in der Leberhistologie. Es betrifft innerhalb der ersten 6 Monate nach Therapieende 50 %, nach 3 Jahren 70 % der Patienten (Hegarty et al. 1983). Patienten mit einem Rezidiv haben ein höheres Risiko einer Progression zur Zirrhose (38 %) sowie eines letalen Leberversagens (14 %). Sie werden erneut mit der Standardtherapie behandelt, die auf einer niedrigen Erhaltungsdosis oft als Dauerbehandlung weitergeführt werden muß.

Therapieversagen
Beim Therapieversager kommt es zur klinischen, serologischen oder histologischen Verschlechterung unter laufender Therapie. Dies betrifft 10 % der Patienten (Schalm et al. 1976). Beim Therapieversagen muß die Diagnose AIH sorgfältig überprüft werden und das Vorliegen anderer Ätiologien, wie Virusinfektion, Medikamenteneinfluß oder Alkoholismus eliminiert werden. Bei wahrer thera-

pierefraktärer AIH bleiben experimentelle Protokolle im Rahmen klinischer Studien oder schließlich die Lebertransplantation.

Stabilisierung

Die Stabilisierung betrifft Patienten, die während der Behandlung eine partielle Remission erreichen. Da bei ungefähr 90 % aller Patienten mit Remission diese innerhalb von 3 Jahren erreicht wird, muß nach dieser Zeit Risiko und Nutzen der Standardtherapie abgewogen werden (Nebenwirkungen!). Auch hier besteht die Möglichkeit experimenteller Protokolle im Rahmen klinischer Studien oder als definitive Behandlung die Lebertransplantation.

Lebertransplantation

Es gibt keinen Marker, der ein Therapieversagen und die Notwendigkeit einer Transplantation vorhersagt. Die Entscheidung ist damit eine klinische, die einen therapeutischen Versuch voraussetzt. Die Fünfjahresüberlebensrate liegt bei 92 %. Ein Rezidiv nach Lebertransplantation ist selten (Sanchez-Urdazpal et al. 1992). Rezidive werden am häufigsten bei inadäquater Immunsuppression gesehen, sie werden auch mit einer HLA-DR3-Ungleichheit zwischen Spenderorgan und Empfänger in Verbindung gebracht (Wright et al. 1992).

Literatur

Ballot E, Desbos A, Auger C et al. (1996) Detection on immunoblot of new proteins from the microsomal fraction recognized by anti-liver-kidney microsome antibodies type 1. Clin Immunol Immunopathol 80: 255–265

Bearns AG, Kunkel HG, Slater RJ (1956) The problem of chronic liver disease in young women. Am J Med 21: 3–15

Beaune PH, Dansette PM, Mansuy D et al. (1987) Human antiendoplasmatic reticulum autoantibodies appearing in a drug induced hepatitis directed against a human liver cytochrome P450 that hydroxilates the drug. Proc Natl Acad Sci U S A 84: 551–555

Bianchi FB, Cassani F, Lenzi M et al. (1996) Impact of international autoimmune hepatitis group scoring system in definition of autoimmune hepatitis. Italian experience. Dig Dis Sci 41: 166–171

Boberg KM, Fausa O, Haaland T et al. (1996) Features of autoimmune hepatitis in primary sclerosing cholangitis: an evaluation of 114 primary sclerosing cholangitis patients according to a scoring system for the diagnosis of autoimmune hepatitis. Hepatology 23: 1369–1376

Bourdi M, Larrey D, Nataf J et al. (1990) Anti liver endoplasmic reticulum autoantibodies are directed against human cytochrome P450 1A2. J Clin Invest 85: 167–173

Brunner G, Klinge O (1987) Krankheitsbild einer chronisch nicht-eitrigen, destruierenden Cholangitis mit antinuklearen Antikörpern (Immuncholangitis). Dtsch Med Wochenschr 112: 1455–1458

Colucci G, Colombo M, Del Ninno E et al. (1983) In situ characterization by monoclonal antibodies of the mononuclear cell infiltrate in chronic active hepatitis. Gastroenterology 85: 1138–1145

Crivelli O, Lavarini C, Chiaberge E et al. (1983) Microsomal autoantibodies in chronic infection with the HBsAg associated delta agent. Clin Exp Immunol 54: 232–238

Czaja AJ (1993) Chronic active hepatitis. The challenge for a new nomenclature. Ann Intern Med 119: 510–517

Czaja AJ (1995) Autoimmune hepatitis: Evolving concepts and treatment strategies. Dig Dis Sci 40: 435–456

Czaja AJ (1998) Frequency and nature of the variant syndromes of autoimmune liver disease. Hepatology 28: 360–365

Czaja AJ (1999) Behaviour and significance of autoantibodies in type I autoimmune hepatitis. J Hepatol 30: 394–401

Czaja AJ, Carpenter HA (1996) Validation of a scoring system for the diagnosis of autoimmune hepatitis. Dig Dis Sci 41: 305–314

Czaja AJ, Manns MP, Homburger HA (1992) Frequency and significance of antibodies to liver/kidney microsome type 1 in adults with chronic active hepatitis. Gastroenterology 103: 1290–1298

Czaja AJ, Carpenter HA, Manns MP (1993) Antibodies to soluble liver antigen, P4502D6 and mitochondrial complexes in chronic hepatitis. Gastroenterology 105: 1522–1528

Czaja AJ, Nishioka M, Morshed SA et al. (1994) Patterns of nuclear immunofluorescence and reactivities to recombinant nuclear antigens in autoimmune hepatitis. Gastroenterology 107: 200–207

Czaja AJ, Ming C, Shirai M et al. (1995) Frequency and significance of antibodies to histones in autoimmune hepatitis. J Hepatol 23: 32–38

Desmet VJ, Gerber M, Hoofnagle JH et al. (1994) Classification of chonic hepatitis: diagnosis grading and staging. Hepatology 19: 1513–1520

Dienes HP, Popper H, Manns M et al. (1989) Histologic features in autoimmune hepatitis. Z Gastroenterolog 27: 325–330

Durazzo M, Philipp T, VanPelt FNAM et al. (1995) Heterogeneity of microsomal autoantibodies (LKM) in chronic hepatitis C and D virus infection. Gastroenterology 108: 455–462

Gueguen M, Boniface O, Bernard O et al. (1991) Identification of the main epitope on human cytochrome P4502D6 recognized by anti-liver-kidney-microsomal antibodies. J Autoimmun 4: 607–615

Hegarty JE, Nouria-Aria KT, Portmann B et al. (1983) Relapse following treatment withdrawal in patients with autoimmune chronic active hepatitis. Hepatology 3: 685–689

Homberg JC, Abuaf N, Bernard O et al. (1987) Chronic active hepatitis associated with anti liver/kidney microsome antibody type 1: a second type of „autoimmune" hepatitis. Hepatology 7: 1333–1339

Hopf U, Moller B (1984) Die Entwicklung chronisch aktiver Hepatitis vom autoimmunen Typ nach Hepatitis-B Virus Infektion mit HBsAg Persistenz. Vier Kasuistiken. Z Gastroenterol 22: 121–128

Hsu DH, de Waal Malefyt R, Fiorentino DF et al. (1990) Expression of IL-10 activity by Epstein Barr Virus protein BCRF1. Science 250: 830–832

Johnson PJ, MacFarlane IG, Alvarez F et al. (1993) Meeting report: International Autoimmune Hepatitis Group. Hepatology 18: 998–1005

Johnson PJ, McFarlane IG, Williams R (1995) Azathioprine for long-term meintenance of remission in autoimmune hepatitis. N Engl J Med 333: 958–963

Kunkel HF, Ahrens Jr EH, Eisenmenger WJ et al. (1951) Extreme hypergammaglobulinemia in young women with liver disease of unknown etiology. J Clin Invest 30: 654–659

Laskus T, Slusarcyk J (1989) Autoimmune chronic active hepatitis after acute type B hepatitis. Dig Dis Sci 34: 1294–1297

Loeper J, Descatoire V, Maurice M et al. (1993) Cytochromes P-450 in human hepatocyte plasma membrane: recognition by several autoantibodies. Gastroenterology 104: 203–216

Löhr H, Manns MP, Kyriatsoulis A et al. (1991) Clonal analysis of liver infiltrating T cells in patients with LKM-1 antibody positive autoimmune chronic active hepatitis. Clin Exp Immunol 84: 297–302

Löhr HF, Schlaak JF, Lohse AW (1996) Autoreactive CD4+ LKM-specific and anticlonotypic T-cell responses in LKM-1 antibody-positive autoimmune hepatitis. Hepatology 24: 1416–1421

Ludwig J (1993) The nomenclature of chronic active hepatitis: an obituary. Gastroenterology 105: 274–278

Mackay IR, Taft, LI, Cowling DC (1956) Lupoid hepatitis. Lancet 2: 1323–1326

Manns MP (1991) Cytoplasmic autoantigens in autoimmune hepatitis: molecular analysis and clinical relevance. Semin Liver Dis 11: 205–214

Manns MP (1992) Autoimmune diseases of the liver. Lab Immunol 12: 25–40

Manns MP, Krüger M (1994) Immunogenetics of chronic liver disease. Gastroenterology 106: 1676–1697

Manns MP, Strassburg CP (1996) Chronic hepatitis. In: Lichtenstein LM, Fauci AS (eds) Current therapy in allergy, immunology, and rheumatology, 5th edn. Mosby, Philadelphia, pp 301–309

Manns MP, Gerken G, Kyriatsoulis A et al. (1987) Characterization of a new subgroup of autoimmune chronic active hepatitis by autoantibodies against soluble liver anigen. Lancet 1: 292–294

Manns MP, Johnson EF, Griffin KJ et al. (1989) Major antigen of liver kidney microsomal autoantibodies in idiopathic autoimmune hepatitis is cytochrome P450 dbl. J Clin Invest 83: 1066–1072

Manns M, Zanger U, Gerken G et al. (1990a) patients with type II autoimmune hepatitis express functionally intact cytochrome P450dbl that is inhibited by LKM-1 autoantibodies in vitro but not in vivo. Hepatology 12: 127–132

Manns MP, Griffin KJ, Quattrochi LC et al. (1990b) Identification of cytochrome P450 1A2 as a human autoantigen. Arch Biochem Biophys 280: 229–232

Manns MP, Koletzko S, Lohr H et al. (1990c) Discordant manifestation of LKM-1 antibody positive autoimmune hepatitis in identical twins. Hepatology 12: 840

Manns MP, Griffin KJ, Sullivan KJ et al. (1991) LKM-1 autoantibodies recognize a shot linear sequence in P4502D6, a cytochrome P450 monoxigenase. J Clin Invest 88: 1370–1378

Manns MP, Strassburg CP, Clemente MG et al. (1996) Hepatocellular autoantigens. In: Kagnoff MF, Kiyono H (eds) Essentials of mucosal immunology. Academic Press, San Diego/CA, pp 355–374

Martini E, Abuaf N, Cavalli F et al. (1988) Antibody to cytosol (anti-LC1) in patients with autoimmune chronic active hepatitis type 2. Hepatology 8: 1662–1666

Mieli-Vergani G, Vergani D (1996) Autoimmune hepatitis. Arch Dis Childhood 74: 2–5

Nikias GA, Batts KP, Czaja AJ (1994) The nature and prognostic implications of autoimmune hepatitis with an acute presentation. J Hepatol 21: 866–872

Obermayer-Straub P, Strassburg CP, Manns MP (1999) Target proteins in human autoimmunity: cytochromes P450 and UDP-glucuronosyltransferases. Can J Gastroenterol, in press.

Papo T, Marcellin P, Bernau J et al. (1992) Autoimmune chronic active hepatitis exacerbated by alpha-interferon. Ann Intern Med 116: 51–53

Pawlotsky JM, Ben Yahia M, Andre C et al. (1994) Immunological disorders in C virus chronic active hepatitis: a prospective case-control study. Hepatology 19: 841–848

Philipp T, Durazzo M, Straub P et al. (1994) Recognition of uridine diphosphate glucuronosyltransferase by LKM-3 autoantibodies in chonic hepatitis D. Lancet 344: 578–581

Poralla T, Treichel U, Löhr H et al.(1991) The asialoglycoproteinreceptor as target structure in autoimmune liver disease. Semin Liver Dis 11: 215–222

Rizzetto M, Swana G, Doniach D (1973) Microsomal antibodies in active chronic hepatitis and other disorders. Clin Exp Immunol 14: 331–334

Ruiz-Moreno M, Rua MJ, Carreno V et al. (1991) Autoimmune chronic hepatitis type 2 manifested during interferon therapy in children. J Hepatol 12: 265–266

Sanchez-Urdazpal L, Czaja AJ, van Hoek B et al. (1992) Prognostic features and role of liver transplantation in severe corticosteroid-treated autoimmune chronic active hepatitis. Hepatology 15: 215–221

Schalm SW, Ammon HV, Summerskill WHJ (1976) Failure of customary treatment in chronic active liver disease: Causes and management. Ann Clin Res 8: 221–227

Stechemesser E, Klein R, Berg PA (1993) Characterization and clinical relevance of liver-pancreas antibodies in autoimmune hepatitis. Hepatology 18: 1–9

Strassburg CP (1999) Seroimmunologische Untersuchungen bei Lebererkrankungen. Klinikarzt 28: 46–53

Strassburg CP, Manns MP (1995) Autoimmune hepatitis versus viral hepatitis C. Liver 15: 225–232

Strassburg CP, Alex B, Zindy F et al. (1996a) Identification of cyclin A as a molecular target of antinuclear antibodies (ANA) in hepatic and non-hepatic autoimmune diseases. J Hepatol 25: 859–866

Strassburg CP, Obermayer-Straub P, Manns MP (1996b) Autoimmunity in hepatitis C and D virus infection. J Viral Hepatitis 3: 49–59

Strassburg CP, Obermayer-Straub P, Alex B et al. (1996c) Autoantibodies against glucuronosyltransferases differ between viral hepatitis and autoimmune hepatitis. Gastroenterology 111: 1576–1586

Strettell MD, Donaldson PT, Thomson LJ et al. (1997) Allelic basis for HLA-encoded susceptibility to type 1 autoimmune hepatitis. Gastroenterology 112: 2028–2038

Tan EM (1991) Antinuclear antibodies. Diagnostic markers for autoimmune diseases and probes for cell biology. Adv Immunol 44: 93–151

Toh BH (1979) Smooth muscles autoantibodies and autoantigens. Clin Exp Immunol 38: 621–628

Trautwein C, Ramadori G, Gerken G et al. (1992) Regulation of cytochrome P4502D6 by acute phase mediators in c3H/HeJ mice. Biochem Biophys Res Commun 182: 617–623

Vento S, Garrofano T, DiPerri G et al. (1991) Identification of hepatitis A virus as trigger for autoimmune chronic hepatitis type 1. Lancet 337: 1183–1187

Vento S, Guella L, Mirandola F et al. (1995) Ebstein Barr virus as a trigger for autoimmune hepatitis in susceptible individuals. Lancet 346: 608–609

Wächter B, Kyriatsoulis A, Lohse AW et al. (1990) Characterization of liver cytokeratin as major antigen of anti-SLA antibodies. J Hepatol 11: 232–239

Waldenström J (1950) Leber, Blutproteine und Nahrungseiweiss. Dtsch Z Verd Stoffwechselkr 15: 113–121

Wen L, Peakman M, Lobo-Yeo A et al. (1990) T-cell directed hepatocyte damage in autoimmune chronic active hepatitis. Lancet 336: 1527–1530

Wies I, Henninger J, Brunner S et al. (1998) Cloning of the target antigens of antibodies to soluble liver antigens: identification of a novel 50 kDa protein with two splice variants. Hepatology 28: 190 (Abstract)

Wright HL, Bou-Abboud CF, Hassanein T et al. (1992) Disease recurrence an rejection following liver transplantation for autoimmune chronic active liver disease. Transplantation 53: 136–139

Zanger UM, Hauri HP, Loeper J et al. (1988) Antibodies against human cytochrome P450 dbl in autoimmune hepatitis type 2. Proc Natl Acad Sci USA 27: 8256–8260

Alkoholische Hepatitis

H. K. Seitz · C. M. Oneta

Inhalt

43.1 Ätiologie und Pathogenese *445*
43.1.1 Alkoholvermittelte Effekte *445*
43.1.2 Acetaldehydvermittelte Effekte *447*
43.1.3 Alkohol- und acetaldehydvermittelte immunologische Schädigung *447*
43.1.4 Alkoholmetabolismus-modulierende Faktoren *448*
43.1.5 Pathohistologie *449*
43.2 Klinik und Verlauf *450*
43.2.1 Körperliche Symptome *450*
43.2.2 Laboruntersuchungen *451*
43.2.3 Prognose *451*
43.3 Diagnostik und Differentialdiagnose *452*
43.4 Therapie *452*

Die alkoholische Hepatitis (AH) ist eine durch Alkohol initiierte Lebererkrankung mit typischen morphologischen, klinischen und laborchemischen Besonderheiten. In der Pathogenese spielen Stoffwechselprodukte des Alkohols, wie Radikale, Acetaldehyde und Reduktionsäquivalente eine wichtige Rolle. Entscheidend ist die Aktivierung des Immunsystems durch Neoantigene und Endotoxine. Die Erkrankung läßt sich eindeutig nur mittels Leberbiopsie erfassen. Hierbei sind morphologisch die Infiltration neutrophiler, polymorphkerniger Leukozyten, das Auftreten von Mallory-Bodies und das „ballooning" der Hepatozyten besonders charakteristisch.

Die Klinik variiert von milden asymptomatischen Verläufen bis hin zum schweren Leberkoma. Häufig treten Zeichen der Leberdekompensation auf, wie Ikterus, Aszites und hepatische Enzephalopathie. Vielfach steht Fieber mit einer Leukozytose im Vordergrund. Laborchemisch fällt u. a. eine Erhöhung der Transaminasen (GOT>GPT), der γ-GT als Enzyminduktionszeichen und des Immunglobulins A auf. Die Mortalität liegt bei 15–25 %.

Die Prognose ist bestimmt durch histologische Kriterien bei der Initialbiopsie. Der Verlauf der Erkrankung ist bei Frauen und Patienten, die weiter Alkohol trinken, besonders ungünstig. Die Therapie basiert auf Abstinenz, Kalorienzufuhr und – bei mittleren bis schweren Verläufen – Glukokortikoidgabe.

43.1 Ätiologie und Pathogenese

Chronische Zufuhr von Alkohol führt zu Leberschäden. Das Spektrum an morphologischen Veränderungen und klinischen Symptomen ist breit und variiert zwischen leichten Veränderungen, wie sie bei der Fettleber üblich sind, bis hin zur Leberzirrhose mit ihren lebensbedrohlichen Komplikationen.

Chronische Alkoholzufuhr führt zum Auftreten einer Fettleber, die in vielen Fällen reversibel ist. Die Ursache ist in erster Linie metabolischer Natur. Die AH findet sich als eigenständige, morphologische und klinische Entität, die allein oder aber in einer bereits zirrhotisch umgebauten Leber vorkommen kann. Auch die AH ist – jedenfalls in der Frühphase – durchaus reversibel. Bei vielen Patienten finden sich gleichzeitig Fettleber, AH und Zirrhose.

Pathogenetisch können verschiedene Mechanismen, die zur Leberschädigung führen, unterschieden werden. Es scheint sinnvoll, zwischen primären, die Leber direkt schädigenden Faktoren, und den Alkoholmetabolismus verändernden Faktoren zu unterscheiden. Die letzteren treten nur im Zusammenwirken mit der schädigenden Noxe in Aktion.

43.1.1 Alkoholvermittelte Effekte

Produktion freier Radikale mit Lipidperoxidation
Als Quelle für freie Radikale im Rahmen des Alkoholabbaus werden verschiedene Enzymsysteme diskutiert. Hierunter fallen
- das Zytochrom P-4502E1-(CYP2E1-)vermittelte mikrosomale Äthanol-oxidierende System (MEOS),
- das mitochondriale Elektronentransportsystem der Atmungskette,
- die NADH-abhängige Zytochromreduktase,

- die Aldehyd- und Xanthinoxydase sowie
- die NADPH-Oxydase in neutrophilen Leukozyten.

Dabei werden die meisten freien Radikale über das im Rahmen des chronischen Alkoholkonsums induzierbare MEOS gebildet. Die herausragende Bedeutung des CYP2E1 in der Pathogenese der alkoholischen Lebererkrankung läßt sich daran zeigen, daß eine Hemmung von CYP2E1 durch Diallylsulfid zu einer morphologischen Besserung der alkoholischen Leberschäden führt. Eine Induktion von CYP2E1, z. B. durch Isoniazid, ruft eine Verstärkung des Leberschadens hervor. Von besonderer Bedeutung ist hierbei das Auftreten von Hydroxyäthylradikalen, die mit einer verstärkten Lipidperoxidation einhergehen. Sie binden kovalent an mikrosomale Proteine und führen zur Produktion spezifischer Antikörper gegen Epitope.

Oxidativer Streß führt nicht nur zur direkten Schädigung von Zellen über die Lipidperoxidation. Er aktiviert auch weitere bei der AH pathogenetisch wichtige Mechanismen, wie die Freisetzung von Zytokinen und die Mobilisierung des Immunsystems. Untersuchungen haben gezeigt, daß die Produktion von Tumornekrosefaktor-α (TNF-α), Interleukin-(IL-)6 und IL-8 in Kupffer-Zellen/Makrophagen durch Verabreichung von Antioxidantien verhindert werden kann (Tsukamoto et al. 1995). Die Gentranskription dieser Zytokine erfolgt über die Aktivierung des nukleären Transkriptionsfaktors NF$_K$B. Dieser kann experimentell auch über eine Reihe anderer Faktoren, wie z. B. Lipopolysaccharide (LPS), TNF-α, IL-1β, Viren und ähnliches aktiviert werden.

Veränderungen der antioxidativen Abwehrmechanismen

Unter normalen Bedingungen ist die Lipidperoxidation infolge der Bildung freier Radikale wegen eines gut funktionierenden antioxidativen Abwehrsystems minimalisiert. Zu diesem Abwehrsystem gehören Glutathion, Superoxiddismutase, Katalase, Glutathionperoxidase sowie α-Tocopherol (Vitamin E).

Aufgrund der Bindung von Acetaldehyd (AA) an Glutathion führt Alkoholkonsum zu einer raschen Entleerung des Pools, was mit mitochondrialer Lipidperoxidation und Progression des Leberschadens einhergeht. Ähnliches gilt für Vitamin E, das in den Membranen lokalisiert und beim Alkoholiker ebenfalls erniedrigt ist. Es soll membranständige Strukturen vor der Lipidperoxidation schützen.

Redox-Shift und Entstehung einer zentrolobulären Hypoxie

Der Abbau von Alkohol über die Alkoholdehydrogenase (ADH) führt zu einer vermehrten Bildung von reduziertem Nicotinamidadenindinucleotid (NADH) und einem Redox-Shift in der Leberzelle. Die Verstoffwechselung von Alkohol via CYP2E1 verbraucht Sauerstoff, wobei ein sog. hypermetabolischer Zustand der Leber entsteht. Dies führt bei zentrolobulär verstärkter Präsenz der Enzyme mit vermehrter AA-Produktion und damit mikrotubulärer Schädigung zur „Ballonierung" der Hepatozyten infolge Retention von Protein, Wasser und Fett. Es kommt zu einem verminderten sinusoidalen Blutfluß und einer Akzentuierung des bereits im Normalzustand bestehenden Sauerstoffpartialdruckgradienten zwischen portaler und zentrolobulärer Region mit konsekutiver Schädigung der zentrolobulären (perivenulär gelegenen) Leberzellen und Entstehung von Nekrosen (Lieber 1994).

Veränderungen der Membranfluidität

Chronischer Alkoholkonsum führt zu Veränderungen der Membranphospholipide und deren Fettsäurezusammensetzung. Beispiele hierfür sind Alterationen beim Phosphatidylinositol mit Störung der Signalübertragung sowie die Verminderung des Anteils an Arachidonsäure und anderen mehrfach ungesättigten Fettsäuren mit Aktivierung oder Inhibierung weiterer intra- und extrazellulärer Botenstoffe wie der Eicosanoide.

Auch kann chronischer Alkoholkonsum mit einer Veränderung der intrazellulären Kalziumhomöostase einhergehen. Phospholipide und Phosphatidylcholin sind vermindert, was zur Abwandlung der Membranstruktur und zu Veränderungen von Enzymaktivitäten führt. In Mitochondrienmembranen geht z. B. die Reduktion des Phospholipidgehalts mit einer verminderten mitochondrialen Oxidation einher. Wahrscheinlich ist die Ursache des verminderten Phospholipidgehalts von Membranen eine reduzierte Aktivität der Phospholipidmethyltransferase.

Die wichtige Rolle des Phosphatidylcholins in der Pathogenese der alkoholischen Lebererkrankung wird v. a. durch Studien unterstrichen, die beachtliche protektive Effekte einer Polyenylphosphatidylcholin-Supplementierung im Rahmen chronischen Alkoholkonsums gezeigt haben (Lieber 1995).

Für TNF-α sind an der Zelloberfläche verschiedenartige Rezeptoren nachgewiesen worden, die für die Antwort verschiedener Zellen auf dieses Zytokin von Bedeutung sind. Chronischer Alkoholkonsum ruft Alterationen dieser Bindungsstellen auf Hepatozyten, Kupffer-Zellen und Leberendothelzellen hervor und stört die rezeptorvermittelte hepatozytäre Endozytose. Dadurch werden Zytokine wie „transforming growth factor-α" (TGF-α), TNF-α und IL-6 vermindert degradiert (Tuma et al. 1996). Der Grund scheint eine veränderte Zelloberflächenbindung für Zytokine sowie eine gesteigerte Internalisierung der Rezeptorzytokinkomplexe zu sein.

43.1.2
Acetaldehydvermittelte Effekte

Acetaldehyd-Protein-Addukte und andere Aldehyd-Protein-Addukte

Acetaldehyd bindet sehr schnell an Proteine, wodurch AA-Protein-Addukte entstehen. Solche kovalenten Bindungen werden allerdings nicht nur mit AA eingegangen, sondern auch mit Aldehydprodukten der Lipidperoxidation (z. B. Malondialdehyd und wahrscheinlich auch 4-Hydroxynonenal). Es sind mittlerweile diverse „Target-Proteine" entdeckt worden, wie z. B. Hämoglobin, Tubulin, Calmodulin und Kollagene. Die AA-Protein-Addukte führen zu einem Verlust der Proteinfunktion und zur Auslösung einer Immunantwort durch die Bildung von sog. Neoantigenen. Diese Immunantwort kann zur Perpetuierung des Leberschadens führen.

Promotion der Lipidperoxidation
Auch die Akkumulation von AA trägt zur Lipidperoxidation bei. Beim Abbau von AA über die Xanthin- sowie die Aldehydoxidase treten freie Sauerstoffradikale auf.

Stimulation der Kollagensynthese
Die Kollagensynthese erfolgt v. a. durch die Lebersternzellen (Ito-Zellen). Sie werden bereits im Stadium der Fettleber durch Produkte des Alkoholmetabolismus, wie AA, Laktat und Lipidperoxide, aktiviert und können zu myofibroblastenähnlichen Zellen proliferieren (Gressner u. Bachem 1995). In der Phase der AH wird die Kollagensynthese verstärkt durch die zusätzliche Einwirkung der von den aktivierten Kupffer-Zellen produzierten Zytokine, v. a. durch TGF-β-1, TGF-α, TNF-α und IL-6. Die Sternzellen synthetisieren außerdem vermehrt TGF-β-1, das durch eine „Auto-loop"-Wirkung die Kollagensynthese im Sinne einer Selbstperpetuierung unterhält (ebd.).

43.1.3
Alkohol- und acetaldehydvermittelte immunologische Schädigung

Endotoxine und Zytokine
Den residenten Makrophagen der Leber, den Kupffer-Zellen, kommt in ihrer aktivierten Form eine entscheidende Bedeutung in der Frühphase der Entstehung der alkoholischen Lebererkrankung zu. Bei Nagern bewirkt die Inaktivierung der Kupffer-Zellen mittels Gadoliniumchlorid (GdCl3) eine fast vollständige Verhinderung des Auftretens von alkoholischen Leberschäden (Adachi et al. 1994).

Da die prolongierte perorale Alkoholverabreichung im Tierexperiment eher zu einer verminderten Immunfunktion der Kupffer-Zellen mit z. B. verminderter TNF-α-Produktion führt, wird angenommen, daß deren Aktivierung durch zusätzliche Faktoren erfolgt. Hierbei werden vom Darm stammende Endotoxine, z. B. Bakterienmembranbestandteile (Lipopolysaccharide/LPS) an erster Stelle diskutiert. Starker Alkoholkonsum führt zu einer Endotoxämie mit der Bildung von entsprechenden Antikörpern (Bode et al. 1987). Im Tierexperiment ist diese durch antibiotische Behandlung der Darmflora bei alkoholgefütterten Ratten reduziert und dadurch das Ausmaß der Leberschädigung vermindert worden.

Die Endotoxinämie entsteht durch alkoholbedingte Permeabilitätssteigerung der Darmmukosa für Bakterien und deren Bestandteile sowie durch abgeschwächte Phagozytosefähigkeit der Kupffer-Zellen. Bereits kleinste Mengen von in den Kreislauf gelangten Endotoxinen reagieren mit einem Glykosylphosphatidyl-Inositol-gekoppelten Glykoprotein (CD14) auf der Oberfläche von Kupffer-Zellen, sofern LPS-bindendes Protein vorhanden ist. Letzteres wird als Akutphasenprotein von den Hepatozyten im Rahmen einer Streßantwort gebildet und sensibilisiert Kupffer-Zellen und andere Makrophagen für die Endotoxinwirkung. Über komplexe Aktivierungswege kommt es zur vermehrten Expression von Akutphasenzytokinen (IL-1, IL-6 und TNF-α). Sie regen – insbesondere IL-1 – die Hepatozyten zur Produktion von IL-8 an, das als chemotaktischer Faktor bei der Rekrutierung der neutrophilen Leukozyten eine wichtige Rolle spielt. Diese unterstützen ihrerseits die Kupffer-Zellen durch weitere Zytokinbildung. Vor allem TNF-α, aber auch IL-1, weisen zytotoxische Effekte gegen Hepatozyten auf, was zu Nekrosen führen kann.

> ! Klinisch korrelieren stark erhöhte TNF-α-Serumspiegel bei Patienten mit AH signifikant mit einer verminderten Langzeitüberlebensrate (Felver et al. 1990).

Bei ihrer Aktivierung bilden Kupffer-Zellen weitere Botenstoffe, wie den sog. „platelet activating factor" (PAF), TGF-β-1 und freie Sauerstoffradikale. Diese haben einen autokrinen Effekt auf die Kupffer-Zellen, der zu einer anhaltenden Produktion von Akutphasenproteinen führt. Über diese Zytokine und den verursachten oxidativen Streß werden parakrine Effekte ausgeübt. Hierbei ist v. a. die anregende Wirkung des TGF-β-1 auf die Kollagensynthese durch die Leberasternzellen von Bedeutung. Auch IL-6 aktiviert die Sternzellen und korreliert mit der Schwere der AH (Bird u. MacSween 1995).

Abbildung 43.1 a–c zeigt zusammenfassend, wie man sich die Kommunikation zwischen parenchymalen und nichtparenchymalen Leberzellen im Rahmen der Pathogenese der AH vorstellt.

Neoantigene

Die Bedeutung immunologischer Antworten bei der Entstehung einer AH zeigt die Erzeugung einer experimentellen Hepatitis bei Meerschweinchen durch das Zusammenwirken von Immunisierung mit AA-Hämoglobin-Addukten und Äthanol (Yokoyama et al. 1993). Experimentell konnte auf diese Weise sogar eine Leberfibrose erzeugt werden.

Außerdem bestehen Anhaltspunkte dafür, daß AA-Protein-Addukte über sog. „Scavenger-Rezeptoren", die an der Oberfläche von Leberendothelzellen gefunden worden sind, wieder aus dem Kreislaufsystem entfernt werden. Tierexperimente lassen vermuten, daß dieser Prozeß bei chronischer Alkoholeinnahme vermindert aktiv ist (Thiele et al. 1996).

Leukozyteninfiltration und Leukozytenadhäsionsmoleküle

Die AH geht histologisch mit Nekrosebildung und Infiltration von Leukozyten (Neutrophile und T-Lymphozyten) einher. Den sog. Leukozytenadhäsionsmolekülen kommt dabei eine wichtige Bedeu-

Abb. 43.1 a–c. Einfluß von Alkohol auf parenchymatöse und nichtparenchymatöse Leberzellen, ihre Kommunikation untereinander und ihr Beitrag zur Pathogenese des alkoholischen Leberschadens. **a** Direkt schädigende Wirkung des Alkohols auf die Leber. **b** Auslösung einer Akutphasenreaktion. **c** Intrahepatische produktive, proliferative Phase. (*AD* Protein-Acetaldehyd-Addukte; *Neo-AG* Neoantigene; *AA* Acetaldehyd; *LP* Lipidperoxidation; *LBP* Lipopolysaccharid-bindendes Protein; *PAF* „platelet activating factor"; *TGF-ß-1* „transforming growth factor ß-1"; *ICAM* „intercellular adhesion molecules; *EZ-Matrix* extrazelluläre Matrix)

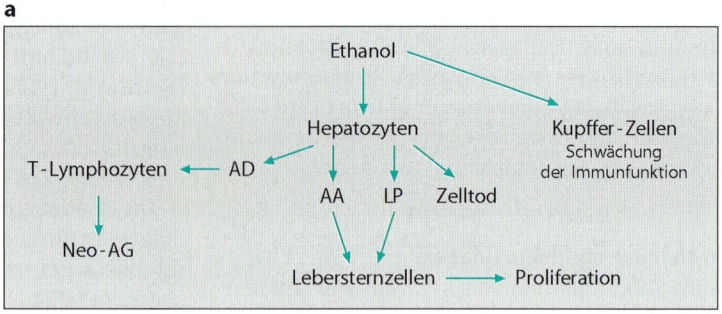

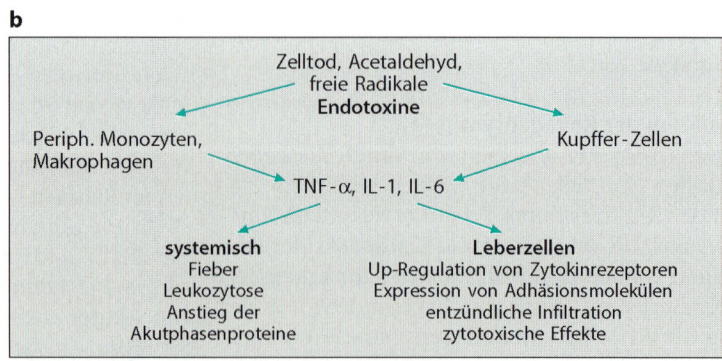

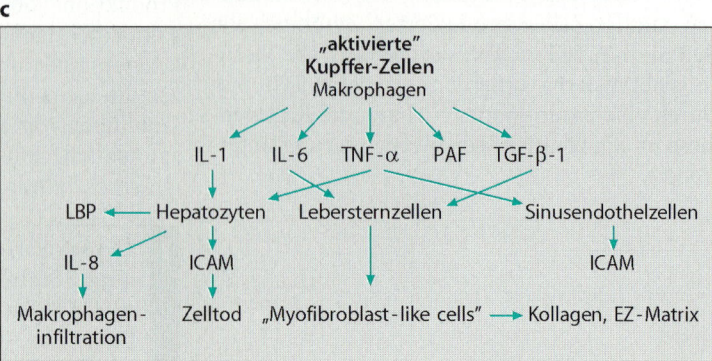

tung zu. Diese Zelloberflächenmoleküle haben 2 wichtige Funktionen:
- sie schaffen den Kontakt zum Endothel, das die Migration und Extravasation von Leukozyten in entzündetes Gewebe reguliert und
- sie vermitteln zytotoxische Effekte durch Bindung an spezifische Target-Moleküle von Zielzellen.

Interzelluläres Adhäsionsmolekül-1 (ICAM-1), vaskuläres Adhäsionsmolekül-1 (VCAM-1) und E-Selektin werden in der normalen Leber kaum oder gar nicht exprimiert, können allerdings in alkoholgeschädigten Lebern immunhistologisch vermehrt und mit spezifischem Verteilungsmuster nachgewiesen werden (Adams 1994). Bei der AH ist E-Selektin auf entzündlich verändertem venösem Endothel und im Bereich von Infiltrationen mit Neutrophilen lokalisiert, während ICAM-1 und VCAM-1 vermehrt in den Sinusoiden gefunden worden sind. TNF-α kann die Expression dieser Adhäsionsmoleküle bewirken. Für die Zytotoxizität scheint die Interaktion von ICAM-1 mit β-2-Integrinen wichtig zu sein. Auch ist eine vermehrte Expression von ICAM-1 in Hepatozytenkulturen als Antwort auf proinflammatorische Zytokine, wie Interferon-(IFN-)γ, TNF-α und IL-1 erzielt worden. Die ICAM-1-Spiegel im Serum von Patienten mit Alkoholzirrhose sind erhöht und bei aufgepfropfter akuter AH besonders hoch (Mandi u. Nagy 1995). Diese Beobachtung korreliert signifikant mit einer in vitro vermehrten IL-6- und TNF-α-Produktion durch periphere Leukozyten.

43.1.4
Alkoholmetabolismus-modulierende Faktoren

Nur etwa 10–35% der Alkoholiker entwickeln eine AH, und nur bei etwa 10–20% tritt eine Alkoholzirrhose auf. Es wird deshalb angenommen, daß individuelle Faktoren, die den Alkoholmetabolismus in spezifischer Weise zu modulieren vermögen, eine entscheidende Rolle spielen. Dabei werden Ernährungsfaktoren, Geschlechtseffekte, eine genetische Prädisposition sowie begleitende Infektionen mit Hepatitisviren an erster Stelle diskutiert.

Die Entwicklung zur AH und die Progression zur Zirrhose geht bei Frauen wesentlich rascher und bei niedrigerer Gesamtalkoholzufuhr vonstatten als bei Männern. Sie können auch bei Abstinenz eine Zirrhose entwickeln, was bei Männern nur selten beschrieben worden ist. Die Mechanismen hierfür sind unklar (Gavaler u. Arria 1995).

Eine genetische Prädisposition für die Entwicklung einer alkoholischen Lebererkrankung wird aufgrund von Zwillingsstudien vermutet. Inwieweit ein genetischer Polymorphismus der entscheidenden Enzyme des Alkoholstoffwechsels (ADH und Zytochrom P-4502E1) eine Rolle spielen, ist noch unklar. Auch Zytokine, wie z. B. TNF-α, weisen einen Genpolymorphismus auf. Alkoholmißbrauch scheint ein potentieller Risikofaktor für eine Infektion mit Hepatitis-C-Virus zu sein (Rosman et al. 1996).

Zusammenfassend hat die Aktivierung verschiedener Zytokine eine wohl zentrale Bedeutung in der Entwicklung einer AH. Eine Korrelation zwischen der aufgenommenen Alkoholmenge und der Schwere der alkoholischen Leberschädigung besteht oft nicht.

43.1.5
Pathohistologie

Der Begriff AH wird am besten histomorphologisch definiert. Die AH ist durch eine hepatozelluläre Degeneration und Nekrosen charakterisiert, begleitet von Infiltraten neutrophiler, polymorphkerniger Leukozyten. Mallory-Bodies (MB's) sind gewöhnlich intrazellulär vorhanden. Sie finden sich in 95% bei der AH, sind allerdings nicht obligatorisch. Weitere typische morphologische Bilder sind
- die makrovesikuläre und die mikrovesikuläre Verfettung, manchmal mit Lipogranulomen,
- das Ballooning der Hepatozyten,
- azidophile Nekrosen,
- Riesenmitochondrien,
- variable Infiltration mononukleärer Zellen,
- Cholestase,
- Siderose,
- Fibrose sowie
- Vergrößerung und Proliferation der Kupffer-Zellen.

Die Kupffer-Zellen und Portaltraktmakrophagen enthalten Ceroidpigment, Fett und Eisen. Das Ausmaß der Fibrose variiert von Patient zu Patient und liegt zwischen minimal perivenulär/perizellulär bis extensiv perizellulär mit Formation von Septen und der Ausbildung einer Zirrhose.

Das chronisch aktive Hepatitismuster der Läsion ist charakterisiert durch die Gegenwart von Piecemeal-Nekrosen, was häufig bei einer koexistenten viralen Infektion beobachtet wird. In einzelnen Fällen wird eine cholestatische AH mit Infiltration von neutrophilen, polymorphzelligen Leukozyten in und um den Gallengang herum beobachtet, eine sog. mikroskopische Cholangitis. Das klinische Bild, die Enzymabnormalität und die Histomorphologie sind ähnlich der einer extrahepatischen biliären Obstruktion.

Die Vergrößerung der Leberzellen, das Ballooning, ist typisch für die AH. Hierbei ist die Leberzelle mit Fett, Protein und Wasser gefüllt, hervorgerufen durch die AA-assoziierte Schädigung des mikrotubulären Systems, wobei Albumin und Transferrin vermindert sezerniert werden.

Ebenfalls typisch sind die von Mallory erstmals beschriebenen amorphen, eosinophilen, intrazytoplasmatischen Einschlußkörperchen, zunächst als alkoholisches Hyalin beschrieben. Allerdings sind sie nicht spezifisch für die alkoholische Leberschädigung; sie treten auch bei anderen Lebererkrankungen auf und müssen als nichtspezifische Manifestation von hepatozellulären Schäden betrachtet werden. Immunologische Studien haben gezeigt, daß die MB's aus Intermediärfilamenten bestehen, die ähnlich denen des Zytokeratins der normalen Hepatozyten sind. Der Mechanismus der MB-Entstehung ist nicht geklärt (Jensen u. Glund 1994 a, b).

Die perizelluläre Fibrose ist wahrscheinlich Resultat der zytokinmediierten Stimulation und Transformation der Lebersternzellen (Ito-Zellen) im Disse-Raum in transitionale Zellen, Myofibroblasten oder Fibroblasten, die Kollagene in den perisinusoidalen Raum sezernieren. Bei der AH und der alkoholischen Zirrhose ist die Zahl der Lebersternzellen erhöht.

Die Reduktion von hepatozellulärem Vitamin A, die mit der Bildung von multivesikulären Lysosomen assoziiert ist, trägt zusätzlich zur Transformation von Lebersternzellen in kollagenproduzierende Zellen bei. Kollagen- und Nicht-Kollagen-Protein wird in den Disse-Raum sezerniert und führt zu einer Störung von Sauerstoff- und Nährstoffaustausch, was zur hepatozellulären Dysfunktion und Leberzellschädigung beiträgt.

Ein typisches histologisches Bild einer AH ist in Abb. 43.2 wiedergegeben.

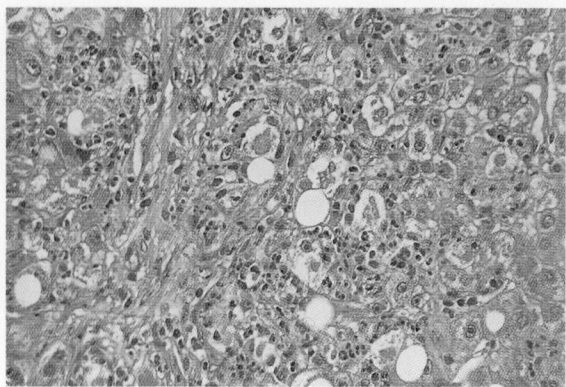

Abb. 43.2. Alkoholische Hepatitis mit Verfettung, Entzündungszellinfiltration, Faservermehrung und Nachweis von Mallory-Körperchen (HE-Färbung, Originalvergrößerung 100fach). (Die Autoren danken Herrn Professor R. Waldherr, Pathologisches Institut Heidelberg, für die zur Verfügungstellung dieses Histologiepräparates)

43.2
Klinik und Verlauf

Die AH findet sich in Leberbiopsien von Alkoholkonsumenten, die asymptomatisch sind. 17 % aller Leberbiopsien von Patienten, die zu einer Entzugsbehandlung in einer Klinik aufgenommen werden, zeigen ebenfalls eine AH. Weiterhin liegt bei etwa 40 % der Patienten mit alkoholischer Leberzirrhose gleichzeitig eine AH vor. Das heißt, das Konzept einer akuten AH als Syndrom, das allein auf dem Boden klinischer und biochemischer Symptome diagnostiziert werden kann, ist nicht zu halten (Hall 1995).

In den meisten Studien liegt die Akutmortalität der AH zwischen 15–25 %, die Vierjahresmortalität liegt bei 35 %. Tritt eine AH im Rahmen einer vorbestehenden Zirrhose auf, beträgt die Vierjahresmortalitätrate sogar 60 %, wobei die meisten Todesfälle im ersten Jahr nach Diagnosestellung zu verzeichnen sind (Mendenhall et al. 1995).

43.2.1
Körperliche Symptome

Bei der AH besteht eine große Variabilität von subjektiven und objektiven Befunden, wobei aufgrund ihrer Intensität und Frequenz zwischen milden und schweren Formen unterschieden werden kann. 25 % der Patienten haben exzessive Lebernekrosen mit dem klinischen Bild eines Leberausfalls und einer hepatischen Enzephalopathie.

Zwischen dem Ausmaß klinischer Manifestation und dem Schweregrad des histologischen Befundes ist zwar eine Korrelation aufgezeigt worden, trotzdem darf aber aufgrund einer symptomarmen Klinik allein das Vorhandensein einer AH nicht ausgeschlossen werden. Die Symptome reichen von anikterischer Hepatomegalie bis zu schwerem Ikterus mit Nausea, Erbrechen, Bauchschmerzen und hepatischer Enzephalopathie. Am häufigsten geklagt wird über
– Bauchschmerzen im rechten Hypochondrium,
– Anorexie,
– Nausea,
– rezidivierendes Erbrechen,
– Schwäche,
– Müdigkeit,
– Diarrhö und
– Gewichtsverlust.

Verhältnismäßig häufig findet sich bei den Patienten mit AH Fieber, ohne Hinweis auf eine extrahepatische Ursache. Vermutlich ist dies – ebenso wie die häufig beobachtete Leukozytose – Folge einer Endotoxinämie intestinaler Herkunft.

Zeichen einer Feminisierung, wie Gynäkomastie und femininer Behaarungstyp, finden sich bei etwa einem Drittel der Patienten mit AH ohne Zirrhose.

Beim mittelschweren und schweren Krankheitsverlauf werden ausgeprägte Leukozytosen mit Linksverschiebung beobachtet. Häufig finden sich Zeichen einer Mangelernährung. Da die AH oft mit einer Leberzirrhose vergesellschaftet ist, können dann die klinischen Zeichen einer dekompensierten Leberzirrhose vorliegen.

43.2.2 Laboruntersuchungen

Leberspezifische Parameter

Laborchemisch fällt auf, daß die Aktivität der γ-Glutamyltransferase (γ-GT) und der Glutamatdehydrogenase (GLDH) bei Patienten in allen Stadien der AH deutlich erhöht ist. Die Erhöhung der γ-GT ist Ausdruck einer *mikrosomalen Enzyminduktion*, die der GLDH eines *mitochondrialen Schadens*.

Die Werte der Transaminasen sind dagegen nur leicht bis mittelgradig erhöht. Werte über 300 U/l werden selten beobachtet. Charakteristisch ist eine stärkere Erhöhung der Aktivität der Glutamatoxalacetattransaminasen (GOT) im Serum im Vergleich zu Werten der Glutamatpyruvattransaminasen (GPT).

> **!** Ein Quotient GOT/GPT über 2 wird als nahezu diagnostisch für alkoholbedingte Lebererkankungen, insbesondere für die AH, angesehen.

Die GOT ist z. T. extrahepatischen Ursprungs, während die vergleichsweise niedrige Aktivität der GPT in erster Linie auf einen Mangel an Pyridoxalphosphat zurückgeführt wird.

Eine Erhöhung der Aktivität der alkalischen Phosphatase im Serum findet sich, je nach Schwere der Erkrankung, in 40–80 % der Fälle.

Die Höhe des Serumbilirubins korreliert relativ gut mit den ausgeprägten morphologischen Zeichen der AH.

Einzelne Fallbeschreibungen weisen darauf hin, daß im Rahmen einer alkoholtoxischen intrahepatischer Cholestase eine Erhöhung des Tumormarker CA 19–9 gemessen werden kann.

Die Konzentration von Serumproteinen, die in der Leber synthetisiert werden (Albumin, Prothrombin, Cholinesterase) sind in Abhängigkeit vom Ausmaß der Leberfunktionseinschränkung vermindert. Bei schwerer Erkrankung findet sich häufig eine deutliche Erhöhung der β- und γ-Globuline. Besonders ausgeprägt ist eine Erhöhung der IgA-Konzentration, wahrscheinlich deshalb, weil die Antikörper gegen Neoantigene der Leber (z. B. AA-Addukte) häufig der IgA-Fraktion entstammen.

Blutbild

Typische hämatologische Befunde sind eine makrozytäre hyperchrome Anämie sowie eine Thrombozytopenie. Das weiße Blutbild kann normal sein, meistens besteht jedoch eine Leukozytose mit Linksverschiebung und toxischen Granulationen. Hinzu kommt oftmals eine verlängerte Prothrombinzeit.

Prognostische Laborparameter

Die Entwicklung von Laborparametern, die mit dem Schweregrad der Erkrankung, deren Progression und/oder Prognose korrelieren, ist noch nicht ausgereift. Erste Ansätze hierzu sind die Bestimmung von Serumphospholipidantikörpern, Serum-Prokollagen-III-Peptid (PIIIP), zirkulierendem „tissue inhibitor of metalloproteinase" (TIMP) oder der arterielle Blut-Ketonkörper-Quotient (Azetoazetat/3-Hydroxybutyrat).

Fibrosemarker können den Verlauf der Erkrankung widerspiegeln. Am besten hat sich der Kollagensynthesemarker PIIIP bewährt. Er zeigt intraindividuell eine fortschreitende Fibrosierung an und korreliert mit der Schwere der Lebererkrankung (Shahin et al. 1992).

Andere Fibrosemarker, wie das Kollagen-VI, ein Degradationsmarker, die Hyaluronsäure und das Undulin scheinen ebenfalls gut mit der Schwere der Lebererkrankung zu korrelieren (Stickel et al. 1995).

Orrego-Index

Orrego und Mitarbeiter haben einen kombinierten klinischen/laborchemischen Index entwickelt, der recht gut die Schwere der Lebererkrankung widerspiegelt. Zu klinischen Symptomen wie Leberhautzeichen, hepatische Enzephalopathie und Aszites werden Laborwerte addiert. Zu diesen Laborwerten gehören die bereits in der CHILD-Klassifikation enthaltenen Quick-, Albumin- und Bilirubinwerte sowie die alkalische Phosphatase und das Hämoglobin (Orrego et al. 1983). Der Index korreliert sehr gut mit der Einjahresüberlebensrate und hat damit auch prognostische Bedeutung.

43.2.3 Prognose

Histologische Kriterien mit prognostischer Aussage beinhalten die Zahl der MB's und das Auftreten von

Riesenmitochondrien. Patienten mit AH und Riesenmitochondrien gehören zu einer Subgruppe, die ein mildes klinisches Bild aufweist mit einer niedrigen Zirrhoseinzidenz und einer guten Langzeitprognose.

Kontrovers wird die prognostische Bedeutung der perivenulären Fibrose im Stadium der Fettleber beurteilt, wobei das Vorhandensein eher auf ein Fortschreiten der Erkrankung hindeutet, wenn weiter Alkohol getrunken wird (Lieber 1994).

In diesem Zusammenhang wird auch die Bestimmung der Hepatozytenproliferation mittels der Proliferationsmarker PCNA und ^{3}H-Histon als guter prognostischer Indikator propagiert (Fang et al. 1994).

Ein weiterer Faktor, der die Prognose beeinflußt, ist die Alkoholzufuhr. 50 % der Patienten mit AH, die weiter trinken, haben nach 10–13 Jahren eine Zirrhose. Allerdings tritt ein solcher Übergang in die Zirrhose auch bei Alkoholabstinenz auf, jedoch wesentlich seltener.

Die höchste Mortalitätsrate für Patienten mit AH findet sich im ersten Jahr nach Diagnosestellung, unabhängig davon, ob eine Zirrhose vorliegt oder nicht.

Die wichtigsten Faktoren mit schlechter Prognose sind
- die Schwere der Lebererkrankung (Orrego-Index) bei der Initialbiopsie,
- fortgesetzter Alkoholkonsum und
- weibliches Geschlecht.

Mit Hilfe der Technetium-99-Galactosyl-Human-Serum-Albumin-Leberszintigraphie kann das Vorhandensein von Asialoglykoproteinrezeptoren (transmembranöse leberspezifische Glykoproteine, treten bei AH, AIH, Hepatitis B und C und bei PBC auf; sie fluktuieren mit der Entzündungsaktivität und scheinen Marker der Leberautoimmunität zu sein) beurteilt und damit eine Aussage zur Leberfunktion gemacht werden. Diese Methode erkennt mit relativ hoher Sensitivität Patienten mit schwerwiegender AH und hoher Mortalität (Itano et al. 1996).

Die Einmonatsmortalität korreliert hoch signifikant mit dem Ausmaß der Protein-Kalorien-Mangelernährung (Mendenhall et al. 1995).

43.3
Diagnostik und Differentialdiagnose

Normalerweise bereitet die Diagnose der AH differentialdiagnostisch keine großen Schwierigkeiten, weil Anamnese und Klinik auf die alkoholtoxische Genese der Erkrankung hindeuten. Der histologische Befund ist typisch. Die Abgrenzung gegenüber cholestatischen Lebererkrankungen, wie Gallenwegsobstruktion und aufsteigende Cholangitis, kann schwierig sein, zumal deren histologisches Bild gelegentlich schwer von dem der AH zu unterscheiden ist. Da die AH mit Fieber einhergeht, muß immer eine infektiöse Ursache ausgeschlossen werden. Beim Alkoholiker ist das Immunsystem geschwächt; somit sind diese Patienten auch in verstärktem Ausmaß für nosokomiale Infektionen empfänglich gemacht.

Die Diagnose der AH kann also nur durch eine Biopsie sicher gestellt werden. Die Biopsie ist auch deshalb wichtig, weil bestimmte histopathologische Kriterien das Ansprechen einer Steroidtherapie voraussagen können.

Histologisch muß differentialdiagnostisch in erster Linie an die nichtalkoholische Fettleberhepatitis gedacht werden. Diese wird meist bei Frauen mittleren Alters mit Adipositas und Diabetes beschrieben. Weiterhin müssen Lebererkrankungen im Anschluß an eine jejunoileale Bypassoperation sowie Frühstadien des Morbus Wilson ausgeschlossen werden. Auch Medikamente wie Amiodarone und Nifedipin führen zur Leberverfettung (Phospholipidose).

Zur Klärung eines anamnestisch nicht zu erhebenden Alkoholabusus wird in diesen Fällen der Einsatz von State-Markern für chronischen Alkoholkonsum sinnvoll sein (z. B. kohlenhydratdefizientes Transferrin). Auch muß an eine Kombination der alkoholischen Lebererkrankung mit anderen Lebererkrankungen, z. B. Virushepatitiden, die wesentlich häufiger bei Alkoholismus auftreten, gedacht werden.

43.4
Therapie

Die Therapie der alkoholischen Hepatitis setzt eine exakte Diagnose, meist mit Leberbiopsie, voraus. Die Therapie gliedert sich in 4 Ansätze (Oneta et al. 1996):
1. Abstinenz,
2. Ernährungstherapie (Kalorienzufuhr),
3. Medikamente,
4. Lebertransplantation.

Abstinenz
Es ist unbestritten, daß die Alkoholabstinenz unabhängig von der Schwere der alkoholischen Lebererkrankung eine signifikante Verbesserung der Fünfjahresüberlebensrate ergibt. Obwohl die Abstinenz essentiell ist, ist sie oft schwer zu erreichen.

Ernährungstherapie

Bezüglich der Mangelernährung bei chronischem Alkoholmißbrauch wird auf Kap. 80 verwiesen. Theoretisch gibt es mindestens 4 Mechanismen der Mangelernährung, die zur alkoholischen Lebererkrankung beitragen:
- Mangel an antioxidativen Nährstoffen (Cystein, S-Adenosylmethionin, Vitamin E);
- herabgesetzte Immunantwort mit einer erhöhten Suszeptibilität gegenüber Infekten;
- verminderte hepatische Regeneration;
- erhöhte postoperative Mortalität aufgrund schlechter Wundheilung und Sepsis.

Fast alle Patienten mit fortgeschrittener AH zeigen einen mäßiggradigen bis schweren Marasmus, wobei ihre Prognose durch die Mangelernährung ungünstig beeinflußt wird.

Es existieren etwa 20 kontrollierte prospektive Studien über den Effekt einer Ernährungstherapie auf die Mortalität der alkoholischen Lebererkrankung. Obwohl diese Studien aufgrund vieler verschiedener Faktoren stark variieren, kommt man zu folgender generellen Beurteilung:
- enterale oder parenterale Nährstoffsupplementation verbessert den Ernährungsstatus und die Leberfunktion,
- keine wesentlichen Nebeneffekte treten auf,
- in den Studien, in denen biopsiert wurde, findet sich eine verbesserte Lebermorphologie,
- insgesamt führt die Ernährungstherapie zu keiner Lebensverlängerung.

Wahrscheinlich profitieren bestimmte Subgruppen von Patienten mehr als andere, wobei diese noch nicht näher charakterisiert sind (Schenker u. Hoyumpa 1995).

Eine orale, enterale oder parenterale Ernährungstherapie mit einer hohen Protein-Kalorien-Diät erscheint bei mangelernährten Patienten mit AH sinnvoll. Die Kalorien sollten das 1,2fache des Ruheenergieverbrauchs betragen (> 30 kcal/kg KG) und 1–1,5 g/kg/KG Protein sollte verabreicht werden. Kurze verzweigtkettige Aminosäuren sollten Patienten mit schwerer refraktorischer Enzephalopathie vorbehalten sein.

Natürlich müssen diese Patienten auch Vitamine und Spurenelemente erhalten.

Medikamente

Verschiedene Medikamente wurden zur Therapie der AH eingesetzt; die meisten Studien dazu zeigten keine nennenswerten Effekte. Hierzu gehören Propylthiouracil, Insulin und Glukagon, D-Penicillamin sowie die Antioxidantien +Cyannidanol-3 oder Liponsäure.

Wie bereits erwähnt, spielt ein aktiviertes Immunsystem in der Pathogenese der AH eine entscheidende Rolle. Aus diesem Grund kommen Glukokortikoide therapeutisch zum Eisatz. 12 randomisierte Studien zu dieser Therapie der AH in einer Dosis zwischen 30–40 mg/Tag wurden einer Metaanalyse unterzogen. Insgesamt wurden 608 Patienten behandelt. Generell kam man zu folgendem Ergebnis (Mathurin et al. 1995):
- Patienten mit AH, insbesonders mit hepatischer Enzephalopathie und Ikterus, zeigen eine geringere Mortalität unter Steroiden,
- Patienten mit gastrointestinaler Blutung und/oder Niereninsuffizienz sollten nicht behandelt werden.

Auch über eine Verbesserung der Einjahresmortalität der AH unter Glukokortikoiden wurde berichtet. Besonders gut auf diese Therapie sprechen Patienten mit Leukozytose und einer ausgeprägten Infiltration der Leber mit neutrophilen Leukozyten an (Mathurin et al. 1996). Aus diesem Grunde ist eine Leberbiopsie vor Therapiebeginn wichtig.

Auch anabole Steroide (Oxandrolon) wurden bei der AH im Rahmen von Kurzzeitstudien eingesetzt, wobei die Ergebnisse widersprüchlich waren und somit keine abschließende Beurteilung möglich erscheint.

Verschiedene Antioxidantien wurden ebenfalls bei der alkoholischen Lebererkrankung ohne bisher überzeugenden Effekt verabreicht.

Lebertransplantation

Die Lebertransplantation bei der alkoholischen Leberzirrhose nach adäquater Alkoholkarenz ist sehr erfolgreich (Krom 1994). Da bei der AH allerdings keine Alkoholabstinenz vorliegt und die Patienten bis zur Klinikaufnahme hin Alkohol trinken, kommt die Transplantation eigentlich bei der AH aufgrund des Transplantatmangels und der hohen Rückfallrate in die Alkoholkrankheit ohne Abstinenz nicht in Frage.

Literatur

Adachi Y, Bradford BU, Gao W, Bojes HK, Thuman RG (1994) Inactivation of Kupffer cells prevents early alcohol-induced liver injury. Hepatology 20: 453–460

Adams DH (1994) Leucocyte adhesion molecules and alcoholic liver disease. Alcohol Alcohol 29(3): 249–260

Bird GLA, MacSween RNM (1995) Pathogenesis of alcoholic liver disease: immune mechanisms. In: Hall P (ed) Alcoholic liver disease: pathology and pathogenesis. Edward Arnold Publisher, London Boston Melbourne Auckland, pp 100–122

Bode C, Kugler V, Bode JC (1987) Endotoxemia in patients with alcoholic and non-alcoholic cirrhosis and in subjects with no evidence of chronic liver disease following acute alcohol excess. J Hepatol 4: 8–14

Fang JWS, Bird GLA, Nakamura T, Davis GL, Lau HYN (1994) Hepatocyte proliferation as an indicator of outcome in acute alcoholic hepatitis. Lancet 343: 820–823

Felver ME, Mezey E, McGuire M, Mitchell MC, Herlong HF, Vecch GA (1990) Plasma tumor necrosis factor alpha predicts decreased long-term survival in severe alcoholic hepatitis. Alcohol Clin Exp Res 14: 255–259

Gavaler JS, Arria AM (1995) Increased susceptibility of women to alcoholic liver disease: artifactual or real? In: Hall P (ed) Alcoholic liver disease: pathology and pathogenesis. Edward Arnold Publisher, London Boston Melbourne Auckland, pp 123–233

Gressner AM, Bachem MG (1995) Molecular mechanisms of liver fibrogenesis – a homage to the role of activated fat-storing cells. Digestion 56: 335–346

Hall PM (1995) Pathological spectrum of alcoholic liver disease. In: Hall P (ed) Alcoholic liver disease: pathology and pathogenesis. Edward Arnold Publisher, London Boston Melbourne Auckland, pp 41–70

Itano S, Sata M, Kumashiro R, Hiraj K, Tanikawa K (1996) Usefulness of technetium-99m-galactosyl human serum albumin liver scintigraphy for assessment of severity of alcoholic hepatitis. Alcohol Clin Exp Res 20(1): 86A–90A

Jensen K, Glund C (1994a) The Mallory body: morphological, clinical and experimental studies (part 1 of a literature survey). Hepatology 20: 1061–1077

Jensen K, Glund C (1994b) The Mallory body: theories on development and pathological significance (part 2 of a literature survey). Hepatology 20: 1330–1342

Krom RAF (1994) Liver transplantation and alcohol: who should get transplants? Hepatology 20: 28S–32S

Lieber CS (1994) Alcohol and the liver: 1994 update. Gastroenterology 106: 1085–1105

Lieber CS (1995) Prevention and therapy with S-adenosyl-L-methionine and polyenylphosphatidylcholin. In: Arroya V, Bosch J, Rodés J (eds) Treatment in hepatology. Masson SA, Barcelona, pp 299–311

Mandi Y, Nagy I (1995) Circulating ICAM-1 in alcoholic liver cirrhosis. Int Arch Allergy Immunol 106: 302–304

Mathurin P, Rueff S, Ramond MJ, Poynard T (1995) Corticosteroid therapy in patients with severe alcoholic hepatitis. In: Arroyo V, Bosch J, Rodés J (eds) Treatments in hepatology. Masson SA, Barcelona, pp 277–280

Mathurin P, Duchatelle V, Ramond MJ et al. (1996) Survival and prognostic factors in patients with severe alcoholic hepatitis treated with prednisolone. Gastroenterology 110: 1847–1853

Mendenhall C, Roselle GA, Gartside P, Moritz T, and the Veterans Administration Cooperative Study Groups 119 and 275 (1995) Relationship of protein caloric malnutrition to alcoholic liver disease: a reexamination of data from two Veterans Administration Cooperative Studies. Alcohol Clin Exp Res 19(3): 635–641

Orrego H, Isreael Y, Blake YE, Medline A (1983) Assessment of prognostic factors in alcoholic liver disease: toward a global quantitative expression of severity. Hepatology 3: 896–905

Oneta C, Pöschl G, Seitz HK (1996) Therapy of alcoholic liver disease. In: Schmid R, Bianchi L, Blum HE, Gerok W, Maier KP, Stalder GA (eds) Acute and chronic liver diseases: molecular biology and clinics. Falk Symposium 87. Kluwer Academic Publishers, Dordrecht Boston London, pp 126–136

Rosman AS, Waraich A, Galvin K, Casiano J, Paronetto F, Lieber CS (1996) Alcoholism is associated with hepatitis C but not hepatitis B in an urban population. Am J Gastroenterol 91(3): 498–505

Schenker S, Hoyumpa AM (1995) Nutritional therapy of alcoholic liver disease. In: Arroyo V, Bosch J, Rodés J (eds) Treatments in hepatology. Masson SA, Barcelona, pp 281–290

Shahin M, Schuppan D, Waldherr R et al. (1992) Serum procallogen peptides and collagen type VI for the assessment of activity and degree of hepatic fibrosis in schistosomiasis and alcoholic liver disease. Hepatology 15(4): 637–644

Stickel F, Urbaschek R, Schuppan D et al. (1995) Serum undulin and collagen type VI in alcoholic liver disease: relationship to transforming growth factor beta-1. Hepatology 22 (pt2): 286A

Thiele GM, Miller JA, Klassen LW, Tuma DJ (1996) Long-term ethanol administration alters the degradation of acetaldehyde adducts by liver endothelial cells. Hepatology 24: 643–648

Tsukamoto H, Rippe R, Niemela O, Lin M (1995) Roles of oxidative stress in activation of Kupffer cells and Ito cells in liver fibrogenesis. J Gastroenterol Hepatol 10: S50–S53

Tuma DJ, Todero SL, Barak-Bornhagen M, Sorrell MF (1996) Effects of chronic ethanol administration on the endocytosis of cytokines by rat hepatocytes. Alcohol Clin Exp Res 20(3): 579–583

Yokohama H, Ishii H, Nagata S, Kato S, Kamegaya K, Tsuohiya M (1993) Experimental hepatitis induced by ethanol after immunization with acetaldehyde adducts. Hepatology 17: 14–19

Leberabszesse

S. Wagner · M. Gebel · M. P. Manns

INHALT

44.1 Pyogener Leberabszeß 455
44.1.1 Epidemiologie, Ätiologie und Pathogenese 455
44.1.2 Klinik und Verlauf 456
44.1.3 Diagnostik 456
44.1.4 Therapie 457
44.1.5 Prognose 457
44.2 Amöbenabszeß 457
44.2.1 Erreger, Übertragung und Epidemiologie 457
44.2.2 Klinik und Verlauf 458
44.2.3 Diagnostik 458
44.2.4 Therapie 459

Über den Pfortaderkreislauf wird die Leber als erste Station mit aus dem Darmtrakt aufgenommenen Mikroorganismen konfrontiert. Daraus erklärt sich das gehäufte Auftreten von Leberabszessen bei Entzündungen im Bereich des Gastrointestinaltrakts. Die wichtigsten Formen der Leberabszesse sind die pyogenen Leberabszesse oder der Amöbenabszeß. Selten können auch andere Parasiten (Spirochäten, Helminthen) und Pilze (Candida, Histoplasmose) zu Leberabszessen führen.

44.1
Pyogener Leberabszeß

44.1.1
Epidemiologie, Ätiologie und Pathogenese

Die Inzidenz der pyogenen Leberabszesse hat sich in den letzten Jahrzehnten kaum verändert und liegt bei 5–22 Fälle auf 100.000 Krankenhauseinweisungen (Ochsner et al. 1938; Miedema u. Dineen 1984; Chu et al. 1996; Seeto u. Rockey 1996). Während früher häufig junge Menschen als Komplikation der akuten Appendizitis an Leberabszessen erkrankten, liegt heute der Erkrankungsgipfel in der 5. bis 7. Lebensdekade (Benazzouz et al. 1996; Ramos et al. 1996). Die Geschlechtsverteilung ist ausgeglichen (Seeto u. Rockey 1996). Leberabszesse treten häufig (etwa 50%) multipel auf und können beide Leberlappen befallen. Singuläre Herde werden häufiger im rechten Leberlappen gefunden als im linken.

Entstehungswege

Pyogene Leberabszesse können verschiedene Entstehungswege aufweisen:
– hämatogen
  – portalvenös,
  – septisch,
– biliär,
– direkte Infektion,
– postinterventionell,
– kryptogen.

Eine hämatogene Entstehung (10–20%) basiert meist auf einer portalvenösen Phlebitis als Folge einer gastrointestinalen Infektion, seltener auf dem Boden einer Sepsis. Die häufigsten Ursachen sind Appendizitis, Divertikulitis, chronisch entzündliche Darmerkrankungen, Yersinienileitis, Pankreatitis und intraabdominelle Abszesse (Branum et al. 1990; Seeto u. Rockey 1996).

Der biliäre Infektionsweg ist am häufigsten (31–70%). Jede biliäre Obstruktion begünstigt die Entstehung einer septischen Cholangitis und pyogener Leberabszesse, die häufig multipel auftreten. Als Ursachen kommen in Frage:
– Gallenblasen- und Gangsteine,
– primär sklerosierende Cholangitis,
– maligne Erkrankungen der Gallenwege, Papille und Pankreas und
– Anomalien der Gallenwege wie das Caroli-Syndrom.

Ein Leberabszeß als Folge einer direkten Infektion kann auftreten nach einer penetrierenden Verletzung oder per continuitatem durch Infektionen benachbarter Organe, wie z. B. subphrenischer Abszeß, Gallenblasenempyem und Pleuraempyem. Nach diagnostischen und therapeutischen Maßnahmen im Bereich der Leber und der Gallenwege können pyogene Leberabszesse auftreten. Besonders bei Tumorpatienten werden nach lokalen Tumortherapien (wie z. B. perkutane Äthanolinfiltration oder arterielle Chemoembolisation) häufig Leberabszesse beobachtet (de Baere et al. 1996; Farinati et al. 1996). Auch nach einer biliodigestiven Anastomose werden gehäuft Cholangitiden und Leberabszesse gefunden.

Seltene Ursachen pyogener Leberabszesse sind infizierte Leberzysten und Echinokokkuszysten; weitere prädisponierende Faktoren sind Diabetes mellitus und eine Immunsuppression, z. B. als Folge von AIDS, nach Chemotherapie und nach Organtransplantation (Tekant et al. 1996; Vallejo et al. 1996). Insgesamt läßt sich bei etwa 50 % der Patienten mit pyogenem Leberabszeß keine abdominelle Entstehungsursache nachweisen (Seeto u. Rockey 1996).

■ **Keimnachweis.** Bei über 80 % der Patienten mit pyogenem Leberabszeß läßt sich im Abszeßpunktat oder im Blut der Erreger nachweisen und anzüchten (Seeto u. Rockey 1996). Ein negativer Keimnachweis resultiert meist aus einer bereits eingeleiteten Antibiotikatherapie oder inadäquaten Kulturbedingungen, insbesondere bei Anaerobiern. Das Keimspektrum ist breit und umfaßt grampositive und -negative, aerob und anaerob wachsende Bakterien. Die am häufigsten in Leberabszessen nachgewiesenen Erreger sind E. coli und Klebsiella-Spezies (70 %). Häufig werden auch Enterokokken, Streptococcus milleri, Bacteroides-Spezies, Staphylokokken, Pseudomonas-Spezies, Proteus und Salmonellen gefunden. Selten werden Pilze wie Candida albicans oder Aspergillus nachgewiesen.

44.1.2
Klinik und Verlauf

> Die häufigsten klinischen Kennzeichen sind Oberbauchschmerzen, Fieber, Schüttelfrost und Druckschmerz im rechten Oberbauch (Tabelle 44.1).

Bei Lokalisation im rechten Leberlappen werden oftmals rechtsseitige Pleuraergüsse und ein Zwerchfellhochstand beobachtet. Die Krankheit kann schleichend beginnen mit uncharakteristischen Beschwerden, die die Diagnosestellung über Monate verschleppen können. Dies ist besonders bei älteren Patienten und bei unifokalem Befall der Fall. Bei Sepsis ist ein perakuter Beginn mit schweren Allgemeinsymptomen typisch; eine biliäre Genese ist häufiger mit einem akuten Beginn verbunden, während kryptogene Leberabszesse häufig symptomarm beginnen.

Der Verlauf der Erkrankung wird bestimmt von der rechtzeitigen Diagnosestellung und Therapieeinleitung sowie der zugrundeliegenden Erkrankung. Leberabszesse können in den subphrenischen Raum und in die Pleura-, Perikard- oder Peritonealhöhle perforieren (Takhtani et al. 1996).

Tabelle 44.1. Klinische Kennzeichen bei Patienten mit pyogenem Leberabszeß. (Aus Chu et al. 1996; Rintoul et al. 1996; Seeto u. Rockey 1996)

Symptome und Befunde	Häufigkeit (in %)
Symptome	
Oberbauchschmerz	60–89
Fieber	52–79
Schüttelfrost	48–60
Übelkeit oder Erbrechen	30–37
Inappetenz	27–30
Allgemeines Krankheitsgefühl	17–30
Befunde	
Temperatur > 37,5 °C	63–74
Druckschmerz rechter Oberbauch	43–70
Hepatomegalie	7–35
Gelbsucht	22–35
Aszites	2–4

44.1.3
Diagnostik

> Da Leberabszesse unbehandelt in fast allen Fällen tödlich verlaufen, ist die frühzeitige Diagnosestellung wichtig.

Die klinische Symptomatik mit Oberbauchschmerz, Fieberschüben und druckschmerzhafter Hepatomegalie lenkt den Verdacht auf einen Leberabszeß; dieser muß durch eine klinisch-chemische Basisdiagnostik, Blutkulturen und Bildgebung bewiesen oder ausgeschlossen werden. Die zentrale Rolle in der Diagnostik spielt die abdominelle Sonographie mit gezielter Punktion des Abszesses, wodurch eine mikrobielle, zytologische und laborchemische Aufarbeitung des Abszeßmaterials ermöglicht wird (Abb. 44.1).

Falls keine leistungsfähige Sonographie zur Verfügung steht, können auch die aufwendigere Computertomographie oder neuerdings die Kernspintomographie eingesetzt werden (Runge et al. 1996). Die bildgebenden Verfahren ermöglichen nicht nur die Diagnose des Leberabszesses, sondern liefern auch wichtige Hinweise auf die Entstehungsursache. Gallensteine, erweiterte Gallenwege, abdominelle Abszesse, Appendizitis, Divertikulitis lassen sich mit großer Zuverlässigkeit identifizieren. Dagegen sind pathologisch veränderte Leberwerte differentialdiagnostisch wenig wegweisend, erhöhte Cholestaseparameter (AP, γ-GT, Bilirubin) deuten auf eine biliäre Ursache hin.

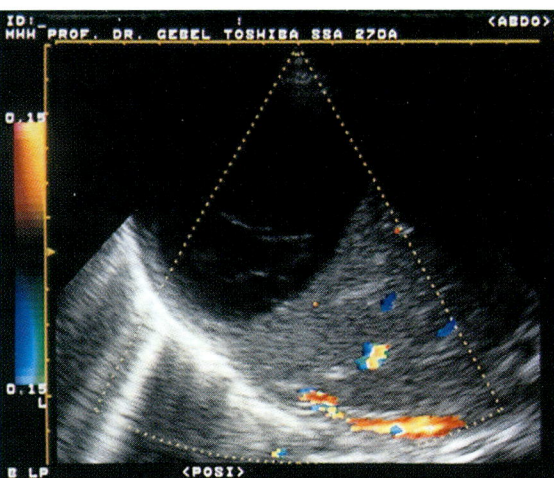

Abb. 44.1. Sonographischer Nachweis eines pyogenen Leberabszesses im Segment VII. Es zeigt sich eine zystische, aber nicht ganz echofreie Raumforderung (RF) mit einzelnen streifigen Binnenechos. Im Farbdoppler lassen sich innerhalb der RF keine Flußsignale nachweisen, dagegen zeigt das umgebende Leberparenchym einzelne Gefäßsignale (*umrandeter Sektor* markiert Farbdopplerbereich)

44.1.4
Therapie

Zur Therapie des pyogenen Leberabszesses stehen 3 Therapiestrategien zur Verfügung:
- Antibiotikagabe,
- perkutane Abszeßpunktion und/oder Drainage,
- chirurgische Drainage.

Alle Patienten sollten frühzeitig eine i.v.-Therapie mit Breitbandantibiotika erhalten, solange der Erreger nicht identifiziert ist. Kombinationen von Mezlocillin oder Cefotaxim mit Metronidazol sind die erste Wahl. Während bis in die 70er Jahre die chirurgische Drainage als Standardtherapie angesehen wurde, stellt heute die gezielte, perkutane Abszeßpunktion und/oder -drainage in Kombination mit Antibiotikagabe das bevorzugte Therapieverfahren dar. Diese Therapiestrategie ist in bis zu 90% der Fälle erfolgreich (Seeto u. Rockey 1996; Bleck et al. 1997).

Die chirurgische Behandlung bleibt für Therapieversager vorbehalten. Eine alleinige Antibiotikatherapie erscheint nur in ausgewählten Fällen mit kleinen Herden ausreichend, da sehr unterschiedliche Erfolgsraten (7–100%) berichtet wurden (McCorkell u. Niles 1985; Seeto u. Rockey 1996).

44.1.5
Prognose

Die Prognose wird wesentlich beeinflußt von dem Befallsmuster und der Entstehungsursache. Die günstigste Prognose haben kryptogene Leberabszesse mit einem singulären Herd im rechten Leberlappen (Mortalitätsrate 2–5%). Die Prognose verschlechtert sich bei Diagnoseverzögerung, multiplen Herden, hohem Alter und v.a. bei schweren zugrundeliegenden Erkrankungen. Die beobachteten Gesamtmortalitätsraten variieren zwischen 11 und 25% (McDonald et al. 1984; Branum et al. 1990; Seeto u. Rockey 1996).

44.2
Amöbenabszeß

44.2.1
Erreger, Übertragung und Epidemiologie

Im Verständnis der Amöbiasis hat es in den letzten Jahren einen erheblichen Fortschritt gegeben (Fujihara et al. 1996; Lee et al. 1996; Li u. Stanley 1996). Es wurde erkannt, daß das, was aufgrund morphologischer Kriterien über Jahrzehnte als Entamoeba-histolytica-Erkrankung beschrieben wurde, in Wirklichkeit ein Gemisch von zwei unterschiedlichen Spezies darstellt: eine Besiedlung mit dem pathogenen Parasit Entamoeba histolytica und dem kommensalen Parasit Entamoeba dispar.

Diese Konfusion ist auf die identische Morphologie beider Spezies zurückzuführen und konnte erst durch neue immunonologische und molekulargenetische Verfahren aufgedeckt werden (Petri 1996). Die folgende Übersicht faßt die Besiedlungsformen und die damit assoziierte Klinik zusammen.

Entamoeba histolytica existiert in einer vegetativen Form (Trophozoit), die die pathologischen Veränderungen an Kolon und anderen Organen her-

---

Manifestationsformen der Amöbiasis.
(Nach Petri 1996)

- Asymptomatische Kolonisation
    - Entamoeba histolytica,
    - Entamoeba dispar;
- intestinale Amöbiasis und Komplikationen (ausschließlich E. histolytica)
    - Amöbenkolitis,
    - Darmstenosen durch Granulome (Amöbome),
    - toxisches Megakolon,
    - Peritonitis;
- extraintestinale Amöbiasis (ausschließlich E. histolytica)
    - Amöbenleberabszeß,
    - Milz- Lungen-, Hirnabszeß,
    - Empyeme.

vorruft und als Zyste (Übertragungsform), die sehr widerstandsfähig ist und außerhalb des Körpers überleben kann. Die Infektion erfolgt durch kontaminierte Lebensmittel oder Trinkwasser. Die Zyste wandelt sich im Darm in die vegetative Form um und besiedelt die Kolonmukosa, wodurch die typischen Ulzerationen ausgelöst werden. Über den Portalkreislauf können dann die Leber und seltener auch andere Organe (Lunge, Hirn, Milz) befallen werden.

Die Amöbiasis ist eine weltweite Parasitenerkrankung; allerdings werden E.-histolytica-Erkrankungen überwiegend in den Tropen und Subtropen in Zentral- und Südamerika, Afrika und Indien gefunden. Die Seroprävalenz in den Endemiegebieten schwankt zwischen 2 und 35 % (Petri 1996). Es gibt Hinweise dafür, daß eine erworbene Immunität teilweise gegen eine Kolonisation schützt. Die Latenzphase zwischen Infektion und Krankheitsausbruch ist sehr variabel und kann mehrere Jahre (selten sogar Jahrzehnte) betragen.

44.2.2
Klinik und Verlauf

Die Anamnese liefert meist den richtungsweisenden Hinweis auf einen Aufenthalt in den Tropen oder Subtropen. Der Beginn der Erkrankung ist meist schleichend und uncharakteristisch (Tabelle 44.2). Typischerweise werden jüngere Männer befallen, obwohl die intestinale Amöbiasis als Ausgangspunkt der Leberaffektion beide Geschlechter gleichhäufig betrifft. Fieber und rechtsseitige Oberbauchschmerzen, nicht selten in Verbindung mit Schulterschmerz und Husten bestimmen die Symptomatik. Häufig werden ein Zwerchfellhochstand rechts und ein rechtsseitiger Pleuraerguß gefunden. Durchfälle werden bei weniger als der Hälfte der Patienten beobachtet.

Als Komplikation des Amöbenabszesses werden in 20 % der Fälle eine bakterielle Superinfektion gefunden (Sharma et al. 1996). Der Abszeß kann auf Nachbarorgane übergreifen und in Pleura, Perikard, Peritoneum sowie in das Gallenwegssystem rupturieren. Bei Einbruch in das Gefäßsystem ist eine hämatogene Aussaat in alle Regionen (z. B. Gehirn) möglich.

Tabelle 44.2. Klinische Befunde beim Amöbenabszeß der Leber

Aufenthalt in Endemiegebiet	Meistens
Männer : Frauen	9:1
Dauer der Symptome über 4 Wochen	20–50 %
Fieber	85–90 %
Bauchbeschwerden	80–90 %
Hepatomegalie	30–50 %
Durchfälle	20–30 %
Gewichtsverlust	30–50 %
Husten	10–30 %
Gelbsucht	5–10 %

44.2.3
Diagnostik

Anamnese und Klinik liefern wichtige Hinweise für die Diagnose, eine typische Laborwertkonstellation gibt es dagegen nicht. Als Zeichen einer Entzündung zeigen sich eine Leukozytose mit Linksverschiebung und BKS- und CRP-Erhöhung. Transaminasen, γ-GT und AP sind meist leicht erhöht. Blutkulturen sind negativ.

Der serologische Antikörpernachweis mittels indirektem Hämagglutinationstest ist in Nicht-Endemiegebieten hilfreich für die Diagnosestellung (Tabelle 44.3). Die Nachteile der Serologie bestehen darin, daß im Frühstadium eines Leberabszesses der Test noch negativ sein kann und daß auch nach erfolgreicher Therapie der Test über Jahre positiv bleibt. Die mikroskopische Untersuchung des Stuhls verläuft häufig negativ und hat den Hauptnachteil, daß der pathogene Parasit Entamoeba histolytica von dem kommensalen Parasit Entamoeba dispar nicht unterschieden werden kann. Die neuen Antigennachweisverfahren ermöglichen dagegen eine Unterscheidung beider Spezies. Zukünftig wird mit der PCR ein sehr sensitives Verfahren zur Verfügung stehen (Tannich u. Burchard 1991; Petri 1996).

Tabelle 44.3. Sensitivität und Spezifität diagnostischer Tests für Amöbiasis. (Aus Petri 1996)

Test	Amöbenkolitis Sensitivität	Spezifität	Amöbenleberabszess Sensitivität	Spezifität
Mikroskopie				
Stuhl	60 %	50 %	8–44 %	–
Serologie	90–100 %	80 %	90–100 %	80 %
Antigennachweis				
Stuhl	80 %	93 %	–	–
Serum	57 %	92 %	67 %	92 %

■ **Sonographie.** Wesentlich für die Diagnosestellung ist die Bildgebung mittels Sonographie oder Computertomographie bzw. NMR. Im Ultraschall zeigt sich eine nicht ganz scharf begrenzte, echoarme bis zystische Läsion mit Binnenechos. In 80% findet sich ein singulärer Herd im rechten Leberlappen. Eine sichere Abgrenzung gegenüber dem pyogenen Leberabszeß, der ebenfalls bevorzugt den rechten Leberlappen befällt, ist mittels Bildgebung nicht möglich. Falls die richtungsweisenden Diagnosekriterien (Aufenthalt im Endemiegebiet, positive Serologie, Alter unter 50 Jahren, Mann) keinen ausreichenden Aufschluß geben, kann eine gezielte Punktion durchgeführt werden. Während der Parasitennachweis im Abszeßmaterial nur in etwa 20% positiv ist, läßt sich eine bakterielle Besiedlung mit hoher Wahrscheinlichkeit nachweisen.

44.2.4
Therapie

In den meisten Fällen ist eine medikamentöse Therapie mit Metronidazol (3mal 750 mg) über 7–10 Tage ausreichend. Alternativ kann auch Tinidazol (3mal 800 mg) verabreicht werden. Typischerweise tritt nach 3- bis 4tägiger Therapie eine Befundbesserung ein.

Bei fehlendem Ansprechen, bei drohender Ruptur und bei sehr großen Abszessen ist eine Abszeßpunktion und/oder -drainage indiziert.

Als Reservemedikation steht Chloroquin zur Verfügung. Zusätzlich zur systemischen Therapie ist eine Behandlung mit einem luminal wirksamen Präparat notwendig, um ein Rezidiv zu verhindern. Hierzu sind Paromomycin (3mal 500 mg für 7 Tage), Diloxanidfuroat (3mal 500 mg für 10 Tage) oder Iodoquinol (3mal 650 mg für 20 Tage) geeignet.

Literatur

Baere T de, Roche A, Amenabar JM et al. (1996) Liver abscess formation after local treatment of liver tumors. Hepatology 23: 1436–1440

Benazzouz M, Afifi R, Ibrahimi A et al. (1996) Liver abscess: diagnosis and treatment. Study of a series of 22 cases. Ann Gastroenterol Hepatol (Paris) 31: 333–336

Bleck JS, Wagner S, Manns MP (1997) Nicht-chirurgische Therapie benigner Lebertumore. Internist 38: 937–943

Branum GD, Tyson GS, Branum MA et al. (1990) Hepatic abscess: changes in etiology, diagnosis, and management. Ann Surg 212: 655–662

Chu KM, Fan ST, Lai EC et al. (1996) Pyogenic liver abscess. An audit of experience over the past decade. Arch Surg 131: 148–152

Farinati F, De Maria N, Marafin C et al. (1996) Unresectable hepatocellular carcinoma in cirrhosis: survival, prognostic factors, and unexpected side effects after transcatheter arterial chemoembolization. Dig Dis Sci 41: 2332–2339

Fujihara T, Nagai Y, Kubo T et al. (1996) Amebic liver abscess. J Gastroenterol 31: 659–663

Lee KC, Yamazaki O, Hamba H et al. (1996) Analysis of 69 patients with amebic liver abscess. J Gastroenterol 31: 40–45

Li E, Stanley SL Jr (1996) Protozoa. Amebiasis. Gastroenterol Clin North Am 25: 471–492

McCorkell SJ, Niles N (1985) Pyogenic liver abscess: Another look at medical management. Lancet 1: 803–806

McDonald MI, Corey GR, Gallis HA et al. (1984) Single and multiple pyogenic liver abscesses. Natural history, diagnosis and treatment with emphasis on percutaneous drainage. Medicine (Baltimore) 63: 291–302

Miedema BW, Dineen P (1984) The diagnosis and treatment of pyogenic liver abscesses. Ann Surg 200: 328–335

Ochsner A, DeBakey M, Murray S (1938) Pyogenic abscess of the liver. II. An analysis of forty-seven cases with review of the literature. Am J Surg 40: 292–319

Petri WA (1996) Recent advances in amebiasis. Crit Rev Clin Lab Sci 33: 1–37

Ramos A, Gazapo T, Murillas J et al. (1996) Pyogenic liver abscess. A descriptive study of 35 cases. Gastroenterol Hepatol 19: 292–296

Rintoul R, O'Riordain MG, Laurenson IF et al. (1996) Changing management of pyogenic liver abscess. Br J Surg 83: 1215–1218

Runge VM, Wells JW, Williams NM (1996) Hepatic abscesses. Magnetic resonance imaging findings using gadolinium-BOPTA. Invest Radiol 31: 781–788

Seeto RK, Rockey DC (1996) Pyogenic liver abscess. Changes in etiology, management, and outcome. Medicine (Baltimore) 75: 99–113

Sharma MP, Dasarathy S, Verma N et al. (1996) Prognostic markers in amebic liver abscess: a prospective study. Am J Gastroenterol 91: 2584–2588

Takhtani D, Kalagara S, Trehan MS et al. (1996) Intrapericardial rupture of amebic liver abscess managed with percutaneous drainage of liver abscess alone. Am J Gastroenterol 91: 1460–1462

Tannich E, Burchard GD (1991) Differentiation of pathogenic from nonpathogenic Entamoeba histolytica be restriction fragment analysis of a single gene amplified in vitro. J Clin Microbiol 29: 250–255

Tekant Y, Bilge O, Acarli K et al. (1996) Endoscopic sphincterotomy in the treatment of postoperative biliary fistulas of hepatic hydatid disease. Surg Endosc 10: 909–911

Vallejo JG, Stevens AM, Dutton RV et al. (1996) Hepatosplenic abscesses due to Brucella melitensis: report of a case involving a child and review of the literature. Clin Infect Dis 22: 485–489

Immunvermittelte arzneimittelinduzierte Leberschäden

P. Obermayer-Straub · F. Van Pelt · M. P. Manns

INHALT

45.1 Pathogenese durch Medikamentenmetabolismus *461*
45.1.1 Entgiftung durch P450-Zytochrome *461*
45.1.2 Bioaktivierung durch P450-Zytochrome *462*
45.1.3 Proteinadukte *463*
45.2 Klinik *464*
45.2.1 Verlauf der Halothanhepatitis *464*
45.2.2 Hepatitis induziert durch Enfluran, Isofluran, Desfluran *465*
45.2.3 Ticrynafenhepatitis *466*
45.2.4 Dihydralazinhepatitis *467*
45.2.5 Hepatitis verursacht durch Antikonvulsiva *468*

Leberschäden, die durch die *direkte Toxizität* eines Arzeneimittels verursacht werden, sind in erster Linie von den chemischen Eigenschaften des Medikaments selbst abhängig. Die Toxizität beruht auf der direkten Wechselwirkung des Arzneimittels oder seiner reaktiven Metabolite mit Komponenten der Zelle, also v. a. mit Proteinen, DNA und Membranen. Durch kovalentes Binden von Radikalen an zelluläre Makromoleküle werden Schädigungen und Störungen des zellulären Stoffwechsels verursacht, die zur Nekrotisierung des Gewebes oder zum Absterben der Zellen durch Apoptose führen.

Das Ausmaß der Schädigung hängt direkt von der verabreichten Arzneimitteldosis ab und die Toxizität der Substanz wird in der überwiegenden Mehrzahl von Testpersonen festgestellt. Dies ist in der Regel im Tiermodell reproduzierbar und kann bereits kurze Zeit nach dem Verabreichen der auslösenden Medikamente gemessen werden.

Im Gegensatz zu der direkten Toxizität steht die *immunvermittelte arzneimittelinduzierte Leberzellschädigung*. Hier führt die kovalente Modifikation von Zellproteinen selbst zu einer leichten, oftmals kaum nachweisbaren Toxizität. Bei einigen Personen mit genetischer Prädisposition, führt diese Bindung an Zellkomponenten zu einer Immunantwort. Diese kann gegen den gebundenen Metaboliten, gegen eine Hapten-Protein-Domäne oder gegen das native Protein selbst gerichtet sein. Die immunvermittelte arzneimittelinduzierte Toxizität kann aufgrund der folgenden Eigenschaften erkannt werden (Beaune et al. 1996; Roschlau et al. 1990):

- Die Erkrankung tritt nicht sofort nach Einnahme des Medikaments, sondern stets mit erheblicher zeitlicher Verzögerung auf. Diese Verzögerung kann wenige Wochen oder auch mehrere Monate betragen.
- Es besteht keine Dosisabhängigkeit.
- Die Symptome verschwinden nach Entzug des Medikaments und treten nach Reexposition erneut auf.
- Die Erkrankung wird häufig von Symptomen einer Immunreaktion begleitet (Fieber, Eosinophilie, Ausschläge).
- In der Regel werden Autoantikörper gegen Leberproteine gefunden.
- Unter den Patienten befinden sich mehr Frauen als Männer.

45.1 Pathogenese durch Medikamentenmetabolismus

45.1.1 Entgiftung durch P450-Zytochrome

Die Entgiftung lipophiler Substanzen in der Leber erfolgt in der Regel in 2 Phasen (Abb. 45.1).

In der *Phase 1 der Entgiftung* sind die P450-Zytochrome aktiv. Diese Enzyme gehören zu einer großen Multigenfamilie (Nebert et al. 1991). Sie leiten die Entgiftung von körpereigenen und körperfremden Substanzen über eine Hydroxilierungsreaktion ein. Ziel der Hydroxilierung ist das Einbringen einer funktionellen Gruppe.

Die *Phase 2 der Entgiftung* ermöglicht die Konjugation der lipophilen Substanzen mit gut wasserlöslichen Komponenten wie z. B. mit Glukuronsäure, Acetyl- und Sulfatgruppen. Danach sind die ehemals lipophilen Stoffe gut wasserlöslich und können über Galle und Niere ausgeschieden werden.

Schwankungen im Arzneimittelumsatz

Die Umsetzung von Schadstoffen und Arzneimitteln unterliegt starken Schwankungen von Person

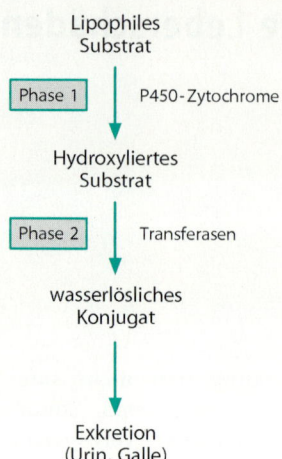

Abb. 45.1. Phase 1 und Phase 2 der Entgiftung

zu Person. Für bestimmte Testsubstanzen wie dem Spartein, das vom Zytochrom P450 2D6 umgesetzt wird, wurden in der Bevölkerung oft Schwankungen über einen Faktor 100 zwischen Probanden mit einer besonders langsamen und besonders schnellen Umsetzung gemessen (Bertilsson et al. 1993; Dahl et al. 1995; Gonzalez et al. 1988; Meyer u. Zanger 1997; Sachse et al. 1997). Hierfür sind sowohl genetische Unterschiede als auch die starke Regulierbarkeit der P450-Zytochrome verantwortlich. Mutationen in den P450-Zytochromen sind in der Bevölkerung weit verbreitet. Die Mehrzahl an Mutationen führt zum Verlust der enzymatischen Aktivität, die sich durch einen geringeren Umsatz der zugehörigen Substrate bemerkbar macht. Hierdurch bleiben verabreichte Medikamente länger aktiv und entfalten in weit stärkerem Maße ihre Wirkung.

Ein gut untersuchtes Beispiel hierfür ist der Debrisoquin-Polymorphismus (Gonzalez, et al. 1988). Defekte im Zytochom P450 2D6 führen in 5–10 % der kaukasischen Bevölkerung zum Phänotyp des „langsamen Metabolisierers" für etwa 40 verschiedene Medikamente, die alle primär durch dieses P450-Zytochrom umgesetzt werden. Es sind aber auch Probanden mit extrem hohen Umsatzraten für Debrisoquin beschrieben worden, die als sog. „ultraschnelle Metabolisierer" bezeichnet werden (Bertilsson et al. 1993; Dahl et al. 1995). In den meisten Fällen sind hierfür Genduplikationen des Zytochroms P450 2D6 verantwortlich (Sachse et al. 1997). Als Folge der geschilderten Variabilität treten Unterschiede in der Verträglichkeit der Medikamente auf.

Ferner muß auf die Wechselwirkung von Medikamenten untereinander geachtet werden, da diese um dieselben Enzyme konkurrieren oder das Enzymmuster über die Regulation der Expression verändern können.

45.1.2
Bioaktivierung durch P450-Zytochrome

In Abhängigkeit von der Chemie eines Medikaments kann die Umsetzung durch P450-Zytochrome die Entstehung von reaktiven Metaboliten und Radikalen bewirken. Diese Metabolite greifen teilweise direkt an nukleophile Gruppen des aktiven Zentrums an. Nach Verlassen dieser Bindung können sie mit anderen Proteinen an Lipiden und DNA reagieren. Diese Vorgänge führen zur direkten Toxizität (Abb. 45.2).

Ein gut untersuchtes Beispiel für die Toxizität eines aduktbildenden hepatotoxischen Medikaments ist das Paracetamol (s. Kap. 46.1.2). Es wird durch die P450-Zytochrome in ein chemisch aktives Zwischenprodukt umgewandelt. Bei Verabreichung von therapeutischen Dosen des Medikaments wird dieser reaktive Metabolit durch Konjugation mit

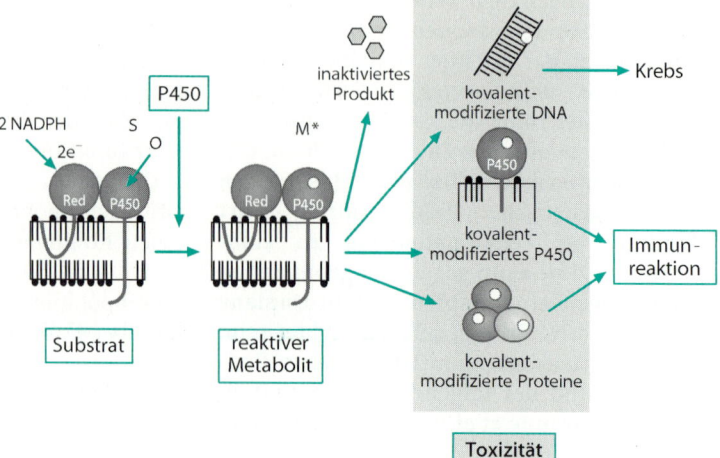

Abb. 45.2. Bioaktivierung lipophiler Substanzen durch P450-Zytochrom. (Nach Manns u. Obermayer-Straub 1997)

Abb. 45.3 a Struktur des Ticrynafens. **b** Metabolisierung und Aduktbildung des Ticrynafens. (Nach Beaune et al. 1994)

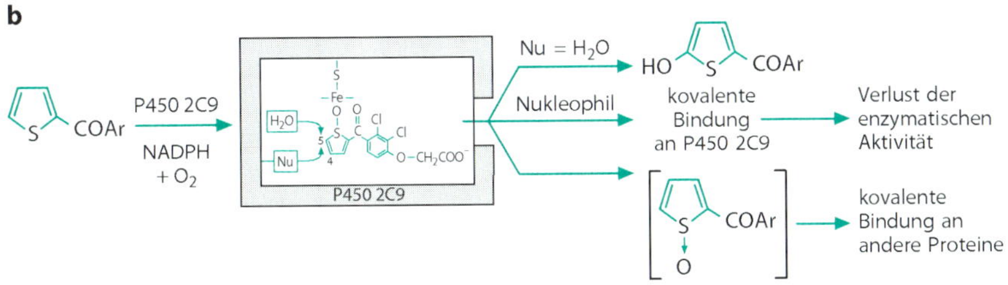

Gluthathion unschädlich gemacht. Bei einer Überdosierung führt die Reaktion zur Erschöpfung des Glutathionpools. Danach bildet der Metabolit in großem Umfang Adukte mit Leberproteinen (Cohen et al. 1997).

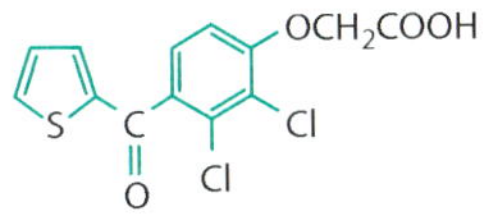

Es wird angenommen, daß diese Aduktbildung schließlich zum Leberversagen führt. Bei Langzeitbehandlung kann die kovalente Modifikation von DNA und die ständige Aduktbildung in der Leber und v. a. in der Niere zur Krebsentstehung führen.

45.1.3
Proteinadukte

In einigen Fällen kommt es zur Entwicklung einer Immunantwort gegen kovalent modifizierte Proteine. Erst der Angriff des Immunsystems auf das Lebergewebe resultiert in einer schweren Form der Hepatitis mit hoher Letalitätsrate. Typische Beispiele für Medikamente, die solche Immunreaktionen hervorrufen können, sind das Narkotikum *Halothan*, die antihypertensiven Medikamente *Dihydralazin* und *Ticrynafen* und das Antikonvulsivum *Carbamazepin*. Inzwischen steht auch die alkoholische Zirrhose im Verdacht, durch eine Immunantwort auf Proteinadukte induziert zu werden.

Ein gemeinsames Merkmal der genannten Erkrankungen ist das Vorhandensein von Autoantikörpern. Diese richten sich entweder ganz gegen den gebundenen Metaboliten, gegen Metabolit-Protein-Domänen oder gegen native Proteine. Welche Proteine von den Antikörpern erkannt werden, hängt von der Stabilität der gebildeten Metabolite ab.

Besonders instabil sind die Umsetzungsprodukte des Dihydralazins und des Ticrynafens. Der Metabolit des Ticrynafens wird entweder weiter zum 5-OH-Ticrynafen umgesetzt oder bereits im aktiven Zentrum des umsetzenden Enzyms an nukleophile Gruppen gebunden. Durch die kovalente Bindung wird das umsetzende Enzym inaktiviert (Jean et al. 1996; Lopez Garcia et al. 1994; Abb. 45.3 a, b).

Da wenige aktivierte Moleküle das Zentrum verlassen, beschränkt sich die Modifizierung weitestgehend auf das Enzym, das den Metaboliten bildet. Entsteht bei der Umsetzung des Medikaments ein stabileres Produkt, werden zusätzlich zum umsetzenden Enzym noch weitere Proteine gebunden. Ein Beispiel hierfür ist das Halothan, bei dem die Immunantwort gegen mehr als 9 modifizierte mikrosomale Proteine gerichtet ist (Tabelle 45.1).

Die kovalente Bindung der Metaboliten an körpereigene Proteine findet in allen Patienten statt.

Tabelle 45.1. Leberproteine, die von Antikörpern aus dem Serum von Patienten mit Halothanhepatitis erkannt werden

Protein	Molekulargewicht	Referenz
GRP94	100.000	Thomassen et al. 1989
BiP/GRP78	82.000	Davila et al. 1992
ERp72	80.000	Pumford et al. 1993
Calreticulin	63.000	Butler et al. 1992
Carboxylesterase	59.000	Satoh et al. 1989
?	58.000	Martin et al. 1991
Proteindisulfidisomerase	57.000	Martin et al. 1993
Zytochrom P450 2E1	52.000	Eliasson u. Kenna 1996
Epoxidhydrolase	50.000	Kenna 1997

Jedoch reagieren nur wenige auf die entstandenen Neoantigene mit der Bildung von Antikörpern und einem Immunangriff auf das Lebergewebe. Die Erkrankung einer geringen Anzahl von Patienten wird mit einer noch nicht definierten genetischen Prädisposition erklärt. Ein Teil der Risikofaktoren ist wahrscheinlich im Bereich der Entgiftungsenzyme zu suchen. Weitere Risikofaktoren liegen im Bereich der Antigenpräsentation durch HLA-Antigene und der Regulierung der Immunantwort. Wie bei den meisten Autoimmunerkrankungen sind Frauen auch bei den durch Medikamente induzierten Hepatitiden überrepräsentiert.

45.2 Klinik

45.2.1 Verlauf der Halothanhepatitis

Halothan ist bis heute eines der weltweit am häufigsten verwendeten Anästhetika. Nach Halothanexposition treten 2 verschiedene Arten von Toxizität auf.

In etwa 20 % der Patienten kommt es zu einer leichten Form der Leberschädigung mit nur wenig erhöhten Transaminasewerten. Diese Form wird wahrscheinlich durch direkte Toxizität des Medikaments verursacht und ist klinisch bedeutungslos (Wright et al. 1975).

In seltenen Fällen jedoch entwickelt sich das Krankheitsbild einer schweren Hepatitis, die durch Fieber, Gelbsucht, stark erhöhte Transaminasewerte und eine schwere zentrilobuläre Nekrotisierung gekennzeichnet ist (s. Kap. 46.1.2). Die Letalität beträgt etwa 75 % (Cousins et al. 1989; Ray u. Drummond 1991). Das Risiko, an dieser sog. Halothanhepatitis zu erkranken, liegt bei etwa 1:10.000 (Ray u. Drummond 1991). Die Erkrankung tritt bei Frauen doppelt so häufig auf wie bei Männern. Übergewicht ist ein Risikofaktor (Farrell et al. 1985).

Halothanhepatitis wird zwar in einem Teil der Patienten nach einer einzigen Exposition verzeichnet, sie tritt jedoch meist erst nach mehrmaliger Exposition auf. Das Risiko, nach einer einzigen Narkose an Halothanhepatitis zu erkranken, liegt bei 1:10.000 und nimmt bei mehrmaliger Exposition auf 7:10.000 zu (Zimmerman et al. 1984).

Zwischen der Anästhesie und dem Auftreten der ersten Zeichen der Erkrankung, wie z. B. Fieber, liegen in der Regel 6 Tage bei der ersten Exposition, bis zum Auftreten der Gelbsucht 12 Tage. Diese Zeiträume verkürzen sich bei Mehrfachnarkosen. Häufig entwickelt sich eine fulminante Hepatitis mit hepatischer Enzephalopathie, die für die sehr hohe Letalität der Erkrankung verantwortlich ist. Auf einen immunologischen Hintergrund deuten das Auftreten von Fieber, Ausschlägen, Gliederschmerzen, Eosinophilie und Autoantikörpern hin.

Aduktbildung und Zielproteine der Immunantwort

Halothan wird durch P450-Zytochrome umgesetzt. Es entstehen mehrere reaktive Metaboliten, die an Makromoleküle der Leber binden (Kenna 1997; Kharasch et al. 1996; Madan u. Parkinson 1996; Spracklin et al. 1996, 1997; vgl. Tabelle 45.1). Es gibt 2 Wege des Halothanabbaus durch P450-Zytochrome, einen reduktiven und einen oxidativeen Weg (Sipes et al. 1980; Spracklin et al. 1996; Abb. 45.4). Der reduktive Metabolismus des Halothans verursacht wahrscheinlich die milde Form der Leberschädigung, die durch direkte Toxizität des Halothans selbst entsteht.

Der oxidative Umsetzungsweg des Halothans führt zur Bildung eines hochreaktiven Trifluoroazetylchlorid (Sipes et al. 1980; vgl. Abb. 45.2). Bei Verabreichung von Dosen im pharmakologischen Bereich wird Halothan vorwiegend oxidativ umgesetzt (Kharasch et al. 1996; Madan u. Parkinson 1996; Spracklin et al. 1997). Das neu gebildete Trifluoroazetylchlorid (TFA) ist sehr reaktiv und nimmt bereits im aktiven Zentrum des Zytochrom P450 2E1 erste Bindungen vor (Eliasson u. Kenna 1996). Ein Großteil der reaktiven TFA-Moleküle verläßt jedoch das aktive Zentrum des Enzyms und bindet an die ε-Aminogruppe der Lysinreste zahlreicher Leberproteine (Kenna et al. 1990). Es werden mehrere Verbindungen (Trifluoroazetyladukte/TFA-Adukte) gebildet, deren Molekulargewichte (MG) zwischen 50.000 und 100.000 liegen (vgl. Tabelle 45.1).

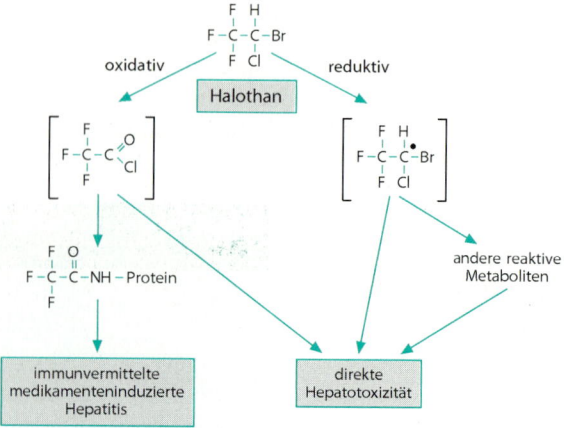

Abb. 45.4. Metabolismus des Halothans. (Nach Van Pelt et al. 1995)

Diese TFA-Proteinadukte können nun als Neoantigene fungieren. Allerdings scheinen sie nur in wenigen Personen mit genetischer Prädisposition eine Immunantwort auszulösen (Kenna 1997; Pohl et al. 1996). Sie äußert sich in Form einer Halothanhepatitis und ist durch Antikörper gekennzeichnet, die sich v. a. gegen TFA-Adukte von Leberproteinen richten. Die bisher identifizierten Zielproteine befinden sich im Lumen des endoplasmatischen Retikulums. Es handelt sich dabei um GRP94, BiP/GRP78, ERp73, Calreticulin, Carboxylesterase, Polysulfidesterase, Epoxidhydrolase und das Zytochrom P450 2E1 (Butler et al. 1992; Davila et al. 1992; Eliasson u. Kenna 1996; Kenna 1997; Martin et al. 1991, 1993; Pumford et al. 1993; Satoh et al. 1989; Thomassen et al. 1989).

Im ELISA mit gereinigten Proteinen konnte gezeigt werden, daß die Antikörper nicht nur TFA-haltige Epitope erkennen, sondern auch gegen die nativen Proteine gerichtet sind. Hier werden konformationsabhängige Epitope erkannt, die im Western-Blot nicht nachweisbar sind (Martin et al. 1993; Pumford et al. 1993; Smith et al. 1993). Weiterhin wurde die Erkennung von integralen Membranproteinen beschrieben (Kitteringham et al. 1995). Pathologische Bedeutung hat die Tatsache, daß nach einer Halothanexposition TFA-Konjugate, darunter das umsetzende Zytochrom P450 2E1 auf der Plasmamembran von Hepatozyten nachgewiesen werden können (Eliasson u. Kenna 1996; Vergani et al. 1985). Vergani et al. (1985) konnten darüber hinaus zeigen, daß Autoantikörper, die gegen Oberflächenmoleküle der Hepatozyten gerichtet sind, eine zytotoxische Reaktion gegen isolierte Hepatozyten verursachen können. Damit sind theoretisch die Voraussetzungen für einen antikörpervermittelten Immunangriff auf die Leberzellen gegeben.

Molekulare Mimikry als Schutzmechanismus?
Bei der großen Anzahl verschiedener Neoantigene erkranken nur wenige Patienten an einer Halothanhepatitis. Eine interessante Hypothese hierzu wurde von Gut aufgestellt (Gut et al. 1992). Monospezifische Antikörper, die gegen ε-Lysin-TFA-Domäne gerichtet sind, erkennen im Western-Blot mit nichtmodifizierten Proteinen 2 Banden mit einem MG von 52.000 bzw. 64.000. Das 64.000 MG-Protein wurde als die E2-Untereinheit des Pyruvatdehydrogenasekomplexes (PDH-E2) identifiziert, die auch von Autoantikörpern von Patienten mit primärer biliärer Zirrhose (PBC) erkannt wird (Fussey et al. 1988). Die Antwort gegen dieses Protein ist v. a. gegen die Lipoylsäure gerichtet, eine prosthetische Gruppe des Enzyms. Lipoylsäure ist an einen ε-Lysinrest des Enzyms gebunden und kann tatsächlich die Erkennung des 52.000 MG-Proteins und der TFA-Adukte hemmen. Die Kreuzreaktivität beruht wahrscheinlich auf einer ähnlichen dreidimensionalen Struktur.

Dieser Umstand könnte eine molekulare Mimikry bewirken und aufgrund von Toleranz gegen die PDH-E2-Untereinheit eine Immunisierung mit TFA-Adukten verhindern. Tatsächlich hatten einige Patienten mit Halothanhepatitis eine geringe Expression des 52.000 MG- und des 64.000 MG-Proteins. Es wäre also denkbar, daß sich Abweichungen in der Expression dieser Proteine begünstigend auf die Entwicklung der Halothanhepatitis auswirken könnten.

45.2.2
Hepatitis induziert durch Enfluran, Isofluran, Desfluran

Enfluoran, Isofluran und Desfluran sind weitere polyhalogenierte flüchtige Anästhetika (Abb. 45.5). Sie wurden mit dem Ziel einer Verringerung der Toxizität durch Metabolismus und Aduktbildung entwickelt.

Auch diese Neuentwicklungen werden durch die P450-Zytochrome der Leber umgesetzt, wobei Isofluran und Desfluran Adukte bilden, die mit den TFA-Adukten des Halothan identisch sind (vgl. Abb. 45.5).

Antikörper von Patienten mit Halothanhepatitis können die Adukte des Enflurans erkennen und sind folglich kreuzreaktiv. Deshalb ist zu erwarten, daß auch die 3 neuentwickelten Anästetika immunvermittelte Toxizität induzieren. Insbesondere Patienten mit vorausgegangener Halothananästhesie sind gefährdet. Da jedoch weniger Adukte gebildet werden, erwartet man eine geringere Häufigkeit der Immunreaktion gegen Adukte mit diesen Anästhetika.

Halothan wird zu etwa 20 %, Enfluran zu etwa 2,4 %, Isofluran zu 0,2 % und Desfluran zu 0,01 % metabolisiert (Pohl et al. 1996). Entsprechend verhält sich auch die Zahl der registrierten Fälle von immuninduzierter Toxizität. Mehr als 900 Fällen mit Halothanhepatitis stehen 15–24 gut beschriebene Fälle von Hepatitis nach Enflurananästhesie, 5 Fälle von Hepatitis nach Isoflurananästhesie und ein Fall von Hepatitis nach Desflurananästhesie gegenüber. Der Hepatitis nach Desflurananästhesie ging eine zweimalige Halothanexposition voraus. Es ist anzunehmen, daß die Sensibilisierung gegen TFA-Produkte während der 2. Halothanbehandlung stattgefunden hat. Bei der Narkose hätten dann die geringen Mengen der TFA-Adukte, die durch Desfluranumsetzung gebildet wurden, zum Auslösen

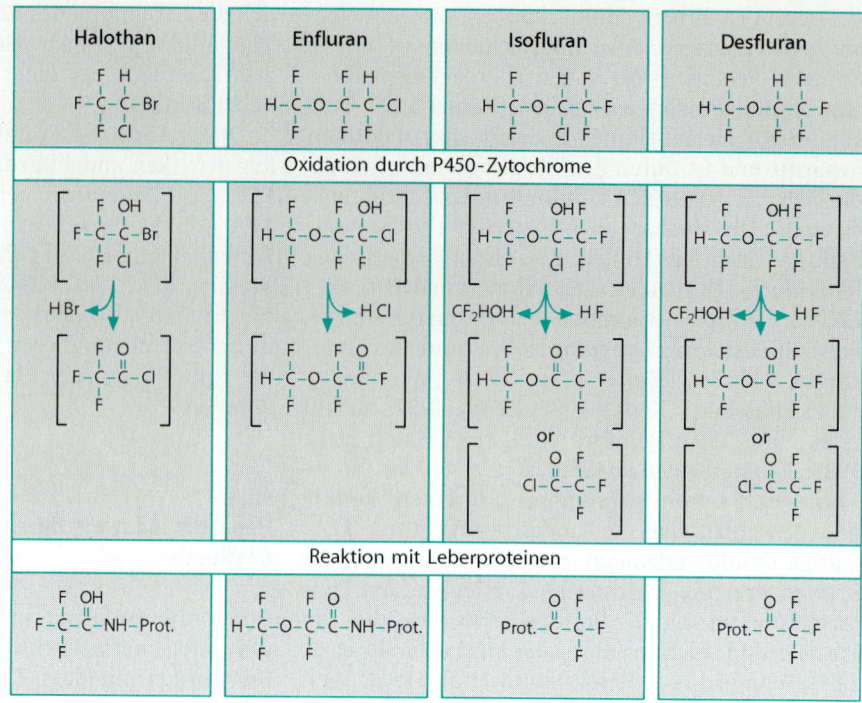

Abb. 45.5. Oxidativer Metabolismus von Halothan, Enfluran, Isofluran und Desfluran. (Nach Pohl et al. 1996)

der Immunreaktion ausgereicht (Martin et al. 1995).

45.2.3
Ticrynafenhepatitis

Ticrynafen wurde als antihypertensives Medikament verwendet. Bereits wenige Jahre nach seiner Einführung mußte das Medikament aufgrund schwerwiegender Fälle von Hepatitis vom Markt genommen werden (Zimmerman et al. 1984). In 0,1%–0,7% der behandelten Patienten entwickelte sich eine klinisch manifeste Hepatitis, wobei männliche und weibliche Patienten mit derselben Prävalenz erkrankten. Die Schwere der Erkrankung war unabhängig von der verabreichten Dosis und die Patienten erkrankten erst nach längerer Einnahme des Medikaments, wobei der Zeitraum zwischen der ersten Einnahme des Medikaments und dem Ausbruch der Hepatitis zwischen 2 und 35 Wochen variierte. Leberbiopsien von Ticrynafenhepatitis-Patienten wiesen Infiltrate von neutrophilen und eosinophilen Granulozyten sowie von Lymphozyten auf. Nach dem Absetzen der Ticrynafeneinnahme ging die Hepatitis in der Regel zurück. Eine erneute Behandlung mit Ticrynafen führte in 95% der Patienten zu einem erneuten Auftreten der Hepatitis, jedoch in der Regel mit einer geringeren zeitlichen Verzögerung als bei der ersten Behandlungsperiode mit Ticrynafen (Zimmerman et al. 1984; Bernuau et al., 1981).

Immunantwort

In 60% der an Ticrynafenhepatitis erkrankten Patienten wurde ein Antikörper gefunden, der gegen Mikrosomen der Leber und der Niere gerichtet und in Seren gesunder Probanden nicht vorhanden war (Homberg et al. 1984, 1985). Dieser Autoantikörper wurde LKM2 genannt (liver/kidney microsomes type 2). Das molekulare Zielprotein ist das menschliche Zytochrom P4502C9 (Lecoeur et al. 1994). Es handelt sich hierbei um das häufigste Zytochrom der menschlichen Leber und das Hauptenzym des Ticrynafenabbaus (Lopez-Garcia et al. 1993). Die Autoantikörper sind sowohl gegen unmodifizierte als gegen Ticrynafen-modifizierte Epitope gerichtet (Robin et al. 1996). Auf dem unmodifizierten Zytochrom P4502C9 wird ein komplexes dreidimensionales Epitop erkannt (Lecoeur et al. 1996). Das Zytochrom P4502C9 konnte nicht nur in den Lebermikrosomen, sondern auch auf der Oberfläche der Hepatozyten nachgewiesen werden, was auf eine pathogenetische Rolle der Autoantikörper über eine Komplement-vermittelte Zellyse hindeuten könnte (Robin et al. 1996).

Mechanismus der Immunantwort

Für die Entstehung der Autoantikörper wird die Tatsache verantwortlich gemacht, daß Ticrynafen durch das Zytochrom P4502C9 zu einem reaktiven Sulfoxid aktiviert wird (Beaune PH et al. 1994) (Fig. 45.3). Es wird angenommen, daß dieses Sulfoxid gleich nach seiner Entstehung an Aminosäuren des aktiven Zentrums kovalent bindet und somit das Zytochrom P4502C9 inaktiviert. Sulfoxidmoleküle, die das aktive Zentrum des Zytochrom P4502C9 verlassen, scheinen in der Leberzelle via Glutathion eliminiert zu werden. Somit wird vor allem das Zytochrom P4502C9 selbst modifiziert und es sind keine Adukte mit anderen Leberproteinen nachweisbar. Tatsächlich werden auch keine Autoantikörper gegen andere Proteine gefunden.

Pessayre hat eine Hypothese zur Entstehung der LKM2 Autoantikörper formuliert (Pessayre 1993). Diese Hypothese geht davon aus, daß initial autoreaktive B-Zellen – wie sie in geringer Zahl in jedem gesunden Menschen vorkommen – das Zytochrom P4502C9 binden. Eine autoreaktive B-Zelle bindet mit ihrem membranständigen IgG an Zytochrom P4502C9, nimmt das Protein auf und zerkleinert es in einem spezialisierten Kompartement zu kurzen Peptiden. Im folgenden werden diese Peptide über MHC Klasse II präsentiert. Dies bleibt normalerweise ohne Folgen, da keine autoreaktiven T-Zellen existieren. In Patienten nach Behandlung mit Ticrynafen liegt jedoch modifiziertes Zytochrom P4502C9 vor. Mindestens eines der Peptide ist kovalent modifiziert und weist eine modifizierte Struktur auf. Für dieses modifizierte Peptid können nun reaktive T-Zellklone vorhanden sein. Eine autoreaktive B-Zelle, die mindestens ein modifiziertes Zytochrom P4502C9-Peptid trägt, kann nun auf eine TH-Zelle treffen, die das modifizierte Peptid erkennt. In diesem Fall werden sich TH- und B-Zelle gegenseitig aktivieren. Beide Zellen werden zunächst proliferieren und ein Teil der neu entstandenen autoreaktiven B-Zellen würde zu Plasmazellen ausdifferenzieren, die Antikörper gerichtet gegen das native Zytochrom P4502C9, sogenannte LKM2 Autoantikörper bilden. Nach diesem ersten Zyklus ist das System um ein Vielfaches sensitiver und es ist denkbar, daß sich eine derartige Reaktion bis zum Ausbruch einer Hepatitis stetig verstärkt. Daß es so selten zum Ausbruch der Ticrynafenhepatitis kommt, würde nach dieser Hypothese darauf hindeuten, daß in der Regel dämpfende Mechanismen ein Überschießen der Reaktion verhindern und daß nur einige wenige Patienten mit einer „immunologischen Prädisposition" eine überschießende Reaktion, die Ticrynafenhepatitis entwickeln.

45.2.4
Dihydralazinhepatitis

Bei Langzeitbehandlung mit Dihydralazin, einer vasodilatorischen Substanz, trat in einer großen Zahl der Patienten eine schwere Form von Hepatitis auf. Alleine im pathologischen Institut in Berlin Friedrichshain wurden von 1981–1985 70 Fälle einer akuten Arzneimittelhepatitis registriert (Roschlau et al. 1990). Zu 75 % waren Frauen von der Erkrankung betroffen. Die meisten Patienten zeichneten sich darüber hinaus durch eine langsame Azetylierung aus (Roschlau et al. 1190; Siegmund et al. 1985).

Die Hepatitis entwickelte sich nicht sofort nach Beginn der Behandlung, sondern trat durchschnittlich nach 14 Wochen auf, wobei die Expositionsdauer zwischen 2 Wochen und 11 Monaten schwankte (Roschlau et al. 1990).

Das Auftreten dieser Dihydralazinhepatitis zeigte keine Dosisabhängigkeit: Die Tagesdosis schwankte zwischen 20–200 mg und die kumulative Dosis bis zum Auftreten der Hepatitis variierte von 350 mg bis zu 36 g. In der Regel geht die Dihydralazinhepatitis nach Absetzen der Therapie zurück. In zwei Drittel der Fälle war die Wiederherstellungszeit mit 9–28 Tagen recht kurz, ein Drittel der Patienten benötigte jedoch 5–8 Wochen (ebd.). Nach Reexposition tritt die Erkrankung erneut auf, wobei die Inkubationszeit kürzer ist (Roschlau 1983).

Immunantwort
Im Blut von Patienten mit Dihydralazinhepatitis werden Antikörper gefunden, die gegen mikrosomale Proteine der Leber, jedoch nicht gegen Mikrosomen der Niere gerichtet sind (LM-Antikörper; Nataf et al. 1986). Das Zielprotein der M-Antikörper ist das Zytochrom P450 1A2, das mit hoher Spezifität erkannt wird. Obwohl zwischen den Zytochromen P450 1A2 und P450 1A1 über 80 % Sequenzhomologie besteht, wird das Zytochrom P450 1A1 nicht erkannt (Bourdi et al. 1990, 1992).

Mechanismus der Immunantwort
Für die Entstehung der Autoantikörper wurde ein Mechanismus vorgeschlagen, der sich darauf stützt, daß das Dihydralazin von Zytochrom P450 1A2 umgesetzt wird (Beaune et al. 1987; Bourdi et al. 1994; Pessayre 1993). Nach dieser Hypothese führt die Oxidation des Dihydralazins durch das Zytochrom P450 1A2 zur Bildung eines reaktiven Metaboliten. Dieser bindet direkt an das aktive Zentrum (Bourdi et al. 1994). Das kovalent modifizierte Enzym wirkt nun als Neoantigen und induziert

eine Immunreaktion, die zur Bildung von LM-Antikörpern führt (vgl. Abb. 45.2; Beaune et al. 1994; Bourdi et al. 1994).

Einfluß von Umweltfaktoren auf das Dihydralazin

Für die Umsetzung des Dihydralazin spielt außer den P450-Zytochromen ein 2. Stoffwechselweg eine bedeutende Rolle (Abb. 45.6). Dieser hängt von der Aktivität der N-Acetyltransferase ab, die beim Menschen polymorph ist (Bock 1992; Schneider et al. 1989).

Etwa 50% der kaukasischen Bevölkerung hat keine aktive N-Acetyltransferaseaktivität und damit den Phänotyp des langsamen Acetylierers. Dies bedeutet, daß die Hälfte der Kaukasier Dihydralazin fast ausschließlich über die P450-Zytochrome metabolisiert und deshalb mehr zur Aduktbildung neigt.

In Übereinstimmung mit der oben ausgeführten Hypothese zur Entstehung der LM-Antikörper sind die „langsamen Azetylierer" bei den Patienten mit Dihydralazinhepatitis überrepräsentiert (Baumgarten et al. 1988; Siegmund et al. 1985). Eine Verschiebung des Gleichgewichts von der Azetylierung weg in Richtung auf vermehrte Oxidation erhöht das Risiko, an Dihydralazinhepatitis zu erkranken. Eine solche Verschiebung des Gleichgewichts ist durch Defekte der Azetylierung oder aber durch eine Induktion des Zytochroms P450 1A2 durch Langzeiteinnahme von Dihydralazin oder durch das Rauchen gegeben (vgl. Abb. 45.6).

45.2.5
Hepatititis verursacht durch Antikonvulsiva

Lebensbedrohliche systemische Reaktionen auf die Einnahme der aromatischen Antikonvulsiva Phenobarbital, Phenytoin und Carbamazepin traten bei einigen behandelten Patienten auf. Die geschätzte Häufigkeit dieser Reaktionen liegt bei etwa 1:10 000 (Shear u. Spielberg 1988). Die ersten Symptome treten im Zeitraum von einer Woche bis zu einem Vierteljahr nach Beginn der Therapie auf. Es kommt zu Fieber, Ausschlag, Lymphadenopathie und in einigen Fällen zu Hepatitis oder Nephritis (ebd.). Eine erkennbare Abhängigkeit zwischen dem Auslösen der Erkrankung und der Verabreichungsdosis ist nicht erkennbar (ebd.).

Der verzögerte Verlauf, das Auftreten von Fieber und Ausschlägen und das Fehlen einer Dosis-Wirkungs-Beziehung zwischen der Medikamenteneinnahme und dem Auftreten der Symptome sprechen für eine Mitwirkung des Immunsystems.

Immunologische und biochemische Befunde

In-vitro-Reexpositionstests wurden mit Blutzellen von 50 Patienten durchgeführt. Die Tests fielen nicht nur mit dem auslösenden Antikonvulsivum, das der Patient eingenommen hatte, positiv aus, sondern mit allen 3 genannten Medikamenten. Diese Resultate deuten auf eine Kreuzreaktivität der Immunantwort gegen Phenobarbital, Phenytoin und Carbamazepin hin (Kleckner et al. 1975).

Strukturell zeichnen sich die genannten Antikonvulsiva durch aromatische Ringsysteme aus, die durch Oxydation von P450-Zytochromen in Arenoxide umgesetzt werden (Lertratanangkoon u. Horning 1982). Diese können an Makromoleküle der Zelle binden und dann als Haptene eine Immunantwort gegen körpereigene Proteine induzieren. Tatsächlich liegt ein Bericht über IgG-Antikörper gegen Medikament-Protein-Konjugate im Blut von Patienten mit idiosynkratischen Reaktionen gegen Antikonvulsiva vor (Kleckner et al. 1975).

Antimikrosomale Antikörper gegen ein hepatisches Protein mit einem MG von 53.000 wurden in 9 von 24 Patienten mit idiosynkratischen Reaktionen auf Antikonvulsiva festgestellt (Leeder et al. 1992). Als Testsubstrat diente Rattenleber. Diese Antikörper wurden nicht in Seren von normalen Personen und in Patienten mit Antikonvulsivatherapie ohne die genannten Nebenwirkungen gefunden (ebd.). Alle Patienten mit Autoantikörpern waren im Zytotoxizitätstest mit Blutlymphozyten positiv (ebd.). Das Zielantigen wurde in der Leber der Ratte konstitutiv exprimiert und durch Phenobarbital induziert (ebd.). Western-Blot-Experimente, die mit einer Serie von gereinigten P450-Zytochromen der Ratte durchgeführt wurden, haben ergeben, daß 8 von 8 getesteten Patientenseren das Zytochrom P450 3A1 und immerhin 6 von 8 Seren die P450 2C11-Variante der Ratte erkannten (ebd.). Die Reaktion gegen den P450 2C11-Typ war stets schwächer als die mit Zytochrom P450 3A1.

Nach diesen positiven Ergebnissen mit den P450-Zytochromen der Ratte, wurde nach dem

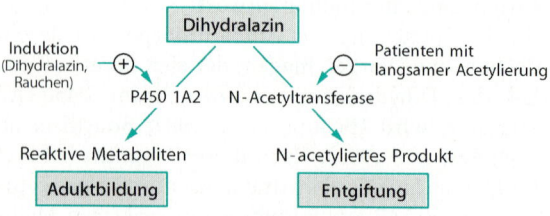

Abb. 45.6. Einfluß von genetischen und von Umweltfaktoren auf die Umsetzung des Dihydralazins. (Nach Beaune et al. 1994)

Zielantigen des Menschen gesucht, das durch die Patientenseren erkannt wird. Überaschenderweise wurden mit rekombinanten humanen P450-Zytochromen keine Reaktionen der Patientenseren mit den Typen P450 1A1, -1A2, -2A6, -2B6, -2D6, -2E1, -3A4 oder der Epoxidhydrolase festgestellt (Leeder et al. 1992). Weitere Tests mit humanen Mikrosomen aus mehreren Testlebern zeigten nur 3 ganz schwache Banden mit einem MG im Bereich von 50.000–55.000. Wurden jedoch Mikrosomen aus Lebergewebe eines Patienten, der an Hepatitis nach Therapie mit Phenytoin/Phenobarbital verstorben war, verwendet, dann wurde eine starke Bande beim MG von 53.000 erkannt (ebd.).

Ein Antigen desselben Molekulargewichts wurde außerdem in der Leber eines Patienten mit Sulfonamidhepatitis gefunden (ebd.). Die Identität dieses Proteins konnte jedoch nicht geklärt werden. Um dennoch Informationen über das Zielantigen zu sammeln, wurde eine Genbank mit Fusionsproteinen von Teilsequenzen des Zytochroms P450 3A1 der Ratte hergestellt und mit einem Patientenserum gescreent, das dieses Enzym der Ratte erkannte (Leeder et al. 1996). Die positiven Klone enthielten eine Konsensussequenz, die durch auf die Aminosäuren 355–367 eingegrenzt werden konnten. Dieses Epitop wurde vom allen getesteten Seren von Patienten mit idiosynkratischen Reaktionen gegen Antikonvulsiva erkannt (ebd.). 5 von 9 Patienten erkannten außerdem ein weiter verkürztes Epitop, bestehend aus den Aminosäuren 358–367. Interessanterweise handelt es sich bei diesen 5 Patienten genau um die Gruppe von Patienten, die nicht oder besonders schwach mit P450 2C11 reagierte und außerdem mit einer Kombinationstherapie behandelt worden waren. Im Gegensatz hierzu erkannten die Patienten nach Phenytoinmonotherapie das längere Epitop und reagierten auch mit dem P450 2C11 der Ratte (ebd.).

Somit ist das humane Autoantigen immer noch nicht identifiziert.

■ **Hypothesen.** Es werden derzeit mehrere Hypothesen geprüft.
- Das menschliche Zytochrom P450 3A unterscheidet sich von dem Enzym der Ratte durch ein Valin in Position 361. Wird nun eine L361V-Mutation im Enzym der Ratte vorgenommen, so erlischt die Reaktion der Antikörper. Deshalb wurde die Hypothese formuliert, daß eine V361L-Mutation bei den Patienten mit idiosynkratischen Reaktionen gegen Antikonvulsiva vorliegen könnte. Diese Mutation würde in unmittelbarer Nähe zu der Substratbindungsregion liegen und könnte potentiell die Aktivität der Phenytoin umsetzenden Enzyme entscheidend verändern.
- Es besteht die Möglichkeit, daß das eigentliche Zielprotein gar kein P450-Zytochrom ist, sondern ein anderes Protein mit einer hohen Homologie in der Region des Epitops.
- Die kovalente Bindung des Liganden könnte kritisch für die Erkennung des Epitops sein (Leeder et al. 1996).

Literatur

Baumgarten M, Siegmund W, Fengler JD et al. (1988) Zum Risiko der Dihydralazinhepatitis in Abhängigkeit vom Acetylierungsphänotyp. Klin Med 43: 87–90

Beaune P, Dansette PM, Mansuy D et al. (1987) Human anti-endoplasmic reticulum autoantibodies appearing in a drug-induced hepatitis are directed against a human liver cytochrome P-450 that hydroxylates the drug. Proc Natl Acad Sci U S A 84: 551–555

Beaune PH, Pessayre D, Dansette P et al. (1994) Autoantibodies against cytochromes P450: role in human diseases. Adv Pharmacol 30: 199–245

Beaune PH, Lecoeur S, Bourdi M et al. (1996) Anti-cytochrome P450 autoantibodies in drug-induced disease. Eur J Haematol. Suppl 60: 89–92

Bertilsson L, Dahl ML, Sjonqvist F et al. (1993) Molecular basis for rational megaprescribing in ultrarapid hydroxylators of debrisoquine. Lancet 341: 63

Bernuau J, Mallet L, Benhamou JP (1981) Hepatotoxicite due a l'acide tienilique. Gastroenterologie Clinique et Biologique 5: 692-693

Bock KW (1992) Metabolic polymorpshisms affecting activation of toxic and mutagenic arylamines. Trends Pharmacol 13: 223–226

Bourdi M, Larrey D, Nataf J et al. (1990) Anti-liver endoplasmic reticulum antibodies are directed against human cytochrome P-450IA2. A specific marker of dihydralazine hepatitis. J Clin Invest 85: 1967–1973

Bourdi M, Gautier JC, Mircheva J et al. (1992) Anti-liver microsomes autoantibodies and dihydralazine induced hepatitis: Specificity of autoantibodies and inductive capacity of the drug. Mol Pharmacol 42: 280–285

Bourdi M, Tinel M, Beaune PH et al. (1994) Interactions of dihydralazine with cytochromes P450 1A: a possible explanation for the appearance of anti-cytochrome P450 1A2 autoantibodies. Mol Pharmacol 45: 1287–1295

Butler LE, Thomassen D, Martin JL et al. (1992) The calcium binding protein calreticulin is covalently modified in rat liver by a reactive metabolite of the inhalation anaesthetic halothane. Chem Res Toxicol 5: 406–410

Cohen SD, Pumford NR, Khairallah EA et al. (1997) Selective protein covalent binding and target organ toxicity. Toxicol Appl Pharmacol 143(1): 1–12

Cousins MJ, Plummer JL, Hall PM (1989). Risk factors for halothane hepatitis. Aust N Z J Surg 59: 5–14

Dahl ML, Johansson I, Bertilsson L et al. (1995) Ultrarapid hydroxylation of debrisoquine in a Swedish population. Analysis of the molecular genetic basis. J Pharmacol Exp Ther 274: 516–520

Davila JC, Martin BM, Pohl LR (1992) Patients with halothane hepatitis have serum antibodies directed against glucose regulated stress-protein GRP78/BiP. Toxicologist 12: 255

Eliasson E, Kenna G (1996) Cytochrome P450 2E1 is a cell surface autoantigen in halothane hepatitis. Mol Pharmacol 50: 573–582

Farrell G, Prendergast D, Murray M (1985) Halothane hepatitis. Detection of a constitutional susceptibility factor. N Engl J Med 313: 1310–1314

Fussey SPM, Guest JR, James OFW et al. (1988) Identification and analysis of the major autoantigensin primary biliary cirrhosis. Proc Natl Acad Sci U S A 85: 8654–8658

Akutes Leberversagen

K. H. W. Böker · M. P. Manns

INHALT

46.1 Ätiologie *473*
46.1.1 Akute Virushepatitiden *474*
46.1.2 Medikamente *475*
46.1.3 Sonstige Ursachen *476*

46.2 Prognose *476*

46.3 Klinische Probleme und Therapie *477*
46.3.1 Enzephalopathie *477*
46.3.2 Hirnödem *478*
46.3.3 Kardiovaskuläres System und Hämodynamik *479*
46.3.4 Nierenversagen *480*
46.3.5 Pulmonale Komplikationen *480*
46.3.6 Gerinnungsstörung *481*
46.3.7 Metabolische Störungen *481*
46.3.8 Ernährung bei Leberversagen *482*
46.3.9 Sepsis *482*

46.4 Spezifische Therapien *483*

46.5 Prognostische Faktoren *483*

46.6 Leberersatzverfahren *483*
46.6.1 Filtrationsverfahren *484*
46.6.2 Bioreaktoren *484*

46.7 Lebertransplantation *484*
46.7.1 APOLT *485*

Als akutes Leberversagen bezeichnet man den Ausfall der Leberfunktion bei Patienten die vorher keine chronische Leberkrankheit hatten. Diese Definition trennt das akute Leberversagen von Endstadien chronischer Leberkrankheiten, bei denen es ebenfalls zum Leberausfall kommen kann. Stellt sich ein solcher terminaler Leberausfall bei chronischer Leberkrankheit als rasch progredientes Ereignis dar, spricht man gelegentlich von einem „akut auf chronischen" Leberversagen. Strenggenommen handelt es sich dabei aber nicht um ein akutes Leberversagen im eigentlichen Sinne.

Im angelsächsischen Sprachraum spricht man von „acute hepatic failure", „fulminant hepatic failure" oder auch von „acute liver failure". Diese Begriffe werden weitestgehend synonym verwendet.

Das akute Leberversagen wird anhand einer typischen Befundkonstellation definiert. Es handelt sich dabei um die Kombination aus Ikterus und Gerinnungsstörung als Zeichen der Leberinsuffizienz und einer Bewußtseinsstörung bei hepatischer Enzephalopathie. Eine so präzise Definition ist von erheblicher klinischer Bedeutung. Die schlechte Spontanprognose des akuten Leberversagens tritt erst in dem Moment ein, in dem die Enzephalopathie zu der schweren Leberfunktionsstörung hinzutritt (O'Grady 1996).

Das akute Leberversagen kann darüber hinaus nach der Dynamik seiner Entwicklung noch weiter unterteilt werden. Man spricht von:
- *fulminantem* Leberversagen, wenn zwischen dem Ausfall der Leberfunktion und dem Beginn der Enzephalopathie weniger als 7 Tage liegen,
- *akutem* Leberversagen bei einer Zwischenzeit von 8–28 Tagen und
- *subakutem* oder *protrahiertem* Leberversagen, wenn zwischen Ikterus und Enzephalopathie mehr als 4 Wochen vergangen sind.

Diese Untereinteilung ist zur Einschätzung der Prognose hilfreich, hat sich jedoch im praktischen Sprachgebrauch nicht allgemein durchgesetzt (Hoofnagle et al. 1995).

46.1 Ätiologie

Die häufigsten Ursachen (siehe Übersicht) eines akuten Leberversagens in Deutschland sind virale Hepatitiden und Medikamententoxizität.

Zu den selteneren Ursachen zählen Knollenblätterpilzvergiftungen, akute Manifestationen des Morbus Wilson und das Budd-Chiari-Syndrom. Man beobachtet hierbei deutliche geographische Unterschiede. So ist in Großbritannien die Paracetamolvergiftung die häufigste Ursache für ein Leberversagen, in den Mittelmeerländern dominiert die Hepatitis B und in Deutschland sehen wir besonders oft idiosynkratische Medikamentenreaktionen (Williams 1996).

> **Ursachen eines akuten Leberversagens**
>
> - Virale Erkrankungen
>   - akute Hepatitis A,
>   - akute Hepatitis B
>   (mit oder ohne Delta-Superinfektion),
>   - (akute Hepatitis C)*,
>   - Non-A-Non-B-Non-C-Hepatitis,
>   - akute Hepatitis E,
>   - andere Viren (HSV, HHV-6, CMV, EBV, VZV, Parainfluenza)*.
> - Toxizität/Idiosynkrasie
>   - Paracetamolüberdosis,
>   - halogenierte Kohlenwasserstoffe: Halothan, Isofluran, Enfluran,
>   - idiosynkratische Reaktionen: INH, Rifampicin, NSAID („nonsteroidal antiinflammatory drugs"), Gold, Sulfonamide, Tetrazykline, Ketokonazol, MAO-Hemmer, trizyklische Antidepressiva, Allopurinol, Valproinsäure, Phenytoin, Disulfiram, Methyldopa, Amiodarone, Propylthiouracil, Dideoxyinosine, Marcumar,
>   - Tetrachlorkohlenstoff.
> - Sonstige Ursachen
>   - Amanitaintoxikation,
>   - akute Schwangerschaftsfettleber,
>   - Reye-Syndrom,
>   - (autoimmune Hepatitis)**,
>   - Morbus Wilson,
>   - Budd-Chiari-Syndrom,
>   - Hyperthermie/Hitzschlag,
>   - Sepsis.
>
> * Einzelfallbericht.
> ** Insbesondere bei jungen Patienten mit Typ-II-Hepatitis.

46.1.1
Akute Virushepatitiden (s. Kap. 41)

Hepatitis A

Bei Hepatitis A wird ein akutes Leberversagen relativ selten gesehen, nämlich bei etwa 0,1–0,4 % der hospitalisierten Patienten (O'Grady 1992).

Da wiederum nur ein kleiner Teil der Patienten mit Hepatitis A überhaupt hospitalisiert wird, dürfte die tatsächliche Häufigkeit noch niedriger liegen. Trotzdem ist diese Krankheit in nordeuropäischen Ländern für bis zu 20 % der Fälle von akutem Leberversagen verantwortlich. Dies dürfte bedingt sein durch den schwereren Verlauf der Erkrankung bei Infektion im Erwachsenenalter.

■ **Pathogenese.** Die Pathogenese des akuten Leberversagens bei Hepatitis-A-Virus-Infektion ist nicht vollständig geklärt. Zwar wird das HAV als direkt zytopathologisch angesehen, neuere Befunde deuten aber daraufhin, daß neben der direkt zellschädigenden Wirkung ein wahrscheinlich durch zytotoxische T-Zellen vermittelter Immunprozess für die akute Zerstörung der Leber verantwortlich sein könnte (Vallbracht et al. 1986).

Hepatitis B

Bei Hepatitis-B-Infektion ist das Risiko, ein akutes Leberversagen zu entwickeln, höher als bei der Hepatitis A. Etwa 1 % aller hospitalisierten Hepatitis-B-Patienten erleiden diese schwerste Verlaufsform (Hoofnagle et al. 1995). Frauen sind gefährdeter als Männer, besonders wenn gleichzeitig eine Hepatitis-D-Infektion vorliegt. Dabei sind allerdings die meisten Fälle auf eine Delta-Superinfektion bei chronischer Hepatitis B zurückzuführen, im Sinne eines „akut auf chronischen" Leberversagens.

■ **Pathogenese.** Nur etwa 25 % sind akute HBV- und HDV-Koinfektionen, die als akutes Leberversagen aufzufassen sind (Mendez et al. 1991).

Akut auf chronische Leberversagen können bei Hepatitis B auch während spontaner Exazerbationen im Verlauf und nach Absetzen einer immunsuppressiven Therapie beobachtet werden (Meyer u. Duffy 1993). Das HBV ist nicht direkt zytopathologisch und die Leberschädigung geschieht im Rahmen der immunologischen Antwort auf die Infektion und Elimination befallener Zellen. Demzufolge wird das akute Leberversagen als überschießende Immunantwort auf die HBV-Infektion aufgefaßt (Bernuau et al. 1986). Zum Zeitpunkt der klinischen Manifestation des Leberversagens ist oft bereits kein HBsAg mehr nachweisbar, das HBe-Antigen im Serum ist bereits wieder negativ und nur bei einem kleinen Teil der Patienten ist noch HBV-DNA im Serum nachweisbar (Gimson et al. 1983).

Ob die HBe-Antigen-negativen „präcore-stopcodon"-Mutanten häufiger als der nichtmutierte HBV-Wildtyp mit einem akuten Leberversagen einhergehen, ist fraglich (Liang et al. 1991).

Hepatitis C

Das Risiko, nach einer Hepatitis-C-Infektion ein akutes Leberversagen zu entwickeln, ist sehr gering. Genaue Zahlen liegen nicht vor, da bisher keine größeren Serien publiziert wurden. Die früher als „post-Transfusionshepatitis" klassifizierten Fälle, von denen die meisten Hepatitis-C-bedingt waren, zeigten jedoch fast nie ein akutes Leberversagen.

Einzelfälle von HCV-assoziiertem akutem Leberversagen sind aber berichtet worden (Theilmann et al. 1992).

Kryptogene Hepatitis

Ein erheblicher Teil der Patienten mit fulminantem Leberversagen zeigt ein Krankheitsbild, welches mit einer Virushepatitis gut vereinbar wäre, bei dem sich jedoch keine der bekannten Virusinfektionen objektivieren läßt. Diese „kryptogene Hepatitis" ist besonders häufig in der Gruppe der protrahierten, subakuten Leberversagen. Hier macht sie in einzelnen Studien bis zu 90 % der Fälle aus (Gimson 1996).

Hepatitis E

Bei der in Deutschland extrem seltenen HEV-Infektion werden akute Leberversagen recht häufig beschrieben. Das Risiko soll für Männer bei etwa 3 %, bei schwangeren Frauen sogar bei 10–20 % liegen. Besonders groß ist die Sterblichkeit im 3. Trimenon der Schwangerschaft (Irshad 1997).

Ob diese Daten auch außerhalb der Dritten Welt so reproduziert werden, steht noch nicht fest. Die HEV-Infektion scheint aber häufiger zum akuten Leberversagen zu führen als HAV- und HBV-Infektion.

Seltene Ursachen

Seltene virale Ursachen für ein fulminantes Leberversagen sind Infektionen mit Herpes-simplex-Viren Typ 1 und 2, Herpesvirus Typ 6, Varizella-Zoster-Virus, Eppstein-Barr- und Zytomegalievirus. Auch nach Parainfluenzaviren sind vereinzelt fulminante Hepatitiden beschrieben worden (Williams et al. 1992).

46.1.2
Medikamente

Paracetamol (s. Kap. 45.1.2)

Die Paracetamolüberdosierung wird v. a. in Großbritanien häufig gesehen, jedoch nimmt auch in Deutschland die Zahl der Fälle tendentiell zu. Meist handelt es sich um eine in suizidaler Absicht eingenommene Überdosis.

Die Toxizität ist weitgehend dosisabhängig und vorhersagbar. Oberhalb einer eingenommenen Menge von 10–12 g ist in der Regel mit deutlicher Lebertoxizität zu rechnen; gelegentlich beobachtet man jedoch auch Fälle von Leberschädigung bei Einnahme von therapeutischen Mengen, besonders bei Patienten die chronisch Alkohol trinken oder Medikamente einnehmen, die zu einer p450-Enzyminduktion führen (Bray et al. 1992).

■ **Pathogenese.** Die Metabolisierung des Acetaminophens über das p450-Oxigenasensystem führt zur Bildung eines toxischen, instabilen Metaboliten, der normalerweise durch Konjugation mit Gluthathion schnell inaktiviert wird. Bei Erschöpfung des Gluthathionpools kommt es zur Akkumulation dieses Metaboliten und damit zur Zellschädigung durch Lipidperoxidation (Harrison et al. 1990).

Blutspiegel des Paracetamols 4–16 h nach Einnahme können Patienten identifizieren, die möglicherweise eine Lebernekrose erleiden werden.

■ **Therapie.** N-Acetylcystein stabilisiert den Gluthathionpool und kann so die Toxizität des Paracetamols erheblich reduzieren. Es muß möglichst früh im Verlauf intravenös verabreicht werden und sollte durchgehalten werden, bis keine Blutspiegel des Paracetamols mehr nachweisbar sind (O'Grady 1997a).

■ **Verlauf.** Das Vollbild des Leberversagens entwickelt sich verzögert. Typischerweise tritt erst am 3. oder 4. Tag nach Einnahme der Substanz eine sich dann rasch verschlechternde Enzephalopathie ein, gleichzeitig geht die Lebersyntheseleistung zurück und das Bilirubin steigt an (Pereira et al. 1992).

Halothan (s. Kap. 45)

Die Halothan-Hepatitis ist der Prototyp einer idiosynkratischen Medikamentenreaktionen. Sie kann – wenngleich seltener – auch nach Anästhesie mit anderen Halogen-Kohlenwasserstoffen auftreten (Neuberger 1990).

Typischerweise entwickelt sich schon innerhalb von einer bis 2 Wochen nach Exposition bei den betroffenen Patienten eine rasch progrediente, hochikterische Hepatitis. In der Regel tritt eine Leberschädigung erst nach mindestens 2facher Halothanexposition auf, in seltenen Fällen kann jedoch schon die erste Exposition zur Hepatitis führen. Betroffen sind typischerweise übergewichtige Frauen im mittleren Lebensalter mit atopischer Diathese. Es handelt sich um eine allergisch-toxische Reaktion bei der halothanspezifische Antikörper beschrieben worden sind (Van Pelt et al. 1995). Diese können aber international nur von wenigen Labors bestimmt werden, so daß die Diagnose in der Regel aufgrund des klinischen Verlaufs gestellt werden muß.

Andere Medikamente

Idiosynkratische Reaktionen mit Leberversagen können durch eine ganze Reihe von Medikamenten ausgelöst weden (Pohl 1990). Meist tritt die Reaktion in zeitlich kurzem Abstand nach Beginn der Exposition auf. Angesichts der großen Zahl potentiell verursachender Medikamente ist eine positive Bestätigung der Diagnose oft schwierig, zumal valide Bestätigungsteste fehlen.

Selten können Antikörperphänomene oder klinische Hinweise für andere Hypersensitivitätsreaktionen hilfreich sein. Meist bleibt aber die Diagnose einer idiosynkratischen Medikamentenreaktion eine Ausschlußdiagnose.

46.1.3 Sonstige Ursachen

Knollenblätterpilzvergiftungen

Knollenblätterpilzvergiftungen sind in Zentraleuropa im Spätsommer/Herbst nicht selten. Diagnostisch hilfreich ist der typische Verlauf der Vergiftung (O'Brien 1996).

■ **Klinische Symptome.** Innerhalb der ersten 6–12 h nach Ingestion treten schwere abdominelle Schmerzen, Übelkeit und – häufig blutiges – Erbrechen auf. Hiervon erholen sich die Patienten langsam und es folgt eine relativ symptomarme Phase von 1–3 Tagen, während derer sich aber die biochemischen Leberwerte ständig und dramatisch verschlechtern (Koppel 1993).

Kennzeichnend ist ein rascher Abfall der Gerinnungsfaktoren bei steilem Anstieg der Transaminasen. An Tag 3–5 der Vergiftung entwickelt sich dann das Vollbild des akuten Leberversagens, wobei sehr rasch ein Multiorganversagen, insbesondere mit Niereninsuffizienz eintritt.

■ **Diagnostik.** In entsprechenden toxikologischen Instituten kann der Nachweis der Amanita-Toxine aus dem Blut die Diagnose sichern und so retrospektiv zur Klärung fraglicher Fälle beitragen.

■ **Therapie.** Therapeutisch werden Penicillin G und Silibenin (Mariendistel) verwendet; Studien zur Therapie existieren jedoch praktisch nicht.

Akute Schwangerschaftsfettleber

Die akute Schwangerschaftsfettleber ist eine Komplikation des letzten Trimenons der Schwangerschaft (s. Kap. 91). Kennzeichnend ist die massive, mikrovesikuläre Verfettung der Leber. Abzugrenzen sind andere schwangerschaftsassoziierte Leberfunktionsstörungen, insbesondere das HELLP-("hypertonus elevated liverenzymes low platelet"-) Syndrom, welches in die Gruppe der schweren Gestosen einzuordnen ist (Riely 1994).

Bei allen schwangerschaftsbezogenen Leberfunktionsstörungen ist, wenn irgend möglich, die sofortige Beendigung der Schwangerschaft anzustreben, danach kommt es in aller Regel zu einer raschen Erholung der Leberfunktion.

Morbus Wilson (s. Kap. 66)

Ein akutes Leberversagen als Erstmanifestation eines M. Wilson tritt nur bei jungen Menschen, meist im 2. oder 3. Lebensjahrzehnt, auf.

■ **Klinische Symptome.** Klinisch sind diese Fälle durch die Trias aus akutem Leberversagen, Coombs-negativer hämolytischer Anämie und diskrepant gering erhöhten Serumenzymwerten, insbesondere für die alkalische Phosphatase, gekennzeichnet (Stremmel et al. 1991). Oft findet sich ein Kayser-Fleischer-Ring.

Histologisch besteht trotz der Präsentation als akutes Leberversagen in diesen Fällen immer schon eine Zirrhose. Die Urin-Kupfer-Ausscheidung ist extrem erhöht und kann neben dem erhöhten Serumkupfer und dem in diesen Fällen fast immer erniedrigten Serumcoeruloplasmin zur Diagnosefindung helfen. Auch das Verhältnis von alkalischer Phosphatase im Serum (U/l) zum Gesamt-Bilirubin (μmol/l) ist als diagnostisches Kriterium vorgeschlagen worden. Ein Wert von weniger als 2 bei Patienten mit fulminantem Leberversagen gilt als suggestiv für das Vorliegen eines M. Wilson (Berman et al. 1991).

Andere Ursachen

Weitere Ursachen für ein akutes Leberversagen sind
- das Budd-Chiari-Syndrom, wenn gleichzeitig alle 3 Lebervenenhauptäste verschlossen sind (Kuo et al. 1996) (s. Kap. 83),
- Hitzeschock, insbesondere nach vorhergegangenem Alkoholexzeß (Feller u. Wilson 1994),
- septische Infektionen,
- kardiovaskuläre Schockzustände,
- das Reye-Syndrom, charakterisiert durch Enzephalopathie, fettige Degeneration der Leber und Leberversagen. Es tritt überwiegend bei Kindern auf, die während eines Virusinfekts (Varizellen, Influenza) Salizylate einnehmen. Seit 1987 ist die Zahl der Erkrankungen bei dieser pathogenetisch nicht eindeutig geklärten Erkrankung deutlich zurückgegangen (Belay et al. 1999).

46.2 Prognose

Die Prognose des akuten Leberversagens ist abhängig von der zugrundeliegenden Ätiologie, dem Alter des Patienten und der Dynamik, mit der sich das Krankheitsbild entwickelt (Williams 1996).

Entwickelt sich das Leberversagen fulminant, d. h. liegen zwischen Ikterus und Enzephalopathie weniger als 7 Tage, so ist die Prognose besser als bei langsamerer Entwicklung. Besonders schlecht ist die Prognose bei subakutem Leberversagen, welches sich über Wochen bis zum Vollbild steigert.

Ätiologisch sind die Medikamententoxizität und die Non-A-Non-B-Non-C-Hepatitis prognostisch schlecht, die Hepatitis A dagegen eher günstig. Schlecht ist die Prognose bei Kindern unter 10 und Patienten über 40 Jahren.

Insgesamt hat sich die Prognose des akuten Leberversagens durch die Weiterentwicklung der Intensivmedizin in den letzten 20 Jahren zwar verbessert, noch immer liegen aber die Überlebensraten nach Eintritt einer Enzephalopathie bei konservativer Therapie allein nur zwischen 30 und 60% je nach Patient und Diagnose, d. h. etwa jeder zweite Patient mit akutem Leberversagen benötigt eine Lebertransplantation (Williams u. Wendon 1994).

Patienten, die ein akutes Leberversagen überleben, erholen sich in der Regel vollständig. Nur selten bleiben zerebrale, renale oder hepatische Residuen zurück (Karvoutzis et al. 1974).

46.3 Klinische Probleme und Therapie (Tab. 46.1)

46.3.1 Enzephalopathie (s. Kap. 11)

Die hepatische Enzephalopathie gehört zu den essentiellen klinischen Befunden für die Diagnose eines akuten Leberversagens. Sie wird eingeteilt in 4 Schweregrade, wobei die Tiefe der Enzephalopathie insbesondere in den Anfangsstadien eines Leberversagens und bei sog. „late onset hepatic failure" deutlich wechseln kann.

Der Grad der Enzephalopathie hat prognostische Bedeutung. Bleibt der Patient ansprechbar und ori-

Tabelle 46.1. Spezifische Probleme und Therapieansätze beim akuten Leberversagen

Problem	Monitoring	Therapieoption
Enzephalopathie	Gradierung 1–4 Ansprache neurologische Untersuchung	NPO Laktuloseeinläufe Flumazenil
Hirnödem	Systolische RR-Spitzen intrakranielle Druckmessung juguläre O_2-Sättigung	(Hyperventilation) Mannitol Thiopental Luxus-Oxigenierung
Hyperdynames Kreislaufversagen	EKG-Monitor i. a. Druckmessung Pulmonaliskatheter Laktat	Katecholamine ACC (?) Prostazyklin (?)
Nierenversagen	Urinmenge Urin-Natrium Serumkreatinin	Hydratation optimieren Low-dose-Dopamin CAVH/CVVH
Hepato-pulmonales Syndrom	$paO_2/paCO_2$ elektive Intubation Pulmonaliskatheter	Cave Überwässerung! hohes fiO_2 niedriger intrathorakaler Druck
Gerinnungsstörungen	Prothrombinzeit (Quick) Faktor II, V, AT III Fibrinspaltprodukte Thrombozyten	Fresh frozen plasma (Soll > 20%) AT-III-Substitution auf > 50% Low-dose-Heparin Blutungsprophylaxe mit PPI
Metabolische Entgleisung	BZ-Kontrollen Na^+, K^+, pH, HCO_3^- Harnstoff	Glukosedauerinfusion i. v. Ernährung
Sepsis	Mikrobiologische Kulturen Abstriche CRP Procalcitonin	Prophylaktische SDD nach Intubation: prophylaktische Antibiose

NPO „nichts per os"; keine orale Nahrungszufuhr;
ACC Acetylcystein;
CAVH kontinuierliche arteriovenöse Hämofiltration;
CVVH kontinuierliche venovenöse Hämofiltration;
SDD selektive enterale Darmdekontamination.

entiert (Enzephalopathiegrade 1 und 2), so ist die Prognose gut; tritt jedoch eine höhergradige Enzephalopathie ein, wird die Prognose generell deutlich schlechter und unvorhersagbarer (Ellis u. Wendon 1996). Das Risiko eines Multiorganversagens und die Gefahr eines Hirnödems steigen parallel zum Grad der Enzephalopathie an.

Pathophysiologie

Die Pathophysiologie der Enzephalopathie ist multifaktoriell und nicht vollständig geklärt. Funktionell kommt es zu einer Verschlechterung des neuronalen Energiestoffwechsels und einer Veränderung der Blut-Hirn-Schranke. Ammoniak, Phenole, Fettsäuren, Mercaptane und sog. Mittelmoleküle sind alle als verursachende Substanzen angeschuldigt worden.

■ **Gammaaminobuttersäure (GABA).** Neuerdings wurde auch die Bedeutung der GABA für die „endogene Narkose" der hepatischen Enzephalopathie untersucht. Bei dieser Substanz handelt es sich um den wesentlichsten inhibitorischen Neurotransmitter im ZNS. Sein Wirkungsprofil läßt eine Vermittlung über den GABA-Rezeptor als möglich erscheinen (Jones et al. 1984). Die zirkulierenden GABA-Spiegel bei Patienten mit akutem Leberversagen sind erhöht gefunden worden. Andererseits sind die GABA-Konzentrationen im Hirngewebe und im Liquor bei Patienten mit schwerer Enzephalopathie meist normal.

Alternativ sind Mechanismen untersucht worden, die die Empfindlichkeit des GABA-Rezeptors steigern könnten, insbesondere der Benzodiazepinrezeptor, der mit dem GABA-Rezeptor in der Plasmamembran neuronaler Zellen einen supramolekularen Komplex bildet. Ein endogener Benzodiazepinligand mit einem Molekulargewicht von etwa 10.000 ist im Liquor von Patienten mit hepatischer Enzephalopathie und bei Patienten, die an einem akuten Leberversagen verstarben, beschrieben worden (Jones et al. 1990). Konsequenterweise wurde versucht, durch Gabe von Benzodiazepinantagonisten die hepatische Enzephalopathie zu verhindern.

Die Erfolge einer solchen Therapie sind zwar in einzelnen Fällen eindrucksvoll, jedoch stets nur kurzfristig und so variabel, daß die Stimulation des GABA-Rezeptors nicht die alleinige Erklärung für die Enzephalopathie sein kann (Gyr u. Meier 1991).

Ebenfalls diskutiert wurden als mögliche Ursache die Bildung „falscher Neurotransmitter" im Serum und im ZNS sowie die Veränderungen des zirkulierenden Aminosäureprofils. Letztlich ist die Genese der hepatischen Enzephalopathie ungeklärt, gesichert ist aber, daß die Aufnahme stickstoffhaltiger Substanzen aus dem Darm die Symptomatik verschlechtert. Eiweißkarenz und hohe Einläufe mit Laktulose sind deshalb insbesondere in frühen Enzephalopathiestadien empfehlenswert.

46.3.2 Hirnödem

Das Hirnödem ist eine der häufigsten Todesursachen bei akutem Leberversagen. 75–80 % der Patienten mit Enzephalopathie Grad 4 entwickeln ein Hirnödem, unabhängig von der dem Leberversagen zugrundeliegenden Ursache (Blei 1995). Jüngere Patienten sind besonders gefährdet, und die Gefahr ist besonders groß bei fulminantem Verlauf. Bei subakutem Leberversagen wird ein Hirnödem selten beobachtet.

Klinische Symptome

Klinisch findet sich bei Patienten, die ein Hirnödem entwickeln, initial ein systolischer Blutdruckanstieg, eine Hyperventilation, träge Pupillenreaktion und schließlich ein Ausfall der Hirnstammreflexe.

Klassische Stauungspapillen sieht man selten. Eine direkte Messung des intrakraniellen Drucks muß angestrebt werden, wird jedoch durch die ausgeprägte Gerinnungsstörung im Verlauf immer schwerer möglich. Patienten, die eine zunehmende Enzephalopathie entwickeln, sollten darum möglichst frühzeitig eine peridurale Hirndrucksonde erhalten (Cordoba u. Blei 1995).

Hirndruckmessung

> **!** Bei beatmeten Patienten ist die direkte Druckmessung besonders wünschenswert, da klinische Hirndruckzeichen bei ihnen kaum noch evaluierbar sind. Außerdem ermöglicht die direkte Druckmessung die bessere Führung der Patienten während diagnostischer oder therapeutischer Eingriffe, die den Hirndruck erhöhen können, wie z. B. Bronchoskopie oder Hämodialyse.

Bei einer evtl. nachfolgenden Transplantation ist die Hirndruckmessung von großem Vorteil, da es im Verlauf der Operation zu erheblichen Schwankungen des zerebralen Perfusionsdrucks kommen kann (Keays et al. 1991).

Die Komplikationsrate der periduralen intrakraniellen Druckmessung liegt insgesamt bei etwa 4 % bei Verwendung moderner Drucksonden (Blei et al. 1993).

■ **Perfusionsdruck.** Die Bedeutung der zerebralen Druckerhöhung liegt in ihren negativen Folgen für die Hirndurchblutung. Der zerebrale Perfusionsdruck errechnet sich als Differenz zwischen dem Hirndruck und dem arteriellen Mitteldruck, so daß bei steigendem Hirndruck und fallendem arteriellem Mitteldruck der zerebrale Perfusionsdruck rasch abnimmt (Munoz et al. 1993). Kritisch sind Werte unter 50 mmHg; länger anhaltende Werte unter 40 mmHg werden nur selten überlebt (Aggarwal et al. 1994).

■ **Verfahrensweise.** Patienten, die in Gefahr sind ein Hirnödem zu entwickeln, sollten in ruhiger Umgebung gepflegt werden, der Oberkörper soll 45 Grad angehoben gelagert werden, und direkte Manipulationen am Patienten sollen auf ein Minimum beschränkt bleiben. Patienten mit Enzephalopathie Grad 3 oder 4 sollten elektiv intubiert werden, um zu verhindern, daß eine Aspiration entritt und um eine maschinelle Hyperventilation zu ermöglichen.

Ein Monitoring des Sauerstoffgehalts in der V. jugularis im Vergleich zur arteriellen Sauerstoffsättigung ermöglicht eine Abschätzung des zerebralen Sauerstoffverbrauchs (Larsen et al. 1996). Dieser sollte im Verlauf erfaßt werden, um eine Verschlechterung frühzeitig erkennen und therapeutisch reagieren zu können. Auch ein Anstieg des jugulären Laktatspiegels deutet auf eine ungenügende Sauerstoffversorgung des Gehirns hin.

Verlauf

In frühen Stadien des Hirnödems ist die intrakranielle Druckerhöhung schwankend und der zerebrale Blutfluß erhöht. Die Sauerstoffaufnahme des Gehirns ist noch normal.

Mit fortschreitendem Ödem wird die Druckerhöhung stärker und zeigt keine Schwankungen mehr. Nunmehr sinkt der zerebrale Perfusionsdruck; in der Folge kommt es zu einer Abnahme des Blutflusses und zu einer Verminderung der Sauerstoffzufuhr. In diesen Stadien steigt die arteriell/juguläre Sauerstoffdifferenz deutlich an, da die zerebrale Sauerstoffextraktion steigt, um den verminderten Blutfluß zu kompensieren.

In Spätstadien reicht die Hirndurchblutung nicht mehr für eine Versorgung der Nervenzellen aus, und es kommt zum Hirntod (Wijdicks et al. 1995). Dieser tritt u. U. auch ohne Zeichen einer zerebellären Einklemmung auf.

Therapie

■ **Hyperventilation.** Therapeutisch ist die Hyperventilation auf $paCO_2$-Werte zwischen 30 und 35 nur in Frühstadien erfolgversprechend. Nimmt mit fortschreitender Druckerhöhung der zerebrale Blutfluß ohnehin ab, so ist keine Hyperventilation mehr angezeigt.

■ **Mannitol.** Mannitol zur osmotischen Hirnödemtherapie ist das wichtigste Therapieprinzip. Es ist besonders in frühen und mittleren Stadien des Hirnödems wirksam, verliert in späten Stadien jedoch deutlich an Effizienz (Williams u. Gimson 1991). Die Wirkung des Mannitol geht mit einer osmotischen Diurese einher. Zeigen Patienten ohne Nierenversagen nach Gabe von 0,3–0,4 mg/kg Mannitol keine Zunahme der Diurese, soll die Plasmaosmolarität gemessen werden. Liegt sie unter 320 mOsm, soll die Dosis unmittelbar wiederholt werden. Bei Patienten mit Nierenversagen ist Mannitol nur wirksam, wenn innerhalb von 15 min nach Administration das 3fache des zugeführten Volumens durch Ultrafiltration entfernt wird.

■ **Weitere Maßnahmen.** In späten Stadien sind eine Verminderung des Sauerstoffbedarfs durch Gabe von Thiopental und eine Verbesserung des Sauerstoffangebots durch Erhöhung des inspiratorischen Sauerstoffs („Luxus-Oxygenierung") die einzig verbleibenden Therapieansätze (Lee 1996). Eine Überwässerung der Patienten mit fulminantem Leberversagen muß durch sorgfältige Volumenüberwachung und Flüssigkeitsbilanzierung verhindert werden.

Fällt der zerebrale Perfusionsdruck unter 50 mmHg, muß durch Katecholamine der arterielle Mitteldruck angehoben werden. In diesem Stadium sollte der Patient flach gelagert werden, um den zerebralen Blutfluß zu optimieren. Die Gabe von Dexamethason bei hepatisch induziertem Hirnödem ist nicht hilfreich (Davies et al. 1994).

46.3.3
Kardiovaskuläres System und Hämodynamik

Körperliche Symptome

Systolische Blutdruckerhöhungen bei Patienten mit Grad-4-Enzephalopathie sind Hinweise für eine intrakranielle Druckerhöhung. Typischerweise findet sich im akutem Leberversagen dagegen ein hypotoner, hyperdynamer Kreislauf, wie bei Patienten mit Sepsis. Die Situation wird gekennzeichnet durch ein hohes Herz-Zeit-Volumen bei deutlich erniedrigtem peripheren Widerstand sowie niedrigen diastolischen Blutdruckwerten (Ellis u. Wendon 1996).

Relative Hypovolämie durch Vasodilatation führt zu niedrigen zentralvenösen, pulmonalarteriellen und linksventrikulären Füllungsdrucken.

Volumenersatz

Die Patienten mit Grad-4-Enzephalopathie und hohem Hirndruckrisiko müssen mit einem Pulmonaliskatheter überwacht werden, um sie optimal hydrieren und die peripheren Widerstände mit Katecholaminen präzise einstellen zu können. Flüssigkeitsersatz soll immer auch mit Blutkonserven erfolgen, wenn der Hämoglobinwert unter 11 g% absinkt. Persistiert das hypotone Kreislaufversagen trotz adäquater Hydratation, so ist die Prognose sehr schlecht.

Katecholamine

Katecholamine können die Situation stabilisieren. Ihr Einsatz ist aber nur mit einer Verbesserung der Prognose verbunden, wenn weiter therapeutische Maßnahmen ergriffen werden.

Adrenalin und Noradrenalin verbessern die Kreislaufsituation durch Steigerung des peripheren Widerstands. Adrenalin unterstützt darüber hinaus die myokardiale Kontraktionskraft. Keine der beiden Substanzen erhöht aber die Sauerstoffaufnahme in peripheren Geweben.

Supportive Maßnahmen

Zusätzliche Maßnahmen, die das mikrovaskuläre Sauerstoffangebot und die periphere Sauerstoffaufnahme verbessern, werden insbesondere von angelsächsischen Arbeitsgruppen sehr empfohlen. Diese konnten zeigen, daß die intravenöse Gabe von Prostacyclin die Mikrozirkulation und den Sauerstoffverbrauch in der Peripherie verbessert (Wendon et al. 1992) und eine Dauerinfusion von N-Acetylcystein, in Dosen wie bei Paracetamolintoxikation, die Sauerstoffextraktion und den Sauerstoffverbrauch steigern kann (Devlin et al. 1997).

Insgesamt sollen als Zielgrößen der hämodynamischen Maßnahmen folgende Richtwerte erreicht werden:
- ein Herzindex von über 4,5 l/min/m^2,
- ein peripherer Widerstandsindex von über 700 dyn/s/cm^{-5} und
- ein O$_2$-Verbrauch von über 170 ml/min/m^2.

46.3.4
Nierenversagen

Zwischen 30 und 75 % der Patienten mit akutem Leberversagen entwickeln ein Nierenversagen mit Oligoanurie und Kreatininanstieg (Mendoza et al. 1997).

Bei Paracetamol- und Knollenblätterpilzvergiftung ist das Nierenversagen ein direkt toxischer Effekt der zugrundeliegenden Intoxikation und entwickelt sich häufig schon vor Eintritt der Enzephalopathie.

Patienten mit Leberversagen anderer Ursache zeigen typischerweise bei fortgeschrittener Enzephalopathie zunächst ein funktionelles Nierenversagen mit Abfall des Urinnatriums auf unter 10 mmol/l mit anschließendem Tubulusschaden und Anurie (Davison 1996).

Ein verminderter intravasaler Druck durch Hypovolämie oder Vasodilatation trägt zur Verschlechterung der Nierenfunktion bei und muß ausgeglichen werden. Das Nierenversagen bei Leberausfall ist gekennzeichnet durch eine extreme intrarenale Vasokonstriktion. Diese ist lange Zeit reversibel und führt erst nach protrahiertem Verlauf zu bleibenden Schäden an der Niere.

Medikamentöse Therapie

Dopamin in niedriger Dosis (2–4 µg/kg/h) kann möglicherweise in Frühstadien die Verschlechterung der Nierenfunktion durch eine Verbesserung des renalen Blutflusses verzögern, solange die Patienten noch nicht anurisch sind.

Hohe Dosen Furosemid sind wirkungslos und nicht empfehlenswert, andere nephrotoxische Medikamente wie Aminoglykoside, Vancomycin und auch Mannitol sollen nur mit strenger Indikation zur Anwendung kommen (Munoz 1993).

Dialyse

Nierenersatztherapie soll frühzeitig, noch vor Erreichen der sonst üblichen Dialysekriterien begonnen werden, um Überwässerungen mit Lungenödem und der vermehrten Gefahr eines Hirnödems zu vermeiden. Die Patienten sind häufig kreislaufinstabil, daher sind kontinuierliche Hämofiltrationsverfahren gegenüber intermittierender Dialyse vorzuziehen.

Prognose

Die Prognose des akuten Leberversagens wird durch das zusätzliche Nierenversagen erheblich verschlechtert. Nur 30 % der Patienten mit fulminanter Hepatitis A oder B überleben diese Befundkonstellation.

46.3.5
Pulmonale Komplikationen

Mit höhergradiger Enzephalopathie und insbesondere bei beginnender Druckerhöhung zeigen viele Patienten eine deutliche arterielle Hypoxämie (Bihari et al. 1986), die unter Beatmung ein hohes Sauerstoffangebot notwendig macht.

Ursachen
Die Ursachen hierfür sind vielfältig. Patienten mit Leberversagen haben häufig bronchopulmonale Infektionen. Bei der Hälfte lassen sich pathogene Keime im Trachealsekret finden und etwa ein Viertel der Patienten zeigt bronchopneumonische Infiltrate im Röntgenbild (Wyke 1989). Häufig entwickelt sich zudem ein pulmonales Kapillarleck mit nichtkardialem Lungenödem und ARDS-ähnlichem Bild, insbesondere wenn große Mengen Albumin, Gerinnungsfaktoren und Frischplasma substituiert werden müssen.

Unabhängig von diesen eher unspezifischen pulmonalen Veränderungen beobachtet man bei einem Teil der Patienten darüber hinaus einen deutlichen Ventilations/Perfusions-Mismatch. Die Situation erinnert an das bei chronischen Lebererkrankungen beobachtete „hepatopulmonale Syndrom" (Krowka 1993) und ist gekennzeichnet durch eine erhebliche intrapulmonale Vasodilatation, die zu einem funktionellen Rechts-Links-Shunt führt.

Therapie
Hohe Sauerstoffpartialdrucke sind erforderlich, um eine ausreichende Oxigenierung des Blutes sicherzustellen. Bei der Beatmung dieser Patienten soll dennoch der Atemwegsmitteldruck nicht wesentlich gesteigert werden, um nicht durch Stauung des venösen Rückflusses die Entwicklung eines Hirnödems zu begünstigen.

46.3.6
Gerinnungsstörung

Schwere Gerinnungsstörungen gehören obligat zum klinischen Bild des akuten Leberversagens. Die Natur dieser Gerinnungsstörungen ist komplex und umfaßt sowohl einen Mangel an prokoagulatorischen Faktoren als auch ein Defizit bei den Inhibitoren der Gerinnung und der Fibrinolyse (Pereira et al. 1996).

Man findet bei akutem Leberversagen einen Mangel an Fibrinogen, Prothrombin, Faktor II, V, VII, IX Protein S, Protein C, und Antithrombin III.

■ **Quick.** Die Prothrombinzeit („Quick-Wert") wird häufig als aussagekräftiger Indikator für die Schwere des Leberversagens benutzt (Anand et al. 1997). Sie mißt hauptsächlich die Faktoren II, V, VII und X.

Neben einer verminderten Produktion durch die Leber spielt auch ein gesteigerter peripherer Verbrauch an Gerinnungsfaktoren für die niedrigen Spiegel eine Rolle. Zwar sieht man nur selten das Vollbild der Verbrauchskoagulopathie, bei Anwendung sensitiver Suchtests zeigen jedoch fast alle Patienten Zeichen der disseminierten intravasalen Gerinnung (Langley et al. 1990).

■ **Antithrombin III.** Antithrombin-III-Mangel findet sich bei fast allen Patienten. Die Substitution auf Werte über 50 % ist assoziiert mit einer längeren Halbwertszeit für Heparin und einer geringeren Koagulopathierate insbesondere bei Patienten die dialysiert oder hämofiltriert werden müssen (Langley et al. 1991).

■ **Thrombozyten.** Ebenfalls gut dokumentiert sind qualitative und quantitative Störungen der Thrombozyten. Mehr als 2 Drittel der Patienten haben zirkulierende Thrombozytenzahlen unter 100.000/µl. Die Thrombozytenaggregation ist gestört, jedoch findet sich eine gesteigerte Adhäsionsbereitschaft der Thrombozyten möglicherweise als Folge gesteigerter Willebrand-Faktor-Spiegel (Langley et al. 1985).

Therapie
In frühen Untersuchungen wurden klinisch schwere Blutungen bei 30 % der Patienten beschrieben. Seither hat die großzügige Substitution mit gefrorenem Frischplasma diese Rate deutlich vermindert.

> ! Die häufigste Blutungsquelle mit relevantem Blutverlust ist die Schleimhaut im Magen und oberen Dünndarm (Ellison et al. 1996). Dies ist Folge der akuten Stauungsgastritis mit häufig ausgedehnten Erosionen der Magenschleimhaut. Patienten im akuten Leberversagen müssen daher unbedingt H_2-Blocker oder Protonenpumpeninhibitoren zur Blutungsprophylaxe erhalten.

46.3.7
Metabolische Störungen

■ **Glukose.** Patienten mit akutem Leberversagen entwickeln häufig eine schwere Hypoglykämie. Die Hypoglykämie kann die mentale Situation der Patienten erheblich verschlechtern und wird gelegentlich als progrediente Enzephalopathie verkannt (Lee 1996). Umgekehrt werden duch eine fortgeschrittene Enzephalopathie die Zeichen der Hypoglykämie maskiert, weshalb engmaschige Blutzuckerkontrollen notwendig sind. Zeigen sich Unterzuckerungstendenzen (BZ unter 3,5 mmol/l = 60 mg %), muß intravenös Glukose substituiert werden.

Die Ursachen der Hypoglykämieneigung sind vielfältig. Mit fortschreitender Verschlechterung der Leberfunktion kommt es zu einem Versagen der Glukoneogenese. Gleichzeitig sind die Patienten meist schon länger ohne adäquate Nahrungsaufnahme, wodurch die Glykogenspeicher leer sind (Barber u. Teasley 1984). Darüber hinaus zeigen viele der Patienten eine Hyperinsulinämie durch verminderte hepatische Insulinextraktion (Fiaccadori et al. 1991).

■ **Säure-Basen-Haushalt.** Störungen des Säure-Basen Haushalts sind ebenfalls häufig. Bei Paracetamolintoxikation entwickeln bis zu 30 % der Patienten eine metabolische Azidose. Diese geht der Enzephalopathie zeitlich voraus und ist von der Nierenfunktion unabhängig (O'Grady 1997 b). Sie verschlechtert die Prognose erheblich. Das Absinken des arteriellen pH-Wertes auf unter 7,3 am zweiten Tag nach Einnahme oder später ist mit einer Mortalität von 90 % assoziiert.

■ **Laktatazidose.** Demgegenüber beobachtet man bei nur 5 % der Patienten mit akutem Leberversagen anderer Genese eine Azidose, die ebenfalls mit einer sehr schlechten Prognose assoziiert ist.

Hier handelt es sich meist um Laktatazidosen, bedingt durch mangelnde Sauerstoffaufnahme in der Peripherie (Pandha 1992). Die Ursache liegt in Mikrozirkulationsstörungen durch Tonusveränderungen der Arteriolen, Mikrothromben bei intravasaler Gerinnungsneigung und dem Gewebsödem bei erhöhter Kapillarpermeabilität. Maßnahmen gegen die Laktatazidose, wie Hämodialyse und Bikarbonatsubstitution bleiben wirkungslos, solange nicht die zugrundeliegende Mikrozirkulationsstörung behoben werden kann.

Öfter als schwere Azidosen sieht man bei akutem Leberversagen eine metabolische Alkalose. Diese wird bedingt durch ein Versagen der Harnstoffsynthese in der Leber, wodurch die beiden Vorläufersubstrate der Harnstoffbildung, Ammonium und Bikarbonat, akkumulieren (Häussinger u. Gerok 1986).

In Assoziation mit der Alkalose wird gehäuft eine Hypokaliämie gesehen.

46.3.8
Ernährung bei Leberversagen

Die wenigsten Patienten mit akutem Leberversagen sind schon vor ihrer Erkrankung mangelernährt. Mit Verschlechterung der Leberfunktion kommt es jedoch in fast allen Fällen zur Ausbildung einer katabolen Stoffwechsellage, und die Patienten verlieren rasch an Körpermasse.

Glucoseinfusionen sind notwendig zur Verhinderung von Unterzuckerungszuständen. Eine intravenöse Ernährung ausschließlich mit Glukose führt aber schnell zu einer schweren Verfettung des funktionsfähigen Restparenchyms der Leber (Barber u. Teasley 1984).

Enterale Ernährung
Wenn ausreichend Kalorien angeboten werden sollen, steht man daher vor einer Reihe praktischer Probleme. Enterale Sondenernährung, obgleich für die Leberregeneration wegen der portalen Anflutung der Substrate wünschenswert, läßt sich wegen Darmatonie und der Gefahr einer Verschlechterung der Enzephalopathie durch das Einbringen von Protein in den Darm nicht umsetzen.

Parenterale Ernährung
Bei intravenöser Ernährung ist man durch die damit u. U. einhergehende Volumenbelastung limitiert. Lange Zeit hat man sich gescheut, Patienten im Leberversagen intravenöse Fette anzubieten. Neuere Ergebnisse zeigen jedoch, daß eine parenterale Ernährung mit Lipiden und Aminosäuren in der Lage ist, die negative Stickstoffbilanz der Patienten zu korrigieren. Ob hierbei mit verzweigtkettigen Aminosäuren angereicherte Lösungen einen Vorteil über Standardmischungen haben, ist immer noch unklar (Alexander et al. 1989).

Substitution wasserlöslicher Vitamine ist sinnvoll. Ob fettlösliche Vitamine und Spurenelemente substituiert werden müssen, ist fraglich. Dennoch neigen die meisten Zentren zu einer Gabe zumindestens von Vitamin K.

46.3.9
Sepsis

Patienten mit fulminantem Leberversagen haben eine schwerwiegende Störung ihrer Immunabwehr, mit gestörter Neutrophilen- und Kupffer-Zell-Funktion, sowie einem Mangel an Opsoninen (Komplementfaktoren, Fibronektin; Acharya et al. 1995).

Bei Patienten mit Enzephalopathie von Grad 2 und schwerer finden sich pathologische mikrobiologische Kulturbefunde in 80 % der Fälle. Am häufigsten sind Infektionen der Atemwege (62 %), gefolgt von positiven Urin (48 %) und Blutkulturbefunden (20 %). Die häufigsten gefundenen Erreger sind Staphylokokken, Streptokokken und coliforme Bakterien. Darüber hinaus zeigen 32 % der Patienten eine Pilzinfektion, meistens mit Candidaarten, die meist später im Verlauf auftritt (Rolando et al. 1992).

> ! Die Gefahr für Infektionen ist besonders groß bei gleichzeitigem Nierenversagen und maschineller Beatmung. Tägliche Kulturen aller erreichbaren Körperhöhlen und Flüssigkeiten sind unbedingt notwendig, um jederzeit über die aktuelle Keimsituation und die Resistenzlage informiert zu sein.

Medikamentöse Therapie

Das klinische Bild des akuten Leberversagens weist zahlreiche Übereinstimmungen mit dem der Sepsis auf. Insbesondere das hyperdyname Kreislaufversagen und die latente Verbrauchskoagulopathie lassen die Abgrenzung von gramnegativen Infektionen häufig schwierig werden. Infektionen sind neben dem Hirnödem die häufigste Todesursache bei Patienten mit akutem Leberversagen. Es ist daher immer wieder versucht worden, die Prognose des akuten Leberversagens durch prophylaktische Gabe von Antibiotika und Antimykotika zu verbessern. Dabei konnte gezeigt werden, daß eine Kombination aus intravenösen Breitspektrumantibiotika und oralen Antimykotika die Prognose der Patienten signifikant verbessern kann (Rolando et al. 1992), insbesondere dann, wenn sie später eine Lebertransplantation brauchen. Dabei kommt der prophylaktischen Antimykotikagabe im Rahmen einer sog. selektiven Darmdekontamination die größte Bedeutung zu (Tabelle 46.1).

46.4 Spezifische Therapien

■ **Schwangerschaftsassoziiertes Leberversagen.** Ein Schwangerschaftstest soll bei allen weiblichen Patienten mit Leberversagen unmittelbar durchgeführt werden. Handelt es sich um ein schwangerschaftsassoziiertes Leberversagen, muß wenn irgend möglich die Schwangerschaft beendet werden, womit die Leberfunktion in aller Regel kurzfristig normalisiert wird (Baez u. Gonzalez 1994).

■ **Intoxikation.** Antidote stehen für die Paracetamolintoxikation und möglicherweise für die Vergiftung mit Amanitatoxinen zur Verfügung.

Bei Paracetamolintoxikation ist die frühzeitige, hochdosierte Gabe von Acetylcystein u. U. lebensrettend und muß solange durchgehalten werden, bis keine Metabolite der Substanz mehr nachweisbar sind. Möglicherweise profitieren die Patienten sogar von einer Gabe der Substanz bis zur Erholung der Leberfunktion (Janes u. Routledge 1992). Bei Knollenblätterpilzintoxikation wird Legalon (Mariendistel, Silibenin) gegeben, obwohl die Wirksamkeit strenggenommen nicht erwiesen ist.

Darüber hinaus sind spezifische Therapien des akuten Leberversagens nicht als wirksam gesichert. Insulin und Glukagondauerinfusionen wurden eingesetzt, um die Leberregeneration zu fördern. Die Ergebnisse zeigten jedoch keine überzeugenden Effekte und die Gefahr der Blutzuckerentgleisung ist hoch (Woolf u. Redeker 1991).

46.5 Prognostische Faktoren

Untersuchungen der zirkulierenden „hepatic growth factor"-(HGF-)Spiegel zeigen, daß dieser leberspezifische Wachstumsfaktor bei Patienten mit Leberversagen in fast allen Fällen deutlich erhöht ist. Patienten, die starben oder transplantiert werden mußten, zeigten höhere Werte als solche, die sich erholten (Hughes et al. 1994).

Andererseits zeigen Studien, daß eine Erhöhung des Alphafetoproteins im Verlauf des akuten Leberversagens mit einer positiven Prognose assoziiert ist (Jain et al. 1995). Demnach ist die Situation im akuten Leberversagen durch maximale Regenerationsstimulation gekennzeichnet. Das Überleben der Patienten hängt jedoch von der tatsächlich eintretenden Hepatozytenproliferation ab, die wiederum entscheidend vom Ausmaß der zugrundeliegenden Schädigung bestimmt wird. Zukünftige Ansätze werden daher darauf gerichtet sein müssen, die Pathomechanismen der zugrundeliegenden Krankheiten zu charakterisieren und Schädigungsmechanismen frühzeitig zu unterbrechen.

Hierzu unternommene Versuche haben bisher leider nicht überzeugt. Interferon verbessert nicht das Überleben bei fulminanter Virushepatitis (Sanchez-Tapias et al. 1987), und der Versuch, viral induzierte fulminante Hepatitiden durch intravenöses Prostaglandin E1 zu behandeln, blieb ohne reproduzierbaren Erfolg (Cattral et al. 1994).

46.6 Leberersatzverfahren

Bei der Entwicklung maschineller Leberersatzverfahren werden 2 grundsätzliche Ansätze verfolgt, nämlich Filtrationsverfahren und zellgestützte Bioreaktoren.

46.6.1
Filtrationsverfahren

Auf der einen Seite stehen ein Reihe von Filtrationsverfahren. Die Grundkonzeption ist hierbei, daß die Patienten mit akutem Leberversagen letztlich an der fehlenden Entgiftungsfunktion der Leber versterben, also an einer endogenen Vergiftung, die durch Filtration und Entfernung der relevanten Toxine verhinderbar sein müßte (Malchesky 1994).

Ursprünglich wurden hierzu Plasmapheresen durchgeführt, später wurden Kohlefilter und Adsorberharze verwendet. Neueste Maschinen benutzen eine Kombination aus Plasmapherese und Spezialadsorbern. Die Ergebnisse zahlreicher publizierter Studien zeigen, daß die Effekte der verschiedenen Filtrationsverfahren jeweils nur passager und insgesamt enttäuschend sind. Zwar bessert sich häufig – besonders bei den ersten Behandlungen – der Bewußtseinszustand der Patienten unter der Filtration. Nach Ende der Behandlung kommt es jedoch unmittelbar zu einer erneuten Verschlechterung auf das Ausgangsniveau, und eine Verbesserung der Gesamtprognose konnte nie gezeigt werden (McGuire et al. 1995).

Ein wesentliches Handikap bei der Entwicklung effektiver Filtrationssysteme ist, daß bis heute unklar ist, welche Substanzen entfernt werden müßten und welche möglicherweise protektiv und für das Überleben essentiell sein könnten. Daher ist bis heute nicht einmal klar, ob nicht eine konsequente Filtration letzendlich die Prognose sogar verschlechtern würde, indem sie z. B. kompensatorisch erhöhte Regenerationsfaktoren absenkt.

46.6.2
Bioreaktoren

Seit Jahren werden Versuche unternommen, Zellkultursysteme sog. „Bioreaktoren" zu entwickeln, die zumindest zeitweise die Leberfunktion übernehmen könnten, bis eine Restitution der eigenen Leber erfolgt oder ein geeignetes Transplantat verfügbar wird. Auch bei diesen Ansätzen sind bisher die grundlegenden Probleme ungelöst (Jauregui et al. 1996).

- Reaktoren mit humanen Leberzellkulturen sind von fraglichem Wert, da man praktisch eine humane Leber opfern muß, um den Bioreaktor zu beladen. Es fragt sich, ob es nicht sinnvoller wäre, diese dann gleich zu transplantieren.
- Bei Verwendung von Schweinehepatozyten ist die Biokompatibilität unklar.
- Werden andererseits immortalisierte humane Leberzellinien verwendet, muß deren differenzierte Funktionstüchtigkeit nachgewiesen und eine Verschleppung der potentiell malignen Zellen in den Organismus des Patienten verhindert werden.

Somit steht bis heute kein anwendungsfähiger Bioreaktor zur Verfügung. Die Forschung auf dem Gebiet der Leberersatzverfahren ist jedoch aktiv, und es erscheint als möglich, daß in den nächsten Jahren funktionsfähige Konzepte umgesetzt und zur klinischen Erprobung gebracht werden.

46.7
Lebertransplantation

Die Lebertransplantation hat von allen Therapieformen des akuten Leberversagens für sich genommen die größte Verbesserung der Prognose bewirkt. Die 5-Jahres-Überlebensraten liegen zwar mit knapp 60 % unter denen bei elektiver Transplantation für chronische Leberkrankheiten (Bismuth et al. 1996), stellen aber gegenüber der infausten Spontanprognose der Patienten eine enorme Verbesserung dar.

Die hohe postoperative Todesrate ist Ausdruck der großen Häufigkeit septischer Infektionen bei den Patienten. Diese hängt von der Dauer des Aufenthalts auf der Intensivstation, der Notwendigkeit maschineller Beatmung und dem Ausmaß des Multiorganversagens (Dialyse etc.) ab (McCashland et al. 1996).

Die Indikationsstellung zur Transplantation bei akutem Leberversagen muß unter Berücksichtigung der Ätiologie und des Verlaufs erfolgen. Grundsätzlich soll jede Chance zu einer Erholung der Leberfunktion ohne Transplantation genutzt werden, da in Fällen, in denen ein akutes Leberversagen überlebt wird, fast immer eine restitutio ad integrum erfolgt.

Ist andererseits die Prognose ersichtlich infaust, muß schnellstmöglich eine Transplantation erfolgen. Die Patienten müssen daher frühzeitig in ein Transplantationszentrum verlegt werden, und die Abschätzung der Prognose muß laufend überprüft werden.

Prognosescores
Bei einigen Erkrankungen ist die Prognose mit Eintritt einer Enzephalopathie Grad 3 oder 4 praktisch immer infaust, so z. B. bei akuter Wilson-Krise oder der Halothanhepatitis. Für andere Erkrankungsgruppen sind Prognosescores entwickelt worden, mit deren Hilfe die Notwendigkeit einer Transplantation frühzeitig erkennbar werden soll (Lake u. Sussman 1995).

So konnten französische Arbeitsgruppen zeigen, daß ein Absinken des Faktor V auf unter 20 % bei Hepatitis-B-induziertem Leberversagen retrospektiv von keinem der Patienten überlebt worden war. Zusätzliche Berücksichtigung der Konzentration des Alphafetoproteins erhöhte noch die Vorhersagekraft des Scores.

Die ausführlichsten Prognosescores kommen aus England von der Gruppe um Roger Williams. Sie ermöglichen mit Hilfe klinischer und biochemischer Befunde eine Identifizierung von Patienten mit hohem Überlebensrisiko, wobei zwischen „Paracetamolintoxikation" und „anderen Ursachen" unterschieden wird.

Die positive Vorhersagekraft sowohl der französischen als auch der englischen Scores ist mit über 85 % hoch, jedoch liegt die negative Vorhersagekraft enttäuschend niedrig bei nur etwa 65 %, d. h. fast jeder zweite Patient, der laut Prognoseberechnung ohne Transplantation hätte überleben sollen, mußte dennoch transplantiert werden oder verstarb (Anand et al. 1997; s. Übersicht).

Ergebnisse

Die Ergebnisse der Transplantation sind abhängig vom präoperativen Zustand der Patienten. Prognostisch besonders ungünstig sind Blutungen, Nierenversagen, exzessive Bilirubinerhöhungen und län-

ger bestehende Enzephalopathie Grad 4 (Ascher et al. 1993). Nach Transplantation kann ein vorbestehendes Hirnödem noch bis zu 12 h fortbestehen, und die intrakranielle Druckmessung sollte fortgesetzt werden.

■ **Infektionen.** Das Risiko für bakterielle Infektionen und Pilzinfektionen ist nach Transplantation unter der einsetzenden Immunsuppression besonders hoch. Die schlechtere Langzeitüberlebensrate gegenüber anderen Indikationsgruppen bei den tendenziell jüngeren Patienten ist durch die hohe Rate septischer Infektionen mit tödlichem Ausgang bedingt.

46.7.1 APOLT

Um Patienten mit potentiell reversiblem Leberversagen die lebenslange Immunsuppression zu ersparen, wurde die Technik der „auxiliären, partiellen orthotopen Lebertransplantation" (APOLT) entwickelt (Gubernatis et al. 1991). Hierbei wird bei der erkrankten Leber der linke Leberlappen reseziert und durch ein Teiltransplantat ersetzt. Das Transplantat übernimmt die Leberfunktion bis sich die eigene Leber des Empfängers erholt hat. Im Verlauf kann dann die Immunsuppression abgesetzt werden und das Transplantat atrophiert, während die eigene Leber zu normaler Größe hypertrophiert. Solche Teiltransplantationen sind inzwischen weltweit für eine ganze Reihe von Indikationen erfolgreich durchgeführt worden. Das Konzept funktioniert jedoch nur, wenn sich die eigene Leber tatsächlich zügig erholt.

„Kings College Kriterien" für die Indikationsstellung zur Lebertransplantation bei akutem Leberversagen

Patienten werden mit an Sicherheit grenzender Wahrscheinlichkeit eine Transplantation benötigen, wenn folgende Befunde erhoben werden:
- Prothrombinzeit > 100 s
 (= Quick < 7 % bzw. INR > 6,7)
 oder mindestens drei der folgenden:
- ungünstige Ätiologie
  - kryptogene Hepatitis,
  - Halothanhepatitis,
  - Medikamententoxikität;
- Ikterus mehr als 7 Tage vor Enzephalopathie,
- Alter < 10 oder > 40 Jahre,
- Prothrombinzeit > 50 s
 (= Quick < 15 % bzw INR > 4),
- Serumbilirubin > 300 µmol/l.

Spezialkriterien für die Paracetamolintoxikation:
- arterieller pH < 7,3
 oder alle 3 folgenden:
- Prothrombinzeit > 100 s
 (= Quick < 7 %; INR > 6,7),
- Kreatinin > 300 µmol/l,
- Enzephalopathie Grad 3 oder 4.

Literatur

Acharya SK, Dasarathy S, Irshad M (1995) Prospective study of plasma fibronectin in fulminant hepatitis: association with infection and mortality. J Hepatol 23(1): 8–13

Aggarwal S, Kramer D, Yonas H et al. (1994) Cerebral hemodynamic and metabolic changes in fulminant hepatic failure: a retrospective study. Hepatology 19(1): 80–87

Alexander WF, Spindel E, Harty RF et al. (1989) The usefulness of branched chain amino acids in patients with acute or chronic hepatic encephalopathy. Am J Gastroenterol 84(2): 91–96

Anand AC, Nightingale P, Neuberger JM (1997) Early indicators of prognosis in fulminant hepatic failure: an assessment of the King's criteria. J Hepatol 26(1): 62–68

Ascher NL, Lake JR, Emond JC et al. (1993) Liver transplantation for fulminant hepatic failure. Arch Surg 128(6): 677–682

Baez TA, Gonzalez KC (1994) Acute fatty liver of pregnancy. Case report and review of the literature. P R Health Sci J 13(1): 9–12

Barber JR, Teasley KM (1984) Nutritional support of patients with severe hepatic failure. Clin Pharm 3(3): 245–253

Belay ED, Bresee JD, Holman RC et al. (1999) Reye's syndrome in the United States from 1981 through 1997. N Engl J Med 340: 1377–1382

Berman DH, Leventhal RI, Gavaler JS et al. (1991) Clinical differentiation of fulminant Wilsonian hepatitis from other causes of hepatic failure. Gastroenterology 100(4): 1129–1134

Bernuau J, Rueff B, Benhamou JP (1986) Fulminant and subfulminant liver failure: definitions and causes. Semin Liver Dis 6(2): 97–106

Bihari DJ, Gimson AE, Williams R (1986) Cardiovascular, pulmonary and renal complications of fulminant hepatic failure. Semin Liver Dis 6(2): 119–128

Bismuth H, Samuel D, Castaing D et al. (1996) Liver transplantation in Europe for patients with acute liver failure. Semin Liver Dis 16(4): 415–425

Blei AT (1995) Pathogenesis of brain edema in fulminant hepatic failure. Prog Liver Dis 13(311): 311–330

Blei AT, Olafsson S, Webster S et al. (1993) Complications of intracranial pressure monitoring in fulminant hepatic failure . Lancet 341: 157–158

Bray GP, Harrison PM, O'Grady JG et al. (1992) Long-term anticonvulsant therapy worsens outcome in paracetamol-induced fulminant hepatic failure. Hum Exp Toxicol 11(4): 265–270

Cattral MS, Altraif I, Greig PD et al. (1994) Toxic effects of intravenous and oral prostaglandin E therapy in patients with liver disease. Am J Med 97(4): 369–373

Cordoba J, Blei AT (1995) Cerebral edema and intracranial pressure monitoring. Liver Transpl Surg 1(3): 187–194

Davies MH, Mutimer D, Lowes J et al. (1994) Recovery despite impaired cerebral perfusion in fulminant hepatic failure. Lancet 343: 1329–1330

Davison AM (1996) Hepatorenal failure. Nephrol Dial Transplant 8(24): 24–31

Devlin J, Ellis AE, McPeake J et al. (1997) N-acetylcysteine improves indocyanine green extraction and oxygen transport during hepatic dysfunction. Crit Care Med 25(2): 236–242

Ellis A, Wendon J (1996) Circulatory, respiratory, cerebral, and renal derangements in acute liver failure: pathophysiology and management. Semin Liver Dis 16(4): 379–388

Ellison RT, Perez PG, Welsh CH et al. (1996) Risk factors for upper gastrointestinal bleeding in intensive care unit patients: role of helicobacter pylori. Federal Hyperimmune Immunoglobulin Therapy Study Group. Crit Care Med 24(12): 1974–1981

Feller RB, Wilson JS (1994) Hepatic failure in fatal exertional heatstroke. Aust N Z J Med 24: 69

Fiaccadori F, Pedretti G, Ferrari C et al. (1991) Insulin and glucagon levels in fulminant hepatic failure in man. Dig Dis Sci 36(6): 801–808

Gimson AE (1996) Fulminant and late onset hepatic failure. Br J Anaesth 77(1): 90–98

Gimson A, Tedder R, White Y (1983) Serological markers in fulminant Hepatitis B. Gut 24: 615

Gubernatis G, Pichlmayr R, Kemnitz J et al. (1991) Auxiliary partial orthotopic liver transplantation (APOLT) for fulminant hepatic failure: first successful case report. World J Surg 15(5): 660–665

Gyr K, Meier R (1991) Flumazenil in the treatment of portal systemic encephalopathy– an overview. Intensive Care Med 17 (Suppl 1): S39–S42

Harrison PM, Keays R, Bray GP et al. (1990) Improved outcome of paracetamol-induced fulminant hepatic failure by late administration of acetylcysteine. Lancet 335(8705): 1572–1573

Häussinger D, Gerok W (1986) The effect of urea synthesis on extracellular pH in isolated perfused rat liver. Biochem J 236: 261–265

Hoofnagle JH, Carithers RJ, Shapiro C et al. (1995) Fulminant hepatic failure: summary of a workshop. Hepatology 21(1): 240–252

Hughes RD, Zhang L, Tsubouchi H et al. (1994) Plasma hepatocyte growth factor and biliprotein levels and outcome in fulminant hepatic failure. J Hepatol 20(1): 106–111

Irshad M (1997) Hepatitis E virus: a global view of its seroepidemiology and transmission pattern. Trop Gastroenterol 18(2): 45–49

Jain SK, Rohatgi A, Raman KK et al. (1995) Study of serum prealbumin and serum alpha fetoprotein in cases of fulminant hepatic failure. J Assoc Physicians India 43(7): 462–463

Janes J, Routledge PA (1992) Recent developments in the management of paracetamol (acetaminophen) poisoning. Drug Saf 7(3): 170–177

Jauregui HO, Chowdhury NR, Chowdhury JR (1996) Use of mammalian liver cells for artificial liver support. Cell Transplant 5(3): 353–367

Jones EA, Schafer DF, Ferenci P et al. (1984) The GABA hypothesis of the pathogenesis of hepatic encephalopathy: current status. Yale J Biol Med 57(3): 301–316

Jones EA, Basile AS, Skolnick P (1990) Hepatic encephalopathy, GABA-ergic neurotransmission and benzodiazepine receptor ligands. Adv Exp Med Biol 272(121): 121–134

Karvoutzis G, Redecker A, Peters R (1974) Long term follow up of patients surviving fulminant viral hepatitis. Gastroenterology 67: 870

Keays R, Potter D, O'Grady J et al. (1991) Intracranial and cerebral perfusion pressure changes before, during and immediately after orthotopic liver transplantation for fulminant hepatic failure. QJM 79(289): 425–433

Koppel C (1993) Clinical symptomatology and management of mushroom poisoning. Toxicon 31(12): 1513–1540

Krowka MJ (1993) Clinical management of hepatopulmonary syndrome. Sem Liver Dis 13: 414–422

Kuo PC, Johnson LB, Hastings G et al. (1996) Fulminant hepatic failure from the Budd-Chiari syndrome. A bridge to transplantation with transjugular intrahepatic portosystemic shunt. Transplantation 62(2): 294–296

Lake JR, Sussman NL (1995) Determining prognosis in patients with fulminant hepatic failure: when you absolutely, positively have to know the answer. Hepatology 21(3): 879–882

Langley P, Hughes R, Williams R (1985) Increased Faktor VIII complex in fulminant hepaic failure. Thromb Haemost 54: 693–696

Langley PG, Forbes A, Hughes RD et al. (1990) Thrombin-antithrombin III complex in fulminant hepatic failure: evidence for disseminated intravascular coagulation and relationship to outcome. Eur J Clin Invest 20(6): 627–631

Langley PG, Keays R, Hughes RD et al. (1991) Antithrombin III supplementation reduces heparin requirement and platelet loss during hemodialysis of patients with fulminant hepatic failure. Hepatology 14(2): 251–256

Larsen FS, Ejlersen E, Clemmesen JO et al. (1996) Preservation of cerebral oxidative metabolism in fulminant hepatic failure: an autoregulation study. Liver Transpl Surg 2(5): 348–353

Lee WM (1996) Management of acute liver failure. Semin Liver Dis 16(4): 369–378

Liang TJ, Hasegawa K, Rimon N et al. (1991) A hepatitis B virus mutant associated with an epidemic of fulminant hepatitis. N Engl J Med 324(24): 1705–1709

Malchesky PS (1994) Nonbiological liver support: historic overview. Artif Organs 18(5): 342–347

McCashland TM, Shaw BJ, Tape E (1996) The American experience with transplantation for acute liver failure. Semin Liver Dis 16(4): 427–433

McGuire BM, Sielaff TD, Nyberg SL et al. (1995) Review of support systems used in the management of fulminant hepatic failure. Dig Dis 13(6): 379–388

Mendez L, Reddy KR, Di PR et al. (1991) Fulminant hepatic failure due to acute hepatitis B and delta co-infection. Am J Gastroenterol 86(7): 895–897

Mendoza A, Fernandez F, Mutimer DJ (1997) Liver transplantation for fulminant hepatic failure: importance of renal failure. Transpl Int 10(1): 55–60

Meyer RA, Duffy MC (1993) Spontaneous reactivation of chronic hepatitis B infection leading to fulminant hepatic failure. Report of two cases and review of the literature. J Clin Gastroenterol 17(3): 231–234

Munoz SJ (1993) Difficult management problems in fulminant hepatic failure. Semin Liver Dis 13(4): 395–413

Munoz SJ, Moritz MJ, Martin P et al. (1993) Relationship between cerebral perfusion pressure and systemic hemodynamics in fulminant hepatic failure. Transplant Proc 25(2): 1776–1778

Neuberger JM (1990) Halothane and hepatitis. Incidence, predisposing factors and exposure guidelines. Drug Saf 5(1): 28–38

O'Brien BK (1996) A fatal Sunday brunch: Amanita mushroom poisoning in a Gulf Coast family. Am J Gastroenterol 91(3): 581–583

O'Grady J (1992) Management of acute and fulminant hepatitis A. Vaccine 10 (Suppl 1): S21–S23

O'Grady JG (1996) Pathogenesis of acute liver failure. Trop Gastroenterol 17(4): 199–201

O'Grady JG (1997a) Paracetamol hepatotoxicity: how to prevent. J R Soc Med 90(7): 368–370

O'Grady JG (1997b) Paracetamol-induced acute liver failure: prevention and management. J Hepatol 1(41): 41–46

Pandha HS (1992) Treating acidosis in fulminant hepatic failure: the case against use of bicarbonate solutions [letter; comment]. N Z Med J 105: 937

Pereira LM, Langley PG, Hayllar KM et al. (1992) Coagulation factor V and VIII/V ratio as predictors of outcome in paracetamol induced fulminant hepatic failure: relation to other prognostic indicators. Gut 33(1): 98–102

Pereira SP, Langley PG, Williams R (1996) The management of abnormalities of hemostasis in acute liver failure. Semin Liver Dis 16(4): 403–414

Pohl L (1990) Drug induced allergic hepatitis. Semin Liver Dis 10: 305–315

Riely CA (1994) Hepatic disease in pregnancy. Am J Med 96: 18S–22S

Rolando N, Wade JJ, Fagan E et al. (1992) An open, comparative trial of aztreonam with vancomycin and gentamicin with piperacillin in patients with fulminant hepatic failure. J Antimicrob Chemother 30(2): 215–220

Rolando N, Philpott HJ, Williams R (1996) Bacterial and fungal infection in acute liver failure. Semin Liver Dis 16(4): 389–402

Sanchez-Tapias J, Mas A, Costa J (1987) Recombinant interferon therapy in fulminant viral hepatitis. J Hepatol 5: 205–210

Stremmel W, Meyerrose KW, Niederau C et al. (1991) Wilson disease: clinical presentation, treatment, and survival. Ann Intern Med 115(9): 720–726

Theilmann L, Solbach C, Toex U et al. (1992) Role of hepatitis C virus infection in German patients with fulminant and subacute hepatic failure. Eur J Clin Invest 22(8): 569–571

Vallbracht A, Gabriel P, Maier K (1986) Cell mediated cytotoxicity in hepatitis A virus infection. Hepatology 6: 1308–1314

Van Pelt F, Straub P, Manns M (1995) Molecular basis of drug induced immunological liver injury. Semin Liver Dis 15: 283–300

Wendon JA, Harrison PM, Keays R et al. (1992) Effects of vasopressor agents and epoprostenol on systemic hemodynamics and oxygen transport in fulminant hepatic failure. Hepatology 15(6): 1067–1071

Wijdicks EF, Plevak DJ, Rakela J et al. (1995) Clinical and radiologic features of cerebral edema in fulminant hepatic failure. Mayo Clin Proc 70(2): 119–124

Williams R (1996) Classification, etiology, and considerations of outcome in acute liver failure. Semin Liver Dis 16(4): 343–348

Williams R, Gimson AE (1991) Intensive liver care and management of acute hepatic failure. Dig Dis Sci 36(6): 820–826

Williams R, Wendon J (1994) Indications for orthotopic liver transplantation in fulminant liver failure. Hepatology 20: 5S–10S

Williams R, O'Grady JG, Davies SE et al. (1992) Liver transplantation and hepatitis viruses. Arch Virol Suppl 4(11): 311–316

Woolf GM, Redeker AG (1991) Treatment of fulminant hepatic failure with insulin and glucagon. A randomized, controlled trial. Dig Dis Sci 36(1): 92–96

Wyke RJ (1989) Bacterial infections complicating liver disease. Baillieres Clin Gastroenterol 3(1): 187–210

Leberzirrhose und ihre Komplikationen

M. Caselitz, M.P. Manns

47.1 Epidemiologie *489*
47.2 Ätiologie *489*
47.3 Klinik *490*
47.3.1 Anamnese *490*
47.3.2 Körperliche Untersuchung *490*
47.4 Diagnostik *491*
47.4.1 Laborchemische Untersuchungen *491*
47.4.2 Leberbiopsie *492*
47.4.3 Differentialdiagnose *492*
47.5 Therapie und Prophylaxe *492*
47.6 Prognose *492*
47.7 Komplikationen der Leberzirrhose *493*
47.7.1 Leberinsuffizienz *493*
47.7.2 Infektionen *494*
47.7.3 Portale Hypertension *495*
47.7.4 Komplikationen der portalen Hypertension *498*
   Gastrointestinale Blutungen *498*
   Portal hypertensive Gastropathie (PHG) *507*
   Aszites *508*
   Spontan bakterielle Peritonitis (SBP) *511*
   Hepatorenales Syndrom *512*
   Hepatische Enzephalopathie *513*

Unter einer Leberzirrhose, die auch als „Schrumpfleber" bezeichnet wird, versteht man den chronischen Umbau der Leber durch Nekrose, Entzündung, Regeneration und Bildung von Bindegewebssepten (Abb. 47.1). Dieser Umbau ist irreversibel und kann feinknotig (mikronodulär, Regeneratknoten < 3 mm) (Abb. 47.2), grobknotig (makronodulär, Regeneratknoten > 3 mm) oder in einer Mischform vorliegen. Die Folge ist eine Zerstörung der Gefäßstruktur und des Läppchenaufbaus, so daß funktionell bei der Zirrhose eine Störung der Mikrozirkulation vorliegt. Die Ursachen für eine Leberzirrhose sind zum einen chronisch verlaufende Lebererkrankungen und zum anderen langfristig einwirkende Noxen. Die klinische Symptomatik ist sehr vielgestaltig. Sie kann sich klinisch stumm, mit uncharakteristischen Beschwerden oder mit lebensbedrohlichen Komplikationen manifestieren.

Die Zirrhose muß histologisch von der hyperplastischen Regeneration (z. B. nach Teilresektionen der Leber) ohne Bindegewebsvermehrung und der Leberfibrose ohne Läppchenumbau abgegrenzt werden. Die Leberfibrose unterscheidet sich von der Leberzirrhose durch den erhaltenen Läppchenaufbau und die fortbestehende Gefäßversorgung. Wenngleich sie das Vorstadium einer Zirrhose sein kann, muß diese der Leberfibrose jedoch nicht folgen.

Die Narbenleber ist durch die örtlich begrenzte Zunahme von Bindegewebe gekennzeichnet. Diese stellt den Ersatz für nekrotisches Material dar. Regeneratknoten lassen sich hier nicht nachweisen.

47.1 Epidemiologie

Die häufigste Ursache für die Entwicklung einer Leberzirrhose in Europa und Nordamerika ist der Alkoholmißbrauch (ca. 50 %) gefolgt von den Leberzirrhosen als Folge einer Virushepatitis (40 %). Demgegenüber stehen in Ostasien und Afrika die chronisch verlaufenden Virushepatitiden ätiologisch an erster Stelle.

Wenngleich sichere Angaben über die Inzidenz und Prävalenz der Leberzirrhose aufgrund von unerkannten Verläufen mit fehlenden Symptomen fehlen, sprechen Autopsiestudien von einer Prävalenz von ca. 9,5 % (Melato u. Mucli 1989). Die Mortalität als Folge der Leberzirrhose hat in den Industrienationen zugenommen. Weiterhin ist in verschiedenen Studien gut belegt, daß Männer von der Entwicklung einer Leberzirrhose häufiger als Frauen betroffen sind.

47.2 Ätiologie

Die Leberzirrhose ist das Endstadium vieler Lebererkrankungen. In bis zu 30 % der Fälle kann keine sichere Ursache für die Entwicklung der Leberzirrhose gefunden werden (kryptogene Leberzirrhose). Die folgende Übersicht gibt einen Überblick über die Ursachen.

Der Fehlernährung kommt bei der Entwicklung der Leberzirrhose keine Bedeutung zu. Zeichen

Ursachen der Leberzirrhose

- Toxisch:
  - Alkoholabusus,
  - seltene toxische Ursachen
    (u. a. Methotrexat, Amiodarone).
- Infektiös:
  - Virushepatitiden B, B und D sowie C,
  - Bilharziose in Spätstadien.
- Immunologisch:
  - Autoimmunhepatitiden;
  - primär biliäre Zirrhose (PBC),
  - primar sklerosierende Cholangitis (PSC).
- Biliär:
  - PBC und PSC (s. oben),
  - extrahepatische Gallengangsatresie,
  - intrahepatische Gallengangshypoplasie,
  - Morbus Byler.
- Metabolisch
  (s. auch Lehrbücher der Pädiatrie):
  - Morbus Wilson,
  - Hämochromatose,
  - α_1-Antitrypsinmangel,
  - Glykogenosen (Typ I und IV),
  - hereditäre Fruktoseintoleranz,
  - Tyrosinose,
  - zystische Fibrose,
  - Abetalipoproteinämie,
  - Porphyrea cutanea tarda,
  - hereditäre Tyrosinämie,
  - Zellweger-Syndrom.
- Vaskulär:
  - Budd-Chiari-Syndrom,
  - kardiale Zirrhose
    (chronische Rechtsherzinsuffizienz),
  - Perikarditis constriktiva.
- Kryptogen u. a.:
  - hepatoportale Sklerose,
  - nicht zirrhotische portale Fibrose.

einer Mangelernährung lassen sich gelegentlich begleitend bei einem Alkoholabusus nachweisen. Ein Eiweißmangel (Kwashiokor) führt zu einer Leberverfettung und einer reversiblen Leberfibrose.

47.3
Klinik

47.3.1
Anamnese

Während der Anamnese klagt der Patient zumeist über uncharakteristische Beschwerden (u. a. verringerte Leistungsfähigkeit, rasche Ermüdbarkeit, Blutungsneigungen, subfebrile Temperaturen und Potenzstörungen bei männlichen Patienten). Die erstmalig auftretenden Symptome können auch bereits Ausdruck eines Pfortaderhochdrucks und seiner Komplikationen (s. u.) sein. Durch eine weitere Anamnese sollte man versuchen, ergänzende Informationen zu Komplikationen der Leberzirrhose und der ihr zugrunde liegenden Erkrankung zu sammeln.

47.3.2
Körperliche Untersuchung

Im Rahmen der körperlichen Untersuchung können bei der Inspektion bereits Leberhautzeichen, die nachfolgend aufgelistet sind, auffallen:
- Ikterus,
- Kratzspuren bei Pruritus,
- Spider naevi,
- Teleangiektasien,
- Akne vulgaris,
- Palmarerythem,
- Dupytrenkontraktur,
- Weißnägel,
- Uhrglasnägel,
- Gynäkomastie,
- fehlende männliche Sekundärbehaarung,
- Ödeme,
- Striae.

Beim Palpationsbefund erscheint die Leber initial – insbesondere bei Alkoholabusus – vergrößert; im weiteren Verlauf der Erkrankung kommt es zur Schrumpfung der Leber. Große Regeneratknoten können als höckrige Oberfläche tastbar sein. Eine palpable Splenomegalie weist auf eine portale Hypertension hin.

Der Foetor hepaticus hat einen süßlichen Charakter und kann auch bei einem akuten Leberversagen wahrgenommen werden. Der Foetor alcoholicus ist ein Hinweis auf eine Alkoholintoxikation oder auch chronische Alkoholkrankheit.

Weitere Befunde bei der körperlichen Untersuchung sind abhängig von den Folgen der Leberzirrhose: Zu den Störungen der Leberfunktion (Leberzellinsuffizienz) zählen die Gerinnungsstörungen, die sich als Hämatome oder Petechien manifestieren können. Hinweise auf eine portale Hypertension (Pfortaderhochdruck) können z. B. durch ein Caput medusae an der Bauchwand oder einen palpablen Aszites sein. Außerdem können bei der körperlichen Untersuchung Befunde erhoben werden, die auf die Grunderkrankung schließen lassen. (z. B. der Kayser-Fleischer-Kornealring beim Morbus Wilson).

Abb. 47.1. Leberzirrhose mikroskopisch

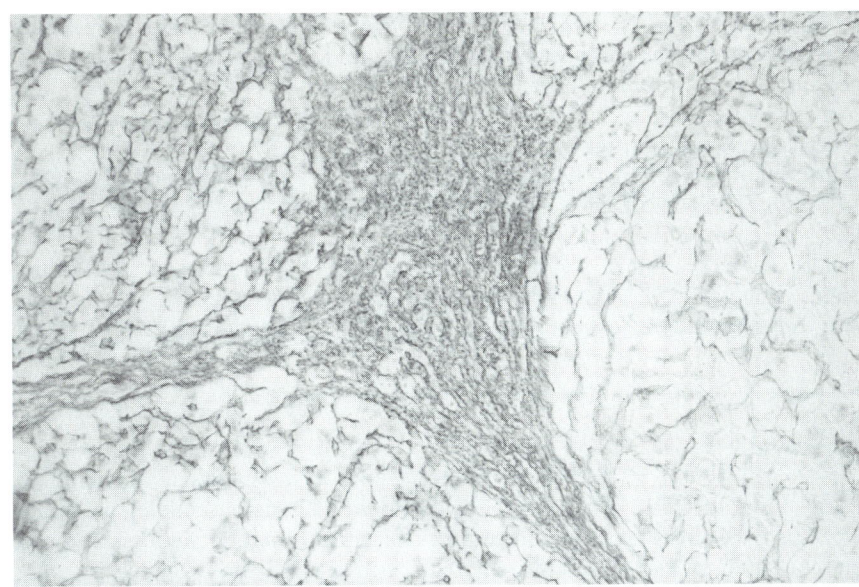

Abb. 47.2. Leberzirrhose (feinknotig) makroskopisch

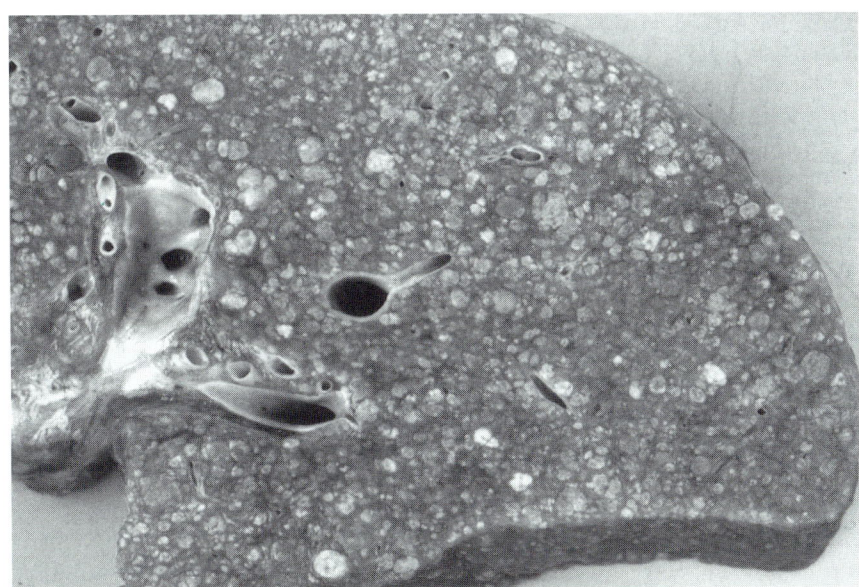

47.4 Diagnostik

Auf die Befunde im Rahmen der Anamnese und der körperlichen Untersuchung wurde bereits oben eingegangen.

47.4.1 Laborchemische Untersuchungen

Die laborchemischen Untersuchungen sollen dazu beitragen, die Ätiologie der Leberzirrhose aufzuklären und die Nekrose, Cholestase und Funktion (Synthesefähigkeit u. a.) der Leber zu quantifizieren.

Während die klinisch chemischen Untersuchungen metabolische Ursachen der Leberzirrhose aufdecken können, spielt die Serologie im Rahmen der viral und immunologisch bedingten Leberzirrhosen eine wichtige Rolle. Die meisten Patienten mit einer Leberzirrhose zeigen normale oder nur leicht erhöhte Werte für Bilirubin und Transaminasen. Typisch ist dagegen eine Zunahme der Aktivität der alkalischen Phosphatase und der Konzentration der γ-Globuline. Bei einer fortgeschrittenen Leberzirrhose kommt es zu einer Abnahme der Syntheseleistung der Leber. Sie ist an erniedrigten Konzentrationen für Albumin, Cholinesterase und Vitamin K-abhängigen Gerinnungsfaktoren (II, VII, IX, X) und insbesondere deren Verlauf meßbar. Eine metabolische Dekompensation wird durch den Anstieg der Bilirubinkonzentration angezeigt.

Erhöhte Aktivität der Transaminasen (GOT/GPT) und der GLDH sind v. a. bei einem akutem Schub der Erkrankung nachzuweisen. Sie zeigen einen vermehrten Untergang des Leberparenchyms an („Nekrosemarker").

47.4.2
Leberbiopsie

Die sonographisch kontrollierte Leberpunktion ermöglicht die histologische Beurteilung des Lebergewebes und gilt als „Goldstandard" zum Nachweis einer Leberzirrhose. Bei hepatitischen Leberzirrhosen kann außerdem die Aktivität der Entzündung beurteilt werden.

Wichtige Kontraindikationen für eine Leberbiopsie sind insbesondere eine gesteigerte Blutungsneigung und ein ausgeprägter Aszites.

In diesen Fällen kann u. U. eine transjuguläre Leberbiopsie durchgeführt werden.

Die Laparoskopie ist heute durch die Fortschritte in den bildgebenden Verfahren in den Hintergrund getreten. Sie kann in Sonderfällen durchgeführt werden, wenn zwischen einzelnen Befunden eine auffällige Diskrepanz besteht.

47.4.3
Differentialdiagnose

Die Leberzirrhose kann mit Hilfe der bildgebenden, histologischen und im Zweifelsfall laparoskopischen Diagnostik zumeist gegenüber anderen Lebererkrankungen gut unterschieden werden. Von entscheidener therapeutischer Bedeutung ist jedoch die Differentialdiagnose zwischen den Erkrankungen, die zur Leberzirrhose geführt haben (s. oben). Da die Zirrhose klinisch häufig erst durch ihre Komplikationen an anderen Organsystemen (Aszites, Ödeme, Blutungen, Splenomegalie, hepatisches Koma) manifest wird, müssen differentialdiagnostische Überlegungen hierbei die Zirrhose mit einbeziehen.

Die Vermehrung von Bindegewebe allein ist nicht pathognomonisch für die Leberzirrhose. Sie kann auch Ausdruck einer vermehrten Narbenbildung (z. B. nach fulminanter Hepatitis) sein. Die *fokal noduläre Hyperplasie (FNH)* kann Regeneratknoten einer Leberzirrhose vortäuschen. Hierbei fehlen jedoch die Bindegewebssepten, die zu einer charakteristischen Abschnürung führen.

47.5
Therapie und Prophylaxe

Da die Leberzirrhose einen irreversiblen Prozeß darstellt, hat die Prophylaxe eine besondere Bedeutung; daher sollte die Behandlung der Grunderkrankung (z. B. Interferon-α bei viralen Hepatitiden) bzw. deren Vermeidung (z. B. Hepatitis B-Schutzimpfung) im Vordergrund stehen. Bei einer chronischen Lebererkrankung ist die Meidung potentiell lebertoxischer Substanzen (z. B. Alkohol) als begleitende Maßnahme unerläßlich. Im Rahmen der Medikamentenanamnese sollte auf eine angepaßte Medikamentenauswahl und -dosierung geachtet werden.

Die Lebertransplantation stellt in den allermeisten Fällen die einzige kurative Behandlung der Zirrhose dar. Nur in seltenen Einzelfällen kann durch eine operative Sanierung die Ursache der Zirrhose beseitigt werden (Kavasepten, Pericarditis constrictiva). Die konservative Therapie umfaßt eine symptomatische Behandlung von Mangelzuständen (fettlösliche Vitamine, ausreichende Kalorienzufuhr) und die Therapie von Komplikationen der Zirrhose.

Medikamente, die die Fibrogenese hemmen, werden derzeit erprobt (s. Kap. 40). Sie sind möglicherweise in der Lage, die Progression der Zirrhose zu verlangsamen.

47.6
Prognose

Diese erscheint abhängig von der Ätiologie der Grundkrankheit und ihrer Behandlung beziehungsweise ihrer Progredienz. Für Zirrhosen auf dem Boden einer Autoimmunhepatitis Typ 1 konnte gezeigt werden, daß diese auf eine Therapie ansprechen und daß die Zehnjahresüberlebensrate gegenüber Patienten ohne histologische Zeichen einer Zirrhose nicht verringert ist (Roberts et al. 1996). Die Mortalität ist abhängig vom Child-Pugh-Stadium und beträgt im Stadium C rund 50% nach einem Jahr.

Bei alkoholinduzierten Leberzirrhosen ist die Abstinenz ein wichtiger prognostischer Parameter.

Häufige Todesursachen sind gastrointestinale Blutungen, Leberversagen und das hepatozelluläre Karzinom, welches sich insbesondere bei hepatitischen Zirrhosen findet. Zur prognostischen Beurteilung der Leber hat sich die Child-Pugh-Klassifikation bewährt (s. Tab. 47.1).

47.7 Komplikationen der Leberzirrhose

47.7.1 Leberinsuffizienz (Leberfunktionsstörung)

Metabolische Störungen

Da die Leber im Stoffwechsel eine zentrale Rolle einnimmt, sind vielfältige metabolische Störungen Folgen der Leberzirrhose. Als Ursache für die metabolischen Störungen werden eine verminderte Zahl der Hepatozyten, Funktionsstörungen der einzelnen Zellen und portovenöse Shunts angesehen.

Energiebilanz und Ernährungszustand

Zeichen der kalorischen Unterernährung im Sinne einer Protein-Energie-Malnutrition sind bei Leberzirrhotikern nicht selten zu beobachten (Crawford et al. 1994). Der Energieumsatz kann normal, erniedrigt oder gesteigert sein. Der erhöhte Energieumsatz, der mit einer ungünstigen Prognose einhergeht, wird zunächst über Fette und später über den Abbau von Proteinen aus der Muskulatur gedeckt. Die freigesetzten Aminosäuren werden der Glukoneogenese zugeführt. Diese pathologischen Veränderungen des Stoffwechsels können zur Kachexie der Patienten führen. Klinisch ist darauf zu achten, daß eine Gewichtsabnahme durch vermehrte Wassereinlagerung (Ödeme, Aszites) verschleiert werden kann. In klinischen Studien wurde nachgewiesen, daß der Ernährungszustand einerseits mit dem Schweregrad der Zirrhose (Child-Stadium) und andererseits mit der Prognose der Erkrankung in einem Zusammenhang steht (Plauth et al. 1999).

Protein- und Aminosäurenstoffwechsel (s. auch hepatische Enzephalopathie)

Bei der Leberzirrhose ist bereits frühzeitig die Synthese neuer Proteine reduziert. Die Einschränkung der Syntheserate unterscheidet sich jedoch für die einzelnen Proteine. Aufgrund der hohen funktionellen Reserve ist die reduzierte Synthese erst bei fortgeschrittenen Zirrhosen klinisch erkennbar.

■ **Proteinmangel.** Bei einem Mangel an Proteinen kann es u.a. zur Entstehung von Ödemen und Aszites und einer Blutungsneigung kommen. Laborchemisch ist dieses an einer herabgesetzten Aktivität der Cholinesterase und erniedrigten Konzentrationen für Albumin und die Gerinnungsfaktoren II, VII, IX, X sowie Antithrombin III sichtbar.

■ **Aminosäuren.** Patienten mit einer Zirrhose zeigen erhöhte Konzentrationen für aromatische (z.B. Methionin, Tyrosin) und erniedrigte Konzentrationen für verzweigtkettige (z.B. Valin, Leucin) Aminosäuren. Die Zunahme der aromatischen Aminosäuren beruht auf einem verminderten Abbau in der Leber, während die verzweigtkettigen Aminosäuren in der Muskulatur abgebaut werden. Der Quotient aus den Konzentrationen der verzweigtkettigen und aromatischen Aminosäuren sinkt bei fortschreitender Leberzirrhose (Campollo et al. 1992).

■ **Ammonium.** Der Abbau der Ammoniumionen erfolgt durch die Harnstoff- und Glutaminsynthese. Da die Harnstoffsynthese bei der Leberzirrhose reduziert ist, werden Ammoniumionen verstärkt durch die Glutaminsynthese in den perivenösen Zellen abgebaut. Wenn deren Funktion im Rahmen der Zirrhose ebenfalls beeinträchtigt ist, kommt es zur Hyperammoniämie.

Die Ursachen für diese komplexen Verschiebungen sind multifaktoriell (Enzymverschiebungen, Ernährung u.a.) und noch nicht abschließend geklärt.

Tabelle 47.1. Stadieneinteilung nach Child. (Mod. nach Pugh et al. 1983)

	1 Punkt	2 Punkte	3 Punkte
Albumin im Sinne (g/dl)	> 3,5	2,8–3,5	< 2,8
Bilirubin im Sinne (mg/dl)	<2,0	2,0–3,0	> 3,0
Quick-Test (%)	> 70	40–70	< 40
Aszites	Fehlt	Leicht – mäßig	Stark – massiv
Enzephalopathie	0	I–II	III–IV

Beurteilung durch Addition der Punkte:
– Child A: 5–7 Punkte,
– Child B: 8–10 Punkte,
– Child C: 11–15 Punkte.

Anmerkung: Modifikation nach Turcotte: Ernährungszustand anstelle des Quick-Wertes (Child u. Turcotte 1964).

Störungen des Kohlenhydratstoffwechsels

Bei der Leberzirrhose ist die Glykogenolyse aufgrund des vermindert vorliegenden Glykogens reduziert, während die Glukoneogenese (Glukoseaufbau aus Aminosäuren) um das 3- bis 4fache gesteigert ist. Diese Steigerung führt zu einem vermehrten Proteinabbau, der sich in einem Muskelschwund bemerkbar macht (Owen et al. 1981).

■ **Diabetes mellitus.** Der manifeste Diabetes mellitus wird bei 10–15% der Zirrhotiker beobachtet und ist als prognostisch ungünstig anzusehen. Ihm geht oft eine gestörte Glukosetoleranz voraus, die sich bei der Hälfte der Zirrhotiker finden läßt. Die Insulinspiegel im Serum sind durch eine erhöhte Sekretion und einen verminderten Abbau in der Leber erhöht. Somit liegt die Ursache für den Diabetes in einer peripheren Insulinresistenz durch einen unbekannten Rezeptor- oder Postrezeptordefekt. Die Folge ist eine verminderte Glukoseaufnahme in die Muskel- und Fettzellen (Petrides et al. 1994).

Zwei Sonderfälle des Diabetes bei Leberzirrhotikern sind zu beachten:
- Eisenablagerungen bei Hämochromatose in den Inselzellen des Pankreas und gestörte Glukosetoleranz bei chronischer Pankreatitis infolge eines Alkoholabusus;
- schwer behandelbare Hypoglykämien im Endstadium der Zirrhose oder beim hepatozellulären Karzinom; evtl. Verstärkung durch Kachexie und Alkoholmißbrauch.

Lipid- und Gallensäurestoffwechsel

Die Serumkonzentrationen für Cholesterin und Triglyzeride sind bei der Leberzirrhose erhöht. Als wichtige Ursache der Hypertriglyzeridämie wird die verminderte Sekretion der hepatischen Triglyzeridlipase angesehen.

Die Gallensäurenkonzentration im peripheren Blut ist erhöht (Normbereich: 8 μmol/l). Ursache hierfür ist die geringere Aufnahme in der Leber durch portosystemische Shunts und eine verringerte Leberzellmasse. Es ist aber zu beachten, daß der Gallensäurenpool durch eine verminderte Cholsäureproduktion erniedrigt ist.

Störungen des Säuren-Basen-Haushalts

Ursache für eine metabolische Alkalose ist eine verminderte Harnstoffsynthese mit reduzierter Elimination der Bikarbonationen. Durch die Alkalose wird vermehrt Harnstoff aufgebaut und somit die Ammoniumgiftung gefördert (s. oben).

Bei sehr stark ausgeprägtem Aszites – ggf. mit Pleuraerguß – ist mit dem Auftreten einer respiratorischen Azidose zu rechnen. Ursache einer metabolischen Azidose können eine Laktatazidose oder eine Nierenfunktionseinschränkung sein.

Ernährung bei Lebererkrankungen

Die Ernährung der Patienten (Müller 1998) soll die Stoffwechselhomöostase aufrechterhalten und einer Malnutrition vorbeugen bzw. diese behandeln. Liegt die Eiweißzufuhr unter 60 g/Tag oder die Energiezufuhr unter 2.000 kcal/Tag besteht ein erhöhtes Risiko für die Entwicklung einer Malnutrition und eine erhöhte Mortalität.

Eine Reduzierung der Eiweißzufuhr bedeutet gleichzeitig eine Steigerung der katabolen Stoffwechsellage. Daher stellt sie nur einen Bestandteil der Therapie der hepatischen Enzephalopathie dar (s. dort). Die Gabe von enteralen oder parenteralen Produkten, die reich an verzweigtkettigen Aminosäuren sind, ist Einzelfällen (z. B. fehlende Toleranz normaler Nahrungseiweiße) vorbehalten.

Der Kalorienbedarf und die Zusammensetzung der Ernährung muß individuell berechnet und kontrolliert werden. Da Fettemulsionen in der Regel gut vertragen werden, stellen sie mit bis zu 50% des Kalorienbedarfs die bevorzugte Energiequelle dar.

47.7.2 Infektionen

Infektionen stellen eine häufige Todesursache bei Patienten mit Leberzirrhose dar. Bakterielle Infektionen stehen bei den abwehrgeschwächten Patienten im Vordergrund. Die Infektionen können oft atypisch verlaufen.

Urogenitaltraktinfektionen

Der Urogenitaltrakt ist bei Patienten mit einer Leberzirrhose häufig infiziert (Rabinovitz et al. 1992). Ursache hierfür können iatrogene Eingriffe (Dauerkatheter) oder Abflußhindernisse (Prostatahypertrophie) sein. Gramnegative Keime – insbesondere E. coli – stehen dabei im Vordergrund. Eine Leukozyturie kann bei den betroffenen Patienten ebenso fehlen wie eine typische klinische Symptomatik.

Pneumonien

Bei alkoholinduzierten Leberzirrhosen finden sich gehäuft Aspirationspneumonien. Risikofaktoren hierfür stellen die gastrointestinalen Blutungen, ein Alkoholentzug, starke Sedierungen (z. B. bei endoskopischen Eingriffen) und eine antazide Therapie dar.

> **!** Klebsiella pneumoniae und Haemophilus influenza gelten als häufige Erreger einer Pneumonie, die bei Leberzirrhotikern eine schlechte Prognose hat.

Differentialdiagnostisch muß an eine Tuberkulose gedacht werden – auch wenn die Tuberkulinreaktion negativ ausfällt.

Weitere Symptome
Ödeme können zu Infektionen der Haut (Lymphangitis) führen und Pleuraergüsse können u. U. die Grundlage eines Pleuraempyems darstellen.

47.7.3 Portale Hypertension

Definition
Normalerweise beträgt der Pfortaderdruck 7 bis maximal 12 mmHg. Er ist abhängig von der Körperlage, Atemphase und dem intraabdominellen Druck. Daher erscheint es sinnvoller, den portovenösen Druckgradienten zu bestimmen, der beim Gesunden 3–6 mmHg beträgt. Diese Messungen sind jedoch relativ aufwendig, so daß klinisch die portale Hypertension zumeist an ihren klinischen Symptomen und Komplikationen (Varizen, Aszites, Splenomegalie) beurteilt wird.

Ätiologie und Pathogenese
Die Leberzirrhosen unterschiedlichster Genese sind die häufigsten Ursachen der portalen Hypertension. Die Grundlage zum Verständnis der Pathophysiologie der portalen Hypertension ist das Ohm-Gesetz ($U = R \cdot I$). Demnach ist die portale Hypertension einerseits durch eine Erhöhung des Strömungswiderstandes (Backward-flow-Theorie) in der Leber und andererseits durch die Zunahme des portalvenösen Flusses (Foreward-flow-Theorie) geprägt (Benoit et al. 1985; s. folgende Übersicht).

Die Widerstandserhöhung kann nach verschiedenen Lokalisationen unterschieden werden (s. Übersicht).

■ **Prähepatische Widerstandserhöhung.** Bei einer prähepatisch verursachten portalen Hypertension (z. B. Pfortaderthrombose) ist die Leberfunktion nicht oder nur unwesentlich beeinflußt, da deren Ausfall über die Leberarterie kompensiert werden kann.

■ **Intrahepatische Widerstandserhöhung.** Bei den intrahepatischen Formen der Widerstandserhöhung wird zwischen einer präsinusoidalen, sinusoi-

> **Übersicht**
> **zur Pathophysiologie des Pfortaderhochdrucks**
>
> – Forward-flow-Theorie:
>   – portale Hypertension durch einen gesteigerten Blutfluß,
>   – hyperdyname Kreislaufregulation durch
>   • herabgesetzten peripheren vaskulären Widerstand,
>   • gesteigertes Herzminutenvolumen,
>   • gesteigertes Gesamtblutvolumen, reduziertes zentrales Blutvolumen.
> – Backward-flow-Theorie:
>   – portale Hypertension durch eine Zunahme des Lebergefäßwiderstandes
>   – Abnahme der Leberdurchblutung,
>   – Kompensation durch eine verstärkte Splanchnikusdurchblutung.

> **Übersicht**
> **zur Einteilung der portalen Hypertension**
>
> – Im Rahmen der Pathophysiologie (Ohm-Gesetz):
>   – Pfortaderhochdruck ist proportional zum Strömungswiderstand (z. B. Zirrhose),
>   – Pfortaderhochdruck ist proportional zum Blutfluß (z. B. arterioportale Fisteln);
> – nach der anatomischen Lokalisation:
>   – prähepatisch (z. B. Pfortaderthrombose, arterioportale Fisteln),
>   – intrahepatisch
>   • praesinusoidal (z. B. Bilharziose),
>   • intrasinusoidal (z. B. Fettleber),
>   • postsinusoidal (z. B. venookklusive Krankheit);
>   – posthepatisch (z. B. Budd-Chiari-Syndrom);
> – anhand der Pathogenese: s. Ursachen der Leberzirrhose.

dalen und postsinosoidalen Lokalisation unterschieden.

Die häufigste Ursache der portalen Hypertension ist die sinusoidale Widerstandserhöhung. Pathophysiologische Untersuchungen legen nahe, daß Widerstandserhöhung eine mechanische und eine dynamische Komponente hat (Bosch 1998). Zu den mechanischen Faktoren der Widerstandserhöhung zählen die Fibrosierung der Sinusoide (Kapillarisierung) und deren Einengung durch Regeneratknoten. Die dynamische Komponente wird u. a. durch die Konstriktion der Sinusoide (u. a. durch Endothelin 1 vermittelt) charakterisiert.

Die Schwellung (Ballonierung) der Hepatozyten (z. B. durch Verfettung) ist ein weiterer Faktor, der insbesondere bei alkoholinduzierten Lebererkrankungen zu einer Steigerung des Strömungswiderstandes führen kann.

Bei der intrahepatisch postsinusoidalen Widerstandserhöhung unterscheidet man zwischen der Lebervenenverschlußkrankheit (Endophlebitis hepatica obliterans, Veno-occlusive-disesase/VOD) und dem Budd-Chiari-Syndrom (s. Kap. 83).

■ **Posthepatische Widerstandserhöhung.** Die posthepatische portale Hypertension ist zumeist durch eine Rechtsherzinsuffizienz bedingt. Differentialdiagnostisch muß noch an eine Perikarditis constrictiva und Cavasepten gedacht werden.

■ **Portaler Blutfluß.** Die Widerstandserhöhung in der Leber kann dazu führen, daß sich der Fluß in der Pfortader umkehrt. Bei einem retrograden Fluß in der Pfortader wird die Leber v. a. arteriell perfundiert. Da bei einer Zirrhose die feingewebliche Struktur jedoch unterschiedlich stark pathologisch verändert ist, kann die Abnahme der Stoffwechselleistung durch einen retrograden Pfortaderfluß nicht vorhergesagt werden. Das Pfortaderblut wird extrahepatisch Kollateralen und deren Umgehungskreisläufen zugeführt.

Nur selten beruht der Pfortaderhochdruck allein auf einer Steigerung der portalen Flußrate. Dieses findet sich bei seltenen arterio-portalvenösen Anastomosen, die z. B. beim M. Osler auf dem Boden von Traumen oder Aneurysmen entstehen können. Sie finden sich zumeist im Gebiet der Milzarterie oder der Mesenterialgefäße. Klinisch kann ein Strömungsgeräusch im Bereich des Abdomens bei der körperlichen Untersuchung einen wichtigen Hinweis liefern.

In den meisten Fällen liegt jedoch sowohl eine Widerstandserhöhung der Leber als auch eine eine Steigerung des Blutflusses vor. Es gilt als gesichert, daß bei der portalen Hypertension eine komplexe hyperdyname Kreislaufsituation – insbesondere im Splanchnikusgebiet – vorliegt. Dabei erscheint ein Ungleichgewicht zwischen verschiedenen humoralen (z. B: Stickoxid, Endothelin-1), metabolischen und neurogenen (reduzierte Sympathikusaktivität) Mediatoren vorzuliegen (Sabba et al. 1991; Gaudin et al. 1991; Benoit et al. 1986; Martin et al. 1998).

■ **Folgeerscheinungen.** Charakteristischerweise führen diese Störungen zu einem erniedrigten Strömungswiderstand im Splanchnikus (nicht in der Leber). Als Folge davon sinkt der Blutdruck und steigt die Herzfrequenz, so daß sich das Herzzeitvolumen erhöht.

Die portale Druckerhöhung führt zur Entstehung von venösen Gefäßen, die eine direkte oder indirekte Verbindung zwischen der Pfortader und der V. cava schaffen. Die Ausbildung und Wirksamkeit dieser Kollateralen ist individuell unterschiedlich.

Allgemeine Diagnostik

Die Diagnostik der portalen Hypertension umfaßt neben dem Nachweis der Grunderkrankung auch den Schweregrad möglicher Komplikationen der portalen Hypertonie.

Bei der Anamnese gilt chronischen Lebererkrankungen, Ikterus, Infektionserkrankungen, Hinweise auf eine Enzephalopathie, Veränderungen des Gewichts, Blutungen und Blutungsneigungen sowie der Genußmittel- und Medikamentenanamnese das besondere Interesse.

Bei der körperlichen Untersuchung ist im Rahmen der Inspektion auf die oben genannten Leberhautzeichen zu achten. Die Palpation erbringt Hinweise auf die Leber- und Milzgröße, Aszites und Beinödeme. Die weitere Untersuchung kann dann u. a. Hinweise auf eine hepatische Enzephalopathie und Foetor hepaticus oder alkoholicus erbringen.

In der klinischen Routine gibt es keine spezifischen Parameter für die portale Hypertension. Die Thrombopenie kann Ausdruck der Splenomegalie sein und somit auf eine portale Hypertension hinweisen. Die Splenomegalie ist ein häufiger, aber kein spezifischer Befund. An dieser Stelle müssen auch hämatologische Untersuchungen (Gerinnungsanalysen Knochenmarksuntersuchung) erwähnt werden, die helfen können, eine mögliche Pfortaderthrombose oder einen Lebervenenverschluß als Ursache einer portalen Hypertension abzuklären.

Invasive Verfahren der Diagnostik

■ **Lebervenendruckmessung.** Hierbei wird ein Katheter in die Lebervene eingebracht. Anschließend erfolgt die Messung des freien hepatovenösen Drucks in der Lebervene; dieser Druck entspricht dem intraabdominellen Druck. Anschließend wird an der Spitze der Sonde nach Ballonverschluß der Lebervene der Lebervenenverschlußdruck („wedged hepatic venous pressure"/WHVP) gemessen, der dem intrasinusoidalen Druck entspricht. Zwischen den beiden gemessenen Druckwerten läßt sich ein Gradient berechnen (normal: 1–4 mmHg). Steigt dieser Druckgradient > 9 mmHg an, gilt er als pathologisch erhöht; bei einem Druckgradienten > 12 mmHg besteht ein erhöhtes Risiko für Ösophagusvarizenblutungen (Lebrec et al. 1980).

Bei dieser Methode ist jedoch zu beachten, daß es bei prähepatischen und extrahepatischen Ursachen der portalen Hypertension in der Regel nicht zu einer Erhöhung des Lebervenenverschlußdrucks kommt (Lebrec u. Benhamou 1986).

Die Methode hat keinen Stellenwert in der Primärdiagnostik der portalen Hypertension, wird jedoch in Einzelfällen herangezogen.

■ **Indirekte Splenoportographie.** Bei der indirekten Splenoportographie erfolgt zunächst die Darstellung der arteriellen Abgänge der Aorta. In einer zweiten venösen Phase werden die Zuflußvenen der Pfortader und die Pfortader selbst dargestellt. Mit dieser Technik ist keine direkte Messung der portalen Hypertension möglich, jedoch geben Gefäßkaliber Hinweise auf eine portale Hypertension. Weiterhin können die Gefäße in Hinblick auf eine geplante Shuntoperation beurteilt werden.

■ **Direkte und indirekte Varizendruckmessung.** Die Varizendruckmessung beruht auf dem Gesetz von Laplace, wonach die Wandspannung durch den Durchmesser und den intraluminalen Druck bestimmt wird. Die Wandspannung gilt zusammen mit der Wandbeschaffenheit als wichtiger Faktor für die Ruptur von Varizen. Man unterscheidet die direkte blutige Messung von der indirekten nichtblutigen Messung des Varizendrucks (Bosch et al. 1986). Bislang fehlen jedoch noch prospektive Studien, die den Wert dieser Methodik im klinischen Alltag – z. B. im Rahmen der pharmakologischen Primärprophylaxe – festlegen.

Bildgebende Verfahren der Diagnostik

■ **Sonographie.** In der konventionellen Sonographie (B Mode) erscheint die Oberfläche der zirrhotischen Leber wellig oder höckrig (Abb. 47.3 a). Während die Größe der Leber in Abhängigkeit von der Ätiologie der portalen Hypertension unterschiedlich erscheinen kann, ist das Echomuster inhomogen. Die Lebervenen erscheinen typischerweise verzogen und rarefiziert. Bei der Zirrhose lassen sich eine erweiterte Pfortader mit Kalibersprung (Abb. 47.3 b) und eine ebenfalls erweiterte V. lienalis nachweisen. Letztere kann im Bereich der Pars pancreatica von ventral erschwert komprimierbar erscheinen. Weiterhin findet man in der Mehrzahl der Fälle eine Splenomegalie. Aszites wird sonographisch empfindlich nachgewiesen. Binnenechos im Aszites können ein Hinweis auf eine vorliegende Peritonitis sein.

■ **Farb-Doppler-Sonographie.** Die Farb-Doppler- und Duplexsonographie sind in der Lage, neben den physiologisch vorkommenden Gefäßen auch spontane und iatrogene Shunts darzustellen und hinsichtlich ihres Flußverhaltens (Geschwindigkeit, Flußrichtung und Flußprofil) beurteilen. An der Pfortader fallen dabei ein Verlust der Flußmodulation sowie eine verringerte Flußgeschwindigkeit im Hauptstamm (< 15 cm/s) auf (Carlisle et al. 1992). Gelegentlich wird auch eine Flußumkehr in der Pfortader beobachtet (Koslin u. Berland 1987). Thrombosen, die das Lumen teilweise oder komplett verlegen, lassen sich in der Pfortader und in der Milzvene nachweisen. Die Zuflüsse in die V. portae sind sehr variabel. Daher können sich bei der portalen Hypertension Kollateralen nicht nur aus Ösophagus-, Fundus-, Hämorrhoidal-, Umbilical- und linker Nierenvene bilden. Weitere Kollateralen lassen sich zwischen intraabdominellen Organen, dem Retroperitoneum, der Abdominalwand, dem Diaphragma und dem Omentum nachweisen (Abb. 47.4).

Zu den häufigsten spontanen Umgehungskreisläufen zählen die wiedereröffnete Nabelvene (Abb. 47.5) und die dilatierte V. coronaria ventriculi (Sabba et al. 1991).

Die Lebervenen verlieren ihr physiologisches triphasisches Flußmuster. Die A. hepatica kann sich, als Ausdruck der zunehmenden arteriellen Vaskularisation, hypertrophiert mit prominenten intrahepatischen Ästen darstellen (Carlisle et al. 1992).

Weiterhin lassen sich durch die Sonographie Komplikationen bei interventionellen Eingriffen (z. B. Aszitespunktion, Feinnadelpunktionen von suspekten Raumforderungen) besser vermeiden und ggf. diagnostizieren. Es konnte gezeigt werden, daß sich die Farb-Doppler-Sonographie auch zur Verlaufskontrolle von chirurgischen Shunts und transjugulären intrahepatischen portosystemischen Shunts (TIPS) einsetzen läßt (Chong u. Mazer 1996).

■ **Endoskopie.** Siehe unten, Gastrointestinale Blutungen.

■ **Weitere Untersuchungen.** Klassische radiologische Kontrastdarstellungen sind heute obsolet. Die radiologischen Verfahren (Ösophagusbreischluck), die mit höheren Kosten, einer Strahlenbelastung und längerer Untersuchungsdauer einhergehen, wurden in der klinischen Routine durch die Endoskopie weitgehend ersetzt.

Die Rolle neuer computertomographischer, sonographischer oder nuklearmagnetischer Verfahren ist unklar.

Therapie

Durch interventionelle oder operative portosystemische Shunts kann der Pfortaderhochdruck gesenkt werden. Die Lebertransplantation ist jedoch z. Z. die einzige kurative Therapie der porta-

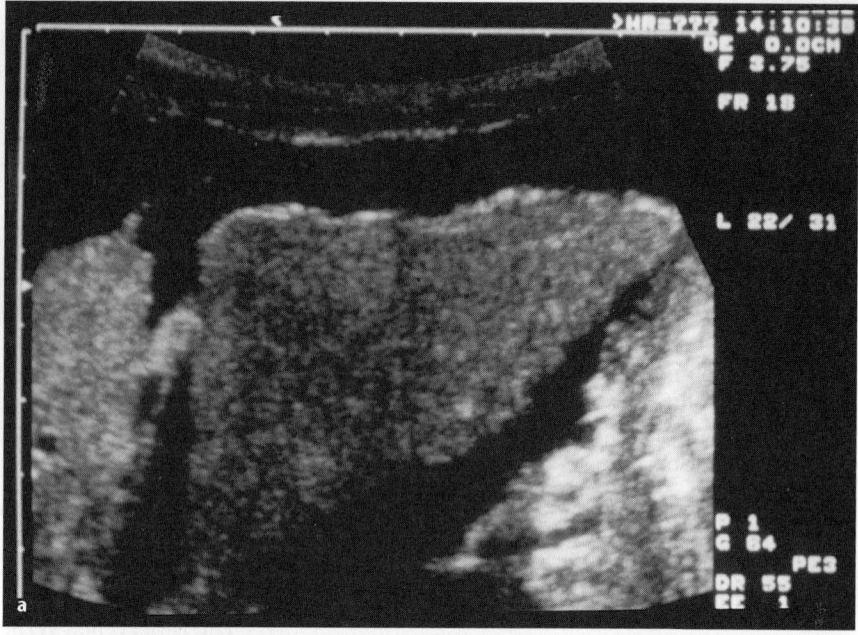

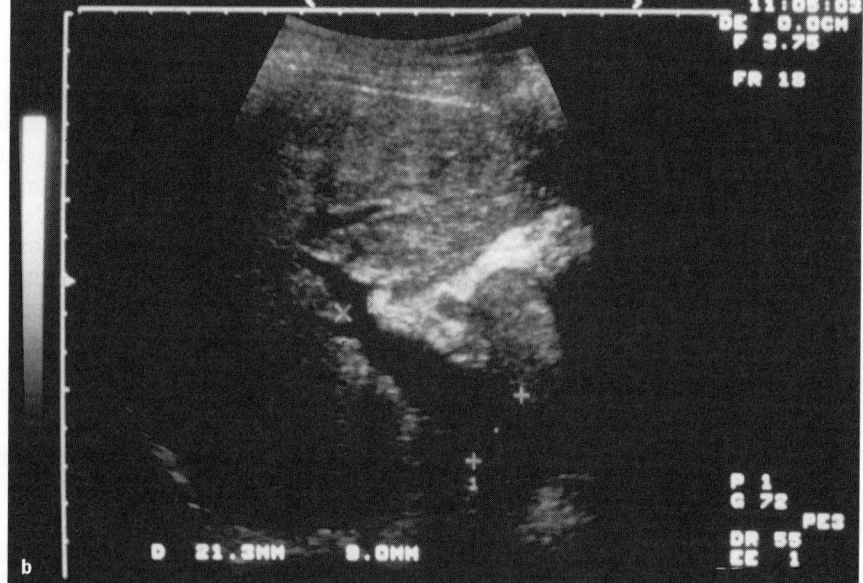

Abb. 47.3 a, b. Sonographisches Bild der Leberzirrhose. **a** Höckerige Oberfläche, Aszites. **b** Kalibersprung der Pfortader

len Hypertension. Vorangegangene Shuntoperationen und andere abdominelle Operationen stellen keine Kontraindikation zur Lebertransplantation dar. Auch bei einer Pfortaderthrombose kann zumeist eine Lebertransplantation erfolgreich durchgeführt werden (s. unten, Prophylaxe der gastrointestinalen Blutungen).

47.7.4
Komplikationen der portalen Hypertension

Gastrointestinale Blutungen

Epidemiologie
Man rechnet damit, daß mindestens die Hälfte der Patienten (50–70 %) mit einer Leberzirrhose gastroösophageale Varizen ausbilden (Cales u. Pascal 1988). Ein Drittel der Patienten mit Varizen auf dem Boden einer Leberzirrhose erleiden eine gastrointestinale Blutung. Die Letalität der ersten Blutung

Abb. 47.4. Schema zur Lokalisation von portokavalen Kollateralen. (Nach Sherlock 1978)

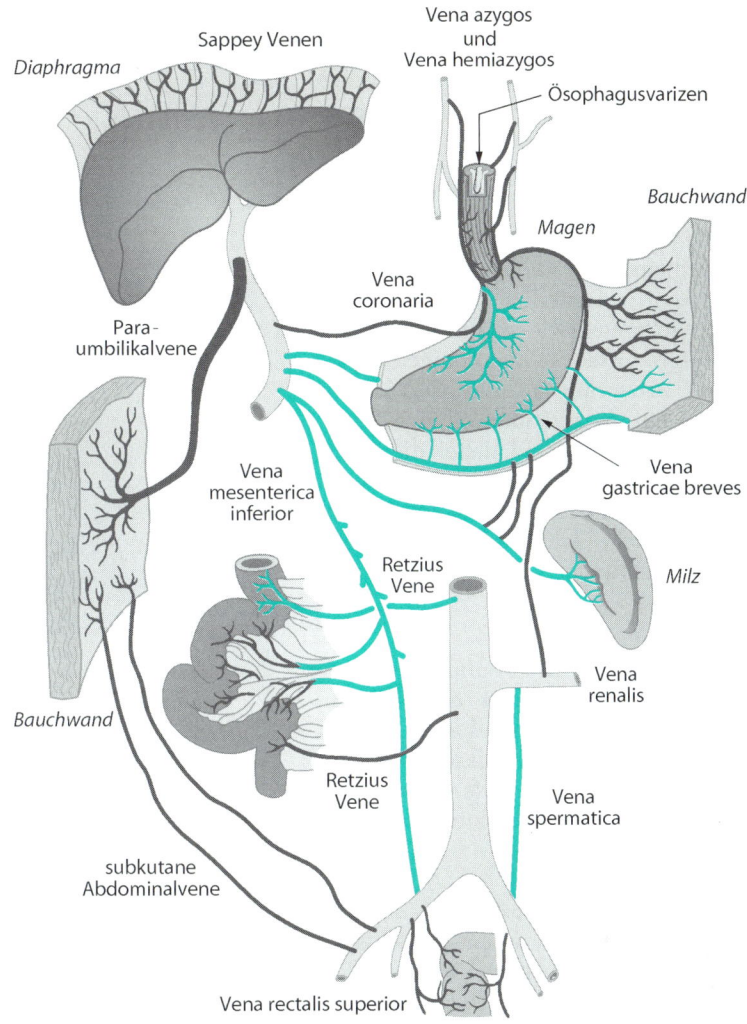

Abb. 47.5. Farb-Dopplersonographisches Bild der wiedereröffneten Nabelvene

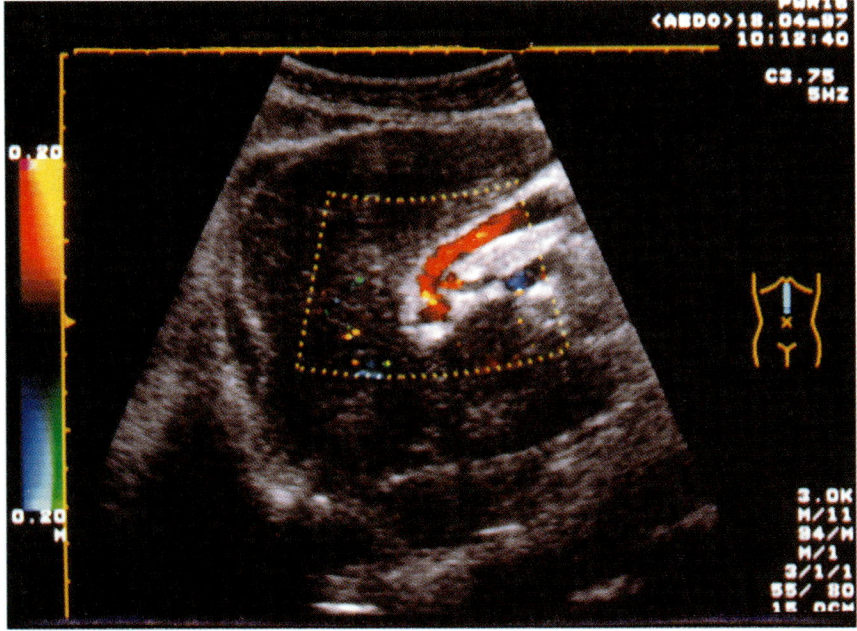

beträgt etwa 30%. Ohne Rezidivprophylaxe erleiden 2 Drittel der Patienten innerhalb eines Jahres eine Rezidivblutung. Schätzungsweise sind Varizenblutungen für 10–15% der Todesfälle bei Patienten mit Leberzirrhose verantwortlich.

Ätiologie und Pathogenese

Untersuchungen legen nahe, daß auch ein portalvenöser Druckgradient > 12 mmHg für die Ausbildung von Varizen erforderlich scheint. Neben einem erhöhten Strömungswiderstand in der Leber kommt Mediatoren – wie z.B. Endotoxinen – möglicherweise eine Bedeutung als Auslöser für eine gastrointestinale Blutung zu (Goulis et al. 1999).

Klinisch bedeutungsvoll sind dabei die Umgehungskreisläufe zum Ösophagus und zum Fundus (vgl. Abb. 47.6 a, b). Seltener sind ausgeprägte Hämorrhoiden Ursache einer schweren unteren gastrointestinalen Blutung.

Diagnostik

Durch die Endoskopie werden Art und Ausmaß der erkennbaren Gefäßveränderungen und Schleimhautschäden beurteilt. Ebenso muß eine Abschätzung des potentiellen Blutungsrisikos vorgenommen werden. Zusätzlich sind differentialdiagnostisch alternative und zusätzliche Blutungsursachen zu erkennen.

■ **Ösophagusvarizen** (Abb. 47.6 a). Die Beschreibung der Ösophagusvarizen, deren Blutungsstigmata, der Fundus- und der restlichen Magenvarizen ist endoskopisch relativ einfach. Die quantitative Beurteilung der Varizen ist jedoch problematisch: Die Inter-Observer-Variabilität ist hoch, nicht zuletzt weil sich die Beurteilung der Ösophagusvarizen auch aus der Dynamik einer endoskopischen Untersuchung ergibt. Zudem schwankt wahrscheinlich der Füllungszustand der Varizen. Dennoch ist eine Graduierung vorzunehmen, da das Blutungsrisiko mit dem intravasalen Druck und der Varizengröße korreliert.

Ösophagusvarizen können sich über die gesamte Länge der Speiseröhre hinziehen; sie sind i. allg. aber auf die distalen 5 cm des Ösophagus beschränkt und liegen in diesem Bereich sehr oberflächlich in der Lamina propria der Mukosa.

Als gängige Klassifikation hat sich der Grad der Vorwölbung der Varizen in das Ösophaguslumen durchgesetzt (Tabelle 47.2).

Als Zeichen einer erhöhten Blutungsgefahr gelten (Kleber u. Sauerbruch 1988):
- großlumige Ösophagusvarizen,
- punktförmige Aussackungen der Varizenwand („red color signs"),

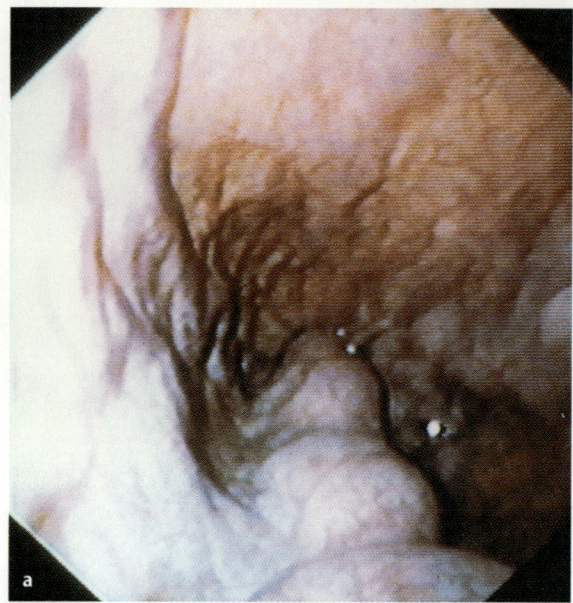

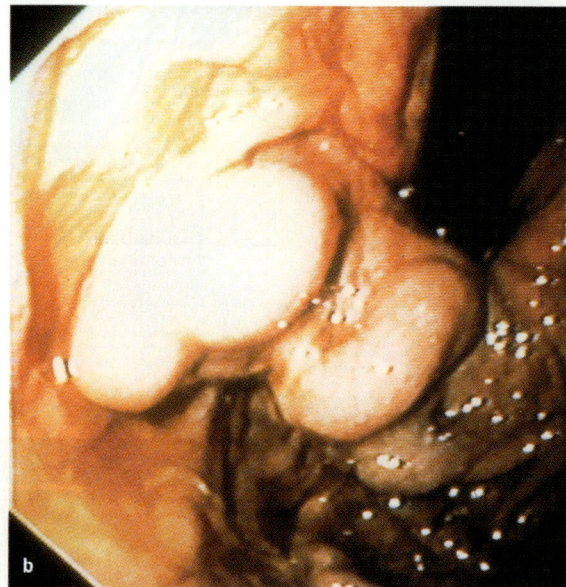

Abb. 47.6 a, b. a Ösophagusvarizen. b Fundusvarizen

- kleine geschlängelte Venolen auf der eigentlichen Varize („blue wale signs").

Die Blutungsgefahr ist bei Vorliegen dieser Veränderungen um das 2- bis 3fache erhöht.

Zusammengefaßt müssen endoskopisch folgende Kriterien der Ösophagusvarizenstränge beurteilt werden:
- Größe,
- Anzahl,
- Lokalisation,
- Blutungsgefahr.

■ **Magenvarizen** (Abb. 47.6 b) Ungefähr 20 % der Patienten mit portaler Hypertension haben bei Erstdiagnose Magenvarizen, ca. 20 % der Blutungsereignisse sind auf Magenvarizen zurückzuführen.

Auch wenn Varizen im Magen in allen Abschnitten nachweisbar sein können, finden sie sich zumeist im Bereich der Kardia und im Bereich des Fundus.

Im Gegensatz zu Ösophagusvarizen liegen sie deutlich tiefer submukös und können sich im Bereich des Fundus polypoid bis traubenförmig darstellen.

Endoskopisch hat sich die Klassifikation der Magenvarizen nach Sarin et al. (1992) bewährt (vgl. Tabelle 47.2).

Technische Verfahren zur Therapie und Prophylaxe

Insgesamt stehen z. Z. 3 endoskopisch-therapeutische Verfahren zur Verfügung:
– Sklerosierungstherapie,
– Obliteration,
– Ligatur („looping").

■ **Sklerosierungstherapie.** Ziel der Sklerosierungstherapie ist es, durch Tamponade, Thrombosierung und Induktion einer Entzündungsreaktion sowie Vernarbung eine akute Blutung zu stillen und die Varizen zu eradizieren.

Die Vorteile dieser Therapie bestehen in der kostengünstigen, einfachen Durchführung bei hoher Erfolgsrate, durch einen erfahrenen Endoskopiker. Nachteilig ist eine nicht unerhebliche Komplikationrate (ausgedehnte Ulzerationen, narbige Stenosen, Fieber und pulmonale Reaktionen, Brustschmerzen und Bakteriämie).

Verschiedene Substanzen können als Sklerosans benutzt werden, in Deutschland ist ausschließlich Polidocanol (Äthoxysklerol, 1 %) gebräuchlich.

Die Substanz wird mit einer Nadel unter endoskopischer Sicht sowohl intra- als auch paravasal injiziert, pro Einstich 2–3 ml, insgesamt 20–30 ml pro Sitzung.

■ **Obliterationstherapie.** Die Obliteration oder Verklebung der Varizen mit dem Kunststoffharz Butyl-Cyanoacrylat (Histoacryl) ähnelt der Sklerosierungstherapie, jedoch härtet die Substanz sofort nach intravasaler Injektion aus. Bewährt hat sich diese Methode insbesondere zur Therapie der Fundusvarizen. Zur Vermeidung kostentreibender Geräteschäden (irreparable Verklebung des Endoskops) ist ein erfahrenes Endoskopieteam Voraussetzung.

■ **Ligatur („loop"; Abb. 47.7 a, b).** Die Ligation von Varizen erfolgt nach Ansaugen der Varize in eine dem Endoskop aufgesetzte Kappe durch Abschießen eines Gummirings, alternativ – aber bisher noch nicht ausreichend evaluiert – kann der angesogene Varizenanteil mit einem Faden umschlungen werden („looping"). Es bildet sich eine Thrombose und Nekrose aus, schließlich fällt der Knoten ab, zurück bleibt ein oberflächliches Ulkus. Der Vorteil besteht in der deutlich geringeren Gewebsalteration und der damit deutlich niedrigeren Komplikationsrate. Die Methode ist einfach und damit auch von weniger erfahrenen Endoskopikern anwendbar. Während bei Einführung dieses Therapieverfahrens für jede Ligatur das Endoskop neu beladen und über ein „over-tube" komplikationsträchtig neu eingeführt werden mußte, stehen heute Mehrfachligatoren mit bis zu 10 Gummibändern pro Sitzung zur Verfügung.

Nachteilig sind insbesondere unter Notfallbedingungen die durch die aufgesetzte Kappe bedingte

Tabelle 47.2. Varizen

Grad oder Typ	Beschreibung
Ösophagusvarizen (Paquet u. Oberhammer, 1978):	
Grad I	wenig prominente, gestreckt verlaufende, ektatische Venen, die bei Luftinsufflation komplett kollabieren
Grad II	einzelne, das Ösophaguslumen wenig einengende Varizen mit kräftigem Schleimhautüberzug
Grad III	die Varizen engen das Ösophaguslumen deutlich ein, sie verlaufen geschlängelt, das Epithel ist aber noch kaum verändert
Grad IV	die dünnwandigen, sehr kräftigen Varizen verlegen den Ösophagus fast komplett, so daß ein Lumen praktisch nur unter Luftinsufflation dargestellt werden kann. Es finden sich häufig Teleangiektasien und punktförmige Epithelverdünnungen („cherry red spots") auf den Varizen
Magenvarizen (Sarin et al. 1992)	
Gastroösophageale Varizen:	
Typ I	Varizen, die sich über die Kardia kleinkurvaturseitig entlangziehen
Typ II	Varizen, die sich über Kardia und Fundus zur großen Kurvatur ziehen
Gastrale Varizen:	
Typ I	Isolierte Fundusvarizen
Typ II	Varizen in anderen Abschnitten des Magens

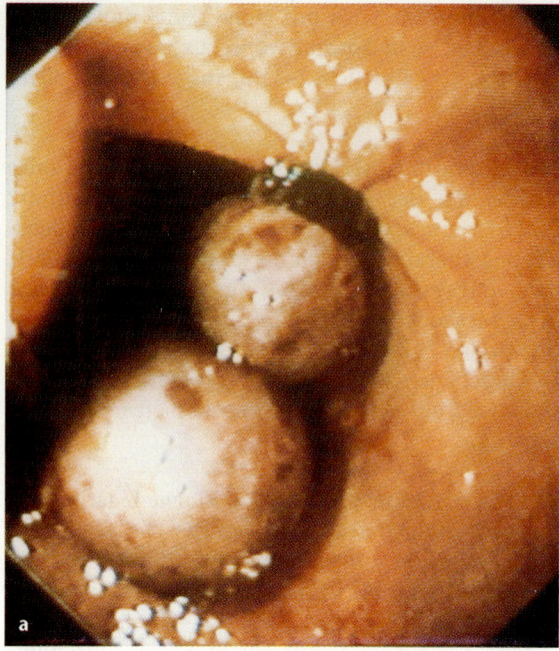

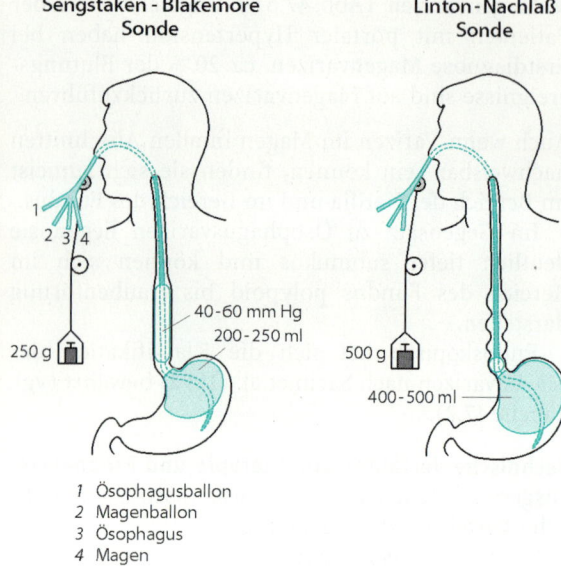

Abb. 47.8. Schema zur Sengstaken- und Linton-Nachlaß-Sonde

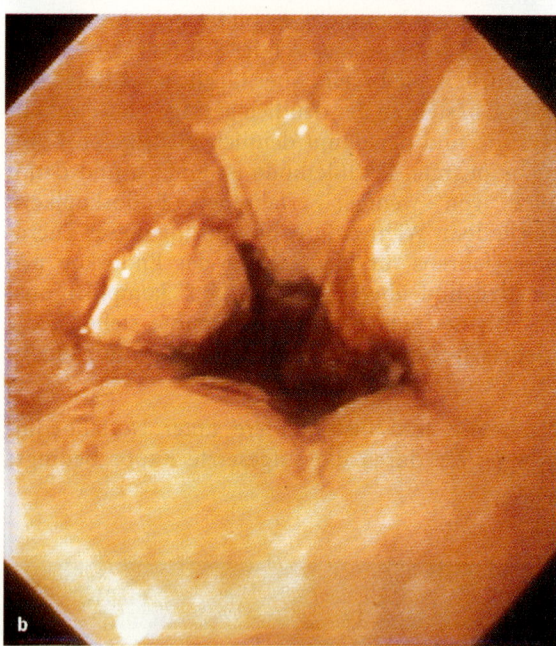

Abb. 47.7 a, b. Abbildungen zur Ligatur von Ösophagusvarizen

Sichtbehinderung, eine höhere Rezidivrate und die vergleichsweise hohen Kosten der Mehrfachligatoren.

■ **Ballontamponade.** Die Ballontamponade kann u. U. (s. unten) bei akuten Varizenblutungen eingesetzt werden. Die Senkstaken-Blakemore-Sonde wird bei Varizen des terminalen Ösophagus, die Linton-Nachlaß-Sonde dagegen bei Fundusvarizen verwendet (Abb. 47.8). Bei hinreichender Erfahrung sollte die akute Blutung mit dieser Maßnahme beherrscht werden. Demgegenüber können verschiedene Komplikationen wie Drucknekrosen (10–15 % der Patienten), Aspirationspneumonie, Atemwegsobstruktion und eine Kardiaruptur – insbesondere bei fehlender Erfahrung mit dieser Methode – auftreten. Zur Vermeidung von Komplikationen sollten die Kompressionssonden nicht länger als 24 h geblockt in situ verbleiben und nach der Anlage radiologisch kontrolliert werden.

■ **Interventionelle radiologische Verfahren.** Beim TIPS (transjugulärer intrahepatischer portosystemischer Shunt) wird unter Durchleuchtung und Ultraschallkontrolle intrahepatisch eine Verbindung zwischen Pfortader- und Lebervenenast geschaffen und dieser durch einen Stent auf einen Durchmesser von 8–12 mm offen gehalten (Abb. 47.9). Der Eingriff kann mit einer Embolisation der Varizen kombiniert werden. Zu den Indikationen zählen u. a. rezidivierende oder nicht stillbare (s. oben) Blutungen (Rossle et al. 1994) – insbesondere nach vergeblicher Sklerotherapie.

Die beiden nachfolgenden Übersichten fassen die Indikationen und Kontraindikationen zusammen.

Die Komplikationen nach TIPS-Anlage sind die neu aufgetretene oder aggravierte hepatische Enzephalopathie, eine Verschlechterung der Leberfunktion und die Stenose oder der Verschluß des intrahepatischen Shunts. Die hepatische Enzephalopathie tritt insbesondere bei älteren Patienten und

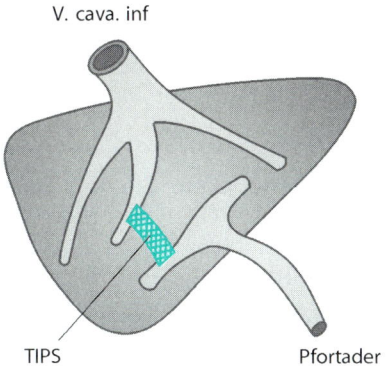

Abb. 47.9. Schematische Darstellung eines TIPS (transjugulärer intrahepatischer portosystemischer Shunt)

Indikationen zur TIPS-Anlage

- Endoskopisch und medikamentös nicht stillbare akute Varizenblutungen,
- Rezidivprophylaxe von Varizenblutungen,
- therapierefraktärer Aszites insbesondere mit Begleitkomplikationen wie
  - erhöhtes Blutungsrisiko,
  - abdominelle Hernien,
  - Hydrothorax,
  - gekammerter Aszites,
  - hepatorenales Syndrom,
- Budd-Chiari-Syndrom,
- frische Pfortaderthrombose.

solchen mit schlechter Leberfunktion auf. Sie ist konservativ zumeist gut beherrschbar. Bei medikamentös refraktärer hepatischer Enzephalopathie oder auch Verschlechterung der Leberfunktion kann das Shuntlumen mit einem Reduktionsstent verringert (Hauenstein et al. 1995) oder mittels Ballon verschlossen werden (Rössle et al. 1996).

Im TIPS bildet sich im Laufe der Zeit eine Neointima aus, die zu einer hohen Stenosierungsrate (zwischen 20–80%) und einer Okklusionsrate von ca. 15% des TIPS im ersten Jahr führt (Rössle 1997; Svoboda et al. 1997). Daher müssen regelmäßige Funktionskontrollen (Doppler-Sonographie, ggf. Angiographie) durchgeführt werden. Es bedarf weiterer Untersuchungen, um zu klären, welcher Stenosegrad bzw. welcher Druckgradient als Shuntinsuffizienz anzusehen ist und eine Dilatation des TIPS erforderlich macht.

■ **Chirurgische Therapie.** Zu den wichtigsten Operationstechniken zählen die Shuntoperationen. Dabei wird zwischen selektiven Shunts [z. B. distaler splenorenaler (Warren-)Shunt und mesokavaler Seit-zu-Seit H-Shunt) und nichtselektiven Shunts (z. B. portokavaler Shunt) unterschieden. Grundsätzlich wird durch die Senkung der portalen Hypertension das Risiko einer hepataischen Enzephalopathie und einer Verschlechterung der Leberfunktion erhöht.

Nichtselektive Shunts führen gegenüber selektiven Shunts zu einer deutlicheren Abnahme der Blutungswahrscheinlichkeit, jedoch auf der anderen Seite zu einer höheren Inzidenz der hepatischen Enzephalopathie. Zu den bewährten Shunttypen bei Patienten im Stadium Child A und B zählen der distale splenorenale Shunt und der englumige meso- und portokavale Prothesenshunt.

Kontraindikationen zur TIPS-Anlage

- Technische Kontraindikationen:
  - thrombotischer Verschluß der V. cava,
  - thrombotischer Verschluß beider Vv. jugularis internae,
  - kavernöse Transformation der Pfortader,
  - Zystenleber.
- Absolute Kontraindikationen:
  - fortgeschrittenes Leberversagen, Risikofaktoren:
    - Bilirubin > 3 mg/dl,
    - Child Pugh C,
    - retrograde portale Flußrichtung,
    - Stenose des Truncus coeliacus oder A. hepatica;
  - schwere hepatische Enzephalopathie (unabhängig von einer Blutung), Risikofaktoren:
    - Alter > 60,
    - Child Pugh B/C,
    - frühere Episoden einer hepatischen Enzephalopathie,
    - vorbestehende zerebrale Schädigung.
  - Metastasenleber,
  - Verbrauchskoagulopathie,
- Relative Kontraindikationen:
  - schwere Herzinsuffizienz,
  - hepatozelluläres Karzinom.

Da diese Operationstechniken aufwendig und nicht risikoarm sind, werden sie heute nur noch selten durchgeführt.

Auf die Bedeutung der Lebertransplantation wurde bereits eingegangen. Die Ergebnisse der

Transplantation werden durch eine zuvor stattgefundene Varizenblutung nicht beeinflußt.

Therapie der akuten Blutung

Bei akuten gastrointestinalen Blutungen steht die Varizenblutung im Ösophagus oder Fundus im Vordergrund. Der Patient sollte bei diesen gefährlichen Komplikationen intensivmedizinisch betreut werden. Die nachfolgende Übersicht faßt die Therapie zusammen.

Die supportive Therapie umfaßt neben der Überwachung der Vitalfunktionen, die Volumen- bzw. Blutsubstitution und – falls erforderlich – die Substitution von Gerinnungsfaktoren. In Hinblick auf die Prophylaxe einer sich möglicherweise entwickelnden hepatischen Enzephalopathie sollte endoskopisch das Blut abgesaugt sowie Laktulose und ggf. schwer resorbierbare Antibiotika verabreicht werden. Weitere Komplikationen der akuten Blutung stellen die (Aspirations-)Pneumonie und das Streßulkus dar, die prophylaktisch bzw. therapeutisch angegangen werden müssen.

Die kausale Therapie der Blutung sollte umgehend erfolgen.

■ **Endoskopie.** Die akute Blutung kann mittels Sklerosierung in 90 % der Fälle beherrscht werden (Paquet u. Feussner 1985; Fleig et al. 1983; Westaby et al. 1989). Mittlerweile liegen in verschiedenen Publikationen auch Erfahrungen zur Ligatur der Varizen im Rahmen einer akuten Blutung vor (El-Newihi u. Achord 1996). Die Effektivität zwischen der Sklerotherapie und der Ligatur bei akuter Blutung ist vergleichbar (Sarin et al. 1997). Die vorliegenden Untersuchungen legen die Vermutung nahe, daß die Ligatur eine geringere Rate an Komplikationen aufweist (Stiegmann et al. 1992).

Als alternative Therapieformen insbesondere bei ausstehender oder erfolgloser endoskopischer Behandlung zur Stillung der akuten Varizenblutung kommt zum einen die Ballontamponade und zum anderen die medikamentöse Therapie in Betracht.

■ **Ballontamponade.** Die Sengstaken-Blakemore-Sonde wird bei Varizen des terminalen Ösophagus, die Linton-Nachlaß-Sonde dagegen bei Fundusvarizen verwendet. Bei hinreichender Erfahrung gelingt die Stillung der Blutung mit dieser Maßnahme in der Mehrzahl der Fälle. Die Kompressionssonden sollten nicht länger als 24 h in situ verbleiben.

■ **Medikamentöse Therapie.** Die medikamentöse Therapie hat ihre Bedeutung v. a. bei unklarer Lokalisation der Blutungsquelle, fehlender Erfahrung mit der Ballontamponade oder Sklerosierungstherapie bzw. zur Überbrückung bis die Endoskopie verfügbar ist. Darüber hinaus werden sie adjuvant nach der endoskopischen Behandlung ggf. für einen Zeitraum bis zu 5 Tagen gegeben, um eine frühe Rezidivblutung zu vermeiden.

Bei der medikamentösen Therapie der akuten Blutung kommen u. a. Vasopressin und sein länger wirksames Analog Terlipressin, Somatostatin und sein ebenfalls länger wirksames Analog Octreotid sowie Nitrate zum Einsatz.
- *Vasopressin* führt über eine Konstriktion der splanchnischen Arterien zu einem verminderten Pfortaderfluß und damit zu einer Abnahme des Pfortaderdrucks. Da die Vasokonstriktion systemisch wirkt, kann es auch zu Nekrosen oder Ischämien (z. B. Herz) kommen. Diese schweren Nebenwirkungen können durch die gleichzeitige Gabe von Nitraten reduziert werden.

Übersicht zur Therapie der akuten Varizenblutung

- Blutstillung:
  - Endoskopie (sofern verfügbar, Therapie der ersten Wahl),
  - Sklerosierung,
  - Ligatur;
- Ballontamponade;
- medikamentöse Therapie:
  - Vasopressin (20 IE/100 ml NaCl über 30 min) und Nitroglycerin (40–70 µg/min i. v.) oder
  - Terlipressin (2mal 1 mg initial, dann alle 4 h 1–2 mg) oder
  - Somatostatin (250 µg Bolus und 250 µg/h i. v.) oder
  - Octreotid (50–100 µg Bolus und 25–50 µg/h i. v.),
  - evtl. zusätzlich Metoclopramid (10–30 mg i. v.);
- Ultima ratio:
  - Shuntoperationen,
  - interventionelle Behandlung durch: „Notfall"-TIPS;
- supportive Therapie:
  - Volumen-/Blutsubstitution,
  - Substitution von Gerinnungsfaktoren,
  - Streßulkusprophylaxe,
  - Pneumonieprophylaxe,
  - Prophylaxe der hepatischen Enzephalopathie,
  - Koloneinläufe,
  - Laktulose,
  - Antibiotika.

- Durch die längere Halbwertzeit von Terlipressin, das in 4- bis 6stündlichen Gaben verabreicht werden kann, wird eine gleichmäßigere Verteilung im Plasma erreicht. Auch Terlipressin sollte zur Vermeidung von Nebenwirkungen mit Nitroglyzerin kombiniert werden. Relative Kontraindikationen sind ein unkontrollierter Hypertonus und eine instabile koronare Herzerkrankung (Holstege et al. 1994).
- *Somatostatin* bzw. sein länger wirksames Analogon *Octreotid* reduzieren ebenfalls die Durchblutung des Splanchnikusgebietes. Da diese Substanzen im Gegensatz zu Vasopressin keine schwerwiegenden Nebenwirkungen aufweisen, wurden verschiedene Studien bei Patienten mit akuter Blutung durchgeführt (Avgerinos et al. 1991). Dabei konnte gezeigt werden, daß Somatostatin und Octreotid den alternativen Behandlungsformen ebenbürtig war (Garden u. Carter 1992; Freeman et al. 1988; Burroughs et al. 1990).

Da Somatostatin und Terlipressin hinsichtlich der Effektivität und der Nebenwirkungen vergleichbar sind, sprechen die deutlich geringeren Kosten (ca. Faktor 3) bei einer medikamentösen Therapie für die Verwendung von Somatostatin (Feu et al. 1996).

- *Domperidon* und *Metoclopramid* sollen – mittels einer der Tonuserhöhung des unteren Ösophagussphinkters – über eine Widerstandserhöhung zu einer Reduzierung der Varizendurchblutung führen (Kleber et al. 1991). Der Stellenwert dieser Medikamente ist bislang nicht in kontrollierten Studien gesichert.

> **!** Die medikamentöse Therapie sollte aufgrund der geringeren Nebenwirkungen in erster Linie mit Somatostatin oder Octreotid durchgeführt werden. Die Gabe von Terlipressin oder Vasopressin sollte mit Nitraten kombiniert werden.

Trotz des Einsatzes endoskopischer und pharmakologischer Maßnahmen ist eine akute Varizenblutung nicht immer definitiv zu stillen. Insbesondere ein HVPG > 20 mmHg geht mit dem erhöhten Risiko einer frühen Rezidivblutung einher. Der TIPS scheint gegenüber den operativen Shuntverfahren durch eine geringere Frühmortalität gekennzeichnet zu sein (Sanyal et al. 1996).

Primärprophylaxe
Das Ziel der Primärprophylaxe ist es, die erstmalige gastrointestinale Blutung zu verhindern. Darüber hinaus sollte eine Verlängerung des Überlebens, eine Verbesserung der Lebensqualität und Reduktion der Therapiekosten erreicht werden. In der nachfolgenden Übersicht sind entsprechende Medikamente aufgeführt.

Problematisch ist die richtige Selektion der Patienten. Es ist bekannt, daß 30 % der Patienten, die eine Blutung erleiden, keine Risikofaktoren aufweisen und umgekehrt nur etwa 40 % der als gefährdet betrachteten Patienten tatsächlich bluten. Daher fehlt es sowohl an allgemeinen Empfehlungen hinsichtlich der Auswahl von potentiell gefährdeten Patienten als auch an einer einheitlichen Empfehlung hinsichtlich der Durchführung der Prophylaxe.

Da nur ein kleiner Teil der Patienten von der Prophylaxe profitiert, ist insbesondere auf nebenwirkungsarme Maßnahmen zu achten.

■ **β-Blocker.** Zumeist wird eine Prophylaxe mit nichtkardioselektiven β-Blockern (Propranolol oder Nadolol) empfohlen. In kontrollierten Studien wurden mittlere Dosen von je 123 mg Propranolol je 24 h verabreicht. Die Herzfrequenz sollte dabei nicht über 25 % gesenkt werden. Daher kann nicht bei allen Patienten eine Senkung HVPG < 12 mmHg bzw. > 20 % auf diese Weise erreicht werden. Weiterhin wird der Einsatz durch verschiedene Kontraindikationen (Asthma bronchiale, Herzinsuffizienz) und eine unvollständige Compliance limitiert. Wenngleich in mehreren Studien gezeigt wurde, daß die Häufigkeit der Varizenblutung gesenkt werden konnte, ließ sich demgegenüber jedoch keine Abnahme der Letalität nachweisen, die am ehesten von der Progression der Grundkrankheit bestimmt wird.

■ **Kombinationen.** Möglicherweise kann durch die Kombination von β-Blockern und Nitraten die Senkung des portalvenösen Druckgradienten bei den Patienten erreicht werden, die nicht oder nur unzureichend auf die alleinige Gabe von β-Blockern ansprechen (Merkel et al. 1996). Die kombinierte

> **Übersicht zur Primärprophylaxe**
>
> – β-Blocker, nicht kardioselektiv (Propranolol oder Nadolol)
>   – Dosis: 80–120 mg/Tag,
>   – Plasmaspiegel: 50 ng/ml,
>   – Herzfrequenz um ca. 25 % senken.
>   Bei Unverträglichkeit oder Kontraindikationen gegen β-Blocker:
> – Nitrate
>   – Dosis: 2mal 40 mg/Tag.

Gabe von Propranolol und Molsidomin, einem Koronartherapeutikum, führt zu einer stärkeren Senkung der portalen Hypertension als die Gabe der einzelnen Substanzen (Combis et al. 1996). Weitere kontrollierte Studien fehlen bislang.

■ **Invasive prophylaktische Maßnahmen.** Hinsichtlich der prophylaktischen Sklerotherapie liegen unterschiedliche Ergebnisse aus zahlreichen Studien vor. Möglicherweise profitieren Patienten mit dekompensierter Leberzirrhose und Alkoholiker von dieser Maßnahme. Eine prophylaktische Sklerosierung ist heute nur in Ausnahmefällen indiziert. Zur Primärprophylaxe mittels Ligatur liegen ebenfalls die ersten Erfahrungen vor. In einer randomisierten Studie bei Patienten mit erhöhtem Risiko einer Varizenblutung wurde gegenüber einer Behandlung mit Betablockern in der Gruppe, die mittels Ligatur behandelt wurde, eine geringere Rate an Blutungen beobachtet. Ein unterschiedlicher Einfluß auf die Mortalität der Patienten wurde dagegen nicht festgestellt (Sarin et al. 1999).

> Portosystemische Shuntoperationen zur Primärprophylax gelten als obsolet. Sie sind daher ebenso wie der TIPS, zu dem es in bezug auf eine Primärprophylaxe bisher keine entsprechenden Daten gibt, nicht zur Vorbeugung von Varizenblutungen indiziert.

Rezidivprophylaxe (Sekundärprophylaxe)

Die Gefahr einer Rezidivblutung beträgt im ersten Jahr ca. 70%. Bei ca. der Hälfte der Patienten kommt es bereits innerhalb der ersten 10 Tage nach der initialen Blutung ohne vorbeugende Maßnahmen zu einem Rezidiv. Maßnahmen zur Rezidivprophylaxe sind in der nachfolgenden Übersicht dargestellt.

Sowohl die Häufigkeit der erneuten Blutung als auch die mit ihr einhergehende Mortalität ist abhängig vom Child-Stadium der betroffenen Patienten. Die eingeschränkte Lebenserwartung bei Patienten in den Child-Klassen B und C muß bei der Beurteilung der Rezidivprophylaxe in Hinblick auf eine mögliche Lebensverlängerung berücksichtigt werden.

Zu beachten ist außerdem, daß neben Blutungen aus Varizen in Ösophagus und Fundus auch weitere Blutungsquellen (z.B. hypertensive Gastropathie) vorkommen, die bei der Auswahl der Redizvprophylaxe berücksichtigt werden müssen.

■ **Therapiemethoden im Vergleich.** Zum Vergleich der verschiedenen Methoden zur Rezidivprophylaxe liegen zahlreiche Studien vor:

– Für die *Sekundärprophylaxe* mittels Sklerotherapie konnte gezeigt werden, daß diese im Vergleich zu einer abwartenden Haltung die Häufigkeit an Rezidivblutungen etwa um die Hälfte reduziert und das Überleben verlängern kann.
– In der *medikamentösen Rezidivprophylaxe* kommen in erster Linie β-Blocker und Nitrate zum Einsatz. Der Stellenwert einer Kombination von Metoclopramid und Nitrat ist noch nicht gesichert. Für die Kombination von Metoclopramid und Nitraten konnte gezeigt werden, daß dieses den Ösophagusvarizendruck stärker senkt als die alleinige Gabe von Nitraten (Sarin u. Saraya 1995).
– In einer neuen Metaanalyse wurden die Ergebnisse der *Sklerotherapie* mit denen der *medikamentösen Sekundärprophylaxe* verglichen. Dabei ließen sich keine signifikanten Unterschiede hinsichtlich des Überlebens der Patienten nachweisen. Die Sklerotherapie führte jedoch zu einer besseren Prophylaxe der Rezidivblutung bei gleichzeitig höherer Rate an Nebenwirkungen (Bernard et al. 1997).

> **Übersicht zur Rezidivprophylaxe (Sekundärprophylaxe)**
>
> 1. Medikamentöse Therapie
>   – β-Blocker, nicht kardioselektiv (Propranolol oder Nadolol)
>   • Dosis: 80–120 mg/Tag,
>   • Plasmaspiegel: 50 ng/ml,
>   • Herzfrequenz um ca. 25% senken.
>   Bei Unverträglichkeit oder Kontraindikationen gegen β-Blocker:
>   – Nitrate
>   • Dosis: 2mal 40 mg/Tag;
>   – Kombination von β-Blocker und Nitraten (bei ausreichendem Blutdruck).
> 2. Endoskopische Verfahren
>   – Sklerotherapie,
>   – Ligatur,
>   – Obliteration.
> 3. TIPS (transjugulärer intrahepatischer portosystemischer Shunt).
> 4. Chirurgische Therapie
>   (s. auch Lehrbücher der Chirugie)
>   – Shunt-OP,
>   – selektiver Shunt (z.B. Warren-Shunt),
>   – nichtselektiver Shunt (portokavaler Shunt),
>   – Lebertransplantation.

- Die Kombination von Sklerotherapie mit β-Blokkern und ggf. Nitraten scheint – wenn die Kreislaufparameter dieses zulassen – der alleinigen Sklerotherapie als Sekundärprophylaxe hinsichtlich einer Rezidivblutung – aber nicht in Hinblick auf die Mortalität – überlegen zu sein (Elsayed et al. 1996).
- Für den Vergleich zwischen der Sklerotherapie und TIPS liegen mehrere randomisierte Studien vor (Rössle 1997). Hierbei zeigte sich, daß Patienten mit einem TIPS besser vor Rezidivblutungen geschützt waren und eine höhere Rate an Enzephalopathie aufwiesen. Hinsichtlich des Überlebens ergab sich kein signifikanter Unterschied zwischen beiden Verfahren.
- Wenn die Redizivprophylaxe mittels Ligatur der Varizen durchgeführt wird, ergibt sich in den vorliegenden Studien im Vergleich zur Sklerotherapie eine vergleichbare Mortalität, jedoch bei der Behandlung mittels Ligatur eine geringere Komplikationsrate (Strikturen und komplizierte Ulzera am Ösophagus; Hashizume et al. 1993). Die Häufigkeit von Rezidivblutungen nach Ligatur- und Sklerosierungstherapie (Baroncini et al. 1997; Avgerinos et al. 1997) wird ebenso wie die Kombination von Sklerotherapie und Ligatur derzeit kontrovers beurteilt (Stiegmann u. Isshi 1997; Bhargava u. Pokharna 1997).
- Der Stellenwert der Shuntverfahren (TIPS vs. OP) wird z. Z. diskutiert. Die hohe Stenose- oder Verschlußrate des TIPS führt zu wiederholten Interventionen am Shunt. Andererseits kann am intrahepatischen Shunt das verträgliche bzw. erforderliche Shuntvolumen dem Bedarf (hepatische Enzephalopathie, Senkung der portalen Drucks) angepaßt werden.
- Bei einer kavernösen Transformation der Pfortader oder mißlungener TIPS-Anlage kann ein operativer Shunt in Betracht gezogen werden.

Zusammenfassend läßt sich festhalten, daß eine medikamentöse Therapie – bei guter Compliance – die einfachste, komplikationsärmste und kostengünstigste Rezidivprophylaxe ist.

Die Sklerotherapie oder die Ligatur der Varizen eignen sich bei fehlender Compliance hinsichtlich der Tabletteneinnahme oder wenn eine Klinik, in der die Rezidivblutung effektiv versorgt werden kann, weit entfernt ist. In den vorliegenden Untersuchungen finden sich Hinweise darauf, daß der TIPS eine Alternative oder Ergänzung zur endoskopischen Sekundärprophylaxe bei geeigneten Patienten darstellen kann.

Somit stehen eine Reihe von Möglichkeiten zur Verfügung, um die Sekundärprophylaxe den individuellen Erfordernissen im Sinne einer Differentialtherapie anzupassen. Beispielsweise würde ein gleichzeitig bestehender Aszites die Anlage eines TIPS sinnvoll erscheinen lassen, während vorangegangene Episoden einer hepatischen Enzephalopathie die endoskopische Therapie (Sklerotherapie, Ligatur) nahelegen. Vor- und Nachteile der verschiedenen Therapieformen müssen mit dem Patienten erörtert werden. Das letztlich verwendete Verfahren wird auch von der Erfahrung der versorgenden Klinik bezüglich der verschiedenen Techniken abhängen.

Portal hypertensive Gastropathie (PHG)

Epidemiologie
Es gibt Hinweise dafür, daß die hypertensive Gastropathie bei Patienten mit portaler Hypertension in ca. 20 % der Fälle Ursache der oberen gastrointestinalen Blutung ist. Sie ist damit die zweithäufigste Ursache einer gastrointestinalen Blutung bei Patienten mit portaler Hypertension.

Ätiologie und Pathogenese
Pathophysiologisch stehen bei diesem Krankheitsbild Dilatation und Ektasie der Mukosagefäße sowie Mikrozirkulationsstörungen der Submukosa mit der Öffnung arteriovenöser Shunts im Vordergrund (Papazian et al. 1986; Triger et al. 1989). Zwischen dem Vorliegen von Varizen im Magen und der hypertensiven Gastropathie scheint kein Zusammenhang zu bestehen (Bayraktar et al. 1996).

Klinik
Makroskopisch ist die hypertensive Gastropathie durch Betonung der Area gastricae mit einer sich deutlich abzeichnenden mosaikartigen Felderung und durch mehr oder weniger stark ausgeprägte Rötung bis zu multiplen „red spots" gekennzeichnet.

Die Diagnostik erfolgt endoskopisch, wobei 2 Schweregrade unterschieden werden können (McCormack et al. 1985):
1. Grad = oberflächliche Rötung der Schleimhaut, netzförmige Felderung der Schleimhaut (Abb. 47.10), Schlangenhaut,
2. Grad = multiple „red cherry spots", diffuse Schleimhautblutungen.

Differentialdiagnose
Bei dem Mallory-Weiss-Syndrom handelt es sich um Längsrisse der Schleimhaut am ösophagogastralen Übergang. Endoskopisch läßt sich häufig zusätzlich eine Hiatusgleithernie beobachten. Das Syndrom ist bei 30 % mit einer Zirrhose und in 60 % der Fälle mit einer Alkoholkrankheit verbunden (s. auch dort).

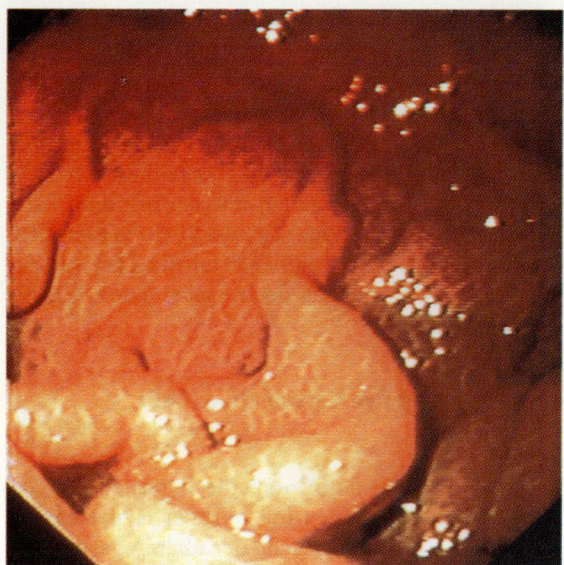

Abb. 47.10. Endoskopisches Bild einer portal hypertensiven Gastropathie (PHG)

Ulzera können bei Leberzirrhotikern ebenfalls eine Blutungsquelle im Magen darstellen. In einer neueren Untersuchung konnte nachgewiesen werden, daß Patienten mit einem Lebervenenverschlußdruck > 12 mmHg gegenüber gesunden Kontrollen an einem erhöhtem Risiko für die Entwicklung eines Ulcus ventriculi leiden (Chen et al. 1996). Eine weitere Differentialdiagnose stellt das sog. GAVE-Syndrom (gastric antral vascular ectasia) dar.

Therapie
Die internistische Behandlung der Blutung bei hypertensiver Gastropathie umfaßt neben einer Nahrungskarenz und einer Magensonde die Korrektur des Elektrolythaushalts, bei Bedarf auch die Substitution von Blut und Gerinnngsfaktoren. Bei umschriebenen Blutungen kann endoskopisch eine Blutstillung erreicht werden. Ein positiver Effekt hinsichtlich der Prophylaxe von Blutungen wurde für Propranolol beobachtet (Perez Ayuso et al. 1991).

Aszites

Als Aszites bezeichnet man eine Ansammlung von Flüssigkeit in der freien Bauchhöhle (Gesamtdarstellung s. Schölmerich 1991).

Ätiologie und Pathogenese
Die folgende Übersicht faßt die verschiedenen Ursachen des Aszites zusammen:

- Aszites bei Pfortaderhochdruck,
- entzündlicher, infektiöser Aszites,
- entzündlicher, nichtinfektiöser Aszites,
- kardialer Aszites,
- maligner Aszites.

Pathogenese
Die Pathogenese der Aszitesentstehung ist nicht vollständig geklärt. Es gilt als gesichert, daß ein erhöhter hydrostatischer Druck und ein reduzierter Proteingehalt in den Kapillaren wichtige Faktoren darstellen. Die erhöhte Permeabilität der Kapillaren für Proteine stellt einen weiteren Faktor dar. Dieser wird insbesondere bei entzündlichen Prozessen (z.B. spontan bakterielle Peritonitis) beobachtet.

Durch den erhöhten sinusoidalen und postsinusoidalen Widerstand kommt es zu einem verminderten Lymphabfluß in den Sinusoiden bzw. zu einer erhöhten Produktion von Lymphe. Wird die Transportkapazität der Lymphgefäße überschritten, so kommt es zum Austritt von Lymphe in die freie Bauchhöhle.

■ **Vermindertes effektives Blutvolumen.** Die unzureichende hepatische Inaktivierung von Mediatoren (z.B. Endotoxinen und Stickoxid), führt durch eine splanchnische Vasodilatation zu einer Abnahme des effektiven Blutvolumens (Roberts u. Kamath 1996). Diese führt zu Kompensationsreaktionen (Sekretion von Vasopressin, die Aktivierung des RAAS und die Stimulation des adrenergen Systems mit der Zunahme des Herzzeitvolumens). Diese Reaktionen führen an der Niere zu einer Vasokonstriktion und zu einer Natrium- und Wasserretention. Auf diese Weise gelingt es, den hydrostatischen Druck zu steigern und der Vasodilatation begrenzt entgegenzusteuern (Schrier et al. 1988). Bei einer dekompensierten Zirrhose mit ausgeprägter portaler Hypertension und einhergehender Hypalbuminämie erweisen sich die Rekompensationsmöglichkeiten jedoch als unzureichend (Abb. 47.11).

Klinik
Bei einem ausgeprägtem Aszites klagen die Patienten über eine Zunahme des Bauchumfangs und des Körpergewichts sowie ggf. über ein vorgewölbtes Abdomen.

Bei ausgeprägten Befunden wird zusätzlich über Luftnot oder Ödeme geklagt. Durch die Motilitätsstörungen am Darm kann Meteorismus auftreten.

Diagnostik und Differentialdiagnose
Im Rahmen der körperlichen Untersuchung lassen sich bei vorliegendem Aszites eine Fluktuations-

welle sowie eine Flankendämpfung und Dämpfungswechsel bei Lageänderung nachweisen (Nachweisgrenze: 500 ml). Wesentlich empfindlicher kann der Nachweis von Aszites mit Hilfe der Sonographie geführt werden (Nachweisgrenze bei 100 ml).

■ **Aszitespunktion.** Bei der steril durchzuführenden Aszitespunktion ist zwischen einer *diagnostischen* und einer *therapeutischen* Punktion zu unterscheiden.

Die Punktionsorte befinden sich am Übergang vom äußeren Drittel zum mittleren Drittel der Linie von der Spina iliaca anterior superior zum Nabel, alternativ in der Mitte der Medianlinie zwischen Nabel und Symphyse. Die therapeutische Punktion kann auch mittels einer Drainage erfolgen.

Bei geringen Aszitesmengen, ausgeprägten Kollateralkreisläufen oder erhöhter Blutungsneigung sollte die Punktion unter Ultraschallkontrolle durchgeführt werden. Der portale Aszites erscheint inspektorisch als seröse Flüssigkeit. Trüber Aszites kann auf eine entzündliche Genese hinweisen, während ein hämorrhagischer Aszites u.a. an einen malignen Prozeß denken läßt.

Das gewonnene Material sollte – in Abhängigkeit von der Fragestellung – zur Untersuchung eingeschickt werden. Die nächste Übersicht faßt die Aszitesdiagnostik nochmals zusammen.

Aszites Diagnostik. (Nach Runyon 1998)

- Standarduntersuchungen:
    - Zellzahl (Leukozyten bis 500/ml; neutrophile Granulozyten bis 250/ml),
    - Albumin (Serum/Aszites-Albumingradient > 1.1 g/dl: portale Hypertension wahrscheinlich),
    - Bakterienkultur („bedside"-Blutkulturflaschen bei V. a. Infektion).
- Fakultative Untersuchungen des Aszites:
    - Gesamtprotein (Transudat < 2,5 g/dl, Exsudat > 2,5 g/dl),
    - Amylase (V. a. Pankreatitis),
    - LDH (normal < 50 % Serumkonzentration, starker Anstieg bei sekundärer Peritonitis),
    - Zytologie (Nachweis von malignen Zellen),
    - Gramfärbung,
    - Tuberkulosediagnostik (Ziehl-Neelsen und Kultur),
    - Glukose (erniedrigt bei Peritonitis),
    - Bilirubin (biliäre Perforation).
    - Cholesterin,
- Untersuchungen von fraglichem Nutzen:
    - Laktat,
    - pH-Wert,
    - Fibronectin,
    - α_1-Antitrypsin.

Komplikationen des Aszites

Zu den wichtigsten Komplikationen des Aszites zählt die spontane bakterielle Peritonitis und das hepatorenale Syndrom. Zu den Komplikationen zählen außerdem die Ausbildung von Hernien (Inguinal-, Nabel-, Femoralhernien) und die respiratorische Insuffizienz durch Zwerchfellhochstand oder einen Pleuraerguß. Weitere Komplikationen sind Pneumonien, die begünstigt auftreten können sowie die Kompression der V. cava inferior bei sehr stark ausgeprägtem Aszites. Der zunehmende intraabdominelle Druck kann zu einem gastroösophagealen Reflux führen.

Therapie des unkomplizierten Aszites (Runyon 1998)

Vor dem Beginn einer Aszitesbehandlung muß dessen Ursache geklärt werden. Im folgenden Abschnitt wird auf die Therapie des portalen Aszites eingegangen.

■ **Allgemeine Maßnahmen.** Diese umfassen zunächst die Behandlung der Grunderkrankung.

Abb. 47.11. Vereinfachte Übersicht zur Pathophysiologie des portalen Aszites

Ursachen: Erhöhter Strömungswiderstand in Leber Hypalbuminämie periphere Vasodilatation Verminderter Lymphabfluß in den Sinusoiden

↓

Hydrostatischer Druck steigt Onkotischer Druck sinkt Sequestration der Lymphe in die Bauchhöhle

↓

1. Entstehung von Aszites 2. Effektives Blutvolumen sinkt

↓

Aktivierung des RAAS

↓

gesteigerte renale Natriumretention

↓

Gesamtblutvolumen steigt

Bei alkoholtoxischen Leberzirrhosen ist eine Alkoholkarenz notwendig. Da die Natriumausscheidung gestört ist, muß eine kochsalzarme Diät (maximal 88 mmol/Tag = 5 g/Tag) angestrebt werden. Die nachfolgende Übersicht gibt Hinweise zur natriumarmen Ernährung:
– kein Salzen bei Tisch,
– kein Backpulver,
– Kochen ohne Salzzusatz,
– keine Konservenkost oder Schokolade,
– nicht mehr als 1/4 l Milch/Tag,
– Reduktion natriumhaltiger Medikamente (Antazida).

Eine Diätberatung des Patienten und ggf. des Partners ist für die erfolgreiche Therapie unerläßlich. Die Flüssigkeitsmenge sollte beim Vorliegen einer schweren Hyponatriämie (< 120 mmol/l) auf < 1,5 l/Tag beschränkt werden.

Diese Maßnahmen sind frei von Komplikationen und stehen am Anfang einer Aszitestherapie. Sie stellen bei weiteren Behandlungsschritten die Basis dar.

■ **Medikamentöse Therapie.** Die Therapie wird mit kaliumsparendes Diuretika (z. B. *Spironolacton*) begonnen (Dosierung: initial 100 mg/Tag bis max. 400 mg/Tag p. o.). Bei deren Verwendung muß mit einem verzögerten Wirkungseintritt und der Ausbildung einer Gynäkomastie gerechnet werden. Zu den am häufigsten verwendeten Substanzen zählt das *Furosemid* (Dosierung: initial 40 mg/Tag bis max. 120 mg/Tag p. o.). Inwiefern neue Schleifendiuretika wie das langsamer wirkende *Torasemid* oder das Thiazidderivat *Xipamid* Furosemid ergänzen oder ablösen, bleibt dem Ergebnis weiterer Studien vorbehalten.

Die Kombination von Spironolacton und Furosemid in einem Verhältnis von 100 zu 40 mg/Tag p. o. wird empfohlen (Runyon 1998). Bei einem Therapieerfolg kann das Körpergewicht um etwa 500 g/Tag gesenkt werden. Bei gleichzeitig bestehenden Ödemen kann das Gewicht stärker gesenkt werden (1.000–1.500 g/Tag).

Der Therapieerfolg kann durch die Natriumkonzentration im 24 h-Urin kontrolliert werden. Diese sollte über 78 mmol Natrium/Tag liegen. Bei einer enteralen Aufnahme von 88 mmol Natrium/Tag kommt es bei einem afebrilen Patienten ohne Diarrhö mit ca. 10 mmol/Tag nichtrenalem Natriumverlust auf diese Weise zu einer negativen Natriumbilanz.

Mit diesen Maßnahmen läßt sich bei über 90 % der betroffenen Patienten der Aszites mobilisieren. Zu den Ursachen, die zu einem mangelnden Therapieerfolg führen, zählen eine zu hohe Natriumeinfuhr, spontane bakterielle Peritonitis, Nierenfunktionseinschränkungen unterschiedlicher Genese sowie zusätzliche Erkrankungen, die ebenfalls mit einer Aszitesbildung einhergehen (z. B. Peritonealkarzinose).

Die Behandlung mit Diuretika erfordert ein engmaschiges Monitoring gegenüber Nebenwirkungen (u. a. Nierenfunktion, Hypokaliämie, Alkalose, hepatische Enzephalopathie).

Therapie des refraktären Aszites

Als refraktär wird der Aszites bezeichnet, der trotz salzarmer Diät und maximaler diuretischer Therapie, nicht mobilisiert werden kann. Hierfür gibt es 2 Gründe:
– unzureichender Gewichtsverlust bei gleichzeitig bestehender geringer Natriumausscheidung (< 78 mmol/Tag) oder
– schwere Komplikationen unter der diuretischen Therapie.

■ **Therapeutische Parazentese.** Die Entnahme von 4–6 l Aszites erscheint unbedenklich. Die Notwendigkeit und der Umfang einer Substitution mit Albumin ist umstritten. Bislang fehlen Studien, die einen klaren Überlebensvorteil durch die Albumingabe beweisen. Bei Parazentesen > 5 l wird eine Albuminsubstitution 6–8 g/l Aszitespunktat empfohlen (Frick et al. 1995). Der Nutzen in Hinblick auf Überlebensraten mit alternativen (kostengünstigeren) Plasmaexpandern (Dextran 70, physiologische NaCl-Lösung und Hemacceel) ist bewiesen.

> **!** Wichtige Komplikationen der Parazentese sind die bakterielle Peritonitis, eine Verschlechterung der Leberfunktion und eine intraabdominelle Blutung (Webster et al. 1996).

Zusammenfassend kann man festhalten, daß die großvolumige Parazentese zum einen als lindernde Erstmaßnahme bei massiven Aszites oder Luftnot eingesetzt werden kann und zum anderen eine Therapieoption bei refraktären Aszites darstellt.

■ **Peritovenöser Shunt.** Als weitere Maßnahme steht der peritovenöse Shunt (Le Veen- oder Denver-Shunt) zur Verfügung. Hierbei ist mit einer jährlichen Obstruktionsrate von 40 % zu rechnen. Weitere Komplikationen dieser Shuntformen sind Gerinnungsstörungen und schwere Infektionen. Der peritovenöse Shunt wird heute nur bei ausgewählten Einzelfällen eingesetzt.

■ **Weitere Maßnahmen.** Neuere Untersuchungen zeigen, daß Patienten, die im Rahmen der Sekundärprophylaxe von Blutungen einen TIPS erhalten haben, ebenfalls überwiegend eine Reduktion ihres Aszites aufweisen. Weitere Untersuchungen, die den genauen Stellenwert des TIPS bei der Behandlung des Aszites festlegen, stehen z. Z. noch aus.

Die extrakorporale Ultrafiltration mit anschließender Reinfusion des Proteins hat heute im klinischen Alltag keine Bedeutung mehr.

Die Lebertransplantation ist bislang als die einzige kurative Therapie anzusehen. Daher sollte diese Therapieoption bei geeigneten Patienten berücksichtigt werden.

Prognose

Der Nachweis von Aszites geht mit einer schlechten Prognose einher. Man rechnet damit, daß 50 % der Patienten mit Aszites portaler Genese nach 2 Jahren noch leben und andererseits 25 % der Patienten mit einem diuretikarefraktärem Aszites ein Jahr überleben.

Spontan bakterielle Peritonitis (SBP)

Bei der SBP handelt es sich um eine Infektion des Aszites ohne intestinale Läsion, die gehäuft bei Patienten mit Leberzirrhose vorkommt, aber u. a. auch bei akuten Hepatitiden mit einhergehendem Aszites beschrieben worden ist.

Die Prävalenz für die SBP beträgt bei Aszitespatienten je nach Ausmaß der Diagnostik 5–30 %.

Ätiologie und Pathogenese

Die Peritonitis wird durch eine Infektion mit Bakterien im Aszites verursacht. Dabei handelt es sich in 90 % der Fälle um einen einzelnen Keimnachweis. Zumeist liegen gramnegative Erreger vor (E. coli: 50 %, Klebsiellen: 10 %). Unter den grampositiven Erregern stehen die Enterokokken im Vordergrund 25 % (Wilcox u. Dismukes 1987). In bis zu 35 % der Patienten mit Verdacht auf SBP lassen sich mikrobiologisch keine Keime nachweisen. Man spricht in diesem Falle von einem kulturnegativen neutrozytären Aszites (Runyon u. Hoefs 1984).

Pathophysiologisch werden verschiedene Infektionswege diskutiert:
- Migration der Keime durch die ödematöse Darmwand,
- hämatogene Streuung der Erreger bei gestörtem RES (retikuloendotheliales System) der Leber,
- Durchtritt durch defekte Lymphkapillaren.

Klinik

Klinisch stehen bei den Patienten eine plötzlichen Verschlechterung des Allgemeinzustands, Fieber, abdominelle Schmerzen und verminderte Darmgeräusche im Vordergrund. Die SBP kann jedoch auch klinisch stumm ablaufen. Eine Abwehrspannung ist zumeist nicht nachweisbar.

Als Risikofaktoren für die Entwicklung einer SBP wurden u. a. ermittelt:
- niedrige Proteinkonzentration im Aszites (1 g/dl),
- endoskopische Maßnahmen,
- akute Blutungen,
- Kachexie sowie
- vorhergehende Episoden von Peritonitiden.

Diagnostik und Differentialdiagnose

Die Diagnose erfolgt durch die diagnostische Punktion des Aszites. Der typischerweise trübe Aszites kann zur Bestimmung der Zellzahl kurzfristig untersucht werden (Neutrophile > 250/µl, Leukozyten > 500/µl). Zum Keimnachweis wird der Aszites zusätzlich in Blutkulturflaschen mit Nährböden verarbeitet. Dieses sollte unmittelbar nach der Punktion („bedside") erfolgen. Bei fehlendem mikrobiolgischem Keimnachweis spricht man von einem *neutrozytischen Aszites*, bei einem Keimnachweis ohne Erhöhung der Leukozytenzahlen im Aszites von *Bakteraszites* (Schölmerich u. Glück 1998).

Die Differentialdiagnose umfaßt zum einen die sekundär bakterielle Peritonitis. Hierbei lassen sich einerseits eine eindeutige Infektionsquelle (z. B. Perforation viszeraler Organe) und zum anderen oft Mehrfachinfektionen nachweisen. Falls eine antibiotische Therapie nicht anspricht, sollte an eine tuberkulöse Peritonitis gedacht werden. In diesem Fall eignet sich die Laparoskopie zur Materialgewinnung (tuberkulöse Knötchen) und makroskopischen Beurteilung der Bauchhöhle.

Prophylaxe

Aufgrund der hohen Rezidivwahrscheinlichkeit (> 40 % nach 6 Monaten) und der hohen Letalität kommt der Prophylaxe eine besondere Bedeutung zu, wenngleich eine Verlängerung des Überlebens in Studien nicht bewiesen werden konnte. Zu den prophylaktischen Maßnahmen zählt die konsequente Behandlung des Aszites. Orale Antibiotika (z. B. mit dem Gyrasehemmer *Norfloxacin* 400–800 mg/Tag für 7 Tage) senken die Häufigkeit der Rezidive nach einer spontanen bakteriellen Peritonitis (Gines et al. 1990). Daher erscheint eine antibiotische Behandlung bei Risikopatienten (s. oben) indiziert. Da die SBP gehäuft in Zusammenhang mit gastrointestinalen Blutungen gesehen wird, können ggf. nichtresorbierbare Antibiotika (Neomycin o. ä.) bis zu 48 h nach dem Ende der Blutung gegeben werden.

Therapie

Wegen der ernsten Prognose sollte mit der Therapie bereits begonnen werden, wenn die klinische Symptomatik eine SBP vermuten läßt oder das Ergebnis der Leukozytenkonzentration im Aszites vorliegt. Mit den meisten Antibiotika lassen sich ausreichende Konzentrationen im Aszites erreichen. Bewährt hat sich eine Therapie von *Cefotaxim* (Dosis: 3mal 2 g/Tag i.v.) für 5 Tage, die mit *Metronidazol* (Dosis: 3mal 500 mg/Tag i.v.) kombiniert werden kann. Alternativ können *Amoxicillin*, *Ofloxacin* und *Clavulansäure* verwendet werden. Wenn der Keimnachweis gelingt, kann die antibiotische Therapie nach dem Ergebnis des Antibiogramms bei Bedarf korrigiert werden.

Prognose

Die Angaben zur Letalität der SBP schwanken in der Literatur. Insgesamt ist die Prognose jedoch als ungünstig anzusehen. Bei rechtzeitiger Diagnose und Behandlungsbeginn überleben nach einem Jahr 30–50 %, bei verspäteter Therapie nur noch 10–20 % der Patienten.

Hepatorenales Syndrom

Bei dem hepatorenalen Syndrom handelt es sich um eine funktionelle, prinzipell reversible, fortschreitende, oligurische Niereninsuffizienz, die durch eine renale Vasokonstriktion mit einhergehender Wasser- und Natriumretention bei fortgeschrittener Lebererkrankung verursacht wird, ohne daß andere Ursachen für eine Nierenfunktionseinschränkung vorliegen.

Ätiologie und Pathogenese

Die Pathogenese des hepatorenalen Syndroms ist – ähnlich wie die Pathogenese des Aszites – als multifaktoriell anzusehen und noch nicht abschließend geklärt. Klinisch sind bislang verschiedene Auslöser beobachtet worden:
- Abnahme des Plasmavolumens,
- Elektrolytstörungen,
- Endotoxine,
- hepatische Enzephalopathie,
- Diuretikatherapie,
- Infektionen,
- nephrotoxische Medikamente.

Klinik

Klinisch können bei den Patienten die Leberzirrhose und der ausgeprägte Aszites im Vordergrund stehen. Anzeichen der Funktionseinschränkung der Nieren können Ödeme oder verringerte Urinausscheidung und im fortgeschrittenen Stadium Zeichen der Urämie sein.

Diagnostik und Differentialdiagnose

Die Bestimmung der glomerulären Filtrationsrate zeigt bei dem hepatorenalen Syndrom nur eine geringe Sensitivität. Die Erhöhung der Kreatininwerte im Serum kann nur gering ausgeprägt sein oder in Frühstadien der Erkrankung fehlen. Die Ursache hierfür liegt in der reduzierten Kreatininbildung bei verminderter Muskelmasse der Patienten. Die Natriumspiegel im Serum sind häufig erniedrigt.

■ **Urinuntersuchung.** Im Rahmen der Diagnostik treten erniedrigte Werte für die Urin-Natrium-Konzentration (< 10 mmol/l) auf.

■ **Bildgebende Diagnostik.** In der bildgebenden Diagnostik (Doppler-Sonographie, Angiographie) finden sich Befunde, die mit einer Vasokonstriktion der Rinde vereinbar sind. Die Durchblutung des Marks erscheint nicht betroffen.

Die wichtigsten diagnostischen Kriterien sind in der nachfolgenden Übersicht zusammengefaßt. Die Diagnose des hepatorenalen Syndroms setzt voraus, daß andere Ursachen der Niereninsuffizienz ausgeschlossen wurden (s. unten).

Haupt- und Nebenkriterien zur Diagnostik des hepatorenalen Syndroms. (Nach Arroyo et al. 1996)

- Hauptkriterien:
  1. chronische oder akute Lebererkrankung mit fortgeschrittener Leberinsuffizienz und portaler Hypertension,
  2. erniedrigte glomeruläre Filtrationsrate (Serumkreatinin > 1,5 mg/dl; Kreatininclearence < 40 ml/min),
  3. fehlende Anzeichen eines Schocks oder einer bakteriellen Infektion,
  4. keine Behandlung mit nephrotoxischen Medikamenten,
  5. kein gastrointestinaler oder renaler Flüssigkeitsverlust,
  6. keine Besserung der Nierenfunktion (s. oben) nach Reduzierung der Diuretika und Gabe von Volumen,
  7. fehlende Proteinurie (< 500 mg/dl),
  8. in der Sonographie keine Anzeichen eines renalen Abflußhindernisses oder einer parenchymatösen Nierenerkrankung.
- Nebenkriterien:
  1. Urinmenge: < 500 ml/Tag,
  2. Urinnatrium < 10 mmol/l,
  3. Urinosmolarität > Plasmaosmolarität,
  4. Serumnatriumkonzentration < 130 mmol/l,
  5. Erythrozyten < 50/Blickfeld im Sediment.

■ **Prärenales Nierenversagen.** Klinisch kann das hepatorenale Syndrom dem prärenalen Nierenversagen (Hypovolämie durch Blutung, Diuretika, Parazentese ohne Substitution) gleichen. Es unterscheidet sich von diesem jedoch durch die fehlende Steigerung der Diurese nach Volumengabe und einem Urin/Plasma-Kreatinin-Quotient > 30:1. Im Gegensatz zum prärenalem Nierenversagen lassen sich beim hepatorenalem Syndrom ein normales bis erhöhtes Herzzeitvolumen infolge der hyperdynamen Kreislaufsituation bei peripherer Vasodilatation nachweisen.

Prophylaxe
Maßnahmen, die das effektive intravasale Volumen stark verringern (Diuretika) und die Gabe von nephrotoxischen Substanzen sollten vermieden werden.

Therapie
Eine kausale Therapie ist derzeit nicht bekannt. Zunächst sollten mögliche auslösende Faktoren beseitigt werden. Die Behandlung des hepatorenalen Syndroms zielt dann auf eine Kontrolle des Natrium- und Wasserhaushalts. Durch eine Wasserrestriktion wird die relative Hyponatriämie behandelt. Die Dialyse verbleibt als Ultima ratio bei dekompensierter Niereninsuffizienz (Roberts u. Kamatz 1996). Nach einer Lebertransplantation ist das hepatorenale Syndrom grundsätzlich reversibel. Umgekehrt normalisiert sich die Nierenfunktion bei zugrunde liegendem hepatorenalem Syndrom auch, wenn diese Nieren in einen lebergesunden Empfänger transplantiert werden (Koppel et al. 1969).

Vorläufige Berichte sprechen von einem günstigem Effekt des TIPS beim hepatorenalen Syndrom.

Prognose
Die Prognose ist als ungünstig anzusehen. Bei einigen Patienten (5–10 %) wurde eine Befundbesserung ohne Lebertransplantation beobachtet. Die meisten Patienten versterben innerhalb von wenigen Wochen. Als Todesursache kommen ein kombiniertes Leber- und Nierenversagen oder deren Komplikationen in Frage. Auch die oft gleichzeitig beobachtete Hyponatriämie ist als prognostisch ungünstig anzusehen (Jalan et al. 1995).

Hepatische Enzephalopathie

Die hepatische Enzephalopathie – auch als portosystemische Enzephalopathie bezeichnet – umfaßt Funktionsstörungen des zentralen Nervensystems, welche im Gefolge von schweren akuten oder fortgeschrittenen chronischen Lebererkrankungen auftreten und durch eine Reihe charakteristischer, jedoch nicht spezifischer neurologischer und psychiatrischer Auffälligkeiten gekennzeichnet sind. Diese Funktionsstörungen sind vielgestaltig und umfassen ein Spektrum von subklinischen Veränderungen bis hin zum Coma hepaticum. Da es sich bei diesem Krankheitsbild um die Folge einer Stoffwechselstörung handelt, ist es als potentiell reversibel anzusehen.

Epidemiologie
Die Angaben zum Vorkommen der hepatischen Enzephalopathie schwanken erheblich. Sie konnte bei bis zu 70 % der Zirrhotiker beobachtet werden.

Ätiologie und Pathogenese
Die Pathogenese der hepatischen Enzephalopathie ist nicht abschließend geklärt. Die Erkenntnisse aus den Tiermodellen lassen sich nur bedingt auf den Menschen übertragen und die Untersuchungsmöglichkeiten am Gehirn von betroffenen Patienten sind eingeschränkt. Es gilt jedoch als sicher, daß ein Ungleichgewicht zwischen erregender und dämpfender Aktivität an den Neuronen im zentralen Nervensystem besteht.

Klinik und Diagnostik
Das Vorliegen einer hepatischen Enzephalopathie ist an bestimmte Voraussetzungen und fördernde Faktoren geknüpft:
- Lebererkrankungen (unabhängig von ihrer Genese),
- Kurzschlußverbindung (Shunts) zwischen portaler und systemischer Zirkulation,
- Substanzen, die für das Auftreten der hepatischen Enzephalopathie verantwortlich sind und im Darm entstehen,
- Darmbakterien, die bei dem Zustandekommen der hepatischen Enzephalopathie eine wichtige Rolle spielen,
- stickstoffhaltige Verbindungen, die an der Entstehung einer hepatischen Enzephalopathie maßgeblich beteiligt sind.

Wenngleich die hepatische Enzephalopathie spontan auftreten kann, lassen sich klinisch oft Faktoren beobachten, die das klinische Erscheinungsbild auslösen oder verschlimmern. Dazu zählen:
- Neuanlage von portosystemischen Shunts,
- Störungen des Säure-Basen- und Elektrolythaushalts z.B. durch Diuretika,
- gastrointestinale Blutungen,
- übermäßige Eiweißzufuhr,
- Obstipation,
- Infektionen.

■ **Metabolische Veränderungen.** Pathophysiologisch spielen Aminosäuren- und der Eiweißstoffwechsel eine wichtige Rolle: Ammoniak entsteht beim Abbau der Aminosäuren. Die Konzentration des Ammoniaks ist bei der hepatischen Enzephalopathie häufig erhöht.

Ferner kommt es zu einer Abnahme der verzweigtkettigen Aminosäuren (Leucin, Valin etc.) und zu einer Zunahme der Konzentrationen von aromatischen Aminosäuren (u. a. Tryptophan, Histidin) und des Methionins. Möglicherweise tragen diese Verschiebungen zur Beeinflussung der Synthese von Neurotransmittern und/oder der Blut-Liquor-Schranke bei.

■ **Körperliche Symptome.** Das klinische Bild der hepatischen Enzephalopathie ist vielgestaltig. Zu den wichtigsten Symptomen zählen u. a.
- Stimmungsschwankungen,
- Konzentrationsstörungen, Reaktionszeitverlängerung,
- Störungen des Wach-Schlaf-Rhythmus (sowohl Müdigkeit als auch Schlafstörungen),
- Veränderungen des Schriftbilds,
- „flapping"-Tremor (Asterixis),
- ggf. Somnolenz oder Bewußtseinsverlust.

■ **Verlaufsformen.** Man unterscheidet neben akuten und subakuten auch chronisch rezidivierende Verlaufsformen. Bei den *akuten* und *subakuten* Verlaufsformen entwickelt sich die Symptomatik – ggf. bis hin zum Koma – innerhalb von Stunden bis wenigen Tagen. Im Rahmen dieser Progredienz finden sich klinisch häufig Zeichen der motorischen Unruhe und des Flapping-Tremor.

Demgegenüber kann bei der *chronischen* Enzephalopathie der Verlauf stetig progredient oder intermittierend auftreten. Bei der intermittierenden Verlaufsform wechselt der neuropyschopathologische Befund hinsichtlich Zeichen der Verwirrtheit, psychomotorischer Unruhe sowie der Aufmerksamkeits- und Konzentrationsstörungen.

■ **Stadien.** Die klinische Beurteilung des Patienten am Krankenbett steht bei der Diagnose der hepatischen Enzephalopathie trotz aller apparativer Untersuchungen im Vordergrund. Dabei wird im Rahmen der Diagnostik der Schweregrad der hepatischen Enzephalopathie in verschiedene Stadien (1–5) eingeteilt (s. Kap. 11). In die Bewertung gehen der mentale Status und die neuromuskuläre Funktion des Patienten ein. Der mentale Status wird hinsichtlich Bewußtseinslage, intellektueller Funktion und Verhaltensauffälligkeiten untersucht. In die neuromuskuläre Beurteilbarkeit fließen u.a. der Flapping-Tremor und die Handschriftprobe ein.

Im klinischen Alltag kommt dem Stadium 1 (hepatische Minimalenzephalopathie) eine besondere Bedeutung zu. Klinisch finden sich keine Hinweise auf mentale oder zerebral-neurologische Symptome. Dennoch treten hierbei diskrete Hirnleistungsstörungen – wie z. B. nachlassende Konzentration – auf, die sich mittels psychometrischer Tests einfach nachweisen lassen. Diese Einschränkungen können für den Patienten wichtige berufliche Konsequenzen (z. B. Fahruntüchtigkeit) haben (Eisenburg 1996).

■ **Laborchemische Untersuchungen.** Es gibt keinen spezifischen Parameter. Die Konzentration des Ammoniaks im Plasma ist in der Regel bei der hepatischen Enzephalopathie erhöht, korreliert jedoch nur bedingt mit deren Schweregrad. Die arterielle Konzentration des Ammoniaks zeigt sich hinsichtlich der Übereinstimmung mit dem Schweregrad der hepatischen Enzephalopathie dabei der venösen Ammoniakbestimmung überlegen. In der Praxis ist zu beachten, daß die Probe gekühlt und rasch einer Analyse zugeführt wird.

Darüber hinaus empfiehlt es sich, die enzymatischen Leberparameter, Bilirubin, Elektrolyte, Glukose und Blutgase zu bestimmen. Um andere Ursachen für neurologische Störungen auszuschließen, kann ein Screening des Urins auf auflösende Medikamente (Sedativa u. a.) und Alkohol durchgeführt werden. Die nachfolgende Übersicht faßt die Diagnostik noch einmal zusammen.

Diagnostik der hepatischen Enzephalopathie

- Klinische Einschätzung
  - der Bewußtseinslage,
  - der intellektuellen Funktion,
  - des Verhaltens,
  - der neuromuskulären Funktion,
- (arterieller) Ammoniakwert (unsicher),
- EEG (nicht spezifisch), ggf. visuell evozierte Potentiale,
- psychometrische Tests bei leichten Verläufen,
- Flapping-Tremor,
- Schriftprobe.

■ **Psychometrische Tests.** Durch psychometrische Tests können Aufmerksamkeit, Konzentrationsfähigkeit und visuell-motorische Koordination geprüft werden. Dabei können auch latente Formen der hepatischen Enzephalopathie ermittelt werden.

Bei dem weit verbreiteten *Number-Connection-Test* wird die Zeit ermittelt, die ein Patient benötigt, um auf einen DIN A4-Bogen 25 eingekreiste Zahlen in numerischer Reihenfolge mit einem Stift zu verbinden. Um vergleichbare Ergebnisse zu erhalten, sollte der Test unter standardisierten Bedingungen durchgeführt werden. Darüber hinaus gibt es zahlreiche weitere psychometrische Tests wie z. B. den Linien-Nachfahr-Test.

■ **Apparative Diagnostik**
- Im *EEG* wird typischerweise bei der hepatischen Enzephalopathie eine Verlangsamung der Grundaktivität bei gleichzeitiger Zunahme der Amplitude beobachtet (s. Lehrbücher der Neurologie).
- In der *Kernspintomographie* des ZNS sind bei Patienten mit Leberzirrhose in T1 gewichteten Bildern charakteristische Veränderungen im Bereich der Basalganglien nachgewiesen worden. Diese Veränderungen werden durch Manganablagerungen verursacht und lassen sich insbesondere im Bereich des Globus pallidus nachweisen. Sie sind nach einer Lebertransplantation prinzipiell reversibel. Die Bedeutung dieser Erscheinungen wird z. Z. noch weiter untersucht. Ein Hirnödem wird bei der hepatischen Enzephalopathie nur selten beobachtet.

Die weitere Diagnostik hat darüber hinaus zum Ziel, die Ursachen bzw. auslösenden Faktoren (s. oben) der hepatischen Enzephalopathie nachzuweisen.

Differentialdiagnose
Von der hepatischen Enzephalopathie müssen in erster Linie die alkoholbedingten Enzephalopathieformen abgegrenzt werden. Die Unterscheidung wird durch die Tatsache erschwert, daß beide Formen der Enzephalopathie häufig eine identische Vorgeschichte aufweisen.

Bei einem fulminanten Leberversagen findet sich ebenfalls neben einer akuten oder subakuten Leberschädigung eine Enzephalopathie. Hierbei bestimmt der Grad des Leberausfalls – und nicht das Ausmaß von portosystemischen Shunts – den Schweregrad der Erkrankung.

Die nachfolgende Übersicht faßt die Differentialdiagnose zusammen.

Therapie
Die Therapie der hepatischen Enzephalopathie unterscheidet sich bei akuten und chronischen Lebererkrankungen. Bei der hepatischen Enzephalopathie im Rahmen der akuten Lebererkrankungen muß einem möglichen Hirnödem Rechnung getragen werden.

Differentialdiagnose der hepatischen Enzephalopathie

- Metabolische Enzephalopathien:
  - Elektrolytstörungen (Aszitestherapie),
  - Hyper- und Hypoglykämien,
  - Kohlendioxidnarkose,
  - Hypoxie,
  - Enzymdefekte im Harnstoffzyklus,
  - Reye-Johnson-Syndrom,
  - hepatolentikuläre Degeneration im Rahmen des Morbus Wilson.
- Toxische Enzephalopathien:
  - Alkoholintoxikation,
  - Alkoholentzug,
  - Wernicke-Enzephalopathie,
  - Psychopharmaka (Neuroloeptika, Benzodiazepine),
  - Salizylate.
- Primär neurogene Erkrankungen:
  - Meningitis,
  - zentrale Blutungen (chronisch subdurales Hämatom),
  - intrakranielle Tumoren,
  - Schädel-Hirn-Trauma,
  - Psychosen.

Die Therapie der hepatischen Enzephalopathie bei chronischen Lebererkrankungen verfolgt 2 Ziele: Einerseits soll das auslösende Ereignis behandelt werden und andererseits durch Allgemeinmaßnahmen versucht werden, die Senkung der Ammoniakkonzentration zu fördern. Die nachfolgende Übersicht faßt die Therapie zusammen (S. 516).

■ **Laktulose.** Die Wirkungsweise der Laktulose läßt sich wie folgt zusammenfassen:
- Hemmung der ureasepositiven Darmflora (Proteus) durch pH-Abfall,
- verstärkte Diffusion von Ammoniak aus dem Blut in das Kolon durch Ansäuerung des Koloninhaltes; im Kolon wird es zu Ammonium metabolisiert und ausgeschieden,
- Beschleunigung der Darmperistaltik führt zur erhöhten Ammoniakausscheidung.

Im Rahmen der schweren hepatischen Enzephalopathie kann sie oral und kombiniert als Einlauf verabreicht werden. Die prophylaktische Gabe erfolgt oral.

■ **Antibiotikatherapie.** Schwer resorbierbare Antibiotika (z. B. Neomycin) werden ergänzend zur Therapie mit Laktulose eingesetzt. Ihr Einsatz führt zur Reduktion der ureasehaltigen und ammoniak-

> **Therapie der hepatischen Enzephalopathie**
>
> - Allgemeinmaßnahmen,
>   Therapie des auslösenden Ereignisses:
>   - Verbesserung der Nierenfunktion,
>   - Hydrierung bei Exsikkose,
>   - Elektrolytausgleich,
>   - Korrektur des Säure-Basen-Haushalts,
>   - Stillung einer gastrointestinalen Blutung,
>   - Antibiotika bei Infektion oder Sepsis,
>   - Ausgleich einer Hypoglykämie,
>   - ausreichende Energiezufuhr
>   (1.800–2.000 kcal), ggf. Glukose
>   als Energieträger,
>   - Vitamine A, D, E, K.
> - Weitere Maßnahmen zur Behandlung der
>   hepatischen Enzephalopathie:
>   - Laktulose (oral; 3mal 20–50 ml),
>   - Einläufe (500 ml Laktulose und 500 ml
>   Wasser),
>   - Eiweißrestriktion (1 g Eiweiß/kg KG),
>   - ggf. schwer resorbierbare Aminoglykoside
>   (z. B. Neomycin bis zu 4mal 1 g/Tag), Gabe
>   max. eine Woche (Oto-Nephro-Toxizität),
>   - ggf. verzweigtkettige Aminosäuren.

produzierenden Bakterien im Kolon. Um eine Oto- bzw. Nephrotoxizität sowie die Selektion resistenter Bakterien zu vermeiden, sollte der Einsatz auf maximal eine Woche beschränkt sein (Nolte u. Ramadori 1996).

■ **Shuntanlage.** In seltenen Fällen spricht die Enzephalopathie nach Shuntanlage nicht auf eine konservative Therapie hinreichend an. Daher muß in solchen Fällen eine Reduktion des Shuntvolumens [z. B. Reduzierstent beim transjugulären intrahepatischen Stent (TIPS)] oder sogar dessen Verschluß erwogen werden (Hauenstein et al. 1995).

■ **Aminosäurensubstitution.** Die Gabe von verzweigtkettigen Aminosäuren (Leucin, Isoleucin, Valin) ist hinsichtlich des klinischen Nutzens umstritten. Durch die Gabe von verzweigtkettigen Aminosäuren soll der Aufbau von „falschen Neurotransmittern" reduziert werden. Eine Metaanalyse der vorliegenden Studien kommt zu dem Schluß, daß verzweigtkettige Aminosäuren zur Prophylaxe und Therapie der hepatischen Enzephalopathie nur bei Patienten mit fortgeschrittener Leberzirrhose verabreicht werden sollten (Fabbri et al. 1996).

■ **Flumazenil.** In der Literatur liegen Hinweise zur Behandlung der hepatischen Enzephalopathie mit Benzodiazepinantagonisten (Flumazenil) vor (Barbaro et al. 1998). Der Wirkungsweise liegt vermutlich das Prinzip zugrunde, daß eine Hemmung der GABAergen Neurotransmission erreicht wird. Bislang hat Flumazenil keinen festen Platz in der Behandlung der chronischen hepatischen Enzephalopathie. Die Gabe von Flumazenil kann jedoch differentialdiagnostisch bei einer gleichzeitigen Benzodiazepinmedikation hilfreich sein.

■ **Zinksubstitution.** Es ist bekannt, daß Zink in den Stickstoffstoffwechsel eingebunden ist und sich nur in reduzierten Konzentrationen bei Leberzirrhotikern nachweisen läßt. Unter Zinksubstitution zeigte sich u. a. ein positiver Effekt hinsichtlich psychometrischer Tests und Leberfunktionsparametern (Marchesini et al. 1996). Es bleibt weiteren Untersuchungen vorbehalten, diese Ergebnisse zu bestätigen.

Prophylaxe

Als Mittel der Wahl gilt die Laktulose in einer Dosierung von 30–60 g. Diese kann mit einer eiweißreduzierten Diät (0,8–1 g/kg Körpergewicht) kombiniert werden. Insbesondere Patienten, die mit einer Shuntanlage versorgt wurden oder mit latenter bzw. vorangegangenen Episoden einer hepatischen Enzepahlopathie, sollten behandelt werden. 2–3 breiige azidotische (pH < 6) Stühle pro Tag sind dabei anzustreben (Riordan u. Williams 1997).

Prognose

Die Prognose der hepatischen Enzephalopathie ist abhängig von der zugrunde liegenden Lebererkrankung. In einer retrospektiven Studie konnte gezeigt werden, daß bei Patienten mit einer hepatische Enzephalopathie, die bereits vor der Anlage eines transjugulären intrahepatischen Shunts besteht, eine deutlich eingeschränkte Lebenserwartung besteht (Jalan et al. 1995).

Literatur

Avgerinos A, Klonis C, Rekoumis G, Gouma P, Papadimitriou N, Raptis S (1991) A prospective randomized trial comparing somatostatin, balloon tamponade and the combination of both methods in the management of acute variceal haemorrhage. J Hepatol 13: 78–83

Avgerinos A, Armonis A, Manolakopoulos S et al. (1997) Endoscopic sclerotherapy versus variceal ligation in the long-term management of patients with cirrhosis after variceal bleeding. A prospective randomized study. J Hepatol 26: 1034–1041

Barbaro G, Di Lorenzo G, Soldini M, Giancaspro G, Bellomo G, Belloni G, Grisorio B, Annese M, Bacca D, Francavilla R, Barbarini G (1998) Flumazenil for hepatic encephalopathy grade III and IVa in patients with cirrhosis: an Italian multicenter double-blind, placebo-controlled, cross-over study. Hepatology 28: 374–378

Baroncini D, Milandri GL, Borioni D et al. (1997) A prospective randomized trial of sclerotherapy versus ligation in the elective treatment of bleeding esophageal varices. Endoscopy 29: 235–240

Bayraktar Y, Balkanci F, Uzunalimoglu B et al. (1996) Is portal hypertension due to liver cirrhosis a major factor in the development of portal hypertensive gastropathy? Am J Gastroenterol 91: 554–558

Benoit JN, Womack WA, Hernandez L, Granger DN (1985) "Forward" and "backward" flow mechanisms of portal hypertension. Relative contributions in the rat model of portal vein stenosis. Gastroenterology 89: 1092–1096

Benoit JN, Womack WA, Korthuis RJ, Wilborn WH, Granger DN (1986) Chronic portal hypertension: Effects on gastrointestinal blood flow distribution. Am J Physiol 250: G535–G539

Bernard B, Lebrec D, Mathurin P, Opolon P, Poynard T (1997) Propranolol and sclerotherapy in the prevention of gastrointestinal rebleeding in patients with cirrhosis: A meta-analysis. J Hepatol 26: 312–324

Bhargava DK, Pokharna R (1997) Endoscopic variceal ligation versus endoscopic variceal ligation and endoscopic sclerotherapy: A prospective randomized study. Am J Gastroenterol 92: 950–953

Bosch J (1998) Medical treatment of portal hypertension. Digestion 59: 547–555

Bosch J, Bordas JM, Rigau J, Viola C, Mastai R, Kravetz D, Navasa M, Rodes J (1986) Noninvasive measurement of the pressure of esophageal varices using an endoscopic gauge: comparison with measurements by variceal puncture in patients undergoing endoscopic sclerotherapy. Hepatology 6: 667–672

Burroughs AK, McCormick PA, Hughes MD, Sprengers D, D'Heygere F, McIntyre N (1990) Randomized, double-blind, placebo-controlled trial of somatostatin for variceal bleeding. Emergency control and prevention of early variceal rebleeding. Gastroenterology 99: 1388–1395

Cales P, Pascal JP (1988) Histoire naturelle des varices oesophagiennes au cours de la cirrhose (de la naissance à la rupture). Gastroenterol Clin Biol 12: 145–154

Campollo O, Sprengers D, McIntyre N (1992) The BCAA/AAA ratio of plasma amino acids in three different groups of cirrhotics. Rev Invest Clin 44: 513–518

Carlisle KM, Halliwell M, Read AE, Wells PN (1992) Estimation of total hepatic blood flow by duplex ultrasound. Gut 33: 92–97

Chen LS, Lin HC, Hwang SJ, Lee FY, Hou MC, Lee SD (1996) Prevalence of gastric ulcer in cirrhotic patients and its relation to portal hypertension. J Gastroenterol Hepatol 11: 59–64

Child CG, Turcotte JG (1964) Surgery and portal hypertension. In: Child CG (ed) The liver and portal hypertension. Sammden, Philadelphia, p 50

Chong WK, Mazer MJ (1996) Doppler velocity criteria for transjugular intrahepatic portosystemic shunt (TIPS) stenosis. Am J Roentgenol 166: 215–216

Combis JM, Vinel JP, Badia P et al. (1996) Haemodynamic effects of molsidomine and propranolol in patients with cirrhosis. Br J Clin Pharmacol 41: 409–413

Crawford DHG, Shepherd RW, Halliday JW, Cooksley GW, Golding SD, Cheng WSC, Powell LW (1994) Body composition in non alcoholic cirrhosis: The effect of disease etiology and severity on nutritional compartments. Gastroenterology 106: 1611–1671

Eisenburg J (1996) Die hepatische Minimalenzephalopathie. Das meist übersehene, klinisch okkulte „metabolische Syndrom" des Zirrhotikers. Fortschr Med 114: 141–146

El-Newihi HM, Achord JL (1996) Emerging role of endoscopic variceal band ligation in the treatment of esophageal varices. Dig Dis 14: 201–208

Elsayed SS, Shiha G, Hamid M, Farag FM, Azzam F, Awad M (1996) Sclerotherapy versus sclerotherapy and propranolol in the prevention of rebleeding from oesophageal varices: A randomised study. Gut 38: 770–774

Fabbri A, Magrini N, Bianchi G, Zoli M, Marchesini G (1996) Overview of randomized clinical trials of oral branched-chain amino acid treatment in chronic hepatic encephalopathy. J Parenter Enteral Nutr 20: 159–164

Feu F, Ruiz del Arbol L, Banares R, Planas R, Bosch J, members of the variceal bleeding study group (1996) Double blind randomized controlled trial comparing Terlipressin and Somatostatin for acute variceal hemorrhage. Gastroenterology 111: 1291–1299

Fleig WE, Stange EF, Ruettenauer K, Ditschuneit H (1983) Emergency endoscopic sclerotherapy for bleeding esophageal varices: A prospective study in patients not responding to balloon tamponade. Gastrointest Endosc 29: 8–14

Freeman JG, Barton JR, Record CO (1988) Haemodynamic responses to 1.25 and 2 mg of terlipressin intravenously in man. Aliment Pharmacol Ther 2: 361–367

Frick E, Holstege A, Schölmerich J (1995) Diagnostik und Therapie des Aszites. Internist 36: 853–865

Garden OJ, Carter DC (1992) Balloon tamponade and vasoactive drugs in the control of acute variceal haemorrhage. Baillieres Clin Gastroenterol 6: 451–463

Gaudin C, Braillon A, Poo JL, Kleber G, Moreau R, Lebrec D (1991) Plasma catecholamines in patients with presinusoidal portal hypertension: Comparison with cirrhotic patients and nonportal hypertensive subjects. Hepatology 13: 913–916

Gines P, Rimola A, Planas R et al. (1990) Norfloxacin prevents spontaneous bacterial peritonitis recurrence in cirrhosis: Results of a double blind, placebo controlled trial. Hepatology 12: 716–724

Goulis J, Patch D, Burroughs AK (1999) Bacterial infection in the pathogenesis of variceal bleeding. Lancet 353: 139–142

Hashizume M, Ohta M, Ueno K, Tanoue K, Kitano S, Sugimachi K (1993) Endoscopic ligation of esophegeal varices compared with injection sclerotherapy: A prospective randomized trial. Gastrointest Endosc 39: 123–126

Hauenstein KH, Haag K, Ochs A, Langer M, Rössle M (1995) The reducing stent: Treatment for transjugular intrahepatic portosystemic shunt-induced refractory hepatic encephalopathy and liver failure. Radiology 194: 175–179

Holstege A, Palitzsch KD, Schölmerich J (1994) The role of drug treatment in variceal bleeding. Digestion 55: 1–12

Jalan R, Elton RA, Redhead DN, Finlayson ND, Hayes PC (1995) Analysis of prognostic variables in the prediction of mortality, shunt failure, variceal rebleeding and encephalopathy following the transjugular intrahepatic portosystemic stent-shunt for variceal haemorrhage. J Hepatol 23: 123–128

Kleber G, Sauerbruch T (1988) Risk indicators of variceal bleeding. Z Gastroenterol 26 (Suppl 2): 19–23

Kleber G, Sauerbruch T, Fischer G, Geigenberger G, Paumgartner G (1991) Reduction of transmural oesophageal variceal pressure by metoclopramide. J Hepatol 12: 362–366

Koppel, MH Coburn JW, Mims MM Goldstein H, Boyle J. D. Rubini ME (1969) Transplantation of cadaveric kidneys from patients with hepatorenal syndrome. Evidence for the functional nature of renal failure in advanced liver disease. N Engl J Med 280: 1367–1371

Koslin DB, Berland LL (1987) Duplex Doppler examination of the liver and portal venous system. J Clin Ultrasound 15: 675–686

Lebrec D, Benhamou JP (1986) Noncirrhotic intrahepatic portal hypertension. Semin Liver Dis 6: 332–340

Lebrec D, De Fleury P, Rueff B, Nahum H, Benhamou JP (1980) Portal hypertension, size of esophageal varices, and risk of gastrointestinal bleeding in alcoholic cirrhosis. Gastroenterology 79: 1139–1144

Marchesini G, Fabbri A, Bianchi G, Brizi M, Zoli M (1996) Zinc supplementation and amino acid-nitrogen metabolism in patients with advanced cirrhosis. Hepatology 23: 1084–1092

Martin PY, Gines P, Schrier RW (1998) Nitric oxide as a mediator of hemodynamic abnormalities and sodium and water retention in cirrhosis. N Engl J Med 339: 533–541

McCormack TT, Sims J, Eyre Brook I, Kennedy H, Goepel J, Johnson AG, Triger DR (1985) Gastric lesions in portal hypertension: Inflammatory gastritis or congestive gastropathy? Gut 26: 1226–1232

Melato M, Mucli E (1989) Something new in liver cirrhosis epidemiology. Lancet 2: 395–396

Merkel C, Marin R, Enzo E et al. (1996) Randomised trial of nadolol alone or with isosorbide mononitrate for primary prophylaxis of variceal bleeding in cirrhosis. Gruppo-Triveneto per l'ipertensione portale (GTIP). Lancet 348: 1677–1681

Müller MJ (1998) Ernährung bei Leberzirrhose. Internist 39: 247–253

Nolte W, Ramadori G (1996) Therapie der hepatischen Enzephalopathien. Dtsch Med Wochenschr 121: 699–701

Owen OE, Reichle FA, Mozzoli MA et al. (1981) Hepatic, gut, and renal substrate flux rates in patients with hepatic cirrhosis. J Clin Invest 68: 240–252

Papazian A, Braillon A, Dupas JL, Sevenet F, Capron JP (1986) Portal hypertensive gastric mucosa: An endoscopic study. Gut 27: 1199–1203

Paquet KJ, Oberhammer E (1978) Sclerotherapy of bleeding esophageal varices by means of endoscopy. Endoscopy 10: 7–11

Paquet KJ, Feussner H (1985) Endoscopic sclerosis and esophageal balloon tamponade in acute hemorrhage from esophagogastric varices: A prospective controlled randomized trial. Hepatology 5: 580–583

Perez Ayuso RM, Pique JM, Bosch J et al. (1991) Propranolol in prevention of recurrent bleeding from severe portal hypertensive gastropathy in cirrhosis. Lancet 337: 1431–1434

Petrides AS, Vogt C, Schulze Berge D, Matthews D, Strohmeyer G (1994) Pathogenesis of glucose intolerance and diabetes mellitus in cirrhosis. Hepatology 19: 616–627

Plauth W, Weimann A, Holm E, Müller MJ (1999) Leitlinien der GASL zur Ernährung bei Leberkrankheiten und Lebertransplantation. Z Gastroenterol 37: 30–312

Pugh RWH, Murray-Lyon IM, Dawson JL (1983) Transection of the oesophageus for bleeding oesophageal varices. Br J Surg 60: 646–649

Rabinovitz M, Prieto M, Gavaler JS, Van Thiel DH (1992) Bacteriuria in patients with cirrhosis. J Hepatol 16: 73–76

Riordan SM, Williams R (1997) Treatment of hepatic encephalopathy. N Engl J Med 337: 473–479

Roberts SK, Therneau TM, Czaja AJ (1996) Prognosis of histological cirrhosis in type 1 autoimmune hepatitis. Gastroenterology 110: 848–857

Rössle M (1997) Transjugular intrahepatic portasystemic shunt (TIPS)-indications and outcome. Z Gastroenterol 35: 505–515

Rössle M, Haag K, Ochs A et al. (1994) The transjugular intrahepatic portosystemic stent – shunt procedure for variceal bleeding. N Engl J Med 330: 165–171

Rössle M, Haag K, Blum HE (1996) The transjugular intrahepatic portosystemic stent-shunt: A review of the literature and own experiences. J Gastroenterol Hepatol 11: 293–298

Runyon BA (1998) Management of adults with ascites caused by cirrhosis. Hepatology 27: 264–272

Runyon BA, Hoefs JC (1984) Culture – negative neutrocytic ascites: A variant of spontaneous bacterial peritonitis. Hepatology 4: 1209–1211

Sabba C, Ferraioli G, Genecin P et al. (1991) Evaluation of postprandial hyperemia in superior mesenteric artery and portal vein in healthy and cirrhotic humans: An operator-blind echo-Doppler study. Hepatology 13: 714–718

Sanyal AJ, Freedman AM, Luketic VA, Purdum PP, Shiffman ML, Tisnado J, Cole PE (1996) Transjugular intrahepatic portosystemic shunts for patients with active variceal hemorrhage unresponsive to sclerotherapy. Gastroenterology 111: 138–146

Sarin SK, Saraya A (1995) Effects of intravenous nitroglycerin and nitroglycerin and metoclopramide on intravariceal pressure: A double blind, randomized study. Am J Gastroenterol 90: 48–53

Sarin SK, Lahoti D, Saxena SP, Murthy NS, Makwana UK (1992) Prevalence, classification and natural history of gastric varices: A long-term follow-up study in 568 portal hypertension patients. Hepatology 16: 1343–1349

Sarin SK, Guptan RK, Jain AK, Sundaram KR (1996) A randomized controlled trial of endoscopic variceal band ligation for primary prophylaxis of variceal bleeding. Eur J Gastroenterol Hepatol 8: 337–342

Sarin SK, Lamba GS, Kumar M, Misra A, Murthy NS (1999) Comparison of endoscopic ligation and propanolol for the primary prevention of variceal bleeding. N Engl J Med 340: 988–993

Schölmerich J (1991) Aszites. Pathophysiologie – Diagnostik – Therapie. Springer, Berlin Heidelberg New York Tokyo

Schölmerich J, Glück T (1998) Spontane bakterielle Peritonitis. Internist 39: 263–271

Sherlock S (1978) Portal circulation and portal hypertension. Gut 19: 70–83

Stiegmann G v, Isshi K (1997) Elastic band ligation for bleeding esophagogastric varices. Hepatogastroenterology 44: 620–624

Stiegmann G v, Goff JS, Michaletz Onody PA et al. (1992) Endoscopic sclerotherapy as compared with endoscopic ligation for bleeding esophageal varices. N Engl J Med 326: 1527–1532

Svoboda P, Kantorova I, Brhelova H, Vasickova J, Ochmann J (1997) Recent position of transjugular intrahepatic portosystemic shunt in the treatment of portal hypertension. Hepatogastroenterology 44: 647–655

Triger DR, Walsh JT, Smart HL (1989) Gastric mucosal blood flow in portal hypertension, gastropathy and sclerotherapy. J Gastroenterol Hepatol 4 (Suppl 1): 94–95

Webster ST, Brown KL, Lucey MR, Nostrant TT (1996) Hemorrhagic complications of large volume abdominal paracentesis. Am J Gastroenterol 91: 366–368

Westaby D, Hayes PC, Gimson AE, Polson RJ, Williams R (1989) Controlled clinical trial of injection sclerotherapy for active variceal bleeding. Hepatology 9: 274–277

Wilcox CM, Dismukes WE (1987) Spontaneous bacterial peritonitis. A review of pathogenesis, diagnosis, and treatment. Medicine (Baltimore) 66: 447–456

Entzündliche Erkrankungen der Gallenwege

Infektiöse Cholangitis

P. N. Meier · M. P. Manns

INHALT

48.1 Erregerspektrum *521*
48.2 Pathogenese *521*
48.3 Klinik *522*
48.4 Diagnostik *522*
48.5 Therapie *523*

Eine Cholangitis ist eine klinische Diagnose, die auf Symptomen und systemischen Begleiterscheinungen mit Ursprung aus dem Gallenwegssystem basiert. Zwei Faktoren sind zur Entstehung einer Cholangitis zwingend notwendig:
- eine mikrobielle Kontamination des Gallensekretes und
- ein Anstieg des Drucks im Gallenwegssystem, somit eine Obstruktion.

Ein unter Druck stehendes vereitertes Gallenwegssystem führt zu einem raschen Keimübertritt über die Leber in die Blutbahn, damit zur Septikämie und einem oft lebensbedrohlichem Krankheitsbild mit einer Mortalitätsrate um ca. 30 % (Csendes et al. 1992). Daraus resultieren die 2 Eckpfeiler der Therapie:
- Antibiose und
- Dekompression.

In der Frühphase der Erkrankung ist die Diagnose manchmal schwierig zu stellen, da Hinweise auf das Gallenwegssystem als Quelle einer Sepsis fehlen oder unspezifisch sein können (Pitt u. Cameron 1987). Eine Cholangitis ist in der Mehrzahl der Fälle bakteriell bedingt. Ohne pathologische Veränderungen des Gallenwegssystems ist eine klinisch manifeste Cholangitis unwahrscheinlich, da das Gallensekret gewöhnlich steril ist. Der Nachweis positiver Kulturen ist am höchsten, wenn die Obstruktion durch Steine bedingt ist.

48.1 Erregerspektrum

Erreger einer Cholangitis sind zumeist aerobe Darmkeime, wie Escherichia coli, Klebsiella Species und Streptococcus faecalis, daneben in ca. 40 % der Fälle Anaerobier (Bacteroides Species, Clostridia Species). In vielen Fällen finden sich im Gallensekret Mischinfektionen, in Blutkulturen jedoch oft nur ein Keim.

Viren, Pilze und Parasiten sind seltene Ursachen einer Cholangitis (Carpenter 1998).

48.2 Pathogenese

Mikroorganismen sind bei normalen Druck im Gallenwegssystem (8–12 cm H_2O) asymptomatisch. Eine Ausnahme bilden immunkompromittierte Patienten (z. B. bei Aids). Damit sich eine Cholangitis entwickeln kann, ist ein Druckanstieg notwendig. Die Erreger dringen in erster Linie über intrazelluläre Wege in die Blutbahn ein, Lymphwege spielen eine untergeordnete Rolle (Raper et al. 1989).

Infektionen entstehen meistens durch Keimaszension:
- aus dem Duodenum/Jejunum, das im Normalfall nur gering besiedelt ist, jedoch bei fehlendem Gallesekret mit Kolonkeimen kolonisiert werden kann (Scott-Conner u. Grogan 1994),
- aus dem Portalsystem, wobei auch bei Gesunden periodisch im Portalblut Keime nachweisbar sind,
- aus periduktalen Lymphgefäßen,
- aus chronisch infizierter Gallenblase und
- bei Sepsis aus der A. hepatica.

Daneben sind iatrogene Eingriffe (Endoskopie, interventionelle Radiografie) bedeutende Keimquellen.

Grundsätzlich muß der Galleflu ß beeinträchtigt sein, bevor sich eine Sepsis entwickelt, wobei bei biliärer Obstruktion in 75–100 %, bei pankreasbedingter Obstruktion nur in bis 10 % der Fälle Bakterien nachweisbar sind. Der Übertritt von Keimen aus dem Gallenwegssystem in das venöse System ist direkt proportional zum biliären Druck und damit zum Ausmaß der zugrunde liegenden Obstruktion. Das erklärt, warum eine alleinige Dekompression den Krankheitsverlauf bereits effektiv bessern kann. Ursachen der Obstruktion sind in der Mehrzahl der Fälle Gallensteine, gefolgt von Neoplasmen, Strikturen, chronischen Pankreatitiden, Parasiten, kongenitalen Anlageanomalien, Duodenaldivertikeln und iatrogenen Eingriffen.

48.3
Klinik

Die klassische Symptomatik einer Cholangitis ist die Charcot-Trias: Ikterus, Schmerz und Fieber. Diese Konstellation einer akuten Cholangitis ist jedoch sehr variabel und findet sich allenfalls in maximal 60 % der Fälle.

Unbehandelt kann sich im Rahmen einer eitrigen Cholangitis eine Reynold-Pentade manifestieren, wobei Hypotension und Konfusion, also zirkulatorische und zentralnervöse Beeinträchtigungen hinzutreten (Reynolds u. Dargan 1959). Außerdem kommt es frühzeitig zu einem Anstieg der renalen Retentionsparameter bis hin zum Nierenversagen (Lipsett u. Pitt 1990).

Komplikationen der Cholangitiden sind intrahepatische Abszesse (s. Kap. 44), Gallengangs- und Gallenblasenempyem, Gallenblasenruptur sowie eine Septikämie.

Sonderformen
Als Sonderformen sieht man die rekurrierende pyogene Cholangitis und die Aids-assoziierte Cholangitis an.

■ **Rekurrierende pyogene Cholangitis (orientalische Cholangiohepatitis, orientalische Cholangitis).** Diese Entität wurde 1930 durch Digby erstmals beschrieben. Sie ist in Südostasien prävalent und durch rezidivierende Schübe eitriger Cholangitiden, klinisch apparent durch Fieber, Schüttelfrost, kolikartige Schmerzen und Ikterus, mit erweiterten Gallenwegen, biliären Strikturen und Nachweis intra- und extrahepatischer Pigmentsteine gekennzeichnet. Auffällig ist ein bevorzugter Befall des linken Leberlappens.

Die Ätiologie ist wahrscheinlich multifaktoriell bedingt, beteiligt sind eine erhöhte portale Bakteriämie, Parasiten und ernährungsabhängige Faktoren. Assoziierte Parasiten sind Clonorchis sinensis, Opisthorchis viverrini und Ascaris lumbricoides. Die Ernährung in betroffenen Regionen ist relativ eiweißarm, was in Kombination mit hepatischen Enzymdefekten (Glucaro-1,4-Lactone) zu einer Präzipitation unlöslicher Kalzium-Bilirubin-Kristalle führen kann (Lim 1991).

■ **Aids-assoziierte Cholangiopathie.** Oberbauchschmerzen, Diarrhö und Gewichtsverlust können Symptome einer biliären Zytomegalievirus- oder Kryptosporidieninfektion bei Patienten mit erworbenem Immundefekt sein (Bird et al. 1995; Bonacini 1992). Endoskopisch findet sich gehäuft eine Papillenstenose. Das Gallenwegssystem zeigt Veränderungen, die einer primär sklerosierenden Cholangitis ähnlich sind.

48.4
Diagnose

Die Diagnose einer Cholangitis basiert auf dem klinischen Befund und wird durch laborchemische Daten und Befunde bildgebender Methoden verifiziert (Herfarth u. Schölmerich 1998).

Laborchemische Untersuchungen
Die cholestaseanzeigenden Enzyme (AP, γ-GT), Bilirubin und Transaminasen sind erhöht, daneben findet sich eine Leukozytose sowie passager eine Erhöhung des Tumormarkers CA 19–9, der sich nach Therapie schnell wieder normalisiert. Blutkulturen sind im Rahmen eines akuten Krankheitsbildes häufig positiv und erlauben bei protrahiertem Krankheitsbild eine gezielte antibiotische Therapie.

Bildgebende Verfahren
In der apparativen Diagnostik steht die Sonographie an erster Stelle und sollte umgehend erfolgen. Art und Lokalisation der Obstruktion, Komplikationen wie Abszesse und Gefäßstatus (z. B. Luftblasen im Pfortadersystem) können beurteilt werden. Der wichtigste, auf eine Cholangitis hinweisende Befund sind erweiterte Gallenwege mit pathologischem Inhalt.

Goldstandard der Diagnostik ist die endoskopisch retrograde oder perkutan transhepatische Cholangiographie (ERCP/PTC), die in gleicher Sitzung zu einem therapeutischen Eingriff erweitert werden kann (Abb. 48.1).

Ist keine dringliche Therapie und ein weniger invasives Verfahren indiziert, kann eine Spiral-CT hilfreich sein, die Rolle der Magnetresonanzcholangiographie ist für die Diagnostik der Cholangitis noch nicht hinreichend evaluiert (Fulcher et al. 1998).

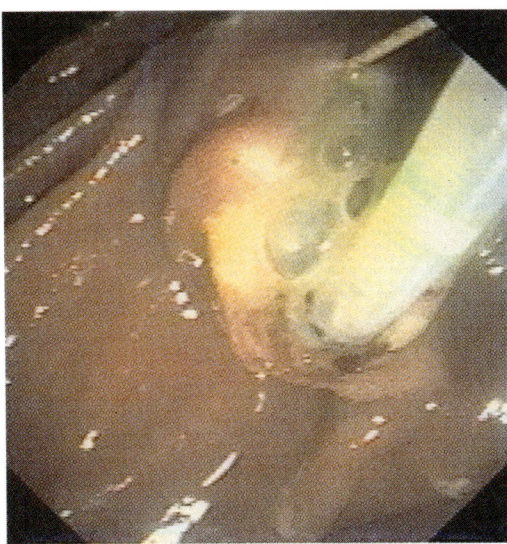

Abb. 48.1. Eiteraustritt während einer Papillotomie

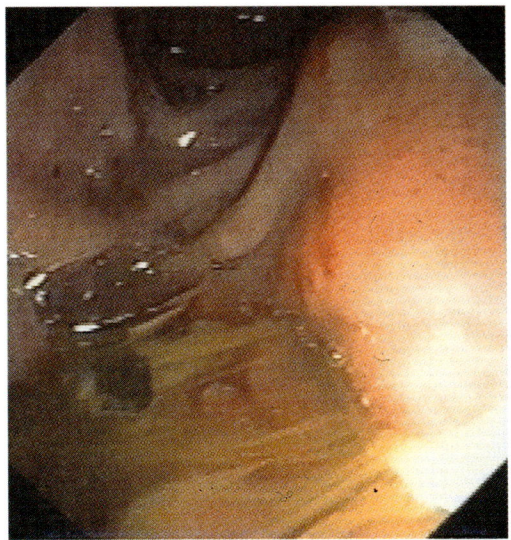

Abb. 48.2. Eitrige Galle, Sludge und Konkrement nach Papillotomie

48.5 Therapie

Da eine Cholangitis durch Infektion eines unter erhöhtem Druck stehenden Gallenwegssystem bedingt ist, besteht die Therapie neben allgemein supportiven Maßnahmen wie Flüssigkeitssubstituion und klinische Überwachung in Antibiokagabe und mechanischer Dekompression. Diese sollte in erster Linie endoskopisch erfolgen, wobei primär der Gallefluß durch Drainageverfahren (Papillotomie, Plastikstents, naso-biliäre Sonden) herzustellen ist. Die Beseitigung der auslösenden Ursache, wie z. B. eines Gallengangssteins, ist zweitrangig (Lai et al. 1992; Abb. 48.2).

Die Druckentlastung hat bei einer eitrigen, septischen Cholangitis notfallmäßig und sofort zu erfolgen.

! Gerinnungsstörungen sind keine Kontraindikation für eine endoskopisch applizierte Drainage.

Ist ein endoskopisches Vorgehen nicht möglich, muß die Drainage perkutan erfolgen. Chirurgische Verfahren sind in der Akutphase heute nicht mehr indiziert.

Die antibiotische Therapie sollte die in Frage stehenden Darmkeime berücksichtigen. Geeignet sind, ggf. in Kombination,
- Ureidopenicilline,
- Cephalosporine,
- Aminoglykoside und
- Gyrasehemmer.

Literatur

Bird GL, Kennedy DH, Forrest JA (1995) AIDS-related cholangitis: diagnostic features and course in four patients. Scott Med J 40: 53–54

Bonacini M (1992) Hepatobiliary complications in patients with human immunodeficiency virus infection. Am J Med 92: 404–411

Carpenter HA (1998) Bacterial and parasitic cholangitis. Mayo Clin Proc 73: 473–478

Csendes A, Diaz JC, Burdiles P, Maluenda F, Morales E (1992) Risk factors and classification of acute suppurative cholangitis. Br J Surg 79: 655–658

Digby KH (1930) Common duct stones of liver origin. Br J Surg 17: 578–582

Fulcher AS, Turner MA, Zfass AM (1998) Magnetic resonance cholangiopancreaticography: a new technique for evaluating the biliary tract and pancreatic duct. Gastroenterologist 6: 82–87

Herfarth H, Schölmerich J (1998) Diagnose und Therapie des obstruktiven Ikterus. Ther Umsch 55: 104–109

Lai EC, Mok FPT, Tan ESY, Lo CM, Fan ST, You KT, Wong J (1992) Endoscopic biliary drainage for severe acute cholangitis. New Engl J Med 326: 1582–1586

Lim JH (1991) Oriental cholangiohepatitis: pathologic, clinical, and radiologic features. AJR Am J Roentgenol 157: 1–8

Lipsett PA, Pitt HA (1990) Acute Cholangitis. Surg Clin North Am 70: 1297–1312

Pitt HA, Cameron JL (1987) Acute Cholangitis. In: Way LW, Pellegrini CA (eds) Surgery of the gallbladder and bile ducts. WB Saunders, Philadelphia, pp 295–309

Raper SE, Baker ME, Jones AL, Way LW (1989) Anatomic correlates of bacterial cholangiovenous reflux. Surgery 105: 352–359

Reynolds BM, Dargan EL (1959) Acute obstructive cholangitis. A distinct clinical syndrome. Ann Surg 150: 299–303

Scott-Conner CE, Grogan JB (1994) The pathophysiology of biliary obstruction and its effect on phagocytic and immune function. J Surg Res 57: 316–336

Primär biliäre Zirrhose

C. P. Strassburg · B. Lüttig · M. P. Manns

Historischer Überblick 525
49.1 Epidemiologie der primär biliären Zirrhose 525
49.2 Ätiologie und Pathogenese
der primär biliären Zirrhose 525
49.2.1 Vererbung und Immungenetik 526
49.2.2 Krankheitsbild 526
49.2.3 Autoantikörper 526
49.2.4 Humorale Autoimmunität 529
49.2.5 Zelluläre Autoimmunität und Zytokine 529
49.3 Klinik der primär biliären Zirrhose 529
49.3.1 Assoziierte Immunsyndrome 530
49.3.2 Laborchemische Befunde 531
49.3.3 Histologie 531
49.3.4 Natürlicher Verlauf 531
49.4 Diagnostik der primär biliären Zirrhose 532
49.5 Therapie der primär biliären Zirrhose 532
49.5.1 Allgemeine Therapie 532
49.5.2 Spezielle Therapie 533
49.5.3 Lebertransplantation 533

Die primär biliäre Zirrhose (PBC) ist eine Autoimmunerkrankung der Leber unklarer Ätiologie, die mit ausgeprägten immunologischen Veränderungen und extrahepatischen immunologischen Syndromen einhergeht.

Die PBC führt mit variablem Verlauf zur irreversiblen Destruktion kleinster submakroskopischer Gallengänge und damit ähnlich wie bei der primär sklerosierenden Cholangitis (PSC) zu progressiver Cholestase, zirrhotischem Leberumbau, hepatozellulärem Schaden und Leberversagen.

Die Abgrenzung zur PSC zeigt sich im anatomischen Befall der proximalsten Gallenwegsanteile. Die Abgrenzung zur Autoimmunhepatitis ergibt sich aus einem nicht primären Befall der Hepatozyten.

Historischer Überblick

Das heute als PBC bezeichnete Krankheitsbild wurde erstmals 1851 von Addison u. Gull insbesondere in Hinblick auf die typischen xanthomatösen Hauterscheinungen beschrieben. Hanot beschrieb 1876 das eigentliche Syndrom der PBC. 1949 wurde der heute gebräuchliche Begriff der PBC geprägt (MacMahon u. Thannhäuser 1949; Dauphinee u. Sinclair 1949). Aus histopathologisch-nosologischer Sicht ist die Bezeichnung *chronisch nichteitrige destruierende Cholangitis* zutreffender (Rubin et al. 1965), konnte sich international jedoch nicht durchsetzen.

49.1 Epidemiologie der primär biliären Zirrhose

Bis Mitte des 20. Jahrhunderts waren nur rund 100 Fälle der PBC beschrieben worden. Die Zunahme der Inzidenz und Prävalenz der Erkrankung zum Ende des Jahrhunderts liegt am ehesten in der ständigen Verbesserung immunserologischer Testsysteme und der höheren Bekanntheit des klinischen Krankheitsbildes begründet. Die Verwendung von Autoantikörpertestsystemen mit unterschiedlicher Spezifität und Sensitivität (z. B. Immunfluoreszenz vs. Western-Blot mit mitochondrialen Proteinfraktionen vs. ELISA mit rekombinanten Antigenen) erschwert Aussagen über die wahre Prävalenz der Erkrankung.

Die PBC ist mit 7–7,5 Fällen auf 100.000 Einwohner insgesamt eine seltene Erkrankung (Sherlock u. Dooley 1993; Bach u. Schaffner 1994; Triger et al. 1984). Die PBC ist für ungefähr 0,6–2 % aller Todesfälle an Folgen einer Leberzirrhose verantwortlich. Ihre Inzidenz ist deutlichen geographischen Unterschieden unterworfen. So scheint die PBC in Afrika deutlich seltener als in Nordeuropa und den USA aufzutreten.

49.2 Ätiologie und Pathogenese der primär biliären Zirrhose

Die Ätiologie der PBC ist nicht bekannt. Epidemiologische Untersuchungen sowie immungenetische Untersuchungen finden Hinweise auf erbliche Risikofaktoren. Hinweise auf eine Dysregulation des Immunsystems sind:

- die zur Krankheitsdefinition gehörende Präsenz von antimichondrialen Autoantikörpern (AMA),
- das Auftreten gallenwegsinfiltrierender, autoreaktiver T-Lymphozyten,
- die aberrante Expression von Histokompatibilitätsantigenen und Antigenen auf Gallenepithelien, die mit dem Pyruvatdehydrogenasekomplex kreuzreagieren, sowie
- das gemeinsame Vorkommen der PBC mit anderen Immunerkrankungen. Zusammengenommen handelt es sich bei der PBC um eine modellhafte Autoimmunerkrankung.

49.2.1
Vererbung und Immungenetik

Eine familiäre Häufung der PBC wurde dokumentiert. In einer französischen Familie erkrankten 3 von 10 Geschwistern an einer PBC (Notgi et al. 1990). Bei Angehörigen von PBC-Patienten findet sich eine erhöhte Inzidenz von AMA (Tong et al. 1976; Brind et al. 1995). Auch eine PBC tritt mit 6,4 % deutlich höher als in der Normalbevölkerung auf (Bach u. Schaffner 1994). Insgesamt ist jedoch die Unterscheidung von ursächlichen Wirts- und Umweltfaktoren schwierig. Ein definierter Erbgang ist bislang nicht erkennbar.

Immungenetische Untersuchungen zeigen, daß – anders als bei der Autoimmunhepatits (AIH) – PBC-Patienten nicht eindeutig mit dem HLA A1-B8-DR3-, HLA DR4-Haplotyp und dem DR2-Nebenhaplotypen assoziiert sind (Bassendine et al. 1985).

In einer amerikanischen Untersuchung fand sich eine Assoziation mit HLA-Klasse-II-DR8-Haplotyp (Gores et al. 1987; Manns et al. 1991).

HLA-Klasse-II-Antigene werden in der Pathogenese der Erkrankung impliziert. So scheint die Aminosäure Leuzin an Position 35 der Antigenbindungsdomäne des HLA-Klasse-II-Moleküls ein erhöhtes Erkrankungsrisiko anzuzeigen.

Eine weitere Assoziation scheint für das HLA-Klasse-III-Antigen C4AQ0, das Nullallel des Complementfaktors C4 A, zu existieren (Briggs et al. 1987; Manns et al. 1991). Die Kombination aus DR8 und C4AQO wird ebenfalls als Risikofaktor interpretiert.

49.2.2
Krankheitsbild

Die primär biliäre Zirrhose ist eine chronisch entzündliche, cholestatische Autoimmunerkrankung der Leber, die zu 90 % Frauen mit einem Altersgipfel zwischen 40 und 59 Jahren betrifft. Sie befällt die interlobären und septalen Gallengänge, die durch überwiegend zelluläre Immunmechanismen zerstört werden. Der Krankheitsprozeß verläuft gewöhnlich langsam über Jahrzehnte und ist zunächst klinisch wenig auffällig.

Als krankheitsspezifischer Marker der Autoimmunität sind AMA in hohen Titern nachweisbar (Sherlock 1968). Das Immunglobulin-M (IgM) ist im Serum erhöht, und bis zu 84 % der Patienten leiden unter extrahepatischen Immunsyndromen, v. a. dem Sicca-Syndrom. Als weitere Immunsyndrome werden Kollagenosen, Autoimmunthyreoiditis, Autoimmunhepatitis, Glomerulonephritis und Colitis ulcerosa beobachtet.

Hinweise aus epidemiologischen Untersuchungen deuten auf eine mögliche erbliche Komponente der Erkrankung hin (Gregory u. Bassendine 1994; Manns u. Krüger 1994).

Die Inzidenz ist selbst unter ethnisch ähnlich zusammengesetzten Populationen sehr variabel. Die PBC hat in histologischer, serologischer und klinischer Hinsicht große Ähnlichkeit mit der Transplantatabstoßung („graft versus host disease") und stellt somit eine chronische, spontane, autologe Leberabstoßung dar.

49.2.3
Autoantikörper

AMA im Serum sind ein richtungsweisender Befund der PBC, der bei 95 % aller Patienten erhoben wird, und Hinweis auf eine ausgeprägte humorale Autoimmunreaktion ist (Gershwin u. Mackay 1991).

Bei 20–50 % der Patienten sind zusätzlich antinukleäre Antikörper (ANA) nachweisbar (Lassoued et al. 1988; Bandin et al. 1996).

> ! Während keiner der Autoantikörper gewebe-, organ- oder speziesspezifisch sind, besitzen AMA eine hohe Krankheitsspezifität. Aus diesem Grund dienen sie auch als Ausschlußkriterium bei der Diagnose der AIH.

Antimitochondriale Antikörper
Hochtitrige AMA wurden zuerst 1958 von Mackay beschrieben und von Walker (Walker u. Siskind 1968) durch indirekte Immunfluoreszenz auf Rattennierengewebeschnitten nachgewiesen (Abb. 49.1).

1967 wurde das Zielantigen der AMA in den Bereich der inneren Mitochondrienmembran lokalisiert und als M2 bezeichnet (Berg et al. 1967). 1985 wurde M2 in weitere Teilantigene mit einem Mole-

Abb. 49.1. Immunfluoreszenz von AMA dargestellt auf einem Rattennierengewebeschnitt. (Aus Strassburg u. Manns 1996)

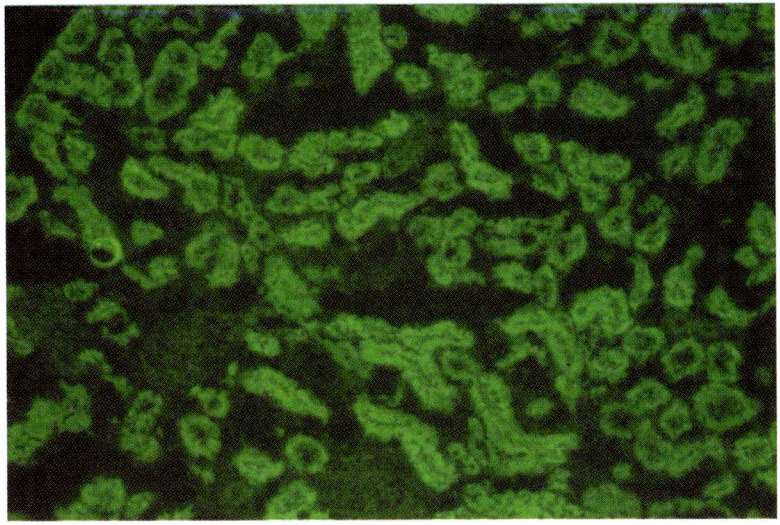

kulargewicht (MG) zwischen 36.000 und 74.000 unterteilt (Frazer er al. 1985; Ishii et al. 1985; Lindenborn-Fotinos et al. 1985; Manns et al. 1985, 1987).

Autoantiköper gegen M2-Antigene gehören vorwiegend zu den IgM- sowie IgG1- und IgG3-Antikörpern. Seit der molekularen Klonierung des 74.000 MG-Hauptantigens 1987 stehen seroimmunologische Nachweismethoden unter Verwendung rekombinanter, präzise definierter Autoantigene zur Verfügung, die dem Ketosäuredehydrogenase-Multienzym-Komplex der inneren Mitochondrienmembran entsprechen (Gershwin et al. 1987; vgl. Tabelle 49.1). Autoantikörper gegen M2-Antigene sind PBC-spezifisch.

Antikörper gegen den Ketosäuredehydrogenasekomplex

Der Ketosäuredehydogenasekomplex besteht aus 3 Bestandteilen:

- der Pyruvatdehydogenase (PDH),
- der Verzweigtkettenketosäuredehydrogenase (BCKD) und
- der Ketoglutaratdehydrogenase (KGD).

Jedes Enzym besteht wiederum aus 3 Untereinheiten mit unterschiedlichen enzymatischen Aktivitäten (E1-Dekarboxylase, E2-Dihydrolipoamidazyltransferase, E3-Lipoamiddehydrogenase).

AMA sind in 94% aller amerikanischen und 65% aller japanischen PBC-Seren gegen die E2-Untereinheit der PDH (PDH-E2) gerichtet. PDH-E2 entspricht dem 74.000 MG-Autoantigen der inneren Mitochondrienmembran der sog. M2-Fraktion.

Die weitere Autoantigenanalyse zeigt, daß 53–55% der PBC-Seren die E2-Untereinheit der BCKD (BCKD-E2) erkennen. Dieses entspricht der 52.000 MG-Komponente von M2.

Schließlich erkennen 39–88% der PBC-Seren die E2-Untereinheit der KGD (KGD-E2) und ent-

Tabelle 49.1. Klassifikation und Heterogenität der antimitochondrialen Autoantikörper (AMA). (Nach Gershwin u. Mackay 1991)

	MG	Häufigkeit	Alte M-Klassifikation
Pyruvatdehydrogenase (PDH)			
DH-E2 (Pyruvatedecarboxylase)	74.000	95%	M2a
DH-E1α (Pyruvatedecarboxylase)	41.000	41–66%	M2d
DH-E1β (Pyruvatedecarboxylase)	36.000	2–7%	M2e
Protein X (Lipoidkomponente der PDH)	52.000	95%	M2c
Verzweigtkettenketosäuredehydrogenase (BCKD)			
BCKD-E2 (Acyltransferase)	50.000	53–55%	M2c
BCKD-E1α (Acyldecarboxylase)	46.000	?	
BCKD-E1β (Acyldecarboxylase)	38.000	?	
Ketoglutaratdehydrogenase (KGD)			
KGD-E2 (Succinyltransferase)	48.000	39–88%	M2c
KGD-E1 (Ketoglutaratdecarboxylase)	110.000	Niedrig	
E3 (Lipoamiddehydrogenase)	55.000	38%	M2c

sprechen der 48.000 MG-Komponente von M2 (Gershwin u. Mackay 1991).

■ **Gemeinsamkeiten der Hauptautoantikörper.** Die 3 Hauptautoantikörper (gerichtet gegen PDH-E2, BCKD-E2 und KGD-E2) werden durch eine Reihe von Gemeinsamkeiten charakterisiert.
- Alle sind jeweils gegen die E2-Untereinheit des Enzyms gerichtet,
- die molekularen Epitope sind auffallend groß (PDH-E2: 93 Aminosäuren, BCKD-E2: 227 Aminosäuren, KGD-E2: 81 Aminosäuren),
- konformationsspezifisch und
- innerhalb der Fettsäurebindungsdomäne des Moleküls lokalisiert (Moteki et al. 1996; Leung et al. 1995).

Antikörper gegen PDH-E2 treten in 60% der Fälle gemeinsam mit Anti-BCKD-E2 auf. Anti-BCKD-E2 können in 10–20% der PBC-Seren auch alleine vorkommen.

■ **Weitere Antikörper gegen den Ketosäuredehydrogenasekomplex.** Eine für die Diagnostik untergeordnete Bedeutung haben die Autoantikörper gegen PDH-E1α und Protein X.

Anti-PDH-E1α treten in 41–66% der PBC-Patienten auf. Sie werden als serologischer Indikator für die PBC bei Patienten mit systemischer Sklerose impliziert (Fujimoto et al. 1995).

Autoantikörper gegen Protein X, einem Autoantigen von 56.000 MG aus der Lipoidkomponente von PDH-E2, kreuzreagieren komplett mit PDH-E2.

Tabelle 49.1 faßt die gegen den Ketosäuredehydrogenasekomplex gerichteten und molekular definierten Autoantikörper und ihre ältere Klassifikation als M2 zusammen.

Andere antimitochondriale Antikörper

Während die gegen den Ketosäuredehydrogenasekomplex der inneren Mitochondrienmembran gerichteten Autoantikörper spezifisch für die PBC sind, gibt es weitere AMA, die auch bei extrahepatischen Erkrankungen auftreten (Berg u. Klein 1995).

Basierend auf differentiell zentrifugierten Antigenpräparationen wurden Autoantikörper in einem System aus 9 Fraktionen charakterisiert (M1–M9), das z. T. unidentifizierte Antigene der inneren (M1, M2, M5a, M7) und äußeren (M3–M5b, M6, M8, M9) Mitochondrienmembran umfaßt.
- Anti-M1-(Kardiolipin-)Antiköper treten bei Syphilis,
- Anti-M7-(Sarkosindehydrogenase-) bei akuter Myokarditis,
- Anti-M3- bei venocuraninduziertem Pseudolupus,
- Anti-M6- bei iproniazidinduzierter Hepatitis und
- Anti-M5- bei einigen Patienten mit Kollagenosen auf.

AMA, die Antigene der M4- und M8-Fraktion erkennen, werden wie Seren mit Anti-M2 (PDH-E2, BCKD-E2, KGD-E2, PDH-E1, Protein X) mit der PBC assoziiert, wo sie als prognostische Marker mit einer aggressiveren Verlaufsform in Verbindung gebracht werden. Die prognostische Bedeutung der AMA wird allerdings noch kontrovers diskutiert (Palmer et al. 1993; Davis et al. 1992).

Da durch die diagnostische und wissenschaftliche Anwendung molekularbiologischer Methoden wie molekulares cDNA-Klonieren, rekombinante Antigenexpression, rekombinanter Immunblot die exakte Antigendefinition möglich und erfolgt ist, empfiehlt es sich aus Gründen der Vereinheitlichung und Vergleichbarkeit von wissenschaftlichen Ergebnissen, molekulare Antigen-/Antikörpersystemdefinitionen zu verwenden (Strassburg u. Manns 1996).

Antinukleäre Antikörper

ANA treten bei hepatischen und extrahepatischen Autoimmunerkrankungen auf (s. Kap. 42). In Seren von PBC-Patienten wurden in 28–52% der Fälle Autoantikörper nachgewiesen, die in der indirekten Immunfluoreszenz gegen Antigene der Peripherie des Zellkerns gerichtet sind.

Gut charakterisiert sind Autoantikörper gegen ein 210.000 MG-Glykoprotein der Kernmembran (gp210; Lassoued et al. 1988; Nickowitz et al. 1994). Sie sind hochspezifisch für die PBC und treten in 10–47% der Fälle auf (Bandin et al. 1996).

Nucleoporin p62 ist ein weiteres Kernmembranprotein, gegen das in 32% der PBC-Seren Autoantikörper nachweisbar sind, die ebenfalls krankheitsspezifisch sind (Wesierska-Gadek et al. 1996).

Weitere ANA in PBC-Seren sind gegen den *Lamin-B-Rezeptor* (Lin et al. 1996), das *Nukleoprotein SP100* (Szostecki et al. 1991), *Promyelozytenleukämie-assoziiertes Protein/PML* (Sternsdorf et al. 1995) und Cyclin A (Strassburg et al. 1996) gerichtet.

Die potentielle klinische Bedeutung dieser zum Teil PBC-spezifischen Autoantikörper liegt in der Identifizierung der AMA-negativen PBC (Strassburg et al. 1999).

Mimikry

Die Frage, warum Autoantikörper ein humoral abgeschirmtes, intrazelluläres Ziel wie den mitochondrialen Ketosäuredehydrogenasekomplex erkennen, führte zur Hypothese der Kreuzreaktion menschlicher und mikrobieller Antigene (Mimikryhypothese; Teoh et al. 1994). Bei PBC-Patienten reagierten Serumantikörper mit 70- bis 100.000 MG- und 50- 52.000 MG-Antigenen besonderer E.-coli-Stämme („rough mutants"), die vermehrt im Stuhl dieser Patienten gefunden wurden (Hopf et al. 1989).

Bei Patienten mit rezidivierenden Harnwegsinfekten und mit *Mycobacterium-leprae*-Infektion wurden Anti-PDH-Autoantikörper detektiert (Burroughs et al 1984; Gilburd et al. 1994). Weiterhin wurde die PBC mit dem ubiquitär vorkommenden *Mycobacterium gordonae* assoziiert (Vilagut et al. 1994).

Ob die durch mikrobielle Kreuzreaktionen verursachte B-Zell-Autoimmunität für das Krankheitsbild der PBC pathophysiologisch relevant ist, muß allerdings bezweifelt werden.

49.2.4
Humorale Autoimmunität

Obwohl das Auftreten von Autoantikörpern eines der definierenden Charakteristika der PBC ist, ist ihre pathophysiologische Rolle vermutlich gering.

AMA sind weder leberspezifisch noch speziesspezifisch (Strassburg u. Manns 1998). Es läßt sich auf der einen Seite zeigen, daß Antigene, die immunologisch mit Proteinen des Ketosäuredehydogenasekomplexes kreuzreagieren oder diesem entsprechen, bei PBC-Patienten und nicht bei Normalkontrollen auf der Zelloberfläche des biliären Epithels exprimiert werden, welches die Möglichkeit einer komplementvermittelten Zytolyse bietet (Joplin et al. 1995).

Auf der anderen Seite wird bei Patienten nach Lebertransplantation oft eine Persistenz der AMA beobachtet, ohne daß es zum histologischen Rezidiv der PBC kommt (Gouw et al. 1994). Insgesamt dokumentiert die B-Zell-Autoimmunität allerdings eine meßbare Dysregulation des Immunsystems.

49.2.5
Zelluläre Autoimmunität und Zytokine

Zelluläre Mechanismen scheinen in der Pathophysiologie der PBC eine entscheidende Bedeutung zu haben (Löhr et al. 1993; Jones et al. 1995). Histologisch zeigt sich eine Infiltration der Gallengänge und Portalfelder mit CD4-positiven Lymphozyten (Colucci et al. 1986).

Die zur Antigenpräsentation und T-Lymphozyten-Aktivierung notwendigen HLA-Klasse-II- sowie HLA-Klasse-I-Antigene, die ihrerseits an der Zytolyse durch zytotoxische T-Lymphozyten beteiligt sind, werden auf Gallenwegszellen PBC-Erkrankter überexprimiert (Ballardini et al. 1984).

Zytokine

Untersuchungen der Expressionsmuster von Zytokinen in Leberzellen von PBC-Patienten zeigen ein Vorherrschen von Interferon-(IFN-)γ und Interleukin-(IL-)2 und in einer Studie auch IL-5 (Shindo et al. 1996; Martinez et al. 1995; Krams et al 1996).

Dieser Befund deutet auf ein Ungleichgewicht von IL-4-, IL-10-, IL-5- und IL-6-synthetisierenden T-Helfer-(TH-)$_2$-Lymphozyten zugunsten von IL-2-, Tumornekrosefaktor-(TNF-) und IFN-γ-synthetisierenden TH$_1$-Lymphozyten hin (Paul u. Seder 1994).

Das von TH$_1$-Zellen synthetisierte IFN-γ stimuliert die Expression von HLA-Klasse-I- und -II-Antigenen (Ayres et al. 1993), wodurch bei gleichzeitiger Präsentation der auf den Gallenwegen aberrant exprimierten Autoantigene (PHD-E2) wiederum eine kreislaufartige Aktivierung von TH-Lymphozyten und deren Differenzierung in TH$_1$- und TH$_2$-Lymphozyten erfolgen kann.

T-Lymphozyten

Das Modell der Dominanz von TH$_1$-Lymphozyten wird von tierexperimentellen Untersuchungen bestätigt. In Mäusen kann durch die Gabe von IL-4 (TH$_2$-Lymphozyten) Autoimmunität verhindert werden (Rapoport et al. 1993). Antigengesteuerte Toleranzinduktion bei Mäusen mit Autoimmunenzephalitis wird von einer IL-4-Zunahme sowie TNF-Abnahme begleitet und führt zur Restitution, die durch Anti-IL-4-Antiköper wieder reversibel ist (Brocke et al. 1996).

Granulozyten

Ein weiteres Merkmal der PBC ist das Vorkommen von eosinophilen Granulozyten in den portalen Infiltraten. Das bei der PBC exprimierte IL-5 ist in der Lage, Eosinophile zu aktivieren und kann so zu deren Degranulierung sowie Zytotoxizität beitragen (Yamazaki et al. 1996).

Andere Untersuchungen weisen auf erhöhte Konzentrationen von Adhäsionsmolekülen, darunter ICAM-(„intracellular adhesion molecule"-)1, hin. Diese fördern die Bindung von Lymphozyten an Gallengangsepithelien und können daher auch an der Pathogenese beteiligt sein (Lim et al. 1994).

49.3
Klinik der primär biliären Zirrhose

Die klinische Erscheinung der PBC und ihr Verlauf sind außerordentlich variabel und können bei ein-

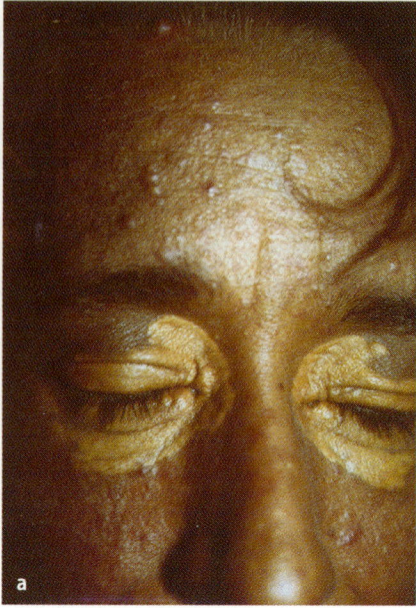
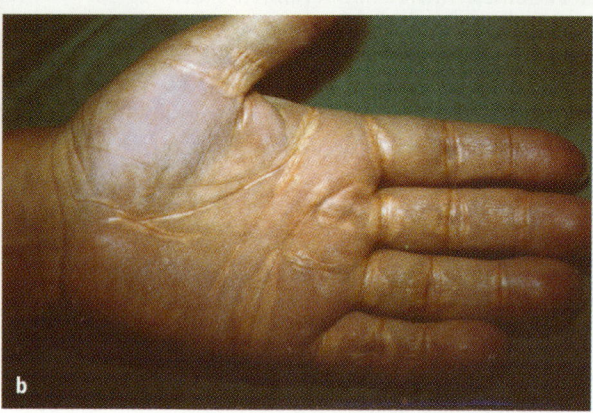

Abb. 49.2 a, b. Klinischer Aspekt der fortgeschrittenen primär biliären Zirrhose einer 50jährigen Patientin. **a** Facies mit Xanthelasmen, typischer Hautpigmentierung, Ikterus und einem eruptiven Xanthom an der Stirn-Haar-Grenze. **b** Handlinienxanthome. (Aus Strassburg u. Manns 1996)

zelnen Patienten ohne wesentliche Progression über Jahrzehnte verlaufen.

Eine Untersuchung, die 279 PBC-Patienten bis zu 24 Jahre lang verfolgte, dokumentierte, daß 13 % der Fälle asymptomatisch waren und daß davon ein Drittel über den gesamten Zeitraum keine Symptome entwickelten (Mahl et al. 1994).

Körperliche Symptome

Die überwiegende Zahl symptomatischer Patienten sind Frauen mittleren Alters, die sich mit dem Leitsymptom Pruritus vorstellen. Zusätzlich treten eingeschränkte Leistungsfähigkeit, Ikterus (20 %), Hepatomegalie und teilweise Splenomegalie auf.

In späteren Stadien fallen insbesondere die kutanen Stigmata, darunter der Ikterus, eine Hyperpigmentation der Haut durch Melaninablagerungen, Xanthome im Bereich der Augenlider, der Strecksehnen der Arme und der Palmarflächen sowie eruptive Xanthome der Gesichtshaut auf (Abb. 49.2 a, b).

Knochensystem

Bedingt durch die Cholestase und die Beeinträchtigung der Fettresorption kommt es bei PBC-Patienten zu einem Mangel an fettlöslichen Vitaminen A, D, E und K. Dies führt bei vielen Patienten, vermutlich durch den Cholecalciferolmangel zu ausgeprägten Knochenmineralisationsstörungen, die besonders die aus Geflechtknochen gebildeten Wirbel betreffen und zu pathologischen Frakturen führen können (McCaughan u. Feller 1994) (s. Kap. 81).

49.3.1
Assoziierte Immunsyndrome

Wie auch bei der AIH ist die PBC häufig mit extrahepatischen Immunsyndromen assoziiert (Golding et al. 1973) (s. Kap. 42). Die folgende Übersicht gibt einen Überblick über die Syndrome. Am häufigsten

PBC-assoziierte Immunsyndrome

- Sicca-Syndrom (Xerophthalmie, Xerostomie),
- Sjögren-Syndrom,
- rheumatoide Arthritis,
- Autoimmunthyreoiditis,
- renal tubuläre Azidose,
- Mischkollagenose (MCTD),
- Polymyositis,
- Polymyalgia rheumatica,
- pulmonale Fibrose,
- CREST-Syndrom,
- SLE,
- perniziöse Anämie,
- Colitis ulcerosa,
- exogene Pankreasinsuffizienz,
- Myasthenia gravis.

findet sich ein Sicca-Syndrom gekennzeichnet durch Xerophthalmie und Xerostomie, bei dem es zur immunologischen Destruktion von Tränen- und Speicheldrüsenepithelien kommt. Interessant ist der Befund, daß Speicheldrüsen- und auch Pankreasepithelien eine hohe Expressionsrate für HLA-Klasse-II-Antigene aufweisen, die im immunpathogenetischen Modell der PBC eine zentrale Rolle spielen. So wird im Zusammenhang mit der PBC seltener auch eine exokrine Pankreasinsuffizienz beschrieben.

Weniger häufig kommt die Maximalvariante des Sicca-Syndroms, das Sjögren-Syndrom mit SS-B/La- und SS-A/Ro-Autoantikörpern vor (Tsianos et al. 1990).

Extrahepatische Assoziationen, für die eine immunologische Ursache ungeklärt ist, sind u. a. Gallensteine, Myelitis transversa und Retroperitonealfibrose.

49.3.2
Laborchemische Befunde

Krankheitsspezifisch sind die gegen den mitochondrialen Ketosäuredehydrogenasekomplex gerichteten PDH-E2-, BCKD-E2- und KGD-E2-Autoantikörper (vgl. Tabelle 49.1, Abb. 49.1).

Die IgM-Fraktion im Serum sowie das Gesamtcholesterin sind erhöht.

Als Zeichen der Cholestase findet sich frühzeitig eine Erhöhung der alkalischen Phosphatase (AP), der Gammaglutamyltransferase (γ-GT) und der Aspertataminotransferase (AST).

> ! Später folgt das konjugierte Bilirubin, welches der beste prognostische Indikator einer Krankheitsprogression ist.

49.3.3
Histologie

Eine perkutane Leberbiopsie sollte, bei geeigneter Gerinnung, zur histologischen Bestätigung der Diagnose, zur Erfassung des Krankheitsstadiums sowie als Parameter zur Progressionsbeobachtung durchgeführt werden.

Man unterscheidet 4 histologische Stadien der Erkrankung (Nakanuma et al. 1995).
- Im *Stadium 1* kommt es zur oft zonalen, pericholangiolären Infiltration mit Lymphozyten, Plasmazellen, Makrophagen und auch eosinophilen Granulozyten. Betroffen sind interlobuläre und septale Gallenwege bis 100 µm Durchmesser, in deren Nähe nichtverkäsende Granulome auftreten können.
- Im *Stadium 2* treten Gallengangsproliferationen in den Periportalfeldern auf, auf die sich auch die zelluläre Infiltration ausdehnt. Es kommt zu einer ungleichmäßig verteilten Fibrose.
- *Stadium 3* zeichnet sich durch eine Reduktion der Zahl interlobärer Gallengänge, eine ausgeprägte Fibrose, eine Abnahme der zellulären Infiltrate sowie eine deutliche Cholestase aus.
- *Stadium 4* schließlich imponiert durch eine komplette biliäre Zirrhose mit Regeneratknotenbildung. In diesem Stadium zeigt sich eine deutliche Ablagerung von Kupfer in den Hepatozyten.

> CAVE
> Die histologische Evaluation von Nadelbiopsien für die Verlaufskontrolle muß kritisch und unter Einbeziehung des gesamten klinischen Bildes erfolgen, da es oft zu einem ausgeprägt zonalen Befall der Leber kommt und Biopsien einen unrepräsentativen Ausschnitt treffen können (Garrido u. Hubscher 1996).

Histologisch ist die PBC nicht von den Befunden bei Graft-versus-host-disease, beispielsweise nach Organtransplantation, zu unterscheiden.

49.3.4
Natürlicher Verlauf

Der natürliche Verlauf der PBC wird wesentlich durch die Entwicklung einer Zirrhose sowie durch die deletären Folgen der portalen Hypertension determiniert.

Im Durchschnitt entwickeln 31 % der PBC-Patienten nach 5,6 Jahren Varizen, und 48 % haben bis dahin eine Blutungsepisode erlebt.

Die Prognose unterscheidet deutlich zwischen asymptomatischen und symptomatischen Patienten. Während bei symptomatischen PBC-Patienten mit einem mittleren Überleben von 7 Jahren gerechnet wird, liegt dieses bei asymptomatischen Patienten bei 10–16 Jahren (Murtaugh et al. 1994; Mahl et al. 1994).

Histologische Studien zeigen, daß 20 % der Patienten mit präzirrhotischer Erkrankung über 4 Jahre stabil bleiben, daß allerdings auch 31 % der Fälle mit Stadium 1 und 50 % der Fälle mit Stadium 2 nach 4 Jahren eine Zirrhose entwickelt haben (Locke et al. 1996).

Prognostische Faktoren
Die beste prognostische Abschätzung bietet zur Zeit ein Index, der von der Mayo-Klinik entwickelt wurde („Mayo score"). In diesen multifaktoriellen

Indikator gehen Bilirubinkonzentration, Prothrombinzeit, Albuminkonzentration und Ödeme ein. Statistisch kommt bei der prognostischen Beurteilung der Bilirubinkonzentration die größte Einzelbedeutung zu (Dickson et al. 1989).

Durch verbesserte immunologisch-molekulare Antikörperdiagnostik wird in Zukunft die Gruppe der asymptomatischen Patienten mit serologischen Zeichen der PBC zunehmen und die Bedeutung prognostischer Evaluationen steigen.

49.4
Diagnostik der primär biliären Zirrhose

Die Diagnose ergibt sich aus einer Erhöhung der cholestaseanzeigenden Parameter (AP, γ-GT, Bilirubin), dem Nachweis von AMA (Anti-PDH-E2, -BCKD-E2, -KGD-E2), den Leitsymptomen Pruritus und Ikterus bei Frauen mittleren Alters sowie dem histologischen Nachweis der Schädigung interlobärer und septaler Gallengänge, die nachfolgende Übersicht gibt einen Überblick über Symptome und Untersuchungen bei der PBC.

Durch die präzise molekulare Definition PBC-assoziierter seroimmunologischer Phänomene gewinnt die zufällige und sehr frühzeitige Diagnose in Abwesenheit von klinischen Zeichen zunehmend an Bedeutung.

Methodisch sollten AMA zunächst mittels Screening durch indirekte Immunfluoreszenz, bei Positivität weiter durch ELISA („enzyme-linked immuno sorbent assay") und rekombinanten Western-Blot nachgewiesen werden. Auf diesem Wege werden die für die PBC nichtspezifischen, die medikamenteninduzierten oder die bei mikrobiellen Infektionen auftretenden AMA ausgeschlossen (Strassburg u. Manns 1996; Abb. 49.3).

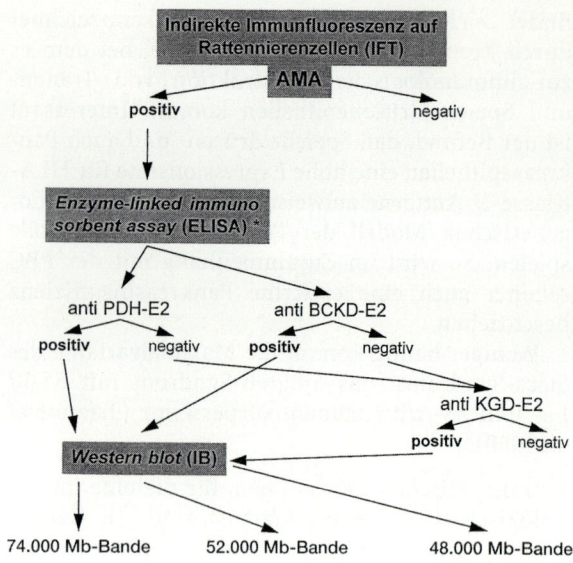

Abb. 49.3. Immunserologischer Untersuchungsgang der antimitochondrialen Antikörper

Die Differentialdiagnose der PBC beinhaltet:
- primär sklerosierende Cholangitis (PSC),
- medikamenteninduzierte Hepatitis,
- Autoimmunhepatitis (AIH),
- Sarkoidose,
- ANA-negative Kollagenosen,
- chronisch eitrige Cholangitis,
- chronisch cholestatische Virushepatitis,
- Parasitose (Ascaris, Echinokokkus, Chlonorchis, Dicrocoelium, Fascicola),
- Cholelithiasis,
- cholangiozelluläres Karzinom (CCC).

49.5
Therapie der primär biliären Zirrhose

49.5.1
Allgemeine Therapie

Die cholestatische Natur der PBC bringt einerseits eine kompromittierte biliäre Eliminationskapazität, andererseits eine durch enteralen Mangel an Gallensäuren und anderen Gallebestandteilen verursachte Malassimilation mit sich. Hiervon sind beispielsweise die fettlöslichen Vitamine A, D, E und K betroffen.

Pruritus
Der Gallestau ist mit einem für die Patienten oft quälenden Juckreiz verbunden, der 70–80 % der Erkrankten betrifft. Die genaue Ursache ist unbekannt. Therapeutisch können Cholestyramin (bis

---

Diagnose der primär biliären Zirrhose

- In 90 % weibliches Geschlecht,
- Alter 40–59 Jahre,
- Pruritus (und Ikterus),
- Hautpigmentation,
- alkalische Phosphatase (AP), Aspartataminotransferase (AST), Bilirubin, IgM,
- antimitochondriale Antikörper (AMA),
- assoziierte Immunsyndrome,
- Leberbiopsie,
  - zelluläre Gallenwegsinfiltration (interlobäre, septale Gallengänge),
  - Granulome,
  - hepatozelluläre Kupferspeicherung.

3mal 20 g/Tag), Ursodesoxycholsäure (13–15 mg/kg KG/Tag) oder Phenobarbital (2–3 g/Tag) eingesetzt werde, was allerdings nur in einem Teil der Fälle erfolgreich ist. Als neuere therapeutische Strategie werden gegen den Pruritus Opioidantagonisten eingesetzt, die in vielen Fällen zu einer deutlichen symptomatischen Verbesserung führen (Terra u. Tsunoda 1998). Als effektiv hat sich Naloxon erwiesen, ist aber durch eine kurze Halbwertzeit, einen hohen first pass Effekt sowie die parenterale Applikation eingeschränkt. Als orales Präparat zeigt sich Naltrexon als vielversprechendes Therapeutikum (Wolfhagen et al. 1997; Yuan et al. 1998). Alternative experimentelle Strategien mit unterschiedlicher Wirksamkeit schließen das Antibiotikum Rifampicin, Histamin-1-Rezeptorantagonisten und eine UV-Phototherapie ein.

Avitaminose

Obwohl eine klinisch manifeste Avitaminose selten ist, sollte frühzeitig mit einer parenteralen Substitution der Vitamine A, D, E und K begonnen werden (z. B. 1 Amp ADEK Falk® i. m. alle 4 Wochen). Besondere Bedeutung hat dies in Hinblick auf die PBC-assoziierte Osteoporose. Vitamin-D-Gaben scheinen allerdings nur in Kombination mit Kalzium und Kalzitonin einen positiven Effekt auf die Osteoporose zu zeigen (alle 8 Wochen: 1,25-Dihydroxycholecalciferol 2mal 0,5 µg/Tag über 5 Tage; Kalzium 1,5 g/Tag; Kalzitonin 40 U MRC i. m. 3mal/Woche; Floreani et al. 1991).

Diät

Zusätzlich sollte eine genaue Einhaltung einer ausreichend kalorischen Ernährung gewährleistet werden, die bei stärkerer Steatorrhö mittelkettige Fettsäuren (MCT-Fette) einschließen und, wegen der hepatischen Kupferspeicherung, entsprechende Nahrungsmittel (Nüsse, Bier, innere Organe) vermeiden sollte.

49.5.2
Spezielle Therapie

Ursodesoxycholsäure (UDCA)

Leuschner et al. beschrieben 1985 als erste die Verbesserung biochemischer Parameter bei chronisch Leberkranken durch Gabe von UDCA. Inzwischen hat sich in 4 großen internationalen Studien, in denen zwischen 150 und 220 Patienten über 2 Jahre beobachtet wurden, gezeigt, daß sich biochemische Parameter und der Mayo-score durch die Behandlung verbessern (Poupon et al. 1991; Heathcote et al. 1994; Lindor et al. 1994; Combes et al. 1995).

Eine histologische Besserung und ein verlängertes Überleben konnte jedoch in den einzelnen Studien nicht eindeutig dokumentiert werden. Eine Metaanalyse der Daten von 3 Studien zeigte allerdings eine Verlängerung der Überlebenszeit UDCA-behandelter PBC-Patienten gegenüber Plazebo (Poupon et al. 1997; Lindor et al. 1996).

UDCA (13–15 mg/kg KG/Tag p. o.) ist zur Zeit die Standardtherapie der PBC. Es zeigt sich, daß selbst unter UDCA-Therapie und trotz Besserung der biochemischen Serumparameter (AP, γ-GT, Bilirubin) der Mayo-score zur Prognoseabschätzung weiterhin verwendbar ist (Kilmurry et al. 1996). Aufgrund der geringen Nebenwirkungen (gelegenlich abdominelle Symptome und Diarrhö) ist die Patientencompliance ausgezeichnet.

Wirkung

UDCA scheint verschiedene Wirkungen zu haben. Für eine immunmodulatorische Wirkung sprechen Daten, die eine Reduktion der aberranten HLA-Antigenexpression, eine Reduktion von zirkulierendem IgM, IFN-γ und von aktivierten T-Lymphozyten, sowie eine Modulation von IL-2 und IL-4 dokumentieren. Andererseits verschiebt UDCA den Gallensäurepool zu Lasten der hydrophoben Gallensäuren Chenodesoxy- und Desoxycholsäure, die stärker als hydrophile Gallensäuren wie UDCA zellschädigende Eigenschaften aufweisen (zusammengefaßt in Lim et al. 1995). Gleichzeitig kommt es zur Erhöhung eines bikarbonatreichen Galleflusses.

Neben UDCA wurden weitere Behandlungsstrategien angewandt, die den Konzepten Immunsuppression und Antifibrogenese entspringen. *Colchizin* allein oder in *Kombination* mit *UDCA, Prednisolon, Methotrexat, Rifampicin, Ciclosporin A, Prednimustin, d-Penicillamin, Azathioprin* oder *Chlorambucil* bieten bislang gegenüber UDCA keine Vorteile, sind aber mit z. T. erheblichen Nebenwirkungen verbunden. Ihre Evaluation sollte nur im Rahmen kontrollierter Studien erfolgen.

49.5.3
Lebertransplantation

Bei Krankheitsprogression, starker Reduktion der Körpermuskelmasse, Osteopenie und beginnender Leberdekompensation bleibt als definitive Therapieoption die Lebertransplantation.

Der Zeitpunkt der Indikationsstellung beeinflußt maßgeblich die Prognose. So haben Patienten mit einem Bilirubin über 350 µmol/l, einer Thrombinzeit unter 30 % und einem Kreatinin über 1,3 mg% eine schlechtere Prognose. Insgesamt ist die Lebertransplantation bei der PBC mit dramatischen

Ergebnissen verbunden. Das Einjahresüberleben beträgt bei Transplantierten 76 %, bei Nichttransplantierten 45 %, das Zweijahresüberleben bei Transplantierten 74 %, bei Nichttransplantierten 31 % (Markus et al. 1989).

In der Regel verschwinden alle Symptome innerhalb von Wochen bis Monaten nach Transplantation.

Die Osteopenie verbessert sich allerdings erst langfristig. AMA persistieren in der Regel und haben keinen prädiktiven Wert. Da sich die Rekurrenz der PBC im Transplantat sehr schlecht von der chronischen Leberabstoßung unterscheiden läßt, sind die Daten zum Wiederauftreten der PBC nach Lebertransplantation widersprüchlich (Gouw et al. 1994; Van de Water et al. 1996).

Rekurrenz scheint aber ein seltenes Problem zu sein (Neuberger 1997). Ungefähr 10 % der Patienten müssen wegen des Syndroms verschwindender Gallenwege („vanishing bile duct syndrome") retransplantiert werden.

Patienten mit fortgeschrittenen Stadien der PBC müssen regelmäßig in Hinblick auf die Indikation der Lebertransplantation evaluiert werden, da sie die einzige therapeutische Option der fortgeschrittenen Erkrankung darstellt. Die folgende Übersicht gibt noch einmal einen zusammenfassenden Überblick über die Therapie.

Therapie der primär biliären Zirrhose

- Ursodesoxycholsäure 13–15 mg/kg KG/Tag p. o.,
- symptomatische Behandlung (Pruritus),
- Vitamin-A-, -D-, -E-, und -K-Substitution,
- Kalziumsubstitution,
- ausreichende Ernährung (evtl. MCT-Fette und Pankreasenzymsubstitution),
- Lebertransplantation.

Literatur

Addison T, Gull W (1851) On a certain infection of the skin – vitiligoida α plana β tuberosa. Guy's Hosp Report 7: 265

Ayres RC, Neuberger JM, Shaw J et al. (1993) Intercellular adhesion molecule-1 and MHC antigens on human intrahepatic bile duct cells: effect of pro-inflammatory cytokines. Gut 34: 1245–1249

Bach N, Schaffner F (1994) Familial primary biliary cirrhosis. J Hepatol 20: 698–701

Ballardini G, Mirakian R, Bianchi FB et al. (1984) Aberrant expression of HLA DR antigens on bile duct epithelium in primary biliary cirrhosis. A prospective study. Lancet 2: 1009–1013

Bandin O, Courvalin JC, Poupon R et al. (1996) Specificity of gp210 autoantibodies detected using an enzyme-linked immunosorbent assay and a synthetic polypeptide in the diagnosis of primary biliary cirrhosis. Hepatology 23: 1020–1024

Bassendine MF, Dewar PJ, James OWF (1985) HLA-DR antigens in primary biliary cirrhosis: lack of association. Gut 26: 625–628

Berg PA, Klein R (1995) Mitochondrial antigen/antibody systems in primary biliary cirrhosis: revisited. Liver 15: 281–292

Berg PA, Doniach D, Roitt IM (1967) Mitochondrial antibodies in primary biliary cirrhosis. I. Localization of the antigen to mitochondrial membranes. J Exp Med 126: 277–290

Briggs DC, Donaldson PT, Hayes P et al. (1987) A major histocompatibility complex class III allotype (c4B 2) associated with primary biliary cirrhosis (PBC). Tissue Antigens 29: 141–145

Brind AM, Bray GP, Portmann BC et al. (1995) Prevalence and pattern of familial disease in primary biliary cirrhosis. Gut 36: 615–617

Brocke S, Gijbels K, Allegretta M et al. (1996) Treatment of experimental allergic encephalomyelitis with a peptide analogue of myelin basic protein. Nature 379: 343–346

Burroughs AK, Rosenstein IJ, Epstein O et al. (1984) Bacteriuria in primary biliary cirrhosis. Gut 25: 133–137

Colucci G, Schaffner F, Paronetto F (1986) In situ characterization of the cell-surface antigens of the mononuclear cell infiltrate and bile duct epithelium in primary biliary cirrhosis. Clin Immunol Immunopathol 41: 35–42

Combes B, Carithers RL, Maddrey WC et al. (1995) A randomized, double-blind, placebo-controlled trial of ursodeoxycholic acid in primary biliary cirrhosis. Hepatology 22: 759–766

Dauphinee JA, Sinclair JC (1949) Primary biliary cirrhosis. Canad Med Assoc J 61: 1–6

Davis PA, Leung P, Manns M et al. (1992) M4 and M9 antibodies in the overlap syndrome of primary biliary cirrhosis and chronic active hepatitis: epitopes or epiphenomena? Hepatology 16: 1128–1136

Dickson ER, Grambsch PM, Fleming TR et al. (1989) Prognosis in primary biliary cirrhosis: a model for decision making. Hepatology 10: 1–7

Floreani AM, Chiaramonte M, Giannini S et al. (1991) Longitudinal study in osteodystrophy in primary biliary cirrhosis (PBC) and a pilot study on calcitonin treatment. J Hepatol 12: 217–223

Frazer IH, Mackay IR, Jordan TW (1985) Reactivity of antimitochondrial autoantibodies in primary biliary cirrhosis: definition of two novel mitochondrial polypeptide autoantigens. J Immunol 135: 1739–1745

Fujimoto Manabu, Sato S, Ihn H et al. (1995) Autoantibodies to pyruvate dehyrogenase complex in patients with systemic sclerosis. Arthritis Rheum 7: 985–989

Garrido MC, Hubscher SG (1996) Accuracy of staging in primary biliary cirrhosis. J Clin Pathol 49: 556–559

Gershwin ME, Mackay IR (1991) Primary biliary cirrhosis: paradigm or paradox for autoimmunity. Gastroenterology 100: 822–833

Gershwin ME, Mackay IR, Sturgess A et al. (1987) Identification and specificity of a cDNA encoding the 70 kD mitochondrial antigen recognized in primary biliary cirrhosis. J Immunol 138: 3525–3531

Gilburd B, Ziporen L, Zharhary D et al. (1994) Antimitochondrial (pyruvate dehydrogenase) antibodies in leprosy. J Clin Immunol 14: 14–19

Golding RL, Smith M, Williams R et al. (1973) Multisystem involvement in chronic liver disease: studies on the incidence and pathogenesis. Am J Med 55: 772–782

Gores GJ, Moore SB, Fischer LD et al. (1987) Primary biliary cirrhosis: association with class II major histocompatibility complex antigens. Immunol Today 9: 899–892

Gouw AS, Haagsma EB, Manns MP et al. (1994) Is there recurrence of primary biliary cirrhosis after liver transplantation for primary biliary cirrhosis? A clinicopathologic study in long term survivors. J Hepatol 20: 500–507

Gregory WL, Bassendine MF (1994) Genetic factors in primary biliary cirrhosis. J Hepatol 20: 689–692

Hanot V (1876) Etude sur une forme de cirrhose hypertrophique dur foie (cirrhose hypertrophique avec ictere chronique). JB Balliere, Paris

Heathcote EJ, Cauch-Dudek K, Walker V et al. (1994) The Canadian multicenter double-blind randomized controlled trials of ursodeoxycholic acid therapy in primary biliary cirrhosis. Hepatology 19: 1149–1156

Hopf U, Möller B, Stemerowicz R et al. (1989) Relation between Escherichia coli R (rough) forms in gut, lipid A in liver, and primary biliary cirrhosis. Lancet 2: 1419–1422

Ishii BH, Saifuku K, Namihisi T (1985) Multiplicity of mitochondrial inner membrane antigens from beef heart with antimitochondrial antibodies in sera of patients with primary biliary cirrhosis. Immunol Lett 9: 324–330

Jones DE, Palmer JM, James OF et al. (1995) T-cell responses to the components of pyruvate dehydrogenase complex in primary biliary cirrhosis. Hepatology 21: 995–1002

Joplin R, Wallace LL, Johnson GD et al. (1995) Subcellular localization of pyruvate dehydrogenase dihydrolipoamide acetyltransferase in human intrahepatic biliary epithelial cells. J Pathol 176: 381–390

Kilmurry MR, Heathcote EJ, Cauch-Dudek K et al. (1996) Is the Mayo model for predicting survival useful after the introduction of ursodeoxycholic acid treatment for primary biliary cirrhosis. Hepatology 23: 1148–1153

Krams SM, Cao S, Hayashi M et al. (1996) Elevations in IFN-γ, IL-5, and IL-10 in patients with the autoimmune disease primary biliary cirrhosis: association with autoantibodies and soluble CD30. Clin Immunol Immunopathol 80: 311–320

Lassoued K, Guilly MN, Andre C et al. (1988) Autoantibodies to a 200 kD polypeptide of the nuclear envelope: a new serologic marker of primary biliary cirrhosis. Clin Exp Immunol 74: 283–288

Leung PSC, Chuang DT, Wynn RM et al. (1995) Autoantibodies to BCOADC-E2 in patients with primary biliary cirrhosis recognize a conformational epitope. Hepatology 22: 505–513

Leuschner U, Leuschner M, Sieratzki J et al. (1985) Gallstone dissolution with ursodeoxycholic acid in patients with chronic active hepatitis and two years follow-up. A pilot study. Dig Dis Sci 30: 642–649

Lim AG, Jazrawi RP, Ahmed HA et al. (1994) Soluble intracellular adhesion molecule-1 in primary biliary cirrhosis: relationship with disease stage, immune activity, and cholestasis. Hepatology 20: 882–888

Lim AG, Jazrawi RP, Northfield TC (1995) The ursodeoxycholic acid story in primary biliary cirrhosis. Gut 37: 302–304

Lin F, Noyer CM, Qiang Y et al. (1996) Autoantibodies from patients with primary biliary cirrhosis recognize a region within the nucleoplasmic domain of inner nuclear membrane protein LBR. Hepatology 23: 57–61

Lindenborn-Fotinos J, Baum H, Berg PA (1985) Mitochondrial autoantibodies in primary biliary cirrhosis: species and nonspecies specific determinants of the M2 antigen. Hepatology 5: 763–769

Lindor KD, Dickson ER, Baldus WP et al. (1994) Ursodeoxycholic acid in the treatment of primary biliary cirrhosis. Gastroenterology 106: 1284–1290

Lindor KD, Therneau TM, Jorgensen RA et al. (1996) Effects of ursodeoxycholic acid on survival in patients with primary biliary cirrhosis. Gastroenterology 110: 1515–1518

Locke GR, Therneau TM, Ludwig J et al. (1996) Time course of histological progression in primary biliary cirrhosis. Hepatology 23: 52–56

Löhr H, Fleischer B, Gerken G et al. (1993) Autoreactive liver-infiltrating T cells in primary biliary cirrhosis recognize inner mitochondrial epitopes and the pyruvate dehydrogenase complex. J Hepatol 83: 322–327

Mackay IR (1958) Primary biliary cirrhosis showing a high titer of autoantibody. N Engl J Med 258: 707–713

MacMahon HE, Thannhauser SJ (1949) Xanthomatous biliary cirrhosis (a clinical syndrome). Ann Intern Med 30: 121–130

Mahl TC, Shockcor W, Boyer JL (1994) Primary biliary cirrhosis: survival of a large cohort of symptomatic and asymptomatic patients followed for 24 years. J Hepatol 20: 707–713

Manns MP, Kruger M (1994) Immunogenetics of chronic liver disease. Gastroenterology 106: 1676–1697

Manns MP, Gerken G, Meuer M et al. (1985) Characterization of primary biliary cirrhosis (PBC) specific mitochondrial determinants by immunoblotting. J Hepatol 1: A85

Manns MP, Gerken G, Kyriatsoulis A et al. (1987) Two different subtypes of antimitochondrial antibodies are associated with primary biliary cirrhosis: identification and characterization by radioimmunoassay and immunoblotting. Hepatology 7: 893–899

Manns MP, Bremm A, Schneider PM et al. (1991) HLA Drw8 and complement C4 deficiency as risk factors in primary biliary cirrhosis. Gastroenterology 101: 1367–1373

Markus BH, Dickson ER, Grambsch PM et al. (1989) Efficiency of liver transplantation in patients with primary biliary cirrhosis. N Engl J Med 320: 1709–1713

Martinez OM, Villanueva JC, Gershwin ME et al. (1995) Cytokine patterns and cytotoxic mediators in primary biliary cirrhosis. Hepatology 21: 113–119

McCaughan GW, Feller RB (1994) Osteoporosis in chronic liver disease: pathogenesis, risk factors, and management. Dig Dis Sci 12: 223–231

Moteki S, Leung PSC, Dickson ER et al. (1996) Epitope mapping and reactivity of autoantibodies to the E2 component of 2-oxoglutarate dehydrogenase complex in primary biliary cirrhosis using recombinant 2-oxoglutarate dehydrogenase complex. Hepatology 23: 436–444

Murtaugh PA, Dickson ER, Van Dam GM et al. (1994) Primary biliary cirrhosis: prediction of short term survival based on repeated patient visits. Hepatology 20: 126–134

Nakanuma Y, Tsuneyama K, Gershwin ME et al. (1995) Pathology and immunopathology of primary biliary cirrhosis with emphasis on bile duct lesions: recent progress. Sem Liver Dis 15: 313–328

Neuberger J (1997) Transplantation for primary biliary cirrhosis. Semin Liver Dis 17: 137–146

Nickowitz RE, Wozniak RW, Schaffner F, Worman HJ (1994) Antibodies against integral membrane proteins of the nuclear envelope in patients with primary biliary cirrhosis. Gastroenterology 106: 193–199

Notgi A, Nestle U, Rittner G et al. (1990) High rates of baseline and elastogen-induced chromosomal aberrations and increased sister chromatid exchanges in patients with primary biliary cirrhosis (PBC). Hum Genet 85: 546–550

Palmer JM, Yeaman SJ, Bassendine MF et al. (1993) M4 and M9 autoantigens in primary biliary cirrhosis – a negative study. J Hepatol 18: 251–254

Paul WE, Seder RA (1994) Lymphocyte response and cytokines. Cell 76: 241–251

Poupon RE, Balkau B, Eschwege E et al. (1991) A multicenter controlled trial of ursodiol for the treatment of primary biliary cirrhosis. N Eng J Med 324: 1548–1554

Poupon RE, Lindor KD, Cauch-Dudek K, Dickson ER, Poupou R, Heathcote EJ (1997) Combined analysis of randomized controlled trials of ursodeoxycholic acid in primary biliary cirrhosis. Gastroenterology 113: 884–890

Rapoport MJ, Jaramillo A, Zipris D et al. (1993) Interleukin 4 reverses T cell proliferative unresponsiveness and prevents the onset of diabetes in nonobese diabetic mice. J Exp Med 178: 87–99

Rubin E, Schaffner F, Popper H (1965) Primary biliary cirrhosis. Chronic non-suppurative destructive cholangitis. Am J Pathol 46: 387–396

Sherlock S (1968) Chronic cholangitides: aetiology, diagnosis, and treatment. Br Med J 3(617): 515–521

Sherlock S, Dooley JC (1993) Primary biliary cirrhosis. In: Sherlock S, Dooley JC (eds) Diseases of the liver and biliary system, 9th edn. Blackwell Scientific Publications, Oxford, pp 236–248

Shindo M, Mullin GE, Braun-Elwert L et al. (1996) Cytokine mRNA expression in the liver of patients with primary biliary cirrhosis and chronic hepatitis B. Clin Exp Immunol 105: 254–259

Sternsdorf T, Guldner HH, Szostecki C et al. (1995) Two nuclear dot-associated proteins, PML and Sp100, are often co-autoimmunogenic in patients with primary biliary cirrhosis. Scand J Immunol 42: 257–268

Strassburg CP, Manns MP (1996) Primär biliäre Zirrhose und primär sklerosierende Cholangitis. Intern Prax 36: 57–74

Strassburg CP, Alex B, Zindy F et al. (1996) Identification of Cyclin A as a molecular target of antinuclear antibodies (ANA) in hepatic and non-hepatic autoimmune diseases. J Hepatol 25: 859–866

Strassburg CP, Jaeckel E, Manns MP (1999) Antimitochondrial antibodies and other immunological tests in primary biliary cirrhosis. Eur J Gastroenterol Hepatol 11: 595–601

Strassburg CP, Manns MP (1998) Immunologische, serologische und molekularbiologische Untersuchungen bei Lebererkrankungen. In: Peter H-H, Pfreundschuh M, Philipp T, Schölmerich J, Schuster H-P, Sybrecht GW (Hrsg.) Klinik der Gegenwart. Urban & Schwarzenberg Verlag, München 30: 1–16

Szostecki C, Guldner HH, Netter HJ et al. (1990) Isolation and characterization of cDNA encoding a human nuclear antigen predominantly recognized by autoantibodies from patients with primary biliary cirrhosis. J Immunol 145: 4338–4347

Teoh KL, Mackay IR, Rowley MJ et al. (1994) Enzyme autoantibodies to pyruvate dehydrogenase complex in primary biliary cirrhosis for mammalian, yeast and bacterial enzymes: implications for molecular mimikry. Hepatology 19: 1029–1033

Terra SG, Tsunoda SM (1998) Opioid antagonists in the treatment of pruritus from cholestatic liver disease. Ann Pharmacother 32: 1228–1230

Tong MJ, Nies KM, Reynolds TB et al. (1976) Immunological studies in familial biliary cirrhosis. Gastroenterology 71: 365–367

Triger DR, Berg PA, Rodes J (1984) Epidemiology of primary biliary cirrhosis. Liver 4: 195–200

Tsianos EV, Hoofnagle JH, Fox PC (1990) Sjoegren's syndrome in patients with primary biliary cirrhosis. Hepatology 11: 730–734

Van de Water J, Gerson LB, Ferrell LD et al. (1996) Immunohistochemical evidence of disease recurrence after liver transplantation for primary biliary cirrhosis. Hepatology 24: 1079–1084

Vilagut L, Vila J, Vinas O et al. (1994) Cross reactivity of antimycobacterium gordonae antibodies with the major mitochondrial autoantigens in primary biliary cirrhosis. J Hepatol 21: 673–677

Walker JG, Siskind GW (1968) Studies on the control of antibody synthesis. Effect of antibody affinity upon its ability to suppress antibody information. Immunology 14: 21–28

Wesierska-Gadek J, Hohenauer H, Hitchman E et al. (1996) Autoantibodies against nucleoporin p62 constitute a novel marker of primary biliary cirrhosis. Gastroenterology 110: 840–847

Wolfhagen FH, Sternieri E, Hop WC et al. (1997) Oral latrexone treatment for cholestatic pruritut: a double-blind, placebo-controlled study. Gastroenterology 113: 1264–1269

Yamazaki K, Nakadate I, Suzuki K et al. (1996) Eosinophilia in primary biliary cirrhosis. Am J Gastroenterol 91: 516–522

Yuan CS, Foss JF, O'Connor M et al. (1998) Efficacy of orally administered methylnaltrexone in decreasing subjective effects after intravenous morphine. Drug Alcohol Depend 52: 161–165

Primär sklerosierende Cholangitis

S. Wagner · P. N. Meier · M. Manns

INHALT

50.1 Epidemiologie *537*
50.2 Ätiologie und Pathogenese *537*
50.3 Klinik *538*
50.3.1 Verlauf *539*
50.4 Diagnostik *539*
50.4.1 Laborchemische Befunde *539*
50.4.2 Histopathologie der Gallenwege *540*
50.4.3 Cholangiographie *540*
50.4.4 Sonographie *541*
50.4.5 Differentialdiagnose *542*
50.5 Therapie *542*
50.5.1 Medikamentöse Therapie *542*
50.5.2 Endoskopische Therapie *542*
50.5.3 Lebertransplantation *543*

Die primär sklerosierende Cholangitis (PSC) ist eine chronische cholestatische Lebererkrankung, die gekennzeichnet ist durch eine Entzündung, Fibrosierung und Destruktion der intra- und/oder extrahepatischen Gallenwege.

Die Entzündung führt zu einer zunehmenden Obliteration der Gallenwege. Typischerweise zeigt sich ein segmentaler Befall der Gallenwege, wobei stenosierte und dilatierte Abschnitte sich abwechseln.

Meistens schreitet die Erkrankung langsam aber stetig fort, und es entwickelt sich schließlich eine biliäre Zirrhose (Broome et al. 1996).

50.1
Epidemiologie

Die Prävalenz der PSC wird auf 1–6 Patienten pro 100.000 Einwohner geschätzt. 70 % der Patienten sind Männer.

Das mittlere Alter bei der Diagnose liegt bei 39 Jahren (Wiesner et al. 1989). Etwa 75 % der Patienten haben eine chronisch entzündliche Darmerkrankung, wobei die Colitis ulcerosa mit etwa 87 % deutlich überwiegt, während 13 % an einem Morbus Crohn erkrankt sind (Lee u. Kaplan 1995). Andererseits leiden 2,5–7,5 % der Patienten mit Colitis ulcerosa gleichzeitig an einer PSC (Fausa et al. 1991; Olsson et al. 1991; Lee u. Kaplan 1995).

50.2
Ätiologie und Pathogenese

Die Ursache der PSC ist ungeklärt. Verschiedene gallengangsschädigende Faktoren werden diskutiert, dazu zählen
- infektiöse Organismen und deren Produkte,
- toxische Gallensäuren,
- ischämisch vaskuläre Schädigungen und
- genetisch bedingte und erworbene Störungen der Immunregulation.

PSC und Colitis ulcerosa
Aufgrund der engen Assoziation zwischen PSC und Colitis ulcerosa wurde vermutet, daß Bakterien, Endotoxine und toxische Bakterienprodukte aus der entzündeten Darmmukosa in das Portalsystem eingeschwemmt werden, wodurch die Gallengänge geschädigt werden könnten (Palmer et al. 1980). Dagegen spricht, daß nicht alle Patienten unter einer chronisch entzündlichen Darmerkrankung leiden, daß die PSC der Kolitis vorausgehen kann und daß eine Proktokolektomie den Verlauf der PSC nicht günstig beinflußt (Cangemi et al. 1989). Außerdem korreliert die entzündliche Aktivität der PSC nicht mit der der Colitis ulcerosa (Fausa et al. 1991) (s. Kap. 34).

Infektionen
Hinweise für eine infektiöse Pathogenese ergaben sich aus Tierversuchen. Die Injektion von abgetöteten E. coli in die Portalvene von Kaninchen resultierte in einer Portalvenenfibrose und Pericholangitis (Kono et al. 1988).

Auch konnte durch toxische bakterielle Produkte wie N-Formyl-L-Methionin-L-Leucin-L-Thyrosin im Rattenkolitismodell das Bild einer sklerosierenden Cholangitis ausgelöst werden (Hobson et al. 1988).

Neben Bakterien können auch bestimmte Viren eine Cholangitis auslösen, welche dem Bild der PSC gleicht. Hierzu zählen v. a. Cryptosporidien und CMV, die bevorzugt bei Patienten mit HIV-Infektion die Gallenwege befallen.

Ischämie
Als Hinweis für eine ischämisch vaskuläre Genese wurde gewertet, daß nach intraarterieller Injektion des Chemotherapeutikums 5-Fluordesoxiuridin, ein PSC-ähnliches Krankheitsbild ausgelöst wurde. Histologisch zeigte sich unter 5-Fluordesoxiuridin eine Verengung und Obliteration der versorgenden Gefäße des Gallengangs.

Histokompatibilitätsantigene
Genetische und immunologische Faktoren scheinen eine wesentliche Rolle in der Pathogenese der PSC zu spielen.

Ein familiäres Auftreten der PSC wurde selten beobachtet (Quigley et al. 1983; Jorge et al. 1987).

Es gibt eine gehäufte Prävalenz der für Autoimmunerkrankungen typischen Histokompatibilitätsantigene HLA-B8 und HLA-DR3 (Boberg et al. 1996). Darüber hinaus wird eine Assoziation mit HLA-DR2, -DR4, -DRw52a, und -DW2 gefunden (Mehal et al. 1994; Chapman 1995; Olerup et al. 1995; Bansi et al. 1996).

Berichte, daß Patienten mit HLA-DR4 oder -DRw52a eine ungünstige Prognose besitzen, konnten in neuen Untersuchungen nicht bestätigt werden (Olerup et al. 1995).

Autoantikörper
Bei PSC Patienten werden in 50–82 % perinukleäre antineutrophile zytoplasmatische Antikörper (p-ANCA) gefunden (Gur et al. 1995; Bansi et al. 1996). Die Prävalenz ist bei Patienten ohne Colitis ulcerosa niedriger als bei solchen mit Kolitis. Bei Colitis ulcerosa ohne PSC werden in 32–82 % der Fälle pANCA gefunden. Im Gegensatz zu den cANCA, die gegen Proteinase 3 gerichtet sind und bei M. Wegener gefunden werden, ist das Zielantigen der mit der PSC assoziierten pANCA noch nicht aufgeklärt.

Eine pathogenetische Bedeutung scheinen die pANCA nicht zu besitzen, da nach Lebertransplantation die Antikörper weiterhin nachweisbar sind und keine Korrelation mit der Krankheitsaktivität besteht. Somit sind die pANCA als serologische Krankheitsmarker zu werten.

Störung der Immunregulation
Weitere Befunde, die für eine Immunpathogenese sprechen, sind (Lee u. Kaplan 1995):
- die Infiltration und Destruktion der Gallengänge durch Lymphozyten,
- eine Hypergammaglobulinämie mit einer überproportionalen Erhöhung von IgM,
- Immunkomplexe im Serum,
- eine vermehrte Komplementaktivierung und
- der Nachweis von Anti-Kolonepithelantikörpern.

Das zelluläre Immunsystem scheint eine besondere Rolle in der Pathogenese der PSC zu spielen. So zeigt sich eine Abnahme der Gesamtzahl der zirkulierenden T-Lymphozyten im peripheren Blut bei gleichzeitigem Anstieg in den Portalfeldern. Das Verhältnis der CD4/CD8-Lymphozyten im Blut ist erhöht, die Leukozytenmigration ist gehemmt. Es kommt zu einer aberranten Expression von Klasse-II-Antigenen in den Gallengangsepithelien, wodurch diese als Autoantigene für die Lymphozyten agieren können.

Auch das interzelluläre Adhäsionsmolekül ICAM1 wird vermehrt auf den Gallengangsepithelien exprimiert (Adams et al. 1991). Trotz dieser Hinweise für eine Störung der Immunregulation als Ursache der PSC ist ungeklärt, welche Prozesse diese Störung auslösen und unterhalten.

Nikotin
Kürzlich konnte gezeigt werden, daß das Risiko, an einer PSC zu erkranken, bei Rauchern erniedrigt ist. Dieser Zusammenhang wurde zuvor bereits bei Patienten mit Colitis ulcerosa gefunden. Allerdings läßt sich bei den PSC Patienten das verminderte Risiko nicht durch den Anteil an Colitis-ulcerosa-Patienten erklären. Deshalb wird ein von der Kolitis unabhängiger, bisher ungeklärter, Mechanismus mit systemischer Wirkung angenommen (Cohen u. Hanauer 1996, van Erpecum et al. 1996).

50.3
Klinik

Die Erkrankung beginnt meist schleichend, befällt bevorzugt junge Männer und geht in 50–81 % der Fälle mit einer chronisch entzündlichen Darmerkrankung einher (Broome et al. 1996).

Körperliche Symptome
Die Mehrzahl der Patienten sind initial asymptomatisch, zeigen jedoch im Labor typischerweise eine Erhöhung der alkalischen Phosphatase und γ-GT.

Vor Manifestation der PSC werden meistens Symptome der chronisch entzündlichen Darmerkrankung beobachtet. Sie kann jedoch auch noch nach Kolektomie auftreten.

Assoziation mit anderen Krankheitsbildern
Im Frühstadium der PSC werden häufig unspezifische Symptome wie Müdigkeit und verminderte Leistungsfähigkeit beobachtet. Im weiteren Verlauf

entwickeln die Patienten eine Gelbsucht, Pruritus und Gewichtsverlust. Bei 10–15 % der Patienten beginnt die Erkrankung mit den typischen Symptomen einer Cholangitis (Fieber, Nachtschweiß, Schüttelfrost, rechtsseitiger Oberbauchschmerz). Selten können auch Komplikationen der Zirrhose wie Varizenblutung, Aszites oder ein cholangiozelluläres Karzinom als Erstmanifestation der PSC auftreten.

In der klinischen Untersuchung zeigen sich meist ein Ikterus (25–70 %), eine Hepatomegalie (55 %) oder eine Splenomegalie (35 %). Seltener finden sich Hautveränderungen wie Hyperpigmentation oder Xanthome. Neben der Assoziation mit entzündlichen Darmerkrankungen geht die PSC gehäuft mit Autoimmunerkrankungen einher. Hierzu zählen eine
- rheumatoide Arthritis,
- Thyreoiditis,
- Sarkoidose,
- disseminierte Vaskulitis,
- autoimmune hämolytische Anämie,
- Histiozytosis X und
- Sprue.

Vor allem im Kindesalter kann die PSC in Kombination mit einer Autoimmunhepatitis auftreten. Als weitere Begleiterkrankungen können gefunden werden: chronische Pankreatitis, Mediastinal- und Retroperitonealfibrose, Pseudotumoren der Speicheldrüse und retrobulbäre Pseudotumoren der Orbita.

50.3.1
Verlauf

Der Verlauf der PSC ist sehr variabel und nicht vorhersehbar, jedoch meistens progredient (Broome et al. 1996). Häufig treten akute Cholangitisschübe im Krankheitsverlauf auf. Erkrankte, die bei der Diagnosestellung asymptomatisch waren, zeigten einen günstigeren Verlauf als symptomatische Patienten. Allerdings kam es auch bei den asymptomatischen Patienten im weiteren Verlauf häufig zu einem Krankheitsprogreß (Porayko et al. 1991; Broome et al. 1996).

Schließlich entwickeln die Patienten nach unterschiedlichen Zeiträumen eine biliäre Zirrhose, eine portale Hypertension und ein Leberversagen.

Prognostische Faktoren
Die mediane Überlebenszeit nach Diagnosestellung variiert je nach Studie zwischen 9 und 12 Jahren (Endpunkt: Tod oder Lebertransplantation; Farrant et al. 1991; Lee u. Kaplan 1995; Broome et al. 1996).

In multivariaten Analysen wurden Alter, Bilirubin, histologisches Stadium und Splenomegalie als Parameter für einen ungünstigen Verlauf identifiziert (Dickson et al. 1992; Broome et al. 1996). Dagegen hat das Vorliegen einer chronisch entzündlichen Darmerkrankung und deren Aktivität keinen Einfluß auf den Verlauf der PSC.

Als Komplikation der PSC entwickeln zwischen 5 und 15 % der Patienten ein cholangiozelluläres Karzinom, welches eine sehr schlechte Prognose aufweist (Rosen u. Nagorney 1991; Broome et al. 1996; Nashan et al. 1996) (s. Kap. 63).

Darüber hinaus haben PSC-Patienten mit Colitis ulcerosa ein höheres Risiko, an einem Kolontumor zu erkranken als solche ohne PSC, weshalb ein enges koloskopisches Screening notwendig erscheint (Broome et al. 1995; Brentnall et al. 1996; Loftus et al. 1996; Kingham 1997).

50.4
Diagnostik

Die Diagnose basiert auf 4 Kriterien:
- Anamnese und Klinik,
- Labor,
- Leberhistologie,
- Cholangiographie.

Der Goldstandard in der Diagnostik der PSC ist die ERCP. Das Vorliegen der typischen cholangiographischen Veränderungen reicht jedoch für die Diagnosestellung noch nicht aus, denn es müssen erst andere Ursachen, die eine sekundär sklerosierende Cholangitis mit ähnlichem cholangiographischem Bild auslösen können, ausgeschlossen werden. Hierzu zählen u. a. eine bakterielle Cholangitis bei Gallengangssteinen oder -strikturen, infektiöse Cholangiopathien (CMV, Cryptosporidien v. a. bei HIV), angeborene Gallengangsanomalien, Gallengangskarzinom, ischämische Läsionen (Zustand nach Lebertransplantation) und Zustand nach intraarteriellen 5-Fluordesoxiuridin- und Mitomycintherapie oder Zustand nach Methotrexattherapie. Der Ausschluß dieser Ursachen gelingt durch die anderen Diagnosekriterien (Wagner et al. 1998).

50.4.1
Laborchemische Befunde

Die Laboruntersuchungen zeigen typischerweise ein Cholestasemuster mit Erhöhung von AP, γ-GT und Bilirubin und weniger ausgeprägt einen Anstieg der Serumtransaminasen.

Im Frühstadium der PSC ist die Serumbilirubinkonzentration normal, mit zunehmenden Krankheitsprogreß beginnt sie zu steigen. Selten kann die AP normal sein. Eine Hypergammaglobulinämie wird in 30%, ein Anstieg der IgM-Spiegel in 30–40% gefunden. Während die für die PBC typischen antimitochondrialen Antikörper negativ sind, finden sich in 50–82% pANCA als diagnostische Marker der PSC (s. Abschn. 50.2). Allerdings werden auch bei Autoimmunhepatitiden (Typ I) pANCA nachgewiesen, so daß die Spezifität dieses Markers bei Lebererkrankungen eingeschränkt ist.

Als unspezifische Zeichen einer Cholestase findet sich bei PSC häufig ein Anstieg des Kupfers in der Leber, im Serum und Urin.

Insgesamt sind die Laborbefunde bei der PSC zwar charakteristisch, alleine jedoch nicht diagnosegebend.

50.4.2
Histopathologie der Gallengänge

Makroskopisch finden sich am Ductus hepatocholedochus und an den großen Gallengängen segmentale, teils langstreckige Verdickungen der Wand mit Indurationen und Stenosen. Histologisch wird die PSC in 4 Stadien eingeteilt (Ludwig et al. 1981).
- Im *Stadium 1* sind die entzündlichen Veränderungen auf das Portalfeld beschränkt. Sie umfassen eine Infiltration der Gallengänge mit Lymphozyten sowie gelegentlich Neutrophilen, degenerierte Gallengangsepithelien und Vernarbungen. Diese Befunde können sehr unterschiedlich ausgeprägt sein.

> ! Die für die PSC typische Pericholangitis mit zwiebelschalenartigen, konzentrischen Bindegewebsvermehrungen um den Gallengang werden nicht immer angetroffen (Abb. 50.1).

Manchmal werden Gallengangsproliferate und Vakuolisierungen der Duktusepithelien gefunden.
- Im *Stadium 2* greifen die entzündlichen Veränderungen auf das periportale Parenchym über. Es finden sich Mottenfraßnekrosen, eine Rarefizierung der Gallengänge und eine Periportalfibrose.
- Im *Stadium 3* entwickeln sich portoportale bindegewebige Septen mit Brückennekrosen. Besonders periportal kann sich eine intrahepatische Cholestase zeigen.
- Im *Stadium 4* wird das Vollbild einer biliären Zirrhose gefunden.

Die Leberhistologie alleine ist für die Diagnosestellung nicht ausreichend. Sie leistet jedoch neben der Bestätigung der Diagnose eine große Hilfe bei der Stadiumeinteilung und der Abschätzung der Prognose der PSC.

50.4.3
Cholangiographie

Die radiologische Darstellung der Gallenwege durch ERCP oder, falls erfolglos durch PTC, ist für die Diagnosestellung der PSC unverzichtbar (s. Kap. 92). Im Cholangiogramm zeigen sich multifokale Strikturen und Irregularitäten der intrahepatischen und/oder extrahepatischen Gallenwege (Abb. 50.2).

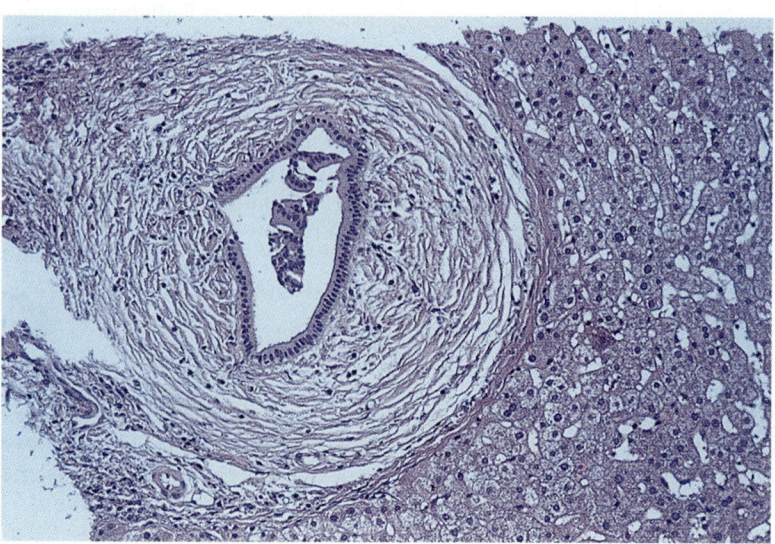

Abb. 50.1. Histologische Charakteristika der PSC. Zwiebelschalenartige Fibrosierung eines Gallenganges (HE, 100fache Vergrößerung)

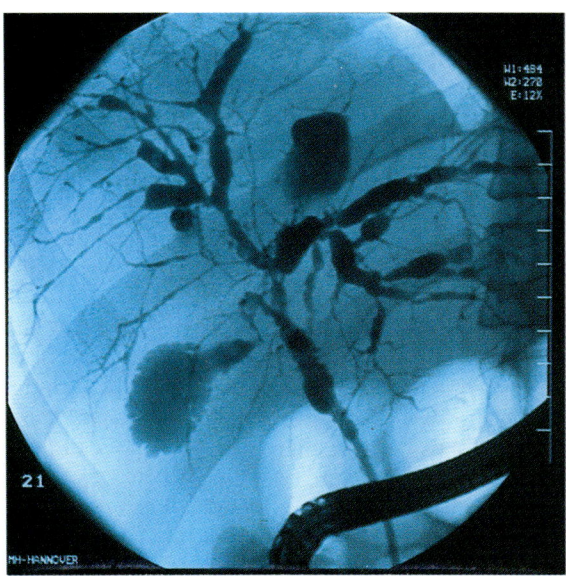

Abb. 50.2. Endoskopisch retrograde Cholgangiographie der Gallenwege bei einem Patienten mit PSC. Die intra- und extrahepatischen Gallenwege zeigen multifokale Strikturen sowie segmentale Dilatationen

Durch diffuse Strikturen mit dazwischengeschalteten Abschnitten von erweiterten Gallengängen entsteht das typische „perlschnurartige" Bild. Etwa 25% der Patienten weisen divertikelartige Ausstülpungen auf.

In 87% der PSC-Patienten wird eine Beteiligung der intra- und extrahepatischen Gallenwege nachgewiesen. 11% zeigen eine alleinige Beteiligung der intrahepatischen, 2% eine ausschließliche Manifestation an den extrahepatischen Gallengängen (Lee u. Kaplan 1995). Die Gallenblase und der Ductus cysticus ist in bis zu 15% befallen.

Die ERCP kann neben der Diagnosestellung auch Hinweise für die Prognose der Erkrankung liefern. Hochgradige Stenosen und diffuse Strikturen der intrahepatischen Gallenwege sind Indikatoren für einen ungünstigen Verlauf (Craig et al. 1991).

Als neues nichtinvasives Diagnoseverfahren könnte die MRCP zukünftig an Bedeutung gewinnen (s. Kap. 92). Derzeit ist diese Methode allerdings erst im Stadium der klinischen Erprobung.

50.4.4
Sonographie

Der diagnostische Stellenwert der Sonographie bei Patienten mit PSC ist nicht gut definiert. Neuere Untersuchungen zeigen, daß in etwa 80% der PSC-Patienten typische Veränderungen nachgewiesen werden können (Wagner et al. 1996b). Die häufigsten Alterationen sind
- eine Verdickung und Schichtung der extrahepatischen Gallenwege (60%; Abb. 50.3),
- fokale Dilatationen der intrahepatischen Gallenwege (73%) und
- vergrößerte Leberhiluslymphknoten (80%).

Neben den spezifischen Veränderungen der PSC liefert die Sonographie auch Hinweise über das Ausmaß und die Komplikation der PSC (Zirrhosezeichen, portale Hypertension, fokale Läsionen).

Abb. 50.3. Sonographische Darstellung des Leberhilus bei einem Patienten mit PSC. Der Ductus hepatocholedochus ist durch einen liegenden Gallengangsdrain (Stent) markiert. Es zeigt sich eine erhebliche Wandverdickung des Gallenganges, dessen äußere Begrenzung durch *Pfeile* gekennzeichnet ist

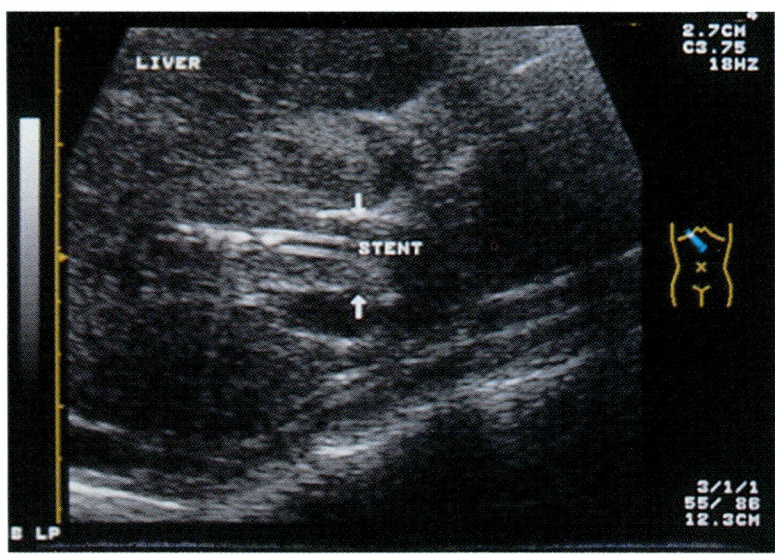

50.4.5
Differentialdiagnose

Primär biliäre Zirrhose (PBC)
Eine wichtige Differentialdiagnose der PSC ist die PBC. Sie läßt sich von der PSC durch Klinik, Serologie, Histologie und Cholangiographie abgrenzen (s. Kap. 49).

Cholangiozelluläres Karzinom
Ein cholangiozelluläres Karzinom ist sehr schwierig zu diagnostizieren. Es kündigt sich nicht selten durch eine plötzliche Zunahme des Ikterus und einen Leistungsknick an. Cholangiographisch können sich eine lokalisierte Gallengangsdilatation, eine zunehmende hochgradige Striktur und intraluminäre Polypen finden. Zur Diagnosesicherung sollten auffällige intraluminale Veränderungen biopsiert werden.

> ! Die wiederholte zytologische Untersuchung von Gallensekret und von Bürstenabstrichen der Gallenwege scheint unter den Diagnoseverfahren die höchste Sensitivität zu besitzen.

Intrahepatische Raumforderungen können durch ultraschallgezielte Feinnadelpunktionen abgeklärt werden.

Die etablierten bildgebenden Verfahren Sonographie, CT, Cholangiographie haben eine niedrige diagnostische Genauigkeit beim Nachweis eines komplizierenden Cholangiokarzinoms. Eine Verbesserung der Diagnostik scheint durch die intraduktale Sonographie (IDUS) möglich zu sein, allerdings müssen hier erst die Ergebnisse kontrollierter Studien abgewartet werden. Unter den Tumormarkern kann ein Anstieg von CA 19/9 oder CEA auf ein Malignom hinweisen (Ramage et al. 1995).

Nicht selten wird das Cholangiokarzinom als Zufallsbefund während der Lebertransplantation gefunden (Nashan et al. 1996).

50.5
Therapie

50.5.1
Medikamentöse Therapie

Eine symptomatische Therapie der Folgen der Cholestase ist wichtig. Deshalb müssen fettlösliche Vitamine substituiert werden.

Für die Therapie des Pruritus steht Cholestyramin (4–8 g, 2- bis 3mal täglich) zur Verfügung. Bei Therapieversagen können Antihistaminika, Ondansetron oder Naloxon versucht werden. Zusätzlich sollte eine Hautpflege mit Mentholsalbe oder Lanolin durchgeführt werden.

Bei rezidivierenden Cholangitiden sind Breitbandantibiotika (z. B. Ciprofloxacin oder Meclocillin plus Metronidazol) notwendig. Allerdings sind Antibiotika nicht in der Lage, den natürlichen Verlauf zu beeinflussen, deshalb sollten diese nur während der cholangitischen Schübe verabreicht werden.

Eine spezifische Therapie der PSC gibt es bis heute nicht. Zahlreiche immunsuppressive oder antiinflammatorische Substanzen wurden ohne Erfolg zur Behandlung der PSC eingesetzt. Dazu zählen Kortison, Penicillamin, Azathioprin, Colchizin, Cyclosporin A und Methotrexat (Olsson et al. 1995; Lee u. Kaplan 1995).

Urodesoxycholsäure (UDCA)
Dagegen scheint UDCA in ersten kleineren Studien erfolgversprechend für die Behandlung der PSC. Unter UDCA besserten sich in allen Studien die klinisch-chemischen Parameter. In der Mehrzahl kam es auch zu einer Besserung des Pruritus und der klinischen Symptomatik. Allerdings konnte in einer kürzlich publizierten randomisierten, plazebokontrollierten, doppelblinden Studie kein signifikanter Effekt einer UDCA-Therapie auf den Verlauf der Erkrankung gefunden werden, obwohl sich auch in dieser Studie die Cholestaseparameter gebessert hatten (Lindor 1997).

Langzeituntersuchungen müssen zeigen, ob UDCA tatsächlich den natürlichen Verlauf der Erkrankung günstig beeinflussen kann. Wegen der guten Verträglichkeit von UDCA sollte man bereits beim gegenwärtigen Wissensstand PSC-Patienten dieses Medikament anbieten. Die Standarddosierung beträgt 10–15 mg/kg KG/Tag. Die Wirkung von UDCA ist komplex. Welcher der vielfältigen Mechanismen für die günstigen therapeutischen Effekte entscheidend ist, ist nicht geklärt (s. Kap. 49.5).

50.5.2
Endoskopische Therapie

Eine endoskopische Therapie der PSC ist dann indiziert, wenn fokale, dominante Stenosen der großen Gallenwege vorliegen (Gaing et al. 1993; Lee et al. 1995; Wagner et al. 1996 a). Dies ist bei 15–30 % der PSC-Patienten der Fall.

Als beste Vorgehensweise haben sich eine wiederholte endoskopische Ballondilatation mit einem Angioplastiekatheter in Verbindung mit einer nasobiliären Spülbehandlung (bei Nachweis von Steinen,

Detritus, oder Sludge) bewährt. Falls hierdurch keine anhaltende Wiedereröffnung der Stenosen erreicht werden kann, sollte intermittierend endoskopisch eine Gallengangsdrainage eingelegt werden.

> ! Aufgrund der hohen Okklusionsrate und dem damit verbundenem Cholangitisrisiko ist diese nach 3 Monaten wieder zu entfernen oder zu wechseln (van Milligen de Wit et al. 1996).

Durch die endoskopische Therapie ist in der Mehrzahl dieser ausgewählten Patienten mittelfristig eine Besserung der Klinik, der Laborparameter und der Strikturen zu erreichen. Allerdings bleibt offen, ob der Langzeitverlauf hierdurch wesentlich verbessert wird. Perkutane Ballondilatationen von Gallengangsstenosen zeigten bei einzelnen Patienten ebenfalls günstige Effekte. Da dieses Verfahren jedoch aufwendiger und risikoreicher ist als der endoskopische Weg, sollte das perkutane Verfahren nur bei Versagen endoskopischer Maßnahmen eingesetzt werden.

50.5.3
Lebertransplantation

Chirurgische Rekonstruktionen der Gallenwege haben sich bei der PSC nicht bewährt, da postoperativ häufig Restenosierungen auftreten und eine nachfolgende Lebertransplantation erschwert wird (Ismail et al. 1991; Lemmer et al. 1994; Farges et al. 1995). Die Lebertransplantation ist die Therapie der Wahl für Patienten im Zirrhosestadium.

Die Wahl des richtigen Zeitpunktes ist entscheidend für die Prognose (Wiesner et al. 1992). Da 5–15 % der PSC-Patienten ein cholangiozelluläres Karzinom erleiden und dieses sehr schwierig zu diagnostizieren ist, sollte die Indikation für eine Lebertransplantation rechtzeitig gestellt werden (Nashan et al. 1996).

Die Lebertransplantation ist eine kurative Therapie; ob ein Rezidiv der Grunderkrankung auftreten kann, ist umstritten. Wahrscheinlich ist dies sehr selten der Fall, obwohl gelegentlich über eine Rezidivrate von 10–15 % berichtet wurde. Die Langzeitergebnisse der Lebertransplantation bei PSC sind gut, die Fünfjahresüberlebensraten liegen zwischen 57–89 % (Abu Elmagd et al. 1993; Narumi et al. 1995; Goss et al. 1997).

Literatur

Abu Elmagd KM, Malinchoc M, Dickson ER et al. (1993) Efficacy of hepatic transplantation in patients with primary sclerosing cholangitis. Surg Gynecol Obstet 177: 335–344

Adams DH, Hubscher SG, Shaw J et al. (1991) Increased expression of intercellular adhesion molecule 1 on bile ducts in primary biliary cirrhosis and primary sclerosing cholangitis. Hepatology 14: 426–431

Bansi DS, Fleming KA, Chapman RW (1996) Importance of antineutrophil cytoplasmic antibodies in primary sclerosing cholangitis and ulcerative colitis: prevalence, titre, and IgG subclass. Gut 38: 384–389

Boberg KM, Fausa O, Haaland T et al. (1996) Features of autoimmune hepatitis in primary sclerosing cholangitis; an evaluation of 114 primary sclerosing cholangitis patients according to a scoring system for the diagnosis of autoimmune hepatitis. Hepatology 23: 1369–1376

Brentnall TA, Haggitt RC, Rabinovitch PS et al. (1996) Risk and natural history of colonic neoplasia in patients with primary sclerosing cholangitis and ulcerative colitis. Gastroenterology 110: 331–338

Broome U, Lofberg R, Veress B et al. (1995) Primary sclerosing cholangitis and ulcerative colitis: evidence for increased neoplastic potential. Hepatology 22: 1404–1408

Broome U, Olsson R, Loof L et al. (1996) Natural history and prognostic factors in 305 Swedish patients with primary sclerosing cholangitis. Gut 38: 610–615

Cangemi JR, Wiesner RH, Beaver SJ et al. (1989) Effect of proctocolectomy for chronic ulcerative colitis on the natural history of primary sclerosing cholangitis. Gastroenterology 96: 790–794

Chapman R (1995) Does HLA status influence prognosis in primary sclerosing cholangitis? Gastroenterology 108: 937–940

Cohen RD, Hanauer SB (1996) Protection from primary sclerosing cholangitis: smoke trails of just coattails? Gastroenterology 110: 1658–1662

Craig DA, MacCarty RL, Wiesner RH et al. (1991) Primary sclerosing cholangitis: value of cholangiography in determining the prognosis. Am J Roentgenol 157: 959–964

Dickson ER, Murtaugh PA, Wiesner RH et al. (1992) Primary sclerosing cholangitis: refinement and validation of survival models. Gastroenterology 103: 1893–1901

Erpecum van KJ, Smits SJ, van de Meeberg PC et al. (1996) Risk of primary sclerosing cholangitis is associated with nonsmoking behavior. Gastroenterology 110: 1503–1506

Farges O, Malassagne B, Sebagh M et al. (1995) Primary sclerosing cholangitis: liver transplantation or biliary surgery. Surgery 117: 146–155

Farrant JM, Hayllar KM, Wilkinson ML et al. (1991) Natural history and prognostic variables in primary sclerosing cholangitis. Gastroenterology 100: 1710–1717

Fausa O, Schrumpf E, Elgjo K (1991) Relationship of inflammatory bowel disease and primary sclerosing cholangitis. Semin Liver Dis 11: 31–39

Gaing AA, Geders JM, Cohen SA et al. (1993) Endoscopic management of primary sclerosing cholangitis: review, and report of an open series. Am J Gastroenterol 88: 2000–2008

Goss JA, Shackleton CR, Farmer DG et al. (1997) Orthotopic liver transplantation for primary sclerosing cholangitis. A 12-year single center experience. Ann Surg 225: 472–483

Gur H, Shen G, Sutjita M et al. (1995) Autoantibody profile of primary sclerosing cholangitis. Pathobiology 63: 76–82

Hobson CH, Butt TJ, Ferry DM et al. (1988) Enterohepatic circulation of bacterial chemotactic peptide in rats with experimental colitis. Gastroenterology 94: 1006–1013

Ismail T, Angrisani L, Powell JE et al. (1991) Primary sclerosing cholangitis: surgical options, prognostic variables and outcome. Br J Surg 78: 564–567

Jorge AD, Esley C, Ahumada J (1987) Family incidence of primary sclerosing cholangitis associated with immunologic diseases. Endoscopy 19: 114–117

Kingham JG (1997) Risk of colon cancer in patients with ulcerative colitis is potentiated by the presence of primary sclerosing cholangitis. Hepatology 25: 254

Kono K, Ohnishi K, OmataM et al. (1988) Experimental portal fibrosis produced by intraportal injection of killed nonpathogenic Escherichia coli in rabbits. Gastroenterology 94: 787–796

Lee YM, Kaplan MM (1995) Primary sclerosing cholangitis. N Engl J Med 332: 924–933

Lee JG, Schutz SM, England RE et al. (1995) Endoscopic therapy of sclerosing cholangitis. Hepatology 21: 661–667

Lemmer ER, Bornman PC, Krige JE et al. (1994) Primary sclerosing cholangitis. Requiem for biliary drainage operations? Arch Surg 129: 723–728

Lindor KD (1997) Ursodiol for primary sclerosing cholangitis. Mayo Primary Sclerosing Cholangitis-Ursodeoxycholic Acid Study Group. N Engl J Med 336: 691–695

Loftus EV Jr, Sandborn WJ, Tremaine WJ et al. (1996) Risk of colorectal neoplasia in patients with primary sclerosing cholangitis. Gastroenterology 110: 432–440

Ludwig J, Barham SS, LaRusso NF et al. (1981) Morphologic features of chronic hepatitis associated with primary sclerosing cholangitis and chronic ulcerative colitis. Hepatology 1: 632–640

Mehal WZ, Lo YM, Wordsworth BP et al. (1994) HLA DR4 is a marker for rapid disease progression in primary sclerosing cholangitis. Gastroenterology 106: 160–167

van Milligen de Wit AW, van Bracht J, Rauws EA et al. (1996) Endoscopic stent therapy for dominant extrahepatic bile duct strictures in primary sclerosing cholangitis. Gastrointest Endosc 44: 293–299

Narumi S, Roberts JP, Emond JC et al. (1995) Liver transplantation for sclerosing cholangitis. Hepatology 22: 451–457

Nashan B, Schlitt HJ, Tusch G et al. (1996) Biliary malignancies in primary sclerosing cholangitis: timing for liver transplantation. Hepatology 23: 1105–1111

Olerup O, Olsson R, Hultcrantz R et al. (1995) HLA-DR and HLA-DQ are not markers for rapid disease progression in primary sclerosing cholangitis. Gastroenterology 108: 870–878

Olsson R, Danielsson A, Jarnerot G et al. (1991) Prevalence of primary sclerosing cholangitis in patients with ulcerative colitis. Gastroenterology 100: 1319–1323

Olsson R, Broome U, Danielsson A et al. (1995) Colchicine treatment of primary sclerosing cholangitis. Gastroenterology 108: 1199–1203

Palmer KR, Duerden BI, Holdsworth CD (1980) Bacteriological and endotoxin studies in cases of ulcerative colitis submitted to surgery. Gut 21: 851–854

Porayko MK, LaRusso NF, Wiesner RH (1991) Primary sclerosing cholangitis: a progressive disease? Semin Liver Dis 11: 18–25

Quigley EM, LaRusso NF, Ludwig J et al. (1983) Familial occurrence of primary sclerosing cholangitis and ulcerative colitis. Gastroenterology 85: 1160–1165

Ramage JK, Donaghy A, Farrant JM et al. (1995) Serum tumor markers for the diagnosis of cholangiocarcinoma in primary sclerosing cholangitis. Gastroenterology 108: 865–869

Rosen CB, Nagorney DM (1991) Cholangiocarcinoma complicating primary sclerosing cholangitis. Semin Liver Dis 11: 26–30

Skolkin MD, Alspaugh JP, Casarella WJ et al. (1989) Sclerosing cholangitis: palliation with percutaneous cholangioplasty. Radiology 170: 199–206

Wagner S, Gebel M, Meier P et al. (1996 a) Endoscopic management of biliary tract strictures in primary sclerosing cholangitis. Endoscopy 28: 546–551

Wagner S, Gebel M, Meier P et al. (1996 b) Diagnosis and endoscopic follow-up of primary sclerosing cholangitis patients. In: Broelsch CE, Burdelski M, Rogiers X (eds) Cholestatic liver diseases in children and adults. Kluwer, Dordrecht Boston London, pp 91–97

Wagner S, Maschek H, Meier P et al. (1998) Aktuelle Diagnostik der primär sklerosierenden Cholangitis. Dtsch med Wschr 123: 291–295

Wiesner RH, Grambsch, PM, Dickson ER et al. (1989) Primary sclerosing cholangitis: natural history, prognostic factors and survival analysis. Hepatology 10: 430–436

Wiesner RH, Porayko MK, Dickson ER et al. (1992) Selection and timing of liver transplantation in primary biliary cirrhosis and primary sclerosing cholangitis. Hepatology 16: 1290–1299

Parasitäre Cholangitis

P.N. Meier · M.P. Manns

51.1 Ätiologie 545
51.2 Klinik 545
51.3 Diagnostik 545
51.4 Therapie 545

Cholangitiden können durch spezifische Parasiten, die das biliäre System besiedeln, hervorgerufen werden.

Im akuten Verlauf bestehen typische Cholangitiszeichen. Chronische Prozesse führen zu Leberabszessen oder rezidivierenden Fieberschüben. Die Diagnose stellt man primär mit Hilfe der Sonographie, gestützt durch serologische Untersuchungen. Therapeutisch werden Antibiotika und bedarfsweise die interventionelle Endoskopie eingesetzt.

51.1 Ätiologie

Vor allem in Südostasien sind Parasiten im biliären System eine bedeutende Entität (siehe Kap. 33). Sie verursachen Entzündungen, Fibrosen, Nekrosen, Strikturen und Cholangiektasien über verschiedene Mechanismen:

- in Folge direkter Irritation durch Parasitenbestandteile, Sekrete oder Eier,
- durch Obstruktion der Gallenwege,
- durch Induktion der Bildung von Gallensteinen,
- durch unspezifische Kontamination mit Bakterien im Rahmen der Migration aus dem Darm in das Gallenwegsssystem (Carpenter 1998).

Folgende Parasiten sind klinisch relevant:

- Ascaris lumbricoides,
- Opisthorchis viverrini und felineus,
- Clonorchis sinensis,
- Fasciola hepatica,
- Echinococcus granulosus und multilocularis.

51.2 Klinik

Die aus einer Infektion resultierende Symptomatik besteht in typischen Cholangitiszeichen wie Fieber, rechtsseitigen Oberbauchbeschwerden und Ikterus. Eine parasitentypische Symptomatik existiert nicht. Hinzu kommt jedoch oft ein komplizierter und chronischer Verlauf mit rezidivierenden pyogenen Cholangitiden und Leberabszessen.

Kasuistisch stellen Ascariden in der westlichen Welt die am häufigsten beschriebenen Parasiten des Gallenwegssystems dar. Zumeist handelt es sich um einen asymptomatischen Befall des Wirtes. Komplizierte Verläufe mit Oberbauchkoliken im Sinne eines mechanischen Verschlusses, auch Pankreatitiden, sind beschrieben (Asrat u. Rogers 1995).

51.3 Diagnostik

Als nichtinvasive diagnostische Methode steht grundsätzlich die Sonografie an erster Stelle (Lim et al. 1989). Im Rahmen einer ERCP ist ein Askaridennachweis oft ein Zufallsbefund. Die Indikation zur ERCP stellt sich in erster Linie therapeutisch, z.B. Wurmextraktion, Behandlung von Strikturen und anderen Komplikationen der Cholangitis (Khuroo 1996). Serologische Untersuchungen haben einen besonderen Stellenwert vor invasiver Diagnostik und Therapie bei Echinococcus-verdächtigen Läsionen. Ein chronischer Parasitenbefall der Gallenwege scheint zur Entwicklung eines cholangiolären Karzinoms zu prädisponieren (Meier u. Manns 1994).

51.4 Therapie

Therapeutisch sind in erster Linie akute Komplikationen wie Cholangitiden, Obstruktionen und Abszesse durch Antibiotika, interventionelle Endoskopie und ggf. Chirurgie zu beherrschen.

Literatur

Asrat T, Rogers N (1995) Acute pancreatitis caused by biliary ascariasis in pregnancy. J Perinatol 15: 330–332

Carpenter HA (1998) Bacterial and parasitic cholangitis. Mayo Clin Proc 73: 473–478

Khuroo MS (1996) Ascariasis. Gastroenterol Clin North Am 25: 553–577

Lim JH, Ko YT, Lee DH, Kim SY (1989) Clonorchiasis: Sonographic findings in 59 proved cases. Am J Roentgenol 152: 761–764

Meier PN, Manns, MP (1994) Das cholangioläre Karzinom. Leber Magen Darm 24: 234–241

IV Tumorerkrankungen
Allgemeiner Teil

Biologie und Molekulargenetik gastrointestinaler Tumoren

S.A. Hahn, U. Graeven, W. Schmiegel

INHALT

52.1 Klonale Selektion und Tumorigenese 549
52.2 Invasives und metastasierendes Wachstum als Charakteristika maligner Tumoren 550
52.3 Ursachen für genetische Veränderungen/Mutationen 551
52.4 Onkogene 552
52.5 Tumorsuppressorgene 552
52.6 Zellzykluskontrolle 553
52.7 Kolorektale Karzinome 555
52.7.1 Tumorprogressionsmodell kolorektaler Karzinome 555
52.7.2 Molekulargenetik der kolorektalen Tumorprogression 555
52.7.3 Familiäre adenomatöse Polyposis 557
52.7.4 Hereditäres nichtpolypöses kolorektales Karzinom 558
52.8 Klinische Perspektiven der Tumorgenetik 560
52.8.1 Risikoeinschätzung 560
52.8.2 Frühdiagnose 560
52.8.3 Prognose 560
52.8.4 Therapie 561

Der menschliche Körper kann als ein komplexes Gebilde aus miteinander kooperierenden Einzelzellen aufgefaßt werden. Das Überleben des Gesamtorganismus hängt davon ab, daß alle beteiligten Zellen die Regeln eines zellulären Ökosystems einhalten. Insbesondere gilt es, die Stabilität der Population zu sichern. Dies geschieht z.B. durch strenge Kontrolle der Zellteilungs- und Zelltodesrate. Ferner müssen die „territorialen Grenzen" der Einzelzelle bzw. des jeweiligen spezialisierten Gewebes überwacht und eingehalten werden.

Krebszellen haben sich durch bestimmte Veränderungen sukzessive dieser Regeln entledigt. Dadurch sind sie in der Lage, sich „auf dem Rücken" der Nachbarzellen auszubreiten, was mit der Zerstörung des Gewebes und letztendlich zum Tod des Gesamtorganismus führt. Schon lange hatte man vermutet, daß das veränderte Verhalten der Krebszellen auf einer Ansammlung verschiedener genetischer Veränderungen beruht. Es gelang jedoch erst in den letzten 10 Jahren durch die Anwendung molekularbiologischer Methoden, eine experimentelle Bestätigung für diese Hypothese zu finden. Wir kennen heute eine Vielzahl unterschiedlicher „Krebsgene", die in der Regel entweder der Familie der Onkogene, der Familie der Tumorsuppressorgene oder auch der Familie der Reparaturgene angehören. Die Beteiligung unterschiedlicher Mitglieder der genannten Krebsgenfamilien an der Entwicklung gastrointestinaler Tumoren ist inzwischen ebenfalls vielfältig belegt worden und hat unser tumorbiologisches Verständnis dieser sehr häufigen Tumoren geradezu revolutioniert.

52.1
Klonale Selektion und Tumorigenese

Eine der grundlegenden Theorien der Tumorbiologie ist die der klonalen Selektion (Nowell 1976). Diese Theorie erklärt Krebs als die Konsequenz von erworbenen (somatischen) Mutationen, die einer individuellen Zelle und ihren Nachkommen (ein Klon aus Zellen) einen selektiven Wachstumsvorteil gegenüber den umliegenden Zellen verschaffen (Abb. 52.1). Die Mutationen betreffen Wachstumskontrollgene, und die mutierte Form dieser Gene erlaubt es der Zelle, unter Bedingungen zu wachsen, die normalerweise wachstumslimitierend wären. Klone mit unterschiedlichen Mutationsspektren existieren nebeneinander und unterliegen einem Selektionsprozeß. Dieser führt dazu, daß derjenige Klon am Ende den Haupttumoranteil stellen wird, dessen Mutationen ihn befähigen
- am besten mit der schlechten Nährstoffversorgung in Tumoren auszukommen, oder
- am effektivsten Nachkommen hervorzubringen, oder
- eine ausgeprägte Tendenz zur Metastasierung zu besitzen.

So wird zu jedem Tumorentwicklungsstadium ein bestimmter vorherrschender Klon selektiert. Die Existenz eines solchen vorherrschenden Klons ermöglicht es uns erst, die für ein bestimmtes Tumorentwicklungsstadium relevanten genetischen Veränderungen zu detektieren.

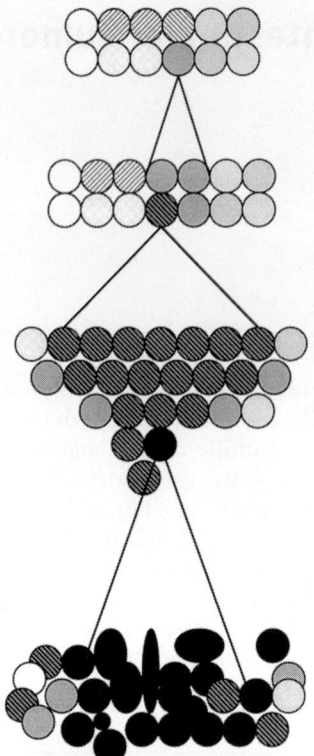

Abb. 52.1. Klonales Selektionsmodell. Die sequentiellen Schritte der klonalen Entwicklung einer Neoplasie sind schematisch dargestellt. Jede klonale Entwicklungsstufe ist die Folge einer erworbenen (somatischen) Mutation, die der individuellen Zelle und ihren Nachkommen einen Selektionsvorteil verschafft. Dadurch kommt es während eines jeden klonalen Entwicklungstadiums zur Ausbildung eines dominierenden Klons. Die unterschiedlichen Klone und Subklone sind durch *grauschattierte Kreise* dargestellt

Auf der anderen Seite wird auch deutlich, daß der klonale Selektionsvorgang kein statischer Prozeß ist und sehr wohl unterschiedlich große klonale Subpopulationen mit differierenden Mutationsspektren nebeneinander in einem Tumor vorkommen. Diese sehr schwer identifizierbaren klonalen Untergruppen stellen eine der größten Herausforderungen in der klinischen Onkologie dar, da sie ein Reservoir an genetisch heterogenen Zellen bilden, die unterschiedliche Wachstums-, Differenzierung und Metastasierungseigenschaften aufweisen und natürlich auch unterschiedlich sensitiv für Chemo- oder Strahlentherapie und immunologische Abwehrprozesse sein können.

52.2
Invasives und metastasierendes Wachstum als Charakteristika maligner Tumoren

Die Tumormetastasierung besteht aus einer Serie miteinander verknüpfter Einzelschritte. Diese Einzelschritte müssen in einer bestimmten Sequenz durchlaufen werden. Eine Unterbrechung der Sequenz verhindert in der Regel eine erfolgreiche Metastasierung (Abb. 52.2). Daher bietet die genaue Kenntnis der Faktoren, die an der Invasion und Metastasierung beteiligt sind, potentiell vielseitige Möglichkeiten, diesen Prozeß zu stören.

Neovaskularisierung

Über einen Durchmesser von 1–2 mm hinaus, ist die Ernährung eines Tumors allein durch Diffusion nicht mehr möglich. Daher ist die Tumorigenese sehr früh von einer effektiven Neovaskularisierung abhängig (Hanahan u. Folkman 1997; Risau 1997). Die Ausbildung eines eigenen Tumorgefäßsystems wird von verschiedenen angiogenetischen Molekülen, die von den Tumorzellen und/oder von umgebenden Stromazellen produziert werden, gesteuert. Dabei reagieren Gefäßendothelzellen umliegender Kapillaren auf die angiogenetischen Faktoren mit der Bildung sog. Endothelpseudopodien, die das umgebende Gewebe mit Hilfe von Proteasen in Richtung auf das Signal hin penetrieren können. Die Pseudopodien geben die Richtung an, in der sich durch Zellteilung der neue „Kapillarsproß" entwickelt. Nach erfolgter Zellteilung bilden die ursprüngliche und die durch Mitose neu entstandene Endothelzelle einen gemeinsamen Hohlraum aus, der wiederum Anschluß an die ursprüngliche Kapillare bekommt. Dieser Prozeß kann solange wiederholt werden, wie dies die entsprechenden positiven und negativen angiogenetischen Signale zulassen. Wichtige bekannte angiogenetische Faktoren sind der „vascular endothelial growth factor" (VEGF) und auch der „basic fibroblast growth factor" (bFGF; Hanahan u. Folkman 1997).

Invasion

Nach der erfolgreichen Neovaskularisierung hängt der weitere Metastasierungsprozeß von der Fähigkeit der Tumorzellen ab, Anschluß an das bestehende oder neugebildete Gefäßsystem zu bekommen. Hierfür müssen die Tumorzellen ihre Anheftung an die Nachbarzellen lösen sowie die Fähigkeit zur Invasion (Durchbrechen der Basalmembran und Gefäßendothelschicht) entwickeln. Nach dem Eintritt in das Gefäßsystem ist das weitere Schicksal der Tumorzelle entscheidend von ihren Möglichkeiten bestimmt, an einer anderen Körperstelle das Gefäßsystem wieder verlassen zu können, dort zu überleben und zu proliferieren.

Insbesondere der letzte Schritt der „Metastasierungssequenz" ist kritisch. Experimentellen Daten zufolge, überlebt nur eine Tumorzellfraktion von weniger als einem Promille in der Blutbahn die ersten 24 h.

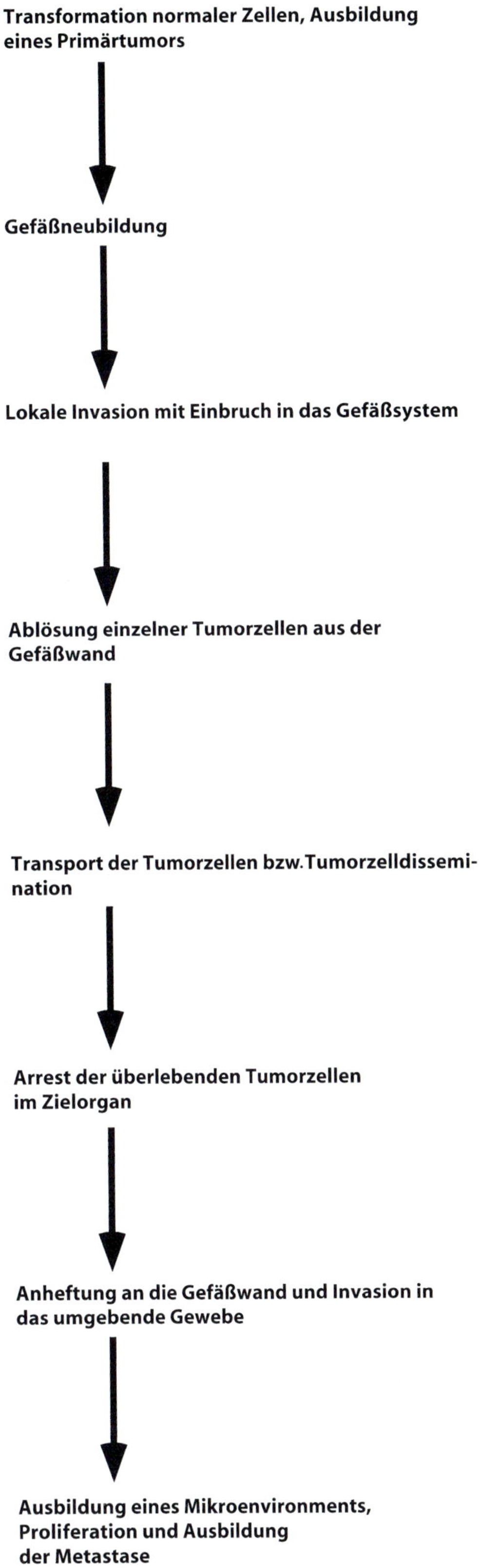

Transformation normaler Zellen, Ausbildung eines Primärtumors

↓

Gefäßneubildung

↓

Lokale Invasion mit Einbruch in das Gefäßsystem

↓

Ablösung einzelner Tumorzellen aus der Gefäßwand

↓

Transport der Tumorzellen bzw. Tumorzelldissemination

↓

Arrest der überlebenden Tumorzellen im Zielorgan

↓

Anheftung an die Gefäßwand und Invasion in das umgebende Gewebe

↓

Ausbildung eines Mikroenvironments, Proliferation und Ausbildung der Metastase

Abb. 52.2. Schematische Darstellung der Metastasierungssequenz

Das metastatische Potential einer Tumorzelle ist wahrscheinlich ebenfalls von Mutationen in bestimmten Genen abhängig, Gene, die jedoch bisher nur sehr unvollständig bekannt bzw. untersucht sind. Die genaue Kenntnis der molekularen Mechanismen der Neovaskularisation und der Metastasierung sind aufgrund ihrer Bedeutung für die Entwicklung neuer Therapiestrategien ein wesentlicher Gegenstand der aktuellen Tumorforschung.

52.3 Ursachen für genetische Veränderungen/ Mutationen

Epidemiologische Studien und experimentelle Untersuchungen zeigen, daß sowohl endogene wie auch exogene Faktoren zu genetischen Veränderungen führen können.

Endogene Ursachen

Endogene Ursachen sind z. B. die systemimmanente hohe Mutationsrate im Rahmen der Replikation, oder auch das Auftreten spontaner Veränderungen einzelner Basen (durch Depurinierung, Deaminierung oder oxidative Veränderungen). Die geschätzte endogene Mutationsfrequenz beträgt 10^6 pro Gen und Zellteilung.

Exogene Ursachen

Wir kennen heute eine Vielzahl exogener Risikofaktoren, die die Tumorbildung unterstützen können (Strickland u. Strickland 1995). Hierzu zählen v. a.
- chemische und biologische Kanzerogene (z. B. Aflatoxin B_1 des Schimmelpilzes Aspergillus Flavus, das hepatozelluläre Karzinome begünstigt, sowie die Benzo[a]pyrene die u. a. beim Rauchen entstehen und Lungenkarzinome hervorrufen können),
- physikalische Faktoren (UV-Strahlung, Röntgenstrahlung und radioaktive Strahlen) sowie
- onkogene Viren (z. B. begünstigt die Infektion mit dem humanen Papillomavirus Zervixkarzinome, eine Epstein-Barr-Virusinfektion kann an der Entstehung von Lymphomen und nasopharyngealen Karzinomen beteiligt sein).

Epidemiologie

Welchen Anteil die endogenen gegenüber den exogenen Faktoren an der Tumorentstehung des Menschen haben, ist in vielen Fällen ungeklärt. Epidemiologische Untersuchungen scheinen einen wesentlichen Einfluß exogener Faktoren auf das individuelle Tumorrisikoprofil zu belegen. So finden sich für annähernd jede Tumorart bestimmte Länder, in denen die entsprechende Tumorinzidenz hoch ist und wiederum andere Länder, in denen sie sehr niedrig ist. Auch nehmen Familien, die aus einem Land mit niedrigem Risiko in ein Land mit hohem Risiko umziehen, im Verlauf das Tumorrisikoprofil des jeweiligen Landes an. Daneben gibt es auch einige Fälle, in denen ein kausales karzinogenes Agens epidemiologisch bzw. auch biologisch gezeigt werden konnte, in anderen wiederum machen tierexperimentelle Daten den Zusammenhang wahrscheinlich.

Fazit
Zusammenfassend sind also wahrscheinlich exogene wie auch endogene Faktoren an der Entstehung genetischer Veränderungen beteiligt. Kommt es dabei zu einer Alteration eines „kritischen" Gens, das in der jeweiligen Gewebszelle tumorigen ist, und wird der genetische Fehler nicht rechtzeitig behoben (z.B. durch die verschiedenen endogenen genetischen Reparaturmöglichkeiten), oder wird die Zelle mit einem irreparablen genetischen Schaden nicht eliminiert (z.B. durch den programmierten Zelltod/Apoptose oder immunologische Abwehrmechanismen), kann dies entweder eine Tumorneubildung initiieren oder die weitere molekulare Progression eines bestehenden Tumors fördern.

52.4
Onkogene

Onkogene leiten sich von den physiologisch in der Zelle vorkommenden Protoonkogenen ab. Letztere wurden im Verlauf der Evolution außergewöhnlich konserviert und haben entscheidende Funktionen in der Zellwachstumskontrolle (Weinberg 1989). Viele der von Protoonkogenen kodierten Proteine sind Bestandteile der Signaltransduktionsketten von Wachstumsfaktoren. Werden solche Gene durch Veränderungen wie
- Punktmutationen (Veränderung betrifft nur einen bestimmten Genlocus),
- kleine Insertionen (Einfügen eines kleineren Chromosomenstücks) oder
- Deletionen (Verlust eines Chromosomensegments) sowie
- Translokationen (Verschiebung eines Chromosomensegments an eine andere Position des Genoms)

aktiviert, kann dies zur Transformation von Zellen beitragen. Für diese Wirkung ist die Aktivierung einer der beiden Kopien eines Protoonkogens ausreichend, d.h.: Onkogene wirken dominant.

Die möglichen Folgen einer Onkogenaktivierung sind: Die mutierten Onkogene oder deren Produkte können nicht mehr reguliert werden, eine übermäßige Produktion des Genprodukts findet statt oder die Funktion des Genprodukts ist verändert. Jede dieser Veränderungen kann, entsprechend der nunmehr gestörten Kontrollfunktion, der betroffenen Zelle einen Wachstumsvorteil bringen und es kann zur Ausbildung eines Tumors kommen.

52.5
Tumorsuppressorgene

Als Tumorsuppressorgene werden Gene bezeichnet, deren Proteinprodukte in der Zelle eine wachstumshemmende und differenzierungsinduzierende Funktion besitzen. Sie können z.B. Komponenten in der Signalkaskade negativer Wachstumsfaktoren oder auch für die Beendigung oder Reduktion positiver Wachstumssignale zuständig sein. Solche Gene tragen zur Transformation von Zellen bei, wenn ihre Funktion (als Wachstumsbremsen) verloren geht. Tumorsuppressorgene wirken rezessiv, d.h. für einen vollständigen Funktionsverlust müssen das väterliche und das mütterliche Allel unwirksam werden (biallelische Inaktivierung; Weinberg 1991).

Dies würde im einfachsten Tumormodell (nur ein Tumorsuppressorgen ist für die Tumorentstehung verantwortlich; auch als Knudson-„two hit"-Modell bezeichnet) bedeuten, daß im Falle eines funktionsunfähigen Allels, das verbliebene „normale" Allel ausreicht, um die betreffende Zelle vor der Entwicklung eines malignen Phänotypus zu schützen. Entsprechend kann der (Funktions-)Verlust beider Allele zur malignen Entartung führen (Knudson 1985). Diese Vereinfachung trifft in der Praxis nur sehr selten zu, in der Regel sind mehr als ein defektes Suppressorgen für die Tumorentstehung notwendig.

Funktionell stellen die von Tumorsuppressorgenen kodierten Proteine negative Regulatoren der Zellteilung dar. So können sie z.B.
- die Zelle in der Progression innerhalb des Zellzyklus aufhalten,
- sie terminal differenzieren lassen,
- sie altern lassen oder
- einen programmierten Zelltod (Apoptosis) einleiten.

Inaktivierung der Tumorsuppressorgene
In vielen hereditären Tumorerkrankungen finden sich, im Gegensatz zu den Onkogenen, bereits Mutationen oder Deletionen eines Tumorsuppressorallels auf Keimbahnebene. Ein klassisches Beispiel ist hierfür das hereditäre Retinoblastom. In betroffenen Patienten findet sich auf Keimbahn-

ebene die Inaktivierung eines der beiden Allele des für die Erkrankung verantwortlichen Retinoblastom-(Rb)-Tumorsuppressorgens. Der Verlust des zweiten Rb-Allels auf somatischer Ebene führt letztendlich zum Ausbruch der Erkrankung. Bei nichthereditären Neoplasmen ist der (Funktions-)-Verlust beider Tumorsuppressorallele in der Regel die Folge von 2 somatischen Ereignissen (d.h. die genetischen Veränderungen sind nicht wie bei hereditären Veränderungen schon in der Keimzelle vorhanden, sondern sie entstehen in Körperzellen im Laufe des Lebens eines Individuums).

■ **Biallelische Inaktivierung.** Die häufigste Art der Inaktivierung von Tumorsuppressorgenen besteht in der intragenetischen Mutation eines Allels in Kombination mit dem Verlust einer größeren chromosomalen Region, die das zweite Allel enthält. Der Verlust von genetischem Material wird üblicherweise mit Hilfe von Markern bestimmt, die sehr häufig heterozygot sind, also auf den Schwesterchromosomen in unterschiedlichen Formen (z.B. mit geringen Längenunterschieden) vorkommen. Wird nur noch ein Allel eines solchen in der „Normal-DNA" heterozygoten Markers gefunden, bezeichnet man dies als LOH („loss of heterozygosity"). Eine weitere Art der Inaktivierung von Tumorsuppressorgenen besteht im homozygoten Verlust beider Genkopien. Die Deletionen betreffen dabei meistens einen relativ eingeschränkten Chromosomenabschnitt für ein Allel in Kombination wiederum mit dem Verlust eines größeren Abschnitts des Schwesterchromosoms (Abb. 52.3).

■ **Heterozygote Tumoren.** Für einige Tumorsuppressorgene (APC, p53) sind auch heterozygote Tumoren bekannt. Diese Tumoren tragen in einem der beiden Allele eine Mutation und weisen trotz des noch vorhandenen funktionstüchtigen Wildtypgens (2. Allel) einen neoplastischen Phänotyp auf. Als Ursache hierfür werden folgende Hypothesen diskutiert:
- Inaktivierung des Wildtypgenprodukts durch eine Komplexbildung mit dem mutierten Genprodukt (dominant negative Funktion des mutierten Genproduktes, wie für p53 experimentell gezeigt),
- ein sog. Dosiseffekt. In diesem Fall ist die Genproduktmenge durch Transkription nur einer Wildtypkopie zu gering, um die normale Wirkung des Genprodukts aufrecht zu erhalten. Auch ist es vorstellbar, daß die funtionstüchtige Kopie nicht transkribiert werden kann, da z.B. eine Methylierung vorliegt, welche den Ablesevorgang verhindert (ist als Inaktivierungsmodus für p16 gezeigt).

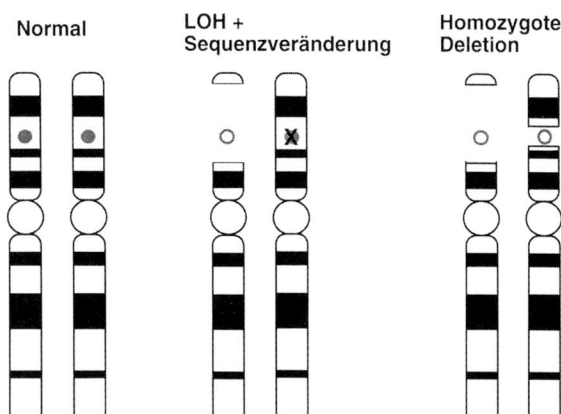

Abb. 52.3. Formen der biallelischen Inaktivierung von Tumorsuppressorgenen. Die überwiegende Form der Inaktivierung besteht aus einem chromosomalen Stückverlust („loss of heterozygosity"/LOH) und einer Sequenzveränderung im Zielgen (schematisch als *Kreis* dargestellt). Besonders häufig wurde die Inaktivierung der Gene p16 und DPC4 durch eine homozygote Deletion nachgewiesen. Diese besteht aus dem sequentiellen Verlust von 2 unterschiedlich großen chromosomalen Stücken, wodurch u.a. beide Kopien des Zielgens verloren gehen

52.6 Zellzykluskontrolle

Zellen vermehren sich durch einen koordinierten Prozeß aus alternierenden Phasen der DNA-Vermehrung (Replikation) und Zellteilung (Mitose; Murray u. Hunt 1993). Ein komplexes Zellzykluskontrollsystem überwacht diesen Vorgang, und es ist leicht vorstellbar, daß Steuerungsfehler, die z.B. die Zellproliferationsrate erhöhen, eine Möglichkeit darstellen, wie Tumorwachstum entstehen kann (Abb. 52.4).

Ursachen für diese Steuerungsfehler können z.B. Zellzykluskontrollgene sein, die durch exogene Einflüsse mutiert wurden. Eine weitere Aufgabe der Zellzykluskontrolle besteht in der Erkennung und Eliminierung von DNA-Schäden, da diese, wenn sie an die Tochterzelle weitergegeben werden und damit in deren Genom „fixiert" sind, z.B. für die Aktivierung von Onkogenen bzw. Inaktivierung von Tumorsuppressorgenen verantwortlich sein können. Wir kennen heute eine Reihe von Onkogenen wie auch Tumorsuppressorgenen, die an der Zellzykluskontrolle beteiligt und in bestimmten Tumoren verändert sind.

Der „Restriktions"-Punkt

Damit eine Zelle nach abgeschlossener Zellteilung (Mitose) – als Vorbereitung einer weiteren Mitose – in die DNA-Synthesephase oder S-Phase eintreten kann, müssen sowohl der Wachstumszustand wie

Abb. 52.4. Schematische Darstellung der Zellzykluskontrollelemente, die an der Steuerung des Übergangs von der G_1- in die S-Phase beteiligt sind

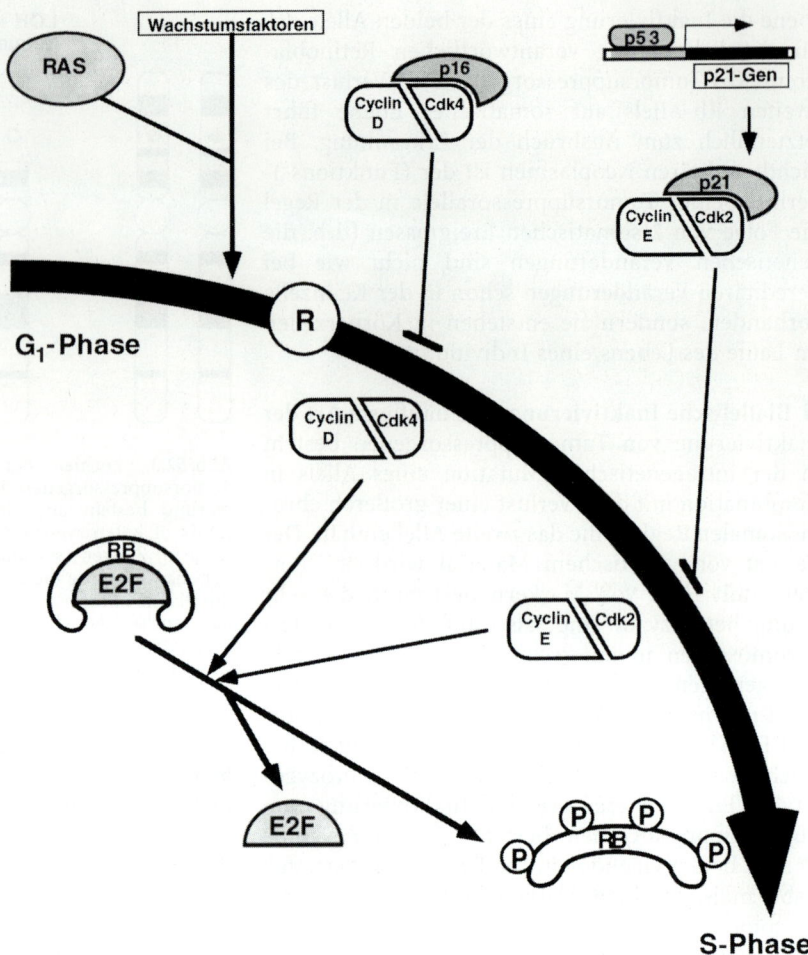

auch die „Umweltbedingungen" der Zelle bestimmten Anforderungen genügen. Um dies zu gewährleisten, existiert zwischen Mitose und DNA-Synthese eine Zwischenphase, die auch G(Gap)$_1$-Phase genannt wird. Spät in dieser G_1-Phase liegt ein wichtiger Kontrollpunkt (auch „restriction point" oder „START" genannt). An diesem Restriktionspunkt werden positive und negative Signale integriert und dadurch entscheidet sich, ob die Zelle eine weitere Zellteilung durchlaufen wird. Bekannte Komponenten dieser Signalkaskade sind der aktivierend wirkende Proteinkomplex aus sog. zyklinabhängigen Kinasen („cyclin dependent kinases"/ CDK) und Zyklinen. Dieser Zyklin-CDK-Komplex kann wiederum in seinem Aktivitätszustand u. a. durch die Bindung von inhibitorischen Proteinen reguliert werden. p16 und p21 gehören zur Familie dieser inhibitorischen Proteine (auch „cyclindependent kinase inhibitors"/CKIs genannt; Peters u. Herskowitz 1994).

■ **Das Retinoblastomaprotein.** Der aktive Komplex aus CDK4 und Zyklin D bewegt die Zelle über den Restriktionspunkt hinaus. Um weiterhin in Richtung des G_1/S-Übergangs zu gelangen, muß das Rb-Protein hyperphosphoryliert werden, d. h. von seinem aktiven in den inaktiven Zustand übergehen. Rb kann sowohl durch den CDK4/Zyklin D- wie auch den CDK2/Zyklin E-Komplex phosphoryliert werden. Die Phosphorylierung bewirkt eine Dissoziation des Rb-Proteins von einem Komplex mit Transkriptionsfaktoren (z. B. E2F). Die Folge ist wahrscheinlich die Aktivierung von Genen, die für den G_1/S-Phasenübergang wichtig sind.

Auf der anderen Seite können CKI-Proteine, (z. B. p16, p21 und p27) die Phosphorylierung des Rb-Proteins durch ihre Bindung an den CDK4/Zyklin D- und CDK2/Zyklin E-Komplex verhindern und damit auch die Progression einer Zelle durch die G_1-Phase hindurch unterbrechen.

Ferner sind in der G_1-Phase im Anschluß an die S-Phase weitere Kontrollpunkte aktiv, die u. a. mit p53-Tumorsuppressorprotein zusammenhängen. So führen z. B. DNA-Schäden in einer Zelle zur Anhäufung des p53-Proteins. Dadurch wird u. a. die

Produktion des p21-Proteins (auch WAF1, CIP1 und SDI1 genannt), ein CDK-Inhibitor, induziert. p21 bindet und inaktiviert verschiedene CDK/Zyklinkomplexe wie auch den CDK/Zyklin E-Komplex und verlangsamt oder verhindert dadurch den Eintritt der betroffene Zelle in die S-Phase. Weitere Kontrollsysteme, die aber molekular weitaus weniger gut charakterisiert sind, können eine Verlangsamung der S-Phase und oder auch einen G_2-Block auslösen. Die aufgeführten Kontrollsysteme geben u.a. der Zelle genügend Zeit, beschädigte DNA zu reparieren oder auch um einen programmierten Zelltod (Apoptose) einzuleiten.

52.7 Kolorektale Karzinome

52.7.1 Tumorprogressionsmodell kolorektaler Karzinome

Makroskopische und mikroskopische Untersuchungen verschiedener epithelialer Tumoren haben gezeigt, daß diese sich in der Regel über verschiedene Vorläuferstadien zum Karzinom entwickeln. Eine derartige morphologische Beschreibung der Tumorprogression gelang aufgrund seiner besonders guten Zugänglichkeit zuerst bei kolorektalen Tumoren. Vogelstein und seinen Mitarbeitern gelang es, durch eine systematische molekulare Charakterisierung der histo-morphologisch unterscheidbaren kolorektalen Adenomstadien bis hin zum Karzinom dem bisher ausschließlich morphologisch definierten Tumorprogressionsmodell, ein erstes molekulares Progressionsmodel gegenüberzustellen (Abb. 52.5). Sie konnten zeigen, daß die Tumorinitiation sowie die einzelnen Progressionsstufen/Adenomstadien häufig mit bestimmten Onkogen- und/oder Tumorsuppressorgenveränderungen einhergehen (Vogelstein et al. 1988; Fearon u. Vogelstein 1990).

Dieses Modell hat weitreichende Implikationen für die klinische Medizin. So wie der hereditäre Verlust eines Tumorsuppressorgenallels eine Prädisposition zur Entwicklung eines bestimmten Tumors markiert, kann der Nachweis eines bestimmten Gendefektmusters aus aktivierten Onkogenen und/oder funktionsdefekten Tumorsuppressorgenen, den Entwicklungsstand einer „Vorläuferläsion" (z.B. Adenom) hin zum Karzinom charakterisieren.

Aktuelle Forschungsanstrengungen konzentrieren sich derzeit u.a. darauf, ein solches Modell für weitere Tumorarten zu etablieren. Fernziel ist es, Kenntnisse über die spezifischen Gendefektmuster einzelner Progressionsstadien zur Entwicklung von molekularbiologischen Frühdiagnoseverfahren oder auch neuartigen Therapiestrategien zu nutzen.

52.7.2 Molekulargenetik der kolorektalen Tumorprogression

Kolontumorinitiation
Die genetische Untersuchung sehr früher Adenomstadien, die auch als dysplastische Foci aberranter

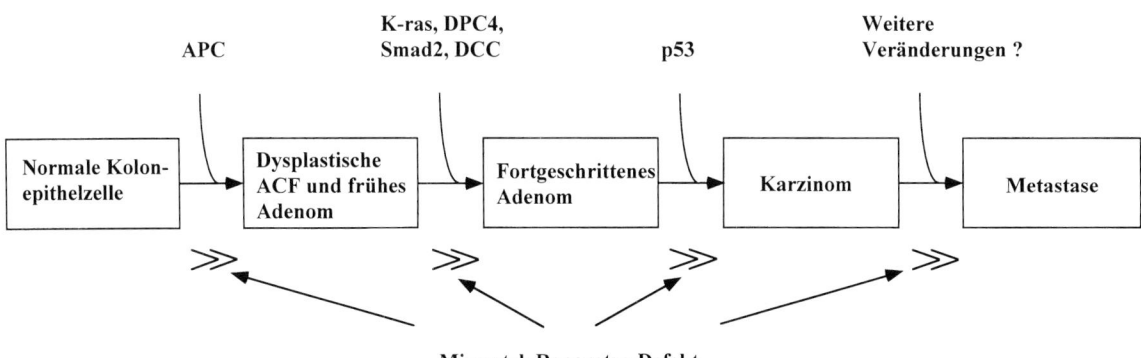

Abb. 52.5. Progressionsmodell der kolorektalen Tumorigenese nach Vogelstein. Die Tumorinitiation geschieht durch Inaktivierung des Tumorsuppressorgens APC. Daraus resultieren Foci dysplastischer aberranter Krypten (ACF), aus denen im Verlauf makroskopisch sichtbare Adenome hervorgehen können. Einige dieser frühen Adenome entwickeln sich durch sukzessive Akkumulation weiterer Genalterationen zu fortgeschrittenen Adenomen, was in der Regel mit einer Größenzunahme sowie Zunahme des Dysplasiegrades bzw. des villösen Anteils der Adenome einhergeht. Mit dem Auftreten von inaktivierenden Veränderungen im Tumorsuppressorgen p53 scheint eine weitere klonale Selektionswelle getriggert zu werden, die zur Ausbildung hochdysplastischer Adenome bzw. zu Karzinomen führt. Ein Defekt des Mismatch-Reparatur-Systems (s. S. 558) beschleunigt den Tumorprogressionsprozeß (schematisch durch die *Doppelpfeile* dargestellt)

Krypten bezeichnet werden, zeigen eine hohe Inaktivierungsfrequenz des auf dem langen (q-)Arm des Chromosoms 5 lokalisierten Tumorsuppressorgens Adenomatosis-Polyposis-Coli (APC). Veränderungen in anderen bekannten Genen konnten hingegen in diesen frühen Stadien kaum oder nicht nachgewiesen werden. Dieser Befund, wie auch die Tatsache, daß Keimbahnmutationen im APC-Gen zur Entwicklung des FAP-Syndroms führen (siehe 52.7.3), lassen den Schluß zu, daß der APC-Geninaktivierung eine Schlüsselstellung („gatekeeper") in der Kolontumorinitiation zukommt, eine Hypothese, die auch durch Untersuchungen im Tiermodell belegt ist (Kinzler u. Vogelstein 1996).

Funktionell scheint das APC-Genprodukt zusammen mit einem weiteren Protein (Serin-Threonin-Glykogen-Synthase-Kinase/GSK-3β) den Abbau eines Proteins (β-Catenin) zu steuern, das zur Aktivierung eines Transkriptionsfaktors (Tcf4) notwendig ist. In seinem aktiven Zustand ist der Transkriptionsfaktor vermutlich in der Lage, die zelluläre Proliferationsrate zu erhöhen bzw. die Apoptose zu blockieren.

Passend zu der Hypothese wurden kürzlich in kolorektalen Karzinomen, die ein intaktes APC-Protein aufwiesen, aktivierende Mutationen in der β-Catenin-Gensequenz gefunden. Diese Mutationen betreffen eine (N-terminale) Domäne des β-Catenin-Proteins, die an der Regulation der Stabilität von β-Catenin beteiligt ist, wodurch vermutlich der APC-GSK-3β-vermittelte β-Catenin-Abbau kompromittiert wird. β-Catenin selbst ist somit ein Onkogen.

Niedrig bis mittelgradig dysplastische Adenome

Ungefähr 50 % der kolorektalen Karzinome tragen K-ras-Onkogenmutationen. Eine ähnliche Mutationshäufigkeit findet sich bei fortgeschrittenen niedrig bis mittelgradig dysplastischen Adenomen > 1 cm (Fearon et al. 1990). Adenome < 1 cm weisen weniger als 10 % K-ras-Mutationen auf. Das RAS-Protein ist funktionell ein intrazellulärer Signaltransmitter, der Signale von bestimmten Rezeptoren an den Zellkern weitergibt, die dort wiederum die Proliferationsrate bzw. Differenzierung der Zelle beeinflussen.

Mit der Zunahme des Dysplasiegrads bzw. mit der Entwicklung von tubulovillösen oder villösen Adenomanteilen treten weitere genetische Alterationen wie der Verlust eines Bereichs des langen (q)Arms von Chromosom 18 oder ein Verlust des kurzen (p-)Arms von Chromosom 17 auf. Dabei lassen sich in hochgradig dysplastischen Adenomen wie auch Karzinomen eine 18q-Verlustrate von bis zu 70 % nachweisen, wohingegen die 18q-Verlustrate in niedriggradig dysplastischen Adenomen nur 25 % beträgt (Boland et al. 1995).

Inzwischen sind 3 Tumorsuppressorgene bekannt, die innerhalb der deletierten 18q-Region liegen. In 2 dieser Gene („deleted in pancreatic carcinoma" oder DPC4/Smad4 sowie JV18–1/Smad2) konnten in 10–20 % der untersuchten kolorektalen Tumoren inaktivierende Veränderungen gefunden werden (Hahn et al. 1996; Riggins et al. 1996; Thiagalingam et al. 1996). Beide Gene gehören zu einer hoch konservierten Genfamilie („mad homologue"), die eine Rolle in der Postrezeptorsignalvermittlung der ebenfalls konservierten Familie der „transforming growth factor beta"-(TGF-β-)Liganden und -Rezeptoren spielen, und dadurch vermutlich an der zellulären Wachstums/Differenzierungskontrolle beteiligt sind.

Weiterhin findet sich in vielen kolorektalen Tumoren ein Expressionsverlust des 3. Gens auf 18q, das die Bezeichnung „deleted in colorectal carcinoma" (DCC) trägt (Fearon et al. 1990). DCC weist eine signifikante Homologie zur Familie der Zelladhäsionsmoleküle auf und mag daher durch Beeinflussung der Zell-Zell-Kontakte oder der Zell-Extrazellular-Matrix-Interaktion in die Wachstumskontrolle eingreifen. Eine tumorsuppressive Funktion von DCC konnte bisher jedoch nicht eindeutig nachgewiesen werden.

Hochgradig dysplastische Adenome

Der Übergang von niedrig/mittel zu hochgradig dysplastischen Adenomen ist durch das Auftreten von Verlusten im Bereich des kurzen (p-)Arms des Chromosoms 17 gekennzeichnet. Auf diesem Arm ist das Tumorsuppressorgens p53 lokalisiert, und entsprechend häufig (60–70 %) werden in hochgradig dysplastischen Kolonadenomen und Karzinomen inaktivierende Punktmutationen im p53-Gen gefunden. In niedrig bis mittelgradig dysplastischen Adenomen finden sich dagegen praktisch keine 17p/p53-Veränderungen (Boland et al. 1995).

Fazit

Zusammenfassend können am Beispiel des Kolonkarzinoms 3 Tumorentwicklungsstadien unterschieden werden:
- Die erste Phase, oder die Tumorinitiation ist durch die Inaktivierung des APC-Gens gekennzeichnet und führt zur Entwicklung von Foci aberranter und dysplastischer Krypten.
- Die zweite, intermediäre Phase geht mit dem Auftreten von K-ras-Mutationen und ersten Veränderungen von 18q einher. Histomorphologisch korreliert diese Phase mit Adenomen niedriggradiger bis mittelgradiger Dysplasie.

- Die dritte Phase zeichnet sich wiederum durch Veränderungen auf Chromosom 17p bzw. im p53-Gen aus, und markiert dadurch auch den Übergang zum hochgradig dysplastischen Adenom bzw. invasiven Karzinom.

52.7.3
Familiäre adenomatöse Polyposis

Familiäre-adenomatöse-Polyposis-(FAP-)Patienten weisen als molekulares Charakteristikum eine Keimbahnmutation in einer Kopie des APC-Gens auf (Kinzler u. Vogelstein 1996). Dies bedeutet, daß in jeder Körperzelle und daher auch in jeder Darmzelle bereits eine defekte APC-Genkopie vorliegt. Es muß nur noch eine weitere Veränderung in der verbliebenen Wildtypkopie auftreten, damit die tumorsupprimierende Funktion des APC-Gens in der betroffenen Zelle ausfällt. Die Wahrscheinlichkeit, daß in einer der vielen „vorgeschädigten" Zellen der erforderliche zweite „Hit" auftritt, ist deutlich höher als die Wahrscheinlichkeit, daß 2 unabhängige Veränderungen im APC-Gen in derselben Darmzelle auftreten, wie es für das sporadische Karzinom typisch ist (Abb. 52.6). Das heißt, daß durch eine Keimbahnmutation im APC-Gen, dessen Schlüsselstellung in der Kolontumorinitiierung anhand der Daten des molekularen Tumorprogressionsmodells belegt wurde, bei FAP-Patienten die Tumorinitiation deutlich beschleunigt und häufiger auftritt (ebd.). Dies entspricht auch dem klinischen Bild bei FAP-Patienten, die in der Regel schon sehr früh mehrere hundert bis tausend Adenome entwickeln. Berechnungen anhand der Adenominzidenz bei FAP-Patienten gehen davon aus, daß ungefähr eine in 10^6 kolorektalen Epithelstammzellen Ausgangspunkt eines Adenoms ist.

Die weitere molekulare Progression der FAP-assoziierten Adenome unterscheidet sich nicht von derjenigen des sporadischen Karzinoms. Da sich jedoch in der Regel mehrere hundert Adenome im Kolorektum von FAP entwickeln, ist wiederum die Chance deutlich erhöht, daß ein Adenom die „kritische" Anzahl von genetischen Alterationen entwickelt, die zur Ausbildung eines Karzinoms notwendig sind. Entsprechend beträgt das mediane Alter, in dem Karzinome bei FAP-Patienten auftreten, 42 Jahre.

Molekulare Diagnostik
Mit der Identifizierung des APC-Gens besteht erstmals die Möglichkeit, Keimbahnmutationen in Familienmitgliedern eines FAP-Patienten zu identi-

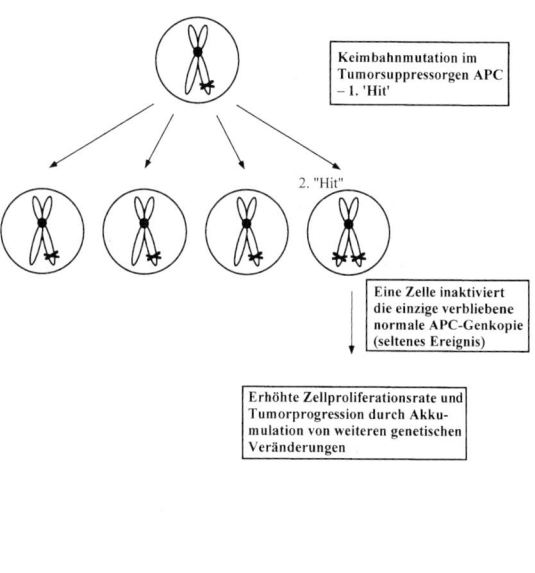

Abb. 52.6. Zeitlicher Verlauf der Tumorinitiation in sporadischen gegenüber hereditären Fällen. In sporadischen Kolonkarzinomen ist die Tumorinitiation Folge von 2 konsekutiven Alterationen im APC-Gen in derselben Zelle. Im Falle eines FAP-Patienten ist zur Tumorinitiation nur ein „zweiter Hit" in einer beliebigen Kolonepithelzelle notwendig, da bereits der „erste Hit" durch eine Keimbahnmutation in jeder Körperzelle vorhanden ist. Dies erklärt, warum in FAP-Patienten die Kolontumorinitiation deutlich beschleunigt abläuft bzw. viel wahrscheinlicher ist

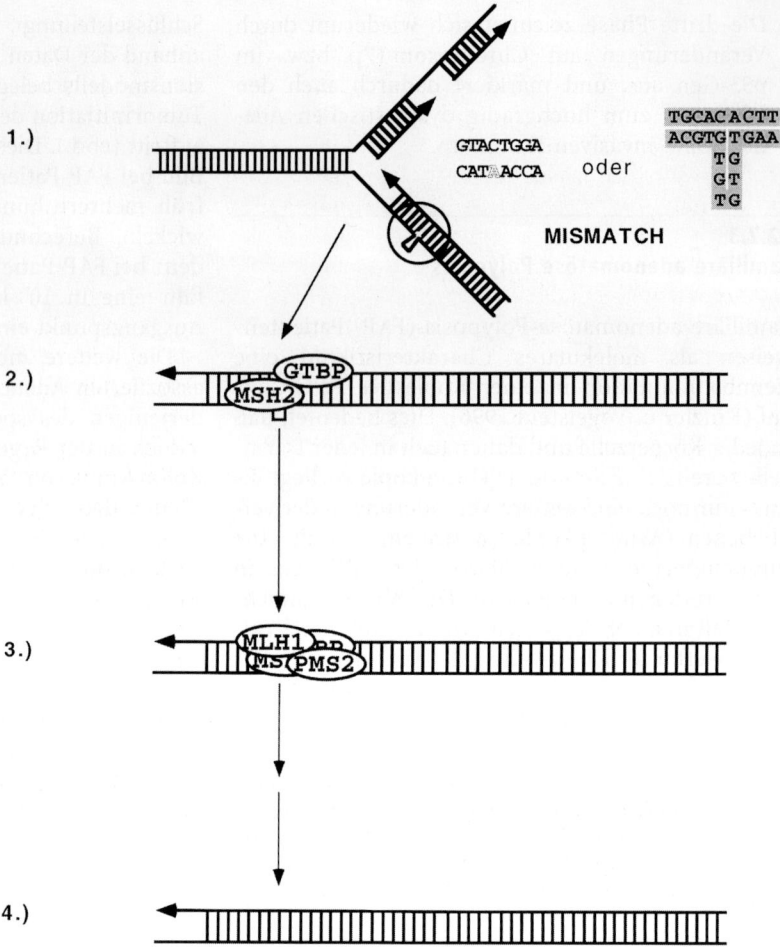

Abb. 52.7. Schematische Darstellung eines Mismatch-Reparatur-Vorgangs. *1.)* Während der DNA-Replikation können mehr oder weniger große Basenfehlpaarungen auftreten. *2.)* Diese Fehlpaarungen werden von den Proteinen MSH2 und GTBP erkannt, die wiederum *3.)* weitere Proteine (MLH1 und PMS2) in einen Komplex rekrutieren, der daraufhin durch Ausschneiden und Resynthetisierung des defekten Sequenzabschnitts die Reparatur durchführ *4.)*

fizieren und sie damit „präsymptomatisch" hinsichtlich ihres Risikos, an FAP zu erkranken, zu untersuchen.

Die Analyse des verhältnismäßig großen Gens ist – im Gegensatz zu ähnlich großen Genen – weniger zeitaufwendig, weil praktisch alle bisher nachgewiesenen APC-Genmutationen zu einem verkürzten APC-Protein führen. Mit einem speziellen Test können diese Proteinverkürzungen heute sehr gut nachgewiesen werden. In Kombination mit anderen molekularen Analyseverfahren gelingt es in bis zu 80% der FAP-Familien die verantwortliche APC-Genmutation zu finden (Powell et al. 1993).

Genotyp-Phänotyp-Korrelation

Der Vergleich der APC-Mutationsdaten mit den klinischen Krankheitsbildern einzelner FAP-Patienten konnte ferner zeigen, daß bestimmte Mutationen oft mit einem klinischen Phänotyp korrelieren, d. h. eine sog. Genotyp-Phänotyp-Korrelation besteht: Die Hypertrophie des Pigmentepithels der Retina (CHRPE) ist häufig mit Mutationen in den Kodons 463–1.387 assoziiert. Mutationen in den Kodons 1.403–1.578 sind mit extrakolischen Manifestationen (z. B. Desmoidtumoren, mandibuläre Osteome) aber auch mit dem Fehlen der CHRPE verknüpft.

Patienten mit Mutationen in den Kodons 1–157 weisen wiederum eine abgeschwächte (attenuierte) Form des FAP-Syndroms auf, wobei sie klinisch deutlich weniger Adenome entwickeln.

Andererseits gibt es aber auch Patienten, die trotz identischer Mutationen unterschiedliche Phänotypen ausbilden. Dies mag an Umweltfaktoren oder auch an sog. „modifizierenden Genen" liegen, die z. B. in der Lage sind, die endogene oder exogene Mutationsrate zu senken und damit das Risiko des zweiten Hits im APC-Gen zu reduzieren.

52.7.4
Hereditäres nichtpolypöses kolorektales Karzinom

Beim hereditären-nichtpolypösen-kolorektalen-Karzinom-(HNPCC-)Syndrom treten im Unterschied zum FAP-Syndrom Keimbahnmutationen in Genen auf, deren Produkte für die Reparatur bestimmter DNA-Synthese-(Replikations-)Fehler verantwortlich sind (Abb. 52.7; Kinzler u. Vogelstein 1996). Kommt es in einer Zelle zu einer biallelischen Inaktivierung eines der Reparaturgene, so können in dieser Zelle Fehler, die aufgrund einer falschen Basenpaarung im Verlauf der DNA-Synthese (-Replikation) entstanden sind, nicht mehr repariert werden. Dadurch entsteht eine genetische Instabilität bzw. Hypermutabilität der betroffenen Zelle.

Mikrosatelliteninstabilität
Einfache repetitive Sequenzen wie z. B. eine Serie gleicher Nukleotide ($AAAAAA_n$, auch Poly-A-Trakt genannt) oder einfache Wiederholungsmuster (wie $CACACA_n$), die auch Mikrosatelliten genannt werden, begünstigen Replikationsfehler. Die Untersuchung der Instabilität von Mikrosatelliten bzw. der Poly-A-Trakte in Karzinomgewebe, die als Verlängerung oder Verkürzung des entsprechenden Sequenzmusters in einem einfachen PCR-Test nachgewiesen werden können, wird heute als erstes indirektes molekulares Diagnostikum bei Verdacht auf ein HNPCC eingesetzt.

Mehrere größere Analysen sporadischer und familiärer Kolontumoren wiesen in über 90 % der HNPCC-Fälle, hingegen nur in 13 % der sporadischen Fälle, eine Mikrosatelliteninstabilität nach. Da sie also auch in sporadischen Tumoren auftreten kann, muß zum molekularen Beweis, daß ein Patient tatsächlich an der erblichen Form des Kolonkarzinoms leidet, in einem der Reparaturgene eine Keimbahnmutation nachweisbar sein.

Molekulare Diagnostik
Die gezielte Suche nach Keimbahnmutationen in den 6 bekannten „mismatch repair"-Genen ergab, daß in ca. 70 % der HNPCC-Familien Mutationen in den Genen hMSH2, hMLH1 und hPMS2 für die Instabilität verantwortlich waren (Ausnahme war eine hPMS1-Mutation in einer Familie; Kinzler u. Vogelstein 1996). Dies bedeutet, daß wir heute theoretisch in der Lage sind, in mindestens zwei Drittel der HNPCC-Familien, das genetische Risiko eines HNPCC-Familienmitglieds bestimmen zu können. Hierbei sollte allerdings beachtet werden, daß die statistische Karzinomwahrscheinlichkeit (Penetranz) bei Patienten mit einer Keimbahnmutation in einem der bekannten Reparaturgene ca. 80 % beträgt. Dies bedeutet, daß nicht jeder betroffene Patient notwendigerweise ein Karzinom im Verlauf seines Lebens entwickeln wird. Auch ist der Nachweis einer Mutation in einem der Mismatch-Repair-Gene per se kein Beweis dafür, daß diese Mutation auch krankheitsauslösend ist und nicht z. B. nur eine funktionell irrelevante genetische Variation/Polymorphismus darstellt.

Derzeit wird international durch große Familienstudien versucht, mögliche Genotyp-Phänotyp-Korrelationen aufzudecken, um das individuelle Erkrankungsrisiko besser bestimmen zu können.

Auch in denjenigen sporadischen Karzinomen, die eine Mikrosatelliteninstabilität aufweisen, konnten häufig (65 %) Mutationen in denselben Reparaturgenen gefunden werden. Allerdings waren diese somatischen Ursprungs und es fanden sich auch Tumoren mit Defekten in weiteren Reparaturgenen (GTBP oder hMSH3 sowie Polymerase δ). In den verbliebenen sporadischen Fällen konnte bisher kein verantwortliches Gen identifiziert werden.

Einfluß der genetischen Instabilität auf die Tumorentwicklung
Eine Erklärung dafür, daß HNPCC-assoziierte Karzinome deutlich früher (das mediane Erkrankungsalter liegt ähnlich wie bei FAP bei 40 Lebensjahren) als sporadische Karzinome auftreten, kann in der generellen Hypermutabilität reparaturgendefekter Zellen gesehen werden. Dies führt dazu, daß in Tumoren von HNPCC-Patienten aufgrund der erhöhten Mutationswahrscheinlichkeit die notwendige/kritische Anzahl von Gendefekten zur Entstehung eines Karzinoms wesentlich schneller akkumuliert wird. Im Vergleich zu FAP-Tumoren, die eine beschleunigte Tumorinitiation aufweisen, besteht also in HNPCC-Tumoren eine beschleunigte Tumorprogression.

Ferner weisen experimentelle Daten darauf hin, daß Kolontumoren in HNPCC-Patienten deshalb bevorzugt auftreten, weil im APC-Gen (also dem sog. „gatekeeper") an bestimmten Stellen Poly-A-Trakts existieren, die ein bevorzugtes Ziel von Replikationsfehlern sind (Huang et al. 1996). Darüberhinaus finden sich in HNPCC-Tumoren im Gegensatz zu sporadischen Karzinomen sehr häufig biallelische Mutationen in einem Poly-A-Trakt von Wachstumsfaktorrezeptoren (z. B. TGF-βII-Rezeptor und IGFII-Rezeptor). Mutationen in den Genen K-ras und p53 wurden bisher in HNPCC-Tumoren deutlich seltener als in sporadischen Karzinomen nachgewiesen.

Genetische Instabilität
Ein weiterer auffallender Unterschied zwischen HNPCC und sporadischen Tumoren besteht in einer ausgeprägten „chromosomalen Instabilität" der sporadischen Tumoren, die in HNPCC-Tumoren praktisch nicht nachweisbar ist. Zytogenetisch ist die chromosomale Instabilität durch das Auftreten aneuploider Zellkerne (veränderte Anzahl der Chromosomensätze) nachweisbar. Molekulargenetisch entspricht dies einem Verlust oder Zugewinn genomischen Materials, wodurch es u. a. auch zur

Inaktivierung bzw. Aktivierung von Tumorgenen kommen kann.

Vereinigt man diese unterschiedlichen Befunde in einem gemeinsamen Bild, so bietet sich folgende Hypothese an: Damit ein Tumor in einem endlichen Zeitrahmen entsteht, muß er eine Form der genetischen Instabilität entwickeln. Im Falle der HNPCC-Karzinome ist es das fehlerhafte Mismatch-Reparatur-System, das die Tumorprogression unterhält, im Falle der sporadischen Karzinome ein Defekt in einem bisher nicht molekular charakterisierten System, das eine chromosomale Instabilität begünstigt.

52.8
Klinische Perspektiven der Tumorgenetik

52.8.1
Risikoeinschätzung

Auf der einen Seite ist die Untersuchung von exogenen Risikofaktoren eine wesentliche Strategie, diejenigen Ursachen zu entdecken, die das Individuum einem erhöhten Tumorentstehungsrisiko aussetzen. Auf der anderen Seite bildet die Analyse der genetischen Grundlagen in sog. Karzinomfamilien, die offensichtlich ein vererbbares und damit genetisch determiniertes Risiko tragen, ein weiteres wichtiges Standbein in der Risikobeurteilung des einzelnen. Beides zusammen sollte helfen, eine verbesserte Tumorprimärprävention zu entwickeln.

Wesentliche Fortschritte sind hier bereits für die FAP und das HNPCC erzielt worden. Die Untersuchung von Pankreaskarzinomfamilien hat nur in wenigen Fällen zum Nachweis eines potentiellen „Suszeptibilitätsgens" geführt.

Beispiele für die seltenen Ausnahmen bieten die beiden in jüngerer Zeit identifizierten Tumorsuppressorgene p16 und BRCA2, die zunächst durch ihre Beteiligung an der Entstehung des familiären Melanoms (p16) bzw. des familiären Mammakarzinoms (BRCA2) bekannt wurden. Diese Befunde haben derzeit jedoch noch keine klinische Relevanz, da u. a. zu wenig über die Penetranz der Keimbahnmutationen bekannt ist und auch effektive Tumorfrüherkennungs- bzw. Therapiemaßnahmen für das Pankreaskarzinom im Gegensatz zu den kolorektalen Tumoren nicht verfügbar sind.

52.8.2
Frühdiagnose

Eine erfolgreiche Strategie zur Karzinomprävention wird besonders von einem sensitiven Screeningverfahren abhängen, durch das Patienten mit einem inzipienten/drohenden Karzinom so früh entdeckt werden, daß eine kurative Therapie noch greifen kann. Eine molekulargenetische Detektionsmethode sollte in der Lage sein, die notwendige hohe Sensitivität zu erbringen. Bisher ist es gelungen, K-ras- und APC-Mutationen im Stuhl von Kolonkarzinompatienten sowie auch K-ras-Mutationen in Pankreasgangsekreten und im Stuhl von Pankreaskarzinompatienten nachzuweisen.

Eine sichere Unterscheidung zwischen prognostisch gutartigen bzw. bösartigen gastrointestinalen Tumoren ist bisher anhand von molekularbiologischen Stuhl- oder Sekretuntersuchungen nicht möglich. Auch ist die Sensitivität und Spezifität molekularbiologischer Methoden hinsichtlich des Erkennens von „frühen" Läsionen ungeklärt, so daß derzeit der klinische Einsatz dieser Methoden außerhalb von kontrollierten Studien noch nicht gerechtfertigt ist, aber in der Zukunft erwartet werden kann.

52.8.3
Prognose

Prognostische Faktoren der Karzinomerkrankung werden zukünftig, abhängig von der Entwicklung neuer Therapieformen, an Bedeutung gewinnen. Eine kombinierte Analyse der genetischen Veränderungen in individuellen Tumoren und der häufig in Karzinomen nachgewiesenen chromosomalen Verluste könnte die Unterscheidung zwischen Patientengruppen mit unterschiedlicher Prognose ermöglichen. Dies mag helfen, diejenigen Patienten zu identifizieren, die z. B. von einer adjuvanten Chemotherapie nach operativer Tumorresektion profitieren würden.

Für das kolorektale Karzinom konnte gezeigt werden, daß der Verlust des langen (q-)Arms von Chromosom 18 wie auch der Verlust der Expression eines bestimmten Tumorsuppressorgens (DCC) in Stadium-II-Karzinomen mit einer deutlich schlechteren Prognose verknüpft sind. Welche therapeutischen Konsequenzen sich aus diesen Ergebnissen ableiten lassen, sind Gegenstand der aktuellen Forschung. Für das Pankreaskarzinom ist eine vergleichbare genetische und klinische Analyse noch nicht verfügbar.

Staging
Mit der Entwicklung von verbesserten Therapieansätzen werden auch sensitivere Stagingmethoden zur besseren Prognostizierung von Karzinompatienten notwendig. So wird man zukünftig u. a. durch molekularbiologische Methoden versuchen, Patien-

ten mit und ohne metastatische Krebserkrankung oder Metastasenrisiko zu unterscheiden. Derzeit geht man davon aus, daß eine solche Unterscheidung z.B. durch die Anzahl von zirkulierenden Tumorzellen im peripheren Blut bzw. durch die Anzahl der disseminierten Tumorzellen im Knochenmark möglich werden wird.

Auch ein Staging/Grading durch die molekulare Analyse des Tumorgewebes bzw. der Lymphknoten sollte eine höhere Sensitivität beim Nachweis von neoplastischen Zellen gegenüber routinepathologischen Methoden aufweisen und helfen, den individuellen Tumor besser klassifizieren zu können.

Vielversprechende Befunde in dieser Richtung sind bereits bei anderen Tumortypen erbracht worden. So wurden z.B. in einer Untersuchung von p53 und K-ras an Lymphknoten von Patienten mit einem kolorektalen Karzinom neoplastische Zellen entdeckt, die der Routinehistopathologie entgangen waren. Auch bei Patienten mit kolorektalen Karzinomen, die nach dem konventionellen Staging keine Lymphknotenmetastasen (N_o) hatten, konnten isolierte epitheliale Zellen im Knochenmark gefunden werden (die wahrscheinlich Tumorzellen repräsentieren; normales Knochenmark enthält üblicherweise keine epithelialen Zellen) (Lindemann et al. 1992; Braun u. Pantel 1999).

52.8.4
Therapie

Ein drohendes Karzinom zu verhindern, ist eines der wesentlichen Ziele der Tumorforschung. Hierzu müssen die individuellen genetischen und epigenetischen Risikofaktoren, gekoppelt an ein sensitives Frühdiagnoseverfahren, erfaßt werden. Bisher ist dies nur für FAP- und HNPCC-Genträger möglich, und eine Reihe etablierter Therapierichtlinien, die sich an die molekularbiologische bzw. auch klinische Diagnostik anschließen, stehen dem Kliniker zur Verfügung. Andere Ansätze wie z.B. die Gentherapie oder auch neuere pharmakologische Therapieformen, die z.B. tumorspezifische Signalwege zu beeinflussen versuchen, werden diskutiert und auch experimentell überprüft, stehen aber noch nicht für die Patientenbetreuung zur Verfügung.

Literatur

Boland CR, Sato J, Appelman HD, Bresalier S, Feinberg AP (1995) Microallotyping defines the sequence and tempo of allelic losses at tumor suppressor gene loci during colorectal cancer progression. Nature Med 9: 902–909

Braun S, Pantel K (1999) Biological characteristics of micrometastatic cancer cells in bone marrow. Cancer Metastasis Rev 18: 75–90

Fearon ER, Vogelstein B (1990) A genetic model for colorectal tumorigenesis. Cell 61: 759–767

Fearon ER, Cho KR, Nigro JM et al. (1990) Identification of a chromosome 18q gene that is altered in colorectal cancers. Science 247: 49–56

Hahn SA, Schutte M, Hoque ATM et al. (1996) DPC4, a candidate tumor suppressor gene at human chromosome 18q21.1. Science 271: 350–353

Hanahan D, Folkman J (1997) Patterns and emerging mechanisum of the angiogenic swith during tumorigenesis. Cell 86: 353–364

Huang J, Papadopoulos N, McKinley AJ et al. (1996) APC mutations in colorectal tumors with mismatch repair deficiency. Proc Natl Acad Sci U S A 93: 9049–9054

Kinzler KW, Vogelstein B (1996) Lessons from hereditary colorectal cancer. Cell 87: 159–170

Knudson JAG (1985) Hereditary cancer, oncogenes, and antioncogenes. Cancer Res 45: 1437–1443

Lindemann F, Schlimok G, Dirschedl P et al. (1992) Prognostic significance of micrometastatics tumor cells in bone marrow of colorectal cancer patients. Lancet 340: 685–689

Murray A, Hunt T (1993) The cell cycle: An introduction. Freeman, New York

Nowell PC (1976) The clonal evolution of tumor cell population. Scienes 194: 23–28

Peters M, Herskowitz I (1994) Joining the complex: Cyclin-dependent kinase inhibitory proteins and the cell cycle. Cell 79: 181–184

Powell MW, Petersen GM, Krush AJ et al. (1993) Molecular diagnosis of familial adenomatous polyposis. N Engl J Med 329: 1982–1987

Riggins GJ, Thiagalingam S, Rozenblum E et al. (1996) Mad-related genes in the human Nat Genet 13: 347–349

Risau W (1997) Mechanisms of angiogenesis. Nature 386: 671–674

Strickland PT, Strickland KTW (1995) Chemical and physical agents in our environment. In: Abeloff MD, Armitage JO, Lichter AS, Niederhuber JE (eds) Clinical oncology. Churchill Livingstone, New York, pp 151–166

Thiagalingam S, Lengauer C, Leach FS et al. (1996) Evaluation of candidate tumor suppressor genes on chromosome 18 in colorectal cancers. Nat Genet 13: 342–346

Vogelstein B, Fearon ER, Hamilton SR et al. (1988) Genetic alterations during colorectal-tumor development. N Engl J Med 319: 525–532

Weinberg RA (1989) Oncogenes, antioncogenes, and the molecular basis of mulitstep carcinogenesis. Cancer Res 49: 3713–3721

Weinberg RA (1991) Tumor suppressor genes (review). Science 254: 1138–1146

Präkanzerosen und Frühstadien nichtepithelialer Tumoren

W. Fischbach · S. A. Hahn · F. Seidensticker

INHALT

53.1 Ösophaguskarzinom *563*
53.2 Magenkarzinom *564*
53.3 Gastrointestinale Lymphome *564*
53.4 Pankreaskarzinom *565*
53.5 Kolorektales Karzinom *565*
53.6 Analkarzinom *567*

53.1 Ösophaguskarzinom

Laugenverätzung

Die Ingestion von Laugen und Reinigungsmittel, seltener von Säuren, ereignet sich vorzugsweise im Kleinkindesalter oder in suizidaler Absicht. Das Risiko, im weiteren Lebensverlauf an einem Plattenepithelkarzinom des Ösophagus zu erkranken ist gegenüber der Normalbevölkerung 1.000fach erhöht (Appleqvist u. Salmo 1980; Csikos et al. 1985; Hopkins u. Postleth Wait 1981). Das lange Zeitintervall von 20–50 Jahren zwischen Verätzungstrauma und Karzinomentstehung macht Überwachungsstrategien schwierig. Endoskopisch-bioptische Kontrollen in 2- bis 3jährigen Abständen und bei Neuauftreten von Schluckbeschwerden sind angebracht (Hermanek u. Wittekind 1996).

Barrett-Ösophagus

Adenokarzinome des distalen Ösophagus und des ösophagogastralen Übergangs haben in den letzten 2 Jahrzehnten dramatisch zugenommen (Kelsen 1994; McKinney et al. 1995). Vor dem Hintergrund des malignen Potentials des Barrett-Ösophagus könnte die in Großbritannien zwischen 1980 und 1993 erheblich gestiegene Inzidenz dieses Phänomen erklären (Prade et al. 1997).

Angaben zur Prävalenz schwanken erheblich mit Werten im Mittel um 20–40 pro 100.000. Sie liegt noch deutlich höher, wenn man die früher als harmlos angesehenen Zylinderepithelzungen im distalen Ösophagus im Sinne des „short-segment"-Barrett in die Definition einbezieht (Nandurkar et al. 1997).

■ **Pathogenese.** Das Barrett-Karzinom entwickelt sich vom benignen Zylinderepithel über die leichtgradige und schwere Dysplasie zum oberflächlichen und schließlich invasiv wachsenden Karzinom (Spechler u. Goyal 1986).

Angaben zur Inzidenz der malignen Entartung variieren deutlich und liegen im Mittel bei 1/100–200 Patientenjahren, entsprechend einem ca. 30fach erhöhten Risiko im Vergleich zur Normalbevölkerung (Dent et al. 1990; Drewitz et al. 1997).

■ **Diagnostik und Überwachung.** Überwachungsstrategien zur Prävention des Barrett-Ösophagus basieren bislang auf endoskopisch-bioptischen Kontrollen in 1- bis 2jährigen Abständen und der histologischen Aufdeckung von Dysplasien (Riddell u. Path 1996). Sie sind indessen nicht unumstritten. Neuere Studien zum endoskopischen Screening haben enttäuschende Ergebnisse gebracht (MacDonald et al. 1997) und fordern eine Überprüfung der bisherigen Überwachungsstrategien. Möglicherweise ist eine Konzentration von Screeningmaßnahmen auf bestimmte Risikogruppen (langes Barrett-Segment, Striktur) sinnvoller.

Inwieweit neuere Techniken wie die Fluoreszenzdetektion von hochgradigen Dysplasien (Panjehpur et al. 1996) oder molekularbiologische Methoden das individuelle Karzinomrisiko besser abschätzen lassen, bleibt abzuwarten.

■ **Therapie.** Bei schweren Dysplasien und oberflächlichen Barrett-Karzinomen (T1/2) gilt die Ösophagusresektion als Standardtherapie. Endoskopische Abtragung und die photodynamische Therapie besitzen prinzipiell ebenfalls ein kuratives Potential (Overholt u. Panjehpur 1996). Die Erfahrungen mit diesen bislang meist bei alten multimorbiden Patienten angewendeten lokalen Therapieverfahren sind allerdings noch begrenzt. Der Einsatz thermischer Verfahren bei Barrett-Ösophagus ohne oder mit nur leichtgradiger Dysplasie zur Rückbildung des Barrett-Epithels und Karzinomprävention ist gegenwärtig nicht belegt. Allgemein empfohlen wird eine langfristige und effiziente Säuresuppression, üblicherweise mit Protonenpumpeninhibitoren.

Weitere Risikokonstellationen des Ösophaguskarzinoms

Verschiedene seltene präkanzeröse Konditionen des Ösophaguskarzinoms und entsprechende Empfehlungen für Überwachungsmaßnahmen faßt Tabelle 53.1 zusammen.

53.2 Magenkarzinom

Zustand nach Magenoperation

Eine wegen einer benignen Erkrankung vorausgegangene distale Magenresektion erhöht nach einer Lantenzzeit von 15–20 Jahren das Karzinomrisiko um den Faktor 1,5–3 (Gross-Fischer et al. 1993; Stalnikowicz u. Benbassat 1990; Tersmette et al. 1990). Angesichts des vergleichsweise geringen Risikos und fehlender prospektiver Daten erscheint ein endoskopisches Screening, wenn überhaupt (Dubrow 1993; Offerhaus et al. 1992), erst nach 20 Jahren und dann in größeren Abständen (3–5 Jahren) gerechtfertigt (Hermanek u. Wittekind 1996).

Perniziöse Anämie

Die Autoimmungastritis (Typ-A-Gastritis) führt zu einer Atrophie der Korpusdrüsen mit konsekutiver Anazidität. Einige Patienten entwickeln im Verlauf eine perniziöse Anämie.

In früheren Sektionsstatistiken wurde das Karzinomrisiko mit bis zu 10% sehr hoch eingeschätzt. Neuere Untersuchungen sprechen dafür, daß das Risiko für den intestinalen Typ des Magenkarzinoms nicht (Schafer et al. 1985) oder allenfalls gering erhöht ist (Csikos et al. 1985; Hsing et al. 1993). Ob regelmäßige endoskopisch-bioptische Kontrollen gerechtfertig sind, ist fraglich. Wenn überhaupt, sind Untersuchungen in Intervallen von 3 und mehr Jahren ausreichend.

Tabelle 53.1. Präkanzeröse Konditionen des oberen Gastrointestinaltrakts und Empfehlungen zur Überwachung. (Nach Hermanek u. Wittekind 1996)

Präkanzerose	Endoskopische Überwachung
Achalasie	Alle 3 Jahre (ab 10. Jahr)
Plummer-Vinson-Syndrom	?/alle 3 Jahre
Tylose	?/alle 3 Jahre
Zustand nach Magenresektion	?
Zustand nach Oropharynxkarzinom	Alle 2–3 Jahre
Zöliakie	Nein/?

Tabelle 53.2. Präkanzeröse Konditionen und Läsionen des Magens und Empfehlungen zur Überwachung. (Nach Hermanek u. Wittekind 1996)

Präkanzerose	Endoskopische Überwachung
Morbus Menetrier	Alle 1–2 Jahre
Peutz-Jeghers-Syndrom	
Adenom	Alle 3–5 Jahre (nach Ektomie)?
Familiäre adenomatöse Polyposis	Alle 3 Jahre (nach Ektomie)

Helicobacter-pylori-Infektion (Typ-B-Gastritis)

Epidemiologische Studien weisen übereinstimmend auf eine Assoziation der *Helicobacter-pylori*-Infektion mit dem Risiko, an einem Magenkarzinom zu erkranken hin (Forman et al. 1991; Nomura et al. 1991; Parsonnet et al. 1991; The Eurogast Study Group 1993) (s. S. 212). Auch wenn es eine Reihe weiterer Hinweise für eine kausale Bedeutung des *Helicobacter pylori* in der Entwicklung des Magenkarzinoms gibt (Fischbach 1997), sind diagnostische Überwachungs- oder präventive Eradikationsstrategien derzeit nicht etabliert.

Weitere präkanzeröse Konditionen und Läsionen sowie empfohlene Überwachungsstrategien faßt Tabelle 53.2 zusammen.

53.3 Gastrointestinale Lymphome (s. Kap. 59B)

Seit Ende der 80er Jahre sind die primär gastrointestinalen Lymphome als eigenständige Entität anerkannt (Isaacson u. Spencer 1987). Ihre Klassifikation sieht 2 Hauptgruppen vor (Isaacson et al. 1988):

– B-Zell-Lymphome und
– T-Zell-Lymphome.

Helicobacter-pylori-assoziierte Typ-B-Gastritis

Der Magen stellt die häufigste extranodale Lymphommanifestation dar, obwohl die normale Magenschleimhaut im Gegensatz zum physiologischen mukosaassoziierten lymphatischen Gewebe („mucosa associated lymphoid tissue"/MALT) des Dünn- und Dickdarms über kein primäres MALT verfügt. Dieses muß daher erworben sein. Entscheidender Wegbereiter hierfür ist die durch eine *Helicobacter-pylori*-Infektion induzierte Typ-B-Gastritis.

Epidemiologische Daten, morphologische und molekularbiologische Befunde sowie tierexperimentelle Studien weisen übereinstimmend auf die fundamentale Bedeutung des *Helicobacter pylori* für die Entstehung und die Progression eines gastralen B-Zell-Lymphoms vom MALT-Typ hin (Fischbach et al. 1997).

■ **Eradikation.** Eine erfolgreiche *Helicobacter-pylori*-Eradikation führt nicht nur zu einer Rückbildung des lymphatischen Infiltrates, sondern vermag in 60–70 % auch ein bereits bestehendes niedrig malignes MALT-Lymphom zur Regression zu bringen (Fischbach et al. 1997). Die Häufigkeit einer *Helicobacter-pylori*-Infektion einerseits und die Seltenheit eines gastralen MALT-Lymphoms andererseits lassen gegenwärtig eine Eradikation allein im Sinne der Lymphomprophylaxe nicht sinnvoll erscheinen.

Immunproliferative Dünndarmerkrankungen (IPSID)

Innerhalb der B-Zell-Lymphome des MALT, die dem Magenlymphom gleichen und weltweit auftreten („western type lymphoma"), wird eine Sondergruppe abgegrenzt, die aufgrund ihres bevorzugten Auftretens im Mittelmeerraum und Mittleren Osten auch als „mediterranean type lymphoma" bezeichnet wurde.

Weitere Charakteristika stellen die Synthese des α-Schwerketten-Paraproteins („alpha-chain-disease") in ca. 70 %, das klinische Bild einer schweren Malabsorption sowie das therapeutische Ansprechen früher Stadien auf eine antibiotische Therapie dar (Ben-Ayed et al. 1989; Isaacson et al. 1989; Lewin et al. 1976; Price 1990).

Nach einem Vorschlag der WHO werden benigne und maligne Verlaufsform unter dem Begriff der immunproliferativen Dünndarmerkrankungen (IPSID) zusammengefaßt (WHO-Memorandum 1976). Regelmäßig werden vor der malignen Transformation intestinale bakterielle oder parasitäre Infektionen beobachtet. Neuere molekulargenetische Analysen konnten allerdings zeigen, daß die lymphoplasmozytäre Proliferation der IPSID von Anfang an monoklonal ist (Rambaud et al. 1990; Smith et al. 1987).

Zöliakie

Die selteneren intestinalen T-Zell-Lymphome sind überwiegend hochmaligne und mehrheitlich im Jejunum lokalisiert (Domizio et al. 1993). In etwa der Hälfte der Fälle treten sie in Assoziation mit der einheimischen Sprue oder anderen Malabsorptionssyndromen auf.

Diese enteropathieassoziierten T-Zell-Lymphome (EATL) lassen sich von intraepithelialen T-Lymphozyten mit αβ-T-Zellrezeptoren ableiten und sind dadurch morphologisch und immunphänotypisch als spezielle Entität innerhalb der gastrointestinalen Lymphome zu definieren (Stein et al. 1988).

1967 wurde erstmals auf das maligne Potential einer Sprue hingewiesen (Harris et al. 1967). Die Häufigkeit einer Lymphomentstehung liegt bei etwa 6 % (Csikos et al. 1985; Swinson et al. 1983). Es gibt Hinweise, daß Patienten mit klassischer, glutensensitiver Sprue und solche mit EATL unterschiedlichen Subgruppen angehören (O'Farrelly et al. 1986). Andererseits geht die Nichteinhaltung einer glutenfreien Kost mit einem erhöhten Lymphomrisiko einher (Holmes et al. 1989). Bei konsequent glutenfreier Diät unterscheidet es sich hingegen nicht von dem der Normalbevölkerung.

53.4
Pankreaskarzinom

Pankreatitis

Ob die chronische Pankreatitis einen Risikofaktor für die Entstehung eines Pankreaskarzinoms darstellt, wird nach wie vor kontrovers diskutiert. In einer multizentrischen Kohortenstudie wurden 2.015 Patienten mit chronischer Pankreatitis zusammengefaßt. Innerhalb einer durchschnittlichen Beobachtungszeit von 7,4 +/− 6,2 Jahren traten 56 Pankreaskarzinome auf. Dies war gegenüber der erwarteten Karzinomanzahl von 2,13 ein hochsignifikantes Ergebnis (Lowenfels et al. 1993). Patienten mit hereditärer Pankreatitis (s. S. 371) haben ein sehr hohes Risiko für ein Pankreaskarzinom, das mehrere Jahrzehnte nach Beginn der Pankreatitis manifest wird (Lowenfels et al. 1997).

53.5
Kolorektales Karzinom

HNPCC
(„hereditary nonpolyposis colorectal cancer")

Das HNPCC ist eine autosomal-dominant vererbte Erkrankung, die etwa 5 % aller kolorektalen Tumoren zugrunde liegt. Die Diagnose kann anhand der Amsterdamer-Kriterien gestellt werden, wenn sich bei mindestens 3 Familienangehörigen (einer der Kolonkarzinompatienten muß Verwandter ersten Grades der beiden anderen Patienten sein) innerhalb von 2 Generationen ein Kolonkarzinom entwickelt und wenn einer davon jünger als 50 Jahre ist (Lynch et al. 1993). 71–79 % der mutmaßlichen Genträger sind betroffen (Bailey-Wilson et al. 1986). Karzinome treten im Mittel um das 44. Lebensjahr auf, sind überwiegend (ca. 70 %) proximal der linken Flexur lokalisiert (Lynch u. Smyrk 1996) und häufig (ca. 40 % innerhalb von 10 Jahren nach Kolonteilresektion) mit synchronen und metachronen Kolonkarzinomen assoziiert (Lynch et al. 1988).

■ **Vorsorge.** Risikopersonen wird eine jährliche Oberbauchsonographie sowie eine Koloskopie ab dem 25. Lebensjahr empfohlen. Eine genetische Untersuchung auf Anlageträgerschaft ist heute möglich und wird ab dem 18. Lebensjahr allen potentiellen Anlageträgern empfohlen. In Familien, die die Amsterdam-Kriterien erfüllen, kann in bis zu 70 % ein Gendefekt in einem der bekannten Mismatch-Reparatur-Gene als potentielle Ursache für die Erkrankung gefunden werden (siehe auch Kapitel 52.7.4). Dadurch ist im günstigen Falle die Beschränkung der Vorsorgemaßnahmen auf Angehörige mit einem positiven Gentest möglich.

FAP (Familiäre adenomatöse Polypose)

Die durch Keimbahnmutationen im APC-(adenomatous polyposis coli) Gen charakterisierte autosomal-dominant vererbte FAP wird definitionsgemäß durch das Auftreten von mehr als 100 Adenomen charakterisiert (Jass u. Sobin 1989, siehe auch Kap. 52.7.3). Die Penetranz des Gens ist praktisch vollständig und führt obligat zur Karzinomentstehung. Verwandte 1. Grades besitzen ein 50 % Risiko, das mutierte APC-Gen zu erben. Das mittlere Karzinomalter ist 42 Jahre. Das **Gardner-Syndrom** stellt eine phänotypische Variante der FAP dar. Zusätzlich zur intestinalen Polyposis weisen diese Patienten extraintestinale Tumoren wie Osteome, Weichteiltumoren sowie Zahnanomalien auf. Die extraintestinalen Tumoren sind für die Diagnosestellung wichtig, da sie sich häufig vor den Adenomen manifestieren. Bei Patienten mit Gardner-Syndrom konnten häufig Mutationen in einem bestimmten Abschnitt des APC-Gens (Kodon 1403 bis 1578) gefunden werden.

■ **Vorsorge.** FAP-Risikopatienten wird derzeit ab dem 10. bis 12. Lebensjahr eine jährliche Rektosigmoidoskopie und bei Auftreten von Polypen eine komplette Koloskopie empfohlen. Aufgrund des hohen Karzinomrisikos muß FAP Patienten, in Abhängigkeit des endoskopischen und histologischen Befundes, eine prophylaktische kontinenzerhaltende totale Kolektomie (ileoanale Anastomose mit Pouchbildung) im Alter zwischen 18 und 22 Jahren empfohlen werden. Patienten mit einem erhöhten Risiko (anamnestisch und/oder aufgrund der Mutationslokalisation) für Desmoidentwicklung stellen ein besonderes Problem dar, da nicht selten im Bereich des Mesenteriums Desmoide nach dem operativen Eingriff auftreten und zu einer signifikanten Morbidität bei diesen Patienten führen. Hier ist das Ziel, den chirurgischen Eingriff unter Berücksichtigung der klinischen Daten zu einem möglichst späten Zeitpunkt durchzuführen. Eine ähnlich differenzierte Indikationsstellung hinsichtlich des prophylaktischen operativen Eingriffs ist bei der attenuierten Form des FAP-Syndroms notwendig (siehe Kap. 52.7.3). Eine prädiktive Gendiagnostik wird ab dem 10.-12. Lebensjahr empfohlen.

Turcot-Syndrom

Das Turcot-Syndrom zeichnet sich durch das gemeinsame Auftreten von Hirntumoren sowie multiplen kolorektalen Adenomen aus. Genetische Analysen konnten zeigen, daß in vielen Fällen eine Keimbahnmutation im APC Gen für das Tumorsyndrom verantwortlich ist. In einigen APC-mutationsnegativen Hirn- und Kolontumoren fand sich eine Mikrosatelliteninstabilität (siehe Kapitel 52.7.4) und in der Folge konnten Keimbahnmutationen in den Mismatch Reparaturgenen (MMR) Genen hMLH1 und hPMS2 identifiziert werden. Auffällig war ferner, daß in den APC-Gen Mutationsträgern häufiger ein Medulloblastom des Kleinhirns auftrat wohingegen in den MMR-Gen Mutationsträgern das Glioblastoma multiforme gehäuft auftrat. Diese Ergebnisse unterstreichen, daß dieses Syndrom sowohl dem FAP- als auch dem HNPCC-Syndrom zugeordnet werden kann und weisen einmal mehr auf die phänotypische Vielfalt beider Syndrome hin. Das Syndrom manifestiert sich in der Regel im Kindes- bis frühen Erwachsenenalter. Die Prognose ist infaust. Eine Behandlung kann nur symptomatisch erfolgen.

Peutz-Jeghers-Syndrom

Auch hier liegt eine autosomal-dominante Vererbung vor. Vorwiegend im Dünndarm, seltener auch im Kolon und Magen treten multiple Harmatome auf, die mit abnormer Pigmentierung, z. B. perioral, im Lippenrot und bukkal, assoziiert ist. Die Hamartome treten insbesondere im Dünndarm auf und können eine beträchtliche Größe erreichen. Das Karzinomrisiko von Peutz-Jegher Patienten ist gegenüber der Normalbevölkerung deutlich erhöht und Karzinome können nicht nur im Kolon auftreten, sondern sind auch häufig extraintestinal lokalisiert (Magen, Mamma, Endometrium, Ovar, Pankreas). Das mediane Erkrankungsalter liegt bei 50 Jahren. Es ist bisher unklar, inwieweit sich die Tumore aus adenomatös veränderten Epithelzellen innerhalb der Hamartome oder aus synchron entstehenden Adenomen entwickeln. Kürzlich wurden in der Mehrzahl der untersuchten Peutz-Jeghers-Patienten Keimbahnmutationen im einem Gen (LKB1/STK11) identifiziert, wodurch in vielen Fällen eine prädiktive Diagnose möglich wird. Ziel der Vorsorgemaßnahmen ist ein polypenfreier Gastrointestinaltrakt, d. h. Polypen sollten prophylaktisch endoskopisch bzw. ggfs. auch operativ entfernt werden.

Familiäres Juveniles Polyposis Syndrom
Die familiäre juvenile Polyposis ist eine autosomal dominant vererbte Erkrankung, die Anlageträger zu hamartomatösen Polypen sowie zu Karzinomen des GI-Trakts prädisponiert. Die Diagnose ist wahrscheinlich, wenn entweder bei einem Patienten mindestens 5 juvenile Polypen vorliegen oder wenn bei einem Patienten mindestens ein juveniler Polyp nachweisbar ist und dessen Familienangehörigen ebenfalls Träger von juvenilen Polypen sind. Bisher wurden Keimbahnmutationen im Tumorsuppressorgen PTEN mit dieser Erkrankung in Zusammenhang gebracht. Jüngste Daten weisen jedoch darauf hin, daß wahrscheinlich das Tumorsuppressorgen DPC4 für dieses Syndrom eine größere Rolle spielt. Insgesamt kann man davon ausgehen, daß wahrscheinlich in mehr als der Hälfte der Fälle von familiärer juveniler Polyposis ein prädiktiver Gentest möglich ist. Als Vorsorge werden derzeit jährliche endoskopische Untersuchungen des Gastrointestinaltrakts mit konsequenter Entfernung aller Polypen empfohlen.

Cronkhite-Canada-Syndrom
Hierbei handelt es sich um eine sehr seltene generalisierte Polypose des gesamten Gastrointestinaltrakts, die durch eine zystische Degeneration der Mukosa gekennzeichnet ist. Makroskopisch zeigt die Polypose das Bild von „Pflastersteinen" und „Riesenfalten" mit ödematös veränderter Schleimhaut. Das Manifestationsalter liegt zwischen dem 40. und 70. Lebensjahr. Die Klinik ist gekennzeichnet durch Durchfälle, Blutungen und frühe Kachexie (Cronkhite u. Canada 1955). In einigen Fällen sind assoziierte kolorektale Karzinome beschrieben worden (Rappaport et al. 1986). Wegen des generalisierten Befalls ist eine operative Therapie nur selten möglich.

Colitis ulcerosa/Morbus Crohn
Patienten mit Colitis ulcerosa haben ein erhöhtes Kolonkarzinomrisiko in Abhängigkeit von der Erkrankungsausdehnung und Laufzeit. Eine große schwedische Studie fand bei Patienten mit Pankolitis bei Diagnose eine standardisierte Inzidenzrate von 14,8 (95% CI: 11,4–18,9), bei linksseitiger Kolitis von 2,8 (95% CI: 1,6–7,4) und bei Proktitis von 1,7 (0,8–3,2; Ekbom 1995).

Bei Patienten mit M. Crohn war insgesamt die Kolonkarzinominzidenz ebenfalls signifikant erhöht (standardisierte Inzidenzrate 2,5; 95% CI: 1,3–4,3). Die Risikoerhöhung betraf Patienten mit Kolonbeteiligung und Diagnose vor dem 30. Lebensjahr (standardisierte Inzidenzrate 20,9; 95% CI: 6,8–48,7). Patienten, die bei Diagnose älter als 30 Jahre waren, wiesen kein erhöhtes Risiko auf (Ekbom 1995).

■ **Vorsorge.** Aufgrund der epidemiologischen Daten wird der Wert von Karzinomvorsorgeuntersuchungen z. T. kontrovers diskutiert. Derzeit wird bei Patienten mit subtotaler oder totaler Kolitis eine Vorsorgekoloskopie ab dem 7. Erkrankungsjahr empfohlen, bei linksseitiger Kolitis ab dem 15. Erkrankungsjahr. Ziel ist die Erkennung signifikanter Dysplasien.

Angehörige 1. Grades
Daten einer Kohortenstudie belegen, daß Angehörige 1. Grades von Patienten mit Kolonkarzinomen ein 2fach erhöhtes Karzinomrisiko aufweisen. Bei 2 erkrankten Angehörigen ist das Risiko auf das 6fache erhöht und steigt noch einmal, wenn einer der erkrankten Angehörigen jünger als 45 Jahre ist (Fuchs et al. 1994). Derzeit wird ihnen ab dem 35. Lebensjahr eine jährliche Untersuchung auf okkultes Blut empfohlen sowie zusätzlich eine Koloskopie in 3- bis 5jährigen Abständen (Winawer et al. 1995).

Angehörige von Patienten mit Kolonpolypen sollten das allgemeine Screening ab dem 35. Lebensjahr beginnen.

53.6
Analkarzinom

Condylomata acuminata
Condylomata acuminata ist eine durch Papovaviren vom Typ HPV 6 und 11 hervorgerufene Infektion (Gissmann et al. 1983). Es handelt sich um infektiöse Fibroepitheliome, die auch Feucht- oder Feigwarzen genannt werden. Diese spitzen Kondylome müssen differntialdiagnostisch von flachen kondylomatösen Effloreszenzen, Condylomata lata (Lues II), M. Bowen, bowenoiden Papulosen sowie Warzen anderer Genese unterschieden werden.

Die Infektion erfolgt vorwiegend beim Geschlechtsverkehr, selten kommt es zu Schmierinfektionen. Vorgeschädigte oder durch Mazeration veränderte Haut sowie Durchblutungsstörungen begünstigen eine Infektion.

Condylomata acuminata treten einzeln oder rasenartig perianal, im Analkanal oder selten auch im Rektum auf. Sie zeigen eine ständige Wachstumstendenz von anfänglich stecknadelkopfgroßen bis zu im Verlauf von Wochen blumenkohlartigen

Wucherungen. Spontanheilungen sind nicht zu erwarten. Möglich ist eine maligne Entartung in Form des Stachelzellkarzinoms oder des Buschke-Löwenstein-Tumors (Alexander u. Kaminsky 1979).

Literatur

Zu Abschn. 53.1 bis 53.3

Appelqvist, Salmo M (1980) Lye corrosion carcinoma of the esophagus. Cancer 45: 2655-2658
Ben-Ayed F, Halphen M, Najjar T et al. (1989) Treatment of alpha chain disease. Results of a prospecitve study in 21 Tunisian patients by the Tunisian-French Intestinal Lymphoma Study Group. Cancer 63: 1251-1256
Csikos M, Horvath O, Petri A et al. (1985) Late malignant transformation of chronic corrosive oesophageal strictures. Langenbecks Arch Chir 365: 231
Dent J, Bremner CG, Collen MJ et al. (1990) Barett's oesophagus. Working Party Reports, World Congress of Gastroenterology. Sydney 1: 17-26
Domizio P, Owen RA, Shepherd NA et al. (1993) Primary lymphoma of the small intestine – A clinicopathological study of 119 cases. Am J Surg Pathol 17: 429-442
Drewitz DJ, Sampliner RE, Garewal HS (1997) The incidence of adenocarcinoma in Barrett's esophagus: A prospective study of 170 patients followed 4.8 years. Am J Gastroenterol 92: 212-215
Dubrov R (1993) Gastric cancer following peptic ulcer surgery. J Natl Cancer Inst 85: 1268-1270
Fischbach W (1997) Magenkarzinom und MALT-Lymphom: Prophylaxe durch Helicobacter-pylori-Eradikation? Dtsch Med Wochenschr 122: 983-987
Fischbach W, Bayerdörffer E, Stolte M et al. (1997) Helicobacter-pylori-Eradikation bei niedrigmalignen Magenlymphomen des MALT. Dtsch Aerztebl 94: A926-A927
Forman D, Newell DG, Fullerton F et al. (1991) Association between infection with Helicobacter pylori and risk of gastric cancer: evidence from a prospective investigation. BMJ 302: 1302-1305
Ginsberg GG, Al-Kawas FH, Fleischer DE et al. (1996) Gastric polyps, relationship of size and histology to cancer risk. Am J Gastroenterol 91: 714-717
Gross-Fischer S, Davis F, Nelson R (1993) A cohort study of stomach cancer risk in men after gastric surgery for benign disease. J Natl Cancer Inst 85: 1302
Harris OD, Cooke WT, Thompson H et al. (1967) Malignancy in adult coeliac disease and idiopathic steatorrhea. Am J Med 42: 899-912
Hermanek P, Wittekind C (1996) Präkanzeröse Bedingungen und Läsionen des Verdauungstraktes. In: Hahn EG, Riemann JF (Hrsg) Klinische Gastroenterologie. Thieme, Stuttgart, S 1920-1947
Holmes GKT, Prior P, Lane MR et al. (1989) Malignancy in coeliac disease-effect of a gluten free diet. Gut 30: 333-338
Hopkins RA, Postleth Wait RW (1981) Caustic burns and carcinoma of the esophagus. Ann Surg 194: 146-148
Hsing AW, Hansson LE, McLaughlin JK et al. (1993) Pernicious anemia and subsequent cancer: A population-based cohort study. Cancer 71: 745-750
Isaacson PG, Spencer J (1987) Malignant lymphoma of mucosa associated lymphoid tissue. Histopathology 11: 445-462
Isaacson PG, Spencer J, Wright DH (1988) Classifying primary gut lymphomas. Lancet II: 1148-1149
Issacson PG, Dogan A, Price SK et al. (1989) Immunoproliferative small intestinal disease: An immunohistochemical study. Am J Surg Pathol 13: 1023-1033
Kelsen DP (1994) Esophageal cancer. Semin Oncol 21: 401
Lewin KJ, Kahn LB, Novis BH (1976) Primary intestinal lymphoma of „western" and „mediterranean" type, alpha chain disease and massive plasma cell infiltration. A comparative study of 37 cases. Cancer 38: 2511-2528
MacDonald CE, Wicks AC, Playford RJ (1997) Ten years' experience of screening patients with Barrett's esophagus in a university teaching hospital. Gut 41: 303-307
McKinney PA, Sharp L, MacFarlane GJ, Muir CS (1995) Oesophageal and gastric cancer in Scotland. Br J Cancer 71: 411-415
Nakamura T, Nakano G (1985) Histopathologic classification and malignant change in gastric polyps. J Clin Pathol 38: 1431-1437
Nandurkar S, Talley NJ, Marin CJ et al. (1997) Short segment Barrett's oesophagus: Prevalence, diagnosis and associations. Gut 40: 710-715
Nomura A, Stemmermann GH, Chyou P-H et al. (1991) Helicobacter pylori infection and gastric carcinoma among Japanese Americans in Hawaii. N Engl J Med 325: 1132-1136
O'Farrelly C, Feighery C, O'Brian DS et al. (1986) Humoral response th wheat protein in patients with coeliac disease and enteropathy-associated T cell lymphoma. BMJ 293: 908-910
Offerhaus GT, Termette AC, Giardello FM et al. (1992) Evaluation of endoscopy for early detection of gastric-stump cancer. Lancet 340: 33-35
Overholt BF, Panjehpur M (1996) Photodynamic therapy for Barrett's esophagus. Am J Gastroenterol 91: 1719-1722
Panjehpur M, Overholt BF, Vo-Dinh T et al. (1996) Endoscopic fluorescence detection of high-grade dysplasia in Barrett's esophagus. Gastroenterology 111: 93-101
Parsonnet J, Friedman GD, Candersteen DP et al. (1991) Helicobacter pylori infection and the risk of gastric carcinoma. N Engl J Med 325: 1127-1131
Prade AT, MacDonald TA, Hopwood DA et al. (1997) Increasing incidence of Barrett's oesophagus: Education, enthusiasm, or epidemiology? Lancet 27: 933
Price SK (1990) Immunoproliferative small intestinal disease: A study of 13 cases with alpha heavy-chain disease. Histopathology 17: 7-17
Rambaud JC, Halphen M, Galian A et al. (1990) Immunoproliferative small intestinal disease (IPSID): Relationship with alpha-chain disease and „mediterranean" lymphomas. Springer Semin Immunopathol 12: 239-250
Riddell RH, Path FRC (1996) Early detection of neoplasia of the esophagus and gastroesophageal junction. Am J Gastroenterol 91: 853-863
Robertson CS, Mayberry JF, Nicholson DA (1988) Value of endoscopic surveillance in the detection of neoplastic change in Barrett's esophagus. Br J Surg 75: 760
Sawada T, Muto T (1995) Familial adenomatous polyps. Should patients undergo surveillance of the upper gastrointestinal tract? Endoscopy 27: 6-11
Schafer LW, Larsen DE, Melton LJ (1985) The risc of gastric cancer in patients with pernicous anemia. Mayo Clin Proc 60: 444-448
Smith WJ, Price SK, Isaacson PG (1987) Immunoglobulin gene rearrangement in immunoproliferative small intestinal disease (IPSID). J Clin Pathol 40: 1291-1297
Spechler SJ, Goyal RK (1986) Barrett's esophagus. N Engl J Med 315: 362-371
Stalnikowicz R, Benbassat J (1990) Risk of gastric cancer after gastric surgery for benign disorders. Arch Intern Med 150: 2022-2026
Stein H, Dienemann D, Sperling M et al. (1988) Identification of a T cell lymphoma category derived from intestinal mucosa-associated T-cells. Lancet II: 1053-1054
Swinson CM, Slavin g, Coles EC et al. (1983) Coeliac disease and malignancy. Lancet I: 111-115
Tersmette AC, Offerhaus GJ, Tersmette KW et al. (1990) Meta-analysis of the risk of gastric stump cancer: Detection of high risk patients subsets for stomach cancer after remote partial gastrectomy for benign conditions. Cancer Res 50: 6486-6489

The Eurogast Study Group (1993) An international association between Helicobacter pylori infection and gastric cancer. Lancet 341: 1359-1362

WHO-Memorandum (1976) Alpha-chain disease and related small-intestinal lymphoma: A memorandum. Bull WHO 54: 615-624

Zu Abschn. 53.4 bis 53.6

Alexander RM, Kaminsky DB (1979) Giant condylomata acuminatum (Buschke-Löwensteintumor) of the anus: Case report and review of the literature. Dis Colon Rect 22: 561-565

Bailey-Wilson JE, Elston RC, Schuelke GS et al. (1986) Segregation analysis of hereditary nonpolyposis colorectal cancer. Genet Epidemiol 3: 27-38

Cronkhite LW, Canada WJ (1955) Generalized gastrointestinal polyposis. An unusual syndrome of polyposis, alopecia and onychotrophia. New Engl J Med 252: 1011

Ekbom AM (1995) Cancer risk in inflammatory bowel disease. Can J Gastroenterol 9: 23-26

Fuchs CS, Giovanucci EL, Colditz GA et al. (1994) A prospective study of family history and the risk of colorectal cancer. New Engl J Med 331: 1669-1674

Gissmann L, Wolnik L, Ikenberg H et al. (1983) Human papillomavirus types 6 and 11 DNA sequences in genital and laryngeal papillomas and in some cervical cancer biopsies. Proc Acad Sci 80: 560-563

Hannon GJ, Beach D (1994) p15INK4B is a potential effector of TGF-ß-induced cell-cycle-arrest. Nature 371: 257

Järvinen HJ, Mecklin JP, Sistonen P (1995) Screening reduced colorectal cancer rate in families with hereditary nonpolyposis colorectal cancer. Gastroenterology 108: 1405

Jass JR, Sobin LH (1989) Histological typing of intestinal tumors. WHO International classification of tumors, No 16, 2nd edn. Springer, Berlin Heidelberg New York Tokyo

Lowenfels AB, Maisonneuve P, Cavallini G et al. (1993) Pancreatitis and the risk of pancreatic cancer. New Engl J Med 328: 1433-1437

Lowenfels AB, Maisonneuve P, DiMagno EP et al. (1997) Hereditary pancreatitis and the risk of pancreatic cancer. International Hereditary Pancreatitis Study Group. N Natl Cancer Inst 89: 442-446

Lynch HT, Smyrk T (1996) Hereditary nonpolyposis colorectal cancer (Lynch Syndrome). Cancer 78: 1149-1167

Lynch HT, Watson P, Kriegler M et al. (1988) Differential diagnosis of hereditary nonpolyposis colorectal cancer (Lynch syndrome I and Lynch syndrome II). Dis Colon Rectum 31: 372-377

Lynch HT, Smyrk TC, Watson P et al. (1993) Genetics, natural history, tumor spectrum, and pathology of hereditary nonpolyposis colorectal cancer: an update review. Gastroenterology 104: 1535-1548

Meltzer SJ (1995) Strange DNA, or how I learned to stop cloning and love the computer. Gastroenterology 109: 611

Rappaport LB, Sperling HV, Stavrides A (1986) Colon cancer in the Cronkhite-Canada syndrome. J Clin Gastroenterol 8: 199

Winawer SJ, St. John DJ, Bond JH et al. (1995) Guidelines for the prevention of colorectal cancer: Update based on new data. Bull WHO 73: 7-10

Yanagisawa A, Ohtake K, Ohashi K et al. (1993) Frequent c-Ki-ras oncogene activation in mucous cell hyperplasia of pancreas suffering from chronic inflammation. Cancer Res 53: 953

Humangenetische Beratungsaspekte

J. T. EPPLEN

INHALT

54.1 Vererbung 571
54.2 Analyseverfahren 571
54.2.1 Direkte Gendiagnostik 572
54.2.2 Indirekte Gendiagnostik 572
54.2.3 Präsymptomatische Diagnostik 573
54.3 Multifaktoriell bedingte Erkrankungen 573

Die einzelnen Kapitel des vorliegenden Buches belegen, daß genetische Belange im Alltag der klinischen Disziplinen zunehmend an Bedeutung gewinnen. Aufgaben und Vorgehensweisen in der medizinischen Genetik sind zumeist nur den direkt interagierenden Klinikern bekannt (und erst zukünftig entsprechend in der neuen Ordnung der Ärzteausbildung verankert).

Der Längsschnittcharakter der humangenetischen Forschung weist wesentliche Überschneidungen mit der syndromorientierten klinischen Basisforschung auf, wobei sich die beiden Arbeitsrichtungen zunehmend eines identischen Methodenspektrums bedienen.

Die Humangenetik versteht sich im Kanon der Medizin aber auch als Querschnittsfach mit vielfältigen klinischen Bezügen. Medizinische Genetik offeriert demnach ein umfassendes Beratungsangebot für Patienten und deren Angehörige, z. B. im Rahmen der Interaktion mit der Inneren Medizin. Unter humangenetischer Beratung verstehen wir eine Besprechung der Fragestellungen, die mit dem Auftreten oder der Befürchtung von angeborenen und/oder genetisch (mit-)bedingten Erkrankungen oder Behinderungen zusammenhängen. Die Beratung soll dem einzelnen oder der Familie helfen, die medizinisch-genetischen Fakten zu verstehen, Entscheidungsalternativen zu bedenken und letztlich angemessene Verhaltensweisen zu wählen. Diese fachärztliche Beratung ist natürlich absolut freiwillig und erfolgt personenzentriert.

54.1
Vererbung

Entscheidende Fortschritte im kausalpathogenetischen und molekularen Verständnis monogen vererbter Erkrankungen wirken sich zunehmend auch auf die praktische klinische Medizin aus. In der Gastroenterologie betreffen diese Entwicklungen bisher v.a. tumorbiologische Zusammenhänge. Gastrointestinale Tumorerkrankungen sind, wie alle häufigen Malignome, meist multifaktoriell bedingt. Das bedeutet, verschiedene Mutationen in einer Reihe von Genen plus mannigfaltige unbekannte Umweltfaktoren können zur Manifestation von gastrointestinalen Tumoren führen.

Selten werden Malignome nach den Mendel-Regeln in Familien über Generationen weiter vererbt. Mittels molekulargenetischer Diagnoseverfahren können die eruierbaren genetischen Grundlagen dieser Malignome zunehmend erfaßt werden. Jede molekulargenetische Labordiagnostik im Rahmen medizinisch-genetischer Fragestellungen muß mit dem Angebot einer humangenetischen Fachberatung des Patienten (und seiner Angehörigen) verbunden sein. Diese Beratung findet in engster Interaktion und Koordination mit der Klinik statt, da die exakte klinische Diagnosestellung die erste und wesentlichste Voraussetzung für den medizinischen Genetiker ist. Als Indikation für eine genetische Beratung reicht gemäß der o.g. Definition die Befürchtung von genetisch (mit-)bedingten Erkrankungen aus.

54.2
Analyseverfahren

Die molekulargenetischen Analyseverfahren lassen sich allgemein in direkte und in indirekte Gendiagnostik unterscheiden.

54.2.1
Direkte Gendiagnostik

Jede direkte Gendiagnostik erfordert zwingend die genaue Kenntnis des betreffenden Gen(abschnitt)s, der Mutation sowie eines mutationsspezifischen Nachweisverfahrens [z. B. Restriktionsfragment-Längenpolymorphismen (RFLP), sequenzspezifische Oligonukleotidhybridisierungen, mutationsspezifische Polymerasekettenreaktion (PCR), eigentliche DNA-Sequenzanalyse des betreffenden Gens im engeren Sinn]. Bereits heute sind die genetischen Anlagen für mehr als tausend der rund 6.000 monogen vererbten Krankheiten differentialdiagnostisch oder präsymptomatisch direkt untersuchbar, und zwar für jedes einzelne ratsuchende Individuum. Damit müssen andere betroffene bzw. gesunde Familienmitglieder *nicht* in die Untersuchung einbezogen werden. Diese Möglichkeit der direkten DNA-Diagnostik wird sich in den kommenden Jahren für praktisch alle weiteren monogenen Erbkrankheiten mit einem einigermaßen einschränkbaren Mutationsspektrum einführen lassen. Ausnahmen werden lediglich extrem seltene Erkrankungen in einzelnen Familien (Gen unbekannt) oder die Krankheiten mit vereinzelten Neumutationen bleiben müssen.

54.2.2
Indirekte Gendiagnostik

Indirekte DNA-Diagnostik (Abb. 54.1) dagegen nutzt das Prinzip der genetischen Kopplung („linkage") eines DNA-Markers mit dem betreffenden Krankheitsgen innerhalb einer Familie aus. Indirekte DNA-Diagnostik hat daher immer eine ausreichend informative Familiensituation zur Voraussetzung. Mehrere betroffene und gesunde Angehörige des/der Ratsuchenden müssen sich parallel in ihrer familienspezifischen Konstellation in bezug auf die Klinik des Krankheitsbilds und molekulargenetisch untersuchen lassen.

Technische Vorgehensweise

Für diese Form der molekulargenetischen Diagnostik werden DNA-Marker herangezogen, die mit der vermuteten Mutation (im chromosomal lokalisierten Krankheitsgen) gekoppelt sind. Bis in die 90er Jahre waren diese Marker meistens diallelische RFLP's (mit 2 Ausprägungsformen), deren Informationsgehalt vergleichsweise gering ist. Derzeit stellen einfache repetitive DNA-Elemente (sog. Mikrosatelliten) die molekulardiagnostischen Werkzeuge der ersten Wahl in der indirekten Gendiagnostik mit der besten Aussagekraft dar. Sie können ohne großen technischen Aufwand, einfach interpretierbar, schnell und kostengünstig dargestellt werden. Die Chromosomen des Menschen sind dicht mit mehr als 30.000 solcher hochvariabler DNA-Marker in kurzen genetischen Abständen besetzt.

Möglichkeiten

Folglich sind theoretisch alle chromosomal bekannten bzw. lokalisierbaren Erbdefekte indirekt diagnostizierbar, sofern die Familienkonstellation ausreichend informativ ist. Betroffene und Gesunde müssen je nach Verwandtschaftsverhältnissen und Genotypverteilungen in der jeweiligen Familie in die Untersuchungen einwilligen. Als Material wird meist peripheres Venenblut (seltener Epithelzellen nach Mundspülung, Haare etc.) verwendet. Dennoch ist der notwendige Informationsgehalt in vielen Kleinfamilien westlicher Industrienationen nicht gegeben – trotz der optimierten molekulargenetischen Werkzeuge.

Einschränkung der Testverfahren

Bei allen Erfolgen der DNA-Technologie bleibt noch auf unabsehbare Zeit zu berücksichtigen, daß keinerlei generelle Möglichkeiten zum flächendeckenden Aufspüren von Mutationen in allen relevanten Genen gegeben sind. Überhöhte Erwartungen in bezug auf den Ausschluß jeglicher schädlichen Erbanlagen im Genom können bei allen technischen Fortschritten in der nächsten Dekade nicht einmal für einzelne Individuen realisiert werden, da das diploide Genom des Menschen ca. $7 \cdot 10^9$ Nukleotide beinhaltet. Es ist zwar inzwischen bekannt, daß nur wenige Prozent dieses Informationspotentials für Proteinkodierung der ca. 80.000 menschlichen Gene genutzt werden. Dennoch können auch Mutationen in der „Wüste des Genoms"

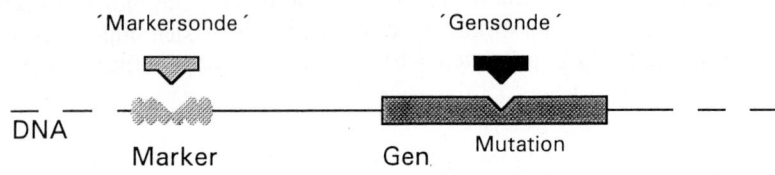

Abb. 54.1. Zur Erläuterung der Prinzipien der direkten und der indirekten DNA-Diagnostik über „Gensonden" für Mutationen bzw. über möglichst eng gekoppelte „Marker"

die Expression der „Genoasen" beeinflussen oder verhindern, z. B. indem regulatorische Instanzen oder Spleißstellen inaktiviert werden.

54.2.3
Präsymptomatische Diagnostik

Bei denjenigen monogenen Erkrankungen, deren genetische Ursache bereits genauer bekannt ist, kann die klinische Diagnose mit DNA-Diagnostik eindeutig gesichert werden. Der jeweilige diagnostische Aufwand ist gemäß der Anzahl verschiedener Mutationen in einem oder mehreren Genen und dem optimalen Nachweisverfahren sehr variabel. Zur Eingrenzung des anzuwendenden molekulargenetischen Diagnosespektrums ist die exakte klinische Befunderhebung durch den Kliniker naturgemäß die wichtigste Voraussetzung. Die koordinierte Kooperation zwischen Gastroenterologen, DNA-Diagnostikern und beratenden Humangenetikern ist notwendig, um eine angemessene Betreuung der Patienten und auch ihrer Angehörigen/Partner zu gewährleisten. Neben der Sicherung der Diagnose gewinnt die präsymptomatische Diagnostik bei Familienangehörigen von Patienten mit spät manifestierenden Erkrankungen zunehmende Bedeutung.

Jeder präsymptomatische Gentest muß zwingend in eine entsprechende humangenetische Beratung eingebunden sein. Hierbei werden die Ratsuchenden unterstützt, selbstverantwortlich zu entscheiden, welches nicht mehr auszulöschende Wissen sie über ihre eigenen Erbanlagen erlangen wollen, welche Konsequenzen aus dieser Kenntnis gezogen werden sollen und wer in ihrem Umkreis entsprechend unterrichtet werden soll. Nur so kann der Tragweite von erblichen Erkrankungen bei verwandten Individuen adäquat Rechnung getragen werden.

Erbliches nichtpolypöses Kolonkarzinom

Diese Zusammenhänge sollen gerafft am Beispiel des erblichen nichtpolypösen Kolonkarzinoms („hereditary nonpolyposis colorectal cancer"/HNPCC; Lynch-Syndrom) verdeutlicht werden (Kinzler u. Vogelstein 1996) (s. Kap. 52.7.4 und 61). Es bedingt 5–6 % aller malignen kolorektalen Tumoren in der westlichen Welt. Unklare Situationen für den Genetiker können hierbei durch zufällige Ansammlungen („cluster") nichterblicher Formen in Familien bedingt sein sowie durch verschiedene Umwelteinflüsse (Ernährung!) und genetische Heterogenität des Krankheitsbilds hervorgerufen werden. Ähnliche Herausforderungen an Klinik und Humangenetik stellen aber auch Diabetes, maligne Melanome und Mammatumoren sowie neurologisch-psychiatrische Erkrankungen.

■ **Vererbungsweg.** HNPCC ist eine autosomal dominante Erkrankung mit vergleichsweise früher Manifestation des Karzinoms. Keimbahnmutationen in einem von mindestens 4 DNA-Fehlpaarungsreparaturgenen (*hMSH2, hMLH1, hPMS1, hPMS2*) bedingen die Inaktivierung eines derartigen Allels und führen zu somatischen Mutationen im Tumor. Diese charakteristische Instabilität des Genoms kann anhand von Mikrosatellitenmarkern demonstriert werden. Mikrosatelliteninstabilität ist demnach ein sekundäres Phänomen des DNA-Reparaturdefekts, der lediglich zur Diagnostik ausgenutzt wird.

■ **Anlageträger.** Der u. U. sehr aufwendige Nachweis einer Keimbahnmutation beim Patienten (verschiedene Mutationen in mehreren Genen möglich) erlaubt auch eine präsymptomatische Diagnostik der Anlageträger innerhalb seiner Familie. Bei der gegebenen psychosozialen Problematik inklusive der Manifestation erst im Erwachsenenalter, der unvollständigen Penetranz der Erkrankung und der Beteiligung weiterer Organsysteme sollte die präsymptomatische Diagnostik zunächst auf kontrollierte Studien beschränkt bleiben. Ein verbreitetes Testangebot für Prädispositionen zu gastrointestinale Tumorerkrankungen, z. B. durch kommerzielle Anbieter ohne entsprechende Beratungsmöglichkeiten, würden viele Risikopersonen mit der bloßen Information über eine mögliche Erkrankung allein lassen. Wann bzw. in welcher Lebenssituation manifestiert sich das Tumorgeschehen? In welcher Form? Wie soll präsymptomatisch überwacht werden? Das mögliche Mißverständnis, daß der molekulargenetische Befund eine klinische Feststellung der Erkrankung, also eine Krankheitsdiagnose ist, muß unbedingt vermieden bzw. ausgeräumt werden.

54.3
Mulitfaktoriell bedingte Erkrankungen

Die zukünftige Herausforderung für Molekulargenetiker und insbesondere für genetische Berater stellen die ungelösten Fragen der häufigen multifaktoriell bedingten Erkrankungen dar. Die Vererbung dieser Volkskrankheiten wird zutreffend als *komplex* bezeichnet. Hinter dem rein deskriptiven Terminus verbergen sich viele unbekannte Fakten und Unverständnis in der Integration von Einzelbefunden. In der genetischen Beratung ist man dann letztendlich auf die Mitteilung von rein empirischen

Wiederholungsrisiken angewiesen, die den speziellen Fall in seinen Besonderheiten nicht voll berücksichtigen können. Anhand des häufigen und sporadischen Kolorektalkarzinoms lassen sich diese Verhältnisse erläutern.

Genetische Instabilität

Die Notwendigkeit genetischer Instabilität auf Einzelzellebene für die Entwicklung von kolorektalen Karzinomen ist weitgehend akzeptiert. Den bisherigen Befunden zufolge erscheinen mindestens 7 unabhängige genetische Ereignisse (Mutationen/ Verlust von Tumorsuppressorgenen, chromosomale Umordnungen) der Tumormanifestation vorauszugehen. Eine Vielzahl weiterer, sehr verschiedener genetischer Veränderungen ist in fortgeschrittenen kolorektalen Tumoren beschrieben worden. Die derartige „genetische Heterogenität" könnte verantwortlich sein für die verschiedenen klinischen und biologischen Phänomene, die bei diesen Malignomen beobachtet werden.

Zukunftsaspekte

Mittels effizienterer Diagnosemöglichkeiten (DNA chips) wird es in der nahen Zukunft auch möglich sein, die zahlreichen genetischen Veränderungen in den Tumoren (und deren Vorstadien) mit multifaktorieller Genese einigermaßen exakt zu definieren.

Die Konsequenzen dieser Möglichkeiten betreffen potentiell eine große Anzahl von Menschen, die sich evtl. noch vermeintlich bester Gesundheit erfreuen. Es ist eine neue zusätzliche Aufgabe für den Kliniker, im Verbund mit medizinischen Genetikern (unter Mithilfe von Psychologen, evtl. Sozialpädagogen etc.) für eine entsprechende Betreuung von Patienten und Angehörigen zu sorgen.

Von großer Bedeutung sind in diesem Zusammenhang auch Selbsthilfegruppen (Adressen beim Verfasser), in denen zahlreiche Patienten und ihre Angehörigen zusätzliche Ansprechpartner mit einschlägigen Erfahrungen finden.

Das wichtigste Anliegen des Humangenetikers im Zusammenhang mit der Genetik von Tumorerkrankungen betrifft die auf das Individuum zentrierte Betreuung von Patienten, Risikopersonen und deren Angehörigen. Da nicht direktiv beraten wird und aus der Natur der Sache heraus keine Patentrezepte existieren können, gilt es, dem Patienten Hilfestellungen bei der Bewältigung der Probleme und offenen Fragen anzubieten.

Literatur

Kinzler KW, Vogelstein B (1996) Lessons from hereditary colorectal cancer. Cell 87: 159–170

# Kapitel 55

Ernährungs- und Lebensgewohnheiten als Risiko- und Schutzfaktoren für gastrointestinale Tumoren

H. Lochs · H. Hörtnagl

Inhalt

55.1 Risikofaktoren für die Tumorentstehung 575
55.1.1 Ösophaguskarzinom 575
55.1.2 Magenkarzinom 576
55.1.3 Hepatozelluläres Karzinom und Gallenwegskarzinom 576
55.1.4 Pankreaskarzinom 577
55.1.5 Kolonkarzinom 577
55.2 Mechanismen der Kanzerogenese durch Lebensmittel 578
55.2.1 Genotoxische Kanzerogene 578
55.2.2 Epigenetische Kanzerogene 578
55.3 Mechanismen der Tumorprävention durch Ernährung 579
55.3.1 Antikanzerogene Stoffe bei kolorektalem Karzinom 579
55.3.2 Antioxidantien 580
55.3.3 Phytochemikalien 580
55.4 Empfehlungen zur diätetischen Primärprävention 581

Obwohl bei Laien ein Zusammenhang zwischen dem Auftreten von Tumorerkrankungen und Ernährung häufig als gesichert angenommen wird und v. a. viele Patienten an die Wirksamkeit einer Antitumordiät glauben, war der wissenschaftliche Beweis eines Zusammenhanges zwischen Ernährung und Tumorerkrankungen schwierig. Dies war vor allem durch die multifaktoriellen Einflüsse auf die Tumorentstehung bedingt. Trotz dieser Schwierigkeiten sind für eine Reihe von gastrointestinalen Tumoren pathogenetische Zusammenhänge mit der Ernährung nachgewiesen worden.

Derzeit sind eine Reihe von Nährstoffen bekannt, die zu einer Erhöhung des Risikos für verschiedene Tumoren führen. Ebenso gibt es zahlreiche Hinweise für eine tumorhemmende Wirkung verschiedener Lebensmittelinhaltsstoffe.

55.1 Risikofaktoren für die Tumorentstehung

Die Angaben über die kanzerogene Wirkung von Lebensmitteln stützen sich meist auf epidemiologische Untersuchungen. Für einzelne Substanzen gibt es aber auch experimentelle Studien, die diese Wirkungen belegt haben. Als Konsequenz der epidemiologischen Studien wurden häufig Interventionsstudien durchgeführt, die Tumorprävention durch Weglassen bestimmter Lebensmittel oder durch vermehrte Zufuhr einzelner Stoffe untersucht haben. Es muß darauf hingewiesen werden, daß eine Tumorprävention durch erhöhte Zufuhr von Substanzen, deren Mangel mit einem erhöhten Tumorrisiko assoziiert ist, nur in wenigen Fällen erzielt werden konnte.

55.1.1 Ösophaguskarzinom

Für das Plattenepithelkarzinom des Ösophagus sind Zusammenhänge mit Ernährungs- und Lebensgewohnheiten gut belegt (Tabelle 55.1), wobei Unterschiede zwischen den Hauptrisikofaktoren in Asien und in der westlichen Welt bestehen. Im Westen spielt der Alkohol- und Tabakkonsum eine wesentliche Rolle. Der Zusammenhang zwischen Alkoholkonsum und Ösophaguskarzinom ist besonders gut dokumentiert (Rothman 1980).

Alkohol
Die ersten Studien, die solche Zusammenhänge nachwiesen, wurden wegen der fehlenden Stratifizierung für soziale Schichten und andere Lebensgewohnheiten kritisiert. Dies ist wichtig, da verschiedene Lebensgewohnheiten, wie z. B. Rauchen einen starken Einfluß auf die Entstehung des Ösophaguskarzinoms hat.

Spätere Studien konnten diesen Fehler jedoch ausräumen und den Alkoholkonsum als unabhängigen Risikofaktor für die Entstehung des Ösopha-

Tabelle 55.1. Risikofaktoren für Karzinomentwicklung

Organ	Karzinomrisikoerhöhende Substanz, Lebensmittel
Ösophagus	Nitrosamine, Alkohol (konzentrierte Alkoholika > Bier), Tannine, Tabak
Magen	Kochsalz, geräucherte Speisen, „Pickles", wenig Obst und Gemüse, Alkohol, Rauchen
Pankreas	Rauchen, Alkohol, tierisches Fett, Kaffee?
Leber	Rauchen, Aflatoxin, Luteoskyrin, Pyrrolizidin, Tannin
Gallengänge	?

guskarzinoms nachweisen. Es besteht eine direkte Korrelation zur Alkoholmenge und der Art der alkoholischen Getränke. „Harte" Getränke stellen ein höheres Risiko dar als etwa Wein und Bier (Tuyns et al. 1979). Epidemiologische Daten aus Frankreich weisen jedoch auch auf eine Korrelation zwischen Weinkonsum und Ösophaguskarzinom hin.

Weitere Risikofaktoren

Die Kombination von Alkohol mit Tabak erhöht das Risiko, an einem Ösophaguskarzinom zu erkranken. Es besteht kein Unterschied zwischen Zigaretten-, Pfeifen- oder Zigarren- bzw. Kautabak (Franceschi et al. 1990).

Neben Alkohol und Tabak wurden auch Mangelzustände an diversen Vitaminen- und Spurenelementen mit der Karzinomentstehung in Zusammenhang gebracht, ohne daß ein spezifischer Mangelzustand dafür verantwortlich gemacht werden konnte.

Gut gesichert ist auch der Einfluß von Nitrosaminen auf die Karzinogenese des Plattenepithelkarzinoms des Ösophagus. Nitrosamine sind selten als solche in der Nahrung vorhanden, sondern entstehen aus in der Nahrung enthaltenen Nitriten. Dieser Risikofaktor wurde v.a. in epidemiologischen Untersuchungen in China nachgewiesen (Cheng et al. 1982).

55.1.2
Magenkarzinom

Auch für das Magenkarzinom gibt es gut gesicherte ernährungsbedingte Risikofaktoren, die sich weitgehend mit denen des Ösophaguskarzinom decken. Alkohol und Rauchen spielen auch hier eine Rolle. Hoher Kochsalzkonsum und geräucherte Speisen sowie „mixed pickles" erhöhen das Risiko, an einem Magenkarzinom zu erkranken (Hotz u. Goebell 1989; Ramon et al. 1993; Hansson et al. 1994). Geräucherte Speisen wirken über die Entstehung von Nitrosaminen. Hier spielt das saure Milieu im Magen für die Umwandlung eine wesentliche Rolle.

Die *Konservierungsart* spielt nicht nur durch ein erhöhtes Risiko beim Genuß von geräucherten Speisen eine Rolle, auch schlecht konservierte Speisen steigern vermutlich durch bakterielle Produkte das Magenkarzinomrisiko (Boeing 1991).

! Eine negative Korrelation wurde hingegen zum Konsum von Obst und Gemüse festgestellt.

55.1.3
Hepatozelluläres Karzinom und Gallenwegskarzinom

Für das hepatozelluläre Karzinom finden sich eine Reihe von kanzerogenen Substanzen, die in der Nahrung enthalten sind, bzw. durch Lebensgewohnheiten zugeführt werden. Besonders gut untersucht ist die kanzerogene Wirkung von *Aflatoxin*, einer Substanz, die von Aspergillus flavus erzeugt wird. Aspergillus flavus wurde v.a. in schimmligem Getreide und Reis nach inadäquater Lagerung gefunden. Allerdings fanden sich auch besonders hohe Konzentrationen von Aflatoxin in diversen Nüssen, die durch die Lagerung leicht verderben. Dies hat dazu geführt, daß einzelne Nußsorten in Europa vorübergehend aus dem Handel gezogen wurden. Eine tägliche Aufnahme von 170 ng Aflatoxin B1, einer Menge, die bei Lebensmittelarbeitern in Dänemark bereits durch Inhalation aufgenommen wurde, erhöhte das Leberkrebsrisiko um das 2- bis 3fache.

Aflatoxin-assoziierte Leberkarzinome weisen häufig eine Punktmutation im Kodon 249 des p53-Tumor-Suppressorgens auf.

Auch andere Pflanzen-, Pilz- oder Bakterienprodukte wie *Pyrrolizidin, Luteoskyrin* und *Tannine* fördern die Entstehung eines hepatozellulären Karzinoms.

Obwohl die Leberzirrhose einen Prädilektionsfaktor für die Entwicklung eines hepatozellulären

Karzinoms darstellt, konnte eine direkte kanzerogene Wirkung für Alkohol nicht nachgewiesen werden.

Für Gallengangskarzinome wurde bisher kein wesentlicher kanzerogener Effekt von Nahrungsinhaltsstoffen nachgewiesen.

55.1.4
Pankreaskarzinom

Für das Pankreaskarzinom fanden sich Zusammenhänge mit Ernährung und Lebensgewohnheiten, obwohl die Daten in einigen Bereichen noch kontrovers sind. So wurde in einer relativ großen Studie ein Zusammenhang zwischen *Kaffeekonsum* und Pankreaskarzinom gezeigt (MacMahon et al. 1981). In 2 weiteren Studien konnte dies jedoch nicht mehr nachgewiesen werden (Feinstein et al. 1981; Wynder et al. 1983). Diese Diskrepanz ist wohl dadurch zu erklären, daß in der ersten Studie die Kontrollgruppe Patienten mit peptischen Ulzera enthielt. Sie konsumierten weniger Kaffee als die Normalbevölkerung, so daß sie keine geeignete Kontrollgruppe darstellten. Ein Einfluß von Kaffee auf die Pankreaskarzinomentstehung, muß derzeit angezweifelt werden.

> **!** Gesichert kann jedoch die Assoziation zwischen Alkoholkonsum und Pankreaskarzinom sowie zwischen Rauchen und Pankreaskarzinom gelten.

Ebenso wird auch von einzelnen Autoren ein hoher Konsum an tierischem Fett mit der Erkrankung in ursächlichen Zusammenhang gebracht.

55.1.5
Kolonkarzinom

Die Nahrungseinflüsse auf die Entstehung des Kolonkarzinoms sind besonders gut untersucht. Risikofaktoren stellen v.a. orale Fettzufuhr, Alkoholkonsum, faserarme Kost und rotes Fleisch dar (Tabelle 55.2; Willett u. MacMahon 1984; Willett et al. 1990). Eine Hypothese für die kanzerogene Wirkung von *tierischem Fett* ist die Entstehung von 3-Ketosteroiden aus Cholesterin. 3-Ketosteroide zeigen in der Zellkultur und im Tierversuch eine mutagene Wirkung (Suzuki et al. 1986). Ein weiterer möglicher Mechanismus ist die Erhöhung der Konzentration freier Gallensäuren im Stuhl, die direkt mit der Fettmenge korreliert. Deoxycholsäure und Cholsäure steigern die Proliferation der Mukosa (Suzuki u. Bruce 1986). Die Höhe der Konzentrationen freier Gallensäuren im Stuhl korreliert mit der Frequenz von kolorektalen Karzinomen (Hill et al. 1975).

Ebenso fand sich in epidemiologischen Untersuchungen ein häufigeres Auftreten von Kolonkarzinomen bei Personen mit *Selenmangel* und bei niederer Kalziumzufuhr (Garland et al. 1985).

Die orale Zufuhr von *Antioxidantien* scheint ebenfalls einen Einfluß auf die Häufigkeit des Kolonkarzinoms zu haben.

Auch für das Kolonkarzinom sind Substanzen, die erst durch die Metabolisierung im Organismus zu Kanzerogenen werden, von Bedeutung. So entstehen etwa die Stuhlpentaene als kanzerogene Substanzen erst durch bakteriellen Stoffwechsel im Kolon.

Ein Zusammenhang zwischen der Kolonkarzinomhäufigkeit und dem Gehalt des Stuhles an Pentaenen konnte belegt werden (Ehrich et al. 1979).

Die Zubereitung der Nahrung kann ebenfalls zur Entstehung von Karzinogenen führen. Einen hohen Einfluß auf die Karzinogenentstehung hat z.B. die Kochtemperatur. Beim Grillen oder Frittieren bei hoher Temperatur entstehen heterozyklische Amine, die ebenfalls Kanzerogene darstellen (Sugimura 1985).

> **!** Insgesamt wurden für das Kolonkarzinom die meisten Zusammenhänge zwischen Ernährung und Karzinomfrequenz erkannt.

Für das Kolonkarzinom liegen auch eine Reihe von Interventionsstudien vor, die den protektiven Wert von Diäten überprüft haben. Die Ergebnisse dieser Studien sollen später besprochen werden. Hier sei nur erwähnt, daß die Ergebnisse bei den Interventionsstudien weniger überzeugend sind, als die epidemiologischen Studien erwarten ließen.

Tabelle 55.2. Ernährungsbedingte Risikofaktoren für kolorektales Karzinom und Wirksamkeit der Prävention

Risikofaktor	Primärprävention durch Veränderung der Aufnahme belegt?
Fett (tierisches Fett)	Wirksam
Alkohol	Wirksam
Faserarme Kost	Wirksam
Rotes Fleisch	Wirksam
Selenmangel	?
Niedere Kalziumzufuhr	?
Antioxidantien	?
Hetrozyklische Amine (gegrillte Speisen)	?

55.2
Mechanismen der Kanzerogenese durch Lebensmittel

Die Mechanismen der krebsfördernden bzw. krebshemmenden Wirkung verschiedener Nahrungsbestandteile sind nicht voll aufgeklärt. Es gibt jedoch mehrere bekannte Stoffwechselwege, über die tumorfördernde oder -hemmende Wirkungen vermittelt werden können. Danach kann man die kanzerogenen Stoffe in der Nahrung unterteilen in

- genotoxische Substanzen,
- epigenetisch wirksame Kanzerogene

Darüber hinaus ist eine Einteilung nach den chemischen Klassen der Substanzen möglich.

55.2.1
Genotoxische Kanzerogene

Die genotoxischen Kanzerogene interagieren mit der DNA, so daß es zur Bildung von DNA-Addukten kommt. In diese Gruppe gehören v. a. halogenierte Substanzen, Nitrosamine und Nitrosoharnstoff. Der überwiegende Teil kommt jedoch nicht in dieser Form in der Natur vor, sondern als indirektes Kanzerogen, das erst nach metabolischer Aktivierung aktiv wird.

N-Nitrosoverbindungen
Bei den Nahrungsmitteln gehören hierzu z. B. N-Nitrosoverbindungen, wie die Nitrosamine, die nach enzymatischer Reaktion in der Zelle reagieren. Nitrosamine kommen im Tabakrauch und in einzelnen Lebensmitteln vor, überwiegend entstehen sie aber endogen im sauren Milieu des Magens aus sekundären Aminen. Diese wiederum entstehen beim Kochen und Braten aus Proteinen durch Reaktion mit Nitrit, das etwa im Pökelsalz enthalten ist oder aus Nitrat aus dem Dünger gebildet werden kann. Nitrosamine werden durch Oxidation an einem der Aminogruppe benachbarten C-Atom metabolisch aktiviert. Durch enzymatische Hydroxylierung entstehen reaktive elektrophile Metabolite als tatsächliche Kanzerogene (Alkyl-Diazohydroxid, oder auch ein Diazonium-Ion). Reaktionsprodukte mit der DNA stellen Alkylguanine dar.

> ! Die Nitrosierungsreaktion ist mit Vitamin C hemmbar (Archer et al. 1975).

Dieser Zusammenhang konnte epidemiologisch nachgewiesen werden. Der Magenkrebs ist in nitritreichen Regionen häufiger als in nitritarmen. Vergleicht man jedoch Gegenden mit Vitamin C-reicher und Vitamin C-armer Ernährung und vergleichbarer Nitrataufnahme, zeigt sich ein signifikanter Unterschied mit geringer Magenkrebshäufigkeit bei höherem Konsum.

In den letzten Jahrzehnten hat die Inzidenz des Magenkarzinoms in Mitteleuropa um mehr als 50 % abgenommen, was u. a. mit dem zunehmenden Verzehr von frischem Obst und Gemüse in Zusammenhang gebracht wird.

Alkohol
Alkohol ist einer der häufigsten Nahrungsfaktoren der mit Karzinomentstehung assoziiert ist. Die kanzerogene Wirkung ist dosisabhängig. Bei einem Glas eines alkoholischen Getränkes pro Tag kommt es noch zu keiner Steigerung der Mortalität an Tumoren, während bei mehr als 7 Gläsern/Tag bereits eine deutliche Erhöhung des Sterberisikos durch Krebs besteht (Camargo et al. 1997).

Äthanol selbst wird nicht als kanzerogen angesehen, kann jedoch kokanzerogen und/oder als Tumorpromotor wirken. Beim Abbau von Äthanol entstehen Acetaldehyd und freie Radikale. Freie Radikale binden rasch an verschiedenen Zellstrukturen, vermutlich auch an DNA, und können dadurch genotoxisch wirken. Acetaldehyd behindert DNA-Reparaturmechanismen und die Methylierung von Cytosin in der DNA. Darüber hinaus bindet Acetaldehyd Glutathion, das wichtig für die intrazelluläre Detoxifikation ist (Seitz et al. 1998).

Weitere Stoffe
Von den in der Natur vorkommenden Stoffen gehören Mykotoxine, z. B. Aflatoxin aus dem Aspergillus flavus zu den Kanzerogenen. Aflatoxin wird metabolisch durch Epoxidierung, durch Zytochrom P450 aktiviert und wirkt stark lebertoxisch. Aflatoxin ist in verschimmelten Nüssen und Getreide enthalten.

Auch die Inhaltsstoffe des Zigarettenrauchs sind kanzerogen. Eine Vielzahl genotoxischer Substanzen (Kohlenwasserstoffe, Nitrosamine, Formaldehyd, Kadmium) sowie tumorpromovierender Substanzen (Phenol, Terpene) sind im Zigarettenrauch bekannt.

55.2.2
Epigenetische Kanzerogene

Epigenetische, nichtgenotoxische Kanzerogene reagieren nicht direkt mit der DNA, sondern wirken z. B. durch Zytotoxiziät und gesteigerte Zellproliferation. In diese Gruppe gehören die Inhaltsstoffe der Betelnuß, Gallensäuren, gesättigte Fettsäuren, Salz und Tabak.

Für tierisches Fett wird als Wirkungsmechanismus einerseits ein hormoneller Effekt diskutiert, andererseits ein lokaler Effekt im Darm durch Vermehrung der Gallensäurekonzentration im Kolon, wie bereits oben ausgeführt.

55.3
Mechanismen der Tumorprävention durch Ernährung

Für eine Reihe von Substanzen in der Ernährung sind antikanzerogene Wirkungen auch für Tumoren des Gastrointestinaltrakts beschrieben.

Hinweise für eine Tumorprävention durch Lebensmittel bzw. Änderungen der Lebensgewohnheiten gibt es sowohl aus epidemiologischen als auch aus zahlreichen experimentellen Studien. Folgende Mechanismen der diätetischen Tumorprävention werden diskutiert:

1. physikalische oder chemische Bindung von Kanzerogenen,
2. Beeinflussung der Kanzerogenaktivierung durch Inhibierung der Phase-1-Enzyme,
3. Beeinflussung der Kanzerogendetoxifikation über den Phase-2-Stoffwechselweg,
4. Bindung von DNA-reagiblen Substanzen (freie Radikale etc.),
5. Unterdrückung einer pathologischen Proliferation in präneoplastischen Läsionen,
6. Inhibierung bestimmter Tumorzelleigenschaften.

Tabelle 55.3 zeigt eine Liste potentiell antikanzerogener Lebensmittelinhaltsstoffe, über die derzeit Studien vorliegen.

Tabelle 55.3. Potentiell antikanzerogene Lebensmittelinhaltsstoffe

Substanzgruppe	Lebensmittel/Wirkstoff
Antioxidantien	Vitamin E, Vitamin C, β-Karotin, Folsäure, Selen
Kalzium	
Phytochemikalien	Phytoöstrogene, Flavonoide, Curcumin, Epigalocatechin Gallat, Polyphenole, Glucorophanin
Fettsäuren (FS)	ω-3 FS, einfach ungesättigte FS (Olivenöl)

55.3.1
Antikanzerogene Stoffe bei kolorektalem Karzinom

Zur Wirkung antikanzerogener Stoffe liegen besonders viele Untersuchungsergebnisse für das kolorektale Karzinom vor. Sie wird allgemein Faserstoffen, Gemüse und Obst zugeschrieben, ohne daß einzelne Komponenten dieser Lebensmittel für die Wirkung verantwortlich gemacht werden können.

Kalzium sowie Selen werden ebenfalls diskutiert.

Tabelle 55.4 zeigt eine Zusammenstellung von Studien über die tumorpräventive Wirkung verschiedener Faserstoffe bei Kolonkarzinom.

Faserstoffe

Nur bei einem Teil der Patienten fand sich ein positiver Effekt einer erhöhten Ballaststoffzufuhr (Trock et al. 1990, Fuchs et. al. 1999). Die Mehrheit epidemiologischer Fall-Kontroll-Studien weist auf eine Schutzwirkung von löslichen und unlöslichen Faserstoffen gegen die Entwicklung von Kolonkarzinomen hin. Es ist jedoch nicht klar, welche Rolle bei diesen Untersuchungen anderen Bestandteilen der in den Diäten verwendeten Gemüse- und Obstsorten zukommen. Als Mechanismus für die Schutzwirkung der Faserstoffe wird einerseits eine Verdünnung und Bindung von Karzinogenen bzw. Promotoren der Karzinogenese im Kolon angenommen sowie eine Verkürzung der Kontaktzeit zwischen Karzinogenen und dem Kolon durch die Reduktion der Kolontransitzeit (Reddy et al. 1987).

Fett und Gallensäuren

Wesentlich ist auch die Veränderung der Gallensäuren mit einer Reduktion der sekundären Gallensäurekonzentration im Stuhl. Die Zugabe von 10–15 g Weizenkleie oder Zellulose pro Tag zu einer Standarddiät reduziert signifikant den fäkalen Gallensäurespiegel sowie die mutagene Aktivität des Stuhls.

Eine Reduktion der Zufuhr von Fett, v. a. von tierischem Fett, führt ebenfalls zu einer Reduktion des Kolonkarzinoms. Zwischen Bevölkerungsgruppen, die täglich rotes Fleisch essen und Kontrollpersonen, die nur einmal wöchentlich rotes Fleisch essen, bestehen Unterschiede im relativen Risiko von 3,3

Tabelle 55.4. Tumorprävention durch Diät. Kolonkarzinom: Erhöhte Ballaststoffzufuhr. (Nach Trock et al. 1990)

Studien (n)	Patienten (n)	Effekt
9	3.104	Stark positiv
6	1.278	Leicht positiv
5	1.322	Nicht signifikant
2	568	Kein Effekt

(Willett et al. 1990). Dieser Effekt ist vermutlich auf den Fettgehalt von rotem Fleisch zurückzuführen.

Zwischen Fett- und Fasergehalt besteht offensichtlich eine Wechselwirkung, so daß Ernährung reich an tierischem Fett und niedrig im Fasergehalt ein besonders hohes Risiko für das Kolonkarzinom darstellt.

Kalzium
Eine erniedrigte Kalziumaufnahme wird ebenfalls mit erhöhtem Risiko für das Kolonkarzinom in Verbindung gebracht (Garland et al. 1985, Baron et al. 1999). Der Effekt einer erhöhten Zufuhr wurde v.a. experimentell durch eine Reduktion der Proliferationsrate bei Adenomen nachgewiesen (Lipkin et al. 1989). Die epidemiologischen Studien über die Wirkung einer vermehrten Kalziumaufnahme auf die Kolonkarzinomhäufigkeit ergeben jedoch kein eindeutiges Bild.

In einem kürzlich publizierten Review weisen Martinez u. Willet (1998) darauf hin, daß aus 20 kontrollierten Studien zur Tumorprävention mit Kalzium und Vitamin D keine eindeutige Reduktion des Risikos zu ersehen ist. Die Hypothese war, daß ionisiertes Kalzium Gallen- und Fettsäuren im Kolon bindet und dadurch einen karzinomprotektiv wirkt. Der Effekt von Kalzium auf die Ausscheidung von Gallensäuren ist zwar gut belegt, es gibt jedoch auch Studien, die den erwähnten Wirkungsmechanismus anzweifeln, da kein Zusammenhang zwischen dem Wachstum von Kolonadenomen und der vermehrten Gallensäureausscheidung durch Kalziumsubstitution gefunden wurde (Hofstad et al. 1998).

55.3.2
Antioxidantien

Da Sauerstoffradikalen ein karzinomfördernder Effekt zugesprochen wird und in epidemiologischen Studien ein Zusammenhang zwischen Karzinomhäufigkeit und Mangel an Antioxidantien belegt ist, lag es nahe, Interventionsstudien durchzuführen. Als Wirkungsmechanismus wird die Reduktion freier Sauerstoffradikale und damit die Verhinderung von Genschäden durch freie Sauerstoffradikale angenommen.

Während epidemiologisch gesicherte Daten eine erhöhte Tumorfrequenz von Magen- und kolorektalen Karzinomen bei Vitamin E- und β-Karotin-Mangel, sowie erhöhte Inzidenz von kolorektalen Karzinomen bei Selenmangel belegen, konnten Interventionsstudien mit einer über dem Standardbedarf liegenden Zufuhr von Vitamin E, β-Karotin oder Selen keinen protektiven Effekt auf die Entwicklung dieser Karzinome nachweisen (Heineon et al. 1994; Greenberg et al. 1994; Bohm et al. 1998). Ähnlich negative Ergebnisse fanden sich auch nach der Zufuhr von Vitamin C in hohen Dosen.

Eine neue epidemiologische Untersuchung zeigt, daß Frauen, die Multivitaminpräparate eingenommen haben, eine signifikante Reduktion der Kolonkarzinominzidenz aufwiesen (Giovannucci et al. 1998). Dieser Effekt wurde zwar auf den Folatgehalt der Multivitaminpräparate zurückgeführt, bei alleiniger Folateinnahme konnte ein solcher Effekt jedoch nicht nachgewiesen werden. Insgesamt kann davon ausgegangen werden, daß ein Schutzeffekt durch Zufuhr von Antioxidantien, die den Standardbedarf übersteigt, noch nicht gesichert ist, ein Mangel an diesen Substanzen jedoch eine tumorfördernde Wirkung hat.

55.3.3
Phytochemikalien

Flavonoide
In den letzten Jahren wurden zahlreiche Studien über Phytochemikalien und deren Antitumorwirkung publiziert. Hervorzuheben sind die Untersuchungen über die Flavonoide, von denen klare tumorprotektive Wirkungen beschrieben sind. Flavonoide kommen in Früchten und Gemüsen z.B. in Sojabohnen aber auch in Rotwein und schwarzem Tee vor. In Deutschland werden durchschnittlich 11,5 mg Flavonoide/Tag/Person aufgenommen (Bohm et al. 1998). In mehreren Studien zeigt sich eine negative Korrelation zwischen Flavonoidaufnahme und Karzinomhäufigkeit (ebd.). Auch in Tierversuchen konnte ein Schutzeffekt von Flavonoiden gezeigt werden. Curcumin hat z.B. in Tierexperimenten zu einer deutlichen Reduktion verschiedener gastrointestinaler Tumoren geführt (Sorensen et al. 1998).

Grüner Tee, Epigallocatechin Gallat, Polyphenole
Besonders interessant sind auch die Untersuchungen über die Inhaltsstoffe von *grünem Tee, Epigallocatechin Gallat* und verschiedene *Polyphenole*. Für die tumorpräventive Wirkung von grünem Tee liegen bemerkenswerte epidemiologische Daten vor. Es konnte eine erhebliche Reduktion der Häufigkeit von Ösophagus- und Magenkarzinomen, Kolonkarzinomen, Pankreas- und Leberkarzinomen gezeigt werden (Gao et al. 1994; Inoue et al. 1998; Fujiki et al. 1998). In Gruppen mit mehr als 10 Tassen grünem Teekonsum pro Tag kam es zu einer signifikant späteren Tumorentwicklung als in Vergleichsgruppen mit weniger als 3 Tassen pro Tag. Verschiedene Mechanismen der Wirkung von grünem Tee sind

beschrieben. In Zellkulturen zeigte sich eine geringere Proliferationsrate von hyperproliferativen Zellen nach Zugabe von Tee und Teepolyphenolen (Yang et al. 1998). Bei strahleninduzierten Tumoren in der Haut von Mäusen konnte die p53-Mutation reduziert werden (Liu et al. 1998).

Glucurophanin

Glucurophanin und Sulforaphan, Inhaltsstoffe der Kruziferen (Broccoli, Kohl und Blumenkohl), haben in tierexperimentellen und epidemiologischen Studien tumorprotektive Effekte gezeigt. In den USA wird seit 1982 der Konsum dieser Gemüse zur Karzinomprävention empfohlen (Nestle 1997). Tierexperimentell konnte die Entstehung von Mammatumoren durch Extrakte aus Broccoli dosisabhängig verzögert werden (Fahey et al. 1997).

Als möglicher Wirkungsmechanismus der tumorpräventiven Wirkung wird die Induktion von Phase-2-Enzymen diskutiert. Dabei ist zu beachten, daß 3 Tage alte Sprossen der Broccoli und des Blumenkohls 10- bis 100fach höhere Konzentrationen der enzyminduzierenden Substanzen enthalten als reife Pflanzen. Ein weiterer Vorteil der Sprossen gegenüber reifen Pflanzen ergibt sich daraus, daß die in den Sprossen vorkommenden Induktoren v.a. Phase-2-Enzymsysteme betreffen, während Inhaltsstoffe der reifen Pflanze sowohl Phase-1- als auch Phase-2-Enzyme aktivieren können. Eine Induktion von Phase 1 der Biotransformation beinhaltet möglicherweise ein höheres Risiko in der Metabolisierung von Fremdstoffen zu aktiven Kanzerogenen.

Bei Phase-2-Reaktionen entstehen in der Regel biologisch inaktive und wasserlösliche Substanzen, wobei jedoch nicht ausgeschlossen werden kann, daß auch hierbei Kanzerogene bioaktiviert werden.

Eine Induktion fremdstoffmetabolisierender Enzyme wird auch im Darm beobachtet. Generell könnte eine Induktion im Darm einerseits eine vermehrte biologische Inaktivierung und Ausscheidung von kanzerogenen Stoffen aus Nahrungsmitteln und somit Tumorprävention bedeuten, andererseits aber auch eine Aktivierung und lokale Anhäufung von Kanzerogenen im Darm verursachen und somit das Tumorrisiko erhöhen.

55.4
Empfehlungen zur diätetischen Primärprävention

In der Zusammenschau aller vorliegenden Befunde kann man sagen, daß es keine andere Methode der Primärprävention gastrointestinaler Tumoren gibt, die ähnlich effektiv ist, wie das Rauchen aufzugeben und eine gesunde Ernährung einzuhalten.

Unterschiede im relativen Risiko von 2–3 zwischen Gruppen mit hohem Fett- und niederem Faserkonsum und solchen mit niedrigem Fett- und hohem Faserkonsum z. B. bezüglich der Entwicklung eines Kolonkarzinoms belegen dies deutlich. Die für die Primärprävention gegebenen Empfehlungen verschiedener Gesellschaften sind ähnlich und prinzipiell einfach zu befolgen (Dileep u. Foerster 1991; Lenhard 1996):

1. Erhöhen des Anteils an pflanzlichen Speisen. Es wird empfohlen, 5 Portionen Obst oder Gemüse am Tag zu essen und mit jeder Mahlzeit Obst oder Gemüse zu sich zu nehmen. Darüber hinaus sollte man reichlich andere pflanzliche Produkte wie Reis, Kartoffeln, Nudeln, Bohnen usw. essen.
2. Reduzieren des Fettanteiles auf ca. 30 % der Gesamtenergie und Erhöhen der ungesättigten Fettsäuren auf 10 % der Fettenergie.
3. Vermeiden einer zu hohen Gesamtenergiezufuhr.
4. Erhöhen des Faserstoffanteils in der Nahrung auf mindestens 20 g/Tag.
5. Reduktion des Alkoholkonsums auf ein Glas eines alkoholischen Getränkes täglich.
6. Reduktion des Konsums von geräucherten, gesalzenen und mit Nitriten behandelten Speisen.

Es werden keine Empfehlungen zu einer Substitution von einzelnen Stoffen, wie Antioxidantien oder Ähnlichem gegeben. Bei Risikogruppen werden teils darüber hinausgehende Ernährungsempfehlungen gemacht. Von allen Autoren wird besonders auf das hohe kanzerogene Risiko des Rauchens hingewiesen. Die Kombination von Rauchen mit bestimmten Ernährungsgewohnheiten kann zu einer Summierung des Risikos führen.

Literatur

Archer MC, Tannenbaum Sr, Fan TY et al. (1975) Reaction of nitrite with ascorbate and its relation to nitrosamine formation. J Natl Cancer Inst 54: 11203–11205

Baron JA, Beach M, Mandel JS et al. (1999) Calcium supplements for the prevention of colorectal adenomas. N Engl J Med 340: 101–107

Boeing J (1991) Epidemiological research in stomach cancer: Progress over the last ten years. J Cancer Res Clin Oncol 117: 133–143

Bohm H, Boeing H, Hempel J et al. (1998) Flavonols, flavone and anthocyanins as natural antioxidants of food and their possible role in the prevention of chronic diseases. Z Ernahrungswiss 37: 147–163

Camargo CA, Hennekens CH, Gaziano JM, Glynn RJ, Manson JE, Stampfer JM (1997) Prospective study of moderate alcohol consumption and mortality in US male physicians. Arch Intern Med 157: 79–85

Cheng SJ, Sala M, Li MH et al. (1982) Esophageal cancer in Linxian county China: A possible etiology and mechanism. Carcinogenesis 7: 167–174

Dileep GB, Foerster SB (1991) Changing the American diet. Cancer 67: 2671–2680

Ehrich M, Aswell JE, van Tassel R (1979) Mutagens in the feces of three South African populations at different levels of risk for colon cancer. Mutat Res 64: 231–240

Fahey JW, Zhang Y, Talalay P (1997) Broccoli sprouts: An exceptionally rich source of inducers of enzymes that protect against chemical carcinogenes. Proc Natl Aca Sci USA 94: 10367–10372

Feinstein A, Horowitz R, Spitzer W et al. (1981) Coffee and pancreatic cancer: The problems of etiologic science and epidemiologic case-control research. JAMA 246: 957–961

Franceschi S, Talamini R, Barra S et al. (1990) Smoking and drinking in relation to cancers of the oral cavity, larynx, and esophagus in northern Italy. Cancer Res 50: 6502–6507

Fuchs CS, Giovannucci EL, Colditz GA et al. (1999) Dietary fiber and the risk of colorectal cancer and adenoma in women. N Engl J Med 340: 169–176

Fujiki H, Suganuma M, Okabe S et al. (1998) Cancer inhibition by green tea. Mutat Res 402(1–2): 307–310

Gao YT, McLaughlin JK, Blot WJ et al. (1994) Reduced risk of esophageal cancer associated with green tea consumption. J Natl Cancer Inst 86: 855–858

Garland C, Shekelle RB, Barrett-Connor E et al. (1985) Dietary Vitamin D and Calcium and risk of colorectal cancer. A 19-year prospective study in men. Lancet 1: 307–309

Giovannucci E, Stampfer MJ, Colditz GA et al. (1998) Multivitamin use, folate, and colon cancer in women in Nurses' Health Study. Ann Intern Med 129: 517–524

Greenberg ER, Baron JA, Tosteson TD et al. (1994) A clinical trial of antioxidant vitamins to prevent colorectal adenoma. N Engl J Med 331: 141–147

Hansson LE, Baron J, Nyren O et al. (1994) Tobacco, alcohol and the risk of gastric cancer: A population-based case-control study in Sweden. Int J Cancer 57: 26–31

Heinonen OP, Albanes D et al. (1994) The effect of vitamin E and beta carotene on the incidence of lung cancer and other cancers in male smokers. N Engl J Med 330: 1029–1035

Hill MJ, Drasar Bs, Williams RED (1975) Faecal bile acid and clostridia in patients with cancer of the large bowel. Lancet 1: 535–539

Hofstad B, Vatn MH, Andersen SN et al. (1998) The relationship between faecal bile acid profile with or without supplementation with calcium and antioxidants on recurrence and growth of colorectal polyps. Eur J Cancer Prev 7: 287–294

Hotz J, Goebell H (1989) Epidemiology and pathogenesis of gastric carcinoma. In: Meyer HJ, Schmoll HJ (eds) Gastric carcinoma. Springer, Berlin Heidelberg New York Tokyo, pp 3–15

Inoue M, Tajima K, Hirose K et al. (1998) Tea and coffee consumption and the risk of digestive tract cancer: Data form a comparative case-referent study in Japan. Cancer Causes Control 2: 209–216

Lenhard RE (1996) CA American Cancer Society Nutrition Guidelines. CA Cancer J Clin 46: 325–341

Lipkin M, Friedman E, Winawer SJ et al. (1989) Colonic epithelial cell proliferation in responders and nonresponders to supplemental dietary calcium. Cancer Res 49: 248–254

Liu Q, Wang Y, Crist KA et al. (1998) Effect of green tea on p53 mutation distribution in ultraviolet B radiation-induced mouse skin tumors. Carcinogenesis 19: 1257–1262

MacMahon B, Yen S, Trichopoulos D et al. (1981) Coffee and carcinoma of the pancreas. N Engl J Med 304: 630–633

Martinez ME, Willett WC (1998) Calcium, vitamin D, and colorectal cancer: A review of the epidemiologic evidence. Cancer Epidemiol Biomarkers Prev 7: 163–168

Nestle M (1997) Broccoli sprouts as inducers of carcinogen-detoxifying enzyme systems: Clinical, dietary, and policy implications. Proc Natl Acad Sci U S A 94: 1149–1151

Ramón JM, Serra L, Cerdó C, Oromí J (1993) Dietary factors and gastric cancer risk. A case-control study in Spain. Cancer 71: 1731–1735

Reddy BS, Sharma C, Simi B et al. (1987) Metabolic epidemiology of colon cancer: Effect of dietary fiber on fecal mutagens and bile acids in healthy subjects. Cancer Res 47: 644–648

Rothman KJ (1980) The proportion of cancer attributable to alcohol consumption. Prev Med 9: 174–179

Seitz HK, Poschl G, Simanowski UA (1998) Alcohol and cancer. Recent Dev Alcohol 14: 67–95

Sorensen JK, Kristiansen E, Mortensen A et al. (1998) The effect of soy isoflavones on the development of intestinal neoplasia in ApcMin mouse. Cancer Lett 130: 217–225

Sugimura T (1985) Carinogenicity of mutagenic heterocyclic amines formed during the cooking process. Mutat Res 150: 33–42

Suzuki K, Bruce WR (1986) Increase by deoxycholic acid of the colonic nuclear damage induced by known carcinogenes in C57Bl/6J mice. J Natl Cancer Inst 76: 1129–1132

Suzuki K, Bruce WR, Baptista J (1986) Characterization of cytotoxic steroids in human feces and their putative role in the etiology of human colon cancer. Cancer Lett 33: 307–317

Trock B, Lanza E, Greenwald P (1990) Dietary fiber, vegetables, and colon cancer: Critical review and meta-analyses of the epidemiologic evidence. J Natl Cancer Inst 82: 650–661

Tuyns AJ, Pequignot G, Abbatucci JS (1979) Oesophageal cancer and alcohol consumption; importanc of type of beverage. Int J Cancer 15: 443–447

Willett WC, MacMahon B (1984) Diet and cancer – an overview. N Engl J Med 310: 697–703

Willett WC, Stampfer MJ, Colditz GA et al. (1990) Relation of meat, fat, and fiber intake to the risk of colon cancer in a prospective study among women. N Engl J Med 323: 1664–1672

Wynder E, Hall N, Polansky M (1983) Epidemiology of coffee and pancreas cancer. Cancer Res 43: 3900–3906

Yang CS, Yang GY, Landau JM et al. (1998) Tea and tea polyphenols inhibit cell hyperproliferation, lung tumorgenesis, and tumor progression. Exp Lung Res 24: 629–639

Prinzipien der Chemotherapie gastrointestinaler Tumoren

S. Petrasch

Inhalt

56.1 Begriffsdefinitionen 583
56.1.1 Adjuvante, neoadjuvante, additive und palliative Therapie 583
56.1.2 Beurteilung des Allgemeinzustands 584
56.1.3 Remissionskriterien 585
56.1.4 Beurteilung der Toxizitäten 585
56.2 Intraarterielle Chemotherapie und Chemoembolisation 585
56.2.1 Hintergrund 585
56.2.2 Verfahren und Anwendungsgebiete der regionalen Therapie 586
56.2.3 Hepatisch-arterielle Infusion (HAI) bei primären und sekundären Lebertumoren 586
56.2.4 Chemoembolisation bei primären und sekundären Lebertumoren (transarterielle Chemoembolisation, TACE) 587
56.2.5 Intraarterielle zöliakale Chemotherapie bei Pankreaskarzinomen 588
56.3 Besondere Aspekte der Chemotherapie gastrointestinaler Tumoren 589
56.3.1 5-Fluorouracil: Applikationsformen und Biomodulation 589
56.3.2 Nephroprotektion bei Verabreichung von Cisplatin 591
56.3.3 Simultane Radio-Chemotherapie 592

Chemotherapie bei gastrointestinalen Tumoren kann als adjuvante, neoadjuvante, additive und palliative Behandlung durchgeführt werden. Bei der Indikationsstellung ist neben dem Tumortyp, dem Ausbreitungsstadium und dem Alter des Patienten der Allgemeinzustand zu berücksichtigen.

Als Remissionskriterien gelten das Ausmaß der Tumorrückbildung, Remissionsdauer und Überlebenszeit.

Alternativ zur parenteralen und oralen Gabe sind regionale intraarterielle Chemotherapien und Chemoembolisationen möglich. Diese haben den Vorteil der höheren lokalen Zytostatikakonzentration.

56.1 Begriffsdefinitionen

56.1.1 Adjuvante, neoadjuvante, additive und palliative Therapie

Allgemein wird Heilung als eine normale, von der behandelten Grundkrankheit unabhängige Lebenserwartung bezeichnet. Beim Mammakarzinom können jedoch noch bis zu 15 Jahre nach erfolgreicher Primäroperation Rezidive auftreten. Bei Tumorerkrankungen sollte die Heilungsrate deshalb über das erreichte Plateau des krankheitsfreien Überlebens definiert werden.

Palliative Therapie
Unter einer palliativen Therapie versteht man Behandlungsmaßnahmen, mit denen neben einer Lebensverlängerung insbesondere eine Erhaltung oder Verbesserung der Lebensqualität angestrebt werden.

! Eine zytotoxische Therapie, die zu einer zeitlich begrenzten Remission führt, aber für den Patienten das Leiden infolge schwerer Nebenwirkungen verschlimmert, muß bei nicht kurativ behandelbaren Tumoren als Überbehandlung oder sogar als Behandlungsfehler bezeichnet werden.

Für einen Teil der Patienten beinhaltet alleine schon die Tatsache, sich einer zytostatischen Therapie unterziehen zu müssen, eine Einschränkung der Lebensqualität. Andere Tumorpatienten wiederum erfahren eine Verbesserung ihrer Stimmungslage durch die Tatsache, daß aktiv gegen den Tumor vorgegangen wird. Bei der Indikationsstellung zur palliativen Chemotherapie gilt es folglich eine Vielzahl von Aspekten zu berücksichtigen. Ein einfühlsames Vorgespräch mit dem Patienten ist dabei unentbehrlich.

Präoperative (neoadjuvante) Therapie

Wird eine Chemotherapie oder eine Radiatio präoperativ verabreicht um eine Verbesserung der Heilungschancen durch den chirurgischen Eingriff zu erzielen, bezeichnet man die Therapiemaßnahme als neoadjuvant. Ein typisches Beispiel hierfür ist die kombinierte Radio-Chemotherapie bei Patienten mit Rektumkarzinom im Stadium T4.

Adjuvante Therapie

Adjuvante Therapiemaßnahmen werden hingegen erst postoperativ eingeleitet. Ihr Ziel ist die Abtötung von im Organismus, beispielsweise in der Leber oder im Knochenmark, verstreuten Tumorzellen. Adjuvante Behandlungsmaßnahmen setzen voraus, daß bei der Operation sowohl makroskopisch als auch mikroskopisch der gesamte Tumor entfernt wurde (RO-Resektion). Bei gastrointestinalen Tumoren spielt die adjuvante Therapie beim Kolonkarzinom eine wichtige Rolle.

Additive Therapie

Verbleiben für den Chirurgen schon sichtbar (R2-Resektion) oder erst bei der Begutachtung durch den Pathologen mit dem Nachweis neoplastischer Zellen am Resektionsrand (R1-Resektion) Tumorreste bei der Operation zurück, kann eine additive Therapie eingeleitet werden. Additive Therapiemaßnahmen nehmen beim Ösophaguskarzinom und beim Pankreaskarzinom einen gewissen Stellenwert ein.

56.1.2
Beurteilung des Allgemeinzustands

Bei der Indikationsstellung zu einer Chemotherapie gastrointestinaler Tumoren muß neben dem Tumortyp, dem Ausbreitungsstadium und dem Alter auch der Allgemeinzustand des Patienten berücksichtigt werden. Generell gilt, daß eine palliative Chemotherapie bei Patienten mit einem Karnofsky-Index von weniger als 60 % bzw. einem WHO-Grad 2 oder höher nicht mehr durchgeführt werden sollte. Tabelle 56.1 gibt die Einteilung des Allgemeinzustands nach Karnofsky und die Graduierung nach der WHO-Klassifikation wieder.

Bei palliativen Therapiekonzepten ist zusätzlich eine Beurteilung der Lebensqualität unter bzw. nach der Zytostase unerläßlich. Eine palliative Behandlung kann nicht als erfolgreich bewertet werden, wenn zwar ein Tumorstillstand oder sogar eine Teilremission erzielt wurde, diese aber mit gravierenden Nebenwirkungen oder einer nachhaltigen Beeinträchtigung des körperlichen und seelischen Befindens des Patienten verbunden ist. Allgemeine Meßinstrumente zur Erfassung der Lebensqualität existieren nicht. Beurteilt werden kann

- der körperliche Zustand,
- Abnahme oder Zunahme tumorbedingter Schmerzen,
- Nebenwirkungen der Therapie wie die Ausbildung eines Hand-Fuß-Syndroms oder einer Polyneuropathie,

Tabelle 56.1. Beurteilung des Allgemeinzustandes bei Tumorpatienten

Grad nach WHO		Index nach Karnofsky	
0	Normale körperliche Aktivität; keine besondere Pflege erforderlich	100 %	Normale Aktivität, keine Beschwerden, keine manifeste Tumorerkrankung
		90 %	Normale Leistungsfähigkeit minimale Krankheitssymptome
1	Gering eingeschränkte, körperliche Aktivität; leichte Arbeit möglich; nicht bettlägerig	80 %	Normale Aktivität nur mit Anstrengung; geringe Krankheitssymptome
		70 %	Unfähig zu normaler Aktivität oder Arbeit; versorgt sich selbständig
		60 %	Gelegentliche Unterstützung notwendig, aber noch weitgehende Selbstversorgung möglich
2	Arbeitsunfähig; meist selbständige Lebensführung; Pflege und Unterstützung notwendig; weniger als 50 % bettlägerig	50 %	Ständige Unterstützung und Pflege, häufige ärztliche Hilfe notwendig
		40 %	Überwiegend bettlägerig; spezielle Pflege erforderlich
3	Keine Selbstversorgung möglich; kontinuierliche Pflege oder Hospitalisierung erforderlich; mehr als 50 % der Tageszeit bettlägerig	30 %	Dauernd bettlägerig; geschulte Pflege notwendig
		20 %	Schwerkrank; Hospitalisierung notwendig; aktive supportive Therapie erforderlich
4	100 % krankheitsbedingt bettlägerig	10 %	Moribund

- psychologische Faktoren wie Depressionen oder Angst,
- persönliche Faktoren wie Ausübung von Hobbys
- Abnahme oder Zunahme des Körpergewichts

und viele andere.

56.1.3
Remissionskriterien

Zu den objektivierbaren Parametern für die Beurteilung einer Tumortherapie zählen Ausmaß der Tumorrückbildung, Remissionsdauer und Überlebenszeit.

■ **Komplette Remission.** Eine komplette Remission (CR) bedeutet die vollständige Rückbildung aller meßbaren bzw. nichtmeßbaren, aber evaluablen Tumorbefunde, dokumentiert durch 2 mindestens 4 Wochen auseinanderliegende Kontrolluntersuchungen.

■ **No evidence of disease.** Von „no evidence of disease (NED)" spricht man, wenn nach einer neoadjuvanten Behandlung bei dem sich anschließenden chirurgischen Eingriff keine Tumorreste gefunden werden.

■ **Partielle Remission.** Eine partielle Remission (PR) liegt vor, wenn eine Größenreduktion von mindestens 50 % bei linearer Messung eindimensional meßbarer Läsionen für eine Dauer von mindestens 4 Wochen nachgewiesen wird. Dabei dürfen simultan keine neuen Tumormanifestationen auftreten bzw. bei mehreren Tumorherden irgendein Herd progredient sein. Alternativ wird eine PR auch als eine Größenabnahme der Summe der Flächenmasse (Produkt des größten mit dem darauf rechtwinklig stehenden Flächendurchmesser) um mindestens 50 % definiert.

Bei Skelettmetastasen spricht man von einer PR, wenn eine Größenabnahme osteolytischer Herde, eine Rekalzifikation osteolytischer Läsionen oder eine röntgenologische Dichteabnahme osteoblastischer Läsionen für mindestens 4 Wochen nachgewiesen werden können.

■ **No change.** Als keine Größenänderung der Tumorparameter (NC/"no change") wird eine Situation bezeichnet, in der eine Tumorreduktion um weniger als 50 % oder eine Größenzunahme von maximal 25 % für mindestens 4 Wochen festgestellt wird.

■ **Progression.** Eine Progression (PD) liegt bei Auftreten neuer Tumorläsionen oder bei einer Größenzunahme der Indikatorläsion von mindestens 25 % in einem oder mehreren Herden vor. Bei diskordantem Ansprechen entscheidet das schlechteste Ansprechen eines Parameters. So wird z. B. eine 25 %ige Größenzunahme eines Herdes trotz CR oder PR anderer Herde bei ein und demselben Patienten als PD eingestuft.

Als Dauer der CR wird der Zeitraum zwischen dem Nachweis der CR bis zum Zeitpunkt des Auftretens neuer Tumormanifestationen gewertet. Hingegen wird die Dauer der PR als das Intervall zwischen Beginn der antineoplastischen Therapie bis zum Zeitpunkt des Nachweises einer PD definiert.

Das Gesamtüberleben wird berechnet vom Therapiebeginn bis zum Tod.

56.1.4
Beurteilung der Toxizitäten

Für die Beurteilung der Toxizitäten wird neben der Einteilung der WHO immer häufiger die Klassifikation des National Cancer Institutes (NCI) der USA verwendet. Eine aktualisierte Liste der „Common Toxicity Criteria" des NCI ist unter http://ctep.info.nih.gov/CTC3/ctc.htm abzurufen.

56.2
Intraarterielle Chemotherapie und Chemoembolisation

Die regionale, intraarterielle Chemotherapie hat gegenüber der systemischen intravenösen oder oralen Chemotherapie den Vorteil, höhere, lokale Zytostatikakonzentrationen bei verringerten systemischen Nebenwirkungen zu erreichen.

Voraussetzungen hierfür sind:

- eine steile Dosis-Wirkungs-Beziehung des verwendeten Zytostatikums,
- eine anatomisch umschriebene Manifestation des Tumors,
- ein einfacher Zugang zum tumortragenden Gebiet,
- dosislimitierende Nebenwirkungen, die die Wirkung einer systemischen Therapie begrenzen.

56.2.1
Hintergrund

Als interessantes Zytostatikum erwies sich in ersten Untersuchungen Fluorodesoxyuridin (FUDR), da es zu über 90 % im sog. First-pass-Effekt extrahiert wird und somit nur geringe systemische Konzentrationen aufweist. Desweiteren wurde in pharmakokinetischen Untersuchungen erarbeitet, daß die Effektivität einer lokalen/regionalen Chemotherapie gesteigert werden kann, wenn die arterielle Flußrate im tumortragenden Gebiet reduziert wird (Prinzip des regionalen Vorteils) (Chen u. Gross 1980). Verwendet werden können zur Reduktion des Blutflusses intraarterielle Ballonkatheter oder die Injektion embolisierender Substanzen (Chemoembolisation).

56.2.2
Verfahren und Anwendungsgebiete der regionalen Therapie

In der Gastroenterologie kommen v. a. selektive, intraarterielle Infusionsverfahren im Bereich der Leber zur Anwendung. Die hepatisch-arterielle Infusion (HAI) wird palliativ bei nichtresezierbaren Lebermetastasen sowie bei inoperablen hepatozellulären Karzinomen (HCC) eingesetzt.

■ **Weiterentwicklungen.** Eine Weiterentwicklung dieses Verfahrens ist die Chemoembolisation, die durch Erzeugung lokaler Ischämie die Kontaktzeit des Zytostatikums im Tumor verlängert.

Darüber hinaus werden in jüngster Zeit auch Verfahren zur intraarteriellen, zöliakalen Chemotherapie bei lokal fortgeschrittenen Pankreaskarzinomen eingesetzt.

56.2.3
Hepatisch-arterielle Infusion (HAI) bei primären und sekundären Lebertumoren

Allgemeines
Die Blutversorgung der Leber erfolgt aus 2 Gefäßsystemen, der V. portae und der A. hepatica. Im Gegensatz zu normalem Lebergewebe, das vornehmlich aus der V. portae versorgt wird, werden 90 % der hepatischen Tumoren aus der A. hepatica gespeist, was einen selektiven Ansatz zur Therapie von Malignomen der Leber möglich macht. Lediglich kleine Tumoren mit einem Durchmesser unter 1 cm und die Peripherie großer Leberherde werden aus der V. portae versorgt.

Indikation
Als mögliche Indikation für eine intraarterielle Chemotherapie werden nichtoperable Lebermetastasen bei fehlender extrahepatischer Tumormanifestation angesehen. Hierbei wurden die meisten Untersuchungen zu Lebermetastasen kolorektaler Karzinome durchgeführt, wobei ein eindeutiger Einfluß auf das Überleben bislang nicht gezeigt werden konnte.

Eine postoperative, portalvenöse Infusionstherapie adjuvant nach kurativ resezierten Kolonkarzinomen ist als experimentell einzustufen.

Zur Behandlung des HCC, sowohl adjuvant als auch palliativ, ist die HAI – trotz erster positiver Studienergebnisse – ebenfalls noch nicht als Standardmethode anzusehen.

Technisches Vorgehen
Vor Therapiebeginn wird eine Übersichtsangiographie der Aorta abdominalis angefertigt, um eventuelle Normvarianten des Gefäßsystems mitzuerfassen. Die Zytostatikaapplikation erfolgt über angiographisch eingebrachte Katheter oder chirurgisch implantierte Portkatheter, ggf. zusätzlich mit subcutan eingesetzten Pumpensystemen.

Angiographisch nachweisbare Verbindungen zu Spinalarterien stellen eine absolute Kontraindikation für die intraarterielle Therapie dar.

CAVE

Zytostatika
Als Zytostatika werden Fluoropyrimidine (FUDR, 5-FU) eingesetzt, wobei 5-FU besser toleriert wird und verglichen mit FUDR seltener zu einer sklerosierenden Cholangitis führt. Alternativ können Mitomycin C, Anthrazykline (Epirubicin, Doxorubicin) sowie Mitoxanthrone verwendet werden.

Nebenwirkungen und Komplikationen

■ **Häufigkeit.** Die intraarterielle Behandlung von Lebertumoren stellt zwar die häufigste Behandlungsmethode einer intraarteriellen Therapie dar, sie ist jedoch auch mit den häufigsten Nebenwirkungen und Komplikationen belastet. Führende Todesursache sind septische Komplikationen und das hepatorenale Syndrom sowie die Ruptur einer Lebermetastase bei Lage im Randbereich der Leber oder kapselüberschreitenden Tumoren.

■ **Kausalitäten.** Die meisten Komplikationen wurden nach FUDR-Infusionen beobachtet. In 25 % der Fälle treten Gastritiden bzw. Magenulzera auf. In 8 % der Fälle kommt es zur Entwicklung einer sklerosierenden Cholangitis. Diese Nebenwirkungen sind bei Applikation anderer Medikamente (5-FU) die Ausnahme.

Kontrollierte Untersuchungen und Ergebnisse

■ **Lebermetastasen kolorektaler Karzinome.** *Palliativer Therapieansatz:* In zahlreichen Untersuchungen, die randomisiert HAI vs. Gabe einer systemischen Chemotherapie bei nicht resektablen Lebermetastasen kolorektaler Karzinome verglichen haben, waren die Ansprechraten im regionalen Arm durchweg höher (Hohn et al. 1989). Ein Überlebensvorteil ergab sich hierbei jedoch nicht, möglicherweise aufgrund des Cross-over Designs der Studien, die die Applikation einer systemischen Therapie bei extrahepatischem Progress erlaubten. Ausnahme bildet eine französische Untersuchung, die eine Verlängerung des medianen Überlebens für die lokale Therapie vs. systemische Gabe nachweisen konnte (Rougier et al. 1992). Diese Studie war jedoch ursprünglich als Untersuchung regionale Therapie vs. best supportive care konzipiert und ist somit nicht uneingeschränkt vergleichbar.

Adjuvanter Therapieansatz: In der adjuvanten Therapie nach R0-Resektion von Lebermetastasen kolorektaler Karzinome hat die hepatische intraarterielle Infusion nach aktueller Datenlage keinen Stellenwert (Harms et al. 1999).

■ **Primäre Lebermalignome.** *Palliativer Therapieansatz:* Bei anfangs kleinen Fallzahlen konnten die durchgeführten Studien zunächst keine Aussage über Remissionsraten und Überleben treffen. Neuere Untersuchungen an größeren Kollektiven deuteten auf ein gewisses Ansprechen des Leberzellkarzinoms auf eine HAI hin, der direkte randomisierte Vergleich mit einer systemischen Chemotherapie erbrachte jedoch keinen signifikanten Überlebensvorteil für die regionale Therapie (Tzoracoleftherakis et al. 1999).

Adjuvanter Therapieansatz: Eine intra-arterielle postoperative Chemotherapie nach Resektion eines HCC (adjuvant) gilt, trotz erster Berichte über eine Verbesserung der Rezidivraten, bzw. des krankheitsfreien Überlebens, bislang nicht als Standardtherapie (Asahara et al. 1999).

Weitere Untersuchungen müssen folgen, bevor die intraarterielle Infusionstherapie bei primären Lebertumoren empfohlen werden kann.

56.2.4
Chemoembolisation bei primären und sekundären Lebertumoren (transarterielle Chemoembolisation, TACE)

■ **Wirkungsweise.** Die Wirkungsweise der intraarteriellen Chemoembolisation erklärt sich durch die unterschiedliche Vaskularisierung von normalem Lebergewebe, das zu 70–80 % aus der V. portae versorgt wird, und malignen Tumoren der Leber, die zu 90 % über arterielle Gefäße versorgt werden.

Maligne Tumoren der Leber, insbesondere HCC, sind hypervaskularisiert, was zu einer bevorzugten Aufnahme des Embolisats im Tumor führt. Wegen einer propagierten fehlenden Drainage des Tumorgebiets durch Lymphgefäße findet darüber hinaus noch eine extravaskuläre Speicherung des Zytostatikums statt.

> ! Es gilt zu beachten, daß sich in zirrhotischem Lebergewebe die nutritive Parenchymversorgung umkehrt. Hier ist in bis zu 90 % mit einer Gefäßversorgung aus arteriellen Gefäßen zu rechnen. Deswegen ist vor einer Embolisation eines arteriellen Lebergefäßes zwingend die portalvenöse Strombahn darzustellen.

■ **Indikationsspektrum.** Die Chemoembolisation kombiniert therapeutische Effekte der regionalen Chemotherapie mit denen der peripheren arteriellen Okklusion.

Sie ermöglicht eine primäre oder sekundäre palliative Therapie von Lebermalignomen und kann mit chirurgischen und systemischen Behandlungsmethoden kombiniert werden.

Die Indikation zu einer Chemoembolisationsbehandlung ergibt sich bei Ablehnung, Versagen oder Ausschöpfung anderer therapeutischer Möglichkeiten bei primären und sekundären Lebermalignomen, als palliative Therapie bei Schmerzen aufgrund von Kapselspannung und möglicherweise zur Reduktion der Tumorgröße zur evtl. Erzielung einer Operabilität; des weiteren zur Reduktion der Tumorgröße bei hormonproduzierenden Tumoren.

Substanzen
Kontrovers diskutiert wird die Frage einer kurzfristigen, temporären gegenüber einer permanenten Okklusion. Die meisten Arbeitsgruppen verwenden Lipiodol in Emulsion mit einem wasserlöslichen Chemotherapeutikum.

Zytostatika
Als Zytostatikum werden Doxorubicin oder Epirubicin, Cisplatin, 5-FU sowie Mitomycin verwendet, wobei die Dosierung des Medikamentes abhängig von der Tumorgröße und der Leberfunktion erfolgt.

Es gibt keinen signifikanten Unterschied zwischen den verschiedenen Substanzen bezogen auf den primären, tumorreduzierenden Effekt und die Überlebensrate.

Nebenwirkungen, Komplikationen und Kontraindikationen
3–5 Tage nach der Therapie tritt das sogenannte Postembolisationssydrom mit Fieber, Schmerzen

und Erbrechen auf. Die Therapie des ca. 10 Tage anhaltenden Zustands ist symptomatisch. Als Komplikationen kommen darüber hinaus Cholezystitiden, Gallenblasennekrosen, ischämische und toxische Magen-Darm-Ulzera und Gastritiden vor (in ca. 2 % der Fälle).

Die Gefahren der Chemoembolisation dürfen nicht unterschätzt werden. Die stationäre Mortalität liegt bei ca. 4 %. Da die transarterielle Chemoembolisation Tumornekrosen hervorruft, müssen, um Nekrosen des übrigen Lebergewebes zu vermeiden, zwei Hauptkontraindikationen beachtet werden. Dies sind inadequater, portaler Blutfluß (portale Hypertension) und Leberfunktionsstörungen (Trinchet et al. 1998).

■ **HCC.** Aufgrund von Ergebnissen nicht-randomisierter Studien nahm man zunächst an, daß der Einfluß einer Chemoembolisationstherapie auf das Überleben von Patienten mit nicht resektablem hepatozellulären Karzinom hoch sei. Ein günstiger Einfluß auf das Überleben konnte jedoch in zahlreichen randomisierten Untersuchungen nicht nachgewiesen werden (Bruix et al. 1998). Hingegen scheint eine Kombination aus perkutaner Ethanolinjektion mit trans-arterieller Chemoembolisation die Prognose von Patienten mit fortgeschrittenem HCC signifikant zu verbessern (Aigner et al. 1998).

Trotz erster positiver Ergebnisse kann die adjuvante, postoperative Chemoembolisationstherapie nach Resektion eines HCC noch nicht als Standardtherapie empfohlen werden. Hier müssen weitere, randomisierte Untersuchungen folgen.

■ **Lebermetastasen kolorektaler Karzinome.** Eine intermittierende intraarterielle Infusion eines öligen Kontrastmittels mit Chemotherapie (Chemoembolisation) bei Patienten mit nicht resektablen Lebermetastasen eines kolorektalen Karzinoms ergab in ersten Untersuchungen eine signifikante Reduktion der Tumormarker mit akzeptabler Toxizität und ein 2-Jahres-Überleben von 34 %. Eine weitere Studie zu Chemoembolisation bei Patienten mit metastasiertem kolorektalen Karzinom nach Progress unter Standard 5-FU-Therapie ermittelte Ansprechraten von 22 % und ein mittleres Überleben von 10 Monaten (Sanz-Altamira et al. 1997). Zwei aktuelle Untersuchungen weisen jedoch darauf hin, daß eine Chemoembolisationstherapie nach 5-FU-Versagen zwar gute Ansprechraten liefert und das Überleben möglicherweise günstig beeinflußt (Leichmann et al. 1999; Tellez et al. 1998), es bleibt aber festzustellen, daß diese Daten nicht besser sind als die Ansprechraten und Überlebenszeiten, die mit Hilfe neuerer systemischer second-line Substanzen erreicht werden (z. B. Irinotecan).

■ **Endokrin aktive Tumoren.** Neben Studien zur Embolisation bei HCC und Lebermetastasen kolorektaler Karzinome wurde dieses Verfahren auch zur palliativen Behandlung von Lebermetastasen endokrin aktiver Tumoren eingesetzt, speziell bei symptomatischen Patienten mit ausgedehnten Tumormassen in der Leber. Die hormonassoziierten Symptome wie Diarrhoen, Bronchospasmen oder Flushsyndrome konnten in 67–90 % reduziert werden.

Erfolge

Zusammenfassend kann festgestellt werden, daß der Einsatz der koaxial plazierten Mikrokatheter die technische Erfolgsquote und das Risiko einer Chemoembolisation bei Lebermalignomen günstig beeinflussen konnte. Mehr als 75 % der Patienten weisen zumindest vorrübergehend eine Abnahme der Tumorgröße oder eine Nekrose des Tumors auf. Inwiefern eine Chemoembolisation vor geplanter Operation sowohl beim HCC als auch bei Lebermetastasen kolorektaler Karzinome die Resektabilität erhöhen und die postoperative Morbidität und Mortalität senken kann, muß weiter untersucht werden. Erste Studien hierzu sind durchgeführt.

Ein definitiver lebensverlängernder Effekt der Chemoembolisationstherapie konnte für das HCC bislang nicht gezeigt werden. Für hepatisch metastasierte kolorektale Karzinome ist der lebensverlängernde Effekt der Chemoembolisation mit den Ergebnissen anderer, systemischer second-line-Therapien vergleichbar. Hingegen scheint die regionale Therapie den klinischen Verlauf von Patienten mit endokrin aktiven Tumoren (insbesondere symptomatischen Patienten mit ausgedehntem Leberbefall) günstig zu beeinflussen.

56.2.5
Intraarterielle, zöliakale Chemotherapie bei Pankreaskarzinomen

Das mediane Überleben von Patienten mit lokal fortgeschrittenen Pankreaskarzinomen beträgt selten mehr als ein Jahr. Pankreaskarzinome sind nur wenig chemosensitiv; die systemische Verabreichung von Zytostatika führte bislang nicht zu einer signifikanten Verlängerung des Überlebens.

1990 ist erstmals über eine regionale Chemotherapie bei lokal fortgeschrittenem, inoperablem Pankreaskarzinom berichtet worden mit dem Nachweis guter Ansprechraten und einer Verbesserung der Lebensqualität für die Patienten (Aigner 1990).

Vorgehen und Substanzen
Die Verabreichung der Chemotherapie erfolgt bei diesem Verfahren über einen in den Truncus coeliacus eingebrachten Katheter. Als Zytostatika werden neben 5-FU und Folinsäure Mitomycin C, Cisplatin und Mitoxanthrone verwendet.

Nebenwirkungen und Komplikationen
Neben Nausea und Emesis Grad II kommt es nur selten zur Myelosuppression. In lediglich 5% der Fälle treten asymptomatische Gastritiden und Ulcera ventriculi auf, die insgesamt jedoch wegen der unselektiveren Applikationsform häufiger sind als bei der HAI oder der Chemoembolisation im Bereich der Leber.

Kontrollierte Untersuchungen
Erste Untersuchungen zur zoeliakalen Chemotherapie bei fortgeschrittenen Pankreaskarzinom waren vielversprechend. Es wurde über Ansprechraten von 77% mit einem medianen Überleben zwischen 9 und 12 Monaten berichtet (Aigner 1990). Eine anschließende prospektive, randomisierte Studie (regional vs. systemisch) mußte vorzeitig abgebrochen werden aufgrund einer hochsignifikanten Verbesserung des mittleren Überlebens in der intraarteriellen Gruppe (33 vs. 11 Wochen) und aufgrund von Nebenwirkungen in der Patientengruppe, der systemische Chemotherapie verabreicht worden war (Aigner et al. 1998). Untersuchungen an größeren Patientenkollektiven, bzw. randomisiert vs. best supportive care oder der systemischen Verabreichung neuerer Chemotherapeutika (z.B. Gemcitabine) sollten weiteren Aufschluß über den Stellenwert der regionalen, palliativen Chemotherapie bei fortgeschrittenem Pankreaskarzinom geben.

Auch im adjuvanten Therapieansatz nach Resektion eines Pankreaskarzinoms scheint eine zusätzliche zoeliakale Chemotherapie postoperativ das Auftreten von Lebermetastasen sowie das Gesamtüberleben positiv zu beeinflussen (Beger et al. 1999). Es bleiben hier jedoch Ergebnisse randomisierter Studien abzuwarten, bevor diese Therapieform empfohlen werden kann.

56.3 Besondere Aspekte der Chemotherapie gastrointestinaler Tumoren

56.3.1 5-Fluorouracil: Applikationsformen und Biomodulation

Das am meisten eingesetzte Zytostatikum bei der Behandlung von Patienten mit gastrointestinalen Tumoren ist 5-FU. Dabei hängt der Erfolg der Therapie mit 5-FU ganz wesentlich von der Applikationsform (Dauerinfusion oder Bolusgabe) und von den Substanzen, mit denen 5-FU kombiniert wird ab (sog. Biomodulation).

Wirkungsmechanismus
Das Zytostatikum wird intrazellulär durch eine Phosphorylase zu Fluorodesoxyuridinmonophosphat (FdUMP) umgewandelt. Zellen in der S-Phase müssen ihre DNS replizieren. Wird dieser Prozeß nicht zu Ende geführt, so stirbt die Zelle ab.

Thymidin, bzw. seine Vorstufe Thymidilat (dTMP), ist eine der 4 für die DNS-Synthese notwendigen Basen. FdUMP hemmt die Thymidilatsynthetase, denn das phosphorylierte Zytostatikum bildet mit 5,10-Methylentetrahydrofolat und der Thymidilatsynthetase einen stabilen Komplex. Zusätzliche Wirkmechanismen sind der Einbau von Fluorouridintriphosphat (FUTP) in die RNS bzw. von Fluorodesoxyuridintriphosphat (FdUTP) in die DNS. Mit der intravenösen Bolusgabe von 5-FU alleine werden bei Patienten mit kolorektalen Karzinomen Remissionsraten von durchschnittlich 10% erzielt (Lokich et al. 1989).

Folinsäure/5-Fluorouracil
Die Halbwertszeit von 5-FU beträgt 10–20 min. Die Zellen kolorektaler Karzinome und die der meisten anderen gastrointestinalen Neoplasien teilen sich langsam; lediglich 3% der Tumorzellen befinden sich zu einem gegebenen Zeitpunkt in Mitose. Die Bolusinjektion von 5-FU trifft somit nur wenige Zellen in der S-Phase. Deshalb hat die Biomodulation von 5-FU, in erster Linie mit Folinsäure, besondere Beachtung gefunden. Folinsäure wird intrazellulär zu 5,10-Methylentetrahydrofolat umgewandelt. Die hohen intrazellulären 5,10-Methylentetrahydrofolat-Konzentrationen, die durch die zusätzliche Folinsäuregabe erzielt werden, bewirken eine verstärkte Komplexbildung mit FdUMP und der Thymidilatsynthetase. Folge hiervon ist eine ausgeprägte Hemmung der De-novo-Synthese von dTMP und konsekutiv der DNS-Synthese.

■ **Ergebnisse.** In zahlreichen randomisierten Studien zum kolorektalen Karzinom konnte gezeigt werden, daß Folinsäure/5-FU zu höheren Remissionen führt als eine 5-FU-Monotherapie (Übersicht: W. Schmiegel u. S. Petrasch 1994). Auch verschiedene Behandlungsstrategien für Patienten mit Ösophaguskarzinom (FLEP: 5-FU/Folinsäure/Etoposid/Cisplatin) (Stahl et al. 1994) oder Magenkarzinom (ELF: Etoposid/Folinsäure/5-FU) (Wilke et al. 1995) machen sich die Biomodulation von 5-FU durch Folinsäure zunutze.

> ! Bei der Gabe von Folinsäure/5-FU ist darauf zu achten, den Biomodulator vor Start der 5-FU-Infusion zu verabreichen.

Allerdings wird nicht nur die Antitumorwirkung von 5-FU durch die Biomodulation mit Folinsäure potenziert, auch Nebenwirkungen treten häufiger bzw. verstärkt auf. Hierzu zählen insbesondere schmerzhafte Mukositiden der Mundschleimhaut, Durchfälle und Panzytopenien.

Methotrexat

■ **Wirkungsweise.** Wird Methotrexat (MTX) 24 h vor 5-FU injiziert, so kommt es über eine Akkumulation von Phosphoribosylpyrophosphat (PRPP) zur vermehrten Bildung von FUTP. PRPP entsteht durch Hemmung des Purinmetabolismus und überführt 5-FU in FUTP. FUTP wird in die RNS eingebaut. Der Grad der Wachstumshemmung korreliert mit dem intrazellulären FUTP-Spiegel.

■ **Ergebnisse.** In verschiedenen Studien zum kolorektalen Karzinom wurde eine remissionsinduzierende Wirkung von MTX/5-FU nachgewiesen (Übersicht: Schmiegel u. Petrasch 1994). Die Untersuchungsergebnisse sind jedoch für eine generelle Empfehlung bei kolorektalen Karzinomen außerhalb von Studien zu uneinheitlich. Eine Metaanalyse von 8 europäischen und amerikanischen Studien bei Patienten mit metastasiertem Kolon- oder Rektumkarzinom ergab durchschnittliche Ansprechraten von 19 % für MTX/5-FU gegenüber 10 % für 5-FU alleine (Piedbois et al. 1994). Mit 10,7 Monaten vs. 9,1 Monaten wurde auch eine diskrete, aber statistisch signifikate Steigerung der Überlebenszeit erreicht.

Beim Magenkarzinom ist mit der Gabe von MTX, gefolgt von 5-FU und Adriamycin ein sehr wirksames Behandlungsprotokoll gefunden worden. Auch hier ist darauf zu achten, daß der Biomodulator MTX 1 h vor der 5-FU-Gabe verabreicht wird (Wils et al. 1991). In dem von O. Klein entwickelten FAMTX (5-Fluorouracil, Adriamycin, MTX) wird MTX allerdings hoch dosiert. Inwieweit die anschließende Folinsäurerescue ihrerseits einen biomodulierenden Effekt ausübt, ist unklar.

Interferon-α (IFN-α)

■ **Wirkungsmechanismus.** IFN-α hat bei Bolusgabe einen verlangsamenden Effekt auf die 5-FU-Clearance. Zusätzlich greift es in den Zellstoffwechsel ein und verstärkt die Zytotoxizität von 5-FU. Der Wirkmechanismus der Kombination besteht offensichtlich in einer synergistischen Hemmung der Thymidilatsynthetase. Immunmodulatorische Effekte spielen dabei eine untergeordnete Rolle.

■ **Nebenwirkungen.** Bei vergleichbaren Ansprechraten für die Kombination 5-FU/Folinsäure und 5-FU/IFN-α bei Patienten mit Kolon- oder Rektumkarzinomen ist insbesondere die gastrointestinale-, die hämatologische- und die ZNS-Toxizität bei der Biomodulation mit Interferon erhöht (Übersicht: Schmiegel u. Petrasch 1994). Das Zytokin sollte deshalb zur Biomodulation von 5-FU bei der Behandlung kolorektaler Karzinome außerhalb von klinischen Studien derzeit nicht verabreicht werden. Auch durch die simultane Gabe von 5-FU, Folinsäure und IFN-α konnte keine signifikante Steigerung der Ansprechraten bei Patienten mit Dickdarm- oder Mastdarmkrebs erzielt werden. Hingegen wurde mit der gleichen Kombination bei Patienten mit Magenkarzinom eine gute palliative Wirkung erreicht (Jäger et al. 1995).

Dauerinfusion von 5-FU

Wie bereits oben aufgeführt, beträgt die Halbwertzeit von 5-FU im Plasma nur 10–20 min. Die Zellen kolorektaler Karzinome teilen sich hingegen langsam. Die Bolusinjektion trifft somit nur wenige Tumorzellen in der S-Phase. Diese Tatsache bildete die Grundlage für die Verabreichung von 5-FU in Form einer Dauerinfusion.

■ **Ergebnisse.** In einer Untersuchung der MAOP (Mid-Atlantic Oncology Programm) wurde die i. v.-Bolusinjektion über je 5 Tage mit einer Dauerinfusion über 70 Tage bei Patienten mit kolorektalem Karzinom verglichen. Die Ansprechraten betrugen 7 % in der Bolusgruppe und 30 % in der Infusionsgruppe (Lokich et al. 1989). Leichmann und Mitarbeiter (1995) verglichen an über 300 Patienten 7 unterschiedliche Dosis- und Applikationsprotokolle von 5-FU und Folinsäure bei Patienten mit metastasiertem Kolonkarzinom. Dabei ergab sich weder bezüglich der Ansprechraten noch bezüglich des Überlebens ein signifikanter Vorteil für eines der Protokolle. Das nebenwirkungsärmste Protokoll war in der Studie von Leichmann und Mitarbeitern die Dauerinfusion von 5-FU.

■ **Applikation.** Voraussetzung für eine Dauerinfusion von 5-FU ist ein permanenter zentralvenöser Zugang. Dazu wird idealerweise ein Portsystem implantiert, dessen Katheterspitze in die V. subclavia eingebracht wird. Mittels einer Pumpe wird das Zytostatikum dann kontinuierlich verabreicht. Die Pumpe kann in einer kleinen Tasche am Körper getragen werden. Die meisten Patienten kommen mit dieser Form der Therapie sehr gut zurecht. Übliche Dosen sind 200–300 mg 5-FU/m^2/Tag. Wenn der Port nicht gebraucht wird, sollte er alle 14 Tage mit einer mit Heparin versetzten Elektrolytlösung durchgespült werden.

■ **Nebenwirkungen.** Typische Nebenwirkung der Dauerinfusion mit 5-FU ist das Hand-Fuß-Syndrom, eine schmerzhafte Rötung und Spannung der Hände und Füße (palmoplantare Erythrodysästhesie). Neben einer Dosisreduktion von 5-FU kann durch die Gabe von Pyridoxin versucht werden, die Symptome des Hand-Fuß-Syndroms zurückzudrängen. Beim Auftreten von Ulzerationen ist die Behandlung mit dem Zytostatikum aber unbedingt abzubrechen. Mit der täglichen p.o. Gabe von Capecitabine, einer Prodrug (Vorstufe) von 5-FU, die erst in der Tumorzelle zu 5-FU metabolisiert wird, kann ein der Dauerinfusion entsprechender Effekt erreicht werden (Findlay et al. 1997). Bei dieser oral verabreichbaren Therapieform ist gleichfalls das Hand-Fuß-Syndrom eine typische Nebenwirkung. Dosislimitierende Toxizität bei der Bolusgabe von 5–FU in Kombination mit Folinsäure ist die Mukositis sowie eine Panzytopenie (Buroker et al. 1994). Um möglichst hohe Wirkspiegel und damit hohe Remissionsraten zu erzielen ist 5-FU hierbei als Bolusinjektion und nicht als Kurzinfusion zu verabreichen.

Hochdosistherapie von 5-FU

Ardalan und Mitarbeiter (1991) verabreichten vorbehandelten Patienten mit kolorektalem Karzinom 5-FU in einer Dosierung von 2.600 mg/m^2 kombiniert mit 500 mg/m^2 Folinsäure i. v. einmal wöchentlich für insgesamt 6 Wochen, gefolgt von 2 Wochen Pause. Diese Zeit von 8 Wochen wird als ein Therapiezyklus definiert. Das Zytostatikum wurde über 24 h infundiert. Die Ansprechraten betrugen 30 %. Das Therapieprotokoll wurde im Rahmen von mehreren Studien auch in Deutschland bei unvorbehandelten Patienten geprüft. Dabei haben sich für kolorektale Karzinome beachtliche Ansprechraten ergeben (Köhne et al. 1995). Die Therapieform wird mittlerweile auch beim Magenkarzinom und in Studien beim Pankreaskarzinom eingesetzt.

■ **Nebenwirkungen.** Wesentliche Nebenwirkung der Hochdosistherapie sind die z. T. therapierefraktären Durchfälle (Buroker et al. 1994). Bei WHO-Grad-III-Diarrhöen ist die Hochdosistherapie abzubrechen. Auch eine palmoplantare Erythrodysästhesie wird bei dieser Therapie gelegentlich beobachtet.

Die 24 h-5-FU-Infusion kann ambulant verabreicht werden, auch hierfür ist die Anlage eines Ports notwendig.

56.3.2
Nephroprotektion bei Verabreichung von Cisplatin

Cisplatin wird bei der Behandlung gastrointestinaler Tumoren in erster Linie beim Ösophaguskarzinom eingesetzt. Ferner enthalten verschiedene Therapieprotokolle für das Magenkarzinom und das Pankreaskarzinom Platinderivate.

Behandlungsvorausssetzungen

Cisplatin zeichnet sich durch eine ausgesprochene Nephrotoxizität aus. Sie ist neben der Ototoxizität und der Neurotoxizität dosislimitierend. Eine Cisplatintherapie sollte nur bei einem normalen Serumkreatinin und einer Kreatininclearance über 60 ml/min sowie normalen Serumelektrolyten durchgeführt werden. Eine Harnabflußbehinderung bzw. eine schlechte kardiale Funktion ist wegen der notwendigen Hydration vor der Behandlung mit Cisplatin auszuschließen.

Durchführung der Behandlung

8–12 h vor dem Beginn einer platinhaltigen Chemotherapie ist eine Prähydratation mit 1.500 ml 0,9 %iger NaCl- und/oder 5 %iger Glukoselösung, versetzt mit 40 mval KCl einzuleiten. Zusätzlich sollte Magnesium (z. B. 12 ml Magnorbin 20 %ig) infundiert werden. Unmittelbar vor der Platingabe sowie erneut 4 h danach ist die Injektion von 20 mg Furosemid anzuraten.

Normalerweise wird Cisplatin in 250 ml 3 %iger NaCl-Lösung über 1 h infundiert. Nach der i.v.-Cisplatingabe werden 2.500 ml 0,9 %iger NaCl- und/oder 5 %iger Glukoselösung infundiert, versetzt mit 60 mval KCl und 12 ml 20 %igem Magnorbin. Empfohlen wird ferner eine fortlaufende orale Magnesiumsubstitution für einige Tage nach Ende der Cisplatintherapie. Die angegebenen Mengen gelten für die Therapie mit 80–100 mg/m^2 Cisplatin. Die Hydratation ist bei höheren Dosen entsprechend zu intensivieren.

Wichtig ist die Kontrolle der Diurese, des Körpergewichts und der Serumelektrolyte. Bei ungenügender Diurese (<300 ml/2 h) werden erneut 20 mg Furosemid verabreicht. Verschiedene Arbeitsgruppen ziehen Mannit (z. B. Mannit 20 %ig, 40 ml/m^2) vor.

Nebenwirkungen

Cisplatin ist ein Zytostatikum mit hoher emetogener Potenz. Deshalb ist bereits 30 min vor der Platingabe ein Serotoninantagonist (Ondansetron, Granisetron, Tropisetron u. a.) zu verabreichen. Die Therapie mit dem HT3-Antagonist sollte auch am Tage nach der Cisplatingabe fortgeführt werden. Als vorteilhaft hat sich die zusätzliche Injektion von Dexamethason, z. B. 8 mg i. v. erwiesen.

56.3.3
Simultane Radio-Chemotherapie

Indikation

Eine Indikation zur simultanen Radio-Chemotherapie ergibt sich bei der Behandlung von Patienten mit gastrointestinalen Tumoren häufig. Typische Beispiele hierfür sind

- die neoadjuvante und palliative Therapie des Ösophaguskarzinoms,
- die neoadjuvante, adjuvante und additive Therapie beim Pankreaskarzinom sowie
- die prä- und postoperative Behandlung von Patienten mit fortgeschrittenem Rektumkarzinom.
- tiefsitzende Analkanalkarzinome werden primär einer alleinigen Radio-Chemotherapie zugeführt, da hierdurch die Anlage eines endständigen Kolostomas bei gleichen Heilungschancen vermieden werden kann. Erst beim Auftreten eines lokalen Rezidivs wird der Chirurg hinzugezogen.

Gerade bei diesen multimodalen Behandlungskonzepten ist eine gute interdisziplinäre Absprache zwischen Gastroenterologen, Chirurgen, Radiologen und Strahlentherapeuten wichtig.

Durch die Kombination von Radiatio und Zytostase soll eine Verbesserung der lokalen Tumorkontrolle ohne Verstärkung der Toxizität erreicht werden. Allerdings müssen wegen der Toxizitäten bei der simultanen Verabreichung einer Bestrahlung und einer Chemotherapie Dosiskompromisse gemacht werden. Bei der sequentiellen Therapie können die einzelnen Komponenten höher dosiert werden. Welches Vorgehen bei welcher Tumorentität das bessere ist, wird in zahlreichen randomisierten Studien derzeit geprüft.

Wirkungsmechanismus

Angriffspunkt für ionisierende Strahlen ist die DNS. Werden radiogen induzierte DNS-Läsionen wie Doppelstrangbrüche nicht repariert, entwickeln sich chromosomale Aberrationen, die den Verlust der Teilungsfähigkeit zur Folge haben. Die Zelle stirbt ab. Dabei bedeutet generell eine hohe Zellteilungsaktivität des Tumorgewebes, verbunden mit einem niedrigen Differenzierungsgrad, eine hohe Strahlenempfindlichkeit. Im Gewebe von gastrointestinalen Karzinomen proliferiert i. allg. nur ein kleiner Teil der Zellen. Beim kolorektalen Karzinom beispielsweise befinden sich zu einem bestimmten Zeitpunkt nur 3 % aller Zellen in Mitose.

■ **Strahlenempfindlichkeit.** Generell nimmt die Strahlenempfindlichkeit erst gegen Ende der G1-Phase des Zellzyklus, also der Ruhephase einer Zelle, zu und im Verlauf der S-Phase wieder ab. In der G2-Phase und in der Mitose selbst reagieren die Zellen am empfindlichsten auf ionisierende Strahlen. Wird nach einer Bestrahlung die Proliferation der Zellen verzögert, so überleben vergleichsweise mehr Zellen die Radiatio. Man spricht von der Erholung von potentiell letalen Strahlenschäden, da in dieser Phase Einzel- und Doppelstrangbrüche sowie Basenveränderungen repariert werden können.

■ **Simultane Wirkung.** Die Unterdrückung der Reparatur und damit die Steigerung der Strahlenempfindlichkeit wird durch die simultane Anwendung von Strahlen und Zytostatika erreicht. Dabei ist durch die Kombination beider Verfahren eine Reduzierung sowohl der Reparatur subletaler als auch potentiell letaler Strahlenschäden auf zellulärer Ebene möglich.

Ferner lassen sich nach simultaner Radio-Chemotherapie eine Reduzierung der radiobiologischen Tumorhypoxie durch eine verbesserte Reoxygenierung und eine reduzierte Tumorzellrepopulation nachweisen.

Entscheidend ist die zeitliche Frequenz der Strahlen- und Chemotherapie. Die Interaktionen haben ihr Maximum zwischen –18 bis +48 Stunden vor bzw. nach der Bestrahlung. Die in den erprobten Behandlungsprotokollen vorgeschlagene sequentielle, simultane oder alternierende Applikation der Zytostatika ist deshalb genau einzuhalten.

■ **Bestrahlungsart.** Bei der perkutanen Radiotherapie werden heute immer häufiger die Telekobaltgeräte, die die beim Zerfall des radioaktiven Isotops ^{60}Co entstehende Gammastrahlung ausnutzen, durch Linearbeschleuniger ersetzt. Mit dem Linearbeschleuniger werden Elektronen im elektrischen Feld nahezu auf Lichtgeschwindigkeit beschleunigt und auf einen Metallblock gelenkt. Es entsteht eine Bremsstrahlung in Form von Photonen, die therapeutisch ausgenutzt wird.

Auch die intrakavitäre Radiatio spielt bei der Bestrahlung von Tumoren im Verdauungstrakt eine nicht unerhebliche Rolle.

■ **Spezialfälle.** Im Anschluß an die kombinierte Radio-Chemotherapie des lokal fortgeschrittenen Ösophaguskarzinoms werden überwiegend lokoregionäre Rezidive beobachtet. Fermetastasen sind eher selten. Es wird deshalb versucht, durch die zusätzliche Verabreichung einer Brachytherapie die lokale Rezidivrate zu reduzieren. Die Brachytherapie ergänzt dabei die perkutane Radiatio als Boost. Wegen des steilen Abfalls der Dosisleistung mit zunehmendem Abstand ist eine Tumorkontrolle nur bis maximal 1,5 cm Entfernung vom Applikator zu erreichen.

Literatur

Aigner K (1990) Intra-arterial chemotherapy with MMC, CDDP and 5-FU for non-resectable pancreatic cancer – A Phase II Study. Reg Cancer Treat 3: 1–6

Aigner KR, Gailhofer S (1993) Regional chemotherapy for non-resectable, locally metastasized pancreatic cancer – four studies including 164 cases. Int. Conf. on advances in Regional Cancer Treatment, Abstract

Aigner KR, Gailhofer S, Kopp S (1998) Regional versus systemic chemotherapy for advanced pancreatic cancer: a randomized study. Hepatogastroenterology 45: 1125–1129

Allen-Mersh TG, Earlam S, Fordy C, Abrams K, Houghton J (1994) Quality of life and survival with continuous hepatic-artery floxuridine infusion for colorectal liver metastases. Lancet 344: 1255–1260

Ardalan B, Chua L, Rian EM et al. (1991) A Phase II study of weekly 24-hour infusion with high-dose fluorouracil with leucovorin in colorectal cancer. J Clin Oncol, 9: 625–630

Asahara T, Itamoto T, Katayama K, Ono E, Dohi K, Nakanishi T, Kitamoto M, Azuma K, Ito K (1999) Adjuvant hepatic arterial infusion chemotherapy after radical hepatectomy for hepatocellular carcinoma-results of long-term follow-up. Hepatogastroenterology 46: 1042–1048

Beger HG, Gansauge F, Büchler MW, Link KH (1999) Intraarterial adjuvant chemotherapy after pancreaticoduodenectomy for pancreatic cancer: significant reduction in occurrence of liver metastasis. World J Surg 23: 946–949

Bruix J, Llovet JM, Castells A, Montana X, Bru C, Ayuso MC, Vilana R, Rodes J (1998) Transarterial embolization versus symptomatic treatment in patients with advanced hepatocellular carcinoma: results of a randomized, controlled trial in a single institution [see comments]. Hepatology 27: 1578–1583

Buroker TR, O'Connell MJ, Wieland HS (1994) Randomized comparison of two schedules of fluorouracil and leucovorin in the treatment of advanced colorectal cancer. J Clin Oncol 12: 14–20

Chen HSG, Gross JF (1980) Intra-arterial infusion of anticancer drugs: Theoretic aspects of drug delivery and review of responses. Cancer Treat Rep 64: 31–40

Findlay M, van Cutsem E, Kocha W (1997) A randomized phase II study of Xeloda™ (capecitabine) in patients with advanced colorectal cancer. Proceedings of ASCO 16 abstract 227a

Harms J, Obst T, Thorban S, Busch R, Fink U, Heidecke CD, Roder JD, Siewert JR (1999) The role of surgery in the treatment of liver metastases for colorectal cancer patients. Hepatogastroenterology 46: 2321–2328

Hohn DC, Stagg RJ, Friedman MA, Hannigan JF, Jr., Rayner A, Ignoffo RJ, Acord P, Lewis BJ (1989) A randomized trial of continuous intravenous versus hepatic intraarterial floxuridine in patients with colorectal cancer metastatic to the liver: the Northern california Oncology Group trial. J Clin Oncol 7: 1646–1654

Investigator's Handbook (1993) A manual for participants in clinical trials of investigational agents. Cancer therapy evaluation programm, Division of Cancer Treatment, National Cancer Institute, Bethesda, MD 20892, USA, October 1993

Jäger E, Bernhard H, Klein O et al. (1995) 5-Fluorouracil, Folinsäure und Interferon alpha 2B beim fortgeschrittenen Magenkarzinom: Ergebnisse einer Phase II Studie. Tumordiagn Ther 16: 94–97

Köhne CH, Wilke H, Hecker H et al. (1995) Interferon-alpha does not improve the antineoplastic efficacy of high-dose infusional 5-fluorouracil plus folinic acid in advanced colorectal cancer. First results of a randomized multicenterstudy by the Association of Medical Oncology of the German Cancer Society (AIO). Amn Oncol 6: 461–466

Leichmann C, Fleming R, Mugsia F et al. (1995) Phase II study of Fluorouracil and its modulation in advanced colorectal cancer: A Southwest Oncology Group study. J Clin Oncol 13: 1303–1311

Leichmann CG, Jacobson JR, Modiano M, Daniels JR, Zalupski MM, Doroshow JH, Fletcher WS, Macdonald JS (1999) Hepatic chemoembolization combined with systemic infusion of 5-fluorouracil and bolus leucovorin for patients with metastatic colorectal carcinoma: A Southwest Oncology Group pilot trial. Cancer 86: 775–81

Lokich JJ, Ahlgren JD, Gullo JJ, Philips JA, Fryer JG (1989) A prospective randomized comparison of continuous infusion fluorouracil with a conventional bolus schedule in metastatic colorectal cancer: A Mid-Atlantic Oncology Program Study. J Clin Oncol 7: 425–432

Piedbois P, Buyse M, Blijham G et al., Advanced Colorectal Cancer Meta-Analysis Project (1994) Meta-analysis of randomized trials testing the biochemical modulation of fluorouracil by methotrexat in metastatic colorectal cancer. J Clin Oncol 12: 960–960

Rougier P, Laplanche A, Huguier M, Hay JM, Ollivier JM, Escat J, Salmon R, Julien M, Roullet Audy JC, Gallot D et al. (1992) Hepatic arterial infusion of floxuridine in patients with liver metastases from colorectal carcinoma: long-term results of a prospective randomized trial. J Clin Oncol 10: 1112–1118

Sanz-Altamira PM, Spence LD, Huberman MS, Posner MR, Steele G, Jr., Perry LJ, Stuart KE (1997) Selective chemoembolization in the management of hepatic metastases in refractory colorectal carcinoma: a phase II trial. Dis Colon Rectum 40: 770–775

Schmiegel W, Petrasch S (1994) Chemotherapie beim kolorektalen Karzinom. Internist 35: 1086–1094

Stahl M, Wilke H, Meyer H-J et al. (1994) 5-Fluorouracil, folinic acid, etoposid and cisplatin chemotherapy for lokally advanced or metastatic carcinoma of the esophagus. Eur J Cancer 30A: 325–328

Tellez C, Benson AB, 3rd, Lyster MT, Talamonti M, Shaw J, Braun MA, Nemcek AA, Jr., Vogelzang RL (1998) Phase II trial of chemoembolization for the treatment of metastatic colorectal carcinoma to the liver and review of the literature. Cancer 82: 1250–1259

Trinchet JC, Ganne-Carrie N, Beaugrand M (1998) Intra-arterial chemoembolization in patients with hepatocellular carcinoma. Hepatogastroenterology 45: Suppl 3, 1242–1247

Tzoraцoleftherakis EE, Spiliotis JD, Kyriakopoulou T, Kakkos SK (1999) Intra-arterial versus systemic chemotherapy for non-operable hepatocellular carcinoma. Hepatogastroenterology 46: 1122–1125

Wilke H, Wils P, Rougier P et al. (1995) Preliminary analysis of a randomized phase III trial of FAMTX versus ELF versus cisplatin/FU in advanced gastric cancer. Proceedings of ASCO 14, abstract 500

Wils J, Klein H, Wagener D et al. (1991) Sequential high-dose Methotrexat and Fluorouracil, combined with Doxorubicin – a step ahead in the treatment of advanced gastric cancer: A trial of the European Organization for Research and Treatment of Cancer – Gastrointestinal Tract cooperative Group. J Clin Oncol 9: 827–831

KAPITEL 57

Andere Therapien

H.-D. ALLESCHER · S. PETRASCH · J. SCHMIELAU · W. SCHMIEGEL
U. GRAEVEN · C. TESCHENDORF · A. FRITSCHER-RAVENS

INHALT

57.1	Schmerztherapie	595
57.1.1	Bedeutung und Ätiologie des Schmerzes	595
57.1.2	Grundregeln der medikamentösen Schmerztherapie	595
57.1.3	Morphintherapie	597
57.2	Antiemese	600
57.2.1	Emetogene Potenz der Chemotherapeutika	600
57.2.2	Antiemetisch wirksame Substanzen	601
57.2.3	Sonderformen des Erbrechens	602
57.3	Behandlung des malignen Aszites	603
57.3.1	Ätiologie und Klinik	603
57.3.2	Therapie	603
57.4	Paravasate: Prophylaxe und Therapie	604
57.5	Immuntherapie	605
57.5.1	Passive Immuntherapie	605
57.5.2	Weitere Therapieverfahren	606
57.6	Hochdosistherapie	606
57.6.1	Limitierende Nebenwirkungen	606
57.6.2	Chemosensibilität	607
57.6.3	Rekonstruktion der Hämatopoese	607
57.6.4	Hochdosistherapie bei gastrointestinalen Tumoren	607
57.6.5	Fazit	608
57.7	Gentherapie	608
57.7.1	Tumorimmunologische Ansätze	608
57.7.2	Suizidgene	609
57.7.3	Zytostatikaresistenzgene	610
57.7.4	Onkogene und Tumorsuppressorgene	610
57.7.5	Zellmarkierung mit Genen	611
57.8	Laser und Endoskopie	611
57.8.1	Lasertherapie	611
57.8.2	Photodynamische Therapie	612
57.8.3	Optical Coherent Tomography (OCT)	613

57.1
Schmerztherapie
H.-D. ALLESCHER

Die Lebensqualität des Patienten hängt entscheidend von der supportiven Therapie ab, d.h. den Möglichkeiten, unerwünschte Begleiterscheinungen des Tumorleidens medikamentös zu behandeln. Die Schmerztherapie nimmt dabei die zentrale Stellung in der supportiven Tumortherapie ein.

Schwere und v.a. chronische Schmerzen sind bei 65–90 % aller Tumorpatienten zu erwarten. Im Unterschied zum akuten Schmerz ist beim chronischen Schmerz meist schon eine Adaptation des autonomen Nervensystems eingetreten. Damit fehlen häufig vegetative, objektivierbare Begleitreaktionen, was zu einer fehlerhaften klinischen Einschätzung durch Ärzte und Pflegepersonal führen kann.

57.1.1
Bedeutung und Ätiologie des Schmerzes

Der chronische Schmerz stellt eine wichtige psychische Belastung für den Tumorpatienten dar, da er oft ohne erkennbare Ursache anhält, ein Ende nicht vorhersagbar ist und die Schmerzintensität in der Regel zunimmt. Außerdem wird der Patient durch den chronischen Schmerz ständig an seine Krankheit erinnert. Nicht selten betrachtet der Patient eine Kontrolle seiner Schmerzen auch als Maßstab für einen Erfolg seiner Behandlung.

Die Schmerzentstehung bei Tumorerkrankungen ist unterschiedlich. Sie beruht auf einem Tumorbefall peripherer Nerven oder von Weichteilgeweben und Knochen, Befall von Hohlorganen mit Stenosen oder Perforationen, neoplastischen Entzündungen seröser Häute, auf perifokalen entzündlichen Prozessen oder Durchblutungsstörungen oder auf einer Volumenzunahme von Organen mit bindegewebiger Kapsel.

57.1.2
Grundregeln der medikamentösen Schmerztherapie

In der Tumorschmerztherapie sind die in der Übersicht zusammengestellten Grundregeln zu beachten.

Vor einer analgetischen Dauermedikation sollte zunächst die Möglichkeit einer palliativen Schmerztherapie (Operation, Bestrahlung, Entlastungs-

> **Übersicht**
>
> **Grundregeln der medikamentösen Tumorschmerztherapie**
> - Schmerzdifferentialdiagnose vor jeder Therapie,
> - Möglichkeiten der regionalen Schmerztherapie ausschöpfen,
> - Behandlung nach Stufenplan (WHO),
> - möglichst lange eine orale Applikationsform anstreben (Tropfen, Retardpräparate),
> - regelmäßige Gabe nach Zeitplan (nicht bei „Bedarf"), ggf. auch nachts,
> - antizipatorische, prophylaktische statt reaktive Therapie,
> - Dosis ausreichend hoch, Dosierintervalle ausreichend kurz,
> - Ermittlung der individuell befriedigenden Einzeldosis,
> - Wiederholung der Dosis im richtigen Zeitabstand (Basisdosierung),
> - neben Basisdosierung zusätzliche Gabe eines rasch wirkenden starken Analgetikums (Zwischendosierung), ggf. Erhöhen der abendlichen Dosis,
> - Kombination mit Psychopharmaka und Ausnutzen von Kotherapeutika (z. B. Spasmolytika),
> - abruptes Absetzen vermeiden,
> - Kontrolle des Therapieerfolgs durch den Patienten (Schmerztagebuch),
> - *keine* Plazeboversuche.

punktion etc.) abgeklärt werden. Auch sollten die Möglichkeiten einer regionalen analgetischen Therapie (s. unten) mitberücksichtigt werden.

Orale Schmerztherapie

Grundsätzlich sollte versucht werden, eine orale Schmerztherapie so lange wie möglich aufrecht zu erhalten. Durch die orale Applikationsform werden toxische Konzentrationsspitzen verhindert und es treten nur geringe Schwankungen des Plasmaspiegels der verwendeten Analgetika auf. Die Wirkdauer der einzelnen Substanzen ist in der Regel länger und die Abhängigkeit vom betreuenden Personal entfällt zum Großteil, was eine ambulante Therapie ermöglicht. Die Therapie sollte immer ausreichend hoch dosiert werden, um beim Patienten ein Vertrauen in die Schmerztherapie zu schaffen.

Für die Schmerztherapie stehen verschiedene Stoffgruppen mit unterschiedlichen Wirkmechanismen zur Verfügung (Tabelle 57.1).

Applikationsschema

Die Schmerztherapie erfolgt nach einem auch von der WHO empfohlenen Stufenschema (Tabelle 57.2).

Periphere Analgetika wirken hauptsächlich antiphlogistisch über eine Blockade der Prostaglandinsynthese. Prostaglandine und andere Entzündungsmediatoren tragen über eine Erregung bzw. Sensibilisierung von Schmerzrezeptoren zur Schmerzentstehung bei. Metamizol und Paracetamol besitzen keine antiphlogistische Komponente, verfügen aber dennoch über einen guten analgetischen Effekt. Metamizol besitzt eine zusätzliche günstige spasmolytische Komponente, während Paracetamol als Schmerztherapeutikum insbesondere auch in der Pädiatrie bevorzugt eingesetzt wird. Zusätzlich gibt es neuere analgetisch wirksame Medikamente (Nefopam, Dextropropoxyphen, Flupirtinmaleat, Meptazinol), die über einen zentralen Wirkmechanismus verfügen.

Adjuvantien (Psychopharmaka) besitzen in der Regel einen zentralnervösen Angriffspunkt und wirken entweder dämpfend auf das ZNS oder verändern die Schmerzwahrnehmung oder Schmerzbeurteilung bei Patienten. Mittelstarke und starke Analgetika aus der Klasse der Opiate wirken über eine Stimulation von Opiatrezeptoren peripher, in Höhe des Rückenmarks oder im ZNS.

■ **Spezielle Indikationen peripher wirkender Schmerzmittel.** Die Gabe von peripher wirkenden Schmerzmitteln ist besonders geeignet bei Knochenmetastasen, Tumoren im HNO-Bereich, Weichteilschmerzen und viszeralen Schmerzen, Spannungsschmerzen innerer Organe und Schmerzen aufgrund einer peritumorösen entzündlichen Komponente. Der Wirkbeginn der antiphlogistischen Medikamente ist wegen der Hemmung der Prostaglandinsynthese etwas verzögert nach ca. 1/2 h, das Wirkmaximum ist nach ca. 2 h zu erwarten. Die Wirkdauer variiert nach Substanzgruppen von 2–4 h (Metamizol, Paracetamol, Azetylsalizylsäure) bis zu 8 h (Ibuprofen).

Bei *Knochenschmerzen* ist neben der Gabe von peripher wirkenden Analgetika (Ibuprofen) auch die Gabe von Kortison (Dexamethason 4–8 mg), sowie die Gabe von Kalzitonin (100 IE i. v. oder i. m. alle 3 Tage als Stoßtherapie für 2 Wochen) oder die Gabe von Clodronsäure (300 mg/Tag bis zu 14 Tagen) sinnvoll.

Kortikoide (Dexamethason) haben eine deutliche, in kontrollierten Studien nachgewiesene schmerzmindernde Wirkung auf metastatische Knochenschmerzen und den tumorbedingten Kompressionsschmerz, vermutlich durch die antiödematöse und antiphlogistische Wirkung. Außer-

Tabelle 57.1. Substanzen zur Schmerztherapie (Übersicht)

Substanz	Handelsname	Dosis (mg)	Intervall (h)
Peripher wirkende Analgetika (→ Hemmung der Prostaglandinsynthese und -freisetzung →-antiphlogistische Wirkung)			
Acetylsalicylsäure	Aspirin, Aspisol	750–1.000	3–4
Diclofenac	Voltaren	50–100	8–12
Indomethazin	Amuno ret.	25	3–4
Ibuprofen	Tabalon	400	4
Paracetamol	Ben-u-ron	1.000	3–4
Metamizol	Novalgin	1.000	4–5
Zentral wirksame Analgetika			
Nefopam	Ajan	30–60	8
Flupirtinmaleat	Katadolon	100–600	8
Meptazinol	Meptid	100–1000	2–4
Dextropropoxyphen	Develin ret.	150	6
Synthetische mittelstark wirkende Analgetika			
Tramadol-HCl	Tramal	100	3–4
Dihydrokodein	DHC	60–120	12
Reservetherapeutika			
Tillidin-Naloxon	Valoron-N	50–100	3–4
Stark wirkende Analgetika			
Buprenorphin	Temgesic	0,216	6–8
Morphinsulfat	MST-Mundipharm	30–60–(100)	8–12

dem ist meist ein stimmungsaufhellender psychischer Effekt als Nebeneffekt zu verzeichnen.

57.1.3 Morphintherapie

Bei akuter schwerer Schmerzsymptomatik, sowie zur initialen Dosisermittlung ist die Verwendung von Retardpräparaten (MST, DHC ret.) weniger geeignet, da der Wirkungseintritt verzögert erfolgt (bis zu 2 h). Zur Dosisermittlung ist die Erlangung eines „steady state" notwendig, das aus pharmakokinetischen Gründen erst nach einer Zeitdauer von 5–6 Halbwertszeiten erreicht wird.

Eine bedarfsorientierte Opiatmedikation sollte jedoch vermieden werden, da eine mehrmalige Bolusgabe zu starken Plasmaschwankungen führt und über eine „Downregulation" (Toleranz) zu einem erhöhten Opiatbedarf führt. Aus diesen Gründen ist eine kontinuierliche, zeitlich und dosismäßig individuell angepaßte Schmerztherapie mit Opiaten anzustreben (Basistherapie), die nur für akut auftretende Schmerzen mit einer Zwischendosierung ergänzt wird. Ist mehr als 2- bis 3mal pro Tag eine zusätzliche Zwischenmedikation notwendig, sollte die Basisdosierung erhöht werden (Tabelle 57.3).

Dosierung

Ein Vorschlag zur Findung der Opiatdosis bei starken akuten Schmerzen: Start der Infusion mit 10–20 Morphinäquivalenten/h (s. unten, vgl. Tabelle 57.2) bis die Schmerzsymptomatik ca. 2 Drittel der Ausgangsschmerzen (Schmerzskala) erreicht hat. Dadurch Ermittlung der äquivalenten oralen Dosis und fraktionierte Gabe von Morphin oral als 2%ige Morphinhydrochlorikumlösung.

Im Laufe der Morphintherapie kommt es zu einem Anstieg des Biotransformationsproduktes Morphin-6-Glukuronid, das renal eliminiert wird und das stärker analgetisch, aber auch atemdepressiver ist als Morphin. Daher sollte bei Einschränkung oder Rückgang der Nierenfunktion eine Dosisanpassung erfolgen. Während der Gabe von hochdosierten Morphinpräparaten ist die prophylaktische Gabe von Laxanzien empfehlenswert, um eine opiatinduzierte Obstipation mit daraus resultierenden Beschwerden zu vermeiden.

Buprenorphin

Beim Einsatz von Buprenorphin ist zu beachten, daß eine Maximalwirkung bei ca. 2–4 mg/h erreicht wird und eine weitere Erhöhung der Dosierung

Tabelle 57.2. Stufenplan der systemischen Schmerztherapie

Substanz (Handelsname)	Wirkung	Dosierung
1. Peripher wirkendes Analgetikum + Adjuvantium		
Peripher wirkende Analgetika		
Acetylsalicylsäure (Aspirin)		Bis 4mal 1.000 mg
Metamizol (Novalgin)		Bis 6mal 1.000 mg
Paracetamol (Ben-u-ron)		Bis 6mal 1.000 mg
Diclofenac (Voltaren)		Bis 3mal 100 mg
Ibuprofen (Tabalon)		Bis 6mal 400 mg
Psychopharmaka		
Antidepressivum		
Clomipramin (Anafranil)	Aufhellend	Einschleichend bis 100 mg (z. B. 25–25–25 mg)
Imipramin (Tofranil)	Aufhellend, anxiolytisch	Einschleichend bis 100 mg (z. B. 25–25–0 mg)
Doxepin (Aponal)	Antriebshemmend	Einschleichend bis 100 mg (z. B. 10–10–25 mg)
Amitriptyllin (Saroten)	Antriebshemmend	Einschleichend bis 100 mg (z. B. 10–10–25 mg)
Neuroleptikum		
Haloperidol (Haldol)		Bis 3mal 1,0 mg (3mal 10 ggt p.o.)
Levomepromazin (Neurocil)		Bis 45 mg (10–10–25 ggt p.o.)
2. Synthetisches mittelstark wirkendes Analgetikum		
+ Psychopharmakon (s. oben)		
+ peripher wirkendes Analgetikum (s. oben)		
Tramadol-HCl (Tramal)		Bis 6mal 100 mg
Dihydrokodein (DHC)		Bis 3mal 120 mg
Reservetherapeutika		
Tilidin-Naloxon (Valoron-N)		Bis 4mal 100 mg
Dextropropoxyphen (Develin ret.)		Bis 4mal 150 mg
3. Stark wirkendes, zentrales Analgetikum (BTM-pflichtig)		
+ Psychopharmakon ggf.		
+ peripheres Analgetikum		
Orale Gabe		
Buprenorphin (Temgesic)		Bis 4mal 0,4 mg s.l.
Morphinsulfat (MST-Mundipharm)		Bis 3mal 60 (100) mg
Reservetherapeutika		
Hydromorphon (Dilaudid) s. unten		
L-Methadon (Polamidon) s. unten		
Oder		
parenterale Gabe von stark wirkenden, zentralen Analgetika (BTM-pflichtig)		
+ Psychopharmaka ggf.		
+ periphere Analgetika.		
Im präfinalen Zustand Fortführung der Stufe 3 s.c. oder i.v. (oder peridural) als Dauerinfusion/Perfusor mit Buprenorphin (Temgesic) oder Morphinhydrochlorid (Morphin hydrochloricum). Beim Wechsel von oraler auf die parenterale Gabe ist die Dosis entsprechend zu reduzieren (vgl. Tabelle 57.3).		

Tabelle 57.3. Umrechnung von Morphinäquivalenten

Substanz (Handelsname)	i.m.	Oral	Durchschnittliche Wirkdauer (h)
Fentanyl	0,1 mg	–	1
Buprenorphin (Temgesic)	0,3 mg	0,4–0,8 mg	6–8
Hydromorphon (Dilaudid)	1,5 mg	–	4–6
Levo-Methadon (L-Polamidon)	5 mg	10 mg	4–5
Morphin (Morphin hydrochloricum bzw. MST)	10 mg	30 mg	8–12
Piritramid (Dipidolor)	15 mg	–	4–5
Pethidin (Dolantin)	75 mg	300 mg	2–4
Dihydrokodein (DHC)	–	120 mg	8–12

nicht zwangsläufig eine stärkere analgetische Wirkung besitzt („ceiling effect", da nur partieller Agonist) und die Rate an Nebenwirkungen zunimmt. Unter einem „ceiling effect" versteht man die Zunahme der antagonistischen Wirkung bei gemischt agonistisch/antagonistisch wirkenden Opiaten bei höheren Dosierungen. Dies bedeutet, daß eine weitere Erhöhung der Dosierung nicht zu einer Verbesserung der analgetischen Wirkung führt.

Wegen der hohen Rezeptoraffinität von Buprenorphin ist eine Kombination mit einem anderen analgetisch wirkenden Opiat, insbesondere mit reinen Agonisten mit höherer intrinsischer Aktivität (Morphin), nicht sinnvoll.

> **!** Die Applikation von Buprenorphin muß s.l. erfolgen, nicht oral (!), da wegen der hohen Deaktivierung bei der Leberpassage („first-pass"-Effekt) ein zu starker Wirkungsverlust eintreten würde.

Nebenwirkungen

Eine Atemdepression tritt bei der Schmerztherapie in der Regel nicht auf und wird nur bei entsprechender Überdosierung beobachtet. Eine wichtige Nebenwirkung ist die Obstipation unter Opiattherapie, da hiergegen in der Regel keine Toleranzentwicklung auftritt. Eine entsprechende Therapie mit Laxanzien sollte daher bei längerfristiger Therapie im Therapieplan mitberücksichtigt werden (Tabelle 57.4).

Alternative Applikationsformen

■ **Transdermale Applikation (Fentanyl).** Als neue Alternative zur oralen Gabe von starken opiathaltigen Schmerzmitteln steht die transdermale Applikation des hochpotenten Opiats Fentanyl zur Verfügung. Durch ein Transdermales Transportsystem (TTS) wird der hochpotente Wirkstoff kontinuierlich mit einer Rate von 25, 50, 75 oder 100 µg/h aus dem Pflaster an die Haut abgegeben. Ein Teil des Wirkstoffes wird in der Haut am Applikationsort in Form eines kleinen Depots gespeichert, was bedingt, daß die Wirkung des Pflasters auch nach Entfernung erst nach ca. 20 Stunden abklingt und insgesamt eine ca. 72 h anhaltende Analgesie erreicht werden kann. Durch bequeme 3tägige Applikation sind diese Pflaster sehr patientenfreundlich und eignen sich für die Therapie des stabilen, d.h. in seiner Intensität wenig wechselnden Tumorschmerzes. Außerdem werden durch diese Applikationsform Konzentrationsspitzen vermieden und dadurch etwas geringere Nebenwirkungsraten beobachtet. Ähnlich der Dosisermittlung beim Morphin erfolgt zunächst eine Beschwerden-definierte Adaptation der Morphin- bzw. Fentanyldosis unter stationären Bedingungen und anschließend die Umstellung auf die transdermale Applikation (10 mg orales Morphin entsprechen 0,1 mg Fentanyl).

■ **Parenterale Analgetikaapplikation – Patientenkontrollierte Analgesie (PCA).** Ist eine orale oder transdermale Applikation nicht mehr ausreichend, kann die Analgesie parenteral weitergeführt werden. Zur Applikation muß entweder ein peripher venöses oder zentral-venöses Portsystem implantiert werden oder es wird eine subkutane Applikation über eine Spezialkanüle gewählt.

Für die Dosierung der Schmerzmedikation haben sich hierbei Patienten-gesteuerte Pumpensysteme bewährt. Hierbei kann von dem Patienten bei Bedarf und mit einer festgelegten Tageshöchstdosis ein zusätzlicher Medikamentenbolus abgerufen werden.

■ **Rückenmarksnahe Analgesie.** Ein Wechsel von der oralen auf die rückenmarksnahe Gabe von Morphin sollte erfolgen, wenn

- Boluseffekte (Übelkeit, Erbrechen, Sedierung, Verwirrtheit) durch zu hohe Einzeldosierungen entstehen,
- Übelkeit, Erbrechen aus anderen Ursachen vorliegen,
- die orale Einnahme nicht mehr oder nur noch schwierig möglich ist,
- sehr hohe orale Dosierungen mit einer für den Patienten nicht mehr akzeptablen Menge an Tabletten erforderlich sind.

Empirische Umrechnungsfaktoren für die peridurale Morphininjektion sind näherungsweise: peridurale Dosis für 24 h = intramuskuläre Morphinäquivalente für 24 h × 0,35–0,45 bzw. orale Morphinäquivalente für 24 h : 6–8. Die intrathekale Dosis für 24 h beträgt ca. 10 % der periduralen.

Aus den für die rückenmarksnahe Applikation genannten Indikationen kann alternativ auch eine subkutane Gabe erfolgen. Diese ist allerdings nicht als Dauerverfahren über mehrere Monate geeignet, da Entzündungen im Bereich der Injektionsnadel einen häufigeren Wechsel erfordern.

Adjuvantien und Kotherapeutika bei der Schmerztherapie

Adjuvantien und Kotherapeutika sind Substanzen die in der Schmerztherapie sinnvoll in Kombination mit Analgetika eingesetzt werden können.

■ **Trizyklische Antidepressiva.** Trizyklische Antidepressiva entfalten bereits in niedrigeren Dosierungen (25–100 mg) als für die psychiatrische Therapie üblich, einen schmerzmildernden Effekt, vermutlich durch Modulation deszendierender Bahnen oder durch Veränderungen an den Schmerzrezep-

Tabelle 57.4. Häufige Nebenwirkungen von Opiaten

Nebenwirkung	Verlauf
Übelkeit	Medikamentöse Prophylaxe (s. oben), meist Toleranzentwicklung im Laufe der Therapie
Sedierung	Meist Toleranzentwicklung
Obstipation	Medikamentöse Prophylaxe, keine Toleranzentwicklung
Harnverhalt	Medikamentöse Therapie
Hautjucken	Keine Toleranz, z. T. substanzspezifisch
Gewöhnung, Sucht	Insgesamt sehr selten, meist bei hochdosierter langdauernder Behandlung

toren. Zusätzlich kann die zentral dämpfende Wirkung dieser Substanzen (z. B. Doxepin oder Amiotriptylin) bei abendlicher Gabe einen schlaffördernden Effekt ausüben. Neben dieser direkten schmerzreduzierenden Wirkung bewirken Antidepressiva eine affektive Distanzierung, die therapeutisch hilfreich sein kann. Je nach Beschwerdebild werden Antidepressiva mit vorwiegend sedierender oder vorwiegend aktivierender Wirkung eingesetzt, wobei sich insbesondere Amitriptylin und Doxepin bewährt haben. Als Hauptnebenwirkung werden vor allem anticholinerge Symptome (Mundtrockenheit, Miktionsstörungen, Obstipation, Akkommodationsstörungen etc.) beobachtet, die ggf. mittherapiert oder als Kontraindikation beachtet werden müssen (Prostatahypertrophie, Glaukom).

Bei *neuropathisch bedingten Schmerzen* ist zusätzlich die Gabe von Antidepressiva [antriebshemmend: Amitriptylin 10 mg – 10 mg – 25 mg; antriebssteigernd: Imipramin 25 mg – 25 mg – 0] oder die Gabe von Carbamazepin (bis 4 × 200 mg/die) bzw. Phenytoin (bis 3 × 100 mg/die) sinnvoll.

■ **Neuroleptika.** Neuroleptika sind vorwiegend als Zusatzmedikation bei schwer zu therapierenden Tumorschmerzen indiziert und zeichnen sich durch eine gleichzeitige gute antiemetische Wirkung aus, die häufig erwünscht ist.

■ **Antikonvulsiva.** Die Membran-stabilisierenden Effekte von Antikonvulsiva (Carbamazepin, Phenytoin, Clonazepam) sind vor allem bei neurogenen Schmerzen (einschießenden und neuralgiformen Schmerzen) sinnvoll. Bei neuropathischen Schmerzen hat sich vor allem die Kombinationstherapie von Carbamazepin, Opiaten und ggf. Antidepressiva bewährt.

■ **Spasmolytika.** Insbesondere bei Infiltration in Hohlorgane und bei anderweitig bedingten spastischen Beschwerden kann die Anwendung von Spasmolytika sinnvoll sein. Gegebenenfalls kann der spasmolytische Effekt des Analgetikums Metamizol benützt werden. Sollte dies nicht ausreichen, ist eine Kombination mit anderen Spasmolytika (Buthylscopalamin) indiziert.

Neurolyse
Das Wirkprinzip der Neurolyse besteht in der Zerstörung von Nervengewebe durch Applikation von Alkohol oder Phenol, meist durch CT-gesteuerte Applikation. Hierbei hat sich insbesondere die Blockade des sympathischen Grenzstrangs in der lumbalen Region sowie eine Blockade des Ganglion coeliacum bewährt. Durch Injektion von Alkohol oder Phenol werden die nociceptiven viszeralen Afferenzen, die durch das Ganglion coeliacum hindurchziehen, blockiert. Diese Therapieform hat sich insbesondere beim Pankreaskarzinom als alternative Methode zur Schmerzbehandlung bewährt und kann die notwendige Opiatmedikation verringern.

Alternative und experimentelle Verfahren
Alternative Ansätze bestehen in der Ausnutzung der Verfahren der physikalischen Medizin (Hydrotherapie, Reizstromtherapie etc.), der Akupunktur, der transkutanen Nervenstimulation (TENS) und in der rückenmarksnahen Elektrostimulation, die im Einzelfall in das Therapiekonzept miteinbezogen werden können.

57.2
Antiemese
H.-D. ALLESCHER

Übelkeit und Erbrechen können bei gastrointestinalen Tumoren sowohl durch organische und lokale, als auch durch metabolische und zentralnervöse Faktoren bedingt sein. Übelkeit und Erbrechen stellen jedoch auch schwerwiegende Nebenwirkungen der Chemotherapie dar, die häufig zu einer Dosisreduktion oder sogar zu einem Abbruch des Therapieregimes führen können, wenn nicht eine adäquate antiemetische Begleitmedikation durchgeführt wird.

Bei persistierender Übelkeit und Erbrechen, das unabhängig von der Chemotherapie anhält, muß zunächst eine entsprechende diagnostische Abklärung der Ursachen vorgenommen werden, um die richtigen therapeutischen Schritte ergreifen zu können.

57.2.1
Emetogene Potenz der Chemotherapeutika

Bei der Planung einer Chemotherapie ist die unterschiedliche emetogene Potenz der verschiedenen Chemotherapeutika zu berücksichtigen (Tabelle 57.5) und eine entsprechende prophylaktische antiemetische Therapie einzuleiten. Neben den verwendeten Chemotherapeutika und deren Dosis ist die emetogene Potenz auch von anderen Faktoren abhängig. So weisen Bolusinjektionen eine größere emetogene Potenz auf als Dauerinfusionen. Weiterhin ist die Emesisinduktion bei jungen Patienten und Frauen wahrscheinlicher und stärker als bei älteren Patienten oder Männern.

Zeitlicher Ablauf
Bei einer Chemotherapie mit emetogenen Substanzen sollte unbedingt im adäquaten Zeitintervall vor

Tabelle 57.5. Emetogene Potenz von Chemotherapeutika

Ausmaß der emetogenen Wirkung	Substanzen
1. Extreme emetogene Wirkung	Cisplatin, Dacarbacin, Stickstoff-Lost, Cytarabin, Carmustin, Lomustin
2. Hohe emetogene Wirkung	Nitrosoharnstoffe (BNCU), Cyclophosphamid (i.v.), Procarbazin, Daunorubicin, Doxorubicin, Epidoxorubicin, Mithramycin, Carboplatin
3. Mittlere emetogene Wirkung	Adriamycin, Ifosfamid, Cytosin-Arabinosid, Mitomycin, L-Asparaginase, Mitoxantron
4. Schwache emetogene Aktivität	Bleomycin, Cytarabin, Etoposid, 5-Fluorouracil, Methotrexat, Vindesin, Vincristin, Vinblastin, Tamoxifen

dem ersten Zyklus mit der antiemetischen Therapie begonnen werden (i.v. Gabe 20–50 min vorher, orale Gabe 2 h vorher). Unter der Chemotherapie und nach der Chemotherapie ist die antiemetische Therapie in regelmäßig fixierten Zeitintervallen über bis zu 12(–24) h fortzuführen.

■ **Antizipatorisches Erbrechen.** Die prophylaktische Gabe von Antiemetika dient v.a. dazu, die Entwicklung von antizipatorischem Erbrechen zu vermeiden. Unter antizipatorischem Erbrechen versteht man ein „Lernverhalten", bzw. eine Konditionierung eines Reflexes, der Erbrechen mit der Chemotherapie verbindet. Diese Form des Erbrechens kann eine Eigenständigkeit erlangen und ist dann wegen des zentralnervösen Ursprungs, der außerhalb bzw. „oberhalb" der Angriffspunkte (s. unten) der Antiemetika liegt nur sehr schwer angehbar. Aus diesem Grund wird auch die Gabe eines Tranquilizers (Benzodiazepin) am Vorabend bzw. vor der Chemotherapie empfohlen, um eine gewisse Dämpfung des ZNS zu erreichen.

57.2.2
Antiemetisch wirksame Substanzen

Zur antiemetischen Therapie stehen eine Reihe von Substanzgruppen zur Verfügung, die über einen unterschiedlichen Wirkmechanismus und Angriffspunkt verfügen (Tabelle 57.6).

Tabelle 57.6. Antiemetisch wirkende Substanzen

Substanz (Beispielpräparat)	Applikationsform	Nebenwirkungen
Antihistaminika (H1-Antagonisten – zentral ausgelöstes Erbrechen H1-Rezeptoren)		
Dimenhydrinat (Vomex)	p.o., supp., i.v., i.m.	Mundtrockenheit
Meclozin (Bonamine)	p.o., supp.	Sedierung
Anticholinergica		
Scopolamin (Scopoderm-TTS)	Pflaster	
Neuroleptika vom Phenothiazintyp (antidopaminerg, anticholinerg)		
Levomepromazin (Neurocil)	p.o., i.v., i.m.	Extrapyramidal
Perphenacin (Decantan)	p.o., i.m.	Motorische Symptome
Promethazin (Atosil)	p.o., i.m., i.v.	Sedierung, Hypotension
Thiethylperazin (Torecan)	p.o.	Unruhe
Trifluopromazin (Psyquil)	p.o., supp., i.m., i.v.	
Neuroleptika vom Butyrophenontyp (antidopaminerg, anticholinerg)		
Haloperidol (Hadol)	p.o., i.v., i.m.	Extrapyramidal
Droperidol (Dihydrobenzperidol)	i.v.	Motorische Symptome, Sedierung
Benzamide mit neuroleptischer Wirkung, peripher wirkende Neuroleptika (peripher und an der Chemorezeptorem Triggerzone) (antidopaminerg)		
Domperidon (Motilium)	p.o.	
Metoclopramid (Paspertin)	p.o., supp., i.v.	Extrapyramidal
Alizaprid (Vergentan)	p.o., i.v.	Motorische Symptome, Sedation, Angst, Depression
5-HT₃-Antagonisten		
Ondansetron (Zofran)	p.o., i.v.	Kopfschmerzen
Granisetron		Anstieg der Leberenzyme
Tropisetron		
Glukokortikoide		
Dexamethason (Fortecortin)	p.o., i.v.	
Benzodiazepine		
Lorazepam (Tavor)		
Alprazolam		

Indikation und Verabreichung

Je nach Erfordernis und emetogener Potenz der verwendeten Chemotherapeutika können unterschiedlich wirkende Einzelsubstanzen zu einer effektiven antiemetischen Therapie kombiniert werden. Dabei ist darauf zu achten, daß keine Verstärkung von Nebenwirkungen oder störende pharmakokinetische Interaktionen auftreten.

Bei Verwendung von schwach emetogenen Zytostatika ist in der Regel die orale Gabe von peripheren Dopaminantagonisten (Metoclopramid, Alizaprid) ausreichend. Diese Substanzen besitzen aber in höheren Dosen extrapyramidalmotorische Nebenwirkungen, insbesondere bei jüngeren Patienten und bei oraler Applikationsweise.

Bei mittelstark emetogenen Zytostatikakombinationen ist die intravenöse Gabe von Metoclopramid, bzw. Alizaprid in Kombination mit Dexamethason empfehlenswert. Bei Verwendung einer hochemetogenen Kombination ist eine multimodale Kombinationstherapie erforderlich. Die Verwendung der sehr potenten 5-HT$_3$-Antagonisten (Serotoninrezeptorantagonisten) wird lediglich durch die hohen Kosten eingeschränkt.

Stufentherapieplan

Je nach der emetogenen Potenz der verwendeten Chemotherapeutika läßt sich die antiemetische Therapie in verschieden wirksamen Stufen steigern (s. Übersicht).

Der hohen Wirksamkeit der 5-HT$_3$-Antagonisten steht der relativ hohe Preis gegenüber. Dennoch belegen einige Studien eine deutlich bessere Wirksamkeit von 5-HT$_3$-Antagonisten im Vergleich zu konventionellen antiemetischen Therapieformen. Aufgrund dieser guten Wirksamkeit wird von einigen Autoren ein relativ früher therapeutischer Einsatz der 5-HT$_3$-Antagonisten gefordert (vgl. Übersicht). Die Wirksamkeit von 5-HT$_3$-Antagonisten läßt sich durch die Kombination mit einem Kortikoid (Dexamethason) noch weiter verbessern.

■ **Alternatives Schema.** Für die praktische Durchführung (s. Übersicht) empfiehlt sich die Gabe von 4–8 mg Dexamethason + 8 mg Ondansetron vor der Chemotherapie, die Gabe von 4 mg p.o. Dexamethason am Abend der Chemotherapie und die erneute Gabe von 8 mg Ondansetron + 4 mg Dexamethason am nächsten Morgen. Dieses Regime eignet sich besonders gut bei ambulant durchgeführten Chemotherapien.

Übersicht

Stufentherapieplan der antiemetischen Therapie in Abhängigkeit von der emetogenen Potenz der verwendeten Chemotherapeutika

1. Stufe: Schwache emetogene Wirkung
   - Sedativum (Benzodiazepin) am Vorabend,
   - Metoclopramid 10–20 mg p.o. oder
   - Neurolepticum Levomepromazin (Neurocil) 10 mg.
2. Stufe: mäßig emetogene Wirkung
   - Sedativum,
   - Neurolepticum 4 h vor bis 24 h nach Chemotherapie
   z. B.
   - Psyquil 10–20 mg p.o. alle 4 h,
   - Torecan 6,5 mg p.o. alle 8 h.
3. Stufe: Stark emetogene Wirkung
   - Sedativum,
   - Prednisolon 25 mg alle 4 h,
   - Metoclopramid 50 mg alle 4 h oder
   - Serotoninantagonist (Ondansetron) 8 mg alle 8 h.
4. Stufe: Extrem starke emetogene Wirkung
   - Sedativum
   - + Kortison (Dexamethason)
   - + Antihistaminikum (Dimenhydrinat)
   - + Phenothiazin (Dihydrobenzperidol) oder hochdosiertes Butyrophenon
   - + Metoclopramid 0,5–1 mg/kg dann 0,5 mg/kg/h oder
   - Serotoninantagonist (Ondansetron) 8 mg i.v. dann 1 mg/kg oder
   - 8 mg i.v + Kortison (Dexamethason).

57.2.3
Sonderformen des Erbrechens

Verzögertes Erbrechen

Erbrechen, das erst 2–5 Tage nach einer Chemotherapie, v.a. mit Cisplatin, auftritt, beruht vermutlich auf einer Reizung bzw. Entzündung der Darmschleimhaut. Diese Form des Erbrechens ist oft schwer zu therapieren. In einer randomisierten Studie erwies sich orales Dexamethason in Kombination mit Metoclopramid als wirksam.

Antizipatorisches Erbrechen

Die beste Therapie des antizipatorischen Erbrechens besteht in der Prophylaxe. Da es sich hierbei

> **Übersicht**
>
> **Alternatives Schema zur antiemetischen Therapie**
> - 1. Stufe
>   - Sedativum,
>   - Metoclopramid 10–20 mg 4- bis 6stündlich,
>   - Domperidon 20 mg 8stündlich.
> - 2. Stufe
>   - Metoclopramid 1–2 mg/kg 2- bis 4stündlich,
>   - Ondansetron 4–8 mg 12stündlich,
>   - bzw. Granisetron/Tropisetron.
> - 3. und 4. Stufe
>   - Metoclopramid 1–1,5 mg/kg i.v. 30 min vor und 90 min nach Chemotherapie, anschließend orale Gabe 12stündlich über die folgenden 3–5 Tage,
>   - Ondansetron 8–16 mg i.v. oder oral 12stündlich ggf in Kombination mit Dexamethason 4–8 mg vor Beginn über 2(–5) Tage.

um einen zentralnervösen Reflex handelt, sind übliche Antiemetika in der Regel unwirksam. Es kann ein Versuch mit Anxiolytika wie z.B. Benzodiazepinen versucht werden. Alternative Methoden, wie Hypnose und Verhaltenstherapie, wurden ebenfalls mit Erfolg angewandt.

57.3
Behandlung des malignen Aszites
S. PETRASCH

Häufig entwickeln Patienten mit fortgeschrittenen gastrointestinalen Tumorerkrankungen, insbesondere Patienten mit Magenkarzinom oder Pankreaskarzinom, eine Peritonealkarzinose mit malignem Aszites.

57.3.1
Ätiologie und Klinik

Die Aszitesbildung ist Folge einer tumorbedingten Abflußstörung der Peritonealflüssigkeit, einer Lymphgefäßdestruktion, einer vermehrten Flüssigkeitsbildung oder der Synthese tumorzellassoziierter Mediatoren mit konsequentem Kapillar-Leakage-Syndrom.

Die klinische Untersuchung und die Ultraschalluntersuchung des Abdomens ermöglichen rasch den Nachweis der freien Flüssigkeit in der Bauchhöhle. Differentialdiagnostisch sollte jedoch auch bei bekanntem Tumorleiden eine Aszitesbildung bei Herzinsuffizienz, Leberzirrhose, nephrotischem Syndrom oder Hypoalbuminämie ausgeschlossen werden. Bei noch nicht bekanntem Tumorleiden wird eine diagnostische Aszitespunktion durchgeführt. Nach der Anfertigung von Zytozentrifugenpräparaten kann dann das Punktat auf maligne Zellen untersucht werden.

Körperliche Symptome
Nicht selten verursacht die Aszitesbildung ein schmerzhaftes Spannungsgefühl oder einen Zwerchfellhochstand mit konsekutiver Atemnot. Die Beschwerden können durch eine Parazentese rasch beseitigt werden. Eine Entlastungspunktion von mehr als 3 l hat nicht selten eine Kreislaufdysregulation oder eine Elektrolytverschiebung zur Folge. Durch die intravenöse Gabe von Humanalbumin im Anschluß an eine Parazentese kann der Blutdruckabfall abgefangen werden.

57.3.2
Therapie

Es sollte erwogen werden, einem Patienten mit malignem Aszites zur Rezidivprophylaxe im Anschluß an eine therapeutische Punktion ein Zytostatikum intraperitoneal zu verabreichen. Randomisierte Studien zu Patienten mit gastrointestinalen Tumorerkrankungen liegen für diese Therapieform allerdings noch nicht vor.

Intraperitoneale Zytostatikatherapie
Vor der intraperitonealen Applikation eines Zytostaikums muß die freie Flüssigkeitspassage im Peritoneum gewährleistet sein. Liegt nämlich ein gekammerter Erguß vor, besteht die Gefahr, daß die gesamte Dosis nur in eine kleine Kammer instilliert wird. Dabei können sich Darmwandnekrosen entwickeln. Abbildung 57.1 zeigt die Szintigraphie eines Patienten, dem vor der intraperitonealen Behandlung Technetium 99 verabreicht wurde. Alle Darmschlingen werden frei umspült.

Anzuraten sind Therapieversuche mit Cisplatin (100 mg/m^2 in 1.000 ml NaCl 0,9 %), 5-FU (2–3 g in 500 ml NaCl 0,9 %) oder Mitoxantron (15–30 mg/m^2 in 1.000 ml NaCl 0,9 %). Die zu instillierende Flüssigkeit sollte körperwarm sein. Das applizierte Zytostatikum wird in der Regel in der freien Bauchhöhle belassen. Die Behandlung kann ggf. alle 3–4 Wochen wiederholt werden. Muß die Parazentese häufig wiederholt werden, sollte die Anlage eines subkutan getunnelten Tenckhoff-Katheters durch den Chirurgen in Erwägung gezogen werden.

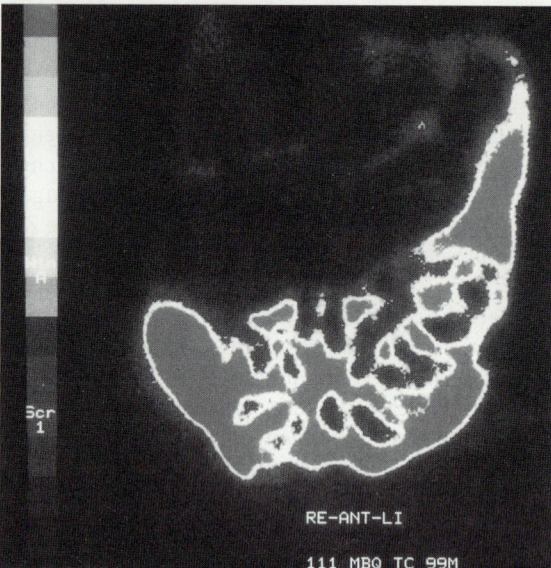

Abb. 57.1. Szintigraphie: Patient mit Peritonealkarzinose vor intraperitonealer Therapie, Verabreichung von Technetium99 i. p.

Strahlentherapie

Gelegentlich wird auch eine perkutane Abdomengesamtbestrahlung verabreicht, insbesondere bei Patienten die auf eine systemische oder intrakavitäre Therapie nicht ansprechen. Unterstützend können Diuretika verordnet werden, ihr Stellenwert ist allerdings bei der Behandlung des malignen Aszites umstritten.

57.4
Paravasate: Prophylaxe und Therapie
S. Petrasch

Bestimmte Zytostatika führen bei paravenöser Injektion zu schweren Nekrosen und Ulzerationen im Injektionsgebiet. Als Folge hiervon bilden sich Gewebeatrophien mit Schäden an Gelenken und Nerven. Die betroffene Extremität wird durch die entstehende Narbenbildung und durch Kontrakturen funktionsunfähig.

Allgemeine Grundregeln der Applikation

Am schwersten sind die Schäden nach paravenöser Injektion von Adriamycin (Bowers u. Lynch 1978).
  Bei der Verabreichung von Anthrazyklinen, Vincaalkaloiden, Mitomycin C und anderen Zytostatika (s. Übersicht) ist zur Vermeidung einer Paravasation folgendes zu beachten:

- Die aufgelisteten Medikamente sind ausschließlich aus der Hand zu spritzen.
- Um den regelrechten Sitz der Braunüle zu kontrollieren, sollte während der Injektion wiederholt Blut aspiriert werden.
- Nach einer Fehlpunktion darf distal der frustranen Punktion keine Injektion erfolgen.
- Infusionen sind nur über einen zentralen Zugang zulässig. Es muß simultan ein Bypass mit 250 ml Glukose- oder Elektrolytlösung verabreicht werden. Dabei ist ein Dreiwegehahn von Vorteil. Mindestens 50 ml der Spülflüssigkeit sind vorab unter Beobachtung der Punktionsstelle zu infundieren. Während der Zytostatikainjektion muß der Bypass im freien Tropfenfall mitlaufen.
- Über Gelenkflächen (Handgelenk/Ellenbeuge) darf keine Injektion erfolgen. Bei Paravasation besteht sonst die Gefahr einer Gelenkkontraktur.
- Wichtig ist, den Patienten auf die Gefahr einer Paravasation hinzuweisen und auf die Notwendigkeit beim Auftreten von Schmerzen diese umgehend anzugeben.

! Die Extravasation ist eine Nebenwirkung bei Verabreichung von Zytostatika. Der Patient muß über das Risiko entsprechend aufgeklärt werden. Diese Aufklärung kann mündlich, in Anwesenheit von Zeugen, oder schriftlich erfolgen.

Sofortmaßnahmen

Im Falle einer Paravasation ist die Infusion sofort zu unterbrechen. Der angebrachte intravenöse Zugang sollte zunächst nicht entfernt werden. Statt dessen wird versucht, über die liegende Braunüle möglichst viel der eingelaufenen Infusionsflüssig-

Übersicht

Zytostatika, die milde bis schwere Weichteilnekrosen verursachen:
- Bleomycin,
- Cisplatin,
- Dactinomycin,
- Daunorubicin,
- Doxorubicin,
- Epirubicin,
- Etoposid,
- Idarubicin,
- Melphalan,
- Mitomycin,
- Mitoxantrone,
- Streptozocin,
- Vinblastin,
- Vincristin,
- Vindesine.

keit abzusaugen. Bei Blasen oder sehr großen Paravasaten wird mit einer zusätzlichen Nadel an mehreren Stellen des Paravasatgebietes die in das Gewebe gelaufene Lösung aspiriert. Rund um das Extravasatareal wird anschließend Hydrokortison, 50–200 mg, intradermal injiziert. Der Arm ist hochzulagern.

Spezielle Maßnahmen

Bei einer Paravasation von Anthrazyklinen oder von Mitomycin C werden nach Absaugen des Paravasats 1–3 ml Natriumhydrogenkarbonat 8,4 % über die liegende Braunüle appliziert.

CAVE Hautnekrose bei Gabe von zuviel Natriumbicarbonat.

Anschließend werden 1–2 ml Dimethylsulfoxid (DMSO, 50–99 %) auf die Haut des gesamten Paravasatgebietes alle 3–4 h für mindestens 3 Tage bis maximal 14 Tage aufgebracht. Sinnvoll ist auch eine lokale Kälteapplikation mittels Kompressen.

Bei der Paravasation von Vincaalkaloiden sollte das Paravasatgebiet subkutan mit 1–6 ml Hyaluronidase (Kinetin 150 IE) und zusätzlich mit 1–5 ml Kochsalzlösung unterspritzt werden. Die Gabe ist im Abstand von Stunden mehrfach zu wiederholen. Anders als bei den Anthrazyklinen hat sich bei der Extravasation der Vincaalkaloide die lokale Applikation von trockener Wärme als vorteilhaft erwiesen.

Kommt es trotz der beschriebenen Maßnahmen zu fortschreitenden Weichteilnekrosen, sollte der Patient rechtzeitig einer operativen Revision und ggf. einer plastischen Deckung zugeführt werden. Die chirurgische Revision muß das nekrotische und das entzündlich veränderte Gebiet umfassen.

57.5 Immuntherapie
J. SCHMIELAU · W. SCHMIEGEL

Tumorwachstum und insbesondere die Ausbildung von Metastasen wird möglich, wenn maligne Zellen der Überwachung durch das Immunsystem entkommen können. Die verschiedenen Ansätze immuntherapeutischer Strategien nutzen Mechanismen oder Bestandteile des Immunsystems oder beabsichtigen, eine kompetente Abwehr zu rekonstituieren.

Hierzu gehören aktive (spezifische Vakzinierung) sowie unspezifische (antigenunabhängige Stimulation immunkompetenter Zellen), passive (Antikörper) und adoptive Immuntherapie (Transfer antigenspezifischer Zellen; (Kedar u. Klein 1992; Goldenberg 1993; Dillman 1994; DeVita Jr. et al. 1995).

57.5.1 Passive Immuntherapie

Die Identifizierung tumorassoziierter Antigene (TAA) und des rasch zunehmenden Spektrums an spezifischen Tumorantigenen, wie etwa Proteine von Onkogenen oder mutierten Tumorsuppressorgenen, sowie die Chance monoklonale Antikörper (MAK) in großer Menge herzustellen, ermöglichen die Entwicklung einer passiven Immuntherapie.

MAK

MAK können Zielzellen über die Initiierung der klassischen Komplementkaskade (komplementabhängige Zytotoxizität, „complement dependent cytotoxicity"/CDC) oder die antikörperabhängige zelluläre Zytotoxizität („antibody-dependent cellular cytotoxicity"/ADCC) zerstören. Wesentliches Bindeglied ist hierbei der konstante Anteil (Fc-Fragment) der MAK. Es hat sich gezeigt, daß eine zytotoxische Aktivität überwiegend durch die ADCC ausgeübt wird, weshalb MAK mit hoher Affinität für menschliche Fc-Rezeptoren verwendet werden. Dies sind vornehmlich der Isotyp IgG2a der Maus und der Isotyp IgG1 des Menschen. Gentechnische Methoden erlauben es hierbei, chimäre MAK zu konstruieren, die das menschliche Fc-Fragment beinhalten und den xenogenen Anteil bis auf den antigendeterminierenden Anteil reduzieren. Damit wird eine Antikörperreaktion gegen Fremdprotein nahezu eliminiert.

In Therapiestudien mit MAK ließen sich aber auch Antikörper gegen die variablen Domänen, die die Antigenspezifität bestimmten, nachweisen. Diese antiidiotypischen Antikörper stellen ein internes Abbild des ursprünglichen Epitops dar und können eine Antikörperantwort erzeugen. Auffällig in solchen Studien war, daß neben einer Antikörperantwort bei Therapieansprechen häufig eine Proliferation von gegen antiidiotypische Antikörper gerichteten T-Lymphozyten beobachtet werden konnte. Dieses Idiotypennetzwerk, welches zudem in der Regulation der Immunantwort von Bedeutung ist, erweitert das Spektrum der passiven um die aktive Immuntherapie durch MAK, indem zusätzlich eine Vakzinierung über antiidiotypische Antikörper stattfindet.

■ **Studienergebnisse.** Seit Anfang der 80er Jahre werden Studien mit MAK, größtenteils Phase-I/II-Studien, in der Behandlung von Tumorerkrankungen durchgeführt. Neben hämatologischen Neoplasien sind Tumorerkrankungen neuroektodermalen Ursprungs sowie gastrointestinale Tumoren, hier insbesondere das kolorektale Karzinom, Schwerpunkt der Erprobung.

In weit fortgeschrittenen Stadien hat die Behandlung solider Tumoren nur einzelne Erfolge bringen können. Eine Erklärung hierfür ist die schlechte Zugänglichkeit der Tumoren für Makromoleküle wie die MAK. Vorteile vieler therapeutisch eingesetzter MAK gegenüber zahlreichen Chemotherapeutika sind neben der Tumorspezifität die weitgehende Unabhängigkeit vom Zellzyklus. Die Anwendung in einem adjuvanten Therapiekonzept bestätigte demzufolge erstmals die Wertigkeit einer Therapie mit MAK. Der gegen ein Zelladhäsionsmolekül gerichtete MAK 17-1A (Panorex) erzielte in der adjuvanten Therapie kolorektaler Karzinome im Stadium Dukes' C vergleichbare Überlebensraten wie konventionelle Chemotherapien bei einer Siebenjahresüberlebensrate von 57% mit Reduktion der Sterblichkeit um 32% (Riethmüller et al. 1998).

■ **Modifizierte MAK.** Tumoren sind heterogene Zellpopulationen, die die TAA ebenfalls in heterogener Weise mit unterschiedlicher Zelloberflächendichte exprimieren. Ein nur auf die Zielzelle gerichteter Effekt wie bei Konjugaten aus Chemotherapeutika oder Toxinen mit MAK, die eine Internalisierung des MAK erfordern, ebenso wie der Einsatz nativer MAK beinhaltet die Möglichkeit des Überlebens antigennegativer Zellen. Indem die MAK mit Radionukleotiden konjugiert werden, können zytotoxische Effekte auch auf benachbarte Zellen unabhängig von ihrer Antigenexpression wirken. Werden Zytokine an die MAK gekoppelt, kann die Immunantwort lokal im Bereich des Tumors stimuliert werden. Therapiestudien über modifizierte MAK rechtfertigen derzeit nicht deren klinische Anwendung bei gastrointestinalen Tumoren.

57.5.2
Weitere Therapieverfahren

Zelluläre Abwehrmechanismen haben eine überragende Rolle in der Tumorabwehr. So ist versucht worden, tumorinfiltrierende Lymphozyten ex vivo in Kultur vor einer Reinfusion mit Lymphokinen zu expandieren. Neben anfänglichen Erfolgen konnte hierbei jedoch in vielen Studien kein konsistentes Ansprechen erzielt werden. Eine ähnlich breitgefächerte zelluläre Tumorspezifität wird durch eine Vakzinierung mit autologen oder allogenen, bestrahlten und ggf. modifizierten Tumorzellen zu erreichen versucht. Inzwischen konnten einige Tumorantigene nach Sequenzierung synthetisiert werden. Diese ermöglichen ein praktikables Vorgehen bei Patientenkollektiven. Gleichzeitig bedeutet dies aber, wie zuvor für die MAK-Therapie erwähnt, einen Wachstumsvorteil für antigennegative Tumorzellen.

Weitere Therapieverfahren wie kombinierte Chemo- und Antikörpertherapien sowie Tumorzellvakzinierungen in adjuvanten Situationen befinden sich derzeit in der klinischen Erprobung.

57.6
Hochdosistherapie
U. GRAEVEN

Eine Grundannahme für die Chemotherapie von Malignomen ist das Vorliegen einer sog. Dosis-Wirkungs-Beziehung zwischen eingesetztem Zytostatikum und zytotoxischer Wirkung auf Tumorzellen. Bei dieser Grundannahme kommt es nach Schätzung von Frei et al. (1989) bei der konventionellen Chemotherapie in der Regel zu einer Tumorzellreduktion um 2 Logstufen, d.h. bei einer angenommenen Zellzahl von 10^{11} Zellen bei Vorliegen einer metastasierten Erkrankung sind selbst in der klinischen Remission noch bis zu 10^8 Tumorzellen als residuelle Tumormasse anzunehmen. Um hier eine komplette Eradikation zu erzielen, wäre entsprechend eines loglinearen Dosis-Wirkungs-Verhaltens eine Dosiseskalation um den Faktor 5 bis 8 erforderlich.

Einschränkungen bei der Umsetzung dieser Überlegungen ergeben sich zum einen aus tumorspezifischen Faktoren, wie Chemotherapieresistenz oder Heterogenität der Zellpopulation, so daß es zu einer Abflachung der Wirkungskurve kommt und zum anderen durch eine Zunahme der Nebenwirkung bei Dosiseskalation der Zytostatika.

57.6.1
Limitierende Nebenwirkungen

Im Bereich der konventionellen Chemotherapie ist die therapiebestimmende Nebenwirkung in erster Linie eine Beeinträchtigung der Hämatopoese. Durch den Einsatz rekombinanter hämatopoetischer Wachstumsfaktoren, wie G-CSF und GM-CSF sowie die konsequente Fortentwicklung zur Hochdosistherapie mit Ersatz der hämatopoetischen Stammzellen in Form der autologen Transplantation, werden Therapiekonzepte entwickelt, die eine wirkungsvolle Dosiseskalation ermöglichen und somit die Hoffnung auf größere Effizienz der Chemotherapie beinhalten. Die Eignung eines Zytostatikums für den Einsatz in der Hochdosistherapie wird insbesondere durch das Spektrum der nun in den Vordergrund tretenden nichthämatopoetischen Toxizität eingeschränkt, da für Kardio-, Nephro-, Hepato- und Neurotoxizität nur begrenzt protektive Maßnahmen zur Verfügung stehen.

57.6.2
Chemosensibilität

Unter diesen Voraussetzungen ergibt sich nur für wenige Zytostatika die klinisch praktikable Dosiseskalation über mehrere 10er-Potenzen. Hierzu gehören insbesondere die Alkylantien und Anthrazykline. Neben der Einschränkung, die sich für das Hochdosiskonzept durch das Nebenwirkungsprofil der Zytostatika ergeben, ist insbesondere die Chemosensitivität der Grunderkrankung eine unumstößliche Voraussetzung zur Umsetzung entsprechender Therapieschemata. Günstige Voraussetzungen ergeben sich hier für Tumoren, die bereits gegenüber konventioneller Chemotherapie sensibel sind und die auch in der Rezidivsituation noch ein Ansprechen auf Zytostatika zeigen.

> ! Eine primäre Chemoresistenz läßt sich mit den zur Verfügung stehenden Zytostatika auch durch eine Dosiseskalation nicht durchbrechen.

Entsprechend stellt die Hochdosischemoradiotherapie mit anschließender Gabe hämatopoetischer Stammzellen bei Leukämien und Lymphomen eine erfolgreiche Therapiemodalität dar, die insbesondere bei Rezidiven oder in erster Vollremission als konsolidierende Behandlung bei Patienten mit hohem Rezidivrisiko eingesetzt wird.

57.6.3
Rekonstruktion der Hämatopoese

Nach anfänglichem Einsatz des autologen Knochenmarks als Quelle der hämatopoetischen Stammzellen hat sich derzeit die sog. autologe periphere Blutstammzelltransplantation weitgehend als Alternative durchgesetzt. Hämatopoetische Stammzellen können entweder nach myelosuppressiver Chemotherapie oder durch Stimulation mit hämatopoetischen Wachstumsfaktoren ins periphere Blut mobilisiert werden und mittels einer Zytapherese angereichert werden. Nach erfolgter Hochdosistherapie führt die Retransfusion der zuvor gewonnenen und kryokonservierten Blutstammzellen zu einer dauerhaften Rekonstitution der Hämatopoese und erlaubt somit das Ausschöpfen des vollen Dosisrahmens unter Vernachlässigung der hämatopoetischen Toxizität (Link et al. 1997 a, 1997 b).

Durch entsprechende Verbesserung der supportiven Maßnahmen konnte die therapieassoziierte Mortalität dieses Vorgehens deutlich gesenkt werden, so daß zunehmend auch solide Tumoren Gegenstand von Hochdosistherapieprotokollen sind.

57.6.4
Hochdosistherapie bei gastrointestinalen Tumoren

Die Mehrzahl der Stammzelltransplantationen für solide Tumoren wird derzeit bei Mammakarzinomen, Ovarialkarzinomen, Hodentumoren und Weichteilsarkomen durchgeführt. Entsprechend der geringen Chemosensitivität liegen bislang nur spärliche Informationen für den Einsatz der Hochdosischemotherapie bei gastrointestinalen Tumoren vor. Die European Group for Blood and Bone Marrow Transplantation (EBMT), die eine Datenbank für die europäischen Transplantationsaktivitäten u. a. auch im Bereich der soliden Tumoren unterhält, verzeichnete bis zum Juli 1998 35 Transplantationen bei gastrointestinalen Tumoren. Die Mehrzahl der Patienten (22) hatte ein Magenkarzinom. Überwiegend handelt es sich hier um Einzelfälle, bei denen bereits eine weit fortgeschrittene Grunderkrankung vorlag, oder therapierefraktäre Rezidive. Somit erklären sich auch die schlechten Ergebnisse, die für diese Patienten dokumentiert wurden. Von den 22 Patienten mit Magenkarzinom leben 4 Patienten mit einer Beobachtungszeit nach Transplantation von unter 1 Jahr.

Insgesamt sind die vorliegenden Ergebnisse zur Hochdosistherapie und autologer Stammzelltransplantation bei gastrointestinalen Tumoren mit fortgeschrittenen Krankheitsstadien schlecht und enttäuschend. Entsprechend sollten Therapiekonzepte zur Hochdosischemotherapie bei chemoresistenten gastrointestinalen Tumoren müssen zunächst in Studien weiterverfolgt werden.

Neoadjuvante Behandlung
Unklar ist derzeit noch, welchen Stellenwert die Hochdosistherapie in der präoperativen neoadjuvanten Behandlung des Magenkarzinoms hat. Dieser Tumor zeigt eine begrenzte Chemosensibilität und auch konventionell dosierte neoadjuvante Ansätze konnten zeigen, daß eine Steigerung der R0-Resektionsrate möglich ist. Inwieweit durch den Einsatz der Hochdosistherapie eine Verbesserung der Resektionsrate und des Überlebens der Patien-

57.6.5
Fazit

Zusammenfassend läßt sich sagen, daß die vorliegenden Ergebnisse zur Hochdosistherapie gastrointestinaler Tumoren entsprechend der Chemosensibilität der einzelnen Entitäten bislang enttäuschend sind und ein Einsatz der Hochdosistherapie außerhalb von kontrollierten Studien nicht statthaft ist. Für den programmierten Einsatz hämatopoetischer Wachstumsfaktoren zum Ziel der Steigerung der Dosisintensität gibt es erste positive Ergebnisse bei gastrointestinalen Tumoren.

Inwieweit der Einsatz von Chemoprotektiva, wie z. B. AMIFOSTIN, die Ergebnisse der Chemotherapie gastrointestinaler Tumoren beeinflußt, läßt sich derzeit aufgrund fehlender Daten nicht beurteilen. Aber auch hier ist vor dem Hintergrund der geringen Aktivität der zur Verfügung stehenden Zytostatika keine Grundlage für den Einsatz außerhalb von Studien gegeben.

57.7
Gentherapie
C. TESCHENDORF · W. SCHMIEGEL

1989 wurde der erste Versuch einer Gentherapie beim Menschen durchgeführt (Rosenberg et al. 1990). Seitdem sind zahlreiche weitere klinische und in noch größerem Umfang experimentelle Studien gefolgt.

Am Modell monogener Erbkrankheiten, deren Defekt bekannt ist, wurde die Gentherapie initial entwickelt. Ideale Zielvorstellung war die Heilung der Erbkrankheit durch den Ersatz des defekten Gens.

Die Mehrzahl (ca. 50 %) der Studien am Menschen beschäftigt sich mittlerweile mit malignen Tumorerkrankungen, sicherlich z. T. deshalb, weil das onkologische Patientenklientel größer und so die Anwendungsmöglichkeit vielfältiger ist (Ross et al. 1996). Monogene Erbkrankheiten haben nur noch einen Anteil von 20 % an den Gentherapiestudien.

Der ursprüngliche Ansatz, eine Erkrankung durch den Ersatz eines defekten Gens zu heilen, kann aufgrund der zahlreichen genetischen Aberrationen, die Tumorzellen in aller Regel aufweisen, in der Gentherapie von Tumorerkrankungen nur noch in den seltensten Fällen verfolgt werden. Vielmehr wird durch Einbringen von zusätzlichem genetischen Material in die Tumorzellen versucht, die immunologischen Eigenschaften oder das Ansprechen der Zellen gegenüber Pharmaka so zu verändern, daß diese leichter abgetötet werden können.

Ansätze der Tumorgentherapie
Die Ansätze in der Tumorgentherapie können in 4 Gruppen eingeteilt werden:

- tumorimmunologische Ansätze,
- Suizidgene,
- Zytostatikaresistenzgene,
- Substitution von Onkogenen und Tumorsuppressorgenen.

Grundsätzliche Fragen, wie der Unterschied zwischen somatischer und genomischer Gentherapie, methodische Aspekte wie Transduktionsarten, Vektoren, Probleme der Integration, Expression und Spezifität werden in Kap. 73 behandelt.

57.7.1
Tumorimmunologische Ansätze

Eines der am weitesten verbreiteten Konzepte in der Tumorgentherapie ist die aktive Immuntherapie, die auf der Annahme einer Dysfunktion des Immunsystems bei Tumorerkrankungen basiert. Die Theorie der „Immunsurveillance" besagt, daß zwar ständig Zellen des Körpers „entarten", diese aber vom Immunsystem erkannt und beseitigt werden.

Dieser Mechanismus ist bei Tumorpatienten gestört. Tumorzellen werden nicht als „fremd" erkannt und so die Entstehung und das Wachstum maligner Tumoren ermöglicht. Die Tatsache, daß Patienten unter immunsuppressiver Therapie, z. B. nach Organtransplantation, eine signifikant höhere Tumorinzidenz aufweisen, spricht für dieses Konzept (Kinlen et al. 1979).

Die Ursache für diese Fehlfunktion kann auf der Seite der Tumorzelle eine mangelhafte Expression von Antigenen oder kostimulatorischen Molekülen sein. Auf der Seite der immunologischen Effektorzellen kann ein Zustand der Anergie bestehen, in dem Zellen des Immunsystems aufgrund einer „fehlerhaften Stimulation" zwar teilungsfähig, nicht aber funktionsfähig sind (Hellström et al. 1993). Durch Modifikationen auf beiden Seiten wird versucht, das Immunsystem zu aktivieren. Als Haupteffektorzellen bei der Tumorzellelimination werden zytotoxische T-Zellen angesehen.

Tumorinfiltrierende Lymphozyten

Nachdem weder die systemische IL-(Interleukin-)2-Therapie noch die Stimulation von T-Lymphozyten mit IL-2 ex vivo (sog. „lymphokine activated killercells") den entscheidenden Erfolg im Rahmen immuntherapeutischer Ansätze gebracht hatten (Rosenberg 1991), wurden tumorinfiltrierende Lymphozyten (TIL) verwendet. Man glaubte, daß TIL, da sie aus Tumorgewebe isoliert wurden, eine gewisse Tumorspezifität besitzen und so die Toxizität der Therapie herabgesetzt werden kann. TIL wurden mit Zytokinen (z. B. TNF-α) ex vivo transduziert und reinfundiert.

Bei 6 Patienten, die so behandelt wurden, kam es zu einer anhaltenden, kompletten Remission (Hwu et al. 1993). Da die Isolierung von TIL sehr aufwendig ist, findet diese Form der Gentherapie nur selten Anwendung.

Tumorzellvakzinierung

Das Prinzip der Vakzinierung mit Tumorzellysaten, deren Immunogenität durch ein Adjuvans (z. B. BCG) oder Viren (Xenogenisation) erhöht werden soll, wird seit vielen Jahren verfolgt (Lehner et al. 1990). Unter der Vorstellung, daß Zytokine primär parakrin sezerniert werden und lokal wirken, wurden Tumorzellen mit einem Zytokingen transduziert und nach Bestrahlung der Zellen dem Patienten subkutan reinjiziert. Die hohen Zytokinkonzentrationen am Ort der Injektion sollen die lokale und nachfolgend auch die systemische Immunantwort verstärken.

In zahlreichen tierexperimentellen Studien konnten Antitumoreffekte für verschiedene Lymphokine nachgewiesen werden (Pardoll 1995). Es kam zu einem Rückgang des lokal nach Injektion der Tumorzellen entstandenen Tumors. Außerdem war eine Protektion der Tiere gegenüber der Reexposition mit Wildtyptumorzellen zu verzeichnen.

In einer Studie von Dranoff et al. (1993), die die Wirksamkeit zahlreicher Lymphokine in einem Melanommodell verglich, stellte sich GM-CSF als das eindeutig wirkungsvollste hinsichtlich der Protektion gegenüber einer Reexposition heraus. Neben GM-CSF wird in klinischen Studien v. a. IL-2 eingesetzt. Primäre Zielgruppe sind das Melanom und das Nierenzellkarzinom, die sich einer Immuntherapie gegenüber bislang am sensitivsten gezeigt haben.

B7–1/B7–2

Eine Verstärkung der Immunantwort kann auch durch die Insertion von kostimulatorischen Molekülen in Tumorzellen erfolgen. Neben der antigenspezifischen Erkennung durch den T-Zell-Rezeptor sind kostimulatorische Moleküle wie z. B. B7, das an CD28 auf T-Zellen bindet, notwendig für eine effektive Aktivierung der T-Zellen. In einem Melanommodell konnte gezeigt werden, daß die Tumorzellen eine sehr niedrige Expression von B7 aufweisen. Nach Transduktion der Melanomzellen mit nachfolgender Expression des B7-Moleküls war das Tumorwachstum in vivo erheblich retardiert. Außerdem wurden Wildtyptumorzellen bei Reexposition in fast allen Fällen abgestoßen (Townsend u. Allision 1993).

57.7.2
Suizidgene

Suizidgene kodieren für Enzyme, die intrazellulär primär nichttoxische Vorstufen („prodrug") einer Substanz in zelltoxische Metabolite umwandeln. Bei systemischer Applikation der Vorstufe werden so nur Zellen geschädigt, die mit dem Suizidgen transduziert sind. Von den verschiedenen Enzymsystemen (Tabelle 57.7) ist die Herpes-simplex-Virus-Thymidinkinase (HSV-TK) am besten untersucht und wird am häufigsten eingesetzt.

Wirkungsweise

HSV-TK metabolisiert nichttoxisches Ganciclovir (GCV) zum hochtoxischen Triphosphat. GCV-Triphosphat hemmt DNA-Polymerasen und führt zum Kettenabbruch (St Clair et al. 1987). Ähnliches gilt für andere Suizidgene. Ein in bezug auf die Wirksamkeit dieses Systems entscheidendes Phänomen ist der „Bystandereffekt": Ein Anteil von 1–10 % transduzierter Zellen ist ausreichend, um fast 100 % der Zellen im Zellverband abzutöten. Als Mechanismus für diesen Effekt werden die Weitergabe der toxischen Metabolite über GAP-Junctions sowie immunologische Mechanismen diskutiert (Kolberg 1994).

Die Wirksamkeit von Suizidgenen konnte in zahlreichen In-vitro- und In-vivo-Experimenten belegt werden. So haben Culver et al. (1992) Rattengliome in vivo durch stereotaktischer Injektion von vektorproduzierenden Fibroblasten mit dem HSV-TK Gen transduziert (Abb. 57.2). Die nachfolgende

Tabelle 57.7. Suizidgene

Gen	Effekt
Herpes-simplex-Virus-Thymidinkinase	Ganciclovir Ganciclovirtriphosphat
Cytosindeaminase	5-Fluorocytosin 5-Fluorouracil
Purinnukleosidphosphorylase	Toxische Purinmetabolite
Xanthin-Guaninphosphoribosyltransferase	6-Thioxanthin 6-Thioxanthintriphosphat

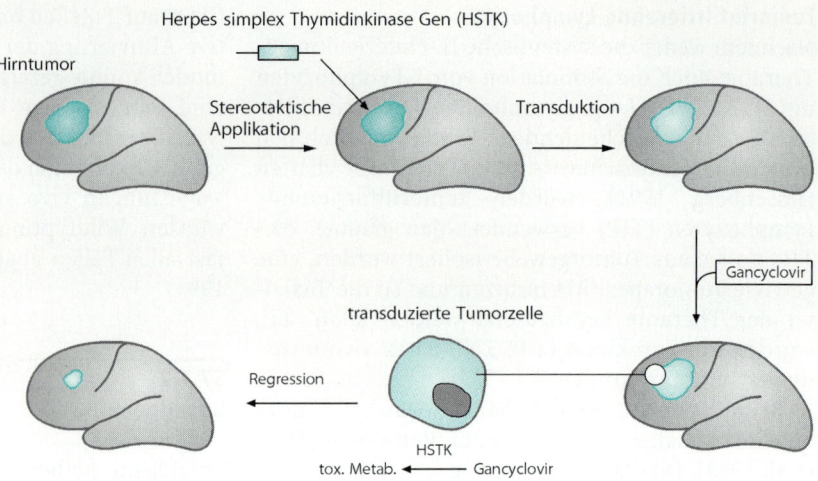

Abb. 57.2. Schematische Darstellung der Gentherapie eines Hirntumors mit dem Suizidgen Herpes-simplex-Thymidinkinase

systemische Therapie mit GCV erbrachte in 11 von 14 Ratten eine komplette Remission.

Ähnliche Resultate wurden an einem Lebermetastasenmodell eines Kolonkarzinoms erzielt (Caruso et al. 1993). Eine relative Selektivität für Tumorzellen erhält das System dadurch, daß die toxischen Metabolite bevorzugt proliferierende Zellen schädigen. So wurden toxische Effekte auf das umgebende Gewebe (Gehirn, Leber) nicht beobachtet.

57.7.3
Zytostatikaresistenzgene

Das „multiple drug resistance gen 1" (MDR1) kodiert für ein membranständiges Glykoprotein, das durch Externalisierung Zytostatika aus der Zelle entfernt und so in vielen Fällen für eine Zytostatikaresistenz verantwortlich ist. Mit dem Ziel, wesentlich höhere Dosen von Zytostatika applizieren zu können, ohne durch die Knochenmarkstoxizität limitiert zu sein, wurden ex vivo CD34-positive hämatopoetische Stammzellen mit dem MDR1-Gen transduziert. Nach Reinfusion dieser Zellen weist das Knochenmark theoretisch eine erhöhte Zytostatikaresistenz auf. Tierexperimentelle Daten belegen, daß in der Tat deutlich höhere Dosen an Zytostatika toleriert werden, auch wenn die Transduktionseffizienz sehr gering ist (Sorrentino et al. 1992).

CAVE Problematisch ist bei einem solchen Vorgehen jedoch die nichthämatologische Toxizität sowie das Risiko, auch Tumorzellen, die das Stammzellisolat kontaminieren, zu transduzieren und so resistente Tumorzellklone zu generieren.

57.7.4
Onkogene und Tumorsuppressorgene

Konstitutiv aktive Onkogene wie bcr-abl und mutierte und somit nicht funktionsfähige Tumorsuppressorgene, wie p53, sind Kennzeichen einer Vielzahl von malignen Tumoren. Obwohl in den meisten Tumoren mehrere Deletionen und Mutationen vorliegen, konnte das Wachstum von Tumorzellen in vitro durch die Korrektur einzelner Gene gestoppt werden oder Apoptose in diesen Zellen induziert werden.

Inaktivierung von Onkogenen
Bei der Inaktivierung von Onkogenen bedient man sich v.a. der Antisensetechnologie (Askari u. McDonnell 1996). Antisenseoligonukleotide sind 15–30 Nukleotide lange DNA-Stücke, die komplementär zu genomischer DNA oder RNA des Onkogens sind (Calabretta 1991). Durch Anlagerung an die mRNA wird die Translation verhindert, durch Tripelhelixbildung mit genomischer DNA die Transkription.

Antisenseoligonukleotide können systemisch appliziert werden. Probleme bereiten hierbei die metabolische Instabilität der Nukleotide und die schlechte Aufnahme in die Zelle. Es wird versucht, diese Probleme mit Vektoren, die für Antisenunukleotide kodieren und diese so in die Zelle einbringen, zu umgehen.

Eine Erweiterung der Antisensetechnologie stellen Ribozyme dar. Ribozyme haben wie Oligonukleotide eine sequenzgenaue Spezifität, da sie komplementär zu bestimmten DNA- bzw. RNA-Strängen sind. Zusätzlich besitzen Ribozyme, die selbst

RNA-Moleküle sind, eine enzymatische Untereinheit, mit der RNA oder DNA geschnitten und somit zerstört werden kann.

Die Guanin-Nukleotid-bindenden Proteine der Ras-Familie können in Tumoren entweder durch aktivierende Mutationen konstitutiv aktiviert sein oder durch Überexpression von Wachstumsfaktoren ständig im aktiven, GTP-gebundenen Zustand gehalten werden. Ständig aktives Ras wirkt onkogen, d. h. es werden in den Zellen Signalkaskaden in Gang gesetzt, die die Transformation von Zellen verursachen oder den transformierten Zustand erhalten. Für die Aktivierung von Ras ist eine posttranslationale Modifikation notwendig: Über das Enzym Farnesyl-Transferase erhält das Ras Protein eine Farnesylseitenkette, über die Ras an der Plasmamembran verankert wird. Durch Farnesyltransferaseinhibitoren kann dieser Vorgang gehemmt und damit die Aktivierung von Ras-Proteinen verhindert werden. Somit sind diese Substanzen potentielle neue Wirkstoffe für die Tumortherapie.

Einbringen von Wildtyptumorsuppressorgenen

Das Tumorsuppressorgen p53 ist bei über 50 % der Tumore mutiert (Hollstein et al. 1991). Zahlreiche In-vitro-Untersuchungen belegen, daß das Einbringen des Wildtyp-p53-Gens in Tumorzellen mit mutiertem Gen Apoptose induziert oder die Zellen sensitiver gegenüber Chemotherapeutika werden läßt (Bookstein et al. 1996).

Roth et al. (1996) haben nichtkleinzellige Bronchialkarzinome mit Wildtyp-p53 in vivo mittels eines retroviralen Vektors lokal transduziert. In 3 von 9 Patienten wurde eine komplette Remission beobachtet. Trotz dieser ersten, vielversprechenden Ergebnisse bleibt das Hauptproblem dieses Ansatzes die Schwierigkeit, jede Zelle zu erfassen, d. h. zu transduzieren. Durch die sehr niedrige Transduktionseffizienz ist zumindest eine mehrfache Applikation nötig.

57.7.5
Zellmarkierung mit Genen

Man muß die eigentliche Tumorgentherapie unterscheiden von den Zellmarkierungsuntersuchungen, in denen Zellen, z. B. hämatopoetische Stammzellen, genetisch markiert werden, um deren Rolle bei bestimmten Prozessen, z. B. der Rekonstitution des Knochenmarks nach Transplantation, zu verfolgen. Brenner et al. (1993) konnten so zeigen, daß Rezidive nach autologer Knochenmarktransplantation bei Leukämie im Kindesalter aus dem Transplantat stammten. Einen ähnlichen Ansatz verfolgten Rosenberg et al. (1990) in dem ersten zugelassen Gentherapieprotokoll am Menschen, wobei TIL mit dem Neomycinresistenzgen ex vivo markiert wurden. Die reinfundierten, markierten TIL konnten bis zu 2 Monate nach Infusion im peripheren Blut und in Tumorknoten nachgewiesen werden. Zu einer Anreicherung der TIL in befallenen Lymphknoten kommt es jedoch offensichtlich nicht (Nerrouche et al. 1995).

57.8
Laser und Endoskopie
A. FRITSCHER-RAVENS

Im Vordergrund palliativer Maßnahmen endoluminal wachsender gastrointestinaler Tumoren steht die Beseitigung der Passagehindernisse. Ein alternativer Therapieansatz zur perkutanen und endoluminalen Radiatio, Chemotherapie und (oder) Tubuseinlage bei Ösophaguskarzinomen ist die Lasertherapie der Stenose.

57.8.1
Lasertherapie

Voraussetzungen
Unter Verwendung eines Neodym Yttrium Aluminium Garnet (Nd:YAG) Lasers mit einer Kapazität von 70–100 W werden pro Anwendung zwischen 3.000 und 20.000 Joule über flexible Lichtleiter appliziert, wobei die Applikation selbst in einem Abstand von 0,5–1 cm vom Gewebe entfernt erfolgt.

Zielgruppen der Therapie sind Patienten mit exophytisch und stenosierend wachsenden Ösophaguskarzinomen, wobei sich eine Längenausdehnung von nicht mehr als 7 cm als günstig erwiesen hat. Auch höchstgradige Obstruktionen sind nach Bougierung oder entlang einer Laser-resistenten Porzellansonde therapierbar.

Erfolge
Der Therapieerfolg ist nicht abhängig vom histologischen Typ des Karzinoms. In mehreren Behandlungssitzungen wird das Lumen bis ca. 13 mm wiederhergestellt, so daß ein Normgastroskop passieren kann. Die Dysphagie ist meist sofort nach der Behandlung aufgehoben oder wesentlich gebessert. Eine verbesserte Nahrungsaufnahme ist wieder gegeben.

Der Therapieerfolg ist allerdings nicht von Dauer, da das Tumorwachstum zu rezidivierenden Obstruktionen führt. Im Zeitintervall von 4 Wochen bis 3 Monaten ist daher eine Wiederholung der Behandlung notwendig, wobei sich der stationäre Aufenthalt auf wenige Tage beschränkt. Überdies kann der Patient selbst über eine Fortführung der Therapie entsprechend seiner subjektiv empfundenen Dysphagie entscheiden.

Komplikationen
Die Lasertherapie selbst ist nicht komplikationsarm. In mehreren Studien wurde eine Komplikationsrate von 3–10 % beschrieben. Diese sind im wesentlichen

- Perforation,
- ösophagotracheale Fistel,
- Aspirationspneumonie,
- Pneumomediastinum mit subkutanem Emphysem.

Die meisten Komplikationen sind in der Regel ohne wesentliche Probleme konservativ zu beseitigen. Die methodenabhängige Mortalität wurde in einer Sammelstatistik zusammengestellt und wird mit 0–4,8 % angegeben.

Der Nachteil der Methode ist die zu wiederholende Anwendung bei erneuter Tumorobstruktion in einem Zeitabstand von mehreren Wochen bis zu 2–3 Monaten.

Weitere Einsatzmöglichkeiten
Bei inoperablen distalen Magenkarzinomen kann auf gleiche Weise das Lumen aufrechterhalten werden, auch Blutungen aus dem Tumor werden durch Vaporisation gestillt. Das gleiche palliative Anwendungsgebiet findet sich bei stenosierend wachsenden Rektumtumoren oder bei Tumoren am rektosigmoidalen Übergang.

57.8.2
Photodynamische Therapie

Eine neue Therapieoption, nicht nur mit palliativer Zielsetzung, sondern auch mit kurativer Intention bietet die photodynamische Therapie (PDT). Sie beruht auf der Akkumulation von systemisch oder lokal verabreichten photosenssibilisierenden Substanzen in malignen Geweben. Nachfolgende Illumination der Tumorregion mit Licht einer spezifischen Wellenlänge führt zur einer relativ selektiven Tumordestruktion. Im Gegensatz zu den konventionellen Hochenergielasern beruht der Effekt der PDT auf einer selektiven athermischen Destruktion des malignen Gewebes unter weitestgehender Schonung der Umgebung.

Voraussetzungen
Die hierfür verwendeten Lichtquellen sind CW Argon Dye Farbstofflaser, die im Dauerstrichbetrieb Licht in einer Wellenlänge zwischen 350 und 700 nm, jeweils im relativen Absorptionsmaximum des eingesetzten Photosensibilisators, emittieren können.

Zum Einsatz von photosensibilisierenden Substanzen liegen bislang die größten Erfahrungen mit Porphyrinderivaten vor. Sie werden systemisch verabreicht, wobei das erkrankte Gewebe durch die erhöhte Permeabilität der Tumorvaskularisierung den Farbstoff anreichert. Nach 24–96 h zerstört topische Lichtapplikation dieses Tumorgewebe. Als Nebenwirkung verursacht der exogene Sensibilisator jedoch eine klinisch relevante Photosensibilisierung der Haut, so daß phototoxische Effekte im Bereich lichtexponierter Hautareale nicht auszuschließen sind.

In den USA ist der Photosensitzer, das Natrium-Polyporphimer (Photophrin®), bis heute nur für die Therapie fortgeschrittener Ösophaguskarzinome zugelassen, wobei er in Japan auch für Frühkarzinome eingesetzt werden darf. Neu entwickelte Substanzen wie 5-Delta-Aminolävulinsäure (ALA) haben einen deutlich kürzeren photosensibilisierenden Effekt an der Haut. Obwohl bereits 1995 erste erfolgversprechende Ergebnisse im Einsatz am Gastrointestinaltrakt veröffentlicht wurden, ist bislang nur die Anwendung in der Urologie (Blasenkarzinom) erfolgt.

Erfolge in der Palliation

■ **Ösophaguskarzinom.** Zur Palliation des lumenobstruierenden Ösophaguskarzinoms ist die PDT einsetzbar. In mehreren Studien wurden gleich gute Ansprechraten für die herkömmliche Lasertherapie als auch für die photodynamische Therapie erreicht. Der Vorteil der PDT liegt in größeren Behandlungsabständen, und Komplikationen werden mit ca. 1 % signifikant weniger als bei der Lasertherapie (7 %) beobachtet. Allerdings ist die PDT wegen der hohen Kosten, der 1–3 tägigen Wartezeit zwischen der Injektion und der Lichtapplikation bei der geringen Lebenserwartung diesem Patientengut kaum zuzumuten; insbesondere, da die Photosensibilität der Haut unangenehm und langwierig sein kann.

■ **Cholangiokarzinom.** Nach einer Einzelpublikation über die Durchführbarkeit der PDT an den extrahepatischen Gallenwegen wurde die photodynamische Therapie bisher an wenigen Patienten mit ampullären und perimpullären Karzinomen, die einer Resektion nicht zugänglich waren, durchgeführt. Patienten mit kleinen Tumoren zeigten gute Ansprechraten, während kaum Erfolge bei großen Tumoren zu verzeichnen waren. Weiterhin liegen erste, vielversprechende Ergebnisse an Bismuth III und IV Karzinomen des Gallengangs zur Palliation in der Beseitigung der Galleabflußbehinderung vor. Die Applikation des Lichtes erfolgte hier in Mother-Baby-Technik. Diese sehr kleinen Patientenzahlen bedürfen in der Zukunft Unterstützung durch weitere Studien, um endgültige Aussagen bezüglich der Erfolgsrate, Sicherheit und Durchführbarkeit, aber auch der in unserer Zeit immer wichtiger werdenen Kosten-Nutzen Relation beantworten zu können.

Erfolge bei kurativer Zielsetzung

Voraussetzung für die Behandlung gastrointestinaler Tumoren sind Inoperabilität des Patienten oder erhebliche Risiken bei endosonographisch gesicherten T1 oder T2 Tumoren des Ösophagus, Frühkarzinom des Magens oder der Papilla Vateri.

■ **Ösophaguskarzinom.** Mit Zunahme des distalen Ösophaguskarzinoms und der Aufmerksamkeit für den Barrett-Ösophagus mit seinen praeneoplastischen Veränderungen werden Frühkarzinome im Bereich des Ösophagus und der Cardia in Europa häufiger nachgewiesen. Bei ihnen wurden bisher abwartendes Verhalten oder radikales chirurgisches Vorgehen abgewogen, wobei die mit 6–10% verbundene hohe Mortalität und bis zu 50% Morbidität der Operation zur Suche nach alternativen Therapien Anlaß gibt. Dieses gilt insbesondere bei Hochrisikopatienten. Ein neuartiges Verfahren für das singuläre, makroskopisch identifizierbare Frühkarzinom ist die Mukosektomie nach endosonographischer Sicherung eines T1 Tumors. Erst wenn sie nicht zum Einsatz kommt, wird die PDT angewendet. Seit 1995 wird diese Therapie erprobt und konnte nach 6 Monaten ein Ansprechen von 87% erreichen. Neuere Ergebnisse belegen, daß T1 und T2 Tumore mit dieser Methode erfolgreich behandelt werden können. Weitere Studienergebnisse werden hier den Stellenwert der PDT erst noch zeigen müssen.

■ **Barrett-Ösophagus.** Der histologisch gesicherte Barrett-Ösophagus mit Nachweis von Dysplasien stellt ein neues Indikationsfeld für die PDT als eine alternative Therapieoption mit kurativem Ansatz dar. Studien vergleichen hier zur Zeit die Erfolge der Ablation der Mukosa durch Argon Plasma Koagulation und PDT. Komplette Elimination der Dysplasien werden beschrieben, wobei die zerstörte Mukosa ca. drei Monate zur Regeneration benötigt. Der Heilungsprozeß ist assoziiert mit Reepithelialisierung und komplettem oder teilweisem Ersatz des vorherigen Zylinderepithels durch Plattenepithel. Allerdings ist das Risiko, das früh-invasive Karzinom zu übersehen, das in einen progredienten Tumor übergeht und metastasiert, noch nicht sicher abzuschätzen. Dieses Risiko muß in jedem Einzelfall der Morbidität und Mortalität der Operation gegenübergestellt werden. Eine dauerhafte, regelmäßige Kontrolle der Patienten ist in jedem Falle angezeigt. Die ersten erfolgversprechenden Ansätze haben Anlaß zu prospektiv randomisierten multizentrisch angelegten Studien gegeben, deren Ergebnisse ausstehen. Es ist zu erwarten, daß die PDT in der Lage ist, das Zylinderepithel bei Barrett-Ösophagus mit Dysplasien zu eliminieren, die Dauer und die Vollkommenheit des Ansprechens werden zu werten sein.

57.8.3 Optical Coherent Tomography (OCT)

OCT ist eine neue Technik einer hochauflösenden Bildgebung mittels Infrarotlicht. Das Prinzip kommt dem des optischen Radars nahe. Gewebeschichten werden in verschiedenen Tiefen erfaßt und mittels Computer direkt ausgewertet. Die Auflösung dieser einzelnen Gewebeschichten ist etwa 10 mal höher als die der Endosonographie. In vitro Studien haben ein enormes Potential für die in vivo Darstellung in der Gastroenterologie vermuten lassen. Entscheidend für die Therapieoption von Patienten mit Dysplasien bei Barrett-Ösophagus ist die Darstellbarkeit der einzelnen Schichten der Mukosa. Hier wird die OCT in Zukunft ein ganz besonderes Feld in der Anwendung finden.

In neuester Zeit ist es gelungen, eine einfache, direkt am Patienten problemlos anwendbare Sonde zu entwickeln, die durch den Arbeitskanal des Endoskops vorgeschoben werden kann. Das Infrarotlicht benötigt nur wenige Sekunden Gewebekontakt, um die Schichten am Computer als Bild darstellen zu können. Zur Zeit werden Normalbefunde erhoben, aber erste Ergebnisse in der Darstellung der Schichtung am Barrett-Ösophagus, an Dysplasien und Karzinomen liegen vor. Der weiteren Entwicklung und Anwendung der Methode in der klinischen Praxis wird in Zukunft große Aufmerksamkeit entgegen zu bringen sein.

Literatur

Weiterführende Literatur zu Abschn. 57.1

Aulbert E, Niederle N (1990) Die Lebensqualität des chronisch Krebskranken. Thieme, Stuttgart

Foley KM (1993) Management of cancer pain. In: DeVita VT, Hellmann S, Rosenberg SA (eds) Cancer. Principles and practice of oncology. JB Lippincott, Philadelphia, pp 2417–2447

Foley KM, Inturissi CE (1989) Pharmacological approaches to cancer pain. In: Foley KM, Payne RM (eds) Current therapy of pain. Decker, Toronto, pp 303–331

Jage J (1991) Medikamente gegen Krebsschmerz – Wirkungen und Nebenwirkungen. Edition Medizin Verlag, Weinheim
Schmoll HJ, Perters HD, Fink U (1986) Kompendium internistischer Onkologie. Springer, Berlin Heidelberg New York Tokyo

Weiterführende Literatur zu Abschn. 57.2

Aulbert E, Niederle N (1990) Die Lebensqualität des chronisch Krebskranken. Thieme, Stuttgart
Foley KM (1993) Management of cancer pain. In: DeVita VT, Hellmann S, Rosenberg SA (eds) Cancer. Principles and practice of oncology. JB Lippincott, Philadelphia, pp 2417–2447.
Grunberg SM, Hesketh PJ (1993) Control of chemotherapy-induced emesis. N Engl J Med 329: 1790–1796
Schmoll HJ, Perters HD, Fink U (1986) Kompendium internistischer Onkologie. Springer, Berlin Heidelberg New York Tokyo

Weiterführende Literatur zu Abschn. 57.3

Monk B, Surwit E, Alberts 5, Graham V (1988) Intraperitoneal Mitomycin C in the treatment of peritoneal carcinomatosis following second look surgery. Semin Oncol 15 (Suppl 4): 27–31

Zu Abschn. 57.4

Bowers D, Lynch J (1978) Adriamycin extravasation, Plast Reconstr Surg 61: 86–92

Zu Abschn. 57.5

DeVita Jr VT, Hellman S, Rosenberg SA (eds) (1995) Biologic therapy of cancer. Lippincott-Raven, Philadelphia
Dillman O (1994) Antibodies as cytotoxic therapy. J Clin Oncol 12: 1497–1515
Goldenberg DM (1993) Monodonal antibodies in cancer detection and therapy. Am J Med 94: 297–312
Kedar E, Klein E (1992) Cancer immunotherapy: Are the results discouraging? Can they be improved? Adv Cancer Res 59: 245–322
Riethmüller G, Holz E, Schlimok G, Schmiegel W, Raab R, Höffken K, Gruber R, Funke I, Pichlmaier H, Hirche H, Buggisch P, Witte J, Pichlmayr R (1998) Monoclonal antibody therapy for resected Dukes' C colorectal cancer: seven-year outcome of a multicenter randomized trial. J Clin Oncol 16: 1788–1794

Zu Abschn. 57.6

Frei E, Antman K, Teicher B, Eder P, Schnipper L (1989) Bone marrow autotransplantation for solid tumors-prospect. J Clin Oncol 7: 515–526
Link H, Kolb HJ, Ebell W et al. (1997 a) Die Transplantation hämatopoetischer Stammzellen Teil I: Definitionen, prinzipielle Anwendungsmöglichkeiten, Komplikationen. Med Klin 92: 480–491
Link H, Kolb HJ, Ebell W et al. (1997 b) Die Transplantation hämatopoetischer Stammzellen Teil II: Indikationen zur Transplantation von hämatopoetischen Stammzellen nach myeloablativer Therapie. Med Klin 92: 534–545

Zu Abschn. 57.7

Askari FK, McDonnell WM (1996) Antisense-oligonucleotide therapy. N Engl J Med 334: 316–318
Bookstein R, Demers W, Gregory R et al. (1996) p53 gene therapy in vivo of hepatocellular and liver metastatic colorectal cancer. Semin Oncol 23: 66–77
Brenner MK, Rill DR, Moen RC et al. (1993) Gene-marking to trace origin of relapse after autologous bone-marrow transplantation. Lancet 341: 85–86
Calabretta B (1991) Inhibition of protooncogene expression by antisense oligodeoxynucleotides: Biological and therapeutic implications. Cancer Res 51: 4505–4510
Caruso M, Panis Y, Gagamdeff S et al. (1993) Regression of established macroscopic liver metastases after in situ transduction of a suicide gene. Proc Natl Acad Sci USA 90: 7024–7028
Culver KW, Ram Z, Wallbridge S et al. (1992) In vivo gene transfer with retroviral vector-producer cells for treatment of experimental brain tumors. Science 256: 1550–1552
Dranoff G, Jaffee E, Lazenby A et al. (1993) Vaccination with irradiated tumor cells engineered to secrete murine GM-CSF stimulates potent, specific and long lasting anti-tumor immunity. Proc Natl Acad Sci U S A 90: 3539–3543
Hellström KE, Hellström I, Linsley P et al. (1993) On the role of costimulation in tumor immunity. Ann N Y Acad Sci 690: 225–230
Hollstein M, Sidransky D, Vogelstein B et al. (1991) p53 mutations in human cancers. Science 253: 49–53
Hwu P, Yannelli J, Kriegler M et al. (1993) Functional and molecular characterization of TIL transduced with TNF alpha cDNA for the gene therapy in man. J Immunol 150: 4104–4115
Kinlen LJ, Sheil AGR, Peto J et al. (1979) Collaborative United Kingdom-Australasian study of cancer in patients treated with immunosuppressive drugs. BMJ 2: 1461–1466
Lehner D, Schlag R, Liebrich W et al. (1990) Postoperative active specific immunization of curatively resected colorectal cancer patients with a virus modified autologous tumor cell vaccine. Cancer Immunol Immunother 32: 173–178
Nerrouche Y, Negrier S, Bain C et al. (1995) Clinical application of retroviral transfer in oncology: Results of a French study with tumor-infiltrating lymphocytes transduced with the gene of resistance to neomycin. J Clin Oncol 13: 410–418
Pardoll DM (1995) Parakrine cytokine adjuvants in cancer immunotherapy. Ann Rev Immunol 13: 399–415
Rosenberg SA (1991) Immunotherapy and gene therapy of cancer. Cancer Res 51: 5074–5079
Rosenberg SA, Packard BS, Cornetta K et al. (1990) Gene transfer into humans: Immunotherapy of patients with advanced melanoma using tumor-infiltrating lymphocytes modified by retroviral gene transduction. N Engl J Med 323: 570–578
Ross G, Erickson R, Knorr D et al. (1996) Gene therapy in the United States: A five-year status report. Hum Gene Ther 7: 1781–1790
Roth JA, Nguyen D, Lawrence DD et al. (1996) Retrovirus-mediated wild-type p53 gene transfer to tumors of patients with lung cancer. Nat Med 2: 985–991
Sorrentino BP, Brandt SJ, Bodine D et al. (1992) Selection of drug-resistant bone marrow cells in vivo after retroviral transfer of human MDR1. Science 257: 99–103
St Clair MH, Lambe CU, Furman PA (1987) Inhibition by gancyclovir of cell growth and DNA synthesis of cells biochemically transformed with herpesvirus genetic information. Antimicrob Agents Chemother 31: 844–849
Townsend SE, Allison JP (1993) Tumor rejection after direct costimulation of $CD8^+$ T cells by B7-transfected melanoma cells. Science 259: 368–370

Literatur und weiterführende Literatur zu Abschn. 57.8

Abulafi AM, Allardice TJ, Williams NS, Someren van N, Swain CP, Ainley C (1995) Photodynamic therapy for malignant tumors of the ampulla of Vater. Gut 36: 853–856

Barr H, Krasner N, Raouf A, Walker RJ (1990) Prospective randomized trial of laser therapy only and laser therapy followed by endoscopic intubation for the palliation of malignant dysphagia. Gut 31: 252–258

Bown SG, Hawes R, Mathewson K, Swain CP, Barr H, Boulos PB, Clark CG (1987) Endoscopic laser palliation for advanced malignant dysphagia. Gut 28: 799–807

Ell C, Grossner L (1994) Photodynamic therapy: Its potential for the treatment of gastrointestinal malignancies and precancerous conditions. Endoscopy 26: 262–263

Ell C, Riemann JF, Lux G, Demling L (1986) Palliative laser treatmant of malignant stenoses in the upper gastrointestinal tract. Endoscopy 18: 21–26

Fleischer D, Sivak MV (1985) Endoscopic Nd:YAG Laser therapy as palliation for esophagogastric cancer. Gastroenterology 89: 827–831

Heier SK, Rothman K A, Heier LM, Rosenthal W S (1995) Photodynamic therapy for obstructing esophageal cancer: Light dosimetry and randomized comparison with Nd:YAG laser therapy. Gastroenterology 109: 63–72

Hillegersberg R van, Kort WJ, Wilson JH (1994) Current status of photodynamic therapy in oncology. Drugs 48: 511–527

Hua Z, Gibson SL, Foster TH, Hilf R (1995) Effectiveness of deltaaminolaevulinic acid-iduced protoporphyrin as a photosensitizer for photodynamic therapy in vivo. Cancer Res 55: 1723–1731

Huang D, Swanson EA, Lin CP et al. (1991) Optical coherence tomography. Science 254: 1178–1181

Kobayashi K, Izatt JA, Kulkarni MD, Willis J, Sivak MV (1998) High-resolution cross-sectional imaging of the gastrointestinal tract using optical coherence tomography: preliminary results. Gastrointest Endosc 47: 515–523

Levy JG (1994) Photosensitizers in photodynamic therapy. Semin Oncol 21 (Suppl): 4–10

Lightdale CJ, Heier SK, Marcon NE et al. (1995) Photodynamic therapy with porfimer sodium versus thermal ablation therapy with Nd:YAK laser or palliation of esophagael cancer. Gastrointest Endosc 42: 507–512

Loh CS, Bliss P, Bown SG, Krasner N (1994) Photodynamic therapy for villous adenomas of the colon and rectum. Endoscopy 26: 243–246

Loizou LA, Grigg D, Atkinson M, Robertson C, Bown SG (1991) A prospective comparison of laser therapy and intubation in endoscopic palliation for malignant dysphagia. Gastroenterology 100: 1303–1310

Mitty RD, Cave DR, Birkett DH (1996) One-stage retrograde approach to Nd:YAG laser palliation of esophageal carcinoma. Endoscopy 28: 350–355

Murray FE, Bowers GJ, Birkett DH, Cave DR (1988) Palliative laser therapy of advanced esophageal carcinoma: An alternative perspective. Am J Gastroenterol 83: 816–819

Ortner MAE, Liebetruth J, Schreiber S et al. (1998) Photodynamic therapy of nonresectable cholangiocarcinoma. Gastroenterology 114: 536–542

Overholt BF, Panjehpour M (1997) Photodynamic therapy for Barrett's esophagus. Gastrointest Endosc Clin N Am 7: 207–220

Regula J, MacRobert AJ, Gorchein A et al. (1995) Photosensitisation and photodynamic therapy of esophageal, duodenal, and colorectal tumours using 5 aminolaevulinic acid induced protoporphyrin IX-a pilot study. Gut 36: 67–75

Sibille A, Lambert R, Souquet J C, Sabben G, Descos F (1995) Long-term survival after photodynamic therapy for esophageal cancer. Gastroenterology 108: 337–344

Soehendra N, Binmöller KF, Bohnacker S et al. (1997) Endoscopic snare mucosectomy in the esophagus without any additional equipment; A simple technique for resection of flat early cancer. Endoscopy 29: 380–383

Tytgat GNJ (1990) Endoscopic therapy of esophageal cancer: Possibilities and limitations. Endoscopy 22: 263–267

Wang KK, Geller A (1995) Photodynamic Therapy for early esophageal cancers: Light versus surgical might. Gastroenterology 108: 593–607

Spezieller Teil

Ösophagustumoren

H.P. Dienes · U. Wengler-Becker
J. Klempnauer · T. Südhoff · S. Petrasch

Inhalt

58.1 Benigne Ösophagustumoren 619
58.1.1 Epitheliale Tumoren 619
58.1.2 Mesenchymale Tumoren 620
58.2 Präkanzerosen des Ösophagus 621
58.2.1 Histologie 621
58.2.2 Barrett-Dysplasie 621
58.3 Ösophaguskarzinom 622
58.3.1 Epidemiologie 622
58.3.2 Ätiologie und Pathogenese 622
58.3.3 Histopathologie 623
58.3.4 Klinik 624
58.3.5 Diagnostik 624
58.3.6 Stadieneinteilung 627
58.4 Chirurgische Therapie des Ösophaguskarzinoms 627
58.4.1 Allgemeines 627
58.4.2 Präoperatives Tumorstaging 628
58.4.3 Indikationsstellung 628
58.4.4 Multimodale Therapiekonzepte 629
58.4.5 Chirurgische Technik 630
58.4.6 Komplikationen und postoperatives Management 632
58.4.7 Ergebnisse 632
58.5 Primäre und neoadjuvante Chemostrahlentherapie 632
58.6 Palliative Therapie 634
58.6.1 Indikationen zur palliativen Therapie 634
58.6.2 Palliative Chemotherapie 634
58.6.3 Perkutane Bestrahlung und Afterloadingtechnik 634
58.6.4 Endoskopische Palliation 635
58.6.5 Nachsorge 636

Die benignen Ösophagustumoren sind epithelialen oder mesenchymalen Ursprungs.
Übergangsformen bilden intraepitheliale Neoplasien. Eine Spezialform ist die Barrett-Transformation.
Ösophaguskarzinome sind meist Plattenepithel- oder Adenokarzinome. Sie haben starke Assoziationen zu starkem Alkoholkonsum und Schimmelpilzexposition und sind der chirurgischen Therapie am besten zugänglich.

58.1 Benigne Ösophagustumoren

Entsprechend ihrem histologischen Aufbau lassen sich die Tumoren in epitheliale und mesenchymale Formen einteilen.

> **!** Benigne Ösophagustumoren sind selten und in der Regel nicht als Präkanzerosen anzusehen.

58.1.1 Epitheliale Tumoren

■ **Plattenepithelpapillome.** Dies sind kleine, oft gestielte, unregelmäßig geformte Tumoren von 5 mm Durchmesser oder kleiner. Histologisch ergibt sich ein bindegewebiges Stroma mit fingerförmigen Fortsätzen, auf denen breites, regelhaft geschichtetes und ausdifferenziertes Plattenepithel ohne Atypien sitzt. Die Infektion mit HPV (Humanpapillomaviren) wird in unterschiedlich hohem Prozentsatz berichtet (zwischen 50 und 18 %; Carr et al. 1994; Odze et al. 1993).

■ **Glykogenakanthose.** Sie imponiert endoskopisch als flach erhabener weißlicher Tumor, v.a. im distalen Ösophagus. Die Größe von 9 mm Durchmesser wird nur selten überschritten. Histologisch zeigt sich eine massive Einlagerung von Glykogen in den oberen Zellschichten, die sich in der PAS-Glykogen-Färbung gut darstellen läßt.

■ **Ösophaguszysten.** Sie können als Tumoren imponieren, wenn sie intramural sitzen und sich in die Lichtung vorwölben. Aufgrund des histologischen Aufbaus lassen sich bronchogene Zysten mit einer Auskleidung durch mehrreihiges Flimmerepithel, Ösophaguszysten mit Auskleidung durch mehrschichtiges Plattenepithel und gastroenterische Zysten mit entsprechender Austapezierung durch Magen- oder Darmepithel unterscheiden.

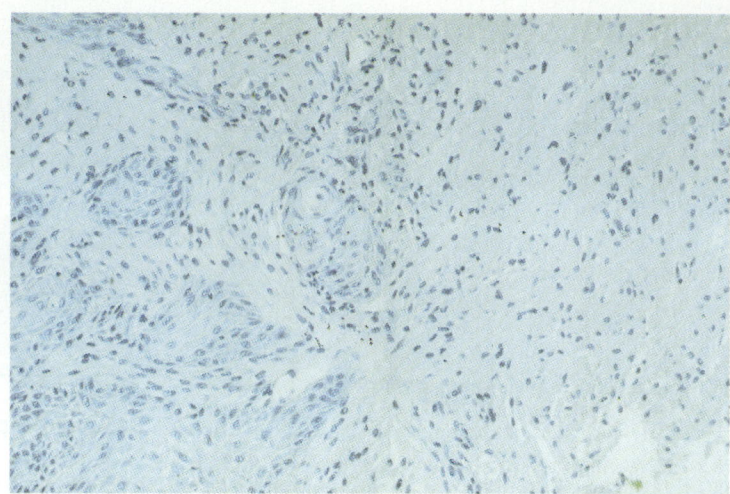

Abb. 58.1. Plattenepithelformation von Granularzelltumoren (x 240)

Zu diesen hamartösen Tumoren gehört auch die Gruppe von intramuralen epithelialen Tumoren, die von versprengten Speicheldrüsenkeimen ausgeht. In Analogie zu den orthotopen Speicheldrüsentumoren lassen sie sich einteilen in mukoepidermoide Tumoren, pleomorphe Adenome oder seröse Zystadenome.

58.1.2
Mesenchymale Tumoren

■ **Leiomyome.** Als muskuläres Hohlorgan ist der Ösophagus naturgemäß nicht selten Sitz von Leiomyomen, die am häufigsten in der inneren zirkulären Schicht der Muscularis propria, seltener auch in der Muscularis mucosa entstehen können. Der makroskopische Aspekt zeigt intramurale Knoten von wenigen Millimetern bis mehreren Zentimetern im Durchmesser.

Ab einer bestimmten Größe können sich entsprechende klinische Symptome mit Schluckbeschwerden, Sodbrennen und Schmerzen und bei längerem Bestehen mit Gewichtsverlust einstellen.

Histologisch sind die Ösophagusmyome aufgebaut wie die Tumoren in anderen Organen, unterscheiden sich aber von den Leiomyomen des Uterus darin, daß die Fasern glatter Muskulatur ein breites Zytoplasma und kleinere Kerne besitzen. Mitosen sind kaum zu erkennen. Zellreiche Leiomyome wie im Uterus kommen im Ösophagus praktisch nicht vor. Bislang gibt es keine Literaturberichte, die in diesen Tumoren Zellatypien beschrieben hätten (Lewin u. Appelman 1995).

Bei multiplem Auftreten der Leiomyome spricht man von einer diffusen Leiomyomatose, die v.a. den distalen Ösophagus erfaßt.

■ **Granularzelltumoren.** Sie werden im Ösophagus häufig als Zufallsbefund entdeckt, da sie kaum größer als 2 cm im Durchmesser werden können. Endoskopisch imponieren die Tumoren als festsitzende gelblich oder gelblich-weiße Gebilde mit intaktem Epithelüberzug. Die Histologie ist identisch mit der von Granularzelltumoren an anderer Stelle. Es handelt sich um plumpe spindelförmige oder epitheloide Zellen mit kleinen Kernen und rötlich granuliertem Zytoplasma. Die Zellen sind positiv für S 100, was auf ihre neurogene Herkunft hindeutet.

Das darüber ziehende Plattenepithel bei diesen Tumoren kann eine pseudokarzinomatöse Proliferation annehmen, so daß vor einer Verwechslung mit einem hochdifferenzierten Plattenepithelkarzinom zu warnen ist (Abb. 58.1).

■ **Fibrovaskuläre Polypen.** Eine Besonderheit des Ösophagus ist die Entstehung sog. fibrovaskulärer Polypen, die zwar nicht sehr häufig sind, aber eine spektakuläre Größe annehmen können (Vrabec u. Colley 1983). Die meisten von ihnen wurden als große gestielte Tumoren beschrieben, die im proximalen Ösophagus hinter dem Krikoid entstehen können mit Ausfüllung der Lichtung. Das mikroskopische Bild ist ein Gemisch aus Fettgewebe, bindegewebigen Septen, teilweise Hyalin-degenerativ verändert, und entzündlichen Infiltraten sowie zahlreichen Gefäßen.

■ **Gefäßtumoren.** Hier sind Hämangiome an erster Stelle zu nennen. Lymphangiome und Glomustumoren sind Raritäten, so daß in diesem Zusammenhang auf ihre histologische Beschreibung verzichtet wird.

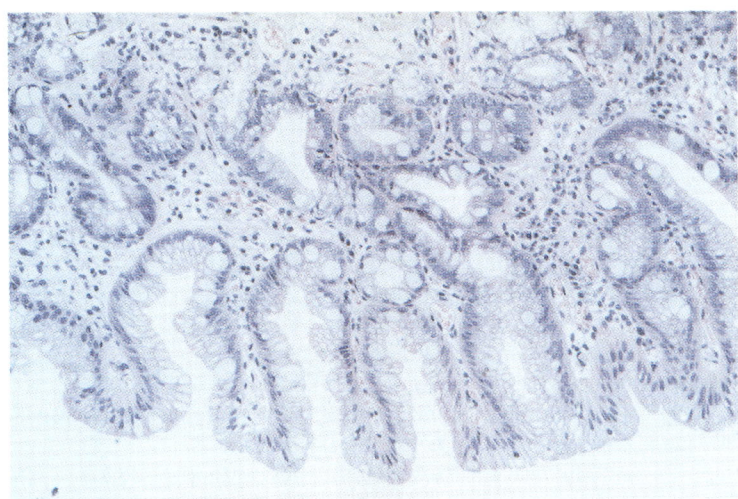

Abb. 58.2. Histologie der Barrett-Transformation des Ösophagus (x 240)

58.2 Präkanzerosen des Ösophagus

Das invasive Ösophaguskarzinom durchschreitet mehrere Stadien präinvasiver Läsionen. Diese werden als Dysplasien oder in Analogie zu präkanzerösen Läsionen anderer Organe als ösophageale intraepitheliale Neoplasie (EIN; Lewin u. Appelman 1995) bezeichnet.

58.2.1 Histologie

Histologisch sieht man eine zunehmende Aufhebung der regelhaften Schichtung mit Verlust der oberflächlichen Ausdifferenzierung. Die Epithelien werden kleiner und zeigen ein basophiles Zytoplasma. Es kommt zur basalen Proliferationstendenz mit Ausbildung plumper Zapfen. Es tauchen vermehrt Mitosen auf, darunter auch atypische. Die intraepitheliale Neoplasie umfaßt also strukturelle und zytologische Abnormalitäten.

Der höchste Grad der Dysplasie entspricht einem Karzinoma in situ wie man es von der Cervix uteri her kennt (Goseki et al. 1992). Diese Läsion bietet zytologisch bereits die Merkmale eines Karzinoms. Die meisten Dysplasien und auch das In-situ-Karzinom entstehen in normal breiter oder in hyperplastischer Plattenepithelschicht. In einem Teil der Präkanzerosen kann es auch zu einer Beschränkung der abnormen Zellen auf die basale Hälfte des Epithels kommen, die sich dann in prononcierter basaler Proliferationstendenz äußert. Daneben gibt es auch intraepitheliale Neoplasien mit pagetoider Erscheinung, wobei die proliferierenden Zellen in den oberen Schichten zu erkennen sind. Dysplasie kann in 2 (niedrig und hoch) oder in 3 Grade (Lewin u. Appelman 1995) eingeteilt werden, wobei ein mittlerer Dysplasiegrad noch eingeschoben wird. Der hohe Dysplasiegrad entspricht dann wie bereits erwähnt einem Karzinoma in situ.

> ! Präkanzerosen der Ösophagusschleimhaut sind endoskopisch schwierig zu diagnostizieren, da die Veränderungen in Schleimhautniveau bleiben.

58.2.2 Barrett-Dysplasie

Die sog. Barrett-Transformation (Abb. 58.2) und die Dysplasien des Ösophagus nehmen zu.

Bei dieser Form der Dysplasie spielen sich die präkanzerösen Veränderungen an Drüsenepithelien ab, so daß hier bei der Dignitätsbestimmung andere Veränderungen beurteilt werden müssen als beim Plattenepithel (McArdle et al. 1992).

Histologie

Die Veränderungen finden v. a. am Oberflächenepithel oder am Halsbereich der Drüsen statt. Die Drüsen selbst zeigen strukturelle Veränderungen mit Aufzweigung der Drüsen, Kernhäufung, unregelmäßigem Umriß mit papillären Projektionen in die Lichtung und einem mehr horizontalen Wachstumsmuster im Gegensatz zum vertikalen der normalen Drüsen. In Folge eines gewissen Wachstumsdrucks der Epithelien können die Drüsen auch zystisch ausgebreitet sein. Die Schleimproduktion geht zurück und die Drüsenepithelien werden mehr basophil. Die Kerne zeigen eher eine mehrreihige

Anordnung, wobei im weiteren Verlauf der Dysplasie die polare Ausrichtung verloren geht. Es treten gehäuft Mitosen auf.

Einteilung

Die Gradeinteilung der Dysplasie scheint allgemein akzeptiert, wobei eine geringe Dysplasie einer hochgradigen gegenübergestellt wird und als 3. Kategorie ein sog. unbestimmbarer Grad noch eingeführt wurde (Lewin u. Appelman 1995). Die Festlegung einer Dysplasie als hochgradig hat als therapeutische Konsequenz die Empfehlung einer Ösophagusresektion. Daher sollte diese Diagnose möglichst von 2 unabhängigen Begutachtern gefällt werden. Zur genauen Kartierung der Dysplasien bei der Barrett-Mukosa wird ein detailliertes Entnahmeprotokoll empfohlen (Reid et al. 1988), das mindestens 9 Entnahmestellen umfaßt (Abb. 58.3 und 58.4).

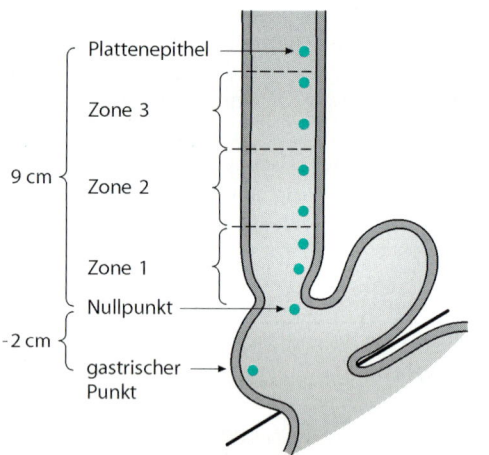

Abb. 58.3. Ösophagusbiopsieprotokoll zur Barrett-Diagnose und -Überwachung

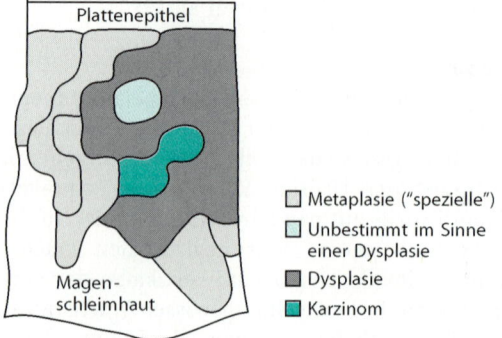

Abb. 58.4. Beispiel für die Verteilung von Dysplasie und Adenokarzinomen in Barrett-Schleimhaut nach exakter Kartierung. (Nach Lewin u. Appelman 1995)

Diagnostik

Zur sicheren histologischen Diagnostik der Barrett-Schleimhaut und der Dysplasie ist eine kombinierte PAS/Alcianblau-Färbung zu empfehlen, um die unterschiedlichen relevanten Muzine besser herauszustellen. Die exakte Entnahmelokalisation ist wichtig für den Pathologen, um eine Barrett-Transformation von einer nur oberflächlich erfaßten interstinalen Metaplasie der Kardia unterscheiden zu können.

58.3 Ösophaguskarzinom

58.3.1 Epidemiologie

Das Plattenepithelkarzinom des Ösophagus ist das häufigste ösophageale Neoplasma und eines der verbreitetsten Karzinome weltweit. In der Häufigkeitsliste der malignen Tumoren steht es beim Mann an 6., bei der Frau an 9. Stelle. Die absolute Inzidenz wird auf etwa 300.000 neue Fälle pro Jahr geschätzt. Das Geschlechtsverhältnis ist für Mann und Frau mit 9:1 anzusetzen. Länder mit der höchsten Inzidenzrate sind China, Singapur sowie Iran und Puerto Rico. In Mitteleuropa fallen Schweiz und Frankreich durch erhöhte Inzidenzraten auf.

58.3.2 Ätiologie und Pathogenese

Risikofaktoren

Eine Reihe von exogenen Faktoren für die Entstehung dieses Karzinoms sind bekannt.

■ **Alkoholabusus.** In den westlichen entwickelten Ländern ist eine der stärksten Assoziationen die zwischen Plattenepithelkarzinom des Ösophagus und Alkoholabusus. So wird das Risiko, dieses Karzinom zu entwickeln, bei Personen mit langjähriger Einnahme von hochprozentigen alkoholischen Getränken um das 25fache höher eingeschätzt als für Nichttrinker. Chronische Biertrinker haben immerhin noch ein 10fach höheres Risiko gegenüber Abstinenzlern. In islamischen Ländern, wie bei der Hochrisikobevölkerung des Irans, scheint dagegen Alkohol keine Rolle zu spielen (Sons 1987).

■ **Tabakrauch.** Nitrosaminreiches Tabakkonzentrat, das sich beim Pfeiferauchen ansammelt, scheint die Karzinomentwicklung zu begünstigen. Exakte epidemiologische Daten hierfür liegen jedoch nicht vor.

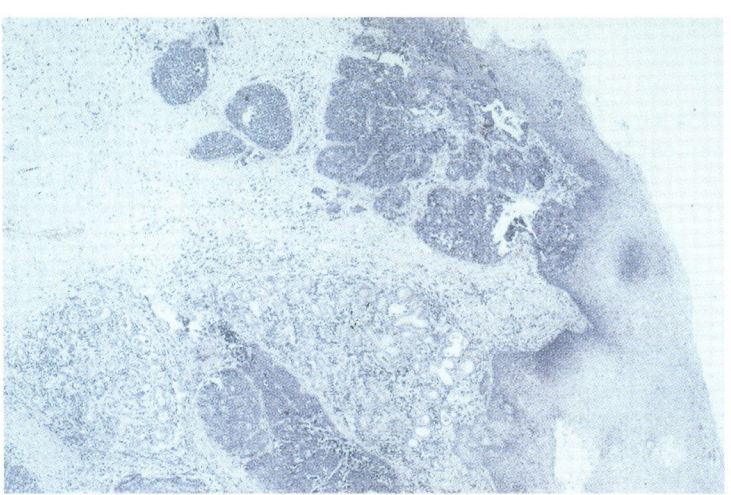

Abb. 58.5. Plattenepithelkarzinom des Ösophagus. (x 140)

■ **Diätetische Faktoren.** In Hochrisikogebieten von Nordchina werden bestimmte vitaminarme Nahrungszubereitungen, oft noch mit Schimmel kontaminiert, als Hauptgrund angeführt. In Südafrika wird fermentierter Mais reich an Nitrosaminen sowie die Zusammensetzung des lokalen Biers angeschuldigt. Daneben scheinen der Mangel an bestimmten Vitaminen und fehlende Mineralien weitere Kofaktoren zu bilden.

■ **Genetischer Faktor.** Eine genetische Bindung scheint nur schwach ausgeprägt, wie Studien aus China zeigen.

■ **Infektiöse Erreger.** Wie bei den Karzinomen der Cervix uteri wurde auch beim Plattenepithelkarzinom des Ösophagus intensiv nach HPV als verursachendem Agens geforscht. Die Studien brachten unterschiedliche Ergebnisse; es stellte sich jedoch heraus, daß v. a. HPV-Stamm 16 und -18 mit Hilfe der PCR nachzuweisen sind. Der Anteil der viruspositiven Fälle schwankt in der Literatur jedoch erheblich und liegt zwischen 10 und 50%, wobei erhebliche geographische Unterschiede zutage treten (Chang et al. 1990).

58.3.3
Histopathologie

Die meisten Ösophaguskarzinome sind histologisch als Plattenepithelkarzinome zu klassifizieren, während Adenokarzinome nur einen kleinen Teil ausmachen.

Plattenepithelkarzinome
Diese Karzinome nehmen ihren Ausgang vom Oberflächenepithel der Schleimhaut und sind dementsprechend fast ausschließlich nichtverhornende Plattenepithelkarzinome (Abb. 58.5).

Die Differenzierung deckt die gesamte Breite der Atypie von hoch- bis schlechtdifferenziert ab. In einem vorliegenden Tumor können unterschiedliche Differenzierungsgrade gegeben sein. Der Erfahrung nach sind etwa zwei Drittel der Tumoren als mäßig differenziert einzustufen. Für praktische Zwecke ist jedoch die Einschätzung der Differenzierung nur von untergeordnetem prognostischem Wert, es sei denn der Tumor ist anaplastisch.

■ **Wachstumsformen und Stadium.** In Analogie zum Frühkarzinom des Magens wird in zahlreichen Publikationen und Berichten ein superfizielles Ösophaguskarzinom abgegrenzt (Misumi et al. 1989), das sich auf Mukosa und Submukosa beschränkt. Der Lymphknotenstatus ist davon unabhängig. Histologisch handelt es sich bei diesen superfiziellen Karzinomen ebenfalls überwiegend um Plattenepithelkarzinome, die basaloide Anteile haben können. Sonderformen des superfiziellen Ösophaguskarzinoms sind exophytisch wachsende Karzinome und sog. verruköse Plattenepithelkarzinome. Die verrukösen Karzinome bieten die Besonderheit, daß sie hochdifferenziert sind und an der Oberfläche eine breite Verhornungsschicht aufweisen.

Adenokarzinome
Die Adenokarzinome des Ösophagus entstehen fast ausschließlich auf dem Boden einer Barrett-Schleimhaut, wobei die Formen der Dysplasie vorausgehen (Haggitt 1994). Es gibt nur wenige Berichte über den Ausgang von versprengten heterotopen Magenschleimhautinseln. Damit ist auch erklärt, warum die Adenokarzinome zu 80% im unteren Drittel des Ösophagus lokalisiert sind.

Die Histopathologie entspricht der von Magenkarzinomen. Die Mehrheit ist vom intestinalen Typ, während nur wenige Tumoren ein diffuses Muster aufzeigen. Die Menge der Verschleimung variiert und reicht von intrazellulärer Muzinproduktion bis hin zu massiver Schleimsekretion entsprechend einem Gallertkarzinom. Die schlechtdifferenzierten Karzinome lassen oft ein diffus infiltratives Wachstum erkennen und werden dann von einer ausgeprägten desmoplastischen Reaktion wie bei der Linitis plastica des Magens begleitet.

Adenosquamöses Karzinom

Dieser histologische Mischtyp, aus Plattenepithel und Drüsenepithel bestehend, zeigt ein aggressives Wachstumsmuster. Bei diesem Tumortyp handelt es sich mehr um eine Kollision von plattenepithelialen und drüsigen Elementen, als um eine wirkliche Vermischung der Histologie wie bei den mukoepidermoiden Karzinomen (Bombi et al. 1991).

Basaloides Plattenepithelkarzinom

Die Tumorzellen sind relativ klein, mit basophilem Zytoplasma und großen hyperchromatischen Kernen. Gelegentlich bilden sich kribiforme Strukturen heraus, wobei die äußerste Tumorzellschicht eine angedeutete Pallisadenstellung aufweist (Banks et al. 1992).

Beim pseudosarkomatösen Plattenepithelkarzinom ist die epitheliale Komponente von spindelzelliger Gestalt. Tumorzellen können auch bizarr und mehrkernig werden, so daß die Unterscheidung zu einem Sarkom mit den konventionellen Färbemethoden oft unmöglich wird. Die Stromakomponente kann Ähnlichkeit mit einem malignen fibrösen Histiozytom annehmen (Sasajima et al. 1989).

> ! 1. Der überwiegende Teil der Ösophaguskarzinome sind histologisch nichtverhornende Plattenepithelkarzinome.
> 2. Der Anteil der Adenokarzinome auf dem Boden einer Barrett-Schleimhaut nimmt zu.
> 3. In Analogie zum Magen kann auch im Ösophagus ein sog. Frühkarzinom entsprechend einem pT1-Stadium angenommen werden, das eine ähnlich günstige Prognose aufweist.

58.3.4
Klinik

Gewöhnlich verursachen die bösartigen Tumoren der Speiseröhre erst in fortgeschrittenen Stadien Symptome. Frühe Tumorstadien werden eher zufällig, meist bei einer Gastroskopie wegen Magenbeschwerden oder im Rahmen der Ausbreitungsdiagnostik bei vordiagnostiziertem Karzinom im Kopf-Hals-Bereich entdeckt. Das Leitsymptom des Ösophaguskarzinoms ist die *Dysphagie*; hierzu zählen Schluckstörungen und Schmerzen oder Organfühlen beim Schlucken. Die Dysphagie tritt meist erst dann auf, wenn mindestens zwei Drittel des Lumens der Speiseröhre durch den Tumor verlegt sind. Viele Patienten haben zum Zeitpunkt der Diagnose bereits erheblich an Gewicht abgenommen. Oft wird die Diagnostik verschleppt, da insbesondere Patienten mit Alkoholabusus den Arztbesuch um Monate aufschieben.

Spätsymptome sind Heiserkeit bei Infiltration des N. recurrens, starker Husten oder Aspirationspneumonien bei Ausbildung einer ösophagotrachealen Fistel, Knochenschmerzen bei Einwachsen des Tumors in die Wirbelsäule, eine obere Einflußstauung bei Verlegung der V. cava superior, Hämatemesis oder Hämoptysen bei Gefäßarrosionen und schließlich retrosternale Schmerzen.

58.3.5
Diagnostik

Klinische Untersuchung

Nicht selten sind bei der klinischen Untersuchung die zervikalen und supraklavikulären Lymphknoten vergrößert und induriert, insbesondere bei Karzinomen, die im oberen Ösophagusdrittel lokalisiert sind. Bei Beteiligung des N. phrenicus ist die Beweglichkeit des Zwerchfells einseitig aufgehoben. Die Vergrößerung der Leber kann auf eine hepatische Filialisierung hindeuten. Eine Klopfschalldämpfung findet sich bei malignem Pleuraerguß, ein Hornersyndrom (Enophthalmus, Ptosis und Miosis) bei Schädigung des Sympathikus.

Endoskopie

Die Diagnose eines Ösophaguskarzinoms erfolgt gewöhnlich endoskopisch. Patienten mit Dysphagie sollten deshalb kurzfristig einer *Ösophagogastroskopie* zugeführt werden. Die endoskopischen Befunde reichen von diskreten Unregelmäßigkeiten der Schleimhaut über polypöse Vorwölbungen bis hin zur vollständigen Stenose. Seltener ist eine isolierte Ulzeration (Abb. 58.6).

■ **Frühe Stadien.** In den sehr frühen Stadien finden sich in der Speiseröhre Leuko- oder Erythroplakien beziehungsweise Vertiefungen und Erhöhungen der Schleimhaut. Oft ist die kanzeröse Mukosa brüchig und blutet leicht.

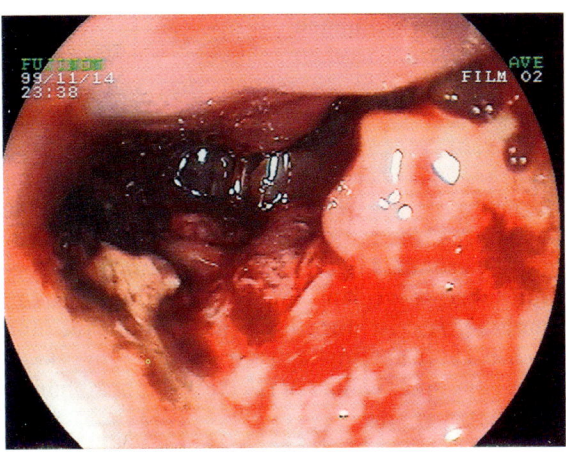

Abb. 58.6. Endoskopischer Befund einer weitgehenden Okklusion des distalen Ösophaguslumens durch ein polypös wachsendes Adenokarzinom

■ **Fortgeschrittene Stadien.** In den fortgeschrittenen Stadien unterscheidet man

- eine vorwiegend exophytisch-polypoide Form,
- einen diffus infiltrierenden, szirrhösen Typ und
- einen ulzerierenden Typ.

■ **Histologische Sicherung.** Darüber hinaus gelingt i. allg. bei der Spiegelung die histologische Sicherung des Karzinoms. Multiple Biopsien sollten dabei entnommen werden, da sich gewöhnlich beträchtliche Anteile des Tumor submukös ausbreiten. Unter Umständen ist eine Jumbo-Biopsiezange hilfreich, da mit der normalen Zange eine Probeentnahme der gesamten Mukosaschicht nicht möglich ist. Biopsien sollten vorzugsweise aus dem Grenzgebiet zwischen der proliferierenden Wachstumszone und der normalen Schleimhaut entnommen werden und nicht aus den zentral nekrotischen Arealen. Bei infiltrativem Wachstum des Tumors kann es in Einzelfällen notwendig werden, über 10 Proben zu entnehmen, bevor die histologische Sicherung des Malignoms möglich wird.

■ **Zytologische Untersuchung.** Für die zytologische Untersuchung kann eine Bürste verwendet werden, die radiär angeordnete Borsten besitzt. Der Bürstenkopf wird dabei wiederholt über dem verdächtigen Bezirk hin und her gerollt.

■ **Prozedere.** Läßt sich das Endoskop über den Tumor hinaus vorschieben, so wird bei der Untersuchung auch die Längenausdehnung des Tumors erkannt. Bei Stenosierungen sollte mit einem kleinkalibrigen Endoskop gearbeitet werden. Ist das Karzinom im unteren Drittel der Speiseröhre lokalisiert, ist der Magenfundus in Inversion zu inspizieren. Gegebenenfalls kann hierdurch ein tiefsitzendes Ösophaguskarzinom von einem proximal in die Speiseröhre einwachsenden Kardiakarzinom unterschieden werden. Ein in den Ösophagus einwachsendes Kardiakarzinom erscheint typischerweise in Form kleiner Knoten oder Falten, die das rosettenähnliche Aussehen der Kardia verzerren.

Bariumbreischluck

Mit dieser Untersuchung, vorzugsweise im Doppelkontrastverfahren, wird die Längenausdehnung bei nicht endoskopisch passierbaren Tumoren bestimmt (Abb. 58.7). Außerdem ermöglicht das Verfahren eine Verlaufskontrolle für die antineoplastische Therapie. Deutliche Abknickungen oder Verdrehungen der Ösophagusachse weisen auf eine Infiltration des Tumors in die Nachbarschaft hin.

> **CAVE**
> Wegen der Gefahr einer Aspirationspneumonie ist eine Bariumbreischluckuntersuchung bei Tumoren im oberen Ösophagusdrittel und bei Verdacht auf eine ösophagotracheale Fistel kontraindiziert.

Alternativ kann die Untersuchung auch mit wasserlöslichem Kontrastmittel erfolgen; die Qualität der Befunde ist dabei allerdings eingeschränkt.

Röntgen und Ultraschall

Die *Röntgenuntersuchung* der Thoraxorgane ergibt Hinweise auf eine pulmonale Filialisierung, eine Durchleuchtung ist bei Verdacht auf Phrenicusparese angezeigt. Bei der *Ultraschalluntersuchung* des Abdomens können Metastasen in der Leber, den Nebennieren oder den Lymphknoten im Bereich des Truncus coeliacus gefunden werden.

Computertomographie

Ist eine chirurgische, strahlentherapeutische und/oder zytostatische Tumortherapie geplant, sollte eine *Computertomographie (CT)* des Thorax und des Abdomens erfolgen. Normalerweise beträgt die Dicke der Speiseröhrenwand 3 mm. Beim Ösophaguskarzinom kann in der CT eine umschriebene Wandverdickung gesehen werden. Die Ausdehnung des intraluminalen Wachstums und die Infiltration des Tumors in die mediastinalen Weichteile sind mit dieser Technik schwer, die Beteiligung des tracheobronchialen Systems hingegen gut beurteilbar. Paraösophageal, mediastinal und paraaortal gelegene infradiaphragmale Lymphknoten werden bei einer Größe über 1 cm sichtbar. Die Genauigkeit der Stadienzuordnung mittels CT liegt bei Ösophaguskarzinomen zwischen 40 % und 90 % (Thompson et al. 1983). Dabei ist die diagnostische Zuverlässigkeit hinsichtlich des T-Stadiums der Treffsicherheit hinsichtlich des N-Stadiums überlegen. Da im Falle eines postoperativen Rezidivs die Schleimhaut häufig nicht infiltriert wird, ist die CT auch für die Erkennung eines Lokalrezidivs in der Nachsorge geeignet.

Endosonographie

Kann der Tumor mit dem Endoskop passiert werden, kann das Tumorstadium *endosonographisch* bestimmt werden. Die Eindringtiefe des Tumors wird mit dieser Untersuchung in über 90% aller Fälle richtig bestimmt (Tio et al. 1989). Da die an das Karzinom anliegenden Lymphknoten häufig reaktiv anschwellen, ist auch bei der Endosonographie eine zuverlässige Aussage bezüglich des N-Stadiums nicht möglich. Die Einbeziehung transmuraler Probebiopsien in die Routinediagnostik könnte die diagnostische Genauigkeit des endoluminalen Ultraschalls zukünftig verbessern.

Ferner ist der Stellenwert der Endosonographie für die Verlaufskontrolle nach einer zytostatischen Behandlung wegen der posttherapeutischen Entzündung des Gewebes noch nicht etabliert. Hordijk und Mitarbeiter (1993) verglichen im Anschluß an eine neoadjuvante Polychemotherapie die endosonographischen Befunde mit der histopathologischen Stadieneinteilung nach Resektion. Dabei wurde bei 40% der Patienten endosonographisch ein zu hohes T-Stadium ermittelt.

Weitere Untersuchungen

Bei kurativem Vorgehen sollte eine *Knochenszintigraphie* und eine *Inspektion des Mund-Nasen-Rachen-Raumes* die Ausbreitungsdiagnostik komplettieren. Neben der CT gelingt auch mit einer *Bronchoskopie* der Nachweis einer ösophagotrachealen Fistelung. Präoperativ ist die Ermittlung der *Lungenfunktion* und der *Herzleistung* notwendig, insbesonders wenn intensive multimodale Therapiekonzepte geplant sind. Die Bestimmung der *Tumormarker* ist für die Primärdiagnostik und Nachsorge des Ösophaguskarzinoms ohne Relevanz. Allerdings sollten bei den oft alkoholabhängigen Patienten die *Leberfunktionsparameter* überprüft werden. Steht eine zytostatische Behandlung mit Cisplatin an, ist schließlich eine Analyse der Nierenfunktion erforderlich.

Die folgende Übersicht stellt die präoperative Diagnostik zusammen:

- Ösophagogastroskopie mit Biopsien,
- Bariumbreischluck im Doppelkontrast,
- Röntgenthorax, ggf. mit Durchleuchtung,
- Ultraschalluntersuchung des Abdomens,
- Computertomographie Thorax und Abdomen,
- Endosonographie,
- Bronchoskopie und HNO-Konsil,
- Knochenszintigramm,

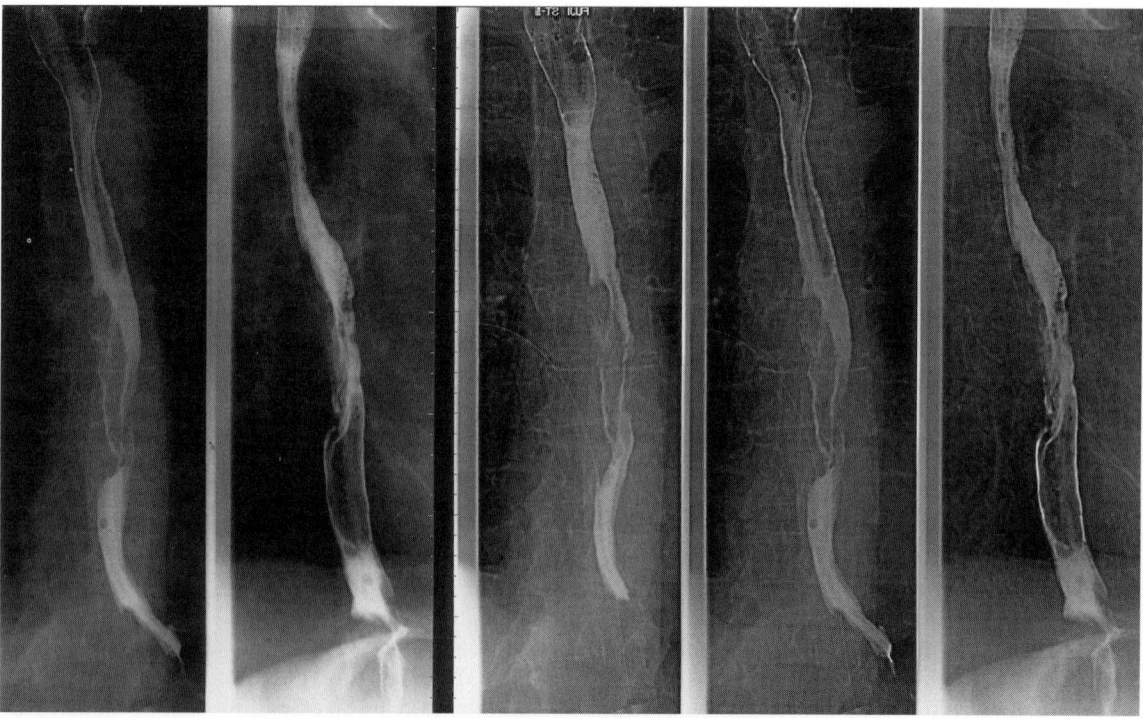

Abb. 58.7. Bariumbreischluck zur Bestimmung der Längenausdehnung eines Ösophaguskarzinoms

- Lungenfunktion und Echokardiographie,
- Labor, insbesondere Transaminasen und Kreatinin.

58.3.6
Stadieneinteilung

Die TNM- und UICC-(International Union Against Cancer-)Klassifikation wurde für das Ösophaguskarzinom 1987 und zuletzt 1997 vollständig überarbeitet (Hermanek et al. 1997). Ziel der neuen Einteilung ist es, eine bessere prognostische Relevanz der Klassifikation zu gewährleisten (Tabelle 58.1). Damit soll die Entscheidung zu unterschiedlichen, insbesondere neoadjuvanten Therapiekonzepten erleichtert werden. In der Klassifikation von 1978 wurde ein T4-Stadium noch nicht differenziert. Beim Vergleich der Ergebnisse verschiedener Therapiestudien muß deshalb auf die unterschiedlichen Stadieneinteilungen geachtet werden. Computertomographisch und insbesondere endosonographisch gelingt die präoperative Bestimmung des T-Stadiums in ca. 90 % aller Fälle. Eine direkte Infiltration der Nachbarorgane des Ösophagus durch den Tumor läßt sich mit diesen Techniken unschwer erkennen. Das N-Stadium wird hingegen oft nicht richtig gedeutet. Aus prognostischen Gründen werden bei Karzinomen des oberen und unteren thorakalen Ösophagusdrittels lokale (zervikale bzw. zöliakale: M1a) von anderen Fernmetastasen (M1b) unterschieden. Für Karzinome im oberen Drittel des Ösophagus gilt: Alle vergrößerten Lymphknoten außerhalb des Halses sind Fernmetastasen. Der zervikale Ösophagus beginnt am unteren Rand des Krikoidknorpels und endet beim Eintritt des Ösophagus in den Thorax. Bei den Karzinomen des intrathorakalen Ösophagus (etwa 24–40 cm distal der oberen Schneidezähne) zählt eine zervikale, supraklavikuläre und abdominelle Lymphknotenbeteiligung, mit Ausnahme der perigastrischen Lymphknoten, bereits als Fernmetastasierung.

58.4
Chirurgische Therapie des Ösophaguskarzinoms

58.4.1
Allgemeines

Beim Ösophaguskarzinom ist die onkologische Ausgangslage besonders schwierig. Auf die Mukosa und Submukosa beschränkte Karzinome sind selten und werden meist nur zufällig entdeckt. Wenn das typische Symptom der Dysphagie auftritt, haben Ösophaguskarzinome häufig die Wandschichten weit infiltriert, lokale Lymphknotenmetastasen gesetzt oder benachbarte Organe infiltriert. In der westlichen Welt hat der Tumor bei mehr als zwei Drittel der Patienten zum Zeitpunkt der Diagnose die Organwand bereits überschritten (Fink et al. 1995, 1998). Nur 56 % der Patienten haben einen resektablen Tumor bei der ersten klinischen Diagnosestellung (Müller et al. 1990). Ungefähr 2 % aller Ösophaguskarzinome finden sich im zervikalen Ösophagus, 23 % im thorakalen suprabifurkalen Ösophagus, 27 % im thorakalen infrabifurkalen Ösophagus und 48 % im abdominellen Ösophagus einschließlich Kardia (Ellis et al. 1991). Der Ösophagus beginnt am Ringknorpel (in Höhe von C6) und endet an der Kardia (in Höhe von Th10–11). Er weist 3 physiologische Engen auf:

- in Höhe des Ringknorpels am Ösophagusmund (1. Enge),
- in Höhe der Bifurcatio tracheae (2. Enge) und
- am unteren Ösophagussphinkter am Übergang zur Kardia des Magens (3. Enge).

Von der Zahnreihe ist der Ösophagusmund endoskopisch 15 cm, die 2. Enge 25 cm und die Kardia 40 cm entfernt (Rohen 1987).

Adenokarzinom des Ösophagus
Adenokarzinome entstehen in typischer Weise im Barrett-Epithel, machen heute etwa 50 % der Ösophaguskarzinome aus und zeigen im Gegensatz zu Plattenepithelkarzinomen eine ansteigende Inzidenz. Fast ausschließlich handelt es sich bei Adenokarzinomen um Barrett-Karzinome des distalen Ösophagus (Siewert et al. 1994). Die Abgrenzung eines Adenokarzinoms des distalen Ösophagus

Tabelle 58.1. Stadieneinteilung beim Ösophaguskarzinom

UICC	TNM	Erklärung
Stadium I	T1N0M0	T1: Lamina propria/Submukosa
Stadium IIA	T2N0M0	T2: Muscularis propria
	T3N0M0	T3: Adventitia
Stadium IIB	T1N1M0	N1 zervikaler Ösophagus: zervikale/supraklavikuläre Lymphknoten
	T2N1M0	N1 intrathorakaler Ösophagus: mediastinale und perigastrische Lymphknoten
Stadium III	T3N1M0	
	T4N0–1M0	T4: Nachbarstrukturen
Stadium IV	T1–4N0–1M1	M1: Fernmetastasen, einschließlich zöliakale und zervikale Lymphknoten
Stadium IVA	T1–4N0–1M1a	
Stadium IVB	T1–4N0–1M1b	

gegenüber einem Kardiakarzinom kann durchaus problematisch sein. Hat sich der Tumor zu mehr als 75 % im Bereich der tubulären Speiseröhre entwickelt, werden derartige Adenokarzinome dem Ösophagus zugerechnet.

Plattenepithelkarzinom des Ösophagus
Man unterscheidet zervikale, sowie thorakale supra- und infrabifurkale und abdominelle Plattenepithelkarzinome des Ösophagus.

58.4.2
Präoperatives Tumorstaging

Für das therapeutische Vorgehen bedeutsam ist eine Einteilung der Ösophaguskarzinome nach Lokalisation, histologischem Typ und Tumorstadium. Zur Operationsplanung und Operationsindikationsstellung ist eine Einteilung in supra- und infrabifurkale Plattenepithelkarzinome wünschenswert.

Diagnostik mit bildgebenden Verfahren
Dies gelingt am zuverlässigsten mittels Röntgenkontrastdarstellung des Ösophagus. Durch präoperative Diagnostik mittels CT und der Endosonographie ergeben sich Anhaltspunkte für die Penetrationstiefe und das klinische Tumorstadium. Die Endosonographie ist der CT bei der Beurteilung der Penetrationstiefe deutlich überlegen (Lee u. Mille 1997; Hölscher et al. 1994). Mittels Endosonographie werden auf die Ösophaguswand beschränkte (uT1/uT2) und lokal fortgeschrittene (uT3/uT4) Karzinome differenziert (Hölscher et al. 1994). Endosonographisch können auch Hinweise auf Lymphknotenmetastasen gefunden werden. Die CT dient v.a. der Diagnostik evtl. vorliegender Lungen- oder Lebermetastasen und großer Lymphome im Mediastinum. Insgesamt ist jedoch die Sensitivität der CT und der Endosonographie für Lymphknotenmetastasen als gering einzuschätzen, weil auch Lymphknoten mit einem Durchmesser < 0,5 cm befallen sein können (ebd.).

Bedeutung von Tumortypen
Anhand von endoskopischen Zangenbiopsien sind Dignität und Tumortyp (Plattenepithel- oder Adenokarzinom) zu klären. Lokal infiltrierende kleinzellige Bronchialkarzinome und Lymphome des Ösophagus müssen ausgeschlossen werden, da diese primär einer Radiochemotherapie zugeführt werden. Der Genauigkeit des präoperativen Stagings kommt v.a. bei der Selektion von Patienten mit Plattenepithelkarzinomen für eine neoadjuvante Therapie eine wesentliche Rolle zu, da die Eindringtiefe wesentlich die R0-Resektabilität und das Ausmaß der Lymphknotenmetastasierung bestimmt. Patienten mit Plattenepithelkarzinom, die im präoperativen Staging nicht resektabel erscheinen, sollten im Rahmen einer Studie neoadjuvant mit einer Radiochemotherapie behandelt werden, um die Resektabilität durch „down-staging" erreichen zu können (Fink et al. 1998).

58.4.3
Indikationsstellung

Die chirurgische kurative Resektion ist im Vergleich zu Chemotherapie und Bestrahlung die Therapie mit den größten Erfolgsaussichten (Wright et al. 1994; Lee u. Miller 1997). Für die chirurgische Behandlung des Ösophaguskarzinoms ist eine besonders differenzierte Indikationsstellung erforderlich. Zielkriterien sind nicht nur Überlebenszeit, sondern auch die Lebensqualität in der meist beschränkten Lebenszeit. Aus diesem Grund muß auch eine niedrige postoperative Morbidität gefordert werden. Zudem beinhaltet nur die R0-Resektion im Vergleich zu Palliativmaßnahmen eine Prognoseverbesserung. Entscheidend für die Indikation zur Operation sind daher die Beurteilung des Operationsrisikos und die Abschätzung der Wahrscheinlichkeit einer vollständigen Tumorentfernung (R0-Resektion; Wright et al. 1994).

Die Ösophagektomie ist mit einem beträchtlichen Operationsrisiko behaftet. Neben dem Tumorstadium kommt dem Allgemeinzustand des Patienten eine besondere Bedeutung für die Indikationsstellung zu. Es gilt, die typischen Risikofaktoren eines Plattenepithelkarzinoms des Ösophagus, wie chronischer Alkoholabusus, Spurenelementemangel und Rauchen, zu berücksichtigen (ebd.). Bei gleichzeitig bestehender Leberzirrhose, Kachexie oder kardiopulmonaler Insuffizienz steigt das Operationsrisiko erheblich an (Law et al. 1994).

Risikofaktoren
Die perioperative 30-Tage-Mortalität schwankt in den meisten Zentren zwischen 5 und 10 % (Siewert et al. 1992), wobei besonders erfahrene Zentren perioperative Mortalitätsraten unter 3 % erreichen können (Akiyama et al. 1994; Lee u. Miller 1997). Ein Gewichtsverlust unter 10 % des normalen Körpergewichts geht mit einer besseren Langzeitprognose nach kurativer Resektion einher (Pedensen et al. 1982). Patienten mit Leberzirrhose haben nach einer Ösophagektomie eine Mortalitätsrate von ungefähr 21 % (Lee u. Miller 1997).

Eine Leberzirrhose mit Aszites sollte als eine Kontraindikation angesehen werden.

Eine erhöhte Mortalitätsrate wurde auch bei Patienten mit erhöhtem Harnstoff (>20 mg/dl), erhöhtem Kreatinin (>1,3 mg/dl) und einer erniedrigten Kreatininclearance (<40 ml/min) beobachtet (ebd.). Kardiovaskuläre und pulmonale Erkrankungen liegen besonders häufig bei Patienten mit einem Ösophaguskarzinom vor. Trotzdem kommt ein Myokardinfarkt als Todesursache nach Ösophagektomie erstaunlich selten vor (Griffin et al. 1989), während pulmonale Probleme nach Ösophagektomien bei Patienten mit chronisch obstruktiven Lungenerkrankungen leider sehr häufig auftreten. Aus diesem Grund ist eine präoperative Lungenfunktionsprüfung indiziert. Obstruktive Lungenerkrankungen müssen einer optimalen medikamentösen Behandlung zugeführt werden.

Weitere wesentliche Begleiterkrankungen müssen abgeklärt und hinsichtlich des Operationsrisikos abgewogen werden. Die präoperative diagnostische Phase sollte bei den häufig kachektischen Patienten dazu genutzt werden, den Ernährungszustand zu verbessern und pulmonale Risiken zu minimieren. Hierzu gehört unbedingt die sofortige Einstellung des Rauchens und ein konsequentes Atemtraining.

Indikationsstellung beim Adenokarzinom des Ösophagus

Die Patienten mit Adenokarzinom des Ösophagus sind zumeist in einem besseren Allgemeinzustand als diejenigen mit einem Plattenepithelkarzinom. In der Regel sind Adenokarzinome im distalen Ösophagus zu finden. Hier ist aufgrund der anatomischen Umgebung erst in sehr fortgeschrittenen Fällen mit der Infiltration vitaler Strukturen zu rechnen. Daher besteht eine Operationsindikation häufig auch im fortgeschrittenen Stadium, solange durch die präoperative Diagnostik eine R0-Resektion möglich erscheint (Siewert et al. 1994). Der Wert einer neoadjuvanten Radiochemotherapie konnte bis jetzt in größeren Studien nicht nachgewiesen werden. Adjuvante Therapien wie Chemotherapie, Radiotherapie oder Radiochemotherapie sind außerhalb von Studien nicht indiziert, da bisher keine randomisierten Studienergebnisse vorliegen, die ihren Wert belegen können (Fink et al. 1998).

■ **Barrett-Transformation.** Besonders wichtig ist das Vorgehen bei hochgradigen Dysplasien des Barrett-Epithels, die als Präkanzerose anzusehen sind. Bei schweren Dysplasien eines Barrett-Epithels ist bei 50% der Patienten bereits eine karzinomatöse Entartung zu erwarten. Deshalb ist bei Patienten mit schwerer Dysplasie abhängig vom Operationsrisiko die distale Ösophagusresektion mit Resektion des proximalen Magens zu erwägen (Siewert et al. 1994). In jedem Fall ist eine engmaschige endoskopische Befundkontrolle dringend indiziert (Tytgat u. Hameeteman 1992).

Indikationsstellung beim Plattenepithelkarzinom des Ösophagus

Beim Plattenepithelkarzinom hängt das Vorgehen wesentlich von der Tumorlokalisation und dem Stadium ab. Häufig wird die Meinung vertreten, daß bei einem Ösophaguskarzinom distal der Trachealbifurkation bei einem T1- bis T3-Stadium die primäre Resektion angezeigt ist, und beim proximalen Karzinom eine primäre Resektion nur bei einem T1- und T2-Stadium erfolgen sollte. Diese Einschätzung basiert darauf, daß nur kurative R0-Resektionen die Prognose des Patienten verbessern können und daß bei suprabifurkalen Karzinomen bereits bei einem früheren T-Stadium häufig eine Infiltration benachbarter Strukturen wie z.B. der Trachea vorliegt (Siewert et al. 1992).

■ **Spezialfälle.** In Fällen, in denen eine primäre Resektion nicht vorgenommen wird, sollte eine neoadjuvante Radiochemotherapie mit dem Ziel des Down-staging erfolgen. Durch die zusätzliche neoadjuvante Radiochemotherapie sind häufigere oder andere Komplikationen nach der Ösophagektomie nicht zu erwarten als ohne neoadjuvante Radiochemotherapie. Treten allerdings Komplikationen auf, so verlaufen diese schwerwiegender und mit höherer Letalität (Siewert et al. 1992). Bei zervikalen Ösophaguskarzinomen (bis 18 cm ab Zahnreihe) besteht z.Z. keine Einigkeit bezüglich des besten therapeutischen Vorgehens. Bei den hier zumeist anzutreffenden fortgeschrittenen Tumorstadien kommt häufig eine sinnvolle primäre Resektion nicht in Betracht. Durch die enge Lagebeziehung zu Kehlkopf und Trachea haben ausgedehnte Resektionen in diesem Bereich erhebliche funktionelle Einbußen zur Folge, während die Heilungsaussichten ungewiß sind.

58.4.4
Multimodale Therapiekonzepte

Adjuvante Therapieverfahren

Weder beim Plattenepithelkarzinom noch beim Adenokarzinom haben sich adjuvante Chemotherapien, Radiotherapien oder Radiochemotherapien durchsetzen können, aufgrund nicht überzeugender Studienergebnisse hinsichtlich einer signifikanten Prognoseverbesserung (Fink et al. 1998; Roth 1992). Der einzige Vorteil einer postoperativen Bestrahlung beim Plattenepithelkarzinom liegt in einer Verbesserung der lokalen Tumorkontrolle mit einer um 10–40 % geringeren Rate an Lokalrezidiven oder tracheobronchialen Fisteln (Fink et al. 1998).

Neoadjuvante Radiochemotherapie beim Plattenepithelkarzinom des Ösophagus

Die präoperative Radiochemotherapie ist beim Plattenepithelkarzinom des Ösophagus prinzipiell wirksam. Eine komplette histologische Remission bei 20–30 % der Patienten nach präoperativer Radiochemotherapie mit nicht mehr nachweisbarem Tumorgewebe im Resektat wurde bereits in den ersten Studien hierzu berichtet (Steiger et al. 1981; Roth 1992). Bei Patienten mit potentiell resektablen Tumoren konnte bisher nur in einer prospektiven randomisierten Phase-III-Studie ein signifikanter Prognosevorteil durch eine neoadjuvante Radiochemotherapie gezeigt werden (Urba et al. 1997). In der bisher größten vorliegenden Phase-III-Studie zeigt sich zwar keine Verbesserung der Gesamtprognose durch neoadjuvante Radiochemotherapie, jedoch konnte hier eine signifikante Verbesserung des krankheitsfreien Überlebens und eine signifikante Reduzierung der tumorbedingten Todesfälle nach multimodalem Vorgehen dokumentiert werden (Bosset et al. 1997).

■ **Lokal fortgeschrittene Tumoren.** Bei Patienten mit lokal fortgeschrittenen Tumoren, d.h. Tumoren, die mit großer Wahrscheinlichkeit nicht mit ausreichendem Sicherheitsabstand primär komplett reseziert werden können, kann durch die neoadjuvante Radiochemotherapie eine Verkleinerung des Primärtumors (Down-staging) und damit eine Erhöhung der R0-Resektionsrate erzielt werden. Ein Überlebensvorteil ist jedoch mit diesem multimodalen Vorgehen nur bei Ansprechen auf die Vorbehandlung und nachfolgender kompletter Tumorresektion zu erwarten (Fink et al. 1998). Einzelne Berichte über eine erhöhte postoperative Morbidität und Letalität nach neoadjuvanter Radiochemotherapie liegen vor (Fink et al. 1995). Neoadjuvante Therapiekonzepte sollten nur im Rahmen von prospektiven Studien an streng selektierten Patienten in spezialisierten Zentren mit ausreichend Erfahrung durchgeführt werden (Fink et al. 1998).

Neoadjuvante Radiochemotherapie beim Adenokarzinom des Ösophagus

Die vorliegenden Phase-II-Studien zur neoadjuvanten Chemotherapie oder Radiochemotherapie bei homogenen Patientengruppen mit potentiell resektablem Adenokarzinom des Ösophagus oder ösophagogastralen Übergangs ergaben widersprüchliche Ergebnisse (Kelsen 1997; Stein u. Kink 1997). Die einzige abgeschlossene Phase-III-Studie erreicht mit einer Dreijahresüberlebensrate von unter 15 % im Studienarm mit alleiniger Operation nicht annähernd den internationalen Standard von einer Fünfjahresüberlebensrate um ca. 35 % für die alleinige Operation. Aus diesem Grund ist das Ergebnis dieser Studie mit einem Vorteil für Patienten mit neoadjuvanter Radiochemotherapie nicht allgemein aussagekräftig (Walsh et al. 1996). Somit bleibt beim Adenokarzinom des Ösophagus die Operation die primäre Therapie.

58.4.5
Chirurgische Technik

Die Ösophagusresektion sollte stets mit einer systematischen Lymphadenektomie kombiniert werden. Als Ösophagusersatz dient der zu einem Schlauchmagen umgeformte Magen nach Akiyama mit intrathorakaler oder zervikaler Anastomose, oder, sofern dieser nicht geeignet ist, ein an der Riolan-Arterienanastomose gestieltes Koloninterponat mit zervikaler Anastomose (Akiyama et al. 1975).

Infrabifurkales Plattenepithelkarzinom

Beim distalen infrabifurkalen Ösophaguskarzinom erfolgt zunächst eine Laparotomie mit transhiataler Exploration des Ösophagus. Bei der Bildung eines Magenschlauchs nach Akiyama erfolgt eine proximale Magenresektion unter Mitnahme der kleinen Magenkurvatur und eine Lymphadenektomie entsprechend dem Lymphknotenkompartiment DII beim Magenkarzinom, unter Schonung der A. gastrica dextra (Akiyama et al. 1975).

Nach Beendigung der abdominellen Operation wird die En-bloc-Ösophagektomie über eine rechtsseitige laterale Thoraktomie durchgeführt. Die En-bloc-Resektion schließt den Ductus thoracicus, die V. azygos und die Lymphadenektomie im Mediastinum ein (Akiyama et al. 1975).

Suprabifurkales Plattenepithelkarzinom

Beim proximalen (suprabifurkalen) Ösophaguskarzinom erfolgt zunächst die thorakale Exploration und En-bloc-Ösophagektomie. Danach wird der Magenschlauch gebildet und die zervikale Freilegung des Ösophagus mit zervikaler Lymphadenektomie angeschlossen. Der Magenschlauch wird transthorakal im hinteren Mediastinum oder retrosternal im vorderen Mediastinum hochgezogen und eine zervikale Ösophagogastrostomie angelegt (Akiyama et al. 1975; Siewert et al. 1996).

Ausmaß der Lymphadenektomie

Embryologisch haben die supra- und die infrabifurkale Speiseröhre einen unterschiedlichen Ursprung.

Daraus resultieren unterschiedliche Lymphabflußgebiete. Tumoren des oralen Speiseröhrenanteils metastasieren zumeist nach zervikal, während distale Tumoren nach parakardial und abdominell metastasieren. Aufgrund der ausgeprägten longitudinalen Vernetzung der Lymphwege sind aber jeweils Metastasierungswege in beide Richtungen möglich (Siewert et al. 1996). Dies ist bei Tumoren im mittleren Drittel am häufigsten anzutreffen (Akiyama et al. 1981). Hieraus ergeben sich Unterschiede bezüglich des Ausmaßes der notwendigen Lymphadenektomie.

■ **2-Feld- vs. 3-Feld-Lymphadenektomie.** Eine Lymphadenektomie abdominell und mediastinal (2-Feld-Lymphadenektomie) ist beim distalen Karzinom ausreichend, während beim proximalen Karzinom zusätzlich eine zervikale Lymphadenektomie (3-Feld-Lymphadenektomie) durchgeführt wird (Siewert et al. 1996). Mehrere, v. a. japanische, Zentren für Ösophaguschirurgie sind seit Mitte der 80er Jahre dazu übergegangen, bei thorakalen Ösophaguskarzinomen grundsätzlich eine 3-Feld-Lymphadenektomie unter Einschluß einer zervikalen Lymphadenektomie durchzuführen (Hennessy 1994). In einer systematischen Studie waren bei 27% der Patienten mit distalen Ösophaguskarzinomen auch die zervikalen Lymphknoten befallen. In dieser Studie verbesserte die 3-Feld-Lymphadenektomie die Fünfjahresüberlebensrate aller R0-resezierten Patienten von 38,3 auf 55,0 % (Akiyama et al. 1994). Die 3-Feld-Lymphadenektomie führte allerdings in einer großen japanischen, nichtrandomisierten Multicenterstudie mit 1.800 Patienten mit 3-Feld-Lymphadenektomie und 2.800 Patienten mit 2-Feld-Lymphadenektomie zu einer hohen Rate an N.-laryngeus-recurrens-Verletzungen bei 20% der Patienten ohne statistisch signifikante Erhöhung der perioperativen 30-Tage-Mortalität, die bei der 2-Feld-Lymphadenektomie 4,6% und bei der 3-Feld-Lymphadenektomie 2,8% betrug (Isono et al. 1991).

■ **Stage-migration.** Ein großes methodisches Problem liegt in der Möglichkeit der „stage-migration". Die 3-Feld-Lymphadenektomie stellt methodisch ein exaktes Lymphknotenstaging sicher, während bei der 2-Feld-Lymphadenektomie immer die Möglichkeit besteht, befallene zervikale Lymphknoten zu übersehen. Dies ist v. a. deshalb möglich, weil die Lymphknotenmetastasierung bei ungefähr 50% der Fälle aufeinanderfolgende Lymphknotenstationen überspringen kann (Hennessy 1994). Um die Prognose des Patienten zu verbessern, müssen weit mehr Lymphknoten entfernt werden, als in der Routinehistologie offenbar befallen sind.

■ **Microinvolvement.** Als Vorstufe einer kompletten Lymphknotenmetastase findet sich in Lymphknoten häufig ein sog. „Microinvolvement", das nur in der Immunhistologie entdeckt werden kann. Das Microinvolvement ist mehr als der Nachweis freier Tumorzellen im Lymphknotensinus, es muß als Vorstufe der manifesten Lymphknotenmetastase angesehen werden. Seine prognostische Relevanz wurde beschrieben (Siewert et al. 1996).

■ **Verhinderung lokaler Rezidive.** Sind mehr als 20% der entfernten Lymphknoten befallen, dient die Lymphadenektomie nur noch der Verhinderung lokaler Rezidive (Siewert et al. 1996).

Eine stumpfe transhiatale Dissektion wird den Anforderungen an eine kurative Resektion nicht gerecht, da eine systematische mediastinale Lymphadenektomie im oberen Mediastinum nicht möglich ist (Siewert et al. 1996).

Distale Adenokarzinome (Barrett-Karzinom)

Distale Adenokarzinome des Ösophagus können sowohl transthorakal als auch durch die radikale transhiatale sog. 2-Feld-Ösophagektomie mit ausreichender Radikalität behandelt werden. Die Lymphadenektomie im unteren hinteren Mediastinum ist notwendig und kann transhiatal erfolgen (Siewert et al. 1996). Die abdominelle Lymphadenektomie entspricht dem Vorgehen bei intrathorakalem Plattenepithelkarzinom. Höher gelegene Adenokarzinome werden wie Plattenepithelkarzinome operiert.

Prophylaktische Pyloroplastik

Da der intrathorakale N. vagus beidseits mitreseziert wird, kann eine funktionelle Magenausgangsstenose des Magenschlauchs resultieren. Aus diesem Grunde sollte eine prophylaktische Pyloroplastik oder Pyloromyotomie zum Einsatz kommen (Wright et al. 1994; Lee u. Miller 1997).

Minimalinvasive Resektionsverfahren

Für minimalinvasive, thorakoskopische oder laparoskopische Operationsmethoden gibt es derzeit keinen gesicherten Platz bei der operativen Therapie mit kurativem Ziel (Internationale Konsensuskonferenz ISDE 1995).

Pathohistologische Diagnostik des Resektats

Das Resektat sollte nach Abschluß der Operation wegen der starken Schrumpfungsneigung aufgespannt werden und ohne Verzögerung zum Pathologen gelangen. Der endgültige pathohistologische Befund sollte den Tumortyp nach der WHO, das Tumorstadium und Angaben zur Metastasierung (pTNM-Klassifikation) einschließen. Beim Staging kann die pN-Kategorie nur bei mehr als 15 histologisch untersuchten Lymphknoten als sicher angesehen werden (Siewert et al. 1996). Die Anzahl der untersuchten und befallenen regionären Lymphknoten sollte angegeben werden, da ein Anteil der befallenen Lymhknoten unter 20 % eine deutlich bessere Prognose ausweist (Roder et al. 1994). Liegt aufgrund der histologischen Beurteilung eine R0-Resektion vor, ist keine weitere onkologische Therapie indiziert.

58.4.6
Komplikationen und postoperatives Management

Pulmonale Komplikationen

Unabhängig von der gewählten Operationstechnik sind postoperativ pulmonale Komplikationen wie Atelektasen, Pneumonie und respiratorische Insuffizienz häufig und gefürchtet. Postoperative Pneumonien werden bei 10–30 % der operierten Patienten beobachtet (Lee u. Miller 1997; Law et al. 1994). Eine aggressive Therapie dieser Komplikationen mit maschineller Beatmung, Masken-CPAP, Atemtraining und gezielter antibiotischer Therapie ist meist unter Intensivbedingungen erforderlich.

Bei dem häufig anzutreffenden präoperativen Alkoholabusus tritt vielfach postoperativ ein Entzugsdelir auf. Da Patienten dann nur noch eingeschränkt kooperativ sind und in der Regel ein suffizientes Atemtraining nicht möglich ist, muß bei drohendem Delir eine medikamentöse Therapie eingeleitet werden, wobei sich der Einsatz von Clonidin besonders bewährt hat.

Kann ein Patient nach der Ösophagusresektion nicht frühzeitig extubiert werden, muß eine differenzierte Beatmung mit druckgesteuerter oder biphasischer Ventilation unter Einsatz kinetischer Betten und eine frühzeitige Tracheotomie erwogen werden.

In 4–5 % der Fälle kommt es nach ausgedehnter Lymphadenektomie im oberen Mediastinum zu zirkumskripten trachealen Nekrosen, die sich überwiegend in der Pars membranacea abspielen. Diese Trachealnekrosen sind eine sehr ernste Komplikation, die mit einer hohen Letalität einhergeht. Entscheidend für den weiteren Verlauf ist, ob es gelingt, den Patienten so rasch wie möglich zur Spontanatmung zu bringen (Siewert et al. 1996).

Anastomoseninsuffizienz

Als chirurgische Komplikation nach einem Magenhochzug ist die Anastomoseninsuffizienz besonders gefürchtet. Die Insuffizienzraten schwanken in der Literatur zwischen 5 und 10 % (Law et al. 1994). Ursache hierfür ist zumeist eine schlechte Durchblutung des intrathorakal hochgezogenen Magenschlauchs. Während kleinere Leckagen, die gut nach extern drainiert sind, u. U. erfolgreich konservativ behandelt werden können, bedürfen weite Insuffizienzen mit Ausbildung einer Mediastinitis einer operativen Revision. Eine Übernähung oder Neuanlage der Ösophagogastrostomie ist nur sinnvoll, wenn der Ösophagus und der Magenschlauch ausreichend durchblutet sind. Ansonsten ist eine Diskontinuitätsresektion mit Blindverschluß des Magens und Anlage einer zervikalen Ösophagostomie erforderlich (Lee u. Miller 1997). Eine enterale Ernährung kann nach Implantation einer Katheterjejunostomie vorgenommen werden. Erst im Intervall kann dann die Kontinuität durch ein Koloninterponat wiederhergestellt werden.

Weitere typische, aber seltenere Komplikationen sind ein Chylothorax und die Rekurrensparese (Lee u. Miller 1997).

58.4.7
Ergebnisse

Langzeitergebnisse nach chirurgischer Resektion

Die Ergebnisse nach chirurgischer Resektion eines Ösophaguskarzinoms sind in vielen Zentren mit spezieller Erfahrung besser als vielfach angenommen. Nach kurativer R0-Resektion werden Fünfjahresüberlebensraten um 40 % beschrieben (Siewert et al. 1992; Akiyama et al. 1994). In den meisten Berichten liegt die Fünfjahresüberlebensrate allerdings im Durchschnitt bei 20 % (Lee u. Miller 1997). Die beiden wichtigsten Prognoseparameter für ein Langzeitüberleben sind die Penetrationstiefe des Tumors und das Vorhandensein von Lymphknotenmetastasen (Skinner 1995).

58.5
Primäre und neoadjuvante Chemostrahlentherapie

Therapie der Wahl bei Patienten mit operablem Ösophaguskarzinom ist die transthorakale oder transhiatale Resektion des Tumors. Allerdings ist die Lebenserwartung im Anschluß an die alleinige Operation schlecht, nach 5 Jahren leben noch ca. 10–20 % aller Patienten. Diese schlechte Prognose kann durch adjuvante Therapiemaßnahmen nicht verbessert werden.

Im Rahmen klinischer Studien wird deshalb versucht, die Überlebenschancen der Patienten mit resektablem Ösophaguskarzinom durch eine präoperative Behandlung zu verbessern. Rationale hierfür ist die Feststellung, daß die Zellen des Ösophaguskarzinoms ohne Beteiligung der lokoregionären Lymphknoten häufig in entfernte Lymphknotenstationen metastasieren („jumping metastases"). So wurde bei 26 % der Patienten mit thorakalem Ösophaguskarzinom ein Befall der zervikalen Lymphknotenstationen nachgewiesen, ohne daß eine Beteiligung der mediastinalen Lymphknoten vorlag (Nishimaki et al. 1994).

Der Vorteil der neoadjuvanten Therapie besteht in einem „down-staging" des Tumors und damit verbunden in einer verbesserten Resektabilität sowie der Behandlung subklinischer Fernmetastasen. Durch neoadjuvante Therapiemaßnahmen werden, abhängig vom Therapieprotokoll, pathologisch komplette Remissionen in bis zu 40 % aller Fälle erzielt.

Die ausschließliche präoperative Radiatio konnte das Überleben bisher nicht verbessern (Ilson u. Kelsen 1994).

In einer Studie von Le Prise (Le Prise et al. 1994) wurde bei Patienten in den UICC-Stadien II und III und einer Tumorausdehnung von über 5 cm die kombinierte neoadjuvante Chemostrahlentherapie gefolgt von der Resektion mit der alleinigen Operation verglichen. Ein signifikanter Vorteil bezüglich des Überlebens fand sich für keine der beiden Gruppen. Allerdings war die Chemotherapie mit nur 2 Kursen Cisplatin/5FU und die Radiatio mit einer Zielvolumendosis von nur 20 Gy sehr niedrig dosiert.

Hingegen überlebten in einer Studie von Forastier und Mitarbeitern (Forastier et al. 1993) 60 % derjenigen Patienten 5 Jahre, die im Anschluß an die präoperative Chemostrahlentherapie eine pathologisch komplette Remission aufwiesen. Diese Daten deuten darauf hin, daß Patienten, die auf die neoadjuvante Therapie ansprechen, auch bezüglich des Langzeitüberlebens profitieren. Auch für Patienten mit Adenokarzinom konnte in einer Phase-III-Studie ein Benefit einer neoadjuvanten Chemostrahlentherapie belegt werden (Walsh et al. 1996).

Aufgrund der zum Teil widersprüchlichen Daten sollten auch zum jetzigen Zeitpunkt Patienten mit primär resektablem Ösophaguskarzinom ausschließlich im Rahmen klinischer Studien neoadjuvant behandelt werden.

Lokal fortgeschrittene Ösophaguskarzinome

Patienten mit lokal fortgeschrittenem Ösophaguskarzinom, das primär nicht kurativ resektabel ist, insbesondere Patienten mit Befall des Tracheobronchialsystems und Patienten, bei denen sich Kontraindikationen für eine chirurgische Behandlung ergeben, sollten auch außerhalb von Studien einer kombinierten Radiochemotherapie zugeführt werden.

Eine randomisierte Untersuchung der „Radiation Therapy Oncology Group coordinated Intergroup" (Al-Sarraf et al. 1997) verglich die Kombination Cisplatin/5-FU (5-Fluorouracil), 4 Zyklen kombiniert mit einer Strahlentherapie (50 Gy) mit der alleinigen Radiatio (64 Gy). Die Untersuchung erbrachte mit einem Fünfjahresüberleben von 30 % vs. 0 % einen hochsignifikanten Vorteil (p <0,001) zugunsten der Kombinationstherapie. Die Chemostrahlentherapie entsprechend dem Protokoll von Al-Sarraf und Mitarbeitern wird deshalb von vielen Autoren als Standardtherapie für diese Patientengruppe angesehen. Voraussetzung ist ein Karnofsky-Index >60 %. Die Toxizität war in der Studie der „Radiation Therapy Oncology Group coordinated Intergroup" allerdings beträchtlich, und die lokale Rezidivrate nach einem Jahr betrug 44 %. Eine deutliche Zunahme der Toxizität wurde bei Bestrahlungen mit einer Einzeldosis > 3 Gy im Rahmen von multimodalen Therapiestrategien gefunden (Bosset et al. 1997).

Künftige Therapiestrategien sollten deshalb einerseits eine intensivierte Radiatio, z. B. in Form einer Brachytherapie beinhalten, andererseits aber die Lebensqualität der Patienten berücksichtigen. Im Anschluß an die Chemostrahlentherapie kann bei den Patienten mit lokal fortgeschrittenem primär nicht kurativ resektablem Ösophaguskarzinom dann erneut die Möglichkeit einer chirurgischen Intervention überprüft werden. Ob bei kompletten Remissionen nach Chemostrahlentherapie durch die nachgeschaltete Operation eine Prognoseverbesserung erreichbar ist, wird derzeit im Rahmen randomisierter Studien geprüft.

Von Interesse sind schließlich Studien, die bei lokal fortgeschrittenen primär operablen Tumoren eine neoadjuvante Chemoradiotherapie gefolgt von der Resektion mit der alleinigen also primären Chemostrahlentherapie vergleichen. Eine randomisierte Untersuchung von de Pree und Kollegen (de Pree et al. 1995) erbrachte keinen Überlebensvorteil für diejenigen Patienten, die im Anschluß an eine Chemoradiotherapie zusätzlich operiert wurden. Das Zweijahresüberleben betrug in beiden Gruppen 29 %.

Bei zervikalen und hoch intrathorakalen Tumoren sollte auch in resektablen Stadien eine ausschließliche Chemostrahlentherapie erwogen werden. Durch den Erhalt des Larynx wird den Patienten damit eine bessere Lebensqualität ermöglicht.

Entsprechend der aktuellen Empfehlung des Informationszentrums für Standards in der Onkologie (ISTO) sollte im Rahmen einer Radiochemotherapie einer Kombination von 5-Fluorouracil/Cisplatin der Vorzug gegeben werden (Interdisziplinäre Leitlinien 1999) (Tab. 58.2).

Tabelle 58.2.

Kombinierte Chemostrahlentherapie bei Patienten mit lokal fortgeschrittenem, inoperablem Ösophaguskarzinom. (Nach Al-Sarraf et al. 1996)
Chemotherapie: 5-FU 1.000 mg/m^2 als 24 h-Infusion Tag 1–4, Cisplatin 75 mg/m^2 als 2 h-Infusion Tag 1.
Wiederholung: Woche 5, 8, 11.
Bestrahlung: 2 Gy/Tag Woche 1–5. 30 Gy: Supraklavikulargrube bis gastroösophagealer Übergang. 20 Gy: Boost auf das Tumorbett mit je 5 cm Sicherheitsabstand.

58.6 Palliative Therapie

58.6.1 Indikationen zur palliativen Therapie

Ein palliatives Vorgehen ist bei Patienten mit Rezidiv nach Operation oder bei Nachweis von Fernmetastasen angezeigt. Darüber hinaus sind viele Patienten bei Diagnosestellung infolge des chronischen Alkohol- und Nikotinabusus nur eingeschränkt behandelbar. Es ergeben sich dann häufig Kontraindikationen für einen kurativen und somit belastenden Therapieansatz. Bei der Auswahl des palliativen Therapieverfahrens müssen Vorbehandlung, tumorassoziierte Symptome, Allgemeinzustand und ggf. internistische Begleiterkrankungen des Patienten berücksichtigt werden. Insbesondere bei älteren Patienten und Patienten mit einem Karnofsky-Index <60% sollte eine Chemotherapie nicht durchgeführt werden. Symptomatische Maßnahmen zur Schmerzlinderung und Sicherung der Ernährung durch Beseitigung der tumorbedingten Stenose stehen im Vordergrund. Sehr belastend ist ferner für den Patienten die Unfähigkeit, bei hochgradigen Stenosen den Speichel zu schlucken.

58.6.2 Palliative Chemotherapie

Zu den wirksamen Zytostatika für die Behandlung des metastasierten Ösophaguskarzinoms zählen Cisplatin, 5-Fluorouracil, Mitomycin C, Bleomycin, Vindesin, Etoposid und Paclitaxel. Die mit einer Monotherapie erreichbaren Remissionsraten sind jedoch gering. Am gebräuchlichsten ist die Kombination aus Cisplatin/Vindesin/Bleomycin. Wegen der ausgeprägten Neurotoxizität des Protokolls und der Gefahr einer bleomycininduzierten Lungenfibrose wird heute meist eine Kombinationstherapie mit Cisplatin/5-FU vorgezogen (Bleiberg et al. 1983). Dabei wird in 30–35% aller Fälle eine partielle Remission beobachtet. Patienten, die auf die Behandlung ansprechen, profitieren durch eine längere Überlebenszeit von bis zu 15 Monaten. Durch die Zugabe von Folinsäure und Etoposid zu Cisplatin/5-FU scheint eine weitere Verbesserung des Ansprechens möglich. Diese Kombinationstherapie sollte jedoch nur im individuellen Einzelfall durchgeführt werden. Der Stellenwert von Paclitaxel bei der Polychemotherapie des Ösophaguskarzinoms wird derzeit im Rahmen klinischer Studien ermittelt. Tabelle 58.3 zeigt ein Beispiel einer palliativen Chemotherapie.

58.6.3 Perkutane Bestrahlung und Afterloadingtechnik

Die palliative Therapie des Ösophaguskarzinoms ist eine Domäne der Radiotherapie.

Eine Beseitigung bzw. Besserung der tumorbedingten Dysphagie durch eine Bestrahlung ist bei etwa 80% aller Patienten erreichbar. Dabei werden in der Regel 40 Gy perkutan verabreicht. Bei der Indikationsstellung zur palliativen Radiatio muß allerdings bedacht werden, daß sich in 60–80% aller Fälle eine Ösophagitis entwickelt. Die dadurch verursachten Schmerzen halten bis zu 6 Monate nach Abschluß der Radiatio an. Voraussetzung für eine Bestrahlung ist deshalb ein ausreichender Ernährungszustand und eine Lebenserwartung von mindestens 2–3 Monaten.

Die perkutane Strahlentherapie kann durch eine intrakavitäre Aufsättigung in der Afterloadingtechnik ergänzt werden. Dabei wird im Rahmen einer Ösophagoskopie ein Tubus unter Sicht eingeführt und auf Höhe des Tumors plaziert. Anschließend kann die radioaktive Quelle im Afterloadingverfahren angebracht werden (Abb. 58.8). Meist wird Iridium verwendet. Die Nebenwirkungen dieser Therapie sind gering. Die Patienten müssen in gesonderten Strahlenschutzräumen behandelt werden. Allerdings werden Lymphknotenmetastasen im Mediastinum wegen des steilen Dosisgradienten von der Strahlung nicht erreicht.

Tabelle 58.3.

Beispiel einer palliativen Chemotherapie beim Ösophaguskarzinom. (Nach Bleiberg et al. 1983)
– Cisplatin 100 mg/m^2 Tag 1,
– 5-FU 1.000 mg/m^2 als 24 h-Infusion Tag 1–5. Wiederholung alle 4 Wochen.

Abb. 58.8 a, b. a Plazierung eines Iridiumstabes mit Schutzhülle zur Brachytherapie. b Darstellung der Isodosen bei liegendem Applikator vor Brachytherapie

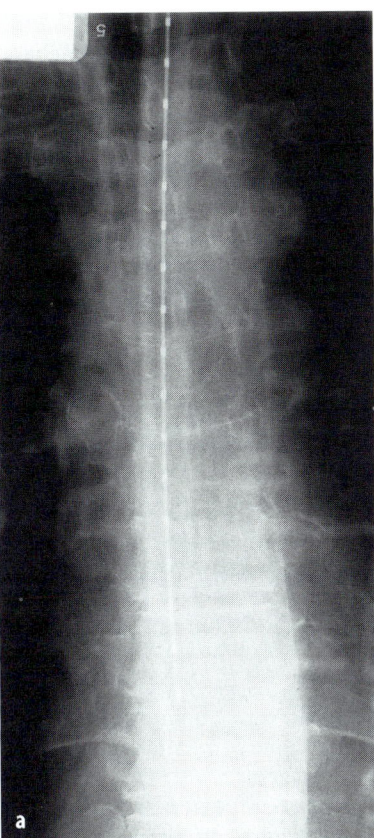
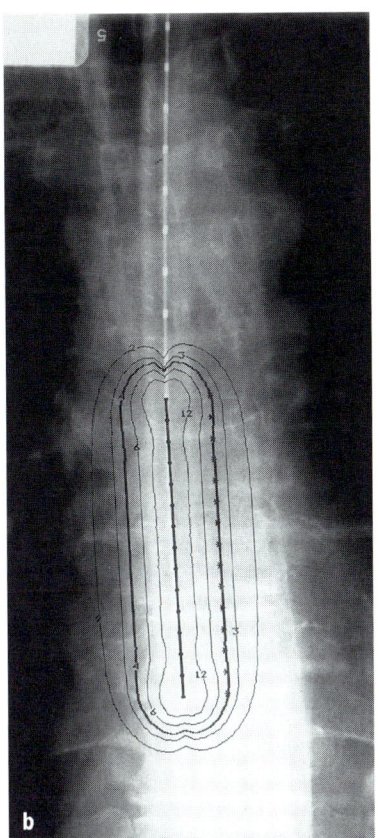

Die intrakavitäre Behandlung kann auch bei einem Stenoserezidiv nach vorangegangener Radiatio eingesetzt werden. Vor dem Einbringen der Sonde sind dann aber nicht selten mehrere Bougierungssitzungen notwendig.

Eine weitere Indikation zur Bestrahlung ergibt sich bei den beim Ösophaguskarzinom eher seltenen schmerzhaften Knochenmetastasen. Eine manifeste ösophagotracheale Fistel oder der Befall der Trachea sind relative Kontraindikationen für die Strahlentherapie.

58.6.4
Endoskopische Palliation

Für die Laserkoagulation sind kurze Stenosen (<5 cm) und Stenosen mit langsam progredientem oder endoluminal polypösem Wachstum geeignet. Im allgemeinen werden hierfür Neodym-YAG-Laser (Neodym-Ionen, eingebettet in Yttrium-Aluminium-Granat) mit einer Monofaser als Transmissionssytem verwendet. Die Spitze der Lasersonde wird von einem CO_2-Strom begast. Das Karzinomgewebe wird unter Sicht zirkulär von kaudal nach kranial bei 50–80 W Leistung und einer Impulsdauer bis zu 5 s koaguliert. Dabei ist eine freie Passage mit dem Endoskop über die Tumorstenose primär nicht unbedingt erforderlich. Eine ergänzende Bougierungsbehandlung erscheint häufig sinnvoll. Die Lasertherapie sollte alle 3–4 Tage bis zum Erreichen einer Passage für das 11- bzw. 13 mm-Endoskop wiederholt werden. Eine Radio- oder eine Chemotherapie können begleitend verabreicht werden. Die Lasertherapie ist risikoarm und kann ambulant durchgeführt werden. Die Erfolgsrate der Lasertherapie, definiert als die Möglichkeit, wieder feste Nahrung einnehmen zu können, liegt bei 85%. Die Komplikationsrate wie z.B. Fistelbildungen liegt unter 5%.

Indikation für Endoprothesen

Indikation für die Anlage von Endoprothesen sind in erster Linie ösophagotracheobronchiale Fisteln sowie lange Stenosen (>5 cm), rasches Tumorwachstum oder eine ausgedehnte submuköse Tumorinfiltration. Prothesen sind auch indiziert, wenn zu viele, zu häufige und zu schwierige Dilatationen erforderlich sind. Der Tubus wird vorzugsweise bei Stenosen im mittleren und unteren Ösophagusdrittel eingesetzt. Zur Verankerung der Prothese ist ein zirkulärer proximaler Tumorwulst vorteilhaft. Auch vor der Implantation eines Tubus ist oftmals eine vorangehende Bougierungstherapie notwendig. Die Prothese wird von den Patienten ohne Fremdkörpergefühl toleriert, wenn die Oberkante des Prothesentrichters 2 cm oder mehr von der oberen Ösophagusenge entfernt ist (Abb. 58.9).

Komplikationen

Die Komplikationsrate, insbesondere in Form einer Dislokation, ist nach Anbringen eines Metallstents geringer als bei dem Kunststofftubus. Wächst Tumorgewebe zwischen den Maschen des Metallstents erneut ein, gelingt die Entfernung des intraluminalen Gewebes meist problemlos mittels Laser. Die Hauptkomplikation ist eine *Perforation*. Hierbei kann versucht werden, durch die Prothese selbst das Perforationsleck zu verschließen; der Patient sollte dabei antibiotisch abgedeckt und zunächst parenteral ernährt werden. Bei kaudal angebrachten Prothesen bildet sich gelegentlich eine Refluxösophagitis mit konsekutiver Blutung oder narbiger Stenose aus.

Anlage einer PEG

Ist eine kombinierte Chemostrahlentherapie geplant, z. B in der Primärtherapie, so kann wegen der zu erwartenden Mukositis vor Beginn der Behandlung eine perkutane endoskopisch kontrollierte Gastrostomie (PEG) durchgeführt werden. Der Patient kann so die Nebenwirkungen der aggressiven Behandlung besser tolerieren. Allerdings sollte in die Therapieplanung frühzeitig der Chirurg einbezogen werden. Ist zu einem späteren Zeitpunkt nämlich eine Resektion der Speiseröhre mit Magenhochzug vorgesehen, könnte die Gastrostomiewunde den Hochzug des Magens erschweren. Prinzipiell ist die Indikation für eine PEG in der palliativen Situation frühzeitig zu stellen, da durch das Fortschreiten der Stenose endoskopische Maßnahmen behindert werden.

58.6.5
Nachsorge

Ein kurativer Therapieansatz bei lokoregionärem Rezidiv ist eine Seltenheit. Ein engmaschiges Nachsorgeprogramm ist deshalb nicht angezeigt. Wichtig ist die frühzeitige Sicherung der Nahrungsaufnahme bei neu auftretenden Tumorstenosen. Wegen des Risikos weiterer Primärkarzinome in der Mundhöhle, dem Pharynx, dem Larynx und der Lunge sollte der Aerodigestivtrakt präoperativ und in der Nachsorge kontrolliert werden.

Literatur
Zu Abschn. 58.1–58.3.3

Banks ER, Frierson HF Jr, Mills SE, George E, Zarbo RJ, Swanson PE (1992) Basaloid squamous cell carcinoma of the head and neck. A clinicopathologic and immunohistochemical study of 40 cases. Am J Surg Pathol 16: 939–946

Bombi JA, Riverola A, Bordas JM, Cardesa A (1991) Adenosquamous carcinoma of the esophagus. A case report. Pathol Res Pract 187: 514–519

Carr NJ, Bratthauer GL, Lichy JH, Taubenberger JK, Monihan JM, Sobin LH (1994) Squamous cell papillomas of the esophagus: a study of 23 lesions for human papillomavirus by in situ hybridization and the polymerase chain reaction. Hum Pathol 254: 536–540

Chang F, Syrjänen S, Shen Q, Ji H, Syrjänen K (1990) Human papillomavirus (HPV) DNA in esophageal precancer lesions and squamous cell carcinomas by in situ hybridization. Cancer 45: 21–25

Goseki N, Koike M, Yoshida M (1992) Histopathologic characteristics of early stage esophageal carcinoma. Cancer 69: 1088–1093

Haggitt RC (1994) Barrett's esophagus, dysplasia and adenocarcinoma. Hum Pathol 25: 982–983

Lewin KJ, Appelman HD (1995) Tumors of the esophagus and stomach. Armed Forces Institute of Pathology, Washington

McArdle JE, Lewin KJ, Randall G, Weinstein W (1992) Distribution of dysplasias and early invasive carcinoma in Barett's esophagus. Hum Pathol 23: 479–482

Misumi A, Harada K, Murikami A et al. (1989) Early diagnosis of esophageal cancer. Analysis of 11 cases of esophageal mucosa cancer. Ann Surg 210: 732–739

Odze R, Antonioli D, Shocket D, Noble-Topham S, Goldman H, Upton M (1993) Esophageal squamous papillomas. A clinicopathologic study of 38 lesions and analysis for human papillomavirus by the polymerase chain reaction. Am J Surg Pathol 17: 803–812

Reid BJ, Weinstein WM, Lewin KJ et al. (1988) Endoscopic biopsy can detect high grade dysplasia or early adenocar-

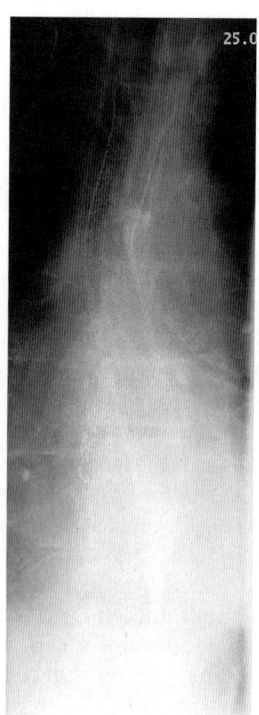

Abb. 58.9 Versorgung einer langstreckigen Tumor-bedingten Stenose des distalen Ösophagus durch einen Wallstent

cinoma in Barrett's esophagus without grossly recognizable neoplastic lesions. Gastroenterology 94: 81–90
Sasajima K, Takai A, Taniguchi Y et al. (1989) Polypoid squamous cell carcinoma of esophagus. Cancer 64: 94–97
Sons HU (1987) Etiologic and epidemiologic factors of carcinoma of the esophagus. Surg Gynecol Obstet 165: 183–190
Vrabec DP, Colley AT (1983) Giant intraluminal polyps of the esophagus. Ann Otol Rhinol Laryngol 92: 344–348

Zu Abschn. 58.3.4–58.3.6

Hermanek P, Hutter RVP, Sobin LH et al. (Hrsg) (1997) TNM Atlas, 4th ed. Springer Berlin, S. 71–80
Hordijk ML, Kok MTC, Wilson JHPO, Mulder AM (1993) Assessment of response of esophageal carcinoma to induction chemotherapy. Endoscopy 25: 592–596
Thompson WM, Halvorsen RA, Foster WL Williford ME, Postlethwait RW, Korobkin M (1983) Computed tomography for staging esophageal and gastroesophageal cancer: reevaluation. Am J Roentgenol 141: 951–958
Tio TL, Coene PP, Schouwink MH, Tytgat GNJ (1989) Esophagogastric carcinoma: preoperative TNM classification with endosonography. Radiology 173: 411–417

Zu Absch. 58.4

Akiyama H, Hiyama M, Miyazono H (1975) Total esophageal reconstruction after extraction of the esophagus. Ann Surg 182: 547–552
Akiyama H, Tsurumaru M, Kawamura T, Ono Y (1981) Principles of surgical treatment for carcinoma of the esophagus: analysis of lymph node involvement. Ann Surg 194: 438–446
Akiyama H, Tsurumaru M, Udagawa H, Kajiyama Y (1994) Radical lymph node dissection for cancer of the thoracic esophagus. Ann Surg 220: 364–373
Bosset JF, Gignoux M, Triboulet JP, Tirret E et al. (1997) Chemoradiotherapy followed by surgery compared with surgery alone in squamous cell cancer of the esophagus. N Engl J Med 337: 161–167
Ellis FH, Levitan N, Lo TCM (1991) Cancer of the esophagus. In: Holleb AI, Fink DJ, Murphy GP (eds) American Cancer Society textbook of clinical oncology. American Cancer Society, Atlanta, pp 254–262
Fink U, Stein HJ, Wilke H, Roder JD, Siewert JR (1995) Multimodal treatment for squamous cell esophageal cancer. World J Surg 19: 198–204
Fink U, Stein HJ, Siewert JR (1998) Multimodale Therapie bei Tumoren des oberen Gastrointestinaltraktes. Chirurg 69: 349–359
Griffin S, Desai J, Charlton M et al. (1989) Factors influencing mortality and morbidity following oesophageal resection Eur J Cardiothorac Surg 3: 419–424
Hennessy TPJ (1994) Lymph node dissection. World J Surg 18: 367–372
Hölscher AH, Dittler HJ, Siewert JR (1994) Staging of squamous esophageal cancer: accuracy and value. World J Surg 18: 312–320
Isono K, Sato H, Nakayama K (1991) Results of a nationwide study on the three-field lymph node dissection of esophageal cancer. Oncology 48: 411–420
Kelsen D (1997) Multimodal therapy for adenocarcinoma of the esophagus. Gastroenterol Clin North Am 26: 635–645
Law SYK, Fok M, Wong J (1994) Risk analysis in resection of squamous cell carcinoma of the esophagus. World J Surg 18: 339–346
Lee RB, Miller JI (1997) Esophagectomy for cancer. Surg Clin North Am 77: 1169–1196
Müller JM, Erasmi H, Stelzner M, Zieren U, Pichlmaier H (1990) Surgical therapy of esophageal carcinoma. Surgery 77: 845–857

Pedensen H, Hanson HS, Cedengvist C et al. (1982) The prognostic significance of weight loss and its integration in stage grouping of oesophageal cancer. Acta Chir Scand 148: 363–370
Roder JD, Busch R, Stein HJ, Fink U, Siewert JR (1994) Ratio of invaded to removed lymph nodes as a predictor of survival in squamous cell carcinoma of the oesophagus. Br J Surg 81: 410–413
Rohen JW (1987) Topographische Anatomie der Brustorgane (Brustsitus, Situs thoracis). In: Rohen JW (Hrsg) Topographische Anatomie: Kurzlehrbuch für Studierende und Ärzte, 8. verb. Aufl. Schattauer, Stuttgart New York, S 311–334
Roth JA (1992) Plattenepithelkarzinom des Ösophagus. Behandlungskonzept am M.D. Anderson Cancer Center Houston. Chirurg 63: 683–688
Siewert JR, Bartels H, Bollschweiler E, Dittler HJ, Fink U, Hölscher AH, Roder JD (1992) Plattenepithelkarzinom des Ösophagus. Behandlungskonzept der Chirurgischen Klinik der Technischen Universität München. Chirurg 63: 693–700
Siewert JR, Hölscher AH, Bollschweiler E, Stein HJ, Fink U (1994) Chirurgie des Barrett-Carcinoms. Chirurg 65: 102–109
Siewert JR, Stein HJ, Böttcher K (1996) Lymphadenektomie bei Tumoren des oberen Gastrointestinaltrakts. Chirurg 67: 877–888
Skinner DB (1995) En bloc resection for esophageal carcinoma. In: Pearson FG et al. (eds) Esophageal surgery. Churchill Livingstone, New York, pp 709–718
Steiger Z, Franklin R, Wilson RF et al. (1981) Eradication and palliation of squamous cell carcinoma of the esophagus with chemotherapy, radiotherapy and surgical therapy. J Thorac Cardiovasc Surg 82: 713–719
Stein HJ, Kink U (1997) Adjuvante und neoadjuvante Therapie beim Ösophaguskarzinom. Chirurg Gastroenterol 13: 6–13
Tytgat GNJ, Hameeteman W (1992) The neoplastic potential of columnar-lined (Barrett's) esophagus. World J Surg 16: 308–312
Urba S, Orringer M, Turrisi A, et al. (1997) A randomized trial comparing surgery to preoperative concomittant chemoradiation plus surgery in patients with resectable esophageal cancer: updated analysis. Proc ASCO 16: 277a–280
Walsh TN, Noonan N, Hollywood D et al. (1996) A comparison of multimodal therapy and surgery for esophageal adenocarcinoma. N Engl J Med 335: 462–467
Wright C, Gaissert H, Puma F, Mathisen D (1994) The oesophagus. Benign and malignant tumours. In: Morris PJ, Malt RA (eds) Oxford Textbook of Surgery, vol I. Oxford Univ Press, New York Oxford Tokyo, pp 893–904

Zu Abschn. 58.5 und 58.6

Al-Sarraf M, Martz K, Herskovic A et al. (1997) Progress report of combined chemoradiotherapy versus radiotherapy alone in patients with esophageal cancer: an Intergroup Study. J Clin Oncol 15: 277–284
Bleiberg H, Jacob JH, Bedenne L (1983) Randomized phase II trial of 5-FU and Cisplatin versus DDP alone in advanced oesophageal cancer. Proc ASCO 10: 145
Forastiere AA, Heitmiller R, Lee DJ, Abrams R, Zahurak M (1993) Pre-operative chemoradiation followed by transhiatal esophagectomy for carcinoma of the esophagus: final report. J Clin Oncol 111: 1118–1123
Ilson DH, Kelsen DP (1994) Combined modality therapy in the treatment of esophageal cancer. Semin Oncol 21: 493–507
Junginger T, Borchard F, Delbrück H et al. (1999) Ösophaguskarzinom. In: Deutsche Krebsgesellschaft e.V. (Hrsg) Qualitätssicherung in der Onkologie. Diagnose und Therapie maligner Erkrankungen: Interdisziplinäre Leitlinien 1999.

W. Zuckschwerdt Verlag München, Bern, Wien, New York, S 93–100

Le Prise E, Etienne PL, Meunier B et al. (1994) A randomized study of chemotherapy, radiation therapy, and surgery versus surgery for lokalized squamous cell carcinoma of the esophagus. Cancer 73: 1779–1784

Nishimaki T, Tanaka O, Suzuki T, Aizawa K, Hatakeyama K, Muto T (1994) Patterns of lymphatic spread in thoracic esophageal cancer. Cancer 74: 4–11

Pree C de, Aapro MS, Spiliopoulos A, Popowski Y, Mermillod B, Mirimanoff RO, Alberto P (1995) Combined chemotherapy and radiotherapy, followed or not by surgery, in squamous cell carcinoma of the esophagus. Ann Oncol 6: 551–557

Magentumoren

H.P. Dienes · J. Klempnauer · S. Petrasch · U. Wengler-Becker

INHALT

59A.1 Epidemiologie, Inzidenz, Ätiologie *639*

59A.2 Histologie *640*
59A.2.1 Polypen *640*
59A.2.2 Magenschleimhautadenome *640*
59A.2.3 Mesenchymale Tumoren *642*
59A.2.4 Magenkarzinom *643*

59A.3 Diagnostische Maßnahmen *644*
59A.3.1 Klinik *644*
59A.3.2 Diagnostik *644*
59A.3.3 Stadieneinteilung *647*

59A.4 Operative Therapie des Magenkarzinoms *647*
59A.4.1 Indikation *647*
59A.4.2 Chirurgische Verfahrenswahl *648*
59A.4.3 Folgekrankheiten nach Gastrektomie *650*
59A.4.4 Ergebnisse nach Resektion *650*

59A.5 Adjuvante Therapie *651*

59A.6 Palliative Chemotherapie *651*
59A.6.1 Indikation *651*
59A.6.2 Therapiekontrolle *652*
59A.6.3 Sonstige palliative Maßnahmen *653*

59A.7 Nachsorge *653*

Benigne Magentumoren sind die verschiedenen Arten von Polypen. Magenschleimhautadenome werden als umschriebene benigne Neoplasmen definiert, die sich aus tubulären oder villösen Strukturen zusammensetzen und von dysplastischen Epithelien ausgekleidet werden. Bei Schleimhautdysplasien finden sich atypisch präkanzeröse Veränderungen im Epithel.

Magenkarzinome entstehen häufig nach *Helicobacter-pylori*-Infektionen mit infektiösen Gastritiden. Weitere Risikofaktoren sind bestimmte Nahrungstoxine und die Blutgruppe A.

Therapiert werden kann das Magenkarzinom hauptsächlich auf chirurgischem Wege. Multimodale Ansätze sind Gegenstand laufender Studien.

59A.1
Epidemiologie, Inzidenz, Ätiologie

Das Magenkarzinom ist in einigen Teilen der Welt das häufigste Karzinom, so z.B. in Japan, Costa Rica, Kolumbien, Chile und Finnland. In diesen Ländern liegt die Inzidenz bei ungefähr 80 Fällen pro 100.000 Menschen. In anderen Teilen der Welt mit mittlerer oder niedriger Inzidenzrate wie in den Vereinigten Staaten liegen diese Zahlen bei etwa 10 Fällen pro 100.000 Menschen. Weltweit sind Inzidenz- und Sterberate dieses Karzinoms im Abnehmen begriffen. So fiel die Sterberate z.B. in den Vereinigten Staaten von 7,4 pro 100.000 Menschen auf 5,3 pro 100.000 Menschen im Jahre 1990 (Silverberg et al. 1990).

Risikofaktoren
Genetische und diätetische Faktoren scheinen eine große Rolle bei diesem Tumortyp zu spielen. So haben Untersuchungen gezeigt, daß die Emigration von einem Hochrisikogebiet wie in Japan in ein Niedrigrisikogebiet wie Hawaii mit einer abnehmenden Tumorinzidenz assoziiert ist, die sich dann v.a. in der zweiten Generation bemerkbar macht. An Nahrungsfaktoren wird die Konsumierung von stark gesalzenen Nahrungsmitteln wie Fisch und Fleisch oder geräucherter Nahrung angegeben. Nitrosaminen wird eine fördernde Rolle zugeschrieben (Schlag et al. 1982) (s. Kap. 55).

Genetische Faktoren
Es ist schon lange bekannt, daß v.a. Patienten mit Blutgruppe A ein höheres Risiko der Tumorentstehung besitzen als solche mit anderen Blutgruppen. Eine familiäre Häufung von Magenkarzinomen wird ebenfalls in der Literatur berichtet.

Prädisponierende Bedingungen
In der letzten Zeit ist v.a. die Infektion mit *Helicobacter pylori* und die damit verknüpfte bakterielle Gastritis in den Mittelpunkt des Interesses getreten. Man hat zeigen können, daß gleichzeitig eine atrophische Gastritis im Gefolge einer Helicobacter-Infektion bei 95% der Magenkarzinome vorliegt (Miller 1994).

59A.2
Histologie

59A.2.1
Polypen

Fundusdrüsenpolypen
Diese sind ausschließlich im Fundus oder Corpus ventriculi lokalisiert und überschreiten selten die Größe von 8 mm im Durchmesser. Die Drüsenschläuche sind gewunden und werden von Haupt- oder Belegzellen besetzt; häufig kommen Drüsenkörperzysten vor.

Peutz-Jeghers-Polypen
Diese Polypen hamartösen Ursprungs betreffen den ganzen Gastrointestinaltrakt und sind etwa bei der Hälfte der Patienten im Magen zu finden (s. S. 566). Die meisten Polypen sitzen im Antrum und lassen sich entsprechend der WHO-Definition wie folgt beschreiben: Eine Läsion mit exzessiver hyperplasiogener Elongation und zystischer Veränderung der foveolären Epithelien, einer reduzierten Lamina propria und prominenten sich verzweigenden Bündeln glatter Muskulatur, wobei die tieferen Drüsenkomponenten eine Atrophie aufweisen (Watanabe et al. 1990).

Juvenile Polypen
Diese kommen vorwiegend im Kolon vor, auch im Rahmen einer familiären juvenilen Polypose (s. S. 567). Der alleinige Befall des Magens ist selten. Die gastralen juvenilen Polypen zeigen eine abgerundete Kontur, charakterisiert mit flächenhafter Ulzeration der Oberfläche sowie gewundenen Tubuli, die von normalem oder hyperplastischem foveolärem Epithel ausgekleidet sind. Die Tubuli können zystisch aufgetrieben werden. Das Interstitium ist häufig entzündlich infiltriert. Im Gegensatz zu Peutz-Jeghers-Polypen und hyperplastischen Polypen sind kaum glatte Muskelfasern vorhanden (Haggitt u. Reid 1986).

Hyperplastische Polypen
Die hyperplastischen (auch hyperplasiogen genannten) Polypen bestehen aus unregelmäßig proliferierten Drüsen, die überwiegend von Foveolarepithelien ausgekleidet werden, aber auch eingestreute Haupt- und Belegzellen aufweisen. Die Polypen sitzen meist breitbasig der Schleimhaut auf und zeigen an der Oberfläche eine zusätzliche foveoläre Hyperplasie mit Verzerrung der üblichen Foveolen. Die entzündliche Veränderung ist ein intrinsischer Bestandteil des hyperplasiogenen Polypen und einige Autoren nehmen deswegen auch eine entzündliche Ursache an.

Cronkhite-Canada-Syndrom
Bei diesem Syndrom ist der gesamte Gastrointestinaltrakt involviert mit Ausnahme des Ösophagus. Die Polypose des Magens kann dabei sehr ausgedehnt sein mit üppiger rasenartiger Hyperplasie, so daß ein Riesenfaltensyndrom abzugrenzen ist. Der typische Magenpolyp im Rahmen des Cronkhite-Canada-Syndroms ist breitbasig mit verbreiteter hamartöser Lamina propria und hyperplastischen Foveolen, die zystisch ausgeweitet sein können. Das Polypenstroma kann sekundär entzündlich infiltriert sein (Freeman et al. 1985).

> ! Fundusdrüsenpolypen, foveoläre Hyperplasie und hyperplasiogene Polypen bilden die häufigsten benignen Magenschleimhauttumoren. Sie sind nicht als Präkanzerosen anzusehen.

59A.2.2
Magenschleimhautadenome

Nach der WHO-Klassifikation sind die Adenome definiert als umschriebene benigne Neoplasmen, die sich aus tubulären und/oder villösen Strukturen zusammensetzen und von dysplastischen Epithelien ausgekleidet werden (Watanabe et al. 1990). Im Magen ist diese Tumorform selten im Vergleich zum Kolon. Adenome kommen sporadisch oder im Rahmen der familiären adenomatösen Polyposis vor und entstehen fast ausschließlich im Magenantrum. Makroskopisch zeigt sich eine Schleimhautverbreiterung. Zu den Adenomen muß jedoch auch eine Tumorform gerechnet werden, die vor kurzem in japanischen Untersuchungen beschrieben wurde und als sog. „depressed adenoma" bezeichnet wurde, wobei die Schleimhaut hier eher verschmälert erscheint (Ito et al. 1990). Bei etwa zwei Drittel der Patienten mit sporadischem Auftreten sind die Adenome solitär.

Histologisch ergibt sich in der Regel eine Proliferation des Oberflächenepithels wie sie auch für das Kolon beschrieben wurde. Einige Exemplare scheinen jedoch aus tieferen Zonen, aus dem Drüsenhals zu stammen. Oft sieht man unter dem adenomatös proliferierenden Epithel zystische Ausweitungen des mittleren Drüsenabschnitts, die wahrscheinlich durch Sekretabflußstörung im oberen adenomatösen Abschnitt entstehen. In Analogie zu den tubulären Adenomen des Kolons unterscheidet man auch im Magen

– tubuläre,
– villöse und
– tubulo-villöse Muster.

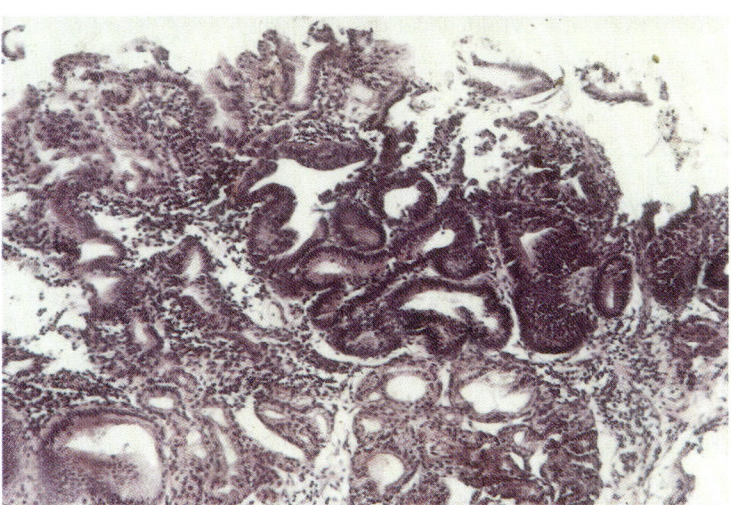

Abb. 59A.1. Magenschleimhautdysplasie. (HE; × 80)

Bei den tubulären Adenomen wird der Aufbau der Magenschleimhaut noch am ehesten imitiert, während die villösen Adenome Stromafortsätze zeigen, die von adenomatösem Epithel überzogen sind. In tubulo-villösen Adenomen findet sich entsprechend eine Mixtur von beiden Strukturen. Es läßt sich eine vage Korrelation zwischen dem mikroskopischen und makroskopischen Aspekt herstellen; so sind die reinen tubulären Adenome breitbasig der Schleimhaut aufgesetzt, während villöse und tubulo-villöse eher domförmig gestielt erscheinen.

Vom zytologischen Muster lassen sich im wesentlichen 2 Typen des dysplastischen Epithels unterscheiden. Der *intestinale Typ* besteht aus dysplastisch-metaplastischem intestinalem Epithel und schließt auch den undifferenzierten primitiven Zelltyp mit ein. Diese Form ähnelt sehr stark dem Kolontyp. Beim zweiten Typ, dem *gastrischen Typ*, findet man dysplastische Zellen, die den Magenfoveolae und Oberflächenzellen entsprechen, die apikale neutrale Muzinvakuolen besitzen. Die Kerne sind hier eher rund und die Zellen nicht so hoch wie beim intestinalen Typ. Die Dysplasien zeigen alle Schwerheitsgrade, wobei die hochgradige Dysplasie zytologisch bereits einem intramukosalen Karzinom entspricht.

Präkanzerosen

> ! Anders als beim Kolon wird angenommen, daß die Magenkarzinome sich nur zu einem geringen Teil aus den Schleimhautadenomen entwickeln (Hirota u. Ming 1992); umgekehrt ist jedoch zu sagen, daß die Adenome eindeutig als Präkanzerosen einzustufen sind.

So hat sich gezeigt, daß Adenome mit einem größeren Durchmesser als 4 cm bereits in 83% an einer Stelle maligne entartet sind (Tsujitani et al. 1992). In einer weiteren Studie aus Japan zeigte sich, daß von 42 Adenomen, die über einen Zeitraum von 3 Jahren endoskopisch und bioptisch verfolgt wurden, 21% maligne entarteten.

Genetische Alterationen

Der Adenom-Karzinom-Sequenz zugrunde liegende genetische Alterationen sind in einigen Untersuchungen analysiert worden. So fand sich eine Punktmutation des c-Ki-ras-Protoonkogens in 3 von 3 untersuchten tubulären Adenomen, aber nicht in 18 schlecht differenzierten Adenokarzinomen. Daraus wurde geschlossen, daß die Aktivierung dieses Onkogens ein relativ früher Schritt dieser Adenom-Karzinom-Reihenfolge darstellt (Kihana et al. 1991) (s. S. 555).

> ! Adenome sind aus diagnostischen und therapeutischen Gründen heraus möglichst in toto abzutragen, da sie als Präkanzerosen anzusehen sind und ihr Atypiegrad fokal unterschiedlich sein kann.

Magenschleimhautdysplasie

In der WHO Klassifikation wird neben dem Begriff des Adenoms separat eine Kategorie als Dysplasie geführt, die als atypische präkanzeröse Veränderung im Epithel definiert wird (Abb. 59A.1). Dysplasien entstehen in der flachen Mukosa, und die Abgrenzung gegen den jüngst geschaffenen Begriff des flachen Adenoms im japanischen Sprachraum läßt sich praktisch nicht einhalten. Die schwergradige Dysplasie ist eine nichtinvasive neoplastische

Läsion, wobei die Zytologie der dysplastischen Epithelien sich nicht von der des manifesten Karzinoms unterscheidet.

59A.2.3
Mesenchymale Tumoren

Wie in den anderen Abschnitten des Magen-Darm-Trakts kommen Weichteiltumoren wie Lipome, Hämangiome, Leiomyome und solche neurogenen Ursprungs, wie Schwannome, auch im Bereich der Magenwand vor.

Stromatumoren

Eine Besonderheit des Magens ist die Entstehung sog. gastrointestinaler Stromatumoren (Abb. 59A.2), die an anderen Abschnitten des Magen-Darm-Trakts kaum beobachtet werden. Diese Stromatumoren sitzen meistens innerhalb der Submukosa und gehen kontinuierlich in die Muscularis propria über. Selten einmal kann es auch zu extramural gestielten Tumoren kommen. Diese Tumoren sind fest, gut umschrieben und von grauweißer Schnittfläche. Bei großen Tumoren kann es durch zentrale Nekrosen zur zystischen Erweichung kommen. Histologisch sind sie durch wirbelartig angeordnete Spindelzellen gekennzeichnet, mit blassem eosinophilen Zytoplasma, und die Kerne sind elongiert. Mitosefiguren sind selten (Beer et al. 1992). Die weitere Differenzierung ist auch mit Hilfe der Immunhistologie oft nicht möglich. Diese Tumoren sind zwar positiv für Vimentin, doch nur zu einem geringen Teil auch positiv für Antigene von glatten Muskelfasern. In einem großen Teil dieser Tumoren konnte der Nachweis von CD34-Antigen geführt werden, das sonst auf hämatopoetischen Zellen und Endothelien vorkommt (Monihan et al. 1994).

Epitheloides Leiomyom

Dieser histologisch ungewöhnliche Tumor zeigt ebenfalls eine Prädilektion für den Magen. Wie der Name besagt, sind die Zellen überwiegend mit brei-

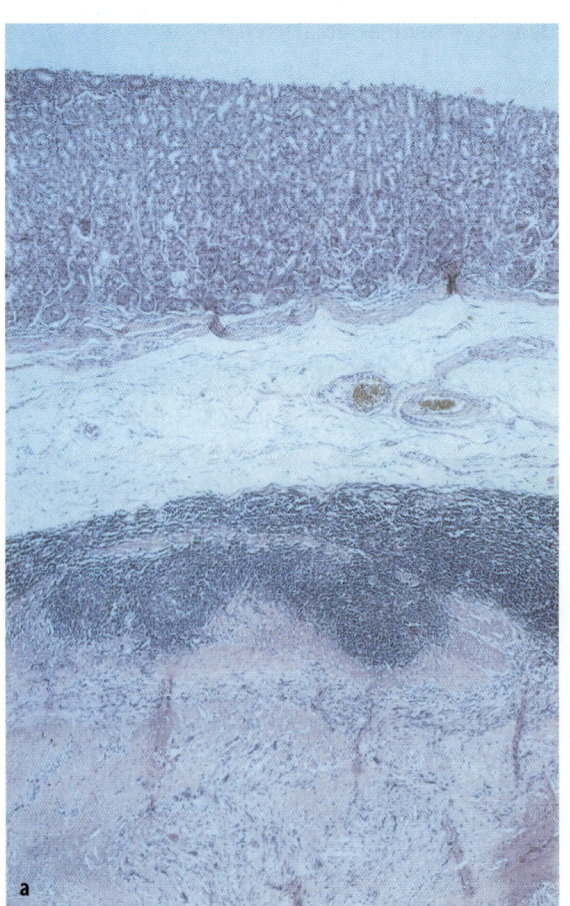
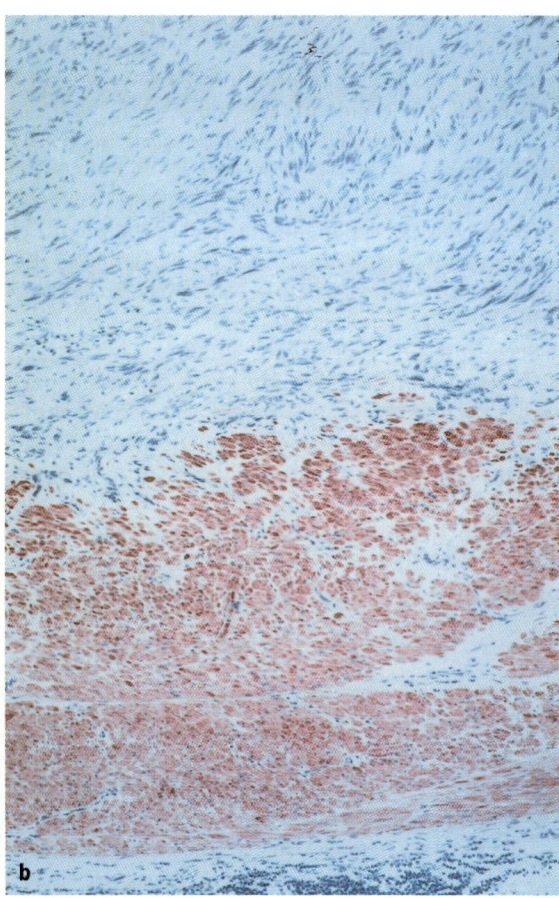

Abb. 59A.2 a, b. Beispiele für gastrointestinale Stromatumoren (Histologie). (HE; x 60)

tem rötlichem oder klarem Zytoplasma versehen. Das biologische Verhalten dieses Tumors entspricht dem der anderen Stromatumoren. Übergänge in Sarkome sind möglich.

Zusammenfassung
Die mesenchymalen Magentumoren können erhebliche diagnostische Schwierigkeiten bereiten und wegen ihrer zweifelhaften Dignität zu therapeutischen Problemen führen.

59A.2.4
Magenkarzinom

Die am häufigsten gebrauchten Klassifikationen zur histologischen Einteilung der Magenkarzinome sind die von Laurén, Ming und die der WHO (Watanabe et al. 1990). Es hat sich erwiesen, daß die WHO-Klassifikation die einfachste aber auch am besten reproduzierbare ist. Sie hat sich daher durchgesetzt und soll hier besprochen werden. Sie enthält im wesentlichen 4 histologische Typen:

- tubuläres Adenokarzinom,
- papilläres Adenokarzinom,
- muzinöses Adenokarzinom und
- Siegelringzellkarzinom.

In großen Serien ist es bis jetzt nicht gelungen, nachzuweisen, ob die Einteilung von prognostischer Relevanz ist. Jeder Pathologe weiß auch aus Erfahrung, daß die weitaus größte Zahl der Tumoren mehr als ein histologisches Muster erkennen lassen.

■ **Tubuläres Adenokarzinom.** Dieses besteht aus einem Muster einfacher oder verzweigter Drüsentubuli und ähnelt damit Kolonkarzinomen. Die Tumordrüsen können zystisch erweitert sein und Schleim oder Entzündungsdetritus enthalten. Die Tumorzellen sind zylinderförmig oder kubisch und enthalten unterschiedliche Mengen von intrazytoplasmatischem Schleim. Adenokarzinome mit glandulären und soliden Strukturen werden unter die tubulären Karzinome subsumiert.

■ **Papilläre Adenokarzinome.** Dieser Tumortyp ist gekennzeichnet durch fingerartige papilläre Stromafortsätze mit Epithelbesatz. Die Tumorzellen sind eher kubisch und haben basalständige Kerne. Im Zytoplasma trifft man relativ wenig Schleimsubstanz an. Die papillären Adenokarzinome können häufiger als die anderen Tumortypen polypoide Tumormassen mit Vorwölbung in die Lichtung bilden.

■ **Muzinöse Adenokarzinome.** Diese Tumortypen sind im Magen seltener als im Kolon. Sie produzieren massenhaft intrazellulären und extrazellulären Schleim, der auch makroskopisch sichtbar als gallertige Masse imponieren kann. Wenn in mehr als 50 % der Tumorzellen eine intrazelluläre Schleimbildung vorliegt, dann werden diese Tumoren auch als Siegelringzellkarzinome bezeichnet.

■ **Wenig differenzierte Karzinome vom diffusen oder Siegelringzelltyp.** Die Siegelringzellkarzinome wachsen häufig diffus. Sie scheinen nichtmetaplastischen foveolären oder Drüsenhalszellen zu entstammen. Diese diffusen Adenokarzinome können oft Schwierigkeiten bereiten, da die Zellen isoliert wachsen und in den konventionellen Färbungen dem Auge leicht entgehen. Man sollte eine routinemäßige PAS-Färbung oder bei dem geringsten Verdacht auch eine Zytokeratinimmunhistologie durchführen.

■ **Szirrhöser Tumor.** Hierbei handelt es sich um Karzinome mit einer ausgeprägten desmoplastischen Reaktion, hinter der die Masse an epithelialen Tumoranteilen deutlich zurücktritt. Die Zellen liegen oft isoliert oder gänsemarschartig aufgereiht zwischen dichten Faserbündeln.

■ **Klassifikation nach Laurén.** Hier wird ein intestinaler Typ von einem diffusen Typ unterschieden. Beim intestinalen Typ gleichen die Tumorzellen intestinalen Zylinderzellen, die Drüsen auskleiden und meist gut gegenüber dem restlichen Gewebe abgegrenzt sind. Beim diffusen Typ sind die Tumorzellen weit verstreut. Es handelt sich hierbei um wenig kohäsive Zellen, die weit in die Magenwand infiltrieren.

■ **Andere Tumoren.** Plattenepithelkarzinome und adenosquamöse Karzinome können im Magen auftreten, sind jedoch Raritäten.

Differenzierungsgrad
Gängig ist eine Einteilung in 3 Differenzierungsgrade von hoch über mäßiggradig bis schlecht differenziert. Zu den schlecht differenzierten Tumoren gehören die Siegelringzellkarzinome. Davon unterschieden werden von einigen Autoren noch undifferenzierte Karzinome. Diese Kategorie ist für Tumoren reserviert, denen jegliche strukturelle oder funktionelle Differenzierung fehlt. Eine Typisierung dieser Tumoren ist aufgrund konventioneller Färbemethoden oft nicht möglich, da es Übergänge zu Lymphomen oder wenig differenzierten Sarkomen gibt (Hussein et al. 1990).

Magenfrühkarzinom

Das sog. Magenfrühkarzinom (Abb. 59A.3) entspricht einem Tumorstadium pT1 und kann sich im Niveau der Lamina propria aber auch der Submukosa befinden. Eine reguläre Lymphknotenmetastase schließt diese Diagnose nicht aus. Das Magenfrühkarzinom kann unterschiedliche histologische Differenzierungen haben und sowohl vom Siegelringzelltyp mit diffusem Wachstumsmuster als auch vom intestinalen Typ gebildet werden.

Tabelle 59A.1 zeigt die relative Häufigkeit der Magenfrühkarzinome in verschiedenen präkanzerösen Läsionen auf.

Die nachfolgende Übersicht gibt Empfehlungen zur Untersuchung von Magenresektionspräparaten.

Empfehlungen zur Untersuchung von Magenresektionspräparaten

Intraoperativ
1. Angabe des Abstands vom Tumor zum proximalen Resektionsrand am unfixierten Präparat,
2. evtl. Schnellschnittuntersuchungen des proximalen Resektionsrandes zur Tumorfreiheit.

Fixiertes Präparat
Beschreibung des Gesamtpräparats
1. Magen,
2. mögliche anhaftende Nachbarorgane;
   - genaue topographische Beschreibung
   - makroskopische Pathologie mit Wachstumsmuster nach Borrmann:
1. polyploid,
2. exkaviert,
3. ulzeriert,
4. diffuse Verdickung; Linitis plastica;
   - Tiefe der Penetration und Einbeziehung anderer Strukturen,
   - exakte Dokumentation der Lymphknotenstationen und Anzahl;

Histologie
1. Tumor mit Klassifikation nach WHO und Laurén,
2. Lymphgefäßinvasion,
3. Tiefe des Tumorwachstums,
4. Sektionsränder R0, R1, R2,
5. Zahl und Ausmaß der Lymphknotenmetastasen;
   - TNM-Stadium.

Tabelle 59A.1. Relative Frequenz der Magenfrühkarzinome in verschiedenen präkanzerösen Läsionen

Vorläuferläsionen	Prozentualer Anteil
Hyperplastischer Polyp	0,5
Adenom	2,5
Chronisches Magengeschwür	0,7
Atrophische Gastritis	95
Chronisch-erosive Gastritis	1,4
Magenstumpf	0,1

59A.3 Diagnostische Maßnahmen

59A.3.1 Klinik

Tumoren des Magens verursachen gewöhnlich erst in fortgeschrittenen Stadien Symptome. Die Diagnose der besonders in Japan häufig beschriebenen Frühkarzinome erfolgt in der westlichen Welt eher zufällig. Unspezifische epigastrische Beschwerden wie Druck- oder Völlegefühl sowie Brennen hinter dem Brustbein werden bei der gezielten Anamnese von einem Großteil der Patienten angegeben. Nur selten veranlaßt ein umschriebener Schmerz im Oberbauch den Patienten, einen Arzt aufzusuchen. Lediglich bei kardianahen Karzinomen treten frühzeitig Schluckstörungen auf. Tumoren, die am Pylorus entstehen, führen zu schwallartigem Erbrechen. Typisch in den fortgeschrittenen Stadien ist eine ausgeprägte Gewichtsabnahme und Appetitlosigkeit. Insbesondere bei Leiomyosarkomen des Magens wird Bluterbrechen beklagt.

59A.3.2 Diagnostik

Klinische Untersuchung

Bei der klinischen Untersuchung wird bei einem Teil der Patienten mit Magenkarzinom eine vergrößerte Virchow-Drüse gefunden. Diese Drüse ist bei 95 % aller Menschen auf der linken und nur bei wenigen Individuen auf der rechten Seite lokalisiert. Die linksaxillären Lymphknoten können bei Patienten in disseminierten Tumorstadien gelegentlich vergrößert sein. Die hämatogene Ausbreitung erfolgt typischerweise in die Leber, bei einer massiven Filialisierung ist das Organ dann vergrößert tastbar. Gelegentlich werden auch pulmonale und ossäre Metastasen gefunden. Ein Hinweis auf eine ossäre Metastasierung ergibt sich bei Auftreten von Schmerzen nach dem Beklopfen der Wirbelsäule. Wegen der häufigen peritonealen Ausbreitung mit

Abb. 59A.3. Histologie des Magenfrühkarzinoms. (HE; × 80)

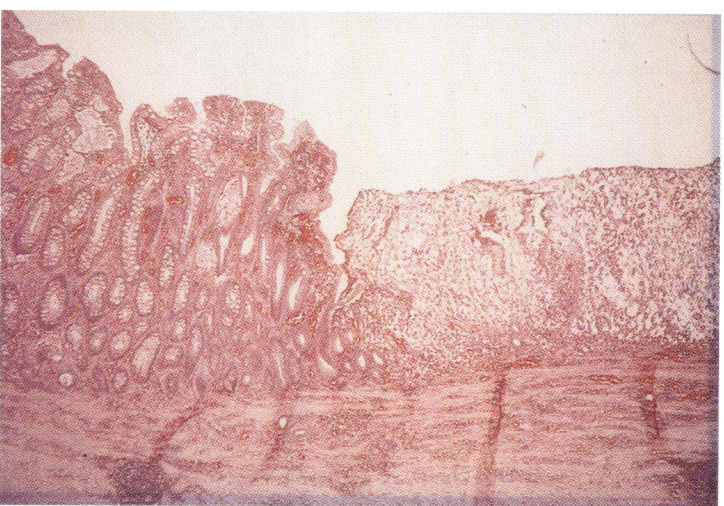

Abklatschmetastasen in den Ovarien – sog. Krukenberg-Tumor – sollte eine gründliche Untersuchung des kleinen Beckens vorgenommen werden.

Paraneoplastische Syndrome

Paraneoplastische Syndrome sind beim Magenkarzinom selten. Beobachtet wurden hämolytisch urämische Syndrome, Acanthosis nigricans, chronische disseminierte intravasale Koagulopathien mit konsekutivem Trousseau-Syndrom und Dermatomyositiden.

Endoskopie

Die Primärdiagnostik des Magenkarzinoms erfolgt gewöhnlich durch die Endoskopie. Das Magenkarzinom wird mit 95 %iger Sicherheit durch die konventionelle endoskopische Untersuchung mit Entnahme von Biopsien detektiert. Dies gilt insbesondere für exophytisch wachsende Tumoren und für Tumoren vom intestinalen Typ. Bei submukös wachsenden Karzinomen kann die eingeschränkte Entfaltung der Magenschleimhaut bei der Luftinsufflation auf ein malignes Geschehen hinweisen. Nach Sichtung wird die tumorverdächtige Läsion in der gleichen Untersuchung biopsiert. Auch jedes neu diagnostizierte Magenulkus muß ausgiebig bioptisch abgeklärt werden, die Abheilung ist im Verlauf endoskopisch zu kontrollieren.

Anzuraten ist die Entnahme von mindestens 7 Biopsien: je eine Biopsie aus den 4 Quadranten des Randwalls sowie 2 Biopsien aus dem Ulkusgrund. Bei Entnahme von 7 oder mehr Biopsien steigt die Wahrscheinlichkeit, einen vorhandenen Tumor zu sichern, unabhängig von dem makroskopischen Befund, auf über 95 % an.

Endoskopische Kriterien eines malignen Ulkus sind

- ein abrupter Faltenabbruch,
- eine Diskoloration der Einsenkung,
- mottenfraßähnliche Veränderungen am Faltenende,
- eine kolbige Verdickung,
- die Fusion von Falten,
- das Anspitzen der Falten und
- ein Mißverhältnis der Ulkus-Falten-Relation.

Sollte bei suspekten Schleimhautveränderungen die pathologisch-anatomische Untersuchung keine Malignität erbringen, muß rebiopsiert werden.

Ein Frühkarzinom liegt vor, wenn das Wachstum des Tumors auf die oberflächlichen Wandschichten der Mukosa und Submukosa beschränkt ist, unabhängig vom Vorhandensein oder Fehlen von Lymphknotenmetastasen. Nach Borrmann lassen sich beim fortgeschrittenen Magenkarzinom endoskopisch-makroskopisch folgende Typen unterscheiden:

a) das polypoide Karzinom,
b) das ulzerierte nichtinfiltrierende Karzinom,
c) das ulzerierte und infiltrierende Karzinom und
d) das diffus infiltrierende Karzinom.

Röntgen

Die röntgenologische Untersuchung des Magens in der Doppelkontrasttechnik ist heute nur noch in Einzelfällen von diagnostischer Bedeutung, da insbesondere maligne Veränderungen mit einem Durchmesser zwischen 0,5 und 1,0 cm in bis zu 25 % aller Fälle übersehen werden (Kurihara et al. 1981).

Gelingt die bioptische Sicherung nicht und besteht weiterhin der dringende klinische Verdacht auf ein Magenkarzinom, z.B. bei therapierefraktärem Ulkus, so sollte eine Probelaparotomie erwogen werden.

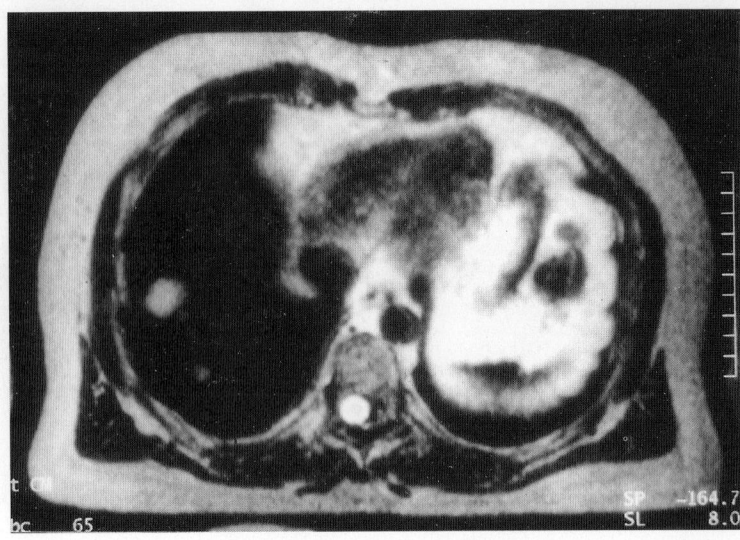

Abb. 59A.4. MRT mit Endorem bei Metastasen im rechten Leberlappen

Sonographie und MRT

Die Ultraschalluntersuchung eignet sich insbesondere für den Nachweis von paraaortal gelegenen Lymphknotenmetastasen und zum Ausschluß von Leberfiliae. Bei unklaren Befunden kann eine Kernspintomographie der Leber durchgeführt werden (Abb. 59A.4).

Computertomographie

Die extramurale Ausbreitung des Magenkarzinoms wird gewöhnlich in der CT nachgewiesen. Bei T2-Tumoren kann in der CT gelegentlich eine Verdickung der Magenwand gefunden werden. Die Bestimmung der Eindringtiefe in die verschiedenen Schleimhautschichten ist computertomographisch allerdings nicht möglich. Erst wenn der Tumor die Magenwand überschreitet, ist er im CT gut darstellbar. Ebenso kann eine direkte Infiltration in die Leber, in die Milz oder in die Bauchspeicheldrüse computertomographisch nachgewiesen werden. Schließlich wird eine lymphonoduläre Metastasierung entlang der kleinen oder großen Kurvatur, im Bereich des Truncus coeliacus oder der Leberpforte sowie entlang der V. cava inferior oder retrokrural in der CT aufgedeckt. Suspekt sind die Lymphknoten größer als 1,0 cm. Die Lymphknoten entlang der Magenkurvatur sind bereits bei einer Größe von 0,8 cm und retrokrurale Lymphknoten ab einer Größe von 0,5 cm als suspekt einzustufen.

Eine Peritonealkarzinose entgeht nicht selten der CT-Befundung, es sei denn, sie ist mit der Ausbildung eines malignen Aszites verbunden.

Schließlich kann die CT für die Nachsorgeuntersuchungen herangezogen werden, beispielsweise zum Nachweis eines lokoregionären Rezidivs oder einer neu aufgetretenen Fernmetastasierung. Die korrekte, präoperative Bestimmung des TNM-Stadiums mit der CT gelingt nach Sussman und Mitarbeitern lediglich in 50 % aller Fälle (Sussman et al. 1988).

Endosonographie

Der endoskopische Ultraschall eignet sich besonders für die Ermittlung der Eindringtiefe in die verschiedenen Schleimhautschichten. Endosonographisch wird das T-Stadium in ca. 83 % aller Fälle richtig bestimmt. Dabei ermöglicht die Endosonographie insbesondere den sicheren Nachweis einer Infiltration in die Nachbarorgane. Bei der Unterscheidung eines auf die Mukosa beschränkten Tumors von einem Karzinom, das bis in die Submukosa vordringt, ist die Endosonographie hingegen nicht zuverlässig. Die Detektion perigastrischer Lymphknoten wird endosonographisch in 66 % aller Fälle korrekt beurteilt (Dittler u. Siewert 1993). Die Instillation von Wasser in den Magen verbessert die Untersuchungsbedingungen. Auch die Infiltration von Gefäßen kann mit der Methode ermittelt werden und hat die Angiographie für diese Fragestellung zurückgedrängt.

Tumormarker

Den Tumormarkern wie CEA, Ca 19-9 oder Ca 72-4 kommt bei der Primärdiagnostik keine Bedeutung zu. Ihr Stellenwert für die Verlaufskontrolle wird diskutiert.

In der folgenden Übersicht wird die präoperative Diagnostik dargestellt.

Laparoskopie

Zur präoperativen Klärung der Resektabilität wird im Einzelfall eine Laporoskopie sinnvoll sein. Im Rahmen der Laparoskopie können auch Ultraschallsonden eingeführt werden und somit zusätz-

Präoperative Diagnostik

Obligate Untersuchungen
- körperliche Untersuchung (Virchow-Drüse, axilläre Lymphknoten etc.),
- Endoskopie mit Biopsie,
- Ultraschall des Abdomens und des kleinen Beckens,
- Computertomographie des Abdomens,
- Röntgenthorax,
- endoskopischer Ultraschall.

Fakultative Untersuchungen
- Knochenszintigramm,
- Computertomographie des Thorax,
- gynäkologisches Konsil,
- Angiographie,
- Kernspintomographie,
- Laparoskopie,
- (Immun-)Zytologie des Aszites.

liche Informationen geben. Eine Laparoskopie ist insbesondere dann angezeigt, wenn eine neoadjuvante Therapie geplant ist.

59A.3.3 Stadieneinteilung

Tabelle 59A.2 gibt einen Überblick über die UICC- und TNM-Einteilung des Magenkarzinoms. Ziel der Ausbreitungsdiagnostik ist die Abschätzung einer sinnvollen Resektabilität.

59A.4 Operative Therapie des Magenkarzinoms

Ziele der operativen Therapie des Magenkarzinoms sind die kurative Behandlung des Grundleidens und das Erreichen der bestmöglichen Lebensqualität für den Patienten. Auch die palliative Resektion eines Magenkarzinoms kann für die Lebensqualität eines Patienten als sinnvoll angesehen werden (Ekbom u. Gleysteen 1980).

59A.4.1 Indikation

Bei der präoperativen Diagnostik kommt einer aussagefähigen Biopsie eine wichtige Bedeutung zu. Sie dient der Differenzierung zwischen Karzinom und Lymphom. Bei Karzinomen ist zudem eine Unterteilung in den intestinalen und diffusen Typ nach Laurén anzustreben (Laurén 1965), da hierdurch die operative Strategie beeinflußt wird.

Prinzipiell ist bei jedem Magenkarzinom die Indikation zur Operation gegeben. Die kurative Resektion des Magenkarzinoms stellt weiterhin die effektivste Therapie des Magenkarzinoms mit der Aussicht auf Heilung dar.

Palliative Resektion

Ist eine kurative Resektion nicht möglich, so ist eine palliative Resektion (R1 oder R2) indiziert, wenn dies ohne große Gefährdung des Patienten und ohne Tumorrest in Anastomosennähe möglich ist. Die palliative Resektion bietet die beste Palliation mit einem deutlich verringerten Risiko der Blutung oder der Obstruktion und scheint bei einigen Patienten auch zu einer Lebensverlängerung zu führen. Obwohl in diesen Fällen die Vermeidung von Komplikationen durch das Magenkarzinom im Vordergrund steht, sollte dennoch eine größtmögliche Radikalität angestrebt werden, da auch der Nutzen einer palliativen Resektion von der erreichten Radikalität abhängt. Eine eingeschränkte Radikalität kann aus 2 Gründen indiziert sein:

- zum einen bei Patienten mit einem erhöhten Operationsrisiko oder
- bei Vorliegen nicht resektabler Fernmetastasen.

Die Indikation zu multiviszeralen Resektionen ist nicht gesichert, aber in Einzelfällen u. U. gerechtfertigt.

Tabelle 59A.2. Stadieneinteilung des Magenkarzinoms

UICC-Stadium	T	N	M	Bemerkungen
Stadium 0	Tis	N0	M0	Karzinoma in situ
Stadium IA	T1	N0	M0	T1 = Infiltration der Lamina propria und Submukosa
Stadium IB	T1	N1	M0	N1 = Metastasen in 1–6 regionären Lymphknoten
	T2	N0	M0	T2 = Infiltration der Muscularis propria und Subserosa
Stadium II	T1	N2	M0	N2 = Metastasen in 7–15 regionären Lymphknoten
	T2	N1	M0	
	T3	N0	M0	T3 = Penetration der Serosa
Stadium IIIA	T2	N2	M0	
	T3	N1	M0	
	T4	N0	M0	T4 = Infiltration in Nachbarstrukturen
Stadium IIIB	T1, T2, T3	N3	M0	N3 = Metastasen in mehr als 15 regionären Lymphknoten
Stadium IV	T4	N1, N2, N3	M0	
	Tx	Nx	M1	M1 = Fernmetastasen

Eine palliative Umgehungsoperation bietet nur eine fragliche Verbesserung der Lebensqualität, da Tumorblutungen und Obstruktionsbeschwerden nicht oder nicht nachhaltig genug vermieden werden können (Ekbom u. Gleysteen 1980).

59A.4.2
Chirurgische Verfahrenswahl

Die chirurgische Verfahrenswahl wird von der Tumorlokalisation und vom histologischen Typ nach Laurén bestimmt. Eine kurative Resektion umfaßt die Tumorentfernung unter Einhaltung eines adäquaten Sicherheitsabstands (intestinaler Typ: 5 cm, diffuser Typ: 8 cm; jeweils in situ gemessen) und die systematische Lymphadenektomie einschließlich der Resektion des großen und kleinen Netzes. Eine distale oder totale Gastrektomie sollte stets eine systematische En-bloc-Lymphadenektomie der Kompartimente DI und DII einschließen (Leitlinien zur Therapie des Magenkarzinoms der Deutschen Krebsgesellschaft 1999). Nach neoadjuvanter Chemotherapie mit komplettem oder partiellem Response entspricht die Verfahrenswahl in Studienprotokollen dem des nicht vorbehandelten Magenkarzinoms.

Resektionsausmaß am Magen

Eine totale Gastrektomie ist in der Regel beim diffusen Typ indiziert. Beim intestinalen Typ ist die subtotale Resektion bei Tumoren des unteren Magendrittels sowie bei Tumoren im mittleren Magendrittel der Gastrektomie gleichwertig, wenn ein oraler Sicherheitsabstand von 5 cm (in situ gemessen) eingehalten werden kann (Leitlinien zur Therapie des Magenkarzinoms der Deutschen Krebsgesellschaft 1999). Sind die Resektionsränder nicht tumorfrei, so fällt die Prognose eines Stadium-II-Tumors auf die schlechtere Prognose eines Stadium-IV-Tumors zurück (von 30 % Fünfjahresüberlebensrate nach kurativer Resektion auf 1 % Fünfjahresüberlebensrate; Barr u. Greenall 1994). Aus diesem Grund muß die intraoperative Schnellschnittuntersuchung des Resektionsrandes gefordert werden. Die Lymphadenektomie und die Entfernung des großen und kleinen Netzes erfolgen en bloc mit der Magenresektion.

■ **Kardiakarzinome.** Ein spezielles Problem bereiten häufig die Kardiakarzinome. Nur 10 % der Patienten haben einen auf den Magen begrenzten Tumorbefall. Die Tumoren infiltrieren häufig den distalen Ösophagus und sind oft schwer von Barrett-Karzinomen zu unterscheiden. Ein weiter Sicherheitsabstand (5–10 cm) am Ösophagus sollte angestrebt werden, um tumorfreie Resektionsränder zu erhalten. Dies sollte mit einer intraoperativen Schnellschnittuntersuchung überprüft werden. Eine kurative Resektion umfaßt dann eine En-bloc-Resektion des gesamten Magens und des distalen Ösophagus mit DI- und DII-Lymphadenektomie und einer zusätzlichen Lymphadenektomie im unteren hinteren Mediastinum (Siewert u. Stein 1997). In Frage kommen hierfür die transhiatale Resektion des Tumors und die abdominothorakale Resektion (s. auch Kap. 58.4).

Lymphadenektomie

In der japanischen Nomenklatur werden die Lymphknoten des Magens in 16 Lymphknotenstationen eingeteilt und diese in 4 Gruppen (N1–N4) in Abhängigkeit von der Beziehung zur Lage des Primärtumors zusammengefaßt (Japanese Research Society for Gastric Cancer 1981). In unserer Nomenklatur entsprechen die Lymphknotenstationen 1–6 dem Kompartiment DI, die Lymphknotenstationen 7–13 dem Kompartiment DII und die Lymphknotenstationen 14–16 dem Kompartiment DIII.

■ **Kompartiment DI.** Das Kompartiment DI umfaßt die perigastrischen und peripylorischen Lymphknoten an der großen und kleinen Kurvatur und ober- und unterhalb des Pylorus.

■ **Kompartiment DII.** Das Kompartiment DII umfaßt die Lymphknoten entlang des Truncus coeliacus und der A. gastrica sinistra, A. lienalis, und A hepatica communis und am Milzhilus sowie im Ligamentum hepatoduodenale entlang der A. hepatica propria, entlang des Pankreasoberrandes und hinter dem Duodenum und Pankreaskopf (Siewert et al. 1986).

Die DII-Lymphadenektomie ist in ihrer therapeutischen Bedeutung noch nicht gesichert (Kitamura et al. 1997). Dies ist bei einer genauen Analyse auch nicht zu erwarten, da durch die DII-Lymphadenektomie eine weitaus genauere Stadieneinteilung vorgenommen wird und ein pN1-Stadium bei einer DI-Lymphadenektomie nicht mit einem pN1 bei einer DII-Lymphadenektomie verglichen werden kann (Phänomen der „stage migration"; Brennan 1989). Der diagnostische Vorteil der DII-Lymphadenektomie ist eindeutig und erlangt zunehmende Bedeutung. Da sie in vielen Studien nicht mit einer höheren Morbidität und Mortalität verbunden ist, existiert kein schlagkräftiges Argument, auf eine DII-Lymphadenektomie beim Magenkarzinom zu verzichten. Die Lymphknotenstation hinter dem Duodenum und hinter dem Pankreaskopf (in der japanischen Nomenklatur

Lymphknotenstation 13) kann nur nach einem Kocher-Manöver erreicht werden und kann nicht en bloc mit dem Magenresektat und den restlichen DI- und DII-Lymphknoten entfernt werden (Siewert et al. 1986). Aus diesem Grund entfernen wir diese Lymphknotenstation 13 nicht standardmäßig bei jeder Operation, sondern nur, wenn dies bei distalem Tumor indiziert erscheint.

■ **Kompartiment DIII.** Die Lymphknoten des Kompartiments DIII (Lymphknoten an der Mesenterialwurzel, entlang der A. colica media und paraaortal) sind keine regionären Lymphknotenstationen des Magens (Siewert et al. 1986; Japanese Research Society for Gastric Cancer 1981). Da sie prognostisch wie Fernmetastasen zu werten sind, werden sie deshalb bei einem Tumorbefall als Fernmetastasen (M1 Lymph) gewertet.

■ **Pathologisches Staging.** Nach der japanischen Einschätzung ist eine Magenresektion bei Magenkarzinom nur dann kurativ, wenn mit dem Tumor mindestens eine entsprechende nachgeschaltete Lymphknotenstation en bloc mitreseziert wurde und tumorfrei ist und wenn die Resektionsränder tumorfrei sind. Diese Einschätzung erfordert eine genaueste histopathologische Untersuchung und ein exaktes pathologisches Staging, mit der Untersuchung aller entfernten Lymphknoten und deren Zuordnung zu den 16 Lymphknotenstationen (Japanese Research Society for Gastric Cancer 1981).

Splenektomie und multiviszerale Eingriffe
Eine Splenektomie ist nicht grundsätzlich indiziert. Bei fortgeschrittenen Tumoren der oberen Magenhälfte, v.a. bei großkurvaturseitigem Sitz oder bei Befall des gesamten Magens, wird sie von uns häufig durchgeführt.

> ! Ansonsten sollte die DII-Lymphadenektomie am Milzhilus milzerhaltend operiert werden, da eine Splenektomie beim Stadium I und II in mehreren Studien mit einer schlechteren Überlebensrate assoziiert ist (Noguchi et al. 1989).

Werden im Bereich der A. lienalis makroskopisch Lymphknotenmetastasen angetroffen, so entschließen wir uns zur Splenektomie. Eine nennenswerte Erweiterung der Lymphadenektomie (im Kompartiment DIII) wird aber nur dann erreicht, wenn zusätzlich eine ergänzende Pankreaslinksresektion durchgeführt wird (Koga et al. 1981; Siewert et al. 1986).

Soll die DIII-Lymphadenektomie komplett erfolgen, so muß die Pars II des Duodenums und der Pankreaskopf zusätzlich nach Kocher mobilisiert werden, um die Lymphknotenstationen 13, 14 (hinter dem Pankreasunterrand) und 15 zu erreichen. Häufig können die Stationen 14 und 15 jedoch auch so nicht erreicht werden. In diesem Fall muß die Operation wesentlich um eine partielle Resektion des Pankreaskopfes und des Duodenums (Operation nach Kausch-Whipple) erweitert werden.

Die Indikation zu solchen ausgedehnten Erweiterungen ist nicht gesichert und bleibt seltenen Einzelfällen überlassen. Insgesamt erscheint bei der gegenwärtigen Datenlage eine derart ausgedehnte DIII-Lymphadenektomie nicht vorteilhaft. Studien zu neoadjuvanten Therapieansätzen erscheinen hier erfolgversprechender.

■ **Leberteilresektion.** Eine Indikation zur Resektion von Lebermetastasen ist ausgesprochen kritisch zu stellen und nur dann vertretbar, wenn sicher ein solitärer Befall vorliegt ohne weitere Tumormanifestationen bei R0-Resektion des Primärtumors mit adäquater Lymphadenektomie. In der Regel kommt die Frage nach einer Leberresektion bei solitärer Lebermetastase erst in einem Zeitintervall nach der Primäroperation auf.

Rekonstruktion nach Gastrektomie
Nach Gastrektomie stehen mit der direkten End-zu-Seit-Ösophagojejunostomie und der ösophagoduodenalen Interposition 2 verschiedene Rekonstruktionsprinzipien zur Verfügung. Der entscheidende Unterschied ist dabei die Duodenalpassage. Ob jedoch die Rekonstruktion der Duodenalpassage dem Patienten einen nennenswerten Vorteil bietet, ist umstritten. Die Hauptziele der unterschiedlichen Rekonstruktionsformen sind die Wiederherstellung der Reservoirfunktion und die Vermeidung eines zu raschen Übertritts von Nahrung in den Dünndarm, welches sowohl für das Früh- als auch das Spät-Dumping-Syndrom verantwortlich ist. Leider waren auch aufwendige Rekonstrutionsverfahren nicht in der Lage, diese Probleme wesentlich zu lindern, so daß bei fehlenden funktionellen Verfahren einer einfachen Rekonstruktion mittels einer retrokolisch ausgeschalteten Roux-Schlinge der Vorzug gegeben wird. Hierbei ist darauf zu achen, daß die ausgeschaltete Schlinge eine Länge von mindestens 50 cm hat, um einen Gallereflux in den Ösophagus zu verhindern.

Operationsrisiko
Die perioperative Mortalität bei Standardresektionen liegt in erfahrenen Zentren deutlich unter 5 %. In einem Bericht von Barr u. Greenall (1994) ist die

perioperative Mortalität von ca. 10 % in den 70er Jahren auf ca. 2 % in den 90er Jahren gesunken. Die wichtigste Komplikation ist die Insuffizienz der ösophagoenteralen Anastomose, die mit einer Inzidenz zwischen 5 und 10 % auftritt und mit einer hohen Letalität von 30 % assoziiert ist.

Andere, seltenere Komplikationen sind Duodenalstumpfinsuffizienz, Thromboembolie und Pneumonie.

59A.4.3
Folgekrankheiten nach Gastrektomie

Ursächlich für eine postoperative Malnutrition sind Malabsorption und unzureichende Kalorienaufnahme. Im Durchschnitt liegt das Gewicht gastrektomierter Patienten um 15–20 % unter ihrem Idealgewicht. Die Malnutrition kann Folge von Dumping oder alkalischer Refluxösophagitis sein. Häufig klagen Patienten nach Gastrektomie über fehlendes Hungergefühl.

■ **Dumping-Syndrom.** Die Häufigkeit des Dumping-Syndroms nach Gastrektomie liegt bei 10–30 %. Typische Symptome sind abdominelle kolikartige Schmerzen, Schwächegefühl, Übelkeit und Erbrechen, Schweißausbrüche und Blässe sowie eine Hypokaliämie (Woodward 1963; Thompson 1991). Ein Dumping-Syndrom ist interessanterweise nach totaler Gastrektomie seltener und klinisch weniger relevant als nach distaler Magenresektion.

■ **Alkalische Refluxösophagitis.** Die konservative Therapie der alkalischen Refluxösophagitis ist schwierig und unbefriedigend. Versucht werden Sucralfat, Cholestyramin und Protinetika. Die Refluxösophagitis sollte bei entsprechender Operationstechnik heutzutage nicht mehr vorkommen.

■ **Anämie.** Nach Gastrektomie tritt häufig eine Eisenmangelanämie und seltener eine megaloblastäre Anämie auf. Eine einfache Prophylaxe der megaloblastären Anämie ist möglich durch die parenterale Gabe von Vitamin B_{12} (1.000 µg alle 3 Monate).

> ! Nach Splenektomie sollte 2–3 Wochen postoperativ eine Pneumokokkenimpfung durchgeführt werden.

59A.4.4
Ergebnisse nach Resektion

Die Fünfjahresüberlebensraten nach Gastrektomie liegen in Europa und Nordamerika

- im Stadium I bei 70 %,
- im Stadium II bei 30 %,
- im Stadium III bei 10 % und
- im Stadium IV bei 1 %.

In Japan sind die Fünfjahresüberlebensraten deutlich besser mit 84 % im Stadium I, 65 % im Stadium II, 35 % im Stadium III und 5 % im Stadium IV (Barr u. Greenall 1994). Allgemein vermutet man ein unterschiedliches biologisches Verhalten der Magenkarzinome in Japan und in der westlichen Welt. Hierauf deuten auch die stark unterschiedlichen Inzidenzen der Erkrankung hin. Als weitere Gründe werden die höhere Frequenz von Magenfrühkarzinomen sowie die genaueste histopathologische Evaluierung des Resektats mit akuratem Staging genannt. Wahrscheinlich spielt auch die größere Erfahrung bei deutlich größerer Inzidenz der Erkrankung eine Rolle.

Prognostische Faktoren
Durch Überlebensanalysen nachgewiesene Faktoren von prognostischer Bedeutung (Roder et al. 1993) sind:

- Die Infiltrationstiefe des Tumors (pT). Besonders ungünstig ist dabei die Infiltration der Serosa (s. auch Abe et al. 1991).
- Das Ausmaß der Lymphknotenmetastasierung (pN) ist der entscheidende prognostische Faktor. Wichtig ist dabei auch die Anzahl der befallenen Lymphknoten in Relation zur Anzahl der entfernten Lymphknoten.
- Fernmetastasierung (pM): Lymphknotenmetastasen im Kompartiment III haben eine gleich schlechte Prognose wie viszerale Fernmetastasen. Das mediane Überleben liegt unter einem Jahr.
- Residualtumorstatus. Nach kurativer Resektion ist die Überlebenswahrscheinlichkeit signifikant besser als bei R1- und R2-Resektion.
- Lokalisation des Tumors: Magenkarzinome im proximalen Drittel haben eine schlechtere Prognose als die im mittleren und distalen Drittel.
- Der intestinale Typ hat eine bessere Prognose als der diffuse Typ nach Laurén.
- Tumorgrading: Ein besserer Differenzierungsgrad korreliert mit besserer Prognose.
- Tumorstadium nach UICC.

Wird nach vermeintlicher R0-Resektion postoperativ ein mikroskopischer Tumorrest (R1) beschrieben, ist eine Nachresektion anzustreben. Ist diese nicht möglich, wird abgewartet und bei nachgewiesenem Tumorprogreß über die weitere Therapie entschieden.

59A.5
Adjuvante Therapie

Präoperative Chemotherapie

Ziel der neoadjuvanten Therapie ist es, den Anteil an R0-resezierten Patienten zu erhöhen. Die bisherigen Studien haben gezeigt, daß mit der neoadjuvanten Behandlung eine Zunahme der postoperativen Morbidität beziehungsweise Mortalität nicht verbunden ist. Allerdings haben die bisherigen Studien zur präoperativen Zytostase noch keinen statistisch signifikanten Vorteil bezüglich der kompletten Resektionsraten belegen können (Fink et al. 1996).

Eine randomisierte japanische Studie erbrachte eine grenzwertige statistische Signifikanz hinsichtlich der R0-Rate zugunsten 5-FU, Cisplatin, Etoposid im Vergleich zur sofortigen OP (Kang et al. 1996).

Eine präoperative Chemotherapie ist außerhalb von Studien dann angezeigt, wenn bei jungen Patienten mit lokal fortgeschrittenen, irresektablen Tumoren durch die zytostatische Behandlung eine sekundäre Resektion mit kurativer Intention ermöglicht werden kann. Dabei können je nach Erfahrung des behandelnden Arztes EAP (Etoposid, Doxorubicin, Cisplatin), Cisplatin/5-FU, ECF (Epirubicin, Cisplatin, 5-FU) oder FAMTX (5-FU, Adriamycin, Methotrexat) eingesetzt werden. Mit der präoperativen Gabe von EAP bei 35 Patienten mit lokal fortgeschrittenen Tumoren, deren Irresektabilität durch eine Probelaparotomie nachgewiesen wurde, konnte eine sekundäre Resektabilität von 60 % und ein Langzeitüberleben von 20 % erreicht werden (Wilke et al.1989).

Adjuvante Therapieverfahren

Auch durch adjuvante Therapieverfahren wurde versucht, die Prognose von Patienten mit Magenkarzinom in den Stadien II–IV zu verbessern. Bisher konnte durch die postoperative Behandlung weder ein Überlebensvorteil noch eine Verlängerung des rezidivfreien Überlebensintervalls erzielt werden. Untersucht wurden systemische und intraperitoneale Chemotherapie sowie intra- und postoperative Strahlentherapie. Auch eine Metaanalyse von 13 kontrollierten Studien mit mehr als 2.000 Patienten erbrachte keinen Zugewinn an Überlebenszeit für diejenigen Patienten, die eine adjuvante postoperative Chemotherapie erhalten hatten.

Eine adjuvante oder eine additive (nach R1-Resektion) Zytostase ist deshalb außerhalb von Studien beim Magenkarzinom nicht gerechtfertigt.

59A.6
Palliative Chemotherapie

59A.6.1
Indikation

Bei der Indikationsstellung zu einer palliativen Zytostase bei Patienten mit Magenkarzinom sind folgende prognostische Faktoren zu beachten:

- Patienten mit lokal fortgeschrittenen Krankheitsstadien sprechen auf eine Chemotherapie besser an und überleben länger als Patienten in metastasierten Stadien.
- Je größer die Tumormasse, desto geringer der Therapieerfolg.
- Von einem Teil der Autoren wurde bei Peritonealkarzinose eine eingeschränkte Wirksamkeit der Systemtherapie beobachtet.

Prognostisch günstig ist ferner ein guter Allgemeinzustand, eine normale Laktatdehydrogenase und ein intestinaler Subtyp in der Laurén-Klassifikation.

■ **Tumorassoziierte Symptome.** Tumorassoziierte Symptome wie Schluckbeschwerden können durch eine zytostatische Behandlung gebessert werden. In einer Untersuchung von Findlay und Mitarbeitern (Findlay et al. 1994) wurden 67 % aller symptomatischen Patienten durch die palliative Chemotherapie beschwerdefrei.

■ **Peritonealkarzinose.** Patienten mit Peritonealkarzinose entwickeln häufig malignen Aszites mit starkem Spannungsgefühl. Nach einer Parazentese kann zur Rezidivprohylaxe ein Zytostatikum intraperitoneal installiert werden. Randomisierte Studien liegen hierzu allerdings nicht vor. Anzuraten ist ein Therapieversuch mit Cisplatin, 5-FU oder Mitoxantron. Die Behandlung kann alle 3–4 Wochen wiederholt werden. Eine freie Flüssigkeitspassage im Peritoneum muß dabei gewährleistet sein. Durch die Instillation von Technetium 99 vor der regionalen Chemotherapie wird ein gekammerter Erguß ausgeschlossen (s. S. 604).

■ **„Progressive disease" unter Therapie.** Eine zytostatische Behandlung ist bei Progreß oder bei intolerablen Nebenwirkungen abzubrechen. Bei „progressive disease" (PD) unter Therapie kann beim Magenkarzinom im Einzelfall eine Second-line-Therapie erwogen werden. Dabei sind nichtkreuzresistente Zytostatika einzusetzen.

■ **„Best supportive care".** Therapieversager, Patienten in schlechtem Allgemeinzustand oder Patienten, die eine Chemotherapie ablehnen, sind mit Maßnahmen der „best supportive care" zu versorgen. Neben der Parazentese bei malignem Aszites spielt dabei eine kompromißlose Analgesie und die palliative Endoskopie eine wichtige Rolle.

In Tabelle 59A.3 ist die Differentialtherapie der palliativen Chemotherapie dargestellt.

Unbehandelt beträgt die mittlere Lebenserwartung bei Patienten mit inoperablem, rezidiviertem bzw. metastasiertem Magenkarzinom 3–5 Monate. Eine Heilung durch eine ausschließliche Chemotherapie ist bei dieser Patientengruppe nicht möglich. Das Behandlungsziel ist deshalb palliativ. Andererseits ist das Magenkarzinom ein chemosensibler Tumor.

59A.6.2
Therapiekontrolle

■ **5-FU.** In einer Untersuchung an der Mayo-Klinik wurde bereits in den 70er Jahren 5-FU, BCNU – ein Nitroseharnstoffderivat – und die Kombination beider Substanzen miteinander verglichen. Ein statistisch signifikanter Überlebensvorteil ergab sich für die beiden 5-FU-haltigen Therapieprotokolle. Die Überlebenszeit von 14 Monaten nach der Monotherapie mit BCNU entsprach einem unbehandeltem, historischen Kontrollkollektiv.

■ **FAM.** 5-FU + Adriamycin + Mitomycin C (FAM) erbrachte in einer Phase-III-Studie der North Central Cancer Treatment Group keine zusätzliche Verbesserung des Überlebens im Vergleich mit 5-FU alleine, nachdem zuvor in einer Phase-II-Untersuchung mit FAM sehr hohe Ansprechraten erzielt worden waren.

Tabelle 59A.3. Palliative Chemotherapie – Differentialtherapie

Voraussetzungen	Therapie
Patient <70 Jahre Serumalbumin >35 g/l Kein maligner Erguß Normale Nierenfunktion	FAMTX, ECF
Patient >70 Jahre Bekannte Komorbidität Ambulante Therapie gewünscht	ELF
Progreß unter Therapie (Einzelfälle)	Second-line-Therapie z. B. Ardalanprotokoll
Therapieversager Karnofsky <60 % Wunsch des Patienten	Best supportive care

■ **FAMTX.** Eine weitere Verbesserung des Gesamtüberlebens auf 42 Wochen wurde hingegen mit FAMTX erreicht. Dabei wird Methotrexat mit 1.500 mg/m^2 sehr hoch dosiert. Allerdings setzt die Verabreichung von FAMTX ein exaktes Drug-Monitoring mit adäquater Folinsäure-Rescue voraus. Murad und Koautoren reduzierten die Methotrexatdosis auf 1.000 mg/m^2 und verglichen das modifizierte FAMTX mit einer unbehandelten Kontrollgruppe. Die Untersuchung erbrachte einen hochsignifikanten Überlebensvorteil zugunsten der Behandlungsgruppe. Diese Untersuchungsbefunde belegen, daß durch die palliative Chemotherapie beim Magenkarzinom eine Verlängerung des medianen Überlebens um 3–6 Monate erreicht werden kann.

Eine ausreichende Vorwässerung und eine Alkalisierung des Urins ist bei der Verabreichung von FAMTX notwendig. Die vorgegebenen Zeiten sind unbedingt einzuhalten. Die Dosis der Folinsäure muß bei hohen MTX-Spiegeln gesteigert werden. Das Anthrazyklin wird erst an Tag 15 verabreicht.

Die folgende Übersicht zeigt die beiden wichtigsten palliativen Chemotherapieprotokolle.

Palliative Chemotherapieprotokolle

FAMTX
– Tag 1
  Methotrexat 1.500 mg/m^2 i. v. (30 min),
  5-FU   1.500 mg/m^2 i.v (1 h nach MTX),
  Folinsäure   8mal 15 mg/m^2 i. v./p.o. (24 h nach MTX), Anpassung nach MTX-Spiegel;
– Tag 15
  Adriamycin   30 mg/m^2 i. v.

ELF
– Tag 1–3
  Folinsäure   300 mg/m^2 i. v. (10 min),
  Etoposid   120 mg/m^2 i. v. (50 min),
  5-FU   500 mg/m^2 i. v.

■ **Weitere Kombinationen.** Lange Zeit galt das FAM-Protokoll als Therapie der Wahl. Die hohen Ansprechraten in der Erstpublikation konnten jedoch in Nachfolgestudien nicht reproduziert werden. Variationen von FAM mit Methyl-CCNU, Triazinat oder Platin haben in Analysen der Gastro-Intestinal-Tumor-Study-Group kein verbessertes Ansprechen erbracht (Tabelle 59A.4). Mit FAMTX wurde der Anteil an partiellen und kompletten Remissionen auf 41 % signifikant verbessert (Wils et al. 1991). Kein Unterschied ergab sich im Vergleich von FAMTX mit der Kombination Etoposid, Adriamycin und Platin, wobei EAP erheblich toxischer ist.

Hohe Remissionsraten werden auch mit Platin, Epirubicin, Folinsäure und 5-FU (PELF) erzielt. Aufgrund der beträchtlichen Toxizität ist das Protokoll für die tägliche Routine aber ungeeignet. Schließlich erbrachte der randomisierte Vergleich von ELF (Etoposid, Folinsäure, 5-FU) mit Platin/5-FU (PF) und FAMTX (Wilke et al. 1995) überraschenderweise keinen signifikanten Vorteil für eines der Protokolle (vgl. Tabelle 59A.4). Bemerkenswert ist die gute Verträglichkeit von ELF.

Ein Vergleich von ECF/Epirusilan, Cisplatin, 5-FU) mit FAMTX erbrachte ein besseres Ansprechen und eine Lebensverlängerung nach ECF. Allerdings wurden in dieser Studie überwiegend Patienten mit Tumoren des gastroösophagealen Übergangs behandelt (Webb et al. 1997).

Auch das Ardalanprotokoll (hochdosierte Dauerinfusion von Folinsäure und 5-FU sowie Paclitaxel, Taxol und Irinotecan werden derzeit im Rahmen von Studien geprüft.

59A.6.3
Sonstige palliative Maßnahmen

Die Hauptaufgabe der palliativen Therapie besteht in der Verbesserung der Lebensqualität. Die Palliation des fortgeschrittenen Magenkarzinoms beinhaltet im wesentlichen

- den Erhalt der Nahrungspassage,
- die Behandlung diffuser Tumorblutungen als lokale Komplikation und
- die Therapie von Anastomosenrezidiven.

Insbesondere kardianahe Stenosen können endoskopisch bougiert oder dilatiert werden. Für das Abtragen von Gewebe werden wie beim Ösophaguskarzinom Laser- und Kontaktelektrokoagulation eingesetzt. Die Behandlungen müssen meist in regelmäßigen Abständen wiederholt werden. Bei einer Magenausgangsstenose wird meist eine Gastroenterostomie durchgeführt. Der Eingriff ist für die Patienten wenig belastend. Auch die Afterloadingbestrahlung mit Iridium 192 ermöglicht eine lokale Behandlung der malignen Mageneingangs- bzw. Ausgangsstenose. Eine rasche Tumorrückbildung kann hierdurch erreicht werden.

59A.7
Nachsorge

Ziele der Nachsorge sind

- die Behandlung von Folgen des partiellen oder totalen Magenverlusts,
- die psychosoziale Betreuung,
- die Erfassung von Tumorrezidiven und
- die Beurteilung der Qualität des chirurgischen Eingriffs.

Der Wert einer strukturierten Nachsorge ist beim Magenkarzinom bisher nicht belegt. Deshalb sollte symptomorientiert vorgegangen werden (Leitlinien der Deutschen Krebsgesellschaft 1999).

Nach totaler Gastrektomie muß wegen des fehlenden Intrinsic-Faktors Vitamin B_{12} intramuskulär verabreicht werden. Gegebenenfalls sind auch Eisen und Vitamin D zu ersetzen.

Rezidive nach vollständiger Gastrektomie sind in der Regel nicht mehr operabel. Daher sollten sich die Nachsorgeuntersuchungen in dieser Situation auf die Anamnese und Erfassung von Symptomen beschränken.

Nach subtotaler Resektion kann bei Auftreten eines Lokalrezidivs im Einzelfall eine erfolgreiche Zweitoperation durchgeführt werden. Regelmäßige endoskopische Kontrollen, beispielsweise alle 6 Monate in den ersten 3 postoperativen Jahren, erscheinen daher gerechtfertigt.

Literatur

Abe S, et al. (1991) Serosal invasion as the single prognostic indicator in stage IIA (T3N1M0) gastric cancer. Surgery 109: 582–588

Barr H, Greenall MJ (1994) Carcinoma of the stomach. In: Morris PJ, Malt RA (eds). Oxford textbook of surgery, vol. I. Oxford University Press, New York Oxford Tokyo, pp 931–943

Beer TW, Rowlands DC, Crocker J (1992) AgNOR counts and determination of malignancy in stromal tumours of the stomach and small intestine. J Clin Pathol 45: 172–174

Tabelle 59A.4. Palliative Chemotherapie – Ansprechen (CR komplette Remission; PR partielle Remission)

Protokoll	CR + PR (%)	Studiengruppe
FAM vs. FAMTX (n=160)	9 vs. 41 (p<0,0001)	Wils et al./EORTC (1991)
EAP vs. FAMTX (n=60)	20 vs. 33 (p=0,24)	Kelsen et al. (1996)
FAM vs. PELF (n=137)	15 vs. 43 (p=0,001)	Cocconi et al. /GOIRC (1994)
ELF vs. PF vs. FAMTX (n=274)[1]	21 vs. 27 vs. 20 (ns.)	Wilke et al./EORTC (1995)
ECF vs. FAMTX (n=274)	45 vs. 21 (p=0,0002)	Webb et al. (1997)

[1] Interimanalyse.

Brennan (1989) Editorial. Radical surgery for gastric cancer. A review of the Japanese experience. Cancer 64: 2063

Cocconi G, Bella M, Zironi S et al. (1994) Fluorouracil, doxorubicin and mitomycin combination versus PELF chemotherapy in advanced gastric cancer: A prospective randomized trial of the Italian Oncology Group for clinical research. J Clin Oncol 12: 2687–2693

Dittler H, Siewert J (1993) Role of endoscopic ultrasonography in gastric carcinoma. Endoscopy 25: 162–166

Findlay M, Cunningham D, Norman A et al. (1994) A phase II study in advanced gastro-esophageal cancer using epirubicin and cisplatin with continuous infusion of 5-Fluorouracil. Ann Oncol 5: 609–616

Fink U, Stein H, Schuhmacher C, Wilke H (1996) Neoadjuvant chemotherapy for gastric cancer: Update. Syllabus, 2. AGO Winterkurs, München, S 77–84

Freeman K, Anthony PP, Miller DS, Warin AP (1985) Cronkhite-Canada syndrome: a new hypothesis. Gut 26: 531–536

GITSG/The Gastrointestinal Tumor Study Group (1988) Triazinate and platinum efficacy in combination with 5-fluorouracil and doxorubicin: Results of a three-arm randomized trial in metastatic gastric cancer. J Natl Cancer Inst 80: 1011–1015

Haggitt RC, Reid BJ (1986) Hereditary gastrointestinal polyposis syndromes. Am J Surg Pathol 10: 871–887

Hirota T, Ming SC (1992) Early gastric carcinoma. In: Ming SC, Goldman H (eds) Pathology of the gastrointestinal tract. WB Saunders, Philadelphia, pp 570–582

Hussein AM, Otrakji CL, Hussein BT (1990) Small cell carcinoma of the stomach. Case report and review of the literature. Dig Dis Sci 35: 513–518

Ito H, Yasui W, Yoshida K, Nakayama H, Tahara E (1990) Depressed tubular adenoma of the stomach: pathological and immunohistochemical features. Histopathology 17: 419–426

Japanese Research Society for Gastric Cancer (1981) The general rules for the gastric cancer study in surgery and pathology. Jpn J Surg 11: 127–139

Kang Y, Choi D, Im Y, Kim C, Lee J, Moon N, Lee JO (1996) A phase III randomized comparison of neoadjuvant chemotherapy followed by surgery versus surgery for locally advanced stomach cancer. Proceedings of ASCO, 15 abstract 503

Kelsen D, Karpeh M, Schwartz G et al. (1996) Neoadjuvant therapy of high-risk gastric cancer: A phase II trial preoperative FAMTX and postoperative intraperitoneal fluorouracil-cisplatin plus intravenous fluorouracil. J Clin Oncol 14: 1818–1812

Kihana T, Tsuda H, Hirota T et al. (1991) Point mutation of c-Ki-ras oncogene in gastric adenoma and adenocarcinoma with tubular differentiation. Jpn J Cancer Res 82: 308–314

Kitamura K, et al.(1997) Chronologic changes in the clinicopathologic findings and survival of gastric cancer patients. J Clin Oncol 15: 3471–3480

Koga S, Kaibara N, Kimura I, Nishidoi H, Kishimoto H (1981) Prognostic significance of combined splenectomy or pancreatico splenectomy in total and proximal gastrectomy for gastric cancer. Am J Surg 142: 546–550

Kurihara M, Shirakabe H, Yarita T (1981) Diagnosis of small early gastric cancer by x-ray, endoscopy and biopsy. Cancer Detect Prev 4: 377–383

Laurén P (1965) The two main types of gastric carcinoma: diffuse and so-called intestinal-type carcinoma. Acta Pathol Microbiol Scand 64: 31–49

Leitlinien der Deutschen Krebsgesellschaft zur Therapie des Magenkarzinoms. Interdisziplinäre Leitlinien 1999. Hrsg: Deutsche Krebsgesellschaft. W. Zuckschwerdt Verlag, München, Bern, Wien, New York, S 101–108

Miller TA (1994) Cancer of the stomach in the United States: some progress but mainly bad news. Gastroenterology 107: 314–316

Monihan JM, Carr NJ, Sobin LH (1994) CD 34 immunoexpression in stromal tumours of the gastrointestinal tract and in mesenteric fibromatoses. Histopathology 25: 469–473

Murad A, Santiago F, Petroianu A, Rocha P, Rodrigues M, Rausch M (1993) Modified therapy with 5-fluorouracil, doxorubicin, and methotrexate in advanced gastric cancer. Cancer 72: 37–41

Roder JD, Böttcher K, Siewert JR, Busch R, Hermanek P, Meyer HJ and the German Gastric Cancer Study Group (1993) Prognostic factors in gastric carcinoma. Cancer 72: 2089–2097

Schlag P, Bockler R, Peter M (1982) Nitrite and nitrosamines in gastric juice: risk factors for gastric cancer? Scand J Gastroenterol 17: 145–150

Siewert JR, Stein HJ (1997) Barrett's cancer: indications, extent, and results of surgical resection. Sem Surg Oncol 13: 245–252

Siewert JR, Lange J, Böttcher K, Becker K, Stier A (1986) Lymphadenektomie beim Magenkarzinom. Langenbecks Arch Chir 368: 137–148

Silverberg E, Boring CC, Squires TS (1990) Cancer statistics. CA Cancer J Clin 40: 9–26

Sussman SK, Halvorsen J, Illescas FF et al. (1988) Gastric Adenocarcinoma: CT versus surgical staging. Radiology 167: 335–340

Thompson JC (1991) The stomach and duodenum. In: Sabiston DC (ed) Textbook of surgery. WB Saunders, Philadelphia London Toronto Montreal Sydney Tokyo, pp 778–779

Tsujitani S, Furusawa M, Hayashi I (1992) Morphological factors aid in therapeutic decisions concerning gastric adenomas. Hepatogastroenterology 39: 269–283

Watanabe H, Jass JR, Sobin LH (1990) Histological typing of oesophageal and gastric tumours. Springer, Berlin Heidelberg New York Tokyo, pp 34–38

Webb A, Cunningham D, Scarffe J, Harper P, Norman A, Joffe J, Hughes M, Mansi J, Findlay M, Hill A, Oates J, Nicolson M, Hickisch T, O'Brien M, Iveson T, Watson M, Underhill C, Wardley A, Meehan M (1997) Randomized trial comparing Epirobicin, Cisplatin, and Fluorouracil versus Fluorouracil, Doxorubicin, and Metyotrexate in advanced esophagogastric cancer. J Clin Oncol 15(1): 261–267

Wilke H, Preusser P, Fink U et al. (1989) Preoperative chemotherapy in locally advanced and nonresectable gastric cancer: A Phase II study with Etoposid, Doxorubicin, and Cisplatin. J Clin Oncol 7: 1318–1326

Wilke H, Wils J, Rougier Ph (1995) Preliminary analysis of a randomized phase III trial of FAMTX versus ELF versus Cisplatin/FU in advanced gastric cancer. Proc ASCO 14, abstract No. 500, pp 206

Wils JA, Klein H, Wagener D (1991) Sequential high-dose Methotrexat and Fluorouracil combined with Doxorubicin – A step ahead in the treatment of advanced gastric cancer: A trial of the European Organization for Research and Treatment of Cancer. J Clin Oncol 9: 827–831

Woodward ER (1963) The postgastrectomy syndromes. A monograph in American lectures in abdominal viscera., Charles C. Thomas, Springfield

Non-Hodgkin-Lymphome des Gastrointestinaltrakts

H.K. Müller-Hermelink · A. Greiner · W. Fischbach

59B.1 Epidemiologie, Inzidenz, Ätiologie 655
59B.2 Histologie 656
59B.2.1 Primäre Non-Hodgkin-Lymphome des Magens 657
59B.2.2 Primäre Non-Hodgkin-Lymphome im proximalen Dünndarm 660
59B.2.3 Primäre Non-Hodgkin-Lymphome im distalen Dünndarm und Dickdarm 660
59B.3 Diagnostische Maßnahmen 661
59B.4 Therapie 662
59B.5 Nachsorge 664

59B.1
Epidemiologie, Inzidenz, Ätiologie

Epidemiologische Daten aus den USA zeigen für den Zeitraum von 1973–1989 eine Verdoppelung der Inzidenz von Non-Hodgkin-Lymphomen (Weisenburger 1994). Die Häufigkeitszunahme war bei extranodalen Lymphomen ausgeprägter (3–6,9% pro Jahr) als bei den nodalen Lymphomen (1,7–2,5%).

Gastrointestinale Lymphome zeichneten sich durch Steigerungsraten bis 60% aus. In einer bevölkerungsbezogenen Studie aus den Niederlanden lag der Anteil der extranodalen Lymphome bei 41% (Otter et al. 1989). Innerhalb dieser Gruppe stellten gastrointestinale Lymphome mit 36% den bei weitem größten Anteil dar.

Die Hauptlokalisation im Gastrointestinaltrakt ist mit 60–70% der Magen. Zahlreiche Untersuchungen legen eine reale Häufigkeitszunahme der gastrointestinalen Lymphome nahe (Sandler 1984; Hayes u. Dunn 1989; Severson u. Davis 1990; Doglioni et al. 1992). Lediglich in einer Bevölkerungsstudie aus Dänemark konnte dies nicht nachvollzogen werden (d'Amore et al. 1994).

Primär gastrointestinale Lymphome sind eine Erkrankung des mittleren und höheren Alters mit einem Gipfel in der 6. bis 7. Lebensdekade. Die Geschlechtsverteilung zeigt ein leichtes Überwiegen der Männer (1,4–2,0:1).

Pathogenese

Der Magen stellt die häufigste extranodale Manifestation maligner Lymphome dar, obwohl die normale Magenschleimhaut im Gegensatz zum physiologischen mukosaassoziierten lymphatischen Gewebe des Dünn- und Dickdarms kein primäres lymphatisches Gewebe enthält. Demzufolge muß das MALT („mucosa-associated lymphoid tissue") sekundär erworben sein. Histomorphologische, epidemiologische, molekularbiologische und tierexperimentielle Daten weisen übereinstimmend auf die eminente Bedeutung des *Helicobacter pylori* für die Entstehung und für die Progression des MALT-Lymphoms hin (Wyatt u. Rathbone 1988; Stolte u. Eidt 1989; Wotherspoon et al. 1991; Parsonnet et al. 1994; Enno et al. 1996; Hussell et al. 1996; Isaacson 1996). Die Pathogenese des MALT-Lymphoms ist dabei von einer engen Interaktion von *Helicobacter*, B- und T-Zellen geprägt. Genetische Alterationen charakterisieren die hochmaligne Transformation des zunächst antigenabhängigen niedrigmalignen Lymphoms und den Übergang in die autonome Proliferation. Möglicherweise könnten auch noch andere Mikroorganismen pathogenetisch bedeutsam sein. Für *Helicobacter Heilmannii* wurde eine Assoziation zum MALT-Lymphom nachgewiesen (Stolte et al. 1997).

Die im Gastrointestinaltrakt auftretenden Non-Hodgkin-Lymphome (NHL) zeigen Besonderheiten, die sie von den systemischen und nodalen NHL unterscheiden und sowohl qualitative, im Hinblick auf den Lymphomtyp, wie auch quantitative, in bezug auf Häufigkeiten und topographische Verteilung entlang der Achse des Gastrointestinaltrakts, charakteristische Eigenarten besitzen (Isaacson, 1996). Aus der morphologisch-funktionellen Klassifikation der Tumorzellen und der topographischen Verteilung (Abb. 59B.1) ergeben sich klinisch-pathologisch gut definierte Entitäten, die als Erkrankungen des Magen-Darm-Trakts eigenständig sind und von einem sekundären Organbefall primär extraintestinaler Lymphome abgegrenzt werden müssen (s. Übersicht).

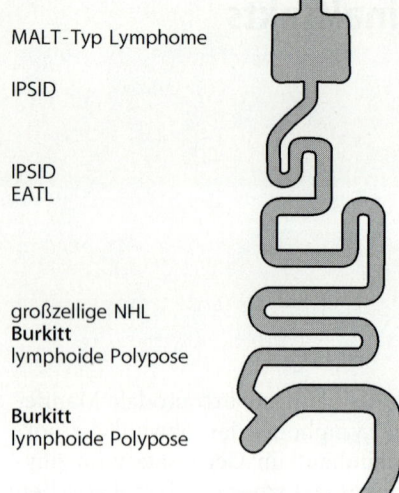

Abb. 59B.1. Primäre gastrointestinale NHL und ihre Manifestationsorte. MALT-Lymphome sind die häufigsten primären GI-Lymphome und kommen fast ausschließlich im Magen vor. Im oberen Dünndarm finden sich die IPSID-Lymphome, wogegen im Ileozökalbereich vornehmlich großzellige NHL aber auch Burkitt-NHL und NHL vom T/NK-Typ vorkommen. Die lymphoide Polypose tritt betont im unteren Dünndarm und Kolon auf

Mit Hilfe neuer immunhistochemischer, molekularer und zellbiologischer Techniken werden weitere Subtypisierungen ermöglicht, die wichtige Prognosefaktoren beinhalten, die durch eine alleinige morphologische Typisierung nicht zugänglich sind.

Klassifikation gastrointestinaler (GI) NHL
Primäre GI-NHL
- NHL vom B-Typ
  - extranodales MZBL vom MALT-Typ
  - extranodales MZBL des Magens,
  - extranodales MZBL des Dünndarms (IPSID),
  - diffuse großzellige B-Zell-Lymphome (DLBL),
  - Mantelzellymphom (lymphoide Polypose),
  - Burkitt-Lymphom;
- NHL vom T/NK-Typ
  - Enteropathietyp des intestinalen T/NK-Zell-Lymphoms,
  - andere extranodale T/NK-Zell-Lymphome,
  - periphere T-Zell-Lymphome (nicht weiter spezifiziert);

Sekundäre GI-NHL.

Ätiologie

Zusätzlich zu den allgemeingültigen Klassifikationsprinzipien ergeben sich für einige Formen der gastrointestinalen NHL weitere Gesichtspunkte zu einer klinischen Ein- oder Abgrenzung definierter Krankheitsbilder. Hierzu zählen ätiologische Faktoren (Tabelle 59B.1).

Zwar ist eine ausschließlich nach der Ätiologie gerichtete Klassifikation der NHL nicht sinnvoll, da gleiche Lymphome mit oder ohne Assoziation zu einem ätiologischen Faktor treten und bei gleicher Ätiologie prognostisch unterschiedliche Lymphome beobachtet werden. Die genetische Disposition zu bestimmten Autoimmunerkrankungen und die ätiologische Beziehung zu chronischen saprophytären Infektionen des Gastrointestinaltrakts sowie die fehlende Bewältigung von viralen Infektionen im Rahmen von Immundefekten lassen die Epidemiologie der gastrointestinalen NHL neu bewerten.

Zytogenetische Alterationen

Neben ätiologischen Faktoren sind auch zahlreiche primäre zytogenetische Alterationen bei NHL bekannt geworden, die im Prinzip gut mit der klinisch-pathologischen Klassifikation korrelieren (Pirc Danoewinata et al. 1994). Sie werden zur weiteren biologischen Unterscheidung bestimmter Krankheitsentitäten herangezogen. Allerdings sind die bekannten zytogenetischen Alterationen immer nur in einem Teil der untersuchten Tumoren gefunden worden.

59B.2 Histologie

Die Klassifikation maligner NHL richtet sich traditionell, ähnlich wie bei anderen hämopoetischen Neoplasien, nach der zellulären Differenzierung, die durch subtile zytomorphologische Charakteristika und durch den immunologischen Phänotyp der Tumorzellen definiert ist. Für viele primär leukämische und nodal-systemische NHL hat sich die-

Tabelle 59B.1. Ätiologische Faktoren bei Gastrointestinalen Lymphomen

Tumortyp	Ätiologie
B-NHL des Magens	Chronische Infektion mit CagA+ Helicobacter pylori
IPSID und MALT-Typ-Lymphom des Dünndarms	Unbekannte infektiöse Genese/Lamblien
Endemisches BURKITT-Lymphom	EBV
Enteropathietyp des intestinalen T-Zell-Lymphoms	Zöliakie
Verschiedene EBV+ „high-grade"-B-NHL	Immundefekte, HIV-Infektion
Körperhöhlenbasiertes hochmalignes B-Zell-Lymphom	HIV+, HHV8, Kaposi-Sarkom-assoziiertes Herpesvirus

ses in der Kiel-Klassifikation ausgearbeitete Prinzip bewährt (Lennert u. Feller 1992).

Abweichend von diesem Prinzip und damit ähnlich zu den soliden Organtumoren hat sich in den letzten Jahren für viele NHL die Primärlokalisation als zweites, gleichermaßen wichtiges Klassifikationsprinzip herausgestellt. In der Primärlokalisation spiegeln sich die unterschiedliche kausale Pathogenese, unterschiedliche molekulargenetische und zytogenetische Mechanismen und wichtige Prognosefaktoren, die durch morphologische Befunde und Phänotypisierung nicht erfaßbar sind.

Die tumorbiologische Zwitterstellung der malignen NHL als primäre Systemerkrankungen einerseits und primäre Organerkrankungen andererseits stellt besonders hohe Anforderungen an eine exakte Typisierung, da fast jeder Lymphomtyp an fast jedem Ort des Körpers zunächst in Erscheinung treten oder sich sekundär manifestieren kann und damit von der korrekten Einordnung in die jeweilige Krankheitsentität wesentliche therapeutische Konsequenzen abhängen. Dieses von der Kiel-Klassifikation abweichende Prinzip wurde im Vorschlag der REAL-Klassifikation verwirklicht (Harris et al. 1994) und für die geplante WHO-Klassifikation maligner NHL weiterentwickelt.

59B.2.1
Primäre Non-Hodgkin-Lymphome des Magens

Etwa 5% aller maligner Magentumoren sind primäre GI-Lymphome und repräsentieren mit 45% aller extranodalen NHL deren Hauptteil. Ätiopathogenetisch im Vordergrund steht eine chronische *Helicobacter-pylori*-(*H.p.*-)assoziierte Gastritis, wobei möglicherweise *H.p.*-Stammunterschiede eine Rolle spielen (Eck et al. 1997).

Mit der t(11;18) konnte jüngst eine spezifische chromosomale Alteration in einem Teil niedrigmaligner MALT-Lymphome nachgewiesen werden (Ott et al. 1997). Primäre NHL des Magens treten gehäuft bei älteren Patienten auf mit einem Altersgipfel in der 7. Lebensdekade und einer Geschlechtsverteilung (männl.:weibl.) von 1,6:1. Mehr als 92% sind vom B-Zell-Typ, davon sind etwa 60% niedrigmaligne (d'Amore et al. 1994).

Zum Diagnosezeitpunkt handelt es sich meist um ein lokalisiertes Stadium I, eine Tumordisseminierung erfolgt erst spät und dann häufig in regionäre Lymphknoten sowie in andere extranodale Orte (z.B. Speicheldrüse).

Niedrigmaligne MALT-Typ-Lymphome breiten sich häufig zunächst flächenhaft entlang der Schleimhaut aus. Im Gegensatz hierzu imponieren hochmaligne Lymphome oft als umschriebene Tumoren, die zentral kraterförmig ulzeriert sind.

In mehr als zwei Dritteln der Fälle treten neben dem Haupttumor multifokal zusätzliche Tumorherde auf, die manchmal erst am vollständig aufgearbeiteten Tumorresektat identifiziert werden können (Wotherspoon et al. 1992). Eine komplette Tumorresektion ist daher aufgrund der *Multifokalität bei MALT-Typ-Lymphomen* nicht immer gewährleistet.

Niedrigmaligne Non-Hodgkin-Lymphome vom MALT-Typ

Sie erinnern in ihrem Wachstumstyp an die normale Struktur des mukosaassoziierten lymphatischen Gewebes (MALT), wie es besonders in den Peyer-Plaques, der Appendix und den Tonsillen des Waldeyer-Rachenrings zu finden ist. Charakteristischerweise werden dort die Keimzentren der B-Zell-Follikel von einer unscharf begrenzten Follikelaußenzone (Marginalzone) umgeben, die mit dem angrenzenden Epithel in enger Verbindung steht. Da sich entsprechend strukturierte Lymphome nicht nur im Magen und bei bestimmten Dünndarmlymphomen, sondern ganz generell in vielen epithelialen Organen und epithelassoziierten Lokalisationen finden, wurde der Begriff des *malignen Non-Hodgkin-Lymphoms vom MALT-Typ* geprägt (Isaacson u. Wright 1983).

■ **Histopathologie.** Die Tumorzellen umgeben als breiten Saum reaktive und zunächst völlig regelhafte Lymphfollikel mit Keimzentren. Zytologisch sind die Tumorzellen größer als kleine Lymphozyten des Follikelmantels. Sie besitzen unregelmäßig gestaltete, oft längliche und eingezogene Zellkerne, mit hellem Kernchromatin und relativ breitem hellem und wenig basophilem Zytoplasma. Sie erinnern in dieser Gestalt an Zentrozyten des Keimzentrums, besitzen jedoch meist ein breiteres Zytoplasma und sind mit größeren immunoblastisch oder plasmoblastisch differenzierten Zellformen assoziiert. Für die Diagnose in diesem Stadium unverzichtbar ist der Nachweis der *lymphoepithelialen Läsionen*, die in einer Infiltration des Drüsenhals- oder Drüsenkörpers durch Lymphomzellen bestehen. Lymphoepitheliale Läsionen werden bei Darstellung des Drüsenepithels mit Hilfe von Keratinmarkern besonders leicht erkannt (Abb. 59B.2; vgl. Tabelle 59B.2).

Bei der im übrigen lokalisierten intramukösen Ausbreitung des Lymphoms stellt diese Veränderung das sicherste Indiz für invasives und destruktives, d.h. malignes Wachstum dar. Lymphfollikel und Keimzentren mit reaktiver, d.h. polyklonaler Lymphozytenpopulation begleiten die Lymphominfiltration nicht nur in der Schleimhaut, sondern auch die in der submukösen und tiefere Wandschichten erfassenden Lymphomausbreitung der niedrigmalignen Lymphome des MALT-Typs. Auch sie sind für die Diagnose bedeutsam und ein wichtiges Indiz zur Abgrenzung von sekundärem Befall des Magens bei systemischen Lymphomen. Im Bereich des Oberflächen- und Grübchenepithels finden sich häufig Rasen von Plasmazellen, die polyklonal und damit reaktiv sind. Allerdings zeigen gerade die niedrigmalignen NHL vom MALT-Typ oft eine plasmazelluläre und sekretorische Differenzierung.

Epithelveränderungen bei niedrig malignen NHL vom MALT-Typ, abgesehen von den charakteristischen lymphoepithelialen Läsionen, sind nur wenig systematisch untersucht. Sie bestehen häufig aus Epithelhyperplasien und gelegentlich auch Epitheldysplasien. Die Kombination von Magenlymphom und Karzinom erscheint aufgrund sporadischer Beobachtungen gehäuft aufzutreten (Zucca et al. 1995; Greiner et al. 1996). Ein direkter pathogenetischer Zusammenhang konnte bislang nicht nachgewiesen werden.

■ **Progression.** Als *Zeichen der Lymphomprogression* infiltrieren und zerstören die Lymphomzellen den Follikelmantel und dringen in das Keimzentrum ein, ein Prozeß, der als *folliculäre Kolonisierung* bezeichnet wird (Isaacson et al. 1991). In einem Teil der Fälle findet sich eine fokale oder diffuse extrafollikuläre Proliferationssteigerung, die möglicherweise den Übergang in ein hochmalignes Lymphom darstellt (de Jong et al. 1997) und als *aggressives Marginalzonen-B-Zell-Lymphom (MZBL) vom MALT-Typ* bezeichnet wird.

Hochmaligne diffuse großzellige B-Zell-Lymphome (DLBL)

Sie können im Rahmen einer De-novo-Transformation entstehen *(primär hochmaligne)*. Sie sind molekular und im klinischen Verhalten von nodalen DLBL (selten ein Bcl-6-rearrangement; eigene Untersuchungen) und anderen extranodalen Primärlokalisationen (z. B. mediastinal, zerebral) verschieden.

■ **Histopathologie.** In etwa 30 % der hochmalignen Magenlymphome finden sich am Rande des Haupttumors, oder in seltenen Fällen auch abseits von diesem, Anteile eines niedrigmalignen NHL vom MALT-Typ *(sekundär hochmaligne;* Cogliatti et al. 1991). In diesen Bereichen läßt sich nicht selten neben der follikulären Kolonisierung der Keimzentren zusätzlich auch eine blastäre Transformation und Infiltration der Follikelregion erkennen. Zytologisch zeigen die Tumorzellen das Spektrum B-lymphozytärer Blasten, mit unterschiedlichen Anteilen von Zentroblasten, Immunoblasten, Plasmoblasten und polymorphen blastären Zellformen mit meist deutlich basophilem Zytoplasma (Tabelle 59B.2). Neben den Tumorzellen findet sich ein ausgeprägtes entzündliches Begleitinfiltrat aus aktivierten Makrophagen und einem wechselnden Gehalt an T-Lymphozyten und/oder anderen Entzündungszellen. Eine Stromafibrose und -sklerose kann in manchen Fällen ausgeprägt sein. Lymphoepitheliale Läsionen sind in hochmalignen Magenlymphomen seltener nachzuweisen (Greiner u. Müller-Hermelink 1996).

Staging

Das z. Z. gebräuchlichste Staging für gastrale Lymphome orientiert sich nach der modifizierten Ann-Arbor-Klassifikation von Musshoff (Radaszkiewicz et al. 1992; Tabelle 59B.3).

Grading

Das Grading gastraler MALT-Lymphome orientiert sich an Arbeiten de Jongs, die Blastenanteil und Blastencluster als wesentliche Parameter bei der bioptischen Begutachtung herausstellen (de Jong et al. 1997; Tabelle 59B.4).

Insbesondere bei niedrigmalignen MALT-Lymphomen ist nach Erradikationstherapie eine regelmäßige engmaschige bioptische Kontrolle erforderlich, da häufig das Tumorgrading nur zu etwa 60 % bei der Erstbiopsie korrekt angegeben werden kann (Strecker et al. 1996). Für ein korrektes Grading sind folgende Faktoren wesentlich: eine ausreichende Biopsieanzahl, gute Biopsiequalität (cave!

Tabelle 59B.2. Eigenschaften extranodaler B-Zell-NHL des Magens

Niedrigmaligne	Hochmaligne
Monoklonale Expansion von MZBC und monozytoiden B-Zellen mit/ohne plasmazellulärer Differenzierung	Monoklonale Expansion großer lymphatischer Zellen, vergleichbar den Zentroblasten, Immunoblasten und Plasmablasten
Reaktive follikuläre Hyperplasie mit/ohne follikulärer Kolonisierung	Eine MALT-Typ-spezifische Variante des DLBL mit Epitheliotropismus (hochmaligne LEL) vergleichbarer Zytologie und Marginalzonenausbreitung Koexistenz eines niedrig malignen MZBL vom MALT-Typ follikulärer Transformation
Phänotyp: CD20+, bcl2+, CD5–, CD23–, CD10–, IgD–	Phänotyp: CD20+, bcl2+/–, CD5–, CD23–, CD10–, IgD–

Abb. 59B.2. Beispiel einer lymphoepithelialen Läsion (niedrigmalignes gastrales MALT-Lymphom; Immunperoxidase; 250fache Vergrößerung). Zahlreiche Tumorzellen (*blau*) infiltrieren und zerstören dabei die Magenschleimhaut (*braune Färbung*)

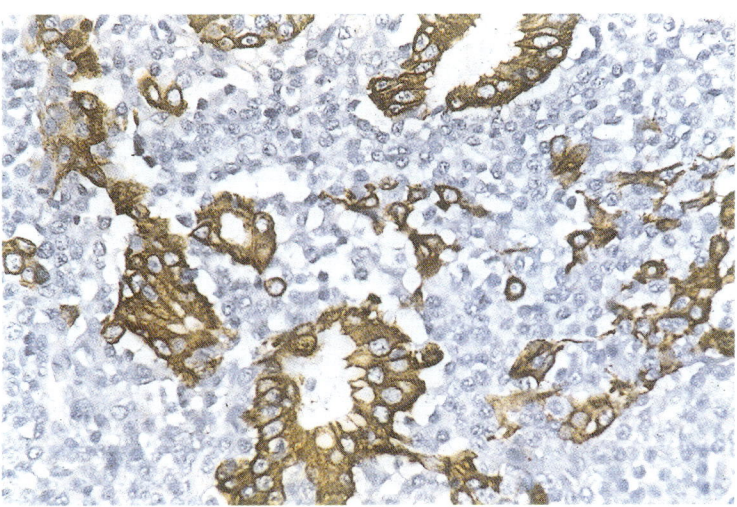

Quetsch- und Thermoartefakte) sowie ein erfahrener Pathologe.

Um den Therapieerfolg einschätzen zu können hat sich ein histologisches „scoring" der Regressionsanzeichen bewährt (Wotherspoon et al. 1993). Diese erkennt man an einem geringeren Tumorinfiltrat in der Schleimhaut, sowie indirekt am Fehlen lymphoepithelialer Läsionen und Lymphfollikel sowie einer ausgeprägten plasmazellulären Differenzierung (Greiner u. Müller-Hermelink 1996).

Andere Non-Hodgkin-Lymphome

Prinzipiell können alle NHL-Entitäten wie z.B. das Mantelzellymphom und das follikuläre Lymphom auch primär im Magen entstehen. Sie sind hier jedoch extrem selten. Dennoch muß besonders bei Fehlen lymphoepithelialer Läsionen und unklaren zytologischen Kriterien besonders ein Mantelzellymphom (lymphoide Polypose) immunmorphologisch und zytogenetisch ausgeschlossen werden. Auch das intestinale T/NK-Zell-Lymphom, besonders das vom Enteropathietyp, kann primär im Magen auftreten.

Die folgende Übersicht gibt einen Überblick über die Klassifikation der primären NHL des Magens.

- niedrigmalignes Marginalzonen-B-Zell-Lymphom (MZBL) vom MALT-Typ,
- [hochmalignes (aggressives) MZBL vom MALT-Typ],
- hochmaligne diffuse großzellige B-Zell-Lymphome
- de novo (morphologische Varianten):
- zentroblastischer Typ,
- immunoblastischer Typ,
- mit koexistentem MZBL vom MALT-Typ („sekundär" hochmaligne),
- andere (z.B. Mantelzellymphom, follikuläres Lymphom, Burkitt-Lymphom).

Tabelle 59B.3. Staging. (Mod. nach Musshoff 1977)

Stadium	Befall
E I1	Uni- oder multilokulärer Magenbefall, beschränkt auf Mukosa oder Submukosa, ohne Lymphknotenbeteiligung und ohne Organinfiltration
E I2	Wie I1, jedoch mit Tumorinfiltrationstiefe jenseits Submukosa
E II1	Wie I2, zusätzlich Befall regionärer Lymphknoten (Kompartiment 1,2) oder per continuitatem Organinfiltration
E II2	Wie II1, Lymphknotenbefall jenseits Kompartiment 1/2 unter Einschluß eines weiteren Organbefalls per continuitatem oder eines weiteren Organbefalls unterhalb des Zwerchfells
E III	Uni- oder multilokulärer Magenbefall, Lymphknoten ober- und unterhalb des Zwerchfells, einschließlich eines weiteren Organbefalls
E IV	Wie III sowie Befall mehrerer extragastraler Organe

Tabelle 59B.4. Tumorgrading. (Nach de Jong et al. 1997)

Einteilung	Befall
A (niedrigmaligne)	Keine Blastencluster, <5 Blasten
B (niedrigmaligne mit hochmaligner Komponente)	Herdförmig gesteigerter Blastengehalt, jedoch bleibt der Blastenanteil <10%
C (hochmaligne mit niedrigmaligner Komponente)	Blastenanteil >10% mit Clustergröße >20 sowie eindeutige niedrigmaligne Anteile
D (hochmaligne)	Blastenrasen ohne niedrigmaligne Anteile

59B.2.2
Primäre Non-Hodgkin-Lymphome im proximalen Dünndarm

65–80% aller Dünndarmlymphome sind vom B-Zell-Typ, 75% davon sind hochmaligne.

Im Duodenum und oberen Jejunum ist das IPSID-("immunoproliferative small intestinal disease"-)Lymphom am häufigsten (s. S. 565). Es ist durch sein besonderes geographisches (vorwiegend Naher Osten) und klinisches Auftreten (Produktion von IgA-Schwerketten: "α-heavy chain disease"; Isaacson et al. 1989) vom intestinalen MALT-Typ-NHL vom "Western type" abzugrenzen. Ätiopathogenetisch werden hier, ähnlich wie beim MALT-Lymphom des Magens chronische Entzündungsprozesse (z.B. verursacht durch Lamblien) verantwortlich gemacht. Auch hier wurde eine Lymphomregression nach Antibiotikagabe beobachtet (Fischbach et al. 1997).

Multifokalität ist selten, die mesenterialen Lymphknoten sind häufig zum Zeitpunkt der Diagnosestellung bereits infiltriert. Tumordisseminierung jenseits des Abdomens oder in das Knochenmark ist selten.

Die mikroskopischen Kriterien des IPSID sind mit den MALT-Typ-NHL des Magens identisch. Charakteristisch ist eine ausgesprochene plasmazelluläre Differenzierung, wobei lymphoepitheliale Läsionen und follikuläre Kolonisierung seltener anzutreffen sind. Immunhistochemisch wird vorwiegend IgA1-Schwerkettenimmungolulin ohne Leichtkette nachgewiesen.

59B.2.3
Primäre Non-Hodgkin-Lymphome im distalen Dünndarm und Dickdarm

Mantelzellymphom (lymphoide Polypose)
Es kommt bei Patienten über 50 Jahre im gesamten GI-Trakt meist multifokal vor, vorzugsweise jedoch im unteren Dünndarm, der Ileozökalregion und dem Kolon. Die intestinale Mukosa ist meist übersät mit multiplen 0,5–2 cm großen Polypen. Die mesenterialen Lymphknoten sind in der Regel mitbetroffen. Das intestinale Drüsenepithel wird zerstört, lymphoepitheliale Läsionen aber nicht ausgebildet (im Gegensatz zum MALT-Lymphom). Zytologisch erscheinen die Tumorzellen klein bis mittelgroß mit unregelmäßiger Kernkontur und erinnern an Zentrozyten oder normale Mantelzonen-B-Zellen. Untermauert wurde diese Ähnlichkeit durch molekulare Analysen des Immunglobulingens (Ilyas et al. 1995).

Klinisch wichtig ist die Abgrenzung zum niedrigmalignen MALT-Lymphom aufgrund zytologischer Ähnlichkeiten. Insbesondere in kleinen oder durch Quetsch- oder Thermoartefakte alterierten Biopsaten kann die Immunhistochemie über den Nachweis von CD5, CD23 oder Cyclin D1 (bei MALT-Typ-NHL äußerst selten) oder die Molekularbiologie zum Nachweis des bcl-1-Rearrangement (in mehr als 50% der Fälle positiv; bei MALT-Typ-NHL bislang nicht nachgewiesen) hilfreich sein (Ilyas et al. 1995; Kumar et al. 1996).

Diffuses großzelliges B-Zell-Lymphom (DLBL)
Es kommt de novo vermehrt in der Ileozökalregion und im Colon ascendens vor und ist meist unifokal. Die Alters- und Geschlechtsverteilung ist vergleichbar dem DLBL des Magens, wobei niedrigmaligne Anteile in der Regel nicht beobachtet werden.

Burkitt-Lymphom
Etwa 10% aller GI-NHL sind Burkitt-Lymphome. Sie sind im mittleren Osten und Afrika im Gegensatz zu westlichen Ländern EBV-assoziiert und sind eine häufige Erkrankung im Kindesalter (etwa 45% aller kindlichen NHL; Isaacson 1994). Oft ist langstreckig ein Darmsegment in der Ileozökalregion betroffen, das durch polypöse und ulzerierte Tumormassen eingeengt ist. Die regionären mesenterialen Lymphknoten sind häufig mitbeteiligt.

Das histologische Bild gleicht dem klassischen nodalen afrikanischen Burkitt-Lymphom. Die Mukosa wird durch breite Rasen monomorpher Blasten und eingestreuten sog. Sternhimmelmakrophagen infiltriert. Lymphoepitheliale Läsionen werden nicht ausgebildet.

Enteropathieassoziiertes T-Zell-Lymphom (EATL)
Es ist mit etwa 10–25% das häufigste gastrointestinale T-Zell-Lymphom und hat einen Altersgipfel in der 6. und 7. Lebensdekade. Die meisten Fälle treten im Jejunum auf, jedoch können auch alle anderen Dünndarmabschnitte sowie (selten) Kolon und Magen betroffen sein. Zum Zeitpunkt der Diagnose besteht häufig ein multipler Dünndarmbefall und eine Tumorausbreitung in mesenteriale Lymphknoten, Leber, Milz, Knochenmark, Lunge und Haut.

■ **Pathologie und Histopathologie.** Der Tumor imponiert dabei als die Schleimhaut ulzerierende Knoten, Plaques oder Striktur, selten als solitärer Tumorherd. Das morphologische Bild ist sehr pleomorph und setzt sich aus kleinen und großen Tumorzellen mit zahlreichen bizarren mehrkernigen Riesenzellen zusammen. Neben einem charakteristischen Immunphänotyp der zytotoxischen T/NK-Zellen (CD3+, CD4–, CD8+/–, CD103+/–,

Granzyme B+, TIA+, Perforin+) ist für die Diagnose das Vorhandensein der für die Zöliakie charakteristischen Schleimhautläsionen abseits der Tumorläsion (Zottenatrophie, Kryptenhyperplasie, Plasmazytose, vermehrte intraepitheliale Lymphozyten/IEL) wichtig. Obwohl zytologisch unauffällig, konnten diese IEL molekular auch als Ausläufer des neoplastischen Klons identifiziert werden (Isaacson 1993).

Das EATL kann als Komplikation aus einer Zöliakie, seltener auch aus einer Dermatits herpetiformis hervorgehen oder de novo in dann meist wesentlich jüngeren Patienten entstehen. Eine morphologische Klassifikation wurde von Chott et al. (1992) vorgeschlagen.

T/NK-Zell-Lymphom

Das extranodale zytotoxische T/NK-Zell-Lymphom (nicht enteropathieassoziiert) ist insgesamt in den westlichen Ländern sehr selten (etwa 0,12 % in Deutschland gegenüber 13 % in Taiwan) und zeigt eine Geschlechtsverteilung von 3:1 (männl.:weibl.). Makroskopisch fallen die Tumoren eher durch Ulzerationen oder fokale Nekrosen als durch große Tumormassen auf. Es ist häufig EBV-assoziiert und tritt meist sekundär zu Lymphomen im oberen Respirationstrakt („nasal type") auf und verhält sich klinisch besonders aggressiv. Die molekularen Analysen des T-Zell-Rezeptors deuten auf eine Differenzierungsfähigkeit des Tumorklons hin, der sowohl T-Zell- als auch NK-Zell-Eigenschaften aufweisen kann (Jaffe 1995).

Immundefektassoziierte Lymphome

Immundefektassoziierte Lymphome weisen eine schlechte Prognose und ein klinisch aggressives Verhalten auf (Cappell u. Botros 1994).

Der morphologische Typ richtet sich bei angeborenen Immundefekten nach dem Defekt und den betroffenen Zelltypen, es überwiegen hochmaligne B-Zell-Lymphome (Washington et al. 1996). Auch bei erworbenen Immundefekten (z. B. nach Transplantation, Aids) überwiegen hochmaligne B-Zell-Lymphome. Sie sind häufig EBV-assoziiert und treten multifokal auf (Herndier et al. 1994; Levine 1994).

Im Gastrointestinaltrakt bevorzugte Lokalisationen sind in absteigender Reihenfolge: Ileum, Waldeyer-Rachenring, Anorektum, Magen, Kolon.

Sekundäre gastrointestinale Lymphome

Prinzipiell kann jedes nodale Hodgkin- und Non-Hodgkin-Lymphom auch auf den Gastrointestinaltrakt übergreifen. Sekundäre gastrointestinale Lymphome machen etwa 5–10 % aller GI-Lymphome aus. Bislang gibt es keine schlüssige Erklärung, warum andere häufig vorkommende nodale Lymphomtypen (z. B. CLL, follikuläre Lymphome) nur selten, wenn überhaupt, primär im Gastrointestinaltrakt auftreten. Im Vergleich zu den primären GI-Lymphomen sind hier jedoch immer auch regionale und überregionale Lymphknotenstationen mitbefallen. Das Ausbreitungsmuster in der Mukosa ist knotig und selten flächenhaft. Ein Epitheliotropismus wird bei sekundären GI-Lymphomen prinzipiell nicht beobachtet (Kolve et al. 1999).

59B.3
Diagnostische Maßnahmen

Stadieneinteilung

Musshoff modifizierte die für den Morbus Hodgkin erarbeitete Ann Arbor Klassifikation für extranodale Lymphome (Musshoff 1977). Aufgrund klinischer Daten erschien eine Erweiterung dieser Stadieneinteilung mit Differenzierung des Stadiums I in I1 und I2 sinnvoll. Sie wurde in die 1994 vorgeschlagene „Lugano-Klassifikation" für extranodale Lymphome aufgenommen (Tabelle 59B.5; Rohatiner 1994).

Analog zu dem Vorgehen bei nodalen Lymphomen stellen zervikale und abdominelle Sonographie, CT von Thorax und Abdomen und Knochen-

Tabelle 59B.5. Klinisches Stadium entsprechend der Lugano-Klassifikation

Stadium	Befall
Stadium I1	Uni- oder multilokulärer Befall der Magenmukosa und -submukosa ohne Lymphknotenbeteiligung und ohne Organinfiltration per continuitatem
Stadium I2	Wie I1, jedoch überschreitet das Lymphom die Submukosa und infiltriert die Muscularis propria bis zur Serosa, ohne diese zu überschreiten
Stadium II1	Magenbefall jeglicher Infiltrationstiefe ohne Organüberschreitung, zusätzlich Befall regionärer Lymphknoten
Stadium II2	Magenbefall jeglicher Infiltrationstiefe ohne Organüberschreitung, zusätzlich Befall regionärer *und* nichtregionärer *infra*diaphragmaler Lymphknoten
Stadium IIE	Magenbefall jeglicher Infiltrationstiefe ohne Lymphknotenbeteiligung, jedoch Befall von Nachbarorganen per continuitatem
Stadium II 1E	Wie II1, jedoch Befall benachbarter Organe per continuitatem
Stadium II 2E	Wie II2, jedoch Befall benachbarter Organe per continuitatem
Stadium IV	Magenbefall jeglicher Infiltrationstiefe. Zusätzlich Befall regionärer und nichtregionärer infra- *und* supradiaphragmaler Lymphknoten oder disseminierter Befall extragastraler Organe

markpunktion obligate Untersuchungen im Rahmen des Primärstaging dar. Endoskopie und Endosonographie dienen der Erfassung der lokalen Tumorausdehnung.

Im Falle der gastrointestinalen Lymphome ist darüber hinaus der bevorzugten Manifestation in anderen, mukosaassoziierten Organen (Intestinum, Speicheldrüsen, Waldeyer-Rachenring, Schilddrüse) durch entsprechende Untersuchungen Rechnung zu tragen, durch eine Dünndarmkontrastuntersuchung nach Sellink und eine HNO-ärztliche Inspektion. Die folgende Übersicht gibt eine Zusammenfassung des diagnostischen Vergehens.

Diagnostische Probleme bei gastrointestinalen Lymphomen

Malignitätsgrad (niedrigmaligne – hochmaligne) und Dissemination (Stadium) des Lymphoms als die entscheidenden prognostischen Faktoren und therapeutischen Determinanten stellen hohe Anforderungen an die endoskopisch-bioptische Diagnostik und die Endosonographie. Potentielle Probleme gründen auf der Multilokalität des Lymphoms, der fokalen hochmalignen Transformation oder einem submukösen Wachstum, das keine sichtbaren Schleimhautveränderungen hervorruft und sich dem bioptischen Nachweis entzieht. Die größtmögliche Sicherheit der endoskopisch-bioptischen Diagnostik setzt daher ausgiebige Biopsien im Sinne eines „mapping" und Rebiopsien, ggf. unter Verwendung der Makrozange oder Schlinge voraus. Der endoskopische Ultraschall ist als einziges bildgebendes Verfahren in der Lage, die einzelnen Magenwandschichten und die perigastrale Umgebung darzustellen und so die Stadien EI1, EI2 und EII1 zu differenzieren. Schwierigkeiten bestehen in der Abgrenzung lymphominfiltrierter von reaktiv entzündlich veränderten Lymphknoten.

Untersuchungen zur klinischen Stadieneinteilung

Obligate Untersuchungen
- Anamnese — B-Symptomatik
  Karnofsky-Index, WHO-Performance-Index
  Medikamentenanamnese (insbesondere Säuresekretionshemmer, Antibiotika) und zeitliche Zuordnung der Einnahme
- Körperliche Untersuchung — peripherer Lymphknotenstatus, Inspektion des Rachenringes, Palpationsbefund des Abdomens
- Laboruntersuchungen — kleines Blutbild und Differentialblutbild, sGOT, sGPT, Bilirubin, LDH, Kreatinin is. S., Harnstoff, β-Mikroglobulin, HIV-Test, Schwangerschaftstest (z. B. β-HCG).
- Endoskopische Untersuchungen — Ösophagogastroduodenoskopie mit Entnahme zahlreicher Biopsien auch aus der gesunden Schleimhaut
  Endosonographie des oberen Gastrointestinaltraktes
  Ileoskopie
- Computertomographie des Thorax und des Abdomens einschließlich Kontrastmittelgabe
- Röntgen des Dünndarms nach Sellink (Enteroklyse)
- Sonographie von Hals und Abdomen
- Knochenmarkuntersuchung (Aspirationszytologie, Yamshidi-Punktion des Beckenkamms)

Fakultative Untersuchungen
(im Einzelfall zu entscheiden):
- HNO-ärztliche Inspektion,
- Skelettszintigraphie,
- kraniale Computertomographie,
- zervikale Computertomographie,
- Bronchoskopie,
- Liquordiagnostik,
- Leberbiopsie.

59B.4 Therapie

Eradikation

Es lag nahe, die überzeugende Evidenz der pathogenetischen Bedeutung des *Helicobacter pylori* für die Entstehung eines MALT-Lymphoms in einen therapeutischen Ansatz münden zu lassen. Erstmals berichteten Wotherspoon et al. (1993) über die komplette Regression niedrigmaligner Magenlymphome des MALT nach erfolgreicher Keimeradikation (s. Kap. 27). Seither bestätigten mehrere Kasuistiken und einzelne größere Studien die Wirksamkeit dieses Behandlungskonzeptes (Bayerdörffer et al. 1995; Roggero et al. 1995). Die Rate kompletter Lymphomregressionen liegt bei etwa 70 %. Offene Fragen, wie die Art der Tumorregression, die biologische Bedeutung einer trotz histologischer und klinischer Remission persistierenden Monoklonalität und die Gefahr einer hochmalignen Transformation oder eines Rezidivs, belegen, daß diese faszinierende Therapieoption bei lokal begrenzten niedrigmalignen Magenlymphomen weiterhin kritisch zu evaluieren ist und Patienten nach Möglichkeit innerhalb kontrollierter Studien behandelt werden sollten.

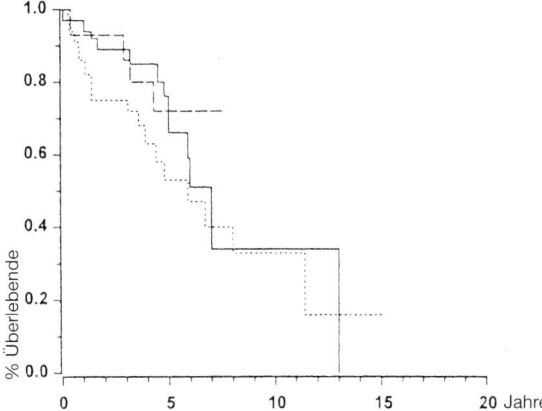

Abb. 59B.3. Progressionsfreies Intervall bei 108 Patienten mit MALT-Lymphom nach multimodaler Therapie (– – –), OP/Radiotherapie (———) bzw. alleiniger Chemotherapie (...)

Chirurgische Therapie

Bis in die jüngste Vergangenheit war die Operation das Standardvorgehen bzw. regelmäßiger Bestandteil kombinierter Therapiemodalitäten. Die Argumente, die für eine Resektion sprechen, sind

- die exakte histologische Klassifizierung und Stadieneinteilung,
- der hohe kurative Anspruch bei lokalisierten Lymphomen,
- die prognostische Relevanz der R0-Resektion,
- die verbesserten Chancen einer Radiochemotherapie nach Tumormassenverkleinerung.

Die große 1997 abgeschlossene deutsche Multicenterstudie „gastrointestinale Lymphome I" hat gezeigt, daß eine R0-Resektion bei der überwiegenden Mehrheit der Patienten (86 %) erreicht werden kann, und daß sie die Prognose der Patienten verbessert. Der Streit, ob in jedem Fall eine Gastrektomie erforderlich ist, oder ob bei distaler Tumorlokalisation eine subtotale Resektion ausreicht, ist noch nicht entschieden.

Chemotherapie

Es besteht allgemeiner Konsens darüber, daß bei hochmalignen Lymphomen der Stadien III und IV sowie bei lymphoblastischen und Burkitt-Lymphomen aller Stadien die Chemotherapie die Therapie der Wahl darstellt. In Analogie zu den Erfahrungen in der Behandlung nodaler Lymphome hoher Malignität kommt der Chemotherapie auch in den Stadien I und II ein besonderer Stellenwert zu. Die Zielsetzung ist kurativ. Unverändert kann CHOP (Cyclophosphamid, Adriamycin, Vincristin, Prednison) zumindest beim MALT-Lymphom als Standardchemotherapie angesehen werden (Fisher et al. 1993).

Strahlentherapie

Basierend auf den Ergebnissen in der Behandlung nodaler Lymphome kann die Radiotherapie den Anspruch einer kurativen Therapieintention bei niedrigmalignen gastrointestinalen Lymphomen der Stadien I und II erheben. Offen ist derzeit noch das optimale Bestrahlungsvolumen („involved field", „extended field", „abdominelles Bad").

Multimodale Therapie

Operation und Radiochemotherapie sind keine therapeutischen Gegensätze. Vielmehr bietet sich ihre Kombination auch bei den gastrointestinalen Lymphomen in besonderer Weise an. Bei Lymphomen hoher Malignität stellen eine lokale Therapiemodalität (Operation oder Radiotherapie) und eine systemische Chemotherapie ein überzeugendes multimodales Konzept dar. Eine Resektion mit nachfolgender Polychemotherapie führte in einer prospektiven Studie bei hochmalignen Lymphomen zu einer Fünfjahresüberlebensrate von 100 % (Ruskone-Fourmestraux et al. 1993). Eine nach Histologie und Stadium stratifizierte Therapie eröffnet hervorragende Perspektiven (Ergebnisse der prospektiven deutschen Multicenterstudie „gastrointestinale Lymphome I").

Aktuelle Studien

Die jüngste Vergangenheit hat gezeigt, daß sowohl mit einem operativen Vorgehen als auch mit einer alleinigen Radiochemotherapie überzeugende Therapieresultate erzielt werden können. In einer Studie von Thieblemont et al. (1997) fand sich bei 108 Patienten mit MALT-NHC kein statistisch signifikanter Überlebensunterschied in den 3 Behandlungsgruppen multimodale Therapie, OP/Radiotherapie bzw. alleinige Chemotherapie (Abb. 59B.3). Große prospektiv angelegte Studien haben hierfür eine solide Basis geschaffen. Sie haben indessen die im Zentrum der aktuellen Diskussion stehende Kontroverse nicht geklärt, ob die Resektion eine unverändert aufrechtzuerhaltende Therapieoption darstellt, oder ob sie zugunsten der Organerhaltung bei gleicher Effizienz durch ein primär konservatives Vorgehen ersetzt werden kann. Diese drängende Frage steht im Mittelpunkt der prospektiven randomisierten europäischen Multicenterstudie „gastrointestinale Lymphome II" (Studienleiter W. Fischbach und K. Wilms, Würzburg; E. Bayerdörffer und A. Neubauer, Dresden).

59B.5
Nachsorge

Die beiden herausragenden, die Prognose bestimmenden Faktoren sind Stadium und histologische Klassifikation des Lymphoms (Cogliatti et al. 1991; Radaszkiewicz et al. 1992). Intestinale Lymphome weisen grundsätzlich eine schlechtere Prognose auf als gastrale Lymphome. Dies liegt an dem größeren Anteil hochmaligner Lymphome und an der schwierigeren und damit häufig späten Diagnosestellung. Darüber hinaus stellen Resektabilität und Alter relevante Prognosefaktoren dar (Azab et al. 1989; Ruskone-Fourmestraux et al. 1993).

Eine strukturierte Nachsorge ist bisher nicht etabliert. Da es sich jedoch um ein kuratives Tumorleiden handelt, sollte prinzipiell engfristig unter Einbeziehung endoskopischer Verfahren vorgegangen werden. Alle Patienten sollten im Rahmen von Studien therapiert und damit auch nachgesorgt werden.

Literatur

Azab MB, Henry-Amar M, Rougier Ph et al. (1989) Prognostic factors in primary gastrointestinal Non-Hodgkin's lymphoma. A multivariate analysis, report of 106 cases, and review of the literature. Cancer 64: 1208–1217

Bayerdörffer E, Neubauer A, Rudolph B et al. (1995) Regression of primary gastric lymphoma of mucosa-associated lymphoid tissue type after cure of *Helicobacter pylori* infection. Lancet 345: 1591–1594

Cappell MS, Botros N (1994) Predominantly gastrointestinal symptoms and signs in 11 consecutive AIDS patients with gastrointestinal lymphoma: a multicenter, multiyear study including 763 HIV-seropositive patients. Am J Gastroenterol 89: 545–549

Chott A, Dragosics B, Radaszkiewicz T (1992) Peripheral T-cell lymphomas of the intestine. Am J Pathol 141: 1361–1371

Cogliatti SB, Schmid U, Schumacher U et al. (1991) Primary B-cell gastric lymphoma: a clinicopathological study of 145 patients, Gastroenterology 101: 1159–1170

d'Amore F, Brincker H, Gronbaek K et al. (1994) Non-Hodgkin's lymphoma of the gastrointestinal tract: a population-based analysis of incidence, geographic distribution, clinicopathologic presentation features, and prognosis. Danish Lymphoma Study Group. J Clin Oncol 12: 1673–1684

Doglioni C, Wotherspoon AC, Moschini A et al. (1992) High incidence of primary gastric lymphoma in northeastern Italy. Lancet 339: 834–835

Eck M, Schmausser B, Haas R, Greiner A, Czub S, Müller-Hermelink HK (1997) MALT-type lymphoma of the stomach is associated with *Helicobacter pylori* strains expressing the CagA protein. Gastroenterology 112: 1482–1486

Enno A, O'Rourke J, Howlett CR et al. (1996) Mouse to mouse resuscitation of low-grade MALT lymphoma induced by prolonged *Helicobacter* infection. A preliminary study of transplanted tumors. Gastroenterology 110: A536

Fischbach W, Tacke W, Greiner A, Müller-Hermelink HK (1997) Regression of immunoproliferative small intestinal disease after eradication of *Helicobacter pylori*. Lancet 349: 31–32

Fisher RI, Gaynor ER, Dahlberg S et al. (1993) Comparison of a standard regimen (CHOP) with three intensive chemotherapy regimens for advanced Non-Hodgkin's lymphoma. N Engl J Med 328: 1002–1006

Greiner A, Kirchner T, Ott G; Marx A, Fischbach W, Müller-Hermelink HK (1996) Occurrence of multiple lymphoepithelioma-like carcinomas and MALT-type lymphoma in the stomach: detection of EBV in carcinomas but not in lymphoma, Histopathology 29: 51–56

Greiner A, Müller-Hermelink HK (1996) Recent advances in gastric extranodal B-cell lymphoma, Curr Diagn Pathol 3: 91–98

Harris NL, Jaffe ES, Stein H et al. (1994) A revised European-American classification of lymphoid neoplasms: a proposal from the International Lymphoma Study Group. Blood 84: 1361–1392

Hayes J, Dunn E (1989) Has the incidence of primary gastric lymphoma increased ? Cancer 63: 2073–2076

Herndier BG, Kaplan LD, McGrath MS (1994) Pathogenesis of AIDS lymphomas. AIDS 8: 1025–1049

Hussell T, Isaacson PG, Crabtreee JE et al. (1996) *Helicobacter pylori* specific tumor infiltrating T cells provide contact dependent help for the growth of malignant B cells in low grade gastric lymphoma of mucosa associated lymphoid tissue. J Pathol 178: 122–127

Ilyas M, Niedobitek G, Agathanggelou A et al. (1995) Non-Hodgkin's lymphoma, coeliac disease, and Epstein-Barr virus: a study of 13 cases of enteropathy-associated T- and B-cell lymphoma. J Pathol 177: 115–122

Isaacson PG (1993) Pathogenesis and early lesions in extranodal lymphoma, Toxicol Lett 67: 237–247

Isaacson PG (1994) Gastrointestinal lymphoma. Hum Pathol 25: 1020–1029

Isaacson PG (1996) Recent developments in our understanding of gastric lymphomas, Am J Surg Pathol 20 Suppl 1: S1–S7

Isaacson PG, Dogan A, Price SK, Spencer J (1989) Immunoproliferative small-intestinal disease. An immunohistochemical study. Am J Surg Pathol 13: 1023–1033

Isaacson PG, Wotherspoon AC, Diss T, Pan LX (1991) Follicular colonization in B-cell lymphoma of mucosa-associated lymphoid tissue. Am J Surg Pathol 15: 819–828

Isaacson PG, Wright DH (1983) Malignant lymphoma of mucosa-associated lymphoid tissue. A distinctive type of B-cell lymphoma. Cancer 52: 1410–1416

Jaffe ES (1995) Nasal and nasal-type T/NK cell lymphoma: a unique form of lymphoma associated with the Epstein-Barr virus, Histopathology 27: 581–583

Jong D de, Boot H, van Heerde P, Hart GA, Taal BG (1997) Histological grading in gastric lymphoma: pretreatment criteria and clinical relevance. Gastroenterology 112: 1466–1474

Kolve M, Fischbach W, Greiner A, Wilms K (1999) Differences in endoscopic and clinicopathological features of primary and secondary gastric NHL. Gastrointest Endoscopy 49: 307–315

Kumar S, Krenacs L, Otsuki T et al. (1996) bcl-1 rearrangement and cyclin D1 protein expression in multiple lymphomatous polyposis. Am J Clin Pathol 105: 737–743

Lennert K, Feller AC (1992) Histopathology of Non-Hodgkin's Lymphomas. Springer, Berlin Heidelberg New York Tokyo

Levine AM (1994) Lymphoma complicating immunodeficiency disorders. Ann Oncol 5 Suppl 2: 29–35

Musshoff K (1977) Klinische Stadieneinteilung der Nicht-Hodgkin-Lymphome. Strahlentherapie 153: 218–221

Ott G, Katzenberger T, Greiner A et al. (1997) The t(11;18)(q21;q21) chromosome translocation is a frequent and specific aberration in low-grade but not high-grade malignant non-Hodgkin's lymphomas of the mucosa-associated lymphoid tissue (MALT-) type. Cancer Res 57: 3944–3948

Otter R, Gerrits WBJ, Sandt MMVD et al. (1989) Primary extranodal and nodal non-Hodgkin's lymphoma. A survey of a population-based registry. Eur J Cancer Clin Oncol 25: 1203–1210

Parsonnet J, Hansen S, Rodriguez L et al. (1994) *Helicobacter pylori* infection and gastric lymphoma. N Engl J Med 330: 1267–1271

Pirc Danoewinata H, Chott A, Onderka E et al. (1994) Karyotype and prognosis in non-Hodgkin lymphoma. Leukemia 8: 1929–1939

Radaszkiewicz T, Dragosics B, Bauer P (1992) Gastrointestinal malignant lymphomas of the mucosa-associated lymphoid tissue: factors relevant to prognosis. Gastroenterology 102: 1628–1638

Roggero E, Zucca, Pinotti G et al. (1995) Eradication of *Helicobacter pylori* infection in primary low grade gastric lymphoma of mucosa-associated lymphoid tissue. Ann Intern Med 122: 767–769

Rohatiner A (1994) Report on a workshop covened to discuss the pathological and staging classifications of gastrointestinal tract lymphoma. Ann Oncol 5: 397–400

Ruskone-Fourmestraux A, Aegerter P, Delmer A et al. (1993) Primary digestive tract lymphoma: a prospective multicentric study of 91 patients. Gastroenterology 105: 1662–1672

Sandler RS (1984) Has primary gastric lymphoma become more common? J Clin Gastroenterol 6: 101–107

Severson RK, Davis S (1990) Increasing incidence of primary gastric lymphoma. Cancer 66: 1283–1287

Stolte M, Eidt S (1989) Lymphoid follicles in antral mucosa: immune response to *Campylobacter pylori*? J Clin Pathol 42: 1269–1271

Stolte M, Kroher G, Meining A et al. (1997) A comparison of *Helicobacter pylori* and *H. heilmannii* gastritis. A matched control study involving 404 patients. Scand J Gastroenterol 32: 28–33

Strecker P, Eck M, Fischbach W, Müller-Hermelink HK, Greiner A (1996) Diagnostic evaluation in primary gastric MALT-type lymphoma. Gastroenterology 110: 598 (abstract)

Thieblemont C, Bastion Y, Beyer F, Dumontet C, Felman P, Coiffier B (1997) Mucosa-associated lymphoid tissue gastrointestinal and nongastrointestinal lymphoma behavior: analysis of 108 Patients. J Clin Oncol 15: 1624–1631

Washington K, Stenzel TT, Buckley RH, Gottfried MR (1996) Gastrointestinal pathology in patients with common variable immunodeficiency and X-linked agammaglobulinemia. Am J Surg Pathol 20: 1240–1252

Weisenburger DD (1994) Epidemiology of non-Hodgkin's lymphoma: recent findings regarding an emerging epidemic. Ann Oncol 5 (Suppl 11): 19–24

Wotherspoon AC, Doglioni C, Isaacson PG (1992) Low-grade gastric B-cell lymphoma of mucosa-associated lymphoid tissue (MALT): a multifocal disease. Histopathology 20: 29–34

Wotherspoon AC, Doglioni C, Diss TD, Pan L, Moschini A, de Boni M, Isaacson PG (1993) Regression of primary low-grade B-cell gastric lymphoma of mucosa-associated lymphoid tissue type after eradication of *Helicobacter pylori*. Lancet 342: 575–577

Wotherspoon AC, Doglioni C, Diss TC et al. (1993) Regression of primary low-grade B-cell gastric lymphoma of mucosa associated lymphoid tissue type after eradication of *Helicobacter pylori*. Lancet 342: 575–577

Wotherspoon AC, Ortiz-Hidalgo C, Falzon MR et al. (1991) *Helicobacter pylori*-associated gastritis and primary B-cell gastric lymphoma. Lancet 338: 1175–1176

Wyatt JI, Rathbone BJ (1988) Immune response of the gastric mucosa to *Campylobacter pylori*. Scand J Gastroenterol 23 (Suppl 142): 135–140

Zucca E, Pinotti G, Roggero E et al. (1995) High incidence of other neoplasms in patients with low-grade gastric MALT lymphoma. Ann Oncol 6: 726–728

Dünndarmtumoren

C. Teschendorf · T. Südhoff · S. Petrasch

INHALT

60.1　Epidemiologie　*667*
60.2　Ätiologie　*667*
60.3　Häufigkeit und Verteilung von benignen
　　　und malignen Tumoren des Dünndarms　*669*
60.3.1　Benigne Tumoren　*669*
60.3.2　Maligne Tumoren　*669*
60.4　Klinik　*669*
60.4.1　Benigne Tumoren　*669*
60.4.2　Maligne Tumoren　*671*
60.5　Diagnostik　*671*
60.6　Therapie und Prognose　*672*
60.6.1　Benigne Tumoren　*672*
60.6.2　Maligne Tumoren　*673*
60.7　Metastasen　*673*

Tumoren des Dünndarmes machen ca. 1–2 % der Malignome des gesamten Gastrointestinaltrakts aus (Hölzel et al. 1996). Ihre Inzidenz beträgt ca. 1/100.000 Einwohner.

Die Inzidenzen der häufigsten Tumorformen pro 100.000 Einwohner sind (Weiss u. Yang 1987):

- Karzinome 0,39,
- Lymphome 0,16,
- Sarkome 0,12 und
- Karzinoide 0,29.

Im Vergleich dazu liegt die Inzidenz des Magenkarzinoms bei 23,2 und die des Kolonkarzinoms bei 45,4 pro 100.000 Einwohner (Krebsregister Saarland 1996).

Dünndarmtumoren sind benigne oder maligne Tumoren, die primär im Duodenum, Jejunum oder Ileum entstehen. Davon zu trennen sind sekundäre Tumoren, also Metastasen.

Pathologisch-anatomisch werden Dünndarmtumoren eingeteilt in epitheliale (benigne/maligne), mesenchymale (benigne/maligne) und lymphatische Neoplasien sowie Hamartome (s. Übersicht). Hamartome sind definiert als Hyperplasien physiologisch vorkommender Gewebeanteile, die jedoch keinen physiologischen Aufbau aufweisen. Karzinoide und Lymphome mit Dünndarmbeteiligung werden in Kap. 65 bzw. 59B beschrieben.

60.1
Epidemiologie

Neoplasien des Dünndarms sind ausgesprochen selten. Da benigne Tumoren im Gegensatz zu malignen häufig asymptomatisch bleiben, sind zuverlässige epidemiologische Daten nur für die malignen Formen verfügbar. In einer großen Sektionsstatistik, die 17.070 Autopsien aus einem Zeitraum von 44 Jahren erfaßt, wurden 69 benigne und 24 maligne Tumoren beschrieben. Klinisch diagnostiziert wurden 46 benigne und 86 maligne Tumoren (Darling u. Welch 1959).

60.2
Ätiologie

Geht es um die Ätiologie von malignen Dünndarmtumoren, so stellt sich weniger die Frage nach ihrer Entstehung, als diejenige, warum in Anbetracht der Länge des Dünndarms und der Größe der Oberfläche seiner Schleimhaut die Inzidenz von Tumoren extrem niedrig ist.

Hierzu gibt es eine Reihe von Hypothesen:
a) Durch das *alkalische Milieu* wird die Bildung von Karzinogenen aus Nitrosaminen verhindert (Herbsman et al. 1980). Gleiches gilt jedoch auch für das Kolon.
b) Der Kontakt von im Speisebrei enthaltenen Karzinogenen mit der Dünndarmschleimhaut ist minimiert aufgrund der
　– relativ *dünnflüssigen Konsistenz* des Dünndarminhalts,
　– *kurzen Passagezeit* im Dünndarm,
　– hohen Aktivität von *mukosaassoziierten Enzymen* (z. B. Benzpyrenhydroxylase), die Karzinogene inaktivieren können.
c) Durch die deutlich geringere *bakterielle Besiedelung* des Dünndarms werden weniger karzinogene Substanzen synthetisiert.

> **Pathologisch-anatomische Klassifikation von Dünndarmtumoren**
>
> - Epitheliale Tumoren (benigne und maligne)
>   - Adenome,
>   - Adenokarzinome,
>   - Karzinoide;
> - mesenchymale Tumoren (benigne und maligne)
>   - Leiomyome, -sarkome,
>   - Lipome,
>   - Hämangiome,
>   - neurogene Tumoren;
> - lymphatische Neoplasien
>   - IPSID („immunoproliferative small intestinal disease"),
>   - maligne Lymphome
>   - diffuse lymphatische Hyperplasie (Pseudolymphom):
> - neuroendokrine Tumoren
> - Hamartome
>   - Brunnerome,
>   - Peutz-Jeghers-Syndrom,
>   - Cronkite-Canada-Syndrom u.a.

d) Dem stark ausgeprägten *Immunsystem* des Dünndarms wird eine entscheidende Rolle bei der Verhinderung von Dünndarmtumoren zugeschrieben. Interessant ist in diesem Zusammenhang, daß der Dünndarm nicht nur relativ resistent gegen das Entstehen von Tumoren, sondern auch gegen das invasive Wachstum ortsfremder Tumoren ist (Lowenfels 1973). So infiltriert das Magenkarzinom nur in den seltensten Fällen das Duodenum.

Andererseits konnten auch prädisponierende Faktoren für eine Tumorentstehung im Dünndarm identifiziert werden.

■ **Umwelteinflüsse.** Die Inzidenz von kolorektalen Karzinomen ist zwar im Vergleich zu Adenokarzinomen des Dünndarms um ein Vielfaches höher, es fällt jedoch auf, daß die Inzidenzen von kolorektalem Karzinom und Dünndarmtumoren sehr gut korrelieren (Lowenfels 1973). In Regionen oder Bevölkerungsgruppen mit einer hohen Inzidenz kolorektaler Karzinome ist auch die Inzidenz für Dünndarmkarzinome relativ hoch und umgekehrt.

■ **Morbus Crohn.** Obwohl bisher nur ca. 100 Adenokarzinome des Dünndarms bei Crohn-Patienten in der Literatur beschrieben wurden, muß der M. Crohn als Risikofaktor angesehen werden. Das relative Risiko wird mit ca. 50 angegeben (Munkholm et al. 1993). Die Karzinome treten im Mittel ca. 20 Jahre nach Erkrankungsbeginn auf und finden sich in den vom M. Crohn bevorzugt befallenen Abschnitten, nämlich im unteren Teil des Ileums. Uneinigkeit besteht darüber, ob ein ausgeschaltetes Segment einen Risikofaktor darstellt. Die präoperative Diagnose gelingt nur in den seltensten Fällen. Zumeist wird sie intraoperativ oder histopathologisch gestellt. Die Prognose ist schlecht (Michelassi et al. 1993).

■ **Zöliakie.** Patienten mit Zöliakie haben ein deutlich erhöhtes Risiko für Lymphome und Adenokarzinome des Dünndarms (Swinson et al. 1983). Für Adenokarzinome wurde ein relatives Risiko von 82,6 errechnet; das Risiko für Lymphome liegt noch höher. Letztere können heute überwiegend als T-Zell-Lymphome klassifiziert werden (Loughran et al. 1986).

■ **Polyposissyndrome.** Bei *familiärer Polyposis coli* treten auch Polypen des Duodenums vermehrt auf. Ihre Häufigkeit wird mit 24–89 % angegeben (Kurtz et al. 1987). Geht man davon aus, daß bei Duodenalpolypen ebenso wie bei Kolonpolypen die Adenom-Karzinom-Sequenz zutrifft (s. unten), so ist das Risiko für ein Karzinom sicherlich erhöht. Es ist daher eine regelmäßige endoskopische Kontrolle zu empfehlen.

Bei dem seltenen *Gardner-Syndrom*, das sich ebenfalls durch eine spezifische Mutation des APC-Gens auszeichnet und heute als phänotypische Variante der familiären Polyposis coli angesehen wird, entstehen Adenokarzinome gehäuft im Duodenum (Schnur et al. 1973).

Auch bei der *HNPCC* („hereditary non polyposis colorectal cancer") ist das relative Risiko für ein Dünndarmkarzinom deutlich erhöht. Es wird mit > 100 angegeben (Vasen et al. 1996) (s. Kap. 52, 53).

Das *Peutz-Jeghers-Syndrom* ist durch multiple Dünndarmhamartome in Kombination mit charakteristischen peri- und intraoralen Pigmentierungen gekennzeichnet. Über eine Hamartom-Adenom-Karzinom-Sequenz ist das Risiko der malignen Entartung deutlich erhöht (Hizawa et al. 1993a) (s. Kap. 53).

Interessanterweise besteht auch eine erhöhte Inzidenz für andere Malignome, z. B. Sertoli-Zelltumoren, Pankreaskarzinome und maligne Adenome der Zervix (Hizawa et al. 1993b).

■ **Weitere Risikofaktoren** für Dünndarmkarzinome stellen das Ileumkonduit und die Ileumneoblase dar (Stone et al. 1987).

60.3
Häufigkeit und Verteilung von benignen und malignen Tumoren des Dünndarms

60.3.1
Benigne Tumoren

> ! Die häufigsten benignen Tumoren des Dünndarms sind Adenome, Leiomyome und Lipome (Tabelle 60.1). Diese machen 60–70% aller benignen Tumorformen aus (Darling u. Welch 1959). Hämangiome, neurogene Tumoren und Peutz-Jeghers-Polypen sind wesentlich seltener.

Bei der Verteilung der Tumoren auf die einzelnen Dünndarmabschnitte fällt auf, daß mehr als 85% aller Adenome im Duodenum lokalisiert sind. Leiomyome finden sich bevorzugt im Jejunum, während Lipome gehäuft im Ileum auftreten.

60.3.2
Maligne Tumoren

Die 4 häufigsten malignen Tumoren sind in abnehmender Häufigkeit das Adenokarzinom, das Karzinoid, das Lymphom und das Leiomyosarkom (Tabelle 60.2).

Adenokarzinome sind vorwiegend im proximalen Dünndarmabschnitt lokalisiert, während sich die anderen Entitäten bevorzugt in den distalen Abschnitten finden. Das Karzinoid findet sich zu fast 80% im Ileum (Tabelle 60.3).

Tabelle 60.1. Häufigste benigne Tumoren des Dünndarms

Tumoren	Häufigkeit in %
Adenome	25–40
Leiomyome	20–25
Lipome	11–15

Tabelle 60.2. Häufigkeit maligner Tumoren des Dünndarms. (Nach Sarkar et al. 1996)

Tumoren	Häufigkeit in %
Adenokarzinom	37,5
Karzinoid	31,8
Lymphom	18,5
Leiomyosarkom	11,3
Sonstige	0,9

60.4
Klinik

Eine typische Symptomatik für Dünndarmtumoren gibt es nicht. Wie bereits oben erwähnt, sind bis zu 75% der benignen Tumoren klinisch inapparent. Die Symptomatik kann beinhalten:
- Subileus oder Ileus (Erbrechen, Schmerzen, Stuhlverhalt),
- Blutung (akut, chronisch),
- abdominelle Raumforderung,
- Perforation,
- unspezifische Tumorsymptomatik.

Das vieldeutige klinische Bild führt häufig zu einer Verschleppung der Diagnose mit konsekutiver Verschlechterung der Prognose.

CAVE

60.4.1
Benigne Tumoren

Adenome
Histologisch wird zwischen Adenomen der Brunner-Drüsen (Brunnerome), der Inselzellen und polypoiden Adenomen unterschieden. Brunnerome sind Hamartome des Duodenums, die zumeist einen Zufallsbefund bei der Endoskopie darstellen. Sie verursachen nur in den seltensten Fällen Symptome und bedürfen keiner Therapie. Inselzelladenome sind Metastasen eines Inselzelltumors oder heterotopes Pankreasgewebe.

■ **Polypoide Adenome.** Polypoide Adenome sind mit 25–40% die häufigsten benignen Tumoren des Dünndarms. Sie werden histologisch vergleichbar mit Kolonpolypen in tubuläre, tubulovillöse und villöse Adenome eingeteilt.

> ! Auffällig ist die extreme Häufung der Polypen im mittleren Teil des duodenalen C bzw. peripapillär (Sellner 1990).

Unklar ist, ob Galle bei der Entstehung der Adenome eine Rolle spielt und ob sie ein Karzinogen darstellt (Ross et al. 1991). Die ähnliche räumliche Verteilung der Adenokarzinome im Dünndarm sowie der Nachweis von Carcinomata in situ in polypoiden Adenomen legt eine Adenom-Karzinom-Sequenz wie bei Kolonpolypen nahe (Sellner 1990). Das Entartungsrisiko wird für tubuläre mit 14,3% und für villöse Adenome mit 36% angegeben.

Adenome verursachen nur sehr selten vor dem 50. Lebensjahr Symptome. Es kann zur Blutung oder zu einem Invaginationsileus kommen.

Leiomyome

Leiomyome sind mit 20–25 % die zweithäufigsten benignen Tumoren des Dünndarms. Sie finden sich vermehrt im distalen Abschnitt. Histologisch besteht der Tumor aus glatten Muskelfasern, die unregelmäßig angeordnet sind. Die Differenzierung zum Leiomyosarkom wird hauptsächlich anhand der Zahl der Mitosen getroffen.

Von den benignen Tumoren führt das Leiomyom am häufigsten zu Symptomen, z.B. durch chronische Blutungen. Große, palpable Tumoren sind nicht selten. Gelegentlich kann ein Ileus Erstmanifestation sein (Abb. 60.1).

Lipome

Lipome des Dünndarms, hier v.a. im Ileum lokalisiert, sind selten. Wesentlich häufiger sind sie im Kolon zu finden. Typischerweise führen sie zu einem Obturations- oder Invaginationsileus. Ohne Symptome ist keine Therapieindikation gegeben.

Polyposissyndrome

■ **Peutz-Jeghers-Syndrom (Spigelman et al. 1995).** Das Peutz-Jeghers-Syndrom ist eine autosomal-dominant vererbte Erkrankung mit inkompletter Penetranz. Das verantwortliche Gen konnte vor kurzem als eine Serin/Threoninkinase identifiziert werden (Hemminiki et al. 1998). Das Syndrom ist gekennzeichnet durch charakteristische peri- und intraorale Pigmentationen, gastrointestinale Hamartome sowie ein erhöhtes Risiko für maligne Tumoren in- und außerhalb des Gastrointestinaltrakts.

Die Erkrankung manifestiert sich in den ersten Lebensjahren. Der häufigste Sitz der Polypen ist der Dünndarm. Histologisch bestehen diese aus glatten Muskelzellen, die sich baumartig verzweigen. Die Mukosa dieser Polypen unterscheidet sich nicht von der normalen Mukosa.

Klinisch fallen die Patienten durch rezidivierende Ileuszustände, seltener durch gastrointestinale Blutungen auf. Die Polypen tragen ein nicht unerhebliches Risiko für eine maligne Entartung. Es wird daher eine Koloskopie, eine Gastroduodenoskopie sowie die Untersuchung des Dünndarms alle 2 Jahre empfohlen. Polypen einer Größe von > 1,5 cm sollten abgetragen werden. Um die Relaparatomiefrequenz zu senken, wurde die intraoperative Enteroskopie über eine Enterotomie mit Abtragung von verbliebenen Polypen vorgeschlagen.

■ **Gardner-Syndrom.** Das Gardner-Syndrom wird durch eine spezifische Mutation des APC-Gens verursacht. Es ist gekennzeichnet durch multipel auftretende Polypen, die neben dem Kolon v.a. im Duodenum lokalisiert sind.

Es besteht ebenfalls ein hohes Entartungsrisiko, weswegen erreichbare Polypen abgetragen werden sollten. Interessanterweise wurde sowohl im Kolon als auch im Duodenum unter einer Therapie mit dem nichtsteroidalen Antirheumatikum Sulindac eine Regression der Polypen beobachtet (Parker et al. 1993).

■ **Cronkhite-Canada-Syndrom (Daniel et al. 1982).** Das Cronkhite-Canada-Syndrom ist eine Rarität, das neben Nagel- und Haardystrophien eine ausgedehnte Polyposis des gesamten Gastrointestinaltrakts mit Ausnahme des Ösophagus aufweist. Die Erkrankung scheint nicht erblich zu sein. Klinisch stehen Malabsorption mit Kachexie und schweren Infektionen im Vordergrund. Die Prognose ist extrem schlecht.

■ **Cowden-Syndrom (Starink et al. 1986).** Bisher sind ca. 160 Fälle dieser autosomal-dominanten Erkrankung beschrieben. Sie manifestiert sich v.a. durch mukokutane Veränderungen (Papeln, Mukosapapillome, Fibrome), Schilddrüsenerkrankungen, Mammakarzinome und multiple hamartöse Polypen des Gastrointestinaltrakts.

■ **Ruvalcaba-Myhre-Smith- oder Bannayan-Riley-Ruvalcaba-Syndrom (Gorlin et al. 1992).** Dieses Syndrom (autosomal-dominant) geht mit einer Makrozephalie und einer intestinalen Polyposis, die das Kolon und distale Ileum betrifft, einher.

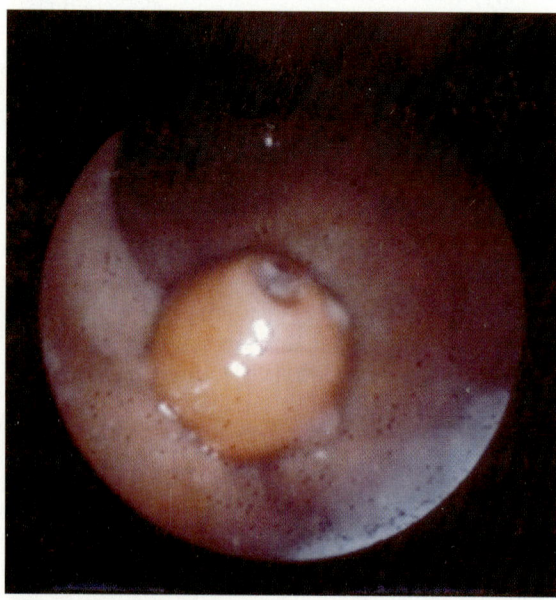

Abb. 60.1 Typischer endoskopischer Befund eine Leiomyoms des Dünndarms

Hämangiome

Bevorzugte Lage der Hämangiome ist das Jejunum. Symptomatisch werden sie durch Blutungen.

60.4.2 Maligne Tumoren

Adenokarzinome

Adenokarzinome sind mit den Karzinoiden die häufigsten Malignome des Dünndarms (vgl. Tabelle 60.3). Auf den ätiologischen Zusammenhang zwischen Adenomen und Adenokarzinomen wurde bereits hingewiesen. Das Durchschnittsalter bei Diagnosestellung beträgt ca. 50 Jahre; Männer sind etwas häufiger betroffen als Frauen.

Die Patienten werden durch eine allgemeine Tumorsymptomatik, Zeichen der Obstruktion, eine Blutungsanämie oder bei peripapillär gelegenen Tumoren durch einen Ikterus auffällig.

Bei Diagnosestellung befinden sich ca. 50 % der Tumoren in einem fortgeschrittenen, nichtresezierbarem Stadium (Zornig u. Klomp 1989). Der Hauptmetastasierungsweg sind die regionalen Lymphknoten und die Leber. Die Tabelle 60.4 gibt einen Überblick über die 1997 überarbeitete TNM-Klassifikation.

Leiomyosarkome

Die Unterscheidung zwischen dem Leiomyom und dem Leiomyosarkom kann lichtmikroskopisch sehr schwer sein. Sarkome weisen im Gegensatz zu den benignen Tumoren eine hohe Zahl an Mitosen und Zellatypien auf, wobei die Differenzierung eine rein quantitative und keine qualitative ist.

Das Manifestationsalter liegt bei etwa 60 Jahren. Die Tumoren können eine beeindruckende Größe annehmen und sind häufig durch die Bauchdecke palpabel. Abdominelle Schmerzen, chronische oder akute Blutungen und in seltenen Fällen Ileuszustände bestimmen das klinische Bild. Auch Perforationen können auftreten. Leiomyosarkome metastasieren vornehmlich hämatogen in Leber und Lunge.

Lymphome und Karzinoide (s. Kap. 59B)

Diese beiden Tumorenformen werden in separaten Kapiteln behandelt. Hier soll nur erwähnt werden, daß Lymphome neben einer allgemeinen Tumorsymptomatik in einem hohen Prozentsatz durch eine Perforation klinisch manifest werden (Green et al. 1979). Karzinoide verursachen entweder einen Ileus oder in metastasiertem Stadium das Karzinoidsyndrom.

60.5 Diagnostik

Neben Anamnese und klinischer Untersuchung sollte die initiale Diagnostik einen Hämokkulttest beinhalten, da 23–53 % aller Dünndarmtumoren bluten (Darling u. Welch 1959). Viele Dünndarmtumoren werden im Rahmen der Diagnostik einer chronischen Blutungsanämie entdeckt.

Die Röntgenleeraufnahme des Abdomens ist in der Akutsituation (Ileus, Perforation) wegweisend. Bei Verdacht auf Karzinoid ist die Bestimmung des Serotoninmetaboliten 5-Hydroxyindolessigsäure im 24 h-Sammelurin weiterführend.

Die diagnostischen Verfahren bei Verdacht auf einen Dünndarmtumor bzw. eine okkulte gastrointestinale Blutung, was häufig das führende Symptom ist, sind im folgenden aufgeführt.
– Endoskopie,
– Sonographie,
– Kontrastmitteldarstellung des Dünndarms nach Sellink,
– Angiographie,
– Szintigraphie,
– Computertomographie.

Endoskopie

Die Routineendoskopie des unteren und oberen Gastrointestinaltrakts wird insbesondere bei der Suche nach einer Blutungsquelle durchgeführt. Der Bulbus duodeni sowie der mittlere Teil des duodenalen C sind mit dem Gastroskop in jedem Fall zu beurteilen, während die letzten 5–25 cm des Ileums mit der retrograden Ileuskopie erreichbar sind.

Tabelle 60.3. Verteilung maligner Tumoren des Dünndarms (in %)

Tumor	Dünndarmabschnitt in %		
	Duodenum	Jejunum	Ileum
Adenokarzinom	41–76	12–38	11–22
Karzinoid	6–9	14–20	74–77
Lymphom	12	28–40	28–59
Leiomyosarkom	16–21,5	26–44,5	39,5–58

Tabelle 60.4. TNM-Stadien von Dünndarmkarzinomen

Tis	Carcinoma in situ
T1	Tumor infiltriert Lamina propria oder Submukosa
T2	Tumor infiltriert Muscularis propria
T3	Tumor infiltriert die Subserosa mit Ausdehnung in das Mesenterium oder Retroperitoneum ≤ 2 cm
T4	Tumor durchbricht das viszerale Peritoneum oder infiltriert direkt in andere Organe oder das Mesenterium/Retroperitoneum > 2 cm
N1	Regionäre Lymphknoten
M1	Fernmetastasen

Für die endoskopische Untersuchung des eigentlichen Dünndarms stehen 2 Methoden zur Verfügung: Die Pushenteroskopie sowie die Sondenenteroskopie.

■ **Pushenteroskopie.** Sie kann mit einem Kinderkoloskop oder einem speziell dafür entwickelten Instrument durchgeführt werden. Bei einer Inserationstiefe von bis zu 120 cm nach dem Treitz-Band kann der Darm bis zur Mitte bzw. dem Ende des Jejunums beurteilt werden (Pennazio et al. 1995).

■ **Sondenenteroskopie.** Sie bedient sich eines wesentlich dünneren Instruments, das über die Nase eingeführt wird und an der Spitze mit einem Ballon versehen ist. Er wird mit der Peristaltik im Idealfall bis zur Ileozökalklappe transportiert. Dies dauert 8–12 h. Die Beurteilung der Schleimhaut erfolgt bei dem Rückzug des Gerätes.

■ **Beide Methoden haben Vor- und Nachteile.** Nachteilig ist bei der Sondenenteroskopie die Dauer der Untersuchung, das Fehlen eines Arbeitskanals, die Tatsache, daß nur 50–70 % der passierten Schleimhaut beurteilt werden können, und die Belastung der Patienten.

Der Nachteil der Pushenteroskopie liegt in der limitierten Reichweite. Werden jedoch Pushenteroskopie und retrograde Ileoskopie kombiniert, kann ein Großteil der Tumoren diagnostiziert werden.

In 49–61 % der Fälle eines Verdachts auf eine Dünndarmerkrankung konnte mit Hilfe der Pushenteroskopie eine definitive Diagnose gestellt werden (Rösch u. Allescher 1996). Eine Blutungsquelle konnte in bis zu 45 % der Patienten mit unklarer intestinaler Blutung lokalisiert werden (Davies et al. 1995). Die Zahlen für die Sondenenteroskopie liegen ähnlich (Lewis et al. 1991).

> ! Wichtig ist, daß bis zu 50 % der durch Enteroskopie entdeckten Dünndarmveränderungen innerhalb der Reichweite eines Standardgastroskops liegen (Rösch u. Allescher 1996).

Einen festen Platz hat die Enteroskopie bei der Routinekontrolle von Patienten mit Polyposissyndromen, da die Biopsie oder Abtragung eines Polypen in gleicher Sitzung möglich ist.

Ultraschall

Die Abdomensonographie vermag nur in den seltensten Fällen den Primärtumor darzustellen. Hilfreich ist die Sonographie bei der Untersuchung der Leber auf Metastasen.

Kontrastmitteldarstellung des Dünndarms
(s. Kap. 92)

Zentrales Diagnostikum und Goldstandard bei der Untersuchung des gesamten Dünndarms ist die Kontrastmitteldarstellung des Dünndarms nach Sellink. In den meisten Belangen ist sie einer einfachen Magen-Dünndarm-Passage (MDP) überlegen (Gurian et al. 1982). Dies trifft insbesondere für tumoröse Veränderungen zu.

Für die Untersuchungsmethode nach Sellink werden Sensitivitäten von bis zu 96 % angegeben. Im Vergleich dazu konnte durch die MDP bei dem gleichen Untersuchungsklientel nur in 61–65 % der Fälle die richtige Diagnose gestellt werden (Bessette et al. 1989; Gurian et al. 1982).

Computertomographie

Die CT des Abdomens ist unabdingbar bei dem Staging eines diagnostizierten malignen Tumors des Dünndarms. Überwiegend werden Dünndarmtumoren heute mittels CT diagnostiziert. So konnte z. B. in einer retrospektiven Analyse in 73 % der Fälle der Tumor gesehen und in 97 % dieser Fälle der Tumortyp anhand radiologischer Kriterien korrekt bezeichnet werden (Dudiak et al. 1989). Die am häufigsten übersehenen Tumoren waren Leiomyome und Karzinoide.

Angiographie

Die Indikation zur Angiographie ist bei unklarer intestinaler Blutung und ansonsten leerer Diagnostik gegeben. Standard ist heute die superselektive Angiographie. In einer Studie konnte bei 17 % von Fällen mit unklarer gastrointestinaler Blutungsquelle mittels der Angiographie die Ursache im Dünndarm gefunden werden (Allison et al. 1982). Leiomyome und Leiomyosarkome sind stark vaskularisiert, während Adenokarzinome eher hypovaskulär sind.

Szintigraphie

Die Indikationsstellung ist vergleichbar mit derjenigen der Angiographie. Sie wird zur Lokalisation unklarer Blutungsquellen eingesetzt.

60.6
Therapie und Prognose

60.6.1
Benigne Tumoren

Adenome

Adenome sollten, wenn irgend möglich, komplett abgetragen werden. In den meisten Fällen gelingt dies endoskopisch. Villöse Adenome, die nicht in toto entfernt werden konnten, müssen aufgrund ihres hohen Entartungsrisikos chirurgisch nachreseziert werden. Hinter bioptisch gesicherten Adenomen der Papille verbirgt sich häufig ein Karzinom, weswegen bei peripapillär und papillär gelegenen Adenomen eine Whipple-Operation indiziert ist.

Andere benigne Dünndarmtumoren
Bei symptomatischen Polypen, insbesondere bei Polyposissyndromen, hat sich die intraoperative endoskopische Entfernung aller erreichbaren Polypen als prophylaktisch sinnvolle Maßnahme erwiesen. Ansonsten genügt bei benignen Dünndarmtumoren eine Segmentresektion mit End-zu-End-Anastomose.

60.6.2 Maligne Tumoren

Adenokarzinom
Der kurative Therapieansatz beinhaltet eine ausgedehnte Resektion des befallenen Dünndarmabschnitts unter Mitnahme des Mesenteriums und der Lymphknoten. Unter kurativer Intention können jedoch nur maximal 65% aller Patienten operiert werden (Ouriel u. Adams 1984). Die Gesamtüberlebensrate nach 5 Jahren wird mit 25–30% angegeben, wobei die Prognose eindeutig vom Lymphknotenstadium abhängt (DiSario et al. 1994; Zornig u. Klomp 1989). Sind die Lymphknoten nicht befallen, überleben 70% die ersten 5 Jahre, bei Befall jedoch nur 13%.

Neben Bypassoperationen stehen palliativ prinzipiell Chemo- und Strahlentherapie zur Verfügung, über deren Wertigkeit aber angesichts der niedrigen Fallzahlen keine valide Aussage getroffen werden kann. Als Orientierungshilfe sollte das Vorgehen bei Adenokarzinomen des Kolons dienen.

Leiomyosarkome
Die Heilung dieser Tumoren setzt ihre komplette Resektion voraus. Aufgrund der seltenen lymphogenen Metastasierung ist eine Lymphknotenausräumung nicht notwendig. Die Fünfjahresüberlebensrate liegt bei 20–50% (Ranchod u. Kempson 1977). In Einzelfällen kann eine anthrazyklinhaltige Chemotherapie auch im fortgeschrittenen Stadium zu einer deutlichen Tumorreduktion führen.

60.7 Metastasen

Mit Ausnahme des malignen Melanoms sind Dünndarmmetastasen anderer maligner Tumoren eine Rarität. Eine interessante Beobachtung ist, daß unter einer Steroidtherapie wesentlich mehr Metastasen eines Mammakarzinoms auftraten als ohne (Hartman u. Sherlock 1961).

Sektionsstatistiken geben Metastasierungsraten für das maligne Melanom mit bis zu 58% an (Das Gupta u. Brasfield 1964). Die meist submukös gelegenen Metastasen können einen Invaginationsileus oder therapierefraktäre Blutungen verursachen. Wenn möglich, sollte eine palliative Resektion durchgeführt werden. 99% dieser Patienten versterben innerhalb von Jahresfrist.

Literatur

Allison DJ, Hemingway AP, Cunningham DA (1982) Angiography in gastrointestinal bleeding. Lancet 2: 30–33
Bessette JR, Maglinte DDT, Kelvin FM et al. (1989) Primary malignant tumors in the small bowel: a comparison of the small-bowel enema and conventional follow-through examination. Am J Roentgenol 153: 741–744
Daniel ES, Ludwig SL, Lewin KJ et al. (1982) The Cronkhite-Canada syndrome: an analysis of clinical and pathologic features and therapy in 55 patients. Medicine (Baltimore) 61: 293–309
Darling RC, Welch CE (1959) Tumors of the small intestine. N Engl J Med 260: 397–408
Das Gupta T, Brasfield R (1964) Metastatic melanoma of the gastrointestinal tract. Arch Surg 88: 969–973
Davies GR, Benson MJ, Gertner DJ et al. (1995) Diagnostic and therapeutic push type enteroscopy in clinical use. Gut 37: 346–352
DiSario JA, Burt RW, Vargas H et al. (1994) Small bowel cancer: epidemiological and clinical characteristics from a population-based registry. Am J Gastroenterol 89: 699–701
Dudiak KM, Johnson CD, Stephens DH (1989) Pictorial assay of the small intestine: CT evaluation. Am J Roentgenol 152: 995–998
Gorlin RJ, Cohen MM, Condon LM (1992) Bannayan-Riley-Ruvalcaba syndrome. Am J Med Genet 44: 307–314
Gurian L, Jendrzejewski J, Katon R et al. (1982) Small-bowel enema. An underutilized method of small-bowel examination. Dig Dis Sci 27: 1101–1108
Hemminki A, Markie D, Tomlinson I et al. (1998) A serine/theonine kinase gene defective in Peutz-Jeghers syndrome. Nature 391: 184–187
Hartman WH, Sherlock P (1961) Gastroduodenal metastases from carcinoma of the breast. An adrenal steroid-induced phenomenon. Cancer 14: 426–431
Herbsman H, Wetstein L, Rosen Y et al. (1980) Tumors of the small intestine. Curr Probl Surg 17: 121–128
Hizawa K, Iida MI, Matsumoto T et al. (1993a) Neoplastic transformation arising in Peutz-Jeghers polyposis. Dis Colon Rectum 36: 953–957
Hizawa K, Iida MI, Matsumoto T et al. (1993b) Cancer in Peutz-Jeghers syndrome. Cancer 72: 2777–2781
Hölzel D, Klanert A, Schmidt M (1996) Krebs: Häufigkeiten, Befunde und Behandlungsergebnisse. Perspektiven für die Krebsdiskussion und eine quantitative klinisch-epidemiologische Onkologie aus dem Tumorregister München. Zuckschwerdt, München Bern Wien New York

Khojastech A, Haghshenass M, Haghighi P (1983) Immunoproliferative small intestinal disease: a „third world lesion". N Engl J Med 308: 1401–1405

Krebsregister Saarland 1993 – Jahresbericht (1996) Morbidität und Mortalität an bösartigen Neubildungen im Saarland. Sonderhefte 1996. Statistisches Landesamt Saarland

Kurtz RC, Sternberg SS, Miller HH et al. (1987) Upper gastrointestinal neoplasia in familial polyposis. Dig Dis Sci 32: 459–465

Lewis BS, Kornbluth A, Waye JD (1991) Small bowel tumours: yield of enteroscopy. Gut 32: 763–765

Loughran TP, Kadin ME, Deeg HJ (1986) T-cell intestinal lymphoma associated with celiac sprue. Ann Intern Med 104: 44–47

Lowenfels AB (1973) Why are small-bowel tumors so rare? Lancet 1: 24–26

Michelassi F, Testa G, Pomidor WJ et al. (1993) Adenocarcinoma complicating Crohn's disease. Dis Colon Rectum 36: 654–661

Munkholm P, Langholz E, Davidsen M et al. (1993) Intestinal cancer risk and mortality in patients with Crohn's disease. Gastroenterology 105: 1716–1723

Ouriel K, Adams JT (1984) Adenocarcinoma of the small intestine. Am J Surg 147: 66–71

Parker AL, Kadakia SC, Maccini DM (1993) Disappearance of duodenal polyps in Gardner's syndrome with sulindac therapy. Am J Gastroenterol 88: 93–94

Pennazio M, Arrigoni A, Risio M et al. (1995) Clinical evaluation of push-type enteroscopy. Endoscopy 27: 164–170

Ranchod M, Kempson RI (1977) Smooth muscle tumors of the gastrointestinal tract and retroperitoneum: a pathologic analysis of 100 cases. Cancer 39: 255–262

Rösch T, Allescher HD (1996) DDW Congress Report 1995. San Diego, 14–17 May 1995. Endoscopy 27: 516–560

Ross RK, Hertnett NM, Bernstein L et al. (1991) Epidemiology of adenocarcinomas of the small intestine: is bile a small bowel carcinogen? Br J Cancer 63: 143–145

Sarkar MR, Laqua D, Bähr R (1996) Die Behandlung der Dünndarmtumoren. Klinische Ergebnisse aus 31 Jahren/ Literaturübersicht. Leber Magen Darm 26: 204–214

Schnur PL, David E, Brown PW Jr et al. (1973) Adenocarcinoma of the duodenum and the Gardner syndrome. JAMA 223: 1229–1232

Sellner F (1990) Investigation on the significance of the adenoma-carcinoma sequence in the small bowel. Cancer 66: 702–715

Spigelman AD, Arese P, Phillips RKS (1995) Polyposis: the Peutz-Jeghers syndrome. Br J Surg 82: 1311–1314

Starink TM, van Der Veen JW, De Waal LP et al. (1986) The Cowden syndrome: a clinical and genetic study in 21 patients. Clin Genet 29: 222–233

Stone AR, Davies N, Stephenson TP (1987) Carcinoma associated with augmentation cystoplasty. Br J Urol 60: 236–238

Swinson CM, Slavin G, Coles EC et al. (1983) Coeliac disease and malignancy. Lancet 1: 111–115

Vasen HFA, Wijnen JTh, Menko FH et al. (1996) Cancer risk in families with hereditary nonpolyposis colorectal cancer diagnosed by mutation analysis. Gastroenterology 110: 1020–1027

Weiss NS, Yang CP (1987) Incidence of histologic types of cancer of the small intestine. J Natl Cancer Inst 78: 653–656

Zornig C, Klomp H-J (1989) Das Dünndarmcarcinom. Chirurg 60: 603–606

Kolontumoren

H.P. Dienes · J. Klempnauer
S. Petrasch · U. Wengler-Becker · W. Schmiegel

INHALT

61.1 Epidemiologie, Inzidenz, Ätiologie *675*
61.2 Histologie *675*
61.2.1 Benigne Kolontumoren *675*
61.2.2 Präkanzerosen *676*
61.2.3 Kolonkarzinome *677*
61.2.4 Histopathologische Beurteilung *679*
61.3 Diagnostische Maßnahmen *679*
61.3.1 Lokalisation *679*
61.3.2 Regionäre Lymphknotenmetastasierung *679*
61.3.3 Tumorklassifikation und Stadieneinteilung *680*
61.3.4 Klinik und präoperative Diagnostik *680*
61.4 Operative Therapie der kolorektalen Karzinome *682*
61.4.1 Indikation zur operativen Therapie *682*
61.4.2 Vorbereitung zur Operation *683*
61.4.3 Operatives Vorgehen beim Kolonkarzinom *684*
61.4.4 Operatives Vorgehen beim Rektumkarzinom *685*
61.5 Adjuvante Therapie *687*
61.5.1 Kolonkarzinom *687*
61.5.2 Rektumkarzinom *688*
61.5.3 Adjuvante Immuntherapie *689*
61.6 Palliative Chemotherapie *689*
61.7 Nachsorge *692*
61.7.1 Prognose der kolorektalen Karzinome *692*
61.7.2 Nachsorge beim kolorektalen Karzinom *694*

Benigne Kolontumoren sind die verschiedenen Arten von Polypen. Adenome oder adenomatöse Polypen gelten als Präkanzerosen.

Kolonkarzinome sind zu 90 % Adenokarzinome. Risikofaktoren stellen Polyposissyndrome und die Colitis ulcerosa dar.

Für die kolorektalen Karzinome ist die Primärtherapie die chirurgische.

61.1
Epidemiologie, Inzidenz, Ätiologie

Die Inzidenz der kolorektalen Karzinome hat sich von 1960 bis 1980 verdoppelt. Derzeit versterben in Deutschland jährlich 30.000 Patienten an einem kolorektalen Karzinom, die jährlichen Neuerkrankungsrate liegt über 50.000. In der Bundesrepublik stehen die kolorektalen Karzinome an 2. Stelle der tumorbedingten Todesursachen-Statistik (Frauen und Männer zusammen; Seidensticker u. Schmiegel 1998). Ungefähr die Hälfte aller Patienten, die an einem kolorektalen Karzinom erkranken, versterben auch an dem Tumor.

Das Risiko, ein kolorektales Karzinom in der Alterspanne von 50–75 zu entwickeln, liegt in den Vereinigten Staaten ungefähr bei 5 %.

Das Kolonkarzinom stellt eine Rarität bei Individuen unter 20 Jahren dar. In dieser Altersgruppe wird mit einer Inzidenzrate von 2 pro einer Million gerechnet. Die äußeren Risikofaktoren betreffen v. a. diätetische Bedingungen wie hochkalorische Nahrungszufuhr und einseitige Ernährung ohne Ballaststoffe wie frisches Obst, Gemüse und verminderte Kalziumaufnahme (siehe Kap. 55).

Genetische Faktoren werden v. a. im Rahmen der Polyposissyndrome gesehen. Insgesamt wurde errechnet, daß etwa 6 % der sporadischen kolorektalen Karzinome auf dem Boden einer genetischen Prädisposition entstehen (Ponz de Leon 1996). Eine vorangehende Colitis ulcerosa bedingt ebenfalls ein erhöhtes Risiko (s. Kap. 52). Ab einer Erkrankungsdauer von 8–10 Jahren ist das Karzinomrisiko signifikant erhöht. Bei linksseitiger Kolitis besteht ein 2,8faches, bei Pancolitis ein 14,8fach erhöhtes Risiko (Seidensticker u. Schmiegel 1998).

61.2
Histologie

61.2.1
Benigne Kolontumoren

Hyperplastische Polypen

Diese stellen den größten Teil der benignen Kolontumoren, und Untersuchungen haben ergeben, daß etwa 40 % aller Erwachsenen vor dem 40. Lebensjahr und 75 % nach dem Alter von 40 Jahren diese Tumoren tragen. Die meisten hyperplastischen Polypen entstehen im Rektum/Sigmoid, wo sie isoliert oder multipel flach-konvexe Schleimhautvorwölbungen mit glatter Oberfläche bilden. Sie werden selten größer als 5 mm im Durchmesser und können makroskopisch nicht von echten Adenomen unterschieden werden.

Die Histologie zeigt im Kryptenanschnitt ein sägeblattartiges Muster. Es sind alle Zellarten wie intermediäre Zellen mit kleinen apikalen Schleimtropfen, Becherzellen sowie Zylinderepithelien und unreife Zellen vertreten. Auch endokrine Zellen sind in der Kryptenbasis zu erkennen. Es findet sich ein Differenzierungsgradient von der Kryptenbasis zur Oberfläche hin.

> ! Es besteht allgemeine Übereinstimmung, daß sich aus den hyperplastischen Polypen keine Karzinome entwickeln und sie deshalb nicht als Präkanzerosen anzusehen sind (Cooper 1992).

Juveniler Typ
Diese Form von Polypen werden als hamartöse gastrointestinale Schleimhautproliferation angesehen mit einem Altersgipfel bei 4–5 Jahren. Selten einmal können diese juvenilen Polypen auch im Erwachsenenalter diagnostiziert werden (Waye et al. 1988). Es handelt sich um Polypen von durchschnittlich 1–3 cm Durchmesser, die mit einem Stiel versehen sind. Die Oberfläche ist glatt, hellrot und leicht verletzlich.

Histologisch zeigen sie bei kleiner Vergrößerung im Anschnitt zystisch erweiterte Drüsen inmitten eines breiten entzündlich veränderten Stromas. An der Oberfläche selbst findet sich häufig Granulationsgewebe als Hinweis für entzündliche Mikrotraumata. Mit zunehmendem Alter zeigen sich fortschreitende, entzündlich vernarbende Veränderungen mit Einblutung, Eisenablagerung und Narbengewebe. Die Drüsen selbst werden von kubischem bis zylindrischem Epithel mit deutlicher Schleimbildung ausgekleidet. Endokrine Zellen oder Paneth-Körnerzellen sind reduziert.

Peutz-Jeghers-Polyp
Auch bei dieser Form der Polypen nimmt man eine hamartöse Ursache an, die den gesamten Gastrointestinaltrakt betrifft. Sie treten deswegen meistens multipel auf, sind gestielt mit glatter Oberfläche und zeigen einen mittleren Durchmesser von 0,5–3 cm. Die Oberfläche kann erodiert sein mit Einblutung. Die zystisch erweiterten Drüsen liegen oft in einem breiten entzündlich veränderten Stroma, sind oft verzweigt und werden von einem verschleimenden Zylinderepithel ausgekleidet. Das charakteristische Merkmal der Peutz-Jeghers-Polypen ist die baumartige Verzweigung der Muscularis mucosae, wobei sich die Fasern nach peripher hin verdünnen. Durch die Aufsplitterung der Muscularis mucosae kann oft das Bild einer Pseudoinvasion entstehen. Auch die Peutz-Jeghers-Polypen sind nicht als Präkanzerosen anzusehen, obwohl in Einzelfällen adenomatöse Veränderungen entstehen können (Fenoglio-Preiser 1991).

61.2.2
Präkanzerosen

Adenome oder adenomatöse Polypen
Adenome präsentieren den Prototyp einer intestinalen Präkanzerose. An diesem Beispiel wurde auch die klassische Adenom-Karzinom-Sequenz als schrittweise Karzinogenese analysiert (s. Kap. 52). Nach dem 40. Lebensjahr steigt die Inzidenz der Adenome deutlich an mit einem Altersgipfel zwischen 60–70 Jahren.

Die Adenome sind vorwiegend im aboralen Teil des Kolons lokalisiert. Bei älteren Patienten wird aber eine zunehmende Entstehung auch im Bereich des rechten Kolons gesehen.

■ **Makroskopischer Aspekt.** Er umfaßt im wesentlichen 3 Formen:

- gestielte Adenome,
- breitbasige Adenome und
- sog. flache Adenome,

wobei die Verteilungszahlen unterschiedlich angegeben werden. Eine neuere Studie mit großem Untersuchungsgut zeigte etwa 70 % Häufigkeit für die polypoide Form, 18 % für die breitbasige und 12 % für die flache Wachstumsform (Kubota u. Kino 1993).

■ **Histologie.** Es werden 3 histologische Typen unterschieden: tubulär, villös und tubulovillös. Die *tubulären Adenome* sind am häufigsten und ahmen das ursprüngliche Kryptenmuster noch am stärksten nach. Mit zunehmender Dysplasie finden sich in den Drüsenepithelien Kernhäufung, Mitosefiguren, Verlust der polaren Ausrichtung der Kerne und Reduktion des Becherzellgehalts. Gleichzeitig geht auch die Wachstumsrichtung von der vertikalen in die horizontale über. Endokrine Zellen und Paneth-Körnerzellen können noch lange nachweisbar bleiben.

Die *villösen Adenome* zeigen lange fingerförmige Stromafortsätze, die von adenomatösem Epithel überzogen werden. Villöse Adenome bilden makroskopisch immer ein breitbasiges Wachstumsmuster. Wachstum und Differenzierung erfolgt in den villösen Adenomen entlang den Zotten zur Oberfläche hin. Eine histologische Sonderform sind die sog. gezackten Adenome, die die Struktur der hyperplastischen Polypen imitieren, zytologisch jedoch adenomatöse Polypen sind. Sie zeigen alle Charakteristika mit Schleimbildung, verstärkter Mitosefrequenz und Verschiebung der Kern-Plasma-Relation.

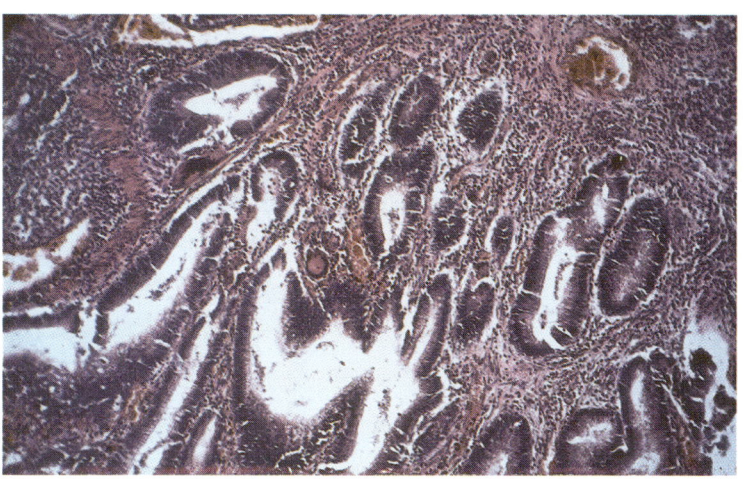

Abb. 61.1. Histologie des Adenokarzinoms des Kolons (HE; × 60)

Malignes Potential und histologische Graduierung der Dysplasie

Der Entdifferenzierungsgrad der tubulären Adenome wird mit einfach dysplastisch oder schwergradig dysplastisch angegeben. Einige Autoren (Whitehead 1994) nehmen noch einen mittleren Dyplasie- oder Atypiegrad hinzu. Der schwere Atypiegrad (oder Grad III) entspricht von der Biologie und auch von der Morphologie her einem Carcinoma in situ, d.h. man sieht histologische Muster eines Karzinoms mit Verlust des Stromas, horizontalem Wachstumsmuster, Drüsen in Drüsenformationen, vermehrten Mitosen und Verlust der polaren Ausrichtung der mehrreihig angeordneten Kerne. Es ist jedoch noch kein invasives Wachstum zu erkennen. Unter Umständen kann es äußerst schwierig sein, ein sog. pseudoinvasives Wachstum von einem echten zu unterscheiden, was am besten mit Hilfe von Bindegewebsfärbungen und gründlicher zytologischer Analyse gelingt.

Zusammenfassung

1. Kolonadenome sind obligate Präkanzerosen.
2. Sie sollten aus diagnostischen und therapeutischen Gründen komplett entfernt werden.
3. Sie erfordern eine spezielle minutiöse pathologische Aufarbeitung.
4. Der Pathologe gibt eine Stellungnahme ab zum Typ, Differenzierungsgrad (ggf. Karzinom) und zur Entfernung in toto.

61.2.3 Kolonkarzinome

Adenokarzinome und ihre Varianten machen über 90% aller malignen Tumoren des Darmtrakts aus. Makroskopisch ergibt der endoskopische Befund in der Regel flach erhabene Tumoren oder exophytische wie Polypen. Im weiteren Verlauf zeigt sich v.a. beim infiltrierenden Wachstum eine zentrale Ulzeration. Im Colon transversum und descendens entstehen auch zirkulär infiltrierende und ulzerierende Karzinome, die oft zur Stenose führen. In letzter Zeit wurden in Japan sog. flache Frühkarzinome beschrieben, die in Schleimhautniveau wachsen oder nur leicht erhaben sind und oft nur wenige Millimeter im Durchmesser betragen. Die Mehrheit dieser flachen Frühkarzinome sind nicht mit vorbestehenden Adenomen verknüpft. Dieser Subtyp zeigt frühzeitig invasives Wachstum. Eine submukosale Invasion wurde schon in Läsionen unter 7 mm Durchmesser beobachtet (Kuramoto u. Oohara 1989).

Histopathologie

In der Regel handelt es sich um Adenokarzinome, die das Kryptenwachstum imitieren (Abb. 61.1). Die Drüsenepithelien weisen alle Kriterien der Malignität auf, mit vergrößerten hyperchromatischen Kernen und Verschiebung der Kernplasmarelation, prominenten Nukleolen und Reduktion der Schleimbildung.

An der Tumorfront in der Peripherie ist die Entdifferenzierung oft weiter fortgeschritten. Der Differenzierungsgrad bestimmt sich nach dem Anteil der drüsigen Elemente und liegt bei unter 25% in den wenig differenzierten, über 25% bei den mäßig differenzierten und bei den gutdifferenzierten findet sich ein durchgehendes tubuläres Muster (Whitehead 1994). Im Tumorzentrum ist die desmoplastische Reaktion am stärksten ausgeprägt. Der Anteil der endokrinen Zellen, die in etwa 50% aller Adenokarzinome nachweisbar sind, soll einen Einfluß auf die Prognose haben, wenn mehr als eine Chromogranin-positive Zelle pro mm^2 nachweisbar

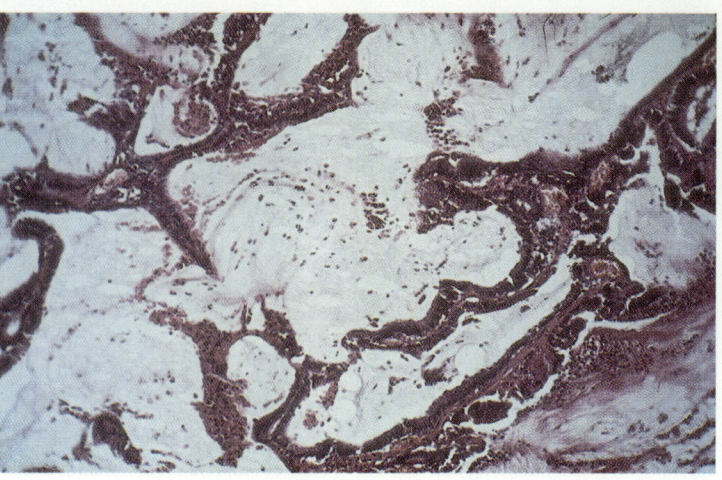

Abb. 61.2. Histologie des muzinösen Adenokarzinoms des Kolons (HE; × 80)

ist. Es gibt aber keine Korrelation zwischen der Anwesenheit von endokrinen Zellen, die aus undifferenzierten Kryptenzellen entstehen und dem Differenzierungsgrad des adenomatösen Anteils. Der histologische Differenzierungsgrad beeinflußt die Prognose weniger als das Vorhandensein von Lymphgefäßinfiltration und weniger als das Tumorstadium.

WHO-Klassifikation der primären kolorektalen Tumoren

Epitheliale Tumoren
- Adenokarzinom,
- muzinöses Adenokarzinom,
- Siegelringzellkarzinom,
- Plattenepithelkarzinom,
- adenosquamöses Karzinom,
- undifferenziertes Karzinom,
- kolloides Karzinom,
- nicht klassifizierbares Karzinom.

Karzinoidtumoren
- argentaffin,
- nicht argentaffin,
- mit gemischten Mustern.

Nichtepitheliale Tumoren
- Leiomyosarkom,
- hämatopoietische und lymphatische Neoplasien,
- nicht klassifizierbare Tumoren.

Histopathologische Sonderformen

■ **Schleimbildende Tumoren.** Wenn mehr als 50 % der Tumorzellen Schleim produzieren, wird das Karzinom als muzinöses Adenokarzinom bezeichnet (Abb. 61.2), wobei 2 Subtypen zu unterscheiden sind. Handelt es sich um eine extrazelluläre Verschleimung, findet man große Schleimseen, in denen maligne Zylinderepithelien schwimmen. Diese Tumoren zeigen wenig Stroma und werden wegen ihrer makroskopischen Beschaffenheit auch als sog. Kolloidtumoren bezeichnet. Bei primär intrazellulärer Verschleimung kommt es zur Bildung von sog. Siegelringzellen, wie sie auch vom Magenkarzinom bekannt sind. Die schleimbildenden Tumoren haben prinzipiell eine schlechtere Prognose als die übrigen Adenokarzinome. Die durchschnittliche Fünfjahresüberlebensrate der muzinösen Karzinome ist mit 18 %, die der gewöhnlichen Adenokarzinome mit 33 % angesetzt worden. Vor allem die Siegelringzellkarzinome können in Form einer sog. Linitis plastica frühzeitig die gesamte Darmwand durchsetzen und zu einer massiven Verdickung mit Lichtungsstenose führen.

■ **Becherzellkarzinoidtumoren oder Adenokarzinoidtumoren.** Diese treten am häufigsten in der Appendix auf, können jedoch auch die anderen Kolonsegmente betreffen. Histopathologisch handelt es sich um eine Mischung aus muzinösen Zellen mit variablen Anteilen von endokrinen Zellen und Paneth-Körnerzellen (Watson u. Alguacil-Garcia 1987).

■ **Andere Tumortypen.** Das adenosquamöse Karzinom ist ein seltener Tumor des Kolons. Die Hälfte der Tumoren entsteht im Rektum und Sigma und etwa 20 % im Zökum (Peonim et al. 1983).

Plattenepithelkarzinome des Kolons sind Raritäten, wenn die strikten Kriterien angelegt werden, die Metastasen oder Per-continuitatem-Wachstum von Plattenepithelkarzinomen anderer Lokalisationen ausschließen.

Die histologische Gruppe der Kleinzellkarzinome kann auch das Kolon erfassen und entspricht dann in ihrer Histologie und in ihrer Immunhistologie dem kleinzelligen Karzinom der Lunge. Sie bevorzugen das rechte Kolon und lassen sich makroskopisch und vom Wachstumsmuster her nicht von den anderen Tumoren unterscheiden. Sie lassen sich aber durch ihre typische Histologie und durch zusätzliche Immunhistologie wie NSE-Synaptophysin, Leu7, Chromogranin oder durch den elektronenmikroskopischen Nachweis von neurosekretorischen Granula identifizieren (Burke et al. 1991).

61.2.4
Histopathologische Beurteilung

Histologische Kriterien wie vaskuläre, lymphatische oder perineurale Infiltration sind prognostisch ungünstige Zeichen, wobei eine vorhandene lymphozytäre Infiltration des Tumors und eine histiozytäre Reaktion in den regionären Lymphknoten als bessere prognostische Zeichen gewertet werden (Kettlewell 1994).

Der immunhistochemische Nachweis von Tumorantigenen auf der Tumorzelloberfläche, wie z.B. des karzinoembryonalen Antigens (CEA) oder der Nachweis der Expression von Onkogenen stellen zusätzliche Verfahren der histopathologischen Beurteilung dar, die nicht routinemäßig überall durchgeführt werden.

Das histologische Grading in gut, mäßig, schlecht differenzierte und undifferenzierte Karzinome (G1–G4) impliziert jeweils eine mit absteigender Differenziertheit einhergehende Zunahme der Malignität des Tumors. Das Grading hängt wesentlich vom subjektiven Eindruck und der Erfahrung des Untersuchers ab (Jass 1997).

61.3
Diagnostische Maßnahmen

61.3.1
Lokalisation

Die Unterscheidung in Rektum- und Kolonkarzinome ist v.a. wegen des Sphinkterapparats und seiner Bedeutung für die Lebensqualität der Patienten entscheidend. Dies hat einen großen Einfluß auf die operative Strategie beim Rektumkarzinom. Als Rektumkarzinome gelten Tumoren, deren aboraler Rand bei der Messung mit dem starren Rektoskop 16 cm oder weniger von der Anokutanlinie entfernt ist. Nach einer radiologischen Definition befinden sich Rektumkarzinome unterhalb einer gedachten Linie zwischen Promontorium und Symphyse. Biologisch verhalten sich Rektum- und Kolonkarzinome weitgehend identisch. Dies begründet die gemeinsame Betrachtung beider Entitäten und führt zu identischen Stagingkonzepten (klassische Dukes-Stadieneinteilung und TNM-Klassifikation).

61.3.2
Regionäre Lymphknotenmetastasierung

Lymphabfluß

Von den subserösen Lymphplexus ziehen Lymphkapillaren zu der ersten Lymphknotenstation, die den direkt an der Darmwand gelegenen *epikolischen* oder *perirektalen* Lymphknoten entspricht. Dies ist die erste regionäre Lymphknotenstation, die bei lymphogener Metastasierung befallen sein kann (Jamieson u. Dobson 1909).

Die nächste regionäre Lymphknotenstation wird von den *parakolischen* Lymphknoten im Mesokolon, bzw. Mesorektum entlang der Marginalgefäße der Darmwand dargestellt.

Die dann folgende regionäre Lymphknotenstationen stellen die *intermediären* Lymphknoten entlang der benannten arteriellen Gefäße dar (z.B. entlang der A. colica dextra).

Die letzte regionäre Lymphknotenstation wird von den *zentralen/apikalen* Lymphknoten am Ursprung der benannten Arterien dargestellt (Jamieson u. Dobson 1909; Lehnert u. Herfarth 1996).

Die Lymphdrainage folgt den Arterien des jeweiligen versorgten Gebietes. Aus diesem Grund dient die arterielle Versorgung als anatomische Leitstruktur bei der systematischen Lymphadenektomie (Lehnert u. Herfarth 1996).

Der Lymphabfluß des Rektums erfolgt über die *perirektalen* Lymphknoten des Mesorektums in die *intermediären* Lymphknoten entlang der Rektalgefäße, die das viszerale und das parietale Blatt der pelvinen Faszie nach dorsolateral durchbrechen und somit das Mesorektum verlassen (Havenga et al. 1996 a).

Das obere und mittlere Drittel des Rektums wird in die Lymphknoten entlang der A. rectalis superior und dann der A. mesenterica inferior drainiert. Das untere und das mittlere Drittel des Rektums wird entlang der A. rectalis media und der A. rectalis inferior in die Aa. iliacae internae und communes und dann in die paraaortalen Lymphknoten drainiert. Diese distalen Lymphknotengruppen stehen mit den Leistenlymphknoten in Verbindung (Havenga et al. 1996 a; Lehnert u. Herfarth 1996).

Lymphogene Metastasierung

In der Regel erfolgt die lymphogene Metastasierung sequentiell, d.h. über die epi- und parakolischen

Lymphknoten an den Marginalgefäßen zu den intermediären Lymphknoten an den benannten Arterien und dann zu den zentralen Lymphknoten an den Gefäßstämmen. In ca. 5 % der Fälle können jedoch auch sog. „Skip-Metastasen" auftreten, die Lymphknotenstationen überspringen können (Dworak 1991).

Hämatogene Fernmetastasierung
Aufgrund ihrer venösen Drainage über die V. cava metastasieren Rektumkarzinome distal der Linea dentata hämatogen systemisch, während alle anderen Rektumkarzinome und Kolonkarzinome hämatogen portalvenös metastasieren (Mizuno et al. 1998).

61.3.3
Tumorklassifikation und Stadieneinteilung

Das Staging des kolorektalen Karzinoms hat die Vergleichbarkeit behandelter Kollektive für wissenschaftliche Zwecke zum Ziel und dient dazu, einheitliche stadienabhängige Therapieempfehlungen zu ermöglichen, mit dem Ziel einer optimalen onkologischen Prognose bei bestmöglicher Lebensqualität. Die Entscheidung über das chirurgische Vorgehen und den Einsatz einer multimodalen adjuvanten oder neoadjuvanten Therapie hängt besonders bei den kolorektalen Karzinomen entscheidend von der systematischen Erfassung des entsprechenden Tumorstadiums ab (Northover 1997).

Für kolorektale Karzinome gehen die Bemühungen, die verschiedenen Tumorstadien systematisch zu definieren, bis in die 20er Jahre dieses Jahrhunderts zurück und haben eine Vielzahl an Stadieneinteilungen hervorgebracht, die leider auch zu Verwirrungen geführt haben. Am weitesten verbreitet ist die klassische Dukes-Klassifikation mit ihren Modifikationen sowie die TNM-Klassifikation mit der darauf aufbauenden Stadieneinteilung, die in den folgenden Übersichten dargestellt werden. Beide Klassifikationen gelten für Kolon- und für Rektumkarzinome.

Das Stadium II (entspricht etwa Dukes-Stadium B) beinhaltet prognostisch bessere (T3, N0, M0) und schlechtere (T4, N0, M0) Tumoren ebenso wie das Stadium III (entspricht etwa Dukes-Stadium C) prognostisch bessere (jedes T, N1, M0) und schlechtere (jedes T, N2, M0) Tumoren beinhaltet. Diese Schwäche der am weitesten verbreiteten Stagingkonzepte führt zu einer potentiell entscheidenden Einschränkung der Differenzierung von Therapieempfehlungen in den Stadien II (Dukes-Stadium B) und III (Dukes-Stadium C), die allein auf Studienergebnissen beruhen, die diese Stagingkriterien benutzen.

61.3.4
Klinik und präoperative Diagnostik

Veränderte Stuhlgewohnheiten, Schleim- und Blutauflagerungen auf dem Stuhl, nichtintendierter Gewichtsverlust, Tenesmen und Diarrhö sind typische Symptome, die den Verdacht auf ein kolorektales Karzinom lenken. Eine positive Familienanamnese für Dickdarmkarzinome muß unbedingt eruiert werden. Dies hat insbesondere Bedeutung bei der HNPCC-Erkrankung („hereditary nonpolyposis colon cancer") und der familiären Polyposis (Gardner-Syndrom, Oldfield-Syndrom, Turcot-Syndrom; Kettlewell 1994).

Pathologische Dukes-Stadieneinteilung des kolorektalen Karzinoms.
(Dukes 1932; Dukes u. Bussey 1958)

Stadium A: Tumor auf die Dickdarmwand begrenzt, keine Lymphknotenmetastasen,
Stadium B: Tumor überschreitet die Darmwand und infiltriert die Umgebung, keine Lymphknotenmetastasen,
Stadium C1: regionale Lymphknotenmetastasen haben die Lymphknoten im Bereich der Ligatur des resezierten proximalen Gefäßes noch nicht erreicht,
Stadium C2: regionale Lymphknotenmetastasen bis zur Ligatur des resezierten proximalen Gefäßes.

Erweiterung der klassischen pathologischen Dukes-Stadieneinteilung (Turnbull et al. 1967):

Stadium D: Tumorrest nach Abschluß der Operation.

Differenzierung des Stadiums D unter Hinzuziehung weiterer klinischer Parameter (Davies u. Newland 1982):

Stadium D_1: lokaler Tumorrest nach Abschluß der Operation,
Stadium D_2: Fernmetastasen,
Stadium D_3: lokaler Tumorrest und Fernmetastasen nach Abschluß der Operation,
Stadium D_0: chirurgisch entfernte Fernmetastasen.

pTNM-Klassifikation und die daraus abgeleitete Stadieneinteilung nach UICC. (TNM-Klassifikation maligner Tumoren 1997)

pTX: Primärtumor kann nicht beurteilt werden,
pT0: kein Anhalt für Primärtumor,
pTis: Carcinoma in situ: Tis liegt vor, wenn Tumorzellen innerhalb der Basalmembran der Drüsen (intraepithelial) oder in der Lamina propria (intramukös) nachweisbar sind, ohne daß eine Ausbreitung durch die Muscularis mucosae in die Submukosa feststellbar ist,
pT1: Tumor infiltriert die Submukosa,
pT2: Tumor infiltriert die Muscularis propria,
pT3: Tumor infiltriert durch die Muscularis propria in die Subserosa oder in nicht peritonealisiertes perikolisches oder perirektales Gewebe,
pT4: Tumor infiltriert direkt in andere Organe oder Strukturen und/oder perforiert das viszerale Peritoneum. Direkte Ausbreitung in T4 schließt auch die Infiltration anderer Segmente des Kolorektums auf dem Weg über die Serosa ein, z.B. die Infiltration des Sigma durch ein Zäkalkarzinom,
pNX: regionäre Lymphknoten können nicht beurteilt werden,
pN0: keine regionären Lymphknotenmetastasen (mindestens 12 Lymphknoten wurden untersucht),
pN1: Metastasen in 1–3 regionären Lymphknoten (perikolisch/perirektal),
pN2: Metastasen in 4 oder mehr regionären Lymphknoten (perikolisch/perirektal),
pMX: Fernmetastasen können nicht beurteilt werden,
pM0: keine Fernmetastasen,
pM1: Fernmetastasen.

Stadium 0: Tis, N0, M0,

Stadium I (entspricht am ehesten Dukes-Stadium A): T1, N0, M0, T2, N0, M0,

Stadium II (entspricht am ehesten Dukes-Stadium B): T3, N0, M0, T4, N0, M0,

Stadium III (entspricht am ehesten Dukes-Stadium C): jedes T, N1, M0, jedes T, N2, M0,

Stadium IV jedes T, jedes N, M1.

Die präoperative Diagnostik hat nach der histopathologischen Sicherung der Diagnose 2 Ziele:

– die Erkennung von Risikofaktoren für eine kurative Resektion und deren möglichst rasche Elimination durch gezielte Behandlung (z.B. Herzrhythmusstörungen, Herzinsuffizienz), und
– ein möglichst exaktes Staging.

Die Tumorstadieneinteilung ist entscheidend für die weitere Therapieplanung und die Patientenführung.

Endoskopie und Doppelkontraströntgen mit Barium

Die histologische Sicherung der Diagnose eines Kolon- oder Rektumkarzinoms sollte präoperativ angestrebt werden. Dies gelingt in der Regel problemlos während der totalen Koloskopie, wobei verdächtige Schleimhautbezirke unter Sicht biopsiert werden (Abb. 61.3). Die Endoskopie des kompletten Dickdarms ist bei Karzinomverdacht grundsätzlich indiziert, da Zweit- und Mehrfachkarzinome im Kolon und Rektum in 4–6 % der Fälle auftreten (Raab et al. 1988).

Die Lokalisation kleiner, endoskopisch entdeckter Tumoren im Kolon kann bei der anschließenden Operation in Einzelfällen Probleme bereiten. In diesen Fällen sollte eine intraoperative Koloskopie zur eindeutigen Lokalisation durchgeführt werden (Kudo et al. 1997). Die Doppelkontrastuntersuchung des gesamten Dickdarms mit Barium bietet den Vorteil einer nachvollziehbaren Tumorlokalisation mit dem Nachteil, daß keine Histologie während der Untersuchung gewonnen werden kann. Sie sollte durchgeführt werden, wenn wegen eines partiell stenosierenden Tumors nicht der komplette Dickdarm ausgespiegelt werden kann. Allerdings verzögert die Untersuchung den operativen Eingriff um mehrere Tage.

Tiefenausdehnung beim Rektumkarzinom

Die digitale rektale Palpation ermöglicht eine Beurteilung der Verschieblichkeit distaler Rektumkarzinome. Sind diese nicht verschieblich, scheidet eine lokale transanale Exzision aus.

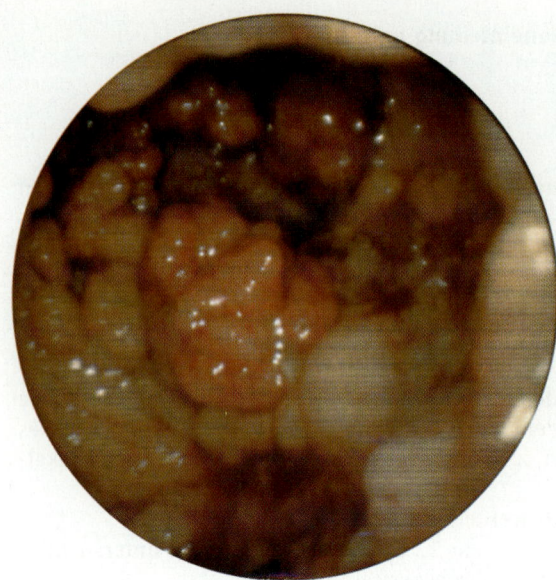

Abb. 61.3. Endoskopisches Bild eines Kolons bei Patient mit Polyposis und Kolonkarzinom

Die Tiefenausdehnung eines Rektumkarzinoms kann bei entsprechender Erfahrung am zuverlässigsten endosonographisch beurteilt werden. Die Kernspintomographie mit der endorektalen Spule hat sich in jüngerer Zeit als konkurrierendes Verfahren weiterentwickelt. Eine zuverlässige Voraussage der lokalen Tiefenausdehnung ist Voraussetzung für die lokale transanale Exzision, da diese nur für endosonographisch als uT1, uN0 klassifizierte „low-risk"-Karzinome (histologisch G1–G2) in Betracht kommt. Eine Infiltration des perirektalen Fettgewebes muß hierbei ebenso ausgeschlossen sein wie ein Durchbruch der Rektumwand (Bleday 1997).

■ **Lage zum Schließmuskelapparat.** Die Beurteilung der Lagebeziehungen eines Rektumkarzinoms zum Schließmuskelapparat ist wesentlich für die Entscheidung, ob eine tiefe anteriore Rektumresektion mit ihren möglichen Modifikationen, wie z.B. eine intersphinktäre Resektion mit koloanaler Anastomose, oder aber eine komplette Entfernung des Sphinkterorgans im Sinne einer abdominoperinealen Rektumexstirpation erforderlich erscheint. Hierbei können die Computertomographie, die Endosonographie und die Kernspintomographie mit der endorektalen Spule hilfreich sein. Die definitive Entscheidung über das operative Vorgehen muß allerdings intraoperativ vom Operateur selbst getroffen werden.

Bildgebende Verfahren zur Detektion von Lebermetastasen

Die Stadieneinteilung, die auf der TNM-Klassifikation beruht, benötigt neben der histopathologischen T- und N-Klassifikation auch eine exakte Definition des M-Status. Um eine „stage-migration", d.h. die Vortäuschung eines günstigeren Stadiums I, II, oder III bei tatsächlich vorliegendem Stadium IV zu vermeiden, müssen hohe Qualitätsansprüche an die Sensitivität und Spezifität der bildgebenden Verfahren gestellt werden. Übersehene Lebermetastasen können eine falsche M0-Klassifikation verursachen und bei einer T2-/N0-Klassifikation ein Stadium I der Erkrankung vortäuschen bei tatsächlichem Stadium IV (Northover 1997). Unter Studienbedingungen führt eine derartige Stage-migration zu schlechteren Ergebnissen der operativen Therapie bei den im Staging fälschlich zu günstig klassifizierten Tumorstadien. Umgekehrt trägt die stetige Verbesserung der Sensitivität der bildgebenden Verfahren zu einer parallelen scheinbaren Verbesserung der operativen Ergebnisse bei. Die Angio-CT mit arteriell appliziertem Röntgenkontrastmittel und die Kernspintomographie der Leber mit intravenösen superparamagnetischen, eisenhaltigen Kontrastmitteln sind z.Z. die sensitivsten bildgebenden Methoden für die Detektion von Lebermetastasen (Vogl et al. 1996).

Weiter verbreitet sind z.Z. allerdings die Abdomensonographie und das konventionelle Abdomen-CT. Werden Lebermetastasen entdeckt, so sollte immer deren Resektabilität überprüft werden.

Tumormarker

Das karzinoembryonale Antigen (CEA) sollte präoperativ bestimmt werden, um in der postoperativen Nachsorge den Verlauf dieses Tumormarkers besser einschätzen zu können. Die postoperative CEA-Bestimmung im Serum ist nur bei präoperativ erhöhtem Wert sinnvoll. Sollten in der postoperativen Nachsorge CEA-Tumormarkeranstiege zu verzeichnen sein, sollte nach einem Lokalrezidiv und nach Leber- bzw. Lungenmetastasen gesucht werden (Filella et al. 1992).

61.4 Operative Therapie der kolorektalen Karzinome

61.4.1 Indikation zur operativen Therapie

Die kurative Resektion (R0) ist die Therapie der Wahl beim kolorektalen Karzinom. Wenn eine komplette Resektion eines Kolonkarzinoms mit tumorfreien Resektionsrändern möglich ist, sind auch die Tumoren mit einer Infiltration von Nachbarstrukturen mit der gleichen Prognose resektabel wie Tumoren im selben Tumorstadium ohne eine derartige Infiltration. Beim fortgeschrittenen Rektumkarzinom können Uterus, Vagina und Ovarien oder Prostata und Harnblase infiltriert sein. Auch in dieser Situation ist eine möglichst radikale kurative Resektion mit tumorfreien Resektionsrändern, bis hin zur pelvinen Exenteration anzustreben.

■ **Lebermetastasen.** Patienten mit resektablen Lebermetastasen sollten einer Leberresektion zugeführt werden. Bei bis zu 3 resektablen Lebermetastasen liegt die Fünfjahresüberlebensrate nach Leberresektion bei 20–30 % (Scheele et al. 1990; Steele et al. 1991; Pedersen et al. 1994).

■ **Mehrfachkarzinom des Kolorektums.** Beim Mehrfachkarzinom des Kolons orientiert sich das Resektionsausmaß an den entsprechenden Lymphabflußgebieten. Daraus kann sich eine Kolektomie mit Ileorektostomie ergeben. Bei gleichzeitigem Rektumkarzinom ist der Eingriff entsprechend dem Vorgehen bei Rektumkarzinom zu erweitern.

■ **Kolonkarzinom bei Colitis ulcerosa oder familiärer adenomatöser Polyposis.** Bei einem auf dem Boden einer Colitis ulcerosa oder einer familiären adenomatösen Polyposis entstandenem Karzinom ist die Proktokolektomie, soweit möglich unter Erhaltung der Kontinenz, indiziert. Die Karzinomerkrankung, zumal im begrenzten Stadium, ist keine grundsätzliche Kontraindikation für die Anlage eines ileoanalen Pouches.

■ **Karzinomdiagnose am endoskopisch entfernten Polypen.** Ergibt die histologische Untersuchung eines endoskopisch entfernten Polypen ein Karzinom, kann auf eine onkologische Nachresektion nur dann verzichtet werden, wenn es sich um ein auf die Submukosa beschränktes Low-risk-Karzinom (pT1, G1–G2, keine Lymphgefäßinfiltration) bei histologisch tumorfreier Polypenbasis handelt (Kudo et al. 1997). In allen anderen Fällen sollte eine onkologische Kolonresektion erfolgen.

Notfalloperation

Bis zu 15 % aller Kolonkarzinome müssen wegen Obstruktion oder Perforation als akutes Abdomen operiert werden. Die Letalität in dieser Situation beträgt noch immer bis zu 20–30 % (Herfarth u. Runkel 1994). Bei Ileus, Tumorperforationen oder Darmperforation bei stenosierendem Tumor ist das Vorgehen abhängig von der vorliegenden Situation.

Bei begleitender ausgeprägter Peritonitis sollte nach der Resektion des betroffenen Darmabschnitts auf eine primäre Anastomose verzichtet und eine Diskontinuitätsresektion nach Hartmann durchgeführt werden (Koperna et al. 1997).

Liegt keine Peritonitis vor, kann auch eine primäre Anastomose angelegt werden, nachdem eine intraoperative orthograde Darmspülung über einen in den Appendektomiestumpf eingeführten Spülkatheter durchgeführt wurde. Bei ausgeprägtem Ileus wird entweder eine proximale Entlastungskolostomie mit späterer Resektion, eine primäre Resektion mit intraoperativer Darmspülung oder eine subtotale Kolektomie mit Entfernung des gesamten gestauten Kolons vorgenommen. Nach Möglichkeit sollten die Erfordernisse der onkologischen Chirurgie mit Durchführung einer adäquaten Lymphadenektomie eingehalten werden (Herfarth u. Runkel 1994).

Palliative Operationsverfahren

Als palliative Operationsverfahren kommen die nichtradikale Resektion unter Verzicht auf eine komplette Lymphadenektomie, eine innere Umgehungsoperation und die Anlage eines Ileostoma oder Kolostoma mit Belassen des Tumors in situ zur Vermeidung eines Ileus in Frage. Der Einsatz palliativer Operationsverfahren ist abhängig von der individuellen Situation. Generell sollten palliative Operationsverfahren nur bei ausgedehnter Tumordissemination mit nichtresektabler Leberfiliarisierung und relevanter Komorbidität zum Einsatz kommen.

Auch bei Vorliegen von Fernmetastasen ist in aller Regel die operative Entfernung des Primärtumors indiziert. Dabei kommt neben dem operativen Risiko die Beeinträchtigung der Lebensqualität durch eine Kolostomie bei der Entscheidung zur Operation eine besondere Bedeutung zu.

61.4.2
Vorbereitung zur Operation

■ **Bluttransfusionen.** Mehrere Studien zeigen, daß perioperative Bluttransfusionen möglicherweise einen Einfluß auf die Prognose haben. Patienten, die keine Bluttransfusionen benötigten, hatten ein vermindertes Risiko einer Tumorrekurrenz. Es wurde vielfach postuliert, daß allogene Bluttransfusionen einen unabhängigen Prognosefaktor für das Überleben darstellen (Busch et al. 1993). In jedem Fall ist darauf zu achten, durch exakte chirurgische Technik Bluttransfusionen möglichst zu vermeiden.

■ **Prograde Darmspülung.** Eine prograde Darmspülung vor Dickdarmeingriffen, z. B. mit 4 l Polyethyleneglykol-Lösung (z. B. Golytely), ist angezeigt und vermindert signifikant die Inzidenz postoperativer Komplikationen. Liegt eine Obstruktion vor, genügen bei fehlendem Ileus wiederholte präoperative Einläufe. Kolorektale Eingriffe werden unter perioperativer Antibiotikaprophylaxe durchgeführt, wodurch die Häufigkeit septischer Komplikationen eindeutig verringert werden kann (Kettlewell 1994).

61.4.3
Operatives Vorgehen beim Kolonkarzinom

Operative Therapie mit kurativem Ziel

Standardverfahren ist die offene Resektion des tumortragenden Kolons inklusive des regionären Lymphabflußgebietes. Das gewählte Resektionsverfahren richtet sich nach der Lokalisation des Tumors (Tabelle 61.1).

Das Resektionsausmaß wird dabei weniger durch die Tumorausbreitung in der Darmwand, als vielmehr durch die Entfernung des regionären Lymphabstromgebiets bestimmt. Ein Sicherheitsabstand von 2 cm am frischen, nicht aufgespannten Präparat zwischen Tumor und Resektionsrand wird bereits als ausreichend erachtet. Die onkologische Qualität der Operation wird ganz entscheidend durch das Ausmaß und die Radikaliät der regionären Lymphadenektomie bestimmt. Nach radikaler Tumorresektion sind durch pathohistologische Untersuchung das TNM-Stadium, der Residualtumorstatus und das Grading zu bestimmen. Die Einteilung als pN0 darf nur erfolgen, wenn mindestens 12 regionäre Lymphknoten untersucht wurden.

> **Residualtumorklassifikation nach Hermanek**
>
> R0: kein mikroskopisch nachweisbarer Tumorrest nach der Resektion,
> R1: mikroskopisch nachweisbarer Tumorrest nach der Resektion,
> R2: makroskopisch nachweisbarer Tumorrest nach der Resektion.

■ **Hemikolektomie rechts.** Die radikuläre Entfernung des Lymphabstromgebiets der A. ileocolica mit zentraler Absetzung am Ursprung aus der A. mesenterica superior wird durchgeführt. Falls vorhanden wird die A. colica dextra ebenfalls entfernt. Der Stamm der A. colica media wird erhalten. Vom großen Netz wird nur der Bereich des zu resezierenden Querkolons mitentfernt.

Tabelle 61.1. Resektionsverfahren abhängig von der Tumorlokalisation

Lokalisation	Standardresektion
Zökum, Colon ascendens	Hemikolektomie rechts
Rechte Flexur, proximales Colon transversum	Erweiterte Hemikolektomie rechts
Colon transversum	Transversumresektion
Linke Kolonflexur	Erweiterte Hemikolektomie links
Colon descendens, proximales Sigma	Hemikolektomie links
Mittleres und distales Sigma	Radikale Sigmaresektion

■ **Erweiterte Hemikolektomie rechts.** Es wird zusätzlich die A. colica media am Ursprung der A. mesenterica superior zentral ligiert. Das große Netz wird mit dem Ligamentum gastroepiploicum und der A. und V. gastroepiploica nach abgangsnaher Durchtrennung reseziert, um Lymphknotenmetastasen am Pankreaskopf mit zu entfernen.

■ **Transversumresektion.** Die Resektion sollte möglichst beide Flexuren einschließen. Möglicherweise ist es besser, sie durch eine erweiterte Hemikolektomie rechts oder subtotale Kolektomie zu ersetzen. Die A. colica media wird zentral abgesetzt. Das große Netz wird mit dem Ligamentum gastroepiploicum und der gastroepiploischen Arkade reseziert.

■ **Erweiterte Hemkolektomie links.** Diese schließt die Entfernung der Lymphabflußgebiete von A. colica media und A. mesenterica inferior ein. Als gleichwertig angesehen wird die abgangsnahe Ligatur der A. colica sinistra bei Erhalt des Stammes der A. mesenterica inferior. Hierdurch bleibt die A. rectalis superior erhalten. Die Lymphknoten am Stamm der A. mesenterica superior sollten allerdings aus diagnostischen Gründen bis zur Aorta disseziert werden.

■ **Hemikolektomie links.** Es erfolgt eine radikuläre Absetzung der A. mesenterica inferior. Die distale Resektionsgrenze am Darm liegt im oberen Rektumdrittel. Die linke Flexur wird in der Regel mitreseziert und eine Transversorektostomie angelegt. Aus technischen Gründen kann es erforderlich sein, die A. colica media zu durchtrennen, um eine spannungsfreie Anastomose sicherzustellen.

■ **Radikale Sigmaresektion.** Bei einer radikalen Sigmaresektion wird die A. mesenterica inferior zentral oder distal des Abgangs der A. colica sinistra unterbunden. Ein onkologischer Vorteil der stammnahen Unterbindung der A. mesenterica inferior wird häufig angenommen, ist aber nicht erwiesen. Die V. mesenterica inferior sollte kranial am Pankreasunterrand durchtrennt werden.

Multiviszerale Resektionen
Bei Adhärenz benachbarter Strukturen ist neben der radikulären Lymphknotendissektion nach Möglichkeit eine En-bloc-Resektion der befallenen Organe anzustreben. Biopsien aus der Gegend der vermuteten Tumorinfiltration sind zu vermeiden, da diese zu einer Tumorzelldissemination mit dem Risiko eines lokoregionären Rezidivs führen können. Auch wenn intraoperativ nicht sicher zwischen einer Adhärenz durch peritumoröse Tumorinflammation oder direkte Infiltration zu unterscheiden ist, sollte im Zweifel immer eine En-bloc-Resektion vorgenommen werden (Herfarth u. Runkel 1994).

Bei lokalisierten synchronen Lebermetastasen ist eine gleichzeitige Leberresektion zu erwägen. Als Alternative kommt bei resektablen Lebermetastasen die zweizeitige Leberresektion in Betracht, v.a. wenn eine ausgedehnte Leberresektion hierfür erforderlich ist.

Laparoskopische Resektion von Kolonkarzinomen
Die Ergebnisse der alleinigen laparoskopischen Resektion sind derzeit nicht endgültig zu beurteilen, so daß diese Verfahren nur im Rahmen von qualifizierten Studien mit langfristiger Nachbeobachtung zur Anwendung kommen sollen (Milsom u. Kim 1997). Gegen in palliativer Zielsetzung laparoskopisch vorgenommene Segmentresektionen bestehen keine Einwände.

61.4.4
Operatives Vorgehen beim Rektumkarzinom

Bei kurativer Intention ist das Therapieziel die Resektion des tumortragenden Rektums im Gesunden mit En-bloc-Entfernung des regionären Lymphabflußgebiets. Obligate Bestandteile der Operation sind:

- zentrales Absetzen der A. mesenterica inferior zumindest unmittelbar distal des Abgangs der A. colica sinistra,
- angemessener Sicherheitsabstand, aboral: 4–5 cm in situ, entspricht am frischen, nicht aufgespannten Präparat >2 cm,
- En-bloc-Resektion von tumoradhärenten Organen (multiviszerale Resektion),
- Erhaltung der autonomen Nervenstränge (Plexus hypogastricus superior und inferior, Nn. erigentes),
- totale mesorektale Exzision: komplette Entfernung des Mesorektum bis zur Puborektalisschlinge bei Karzinomen im mittleren und unteren Rektumdrittel.

Rektumresektion mit Erhalt des Sphinkters oder abdominoperineale Rektumexstirpation
Die Entscheidung zum Sphinktererhalt sollte letztlich intraoperativ getroffen werden und ist eine wichtige Vertrauensfrage zwischen Chirurg und Patient. Gesammelte unkontrollierte Daten zeigen, daß beim Rektumkarzinom zwischen 5 und 10 cm die sphinktererhaltende anteriore Resektion und die abdominoperineale Rektumexstirpation die gleiche Langzeitüberlebensrate und gleiche Rate lokoregionärer Rezidive aufweisen. Dies ist nicht verwunderlich, da Resektionsausmaß und chirurgisches Prinzip bei beiden Operationen während der abdominellen Phase bis zum Beckenboden gleich sind.

Ausschlaggebend für den intraoperativen Entschluß zum Sphinktererhalt ist der Abstand vom Tumorunterrand zur Linea dentata (3 cm), der Ausschluß einer Sphinkterinfiltration, der Differenzierungsgrad (hoch/mäßig) und die Fixation des Tumors. Wichtigstes Kriterium zur Sphinktererhaltung ist die sensomotorische funktionelle Integrität des analen Sphinkters. Hohes Alter ist per se kein Ausschlußgrund für einen Sphinktererhalt. Dies gilt auch beim engen Becken adipöser Männer, da die Anastomose transanal angelegt werden kann. Das Operationsrisiko ist bei anteriorer Resektion und abdominoperinealer Exstirpation gleich. Die Krankenhausletalität liegt jeweils unter 2 % (Enker et al. 1997).

Höhe der Ligatur der A. mesenterica inferior
Ob das zentrale Absetzen der A. mesenterica inferior an der Aorta oder ein distales Absetzen am Abgang der A. rectalis superior bzw. der A. colica sinistra erfolgen sollte, wird kontrovers diskutiert. Ein klarer Vorteil der „High"- vs. „Low"-Ligatur konnte nicht belegt werden. Wir bevorzugen, wie viele andere Chirurgen auch (Heald u. Ryall 1986), eine aortennahe zentrale Ligatur der A. mesenterica inferior.

Totale mesorektale Exzision (TME) mit Erhaltung der pelvinen autonomen Nervenstrukturen
Neben dem distalen Resektionsrand dürfen eine weit laterale und eine mesorektale Dissektion nicht vernachlässigt werden. Das Lokalrezidiv korreliert mit befallenen lateralen Resektionsrändern (Adam et al. 1994; MacFarlane et al. 1993). Eine exakte Berücksichtigung des regionären Lymphabstromgebiets führte zum Begriff des „Mesorektums" und

der Einführung der totalen mesorektalen Exzision als Standardoperationsverfahren für alle extraperitoneal lokalisierten Rektumkarzinome (Heald u. Ryall 1986). Diese Methode verspricht bei kurativ operierten Patienten eine sehr geringe lokoregionäre Rezidivrate von unter 5% nach 5–10 Jahren und eine Fünfjahresüberlebensrate von ungefähr 80% (Heald u. Ryall 1986; McAnena et al. 1990; MacFarlane et al. 1993; Carlsen et al. 1998).

Die Prinzipien der totalen mesorektalen Exzision und der Erhaltung der pelvinen autonomen Nervenstrukturen finden bei der anterioren Rektumresektion ebenso Anwendung wie bei der abdominoperinealen Rektumexstirpation (Enker et al. 1997).

Ausmaß der pelvinen Lymphknotendissektion

Eine erweiterte pelvine Lymphadenektomie mit Resektion der endopelvinen Faszie sowie iliakaler und paraaortaler bzw. parakavaler Lymphknoten, evtl. mit Entfernung der Aa. iliacae internae beidseits, entfernt alles potentiell betroffene Lymphgewebe (Moriya et al. 1997). Die Folge sind jedoch eine erhöhte Morbidität und insbesondere postoperative Sexual- und Blasenstörungen, die in 70–80% der Fälle beschrieben wurden. Der offensichtlichen Einbuße an Lebensqualität steht ein nur fraglicher Gewinn an Überlebenszeit gegenüber. Es wird daher heute eine nervenschonende Lymphadenektomie mit Erhalt der autonomen Nervenstränge des Plexus hypogastricus superior und inferior und der Nn. erigentes angestrebt (Havenga et al. 1996 b).

Chirurgischer Aspekt bei geplanter postoperativer Radiochemotherapie

Der Versorgung des kleinen Beckens soll von chirurgischer Seite besondere Aufmerksamkeit gewidmet werden. Netz bzw. Netzersatz sowie der Verschluß des Beckenbodenperitoneums nach abdominoperinealer Exstirpation dienen dazu, die Verlagerung des Dünndarms in das kleine Becken zu verhindern. Gegebenenfalls ist eine Clipmarkierung für die gezielte Strahlentherapie von Vorteil.

Gebräuchliche Verfahren zum Rektumersatz nach tiefer anteriorer Rektumresektion

■ **Gerade koloanale Rekonstruktion.** Als Rektumersatz dient das ins kleine Becken transponierte Colon descendens. Die Anastomose erfolgt am proximalen Analkanal („high anal"), an der Linea dentata („low anal") oder intersphinktär. Typische Komplikationen sind die Anastomoseninsuffizienz, die in 8% klinisch symptomatisch wird und die Anastomosenstriktur, die in 10% dilatationsbedürftig ist. Bei Anlage eines protektiven Kolostoma kann das Insuffizienzrisiko vermindert werden, jedoch verhindert das Stoma die Insuffizenz nicht. Die Anastomose kann maschinell durch Klammernahtgeräte (Abb. 61.4) oder manuell durch Handnaht angelegt werden. Der Einfluß der Anastomosierungstechnik auf die Insuffizienzrate oder Lokalrezidivrate ist statistisch nicht different.

■ **Kolon-J-Pouch-anale Rekonstruktion.** Die Pouchbildung hat das Ziel, die Reservoirkapazität und die Compliance des Neorektums zu steigern. Die pouchspezifische Morbidität ist gering. Von Vorteil ist die Tatsache, daß die Pouchanastomose nicht am terminalen Kolon, sondern am gut durchbluteten Pouchschenkel erfolgt. Diese Rekonstruktionsform ermöglicht gute Resultate bezüglich Kontinenz, Stuhldrang und Stuhlfrequenz.

■ **Ileum-J-Pouch-anale Rekonstruktion.** Dieses Rekonstruktionsverfahren wird nach totaler Proktokolektomie wegen Colitis ulcerosa und Polyposis coli angewandt. Es kann in Ausnahmefällen zur analen Rekonstruktion nach totaler mesorektaler Resektion wegen Rektum- bzw. Kolonkarzinom notwendig werden, meistens jedoch nur in Verbindung mit maligner Entartung bei Colitis ulcerosa bzw. Polyposis coli. Die Defäkationsqualität ist gut, über 80% der Patienten sind vollständig kontinent. Die Stuhlfrequenz ist generell erhöht, jedoch praktisch nie (außer bei Pouchitis) mit imperativem Stuhldrang verbunden. Die erreichte Lebensqualität hängt auch wesentlich von der Grundkrankheit ab.

■ **Ileozökale Interposition.** Die ileozökale Interposition wurde als primärer Rektumersatz nach totaler mesorektaler Resektion, als Zweiteingriff zur nochmaligen sphinktererhaltenden Rekonstruktion lokal operabler Tumoren sowie zur Korrektur und Therapie von Komplikationen anderer Verfahren eingeführt (von Flüe et al. 1996).

Lokale Resektion von Rektumkarzinomen

Eine kurative Behandlung durch lokale endoskopische Resektion oder Vollwandresektion ist möglich, sollte aber nur bei pT1-low-risk-Karzinomen

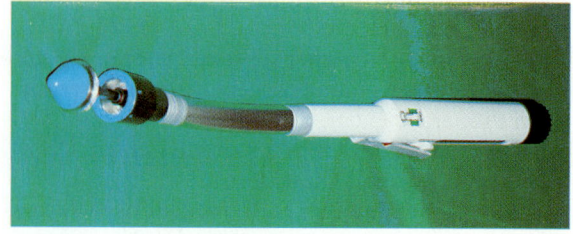

Abb. 61.4. Klammernahtgerät zum maschinellen Anlegen einer Anastomose bei tiefsitzender Rektumanastomose

(G1–G2, N0, R0) erwogen werden. Präoperative Hinweiskriterien sind:

- Tumordurchmesser <3 cm,
- Palpation (Clinical Stage I nach Mason),
- Endosonographie uT1, uN0,
- histologisch: G1–G2, ohne Lymphgefäßinfiltration, Low-risk-Karzinom).

61.5 Adjuvante Therapie

61.5.1 Kolonkarzinom

Im Anschluß an eine R0-Resektion bei Patienten mit kolorektalem Karzinom, also nach einer Operation, bei der weder makroskopisch noch mikroskopisch Tumorreste zurückbleiben, lassen sich häufig mit Hilfe von immunzytochemischen Färbemethoden einzelne Tumorzellen im Knochenmark nachweisen. Die Arbeitsgruppe von Schlimok untersuchte Patienten mit Kolonkarzinom zum Zeitpunkt der Operation. Bei 26 % der Patienten fanden sich Cytokeratin-(CK 18)-positive Zellen im Knochenmark. 70 % der Patienten mit disseminierten Zellen im Knochenmark erlitten ein Tumorrezidiv (Schlimock et al. 1990). Rationale der adjuvanten Therapie ist es, im Körper verstreute, radiologisch nicht detektierbare Karzinomzellen oder Mikrometastasen abzutöten, um so ein Turmorrezidiv zu verhindern.

Bereits in den 70er Jahren wurde die Wirkung einer postoperativen Chemotherapie bei Patienten mit Kolonkarzinom untersucht. Durch die Verabreichung einer Polychemotherapie, bestehend aus dem Pyrimidinanaloga 5-Fluorouracil (5-FU), Methyl-CCNU – einem Nitroseharnstoffderivat sowie einem Vinca-Alkaloid konnte erstmals eine statistisch signifikante Lebensverlängerung erzielt werden. In der 1988 publizierten Studie der National Surgical Adjuvant Breast and Bowel Projekt-Gruppe betrug das tumorfreie 5-Jahresüberleben in der Behandlungsgruppe 58 %, in der Kontrollgruppe 51 % (Wolmark et al. 1988). Allerdings traten bei den Patienten im weiteren Verlauf gehäuft Zweitneoplasien und Leukämien auf. Ursache dafür war insbesondere die Gabe des Alkylans Methyl-CCNU.

Moertel et al. publizierten 1990 erstmals die Daten einer Intergroupstudie zur adjuvanten Therapie mit 5-FU kombiniert mit dem Anthelminthikum Levamisol bei Patienten mit Kolonkarzinom im Stadium Dukes C. 1992 sowie 1995 wurden weitere Up-dates dieser Untersuchung veröffentlicht. Nach einem mittleren Beobachtungszeitraum von 6,5 Jahren reduzierte die Kombination 5-FU/Levamisol die postoperative Rezidivrate um 40 % und die postoperative Mortalität um 33 %, verglichen mit der therapiefreien Kontrollgruppe (Moertel et al. 1995). Der Unterschied war bei Patienten im Stadium Dukes B nicht signifikant. Aufgrund dieser Daten galt für die adjuvante Behandlung von Patienten mit Kolonkarzinom im UICC-Stadium III die Kombination 5-FU/Levamisol über 12 Monate lange Zeit als Therapiestandard.

Eine Auswertung der gepoolten Daten einer französischen, italienischen und kanadischen Untersuchung der Impact Studie (Marsoni et al. 1995) – erbrachte dann, daß bei Patienten mit Kolonkarzinom eine Verlängerung des tumorfreien Überlebens auch durch die Kombination 5-FU/Folinsäure über 6 Monate erreicht werden kann. Somit standen zwei verschiedene Protokolle für die adjuvante Therapie zur Verfügung. Mehrere Studiengruppen verglichen deshalb in der Folgezeit beide Therapiealternativen miteinander im Rahmen randomisierter multizentrischer Studien. Haller et al. (1998) verabreichen 5-FU/Levamisol bzw. 5-FU/Folinsäure in niedriger Dosierung (20 mg/m^2) bei fast 4.000 Patienten. Hinsichtlich des Gesamtüberlebens ergab sich in dieser Studie kein statistisch signifikanter Unterschied, d.h. daß beide Protokolle als gleichwertig bezüglich ihrer Wirkung zu beurteilen sind. Allerdings wurde 5-FU/Levamisol über 12 Monate verabreicht, 5-FU/Folinsäure nur über 6 Monate. Außerdem wurden nach Levamisol vereinzelt schwere neurotoxische Nebenwirkungen beobachtet. Wolmark et al. wählten das gleiche Studiendesign, dosierten die Folinsäure jedoch mit 500 mg/m^2 sehr hoch. Es fand sich ein signifikanter Überlebensvorteil zugunsten der Kombination 5-FU/Folinsäure (Wolmark et al. 1998). Eine deutsche Studie, in der Folinsäure mit 100 mg/m^2 eingesetzt wurde, bestätigte die Beobachtung von Wolmark et al., daß hinsichtlich des Gesamtüberlebens 5-FU/Folinsäure wirksamer ist, verglichen mit 5-FU/Levamisol (Porschen et al. 1998).

Im Rahmen einer Konsensuskonferenz der Deutschen Gesellschaft für Verdauungs- und Stoffwechselkrankheiten (DGVS) gemeinsam mit der Deutschen Krebsgesellschaft (DKG) wurde deshalb die adjuvante Therapie mit 5-FU/Folinsäure für Patienten mit Kolonkarzinom im Stadium Dukes C als Standard festgelegt. Die Behandlung besteht entweder in der Gabe von 5-FU (425 mg/min^2 als Bolus innerhalb von weniger als 5 min) plus Folinsäure (20 mg/min^2) Tag 1 bis Tag 5, Wiederholung Woche 4 und 8. Die nächsten 3 Zyklen werden im Abstand von 5 Wochen verabreicht. Oder alternativ erfolgt die Gabe von 5-FU (500 mg/min^2) plus Folinsäure (500 mg/min^2) als zweistündige Infusion einmal

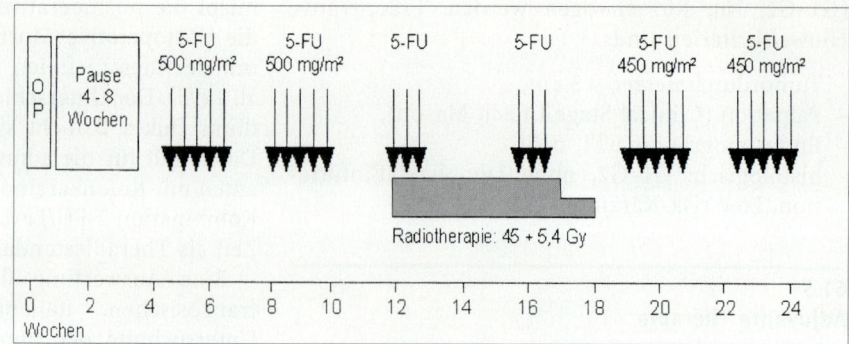

Abb. 61.5. Adjuvante Radio-Chemotherapie beim Rektumkarzinom

wöchentlich über 6 Wochen, danach 2 Wochen Pause. Hiervon werden insgesamt 4 Zyklen (à 8 Wochen) infundiert. Eine Stunde nach Beginn der zweistündigen Folinsäureinfusion wird 5-FU als Bolus (< 5 min) verabreicht (Junginger für die DKG und die DGVS, 1999). Wegen der Gefahr der Ausfällung muß für 5-FU ein getrennter Zugang benutzt werden (s. Tabelle 61.2). Patienten mit Kolonkarzinom im Stadium Dukes B sollen eine adjuvante Chemotherapie ausschließlich im Rahmen von Studien erhalten.

Kontraindikationen für eine adjuvante Chemotherapie bei Patienten mit Kolonkarzinom sind ein Allgemeinzustand schlechter 2, entsprechend der WHO-Klassifikation, unkontrollierte Infektionen, eine Leberzirrhose Child B und C, eine schwere koronare Herzerkrankung oder eine Herzinsuffizienz (NYHA III und IV), eine präterminale und terminale Niereninsuffizienz, eine eingeschränkte Knochenmarksfunktion und das Unvermögen, an regelmäßigen Kontrolluntersuchungen teilzunehmen.

61.5.2
Rektumkarzinom

Die postoperative Strahlentherapie bei Patienten mit Rektumkarzinom vermag die lokale Rezidivrate zu senken. Auf das Gesamtüberleben hat diese Behandlung aber keinen Einfluß. Eine Lebensverlängerung läßt sich erst dann erzielen, wenn die adjuvante Radiatio durch die systematische Gabe von 5-FU z.B. in Kombination mit Methyl-CCNU ergänzt wird. Sowohl in einer randomisierten Studie der Gastrointestinal Tumor Study Group, als auch in einer Untersuchung der North Central Cancer Treatment Group (NCCTG; Krook et al. 1991) ergab sich nach adjuvanter Radio-Chemotherapie eine 5-Jahresüberlebensrate von 60%. Das postoperative 5-Jahresüberleben nach der alleinigen Bestrahlung betrug in der Studie der NCCTG nur 47% und war damit statistisch signifikant schlechter.

In einer weiteren Studie der NCCTG wurde gezeigt, daß die Verabreichung von Methyl-CCNU nicht erforderlich ist. Ferner erbrachte diese dritte Untersuchung einen Vorteil für die kontinuierliche Infusion von 5-FU gegenüber der Bolusgabe (O'Connell et al. 1994). Basierend auf diesen Untersuchungsbefunden empfehlen die DKG und die DGVS, Patienten im UICC-Stadium II (pT3-4, pN0, M0) und III (jedes pT, pN1-2, M0) einer postoperativen Radio-Chemotherapie zuzuführen (Junginger für die DKG und die DGVS, 1999). Dabei kann 5-FU als Bolus appliziert werden, oder als eine niedrig dosierte, simultane Dauerinfusion (Protokoll der kombinierten Radiochemotherapie siehe Abb. 61.5). Allerdings ist der Wert der adjuvanten Radio-Chemotherapie bei totaler Mesorektumentfernung bisher nicht geklärt. Eine neoadjuvante, also prä-

Tabelle 61.2. Adjuvante Therapie bei Patienten mit Kolonkarzinom im Stadium Dukes C

Alternative I:		
	Folinsäure:	20 mg/m² iv push Tag 1-5
	5-Fluorouracil:	425 mg/m² iv push Tag 1-5
	Wiederholung:	4-5 Wochen × 6 (O'Connell et al. 1993)
Alternative II:		
	Folinsäure:	500 mg/m² 2 Stundeninfusion 1 Stunde vor 5-FU
	5-Fluorouracil:	500 mg/iv push wöchentlich × 6, danach 2 Wochen Pause
	Wiederholung:	4 Zyklen à 8 Wochen (Wolmark et al. 1993)

operative Radio-Chemotherapie wird von der DKG für Patienten angeraten, bei denen die präoperative Diagnostik ein T4-Studium erbracht hat und eine R0-Resektion nicht erreichbar erscheint (Junginger für die DKG und die DKVS, 1999). Durch diese Behandlungen kann eine Resektabilität ermöglicht oder verbessert werden.

61.5.3
Adjuvante Immuntherapie

Zwischen 1985 und 1990 infundierten Riethmüller et al. Patienten mit R0-reseziertem Kolonkarzinom und Rektumkarzinom im Stadium Dukes C den monoklonalen Antikörper 17-1A; 2–6 Wochen postoperativ erhielten die Patienten 500 mg des murinen Antikörpers. Weitere 100 mg wurden dann monatlich, insgesamt 4mal verabreicht. Nach diesem Protokoll wurden 189 Patienten behandelt bzw. randomisiert einer therapiefreien Kontrollgruppe zugeführt. Durch diese Therapie wurde die 7-Jahressterblichkeit im Vergleich zum unbehandelten Kontrollkollektiv um 32 % reduziert, die 5-Jahresrezidivrate um 23 % (Riethmüller et al. 1998).

Diese Untersuchungsergebnisse sind vergleichbar mit den Befunden der oben besprochenen Studien zur adjuvanten Chemotherapie beim Kolonkarzinom bzw. der adjuvanten Radio-Chemotherapie beim Rektumkarzinom. Nebenwirkungen bei der Behandlung mit dem murinen Antikörper traten erstaunlich selten auf und waren im Allgemeinen mild. Bei insgesamt 371 Infusionen kam es nur 4mal zu Fieber, Schüttelfrost und Unwohlsein. Eine flushähnliche Rötung des Gesichtes trat 7mal auf. Nur selten wurden Übelkeit, Erbrechen, Bauchschmerzen oder Durchfall dokumentiert. Ein nennenswerter Abfall des Blutdrucks wurde 2mal beobachtet. Insgesamt 4mal traten anaphylaktische Reaktionen auf. Diese konnten in allen Fällen durch die sofortige Injektion von Prednisolon bzw. Adrenalin unterbrochen werden. Nach Verlängerung der Infusionsdauer von 17-1A auf 2 Stunden wurden anaphylaktische Reaktionen nicht mehr beobachtet. Insgesamt lag die Nebenwirkungsrate mit 45 dokumentierten Ereignissen bei 12 %.

Das 17-1A-Antigen ist ein Glykoprotein mit einem Molekulargewicht von ca. 40.000 Dalton. Es befindet sich auf der Oberfläche von Epithelzellen. Das Antigen wird von normalen Zellen und besonders von Karzinomzellen des Magens, des Kolons, des Rektums und der Brustdrüse exprimiert. 17-1A ist ausschließlich zellständig und spielt eine Rolle bei der Zelladhäsion. Nach der intravenösen Verabreichung erkennt der Antikörper gegen 17-1A das entsprechende Oberflächenglykoprotein auf den Tumorzellen. Durch die Bindung des 17-1A-Antikörpers wird die Tumorzelle markiert. Der wichtigste Mechanismus, der den eigentlichen zytotoxischen Effekt auf die Karzinomzellen auslöst, ist die antikörperabhängige zellvermittelte Zytotoxizität (ADCC). Monozyten oder natürliche Killerlymphozyten binden über ihre Fc-Rezeptoren an den Antikörper auf der Zielzelle. Nachdem die Membranen beider Zellen dicht aneinander liegen, können die Effektorzellen ihre zytotoxische Faktoren anbringen. Zu diesen Faktoren gehören Phospholipasen, Arachidonsäure und der Oxidasekomplex.

Mit dem monoklonalen Antikörper 17-1A sollten in erster Linie solche Patienten behandelt werden, die einer adjuvanten Therapie zuzuführen sind, bei denen aber Kontraindikationen für eine Chemotherapie oder eine Strahlentherapie bestehen. Im Rahmen einer großen europäischen Studie wird derzeit die adjuvante Therapie mit 17-1A mit der Gabe von 5-FU/Folinsäure verglichen.

61.6
Palliative Chemotherapie

5-Fluorouracil

Die am häufigsten verwendete Substanz in der Behandlung metastasierter kolorektaler Karzinome ist 5-FU. Das Zytostatikum wird intrazellulär durch eine Phosphorylase zu Fluorodesoxyuridinmonophosphat (FdUMP) umgewandelt. FdUMP hemmt die für die DNS-Synthese wichtige Thymidilatsynthetase. Zusätzliche Wirkmechanismen sind der Einbau von Fluorouridintriphosphat (FUTP) in die RNS und von Fluorodesoxyuridintriphosphat (FdUTP) in die DNS. Mit der intravenösen Bolusgabe von 5-FU werden Remissionsraten von durchschnittlich 10 % erzielt.

■ **Dauerinfusion.** Die Halbwertszeit von 5-FU beträgt 10–20 min. Die Zellen kolorektaler Karzinome teilen sich langsam, lediglich 3 % befinden sich zu einem gegebenen Zeitpunkt in Mitose. Die Bolusinjektion trifft somit nur wenige Tumorzellen in der S-Phase. Diese Daten bildeten die Grundlage für die Verabreichung von 5-FU in Form einer Dauerinfusion. In einer Untersuchung der MAOP (Mid-Atlantic Oncology Program) wurde die i.v.-Bolusinjektion über je 5 Tage mit einer Dauerinfusion über 70 Tage verglichen. Die Ansprechraten betrugen 7 % in der Bolusgruppe und 30 % in der Infusionsgruppe. Das Gesamtüberleben unterschied sich hingegen in den beiden Therapiearmen mit 11 bzw. 10 Monaten nicht signifikant (Lokich et al. 1989). Die bessere Wirksamkeit der Dauerinfusion gegenüber der Bolusgabe wurde mit 26 % vs. 16 % Remissionen durch eine Studie der ECOG (Eastern Cooperative Oncology Group) bestätigt. Neben Mukositis und Diarrhö kommt es bei der kontinuierlichen Applikation häufig zu einer reversiblen schmerzhaften Rötung der Hände und Füße (sog. Hand-Fuß-Syndrom). Andererseits ist die Knochenmarktoxizität bei der Dauerinfusion verglichen mit der Bolusgabe wesentlich geringer.

Biomodulation von 5-FU mit Folinsäure

Die Biomodulation des Antimetaboliten 5-FU mit Folinsäure (FS) hat besondere Beachtung gefunden. 5,10-Methylentetrahydrofolat verlängert die Wirkung von FdUMP, indem es mit diesem und der Thymidilatsynthetase einen stabilen Komplex bildet. Zahlreiche, aber nicht alle Studien, haben erhöhte Ansprechraten für die Kombination 5-FU/FS im Vergleich zu einer 5-FU-Monotherapie belegt, einige wenige auch eine signifikante Verlängerung der Überlebenszeit (Tabelle 61.3). So konnte in einer Studie der GITSG (Gastrointestinal Tumor Study Group) durch die wöchentliche i.v.-Verabreichung von 600 mg/m^2 5-FU und 500 mg/m^2 FS eine signifikante Zunahme der Remissionsraten erzielt werden (Petrelli et al. 1989). Die Frühmortalität war mit 6,5 % infolge therapiebedingter Durchfälle allerdings ungewöhnlich hoch. Die NCCTG (North Central Cancer Treatment Group) verglich 20 mg/m^2 FS i.v. bzw. 200 mg/m^2 FS i.v. in Kombination mit 425 mg/m^2 5-FU, verabreicht an 5 aufeinanderfolgenden Tagen, mit einer Kontrollgruppe, die 5-FU alleine erhielt. Die Untersuchung ergab eine signifikante Verlängerung der Überlebenszeit für die beiden 5-FU/FS-Kombinationen gegenüber der Monotherapie (12 vs. 7 Monate, p<0,03) (O'Connell et al. 1989). Bei 30 % der Patienten, die mit 5-FU/FS behandelt worden waren, kam es zu einer dosislimitierenden, schmerzhaften Stomatitis.

Eine Metaanalyse von 9 Studien erbrachte schließlich mit 23 % signifikant höhere Remissionsraten für die Kombination von 5-FU/FS im Vergleich zu 11 % Remissionen mit der Monotherapie; einen Unterschied in der medianen Überlebenszeit fanden die Untersucher nicht (Piedbois et al. 1992).

In einer Untersuchung von Poon und Mitarbeitern (1989) führte die Behandlung mit 5-FU (370–425 mg/m^2/Tag über 5 Tage) und niedrig dosierter FS (20 mg/m^2/Tag über 5 Tage) nicht nur zu einer Steigerung der Remissionsraten, sondern zusätzlich zu einer statistisch signifikanten Verbesserung des Allgemeinzustands, einer Gewichtszunahme sowie einer Verringerung der tumorbedingten Symptome. Eine schwedische Studie bestätigte den positiven Einfluß von 5-FU/FS auf die Lebensqualität von Patienten mit symptomatischem, metastasierendem kolorektalem Karzinom (Glimelius et al. 1994). Aufgrund der erhobenen Untersuchungsbefunde wurde die Kombination 5-FU 425 mg/m^2 i.v. Tag 1–5 und FS 20 mg/m^2 i.v. Tag 1–5 von zahlreichen Autoren als Standardtherapie vorgeschlagen.

■ **Hochdosistherapie.** Eine weitere Lebensverlängerung scheint durch eine 5-FU/FS-Hochdosistherapie möglich zu sein. Dabei wird 5-FU (2,6 g/m^2) und FS (500 mg/m^2) einmal wöchentlich als 24 h-Dauerinfusion verabreicht (Ardalan et al. 1991). Die Behandlung kann über Port und Infusionspumpe ambulant durchgeführt werden und ist nebenwirkungsarm. Zunächst wird die Folinsäure über 2 Stunden verabreicht, anschließend wird 5-FU über 24 Stunden infundiert.

■ **Unerwünschte Wirkungen von 5-FU und deren Therapie.** Bei der systemischen Gabe von 5-FU/FS sind Mukositis, Diarrhö und Myelotoxizität dosislimitierend. Durch das prophylaktische Lutschen von Eiswürfeln während der 5-FU-Gabe kann die Mukositisrate signifikant gesenkt werden. Neben einer Mundspüllösung, die Steroide und Lokalanästhetika enthält, verschafft häufig auch das Spülen mit Acetylsalicylsäure versetzter flüssiger Sahne eine Linderung bei schmerzhaften Mukositiden.

Bei therapierefraktären Durchfällen wurde mit dem Somatostatinanalogon Octreotid eine wirkungsvolle Behandlungsmöglichkeit gefunden. Zur Behandlung des Hand-Fuß-Syndroms nach einer 5-FU-Dauerinfusion eignet sich Pyridoxin (3 × 50 mg

Tabelle 61.3. Biomodulation von 5-Fluorouracil mit Folinsäure bei der palliativen Therapie von Kolon- und Rektumkarzinomen

Behandlungsform	Ansprechraten (%)	Studiengruppe
5-FU vs. 5-FU/FS	7 vs. 33[1]	Ehrlichman et al. 1988 (n = 130)
5-FU vs. 5-FU/FS high-dose vs. 5-FU/FS	12 vs. 30 vs. 19	Petrelli/GITSG 1989 (n = 343)
5-FU vs. 5-FU/FS high-dose vs. 5-FU/FS	10 vs. 26[1] vs. 43[1]	Poon et al./NCCTG 1989 (n = 208)
5-FU vs. 5-FU/FS high-dose vs. 5-FU/FS	12 vs. 30 vs. 19	Petrelli/GITSG 1989 (n = 343)
5-FU vs. 5-FU/FS high-dose	13 vs. 44	Doroshow et al. 1990 (n = 79)

[1] Überleben signifikant verlängert.

p.o.). Mit diesen zusätzlichen Therapiemaßnahmen und der Verabreichung von 5-Hydroxytryptamin-antagonisten bei schwerer Übelkeit wird die Behandlung mit 5-FU/FS in der standardisierten Dosierung von den allermeisten Patienten problemlos toleriert.

Neue Zytostatika für die Therapie kolorektaler Karzinome

Verschiedene fluorierte Pyrimidine können per os verabreicht werden. Eine orale Tumortherapie verbessert die Lebensqualität der Patienten erheblich. In Japan hat sich für die Behandlung kolorektaler Karzinome Uracil-Tegafur durchgesetzt. In Europa und Nordamerika wird derzeit Capecitabine beim kolorektalen Karzinom geprüft. Für das Mammakarzinom ist Capecitabine bereits zugelassen. Das Zytostatikum wird intestinal resorbiert und erst in der Tumorzelle selbst durch die Thymidin-Phosphorylase zu 5-FU metabolisiert. Hierdurch erhoffte man sich eine geringere Nebenwirkungsrate. In einer multinationalen Phase-II-Studie wurde die orale Gabe von Capecitabine +/− Folinsäure p.o. in der „First-line"-Therapie untersucht (Findlay et al. 1997). Die Ansprechraten betrugen 21–24 %, das progressionsfreie Intervall 230 Tage. Capecitabine wird jetzt mit dem Mayo-Clinic-Protokoll im Rahmen einer Phase-III-Studie verglichen. Das Enzym Dihydropyrimidin-Dehydrogenase ist in der Lage 5-FU, nicht aber Capecitabine abzubauen. Möglicherweise begründet sich hierin das häufige Auftreten einer schmerzhaften Schwellung und Rötung der Hände und Füße (palmoplantare Erythrodysästhesie) im Anschluß an die Verabreichung von Capecitabine.

Ein neu entwickelter Antagonist der Thymidylat-Synthetase ist Raltitrexed (Tomudex). Das Zytostatikum hat eine der Tetrahydrofolsäure ähnliche Strukturformel und wurde bereits in mehreren Ländern für die Behandlung metastasierter kolorektaler Karzinome zugelassen. In einer Phase-III-Studie mit insgesamt 439 Patienten (Cunningham et al. 1996) wurden 3 mg/m² Raltitrexed, verabreicht alle 3 Wochen, mit dem Mayo-Clinic-Protokoll verglichen. Ansprechraten und progressionsfreies Intervall unterschieden sich nicht signifikant (19,3 % und 4,7 Monate vs. 16,7 % und 3,6 Monate). Während nach der Gabe von 5-FU/Folinsäure vorwiegend Myelosuppression und Mukositiden beobachtet wurden, hatte die Gabe von Raltitrexed häufig einen Anstieg der Transminasen sowie Anämien und Übelkeit zur Folge.

Schließlich wurde das neue Platinderivat Oxaliplatin in die Therapie kolorektaler Karzinome eingeführt. Wie Cisplatin verursacht Oxaliplatin eine Brückenbildung innerhalb des DNS-Stränge. Oxaliplatin ist möglicherweise wirksamer, da die DNS „Mismatch-repair"-Enzyme, anders als bei Ciplatin, die so gebildeten Komplexe nicht erkennen. In klinischen Studien erwies sich eine Monotherapie mit Oxaliplatin sowohl in der „first line" Therapie (Ansprechrate 27 %, Becouarn et al. 1997) als auch bei 5-FU vorbehandelten Patienten (Ansprechrate 10 %, Machover et al. 1996) als wirksam. Besonderes Interesse erweckte jedoch die Beobachtung, daß die Kombination von Oxaliplatin mit 5-FU/Folinsäure eindrucksvolle Remissionsraten induzierte.

Giachetti et al. (1997) erzielten mit dieser Kombination ein Ansprechen bei 53 % ihrer Patienten, verglichen mit 16 % nach der alleinigen Gabe von 5-FU/Folinsäure. Das progressionsfreie Überleben betrug 7,9 Monate vs. 4,3 Monate zugunsten der Kombinationschemotherapie mit Oxaliplatin.

DeGramont (1998) behandelten 420 Patienten mit dem gleichen therapeutischen Ansatz und dokumentierten 57 % Remissionen im Oxaliplatin/5-FU/Folinsäure-Arm vs. 26 % nach 5-FU/Folinsäure alleine. 15 % der Patienten entwickelten eine NCI-Grad-3/4-Neurotoxität (insbesondere Kälteinduzierte Dysästhesie). Wird die Dreifachkombination chronomoduliert entsprechend dem zirkadianen Rhythmus verabreicht, können sogar Ansprechraten von 66 % erreicht werden (Levi et al. 1999). Oxaliplatin ist mittlerweile in Deutschland für die „First-line"-Therapie metasierter kolorektaler Karzinome zugelassen. Das Protokoll von deGramont et al. (1998) ist in Abb. 61.6 dargestellt.

5-FU/Folinsäure-refraktäre Patienten

Der Topoisomerasehemmer Irinotecan (CPT 11) ist das Zytostatikum der Wahl für Patienten, die unter einer Behandlung mit 5-FU (ein oder zwei verschiedene Protokolle) progredient sind. Die Topoisomerasen sind für die Entfaltung der DNS-Doppelhelix während der Transkription veranwortlich, ihre Inhibition verursacht Strangabbrüche. Dabei handelt es sich um ein nicht kreuzresistentes Zytostatikum zu 5-FU: im Anschluß an eine Monotherapie mit CPT 11 werden ca. 20 % Remissionen beobachtet, sowohl bei unvorbehandelten Patienten als auch bei Patienten, die unter einer 5-FU-haltigen Chemotherapie progredient sind. In Europa wird CPT 11 meist in einer Dosis von 350 mg/m² alle 3 Wochen verabreicht.

Cunningham et al. (1998) behandelten 279 5-FU-refraktäre Patienten mit CPT 11 bzw. führten sie einer „Best-supportive-care"-Gruppe zu. Nach einem Jahr lebten 36,2 % der behandelten Patienten gegenüber 13,8 in der therapiefreien Kontrollgruppe. Der Unterschied für das Gesamtüberleben war mit p = 0,0001 signifikant günstiger zugunsten von CPT 11. Die Lebensqualitätsparameter, mit der

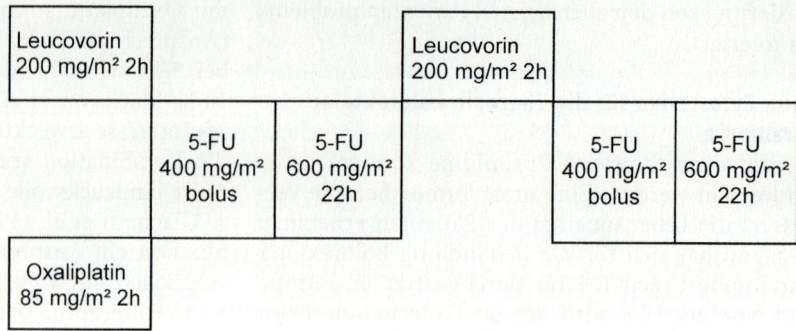

Abb. 61.6. deGramont-Protokoll (Gramont et al. 1998)

Ausnahme von Durchfall, waren im CPT 11-Arm gleichfalls statistisch signifikant besser.

Rougier et al. (1998) verglichen bei 267 5-FU vorbehandelten Patienten CPT 11 mit der erneuten Gabe von 5-FU/Folinsäure. Auch hier fand sich ein statistisch signifikanter Überlebensvorteil ($p = 0{,}035$) zugunsten der CPT 11-Therapie mit einem Jahresüberleben von 44,8 % der Patienten nach Irinotecan und 32,4 nach 5-FU/Folinsäure. Hinsichtlich der Lebensqualität ergab sich in diesen Studien kein Unterschied zwischen den beiden Gruppen. Ob CPT 11 auch nach einer Vorbehandlung mit Oxaliplatin wirksam ist, wurde bisher noch nicht untersucht.

Irinotecan kann ein cholinerges Syndrom mit Speichelfluß, Schwitzen und Bauchkrämpfen auslösen. Diese Nebenwirkungen können durch die prophylaktische Verabreichung von Atropin (0,5 mg 30 min vor CPT 11) verhindert werden. Regelmäßig treten 5–8 Tage nach Applikation schwere Durchfälle auf. Die Einnahme von Loperamid ist dann notwendig. Erste Studien zeigen auch eine exzellente Wirksamkeit von CPT 11/5-FU/Folinsäure in der „First-line"-Therapie kolorektaler Karzinome.

Interdisziplinäre Behandlung von Metastasen

In toto resektable Leber- oder Lungenmetastasen sollten immer einem operativen Resektionsversuch zugeführt werden. Die Fünfjahresüberlebensprognose liegt bei diesen Patienten um 25–30 %. Auch die gleichzeitige Entfernung eines Rezidivtumors und einer metachronen, d. h. im zeitlichen Abstand zum Primärtumor aufgetretenen Metastase ist anzustreben, wenn dadurch Tumorfreiheit erzielt werden kann (Abb. 61.7).

■ **Intraarterielle Chemotherapie.** Lebermetastasen werden überwiegend von der A. hepatica, die Hepatozyten hingegen von der V. portae versorgt. Da in der Leber zahlreiche Zytostatika metabolisiert werden, können hohe Dosen ohne systemische Nebenwirkungen intraarteriell angeboten werden. Insbesondere die Entwicklung implantierbarer Infusionspumpen hat diese Therapieform für Patienten mit nichtresezierbaren Lebermetastasen attraktiv gemacht. Alle Untersucher haben im Vergleich zur systemischen Behandlung erhöhte Ansprechraten mit der Verabreichung von Zytostatika über die A. hepatica beobachtet (s. Abschn. 56.2).

Die größte Erfahrung liegt zur Gabe von *Fluorodesoxyuridin* vor, worunter häufig ein Anstieg der Leberenzyme, eine sklerosierende Cholangitis oder Magengeschwüre beobachtet wurden. Derzeit verabreichen viele Arbeitsgruppen eine Kombination aus 5-FU und Mitomycin C, oder führen eine Chemoembolisation mit Gelfoam, Lipiodol oder Histoacryl durch. Allerdings ist eine lebensverlängernde Wirkung mit dieser Therapieform in den meisten Studien nicht nachgewiesen worden. Darüber hinaus ist die systemische Chemotherapie nebenwirkungsärmer, weshalb sich die lokoregionäre Behandlung in der Praxis nicht durchgesetzt hat (Begos u. Ballantyne 1994).

61.7 Nachsorge

61.7.1 Prognose der kolorektalen Karzinome

Prognostische Faktoren nach kurativer Resektion des Kolonkarzinoms

Die Prognose hängt entscheidend vom primären Tumorstadium und der Radikalität der Operation ab. Im UICC-Stadium I beträgt die Fünfjahresüberlebensrate ungefähr 98–100 %, im Stadium II ungefähr 75–80 %, im Stadium III 59–66 % und im Sta-

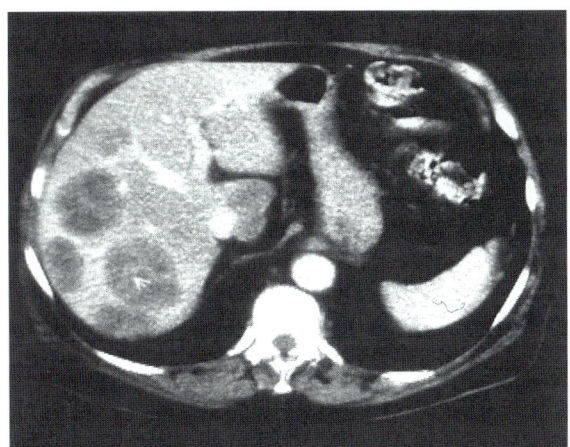

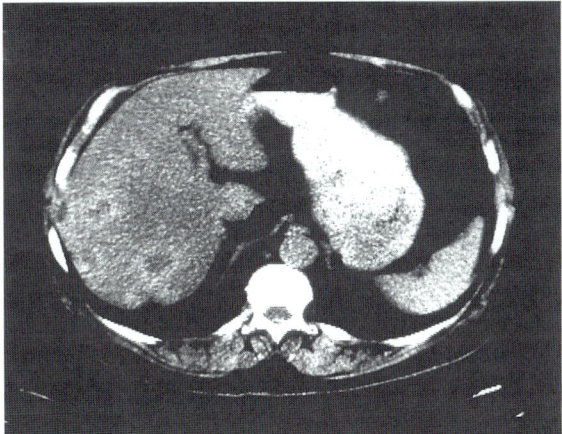

Abb. 61.7. a, b Lebermetastasen vor (**a**) und nach (**b**) Therapie mit 5-FU/Folinsäure bei einem Patienten mit Kolonkarzinom

für das Überleben sind der R-Status, das UICC-Stadium, der pT-Status, der pN-Status, das Grading des Tumors und die Perforation des Tumors.

Prognostische Faktoren nach kurativer Resektion des Rektumkarzinoms

Zuverlässige prognostische Faktoren erleichtern die operative Verfahrenswahl und erlauben eine Patientenselektion, die von einer adjuvanten Therapie profitieren können. Es gilt, 2 Gruppen von Prognosefaktoren zu unterscheiden:

- Histopathologische Faktoren wie die TNM-Kategorien, die Penetrationstiefe, die Anzahl befallener Lymphknoten oder der Differenzierungsgrad sind durch den Tumor bestimmt und nicht vom Chirurgen beeinflußbar.
- Chirurgisch bestimmbare Faktoren umfassen die No-touch-isolation-Technik (Turnbull et al. 1967), einen ausreichenden distalen Sicherheitsabstand, das Resektionsausmaß am Mesorektum, die Höhe der Ligatur der A. mesenterica inferior, die Anastomosentechnik, perioperative Bluttransfusionen und die Vermeidung der intraoperativen Tumorzellverschleppung. Diese Faktoren sind direkt durch den Chirurgen beeinflußbar und tragen wesentlich zum Behandlungserfolg bei.

■ **Prognose der Überlebenszeit beim Rektumkarzinom.** Uni- und multivariate Überlebensanalyse haben die Penetrationstiefe des Tumors (T) und den Lymphknotenstatus (N) als die wichtigsten Prognosefaktoren identifiziert, auf denen die gängigen Klassifikationssysteme im wesentlichen aufgebaut sind. Tumoren des distalen Rektums haben oft eine schlechtere Prognose als Tumoren im mittleren und proximalen Drittel. Ein höherer Differenzierungsgrad (G) korreliert mit einer besseren Überlebenswahrscheinlichkeit. Keine gesicherte prognostische Relevanz haben venöse oder perineurale Tumorinfiltration, insbesondere bei multivariater Überlebensanalyse.

■ **Prognose des Lokalrezidivs beim Rektumkarzinom.** Tumorbefall sämtlicher Rektumwandschichten (pT3), Lymphknotenbefall, perineurale Tumorinfiltration und ein niedriger Differenzierungsgrad korrelieren mit einem erhöhten Risiko eines lokoregionären Rezidivs. Eine höhere Rate von Lokalrezidiven findet sich auch bei Tumoren des unteren Drittels. Das lokoregionäre Rezidivrisiko kurativ operierter Rektumkarzinome beträgt für pT2/N0- um 10%, für pT3/N0- (Stadium II) und pT2/N1-Tumoren (Stadium III) zwischen 20 und 30%. Das Risiko für pT3/N1–N2-Tumoren beträgt 45–60%.

dium IV unter 12–20%. Lokalrezidive sind beim Kolonkarzinom nach R0-Resektion mit unter 5% relativ selten. Bei entsprechender primärer Radikalität sollten Anastomosenrezidive eine Rarität darstellen.

Es ist heute allgemein anerkannt, daß der Chirurg selbst einer der wichtigsten Prognosefaktoren für die Wahrscheinlichkeit des Auftretens eines Lokalrezidivs ist (Jass 1997). Etwa 40% aller Rezidive treten im ersten Jahr und 80% in den ersten beiden Jahren nach der Operation auf. Subjektive Symptome, v.a. Schmerzen, stellen Spätsymptome dar. Beim Lokalrezidiv ist die frühzeitige Erkennung mittels CEA-Bestimmung, Koloskopie mit bioptischer Sicherung und ggf. beim extraluminalen Rezidiv mittels CT entscheidend für die Prognose. Die Resektion eines Lokalrezidivs in kurativer Intention als R0-Resektion sollte angestrebt werden. Etwa 25% aller Patienten mit Kolonkarzinom entwickeln Fernmetastasen. Prognosefaktoren

Daraus folgt, daß für Risikogruppen mit Tumorstadium II/III und schlechter Differenzierung (G3 und 4) eine adjuvante Therapie empfohlen werden sollte.

61.7.2
Nachsorge beim kolorektalen Karzinom

Die regelmäßige Nachsorge kann zu einer Früherkennung und Behandlung von Lokalrezidiven und Fernmetastasen führen. Der Einfluß einer systematischen Nachsorge ist begrenzt und erstreckt sich auf wenige Patienten mit lokalisierten und potentiell kurablen Metastasen. Bis heute gibt es keine randomisierten Studien, die einen Effekt eines standardisierten postoperativen Monitorings zeigen.

Die Tabellen 61.4 bis 61.7 fassen die Leitlinien der Deutschen Krebsgesellschaft, der Deutschen Gesellschaft für Chirurgie und der Deutschen Gesellschaft für Verdauungs- und Stoffwechselerkrankungen zur Nachsorge bei kolorektalen Karzinomen zusammen.

Tabelle 61.4. Nachsorgeempfehlung bei Patienten mit Kolonkarzinom UICC-Stadium I

Untersuchung	Monate						
	6	8	18	24	36	48	60
Anamnese körperliche Untersuchung			+[b]		+		+
Koloskopie[a]			+[b]		+		+

[a] Drei Monate postoperativ, wenn präoperativ Abklärung des gesamten Kolons nicht möglich. Nach dem 5. Jahr alle 2 bis 3 Jahre Koloskopie.
[b] Nach endoskopischer Abtragung.

Tabelle 61.5. Nachsorgeempfehlung bei Patienten mit Kolonkarzinom UICC-Stadium II–III

Untersuchung	Monate						
	6	8	18	24	36	48	60
Anamnese körperliche Untersuchung, CEA	+	+	+	+	+	+	+
Abdomen-Sonographie	+	+	+	+	+	+	+
Röntgen-Thorax			+	+	+		+
Koloskopie[a]				+			+

– Nach dem 5. Jahr alle 2–3 Jahre Koloskopie
– CT-Abdomen symptomorientiert (CEA-Anstieg etc.)
– HNPCC: Ohne subtotale Kolektomie: alle 2 Koloskopie, wenn kein Adenom-Nachweis in der Voruntersuchung; nach subtotaler Kolektomie: alle zwei Jahre Rektoskopie
– Spiral-Computertomographie Abdomen befundorientiert (z. B. bei unklarem Sonographiebefund, CEA-Anstieg)

[a] Drei Monate postoperativ, wenn präoperativ Abklärung des gesamten Kolons nicht möglich.

Tabelle 61.6. Nachsorgeempfehlung bei Patienten mit Rektumkarzinom UICC-Stadium I

Untersuchung	Monate						
	6	12	18	24	36	48	60
Anamnese körperliche Untersuchung				+			+
Koloskopie[a]				+			+

[a] Drei Monate postoperativ, wenn präoperativ Abklärung des gesamten Kolons nicht möglich. Nach dem 5. Jahr alle 3 Jahre Koloskopie.

Tabelle 61.7. Nachsorgeempfehlung bei Patienten mit Rektumkarzinom[a]; UICC-Stadium II+III

Untersuchung	Monate						
	6	8	18	24	36	48	60
Anamnese körperliche Untersuchung, CEA	+	+	+	+	+	+	+
Abdomensonographie	+	+	+	+	+	+	+
Thoraxröntgen (in 2 Ebenen)		+		+	+		+
Nach Rektumresektion: Rektoskopie oder Sigmoidoskopie, evtl. Endosonographie	+	+				+[b]	+[b]
Koloskopie[c]				+			+

Spiralcomputertomographie Becken
3 Monate nach Abschluß der tumorspezifischen Therapie (Operation bzw. adjuvanter Strahlen/Chemotherapie

[a] Tumoren, die nicht eindeutig dem Rektum oder Sigma zuzuordnen sind (sog. Rektosigmoidkarzinome), werden in der Tumornachsorge wie Rektumkarzinome behandelt.
[b] Nach adjuvanter Strahlen-Chemotherapie wegen verzögert auftretender Lokalrezidive.
[c] Drei Monate postoperativ, wenn präoperativ Abklärung des gesamten Kolons nicht möglich. Nach dem 5. Jahr alle 3 Jahre Koloskopie.

Literatur

Adam IJ, Mohamdee MO, Martin IG, Scott N, Finan PJ, Johnston D, Dixon MF, Quirke P (1994) Role of circumferential margin involvement in the local recurrence of rectal cancer. Lancet 344: 707–711

Ardalan B, Chua L, Tian E, Reddy R, Sridhar K, Benedetto P, Richman S et al. (1991) A phase II study of weekly 24-hour infusion with high dose fluorouracil with leucovorin in colorectal cancer. J Clin Oncol 9: 625–630

Becouam Y, Ychou M, Dureux M, Borel C, Bertheault-Cvitkovic F, Seitz JF, Nasca S et al. (1997) Oxaliplatin (L-OHP) as first-line chemotherapy in metastatic colorectal cancer (MCRC) patients. Proceedings of ASO 16: abstract 804

Begos DG, Ballantyne GH (1994) Regional Chemotherapy for Colorectal Liver Metastases: Thirty Years Without Patient Benefit. J Surg Oncol 56: 139–144

Bleday R (1997) Local excision of rectal cancer. World J Surg 21: 706–714

Burke AB, Shekitka KM, Sobin LH (1991) Small cell carcinomas of the large intestine. Am J Clin Pathol 95: 315–321

Busch OR, Hop WC, Hoynck van Papendrecht MA et al.(1993) Blood transfusions and prognosis in colorectal cancer. N Engl J Med 328: 1372–1376

Carlsen E, Schlichting E, Guldvog I, Johnson E, Heald RJ (1998) Effect of the introduction of total mesorectal excision for the treatment of rectal cancer. Br J Surg 85: 526–529

Cooper HS (1992) Benign polyps of the intestines. In: Ming SC, Goldman H (eds) Pathology of the gastrointestinal tract. WB Saunders, Philadelphia, pp 786–815

Cunningham D, Zalcberg JR, Rath U, Oliver I, van Cutsem E, Svensson C, Seitz JF et al. (1996) Final results of a randomized trial comparing 'Tomudex' (ralitrexed) with 5-fluorouracil plus leucovorin in advanced colorektal cancer. Ann Oncol 7: 961–965

Cunningham D, Pyrhönen S, James RD, Punt CJA, Hickish TF, Heikkila R, Johannesen et al. (1998) Randomised trial of Irinotecan plus supportive care versus supportive care alone after fluorouracil failure for patients with metastatic colorectal cancer. Lancet 352: 1413–1418

Davies N, Newland R (1982) The reporting of colorectal cancer: the Australian clinico-pathological staging system. Aust N Z J Surg 52: 395–397

deGramont A, Figer A, Seymour M, Homerin M, te Bail N, Cassidy J, Boni C et al. (1998) A randomized trial of leucovorin (LV) and 5-Fluorouracil (5-FU) with or without oxaliplatin in advances colorectal cancer (CRC). Proceeding of ASCO 17, abstract 985.

Doroshow JH, Multhauf P, Leong L et al. (1990) Prospective randomized comparison of fluorouracil versus fluorouracil and high-dose continous infusion leucovorin calcium for the treatment of advanced measurable colorectal cancer in patients previously unexposed to chemotherapy. J Clin Oncol 8: 491–501

Dukes C (1932) The classification of cancer of the rectum. J Pathol Bacteriol 35: 323–332

Dukes CE, Bussey HJR (1958) The spread of rectal cancer and its effect on prognosis. Br J Cancer 12: 309–320

Dworak O (1991) Morphology of lymph nodes in the resected rectum of patients with rectal carcinoma. Pathol Res Pract 187: 1020–1024

Enker WE, Havenga K, Polyak T, Thaler H, Cranor M (1997) Abdominoperineal resection via total mesorectal excision and autonomic nerve preservation for low rectal cancer. World J Surg 21: 715–720

Ehrlichman C, Fine S, Wong A, Elhakim T (1988) A randomized trial of fluorouracil and folinic acid in patients with metastatic colorectal carinoma. J Clin Oncol 6: 469–475

Fenoglio-Preiser CM (1991) Colon polyps histology. Sem Colon Rect Surg 2: 234–245

Filella X, Molina R, Grau JJ et al. (1992) Prognostic value of CA 19.9 levels in colorectal cancer. Ann Surg 216: 55–59

Findaly M, van Cutsem E, Kocha W, Allman D, Laffranchi B, Griffin T, Osterwalder B et al. (1997) A randomized phase II Study of Xeloda TM (capecitabene) in patients with advanced coloractal cancer. Proceeding of ASCO 16, abstract 797

Flüe M von, Degen LP, Beglinger C et al. (1996) Ileocecal reservoir reconstruction with physiologic function after total mesorectal cancer excision. Ann Surg 224: 204–212

Giachetti S, Zidani R, Perpoint B, Pinel MC, Faggiuolo R, Focan C, Letourneau Y (1997) Phase III trial of 5-fluorouracil (5-FU), folinic acid (FA), with or without oxaliplatin (OXA) in previously untreated patients (pts) with metastatic colorectal cancer (MCC). Proceedings of ASCO 16, abstract 895

Glimelius B, Hoffmann K, Graf W, Pahlman L, Sjöden P (1994) Quality of life during chemotherapy in patients with symptomatic advanced colorectal cancer. Cancer 73: 556–562

Haller DG, Catalano PJ, Macdonald JS, Mayer RJ, (1993) Fluorouracil (FU), Leucovorin (LV) and Levamisole (LEV) Adjuvant Therapy for Colon Cancer; Five year final report of int-0089. Proceeding of ASCO 17, abstract 892

Havenga K, DeRuiter MC, Enker WE, Welvaart K (1996 a) Anatomical basis of autonomic nerve-preserving total mesorectal excision for rectal cancer. Br J Surg 83: 384–388

Havenga K, Enker WE, MaDermott K, Cohen AM, Minsky BD, Guillem J (1996 b) Male and female sexual and urinary function after total mesorectal excision with autonomic nerve preservation for carcinoma of the rectum. J Am Coll Surg 182: 495–502

Heald RJ, Ryall RDH (1986) Recurrence and survival after total mesorectal excision for rectal cancer. Lancet i: 1479–1482

Herfarth C, Runkel N (1994) Chirurgische Standards beim primären Colonkarzinom. Chirurg 65: 514–523

Hermanek P (1989) Colorectal carcinoma: histopathological diagnosis and staging. Ballieres Clin Gastroenterol 3: 511–529

Jamieson VK, Dobson VF (1909) The lymphatics of the colon. Ann Surg 50: 1077–1090

Jass RJ (1997) Future role of the pathologist in reporting colorectal cancer. World J Surg 21: 688–693

Junginger T für die Deutsche Krebsgesellschaft und ihrer Arbeitsgemeinschaften, die Deutsche Gesellschaft für Chirurgie und die Deutsche Gesellschaft für Verdauungs- und Stoffwechselkrankheiten (1999) Interdisziplinäre Leitlinien zur Therapie des Colonkarzinoms und des Rektumkarzinoms. Onkologie 5: 348–358

Kettlewell MGW (1994) Colorectal cancers and benign tumours of the colon. In: Morris PJ, Malt RA (eds) Oxford textbook of surgery, vol. I. Oxford University Press, New York Oxford Tokyo, pp 1060–1088

Koperna T, Kisser M, Schulz F (1997) Emergency surgery for colon cancer in the aged. Arch Surg 132: 1032–1037

Krook JE, Moertel CG, Gunderson LL, Wieand HS, Collins RT, Beart RW, Kubista TP (1991) Effective surgical adjuvant therapy for high-risk rectal carcinoma. N Engl J Med 324: 709–715

Kudo S, Kashida H, Nakajima T, Tamura S, Nakajo K (1997) Endoscopic diagnosis and treatment of early colorectal cancer. World J Surg 21: 694–701

Kuramoto S, Oohara T (1989) Flat early cancers of the large intestine. Cancer 64: 950–955

Lehnert T, Herfarth C (1996) Grundlagen und Wert der Lymphadenektomie beim colorektalen Karzinom. Chirurg 67: 889–899

Lehnert T, Herfarth C (1998 a) Multimodale Therapie des Colonkarzinoms. Chirurg 69: 371–383

Lehnert T, Herfarth C (1998 b) Multimodale Therapie des Rektumkarzinoms. Chirurg 69: 384–392

Levi F, Zidani R, Brienza S, Dogliotti L, Perpoint B, Rotarski M, Letourneau y et al. (1999) A multicenter evaluation of intensified, ambulatory, chronomodulated chemotherapy with oxilaplatin, 5-fluorouracil, and leucovorin as initial treatment of patients with metastatic colorectal carcinoma. International Organization for Cancer Cronotherapy. Cancer 85: 2532–40

Lokich J, Ahlgren JD, Gullo J, Philips LA, Fryer JG (1989) A prospektive randomized comparison of continuous infusion fluorouracil with a conventional bolus schedule in metastatic colorectal cancinoma: A Mid-Atlantic Oncology Program study. J Clin Oncol 7: 425–432

MacFarlane JK, Ryall RDH, Heald RJ (1993) Mesorectal excision for rectal cancer. Lancet 341: 457–460

Machover D, Diaz-Rubio ED, deGramont A, Schilf A, Gastiaburu JJ, Brienza S, Itzhaki M et al. (1996) Two consecutive pahse II studies of oxaliplatin (L-OHP) for treatment of patients with colorectal carcinoma who were resistant to previous treatment with fluoropyrimidines. Ann Oncol 7: 95–98

Marsoni S, for the International Multicentre Pooled Analysis of Colon Cancer Trials (IMPACT) investigators (1995) Efficacy of adjuvant fluorouracil and folinic acid in colon cancer. Lancet 345: 939–944

McAnena OJ, Heald RJ, Lockhart-Mummery HE (1990) Operative and functional results of total mesorectal excision with ultra-low anterior resection in the management of carcinoma of the lower one-third of the rectum. Surg Gynecol Obstet 170: 517–521

Milsom JW, Kim SH (1997) Laparoscopic versus open surgery for colorectal cancer. World J Surg 21: 702–705

Mizuno N, Kato Y, Izumi Y, Irimura T, Sugiyama Y (1998) Importance of hepatic first-pass removal in metastasis of colon carcinoma cells. J Hepatol 28: 865–877

Moertel CG, Fleming TR, MacDonald JS, Haller DG, Laurie JA, Tangen CM, Ungerleider et al. (1995) Fluorouracil plus Levamisole as Effective Adjuvant Therapy after Resection of Stage III Colon Carcinoma: A Final Report. Ann Intern Med 122: 321–326

Moertel CG, Fleming TR, MacDonald JS, Haller DG, Laurie JA, Goddman PJ, Ungerleider et al. (1990) Levamisole and Fluorouracil adjuvant Therapie of resection Colon Carcinoma. N Engl Med 322: 352–558

Moriya Y, Sugihara K, Akasu T, Fujita S (1997) Importance of extended lymphadenectomy with lateral node dissection for advanced lower rectal cancer. World J Surg 21: 728–732

Northover JMA (1997) Staging and management of colorectal cancer. World J Surg 21: 672–677

O'Connell (1989) A phase III trial of 5-fluorouracil and leucovorin in the treatment of advanced colorectal cancer. Cancer 63: 1026–1030

O'Connell MJ, Martenson JA, Wieand HS, Krook JE, MacDonald JS, Haller DG, Mayer RV (1994) Improving adjuvant radiation therapy for rectal cancer by combining protracted-infusion fluorouracil with radiation therapy after curative surgery. New Engl J Med 331: 502–507

O'Connell MJ, Maillard J, MacDonald et al. (1993) An intergroup trial of intensive course-5-FU and low dose leucovorin as surgical adjuvant therapy or high risk colon cancer. Proceedings of ASCO 12: abstract 190

Pedersen IK, Burcharth F, Roikjaer O et al.(1994) Resection of liver metastases from colorectal cancer: indications and results. Dis Colon Rec 37: 1078–1082

Peonim V, Thakerngpol K, Pacharee P, Stitniman-Karne T (1983) Adenosquamous carcinoma and carcinoidal differentiation of the colon. Report of a case. Cancer 52: 1122–1125

Petrelli N/Gastrointestinal Tumor Study Group (1989) The modulation of fluorouracil with leucovorin in metastatic colorectal carinoma: A prospective randomized phase III trial. J Clin Oncol 7: 1419–1426

Petrelli N, Douglass HO, Herrera L et al. (1989) The modulation of fluorouracil with leucovorin in metastatic colorectal carcinom: a prospective randomized phase III trial. J Clin Oncol 7: 1419–1426

Piedbois P, Buyse M, Rustum Y et al. (1992) Modulation of fluorouracil by leucovorin in patients with advanced colorectal cancer: Evidence in terms of responsrate. J Clin Oncol 10: 896–903

Ponz de Leon M (1996) Descriptive epidemiology of hereditary non-polyposis colorectal cancer. Tumori 82: 102–106

Poon M, O'Connell M, Moertel C et al. (1989) Biochemical modulation of fluorouracil: evidence of significant improvment of survival and quality of life in patients with advanced colorectal cancinoma. J Clin Oncol 7: 1407–1418

Porschen R, Bermann A, Löffler T, Haack G, Rettig K, Anger Y, Strohmeyer G, (1998) Efficacy of Adjuvant Chemotherapy with 5-FU/Leucovorin and 5-FU/Levamisole in Colon Cancer. Proceedings of AGA 115: abstract 2738

Raab R, Werner U, Löhlein D (1988) Colorectale Mehrfachkarzinome: Eigenschaften und Langzeitprognose. Chirurg 59: 96–100

Riethmüller G, Holz E, Schliemok G, Schmiegel W, Raab R, Höffken K, Gruber et al. (1998) Monoclonal Antobody Therapy for Resected Dukes' Colorectal Cancer. Seven-Year Outcome of a Multicenter Randomized Trial. J Clin Oncol 16: 1788–1794

Riethmüller G, Schneider-Gädicke E, Schlimok G et al. (1994) Randomised trial of monoclonal antibody for adjuvant therapy of resected Dukes C colorectal carcinoma. Lancet 343: 1177–1183

Rougier P, van Cutsem E, Bajetta E, Niederle N, Possinger K, Labianca R, Navarro M et al. (1998) Randomized trial of Irinotecan versus fluorouracil by continous infusion after fluorouracil failure in patients with metastatic colorectal cancer. Lancet 352: 9138, 1407–1412

Scheele J, Stangl R, Altendorf-Hofmann A (1990) Hepatic metastases from colorectal carcinoma: impact of surgical resection on the natural history. Br J Surg 77: 1241–1246

Schlimok G, Funke I, Bock B, Schweiberer B, Witte J, Riethmüller G (1990) Epithelial Tumor Cells in Bone Marrow of Patients With Correctal Cancer. Immunocytochemical Detection, Pheotypic Characterization, and Prognostic Significance. J Clin Oncol 8: 831–837

Seidensticker F, Schmiegel W (1998) Das kolorektale Karzinom – Vorsorge und Früherkennung. Internist 5: 1–8

Steele G, Bleday R, Mayer RJ et al. (1991) A prospective evaluation of hepatic resection for colorectal carcinoma metastases of the liver: Gastrointesinal Tumor Study Group protocol 6584. J Clin Oncol 9: 1105–1112

TNM-Klassifikation maligner Tumoren (1997) von Wittekind C, Wagner G (Hrsg.) 5. Aufl. Springer, Berlin Heidelberg New York Tokyo

Turnbull R, Kyle K, Watson F (1967) Cancer of the colon: the influence of the no-touch technique on survival rates. Ann Surg 166: 420–427

Vogl TJ, Hammerstingl R, Schwarz W et al. (1996) Magnetic resonance imaging of focal liver lesions. Comparison of the superparamagnetic iron oxide resovist versus gadolinium-DTPA in the same patient. Invest Radiol 31: 696–708

Watson PH, Alguacil-Garcia A (1987) Mixed crypt cell carcinoma: a clinicopathological study of the so-called 'Goblet cell carcinoid'. Virchows Arch 412: 175–182.

Waye JD, Lewis BS, Frankel A, Geller SA (1988) Small colon polyps. Am J Gastroenterol 83: 899–906

Whitehead R (1994) Gastrointestinal and oesophageal pathology. Churchill Livingstone, New York

Wolmark N, Fisher B, Rockette H, Redmond C, Wickerham DL, Fisher ER, Jones et al. (1998) Postoperative adjuvant chemotherapie or BCG for colon cancer. Results from NSABP protocol C-01. J Natl Cancer Inst 80: 30–36

Wolmark N, Bryant J, Grem HJ, Atkins RS, Dimitrov N, Fisher B, Oishis et al. (1998) The relative efficacy of 5-FU + Leucoverin (FU-LV) and 5-FU-LV+Interferon Alfa-2a-(IFN) in Patients with Dukes' B and C Carcinoma of the Colon: First report of NSABP C-05. Proceedings of ASCO 17, Abstract 981

Wolmark N, Rockette H, Fisher B (1993) The benefit of leucovorin-modulated fluorouracil as postoperative adjuvant therapie of primary colon cancer. Results from NSABP protocol C-03. J Clin Oncol 11: 1879–1887

Analkarzinom

H.P. Dienes · J. Klempnauer · T. Südhoff · S. Petrasch

INHALT

- 62.1 Histologie und Anatomie *697*
- 62.2 Epidemiologie und Ätiologie *698*
- 62.3 Klinik *698*
- 62.4 Klassifikation *699*
- 62.5 Diagnostik *699*
- 62.6 Staging *700*
- 62.7 Therapie *700*
- 62.8 Prognose *701*

Die Gruppe der Analkarzinome umfaßt alle malignen epithelialen Tumoren, die zwischen dem äußeren Analring und dem Beckenboden im Analkanal entstehen.

Die meisten Karzinome entstammen dem Plattenepithel, daneben gibt es basaloide Karzinome und mukoepidermoide Karzinome (Fenger 1991).

Die sphinktererhaltende Therapie des Analkarzinoms mit kombinierter Strahlen- und Chemotherapie hat die abdominoperineale Resektion mit Kolostomaanlage als Standard in der Behandlung abgelöst und stellt sogar ein klassisches Beispiel für die Verdrängung einer monomodalen Therapie durch ein multimodales Konzept dar (Tolmos et al. 1997; Fuchshuber er al. 1997). Ein erhebliches Problem stellt die unterschiedliche Definition der Analregion bei den jeweiligen Studien dar. Zusätzlich wird der Vergleich von Studienergebnissen durch das große Spektrum der histologischen epithelialen Zelltypen in der Analregion erschwert.

62.1
Histologie und Anatomie

Bei der Therapieplanung spielt die Histologie des Tumors eine entscheidende Rolle. Bei Adenokarzinomen ist von einem nach distal gewachsenem Rektumkarzinom und nicht von einem primären Analkarzinom auszugehen. In diesem Fall ist die entsprechende Therapie des Rektumkarzinoms indiziert (Schlag 1992). Selten können auch Metastasen anderer Primärtumoren hämatogen zum Anus gelangen und dort zunächst als Adenokarzinom imponieren (Buchmann 1994). In diesem Fall muß tumorspezifisch behandelt werden. Bei Vorliegen eines Melanoms ist die Therapie wie bei Melanomen anderer Lokalisation indiziert.

Histopathologische Merkmale

Die wichtigsten histopathologischen Erscheinungsformen des eigentlichen Analkarzinoms sind im folgenden dargestellt.

■ **Plattenepithelkarzinom.** Meistens (etwa 60 %) handelt es sich dabei um verhornende Plattenepithelkarzinome. Die Tumorzellen zeigen noch eine große Ähnlichkeit mit den oberflächlichen Plattenepithelien der Analschleimhaut. Die basaloiden Karzinome dagegen sind aus Elementen zusammengesetzt, die ein basophiles schmaleres Zytoplasma besitzen bei größerem Kern und eher der Basalzellschicht des Plattenepithels ähneln. Mukoepidermoide Karzinome zeigen inmitten des plattenepithelialen Wachstumsmusters immer wieder Komplexe mit schleimbildenden atypischen Drüsenepithelien.

■ **Kleinzellige Analkarzinome.** Die seltenen kleinzelligen Analkarzinome (Boman et al. 1984) entsprechen der Histopathologie von kleinzelligen Karzinomen anderer Organe, v.a. im Bronchialsystem, und zeigen ebenfalls ein sehr aggressives Wachstum. Die kleinzelligen Karzinome entstehen aus der kolorektalen Mukosa des Analkanals. Im Bereich der Linea dentata können sich auch Adenokarzinome entwickeln, die vom histologischen Aufbau denen des Kolons entsprechen.

■ **Analgangkarzinome.** Diese malignen Tumoren sind oft mit Analfisteln assoziiert (Jensen et al. 1988 a). Die Tumoren selbst sind relativ klein und können erst sehr spät Symptome hervorrufen. Histopathologisch sind diese Karzinome charakterisiert durch duktale Abschnitte sowie Papillenformationen, und sie sind von atypischen Zylinderepithelien ausgekleidet. Die Zellen sind von eosinophilem Zytoplasma und lassen sich mit Muzikamin und PAS anfärben. Die Karzinome wachsen sehr oft unterminierend und werden erst sehr spät entdeckt, wenn sie in die Anallichtung einbrechen.

> ! Wegen der Vielfalt in diesem Abschnitt liegender Gewebs- und Organstrukturen können sich bei der histologischen Diagnose große Schwierigkeiten der Einordnung ergeben.

Einen Überblick über die histologische Klassifikation gibt die Tabelle 62.1.

Lokalisation

Neben der Histologie spielt auch die Lokalisation eine herausragende Rolle beim Analkarzinom. So ist es erforderlich, zwischen Analkanalkarzinomen und perianalen Karzinomen zu differenzieren, da sich perianale Plattenepithelkarzinome aus biologischer und therapeutischer Sicht wie Plattenepithelkarzinome anderer Hautregionen verhalten (Fuchshuber et al. 1997).

Die anatomischen Grenzen der perianalen Region und des Analkanals werden in Übereinstimmung mit der AJCC/UICC-Klassifikation definiert (Beahrs et al. 1993). Die proximale Begrenzung des Analkanals bildet die Linea anorectalis, die bei der Palpation als oberes Ende des Schließmuskelapparats (M. sphincter externus und internus, M. levator ani und M. puborectalis) imponiert. Der Analkanal hat eine mittlere Länge von 4,2 cm. Die distale Begrenzung des Analkanals bildet die Linea anocutanea („anal verge"), die eine sichtbare Grenze zwischen der nichtbehaarten, helleren Haut (nichtverhornendes Plattenepithel) des Analkanals und der behaarten, dunkleren perianalen Haut (verhornendes Plattenepithel) darstellt. An dieser Grenze beginnt die Perianalregion und endet in einem Radius von 5 cm distal dieser Grenze.

62.2
Epidemiologie und Ätiologie

Frauen sind häufiger betroffen als Männer (1,4:1). Bei Frauen finden sich häufiger Analkanalkarzinome, während perianale Karzinome bei Männern häufiger sind. Analkanalkarzinome treten meist nach dem 60. Lebensjahr auf (Fuchshuber et al. 1997). Ungefähr 85 % der Analkarzinome finden sich im Analkanal und 15 % in der Perianalregion.

Als ätiologisch bedeutsame Fakoren für die Entwicklung eines Analkarzinoms werden

- virale (HPV-Serotypen 16 und 18; Herpes simplex 1 und 2; HIV) und bakterielle Infektionen (Gonorrhö, Syphilis, Chlamydia trachomatis),
- chronische Traumata (Fissuren, Fisteln, Abszesse, Hämorrhoiden, analer Geschlechtsverkehr),
- ionisierende Strahlen,
- präkanzeröse Läsionen (Leukoplakie),
- verminderte Immunkompetenz und
- Zigarettenrauchen

angeschuldigt (Fuchshuber et al. 1997). Die Immunosuppression z. B. im Rahmen der Nierentransplantation erhöht das Risiko anogenitaler Tumoren um etwa das 100fache (Penn 1986).

62.3
Klinik

Leitsymptom des Analkarzinoms sind Blutungen, Schmerzen, Juckreiz, tastbare Knoten und Kontinenzstörungen. Da sie wegen der vieldeutigen Klinik erst spät entdeckt werden haben ca. 50 % aller Analkarzinome zum Zeitpunkt der Erstdiagnose bereits metastasiert. Auch der Arzt verzögert häufig die Diagnostik, da er durch den schmerzbedingten Sphinkterspasmus die digitale rektale Untersuchung aufschiebt. Mehr als die Hälfte der Patienten mit Analkarzinom weisen zum Zeitpunkt der Diagnose zusätzlich benigne Läsionen auf wie Analfisteln, Fissuren oder Hämorrhoiden. Die erste Metastasenregion sind die inguinalen Lymphknoten. Klinisch kann der Tumor als flach ulzerierender Defekt imponieren, exophytisch wachsen oder intraanal den gesamten Analkanal einnehmen.

Tabelle 62.1. Histologische Klassifikation von Analkarzinomen

- Analkarzinom vom chloakalen Epithel
- keratinisierendes oder nichtverhornendes Plattenepithelkarzinom,
- basaloides Karzinom,
- mukoepidermoides Karzinom,
- adenoidzystisches Karzinom,
- Analgangkarzinom,
- kleinzelliges Karzinom,
- kolorektales Karzinom;
- Karzinom des Analrings
- verhornendes oder nichtverhornendes Plattenepithelkarzinom,
- Karzinom der perianalen Epidermis,
- Basalzellkarzinom,
- Morbus Paget,
- Schweißdrüsenkarzinom.

Abb. 62.1. Polypoidwachsendes Analkarzinom mit weitgehender Obstruktion des Analkanals (T3N0M0)

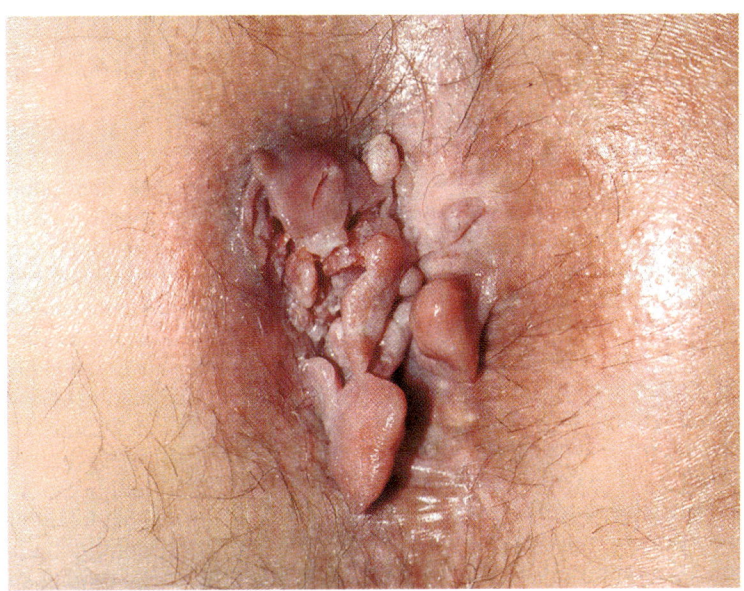

62.4 Klassifikation

Die klinische AJCC/UICC-Klassifikation der Analkanal- bzw Analrandkarzinome berücksichtigt die Größe des Primärtumors und das Ausmaß der Lymphknotenbeteiligung (Tabelle 62.2).

62.5 Diagnostik

Grundpfeiler der Diagnostik des Analkarzinoms sind die Inspektion und die digitale Palpation sowie die Proktoskopie (Abb. 62.1). Häufig wird die histologische Diagnosestellung wegen der schwierigen differentialdiagnostischen Abgrenzung von gutartigen Analerkrankungen verzögert. Eine Beteiligung der inguinalen Lymphknoten kann ggf. zytologisch gesichert werden, bei negativen Befunden ist jedoch die histologische Abklärung anzustreben.

Beim Plattenepithelkarzinom können SCC („squamous cell cancer") und Cyfra-1 erhöht sein.

■ **Analkanalkarzinome.** Ungefähr ein Drittel bis zur Hälfte der Patienten haben bereits fortgeschrittene Karzinome bei der Diagnosestellung mit Infiltration von Nachbarorganen (Vivatvongs 1993). Eine Gewebeprobe für die histologische Differenzierung ist essentiell und muß meist mittels Proktosigmoidoskopie unter Narkose gewonnen werden. Die Endosonographie und die CT dienen der Evaluierung der Invasionstiefe und der Tumorgröße. Die Sphinkterfunktion sollte vor Beginn einer Therapie manuell und anamnestisch überprüft werden. Gegebenenfalls sollte ein Defäkogramm erstellt werden.

Tabelle 62.2. Stadieneinteilung der Analkarzinome

UICC	TNM	Erklärung
Stadium I	T1N0M0	T1: Tumordurchmesser <2 cm
Stadium II	T2N0M0	T2: Tumordurchmesser 2–5 cm
	T3N0M0	T3: Tumordurchmesser >5 cm
Analkanal		
Stadium IIIA	T4N0M0	T4: jede Größe, Infiltration in benachbarte Organe
	T1–3N1M0	N1: perirektale Lymphknoten
Stadium IIIB	T4N1M0	N2: unilaterale inguinale Lymphknoten oder entlang der A. iliaca interna
	jedes TN2–3M0	N3: bilaterale oder perirektale plus inguinale Lymphknoten
Analrand		
Stadium III	T4N0M0	N1: ipsilaterale inguinale Lymphknoten
	jedes TN1M0	
Stadium IV	Jedes T jedes NM1	M1: Fernmetastasen

Zur Metastasensuche dienen v.a. die CT des Beckens und Oberbauchs, sowie die Kernspintomographie der Leber und die konventionelle Röntgendiagnostik des Thorax. Verdächtige regionale Lymphknoten sollten mittels Feinnadelbiopsie untersucht werden. Sollte dies zu einem negativen Ergebnis führen, ist die chirurgische Lymphknotenbiopsie indiziert. Eine radikale Lymphadenektomie sollte primär ohne histologischen Nachweis von Lymphknotenmetastasen nicht durchgeführt werden (Fuchshuber et al. 1997).

■ **Perianale Karzinome.** Häufig werden die perianalen Karzinome spät diagnostiziert. Mit einem Zeitintervall von über 24 Monaten nach dem Beginn der ersten Symptome bis zur Diagnosestellung ist bei ungefähr der Hälfte der Patienten zu rechnen (Vivatvongs 1993). Die Diagnose wird durch Anamnese und Inspektion mit nachfolgender Biopsie gesichert.

62.6
Staging

Da die primäre Therapie nichtchirurgisch ist, bereitet das Staging des Lymphknotenbefalls beim Analkarzinom erhebliche Probleme. Auch mit modernen bildgebenden Verfahren wie Endosonographie und NMR können befallene Lymphknoten nicht sicher erkannt werden, da 44% der positiven Lymphknoten <5 mm im Durchmesser betragen (Wade et al. 1989). Aus der chirurgischen Ära sind historische Daten über die Häufigkeit des Lymphknotenbefalls bekannt. Der Lymphknotenbefall hängt direkt mit der Tumorgröße und der Invasionstiefe zusammen. Bei T1-Tumoren (<2 cm Durchmesser) sind Lymphknotenmetastasen sehr selten. Tumoren mit einem Durchmesser über 4 cm metastasieren selten in Lymphknoten außerhalb der Beckenregion.

Insgesamt treten synchrone Lymphknotenmetastasen bei ca. 10–30% aller Analkarzinome auf (Fuchshuber et al. 1997). Distale Analkanalkarzinome und perianale Analkarzinome metastasieren überwiegend in die Leistenregion und in die femoralen Lymphknotenstationen. Proximale Analkanalkarzinome metastasieren überwiegend in die hypogastrischen Lymphknotenstationen und in die Obturator- und Pudendus-internus- und gelegentlich in die Mesenterica-inferior-Region. Fernmetastasen treten bei 10–20% der Patienten mit Analkarzinom auf (Nigro 1996). Hämatogene Metastasen können über die portalvenöse (Karzinome proximal der Linea dentata) und systemische (Karzinome distal der Linea dentata) Route auftreten (Fuchshuber et al. 1997).

62.7
Therapie

Analkanalkarzinome

■ **Radikaloperation.** Die klassische Radikaloperation für das originäre Analkarzinom stellt die abdominoperineale Rektumexstirpation mit Anlage eines definitiven Kolostomas als Anus praeter dar. Heute spielt die radikale Operation mittels abdominoperinealer Rektumexstirpation allerdings nur eine Nebenrolle als Alternative beim Rezidiv nach Radiochemotherapie oder fehlendem Ansprechen des Tumors im Sinne einer Salvagechirurgie (Schlag 1992). Als alleinige Therapiemodalität ist die Radikaloperation nicht zu empfehlen, da sie mit einer Lokalrezidivrate von 28–35% assoziiert ist und mit einer Minderung der Lebensqualität durch die Kolostomaanlage einhergeht.

In der Rezidivsituation nach Radiochemotherapie gelingt bei einem hohen Prozentsatz der Patienten eine lokale Tumorkontrolle durch eine radikale Resektion. Die Rolle der Chirurgie wurde neuerdings auch für die Rezidivsituation nach Radiochemotherapie deutlich in Frage gestellt durch die Erfolge der „second-line"-Radiochemotherapie unter Hinzuziehung von Cisplatin (Flam et al. 1996).

Eine radikale chirurgische Rektumexstirpation kann auch nach onkologisch erfolgreicher Radiochemotherapie zur Verbesserung der Lebensqualität erforderlich werden, v.a. bei den typischen Komplikationen der Radiochemotherapie wie Proktitis, Nekrose, rektoanale Fistelung und Sphinktersklerose (Schlag 1992).

■ **Radiochemotherapie.** Die Behandlung der Wahl des Analkarzinoms ist die Radiochemotherapie. Einer Chemotherapie mit Mitomycin/5-FU, die einer 5-FU-Monotherapie ergänzend zur Bestrahlung überlegen ist, sollte dabei der Vorzug gegeben werden (Flam et al. 1996). Die Abb. 62.2 zeigt ein entsprechendes Behandlungsprotokoll. Eine erfolgreiche Radiochemotherapie benötigt bis zu 12 Wochen, bis bioptisch keine Tumorzellen mehr nachweisbar sind. Daher kommt nur bei Patienten mit nachgewiesenem Residualtumor mindestens 12 Wochen nach der initialen Radiochemotherapie oder nach Second-line-Radiochemotherapie die abdominoperineale Rektumexstirpation als Salvagechirurgie in Betracht (Flam et al. 1996).

Die aktuell laut ISTO empfohlenen Behandlungsstrategien beim Analgangskarzinom sind in Tabelle 62.3 zusammengefaßt.

■ **Lymphadenektomie.** Eine elektive Lymphadenektomie ist beim synchronen und metachronen

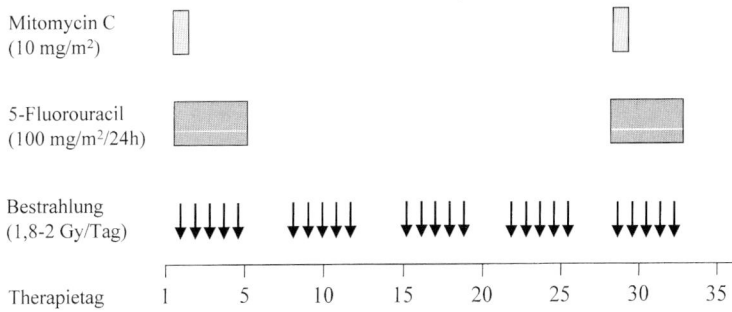

Abb. 62.2. Simultane Radiochemotherapie beim Analkarzinom

Lymphknotenbefall nicht indiziert, da die Radiochemotherapie bessere Ergebnisse bringt (Fuchshuber et al. 1997). Nur bei Therapieversagern nach Radiochemotherapie ist eine Indikation für eine Lymphadenektomie gegeben.

Perianale Karzinome

Die Indikation hängt von der Tumorgröße ab. Die lokale Exzision oder konkurrierend mit gleich guten Ergebnissen die Radiotherapie sind die monomodalen Therapien der Wahl bei T1- und T2-Tumoren ohne Invasion der Strukturen unterhalb der Subkutis (Fuchshuber et al. 1997). Die lokale Exzision sollte einen Sicherheitsabstand von 1 cm wahren. Die Primärnaht ist anzustreben. Entscheidend ist es, einen tumorfreien Exzisionsrand zu erhalten. Gelegentlich sind autogene Hauttransplantate zur Deckung des Defekts erforderlich.

Größere Tumoren neigen eher zu inguinalen Lymphknotenmetastasen. Hier sollte eine elektive Radiotherapie der inguinalen Lymphknotenregion erwogen werden (Mendenhall et al. 1996). Große, tief infiltrierende Karzinome sind wahrscheinlich am besten mit einer Radiochemotherapie zu behandeln (ebd.).

62.8 Prognose

Analkanalkarzinome

Charakteristisch für die Analkarzinome ist das aggressive lokale Wachstum. Häufig infiltrieren sie Sphinkterapparat, Vagina, Prostata, Urethra und das Rektum. Synchrone Lymphknotenmetastasen treten bei 30–45 % der Fälle auf (Fuchshuber et al. 1997). Obwohl Metastasen in Leber, Lunge und Peritonealhöhle auftreten können, müssen die meisten Todesfälle unkontrollierten lokalen Rezidiven im Becken und in der Perianalregion zugeschrieben werden (ebd.). Metachrone Lymphknotenmetastasen treten in 7–25 % der Fälle auf und haben bei aggressiver Behandlung eine gute Prognose, vergleichbar mit synchronen Metastasen. Die meisten lokalen Rezidive und Behandlungsversager treten 3–4 Jahre nach der initialen Diagnosestellung auf. Fernmetastasen wurden bis zu 11 Jahre nach der Erstdiagnose beobachtet (Jensen et al. 1988 b).

Die Prognose korreliert stark mit dem Tumorstadium. Für T1- und T2-Tumoren wird eine Fünfjahresüberlebensrate von 80 % und für T3- und T4-Tumoren von 20 % berichtet (Goldman et al. 1987).

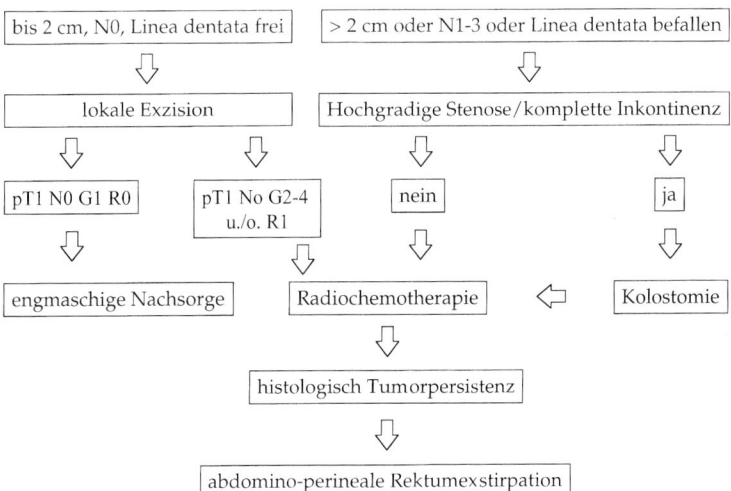

Abb. 62.3. Behandlungsstrategien beim Analgangskarzinom entsprechend der Interdisziplinären Leitlinien (ISTO 1999)

Wird die abdominoperineale Rektumexstirpation als Salvagechirurgie nach nicht erfolgreicher Radiochemotherapie eingesetzt, so hängt der Erfolg der Operation von der Tumorgröße, dem synchronen Befall inguinaler Lymphknoten, der Fixation an der Beckenwand und der Tumorausdehnung in das perirektale Fettgewebe ab (Ellenhorn et al. 1994).

Die Fünfjahresüberlebensrate der alleinigen radikalen Operation liegt zwischen 47 und 66 % (Schlag 1992). Randomisierte prospektive Studien haben gezeigt, daß bei der Behandlung von Analkanalkarzinomen eine Radiochemotherapie mit 5-FU und Mitomycin der alleinigen Radiotherapie und der Radiochemotherapie mit 5-FU überlegen ist und mit einer kolostomafreien Fünfjahresüberlebensrate von 71 % einhergeht (Stafford u. Martenson 1998; Flam et al. 1996; Bartelink et al. 1997; Arnott et al. 1996). Die Kontrolle von synchronen inguinalen Lymphknotenmetastasen kann bei 90 % der Patienten mit Radiochemotherapie erreicht werden, bei 65 % der Patienten mit alleiniger Radiatio und nur bei 15 % der Patienten nach radikaler Lymphadenektomie.

Perianale Karzinome
Perianale Karzinome haben vergleichbar mit Plattenepithelkarzinomen in anderen Hautregionen eine relativ günstige Prognose. In der Regel sind sie gut differenziert mit einer ausgeprägten Verhornung. Fernmetastasen sind selten. In Abhängigkeit von der Tumorgröße und dem Differenzierungsgrad treten bei 15–25 % der Fälle oberflächliche inguinale Lymphknotenmetastasen auf (Mendenhall et al. 1996). Intraabdominelle und retroperitoneale Lymphknotenmetastasen können auftreten, sind aber selten.

Die Fünfjahresüberlebensrate liegt nach lokaler Exzision oder Radiatio zwischen 40 % bei schlecht differenzierten großen Tumoren und 100 % bei gut differenzierten Tumoren mit einem Durchmesser <2 cm. Eine lokale Tumorkontrolle wird bei den meisten Patienten erreicht (Fuchshuber et al. 1997).

Literatur

Arnott SJ, Cunningham JD, Gallagher J et al. (1996) UKCCCR Anal Cancer Trial Working Party. Epidermoid anal cancer: results from the UKCCCR randomized trial of radiotherapy alone versus radiotherapy, 5-fluorouracil, and mitomycin. Lancet 348: 1049–1054

Bartelink H, Roelofsen F, Eschwege F et al. (1997) Concomitant radiotherapy and chemotherapy superior to radiotherapy alone in the treatment of locally advanced anal cancer: results of a phase III randomized trial of the EORTC Radiotherapy and Gastrointestinal Cooperative Groups. J Clin Oncol 15: 1040–1049

Beahrs OH, Henson DE, Hutter RV et al.(1993) Handbook for the staging of cancer. JB Lippincott, Philadelphia, p 103

Boman BM, Moertel CG, O'Connell MJ et al. (1984) Carcinoma of the anal canal. A clinical and pathologic study of 188 cases. Cancer 54: 114–125

Buchmann P (1994) Lehrbuch der Proktologie, 3. vollst. überarb. und erg. Aufl. Huber, Bern Göttingen Toronto Seattle, S 96–98

Ellenhorn JD, Enker WE, Quan SH (1994) Salvage abdominoperineal resection following combined chemotherapy and radiotherapy for epidermoid carcinoma of the anus. Ann Surg Oncol 1: 105–110

Fenger C (1991) Anal neoplasia and its precursors: facts and controversies. Semin Diagn Pathol 8: 109–120

Flam M, Madhu J, Pajak TF et al. (1996) Role of mitomycin in combination with flourouracil and radiotherapy and of salvage chemoradiation in the definitive nonsurgical treatment of epidermoid carcinoma of the anal canal: results of a Phase III randomized intergroup study. J Clin Oncol 14: 2527–2539

Fuchshuber PR, Rodriguez-BigasM, Weber T, Petrelli NJ (1997) Anal canal and perianal epidermoid cancers. J Am Coll Surg 185: 494–505

Goldman S, Auer G, Erhardt K et al. (1987) Prognostic significance of clinical stage, histologic grade and nuclear DNA content in squamos cell carcinoma of the anus. Dis Colon Rectum 30: 444–448

Jensen SL, Shokouh-Amiri MH, Hagen K, Harling H, Nielsen OV (1988 a) Adenocarcinoma of the anal ducts: a series of 21 cases. Dis Colon Rectum 31: 268–272

Jensen SL, Hagen K, Harling H et al. (1988 b) Long-term prognosis after radical treatment for squamous cell carcinoma of the anal canal and anal margin. Dis Colon Rectum 31: 273–278

Junginger T, Becker HD, Borchard F et al. (1999) Analgangskarzinom. In: Deutsche Krebsgesellschaft e.V. (Hrsg) Qualitätssicherung in der Onkologie. Diagnose und Therapie maligner Erkrankungen: Interdisziplinäre Leitlinien 1999. W. Zuckschwerdt Verlag, München, Bern, Wien, New York, S 147–155

Mendenhall WM, Zlotecki RA, Vauthey JN et al. (1996) Squamous cell carcinoma of the anal margin. Oncology 10: 1843–1854

Nigro ND (1996) Neoplasms of the anus and anal canal. In: Zuidema GD (ed) Shackleford's surgery of the alimentary tract, vol IV. WB Saunders, Philadelphia, pp 355–367

Penn I (1986) Cancers of the anogenital region in renal transplant recipients. Cancer 58: 611–616

Schlag P (1992) Chirurgische und mutimodale Therapie des Analkarzinoms. In: Schmoll HJ, Meyer HJ, Wilke H, Pichlmayr R (eds) Aktuelle Therapie gastrointestinaler Tumoren. Springer, Berlin Heidelberg New York Tokyo, S 385–396

Stafford SL, Martenson JA (1998) Combined radiation and chemothrapy for carcinoma of the anal canal. Oncology 12: 373–377

Tolmos J, Vargas HI, Lim S, Stamos M (1997) A forty-year experience with anal carcinoma: changing trends and impact of multimodalitiy therapy. Am Surg 63: 918–922

Vivatvongs S (1993) Anal cancer. In: Greenfield LJ (ed) Surgery: scientific principles and practice. JB Lippincott, Philadelphia, pp 1031–1035

Wade DS, Herrera L, Castillo NB et al. (1989) Metastases to the lymph nodes in epidermoid carcinoma of the anal canal studied by a clearing technique. Surg Gynecol Obstet 169: 238–242

Neoplasien der Leber und Gallenwege

U. Graeven · J. Klempnauer · H. P. Dienes · W. Schmiegel

INHALT

63.1 Epidemiologie des hepatozellulären Karzinoms (HCC) 703
63.2 Ätiologie 704
63.3 Risikofaktoren und Pathogenese des HCC 704
63.3.1 HCC und Hepatitis-B-Infektion 704
63.3.2 HCC und Hepatitis-C-Infektion 706
63.3.3 HCC und Doppelinfektion HBV/HCV 706
63.3.4 HCC und Aflatoxine 707
63.3.5 HCC und Alkohol 707
63.3.6 HCC und immunvermittelte chronische Entzündung 707
63.3.7 HCC und Hämochromatose 708
63.3.8 HCC und α_1-Antitrypsinmangel 708
63.4 Klinik des HCC 708
63.4.1 Klinische Symptome 708
63.4.2 Laborchemische Untersuchungen 709
63.5 Diagnostik des HCC 709
63.5.1 Sonographie 709
63.5.2 Computertomographie 710
63.5.3 Magnetresonanztomographie 711
63.5.4 Einsatzmöglichkeiten der bildgebenden Verfahren 711
63.5.5 Leberbiopsie 711
63.6 Prophylaxe des HCC 712
63.7 Konventionelle Therapie des HCC 713
63.7.1 Systemische Chemotherapie 714
63.7.2 Systemische Hormontherapie 714
63.7.3 Systemische Immuntherapie 714
63.7.4 Regionale Therapie 714
63.8 Karzinome des biliären Systems 716
63.8.1 Gallenblasenkarzinom 717
63.8.2 Gallengangskarzinom 718
63.9 Chirurgie der Leber- und Gallengangstumoren 721
63.9.1 Prinzipien der Leberchirurgie 721
63.9.2 Hepatozelluläres Karzinom 725
63.9.3 Cholangiozelluläres Karzinom 726
63.9.4 Distale Gallengangskarzinome 728
63.10 Lebermetastasenchirurgie 729

In der Leber finden sich sowohl benigne als auch maligne tumoröse Veränderungen. Benigne tumoröse Veränderungen erscheinen häufig als Zufallsbefunde, die nur differentialdiagnostisch und bei außergewöhnlicher Größe ein klinisches Problem darstellen. Bösartige tumoröse Veränderungen in der Leber sind entweder primäre Lebertumoren oder, ungefähr 30mal häufiger, metastatische Absiedlungen anderer maligner Grunderkrankungen.

Es soll auf primäre Lebertumoren eingegangen werden, insbesondere auf das hepatozelluläre Karzinom (HCC), welches der häufigste maligne Lebertumor ist und 80 % aller primären Lebertumoren ausmacht.

An zweiter Stelle der malignen lebereigenen Tumoren steht das cholangiozelluläre Karzinom (CCC), welches ungefähr 10 % aller Lebertumoren ausmacht und häufig schwierig von den Tumoren der extrahepatischen Gallengänge sowie der Gallenblase abzugrenzen ist. Die restlichen 10 % der primären Lebertumoren entfallen auf benigne epitheliale Tumoren.

63.1 Epidemiologie des hepatozellulären Karzinoms (HCC)

Das HCC steht in der Häufigkeitsliste der malignen Tumoren weltweit für Männer an 7. und für Frauen an 9. Stelle, so daß pro Jahr etwa 1.250.000 Menschen an Lebertumoren versterben. Die Häufigkeitsverteilung zeigt geographisch deutliche Unterschiede, die in der Regel die Prävalenz der Risikofaktoren für das HCC widerspiegeln. Besonders hohe Inzidenzen finden sich in Endemiegebieten für die Hepatitis-B- und -C-Infektion und in Regionen mit hoher Aflatoxinkontamination der Nahrung. Die Inizidenz beträgt bis zu 150 Neuerkrankungen pro 100.000 Einwohner und Jahr in bestimmten Regionen Asiens sowie Süd- und Äquatorialafrikas. In den westlichen Industrieländern muß mit einer Inzidenz von 3–4 pro 100.000 für Männer und 1–2 pro 100.000 Erkrankungen für Frauen gerechnet werden (World Cancer Research Fund u. American Institute for Cancer Research 1997).

Anhand von Autopsiestudien konnte gezeigt werden, daß die Inzidenz des HCC in den Vereinigten Staaten in den letzten 60 Jahren um ungefähr das 10fache zugenommen hat. In den westlichen Industrieländern tritt das HCC überwiegend bei älteren Menschen auf.

Mehr als 85 % der Karzinome werden bei Patienten, die älter als 50 Jahre sind, diagnostiziert. Demgegenüber tritt das HCC in Endemiegebieten etwa 20 Jahre früher auf.

63.2
Ätiologie

Ungefähr 80 % der HCC entwickeln sich auf dem Boden einer Leberzirrhose. Dies gilt sowohl für Länder mit niedriger als auch für Regionen mit hoher HCC-Inzidenz. Das Risiko für Patienten mit Leberzirrhose, an einem HCC zu versterben, beträgt in Ländern mit hoher HCC-Inzidenz ungefähr 40 %, während es für Mitteleuropa bei 3–7 % anzusetzen ist.

Histologisch läßt sich das hepatozelluläre Karzinom in 4 Untertypen aufteilen:
1. den trabekulären Typ, welcher dem Wachstum normaler Hepatozyten noch am nächsten kommt, aber tumorzelltypische Atypien aufweist;
2. das Karzinom mit pseudoglandulärem oder azinärem Wachstum. Hierbei bilden sich drüsenähnliche Strukturen, wobei gelegentlich die differentialdiagnostische Abgrenzung zu Adenokarzinomen erschwert ist,
3. das zirrhöse Karzinom, bei dem die Bildung der extrazellulären Matrix deutlich ausgeprägter ist als bei den anderen histologischen Untertypen. Klinisch hat die histologische Unterteilung in diese 3 Untertypen kaum eine prognostische Bedeutung. Ebensowenig die Unterteilung der histologisch festzustellenden Atypien in 4 Grade.
4. Der 4. Untertyp, das fibrolamelläre HCC, unterscheidet sich in Epidemiologie und Prognose deutlich von den 3 vorgenannten Typen. Es betrifft v. a. jüngere Patienten, bevorzugt Frauen, und entsteht in der Regel nicht auf dem Boden einer Zirrhose. Die Serum-AFP-Werte sind normal, und es findet sich selten eine Hepatitis-B- oder -C-Infektion. Das histologische Bild zeigt Ansammlungen von onkozytären Tumorzellen, die durch bindegewebige Septen in Felder unterteilt sind. Das HCC vom fibrolamellären Typ hat mit einer Überlebenszeit von 32–62 Monaten eine bedeutend bessere Prognose als die nichtfibrolamellären HCC mit einer mittleren Überlebenszeit von 4–13 Monaten.

Neben der feingeweblichen Unterscheidung des hepatozellulären Karzinoms können 3 Wachstumsformen des HCC unterschieden werden. Zum einen der noduläre Typ, der solitäre oder multiple Knotenbildung zeigt, die eine deutliche Abgrenzung zum umgebenden Lebergewebe erlauben.

Demgegenüber ist bei dem diffus-infiltrativen Wachstumstyp der Tumor nur schlecht von dem umgebenden zirrhotischen Lebergewebe abgrenzbar.

Eine weitere Wachstumsform ist der sog. massive Wachstumstyp, der meist einen großen rechtsgelegenen Tumor aufweist, der von einzelnen Satelliten umgeben sein kann.

63.3
Risikofaktoren und Pathogenese des HCC

Eine Leberzirrhose findet sich bei ungefähr 80 % der Patienten mit HCC, wobei die Bedeutung der Zirrhose in der Pathogenese des HCC nicht eindeutig geklärt ist. So ist es denkbar, daß ein schrittweiser Übergang von der nodulären Hyperplasie zum Karzinom führt. Darüber hinaus zeigt es sich, daß Patienten mit Leberzirrhose und hohem Zellproliferationindex ein erhöhtes Risiko für die HCC-Entstehung haben. Ob die Zirrhose einen eigenständigen Beitrag zur Karzinogenese darstellt oder nur eine prämaligne Kondition ist, läßt sich derzeit nicht eindeutig abgrenzen. Sicher ist, daß bei fast allen virusassoziierten hepatozellulären Karzinomen eine Zirrhose anzutreffen ist (Caselmann et al. 1997; Abb. 63.1).

Risikofaktoren für die HCC-Entstehung sind:
- chronische Hepatitis B,
- chronische Hepatitis C,
- Aflatoxin B1,
- Androgene,
- Alkohol,
- Hämochromatose,
- Antitrypsinmangel,
- hereditäre Tyrosinämie,
- chronische hepatische Porphyrie,
- Glukogenspeicherkrankheiten Typ 1a.

63.3.1
HCC und Hepatitis-B-Infektion

Epidemiologische Studien haben gezeigt, daß ein Zusammenhang zwischen der Hepatitis-B-Durchseuchung und der Häufigkeit des HCC besteht. Dies zeigt sich insbesondere in der geographischen Verteilung der HCC-Inzidenz. Chronische Hepatitis-B-Träger zeigen ein deutlich höheres Risiko für eine HCC-Entstehung als Hepatitis-B-negative Patienten. So konnten Beasley (1988) an über 22.000 Männern in Taiwan zeigen, daß für HBsAg-positive Träger im Vergleich zu HBsAg-negativen Personen ein fast 100fach erhöhtes Risiko, an einem HCC zu erkranken, besteht. In Regionen, in denen die chronische Hepatitis-B-Infektion endemisch ist, findet

Abb. 63.1. Ätiologische Faktoren bei der Entstehung des hepatozellulären Karzinoms

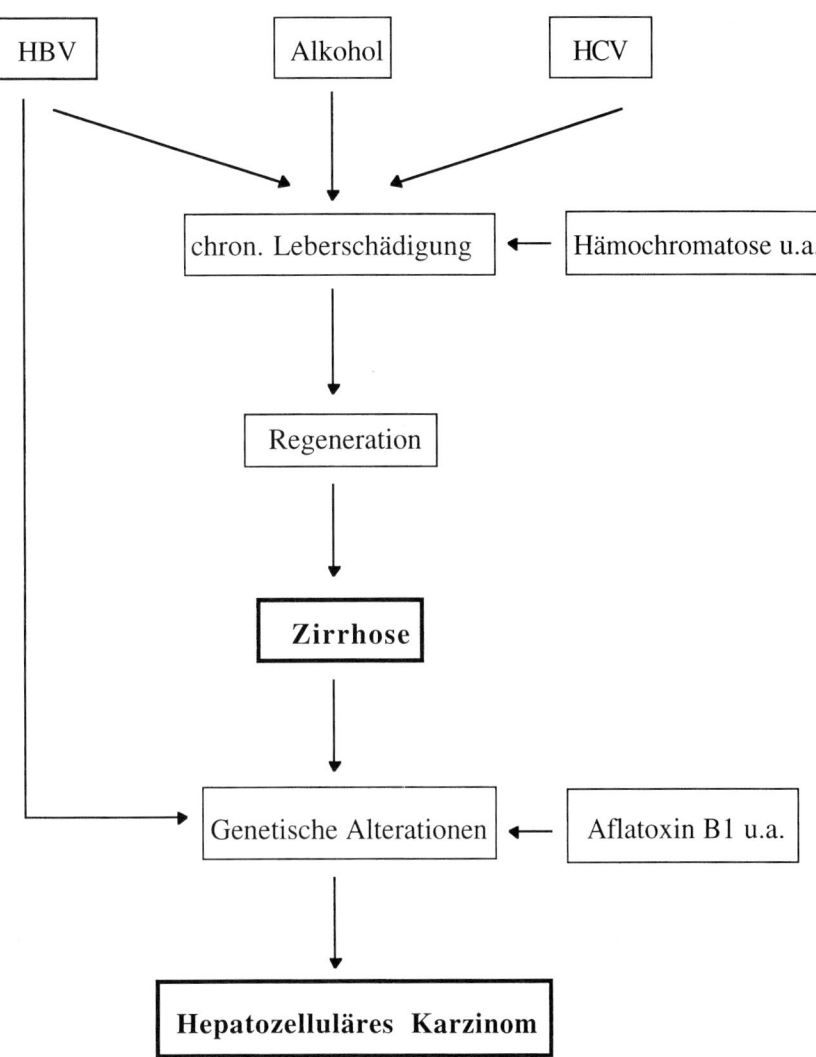

sich bei ungefähr 80 % der HCC-Fälle eine Assoziation mit der HBV-Infektion.

Aufgrund epidemiologischer Daten muß man davon ausgehen, daß weitere Risikofaktoren zu der chronischen HBV-Infektion hinzutreten müssen, da geographisch deutliche Unterschiede in der HCC-Inzidenz zwischen Populationen mit gleicher HBV-Prävalenz bestehen.

Regionale Unterschiede

So zeigt bei ähnlicher HBV-Prävalenz (16–19 %) die altersstandardisierte Inzidenz des HCC für bestimmte Regionen Chinas 218 pro 100.000, in Gambia (Westafrika) 70 pro 100.000 und in Neuseeland bei den Maori 27 pro 100.000.

Unterschiede zwischen den Populationen können durch zusätzliche Risikofaktoren wie Alkoholkonsum, Aflatoxinen, sowie durch das Alter der Aquisition der HBV-Infektion bedingt sein. Bislang ist jedoch der Grund für die unterschiedliche Inzidenz des HCC bei HBV-Trägern aus unterschiedlichen geographischen Regionen oder zwischen Männern und Frauen aus denselben Regionen unbekannt.

Molekulare Mechanismen

Ebenso ist der molekulare Mechanismus des angenommenen Zusammenhangs zwischen HBV-Infektionen und Hepatokarzinogenese nicht endgültig geklärt. Hinweis für einen ursächlichen Zusammenhang ist die Tatsache, daß sich bei fast allen HBsAg-positiven HCC-Patienten HBV-DNA-Sequenzen chromosomal im Hepatozytengenom finden. Dieser Integration wird eine zentrale Rolle bei der Leberzellkarzinogenese zugeschrieben. Grundsätzlich ist es denkbar, daß nach HBV-DNA-Integration Cis- oder Transeffekte die Hepatozytengenexpression dysregulieren und so zur Entstehung von Leberzellkarzinomen beitragen.

■ **Ciseffekt.** Unter einem Ciseffekt versteht man hierbei die gerichtete Integration viraler DNA in ein zelluläres Gen, wobei es dann zur Aktivierung eines Onkogens oder Inaktivierung der Genexpression eines Suppressorgens kommen könnte. Bislang fehlen eindeutige Beweise eines Ciseffekts, und nach Integration des HBV-DNA in das Wirtsgenom konnte bislang keine spezifische Aktivierung von Onkogenen oder Inaktivierung von Suppressorgenen festgestellt werden. Darüber hinaus scheint die Integration nicht gerichtet, sondern zufallsmäßig aufzutreten. Durch Integration der HBV-DNA kommt es vermehrt zu chromosomalen Deletionen und Translokationen, welche ebenfalls das Zellwachstum und die Zelldifferenzierung beeinflussen können.

■ **Transeffekt.** Eine größere Bedeutung wird derzeit einem Transeffekt der Hepatitis-B-DNA-Integration zugeschrieben. Hierbei führt die Produktion eines viralen Genprodukts mittelbar zu einer Veränderung des Proliferations- oder Differenzierungsgrades der infizierten Hepatozyten. So wird z. B. für das Hepatitis-B-x-Protein ein Effekt auf die Transkription von Onkogenen beschrieben. Auch konnte gezeigt werden, daß das mittlere Hepatitis-B-Oberflächenprotein durch Akkumulation im endoplasmatischen Retikulum zu toxischen Schäden und Veränderungen in der Signaltransduktion führen kann. Im transgenen Mausmodell führt die Überproduktion des HBV-Prä-S zu hoher hepatischer Entzündungsaktivität und zur Entwicklung von Neoplasien. Auch wenn die genaue Kaskade der Hepatokanzerogenese noch nicht aufgeschlüsselt ist, scheint die HBV-Infektion durch Integration und Transaktivierung zu einer Dysregulation der zellulären Genexpression zu führen, so daß in der Summe der Veränderungen über die zelluläre Dysplasie schließlich maligne Zellen entstehen können (Sherlock u. Dooley 1997).

63.3.2
HCC und Hepatitis-C-Infektion

Die meisten HCC-Fälle, die nicht auf dem Boden einer chronischen Hepatitis-B-Infektion entstehen, sind mit der HCV-Infektion assoziiert. Insgesamt sind ungefähr 3 % der Weltpopulation mit HCV infiziert und bei einer Chronifizierungsrate von über 70 % geht die WHO derzeit davon aus, daß 170 Mio. Personen chronisch mit dem HCV infiziert sind. Das Risiko, bei chronischer HCV-Infektion eine Leberzirrhose zu entwickeln, wird auf ungefähr 20 % angesetzt. Ungefähr 10 % dieser Patienten mit Zirrhose werden im Verlauf von 10 Jahren an einer HCC erkranken. In den westlichen Industrieländern ist derzeit die HCV-Infektion neben der alkoholinduzierten Zirrhose die häufigste Ursache für ein HCC. Bislang wird der Zusammenhang zwischen HCV-Infektion und HCC insbesondere aus epidemiologischen Studien abgeleitet. Hierbei zeigte sich in einer schwedischen Studie mit 10jähriger Nachbeobachtungsphase, daß bei Anti-HCV-Antikörperpositiven Patienten HCC-assoziierte Todesfälle signifikant häufiger vorkamen (Verbaan et al. 1992).

Molekulare Mechanismen

Der exakte Mechanismus der HCV-assoziierten Karzinogenese ist bislang nicht bekannt. Im Gegensatz zum HBV ist das HCV ein RNA-Virus, welches nicht in das Wirtsgenom primär integriert wird. Dennoch finden sich erste molekulare Hinweis auf das Vorliegen eines karzinogenen Potentials des HCV. So werden häufig HCV-RNA und deren Genprodukte in HCC und dem umliegenden Gewebe nachgewiesen. Ebenso wie für die HBV-Infektion geht man davon aus, daß bei der HCV-Infektion die Expression HCV-typischer Proteine eine Veränderung der Expression zellulärer Gene einleitet, so daß Proliferation und Differenzierung beeinflußt werden.

In-vitro-Transfektionssysteme haben gezeigt, daß sowohl das HCV-Core-Protein als auch das HCV-NS5a-Protein transkriptionelle Aktivierungsfunktionen haben. Eine direkt transformierende Wirkung konnte in vitro an Ratten- sowie Mausfibroblastenkulturen sowohl für das HCV-Core-Protein als auch für das NS3-Protein nachgewiesen werden.

Ein weiterer Mechanismus der HCV-beeinflußten Tumorentwicklung ist die mögliche Inhibition von Apoptosemechanismen, welche zu einer erhöhten Zellproliferation führen könnte. Ähnliches deutet sich in vitro ebenfalls für das HCV-Core-Protein an.

Trotz dieser ersten Hinweise auf einen ursächlichen Zusammenhang zwischen HCV-Infektion und Entstehung des HCC sind die vorliegenden Daten noch nicht konklusiv (Ray et al. 1995).

63.3.3
HCC und Doppelinfektion HBV/HCV

Die Infektion sowohl mit dem HBV als auch dem HCV scheint mit einem deutlich höheren Risiko der Entwicklung einer Leberzirrhose und eines HCC einher zu gehen. Kew et al. (1997) konnten zeigen, daß die Doppelinfektion HCV/HBV ein relatives Risiko der HCC-Entstehung von 82,5 verglichen mit 6,6 für HCV oder 23,3 für HBV alleine aufwies. Insgesamt stellt die Doppelinfektion ein eher seltenes Ereignis dar und findet sich dementsprechend nur bei einem geringen Anteil der HCC-Patienten.

63.3.4
HCC und Aflatoxine

Aflatoxine sind Mykotoxine, welche von den Schimmelpilzen Aspergillus flavus und Aspergillus parasiticus produziert werden. Das Auftreten dieser Pilze ist ubiquitär. Das am häufigsten vorkommende Mykotoxin ist Aflatoxin B1. Nur wenige Milligramm dieser Substanz sind ausreichend, um in unterschiedlichen Spezies (Ratte, Meerschweinchen, Affe) Lebertumoren entstehen zu lassen. Für den Menschen ist die Kontamination von Lebensmitteln, insbesondere Getreide, von besonderer Bedeutung. Die geschätzte Aflatoxinaufnahme über die Nahrung korreliert eng mit der Frequenz des HCC in Afrika (Chen et al. 1996).

Die Entgiftung der Aflatoxine wird insbesondere durch 2 Enzyme, mikrosomale Epoxidhydrolase (EPHX) und Glutathion-S-Transferase (GST) herbeigeführt. Die μ-Form der GST (GST M1) ist einer von mehreren Isotypen der GST, der sich in hoher Konzentration in Leberzellen findet.

■ **Pathomechanismus.** Der Mechanismus der Kanzerogenität der Aflatoxine besteht in der Induktion von Mutationen durch Aflatoxin-B1-DNA-Adduktbildungen. Diese führen in der Konsequenz zu GT-Transversionen und Mutationen. Das Haupt AFB1-DNA-Addukt beim Menschen ist AFB-N7-Guanin, welches auch im Urin nachgewiesen werden kann. Durch die AFB-1-Addukte kommt es bevorzugt zu Mutationen an der 3. Base des Kodon 249 des p53-Tumorsuppressorgens (Bressac et al. 1991).

Durch die Mutation des p53-Proteins verliert dieses seine Wirkung als Tumorsuppressor, so daß der G1-Arrest im Zellzyklus nicht eingehalten wird und DNA-Reparaturen oder Apoptose nicht eingeleitet werden können und somit eine maligne Transformation einzelner Zellen begünstigt wird.

Kokarzinogen
Aflatoxin B1 wirkt darüber hinaus auch als Kokarzinogen bei bestehender HBV-Infektion. Eine Studie aus Shanghai konnte zeigen, daß eine Interaktion zwischen der chronischen HBV-Infektion und der Aflatoxiningestion bei der HCC-Entstehung besteht. So zeigen in dieser Studie Patienten ohne HBV-Infektion, aber mit dem Nachweis von Aflatoxinmetaboliten im Urin ein 4fach erhöhtes Risiko für die HCC-Entwicklung, während Patienten mit chronischer HBV-Infektion ein 7fach erhöhtes Risiko aufwiesen (Qian et al. 1994). Traten beide Risikofaktoren gemeinsam auf, so war das Risiko, ein HCC zu entwickeln, 60fach erhöht gegenüber HBV-negativen und Aflatoxinmetaboliten-negativen Patienten.

Sowohl für EPHX als auch GST-M liegt beim Menschen ein Polymorphismus vor, und es konnte gezeigt werden, daß der Nullgenotyp für GST-M ein deutlich erhöhtes Risiko für die Entwicklung eines HCC aufweist. Wenn sowohl der GST-M-Nulltyp als auch eine EPHX-Variante vorliegen, ergab sich in einer Fallkontrollstudie aus Shanghai ein 135fach erhöhtes HCC-Risiko bei HBsAg-positiven Personen (McGlynn et al. 1995).

63.3.5
HCC und Alkohol

Die Häufigkeit des Leberzellkarzinoms bei Alkoholikern ist in Nordeuropa und den USA ungefähr 4fach höher als bei Patienten mit Zirrhose anderer Genese.

Der chronische Alkoholkonsum scheint insbesondere eine wichtige Rolle als Kokarzinogen bei virusbedingten oder toxinbedingten Leberzellschädigungen zu spielen. In einer Studie aus Japan konnte gezeigt werden, daß die Häufigkeit des HCC nach 10 Jahren bei Patienten mit Alkoholzirrhose ohne HCV-Infektion bei 19 % lag, und bei Patienten mit HCV-induzierter Zirrhose ohne Alkoholkonsum bei 57 %. Die Kombination beider Risikofaktoren führte zu einer additiven Risikoerhöhung mit einem Auftreten eines HCC bei 81 % der Patienten nach 10 Jahren (Yamauchi et al. 1993).

Der genaue Mechanismus der alkoholbedingten Risikoerhöhung ist nicht bekannt, aber chronischer Alkoholkonsum führt zu multiplen Stoffwechselstörungen und Hemmung der hepatischen Proteinbiosynthese, welche über verschiedene Mechanismen zur malignen Entartung der Hepatozyten beitragen können.

63.3.6
HCC und immunvermittelte chronische Entzündung

Unabhängig von dem auslösenden Agens gibt es auch Untersuchungen, die darauf hindeuten, daß eine chronische Entzündung der Leber und die damit verbundenen Immunprozesse zu der Entstehung von HCC beitragen.

Proliferationsreiz
Hierbei spielen unterschiedliche Faktoren eine Rolle, zum Beispiel der anhaltende Proliferations-

reiz auf das Lebergewebe im Rahmen der Regeneration. Diese erhöhte Rate der Hepatozytenproliferation kann zumindestens in Tiermodellen zur Entstehung von HCC beitragen. Proliferation für sich alleine genommen ist nicht ausreichend für die maligne Transformation, aber mit erhöhter Proliferationsrate steigt die Wahrscheinlichkeit des Auftretens von Mutationen.

Virale Infektionen

Eine weitere Möglichkeit der Schädigung des Leberzellgewebes bei der chronischen Hepatitis-B- und -C-Infektion besteht in der Immunantwort auf virale Antigene. Auch dies führt in der Regel zum Zelluntergang und zur kompensatorischen Proliferation und somit zur Begünstigung der Selektion aberranter Hepatozyten.

Neben diesem Effekt auf die Zellproliferation kann die entzündliche Reaktion des Wirtsgewebes auch einen unmittelbaren Effekt auf die Mutationshäufigkeit haben. Hierbei spielen insbesondere die Makrophagen und Kupffer-Sternzellen sowie Granulozyten eine Rolle, die durch Produktion von Superoxiden und anderen Radikalen zur Schädigung von Hepatozyten beitragen. In hoher Konzentration können diese aktiven Metaboliten zum direkten Zelltod führen. Bei niedrigeren Konzentrationen kommt es häufig zu C-T-Substitution, aber auch G-C-Transversionen können auftreten. Somit ergibt sich die Möglichkeit, daß der oxidative Streß in Folge einer HBV- und wahrscheinlich auch HCV-Infektion ein kritisches mutagenes Ereignis im Rahmen der Leberzellkarzinomentstehung ist.

Der Stellenwert dieser Reaktion für die Entstehung des HCC kann aufgrund der vorliegenden Daten noch nicht abschließend beurteilt werden.

63.3.7
HCC und Hämochromatose

Auch für den Zusammenhang zwischen Hämochromatose und HCC wird davon ausgegangen, daß multiple Mutationen letztlich zu einer genetischen Dysregulation des Proliferations- und Differenzierungsverhaltens der Hepatozyten führen und somit die Entstehung von Klonen begünstigen, die sich der Homöostase des Gewebsverbandes entziehen. Die Hämochromatose, eine der häufigsten genetischen Erkrankungen, führt zu einer vermehrten Aufnahme des über die Nahrung zugeführten Eisens über die Enterozyten. Als Folge ergibt sich eine vermehrte Eisenspeicherung in den parenchymatösen Organen.

Bezogen auf die Leber führt dies im weiteren Verlauf der Erkrankung zu einer Leberzirrhose und zu einem 100- bis 200fach erhöhten Risiko, ein HCC zu entwickeln. Treten weitere der bekannten Risikofaktoren, wie erhöhter Alkoholkonsum oder chronisch-virale Hepatitis, hinzu, so führt dies zu einer dramatischen Steigerung des Risikos, ein HCC zu entwickeln (Fargion et al. 1992).

Pathomechanismus

Mutationsanalysen des erst kürzlich entdeckten Hämochromatosegens, welches auf dem kurzen Arm des Chromosoms 6 (6p21.3) gelegen ist, haben gezeigt, daß in 80 % der Hämochromatosepatienten eine G-zu-A-Transition den Ersatz von Cystein durch Tyrosin in Kodon 282 des Gens bewirkt. Das Hämochromatosegen gehört zu einer neuentdeckten MHC-Klasse-I-Familie und das Vollbild der Erkrankung kommt zur Erscheinung, wenn beide Allele des HLA-H-Gens mutiert sind.

Der genaue Mechanismus der Karzinogenese im Rahmen der Hämochromatose ist letztlich nicht klar dargelegt, aber man geht davon aus, daß die freien Eisenionen durch Bildung von Hydroxylradikalen zu einem erhöhten oxidativen Streß innerhalb der Hepatozyten führen. Bei der überwiegenden Mehrzahl der HCC auf dem Boden der Hämochromatose findet sich ebenfalls eine Zirrhose.

63.3.8
HCC und α_1-Antitrypsinmangel

Eine weitere Stoffwechselkrankheit, der α_1-Antitrypsinmangel (AAT-Mangel) führt ebenfalls über den Weg der chronischen Leberveränderung und Leberzirrhose zu einer Erhöhung des HCC-Risikos. Als Ursache der Leberschädigung wird ein Sekretionsdefekt des mutierten α_1-Antitrypsin in den Hepatozyten angenommen. Durch Mutationen kommt es zu einer Konformationsänderung der α_1-Antitrypsinmoleküle, so daß der Transport durch das endoplasmatische Retikulum erschwert ist. Insbesondere bei heterozygoten Merkmalsträgern ergibt sich bei gleichzeitiger chronischer Infektion mit dem HBV oder HCV ein deutlich erhöhtes Risiko für chronisch progrediente Lebererkrankungen.

63.4
Klinik des HCC

63.4.1
Klinische Symptome

Die klinischen Symptome des HCC sind in der Regel sehr variabel und wenig spezifisch. Im allgemeinen dominieren die Beschwerden der zugrunde liegenden chronischen Lebererkrankung, welche

zugleich die Diagnose eines HCC erschweren können. Zeichen eines HCC auf dem Boden einer bekannten Leberzirrhose können sein:
- Spannungsgefühl und Schmerz im rechten Oberbauch,
- Gewichtsverlust,
- subfebrile Temperaturen,
- zunehmender Ikterus sowie selten
- blutig tingierter Aszites.

Letzteres ist in der Regel ein Zeichen für ein weit fortgeschrittenes Krankheitsstadium.

Ein Patient mit einem HCC kann sich jedoch initial auch mit dem Bild eines akuten Leberversagens präsentieren. Eine akute Verschlechterung des klinischen Zustands eines Patienten mit bekannter Leberzirrhose oder zunehmende Therapieresistenz sollte Anlaß zur Ausschlußdiagnostik eines HCC sein.

Da es keine zuverlässigen Frühwarnzeichen gibt und bei deutlicher Verschlechterung des Allgemeinzustands häufig ein fortgeschritteneres Stadium des HCC vorliegt, sind bei bekanntem Zusammenhang zwischen Leberzirrhose und begünstigenden Faktoren wie HBV, HCV, sowie zugrunde liegender Stoffwechselerkrankung, in den letzten Jahren vermehrt Anstrengungen unternommen worden, Vorsorgekonzepte für die Überwachung von Patienten mit Leberzirrhose zu entwickeln. Derzeit am weitesten verbreitet ist die Kombination aus Serum-AFP-Bestimmung sowie abdomineller Sonographie.

63.4.2
Laborchemische Untersuchungen

Laborchemisch findet sich neben den Zeichen der Zirrhose häufig eine Erhöhung der alkalischen Phosphatase und der GOT. Der wertvollste serologische Marker für die Diagnostik des HCC ist das Serumalphafetoprotein (AFP), welches bei bis zu 70 % der Patienten mit HCC auf Werte über 500 ng/ml erhöht ist.

AFP
Da auch bei der akuten und chronischen Hepatitis sowie der Leberzirrhose leicht erhöhte AFP-Werte gemessen werden können, ist die Verlaufsmessung von Bedeutung. Es hat sich gezeigt, daß Patienten mit AFP-Werten > 20 ng/ml, die einen Anstieg der AFP-Werte im Verlauf auf über 100 ng/ml aufweisen, ein sehr hohes Risiko zur Entwicklung eines HCC tragen.

Bei wiederholt erhöhten Werten über 100 ng/ml lag in einer prospektiven Studie von Oka et al. 1994 die HCC-Inzidenz während einer Fünfjahresbeobachtungszeit bei 36 %.

Ein AFP-Wert > 400 ng/ml hat einen positiv prädiktiven Wert für das Vorliegen eines HCC von über 95 %. Die Kombination aus Ultraschall und AFP-Bestimmung bietet derzeit die beste Chance zur Erkennung von frühen Krankheitsstadien des HCC. Allerdings konnte bislang in größeren europäischen Studien keine wesentliche Prognoseverbesserung durch dieses Screening erreicht werden (Pateron et al. 1994). Im Gegensatz hierzu stehen Ergebnisse aus Japan, die eine Verbesserung nachweisen konnten.

63.5
Diagnostik des HCC

Das diagnostische Vorgehen bei Verdacht auf Vorliegen eines HCC zielt darauf ab, möglichst frühzeitig Veränderungen in der Leber zu entdecken. Neben der Ausdehnung des Primärtumors wird das therapeutische Konzept beim HCC wesentlich durch die Funktion der in der Regel vorgeschädigten Leber mitbestimmt, so daß die Entscheidung über das therapeutische Vorgehen nur aus der Kombination der erhobenen Leberfunktionsparameter und der Ausbreitung des Tumors getroffen werden kann. Da den meisten HCC eine Leberzirrhose zugrunde liegt und die Hepatokarzinogenese häufig multifokal auftritt, ergeben sich besondere diagnostische Schwierigkeiten.

Vor allem die unregelmäßige Leberstruktur der zugrunde liegenden Zirrhose beeinflußt die Treffsicherheit der Untersuchungsverfahren. Die diagnostische Abgrenzung zwischen Regeneratknoten und beginnender HCC-Entstehung ist häufig auch durch die Kombination mehrerer bildgebender Verfahren nicht zuverlässig zu gewährleisten.

63.5.1
Sonographie

Am Anfang der diagnostischen Abklärung eines HCC steht in der Regel die Sonographie des Abdomens. Obwohl es keine charakteristischen sonomorphologischen Kriterien für das HCC gibt, wird die Sensitivität der Sonographie je nach Größe des Knotens mit 75–95 % angegeben. Die intrahepatischen Raumforderungen können sowohl echoarm als auch echoreich sein. Bei größeren Tumoren finden sich ebenfalls gemischte Strukturen mit inhomogener mosaikförmiger Textur.

Auch finden sich echoarme Tumorränder mit Halobildung. Indirekte Zeichen für das Vorliegen einer intrahepatischen Raumforderung können Verdrängung und Kompression sowie Infiltration von Gallenwegen oder Pfortader sein.

Neben der Größe der Raumforderung bestimmt auch die Lage des Herdes innerhalb der Leber die Sensitivität der abdominellen Sonographie, wobei kleine, apikal im rechten Leberlappen gelegene Raumforderungen mit einer Sensitivität von 25 % und solche im linken Leberlappen mit einer Sensitivität von 90 % erkannt werden können.

Im Gegensatz zu Metastasen kolorektaler Karzinome zeigen HCC in der Regel auch schon bei kleinerem Format eine ausgeprägte Vaskularisierung, so daß die Duplexsonographie in Kombination mit Echokontrastmitteln eine Verbesserung der Diagnostik erwarten läßt (Schölmerich u. Groß 1997).

Eine weitere diagnostische Methode ist die intraoperative Sonographie, durch die bis zu 20 % mehr HCC diagnostiziert werden können, als mit der präoperativen transkutanen Sonographie.

63.5.2
Computertomographie

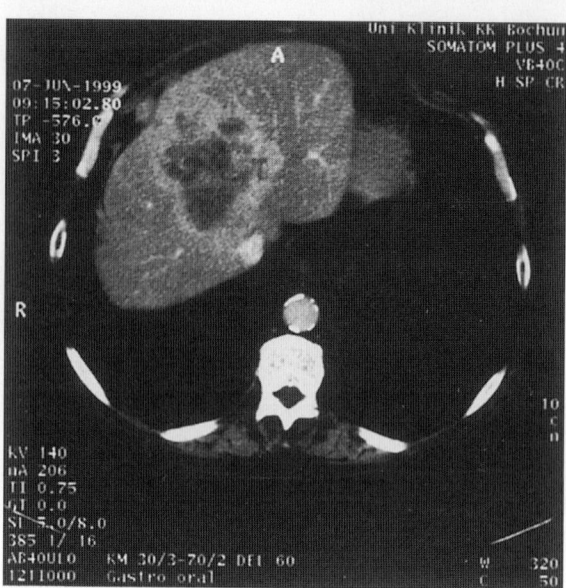

Abb. 63.2. CT der Leber bei HCC

Die computertomographische Nativuntersuchung der Leber ist der Sonographie in der Diagnostik des HCC bezügliche Sensitivität nicht überlegen. Eine Verbesserung der Sensitivität läßt sich durch die Gabe von Kontrastmitteln erzielen. Hiermit kann eine Kontrastdifferenz zwischen Läsion und umgebendem gesunden oder auch – wie im Fall der Leberzirrhose – kranken Leberparenchym erzielt werden. Nach Möglichkeit sollte die CT-Untersuchung als sog. „Spiral-CT" durchgeführt werden, da bei dieser Untersuchungstechnik das Veratmen kleinerer Läsionen weitgehend verhindert wird und die gesamte Leber lückenlos erfaßt werden kann.

Zur weiteren diagnostischen Sicherheit sollte eine Untersuchung in Spiraltechnik in der frührarteriellen Phase und in einer späteren portalvenösen Phase durchgeführt werden. Durch die Kombination beider Untersuchungsgänge läßt sich eine bessere Differenzierung erzielen. Aufgrund der häufig vorliegenden Hypervaskularisierung von HCC erscheinen diese Tumoren insbesondere in der ersten hepatisch-arteriellen Phase, während in der zweiten Phase in der Regel solche Veränderungen diagnostiziert werden können, die hypovaskularisiert sind oder einen verzögerten Kontrastmittelabstrom zeigen. Für die biphasische Spiral-CT-Untersuchung wird eine Sensitivität von ungefähr 36 % für Herde unter 1 cm Durchmesser angegeben. Bei größeren Herden (1–2 cm) läßt sich eine Sensitivität von 76 % erzielen (Abb. 63.2).

Invasive Untersuchungsmethoden
Invasive Untersuchungstechniken in Kombination mit der CT sind das CTAP (CT nach Arterioportographie) sowie die Lipiodol-CT nach Angiographie. Bei der Lipiodol-CT wird die unterschiedliche Anreicherung des öligen Kontrastmittels Lipiodol zwischen Tumorgewebe und normalem Lebergewebe ausgenutzt. Nach Applikation des Kontrastmittels über einen in der A. hepatica plazierten Katheter kommt es zur Anreicherung des Kontrastmittels in tumorösen Herden. 2–4 Wochen nach Applikation des Kontrastmittels wird die Lipidiolakkumulation im Tumor mittels CT nachgewiesen. Mit Hilfe dieser Technik lassen sich insbesondere kleinere HCC diagnostizieren.

Im Rahmen der CTAP erfolgt die CT-Untersuchung ggf. auch in Spiraltechnik in Kombination mit einer Arterioportographie. Bei der CTAP zeigt das normale Lebergewebe ein starkes Enhancement und arteriell versorgte Tumoren wie das HCC werden als hypodense Läsionen erkennbar. Idealerweise wird diese Untersuchung auch in Spiraltechnik durchgeführt. Für das CTAP wird in Studien mit histologischer Referenzmethode eine Sensitivität von 67 % bei Läsionen < 1 cm angegeben. Dies führt dazu, daß auch kleinere Tumoren in zwei Drittel aller Fälle erkannt werden, während Tumoren von 1–3 cm in 95 % der Fälle entdeckt werden. Bei gleichzeitig bestehender Leberzirrhose kommt es allerdings zu einem Verlust der Sensitivität, weil zirrhotische Bezirke Perfusionsinhomogenitäten vortäuschen können.

Bei Patienten mit weit fortgeschrittenen Leberzirrhosen ergeben sich häufig Kontraindikationen für diese invasiven Techniken, so daß die Anwendung in vielen Zentren nur noch bei potentiell resektablen Tumoren zur OP-Planung erfolgt.

63.5.3
Magnetresonanztomographie

Die NMR der Leber zeigt in den letzten Jahren eine deutliche Verbesserung und hat durch den Einsatz von Magnetresonanzkontrastmitteln an Bedeutung für die Beurteilung von Leberherden gewonnen. Eine weitere Entwicklung der NMR-Untersuchung ist die Möglichkeit, durch schnellere Sequenzen die Untersuchungszeiten zu verkürzen und somit auch Atemartefakte zu reduzieren. Bei der Verwendung leberspezifischer Kontrastmittel, wie superparamagnetischem Eisenoxid, kommt es zur Aufnahme der Ferrite in die Kupffer-Zellen und zur Akkumulation im Lebergewebe. Als Folge hiervon kommt es zu einer Senkung der T2-Relaxationszeit und damit der Signalintensität des gesunden Leberparenchyms in T2-gewichteten Sequenzen (Abb. 63.3).

In ersten Studien zeigt sich eine deutliche Verbesserung der Tumordetektionsrate durch den Einsatz dieser NMR-Kontrastmittel gegenüber der Nativuntersuchung. Allerdings liegen bislang wenige Arbeiten zum Vergleich unterschiedlicher Untersuchungmethoden vor.

63.5.4
Einsatzmöglichkeiten der bildgebenden Verfahren

Im Vergleich der unterschiedlichen bildgebenden Verfahren ergibt sich die höchste Sensitivität für lokale Leberläsionen für die Spiral-CT sowie die NMR unter Einsatz von Kontrastmitteln. Konventionell nativ durchgeführte CT-Untersuchungen zeigen keinen Vorteil gegenüber der Sonographie. Erschwerte Untersuchungsbedingungen bestehen insbesondere bei Leberzirrhose, wie sie bei dem Großteil der Patienten mit HCC anzutreffen ist. Es gibt nur wenig vergleichende Studien. Gewisse Vorteile für die NMR-Untersuchung als dynamische NMR im Vergleich zur Spiral-CT wurden in einzelnen Arbeiten beschrieben, wobei dieser Vorteil insbesondere bei Läsionen unter 1 cm zum Tragen kommt, bei denen sich mit der dynamischen NMR eine Sensitivität von 83 % gegenüber 76 % für das Spiral-CT ergibt. Es ist noch nicht abzuschätzen, welchen Stellenwert die Gabe von Eisenoxid (Endorem®) im Vergleich zur Kontrastierung mit Gadolinium im Rahmen der NMR-Untersuchung hat (Vogl et al. 1997).

Diagnostische Reihenfolge

Aufgrund der weiten Verbreitung und der beliebigen Wiederholbarkeit steht die abdominelle Sonographie an der ersten Stelle bei der Abklärung fokaler Leberläsionen. Als nächster Schritt sollte bei Notwendigkeit zur weiteren Abklärung eine kontrastmittelunterstützte Spiral-CT durchgeführt werden. Insbesondere bei Patienten mit Leberzirrhose und dem Verdacht auf kleinere Läsionen sollte sich zur weiteren Komplettierung der Diagnostik eine NMR-Untersuchung mit supramagnetischen Kontrastmitteln anschließen. Der Einsatz invasiver Untersuchungstechniken, insbesondere bei Patienten mit Leberzirrhose, erscheint nur in der unmittelbaren präoperativen Planung sinnvoll.

63.5.5
Leberbiopsie

Trotz verfeinerter bildgebender diagnostischer Verfahren erlaubt kein Verfahren eine eindeutige Artdiagnose der fokalen Leberläsion. Daher ist in der Regel eine histologische oder zytologische Diagnosesicherung erforderlich. Die Feinnadelpunktion weist eine Sensitivität von 85–90 % und eine Spezifität von annähernd 100 % auf. Bei einer Komplikationsrate unter 0,02 % stellt sie die Methode der Wahl zur histologischen Absicherung dar. Bezüglich der Entscheidung zwischen benignen oder malignen Prozessen ist die Zytologie der Histologie nur wenig unterlegen. Eine differenzierte Diagnose ist allerdings nur an histologischen Präparaten möglich, wobei auch hier insbesondere die Abgrenzung von hochdifferenzierten HCC zu adenomatösen Hyperplasien Schwierigkeiten bereiten kann.

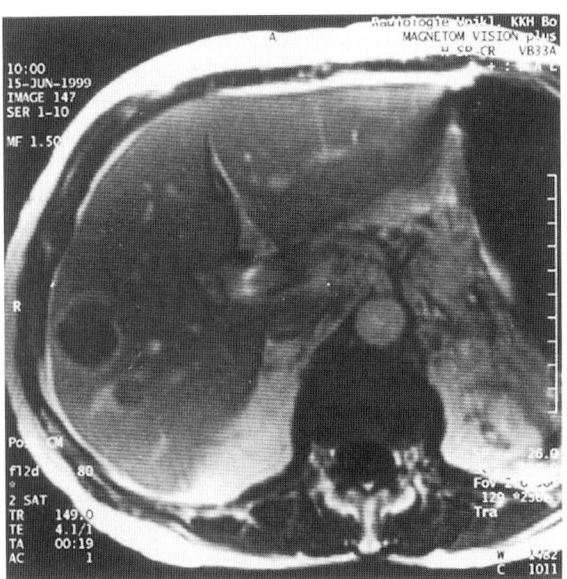

Abb. 63.3. NMR der Leber bei HCC

Tumorzellverschleppung

Ein weiteres Problem bei der Punktion fraglich maligner fokaler Leberläsionen ist die Tumorzellverschleppung mit dem Risiko der subkutanen Implantationsmetastasierung, welches mit bis zu 2% angegeben wird. Daraus ergibt sich, daß potentiell resezierbare Tumoren bei Patienten mit Leberzirrhose und hochgradigem Verdacht auf das Vorliegen eines HCC primär operiert werden sollten. Bei Kontraindikationen gegen einen operativen Eingriff oder ausgedehnten Befunden ohne kurative Therapieoptionen sollte vor einer palliativen Therapie eine zytologische oder histologische Sicherung mittels Punktion erfolgen.

63.6
Prophylaxe des HCC

Vor dem Hintergrund der extrem schlechten Prognose des HCC, wobei ohne Behandlung nach 3 Jahren nur noch 13% der Patienten leben und länger als 5 Jahre kein Patient überlebt, sowie der begrenzten therapeutischen Möglichkeiten klinisch symptomatischer HCC, kommt der Prophylaxe eine besondere Bedeutung zu. Aus den bekannten Risikofaktoren resultieren zugleich die möglichen Ansatzpunkte für eine Prophylaxe oder Prävention. Hierbei ist insbesondere die Elimination exogener Noxen, die die Entstehung einer Leberzirrhose begünstigen können, d.h. Reduktion des Alkoholkonsums, Elimination von Lebensmittelkontamination mit Hepatotoxinen wie Aflotoxin B1 sowie die frühzeitige Diagnose von Stoffwechselerkrankungen, wie der Hämochromatose, zu nennen.

Hepatitisprophylaxe

Für die westlichen Industriestaaten hat zunehmend auch die Prävention der Virushepatitis als häufigster Kofaktor der HCC-Entstehung an Bedeutung gewonnen. Da der überwiegende Anteil der virushepatitisassoziierten HCC auf das HCV und HBV zurückzuführen ist, ist die Reduktion von Bluttransfusionen auf das absolute Minimum ein entscheidender Beitrag zur Prävention.

Darüber hinaus sollten nach Möglichkeit nur hitzeinaktivierte oder rekombinante Gerinnungsfaktoren Verwendung finden.

Seit Anfang der 80er Jahre besteht für die HBV-Infektion auch die Möglichkeit einer effektiven Impfung. Da etwa 10% der akuten HBV-Infektionen einen chronischen Verlauf nehmen, mit einem 7fach erhöhten Risiko der HCC-Entstehung, ist durch die konsequente Impfung von Risikopersonen eine effektive Möglichkeit der Prävention gegeben (Tsukuma et al. 1993).

Der Hepatitis-B-Impfstoff, der heute überwiegend als rekombinante Vakzine Anwendung findet, zeigt bei über 90% der gesunden Probanden nach entsprechender Grundimmunisierung eine ausreichende Bildung neutralisierender spezifischer Antikörper. Daß die Hepatitisimpfung nicht nur die Inzidenz der Hepatitis B senken kann, sondern auch einen Effekt auf die konsekutive HCC-Entwicklung hat, zeigt eine Studie aus Taiwan, in der ein seit 1984 begonnenes Vakzinierungsprogramm, zunächst nur von Kindern, inzwischen auch von Erwachsenen, in einem Zeitraum von 10 Jahren die HBV-Trägerrate auf weniger als 1% gesenkt hat. Inzwischen konnte infolge dieser Vakzinierung auch ein Rückgang der HCC-Inzidenz beobachtet werden (Chang et al. 1997).

Bei der bekannten Latenz zwischen HBV-Infektion und Entwicklung eines HCC wird man insbesondere bei der Impfung Erwachsener von einer längeren Latenzzeit bis zur deutlichen Senkung der HCC-Rate ausgehen müssen.

Nicht zuletzt aufgrund dieser Ergebnisse hat die ständige Impfkommission der Bundesärztekammer im Oktober 1995 auch für Deutschland die Empfehlung zur Hepatitis-B-Impfung in den Impfkatalog für Kinder und Jugendliche aufgenommen. Da derzeit in Deutschland allerdings noch mit einer Inzidenz der Hepatitis-B-Infektion von 50.000 pro Jahr gerechnet werden muß und entsprechend viele Patienten bereits HBV-Träger sind, ergibt sich auch die Notwendigkeit zur Prävention der HCC-Entstehung bei bereits vorliegender chronischer HBV-Infektion.

In der Behandlung der chronisch replikativen Hepatitis B hat sich die Gabe von Interferon-(IFN-)α über 6 Monate etabliert. Infolge der IFN-Therapie kommt es bei bis zu 30% der Behandelten zu einem Verlust des HBe-Antigens und eine Elimination des HBs-Antigens wird ungefähr 4mal häufiger (8%) als bei unbehandelten Patienten beobachtet.

Neben diesen Effekten auf die Hepatitisinfektion zeigen neuere Studien auch eine Senkung der HCC-Inzidenz bei HBV-infizierten Patienten mit kompensierter Leberzirrhose, die mit IFN-α behandelt wurden und bei denen ein Verlust des HBe-Antigens oder eine biochemische Therapieantwort beobachtet wurde (Fattovich et al. 1997).

Eine neuere epidemiologische Übersicht von Petry et al. (1997) an 100 HCC Patienten in Deutschland konnte erneut belegen, daß für die westlichen Industrieländer die chronische HCV-Infektion einen Hauptrisikofaktor für die Entstehung des HCC darstellt. Anders als bei der HBV-Infektion stehen wirksame Impfstoffe derzeit nicht zur Verfügung. Im Hinblick auf die HCC-Prophylaxe sollten alle Möglichkeiten der Prävention einer HCV-Infektion konsequent ausgenutzt werden.

Für die bereits vorliegende chronische Hepatitis-C-Infektion gilt wie bei der HBV-Infektion, die Progression zur Leberzirrhose und Entwicklung eines Karzinoms zu verhindern. Die Therapie mit IFN-α und Ribavirin ist inzwischen Standardtherapie bei Hepatitis C. So scheint diese Therapie möglicherweise über den Einfluß auf den Verlauf der Hepatitis-C-Infektion hinaus auch einen protektiven Effekt auf die Entwicklung eines HCC zu haben. Kuvana et al. (1997) konnten bei keinem der Patienten mit kompletter biochemischer und virologischer Therapieantwort ein HCC diagnostizieren, und selbst bei Patienten, die nicht anhaltend auf IFN-α ansprachen, zeigte sich eine signifikante Reduktion der HCC-Inzidenz im Vergleich zu unbehandelten Patienten.

Weitere Studien, insbesondere mit größeren Patientenzahlen, müssen diese Ergebnisse sicher noch erhärten, zumal eine retrospektive Kohortenstudie der European Concerted Action on Vial Hepatitis an 329 Patienten mit HCV-assoziierter Leberzirrhose nach einer mittleren Beobachtungszeit von 5 Jahren keinen signifikanten Unterschied für das Auftreten eines HCC (2,1 % bei behandelten gegenüber 2,7 % bei unbehandelten Patienten) erbrachte.

Chemopräventive Substanzen

Ein weiterer Ansatz zur Prophylaxe des HCC ist der Einsatz chemopräventiver Substanzen. Erste positive klinische Ergebnisse hat hierbei der Einsatz von Polyprenonsäure, einem azyklischem Retinoid, im Rahmen der Sekundärprophylaxe ergeben. Polyprenonsäure, welche in Hepatomzellinien das Zellwachstum hemmt und Zelldifferenzierungsprozesses stimuliert, kann signifikant das Auftreten von Rezidivtumoren bei Patienten, die zuvor wegen eines HCC behandelt wurden, senken. So traten in der Studie von Muto et al. (1996) bei einer 38monatigen Beobachtungszeit in der Plazebogruppe (n = 23) in 44 % ein Rezidiv des HCC auf, im Gegensatz zu nur 16 % in der behandelten Gruppe (n = 22). Auch dieser vielversprechende Ansatz bedarf noch der weiteren Überprüfung, bevor eine generelle Empfehlung ausgesprochen werden kann.

Da – wie bereits im Abschnitt zur Diagnose des HCC ausgeführt – die derzeitigen Screeningmethoden trotz z.T. frühzeitigen Erkennens eines HCC bei Risikopatienten bislang noch keinen zweifelsfreien Einfluß auf das Überleben von Risikopatienten haben, kommt der Prävention eine zentrale Rolle bei der Senkung der HCC-bedingten Mortalität zu.

63.7 Konventionelle Therapie des HCC

Im Zentrum der Therapie des HCC steht nach wie vor die Resektion als einzige potentiell kurative Therapie des Leberzellkarzinoms.

Beim HCC sollte zu Beginn der Therapieplanung mittels laborchemischer und bildgebender Diagnostik eine klinische Klassifikation der Tumorausdehnung erfolgen, um eine stadiengerechte Therapie einleiten zu können. Im wesentlichen finden hier 2 Klassifikationen Verwendung.

Zum einen die UICC-Stadieneinteilung, basierend auf dem TNM-System, welche neben der Größe des Primärtumors seine intrahepatische Ausdehnung, Lokalisation sowie Gefäßinvasion berücksichtigt (Tabelle 63.1 und 63.2).

Die Stadieneinteilung nach Okuda berücksichtigt darüber hinaus auch die das chirurgische Vorgehen limitierenden klinischen Zeichen der Leberfunktionsstörung auf dem Boden der Leberzirrhose. Dies ist von besonderer Bedeutung, da ein Großteil der Patienten mit HCC nicht nur durch das Karzinom, sondern auch durch die weit fortgeschrittene Lebererkrankung vital bedroht ist. So ergibt sich im Okuda-Stadium I eine mediane Überlebenszeit von 11, im Stadium II von 3 und im Sta-

Tabelle 63.1. TNM-Klassifikation des Leberzellkarzinoms

Stadium	Befund
T – Primärtumor	
TX	Primärtumor nicht beurteilbar
T0	Kein Primärtumor nachweisbar
T1	Solitärtumor ≤2 cm ohne Gefäßinvasion
T2	Solitärtumor ≤2 cm mit Gefäßinvasion oder multiple Tumoren begrenzt auf einen Lappen[1], keiner > 2 cm, ohne Gefäßinvasion oder Solitärtumor > 2 cm ohne Gefäßinvasion
T3	Solitärtumor > 2 cm mit Gefäßinvasion oder multiple Tumoren begrenzt auf einen Lappen, keiner > 2 cm, mit Gefäßinvasion oder multiple Tumoren begrenzt auf einen Lappen, einer > 2 cm, mit oder ohne Gefäßinvasion
T4	Multiple Tumoren in mehr als einem Lappen oder Tumor mit Befall eines größeren Astes der V. portae oder Vv. hepaticae
N – Regionäre Lymphknotenmetastasen	
NX	Regionäre Lymphknoten nicht beurteilbar
N0	Keine regionären Lymphknotenmetastasen nachweisbar
N1	Regionäre Lymphknotenmetastasen
M – Fernmetastasen	
MX	Fernmetastasen nicht beurteilbar
M0	Keine Fernmetastasen nachweisbar
M1	Fernmetastasen

[1] Fiktive Unterteilung der Leber in 2 Lappen durch Ebene zwischen Gallenblase und V. cava inferior zugrunde gelegt.

Tabelle 63.2. Stadiengruppierung des Leberzellkarzinoms nach UICC

Stadium	Primär-tumor	Lymphknoten-metastasen	Fern-metastasen
Stadium I	T1	N0	M0
Stadium II	T2	N0	M0
Stadium IIIA	T3	N0	M0
Stadium IIIB	T1	N1	M0
	T2	N1	M0
	T3	N1	M0
Stadium IVA	T4	Jedes N	M0
Stadium IVB	Jedes T	Jedes N	M1

Tabelle 63.3. Stadieneinteilung nach Okuda

Parameter	0 Punkte	1 Punkt
A: Leberbefall	≤50 %	> 50 %
B: Aszites	Nein	Ja
C: Bilirubin	≤ 3 mg/dl	> 3 g/dl
D: Albumin	> 3 mg/dl	< 3 g/dl

A+B+C+D = 0 Punkte: Stadium 1.
A+B+C+D = 1–2 Punkte: Stadium 2.
A+B+C+D = 3–4 Punkte: Stadium 3.

dium III von nur einem Monat. Die entsprechenden Einjahresüberlebensraten liegen bei 39, 12 und 3 % (Tabelle 63.3).

Im folgenden wird vor allem auf die nichtchirurgischen oder additiven Therapieverfahren eingegangen. Zur Darstellung der chirurgischen Therapieoption s. Abschn. 63.9.

63.7.1
Systemische Chemotherapie

Zahlreiche Chemotherapeutika wurden hinsichtlich ihrer Wirksamkeit zur Behandlung des inoperablen HCC untersucht. Hierbei ergab sich für keine der Einzelsubstanzen oder Kombinationschemotherapien ein objektives Ansprechen von mehr als 20 %. Die Substanz, mit der die meiste Erfahrung vorliegt, ist Doxorubicin. Aber auch für sie liegen nur wenige randomisierte Phase-III-Studien vor, die jedoch keine eindeutige Verlängerung des Überlebens oder eine objektivierbare Palliation nachweisen konnten. Bei der dokumentiert schlechten Wirksamkeit einer systemischen Chemotherapie mit der im Verhältnis hierzu hohen Nebenwirkungsrate, sollte eine systemische Chemotherapie nur im Rahmen klinischer Studien zur Evaluation neuer Substanzen stattfinden (Carr et al. 1997).

63.7.2
Systemische Hormontherapie

Der Nachweis von Hormonrezeptoren auf HCC-Zellen sowie die Geschlechtsverteilung mit einem hohen Anteil des männlichen Geschlechts hat auch zur Überprüfung unterschiedlicher Hormontherapieansätze geführt. In einer Metaanalyse von Simonetti et al. (1997), in welcher randomisierte, kontrollierte Therapiestudien zur Behandlung des HCC analysiert wurden, ergab sich für die Antiöstrogentherapie mit Tamoxifen nach einem Jahr ein statistisch signifikanter Behandlungsvorteil, der allerdings nach 2 Jahren nicht mehr nachweisbar war. Somit besteht für Tamoxifen ein grenzwertig positiver Effekt bei geringer Nebenwirkungsrate.

Der Einsatz von Antiandrogenen zeigte in mehreren prospektiven randomisierten Studien keine Effizienz in der Behandlung des HCC (Grimaldi et al. 1998).

63.7.3
Systemische Immuntherapie

Für die systemische Immuntherapie liegen Arbeiten zur Gabe von IFN-α vor. Ähnlich wie für Tamoxifen ergibt sich auch für IFN-α ein marginal positiver Effekt auf das Überleben von Patienten mit fortgeschrittenem HCC. Allerdings ist auch hier die Patientenzahl relativ klein. Ein generelles Problem in der Evaluation der wenigen prospektiv randomisierten klinischen Studien zur Behandlung des HCC ist die häufig fehlende Stratifizierung nach Risikofaktoren, wie z.B. dem Stadium der zugrunde liegenden Lebererkrankung, die eine abschließende Interpretation der Ergebnisse erschwert.

63.7.4
Regionale Therapie

Da HCC primär lokal auf die Leber begrenzt sind, ergeben sich theoretisch Vorteile für regionale Therapieverfahren.

Außerdem sind HCC oft hypervaskularisiert und werden vorwiegend arteriell aus der A. hepatica versorgt; dadurch wird die Selektivität eines intraarteriellen Therapieverfahrens erhöht.

Zum Einsatz kommen hierbei insbesondere die regionale Chemotherapie, Embolisation und Chemoembolisation. Bei der regionalen Chemotherapie finden bevorzugt solche Chemotherapeutika Anwendung, die eine hohe hepatische Extraktionsrate und Gesamtkörperclearence aufweisen, so daß bei lokal hoher Konzentration systemisch geringe Effekte erwartet werden können.

Obwohl z. T. deutlich höhere Ansprechraten als bei der systemischen Chemotherapie erzielt werden können, hat die regionale Chemotherapie bislang keinen positiven Effekt auf das Überleben der Patienten gezeigt. Hinzu kommt, daß die Therapie nebenwirkungsreich ist und es in 10–50 % zu einer chemischen Hepatitis oder sklerosierenden Cholangitis sowie gastrointestinalen Ulzerationen kommen kann.

Transarterielle Chemoembolisation
Eine Steigerung der lokalen Ansprechrate läßt sich durch die transarterielle Chemoembolisation (TACE) erreichen (Abb. 63.4).

Ebenso wie die regionale Chemotherapie basiert auch die Chemoembolisation auf der primär arteriellen Versorgung des HCC, so daß durch den Gefäßverschluß eine verlängerte Einwirkzeit des Zytostatikums lokal erzielt wird. Darüber hinaus entsteht infolge der Embolisation eine Ischämie und zusätzliche Tumorzellennekrose. Welchen Stellenwert die zusätzliche Chemotherapie gegenüber einer alleinigen Embolisation hat, läßt sich schwer abschätzen, da hierzu keine vergleichenden Studien vorliegen.

Trotz großer Verbreitung der regional arteriellen Therapieverfahren fehlt bislang der eindeutige Nachweis aus randomisierten Studien, daß das erhöhte lokale Ansprechen auch zu einem Überlebensvorteil der Patienten führt.

Nicht zu vernachlässigen sind die Nebenwirkungen wie Leberfunktionsstörung, katheterassoziierte Gefäßkomplikationen und Ischämien anderer Organe, die zu Magenulzera oder Pankreatitiden führen können (Groupe d'Étude et de Traitement du Carcinome Hépatocellulaire 1995).

Eine Studie von Ryder et al. (1996) an 185 Patienten mit nichtresektablem HCC zeigte, daß die Anzahl der Patienten, die therapiebedingt verstarben, größer war, als die Anzahl derer, die langfristig von einer Chemoembolisation profitierten. Um den Stellenwert dieses invasiven und aggressiven Therapieverfahrens weiter abklären zu können, sollte eine Behandlung nach Möglichkeit nur unter Studienbedingungen erfolgen.

Als Ausschlußkriterien für eine TACE gelten Pfortaderventhrombose, portokavale Shunts, arteriovenöse Shunts, fortgeschrittene Leberzirrhose im Stadium Child C, so daß dieses Therapieverfahren für eine Vielzahl der HCC-Patienten nicht in Frage kommt.

Perkutane Alkoholinjektion
Ein weiteres Verfahren zur regionalen Therapie ist die perkutane Alkoholinjektion, welche primär palliativ eingesetzt wird. Hierbei führt die direkte perkutane Punktion der HCC-Herde und anschließende Injektion reinen Alkohols zu Koagulationsnekrosen. Da die Konsistenz der HCC-Herde in der Regel weicher ist als die des umgebenden normalen Lebergewebes, ist eine weitgehend selektive Infiltration der malignen Herde möglich.

Nach Injektion kommt es sehr rasch durch den reinen Alkohol zu einer Zersetzung der Lipidschichten von Zellmembranen und Zerstörung der Zellen. Besonders effektiv ist dieses Verfahren bei Tumorknoten $\leq$ 3 cm. Bei Tumorknoten > 5 cm nimmt die Effizienz dieses Therapieverfahrens drastisch ab.

Als Komplikationen können insbesondere bei schneller Alkoholinstillation ein drückender oder brennender Schmerz auftreten. Eine äußerst

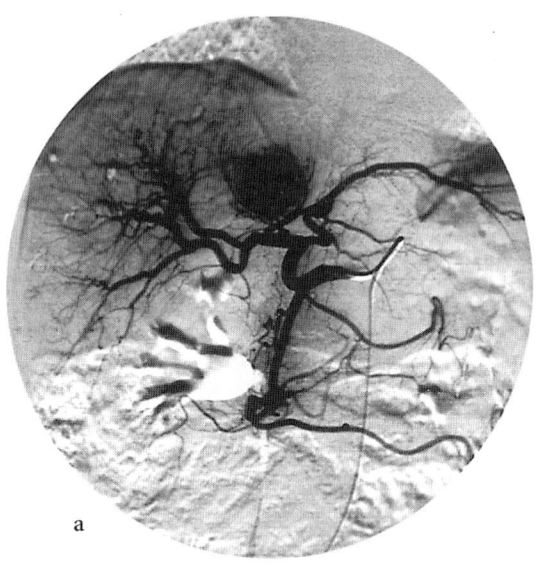

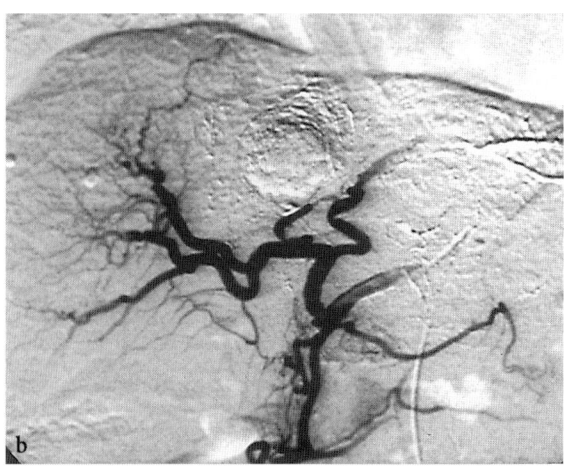

Abb. 63.4 a, b. HCC **a** vor Chemoembolisation **b** nach Chemoembolisation

schmerzhafte Reizung des Peritoneums durch Abfluß überschüssigen Äthanols kann man durch längeres Belassen der Nadel nach Injektion weitgehend vermeiden. Sehr selten werden Komplikationen wie Blutung, Pneumothorax und Infektionen beobachtet. Die Injektionen können ein- bis 2mal pro Woche wiederholt werden, und bei Bedarf können auch mehrere Tumorherde behandelt werden. Es sollten aber nicht mehr als 3 Tumorknoten in der Leber vorliegen.

Die perkutane Alkoholinjektion wurde initial primär palliativ eingesetzt. Daten aus Japan deuten jedoch darauf hin, daß mit diesem Therapieverfahren auch eine kurative Behandlung, insbesondere bei kleinen HCC, möglich ist. So zeigte die Liver Cancer Study Group (Arii et al. 1996) bei der Auswertung von mehr als 11.000 HCC-Patienten Dreijahresüberlebensraten für die Alkoholinjektion von 53 %, die vergleichbar waren mit denen der chirurgischen Resektion (59 %).

In einer weiteren Arbeit von Shiina et al. (1993) ergab sich bei 83 Patienten mit unilokolärem HCC < 2 cm eine Zehnjahresüberlebensrate von 66 % nach perkutaner Alkoholinjektion.

Somit ist die Alkoholinjektion insbesondere bei Tumoren < 3 cm eine Alternative zur Resektion. Allerdings sind direkte vergleichende Studien nötig, um eine abschließende Beurteilung zu ermöglichen. Weitere Vorteile der perkutanen Alkoholinjektion sind die Wiederholbarkeit des Verfahrens. So ist bei den häufig zu beobachtenden Rezidiven auf dem Boden der vorbestehenden Zirrhose eine erneute Behandlung möglich. Darüber hinaus ist die perkutane Alkoholinjektion bei Patienten mit Kontraindikationen gegen größere operative Eingriffe aufgrund der geringen Nebenwirkungsrate als Therapie der Wahl anzusehen.

63.8
Karzinome des biliären Systems

Die Einteilung der Cholangiokarzinome erfolgt primär nach topographischen Gesichtspunkten, wobei grundsätzlich zwischen intrahepatischen und extrahepatischen Gallengangskarzinomen unterschieden wird. Die intrahepatischen Gallengangskarzinome werden gemeinsam mit dem HCC den primären Leberzellkarzinomen zugeordnet. Allen Cholangiokarzinomen ist gemeinsam, daß es sich in mehr als 90 % der Fälle um reine Adenokarzinome handelt. Wesentlich seltener sind die Zystadenokarzinome, Karzinoide oder Sarkome.

Allgemeines
Bei von den Gallengängen ausgehenden Karzinomen ist eine klare Definition und Klassifikation der einzelnen Tumorentitäten unerläßlich (Ahlgren 1993; Wanebo et al. 1992).

Die TNM-Klassifikation der UICC (UICC International Union against Cancer 1997a) unterscheidet zwischen intra- und extrahepatischen Gallengangskarzinomen. Die cholangiozellulären Karzinome (CCC) werden interessanterweise mit den HCC in einer Gruppe zusammengefaßt und nach den gleichen Regeln klassifiziert. Die UICC-Klassifikation der extrahepatischen Gallengangskarzinome nimmt leider keinen Bezug auf die Höhenlokalisation des Tumors. Eindeutig ist dagegen die Abgrenzung gegenüber Karzinomen der Ampulla Vateri und des Pankreas, wobei bei letzteren die anatomischen Unterbezirke Kopf, Körper, Schwanz und gesamtes Pankreas unterschieden werden.

Die Inzidenz reicht weltweit von etwa 1 (USA) bis 7,3 pro 100.000 Einwohner (Israel). CCC können diffus oder nodulär, papillär oder infiltrativ wachsen und breiten sich vornehmlich entlang von Nerven aus. Die histologische Diagnose wird gestützt durch einen Nachweis der Tumormarker CEA, CA 19-9 oder CA 50. Genetische Untersuchungen zeigen ein gehäuftes Vorkommen von Mutationen des Protoonkogens K-ras und des Tumorsuppressorgens p53 mit einer ausgeprägten Expression von p53 in Tumorgewebe von Patienten, die ein CCC in Folge einer primär sklerosierenden Cholangitis (PSC) erworben haben. Weiterhin können vermehrt Mutationen des cyclinabhängigen Kinaseinhibitors p16/MTS1 bei Patienten mit CCC nachgewiesen werden.

Ätiologie und Pathogenese
Cholestase und Cholangitis durch Gallensteine oder andere Ursachen sind Risikofaktoren für die Entstehung von CCC. Die Prävalenz von Gallensteinen in Patienten mit CCC unterscheidet sich zwar nicht von der Normalbevölkerung, jedoch bedeutet eine Hepatolithiasis ein erhöhtes Risiko. Etwa 5-10 % der Patienten mit intrahepatischen Gallensteinen erkranken an diesem Tumor. Leberegel, Trematoden, die in den Gallengängen parasitieren, wie Clonorchis sinensis und Opisthorchis viverrini sind in Ostasien gehäuft mit dem Auftreten einer Heptolithiasis und dem CCC verbunden. Patienten mit Choledochuszyste und einem Caroli-Syndrom besitzen ebenfalls ein erhöhtes Risiko.

■ **Primär sklerosierende Cholangitis (PSC).** Die PSC erhöht das Risiko, ein CCC zu entwickeln, auf 9-15 %. Bei 40 % der Patienten, die an einer PSC versterben, sowie bei bis zu 35 % der Patienten, die wegen einer PSC lebertransplantiert werden, kann nachfolgend ein CCC gesichert werden. Die Mehrzahl der Patienten mit PSC ist gleichzeitig an einer Colitis ulcerosa erkrankt; die Prävalenz des CCC bei Patienten mit Colitis ulcerosa beträgt 0,2–1,4 %. Patienten mit einer PSC oder Colitis ulcerosa entwickeln ein CCC überwiegend im 5. Lebensjahrzehnt.

Einige Radionuklide, chemische Karzinogene sowie Medikamente werden mit dem vermehrten Auftreten des CCC in Verbindung gebracht. CCC treten mit einer mittleren Latenzzeit von 35 Jahren bei Patienten auf, die mit dem früher verwendeten Kontrastmittel Thorotrast (Thoriumdioxid) untersucht wurden. Dies ist ein α-Strahler, der sich im retikuloendothelialen System der Leber anreichert und dort lebenslang gespeichert wird. Nitrosamine in Nahrungsmitteln wie gepökeltem Fleisch besitzen eine im Tiermodell nachgewiesene Kanzerogenität. Epidemiologische Studien lassen eine Risikosteigerung bei einer Dioxinexposition vermuten. Einige Medikamente wie Isoniazid, Methyldopa und orale Antikonzeptiva scheinen ebenfalls mit einem vermehrten Auftreten des CCC verbunden zu sein.

63.8.1
Gallenblasenkarzinom

Dieser Tumor ist relativ selten. Da es aber häufig erst in weit fortgeschrittenen Stadien diagnostiziert wird, ist das Gallenblasenkarzinom mit einer hohen Letalität verbunden. Der Erkrankungsgipfel liegt zwischen dem 6. und 7. Lebensjahrzehnt, wobei Frauen 3mal häufiger als Männer betroffen sind. Gallensteine werden bei 75–90 % der Patienten mit Gallenblasenkarzinom gefunden. Ein besonderes erhöhtes Risiko zur Entstehung von Gallenblasenkarzinomen liegt bei der Porzellangallenblase vor.

Der genaue Zusammenhang zwischen Gallensteinleiden und Gallenblasenkarzinomentstehung ist nicht aufgeklärt. Dennoch kann es über den chronischen Entzündungsreiz zu präkanzerösen Schleimhautveränderungen kommen. Über alle Altersklassen hinweg finden sich zufallsmäßig bei ungefähr 1 % der Patienten mit Cholezystektomie wegen Cholelithiasis Gallenblasenkarzinome.

Metastasierung
Bei Diagnosestellung sind bis zu 80 % der Gallenblasenkarzinome bereits ins Gallenblasenlager infiltriert und bei 60 % zeigt sich eine Infiltration der extrahepatischen Gallengänge. Colon transversum und duodenum werden ebenfalls frühzeitig infiltriert.

Regionale Lymphknotenmetastasen sind bei mehr als der Hälfte der Patienten bei Diagnosestellung zu verzeichnen. Darüber hinaus finden sich frühzeitig Fernmetastasen, welche die hohe Letalität der Erkrankung begründen. Die Fünfjahresüberlebensrate für Adenokarzinome der Gallenblase liegt bei 11 %. Entscheidend für die Prognose ist das Stadium bei Diagnosestellung. So überleben 40 % der Patienten mit lokalisierten Erkrankungsstadien mehr als 5 Jahre, während dies nur 4 % bei lokal fortgeschrittenem Tumorbefall sind (Pitt et al. 1997).

Klinische Symptome
Da bei der Mehrzahl der Patienten mit Gallenblasenkarzinom auch Gallensteine vorliegen, ist es schwierig, die Klinik des Gallensteinleidens von der eines beginnenden oder fortgeschrittenen Gallengangskarzinoms abzugrenzen. Die Patienten klagen in der Regel über Schmerzen im rechten oberen Quadranten, über Übelkeit und Gewichtsverlust. Bei Verschluß der Gallengänge kommt es zu einem Ikterus.

Diagnostik
Die Diagnose erfolgt in der Regel mittels Ultraschalluntersuchung, wobei allerdings in frühen Stadien eine Unterscheidung zwischen Gallenblasenwandverdickung aufgrund der Choleszytitis und beginnendem Tumorbefall schwierig ist. In der CT zeigen sich ebenfalls Raumforderungen im Bereich der Gallenblase, die differentialdiagnostisch an ein Gallenblasenkarzinom denken lassen müssen. Dennoch erlauben beide Untersuchungstechniken nur bei der Hälfte der Patienten eine exakte präoperative Ausbreitungsdiagnose.

Therapie
Die Therapie des Gallenblasenkarzinoms besteht in erster Linie in der Cholezystektomie. Chemotherapeutische Ansätze in der Behandlung des Gallenblasenkarzinoms haben allenfalls palliativen Charakter. Bei Inoperabilität und Ikterus durch Tumorkompression der Gallengänge kann durch die endoskopische Plazierung eines Stents in der Mehrzahl der Patienten eine befriedigende Palliation erzielt werden.

Da nur wenige Arbeiten vorliegen, bei denen zwischen Gallenblasenkarzinom und extrahepatischen Gallengangskarzinom differenziert wird, werden die chemotherapeutischen Möglichkeiten gemeinsam unter den extrahepatischen Gallengangskarzinomen abgehandelt.

63.8.2
Gallengangskarzinom

Die Gallengangskarzinome der extrahepatischen Gallenwege sind ebenso wie das Gallenblasenkarzinom zu mehr als 90 % reine Adenokarzinome. Eine Unterteilung der Gallengangskarzinome erfolgt in erster Linie nach ihrer Lokalisation. Karzinome des oberen Gallengangsdrittels werden als hiläre oder auch Klatskin-Tumoren bezeichnet. Diese Tumoren treten in einem Abschnitt zwischen der Aufzweigung des rechten und linken Hauptgallengangs in seine Segmentäste und der Einmündung des Ductus cysticus auf. In diesem oberen Drittel finden sich ungefähr 60 % der Gallengangskarzinome.

Klassifikation

■ **Klassifikation nach Bismuth und Corlette.** Die gebräuchlichste klinische Klassifikation der zentralen Gallengangskarzinome wurde von Bismuth u. Corlette (1975) erarbeitet und sieht 4 Typen der Lokalisation vor (Abb. 63.5 u. Abb. 63.6).

Typ I   Tumoren sind unterhalb der Hepatikusgabel auf den Ductus hepaticus comunis beschränkt.
Typ II Tumoren zeigen zusätzlich eine Beteiligung der Hepatikusgabel, ohne den rechten oder linken Hauptstamm des Gallengangs zu involvieren.
Typ IIIa Hier kommt es zu einer Infiltration des rechten und bei
Typ IIIb des linken Hauptgallengangs.
Typ IV Bei diesen Tumoren findet sich zusätzlich eine Beteiligung jenseits der Aufzweigung der Ductus hepaticus dexter oder sinister in die Segmentgallengänge.

Gallengangskarzinome des mittleren Drittels und des unteren Drittels treten in ungefähr jeweils 15 % der Fälle auf und der restliche Teil der Gallengangskarzinome entfällt auf diffus wachsende Tumoren.

■ **TNM-Klassifikation.** Von den distalen Gallengangskarzinomen müssen die Karzinome des Pankreaskopfes und der Ampulla Vateri abgegrenzt werden. Die TNM-Klassifikation sieht die Unterscheidung zwischen Gallengangs- und Pankreas- oder Ampulla-Vateri-Karzinom vor, läßt aber im Gegensatz zur Einteilung nach Bismuth u. Corlette (1975) eine genauere Höhenlokalisation der extrahepatischen Gallengangskarzinome vermissen, die gerade für das chirurgische Vorgehen von Bedeutung ist.

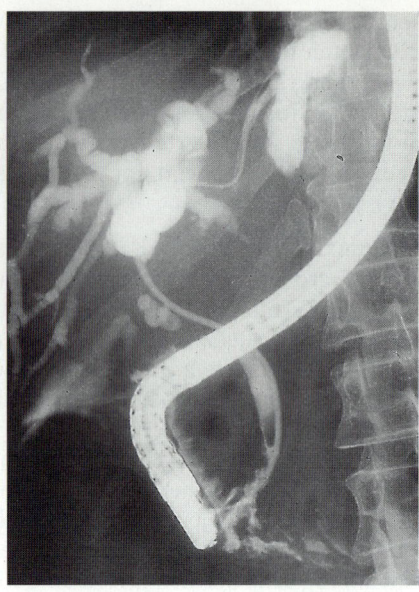

Abb. 63.6. Darstellung eines Gallengangskarzinoms in der ERC

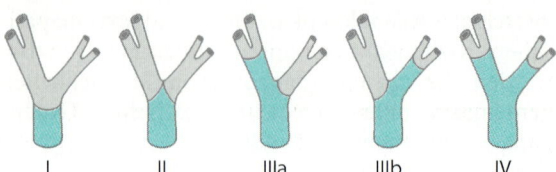

Abb. 63.5. Klassifikation der biliären Gallengangskarzinome nach Bismuth

■ **UICC-Stadieneinteilung.** Die UICC-Stadieneinteilung (UICC International Union against Cancer 1997 z) beruht auf der TNM-Klassifikation. Sie gilt für alle extrahepatischen Gallenwegstumore einschließlich der proximalen und distalen Gallengangskarzinome (Tabelle 63.4 und 63.5).

Ätiologie

Neben dem Gallensteinleiden gibt es eine Reihe weiterer Erkrankungen, die mit einem erhöhten Auftreten von Gallengangskarzinomen verbunden sind. Hierzu gehören Trematoden, die in den Gallengängen parasitieren. So zeigt sich in Asien ein gehäuftes Auftreten der Cholangiokarzinome im Zusammenhang mit Clonorchis sinensis sowie Opisthorchis viverrini (Haswell-Elkins et al. 1992). Patienten mit Choledochuszysten und einem Caroli-Syndrom besitzen ebenfalls ein erhöhtes Erkrankungsrisiko (Voyles et al. 1983).

Bei der PSC liegt ebenfalls ein erhöhtes Risiko zur Entwicklung von Cholangiokarzinomen vor. Bis zu 40 % der an PSC versterbenden Patienten haben anhand autoptischer Untersuchungen ein Gallengangskarzinom und 10–30 % der Patienten mit PSC, die eine Lebertransplantation erhalten, zeigen im histologischen Präparat ein Cholangiokarzinom.

Klinik und Diagnostik

Bei der Mehrzahl der Patienten ist ein Ikterus Leitsymptom der Erkrankung, gefolgt von Pruritus, abdominellen Schmerzen und Gewichtsverlust. Bei entsprechender Lokalisation kann auch eine schmerzlos vergrößerte Gallenblase tastbar sein (Courvoisier-Zeichen). Da sich die Stenose des Gallengangssystems langsam entwickelt, liegen bei Ikterus in der Regel fortgeschrittene Stadien vor.

Im Gegensatz zum Gallenblasenkarzinom zeigen die Gallengangskarzinome weniger häufig Fernmetastasen, sind aber ebenfalls frühzeitig regional infiltrierend und zeigen einen Befall der Lymphknoten. Besonders häufig findet sich eine perineurale Infiltration entlang der Gallenwege. Die Tumormarker CEA, CA 19–9 oder CA 50 können erhöht nachweisebar sein.

Laborchemische Veränderungen im Rahmen der Erkrankung sind eine Erhöhung der Cholestaseparameter.

Eine aszendierende Cholangitis wird selten zu Beginn der Erkrankung diagnostiziert, sondern tritt eher im weiteren Verlauf infolge von Manipulationen an den Gallenwegen auf. Je nach Ausprägung des Ikterus kann es zu Steatorrhöen kommen.

■ **Bildgebende Verfahren.** Die Sonographie ist der erste Schritt in der Diagnostik der Gallengangskarzinome. Bei der Mehrzahl der Patienten mit Klatskin-Tumoren läßt sich ein inhomogener Hilusprozeß nachweisen, der zu einer proximalen Gallengangsdilatation führt (Robledo et al. 1996).

Distale CCC lassen sich in der Regel besser durch die CT beurteilen, da hier häufig durch Darmgasüberlagerung ungünstige Untersuchungsbedingungen für die Sonographie bestehen (Abb. 63.7).

Im Gegensatz zu den Klatskin-Tumoren findet sich bei den distalen Karzinomen ein Aufstau der intra- und extrahepatischen Gallenwege einschließlich der Gallenblase.

Die Cholangiographie – entweder endoskopisch retrograd oder in seltenen Fällen perkutan transhepatisch – ist der Goldstandard für die Diagnose des Klatskin-Tumors. Das klassische Zeichen des Klatskin-Tumors ist eine Stenose des Ductus hepaticus comunis. Bei Patienten mit PSC kann die Beurteilung durch krankheitsbedingte multiple Stenosen in der Cholangiographie oftmals erschwert sein. Hier bieten zusätzliche zytologische Untersuchungen eine weitere Möglichkeit der Malignomdiagnose. Mittels zytologischer Bürstenabstriche läßt sich in bis zu 75 % der Fälle mit Gallengangsstrukturen ein Cholangiokarzinom zytologisch diagnostizieren.

Mit Hilfe der ERCP können zusätzlich maligne Veränderungen im Pankreas und im Bereich der

---

Tabelle 63.4. UICC-Klassifikation für extrahepatische Gallenwegstumoren und proximale und distale Gallengangskarzinome

Stadium	Befund
T – Primärtumor	Karzinome der extrahepatischen Gallengänge und jene in Choledochuszysten
TX	Primärtumor kann nicht beurteilt werden
T0	Kein Anhalt für Primärtumor
Tis	Carcinoma in situ
T1	Tumor infiltriert subepitheliales Bindegewebe oder fibromuskuläre Schicht T1a: Tumor infiltriert subepitheliales Bindegewebe T1b: Tumor infiltriert fibromuskuläre Schicht
T2	Tumor infiltriert perimuskuläres Bindegewebe
T3	Tumor infiltriert Nachbarstrukturen: Leber, Pankreas, Duodenum, Gallenblase, Kolon, Magen
N – Regionäre Lymphknotenmetastasen	
NX	Regionäre Lymphknoten können nicht beurteilt werden
N0	Keine regionären Lymphknotenmetastasen
N1	Metastasen in Lymphknoten am Ductus cysticus, um den Choledochus und/oder am Leberhilus (Lymphknoten des Ligamentum hepatoduodenale)
N2	Metastasen in Lymphknoten um den Pankreaskopf, in periduodenalen, periportalen, zöliakalen und/oder oberen mesenterialen Lymphknoten
M – Fernmetastasen	
MX	Fernmetastasen können nicht beurteilt werden
M0	Keine Fernmetastasen
M1	Fernmetastasen

Tabelle 63.5. UICC-Stadiengruppierung: extrahepatische Gallengänge

Stadium	Primärtumor	Lymphknotenmetastasen	Fernmetastasen
Stadium 0	Tis	N0	M0
Stadium I	T1	N0	M0
Stadium II	T2	N0	M0
Stadium III	T1	N1, N2	M0
	T2	N1, N2	M0
Stadium IVA	T3	Jedes N	M0
Stadium IVB	Jedes T	Jedes N	M1

■ **Exogene Stoffe.** Darüber hinaus werden einige Radionuklide sowie chemische Karzinogene mit dem vermehrten Auftreten von Cholangiokarzinomen in Verbindung gebracht. Insbesondere das früher verwendete Kontrastmittel Thoriumdioxid führt nach einer Latenzzeit von 35 Jahren zu einem vermehrten Auftreten von Cholangiokarzinomen (Pitt et al. 1997).

Nitrosamine aus Nahrungsmitteln werden ebenfalls mit Cholangiokarzinomen in Verbindung gebracht.

Molekularbiologische Untersuchungen zeigen gehäuft Mutationen des Protoonkogens k-ras sowie des Tumorsuppressorgens p53.

Papille bei distalen Gallengangsprozessen ausgeschlossen werden. Ein weiterer Vorteil der ERC sowie PTC ist die Möglichkeit der therapeutischen Drainage bei hochgradiger Stenose (Schmielau et al. 1997).

Ein weiteres Verfahren ist die Magnetresonanzcholangiopankreatographie (MRCP). Dieses Verfahren erlaubt neben der Beurteilung der Gallengangsstruktur auch eine Beurteilung des umliegenden Gewebes bei fehlendem untersuchungsbedingten Cholangitis- und Pankreatitisrisiko. Die Wertigkeit der MRCP bei der Diagnose der Cholangiokarzinome wird derzeit in Studien überprüft.

■ **Spezialuntersuchungen.** Weitere Entwicklungen sind die endoluminale Sonographie, bei der endoskopisch ein miniaturisierter Schallkopf in das Gallengangssystem eingebracht wird. Ebenso wie die endoluminale Sonographie kann auch die Anwendung der Cholangioskopie derzeit nur in besonderen Fällen empfohlen werden. Der Stellenwert dieser Untersuchungsmethoden ist noch offen.

Problematisch ist die sichere Beurteilung der extrahepatischen Manifestationen, insbesondere Peritonealkarzinose oder kleinere Lebermetastasen, so daß bei besonderer Fragestellung, z.B. bei Patienten mit PSC vor Lebertransplantation, eine diagnostische Laparatomie empfohlen werden kann.

Die histologische Diagnose kann entweder mittels Bürsten- oder Spülzytologie im Rahmen der diagnostischen ERC sowie durch Zangenbiopsie bei der Cholangioskopie gewonnen werden. Eine perkutane Biopsie mit Feinnadel oder großlumiger Biopsiekanüle kann mit einer hohen Treffsicherheit ultraschall- oder CT-gesteuert durchgeführt werden. Wegen einer möglichen Tumorzellstreuung sollte bei potentiell resektablem Tumor auf eine präoperative Biopsie verzichtet werden. Bei primär inoperablem Befund in der bildgebenden Diagnostik sollte eine histologische Absicherung mittels Feinnadelbiospie erfolgen.

Differentialdiagnose

Wichtige Dfferentialdiagnosen der Klatskin-Tumoren sind
- das Gallenblasenkarzinom mit Befall der Hepatikusgabel,
- primäre und sekundäre maligne Lebertumoren mit Infiltration der Hepatikusgabel und
- die lokalisierte sklerosierende Cholangitis als benigne Erkrankung.

Letzere wurde von Verbeek und Mitarbeitern (1992) bei 13,4 % der Patienten gefunden, die aufgrund eines Verdachtes auf einen Klatskin-Tumor operiert wurden.

Konservative Therapie

Einen wichtigen Stellenwert in der Behandlung der Gallengangskarzinome nimmt bei inoperablen Patienten eine Stenteinlage zur Überbrückung der tumorbedingten Gallengangsstenose ein. Zum einen läßt sich hiermit der Ikterus und ggf. Pruritus bessern oder beseitigen und zum anderen kann einer Cholangitis oder Leberfunktionsverschlechterung bei anhaltendem Aufstau vorgebeugt werden. Die endoskopische Drainage und Plazierung eines Stents wird von der Lokalisation des Gallengangskarzinoms bestimmt. Distale Karzinome sind einer Drainage mittels Stent besser zugänglich als die Klatskin-Tumoren, da hier der Einführweg wesentlich länger ist und je nach Lokalisation der linke Ductus hepaticus endoskopisch schlechter zugänglich ist.

Ein weiteres Problem bei diesen tumorbedingten Stenosen liegt in der zirrhösen Konsistenz des Tumors selbst. Eine inkomplette Drainage gilt als Hauptursache für eine postinterventionelle Cholangitis. Weitere Komplikationen sind Blutung, Perforation oder Pankreatitiden. Im Verlauf kommt es häufig zur rezidivierenden Okklusion der Endoprothesen durch biliären Sludge, so daß ggf. ein Stentwechsel erforderlich ist.

Eine Weiterentwicklung des Stentverfahrens sind selbstexpandierende Metallstents, entweder als nichtummantelte Wallstents oder zunehmend auch als ummantelte Stents. Durch die Selbstexpansion lassen sich mit Metallstents größere Lumen erzielen und die Okklusionsrate ist zunächst geringer als bei Plastikstents.

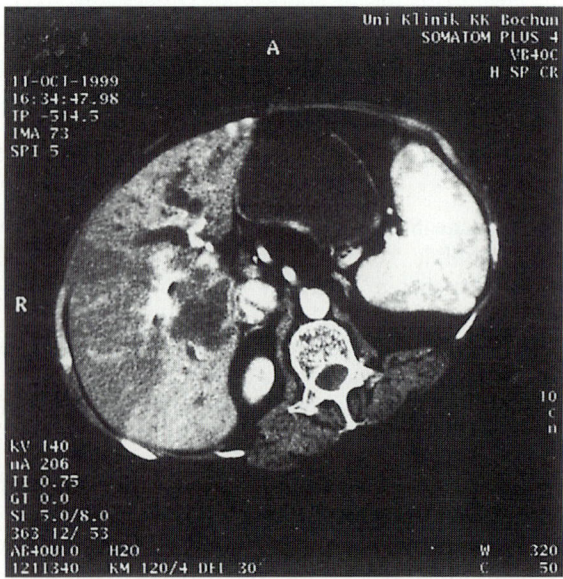

Abb. 63.7. Zentralsitzendes cholangiozelluläres Karzinom

Ein besonderes Problem bei Klatskin-Tumoren stellt das Überwachsen des proximalen Stentendes durch Tumorgewebe dar. Sollte eine palliative Endoprothese nicht endoskopisch applizierbar sein, bietet die perkutan-transhepatische Stentanlage eine sinnvolle Alternative. Insgesamt ist die Komplikationsrate bei diesem Verfahren höher anzusetzen als bei der endoskopischen Vorgehensweise. Bei etwa 10 % der Patienten kann auch perkutan keine Überbrückung der Tumorstenose erzielt werden, so daß eine permanente Ableitung der Galle nach extern erfolgen muß. Vereinzelt besteht auch die Möglichkeit, durch die Kombination von perkutaner transhepatischer Stentung und anschließender endoskopischer Stentanlage, eine palliative Ableitung zu erzielen.

Systemische Chemotherapie

Die Ansprechraten der unterschiedlichen Chemotherapeutika sind beim Gallenblasenkarzinom wie beim Gallengangskarzinomen enttäuschend und liegen in der Größenordnung von maximal 20 %. Die beste Datenlage ergibt sich für 5-FU (5-Fluorouracil) entweder als Monotherapie oder in Kombination mit z.B. Adriamycin, Mitomycin oder Cisplatin (Pitt et al. 1997). Auch wenn der Einfluß auf die Überlebenszeit gering ist, so konnte gezeigt werden, daß bei sorgfältiger Beachtung der möglichen Kontraindikationen für eine Chemotherapie eine Verbesserung der Lebensqualität erzielt werden kann (Ducreux et al. 1998, Glimelius et al. 1996).

■ **Regionale Chemotherapie.** Offen ist derzeit auch der Stellenwert einer regionalen Chemotherapie mit 5-FU oder Floxuiridin über die A. hepatica. So läßt sich bei diesem Vorgehen eine erhöhte lokale Remissionsrate von 20–60 % erzielen, ohne daß sich eine Verbesserung des Gesamtüberlebens abzeichnet. Darüber hinaus ergibt sich eine erhöhte Komplikationsrate durch toxische Hepatitiden und Magenulzerationen.

■ **Strahlentherapie.** Eine weitere neuere Methode zur palliativen Behandlung der Gallengangskarzinome ist die Argon-Laserbehandlung nach vorgeschalteter Fotosensibilisierung mit z.B. Porphinderivaten wie Fotofrin. Durch die cholangioskopische Laserbestrahlung kommt es zu einer selektiven Tumorschädigung und lokalen Tumorreduktion.

63.9 Chirurgie der Leber- und Gallengangstumoren

63.9.1 Prinzipien der Leberchirurgie

Leberresektion

Die Möglichkeiten einer kurativen Resektion bei einem malignen Lebertumor werden durch das Ausmaß des Tumorbefalls in der Leber und das dadurch erforderliche Resektionsausmaß immer dann limitiert, wenn die Funktion des verbleibenden Leberrestes nach Resektion vital nicht ausreicht. Somit ist bei der Indikationsstellung und Operationsplanung immer die Einschätzung der verbleibenden Restleberfunktion nach der Resektion entscheidend (Klempnauer u. Kip 1996).

HCC in Zirrhose und Lebermetastasen kolorektaler Karzinome treten überwiegend multifokal auf. Die Realisierung einer kurativen Resektion hängt deshalb auch von der diagnostischen Sicherheit ab, eine multifokale Manifestation zu erkennen oder bei einer lokalisierten Manifestation auszuschließen. Dies ist besonders dann wichtig, wenn entschieden werden soll, ob bei einem HCC eine Resektion oder eine Transplantation in Frage kommen, oder ob eine kurative Resektion kolorektaler Karzinommetastasen möglich ist.

Die Kernspintomographie mit superparamagnetischen Kontrastmitteln und die Angio-Spiral-CT sind neben der biphasischen Spiral-CT (Lopez-Hanninen et al. 1998) heute die konkurrierenden Methoden der Wahl mit der höchsten Sensitivität bei der Detektion eines multifokalen Auftretens von Lebertumoren. Eine Kernspintomographie mit den Kontrastmitteln Gadolinium, Endorem oder Resovist erlaubt eine Differentialdiagnose der gutartigen Lebertumoren Hämangiom und fibronoduläre Hyperplasie mit hoher Sicherheit (Vogl et al. 1996).

Bei diesen beiden gutartigen Tumoren ist eine Leberresektion nur in seltenen Fällen indiziert. Die intraoperative farbkodierte Doppler-Sonographie ermöglicht dem Chirurgen, während der Operation die definitive Resektionsebene mit ausreichendem Sicherheitsabstand festzulegen und bei kritischen Resektionen die Lagebeziehung des intrahepatischen Tumors zu den Gefäßen (z.B. Lebervenen, Pfortaderäste) zu evaluieren.

Besondere Bedeutung hat das Phänomen der Leberregeneration nach Resektion. Bei einem Tumorrezidiv wird dadurch auch nach ausgedehnten Resektionen, die mit 60–80 % Leberparenchymverlust einhergehen können, eine erneute Resektion möglich, wenn ausreichend Leberparenchym nachgewachsen ist. Eine vollständige Erholung der Lebersyntheseleistung bei einer gesunden Leber ist bereits nach wenigen Wochen und in einzelnen Fällen nach wenigen Tagen zu beobachten. Die vollständige Restitution des Leberparenchymvolumens erfolgt nach 6–12 Monaten bei der gesunden Leber. Allerdings ist bekannt, daß die zirrhotische Leber die Fähigkeit zur Regeneration mit dem Ausmaß des Zirrhosegrades verliert (Schrem et al. 1997). Häufig verbleibt dann dauerhaft ein Leberparenchymverlust, teilweise mit eingeschränkter Lebersyntheseleistung. Häufig geht dies dann mit allgemeinen Symptomen wie Aszites, erhöhter Blutungsneigung, Leistungsminderung und Müdigkeit einher. Dies muß berücksichtigt werden, wenn die Regenerationsfähigkeit nach Leberresektionen beurteilt werden soll.

Lebertransplantation

Neben der kurativen Resektion wird als alternatives chirurgisches Behandlungskonzept auch die orthotope Lebertransplantation (OLT) immer wieder diskutiert. Problematisch nach Transplantation ist die erforderliche dauerhafte Immunsuppression bei einem zugrunde liegenden Tumorleiden. Aus diesem Grund ist die Beschränkung der Erkrankung auf die Leber unbedingte Voraussetzung für eine erfolgreiche Therapie eines malignen Lebertumors mit der OLT. Da HCC und CCC meist in Lunge oder Knochen metastasieren, muß eine derartige Metastasierung mittels Spiral-CT des Thorax und Knochenszintigraphie ausgeschlossen werden.

Weiterhin kommt auch dem ethischen Gesichtspunkt des chronischen Organmangels eine wichtige Bedeutung zu, da die allermeisten Indikationen zur OLT vitaler Natur sind. Eine OLT bei einem malignen Lebertumor außerhalb von kontrollierten Studien ist nur dann einwandfrei vertretbar, wenn die Prognose nach OLT vergleichbar ist mit anderen gutartigen Grunderkrankungen, die zur OLT führen. Dies wird beim HCC seit langem immer wieder diskutiert.

Laparoskopische Leberresektion

Hierbei handelt es sich um ein innovatives chirurgisches Verfahren. Zur Zeit befindet es sich noch im experimentellen Stadium und wirft v. a. hinsichtlich der onkologischen Radikalität und der möglichen Implantation von Bauchwandmetastasen große Fragen auf. Einzelne Fälle von laparoskopischen Leberresektionen bei HCC wurden berichtet (Yamanaka et al. 1998).

Operative Technik der Leberresektion

Man unterscheidet generell anatomische und nichtanatomische Resektionsverfahren. Die anatomischen Resektionsverfahren sollten bevorzugt durchgeführt werden, da sie den anatomischen Aufbau der Leber in Leberlappen und Segmente als Resektionsgrenzen berücksichtigen. Dies wirkt sich deshalb günstig für die Restleberfunktion aus, da gesundes Restleberparenchym nicht von der portalvenösen, lebervenösen und der arteriellen Versorgung abgehängt wird. Da sich die intrahepatischen Gallenwege ebenfalls am segmentalen Aufbau der Leber orientieren, ist die biliäre intrahepatische Drainage des in situ verbleibenden Restleberparenchyms bei den anatomischen Resektionen ebenfalls gewährleistet. Dies ist insbesondere deshalb wichtig, da ein biliärer Aufstau im Leberparenchym über längere Zeit zu einem zirrhotischen Umbau in diesem Bereich führt und diesen dann langfristig funktionell schädigt.

Da eine ausreichende Restleberfunktion nach Leberteilresektion eine lebenswichtige Voraussetzung für eine kurative Resektion ist, sollten aus den obengenannten Gründen nichtanatomische Resektionen (atypische Resektionen) nur dann durchgeführt werden, wenn dadurch das Resektionsausmaß und die Traumatisierung des Restleberparenchyms minimiert werden können. Dies kann bei kleinen Tumoren an der Leberperipherie bei Vorliegen einer Leberzirrhose in Form von sog. Wedge-Resektionen im Einzelfall indiziert sein (Nagasue 1994).

Bei den anatomischen Leberresektionen müssen verschiedene Operationstechniken klar differenziert werden (Klempnauer u. Kip 1996):
– segmentorientierte Resektionen,
– klassische Hemihepatektomien,
– erweiterte anatomische Resektionen,
– nichtkonventionelle Resektionsverfahren (in-situ, ante-situm, ex-situ).

■ **Segmentorientierte Leberresektionen.** Jedes der 8 verschiedenen Lebersegmente kann aufgrund seiner eigenständigen Gefäß- und Gallengangsversorung ohne Beeinträchtigung benachbarter Segmente isoliert entfernt werden. Dies gilt in gleicher Weise für die Resektion benachbarter Segmente, z. B. der Segmente II und III bei der linkslateralen Resektion oder der Segmente VII und VIII bei der rechtskranialen Leberresektion. Auch die isolierte Entfernung des Segmentes IV ist technisch möglich. Dabei verbleiben der rechte Leberlappen und der linkslaterale Leberanteil als 2 getrennte Leberanteile mit getrennter Gefäß- und Gallengangsversorgung.

■ **Klassische Hemihepatektomie.** Bei den klassischen Hemihepatektomien macht man sich die Tatsache zunutze, daß der rechte und linke Leberlappen über eine voneinander getrennte und unabhängige Versorgung mit Blutgefäßen (Leberarterie, Pfortader und Lebervene) und Gallenwegen verfügen. Bei der klassischen Hemihepatektomie verläuft die Resektionsebene entlang einer Linie vom Gallenblasenbett zum kavalen Leberhilus.

Bei einer anatomischen Leberresektion werden im Ligamentum hepatoduodenale der rechts- bzw. linksseitige Ast der Leberarterie, der Pfortader und des Hauptgallengangs unmittelbar distal der Gabelung isoliert abgesetzt und unterbunden. Bei der Rechtsresektion werden die rechte Lebervene, bei der Linksresektion die mittlere und linke Lebervene abgesetzt. Die Gefäße werden vor der geplanten Resektion extraparenchymatös aufgesucht und durchtrennt. Bei der rechtsseitigen Hemihepatektomie werden etwa 60%, bei einer linksseitigen Hemihepatektomie etwa 40% des Leberparenchyms entfernt.

■ **Erweiterte anatomische Leberresektionen.** Bei erweiterten Leberresektionen wird die klassische Hemihepatektomie über die Mittellinie hinaus erweitert. Bei der erweiterten Rechtsresektion wird zusätzlich zum rechten Leberlappen das Segment IV mitreseziert, wobei lediglich der linkslaterale Leberlappen verbleibt. Eine erweitere Hemihepatektomie rechts kann mit und ohne Resektion des Lobus caudatus (Segment I) vorgenommen werden. Bei der erweiterten Linksresektion werden neben dem linken Leberlappen auch die Segmente V und VIII reseziert. Es verbleiben also lediglich noch die rechtslateralen Segmente VI und VII. Früher wurden erweiterte Hemihepatektomien auch als sog. „Trisegmentektomien" bezeichnet.

■ **Nichtkonventionelle Leberresektionsverfahren (In-situ-, Ante-situm- und Ex-situ-Resektion).** Aufbauend auf den Techniken der Lebertransplantation entwickelte die Gruppe um Pichlmayr in Hannover eine Reihe von nichtkonventionellen Leberresektionsverfahren (Pichlmayr et al. 1990). Gemeinsames Merkmal ist die hypotherme Perfusion der Leber zur Verlängerung der Ischämietoleranz bei technisch schwierigen Resektionen.
– Bei der *In-situ-Resektion* wird die Leber vaskulär ausgeklemmt und über Leberarterie und Pfortader mit kalter Konservierungslösung durchspült. Die Resektion erfolgt an der blutleeren und gekühlten Leber.
– Bei der *Ante-situm-Resektion* wird die untere Hohlvene knapp oberhalb der Einmündung der Lebervenen in Höhe des Zwerchfelldurchtritts ausgeklemmt und durchtrennt. Dadurch kann die Leber nach vorn geklappt werden, was den Zugang zu den Lebervenen und dem kavalen Leberhilus stark erleichtert.
– Bei der *Ex-situ-Resektion* wird die Leber vaskulär isoliert, hypotherm perfundiert, aus dem Körper entnommen und die geplante Leberresektion außerhalb des Körpers durchgeführt.

Nach Abschluß der Resektion wird das Organ wie bei einer Lebertransplantation durch entsprechende Gefäß- und Gallengangsanastomosen erneut angeschlossen.

■ **Zusätzliche Resektion der Hepatikusgabel oder essentieller Gefäße.** Hat ein Tumor durch Infiltration der Hepatikusgabel zum Auftreten eines cholestatischen Ikterus geführt, schließt dies eine kurative Resektion nicht unbedingt aus. Es muß eine Leberresektion in Kombination mit einer Entfernung der Hepatikusgabel erwogen werden. In diesem Falle wird der Galleabfluß durch eine Hepatikojejunostomie nach Roux wiederhergestellt.

Die Resektion des Tumors kann in Einzelfällen auch die Entfernung und Rekonstruktion essentieller Gefäßstrukturen der Restleber erfordern. Denkbar ist eine Resektion der Pfortadergabel, bei der in der Regel anschließend eine direkte Anastomosierung zwischen dem Pfortaderhauptstamm und dem rechts- bzw. linksseitigen Pfortaderast erfolgt. Auch die Resektion und Rekonstruktion der Lebervenen ist technisch möglich. Hilfreich ist die Verwendung von autologem Venenmaterial, das aus V. saphena oder auch den Lebervenen des Resektats gewonnen wird. Eine Resektion von Anteilen der Leberarterie ist dagegen eher eine Ausnahmesituation. Eine direkte End-zu-End-Rekonstruktion ist nur bei spannungsfreier arterieller Anastomose möglich, ansonsten dient ein Saphenainterponat, das auch aus mehreren Patches zusammengesetzt sein kann, zur Überbrückung.

■ **Bedeutung der Lymphadenektomie bei der Leberresektion.** Die Lymphadenektomie im Rahmen der Resektion eines malignen Lebertumors ist bislang weder bei primären noch bei sekundären Lebermalignomen standardisiert und in ihrer Bedeutung nicht gesichert. Eine systematische Lymphadenektomie im Ligamentum hepatoduodenale erscheint aus onkologischen Gründen prinzipiell durchaus sinnvoll und ist verbunden mit der Hoffnung auf einen therapeutischen Effekt und der Möglichkeit eines exakten Lymphknotenstagings. Einzelne Berichte weisen auf die Bedeutung der Lymphknotenmetastasen im Ligamentum hepatoduodenale bei der Resektion kolorektaler Lebermetastasen hin (Beckurts et al. 1997).

Komplikationen und postoperatives Management nach Leberresektion

Nach größeren Resektionen ist bei Patienten mit ansonsten gesunder Leber eine geringgradige synthetische Leberinsuffizienz die Regel und nicht als bedrohlich anzusehen, da sie sich ab dem 4. Tag täglich deutlich erholt. In den ersten Tagen nach einer Leberresektion kann noch keine Aussage über das Ausmaß der zu erwartenden Leberinsuffizienz gemacht werden, da die Halbwertszeit der meisten in der Leber synthetisierten Proteine relativ lang ist.

■ **Plasmaproteine.** Der Nadir der meisten Plasmaproteine nach Leberresektion ist um den 4. postoperativen Tag zu erwarten. Dies schlägt sich u.a. in der Verschlechterung des Quickwertes und der Aktivität der Cholinesterase nieder. Die Plasmaosmolarität und der Albuminwert nehmen ab und es kann sich Aszites ausbilden, der durch Substitution von Frischplasma und/oder Humanalbumin mit Diuretika leicht ausgeschwemmt werden kann. Passager tritt fast immer auf der resezierten Seite ein Pleuraerguß auf, der sich meist konservativ mit Diuretika ausschwemmen läßt.

■ **Leberinsuffizienz.** Die am meisten gefürchtete Komplikation nach einer kurativen Resektion ist die ausgeprägte postoperative Leberinsuffizienz. Diese kann bedrohliche Ausmaße annehmen und zum Tode führen. Ein intrahepatischer Ikterus mit hohen und ansteigenden Cholestaseparametern ist häufig ein schlechtes prognostisches Zeichen. Die Hepatotoxizität, die durch einen ausgeprägten Ikterus erzeugt wird, ist eine schlechte Voraussetzung für die funktionelle und parenchymatöse Leberregeneration. Effektive Leberersatzverfahren sind in dieser Situation sicher wünschenswert. Bisher sind solche Verfahren aber noch in der klinischen Erprobung, nicht allgemein verfügbar und in ihrem Effekt nicht gesichert.

■ **Blutungskomplikationen.** Weitere Komplikationen, die nach Leberresektionen auftreten, sind die Blutungskomplikationen, v.a. bei Patienten mit Zirrhose. Bereits intraoperativ können dadurch erhebliche Probleme auftreten, die mit adäquater Technik aber in der Regel leicht beherrschbar sein sollten.

Operative Technik der orthotopen Lebertransplantation (OLT)

Voraussetzung zur OLT ist die Zuteilung eines Spenderorganes für den bei Eurotransplant in Leiden als transplantabel gemeldeten Empfänger. Bei der Zuordnung von Empfänger und Spenderorgan ist bei der Lebertransplantation die Blutgruppe entscheidend. Die HLA-Typisierung ist hierbei von wesentlich geringerer Bedeutung als bei der Nierentransplantation.

Bei der OLT ist eine komplette Hepatektomie beim hirntoten Organspender der erste Schritt.

■ **Organkonservierung.** Zum Transport des Organs vom Spender- zum Empfängerkrankenhaus und zur Überbrückung der Zeit bis zur Implantation und Reperfusion des Organs im Empfängerkreislauf muß eine Konservierung des Organes erfolgen, um die Ischämieschäden am Spenderorgan so gering wie möglich zu halten. Hierbei hat sich die Perfusion der Spenderleber mit UW-Lösung (University-of-Wisconsin-Lösung) oder Bretschneider-Lösung bei 4 °C über die Aorta und die Pfortader während der Spenderhepatektomie im Situs des Spenders besonders bewährt. Nach Abschluß der Spenderhepatektomie und der Perfusion wird die Leber steril verpackt auf Eis gelagert und zum Empfängerkrankenhaus gebracht.

■ **Empfängeroperation.** Die Empfängeroperation beginnt mit der totale Hepatektomie meist unter Mitnahme des retrohepatischen Abschnittes der V. cava. Als Variation ist bei der „piggy-back-technique" auch das Belassen der retrohepatischen V. cava möglich. Es kann ein extrakorporaler Bypass mit Biopumpe angelegt werden, der das Blut aus der Pfortader und aus der infrahepatischen V. cava extrakorporal in die linke V. axillaris umleitet, um einen längeren Stau des Pfortaderabstromes aus dem viszeralen Stromgebiet zu vermeiden und um den Rückstrom zum rechten Herzen aus dem infrahepatischen venösen Stromgebiet zu gewährleisten. Bei der anschließenden Implantation der Spenderleber werden die suprahepatische V. cava und die infrahepatische V. cava von Spender und Empfänger anastomosiert. Anschließend folgen die Anastomose der V. portae, der Leberarterie und des Gallengangs.

Komplikationen und postoperatives Management nach Lebertransplantation

Entscheidend für den Erfolg der OLT sind spezielle Erfahrungen mit der Narkoseführung, der entsprechenden Intensivtherapie und der Immunsuppression. Eine initiale Nichtfunktion ebenso wie die akute oder chronische, behandlungsresistente Abstoßung des Spenderorgans können erhebliche Probleme bereiten und eine Retransplantation erzwingen. Im späteren Verlauf ist v.a. bei den malignen Grundkrankheiten mit einem Rezidiv der Grunderkrankung im Spenderorgan zu rechnen. Die vital erforderliche Immunsuppression hat hierbei mit Sicherheit keinen günstigen Einfluß auf den weiteren Verlauf der Tumorerkrankung. Aus diesem Grund ist die Lebertransplantation bei einer malignen Grundkrankheit immer umstritten.

Die speziellen chirurgischen Komplikationen umfassen die Anastomoseninsuffizienz, die Nachblutung, und die Leberarterienthrombose.

63.9.2
Hepatozelluläres Karzinom

Indikationsstellung verschiedener Verfahren

Leider fehlen z. Z. noch prospektive randomisierte Studien, die die Effektivität der aussichtsreichsten therapeutischen Verfahren miteinander vergleichen. Die hier gegebenen Empfehlungen basieren auf eigenen Erfahrungen und den Ergebnissen von retrospektiven Studien.

Leberresektion
Die kurative Resektion des HCC bietet eine Aussicht auf Heilung und gilt heute als das aussichtsreichste Therapieverfahren (Lise et al. 1998; Nagasue et al. 1993). Die perkutane Alkoholinjektion und die OLT stellen alternative Therapieformen dar, für die ebenfalls günstige Ergebnisse berichtet wurden. Die perkutane Alkoholinjektion ist wesentlich billiger als die chirurgischen Therapieverfahren und wahrscheinlich sicherer (s. Abschn. 63.7.5). Allerdings wird die perkutane Alkoholinjektion von erfahrenen Zentren als weniger effektiv eingeschätzt als eine kurative Resektion (Takenaka et al. 1996; Farmer et al. 1994). Eine eindeutige Indikation zur Leberresektion ergibt sich bei spontaner Ruptur eines HCC: Ein akutes Notfallereignis, das in Gebieten mit hoher Inzidenz auch als Primärmanifestation auftreten kann (Pawarode u. Voravud 1997).

Lebertransplantation
Die OLT – mit den damit verbundenen sehr hohen Kosten und dem ethischen Problem des chronischen Organmangels – stellt sicher keine generelle Alternative dar. Allerdings wird durch die totale Hepatektomie v. a. bei zirrhotischen Lebern der Risikofaktor Zirrhose für das Risiko eines synchronen oder metachronen multifokalen Auftretens des HCC komplett ausgeschaltet. Typische Probleme stellen die erforderliche postoperative Immunsuppression bei einem malignen Tumor als Grunderkrankung und die häufig auftretende Reinfektion der Transplantatleber mit HBV, HCV oder HDV dar. HCC-Rezidive in der Transplantatleber können insbesondere bei extrahepatischer Metastasierung und bei Wiederauftreten der Grunderkrankung im Transplantat, die zur Zirrhose und zum HCC geführt haben, auftreten. Ein sicherer Ausschluß von extrahepatischen Metastasen ist unbedingte Voraussetzung.

Multimodale Therapiekonzepte
Ein aussichtsreicher multimodaler Therapieansatz könnte die präoperative Chemoembolisation des HCC mit nachfolgender Resektion sein. Unterschiedliche Verfahren der perkutanen Chemoembolisation (superselektiv arteriell oder portalvenös) mit unterschiedlichen Embolisaten und Chemotherapeutika in verschiedenen Dosierungen und Zusammensetzungen sind bekannt (s. Abschn. 63.7.4). Die Induktion einer Leberregeneration im Bereich der nichtembolisierten Leber führt zu einer Hypertrophie der tumorfreien Leber und kann ausgedehntere Resektionen möglich machen. Der ideale Zeitpunkt einer kurativen Resektion nach Chemoembolisation muß individuell gewählt werden, in Abhängigkeit von der erreichten Stimulation der Hypertrophie des nicht befallenen Leberparenchyms, von der Leberfunktion nach Embolisation und vom erforderlichen Resektionsausmaß.

In zukünftigen prospektiven randomisierten Studien sollte die präoperative Chemoembolisation des Tumors als neoadjuvante Modalität in ihrer Effektivität untersucht werden, da bei Patienten mit normaler Leberfunktion und HCC in retrospektiven Studien gezeigt werden konnte, daß die präoperative Chemoembolisation zu einer Verlängerung des rezidivfreien Intervalls bei Patienten mit resektablem HCC führt (Lise et al. 1998). Eine präoperative Chemoembolisation hat in mehreren Studien die Mortalität nach Leberresektion senken können (Nakamura et al. 1996; Sakurai et al. 1984). Ein weiteres konservatives multimodales Therapiekonzept ist die selektive arterielle transkutane Chemoembolisation mit nachfolgender Alkoholinjektion.

Bei der Indikationsstellung müssen begleitende Lebererkrankungen besonders berücksichtigt werden. In der Regel handelt es sich bei diesen Erkrankungen auch um bekannte Risikofaktoren für die Entwicklung eines HCC. Die wichtigste chronische Lebererkrankung, die bei der Indikationsstellung zu berücksichtigen ist, ist die Leberzirrhose. Diese ist häufig die Folge einer chronischen Hepatitis B oder C oder eines chronischen Alkoholabusus. Die Leberzirrhose geht oft mit multifokalen Manifestationen des HCC in der Leber einher, wobei kleine Foki überall in der Leber auftreten können. Es hat sich bewährt, bei der Wahl des therapeutischen Verfahrens die Einteilung der HCC in
– kurativ resektabel,
– lokal nichtresektabel,
– metastasierend und
– rezidivierend

vorzunehmen. Die Beurteilung der Resektabilität sollte einem erfahrenen Leberchirurgen vorbehalten werden.

Kurativ resektables HCC (N0, M0)
Die kurative Leberresektion ist der therapeutische Standard, an dem sich alternative Verfahren wie z.B. die Lebertransplantation messen lassen müssen. Voraussetzung für eine kurative Resektion ist eine Tumorlage und -ausdehnung, die eine Resektion mit einem ausreichenden Sicherheitsabstand von 1–2 cm normalem Lebergewebe zur Resektionsebene mit voraussichtlich ausreichender Leberfunktion nach Resektion erlaubt.

Die Fünfjahresüberlebensraten schwanken zwischen 10 und 30 %. Bei Patienten mit chronisch aktiver Hepatitis oder Leberzirrhose ist das Risiko großer Resektionen deutlich erhöht. Kleine Tumoren (< 3 cm) können bei Patienten mit Leberzirrhose gelegentlich mit einer kleinen Resektion (Keil- oder Segmentresektion) bei einer perioperativen Mortalität unter 5 % reseziert werden (Nagasue 1994). Eine ausgeprägte Leberzirrhose mit Lebersynthesestörung stellt eine Kontraindikation für größere Leberresektionen dar. Aufgrund der hohen Zahl an Rezidiven nach kurativen Operationen wurden verschiedene adjuvante Therapieformen eingesetzt einschließlich der systemischen venösen und der regionalen arteriellen Chemotherapie. Die aktuelle Datenlage ergibt jedoch keine Indikation für eine adjuvante Therapie.

Lokal nichtresektables HCC (N0, M0)
Der Tumor ist auf die Leber begrenzt. Eine Resektion ist aufgrund multifokaler Manifestation, Tumorgröße und/oder -lage und/oder ausgeprägter Leberzirrhose nicht durchführbar.

Behandlungsmöglichkeiten sind:
- präoperative Chemoembolisation und dann nach Leberregeneration bei kurativer Resektabilität Leberresektion,
- Kryochirurgie (Wong et al. 1998),
- Lebertransplantation (Otto et al. 1998; Pichlmayr et al. 1998),
- regionale arterielle Chemotherapie,
- Chemoembolisation,
- systemische Chemotherapie,
- Radiochemotherapie,
- multimodale Therapie mit Operation und Radiochemotherapie,
- intratumorale Alkoholinjektion,
- externe Radiotherapie mit Radiosensitizers,
- MRT-gesteuerte laserinduzierte Hyperthermie (LITT; Vogl et al. 1998 b),
- perkutane isolierte Leberchemoperfusion (Ku et al. 1998),
- perkutane Mikrowellenkoagulationstherapie (Sato et al. 1998).

Metastasierendes HCC (N1, M1)
Experimentelle Behandlungen mit innovativen Chemotherapeutika oder innovativen Radiochemotherpieregimen in Phase-I- oder Phase-II-Studien erscheinen gerechtfertigt, da keine standardisierten Therapieverfahren mit gesichertem Nutzen für die betroffenen Patienten existieren. Sicher kontraindiziert ist die Lebertransplantation.

Rezidivierendes HCC
In Abhängigkeit von der Tumorgröße und Lokalisation und von der Leberfunktion kann eine Resektion indiziert sein, auch nach ausgedehnter vorangegangener Resektion, wenn die Leberregeneration zu einer ausreichenden Restitution des Leberparenchyms geführt hat.

Alternativ kommen im Einzelfall die Alkoholinjektion, Kryochirurgie, Chemoembolisation, die MRT-gesteuerte laserinduzierte Hyperthermie (LITT) und die intraarterielle Chemotherapie in Frage.

Prognose
Bei der Beurteilung der Prognose für Patienten mit HCC nach kurativer Leberresektion muß berücksichtigt werden, daß die Patienten, für die eine Indikation zur Resektion gestellt wurde, bereits zu einem relativ hohen Grade selektioniert sind. In den letzten Jahren wurden aus erfahrenen asiatischen Zentren perioperative Mortalitätsraten von 1–8 % berichtet (Nagasue et al. 1993; Chen et al. 1994; Izumi et al. 1994). Eine Fünfjahresüberlebensrate nach Kaplan-Meier von 26–50 % nach kurativer Leberresektion wird berichtet. Das rezidivfreie Intervall beträgt in einer italienischen Studie median 21 Monate und das mediane Überleben 36 Monate nach kurativer Leberresektion bei HCC (Lise et al. 1998).

63.9.3
Cholangiozelluläres Karzinom

Indikation und Prognose
Das CCC hat eine bekannt schlechte Prognose (Schlinkert et al. 1992; Kawarada u. Mizumoto 1984). Die Leberresektion bietet bisher die einzige Chance einer effektiven Therapie. Die Erfahrungen mit der chirurgischen Therapie des CCC sind allerdings begrenzt, wie aus der Literatur hervorgeht. Nach Resektion wurde über mittlere Überlebenszeiten von 12–24 Monaten berichtet (Chen et al. 1989; Kawarada u. Mizumoto 1990; Pichlmayr et al. 1995;

Holbrook et al. 1996). Es wird aber auch vereinzelt über Patienten mit mehr als 5 Jahren Überleben nach Resektion berichtet (Yamamoto et al. 1992). Bei der Mehrzahl der Patienten war der Tumor nicht mehr resektabel (Ahlgren et al. 1993; Wanebo et al. 1992; Vogt 1988; Chen et al. 1989).

■ **Lebertransplantation.** Nahezu alle großen Transplantationszentren verfügen auch über Erfahrungen mit der Lebertransplantation beim CCC (Klintmalm u. Stone 1990; O'Grady et al. 1988; Ringe et al. 1989; Penn 1991; Neuhaus et al. 1986; Koneru et al. 1988; Jenkins et al. 1989). Der in der Initialphase der Lebertransplantation vielleicht vorhandene Optimismus hat aber zwischenzeitlich einer sehr pessimistischen Einschätzung Platz gemacht. Zum heutigen Zeitpunkt wird die Lebertransplantation als Therapieoption beim CCC durchweg abgelehnt (Goldstein et al. 1993; Yokoyama et al. 1990; Haug et al. 1992; Pichlmayr et al. 1995).

Eine der wichtigsten Ursachen für die schlechte Prognose nach chirurgischer Therapie ist sicherlich die in der Regel erst späte Diagnosestellung, denn das CCC wird in der Regel erst spät, bei fortgeschrittenem Tumorwachstum, symptomatisch.

Klatskin-Tumoren

Allgemeines

Typisch für Klatskin-Tumoren ist ein hoher Differenzierungsgrad, ein langsames Wachstum, sowie eine ausgeprägte lokale Invasivität mit intraneuronaler, perineuraler und lymphatischer Ausbreitung bei einer geringen Neigung zur hämatogenen Fernmetastasierung (Klatskin 1965; Weinbren u. Mutum 1983). Lymphknotenmetastasen treten bei bis zu einem Drittel der Patienten auf (Blumgart u. Benjamin 1994).

Die Schwierigkeiten einer kurativen Resektion der meist verhältnismäßig kleinen, aber invasiv wachsenden Klatskin-Tumoren sind durch die anatomischen Lagebeziehungen bedingt, die sich aufgrund der unmittelbaren Nachbarschaft des Leberparenchyms, der Pfortader und der Leberarterie mit ihren Ästen ergeben. Häufig ist eine ausgedehnte subepitheliale Tumorzellausbreitung, die das Erreichen tumorfreier Resektionsränder erschweren kann (Weinbren u. Mutum 1983). Die erste Hepatikusgabelresektion wegen eines Klatskin-Tumors wurde 1954 von Brown u. Myers durchgeführt und veröffentlicht (Brown u. Meyers 1954).

Indikation und Prognose

Die kurative Resektion ist beim Klatskin-Tumor nach allgemeiner Auffassung die Therapie der Wahl, da alle anderen Therapiemodalitäten keine Aussicht auf Heilung bieten. Prognostisch kann nach einer kurativen Resektion mit einer aktuarischen Fünfjahresüberlebensrate von 41,9 % im Stadium I und II nach UICC und von 20,7 % im Stadium IV gerechnet werden, wenn die Krankenhausmortalität, die unter 10 % liegen sollte, nicht mitbetrachtet wird (Pichlmayr et al. 1996).

Die definitive Indikationsstellung zur kurativen Resektion kann gerade beim Klatskin-Tumor meist erst intraoperativ erfolgen, da die präoperative Diagnostik in der Regel die wahre Tumorausdehnung nicht exakt genug voraussagen kann und deshalb nur bei sehr weit fortgeschrittenen Tumoren sichere Hinweise für eine vorliegende Kontraindikation aufzeigt (Klempnauer et al. 1997a, 1997b). Die Indikation zur kurativen Resektion und vor allem zum jeweiligen operativen Vorgehen im Einzelfall sollte beim Klatskin-Tumor stadien- und lokalisationsgerecht erfolgen.

Operationstechnische Gesichtspunkte bei einem Befall der Gefäße im Leberhilus können die Möglichkeiten einer kurativen Resektion vor allem dann limitieren, wenn keine ausreichenden Erfahrungen mit der Resektion und Rekonstruktion der Gefäße im Leberhilus vorliegen. Besonders komplikationsträchtig ist die Resektion des befallenen Leberarterienastes, der den verbleibenden Leberrest versorgt, mit nachfolgender Rekonstruktion, da eine nachfolgende arterielle Thrombose die Funktion der häufig kleinen Restleber nach einer ausgedehnten Leberteilresektion gefährdet.

■ **Klatskin-Tumor Typ I nach Bismuth und Corlette.** Bei Typ-I-Tumoren und selten bei Typ-II-Tumoren nach Bismuth u. Corlette (1975) kann eine Hepatikusgabelresektion mit Lymphadenektomie im Ligamentum hepatoduodenale ausreichen, wenn tumorfreie Resektionsränder erreicht werden können und keine Gefäßinfiltration im Leberhilus vorliegt.

■ **Klatskin-Tumor Typ II nach Bismuth und Corlette.** In der Regel ist beim Klatskin-Tumor des Typs II nach Bismuth u. Corlette (1975) eine Hepatikusgabelresektion mit Resektion des Segmentes I erforderlich (Bismuth et al. 1992). Bei diesen Tumoren sollte, wenn aufgrund der lokalen Invasivität eine alleinige Hepatikusgabelresektion unter Mitnahme des Segmentes I nicht auszureichen scheint, als Alternative zur erweiterten Rechts- oder Linksresektion auch eine zentrale Resektion der Segmente I und IV erwogen werden. Dadurch muß wesentlich weniger gesundes Leberparenchym mitreseziert werden (Miyazaki et al. 1998). Die Hauptschwierigkeit einer solchen zentralen segmentorientierten

Resektion liegt in der Notwendigkeit, 4–6 kleine Gallengangsanastomosen an eine nach Roux-Y ausgeschaltete Jejunumschlinge anzulegen.

■ **Klatskin-Tumor Typ IIIa und b nach Bismuth und Corlette.** Bei Typ-IIIa-Tumoren ist für eine kurative Resektion in der Regel eine erweiterte Rechtsresektion der Leber unter Einschluß des Segmentes I notwendig und bei Typ-IIIb-Tumoren eine erweiterte Linksresektion unter Einschluß des Segmentes I.

■ **Klatskin-Tumor Typ IV nach Bismuth und Corlette.** Beim Klatskin-Tumor des Types IV nach Bismuth u. Corlette (1975) wurde von namhaften Autoren eine Indikation zur totalen Hepatektomie mit nachfolgender Lebertransplantation postuliert (Bismuth et al. 1992). Dies muß u. E. heute kritisch gesehen werden. Die Indikation zur Lebertransplantation beim Klatskin-Tumor hängt weniger von der Lokalisation nach Bismuth u. Corlette (1975), sondern vielmehr vom Tumorstadium nach UICC und von begleitenden Lebererkrankungen ab. Bei Typ-IV-Tumoren nach Bismuth und Corlette sollte primär eine kurative Resektion angestrebt werden. Häufig gilt dann für das operative Vorgehen dasselbe wie für die Typ-III-Tumoren.

Indikation zur Lebertransplantation
Im Stadium I und II nach UICC wird durch die Lebertransplantation eine Fünfjahresüberlebensrate von 37,8 % erreicht (Pichlmayr et al. 1996). Im Stadium IV nach UICC mit einer Fünfjahresüberlebensrate von 5,8 % nach Lebertransplantation (ebd.) besteht unseres Erachtens derzeit keine Indikation zur Lebertransplantation. Für gut selektionierte Patienten mit einem Klatskin-Tumor im Stadium I bis II nach UICC mit einer begleitenden Lebererkrankung und somit einem hohen Risiko für eine ausgedehnte Leberteilresektion kann die Transplantation indiziert sein. Die Option einer Lebertransplantation sollte allerdings Multicenterstudien vorbehalten werden, möglichst unter Einschluß eines innovativen multimodalen Konzepts.

Kontraindikationen zur operativen Therapie
Ein im Schnellschnitt nachgewiesener N2-Lymphknotenstatus und das Vorliegen von Fernmetastasen (M1-Status) sind u. E. klare Kontraindikationen für eine kurative Resektion.

Präoperative selektive Chemoembolisation
Bei der Indikationsstellung zu erweiterten Leberresektionen ist bei absehbarem ausgedehntem Parenchymverlust, vor allem bei erweiterten Rechtsresektionen, zu erwägen, eine präoperative selektive Chemoembolisation des tumortragenden Leberanteiles durchzuführen. 4–6 Wochen nach der selektiven Chemoembolisation, nach einer Kontrolle der induzierten Hypertrophie des kontralateralen Leberlappens, wird dann die Resektion durchgeführt (Vogl et al. 1998a).

Einschätzung supraradikaler operativer Strategien
Supraradikale therapeutische Ansätze, die bei fortgeschrittenen Klatskin-Tumoren eine komplette operative Entfernung des Gallenwegssystems mit totaler Hepatektomie und partieller Pankreatoduodenektomie nach Kausch-Whipple mit nachfolgender Rekonstruktion einschließlich einer Lebertransplantation umfassen (Anthuber et al. 1996; Jonas et al. 1998), haben u. E. z. Z. keine eindeutige Indikation, da umfassende Erfahrungen mit größeren Patientenkollektiven noch fehlen.

Palliative Therapie
Wird bei einer explorativen Laparotomie festgestellt, daß ein Klatskin-Tumor nicht resektabel ist, dann sollte eine palliative innere Gallengangsdrainage angelegt werden. Hierfür kann die Anlage eines intrahepatischen bilioenterischen Bypasses in Form einer Anastomose des Segment-III-Gallengangs an eine nach Roux-Y ausgeschaltete Jejunumschlinge in Frage kommen (Jarnagin et al. 1998). Eine weitere Möglichkeit bietet die operative Plazierung von großlumigen transhepatischen Silikonstents (Nordback et al. 1994).

Bei einer eindeutigen Kontraindikation zur Resektion oder zur Probelaparotomie stehen mehrere konservative palliative Methoden zur Verfügung. Weit verbreitet sind die endoskopisch oder perkutan transhepatisch plazierten intraduktalen Stents aus Teflon oder Metall, die über den tumorös befallenen Bereich gelegt werden und eine enterale Gallendrainage sichern (s. Abschn. 63.8.2). Teflonstents bereiten häufiger Probleme durch eine Stentmigration und Stentverschlüsse. Deshalb werden teilweise selbstexpandierende Metallstents bevorzugt (Peters et al. 1997). Die endoskopisch oder perkutan plazierten Stents müssen in der Regel alle 4–6 Monate ausgewechselt werden, um Stentverschlüsse zu vermeiden (Ede et al. 1989).

63.9.4
Distale Gallengangskarzinome

Chirurgische Therapieprinzipien
Distale Gallengangskarzinome werden in der Regel nach den gleichen chirurgisch-onkologischen Prinzipien behandelt wie Karzinome des Pankreaskopfes oder der Ampulla Vateri. Es erfolgt eine partielle

Duodenopankreatektomie mit oder ohne Pyloruserhalt. Zur Rekonstruktion stehen verschiedene Verfahren zur Verfügung, wobei wir im eigenen Vorgehen eine Pankreogastrostomie gegenüber einer Pankreojejunostomie teilweise bevorzugen. Die Operationsletalität liegt bei diesem Verfahren unter 5 %.

Prognosefaktoren nach Resektion
Wie bei den proximalen Gallengangskarzinomen sind auch nach Resektion distaler Gallengangskarzinome der Residualtumorstatus und der Lymphknotenbefall von statistisch signifikanter Relevanz für die Langzeitprognose. Patienten mit R0-Resektion und fehlender Lymphknotenmetastasierung haben die besten Chance eines langfristigen Überlebens. Nach kurativer Resektion liegt die Fünfjahresüberlebensrate bei 35 %. Es ist bemerkenswert, daß die Ergebnisse nach chirurgischer Resektion von proximalen und distalen Gallengangskarzinomen nahezu identisch sind, obwohl die zur Resektion erforderlichen Operationsverfahren sich fundamental unterscheiden.

Fazit
Im allgemeinen ist die Prognose nach Resektion von extrahepatischen Gallengangskarzinomen viel besser als vielfach vermutet (Pinson u. Rossi 1988; Ouchi et al. 1989; Baer et al. 1993; Childs u. Hart 1993; Ringe et al. 1994; Beckurts et al. 1997). Jeder Patient mit einem Cholangiokarzinom sollte daher von einem erfahrenen hepatobiliären Chirurgen evaluiert werden, bevor eine lediglich palliative Gallendrainage angelegt wird. Der klinische Gesamtzustand vor einer geplanten Resektion ist kein verläßlicher Parameter der Resektabilität und der Überlebenswahrscheinlichkeit nach Resektion. Der klinische Status vor einer Resektion wird in erster Linie durch das Ausmaß und die Folgen der Cholestase bestimmt. Kleine gut resektable Tumoren können leider den Allgemeinzustand eines Patienten äußerst ungünstig beeinflussen.

63.10
Lebermetastasenchirurgie

Einführung
Die Leber ist ein häufiger und typischer Ort von Metastasen. Mit Lebermetastasen muß bei 30 % aller Malignome gerechnet werden. Die Entwicklung von Metastasen ist ein komplizierter Vorgang, dessen Mechanismen sicher noch nicht in vollen Umfang verstanden werden. Zweifellos sind Lebermetastasen ein eindeutiges Indiz einer hämatogenen Metastasierung.

■ **Metastasierungswege.** Für Lebermetastasen unterscheidet man 2 Metastasierungswege. Die Pfortader drainiert das Splanchnikusstromgebiet, wobei die Leber das erste Filterorgan darstellt. Der portalvenöse Metastasierungsweg ist typisch für gastrointestinale Malignome wie das kolorektale Karzinom, aber auch Karzinome des Magens, Pankreas oder Dünndarms. Andererseits ist die Leber aber auch Manifestationsort bei systemischer Metastasierung z. B. bei Mamma-, Lungen- oder Hauttumoren.

■ **Therapeutische Optionen.** Bis Anfang der 80er Jahre herrschte bei Auftreten von Lebermetastasen generell ein therapeutischer Nihilismus. Lebermetastasen wurden als signum male omnis angesehen und die Patienten nicht weiter behandelt. Über den natürlichen Verlauf von Lebermetastasen gibt es eine Reihe von Publikationen, die allerdings älteren Datums sind und heute lediglich als historische Vergleichsgruppe herangezogen werden können. Fortschritte in der resezierenden Leberchirurgie führten seit Anfang der 80er Jahre zu einem enormen Fortschritt in der Behandlungsstrategie von Lebermetastasen. Die kurative Resektion von Lebermetastasen ist mittlerweile ein erprobtes Therapieverfahren, das eine realistische Chance langfristigen Überlebens bietet.

Klassifizierung von Lebermetastasen
Lebermetastasen können nach unterschiedlichen Gesichtspunkten klassifiziert werden wie:
– zeitlicher Abstand zum Primärtumor,
– Ursprungsort des Primärtumors,
– Histogenese des Ursprungstumors.

Bei der Einteilung nach dem zeitlichem Abstand zum Primärtumor unterscheidet man synchrone und metachrone Lebermetastasen. Als synchron werden Lebermetastasen bezeichnet, die innerhalb von 6 Monaten nach Resektion eines Primärtumors auftreten bzw. entdeckt werden (Moertel et al. 1958). Bei einer Einteilung nach dem Ursprungsort des Primärtumors werden sehr häufig kolorektale und nonkolorektale Lebermetastasen unterschieden. Das Verteilungsmuster von nonkolorektalen Lebermetastasen ist außerordentlich vielfältig und reicht vom Hypernephrom, Magenkarzinom, Ovarialkarzinom, Uteruskarzinom, Pankreaskarzinom, Mammakarzinom bis hin zu Metastasen eines unbekannten Primärtumors, sowie Sarkome. Bei der Einteilung nach histogenetischen Gesichtspunkten unterscheidet man Lebermetastasen von Adenokarzinomen, hormonaktiven Tumoren, Plattenepithelkarzinomen, sowie Sarkomen. Für Lebermetastasen wurde durch die UICC bzw. AJCC eine

Tabelle 63.6. Stadiengruppierung von Lebermetastasen nach UICC bzw. AJCC

Stadium	Primär-tumor	Lymphknoten-metastasen	Fern-metastasen
Stadium I	mT1	N0	M0
Stadium II	mT2	N0	M0
Stadium III	mT3	N0	M0
Stadium IVa	mT4	N0	M0
Stadium IVb	Jedes mT, N0, N1	N1, M1	M0, M1

mT1 solitär < 2 cm.
mT2 solitär > 2 cm, unilobär; multipel < 2 cm, unilobär.
mT3 multipel, > 2 cm, unilobär.
mT4 solitär oder multipel, Invasion großer Gefäße: V. portae, A. hepatica, Gallengang.
N1 abdominelle Lymphknoteninfiltration.
M1 extrahepatischer Tumornachweis.

mTNM Klassifikation vorgeschlagen (Wittekind u. Tannapfel 1996; Tabelle 63.6).

Der Nachweis von Lebermetastasen ist auch eine Folge von systematischen Tumornachsorgeuntersuchungen. Generell erscheint eine Tumornachsorge nur sinnvoll, wenn entsprechende therapeutische Konsequenzen daraus gezogen werden können (De Salvo et al. 1997). Aus chirurgischer Sicht ist eine bioptische Sicherung einer vermeintlichen Lebermetastase vor geplanter Resektion verzichtbar und wegen der potentiellen Gefahr von Implantationsmetastasen im Biopsiekanal kritisch zu sehen.

Operatives Risiko

In den 90er Jahren berichteten viele Zentren von teilweise großen Patientengruppen mit sehr geringer Letalität nach Resektion von Lebermetastasen. Die Hospitalletalität liegt in Zentren für hepatobiliäre Chirurgie deutlich unter 5 %.

Einzeitige oder zweizeitige Resektion synchroner Lebermetastasen

Ob bei synchronen Lebermetastasen eines kolorektalen Karzinoms die Resektion der Lebermetastasen zugleich mit der Kolonresektion oder erst nach einem Intervall durchgeführt werden sollte, ist eine umstrittene Frage. Argumente für ein zweizeitiges Vorgehen sind ein vermindertes Operationsrisiko und die Tatsache, daß im Intervall eine Abschätzung der Tumorprogredienz möglich ist und die Zeit für eine additive Chemotherapie genutzt werden kann. Eine Progredienz im Intervall deutet auf eine onkologisch ungünstige Prognose. Offensichtlicher Vorteil für eine einzeitige Resektion synchroner Lebermetastasen ist die chirurgisch komplette Tumorentfernung bei einem einzigen Eingriff. Die Verfahrensweise wird sich nach dem Zustand des Patienten, Ausmaß und Anzahl sowie Lokalisation der Metastasen in der Leber und der intraoperativen Einschätzung des behandelnden Chirurgen richten.

Ergebnisse der chirurgischen Resektion von Lebermetastasen

Bei der Darstellung der Ergebnisse der chirurgischen Resektion von Lebermetastasen wird in der Regel eine globale Einteilung in kolorektale und nonkolorektale Lebermetastasen vorgenommen.

■ **Kolorektale Lebermetastasen.** Es wurden Ergebnisse von großen Kollektiven von Patienten mit kolorektalen Lebermetastasen publiziert. Die Fünfjahresüberlebensrate nach Resektion kolorektaler Lebermetastasen liegt allgemein im Bereich zwischen 25–40 % (Fong et al. 1997). Bemerkenswert ist auch eine Verbesserung der Ergebnisse mit zunehmender Erfahrung, wie dies von Zentren mit langer Erfahrung über 20 Jahre berichtet wird (Ohlson et al. 1998). Hierbei ist auch ein möglicher Einfluß der seit 20 Jahren erheblich verbesserten bildgebenden Diagnostik zu berücksichtigen. Durch die Diagnostik werden möglicherweise gehäuft Metastasen im resektablen Stadium festgestellt und andererseits Patienten mit nachweisbaren multilokulären Läsionen von einer chirurgischen Therapie ausgenommen.

■ **Nonkolorektale Lebermetastasen.** Bei nonkolorektalen Lebermetastasen finden sich meist etwas schlechtere Überlebensraten als bei kolorektalen Lebermetastasen. Angesichts der großen Variabilität der Primärtumoren von nonkolorektalen Lebermetastasen sind Berichte über einzelne Primärtumoren von besonderem Interesse wie z. B. über die chirurgische Resektion von Lebermetastasen eines Pankreaskarzinoms (Klempnauer et al. 1996), eines Hypernephroms (Stief et al. 1997), von Mammakarzinomen (Raab et al. 1996) oder von Magenkarzinomen (Miyazaki et al. 1997). Die geringe Anzahl und spezielle Auswahl der Patientenkollektive erschweren jedoch die Ableitung allgemeingültiger Schlußfolgerungen. Lebermetastasen eines neuroendokrinen Primärtumors (Karzinoid) haben nach chirurgischer Resektion allgemein eine besonders günstige Prognose. In diesem Zusammenhang muß auch auf die erstaunlich günstigen Verläufe nach Lebertransplantation wegen nichtresektabler Karzinoidmanifestation in der Leber hingewiesen werden.

Prognosefaktoren

Der wahrscheinlich wichtigste Prognosefaktor ist die chirurgische Radikalität, also eine kurative R0-Resektion mit ausreichendem Sicherheitsabstand.

Auch die Zahl der Lebermetastasen erwies sich von prognostischer Relevanz (Wang et al. 1996).

> ! Die Ergebnisse der Resektion sind allgemein günstiger bei solitären als bei multiplen Metastasen, wobei mehr als 4 Lebermetastasen besonders ungünstig sind.

Das Intervall zum Primärtumor wird zwar häufig als Prognosefaktor angesehen, ließ sich allerdings nur in wenigen Studien auch statistisch belegen. Ansonsten erwiesen sich die einzelnen Parameter der mTNM-Klassifikation von Lebermetastasen und das daraus abgeleitete Tumorstadium in den meisten Studien als prognostisch relevant. Auch der histologische Differenzierungsgrad („grading") hatte einen Einfluß auf das langfristige Überleben. Molekularbiologische Parameter konnten ihren Wert als prognostische Faktoren bisher noch nicht unter Beweis stellen.

■ **Chirurgische Behandlung von Rezidivlebermetastasen.** Die Rekurrenz in der Leber nach Resektion von kolorektalen Lebermetastasen ist ein vorhersehbares Phänomen, das in 2 Drittel der Patienten mit Tumorrezidiv auftritt. Auch bei Rezidivlebermetastasen ist eine erneute chirurgische Resektion möglich, die von ausgewählten Zentren mit vertretbarem Risiko und erstaunlich guten Ergebnissen (Chu et al. 1997; Adam et al. 1997) durchgeführt wird.

■ **Adjuvante Chemotherapie.** Nach kurativer Resektion von Lebermetastasen wurde immer wieder eine adjuvante Chemotherapie befürwortet, ohne daß dies durch kontrollierte Studien abschließend belegt werden konnte. Die Diskussion über regionale oder systemische Chemotherapie mit der entsprechenden Auswahl und Kombination der Chemotherapeutika, deren Dosierung, Therapiedauer und Applikationsform ist in vollem Gange.

Alternativen zur chirurgischen Resektion von Lebermetastasen

Nur bei etwa 20–30 % der Patienten ist eine chirurgische Resektion ihrer Lebermetastasen möglich und sinnvoll. Es wurde daher neben der chirurgischen Resektion und der systemischen Chemotherapie eine Vielzahl weiterer Behandlungsverfahren entwickelt wie die arterielle Chemoembolisation, die regionäre arterielle Chemotherapie über Portsysteme oder Therapiekatheter, die perkutane Alkoholinjektion, die Kryotherapie oder die NMR-gesteuerte laserinduzierte Thermotherapie (LITT). Berichte über Ergebnisse dieser Therapieverfahren liegen in großer Zahl vor, ihre Wertung ist bei den meist nur kurzzeitigen Beobachtungszeiten allerdings schwierig. Es zeigt sich jedoch recht eindeutig, daß alle Therapieverfahren letztlich um die gleiche Gruppe von Patienten konkurrieren, die bei allen Therapiemodalitäten einschließlich der chirurgischen Resektion eine vergleichsweise günstige Prognose aufweisen.

Fazit

Lebermetastasen sind ein eindeutiges Indiz einer hämatogenen Tumorstreuung. Bei alleiniger hepatischer Manifestation stellt die chirurgische Resektion von Lebermetastasen die primäre Therapieoption dar, die allerdings nur bei etwa einem Drittel der Patienten auch durchführbar ist. Die Effektivität der Resektionsbehandlung von Lebermetastasen ist insbesondere für kolorektale Primärtumoren nachgewiesen. In vielen und großen Studien liegt die Fünfjahresüberlebensrate nach Resektion von Lebermetastasen zwischen 25 und 40 %. Die chirurgischen Verfahren der Leberresektion sind weitgehend standardisiert und können mit einem geringen Operationsrisiko angewandt werden. Die chirurgische Resektion ist ein wesentlicher Bestandteil eines multimodalen Therapiekonzepts von Lebermetastasen.

Literatur

Zu Abschn. 63.1–63.8

Ahlgren JD (1993) Neoplasms of the hepatobiliary system. In: Calbresi P, Schein PS (eds) Medical oncology. McGraw-Hill, New York, pp 713–739

Arii S, Okamoto E, Imamura M (1996) Registries in Japan, current status of hepatocellular carcinoma in Japan. Liver Cancer Study Group of Japan. Semin Surg Oncol 12: 204–211

Beasley RP (1988) Hepatitis B virus. The major etiology of hepatocellular carcinoma. Cancer 61: 1942–1956

Bressac B, Kew M, Wands J et al. (1991) Selective G to T mutations of p53 gene in hepatocellular carcinoma from southern Africa. Nature 350: 429–431

Carr BI, Flickinger JC, Lotze MT (1997) Hepatobiliary cancers: cancer of the Liver. In: DeVita VT, Hellman S, Rosenberg SA (eds) Cancer: principles & practice of oncology, vol 1. Lippincott-Raven, Philadelphia New York, pp 1087–1114

Caselmann WH, Spengler U, Fischer HP, Sauerbruch T (1997) Leberzirrhosen als Präkanzerosen. Internist 38: 928–936

Chang MH, Chen CJ, Lai MS et al. (1997) Universal hepatitis B vaccination in Taiwan and the incidence of hepatocellular carcinoma in children. N Engl J Med. 336: 1855–1859

Chen CJ, Wang LY, Lu SN et al. (1996) Elevated aflatoxin exposure and increased risk of hepatocellular carcinoma. Hepatology 24: 38–42

Ducreux M, Rougier P, Fandi A et al. (1998) Effective treatment of advanced biliary tract carcinoma using 5-fluorouracil continuous infusion with cisplatin. Ann Oncol 9: 653–656

Fargion S, Mandelli C, Piperno A et al. (1992) Survival and prognostic factors in 212 Italian patients with genetic hemochromatosis. Hepatology 15: 655–659

Fattovich G, Giustina G, Realdi G, Corrocher R, Schalm SW (1997) Long-term outcome of hepatitis B antigen-positive patients with compensated cirrhosis treated with interferon alfa. European Concerted Action on Viral Hepatitis (EUROHEP). Hepatology 26: 1338–1342

Glimelius B, Hoffman, K, Sjödén PO, Jacobsson G, Sellström H, Enander LK, Linné T, Svensson C (1996) Chemotherapy improves survival and quality of life in advanced pancreatic and biliary cancer. Ann Oncol 7: 593–600

Grimaldi C, Bleiberg H, Gay F et al. (1998) Evaluation of antiandrogen therapy in unresectable hepatocellular carcinoma: results of a European organization for research and treatment of cancer multicentric double-blind trial. J Clin Oncol 16: 411–417

Groupe d'Étude et de Traitement du Carcinome Hépatocellulaire (1995) A comparison of lipiodol chemoembolization and conservative treatment for unresectable hepatocellular carcinoma. N Engl J Med 332: 1256–1261

Haswell-Elkins MR, Satarug S, Elkins DB (1992) Opisthorchis viverrini infection in northeast Thailand and its relationship to cholangiocarcinoma. J Gastroenterol Hepatol 7: 538–548

Kew MC, Yu MC, Kedda M-A et al. (1997) The relative roles of hepatitis B and C viruses in the etiology of hepatocellular carcinoma in southern African blacks. Gastroenterology 112: 184–187

Kuwana K, Ichida T, Kamimura T et al. (1997) Risk factors and the effect of interferon therapy in the development of hepatocellular carcinoma: a multivariate analysis in 343 patients. J Gastroenterol Hepatol 12: 149–155

McGlynn KA, Rosvold EA, Lustbader ED et al. (1995) Susceptibility to hepatocellular carcinoma is associated with genetic variation in the enzymatic detoxification of aflatoxin B_1. Proc Natl Acad Sci U S A 92: 2384–2387

Muto Y, Moriwaki H, Ninomiya M et al. (1996) Prevention of second primary tumors by an acyclic retinoid, polyprynoic acid, in patients with hepatocellular carcinoma. Hepatoma Prevention Study Group. N Engl J Med 334: 1561–1567

Oka H, Tamori A, Kuroki T et al. (1994) Prospective study of alphy-fetoprotein in cirrhotic patients monitored for development of hepatocellular carcinoma. Hepatology 19: 61

Pateron D, Ganne N, Trichinet JC et al. (1994) Prospective study of screening of hepatocellular carcinoma in Caucasian patients with cirrhosis. J Hepatol 20: 65–z

Petry W, Heintges T, Hensel F, Erhardt A, Wenning M, Niederau C, Häussinger D (1997) Hepatozelluläres Karzinom in Deutschland. Epidemiologie, Ätiologie, Klinik und Prognose bei 100 konsekutiven Patienten einer Universitätsklinik. Z Gastroenterol 35: 1059–1069

Pitt HA, Grochow LB, Abrams R (1997) Cancer of the biliary tree. In: DeVita VT, Hellman S, Rosenberg S (eds) Cancer: principles & practice of oncology. Lippincott-Raven, Philadelphia, pp 1114–1128

Qian G, Ross RK, Yu MC et al. (1994) A follow-up study of urinary markers of aflatoxin exposure and liver cancer risk in Shanghai, People's Republic of China. Cancer Epidemiol Biomarkers Prev 3: 3–10

Ray RB, Laggin LM, Meyer K et al. (1995) Transcriptional regulation of cellular and viral promoters by the hepatitis C cirus core protein. Virus Res 37: 209–220

Robledo R, Muro A, Prieto ML (1996) Extrahepatic bile duct carcinoma: US characteristics and accuracy in demonstration of tumor. Radiology 198: 869–873

Ryder S, Rizzi P, Metivier E, Karani J, Williams R (1996) Chemoembolisation with lipiodol and doxorubicin: applicability in British patients with hepatocellular carcinoma. Gut 38: 125–128

Schmielau J, Klempnauer J, Schmiegel W (1997) Cholangiokarzinome. Internist 38: 970–976

Schölmerich J, Groß V (1997) Bildgebende Diagnostik in der Hepatologie. In: Peter HH, Pfreundschuh M, Philipp T, Schölmerich J, Schuster HP, Sybrecht GW (Hrsg) Klinik der Gegenwart, Bd VI, 6. Urban & Schwarzenberg, München, S 1–30

Sherlock S, Dooley J (1997) Diseases of the liver and biliary system. Blackwell Science, Oxford

Shiina S, Tagawa K, Niwa Y et al. (1993) Percutaneous ethanol injection therapy for hepatocellular carcinoma: results in 146 patients. Am J Roentgenol 160: 1023–1028

Simonetti RG, Liberati A, Angiolini C, Pagliaro L (1997) Treatment of hepatocellular carcinoma: A systematic review of randomized controlled trials. Ann Oncol 8: 117–136

Tsukuma H, Hiyama T, Tanaka S et al. (1993) Risk factors for hepatocellular carcinoma among patients with chronic liver disease. N Engl J Med. 328: 1797–1801

UICC International Union against Cancer (1997 a) Extrahepatische Gallengänge. In: Wittekind C, Wagner G (Hrsg) TNM-Klassifikation maligner Tumoren, 5. Aufl. Springer, Berlin Heidelberg New York Tokyo, S 78–81

UICC International Union against Cancer (1997 b) Lebertumoren. In: Wittekind C, Wagner G (Hrsg) TNM-Klassifikation maligner Tumoren, 5. Aufl. Springer, Berlin Heidelberg New York, Tokyo, S z–z

Verbaan H, Wisell A, Lindgreen S et al. (1992) Hepatitis C in chronic liver disease: an epidemiological study based on 565 consecutive patients undergoing liver biopsy during a 10 year period. J Intern Med 232: 33–42

Verbeek PC, van Leeuwen DJ, de Wit LT et al. (1992) Benign fibrosing disease at the hepatic confluence mimicking Klatskin tumors. Surgery 112: 866–871

Vogl TJ, Hammerstingl R, Bechstein WO, Neuhaus P (1997) Bildgebende Diagnostik des primären hepatozellulären Karzinoms. Dtsch Med Wochenschr 122: 585–588

Voyles CR, Smadja C, Shands WC, Blumgart LH (1983) Carcinoma in choledochal cysts: age-related incidence. Arch Surg 118: 986–988

Wanebo HJ, Ahlgren JD, Macdonald JS (eds) (1992) Gastrointestinal oncology. JB Lippincott, Philadelphia, pp 399–416

Yamauchi M, Nakahara M, Maezawa Y et al. (1993) Prevalence of hepatocellular carcinoma in patients with alcoholic cirrhosis and prior exposure to hepatitis C. Am J Gastroenterol 88: 39–43

Zu Abschn. 63.9 und 63.10

Adam R, Bismuth H, Castaing D et al. (1997) Repeat hepatectomy for colorectal liver metastases. Ann Surg 225: 51–60

Ahlgren JD (1993) Neoplasms of the hepatobiliary system. In: Calbresi P, Schein PS (eds) Medical oncology. McGraw-Hill, New York, pp 713–739

Anthuber M, Schauer R, Jauch KW, Krämling HJ, Schildberg FW (1996) Experiences with liver transplantation and liver transplantation combined with Whipple's procedure in Klatskin tumor. Langenbecks Arch Chir Suppl Kongressbd 113: 413–415

Baer HU, Stain SC, Dennison AR et al. (1993) Improvements in survival by aggressive resections of hilar cholangiocarcinoma. Ann Surg 217: 20–27

Beckurts KTE, Hölscher AH, Bauer TH, Siewert JR (1997) Maligne Tumoren der Hepaticusgabel – Ergebnisse der chirurgischen Therapie und Prognosefaktoren. Chirurg 68: 378–384

Bismuth H, Corlette MB (1975) Intrahepatic cholangioenteric anastomosis in carcinoma of the hilus of the liver. Surg Gynecol Obstet 140: 170–178

Bismuth H, Nakache R, Diamond T (1992) Management strategies in resection for hilar cholangiocarcinoma. Ann Surg 215: 31–38

Blumgart LH, Benjamin IS (1994) Cancer of the bile ducts. In: Blumgart (ed) Surgery of the liver and biliary tract. Biliary tumours. Churchill Livingstone, Edinburgh London Madrid Melbourne New York Tokyo pp 967–997

Brown G, Myers N (1954) The hepatic ducts. A surgical approach for resection of tumours. Aust N Z J Surg 23: 308–312

Chen MF, Jan YY, Wang CS el al. (1989) Clinical experience in 20 hepatic resections for peripheral cholangiocarcinoma. Cancer 64: 2226–2232

Chen MF, Hwamng TL, Jeng LB, Wang CS, Jan YY, Chen SC (1994) Postoperative recurrence of hepatcellular carcinoma: two hundred five consecutive patients who underwent hepatic resection in 15 years Arch Surg 129: 738–742

Childs T, Hart M (1993) Aggressive surgical therapy for Klatskin tumors. Am J Surg 165: 554–557

Chu QD, Vezeridis MP, Avradopoulos KA, Wanebo HJ (1997) Repeat hepatic resection for recurrent colorectal cancer. World J Surg 21: 292–296

De Salvo L, Razzetta F, Arezzo A, Tassone U, Bogliolo G, Bruzzone D, Mattioli F (1997) Surveillance after colorectal cancer surgery. Eur J Surg Oncol 23: 522–525

Ede RJ, Williams SJ, Hatfield AR, McIntyre S, Mair G (1989) Endoscopic management of inoperable cholangiocarcinoma using iridium-192. Br J Surg 76: 867–869

Farmer DG, Rosove MH, Shaked A, Busutill RW (1994) Current treatment modalities for hepatocellular carcinoma. Ann Surg 219: 236–247

Fong Y, Cohen AM, Fortner JG et al. (1997) Liver resection for colorectal metastases. J Clin Oncol 15: 938–946

Goldstein RM, Stone MJ, Tillery GW et al. (1993) Is liver transplantation indicated for cholangiocarcinoma? Am J Surg 166: 768–772

Haug CE, Jenkins RL, Rohrer RJ et al. (1992) Liver transplantation for primary hepatic cancer. Transplantation 53: 376–z

Holbrook RF, Koo K, Ryan JA (1996) Resection of malignant primary liver tumors. Am J Surg 171: 453–455

Izumi R, Shimizu K, Li T, Yagy M, Matsui O, Nonomura A et al. (1994) Prognostic factors of hepatocellular carcinoma in patients undergoing hepatic resection. Gastroenterology 106: 720–727

Jarnagin WR, Burke E, Powers C, Fong Y, Blumgart LH (1998) Intrahepatic biliary enteric bypass provides effective palliation in selected patients with malignant obstruction at the hepatic duct confluence. Am J Surg 175: 453–460

Jenkins RL, Pinson CW, Stone MD (1989) Experience with transplantation in the treatment of liver cancer. Cancer Chemother Pharmacol 23 (Suppl): S104–S109

Jonas S, Kling N, Guckelberger O, Keck H, Bechstein WO, Neuhaus P (1998) Orthotopic liver transplantation after extended bile duct resection as treatment of hilar cholangiocarcinoma. First long-term results. Transpl Int 11 (Suppl 1): S206–S208

Kawarada Y, Mizumoto R (1984) Cholangiocellular carcinoma of the liver. Am J Surg 147: 354–z

Kawarada Y, Mizumoto R (1990) Diagnosis and treatment of cholangiocellular carcinoma of the liver. Hepatogastroenterol 37: 176–z

Klatskin G (1965) Adenocarcinoma of the hepatic duct at its bifurcation within the porta hepatis. An unusual tumor with distinctive clinical and pathological features. Am J Med 38: 241–256

Klempnauer J, Kip A (1996) Chirurgie der Leber. Interaktives Lernprogramm auf CD-ROM. Urban & Schwarzenberg, München

Klempnauer J, Ridder GJ, Piso P, Pichlmayr R (1996) Ist die Resektion von Lebermetastasen eines exokrinen Pankreaskarzinoms gerechtfertigt? Chirurg 67: 366–370

Klempnauer J, Ridder GJ, Werner M, Weimann A, Pichlmayr R (1997 a) What constitutes long-term survival after surgery for hilar cholangiocarcinoma? Cancer 79: 26–34

Klempnauer J, Ridder GJ, von Wasielewski R, Werner M, Weimann A, Pichlmayr R (1997 b) Resectional surgery of hilar cholangiocarcinoma: a multivariate analysis of prognostic factors. J Clin Oncol 15: 947–954

Klintmalm GB, Stone MJ (1990) Liver transplantation for malignancy. Transplant Rev 4: 52–58

Koneru B, Cassaville Ak, Bowman J et al. (1988) Liver transplantation for malignant tumors. Gastroenterol Clin North Am 17: 177–193

Ku Y, Iwasaki T, Fukomoto T et al. (1998) Induction of long-term remission in advanced hepatocellular carcinoma with percutaneous isolated liver chemoperfusion. Ann Surg 227: 519–526

Lise M, Bacchetti S, Da Pian P, Nitti D, Pilati PL, Pigato P (1998) Prognostic factors affecting long term outcome after liver resection for hepatocellular carcinoma. Results of a series of 100 Italian patients. Cancer 82: 1028–1036

Lopez-Hanninen E, Vogl TJ, Bechstein WO, Guckelberger O, Neuhaus P, Lobeck H, Felix R (1998) Biphasic spiral computed tomography for detection of hepatocellular carcinoma before resection or orthotopic liver transplantation. Invest Radiol 33: 216–221

Miyazaki M, Itoh H, Nakagawa K et al. (1997) Hepatic resection of liver metastases from gastric carcinoma. Am J Gastroenterol 92: 490–493

Miyazaki M, Ito H, Nakagawa K et al. (1998) Segments I and IV resection as a new approach for hepatic hilar cholangiocarcinoma. Am J Surg 175: 229–231

Moertel CG, Bargen JA, Docherty MB (1958) Multiple carcinomas of the large intestine. A review of the literature and a study of 261 cases. Gastroenterology 34: 85–88

Nagasue N (1994) Asian perspective on hepatocellular carcinoma (HCC). In: Morris PJ, Malt RA (eds) Oxford textbook of surgery, vol I. Oxford University Press, New York Oxford Tokyo

Nagasue N, Khono H, Chang YC, Taniura H, Yamanoi A, Uchida M et al. (1993) Liver resection for hepatocellular carcinoma: result of 229 consecutive patients during 11 years. Ann Surg 217: 375–384

Nakamura S, Suzuki S, Sakaguchi T, Serizawa A, Konno H, Baba S et al. (1996) Surgical treatment of patients with mixed hepatocellular carcinoma and cholangiocarcinoma. Cancer 78: 1671–1676

Neuhaus P, Brölsch CE, Ringe B, Pichlmayr R (1986) Liver transplantation for liver tumours. Recent Results Cancer Res 100: 221–228

Nordback IH, Pitt HA, Coleman J, Venbrux AC, Dooley WC, Yeu NN, Cameron JL (1994) Unresectable hilar cholangiocarcinoma: percutaneous versus operative palliation. Surgery 115: 597–603

O'Grady JG, Polson RJ, Rolles K et al. (1988) Liver transplantation for malignant disease. Ann Surg 207: 373–379

Ohlsson B, Stenram U, Tranberg KG (1998) Resection of colorectal liver metastases: 25-year experience. World J Surg 22: 268–276

Otto G, Heuschen U, Hofmann WJ, Krumm G, Hinz U, Herfarth C (1998) Survival and recurrence after liver transplantation versus liver resection for hepatocellular carcinoma: a retrospective analysis. Ann Surg 227: 424–432

Ouchi K, Matsuno S, Sato T (1989) Long-term survival in carcinoma of the biliary tract. Analysis of prognostic factors in 146 resections. Arch Surg 124: 248–252

Pawarode A, Voravud N (1997) Ruptured primary hepatocellular carcinoma at Chulalongkorn University Hospital: a retrospective study of 32 cases. J Med Assoc Thai 80: 706–714

Penn I (1991) Hepatic transplantation for primary and metastatic cancers of the liver. Surgery 110: 726–735

Peters RA, Williams SG, Lombard M, Karani J, Westaby D (1997) The management of high-grade hilar strictures by endoscopic insertion of self-expanding metal endoprostheses. Endoscopy 29: 10–16

Pichlmayr R, Grosse H, Hauss J, Gubernatis G, Lamesch P, Bretschneider HJ (1990) Technique and preliminary results of extracorporeal liver surgery (bench procedure) and of surgery on the in situ perfused liver. Br J Surg 77: 21–26

Pichlmayr R, Lamesch P, Weimann A, Tusch G, Ringe B (1995) Surgical treatment of cholangiocellular carcinoma. World J Surg 19: 83–88

Pichlmayr R, Weimann A, Klempnauer J, Oldhafer KJ, Maschek H, Tusch G, Ringe B (1996) Surgical treatment in proximal bile duct cancer. A single-center experience. Ann Surg 224: 628–638

Pichlmayr R, Weimann A, Oldhafer KJ, Schlitt HJ, Tusch G, Raab R (1998) Appraisal of transplanation for malignant tumours of the liver with special reference to early stage hepatocellular carcinoma. Eur J Surg Oncol 24: 60–67

Pinson CW, Rossi RL (1988) Extended right hepatic lobectomy, left hepatic lobectomy, and skeletonization resection for proximal bile duct cancer. World J Surg 12: 52–59

Raab R, Nussbaum KT, Werner U, Pichlmayr R (1996) Liver metastases in breast carcinoma. Results of partial liver resection. Chirurg 67: 234–237

Ringe B, Weimann A, Lamesch P et al. (1994) Liver transplantation as an option in patients with cholangiocellular and bile duct carcinoma. Cancer Treat Res 69: 259–275

Ringe B, Wittekind C, Bechstein WO et al. (1989) The role of liver transplantation in hepatobiliary malignancy. Ann Surg 209: 88–98

Sakurai M, Akamura J, Kuroda C (1984) Transcatheter chemoembolisation effective for treating hepatocellular carcinoma: a histopathologic study. Cancer 54: 387–392

Sato M, Watanabe Y, Kashu Y, Nakata T, Hamada Y, Kawachi K (1998) Sequential percutaneous microwave coagulation therapy for liver tumor. Am J Surg 175: 322–324

Schlinkert RT, Nagroney DM, van Heerden JA, Adson MA (1992) Intrahepatic cholangiocarcinoma: clinical aspects, pathology and treatment. HPB Surg 5: 95

Schrem H, Hammerstingl R, Bechstein WO et al. (1997) Regeneration of Apoprotein B synthesis and liver volume after liver resection. In: Broelsch CE, Izbicki JR, Bloechle C, Gawad KA (eds) European I. H. P. B. A. Congress Hamburg '97. Bologna: Monduzzi Editore. International Proceedings Division, pp 79–83

Stief CG, Jahne J, Hagemann JH, Kuczyk M, Jonas U (1997) Surgery for metachronous solitary liver metastases of renal cell carcinoma. J Urol 158: 375–377

Takenaka K, Kawahara N, Yamamoto K et al. (1996) Results of 280 liver resections for hepatocellular carcinoma. Arch Surg 131: 71–76

Vogl TJ, Hammerstingl R, Schwarz W et al. (1996) Magnetic resonance imaging of focal liver lesions. Comparison of the superparamagnetic iron oxide resovist versus gadolinium-DTPA in the same patient. Invest Radiol 31: 696–708

Vogl TJ, Balzer JO, Dette K et al. (1998 a) Initially unresectable hilar cholangiocarcinoma: hepatic regeneration after transarterial embolization. Radiology 208: 217–222

Vogl TJ, Mack MG, Roggan A et al. (1998 b) Internally cooled power laser for MR-guided interstitial laser-induced thermotherapy of liver lesions: initial clinical results. Radiology 209: 381–385

Vogt DP (1988) Current management of cholangiocarcinoma. Oncology 2: 37–43

Wang JY, Chiang JM, Jeng LB, Changchien CR, Chen JS, Hsu KC (1996) Resection of liver metastases from colorectal cancer: are there any truly significant clinical prognosticators? Dis Colon Rectum 39: 847–851

Weinbren K, Mutum S (1983) Pathological aspects of cholangiocarcinoma. J Pathol 139: 217–238

Wittekind C, Tannapfel A (1996) The development of metastases and their classification. Strahlenther Onkol 172: 287–294

Wong WS, Patel SC, Cruz FS, Gala KV, Turner AF (1998) Cryosurgery as atreatment for advanced stage hepatocellular carcinoma: results, complications, and alcohol ablation. Cancer 82: 1268–1278

World Cancer Resarch Fund, American Institute for Cancer Research (1997) Food, nutrition and the prevention of cancer: a gobal perspective. American Institute for Cancer Research, Washington

Yamamoto J, Kosuge T, Takayama T et al. (1992) Surgical treatment of intraheaptic cholangiocarcinoma: four patients surviving more than five years. Surgery 111: 617

Yamanaka N, Tanaka T, Tanaka W et al. (1998) Laparoscopic partial hepatectomy. Hepatogastroenterol 45: 29–33

Yokoyama I, Todo S, Iwatsuki S, Starzl TE (1990) Liver transplantation in the treatment of primary liver cancer. Hepatogastroenterol 37: 188

Pankreastumoren

U. Graeven · H.P. Dienes · T. Becker · W. Schmiegel

64.1 Benigne Pankreastumoren 735
64.1.1 Solide Tumoren 735
64.1.2 Zysten 736

64.2 Maligne Pankreastumoren 736

64.3 Ätiologie des Pankreaskarzinoms 738
64.3.1 Risikofaktoren 738

64.4 Klinik des Pankreaskarzinoms 739

64.5 Diagnostik des Pankreaskarzinoms 740
64.5.1 Transabdominelle Sonographie 740
64.5.2 Computertomographie 741
64.5.3 Endoskopische retrograde Cholangiopankreatikographie 742
64.5.4 Kernspintomographie 742
64.5.5 Positronenemissionstomographie 742
64.5.6 Angiographie 742
64.5.7 Endosonographie 743
64.5.8 Feinnadelbiopsie 743
64.5.9 Tumormarker 744
64.5.10 Stufendiagnostik des Pankreaskarzinoms 744
64.5.11 Differentialdiagnose 745

64.6 Nichtoperative Therapie des Pankreaskarzinoms 745
64.6.1 Neoadjuvante Therapie/adjuvante Therapie 745
64.6.2 Lokal fortgeschrittenes inoperables Pankreaskarzinom 746
64.6.3 Metastasierende Pankreaskarzinome/Rezidive 747
64.6.4 Hormontherapie 748
64.6.5 Supportive Maßnahmen 748
64.6.6 Neue Therapieansätze 749

64.7 Chirurgische Therapie des Pankreaskarzinoms 750
64.7.1 Operative Therapie mit kurativer Zielsetzung 751
64.7.2 Palliative Maßnahmen 752
64.7.3 Rekurrentes Pankreaskarzinom 752

Man unterscheidet benigne und maligne Pankreastumoren. Die benignen Formen bilden die Adenome und Zysten.

Das Pankreaskarzinom ist in den westlichen Industrieländern die 5.-häufigste krebsbedingte Todesursache. Die Inzidenz der Erkrankung ist in den letzten 20 Jahren weitgehend konstant geblieben. Zum drängenden medizinischen Problem wird das Pankreaskarzinom, da trotz intensiver diagnostischer und therapeutischer Bemühungen kein nachhaltiger Effekt auf die Mortalität erzielt werden konnte. Die Überlebensraten des Pankreaskarzinoms gehören nach wie vor zu den ungünstigsten aller Tumoren.

Die Fünfjahresüberlebensraten liegen unter 1 % bei einem medianen Überleben von 4–6 Monaten, so daß Inzidenz und Mortalität der Erkrankung annähernd gleichzusetzen sind. Die einzig kurative therapeutische Option besteht derzeit im operativen Vorgehen bei frühen Krankheitsstadien. Eine systemische Therapie kann sinnvoll in palliativer Absicht erfolgen. Die zunehmenden Erkenntnisse über die molekularbiologischen Veränderungen im Rahmen der Pankreastumorgenese wecken die Hoffnung auf zukünftige Verbesserungen sowohl in der Frühdiagnose als auch in der therapeutischen Beeinflußbarkeit des Pankreaskarzinoms.

64.1
Benigne Pankreastumoren

64.1.1
Solide Tumoren

Seröse Zystadenome
Die serösen Zystadenome werden unterteilt in das häufige mikrozystische Adenom und das eher seltene oligozystische Adenom (Klöppel 1984). Das seröse mikrozystische Adenom macht nur etwa 1–2 % aller exokrinen Pankreastumoren aus. Dieser Tumor entsteht häufiger im Korpus oder Schwanz und wird im Durchmesser 6–10 cm groß. Die Schnittfläche ist zystisch mit feinen Septen bei guter Begrenzung des Tumors und Absetzung vom angrenzenden Pankreasgewebe. Der Inhalt ist von seröser Beschaffenheit. Die Zystenauskleidung wird von kubischem oder abgeflachtem Epithel hergestellt, das ein helles Zytoplasma besitzt. Bei kleiner Vergrößerung ergibt sich ein schwammartiges Muster (Warshaw et al. 1990).

Das serös-oligozystische Adenom ist noch seltener als das mikrozystische Adenom und unterscheidet sich von diesem lediglich darin, daß es sich um eine unilokuläre Zyste handelt, während die Histologie identisch ist.

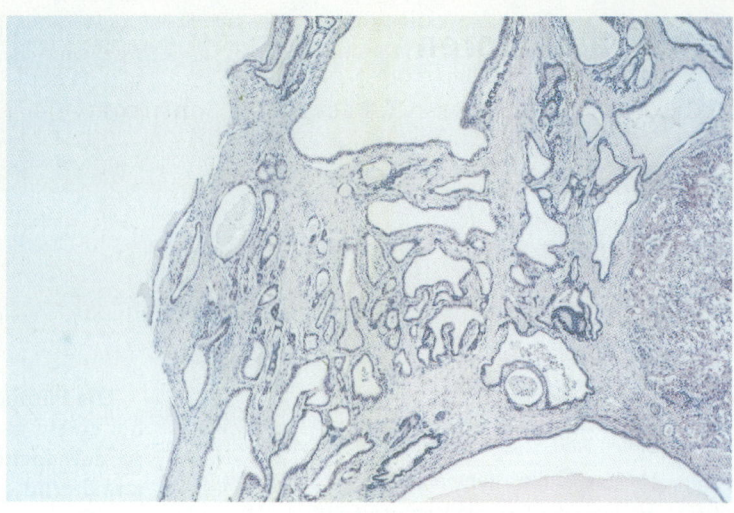

Abb. 64.1. Histologie des muzinös-zystischen Tumors des Pankreas

Muzinös-zystische Tumoren

Der muzinös-zystische Tumor wird fast ausschließlich bei Frauen gefunden und ist nahezu identisch mit dem muzinösen Zystom des Ovars; sowohl Stroma als auch auskleidendes Epithel weisen große Ähnlichkeit mit dem ovariellen Gegenstück auf. Wie bei diesem gibt es fließende Übergänge vom Adenom über die Borderline-Läsion (Abb. 64.1) bis zum Karzinom (Yamada et al. 1985).

Der intraduktal-papillär muzinöse Tumor zeigt ein ähnliches Epithel und Stroma wie das muzinöse Zystadenom. Er unterscheidet sich jedoch von diesem durch seine papilläre Wachstumsform und die Lokalisation, da er fast ausschließlich im Ductus pancreaticus major vorkommt.

64.1.2
Zysten

Pseudozysten

Die Pseudozysten (Solcia et al. 1997) sind die häufigsten zystischen Gebilde des Pankreas und erreichen bis zu 10 cm im Durchmesser. Sie sind nicht von Epithel, sondern von Narben und Granulationsgewebe ausgekleidet. Sie sind mit nekrotischem hämorrhagischem Material angefüllt, das sich entleeren kann, wenn die Pseudozyste Anschluß an das Gangsystem erlangt. Die Pseudozysten entstehen im Rahmen einer autodigestiven Pankreasnekrose, deren Spuren sich auch im benachbarten Parenchym manifestieren.

■ **Retentionszyste.** Hier handelt es um kleine zystische Strukturen im Pankreas, die von Gangepithel ausgekleidet sind. Gebildet werden sie von einem Pankreasgangabschnitt, der sich infolge eines Abflußhindernisses zystisch aufbläht.

■ **Kongenitale Zysten.** Diese Zysten finden sich oft im Rahmen eines polyzystischen Syndroms, so z.B. in Kombination mit einer polyzystischen Nierenerkrankung oder im Rahmen des Von-Hippel-Lindau-Syndroms. Die Zysten messen bis zu 2 cm im Durchmesser und werden von kubischem Epithel ausgekleidet. Der Inhalt besteht überwiegend aus seröser Flüssigkeit. In der Regel handelt es sich um polyzystische Gebilde mit bindegewebigen Septen, die die Höhlen durchziehen.

■ **Paraampulläre Duodenalwandzyste.** Wegen ihrer Lokalisation kann diese Zyste zu klinischen Symptomen führen, die mit Abflußhindernis des Pankreassekrets oder der Galle kausal verknüpft sind. Diese Zysten treten uni- oder multilokulär auf und werden von zylindrischem muzinproduzierendem Epithel ausgekleidet (Stolte et al. 1982).

■ **Enterogene Zysten.** Hierbei handelt es sich um eine dysontogenetische Zyste, die durch gastrointestinale Duplikation der Darmwand entsteht. Die Zyste kann bis zu 4 cm im Durchmesser werden und führt v.a. im Kindesalter zu rezidivierender Pankreatitis.

64.2
Maligne Pankreastumoren

■ **Duktales Adenokarzinom.** Dieser Tumortyp mit seinen Varianten ist bei weitem der häufigste Tumor des Pankreas und macht bis zu 90 % aller Pankreastumoren aus. Es ist ein Tumor des höheren Lebensalters und hat seinen Häufigkeitsgipfel zwischem dem 60.–80. Lebensjahr (Gudjonsson 1987). Der häufigste Sitz (bis zu 70 %) ist das Caput pancreatis. Der Tumor wird bis zu 10 cm groß und präsentiert sich als ein fester und scharfbegrenzter grau-weißer Knoten. Das Adenokarzinom besteht aus gangähnlichen Strukturen mit neoplastischen Drüsen (Solcia et al. 1997). Das Pankreaskarzinom entwickelt oft eine kräftige desmoplastische Reaktion mit fester Bindegewebsbildung. Die Adenokarzinome des Pankreas sind in der Regel schleimbildende Tumoren und zeigen Zylinderepithelien mit den Kriterien der Atypie. Die Epithelien sind größer als normale Gangepithelien mit Veränderung der Kerne, die eine Störung der polaren Ausrichtung zeigen. Neoplastische Epithelien sind oft schwierig abzugrenzen gegen normales Gangepithel, was immunhistologisch durch den Nachweis von CEA erleichtert werden kann. Die endokrinen Anteile des Pankreas mit dem Inselapparat können noch lange inmitten des malignen Tumors erhalten bleiben. Vorschläge zur Differenzierung des Tumors (Solcia et al. 1997) nennen drei Grade, in die glanduläre Ausdifferenzierung, Schleimproduktion, Zahl der Mitosen sowie nukleäre Atypie eingeschlossen werden. So haben hochdifferenzierte Adenokarzinome eine deutliche Schleimproduktion, unter 5 Mitosen pro 10 HPF, und wenig Kernatypie, während schlecht differenzierte Karzinome hochgradig atypische Drüsen zeigen, kaum Schleimproduktion und mehr als 10 Mitosen pro HPF aufweisen. Grad 2 liegt dazwischen.

Varianten des duktalen Adenokarzinoms sind seltener. Das muzinöse nichtzystische Adenokarzinom entspricht dem Kolloidkarzinom des Magen-Darm-Trakts. Die tumorösen Epithelien schwimmen in großen Schleimseen. Dem Tumor wird eine schlechte Prognose zugesprochen (Klöppel 1984).

Siegelringzellkarzinome des Pankreas sind extrem selten. Die Zytologie entspricht den Siegelringzellkarzinomen des Kolons und des Magens, so daß ein in das Pankreas infiltrierendes Siegelringzellkarzinom des Magens nicht von seinem solchen des Pankreas unterschieden werden kann (Tracey et al. 1984).

Als Adenosquamöse Karzinome bezeichnet man Tumoren mit mindestens 30 % Plattenepithel.

Das anaplastische Pankreaskarzinom wird wegen seiner pleomorphen Tumorzellen auch mit anderen Namen wie Riesenzell- oder sarkomatoides Karzinom belegt. Das Karzinom entsteht eher im Korpus oder Schwanz des Organs. Die Prognose ist ausgesprochen schlecht. Beim gemischten duktalen endokrinen Karzinom sind exokrine Komponenten des Organs beteiligt (Lewin 1987). Diese Form der Karzinome zeigt eine schlechte Differenzierung. Die Diagnose kann am Gewebe nur mit Hilfe der Histochemie, Immunhistochemie und Elektronenmikroskopie eindeutig gestellt werden.

Eine Sonderform des Pankreaskarzinoms ist der osteoklastenähnliche Riesenzelltumor (Nojima et al. 1993). Diese Tumoren sind aus zwei Komponenten zusammengesetzt, einem neoplastischen und einem nichtneoplastischen Anteil. Die neoplastischen Zellen sind spindelförmig oder ovoid und sehr variabel in der Größe. Dazwischen liegen nichtneoplastische multinukleäre osteoklastische Riesenzellen ohne jeden Hinweis für mitotische Aktivität. Es kann sich im Stroma Osteoid bilden. Die Prognose entspricht etwa dem des duktalen Adenokarzinoms. Die Diagnose kann am Gewebe nur mit Hilfe der Histochemie, Immunhistochemie und Elektronenmikroskopie eindeutig gestellt werden.

■ **Azinuszellkarzinom.** Diese Tumorform ist oft von einem sogenannten paraneoplastischen Syndrom begleitet, in Form von Gelenkschmerzen und disseminierten subkutanen Fettgewebsnekrosen. Der Tumor selbst erscheint als gut umschriebene noduläre Läsion von eher weicher Konsistenz (Klimstra et al. 1992). Die Schnittfläche kann kleinzystisch imponieren. Tumorgrößen bis zu 30 cm im Durchmesser wurden berichtet. Histologisch ergibt sich ein lobuläres Bild mit bindegewebigen Septen. Azinäre Strukturen können sich mit soliden Formationen abwechseln. Die Tumorzellen sind oft mit eosinophilem Zytoplasma versehen und zeigen runde Kerne. Der Tumor kann auch bei Kindern vorkommen.

■ **Seröses Zystadenokarzinom.** Diese Tumoren sind von großer Seltenheit, und bislang sind nur vier Fälle in der Literatur berichtet. Wie bereits erwähnt, gibt es fließende Übergänge vom serösen Zsytadenom über sogenannte „Borderline"-Tumoren bis zum Zystadenokarzinom (Solcia et al. 1997).

Weltweit ist das Adenokarzinom des Pankreas der 13. häufigste Tumor mit einer geschätzten Häufigkeit von 200.000 für 1996. Hierbei zeigen sich starke regionale Unterschiede. In den industrialisierten Ländern Nordeuropas, Nordamerikas sowie in Japan und Australien liegt die Inzidenz bei ca. 10/100.000/Jahr, während in Afrika und weiten Teilen Asiens die Inzidenz nur bei 1–2/100.000/Jahr liegt (World Cancer Research Fund u. American Institute for Cancer Research 1997). Auf Deutschland bezogen bedeuten diese Zahlen, daß mit mehr als 11.000 pankreaskarzinombedingten Todesfällen pro Jahr zu rechnen ist.

Die Geschlechterverteilung zeigt altersadapiert für Männer ein um ca. ein Drittel höheres Risiko gegenüber Frauen. Darüber hinaus zeigt das Pankreaskarzinom eine deutliche Altersabhängigkeit mit einer kontinuierlichen Zunahme der Inzidenz im Alter. Während die Inzidenz bei den 40- bis 44-jährigen noch bei 19/100.000/Jahr liegt, zeigt sie bei den 75- bis 79-jährigen mit 43/100.000 ihr Maximum (Marisa et al. 1995).

64.3
Ätiologie des Pankreaskarzinoms

Die entscheidenden Schritte in der Pathogenese des Pankreaskarzinoms sind bislang noch nicht bekannt. Die epidemiologischen Daten und hier insbesondere Migrationsstudien legen den Verdacht nahe, daß Umweltfaktoren einen maßgeblichen Anteil an der Entstehung des Pankreaskarzinoms haben.

64.3.1
Risikofaktoren

Einer dieser Faktoren, für den zweifelsfrei ein Zusammenhang mit der Karzinomentstehung gezeigt werden kann, ist der Nikotinkonsum. Mehrere Fall- und Kohortenstudien konnten zeigen, daß das Zigarettenrauchen einen Risikofaktor für das Pankreaskarzinom darstellt. Schätzungen gehen davon aus, daß 30 % der Fälle hierdurch bedingt sind.

Auch scheint eine Dosis-Wirkung-Beziehung zu bestehen, die sich in einem erhöhtem Risiko in Abhängigkeit von der Dauer und der Menge des Zigarettenkonsums ausdrückt. Dies zeigt sich auch in Studien, die belegen, daß der Verzicht auf das Rauchen zu einer Reduktion des Risikos im Vergleich zu Personen mit anhaltendem Nikotinkonsum führt.

Der Mechanismus der nikotinbedingten Pankreaskarzinomentstehung ist letztlich noch unklar. Tierexperimente zeigen, daß tabakspezifische N-Nitrosamine Pankreaskarzinome auslösen können. Für den Zusammenhang zwischen ernährungsbedingten Faktoren und der Pankreaskarzinomhäufigkeit gibt es weit weniger gesicherte Erkenntnisse (s. Kap. 55).

So scheinen Kaffee- und Alkoholkonsum keinen Einfluß auf die Entstehung des Pankreaskarzinoms zu haben. Ein potentiell protektiver Einfluß wird für eine Ernährung mit frischem Gemüse, Obst und Vitamin C gesehen. Neben dem Tabakkonsum bestehen folgende Risikofaktoren:

- hoher Fleisch- und Fettkonsum,
- chronische Pankreatitis,
- tropische Pankreatitis,
- genetische Faktoren.

Zusammenfassend läßt sich sagen, daß gesichert nur durch eine Beeinflussung des Rauchverhaltens ein nachhaltiger Effekt auf das individuelle Erkrankungsrisiko zu erwarten ist und somit den einzigen Ansatz zur Prävention darstellt.

Diabetes mellitus
Der Zusammenhang zwischen Diabetes mellitus und Pankreaskarzinom wird kontrovers diskutiert. Eine Assoziation zwischen manifestiertem Diabetes mellitus und Pankreaskarzinom ist schon seit langem bekannt. Darüber hinaus findet sich bei über 80 % der an einem Pankreaskarzinom erkrankten Patienten eine pathologische Glukosetoleranz. Auch konnte gezeigt werden, daß bei Pankraskarzinompatienten eine periphere Insulinresistenz, vermutlich bedingt durch einen vom Tumor produzierten Faktor, vorliegt.

Diese Daten werden auch durch Fall-/Kohortenstudien gestützt (Gullo et al. 1994), die zeigen, daß der Diabetes mellitus bei Pankreaskarzinompatienten neu entsteht und somit als möglicher Vorbote der Erkrankung angesehen werden kann. Allerdings finden sich auch Hinweise für einen eigenständigen prädisponierenden Faktor des Diabetes mellitus. So konnte ebenfalls in einer Kohortenstudie sowie in einer aktuellen Metaanalyse gezeigt werden, daß ein Pankreaskarzinom mit erhöhter Frequenz bei Patienten mit langjährigem Diabetes mellitus auftritt (Permert et al. 1993; Everhart u. Wright 1995). Dieser Zusammengang gilt insbesondere für den insulinunabhängigen Diabetes. Eine abschließende Bewertung des Zusammenhangs zwischen Diabetes mellitus und Pankreaskarzinom oder der zugrunde liegenden Mechanismen kann zum jetzigen Zeitpunkt noch nicht erfolgen und bedarf weiterer Untersuchungen.

Pankreatitis
Bei der Beurteilung des Zusammenhanges zwischen dem Vorliegen einer chronischen Pankreatitis und dem Risiko, an einem Pankreaskarzinom zu erkranken, muß eine Unterscheidung der chronischen Pankreatitis in 3 Formen erfolgen.

Für die erbliche und die tropische Pankreatitis wurde ein gehäuftes Auftreten von Pankreaskarzinomen berichtet. Widersprüchlich sind dagegen die Angaben für die zahlenmäßig bedeutsame alkoholtoxische chronische Pankreatitis. Für diese Form der chronischen Pankreatitis finden sich in der Literatur Angaben, die von keiner Erhöhung des Pankreaskarzinomrisikos bis hin zu einer Häufigkeit von 30 % gehen. Erschwert wird die Auswertung einiger dieser Studien, insbesondere derer, die ein hohes Risiko der Karzinomentstehung beschreiben, dadurch, daß gesicherte Risikofaktoren wie das Rauchen nicht in die Analyse eingegangen sind. Auch wenn die Größe der Risikoerhöhung nicht eindeutig zu bestimmen ist, so bestätigen doch neuere Untersuchungen die Assoziation zwischen alkoholtoxischer chronischer Pankreatitis und Pankreaskarzinom (Fernandez et al. 1995).

■ **K-ras-Mutation.** Ein weiterer Hinweis für den möglichen ursächlichen Zusammenhang von chronischer Entzündung und Pankreaskarzinom kommt aus Untersuchungen, die den Nachweis des mutierten K-ras-Gens im Stuhl, im Duodenalsekret oder Pankreasgangsekret von Patienten mit Pankreatitis erbrachten (Wilentz et al. 1998).

Da K-ras-Mutationen bei praktisch allen manifesten Pankreaskarzinomen und in einigen Fällen auch in frühen duktalen Läsionen gefunden werden können, könnte der Nachweis von K-ras-Mutationen bei der chronischen Pankreatitis im Zusammenhang mit einer schrittweisen Tumorprogression gesehen werden. Weitere Untersuchungen sind allerdings noch erforderlich, um dieses Modell der Pankreaskarzinomentstehung – ausgehend von der Entwicklung aus einer chronischen Entzündung über Dysplasie zum Karzinom – abzusichern.

Familiäre Belastung

Neben den zuvor beschriebenen Risikofaktoren gibt es auch eine familiäre Häufung des Pankreaskarzinoms. Schätzungen gehen von einem maximalen Anteil von 3% familiär bedingten Pankreaskarzinomen aus. Die Analyse solcher Pankreaskarzinomfamilien hat bislang noch nicht den Nachweis eines spezifischen Gendefekts erbracht. Allerdings gelang in Pankreaskarzinomfamilien und bei sporadischen Pankreaskarzinomen der Nachweis von Mutationen der Tumorsuppressorgene p16 und BRCA2, welche ursprünglich mit der Entstehung des familiären Melanoms (p16) oder familären Mammakarzinoms (BRCA2) in Verbindung gebracht wurden. Da sich bei diesen Melanom- und Mammakarzinomfamilien auch gehäuft Pankreaskarzinome finden, muß ein möglicher prädisponierender Effekt von p16 und BRCA2 für das Pankreaskarzinom diskutiert werden (Hahn et al. 1994).

64.4
Klinik des Pankreaskarzinoms

Die klinische Symptomatik des Pankreaskarzinoms wird erheblich durch die Lokalisation des Tumors mitbestimmt. In 70–80% der Fälle ist der Sitz des Karzinoms im Pankreaskopf, gefolgt vom Ursprung im Korpus (20%) oder Schwanz (5–10%).

Klinische Symptome

Allen Lokalisationen gemeinsam ist die Tatsache, daß es keine eindeutigen Früh- oder Warnzeichen für die Entstehung eines Pankeaskarzinoms gibt. Symptome wie Gewichtsverlust, Schmerz und Appetitlosigkeit sind unspezifisch und können auch durch eine Vielzahl anderer Erkrankungen bedingt sein.

Ein ausgeprägter Gewichtsverlust findet sich bei mehr als 90% der Patienten, unabhängig von der Lokalisation des Pankreaskarzinoms. Für Karzinome im Bereich des Pankreaskopfes folgen als nächstes der Ikterus und Schmerz. Als Folge der mechanischen Abflußstörung finden sich häufig helle Stühle, dunkler Urin und Juckreiz. Je nach Lokalisation kann ein Ikterus auch schon bei relativ kleinen Tumoren auftreten, die noch potentiell kurabel sind und darf daher nicht als Zeichen der Inoperabilität fehlgedeutet werden.

Bei Karzinomen mit Lokalisation im Pankreaskörper oder -schwanz finden sich gehäuft Schmerzen, die in der Regel im Oberbauch empfunden werden und in den Rücken ausstrahlen. Ausgeprägte Rückenschmerzen sind häufig Ausdruck einer lokalen Tumorinfiltration in das Retroperitoneum sowie in den Splanchnikusbereich (Bakkevold et al. 1992).

Als Zeichen der tumorbedingten Pankreasdestruktion mit exokriner Pankreasinsuffizienz können voluminöse Stühle, Fettstühle und Symptome der Maldigestion auftreten. Aszites als Ausdruck einer Peritonealkarzinose findet sich bei ca. 20% der Patienten schon zum Zeitpunkt der Diagnosestellung.

Ein positives Courvoisier-Zeichen (schmerzlose Schwellung der Gallenblase) findet sich gehäuft bei Patienten mit Pankreaskopfkarzinom.

Auch sonst ungeklärte rezidivierende Thrombosen sowie Thrombophlebitiden (Trousseau-Zeichen) können als Paraneoplasie Hinweise auf ein Pankreaskarzinom geben. Auf den möglichen Zusammenhang zwischen diabetischer Stoffwechsellage und Pankreaskarzinom wurde schon bei der Erörterung der Risikofaktoren hingewiesen. Unabhängig vom kausalen Zusammenhang findet sich bei 80% der Patienten mit Pankreaskarzinom eine pathologische Glukosetoleranz, bei 20% geht dies mit klinischen Symptomen einher.

Eine akute Pankreatitis findet sich nur bei ca. 3% der Patienten als Erstsymptom.

64.5
Diagnostik des Pankreaskarzinoms

Mehr als 95% der malignen Pankreastumoren haben ihren Ursprung im exokrinen Anteil des Pankreas und können als duktale Adenokarzinome klassifiziert werden. Nur ein geringer Anteil ist endokrinen Ursprungs und weniger als 1% sind nichtepitheliale Tumoren (Lymphome, Sarkome). Eine histologische Zuordnung der Tumoren ist wichtig, da die seltenen muzinösen Zystadenokarzinome und papillären Karzinome mit einem mittleren Überleben von mehr als 12 Monaten eine bessere Prognose haben.

Im Rahmen der Diagnostik des Pankreaskarzinoms ist ein Ziel die Erfassung potentiell kurativer Stadien. Etablierte Methoden zur wirksamen Früherkennung oder zum Screening stehen nicht zur Verfügung. Um so wichtiger ist die konsequente Anwendung der diagnostischen Möglichkeiten bei begründetem Verdacht auf das Vorliegen eines Pankreaskarzinoms. Auch wenn die Gesamtprognose des Pankreaskarzinoms bedrückend schlecht ist, gibt es keinen Grund für einen diagnostischen Nihilismus, da gerade bei der schnellen Progression des Pankreaskarzinoms eine Verzögerung der notwendigen diagnostischen Maßnahmen den Ausschlag zwischen kurativer und palliativer Therapieoption bedeuten kann.

Bei klinischem oder anamnestischem Verdacht auf das Vorliegen eines Pankreaskarzinoms ist es das vordringliche Ziel der weiterführenden Diagnostik, potentiell kurative Stadien zu erkennen, um somit die Planung der Therapie zu erleichtern. Hierbei sollte die Stadieneinteilung nach dem TNM-System erfolgen (Tabelle 64.1). Legt man das TNM-System zugrunde, befinden sich etwa 15–20% der Patienten bei Diagnosestellung im Stadium I, bei 40% liegt ein Stadium II oder III vor und weitere 40% sind bereits im Stadium IV.

Bildgebende Verfahren stehen im Zentrum der Diagnostik, wobei häufig mehrere Verfahren kombiniert werden müssen, um ein zuverlässiges Staging zu ermöglichen (Evans et al. 1997) (s. Kap. 92).

64.5.1
Transabdominelle Sonographie

Die transabdominelle Ultraschalluntersuchung stellt in der Regel den ersten Schritt in der Diagnostik des Pankreaskarzinoms dar. Vorzüge dieser Untersuchungsmethode sind die breite Verfügbarkeit, geringe Belastung für den Patienten und Kostengünstigkeit. Bei günstigen Untersuchungsbedingungen wird eine untere Nachweisgrenze von 1 cm angegeben. Bei entsprechend erfahrenen Untersuchern läßt sich eine Sensitivität von ca. 80% bei einer 90%igen Spezifität erzielen (Rösch et al. 1992).

Tabelle 64.1. TNM-Klassifikation von Pankreastumoren (Kurzfassung)

T – Primärtumor	
TX	Primärtumor kann nicht beurteilt werden
T0	Kein Anhalt für Primärtumor
Tis	Carcinoma in situ
T1	Tumor begrenzt auf Pankreas, 2 cm oder weniger in größter Ausdehnung
T2	Tumor begrenzt auf Pankreas, mehr als 2 cm in größter Ausdehnung
T3	Tumor breitet sich direkt in Duodenum, Ductus choledochus und/oder peripankreatischem Gewebe[1] aus
T4	Tumor breitet sich direkt in Magen, Milz, Kolon, und/oder benachbarte große Gefäße[2] aus

Anmerkungen
[1] Peripankreatisches Gewebe umfaßt das umgebende retroperitoneale Fettgewebe (retroperitoneales Weichgewebe oder retroperitonealer Raum), eingeschlossen Mesenterium (meserentales Fett), Mesokolon, großes und kleines Netz und Peritoneum. Direkte Invasion der Gallengänge und des Duodenums schließt Befall der Ampulla Vateri ein.
[2] Benachbarte große Gefäße sind die Pfortader, der Truncus coeliacus und die A. mesenterica superior sowie die A. und V. hepatica communis (nicht die Milzgefäße).

N – Regionäre Lymphknoten
NX	Regionären Lymphknoten können nicht beurteilt werden
N0	Keine regionären Lymphknotenmetastasen
N1	Regionäre Lymphknotenmetastasen
	N1a Metastase in einem einzelnen regionären Lymphknoten
	N1b Metastasen in mehreren regionären Lymphknoten

Regionäre Lymphknoten
Regionäre Lymphknoten sind die peripankreatischen Lymphknoten, die wie folgt unterteilt werden können:
- Superior: Oberhalb von Kopf und Körper
- Inferior: Unterhalb von Kopf und Körper
- Anterior: Vordere pankreatikoduodenale, pylorische (nur bei Kopftumoren) und proximale mesenteriale Lymphknoten
- Posterior: Hintere pankreatikoduodenale Lymphknoten, Lymphknoten am Ductus choledochus und proximale mesenteriale Lymphknoten
- Lineal: Lymphknoten am Hilus der Milz und um den Pankreasschwanz (nur bei Tumoren des Körpers und Schwanzes)

M – Fernmetastasen
MX	Fernmetastasen können nicht beurteilt werden
M0	Keine Fernmetastasen
M1	Fernmetastasen

Stadiengruppierung

Stadium 0	Tis	N0	M0
Stadium I	T1	N0	M0
	T2	N0	M0
Stadium II	T3	N0	M0
Stadium III	T1	N1	M0
	T2	N1	M0
	T3	N1	M0
Stadium IVA	T4	jedes N	M0
Stadium IVB	jedes T	jedes N	M1

Die Untersucherabhängigkeit ist aber auch einer der Schwachpunkte der Sonographie. Die mit der Sonographie erhobenen Befunde lassen für sich keine Artdiagnose zu, so daß zur Abgrenzung von benignen Veränderungen oder anderen malignen Erkrankungen (Lymphome oder Metastasen) eine histologische Absicherung der Verdachtsdiagnose erforderlich bleibt.

Neben der Beurteilung des Pankreas erlaubt die transabdominelle Sonographie auch eine Mitbeurteilung der Gallengangsverhältnisse und der Leber. Schwächen zeigt die abdominelle Sonographie in der Beurteilung von Prozessen im Bereich des Pankreasschwanzes und in der Erfassung des Grades der Invasion des Karzinoms in benachbarte Strukturen.

In Kombination mit der transkutanen Feinnadelbiopsie ist mit der transabdominellen Ultraschalluntersuchung in 80 % der Patienten eine definitive Diagnosesicherung möglich.

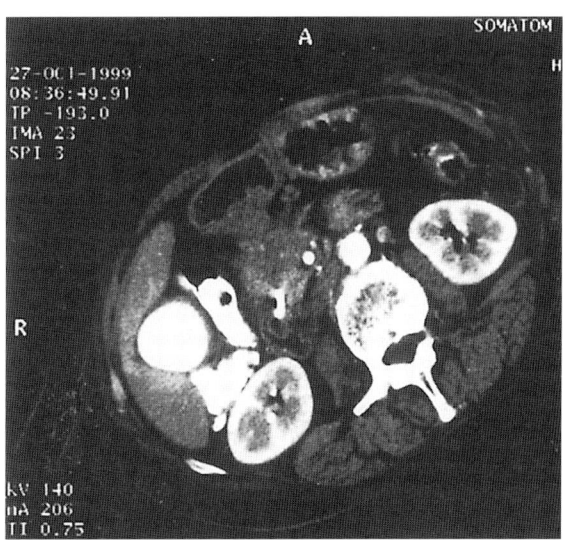

Abb. 64.2. Spiral-CT mit Nachweis eines Pankreaskopfkarzinoms

64.5.2
Computertomographie

Insbesondere die hochauflösende Spiral-CT-Untersuchung mit Kontrastmittel ist derzeit die wertvollste Maßnahme für das Staging von Pankreaskarzinomen.

In der nativen CT stellen sich Pankreastumoren häufig isodens dar und können dann nur durch Veränderungen der Organgrenzen erkannt werden. Die kontrastmittelverstärkte Spiral-CT dagegen erlaubt aus der Beurteilung von arterieller und venöser Phase in mehr als 80 % der Fälle die Darstellung pathologischer Raumforderungen (Abb. 64.2).

Bedingt durch eine relativ geringe Vaskularisation vieler Pankreaskarzinome erscheinen die Tumoren in der arteriellen Phase oft hypodens und werden dann in der venösen Phase wieder isodens.

Vorteile der CT-Diagnostik gegenüber der transabdominellen Ultraschalluntersuchung sind die Untersucherunabhängigkeit und fehlende Beeinflussung durch Luftüberlagerungen sowie die Beurteilbarkeit von Korpus und Cauda des Pankreas.

Ebenso wie die Sonographie erlaubt die CT-Untersuchung keine Artdiagnose und kann für die zytologische oder histologische Absicherung mit der Feinnadelbiopsie kombiniert werden, so daß eine Diagnosesicherung bei mehr als 90 % der Patienten erzielt werden kann.

Wertigkeit

Die kontrastmittelverstärkte Spiral-CT-Untersuchung ist derzeit die aussagekräftigste Untersuchung zur Abschätzung der Resektabilität. Hierbei liegt der Vorhersagewert bei großen Tumoren mit eindeutiger Infiltration in Nachbarorgane höher als bei kleineren Tumoren. Weiterentwicklungen, wie die Hydrospiral-CT, bei der durch eine maximale orale Wasserdistension des Magens und Duodenums, eine größere Sensitivität und Spezifität erreicht werden kann, lassen auch auf eine Verbesserung der Beurteilung kleinerer Tumoren hoffen.

Bei der Abschätzung der Resektabilität geht es insbesondere um die Darstellung der organüberschreitenden Tumorinfiltration und der Gefäßinfiltration. Hierbei ist zu beachten, daß eine Einbeziehung der großen retropankreatischen Venen (V. lienalis, V. mesenterica superior, V. portae) primär keine Kontraindikation für ein radikal operatives Vorgehen ist. Eine Einbeziehung der großen arteriellen Gefäße (Truncus coeliacus, A. mesenterica communis, A. hepatica communis) bedeutet in der Regel – aber nicht kategorisch – eine Irresektabilität. Je nach Radikalität des operativen Vorgehens stellen auch peripankreatische Lymphknotenmetastasen keine Kontraindikation zur Operation dar.

Unter Berücksichtigung dieser Kriterien läßt sich mit hoher Genauigkeit die Operabilität vorhersagen. In einer Studie (Fuhmann et al. 1994) wurden von 145 konsekutiven Patienten mit Verdacht auf Pankreaskarzinom 42 als resektabel eingestuft, von denen wiederum 37 Patienten (88 %) pankreatikoduodenoektomiert werden konnten und 5 Patienten (12 %) intraoperativ als irresektabel eingestuft wurden.

64.5.3
Endoskopische retrograde Cholangiopankreatikographie

Die Darstellung der Gallenwege und des Pankreasgangsystems mittels der endoskopischen retrograden Cholangiopankreatikographie (ERCP) ermöglicht es, in mehr als 90 % der Fälle die Diagnose Pankreaskarzinom zu stellen. Das charakteristische Zeichen in der ERCP ist die Verdrängung oder der Abbruch des Pankreasgangs an einer umschriebenen Stelle. Dies führt häufig zu dem sog. „double duct sign", d.h. dem gleichzeitigen Abbruch von Pankreas- und Gallengangsystem mit prästenotischer Dilatation. Bei ausgeprägten vorbestehenden Pankreasgangveränderungen, z.B. bei chronischer Pankreatitis, kann die Differentialdiagnose im Einzelfall schwierig sein, wobei die chronische Pankreatitis in der Regel zu multiplen kurzstreckigen Strikturen führt.

Vorteile
Mit einer Sensitivität von 92 % bei einer Spezifität von 97 % gehört die ERCP zu den zuverlässigsten bildgebenden Untersuchungen zum Ausschluß eines Pankreaskarzinoms (Niederau u. Grendell 1992). Ein weiterer Vorteil der ERCP ist die Möglichkeit der Pankreasgangsekret- und -zytologiegewinnung. Für die zytologische Beurteilung scheint das Verfahren des Bürstenabstrichs mit weniger Artefakten behaftet zu sein. Von besonderem Interesse sind neuere Arbeiten, die den Nachweis von K-ras-Mutationen in Pankreasgangsekret führen konnten (Barthelmy et al. 1995). Der differentialdiagnostische Stellenwert dieser Untersuchungen muß allerdings noch weiter überprüft werden, da von einigen Autoren auch bei bis zu einem Drittel der Patienten mit chronischer Pankreatitis K-ras-Mutationen gefunden wurden. Hierbei wird es von besonderem Interesse sein, ob diese Patienten im Verlauf ein Pankreaskarzinom entwickeln und ob diese Untersuchung somit zur Erfassung von Hochrisikogruppen dienen könnte.

Ein weiterer Vorteil der ERCP ist die Möglichkeit, im Rahmen der Diagnostik bei hochgradigem Verschlußikterus einen Stent zur Entlastung in den Ductus choledochus plazieren zu können.

Nachteile
Nachteile der ERCP sind ihre Morbidität mit einem geringen Risiko bedrohlicher Komplikationen und die fehlende Beurteilbarkeit umliegender Strukturen oder der exakten Tumorausdehnung.

Somit hat die ERCP ihren Platz in der Regel bei der Erstdiagnose und einen geringen Stellenwert für das präoperative Staging oder im Rahmen der Follow-up-Untersuchungen.

64.5.4
Kernspintomographie

Die Kernspintomographie (MRT) erzielt unter Verwendung des Kontrastmittels Gadolinum ähnlich gute Ergebnisse wie die CT-Untersuchung. Allerdings liegen bislang nur wenige vergleichende Untersuchungen vor, so daß die CT-Untersuchung noch als Standard gelten kann.

Eine Weiterentwicklung der MRT-Untersuchung ist die MRCP (Magnetresonanzcholangiopankreatikographie), die mit zunehmender Qualität eine nichtinvasive Darstellung des Gallen- und Pankreasgangsystems ermöglicht. Noch stehen die Abbildungen in der Qualität hinter denen durch die ERCP zu erzielenden Ergebnissen zurück. Ein möglicher Einsatz der MRCP ist derzeit auf Patienten mit nicht gelungener ERCP beschränkt, aber mit fortschreitender Entwicklung der Auflösungsqualität wird der diagnostische Stellenwert neu überdacht werden müssen.

64.5.5
Positronenemissionstomographie

Die Positronenemissionstomographie (PET) mit FDG erlaubt eine Abschätzung der Stoffwechselaktivität auf der Basis der häufig in Tumoren erhöhten Glukoseutilisation. Frühere Studien konnten mit hoher Sensitivität eine erhöhte Aktivität in vordiagnostizierten Pankreaskarzinomen nachweisen. Von besonderem Nutzen könnte die PET in der Differentialdiagnose zwischen chronischer Pankreatitis und Pankreaskarzinom sein. Ho und Mitarbeiter (1996) konnten bei 12 Patienten mit unklaren Befunden in der CT mittels PET 6 Patienten mit Malignomen identifizieren; allerdings wurden von den 6 benignen Veränderungen 2 als falsch positiv eingestuft. Die geringe Zahl der bislang innerhalb von Studien untersuchten Patienten erlaubt derzeit noch keine abschließende Bewertung sowohl der MRT als auch der PET.

64.5.6
Angiographie

Mit Einführung der kontrastmittelverstärkten Spiral-CT-Technik hat die selektive arterielle Angiographie an Bedeutung für die präoperative Diagnostik des Pankreaskarzinoms verloren. Die Angiographie zeigt zwar eine gute Darstellung des Gefäßlumens, läßt aber im Gegensatz zu den Kontrastmittel-CT-Untersuchungen keine Beurteilung der umliegenden Strukturen und der Beziehung zwischen Tumor und Gefäß zu. Daher wird die Angiographie von vielen Autoren nur noch für den präoperativen Ausschluß von Gefäßanomalien im Bereich der Mesenterialarterien empfohlen.

64.5.7
Endosonographie

Die Möglichkeit des endoskopischen Ultraschalls (EUS) des Pankreas sowie der unmittelbar benachbarten Gewebe ist eine deutliche Verbesserung in der Diagnostik und im Staging des Pankreaskarzinoms. Dies gilt insbesondere für kleine Läsionen, bei denen der EUS der CT-Untersuchung überlegen ist. Für Läsionen <3 cm zeigt der EUS eine Sensitivität von 97%. Besonders hilfreich ist die EUS in der Beurteilung des Lymphknotenstatus und der Infiltration in benachbarte Strukturen wie Magen, Duodenum, Portalvenensystem. Etwas schlechter schneidet der EUS in der Beurteilung der arteriellen Gefäße ab, mit einer Sensitivität von 50% gegenüber 67% für CT und 83% für die Angiographie. Dennoch wird in mehreren Studien für den EUS eine korrekte Einstufung des lokalen Tumorwachstums und Staging von ca. 90% angegeben (Abb. 64.3 a, b).

EUS-Feinnadelbiopsien

Ein weiterer Fortschritt in der Diagnostik ist die Möglichkeit der endosonographischen Feinnadelpunktion. Diese Methode ist eine wertvolle Ergänzung, da der EUS nicht sicher in der Lage ist, zwischen malignen und entzündlichen Veränderungen zu unterscheiden. Faigel et al. (1997) konnten in einer prospektiven Studie an 45 Patienten mit Pankreasläsionen eine Sensitivität von 94% bei 100%iger Spezifität bezüglich der Malignität und einen negativ prädiktiven Aussagewert von 84% erzielen.

Wie auch von anderen Autoren beschrieben, kann die EUS-Feinnadelbiopsie ohne größere Komplikationen durchgeführt werden. In der Studie von Faigel et al. (1997) lag die technische Erfolgsrate bei 90%. Für die in der Literatur beschriebenen 124 Patienten mit Pankreaskarzinom, bei denen eine EUS-Feinnadelbiopsie durchgeführt wurde, gibt es bislang keinen Hinweis auf eine peritoneale Tumorzellaussaat.

Der EUS mit gesteuerter Feinnadelbiopsie ermöglicht somit in einem Untersuchungsgang das lokale Tumorstaging und eine feingewebliche Diagnosestellung und sollte bei allen Patienten zur

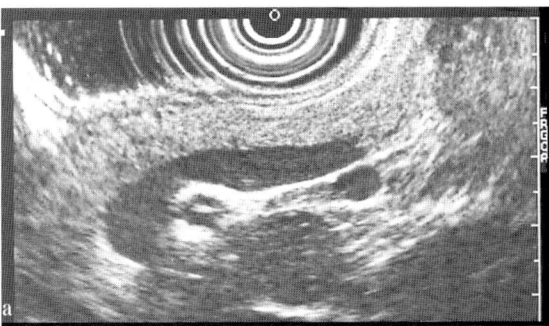

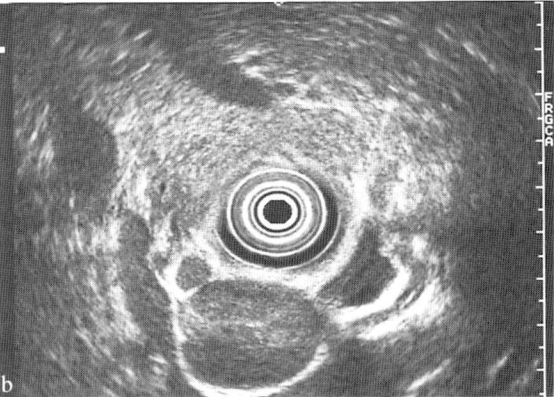

Abb. 64.3 a, b. Endosonographie. a Normalbefund des Pankreas; b tumoröse Raumforderung im Pankreas

Anwendung kommen, bei denen eine histologische Diagnose erforderlich erscheint.

64.5.8
Feinnadelbiopsie

Eine zytologische oder histologische Diagnoseabsicherung sollte bei allen Patienten vorgenommen werden, mit Ausnahme derjenigen, die aufgrund ihres schlechten Allgemeinzustands keinen intensiven Therapiemaßnahmen mehr zugeführt werden können. Dies gilt in erster Linie zur Abgrenzung gegenüber der chronischen Pankreatitis, aber auch zu anderen selteneren Tumoren im Pankreas, wie z. B. Lymphomen, Sarkomen oder Metastasen anderer Tumoren. Die eindeutige gewebliche Zuordnung ist für das weitere therapeutische Vorgehen von Bedeutung.

Liegt nur eine Aspirationszytologie vor, so kann im Einzelfall die Abgrenzung zwischen entzündlichen Veränderungen und Tumoren mit hohem Differenzierungsgrad schwierig sein.

Die Feinnadelbiopsie kann grundsätzlich CT- oder ultraschallgesteuert, transkutan oder endosonographisch erfolgen. Die Komplikationsrate ist gering und in >80% der Fälle gelingt die Gewinnung aussagefähigen Materials.

Wertigkeit

Ein negativer Befund sollte bei ansonsten stark verdächtigen Untersuchungsbefunden nicht Anlaß zur Entwarnung geben, sondern in einer zweiten Punktion bestätigt werden. Positive Befunde besitzen eine Spezifität von 100%. In Untersuchungen von Warshaw (1991) wird vermehrt auf das Problem der peritonealen Aussaat hingewiesen. Das Risiko der Tumorzellverschleppung hat dazu geführt, daß bei Patienten mit potentiell kurativ operablen Raumforderungen im Pankreas die transkutane FNA (Feinnadelaspiration) nicht durchgeführt werden sollte. Warshaw et al. 1991 hatten bei 6 von 8 (72%) der Patienten nach Punktion Tumorzellen in der Peritoneallavage gefunden, während dies nur bei 6 von 32 (19%) Patienten ohne FNA anzutreffen war.

Vergleichende Studien in der Folgezeit konnten diesen deutlichen Unterschied nicht bestätigen (Fernandes del Castillo et al. 1995). Dennoch sollte die transkutane FNA nur bei inoperablen Tumoren durchführt werden, da für diese Patientengruppe keine Verschlechterung des Überlebens zu erwarten ist. Für die EUS-FNA gibt es noch keine Hinweise auf Zellverschleppung. Da häufig aus dem Duodenum heraus punktiert wird, liegt der Stichkanal in der Regel auch im Bereich des bei der OP entfernten Gewebes.

64.5.9
Tumormarker

CA 19-9

Von den zur Verfügung stehenden serologischen Tumormarkern zeigt nur CA 19-9 eine ausreichende Spezifität, so daß der Einsatz sinnvoll erscheint. Das Antigen CA 19-9 ist ein Glykolipid mit einem Molekulargewicht (MG) von 36.000 und ist mit der Lewis-a-Blutgruppendeterminante assoziiert. Die Sensitivität der CA 19-9-Bestimmung hängt maßgeblich von der gewählten oberen Referenzgrenze ab.

Bei einer oberen Grenze von 37 kU/l liegt der positiv prädiktive Wert bei 72% und der negativ prädiktive Wert bei 96%. Bei dieser Obergrenze finden sich allerdings in bis zu 30% der Patienten mit chronischer Pankreatitis ebenfalls erhöhte Werte. Wird der obere Referenzwert auf 300 kU/l gesetzt, so liegt der positiv prädiktive Wert der Untersuchung bei 90% und bei einem oberen Wert von 1.000 kU/l bei 97%. Erhöhte CA 19-9-Werte finden sich bei 80% der Patienten mit Pankreaskarzinom. Allerdings sinkt die Rate auf 50% für Patienten mit Tumoren <3 cm. Falsch positive Ergebnisse werden bei Lebererkrankungen, Pankreatitis, Cholestase sowie anderen gastrointestinalen Tumoren beobachtet. Da CA 19-9 ein Hapten der Lewis-a/b-Blutgruppendeterminante ist, kann es in 3-10% der Bevölkerung, die Lewis negativ sind, nicht nachgewiesen werden.

■ **Bedeutung.** Die geringe Sensitivität führt dazu, daß die CA 19-9-Bestimmung aber als Screeningverfahren oder zur Ausschlußdiagnostik nicht herangezogen werden kann. Bei hoch angesetztem Referenzbereich kann CA 19-9 die initiale Diagnostik bei verdächtigen Befunden im Ultraschall oder in der CT ergänzen. Die Höhe des CA 19-9-Wertes bei gesicherter Pankreaskarzinomdiagnose erlaubt keine zuverlässige Aussage bezüglich der Operabilität. Die Bedeutung der CA 19-9-Bestimmung in der Verlaufsbewertung wird ebenfalls kontrovers diskutiert. Entsprechend ist es auch unklar, ob eine bei Anstieg der postoperativen CA 19-9-Werte eingeleitete therapeutische Intervention das Überleben der Patienten verlängert.

Andere Tumormarker

Die Spezifität und Sensitivität der CEA-Bestimmung ist für das Pankreaskarzinom so gering, daß der Einsatz nicht von Nutzen ist.

Ein neuer Marker, der eine mit CA 19-9 vergleichbare Sensitivität, aber potentiell bessere Spezifität hat, ist CAM 17.1. Gansauge et al. (1996) fanden bei 91 Patienten mit Pankreaskarzinom in 67% der Fälle erhöhte Werte (>37 kU/l). Demgegenüber fanden sich nur bei 10% der Patienten mit chronischer Pankreatitis (n = 93) erhöhte CAM 17.1-Werte.

Der Stellenwert von CAM 17.1 muß aber noch in weiteren Studien an größeren Fallzahlen überprüft werden.

64.5.10
Stufendiagnostik des Pankreaskarzinoms

Bei Verdacht auf das Vorliegen eines Pankreaskarzinoms sollte nach Anamnese und körperlichem Untersuchungsbefund eine transabdominelle Ultraschalluntersuchung durchgeführt werden. Neben der Beurteilung der lokalen Verhältnisse sind so auch schon Aussagen über das Vorliegen von Lebermetastasen oder eines Aszites möglich. Eine zu diesem Zeitpunkt durchgeführte Röntgenthoraxuntersuchung dient dem Ausschluß pulmonaler Filiae. Bei weiterhin begründetem Verdacht auf ein Pankreaskarzinom kann jetzt auch die Bestimmung des CA 19-9 erfolgen. Zeigten die initialen Untersuchungen bereits Metastasen in Lunge oder Leber, so ist eine Feinnadelbiopsie zur zytologischen oder histologischen Diagnosestellung indiziert. Weitere diagnostische Untersuchungen sind in der Regel nicht erforderlich. Bei Vorliegen eines Ikterus ist die Durchführung einer ERCP in diagnostischer und therapeutischer Absicht (Stenteinlage) sinnvoll. Die ERCP ist insbesondere dann indiziert, wenn klinisch-differentialdiagnostisch eine chronische Pankreatitis in Frage kommt.

Für alle anderen Patienten ohne Nachweis von Fernmetastasen oder genereller OP-Kontraindikationen muß nach Erhärtung der Verdachtsdiagnose über die ERCP das vorrangige Ziel der weiteren Diagnostik in der Abschätzung der Resektabilität liegen. Hierzu dient in erster Linie die konstrastmittelverstärkte Spiral-CT. Die Endosonographie kommt als Ergänzung insbesondere für kleine Raumforderungen in Frage.

Ergibt diese weiterführende Diagnostik Hinweise für die Irresektabilität, muß als nächstes die zytologisch-histologische Diagnosesicherung mittels Feinnadelbiopsie entweder CT- oder ultraschallgesteuert erfolgen. Bei potentiell resektablen Pankreastumoren sollte wegen der Gefahr der Tumorzellverschleppung keine transabdominelle Punktion erfolgen. Die geringe Fallzahl der dokumentierten endosonographisch geführten Feinnadelbiopsien läßt noch keine abschließende Beurteilung des Risikos der Tumorzellkontamination zu. Allerdings liegen bislang keine Berichte über eine peritoneale Aussaat nach EUS-Biopsie vor.

Laparotomie
Mit den heute zu erzielenden Ergebnissen der Spiral-CT-Untersuchung sollte eine Laparatomie nur noch mit der Zielsetzung der Resektion erfolgen und nicht mehr primär zur Evaluation der Resektabilität.

Fakultativ kann der Einsatz der Laparoskopie zum Ausschluß einer Peritonealkarzinose oder kleiner hepatischer Metastasen, die mittels CT oft schlecht erkannt werden, erwogen werden.

Zeigt die Diagnostik einen resektablen Tumor, sollte unverzüglich eine Operation mit dem Ziel der R0-Resektion angestrebt werden. Die selektive Angiographie der Mesenterialgefäße kann fakultativ zum präoperativen Nachweis von Gefäßanomalien erwogen werden.

Wird der Prozeß als nicht resektabel eingestuft, ist auch vor Einleitung weiterer palliativer Maßnahmen die zytologisch-histologische Diagnoseabsicherung mittels FNA anzustreben.

64.5.11
Differentialdiagnose

Differentialdiagnostisch kommen grundsätzlich alle Erkrankungen des Pankreas, insbesondere die chronische und akute Pankreatitis sowie Zysten und gutartige Tumoren, in Betracht. Daneben ist bei Patienten mit Ikterus der Steinverschluß sowie Gallengangsstenosen anderer Ursachen oder eine intrahepatische Cholestase auszuschließen.

Besondere Schwierigkeiten bereitet oft die Abgrenzung von der chronischen Pankreatitis, die aber bei konsequenter Anwendung der Untersuchungsmöglichkeiten und erfahrenen Klinikern in mehr als 90% der Fälle gelingt.

Auch uncharakteristische Beschwerden mit Lokalisation im Oberbauch und im Rücken müssen insbesondere bei älteren Patienten an ein Pankreaskarzinom denken lassen und Anlaß für eine Sonographie sein. Andernfalls kann wertvolle Zeit durch langwierige Vorbehandlungen wegen degenerativer Wirbelsäulenveränderungen, Dyspepsie oder Motilitätsstörungen im oberen Gastrointestinaltrakt verloren gehen.

64.6
Nichtoperative Therapie des Pankreaskarzinoms

64.6.1
Neoadjuvante Therapie/adjuvante Therapie

Ausgehend von der Tatsache, daß selbst bei dem überwiegenden Teil der Patienten, die erfolgreich R0-reseziert werden konnten (75%), mit einem Rezidiv der Erkrankung zu rechnen ist, haben neoadjuvante und adjuvante Therapieansätze großes Interesse gefunden. Hierbei soll entweder durch eine Chemotherapie der frühzeitigen Metastasierung entgegengewirkt und/oder durch eine lokale Strahlentherapie das Lokalrezidivrisiko gesenkt werden. Der neoadjuvante Ansatz bietet konzeptionell gewisse Vorteile:

1. Die Therapiemaßnahmen können unverzüglich eingeleitet und alle potentiell in Frage kommenden Patienten können behandelt werden, während bei der adjuvanten Therapie häufig Verzögerungen oder Therapieabbrüche wegen postoperativer Komplikationen auftreten.
2. Bei der hohen Rate der insipienten Fernmetastasierung zum Zeitpunkt der Diagnosestellung kann Patienten, die während der neoadjuvanten Therapiephase einen manifesten Tumorprogreß zeigen, die Operation erspart bleiben.

Die bislang zu diesem Therapiekonzept vorliegenden Ergebnisse beschränken sich im wesentlichen auf 2 Arbeiten mit 39 und 24 Patienten, die nach neoadjuvanter Therapie (Staley et al. 1996) einer Resektion zugeführt wurden (Hoffmann et al. 1995). In beiden Arbeiten war keine signifikante

Verbesserung des Überlebens im Vergleich zu nur operierten Patienten zu verzeichnen.

Es zeichnet sich aber eine Reduktion der Lokalrezidivrate ab, und die nicht beherrschte Fernmetastasierung wird zum führenden Problem des Therapieversagens. Staley et al. (1996) fanden in 21 % der Patienten ein Lokalrezidiv und in 79 % der Patienten Fernmetastasen, bei denen wiederum die Lebermetastasen an 1. Stelle standen.

Chemotherapie
Die geringe Effizienz der systemischen Chemotherapie erklärt somit, weshalb eine Verbesserung des medianen Gesamtüberlebens, trotz deutlicher Erfolge in der Vermeidung der Lokalrezidive, nicht erzielt werden konnte. Welchen Einfluß in diesem Zusammenhang neue Chemotherapeutika wie Gemcitabin haben können, muß noch untersucht werden.

■ **Postoperative adjuvante Chemoradiotherapie.** Auch für diese läßt sich – nach den Ergebnissen aktueller Arbeiten – im Vergleich zur alleinigen Resektion keine signifikante Verlängerung des Überlebens zeigen. Zu beachten ist insbesondere, daß bei der adjuvanten Therapie eine Selektion auftritt, da viele Patienten wegen verzögerter postoperativer Erholung nicht eingeschlossen werden und unwillkürlich eine Selektion zugunsten der Patienten mit gutem Allgemeinzustand erfolgt.

Entsprechend liegen auch nur Studien mit geringer Fallzahl vor. Yeo et al. (1995) berichten über 56 Patienten, die eine adjuvante Chemoradiotherapie erhalten haben und die im Vergleich zu 22 Patienten, die nur reseziert wurden, ein medianes Überleben von 20 vs. 12 Monaten aufwiesen.

■ **Adjuvante Chemotherapie.** Für den alleinigen Einsatz einer adjuvanten Chemotherapie ließ sich bei erheblicher therapiebedingter Toxizität kein signifikanter Vorteil für das Fünfjahresüberleben zeigen. In der Studie von Bakkevold et al. (1993) konnte zwar mit einer Kombinationschemotherapie (5-Fluorouracil/FU, Mitomycin C, Doxorubicin) ein medianes Überleben von 23 Monaten gegenüber 11 Monaten erzielt werden. Aber die Toxizität war so erheblich, daß nur 13 von 20 Patienten die geplanten 6 Zyklen Chemotherapie erhielten. Weitere 46 Patienten hatten postoperative Kontraindikationen gegen die Studienteilnahme.

Strahlentherapie
Auch für die alleinige adjuvante Strahlentherapie, entweder als externe Bestrahlung (EBRT) oder intraoperative Strahlentherapie (IORT), fehlt bislang der eindeutige Nachweis einer positiven Beeinflussung des Überlebens.

Insbesondere die IORT erlaubt die Applikation maximaler Strahlendosen direkt auf das Tumorgebiet. Allerdings zeigt sich ähnlich wie bei der neoadjuvanten Chemoradiotherapie, daß der signifikante Rückgang der Lokalrezidive nach IORT nicht zu einer Verlängerung des Überlebens führt. Berücksichtigt man den hohen apparativen Aufwand, der mit der IORT verbunden ist, so scheint dieses Verfahren als alleinige adjuvante Maßnahme wenig sinnvoll.

Wertigkeit der Therapieansätze
Vor dem Hintergrund der ungeklärten Frage, welche oder ob überhaupt eine adjuvante Therapie sinnvoll ist, wurden von der EORTC (European Organization for Research and Treatment of Cancer) und der ESPAC (European Study Group for Pancreatic Cancer) multizentrische Studien initiiert, die randomisiert Chemotherapie, Chemoradiotherapie und Resektion und alleinige Resektion vergleichen. Eine Auswertung der Ergebnisse liegt noch nicht vor, so daß zum jetzigen Zeitpunkt nur die Empfehlung ausgesprochen werden kann, Patienten nur innerhalb von Studien adjuvant zu behandeln.

Für alle Patienten, die nicht R0-reseziert werden können, haben alle weiteren Maßnahmen rein palliativen Charakter, d.h. die Therapie darf nicht belastender sein als der natürliche Verlauf der Erkrankung, und eine Verbesserung der Lebensqualität sollte angestrebt werden.

64.6.2
Lokal fortgeschrittenes inoperables Pankreaskarzinom

Für Patienten, die nicht resektabel sind oder die nur R1- oder R2-reseziert werden konnten, aber ohne Nachweis von Fernmetastasen sind, liegt das mediane Überleben bei ca. 8 Monaten.

Die alleinige Bestrahlung (als EBRT) kann in dieser Situation besonders effektiv zur Schmerzbekämpfung eingesetzt werden. Allerdings sollte dies nur dann erfolgen, wenn die medikamentöse Schmerztherapie konsequent ausgeschöpft ist. Für die Chemoradiotherapie deuten einige Studien eine Prognoseverbesserung der Patienten an.

Chemoradiotherapie
Erste Studien zur Chemoradiotherapie bei lokal fortgeschrittenen Pankreaskarzinomen von Moertel et al. (1981) und der Gastrointestinal Tumor Study Group (GITSG 1988) zeigten für den Vergleich der alleinigen perkutanen Bestrahlung gegenüber einer Chemoradiotherapie (GITSG) jeweils einen Überle-

bensvorteil durch die Kombinationstherapie. Dieser zeigte sich insbesondere bei der Einjahresüberlebensrate, die bei der Chemoradiotherapie bei 40–50% lag, während mit alleiniger Radio- oder Chemotherapie lediglich 15–19% erzielt wurden.

Bezüglich der Chemotherapie kann eindeutig belegt werden, daß eine Kombinationschemotherapie (SMF/Streptotocin, Mitomycin, 5-FU) plus Radiatio einer alleinigen 5-FU-Chemoradiotherapie nicht überlegen ist. Die Hinzunahme anderer Zytostatika oder die Biomodulation des 5-FU mit Leucovorin hat keinen weiteren Vorteil gebracht. Das mediane Überleben liegt zwischen 8 und 12 Monaten.

Eine von der ECOG (Eastern Cooperative Oncology Group) initiierte Studie konnte keinen Unterschied zwischen der alleinigen 5-FU-Gabe und einer 5-FU-Chemoradiotherapie nachweisen, mit einem medianen Überleben von 8,2 Monaten in beiden Therapiearmen (Klaassen et al. 1985). Berücksichtigt man die ausgesprochene Heterogenität der Patienten mit lokal fortgeschrittenen Pankreaskarzinomen, die per se schon zu einer erheblichen Varianz im Verlauf der Erkrankung führt, so ist bei der überwiegend geringen Patientenzahl innerhalb der einzelnen Studien der tatsächliche Nutzen einer Chemoradiotherapie schwer zu beurteilen. Da es sich aber um eine palliative Therapie handelt, die potentiell mehr Toxizität als eine alleinige Chemotherapie verursacht, sollte sie

– nur in Studien und
– nur bei Patienten in gutem Allgemeinzustand durchgeführt werden.

Unklar bleibt auch, ob eine Chemoradiotherapie bei lokal fortgeschrittenen Tumoren geeignet ist, eine sekundäre Resektabilität zu erzielen.

Einzelne Studien zeigen, daß bis zu 50% der Patienten resektabel werden. Es bleibt abzuwarten, ob es sich hierbei um einen Therapieeffekt handelt oder eher um Patientenselektion.

Regionale Chemotherapie

Ein weiterer Therapieansatz, dessen Stellenwert zur Zeit nicht abschließend beurteilt werden kann, ist die regionale Chemotherapie über den Truncus coeliacus. Einzelne Arbeiten zeigen für Patienten im Stadium III ein medianes Überleben von 12 Monaten, während im Stadium IV ein Überleben von 4 Monaten beobachtet wurde. Für Patienten im Stadium IV bietet diese Therapie (Mallinson et al. 1980) bei deutlich erhöhter Toxizität und therapiebedingter Beeinträchtigung keinen Vorteil gegenüber einer alleinigen systemischen Chemotherapie.

Für Patienten im Stadium III steht der Vergleich mit anderen weniger aufwendigen und belastenden Verfahren noch aus.

64.6.3
Metastasierende Pankreaskarzinome/Rezidive

Die Ergebnisse der Chemotherapie bei weit fortgeschrittenen Pankreaskarzinomen oder Rezidiven nach initialer Resektion sind enttäuschend. Die objektiven Ansprechraten liegen in der Größenordnung von 5–20%. Ein Langzeitüberleben ist nur in Einzelfällen beschrieben. Das mediane Überleben liegt bei 4 Monaten (Evans et al. 1997).

Chemotherapie

Mit 5-FU gibt es die größte Erfahrung, wobei auch für diese Substanz nicht mehr als 20% objektives Ansprechen zu erwarten ist. Unterschiedliche Dosierungen und Applikationsarten (bolus vs. kontinuierlich) haben keine eindeutige Verbesserung der Therapieergebnisse erbracht. Auch die Modulation von 5-FU mit PALA, IFN-α oder Leucovorin hat keine repoduzierbaren Überlebensvorteile gegenüber einer 5-FU-Monotherapie gezeigt. Zytostatika mit marginaler Wirksamkeit, aber überwiegend hoher Toxizität im Vergleich zu 5-FU, sind Ifosfamid, Cisplatin, Mitomycin C, Streptotocin und die Antrazykline.

Für alle Substanzen gilt, daß in Pilotstudien oftmals Ansprechraten bis zu 30% berichtet wurden, die sich in Nachfolgestudien nicht bestätigen ließen. Hinzu kommt, daß eine zuverlässige Evaluation des Therapieansprechens erst mit der CT-Untersuchung gegeben war und die Ansprechraten in älteren Studien eher überbewertet wurden.

Anfang der 80er Jahre wurden für Chemotherapiekombinationen wie FAM, SMF und das Mallison-Schema z. T. mediane Überlebenszeiten von bis zu 12 Monaten beschrieben (Mallinson et al. 1980). Leider ließen sich diese Ergebnisse in Nachfolgestudien z. T. im Vergleich zu einer 5-FU-Monotherapie nicht reproduzieren, so daß der Einsatz einer Kombinationschemotherapie nur innerhalb von Studien gerechtfertigt erscheint.

Neue Therapieansätze

Dennoch deuten Studienergebnisse aus den letzten Jahren auf einen möglichen Benefit einer Chemotherapie bei fortgeschrittenen Pankreaskarzinomen hin. Palmer et al. zeigten 1994 eine Verlängerung des Überlebens von durchschnittlich 8 Monaten für 23 mit FAM behandelte Patienten im Vergleich zu 20 Patienten, die supportive Therapie erhielten.

Ähnliche Ergebnisse konnten Glimelius et al. (1996) in einem randomisierten Vergleich zwischen supportiver Therapie und Chemotherapie erzielen. Das entsprechende Überleben war 6 Monate für die Chemotherapiegruppe und 2,5 Monate für die „best supportive care"-Gruppe. In dieser Studie wurde auch eine Analyse der Lebensqualität durchgeführt, die ebenfalls einen Vorteil für die Chemotherapiegruppe zeigt. Auch für die Gabe von 5-FU als Dauerinfusion in Kombination mit Cisplatin oder Carboplatin wurden Ergebnisse vorgelegt, die eine Ansprechrate von 16 % und ein medianes Überleben von 5,5–7,5 Monaten bei einer geringen, chemotherapiebedingten Toxizität zeigten (Auerbach et al. 1997). Dennoch fehlen weiterhin eindeutige Ergebnisse, die belegen, daß eine Kombinationschemotherapie einer Monotherapie mit 5-FU oder Gemcitabin überlegen ist.

■ **Gemcitabin.** Von den neuen Zytostatika zeigt insbesondere Gemcitabin bei geringer Toxizität eine reproduzierbare Wirksamkeit. Burris et al. (1997) konnten in einem randomisierten Vergleich von Gemcitabin mit 5-FU neben einem deutlichen Effekt auf die krankheitsbedingten Symptome auch eine marginale Überlebensverlängerung zeigen. Nimmt man den relativ hohen Prozentsatz derer Patienten, die einen Stillstand der Erkrankung unter einer Gemcitabintherapie zeigen, so ist diese Substanz sicherlich eine Alternative in der Chemotherapie des fortgeschrittenen Pankreaskarzinoms und hat inzwischen einen festen Platz neben 5-FU in der Palliativbehandlung.

Gemcitabin scheint auch bei Patienten, die bereits mit 5-FU vorbehandelt waren, noch eine gewisse Wirksamkeit zu zeigen. Auch hier steht die Beeinflussung der krankheitsbedingten klinischen Symptome im Vordergrund, gemessen am Verhalten der Schmerzmedikation, Gewichtsentwicklung und des Allgemeinzustands. Dennoch führt die Therapie mit Gemcitabin nur zu einer marginalen Verlängerung des Überlebens und zukünftige Studien müssen zeigen, ob Gemcitabin in Kombination mit anderen Zytostatika, wie z. B. Cisplatin, eine deutliche Verlängerung des Überlebens ermöglicht.

> Zusammenfassend läßt sich sagen, daß bei fortgeschrittenem Pankreaskarzinom eine Chemotherapie gerechtfertigt erscheint. Ohne Einbußen der Lebensqualität läßt sich eine geringe Verlängerung des Lebens gegenüber einer supportiven Therapie erzielen. Außerhalb von Studien können 5-FU und Gemcitabin als derzeitiger Standard in der Monotherapie angesehen werden. Kombinationstherapien sollten bei nicht nachgewiesener Überlegenheit gegenüber einer Monotherapie nur in klinisch kontrollierten Studien Anwendung finden.

64.6.4
Hormontherapie

Basierend auf der Beobachtung, daß Pankreaskarzinome Geschlechtshormonrezeptoren exprimieren können, wurde in palliativer Absicht auch der Stellenwert der Antiöstrogene und LH-RH-Analoga untersucht.

Antiöstrogene

Wong u. Chan (1993) konnten bei 80 Patienten unter Tamoxifentherapie ein medianes Überleben von 7 Monaten beobachten, ähnliche Ergebnisse wurden auch aus Studien mit geringerer Fallzahl berichtet.

In randomisierten Studien von Taylor et al. (1993) und Bakkevold et al. (1990), in denen insgesamt 220 Patienten untersucht wurden, ergab sich jedoch kein signifikanter Überlebensvorteil für die mit Tamoxifen behandelte Patientengruppe gegenüber der Plazebogruppe.

Somatostatin

Da Pankreaskarzinome auch Somatostatinrezeptoren exprimieren und seine Analoga, z. B. Octreotid, das in-vitro-Wachstum rezeptorpositiver Zellen hemmen können, wurden insbesondere Somatostatinanaloga in mehreren Studien auf ihre klinische Wirksamkeit hin überprüft. Hierbei zeigt sich sowohl in einer Dosierung von 0,2 mg 3mal täglich als auch in der hochdosierten Gabe von 2 mg 3mal täglich, bei bis zu 40 % der Patienten eine Verbesserung der klinischen Symptomatik. Bezogen auf das Überleben zeigt sich kein deutlicher Effekt. Unter Therapie mit Somatostatin wird das mittlere Überleben zwischen 4 und 6 Monaten angegeben. Auch wenn mit Somatostatin in bis zu 40 % der behandelten Patienten ein Stillstand der Erkrankung beobachtet werden kann, finden sich doch keine dokumentierten Remissionen.

An einem kleinen Patientenkollektiv von 12 Patienten konnten Rosenberg et al. (1995) durch die Kombination von Somatostatin und Tamoxifen ein medianes Überleben von 12 Monaten erzielen. Gegenwärtig wird Somatostatin wegen seiner geringen Toxizität und des nachgewiesenen positiven Effekts auf die Lebensqualität in mehren Studien als Kombinationspartner für z. B. 5-FU oder Gemcitabin untersucht.

64.6.5
Supportive Maßnahmen

Das klinisch führende Symptom bei Patienten mit Pankreaskarzinom sind Schmerzen. Neben der

Beeinflussung der Schmerzen durch die Tumortherapie sollte eine fundierte Schmerztherapie frühzeitig und konsequent eingesetzt werden. Hierbei hat sich ein Vorgehen nach den Empfehlungen der WHO mit einer stufenweisen Intensivierung bewährt.

Schmerztherapie

Ein wichtiger Grundsatz ist hierbei, die Schmerzmedikation nicht als Bedarfsmedikation zu geben, sondern zu fixen Zeitpunkten eine Basismedikation zu verordnen. Auch darf der Einsatz von Morphinpräparaten aus Scheu vor Nebenwirkungen nicht unnötig herausgezögert werden.

Ein spezielles Problem beim Pankreaskarzinom ist die Tumorinfiltration des Plexus coeliacus, die typischerweise stärkste epigastrische Schmerzen mit Ausstrahlung in den Rücken verursacht. Hier ist die Plexusblockade mit 50%igem Alkohol eine zusätzliche Maßnahme, die bei bis zu 90% der Patienten zu Langzeiterfolgen führt.

Auch die perkutane Strahlentherapie kann zu einer Analgesie eingesetzt werden, allerdings dauert der Eintritt bis zur Wirkung länger als bei der oben beschriebenen Methode.

Enzymsubstitution

Bei deutlicher exokriner Pankreasinsuffizienz ist es gerade bei Tumorpatienten wichtig, eine entsprechende Substitution mit Enzymen durchzuführen, um den Substanzverlust nicht noch weiter zu beschleunigen. Hierzu gehört auch die Gabe von MCT-Fetten und eine gezielte Ernährungsberatung. Ein pankreopriver Diabetes erfordert in der Regel eine Behandlung mit Insulin.

Therapie des Verschlußikterus

Zur palliativen Therapie des häufig anzutreffenden Verschlußikterus bei Pankreaskopfkarzinomen können entweder chirurgische Maßnahmen in Form einer biliodigestiven Anastomose oder die endoskopische Intervention mit Stenteinlage erwogen werden. Sowohl mit der Stenteinlage als auch durch die biliodigestive Anastomose lassen sich erfolgreiche Ableitungen bei 90% der Patienten erzielen.

Die Stentverfahren sind in der Regel mit einer geringeren Mortalität und Letalität verbunden, haben dafür aber den Nachteil, daß es häufig zu Stentverschlüssen kommt, die eine erneute Hospitalisierung und Stentwechsel erzwingen. Aufgrund der Schwere des Eingriffs sollte das operative Vorgehen insbesondere auf die Patienten beschränkt bleiben, die bei kurativ intendierter Operation intraoperativ den Befund der Inoperabilität zeigen. Bei schlechtem Allgemeinzustand und geringer Lebenserwartung ist den endoskopischen Stentverfahren der absolute Vorzug zu geben.

64.6.6
Neue Therapieansätze

Die insgesamt wenig zufriedenstellende Wirksamkeit der chemotherapeutischen Therapie des Pankreaskarzinoms macht es dringend erforderlich, neue Therapiekonzepte zu überprüfen. Hierbei haben sich insbesondere aus den Erkenntnissen über die zell- und molekularbiologischen Veränderungen im Rahmen der Pankreaskarzinomentwicklung neue Therapiekonzepte abgeleitet.

Blockade des K-ras-Onkogens

Da ca. 90% der Pankreaskarzinome Mutationen des K-ras-Onkogens zeigen, die mit einer erhöhten Aktivität dieses Proteins im Rahmen der Signaltransduktion einhergehen, wurden unterschiedliche Ansätze zur "Korrektur" dieser Veränderung entwickelt, die sich z.T. auch in der Phase-I-Erprobung befinden. Hierbei sind insbesondere die Therapieversuche mit Farnesyltransferaseinhibitoren, die durch Unterbindung der Farnesylierung des ras-Proteins die für die Funktion unabdingbare Lokalisation an der Zellmembran blockieren, zu nennen.

Weitere Ansätze versuchen durch den Einsatz von Antisenseoligonukleotiden oder die Ribozym-Methode die Proteinproduktion des ras-Onkogens zu blockieren.

■ **Monoklonale Antikörper.** Ebenfalls erprobt werden Immunisierungsansätze zur passiven und aktiven Immunisierung gegen das mutierte *ras* als Zielantigen. Die Dysregulation von Rezeptortyrosinkinasen stellt auch beim Pankreaskarzinom eine der häufigsten Veränderungen im Rahmen der Tumorgenese dar. Hierbei zeigt sich insbesondere eine Überexpression des EGF-Rezeptors. Diese Überexpression des EGF-Rezeptors bildet die Grundlage für den Einsatz monoklonaler Antikörper gegen den EGF-Rezeptor, mit dem Ziel der antikörpervermittelten komplementabhängigen Zytotoxizität.

Für diese antikörpervermittelten Effekte ist eine hohe Expressionsdichte des Zielantigens eine entscheidende Voraussetzung. Es konnte gezeigt werden, daß durch Tumornekrosefaktor-α (TNF-α) die Expressionsdichte des EGF-Rezeptors auf Pankreaskarzinomzellinien erhöht werden kann. Erste klinische Ergebnisse, in denen im Rahmen einer Phase-I/II-Studie die Kombination aus der Gabe von TNF-α und einem Anti-EGF-Rezeptorantikörper überprüft wurden, deuten darauf hin, daß es möglich ist, durch gezielte Manipulation der Antigenexpression und anschließende Antikörpergabe das Tumorwachstum antikörperabhängig zu hemmen (Schmiegel et al. 1997).

Wertigkeit
Der Stellenwert dieser neuen Therapieansätze, die bislang lediglich in Phase-I- und -II-Studien an kleinen Patientenzahlen erprobt wurden, bedarf sicherlich noch der weiteren Überprüfung und des Vergleichs mit der Chemotherapie. Dennoch zeigen diese ersten Ergebnisse, daß ein besseres Verständnis der Tumorbiologie des Pankreaskarzinoms auch die Möglichkeit für neue Therapieansätze bietet.

Für Patienten mit metastasiertem oder lokal weit fortgeschrittenem Pankreaskarzinom, die in relativ gutem Allgemeinzustand sind, erscheint generell eine systemische Therapie gerechtfertigt. Vor dem Hintergrund der limitierten Wirksamkeit der derzeit zur Verfügung stehenden Therapeutika sollten jedoch vorrangig neue Therapieansätze oder Substanzen in Phase-II-Studien geprüft werden. Außerhalb von solchen Studien kann zum jetzigen Zeitpunkt eine Monotherapie mit 5-FU oder Gemcitabin als Standard angesehen werden. Da aber auch diese Substanzen nur einen marginalen Einfluß auf das Überleben haben, bedarf es unverminderter Anstrengungen zur Verbesserung der Therapie des Pankreaskarzinoms.

64.7
Chirurgische Therapie des Pankreaskarzinoms

Allgemeines
Bezüglich der Therapieaussichten beim exokrinen Pankreaskarzinom gibt es stark divergierende Ansichten. Unbestritten ist die schwierige onkologische Ausgangslage bei dieser Karzinomentität. Daraus kann und darf jedoch kein therapeutischer Nihilismus abgeleitet werden. In diesem Zusammenhang wird häufig angeführt, daß die Überlebensrate 5 Jahre nach Resektion nur 1 % betrage und die meisten Patienten innerhalb eines Jahres versterben würden (Gudjonsson 1987). Schwer verständlich sind auch Aussagen und Empfehlungen des National Cancer Institute, daß die bisherige „state-of-the-art"-Behandlung – einschließlich der chirurgischen Resektion – unabhängig vom Tumorstadium nur wenig Einfluß auf das Überleben zeige und deshalb grundsätzlich alle Patienten jedes Stadiums eines Pankreaskarzinoms als Kandidaten für klinische Studien betrachtet werden sollten. Dagegen stehen die Erfahrungen und vielfach publizierten Ergebnisse einer engagierten und onkologisch-orientierten chirurgischen Resektion, wie sie für viele Zentren in Deutschland typisch ist.

■ **Begriffsdefinition.** Von größter Bedeutung ist eine exakte Begriffsdefinition, da gerade beim Pankreaskarzinom nicht selten unterschiedliche Tumorentitäten nur unzureichend voneinander getrennt werden. Insbesondere „periampulläre Karzinome" stellen einen ausgesprochen fragwürdigen Terminus dar. Darunter werden sowohl Karzinome der Ampulla Vateri, des Duodenums, des distalen Choledochus sowie auch exokrine Pankreaskopfkarzinome subsumiert. Eine derartige Vermischung von außerordentlich unterschiedlichen Tumorentitäten verbietet sich grundsätzlich.

Dieses Kapitel beschränkt sich auf die Karzinome des exokrinen Pankreas. Papillenkarzinome und extrahepatische Gallengangstumoren haben nach Resektion eine vergleichsweise viel bessere Prognose, lassen sich aber in vielen Fällen weder prä- noch intraoperativ eindeutig von einem exokrinen Pankreaskarzinom differenzieren (Bakkevold u. Kambestad 1993).

Präoperative Diagnostik
Eine präoperative Diagnosesicherung ist entbehrlich und erscheint wegen der Gefahr der Tumorzellverschleppung und/oder Impfmetastasen sogar obsolet, wenn eine Laparotomie zur Tumorresektion oder palliativ-operativ geplant ist (Warshaw 1991). Die histologische Diagnosesicherung sollte erst intraoperativ erfolgen (Beger et al. 1995). Wird auf eine Laparotomie verzichtet, sollte eine histologische Diagnosesicherung vor Beginn einer Strahlen- oder Chemotherapie erfolgen. Der Stellenwert einer präoperativen Laparoskopie zum Ausschluß von Fernmetastasen bzw. der Einschätzung der Resektabilität des Tumors muß zum derzeitigen Zeitpunkt als noch nicht gesichert gelten (Warshaw u. del Castillo 1992).

Neoadjuvante Therapie
Eine neoadjuvante Chemo- und/oder Radiotherapie ist nur im Rahmen klinischer Studien zu vertreten (Leitlinien der Dt. Krebsgesellschaft für Pankreaskarzinom 1997) (s. S. 745).

Präoperative Entlastung eines cholestatischen Ikterus
Bei hohen Bilirubinwerten (>20 mg%) wird eine präoperative Galleableitung durch endoskopische Stentimplantation oder perkutane transhepatische Drainage empfohlen, ohne daß prospektive Studien bislang jedoch einen positiven Einfluß auf Morbidität oder Mortalität einer nachfolgenden Operation

bewiesen hätten (Bodner u. Bodner 1998; Pitt et al. 1985).

64.7.1
Operative Therapie mit kurativer Zielsetzung

Ziel einer operativen Therapie mit kurativer Zielsetzung ist die Tumorentfernung im Gesunden, einschließlich der Entfernung des regionären Lymphabstromgebiets. Die chirurgische Resektion ist unbestritten die wichtigste therapeutische Option in der Behandlung des Pankreaskarzinoms (Trede et al. 1990).

Operationsverfahren
Abhängig von Lokalisation und Ausdehnung des Tumors kommen die partielle Duodenopankreatektomie nach Kausch-Whipple, die subtotale oder (selten) die totale Pankreatektomie sowie die Pankreaslinksresektion zur Anwendung. Ein makroskopischer Sicherheitsabstand zwischen Tumor und Pankreasresektionsebene von mindestens 2 cm ist anzustreben. Die Tumorfreiheit der Pankreasresektionsfläche ist im Schnellschnitt zu überprüfen. Bei Tumorbefall erfolgt situationsabhängig eine Nachresektion bis hin zu einer totalen Pankreatektomie.

Ausmaß der Lymphadenektomie
Die Lymphadenektomie umfaßt standardmäßig die Lymphknoten der ersten Station, bei den Linksresektionen und bei der totalen Pankreatektomie auch die Splenektomie, um die Lymphknoten um die Milzgefäße und am Milzhilus mit zu entfernen. Die Lymphknoten der ersten Station sind supra- und infrapankreatisch im Bereich von Kopf und Körper lokalisiert und umfassen die vorderen und hinteren pankreatikoduodenalen sowie die pylorischen Lymphknoten. Der Wert der Dissektion auch der zweiten Station oder einer Erweiterung auf die paraaortalen oder andere Lymphknotenbereiche wird aufgrund einer Erhöhung der Morbidität bei noch nicht zweifelsfrei bewiesenem Überlebensvorteil kontrovers beurteilt (Fortner 1973; Henne-Bruns et al. 1998; Sindelar 1989). Ebenfalls ist noch umstritten, ob die pyloruserhaltende partielle Duodenopankreatektomie den Anforderungen einer onkologisch adäquaten Resektion des exokrinen Pankreaskarzinoms entspricht (Roder et al. 1992).

Resektionsquote, Kontraindikationen zur Resektion
In der Praxis erweisen sich bis zu 60 % der exokrinen Pankreaskarzinome als nicht resektabel. Die Resektionsquote schwankt außerordentlich stark zwischen den einzelnen Zentren, liegt zwischen 20 und 50 % und ist insbesondere abhängig von der persönlichen Erfahrung und der chirurgischen Grundhaltung gegenüber Pankreaskarzinomen (Beger et al. 1994; Klempnauer et al. 1995 b; Takahashi et al. 1994). Die lokale Resektabilität eines Pankreaskarzinoms läßt sich selbst durch umfassende präoperative Diagnostik nur unzureichend vorhersagen und bedarf unseres Erachten der intraoperativen Einschätzung eines erfahrenen Chirurgen. Nachgewiesene Fernmetastasen, eine breite retroperitoneale Infiltration und eine ausgedehnte Infiltration der Mesenterialwurzel werden übereinstimmend als Kontraindikationen zur Resektion angesehen (Baer et al. 1996; Bühler et al. 1998). Bei umschriebenem oder fraglichem Tumorbefall des mesenterikoportalen Venenstamms erscheint dagegen eine Gefäßresektion immer dann sinnvoll, wenn hierdurch eine R0-Situation erreicht werden kann (Allema et al. 1994). Gleiches gilt für die umschriebene oder fragliche Infiltration von Magen, Milz und Kolon (Klempnauer et al. 1996).

Bedeutung der R0-Resektion
Eine kurative Resektion ist für Patienten mit exokrinem Pankreaskarzinom der bestimmende Faktor für die Prognose. Das Ziel einer R0-Resektion ist deshalb von derart vordringlicher Bedeutung, weil Patienten nach einer R1- oder gar R2-Resektion außer einer möglichen Verbesserung der Lebensqualität keinen Überlebensvorteil gegenüber einer explorativen Laparotomie oder der Anlage von Umgehungsanastomosen haben. Wird bei der Laparotomie ein makro- oder mikroskopischer Tumorrest belassen, liegt die mediane Überlebenszeit in der Größenordnung von lediglich 6 Monaten. Eine inkomplette Tumorresektion erscheint daher bei duktalem Pankreaskarzinom wenig sinnvoll (Klempnauer et al. 1995 a).

Erweiterte Pankreasresektionen
Wenn zur Erzielung einer R0-Resektion bei lokal organüberschreitendem Tumor eine Erweiterung der Standardresektion erforderlich wird, ist die Prognose im Vergleich zu Patienten ohne Organerweiterung nicht eingeschränkt. Insbesondere stellt eine Infiltration des mesenterikoportalen Venenstamms keine Kontraindikation gegenüber einer Resektion dar (Baer et al. 1996; Beger et al. 1994). Werden zusätzlich zur Pankreasresektion auch Resektionen an anderen Organen wie Kolon oder Leber durchgeführt, ist die Prognose jedoch signifikant schlechter. Erweiterungen einer Standardresektion erscheinen nur dann sinnvoll, wenn dies zur lokalen Tumorentfernung im Sinne einer R0-Resektion notwendig ist. Dies trifft jedoch nicht bei Vorliegen hämatogener Fernmetastasen zu (Klempnauer et al. 1996).

Intraoperative Radiotherapie

Der Wert einer intraoperativen Radiotherapie (IORT) ist noch nicht abschließend beurteilbar und sollte daher nur im Rahmen von Studien erfolgen (Ihse et al. 1998).

Operationsrisiko

Das Risiko einer Pankreasresektion ist in den letzten Jahren stetig gesunken. An ausgewiesenen Zentren liegt die Letalität unter 5% (Baer et al. 1996; Beger et al. 1994; Cameron et al. 1993). Lokale Operationserweiterungen wie Resektionen der V. portae erhöhen das intraoperative Risiko nicht (Klempnauer et al. 1996). Die Morbidität einer Pankreasresektion ist allerdings nicht zu unterschätzen, wobei insbesondere die Anastomose des Restpankreas gefährdet ist.

Ergebnisse und Prognosefaktoren nach kurativer (R0)-Resektion

Die mediane Überlebenszeit der Patienten nach kurativer Resektion beträgt 12–18 Monate, nach 2 Jahren leben noch 25–35%, nach 5 Jahren 15–25% (Beger et al. 1994; Klempnauer et al. 1995a; Trede et al. 1990). Durch multivariate Regressionsanalysen konnten der Residualtumorstatus, die Tumorgröße und das Tumorgrading als Faktoren von unabhängiger prognostischer Relevanz nachgewiesen werden (Klempnauer et al. 1995a). Die Präsenz lymphogener oder hämatogener Metastasen war dagegen nur in univariaten Analysen mit einer schlechteren Prognose korreliert. Die prognostisch relevanten Faktoren lassen sich grundsätzlich 2 unterschiedlichen Gruppen zuordnen. Es können tumorbiologisch bestimmte Parameter wie Grading und Tumorgröße von therapeutisch beeinflußbaren Faktoren wie Residualtumorstatus unterschieden werden.

64.7.2
Palliative Maßnahmen

Wegen des intrapankreatischen Verlaufs des distalen Ductus choledochus und der Nähe zum Duodenum verursachen insbesondere im Pankreaskopf lokalisierte Karzinome frühzeitig Kompressionssyndrome, die sich als Verschlußikterus und/oder Duodenalobstruktion bemerkbar machen. Wird eine Laparotomie in kurativer Intention vorgenommen und erweist sich der Tumor als irresektabel, stehen als palliative Verfahren die biliodigestive Anastomose und die Gastroenterostomie zur Verfügung.

■ **Biliodigestive Anastomose.** Sie wird am häufigsten in Form einer End-zu-Seit-Hepatiko- bzw. Choledochojejunostomie mit einer langen, retrokolisch hochgezogenen Roux-Y-Schlinge durchgeführt. Die Umgehung bei Duodenalobstruktion wird vorzugsweise als retrokolische isoperistaltische hintere Gastroenterostomie angelegt. Das operative Risiko palliativer Umgehungsanastomosen ist allerdings im Vergleich zu den Resektionen übereinstimmend in nahezu allen Publikationen wesentlich höher (Smith et al. 1994).

■ **Stenteinlage.** Wenn bereits absehbar ist, daß eine Tumorresektion nicht durchgeführt werden kann, sollte gegenüber den chirurgischen Umgehungsanastomosen besser eine Entlastung des Ikterus durch eine endoskopische Stenteinlage oder andere interventionelle Verfahren vorgenommen werden (Lillemoe u. Barnes 1995).

64.7.3
Rekurrentes Pankreaskarzinom

Bei nachgewiesenem Tumorrezidiv ist in der Regel ein kurativer Ansatz nicht mehr gegeben. Die Nachsorge bei Patienten mit Pankreaskarzinom dient deshalb lediglich dazu, Stoffwechselprobleme auszugleichen, Folgen der Operation und Erkrankung zu behandeln und zur Beurteilung von Therapieergebnissen beizutragen. Die zeitlichen Intervalle sind dabei individuell anzupassen. Der Umfang apparativer Untersuchungen sollte symptomorientiert erfolgen.

Literatur

Zu Abschn. 64.1

Gudjonsson B (1987) Cancer of the pancreas – 50 years of surgery. Cancer 60: 2284–2303
Klimstra DS, Heffess CS, Oertel JE, Rosai J (1992) Acinar cell carcinoma of the pancreas. A clinicopathologic of 28 cases. Am J Surg Pathol, 16: 815–837
Klöppel G (1984) Pancreatic, non-endocrine tumors. In: Klöppel G, Heitz PH (eds) Pancreatic pathology. Churchill Livingstone, New York, pp 79–113
Lewin K (1987) Carcinoid tumors and the mixed (composite) glandular-endocrine cell carcinomas. Am J Surg Pathol 11 (Suppl): 71–86
Nojima T, Nakamura F, Ishikura M, Inoue K, Nagashima K, Kato H (1993) Pleomorphic carcinoma of the pancreas with osteoclast-like giant cells. Int J Pancreatol 14: 275–281
Solcia E, Capella C, Klöppel G (1997) Tumors of the Pancreas Armed Forces Institute of Pathology, Washington DC
Stolte M, Weiss W, Volkholz H, Rösch W (1982) A special form of segmental pancreatitis: groove pancreatitis. Hepatogastroenterology 29: 198–208
Tracey KJ, O'Brien MJ, Williams LF et al. (1984) Signet ring carcinoma of the pancreas, a rare variant with very high

CEA values. Immunohistologic comparsion with adenocarcinoma. Dig Dis Sci 29: 573–576
Warshaw AL, Campton CC, Lewandrowsky K, Cardenosa G, Mueller PR (1990) Cystic tumors of the pancreas. New clinical, radiologic, and pathologic observations in 67 patients. Ann Surg 212: 432–445
Yamada M, Kozuka S, Yamao K, Nakazawa S, Naitoh Y, Tsukamoto Y (1985) Mucin-producing tumor of the pancreas. Cancer 56: 1434–1445

Zu Abschn. 64.2–64.6

Auerbach M, Wampler GL, Lokich J et al. (1997) Treated pancreatic carcinoma with a combination of protracted infusional 5-fluorouracil and weekly carboplatin: A Mid-Atlantic Oncology Program study. Ann Oncol 8: 439–444
Bakkevold KE, Pattersen A, Ames JB et al. (1990) Tamoxifen therapy in unresectable adenocarinoma of the pancreas and the papilla of Vater. Br J Surg 77: 725–730
Bakkevold KE, Arnejo B, Kambestad B (1992) Carcinoma of the pancreas and papilla of Vater: presenting symptoms, signs, and diagnosis related to stage and tumour site. Scand J Gastroenterol 27: 317–325
Bakkevold KE, Arnesjo B, Dahl O et al. (1993) Adjuvant combination chemotherapy (DMF) following radical resection of carcinoma of the pancreas and papilla of Vater: results of a controlled, prospective randomized multcentre study. Eur J Cancer 29: 698–703
Barthelmy P, Bouisson M, Escourrou J, Vaysse N, Rumeau JL, Pradayrol L (1995) Identification of K-ras mutations in pancreatic juice in the early diagnosis of pancreatic cancer. Ann Intern Med 123: 188–191
Burris HA, Moore MJ, Andersen J et al. (1997) Improvements in survival and clinical benefit with gemcitabine as first-line therapy for patients with advanced pancreas cancer: a randomized trial. J Clin Oncol 15: 2403–2413
Evans DB, Abbruzzese JL, Rich TA (1997) Cancer of the pancreas. In: DeVita VT, Hellman S, Rosenberg SA (eds) Cancer: principles & practice of oncology, vol I. Lippincott-Raven, Philadelphia, pp 1054–1087
Everhart J, Wright D (1995) Diabetes mellitus as a risk factor for pancreatic cancer: a metaanalysis. JAMA 273: 1605–1609
Faigel DO, Ginsberg GG, Bentz JS et al. (1997) Endoscopic ultrasound-guided real-time fine-needle aspiration biopsy of the pancreas in cancer patients with pancreatic lesions. J Clin Oncol 15: 1439–1443
Fernandes del Castillo C, Rattner DW, Warshaw AL (1995) Further experience with laparoscopy and peritoneal cytology in the staging of pancreatic cancer. Br J Surg 82: 1127–1129
Fernandez E, La Vecchia C, Porta M et al. (1995) Pancreatitis and the risk of pancreatic cancer. Pancreas 11: 185–189
Fuhmann GM, Charnsangavej C, Abbruzzese JL et al. (1994) Thin-section contrast enhanced computed tomography accurately predicts resectability of malignant pancreatic neoplasms. Am J Surg 167: 104–113
Gansauge F, Gansauge S, Parker N et al. (1996) CAM 17.1 – A new diagnostic marker in pancreatic cancer. Br J Cancer 74: 1997–2002
Gastrointestinal Tumor Study Group (1988) Treatment of locally unresectable carcinoma of the pancreas: comparison of combine D-modality therapy (chemotherapy plus radiotherapy) to chemotherapy alone. J Natl Cancer Inst 80: 751–755
Glimelius B, Hoffman K, Sjödén P-O et al. (1996) Chemotherapy improves survival and quality of life in advanced pancreatic and biliary cancer. Ann Oncol 7: 593–600
Gullo L, Pezzilli R, Morselli-Labate AM (1994) Diabetes and the risk of pancreatic cancer. N Engl J Med 331: 81–84
Hahn SA, Kern SE, Schmiegel W (1994) Neue molekularbiologische Erkenntnisse aus der Pankreaskarzinom-Forschung. Dtsch Ärzteblatt 49: B2706–B2712
Ho CL, Dehdashti F, Griffeth LK, Buse PE, Balfe DM, Siegel BA (1996) FDG-PET evaluation of indeterminate pancreatic masses. J Comput Assist Tomogr 20: 363–369
Hoffmann JP, Weese JL, Lolin LJ et al. (1995) Preoperative chemoradiation for patients with resectable pancreatic adenocarcinoma: an Eastern Cooperative Oncology Group (ECOG) phase I study (abstract). Proc Am Soc Clin Oncol 14: 201
Klaassen DJ, MacIntyre JM, Catton GE et al. (1985) Treatment of locally unresectable cancer of the stomach and pancreas: a randomized comparison of 5-fluorouracil alone with radiation plus concurrent and maintenance 5-fluorouracil: an Eastern Cooperative Oncology Group study. J Clin Oncol 3: 373–378
Mallinson CN, Rake MO, Cocking JB (1980) Chemotherapy in pancreas cancer. Br Med J 281: 1589–1591
Marisa T, Carriaga MT, Henson DE (1995) Liver, gallbladder, extrahepatic bile ducts, and pancreas. Cancer 75: 171–190
Moertel CG, Frytak S, Hahn RG et al. (1981) Therapy of locally unresectable pancreatic carcinoma: A randomized comparison of high dose (6.000 rads) radiation alone, moderate dose radiation (4.000 rads + 5-fluorouracil), and high dose radiation + 5-fluorouracil. Cancer 48: 1705–1710
Niederau C, Grendell JH (1992) Diagnosis of pancreatic carcinoma: Imaging techniques and tumor markers. Pancreas 7: 66–86
Palmer KR, Kerr M, Knowels G et al. (1994) Chemotherapy prolongs survival in inoperable pancreatic carcinoma. Br J Surg 81: 882–885
Permert J, Ihse I, Jorfeldt L et al.(1993) Pancreatic cancer is associated with impaired glucose metabolism. Eur J Surg 159: 101–107
Rösch T, Braig Ch, Gain T et al. (1992) Staging of pancreatic and ampullary carcinoma by endoscopic ultrasonography: Comparision with conventional sonography, computed tomography, and angiography. Gastroenterology 102: 188–199
Rosenberg L, Barkun A, Denis MH et al. (1995) Low dose Octreotide and Tamoxifen in the treatment of adenocarcinoma of the pancreas. Cancer 75: 23–28
Schmiegel W, Schmielau J, Henne-Bruns D et al. (1997) Cytokine-mediated enhancement of epidermal growth factor receptor expression provides an immunological approach to the therapie of pancreatic cancer. Proc Natl Acad Sci 94: 12622–12626
Staley CA, Lee JE, Cleary KA et al. (1996) Preoperative chemoradiation, pancreaticoduodenectomy, and intraoperative radiation therapy for adenocarcinoma of the pancreatic head. Am J Surg 171: 118–125
Taylor OM, Benson IA, McMahon MJ (1993) Clinical trial of tamoxifen in patients with irresectable pancreatic adenocarcinoma: the Yorkshire Gastrointestinal Tumor Group. Br J Surg 80: 384–386
Warshaw AL (1991) Implications of peritoneal cytology for staging of early pancreatic cancer. Am J Surg 161: 26–29
Wilentz RE, Chung CH, Sturm PDJ et al. (1998) K-ras Mutations in the duodenal fluid of patients with pancreatic carcinoma. Am Cancer Society 82: 96–103
Wong A, Chan A (1993) Survival benefit of tamoxifen therapy in adenocarinoma of the pancreas. A case control study. Cancer 71: 2200–2203
World Cancer Research Fund, American Institute for Cancer Research (1997) Food, nutrition and the prevention of cancer: a global perspective. American Institute for Cancer Research, Washington
Yeo CJ, Cameron JL, Lillemore KD et al. (1995) Pancreaticoduodenectomy for cancer of the head of the pancreas: 201 patients. Ann Surg 221: 721–733

Zu Abschn. 64.7

Allema JH, Reinders ME, van Gulik TM, van Leeuwen DJ, de Wit LT, Verbeek PCM, Gouma DJ (1994) Portal vein resection in patients undergoing pancreatoduodenectomy for carcinoma of the pancreatic head. Br J Surg 81: 1642–1646

Baer HU, Wagner M, Sadowski C, Büchler MW (1996) Pankreas-Karzinom: Chirurgische Therapie. Ther Umsch 53: 394–400

Bakkevold KE, Kambestad B (1993) Long-term survival following radical and palliative treatment of patients with carcinoma of the pancreas an papilla of Vater – the prognostic factors influencing the long-term results. A prospective multicentre study. Eur J Surg Oncol 19: 147–161

Beger HG, Büchler MW, Friess H (1994) Chirurgische Ergebnisse und Indikation zu adjuvanten Maßnahmen beim Pankreascarcinom. Chirurg 65: 246–252

Beger HG, Birk D, Bodner E, Fritsch A, Gall FP, Trede M (1995) Ist die histologische Sicherung des Pankreaskarzinoms Voraussetzung für die Pankreasresektion? Langenbecks Arch Chir 380: 62–66

Bodner J, Bodner E (1998) Präoperatives Gallengangstenting. Chir Gastroenterol 14: 37–41

Bühler L, Niederer HM, Morel PH (1998) Pankreaskarzinom: Welche Faktoren bestimmen die Resektabilität? Chir Gastroenterol 14: 29–31

Cameron JL, Pitt HA, Yeo CJ, Lillemoe KD, Kaufman HS, Coleman JRN (1993) One hundred and forty-five consecutive pancreaticoduodenectomies without mortality. Ann Surg 217: 430–438

Fortner JG (1973) Regional resection of cancer of the pancreas: a new surgical approach. Surgery 73: 307–320

Gudjonsson B (1987) Cancer of the pancreas. 50 years of surgery. Cancer 60: 2284–2303

Henne-Bruns D, Vogel I, Lüttges J, Klöppel G, Kremer B (1998) Ductal adenocarcinoma of the pancreas head: survival after regional versus extended lymphadenectomy. Hepatogastroenterol 45: 855–866

Ihse I, Andersson R, Axelson J, Hansson L (1998) Kombinationstherapie in der Onkologie (multimodale Behandlung) bei Pankreastumoren. Chirurg 69: 366–370

Klempnauer J, Ridder GJ, Bektas H, Pichlmayr R (1995 a) Multivariate Analyse von Prognosefaktoren nach Resektion duktaler Pankreaskarzinome. Langenbecks Arch Chir 380: 133–138

Klempnauer J, Ridder GJ, Bektas H, Pichlmayr R (1995 b) Surgery for exocrine pancreatic cancer – Who are the 5- and 10-year survivors? Oncology 52: 353–359

Klempnauer J, Ridder GJ, Bektas H, Pichlmayr R (1996) Extended resections of ductal pancreatic cancer – Impact on operative risk and prognosis. Oncology 53: 47–53

Leitlinien der Dt. Krebsgesellschaft für Pankreaskarzinom (1997) Forum 12: 26–31

Lillemoe KD, Barnes SA (1995) Surgical palliation of unresectable pancreatic carcinoma. Surg Clin North Am 75: 953–968

Pitt HA, Gomes AS, Lois JF (1985) Does preoperative percutaneous biliary drainage reduce operative risk or increase hospital cost? Ann Surg 201: 545–552

Roder JD, Stein JH, Hüttland W, Siewert JR (1992) Pyloruspreserving versus standard pancreaticoduodenectomy: an analysis of 110 pancreatic and periampullary carcinomas. Surgery 79: 152–155

Sindelar WF (1989) Clinical experience with regional pancreatectomy for adenocarcinoma of the pancreas. Arch Surg 124: 127–132

Smith AC, Dowsett JF, Russell RC, Hatfield AR, Cotton PB (1994) Randomised trial of endoscopic stenting versus surgical bypass in malignant low bile-duct obstruction. Lancet 344: 1655–1659

Takahashi S, Ogata Y, Tsuzuki T (1994) Combined resection of the pancreas and portal vein for pancreatic cancer. Br J Surg 81: 1190–1193

Trede M, Schwall G, Saeger HD (1990) Survival after pancreatoduodenectomy. Ann Surg 211: 447–458

Warshaw AL (1991) Implications of peritoneal cytology for staging of early pancreatic cancer. Am J Surg 161: 26–30

Warshaw AL, del Castillo CF (1992) Pancreatic carcinoma. N Engl J Med 326: 455–465

Ergänzung im Druck:

Eine aktuelle Zusammenfassung von Diagnose und Therapie des Pankreskarzinoms findet sich im folgenden Artikel:

DiMagno G, Reber HA, Tempero MA (1999) AGA Technical Review on the epidemiology diagnosis, and treatment of pancreatic ductal adenocarcinoma. Gastroenterology 117: 1464–1484

Kapitel 65

Gastroenteropankreatische endokrine Tumoren

M. Nauck · W. Creutzfeldt

65.1	Physiologie gastrointestinaler Hormone 756		65.13.3	MEN Typ 2 b (oder III) 784
65.2	Geschichte der gastroenteropankreatischen endokrinen Tumoren 758		65.13.4	Pathophysiologie der MEN Typ 1 784
			65.13.5	Therapie der MEN Typ I 784
65.3	Epidemiologie 758		65.14	Karzinoide 785
65.4	Pathologie und Klassifikation 758		65.14.1	Verteilung und Prognose 785
65.4.1	Herkunft 758		65.14.2	Hormonproduktion 786
65.4.2	Terminologie, pathologische Klassifikation 758		65.14.3	Karzinoidsyndrom 786
65.4.3	Klinische Klassifizierung 759		65.14.4	Pathophysiologie und Klinik des Karzinoidsyndroms 787
65.4.4	Histologische Eigenschaften 760		65.14.5	Diagnostik 788
65.5	Pathophysiologie 760		65.14.6	Therapie 788
65.6	Diagnostik und Lokalisation 761		65.15	Nichtfunktionale endokrine Pankreastumoren 789
65.7	Therapieprinzipien 763			
65.7.1	Chirurgische Maßnahmen 763			
65.7.2	Palliative Maßnahmen 763			
65.7.3	Zytostatische Behandlung 763			
65.7.4	Arterielle Embolisation 766			
65.8	Insulinom 766			
65.8.1	Epidemiologie 766			
65.8.2	Pathologie und Pathophysiologie 766			
65.8.3	Klinik 767			
65.8.4	Diagnostik und Differentialdiagnose 768			
65.8.5	Therapie 771			
65.9	Gastrinom (Zollinger-Ellison-Syndrom) 772			
65.9.1	Epidemiologie 772			
65.9.2	Pathologie 772			
65.9.3	Pathophysiologie 772			
65.9.4	Klinik 773			
65.9.5	Diagnostik und Differentialdiagnose 774			
65.9.6	Therapie 776			
65.9.7	Prognose 777			
65.10	Diarrhögene Tumoren (Verner-Morrison-Syndrom, pankreatische Cholera, VIPom, WDHA-Syndrom) 778			
65.10.1	Pathologie und Pathophysiologie 778			
65.10.2	Klinische Aspekte 779			
65.10.3	Diagnostik und Differentialdiagnose 779			
65.10.4	Therapie 780			
65.10.5	Prognose 780			
65.11	Glukagonom 781			
65.11.1	Epidemiologie 781			
65.11.2	Pathologie und Pathophysiologie 781			
65.11.3	Klinische Aspekte 782			
65.11.4	Diagnostik 782			
65.11.5	Therapie 782			
65.12	Somatostatinom 783			
65.12.1	Klinische Syptome und Pathophysiologie 783			
65.12.2	Diagnostik 783			
65.12.3	Therapie 784			
65.13	Multiple endokrine Neoplasie (MEN) oder Multiple endokrine Adenomatose (MEA) 784			
65.13.1	MEN Typ 1 (Wermer-Syndrom) 784			
65.13.2	MEN Typ 2 a (oder II; Sippel-Syndrom) 784			

Gastroenteropankreatische endokrine Tumoren sind endokrin aktive Neoplasien des Magens, Darms und des Pankreas, die Symptome durch eine autonome Sekretion (d.h. Überproduktion) eines gastrointestinalen Peptidhormons verursachen. Im weiteren Sinne versteht man hierunter alle gastroenteropankreatischen Tumoren, die biologische Charakteristika von neuroendokrinem Gewebe aufweisen (Morphologie, histochemischer Nachweis einer Hormonproduktion oder eines Markers für neuroendokrine Zellen), auch wenn sie kein klinisches Hormonüberproduktionssyndrom verursachen. Bewährt hat sich eine Benennung der Hormonüberproduktionssyndrome nach dem vorwiegend (oder allein) sezernierten Hormon (z.B. Insulinom, Gastrinom).

Karzinoide sind Tumoren des „diffusen endokrinen Systems" (helles Zellensystem von *Feyrter*). Der Begriff „karzinomähnlich" stammt aus der Vorhormonära und charakterisierte Tumoren mit typischer Struktur, die sich biologisch gutartig verhalten und daher eine wesentlich bessere Prognose haben als Karzinome. Karzinoide im engeren Sinne sind dagegen Tumoren, die aus EC-Zellen (enterochromaffinen Zellen) entstehen, Serotonin und Neuropeptide sezernieren und bei ausgedehnter Metastasierung zu einem charakteristischen klinischen Syndrom führen.

65.1
Physiologie gastrointestinaler Hormone

Biosynthese und Sekretion von regulatorischen Peptiden und Aminen

■ **Lokalisation.** Die neuroendokrinen Zellen des Gastrointestinaltrakts liegen einzeln oder in Gruppen verstreut in der Mukosa des Gastrointestinaltrakts und des Pankreas. Zusammen genommen bildet dieses System das größte endokrine Organ des menschlichen Organismus.

Neuroendokrine Zellen mit gleicher Funktion sind in unterschiedlichen Regionen des Gastrointestinaltrakts besonders konzentriert und haben entweder eine lokale („parakrine") Funktion (wie Somatostatin) oder wirken wie die klassischen endokrinen Organe systemisch über die Sekretion von Hormonen in das Blut (wie Insulin oder Gastrin).

■ **Biosynthese.** Im rauhen endoplasmatischen Retikulum erfolgt zunächst die Translation der mRNA zum Präprohormon (einschließlich „Signalpeptid", das die Einschleusung in Sekretgranula steuert). Später folgt ein posttranslationales „processing", also eine Aufbereitung des Prohormons durch proteolytische Spaltung [diese kann regional unterschiedlich sein: so wird Proglukagon im Pankreas zu „pankreatischem" Glukagon und dem „major proglucagon fragment", im Darm zu Enteroglukagon (Glicentin) und „glucagon-like peptide" 1 und 2 gespalten]. Die Speicherung des Hormons findet in reifen Speicher-(Sekretions-)Granula statt, die je nach Zelle und Hormon eine charakteristische Form und Größe sowie ein typisches elektronenmikroskopisches Erscheinungsbild (z. B. α-Granula der A-Zellen des Pankreas; Glukagon) haben.

■ **Sekretion.** Erst unter dem Einfluß des spezifischen Sekretionsreizes (Tabelle 65.1) erfolgt die „regulierte" Sekretion. Bei Tumoren findet man hingegen häufig Charakteristika des „konstitutiven" Sekretionsweges (also enge zeitliche Koppelung der Sekretion an die Biosynthese des Peptids ohne Speicherung). Die Folge sind eine geringere Zahl von Speichergranula, fehlende oder unvollständige proteolytische „Konversion" in das biologisch aktive Endprodukt des Processing, und eine autonome Sekretion auch ohne Bedarf als Ursache des klinisch und laborchemisch nachweisbaren Hormonüberschusses.

Peptidhormonfamilien

Zwischen verschiedenen gastrointestinalen Hormonen besteht eine Verwandtschaft hinsichtlich der Aminosäuresequenz. Mehrere Hormone bilden eine „Familie". Beispiele: Sekretinfamilie (Sekretin, Glukagon, „gastric inhibitory polypeptide"/GIP, „glucagon-like peptide 1"/GLP-1, vasoaktives intestinales Peptid/VIP), Gastrinfamilie (Gastrin, Cholecystokinin).

Ausgeprägte Ähnlichkeiten machen spezifische Immunoassays schwierig (Kreuzreaktivitäten).

Die Hormonfamilien sind wahrscheinlich auf Genduplikationen mit späteren Mutationen zurückzuführen.

Zielorgane und -zellen, Rezeptoren, Wirkung

Gastroenteropankreatische regulatorische Peptide und Amine werden sowohl in Epithelzellen als auch in Ganglienzellen gebildet. Entsprechend wirken sie

- über den Blutweg (Hormone im eigentlichen Sinn),
- über Zellausläufer, die in enger Nachbarschaft zu anderen Zellen enden (parakrine Sekretion), oder
- als Neurotransmitter über einen synaptischen Spalt.

Die theoretisch vierte Möglichkeit ist eine autokrine Sekretion, bei der Bildungsort und Zielzelle identisch sind.

Signalvermittlung

Die Wirkung wird vermittelt über hochaffine Bindung an Rezeptoren in der Zellmembran der Zielzelle.

Oft sind mehrere Rezeptoren für ein Hormon bekannt (z. B. Somatostatin: 5 Rezeptortypen). Die Rezeptoren sind gekoppelt an „second messenger"-Systeme (z. B. über G-Proteine an die Adenylatcyclase, eine gesteigerte Aktivierung führt zu einer cAMP-Bildung, konsekutiv zu einer Aktivierung der Proteinkinase A und einer Phosphorylierung zellulärer Proteine. Diese Signalvermittlung ist typisch z. B. für Glukagon, GIP, GLP-1, VIP).

Andere Rezeptoren führen nach Ligandenbindung zur Stimulation der Phospholipase C, dies führt wiederum zur gesteigerter Bildung von Diacyglyzerol und Inositoltrisphosphat (ITP) aus Phosphatidylinositolphosphat. Diacylglyzerol vermittelt über die Stimulation der Proteinkinase C die Phosphorylierung verschiedener zellulärer Substrate. ITP mobilisiert Kalzium aus intrazellulären Speichern.

Messung regulatorischer Peptide

■ **Quantitative Bestimmung.** Eine Bestimmung der Konzentration von Peptidhormonen ist in der Regel über Immunoassays möglich, die die Bindung an spezifische Antikörper nutzen.

65.1 Physiologie gastrointestinaler Hormone

Tabelle 65.1. Gastrointestinale regulatorische Peptide, Sekretionsort, Wirkungen und physiologische Funktion

Hormon	Bildung	Sekretionsreize	Physiologische Funktion: Stimulation der
Gastrin	G-Zellen, Magen (Antrum), Duodenum	Aminosäuren, Peptide, Kalzium	Magensäuresekretion (Korpus, Fundus)
Cholecystokinin (CCK-8, CK-33)	I-Zellen, Duodenum (weniger: Jejunum), Pankreasnerven	Fett, Aminosäuren	Gallenblasenkontraktion, „ekbolischen" Pankreassekretion (Enzyme)
Sekretin	S-Zellen, Duodenum (weniger Jejunum)	Säure, Aminosäuren	„Hydrokinetischen" (Flüssigkeits-, HCO_3^-)-Pankreassekretion
„Glucose-dependent insulinotropic polypeptide" (GIP); Synonym: „gastric inhibitory polypeptide"	K-Zellen, Duodenum	Kohlenhydrate (Monosaccharide), Triglyzeride (weniger: Aminosäuren)	Glukoseabhängigen Stimulation der Insulinsekretion („Inkretin"-Hormon)
Motilin	Duodenum	Anstieg mit „migrating motor complex"-(MMC-) Phase-III	Beschleunigung der Magenentleerung; Koordination des motorischen Ablaufes einer MMC-Phase-III
Enteroglukagon	L-Zellen, Ileum, Kolon, Rektum	Nährstoffe im distalen Darm (Malassimilation)	Trophischer Faktor für Darmmukosa (keine Stoffwechselwirkungen)
„Glucagon-like peptide 1" (GLP-1)	L-Zellen, Ileum, Kolon, Rektum	Mahlzeiten, insbes. Kohlenhydrate, Triglyzeride	Glukoseabhängige Stimulation der Insulinsekretion („Inkretin"-Hormon), Suppression des Glukagons, Hemmung der Magenentleerung („ileal brake")
Peptide YY	L-Zellen, Ileum, Kolon, Rektum	Mahlzeiten, insbes. Kohlenhydrate, Triglyzeride	Hemmung der exokrinen Pankreassekretion
Neurotensin	N-Zellen, Ileum, Kolon, Pankreasnerven	Mahlzeit, insbes. Fett	Hemmung der Motiliät, Stimulation der Pankreassekretion
„Pancreatic polypeptide" (PP)	PP-Zellen (Langerhans-Inseln des Pankreas)	Mahlzeiten (über vagale, cholinerge Impulse vermittelt)	Hemmung der exokrinen Pankreassekretion
Somatostatin 14, Somatostatin 28	D-Zellen (in der Mukosa des gesamten GI-Traktes und in den Langerhans-Inseln des Pankreas)	Mahlzeiten	Inhibition von Sekretion und Motilität
Galanin	Enterisches Nervensystem (Plexus myentericus)	?	Kontraktion der glatten Muskulatur
Vasoaktives Intestinales Peptid (VIP)	Enterisches Nervensystem	?	Vasodilatation, intestinale Flüssigkeitssekretion

■ **Einschränkungen.** Es kann Schwierigkeiten geben, eine hohe Spezifität gegenüber nahe verwandten Hormonen (z.B. Gastrin und CCK) oder unterschiedlichen molekularen Spezies des gleichen Hormons (CCK-8 und CCK-33) zu gewährleisten. Gegebenenfalls hilft eine zusätzliche chromatographische Auftrennung (z.B. nach Molekülgröße). Die Probenvorbereitung ist oft aufwendig und verlangt eine durchgehende Kühlung auch bei der Zentrifugation, ggf. auch Zusätze zur Hemmung von Proteasen, d.h. zur Vermeidung einer In-vitro-Degradation, eine rasche Bearbeitung bis zum Einfrieren der Plasma- bzw. Serumprobe. Auch käufliche Immunoassays liefern nur nach eingehender Kontrolle valide Meßergebnisse (z.B. Glukagon).

Identifikation neuroendokriner Zellen im Pankreas und in der gastrointestinalen Mukosa

Hierzu können Versilberungstechniken (z.B. Grimelius-Färbung), die Immunhistochemie (Fluoreszenzdarstellung von Epitopen, die hochaffine spezifische Antikörper gegen ein Peptidhormon binden) oder eine *In-situ*-Hybridisierung (Nachweis der für das Hormon spezifischen RNA), der Nachweis von neuronspezifischer Enolase (NSE), Chromogranin A, Pankreastatin, Synaptophysin (neuroendokrine

„Marker"), oder die Elektronenmikroskopie (Darstellung spezifischer Speicher- oder Sekretgranula) verwendet werden.

65.2
Geschichte der gastroenteropankreatischen endokrinen Tumoren

Im Jahr 1927 beschreiben Wilder et al. erstmals, daß ein Tumor des Pankreas klinisch Hypoglykämien auslösen kann. Seit dieser Zeit wird endokrinen Pankreastumoren das Attribut „funktional" oder „nicht funktional" zugeordnet. Zunächst wurde ein endokriner Pankreastumor nur dann als funktional betrachtet, wenn er durch Hypoglykämien auffiel.

Das Spektrum funktionaler endokriner Tumoren des Pankreas wurde 1955 erweitert, als Zollinger u. Ellison ulzerogene Tumoren beschrieben, und 1958, als Verner u. Morrison Tumoren des Pankreas beobachteten, die wäßrige Diarrhöen auslösten.

Das Glukagonomsyndrom wurde 1974 von Mallinson et al. umrissen. Die Existenz klinischer Syndrome, die mit endokrinen Pankreastumoren assoziiert sind, welche pankreatisches Polypeptid, Somatostatin und Neurotensin produzieren, gilt nach wie vor als umstritten.

1907 führte Oberndorfer aufgrund histologischer Kriterien den Terminus „Karzinoid" ein, um eine Gruppe von Darmtumoren mit besonderem klinischen Verhalten und besserer Prognose von den viel häufigeren Karzinomen abzugrenzen.

1953 konnte Lembeck 5-Hydroxytryptamin (Serotonin) in einem Dünndarmkarzinoid nachweisen. 1963 klassifizierten Williams und Sandler aufgrund erheblicher klinisch-pathologischer Unterschiede Karzinoide je nach ihrer Lokalisation in

- Vorderdarm- (vom Magen bis zum oberen Jejunum reichend),
- Mitteldarm- (unteres Jejunum bis zum Zökum) oder
- Hinterdarmkarzinoide (Kolon und Rektum).

Allen diesen neuroendokrinen Tumoren ist jedoch gemeinsam, daß sie von Zellen ausgehen, die Feyrter 1938 als „helles Zellensystem" und, nahezu 30 Jahre später, Pearse (1969) aufgrund seiner Fähigkeit zur Aufnahme und Dekarboxylierung von Vorläufern biogener Amine als „APUD"-Zellsystem bezeichnete.

Heute werden neuroendokrine gastroenteropankreatische Neoplasien definiert über ihr hauptsächliches oder alleiniges Sekretionsprodukt und über das Vorhandensein von Sekretions- bzw. Speichergranula. Hinzu kommen allgemeine Marker, die neuroendokrinen Zellen und Neoplasien eigen sind.

65.3
Epidemiologie

Die klinische Prävalenz symptomatischer endokriner Tumoren des Pankreas, d.h. solcher, die zur Hypoglykämie (Insulinom), Magensäurehypersekretion (Gastrinom), Dermatitis necroticans (Glukagonom) oder Diarrhö (VIPom) führen, ist sehr niedrig (<1 pro 100.000 Einwohner). Auf der anderen Seite ist die Prävalenz endokriner Tumoren in nichtselektierten Autopsiestatistiken erheblich höher, nämlich zwischen 0,5 und 1,5%. Das Fehlen offensichtlicher klinischer Symptome schließt jedoch eine Hormonproduktion eines solchen Tumors nicht aus. Die Sekretionsrate endokriner Tumoren variiert stark und korreliert nicht mit deren Größe.

Die Schwelle für das Auftreten klinischer Symptome variiert möglicherweise interindividuell. Außerdem können erhöhte Hormonspiegel durch regulatorische Hypersekretion anderer Hormone oder die Entwicklung einer Hormoninsensitivität längere Zeit kompensiert werden. Deswegen kann ein subklinischer Verlauf Jahre oder sogar Jahrzehnte anhalten, insbesondere weil die Wachstumsgeschwindigkeit nichtmetastasierender endokriner Tumoren normalerweise extrem langsam ist. Der Gebrauch moderner Methoden wie radioimmunologische Meßmethoden für Peptidhormone im Blut oder das Anfärben von Gewebe mit immunzytochemischen Methoden wird ohne Zweifel die Entdeckung von mehr funktionalen endokrinen Tumoren des Pankreas fördern. Es ist aber zweifelhaft, ob wesentlich mehr Patienten mit tumorbedingten klinischen Symptomen entdeckt werden, weil bei den meisten neuroendokrinen Neoplasien das Ausmaß der Hormonsekretion wahrscheinlich unterhalb der Schwelle klinischer Symptome bleibt.

65.4
Pathologie und Klassifikation

65.4.1
Herkunft

Morphologen nennen neuroendokrine Tumoren des gastroenteropankreatischen Systems häufig „Inselzelltumoren". Dieser Name impliziert aber einen Ursprung aus Langerhans-Inseln. Dies ist jedoch nie bewiesen worden. Die Produktion multipler und häufiger ektoper Peptide mit an sich neuronaler und epithelialer Herkunft im gleichen Tumor wird als Zeichen der Dedifferenzierung und als Hinweis auf eine Herkunft aus unreifen Stammzellen gewertet. In der Ontogenese knospen solche PDX-1 (pancreatic duodenal homebox factor-1) positiven Stammzellen aus Gangsystemen. Die enge Verwandtschaft zwischen Zellen des APUD-Systems und endokrinen Tumoren des Pankreas ist durch Nachweis gemeinsamer Marker wie der NSE, Chromogranin A und Synaptophysin belegt.

65.4.2
Terminologie, pathologische Klassifikation

Seit 1980 gibt es eine WHO-Klassifikation neuroendokriner Tumoren, in der der Terminus „Karzinoid" Oberbegriff für alle Tumoren des diffusen neuroendokrinen Systems mit Ausnahme pankreatischer endokriner Tumoren (sog. „Inselzelltumoren"), des medullären Schilddrüsenkarzinoms, der Paragangliome, der kleinzelligen Karzinome und des Merkel-Zelltumors der Haut galt. 1994 haben Capella et al. eine revidierte Klassifikation neuroendokriner Tumoren der Lunge, des Pankreas und des Darms vorgeschlagen, die das erklärte Ziel hat, diese Neoplasien besonders im Einklang mit ihrer klinischen Dignität (gutartig, gutartig oder niedriggradig maligne, niedrigmaligne oder hochmaligne) zu klassifizieren. Berücksichtigt werden hierbei

- die Lokalisationen (z. B. im Pankreas),
- der Differenzierungsgrad,
- das Fehlen oder der Nachweis einer Gefäßinvasion,
- das sekretorische Produkt (z. B. Insulinom bei insulinproduzierenden Tumoren) und
- die Größe (der Durchmesser).

Diese sehr komplexe Klassifikation hat sich jedoch in der Klinik bislang nicht durchgesetzt.

65.4.3
Klinische Klassifizierung

Eine Kategorisierung der neuroendokrinen Tumoren des Gastrointestinaltrakts sollte auf dem Boden von Hormonkonzentrationen im Blut bzw. Tumorgewebe und auf der immunozytochemischen Analyse geeignet fixierten Gewebes erfolgen. Der Tumor sollte nach dem identifizierten Hormon benannt werden. Wird mehr als ein Hormon produziert, soll der Tumor nach dem Hormon benannt werden, das für die klinischen Symptome verantwortlich ist. Tabelle 65.2 listet die bisher bekannten gastrointestinalen endokrinen Tumoren auf, die klinische Syndrome auslösen. Die Reihenfolge entspricht dem Jahr der Entdeckung und gleichzeitig einer abnehmenden Häufigkeit ihres Auftretens. Häufig produzieren neuroendokrine Tumoren mehrere Hormone, selten jedoch in Konzentrationen, die überlappende Symptome verursachen.

Tabelle 65.2. Abhängigkeit der klinischen Symptomatik von der Art der Hormonüberproduktion

Tumor	Überproduktion	Klinisches Erscheinungsbild	Nachweis, Test
Insulinom	Insulin, Proinsulin	Hypoglykämien (Whipple-Trias)	Hungerversuch (s. Abschn. 65.8.4)
Gastrinom	Gastrin	Zollinger-Ellison-Syndrom: Ulkuskrankheit mit zahlreichen Rezidiven, multiple Ulzera, teilweise in atypischer Lage (z. B. jejunal), Diarrhö	Gastrinwerte hoch, gleichzeitig hohe Magensäuresekretion, positiver Sekretintest (Gastrinanstieg nach Sekretin, 75 IE i. v.)
Glukagonom	Glukagon	Migratorisches nekrolytisches Erythem (Dermatose), Gewichtsverlust, Diabetes mellitus, Anämie	Glukagonwerte (und ggf. andere Produkte des Proglukagons) hoch. Ausschluß anderer Ursachen einer Hyperglukagonämie
Somatostatinom	Somatostatin	Dyspepsie (Hemmung der Magensäure), Steatorrhö, Diabetes, Gallensteine	Erhöhte Somatostatinwerte
VIPom	Vasoaktives intestinales Polypeptid	Verner-Morrison-Syndrom (WDHA-Syndrom): wäßrige Diarrhöen, Hypokaliämie, Hypochlorhydrie	Erhöhte VIP-Werte (normal sehr niedrige Konzentrationen, da es sich um ein Neuropeptid handelt)
Karzinoid (Differenzierung vgl. Tabelle 65.3)	Serotonin Kallikrein (Bradykinin) Tachykinine Prostaglandine	Diarrhö, Endokardfibrose, Ödeme Flush? (Vasodilatation) Flush? (Vasodilatation) Diarrhö?	Serotonin im Plasma, 5-Hydroxindolessigsäure-(5-HIES-)Ausscheidung im Urin (Diätvorschriften!)

Neuroendokrine Tumoren sind meistens solitär. Wenn jedoch mehrere Tumoren mit unterschiedlicher Hormonproduktion auftreten, wird die Erkrankung multiple endokrine Neoplasie (MEN) genannt (früher auch: multiple endokrine Adenomatose MEA). Diese Syndrome können sporadisch oder familiär als erbliche Erkrankungen auftreten (Hoff u. Gagel 1997). Viele endokrine Pankreastumoren sind funktional, aber unterhalb der Schwelle klinischer Symptome. In solchen Fällen erfolgt die Klassifizierung retrospektiv durch den Pathologen. Bei Untersuchungen von Nauck u. Creutzfeldt mit mehr als 150 endokrinen Tumoren des Pankreas, die klinische Symptome produzierten, waren 68% Insulinome, 24% Gastrinome und je 4% VIPome und Glukagonome. Ähnliche Verteilungen wurden in anderen großen Serien beobachtet. Endokrine Tumoren des Pankreas verteilen sich nahezu gleichmäßig über die gesamte Bauchspeicheldrüse. Multiple Tumoren findet man sehr selten im Fall von Insulinomen, aber sehr häufig im Falle des Gastrinoms.

Seltene Syndrome

Für andere regulatorische Peptide lassen sich keine so klar definierten Überproduktionssyndrome beschreiben (z. B. CCK, Sekretin, GIP, PP usw.). Allerdings sind bisher lediglich (symptomlose) PP-produzierende Tumoren beobachtet worden, während Berichte über neuroendokrine Tumoren, die andere gastrointestinale regulatorische Peptide produzieren, bis heute fehlen. Es gibt jedoch seltene Fälle von Pankreaskarzinomen, die ACTH oder CRH („corticotropin releasing hormone") produzieren und ein Cushing-Syndrom verursachen, sowie Tumoren, die infolge GHRH-(„growth hormone releasing hormone")-Produktion zu einer Akromegalie führen.

65.4.4
Histologische Eigenschaften

Immunhistochemischer Nachweis

■ **Differenzierung durch Immunhistochemie.** Das Wachstumsmuster der Tumoren (trabekulär oder gyriform, rosettenähnlich oder glandulär, medulär oder solide) hat keine diagnostische Wertigkeit hinsichtlich der Hormonproduktion. Außerdem erlauben histochemische Reaktionen keine wesentliche Differenzierung. Die einzig verläßliche Methode ist die Immunohistochemie, d.h. das Anfärben mit Antikörpern, die spezifisch gegen bestimmte gastrointestinale Hormone gerichtet sind. Eine Voraussetzung für einen positiven immunchemischen Färbebefund ist ein gewisses Speichervermögen für intrazelluläre Hormone. Vollständig dedifferenzierte Tumorzellen speichern sehr wenig Hormon und können deswegen nicht immunhistochemisch angefärbt werden.

■ **Differenzierung durch Hormonbestimmung.** Das geschieht nicht selten bei metastatischen endokrinen Tumoren hoher Malignität. In diesen Fällen beruht die Diagnose allein auf erhöhten Plasmahormonspiegeln, ggf. auch auf dem sensibleren radioimmunologischen Nachweis von Hormonen in Tumorextrakten. Eine ultrastrukturelle Analyse des Typs von Sekretions- bzw. Speichergranula ist auch unter Umständen hilfreich bei der genauen Diagnose endokriner Pankreastumoren. Ein gewisser Prozentsatz endokriner Tumoren enthält Tumorzellen, deren Sekretgranula dieselbe Struktur haben wie diejenigen, die in normalen EC-, B-, G-, A-, PP- und D-Zellen gefunden werden. Darüber hinaus können sie aber auch oder ausschließlich atypische (nicht diagnostisch eindeutig verwertbare) Sekretionsgranula oder komplett agranuläre Zellen enthalten. Im Fall der ultrastrukturellen, elektronenmikroskopischen Analyse von Tumorgewebe hilft deshalb nur ein positiver Befund.
Immunhistochemisch wurden Choriongonadotropin-α-immunoreaktive Zellen in 75% der funktionalen malignen endokrinen pankreatischen Tumoren gefunden, aber nicht bei benignen Tumoren. Auch der Nachweis der α-Untereinheit des humanen Choriongonatropin (HCG) im Blut ist ein wertvoller Marker bei Patienten mit Gastrinom, jedoch nicht spezifisch für ein malignes biologisches Verhalten. Pathologen sind sich einig, daß die α-Kette des HCG häufig bei malignen pankreatisch endokrinen Tumoren produziert wird, daß dieses Peptid aber auch von benignen exprimiert werden kann. Der diagnostische Wert dieses Tests ist daher begrenzt. Weitere histochemische Marker zellulärer Proliferation (z. B. das „proliferating cell nuclear antigen"/PCNA und das Ki-67-Antigen) sind jedoch vermutlich wertvoll für die Prognosestellung und zur Vorhersage des Ansprechens auf eine Chemotherapie.

65.5
Pathophysiologie

Der Mechanismus, der bei endokrinen Tumoren zu einer Hormonüberproduktion und Hypersekretion führt, d.h. zu einer metabolisch nicht auf die Erfordernisse abgestimmten Hormonsekretion, und der letztlich für das klinische endokrine Erscheinungsbild verantwortlich ist, ist nicht restlos geklärt. Die beste Erklärung ist eine unkontrollierte Sekretion des Hormons wegen einer unzureichenden Speicherkapazität bzw. die Unfähigkeit einer Tumorzelle, die Hormonsekretion abzustellen.

Die Unfähigkeit, Hormone in Sekretionsgranula speichern zu können, ergibt sich aus der verminderten Anzahl von Sekretionsgranula in der Mehrzahl der Tumorzellen, ebenso aus einem verminderten Hormongehalt im Vergleich zu nichtneoplastischen hormonproduzierenden Zellen und dem gestörten posttranslationalen Processing des zugehörigen Prohormons.

65.6
Diagnostik und Lokalisation

Es gibt keine generellen Marker für endokrine Pankreastumoren. Plasmaspiegel des PP sind bei der Hälfte der Patienten mit verschiedenen endokrinen Pankreastumoren erhöht. Dies spielt aber außer bei Familienuntersuchungen im Rahmen einer MEN keine wesentliche diagnostische Rolle. Bei klinischem Verdacht auf einen pankreatischen endokrinen Tumor muß die Diagnose auf der Demonstration inadäquat hoher Serumspiegel des Sekretionsprodukts, sowohl im Nüchternzustand als auch nach entsprechender Stimulation, beruhen. Hierfür stehen heute sensitive und spezifische Immunoassays für viele verschiedene Pankreas- und Magen-Darm-Hormone zur Verfügung.

Tumorlokalisation

Ist die Diagnose eines gastroenteropankreatischen endokrinen Tumors gestellt, beruht die therapeutische Strategie auf der exakten Lokalisation des Tumors und insbesondere auf dem Vorhandensein oder dem Fehlen von Metastasen. Das ganze Spektrum moderner bildgebender Verfahren kann angewendet werden (Abb. 65.1 a–d, Tabelle 65.3). Hierbei sollte berücksichtigt werden, daß die meisten bildgebenden Verfahren pankreatische Tumoren mit einem Durchmesser von weniger als 10 mm nicht sicher darstellen können. Im Gegensatz zu sporadischen gastroenteropankreatischen Tumoren, die meist solitär auftreten, liegen bei Patienten mit MEN Typ 1 sehr häufig multifokale Tumoren (z. B. des Prankreas) vor, so daß auch bei Nachweis scheinbar einzelner Adenome stets aktiv nach zwei Tumoren gesucht werden muß, ggf. intraoperativ.

■ **Sonographie.** Transabdominelle Ultraschalluntersuchungen oder Computertomographien identifizieren z. B. weniger als die Hälfte aller Insulinome. Die Sensitivität der für die Entdeckung kleiner pankreatischer endokriner Tumoren ist unsicher. Ein wesentlicher Fortschritt ist die intraoperative Sonographie, bei der die Ultraschallquelle unmittelbar auf das zu untersuchende Organ aufgesetzt werden kann. Ebenfalls sehr vielversprechend ist die kürzlich etablierte hohe Sensitivität der Endosonographie.

Tabelle 65.3. Bildgebende Verfahren in der Lokalisationsdiagnostik von gastroenteropankreatischen endokrinen Tumoren

Bildgebendes Verfahren	Richtige Lokalisation	Bemerkungen/Empfehlung
Abdomensonographie	Etwa 40 %	Geeignet (Suche nach Lebermetastasen)
Computertomographie	Etwa 45 %	Geeignet (Suche nach Lebermetastasen)
Angiographie	Im Pankreas etwa 65 %	Relativ treffsicheres präoperatives Verfahren
Magnetresonanztomographie	Etwa 15 %	Keine offensichtlichen Vorteile
Endosonographie	Im Pankreas >80 %	Sehr abhängig von der Erfahrung des Untersuchers
Pentatreotideszintigramm (mit [^{111}In-DTPA-(D)Phe^1]-Octreotide)	Etwa 85 %	Wenig eingreifendes Verfahren, Darstellbarkeit abhängig von Größe und Expression von Somatostatinrezeptoren
Transhepatische portale Venenblutentnahme (Insulin- oder Gastrinbestimmung)	„Regionalisierung" (Kopf, Korpus, Schwanzregion), in etwa 80 % möglich	Komplikationsträchtiges Verfahren (Pfortaderthrombosen, Todesfälle!); allenfalls vor Zweiteingriffen indiziert!
Superselektive intraarterielle Sekretin- bzw. Kalziuminjektion	Noch nicht beurteilbar (ordnet die Gastrinom- bzw. Insulinomlokalisation einem Gefäßversorgungsgebiet zu – „Regionalisierung")	Ergänzende Untersuchung bei Angiographien
Chirurgische Exploration (einschließlich intraabdominellem Ultraschall)	Im Pankreas >95 %	Sehr hohe Trefferquote bei spezialisierten und erfahrenen Chirurgen!

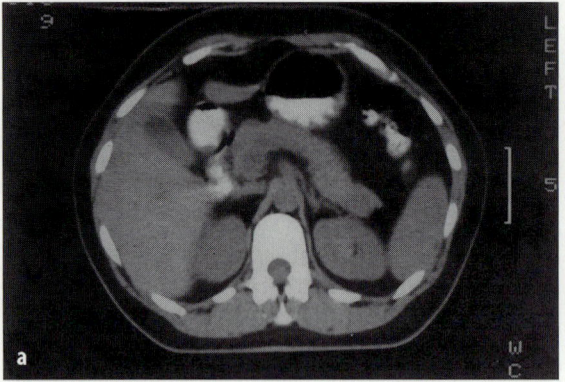
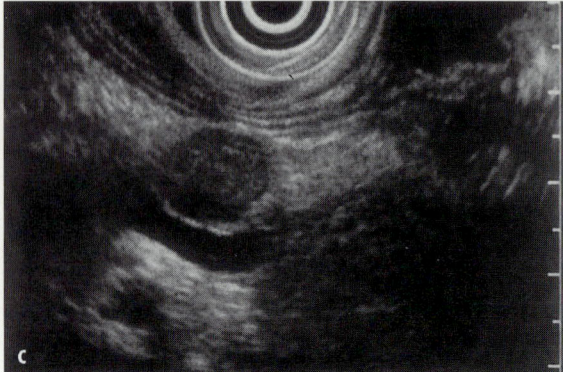
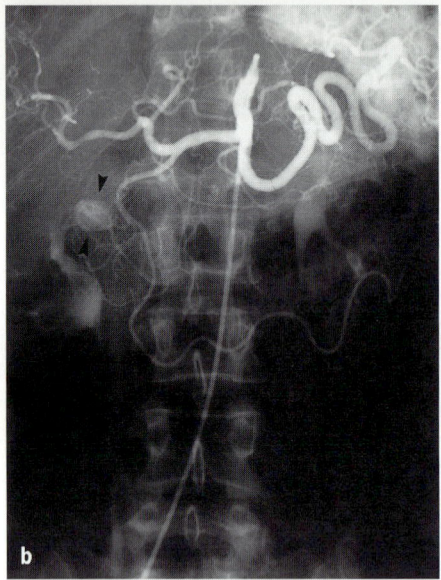
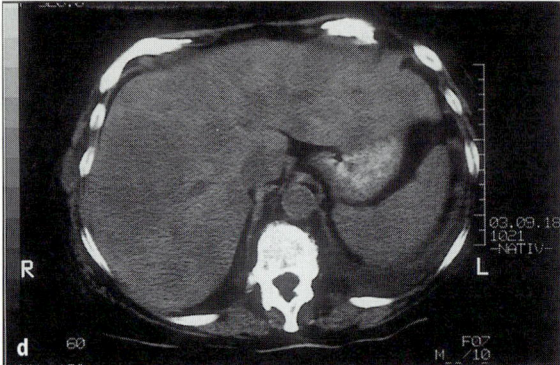

Abb. 65.1 a–d. Lokalisationsdiagnostik bei Insulinomen. **a** Mit Computertomogramm (aufgetriebener Pankreasschwanz mit hypodensem Areal), **b** Angiographie (Kontrastmittelinfusion in den Truncus coeliacus) „Tumor blush" im Pankreaskopf, Stromgebiet der A. gastroduodendalis, und **c** Endosonographie (Pankreaskopfbereich). **d** Nachweis von Lebermetastasen bei einem malignen Insulinom (Computertomographie)

■ **Somatostatin-Rezeptor-Szintigraphie** Da die meisten benignen und viele maligne endokrine Tumoren Somatostatinrezeptoren besitzen, bietet sich eine szintigraphische Methode zur Visualisierung endokriner Tumoren und ihrer Metastasen an, die auf Indium-markiertem Octreotid (Pentatreotid) beruht. Diese Methode erlaubt eine exakte Lokalisation bei mehr als 70 % aller Patienten. Möglicherweise zeigt ein positives Szintigramm auch die Möglichkeit einer Therapie mit Somatostatinanaloga auf.

■ **Venensampling.** Das perkutane transhepatische portale und pankreatische Venensampling mittels Katheterisierung und Hormonbestimmung in entsprechend gewonnenen Blutproben kann nicht empfohlen werden. Diese Methode ist technisch schwierig und erfordert großes Können. Die Ergebnisse sind nicht verläßlich. Diese Technik kann einen Tumor bestenfalls „regionalisieren", aber nicht exakt lokalisieren.

■ **Angiographie.** Weniger invasiv ist die kürzlich beschriebene Methode der selektiven intraarteriellen Stimulation während einer Angiographie mit Kalzium (bei Verdacht auf Insulinom) bzw. Sekretin (bei Verdacht auf Gastrinom) mit hepatisch venöser Blutentnahme. Hierfür gibt es erst in wenigen Zentren Erfahrungen, allerdings mit sehr eindrucksvollen Ergebnissen.

■ **Explorative Laparotomie.** Der erfahrene Chirurg kann einen endokrinen Tumor bei der Operation mit sehr großer Wahrscheinlichkeit palpieren, insofern die Diagnose präoperativ mit entsprechenden endokrinologischen Methoden „biochemisch" sichergestellt wurde. Hierzu ist die intraoperative Sonographie eine wichtige und etablierte ergänzende Methode.

Tumorexstirpation

Die Exstirpation eines pankreatischen endokrinen Primärtumors ist in Gegenwart von Metastasen nicht ohne weiteres indiziert. Ein wichtiges diagnostisches Ziel ist deshalb der Ausschluß metastatischer Läsionen. Die autonome Hormonsekretion, die verminderte Unterdrückbarkeit der Hormonsekretion, und ein vermehrter Anteil sezernierter Prohormonspiegel sind bei malignen betonter als bei gutartigen endokrinen Tumoren des Pankreas. Es gibt jedoch Überlappungen im Sekretions-"Pattern" zwischen diesen beiden Gruppen und eine endokrinologische Differenzierung ist unmöglich.

Metastasierung
Die Wahrscheinlichkeit von Metastasen ist bei Insulinomen sehr niedrig (<10%) und liegt bei Gastrinomen, VIPomen, Glukagonomen und Somatostatinomen bei etwa 50%. Eine erfolgreiche chirurgische Therapie ist deshalb bei Insulinomen sehr viel wahrscheinlicher als bei Gastrinomen, bei denen die Suche nach Metastasen intensiver durchgeführt werden sollte.

65.7
Therapieprinzipien

65.7.1
Chirurgische Maßnahmen

Wenn möglich, sollten endokrine pankreatische Tumoren chirurgisch exstirpiert werden. Pharmakologische Behandlungen sind präoperativ während der notwendigen Diagnostik sowie u.U. bei der Durchführung von Maßnahmen zur Verbesserung des allgemeinen Gesundheitszustands oder bei inoperablen Fällen indiziert. Sind keine Metastasen nachgewiesen, ist immer eine Laparotomie indiziert, auch wenn der Primärtumor präoperativ nicht lokalisiert wurde.

65.7.2
Palliative Maßnahmen

Palliative Behandlungsformen können unterteilt werden in Maßnahmen gegen den Tumor (d.h. gegen seine Hormonproduktion bzw. sein Wachstum) und gegen den Effekt des überproduzierten Hormons auf sein Zielorgan (Tabelle 65.4).

Antisekretorische Behandlung
Seit der Entwicklung von langwirksamen Somatostatinanaloga wie Octreotid (Sandostatin®) oder Cantetid ist eine effektive antisekretorische Behandlung möglich geworden und sollte als symptomatische Behandlung immer dann durchgeführt werden, wenn operative Maßnahmen oder eine zytostatische Behandlung nicht indiziert sind. Auch maligne gastroenteropankreatische endokrine Tumoren sind durch ein sehr langsames Wachstum charakterisiert. Deshalb ist die Exzision von unproblematisch resezierbaren Tumormassen oft sinnvoll, weil dies die erhöhten Plasmahormonspiegel senkt und damit zur Besserung der Symptomatik beitragen kann. Lang anhaltende klinische Remissionen können deshalb auch durch palliative chirurgische Maßnahmen ausgelöst werden.

Wegen der Ähnlichkeit ihrer zellulären Herkunft finden bei verschiedenen Tumoren dieselben zytostatischen Therapieschemata (besonders unter der Anwendung von Streptozotocin) Anwendung. Die typischerweise hochvaskularisierten Lebermetastasen sprechen gut auf arterielle Embolisierung an.

65.7.3
Zytostatische Behandlung

Die kleine Anzahl maligner endokriner Pankreastumoren, die sogar für große Zentren typisch ist, macht die vergleichende Bewertung verschiedener zytostatischer Therapieansätze schwierig. Die Standardtherapien sind nicht durch große kontrollierte Studien belegt (Pelley u. Bukowski 1999).

Streptozotocin und Fluorouracil
Streptozotocin, ein Antibiotikum aus *Streptomyces acromogenes*, ist den Nitrosoharnstoffderivaten BCNU und CCNU verwandt und hat einen zytostatischen Effekt auf Insel-B-Zellen verschiedener Spezies. Seit 1967 hat sich dieser Effekt für die Behandlung endokriner GEP-Tumore nutzen lassen. 1973 beschrieben Broder u. Carter in einer Untersuchung mit 52 Patienten, daß das mittlere Überleben behandelter Patienten bei 30 Monaten, bei unbehandelten Patienten bei 10 Monaten lag. Die häufigsten Nebenwirkungen von Streptozotocin sind Übelkeit und Erbrechen (bei >80%) und ein milder, in der Regel reversibler, renaler Tubulusschaden (30%). Diese vielversprechenden Ergebnisse sind in einer kontrollierten multizentrischen Studie bei 84 Patienten bestätigt und ausgeweitet worden. 50% dieser Tumoren waren funktional. Die Hälfte der Patienten erhielt Streptozotocin als Monotherapie, die andere Hälfte Streptozotocin plus 5-Fluorouracil. Diese Kombination hatte Vorteile gegenüber Streptozotocin allein hinsichtlich der Ansprechrate (33 gegenüber 12%). Eine Behandlung mit der Kombination erzielte auch einen Überlebensvorteil. Die gastrointestinalen Nebenwirkungen (Übelkeit, Erbrechen) und die renale Toxizität waren mit

Tabelle 65.4. Medikamentöse Behandlung nicht chirurgisch therapierbarer gastroenteropankreatischer endokriner Tumoren

Medikament (Dosierung)	Indikation	Nebenwirkungen/Bemerkungen
(A) Chemotherapie		
(1) „Moertel-Schema": Streptozotozin (Zanosar), 500 mg/m^2 über 5 Tage i.v., 5-Fluorouracil (5 FU), 400 mg/m^2 über 5 Tage i.v., Wiederholung alle 4 Wochen	Malignes Insulinom, VIPom, ggf. andere metastasierte endokrine gastroenteropankreatische Tumoren, solange Effekt anhält	Nephrotoxizität, Übelkeit, Erbrechen, Mukositits, Diarrhöen
(2) „Jensen"-Schema: Tag 1: Streptozotozin (Zanosar), 1.5 g/m^2 i.v., 5 Fluorouracil (5 FU), 600 mg/m^2 i.v., Doxorubicin 40 mg/m^2 i.v., Tag 8: Streptozotozin (Zanosar), 1.5 g/m^2 i.v., 5 Fluorouracil (5 FU), 600 mg/m^2 i.v., Wiederholung alle 4 Wochen	Malignes Insulinom, VIPom, ggf. andere metastasierte endokrine gastroenteropankreatische Tumoren, solange Effekt anhält	Nephrotoxizität, Übelkeit, Erbrechen, Knochenmarksdepression, Mukositis, Diarrhöen, Kardiotoxizität
(3) Dacarbacin (DTIC), 650 mg/m^2 i.v. alle 4 Wochen	Besonders metastasiertes Glukagonom und Karzinoid	Geringe Knochenmarkstoxizität
(4) Somatostatinanaloga (z.B. Octreotide, 3mal 200–500 µg s.c. täglich	In 30–40 % wachstumshemmender Effekt („stable disease" über Monate oder Jahre)	Steatorrhö, Gallensteine, Diabetes. Cave: Hemmung des Glukagons bei Insulinom, Verstärkung der Hypoglykämieneigung!
(5) Interferon-α, 3 Mio. E täglich s.c.	Evtentuell in Kombination mit Somatostatinanaloga (in klinischen Studien)	Thrombopenie, Leukopenie, grippeähnlicher Muskel- und Gelenkschmerz, Diarrhö, Haarausfall, Depressionen
(B) Antisekretorische Therapie		
(1) Diazoxid (Proglicem) 1mal 25 bis 3mal 100 mg p.o. (niedrig beginnen)	Chirurgisch nicht therapierbares symptomatisches Insulinom	Antidiurese (Ödeme, Hirsutismus, Hypernatriämie), daher prophylaktisch 25 mg Hydrochlorothiazid täglich)
(2) Somatostatinanaloga (z.B. Octreotide, 3mal 50–100 µg s.c. täglich	Chirurgisch nicht therapierbare, symptomatische gastroenteropankreatische endokrine Tumoren, insbesondere VIPom, Karzinoidsyndrom, Glukagonom	Steatorrhö, Gallensteine, Diabetes. Cave: Hemmung des Glukagons bei Insulinom, Verstärkung der Hypoglykämieneigung!
(3) Protonenpumpenblocker (z.B. Omeprazol, Dosis nach Magensäuresekretionsanalyse titrieren: BAO <3,0 mmol/h)	Chirurgisch nicht therapiebares symptomatisches Gastrinom	Totale Gastrektomie in der Regel heute unnötig!
(C) Andere Therapieverfahren		
Angiographische Embolisation von Lebermetastasen	Vorwiegend Lebermetastasen bei symptomatischen endokrinen Tumoren	Vorübergehend Bauchschmerzen, Fieber, Leberwerterhöhungen
(D) Symptomatische Therapie		
(1) Gesteigerte Kohlenhydratzufuhr (diätetisch bzw. Glukoseinfusion)	Insulinome: präoperativ und bei fehlender chirurgischer Heilungsmöglichkeit	Viele kleine Mahlzeiten, auch spät abends oder sogar nachts, schnell resorbierbare Kohlenhydrate (Glukose) bereithalten
(2) Gesteigerte Proteinzufuhr	Gukagonom	Zur Balance der Hypaminoazidämie
(3) Serotoninantagonisten (Methysergid, Cyproheptadin, Ketanserin, Ondansetron)	Diarrhö bei Karzinoiden, wenn Octreotide unwirksam	Nicht wirksam gegen „Flush"-Symptomatik
(4) Zinksupplementation	Glukagonom, bes. mit migratorisch-nekrolytischem Erythem	Ausgleich eines Zinkmangels

beiden Therapieschemata ähnlich, während eine reversible Knochenmarksdepression nur mit der Kombinationstherapie auftrat (75 %). Bei Patienten ohne klinische Symptomatik kann zunächst abgewartet und dann erst bei Tumorprogress behandelt werden.

■ **Therapieschema (Streptozotocin).** Alle anderen zytostatischen Therapieschemata müssen als experimentell betrachtet werden und sollten nur dann angewendet werden, wenn Streptozotocin plus 5-Fluorouracil erfolglos sind. Das Therapieschema (Moertel et al. 1980) im einzelnen:

1. Streptozotocin, 500 mg pro m² Körperoberfläche, wird an 5 aufeinanderfolgenden Tagen gemeinsam mit 5-Fluoruracil, 400 mg pro m² Körperoberfläche, rasch i.v. verabreicht. Neuroleptika vom Phenothiazintyp sind sinnvoll, um Übelkeit und Erbrechen zu verhindern. Serotoninantagonisten vom Typ des Ondansetron können ebenfalls erfolgreich eingesetzt werden.
2. Therapiekurse werden alle 6 Wochen wiederholt, solange die Tumorgröße sich verkleinert oder stabil bleibt. Durch Laborkontrollen sind eine Knochenmarksdepression (Blutbild) und Nieren- bzw. Leberschädigungen auszuschließen.
3. Der Beginn weiterer Therapiekurse wird verschoben, falls innerhalb der vorgesehenen 6 Wochen nicht eine vollständige Erholung von hämatologischen oder renalen toxischen Wirkungen erfolgt ist.
4. Im Fall einer kompletten klinischen, endokrinologischen und morphologischen Remission kann die Therapie unterbrochen werden.

■ **Ansprechraten.** Die Frage, ob es ein präferenzielles Ansprechen bestimmter Typen endokriner Tumoren auf Streptozotocin oder auf die kombinierte Therapie mit 5-Fluoruracil gibt, kann aufgrund der geringen Anzahl behandelter Patienten mit verschiedenen endokrinen Pankreastumoren nicht beantwortet werden. Insbesondere mit Rückblick auf die Erfahrung von Creutzfeldt u. Nauck mit 40 Patienten erscheint es so, daß VIPome und Insulinome am besten ansprechen, während Gastrinome und Karzinoide am wenigsten wahrscheinlich auf diese Art zytostatischer Behandlung reagieren.

■ **Neue Therapie des Gastrinoms.** Wegen des unbefriedigenden Ergebnisses bei der Behandlung metastatischer Gastrinome wurde ein neues Protokoll mit Streptozotocin, 5-Fluoruracil und Doxorubicin verwendet. Creutzfeldt u. Nauck haben dieses Schema seit mehr als 5 Jahren unter kardiologischen Kontrollen angewendet: Von ungefähr 25 Patienten mit endokrinen gastrointestinalen Tumoren haben wenigstens die Hälfte eine partielle Remission erreicht. Die hauptsächlichen Nebenwirkungen sind Übelkeit (bei allen Patienten) und Nephrotoxizität bei einem von 25 Patienten. Das genaue Therapieschema im einzelnen (Jensen et al. 1983):

Tag 1: Streptozotocin 1,5 g pro m² Körperoberfläche, 5-Fluoruracil 600 mg pro m² Körperoberfläche, Doxorubicin 40 mg pro m² Körperfläche.
Tag 8: Streptozotocin 1,5 g pro m² Körperoberfläche, 5-Fluoruracil 600 mg pro m² Körperoberfläche, Wiederholung alle 4 Wochen. Ondansetron sollte verabreicht werden, um Übelkeit zu verhindern.

■ **Dacarbazin.** Eine effektive zytostatische Behandlung von endokrinen GEP-Tumoren ist mit Dacarbazin (DTIC) beschrieben worden. 9 von 11 Patienten haben von der Behandlung profitiert, und bemerkenswerte Remissionen wurden besonders bei Glukagonomen beschrieben. Creutzfeldt u. Nauck haben eindrucksvolle Remissionen mit DTIC beim metastasierenden Karzinoid beobachtet, wobei die geringen Nebenwirkungen besonders zu betonen sind.

■ **Etoposid und Cisplatin.** Bei anaplastischen neuroendokrinen Karzinomen wurde ein objektives Ansprechen nach kombinierter Behandlung mit Etoposid und Cisplatin beschrieben.

■ **Interferon und Octreotid.** Tumorremissionen wurden in gut dokumentierten Einzelfällen von endokrinen gastroenteropankreatischen Tumoren nach täglichen subkutanen Injektionen von Interferon-(INF-)α oder mit dem Somatostatinanalogon Octreotid beschrieben. Der Mechanismus der Wirkung dieser beiden Substanzen wird noch nicht vollständig verstanden. Das Fehlen ernstzunehmender Nebenwirkungen rechtfertigt ihre Anwendung jedoch bei Patienten mit metastatischer Erkrankung, auch bei Fehlen von Symptomen durch Hormonüberproduktion. Mehrere Arbeiten haben eine stabile Tumorgröße unter Langzeitanwendung von IFN-α (Öberg et al. 1983) oder Octreotid (Arnold et al. 1996) gut dokumentiert, auch wenn vor der Behandlung ein Progreß nachgewiesen wurde. Die empfohlene Dosis ist

- für rekombinantes IFN-α 2mal 10^6 IE pro m² Körperoberfläche täglich und
- 3mal 200 μg für Octreotid subkutan. Die Octreotiddosis kann bis zu 3mal 500 μg täglich erhöht werden.

Eine solche Behandlung sollte durch bildgebende Verfahren alle 4 Monate kontrolliert werden. Nebenwirkungen von IFN-α sind zu Beginn grippeähnliche Symptome und Fieber, selten eine Knochenmarkssuppression, eine Depression und Autoimmunkrankheiten (Hypothyreose, Diabetes mellitus). Octreotid kann eine milde Steatorrhö verursachen und als Folge einer unterdrückten Gallenblasenentleerung Cholesteringallensteine. Im Patientengut von Nauck u. Creutzfeldt waren diese jedoch alle asymptomatisch und konnten mit einer Kombinationstherapie aus Ursodeoxycholsäure und Chenodeoxycholsäure innerhalb von 3–4 Monaten aufgelöst werden.

Seltene Therapieschemata

Die Behandlung mit anderen zytostatischen Drogen (Mithramycin, L-Asparaginase) kann nicht empfohlen werden, weil sie nur auf anekdotischen Fallbeschreibungen beruht.

65.7.4
Arterielle Embolisation

Endokrine Tumoren mit Lebermetastasen sind erfolreich durch hepatische Arterienembolisation behandelt worden (Venook 1999). Der Effekt dieser Prozedur auf das Tumorwachstum und die Hormonproduktion kann dramatisch ausfallen, und langanhaltende Remissionen können ohne wesentliche Komplikationen vorkommen.

■ **Remissionsdauer.** In einem Fall wurde ein wiederaufgetretenes Pankreasinsulinom erfolgreich mittels arterieller Embolisierung behandelt. Im Patientengut von Creutzfeldt u. Nauck sind hepatische Arterienembolisationen mit Prolamin (Ethibloc®) bei 4 Patienten mit Insulinomen und Lebermetastasen durchgeführt worden, die nicht mehr auf zytostatische Behandlung ansprachen. Zuvor wurde eine Patientin mit metastasierendem Insulinom beobachtet, die nicht auf Streptozotocin ansprach, bei der aber eine 18monatige Remission durch hepatische Arterienligatur ausgelöst wurde. Die Remissionen nach Leberarterienembolisierung dauerten zwischen 10 und 30 Monaten.

■ **Indikation.** Deshalb ist eine arterielle Embolisierung beim Vorliegen von Lebermetastasen indiziert, wenn eine konventionelle Behandlung mit Zytostatika ineffektiv geworden ist und eine chirurgische Reduktion der Tumormasse („Debulking") zu riskant erscheint. Ein günstiger Einfluß auf das Überleben der Patienten ist noch eine offene Frage. Das gleiche gilt für die ultraschallgesteuerte Injektion von Alkohol in Lebermetastasen. Hier wurde bisher nur über Einzelfälle berichtet. Lebertransplantationen sind vereinzelt durchgeführt worden, ihre Berechtigung ist jedoch umstritten.

65.8
Insulinom

65.8.1
Epidemiologie

Insulinsezernierende Tumoren, die zu Hypoglykämien führen, sind bei weitem die häufigsten endokrinen Neoplasien des Pankreas (ungefähr 70–80 % aller klinisch-symptomatischen Patienten). Genaue Prävalenzdaten in der allgemeinen Bevölkerung sind nicht verfügbar. Schätzwerte für die jährliche Inzidenz eines diagnostizierten Insulinoms schwanken um einen Fall pro Mio. Einwohner, was jedoch eine Unterschätzung sein könnte.

65.8.2
Pathologie und Pathophysiologie

Form und Lokalisation

Insulinome sind meist solitäre Tumoren, und ihre Häufigkeit ist gleichmäßig über das gesamte Pankreas verteilt. Die Größe der Tumoren bei Diagnosestellung variiert erheblich und weist keine Beziehung zum Schweregrad der klinischen Symptome auf. Nach Nauck u. Creuzfeldt (1991) war das kleinste Insulinom, das klinische Symptom verursachte (und Nüchterninsulinwerte >100 mU/l), 0,5 g schwer, das größte ohne Metastasen wog 25 g.

Multiple Tumoren findet man in etwa 10 % der Fälle, sehr häufig assoziiert mit einer multiplen endokrinen Neoplasie Typ 1 (MEN Typ 1).

Eine metastatische Verlaufsform entwickelt sich in 5–10 % der Fälle. Eine ektope Lokalisation kommt in weniger als 1 % der Fälle an den Orten vor, wo auch pankreatische Heterotopien beschrieben sind (Magen, Duodenum, Meckel-Divertikel, Gallenwege, Omentum). In einer Untersuchungsreihe der Autoren von 90 Insulinomen war das einzige ektope Insulinom im Mesenterium lokalisiert.

Insulinproduktion

Insulinomzellen enthalten weniger Insulin als normale B-Zellen. Dennoch ist die Insulinkonzentration in den Tumoren meistens höher als im umgebenden Pankreas, das aber nur zu ungefähr 1 % aus Inselgewebe besteht. Insulinomzellen enthalten auch weniger Sekretgranula als normale B-Zellen (Abb. 65.2 a–c).

Ultrastrukturell finden sich häufig atypische Sekretionsgranula oder fast vollständig agranuläre Zellen. Der Prozentsatz von Proinsulin ist in den Tumoren höher als im normalen Pankreas. Auch im Serum oder Plasma von Insulinompatienten findet sich ein erhöhter Proinsulinanteil im Vergleich mit Normalpersonen. Diese Befunde werden als verminderte Speicherkapazität der Tumorzellen interpretiert, was zu einer inadäquaten Insulinsekretion bei normalen oder sogar hypoglykämischen Blutzuckerkonzentrationen führt. Die klinische Konsequenz ist eine Nüchternhypoglykämie. Elektronenmikroskopisch können 4 Typen von Insulinomen definiert werden (Tabelle 65.5).

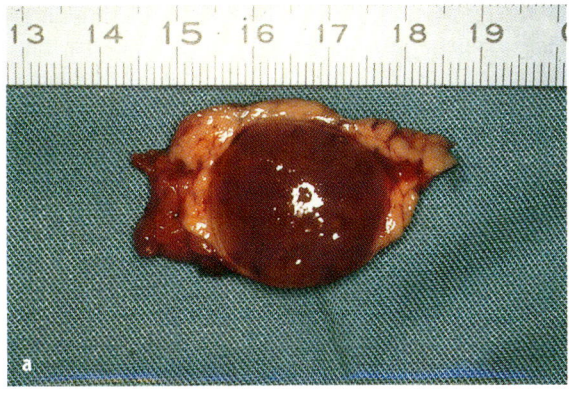

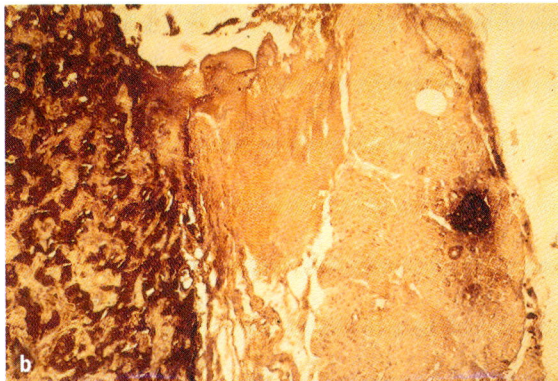

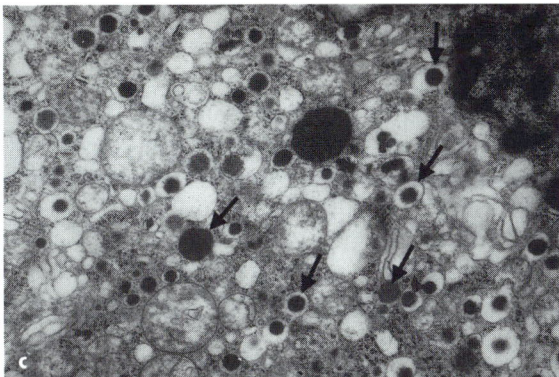

Abb. 65.2 a–c. Insulinom. **a** Als Operationspräparat mit Größenmaßstab, **b** in der Histologie mit immunhistochemischem Nachweis von Insulin (Insulin-Antikörper-Inkubation) und **c** im elektronenmikroskopischen Bild mit typischen und atypischen Sekretgranula (Pfeile)

■ **Insulingehalt.** Die Charakteristika, die die Basis dieser Klassifikation bilden, sagen den Insulingehalt und damit die Anfärbbarkeit mit Aldehyd-Thionin, dem relativen Anteil von Proinsulin, und das klinische Ansprechen auf Diazoxid bzw. Somatostatin voraus. Atypische Sekretgranula enthalten weniger Insulin als typische, und die Prozessierung von Proinsulin zu Insulin und C-Peptid erfolgt hauptsächlich durch Enzyme, die in reifen oder reifenden B-Granula zu finden sind. Deswegen kann die Supprimierbarkeit der Insulinsekretion durch Somatostatin bzw. Diazoxid vorausgesagt werden, wenn typische B-Granula gefunden werden, während kein oder nur ein geringes Ansprechen bei Patienten zu erwarten ist, deren Tumoren hauptsächlich atypische oder gar keine Sekretgranula aufweisen.

65.8.3
Klinik

Insulinome finden sich in allen Altersgruppen, hauptsächlich in der 3.–5. Lebensdekade und sehr selten auch bei kleinen Kindern. Die Hypoglykämie verursacht eher unspezifische Symptome, die auf die adrenerge Gegenregulation oder eine Neuroglukopenie bezogen werden können. Obwohl adrenerge und neuroglukopenische Symptome wohlbekannt sind, wird die Diagnose einer Nüchternhypoglykämie bei Insulinompatienten in der Regel erst sehr spät im Erkrankungsverlauf gestellt.

Körperliche Symptome
Die häufigsten adrenergen Symptome sind allgemeine Schwäche, Schwitzen, Zittern, Tachykardie und Hunger. Neuroglukopenische Symptome variieren zwischen abgeschwächter Leistungsfähigkeit, Müdigkeit, mentaler Verlangsamung, Kopfschmerzen, gestörtem Bewußtsein, unscharfem Sehen bis hin zu schweren Symptomen mit eigenartigen Verhaltensmustern, Desorientierung, Krampfanfällen und episodischer Bewußtlosigkeit.

Krankheitsverlauf
Der wertvollste Hinweis ergibt sich aus der Abhängigkeit der Symptome von der letzten Nahrungsauf-

Tabelle 65.5. Insulinomtypen

	Elektronenmikroskopische Klassifikation	Insulingehalt	Proinsulinanteil
Typ 1:	Nur typische B-Granula werden gefunden	Normal	Niedrig, normal
Typ 2:	Sowohl typische als auch atypische Sekretgranula	Niedrig	Mittel
Typ 3:	Aussschließlich atypische Granula	Niedrig	Hoch
Typ 4:	Nahezu agranuläre Insulinome	Sehr gering	Sehr hoch

nahme oder körperlicher Bewegung, insbesondere wenn die Symptome durch Mahlzeiten gebessert werden. Meistens treten hypoglykämische Attacken zunächst sporadisch, mit wochen- oder monatelangen symptomfreien Intervallen auf. Hieraus ergibt sich oft eine diagnostische Fehleinschätzung. Bei den meisten Insulinompatienten waren neuroglykopeniebedingte Symptome über mehrere Jahre vorhanden, bevor die richtige Diagnose gestellt wurde. In solchen Fällen wird die Hypoglykämieneigung oft durch erhöhte Kohlenhydrataufnahme kompensiert. Dies kann zu Gewichtszunahme und Übergewichtigkeit führen. Eine zu späte Diagnose kann Ursache eines bleibenden Hirnschadens oder einer mentalen Retardierung sein.

65.8.4 Diagnostik und Differentialdiagnose

Laborchemische Untersuchungen

Vor dem Hintergrund der erheblichen normalen Variation des Insulinwerts im Plasma müssen Nüchternwerte des Plasmainsulinspiegels bei Insulinompatienten nicht im absoluten Sinne erhöht sein. Das gilt ebenso für das C-Peptid, das zweite Produkt der Proinsulinkonversion.

Es ist jedoch durch Provokationstests möglich, eine absolut sichere Insulinomdiagnose zu stellen. Wie erwähnt, ist ein Schlüssel zur Diagnose die enge Beziehung der Hypoglykämieepisoden zu langanhaltenden Hungerphasen und die Erholung nach Nahrungsaufnahme. Ist während einer solchen Episode der Blutzucker niedrig, wird „Whipples Triade" erfüllt. Ein klinisch eindeutig verminderter Blutzuckerspiegel wird normalerweise als <40 mg/dl (<2,2 mmol/l) im Nüchternzustand definiert.

Differentialdiagnosen

Die Liste der Erkrankungen, die zu Hypoglykämien führen kann, ist lang (Tabelle 65.6). Typischerweise findet sich bei Insulinompatienten eine Nüchternhypoglykämie, wofür es nicht mehr ganz so viele Erklärungen gibt.

Hungerversuch

Eine Nüchternhypoglykämie kann durch den wertvollsten diagnostischen Test, den sog. Hungerversuch, unter ärztlicher Aufsicht mit wiederholter Bestimmung der Plasmaglukosekonzentration dokumentiert werden. Unter Fastenbedingungen haben 75 % aller Insulinompatienten innerhalb von 24 h eine Hypoglykämie mit adrenergen oder glukopenischen Symptomen. Diese Zahl steigt nach 48 h auf > 98 % an.

■ **Interpretation.** Kann unter diesen Bedingungen eine exogene Insulinverabreichung oder die Einnahme von oralen Antidiabetika vom Sulfonylharnstofftyp ausgeschlossen werden, sind nur noch wenige Hypoglykämieursachen zu bedenken (vgl. Tabelle 65.6): Alkohol, Medikamentennebenwirkungen, Lebererkrankungen und endokrine Defizienzen.

Eine weitere Erklärung sind große, meist mesenchymale Tumoren mit vermehrter IGF-2-Produktion. Alle diese Erkrankungen werden im Verlauf eines Hungertests zu Hypoglykämiesymptomen führen, jedoch nur bei Insulinompatienten wird man trotz Hypoglykämie inadäquat hohe Insulinwerte messen. Eine Bewertung der Insulinkonzentrationen muß in Verbindung mit Blutzuckermessungen (alle 3–4 h) erfolgen. Dabei müssen Insulinwerte von Insulinompatienten beim Abbruch eines Hungerversuchs per se nicht höher sein als normale Nüchternwerte (Abb. 65.3).

■ **Insulin-Glukose-Verhältnis.** Die unangemessen hohen Insulinwerte bei Insulinompatienten kann man mathematisch durch Bildung des Insulin-Glukose-Verhältnisses ableiten. Ein Wert von 0,3 (Messung der Insulinkonzentration in mU/l, geteilt durch Glukosekonzentrationen in mg/dl) wird gewöhnlich als obere Normgrenze angegeben. Variationen der eingesetzten Labormethoden machen es jedoch notwendig, den Normalbereich für jede Klinik zu definieren. Dieses Insulin-Glukose-Verhältnis ist „verbessert" (engl. „amended") worden. Dies beruht auf der Annahme, daß bei einer Plasmaglukosekonzentration von 30 mg/dl (1,7 mmol/l) normale B-Zellen nicht mehr sezernieren. Mathematisch gewinnt man das „amended" Insulin-Glukose-Verhältnis, indem man 30 mg/dl von der gemessenen Plasmaglukosekonzentration subtrahiert. Als Normwert wird 0,5 [(mU/l)/(mg/dl)] angegeben. In einer Untersuchung von Nauck u. Creutzfeldt (49 Insulinompatienten, 66 Kontrollen) führt die Anwendung dieses verbesserten Insulin-Glukose-Verhältnisses zu einer nahezu 100 % richtigen diagnostischen Zuordnung der untersuchten Patienten. Deshalb sind nur selten weitere Stimulations- bzw. Suppressionstests notwendig. Zur Stimulation der Insulinsekretion sind Tolbutamid, Leuzin, Glukagon oder Kalzium verwendet worden. Eine richtige Diagnosestellung erlauben die Tests aber lediglich in etwa 70 % der Fälle. Sie können nicht weiter empfohlen werden.

Suppressionstests

Wesentlich spezifischer sind Suppressionstests. Sie basieren auf der Annahme, daß die Insulinsekretion bei Insulinomen autonom ist, daß sie also nicht

Tabelle 65.6. Hypoglykämieursachen

Ursache	Wegweisende Diagnostik	Bemerkungen
(A) Hypoglykämie im Nüchternzustand		
(1) Insulinproduzierende Tumoren (Insulinome)	Hungerversuch (inadäquat hohe (Pro-)Insulinwerte bei Hypoglykämie	Autonome (Pro-)Insulinsekretion
(2) Nesidioblastose	Insulin-Glukose-Verhältnis	Nur im Neugeborenenalter
(3) Lebererkrankungen	Hypoglykämie bei niedrigen Insulinwerten, Hinweise für Organinsuffizienz	Hintergrund: Glukoneogenese nur in Leber und Niere möglich
(4) Hypophysen- bzw. Nebenniereninsuffizienz	Insuffizienz der kortikotropen Achse	Glukokortikoide für Glukoneogenese notwendig
(5) Alkoholhypoglykämie	Anamnese, Stigmata der Alkoholkrankheit	Hemmung der hepatischen Glukoneogenese durch C_2H_5OH
(6) Hypoglycaemia factitia (eine Form des Münchhausen-Syndroms)	Insulinselbstinjektion: hohes Insulin, supprimiertes C-Peptid Sulfonylharnstoffe: Nachweis in Plasma oder Urin	Psychiatrisches Krankheitsbild, häufig bei Angehörigen medizinischer Assistenzberufe oder von Diabetikern (Zugriff auf Medikamente)
(7) Malaria	Malariadiagnostik	Besonders unter Chinintherapie
(8) Medikamenteninduzierte Hypoglykämie Insulin Sulfonylharnstoffe Pentamidin Chinin	Medikamentenanamnese	Häufige, schwerwiegende Nebenwirkung einer Diabetestherapie
(9) Pseudohypoglykämie	Fehlen von Symptomen, Kontrolle unter Vermeidung von Glukosebestimmungsfehlern	Glukoseverbrauch in vitro durch Blutzellen (besonders bei Leukozytose/Leukämien), Hypertriglyzeridämie
(B) Postprandiale („reaktive") Hypoglykämien		
(1) Nach Magen-(teil-)resektionen	Auftreten 2–5 h nach Mahlzeiten (nach schnellem, hohem Plasmaglukosenanstieg)	Spät-"dumping"-Syndrom, Magen-Sturzentleerung
(2) Idiopathisch	Auftreten 2–5 h nach Mahlzeiten (nach schnellem, hohem Plasmaglukoseanstieg)	Beschleunigte Magenentleerung? Insulinhypersekretion? Gesteigerte Insulinempfindlichkeit? Insgesamt sehr selten!

bei einem Abfall der Plasmaglukosekonzentration abgeschaltet wird. Hierzu wird Insulin injiziert und die endogene Sekretion anhand von C-Peptid-Bestimmungen abgeschätzt. Ein Abfall der C-Peptidwerte zeigt die Supprimierbarkeit der Insulinsekretion an und schließt ein Insulinom aus. Insgesamt scheint die Spezifität dieses Testansatzes jedoch geringer als die eines Hungerversuchs. Außerdem machen auch diese Tests die unter Ursachen gefährliche Provokation einer Hypoglykämie notwendig.

■ **Clamp-Test.** Um eine Hypoglykämie unter Insulingabe zu vermeiden, sind euglykämische Clamp-Tests mit Infusion von exogenem Insulin entwickelt worden. Unter dieser Bedingung findet man bei normalgewichtigen Gesunden und auch bei insulinresistenten übergewichtigen Menschen eine intakte Insulin-B-Zellrückkopplung mit Reduktion der Plasma-C-Peptid-Konzentrationen. Bei Insulinompatienten kommt es typischerweise zu keiner Suppression des C-Peptids oder der Plasmaproinsulinwerte. Eine zusätzliche kontrollierte Clamp-Phase mit Hyperinsulinämie und Hypoglykämie (40–45 mg/dl) führt bei Gesunden zu einer Suppression des C-Peptids in einen kaum noch meßbaren Bereich, während bei Insulinompatienten nahezu unveränderte C-Peptid-Konzentrationen gemessen werden (Abb. 65.4). Hinzu kommt als recht typisches Phänomen bei Insulinompatienten das Auftreten spontaner bzw. paradoxer Anstiege des C-Peptids (sekretorische „Bursts").

Dieses aufwendige Untersuchungsschema ist nur in seltenen Fällen erforderlich, um eine klare Diagnose zu stellen. Im Gegensatz zu der bei allen Insulinomen fehlenden Supprimierbarkeit der Insulinsekretion durch exogenes Insulin bei einer Blutglukosesenkung läßt sie sich in ca. 50 % der Fälle auch durch Injektion bzw. Infusion von Somatostatin oder Diazoxid hemmen.

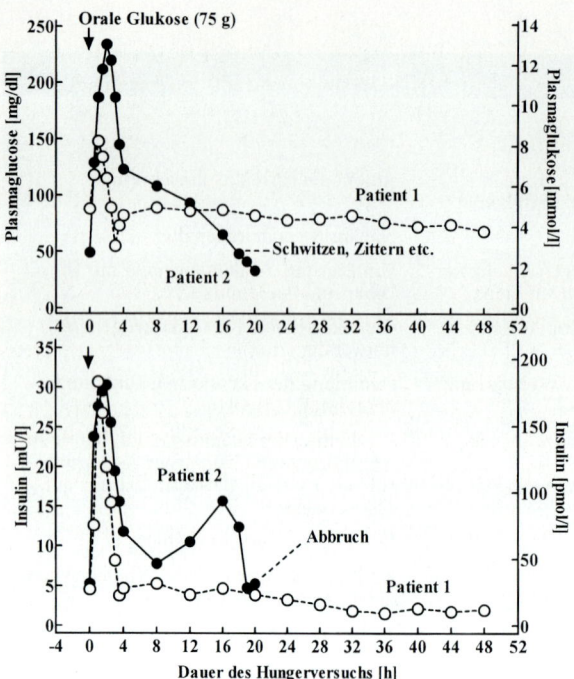

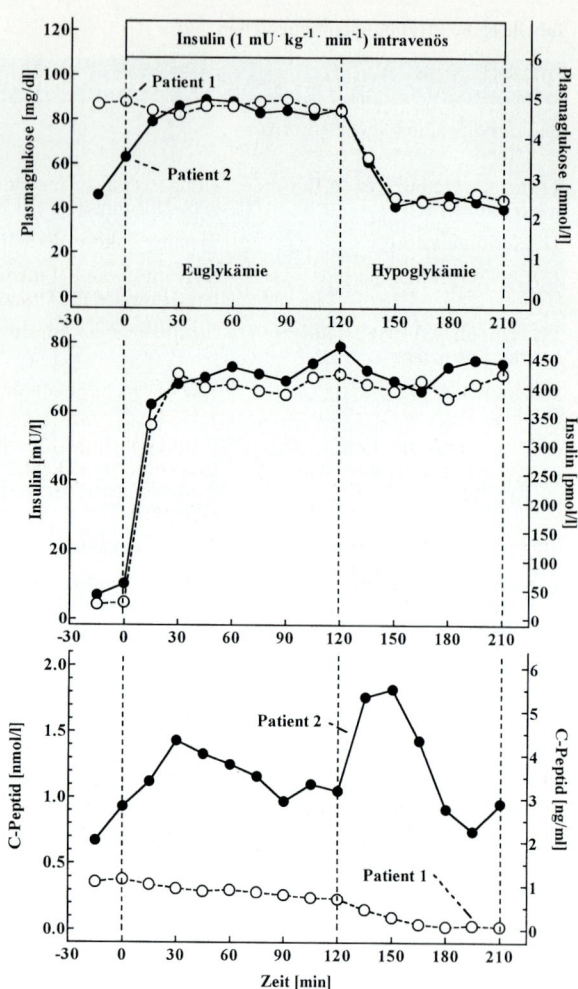

Abb. 65.3. Ergebnisse eines Hungerversuchs bei einem stoffwechselgesunden und einem Insulinompatienten. Im Normalfall erfolgt über 48 h ohne Nahrungszufuhr kein kritischer Blutzuckerabfall. Beim Vorliegen eines Insulinoms muß der Hungerversuch wegen einer klinisch symptomatischen und chemisch nachweisbaren Hypoglykämie (Plasmaglukose 33 mg/dl) abgebrochen werden. Zu diesem Zeitpunkt lag das Insulin bei 5,3 mU/l. Es errechnet sich ein „amended" (verbesserter) Insulin-Glukose-Quotient von 1,77 (mU/l)/(mg/dl). Zur Berechnung werden 30 mg/dl von der Plasmaglukose subtrahiert. Normal sind Werte bis 0,5 (mU/l)/(mg/dl)

Abb. 65.4. Nachweis einer autonomen Insulinsekretion im hyperinsulinämischen, zunächst eu-, dann hypoglykämischen Clamp-Versuch. Unter einer Insulininfusion (1 mU/kg Körpergewicht/min) wird zunächst so viel Glukose infundiert, daß ein normaler Nüchternblutzucker (80–90 mg/dl) aufrechterhalten wird. Später erlaubt man das kontrollierte Absinken der Glukosekonzentration in den hypoglykämischen Bereich. Bei stoffwechselgesunden Menschen führt dies zur vollständigen Suppression der endogenen Insulinsekretion, die mit Hilfe des C-Peptid bestimmt wird. Bei Insulinompatienten fehlt die Suppression, und es kommen spontane bzw. paradoxe Insulinanstiege („Bursts") vor

Supprimierbarkeit durch Somatostatin oder Diazoxid

Das Fehlen einer Supprimierbarkeit durch diese Substanzen wird gelegentlich als Malignitätskriterium aufgeführt. Das gilt jedoch nicht für Insulinome. Unter der Verwendung von Somatostatin bzw. Diazoxid gibt es metastasierende Insulinome, die sich sehr gut supprimieren lassen, während es andererseits nichtsupprimierbare benigne Insulinome gibt. Der Grad der Supprimierbarkeit korreliert aber mit den ultrastrukturellen Typen: Nichtsupprimierbare Tumoren haben keine oder atypische Granula, während supprimierbare Insulinome reichlich typische Sekretionsgranula enthalten. Der Grad funktioneller Dedifferenzierung korreliert also in diesem Fall nicht mit der Malignität. Eine wie beschrieben nachgewiesene Nüchternhyperinsulinämie schließt alle anderen Formen der Nüchternhypoglykämie aus.

■ **Hypoglycaemia factitia.** Einzige Ausnahme ist die Hypoglycaemia factitia (im Sinne eines Münchhausen-Syndroms) aufgrund einer Selbstmedikation von Insulin oder insulinfreisetzenden oralen Antidiabetika. Ein derartiger Verdacht kann gestützt werden, wenn Patienten aus medizinischen Assistenzberufen stammen oder Diabetiker in der Verwandtschaft haben.

Typisch für die Selbstinjektion von Insulin ist das Fehlen erhöhter C-Peptid-Konzentrationen während des Hungerversuchs oder nach Stimulation. Dies gilt nicht nach Einnahme von insulinsekretionsstimulierenden oralen Antidiabetika (Sulfonylharnstoffen).

In diesen Fällen erfordert die korrekte Diagnose eine Untersuchung des Serums bzw. Urins der Patienten auf orale Antidiabetika. Die Anzahl entsprechender Patienten ist häufig genug, um entsprechende Tests vor chirurgischer Therapie anzuraten, wenn durch bildgebende Verfahren kein Tumor darzustellen ist.

■ **Inselzellhyperplasie.** In einem geringen Prozentsatz der vermeintlichen Insulinome wurde während der chirurgischen Exploration kein umschriebener Tumor gefunden. In diesen Fällen ist z. B. eine Hyperplasie der Langerhans-Inseln als Grund für die Erkrankung angenommen worden. Die Existenz einer endokrinen Erkrankung ohne Pankreastumor ist jedoch nur für die neonatale oder frühkindliche hyperinsulinämische Hypoglykämie bewiesen. Die Existenz einer „Nesidioblastose" im Erwachsenenalter ist nicht gesichert. Sie ist zumindest außerordentlich selten. In diesen Fällen hat eine genaue morphometrische Analyse keinen Anstieg der gesamten endokrinen Zellmasse oder eines spezifischen Zelltyps ergeben. Deshalb erscheint es nicht gerechtfertigt, eine partielle oder gar subtotale Pankreasektomie durchzuführen, um die „diffuse Inselzellhyperplasie" zu eliminieren, wenn anläßlich einer Probelaparotomie ein Pankreastumor nicht gefunden wird. Wahrscheinlicher ist in diesen Fällen, daß ein kleiner, im Pankreaskopf, der Duodenalwand oder im Magen versteckter oder ektopischer Tumor übersehen wurde.

65.8.5
Therapie

Während der diagnostischen Phase muß die symptomatische Hypoglykämieneigung mit oraler oder parenteraler Glukosezufuhr behandelt werden. Auch die subkutane Injektion von 1 mg Glukagon wird empfohlen, eine Überlegenheit gegenüber einer Glukosegabe ist jedoch nicht erwiesen.

Operative Therapie
Nach sicherer biochemischer Diagnose eines Insulinoms und Ausschluß von Metastasen ist eine chirurgische Exploration indiziert. Das Pankreas wird mobilisiert und der Tumor durch Enukleation oder partielle Resektion des Pankreas entfernt. Die Mortalität einer operativen Behandlung bei benignen Insulinomen lag früher zwischen 4,5 und 13 % und hat sich heute auf < 3 % verringert.

■ **Glukosespiegel.** Postoperativ steigen die Plasmaglukosekonzentrationen an und können über mehrere Tage sogar erhöht liegen, besonders wenn glukosehaltige Infusionen verabreicht werden. Meistens muß kein Insulin angewendet werden. Ein dauerhafter Diabetes ist eine ausgesprochen seltene Folge einer Insulinomenukleation oder einer Resektion von kleinen Anteilen des Pankreas. Nur einer von 90 Patienten in der Klinik der Autoren benötigte nach der Operation eine Insulintherapie.

■ **Sonderfälle.** Auch in dem heute sehr seltenen Fall, wo prä- und intraoperativ trotz der Anwendung moderner bildgebender Verfahren kein Tumor gefunden wird, kann eine Pankreasresektion nicht empfohlen werden. Die Anwendung der intraoperativen Ultraschalluntersuchung, evtl. erweitert über intraoperative portalvenöse Blutentnahmen mit Insulinbestimmung, muß in solchen Fällen empfohlen werden. Sollte auch dann kein Tumor lokalisiert werden, sollte eine konventionelle Therapie mit antisekretorischen Medikamenten durchgeführt werden und die diagnostischen Maßnahmen nach 1–2 Jahren wiederholt werden.

Antisekretorische Therapie
Diese Behandlung ist präoperativ oder bei Kontraindikationen gegen eine Operation wegen hohen biologischen Alters und schlechten Allgemeinzustands, oder bei metastatischen Erkrankungen sinnvoll. Es gibt eine ganze Reihe von Medikamenten, die die Insulinsekretion normaler B-Zellen und von Insulinomzellen hemmen.

■ **Diazoxid.** Nur Diazoxid (Proglicem®) hat sich als hinreichend effektiv erwiesen, um Nüchternhypoglykämien bei Insulinompatienten zu verhindern. Dieses nichtdiuretische Benzothiadiazin hat antihypertensive Wirkungen und induziert eine Wasser- und Kochsalzretention. Deshalb kombiniert man es in der Regel mit einem Thiaziddiuretikum. Diazoxid hemmt die Freisetzung von Sekretgranula aus normalen B-Zellen und Insulinomzellen. Deshalb ist es nicht effektiv bei agranulären Insulinomen (Typ 4).

Diazoxid verabreicht man 2- bis 3mal täglich. Die Dosierung muß individuell aufgrund von Nebenwirkungen und Effektivität ermittelt werden.

– Sie reicht von 2mal 25 mg bis 3mal 200 mg täglich.

Hohe Dosen verursachen häufig Nebenwirkungen einschließlich Anorexie, Übelkeit, Hyperurikämie, Wasser- und Kochsalzretentionen, Knochenmarksdepressionen, Kardiomyopathien mit Arrhythmien und Hirsutismus bei Frauen. Patienten unter Diazoxidbehandlung brauchen eine permanente ärztliche Betreuung.

■ **Octreotid, langwirksame Somatostatinanaloga.**
Das langwirksame Somatostatinanalogon Octreotid kann bei inoperablen Patienten mit hyperinsulinämischen Hypoglykämien ausgetestet werden, falls Diazoxid nicht toleriert wird. Der Effekt ist sehr variabel, weil Somatostatin auch die gegenregulatorischen Hormone Glukagon und Wachstumshormon supprimiert und dadurch sogar zur Provokation von Hypoglykämien führen kann.

Andere Therapieverfahren
Bei Patienten mit metastatischen Insulinomen ist eine zytostatische Behandlung und, nach deren Versagen, eine arterielle Embolisation indiziert. Aufgrund des langsamen Wachstums auch der malignen Insulinome lohnt sich eine antisekretorische und gegen das Tumorwachstum gerichtete Behandlung. Diese Therapie verlängert nicht nur das Leben, sondern verbessert auch die Lebensqualität. Eine chirurgische Reduktion der Tumormasse sollte nach Möglichkeit überlegt werden, weil sie zu langanhaltender Palliation führen kann.

65.9
Gastrinom (Zollinger-Ellison-Syndrom)

Obwohl endokrine Pankreastumoren bei Patienten bei schwerwiegenden Ulkuskrankheiten bereits zuvor beschrieben wurden, war es das Verdienst von Zollinger und Ellison, das Konzept eines hormonproduzierenden Tumors zu präsentieren, das für dieses klinische Syndrom verantwortlich ist und nun ihren Namen trägt (Zollinger u. Ellison 1955).

65.9.1
Epidemiologie

Die meisten verwertbaren Daten zur Prävalenz eines Zollinger-Ellison-Syndroms stammen aus Dänemark. Zwischen 1972 und 1978 wurde die Diagnose eines Zollinger-Ellison-Syndroms bei 5 Mio. Einwohnern 50mal gestellt. Dies ergibt eine Inzidenz von 1,5 pro 1 Mio. Einwohner pro Jahr (Stadil u. Stage 1979).

65.9.2
Pathologie

Gastrinome findet man zu 60–80% im Pankreas, zu 10–25% in der Duodenalwand und in weniger als 5% im Magen oder extraintestinalen Orten (wie Omentum, Ovar oder dem Gallengangstrakt). Kürzlich wurde eine große Serie veröffentlicht, innerhalb derer sogar 50% aller Primärtumoren im Duodenum lokalisiert waren (Norton et al. 1999).

Im Gegensatz zum Insulinom finden sich beim Zollinger-Ellison-Syndrom häufig multiple pankreatische Tumoren. In den meisten Fällen findet man weitere Tumoren zufällig bei der Operation.

Aufgrund immunhistochemischer Untersuchungen können sie sich als Insulinome, Glukagonome, pankreatische Polypeptide produzierende Tumoren oder sogar Tumoren ohne Hormonproduktion herausstellen.

Bei 15–26% aller Patienten mit Zollinger-Ellison-Syndrom findet man zusätzlich Tumoren extrapankreatischer endokriner Drüsen. In diesen Fällen ist das Gastrinom Teil einer MEN Typ 1. Weber et al. (1995) fanden bei ihren 185 Patienten mit Gastrinomen 18% mit MEN Typ 1.

65.9.3
Pathophysiologie

Der grundlegende Mechanismus, der für die klinischen und pathologischen Auffälligkeiten eines Zollinger-Elllison-Syndroms verantwortlich ist, ist eine Hypergastrinämie (Abb. 65.5) aufgrund einer Unfähigkeit der Tumorzellen, neu synthetisiertes Hormon zu speichern. Das ergibt sich aus dem bemerkenswert niedrigen Gastringehalt der allermeisten Gastrinome.

Sekretionsmodus
Sekretin, Kalzium, Glukagon und Mahlzeiten induzieren eine nennenswerte Sekretion in den Blutstrom. Bei gesunden Menschen und Patienten mit Ulcus duodeni setzt sich die Gastrinimmunoreaktivität im Serum aus mindestens 4 unterschiedlichen molekularen Formen zusammen. Jede dieser Komponenten existiert in 2 Formen, je nachdem ob der Thyrosinrest in Position 12 sulfatiert ist oder nicht. Im Nüchternplasma ist Gastrin-34 doppelt so stark vertreten wie Gastrin-17, während beide Komponenten nach Mahlzeiten ansteigen.

Beim Zollinger-Ellison-Syndrom kann entweder Gastrin-34 oder Gastrin-17 die vorzugsweise auftretende Gastrinkomponente im Plasma oder Tumorgewebe sein. Dies ist von Patient zu Patient unterschiedlich. Es gibt keine einfache Zuordnung der vorzugsweise vertretenen Gastrinkomponenten im Tumorgewebe und Serum einzelner Zollinger-Ellison-Patienten.

■ **Veränderungen am Magen.** Die Hypergastrinämie führt zu einem bemerkenswerten Anstieg der basalen Magensäuresekretion, und die trophische Wirkung von Gastrin führt zu einer größeren

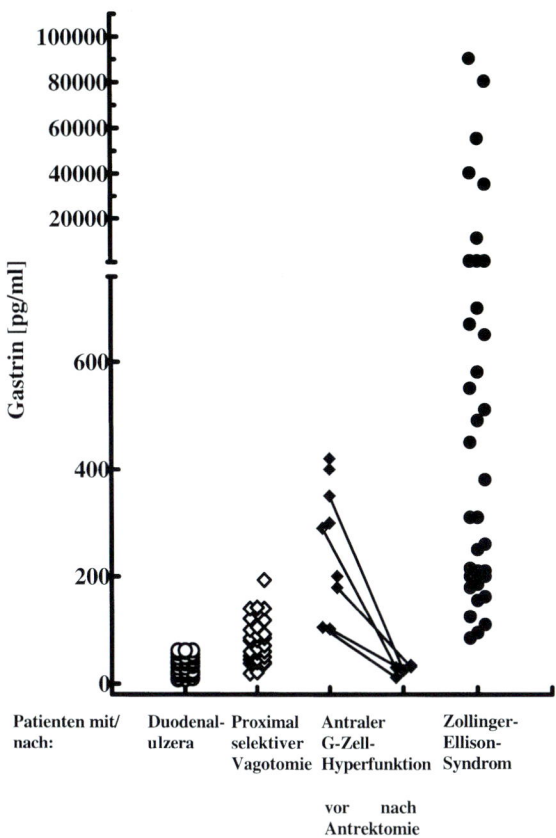

Abb. 65.5. Gastrinkonzentrationen bei Ulkuspatienten, Patienten nach selektiv proximaler Vagotomie, bei antraler G-Zell-Hyperfunktion vor und nach Antrektomie sowie bei Patienten mit Gastrinom (Zollinger-Ellison-Syndrom). (Aus Creutzfeldt 1982)

Anzahl von Parietalzellen und endokrinen ECL-(„enterochromaffine-like-")Zellen im Magenfundus und zu einem Anstieg der Mukosadicke bei den meisten Zollinger-Ellison-Patienten (Abb. 65.6 a–d). Hypertrophe Schleimhautfalten im Magenfundus sind das sichtbare Zeichen hierfür. Die peptischen Ulzera resultieren aus der erheblich gesteigerten Magensäuresekretion.

■ **Diarrhö.** Auch eine Diarrhö mit Steatorrhö kann auf die Magensafthypersekretion zurückgeführt werden, da sie bei kontinuierlicher Magensaftaspiration, nach totater Gastrektomie oder unter Behandlung mit H_2-Blockern bzw. Protonenpumpeninhibitoren aufhört. Ob hierfür in erster Linie säureinduzierte Schädigungen der intestinalen Mukosa, die Inaktivierung von Pankreasenzymen, die Präzipitation von Gallensäuren oder eine Flüssigkeitsüberladung im oberen Gastrointestinaltrakt verantwortlich ist, ist nicht bekannt (Abb. 65.7). Mahlzeiten reduzieren bei Patienten mit Zollinger-Ellison-Syndrom die postprandiale Säuresekretion und verlangsamen die Magenentleerung, ganz im Gegensatz zu anderen Patienten mit Ulcus duodeni. Eine Malassimilation ist deshalb ein seltener Befund, und die oben beschriebene Steatorrhö ist häufig nicht nachweisbar oder milde.

In der Postabsorptionsphase kann die Magensäuresekretion jedoch die Absorptionskapazität überschreiten. Folge ist eine wäßrige Diarrhö in den frühen Morgenstunden.

65.9.4
Klinik

Epidemiologie und Leitsymptome

Das Zollinger-Ellison-Syndrom ist eine Erkrankung des mittleren Lebensalters. Am häufigsten beginnen die Symptome zwischen der 3. und 5. Lebensdekade. Nur 15 von 800 Fällen waren Kinder unter 16 Jahren. Das Verhältnis von Männern zu Frauen beträgt 3:2. Führende Symptome bei Patienten mit Zollinger-Ellison-Syndrom sind Bauchschmerzen, eine Ulkuserkrankung, eine gastroösophageale Refluxerkrankung, Erbrechen und Diarrhö, die sich alle pathophysiologisch ableiten lassen (vgl. Abb. 65.7).

Häufigkeit des Symptome

Der Häufigkeit nach präsentieren sich 85 % aller Gastrinompatienten mit Ulzera, 65 % mit chronischen Diarrhöen und 50 % mit beidem. Ulkusrezidive sind bei Gastrinompatienten viel häufiger als bei Patienten mit idiopathischer Krankheit. Dasselbe gilt für die Häufigkeit von Komplikationen wie Blutungen, Perforation und Refluxösophagitis. Eine frühere Diagnose durch häufigeren Einsatz der Gastrinmessung und ein besseres Verständnis für den pathophysiologischen Hintergrund der Erkrankung hat vermutlich bereits zu einer Reduktion der Häufigkeit besonders schwerer Verläufe geführt. Dies hat zu einer Änderung des klinischen Erscheinungsbildes beigetragen: Heutzutage ist eine ungewöhnliche Lokalisation des Ulkus im distalen Duodenum oder Jejunum (früher typisch in bis zu 25 % der Patienten) ein ungewöhnlicher Befund. Sogar das völlige Fehlen eines Ulkus ist in bis zu 10 % der Patienten mit Gastrinomen beschrieben. Dysphagie und Sodbrennen sind keine typischen Symptome für Frühstadien. Sie werden in 0–7 % berichtet, die Häufigkeit steigt aber mit Dauer der Erkrankung auf 19 % an.

■ **Begleiterkrankung.** Eine Hyperkalzämie durch Hyperparathyreoidismus ist die häufigste klinisch faßbare endokrinologische Begleiterkrankung eines

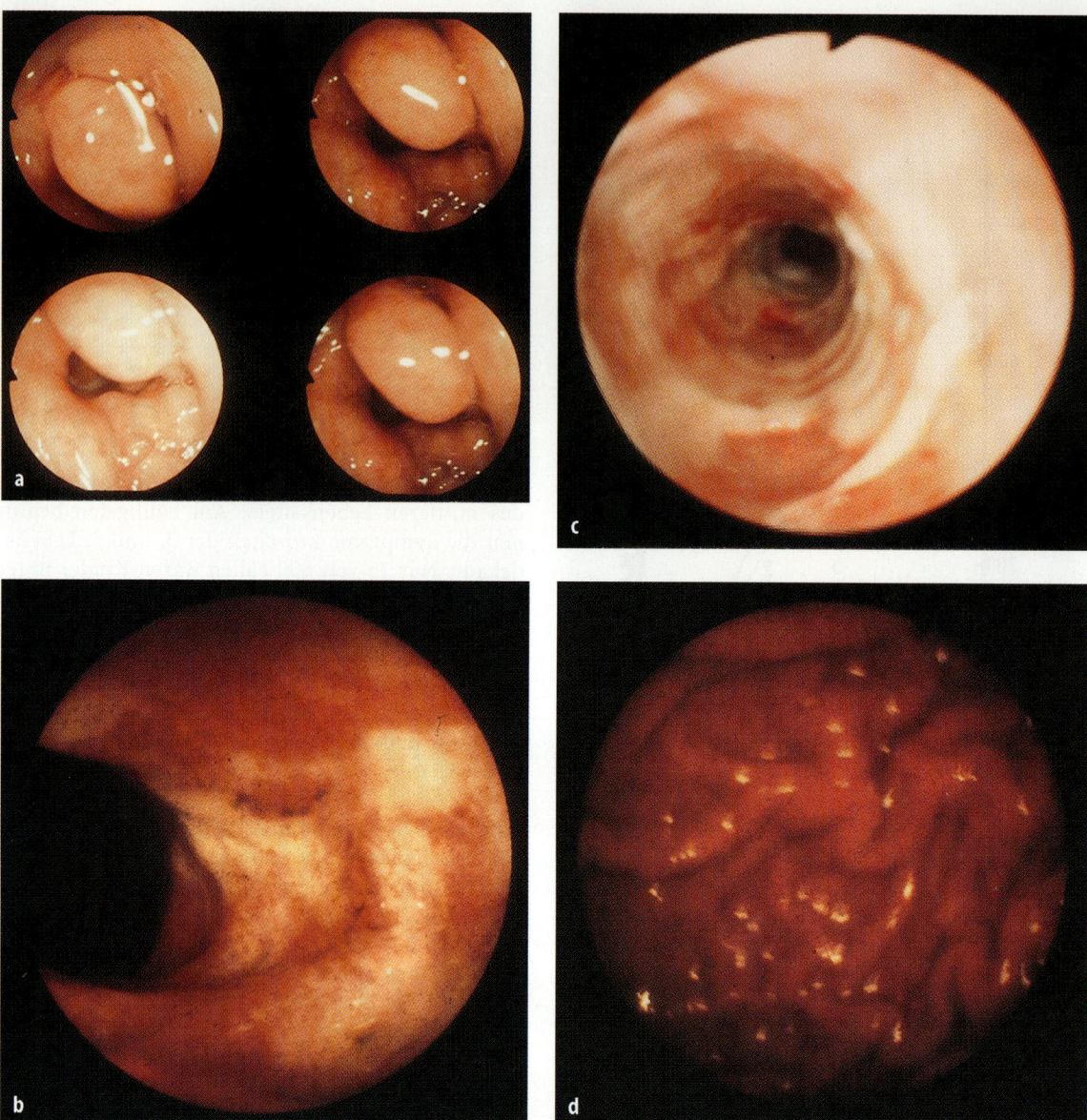

Abb. 65.6 a–d. Endoskopische Befunde bei Patienten mit Gastrinom (Zollinger-Ellison-Syndrom). **a** Duodenales Gastrinom. **b** Anastomosenulkus nach Billroth-II-Resektion. **c** Refluxösophagitis. **d** Mukosahypertrophie im Magenkorpus

Zollinger-Ellison-Syndroms (MEN Typ 1). In der Regel ist die Einbeziehung anderer endokriner Drüsen lediglich durch erhöhte Hormonspiegel und nicht durch klinische Symptome belegt. So ließ sich z. B. bei 19 Zollinger-Ellison-Patienten eine erhöhte Kortikosteroidkonzentration im Urin nachweisen, während nur 2 Patienten ein klinisches Cushing-Syndrom hatten.

In letzter Zeit wurden ECL-Zell-Karzinoide im Magenfundus bei Patienten mit Zollinger-Ellison-Syndrom beobachtet, wenn das Gastrinom im Rahmen einer MEN Typ 1 auftrat.

65.9.5
Diagnostik und Differentialdiagnose

Ein Zollinger-Ellison-Syndrom sollte bei allen schweren Verlaufsformen einer chronischen Ulkuskrankheit in die diagnostischen Erwägungen einbezogen werden, besonders wenn sie trotz adäquater Behandlung und ohne Nachweis einer *Helicobacter-pylori*-Infektion auftritt, oder wenn es zum Rezidiv nach Vagotomie bzw. Antrektomie gekommen ist. Eine begleitende Diarrhö ist ein weiterer wertvoller Hinweis.

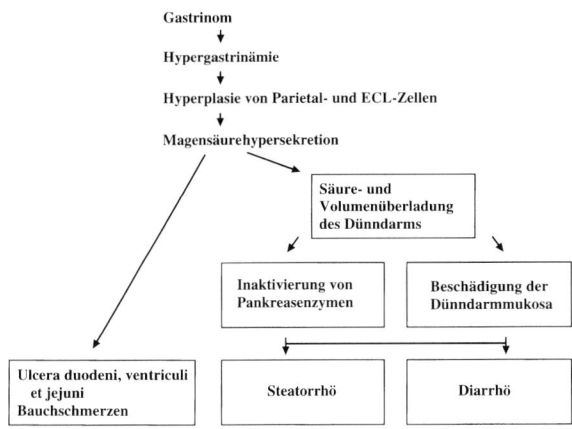

Abb. 65.7. Pathophysiologie des Zollinger-Ellison-Syndroms

Messung der Gastrinproduktion

Ein Gastrinom kann durch Messung der Magensäureproduktion und des Gastrins im Serum oder Plasma mit großer diagnostischer Sicherheit nachgewiesen oder ausgeschlossen werden. Andere Ursachen erhöhter Serumgastrinspiegel oder vermehrter Magensäuresekretion müssen untersucht werden. Hierzu gehören Patienten mit verbliebener Antrummukosa nach Billroth-II-Resektion, Patienten nach Dünndarmresektion, Patienten mit Magenausgangsstenose durch duodenale oder pylorische Ulzera. Im Gegensatz zu Befunden bei Schweinen löst eine Magendehnung kaum einen wesentlichen Gastrinanstieg bei Menschen aus. Gastrinspiegel bei Menschen mit Magenausgangsstenose sind entweder normal oder allenfalls geringgradig erhöht, und normalisieren sich nach erfolgter Magenentleerung.

■ **Excluded antrum.** Sowohl die Magensäuresekretion und Plasmagastrinwerte sind bei Patienten mit sog. „excluded antrum" deutlich erhöht, aber das Serumgastrin steigt nach Sekretininjektion nicht an. Unter einem „excluded antrum" versteht man Antrumschleimhaut außerhalb der Speisebreipassage, so daß eine Rückkopplungshemmung der Gastrinsekretion durch Magensäure nicht erfolgen kann. Dies ist z. B. nach Billroth-II-Operationen der Fall, wenn Antrumschleimhaut im Bereich des verschlossenen Duodenalstumpfes, d. h. der zuführenden Schlinge verbleibt. Eine endoskopische Biopsie der exkludierten Mukosa mit immunhistologischem Nachweis von G-Zellen wird den Verdacht auf übriggebliebene antrale Mukosa erhärten.

■ **G-Zell-Überproduktion.** Ein Überschießen der basalen und postprandialen Gastrinsekretion mit Normalisierung der Meßwerte nach Antrektomie charakterisiert die antrale G-Zell-Überfunktion bzw. antrale G-Zell-Hyperplasie. Der irreführende Terminus Zollinger-Ellison-Syndrom Typ 2 oder Pseudo-Zollinger-Ellison-Syndrom wurde für diese Entität benutzt. Nachdem die Volumendichte antraler G-Zellen sowohl erhöht als auch normal sein kann, und weil eine erhöhte antrale G-Zell-Dichte sowohl bei hypergastrinämischen Ulkuspatienten ohne Gastrinom als auch bei gesunden Personen vorkommen kann, erscheint die Bezeichnung antrale G-Zell-Überfunktion am geeignetsten. Auch bei diesen Patienten reagiert das Serumgastrin nicht mit einem übersteigerten Anstieg nach Sekretininjektion. Basale Gastrinspiegel bei Patienten mit Gastrinom und antraler G-Zell-Überfunktion sind in Abb. 65.5 aufgeführt.

Interpretation der Meßwerte

Die Nüchterngastrinspiegel der meisten Gastrinompatienten liegen weitaus höher als die der Patienten mit antraler G-Zell-Überfunktion. Wichtig ist, daß bei einem Drittel der Patienten mit nachgewiesenem Gastrinom der Nüchterngastrinwert im oberen Bereich von Patienten mit einfacher Ulcusduodeni-Erkrankung liegt und nicht wesentlich anders bei Patienten nach selektiv proximaler Vagotomie oder antraler G-Zell-Überfunktion. Eine basale Magensäuresekretion von mehr als 15 mmol/h bei Patienten mit einem nichtoperierten Magen oder >5 mmol/h bei Patienten mit partieller Gastrektomie und ein Verhältnis der basalen zur pentagastrinstimulierten Magensäuresekretion von >0,6 sollen sehr typisch für ein Zollinger-Ellison-Syndrom sein. Diese Werte werden sehr selten auch von Patienten mit Ulcus duodeni ohne Magenausgangsstenose erreicht. Die basale Säuresekretion bei Patienten mit antraler G-Zell-Überfunktion erreicht sehr selten den hohen Säure-Output der meisten Gastrinompatienten.

Spezielle diagnostische Tests

Erhöhte basale Gastrinwerte mit gleichzeitig erhöhter Magensäuresekretion können nicht nur beim Gastrinom, sondern auch bei der antralen G-Zell-Überfunktion oder beim „retained antrum" nach Billroth-II-Gastrektomie vorkommen. Provokationstests stehen zur Differenzierung zur Verfügung: Diese Tests basieren auf der Beobachtung, daß Wirkstoffe wie Kalziumionen, Theophyllin und Peptide wie Sekretin, Glukagon oder Bombesin die Gastrinsekretion aus Gastrinomzellen sehr viel stärker stimulieren als aus normalen antralen G-Zellen. Der diagnostische Gewinn aus der Anwendung verschiedener Provokationstests ist jedoch begrenzt, weil es eine erhebliche Überlappung der

Resultate zwischen Gastrinompatienten und Patienten mit Ulcus duodeni und leicht erhöhten Gastrinwerten gibt.

■ **Sekretin.** Von allen Sekretagoga hat Sekretin die größte diagnostische Bedeutung. Ein nennenswerter Anstieg des Serumgastrins innerhalb von 2–10 min nach i. v.-Gabe von Sekretin ist sehr verdächtig auf ein Gastrinom. Die Abwesenheit eines solchen Effekts schließt allerdings ein Gastrinom nicht aus. Bei bis zu 10 % aller Patienten mit nachgewiesenem Gastrinom kommt es nicht zum Anstieg und gelegentlich zu einem Abfall der Serumgastrinwerte. Es gibt unterschiedliche Ansichten darüber, welches Ausmaß einer Serumerhöhung als Hinweis auf ein Gastrinom gewertet werden darf. Zur Diskussion stehen

- mehr als 50 % Anstieg über basal,
- mehr als 100 % Anstieg über basal, oder
- ein Anstieg um mehr als 110 pg/ml.

Die Autoren empfehlen folgende Durchführung: Morgens nüchtern werden 75 KE (oder KU, Karolinska-Einheiten) Sekretin, entweder natürliches porcines Sekretin aus dem Karolinska Institut, Stockholm, oder synthetisches Sekretin der Fa. Hoechst, Frankfurt (Sekretolin), intravenös verabreicht. Blutproben werden vorher sowie 2, 5, 10 und 15 min nach Sekretingabe entnommen. Ein positiver Test ist ein Anstieg des Serumgastrin um mehr als 100 pg/ml über basal, gemessen 2–5 min nach Sekretioninjektion (Abb. 65.8).

■ **Weitere Stimulationstests.** Stimulationstests unter Verwendung von Glukagon, Kalzium oder Bombesin sind weniger sensitiv. Der Serumgastrinanstieg nach einer Testmahlzeit ist nicht spezifisch für eine antrale G-Zell-Überfunktion, weil das Serumgastrin auch bei einigen Gastrinompatienten nach Mahlzeiten ansteigen kann. Dies gilt auch für antrektomierte Patienten. Der Serumgastrinanstieg nach einem definierten Testmahl sollte nur untersucht werden, wenn der Sekretintest negativ ausgefallen ist.

Lokalisation

Das Vorkommen von bis zu 50 % der Gastrinome im Duodenum und die bessere Prognose dieser Tumoren nach Resektion machen eine sorgfältige radiologische und endoskopische Untersuchung der Duodenalwand bei allen Patienten mit Hypergastrinämie und Magensäureübersekretion notwendig. Größere (>0,5 mm) duodenale Gastrinome können mit Duodenoskopie diagnostiziert werden (vgl. Abb. 65.6). Zusätzlich sollten alle modernen bildgebenden Verfahren einschließlich der Somato-

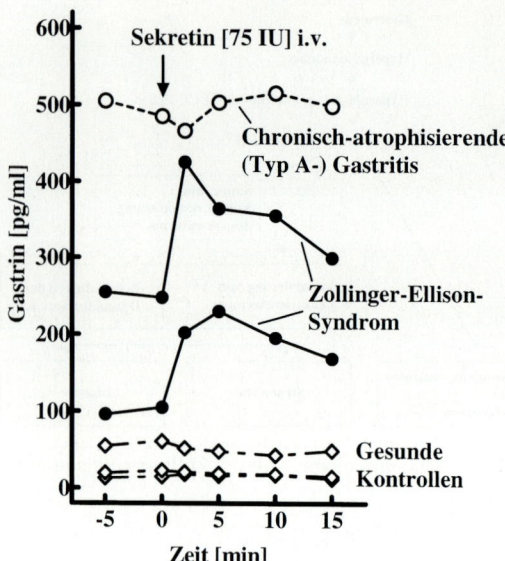

Abb. 65.8. Sekretintest bei 2 Patienten mit Gastrinom (Zollinger-Ellison-Syndrom), einer Patientin mit chronisch atrophisierender (Typ-A-)Gastritis (Hypochlorhydrie) und bei 3 gesunden Kontrollpersonen. Nur bei Gastrinom führt Sekretin zu einem Anstieg der Gastrinwerte um >100 pg/ml, während die Nüchternwerte auch bei reduzierter Säureproduktion ansteigen

statin-Rezeptor-Szintigraphie (Cadiot et al. 1996) endoskopischen Ultrasonographie angewendet werden.

Die funktionelle Lokalisation von Gastrinomen durch selektive intraarterielle Stimulation mit Sekretin während einer Angiographie mit hepatisch-venöser Blutentnahme ist eine vielversprechende Methode.

Eine besondere Herausforderung stellen kleine (Durchmesser <5 mm) duodenale Gastrinome dar. Eine hilfreiche Methode ist möglicherweise eine perioperative duodenale Transillumination. Trotzdem blieb in einer Statistik bei 139 Zollinger-Ellison-Syndrom-Patienten, die einer chirurgischen Exploration oder Autopsie unterzogen wurden, die Lokalisation des Primärtumors in 34 % der Fälle unbekannt (Weber et al. 1995).

65.9.6 Therapie

Pharmakologische Therapie

■ **H_2-Blocker und Pirenzepin.** Zunächst steht die Kontrolle der Magensafthypersekretion durch antisekretorische Medikamente im Vordergrund. Dies kann durch H_2-Rezeptorenblocker (z. B. Cimetidin, Ranitidin, Famotidin) erreicht werden. Die säurehemmenden Effekte der H$_2$-Blocker können verstärkt und verlängert werden durch die gleichzeitige Verabreichung von anticholinergen Medikamenten. Das antimuskarinisch wirksame Pirenzepin ist in dieser Hinsicht besonders effektiv. Einige Patienten sprechen auf solch ein Schema ausreichend an. Die Dosis der H$_2$-Blocker muß individuell titriert werden. Ziel ist, den basalen Magensäure-Output bis unmittelbar vor der nächsten Medikamentendosis auf unter 5 mmol/h zu reduzieren. Hierzu sind Dosen von 0,4–1 g Cimetidin, 150–300 mg Ranitidin, je 4mal täglich, allein oder in Kombination mit 50 mg Pirenzipin (3mal täglich) notwendig. Solche hohen H$_2$-Rezeptorenblockerdosen können eine Impotenz und eine Gynäkomastie hervorrufen.

■ **Protonenpumpenhemmer.** Die neue Klasse antisekretorischer Medikamente, substituierte Benzimidazole, die als Hemmstoffe als K$^+$-H$^+$-ATPase in Parietalzellen wirken (sog. Protonenpumpeninhibitoren), sind derzeit die Behandlung der Wahl für Patienten mit Zollinger-Ellison-Syndrom. Viele Patienten können mit einer einmaligen täglichen Dosis von 20–40 mg Omeprazol (oder äquivalenten Dosen von Pantoprazol bzw. Lanzoprazol) behandelt werden. Bisweilen sind jedoch wesentlich höhere Dosen erforderlich (bis 120 mg täglich). Eine wirksame Säurehemmung sollte durch Magensaftanalyse (BAO <5,0 mmol/h) dokumentiert werden (Abb. 65.9).

Chirurgische Therapie

■ **Tumorresektion.** Eine chirurgische Tumorresektion sollte in allen Fällen versucht werden, in denen Lebermetastasen ausgeschlossen werden können. Eine Normalisierung der Gastrinwerte war selten (<10%) nach Resektion eines primär pankreatischen Gastrinoms und häufiger (20–38%) nach Resektion eines primär duodenalen Gastrinoms zu erreichen. Heute führt die frühere Diagnose und die besseren Lokalisationsmethoden zu einer Rate von etwa 33% endgültig geheilter Patienten. Kürzlich wurde prospektiv das Langzeitergebnis bei 124 Patienten mit Zollinger-Ellison-Syndrom ohne Lebermetastasen berichtet: Die Resektion des Gastrinoms führte zu einer signifikant geringeren Inzidenz von Lebermetastasen im Vergleich zu pharmakologischer Behandlung allein (Fraker et al. 1994). Norton et al. berichten über eine noch bessere Prognose operierter Gastrinompatienten (Norton et al. 1999).

■ **Vagotomie und Gastrektomie.** Während der Operation sollte eine selektiv proximale Vagotomie

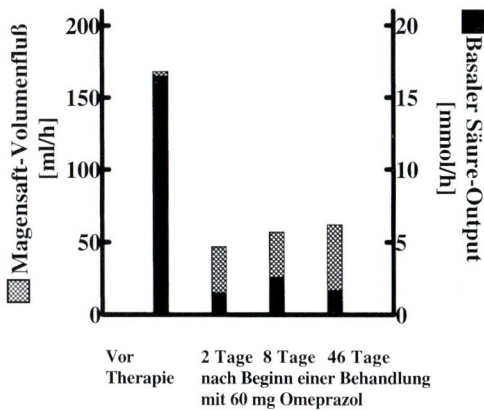

Abb. 65.9. Einfluß einer Therapie mit dem Protonenpumpenblocker Omeprazol auf die Magensäuresekretion bei einem antrektomierten Patienten mit Zollinger-Ellison-Syndrom und einer Gastrinkonzentration von etwa 65.000 pg/ml (normal: bis 60 pg/ml). Sowohl der Magensaft-Volumenfluß als auch der Säure-"Output" sind im morgendlichen Nüchternzustand dargestellt

erwogen werden, weil diese später die Kontrolle der Säuresekretion durch H$_2$-Blocker bzw. Protonenpumpeninhibitoren erleichtert. Die totale Gastrektomie war die Therapie der Wahl für Zollinger-Ellison-Patienten, bevor H$_2$-Blocker und Omeprazol zur Verfügung standen. Es ist nach wie vor eine sinnvolle therapeutische Alternative zur Medikamentenbehandlung bei Patienten ohne ausreichende Compliance.

■ **Zytostatika und arterielle Embolisation.** Eine Behandlung metastatischer Verlaufsformen mit Zytostatika oder arterieller Embolisationen ist indiziert, insofern ein nennenswertes Wachstum der Metastasen dokumentiert werden kann. Gastrinome sprechen vergleichsweise schlecht auf eine zytostatische Behandlung an, und eine partielle Remission wird nur in 40% aller Fälle nach Kombinationsbehandlung mit Streptozotocin, 5-Fluorouracil und Adriamycin beobachtet. Lebensverlängernd wirkt sich dies nicht aus. Octreoide kann zur Unterdrückung des Tumorwachstums eingesetzt werden, eine Remission ist jedoch selten.

65.9.7
Prognose

In einer prospektiven Langzeitstudie wurden Determinanten der Metastasierung und der Überlebenswahrscheinlichkeit bei 185 Patienten mit Zollinger-Ellison-Syndrom untersucht (Weber et al. 1995). Eine wichtige Schlußfolgerung war, daß sowohl benigne als auch maligne Verlaufsformen des Zollinger-Ellison-Syndroms existieren.

Lebermetastasen

Eine wesentliche Determinante des Überlebens war das Vorhandensein von Lebermetastasen. Diese wiederum hängen von Größe und Ort des Primärtumors ab. Lymphknotenmetastasen sind von diesen Faktoren unabhängig und haben keinen Einfluß auf das Überleben. Lebermetastasen wurden bei 50 % aller Patienten mit pankreatischem Gastrinom, aber nur bei 5 % der Patienten mit duodenalen Gastrinomen gefunden, während keine Unterschiede in der Häufigkeit von Lymphknotenmetastasen existierten. Duodenale Gastrinome waren kleiner als pankreatische Gastrinome. Die Wahrscheinlichkeit von Lebermetastasen, nicht jedoch die von Lymphknotenmetastasen wächst mit der Größe des Primärtumors. Lebermetastasen sind bei Zollinger-Ellison-Patienten im Rahmen eines MEN-Typ-1-Syndroms seltener (6 %) als bei sporadischen Zollinger-Ellison-Syndrom-Patienten (22 %).

Langzeitprognose

Die Zwanzigjahresüberlebensrate nach Beginn der Erkrankung lag bei 100 % im Rahmen eines MEN Typ 1 und 68 % außerhalb einer MEN. Die Zehnjahresüberlebensrate von antisekretorisch behandelten Patienten mit Lebermetastasen war 30 %, das von Patienten ohne Lebermetastasen 90 %. Norton et al. (1999) berichten ähnlich gute Ergebnisse (10-Jahres-Überleben 94 %).

Duodenale Gastrinome sind durch eine Zehnjahresüberlebensrate von 94 % gekennzeichnet, im Gegensatz zu 59 % bei primär pankreatischen Gastrinomen. Die maligne Form des Zollinger-Ellison-Syndroms ist bei Frauen und bei Patienten ohne MEN Typ 1 häufiger und durch eine kurze Dauer zwischen Symptombeginn und Diagnose sowie einen großen Pankreastumor und hohe Gastrinspiegel charakterisiert.

65.10
Diarrhögene Tumoren [Verner-Morrison-Syndrom, pankreatische Cholera, VIPom, WDHA-(wäßrige Diarrhö, Hyopkaliämie, Achlorhydrie-)Syndrom]

1958 beschrieben Verner u. Morrison einen Patienten mit einem endokrinen Tumor des Pankreas mit ausgeprägter therapieresistenter Diarrhö und Hyperkaliämie, der im Nierenversagen verstarb. Später wurde gezeigt, daß dieses Syndrom auf die gesteigerte Sekretion von VIP aus einem endokrinen Pankreastumor oder einem Ganglioneuroblastom beruht. VIPome sind wesentlich seltener als Insulinome und Gastrinome. Eine exakte Epidemiologie ist nicht bekannt. Creutzfeldt u. Nauck haben in 20 Jahren über 200 Patienten mit endokrinen GEP-Tumoren (einschließlich Karzinoide) beobachtet, von denen nur 3 ein Verner-Morrison-Syndrom hatten.

65.10.1
Pathologie und Pathophysiologie

Etwa 50 % der Tumoren, die das Syndrom der sog. „pankreatischen Cholera" verursachen, sind maligne, und etwa 80 % treten im Pankreas auf. In 10–20 % der Fälle liegen dem Syndrom extrapankreatische Tumoren (kleinzelliges Lungenkarzinom, Ganglioneurome, Ganglioneuroblastome) zugrunde. Diese Lokalisation ist verständlich, weil VIP kein Hormon, sondern ein Neuropeptid ist, das besonders reichlich in den Nerven des Pankreas gefunden wird. Inselzellen bilden kein VIP. Dennoch wurden Inselzellhyperplasien ohne Nachweis eines Tumors beschrieben. Wahrscheinlich ist der Tumor in solchen Fällen übersehen worden, weil er zu klein oder extrapankreatischen Ursprungs war.

Peptid- und Hormonarten

Die meisten diarrhögenen Tumoren enthalten VIP und andere Peptide, am häufigsten PP und Glukagon. Es ist jedoch klar, daß VIP das Hormon ist, welches das Syndrom verursacht. Prostaglandine und Kalzitonin können zur Diarrhö und zur Hypochlorhydrie einen zusätzlichen Beitrag leisten. PP verursacht aber selbst in pharmakologischen Untersuchungen keine Diarrhö. Auch Patienten mit anderen endokrinen pankreatischen Tumoren haben hohe PP-Spiegel und sind frei von Diarrhö.

Tumoren, die lediglich PP sezernieren, sind nicht mit Diarrhö oder mit einem spezifischen klinischen Syndrom behaftet.

■ **VIP.** VIP, zunächst aus porciner Darmmukosa isoliert (Said u. Mutt 1970), kommt ausschließlich in Nervenfasern und nicht in epithelialen Zellen vor. VIP kann aus Tumoren von Patienten mit dem wäßrigen Diarrhösyndrom extrahiert werden.

Außerdem findet man erheblich erhöhte Plasmaspiegel bei solchen Patienten. VIP stimuliert die intestinale Sekretion, reduziert die Absorption von Wasser, Natrium, Kalium und Chlorid im Jejunum und erhöht die negative Potentialdifferenz zwischen dem Jejunumlumen und Plasma.

Bei hohen VIP-Plasmaspiegeln kommt es zu einer Nettochloridsekretion mit erhöhter negativer Potentialdifferenz und passiver Sekretion von Natrium und Kalium. Zugrunde liegt eine Aktivierung der Adenylatzyklase in Mukosazellen, die zu einem Anstieg intrazellulärer AMP-Spiegel führt. Am Pankreas wirkt VIP sekretinähnlich, stimuliert also die Wasser- und Bikarbonatsekretion.

65.10.2
Klinische Aspekte

Die Erkrankung wird durch exzessive wäßrige Diarrhöen mit einem Flüssigkeitsverlust bis zu 6–8 l/Tag charakterisiert (Abb. 65.10). Der Stuhl, der gelegentlich verdünntem Tee gleicht, ist reich an Elektrolyten, und ein Kaliumverlust von 300 mmol/l wird häufig überschritten. Dies erklärt die Hypokaliämie und Azidose, die immer dann nachzuweisen ist, wenn es zu Diarrhöepisoden kommt (vgl. Abb. 65.10).

Folgeerscheinungen
Folgen sind Gewichtsverlust, Dehydratation, Bauchkrämpfe und Konfusion. Nüchtern-Hypo- bzw. Achlorhydrie und Diabetes mellitus sind bei 50 % der Patienten nachzuweisen. Eine Hämokonzentration kann vorkommen, die thrombembolische Komplikationen begünstigt. Etwa 20 % der Patienten leiden unter einem fleckförmigen Erythem oder Anfällen von Urtikaria. Eine begleitende Hyperkalziämie ist häufig (50 % der Patienten). Trotz Hyperkalziämie können tetanische Attacken auftreten. Ursache ist eine Hypomagnesieämie, die in 10 % der Patienten gefunden wird. Die Erkrankung scheint zu fluktuieren, mit zwischenzeitlichen Episoden klinischer Verbesserung.

65.10.3
Diagnostik und Differentialdiagnose

Die Diagnose wird gestellt bei Demonstrationen eines angehobenen Plasma-VIP-Spiegels (normal <30 pmol/l). Weil VIP von proteolytischen Enzymen schnell abgebaut wird, muß man dem Blut Aprotinin (Trasylol®, 1.000 Kallikrein-Inhibitoreinheiten pro ml Blut) zusetzen. Nach Zentrifugation sollte das Plasma schnell (d.h. innerhalb 15–30 min nach Blutentnahme) eingefroren werden. Die weitere Lagerung muß bei mindestens –30 °C bis zur Messung erfolgen. Eine Alternative ist das Lyophylisieren des Plasmas zum Transport in ein Referenzlabor. Der Nachweis einer verminderten Magensäuresekretion unterstützt die Diagnose, ist aber selbst nicht spezifisch. Bei Bemühungen zur Lokalisation des Tumors sollte bedacht werden, daß 20 % der VIPome extrapankreatisch lokalisiert sind. Besonders geeignet ist die Somatostatinrezeptorszintigraphie (Abb. 65.11).

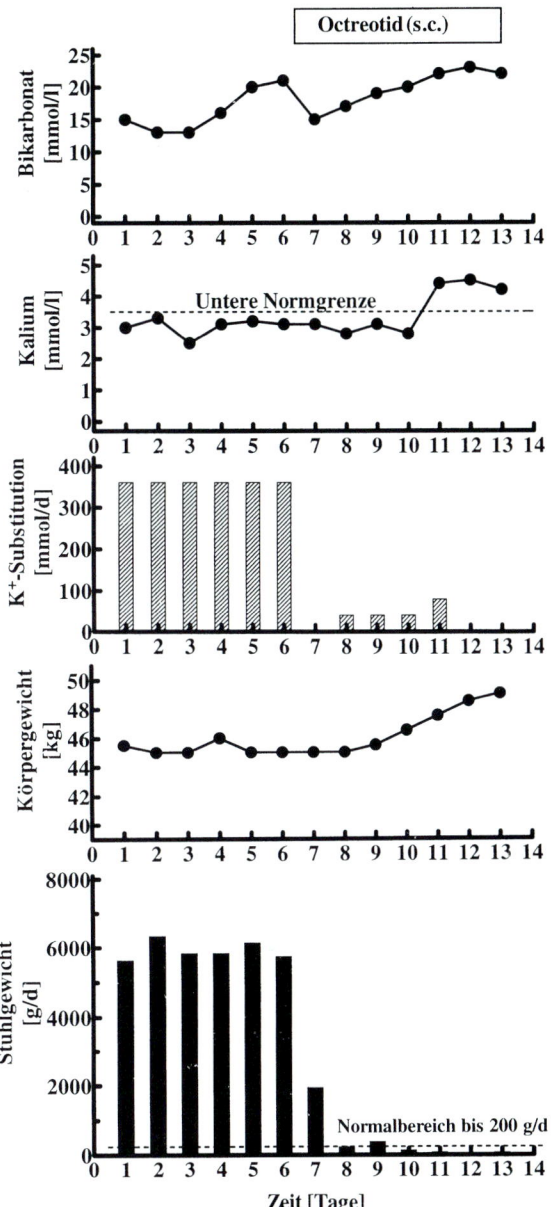

Abb. 65.10. Einfluß einer Therapie mit dem langwirksamen Somatostatinanalogon Octreotid auf Plasmabikarbonat, Plasmakaliumkonzentrationen, Kaliumsubstitutionsbedarf, Körpergewicht und Diarrhö (erhöhte Stuhlgewichte) bei einem Patienten mit einem metastasierten VIPom (Verner-Morrison-Syndrom)

■ **Verner-Morrison-ähnliches Syndrom.** Dies ist auch ohne endokrinen Tumor und ohne angehobene Plasmaspiegel von VIP oder anderen potentiell diarrhögenen Hormonen beschrieben worden. Der für diese Patienten vorgeschlagene Terminus Pseudo-Verner-Morrison-Syndrom sollte nicht benutzt werden. Vielmehr muß in diesen Fällen ein Laxanzienabusus, also eine häufige Form des Münchhausen-Syndroms, als Ursache ausgeschlos-

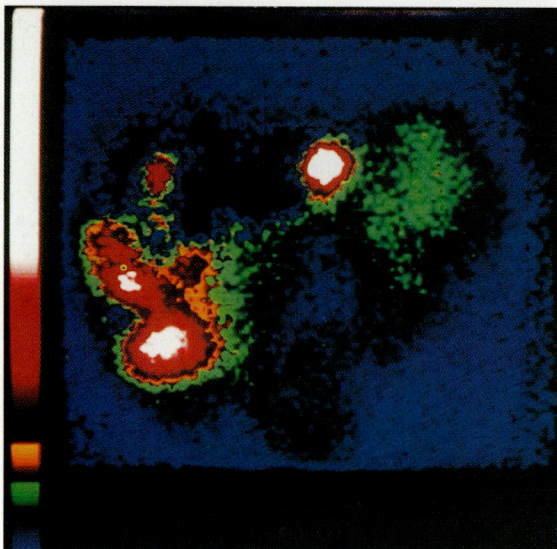

Abb. 65.11. Darstellung von Lebermetastasen eines malignen VIPoms mit Somatostatinrezeptorszintigraphie (^{111}In-Pentatreotide, „Octreoscan")

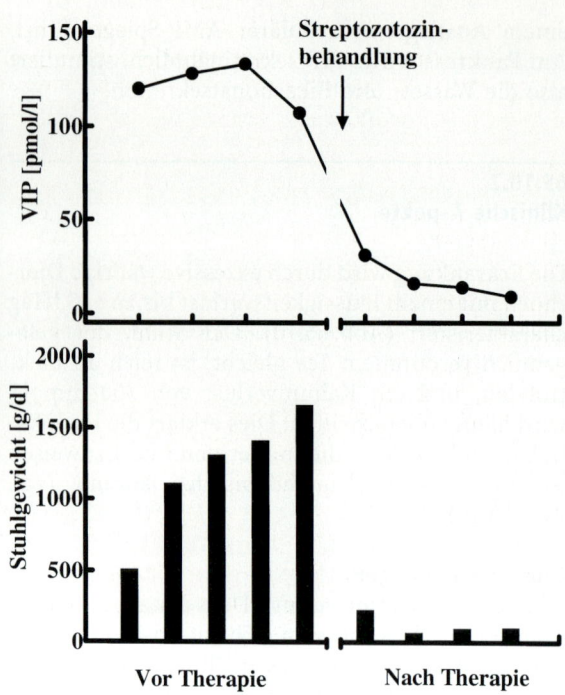

Abb. 65.12. Normalisierung der Plasma-VIP-Konzentrationen und der Stuhlgewichte nach einmaliger Chemotherapie eines metastasierten VIPoms (Verner-Morrison-Syndrom) mit Streptozotozin

sen werden. Auch in diesem Zusammenhang kann eine blinde Pankreasresektion nicht empfohlen werden.

65.10.4
Therapie

Symptomatische Behandlung

Die Behandlung ist zunächst symptomatisch und besteht aus Flüssigkeitsersatz (5 l pro Tag oder mehr) und Elektrolyten. Dies muß durch antisekretorische Therapie mit Somatostatin oder seinen Analoga (vgl. Abb. 65.10) begleitet werden. Die intravenöse Infusion von Somatostatin (100–250 µg/h) oder die subkutane Injektion von 50–100 µg Octreotid (eines langwirksamen Somatostatinanalogons) alle 8 h, hat einen dramatischen Effekt auf Diarrhö sowie den Verlust von Flüssigkeit und Elektrolyten. Das ergibt genügend Zeit, die metabolische Situation zu verbessern, den Tumor zu lokalisieren, Metastasen auszuschließen und eine individuelle therapeutische Strategie zu entwerfen.

Tumorresektion und Chemotherapie

Beim Nachweis eines einzelnen Tumors sollte eine chirurgische Resektion angestrebt werden. Bei Patienten mit Metastasen lohnt sich eine zytostatische Behandlung mit Streptozotocin und 5-Fluorouracil. Die Remissionsrate ist höher als 90 % (Abb. 65.12). Unmittelbar nach der Verabreichung von Streptozotocin können die Diarrhö und der Plasma-VIP-Spiegel dramatisch für mehrere Tage ansteigen, was die gleichzeitige Infusion von Somatostatin (das auch auf die Dünndarmsekretion wirkt), z. B. 250 µg/h intravenös, oder den subkutanen Einsatz von Octreotid und evtl. den Ersatz großer Flüssigkeitsmengen und Elektrolyte notwendig macht. Die VIP-Spiegel gehen der Reduktion der Diarrhö parallel.

■ **Octreotid.** Die Verfügbarkeit des langwirksamen Somatostatinanalogons Octreotid bietet eine sehr erfolgreiche symptomatische Therapiealternative. Patienten mit metastasierendem VIPom werden für Jahre unter Octreotide asymptomatisch (Dosierung: 1- bis 3mal 100–500 µg subkutan täglich) behandelt. In einzelnen Fällen ist sogar eine Tumorregression beobachtet worden. Bei Patienten mit rasch progredientem VIPom, die nicht auf Chemotherapie ansprechen, sollte eine Leberarterienembolisation oder eine chirurgische Reduktion der Tumormasse überlegt werden.

65.10.5
Prognose

Die Prognose variiert mit dem Stadium der Erkrankung zum Zeitpunkt der Diagnose. Bei später Diagnose und Vorliegen von Metastasen komplizieren thromboembolische Ereignisse durch erhebliche

Dehydratation den Verlauf. Moderne Behandlungsstrategien (chirurgische Resektion, Chemotherapie, symptomatische Behandlung mit Octreotid) haben die Prognose deutlich verbessert.

65.11
Glukagonom

Diese Tumoren werden in Subgruppen klassifiziert, die von dem klinischen Erscheinungsbild abhängen:

- typische Glukagonomsyndrome mit Hauterkrankung, Diabetes mellitus, Gewichtsverlust und Anämie und
- Glukagonome ohne klares klinisches Syndrom.

In letzterem Zusammenhang kann, muß aber kein Diabetes mellitus auftreten. Dieses atypische Glukagonomsyndrom wird häufig im Zusammenhang mit anderen endokrinen Pankreastumoren oder im Rahmen einer MEN Typ 1 oder als zufälliger Autopsiebefund bei älteren Patienten diagnostiziert.

65.11.1
Epidemiologie

Glukagonome, die mit dem typischen Glukagonomsyndrom assoziiert sind, sind ausgesprochen selten. Bis heute sind weniger als 200 Fälle mit vollständiger Ausprägung des Syndroms beschrieben worden. Das sagt jedoch nichts über die absolute Häufigkeit aus, weil neue Fälle dieses seit 20 Jahren bekannten Syndroms kaum noch publiziert sein dürften.

Das mittlere Alter bei Diagnosestellung ist um 55 Jahre, das Geschlechterverhältnis beträgt etwa 2:1 (männl.:weibl.).

65.11.2
Pathologie und Pathophysiologie

Die Tumoren, die das typische Glukagonomsyndrom auslösen, sind meist singuläre pankreatische Tumoren, gelegentlich von beträchtlicher Größe und mit gleichmäßiger Häufigkeit über das gesamte Pankreas verteilt. Die Malignitätsrate ist hoch. Zum Zeitpunkt der Diagnosestellung sind 50–62 % bereits metastasiert. In einer Sammelstatistik gab es Hinweise für Malignität in 82 % von 130 Patienten (Guillausseau u. Guillausseau-Scholer 1995).

Die Pathophysiologie ist nachvollziehbar aufgrund der katabolen Wirkung von Glukagon. Eine Hyperglukagonämie führt zur hepatischen Glykogenolyse und Steigerung der Gluconeogenese. Eine Ketonämie tritt selten auf, weil zirkulierende Insulinwerte eine übermäßige Lipolyse verhindern und normale Konzentrationen freier Fettsäuren aufrechterhalten.

Erythema necrolyticum migrans

Die typische Hauterscheinung, von Wilkinson (1973) als *Erythema necrolyticum migrans* bezeichnet (Abb. 65.13), zeigt histologisch eine oberflächliche epidermale Spongiose und Nekrose, mit subkornealen und epidermalen Spalten und Blasenbildungen, fusiformen Keratinozyten mit pyknotischen Kernen, und entzündlichen mononukleären Infiltraten, aber selten einer Akantholyse. Diese Hautveränderungen sind definitiv an das Vorliegen eines glukagonproduzierenden Tumors gebunden, weil sie nach Exstirpation verschwinden oder sich während zytostatischer oder Somatostatintherapie verbessern. Ähnliche Hauterscheinungen sind bei einem Patienten unter langanhaltender exogener Glukagonzufuhr beobachtet worden (Barber u. Hamer 1976). Eine Zinkdefizienz könnte hierzu beitragen.

Hypoaminoazidämie

Eine Panhypoaminoazidämie ist ein einheitlicher Befund und ist ebenfalls als Auslöser für die Hauterscheinungen angeschuldigt worden, weil die Gabe von Aminosäuren eine Remission bei gleichzeitigem Anstieg der Plasmaaminosäurekonzentrationen auslöst. Glukagon stimuliert physiologisch die hepatische Aufnahme und den Verbrauch bestimm-

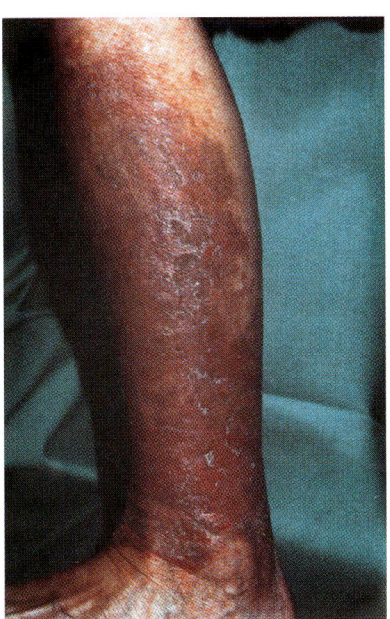

Abb. 65.13. Erythema necrolyticum migrans bei einer Patientin mit Glukagonom

ter Aminosäuren. Umgekehrt führt ein akuter oder chronischer Glukagonmangel zu einem Anstieg der Plasmaaminosäuren.

Auch die Anämie des Glukagonomsyndroms ist entsprechend hypothetisch auf die Hypoaminoazidämie bezogen worden. Mittels Gelfiltration ist gezeigt worden, daß das immunoreaktive Glukagon im Plasma bzw. Tumor von Patienten mit Glukagonomsyndromen dem normalen pankreatischen Glukagon entspricht. Zusätzlich finden sich gelegentlich höhermolekulare Substanzen, die auch bei Gesunden, vornehmlich aber bei Tumorpatienten, vorkommen.

65.11.3
Klinische Aspekte

Ein Diabetes mellitus war das vorherrschende Symptom in 90 % aller Fälle in einer Zusammenstellung von 84 Glukagonompatienten. Weitere Symptome waren

- das oben genannte Erythema necrolyticum migrans, oft in Verbindung mit einer Stomatitis und Nagelveränderungen (64 %),
- Gewichtsverlust (56 %),
- Anämie (44 %),
- Hypoaminoazidämie (26 %),
- Diarrhö (15 %),
- Bauchschmerzen (14 %),
- Erkrankungen des Venensystems (13 %),
- Übelkeit und Erbrechen (8,3 %),
- Anorexie (6 %) und
- Obstipation (3,6 %).

Verlauf des Erythema necrolyticum migrans
Die spezifischste Läsion ist die Hauterkrankung, auch wenn sie zunächst häufig fehldiagnostiziert wird. Die Läsion beginnt nicht selten um das Perineum und die Oberschenkel. Sie erscheint zunächst als erythematöse Fläche, später treten Erhabenheiten und oberflächlich zentrale Blasenbildungen auf, die rupturieren und Krusten hinterlassen. In Gegenden, die Reibung ausgesetzt sind, wie die Innenseite der Oberschenkel und Füße, können die Läsionen nässen. Sie beginnen in der Regel zentral zu heilen, während die Ränder rote Verkrustungen bilden, die sich in ringförmiger oder ähnlich figurierter Erscheinungsform ausbreiten. Im Rahmen der Heilung kommt es meistens zur Hyperpigmentierung. Die Sequenz braucht ungefähr 7–14 Tage für einen vollständigen Ablauf. Aus nicht restlos verstandenen Gründen kommt es zum Wechsel von Remissionen und Rückfällen, so daß die Wirksamkeit therapeutischer Maßnahmen nur schwierig zu bewerten ist. Ein typisches Bild der Hautläsionen ist in Abb. 16.13 gezeigt.

Weitere Symptome
Die Anämie ist in der Regel normochrom und normozytär und spricht nicht auf eine Therapie mit Eisenpräparaten, Vitamin B_{12} oder Folsäure an. Die Venenerkrankungen sind nicht mit einer nachweisbaren Koagulopathie vergesellschaftet. Neuropsychiatrische Auffälligkeiten (Demenz, Optikusatrophie, Nystagmus, Dysarthrien, Ataxie oder Reflexauffälligkeiten) wurden bei einigen Patienten beobachtet. Ihre Beziehung zur Hyperglukagonämie ist nicht bewiesen, wenngleich eine Tendenz zur Verbesserung nach Chemotherapie bestehen soll.

65.11.4
Diagnostik

Die Diagnose ist aufgrund typischer klinischer Symptome zu stellen und wird bestätigt durch Nachweis eines deutlich erhöhten Plasmaglukagonwerts (normal <100 pg/ml entsprechend 30 pmol/l), zusammen mit dem Nachweis eines Pankreastumors oder möglicherweise Lebermetastasen.

Laborchemische Untersuchungen
Glukose löst einen paradoxen Anstieg, gelegentlich aber auch einen Abfall oder gar keine Veränderung der Glukagonwerte aus. Auch die Glukagonsekretion aus einem endokrinen Tumor kann, wie bei normalen A-Zellen, mit Arginin stimuliert werden. Eine Analyse der Plasmaaminosäuren kann hilfreich sein. In der Praxis ist diese Bestimmung jedoch schwierig und nicht wirklich notwendig. Eine genaue Beschreibung der verschiedenen molekularen Formen von glukagonähnlichen Molekülen leistet keinen wesentlichen Beitrag zur diagnostischen Abklärung oder zur prognostischen Einschätzung.

65.11.5
Therapie

Von größter Wichtigkeit für die Auswahl des Behandlungskonzepts ist die Lokalisation des Primärtumors und der Nachweis von Metastasen. Eine Tumorresektion sollte angestrebt werden, aber die Tumorgröße und die Häufigkeit von Metastasen verbieten oft eine kurative chirurgische Intervention. Dennoch sollte zunächst die Möglichkeit einer chirurgischen Therapie ausgeschöpft werden, bevor eine Tumorembolisierung oder Chemotherapie begonnen wird.

Chemotherapie

Eine Chemotherapie kann sich dramatisch auf das klinische Erscheinungsbild und das Tumorbild auswirken, ein späteres Wiederauftreten ist aber die Regel.

Dacarbazin (DTIC) soll besonders effektiv bei Glukagonompatienten sein. Nennenswerte kontrollierte Studien fehlen aber.

Octreotid

Octreotid (3mal 100–200 µg subkutan pro Tag) vermindert die Plasmaglukagonspiegel und verbessert die Hauterscheinungen, die Anämie und das Allgemeinbefinden der Patienten. Wegen einer inkompletten Suppression des Glukagons und der gleichzeitigen Suppression der Insulinsekretion kann der Diabetes von Glukagonompatienten unter Octreotidtherapie verschlechtert werden, so daß eine Insulinbehandlung notwendig wird. Eine Regression des Tumors durch Octreotid ist bei Glukagonompatienten bislang nicht beobachtet worden. Gewisse Verbesserungen hinsichtlich der Hauterscheinungen können vorübergehend durch Infusion von Aminosäuren bzw. lokale oder orale Zinksupplementierungen erzielt werden.

65.12 Somatostatinom

Die Existenz eines Somatostatinomsyndroms ist aufgrund der Beobachtung eines endokrinen Tumors mit zahlreichen somatostatinproduzierenden Zellen und einer Zusammenstellung klinischer Symptome einschließlich Diabetes mellitus, Dyspepsie, Steatorrhö, Diarrhö, Achlorhydrie und Cholelithiasis postuliert worden (Ganda et al. 1997; Larsson et al. 1977). Weil alle Erscheinungsformen dieses postulierten Syndroms nicht besonders spezifisch sind und sehr häufig auch bei Patienten ohne endokrinen Tumor gefunden werden, ist die Existenz dieses Syndroms in Zweifel gezogen worden.

65.12.1 Klinische Symptome und Pathophysiologie

Nicht mehr als 80 Patienten mit Somatostatinomen sind bis heute beschrieben worden. Zusätzlich zu Somatostatin produzieren die meisten dieser Tumoren andere Hormone wie Kalzitonin, Kortisol, VIP, Prostaglandin E_2, PP und Gastrin.

Die Symptome und andere Besonderheiten bei Patienten mit somatostatinproduzierenden Tumoren können durch die hemmende Wirkung des Hormons auf Magensäuresekretion, Magenentleerungsgeschwindigkeit, Aktivität gastrointestinaler Hormone, Absorption von Kohlenhydraten, Aminosäuren und Fett über die Dünndarmmukosa, Kontraktion der Gallenblase und Sekretion von Flüssigkeit, Bikarbonat und Enzymen im Pankreas erklärt werden. Dieser Zusammenhang wird unterstützt durch den Nachweis deutlich erhöhter Somatostatinmeßwerte oder höhermolekularer Somatostatin-immunoreaktiver Substanzen im Plasma von Patienten mit Somatostatinomen.

Klassifizierung

Dennoch hatten nur etwa 30 dieser 80 Patienten das typische klinische Bild des Somatostatinsyndroms sowie Tumoren im Pankreas und erhöhte Plasmaspiegel für Somatostatin. Die übrigen 70 % hatten Tumoren in der Duodenalwand, die mit einer Neurofibromatose von Recklinghausen, einem MEN-Typ-2-Syndrom, einem Phäochromozytom oder Karzinoiden assoziiert waren. Patienten mit diesem sog. Typ-B-(duodenalen)Somatostatinom sind als klinisch stumme Somatostatinome zu klassifizieren. Sowohl Typ-A-(pankreatische) als auch Typ-B-(duodenale)Somatostatinome sind fast immer maligne Tumoren, die örtlich das Gewebe invadieren und zu Metastasierung neigen. Insgesamt ist das klinische Erscheinungsbild der meisten Patienten nicht spezifisch. Die duodenalen (Typ-B-)Somatostatinome fallen in der Regel durch lokale Symptome wie Bauchschmerzen, Übelkeit, Erbrechen, intestinale Obstruktion oder gastrointestinale Blutungen bzw. einen posthepatischen Ikterus auf.

65.12.2 Diagnostik

Wegen der unspezifischen Art der klinischen Manifestationen ist bislang die Diagnose eines Somatostatinoms noch nie präoperativ gestellt worden. Eher sind die Tumoren als Zufallsbefunde bei bildgebenden Untersuchungen wie Endoskopie oder Ultraschall, oder aber wegen einer Laparotomie zum Zweck einer Cholezystektomie aufgefallen. Die Messung von Plasmasomatostatinspiegeln kann bei verdächtigen Symptomen hilfreich sein, wenn ein Pankreas- oder duodenaler Tumor nachgewiesen ist. Die Somatostatinsekretion aus Tumoren kann durch Tolbutamid stimuliert werden. Es liegen nicht genügend Daten vor, den Wert eines solchen Provokationstests zu beurteilen.

65.12.3
Therapie

Die Behandlung entspricht der anderer endokriner Tumoren. Wenn Metastasen ausgeschlossen sind, sollte der Tumor reseziert werden. Eine antihormonelle Therapie ist nicht bekannt mit der Ausnahme der Kontrolle der diabetischen Stoffwechsellage. Eine zytostatische Therapie entsprechend den generellen Richtlinien für endokrine gastroenteropankreatische Tumoren kann versucht werden, auf eine ausgedehnte Erfahrung kann man sich hierbei nicht berufen.

65.13
Multiple endokrine Neoplasie (MEN)
(früher: multiple endokrine Adenomatose/MEA)

Multiple endokrine Tumoren verschiedener Organe wurden zunächst 1903 von Erdheim beschrieben. Es handelt sich um autosomal-dominant erbliche Erkrankungen. Mittlerweile sind mehrere Subtypen bekannt, allerdings mit einer nennenswerten Überlappung sogar innerhalb betroffener Familien.

65.13.1
MEN Typ 1 (früher auch: Wermer-Syndrom)

Charakteristisch sind endokrine Tumoren der Nebenschilddrüsen, des Pankreas und der Hypophyse. Selten sind auch die Schilddrüse, die Nebennierenrinde und der Thymus mitbetroffen. Zusätzlich wurden bronchiale, Magen- und Darmkarzinoide, Lipome, gastrale Polypen und Schwannome beobachtet.

65.13.2
MEN Typ 2a (oder II; Sippel-Syndrom)

Charakteristisch ist ein Hyperparathyreodismus mit Phäochromozytom und medullärem Schilddrüsenkarzinom.

65.13.3
MEN Typ 2b (oder III)

Charakteristisch sind Neurome der Mukosa, ein typisches faziales Erscheinungsbild mit verdickten Lippen und charakteristischer Fazies, intestinale Ganglioneuromatose mit Megakolon und Obstipation, hyperplastische korneale Nerven, ein Marfan-ähnlicher Habitus, und selten ein Hyperparathyreodismus zusätzlich zu einem medullären Schilddrüsenkarzinom und/oder einem Phäochromozytom.

65.13.4
Pathophysiologie der MEN Typ 1

Die Besprechung wird sich im Zusammenhang dieses Kapitels auf endokrine pankreatische Tumoren im Rahmen eines MEN Typ 1 beschränken. Ein einzelner Locus auf Chromosom 11, Bande q13, ist verantwortlich für das Entstehen eines MEN-1-Syndroms (Siradanahalli et al. 1998). Bei der Entstehung pankreatischer und parathyreoidialer Tumoren spielen ähnliche allelische Deletionen auf Chromosom 11 eine Rolle. Endokrine Pankreastumoren (d.h. Gastrinome, Glukagonome, PP-produzierende Tumoren oder PPome und Insulinome) kommen in bis zu 60% aller Patienten mit MEN Typ 1 vor.

Nichtinsulinproduzierende Tumoren herrschen vor. Typischerweise sind die endokrinen Tumoren multipel. Bis zu 15 Glukagonome sind bei einem einzigen asymptomatischen Patienten gefunden worden. Eine Ulkuserkrankung bei Gastrinomen tritt bei der Hälfte dieser Patienten auf.

65.13.5
Therapie der MEN Typ 1

Die meisten endokrinen Tumoren im Rahmen eines MEN-Typ-1-Syndroms sind benigne. Deshalb ist eine chirurgische Intervention angezeigt, wenn die Folgen der überschießenden Hormonsekretion nicht pharmakologisch kontrolliert werden können, d.h. im Fall eines Hyperparathyreoidismus mit nachgewiesenen Nebenschilddrüsenadenomen oder bei hyperinsulinämischen Hypoglykämien infolge von Insulinomen. Diese Empfehlung gilt auch für Gastrinome im Rahmen eines MEN-Typ-1-Syndroms, auch wenn selten (6%) Lebermetastasen gefunden werden. Hauptgrund ist die exzellente Prognose dieser Patienten, die von mehreren Arbeitsgruppen auch ohne chirurgischen Eingriff beschrieben wurde.

Wegen der Häufigkeit multipler gastrischer Karzinoide bei einem Zollinger-Ellison-Syndrom innerhalb einer MEN Typ 1 sollten diese Patienten gastroskopisch überwacht werden. Eine endoskopische Resektion dieser Karzinoide ist lohnenswert (Abb. 65.14). Die Magensäurehypersekretion aufgrund der Hypergastrinämie kann mit Protonenpumpeninhibitoren kontrolliert werden, ebenso wie eine Hyperprolaktinämie durch Dopaminagonisten wie Bromocriptin.

Untersuchung von Familienangehörigen

Familienangehörige von Patienten mit Gastrinom haben häufig Endokrinopathien (in einer Studie Angehörige von 6 von 10 Patienten; Lamers et al. 1978). Am häufigsten fanden sich ein Hyperparathyreoidismus (n = 30 Mitglieder von 6 Familien), Gastrinome (= 15) und insulinproduzierende Tumoren (n = 8). Weitere 8 Patienten hatten Hypophysentumoren. Deshalb sollten Patienten mit einem endokrinen Pankreastumor sorgfältig auf das Vorliegen zusätzlicher Endokrinopathien untersucht werden. Hierzu eignen sich die Messungen von Kalzium, Phosphat, Parathormon, Prolaktin, Wachstumshormon und ACTH.

65.14 Karzinoide

Seit Williams u. Sandler (1963) werden Karzinoide entsprechend ihrem Ursprungsort als Vorderdarm-, Mitteldarm- oder Hinterdarmtumoren eingeteilt. Die Einteilung (Tabelle 65.7) hilft, die unterschiedlichen Muster der Hormonproduktion zu verstehen. Unter Karzinoiden im engeren Sinne werden serotoninproduzierende Tumoren verstanden. Diese verursachen bei ausgedehnter Metastasierung das klassische Karzinoidsyndrom.

65.14.1 Verteilung und Prognose

Über 85 % aller Karzinoide entwickeln sich im Gastrointestinaltrakt, 10 % in der Lunge (meistens als bronchiale Karzinoide) und der Rest in verschiedenen Organen wie Larynx, Thymus, Niere, Ovar, Prostata und Haut. Die bei weitem häufigste Lokali-

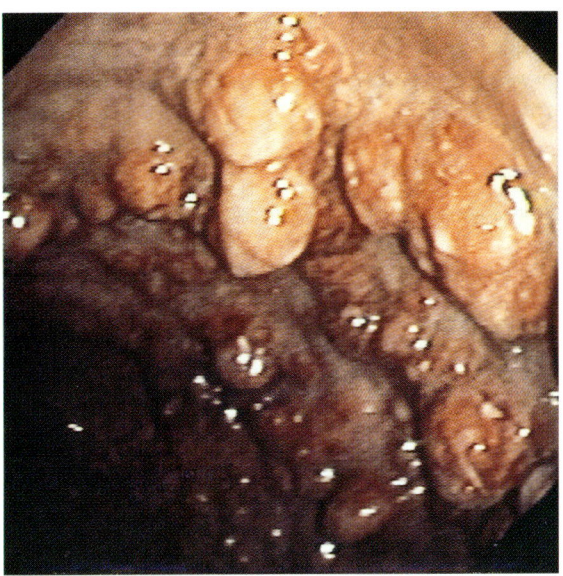

Abb. 65.14. Magenkarzinoide bei einem Patienten mit MEN 1 (endoskopisches Bild)

sation im Gastrointestinaltrakt ist die Appendix, gefolgt vom Ileum und Rektum. In Tabelle 65.8 ist die Häufigkeitsverteilung von Karzinoiden im Magen-Darm-Trakt, relativ zur Gesamtzahl aller hier vorkommenden Neoplasien, und einschließlich der zugehörigen Fünfjahresüberlebensraten nach den Befunden von Godwin et al. (1975) zusammengestellt.

Das Überleben hängt von der Wachstumsrate des Tumors und dem Vorhandensein von Metastasen ab. Metastasen finden sich hauptsächlich in Lymphknoten des Mesenteriums, der Leber, der Lunge und im Peritoneum, wohingegen Knochen und Nervensystem sehr selten befallen sind. Fünfjahresüberlebensraten sind hoch für Karzinoide des Appendix (99 %), aber lediglich 75 % für lokalisierte Karzi-

Tabelle 65.7. Klassifizierung der Karzinoide. (Aus Creutzfeldt 1996)

Herkunft	Organ/Häufigkeit	Klinische Symptome	Immunhistochemie
Vorderdarm	Respirationstrakt (10 %)	Karzinoidsyndrom, selten Cushing-Syndrom	Serotonin, Hypophysenhormone, Neuropeptide
	Magen, Duodenum, Jejunum (5 %)	„Flush", Magensäurehypersekretion, Diarrhö, Diabetes, Cushing-Syndrom	Gastrointestinale Peptide, Serotonin, Histamin
Mitteldarm	Ileum (16 %)	Karzinoidsyndrom	Serotonin Tachykinine
	Appendix (44 %)	Keine	
	Rechtes Kolon (3 %)	Karzinoidsyndrom	
Hinterdarm	Linkes Kolon (5 %)	Keine	Multiple gastrointestinale Peptidhormone
	Rektum (15 %)		

Tabelle 65.8. Karzinoide: Häufigkeitsverteilung, Anteil an Neoplasien und Fünfjahresüberlebensraten in Abhängigkeit von Lokalisation und Stadium. (Aus Godwin et al. 1975)

Lokalisation	Häufigkeit (%)	Anteil an den dort vorkommenden Neoplasien (%)	Fünfjahresüberleben, ohne Metastasen (%)	Alle Stadien (%)
Lunge/Bronchien	10	1	96	87
Magen	2	<1	93	52
Duodenum	2			
Jejunum	1			
Ileum	11	34	75	54
Dünndarm (o. Angaben)	5			
Zökum	3			
Appendix	44	77	99	99
Kolon	5	<1	77	52
Rektum	15	1	92	83

noide des Dünndarmdarms und 54%, wenn alle Stadien von Dünndarmkarzinoiden betrachtet werden. Insgesamt belegen diese Zahlen die relativ gute Prognose im Vergleich zu Karzinomen, und damit die Berechtigung des von Oberndorfer 1907 eingeführten Terminus „Karzinoid", d. h. karzinomähnlich, womit der wenig aggressive Verlauf gemeint war.

65.14.2
Hormonproduktion

Vorderdarmkarzinoide sind oft multihormonell (vgl. Tabelle 65.7). Die meisten der klassischen Syndrome infolge Überproduktion gastrointestinaler oder pankreatischer regulatorischer Peptide werden durch Tumoren verursacht, die aus dem Bronchialsystem, dem Pankreas, Duodenum oder oberen Jejunum stammen. Häufig ist die Hormonmenge, die sezerniert wird, zu niedrig, um klinische Syndrome zu produzieren. Selbst erhöhte Plasmaspiegel können selten gemessen werden.

■ **Magenkarzinoide.** Besonders Magenkarzinoide sind in der Regel asymptomatisch. Zwar findet man in geringen Mengen serotoninpositive Zellen und verschiedene gastrointestinale Hormone und Neuropeptide, sehr selten aber ein korrespondierendes endokrines Syndrom. Magenkarzinoide bestehen überwiegend aus ECL.

■ **Mitteldarmkarzinoide.** Mitteldarmkarzinoide enthalten nur wenige Typen endokriner Zellen. Sie produzieren in der Regel Serotonin, Substanz P oder andere Tachykinine.

■ **Vorderdarmkarzinoide.** Vorderdarmkarzinoide enthalten ultrastrukturell charakteristische Sekretgranula. Die Morphologie dieser Sekretgranula kann eine eindeutige Zuordnung ermöglichen, so bei A-Zellen, B-Zellen, D-Zellen, G-Zellen und enterochromaffinen Zellen. Letztere enthalten sehr charakteristische, hochgradig elektronendichte, pleomorphe ovale, stäbchen- oder birnenförmige Sekretgranula unterschiedlicher Größen mit fest umschlossener Membran.

65.14.3
Karzinoidsyndrom

Die klinische Symptomatik eines endokrinen Syndroms, das bei Karzinoidtumoren auftreten kann, ist erst 47 Jahre nach der Definition dieses Tumortyps durch die Waldenström-Gruppe (Thorson et al. 1954) beschrieben worden. Vorausgegangen war die Entdeckung von Serotonin in einem derartigen Tumor durch Lembeck (1953). Allerdings wird das typische Karzinoidsyndrom fast nur bei Karzinoiden beobachtet, die ihren Ursprung im Ileum oder im Bronchialsystem haben. Außerdem werden nur bei entsprechend großer Tumormasse, d. h. in der Regel nach ausgedehnter Metastasierung in die Leber, soviel Hormone sezerniert, daß typische klinische Symptome auftreten. Das genaue Verhältnis funktionstüchtiger zu nichtfunktionalen, d. h. klinisch asymptomatischen Karzinoiden ist nicht bekannt.

Körperliche Symptome
Die typischen Symptome im Rahmen des Karzinoidsyndroms sind in Tabelle 65.9 aufgelistet. Führend sind „flushs" (Hitzewallungen), Diarrhö, Bauchschmerzen, kardiale Symptome, gefolgt von Asthma und Ödemen. Die Bauchschmerzen sind selten durch eine intestinale Obstruktion zu erklären, weil sie auch bei Karzinoiden ohne Darmtumor vorkommen.

■ **Flush-Symptomatik.** Am typischsten ist aber eine episodische oder permanente Flush-Sympto-

Tabelle 65.9. Das Karzinoidsyndrom: Häufigkeit von Symptomen bei 138 Fällen. (Aus Kahler u. Heilmeyer 1961)

Organsystem	Symptom	Häufigkeit
Haut	Flush	94
	Teleangiektasien	25
	Zyanose	18
	Pellagra	7
Gastrointestinaltrakt	Diarrhö	78
	Bauchkrämpfe	51
Herz	Endokardfibrose	
	rechtes Herz	40
	linkes Herz	13
Respirationstrakt	Bronchokonstriktion	19
Renal	Ödeme	19
Gelenke	Arthritis	7

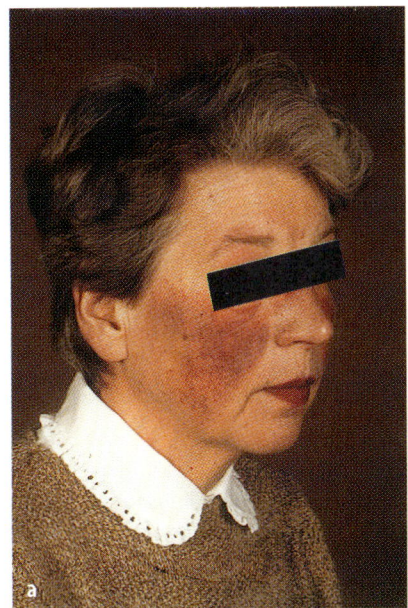

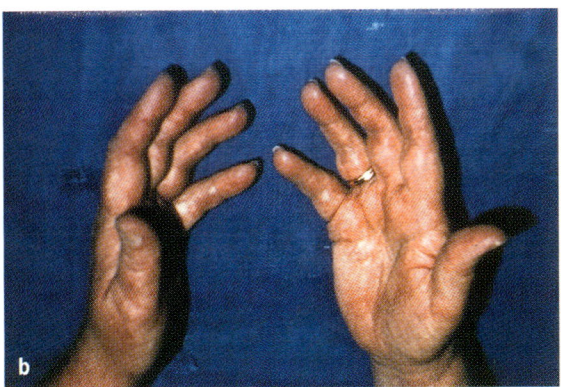

Abb. 65.15. a Typische faziale Flush-Symptomatik und b urtikarielle Reaktion im Bereich der Hände bei einer Patientin mit metastasiertem Karzinoid

matik, d. h. das plötzliche Auftreten eines dunkelroten oder purpurnen Erythems im Gesicht und Nakken mit Anstieg der Hauttemperatur und einem unangenehmen Gefühl vermehrten Herzschlags und von Wärme (Abb. 16.15 a, b). Diese Attacken dauern zunächst 1–5 min, später im Verlauf der Erkrankung Stunden. Das Erythem kann sich auf den Rumpf ausbreiten und Anlaß zur Verwechslung mit einer Zyanose geben. Gleichzeitig zum Flush kann es in seltenen Fällen zu periorbitalen und Gesichtsödemen, einer Oligurie, Hypotension und Obstruktion der Bronchien kommen.

■ **Diarrhö.** Nicht ganz so häufig wie das Flushing sind wiederkehrende Episoden wechselnd ausgeprägter, meist wäßriger, häufig morgendlicher und bisweilen explosiver Diarrhöen. Die Diarrhö tritt nicht gleichzeitig mit Flush-Episoden auf. Es wird angenommen, daß die Diarrhö Folge einer intestinalen Hypermotilität ist. Die Stühle sind wäßrig, eine Steatorrhö ist selten.

■ **Asthma und kardiale Symptome.** Die asthmaähnlichen Episoden hingegen treten gleichzeitig mit paroxysmalen Flush-Attacken auf. Sie sollten nicht mit adrenergen Medikamenten behandelt werden, weil Katecholamine bronchospastische und vasomotorische Episoden geradezu auslösen können. Die kardialen Manifestationen (bei 40 %) der betroffenen Patienten schließen eine Endokardfibrose vorwiegend des rechten Herzens mit Trikuspidalinsuffizienz ein und entwickeln sich spät im Verlauf der Erkrankung. Es wird vermutet, daß sie Folge einer direkten Serotoninwirkung auf das Endokard bei Patienten mit Lebermetastasen und extremer Erhöhung der Serotoninkonzentrationen im Plasma und der Thrombozyten in der V. cava superior sind. Neuere Studien zeigen jedoch, daß die Symptomdauer bei Patienten mit und ohne Herzerkrankung ähnlich war.

65.14.4
Pathophysiologie und Klinik des Karzinoidsyndroms

Zunächst wurde das ganze Spektrum der Symptome auf die Produktion und Hypersekretion von 5-Hydroxytryptamin (Serotonin) zurückgeführt. Seither sind zahlreiche zusätzliche biologisch aktive Substanzen bei Patienten mit Karzinoidsyndrom beschrieben worden (Tabelle 65.10). Charakteristischerweise findet man bei Karzinoidpatienten eine Expansion des Serotoninpools mit erheblich angestiegenen Blut- und Thrombozytenkonzentratio-

Tabelle 65.10. Pathophysiologie des Karzinoidsyndroms

Hormon/Mediator	Symptom
Serotonin	Diarrhö (intestinale Hypermotilität und Hypersekretion) Fibrose Bronchokonstriktion Ödeme
Kallikrein (Bradykinin)	Vasodilatation (Flush?)
Tachykinine (Substanz P, Neurokinin A, Neuropeptid K)	Vasodilatation (Flush?)
Prostaglandine	Diarrhö? Flush?

nen von Serotonin mit begleitender Erhöhung der 5-Hydroxyindolessigsäure-(5-HIES-)Ausscheidung im Urin.

■ **Pellagra.** Weil die Serotoninexkretion 200 mg/24 h erreichen und überschreiten kann, und weil Tryptophan ein essentieller Vorläufer für die Biosynthese von Proteinen und Nikotinsäure ist, kann seine Umleitung in die Serotoninsynthese durch einen hochaktiven Tumor in Hypalbuminämie und Pellagra (Niacindefizienz) einmünden. Bei Patienten mit Pellagra (Pigmentierung, Glossitis, brennende Fußsohlen) spricht diese Symptomatik auf Niacingaben an. Serotonin selbst ist in erster Linie verantwortlich für die Diarrhö des Karzinoidsyndroms.

■ **Flush.** Der Tonus und die Motilität des menschlichen Jejunum und seine Flüssigkeitsekretion werden durch Serotonin angeregt. Außerdem spricht die Diarrhö bei vielen Karzinoidpatienten zumindest partiell auf die Gabe von Serotoninantagonisten wie Methysergid, Cyproheptadin und Ketanserin an. Die gleichen Serotoninantagonisten haben jedoch keinen Einfluß auf den Flush. Pentagastrin (0,06 µg/kg i.v.) kann Flushs auslösen, ohne etwas an Plasmaserotoninspiegeln zu ändern. Möglicherweise hängt der Flush mit der Sekretion von Kallikrein durch Karzinoide zusammen. Bei Inkubation mit Kininogen wird Lysyl-Bradykinin gebildet, welches Flushs und Vasodilatation erklären könnte. Der Nachweis erhöhter Bradykininkonzentrationen während eines Flushs gelingt jedoch nicht bei allen Patienten. Blutspiegel der Prostaglandinreihen E und F können bei einigen Patienten mit Karzinoidsyndrom erhöht gemessen werden. Eine klare Korrelation zu klinischen Symptomen steht aber aus. Auch die Plasmaspiegel von Substanz P oder anderen Tachykininen wurden im Blut von Patienten mit Karzinoidsyndrom erhöht gefunden. Eine Infusion von Substanz P kann einen Flush auslösen. Aus der inzwischen umfangreichen Literatur kann geschlossen werden, daß verschiedene Peptide für das Flushing verantwortlich sein können und verschiedene Karzinoide ein unterschiedliches Spektrum von gefäßaktiven Neuropeptiden sezernieren (Matuchansky u. Launay 1995).

65.14.5 Diagnostik

Die Diagnose eines Karzinoidsyndroms wird durch eine 5-HIES-Exkretion >10 mg/24 h bestätigt, wenn in der Sammelperiode keine serotoninhaltigen Nahrungsmittel gegessen und Medikamente (Phenothiazine) vermieden werden, die zu geringgradigen Anstiegen der 5-HIES-Exkretion führen. Eine unbehandelte Malabsorption im Rahmen einer Zöliakie, eines Stasesyndroms oder einer chronisch intestinalen Obstruktion führt ebenfalls zu Anstiegen der 5-HIES- und Indolessigsäureausscheidung im Urin und müssen ausgeschlossen werden.

65.14.6 Therapie

Eine chirurgische Entfernung der Karzinoidtumoren sollte angestrebt werden. Im Falle eines Karzinoidsyndroms ist in der Regel eine kurative chirurgische Maßnahme nicht mehr möglich, weil diese Symptomatik eine ausgedehnte Lebermetastasierung anzeigt. Eine partielle Resektion oder Tumorverkleinerung oder eine hepatische Arterienembolisation kann die klinischen Symptome dramatisch bessern.

Somatostatin und Somatostatinantagonisten
Mit Somatostatin und seinen langwirkenden Analoga (z.B. 3mal 100–500 µg Octreotid) läßt sich die Hormonsekretion hemmen und die klinische Symptomatik bessern. Das gilt besonders für das spontane oder provozierte Flushing. Auch die Diarrhö bessert sich mit der Gabe von Somatostatinanaloga. Die vor Einführung der langwirkenden Somatostatinanaloga benutzten Serotoninantagonisten (Methysergid, Cyproheptadin und Ketanserin) sind weniger wirksam. Außerdem kann Methysergid retroperitonale und kardiale Fibrosen auslösen oder beschleunigen. Folgende Medikamente sind auch zur Behandlung des Flushs eingesetzt worden: β-Blocker, Phenothiazine, die Kombination von H_1- und H_2-Rezeptorantagonisten und Kallikreininhibitoren.

Zytostatika

Wie bei anderen endokrinen gastroenteropankreatischen Tumoren sind die am häufigsten eingesetzten zytostatischen Therapieregime eine Kombination von Streptozotocin und 5-Fluorouracil oder von Streptozotocin, 5-Fluorouracil und Doxorubicin (vgl. Tabelle 65.4). Die meisten Tumoren, die ein Karzinoidsyndrom auslösen, sprechen nur wenig auf eine Chemotherapie an. Im einzelnen wurde unter einer Therapie mit langwirksamen Somatostatinanaloga eine Tumorregression und bei einem Drittel der Patienten ein Wachstumsstillstand beobachtet. Auch Dacarbazin war in einzelnen Fällen wirksam. Bei rascher Progression der Tumoren ist eine hepatische Arterienembolisation zu erwägen. Auch eine Radiotherapie kann versucht werden, die in einzelnen Fällen wirksam war.

65.15
Nichtfunktionale endokrine Pankreastumoren

Eine immunzytochemische Analyse von 125 endokrinen Pankreastumoren hat ergeben, daß 30 hiervon ohne radioimmunologischen oder klinischen Nachweis eines Hormonüberproduktionssyndroms verliefen (Heitz et al. 1982). Auch diese Tumoren enthielten wechselnde Mengen von Insulin, Glukagon, Somatostatin und PP. Nur bei 4 konnte gar keine Hormonproduktion gezeigt werden. In weiteren 10 Tumoren, die als PP-produzierend beschrieben wurden, litten die Patienten nicht unter einem definierten hormoninduzierten Syndrom. 15 dieser insgesamt 40 Tumoren hatten eine maligne Verlaufsform mit Entwicklung von Metastasen. Die relative Häufigkeit der nichtfunktionalen Tumoren dieser Serie ist möglicherweise nicht repräsentativ, aber zeigt, daß stille endokrine Tumoren in nennenswerter Häufigkeit vorkommen.

Klinik

Klinisch fallen sie durch ihr Größenwachstum auf, und die endokrine Natur ist in der Regel ein Zufallsbefund bei der morphologisch-immunochemischen Untersuchung. Ähnliche Befunde ergaben sich bei Untersuchung weiterer 365 endokriner Pankreastumoren (Klöppel u. Heitz 1988), von denen 36,4% ohne nachweisliche Hormonproduktion waren. Von diesen wiederum waren 64% maligne. Ähnliche Zahlen finden sich in einer Zusammenstellung von Solcia et al. (1991): 29,5% der Tumoren waren ohne nachweisliche Hormonproduktion und klinisch stumm. 45% dieser symptomlosen Tumore waren maligne.

Wie bereits erwähnt, finden sich bei systematischer Suche klinisch stumme, pankreatische endokrine Tumoren in 0,3–1,5% nichtselektierter Autopsien. Diese Tumoren sind in der Regel kleiner als 0,5 cm im Durchmesser, umkapselt und werden bei älteren Patienten gefunden. Sie haben keine klinische Relevanz. Umgekehrt, wegen ihrer hohen Malignitätsrate von mehr als 60%, müssen Tumoren von über 1,5 cm Durchmesser auch ohne Nachweis einer hormonellen Überproduktion chirurgisch behandelt werden. Ist eine komplette chirurgische Resektion nicht möglich, können Antitumorbehandlungsformen versuchsweise eingesetzt werden, falls es zu nachweislichem Tumorwachstum gekommen ist.

Literatur

Arnold R, Trautmann ME, Creutzfeldt W et al. and the German Sandostatin Multicenter Study Group (1996) Somatostatin analogue octreotide and inhibition of tumor growth in the metastatic endocrine gastroenteropancreatic tumors. Gut 38: 430–438

Barber SG, Hamer JD (1976) Skin rash in patients receiving glucagon. Lancet 2: 1138

Broder LE, Carter SK (1973) Pancreatic islet cell carcinoma. II. Results of therapy with streptozotocin in 52 patients. Ann Intern Med 79: 108–118

Cadiot G, Lebathi R, Sarda L, Bonnaud G, Marmuse J-P, Vissuzanine C, Ruszniewski P, Le Guludec D, Mignon M, Groupe d'Etude du syndrome de Zollinger-Ellison (1996) Preoperative detection of duodental gastrinomas and peripancreatic lymph nodes by somatostatin receptor scintigraphy. Gastroenterology 111: 845–854

Cadiot G, Vuagnat A, Doukhan I, Murat A, Bonnaud G, Delemer B, Thiéfin G, Beckers A, Veyrac M, Proye C, Ruszniewski P, Mignon M, for GENEM and GRESZE (1999) Prognostic factors in patients with Zollinger-Ellison syndrome and multiple endocrine neoplasia Type 1. Gastroenterology 116: 286–293

Capella C, Heitz PU, Höfler H, Solcia E, Klöppel G (1994) Revised classification of neuroendocrine tumors of the lung, pancreas and gut. Digestion 55: 11–23

Creutzfeldt W (1982) Gastrointestinal peptides – role in pathophysiology and disease. Scand J Gastroenterol 77: 7–20

Creutzfeldt W (1996) Carcinoids tumors: Development of our knowledge. World J Surg 20: 126–131

Creutzfeldt W, Arnold R, Creutzfeldt C, Deuticke U, Frerichs H, Track NS (1973) Biochemical and morphological investigations of 30 human insulinomas. Diabetologia 9: 217–231

Erdheim H (1903) Zur normalen und pathologischen Histologie der Glandula thyreoidea, parathyreoidea und Hypophysis. Beiträge Pathologische Anatomie und Allgemeine Pathologie 33: 158–236

Feyrter (1938) Über diffuse endocrine epitheliale Organe. Barth Leipzig

Fraker DL, Norton JA, Alexander HR et al. (1994) Zollinger-Ellison syndrome: surgery should still play an important role in its management. Ann Surg 220: 320–330

Ganda OP, Weir GC, Soeldner JS et al. (1977) Somatostatinoma: A somatostatin-containing tumor of the endocrine pancreas. N Engl J Med 296: 963–967

Godwin DJ et al. (1975) Carcinoid tumors: an analysis of 2.837 cases. Cancer 36: 560–569

Guillausseau PJ, Guillausseau-Scholer C (1995) Glucagonomas: Clinical presentation, diagnosis, and advance in management. In: Mignon M, Jensen RT (eds) Endocrine tumors of the pancreas. Front Gastrointest Res 23: 183–193

Guru SC, Goldsmith PK, Burns AL, Marx SJ, Spiegel AM, Collins FS, Chandrasekharappa SC (1998) Menin, the product of the MEN 1 gene, is a nuclear protein. Proc Natl Acad Sci USA 95: 1630–1634

Heitz PU, Kasper M, Polak JM, Klöppel G (1982) Pancreatic endocrine tumors: immunocytochemical analysis of 125 tumors. Hum Pathol 13: 261–271

Hoff AO, Gagel RF (1997) Multiple endocrine neoplasia types 1 and 2: pheontype, genotype, diagnosis, and therapeutic plan with special reference to children and adolescents. Curr Opin Endocrinol Diabetes 4: 91–99

Jensen RT, Gardner JD, Raufmann JP, Pandol SJ, Doppman JL, Collen MJ (1983) Zollinger-Ellison syndrome: current concepts and management. Ann Intern Med 98: 59–75

Kahler HJ, Heilmeyer L (1961) Klinik und Pathophysiologie des Karzinoids und des Karzinoidsyndroms unter besonderer Berücksichtigung des 5-Hydroxytryptamins. Ergeb Inn Med Kinderheilk 292: 292–559

Klöppel G, Heitz PU (1988) Pancreatic endocrine tumors. Pathol Res Pract 183: 155–168

Lamers CB, Stadil F, van Tongeren JH (1978) Prevalence of endocrine abnormalities in patients with the Zollinger-Ellison syndrome and in their families. Am J Med 64: 607–612

Larsson LI, Hirsch MA, Holst JJ et al. (1977) Pancreatic somatostatinoma: clinical features and physical implications. Lancet 1: 666–668

Lembeck F (1953) 5-Hydroxytryptamine in a carcinoid tumor. Nature 172: 910–911

Mallinson CN, Bloom SR, Warin AP, Salmon PR, Cox B (1974) A glucagonoma syndrome. Lancet 2: 1–5

Matuchansky C, Launay J-M (1995) Serotonin, catecholamines, and spontaneous midgut carcinoid flush: Plasma studies from flushing and nonflushing sites. Gastroenterology 108: 743–751

Moertel CG, Hanley JA, Johnson LA (1980) Streptozocin alone compared with streptozocin plus fluorouracil in the treatment of advanced islet-cell carcinoma. N Engl J Med 303: 1189–1194

Nauck M, Creutzfeldt W (1991) Insulin-producing tumors and the insulinoma syndrome. In: Dayal Y (ed) Endocrine pathology of the gut and pancreas. CRC Press, Boston, pp 195–225

Nauck M, Baum F, Seidensticker F, Røder M, Dinesen B, Creutzfeldt W (1997) A hyperinsulinaemic, sequentially eu- and hypoglycaemic clamp test to characterize autonomous insulin secretion in patients with insulinoma. Eur J Clin Invest 27: 109–115

Norton JA, Fraker DL, Alexander HR, Venzon DJ, Doppman JL, Serrano J, Goebel, SU, Peghini, PL, Roy PK, Gibril F, Jensen RT (1999) Surgery to cure the Zollinger-Ellison syndrome. N Engl Med 341: 635–644

Öberg K, Funa K, Alm G (1983) Effects of leucocyte interferon on clinical symptoms and hormone levels in patients with midgut carcinoid tumors and carcinoid syndrome. N Engl J Med 309: 129–132

Oberndorfer S (1907) Karzinoide Tumoren des Dünndarms. Frankfurt Z Pathol 1: 426

Pearse AGE (1969) The cytochemistry and ultrastructure of ploypeptide hormone producing cells of the APUD series and the embryologic, physiologic and pathologic implications of the concepts. J Histochem Cytochem 17: 303–313

Pelley RJ, Bukowski RM (1999) Recent advances in systemic therapy for gastrointestinal neuroendocrine tumors. Curr Opin Oncol 11: 32–37

Said SI, Mutt V (1970) Polypeptide with broad biological activity; isolation from small intestine. Science 169: 1217–1218

Solcia E, Sessa F, Rindi G, Bonato M, Capella C (1991) Pancreatic endocrine tumors: general concepts; nonfunctioning tumors and turmors with uncommon function. In: Dayal Y (ed) Endocrine pathology of the gut and pancreas. CRS Press, Boston, pp 105–131

Stadil F, Stage JG (1979) The Zollinger-Ellison syndrome. Clin Endocrinol Metab 8: 433–436

Thorson A, Bjork G, Bjorkman G, Waldenström J (1954) Malignant carcinod of the small intestine with metastases to the liver, valvular disease of the right heart (pulmonary stenosis and tricuspid regurgitation without septal defect) peripheral vasomotor symptoms, bronchoconstriction and an unusual type of cyanosis. Am Heart J 47: 795–817

Venook AP (1999) Embolization and chemoembolization therapy for neuroendocrine tumors. Curr Opin Oncol 11: 38–41

Verner JV, Morrison AB (1958) Islet-cell tumor and a syndrome of refractory watery diarrhea and hypokalemia. Am J Med 25: 374–380

Weber HC, Venzon DJ, Lin JT et al. (1995) Determinants of metastatic rate and survival in patients with Zollinger-Ellison syndrome. A prospective long-term study. Gastroenterology 108: 1637–1649

Wilder RM, Allan FN, Power MH, Robertson HZE (1927) Carcinoma of islands of pancreas, hyperinsulinism and hypoglycemia. JAMA 89: 348–355

Wilkinson DS (1973) Necrolytic migratory erythema with carcinoma of the pancreas. Trans of St John's Hospital Dermatological Society 59: 244–250

Williams ED, Sandler M (1963) The classification of carcinoid tumors. Lancet 1: 238

Zollinger RM, Ellison EH (1955) Primary peptic ulcerations of the jejunum associated with islet cell tumors of the pancreas. Ann Surg 142: 709–726

V Genetisch bedingte Stoffwechselerkrankungen

Morbus Wilson

M. Reiser

66.1 Ätiologie und Pathogenese 793
66.1.1 Pathologie 793
66.2 Klinik 794
66.2.1 Verlaufsformen 794
66.3 Diagnostik 794
66.4 Therapie 795
66.4.1 Penicillamin 795
66.4.2 Alternative Medikamente 796
66.4.3 Lebertransplantation 796
66.5 Prognose 796

Der Morbus Wilson ist eine seltene autosomal-rezessiv vererbte Kupferspeicherkrankheit, die durch die Entwicklung einer Leberzirrhose und Degeneration der Basalganglien charakterisiert ist. Bei frühzeitiger Diagnose und Einleitung einer Therapie mit Penicillamin und anderen Komplexbildnern kann die Erkrankungsprogredienz verhindert und die Lebenserwartung deutlich verlängert werden.

66.1
Ätiologie und Pathogenese

Der M. Wilson ist eine Speichererkrankung, die sich durch eine exzessive Akkumulation von Kupfer in Leber, Gehirn und anderen Organen auszeichnet. Die Erkrankung, die wegen ihres hauptsächlichen Organbefalls auch als hepatolentikuläre Degeneration bezeichnet wird, wurde erstmals von dem Neurologen Samuel Wilson im Jahre 1912 beschrieben (Wilson 1912).

Der M. Wilson wird mit einer Häufigkeit von 1 pro 30.000 Lebendgeburten autosomal-rezessiv vererbt. Die heterozygote Genhäufigkeit in der Bevölkerung beträgt 1 pro 100.

Das beim M. Wilson veränderte Gen liegt auf Chromosom 13 und kodiert für eine kationentransportierende ATPase, von der angenommen wird, daß sie für den Export lysosomal gespeicherten Kupfers aus der Leber verantwortlich ist (Bull et al. 1993; Tanzi et al. 1993). Die präzise Funktion dieses Transportproteins in der Kupferhomöostase ist jedoch unbekannt. Ein primärer Defekt des Zöruloplasmin wurde früher angenommen. Die häufig beim M. Wilson beobachtete Erniedrigung dieses kupferbindenden Proteins ist jedoch als ein sekundäres Phänomen aufzufassen.

66.1.1
Pathologie

Die Leber kann beim M. Wilson ein breites Spektrum an pathologischen Veränderungen aufweisen (Stromeyer u. Ishak 1980). Keine ist pathognomonisch für den M. Wilson.

Pathohistologie
Lymphozytäre Infiltrate und Mottenfraßnekrosen, wie sie insbesondere auch bei viralen Hepatitiden beobachtet werden, eine periportale Fibrosierung bis hin zum Bild der makro- oder mikronodulären Leberzirrhose sind häufige histologische Befunde. Die Hepatozyten sind geschwollen, häufig mehrkernig und weisen Glykogenvakuolen auf. Eine grobtropfige Verfettung ist typisch. Hyaline Einschlußköper („Mallory bodies") können eine alkoholtoxische Genese vortäuschen. Die Anfärbung des Kupfers in situ ist wenig sensitiv, da das Metall eine diffuse Verteilung im Lebergewebe aufweist (Faa et al. 1995).

Extrahepatische Veränderungen
Extrahepatisch sind Zellverfettungen und hydropische Veränderungen sowie Kupferablagerungen in den proximalen Tubuli der Nieren nachweisbar. Aminoazidurie, Glukosurie, Phosphaturie, Urikosurie sowie eine renal tubuläre Azidose mit Nephrolithiasis können die Folge sein (Wieber et al. 1979).

Ablagerungen eines Kupfer enthaltenden Pigments in der Descemet-Membran der Korneaperipherie führen zum Kayser-Fleischer-Ring (Sternlieb 1993).

66.2
Klinik

Obwohl der biochemische Defekt, der zur Kupferakkumulation führt, von Geburt an besteht, treten klinische Symptome erst bei älteren Kindern, Jugendlichen oder jungen Erwachsenen auf. Der M. Wilson präsentiert sich in der Regel mit den Zeichen einer hepatischen und/oder neurologischen Dysfunktion. Junge Patienten weisen bei Manifestation der Erkrankung meist hepatische Symptome auf. Bei spätem (nach dem 20. Lebensjahr) Manifestationsalter dominieren neurologische Symptome (Strickland et al. 1973). Darüber hinaus wurden auch psychiatrische, hämatologische, renale, muskuloskelettale, kardiologische, ophthalmologische, endokrinologische und dermatologische Manifestationen beschrieben (Sternlieb u. Scheinberg 1985).

Bis zu 30 % der Patienten mit M. Wilson haben klinische, biochemische und histologische Befunde, wie sie auch bei anderen Formen der chronischen Hepatitis gefunden werden. Insbesondere zeichnet sich das frühe Stadium des M. Wilson durch eine Steatohepatitis aus, die häufig nicht von einem alkoholtoxischen Leberparenchymschaden zu unterscheiden ist. Eine Wilson-Diagnostik muß daher bei allen Patienten unter 40 Jahren mit klinisch und histologisch gesicherter Hepatitis nach Ausschluß einer viralen und autoimmunen Genese durchgeführt werden.

66.2.1
Verlaufsformen

Die fulminante Hepatitis ist die bedrohlichste Verlaufsform des M. Wilson mit hoher Mortalität. Progressiver Ikterus, Aszites, Leber- und Nierenversagen kennzeichen den Verlauf.

Bei nahezu allen Patienten ist histologisch bereits eine Leberzirrhose nachweisbar.

Das durch massive Leberzellnekrosen freigesetzte Kupfer wird intravasal von Erythrozyten aufgenommen und verursacht oxidative Membranschäden, die typischerweise zu einer akuten Hämolyse führen (Roche-Sicot u. Benhamou 1977).

Ein Kayser-Fleischer-Ring ist häufig nur in der Spaltlampenuntersuchung nachweisbar oder fehlt gänzlich.

Die Serumzöruloplasminkonzentration ist meist erniedrigt, kann jedoch gerade bei der fulminanten Verlaufsform als Akutphaseprotein normal oder erhöht sein (McCullough et al. 1983; Zucker u. Flieder 1997). Die Meßwerte der Transaminasen und der alkalischen Phosphatase sind für das klinische Bild einer akuten Hepatitis auffallend niedrig (Shaver et al. 1986).

Chronische Hepatitis
Das Bild der chronischen Hepatitis manifestiert sich meist zwischen dem 10. und 30. Lebensjahr. Erhöhte Transaminasen, Hypergammaglobulinämie und Ikterus lassen keine Unterscheidung zu anderen Hepatitisformen zu. Neurologische Symptome, die klinisch auf das Vorliegen eines M. Wilson hinweisen, treten in der Regel erst Jahre später hinzu (Scott et al. 1978).

Leberzirrhose
Zeichen einer Leberzirrhose sind wie bei Lebererkrankungen anderer Ätiologie Gefäßspinnen (Spider naevi), Aszites, Splenomegalie und Ösophagusvarizen. Auch in diesem Stadium können neurologische Symptome fehlen. Hepatozelluläre Karzinome werden bei der Wilson-assoziierten Leberzirrhose selten beobachtet (Polio et al. 1989).

Neurologische Symptome
Neurologische Symptome treten in der Regel erst im jungen Erwachsenenalter (nach dem 20. Lebensjahr) auf. Ein grobschlägiger Tremor, der sich bei Willkürbewegungen verstärkt, Rigor und eine Dysarthrie sind typische Befunde. Sensibilitätsstörungen und Pyramidenbahnzeichen fehlen (Dobyns et al. 1979).

66.3
Diagnostik

Die typische Befundkonstellation bei M. Wilson ist (Gibbs u. Walshe 1979):
– erniedrigte Zöruloplasmin- und Gesamtkupferkonzentration im Serum,
– erhöhte Konzentration des freien Kupfers im Serum,
– erhöhte Urinkupferkonzentration,
– erhöhter Kupfergehalt der Leber.

Zöruloplasmin
Die Serumzöruloplasminkonzentration ist typischerweise erniedrigt (< 20 mg/100 ml). Die Veränderung des Zöruloplasmins ist jedoch ein sekundäres Phänomen und ist weder absolut sensitiv noch absolut spezifisch. Es zählt zu den Akutphaseproteinen und kann insbesondere bei der fulminanten Verlaufsform der Wilson-Hepatitis normwertig oder sogar erhöht sein (Sallie et al. 1992; Spechler u. Koff 1980).

Weiterhin können die Einnahme von Östrogenen (z. B. Kontrazeptiva), Schwangerschaft oder eine extrahepatische Cholestase zu einer Erhöhung der Zöruloplasminkonzentration führen. Erniedrigte Spiegel können dagegen auch aufgrund einer erniedrigten Synthese bei Malnutrition und anderen Lebererkrankungen beobachtet werden.

Kupfer

Die Gesamtkupferkonzentration im Serum ist ebenfalls erniedrigt und liegt in der Regel unter 75 µg/dl (1,8 µmol/l). Im Gegensatz hierzu ist die Konzentration des freien Kupfers erhöht. Letztere kann aus der Gesamtkupfer- und Zöruloplasminkonzentration errechnet werden (Ges. Cu µg/dl – 3 · Zöruloplasmin mg/dl).

Beim M. Wilson beträgt die Kupferausscheidung im 24 h-Sammelurin mehr als 100 µg (1,6 µmol). Selten werden eindeutig erhöhte Werte erst nach Penicillamingabe (0,9 g D-Penicillamin p.o.) erreicht. Gesunde Personen scheiden weniger als 60 µg (0,94 µmol) pro 24 h aus. Auf die Verwendung kupferfreier Sammelgefäße muß geachtet werden (Brewer u. Yuzbasiyan-Gurkan V 1992).

■ **Kupfergehalt der Leber.** Der Kupfergehalt der Leber wird mittels Emissionsspektroskopie bestimmt. Auch bereits in Paraffin eingebettetes Biopsiematerial kann zur Bestimmung des Gewebekupfers verwendet werden. Bei nahezu allen unbehandelten Patienten ist der Leberkupfergehalt deutlich erhöht und liegt zwischen 250 und 3.000 µg Kupfer pro Gramm Trockengewicht (normal bis 35 µg/g). In der zirrhotischen Leber kann der Kupfergehalt zwischen einzelnen Regeneratknoten variieren, so daß hier multiple Proben gewonnen werden müssen, um die Diagnose zu sichern (Faa et al. 1995; Ludwig et al. 1994). Ein erhöhter Leberkupfergehalt wird häufig auch bei chronisch cholestatischen Erkrankungen wie der primär biliären Zirrhose (PBC), der primär sklerosierenden Cholangitis (PSC) oder lange bestehenden Gallengangsobstruktionen beobachtet (Smallwood et al. 1968).

Die genetische Heterogenität der Erkrankung macht eine diagnostische Mutationsanalyse des Wilsongens nicht praktikabel (Thomas et al. 1995).

Eine bisher noch nicht in der Routine der Wilsondiagnostik etablierte Methode zur Messung des Kupferstoffwechsels ist die massenspektrometrische Bestimmung der Kupferinkorporation in das Zöruloplasmin (Lyon et al. 1995; Merli et al. 1998). Diese kann nach oraler Gabe des nicht radioaktiven Kupferisotops 65Cu im Serum gemessen werden. Diese Methode zeichnet sich durch eine hohe Spezifität aus und ermöglicht die Ausschlußdiagnose eines M. Wilson auch im frühen Kindesalter oder bei schwieriger Befundkonstellation. Positive Befunde müssen jedoch durch eine konventionelle Diagnostik (s.o.) bestätigt werden.

66.4 Therapie

Eine kupferarme Diät hat keine therapeutische Bedeutung. Besonders kupferreiche Nahrungsmittel wie Pilze, Leber, Schokolade, Schellfisch und Nüsse sollten jedoch vermieden werden.

66.4.1 Penicillamin

D-Penicillamin ist in der Behandlung des M. Wilson das Medikament der ersten Wahl (Walshe 1960). Penicillamin bildet einen Chelatkomplex mit Kupfer, der über die Nieren ausgeschieden wird. Es wird zunächst in einer Dosis von 1,5 g pro Tag, verteilt auf 4 Gaben, die vor den Mahlzeiten eingenommen werden sollten, verabreicht. Etwa 24 h nach Therapiebeginn setzt eine Kupruresis ein, die bis zu 3.000 µg pro Tag betragen kann. Die Kupferausscheidung im Urin unter Penicillamin wird auch zur Therapiebeurteilung eingesetzt und sollte anfänglich mindestens das 5fache der prätherapeutischen Kupferausscheidung betragen.

Therapieverlauf

Eine Therapieantwort, die an einer Rückbildung des Kayser-Fleischer-Rings, Besserung der neurologischen Symptome und Besserung der Leberfunktion zu erkennen ist, wird in der Regel erst nach 6monatiger Penicillamintherapie beobachtet.

Bei einem Viertel der Patienten mit neurologischer Manifestation muß nach Therapiebeginn zunächst mit einer kurzfristigen Verschlechterung gerechnet werden.

Ein Absinken des freien Serumkupfers auf < 10 µg/dl und der Kupferausscheidung im 24 h-Sammelurin auf < 500 µg pro Tag sind laborchemische Zeichen eines Therapieerfolgs. Eine Verlaufskontrolle des Leberkupfergehalts wird wegen der z. T. heterogenen Kupferakkumulation innerhalb der Leber (s. oben) nicht generell empfohlen.

Ist nach 6monatiger Therapie kein Ansprechen erkennbar, ist eine Dosissteigerung auf 2 g Penicillamin pro Tag zu erwägen. Im Falle einer Therapieantwort sollte die Penicillamindosis auf 750–1.000 mg pro Tag reduziert werden.

Nur durch eine konsequente und lebenslang durchgeführte Therapie kann der sonst fatale Verlauf des M. Wilson aufgehalten werden. Selbst ein kurzzeitiges Aussetzen der Medikation kann fulminante Reaktivierungen nach sich ziehen (Walshe u. Dixon 1986). Von einem Therapieversagen sollte erst nach 2jähriger optimaler Therapie gesprochen werden. Gründe hierfür sind meist eine irreparable Leberparenchymschädigung vor Einleitung der Therapie oder mangelnde Compliance.

Nebenwirkungen
Bei etwa 20 % der Patienten werden unter der Penicillamintherapie unerwünschte Arzneimittelwirkungen beobachtet.

■ **Allergische Reaktionen.** Hierzu zählen insbesondere allergische Reaktionen, die sich in den ersten Wochen der Therapie in Form eines urtikariellen Exanthems, Fieber, Leuko- und Thrombopenie sowie Lymphadenopathie manifestieren. Diese bilden sich in der Regel nach passagerer Dosisreduktion und Prednisolongabe (20–30 mg pro Tag, schrittweise Reduktion nach 2 Wochen) zurück.

■ **Systemerkrankungen.** Lupus-erythematodesähnliche Syndrome können meist durch die begleitende Prednisoloneinnahme in niedriger Dosierung (5 mg/Tag) beherrscht werden. Schwere und anhaltende Nebenwirkungen wie das nephrotische Syndrom oder Goodpasture-Syndrom zwingen dagegen zum Abbruch der Penicillamintherapie.

Therapiekontrolle
Nach Einleitung der Penicillamintherapie ist daher die engmaschige Kontrolle der Leukozyten- und Thrombozytenzahl, zunächst 2mal pro Woche, ab dem 3. Therapiemonat in monatlichen Abständen, notwendig. Gleichzeitig sollte die Eiweißausscheidung im Urin bestimmt werden. Theoretisch kann ein Vitamin B_6-Mangel unter Penicillamintherapie auftreten – dies ist jedoch eine Rarität. Eine prophylaktische Vitamin B_6-Substitution (25 mg pro Tag) kann bei hochdosierter Penicillamintherapie durchgeführt werden.

66.4.2
Alternative Medikamente

Muß die Penicillamintherapie wegen intolerabler Nebenwirkungen abgebrochen werden, kann ein Therapieversuch mit Trientine (Tetraethylen-Tetramin-Dihydrochlorid) in einer Dosis von 1–2 g pro Tag durchgeführt werden. Trietine hat im Vergleich zu Penicillamin einen geringeren kupruretischen Effekt und ist daher das Medikament der zweiten Wahl (Walshe 1982). Als klinisch relevante Nebenwirkung ist die Eisenmangelanämie zu nennen. Trietine ist in Deutschland zur Therapie des M. Wilson derzeit nicht zugelassen und sollte daher im Rahmen klinischer Studien eingesetzt werden.

Zink in Form von Zinksulfat, -acetat oder -histidin hemmt die Kupferaufnahme aus dem Gastrointestinaltrakt und wird zwischen den Mahlzeiten (1 h vor oder 2 h danach) eingenommen. Die volle Wirksamkeit wird erst nach 3monatiger Therapie erreicht. Gastrointestinale Symptome, insbesondere Übelkeit sind typische Nebenwirkungen. Die Toxizität von Zink ist insgesamt jedoch gering. Die bisherigen Erfahrungen mit Therapiezeiten um 5 Jahre weisen auf eine gute Wirksamkeit und Verträglichkeit in der Erhaltungstherapie des M. Wilson hin (Brewer et al. 1998). Die kleinen Fallzahlen lassen jedoch keine abschließende Beurteilung zu. Die Zinktherapie sollte daher zunächst auf Patienten mit Unverträglichkeitsreaktionen auf Penicillamin und Trientine beschränkt werden (Brewer et al. 1994; Czlonkowska et al. 1996; Lipsky u. Gollan 1987).

66.4.3
Lebertransplantation

Die Lebertransplantation ist bei chronischem Leberversagen trotz mehrmonatiger adäquater Therapie und im Falle der fulminaten Hepatitis, die sich durch eine hohe Mortalität auszeichnet, indiziert. Die Einjahresüberlebensrate nach Lebertransplantation liegt bei 80 %. Der metabolische Defekt wird durch eine Transplantation behoben (Bellary et al. 1996; Schilsky et al. 1994). Neurologische Symptome bilden sich bei einigen, jedoch nicht bei allen Patienten zurück (Polson et al. 1987; Abb. 66.1).

66.5
Prognose

Die Prognose des M. Wilson hängt entscheidend vom Zeitpunkt der Diagnose ab. Nur die frühzeitige Diagnose und konsequente Einleitung der Therapie kann den sonst progressiven und fatalen Verlauf der Erkrankung verhindern (Strickland et al. 1973).

Akute neurologische Verlaufsformen zeichnen sich durch eine schlechte Prognose aus, da häufig bereits irreversible Schäden vorliegen. Die fulminante Wilson-Hepatitis kann meist trotz sofort eingeleiteter Therapie konservativ nicht beherrscht werden und stellt daher eine häufige Indikation zur Lebertransplantation bei M. Wilson dar (Roche-Sicot u. Benhamou 1977).

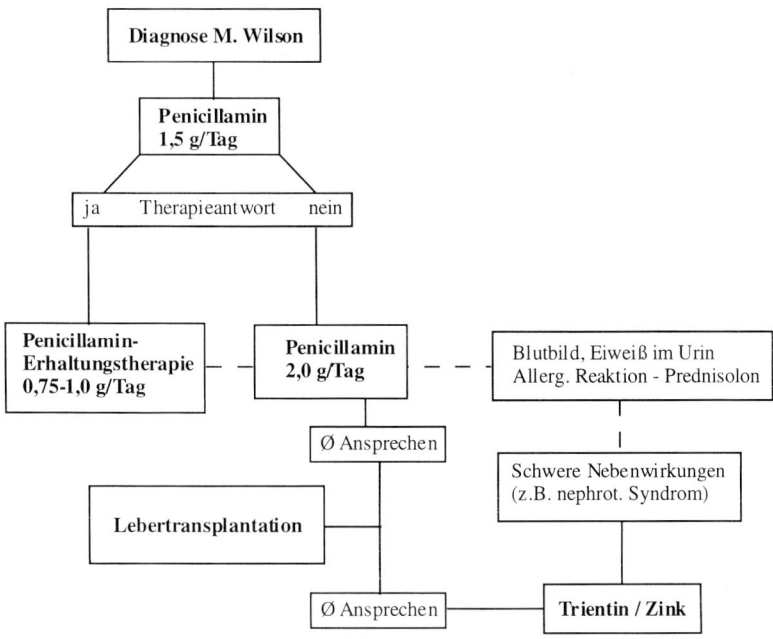

Abb. 66.1. Therapieschema des Morbus Wilson

Literatur

Bellary S, Hassanein T, Van Thiel D (1995) Liver transplantation for Wilson's disease. J Hepatol 23: 373–381

Brewer GJ, Yuzbasiyan-Gurkan V (1992) Wilson's disease. Medicine 71: 139–164

Brewer GJ, Dick RD, Johnson VD et al. (1998) Treatment of Wilsons's disease with zinc: XV long-term follow-up sutdies. J Lab Clin Med 132: 264–278

Brewer GJ, Dick RD, Yuzbasiyan-Gurkan V et al. (1994) Treatment of Wilson's disease with zinc XIII: therapy with zinc in presymptomatic patients from the time of diagnosis. J Lab Clin Med 123: 849–858

Bull PC, Thomas GR, Rommens JM et al. (1993) The Wilson disease gene is a putative copper transporting P-type ATPase similar to the Menkes gene. Nature Genet 5: 327–337

Czlonkowska A, Gajda J, Rodo M (1996) Effects of long term treatment in Wilson's disease with D-penicillamine and zinc sulphate. J Neurol 243: 269–273

Dobyns WB, Goldstein NP, Gordon H (1979) Clinical spectrum of Wilson's disease hepatolenticular degeneration. Mayo Clin Proc 54: 35–42

Faa G, Nurchi V, Demelia L et al. (1995) Uneven hepatic copper distribution in Wilson's disease. J Hepatol 22: 303–308

Gibbs K, Walshe JM (1979) A study of the caeruloplasmin concentrations found in 75 patients with Wilson's disease, their kinships and various control groups. QJM 48: 447–463

Lipsky MA, Gollan JL (1987) Treatment of Wilson's disease: in D-penicillamine we trust – what about zinc? Hepatology 7: 593–595

Ludwig J, Moyer TP, Rakela J (1994) The liver biopsy diagnosis of Wilson's disease: methods in pathology. Am J Clin Pathol 102: 443–446

Lyon TD, Fell GS, Gaffney D et al. (1995) Use of a stable copper isotope (65Cu) in the differential diagnosis of Wilson's disease. Clin Sci (Colch) 88: 727–732

McCullough AJ, Fleming CR, Thistle JR et al. (1983) Diagnosis of Wilson's disease presenting as fulminant hepatic failure. Gastroenterology 84: 161–167

Merli M, Patriarca M, Loudianos G et al. (1998) Use of the stable isotope 65Cu test for the screening of Wilson's disease in a family with two affected members. Ital J Gastroenterol Hepatol 30: 270–275

Polio J, Enriquez RE, Chow A et al. (1989) Hepatocellular carcinoma in Wilson's disease: case report and review of the literature. J Clin Gastroenterol 11: 220–224

Polson RJ, Rolles K, Calne RY et al. (1987) Reversal of severe neurological manifestations of Wilson's disease following orthotopic liver transplantation. QJM 64: 685–691

Roche-Sicot J, Benhamou JP (1977) Acute intravascular hemolysis and acute liver failure associated as a first manifestation of Wilson's disease. Ann Intern Med 86: 301–303

Sallie R, Katsiyiannakis L, Baldwin D et al. (1992) Failure of simple biochemical indexes to reliably differentiate fulminant Wilson's disease from other causes of fulminant liver failure. Hepatology 16: 1206–1211

Schilsky ML, Scheinberg IH, Sternlieb I (1994) Liver transplantation for Wilson's disease: indications and outcome. Hepatology 19: 583–587

Scott J, Gollan JL, Samourian S et al. (1978) Wilson's disease presenting, as chronic active hepatitis. Gastroenterology 74: 645–651

Shaver WA, Bhartt H, Combes B (1986) Low serum alkaline phosphatase activity in Wilson's disease. Hepatology 6: 859–863

Smallwood RA, Williams HA, Rosenoer VM et al. (1968) Liver-copper levels in liver disease. Studies using neutron activation analysis. Lancet 2: 1310–1313

Spechler SJ, Koff RS (1980) Wilson's disease: diagnostic difficulties in the patient with chronic hepatitis and hypoceruloplasminemia. Gastroenterology 78: 803–806

Sternlieb I (1993) The outlook for the diagnosis of Wilson's disease. J Hepatol 17: 263–264

Sternlieb I, Scheinberg IH (1985) Wilson's disease. In: Wright R, Millward-Sadler GH, Alberti KGMM, Karran S (eds) Liver and biliary disease: pathophysiology, diagnosis, management, 2nd edn. Baillière Tindall, London, pp 949–961

Strickland GT, Frommer D, Leu ML et al. (1973) Wilson's disease in the United Kingdom and Taiwan. I. General characteristics of 142 cases and prognosis. II. A genetic analysis of 88 cases. QJM 42: 619–638

Stromeyer FW, Ishak KG (1980) Histology of the liver in Wilson's disease. A study of 34 cases. Am J Clin Pathol 73: 12–24

Tanzi RE, Petrukhin K, Chernov I et al. (1993) The Wilson disease gene is a copper transporting ATPase with homology to the Menkes disease gene. Nature Genet 5: 344–350

Thomas GR, Forbes JR, Robertzs EA et al. (1995) The Wilson disease gene: spectrum of mutations and their consequences. Nature Genet 9: 210–217

Walshe JM (1960) Treatment of Wilson's disease with penicillamine. Lancet i: 188–192

Walshe JM (1982) Treatment of Wilson's disease with trientine (triethylene tetramine) dihydrochloride. Lancet ii: 643–647

Walshe JM, Dixon AK (1986) Dangers of non-compliance in Wilson's disease. Lancet i: 845–847

Wieber DO, Wilson DM, McLeod RA et al. (1979) Renal stones in Wilsons's disease. Am J Med 67: 249–254

Wilson SAK (1912) Progressive lenticular degeneration: a familial nervous disease associated with cirrhosis of the liver. Brain 34: 295–250

Zucker SD, Flieder A (1997) A 23-year-old man with fulminant hepatorenal failure of uncertain cause. N Engl J Med 336: 118–125

Hämochromatose

G. Trenn · M. Reiser

INHALT

67.1 Physiologie des Eisenstoffwechsels *799*
67.2 Ätiologie und Pathogenese der Hämochromatose *800*
67.3 Klinische Symptomatik und Krankheitsverlauf *801*
67.4 Diagnose *802*
67.4.1 Differentialdiagnose *803*
67.5 Therapie *804*
67.5.1 Phlebotomie *804*
67.5.2 Medikamentöse Therapie *804*
67.6 Prognose *804*
67.7 Screening *805*

Bei der Hämochromatose handelt es sich um eine Erkrankung, die zu einer Einschränkung von Organfunktionen durch Ansammlung exzessiver Eisenmengen in Parenchymzellen, hauptsächlich in Form von Hämosiderin führt. Zum Zeitpunkt klinisch auffälliger Veränderungen sind mindestens 15 g Eisen inkorporiert.

Bei einer Hämochromatose werden folgende Formen unterschieden:
– Die primäre, hereditäre Hämochromatose ist eine autosomal-rezessive Erkrankung. Das auslösende Gen (HFE), welches sich auf dem kurzen Arm von Chromosom 6 befindet, ist verantwortlich für die Absorption von überflüssigem Eisen.
– Bei den sekundären Hämochromatosen werden folgende Untergruppen unterschieden:
  – Die Thalassämien und andere refraktäre Anämien sind durch eine ineffektive Erythropoese mit hyperplastischem Knochenmark gekennzeichnet. Die Ursache einer Eisenüberladung des Organismus sind zum einen eine gesteigerte Eisenresorption, zum anderen eine gesteigerte exogene Zufuhr durch Bluttransfusionen.
  – Bei der aplastischen Anämie ist die Eisenresorption normal. Die Eisenüberladung ist ausschließlich Folge der kontinuierlichen Bluttransfusionen.
  – Eine exzessive Eisenzufuhr mit der Nahrung infolge des Genusses alkoholischer Getränke aus eisenhaltigen Gefäßen ist Ursache einer Hämochromatose in Teilen Afrikas („Bantu-Siderose"). Hier wird zusätzlich ein genetischer Defekt diskutiert.
  – Die alkoholinduzierte Hämosiderose entsteht durch eine gesteigerte Aufnahme von Transferrin in die Hepatozyten außerhalb des Transferrinrezeptortransportweges. Das Eisen ist hierbei vorzugsweise in den Hepatozyten und in den Zellen des retikuloendothelialen Systems (RES) gespeichert.

67.1 Physiologie des Eisenstoffwechsels

■ **Resorption.** Die Eisenresorption ist abhängig von der Menge des zugeführten Eisens in der Nahrung, der Nahrungszusammensetzung sowie der Mukosafunktion des Duodenums und des oberen Jejunums. Der Nahrungseisengehalt liegt in der westlichen Welt konstant bei 6 mg/1.000 kcal.

Entscheidend für das Ausmaß der Eisenresorption ist die Anwesenheit bestimmter Promotoren, wie z. B. Ascorbinsäure und saurer Magensaft oder aber das Vorhandensein resorptionsinhibierender Faktoren wie z. B. Tannine oder Polyphenole im Gemüse. Die Mukosa des oberen Dünndarmtrakts ist verantwortlich für das Ausmaß des Eisentransports in den Organismus. Bei Eisenbedarf wird das Eisen in die Portalvene geschleust, während es bei Eisenüberschuß als Ferritin in der Mukosa selbst gespeichert und über eine Abschilferung der Darmepithelien wieder ausgeschieden wird. Die Regulation dieses Mechanismus erfolgt über die Ferritinkonzentration im Serum.

■ **Transport.** Der Eisentransport im Serum erfolgt mit Hilfe spezialisierter Transportproteine, insbesondere des Transferrins. Die Konzentration dieses Proteins ist bei Eisenmangel erhöht und sinkt bei Eisenüberladung ab. Der Sättigungsgrad von Transferrin liegt bei etwa 30 %. Die Aufnahme des Eisen-Transferrin-Komplexes in die Zelle erfolgt hauptsächlich über Transferrinrezeptoren. Hierbei wird die Affinität des Transferrinrezeptors physiologischerweise durch das MHC-verwandte HFE-Protein vermindert (Feder et al. 1998). Zusätzlich kann eine Aufnahme von Eisen mittels des nichtspezifischen Asialoglykoproteinrezeptors (bei Alkoholabusus) oder direkt ohne ein Rezeptorsystem (bei Eisenüberladung) erfolgen.

Ferritin stellt die lösliche, mobile Speicherform des Eisens dar, während Hämosiderin als unlösliche Form infolge eines lysosomalen Abbauprozesses von Ferritin entsteht. Etwa 25 % des im Gesamtorganismus enthaltenen Eisens (3–4 g) ist in diesen beiden Speicherformen enthalten. Das Eisen wird insbesondere in der Leber, dem Knochenmark und der Skelettmuskulatur gespeichert. Während in den Hepatozyten das Ferritin die Hauptspeicherform darstellt, ist in den Kupffer-Sternzellen Hämosiderin vorhanden. Die Höhe der Serumferritinkonzentration dient als Maß für die Menge des vorhandenen Speichereisens, da eine geringe Menge als Serumprotein von den Zellen des RES und aus den Leberparenchymzellen freigesetzt wird. Die Konzentration von Ferritin im Serum beträgt bei Männern ungefähr 100 µg/l, bei prämenopausalen Frauen 30–50 µg/l.

67.2 Ätiologie und Pathogenese der Hämochromatose

Die Hämochromatose zeichnet sich durch eine gesteigerte Eisenaufnahme aus dem Dünndarm und erhöhte Eisenspeicherung in parenchymatösen Organen aus. 1996 identifizierten Feder et al. ein MHC-ähnliches Gen auf dem kurzen Arm des 6. Chromosoms, welches bei 85 % bis 90 % der Hämochromatosepatienten eine homozygote Missense-Mutation (G zu A-Transition der Base 845) aufweist (Feder et al. 1996). Diese Mutation führt zum Austausch der Aminosäure Cystein durch Tyrosin in Position 282 des Proteins (C282Y-Mutation). Seltener wird eine weitere Mutation im Kodon 63 (H63D-Mutation – Histidin durch Aspartat ersetzt) gefunden, die zu einer vermehrten Eisenspeicherrung beitragen kann, jedoch nur in Zusammenhang mit der C282Y-Mutation zur manifesten Hämochromatose führt. Die Funktion dieses Hämochromatosegens, welches ursprünglich als HLA-H bezeichnet und später in HFE umbenannt wurde, konnte kürzlich näher charakterisiert werden (Feder et al. 1998). Das Wildtyp HFE-Protein assoziiert mit β2-Mikroglubin und bildet mit dem Transferrinrezeptor an der Zelloberfläche einen Komplex. Durch diese Bindung wird die Affinität des Transferrinrezeptors für Transferrin gesenkt und so die Eisenaufnahme in die Zelle reguliert. HFE-C282Y kann nicht mit β2-Mikroglubin assoziieren und in der Folge nicht an die Zelloberfläche transportiert werden. Folglich unterbleibt auch die Assoziation mit dem Transferrinrezeptor, der nun eine unphysiologisch hohe Affinität für transferringebundenes Eisen besitzt. Die H63D-Mutante kann zwar mit dem Transferrinrezeptor einen Komplex eingehen, zeichnet sich jedoch durch eine verminderte Senkung der Transferrinrezeptoraffinität aus (Feder et al. 1998). Wie diese Mutationen zu einer gesteigerten Eisenaufnahme aus dem Dünndarm beitragen, ist unklar. Immunhistochemische Untersuchungen konnten jedoch sowohl den Transferrinrezeptor als auch das HFE-Protein in Kryptenzellen des Duodenums lokalisieren, was eine regulatorische Funktion von HFE auch bei der intestinalen Eisenresorption nahelegt (Parkkila et al. 1997).

Genetik und Phänotyp

Etwa 0,5 % der kaukasischen Bevölkerung weist eine homozygote C282Y-Mutation auf, jedoch nur die Hälfte der homozygoten Träger entwickelt eine klinisch manifeste Hämochromatose. 15 % sind heterozygote Träger der C282Y-Mutation und erkranken in der Regel manifest. Ein heterozygoter C282Y-Genotyp kann jedoch eine mäßige Eisenakkumulation verursachen und den Verlauf einer gleichzeitig vorliegenden Lebererkrankung verschlechtern. Eine H63D-Mutation des HFE-Gens kommt zu etwa 15 % in der Normalbevölkerung vor. Diese Mutation kann nur in Zusammenhang mit einer C282Y-Mutation (compound heterozygosity bei ca. 2 % der Normalbevölkerung) zu einer manifesten Hämochromatose führen (Stremmel et al. 1998; Olynyk et al. 1999). Neben der Hämochromatose scheinen HFE-Mutationen auch mit anderen Lebererkrankungen wie die der nicht-alkoholischen Steatohepatitis (NASH) und der Porphyrea cutanea tarda assoziiert zu sein.

Da weder alle homozygoten C282Y-Träger an einer Hämochromatose erkranken, noch bei allen Hämochromatosekranken eine HFE-Mutation nachweisbar ist, müssen weitere genetische und nicht-genetische (z. B. Ernährung, okkulte Blutverluste) Faktoren ursächlich angenommen werden.

Umweltfaktoren

Neben dem vorhandenen genetischen Defekt haben Umweltfaktoren einen entscheidenden Einfluß auf die Manifestation einer hereditären Hämochromatose. Hier ist insbesondere der Eisengehalt der Nahrung zu erwähnen. Bei reichlicher Eisenzufuhr kommt es zu einer erheblich früheren Manifestation der Erkrankung als bei Vorhandensein eines Eisenmangels. Epidemiologische Studien aus Australien belegen, daß ein gesteigerter Fleischkonsum mit einer früheren Manifestation einer hereditären Hämochromatose korreliert (Powell et al. 1990). Der Genuß von Alkohol schließlich wirkt additiv mit dem genetischen Defekt auf die Entstehung einer symptomatischen, hereditären Hämochromatose (Bothwell et al. 1995).

67.3
Klinische Symptomatik und Krankheitsverlauf

Bei Patienten mit homozygoter HFE-Genmutation oder hereditärer Hämochromatose kommt es bei entsprechender Eisenaufnahme zur Akkumulation von Eisen im Organismus mit den dadurch verursachten Organschäden. Die Menge des gespeicherten Eisens liegt mit 20–40 g etwa 5 bis 10fach über den Werten in der Normalbevölkerung. Da der Prozeß der Eisenakkumulation langwierig ist, sind die Patienten bei der Erstmanifestation 40–60 Jahre alt. Das Verhältnis von erkrankten Männern zu erkrankten Frauen beträgt 10:1. Aufgrund des menstruationsbedingten Eisenverlusts ist die Manifestation einer hereditären Hämochromatose bei Frauen nicht nur seltener, sondern sie erfolgt auch zu einem späteren Lebensalter (Bothwell et al. 1995).

Die Diagnose einer hereditären Hämochromatose erfolgt mit zunehmendem Einsatz von Screeningmethoden (s. unten) häufiger bei asymptomatischen, nichterkrankten Patienten (Niederau et al. 1996). Hauptsymptome bei Manifestation sind Abgeschlagenheit und Schwindelgefühl (um 80 %; Niederau et al. 1985, 1996). Häufig angegeben werden auch unspezifische Bauchschmerzen (um 60 %), Gelenkbeschwerden (um 50 %) sowie ein Potenz- und Libidoverlust (um 35 %). Belastungsdyspnoe aufgrund einer kardialen Insuffizienz geben 0–35 % der Betroffenen an (Bacon u. Tavill 1994).

Leber
Bei über 80 % der an einer hereditären Hämochromatose Erkrankten findet sich eine Hepatomegalie. Die histologisch nachweisbaren Veränderungen sind abhängig vom Grad der Erkrankung. Während im Anfangsstadium Eisenansammlungen in Form von Hämosiderin nur in der Peripherie der Leberläppchen zu finden sind, kommt es bei Fortschreiten zu einer diffusen Verteilung des Hämosiderin in den Hepatozyten und im Gallengangsepithel. Kupfer-Sternzellen sind dabei ausgespart. Sie werden bei Zunahme der hepatischen Eisenkonzentration möglicherweise aktiviert (Stal et al. 1995) und führen zur Ausbildung einer Fibrose und schließlich zu einer Zirrhose. Eine ausgeprägte Form der portalen Hypertension ist hingegen selten (Bothwell et al. 1995). Die Zirrhosehäufigkeit bei Diagnosestellung ist rückläufig. Sie liegt derzeit bei etwa 40 % (Niederau et al. 1996).

Herz
Häufig ist eine kardiale Erkrankung bei jüngeren Betroffenen Erstsymptom einer hereditären Hämochromatose. Die mediane Überlebenszeit der Erkrankten liegt bei ca. einem Jahr, wenn keine Eisendepletion erfolgt (Bothwell et al. 1979). Klinisch besteht zumeist eine kongestive Kardiomyopathie mit ventrikulärer Dilatation (Cutler et al. 1980).

Das Auftreten von Arrhythmien ist ein prognostisch ungünstiges Zeichen. Als initiale Veränderung läßt sich echokardiographisch im Frühstadium eine Wandverdickung nachweisen, die bei erfolgter Dilatation der Herzkammern und Eintreten einer globalen Dysfunktion verschwindet (Olson et al. 1987).

Das Herzgewicht verdoppelt bis verdreifacht sich. Bei einer Hämosiderineinlagerung in den Myozyten, insbesondere in der subepikardialen Zone, kommt es zur Degeneration und Zerfall der Myofibrillen und Entstehung einer Fibrose mit interstitiellem Ödem (Bothwell et al. 1979).

Hypogonadismus
Der Hypogonadismus ist Folge eines Gonadotropinmangels aufgrund einer Hypophysenstörung oder sogar einer hypothalamischen Dysfunktion. Die schüttere Körperbehaarung, die testikuläre Atrophie, die Impotenz und die Amenorrhö sind nicht Folgen der Lebererkrankung. Sie treten im Gegenteil sehr frühzeitig auf, bevor die Lebererkrankung manifest wird (Niederau et al. 1985).

Da bei der hereditären Hämochromatose die Östrogenkonzentration im Serum nicht erhöht ist, kommt es im Gegensatz zu anderen Formen der Leberzirrhose nicht zur Gynäkomastie (Kley et al. 1985).

Gelenke
40–75 % der Patienten mit hereditärer Hämochromatose klagen über Gelenkbeschwerden, oft als initiales Symptom. Die Beschwerden in Form von Schwellung, Deformierung und Bewegungseinschränkung nehmen im Lauf der Jahre trotz erfolgreicher Eisendepletion zu. Betroffen sind die Metacarpophalangeal- sowie die proximalen Interphalangealgelenke mit charakteristischen Veränderungen, einer hypertrophen Osteoarthritis.

Diabetes mellitus
Während früher ein Diabetes mellitus regelmäßig bei Diagnosestellung vorlag, hat die Frühdiagnose

einer hereditären Hämochromatose zu einer erheblichen Reduktion der Inzidenz einer diabetischen Stoffwechselstörung beigetragen. Pathomechanisch werden sowohl eine Insulinresistenz als auch eine verminderte Insulinsekretion veranwortlich gemacht (Niederau et al. 1985). Eine exokrine Pankreasinsuffizienz besteht nicht, obwohl das Hämosiderin besonders in den exokrinen Pankreaszellen kumuliert.

Eine verminderte Clearance des Insulins aus dem Plasma ist Folge einer eingeschränkten Leberfunktion.

Haut

Hautveränderungen in Form der klassischen Braun- oder auch der Grauverfärbung sind früher weitaus häufiger diagnostiziert worden als heute bei rechtzeitiger Erkennung der Erkrankung (Niederau et al. 1996).

Neben einem gesteigerten Melaningehalt weist die Haut auch Hämosiderinablagerungen auf. Eine verstärkte Pigmentierung findet sich insbesondere auf sonnenexponierter Haut, den Genitalien und in alten Narben.

Splenomegalie

Eine Milzvergrößerung ist nur gering, da es lediglich zu einer minimalen Hämosiderinablagerung in der Milzkapsel sowie in den Wänden der Blutgefäße kommt. Wie auch das Knochenmark, ist das RES bei der genetischen Hämochromatose nur minimal betroffen.

Osteoporose (s. Kap. 81)

In einer Studie konnte bei etwa 50 % der untersuchten Männer mit hereditärer Hämochromatose mittels einer Knochendichtemessung eine Osteoporose festgestellt werden (s. Kap. 81). Die Ursache der Osteoporoseentstehung ist unklar. Möglicherweise spielt der vorhandene Hypogonadismus eine entscheidende Rolle.

Bauchschmerzen

Das Symptom Bauchschmerz kommt besonders bei Patienten mit Leberzirrhose vor und wird im Bereich des Epigastriums angegeben. Neben einer Ulkuserkrankung, einer Hepatomentwicklung oder einer Cholezystitis kann in seltenen Fällen auch eine Peritonitis Ursache der Beschwerden sein (s. unten).

Komplikationen

Neben den organspezifischen Veränderungen mit daraus entstehenden Folgeerkrankungen wie z. B. der Herzinsuffizienz oder der Leberzirrhose gibt es Komplikationen im Verlauf einer hereditären Hämochromatose, die Folge einer umfangreichen Schädigung des Organismus sind. Hier sind die erhöhte Infektanfälligkeit sowie ein erhöhtes Krebsrisiko zu nennen.

■ **Infektanfälligkeit.** Als seltene, aber lebensbedrohliche Komplikation kann es bei Hämochromatosepatienten zu einer bakteriellen Peritonitis mit gramnegativen Erregern kommen (Corke et al. 1995). Yersinia enterocolitica, Yersinia pseudotuberculosis, Pleiomonas shigelloides sowie Escherichia coli sind als verursachende Keime beschrieben worden (Collazos et al. 1995).

Yersinia enterocolitica ist selten in der Lage, eine systemische Infektion hervorzurufen, da dieser Erreger keinen hochaffinen, eisenbindenden Chelator besitzt und somit nicht in der Lage ist, das zum Wachstum notwendige Eisen aus einer eisenarmen Umgebung zu konzentrieren. Bei der Hämochromatose unterschiedlichster Genese hingegen ist die Konzentration des freien Eisens in der extravaskulären Flüssigkeit erhöht und steht somit dem Bakterium in ausreichender Menge zur Verfügung (Cover u. Aber 1989). Zusätzlich scheint Yersinia enterocolitica in der Lage zu sein, Eisen sowohl aus einer Transferrin- als auch einer Desferrioxaminbindung aufzunehmen, so daß die Gefahr einer Yersinia-enterocolitica-Sepsis auch unter einer eisendepletierenden Therapie besteht. Neben einer Sepsis wird klinisch die Entstehung miliarer Leberabszesse beobachtet (Collazos et al. 1995; Abb. 67.1).

■ **Malignome.** Die hereditäre Hämochromatose mit Vorhandensein einer Leberzirrhose erhöht das Risiko für die Entstehung eines Karzinoms der Leber um das 93- bis 119fache (Hsing et al. 1995; Niederau et al. 1996). Einige Autoren geben noch ein beträchtlich höheres Risiko an (Bradbear et al. 1985). Ca. 15 %–30 % der Patienten mit einer Leberzirrhose entwickeln ein hepatozelluläres Karzinom. Sowohl hepatozelluläre Karzinome als auch cholangiozelluläre Karzinome werden gesehen. Die Inzidenz anderer Malignomerkrankungen scheint nur minimal erhöht (Nelson et al. 1995).

67.4
Diagnose

Da die Akkumulation von Eisen in den Organen zu einer Funktionsstörung führen kann, sollte die Diagnose einer hereditären Hämochromatose so früh wie möglich erfolgen. Der Zeitverzug bei der Diagnose der Erkrankung nach Auftreten der ersten

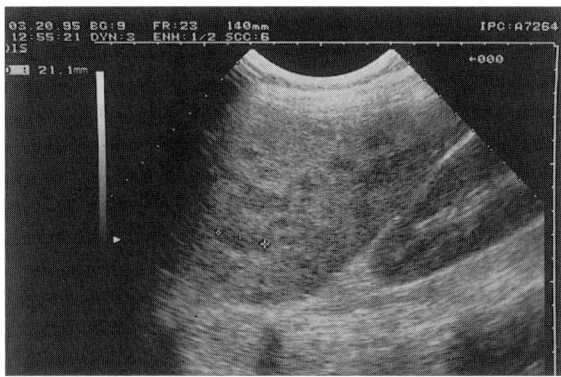

Abb. 67.1. Sonographie der Leber. Multiple kleine Leberabszesse durch Yersinia enterocolitica bei einer Patientin mit primärer Hämochromatose. (Mit freundlicher Erlaubnis von Dr. H. Gerards, Mönchengladbach)

Symptome hat seit 1950 zwar deutlich abgenommen (Niederau et al. 1996), liegt aber immer noch bei 5 (Frauen) bis 10 Jahren (Männer; Adams et al. 1991). Dies ist nicht zuletzt Folge der Variabilität der Symptome, mit der die hereditäre Hämochromatose sich primär manifestiert.

Laborchemische Untersuchungen

Bei dem geringsten Verdacht sollten zunächst folgende Laboruntersuchungen durchgeführt werden:

■ **Bestimmung der Serumeisenkonzentration.** Während die Eisenkonzentration normalerweise zwischen 40 und 180 µg/dl liegt, ist sie bei der hereditären Hämochromatose auf Werte zwischen 180–300 µg/dl erhöht. Diese Erhöhung erfolgt vor der Akkumulation von Eisen in den Organen. Da jedoch ein Drittel asymptomatischer Hämochromatosepatienten eine nur gering erhöhte Serumeisenkonzentration aufweist, sollte als sensitiverer Marker die Transferrinsättigung ermittelt werden (Tf = Fe (µg/dl) ./. Transferrin (mg/dl × 70,9)). Sie liegt normalerweise bei 20–45 %. Ein Anstieg auf über 45 % ist verdächtig; Werte ≥ 70 % sind diagnostisch.

■ **Bestimmung der Serumferritinkonzentration.** Sie erlaubt die Evaluation des Speichereisens. Bei symptomatischen Patienten liegt die gemessene Konzentration des Ferritins bei über 1.000 µg/l. Bei 15 % der asymptomatischen oder wenig symptomatischen Patienten werden sogar normale Werte gemessen. Um die Sensitivität der Laboruntersuchungen zu steigern, empfiehlt es sich daher, alle 3 genannten Parameter zu bestimmen (Bacon et al. 1994). Es sollte beachtet werden, daß entzündliche oder maligne Lebererkrankungen ebenfalls zu einer Erhöhung der Transferrinsättigung und der Ferritinkonzentration führen können. Die Sensitivität beider Parameter bei der Diagnose einer hereditären Hämochromatose liegt bei etwa 94 %, die Spezifität bei 86 % (ebd.). Zunehmende Bedeutung in der Diagnose der hereditären Hämochromatose hat heute jedoch die Mutationsanalyse des HFE-Gens erlangt. Der relevante Genabschnitt kann aus der DNA peripher Leukozyten mittels PCR amplifiziert und durch einen Restriktionsfragment-Längenpolymorphismus (RFLP) analysiert werden (Worwood et al. 1997). Entsprechende Testsysteme werden bereits kommerziell angeboten. Bei Patienten mit einer Transferrinsättigung > 45 % sollte eine HFE-Mutationsanalyse durchgeführt werden.

Histologische Untersuchungen

Als Goldstandard und beweisend für das Vorliegen einer Hämochromatose gelten die Histologie des Lebergewebes sowie die Bestimmung der Eisenkonzentration. Während die normale Eisenkonzentration der Leber bei 300–1.500 µg/g Trockengewicht liegt, beträgt sie bei der hereditären Hämochromatose 10.000–30.000 µg/g Trockengewicht (Bacon et al. 1994). Die Berechnung des Eisenindexes (µmol Eisen/g Trockengewicht dividiert durch das Alter in Jahren) erlaubt die Abgrenzung der hereditären Hämochromatose von anderen Formen der chronischen Lebererkrankung (Sallie et al. 1991). Ein Index >2 wird nur bei Patienten mit Hämochromatose gefunden. Bei Patienten mit hereditärer Hämochromatose liegt der Index meist >5 (Schmidt et al. 1993).

CT und MRT (s. Kap. 92)

Als nichtinvasive Methoden zur Ermittlung der Speichereisenkonzentration stehen die Computertomographie (CT) sowie die Kernspintomographie (MRT) zur Verfügung. Während die CT nur eine geringe Sensitivität besitzt und geringe Ausmaße einer Eisenüberladung nicht erfaßt (Guyader et al. 1989), ist die MRT in der Lage, auch kleine Mengen Speichereisen nachzuweisen (MacFarlane et al. 1995). Der Stellenwert dieser Untersuchungsmethode bei der Diagnose einer Hämochromatose ist derzeit nicht gesichert, zumal eine schlechte Korrelation zwischen der Methode und der biochemischen Analyse der hepatozellulären Eisenkonzentration besteht (Bacon et al. 1994).

67.4.1 Differentialdiagnose

Bei der Diagnose einer hereditären Hämochromatose müssen folgende Differentialdiagnosen ausgeschlossen werden:

- sekundäre Hämochromatose als Folge einer Anämie (z. B. Thalassämie, sideroachrestische Anämie);
- alkoholische Lebererkrankung mit Siderose der Leber. Die Unterscheidung kann besonders schwierig sein, wenn bei Vorhandensein einer hereditären Hämochromatose ein zusätzlicher Alkoholschaden besteht. Hier hilft v. a. die Bestimmung des Gewebeeisenindexes (s. oben);
- erhöhte Serumferritinwerte in Kombination mit einer beidseitigen, angeborenen Katarakt. Hierbei handelt es sich um eine autosomal-dominant vererbte Erkrankung, die nicht mit einer Eisenüberladung des Organismus einhergeht. Serumeisenwerte sowie Transferrinsättigung sind normal (Girelli et al. 1995).

67.5 Therapie

67.5.1 Phlebotomie

Wiederholte Phlebotomien stellen die effektivste Behandlung der hereditären Hämochromatose dar. Da der Eisengehalt von 500 ml Blut zwischen 200 und 250 mg liegt, kann mittels wöchentlicher Phlebotomien innerhalb von 2–3 Jahren die akkumulierte Menge von 20–40 g Eisen mobilisiert und eliminiert werden. Generell vertragen Patienten ohne Leistungseinbußen die Aderlaßtherapie sehr gut. Der Bluthämoglobingehalt sinkt nicht unter 12 g/dl ab. Vor Therapieeinleitung sollte man die kardiale Funktion überprüfen, da unter der Mobilisation freien Eisens Arrhythmien aggraviert werden.

Hämoglobin-, Eisen- und Ferritinkonzentration müssen monatlich kontrolliert werden. Die Eisenkonzentration bleibt zumeist hoch, bis die Gewebespeicher fast vollständig entleert sind. Bei interkurrenten Infekten kommt es zu einem Pseudoeisenmangel mit niedrigen Serumeisenwerten, obwohl das gespeicherte Eisen in den Geweben noch hoch ist. Nach Eisendepletion kann die Reakkumulation des Eisens durch 2- bis 3monatliche Phlebotomien, bei einigen Patienten durch nur 3–4 Phlebotomien pro Jahr verhindert werden.

67.5.2 Medikamentöse Therapie

Die Therapie mit dem spezifisch eisenbindenden Chelatbildner Desferrioxamin (Deferoxamin) führt zu einer Eisenausscheidung über den Urin. Es können pro Tag bis zu 60 mg Eisen entfernt werden. Um eine negative Eisenbilanz zu erreichen, muß die Therapie kontinuierlich mittels einer 24 h-Infusion, zumeist subkutan, appliziert werden. Dieses Verfahren ist sehr aufwendig, mühsam für den Patienten und auch teuer. Lediglich bei der bereits genannten kardialen Beeinträchtigung und der Gefahr der Rhythmusstörungen durch freies Eisen hat die Desferrioxaminbehandlung mit oder ohne begleitende Phlebotomie ihren festen Platz (Bacon et al. 1994). Für die sekundären Formen der Hämochromatose stellt die Desferrioxamintherapie die einzige Möglichkeit der Eisendepletion dar.

Eisen kann in Gegenwart von reduzierenden Substanzen wie z. B. Ascorbinsäure aus der Ferritinbindung mobilisiert werden. Ein Mangel an Ascorbinsäure verhindert die Mobilisation von Eisen aus dem RES durch Umwandlung des Ferritins in nicht mehr lösliches, intrazytosolisch gelagertes Eisen. Eine Vitamin C-Gabe bei der Behandlung einer Hämochromatose sollte aber wegen der Gefahr einer kardialen Funktionsverschlechterung nicht erfolgen (Bacon et al. 1994).

Einen wichtigen Stellenwert bei der Behandlung der hereditären Hämochromatose nimmt die Supportivtherapie ein. So werden die Folgen von Organschäden wie Herzinsuffizienz, Diabetes mellitus oder Leberinsuffizienz nach den üblichen Richtlinien behandelt.

Der hypogonadotrope Hypogonadismus kann mit Sexualhormonen oder mit gonadotropen Hormonen therapiert werden (Farina et al. 1995). Bei Leberzirrhose mit und ohne hepato/cholangiozellulärem Karzinom muß die Möglichkeit einer Lebertransplantation erwogen werden. Die Einjahresüberlebensraten nach Transplantation werden mit etwa 55 % angegeben (Kowdley et al. 1995).

67.6 Prognose

Die erfolgreiche Eisendepletion geht mit einer deutlichen Verbesserung des Allgemeinzustands einher. Die Leberwerte normalisieren sich bei über 70 % der Patienten (Niederau et al. 1996). Eine Leberfibrose kann sich unter einer eisendepletierenden Therapie ebenfalls verbessern (ebd.). Bei bis zu 25 % der Patienten mit Leberzirrhose und portaler Hypertension kann es zur Rückbildung von Ösophagusvarizen kommen (Fracanzani et al. 1995). Die endokrinen Veränderungen sowie die Arthropathien bilden sich hingegen nur bei 20–30 % der Betroffenen zurück, während die Insulinabhängigkeit bestehen bleibt (Niederau et al. 1996).

Die Überlebensrate der Patienten mit hereditärer Hämochromatose hat nach 1950 kontinuierlich zugenommen. Dies ist in erster Linie Folge einer früheren Diagnosestellung, so daß die Anzahl der Patienten, die keine Symptome und insbesondere keine Leberzirrhose bei Diagnosestellung aufweisen, im vergangenen Jahrzehnt zugenommen hat. Die häufigsten Todesursachen sind:
- Leberzellkarzinom,
- Leberzirrhose,
- Diabetes mellitus und
- Kardiomyopathie.

Eine eingeschränkte Lebenserwartung haben Hämochromatosepatienten mit Leberzirrhose und solche, deren Eisendepletionstherapie insuffizient ist (Niederau et al. 1996).

67.7
Screening

Da die hereditäre Hämochromatose eine häufige Erkrankung ist, bei der durch eine rechtzeitige und einfache Therapie eine erhebliche Morbidität vermieden werden kann, ist eine effektive Prävention erforderlich. Dies setzt ein Testsystem voraus, das in der Lage ist, die Risikogruppe zu identifizieren. Derzeit kostengünstigster Test mit einer hohen Sensitivität und Spezifität ist die Bestimmung der Transferrinsättigung. Die Sensitivität, bei einer Transfersättigung von > 45% eine homozygote C282Y-Mutation zu entdecken, beträgt ca. 94%. Auch die Spezifität liegt hier bei 94% (Olynyk et al. 1999).

Problematisch ist derzeit das Durchführen von Screeningverfahren ganzer Bevölkerungsgruppen. Bei einer 1995 durchgeführten Untersuchung fanden amerikanische Untersucher unter 1974 getesteten Personen 7 an hereditärer Hämochromatose erkrankte Patienten. Die durch ein solches Screeningverfahren ermittelten Kosten lagen bei 17.000 $ pro identifiziertem Erkrankten (Baer et al. 1995). Ein Früherkennungstest könnte andererseits Kosten vermeiden, die sich aus der Behandlung von Komplikationen zu spät diagnostizierter Hämochromatoseerkrankter ergeben. Das Ergebnis von Kosten-Nutzen-Analysen steht noch aus.

Literatur

Adams PC, Kertesz AE, Valberg LS (1991) Clinical presentation of hemochromatosis: A changing scene. Am J Med 90: 445-449

Adams PC, Gregor JC, Kertesz AE et al. (1995) Screening blood donors for hereditary hemochromatosis: decision analysis model based on a 30-year database. Gastroenterology 109: 177-188

Bacon BR, Tavill AS (1994) Metal storage diseases. In: Gitnick G (ed) Gastroenterology and Hepatology. Appelton & Lange, Connecticut, pp 951-959

Bassett ML, Halliday JW, Powell LW (1986) Value of hepatic iron measurements in early hemochromatosis and determination of the critical iron level associated with fibrosis. Hepatology 6: 24-29

Baer DM, Simons JL, Staples RL et al. (1995) Hemochromatosis screening in asymptomatic ambulatory men 30 years of age and older. Am J Med 98: 464-468

Beaumont CM, Simon M, Fauchet R et al. (1989) Serum ferritin as a possible marker of the hemochromatosis allele. N Engl J Med 310: 169-171

Bothwell TH, Charlton RW, Cook JD et al. (1979) Iron metabolism in man. Blackwell Scientific, Oxford

Bothwell TH, Charlton RW, Motulsky AG (1995) Hemochromatosis. In: Scriver CR, Beaudet AL, Sly WS, Valle D (eds) The metabolic and molecular bases of inherited disease. McGraw-Hill, New York, pp 2237-2269

Bradbear RA, Bain C, Siskind V et al. (1985) Cohort study of internal malignancy in genetic hemochromatosis and other chronic nonalcoholic liver disease. J Natl Cancer Inst 75: 81-84

Collazos J, Guerra E, Fernandez A (1995) Miliary liver abscesses and skin infection due to Yersinia enterocolitica. Clin Infect Dis 21: 223-224

Corke PJ, McLean AS, Stewart D et al. (1995) Overwhelming gram negative septic shock in haemochromatosis. Anaesth Intensive Care 23: 346-349

Cover TL, Aber RC (1989) Yersinia enterocolitica. N Engl J Med 321: 16-24

Cutler DJ, Isner JM, Bracey AW et al. (1980) Hemochromatosis heart disease: An unemphasized cause of potentially reversible restrictive cardiomyopathy. Am J Med 69: 923-928

Edwards CQ, Griffen LM, Dadone MM et al. (1986) Mapping the locus for hereditary hemochromatosis: localization between HLA-B and HLA-A. Am J Hum Genet 38: 805-811

Farina G, Pedrotti C, Cerani P et al. (1995) Successful pregnancy following gonadotropin therapy in a young female with juvenile idiopathic hemochromatosis and secondary hypogonadotropic hypogonadism. Haematologica 80: 335-337

Feder JN, Gnirke A, Thomas W et al. (1996) A novel MHC class I-like gene is mutated in patients with hereditary haemochromatosis. Nature Genet 13: 399-408

Feder JN, Penny DM, Irrinki A et al. (1998)) The hemochromatosis gene product complexes with the transferrin receptor and lowers its affinity for ligand binding. Proc Natl Acad Sci USA 95: 1472-77

Fracanzani AL, Fargion S, Romano R et al. (1995) Portal hypertension and iron depletion in patients with genetic hemochromatosis. Hepatology 22: 1127-1131

Girelli D, Corrocher R, Bisceglia l et al. (1995) Molecular basis for the recently described hereditary hyperferritinemia-cataract syndrome: a mutation in the iron-responsive element of ferritin L-subunit gene. Blood 86: 4050-4053

Guyader D, Gandon Y, Deugnier Y et al. (1989) Evaluation of computed tomography in the assessment of liver iron overload. Gastroenterology 97: 737-743

Hsing AW, McLaughlin JK, Olsen JH et al. (1995) Cancer risk following primary hemochromatosis. A population-based cohort study in Denmark. Int J Cancer 60: 160-162

Kley HK, Niederau C, Stremmel W et al. (1985) Conversion of androgens to estrogens in idiopathic hemochromatosis: Comparison with alcoholic liver cirrhosis. J Endocrinol Metabol 61: 1-6

Kowdley KV, Hassanien T, Kaur S et al. (1995) Primary liver cancer and survival in patients undergoing liver transplantation for hemochromatosis. Liver Transpl Surg 1: 237-241

Lebron JA, Bennett MJ, Vaughn DE et al. (1998) Crystal structure of the hemochromatosis protein HFE and characterization of its interaction with transferrin receptor. Cell 93: 111-23

MacFarlane JD, Vreugdenhil GR, Doornbos J et al. (1995) Idiopathic haemochromatosis: magnetic resonance signal intensity ratios permit non-invasive diagnosis of low levels of iron overload. Neth J Med 47: 49–53

Marx JJM (1979) Mucosal uptake, mucosal transfer and retention of iron, measured by whole body counting. Scand J Haematol 23: 293–302

McLaren CE, Gordeuk VR, Looker AC et al. (1995) Prevalence of heterozygotes for hemochromatosis in the white population of the United States. Blood 86: 2021–2071

Nelson RL, Davis FG, Persky et al. (1995) Risk of neoplastic and other diseases among people with heterozygosity for hereditary hemochromatosis. Cancer 76: 875–879

Niederau C, Fischer R, Sonnenberg A (1985) Survival and causes of death in cirrhotic and in noncirrhotic patients with primary hemochromatosis. N Engl J Med 313: 1256–1262

Niederau C, Fischer R, Pürschel A et al. (1996) Long-term survival in patients with hereditary hemochromatosis. Gastroenterology 110: 1107–1119

Nielsen P, Fischer R, Engelhardt R et al. (1998) Neue Möglichkeiten in der Diagnose der hereditären Hämochromatose. Dt Ärztebl 95 B-2262-65

Olson LJ, Baldus WD, Tajik AJ (1987) Echocardiographic features of idiopathic hemochromatosis. Am J Cardiol 60: 885–889

Olynyk JK, Cullen FJ, Aquila S et al. (1998) A population-based study of the clinical expression of the hemochromatosis gene. N Engl J Med 341: 718–724

Parkkila S, Waheed A, Britton RS et al. (1997) Immunohistochemistry of HLA-H, the protein defective in patients with hereditary hemochromatosis, reveals unique pattern of expression in gastrointestinal tract. Pro Natl Acad Sci USA 94: 2534–2539

Powell LW, Summers KM, Board PG et al. (1990) Expression of hemochromatosis in homozygous subjects. Implications for early diagnosis and prevention. Gastroenterology 98: 1625–1632

Roberts AG, Whatley SD, Morgan RR et al. (1997) Increased frequency of the haemochromatosis Cys282Tyr mutation in sporadic porphyria cutanea tarda. Lancet 349: 321–323

Sallie RW, Reed WD, Shilkin KB (1991) Confirmation of the efficacy of hepatic tissue iron index in differentiating genetic haemochromatosis from alcoholic liver disease complicated by alcoholic hemosiderosis. Gut 32: 207–210

Schmidt U, Preu E, Senf L (1993) Differentialdiagnostik der Lebersiderose mit Hilfe quantitativer Eisenbestimmungen im Biopsat. Zentralbl Gastroenterol 31: 64–66

Simon M, Bourel M, Fauchet R et al. (1976) association of HLA-A3 and HLA-B14 antigens with idiopathic haemochromatosis. Gut 17: 332–334

Stal P, Broome U, Scheynius A et al. (1995) Kupffer cell iron overload induces intracellular adhesion molecule-1 expression on hepatocytes in genetic hemochromatosis. Hepatology 21: 1308–1316

Stremmel W, Gehrke S (1998) Hämochromatose – invasive oder nichtinvasive Diagnostik? Dt Ärztbl 95 A-2909-10

Waheed A, Parkkila S, Zhou XY et al. (1997) Hereditary hemochromatosis: effects of C828Y and H63D mutations in association with beta2-microglobulin, intracellular processing and cel surface expression of the HFE protein in COS-7 cells. Proc Natl Acad Sci USA 94: 12384–12389

Worwood M, Shearman JD, Wallace DF et al. (The UK Haemochromatosis Consortium) (1997) A simple genetic test identifies 90% of UK patients with heamochromatosis. Gut 41: 841–844

Alpha$_1$-Antitrypsinmangel

M. Reiser

68.1	Physiologische Grundlagen *807*
68.2	Ätiologie und Pathogenese *807*
68.3	Klinik *808*
68.4	Diagnose *808*
68.5	Therapie *808*
68.6	Prognose *808*

Der α_1-Antitrypsinmangel ist eine autosomal-kodominant vererbte Stoffwechselstörung, die für die Entwicklung eines Lungenemphysems prädisponiert und bei bestimmtem Genotyp zu einer Leberzirrhose führen kann.

68.1
Physiologische Grundlagen

α_1-Antitrypsin ist ein Glykoprotein mit einem Molekulargewicht von 54.000. Es macht 80–90 % der α_1-Globuline im Serum aus.

α_1-Antitrypsin wird in Hepatozyten, Alveolarmakrophagen und Monozyten synthetisiert. Die tägliche Bildungsrate beträgt ca. 35 mg/kg Körpergewicht, die Halbwertszeit etwa 5 Tage. Die Konzentration ist im Plasma und der interstitiellen Flüssigkeit mit 20–53 µmol/l etwa gleich. α_1-Antitrypsin ist ein Proteaseinhibitor (α_1-Pi) und hemmt durch Komplexbildung die Serinproteasen Trypsin, Chymotrypsin und die pankreatische und granulozytäre Elastase.

Die Funktion von α_1-Antitrypsin ist die Begrenzung der Elastasewirkung im Rahmen entzündlicher Reaktionen. α_1-Antitrypsin wirkt hauptsächlich auf epithelialen und serösen Oberflächen und verhindert dort proteolytische Gewebeschäden. Im Falle eines α_1-Antitrypsinmangels kann aus zerfallenden Granulozyten freigesetzte Elastase nicht inaktiviert werden, was in der Lunge zu einem vermehrten Abbau des strukturellen alveolären Elastins und damit zur Emphysementwicklung führt. Rauchen fördert durch Zerstörung von Granulozyten und Makrophagen diesen Prozeß.

68.2
Ätiologie und Pathogenese

Das für α_1-Antitrypsin kodierende Gen liegt auf Chromosom 14. Es existieren ca. 75 Allele, die nach dem Alphabet gekennzeichnet werden. Das eine normale α_1-Antitrypsinaktivität kodierende und am häufigsten vorkommende Allel ist PiM. 7 Allele (F, M$_{malton}$, P, S, W, Z, Null) kodieren für Proteine mit verminderter Aktivität (Mangelallele; Fagerhol 1969).

Die Vererbung der α_1-Antitrypsinsynthese unterliegt einem kodominanten Erbgang. Der heterozygote Mangelphänotyp hat ein normales und ein Mangelallel (z. B. PiMZ; Tabelle 68.1). Der homozygote Mangelphänotyp besitzt 2 Mangelallele (z. B. PiZZ). Träger von Mangelallelen besitzen eine den Erfordernissen nicht genügende α_1-Antitrypsinaktivität und sind für die Entwicklung einer Lungenkrankheit prädisponiert.

Eine eindeutige Assoziation mit einer Lebererkrankung wurde nur für solche α_1-Antitrypsinmutanten gezeigt, die im endoplasmatischen Retikulum der Hepatozyten retiniert werden und daher akkumulieren. Hierzu zählen die PiZZ- sowie M$_{malton}$- und -M$_{duarte}$-Phänotypen, die wegen ihrer inkorrekten Tertiärstruktur polymerisieren und so die Sekretion des Proteins aus der Zelle verhindern (Lomas 1994).

Der genaue Mechanismus, der zur Leberschädigung führt, ist jedoch unklar, und nicht alle Patien-

Tabelle 68.1. α_1-Antitrypsinphänotypfrequenz in Deutschland und prozentuale Konzentration, bezogen auf den Normwert. (Aus Fagerhol 1969)

Phänotyp	Häufigkeit (%)	% des Normwertes
PiMM	92,6	100
PiMZ	2,2	61
PiZZ	0,06	15
PiSZ	0,15	38
PiFZ	0,2	60
PiMS	3,9	83
PiSS	0,4	63

ten mit homozygotem PiZZ-Phänotyp entwickeln eine manifeste Lebererkrankung, so daß weitere Faktoren als Koauslöser diskutiert werden (Banner et al. 1998; Massi 1996). Eine erhöhte Frequenz des PiZ-Allels wird bei Patienten mit hereditärer Hämochromatose beobachtet (Banner et al. 1998; Elzouki et al. 1995). Die Ursache dieser Assoziation ist unklar.

68.3
Klinik

In Deutschland leiden etwa 4.000–5.000 Menschen an einem schweren α_1-Antitrypsinmangel. Das Erkrankungsspektrum ist weit. Ein Lungenemphysem entwickelt sich langsam über mehrere Jahrzehnte und ist die häufigste Manifestation im Erwachsenenalter. Im Kindesalter steht dagegen die Beteiligung der Leber im Vordergrund.

Die meisten Patienten mit PiZZ-Phänotyp entwickeln eine Lebererkrankung. 75 % der Erkrankten fallen bereits im ersten Lebensalter durch erhöhte Transaminasen auf (Sveger u. Eriksson 1995). Eine schwere cholestatische Hepatitis kann schon in den ersten Lebensmonaten eine Lebertransplantation erforderlich machen. Pathologische Leberwerte sowie ein erhöhtes Risiko für die Entwicklung einer Leberzirrhose wurden jedoch auch beim heterozygoten PiZZ-Mangelphänotyp beobachtet (Eigenbrodt et al. 1997; Grazieadei et al. 1998).

Das Stadium der Leberzirrhose kann jahrelang kompensiert sein. 25 % der Patienten zeigen jedoch eine Erkrankungsprogression, die ohne Transplantation noch im Kindesalter zum Tode führt (Alagille 1984).

15 % der Patienten, die älter als 50 Jahre alt sind, weisen eine Lebererkrankung auf, die sich mit den Zeichen der portalen Hypertension und Aszites präsentieren kann. Auf dem Boden einer Leberzirrhose kann ein hepatozelluläres Karzinom, vorwiegend bei Männern, entstehen (Eriksson et al. 1986; Probst et al. 1994).

68.4
Diagnose

An einen hereditären α_1-Antitrypsinmangel sollte grundsätzlich bei Vorliegen
- eines anhaltenden Neugeborenenikterus,
- einer Hepatitis unklarer Genese im Säuglings- und Kleinkindalter,
- eines Lungenemphysems bei Erwachsenen,
- einer Hepatitis oder Leberzirrhose unklarer Genese bei Erwachsenen gedacht werden.

Laborchemische Untersuchungen
Beim homozygoten α_1-Antitrypsinmangel kann die α_1-Globulinfraktion in der Serumeiweißelektrophorese stark vermindert sein oder fehlen. Eine normale α_1-Globulinfraktion schließt einen α_1-Antitrypsinmangel jedoch nicht aus. Die Serumkonzentration des α_1-Antitrypsins sollte daher mittels Nephelometrie (= Spezialform der Photometrie) direkt bestimmt werden. Der α_1-Antitrypsinphänotyp kann durch isoelektrische Fokussierung, Agarosegelelektrophorese bei saurem pH-Wert oder mittels PCR-Analyse ermittelt werden.

Leberbiopsie
Bei manifester Lebererkrankung zeigt die Leberbiopsie das Bild einer Hepatitis mit PAS-positiven Proteinaggregaten in den periportal gelegenen Hepatozyten. Zusätzlich kann das intrazellulär retinierte α_1-Antitrypsin immunzytochemisch angefärbt werden. Elektronenmikroskopisch ist eine Proteinakkumulation im dilatierten endoplasmatischen Retikulum zu erkennen.

68.5
Therapie

Eine Substitutionstherapie mit synthetischem α_1-Antitrypsin kann die Progression eines Lungenemphysems verlangsamen oder aufhalten (Crystal 1990).

Bei schwerer Lebererkrankung ist die Lebertransplantation die Therapie der Wahl. Etwa 3 % der Kinder mit α_1-Antitrypsinmangel werden transplantiert (Sharp 1995). Überlebensrate und Transplantatfunktion unterscheiden sich nicht von Ergebnissen bei anderen Indikationen (Pratschke et al. 1998).

Der metabolische Defekt wird durch eine Lebertransplantation korrigiert. Beim Empfänger wird ein rascher Wechsel des Pi-Phänotyps beobachtet (Van Furth et al. 1986).

Gentherapeutische Ansätze, die auf einer Transduktion hämatopoetischer Zellen basieren, befinden sich im tierexperimentellen Stadium (Saylor u. Wall 1998).

68.6
Prognose

Wegen der Variabilität der Erkrankungsausprägung muß die Prognose individuell beurteilt werden. Einige Patienten entwickeln erst in der 7. oder 8. Lebensdekade Symptome eines Lungenemphysems oder bleiben asymptomatisch. Rauchen beschleunigt die Emphysementwicklung und verkürzt die Lebenserwartung. Insgesamt muß bei Patienten mit α_1-Antitrypsinmangel von einer um 10-15 Jahre verkürzten Lebenserwartung ausgegangen werden (Crystal 1990).

Literatur

Alagille D (1984) Alpha$_1$-antitrypsin deficiency. Hepatology 4 (Suppl 1): 11S-14S

Banner BF, Karamitsios N, Smith L, Bonkovsky HL (1998) Enhanced phenotypic epression of alpha-1-antitrypsin deficiency in an MZ heterozygote with chronich hepatitis C. Am J Gastroenterol 93: 1541-1545

Crystal RG (1990) Alpha$_1$-antitrypsin deficiency, emphysema and liver disease: genetic basis and strategies for therapy. J Clin Invest 85: 1343-1352

Eigenbrodt M, McCashland TM, Dy RM et al. (1997) Heteozygous alpha 1-antitrypsin phenotypes in patients with end stage liver disese. Am J Gastroenterol 92: 502-607

Elzouki ANY, Hultcrantz R, Stal P et al. (1995) Increased PiZ gene frequency for alpha$_1$-antitrypsin in patients with genetic haemochromatosis. Gut 36: 922-926

Eriksson S, Carlson J, Velez R (1986) Risk of cirrhosis and primary liver cancer in alpha$_1$-antitrypsin deficiency. N Engl J Med 314: 736-739

Fagerhol MK (1969) Quantitative studies on the inherited variants of serum alpha$_1$-antitrypsin. Scand J Clin Lab Invest 23: 97-103

Grazieadei IW, Joseph JJ, Wiesner RH et al. (1998) Increased risk of chronic liver failure in adults with heterozygous alpha1-antitrypsin deficiency. Hepatology 28: 1058-1063

Lomas DA (1994) Loop-sheet polymerization: the structrual basis of Z alpha$_1$-antitrypsin accumulation in the liver. Clin Sci 86: 489-495

Massi G (1996) Pathogenesis and pathology of liver disease associated with alpha 1-antitrypsin deficiency. Chest 110: 251-255

Pratschke J, Steinmüller T, Bechstein WO et al. (1998) Orthotopic liver transplantation for hepatic associated metabolic disorders. Clin Tranplant 12: 228-232

Probst T, Propst A, Dietze O et al. (1994) Prevalence of hepatocellular carcinoma in alpha$_1$-antitrypsin deficiency. J Hepatol 21: 1006-1011

Saylor RL, Wall DA (1998) Expression of human alpha$_1$-antitrypsin in murine hematopoietic cells in vivo after retrovirus-mediated gene transfer. Mol Genet Metab 63: 198-204

Sharp HL (1995) Wherefore art thou liver disease associated with alpha$_1$-antitrypsin deficiency? Hepatology 22: 666-668

Sveger T, Eriksson S (1995) The liver in adolescents with alpha$_1$-antitrypsin deficiency. Hepatology 22: 514-517

Van Furth R, Kramps JA, Van der Putten ABMM et al. (1986) Change in alpha$_1$-antitrypsin phenotype after orthotopic liver transplant. Clin Exp Immunol 66: 669-672

Zystische Fibrose

C. Teschendorf · W. Schmiegel

INHALT

69.1 Molekularbiologie *811*
69.2 Pathophysiologie der zystischen Fibrose *812*
69.3 Klinik der zystischen Fibrose *813*
69.3.1 Pankreas *813*
   Exokrine Pankreasinsuffizienz *813*
   Pankreatitis *815*
   Diabetes mellitus *815*
69.3.2 Leber *815*
69.3.3 Gallengangssystem *817*
69.3.4 Gastrointestinaltrakt *817*
69.3.5 Respiratorisches System *819*
69.3.6 Fertilität *819*
69.4 Diagnostik *819*
69.5 Neue Therapieverfahren *820*
69.5.1 Konservative Therapieansätze *820*
69.5.2 Gentherapie *820*

Die zystische Fibrose bzw. Mukoviszidose ist die häufigste Erbkrankheit weltweit. Ihre Inzidenz in Deutschland liegt bei ca. 1 pro 2.500 Lebendgeburten. Die geschätzte Zahl an Mukoviszidosepatienten in Deutschland beträgt 7.000; davon sind 2.284 in einem zentralen, nationalen Register erfaßt (Qualitätssicherung Mukoviszidose 1996).

Die Erkrankung wird autosomal-rezessiv vererbt. Etwa 5% der europäischen Bevölkerung tragen das mutierte Gen. Die hohe Frequenz des mutierten Gens verwundert. Eine Erklärungsmöglichkeit ist die Tatsache, daß die Mutation des Gens einen Schutz vor der choleratoxininduzierten Diarrhö bietet (Gabriel et al. 1994). Dies würde einen Selektionsvorteil bedeuten, so wie dies für die Sichelzellenanämie im Falle der Malaria zutrifft.

Bei der zystischen Fibrose werden zahlreiche Organe durch die Bildung eines pathologischen, hochviskösen Sekrets geschädigt. Neben fortschreitenden Lungenveränderungen, deren Ausmaß die Lebenserwartung bestimmt, weist die Mukoviszidose mehrere gastroenterologische Manifestationen auf.

Aufgrund der im Lauf der Jahre kontinuierlichen Verbesserung der Therapie ist die Lebenserwartung von Patienten mit zystischer Fibrose auf fast 30 Jahre gestiegen (FitzSimmons 1993). Ausdruck dieser gestiegenen Lebenserwartung ist die zunehmende Anzahl von Patienten im Erwachsenenalter: 31,7%, das sind ca. 700 der in Deutschland registrierten Patienten, sind älter als 30 Jahre (Qualitätssicherung Mukoviszidose 1996). Somit gewinnt die zystische Fibrose eine zunehmende Bedeutung in der Erwachsenenmedizin.

69.1 Molekularbiologie

1989 wurde das für die zystische Fibrose verantwortliche Gen identifiziert und kloniert (Rommens et al. 1989; Riordan et al. 1989). Es kodiert für den sog. „cystic fibrosis transmembrane conductance regulator" (CFTR). Durch molekularbiologische und physiologische Untersuchungen konnte die zentrale Rolle dieses Proteins in der Pathogenese der Erkrankung belegt werden.

Lokalisation

Das CFTR-Gen liegt auf dem langen Arm von Chromosom 7 (7q31) und umfaßt 250 kb genomischer DNA. Es beinhaltet 27 Exons, die eine mRNA von 6,2 kb bilden. Das CFTR-Protein hat ein Molekulargewicht von 170.000 Dalton und eine Länge von 1.480 Aminosäuren (Bear et al. 1992).

Der CFTR ist ein membranständiges Protein, das die Funktion eines cAMP-gesteuerten Cl^--Kanals hat (Welsh et al. 1992). Es wird vor allem in Epithelzellen der folgenden Gewebe exprimiert:
- Lunge,
- Darm,
- Pankreas,
- Gallenblase,
- Gallenwege,
- Urogenitaltrakt,
- Schweißdrüsen

(Denning et al. 1992).

Das Protein hat 12 transmembranöse Abschnitte, sowie einen in der Mitte lokalisierten längeren zytoplasmatischen Teil (Abb. 69.1). In diesem Abschnitt und am C-terminalen Ende finden sich nukleotidbindende (ATP) Sequenzen.

Abb. 69.1. Schematische Darstellung des „cystic fibrosis transmembrane conductance regulator" (CFTR)

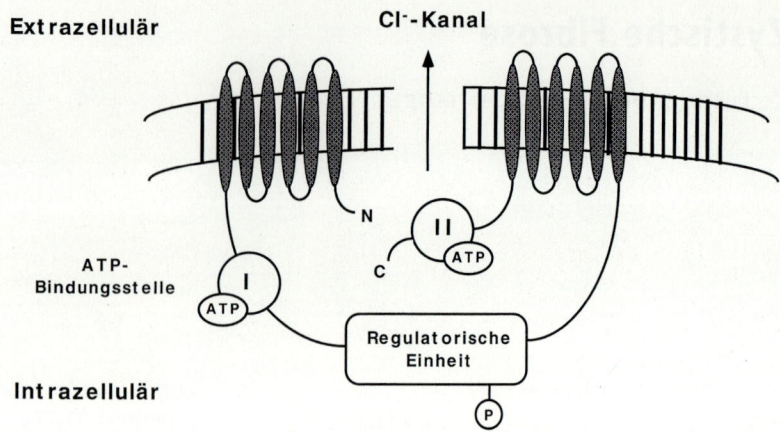

Funktion

Der Kanal öffnet sich durch die Bindung von ATP in den nukleotidbindenden Abschnitten (Gunderson u. Kopito 1994). Eine Regulation ist durch die Phosphorylierung von Serin-/Threoninresten durch die Proteinkinase A innerhalb der regulatorischen Einheit gewährleistet. Nur im phosphorylierten Zustand ist die Bindung von ATP und die nachfolgende Öffnung des Cl^--Kanals möglich.

Mutationen

Bisher wurden mehr als 500 Mutationen des CFTR-Gens beschrieben (Zielenski u. Tsui 1995).

> Die mit Abstand häufigste Mutation des CFTR-Gens (>70% der Fälle) ist die Deletion der 3 Basenpaare von Kodon 508 (ΔF508).

Sie führt zu dem Verlust der Aminosäure Phenylalanin an dieser Position und resultiert in einem unvollständigen Aufbau und einer Kumulation des Proteins im endoplasmatischen Retikulum.

69.2 Pathophysiologie der zystischen Fibrose

Auf welche Weise Mutationen und damit Dysfunktion des CFTR mit den klinischen Manifestationen, insbesondere die Produktion des zähen Sekrets, zusammenhängen, ist nicht genau geklärt (Tizziano u. Buchwald 1995). Folgendes Modell wurde entwickelt (Marino et al. 1991): Die Aktivierung des CFTR führt zu einer Cl^--Sekretion nach extrazellulär in das Lumen. Die resultierende hohe, luminale Cl^--Konzentration aktiviert die Cl^--/$HCO3^-$-Pumpe, die Cl^- im Austausch mit $HCO3^-$ reabsorbiert. Im Kotransport mit $HCO3^-$ werden H_2O und Na^+ sezerniert.

Im Falle einer Dysfunktion des CFTR entfällt diese Nettosekretion von Wasser nach luminal, wodurch die Viskosität des Sekrets steigt. Ob dies der alleinige Pathomechanismus ist, ist unklar, vor allem im Hinblick auf die Tatsache, daß der CFTR teilweise in nur sehr geringer Dichte auf der Zelloberfläche der Epithelzellen exprimiert wird.

Bei der Schädigung der Organe spielen mehrere Faktoren eine Rolle (Tizziano u. Buchwald 1995).

1. Zwischen dem Phänotyp, d.h. dem Ausmaß und dem Muster der Organschädigung, und dem Genotyp, d.h. bestimmten Mutationen, scheint es eine gewisse Korrelation zu geben. Diese ist jedoch nicht so eindeutig wie anfänglich angenommen. Als gesichert gilt, daß die häufigste Mutation (ΔF508) mit einer ausgeprägten Pankreasinsuffizienz vergesellschaftet ist (Kerem et al. 1990).
2. Die Höhe der Expression des CFTR in den verschiedenen Geweben spielt eine Rolle. Das Pankreas ist das Organ mit der höchsten Expressionsdichte.
3. Anatomische Verhältnisse: Es fällt auf, daß praktisch alle Männer, die an zystischer Fibrose leiden, eine Azoospermie aufgrund eines nicht vorhandenen oder atrophierten Vas deferens und Epididymis haben, dies unabhängig vom Genotyp. Durch das enge Lumen des Gangs scheinen diese Organe in besonderem Maß für die erhöhte Viskosität des Sekrets anfällig zu sein. Es wird sogar angenommen, daß sich ein heterozygoter Status für das mutierte CFTR-Gen in dem Krankheitsbild der kongenitalen beidseitigen Aplasie des Vas deferens manifestiert (Chillón et al. 1995).

Davis schlug eine Beziehung zwischen dem prozentualen Anteil an normaler Funktion des CFTR und verschiedenen Manifestationen der zystischen Fibrose vor (Tabelle 69.1; Davis et al. 1996).

Tabelle 69.1. Beziehung zwischen CFTR-Funktion und der phänotypischen Ausprägung der zystischen Fibrose. (Nach Davis et al. 1996)

Normale CFTR Funktion (%)	Manifestationen der zystischen Fibrose
< 1	Exokrine Pankreasinsuffizienz
< 4,5	Chronische, fortschreitende pulmonale Infektionen
< 5	Pathologischer Schweißtest
< 10	Kongenitale Aplasie des Vas deferens
10–49	Phänotypisch unauffällig
50–100	Phänotypisch unauffällig

69.3 Klinik der zystischen Fibrose

! Die klassische Symptomtrias besteht aus:
– abnormer Schweißdrüsenfunktion,
– chronischer pulmonaler Infektion und
– exokriner Pankreasinsuffizienz.

Neben diesem klassischen Symptomenkomplex nehmen weitere, insbeondere gastroenterologische, Manifestationen insbesondere aufgrund der gestiegenen Lebenserwartung der Patienten an Häufigkeit und Bedeutung zu (Tab. 69.2).

69.3.1 Pankreas

Exokrine Pankreasinsuffizienz

Das Pankreas ist nach der Lunge das am häufigsten betroffene Organ bei der zystischen Fibrose. 81,5 % der in Deutschland erfaßten Patienten über 18 Jahre haben eine exokrine Pankreasinsuffizienz und 89,4 % werden mit Enzymen substituiert (Qualitätssicherung Mukoviszidose 1996). Ein noch höherer Prozentsatz weist einen pathologischen Sekretionstest auf.

Tabelle 69.2. Manifestationen der zystischen Fibrose. (Qualitätssicherung Mukoviszidose 1996)

	Patienten < 18 Jahre (%)	Patienten > 18 Jahre (%)
Pulmonale Beteiligung	> 90	> 95
Pneumothorax	0,5	5,5
Hämoptoe	–	3,4
Exokrine Pankreasinsuffizienz	78,6	81,4
Diabetes mellitus (insulinpflichtig)	0,8	10,2
Hepatobiliäre Komplikationen	15,8	22,2
DIOS („distal intestinal obstruction syndrome")	4,0	3,6

Pathophysiologie

Pathophysiologisch entscheidend ist die Lokalisation des CFTR im Pankreasgewebe: Er wird nämlich fast ausschließlich in den Epithelien der Ductus exprimiert (Abb. 69.2; Marino et al. 1991). In diesem Anschnitt werden Bikarbonat und Wasser sezerniert, während in den Epithelien der Azini die Enzyme synthetisiert werden.

Schon in utero sistiert die Entwicklung der Azini des Pankreas. Histopathologisch lassen sich Konkremente und eosinophiles, eingedicktes Material in den kleinen und kleinsten Ductus nachweisen, wodurch das Lumen obturiert wird. Der Sekretstau, der durch die verstopften Ductus bedingt ist, schädigt sekundär die Azini. Im Lauf der Jahre kommt es zu einer fortschreitenden Zerstörung der beiden Strukturen. Das Drüsengewebe wird durch Bindegewebe und fibröse Stränge ersetzt. Der Austritt von Proteasen und anderen Pankreasenzymen leistet der Zerstörung und dem fibrotischen Umbau zusätzlich Vorschub.

Das Spät- bzw. Terminalstadium ist histologisch nur schwer oder gar nicht von anderen chronischen Krankheitsprozessen des Pankreas zu unterscheiden. Es können sowohl Zysten als auch Verkalkungen vorkommen, die zum Teil auf einer Röntgenleeraufnahme zu erkennen sind.

Stenosen des Ductus pancreaticus (Wirsungianus) sind die Ausnahme. Die Langerhans-Inseln werden, wie auch bei anderen chronischen Pankreaserkrankungen, lange ausgespart und bleiben als sog. Nesidioblastose stehen (Brown u. Madge 1971).

Die deutlich herabgesetzte Bikarbonat- und Flüssigkeitsproduktion des Pankreas bei Patienten mit

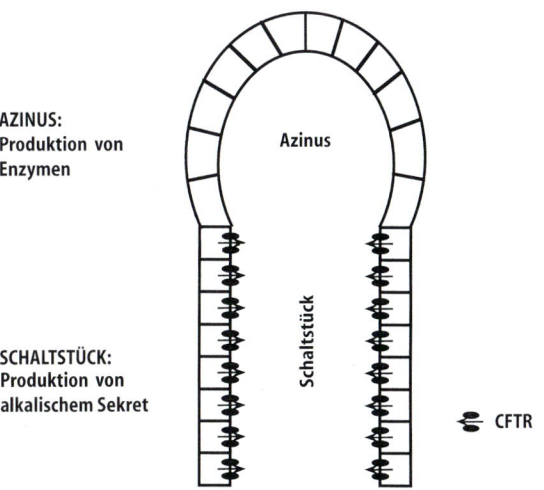

Abb. 69.2. Expression des CFTR im Pankreasgewebe. (Nach Marino et al. 1991)

zystischer Fibrose führt zu einem eingedickten Pankreassaft mit einer sehr hohen Konzentration an Protein und Enzymen (Kopelman et al. 1985).

> ! Die Enzymsynthese des Pankreas per se ist nicht gestört. Eine ausreichende Sekretion ist jedoch aufgrund der mangelnden Flüssigkeitsproduktion nicht möglich.

Klinik
Der Mangel an Pankreassaft führt zu einer Protein- und v. a. Fettmaldigestion. Führendes klinisches Symptom ist die *Steatorrhö*, d. h. voluminöse, fettige und übelriechende Stühle. Im Kindesalter führt dies zu Gedeihstörungen und einem retardierten Knochenalter. Da Kinder in besonderem Maße auf eine ausreichende Proteinzufuhr angewiesen sind, kann es zu hypoproteinämischen Ödemen kommen.

Im Erwachsenenalter stehen Untergewicht, dyspeptische Beschwerden und die Steatorrhö im Vordergrund. In der Regel ist die Symptomatik jedoch milder und besser zu kontrollieren als im Kindesalter (Durieu et al. 1995). Auch tolerieren erwachsene Patienten das Aussetzen oder Auslassen der Enzymsubstitution wesentlich besser als Kinder (Penketh et al. 1987).

Diagnose
Eine Steatorrhö tritt erst auf, wenn die Pankreaslipase unter 2% der normalerweise sezernierten Menge fällt (Gaskin et al. 1984). Eine Fettmalabsorption ist bei Neugeborenen der ersten 6 Lebenswochen definiert als Verlust von mehr als 15% des mit der Nahrung aufgenommenen Fettes über den Stuhl, bzw. bei Erwachsenen von mehr als 7%. Zur Diagnostik der Pankreasinsuffizienz s. Kap. 39.9

Therapie – Ernährung bei zystischer Fibrose
Die Therapie der exokrinen Pankreasinsuffizienz bei zystischer Fibrose muß mehrere Punkte berücksichtigen:

■ **Mangel an Verdauungsenzymen.** Zentraler Bestandteil der Therapie einer exokrinen Pankreasinsuffizienz bei zystischer Fibrose ist die Substitution von Pankreasfermenten, um eine adäquate Ernährung zu gewährleisten. Der Ersatz der Lipase ist am wichtigsten.

In der Regel werden magensaftresistente Enzympräparationen eingesetzt. Die genaue Dosierung richtet sich nach dem Ausmaß der Steatorrhö. Begonnen werden sollte mit einer Dosis von 500–1.000 U Lipase/kg KG/Mahlzeit. Eine Dosierung von 2.500 U/kg KG/Mahlzeit sollte nicht überschritten werden.

Bei höheren Dosierungen und insbesondere bei der Verwendung von hochkonzentrierten Enzympräparationen (20.000–25.000 U/Kapsel gegenüber 5.000–8.000 U/Kapsel) wurde in Einzelfällen eine Fibrose des Kolons mit der nachfolgenden Ausbildung von Stenosen beobachtet (Smyth et al. 1994), die operativ behandelt werden mußten. Die Assoziation dieses neuen Krankheitsbildes – „fibrosing colonopathy" im angloamerikanischen Sprachgebrauch – mit der Verwendung von hochkonzentrierten Enzympräparationen stützt sich v. a. auf epidemiologische Daten aus England (Smyth et al. 1995). Wegen des potentiellen Risikos einer solchen Fibrose des Kolons sollte die Enzymsubstitution bei persistierender Steatorrhö nicht unkritisch gesteigert werden. Ein Therapieversagen sollte mittels einer 72 h-Stuhlsammlung dokumentiert werden. Gegebenenfalls muß nach anderen Ursachen gesucht werden (Dodge 1996).

■ **Fehlen von Bikarbonat.** Die z. T. deutlich herabgesetzte oder gar fehlende Bikarbonatsekretion des Pankreas kann zu einem Therapiemißerfolg beitragen, da der zur Freisetzung der Enzyme notwendige pH-Wert im Duodenum nicht erreicht wird. Als Therapiemöglichkeit bietet sich die Gabe eines H2-Blockers oder Protonenpumpeninhibitors an. Darüber hinaus kann eine orale Bikarbonatgabe erfolgen.

■ **Erhöhter Energiebedarf des Patienten.** CF-Patienten haben in Abhängigkeit von der Aktivität des chronischen Infekts der Lunge einen z. T. deutlich erhöhten Kalorienbedarf, der bis zu 180% der Norm betragen kann (Roberts 1962). Gleichzeitig führen die klinischen Manifestationen der Mukoviszidose zu einer erschwerten Energiezufuhr (schmerzhafte Refluxösophagitis, rezidivierende Subileuszustände) und einem Energieverlust (exokrine Pankreasinsuffizienz mit Maldigestion und Steatorrhö).

> ! Besondere Bedeutung gewinnt diese Ernährungsproblematik vor dem Hintergrund, daß der Ernährungszustand der Patienten positiv mit der respiratorischen Funktion und der Prognose korreliert (Kraemer et al. 1978; Huang et al. 1987).

Dem erhöhten Energiebedarf muß Rechnung getragen werden, indem ca. 130% (in Einzelfällen bis zu 250%) des Energiebedarfs eines gesunden Gleichaltrigen bei der Nahrungszusammenstellung zugrunde gelegt werden. Etwa 40% davon sollte in Form von Fett zugeführt werden. Kurzkettige Fettsäuren, wie sie früher oft verwendet wurden, werden in der Regel schlecht toleriert.

Jeder Verschlechterung des EZ ist frühzeitig vorzubeugen bzw. jeder reduzierte EZ aggressiv zu therapieren. Falls dies mit oraler Kalorienaufnahme nicht gelingt, stehen bei „intaktem" Gastrointestinaltrakt die Magensonde zur Kurzzeit- und die PEG oder Katheterjejunostomie zur Langzeiternährung zur Verfügung. Der Einsatz der totalen parenteralen Ernährung bei gastrointestinalen Komplikationen (Ileus, Subileus) oder Operationen sollte frühzeitig erfolgen.

■ **Gefahr der Hypovitaminose.** Aufgrund der Steatorrhö besteht die Gefahr eines Mangels an den fettlöslichen Vitaminen A, D, E und K. Darüber hinaus wird die Vitamin K-Produktion der intestinalen Flora durch die häufige Antibiotikaeinnahme gestört. Selten kann es zu einem Mangel an Vitamin B_{12} oder essentiellen Fettsäuren kommen. Einen positiven Effekt auf die Steatorrhö hat die Gabe von Taurin (Darling et al. 1985).

Pankreatitis

Circa 0,5–1 % der Patienten entwickelt eine Pankreatitis, die rezidivieren kann und deren Pathomechanismus unklar ist (FitzSimmons 1993). Die initiale Annahme, daß eine Pankreatitis nur bei Patienten auftreten kann, die pankreassuffizient sind, konnte in Folgestudien nicht bestätigt werden.

Diabetes mellitus

Die Häufigkeit eines insulinpflichtigen Diabetes mellitus bei CF-Patienten wird mit 1 % bei Kindern und 13–15 % bei Erwachsenen angegeben (Dodge u. Morrison 1992). In der Gruppe der über 18jährigen in Deutschland betrug die Häufigkeit eines insulinpflichtigen Diabetes 10,2 %, die des nichtinsulinpflichtigen 5,1 % (Qualitätssicherung Mukoviszidose 1996).

Die fortschreitende Zerstörung und Fibrosierung des Pankreas erklärt die ansteigende Häufigkeit mit zunehmendem Alter (FitzSimmons 1993). Eine pathologische Glukosetoleranz wurde in bis zu 50 % der Patienten dokumentiert (Krueger et al. 1991). Der Diabetes bei zystischer Fibrose weist sowohl Merkmale des Typ-1- als auch des Typ-2-Diabetes auf. Ketoazidosen treten praktisch nie auf, während Hypoglykämien ein häufiges Problem darstellen. Aufgrund dieser Tatsache sowie der eingeschränkten Lebenserwartung, die das Auftreten von Folgeerkrankungen unwahrscheinlich macht, wird in der Regel auf eine strenge Einstellung verzichtet.

69.3.2
Leber

Die zystische Fibrose kann zu folgenden hepatobiliären Manifestationen führen:
– Cholestase,
– Fettleber,
– fokale biliäre Zirrhose,
– biliäre Zirrhose,
– Schrumpfgallenblase,
– Gallensäureverlust.

Häufigkeit

Pathologische Cholestaseparameter finden sich bei 24,5–30 % der Patienten im Adoleszenten- bzw. Erwachsenenalter (Nagel et al. 1989; Durieu et al. 1995). In den meisten Fällen besteht keinerlei klinische Symptomatik. Eine Leberzirrhose mit portalem Hochdruck lag in einer großen amerikanischen Untersuchung in 1,4 % der Fälle vor (FitzSimmons 1993).

Daten aus Obduktionsuntersuchungen belegen eine wesentlich höhere Prävalenz für die Leberzirrhose: 13–40 % der Kinder und sogar 24–72 % der Erwachsenen zeigen Formen der Fibrose bzw. Zirrhose (Vawter und Shwachman 1979). Leberveränderungen scheinen sich häufiger bei Patienten mit Pankreasinsuffizienz zu manifestieren.

Pathophysiologie/Pathomorphologie

Pathophysiologisch bedeutsam für die hepatobiliären Manifestationen bei der zystischen Fibrose ist die Expression des CFTR im Lebergewebe (Cohn et al. 1993). Der CFTR wird vornehmlich an der apikalen Membran der Gallengangsepithelien exprimiert, während er in Hepatozyten nicht nachweisbar ist (Abb. 69.3). Dies erklärt, warum eingedicktes, eosinophiles Material v. a. in kleinen und kleinsten Gallengängen, nicht aber in den Canaliculi zu finden ist.

■ **Fettleber.** Die Häufigkeit einer Fettleber wird mit 20–66 % angegeben. Sie kann Folge der Grunderkrankung oder parenteraler Ernährung sein. Klinisch besteht eine Hepatomegalie, die keine Symptome verursacht.

■ **Fokale biliäre Zirrhose.** Die fokale biliäre Zirrhose gilt als typisch für die zystische Fibrose. Lichtmikroskopisch findet sich eosinophiles Material (Galle), das die kleinen und kleinsten Gallengänge obturiert. Zudem treten unspezifische entzündliche Infiltrate und Gallengangsproliferationen auf. Die Fibrose ist auf die Gallengänge beschränkt und fokal betont (Oppenheimer u. Esterly 1975).

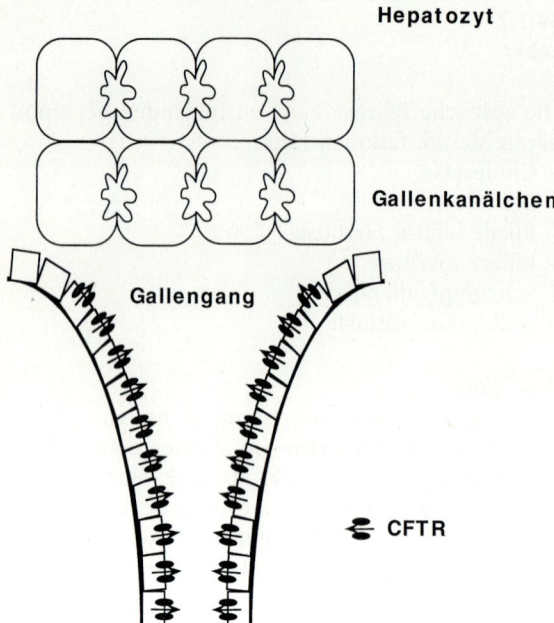

Abb. 69.3. Expression des CFTR im Lebergewebe. (Nach Cohn et al. 1993)

Patienten mit fokaler biliärer Zirrhose sind asymptomatisch und fallen klinisch, wenn überhaupt, durch eine Hepatomegalie oder pathologische Laborparameter auf.

■ **Biliäre Zirrhose.** Nur wenige Patienten mit fokaler biliärer Zirrhose entwickeln eine multilobuläre biliäre, klinisch manifeste Leberzirrhose. Lichtmikroskopisch finden sich unterschiedlich große, z. T. regenerative Knoten sowie eine ausgeprägte Fibrose mit Vermehrung der Gallengänge (Di Sant'Agnese u. Blanc 1956).

> ! Da die biliäre Zirrhose vorwiegend durch unregelmäßig lokalisierte, fibrotische Stränge gekennzeichnet ist, was dem Lebergewebe immer wieder genügend Platz zur Regeneration bietet, bestimmt der Pfortaderhochdruck und seine Folgen, nicht dagegen eine mangelnde Syntheseleistung, das klinische Bild (Stern et al. 1976).

Die Faktoren, die das Fortschreiten einer fokalen biliären Zirrhose zu einer multilobulären biliären Zirrhose bedingen oder begünstigen, sind nicht bekannt. Es gibt Hinweise auf eine genetische Disposition (Duthie et al. 1995).

■ **Cholestase des Neugeborenen.** Eine Erhöhung der Cholestaseparameter und/oder Hepatomegalie ist bei 30–40 % der Neugeborenen mit zystischer Fibrose zu finden. In den meisten Fällen normalisieren sich die Werte innerhalb der ersten 6 Monate. In ca. 50 % der Fälle liegt gleichzeitig ein Mekoniumileus vor.

Diagnostik

Als sensitivste Marker für eine Leberbeteiligung bei Mukoviszidose werden die Erhöhung der leberspezifischen alkalischen Phosphatase und der γ-Glutamyltransferase angesehen (Boat et al. 1974). Die Gesamtaktivität der alkalischen Phosphatase ist jedoch bis zum Abschluß des Knochenwachstums nicht zu verwerten. Die Syntheseparameter sind, wie oben erwähnt, häufig bis in späte Erkrankungsstadien normal. Ausnahme ist das Albumin, das ohnehin wegen der bestehenden Ernährungsproblematik insbesondere bei Kindern erniedrigt ist.

Primäres diagnostisches Verfahren ist der Ultraschall in Verbindung mit der Pfortaderdopplersonographie (Tanner 1992). Hierbei lassen sich Steatosis hepatis, fibrotischer und knotiger Umbau, extrahepatische Cholestase, Hepatosplenomegalie und Pfortaderhochdruck diagnostizieren und differenzieren. Die regelmäßige Endoskopie des oberen Gastrointestinaltrakts ist für die Diagnostik und Therapie von Ösophagusvarizen notwendig.

Therapie

Zur medikamentösen Therapie der Cholestase bzw. von Frühformen der Zirrhose wird häufig Ursodesoxycholsäure (UDC) eingesetzt: In Deutschland nehmen 31,6 % der Patienten über 18 Jahre UDC ein (Qualitätssicherung Mukoviszidose 1996). Es konnte gezeigt werden, daß unter Therapie mit UDC die Cholestaseparameter fielen und sich der Ernährungszustand verbesserte (Cotting et al. 1990; Colombo et al. 1992). Der Effekt hatte jedoch nur für die Dauer der Behandlung Bestand. Als Mechanismus wird zum einen die Aufstockung des verminderten Gallensäurepools (s. unten) diskutiert. Zum anderen soll UDC als lipophile Gallensäure im Gegensatz zu den überwiegend hydrophilen endogenen Gallensäuren einen protektiven Effekt auf die Leber ausüben (van de Meeberg et al. 1993).

Die optimale Dosierung liegt mit 20 mg/kg KG/Tag sehr hoch, was auf die eingeschränkte Resorptionsfähigkeit des Darms zurückgeführt wird. Inwieweit diese Therapie das Fortschreiten der Zirrhose beeinflußt, ist nicht geklärt. Dennoch wird der prophylaktische Einsatz bei Patienten mit einem hohen Risiko für eine Leberzirrhose empfohlen (Colombo et al. 1994).

Die Therapie der akuten Ösophagusvarizenblutung und die Prophylaxe der Rezidivblutung unterscheiden sich nicht vom Standardvorgehen. Auch die Indikationsstellung zur Anlage eines portosystemischen Shunts wird wie bei anderen Leberzirrhosen gehandhabt.

CAVE | Der Einsatz von β-Blockern verbietet sich wegen der obstruktiven Lungenerkrankung.

Prognose
Die Prognose für Mukoviszidosepatienten mit einer klinisch manifesten Leberzirrhose ist schlecht. Grund hierfür ist u. a. die zunehmende Verschlechterung der pulmonalen Funktion und Reserve bei Fortschreiten der Lebererkrankung. Die mittlere Überlebenszeit wurde in einer Untersuchung mit 4,5 Jahren angegeben (Feigelson et al. 1993).

Transplantation
Die bisherigen Erfahrungen mit Lebertransplantationen bei Patienten mit zystischer Fibrose sind limitiert; die ersten Ergebnisse sind jedoch durchaus mit denen einer Transplantation bei anderen Indikationen vergleichbar (Nobel-Jamieson et al. 1996). Bemerkenswert ist die z. T. deutliche Verbesserung der Lungenfunktion nach Transplantation. Interessant ist außerdem, daß es unter der Immunsuppression zu keinerlei Exazerbation oder Häufung der pulmonalen Infekte kam. Bei einzelnen Patienten wurde eine Tripeltransplantation (Herz, Lunge, Leber) erfolgreich durchgeführt.

69.3.3
Gallengangssystem

Gallenblase
Bei ca. 30 % der CF-Patienten liegt eine „Schrumpfgallenblase" („mircogallbladder") vor, zum Teil ist die Gallenblase im Ultraschall überhaupt nicht darstellbar (Esterly u. Oppenheimer 1962). Der Ductus cysticus ist in diesen Fällen häufig stenotisch oder durch zähes Sekret verschlossen.

Eine Cholezystolithiasis kommt mit ca. 25 % gehäuft vor und ist klinisch bedeutsam (Durieu et al. 1995). Gallensteine treten fast ausschließlich bei Patienten mit exokriner Pankreasinsuffizienz auf. Dies steht im Zusammenhang mit dem hohen Cholesterinanteil und dem relativ niedrigen Gallensalzgehalt der Galle (Roy et al. 1977).

Ductus choledochus
Eine Stenose des Ductus choledochus kann durch die Fibrose des Pankreas oder eine Cholangitis entstehen. In einer Untersuchung aus Australien hatten 96 % der Patienten mit Leberbeteiligung bei zystischer Fibrose eine Stenose des Ductus choledochus auf Höhe des Pankreaskopfes (Gaskin et al. 1988). Diese Häufigkeit konnte in Folgestudien nicht bestätigt werden. Die endoskopische retrograde Cholangiographie zeigt typischerweise ein Bild der Schädigung der intrahepatischen Gallengänge (Rarifizierung), ähnlich einer primär sklerosierenden Cholangitis (Nagel et al. 1989; O'Brien et al. 1992).

Die klinische Symptomatik bei Vorliegen einer Stenose gleicht der einer Gallensteinkolik. Biochemisch und sonographisch finden sich Zeichen der extrahepatischen Cholestase.

Der Gallensäurepool ist bei CF-Patienten deutlich herabgesetzt (O'Brien et al. 1993). Ein Zusammenhang mit der Steatorrhö oder der bakteriellen Überwucherung des Dünndarms scheint nicht zu bestehen, vielmehr wird eine Resorptionstörung im terminalen Ileum als Ursache hierfür angenommen.

69.3.4
Gastrointestinaltrakt

Auch der Gastrointestinaltrakt weist eine charakteristische Pathologie auf.

> ! Manifestationen der zystischen Fibrose im Gastrointestinaltrakt sind:
> – gastroösophagealer Reflux,
> – Mekoniumileus,
> – „distal intestinal obstruction syndrome" (DIOS),
> – Obstipation,
> – Rektalprolaps,
> – Malignomentstehung.

Gastroösophagealer Reflux
Sowohl bei Kindern als auch Erwachsenen mit Mukoviszidose ist die Prävalenz des gastroösophagealen Refluxes mit bis zu 25 % deutlich erhöht (Scott et al. 1985).

■ **Pathophysiologie.** Pathophysiologisch spielen sowohl eine gestörte Motorik des unteren Ösophagussphinkters als auch die Schwere der pulmonalen Erkrankung eine Rolle (Cucchiara et al. 1991). Husten, bronchiale Obstruktion und die tägliche Atemgymnastik tragen durch die Erhöhung des intraabdominellen Drucks zu dem Reflux bei. Endoskopisch läßt sich häufig eine Ösophagitis nachweisen, die zu Strikturen oder der Ausbildung eines Barrett-Ösophagus führen kann.

Die resultierenden Schluckbeschwerden aggravieren die ohnehin bestehende Ernährungsproblematik.

■ **Therapie.** H$_2$-Blocker, Protonenpumpeninhibitoren und Prokinetika (z. B. Cisaprid) sollten rechtzeitig und bis zum Erreichen der Beschwerdefreiheit eingesetzt werden. Ein „aggressives" therapeutisches Vorgehen ist auch aufgrund des pathophysiologischen Zusammenhangs zwischen dem gastroösophagealen Reflux und der chronischen Bronchitis angezeigt (Jaspersen 1996).

Die Inzidenz von gastroduodenalen Ulzera und einer Besiedelung mit *Helicobacter pylori* scheint nicht erhöht zu sein.

Mekoniumileus

Eine der klassischen, häufigsten und frühesten Manifestationen der zystischen Fibrose stellt der Mekoniumileus dar. Circa 10–20 % aller CF-Patienten hatten einen Mekoniumileus (Donnison et al. 1966).

■ **Pathophysiologie.** Das Mekonium von Neugeborenen mit Mukoviszidose hat einen deutlich herabgesetzten Wasser- und Elektrolytgehalt; der Proteingehalt ist erhöht. Es liegt praktisch immer eine exokrine Pankreasinsuffieziens vor.

Meistens kommt es zur Verlegung des Darmlumens im Bereich des terminalen Ileums und der Ileozökalklappe. Es kann ein Polyhydramnion bestehen.

Klinisch führend sind galliges Erbrechen, Mekoniumverhalt sowie ein aufgetriebenes Abdomen. Radiologisch findet sich ein distendierter Dünndarm, ein Mikrokolon und eine milchglasartige Verschattung im Bereich des Mekoniums.

■ **Therapie.** In unkomplizierten Fällen ist ein Therapieversuch mit Gastrografineinläufen gerechtfertigt. Ansonsten ist die Operation indiziert. Der Mekoniumileus bei Mukoviszidosepatienten weist mittlerweile keine erhöhte Letalität mehr auf (Del Pin et al. 1992).

Distal intestinal obstruction syndrome (DIOS)

Das Äquivalent des Mekoniumileus im Adoleszenten- und Erwachsenenalter ist das DIOS. Es beinhaltet in der Mehrheit der Fälle Subileuszustände, die über Jahre hinweg rezidivieren. In seltenen Fällen kann sich ein kompletter Ileus entwickeln. Die Häufigkeit wird mit bis zu 10 % angegeben (Matseshe et al. 1977). Bei den in Deutschland erfaßten Patienten sind bis zu 3,8 % betroffen (Qualitätssicherung Mukoviszidose 1996).

■ **Pathophysiologie.** Wie der Mekoniumileus ist auch das DIOS fast immer mit einer exokrinen Pankreasinsuffizienz vergesellschaftet. Ursache des DIOS ist eingedickter, zäher Stuhl, der ähnlich dem Mekonium im Bereich der Ileozökalklappe und im Colon ascendens ein Passagehindernis bildet. Die klinisch führenden Symptome sind intermittierend auftretende, kolikartige Schmerzen im rechten Unterbauch. Auslöser solcher Subileusattacken kann eine unzureichende Zufuhr von Pankreasenzymen sein (Littlewood 1992).

Das Bild eines kompletten Ileus mit Erbrechen und druckschmerzhaftem Abdomen ist relativ selten. Bei der körperlichen Untersuchung ist häufig das stuhlgefüllte Ileum bzw. Colon ascendens zu tasten.

Bei der Differentialdiagnose, die bei Patienten mit rezidivierenden Beschwerden sehr schwierig sein kann, sind Invagination, Volvulus, Appendizitis, Morbus Crohn, Pankreatitis, Perforation und gynäkologische Krankheitsbilder zu berücksichtigen. Hierbei sind zusätzliche bildgebende Verfahren (Ultraschall, CT-Abdomen, Kontrasteinlauf) angezeigt.

■ **Therapie.** Therapeutisch läßt sich das DIOS meist konservativ mit der Gabe von isotonen Elektrolytlösungen (z. B. Golytely) beherrschen (Cleghorn et al. 1986). Alternativ stehen die orale oder rektale Gabe von Gastrografin (Diatrizoat) und/oder Acetylcystein oder ein Therapieversuch mit Cisaprid zu Verfügung (Koletzko et al. 1990).

Bei peritonitischen Zeichen ist eine operative Exploration indiziert. Prophylaktisch kann die regelmäßige Gabe von Gastrografin und Acetylcystein versucht werden.

Obstipation

Die Symptomatik der „einfachen" Obstipation ist im Initialstadium vom DIOS nur schwer zu unterscheiden. Es kommt zu Stuhlansammlungen im Sigmoid, die bei längerem Bestehen zu einem Megakolon führen können. Therapeutisch werden Laxantien eingesetzt.

Rektalprolaps

Ein Rektalprolaps ist mit ca. 20 % eine häufige Komplikation (Stern et al. 1986). Bei der Hälfte der betroffenen Patienten stellt er die Erstmanifestation der zystischen Fibrose dar. Der Prolaps tritt meist zwischen dem 2. und 5. Lebensjahr auf und ist mit einer nicht therapierten exokrinen Pankreasinsuffizienz assoziiert.

In der Akutsituation kann die manuelle Reposition erfolgen. Mit der Therapie der Pankreasinsuffizienz verschwindet auch der Prolaps.

Malignomentstehung

Kasuistiken von Karzinomen des Gastrointestinaltrakts bei Mukoviszidosepatienten haben Anlaß zu einer retrospektiven Studie bei mehr als 25.000 Patienten gegeben (Neglia et al. 1995).

> Hierbei konnte gezeigt werden, daß das Gesamtrisiko, an einem Malignom zu erkranken, zwar identisch mit der Normalbevölkerung war, das Risiko für einen Tumor des Gastrointestinaltrakts jedoch auf das 6-fache erhöht war.

69.3.5
Respiratorisches System

Die pulmonalen Manifestationen der zystischen Fibrose dominieren Klinik und Prognose dieser Erkrankung. Fast 100% der Patienten sind betroffen. Pulmonale Komplikationen sind für mehr als 95% der Todesfälle verantwortlich (Penketh et al. 1987).
Typische Komplikationen sind:
- Besiedelung mit Pseudomonaden und Staphylokokken mit rezidivierenden Exazerbationen,
- Burkholderia-cepacia-Infektion,
- Hämoptoe,
- Pneumothorax.

Eine chronische Besiedelung der Lunge mit Staphylococcus aureus und Pseudomonas aeruginosa liegt bei ca. 75% der Patienten über 18 Jahren vor (Qualitätssicherung Mukoviszidose 1996). Charakteristisch sind rezidivierende Exazerbationen der Infektionen. Eine Eradikation durch Antibiotika gelingt nur in den seltensten Fällen. Gefürchtetster Keim ist Burkholderia (früher Pseudomonas) cepacia, da diese Bakterien durch ihre hohe Infektiösität sehr leicht unter CF-Patienten übertragen werden. Zudem kann diese Infektion im Gegensatz zu dem chronischen Verlauf mit den oben genannten Keimen innerhalb von Monaten zum Tode führen (Hearst u. Elliott 1995). Bei den in Deutschland erfaßten Patienten sind 2,4% Träger (Qualitätssicherung Mukoviszidose 1996).

Pathophysiologisch spielt der hochviskose Schleim, der ein optimales Nährmedium für Bakterien darstellt, eine entscheidende Rolle.

> ! Außerdem kommt es im Rahmen der Keimbesiedelung zu einer vermehrten Sekretion von proinflammatorischen Zytokinen (z.B. IL-8), was einen wichtigen Faktor in der progredienten Zerstörung der Lunge darstellt (DiMango et al. 1998).

Die Therapie umfaßt eine konsequente Bronchialtoilette durch spezielle Atemgymnastik, aggressive Therapie von infektiösen Exazerbationen, den prophylaktischen Einsatz inhalativer und intravenöser Antibiotika, antiobstruktive Medikation und in Fällen fortgeschrittener Lungenzerstörung die Lungentransplantation.

69.3.6
Fertilität

> Fast 100% der männlichen Patienten mit zystischer Fibrose sind aufgrund einer Fehlentwicklung des Vas deferens infertil (Stern et al. 1982).

Das Spermiogramm zeigt in der Regel eine Azoospermie. Die weibliche Fertilität ist ebenfalls herabgesetzt.

Zudem haben weibliche Patienten eine verspätete Menarche; das Durchschnittsalter liegt bei über 16 Jahren (Durieu et al. 1995). Eine Verschlechterung des Allgemeinzustands und die starke Gewichtsabnahme können zu einer sekundären Amenorrhö führen.

69.4
Diagnostik

Die Diagnose (Stern 1997) der zystischen Fibrose wird klassischerweise mit Hilfe des Schweißtests, d. h. der Bestimmung des Cl^--Gehaltes im Schweiß, gestellt. Eine Cl^--Konzentration >60 mmol/l gilt als pathognomonisch und ist ein diagnostisch sicheres Kriterium.

Bei unklaren Fällen kann die Messung der Potentialdifferenz der Nasenschleimhaut weiteren Aufschluß geben. In den meisten Zentren der Bundesrepublik Deutschland wird nach Diagnosestellung eine molekularbiologische Analyse hinsichtlich der häufigsten CFTR-Genmutationen durchgeführt. Eine zusätzliche Diagnosemöglichkeit beim Neugeborenen ist der Nachweis einer erhöhten Trypsinogenkonzentration im Serum. Sensitivität und Spezifität sind jedoch geringer als beim Schweißtest.

69.5
Neue Therapieverfahren

69.5.1
Konservative Therapieansätze

Neue konservative Therapieansätze zur Verbesserung der pulmonalen Situation beinhalten Na-Kanalblocker und Amilorid als Aerosol mit dem Ziel, das physiologische Elektrolytgleichgewicht der Bronchialschleimhaut wiederherzustellen (Delaney u. Wainwright 1996).

Gleiches gilt für Uridintriphosphat, einen Agonisten des Adenosinrezeptors, der die Cl^--Sekretion unabhängig vom CFTR stimulieren kann.

Die Inhalation von DNase soll die aus den Bakterien freigesetzte DNA verdauen und so die Viskosität des Schleims herabsetzen.

Phosphodiesteraseinhibitoren, wie IBMX, führen theoretisch zu einer vermehrten Phosphorylierung und damit zu einer gesteigerten Aktivität des CFTR.

Aminoglykoside haben neben ihren antibiotischen Eigenschaften die Fähigkeit, ein Stopkodon bei der Translation des CFTR-Gens zu überspringen, eignen sich also nur bei bestimmten Mutationen.

Zahlreiche Studien prüfen, ob eine Immunsuppression mit NSAR oder Steroiden die Zerstörung des Lungengewebes bremsen kann (Fiel 1993). Die Rationale hierfür ist die erhöhte Sekretion von proinflammatorischen Zytokinen in der Lunge. Außerdem wurde die Erfahrung gemacht, daß bei lebertransplantierten Patienten mit zystischer Fibrose die Immunsuppression nicht schädlich, sondern eher von Vorteil gewesen ist. Trotz der chronischen Keimbesiedelung ist es nicht zu schweren bakteriellen Infekten gekommen (Nobel-Jamieson et al. 1996).

69.5.2
Gentherapie

Nach der Klonierung des CFTR-Gens und der Möglichkeit des Transfers von rekombinantem genetischem Material in eukaryotische Zellen sind gentherapeutische Ansätze denkbar (s. Kap. 73). Die zystische Fibrose als häufigste und klassische monogenetische Erbkrankheit stand von Anfang an im Mittelpunkt des Interesses.

Durch die lokale Applikation von Vektoren, die das CFTR-Gen tragen, auf die Bronchialschleimhaut sollen die Zellen des Bronchialepithels transduziert und so die Bildung eines physiologischen Sekrets ermöglicht werden (Abb. 69.4).

Adenovirale Vektoren
Adenovirale Vektoren wurden bislang am häufigsten verwendet (Rosenfeld u. Collins 1996). Sie haben den Vorteil, einen natürlichen Tropismus für die Bronchialschleimhaut zu besitzen. Daneben werden auch Liposomen und rekombinante adenoassoziierte Viren (AAV) als Vektoren eingesetzt.

Im Prinzip ist der Gentransfer in Bronchialepithelien möglich. Dies konnte an zahlreichen Tiermodellen und auch beim Menschen gezeigt werden (Zabner et al. 1993, 1994). Alle verwendeten Vekto-

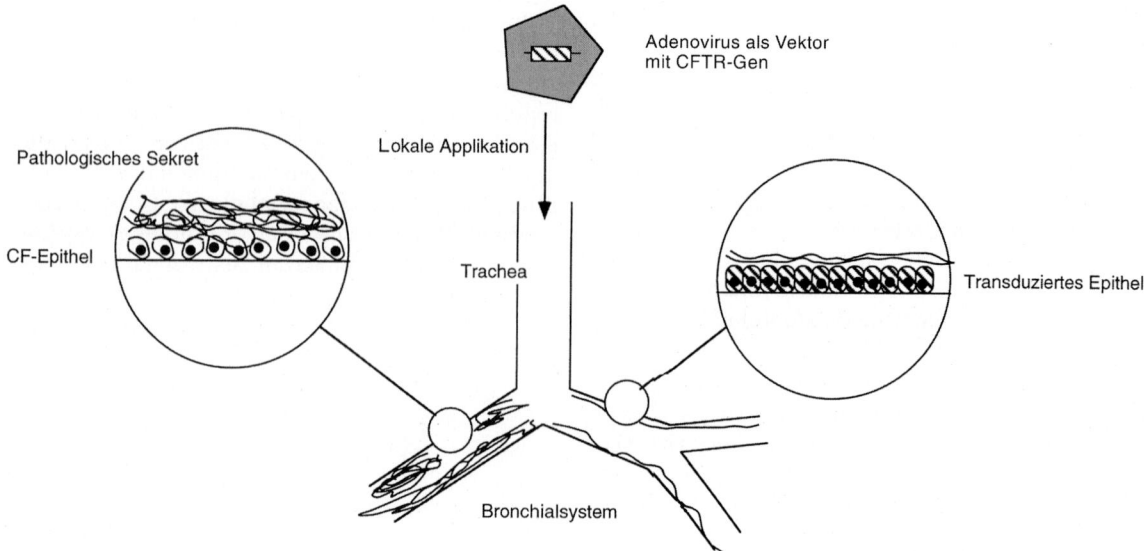

Abb. 69.4. Schematische Darstellung des gentherapeutischen Ansatzes bei der zystischen Fibrose. (Nach Davis et al. 1996)

ren sind jedoch mit grundlegenden Problemen behaftet. Generell ist die Transduktionseffizienz sehr gering: In der Studie von Knowles et al. (1995) lag der mit dem adenoviralen Vektor transfizierte Anteil an Epithelzellen in der Nasenschleimhaut bei unter 1 %.

Adenovirale Vektoren sind zudem ausgesprochen immunogen. So kommt es bei wiederholter Applikation zu z. T. heftigen lokalen Entzündungsreaktionen, die die Höhe der applizierbaren Dosis und die Wiederholbarkeit der Therapie entscheidend limitieren (Wilson 1996). Die intrapulmonale Gabe einer hohen Dosierung führte zu schwerwiegenden respiratorischen (Infiltrate, respiratorische Insuffizienz) und systemischen Komplikationen (Freisetzung von Interleukin-6; Crystal et al. 1994).

Da das Adenovirus nicht in das Genom integriert und zudem die erwähnte starke Immunogenität aufweist, ist die Expression des gewünschten Gens, wenn überhaupt, nur passager (Wilson 1996). Für Vektoren auf AAV-Basis liegen noch nicht genügend Erfahrungen vor.

Aufgrund der zahlreichen Probleme mit adenoviralen Vektoren der ersten Generation sind andere virale Vektorsysteme, darunter „gutless" adenovirale Vektoren (die keinerlei eigene Gene mehr aufweisen), adenoassoziierte Viren und Lentiviren in den Mittelpunkt des Interesses gerückt.

Liposomen
Liposomen bestehen aus kationischen Lipiden und DNA in Plasmidform. Im Tiermodell wurde diese Methode des Gentransfers erfolgreich eingesetzt (Hyde et al. 1993). Liposomen haben den Vorteil, nicht toxisch zu sein. Ihr Nachteil ist jedoch die relative Instabilität und ausgesprochen geringe Effizienz.

Auch für die gastrointestinalen Manifestationen werden gentherapeutische Konzepte entwickelt (Ramakrishna u. Grand 1994). So wurde ex vivo das Epithel einer Schafsgallenblase erfolgreich mit humaner Lipase durch einen adenoviralen Vektor transduziert (Maeda et al. 1994). Auch CF-Gallengangsepithelien sind mit dem CFTR-Gen transduziert worden (Grubman et al. 1995).

Bevor jedoch die gentherapeutischen Konzepte in vivo realisiert werden können, ist eine entscheidende Verbesserung der Effektivität notwendig.

Literatur

Bear CE, Li C, Kartner N et al. (1992) Purification and functional reconstitution of the cystic fibrosis transmembrane conductance regulator (CFTR). Cell 68: 809–818
Boat TF, Doershuk CF, Stern CF et al. (1974) Serum alkaline phosphatase in cystic fibrosis. Interpretation of elevated values based on electrophoretic analysis. Clin Pediatr 13: 505–512
Brown R, Madge G (1971) Cystic fibrosis and nesidioblastosis. Arch Pathol 92: 53–57
Chillón M, Casals T, Mercier B et al. (1995) Mutations in the cystic fibrosis gene in patients with congenital absence of the vas deferens. N Engl J Med 332: 1475–1480
Cleghorn GJ, Forstner GG, Stringer DA et al. (1986) Treatment of distal intestinal obstruction syndrome in cystic fibrosis with a balanced intestinal lavage solution. Lancet 1: 8–11
Cohn JA, Strong TV, Picciotto MR et al. (1993) Localization of the cystic fibrosis transmembrane conductance regulator in human bile duct epithelial cells. Gastroenterology 105: 1857–1864
Colombo C, Crosignani A, Assaisso M et al. (1992) Ursodeoxycholic acid therapy in cystic fibrosis-associated liver disease: a dose-response study. Hepatol 16: 924–930
Colombo C, Apostolo MG, Ferrari M (1994) Analysis of risk factors for the development of liver disease associated with cystic fibrosis. J Pediatr 124: 393–399
Cotting J, Lentze MJ, Reichen J (1990) Effects of ursodeoxycholic acid treatment on nutrition and liver function in patients with cystic fibrosis and longstanding cholestasis. Gut 31: 918–921
Crystal RG, McElvaney NG, Rosenfeld MA et al. (1994) Administration of an adenovirus containing the human CFTR cDNA to the respiratory tract of individuals with cystic fibrosis. Nat Genet 8: 42–51
Cucchiara S, Santamaria F, Andreotti MR et al. (1991) Mechanisms of gastrooesophageal reflux in cystic fibrosis. Arch Dis Child 66: 617–622
Darling PB, Lepage G, Leroy C et al. (1985) Effect of taurine supplements on fat absorption in cystic fibrosis. Pediatr Res 19: 578–582
Davis PB, Drumm ML, Konstan MW (1996) State of the art: cystic fibrosis. Am J Respir Crit Care Med 154: 1229–1256
Del Pin CA, Czyrko C, Ziegler MM et al. (1992) Management and survival of meconium ileus: a 30-year review. Ann Surg 215: 179–185
Delaney SJ, Wainwright BJ (1996) New pharmaceutical approaches to the treatment of cystic fibrosis. Nature Med 2: 392–393
Denning GM, Ostedgaard LS, Cheng SH et al. (1992) Localization of the cystic fibrosis transmembrane conductance regulator in chloride secretory epithelia. J Clin Invest 89: 339–349
DiMango E, Ratner AJ, Bryan R, Tabibi S, Prince A (1998) Activation of NF-kappaB by adherent Pseudomonas aeruginosa in normal and cystic fibrosis respiratory epithelial cells. J Clin Invest 101: 2598–2605
Di Sant'Agnese PA, Blanc WA (1956) A distinctive type of biliary cirrhosis of the liver associated with cystic fibrosis of the pancreas. Pediatrics 18: 387–409
Dodge JA (1996) Fibrosing colonopathy: recent advances. J R Soc Med 89 (Suppl 27): 19–23
Dodge JA, Morrison G (1992) Diabetes mellitus in cystic fibrosis: a review. J R Soc Med 86 (Suppl 19): 25–28
Donnison AB, Shwachman H, Gross RE (1966) A review of 164 children with meconium ileus seen at the children's hospital medical center, Boston. Pediatrics 37: 833–850
Durieu I, Bellon G, Vital Durand D et al. (1995) La mucoviscidose à l'âge adulte. Presse Med 39: 1882–1887
Duthie A, Doherty DG, Donaldson PT et al. (1995) The major histocompatibility complex influences the development of chronic liver disease in male children and young adults with cystic fibrosis. J Hepatol 23: 532–537
Esterly J, Oppenheimer E (1962) Observations in cystic fibrosis. I. The gallbladder. Johns Hopkins Med J 110: 247–254
Feigelson J, Anagnostopoulos C, Poquet M et al. (1993) Liver cirrhosis in cystic fibrosis – therapeutic implications and long term follow up. Arch Dis Child 68: 653–657
Fiel SB (1993) Clinical management of pulmonary disease in cystic fibrosis. Lancet 341: 1070–1074
FitzSimmons SC (1993) The changing epidemiology of cystic fibrosis. J Pediatr 122: 1–9

Gabriel SE, Brigman KN, Koller BH et al. (1994) Cystic fibrosis heterocygote resistance to cholera toxin in the cystic fibrosis mouse model. Science 266: 107–109

Gaskin KJ, Durie PR, Corey M et al. (1984) Colipase and lipase secretion in childhood-onset pancreatic insufficiency: deliniation of patients with steatorrhea secondary to relative colipase deficiency. Gastroenterology 86: 1–7

Gaskin KJ, Waters DLM, Howman-Giles R et al. (1988) Liver disease and common-bile-duct stenosis in cystic fibrosis. N Engl J Med 318: 340–346

Grubman SA, Fang SL, Mulberg AE et al. (1995) Correction of the cystic fibrosis defect by gene complementation in human intrahepatic biliary epithelial cell lines. Gastroenterology 108: 584–592

Gunderson KL, Kopito RR (1994) Effects of pyrophosphate and nucleotide analogues suggest a role for ATP hydrolysis on cystic fibrosis transmembrane regulator channel gating. J Biol Chem 269: 19349–19353

Hearst JE, Elliott KE (1995) Identifying the killer in cystic fibrosis. Nature Med 1: 626–627

Huang NN, Schildow DV, Szatrowski TH et al. (1987) Clinical features, survival rate and prognostic factors in young adults with cystic fibrosis. Am J Med 82: 871–879

Hyde SC, Gill DR, Higgins CF et al. (1993) Correction of the ion transport defect in cystic fibrosis transgenic mice by gene therapy. Nature 362: 250–255

Jaspersen D (1996) Reflux-assoziierte Atemwegserkrankungen. Dtsch Med Wochenschr 121: 449–452

Kerem E, Corey M, Kerem B-S et al. (1990) The relation between genotype and phenotype in cystic fibrosis - analysis of the most common mutation (F508). N Engl J Med 23: 1517–1522

Knowles MR, Hohneker K, Zhou ZQ et al. (1995) A double-blind vehicle-controlled study of adenoviral vector mediated gene transfer in the nasal epithelium of patients with cystic fibrosis. N Engl J Med 333: 823–831

Koletzko S, Corey M, Ellis L et al. (1990) Effects of cisapride in patients with cystic fibrosis and distal intestinal obstruction syndrome. J Pediatr 117: 815–822

Kopelman H, Durie P, Gaskin K et al. (1985) Pancreatic fluid secretion and protein hyperconcentration in cystic fibrosis. N Engl J Med 312: 329–334

Kraemer R, Rudeberg A, Hadorn B et al. (1978) Relative underweight in cystic fibrosis and its prognostic value. Acta Paediatr Scand 67: 33–37

Krueger LJ, Lerner A, Katz SM et al. (1991) Cystic fibrosis and diabetes mellitus: interactive or idiopathic. J Pediatr Gastroenterol Nutr 13: 209–219

Littlewood JM (1992) Gastrontestinal complications in cystic fibrosis. J R Soc Med 85 (Suppl 19): 13–19

Maeda H, Danel C, Crystal RG (1994) Adenovirus-mediated transfer of human lipase complementary DNA to the gallbladder. Gastroenterology 106: 1638–1644

Marino CR, Matovcik LM, Gorelick FS et al. (1991) Localization of the cystic fibrosis transmembrane conductance regulator in the pancreas. J Clin Invest 88: 712–716

Matseshe J, Go V, DiMagno E (1977) Meconium ileus equivalent complicating cystic fibrosis in post neonatal children and young adults. Gastroenterology 72: 732–736

Nagel RA, Javaid A, Meire HB et al. (1989) Liver disease and bileduct abnormalities in adults with cystic fibrosis. Lancet 334: 1422–1425

Neglia JP, FitzSimmons SC, Maisonneuve P et al. (1995) The risk of cancer among patients with cystic fibrosis. N Engl J Med 332: 494–499

Nobel-Jamieson G, Barnes N, Jamieson N et al. (1996) Liver transplantation for hepatic cirrhosis in cystic fibrosis. J R Soc Med 89 (Suppl 27): 31–37

O'Brien S, Keogan M, Casey M et al. (1992) Biliary complications of cystic fibrosis. Gut 33: 387–391

O'Brien S, Mulcahy H, Fenlon H et al. (1993) Intestinal bile acid malabsorption in cystic fibrosis. Gut 34: 1137–1141

Oppenheimer EH, Esterly JF (1975) Hepatic changes in young infants with cystic fibrosis: possible relation to focal biliary cirrhosis. J Pediatr 86: 683–689

Penketh ARL, Wise A, Mearns MB et al. (1987) Cystic fibrosis in adolescents and adults. Thorax 42: 526–532

Qualitätssicherung Mukoviszidose (1996) Überblick über den Gesundheitszustand der Patienten in Deutschland 1995. Zentrum für Qualitätsmanagement im Gesundheitswesen (Hrsg) Einrichtung der Ärztekammer Niedersachsen

Ramakrishna J, Grand RJ (1994) Gene therapy for exocrine pancreatic insufficiency. Gastroenterology 106: 1711–1713

Riordan JR, Rommens JM, Kerem B-S et al. (1989) Identification of the cystic fibrosis gene: cloning and characterisation of complementary DNA. Science 245: 1066–1073

Roberts WC (1962) The hepatic cirrhosis of cystic fibrosis of the pancreas. Am J Med 32: 324–328

Rommens JM, Ianuzzi MC, Kerem B-S et al. (1989) Identification of the cystic fibrosis gene: chomosome walking and jumping. Science 245: 1059–1065

Rosenfeld MA, Collins FS (1996) Gene therapy for cystic fibrosis. Chest 109: 241–252

Roy CC, Weber AM, Morin CL et al. (1977) Abnormal biliary lipid composition in cystic fibrosis. Effect of pancreatic enzymes. N Engl J Med 297: 1301–1305

Scott RB, O'Loughlin EV, Gall DG (1985) Gastrooesophageal reflux in patients with cystic fibrosis. J Pediatr 106: 223–237

Smyth RL, van Velzen D, Smyth AR et al. (1994) Strictures of ascending colon in cystic fibrosis and highstrength pancreatic enzymes. Lancet 343: 85–86

Smyth RL, Ashby D, O'Hea U et al. (1995) Fibrosing colonopathy in cystic fibrosis: results of a case control study. Lancet 346: 1247–1251

Stern RC (1997) The diagnosis of cystic fibrosis. N Engl J Med 336: 487–491

Stern RC, Stevens DP, Boat TF et al. (1976) Symptomatic hepatic disease in cystic fibrosis: incidence, course, and outcome of portal systemic shunting. Gastroenterology 70: 645–649

Stern RC, Boat TF, Doershuk CF (1982) Obstructive azoospermia as a diagnostic criterion for cystic fibrosis syndrome. Lancet 1: 1401–1403

Stern RC, Iznat RJ, Boat TF et al. (1986) Treatment and prognosis of rectal prolapse in cystic fibrosis. Gastroenterology 82: 707–710

Tanner MS (1992) Liver and biliary problems in cystic fibrosis. J R Soc Med 85 (Suppl 19): 20–24

Tizziano EF, Buchwald M (1995) CFTR expression and organ damage in cystic fibrosis. Ann Intern Med 123: 305–308

Van de Meeberg PC, van Erpecum KJ, van Berge-Henegouwen GP (1993) Therapy with ursodeoxycholic acid in cholestatic liver disease. Scand J Gastroenterol 28 (Suppl 200): 15–20

Vawter GF, Shwachman H (1979) Cystic fibrosis in adults: an autopsy study. Pathol Ann 14: 357–382

Welsh MJ, Anderson MP, Rich DP et al. (1992) Cystic fibrosis transmembrane conductance regulator: a chloride channel with novel regulation. Neuron 8: 821–829

Wilson JM (1996) Adenovirus as gene-delivery vehicles. N Engl J Med 334: 1185–1187

Zabner J, Couture LA, Gregory RJ (1993) Adenovirus-mediated gene transfer transiently corrects the chloride transport defect in nasal epithelia of patients with cystic fibrosis. Cell 75: 207–216

Zabner J, Petersen DM, Puga AP et al. (1994) Safety and efficacy of repetitive adenovirus-mediated transfer of CFTR cDNA to airway epithelia of primates and cotton rats. Nat Genet 6: 75–83

Zielenski J, Tsui L-C (1995) Cystic fibrosis: genotypic and phenotypic variations. Ann Rev Genet 29: 777–807

Familiäre Hypercholesterinämie

D. Ameis · F.U. Beil

INHALT

70.1 Epidemiologie *823*
70.2 Ätiologie und Pathogenese *823*
70.3 Klinik *824*
70.4 Diagnostik und Differentialdiagnose *824*
70.5 Therapie *824*

Die familiäre Hypercholesterinämie (FH) wird durch genetische Defekte des LDL-Rezeptors (Abb. 70.1) mit konsekutiv verminderter zellulärer Aufnahme cholesterinreichen Lipoproteins verursacht. Sie ist eine klinisch relativ häufige Erkrankung des Lipidmetabolismus und führt zu einer rasch progredienten Arteriosklerose. Eine klinisch signifikante koronare Herzkrankheit (KHK) kann bei heterozygoten Patienten bereits vor dem 30. Lebensjahr und bei homozygoten Patienten bereits im Kindesalter auftreten. Homozygote Patienten versterben häufig vor dem 20. Lebensjahr. Die bei FH zur Verfügung stehenden therapeutischen Möglichkeiten sind besonders für homozygote Patienten unbefriedigend. Lebertransplantation und gentherapeutische Verfahren zur Substitution des defekten LDL-Rezeptors befinden sich in klinischer Erprobung.

70.1 Epidemiologie

Mehr als 100 verschiedene genetische Defekte des LDL-Rezeptors wurden in einer großen Anzahl von Ländern beschrieben. Die Heterozygotenrate liegt zwischen 1:200 und 1:500 in der Bevölkerung. Die Homozygotenrate wird mit 1 pro 1 Mio. angenommen. Die FH zählt damit weltweit zu den häufigsten monogenen Erbkrankheiten.

Eine deutliche Akkumulation von LDL-Rezeptor-Defekten findet sich in Quebec, in Südafrika und im Libanon. Bei Ashkenazi-Juden in Südafrika wurde eine Heterozygotenfrequenz von 1:67 ermittelt. In Untersuchungen in Seattle, London und Helsinki wurde herausgefunden, daß die heterozygote FH für 3–6 % der Myokardinfarkte bei Patienten mit Hypercholesterinämien kausal verantwortlich ist.

70.2 Ätiologie und Pathogenese

Cholesterinhaltige Lipoproteine werden über den LDL-Rezeptor durch Endozytose in die Leber und verschiedene periphere Organe aufgenommen. Defekte des LDL-Rezeptors haben in Abhängigkeit von der Lokalisation der Mutation unterschiedliche Folgen für die Aufnahme der LDL-Partikel. Sie können einerseits die zelluläre Bindungsfähigkeit für LDL vermindern oder die Endozytose der Partikel behindern. Außerdem können Mutationen den Transport des intrazellulär synthetisierten Rezeptors zur Zelloberfläche verzögern. Nullallele Mutationen resultieren in einem vollständigen Fehlen des Rezeptors auf der Zelloberfläche.

Durch die verminderte oder fehlende zelluläre Endozytose akkumulieren LDL-Partikel im Plasma. Betroffene Patienten weisen erhöhte Gesamtchole-

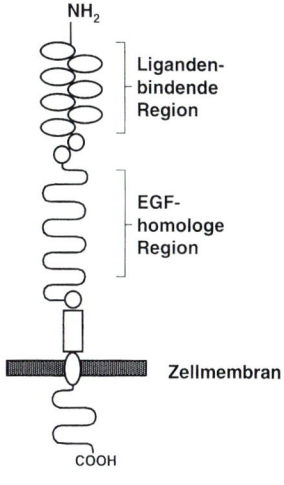

Abb. 70.1. Struktur des LDL-Rezeptors

sterin- und LDL-Cholesterinspiegel auf. Diese führen zur Ablagerung von cholesterinhaltigen Lipoproteinen in Scavenger-Zellen und weiteren Zelltypen und damit zur Bildung von Atheromen und Xanthomen.

70.3
Klinik

Heterozygote FH-Patienten haben Gesamtcholesterinspiegel zwischen 300 und 550 mg/dl.

Als pathognomonisch gelten tendinöse Xanthome der Achillessehne und der Strecksehnen der Hand. Später könne sich Xanthelasmen oder ein Arcus lipoides der Kornea entwickeln.

Bereits zwischem dem 20. und 30. Lebensjahr kann eine KHK klinisch manifest werden. In der Altersgruppe der 50- bis 59jährigen Patienten mit heterozygoter FH weisen ca. 60 % eine klinisch signifikante KHK auf. Daten aus einer genetisch homogenen Population in Nordfinnland zeigen, daß eine KHK bei Männern bereits im mittleren Alter von 42 und bei Frauen im Alter von 48 Jahren erstmals manifest wird. Im mittleren Alter von 47 Jahren tritt bei Männern bereits der erste Myokardinfarkt auf.

Homozygote FH-Patienten weisen eine ausgeprägte Hypercholesterinämie mit Gesamt-Cholesterinspiegeln zwischen 600 und 1000 mg/dl auf. Bereits in früher Kindheit treten kutane Xanthome an Extremitäten und Gesäß auf. Die schwere Hypercholesterinämie führt zu einer rasch progredienten KHK und ohne spezifische Therapie zum Versterben der Patienten vor dem 20. Lebensjahr.

70.4
Diagnostik und Differentialdiagnose

Bei homozygoter FH wird die klinische Diagnose durch kutane Xanthome und eine im Kindes- oder Jugendalter auftretende Arteriosklerose in Verbindung mit einer massiven Hypercholesterinämie gestellt.

Biochemisch wird der LDL-Rezeptordefekt durch die Kultivierung von Hautfibroblasten erkrankter Personen und Bindungsassays mit jodmarkiertem LDL nachgewiesen. Patienten mit heterozygoter FH werden anhand erhöhter LDL-Cholesterinspiegel vermutet.

Die genetische Diagnostik verwendet v. a. Genamplifikationstechniken und Oligonukleotidbasierte Testsysteme. Die heterozygote FH muß differentialdiagnostisch von anderen Hyperlipoproteinämieformen wie

– der familiär-kombinierten Hyperlipidämie,
– der polygenen Hypercholesterinämie und
– Defekten im Apolipoprotein B (familiär-defektes ApoB)

abgegrenzt werden. Familiär-defektes ApoB entsteht durch eine Punktmutation mit Umwandlung der Aminosäure Arginin-3500 in Glutamin. Die Heterozygotenrate liegt bei 1 pro 600 Personen.

Neben modernen genetischen Tests hilft bei der Differentialdiagnostik häufig die Höhe des Gesamtcholesterinspiegels. Werte oberhalb von 400 mg/dl sind suggestiv für das Vorliegen einer FH. Auch die positive Familienanamnese kann wichtige Hinweise auf eine FH geben.

70.5
Therapie

Zur Senkung des LDL-Cholesterins werden bei heterozygoten Patienten Inhibitoren der HMG-CoA-Reduktase oder gallensäurenbindende Harze einzeln oder kombiniert verabreicht.

Diese medikamentöse Therapie ist bei homozygoten Patienten praktisch nicht wirksam. Ihre Plasmaspiegel können nur durch eine physikalische Entfernung von LDL durch Apherese gesenkt werden. Durch konsequente Anwendung dieses Verfahrens kann die Prognose der homozygoten FH verbessert werden. Bei einzelnen Patienten wurde als Ultima ratio eine Lebertransplantation durchgeführt.

Gentherapeutische Verfahren zur Substitution des defekten LDL-Rezeptors werden klinisch erprobt, sind jedoch bisher mit methodischen Schwierigkeiten belastet. Die konsequente Therapie der FH kann sowohl bei Heterozygoten als auch bei Homozygoten die Progression der Arteriosklerose verzögern und in einigen Fällen zur Regression der KHK führen.

Weiterführende Literatur

Ameis D, Greeve J (1996) Gentherapeutische Ansätze bei Stoffwechselerkrankungen. Internist 37: 360–368
Brown MS, Goldstein JL, (1986) A receptor-mediated pathway for cholesterol homeostasis. Science 232: 34–47
Goldstein JL, Hobbs HH, Brown MS (1995) Familial hypercholesteroemia. In: Scriver CR, Beaudet AL, Sly WS, Valle D (ed.) The Metabolic and Molecular Bases of Inherited Disease. McGraw-Hill, New York, pp 1981–2033
Grossman M, Rader DJ, Muller DWM, Kolansky DM, Kozarsky K, Clark III BJ, Stein EA, Lupien PJ, Brewer HBJ, Raper SE, Wilson JM (1995) A pilot study of ex vivo gene therapy for homozygous familial hypercholesterolaemia. Nature Med 1: 1148–1154.
Soutar AK (1998) Update on low density lipoprotein receptor mutations. Curr Opin Lipidol 9: 141–147

Genetische Hyperbilirubinämien

C. P. Strassburg · M. Burdelski · M. P. Manns

71.1 Physiologischer Bilirubinmetabolismus *825*
71.2 Genetische Struktur und Funktion des UGT1A-Genkomplexes *827*
71.3 Störungen der Bilirubinkonjugation *829*
71.3.1 Crigler-Najjar-Syndrom Typ I *830*
71.3.2 Crigler-Najjar-Syndrom Typ II (Arias-Syndrom) *831*
71.3.3 Morbus-Gilbert-Meulengracht *831*
71.4 Störungen des Bilirubintransports *832*
71.4.1 Dubin-Johnson-Syndrom *832*
71.4.2 Rotor-Syndrom *833*
71.5 Störungen des Gallensäuretransports *833*
71.5.1 Progressive familiäre intrahepatische Cholestase (Byler-Syndrom) *833*
71.5.2 Benigne rezidivierende intrahepatische Cholestase (BRIC) *833*

Der Ikterus ist das offensichtlichste klinische Leitsymptom einer Leber- oder Gallenwegserkrankung (s. Kap. 9). Zur ikterischen Verfärbung von Skleren, Haut und Schleimhäuten kommt es schon ab einer Hyperbilirubinämie von ca. 35 µM (µmol/l). Differentialdiagnostisch werden als Ursachen der Hyperbilirubinämie
– die Hämolyse,
– infektiöse Lebererkrankungen,
– toxische oder medikamentöse Leberschäden,
– kardiovaskuläre Störungen (Stauungsleber),
– mechanische oder entzündliche Gallenwegserkrankungen,
– Fehlbildungen und
– die Gruppe genetischer Hyperbilirubinämien
unterschieden.

Genetische Hyperbilirubinämien führen zu autosomal-rezessiv vererbten Fehlern des Metabolismus, Transports oder der zellulären Speicherung von Bilirubin. Die letztgenannte Gruppe umfaßt 5 prinzipielle Erkrankungen (Berk u. Noyer 1994):
– den *Morbus-Gilbert-Meulengracht,*
– das *Crigler-Najjar Syndrom Typ I,*
– das *Crigler-Najjar Syndrom Typ II (Arias*-Syndrom),
– das *Dubin-Johnson Syndrom* sowie
– das *Rotor-Syndrom.*

Als seltene hereditäre Erkrankungen des Gallensäurestoffwechsels, die auch zu genetischen, konjugierten Hyperbilirubinämien führen, werden weiterhin die *progressive familiäre intrahepatische Cholestase (PFIC, Morbus Byler)* sowie ein benigner Phänotyp, die *benigne rezidivierende intrahepatische Cholestase (BRIC)* unterschieden.

71.1 Physiologischer Bilirubinmetabolismus

Das Tetrapyrrol Bilirubin ist das Endprodukt des Hämmetabolismus. Zu 80 % fällt Bilirubin als Produkt des Hämoglobinabbaus alternder Erythrozyten an und wird dabei durch die retikuloendothelialen Zellen der Milz, des Knochenmarks und der Leber gebildet. Ungefähr 20 % des Bilirubins entstehen beim Abbau hepatischer (nicht Hämoglobin) Hämoproteine wie Zytochrom-P450-Isoformen, Tryptophanpyrrolase und Katalase, oder durch Katalyse des freien Hämpools im Organismus.

1. Stufe
Bilirubin entsteht durch einen zweistufigen Prozeß (Bissel 1986). Die in den Hepatozyten und Kupffer-Zellen exprimierte Hämoxygenase ist das Schlüsselenzym der ersten Stufe, in der die Lösung der α-Methenbrücke des Hämmoleküls unter Elimination von CO und Eisen katalysiert wird. Produkt dieser Konversion ist das polarere *Biliverdin*, welches in vielen Nichtsäugetierspezies wie Vögeln, Amphibien und Fischen der definitive Hämabbaumetabolit ist.

2. Stufe
Beim Menschen erfolgt jedoch, katalysiert durch die Biliverdinreduktase, ein 2. Schritt, die NADH/NADPH-abhängige Konversion zu apolarem *Bilirubin*. Die physiologische Bedeutung dieses Schrittes ist nicht klar, zumal die nachfolgende Elimination des hydrophoben Bilirubins nun weitere aufwendige metabolische Schritte und Transportvorgänge erforderlich macht.

■ **Transport und Speicherung.** Im menschlichen Organismus werden täglich 250–400 mg Bilirubin mit einer Rate von ungefähr 500 µM pro 70 kg Körpergewicht synthetisiert. Im Blut wird über 95 % des wasserunlöslichen Bilirubins reversibel an Albumin gebunden transportiert. Weniger als 5 % liegt konjugiert in Form von sezernierbarem Bilirubindiglukuronid vor.

In der Leber kommt es im Bereich der fenestrierten Sinusoidepithelien zur Dissoziation der Bilirubin-Albumin-Bindung und zum Übertritt von Bilirubin in den Dissé-Raum (Weisiger 1985). Durch den organischen Aniontransporter (OATP/"organic anion transport protein"; Kullak-Ublick et al. 1994) wird Bilirubin über die basolaterale Membran in den Hepatozyten aufgenommen (*Aufnahmekapazität*) und dort an zytoplasmatische Proteine wie z. B. Gluthathion-S-Transferasen und Ligandine gebunden (*Speicherkapazität*).

■ **Abbau und Exkretion.** Der entscheidende metabolische Prozeß wird durch die im endoplasmatischen Retikulum (ER) lokalisierten Familie-1-UDP-Glukuronosyltransferasen (UGT1A) katalysiert (*Glukuronidierungskapazität*; Dutton 1980; MacKenzie et al. 1997). Dafür müssen sowohl Bilirubin als auch die polare UDP-Glukuronsäure in das ER-Lumen transportiert werden. Die hierfür postulierten Translokationsprotein(e) sind noch nicht identifiziert. UGT1A1 katalysiert den Transfer von Glukuronsäure auf die C_8- und C_{12}-Propionsäurekarboxylgruppen des Bilirubingerüsts (Abb. 71.1). Hierbei werden die Wasserstoffbrückenbindungen des Moleküls aufgelöst, das Konjugat insgesamt hydrophiler und die zentrale C_9-C_{10}-C_{11}-Kohlenstoffbrücke "direkt" chemisch zugänglich. Diese Umwandlung ist die biochemische Bedingung der "direkten" (konjugierten) Bilirubinbestimmung mit Sulfanilsäure-Diazoverbindungen in der klassischen *Van-den-Bergh*-Reaktion.

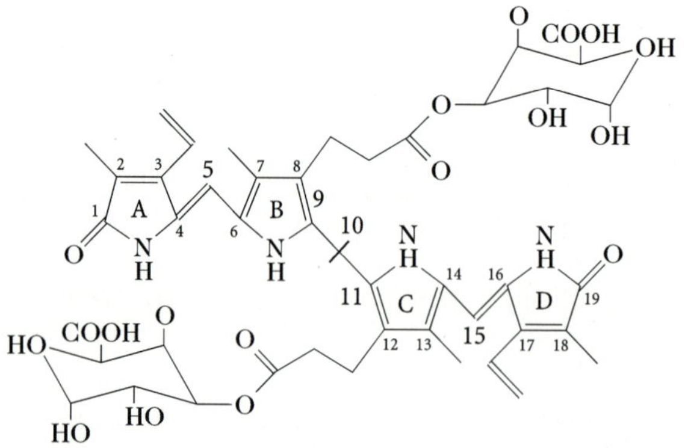

Polares Bilirubindiglukuronid muß nun durch bislang nicht identifizierte Translokationsprotein(e) ins Zytosol gebracht werden, von wo es durch den kanalikulär-multispezifischen organischen Aniontransporter (cMOAT) der kanalikulären (apikalen) Hepatozytenmembran in die biliären Canaliculi transportiert wird (*Exkretionskapazität*; Keppler u. Arias 1997; Oude Elferink et al. 1995; Paulusma et al. 1996). Das Bilirubindiglukuronid ist jetzt wasserlöslich und läßt sich renal und biliär eliminieren (Zusammenfassung des hepatischen Bilirubinmetabolismus in Abb. 71.2).

Photoisomerisierung

Ein zweiter therapeutisch bedeutender Bilirubinabbauweg ist die Photoisomerisierung. Sie führt nichtenzymatisch zur Polarisierung des Bilirubins und zur Erleichterung seiner wassergebundenen Exkretion (Lightner 1982; Berk u. Noyer 1994). In ihrer natürlichen Form werden die 4 Pyrrolenonringe des Bilirubins durch Methenbrücken an Position 5 und 15 in der *trans*-Konfiguration verbunden. Lichtexposition führt durch Isomerisierung zur *cis*-Konfiguration und damit zur Bildung der 5-*trans*-15-*cis*-Form und 5-*cis*-15-*trans*-Form. In beiden Fällen führt die *cis*-Isomerisierung zur Auflösung der Wasserstoffbrückenbindungen.

Aus 5-*cis*-15-*trans*-Bilirubin bildet sich weiter *cis*-Zyklobilirubin (Lumirubin), welches nicht nur polarer ist als die Ausgangssubstanz, sondern auch eine hohe Stabilität besitzt.

> ! **Die Bildung von Lumirubin stellt den quantitativ wichtigsten Stoffwechselweg des Bilirubins bei der Phototherapie Neugeborener oder von Crigler-Najjar-Typ-I-Patienten dar.**

Die Umsetzung von Bilirubin durch Photoisomerisierung ist quantitativ allerdings nicht mit der enzymatischen Glukuronidierungskapazität vergleichbar.

Systematik der Bilirubinopathien

In die Übersicht des enzymatischen Bilirubinmetabolismus lassen sich die Fehler hereditärer Bilirubinopathien systematisch einordnen (Tabelle 71.1). Unkonjugierte Hyperbilirubinämien wie beim M.

Abb. 71.1. Chemische Struktur des Bilirubindiglukuronids, das durch mikrosomale UDP-Glukuronosyltransferase 1A1 (UGT1A1) mittels Glukuronsäuretransfer auf die Propionsäurereste an Position 8 und 12 gebildet wird. Die zentrale C_9-C_{10}-C_{11}-Brücke wird dabei durch Auflösung von Wasserstoffbrückenbindungen exponiert und somit der "direkten" Bilirubinbestimmung (Van-den-Bergh-Reaktion) zugänglich. Während Bilirubin praktisch wasserunlöslich ist, kann das Bilirubindiglukuronid in der Wasserphase ausgeschieden werden

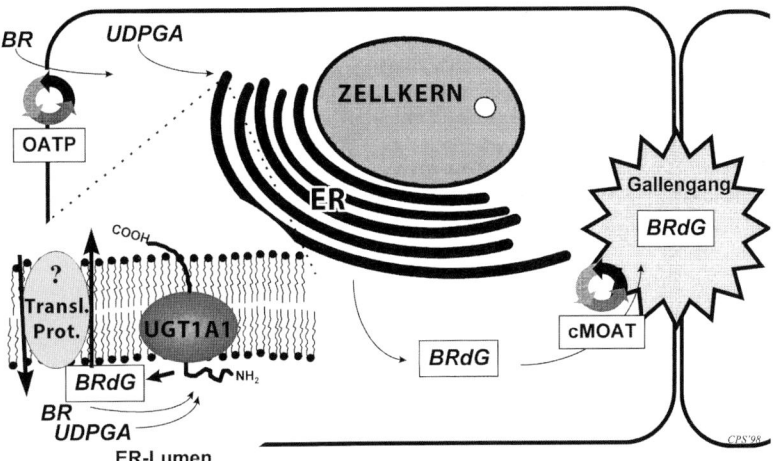

Abb. 71.2. Schematische Darstellung des hepatozellulären Bilirubinmetabolismus. Durch das organische Aniontransportprotein (OATP) der basolateralen Hepatozytenmembran wird Bilirubin in das Zytoplasma aufgenommen, wo es an Proteine gebunden vorliegt. Vermutlich mit Hilfe eines unbekannten Proteins (*Transl. Prot.*) werden Bilirubin und die polare UDP-Glukuronsäure in das Lumen des endoplasmatischen Retikulums (*ER*) transloziert (s. Ausschnittsvergrößerung), wo die Konjugationsreaktion (*UGT1A1*) stattfindet und gebildetes Bilirubindiglukuronid (*BRdG*) wieder durch ein hypothetisches Translokationsprotein in das Zytoplasma verbracht wird. Der kanalikulär-multispezifische-organische-Aniontransporter (*cMOAT*) transloziert das polare Bilirubindiglukuronid schließlich über die apikale (kanalikuläre) Membran in den Gallencanaliculus

Gilbert und dem Crigler-Najjar-Syndrom-Typ-I und -Typ-II werden durch eine Störung der Glukuronidierungskapazität charakterisiert und zeichnen sich durch abwesende bzw. verminderte UGT1A-Aktivität aus (Jansen 1996).

Konjugierte Hyperbilirubinämien wie beim Dubin-Johnson- und Rotor-Syndrom werden durch eine gestörte Exkretionskapazität und beim Rotor-Syndrom zusätzlich durch eine verminderte hepatische Speicherkapazität gekennzeichnet (Zimniack 1993).

Beim M. Gilbert wird überdies eine Beeinträchtigung der Aufnahmekapazität diskutiert.

71.2
Genetische Struktur und Funktion des UGT1A-Genkomplexes

Funktion
Die Bilirubin-UDP-Glukuronosyltransferase (UGT1A1) ist das Schlüsselenzym der Bilirubinkonjugation und katalysiert den einzig effizienten Weg des menschlichen Organismus, Bilirubin zu eliminieren (Bosma et al. 1994; Ritter et al. 1991). UGT1A1 gehört zu einer Superfamilie von über 30 UGT-Proteinen, die über Sequenzvergleiche in 2 Familien (UGT1A, UGT2B) eingeteilt wurden (Burchell et al. 1991; MacKenzie et al. 1997).

UGT stellen eines der zentralen Metabolisierungs-, Eliminations- und Detoxifikationssysteme des Körpers dar. Durch sie werden apolare organische Moleküle, Umwelt- und Nahrungsgifte, Medikamente, Hormone, Karzinogene und Intermediärmetabolite eliminiert (Strassburg et al. 1999a).

Familie-2-UGT sind als Strukturgene auf Chromosom 4 kodiert und nicht am Bilirubinmetabolismus beteiligt.

Genetische Struktur
Der *UGT1A*-Genkomplex auf Chromosom 2 kodiert auf einer Länge von über 150 kb neben UGT1A1 weitere 8 UGT1A-Proteine. Seine komplexe funktionelle Organisation ist für das Verständnis der genetischen Konjugationsstörungen relevant. Am 5'-Ende finden sich 9 funktionelle Exon-1-Sequenzen, die jeweils mit eigenen Transkriptionselementen versehen sind. Am 3'-Ende des Genlokus finden sich Exons 2–5.

Eine UGT1A-mRNA wird erzeugt, indem die Transkription bei einem spezifischen Exon 1 beginnt und bis zum Ende des Genortes fortgesetzt wird. Darauf wird die Sequenz zwischen der *donor splice site* am Ende des Exon 1 und der *acceptor splice site* am Anfang des Exon 2 ausgeschnitten, was zur Kombination von einem bestimmten Exon 1 mit Exons 2–5 führt. Auf diese Weise haben schließlich alle UGT1A-Proteine einen identischen Karboxyterminus, aber individuelle aminoterminale Sequenzen (Abb. 71.3).

Funktionell ist der Aminoterminus (Exon1) verantwortlich für die Substratbindung, während der

Tabelle 71.1. Störungen der Bilirubinkonzentration und des Bilirubintransports – Gegenüberstellung der verschiedenen Krankheitsbilder

	Morbus-Gilbert-Meulengracht	Crigler-Najjar-Syndrom Typ 1	Crigler-Najjar-Syndrom Typ 2	Dubin-Johnson-Syndrom	Rotor-Syndrom
Inzidenz	Ca. 7% der Bevölkerung	Selten	Sehr selten	Sehr selten (1:1.300 bei persischen Juden)	Selten
Erbgang	Autosomal-rezessiv	Autosomal-rezessiv	Autosomal-rezessiv	Autosomal-rezessiv	Autosomal-rezessiv
Routineleberfunktionstests	Normal (außer Hyperbilirubinämie)	Normal (außer Hyperbilirubinämie)	Normal (außer Hyperbilirubinämie)	Normal (außer Hyperbilirubinämie)	Normal (außer Hyperbilirubinämie)
Leberhistologie	Normal	Schwarzes Pigment, zentrilobulär	Normal		
Betroffenes Gen/Protein	Bilirubin UDP-Glukuronosyltransferase UGT1A1	Kanalikulärer, multispezifischer Aniontransporter (cMOAT)	Unklar		
Pathophysiologie/Defekt	Verminderte UGT-Aktivität, *homozygote* Mutation des UGT1A1-Promoters u. a.	Abwesende UGT1A1-Aktivität, *homozygote* und *compound-heterozygote* Mutationen der Exons 1–5	Drastische verminderte UGT1A1-Aktivität, *homozygote* oder *compound-heterozygote* Mutationen der Exons 1–5	Störung der Exkretion negativ geladener organischer Ionen bei normaler Speicherung, z. B. *homozygot* trunkiertes cMOAT-Protein nach Kodon Nr. 1066	Reduzierte Speicherung und Exkretion konjugierten Bilirubins
Besonderheiten	Bilirubinreduktion im Serum mit Phenobarbital	Kein Phenobarbitaleffekt, kein konjugiertes Bilirubin in der duodenalen Galle	Meist Bilirubinreduktion mit Phenobarbital um 30%, Mono- und selten Diglukuronide in duodenaler Galle	Östrogen erhöht Bilirubin, normales Gesamtkoproporphyrin aber > 80% Koproporphyrin I im Urin	Erhöhtes Gesamtkoproporphyrin im Urin, aber < 80% Koproporphyrin I
Serumbilirubin	Unkonjugiert, bis 150 μM (Spanne: meist 30–100 μM)	Unkonjugiert, über 350 μM	Unkonjugiert, unter 350 μM	> 50% konjugiert, um 120 μM (große Spanne: normal bis 400 μM)	> 50% konjugiert, bis 120 μM
Prognose	Normal	Tod im Kindesalter, Kernikterus	Oft normal, selten Neurotoxizität	Normal	Normal
Therapie	Keine	Lebertransplantation, Phototherapie	Phenobarbital, Phototherapie	Keine, Vermeidung von Östrogenen	Keine verfügbar

Karboxyterminus (Exon 2–5) der Bindung von UDP-Glukuronsäure und der Verankerung des UGT in der inneren Membran des ER dient (MacKenzie 1990).

Spezifität

Diese Strategie trägt vermutlich zur Diversifikation der Substratspezifitäten von menschlichen UGT1A-Proteinen bei. Tatsächlich kann gezeigt werden, daß individuelle UGT1A-Proteine spezifische katalytische Aktivitäten aufweisen (Ebner et al. 1993; Green u. Tephly 1996; Ritter et al. 1991; Strassburg et al. 1998; Strassburg et al. 1999b). So ist UGT1A1 hochspezifisch für die Glukuronidierung von Bilirubin. UGT1A6 beispielsweise bevorzugt planare und UGT1A9 komplexere Phenole als Substrate, beide setzen jedoch kein Bilirubin um. Zwar kann UGT1A4 in geringem Umfang auch Bilirubinglukuronidierung katalysieren, die Tatsache allerdings, daß bei einigen Crigler-Najjar-Typ-I-Patienten (ohne Bilirubin-UGT-Aktivität) lediglich Mutationen des UGT1A1-Exons bei intaktem UGT1A4

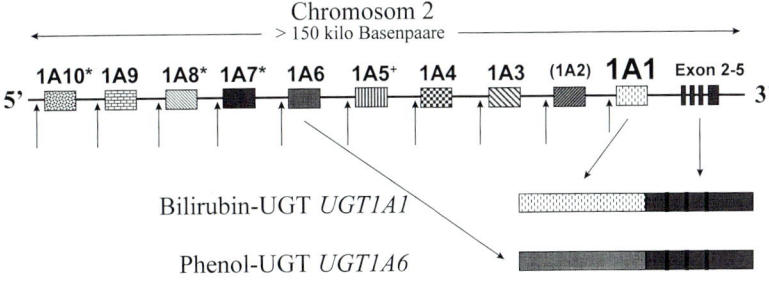

Abb. 71.3. Struktur des menschlichen Familie-1-UDP-Glukuronosyltransferase-(UGT1A-)Genortes auf Chromosom 2. Auf über 150.000 Basenpaare verteilt liegen am 5'-Ende individuelle Exons 1, die von 3' nach 5' konsekutiv numeriert werden. Jede Exon-1-Kassette hat eigene Transkriptionsregulationselemente (*Pfeile*), an denen mRNA-Synthese initiiert werden kann. Durch differentielles Splicing entstehen dann Transkripte, die jeweils ein individuelles Exon 1 verbunden mit allgemeinen Exons 2–5 besitzen. Durch diese Strategie wird die Diversifikation der UGT1A-Proteine erreicht. UGT1A1 ist die einzig effektive Bilirubintransferase (Bosma et al. 1994). UGT1A2 sowie UGT1A11 und UGT1A12 (nicht dargestellt) sind Pseudogene und werden nicht exprimiert. Die mit (*) markierten Isoformen werden nur extrahepatisch exprimiert (Strassburg et al. 1997b, 1998). UGT1A5 (+) wurde noch in keinem Gewebe entdeckt

gefunden wurden, schließt eine relevante Beteiligung des 2. Bilirubin-UGT am Bilirubinstoffwechsel aus (Aono et al. 1994).

Mutationen

Zahlreiche Mutationen des UGT1A-Genlokus wurden im Zusammenhang mit dem Crigler-Najjar-Syndrom dokumeniert. Dazu zählen Mutationen, die zum Aminosäureaustausch („missense"), zum frühen Proteinabbruch („nonsense"), zu Leserasterverschiebungen („frameshift") oder zu *Splice-site*-Veränderungen führen (Jansen 1996; MacKenzie et al. 1997).

Mutationen des UGT1A-Genlokus können alle 5 Exons betreffen, führen dabei aber zu sehr unterschiedlichen Resultaten. Die Mutation des Exon 1 von UGT1A1 beispielsweise kann zu dessen Inaktivierung, im Falle der Homozygotie im Extremfall zum Crigler-Najjar-Syndrom-Typ-I führen. Eine Mutation von Exon 2–5 auf der anderen Seite führt zu Veränderungen aller Familie-1-UGT. Damit fallen auch andere UGT-Funktionen aus, wie z. B. die Phenolglukuronidierungsaktivität (Bosma et al. 1992).

Dies erklärt beispielsweise, warum bei manchen Crigler-Najjar-Patienten nicht nur die Bilirubinglukuronidierungsaktivität, sondern auch die Phenolkonjugation beeinträchtigt ist.

In der Leber werden 5 UGT1A exprimiert (UGT1A1, -A3, -A4, -A6, -A9; Strassburg et al. 1997a). Kürzlich wurden zusätzlich spezifisch extrahepatische UGT1A-Proteine entdeckt, die im Gastrointestinaltrakt exprimiert werden (UGT1A7, -A8 und -A10; Strassburg et al. 1997b, 1998). Funktionell relevante Mutationen beim Crigler-Najjar-Syndrom der UGT1A-Exons 2–5 betreffen somit auch die Aktivität extrahepatischer Nicht-Bilirubin-UGT.

71.3 Störungen der Bilirubinkonjugation

Genmutationen

Dem M.-Gilbert-Meulengracht und den Crigler-Najjar-Typ-I- und -Typ-II-Syndromen liegen pathophysiologisch verschiedene Grade eines Mangels bis hin zum Fehlen (Crigler-Najjar Typ I) der Bilirubin-UGT-Aktivität zugrunde.

> ! Verantwortlich für diesen Befund sind beim Crigler-Najjar-Syndrom homozygote Mutationen des UGT1A-Gens, die in allen 5 Exons liegen können. Der Erbmodus für beide Erkrankungen ist daher entgegen früheren Darstellungen autosomal-rezessiv.

Der Effekt einer spezifischen Mutation im UGT1A-Gen läßt sich theoretisch nicht genau vorhersagen und rangiert von geringer Modulation der Aktivitätsrate (V_{max}) oder des Km-Werts der Substratbindung bis hin zum kompletten Aktivitätsverlust. Bislang sind über 30 Mutationen in allen Exons identifiziert worden (MacKenzie et al. 1997).

Das Auftreten heterozygoter Mutationen führt dabei zu einem gesunden Phänotyp. Die Entdeckung homozygoter Mutationen ist ein Hinweis auf die Blutsverwandtschaft der Eltern und demonstriert die familäre Häufung des Crigler-Najjar-Syndroms. Außerdem treten oft sog. „compound-heterozygote" Mutationen auf, bei denen auf beiden

UGT-Allelen verschiedene Mutationen vorhanden sind, was auf die Kombination nichtblutsverwandter Allele hinweist.

Klassifizierung
Die Einteilung in Crigler-Najjar-Syndrom-Typ-I und -Typ-II ist eine klinische Beobachtung, die überwiegend auf der Höhe der Hyperbilirubinämie und dem Induktionsverhalten mit Phenobarbital basiert.

Die funktionelle Bedeutung einer spezifischen Mutation und damit die Entscheidung, ob sie zum Crigler-Najjar-Syndrom-Typ-I oder -Typ-II führt, kann definitiv allerdings nur getroffen werden, indem ein rekombinantes UGT1A-Gen mit dieser Veränderung in Zellkulturen exprimiert und auf seine katalytische Aktivität hin *in vitro* untersucht wird (Ritter et al. 1992). Dieses Verfahren ist in der Praxis zu aufwendig und bleibt der wissenschaftlichen Erforschung dieser Erkrankung vorbehalten.

Beim M.-Gilbert-Meulengracht liegt die genetische Veränderung im Bereich des UGT1A1-Promotors, der die UGT1A1-Transkription reguliert. Eine homozygote Promotermutation führt anders als beim Crigler-Najjar-Syndrom nur zu einer leichten unkonjugierten Hyperbilirubinämie. Vermutlich sind aber für den Gilbert-Phänotyp weitere Abnormalitäten wie heterozygote UGT1A-Strukturgenmutationen oder eine veränderte hepatische Bilirubinaufnahmekapazität notwendig (Bosma et al. 1995).

71.3.1
Crigler-Najjar-Syndrom Typ I

1952 beschrieben Crigler u. Najjar eine schwere, unkonjugierte Hyperbilirubinämie ohne Hämolyse, die bei 5 von 6 Neugeborenen innerhalb von 15 Monaten zum Tod führte. Bis heute sind mehr als 150 Patienten beschrieben, wobei die Krankheit familiär gehäuft auftritt.

Pathologika
Pathophysiologische Ursache ist ein komplettes Fehlen der UGT1A1-Aktivität und damit der Möglichkeit zur Konjugation und Elimination von Bilirubin (Bosma et al. 1994). Bei Neugeborenen steigt das Bilirubin am Ende des ersten Tages auf > 85 µM, am Ende des zweiten auf > 170 µM und ohne Intervention schließlich über 350 µM.

Die weitere körperliche Untersuchung, serologische und klinisch-chemische Parameter, Gallenwege und Leberhistologie sind normal. Der Stuhl ist gelblich entfärbt. Zu einer Bilirubinurie kommt es allerdings nicht.

Eine Charakterisierung der Leberfunktion zeigt eine normale Aufnahme-, Speicherungs- und Exkretionskapazität mit normalen Bromsulphthalein- und Indozyaningrüntests. Im duodenalen Galleaspirat können im Gegensatz zum Crigler-Najjar-Syndrom Typ II keine oder nur Spuren von Bilirubinglukuroniden nachgewiesen werden.

Therapie
Die einzige kurative Therapie des Crigler-Najjar-Syndrom Typ I ist die Lebertransplantation. Bis zu diesem Zeitpunkt sind alle Strategien auf eine Reduktion des Serumbilirubins und der fakultativen Verhinderung eines Kernikterus (ab 340 µM Bilirubin hohes Risiko) ausgerichtet.

■ **Kernikterus.** Der Kernikterus ist ein irreversibler Schaden der Neuronen und Glia, der zunächst klinisch durch neurologische Auffälligkeiten wie Tonusverlust, Verlust des Moro-Reflexes und Reflexopisthotonus auffällt und ca. 72 h später histologisch durch fokale Nekrosen von Neuronen und Glia gekennzeichnet ist. Stellt sich das Vollbild des Kernikterus ein, ist auch die Lebertransplantation keine kurative Option mehr. Der Kernikterus kann ohne Prodromi einsetzen und durch interkurrente Infektion oder andere Erkrankungen ausgelöst werden.

Steigt das Bilirubin um mehr als 17 µM/h oder auf über 170 µM am Ende des ersten bzw. 240 µM am Ende des 2. Tages, müssen Austauschtransfusionen begonnen werden, die durch eine Phototherapie von täglich 10–12 h Dauer bis zur Transplantation begleitet werden. Die Phototherapie ist oft anfangs ausreichend, wird aber mit zunehmender Dicke der Haut immer ineffektiver.

Eine Induktionsbehandlung mit Phenobarbital ist nicht wirksam.

Medikamentöse Therapie
Weitere Möglichkeiten, den Bilirubinspiegel zu senken, sind die Plasmapherese, die orale Applikation von Bilirubinfallen wie Agar oder die Gabe von Inhibitoren der mikrosomalen Hämoxygenase wie z. B. Zinn-Protoporphyrin und Zinn-Mesoporphyrin (Nicht-Eisen-Protoporphyrine; Galbraith et al. 1992).

Begleitend muß auf alle Medikamente, die Bilirubin aus der Albuminbindung verdrängen, nach Möglichkeit verzichtet werden. Dazu zählen Salizylatverbindungen, Penicilline und Sulfatverbindungen.

Experimentelle Strategien schließen die Perfusion von Blut durch Filtersysteme mit Bilirubinoxidase aus *Myrothecium verrucaria* mit einer oxidativen Entgiftung von bis zu 90% des Bilirubins ein (Sugi et al. 1989).

An kurativen Ansätzen wie Leberzelltransplantation und UGT1A1-Gentherapie wird wissenschaftlich gearbeitet.

71.3.2
Crigler-Najjar-Syndrom Typ II (Arias-Syndrom)

1962 beobachtete Arias Patienten mit unkonjugierter Hyperbilirubinämie geringeren Schweregrades, die mit einer 30%igen Bilirubinreduktion unter Phenobarbitalbehandlung reagierten.

Bei der Hälfte der Crigler-Najjar-Typ-II-Patienten wurde die Hyperbilirubinämie im ersten Lebensjahr diagnostiziert, der erste Ikterus kann aber auch erst Jahrzehnte später auffallen.

Ätiologie
Zugrunde liegt eine funktionell weniger schwere, homoyzgote oder compound-heterozygote Mutation des UGT1A1-Gens, die zu einer Reduktion der Bilirubin-UGT-Aktivität auf meist unter 10%, aber nicht zum Aktivitätsverlust führt. Die Erkrankung wird somit ebenfalls autosomal-rezessiv vererbt.

Das früher mit dieser Krankheit assoziierte Bilirubin-UGT$_2$ (BrU$_2$), nach aktueller Nomenklatur UGT1A4, ist an der Pathophysiologie nicht beteiligt (s. Abschn. 71.2; Aono et al. 1994). Die Vorstellung, daß Crigler-Najjar-Typ-II-Mutationen des UGT1A-Genkomplexes im Gegensatz zum Crigler-Najjar Typ I in der Exon-1-Region lokalisiert sind und sich daraus die differentielle Klinik ableitet, haben sich ebenfalls nicht bestätigt (Aono et al. 1993; Moghrabi et al. 1993).

Verlauf
Die Krankheit nimmt in der Regel einen benignen Verlauf, wobei die im Unterschied zum Crigler-Najjar-Syndrom Typ I intermittierend rezidivierenden Hyperbilirubinämiephasen in der Regel gut auf eine Phenobarbitalbehandlung ansprechen.

Die körperliche Untersuchung, klinische Chemie, Leberfunktionsparameter, Leberhistologie, Gallenwege, der Bromsulphthaleintest und der Indozyaningrüntest sind normal. Eine Steigerung des Bilirubins kann durch Fasten (2- bis 3fach) und durch die Gabe von Nikotinsäure induziert werden.

Differentialdiagnostisch definiert ein Bilirubinwert bis unter 350 µM und ein Ansprechen auf Phenobarbitalbehandlung die Crigler-Najjar-Typ-II-Erkrankung.

Da es Berichte über Ausnahmen ohne Phenobarbitalansprechen gibt, ist die sicherste Unterscheidung der Nachweis von Bilirubinmono- und -diglukuroniden im duodenalen Galleaspirat. Trotz des benigen Verlaufs, der in der Regel nicht zur Lebertransplantation führt, kann es auch beim Crigler-Najjar Typ II zur fatalen Folge des Kernikterus kommen.

Therapie
Eine Reduktion der Hyperbilirubinämie kann durch eine 1- bis 2wöchige Behandlung mit Phenobarbital (3mal 60 mg/Tag) erreicht werden.

Bei seltenen schweren Verläufen entspricht die Therapie der des Crigler-Najjar-Syndroms Typ I.

71.3.3
Morbus-Gilbert-Meulengracht

Gilbert und Lereboullet beschrieben 1901 eine geringgradige, fluktuierende und unkonjugierte Hyperbilirubinämie. Sie tritt familiär gehäuft auf, auch in Familien, in denen Crigler-Najjar-Patienten vorkommen.

Ätiologie
Zugrunde liegt dieser Erkrankung ein Defekt im Bereich des UGT1A1-Promoters, bei der die normale (TA)$_6$TAA-Nukleotidsequenz auf (TA)$_7$TAA verlängert ist. Beim homozygotem Auftreten führt diese Promotermutation zu einer reduzierten Bilirubinglukuronidierungsaktivität. Heteroyzgote Träger sind gesund.

Da diese Mutation in der normalen Bevölkerung mit einer Allelfrequenz von 40% auftritt, müßte sie homozygot in 16% der Bevölkerung vorkommen, die somit wiederum Symptome des M. Gilbert zeigen müßten. Die wahre Prävalenz beträgt allerdings zwischen 3–10%, so daß vermutlich weitere Defekte wirksam sind (Bosma et al. 1995). Da bei Patienten mit M. Gilbert abnormale Bromsulphthalein- und Indozyaningrün-Clearances beobachtet wurden, sind möglicherweise auch organische Aniontransportproteinstörungen an diesem Krankheitsbild beteiligt.

Symptomatik und Verlauf
Der M. Gilbert wird in der Regel bei jungen Erwachsenen diagnostiziert, die – durch Fasten, starke physische Belastung oder interkurrente Erkrankungen induziert – mit einer unkonjugierten Hyperbilirubinämie um 50 µM auffallen. Gelegentlich werden Müdigkeit und unspezifische abdominelle Beschwerden angegeben. Die Symptome verschwinden spontan wieder und bedürfen keiner Behandlung. Die weitere körperliche Untersuchung, Laborparameter, Leberhistologie, Gallenwege und Leberfunktion sind unauffällig.

Als diagnostische Tests können ein Bilirubinanstieg bei Fastendiät von 400 kcal/Tag und nach i. v.-Injektion von 50 mg Nikotinsäure eingesetzt werden. Unter Behandlung mit Phenobarbital (z. B. 3mal 60 mg/Tag über eine Woche) kann eine Normalisierung des Bilirubinwerts beobachtet werden.

> ! Das korrekte Stellen der Krankheitsdiagnose beim M. Gilbert erspart dem Patienten vermeidbare kostenintensive und invasive hepatologische Diagnostik bei intermittierender Hyperbilirubinämie. Der Patient muß über die Harmlosigkeit seiner Erkrankung aufgeklärt werden.

Therapie
Keine.

71.4 Störungen des Bilirubintransports

Den hereditären konjugierten Hyperbilirubinämien liegen Störungen des Transports organischer Anionen an der kanalikulären Hepatozytenmembran zugrunde (Keppler u. Arias 1997; Oude Eferink et al. 1995). Die Glukuronidierungsaktivität ist normal.

Im Falle des Dubin-Johnson-Syndroms ist eine Mutation des cMOAT-Proteins entdeckt worden (Paulusma et al. 1997), die zum fast völligen Ausfall des biliären organischen Aniontransporters führt, aber neutrale Transportproteine, beispielsweise für den Gallensäuretransport, unbeeinflußt läßt.

Beim Rotor-Syndrom kommt es ebenfalls zur Reduktion der biliären Exkretionskapazität, aber zusätzlich auch zur Reduktion der hepatozellulären Bilirubinspeicherkapazität, so daß beide Syndrome sich pathophysiologisch deutlich unterscheiden.

71.4.1 Dubin-Johnson-Syndrom

1954 beschrieben Dubin u. Johnson sowie Sprintz u. Nelson eine Erkrankung, die zu einer chronischen konjugierten Hyperbilirubinämie und zu einer pigmentierten aber sonst histologisch unauffälligen Leber führt. Klinisch sind die Patienten meist asymptomatisch, gelegentlich wird über Schwäche und unspezifische abdominelle Beschwerden geklagt. Zum Pruritus kommt es nicht.

Ätiologie
Ursache ist eine Mutation des cMOAT-Proteins, z. B. durch ein Stopkodon nach Kodon 1066 auf beiden Allelen des cMOAT-Gens (Paulusma et al. 1997). Die Erkrankung hat somit einen autosomal-rezessiven Erbgang.

Bilirubin kann infolge dieses Defekts zwar in die Hepatozyten aufgenommen werden, konjugiert werden und die intrazellulären Speicherproteine sättigen, durch den fehlenden Abfluß in den Gallencanaliculus kommt es jedoch zum Rückstau und zur Rückverteilung ins Serum. Da gleichzeitig der Gallensäuretransport intakt ist, kommt es klinisch nicht zum Pruritus.

Diagnostik
Die körperliche Untersuchung, Aminotransferasen im Serum, Gallensäuren im Serum, Serumalbumin und Gerinnung sind normal. Eine Hyperbilirubinämie mit 60–70 % konjugiertem Bilirubin übersteigt selten 120 µM.

Histologisch fallen schwarze lipofuszinartige Pigmentablagerungen in den perikanalikulären Lysosomen auf, wobei die Leber makroskopisch eine schwarze Färbung aufweist. Die Hyperbilirubinämie wird durch interkurrente Erkrankungen, in der Schwangerschaft und durch Hormoneinnahme verschlechtert.

Das Dubin-Johnson-Syndrom wird oft zufällig in der Pubertät oder bei Beginn einer antikonzeptiven Medikation entdeckt.

Diagnostisch ist ein abnormer Bromsulphthaleintest richtungsweisend, bei dem es in den ersten 45 min nach Farbstoffapplikation zunächst zu einer normalen Serumextraktion kommt, an die sich jedoch eine Rückverteilung anschließt, bei der glutathionkonjugiertes Bromsulphthalein zurück in die Blutbahn fließt und die Konzentration nach 90 min jene nach 45 min übersteigt (Mandema et al. 1960).

Eine weitere diagnostische Eigenart ist die fehlende Kontrastierung der Galle nach der Applikation von oralen Kontrastmitteln. Bei intravenösen Kontrastmitteln kann sie um 4–6 h verspätet auftreten. Verantwortlich ist hierfür ebenfalls der biliäre organische Aniontransporterdefekt, der eine biliäre Kontrastmittelsekretion verhindert.

Die Analyse des Urins zeigt bei Dubin-Johnson-Patienten ein normales Gesamtkoproporphyrin bei einer Erhöhung der Koproporphyrin-I-Fraktion auf über 80 % (normalerweise zu 75 % Koproporphyrin III). Der Zusammenhang dieses Befundes mit dem pathophysiologischen Mechanismus der Erkrankung ist unklar.

Therapie
Vermeidung von Östrogenen. Keine weitere Therapie, da benigner Verlauf.

71.4.2
Rotor-Syndrom

Das Rotor-Syndrom wurde 1948 erstmalig von Rotor, Manahan und Florentin beschrieben, die in mehreren Mitgliedern zweier Familien eine überwiegend konjugierte Hyperbilirubinämie beobachteten. Wie beim Dubin-Johnson-Syndrom finden sich keine Hämolysezeichen und normale Leberparameter bei normaler Leberhistologie. Die perikanalikuläre Pigmentierung fehlt. Das Rotor-Syndrom manifestiert sich meist im Kindesalter. Der Erbgang ist autosomal-rezessiv.

Lange wurde das Rotor-Syndrom als eine Variante des Dubin-Johnson-Syndroms betrachtet. Eine Reihe von Befunden spricht jedoch dagegen: Im Bromsulphthaleintest befinden sich nach 45 min noch 25 % des Farbstoffs im Serum, es kommt nicht zum Wiederanstieg nach 90 min wie beim Dubin-Johnson-Syndrom und im Serum findet sich kein konjugiertes Bromsulphthalein (Wolpert et al. 1977). Verantwortlich dafür ist eine um bis zu 90 % reduzierte zelluläre Speicherkapazität sowie eine nur um 50 % reduzierte biliäre Exkretionskapazität. Daher kommt es im Cholezystogramm beim Rotor-Syndrom im Gegensatz zum Dubin-Johnson-Syndrom zur Konstrastmittelanreicherung in den Gallenwegen.

Die Koproporphyrinanalyse im Urin zeigt ebenfalls ein abweichendes Bild, bei dem es zur Erhöhung des Gesamtkoproporphyrins um 250–500 % kommt, wobei Koproporphyrin I nur ungefähr 65 % ausmacht. Der genaue molekulare Mechanismus, der diese diagnostischen Befunde erklärt, ist nicht bekannt.

Therapie
Keine Therapie, da benigner Verlauf.

71.5
Störungen des Gallensäuretransports

71.5.1
Progressive familiäre intrahepatische Cholestase (Byler-Syndrom)

Unter dem Begriff progressive familiäre intrahepatische Cholestase (PFIC) oder Byler-Syndrom wird eine heterogene Gruppe autosomal-rezessiver Erkrankungen zusammengefaßt, die durch eine in den ersten 12 Lebensmonaten einsetzende chronisch persistierende Cholestase mit Pruritus und Hepatomegalie charakterisiert werden. Im Verlauf kommt es zum progressiven Ikterus, einer progressiven Leberzirrhose und schließlich zum Leberversagen vor Erreichen des Erwachsenenalters (Alonso et al. 1994).

Das Syndrom kann pathophysiologisch in 3 Subkategorien eingeteilt werden (PFIC1, PFIC2 und PFIC3):
- Bei einem Teil der Erkrankten werden Störungen der Gallensäuresynthese beobachtet (Jacquemin et al. 1994 b).
- In einer zweiten Gruppe wird eine gestörte Gallensäuresekretion gefunden (Jacquemin et al. 1994 a). Diese Erkrankung entspricht dem eigentlichen Morbus-Byler und wird mit einem Genlokus auf Chromosom 18 (Carlton et al. 1995) und neuerdings auch auf Chromosom 2 (Strautnieks et al. 1997) in Verbindung gebracht.

Beide Gruppen zeichnen sich durch normale γ-GT-(Gammaglutamyltransferase-)Werte im Serum aus.
- In der dritten Gruppe findet sich ein Syndrom, bei dem es zur γ-GT-Erhöhung sowie einer portalen Entzündung mit Gallengangsproliferationen kommt (Maggiore et al. 1991). Für diese Erkrankung wurde kürzlich ein Defekt des Klasse-III-multidrug-Resistenzgens (MDR3) identifiziert, der zu einem Fehlen des MDR3-Proteins führt (De Vree et al. 1998). Hierbei kommt es zu einem Sekretionsdefekt für Phospholipid. Phospholipid verhindert die Detergenswirkung hydrophober Gallensäuren auf das Gallenepithel. Fehlt Phospholipid infolge des Transporterausfalls, initiiert dies vermutlich die entzündliche Aktivität der Gallengänge und eine γ-GT-Erhöhung. Als diagnostischer Test werden biliäre Gallensäuren und Phospholipid bestimmt.

Therapie
Die definitive Therapie ist die Lebertransplantation, da die Erkrankung frühzeitig zum Leberversagen führt. Durch medikamentöse Behandlung mit Ursodesoxycholsäure kann ein Überwiegen der hydrophilen Gallensäuren erreicht werden und die Symptomatik der PFIC verbessert werden.

71.5.2
Benigne rezidivierende intrahepatische Cholestase (BRIC)

Diese seltene Erkrankung wurde erstmalig 1959 durch Summerskill u. Walshe beschrieben und wird durch wiederkehrende cholestatische Episoden charakterisiert.

Ihr Manifestationsalter reicht von der frühen Kindheit bis in die 5. Dekade, wobei die meisten

Patienten zwischen dem 20. und 30. Lebensjahr auffallen. Das klinische Bild teilt sich in eine 2- bis 4wöchige präikterische Phase mit Unwohlsein, Anorexie und Pruritus, der eine afebrile ikterische Phase mit Hepatomegalie und abdominellen Beschwerden folgt, die oft mit obstruktiven biliären Diathesen verwechselt wird. Cholestatische Episoden dauern Wochen bis Monate und werden durch asymptomatische Intervalle von Monaten bis Jahren unterbrochen.

Es kommt anders als bei der PFIC nicht zur chronischen Zerstörung der Leber. Die Lebenserwartung ist normal. Serologisch sind präikterisch bereits erhöhte Gallensäurespiegel und eine Erhöhung der alkalischen Phosphatase (AP) nachweisbar. Während der ikterischen Episoden sind das konjugierte Bilirubin sowie die Aminotransferasen leicht erhöht. Zu diesem Zeitpunkt finden sich histologische Zeichen einer intrahepatischen Cholestase. Im Intervall ist die Leberhistologie normal. Die Pathogenese dieser Erkrankung ist nicht bekannt. Sie folgt einem autosomal-rezessivem Erbgang (De Koning et al. 1995) und wird teilweise mit Chromosom 18q21, wo auch der M.-Byler-Defekt vermutet wird, sowie zusätzlichen chromosomalen Loci assoziiert (Sinke et al. 1997).

Therapie

In der ikterischen Phase Behandlung des Pruritus, Substitution der fettlöslichen Vitamine A, D, E und K, ggfs. parenterale Ernährung bei extremer Anorexie.

Literatur

Alonso, EM, Snover DC, Montag A et al. (1994) Histologic pathology of the liver in progressive familial intrahepatic cholestasis. J Pediatr Gastroenterol Nutr 18: 128–133

Aono S, Yamada Y, Keino H et al. (1993) Identification of defects in the gene for bilirubin UDP-glucuronosyltransferase in a patient with Crigler-Najjar syndrome type II. Biochem Biophys Res Comm 197: 1239–1244

Aono S, Yamada Y, Keino H et al. (1994) A new type of defect in the gene for bilirubin uridine diphosphate 5'-glucuronosyltransferase in a patient with Crigler-Najjar syndrome type I. Pediatr Res 35: 629–632

Arias IM (1962) Chronic unconjugated hyperbilirubinemia without signs of overt hemolysis in adolescents and adults. J Clin Invest 41: 2233–2245

Berk PD, Noyer C (1994) Bilirubin metabolism and the hereditary hyperbilirubinemias. Sem Liver Dis 14: 323–394

Bissel DM (1986) Heme catabolism and bilirubin formation. In: Ostrow JD (ed) Bile pigments and jaundice. Dekker, New York, pp 133–156

Bosma PJ, Chowdhury NR, Huang TJ et al. (1992) Mechanisms of inherited deficiencies of multiple UDP-glucuronosyltransferase isoforms in 2 patients with Crigler-Najjar syndrome type I. FASEB J 6: 2859–2863

Bosma PJ, Seppen J, Goldhoorn B et al. (1994) Bilirubin UDP-glucuronosyltransferase 1 is the only relevant bilirubin glucuronidating isoform in man. J Biol Chem 269: 17960–17964

Bosma PJ, Roy Chowdhury J, Bakker C et al. (1995) The genetic basis of the reduced expression of bilirubin UDP-glucuronosyltransferase 1 in Gilbert's syndrome. N Engl J Med 333: 1171–1175

Burchell B, Nebert DW, Nelson DR et al. (1991) The UDP glucuronosyltransferase gene superfamily: Suggested nomenclature based on evolutionary divergence. DNA Cell Biol 10: 487–494

Carlton VE, Knisely AS, Freimer NB (1995) Mapping of a locus for progressive familial intrahepatic cholestasis (Byler disease) to 18q21-q22, the benign recurrent intrahepatic cholestasis region. Hum Mol Genet 4: 1049–1053

Crigler JF, Najjar VA (1952) Congenital familial nonhemolytic jaundice with kernicterus. Pediatrics 10: 169–179

De Koning TJ, Sandkujil LA, De Schryver JE et al. (1995) Autosomal-recessive inheritance of benign recurrent intrahepatic cholestasis. Am J Med Genet 47: 479–482

De Vree JML, Jacquemin E, Sturm E et al. (1998) Mutations of the MDR3 gene cause progressive familial intrahepatic cholestasis. Proc Natl Acad Sci U S A 95: 282–287

Dubin IN, Johnson FB (1954) Chronic idiopathic jaundice with unidentified pigment in liver cells: a new clinical entity with a report of 12 cases. Medicine 33: 155–172

Dutton GJ (1980) Glucuronidation of drugs and other compounds. CRC Press, Boca Raton/FL, pp 3–268

Ebner T, Remmel RP, Burchell B (1993) Human bilirubin UDP-glucuronosyltransferase catalyzes the the glucuronidation of ethinylestradiol. Mol Pharmacol 43: 649–654

Galbraith RA, Drummond GS, Kappas A (1992) Suppression of bilirubin production in the Crigler-Najjar type I syndrome: studies with heme oxygenase inhibitor tin-mesoporphyrin. Pediatrics 89: 175–182

Gilbert A, Lereboullet P (1901) La cholamae simple familiale. Sem Med 21: 241–248

Green MD, Tephly TR (1996) Glucuronidation of amines and hydroxilated xenobiotics and endobiotics catalyzed by expressed human UGT1.4 protein. Drug Metabol Dispos 24: 456–363

Jacquemin E, Dumont M, Bernard O et al. (1994a) Evidence fo defective primary bile acid secretion in children with progressive familial intrahepatic cholestasis (Byler disease). J Pediatr 153: 424–428

Jacquemin E, Setchell KD, O'Connell NC et al. (1994b) A new cause of progressive intrahepatic cholestasis: 3 beta-hydroxy-C27-steroid dehydrogenase/isomerase deficiency. J Pediatr 125: 379–384

Jansen PLM (1996) Genetic diseases of bilirubin metabolism: the inherited unconjugated hyperbilirubinemias. J Hepatol 25: 398–404

Keppler D, Arias IM (1997) Introduction: transport across the hepatocyte canalicular membrane. FASEB J 11: 15–18

Kullak-Ublick GA, Hagenbuch B, Stieger B et al. (1994) Functional characterization of the basolateral rat liver organic anion transporting polypeptide. Hepatology 20: 411–416

Lightner DA (1982) Structure, photochemistry, and organic chemistry of bilirubin. In: Heirwegh KPM, Brown SD (eds). Bilirubin, vol 1: Chemistry. CRC Press, Boca Raton/FL, pp 1–58

MacKenzie P (1990) Expression of chimeric cDNAs in cell culture defines a region of UDP-glucuronosyltransferase involved in substrate selection. J Biol Chem 265: 3432–3435

MacKenzie PI, Owens IS, Burchell B et al. (1997) The UDP glycosyltransferase gene superfamily: recommended nomenclature update based on evolutionary divergence. Pharmacogenetics 7: 255–269

Maggiore G, Bernard O, Hadchouel M et al. (1991) Diagnostic value of serum gamma-glutamyl transpeptidase activity in liver diseases of children. J Pediatr Gastroenterol Nutr 12: 21–26

Mandema E, de Fraiture WH, Nieweg HO et al. (1960) A familial chronic idiopathic jaundice (Dubin-Sprintz disease), with a note on bromosulphthalein metabolism in this disease. Am J Med 28: 42–50

Moghrabi N, Clarke DJ, Boxer M et al. (1993) Identification of an A to G missense mutation in exon 2 of the UGT1 gene complex that causes Crigler-Najjar syndrome type II. Genomics 18: 171–173

Oude Elferink RPJ, Meijer DKF, Kuipers F et al. (1995) Hepatobiliary secretion of organic compounds: molecular mechanisms of membrane transport. Biochim Biophys Acta 1241: 215–268

Paulusma CC, Bosma PJ, Zaman GJR et al. (1996) Congenital jaundice in rats with a mutation in a multidrug resistance-associated protein gene. Science 271: 1126–1128

Paulusma CC, Kool M, Bosma PJ et al. (1997) A mutation in the human canalicular multispecific organic anion transporter gene causes the Dubin-Johnson syndrome. Hepatology 25: 1539–1542

Ritter JK, Crawford JM, Owens IS (1991) Cloning of two human liver bilirubin UDP-glucuronosyltransferase cDNAs with expression in COS-1 cells. J Biol Chem 266: 1043–1047

Ritter JK, Yeatman MT, Ferreira P et al. (1992) Identification of a genetic alteration in the code for bilirubin-UDP-glucuronosyltransferase in the UGT1 gene complex of a Crigler-Najjar type-I patient. J Clin Invest 90: 150–155

Rotor AB, Manahan L, Florentin A (1948) Familial nonhemolytic jaundice with direct van den Bergh reaction. Acta Med Phil 5: 37–42

Sinke RJ, Carlton VE, Jujin JA et al. (1997) Benign recurrent intrahepatic cholestasis (BRIC): evidence of genetic heterogeneity and delimitation of the BRIC locus to a 7-cM interval between D18S69 and D18S64. Hum Genet 100: 382–387

Sprintz H, Nelson RS (1954) Persistent nonhemolytic hyperbilirubinemia associated with lipochrome-like pigment in liver cells: report of four cases. Ann Intern Med 41: 952–961

Strassburg CP, Manns MP, Tukey RH (1997a) Differential downregulation of the UDP-glucuronosyltransferase 1 A locus is an early event in human liver and biliary cancer. Cancer Res 57: 2979–2985

Strassburg CP, Oldhafer K, Manns MP et al. (1997b) Differential expression of the UGT1A locus in human liver, biliary and gastric tissue: Identification of UGT1A7 and UGT1A10 transcripts in extrahepatic tissue. Mol Pharmacol 52: 212–220

Strassburg CP, Manns MP, Tukey RH (1998) Expression of the UDP-glucuronosyltransferase 1 A locus in human colon: identification and characterization of the novel extrahepatic UGT1A8. J Biol Chem 273: 8719–8726

Strassburg CP, Nguyen N, Manns M, Tukey RH (1999 a) UDP-glucuronosyltransferase activity in human liver and colon. Gastroenterology 116: 149–160

Strassburg CP, Strassburg A, Nguyen N et al. (1999 b) Regulation and function of family 1 and family 2 UDP-glucuronosyltransferases (UGT1A, UGT2B) in human oesophagus. Biochem J 338: 489–498

Strautnieks SS, Kagalwalla AF, Tanner MS et al. (1997) Identification of a locus for progressive familial intrahepatic cholestasis PFIC2 on chromosome 2q24. Am J Hum Genet 61: 630–633

Sugi K, Inoue M, Morino Y (1989) Degradation of plasma bilirubin by a bilirubin oxidase derivative which has a relatively long half-life in the circulation. Biochim Biophys Acta 991: 405–409

Summerskill WHJ, Walshe JM (1959) Benign recurrent intrahepatic obstructive jaundice. Lancet 2: 686–689

Weisiger RA (1985) Dissociation from albumin: a potentially rate limiting step in the clearance of substance by the liver. Proc Natl Acad Sci U S A 82: 1563–1567

Wolpert E, Pascasio FM, Wolkoff AW, Arias IM (1977) Abnormal sulfobromophthalein metabolism in Rotor's syndrome and obligate heterozygotes. N Engl J Med 296: 1099–1105

Zimniack P (1993) Dubin-Johnson and Rotor syndromes: molecular basis and pathogenesis. Sem Liver Dis 13: 248–260

Kapitel 72

Porphyrien

R. Fried · U. A. Meyer

INHALT

72.1	Epidemiologie und Symptomatik	837
72.2	Regulation der Hämbiosynthese	838
72.3	Akute Porphyrien	838
72.3.1	Auslösende Faktoren	838
72.3.2	Diagnose des akuten Porphyrieschubs	839
72.3.3	Untersuchung von Angehörigen	840
72.3.4	Therapie des akuten Porphyrieschubs	841
72.3.5	Allgemeine Maßnahmen und symptomatische Therapie	841
72.3.6	Empfohlene medikamentöse Therapie der wichtigsten Symptome	842
72.3.7	Prophylaxe des akuten Porphyrieschubs	843
72.3.8	Behandlung und Prophylaxe der Lichtdermatose	843
72.3.9	Vorgehen bei der Einführung eines neuen Medikaments	843
72.4	Nichtakute Porphyrien	843
72.4.1	Porphyria cutanea tarda	843
72.4.2	Kongenitale erythropoetische Porphyrie (Morbus Günther)	844
72.4.3	Protoporphyrie (erythrohepatische Protoporphyrie)	844

Als Porphyrien werden Störungen der Hämsynthese bezeichnet, bei denen es zu vermehrter Bildung, Anhäufung und Ausscheidung von Porphyrinvorstufen (δ-Aminolävulinsäure/δ-ALA, Porphobilinogen/PBG) und von Porphyrinen (z. B. Uroporphyrin, Koproporphyrin, Protoporphyrin) kommt.

Die Ursachen dieser Störungen sind vererbte oder erworbene Defekte einzelner Enzyme der Hämsynthese. Das Muster der sich im Gewebe, im Blut, Urin und Stuhl anhäufenden Zwischenstufen ist von der Lokalisation des Enzymdefekts innerhalb des Syntheseswegs abhängig (Tabelle 72.1).

Entsprechend den Hauptorten der Hämsynthese unterscheidet man zwischen
- erythropoetischen Porphyrien (kongenitale erythropoetische Porphyrie) und
- hepatischen Porphyrien (ALA-Dehydratasemangel, akute intermittierende Porphyrie, hereditäre Koproporphyrie/HKP, Porphyria variegata/PV, Porphyria cutanea tarda/PCT).

72.1
Epidemiologie und Symptomatik

Bei der erythrohepatischen Protoporphyrie wird eine erhöhte Konzentration von Protoporphyrin sowohl in Erythrozyten wie in der Leber gefunden. Die Häufigkeit ihres Vorkommens in Mitteleuropa wird bei der akuten intermittierenden Porphyrie auf 1–2:100.000, bei der Koproporphyrie und der Porphyria variegata auf ungefähr 1:100.000 geschätzt (Elder et al. 1997). Die Porphyria variegata kommt v. a. in Südafrika vor, wo 3 von 1.000 der weißen Bevölkerung diese Erkrankung aufweisen.

Bei Porphyrien treten 2 Hauptgruppen von Symptomen auf:
1. Eine akute Symptomatik mit wechselnden Störungen des zentralen, peripheren und autonomen Nervensystems. Typische Manifestationen sind abdominale Schmerzen und Nausea, kardiovaskuläre Symptome (Tachykardie, Hypertonie), periphere Neuropathien, zentralnervöse und psychische Veränderungen. Dieses potentiell gefährliche Krankheitsbild kommt bei 4 der hepatischen Porphyrien vor (akute intermittierende Porphyrie, hereditäre Koproporphyrie, Porphyria variegata und dem erst in wenigen Fällen beschriebenen ALA-Dehydratasemangel) und wird von einer vermehrten Bildung und Anhäufung von δ-ALA begleitet.
2. Eine Lichtdermatose mit vermehrter Verletzbarkeit der Haut und Blasenbildung sowie weiteren Veränderungen an lichtexponierten Hautstellen. Die Lichtdermatose hängt mit der Anhäufung von Porphyrinen in der Haut zusammen.

Aus klinischer Sicht ist v. a. die Unterscheidung zwischen den Porphyrieformen, welche akute Attacken verursachen können, und den nichtakuten Formen wichtig.

72.2 Regulation der Hämbiosynthese

Das erste und die 3 letzten Enzyme der Hämsynthese finden sich im Mitochondrium, die anderen Enzyme im Zytosol. Ungefähr 85% des Häm wird in erythroiden Zellen für die Bildung von Hämoglobin verwendet. Das übrige Häm wird v. a. in der Leber synthetisiert, wobei dessen Produktion durch einen negativen Feedback-Mechanismus reguliert wird. Häm hemmt die Synthese der mRNA der ALA-Synthetase, verkürzt deren Halbwertszeit und interferiert auch mit dem Transport des Enzyms vom Zytosol in die Mitochondrien. Die ALA-Synthetase ist durch viele der Substanzen induzierbar, welche auch die Produktion der Zytochrom-P450-Enzyme im endoplasmatischen Retikulum der Leber anregen. Die Gensequenzen von Enzymen der Hämsynthese und deren Lokalisation auf den Chromosomen sind heute bekannt (Abb. 72.1).

72.3 Akute Porphyrien

Zu den akuten Porphyrien gehören:
- ALA-Dehydratasemangel,
- akute intermittierende Porphyrie (AIP),
- hereditäre Koproporphyrie (HKP),
- Porphyria variegata (PV).

Die Symptome dieser hepatischen Porphyrien treten schubweise auf. Die meisten Patienten sind im Intervall zwischen den Schüben beschwerdefrei. Eine latente hepatische Porphyrie liegt bei symptomfreien Patienten mit nachgewiesenem Enzymdefekt, erhöhter Ausscheidung von Porphyrinvorstufen und Porphyrinen im Urin und/oder Stuhl vor oder bei solchen Patienten mit früher nachgewiesener akuter Porphyrie, auch wenn sich keine erhöhte Ausscheidung von Hämvorstufen mehr nachweisen läßt.

72.3.1 Auslösende Faktoren

Bei über 50% aller Patienten mit akuten Porphyrieschüben können auslösende Faktoren in der Anamnese eruiert werden. Diese schubauslösenden Faktoren sind:
- Arzneimittel,
- endogene und exogene Hormone (Östrogene, Progesteron),
- stark verminderte Kalorienzufuhr (Abmagerungsdiät, Nausea und Erbrechen),
- Infektionen und
- Alkoholexzesse.

Schubauslösung und Symptomatik sind bei allen akuten Porphyrieformen gleich. Bei der PV und weniger bei der HKP tritt zusätzlich zu den neuroviszeralen Symptomen eine Lichtdermatose auf. Diese ist nicht immer mit dem Auftreten von akuten Attacken assoziiert.

Tabelle 72.1. Übersicht über die verschiedenen Porphyrieformen

	Porphyrieformen mit akuten Attacken				Lichtdermatosen		
	ALA-D-Mangel	AIP	HKP	VP	PCT	PP	CEP
Metabolische Expression	Hepatisch	Hepatisch	Hepatisch	Hepatisch	Hepatisch	Erythrohepatisch	Erythrozytär
Vererbungsmodus	Autosomal rezessiv	Autosomal dominant	Autosomal dominant	Autosomal dominant	Autosomal dominant	Autosomal dominant	Autosomal rezessiv
Symptome und Befunde:							
Photosensibilität	Nein	Nein	Selten	Ja	Ja	Ja	Ja
Urinbefunde							
δ-ALA	(+++)	(+++)	(+++)	(+++)	N	N	N
Porphobilinogen	(++)	(+++)	(+++)	(+++)	N	N	N
Uroporphyrin	+	++	+	+	+++	N	+++
Koproporphyrin	+++	N	++	++	+	(+)	++
Fäzes							
Koproporphyrin	N	N	+++	+	(+)	(+)	+
Protoporphyrin	N	N	+	+++	N	++	+
Erythrozyten							
Uroporphyrin	N	N	N	N	N	N	+++
Koproporphyrin	N	N	N	N	N	+	++
Protoporphyrin	N	N	N	N	N	+++	+

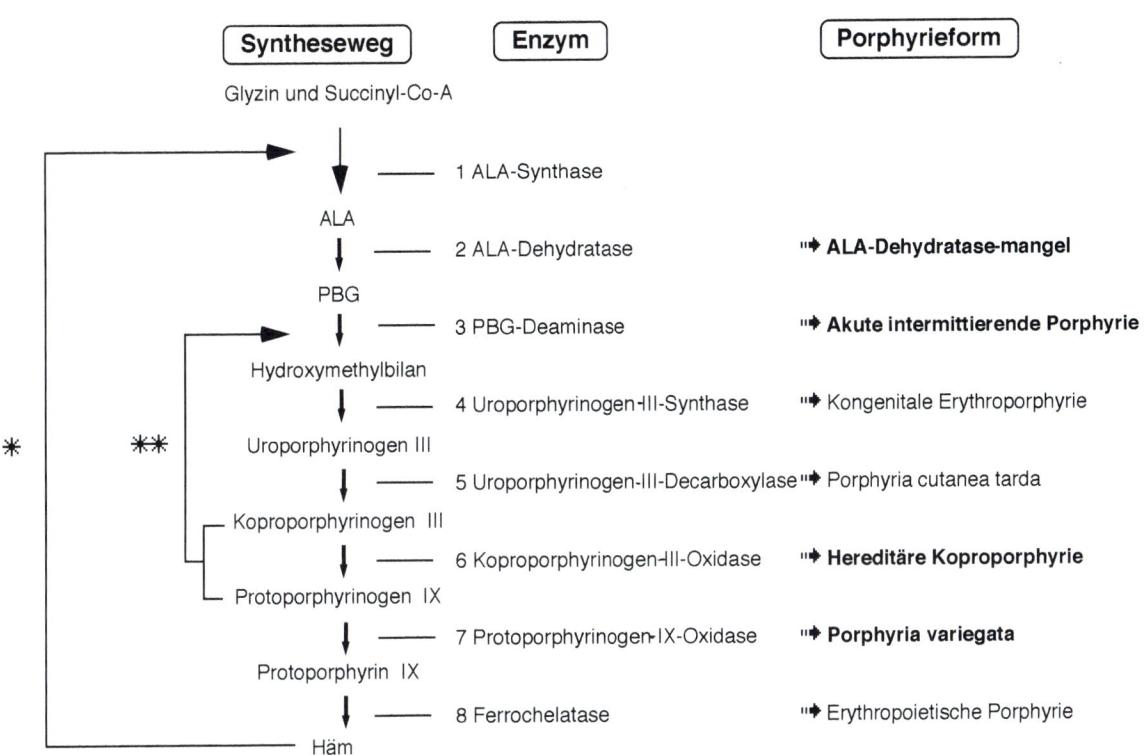

Abb. 72.1. Schema der Hämbiosynthese. Spezifische Enzymdefekte sind mit der dazugehörigen Porphyrieform verknüpft. Akute Porphyrien sind fett gedruckt (* negativer Feedback, ** allosterische Hemmung der PBG-Deaminase)

> ! Als wesentlich erweist sich bei allen Patienten mit akuter Porphyrie die Prophylaxe eines akuten Schubs durch Verhütung schubauslösender Faktoren.

72.3.2
Diagnose des akuten Porphyrieschubs

Körperliche Symptome

Im akuten Schub treten abdominale Schmerzen, Nausea und Erbrechen und oft eine Obstipation auf. Der Urin kann eine tiefrote Farbe annehmen, welche unter Lichteinfluß nachdunkelt. Die Stärke der angegebenen Beschwerden steht oft in Diskrepanz zur weitgehend unauffälligen Untersuchung des Abdomens. Gleichzeitig werden auch Schmerzen in den Gliedern und im Rücken angegeben.

Es tritt eine breite Palette neuropsychiatrischer Befunde auf. Ein Befall des vegetativen Nervensystems äußert sich in Tachykardie, Hypertonie oder orthostatischer Hypotonie (Tabelle 72.2).

Eine periphere Neuropathie setzt bei schweren Porphyrieschüben typischerweise spätestens 3 Tage nach Beginn der abdominalen Symptomatik ein. Die Porphyrieneuropathie weist Ähnlichkeiten mit der Polyradikulitis Guillain-Barré auf. Oft sind obere Extremitäten und proximale Muskeln besonders stark betroffen.

> ! Eigenreflexe sind proportional zum Schweregrad der Paresen herabgesetzt, während sie beim Guillain-Barré-Syndrom meist schon im Frühstadium der Erkrankung fehlen.

Aufgrund neurophysiologischer Untersuchungen basiert die Porphyrieneuropathie auf einer axonalen Degeneration und betrifft v. a. motorische Neurone (Windebank u. Bonkowsky 1993; Meyer et al. 1998).

Nicht alle Porphyrieattacken gehen mit neuronalen Symptomen einher. Meist steht die abdominale Symptomatik im Vordergrund.

Laborchemische Untersuchungen

Wird bei typischen Beschwerden oder bei der Abklärung von unklaren Bauchschmerzen eine akute Porphyrie angenommen, so soll in erster Linie das PBG im Urin nachgewiesen werden.

Tabelle 72.2. Häufigste Symptome der akuten hepatischen Porphyrie. (Mod. nach Elder et al. 1997)

	Mustajoki u. Nordmann 1993 (%)	Elder et al. 1997 (%)
Abdominalschmerzen	96	98
Nausea, Erbrechen	84	85
Obstipation	78	28
Tachykardie (>80/min)	79	57
Hypertonie (diastolisch >85 mmHg)	57	68
Extremitätenschmerzen und Rückenschmerzen	25	–
Periphere Sensibilitätsverluste	–	2
Muskelschwäche	8	7
Psychiatrische Symptome	19	2
Epileptische Anfälle	–	5
Hyponatriämie (<135 nmol/l)	32	39

■ **Qualitative Methode.** Zwei qualitative Methoden zum Nachweis des PBG, der Watson-Schwartz-Test und der Hösch-Test, stehen zur Verfügung. Diese Untersuchungen basieren auf dem Nachweis von rotem Pigment nach Reaktion des PBG mit Ehrlich-Reagens in saurem Milieu (Abb. 72.2).

Diese Nachweismethoden sind technisch einfach und können in jedem Labor durchgeführt werden, sind aber nicht vollständig spezifisch. Da der Nachweis von PBG nur bei hohen Konzentrationen im Urin gelingt, ist das Resultat im Intervall zwischen akuten Porphyrieschüben oft negativ.

■ **Quantitative Methode.** Genauer ist der quantitative Nachweis von δ-ALA und PBG im Urin mittels Ionenaustauschsäulen. Der frisch gesammelte Urin wird in einem lichtgeschützten Behälter mit Borsäure versetzt. Die Bestimmung kann aus einem Sammelurin erfolgen. Viele Labors bieten aber auch die Diagnostik aufgrund einer Spontanurinprobe an.

Im Anfall beträgt die PBG-Ausscheidung gewöhnlich 220–880 µmol/Tag (normal 0–18 µmol/Tag) und die ALA-Ausscheidung 150–760 µmol/Tag (normal 8–53 µmol/Tag). Bei normalen PBG-Werten kann eine akute Porphyrie als Ursache aktueller Beschwerden mit großer Wahrscheinlichkeit ausgeschlossen werden.

Differenzierung einzelner Porphyrieformen

Der frisch gesammelte Urin wird in einem lichtgeschützten Behälter mit Natriumbikarbonat versetzt. Bestimmt werden Uroporphyrine und Koproporphyrine. Die Bestimmung kann aus einem Sammelurin oder je nach Labor aus einer Spontanurinprobe erfolgen. Zusätzlich werden Stuhlproben auf Koproporphyrine und Protoporphyrine untersucht (vgl. Tabelle 72.1).

Die Diagnose kann ergänzend mit dem Nachweis einer verminderten spezifischen Enzymaktivität in Erythrozyten, bzw. Leukozyten gesichert werden. Zunehmend können die Mutationen in den entsprechenden Genen in DNA-Proben analysiert werden (Porphobilinogensynthase, Koproporphyrinogenoxidase, Protoporphyrinogenoxidase).

Differentialdiagnose

Eine seltene Differentialdiagnose zu den akuten Porphyrien stellt die akute Bleivergiftung dar. Die Symptomatik mit abdominalen Krämpfen und neuropsychiatrischen Symptomen ist ähnlich und es findet sich ebenfalls eine Erhöhung der Koproporphyrine und der δ-ALA im Urin. Hingegen ist das PBG im Urin normal, und der Nachweis einer basophilen Tüpfelung von Leukozyten sowie erhöhte Bleiserumspiegel sind diagnostisch leitend.

72.3.3
Untersuchung von Angehörigen

Ist die Diagnose einer akuten Porphyrie gestellt, empfiehlt es sich, Eltern und Geschwister sowie Kinder des Indexpatienten jenseits des 15. Lebensjahrs zu untersuchen.

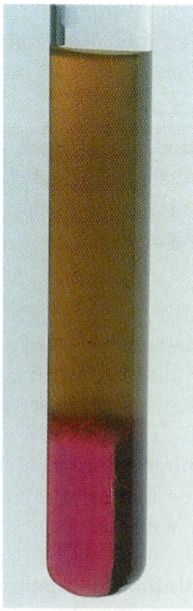

Abb. 72.2. Watson-Schwartz-Test. Nach Versetzen des Urins mit Ehrlich-Reagens und Zugabe von Butanol wird PBG in der Probe nachgewiesen: Die rote Farbe geht nicht ins Butanol über

Der Nachweis einer Porphyrie erfolgt ebenfalls mittels Urinanalysen sowie spezifischen Enzymbestimmungen im peripheren Blut (vgl. Tabelle 72.1), oder in Zukunft mit dem Nachweis der Mutation. Identifizierte Träger des Defekts sind oft asymptomatisch und können bezüglich der Prophylaxe von schubauslösenden Faktoren beraten werden.

72.3.4
Therapie des akuten Porphyrieschubs

Ziel der therapeutischen Maßnahmen ist
1. die Behandlung der Symptome und der Folgeerscheinungen (Elektrolytverschiebungen, Wasserhaushalt) des akuten Schubs, und
2. die Beeinflussung der hepatischen Hämsynthese, v. a. durch Repression der im akuten Stadium kompensatorisch induzierten δ-ALA-Synthase mittels Kohlenhydratzufuhr und Hämatininfusionen.

Ein akuter Schub einer hepatischen Porphyrie ist ein ernstzunehmendes, gelegentlich lebensbedrohliches Krankheitsbild.

! Patienten mit Bauchkoliken, dunklem Urin und beginnenden oder zunehmenden Lähmungen oder einer akuten Psychose müssen als Notfall behandelt werden. Die Intensität der Überwachung und Behandlung stützt sich dabei auf das klinische Bild. Die Menge der ausgeschiedenen Hämvorstufen gibt nur begrenzt Aufschluß über den Schweregrad der Störung.

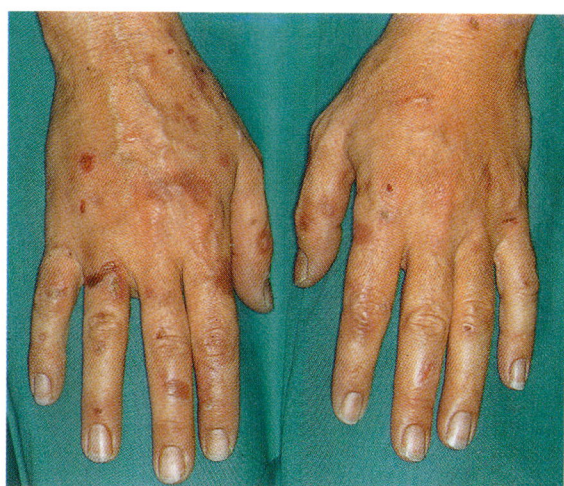

Abb. 72.3. Porphyrie der Haut. Unter Lichteinfluß und bei auch geringfügigen Verletzungen entstehen bei der PCT Vesikel und Blasen auf der Haut. Kleine weiße Plaques, sog. Milia, sind eine typische Begleiterscheinung

Der natürliche Verlauf eines akuten Schubs ist variabel und unvorhersehbar. Die meisten Schübe klingen wahrscheinlich auch ohne Behandlung ab, einige können aber zu zunehmenden Lähmungen und sogar zum Tode führen.

Eine kontrollierte vergleichende Untersuchung der Wirksamkeit der Therapie ist damit äußerst schwierig, und die folgenden Empfehlungen beruhen mehrheitlich auf theoretischen Überlegungen und Empirie. Dank verbesserter intensivmedizinischer Maßnahmen und vermehrter Kenntnis der Erkrankung hat die Mortalität akuter Schübe von früher 22 % auf heute 6 % abgenommen, wie kürzlich in einer retrospektiven Untersuchung in Finnland gezeigt wurde (Kaupinnen u. Mustajoki 1992).

72.3.5
Allgemeine Maßnahmen und symptomatische Therapie

Schubauslösende Faktoren, v. a. alle „porphyrinogenen" Arzneimittel, müssen identifiziert und abgesetzt werden.

Beeinflussung der hepatischen Hämsynthese mit Kohlenhydraten und Hämatin

Obschon der primäre Enzymdefekt der Hämsynthese nicht direkt beeinflußt wird, kann mit der Zufuhr von Kohlenhydraten („Glukoseeffekt") oder der Infusion von Häm eine Sekundärwirkung des Enzymdefekts, nämlich die massive Induktion der ALA-Synthase gehemmt oder verhindert werden. Der genaue Wirkungsmechanismus der Kohlenhydrate ist nicht bekannt. Glukose und v. a. intravenös appliziertes Häm bewirken beim Porphyriepatienten einen schnellen Rückgang der Ausscheidung von Porphyrinvorstufen und Porphyrinen. Meistens besteht zumindest eine grobe Korrelation zwischen der Porphyrinvorstufenausscheidung und dem klinischen Verlauf.

■ **Glukosemenge.** Falls Patienten essen können und nicht erbrechen, wird eine hochkalorische Diät (mindestens 300 g Kohlenhydrate und 100 g Protein pro Tag) verabreicht. Bei Erbrechen werden 300 g Glukose pro Tag als 10 %ige Glukoselösungen infundiert.

■ **Häminfusionen.** Wenn die Kohlenhydrattherapie innerhalb von 24 h nicht zu einer Besserung der Symptomatik führt, soll Häm infundiert werden. Besser verträglich als das früher gebräuchliche Hämatin ist das Hämarginin (Normosang, Leiras OY, Turku, Finnland). Normosang ist allerdings nicht im freien Handel erhältlich und muß gesondert bestellt werden.

Die empfohlene Dosierung beträgt 3–4 mg/kg KG, in lichtgeschützter Kurzinfusion über 15 min, einmal täglich während 4 Tagen.

> Zur Vermeidung einer Thrombophlebitis erfolgt die Infusion vorzugsweise über einen zentralen Venenkatheter.

Zunehmend wird bei Patienten mit bekannter Porphyrie die frühzeitige Gabe von Hämarginin empfohlen (Mustajoki u. Nordmann 1993). Eine Verbesserung der klinischen Symptomatik ist innerhalb von 48 h nach Beginn der Häminfusionen zu erwarten.

Elektrolytstörungen

Störungen im Elektrolyt- und Wasserhaushalt müssen korrigiert werden. Hyponatriämie und Hypochlorämie sind ein häufiges Problem. Erbrechen, Durchfall, verminderte Flüssigkeits- und Nahrungszufuhr, toxische Wirkung von δ-ALA auf die Nierentubuli und selten eine hypothalamische Neuropathie mit inadäquater Sekretion von antidiuretischem Hormon (Schwartz-Bartter-Syndrom) tragen dazu bei. Auch Hypomagnesiämien kommen vor.

Neurologische Symptome

Muskelschwäche und Lähmungen sollen von Beginn an mit passiver Physiotherapie behandelt und mit aktiver Physiotherapie ersetzt werden, sobald der Anfall abklingt.

> ! Eine Behandlung der Symptome soll mit als ungefährlich und nicht schubauslösend geltenden Arzneimitteln durchgeführt werden. Es wird auf entsprechende Tabellen in der „roten Liste" (D), bzw. den „Grundlagen der Arzneimitteltherapie" (CH) verwiesen.

72.3.6
Empfohlene medikamentöse Therapie der wichtigsten Symptome

Für die Behandlung der wichtigsten Symptome von akuten Porphyrieschüben werden folgende Medikamente empfohlen (Doss et al. 1997; Meyer 1997):

■ **Schmerzen.** Azetylsalizylsäure oder Ibuprofen für leichte Schmerzen. Oft sind zu Beginn allerdings starke Schmerzmittel nötig, dann sind Morphinderivate anzuwenden.

■ **Nausea und Erbrechen.** Chlorpromazin (25–100 mg/Tag) oder Promazin werden wegen ihrer günstigen zusätzlichen Wirkungen auf Schmerzen und psychische Symptome empfohlen.

■ **Andere Symptome.**

Tachykardie, Hypertension:	β-Blocker,
paralytischer Ileus, Obstipation:	Neostigmin,
Konvulsionen:	Diazepam und Bromide scheinen bei akuter hepatischer Porphyrie das kleinste Risiko einer schubauslösenden Wirkung darzustellen.

> Für alle anderen Antikonvulsiva inklusive Clonazepam und Na-Valproat werden porphyrinogene Eigenschaften vermutet. Bei notwendiger Dauerprophylaxe einer Epilepsie bei einem Porphyriepatienten sollten Phenytoin und andere Antikonvulsiva nur unter guter klinischer Überwachung erstmals eingesetzt werden.

Eine mögliche Alternative stellen die neueren Antiepileptika Vigabatrin und Gabapentin dar, da sie das hepatische mikrosomale Enzymsystem nicht stimulieren (Bont et al. 1996). Die klinische Erfahrung mit diesen Medikamenten ist aber noch sehr beschränkt, so daß sie noch nicht generell empfohlen werden können (Krauss et al. 1995).

Lokalanästhetika, Narkose:	Procain und Bupivacain sind bei üblicher lokaler Applikation ungefährlich. Zur Allgemeinnarkose können Lachgas, Äther, Propofol angewendet werden. Weiter scheinen Curarepräparate, Suxamethonium, Fentanyl und Droperidol ungefährlich zu sein.
Infektionen:	Penicilline und Cephalosporine sind am ehesten zu verwenden.
Antazida:	AlOH- und MgOH-haltige Antazida sind unproblematisch. Aufgrund theoretischer Überlegungen kommt auch der Protonenpumpenblocker Pantoprazol in Frage, da dieser das Zytochrom-P450-Enzymsystem nicht induziert. Praktische Erfahrungen mit dem Medikament bestehen aber bisher keine.

72.3.7
Prophylaxe des akuten Porphyrieschubs

Ziel der Prophylaxe ist die Verhütung von akuten Schüben durch Instruktion von Patienten und der in der Familienuntersuchung eruierten Träger des Defekts. Patient und latente Genträger müssen die schubauslösenden Faktoren und v. a. porphyrinogene Medikamente, strenge Fastenkuren oder Alkoholexzesse vermeiden.

Alle Patienten sollen ein Informationsblatt (Porphyriepass) mit genauer Diagnose und eine Arzneimittelliste mit den als sicher geltenden Arzneimitteln für ihre Ärzte mit sich führen.

■ **Kontrazeption.** Orale Kontrazeptiva sind ein besonderes Problem bei Patientinnen mit hepatischer Porphyrie. Sie können schubauslösend wirken und sind i. allg. zu vermeiden. Bei seltenen Fällen von prämenstrueller, ovulozyklischer Neigung zu Exazerbationen wurde aber mit oralen Kontrazeptiva auch ein Rückgang der Symptomatik beobachtet.

Bei ungefähr der Hälfte aller Patientinnen mit zyklusabhängigen Beschwerden ist die Applikation eines LHRH-Analogons (Buserelin) wirksam, welches zu einer Hemmung der Freisetzung von Gonadotropinen und von gonadalen Steroiden führt (Anderson 1990). Wegen sekundärer Amenorrhö und erhöhtem Osteoporoserisiko ist eine Langzeittherapie aber nicht unbedenklich.

■ **Schwangerschaften.** Diese scheinen nicht eindeutig mit einem erhöhten Risiko für Mutter und Kind verbunden zu sein. Frühaborte sind allerdings gehäuft. Die Eltern sollen darüber informiert werden, daß die Wahrscheinlichkeit der Vererbung des Defekts für jedes Kind 50 % beträgt.

72.3.8
Behandlung und Prophylaxe der Lichtdermatose

Für die bei Patienten mit HKP und PV zusätzlich auftretende Lichtdermatose gibt es keine spezifische Behandlung. Die Exposition der Haut gegenüber Sonnenbestrahlung und UV-Licht kann eingeschränkt werden durch Tragen von Handschuhen, Hüten und Sonnengläsern. Lichtschutzsalben sind von beschränktem Wert, am ehesten ist ein therapeutischer Lichtschutz (z. B. Contralum) zu gebrauchen.

Auch die Einnahme von β-Karotin (50–200 µg/Tag) wird empfohlen. Am besten eignet sich die Kombination von β-Karotin und Canthaxantin (Apotrin), da β-Karotin alleine zu einer auffälligeren Gelbverfärbung der Haut führt. Der beste therapeutische Effekt ist bei Karotinserumspiegeln von 10–15 µmol/l (600–800 µg/ml) zu erwarten. In den gewählten Dosierungen ist eine Hypervitaminose A nicht zu befürchten.

Karotinoide wirken wahrscheinlich durch „Abfangen" von aktiviertem Sauerstoff und freien Radikalen und/oder durch Absorption von Licht im UV-Bereich. Der genaue Mechanismus ihrer Schutzwirkung ist aber nicht geklärt.

72.3.9
Vorgehen bei der Einführung eines neuen Medikaments

Bei Porphyriepatienten sollen nur absolut essentielle Medikamente verabreicht werden. In erster Linie dürfen nur Medikamente rezeptiert werden, deren Anwendung gemäß Liste als sicher gilt.

In allen anderen Fällen wird folgendes Vorgehen empfohlen: Patienten sollen das neue Medikament bei Symptomen einer akuten Attacke sofort absetzen. Bei hohem Risiko (antikonvulsive Medikamente, Tuberkulostatika) sollten Patienten mit Urinuntersuchungen (quantitative Bestimmung der δ-ALA und des PBG an Tag 1, 3 und 5) zusätzlich überwacht werden. Eine kohlenhydratreiche Diät zur Prophylaxe von Porphyrieattacken wird ebenfalls empfohlen.

72.4
Nichtakute Porphyrien

72.4.1
Porphyria cutanea tarda

Hauptsymptom dieser Porphyrie ist eine Lichtdermatose, die häufig im Zusammenhang mit einem Leberzellschaden (Fettleber, Hepatitis, Leberzirrhose) und vermehrter Eisenablagerung in der Leber auftritt (Abb. 72.3).

> Bei Patienten mit PCT besteht zudem ein erhöhtes Leberkarzinomrisiko (Elder et al. 1997).

Unter Lichteinfluß und bei auch geringfügigen Verletzungen entstehen Vesikel und Blasen auf der Haut. Kleine weiße Plaques, sog. Milia, sind eine typische Begleiterscheinung (vgl. Abb. 72.3).

Ätiologie und Pathogenese

Man unterscheidet familiäre, paraneoplastische und toxisch bedingte (Hexachlorobenzol, polyhalogenierte Kohlenwasserstoffe, Tetrachlorodibenzodioxin, Vinylchlorid) Formen der PCT.

Wichtigste auslösende Ursachen bei familiärer PCT sind Alkohol und Östrogenpräparate (z. B. in oralen Kontrazeptiva).

Umstritten ist der Zusammenhang zwischen der PCT und einer chronischen Virushepatitis. Während Autoren aus Spanien, Italien und Frankreich über eine erhöhte Prävalenz von HCV- (70–90%) und HBV-Antikörpern (30–40%) bei PCT berichten (Navas et al. 1995), wurden in einer Untersuchung an 106 deutschen PCT-Patienten bei lediglich 8% HCV-Antikörper und bei 13% HBV-Antikörper nachgewiesen (Stolzel et al. 1995).

Eine neuroviszerale Symptomatik kommt nicht vor. Barbiturate und andere Arzneimittel, die akute hepatische Porphyrien präzipitieren, scheinen ungefährlich.

Therapeutische Maßnahmen

Falls nach Alkoholabstinenz und nach Absetzen einer Östrogentherapie das Hautsyndrom persistiert, ist eine Aderlaßbehandlung zur Entfernung von Eisen angezeigt.

■ **Aderlaß.** Es werden 3- bis 4mal monatlich 200–500 ml Blut bis zur klinischen Remission und zum Rückgang der täglichen Porphyrinausscheidung auf Werte unter 500 µg/Tag entnommen.

Es lassen sich oft Remissionen über mehrere Jahre erzielen.

Bei fortgeschrittener Zirrhose kann die Erythrozytopherese (Entfernung von Erythrozyten mit Reinfusion des Plasmas) zur Vermeidung größerer Proteinverluste angewendet werden.

■ **Medikamentöse Therapie.** Als Alternative zur Aderlaßtherapie kann eine Behandlung mit kleinen Dosen von Chloroquin (z. B. Resochin, Nivaquin; 2mal 150 mg p.o. pro Woche über 8–12 Monate) versucht werden. Dies führt meist ebenfalls zu Remissionen innerhalb von 3–6 Monaten.

Chloroquin bewirkt eine Mobilisierung der Porphyrine im Gewebe mit nachfolgender Ausscheidung im Urin.

> ! Wegen der langen Behandlungszeit sollten zum Ausschluß einer möglichen Retinopathie alle 3–6 Monate Visuskontrollen vorgenommen werden.

Eine hochdosierte Chloroquintherapie (500 mg Chloroquin/Tag) wird wegen der hepatotoxischen Wirkungen von Chloroquin nicht empfohlen.

Desferrioxamin (Desferal, 3mal 500 mg i.m. pro Woche) und metabolische Alkalinisierung [Natriumbikarbonat, 10–15 g/Tag; Hexakalium-Hexanatriumpentacitrat-Hydrat-Komplex (Uralyt-U), 4mal 2 g/Tag] sind weniger wirksame Alternativen.

Die Vermeidung von direkter Lichtexposition und Verwendung von Lichtschutzsalben sind wie bei anderen porphyrischen Lichtdermatosen zu empfehlen.

72.4.2
Kongenitale erythropoetische Porphyrie (Morbus Günther)

Diese äußerst seltene Krankheit mit massiver mutilierender Photodermatose schon nach der Geburt und späterer hämolytischer Anämie und Splenomegalie gehört in die Hand des Porphyriespezialisten.

Es gibt vorläufig keine Behandlung, die die schlechte Prognose dieser Krankheit beeinflußt. Der Schutz vor Lichtexposition ist bei dieser Krankheit von größter Wichtigkeit. Über die möglicherweise nützliche Anwendung von Karotinoiden (s. Abschn. 72.3.8) und Chloroquin (s. Abschn. 72.4.1) und die Infusion von Hämatin (s. Abschn. 72.3.5) liegen nur vereinzelte Beobachtungen vor.

Hingegen führt eine Splenektomie bei Hypersplenismus oft zu einer längerdauernden Verminderung der Hämolyse und der Porphyrinsynthese im Knochenmark und verbessert die Lichttoleranz.

72.4.3
Protoporphyrie (erythrohepatische Protoporphyrie)

Die typische Lichtdermatose dieser Porphyrie (solare Urtikaria und solares Ekzem) kann bei vielen Patienten mit Karotinoiden günstig beeinflußt werden, obschon sich an der Konzentration der Porphyrine in Erythrozyten und Plasma nichts ändert. Die übrige Prophylaxe zur Verbesserung der Lichttoleranz beschränkt sich auf die Umgehung längerer Lichtexposition und die Verwendung von Lichtschutzsalben (s. auch Abschn. 72.3.8).

Für die bei einzelnen Patienten auftretenden leichten Anämien, die Cholelithiasis mit Protoporphyringallensteinen und die Akkumulation von Protoporphyrin in der Leber – letztere kann zur Zerstörung von Lebergewebe und Zirrhose führen – gibt es bis heute keine wirksame Behandlung.

Bei Hypersplenismus und ausgeprägter Hämolyse kann eine Splenektomie eine temporäre Verminderung der Erythrozytenporphyrine und der Lichtdermatose bewirken.

Literatur

American Porphyria Foundation, Internetadresse: http://www.enterprise.net/apf/
Anderson KE (1990) GnRH analogue prevents cyclical attacks of porphyria. Arch Int Med 150: 1469–1474
Bont A, Steck AJ, Meyer UAM (1996) Die akuten hepatischen Porphyrien und ihre neurologischen Symptome. Schweiz Med Wochenschr 126: 6–14
Doss MO, Honcamp M, Frank M (1997) Arzneistoffe bei akuten hepatischen Porphyrien und Empfehlungen zur Anästhesie. In: Rote Liste, Arzneimittelverzeichnis des BPI und VFA
Elder GH, Hift RJ, Meissner PN (1997) The acute porphyrias. Lancet 349: 1613–1617
Kaupinnen R, Mustajoki P (1992) Prognosis of acute porphyria: occurrence of attacks, precipitating factors and associated diseases. Medicine 71: 1–13
Krauss G, Simmons-O'Brien E, Campbell M (1995) Succcessful treatment of seizures and porphyria with gabapentin. Neurology 45: 594–595
Meyer UA (1997) Vererbte Unterschiede in der Arzneimittelwirkung: Konsequenzen für die Arzneimitteltherapie. In: Documed AG (Hrsg.) Grundlagen der Arzneimitteltherapie. Documed, Basel
Meyer UA, Schuurmans MM, Lindberg RLP (1998) Acute porphyrias: Pathogenesis of neurological manifestations. Semin Liver Dis 18: 43–52
Mustajoki P, Nordmann Y (1993) Early administration of heme arginate for acute porphyric attacks. Arch Intern Med 153: 2004–2008
Navas S, Bosch O, Castillo I, Marriott E, Carreno V (1995) Porphyria cutanea tarda and hepatitis C and B viruses infection: a retrospective study. Hepatology 21: 279–284
Stolzel U, Kostler E, Koszka C et al. (1995) Low prevalence of hepatitis C virus infection in porphyria cutanea tarda in Germany. Hepatology 21: 1500–1503
Windebank AJ, Bonkowsky HL (1993) Porphyric neuropathy. In: Dyck PJ, Thomas PK, Griffin JW, Low PA, Poduslo JF (eds) Peripheral neuropathy. WB Saunders, Philadelphia, pp 1161–1168

Gentherapie

C. Teschendorf · W. Schmiegel

INHALT

73.1 Ziel und Art der Therapie 847
73.2 Transfermethoden 847
73.2.1 Physikalisch-chemische Transfermethoden 848
73.2.2 Virale Vektoren 849
73.3 Genexpression 851
73.4 Spezifität 851
73.5 Studien 851

Monogenetische Erbkrankheiten sind im Verhältnis zu anderen Erkrankungen selten. Dennoch erfahren sie wegen ihrer vielfältigen Erkrankungsbilder sowie beispielhaften Pathomechanismen große Aufmerksamkeit.

Eine Therapie ist, falls überhaupt möglich, weitgehend symptomorientiert (z. B. bei der zystischen Fibrose). In vielen Fällen erfolgt eine Substitutionsbehandlung (z. B. Hämophilie A). Durch Fortschritte in der Molekularbiologie konnten in den letzten Jahren zahlreiche verantwortliche Gene identifiziert und deren Mutationen charakterisiert werden, u. a. für die zystische Fibrose, die familiäre Hypercholesterinämie, den α_1-Antitrypsinmangel und die Hämochromatose. Durch die Kenntnis der verantwortlichen Gendefekte und der gleichzeitigen Entwicklung von Gentransfermethoden ist erstmals „Gentherapie" denkbar geworden.

> Die Definition der Gentherapie kann allgemein wie folgt formuliert werden: „Einbringen von funktionsfähigem Erbmaterial in Zellen in therapeutischer Absicht."

73.1
Ziel und Art der Therapie

Die ideale Form der Gentherapie – der Austausch eines mutierten gegen ein intaktes Gen – konnte bisher nicht realisiert werden. Ein solcher Genaustausch, homologe Rekombination genannt, ist bislang viel zu ineffizient, als daß ein therapeutischer Effekt erzielt werden könnte. Bei den bisherigen gentherapeutischen Ansätzen wurde genetisches Material der Zelle hinzugefügt.

Wichtig ist die Unterscheidung zwischen somatischer und genomischer Gentherapie.

> Somatische Gentherapie bedeutet die Veränderung der genetischen Information von Körperzellen, genomische Gentherapie dagegen die Änderung des Genoms in Spermien oder Eizellen.

Bei letzterer Form werden die Änderungen an die Nachkommen weitergegeben. Genomische Gentherapie ist bislang nur an Tieren versucht worden. Gentherapie beim Menschen beschränkt sich ausschließlich auf somatische Gentherapie.

Verschiedene Schritte sind notwendig, um ein Gen erfolgreich in eukaryotischen Zellen zu exprimieren, d. h. eine Zelle zu „transduzieren" (Abb. 73.1). Der Transfer in die Zelle, d. h. das Überwinden der Zellmembran, ist der erste und entscheidende Schritt. Die Integration in das Genom sichert die Replikation bei der Zellteilung, alternativ kann es zur episomalen Lokalisation des transduzierten Gens kommen.

Die Expression, also Transkription und Translation, ist weitgehend abhängig vom Promotor des Gentransfervektors, der idealerweise regulierbar ist. Ein wichtiger Faktor für eine niedrige Toxizität und damit auch den Erfolg einer Therapie ist die Spezifität der Transduktion, d. h. nur bestimmte Zellen sollen idealerweise transduziert werden.

73.2
Transfermethoden

Man unterscheidet die physikalisch-chemischen Transfermethoden von den viralen Vektoren (Abb. 73.2).

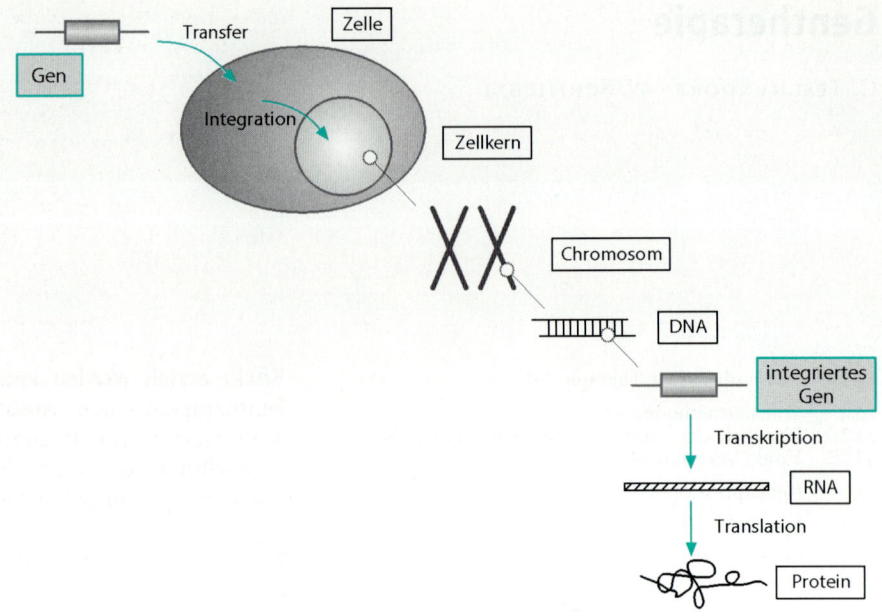

Abb. 73.1. Schematische Darstellung der Genexpression

73.2.1
Physikalisch-chemische Transfermethoden

Direkte Injektion von DNA

Die direkte Injektion von Plasmid-DNA sowie das Partikelbombardement sind mechanische Methoden des Gentransfers. Der Transfer kann durch die lokale Applikation auf einzelne Gewebe beschränkt werden, eine selektive Transduktion einer Zellpopulation ist aber nicht möglich. Erfolgreich wurde die direkte Injektion von DNA bei der Tumorantigenvakzination mit dem karzinoembryonalen Antigen eingesetzt (Corny et al. 1994). Interessanterweise eignet sich quergestreifte Muskulatur bei dieser Methode sehr gut als „Expressionssystem". So werden nicht nur muskeleigene Proteine wie das normale Dystrophin bei der Duchenne-Muskeldystrophie, sondern auch muskelfremde Proteine wie Tumorantigene, HIV-Antigene oder das Wachstumshormon sehr effizient exprimiert (Blau u. Springer 1995).

Partikelbombardement

Die Methode des Partikelbombardements benutzt kleinste Goldpartikel, die mit DNA beschichtet sind und mit großer Geschwindigkeit auf Gewebe geschossen werden. Beim Durchtritt durch die Zelle geben die Partikel die DNA ab.

Liposomen

Kationische Lipide und (negative geladene) DNA formen sog. Liposomen. Den Gentransfer stellt man sich so vor, daß die Liposomen mit der Zellmembran verschmelzen und die DNA in das Zytoplasma gelangt (Felgner u. Ringold 1989). Zahlreiche Gewebe können auf diese Weise in vitro aber auch in vivo transduziert werden, darunter Neuronen, Hepatozyten und Bronchialepithelien. Ein großer Vorteil von Liposomen ist die Einfachheit ihrer Herstellung. Sie sind weiterhin nicht immunogen und tragen kein Rekombinationsrisiko. Zudem können Liganden integriert werden, was über eine Ligand-Rezeptor-Bindung einen zellspezifischen Gentransfer ermöglicht. Nachteilig sind die transiente Genexpression und eine in vivo unzureichende Transduktionsrate. Bei systemischer Applikation der Liposomen wird ein großer Teil durch das retikuloendotheliale System aufgenommen und abgebaut (Zhu et al. 1993).

Liganden/DNA-Komplexe

Liganden/DNA-Komplexe bestehen aus negativ geladener DNA und positiv geladenen Poly-L-Lysinen, an die kovalente Liganden gebunden werden können, so daß die DNA über rezeptorvermittelte Endozytose in die Zelle aufgenommen wird. Als

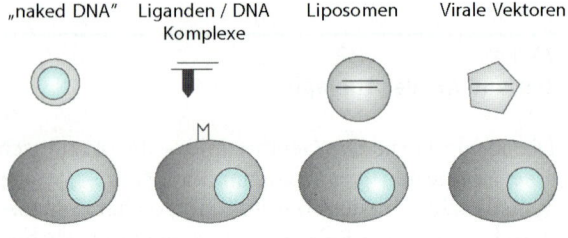

Abb. 73.2. Methoden des Gentransfers

Liganden wurden u. a. Transferrin und Antikörperfragmente eingesetzt (Cooper 1996). Durch die Liganden erhält dieses System potentielle Zellspezifität. Die ersten Komplexe waren aufgrund ihrer Größe (100–200 nm) relativ ineffektiv. Mittlerweile sind diese jedoch wesentlich kleiner (10–15 nm), was die Endozytose erleichtert (Perales et al. 1994). Eine weitere Verbesserung dieses Systems stellt die zusätzliche Kopplung an adenovirale Partikel dar, die Endosomen auflösen können und so den Übertritt der DNA in das Zytoplasma erleichtern (Wagner et al. 1992).

73.2.2
Virale Vektoren

Die meisten Gentherapiestudien verwenden virale Vektoren, wobei retrovirale Vektoren den größten Anteil haben (Jolly 1994).

> ! Bei Vektoren auf viraler Basis macht man sich die natürliche Fähigkeit von Viren zunutze, eukaryotische Zellen mit ihrer genetischen Information zu infizieren und virale Proteine mittels des zelleigenen Enzymapparates zu exprimieren.

Konstruktion und Produktion
Die Konstruktion und Produktion eines viralen Vektors soll im folgenden anhand eines retroviralen Vektors erläutert werden (Abb. 73.3). Das Wildtypgenom eines Retrovirus ist sowohl am 5'- als auch am 3'-Ende des RNA-Stranges durch eine LTR- („long terminal repeat"-)Region, die regulatorische Sequenzen enthält, flankiert. Die Gene gag, pol und env kodieren für Kapsidproteine, die reverse Transkriptase bzw. Hüllproteine. Das Verpackungssignal – *V* – ist für das Zusammensetzen eines infektiösen Viruspartikels verantwortlich.

Der virale Vektor enthält anstatt der viralen Gene das Zielgen, z. B. das CFTR-Gen (Gen für zystische Fibrose), unter Kontrolle eines geeigneten Promotors. Die Produktion eines viralen Vektors erfolgt in einer sog. Verpackungszellinie. Diese Verpackungszellinie ist sowohl mit dem rekombinanten Genom des Vektors als auch mit dem retroviralen Wildtypgenom transfiziert. Entscheidend ist, daß letzteres kein Verpackungssignal (*V*–) enthält, es ist nur im Vektorgenom enthalten.

Die viralen Strukturproteine werden durch das Wildtypgenom bereitgestellt. Wird jedoch ein Viruspartikel zusammengesetzt, so wird anstelle des Wildtypgenoms (*V*–) das Genom des Vektors (*V*+) „verpackt". Der entstandene infektiöse Viruspartikel ist nicht replikationsfähig.

Die Eigenschaften der am häufigsten verwendeten Gentransfermethoden sind in Tabelle 73.1 zusammengefaßt.

Retroviren
Mit retroviralen Vektoren liegen die größten Erfahrungen vor (Mulligan 1993). Die meisten dieser Vektoren basieren auf dem *Moloney Murine Leukemia Virus (MoMLV)*. Die Tatsache, daß retrovirale Vektoren nur Zellen, die sich in Teilung befinden, transduzieren, wird als Nachteil angesehen (Miller et al. 1990). Bei gentherapeutischen Ansätzen in der Onkologie erscheint dies jedoch eher vorteilhaft, da maligne Tumoren in der Regel eine wesentlich höhere Proliferationsrate als das umliegende Gewebe aufweisen.

Retrovirale Vektoren integrieren stabil, wenn auch an einer zufälligen Stelle, in das Wirtsgenom. Das Gen kann so über Jahre stabil exprimiert wer-

Tabelle 73.1. Gentransfermethoden

	Kapazität	Integration	Zellteilung erforderlich	Genexpression	Immunogenität	Rekombinationsrisiko	Spezifität
Viral							
Retroviren	8 kb	Ja random	Ja	Stabil	Nein	Ja	Nein
Adenoviren	7 kb	Nein episomal	Nein	Passager	Ja	Ja?	Ja/nein
AAV	4,5 kb	Ja Chr. 19?	Nein	Stabil?	Nein	Nein	Ja/nein
Nicht-viral							
Liposomen	Unbegrenzt	Nein	Nein	Passager	Nein	Nein	Nein
Plasmid DNA	Unbegrenzt	Nein	Nein	Passager	Nein	Nein	Nein
Ligand/DNA	Unbegrenzt	Nein	Nein	Passager	Nein	Nein	Ja?

Abb. 73.3. Schematische Darstellung der Produktion eines viralen Vektors anhand eines Retrovirus

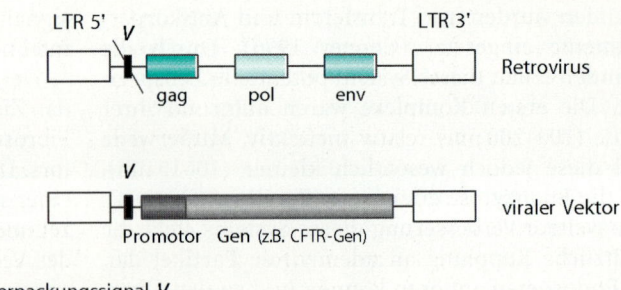
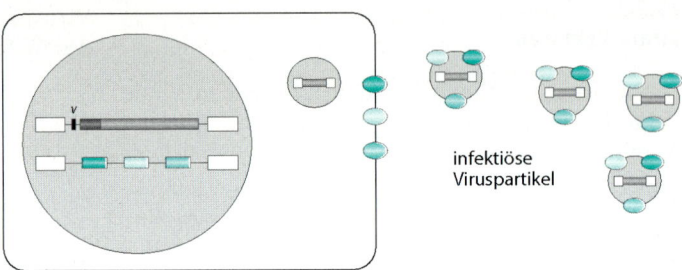

den und wird bei Replikation der Zelle weitergegeben. Die Transduktionseffizienz, insbesondere in vivo, ist jedoch sehr niedrig. Eine In-vivo-Applikation wird zudem dadurch behindert, daß die retroviralen Vektorpartikel durch Komplement inaktiviert werden. Ungeklärt ist weiterhin das Risiko sowohl einer Rekombination mit der Entstehung eines replikationsfähigen Retrovirus als auch das der Mutagenität (z. B. Unterbrechung und Inaktivierung eines Tumorsuppressorgens bei Integration).

Eine neue Entwicklung stellen rekombinante Lentiviren dar, eine Untergruppe von Retroviren, zu denen auch HIV gehört. Diese haben den Vorteil, auch nicht-replizierende Zellen zu transduzieren. Effiziente und lang anhaltende Transduktion konnte bisher in ZNS, quergestreifter Muskulatur und Hepatozyten nachgewiesen werden (Naldini et al. 1996; Kafri et al. 1997).

Adenoviren

Adenovirale Vektoren transduzieren im Gegensatz zu retroviralen Vektoren auch nichtproliferierende Zellen. Die Transduktionseffizienz ist wesentlich höher. Außerdem scheinen sie durch ihren natürlichen Tropismus eine gewisse Spezifität für Bronchialepithelien zu besitzen.

Zwei Eigenschaften limitieren ihre Anwendbarkeit jedoch entscheidend (Wilson 1996; Kremer u. Perricaudet 1995). Zum einen integrieren sie nicht in das Genom, zum anderen rufen sie aufgrund der Expression von viruseigenen Proteinen eine starke lokale und systemische Immunantwort hervor, die eine wiederholte Applikation unmöglich machen kann. Beides zusammen führt zu einer nur passageren Expression des gewünschten Gens (Wochen bis maximal Monate).

Bei adenoviralen Vektoren sind bei weitem nicht alle virusproteinkodierenden Sequenzen deletiert, wie dies bei retroviralen Vektoren der Fall ist. Mit neuen adenoviralen Vektoren, sog. „gutless"-Vektoren, die keinerlei adenovirale Gene mehr haben, wird versucht, das Problem der Immunogenität zu umgehen (Morsy u. Caskey 1999).

Adenoassoziierte Viren

Eine vielversprechende Alternative zu den beiden vorgenannten Viren stellen adenoassoziierte Viren (AAV) dar. AAV sind kleine, etwa 5 kb große DNA-Viren, für die bislang keine Menschenpathogenität nachgewiesen wurde. Sie transduzieren sowohl replizierende als auch nichtreplizierende Zellen (Muzyczka 1992; Flotte u. Carter 1995).

Vektoren auf AAV-Basis scheinen stabil in das Genom zu integrieren und ermöglichen so eine langanhaltende Expression. Eine bis zu 24 Monate anhaltende Expression konnte in mehreren Geweben, u.a. quergestreifter Muskulatur, Neuronen, Retina, Hepatozyten und Dünndarmepithel, beobachtet werden (Lewin et al. 1998; Fisher et al. 1997; During et al. 1998; Klein et al. 1998). Für verschiedene Proteine, z.B. Erythropoetin, Faktor IX und α_1-Antitrypsin konnten therapeutische Serumspiegel im Tiermodell erreicht werden (Song et al. 1998; Herzog et al. 1999; Snyder et al. 1999; Ye et al. 1999). Größter Nachteil dieser Viren ist die aufwendige und schwierige Produktion von infektiösen Virus-, bzw. Vektorpartikeln, da hierfür ein Helfervirus benötigt wird.

Bislang gibt es eine zugelassene Studie für AAV-Vektoren zur Gentherapie am Menschen (Flotte et al. 1996). Es ist eine Phase-I-Studie zum In-vivo-Transfer des CFTR-Gens bei Patienten mit zystischer Fibrose. Mehrere Studien, z.B. zur Hämophilie und dem α_1-Antitrypsinmangel, sind bei der FDA beantragt.

Vektoren auf der Basis von Herpes-, Hepatitis- und Vacciniaviren sind in der Entwicklung. Genutzt werden soll vor allem der natürliche Tropismus dieser Viren (Herpesviren für Neuronen, Hepatitisviren für Leber).

73.3 Genexpression

Die Höhe und Dauer der Expression des gewünschten Gens hängt von mehreren Faktoren ab.

> ! So sichert eine stabile Integration die Replikation des transduzierten Gens bei Zellteilung und die Langzeitexpression.

Ein hohes Expressionsniveau des transduzierten Gens ist insbesondere bei monogenetischen Erbkrankheiten erwünscht. Bei episomaler Lokalisation nimmt das Expressionsniveau rasch ab. Ein Episom wird bei der Zellteilung nicht repliziert. Der Anteil transduzierter Zellen nimmt in proliferierenden Geweben also ab. Durch Inkorporation von humanen oder viralen Gensequenzen in das episomale Plasmid kann eine Replikation und damit eine bessere Expression erreicht werden (Cooper 1996).

Promotor

Ein zweiter, entscheidender Faktor für die Genexpression ist sein Promotor. Der natürliche Promotor eines Gens reguliert dessen Transkription und Translation je nach Erfordernissen.

Die z.Z. eingesetzten Promotoren sind meist konstitutiv aktive Promotoren, wie der Zytomegalieviruspromotor. Aufgrund der niedrigen Transduktionseffizienz ist eine möglichst hohe Expression erstrebenswert. Konstitutiv aktive Promotoren sind unter physiologischen Bedingungen jedoch die Ausnahme. Regulierbare Promotoren, die durch die Gabe eines Pharmakons, z.B. Tetrazyklin, an- und abschaltbar sind, sind in Entwicklung.

■ **Gewebespezifische Promotoren.** Eine Regulation der Expression auf bestimmte Gewebe oder Zelltypen kann mit Hilfe gewebespezifischer Promotoren versucht werden, von denen zahlreiche bereits bekannt sind (Jaenisch 1989). In der Gentherapie von malignen Tumoren fanden solche Promotoren bei Ansätzen mit der Herpes-simplex-Virus-Thymidinkinase, einem sog. Suizidgen, Anwendung. In Hepatomzellinien wurde der AFP-Promotor und in Bronchial- und Pankreaskarzinomen der CEA-Promotor erfolgreich eingesetzt (Ido et al. 1995; DiMaio et al. 1994).

73.4 Spezifität

Ein weiteres zentrales Problem stellt die Spezifität des Gentransfers dar. Bisherige Transfertechniken sind nur bedingt *zellspezifisch*. Eine realistische, in vivo praktizierbare Gentherapie setzt jedoch die gezielte Transduktion einzelner Zelltypen oder -populationen voraus. So ist es im Fall des Einsatzes von Suizidgenen bei malignen Tumoren notwendig, die Zielzelle selektiv zu transduzieren. Andernfalls wird das umliegende Gewebe geschädigt. Selektivität kann bei mehreren Schritten des Gentransfers realisiert werden (Abb. 73.4). Die lokale, intraläsionale Injektion von Vektoren ist eine, wenn auch nur sehr ungenaue Art der Selektionierung. Bei einem Ex-vivo-Vorgehen kann die Transduktion von isolierten und aufgereinigten Zellpopulationen, wie CD34-positiven Stammzellen oder Tumorzellysaten, ein gewisses Maß an Spezifität erreichen. Virale Vektoren bevorzugen aufgrund ihres natürlichen Tropismus bestimmte Gewebe. DNA/Liganden-Komplexe besitzen durch ihren „Transduktionsmechanismus" – die rezeptorvermittelte Endozytose – eine Zellspezifität. Als Liganden sind Transferrin und Erythropoetin eingesetzt worden (Cooper 1996). Solche Liganden oder alternativ Antikörpermoleküle können auch in Hüllen viraler Vektoren integriert werden (Kabat 1995). Tumor- bzw. zellspezifische Promotoren bieten ebenfalls die Möglichkeit der selektiven Genexpression in bestimmten Geweben oder Zelltypen (Hart 1996; s. oben).

73.5 Studien

Adenosindesaminasemangel

Vorreiter der Gentherapiestudien am Menschen war die initiale Studie zum Adenosindesaminasemangel (ADA-Mangel). ADA ist ein lymphozytäres Enzym. Der ADA-Mangel ist eine sehr seltene,

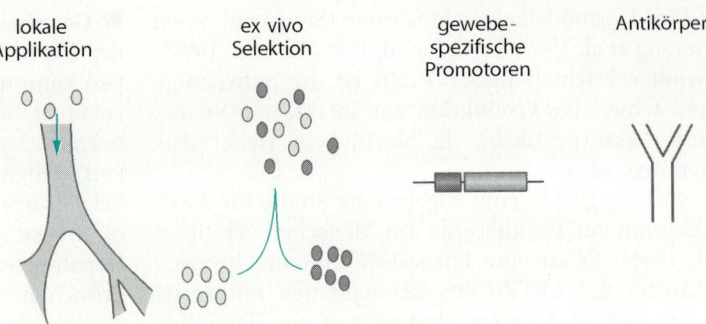

Abb. 73.4. Methoden zur Verbesserung der Spezifität des Gentransfers

autosomal rezessiv vererbte Erkrankung, deren klinisches Bild durch einen schweren Immundefekt gekennzeichnet ist, der sowohl die B- als auch die T-Lymphozyten betrifft. Die Therapie besteht in der regelmäßigen Substitution des Enzyms.

1990 wurden isolierte T-Lymphozyten von 2 Patienten ex vivo mit einem retroviralen Vektor, der das Wildtypgen trug, transduziert, expandiert und reinfundiert. Schon wenige Tage nach Reinfusion stiegen die Zahl der peripheren T-Lymphozyten und die ADA-Konzentration im peripheren Blut, so daß die Substitution im Laufe der Monate um mehr als die Hälfte reduziert werden konnte (Blaese et al. 1995). Erstaunlicherweise hielt der Erfolg lange nach Beendigung der gentherapeutischen Intervention an. Man hatte erwartet, da anfänglich periphere T-Zellen transduziert wurden und die Lebensdauer dieser Zellen begrenzt ist, nur einen passageren Effekt zu erzielen. Entgegen den Erwartungen sind jedoch noch 2 Jahre danach die Zahl der T-Lymphozyten, die ADA-Spiegel und das klinische Bild stabil. Mittels PCR ließ sich zu allen Zeitpunkten das transduzierte Gen in peripheren mononukleären Zellen nachweisen, wenn auch nur in geringer Menge. Der Anteil der stabil transduzierten Zellen wird auf 0,1–1 % geschätzt.

Diese Studie belegt die Sicherheit, die Machbarkeit und die klinische Effektivität eines gentherapeutischen Vorgehens, wenn auch Langzeitbeobachtungen noch nicht vorliegen und das eigentliche Ziel, die Heilung eines Patienten durch Genaustausch, nicht erreicht ist.

Weitere Studienansätze

Eine Weiterentwicklung dieses Ansatzes stellt die Transfektion von pluripotenten CD34-positiven Stammzellen aus dem Nabelschnurblut dar (vgl. Abb. 73.5; Kohn et al. 1995).

Seit 1991 wurden zu einer Reihe monogenetischer Erbkrankheiten gentherapeutische Konzepte entwickelt, u. a. für zystische Fibrose, familiäre Hypercholesterinämie, α_1-Antitrypsinmangel, Duchenne-Muskeldystrophie, Morbus Gaucher, Fanconi-Anämie, Hurler-Syndrom. Unter den viralen Vektoren sind rekombinate AAV in den Mittelpunkt des Interesses gerückt (Linden u. Woo 1999). Wie erwähnt, können AAV-Vektoren verschiedene Gewebe stabil transduzieren und Gene auf therapeutischem Niveau exprimieren.

■ **Zystische Fibrose.** Großes Interesse gilt der zystischen Fibrose (s. Kap. 69). In den bisher durchgeführten Studien konnte gezeigt werden, daß durch den Transfer des Wildtyp-CFTR-Gens in Nasen- oder Bronchialschleimhaut von Patienten zumindest eine teilweise Korrektur des Gendefekts erfolgt (Wilson 1995). Die Effizienz und die Dauer der Expression sind jedoch noch mangelhaft.

■ **Familiäre Hypercholesterinämie** (siehe Kap. 70). Das Konzept zur Therapie der familiären Hypercholesterinämie beinhaltete eine partielle Hepatektomie mit nachfolgender Ex-vivo-Transduktion von isolierten und kultivierten Hepatozyten mit einem retroviralen Vektor (Grossman et al. 1994; Grossman et al. 1995). Die so behandelten Hepatozyten wurden den Patienten über die Portalvene reinfundiert. Bei nur 2 von 5 Patienten war eine passagere, partielle Reduktion des Cholesterinspiegels zu verzeichnen (Brown et al. 1994).

Diese Studien demonstrieren die Schwierigkeiten und Probleme der Gentherapie. Die prinzipielle Machbarkeit ist jedoch ebenfalls belegt.

Literatur

Blaese RM, Culver KW, Miller AD et al. (1995) Lymphocyte-directed gene therapy for ADA⁻ SCID: initial trial results after 4 years. Science 270: 475–480

Blau HM, Springer ML (1995) Muscle-mediated gene therapy. N Engl J Med 333: 1554–1556

Brown MS, Goldstein JL, Havel RJ (1994) Gene therapy for cholesterol. Nat Genet 7: 349–350

Cooper MJ (1996) Noninfectious gene transfer and expression systems for cancer gene therapy. Sem Oncol 23: 172–187

Corny RM, LoBuglio AF, Kantor J et al. (1994) Immune response to a carcinoembryogenic antigen polynucleotide vaccine. Cancer Res 54: 1164–1168

DiMaio JM, Clary BM, Via DF et al. (1994) Directed enzyme pro-drug gene therapy for pancreatic cancer in vivo. Surgery 116: 205–213

During MJ, Xu R, Young D et al. (1998) Peroral gene therapy of lactose intolerance using an adeno-associated virus vector. Nature Med 4: 1131–1135

Felgner PL, Ringold GM (1989) Kationic liposome-mediated transfection. Nature 337: 387–388

Fisher KJ, Jooss K, Alston J et al. (1997) Recombinant adeno-associated virus for muscle directed gene therapy. Nature Med 3: 306–312

Flotte TR, Carter BJ (1995) Adeno-associated virus vectors for gene therapy. Gene Therapy 2: 357–362

Flotte TR, Carter B, Conrad C et al. (1996) Clinical protocol: a phase I study of an adeno-associated virus-CFTR gene vector in adult CF patients with mild lung disease. Hum Gene Therapy 7: 1145–1159

Grossman M, Raper SE, Kozarsky K et al. (1994) Successful ex vivo gene therapy directed to liver in a patient with familial hypercholesterinemia. Nature Genet 6: 335–341

Grossman M, Rader DJ, Muller DWM et al. (1995) A pilot study of ex vivo gene therapy for homozygous familial hypercholesterinemia. Nature Med 1: 1148–1154

Hart IR (1996) Tissue specific promoters in targeting systemically delivered gene therapy. Sem Oncol 23: 154–158

Herzog RW, Yang EY, Couto LB et al. (1999) Long-term correction of canine hemophilia B by gene transfer of blood coagulation factor IX mediated by adeno-associated viral vector. Nature Med 5: 56–63

Ido A, Nakata K, Kato Y et al. (1995) Gene therapy for hepatoma cells using a retrovirus vector carrying herpes simplex thymidine kinase gene under control of human α-fetoprotein gene promoter. Cancer Res 55: 3105–3109

Jaenisch R (1989) Transgenic animals. Science 240: 1468–1474

Jolly D (1994) Viral vector systems for gene therapy. Cancer Gene Ther 1: 222–225

Kabat D (1995) Targeting retroviral vectors to specific cells. Science 269: 417

Kafri T, Blomer U, Peterson DA et al. (1997) Sustained expression of genes delivered directly into liver and muscle by lentiviral vectors. Nature Genet 17: 314–317

Klein RL, Meyer EM, Peel AL et al. (1998) Neuron-specific transduction in the rat septohippocampal or nigrostriatal pathway by recombinant adeno-associated virus vectors. Exp Neurol 150: 183–194

Kohn DB, Weinberg KI, Nolta JA et al. (1995) Engraftment of gene-modified umbilical cord blood cells in neonates with adenosine desaminase deficiency. Nature Med 1: 1017–1023

Kremer EJ, Perricaudet M (1995) Adenovirus and adeno-associated virus mediated gene transfer. Br Med Bull 51: 31–44

Lewin AS, Drenser KA, Hauswirth WW et al. (1998) Ribozyme rescue of photoreceptor cells in a transgenic rat model of autosomal dominant retinitis pigmentosa. Nature Med 1998; 4: 967–971

Linden RM, Woo SL (1999) AAVant-garde gene therapy. Nature Med 5: 21–22.

Miller D, Adam M, Miller A (1990) Gene transfer by retrovirus vectors occurs only in cells that are actively replicating at the time of infection. Mol Cell Biol 10: 4239–4242

Morsy MA, Caskey CT (1999) Expanded-capacity adenoviral vectors – the helper-dependent vectors. Mol Med Today 5: 18–24.

Mulligan RC (1993) The basic science of gene therapy. Science 260: 926–932

Muzyczka N (1992) Use of adeno-associated virus as a general transduction vector for mammalian cells. Curr Top Microbiol Immunol 158: 97–129

Naldini L, Blomer U, Gallay P et al. (1996) In vivo gene delivery and stable transduction of nondividing cells by a lentiviral vector. Science 272: 263–267

Perales JC, Ferkol T, Molas M et al. (1994) An evaluation of receptor-mediated approaches for the introduction of genes in somatic cells. Eur J Biochem 226: 255–266

Snyder RO, Miao C, Meuse L et al. (1999) Correction of hemophilia B in canine and murine models using recombinant adeno-associated viral vectors. Nature Med 5: 64–70

Song S, Morgan M, Ellis T et al. (1998) Sustained secretion of human alpha-1-antitrypsin from murine muscle transduced with adeno-associated virus vectors. Proc Natl Acad Sci USA 95: 14384–143848

Wagner E, Zatloukal K, Cotten M (1992) Coupling of adenovirus to transferrin-polylysine/DNA complexes greatly enhances receptor-mediated gene delivery and expression of transfected genes. Proc Natl Acad Sci USA 89: 6099–6103

Wilson JM (1995) Gene therapy for cystic fibrosis: challenges and future directions. J Clin Invest 96: 2547–2554

Wilson JM (1996) Adenovirus as gene-delivery vehicles. N Engl J Med 334: 1185–1187

Ye X, Rivera VM, Zoltick P et al. (1999) Regulated delivery of therapeutic proteins after in vivo somatic cell gene transfer. Science 283: 88–91

Zhu N, Liggitt D, Liu Y et al. (1993) Systemic gene expression after intravenous DNA delivery into adult mice. Science 261: 209–211

VI Ernährung und Stoffwechsel

VI Ernährung und Stoffwechsel

Physiologie der Ernährung

K. Berneis · U. Keller

Inhalt

74.1　Nährstoffbedarf (Makronährstoffe) 857
74.1.1　Kohlenhydrate 857
74.1.2　Lipide 857
74.1.3　Proteine 858
74.1.4　Vitamine 858
74.1.5　Mineralstoffe 858
74.2　Energiebedarf 859
74.3　Beurteilung des Ernährungszustands 859
74.4　Malnutrition 860
74.5　Nährstoffassimilation und Verdauungssystem 860
74.5.1　Neuronale und hormonelle Kontrolle des gastrointestinalen Trakts 860
74.5.2　Nährstoffverdauung und Absorption 863

Zur Aufrechterhaltung der Homöostase bedarf es einer ausgewogenen Zusammensetzung der Nahrungsbestandteile Kohlenhydrate, Lipide, Proteine, Vitamine und Mineralien, um Mangelerscheinungen vorzubeugen. Im Gastrointestinaltrakt erfolgt die Aufschlüsselung und Resorption über spezielle Transportsysteme, gesteuert über Hormone und neuronale Regulation.

Der Hauptteil der Absorption findet im Dünndarm statt. In dessen unteren Abschnitten und im Kolon wird der Chymus durch die Resorption von Wasser und Elektrolyten eingedickt. Unverdauliche Nahrungsbestandteile werden mit den Fäzes ausgeschieden.

Der Ernährungszustand eines Menschen kann durch eine gezielte Ernährungsanamnese, anthropometrische Messungen und Bestimmung spezieller Laborwerte beurteilt werden.

74.1 Nährstoffbedarf (Makronährstoffe)

74.1.1 Kohlenhydrate

Der größte Teil der zugeführten Energie wird in Form von Kohlenhydraten konsumiert. Sie stellen außerdem die billigste und am leichtesten zu verdauende Energiequelle dar. 1 g Kohlenhydrate liefert 4 kcal. Man unterscheidet

- Monosaccharide (Glukose und Fruktose),
- Disaccharide (Saccharose, Maltose, Laktose, etc.),
- Oligo- und Polysaccharide oder komplexe Kohlenhydrate (Stärke, Dextrin, Glykogen, Zellulose).

Einzelne Zelltypen wie Neurone oder Erythrozyten sind auf die Zufuhr von Glukose angewiesen, die auch endogen aus Aminosäuren und Glyzerin synthetisiert werden kann (Glukoneogenese).

Durch Einnahme von Kohlenhydraten wird dem Abbau von endogenen Proteinen und einer beschleunigten Fettoxidation mit daraus folgender Ketose entgegengewirkt. Der empfohlene Anteil an Kohlenhydraten in der Ernährung liegt bei 50–55 % der Gesamtenergiemenge, und zwar bevorzugt in Form von komplexen Kohlenhydraten.

■ **Komplexe Kohlenhydrate.** Nahrungsfasern sind meist komplexe Kohlenhydrate, welche den unverdaulichen Teil der pflanzlichen Nahrung darstellen. Ein Anteil von bis zu 30 g pro Tag wird allgemein empfohlen. Ihre bakteriellen Abbauprodukte stehen dem Organismus teilweise als Brennstoff zur Verfügung.

Der unlösliche Faseranteil bildet Füllmaterial, das sich positiv auf die Regulation der Darmmotilität auswirkt. Der lösliche Teil verlangsamt die Resorption von Kohlenhydraten, und trägt somit zu einem geringeren postprandialen Blutzuckeranstieg bei.

74.1.2 Lipide

Lipide stellen eine heterogene Gruppe dar, bestehend aus Fetten, Ölen, Wachsen und verwandten Bestandteilen. Fette sind besonders energiereich und liefern 9 kcal/g.

Die natürlich vorkommenden Fette bestehen aus ca. 95 % Triglyzeriden oder Triazylglyzerolen. Die restlichen 5 % setzen sich aus Monoglyzeriden, Diglyzeriden, freien Fettsäuren, Phospholipiden und Sterolen zusammen.

■ **Sättigungsgrad.** Die Fettsäuren werden je nach Anzahl ihrer Doppelbindungen in gesättigte, einfach ungesättigte und mehrfach ungesättigte Fettsäuren unterteilt. Einige mehrfach ungesättigte Fettsäuren sind essentiell, d.h. sie können vom Körper nicht selbst hergestellt werden. Es handelt sich dabei um Linolsäure (n-6) und α-Linolensäure (n-3).

Höher ungesättigte Fettsäuren sind semiessentiell, d.h. sie können normalerweise aus den essentiellen Fettsäuren synthetisiert werden. Bei konsumierenden Erkrankungen und bei Neugeborenen ist die Kettenverlängerung und die Desaturierung von essentiellen Fettsäuren manchmal beeinträchtigt.

Empfohlen wird ein Fettanteil von höchstens 30 % der Gesamtkalorienmenge. Die Fettsäuren sollten sich je zu ca. einem Drittel aus gesättigten, einfach ungesättigten und mehrfach ungesättigten zusammensetzen.

74.1.3
Proteine

Proteine stellen dem Körper die Aminosäuren bereit, die er benötigt, um Körpergewebe aufzubauen und zu erhalten. Proteine liefern bei der Verbrennung gleich viel Energie wie Kohlenhydrate (4 kcal/g). Sie sind nicht nur Energielieferanten, sondern dienen auch der Erhaltung der Struktur des menschlichen Organismus und haben spezifische Wirkungen als Enzyme, Hormone und Bestandteile von zahlreichen Körperflüssigkeiten und Sekreten. Als Antikörper fungieren sie im Abwehrsystem.

Von insgesamt 22 Aminosäuren sind mindestens 8 essentiell (Isoleuzin, Leuzin, Lysin, Methionin, Phenylalanin, Threonin, Tryptophan, Valin). Sie können vom Körper nicht selbst synthetisiert werden.

Den höchsten biologischen Wert haben tierische Nahrungsproteine, die in Fleisch, Fisch, Eiern und Milchprodukten vorhanden sind. Dagegen sind pflanzliche Proteine ärmer an essentiellen Aminosäuren. Empfohlen wird ein Proteinanteil von 10–15 % an der Gesamtenergiemenge, d.h. eine Zufuhr von mindestens 0,8 g/kg KG/Tag.

74.1.4
Vitamine

Vitamine sind organische Bestandteile der Nahrung, die obligat dem Metabolismus von außen zugeführt werden müssen und nicht im menschlichen Gewebe hergestellt werden können. Viele fungieren als Koenzyme oder als Enzyme und treiben lebenswichtige chemische Reaktionen voran.

Vitamin A und Niacin können vom Körper selbst synthetisiert werden, wenn ihre Vorstufen aufgenommen werden (z.B. entsteht Vitamin A aus β-Karotin).

Vitamin K, Biotin, Thiamin, Riboflavin, Folsäure und Vitamin B_{12} werden durch Mikroorganismen im Intestinaltrakt hergestellt.

Vitamin D kann bei Sonnenexposition in der Haut aus einem Cholesterinmetaboliten synthetisiert werden.

Man unterscheidet

- fettlösliche (A, D, E, K) und
- wasserlösliche (B, C, Niacin, Folsäure) Vitamine.

■ **Fettlösliche Vitamine.** Fettlösliche Vitamine können im Unterschied zu den wasserlöslichen über längere Zeit im Körper gespeichert werden.

Bei zu hoher Zufuhr kann es zu toxischen Erscheinungen kommen. Gestörte Fettverdauung kann trotz ausreichender Zufuhr eine Hypovitaminose bedingen.

■ **Wasserlösliche Vitamine.** Wasserlösliche Vitamine werden von Pflanzen synthetisiert und im Körper nicht gespeichert. Es kann bei fehlender Zufuhr schon in kurzer Zeit ein Mangelzustand auftreten, besonders bei Vitamin B_1 und gleichzeitiger hochkalorischer Verabreichung von Glukose. Hierbei kann ein latenter Vitamin B_1-Mangel akut werden.

74.1.5
Mineralstoffe

Mineralien wie Natrium, Kalium, Chlorid, Kalzium und Phosphat werden vom Körper in relativ hoher Menge gebraucht und deshalb auch als Makromineralien bezeichnet.

Spurenelemente werden nur in kleinen Mengen benötigt. Einige von ihnen werden als essentiell angesehen, auch wenn es bei vielen noch keine gesicherten Informationen über den tatsächlichen Bedarf beim Menschen gibt. Neuere Studien stützen sich auf Informationen durch parenteral ernährte Patienten. Da hier die zugeführten Nähr-

74.2 Energiebedarf

Ruheenergie
Die Oxidation der Nahrung erzeugt die zur Erhaltung des lebenden Organismus benötigte Energie. Sie wird verbraucht in Form der sog. Ruheenergie („resting energy expenditure"/REE) für körperliche Aktivität und als thermische Wirkung der eingenommenen Nahrung (sog. „diet-induced thermogenesis"/DIT).

Die Energie, die der Körper in Ruhe braucht, um Atmung, Zirkulation und andere lebenswichtige Prozesse im Grundzustand aufrechtzuerhalten, heißt „basal energy expenditure" (BEE). Der Unterschied zwischen BEE und REE besteht lediglich in der Standardisierung der Zeit der Messung. Während man die BEE frühmorgens nach dem Erwachen im Liegen bestimmt, kann die REE zu jeder Zeit, jedoch mindestens 3 h nach Nahrungsaufnahme gemessen werden.

Körpermagermasse
Der Energiebedarf richtet sich v.a. nach der Körpermagermasse („lean body mass"). Diese hängt vom Alter, Geschlecht, der Körperlänge und dem Körpergewicht ab. Der Ruheenergiebedarf kann mit der Harris-Benedict-Formel abgeschätzt werden.

Ruheenergiebedarf (REE) nach Harris-Benedict:

Männer (kcal/Tag): $66,5 + (13,5 \times G) + (5 \times H) - (6,8 \times A)$

Frauen (kcal/Tag): $65,5 + (9,6 \times G) + (1,8 \times H) - (4,7 \times A)$

(G = Gewicht in kg; H = Grösse in cm; A = Alter in Jahren).

Zur Berechnung des Gesamtenergieverbrauchs müssen zusätzlich noch Aktivitätsfaktoren und Krankheitsfaktoren berücksichtigt werden.

Der Aktivitätsfaktor beträgt:

- bei wachen ruhenden Krankenhauspatienten: 1,2;
- bei ambulanten Patienten mit leichter körperlicher Aktivität: 1,55;
- bei ambulanten Patienten mit mittelschwerer körperlicher Aktivität: 1,7.

Bei kranken hospitalisierten Patienten müssen zur Ermittlung des Energiebedarfs Krankheitsfaktoren berücksichtigt werden (s. nachfolgende Übersicht).

> **Übersicht**
>
> **Energiebedarf unter Berücksichtigung von Aktivitäts- und Krankheitsfaktoren**
>
> Vereinfachte Schätzformel für den Ruheenergieverbrauch eines 70 Jahre alten hospitalisierten Patienten: 20 kcal/kg KG/Tag.
>
> Diese Zahl wird mit Aktivitäts- und Krankheitsfaktoren multipliziert, um den Gesamtenergiebedarf zu berechnen.
>
> Aktivitätsfaktor:
> - bei wachen ruhenden Spitalpatienten: 1,2,
> - bei ambulanten Patienten mit leichter körperlicher Aktivität: 1,6.
>
> Krankheitsfaktoren:
> - Fieber: 1,1 pro °C,
> - Verbrennung 1,2–2,0,
> - Polytrauma 1,4–2,
> - Wahloperation 1,0–1,1,
> - Sepsis 1,4–1,6,
> - Hyperthyreose 1,1–2,
> - Malabsorption 1,2–1,5,
> - künstliche Beatmung 0,8–0,9,
> - Koma 0,9.

74.3 Beurteilung des Ernährungszustands

Der Ernährungszustand eines Patienten kann durch eine gezielte Ernährungsanamnese, durch anthropometrische Messungen und durch gewisse Laborparameter beurteilt werden.

Ernährungsanamnese
Die Ernährungsanamnese umfaßt die medizinische Vorgeschichte, die aktuellen Ernährungsgewohnheiten, die Gewichtsveränderungen und die Einnahme von Medikamenten. Sie wird durch ein 24-stündiges oder mehrtägiges Eßprotokoll ergänzt.

Anthropometrische Messung
Bei anthropometrischen Messungen bestimmt man die Trizeps- und subkapsuläre Hautfaltendicke und den Oberarmumfang. Daraus lassen sich Magermasse und Fettmasse anhand standardisierter Tabellen abschätzen.

Eine andere Methode zur Bestimmung der Körpermagermasse, Fettmasse und Körperzellmasse ist die bioelektrische Impedanzanalyse (BIA). Sie beruht auf der Tatsache, daß die verschiedenen Körperkompartimente (Fettmasse, Magermasse und das Gesamtkörperwasser) unterschiedliche elektrische Widerstände und Kapazitäten aufweisen.

Laboruntersuchung

Laboruntersuchungen umfassen die ernährungsabhängigen Serumproteine wie z.B. Albumin, Transferrin, Präalbumin und retinolbindendes Protein. Bei der Bestimmung der Stickstoffbilanz wird der zugeführte und ausgeschiedene Stickstoff in Urin und Stuhl gemessen. Daran kann beurteilt werden, ob der Körper netto Stickstoff bzw. Proteine aufbaut oder verliert.

Ein einfacher klinischer Score kann dazu benützt werden, den Grad einer Mangelernährung festzustellen (s. nachfolgende Übersicht). Der Score ist besonders nützlich, da er mehrere Symptome einer Malnutrition berücksichtigt und den Verlauf einer Veränderung des Ernährungszustands angeben kann.

74.4
Malnutrition

Eine Malnutrition entsteht durch inadäquate Aufnahme, Verdauung und Resorption oder Veränderung im Nährstoffbedarf.

Folgen einer Malnutrition sind:

- erhöhtes Infektrisiko
- verzögerte Wundheilung
- Hypoproteinämie
- verringerte Darmmotilität
- Muskelschwäche

Dadurch nimmt die Morbidität und Mortalität zu.

74.5
Nährstoffassimilation und Verdauungssystem

Die meisten Nährstoffe können in ihrem natürlichen Zustand nicht absorbiert werden, weil sie zu groß und nicht löslich sind. Eine der Hauptaufgaben des Verdauungssystems besteht deshalb darin, große Nahrungsmoleküle in kleinere sowie unlösliche in lösliche umzuformen. Selbst bei ausreichender Nahrungsaufnahme können Störungen des Transport- und Absorptionsprozesses zu Malnutrition führen.

Im Magen wird der Speisebrei mit sauren Magensäften versetzt, wodurch Proteine denaturiert werden und die Nahrung temporär gespeichert wird.

Der Dünndarm erhält die Sekretionsprodukte von Pankreas und Leber; er hydrolysiert, absorbiert und transportiert.

Das Kolon und Rektum absorbieren vor allem Wasser und Elektrolyte und in geringerem Maße einige Endprodukte der Verdauung. Abbildung 74.1 gibt einen Überblick über diese Prozesse.

Die intestinale Flora spielt eine essentielle Rolle bei der Fermentation von Kohlenhydraten und Fasern in kurzkettige Fettsäuren („short chain fatty acids"/SCFA). SCFA tragen zur Erhaltung der intestinalen Mukosa bei (trophische Funktion) und erhöhen die Absorption von Wasser und Elektrolyten.

74.5.1
Neuronale und hormonelle Kontrolle des gastrointestinalen Trakts

Die Kontrolle der gastrointestinalen Kontraktion und Sekretion geschieht einerseits auf humoraler lokaler Ebene über im Verdauungssystem gebildete Peptidhormone, andererseits durch neurale Regulation, intrinsisch durch das enterische und extrinsisch durch das autonome Nervensystem (s. Kap. 13).

Rezeptoren der Mukosa reagieren auf eine unterschiedliche Zusammensetzung des Chymus (z.B. pH) und auf Dehnung des Lumens, indem sie über spezifische Transmitter Signale an Muskel- und Sekretionszellen senden. Diese Transmitter beinhalten z.B. Enkephaline, Somatostatin, Bombesin, Substanz P, vasoaktives intestinales Polypeptid und Neurotensin (Tabelle 74.1).

Für die Regulation des Gastrointestinaltrakts sind eine Vielzahl von Hormonen verantwortlich, deren Rolle zum Teil noch unklar ist. Gut verstanden werden die Bedeutung von Gastrin, Sekretin, Cholezystokinin (CCK) und „gastric inhibitory polypeptide" (GIP).

■ **Gastrin.** Gastrin wird von Zellen der antralen Mukosa sezerniert und fördert die Magensekretion und Motilität. Die Gastrinsekretion wird ausgelöst durch

- Weitung des Antrums
- Erhöhung der Vagusaktivität
- partiell verdaute Proteine, Alkohol, Koffein und verschiedene Nahrungsbestandteile.

Wenn der pH-Wert des Lumens zu sauer wird, wird die Säureproduktion über eine Hemmung der Gastrinfreisetzung gedrosselt (Feedback-Mechanismus).

■ **Sekretin.** Sekretin wird vom Duodenum in die Blutbahn abgegeben und hat dem Gastrin entgegengesetzte Wirkungen. Es stimuliert das Pankreas

Übersicht

Mini Nutritional Assessment/MNA älterer Menschen. (Guigoz et al. 1994)

Anthropometrische Parameter

1. Körpermassenindex („body mass index"/ BMI)
   - 0 = BMI <19,
   - 1 = 19< BMI <21,
   - 2 = 21< BMI <23,
   - 3 = BMI >23;
2. Oberarmumfang (OAU in cm)
   - 0,0 = OAU <21,
   - 0,5 = 21< OAU <22,
   - 1,0 = OAU >22;
3. Wadenumfang (WU in cm)
   - 0 = WU <31,
   - 1 = WU >31;
4. Gewichtsverlust in den letzten 3 Monaten
   - 0 = Gewichtsverlust >3 kg,
   - 1 = weiß es nicht,
   - 2 = Gewichtsverlust zwischen 1 und 3 kg,
   - 3 = kein Gewichtsverlust.

Allgemeinzustand

5. Wohnsituation: lebt der Patient unabhängig zu Hause
   - 0 = nein,
   - 1 = ja;
6. Medikamentenkonsum: nimmt der Patient mehr als 3 Medikamente (pro Tag)
   - 0 = nein,
   - 1 = ja;
7. Akute Krankheit oder psychischer Streß während der letzten 3 Monate?
   - 0 = nein,
   - 1 = ja;
8. Mobilität/Beweglichkeit
   - 0 = vom Bett zum Stuhl,
   - 1 = in der Wohnung mobil,
   - 2 = verläßt die Wohnung;
9. Psychische Situation
   - 0 = schwere Demenz oder Depression,
   - 1 = leichte Demenz oder Depression,
   - 2 = keine Probleme;
10. Hautprobleme: Schorf oder Druckgeschwüre
    - 0 = nein,
    - 1 = ja.

Ernährungsgewohnheiten

11. Mahlzeiten: Wieviele Hauptmahlzeiten ißt der Patient pro Tag? (Frühstück, Mittag- und Abendessen)
    - 0 = 1 Mahlzeit,
    - 1 = 2 Mahlzeiten,
    - 2 = 3 Mahlzeiten;
12. Lebensmittelauswahl: Ißt der Patient mindestens einmal pro Tag Milchprodukte? Ja/nein,
    mindestens ein- bis 2mal pro Woche Hülsenfrüchte oder Eier? Ja/nein,
    jeden Tag Fleisch, Fisch oder Geflügel? Ja/nein.
    - 0,0 = wenn 0 oder einmal „ja",
    - 0,5 = wenn 2mal „ja",
    - 1,0 = wenn 3mal „ja";
13. Ißt der Patient mindestens 2mal pro Tag Obst oder Gemüse?
    - 0 = nein,
    - 1 = ja;
14. Hat der Patient einen verminderten Appetit? Hat er während der letzten 3 Monate wegen Appetitverlust, Verdauungsproblemen, Schwierigkeiten beim Kauen oder Schlucken weniger gegessen (Anorexie)?
    - 0 = schwere Anorexie,
    - 1 = leichte Anorexie,
    - 2 = keine Anorexie;
15. Wieviel trinkt der Patient pro Tag? (Wasser, Saft, Kaffee, Tee, Wein, Bier)
    - 0,0 = weniger als 3 Gläser/Tassen,
    - 0,5 = 3–5 Gläser/Tassen,
    - 1,0 = mehr als 5 Gläser/Tassen;
16. Essensaufnahme mit/ohne Hilfe
    - 0 = braucht Hilfe beim Essen,
    - 1 = ißt ohne Hilfe, aber mit Schwierigkeiten,
    - 2 = ißt ohne Hilfe, keine Schwierigkeiten.

Selbsteinschätzung?

17. Glaubt der Patient, daß er gut ernährt ist?
    - 0 = schwerwiegende Unter-/Mangelernährung,
    - 1 = weiß es nicht oder leichte Unter-/Mangelernährung,
    - 2 = gut ernährt;
18. Im Vergleich mit gleichaltrigen Personen schätzt der Patient seinen Gesundheitszustand folgendermaßen ein
    - 0,0 = schlechter,
    - 0,5 = weiss es nicht,
    - 1,0 = gleich gut,
    - 2,0 = besser.

Total: (max. 30 Punkte),

Index:
- ≥24 Punkte: zufriedenstellender Ernährungszustand,
- 17–23,5 Punkte: Risikobereich für Unterernährung,
- <17 Punkte: schlechter Ernährungszustand.

zur Sekretion von Bikarbonat und Wasser ins Duodenum und senkt den pH. Damit wird das Duodenum vor Magensäure geschüzt und den duodenalen Enzymen eine geeignete Umgebung geschaffen. Sekretin hemmt zusätzlich die Gastrinsekretion.

■ **Cholezystokinin.** Die Freisetzung von CCK aus Mukosazellen der Magenwand wird durch Aminosäuren und Fettsäuren stimuliert. Die Aufgaben des CCK bestehen in

- einer Stimulation des Pankreas zur Enzymsekretion,
- einer Stimulation der Gallenblasen-, der Kolon- und Rektumkontraktion,
- der Verlangsamung der Magenentleerung,
- einer Regulation des Appetits (Sättigung).

■ **Gastrisches inhibitorisches Polypeptid.** Das GIP wird von der intestinalen Mukosa in Anwesenheit von Fett und Glukose freigesetzt. Es hemmt die Freisetzung der Magensäure und stimuliert diejenige von Insulin und ist damit neben dem potenteren „glucacgon-like peptide I" (GLP-I) ein Inkretin.

■ **Motilin.** Motilin wird von den Zellen des oberen Duodenums bei einem Abfall des pH sezerniert. Es verlangsamt die Magenentleerung und fördert die Darmmotilität.

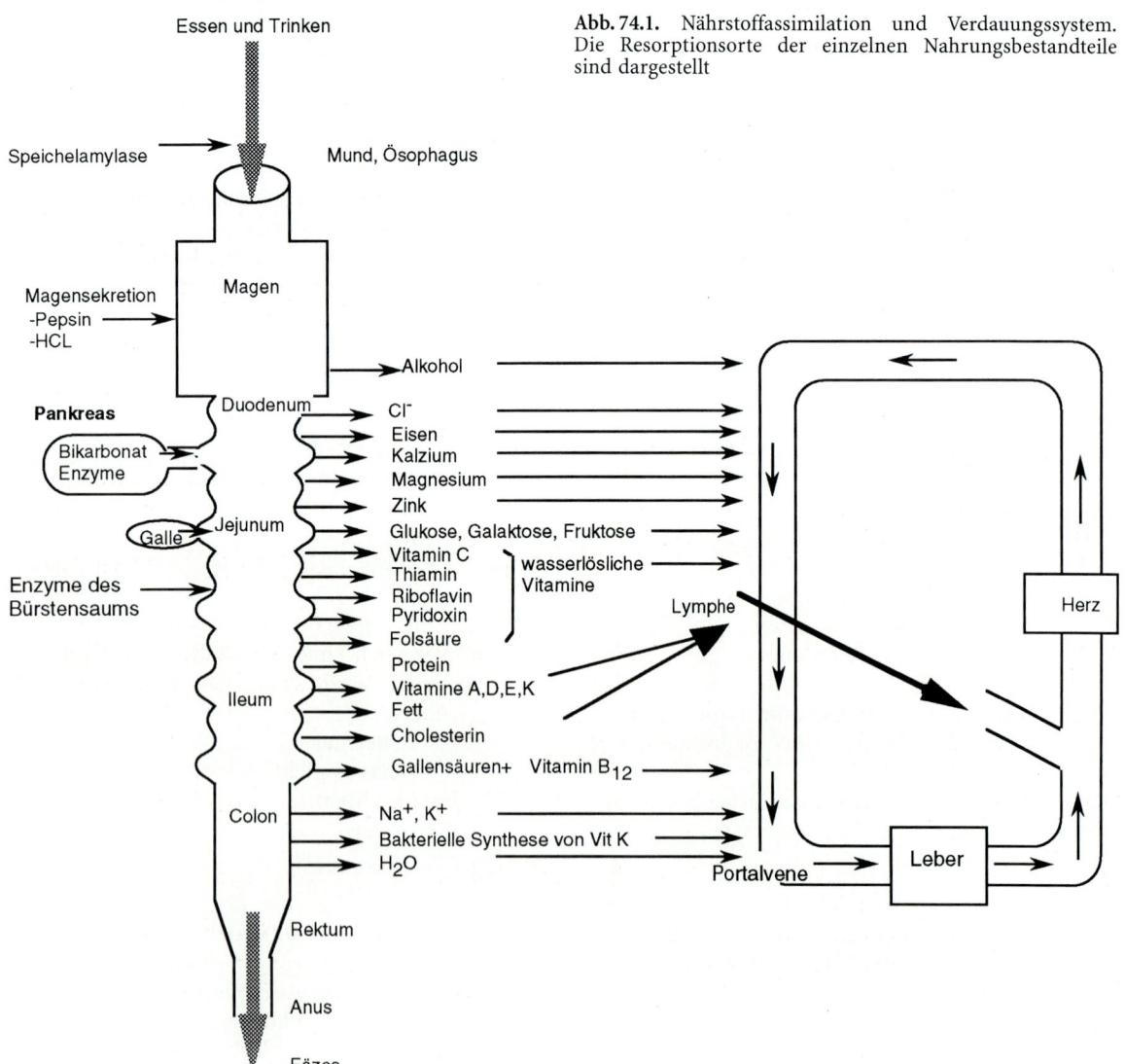

Abb. 74.1. Nährstoffassimilation und Verdauungssystem. Die Resorptionsorte der einzelnen Nahrungsbestandteile sind dargestellt

74.5.2
Nährstoffverdauung und Absorption

Verdauungsenzyme sind vor allem Exoenzyme, welche in spezialisierten Zellen des Mundes, Magens, Pankreas und Duodenums synthetisiert werden. Einmal freigesetzt, katalysieren sie die Spaltung verschiedener Nahrungsbestandteile.

Endoenzyme sind in der Lipoproteinmembran von Mukosazellen lokalisiert und heften sich an ihr Substrat, das in die Zellen aufgenommen wird.

Kofaktoren wie Salzsäure, Bikarbonat und Galle unterstützen den digestiven und absorptiven Prozeß.

Disaccharide, Polysaccharide, Lipide und Proteine müssen zumeist in ihre Bestandteile zerlegt werden, um aufgenommen werden zu können.

Der Verdauungsprozeß

■ **Orale Phase.** Der Verdauungsprozeß beginnt im Mund, wo täglich ca. 1,5 l Speichel produziert werden. Der zunächst seröse Speichel enthält α-Amy-

Tabelle 74.1. Überblick über die wichtigsten Funktionen gastrointestinaler Hormone

Hormon	Ort der Freisetzung	Stimuliert durch	Wirkung auf	Art der Wirkung
Gastrin	Antrale Mukosa des Magens	Polypeptide Aminosäuren	Ösophagus	Ruhedruck des unteren Ösophagussphinkters
	Duodenum	Koffein	Magen	Sekretion von HCl und Pepsinogen
				Motilität des Antrum
	Jejunum	Alkohol Nahrungsbestandteile Dehnung des Antrum N. vagus	Gallenblase Pankreas	Gallenblasenkontraktion Bikarbonatsekretion
Sekretin	Mukosa des Duodenums	pH <4–5	Ösophagus	Ruhedruck des unteren Ösophagussphinkters
			Magen	Motilität des Magens und Duodenums Pepsinogensekretion gastrinstimulierte Säuresekretion
			Duodenum	Motilität Mukusproduktion der Brunnerdrüsen
			Pankreas	H₂O und Bicarbonat Enzymproduktion Insulinfreisetzung
			Leber	Volumen und Elektrolytproduktion der Galle
Cholezystokinin-Pankreozymin (CCK-PZ)	Proximaler Dünndarm	Aminosäuren	Dünndarm	Motilität
			Gallenblase Pankreas	Gallenblasenkontraktion Enzymsekretion Magenentleerung Wirkung auf Sättigung (?)
		HCl Fettsäuren (<9c) Nahrung		
Gastrisch hemmendes Polypeptid (GIP)	Dünndarm	Glukose	Magen	Gastrinstimulierte Säurefreisetzung
		Fett	Pankreas	Insulinsekretion
Enteroglukagon und Glukagon	Duodenum Jejunum	Kohlenhydrate langkettige FS	Leber	Glykogenolyse
			Pankreas Dünndarm	Enzymsekretion des Pankreas Motilität
Glukagon-like-peptide (17-37)	C-Zellen v. a. des Dickdarms	Glukose	Insulinsekretion	„Inkretin": glukoseinduzierte Insulinsekretion
			Magen	Säuresekretion
Motilin	Duodenum	Alkalischer pH im Duodenum	Magen	Magenentleerung
				Regulation der Darmmotilität (?)
Somatostatin	Jejunum Magenantrum	Säuregehalt des Magens und Duodenums	Pankreas	Insulin und Glukagonfreisetzung pankreatische Enzymproduktion
	Oberer Teil des Dünndarm Hypothalamus	Aminosäuren Fett (?)	Magen Gallenblase andere	Gastrinfreisetzung Hemmung der Kontraktion Sekretion Wachstumshormone Sekretion TSH

lase (Ptyalin) zur Verdauung von Stärke und Glykogen. Er wird dann durch einen mehr muköses Speichel abgelöst, welcher die Formbarkeit des Nahrungsbolus erhöht.

■ **Gastrale Phase.** Im Magen angekommen, werden die Nahrungspartikel durch wellenartige Bewegungen, die sich vom Fundus in Richtung Antrum und Pylorus bewegen, mit Magensaft vermischt und fortbewegt. In der Mitte des Magens beginnt die aktive chemische Verdauung. Dort werden täglich durchschnittlich 2–2,5 l Magensaft produziert. Dieser besteht aus

- Salzsäure,
- „intrinsic factor",
- der inaktiven Protease Pepsinogen,
- gastrischer Lipase,
- Mukus und
- Gastrin.

Der Verdauungsprozeß im Magen dauert je nach Zusammensetzung der Speisen ca. 1–4 h. Allein aufgenommen, verlassen Kohlenhydrate den Magen am schnellsten, gefolgt von Proteinen und Fetten. Bei gemischten Mahlzeiten ist die Magenentleerung verlängert. Flüssigkeiten passieren den Magen schneller als feste Nahrungsbestandteile, kleine Partikel schneller als große, hypertone Nahrungsmittel und Flüssigkeiten langsamer als isotone.

■ **Intestinale Phase.** Der größte Teil des Verdauungsprozesses des Dünndarms findet im Duodenum statt. Dort wird die Nahrung zu Ende verdaut, und die Spaltprodukte werden zusammen mit Wasser und Elektrolyten resorbiert. Der saure Magenchymus bewegt sich durch den Pylorus ins Duodenum, wo er mit duodenalen Säften und Sekretionen aus Pankreas und Gallenblase vermischt wird.

Die gesamte Dünndarmpassage dauert 3–10 h. Fette und Proteine in der Nahrung lösen die Sekretion von CCK aus, das wiederum die Gallenblase kontrahiert. Über ihre emulgierende Wirkung fördern die Gallensalze die Verdauung und Absorption von Lipiden. Die proteolytischen Pankreasenzyme Trypsin und Chymotrypsin werden in ihrer inaktiven Form sezerniert und durch eine Enterokinase aktiviert.

Die pankreatische Amylase wird zur Hydrolyse von Stärke sezerniert.

Zur Neutralisation des sauren Chymus werden unter Sekretineinfluß große Mengen bikarbonathaltiger Flüssigkeiten sezerniert.

Hauptfunktion des Dickdarms ist die Eindikkung des Darminhalts durch Resorption von Wasser und Elektrolyten. Dadurch reduziert sich die täglich anfallende Menge von 500–1000 ml Chymus auf 100–200 ml. Die Füllung des oberen Rektums mit Darminhalt führt zur Aktivierung von Druckrezeptoren und zur Auslösung des Stuhlgangs; es kommt zur Defäkation.

Der Absorptionsprozeß

Der Hauptteil der Absorption findet im Dünndarm statt. Mit einer Länge von 3–4 m, mit seinen Valvulae, Villi und Mikrovilli erzielt er eine Oberfläche von ca. 250 m^2. So können im Dünndarm täglich mehrere hundert Gramm Monosaccharide, ca. 100 g Fettsäuren, 50–100 g Aminosäuren und Peptide, 50–100 g Ionen und 7–8 l Wasser aufgenommen werden.

Die Absorption geschieht entweder durch Diffusion oder aktiven Transport.

Diffusion kann durch Öffnungen in der Zellmembran über Channel-Proteine nach dem Zufallsprinzip (einfache Diffusion) oder in Kombination mit einem Carrier-Protein (erleichterte Diffusion) erfolgen. Aktiver Transport findet ebenfalls mit Hilfe von Carrier-Proteinen, aber gegen einen Energiegradienten statt. Ein bekanntes Beispiel ist der Intrinsic factor für Vitamin B$_{12}$.

Einige Nahrungsmoleküle werden über Pumpen in die Zellen transportiert. Diese benötigen ATP und einen Carrier (z. B. Glukose, Natrium, Kalzium, Eisen, Phosphat, Aminosäuren). Über Pinozytose können größere Partikel aufgenommen werden.

Verdauung und Absorption von Kohlenhydraten

Die Verdauung von Kohlenhydraten beginnt im Mund durch die Speichelamylase (Ptyalin). Durch sie wird Stärke zu Dextrose (D-Glukose) und Maltose (Disaccharid aus D-Glukose) hydrolysiert. Der größte Teil der Kohlenhydratverdauung findet jedoch im Duodenum durch die pankreatische Amylase statt, welche Stärke in Dextrin (ein Polysaccharidgemisch aus Oligo- und Polymeren der Glukose) und Maltose umwandelt.

Maltase, von Mukosazellen abgegeben, spaltet Maltose zu Glukose. Weitere wichtige Enzyme sind die Sucrase, Laktase und Isomaltase. Glukose und Galaktose werden über einen aktiven Na$^+$-abhängigen Carrier aufgenommen, Fruktose hingegen über erleichterte Diffusion. Zellulose, Hemizellulose und andere Formen von Fasern erscheinen überwiegend unverdaut in den Fäzes. Im Gegensatz zu Wiederkäuern fehlen dem Menschen die zur Zellulosespaltung nötigen bakteriellen Enzyme.

Verdauung und Absorption von Proteinen

Die Proteinverdauung beginnt im Magen durch Pepsin. Der größte Teil der Proteinverdauung findet jedoch im Dünndarm statt. Über die intestinale Enterokinase wird das inaktive pankreatische

Enzym Trypsinogen in Trypsin umgewandelt, welches wiederum die anderen pankreatischen proteolytischen Hormone aktiviert. Zusammen bauen Trypsin, Chymotrypsin und Carboxypolypeptidase intaktes Protein zu kleinen Polypeptiden und Aminosäuren ab.

Proteolytische Peptidasen, welche im Bürstensaum der Mukosa lokalisiert sind, bilden aus Polypeptiden Aminosäuren, Di- und Tripeptide. Solche kleinen Peptide können auch intakt absorbiert werden. Über Peptidhydrolasen werden Di- und Tripeptide im Bürstensaum weiter zu Aminosäuren hydrolysiert. Aminosäuren werden durch 4 verschiedene aktive Transportsysteme aufgenommen: jeweils eines für neutrale und basische Aminosäuren und eines für Prolin und Hydroxyprolin. Das Transportsystem ist dabei dem Na^+-abhängigen Kotransportsystem für Glukose ähnlich. Weniger als 1 % der eingenommenen Proteine werden normalerweise mit dem Stuhl ausgeschieden.

Verdauung und Absorption von Fett

Die Fettverdauung beginnt im Magen. Hier wird ein Teil der kurzkettigen Triglyzeride durch Magenlipase in Fettsäuren und Glyzerol gespalten. Der Großteil der Fettverdauung findet jedoch, wie bei Proteinen und Kohlenhydraten, im Dünndarm statt.

Der Eintritt von Fett ins Duodenum hemmt über eine Sekretion von Enterogastronen die Gastrinsekretion und die Motilität und verlangsamt so die Fettpassage ins Duodenum. Über die Peristaltik und die emulgierende Wirkung der Gallensalze werden große Fettpartikel in kleinere umgeformt und können so durch die pankreatische Lipase leichter verdaut werden.

Die bei der Verdauung entstehenden freien Fettsäuren und Monoglyzeride bilden Komplexe mit Gallensalzen, welche „Mizellen" genannt werden. Durch die Mizellen wird der Transport der Fettpartikel durch eine hydrophile Umgebung zum Bürstensaum der Mukosa ermöglicht.

■ **Enterohepatischer Kreislauf.** Ein Großteil der Gallensalze wird aktiv im terminalen Ileum reabsorbiert und kann von der Leber zur Synthese der Gallenbestandteile wieder verwendet werden (enterohepatischer Kreislauf). Der Gallensäurepool kann so täglich 3- bis 15mal zirkulieren, je nach Menge und Zusammensetzung der eingenommenen Nahrung.

■ **Transport.** In den Mukosazellen werden Fettsäuren und Glyzeride wieder zu neuen Triglyzeriden zusammengebaut. Zusammen mit Cholesterin und Phospholipiden bilden sie, von einem β-Lipoproteinmantel umgeben, sog. Chylomikronen. Sie gelangen über das Lymphsystem zum Ductus thoracicus und von dort in den venösen Blutstrom.

Auch die fettlöslichen Vitamine werden mit Nahrungslipiden über Mizellen aufgenommen.

Unter normalen Bedingungen gelangen so ca. 97 % des aufgenommenen Fettes über Lymphbahnen in die Zirkulation.

Von klinischer Bedeutung bei Patienten mit Gallensäuremangel ist hierbei, daß mittelkettige Fettsäuren auch in Abwesenheit von Gallensäuren und Lipasen direkt in Mukosazellen aufgenommen werden können. Mittelkettige Fettsäuren werden anschließend direkt ins Pfortadersystem transportiert.

Weiterführende Literatur

Cashman MD (1986) Principles of digestive physiology for clinical nutrition. Nutr Clin Prac 1: 241 ff.
Guigoz Y, Vellas B, Garry PJ (1994) Mini nutritional assessment: a practical assessment tool for grading the nutritional state of the elderly patients. Facts Res Gerontology Suppl 2: 15–59
Johnson LR (1996) Gastrointestinal physiology, 5th edn. Mosby, St. Louis
Johnson LR, Alpers DH, Christensen J (1994) Physiology of the gastrointestinal tract, vols 1 and 2, 3rd edn. Lippincott-Raven, New York
Wolfe MM, Soll AH (1988) The physiology of gastric acid secretion. N Engl J Med 319: 1707–1715
Shils ME, Olson JA, Shike M (eds) (1994) Modern nutrition in health and disease, vols 1 and 2, 8th edn. Lea & Febiger, Philadelphia

Enzymdefekte und Malabsorption

M. Kaufmann · M. Fried

Inhalt

75.1   Epidemiologie *867*
75.2   Klinik *867*
75.3   Diagnostik *868*
75.4   Krankheitsgruppen *869*
75.4.1 Mangel oder Inaktivierung intraluminarer Enzyme *869*
75.4.2 Mangelnde Synthese oder Verfügbarkeit von Gallensäuren *870*
75.4.3 Dünndarmerkrankungen *870*
75.4.4 Globale Malassimilationssyndrome *873*

Unter „Malassimilationssssyndrom" versteht man eine verminderte Ausnutzung der mit der Nahrung zugeführten Nährstoffe. Malassimilation bildet den Oberbegriff für Maldigestion (Störung der intraluminalen Verdauung) und Malabsorption (Störung der Absorption durch den Enterozyten und/oder Abtransport im Enterozyten bzw. des Lymph- oder Blutgefäßsystems).

Topographisch werden die meisten Nahrungskomponenten im oberen Dünndarm resorbiert. Eine Beeinträchtigung der Nahrungsstoffassimilation kann sich in Abhängigkeit von der Ursache, der Dauer und der Ausprägung der Störung isoliert als Mangelsymptome durch Fehlen einzelner Nahrungselemente oder global als kalorisch defizitäre Situation manifestieren.

Bei einem partiellen Malassimilationssyndrom betrifft die Störung nur einzelne Nahrungsbestandteile (z. B. Kohlenhydrate bei Disaccharidasestörungen, isolierte Vitaminmalabsorption), während bei einem globalen Malassimilationssyndrom wegen der diffusen morphologischen Mukosaveränderungen mehrere Nahrungsbestandteile betroffen sind (z. B. Sprue, Kurzdarmsyndrom).

75.1
Epidemiologie

Bei rund 5 % der Patienten mit einer chronischen Diarrhö (Stuhlgewicht > 200 g/Tag – für mitteleuropäische Eßgewohnheiten – mit einer Diarrhödauer von mehr als 3 Wochen) besteht ein Malassimilationssyndrom. Schwere Formen der Erkrankung werden nur selten gesehen. Leichtere Formen, wie beispielsweise der hereditäre Laktasemangel vom Erwachsenentyp, betreffen über 50 % der Weltbevölkerung.

75.2
Klinik

Obwohl jede der 3 Hauptkomponenten der Ernährung (Kohlenhydrate, Proteine und Fette) von einer Assimilationsstörung betroffen sein kann, treten klinische Symptome hauptsächlich bei der Malassimilation von Kohlenhydraten und Fett auf.

Die Hauptsymptome der Malassimilation sind voluminöse, übelriechende Stühle und ein Gewichtsverlust. Bei mangelnder Kohlenhydratabsorption kommt es wegen des vermehrten Stuhlgasgehalts zu flockigen, teilweise schwimmenden Stühlen (Hammer et al. 1990). Häufig wird über ein Blähungsgefühl und exzessiven Windabgang geklagt.

Bei gestörter Fettassimilation ist der Stuhl klebrig und von glänzender Beschaffenheit. Der Gewichtsverlust entsteht durch enteralen Kalorienverlust und durch eine zur Vermeidung osmotisch bedingter Durchfälle verminderte Nahrungszufuhr.

Wichtige Hinweise zur Ätiologie eines Malassimilationssydroms lassen sich durch eine detaillierte Anamnese erhalten (z. B. Auslandsaufenthalte, Operationen, Medikamente).

Körperliche Symptome

In der klinischen Untersuchung fällt der Verlust des subkutanen Fettgewebes und der Muskulatur auf. Bei Kindern im Wachstum steht die Wachstumsverzögerung und bei Adoleszenten die verzögerte Pubertät im Vordergrund.

Neben den klinisch faßbaren Mangelsymptomen lassen sich gewisse resorptionsbedingte Mangelzustände nur mit Laboruntersuchungen erfassen (Tabelle 75.1) (s. Kap. 31).

75.3 Diagnostik

Im Rahmen einer sinnvollen Stufendiagnostik sollte vor einer apparativ aufwendigen Lokalisationsdiagnostik das Vorhandensein eines Malassimilationssyndroms nachgewiesen werden. Zahlreiche Blut- und Serumparameter können für das Vorhandensein, die Schwere sowie die mögliche Lokalisation Hinweise geben (vgl. Tabelle 75.1).

Untersuchungen bezüglich eines HIV-Infekts und Stuhluntersuchungen im Hinblick auf Wurmeier und Parasiten sollten frühzeitig erfolgen.

Stuhlfettanalyse

Die quantitative Stuhlfettanalyse ist die wichtigste Methode zur Erfassung eines Malassimilationssyndroms.

Der Patient nimmt während 3 Tagen vor Untersuchungsbeginn insgesamt 100 g Fett/Tag zu sich. Die Stuhlsammelperiode dauert weitere 3 Tage.

Eine Stuhlfettausscheidung von über 7 g/24 h ist pathologisch. Bei einer Steatorrhö sollte v. a. eine Pankreasfunktionsstörung (Bestimmung der Elastase und des Chymotrypsins im Stuhl) ausgeschlossen werden.

Weitere mögliche Ursachen einer erhöhten Stuhlfettausscheidung sind hepatobiliäre Erkrankungen mit Cholestase, Darmerkrankungen (z. B. Sprue, Morbus Crohn, bakterielle Dünndarmüberwucherung, Morbus Whipple, Kurzdarmsyndrom) oder gewisse Systemerkrankungen (z. B. Amyloidose, Sklerodermie).

Die Bestimmung des β-Karotins im Plasma ist eine alternative Methode zur Erfassung der Fettassimilation.

> **!** Eine β-Karotinkonzentration unter 100 μg/dl ist verdächtig auf eine Steatorrhö (Sensitivität 88 %) und stellt eine Indikation zu einer quantitativen Stuhlfettanalyse dar. Werte unter 47 μg/dl weisen auf eine pathologische Stuhlfettausscheidung hin (Spezifität 93 %).

Mögliche Störfaktoren sind Infekte mit hohem Fieber, Leberfunktionsstörungen oder eine ausgeprägte Malnutrition, beispielsweise bei Alkoholismus (Lembcke et al. 1989).

Vitamin B$_{12}$-Mangel

Ein Vitamin B$_{12}$-Mangel wird mit der spezifischen Bestimmung im Plasma erfaßt (vgl. Tabelle 75.1). Der Ort der Vitamin B$_{12}$-Resorptionsstörung kann mit dem Schilling-Test diagnostiziert werden (s. Kap. 31). Die Resorptionsstörung kann durch
- einen Mangel an „intrinsic factor" (IF; Perniziosa),

Tabelle 75.1. Symptome bei Malassimilation

Klinik	Mangel	Labor
Gewichtsverlust	Kalorien	–
Gebähtes Abdomen, Flatulenz, wässerige Durchfälle	Kohlenhydrate	Pathologische Laktosetoleranz verminderte Disaccharidasen in der Dünndarmbiopsie
voluminöse Stühle	Fett	Plasma-β-Karotin tief Steatorrhö
Ödeme, Muskelatrophie	Protein	Plasmaalbumin tief
Nachtblindheit, Hyperkeratose	Vitamin A	–
Osteomalazie, Rachitis, Parästhesien, Muskelkrämpfe	Vitamin D	Serum-Ca tief, Vitamin D tief alkalische Phosphatase hoch
Suffusionen, Petechien	Vitamin K	Quick-Wert tief
Polyneuritis, psychische Störungen	Vitamin B$_1$ (Thiamin)	–
Glossitis, Cheilitis, Stomatitis	Vitamin B-Komplex, Vitamin C, Eisen	Ferritin im Serum tief
Makrozytäre Anämie	Vitamin B$_{12}$	Plasma-Vitamin B$_{12}$ tief Schilling-Test pathologisch
Makrozytäre Anämie	Folsäure	Plasma- und Ec-Folsäure tief
Mikrozytäre Anämie	Eisen	Ferritin tief, CRP normal
Akrodermatitis	Zink	Serumzink tief
Pellagraartige Hautveränderungen	Nikotinsäure	–
Nierenkolik (nach Ileumresektion)	–	Hyperoxalaturie

- eine Verminderung der pankreatischen Proteasen,
- die Bindung des IF-Vitamin-Komplexes an Bakterien (bakterielle Dünndarmüberwucherung) oder
- eine Resorptionsstörung im Ileum (M. Crohn, Ileumresektion)

bedingt sein. Durch den Einsatz unterschiedlicher Cobalaminisotope mit oder ohne Zusatz von IF kann auf den Ort der Malabsorption geschlossen werden (Chen et al. 1989).

Gallensäureverlustsyndrom

Bei Verdacht auf ein Gallensäureverlustsyndrom kann der ^{75}SeHCAT-Test eingesetzt werden. Selenhomotaurocholsäure ist eine der Taurocholsäure analoge Substanz und unterliegt einem enterohepatischen Kreislauf. Findet sich 3 Tage nach oraler Einnahme der ^{75}Se-markierten Substanz weniger als 34 % im Körper (Gammakameraaufnahme), handelt es sich um ein Gallensäureverlustsyndrom (Ford et al. 1992).

Diagnostik von Dünndarmfunktionsstörungen

Nach Ausschluß eines Mangels intraluminaler Enzyme oder einer Störung der Gallensäureverfügbarkeit richtet sich das diagnostische Augenmerk auf Störungen der Dünndarmfunktion. Endoskopisch entnommene lokale Biopsien dienen zur Diagnose von Erkrankungen mit diffusem Dünndarmbefall, wie
- der Sprue,
- des M. Whipple,
- der Abeta-Lipoproteinämie oder
- einer Lymphangiektasie des Dünndarms.

Weniger zuverlässig werden bioptisch Erkrankungen des oberen Dünndarms erfaßt, wie der M. Crohn, die eosinophile Gastroenteritis, eine HIV-Enteropathie, eine Lambliasis, Medikamentennebenwirkungen, eine Amyloidose oder ein intestinales Lymphom.

Resorptionsstörungen

Eine verminderte Resorptionsfähigkeit des Duodenums und des Jejunums kann mit dem D-Xylosetest nachgewiesen werden (s. Kap. 31). Der Mechanismus der D-Xyloseabsorption (erleichterte Diffusion) ist unterschiedlich zu dem anderer Monosaccharide, die durch den Hexose-Natrium-Kotransporter resorbiert werden. Xylose wird zudem nicht vollständig metabolisiert.

Die Messung des Blutspiegels eine Stunde nach Einnahme einer standardisierten Menge Xylose, bzw. die Untersuchung eines 5stündigen Sammelurins, ermöglicht Rückschlüsse auf die funktionsfähige Fläche und Permeabilität der proximalen Dünndarmanteile (Haeney et al. 1978).

> **!** Falsche Resultate können bei renaler sowie bei hepatischer Insuffizienz, bei Hypothyreose, aber auch bei einer bakteriellen Dünndarmüberwucherung auftreten.

Wertvoll kann dieser Test bei endoskopisch nicht faßbaren Dünndarmveränderungen oder zur Verlaufsbeurteilung von Dünndarm-Malassimilationssyndromen unter Therapie sein.

75.4 Krankheitsgruppen

75.4.1 Mangel oder Inaktivierung intraluminaler Enzyme

Eine exokrine Pankreasinsuffizienz ist die häufigste Ursache eines Mangels intraluminaler Enzyme (s. Kap. 39). Ein pankreatischer Enzymmangel, der sich als Steatorrhö manifestiert, tritt erst auf, wenn 90 % der Pankreasfunktion ausgefallen sind.

Der limitierende Faktor in der pankreatischen Digestion ist die Fettverdauung. Die Assimilation der Kohlenhydrate ist bei der exokrinen Pankreasinsuffizienz weniger betroffen, da die Amylasesekretion lange erhalten bleibt und ein Teil der Funktion durch die Speicheldrüsensekretion ersetzt werden kann. Ursachen der exokrinen Pankreasinsuffizienz, die sich als Steatorrhö manifestiert, sind vor allem:
- eine chronische Pankreatitis,
- ein Pankreaskarzinom,
- ein Zustand nach Pankreasresektion oder
- in seltenen Fällen eine Sekretionshemmung pankreatischer Enzyme durch einen Überschuß an endogen produziertem oder von außen zugeführtem Somatostatin.

Beim Zollinger-Ellison-Syndrom kann das große Säurevolumen, das ins Duodenum gelangt, zu einer Enzyminaktivierung führen.

Die Mukoviszidose ist die häufigste hereditäre Erkrankung des Pankreas, die zu einer exokrinen Pankreasinsuffizienz führen kann (s. Kap. 69).

Beim Shwachman-Diamond-Syndrom, einem kongenitalen Defekt, ist die exokrine Pankreasinsuffizienz mit hämatologischen Veränderungen (Neutropenie, Thrombozytopenie und Anämie), einer periportalen Leberfibrosierung und einer metaphysalen Chondrodysplasie kombiniert.

75.4.2
Mangelnde Synthese oder mangelnde Verfügbarkeit von Gallensäuren

Eine Malassimilation aufgrund eines Gallensäuremangels tritt auf, wenn die kritische Schwelle zur Mizellenbildung in der Fettverdauung unterschritten wird. Ein wirksamer Wiederverwertungsmechanismus für die Gallensäuren sorgt dafür, daß täglich nur 5–20 % des Gallensäurepools ersetzt werden muß.

Für die intestinale Gallensäurenabsorption spielen sowohl passive, über den gesamten Darm verteilte, als auch aktive, auf das Ileum beschränkte Transportsysteme eine Rolle. Ein Gallensäurenmangel kann entstehen aufgrund
- einer Synthesestörung (z. B. bei akuter viraler Hepatitis),
- einer Abflußbehinderung (z. B. intra- oder extrahepatischer Cholestase),
- eines Überwiegens der Gallensäureverluste im Verhältnis zu der Produktionskapazität der Leber (z. B. bei Ileitis terminalis, Ileumresektionen, Fehlen des ilealen Gallensäuretransportsystems) oder
- einer vorzeitigen intraluminalen Metabolisierung konjugierter Gallensäuren bei einer bakteriellen Überwucherung des Dünndarms.

Der Grund für eine Störung aus diesem Formenkreis wird durch eine hepatologische Untersuchung oder bei einer Stauung der Gallenwege durch eine endoskopisch retrograde Cholangiographie (ERC) abgeklärt. Bei Verdacht auf eine bakterielle Dünndarmüberwucherung führt die mikrobiologische Kultur von Dünndarmaspirat, das mit einem endoskopischen Spezialkatheter entnommen wird, zur Diagnose.

Divertikel, Strikturen oder Fistelbildungen im Dünndarm als mögliche Ursachen für eine bakterielle Dünndarmüberwucherung sollten mit der selektiven Dünndarmpassage ausgeschlossen werden.

75.4.3
Dünndarmerkrankungen

Partielle Malassimilationssyndrome
Unter partiellen Assimilationsstörungen sind Defekte der Assimilation einzelner Nahrungsmittelkomponenten zu verstehen. Es handelt sich dabei meist um das angeborene Fehlen oder eine Funktionsverminderung einer Enzymkomponente der Bürstensaummembran.

Malassimilation von Kohlenhydraten
Die Kohlenhydrate der Nahrung bestehen aus verdaulichen Mono-, Di-, Oligo- und Polysacchariden und aus komplexen, nicht verdaulichen Kohlenhydraten, wie beispielsweise Zellulose, Hemizellulose oder Pectin (Eastwood 1992).

Verdauliche Polysaccharide werden durch die Amylase zu Oligosacchariden fermentiert. Die abschließende Digestion dieser Oligosaccharide erfolgt an der Oberfläche der Mukosazellen (Bürstensaum) durch 4 teilweise zu Komplexen verbundene Enzymsysteme:
- Die Laktase spaltet Laktose [= Galaktose-$\beta(1,4)$-Glukose] zu Glukose und Galaktose.
- Die Saccharase/Isomaltase spaltet die Saccharose, eine Glukose-Fruktose-Verbindung. Die Isomaltase hat Maltose [Glukose-$\alpha(1,4)$-Glukose], Maltotriose sowie weitere $\alpha(1,4)$-Bindungen von Dextrinen als Substrat. Die α-$(1,6)$-Bindungen werden exklusiv von der Isomaltase gespalten.
- Der Maltase/Glukoamylasekomplex spaltet $\alpha(1,4)$-Bindungen von Oligosacchariden, Maltriose und Maltose. Das Produkt dieses Enzymkomplexes sind Glukose und Oligosaccharide mit $(1,6)$-Verbindungen.
- Die Trehalase kann Trehalose, ein Glukosedisaccharid, das sich v. a. in Pilzen findet, spalten.

Das Produkt der Disaccharidasen sind die Monosaccharide Glukose, Fruktose und Galaktose. Diese Moleküle gelangen über transmembranöse Transportmechanismen in das Portalvenenblut.

Laktose, Saccharose und Trehalose werden im Gegensatz zur Maltose nur durch ein einzelnes Enzym gespalten, weshalb es bei einem Enzymausfall oder einer Enzymverminderung zu einer unvollständigen Kohlenhydratassimilation kommt.

Im Dünndarm verbleibende Kohlenhydrate bewirken eine osmotisch bedingte Flüssigkeitsansammlung mit dem klinischen Bild einer verstärkten Darmtätigkeit und Diarrhö. Die unverdauten Saccharide werden im Kolon von Bakterien fermentiert. Die freigesetzten kurzkettigen Fettsäuren (Acetat, Butyrat und Propionat) können im Kolon – im Gegensatz zu den Monosacchariden – resorbiert werden. Weitere Produkte der bakteriellen Kohlenhydratfermentation sind Kohlendioxid, Methan und Wasserstoff, die zum klinischen Bild des Meteorismus führen (Bond u. Levitt 1976).

Laktosemalassimilation
Es wird zwischen einem kongenitalen Laktasemangel, einem transienten Laktasemangel des Frühgeborenen, einem Laktasemangel vom Erwachsenentyp und einem sekundären Laktasemangel bei Darmerkrankungen unterschieden.

- Der kongenitale Laktasemangel ist eine autosomal-rezessiv vererbte Synthesestörung des Laktasemoleküls und tritt sehr selten auf. Das für die Laktase kodierende Gen befindet sich auf dem langen Arm von Chromosom 2 (Kruse et al. 1988). Die Diagnose des kongenitalen Laktasemangels wird durch die Klinik mit wäßriger Diarrhö in den ersten Lebenstagen und dem prompten Ansprechen auf eine laktosefreie Diät suggeriert.
- Eine temporäre Form des Laktasemangels kann bei Frühgeborenen vorkommen. Es handelt sich dabei um eine noch ungenügende Reifung der Laktase.
- Der hereditäre Laktasemangel vom Erwachsenentyp ist das häufigste genetische Mangelsyndrom und betrifft mehr als die Hälfte der Menschheit. Die Prävalenz schwankt stark unter den einzelnen ethnischen Gruppen. In Südostasien beträgt die Prävalenz der Laktoseintoleranz bis zu 95%, in Nordeuropa 5–15% und in den Mittelmeerländern 60–85% (Büller u. Grand 1990; Simoons 1978).
Die Laktaseaktivität beim Fetus nimmt während der Schwangerschaft zu und erreicht ein Aktivitätsmaximum nach der Geburt, d.h. in der Stillperiode. Während der Kindheit nimmt die Enzymaktivität bei den betroffenen Personen kontinuierlich ab und verbleibt im Alter von ca. 5 Jahren auf einem Aktivitätsgrad von 5–10% der Maximalaktivität bei der Geburt (Witte et al. 1990). Dieser Verlauf kann selbst durch konsequentes Fortsetzen der Milchernährung nicht beeinflußt werden (Gilat et al. 1972).
- Die hereditären Formen des Laktasemangels sind von einem sekundären Laktasemangel bei Darmerkrankungen – z.B. bei Gastroenteritis, Lambliasis, Alkoholabusus, Sprue, M. Crohn – zu unterscheiden (Kapembwa et al. 1989; Plotkin u. Isselbacher 1964). Die Laktase reagiert von den Bürstensaumenzymen am empfindlichsten auf Mukosaschäden des Dünndarms. Eine erfolgreiche Therapie der Darmerkrankung führt innerhalb von Wochen bis Monaten zu einer Verbesserung der Laktaseaktivität.

■ **Körperliche Symptome.** Das klinische Bild des Laktasemangels ist durch das Auftreten von Abdominalkrämpfen, Meteorismus und Durchfällen nach der Einnahme von Milchprodukten gekennzeichnet (Büller u. Grand 1990). Die Symptome treten nach 1–2 Gläsern Milch oder 10–20 g Laktose auf.

■ **Nachweis des Mangels.** Die Diagnose des Laktasemangels erfolgt mit dem H_2-Exhalationstest (Newcomer et al. 1975) (s. Kap. 31).

Falsch pathologische Resultate können bei einer bakteriellen Überwucherung des Dünndarms auftreten. Falsch negative Resultate treten nach einer antibiotischen Therapie auf, die zu einer Reduktion der fermentierenden Keime führt, und bei Personen ohne H_2-produzierende Keime im Kolon (Bond u. Levitt 1972). In unklaren Fällen sichert eine in situ enzymhistochemisch nachgewiesene Laktaseverminderung bei normaler Zotten-Krypten-Architektur die Diagnose (Welsh et al. 1978).

■ **Diätetische Maßnahmen.** Milchprodukte sind eine wichtige Quelle für Proteine, Kalzium sowie Vitamin B und D. Da bei der Laktoseintoleranz vom Erwachsenentyp ein Mangel und nicht das vollständige Fehlen des Enzyms zur Symptomatik führt, genügt meist eine Reduktion von Milch und Milchprodukten in der Nahrung. Joghurt wird üblicherweise gut vertragen, da zu seiner Herstellung laktasebildende Bakterien verwendet werden (Kolars et al. 1984). Im Handel kann mit β-Galaktosidose vorfermentierte Milch erworben werden, die aber wegen des süßen Geschmackes nicht allgemein geschätzt wird. Laktasepräparate in Kapselform oder als Tropfen können zusammen mit einer laktosehaltigen Mahlzeit eingenommen werden. Bei sekundärem Laktasemangel besteht die Therapie in der Behandlung der Grundkrankheit.

Weitere Assimilationsstörungen des Kohlenhydratstoffwechsels

■ **Saccharose-Isomaltose-Malassimilation.** Ein kongenitaler und ein sekundärer Saccharase-Isomaltase-Mangel sind bekannt. Die Symptomatik tritt bei der kongenitalen Form nach der Gabe von Rohrzucker auf (Ravich u. Bayless 1983).

Der autosomal-rezessive Defekt, der zu einem konformationsveränderten Enzym führt, wird bei der europäischen Bevölkerung selten gefunden. Bei den Eskimos beträgt die Prävalenz bis zu 10% (Ellestead-Sayed et al. 1978). Die Therapie besteht in einer Exklusionsdiät.

■ **Trehalosemalassimilation.** Trehalose ist ein Disaccharid (2 Glukosemoleküle), das bei Insekten, Hefe und Pilzen gefunden wird. In der Bürstensaummembran der Säuger findet sich eine geringe (0,1% der totalen Bürstensaumenzymaktivität) Trehalaseaktivität (Galand 1984). Es ist ein sporadisches wie auch familiäres Vorkommen einer Trehalaseinaktivität beschrieben. In diesen Fällen kommt es nach Konsum von Pilzen zu einer schweren Diarrhö (Madzarovova 1973).

■ **Glukose/Galaktosemalassimilation.** Die kongenitale Malabsorption von Glukose und Galaktose ist durch einen selektiven Defekt im intestinalen Transport der beiden Monosaccharide Glukose und Galaktose charakterisiert. Die Fruktoseaufnahme ist bei dieser Erkrankung nicht gestört (Ravich u. Bayless 1983).

Der autosomal-rezessiv vererbte Defekt liegt in der Bürstensaummembran auf der Stufe des Natrium-Glukose-Galaktose-Kotransporters (Turk et al. 1991). Die Krankheit manifestiert sich in den ersten Lebenswochen mit profusen, wässerigen Durchfällen. Die Säuglinge zeigen eine schlagartige Besserung auf eine fruktosehaltige glukose- und galaktosefreie Diät.

■ **Fruktosemalabsorption.** Fruktose findet sich in Früchten in freier Form und ist Bestandteil der Saccharose. In der modernen Nahrungsmittelherstellung wird Fruktose in großen Mengen als Süßstoff verwendet. Bei zu hoher Fruktoseingestion können Symptome wie Abdominalkrämpfe und Durchfälle auftreten (Ravich et al. 1983).

■ **Sorbitol.** Sorbitol ist ein Polyalkoholzucker, der durch die orale Flora nur langsam fermentiert wird. Im Dünndarm ist lediglich eine unvollständige Resorption möglich. Wegen dieser Eigenschaften wird Sorbitol in der Nahrungsmittelindustrie zur Herstellung sog. „zuckerloser Erzeugnisse" verwendet. Bereits 5–10 g Sorbitol führen zu Blähungen (Hyams 1983). Bei erhöhtem Konsum (> 20–50 g) kommt es zu einer osmotischen Diarrhö.

Störungen der Proteinassimilation

Die Produkte der intraluminalen Verdauung durch gastrische und pankreatische Proteinasen sind Aminosäuren und Oligopeptide (Adibi u. Mercer 1973). Die Bürstensaummembran enthält neben einem aktivierenden Enzym für die luminale Proteindigestion Endopeptidasen und Ektopeptidasen, die die luminalen Oligopeptide zu resorbierbaren Produkten (Aminosäuren bis Tripeptide) abbauen (Tobey et al. 1985). Bei einem völligen Ausfall des Pankreas können ca. 60 % der zugeführten Proteine resorbiert werden, was die Bedeutung der Bürstensaumpeptidasen zeigt (Steinhardt et al. 1989).

Bei der großen Anzahl der zur Proteinassimilation nötigen Enzyme erstaunt die Seltenheit hereditärer Störungen der Proteinassimilation. Dies spricht für eine große Systemredundanz; lediglich Mängel gewisser Schlüsselenzyme werden klinisch manifest.

Ein derartiges Schlüsselenzym ist die Enterokinase. Dieses in der Bürstensaummembran des proximalen Dünndarms lokalisierte Enzym bewirkt eine Umwandlung des pankreatischen Trypsinogens in das aktive Enzym Trypsin (Lebenthal u. Swachman 1976). Der Enterokinasemangel äußert sich im Kindesalter mit Gedeihstörungen und hypoproteinämischen Ödemen. Die Therapie besteht in der oralen Gabe von Pankreasenzympräparaten.

■ **Erbliche Defekte.** Die Absorption der Hydrolyseprodukte erfolgt ähnlich den Kohlenhydraten durch verschiedene membranintegrierte Transportsysteme (Harig et al. 1989; Wilson et al. 1989). Verschiedene seltene hereditäre Defekte des aktiven Aminosäuretransports, wie die Zystinurie (Malabsorption basischer Aminosäuren) und die Hartnup-Erkrankung (Malabsorption neutraler Aminosäuren), sind in der Pädiatrie bekannt. Die defekten Transportsysteme für einzelne Aminosäuren können durch Dipeptidtransportmechanismen kompensiert werden (Leonard et al. 1976). Nach dem Membrandurchtritt werden die Di- und Tripeptide im Zytoplasma der Enterozyten durch eine Tripeptidase und 2 Dipeptidasen weitgehend zu Aminosäuren hydrolysiert.

Störungen der Fettassimilation

Der Hauptbestandteil des Nahrungsfettes ist das Triglyzerid. Weitere Komponenten sind die Phospholipide, die Sterole (z. B. Cholesterin) und die fettlöslichen Vitamine (Vitamine A, D, E, K). Nach Überführung der Fette in eine stabile Dispersion mit Hilfe der Gallensalze werden die verschiedenen lipolytischen Enzyme (die pankreatische Lipase mit dem Kofaktor Colipase, die Caboxylesterlipase sowie die pankreatische Phospholipase-A_2) wirksam und katalysieren die Digestion der Triglyzeride, der Phospholipide und der Sterol-Ester-Verbindungen.

In den Enterozyten werden die Fettsäuren zu Triglyzeriden reverestert, von einer Eiweißhülle (β-Lipoproteine) umgeben und mit der Lymphe abtransportiert.

Die mittelkettigen Fettsäuren (C_6–C_{12}) nehmen eine Sonderstellung ein, da sie wegen der besseren Löslichkeit direkt ins Portalvenenblut diffundieren. Von dort werden sie – an Albumin gebunden – in die Leber geleitet.

■ **Abetalipoproteinämie.** Von klinischer Bedeutung ist lediglich die Abetalipoproteinämie. Es handelt sich um eine seltene autosomal-rezessive Erkrankung, die sich bei Geburt in der abnormen Morphologie des roten Blutbildes (Akanthose) äußert. Die Plasmawerte für Triglyzeride und Cholesterin sind sehr tief. In den Dünndarmbiopsien finden sich große Lipidtropfen, da der Dünndarm die Lipidbestandteile aufnehmen kann, die Resynthese und Ausscheidung der Triglyzeridchylomikronen jedoch gestört ist. Der Defekt besteht in einem mikrosomalen Transportprotein für Triglyzeride, Cholesterinester und Phosphatidylcholin (Wetterau et al. 1992).

Variationen dieser aus der Kinderheilkunde bekannten Erkrankung können sich in seltenen Fällen im Erwachsenenalter manifestieren. Die Klinik ist durch eine Malabsorption für fettlösliche Vitamine (Vitamin A, D, E oder K) gekennzeichnet.

75.4.4
Globale Malassimilationssyndrome

Neben den im vorherigen Abschnitt beschriebenen selektiven Defekten der mukosalen Assimilation können eine Vielzahl von gastrointestinalen und extragastrointestinalen Erkrankungen zu einem Malassimilationssyndrom führen. Diese Erkrankungen betreffen meist mehrere Assimilationsfunktionen (globale Malassimilation).

Verschiedene Darmerkrankungen können zu Malassimilationsproblemen führen (z. B. eosinophile Gastroenteritis, Sprue, M. Crohn).

Einheimische Sprue (Zöliakie)
Ein wichtiger Vertreter der sekundären Assimilationsstörungen ist die Sprue (s. Kap. 35).

Infektionen
Virale und parasitäre Darminfektionen können zu einem Malassimilationssyndrom führen (s. Kap. 32, 33). Eine Giardia-lamblia-Infektion ist die häufigste parasitäre Ursache einer Assimilationsstörung. Lamblien dekonjugieren und absorbieren Gallensalze und schädigen über Lektine den Bürstensaum der Dünndarmmukosa.

Nach einer erfolgreichen Therapie der auslösenden Krankheit kann es bis zur Normalisierung der Resorptionsleistung Wochen bis Monate dauern (Katelaris u. Farthing 1992).

Im Rahmen der Aids-Erkrankung tritt häufig ein als HIV-Enteropathie bezeichneter Symptomenkomplex mit profusen Durchfällen und Gewichtsverlust auf. Eine therapierbare virale, bakterielle oder parasitäre Darmerkrankung muß durch entsprechende Untersuchungen ausgeschlossen werden. Es lassen sich jedoch nicht immer Begleitinfektionen des Darmtrakts nachweisen. Seit der vor kurzem eingeführten antiretroviralen Tripeltherapie treten deutlich weniger HIV-assoziierte Enteropathien auf.

Morbus Whipple
Der M. Whipple (Infektion der Dünndarmmukosa und anderer Gewebe mit Tropheryma Whippelii) ist eine seltene Systemerkrankung, die jedes Organsystem befallen kann (s. Kap. 33.1).

Intestinale Lymphangiektasie
Die intestinale Lymphangiektasie ist durch eine Obstruktion der Lymphgefäße charakterisiert. Diese Erkrankung kann kongenital oder sekundär nach einem Abdominaltrauma, bei Malignomen, einer chronischen Pankreatitis oder einer schweren Herzinsuffizienz auftreten. Die Folge ist eine Beeinträchtigung des Chylomikronen- und Lipoproteinabtransportes. Dies führt zu einer Fettmalabsorption und zu einem erhöhten intestinalen Proteinverlust.

Die Kombination Steatorrhö, Hypalbuminämie und Lymphozytopenie weist auf eine Lymphangiektasie hin. Der enterale Proteinverlust kann mit der fäkalen α_1-Antitrypsinclearance erfaßt werden. Die Diagnose wird aus der Dünndarmbiopsie gestellt. Die Therapie ist gegen die zugrunde liegende Erkrankung gerichtet.

Kurzdarmsyndrom
Eine ausgedehnte intestinale Resektion (Kurzdarmsyndrom) kann zu einer sekundären Malassimilation führen. Die ungenügende Assimilation entsteht durch die Reduktion der Absorptionsfläche, die verkürzte Darmtransitzeit und den Gallensäureverlust nach ausgedehnter Ileumresektion (Nightingale 1995).

Dank der großen Anpassungsfähigkeit des Restdarms gelingt es meist, durch einen langsamen Kostaufbau eine ausreichende perorale Ernährung wiederherzustellen. Der Genuß von Milchprodukten ist zu vermeiden, da bei ausgedehnten Resektionen ein sekundärer Laktasemangel vorliegen kann. Die Substitution fettlöslicher Vitamine und Spurenelemente bei Steatorrhö sowie die Substitution von Vitamin B_{12} nach einer ausgedehnten Ileumresektion sind von besonderer Bedeutung. Mittelkettige Triglyzeride können zu einer Besserung der Diarrhö führen.

Iatrogene Malassimilation
Eine Bestrahlungstherapie im Abdominalraum kann zu einer passageren oder langfristigen Malassimilationsproblematik mit Diarrhö und Steatorrhö führen. Morphologisch finden sich eine Zottenverplumpung, Reduktion der Kryptenmitosen und eine entzündliche Reaktion in der Lamina propria. Tabelle 75.2 gibt einen Überblick über die Ursachen der Malassimilation.

Einige Medikamente wie nichtsteroidale Antirheumatika (Moeller 1987), Cholestyramin, Neomycin, Colchicin und Antidiabetika aus der Gruppe der Biguanide (Lembcke u. Casparry 1988) können zu einem Malassimilationssyndrom führen.

Systemerkrankungen

Verschiedene Systemerkrankungen führen zu funktionellen und morphologischen Veränderungen am Dünndarm und zu einem Malassimilationssyndrom. Am häufigsten werden derartige Probleme bei Patienten mit einem Diabetes mellitus beobachtet. Auch andere Endokrinopathien, wie Funktionsstörungen der Schilddrüse, der Nebenschilddrüsen oder der Nebennieren, können mit Assimilationsstörungen assoziiert sein. Der Pathomechanismus der Malassimilation bei den erwähnten Systemerkrankungen wie auch bei Erkrankungen, die die intestinale Muskulatur betreffen (Kollagenose, Amyloidose), ist unklar. Eine motilitätsbedingte, bakterielle Überwucherung des Dünndarms dürfte dabei eine wichtige Rolle spielen. Neben der Therapie der Grundkrankheit werden bakterielle Fehlbesiedlungen des Dünndarms antibiotisch behandelt.

Tabelle 75.2. Differentialdiagnose der Malassimilationssyndrome

Ursachen der Malassimilation	Erkrankungen
Mangel oder Inaktivierung intraluminaler Enzyme	
Verminderte Enzym- und Bikarbonatsekretion, Enzyminaktivierung	Chronische Pankreatitis Mukoviszidose Pankreaskarzinom/Pankreasresektion Pankreasgangobstruktionen Gastrinom (Zollinger-Ellison-Syndrom)
Gallensäuremangel	
Reduzierte Gallensäureverfügbarkeit	
Verminderte Lebersynthese	Parenchymatöse Lebererkrankung
Verminderte Ausscheidung	Intrahepatische Cholestase extrahepatische Cholestase
Gesteigerte Präzipitation der Gallensäuren oder Verlust aus dem enterohepatischen Kreislauf	Bakterielle Überwucherung Ileumerkrankung (z. B. M. Crohn) Ileumresektion
Medikamentöse Bindung	Cholestyramin
Dünndarmerkrankungen	
Partielle Malassimilationssyndrome	
Kohlenhydratstoffwechsel	Laktoseintoleranz Glukose-Galaktose-Intoleranz Sacchrose-Isomaltose-Intoleranz Trehaloseintoleranz
Eiweißstoffwechsel	Zystinurie Hartnup-Krankheit Tryptophanmalabsorption (Blue-diaper-Syndrom) Methioninmalabsorption (Oast-house-Sydrom)
Fettstoffwechsel	Abetalipoproteinämie
Globale Malassimilationssyndrome	
Gastrointestinale Erkrankungen	Resektion/Bypass/Bestrahlungsschaden Perniziosa Sprue M. Whipple HIV-Enteropathie Parasiten (Lamblien, Strongyloides etc.) eosinophile Gastroenteritis intestinales Lymphom Mastozytose/Amyloidose intestinale Ischämie
Extraintestinale Erkrankungen	Endokrinopathien (Diabetes mellitus, Schilddrüsen- und Nebenschilddrüsenerkrankungen, M. Addison) neuroendokrine Tumoren Medikamente (z. B. nichtsteroidale Antirheumatika, Neomycin, Colchicin)

Literatur

Adibi SA, Mercer DW (1973) Protein digestion in human intestine as reflected in luminal, mucosal and plasma amino acid concentrations. J Clin Invest 52: 1586–1594

Bond JH, Levitt MD (1972) Use of pulmonary hydrogen (H2) measurements to quantitate carbohydrate absorption. J Clin Invest 51: 1219–1225

Bond JH, Levitt MD (1976) Fate of soluble carbohydrate in the colon of rats and man. J Clin Invest 27: 1158–1164

Büller HA, Grand RJ (1990) Lactose intolerance. Annu Rev Med 41: 141–148

Chen WL, Morishita R, Eguchi T (1989) Clinical usefulness of dual-label Schilling test for pancreatic exocrine function. Gastroenterology 96: 1337–1345

Eastwood MA (1992) The physiological effect of dietary fiber: an update. Ann Rev Nutr 12: 19–35

Ellestead-Sayed JJ, Hayworth JC, Hildes JA (1978) Disaccharide malabsorption and dietary patterns in two Canadian Eskimo communities. Am J Clin Nutr 31: 1473–1478

Ford GA, Preece JD, Davies JH et al. (1992) Use of the SeHCAT test in the investigation of diarrhoea. Postgrad Med J 68: 272–276

Galand G (1984) Purification and characerisation of kidney and intestinal brush-border membrane trehalases from rabbit. Biochim Biophys Acta 789: 10–19

Gilat T, Russo S, Gelman-Malachi E et al. (1972) Lactase in man: a nonadaptable enzyme. Gastroenterology 62: 1125–1127

Haeney MR, Culank LS, Montgomery RD et al. (1978) A one-hour blood xylose screening test for malabsorption. Gastroenterology 75: 393–400

Hammer HF, Fine KD, Santa-Ana CA et al. (1990) Carbohydrate malabsorption. Its measurement and its contribution to diarrhea. J Clin Invest 86: 1936–1944

Harig JM, Barry JA, Rajendran VM (1989) D-Glucose and L-leucine transport by human intestinal brush-border membrane vesicles. Am J Physiol 256: G618–G623

Hyams JS (1983) Sorbitol intolerance: an unappreciated cause of functional gastrointestinal complaints. Gastroenterology 84: 30–33

Kapembwa MS, Batman PA, Fleming SC et al. (1989) HIV Enteropathy. Lancet 2: 1521–1522

Katelaris PH, Farthing MJG (1992) Diarrhoea and malabsorption in giadiasis: a multifactorial process? Gut 33: 295–297

Kolars JC, Levitt MD, Aouji M et al. (1984) Yogurt: an autodigesting source of lactose. N Engl J Med 310: 1–3

Kruse TA, Bolund L, Grzeschik KH et al. (1988) The human lactase-phlorizin-hydrolase gene is located on chromosom 2. FEBS Lett 240: 123–126

Lebenthal E, Shwachman H (1976) Enterokinase and trypsin activities in pancreatic insufficiency and diseases of the small intestine. Gastroenterology 70: 508–512

Lembcke B, Casparry WF (1988) Malabsorption syndromes. Clin Gastroenterol 2: 329–351

Lembcke B, Geibel K, Kirchhoff S et al. (1989) Serum-beta-carotin: Ein einfacher statischer Laborparameter für die Diagnostik der Steatorrhoe. Dtsch Med Wochenschr 114: 243–247

Leonard JV, Marrs TC, Addison JM (1976) Intestinal absorption of amino acids and peptides in Hartnup disease. Pediatr Res 10: 246–249

Madzarovova J (1973) Trehalase deficiency in a family. Gastroenterology 65: 130–133

Moeller DD (1987) Steatorrhea associated with meclofenamate sodium therapy. Am J Gastroenterol 82: 1320–1321

Newcomer AD, Mc Gill DB, Thomas PJ et al. (1975) Prospective comparison of indirect methods for detecting lactase deficiency. N Engl J Med 293: 1232–1236

Nightingale JM (1995) The short bowel syndrome. Eur J Gastroenterol Hepatol 7: 514–520

Plotkin GR, Isselbacher KJ (1964) Secondary disaccharidase deficiency in adult celiac disease and other malabsorptive states. N Engl J Med 271: 1033–1337

Ravich WJ, Bayless TM (1983) Carbohydrate absorption and malabsorption. Clin Gastroenterol 12: 335–356

Ravich WJ, Bayless TM, Thomas M (1983) Fructose: incomplete intestinal absorption in humans. Gastroenterology 84: 26–29

Simoons FJ (1978) The geographic hypothesis and lactose malabsorption:a weighing of the evidence. Am J Dig Dis 23: 963–980

Steinhardt HJ, Wolf A, Jakober B (1989) Nitrogen absorption in pancreatectomized patients:protein versus protein hydrolysate as substrate. J Lab Clin Med 113: 162–167

Tobey N, Heizer W, Yeh R (1985) Human intestinal brush border peptidases. Gastroenterology 88: 913–926

Turk E, Zabel B, Mundlos S et al. (1991) Glucose/galactose malabsorption caused by a defect in the Na/glucose co-transporter. Nature 350: 354–356

Welsh JD, Poley JR, Bhatia M (1978) Intestinal disaccharidase activities in relation to age, race, and mucosal damage. Gastroenterology 75: 847–859

Wetterau JR, Aggerbeck LP, Bouma ME et al. (1992) Absence of microsomal triglyceride transfer protein in individuals with abetalipoproteinemia. Science 258: 999–1001

Wilson D, Barry JA, Ramaswamy K (1989) Characteristic of tripeptide transport in human jejunal brush-border membrane vesicles. Biochim Biophys Acta 986: 123–129

Witte J, Lloyd M, Lorenzsonn V et al. (1990) The biosynthetic basis of adult lactase deficiency. J Clin Invest 86: 1338–1342

Eßstörungen

H. H. Ditschuneit, G. Bühler, B. O. Böhm

INHALT

- 76.1 Definition und Auswirkung von Übergewicht 877
- 76.2 Epidemiologie 878
- 76.2.1 Genetik 879
- 76.3 Ätiologie 879
- 76.3.1 Energieaufnahme 879
- 76.3.2 Regulation der Nahrungszufuhr 880
- 76.3.3 Energieverbrauch 881
- 76.4 Diagnostik durch Messung des Fettgewebes 882
- 76.5 Bedeutung des Energieverbrauchs für die Adipositas 883
- 76.5.1 Metabolische Folgen 883
- 76.6 Komplikationen 883
- 76.6.1 Fettgewebsverteilung und ihre Bedeutung für metabolische Komplikationen 884
- 76.7 Behandlung 885
- 76.7.1 Konventionelle Methoden der Gewichtsreduktion 885
- 76.7.2 Chirurgische Therapie 887
- 76.8 Epidemiologie der Anorexia nervosa/Bulimia nervosa 888
- 76.9 Ätiologie der Anorexia nervosa/Bulimia nervosa 888
- 76.10 Klinik 889
- 76.10.1 Anorexia nervosa 889
- 76.10.2 Bulimia nervosa 890
- 76.11 Diagnostik und Differentialdiagnose 891
- 76.12 Therapie 892
- 76.12.1 Anorexia nervosa 892
- 76.12.2 Bulimia nervosa 893
- 76.13 Prognose 893

Die Adipositas ist weit verbreitet und ist auslösender Faktor für Typ-2-Diabetes, Hypertonie, kardiovaskuläre Erkrankungen und degenerative Gelenkerkrankungen, besonders wenn das viszerale Fettgewebe übermäßig vermehrt ist. Die Ursachen der Adipositas liegen in einer übermäßigen Nahrungsaufnahme und zum Teil auch in einem verminderten Energieverbrauch. Der Energieverbrauch ist individuell verschieden und genetisch determiniert.

Die Behandlung der Adipositas erfordert Verständnis für die zugrunde liegenden ätiologischen Faktoren. Diät ist der wichtigste Teil der Behandlung, wobei der Verhaltenstherapie große Bedeutung beizumessen ist. Der Gewichtsverlust steht zunächst im Vordergrund, das Therapieziel ist die Aufrechterhaltung eines erfolgreich reduzierten Gewichts durch eine gesunde Ernährung in Verbindung mit angemessener sportlicher Betätigung.

Die Langzeiterfolge in der Adipositastherapie sind unbefriedigend. Pharmaka, die in die Regulation der Energieaufnahme und des Energieverbrauchs eingreifen, könnten hilfreich sein. Bei der extremen Adipositas kann, wenn alle anderen zur Verfügung stehenden Behandlungsmaßnahmen erfolglos waren, eine zu drastischer Einschränkung der Nahrungszufuhr zwingende Magenoperation notwendig werden.

Eine Sonderform der Eßstörungen stellen die Anorexia nervosa und die Bulimia nervosa dar. Beiden gemeinsam ist die ausgeprägte Angst vor dem Dickwerden sowie eine Störung der Körperwahrnehmung. Die Anorexia geht mit einem starken Gewichtsverlust und einer Amenorrhö, die Bulimia mit Heißhungerattacken und oft selbstinduziertem Erbrechen einher.

Das veränderte Eßverhalten und die Versuche einer Gewichtsreduktion bedingen meist schwere gesundheitliche Folgeschäden. Somit wird das klinische Bild von psychischen und somatischen Symptomen beherrscht. Ätiologisch kommen biologische, psychologische und soziokulturelle Faktoren in Betracht. An einer Anorexia erkranken meist pubertierende Mädchen, die Bulimia hat ihren Beginn eher im späten Jugend- oder frühen Erwachsenenalter. Im Regelfall gilt die Psychotherapie als die Behandlung der Wahl. Darüber hinaus sind abhängig vom Körpergewicht und weiteren Pathologika ggf. somatische Maßnahmen in den Gesamttherapieplan aufzunehmen.

76.1 Definition und Auswirkung von Übergewicht

Übergewicht besteht, wenn das Körpergewicht über das normale Maß hinaus erhöht ist. Wenn das Übergewicht auf eine Vermehrung des Fettgewebes

Tabelle 76.1. Klassifizierung des Körpergewichts nach BMI-Bereichen. (WHO 1988)

BMI (kg/m^2)	Körpergewicht
<20	Untergewicht
20–24,9	Normalgewicht
25–29,9	Übergewicht
30–39,9	Adipositas
>40	Extreme Adipositas

zurückzuführen ist, wird der Begriff Adipositas verwendet.

Nahezu alle übergewichtigen Menschen sind adipös. Ein einfacher Vergleich des individuellen Körpergewichts mit dem Durchschnittsgewicht der Bevölkerung kann zur Fehleinschätzung von Normal- und Übergewicht führen, wenn die Bevölkerung im Durchschnitt schon adipös ist.

Tabellen für erstrebenswertes oder ideales Körpergewicht basieren auf von Lebensversicherungsgesellschaften vorgenommenen Schätzungen, welches Gewicht mit der höchsten Lebenserwartung einhergeht.

Durch Einbeziehung des individuellen Körperbaus erhalten diese Tabellen große Genauigkeit. Neuanpassungen sind aber immer wieder notwendig.

Zur Bewertung des Übergewichts wird der „body mass index" (BMI) herangezogen. Der BMI errechnet sich aus dem Körpergewicht in Kilogramm dividiert durch die Körpergröße in Meter zum Quadrat.

Erhöhtes Körpergewicht kann sowohl durch Fett als auch durch fettfreies Gewebe bedingt sein. Muskelstarke Personen mit erhöhtem Körpergewicht sind deshalb nicht unbedingt adipös, im Gegensatz zu muskelschwachen Personen mit vermehrtem Fettgewebe. Dennoch korreliert der BMI allgemein recht gut mit der Masse des Fettgewebes (der Korrelationskoeffizient beträgt 0,6–0,8) und mit dem Risiko negativer Auswirkungen auf Gesundheit und Lebenserwartung.

Der BMI ist die Grundlage einer allgemein anerkannten Klassifizierung (Tabelle 76.1).

Adipositas als Gesundheitsrisiko

Zur Abschätzung des Gesundheitsrisikos ist das Ausmaß des Übergewichts von großer Bedeutung: Die niedrigste Sterblichkeit ist bei einem BMI < 25 kg/m^2 feststellbar, im Bereich des BMI von 25–29,9 kg/m^2 ist die Sterblichkeit geringgradig, bei einem BMI von > 30 kg/m^2 deutlich erhöht. Ab einem BMI von 40 kg/m^2 liegt ein hohes Risiko vor (Pooling Project Research Group 1978; Manson et al. 1995).

Die Prävalenz kardiovaskulärer Risikofaktoren und Mortalität steigen ab einem BMI von 25–29,9 kg/m^2 kontinuierlich an (Assmann u. Schulte 1993), und das relative Hypertonierisiko nimmt bei Frauen im Alter von 30–55 Jahren in Abhängigkeit vom BMI deutlich zu (Colditz 1992). Das Risiko an NIDDM („non insulin-dependent diabetes mellitus") zu erkranken, nimmt mit dem Ausmaß der Adipositas deutlich zu (Westlund u. Nicolaysen 1972). Die Grenzen zwischen normalgewichtig, übergewichtig und adipös sind fließend, wobei prinzipiell Morbidität und Mortalität bei Frauen und Männern mit der Vermehrung des Fettgewebes kontinuierlich ansteigen.

76.2
Epidemiologie

In der Deutschen Herz-Kreislauf-Präventionsstudie (DHP-Studie) wurden von 1984–1986 4.700 Personen im Alter von 25–69 Jahren untersucht, davon waren 16,5 % der Frauen und 15,1 % der Männer adipös (Bergmann et al. 1989).

Eine Nachuntersuchung in den Jahren 1990–1991 zeigte Adipositas bei 19,3 % der Frauen und 17,2 % der Männer (Hoffmeister et al. 1994).

In der EPIC-Studie (European Prospective Investigation on Cancer and Nutrition) wird für Deutschland eine Adipositas bei 12 % der Frauen und bei 15 % der Männer angegeben (Klipstein-Grobusch et al. 1995).

Die Verbundstudie Ernährung und Risikofaktorenanalytik (VERA-Studie) zeigte, daß die Häufigkeit der Adipositas bei Frauen und Männern mit dem Lebensalter ansteigt (Heseker et al. 1992; Tabelle 76.2).

Im internationalen Vergleich ist die Adipositashäufigkeit in Deutschland innerhalb Europas am höchsten und liegt nur geringfügig hinter der in den USA mit 16,4 % (Millar u. Stephens 1987). Sie ist bei Frauen und Männern etwa gleich (Gray 1989), wobei die Gewichtszunahme bei den Männern in früheren Jahren einsetzt als bei den Frauen (Millar u. Stephens 1987).

Tabelle 76.2. Häufigkeit der Adipositas (BMI > 30 kg/m^2) in Prozent bei Frauen und Männern in Abhängigkeit vom Lebensalter. (Nach Heseker et al. 1992)

	Alter (Jahre)					
	18–24	25–34	35–44	45–54	55–64	>65
Frauen (%)	6,0	9,1	10,8	16,4	23,2	16,6
Männer (%)	4,3	8,9	13,8	18,1	21,5	18,0

76.2.1
Genetik

Adipositas kommt gehäuft in Familien vor (Bouchard u. Perusse 1993), aber innerhalb von Familien kann wegen des ähnlichen Umfelds der genetische Hintergrund nicht genau beschrieben werden.

Untersuchungen an monozygoten und dizygoten Zwillingen und an Elternpaaren mit ihren biologischen und adoptierten Kindern zeigen, daß bei der individuellen Ausprägung des subkutanen Fettgewebes genetische Faktoren kaum eine Bedeutung haben (Bouchard et al. 1988a), daß aber Gesamtfettmasse und Masse des viszeralen Fettgewebes zu 25% genetisch erklärt werden (Bouchard 1988).

Individuelle Unterschiede in Grundumsatz und Thermogenese sind zu etwa 40% genetisch bedingt (Bouchard et al. 1988b).

Die spontane körperliche Aktivität und der Energieverbrauch bei submaximaler Aktivität können bis zu 45% genetischen Einflüssen zugeordnet werden (Bouchard et al. 1990a). Bei monozygoten Zwillingen konnte eindrucksvoll gezeigt werden, daß nach experimenteller Überernährung die Fettzunahme ganz wesentlich vom Genotyp beeinflußt wird (Bouchard et al. 1990b; Poehlmann et al. 1986). In der Bevölkerung ist Adipositas zu 25–40% auf genetischen Einfluß zurückzuführen (Meyer u. Stunkard 1993).

76.3
Ätiologie

Überschreitet die Energieaufnahme den Verbrauch, wird überschüssige Energie hauptsächlich in Form von Triglyzeriden im Fettgewebe gespeichert. Bei anhaltender positiver Energiebilanz entwickelt sich Adipositas.

Die Epidemiologie der Adipositas läßt erkennen, daß die Häufigkeit der Adipositas zunimmt, wenn immer größeren Bevölkerungsanteilen Nahrungsmittel in beliebiger Menge zur Verfügung stehen und gleichzeitig die körperliche Arbeitsleistung zurückgeht. Pathogenetisch kommt einer vermehrten Kalorienaufnahme bei vermindertem Energieverbrauch eine überragende Bedeutung für die Ausbildung einer Adipositas zu.

Neben individuellen Unterschieden in den Ernährungsgewohnheiten und im Energieverbrauch sind genetische Faktoren bei der Ausprägung der Adipositas beteiligt.

76.3.1
Energieaufnahme

Der normale tägliche Kalorienbedarf liegt zwischen 28 und 34 kcal/kg Körpergewicht. Eine höhere Energiezufuhr bei normaler körperlicher Aktivität ist eine Vorbedingung für die Entwicklung einer Adipositas.

Quantitativ kann die individuelle Energiezufuhr durch andauerndes genaues Wiegen der verzehrten Nahrungsmittel erfaßt werden. Unter alltäglichen Bedingungen kann die Energiezufuhr des Menschen jedoch nicht genau bestimmt werden.

Ernährungserhebung

Bei der zeitlich aufwendigen und große Fachkenntnis erfordernden Ernährungsanamnese wird die Nahrungsaufnahme durch Erfragen der Eßgewohnheiten und der Art und Menge der verzehrten Lebensmittel ermittelt.

Beim Ernährungsprotokoll wird vom Untersuchten der aktuelle Nahrungsmittelverzehr in standardisierten Haushaltsmaßen über 3–7 Tage aufgezeichnet und die tägliche Energieaufnahme mit Hilfe von Nährwerttabellen berechnet. Die Angaben der Untersuchten sind sowohl bei der Befragung als auch beim Protokoll wenig zuverlässig.

Durch genaue Messung des Energieverbrauchs unter den Bedingungen der Gewichtskonstanz konnte nachgewiesen werden, daß untersuchte Personen ihre Energiezufuhr um 30–50% unterschätzen und ihre körperliche Aktivität um 30–50% überschätzen (Lichtman et al. 1992). Dadurch nehmen sie eine positive Energiebilanz häufig nicht wahr.

Durch die Ernährungserhebung kann aber die Zusammensetzung der Nahrung qualitativ beurteilt werden, wodurch im Übermaß verzehrte Nährstoffe (z. B. langkettige gesättigte Fettsäuren) identifiziert werden, welche die Entwicklung der Adipositas fördern können (Sclafani 1993).

Bei Steigerung der Energiezufuhr wird der Verbrauch nur um 15–25% erhöht, der größere Teil wird als Fett gespeichert. Das bedeutet, daß die Energiezufuhr im wesentlichen die Masse des Fettgewebes bestimmt.

Ob adipöse Personen leichter an Gewicht zunehmen als dünne, ist nicht genau geklärt. Bei Überernährung von monozygoten Zwillingen wurden große Unterschiede bei der Gewichtszunahme aber nur geringe Unterschiede bei gleichen Paaren beobachtet (Bouchard et al. 1990b). Das bedeutet, daß bei Überernährung die Gewichtszunahme individuell stark unterschiedlich ist und von genetischen Faktoren bestimmt wird.

76.3.2
Regulation der Nahrungszufuhr

Das Appetitverhalten wird in hypothalamischen Zentren geregelt. Im ventrolateralen Hypothalamuskern (VLH) befindet sich ein Hungerzentrum, im ventromedialen Kern des Hypothalamus (VMH) ein Sättigungszentrum (Rohner-Jeanrenaud 1995). Tierexperimentell führt eine Schädigung oder Zerstörung des VLH zu einer verminderten Futteraufnahme und eine Zerstörung des VMH zu Hyperphagie und Adipositas.

Neurotransmitter
Als Neurotransmitter stimulierend auf Appetitverhalten und Nahrungsaufnahme wirken
- Noradrenalin,
- GABA,
- wachstumshormonfreisetzender Faktor,
- Opioide (β-Endorphin, Enkephalin und Dynorphin),
- pankreatische Polypeptide (Neuropeptid Y und Peptid YY),
- MCH (melanin-concentrating-hormone) und
- Galanin,

inhibierend auf die Nahrungszufuhr wirken
- Serotonin,
- Dopamin,
- kortikotropinfreisetzender Faktor (CRF),
- Neurotensin,
- Calcitonin und
- Leptin.

Die vom Hypothalamus ausgehenden stimulierenden und inhibierenden Impulse werden durch andere aus dem zerebralen Kortex auf den Hypothalamus einwirkende Signale moduliert (Tabelle 76.3).

Auch postprandial aus dem Gastrointestinaltrakt freigesetzte Hormone können als Neurotransmitter inhibierend auf die Nahrungsaufnahme wirken. Hunger und Sättigung werden somit durch das Zusammenspiel zentraler und peripherer Regelkreise und Kontrollmechanismen fein reguliert.

■ **Leptin.** Ein weiterer regulierender Faktor mit Signalfunktion an den Hypothalamus ist das Leptin. Leptin wird im Fettgewebe gebildet, proportional der Fettzellgröße und Fettzellzahl. Es wird ins Blut sezerniert und bindet an Rezeptoren im Hypothalamus. Durch Hemmung der Expression und Freisetzung von NPY (Neuropeptid Y; Stephens et al. 1995; Schwartz et al. 1996) und möglicherweise durch Beeinflussung anderer Neurotransmitter und/oder Neuropeptide wird die Nahrungszufuhr vermindert und der Energieverbrauch gesteigert

Tabelle 76.3. Peptide aus dem Gastrointestinaltrakt mit Hemmung auf die Nahrungsaufnahme

	Peptid	Literatur
Magen	Bombesin (BBS) Familie	Muurahainen et al. 1993*
	Gastrin-releasing peptide (GRP)	Rushing et al. 1996
	Neuromedin B (NMB)	Rushing et al. 1996
Duodenum	Cholecystokinin (CCK)	Geary et al. 1992*
	Glucagon-like peptide-1 (GLP-1)	Bloom 1996
	Enterostatin	Okada et al. 1992
Pankreas	Glukagon	Geary et al. 1992*
	Insulin	Riedy et al. 1995
	Amylin	Lutz et al. 1995
	Somatostatin	Lotter et al. 1981

* Beim Menschen wirksam.

und die weitere Vermehrung der Fettspeicher gehemmt (Abb. 76.1).

Mit der Vermehrung des Fettgewebes steigt gleichzeitig die Leptinkonzentration (Considine et al. 1996). Bei Adipösen wird aber die Nahrungsaufnahme nicht vermindert. Möglicherweise liegt bei Adipösen eine Leptinresistenz vor, deren zugrunde liegenden Mechanismen bisher nicht bekannt sind.

Speicherung
Überschüssige Energie wird im Fettgewebe gespeichert. Die Fettgewebslipoproteinlipase ist an der Aufnahme von Fettsäuren in die Fettzelle entscheidend beteiligt. Dieses Enzym wird in den Adipozyten synthetisiert, in den extrazellulären Raum sezerniert und bindet an Kapillarendothelzellen.

Die triglyzeridreichen Lipoproteine des Blutes werden hydrolysiert und die dabei freigesetzten Fettsäuren werden vom Adipozyten aufgenommen, zu Triglyzeriden resynthetisiert und gespeichert. Die Fettgewebslipoproteinlipase ist bei adipösen Menschen gegenüber Normalgewichtigen erhöht und bleibt auch nach Gewichtsreduktion hoch. Die Lipoproteinlipase könnte bei der Regulation der Masse des Fettgewebes von Bedeutung sein.

Das „acylation stimulating protein" (ASP) stimuliert die Triglyzeridsynthese in der Fettzelle (Baldo et al. 1993) und ist somit ebenfalls an der Regulation der Fettgewebsmasse beteiligt (Sniderman u. Cianflone 1995). Es könnte ebenfalls bei der Entwicklung der Adipositas von Bedeutung sein.

Mit zunehmender Differenzierung synthetisiert die Fettzelle ASP, wobei die Masse der Triglyzeride in der Fettzelle, die Syntheserate von Triglyzeriden und die Kapazität, ASP zu bilden, eng korrelieren (Cianflone u. Maslowska 1995).

Abb. 76.1. Vom Fettgewebe sezerniertes Leptin bewirkt eine Hemmung der hypothalamischen NPY-Rezeptoren und eine Verminderung der Nahrungsaufnahme mit Hemmung der Zunahme des Fettgewebes

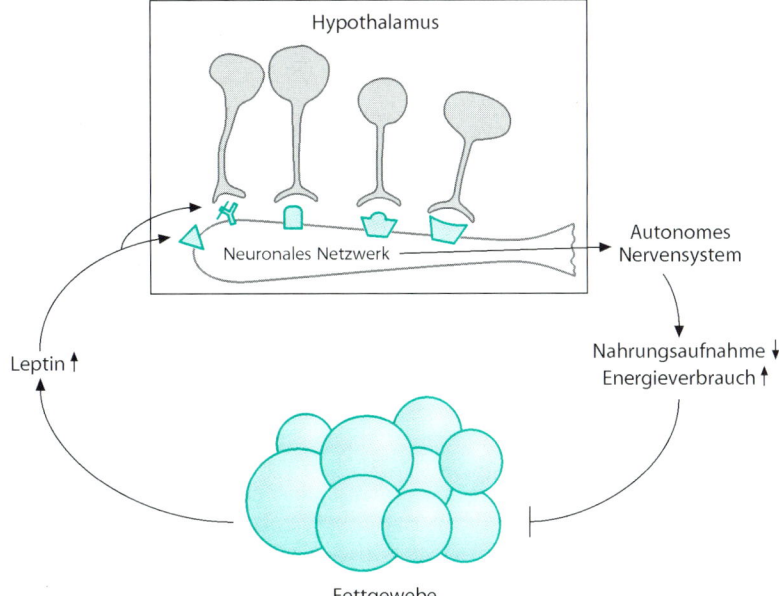

76.3.3
Energieverbrauch

Der Energieverbrauch setzt sich aus 3 Komponenten zusammen:
- dem Grundumsatz,
- der Thermogenese und
- der körperlichen Aktivität.

■ **Grundumsatz.** Der Grundumsatz ist der Energieverbrauch nach nächtlichem Fasten im Zustand der völligen körperlichen Ruhe bei angenehmer Umgebungstemperatur. Als Maß des Energieverbrauchs gilt die O_2-Aufnahme (1 l O_2 entspricht 4,83 kcal).

Der Grundumsatz korreliert eng mit der fettfreien Körpermasse (Bogardus et al. 1986) und beträgt 60–70 % des gesamten Energieverbrauchs (Ravussin u. Swinburn 1993). Fettfreie Körpermasse, Fettmasse, Alter und Geschlecht erklären 60–80 % der interindividuellen Variabilität des Grundumsatzes (Ravussin et al. 1986), die genetischen Voraussetzungen erklären bis zu 40 % (Bouchard et al. 1989).

Frauen haben einen um etwa 100 kcal/Tag niedrigeren Grundumsatz (Ferraro et al. 1991). Das Lebensalter vermindert den Grundumsatz zusätzlich um etwa 1,5 % je Dekade (Vaughan et al. 1991).

■ **Thermogenese.** Die Thermogenese ist der Mehrverbrauch an Energie durch Wärmebildung nach Nahrungsaufnahme, Muskelarbeit, Kälte- oder Hitzeexposition und psychischer Irritation. Die Thermogenese nach Nahrungsaufnahme ist zu 75 % auf den energieverbrauchenden Verdauungsprozeß und zu 25 % auf eine Aktivierung des sympathischen Nervensystems zurückzuführen. Insgesamt entfallen auf die Thermogenese 10 % des Gesamtenergieverbrauchs (Schutz et al. 1984).

■ **Körperliche Aktivität.** Die körperliche Aktivität trägt mit etwa 25 % zum Gesamtenergieverbrauch bei (Ravussin u. Swinburn 1993).

Es wird zwischen spontaner und intentionaler Aktivität unterschieden. Im Vergleich zu Grundumsatz und Thermogenese kann die körperliche Aktivität den Energieverbrauch wirksam beeinflussen, insbesondere kann die intentionale Aktivität den Energieverbrauch steigern.

Bestimmung des Energieverbrauchs

Mit der direkten Kalorimetrie kann in einem geschlossenen System die gesamte Wärmebildung des Körpers direkt gemessen werden (Webb 1992). Die Methode ist jedoch aufwendig und kostspielig.

■ **Indirekte Kalorimetrie.** Bei der weniger aufwendigen indirekten Kalorimetrie wird die Wärmebildung über den Gasaustausch ermittelt. O_2-Aufnahme und CO_2-Abgabe werden gemessen. Der respiratorische Quotient (RQ) läßt Rückschlüsse auf die Oxidation von Kohlenhydraten und Fett zu (Jequier et al. 1987).

Bei ausschließlicher Verbrennung von Kohlenhydraten ist die O_2-Aufnahme gleich der CO_2-Abgabe (RQ = 1), bei Verbrennung von Fett wird O_2 nicht nur zur Oxidation von Kohlenstoff, sondern auch von Wasserstoff benötigt; es wird mehr Sauerstoff aufgenommen als Kohlenstoff abgegeben (RQ = 0,7).

Unter basalen Bedingungen, wenn vorwiegend Fett verbrannt wird, beträgt der RQ 0,8–0,85. Nach einer kohlenhydratreichen Mahlzeit, wenn hauptsächlich Glukose metabolisiert wird, ist der RQ fast 1,0.

Zusätzlicher Energieverbrauch durch Thermogenese und durch spontane körperliche Aktivität kann in Ganzkörperrespirationskammern ebenfalls mit der indirekten Kalorimetrie gemessen werden (Rumpler et al. 1990).

■ **Bestimmung mit doppelt markiertem Wasser.** Unter ambulanten Bedingungen kann mit doppelt markiertem Wasser $^2H_2^{18}O$ der Gesamtenergieverbrauch zuverlässig über Zeiträume bis zu 3 Wochen bestimmt werden. Nach Aufnahme von $^2H_2^{18}O$ äquilibriert ^2H mit dem Körperwasser und ^{18}O mit H_2O und dem Bikarbonatpool. Die Verschwindungsraten ergeben ein Maß für den Umsatz von H_2O und den Umsatz von $H_2O + CO_2$.

Die CO_2-Produktion wird aus der Differenz beider Meßgrößen errechnet (Schoeller 1992).

■ **Standardformel.** Der tägliche Energieverbrauch kann mit Standardformeln leicht geschätzt werden. Die individuellen Unterschiede sind dabei sehr groß, und die körperliche Aktivität ist nur schwer abzuschätzen.

Die Formeln zur Abschätzung des Energieverbrauchs (kcal/Tag; nach Owen et al. 1986, 1987) lauten:

Frauen: 800 + 7 · Gewicht (kg) · Aktivitätsfaktor.

Männer: 900 + 10 · Gewicht (kg) · Aktivitätsfaktor.

Aktivitätsfaktor:
– 1,2 für niedrige,
– 1,4 für mäßige und
– 1,6 für hohe (regelmäßige Sportausübung oder berufsbedingte körperliche Arbeit) körperliche Aktivität.

76.4 Diagnostik durch Messung des Fettgewebes

Die Masse des Fettgewebes kann durch verschiedene Methoden bestimmt werden. Am genauesten ist die Densitometrie (Durnin u. Satwanti 1982). Die Methode steht allerdings nur beschränkt zur Verfügung.

Das Gesamtkörperfett kann bestimmt werden durch:
- bioelektrische Impedanz (Lukaski 1992),
- Ganzkörperleitfähigkeit (Van Loan u. Mayclin 1987),
- Infrarotspektroskopie (Conway et al. 1984) und
- duale Photonen- (DPA) und X-ray-Absorptionmetrie (DXA) (Mazess et al. 1984),
- Isotopenverdünnungsmethode (Schoeller 1992) und Neutronenaktivierungsanalyse (Roche u. Chumlea 1992), wobei der Fettgewebsanteil über die Bestimmung der fettfreien Masse ermittelt wird.
- Die Computertomographie erfaßt das Fett anatomisch, wobei multiple Scans die Gesamtkörperfettmasse mit einem Variationskoeffizienten von 1 % angeben.
- Die Kernspintomographie erreicht eine gleich hohe Präzision der Fettbestimmung (Heymsfield et al. 1992).

Beide zuletzt genannten Methoden bestimmen quantitativ sowohl das subkutane als auch das viszerale Fett.

Eine einfache Methode zur Abschätzung des subkutanen Fettgewebes ist die Messung der Hautfaltendicke mittels Caliper (Lohman 1981) oder die Anwendung von Ultraschall (Kuczmarski et al. 1987). Die viszerale Fettmasse läßt sich abschätzen, indem am liegenden Patienten die sagittale Höhe im Bereich von L4 (über der Crista iliaca) gemessen wird (Tornaghi et al. 1994). Die sagittale Höhe, Körpergröße und Körpergewicht ergeben durch Regressionsgleichungen berechnet die Gesamt- und viszerale Fettmasse (Tabelle 76.4).

Der Fehler im Vergleich zur Computertomographie beträgt dabei 10 % für die Bestimmung der Gesamtfettmasse und 15 % für die Bestimmung der viszeralen Fettmasse.

Der normale Fettgehalt des Körpers beträgt bei Männern 10–20 % und bei Frauen 20–30 % des Körpergewichts.

Tabelle 76.4. Bestimmung der Gesamtfettmasse (kg) mit Hilfe von Körpergröße und Körpergewicht und der viszeralen Fettmasse (kg) mit Hilfe der sagittalen Höhe. (Kvist et al. 1988)

	Frauen	Männer
Gesamte Fettmasse	1,61 · KG (kg)/Größe (m) – 38,3	1,36 · KG (kg)/Größe (m) – 42,0
Viszerale Fettmasse	0,370 · sagittale Höhe (cm) – 4,85	0,731 · sagittale Höhe (cm) – 11,5

76.5
Bedeutung des Energieverbrauchs für die Adipositas

Der Energieverbrauch ist bei adipösen Personen aufgrund der vermehrten fettfreien Masse und der erforderlichen höheren Arbeitsleistung, das Gesamtgewicht zu bewegen, höher als bei Normalgewichtigen. Das bedeutet, daß Adipöse zur Erhaltung des Gewichts mehr Energie zuführen als Normalgewichtige.

Es ist aber auch möglich, daß der individuell unterschiedliche Energieverbrauch zur Entwicklung der Adipositas beitragen kann. So erwies sich in einer Longitudinalstudie ein mit doppelt markiertem Wasser gemessener niedriger Energieverbrauch bei Kleinkindern als Prädiktor für eine Gewichtszunahme (Roberts et al. 1988). Weiterhin konnte bei Erwachsenen gezeigt werden, daß ein niedriger Energieverbrauch ein Risiko ist, in der Folgezeit an Gewicht zuzunehmen (Ravussin et al. 1988).

Energieverbrauch durch Thermogenese
Der Energieverbrauch durch Thermogenese steigt mit der Menge der aufgenommenen Nahrung, ist aber unabhängig vom Grad der Adipositas (D'Alessio et al. 1988).

Die individuell unterschiedliche thermische Antwort nach Nahrungsaufnahme entspricht 10–15 % der aufgenommenen Kalorien.

Da der Energieverbrauch durch Thermogenese nur einen geringen Teil zum täglichen Umsatz beiträgt, kommt ihm für die Ätiologie der Adipositas wohl keine wesentliche Bedeutung zu (Ravussin u. Swinburn 1993).

Energieverbrauch durch körperliche Aktivität
Der Energieverbrauch durch spontane körperliche Aktivität steigt mit dem Körpergewicht und ist individuell stark unterschiedlich. Unter den künstlichen Bedingungen der Respirationskammer betragen die individuellen Unterschiede 100–800 kcal/Tag (Ravussin et al. 1986).

Der auf körperliche Aktivität zurückzuführende Energieverbrauch geht mit dem Lebensalter (Rising et al. 1991) und mit ansteigendem Körpergewicht zurück (Ravussin et al. 1991). Zwischen dem Ausmaß der Adipositas und dem Energieverbrauch durch körperliche Aktivität besteht eine negative Korrelation (Ferraro et al. 1991). Das bedeutet, daß der bei Adipösen wegen der größeren Körpermasse erhöhte Energieverbrauch durch eine niedrige körperliche Aktivität mehr als ausgeglichen wird. Daß eine niedrige körperliche Aktivität mit Gewichtszunahme einhergeht, konnte in einer Longitudinalstudie bei erwachsenen Pima-Indianern gezeigt werden (Zurlo et al. 1992).

76.5.1
Metabolische Folgen

Hyperinsulinämie
Eine Folgeerscheinung der Adipositas ist eine erhöhte Insulinsekretion. Trotz erhöhter Insulinspiegel haben viele adipöse Patienten eine Hyperglykämie und eine gestörte Glukoseverwertung. Die Ursache dieser Insulinresistenz ist Folge von Rezeptor- und Postrezeptorveränderungen und einer veränderten Sekretionsdynamik der β-Zellen selbst.

Nur wenig adipöse Menschen haben eine diabetische Stoffwechsellage. Aber 80–90 % der Typ-2-Diabetiker sind adipös. Bei diesen Patienten stellt die Adipositas einen wichtigen diabetesauslösenden Faktor dar.

Das Risiko eines NIDDM steigt ab einem BMI von 24 kg/m^2 exponentiell an. Wenn der BMI über 35 kg/m^2 liegt, ist das Risiko 40fach höher als bei einem BMI unter 23 kg/m^2 (Chan et al. 1994).

Hypertriglyzeridämie
Adipositas verursacht häufig eine Hypertriglyzeridämie mit einer Prävalenz für Männer von 40 %, und für Frauen von 12 %. Die mit dem Grad der Adipositas zunehmende Hypertriglyzeridämie ist Folge einer bei Adipositas vermehrten Verfügbarkeit von freien Fettsäuren mit erhöhter hepatischer VLDL-Synthese. Dadurch ist die Konzentration der triglyzeridreichen VLDL im Blut erhöht. Der Austausch von Triglyzeriden mit Cholesterinestern unter den einzelnen Lipoproteinen führt zur Bildung kleiner dichter LDL sowie triglyzeridreicher, cholesterinarmer HDL. Die Folge ist eine charakteristische Fettstoffwechselstörung mit erhöhten Triglyzeriden und vermindertem HDL-Cholesterin.

76.6
Komplikationen

Hypertonie
Es besteht eine enge Assoziation zwischen Hypertonie und Adipositas. Epidemiologische Untersuchungen haben ergeben, daß systolischer und diastolischer Blutdruck mit dem BMI ansteigen (Ferrannini 1995).

Der Mechanismus, durch den die Hypertonie ausgelöst wird, ist nicht sicher bekannt. Von den endokrinen und metabolischen Faktoren kommen dem Insulin und dem Renin-Angiotensin-Aldosteron-System große Bedeutung zu. Insulin verstärkt die Natriumrückresorption im distalen Nierentubulus (DeFronzo u. Ferranini 1991), Angiotensinogen wird im Fettgewebe in das aktive Angiotensinogen-II transformiert (Frederich et al. 1992).

Weiterhin besteht bei Adipositas eine erhöhte Aktivität des sympathischen Nervensystems mit Steigerung des Herzminutenvolumens (Landsberg 1986).

Atherosklerose

Adipositas per se ist ein Risikofaktor für Herzinfarkt und Schlaganfall (Hubert et al. 1983). Das Risiko ist höher, wenn das Fettgewebe im Stammbereich vermehrt ist. Der Bauchumfang und das Verhältnis von Bauchumfang zu Hüftumfang korrelieren eng mit atherosklerotischen Komplikationen (Lapidus et al. 1984).

Hypoventilation – Schlaf-Apnoe-Syndrom

Vermehrtes Fettgewebe im Bereich des Brustkorbs und des Abdomens bedingen Einschränkungen in den Thoraxexkursionen während der Ein- und Ausatmung. Die Atemarbeit ist erschwert. Das Residualvolumen ist vermindert und die Vitalkapazität kann reduziert sein.

Typisch ist Hypoxie bei normalem arteriellen CO_2-Partialdruck.

Bei Tage ist die Respiration wenig gestört, im Schlaf sind pharyngealer Muskeltonus, Ventilation und Ansprechbarkeit auf Hypoxie und Hyperkapnie vermindert, und Atemunregelmäßigkeiten bis zu apnoischen Phasen treten auf. Dies kann zu chronischem Schlafentzug und zu Somnolenz am Tage führen. Persistierende Hypoxie, pulmonale Hypertonie und Rechtsherzinsuffizienz können folgen.

Osteoarthritis

Verzerrungen der Gelenkbänder mit Änderungen der physiologischen Belastung der Gelenkflächen, besonders der Kniegelenke, sind bei adipösen Patienten häufig (Felson et al. 1988). Neben Überbeanspruchung liegt möglicherweise ein gestörter Stoffwechsel des Gelenkknorpels vor, zugrunde liegende Mechanismen sind nicht bekannt.

Gallenblasenleiden

Das Risiko einer Cholelithiasis steigt mit dem Ausmaß der Adipositas bei Frauen (Maclure et al. 1989). Die bei Adipositas erhöhte hepatische Cholesterinproduktion und Sekretion könnte ursächlich zur Bildung von Gallensteinen beitragen. Bei Patienten mit hoher Gewichtsabnahme kommt es sehr häufig zu Gallensteinen. Dabei sind eine niedrige Fettzufuhr und möglicherweise mangelnde CCK-(Cholecystokinin-)Stimulation ursächlich beteiligt.

Krebs

In der American Cancer Society Study (Lew u. Garfinkel 1979) fand sich eine positive Assoziation zwischen Adipositas und Karzinomen der Gallenblase und des Gallengangs, des Endometriums, der Ovarien, der Zervix und der Mamma bei adipösen Frauen und Karzinomen des Kolons und der Prostata bei adipösen Männern. Die Gründe für das Zusammentreffen sind nicht bekannt.

76.6.1
Fettgewebsverteilung und ihre Bedeutung für metabolische Komplikationen

Die metabolischen Folgen kommen häufiger vor, wenn das Fettgewebe besonders im abdominalen Bereich vermehrt ist. Ein ungefähres Maß ist der Bauchumfang oder das Verhältnis von Bauchumfang zu Hüftumfang. Mit einem Maßband wird der Bauchumfang an der schmalsten Stelle zwischen Rippenbogen und Nabel und der Hüftumfang an der weitesten Stelle um das Gesäß gemessen. Ein Verhältnis von Bauchumfang zu Hüftumfang (WHR) von $> 0{,}95$ bei Männern und $> 0{,}8$ bei Frauen deutet auf eine Fettgewebsverteilung, die mit höherem Risiko einhergeht als es dem BMI entspricht.

Die Adipositas mit Vermehrung des Fettgewebes im Bereich des Stamms (bei 80 % der Männer und 20 % der Frauen) wird als *androide Adipositas*, die mit Vermehrung des Fettgewebes im femoral-glutalen Bereich (bei 80 % der Frauen und 20 % der Männer) als *gynoide Adipositas* bezeichnet. Die androide Adipositas geht häufig mit Typ-2-Diabetes, Hypertonie und Herz-Kreislauf-Erkrankungen einher.

Die Ursache könnte das insbesondere bei der androiden Adipositas vermehrte viszerale Fettgewebe mit seiner hohen Lipolyserate sein. Die freigesetzten Fettsäuren gelangen direkt in die Leber. Hier werden sie zu Acetyl-CoA oxidiert, das die Pyruvatcarboxylase stimuliert. Dadurch wird die Glukoneogenese aus Pyruvat stimuliert und die hepatische Glukoseproduktion erhöht (Ferranini et al. 1983). Im Muskelgewebe wird durch Acetyl-CoA die Pyruvatdehydrogenase inhibiert und folglich auch die Glukoseoxidation.

Weiterhin inhibieren die freien Fettsäuren die hepatische Insulinclearance und bewirken eine Hyperinsulinämie (Peiris et al. 1986).

Im peripheren Gewebe verhindern sie die Bindung von Insulin am Rezeptor und die Insulinwirkung (Svedberg et al. 1990). Die Erhöhung der Glukoseproduktion der Leber, die Verminderung der hepatischen Insulinclearance und die verminderte

Glukoseutilisation durch erhöhte Fettsäuren und die Hyperglykämie per se (Unger u. Grundy 1985) können eine diabetische Stoffwechsellage bedingen.

76.7 Behandlung

Eine Gewichtsabnahme mit Reduktion der Fettmasse führt zur Verbesserung von Hyperinsulinämie und Insulinresistenz, Hypertriglyzeridämie, Hypertonie und Typ-2-Diabetes. Die Verbesserungen sind meistens dauerhaft, wenn niedriges Gewicht beibehalten werden kann.

76.7.1 Konventionelle Methoden der Gewichtsreduktion

Diät

Die Grundlage der diätetischen Behandlung ist die verminderte Energiezufuhr. Ein Defizit von 32,30 MJ (7.780 kcal) führt zu einem Verlust von 1 kg Fett. Durch Abschätzen des täglichen Kalorienbedarfs (28–34 kcal/kg KG) läßt sich das tägliche Defizit zur Abnahme eines bestimmten Gewicht errechnen.

Ein Kaloriendefizit von etwa 1.000 kcal/Tag kann mit einer Diät mit 1.200–1.400 kcal/Tag erreicht werden. Sie bewirkt eine Gewichtsreduktion von 0,5–1 kg/Woche, je nach individuellem Energieverbrauch. Die Wirksamkeit der Diät hängt davon ab, wie weit die Empfehlungen den individuellen Bedürfnissen entsprechen und eingehalten werden können. Langfristig wird der Erfolg der Diät davon abhängen, wie weit der Patient aufgrund der gegebenen Diätschulungen und -empfehlungen lernt, sich gesund zu ernähren.

In 3 Hauptmahlzeiten sollte die Fettzufuhr auf 30 % der Gesamtkalorien oder darunter reduziert und die Kohlenhydratzufuhr durch Zufuhr komplexer Kohlenhydrate auf mehr als 55 % gesteigert werden. Der Verbrauch von 140 g Kohlenhydraten und 80 g hochwertigem Protein und 40 g Fett im Rahmen einer Mischkost gewährleisten die Versorgung mit den wichtigsten essentiellen Nährstoffen.

Diese Reduktionsdiät kann ohne Einschränkung empfohlen und mit natürlichen Lebensmitteln abwechslungsreich zubereitet werden.

Die Grundzüge eines Diätplanes gibt die Tabelle 76.5 wieder.

Bei Überschreitung des täglichen Defizits über 1.000 kcal oder bei Diäten mit weniger als 1.000 kcal/Tag können Komplikationen auftreten. Ist der Kohlenhydratanteil sehr niedrig, treten Diurese und Ketonämie (ketogene Diäten) mit möglichen Elektrolytentgleisungen auf. Wenn die Proteinzufuhr weniger als 0,8 g/kg/Tag + 1,75 g/1.000 kcal Defizit beträgt, kommt es zu unerwünschten Verlusten von Struktur- und Funktionsprotein.

■ **Diäten mit sehr niedrigem Energiegehalt.** Bei Diäten mit sehr niedrigem Energiegehalt sind besonders hohe Anforderungen an die Auswahl der zu verwendenden Lebensmittel und an die Zubereitung der Mahlzeiten zu stellen. Zur sicheren Versorgung mit allen essentiellen Nährstoffen können Diätgetränke eingesetzt werden. Bei Diäten mit < 800 kcal/Tag sind sie als Ersatz von 1–2 Hauptmahlzeiten zur Aufrechterhaltung der Zufuhr aller essentiellen Nährstoffe dringend empfehlenswert. Sie können kurz- und langfristig eingesetzt werden. Die frei verkäuflichen Diätgetränke müssen den vom Gesetzgeber im § 14a der Diätverordnung erlassenen Auflagen entsprechen.

Tabelle 76.5. Grundzüge einer energiereduzierten Mischkost mit 1.200–1.400 kcal/Tag

Nahrungsbestandteile	Zusammensetzung
Protein:	0,8 g/kg/Tag + 1,75/100 kcal Defizit g hochwertiges Protein
Empfehlenswert:	Mageres Fleisch, Wild, Fisch, fettarmer Käse, fettarme Milch, Magerquark, Magerjoghurt, Sojaprodukte
Ungeeignet:	Fette Fleisch-, Wurst-, Fisch-, Käse-, Milchsorten
Kohlenhydrate:	140 g
Empfehlenswert:	Ballaststoffreiche Produkte, Vollkornprodukte, Getreideflocken, Teigwaren, Reis, Kartoffeln, Hülsenfrüchte, Obst, Gemüse, Rohkost
Ungeeignet:	Zucker, Süßigkeiten, Kuchen, Kekse, Honig, Bier, Cola, Limonade
Fett:	40 g
Empfehlenswert:	Rigorose Beschränkung, pflanzliche Öle und Fette bevorzugen, Koch-, Brat- und Streichfett so wenig wie möglich, fettarme Produkte
Ungeeignet:	Mayonnaise, Schlagsahne, Eis
Flüssigkeit:	2–2,5 l kalorienfreie Getränke

Der Gewichtsverlust bewirkt eine Verminderung des gesamten Energieverbrauchs, insbesondere weil die körperliche Aktivität nicht mehr soviel Energie verbraucht. Insgesamt werden pro kg Gewichtsverlust 19–24 kcal/Tag (80–100 kJ) eingespart. Das muß nach Gewichtsreduktion berücksichtigt werden.

Nach einer Gewichtsabnahme von 10 kg kann der dadurch bedingte tägliche Minderverbrauch von 200 kcal z. B. durch Verzicht auf den Verzehr von einem Apfel und einem Ei ausgeglichen werden oder durch 38 min Gehen, 24 min Fahrradfahren, 18 min Schwimmen oder 10 min Dauerlauf.

Sport

Der Energieverbrauch kann durch körperliche Aktivität gesteigert werden. Die Auswirkung des üblichen Sports auf die Gewichtsabnahme wird häufig überschätzt (Fahradfahren 8,2 kcal/min, Schwimmen 11,2 kcal/min, Dauerlauf 19,4 kcal/min). Dennoch sollte mit der Gewichtsreduktion ein regelmäßiges dem Leistungsstand entsprechendes Ausdauer- und Krafttraining aufgenommen und auch nach einer Phase der Gewichtsreduktion zur Gewichtserhaltung beibehalten werden. Der Energieverbrauch durch den Sport sollte mindestens den durch Gewichtsreduktion bedingten Minderverbrauch ausgleichen.

Der Sport unterstützt die Gewichtsreduktion und den Erhalt des niedrigen Körpergewichts (Grilo 1995). Weiterhin wird die muskuläre Leistungsfähigkeit gesteigert und das Risiko kardiovaskulärer Erkrankungen vermindert (Blair et al. 1996). Positive Auswirkungen auf das kardiovaskuläre System sind ab einem 20minütigen Training 3mal in der Woche festzustellen (ACSM 1990).

Medikamente

Möglichkeiten der pharmakologischen Intervention bestehen bei der Energieaufnahme, der Resorption und Speicherung aufgenommener Kalorien und bei der Energieabgabe (Tabelle 76.6).

■ Amphetaminderivate

Die als Appetitzügler bezeichneten Medikamente sind Amphetamin- und Ephedrinderivate. Diese vermindern das Hungergefühl vorübergehend, aber wegen der zentral erregenden Wirkung mit hohem Suchtpotential und wegen der nach Einnahme von Aminorex und Chlorphentermin gehäuft beobachteten pulmonalen Hypertonie, sind sie für die Behandlung der Adipositas nicht geeignet.

Die zur Verfügung stehenden Ephedrin- und Pseudoephedrinabkömmlinge wirken sympatikomimetisch und vorübergehend appetitmindernd, ohne eine dauerhafte Gewichtsreduktion zu bewirken.

■ Serotoninagonisten.
Am wirksamsten haben sich bisher die Serotoninagonisten erwiesen. In klinischen Studien wurde die Wirkung von Dexfen-

Tabelle 76.6. Medikamente zur Gewichtsreduktion bei Adipositas

Funktion	Medikamente	Handelsname	Nachweis der Wirksamkeit (plazebokontrolliert)
1. Reduktion der Energieaufnahme			
a) Appetitzügler	Serotoninagonisten		
	Dexfenfluramin	Isomeride (seit 1998 nicht mehr im Handel)	1 Jahr (Guy-Grand et al. 1989)
	Fluoxetin	Fluctin	1 Jahr (Marcus et al. 1990)
	Sibutramin	Reductil	6 Monate (Bray et al. 1999)
	Sympathikomimetika		6–10 Wochen (Scoville 1975)
	Ephedrin	Vencipon	
	Pseudoephedrin	Fasupond, Mirapront u. a.	
	Amfepranon	Regenon, Tenuate	
	Mefenorex	Rondimen	
	Phenylpropanolamin	Recatol	
b) Inhibitoren der Magenentleerung	Cholecystokinin Amylin	–	–
c) Verminderung der Resorption aufgenommener Kalorien	Tetrahydrolipstatin	Xenical	2 Jahre (Kucera et al. 1996)
d) Hemmung der Fettsynthese und Fettspeicherung	L-Hydroxycitrat	–	–
2. Stimulation des Energieverbrauchs			
a) Thermogenetische Substanzen	β_3-Agonisten	–	–

fluramin nachgewiesen. In einer Einjahresstudie ging das Körpergewicht in den ersten 6 Monaten um 10 % zurück und konnte für weitere 6 Monate niedrig gehalten werden.

Unabhängig von der hemmenden Wirkung auf die Nahrungszufuhr hat Dexfenfluramin positive Wirkungen auf Insulinsensitivität und Lipide. Wegen des Verdachts auf Herzklappenschädigung steht Dexfenfluramin jedoch derzeit nicht mehr zur Verfügung. Sibutramin erwies sich als ebenso wirksam.

Fluoxetin mit ebenfalls etwa gleicher Wirksamkeit und ähnlicher Wirkung hat die Zulassung für die Indikation Depression, aber nicht für die Indikation Adipositas.

■ **Sympathikomimetika.** Die in kurzfristigen klinischen Studien induzierte Gewichtsabnahme durch Sympathikomimetika betrug 1–4 kg/4 Wochen, wobei eine Differentialtherapie der einzelnen Sympathikomimetika bezüglich Wirkung und Nebenwirkung nicht erkennbar ist (Goldstein u. Potvin 1994).

■ **Inhibitoren der intestinalen Resorption.** Der Hemmung der Absorption von Fetten durch Tetrahydrolipstatin (Orlistat) kommt große Bedeutung zu. Tetrahydrolipstatin bewirkt eine Malabsorption durch Hemmung der Pankreaslipase. In einer ersten Zweijahresstudie bei der die gewichtsreduzierende Wirkung belegt werden konnte, ergaben sich keine nachteiligen Folgen (Kucera et al. 1996).

■ **Thermogenetische Substanzen.** Den β_3-Agonisten, die den Energieverbrauch erhöhen, könnte in Zukunft eine therapeutische Bedeutung zukommen. Diese Substanzen befinden sich in klinischer Erprobung.

76.7.2
Chirurgische Therapie

Die Indikation für die operative Behandlung ist die extreme Adipositas, wenn sichergestellt ist, daß anderweitig nicht geholfen werden kann.

Als wirksam erwiesen haben sich die Operationen, die das funktionelle Volumen des Magens auf 1/100 reduzieren (NIH 1991).

■ **Vertikale Gastroplastik nach Mason.** Bei dieser Operation wird unterhalb der Kardia ein Vormagen von 20–30 ml abgenäht mit einem 0,7 cm großen Durchlaß. Das zwingt zu niedriger Nahrungszufuhr und induziert ein frühes Sättigungsgefühl. Eine Cholezystektomie wird gleichzeitig durchgeführt, um einer häufigen Gallensteinbildung vorzubeugen.

■ **Vertikale Gastroplastik mit Roux-en-Y-Magen-Bypass.** Hier wird das Jejunum durchtrennt und an den engen Auslaß des durch eine vertikale Gastroplastik geschaffenen Vormagens angeschlossen und zusätzlich eine Vagotomie durchgeführt. Bei dieser Operation sind die Spätresultate besser als bei der vertikalen Gastroplastik nach Mason, aber bergen das Risiko einer Malabsorption, Vitamin B_{12}- und Kalziumsubstitution können erforderlich werden.

Nach einer vertikalen Gastroplastik oder einer Magen-Bypass-Operation ist der Patient gezwungen, seine Ernährungsgewohnheiten kurz- und langfristig zu ändern (Tabelle 76.7).

Ergebnisse

Die mittlere Gewichtsabnahme liegt bei 30 kg in den ersten 2 Jahren (Sjöström et al. 1994). Die durchschnittlich hohe Gewichtsabnahme wird durch die operationsbedingte Änderung der Ernährungsweise mit niedriger Energiezufuhr erzwun-

Tabelle 76.7. Ernährungsplan nach einer vertikalen Gastroplastik

Stufe	Beschreibung	Beginn	Dauer	Diätvorschrift
I	Wasser	Nach OP	4 h	< 30 ml Wasser/h
II	Klare Getränke mit geringem Zuckergehalt	8 h nach OP	1 Woche	< 90 ml/h Wasser, verdünnte Fruchtsäfte, Brühe, Diätgetränke
III	Milchprodukte mit geringem Zucker- und Fettgehalt, laktosefreie Ergänzungen	1–2 Wochen nach OP	2 Wochen	< 240 ml verdünnte Fruchtsäfte, Tomaten-, Gemüsesaft, Tomatensuppe (mit Magermilch), Naturjoghurt, Magermilch, Buttermilch, Brühe, Diätgetränke
IV	Pürierte Mahlzeiten und Mahlzeitenersatzgetränke	3 Wochen nach OP	5 Wochen	Frühstück und Mittagessen: 240 ml Diätgetränk oder 90 ml pürierte Mahlzeit mit Protein Abendessen: 90 ml pürierte Mahlzeit mit Protein
V	Fettarme feste Mahlzeiten + Mahlzeitenersatzgetränke	8 Wochen nach OP	Unbegrenzt	180 g fettarmes Fleisch + 480 ml Magermilch + begrenzte Mengen an Früchten und Gemüse, kein zusätzliches Fett, 240 ml Diätgetränk

gen, wird aber toleriert, weil die meisten Patienten kein Hungergefühl mehr beklagen. Möglicherweise wird nach Füllung des verbliebenen Vormagens über Dehnungsrezeptoren, hormonale oder nervale Signale ein Sättigungsgefühl vermittelt. Bei etwa 20 % der Patienten ist die Gewichtsabnahme langfristig unbefriedigend, bei diesen Patienten wird zuviel Energie in Form von energiereicher Flüssigkeit zugeführt.

76.8
Epidemiologie der Anorexia nervosa/ Bulimia nervosa
G. BÜHLER

Das Vorkommen der Anorexia nervosa läßt sich bis ins Mittelalter zurückverfolgen. Als Krankheit wurde sie 1873 von Lasègue in Frankreich und 1888 von Gull in England beschrieben. Beide vermuteten bereits damals eine psychogene Störung. Die Bulimia nervosa wird erst seit den 70er Jahren als ein von der Anorexia nervosa unabhängiges Krankheitsbild betrachtet (Becker et al. 1999). Hinsichtlich der Verbreitung beider Erkrankungen variieren die Angaben der verschiedenen epidemiologischen Studien in Abhängigkeit von der untersuchten Stichprobe sowie der verwendeten Diagnosekriterien (meist DSM-III).

In der Fachliteratur findet sich für die Anorexia nervosa eine Inzidenz von 0,46–14,6 pro 100.000 Einwohner sowie eine Prävalenz zwischen 130 und 170 pro 100.000 Einwohner, für die Bulimia nervosa eine Inzidenz zwischen 5,5 und 9,9 pro 100.000 Einwohner sowie eine Prävalenz von 76–500 pro 100.000 Einwohner (Theander 1970; Hall u. Hay 1991; Joergensen 1992; de Azevedo u. Ferreira 1992; Whitehouse et al. 1992; Rathner u. Messner 1993).

Für bestimmte Risikopopulationen wie Ballettschülerinnen und Models gelten höhere Prävalenzzahlen, da hier eine Verschärfung der Idealvorstellungen über das Erscheinungsbild des weiblichen Körpers festzustellen ist.

Eine Häufigkeitszunahme läßt sich für die Anorexia in der westlichen Welt belegen (Willi u. Grossmann 1983). Eine deutliche Zunahme findet sich seit den 70er Jahren bei den bulimischen Eßstörungen (Cooper et al. 1987; Gray et al. 1987).

Alter und Geschlecht
Die Anorexia nervosa ist im wesentlichen eine Erkrankung des Adoleszentenalters mit Manifestationsgipfel um das 14. und 18. Lebensjahr. Die Erkrankung kann auch vor dem 10. sowie nach dem 25. Lebensjahr auftreten. Betroffen sind vorwiegend Mädchen bzw. Frauen. Die Geschlechtsverteilung schwankt je nach Literatur zwischen 10:1 und 30:1.

Weniger Daten liegen für die Bulimia nervosa vor. Gegenüber der Anorexia tritt sie etwas später auf, wobei fast ausschließlich Mädchen und Frauen zwischen 12 und 30 Jahren betroffen sind mit einem Häufigkeitsgipfel von fast 50 % im Altersbereich zwischen dem 16. und 20. Lebensjahr. Etwa 3 % sind männlichen Geschlechts (Fichter 1984).

76.9
Ätiologie der Anorexia nervosa/Bulimia nervosa

Ätiologisch handelt es sich bei der anorektischen sowie bulimischen Eßstörung um ein multifaktorielles Geschehen. Zu berücksichtigen sind der Erkrankungsbeginn, die Geschlechtsrelation sowie die deutliche Zunahme in den Ländern westlichen Wohlstands. So haben in der Ätiologie biologische, soziokulturelle, familiäre und intrapsychische Faktoren eine Bedeutung erlangt, wobei ein einzelner Faktor nicht als spezifisch anzusehen ist. Es ist nach wie vor unklar, wann und warum sich eine psychogene Eßstörung entwickelt.

Genetische Faktoren
Für die Existenz biologischer Faktoren in der Genese von Eßstörungen sprechen die Untersuchungen von Zwillingspaaren. Bei Anorexia nervosa fand sich eine Konkordanzrate von etwa 50 % für eineiige Zwillinge, diese betrug lediglich 5–9 % für dizygote Zwillingspaare (Schepank 1992).

Ebenso ergab sich bei Bulimia eine hohe Konkordanzrate bei eineiigen im Vergleich zu zweieiigen Zwillingen (Kendler et al. 1991). Die Bedeutung dieser Befunde für die Krankheitsentstehung bedarf noch einer endgültigen Klärung.

Soziokulturelle Faktoren
Bestimmte Idealvorstellungen hinsichtlich des Aussehens des weiblichen Körpers sind von Bedeutung, weil sie in Konfliktsituationen eine anorektische bzw. bulimische Symptombildung begünstigen können. Parallel zur Verschärfung des hierzulande vorherrschenden Schlankheitsideals bei Frauen hat das Interesse an Diätmaßnahmen zur Gewichtsreduktion zugenommen, wobei dem gesellschaftlichen Druck mit Beginn in den 60er Jahren eine enorme Rolle zukommt.

Insbesondere ist das weibliche Geschlecht dem Druck in Richtung Schlanksein ausgesetzt, was einer Erklärung zur Geschlechtsverteilung bei den Eßstörungen dienlich sein kann. Auch die gestiegenen Erwartungen von seiten der Gesellschaft scheinen zur Häufigkeitszunahme der Eßstörungen beizutragen.

Familiäre Faktoren

Die Rolle der Familie in der Entstehung der Eßstörungen wird heute etwas relativiert, dennoch scheint eine gestörte familiäre Interaktion im Umfeld eßgestörter Patientinnen häufiger vorzukommen als in normalen.

Häufig findet sich eine unausgewogene Rollenverteilung der Familienmitglieder. Meist nimmt die Mutter eine sehr dominierende Stellung ein, was bei der Patientin zu Identifikationsproblemen führen kann mit behinderter Entwicklung eines positiv besetzten Frauenbildes als Selbstideal.

Auch zeigen sich Besonderheiten im Zusammenleben der Familienmitglieder in Form von enger Vermaschung mit Mangel an Privatheit, Überprotektion ohne Konfliktklärung sowie Rigidität mit erschwertem Autonomiebestreben. Die Pathologien sind weder obligat noch spezifisch für diese Erkrankungen. Im Vergleich wiesen die Familien von bulimischen Patientinnen größere Probleme und Störungen auf als die von anorektischen.

Intrapsychische Faktoren

Persönliche Probleme und Konflikte können als individuelle Faktoren bei der Auslösung einer Eßstörung relevant sein, wenn dadurch das psychische Gleichgewicht einer Patientin gestört wird. Nach früherem Verständnis waren Nahrungsverweigerung, Freßattacken und Erbrechen Ausdruck oraler Konflikte. Dagegen läßt sich nach neuerer Literatur eine Präferenz für eine bestimmte Entwicklungsphase entsprechend der psychoanalytischen Entwicklungspsychologie in der Ätiologie nicht feststellen (Reich 1992).

Eine anorektische oder bulimische Eßstörung kann auf verschiedenste Probleme des Lebens hinweisen. Es finden sich oft Ängste, die meistens aus dem direkten zwischenmenschlichen Kontakt innerhalb oder außerhalb der Familie resultieren. Sie betreffen zwischenmenschliche Nähe, sexuelle Versuchungssituationen bei Verleugnung des Geschlechts und fehlenden Identifikationsmöglichkeiten, jede Form der Gewalt, tatsächliche oder phantasierte Trennungen sowie Autonomie. Auch kann es sich um Überforderungen durch wichtige Bezugspersonen handeln, verbunden mit der Befürchtung, deren Erwartungen nicht zu erfüllen (Vanderlinden et al. 1992).

In Einzelfällen lassen sich frühkindliche Traumatisierungen eruieren. Eine bestimmte Kränkbarkeit sowie ein labiles Selbstwertgefühl sind bereits vor Ausbruch der Erkrankung auffindbar. Im Vergleich haben anorektische Patientinnen ein reserviertes, angepaßtes Verhalten sowie mangelnde Fähigkeiten, die eigene Befindlichkeit wahrzunehmen, während bulimische Patientinnen eine affektive Instabilität und mangelnde Impulskontrolle zeigen.

76.10 Klinik

76.10.1 Anorexia nervosa

Verhaltensauffälligkeiten

Bei den Symptomen der psychogenen Eßstörungen handelt es sich um psychische und körperliche Veränderungen. Im Mittelpunkt steht die Störung des Eßverhaltens. Sie ist bei der Anorexia nervosa durch Weglassen von Mahlzeiten bis hin zur völligen Nahrungsverweigerung gekennzeichnet. Gestört ist die Motivation zu essen.

Ein besonderer Umgang mit Nahrungsmitteln fällt auf. Es werden besondere Diätvorschriften mit ausgesprochener Dominanz der Kalorienrestriktion befolgt. Nahrungsmittel werden nach erlaubten und verbotenen differenziert. Gelegentlich erfolgt eine Beseitigung der Nahrung durch selbstinduziertes Erbrechen oder eine Behinderung der Nahrungsresorption durch Laxanzieneinnahme. Im Laufe des gestörten Eßverhaltens verlieren die Patientinnen die Fähigkeit, Hunger, Appetit und Sättigung differenziert wahrzunehmen.

Außerdem ändert sich die Wahrnehmung des eigenen Körpers. Bei entsprechenden Studien überschätzten die Patientinnen ihre Körperdimensionen überaus stark. Bei stetigem Wunsch nach Gewichtsreduktion nimmt diese ein Ausmaß an, wie es sich allein mit dem bestehenden Schlankheitsideal nicht mehr erklären läßt. Dabei besteht eine Verleugnung von Krankheitsgefühl. Oft kommt bereits bei der Anamneseerhebung eine relevante Selbstwertproblematik zutage.

Meist besteht ein ausgeprägter Bewegungsdrang mit körperlicher Hyperaktivität zur Stärkung des Selbstwertgefühls sowie Unterstützung der Gewichtsabnahme. Viele zeigen eine übertriebene Leistungsorientiertheit in Schule und Beruf. Psychisch fallen die Patientinnen durch eine depressive Verstimmung sowie eine eher hohe Intelligenz auf.

Körperliche Symptome

Die somatischen Symptome treten meist sekundär als Folge der reduzierten Nahrungszufuhr und des Untergewichts auf. Sie können als Adaptation an den Starvationszustand gesehen werden. Außerdem können Folgeerscheinungen von Erbrechen und Mißbrauch von Laxanzien und Diuretika vorliegen.

Die Körperfunktionen sind deutlich reduziert, was sich als *Hypotonie*, *Bradykardie* und *Hypothermie* zeigen kann.

Durchblutungsstörungen machen sich durch *Zyanose* und *Kältegefühl an Händen und Füßen* bemerkbar.

Bei ausgeprägtem Untergewicht können *trophische Störungen* an *Haut* und *Haaren* einschließlich Haarausfall auftreten.

Die Magenentleerung ist erheblich verzögert (Kap. 16). Eine hartnäckige Obstipation ist eher durch die geringe Flüssigkeits- und Nahrungsaufnahme bedingt.

Hormonelle Veränderungen

Das endokrine System weist mehrere Veränderungen auf. Die Serum-T3-Werte sind erniedrigt, ebenso stimuliertes TSH.

Damit verbunden ist ein verringerter Kortisolmetabolismus (Casper 1986; Doerr et al. 1980). Bei anorektischen Patientinnen steigt die Kortisolproduktion in negativer Korrelation zu Körperoberfläche und Körpergewicht an. Der durchschnittliche Kortisolserumspiegel sowie das freie Kortisol im Harn sind erhöht. Es stimuliert die Gluconeogenese, welche in der Hungerphase stark erniedrigt ist. Außerdem hemmt Kortisol die periphere Konversion von T4 zu T3, was wiederum zur Grundumsatzsenkung beitragen kann. Wird ein ausreichendes Körpergewicht erreicht, normalisieren sich die Kortisolwerte.

Unter dem Gesichtspunkt einer Beeinflussung des Eßverhaltens sind auch die biogenen Amine untersucht worden. Noradrenalin induziert eine Hyperphagie mit Steigerung der Kohlenhydrataufnahme durch Besetzung der zentralen α_2-Rezeptoren (Morley u. Blundell 1988). Vor diesem Hintergrund findet sich bei anorektischen Patientinnen unter Ruhebedingungen ein erniedrigter Plasmanoradrenalinspiegel und bei Ergometrie ein verminderter Adrenalinanstieg (Pirke et al. 1989).

Dopamin stimuliert in niedriger Dosierung und senkt in hoher Dosierung die Nahrungsmittelaufnahme. Bei Untergewicht fand sich ein verminderter Dopaminmetabolismus im Liquor mit Normalisierung nach Wiederauffütterung (Kaye et al. 1984).

Serotonin hemmt die Nahrungszufuhr. Die Liquorspiegel für Serotonin fanden sich bei anorektischen Patientinnen jedoch erniedrigt mit Normalisierung nach Gewichtsrestriktion.

Die Amenorrhö ist ein pathognomonisches Zeichen für die Anorexia nervosa. Die Serumspiegel der Sexualhormone sind massiv erniedrigt. Dabei zeigen LH und FSH ein infantiles 24-Stunden-Sekretionsmuster. Es konnte gezeigt werden, daß sich die Östradiolwerte erst dann normalisieren, wenn die Patientinnen mindestens 80 % ihres Normalgewichts erreicht hatten (Beaumont 1984). Die Amenorrhö ist dabei ebenfalls als Folgeerscheinung einer gestörten Hormonsekretion zu betrachten. Warum bei einem Drittel der Patientinnen die sekundäre Amenorrhö noch vor dem Gewichtsverlust auftritt, ist unklar.

Pathologische Laborparameter

Anorexiepatientinnen weisen Veränderungen im Blutbild mit Leukozytopenie und Thrombozytopenie sowie im Knochenmark mit Verminderung der Stammzellen auf. Vermindert ist die Zahl der T-Lymphozyten, nicht aber die Zahl der B-Lymphozyten und Monozyten (Kiriike et al. 1988). Die Befunde stehen im Gegensatz zum Fehlen einer Infektionsneigung. Erreicht das Körpergewicht einen Bereich von 40–50 % des Idealgewichts, treten erneut Infektionen auf (Pertschuk et al. 1982). Die peripheren Hämoglobin- und Hämatokritwerte sind normal mit Ausnahme von schweren Fällen.

Bedeutsam ist eine Verringerung des Serumalbumins. Das Cholesterin und die Transaminasen sind in einem Drittel der Fälle erhöht. Eine Hyperamylasämie kann aus einer Sialadenose der Parotis resultieren und läßt sich i. allg. nicht auf das Pankreas zurückführen.

Verminderte Vitaminspiegel kommen selten vor. Einige Patientinnen zeigen erhöhte Retinolwerte. Bei etwa 60 % der Patientinnen tritt Erbrechen auf. Folge davon können dann Störungen des Elektrolyt- und Säure-Basen-Haushalts sein.

76.10.2
Bulimia nervosa

Verhaltensauffälligkeiten

Bulimische Symptome wie Freßattacken sowie Laxanzien- und Diuretikaabusus können bei unter-, normal- und übergewichtigen Patientinnen vorkommen. Als psychischer Befund dominiert die depressive Verstimmung, die direkt vor Beginn einer Freßattacke auftreten kann und meist nach dem Anfall kulminiert. Etwa ein Drittel der Patientinnen hat dabei zeitweise Suizidgedanken. In solchen Heißhungeranfällen können Nahrungsmengen von mehreren Tausend Kilokalorien aufgenommen werden. Im Anschluß treten darüber hinaus Völlegefühl sowie Scham- und Schuldgefühle auf. Es erfolgt dann eine Elimination der einverleibten Nahrung bei panischer Angst vor Gewichtszunahme.

Körperliche Symptome

Rasch aufeinanderfolgende Gewichtsschwankungen bis zu 10 kg sind möglich. Ansonsten ergibt die körperliche Untersuchung im Gegensatz zur Anorexia nervosa wenig Auffälligkeiten. Häufig bestehen kariöse Zahnschäden, außerdem eine Sialadenose mit Hypertrophie von Parotis und Glandula submandibularis.

Pathologische Laborparameter

Bulimische Symptome betreffen insbesondere den Elektrolyt- und Säure-Basen-Haushalt. Erbrechen kann eine metabolische Alkalose induzieren, Laxanzienabusus eine metabolische Azidose durch Bicarbonatverlust. Eine Hypokaliämie, Hypochlorämie, aber auch Hypomagnesiämie und Hyponatriämie können vorliegen. Die bulimische Eßstörung geht, bedingt durch ein Volumendefizit, oft mit einem Pseudo-Bartter-Syndrom einher.

Bei der Bulimia nervosa finden sich ebenfalls neuroendokrinologische Veränderungen. Störungen der hypothalamisch-hypophysär-adrenergen Achse scheinen eher Ausdruck von Eßverhaltensstörung und erniedrigtem Gewicht zu sein als die Folge einer depressiven Verstimmung. So zeigen etwa 50 % der Patientinnen ein Nichtansprechen im Dexamethasonhemmtest, haben dafür jedoch zeitweise anorektische Phasen (Kaplan et al. 1989).

Die Kortisolspiegel finden sich dabei oft sogar erhöht. Auch kann die TSH-Antwort auf TRH-Stimulation vermindert sein, eine Reaktion, wie sie unter Fastenbedingungen bei Gesunden zu sehen ist (Levy et al. 1989). Bei etwa einem Drittel der Patientinnen mit Bulimia nervosa liegt eine Amenorrhö vor. Die Follikelphase ist mit etwa 50 % häufiger gestört als die Lutealphase (Fichter u. Pirke 1989). Mit Normalisierung des Eßverhaltens normalisiert sich auch die Gonadenfunktion.

Folgekrankheiten und Komplikationen beider Erkrankungen

Als ein nicht zu unterschätzendes Syndrom hat in jüngster Zeit die Osteoporose bei der anorektischen, aber auch bulimischen Eßstörung Beachtung gefunden. Bei komplexer Genese kommen Östrogenmangel, Hyperkortisolismus, verminderte Kalziumzufuhr sowie ggf. Elektrolytverluste in Betracht (Goebel u. Fichter 1991). Im kranialen CT findet sich bei einem Teil der Patientinnen eine reversible Pseudoatrophie, welche am ehesten durch einen intra- und extrazellulären Wasserverlust bedingt ist.

Das EEG ist allgemein verändert. Ödeme können bei anorektischer und bulimischer Eßstörung beobachtet werden. Sie verschwinden unter Wiederauffütterung mit Gewichtszunahme. Bei chronisch rezidivierendem Erbrechen kann sich eine Kardiainsuffizienz entwickeln, eine ösophageale Refluxkrankheit ist eher selten.

Herzrhythmusstörungen und Nephropathie sind neben dem Suizid die häufigsten Todesursachen bei Eßstörungen.

76.11 Diagnostik und Differentialdiagnose

Zu Diagnostik und Klassifikation der Anorexia nervosa und Bulimia nervosa werden die aktuell gültigen Diagnosekriterien des DSM-IV oder der ICD-10 angewandt (Dilling et al. 1991). Sie beziehen sich im wesentlichen auf das Eßverhalten sowie die Verhaltensweisen im Rahmen der Gewichtsregulation. Die Unterschiede in den Diagnosesystemen sind nur geringfügig. In das neue DSM-IV wurde ein restriktiver sowie bulimischer Subtyp der Anorexia nervosa aufgenommen, um die einzelnen Episoden besser zu charakterisieren. Eine Bulimia nervosa darf nach DSM-IV bei gleichzeitig bestehendem Untergewicht nicht mehr diagnostiziert werden. Das neue DSM-System unterscheidet bei der Bulimia nervosa zwischen dem Vorhandensein und Nichtvorhandensein von selbstinduziertem Erbrechen bzw. Laxanzienabusus und kennzeichnet damit 2 Subtypen. Die Kriterien des DSM-IV und der ICD-10 sind in den beiden folgenden Übersichten wiedergegeben.

Diagnosekriterien der Anorexia nervosa

- DSM-IV (307.1)
  - absichtlich herbeigeführtes Untergewicht von mindestens 15 % unter dem zu erwartenden Gewicht,
  - starke Angst vor einer Gewichtszunahme,
  - Störungen der eigenen Körperwahrnehmung,
  - Amenorrhö seit mindestens 3 Monaten (bei Frauen).
- 2 Subtypen:
  - *restriktiver Typ* („restricting type"),
  - *bulimischer Typ* („binge-eating"/"purging type").
- ICD-10 (F50.0)
  - Untergewicht von mindestens 15 % oder BMI [Body-Mass-Index (kg/m^2)] $\leq 17{,}5$,
  - selbst herbeigeführter Gewichtsverlust durch Diät und eine der folgenden Möglichkeiten:
  - selbstinduziertes Erbrechen,
  - selbstinduziertes Abführen,
  - starke körperliche Aktivität,
  - Diuretika- oder Appetitzüglerabusus,
  - Körperschemastörung,
  - endokrine Störung (bei Frauen: Amenorrhö, bei Männern: Libido- und Potenzverlust),
  - verzögerte Entwicklung bei Beginn der Erkrankung vor der Pubertät.

Diagnosekriterien der Bulimia nervosa

- DSM-IV (307.51)
  - wiederholte Episoden von Freßanfällen (binge-eating) mit Kontrollverlust,
  - kompensatorische Verhaltensweisen zur Gewichtskontrolle:
  - selbstinduziertes Erbrechen,
  - Abusus von Laxanzien, Diuretika oder anderen Medikamenten,
  - Fasten,
  - Hyperaktivität,
  - die Freßanfälle und die kompensatorischen Verhaltensweisen treten seit mindestens 3 Monaten durchschnittlich 2mal pro Woche auf,
  - die Selbstbewertung ist übermäßig von der Figur und dem Gewicht abhängig,
  - die Störung tritt nicht ausschließlich während Episoden einer Anorexia nervosa auf.
- 2 Subtypen:
  - *mit Erbrechen* („purging type"): mit selbstinduziertem Erbrechen oder Laxanzien- oder Diuretikaabusus,
  - *ohne Erbrechen* („nonpurging type"): bulimische Episode mit Fasten oder Hyperaktivität, aber ohne selbstinduziertes Erbrechen, ohne Laxanzien- oder Diuretikaabusus.
- ICD-10 (F50.2)
  - andauernde Beschäftigung mit Essen,
  - Eßattacken,
  - verschiedene Verhaltensweisen zur Gewichtskontrolle:
  - selbstinduziertes Erbrechen,
  - Abführmittelabusus,
  - zeitweiliges Hungern,
  - Gebrauch von Diuretika, Schilddrüsenhormonen oder Appetitzüglern,
  - krankhafte Furcht davor, dick zu werden,
  - häufig frühere Anorexia nervosa.

Bei den Symptomen Inappetenz, Gewichtsabnahme und Erbrechen kommen differentialdiagnostisch eine Reihe internistischer und psychischer Erkrankungen in Betracht. Zutreffende Hauptkriterien bei fehlenden organischen Pathologika erlauben i. allg. rasch eine Diagnosestellung. Anorektische und bulimische Symptome können auch reaktiv nach Belastungssituationen und bei psychiatrischen Krankheitsbildern auftreten, wobei sich die Abgrenzung hier manchmal schwieriger gestalten kann. Es ist dann eine intensivere psychopathologische Befunderhebung erforderlich. Die folgende Übersicht stellt die Differentialdiagnosen beider Erkrankungen dar.

Differentialdiagnosen bei Anorexia nervosa und Bulimia nervosa

- Internistische Erkrankungen:
  - Hypophysenvorderlappeninsuffizienz
  - Hypo- bzw. Hyperthyreose,
  - Nebennierenrindeninsuffizienz,
  - Malassimilationssyndrom,
  - Gastritis,
  - Ulkuskrankheit,
  - chronisch-entzündliche Darmerkrankung,
  - Hepatitis
  - Pankreatitis,
  - Neoplasma,
- Psychische Erkrankungen:
  - anorektische bzw. bulimische Reaktion,
  - psychogenes Erbrechen
  - depressives Syndrom anderer Genese,
  - Schizophrenie,
  - Toxikomanie.

76.12
Therapie

76.12.1
Anorexia nervosa

Die Anorexia nervosa fordert Behandlungsstrategien, die den somatischen, psychischen und sozialen Anteilen des Krankheitsbildes gerecht werden. Ihre Durchführung gestaltet sich bei fehlender Krankheitseinsicht, mangelndem Leidensdruck und heftiger Eigendynamik i. allg. schwierig.

Bei leichterem Schweregrad kann eine ambulante Behandlung versucht werden. Ansonsten ist eine Koordination der erforderlichen Maßnahmen nur unter stationären Bedingungen möglich.

> ! Unumgänglich ist eine stationäre Therapie bei einem Gewichtsverlust von unter 70 % des Normalgewichts, bei organischen Pathologika in Folge wie Elektrolytentgleisung, Exsikkose, Herzrhythmusstörung und depressiver Verstimmung mit Suizidgefahr.

Dafür ist ein Zeitraum von etwa 8 Wochen einzuplanen.

Stationärer Therapieplan
Am Anfang muß die Therapie darauf ausgerichtet sein, eine Anhebung des Körpergewichts zu induzieren. Dazu ist ein fixer Essensplan und/oder eine nasogastrische Sondierung mit Verabreichung einer

Sondenkost beginnend mit etwa 500 kcal erforderlich. Das Zielgewicht sollte festgelegt werden, wobei ein Gewichtszuwachs von etwa 1 kg pro Woche günstig erscheint. Ein zu schneller Gewichtsanstieg erschwert die Verarbeitung der Veränderung des Körperbildes.

Bei Elektrolytdefiziten ist, wenn möglich, oral zu substituieren. Einer Vitamingabe bedarf es meistens nicht. Bradykardie und Hypotonie sind i. allg. nicht therapiebedürftig. Eine zentralvenöse Infusionsbehandlung ist wegen Gefährdung durch Infektion und Thrombosen nur bei vital bedrohlichen Zuständen durchzuführen.

Eine medikamentöse Therapie ist für asketischanorektische Patientinnen wenig erfolgversprechend. Initiale Hilfe kann durch Diätassistenten gegeben werden. Langfristiges Ziel ist eine adäquate selbstbestimmte Essensauswahl.

Verhaltenstherapie

Zur Therapie der Anorexia nervosa finden sich wenige kontrollierte Studien. Aus neueren Übersichten läßt sich festhalten, daß verhaltenstherapeutische Methoden bezüglich einer Gewichtssteigerung kurzfristig wirksam sind (Schmidt 1989; Williamson et al. 1993). Ihr langfristiger Effekt kann noch nicht schlüssig beurteilt werden. Zu anderen psychotherapeutischen Verfahren fehlen noch entsprechende Studien. Vereinzelte Evaluationsergebnisse liegen vor, wonach ein familientherapeutisches Vorgehen Erfolge zeigt.

76.12.2
Bulimia nervosa

Bei bulimischen Patientinnen ist in der überwiegenden Mehrzahl eine ambulante Behandlung möglich. Spielen Alkohol- und Medikamentenmißbrauch, Suizidalität sowie exzessives Erbrechen eine Rolle, ist eine stationäre psychotherapeutische Therapie voranzustellen.

Ernährungsberatung

Die Patientinnen sind beherrscht von einer intensiven Beschäftigung mit Nahrung, Zusammenstellung von Mahlzeiten sowie Kaloriengehalt. Insofern hat hier die Ernährungsberatung mit dem Versuch der Umsetzung von Direktiven eine eminente Bedeutung. Günstig erscheint das Einhalten von Haupt- und Zwischenmahlzeiten, um durch Hungergefühl induzierten Heißhungerattacken vorzubeugen.

Medikamentöse Therapie

Ein depressives Syndrom, getriebene Unruhe und schwere Schlafstörungen können oft Anlaß für eine medikamentöse Therapie sein. Von den verschiedenen untersuchten Medikamenten haben sich lediglich die Antidepressiva bewährt (Walsh et al. 1991). Bevorzugt werden in letzter Zeit die selektiven Serotoninwiederaufnahmehemmer (z. B. Fluoxetin) wegen eines deutlich engeren Nebenwirkungsspektrums.

Psychotherapie

Zur Psychotherapie liegt für die Bulimia nervosa eine größere Anzahl kontrollierter Studien vor. Die kurz- und langfristige Wirksamkeit von kognitiv-verhaltenstherapeutischen Verfahren ist dabei gut belegt (Jacobi 1994). Vergleichbar in der Wirkung ist die interpersonale Psychotherapie (Fairburn et al. 1993).

76.13
Prognose

In den Katamnesestudien differieren die Patientenmerkmale, Diagnostikkriterien und Therapieverfahren in beträchtlichem Maße, so daß diese schwer vergleichbar sind. Trotz Kombination von internistischer und psychotherapeutischer Behandlung erscheint die Prognose bei Anorexia nervosa keineswegs günstig. Nach 10 Jahren zeigen lediglich etwa 40 % der Patientinnen eine vollständige Heilung. Bei etwa 30 % findet sich nach dieser Zeit zwar keine Anorexie mehr, dafür jedoch noch eine schwere psychische Symptomatik. Etwa 10 % entwickeln eine andere Form der Eßstörung. In ebenfalls etwa 10 % der Fälle nimmt die Anorexia nervosa einen chronischen Verlauf. 10 % der Patientinnen versterben an den Folgen der Kachexie (Dieter u. Herzog 1995).

Über den Verlauf bulimischer Erkrankungen liegen wenige Untersuchungen vor. Nach einer Verlaufsstudie waren nach 2jähriger Beobachtungszeit immer noch 40 % der Patientinnen von ihrer Eßstörung entsprechend den Diagnosekriterien betroffen (Fichter et al. 1990). Die Chronizitätsrate scheint aufgrund der Ergebnisse weiterer Studien beträchtlich zu sein. Es bleibt zu hoffen, die bestehenden Therapiekonzepte über den aktuellen Stand hinaus verbessern zu können.

Literatur

Zu Abschn. 76.1–76.7

ACSM (1990) American College of Sports Medicine position stand. The recommended quantity and quality of exercise for developing and maintaining cardiorespiratory and muscular fitness in healthy adults. Med Sci Sports Exerc 22: 265–274

Assmann G, Schulte H (1993) Results and conclusions of the Prospective Cardiovascular Münster (PROCAM) Study. In: Assmann D (ed) Lipid metabolism disorders and coronary heart disease. MMV, München, pp 19-67

Baldo A, Sniderman AD, St-Luce S et al. (1993) The adipsin-acylation stimulating protein system and regulation of intracellular triglyceride synthesis. J Clin Invest 92: 1543-1557

Bergman KE, Menzel R, Bergmann E, Tietze K, Stolzenberg H, Hoffmeister H (1989) Verbreitung von Übergewicht in der erwachsenen Bevölkerung in der Bundesrepublik Deutschland. Aktuel Ernährungssmed 14: 205-208

Blair SN, Horton E, Leon AS et al. (1996) Physical activity, nutrition, and chronic disease. Med Sci Sports Exerc 28: 335-349

Bloom SR (1996) A role for glucagon-like peptide-1 in the central regulation of feeding. Nature 379: 69-72

Bogardus C, Lilliola S, Ravussin E et al. (1986) Familial dependence of the resting metabolic rate. N Engl J Med 315: 96-100

Bouchard C (1988) Inheritance of human fat distribution. In: Bouchard C, Johnston FE (eds) Fat distribution during growth and later health outcomes. Alan R Riss, New York, pp 44-54

Bouchard C, Perusse E (1993) Genetics of obesity. Ann Rev Nutr 13: 337-354

Bouchard C, Perusse L, Leblanc C et al. (1988a) Inheritance of the amount and distribution of human body fat. Int J Obes 12: 205-215

Bouchard C, Tremblay A, Depres JP et al.(1988b) Sensitivity to overfeeding: The Quebec experiment with identical twins. Prog Food Nutr Sci 12: 45-72

Bouchard C, Tremblay A, Nadeau A et al.(1989) Genetic effect in resting and exercise metabolic rates. Metabolism 38: 364-70

Bouchard C, Tremblay A, Nadeau A et al.(1990a) Long-term exercise training with constant energy intake. Effect on body composition and selected metabolic variables. Int J Obes 14: 57-73

Bouchard C, Tremblay A, Depres J-P (1990b) The response to long-term overfeeding in identical twins. N Engl J Med 322: 1477-1482

Bray GA, Blackburn GL, Ferguson JM et al. (1999) Sibutramine produces dose related weight loss. Obes Res 7: 189-198

Chan JM, Stampfer MJ, Rimm EB, Willett WC, Colditz GA (1994) Obesity, fat distribution and weight gain as risk factors for clinical diabetes in man. Diabetes Care 17: 961-969

Cianflone K, Maslowska M (1995) Differentiation induced production of ASP in human adipocytes. Eur J Clin Invest 25: 817-825

Colditz GA (1992) The economic costs of obesity. Am J Clin Nutr 55: 503S-507S

Considine RV, Sinha MK, Heiman ML et al. (1996) Serum immunoreactive-leptin concentrations in normal-weight and obese humans. New Engl J Med 334: 292-295

Convay JM, Norris KD, Bodwell CE (1984) A new approach for the estimation of body composition: infrared interactance. Am J Clin Nutr 40: 1123-1130

D'Allessio DA, Kavle EC, Mozzoli MA et al. (1988) Thermic effect of food in lean and obese men. J Clin Invest 81: 1781-1789

DeFronzo RA, Ferrannini E (1991) Insulin resistance. A multifaceted syndrome responsible for NIDDM, obesity, hypertension, dyslipidemia, and atherosclerotic cardiovascular disease. Diabetes Care 14: 73-194

Durnin JVGA, Satwanti M (1982) Variations in the assessment of the fat content of human body due to experimental technique in measuring body density. Ann Hum Biol 9: 221-224

Felson DT, Anderson JJ, Naimark A, Walker AM, Meenan RF (1988) Obesity and knee osteoarthritis: The Framingham Study. Ann Intern Med 109: 18-24

Ferrannini E (1995) The phenomenon of insulin resistance: its possible relevance to hypertensive disease. In: Laragh JH, Brenner BM (eds) Hypertension: physiology, diagnosis and management, 2nd edn. Raven, New York, pp 2281-2300

Ferrannini E, Barret EJ, Bevilacqua S, De Fronzo RA (1983) Effects of fatty acids on glucose production and utilization in man. J Clin Invest 72: 1734-1744

Ferraro R, Boyce VL, Swinburn B, DeGregorio M, Ravussin E (1991) Energy cost of physical activity on a metabolic ward in relationship to obesity. Am J Clin Nutr 53: 1368-1371

Frederich RC, Kahn BB, Peach MJ, Flier JS (1992) Tissue-specific nutritional regulation of angiotensinogen in adipose tissue. Hypertension 19: 339-344

Geary N, Kissileff HR, Pi-Sunyer FX, Hinton V (1992) Individual, but not simultaneous, glucagon and cholecystokinin infusions inhibit feeding in men. Am J Physiol 262: R975-R980

Goldstein DJ, Potvin JH (1994) Long-term weight loss: The effect of pharmacological agents. Am J Clin Nutr 60: 647-657

Gray DS (1989) Diagnosis and prevalence of obesity. Med Clin North Am 73: 1-13

Grilo CM (1995) The role of physical activity in weight loss and weight loss management. Med Exerc Nutr Health 4: 60-76

Guy-Grand B, Apfelbaum M, Crepaldi G, Gries A, Lefebvre P (1989) International trial of long-term dexfenfluramine in obesity. Lancet 2: 1142-1145

Heseker H, Kohlmeier M, Schneider R (1992) Verbreitung ernährungsabhängiger Gesundheitsrisiken und objektivierbarer Zeichen von Fehlernährung – Ergebisse der VERA-Studie 1987/88. Ernährungsbericht 1992. Henrich, Frankfurt, S 30-37

Heymsfield SB, Lichtman S, Baumgartner RN, Dilmanian FA, Kamen Y (1992) Assessment of body composition: An overview. In: Björntorp P, Brodoff BN (eds) Obesity. Lippincott, Philadelphia, pp 37-66

Hoffmeister H, Mensink GBM, Stolzenberg H (1994) National trends in risk factors for cardiovascular disease in Germany. Prev Med 23: 197-205

Hubert HB, Feinleib M, McNamara PM, Castelli WP (1983) Obesity as an independent risk factor for cardiovascular disease. A 26-year follow-up of participants in the Framingham Heart Study. Circulation 67: 968-977

Jequier E, Acheson K, Schutz Y (1987) Assessment of energy expenditure and fuel utilization in man. Ann Rev Nutr 7: 187-208

Klipstein-Grobusch K, Voss S, Boeing H, Kroke A (1995) Sie essen – wir messen! – Prävalenz von Adipositas in der Potsdamer Ernährungsstudie. Aktuel Ernährungsmed 20: A284

Kucera V, Hauptman J, Canovatchel z et al. (1996) The efficacy and tolerability of orlistat in the treatment of obesity after 104 weeks of therapy. Hoffmann La-Roche AG Research Report No N-138721. Basel/Schweiz

Kuczmarski RJ, Fanelli MT, Koch GG (1987) Ultrasonic assessment of body composition in obese adults: overcoming the limitations of the skinfold caliper. Am J Clin Nutr 45: 17-24

Kvist H, Chowdhury B, Grangard U, Tylen U, Sjöström L (1988) Total and visceral adipose tissue volumes derived from measurements with computed tomography in adult men and women: predictive equations. Am J Clin Nutr 48: 1351-1361

Landsberg L (1986) Diet, obesity and hypertension: an hypothesis involving insulin, sympathetic nervous system, and adaptive thermogenesis. QJM 236: 1081-1090

Lapidus L, Bengtsson C, Larsson B, Pennert K, Rybo E, Sjöström L (1984) Distribution of adipose tissue and risk of cardiovascular disease and death: A 12-year follow-up of participants in the population study of women in Gotenburg, Sweden. Br Med J 289: 1257-1261

Lew EA, Garfinkel L (1979) Variation in mortality by weight among 750000 men and women. J Chron Dis 32: 563–576

Lichtman SW, Pisarka K, Berman ER et al. (1992) Discrepancy between self-reported and actual caloric intake and exercise in obese subjects. N Engl J Med 327: 1893–1898

Lohman TG (1981) Skinfolds and body density and their relationship to body fatness: a review. Hum Biol 53: 181–225

Lotter EC, Krinsky R, McKay JM, Treneer CM, Porter D Jr, Woods SC (1981) Somatostatin decreases food intake of rats and baboons. J Comp Physiol Psychol 95: 278–287

Lukaski HC (1992) Body composition assessment using impedance methods. In: Björntorp P, Brodoff BN (eds) Obesity. Lippincott, Philadelphia, pp 67–79

Lutz TA, Geary N, Szabady MM, Del Prete E, Scharrer E (1995) Amylin decreases meal size in rats. Physiol Behav 58: 1197–1202

Maclure KM, Hayes KC, Colditz GA, Stampfer MJ, Speizer FE, Wilett WC (1989) Weight, diet, and the risk of symptomatic gallstones in middle-aged women. N Engl J Med 321: 563–569

Manson JE, Willet WC, Stampfer MJ (1995) Body weight and mortality among women. N Engl J Med 333: 677–685

Marcus MD, Wing RR, Ewing L, Kern E, McDermott (1990) A double-blind, placebo controlled trial of fluoxetine plus behaviour modification in the treatment of obese binge-eaters and non-binge eaters. Am J Psychiatry 147: 876–881

Mazess RB, Peppler WW, Bibbons M (1984) Total body composition by dual-photon (153Gd) adsorptiometry. Am J Clin Nutr 40: 834–839

Meyer JM, Stunkard AJ (1993) Genetics and human obesity. In: Stunkard AJ, Wadden TA (eds) Obesity, theory and therapy, 2nd edn. Raven, New York, pp 137–149

Millar WJ, Stephens (1987) The prevalence of overweight and obesity in Britain, Canada, and the United States. Am J Public Health 77: 38–41

Muurahainen NE, Kissileff HR, Thornton J, Pi-Sunyer FX (1993) Intravenous infusion of bombesin reduces food intake in humans. Am J Physiol 264: R350–R354

NIH/National Institutes of Health (1992) Gastrointestinal surgery for severe obesity: National Institutes of Health Consensus Development Conference Statement 1991. Am J Clin Nutr 55: 615S–619S

Okada S, York DA, Bray GA, Mei J, Erlanson-Albertsson C (1992) Differential inhibition of fat intake in two strains of rat by the peptide enterostatin. Am J Physiol 262: R1111–R1116

Owen OE, Kavle E, Owen RS et al. (1986) A reappraisal of caloric requirements in healthy women. Am J Clin Nutr 44: 1–19

Owen OE, Holup JL, D'Alessio DA et al. (1987) A reappraisal of the caloric requirements of men. Am J Clin Nutr 46: 875–885

Peiris AN, Mueller RA, Smith GA, Struve MF, Kissebah AH (1986) Splanchnic insulin metabolism in obesity: Influence of body distribution. J Clin Invest 78: 1648–1657

Poehlman ET, Tremblay A, Fontaine E, Depres JP, Nadeau A, Dussault J, Bouchard C (1986) Genotype dependence of the thermic effect of a meal and associated hormonal changes following short-term overfeeding. Metabolism 35: 30–36

Pooling Project Research Group (1978) Final report on the pooling project. J Chronic Dis 31: 201–206

Ravussin E, Swinburn BA (1993) Energy metabolism. In: Stunkard AJ, Wadden TA (eds) Obesity, theory and therapy. Raven, New York, pp 97–123

Ravussin E, Lillioja S, Anderson TE, Christin L, Bogardus C (1986) Determinants of 24-hour energy expenditure in man: methods and results using a respiratory chamber. J Clin Invest 78: 1568–1578

Ravussin E, Lillioja MB, Knowler WC et al. (1988) Reduced rate of energy expenditure as a risk factor for body-weight gain. N Engl J Med 318: 467–472

Ravussin E, Harper I, Rising R, Ferraro R, Fontvieille AM (1991) Human obesity is associated with lower levels of physical activity: results from doubly labelled water and gas exchanges. FASEB J 5: A554

Riedy CA, Chavez M, Figlewicz DP, Woods S (1995) Central insulin enhances sensitivity to cholecystokinin. Physiol Behav 58: 755–760

Rising R, Harper I, Ferraro R, Fontvieille AM, Ravussin E (1991) Effect of age on free-living energy expenditure in Pima Indians. FASEB J F: A555

Roberts SB, Savage J, Coward WA, Chew B, Lucas A (1988) Energy expenditure and intake in infants born to lean and overweight mothers. N Engl J Med 318: 461–466

Roche AF, Chumlea WMC (1992) New approaches of the clinical assessment of adipose tissue. In: Björntorp P, Brodoff BN (eds) Obesity. Lippincott, Philadeplhia, pp 55–66

Rohner-Jeanrenaud F (1995) A neuroendocrine reappraisal of the dual-centre hypothesis: its implications for obesity and insulin resistance. Int J Obes 19: 517–534

Rumpler WV, Seale JL, Conway JM, Moe PW (1990) Repeatability of 24-h energy expenditure in humans by indirect calorimetry. Am J Clin Nutr 51: 147–152

Rushing PA, Gibbs J, Geary N (1996) Brief, meal-contingent infusions of gastrin-releasing peptide 1–27 and neuromedin B-10 inhibit spontaneous feeding in rats. Physiol Behav 59: 307–310

Schoeller DA (1992) Isotope dilution methods. In: Björntorp P, Brodoff BN (eds) Obesity. Lippincott, Philadelphia, pp 80–88

Schutz Y, Bessard T, Jequier E (1984) Thermogenesis measured over a whole day in obese and non-obese women. Am J Clin Nutr 40: 542–552

Sclafani A (1993) Dietary obesity. In: Stunkard AJ, Wadden TA (eds) Obesity, theory and therapy. Raven, New York, pp 125–136

Schwartz MW, Seeley RJ, Campfield LA, Burn P, Bum D, Baskin J (1996) Identification of targets of leptin action in rat hypothalamus. J Clin Invest 98: 1101–1106

Scoville BA (1975) Review of amphetamine-like drugs by the food and drug administration: clinical data and value judgements. In: Bray GA (ed) Obesity in perspective. US Gov Print Office, Washington, pp 441–448

Sjöström L, Lissner L, Larsson B et al. (1994) SOS-Swedish obese subjects: An intervention study of obesity. Int J Obes 18 (Suppl 2): A14

Sniderman AD, Cianflone K (1995) The adipsin-ASP pathway and regulation of adipocyte function. Ann Med 26: 388–393

Stephens TW, Basinski M, Bristow BK et al. (1995) The role of neuropeptide Y in the antiobesity action of the obese gene product. Nature 377: 530–532

Svedberg J, Björntorp P, Smith U, Lonnroth P (1990) Free-fatty acid inhibition of insulin binding, degradation, and action in isolated rat hepatocytes. Diabetes 39: 570–574

Tornaghi G, Raiteri R, Pozzato C, Rispoli A, Bramani M, Cipolat M, Craveri A (1994) Anthropometric or ultrasonic measurement in assessment of visceral fat? A comparative study. Int J Obes 18: 771–775

Unger RH, Grundy S (1985) Hyperglycemia as an inducer as well as a consequence of impaired islet function and insulin resistance: Implications for the management of diabetes. Diabetologia 28: 119–121

Van Loan M, Mayclin P (1987) A new TOBEC instrument and procedure for the assessment of body composition: Use of Fourier coefficients to predict lean body mass and total body water. Am J Clin Nutr 45: 131–137

Vaughan L, Zurlo F, Ravussin E (1991) Aging and energy expenditure. Am J Clin Nutr 53: 821–825

Webb P (1992) Calorimetry in the study of obesity. In: Björntorp P, Brodoff BN (eds) Obesity. Lippincott, Philadelphia, pp 91–99

Westlund K, Nicolaysen R (1972) Ten year mortality and morbidity related to serum cholesterol. Scand J Clin Lab Invest 30 (Suppl 127): 1–24

WHO (1988) Measuring obesity: classification and description of anthropometric data. Report on a WHO consultation on the epidemiology of obesity. Copenhagen, WHO Regional Office for Europe, Nutrition Unit

Zurlo F, Ferraro R, Fontvieille AM, Rising R, Bogardus C, Ravussin E (1992) Spontaneous physical activity and obesity: cross-sectional and longitudinal studies in Pima Indians. Am J Physiol 263: E296–E300

Zu Abschn. 76.8–76.13

Azevedo de MH, Ferreira CP (1992) Anorexia nervosa and bulimia: a prevalence study. Acta Psychiatr Scand 86: 432–436

Beaumont PJV (1984) Endocrine function in Magersucht disorders. In: Pirke KM, Ploog D (eds) The psychobiology of anorexia nervosa. Springer, Berlin Heidelberg New York Tokyo, pp 114–121

Becker AE, Grinspoon SK, Klibanski A, Herzog DB (1999) Eating disorders. N Engl J Med 340: 1092–1098

Caspers RC (1986) The pathophysiology of anorexia nervosa and bulimia nervosa. Anni Rev Nutr 6: 299–316

Cooper PJ, Charnock DJ, Taylor MJ (1987) The prevalence of Bulimia nervosa: A replication study. Br J Psychol 151: 684–686

Deter HC, Herzog W (1995) Langzeitverlauf der Anorexia nervosa – eine 12 Jahreskatamnese. Vandenhoeck & Ruprecht, Göttingen

Dilling H, Mombour W, Schmidt MH (Hrsg) (1991) Internationale Klassifikation psychischer Störungen: ICD-10, Kapitel V (F), Klinisch-diagnostische Leitlinien. Huber, Bern

Doerr P, Fichter M, Pirke KM, Lund R (1980) Relationship between weight gain and hypothalamic pituitary adrenal function in patients with anorexia nervosa. J Steroid Biochem 13: 529–537

Fairburn CG, Jones R, Peveler RC, Hope RA, O'Connor M (1993) Psychotherapy and bulimia nervosa: Longer-term effects of interpersonal psychotherapy, behavior therapy and cognitive-behavior therapy. Arch Gen Psychiatry 50: 419–428

Fichter MM (1984) Epidemiologie der Anorexia nervosa und Bulimia: Aktuelle Ernährungsmed 9: 8–13

Fichter MM, Pirke KM (1989) Disturbances of reproductive function in eating disorders. In: Pirke KM, Wuttke W, Schweiger U (eds) The menstrual cycle and its disorders. Springer, Berlin Heidelberg New York Tokyo, p 179

Fichter MM, Quadflieg N, Rief W (1990) The course of bulimia nervosa: results of the german longitudinal bulimia nervosa study I. In: Herzog W, Deter HC, Vandereycken W (eds) The course of eating disorders. Long-time follow-up studies of anorexia and bulimia nervosa. Springer, Berlin Heidelberg New York Tokyo, pp 198–215

Goebel G, Fichter MM (1991) Medizinische Komplikationen bei Anorexia und Bulimia nervosa (IV): Knochensubstanzverlust mit dramatischen Folgen. Therapiewoche 1: 38–49

Gray JJ, Ford K, Kelly LM (1987) The prevalence of Bulimia in a black college population. Int J Eating Dis 6: 773–775

Hall AK, Hay PJ (1991) Eating disorder patient referrals from a population region 1977–1986. Psychol Med 21: 697–701

Jacobi C (1994) Pharmakotherapie und Verhaltenstherapie bei Anorexia und Bulimia nervosa. Verhaltenstherapie 4: 162–171

Joergensen J (1992) The epidemiology of eating disorder in Fyn County, Denmark, 1977–1986. Acta Psychiatr Scand 85: 30–34

Kaplan AS, Garfinkel PE, Brown GM (1989) The DST and TRH test in bulimia nervosa. Br J Psychiatry 154: 86–92

Kaye WH, Ebert MH, Raleigh M, Locke CR (1984) Abnormalities in CNS monoamine metabolism in anorexia nervosa. Arch Gen Psychiatry 41: 350–355

Kendler KS, MacLean C, Neale M, Kessler R, Heath A, Eaves L (1991) The genetic epidemiology of bulimia nervosa. Am J Psychiatry 148: 1627–1637

Kiriike N, Nishiwaki S, Nagata T, Maeda Y, Kawakita Y (1988) Gonadotropin response to LH-RH in anorexia nervosa and bulimia: Acta Psychiatr Scand 77: 420–426

Levy AB, Dixon KN, Malarkey WB (1989) Gonadotropin response to LRH in anorexia nervosa and bulimia. Biol Psychiatry 26: 424–427

Morley JE, Blundell J (1988) The neurobiological basis of eating disorders: some formulations. Biol Psychiatry 23: 53–78

Pertschuk J, Crosby JLO, Barot L, Mullen JL (1982) Immunocompetency in anorexia nervosa: Am J Clin Nutr 35: 968–972

Pirke KM, Eckert M, Ofers B et al. (1989) Plasma norepinephrine response to exercise in bulimia, anorexia nervosa and controls. Biol Psychiatry 25: 799–802

Rathner G, Messner K (1993) Detection of eating disorders in a small rural town: An epidemiological study. Psychol Med 23: 175–184

Reich G (1992) Identitätskonflikte bulimischer Patientinnen. Forum der Psychoanalyse 8: 175–184

Schepank H (1992) Genetic determinants in anorexia nervosa: Results of studies in twins. In: Herzog W, Deter HC, Vandereycken W (eds) The course of eating disorders. Springer, Berlin Heidelberg new York Tokyo, pp 241–256

Schmidt U (1998) Behavioural psychotherapy of eating disorders. Int Rev Psychiatry 1: 245–256

Theander S (1979) Anorexia nervosa. Acta Psychiatr Scand Suppl 214: 1–194

Vanderlinden J, Norre J, Vandereycken W, Meermann R (1992) Die Behandlung der Bulimia nervosa. Schattauer, Stuttgart

Walsh BT, Hadigan CM, Devlin MJ, Gladis M & Roose SP (1991) Long-term outcome of antidepressant treatment for bulima nervosa. Am J Psychiatry 148: 1206–1212

Whitehouse AM, Cooper PJ, Vize CV, Hill D, Vogel L (1992) Prevalence of eating disorders in three Cambridge general practices: Hidden and conspicuous morbidity. Br J Gen Pract 42: 57–60

Williamson DA, Barker SE, Norris LS, (1993) Etiology and management of eating disorders. In: Sutker PB, Adams HE (eds) Comprehensive handbook of psychopathology. Plenum, New York, pp 113–115

Willi J, Grossmann S (1983) Epidemiology of anorexia nervosa in a defined region of Switzerland. Am J Psychiatry 140: 564–567

Diabetes mellitus

B.O. Böhm

INHALT

77.1 Epidemiologie *897*
77.2 Klinik des Diabetes mellitus *898*
77.3 Klassifikation und Pathogenese des Diabetes mellitus *899*
77.3.1 Diabetes mellitus Typ 1 *899*
77.3.2 Diabetes mellitus Typ 2 *901*
77.3.3 Weitere spezifische Diabetestypen *901*
77.3.4 Diabetes bei Pankreaserkrankungen *902*
77.3.5 Diabetes bei endokrinen Erkrankungen *903*
77.3.6 Insulinopathien oder Insulinrezeptorstörungen *903*
Diabetes mellitus Typ 1 und Zöliakie *903*
77.4 Diagnostik eines Diabetes mellitus *904*
77.5 Therapie *905*
77.5.1 Therapie des insulinpflichtigen Diabetes mellitus *905*
77.5.2 Therapie des nichtinsulinpflichtigen Diabetes mellitus *906*
77.5.3 Diabetestherapie bei Pankreaserkrankungen *908*
77.6 Verlaufsbeobachtung und Verlaufskontrolle *908*

Der Diabetes mellitus ist (in unbehandeltem Zustand) durch den Leitbefund chronische Hyperglykämie charakterisiert, verbunden mit weiteren Störungen des Intermediärstoffwechsels.

Das Syndrom Diabetes mellitus umfaßt eine sehr heterogene Gruppe, die sich sowohl in Ätiologie und Pathogenese, in ihrer Epidemiologie und klinischen Manifestation erheblich unterscheiden können. Gemeinsames Merkmal ist immer die chronische Hyperglykämie als Folge eines Insulinmangels und/oder einer mangelnden Insulinwirkung (American Diabetes Association 1997 c; Badenhoop et al. 1994; National Diabetes Data Group 1979; WHO Study Group 1985).

77.1 Epidemiologie

Für die Bundesrepublik Deutschland liegen vereinzelt Zahlen zur Prävalenz vor, weiter zurückreichend für die ehemalige DDR Daten zur Prävalenz und Inzidenz. Zum jetzigen Zeitpunkt muß man sich auf zum Teil errechnete Zahlen für die Bundesrepublik Deutschland beziehen oder Daten heranziehen, die in unseren Nachbarländern erarbeitet worden sind.

Insbesondere für den Typ 1-Diabetes mellitus liegt eine ausgeprägte Heterogenität mit einer Inzidenz von bis zu 45 pro 100.000 Einwohnern pro Jahr in den skandinavischen Ländern und Inzidenzen um 5 pro 100.000 pro Jahr in Südeuropa vor (Badenhoop et al. 1994; WHO Study Group 1985). Seine Inzidenz in der Bundesrepublik Deutschland wird derzeit auf etwa 11–13 pro 100.000 pro Jahr geschätzt.

> ! Bemerkenswert ist ferner, daß in den meisten Ländern eine Zunahme des Typ 1-Diabetes zu verzeichnen ist.

Prävalenz des Diabetes mellitus

Die Mehrheit der Diabetiker (etwa 90 %) ist an einem nichtinsulinpflichtigen Diabetes mellitus Typ 2 erkrankt. Etwa 5 % dürften auf den insulinpflichtigen Diabetes mellitus Typ 1, etwa 2–5 % auf sekundäre Diabetesformen und den Gestationsdiabetes entfallen.

Nach entsprechenden Kalkulationen der Forschungsgruppe Medizinische Informatik des Instituts für Diabetes „Gerhardt Katzsch", Karlsburg, kann für Ende 1995 angenommen werden, daß etwa 4 Mio. Bundesbürger zuckerkrank sind, davon 2,3 Mio. Frauen und etwa 1,7 Mio. Männer.

Die Zahl der insulinbehandelten Patienten dürfte bei beinahe 700.000 liegen, ohne Insulin entsprechend 3,3 Mio. (Abb. 77.1 und 77.2). Eine erhebliche Dunkelziffer des Diabetes mellitus (geschätzt zwischen 1–2 Mio. Menschen in der Bundesrepublik) unterstreicht zusätzlich die erhebliche gesundheitspolitische Bedeutung der Erkrankung und den erheblichen Beitrag des Diabetes mellitus zur Morbidität und Mortalität aller Industrienationen (Harris u. Eastman 1996).

Abb. 77.1. Geschätzter Bestand an Patienten mit manifestem Diabetes nach Altersgruppen und Behandlungsart in der Bundesrepublik Deutschland (Stand: 31.12.1995). Dargestellt sind in blauen Säulen alle behandelten Diabetiker, nach Dekaden gruppiert in gelb ohne Insulinbehandlung und in rot mit Insulinbehandlung. Es ist eindeutig ablesbar, daß sich die Erkrankungen ab der 5. Lebensdekade massiv häufen

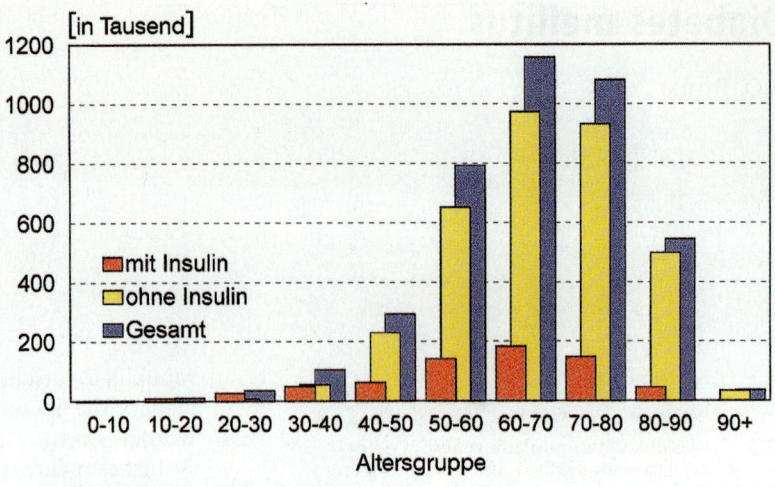

Abb. 77.2. Geschätzte Neuerkrankungen an Patienten mit manifestem Diabetes nach Altersgruppen und Behandlungsart in der Bundesrepublik Deutschland (Stand: 31.12.1995). In blauen Säulen die Gesamtzahl an Neuerkrankungen pro Lebensdekade, in gelb ohne Insulinbehandlung, in rot mit Insulinbehandlung. Es fällt ein deutliches Ansteigen der Neuerkrankungen ab der 4. bis 5. Lebensdekade auf

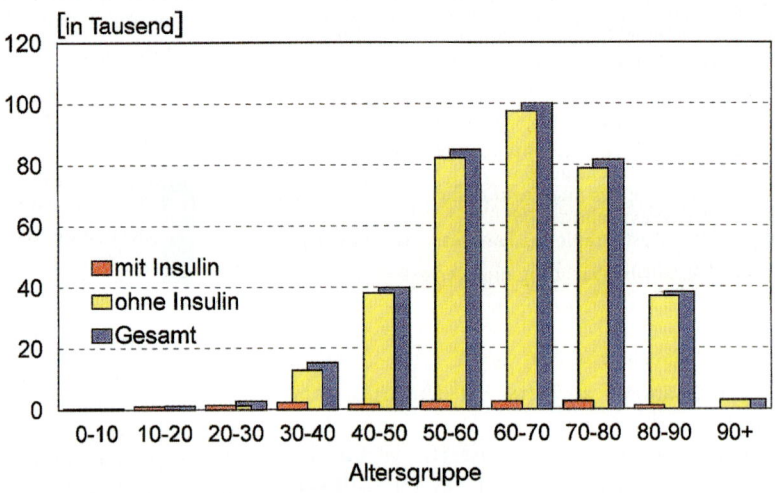

77.2
Klinik des Diabetes mellitus

Klassischerweise sind als Kardinalsymptome der Hyperglykämie Polydipsie und Polyurie sowie Gewichtsverlust trotz Polyphagie zu nennen (Tabelle 77.1). Ferner sind zu bemerken:
- ein Puritus, häufig in der Genitalregion,
- allgemeine Abgeschlagenheit,
- Schwäche,
- Infektanfälligkeit (Candidainfektionen, Furunkulose, Balanitis) und
- Sehstörungen.

Weitere Begleitsymptome, die letztlich nicht bei einer Differenzierung zwischen Diabetes mellitus Typ 1 und Typ 2 helfen, sind das gehäufte Auftreten von Krämpfen, Vorliegen einer Obstipation, Hauttrockenheit als Zeichen der Exsikkose.

Eine allgemeine Inappetenz ist bei älteren Menschen häufiger zu beobachten.

Zu den Zeichen der Ketoazidose gehören Übelkeit, Erbrechen, Schläfrigkeit, das Bild einer Pseudoperitonitis, Azetongeruch der Atemluft sowie die Kussmaul-Atmung.

Zeitlicher Verlauf
Die klinische Beobachtung zeigt, daß mäßige Blutzuckererhöhungen bereits mit deutlichen klinischen Symptomen einhergehen können, eine massive Hyperglykämie erst durch Laboruntersuchungen zufällig erfaßt werden kann.

Mit Ausnahme der Manifestation in der ersten Lebensdekade, die sich häufig rasch mit entspre-

Tabelle 77.1. Klinik des Typ 1-Diabetes mellitus bei Manifestation

Hauptsymptome	Begleitsymptome	Zeichen der Ketoazidose
Polyurie	Krämpfe	Übelkeit
Polydipsie	Obstipation	Erbrechen
Gewichtsverlust	Candidainfektionen	Schläfrigkeit
Schwäche	Verschwommensehen	Pseudoperitonitis
	Hauttrockenheit	Kussmaul-Atmung
	Ausgetrocknete Schleimhäute	Azetongeruch der Atemluft

chender Klinik präsentiert, kann eine Hyperglykämie im höheren Lebensalter über Jahre unentdeckt bleiben. Dies wird insbesondere deutlich an der teilweise doch recht hohen Prävalenz von diabetesassozierten Folgeerkrankungen, die bereits zur Diagnosestellung eines Diabetes mellitus Typ 2 vorliegen können (Tabelle 77.2).

Die Diagnose wird somit häufig bei Vorsorge- oder Verlaufsuntersuchungen im Rahmen von Fettstoffwechselstörungen, der Adipositas oder auch von Herz-Kreislauf-Erkrankungen gestellt. In retrospektiven Analysen sind sowohl für den Typ 1- als auch für den Typ 2-Diabetes mellitus erhebliche Latenzen vor Diagnosestellung beschrieben worden.

Bei Untersuchungen von Prof. Böhm, Universitätsklinik Ulm, an Patienten mit einem Typ 1-Diabetes mellitus betrug die Latenz bis zu 16 Monate.

Tabelle 77.2. Klinik des Typ 2-Diabetes mellitus bei Diagnosestellung

Hauptsymptome	Begleitsymptome	Weitere Charakteristika bei Diagnosestellung[1]
Polyurie	Krämpfe	Vorliegen der Hauptsymptome (53 %)
Polydipsie	Obstipation	Hyperglykämie als Zufallsbefund (29 %)
Gewichtsverlust	Verschwommensehen	Vorliegen von Infektionen (16 %)
Schwäche	Hauttrockenheit	Diabetische Retinopathie (2 %)
	Ausgetrocknete Schleimhäute	Übergewicht (66 %) (Verhältnis Männer : Frauen 3 : 3)
	Inappetenz	Positive Familienanamnese (40 %)

[1] Zitiert nach Multicentre Study 1988.

Daten liegen auch für den Typ 2-Diabetes mellitus vor, die eine Vorphase von bis zu 10 Jahren vermuten lassen. Ähnliche Daten ergeben sich auch aus der englischen UKPDS-Studie (UK Prospective Diabetes Study; Turner et al. 1996).

77.3 Klassifikation und Pathogenese des Diabetes mellitus

Die von der WHO vorgeschlagene Klassifikation des Diabetes mellitus nach klinischen Hauptgruppen ist viel kritisiert worden und hat sich in der Praxis nur begrenzt bewährt. Die neue Klassifikation des Diabetes orientiert sich an ätiopathogenetischen Vorgaben und berücksichtigt hierbei wesentliche Beiträge der Grundlagenforschung (Eastman u. Vinicor 1997). Die folgende Übersicht gibt einen Überblick über die Klassifikation des Diabetes mellitus.

77.3.1 Diabetes mellitus Typ 1

Ätiopathogenetisch ist der insulinpflichtige Diabetes mellitus Typ 1 A als eine chronische Autoimmunerkrankung zu verstehen. Diese Einordnung stützt sich auf
- den pathologisch-anatomischen Nachweis einer lymphozytären Infiltration im Bereich des Inselzellapparates (Insulitis),
- den Nachweis von autoreaktiven T-Lymphozyten des $CD4^+$- und $CD8^+$-Phänotyps, die gegen Inselzellantigene reagieren sowie
- das Vorhandensein von zirkulierenden Inselzellantikörpern (ICA).

Ferner besteht für den Typ 1-Diabetes eine Assoziation mit Merkmalen des HLA-Systems (HLA-DR3, -DR4 und HLA-DQB1*0201 und -0302).

Durch Langzeitbeobachtungen konnte gezeigt werden, daß gegen die Inselzellen gerichtete Autoimmunphänomene bereits Jahre oder Jahrzehnte vor dem Ausbruch der Erkrankung nachweisbar sind, so daß heute von einer chronisch-progredienten, möglicherweise in Phasen verlaufenden Autoimmunreaktion mit einer langen prädiabetischen Phase auszugehen ist.

Klinisch bedeutsam ist weiterhin die Assoziation des Typ 1-Diabetes mit weiteren endokrinen Insuffizienzsyndromen, wie den Autoimmunthyreoitiden (Hashimoto-Thyreoiditis, M. Basedow), einer Autoimmunadrenalitis (M. Addison) und einer chronisch atrophischen Typ-A-Gastritis.

Klassifikation des Diabetes mellitus. (Nach Expert Committee 1997)

I. Diabetes mellitus Typ 1 (β-Zellzerstörung mit absolutem Insulinmangel)
   A. immunmediiert,
   B. idiopathisch;
II. Diabetes mellitus Typ 2 (Spektrum zwischen dominant Insulinresistenz mit relativem Insulinmangel bis dominant Insulinmangel mit Insulinresistenz);
III. andere Diabetestypen
   A. genetische Defekte der β-Zellfunktion
      1. Chromosom 12, Hepatozyten Nuklearfaktor-1α (früher MODY 3),
      2. Chromosom 7, Glukokinase (früher MODY 2),
      3. Chromosom 20, Hepatozyten Nuklearfaktor-4α (früher MODY 1),
      4. mitochondriale DNA,
      5. andere Formen;
   B. genetische Defekte der Insulinwirkung
      1. Typ-A-Insulinresistenz,
      2. Leprechaunismus,
      3. Rabson-Mendenhall-Syndrom,
      4. lipatrophischer Diabetes,
      5. andere Formen;
   C. Erkrankungen des exokrinen Pankreas
      1. Pankreatitis,
      2. Trauma/Pankreatektomie,
      3. Pankreasneoplasma,
      4. Zystische Fibrose,
      5. Hämochromatose,
      6. fibrokalkulärer Pankreaserkrankungen,
      7. andere Pankreaserkrankungen;
   D. Endokrinopathien
      1. Akromegalie,
      2. Hyperkortisolismus,
      3. Glukagonom,
      4. Phäochromozytom,
      5. Hyperthyreose,
      6. Somatostatinom,
      7. Aldosteronom,
      8. andere Endokrinopathien;
   E. medikamenten- und toxininduzierter Diabetes
      1. Vacor,
      2. Pentamidin,
      3. Nikotinsäure,
      4. Glukokortikoide,
      5. Schilddrüsenhormone,
      6. Diazoxid,
      7. β-adrenerge Agonisten,
      8. Thiazide,
      9. Phenytoin (Dilantin),
      10. Interferon-α,
      11. andere Substanzen;
   F. Infektionen
      1. Rötelnembryopathie,
      2. Zytomegalievirus-Infektionen,
      3. andere Infektionen;
   G. ungewöhnliche immunmediierte Diabetesformen
      1. „Stiff-man-Syndrom",
      2. Anti-Insulinrezeptor-Antikörper,
      3. andere;
   H. andere genetische Erkrankungen und Syndrome mit Assoziationen zum Diabetes
      1. Down-Syndrom,
      2. Klinefelter-Syndrom,
      3. Turner-Syndrom,
      4. Wolfram-Syndrom,
      5. Friedreich-Ataxie,
      6. Chorea Huntington,
      7. Lawrence-Moon-Biedl-Syndrom,
      8. myotone Dystrophie,
      9. Porphyrien,
      10. Prader-Willi-Syndrom,
      11. andere;
IV. Gestationsdiabetes (GDM).

Sonderformen

Zunehmend Beachtung hat der Nachweis von Autoimmunphänomenen zu einer verbesserten Klassifikation von meist schlanken „Typ 2-Diabetikern" erfahren. Es konnte gezeigt werden, daß ein großer Anteil dieser Patienten spät manifestierende Typ 1-Diabetiker sind, die man heute als „latent autoimmune diabetes mellitus in adults"-(LADA-)Patienten bezeichnet.

> Diese neuen Befunde unterstreichen, daß der Typ 1-Diabetes mellitus sich in jedem Lebensalter manifestieren kann und daß der zugrunde liegende Autoimmunprozeß erst über eine längere Phase zum absoluten Insulinmangel führt.

Bei Vorliegen eines absoluten Insulinmangels, ohne daß die bekannten Autoimmunphänomene nachweisbar sind, wird von einem sog. idiopathischen

Diabetes mellitus Typ 1 B gesprochen. Bisher findet sich keine ätiopathogenetische Kausalität. Der Typ 1B Diabetes wird mit hoher Penetranz vererbt, kommt in unseren Breitengraden selten vor.

77.3.2
Diabetes mellitus Typ 2

Ätiopathogenetisch stellt der Typ 2-Diabetes mellitus eine sehr heterogene klinische Gruppe dar. Epidemiologisch betrachtet scheint die periphere Insulinresistenz eine dominante Rolle einzunehmen. Dies würde unmittelbar erklären, daß Hyperalimentation und verminderte körperliche Aktivität mit einer erhöhten Inzidenz und Prävalenz der Erkrankung einhergehen.

Untersuchungen zu den genetischen Grundlagen des Typ 2-Diabetes mellitus haben jedoch weitere Faktoren, wie Insensitivität des Inselzellapparats gegenüber Glukose (Glukokinasedefekte) und Veränderungen im insulinsensitiven Glukosetransportsystem beschreiben können.

Letztlich muß zum jetzigen Zeitpunkt ungeklärt bleiben, ob ein primärer β-Zelldefekt vorliegt, dem erst sekundär Veränderungen der peripheren Insulinwirkungen folgen oder aber eine verminderte periphere Insulinwirkung erst sekundär den Inselzellapparat verändert. Neuere Untersuchungen weisen als pathogenetisches Prinzip auf das gleichzeitige Vorliegen einer verminderten Insulinsensitivität der β-Zellen und peripherer Gewebe (Muskulatur, Fettzellen) hin.

Die Beschreibung zahlreicher Faktoren (Tumornekrosefaktor, Leptin), die als Sekretionsprodukte der Fettzellen die Insulinwirkungen unmittelbar beeinflussen können, geben der Adipositas und damit den Fettzellen in der Pathogenese des Diabetes mellitus ebenfalls eine wichtige Rolle. Von zentraler Bedeutung ist dabei insbesondere das stoffwechselaktive abdominelle Fettgewebe (androider Fettverteilungstyp; Syvänne u. Taskinen 1997).

77.3.3
Weitere spezifische Diabetestypen

Erkenntnisse zur molekularen Pathologie bestimmter Diabetestypen haben zu einer grundlegenden Revision der Diabetesklassifikation geführt. Dies wird besonders in der Gruppe der genetischen Defekte der β-Zellfunktion deutlich.

Neben komplexen genetischen Veränderungen auf dem Boden mitochondrialer Veränderungen, sind besonders die einzelnen Defekte in Assoziation mit den vormals als MODY-Diabetes bezeichneten Formen hervorzuheben. Neben der Glukokinase als Signalgeber der β-Zelle für die Insulinsekretion sind es Veränderungen in Transkriptionsfaktoren, wie Hepatozytennuklearfaktor-(HNF-)1α und HNF-4α.

Die häufigste Form des MODY-Diabetes ist assoziiert mit Mutationen des HNF-1α-Transkriptionsfaktors, der auf Chromosom 12 zu finden ist.

Hepatisch bedingte Störungen des Glukosestoffwechsels

Neben dem pankreopriven Diabetes mellitus, der bezüglich Klinik und Therapie wie ein Typ 2- oder Typ 1-Diabetes mellitus behandelt wird, ist insbesondere eine Veränderung des Glukosestoffwechsels bei hepatischen Erkrankungen zu erwähnen.

Neben einer Verschiebung der Glukogenolyse- und Glukoneogeneseentwicklung beim hepatogenen Diabetes, können insbesondere Hypoglykämien bei zunehmender Organinsuffizienz auftreten.

Etwa 60 % der Patienten mit Leberzirrhose weisen eine gestörte Glukosetoleranz auf, bei ca. 40 % der Patienten findet sich ein manifester Diabetes mellitus. Häufig läßt sich eine Hyperinsulinämie nachweisen (verminderte Insulinextraktion und Insulinabbau), so daß weniger der Insulinmangel als vielmehr eine verminderte Insulinwirkung an den Zielgeweben (hepatisch und peripher) anzunehmen ist. Auch wenn Hypoglykämien bei Leberzirrhose selten sind, stellen sie eine besondere Situation dar, die nur schwer therapeutisch anzugehen ist.

Hämochromatose

Bei der Hämochromatose kann es aufgrund der Eisenüberladung zu einer direkten Schädigung der β-Zellen kommen (s. Kap. 67). Auch kann sich aufgrund der Veränderungen im Lebergewebe eine Störung der Glukosetoleranz bis hin zum manifesten Diabetes mellitus entwickeln. Bei bis zu 60 % der Patienten mit einer Hämochromatose kommt es zu einer chronischen Hyperglykämie. Bei Diagnose eines Diabetes mellitus besteht in der Regel eine Zirrhose.

Malnutritionsdiabetes

Entgegen der älteren Klassifikation des WHO stellt der Malnutritionsdiabetes keine eigenständige sekundäre Diabetesform mehr dar. Die im folgenden besprochenen Untergruppen,
– der sog. fibrokalkuläre pankreatische Diabetes („fibrocalculous pancreatic diabetes"/FCPD) und
– der proteindefiziente pankreatische Diabetes („proteindeficient pancreatic diabetes"/PDPD),

werden jetzt als Erkrankungen des exokrinen Pankreas mit Diabetesfolge verstanden.

■ **Fibrokalkulärer pankreatischer Diabetes mellitus.** Der FCPD definiert sich über folgenden Symptomenkomplex:
- Pankreasverkalkungen,
- rezidivierende abdominelle Schmerzen, die oft schon in der Kindheit beginnen sowie
- chronische Hyperglykämie ohne Neigung zur Ketonkörperbildung,
- außerdem besteht eine exokrine Pankreasinsuffizienz mit Fettstühlen.

Morphologische Merkmale sind intraduktale Verkalkungen in erweiterten Pankreasgängen. Das interlobuläre und periduktuläre Pankreasgewebe ist fibrosiert. Die Steine enthalten Kalziumkarbonat, Eisen, Chrom und Nickel.

Ätiopathogenetisch wurden Toxine vermutet, insbesondere zyanidhaltige Glykoside, die in der Cassavafrucht (stärkereiche Knolle des tropischen Cassave- oder Maniokstrauchs) vorkommen. Diese Nahrungsmitteltoxine könnten potentiell durch schwefelhaltige Aminosäuren entgiftet werden, bei zusätzlicher Proteindefizienz kann sich eine toxische Pankreatitis mit exokriner und endokriner Insuffizienz entwickeln.

Über die Häufigkeit des FCPD gibt es z. Z. nur wenige Untersuchungen. Im tropischen Gürtel wird von einem Anteil von 1–4% aller hyperglykämischen Patienten vor dem 30. Lebensjahr ausgegangen.

■ **Proteindefizienter pankreatischer Diabetes mellitus.** Ein PDPD wurde über das Vorliegen des folgenden Symptomkomplexes definiert:
- Manifestation vor dem 35. Lebensjahr,
- allgemeine Auszehrung,
- ausgeprägte Insulinresistenz,
- keine Ketonkörperbildung,
- Proteinmangelernährung bei allgemeiner Malnutrition und daraus resultierende extreme Auszehrung.

Abdominelle Beschwerden, Pankreasverkalkungen sowie die Zeichen einer exokrinen Pankreasinsuffizienz schließen, in Abgrenzung zum FCPD, das Vorliegen eines PDPD aus.

Mit diesen recht unspezifischen Symptomen bleibt eine Abgrenzung zum Typ 2-Diabetes mellitus, der eine hohe Prävalenz in tropischen Ländern haben dürfte, schwierig. Außerdem ist ein hoher Prozentsatz der Bevölkerung in den betroffenen tropischen Ländern mangelernährt.

77.3.4
Diabetes bei Pankreaserkrankungen

In diese klinische Klasse wird das Auftreten eines Diabetes mellitus bei Zustand nach Trauma, Pankreatektomie, bei chronischer Pankreatitis, Hämochromatose, zystischer Fibrose oder auch bei Pankreaskarzinom zusammengefaßt (Tabelle 77.3).

Pankreatitis
Bei bis zu 50% der Patienten in der akuten Phase einer Pankreatitis kommt es zu einer transienten Blutzuckererhöhung. In etwa 1–15% entwickelt sich anschließend eine chronische Blutzuckererhöhung.

Bis zu 85% der Patienten mit einer chronischen Pankreatitis entwickeln nach einer Krankheitsdauer von 15 Jahren einen Diabetes mellitus, etwa ein Drittel der Betroffenen muß mit Insulin behandelt werden (Rosak et al. 1999; WHO Study Group 1985).

Pankreasneoplasien
Aus epidemiologischen Untersuchungen ist bekannt, daß Pankreasneoplasien häufiger mit dem Diabetes mellitus assoziiert auftreten können. Aus diesen Untersuchungen kann abgeleitet werden, daß die Wahrscheinlichkeit für das Auftreten eines Pankreaskarzinoms etwa um den Faktor 2 bei Diabetikern erhöht ist (Beuno de Mesquita et al. 1992; Farrow u. Davis 1990).

Es gilt wohl auch der Umkehrschluß, daß bei Vorliegen von Pankreasneoplasien häufiger ein Diabetes mellitus zu beobachten ist. Laut Literatur-

Tabelle 77.3. Pankreaserkrankungen und Glukosetoleranz sowie Diabetes mellitus

	Mechanismen β-Zellzerstörung	Insulinresistenz
Akute Pankreatitis	++	(+)
Chronische Pankreatitis	++	+
Alkoholabusus mit Zirrhose	++	++
Malnutrition	++	–
Pankreasneoplasma	(+)	++
Pankreasresektion	++	–
Hämochromatose		
Ohne Zirrhose	++	+
Mit Zirrhose	++	++
Zystische Fibrose	++	–

– nicht vorhanden; (+) fraglich assoziiert; + assoziiert; ++ klinisch assoziiert.

angaben kann 2–3 Jahre vor der Diagnose des Neoplasmas ein Diabetes mellitus beobachtet werden (Beuno de Mesquita et al. 1992).

Bis zu 50 % der Patienten mit einem Adenokarzinom weisen eine Hyperglykämie oder eine gestörte Glukosetoleranz auf (Permert et al. 1993 a, 1993 b). Unter den möglichen Mechanismen wird eine Mehrsekretion von Amylin mit der Ausbildung einer peripheren Insulinresistenz diskutiert (Permert et al. 1994). Es ist bekannt, daß sich nach Resektion des Malignoms die Insulinresistenz wieder verlieren kann unter Entwicklung einer normoglykämen Stoffwechsellage (Permert et al. 1993 b).

Zystische Fibrose
Mit steigendem Alter erkranken Patienten mit einer zystischen Fibrose zunehmend an einem Diabetes mellitus (Lanng et al. 1991). Es gilt daher die Empfehlung, ab dem 10. Lebensjahr regelmäßig den Glukosestoffwechsel mittels einer Glukosetoleranzbelastung zu überprüfen.

Wesentliche Parameter wie die Vitalkapazität (FEV, FEV_1, die Einsekundenkapazität) können sich insbesondere durch die Besiedelung mit Haemophilus influenzae und Streptococcus pneumoniae bereits in der prädiabetischen Phase deutlich verschlechtern (Lanng et al. 1994 a).

Von dänischen Autoren wird die Behandlung mit Insulin als wichtigstes Element zur Verbesserung dieser Parameter dargestellt. Auf der Basis einer nationalen Studie, die 98 % aller Patienten mit zystischer Fibrose in Dänemark erfaßte, konnte festgestellt werden, daß Diabetes mellitus im Durchschnitt gehäuft ab dem 20. Lebensjahr auftritt. Fast 30 % der Patienten mit zystischer Fibrose hatten eine gestörte Glukosetoleranz, insgesamt 14,7 % einen Diabetes mellitus (Lanng et al. 1991). 10 % der Diabetiker wiesen mikrovaskuläre Komplikationen wie Retinopathie, Nephropathie und Neuropathie auf.

Es besteht eine klare Altersabhängigkeit, d. h. je älter der Patient mit zystischer Fibrose, desto wahrscheinlicher ist eine gestörte Glukosetoleranz oder ein Diabetes mellitus (Lanng et al. 1994 b).

77.3.5
Diabetes bei endokrinen Erkrankungen

Bei endokrinen Erkrankungen (Akromegalie, Hyperthyreose, Hypothyreose, Cushing-Syndrom, Conn-Syndrom, Phäochromozytom, gastrointestinalen Tumoren, endokrin aktiven gastrointestinalen Tumoren wie Glukagonom, Somatostinom und Vipom) kann es zu einer gestörten Glukosetoleranz oder einer dauerhaften Hyperglykämie kommen. Ferner sind Störungen der Glukosetoleranz oder auch die Induktion eines Diabetes mellitus durch Medikamente (z. B. Glukokortikoide) zu nennen (Böhm u. Rosak 1999; Pandit et al. 1993).

77.3.6
Insulinopathien oder Insulinrezeptorstörungen

Durch den Einsatz biochemischer und molekulargenetischer Verfahren konnten sowohl die Insulinopathien als auch Störungen des Insulinrezeptors in den letzten Jahren näher chrakterisiert werden. Gleichwohl sind Insulinopathien und Insulinrezeptorstörungen eine extreme Seltenheit.

Klinisch steht die nicht ausreichende Insulinwirkung im Vordergrund, teilweise eine Dermatopathie wie eine Akanthosis nigricans benigna mit unscharf begrenzter, hyperkeratotischer Pigmentierung (schmutziggraue bis grauschwarze Färbung) im Bereich der intertriginösen Areale (Axillen, Nacken, Leisten).

Diabetes mellitus Typ 1 und Zöliakie

Insulinpflichtiger Diabetes mellitus Typ 1 ist ätiopathogenetisch als eine Autoimmunerkrankung aufzufassen. Diese Erkrankung besitzt eine Assoziation mit dem HLA-System mit den Allelen HLA-DR3 und -DR4.

Auch für die Zöliakie ist eine HLA-Assoziation für das HLA-DR3-Allel beschrieben. Möglicherweise auf dem Boden dieser genetischen Grundlagen ist die Zöliakie überzufällig häufig mit dem Typ 1-Diabetes mellitus vergesellschaftet. Etwa jeder 20. Typ 1-Diabetiker leidet an einer Zöliakie mit deutlichen klinischen Zeichen der Malabsorption oder an einer latenten Form, die klinisch sehr inapparent verlaufen kann. Die Mehrheit (ca. 80 %) der Typ 1-Diabetiker zeigt klinisch eine latente Form der Erkrankung. Es wird daher von vielen Autoren gefordert, regelmäßig eine Screeninguntersuchung auf das Vorliegen von IgA-Antikörpern gegen Gliadin und gegen Endomysium (gewebsspezifische Transglutaminase) (Dieterich et al. 1997) durchzuführen. Neuere Untersuchungen zeigen, daß sogar bis zu 10 % der Typ 1-Diabetiker Antikörper gegen die beiden oben genannten Antigene aufweisen können (Cronin u. Shanahan 1997).

> ! Bei häufigen Blutzuckerschwankungen, insbesondere Hypoglykämien, sollte daher stets an eine Zöliakie gedacht werden.

77.4
Diagnostik eines Diabetes mellitus

Die Erfassung einer Glukosestoffwechselstörung erfolgte nach den Kriterien der WHO aus dem Jahre 1980 im wesentlichen nach klinischen Kriterien (Tabelle 77.4). Sowohl diese als auch diejenigen der National Diabetes Data Group der Vereinigten Staaten von Amerika aus dem Jahre 1979 sind inzwischen verlassen worden.

Im folgenden werden die Kriterien zur Klassifikation des Expert Committee on the Diagnosis and Classification of Diabetes mellitus der Amerikanischen Diabetes Gesellschaft (ADA) besprochen (Tabelle 77.5; Expert Committee 1997).

Diagnosekriterien

Klassische Symptome und ein Gelegenheitsblutzucker (Blutzucker aus venösem Vollblut zu jeder Tageszeit, ohne Beziehung zu Mahlzeiten) von > 180 mg/dl, oder die wiederholte Bestätigung eines Gelegenheitsblutzuckers > 180 mg/dl ohne Symptome definieren den Diabetes. Liegt der Nüchternblutzucker (Fastenperiode von 8 Stunden; venöses oder kapillares Vollblut) an zwei unabhängigen Tagen > 126 mg/dl, ohne daß andere Ursachen vorliegen, ist ebenso der Diabetes mellitus gesichert.

Oraler Glukosetoleranztest

Alternativ kann eine orale Glukosebelastung (OGTT mit 75 g) durchgeführt werden. Sie dient dabei als Bestätigungstest oder auch als Screeningverfahren (s. nachfolgende Übersicht). Voraussetzung für deren korrekte Durchführung sind das Beibehalten der üblichen Essensgewohnheiten mit einer Zufuhr von mindestens 150–200 g Kohlenhydraten pro Tag über einen Zeitraum von mindestens 3 Tagen, Absetzen jeder Medikation, die ggf.

die Glukosetoleranz stören kann (Saluretika, Kortikosteroide, andere hormonell wirksame Substanzen) und normale körperliche Aktivität. Es ist

Tabelle 77.5. Kriterien des Expert Committee on the Diagnosis and Classification of Diabetes mellitus der ADA (1997) für das Vorliegen eines Diabetes mellitus

1) Klassische klinische Symtome (Polyurie, Polydipsie, Gewichtsverlust) eines Diabetes mellitus und ein zufälliger Plasmaglukosewert von > 200 mg/dl

oder

2) Nüchternglukosewerte

Plasmaglukose (mg/dl)	Klassifikation
< 110	Normal
110–< 126	Gestörte Nüchternglukose (IFG)[1]
≥ 126	Diabetes mellitus

oder

3) Zweistundenwerte nach 75 g OGTT

Glukosekonzentration	Klassifikation
< 140 mg% < 7,8 mmol/l	Normal
140–200 mg% 7,8–11,1 mmol/l	Gestörte Glukosetoleranz (IGT)
≥ 200 mg% ≥ 11.1 mmol/l	Diabetes

Zur Diagnose eines Diabetes mellitus muß jede der drei o. g. Möglichkeiten an einem nachfolgenden Tag durch einen der drei möglichen Diagnosewege bestätigt werden. Der OGTT wird jedoch nicht für die routinemäßige klinische Anwendung empfohlen. Lediglich bei zweifelsfreier Hyperglykämie mit akuter metabolischer Dekompensation kann auf einen formalen Bestätigungstest verzichtet werden. Bei einem Gelegenheitsglukosewert im venösen Plasma > 200 mg/dl ohne Symptome der Hyperglykämie sollte an einem nachfolgenden Tag die Nüchtern-Plasmaglukose bestimmt werden.

[1] Nüchtern: keine Kalorienaufnahmen für mindestens 8 h.

Tabelle 77.4. WHO-Kriterien (1985) der Glukosestoffwechselstörungen

	Glukosekonzentration mmol/l (mg/dl)			
	Vollblut		Plasma	
Klassifikation	Venös	Kapillar	Venös	Kapillar
Diabetes mellitus				
Nüchternglukosewerte	≥ 6,7 (≥ 120)	≥ 6,7 (≥ 120)	≥ 7,8 (≥ 140)	≥ 7,8 (≥ 140)
Zweistundenwert nach Glukosebelastung	≥10,0 (≥ 180)	≥ 11,1 (≥ 200)	≥ 11,1 (≥ 200)	≥ 12,2 (≥ 200)
Gestörte Gukosetoleranz (IGT)				
Nüchternglukosewerte	< 6,7 (< 120)	< 6,7 (< 120)	< 7,8 (< 140)	< 7,8 (< 140)
Zweistundenwert nach 75 g Glukose	6,7–10,0 (120–180)	7,8–11,1 (140–200)	7,8–11,1 (140–200)	8,9–12,2 (160–220)

> **Empfehlungen für Screeninguntersuchungen auf Vorliegen eines Diabetes mellitus. (Nach Expert Committee 1997)**
>
> Ab einem Alter > 45, bei Normoglykämie Wiederholung in 3 Jahren.
>
> Screeninguntersuchungen im jüngeren Alter bei Vorliegen folgender Risikomerkmale:
> - Adipositas BMI > 27 kg/m²,
> - erstgradig Verwandter mit Diabetes mellitus,
> - Geburt eines Kindes mit Makrosomie (> 4,5 kg),
> - Gestationsdiabetes,
> - arterielle Hypertension (> 140/90 mmHg),
> - HDL-Cholesterin < 35 mg/dl,
> - Triglyzeride > 250 mg/dl,
> - bei zurückliegenden Untersuchungen IGT oder IFG.

daher kritisch anzumerken, daß diese Voraussetzungen bei stationären Patienten häufig nicht gegeben sind.

■ **Einschränkung der Verwertbarkeit.** Bei Bettlägrigkeit, verminderter körperlicher Aktivität oder im Postaggressionsstoffwechsel ist eine OGTT-Belastung nicht indiziert. Für das klinische Handeln ist allein das aktuelle Blutzuckerniveau entscheidend. Auch bei korrekter Durchführung sollte die Wertung einer oralen Glukosetoleranztestung immer mit kritischer Distanz erfolgen, da die OGTT letztlich einen unphysiologischen Stimulus darstellt und mangelhaft reproduzierbar bleibt. Ferner konnte gezeigt werden, daß meist eine gute Korrelation zwischen den Nüchternglukosewerten und dem Blutglukoseverlauf in der OGTT besteht, so daß das Expertenkomitee der ADA den hohen Aufwand dieses Testes in den meisten Fällen als nicht mehr gerechtfertigt angesehen hat.

Mit einer OGTT wird der stimulierende Effekt eines großen Spektrums von Faktoren auf die β-Zelle und die Wirkung ihrer reaktiven Sekretionsprodukte auf Glukoseaufnahme und Produktion erfaßt. Dies bedingt, daß ein Teil der Patienten mit gastrointestinalen Problemen, z.B. mit Zustand nach Magen-Darm-Operationen, mit einer OGTT aufgrund der vorliegenden anatomischen Gegebenheiten nicht adäquat kategorisiert werden können. Es bedeutet auch, daß man im klinischen Alltag immer wieder Patienten begegnen wird, bei denen gemäß den jetzigen Kriterien der WHO eine Klassifikation nicht möglich ist.

77.5 Therapie

77.5.1 Therapie des insulinpflichtigen Diabetes mellitus

Therapie der Wahl beim Diabetes mellitus aufgrund eines Insulinmangels ist der Einsatz des anabolen Prinzips Insulin. Hierzu stehen eine Reihe von Zubereitungen des Insulins zur Verfügung wie schnell-, mittellang- und ultralangwirkende Insuline (Tabelle 77.6; ISPAD and International Diabetes Federation 1995; Rosak et al. 1999).

Die Definition der Therapieziele beinhaltet neben dem Vermeiden von Folgeerkrankungen auch die Forderung nach der Erhaltung der individuellen Lebensführung und -qualität. Für Diabetiker ist diejenige Therapie am effektivsten, die die Patienten möglichst wenig in ihrer persönlichen Lebensgestaltung einschränkt und die gleichzeitig mit der besten Stoffwechseleinstellung einhergeht (Tabelle 77.7; American Diabetes Association 1997 d; Berger u. Jörgens 1995).

Tabelle 77.6. Insulinpräparationen

Insulinpräparat	Beginn (h)	Maximum (h)	Effektive Wirkdauer (h)
Langwirksames Insulin			
NPH-Insulin	0,5–1,5	4–10	10–16
Zinkbasierte Insuline (Lente-Insuline)	2,0–3,0	4–12	12–18
Ultralente Insuline	3,0–4,0	?	18–20
Kurzwirksames Insulin			
Normal-(Alt-)Insulin	0,5	1–3	1–5
Insulinanaloga (Lispro-Insulin, Insulin-Aspart)	0,0–0,5	1–2	1–3

Tabelle 77.7. Therapieziele Typ 1-Diabetes

	Qualität der Einstellung	
	Gut	Ungenügend
Blutglukose – nüchtern	80–110 mg/dl (4,4–6,1 mmol/l)	140 mg/dl (> 7,8 mmol/l)
Blutglukose – postprandial	100–145 mg/dl (5,5–8,0 mmol/l)	> 180 mg/dl (> 10,0 mmol/l)
HbA1c	< 6,5 %	> 7,5 %
Cholesterin	< 200 mg/dl (< 5,2 mmol/l)	> 250 mg/dl (> 6,5 mmol/l)
Triglyzeride	< 150 mg/dl (< 1,7 mmol/l)	> 200 mg/dl (> 2,2 mmol/l)

Neben den in Tabelle 77.7 genannten gelten folgende Therapieziele:
- Blutdruck < 130/90 mmHg,
- kein Nikotinabusus,
- regelmäßige körperliche Aktivität,
- Frequenz von Unterzuckerungen so niedrig wie möglich.

Intensivierte konventionelle Insulintherapie

Das heute allgemein anerkannte Therapieprinzip ist die sog. intensivierte konventionelle Insulintherapie (ICT; synonym: Basis-Bolus-Konzept; Howorka 1993). Auf dem Boden einer ein- bis 3maligen Gabe eines Basisinsulins (Basalinsulin, NPH-Insulin oder zinkbasierte Intermediär- bzw. Langzeitinsuline) wird ein Nüchternblutzuckerniveau im gewünschten Zielbereich (ideal 80–120 mg%) angestrebt.

Zusätzlich wird durch die präprandiale Gabe von schnellwirkendem Normalinsulin in Abhängigkeit der Mahlzeitengröße und des jeweiligen Blutzuckerniveaus (Korrekturinsulin) das sog. Bolusinsulin appliziert.

Diese Form der Insulintherapie wird auch als funktionelle Insulintherapie bezeichnet, wobei eine systematische Blutglukosemessung und Blutglukoseselbstkorrektur mit unmittelbarer Anpassung der Insulindosis an den jeweiligen aktuellen Bedarf erfolgt. Hierbei gelingt es am ehesten, die Insulinfreisetzung beim Stoffwechselgesunden nachzuahmen.

■ **Folgeerkrankungen unter Insulintherapie.** In mehreren kleinen und einer 1993 publizierten großen amerikanischen Studie (Diabetes Control and Complications Trial, DCCT-Studie) konnte nachgewiesen werden, daß mittels dieser intensivierten Insulintherapie nicht nur eine nahe normoglykämische Stoffwechseleinstellung erreicht werden kann, sondern auch das Fortschreiten oder das Auftreten von diabetesassoziierten mikrovaskulären Folgeerkrankungen wie diabetische Retinopathie, Nephropathie und Neuropathie verhindert bzw. gemindert wird (Diabetes Control and Complications Trial Research Group 1995a, 1995b, 1996).

Es gelang bei dieser über 9 Jahre durchgeführten Untersuchung durch Absenkung des mittleren HbA1c von 8,9% auf ein Niveau zwischen 7,0 und 7,3%, eine signifikante Progressionshemmung der oben angeführten mikrovaskulären Folgeerkrankungen zu erreichen. In der Gruppe mit Primärprävention (d. h. keine nachweisbaren Folgeerkrankungen bei Randomisierung) ergab sich eine Risikoreduktion um 76% für das Auftreten einer Retinopathie, um 44% für die Nephropathie und 79% für die Neuropathie. Bei Sekundärintervention (d. h. bereits Vorliegen entsprechender Störungen) zeigte sich eine Verminderung des Risikos für die Progression einer Retinopathie um 54%, 56% für die Nephropathie und 57% für die Neuropathie (Diabetes Control and Complications Trial Research Group 1993).

■ **Patientenschulung.** Grundlage einer intensivierten Insulintherapie ist die Durchführung einer strukturierten Patientenschulung, die folgende Elemente beinhalten sollte (Haisch et al. 1996a, 1996b; Harris 1996):
- Blutglukoseselbstkontrolle und deren Dokumentation,
- Umgang mit Insulin (Spritztechnik, Injektionsstellen),
- Vermeidung bzw. Behandlung von Hypoglykämien,
- eigenständige Insulindosisanpassung,
- Verhalten in besonderen Situationen wie Reisen, Sport und Krankheit.

Insgesamt ist die strukturierte Schulung als eine kontinuierliche Weiterbildung zu verstehen, die erlernte Fertigkeiten immer wieder erneut überprüft, verbessert und dem Patienten die Chance gibt, neues Wissen zu gewinnen (Berger u. Jörgens 1995; Howorka 1993; vgl. Tabelle 77.7 zu den gewünschten Einstellungskriterien für insulinbehandelte Diabetiker).

77.5.2
Therapie des nichtinsulinpflichtigen Diabetes mellitus

1. Stufe

Beim nichtinsulinpflichtigen Diabetes mellitus gilt es zunächst Maßnahmen zu ergreifen, die die Insulinwirkung erhöhen. Dies wird in der Regel durch eine Gewichtsreduktion erreicht, die nicht immer bis hin zum Normalgewicht angestrebt werden muß (American Diabetes Association 1997a; Berger et al. 1996; Colditz et al. 1995). Ferner sollte die allgemeine körperliche Aktivität vermehrt werden.

Die anzuwendende Diabeteskost sollte sich im wesentlichen an einer Kalorienreduktion orientieren sowie an einer Reduktion derjenigen Faktoren, die das bei dieser Patientengruppe deutlich erhöhte kardiovaskuläre Risiko mitbestimmen (Finucane u. Sinclair 1995; Pinhas-Hamiel et al. 1996; Sawicki 1995). Dies bedeutet in der Praxis eine Verminderung der Zufuhr von gesättigten Fettsäuren, das Umstellen auf mehrfach ungesättigte Fette und eine Erhöhung des Anteils an komplexen Kohlenhydraten mit deren Verteilung auf mehrere Mahlzeiten (Diabetes and Nutrition Study Group 1995; Pudel u. Ellrott 1995).

2. Stufe

Im zweiten Schritt kann auf ein orales antidiabetisches Prinzip zurückgegriffen werden oder auf Insulin. In der großen prospektiven englischen Studie an erstdiagnostischen Typ 2-Diabetikern (UKPDS-Studie) konnte durch diese als intensivierten Ansatz klassifizierten Therapie eine Reduktion des mittleren HbA1c von 7,9 auf 7,0 % erreicht werden (UK Prospective Diabetes Study Group 1998a, b). Zum Vergleich dazu erreichte man bereits mit der Veränderung der Kostform und vermehrter körperlicher Aktivität eine HbA1c-Reduktion von ca. 2 %. Signifikant reduziert wurden unter der intensivierten Diabetestherapie (Insulin oder orale Antidiabetika) alle diabetesbezogenen Endpunkte, insbesondere gelang eine Verminderung mikroangiopathischer Endpunkte (Retino- und Nephropathie).

Durch die UKPDS-Studie wurde erstmalig auch für Typ 2-Diabetiker der Beleg der Glukosehypothese geführt, d.h. der Nachweis, daß der Grad der Hyperglykämie in direktem Bezug zur Ereigniswahrscheinlichkeit von mikro- und makrovaskulären Komplikationen des Diabetes steht (Nathan 1998). Zusätzlich wurde der Beweis geführt, daß es durch eine Blutdrucksenkung (mittlere Blutdruckabsenkung von 154/87 auf 144/82 mmHg) mittels des ACE-Inhibitors Captopril oder des β-Blockers Atenolol zur Verminderung diabetesbezogener Endpunkte kommt (UK Prospective Diabetes Study Group, 1998c, d).

Prävention der Folgeerkrankungen

Typ 1- und Typ 2-Diabetiker sind mit einem erhöhten Risiko für das Auftreten von mikro- (Retinopathie, Neuropathie) und auch makrovaskulären Komplikationen (KHK, pAVK, Apoplex) belastet.

Neben einer Reduktion der Glykämie konnte in den letzten Jahren in zahlreichen kontrollierten Studien nachgewiesen werden, daß eine konsequente Senkung der Lipide mit CSE-Hemmer, eine aggressive Blutdruckreduktion sowie der Einsatz von Acetylsalicylsäure bei diesen Patienten im Sinne einer Primär- oder auch Sekundärintervention äußerst erfolgreich sein kann (Breyer 1992; Dean u. Durrington 1996; Hannson et al. 1998; Pyörälä et al. 1997). Die Erfolge dieser Interventionen widerlegen die häufig vertretene Ansicht, daß sich schicksalhaft bei chronischer Hyperglykämie mikro- und makrovaskuläre Komplikationen ausbilden müssen.

In Tabelle 77.8 sind Behandlungsziele für Typ 2-Diabetiker formuliert. Es ist besonders zu beachten,

Tabelle 77.8. Behandlungsziele für Typ 2-Diabetiker

	Einheit	Gut	Akzeptabel	Schlecht
Stoffwechsel				
Blutglukose				
Nüchtern	mg/dl	80–120	≤ 140	> 140
	mmol/l	< 4–6,7	< 7,8	> 7,8
Postprandial	mg/dl	80–160	≤ 180	> 180
	mmol/l	4,4–8,9	≤ 10,0	> 10,0
HbA1c	%	< 7,3	7,3–8,0	> 8,0
Gesamtcholesterin	mg/dl	< 200	< 250	> 250
	mmol/l	< 5,2	6,5	> 6,5
LDL-Cholesterin	mg%	< 120	120–170	> 170
HDL-Cholesterin	mg/dl	> 40	≥ 35	< 35
	mmol/l	> 1,1	≥ 0,9	< 0,9
Nüchtern-Triglyzeride	mg/dl	< 150	< 200	≥ 200
	mmol/l	< 1,7	< 2,2	≥ 2,2
Weitere Ziele				
Körpergewichtsindex (BMI)				
Männer	kg/m²	< 25	≤ 27	> 27
Frauen	kg/m²	< 24	≤ 26	> 26
Blutdruck	mmHg	≤ 130/90	≤ 160/95	> 160/95
Rauchen		Nichtraucher	–	Raucher
Körperliche Aktivität		Regelmäßig nach Belastbarkeit	Unregelmäßig	Gering

daß diese Ziele an das jeweilige Lebensalter angepaßt werden müssen.

77.5.3
Diabetestherapie bei Pankreaserkrankungen

Bei Diabetes mellitus als Folge einer Pankreaserkrankung kommen dieselben Therapieprinzipien zum Tragen. Wichtig ist ein möglichst rascher Einsatz des anabolen Prinzips Insulin, zumal nur mit Hilfe einer intensivierten Insulintherapie eine bessere Steuerung der teilweise sehr problematischen Ernährung der Patienten möglich ist (Rosak et al. 1999).

Kontrollierte oder gar kontrollierte prospektive Studien über die bei dieser Patientenruppe einzusetzenden Therapieform existieren nicht.

Neben der Gabe von Insulin ist die besondere Anpassung der Ernährung zu beachten. Gegebenenfalls sind Enzym- und Vitaminsupplementation nötig, um das gleichzeitig bestehende Problem der maldigestiven Malabsorption erfolgreich zu therapieren (z. B. Pankreasenzyme auch zu den Zwischenmahlzeiten).

Mit der intensivierten konventionellen Insulintherapie läßt sich bei dieser Patientengruppe eine gute Blutzuckereinstellung erreichen, vorausgesetzt, die Rahmenbedingungen der ärzlichen Betreuung (z. B. Alkoholkarenz) sind erfüllt (Connor u. Marks 1985).

77.6
Verlaufsbeobachtung und Verlaufskontrolle

Blutzuckerkontrolle

Wesentliches Element der Behandlung eines Diabetikers ist die Aufstellung von individuellen Therapiezielen mit Einbindung des Patienten in die Therapie. Hierzu gehört die täglich mehrmalige Blutzuckerselbstmessung durch alle insulinbehandelten Patienten, deren Dokumentation sowie die spätestens in 3monatigen Abständen durchzuführende Messung des glykierten Hämoglobins (HbA1c; Harris 1996).

Folgeerkrankungen

Ferner sind in regelmäßigen Abständen Untersuchungen bezüglich des Vorliegens oder der Entwicklung von Folgeerkrankungen, wie Retinopathie, Nephropathie und arterielle Hypertension, durchzuführen (Javitt u. Aiello 1996; Klein u. Klein 1997; Klein et al. 1994; Mogensen 1996).

Insbesondere bei Typ 2-Diabetikern zum Zeitpunkt der Diagnosestellung und bei Patienten mit einem Typ 1-Diabetes mellitus bei einer Laufzeit von mehr als 10 Jahren sollte auf das Vorliegen von kardiovaskulären Veränderungen geachtet werden (Eastman u. Keen 1997; Nathan et al. 1997). Aufgrund der neuropathischen Veränderungen präsentiert sich eine Ischämie häufiger nicht mit der sonst zu erwartenden klinischen Symptomatik.

An spezifischen Aspekten für die Typ 2-Diabetiker ergibt sich die Evaluation bezüglich des Vorliegens von kardiovaskulären Veränderungen und dem Vorliegen eines diabetischen Fußes als Kombination aus vaskulären neuropathischen Veränderungen (Marks 1996; Nathan et al. 1997).

Es gibt keine Unterschiede bezüglich des Auftretens von Folgeerkrankungen für Patienten, die aufgrund einer Pankreaserkrankung einen Diabetes mellitus entwickelt haben. Auch hier sind die Therapieziele, ähnlich wie bei Typ 1- und/oder Typ 2-Diabetikern zu gestalten, so daß in Analogie zu den dort eingesetzten Therapiekonzepten entsprechende Ziele als Leitlinien für die Therapie formuliert werden sollten. Die Verlaufsbeobachtungen dieser Patienten sollten ebenfalls gleichartig durchgeführt werden.

Literatur

American Diabetes Association (1997 a) Nutrition recommendations and principles for people with diabetes mellitus. Diabetes Care 20: S14–S17

American Diabetes Association (1997 b) Tests of glycemia in diabetes. Diabetes Care 20: S18–S20

American Diabetes Association (1997 c) Guide to diagnosis and classification of diabetes mellitus and other categories of glucose intolerance. Diabetes Care 20: S21

American Diabetes Association (1997 d) Implications of the diabetes control and complications trial. Diabetes Care 20: S62–S64

American Diabetes Association (1999) Standards of medical care for patients with diabetes mellitus. Diabetes Care 2: S32–S41

Badenhoop K, Böhm BO, Häring HU, Usadel K-H (1994) Klassifikation, Ätiologie, Pathogenese, Epidemiologie, Verlauf und Prognose. In: Mehnert H, Schöffling K, Standl E, Usadel K-H (Hrsg) Diabetologie in Klinik und Praxis. Thieme, Stuttgart, S 35–83

Beuno de Mesquita HB, Maisonneuve P, Moerman CJ, Walker AM (1992) Aspects of medical history and exocrine carcinoma of the pancreas: A population-based case-control study in the Netherlands. Int J Cancer 52: 17–23

Berger M, Jörgens V (1995) Praxis der Insulintherapie. Springer, Berlin Heidelberg New York Tokyo

Berger M, Jörgens V, Flatten G (1996) Health care for persons with non-insulin-dependent diabetes mellitus: the German experience. Ann Intern Med 124: 153–155

Böhm BO, Rosak C (1999) Iatrogener Diabetes mellitus. In: Mehnert H, Standl E, Usadel KH (Hrsg.) Diabetologie in Klinik und Praxis. Thieme, Stuttgart, S 591–594

Breyer JA (1992) Diabetic nephropathy in insulin-dependent patients. Am J Kidney Dis 20: 553–547

Colditz GA, Wilet WC, Rotnitzky A, Manson JE (1995) Weight gain as a risk factor for clinical diabetes mellitus in women. Ann Intern Med 122: 481–486

Connor H, Marks V (1985) Alcohol and diabetes. Diabet Med 2: 413–416

Cronin CC, Shanahan F (1997) Insulin-dependent diabetes mellitus and coeliac disease. Lancet 349: 1096–1097

Dean JD, Durrington PN (1996) Treatment of dyslipoproteinaemia in diabetes mellitus. Diabet Med 13: 297–312

Diabetes Control and Complications Trial Research Group (1993) The effect of intensive treatment of diabetes on the development and progression of long-term complications in insulin-dependent diabetes mellitus. N Engl J Med 329: 977–986

Diabetes Control and Complications Trial Research Group (1995 a) Implementation of treatment protocols in the diabetes control and complications trial. Diabetes Care 18: 361–376

Diabetes Control and Complications Trial Research Group (1995) Adverse events and their association with treatment regimens in the diabetes control und complications trial. Diabetes Care 18: 1415–1427

Diabetes Control and Complications Trial Research Group (1996) The absence of a glycemic threshold for the development of long-term complications: the perspective of the diabetes control and complications trial. Diabetes 45: 1289–1298

Diabetes and Nutrition Study Group (DNSG) of the European Association for the Study of Diabetes/EASD (1995) Recommendations for the nutritional management of patients with diabetes mellitus. Diab Nutr Metab 8: 186–189

Dieterich W, Ehnis T, Bauer M, Donner P, Volta U, Riecken EO, Schuppan D (1997) Identification of tissue transglutaminase as the autoantigen of celiac disease. Nature Med 7: 797–801

Eastman RC, Keen H (1997) The impact of cardiovascular disease on people with diabetes: the potential for prevention. Lancet 350 (Suppl 1): 29–32

Eastman RC, Vinicor F (1997) Science: Moving us in the right direction. Diabetes Care 20: 1057–1058

Expert Committee of the Diagnosis and Classification of Diabetes mellitus (1997) Report of the Expert Committee on the Diagnosis and Classification of Diabetes mellitus. Diabetes Care 20: 1183–1197

Farrow DC, Davis S (1990) Risk of pancreatic cancer in relation to medical history and the use of tobacco, alcohol and coffee. Int J Cancer 45: 816–820

Finucane P, Sinclair AJ (1995) Diabetes in old age. Wiley & Sons, Chichester

Haisch J, Braun S, Boehm BO, Stock D (1996) Schulungseffekte bei Typ-II-Diabetikern nach einem Klinikaufenthalt. Psychother Psychosom Med Psychol 46: 400–404

Haisch J, Lang-Hatzfeld A, Brückel J, Boehm BO (1996) Entwicklung und Ergebnis einer motivationalen Unterstützung bei der stationären Schulung von insulinabhängigen Diabetikern – ein Pilotprojekt. Wien Med Wochenschr 24: 619–623

Hannson L, Zanchetti A, Carruthers SG, Dahlöf B, Elmfeldt D, Julius S, Ménard J, Rahn KH, Wedel H, Westerling S. Effects of intensive blood-pressure lowering and low-dose aspirin in patients with hypertension: principal results of the hypertension. Principal results of the Hypertension Optimal Treatment (HOT) randomised trial. Lancet 1998, 351: 1755–1762

Harris MI (1996) Medical care for patients with diabetes: epidemiologic aspects. Ann Intern Med 124: 117–122

Harris M, Eastman RC (1996) Early detection of undiagnosed non-insulin dependent diabetes mellitus. JAMA 276: 1261–1262

Howorka K (1993) Insulinabhängig? Kirchheim, Mainz

ISPAD and International Diabetes Federation (European Region) (1995) Consensus guidelines for the management of insulin-dependent (type I) diabetes mellitus (IDDM) in childhood and adolescence. Freund Publishing House, London

Javitt JC, Aiello LP (1996) Cost-effectiveness of detecting and treating diabetic retinopathy. Ann Intern Med 124: 164–169

Klein R, Klein BEK (1997) Diabetic eye disease. Lancet 350: 197–204

Klein R, Klein BEK, Moss SE, Cruickshanks KJ (1994) Relationship of hyperglycemia to the long-term incidence and progression of diabetic retinopathy. Arch Intern Med 154: 2169–2178

Lanng S, Thorsteinsson B, Erichsen G, Nerup J, Koch C (1991) Glucose tolerance in cystic fibrosis. Arch Dis Child 66: 612–616

Lanng S, Thorsteinsson B, Nerup J, Koch C (1994 a) Diabetes mellitus in cystic fibrosis: effect of insulin therapy on lung function and infections. Acta Paediatr 83: 849–453

Lanng S, Thorsteinsson B, Lund-Andersen C, Nerup J, Schiøtz PO, Koch C (1994 b) Diabetes mellitus in Danish cystic fibrosis patients: prevalence and late diabetic complications. Acta Paediatr 83: 72–77

Marks L (1996) Counting the cost: The real impact of non-insulin-dependent diabetes. British Diabetic Association, London

Mogensen CE (1996) The kidney and hypertension in diabetes mellitus. Kluwer Academic Publishers, Boston

Nathan DM, Meigs J, Singer DE (1997) The epidemiology of cardiovascular disease in type 2 diabetes mellitus: how sweet it is ... or is it? Lancet 350 (Suppl 1): 4–9

Nathan D, Some answers, more controversy, from UKPDS. Lancet 1998, 352: 832–833

National Diabetes Data Group (1979) Classification and diagnosis of diabetes mellitus and other categories of glucose intolerance. Diabetes 28: 1039–1057

Pandit MK, Burke J, Gustafson AB, Minocha A, Peiris AN (1993) Drug-induced disorders of glucose tolerance. Ann Intern Med 118: 529–539

Permert J, Ihse I, Jorfeldt L, von Schenck H, Arnqvist HJ, Larsson J (1993 a) Pancreatic cancer is associated with impaired glucose metabolism. Eur J Surg 159: 101–103

Permert J, Ihse I, Jorfeldt L, von Schenck H, Arnqvist HJ, Larsson J (1993 b) Improved glucose metabolism after subtotal pancreatectomy for pancreatic cancer. Br J Surg 80: 1047–1050

Permert J, Larsson J, Westermark GT (1994) Islet amyloid polypeptide in patients with pancreatic cancer and diabetes. N Engl J Med 330: 313–318

Pinhas-Hamiel O, Dolan LM, Daniels SR, Standiford D, Khoury R, Zeitler P (1996) Increased incidence of non-insulin-dependent diabetes mellitus among adolescents. J Pediatr 128: 608–615

Pudel V, Ellrott T (1995) Ernährungsverhalten in Deutschland. Internist 36: 1032–1039

Pyörälä K, Pedersen TR, Kjekshus J, Faergeman O, Olsson AG, Thorgeirsson G/Scandinavian Simvastatin Survival Study (4 S) Group (1997) Cholesterol lowering with simvastatin improves prognosis of diabetic patients with coronary heart disease. Diabetes Care 20: 614–621

Rosak C, Böhm BO, Schöffling K (1999) Behandlung mit Insulin. In: Mehnert H, Standl E, Usadel KH (Hrsg.) Diabetologie in Klinik und Praxis. Thieme, Stuttgart, S 182–211

Sawicki PT (1995) Betablocker und Diuretika: Therapeutika der ersten Wahl bei Diabetes mellitus und Hypertonie. Wien Klin Wochenschr 107: 629–639

Syvänne M, Taskinen MR (1997) Lipids and lipoproteins as coronary risk factors in non-insulin-dependent diabetes mellitus. Lancet 350 (Suppl 1): 20–23

Turner R, Cull C, Holman R (1996) United Kingdom Prospective Diabetes Study 17: a 9-year update of a randomized, controlled trial on the effect of improved metablic control on complications in non-insulin-dependent diabetes mellitus. Ann Intern Med 124: 136–145

United Kingdom Prospektive Diabetes Study 4 (1988) Characteristics of newly presenting type 2 diabetic patients: male preponderance and obesity at different ages. Diabet Med 5: 154–159

UK Prospective Diabetes Study (UKPDS) Group (1998) Intensive blood-glucose control with sulphonylureas or insulin compared with conventional treatment and risk of complications in patients with type 2 diabetes (UKPDS 33). Lancet, 352: 837–853

UK Prospective Diabetes Study (UKPDS) Group (1998) Effect of intensive blood-glucose control with metformin on complications on overweight patients with type 2 diabetes (UKPDS 34). Lancet 352: 854–865

UK Prospective Diabetes Study Group (1998) Tight blood pressure control and risk of macrovascular and microvascular complications in type 2 diabetes: UKPDS 38. Brit Med J 317: 703–713

UK Prospective Diabetes Study Group (1998) Efficacy of atenol and captopril in reducing risk of pressure macrovascular and microvascular complications in type 2 diabetes: UKPDS 39. Brit Med J, 317: 713–720

WHO Study Group (1985) Diabetes mellitus. World Health Organization, Geneva

Gallensteine

P.N. Meier · E. Rambusch · M.P. Manns

INHALT

78.1 Epidemiologie *911*
78.1.1 Risikofaktoren *911*

78.2 Ätiologie und Pathogenese *913*
78.2.1 Klassifikation von Gallensteinen *913*
78.2.2 Pathogenese der Cholesterinsteine *913*
78.2.3 Pathogenese der nichtcholesterinhaltigen Steine *915*

78.3 Klinik *915*

78.4 Diagnostik und Differentialdiagnose *918*

78.5 Therapie *919*
78.5.1 Chirurgisches Verfahren *919*
78.5.2 Nichtchirurgische Verfahren *920*

78.6 Postcholezystektomiesyndrom *922*

78.7 Choledocholithiasis *922*

Das Gallensteinleiden ist eine häufige Erkrankung mit einer Prävalenz von ca. 10 % in den Industrieländern. Es nimmt kontinuierlich mit dem Alter zu und zeigt eine deutliche Prädominanz beim weiblichen Geschlecht. In Deutschland geht man von 8 Mio. Gallensteinträgern aus. Die überwiegende Anzahl der Gallensteine ist symptomlos, selten treten fatale Komplikationen auf.

Lange bestand die Therapie überwiegend in der offenen Cholezystektomie. Das laparoskopische Vorgehen erlangte in den letzten Jahren Verbreitung und Anwendung in vielen Ländern. Obwohl die Cholezystektomie eine sichere Behandlungsmethode darstellt, ist die Mortalität mit 0,5 % nicht zu vernachlässigen. Sie ist durch das besondere Risikoprofil der Patienten – häufig ältere Patienten mit Begleiterkrankungen und Übergewicht – bedingt.

78.1 Epidemiologie

Bei der Wertung der epidemiologischen Daten muß die Methode der Datenerhebung berücksichtigt werden. Bis vor ca. 10–15 Jahren gründeten sich die epidemiologischen Ergebnisse auf Autopsiebefunde, Befunde bei operativen Eingriffen oder auf radiologische Darstellungen.

■ **Autopsiebefunde.** Ein Vorteil der Autopsiestudien ist der Erhalt von verläßlichen Informationen über die Größe, Anzahl, Lokalisation und Zusammensetzung der Gallensteine. Nachteilig ist das streng selektionierte Untersuchungsgut. Die Aussagekraft der epidemiologischen Untersuchungen, die aufgrund von Cholezystektomien gewonnen wurden, ist dadurch eingeschränkt, daß bis zu 80 % der Patienten mit Gallensteinen symptomlos sind und folglich nicht cholezystektomiert werden.

■ **Sonographiebefunde.** Erst die breite Einführung der abdominellen Sonographie erbrachte verläßliche Zahlen über die Prävalenz von Gallensteinen. Europäische Studien (Rome Group for Epidemiology 1988) belegen die Altersabhängigkeit mit einer Prävalenz von 10–20 % bei Frauen unter 50 Jahren und zwischen 15 und 40 % bei Frauen über 50 Jahren. Sie ist bei Frauen doppelt so hoch wie bei Männern. Daher kann von einer Gesamtprävalenz von ca. 10 % in der deutschsprachigen Bevölkerung ausgegangen werden; dies entspricht über 8 Mio. Gallensteinträgern in Deutschland.

78.1.1 Risikofaktoren

Durch eine Vielzahl von Fallkontrollstudien konnten bestimmte Risikofaktoren der Cholelithiasis identifiziert werden:

– Alter >40,
– Geschlecht w:m = 2:1,
– Schwangerschaften,
– Adipositas,
– drastische Gewichtsreduktion,
– diätetische Faktoren (kalorienreich, ballaststoffarm, Eisenmangel),
– ethnische Gruppen,
– genetische Faktoren,
– Begleiterkrankungen (Ileozökalerkrankungen, -resektion, Leberzirrhose),

- Medikamente (Somatostatinanaloga, Östrogene, Clofibrate),
- total parenterale Ernährung.

Sämtliche Studien belegen eine Altersabhängigkeit (Attili et al. 1997). Vor der Pubertät ist das Gallensteinleiden eine Rarität, falls keine Begleiterkrankungen, wie z. B. eine Ileozökalresektion, vorliegen. Auch vor dem 30. Lebensjahr sind in Deutschland Gallensteine ungewöhnlich. Mit zunehmenden Lebensalter steigt das Risiko jedoch linear an. Die Prävalenz kann bis zu 50 % bei Frauen im Alter zwischen 70 und 80 Jahren betragen.

Östrogen und Schwangerschaft

Endogene und exogene – als orale Kontrazeptiva oder als Substitutionstherapie zugeführte – Östrogene reduzieren den Gallefluß und verändern die Lipidzusammensetzung, wobei insbesondere Progesteron zusätzlich die Gallenblasenkontraktilität beeinträchtigt und eine Stase begünstigt. Ob die neuen oralen Kontrazeptiva mit sehr geringem Östrogenanteil das gleiche Risikopotential besitzen, ist bisher unbekannt.

Die Geburtenzahl stellt in diesem Zusammenhang einen weiteren Risikofaktor zur Gallensteinbildung dar (Attili et al. 1997). Während der Schwangerschaft konnte sonographisch eine biliäre Sludgebildung in bis zu 40 % der Schwangeren beobachtet werden. Gleichzeitig nimmt das Gallenblasenvolumen im Verlauf der Schwangerschaft zu, und die Gallenblasenkontraktilität ist reduziert (Attili et al. 1997; Maringhini et al. 1987).

Ernährungsfaktoren

Die Adipositas ist ein weiterer wichtiger Risikofaktor, der pathophysiologisch durch eine veränderte Gallezusammensetzung vor allem durch vermehrte biliäre Cholesterinsekretion erklärt wird (s. unten; Attili et al. 1997).

> ! Die Ernährung spielt eine wichtige Rolle in der Gallensteinbildung: Hochkalorische und ballaststoffarme Ernährung wurde als Risikofaktor identifiziert.

Die Rolle der nutritiven Lipidzusammensetzung ist dagegen unklar. Epidemiologisch stellt eine Hypertriglyzeridämie aber nicht eine Hypercholesterinämie einen Risikofaktor dar. In Deutschland konnte keine klare Assoziation anderer Ernährungsfaktoren wie Kaffeekonsum, Nikotingenuß und Alkoholgenuß gefunden werden (Kratzer et al. 1997).

Aktive Bewegung – unabhängig vom Einfluß auf das Körpergewicht – und Verzehr von Gemüse wirken protektiv bezüglich einer Cholelithiasis (Leitzmann et al. 1998; La-Vecchia et al. 1998). Andererseits ist ein akuter Gewichtsverlust mit dem Risiko einer Cholezystolithiasis assoziiert (Broomfield et al. 1988).

Regionale Unterschiede

Die Prävalenz des Gallensteinleidens zeigt eindeutige geographische und ethnische Unterschiede. In bestimmten Regionen Mittelamerikas und Amerikas findet sich eine Prävalenz von bis zu 50 %. In einigen Regionen (Frauen der Pima-Indianer) erreicht die Prävalenz sogar 80 % (Sampliner et al. 1970). Hingegen zeichnen sich Asien, Afrika und Japan durch eine deutlich niedrigere Rate an Gallensteinträgern aus. Das Risiko eines Steinleidens ist bei Verwandten I. Grades um den Faktor 2 erhöht.

Bemerkenswert ist, daß die Cholelithiasis mit einer erhöhten Gesamtmortalität und Mortalität an Krebserkrankungen zumindest in Gebieten hoher Gallensteinprävalenz assoziiert ist (Grimaldi et al. 1993). Allerdings wurde kürzlich eine Abnahme nichtneoplastischer Todesursachen (Beobachtungsperiode 1955–1990 in 38 Ländern) von bis zu 80 % unter Gallensteinträgern beschrieben (La-Vecchia et al. 1995).

Weitere Ursachen

Verschiedene Grunderkrankungen sind mit dem Gallensteinleiden assoziiert. Durch eine verminderte Gallensäurerückresorption im terminalen Ileum (Ileozökalresektion, Morbus Crohn) kommt es zur vermehrten biliären Cholesterinkonzentration.

Vermehrter Anfall von Bilirubin im Rahmen einer Hämolyse prädisponiert zur Bildung von Bilirubinsteinen.

Eine Leberzirrhose erhöht das Risiko insgesamt um den Faktor 3 (Benvegnu et al. 1997). In diesem Fall finden sich häufig nichtcholesterinhaltige Gallensteine.

Möglicherweise ist auch ein Eisenmangel als Risikofaktor für eine Cholezystolithiasis anzusehen, da Eisenmagel die hepatischen Enzymaktivitäten verändert und dadurch die Cholesterinkonzentration der Galle erhöht sein kann (Gleesen et al. 1992).

Eine gallensteinfördernde Wirkung konnte für Medikamente wie Fibrate, östrogenhaltige Präparate sowie Somatostatin und dessen Analoga gezeigt werden.

78.2 Ätiologie und Pathogenese

78.2.1 Klassifikation von Gallensteinen

Eine Einteilung der Gallensteine nach ihrer Morphologie und Zusammensetzung ist wichtig für das Verständnis der Pathophysiologie und die Therapie. Die klassische Einteilung der Gallensteine erfolgt in Cholesterinsteine, Pigmentsteine und gemischte Steine (Tabelle 78.1, Tabelle 78.2).

In den westlichen Ländern ist der cholesterinreiche (>70% Cholesterinanteil) Gallenstein (ca. 80% aller Gallensteine) am häufigsten. Der Bilirubin-(Pigment-)Stein (20% aller Gallensteine) findet sich gehäuft bei chronischen Hämolysen wie Sichelzellenanämie oder anderen hämolytischen Erkrankungen (Tabelle 78.2).

78.2.2 Pathogenese der Cholesterinsteine

Pathogenetisch ist eine Störung der biliären Homöostase Voraussetzung zur Gallensteinbildung (Abb. 78.1). Die wesentlichen Pathogenitätsfaktoren (Tabelle 78.3) sind

- Bildung einer lithogenen Galle,
- Nukleation und
- Störungen der Motilität.

Der initiale und vielleicht wichtigste Schritt ist die hepatische Bildung und Sekretion einer cholesterinübersättigten Galle. Cholesterin ist nahezu wasserunlöslich, so daß ein Transport gemeinsam mit Phospholipiden und Gallensäuren erfolgt. Eine Übersättigung entsteht entweder durch einen relativen Überfluß von Cholesterin oder einen Mangel an Gallensäuren bzw. Phospholipiden oder in einer Kombination aus beidem. Dadurch kann Cholesterin nicht in Lösung gehalten werden. Zusätzliche Faktoren in diesem Fließgleichgewicht sind der Wasseranteil und die Elektrolyt- und Proteinkonzentrationen in der Gallenflüssigkeit.

Tabelle 78.1. Klassifikation der Gallensteine

Gallensteinzusammensetzung	Anteil	Aussehen	Zusammensetzung	Radiologie
Cholesterin	70–80%	Weißlich-gelb glatt-rauhe Oberfläche	Längliche Monohydratkristalle Muzinglykoprotein Cholesterin	Selten (15%) nachweisbar
Pigment				
Braun	15–20%	Laminiert mit verschiedenen Schichten	Kalzium dekonjugiertes Bilirubin	Nicht nachweisbar
Schwarz	5%	Zerklüftete Oberfläche homogene Schnittfläche leicht zerbrechlich	Bilirubin Glykoproteine	50–60% nachweisbar

Tabelle 78.2. Vergleich brauner und schwarzer Pigmentsteine

	Schwarzer Pigmentstein	Brauner Pigmentstein
Zusammensetzung[1]		
Bilirubinpigment	40 (10–90)%	50(28–79%)
Kalzium	15 (3–40)%	5(3–9)%
Kalziumkarbonat	13 (0–65)%	–
Kalziumphosphat	5 (0–32)%	<1%
Palmitat	1 (0–3)%	23 (11–67)%
Cholesterin	3 (1–13)%	10 (2–28)%
Risikogruppen	Hämolyse Alkohol Leberzirrhose	Chronische Cholangitis
Lokalisation	Gallenblase > Gallengang	Gallengang > Gallenblase
Diagnostik	Radiologisch positiv	Radiologisch negativ
Therapie	Cholezystektomie	Interventionell endoskopisch (ERC[2])

[1] Die Werte sind als Mittelwerte und Streuung (in Klammern) angegeben.
[2] *ERC* endoskopische retrograde Cholangiographie.

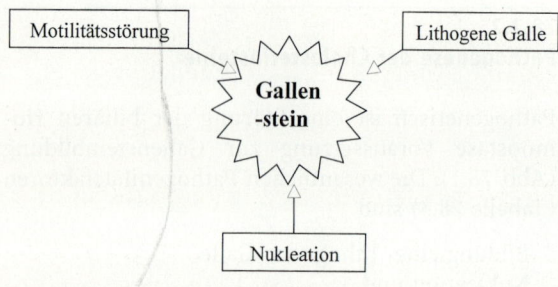

Abb. 78.1. Pathogenese der Cholelithiasis

Physiologie des hepatischen Cholesterinmetabolismus

Die Aufnahme des Cholesterins in der Leberzelle erfolgt auf verschiedenen Wegen: Mit der Nahrung zugeführtes exogenes Cholesterin gelangt über Chylomikronenremnants und körpereigenes, endogenes Cholesterin aus extrahepatischen Körperregionen über „low-density-lipoproteins" (LDL) zum Hepatozyten, wo eine rezeptorvermittelte und endozytotische Aufnahme des Cholesterins erfolgt (Abb. 78.2). Gleichzeitig wird die hepatische de-novo-Cholesterinsynthese durch das Schlüsselenzym HMG-Co-Reduktase (Hydroxymethylglutaryl-KoenzymA-Reduktase) reguliert. Der hepatische Cholesterinpool kann wiederum unterschiedlich metabolisiert werden. Eine Speicherung mit der Möglichkeit zur Ausschleusung in LDL erfolgt mittels erneuter Veresterung durch das Enzym Acyl-CoA-Cholesterin-Acyl-Transferase (ACAT). Ein weiteres Enzym, das den Abbau von Cholesterin in 7α-Hydroxycholesterol kontrolliert, die 7α-Hydrolase, ist der zentrale Regulator der Gallensäurenbiosynthese. Schließlich wird überschüssiges Cholesterin direkt in die Galle ausgeschieden.

Störungen

In den beschriebenen Regulations- und Abbauschritten kann es zur Störung des Cholesterin-Gallensäuren-Metabolismus kommen und sich eine Cholesterinübersättigung der Galle einstellen. Der Cholesterinsättigungsindex oder lithogene Index berechnet sich dabei aus den molaren Prozentanteilen der Einzelkomponenten und kann graphisch in einem Dreieckskoordinatensystem dargestellt werden. Bei einem Index >1 ist von einer gesättigten Galle auszugehen. Im einzelnen werden folgende Störungen unterschieden (vgl. Tabelle 78.3 und Abb. 78.1):

- Durch Östrogene induziert oder anlagebedingt kann eine vermehrte Anzahl von Apo-B-Rezeptoren auf der Leberzelle eine erhöhte LDL-Aufnahme bedingen (Rome Group for Epidemiology 1988).
- Übergewicht und Ernährungsgewohnheiten steigern die Aktivität der HMG-CoA-Reduktase mit dem Resultat einer gesteigerten Cholesterin-de-novo-Biosynthese (Maringhini et al. 1987).
- Mit fortschreitendem Alter, beim Fasten und unter total parenteraler Ernährung ist die Aktivität der Cholesterin-7α-Hydroxylase reduziert; es resultiert eine verminderte Bildung von primären Gallensäuren (Kratzer et al. 1997).
- Gravidität und eine medikamentöse Therapie mit Clofibraten führt zur verminderten Aktivität der ACAT und damit zur verminderten Umwandlung von Cholesterin in VLDL (Attili et al. 1997).
- Schließlich kann durch verminderte Synthese oder vermehrten Verlust (klassisches Beispiel: M. Crohn) der Gallensäurepool vermindert sein.

■ **Muzine.** Aufgrund der Beobachtung, daß trotz eines lithogenen Index >1 und cholesteringesättigter Galle bei manchen Patienten keine Steinbildung auftritt, ist von weiteren pathogenetischen Faktoren auszugehen. Diese bestehen in einem Mangel an nukleationshemmenden und/oder Überschuß von nukleationsfördernden Faktoren sowie in Motilitätsfaktoren. Als mögliche Nukleationsfaktoren werden Proteine wie Apolipoproteine und Gallenblasenmuzine angesehen. Letztere zeichnen sich durch eine hohe Affinität zu Cholesterin und Phospholipiden aus.

Die Muzinsynthese scheint durch mukosale Prostaglandine mediiert, zumal nichtsteroidale Antiphlogistika und Acetylsalicylsäure die Formation

Tabelle 78.3. Ursachen der Cholesterinübersättigung

Pathophysiologie	Beispiel
Erhöhung der biliären Cholesterinkonzentration	
Vermehrte Anzahl von Apo-B-Rezeptoren auf der Leber	Östrogene anlagebedingt Fehlernährung
HMG-CoA-Reduktase-gesteigert	Übergewicht Hypertriglyzeridämie
Cholesterin-7a-Hydroxylaseaktivität vermindert	Alter Fasten total parenterale Ernährung
ACAT-Aktivität vermindert	Schwangerschaft Medikamente: Clofibrate, Progesteron
Erniedrigung des Gallensäurepools	
Verminderte Synthese von Gallensäuren	Veranlagung Alter Lebererkrankungen
Gallensäureverlust erhöht	M. Crohn Ileozökalresektion medikamentös: Kationenaustauscher

von Mikrokristallen, Mikrosteinen und schließlich Gallensteinen verhindern konnten (Broomfield et al. 1988). Zusätzlich spielt der pH-Wert in der Nukleation eine Rolle. Hohe pH-Werte begünstigen die Präzipitation von Kalziumbilirubinat und Kalzifizierung von Gallensteinen (Gleesen et al. 1992; Shiffmann et al. 1990).

Gallenblasenmotorik und Steinbildung
Damit eine Gallensteinbildung stattfinden kann, ist außer einer lithogenen Galle der Zeitfaktor, in dem die Schritte bis zur Mikrosteinbildung ablaufen, von großer Bedeutung. Die Verweilzeit eines bestimmten Gallenblaseninhalts hängt von der Größe des Residualvolumens und der Gallenblasenmotorik ab.

■ Stase. Eine Stase kann auf 2 Wegen zustande kommen:

1. durch den Überschuß an Muzinen, wodurch die Viskosität steigt und ein Ausstoß der Mikrosteine verhindert werden kann,
2. durch eine verminderte Gallenblasenmotilität (Festi 1990).

Ob dieser Faktor der reduzierten Stimulierbarkeit als Sekundärphänomen angesehen werden muß oder aber eine primäre Motilitätsstörung vorliegt, ist bisher unbekannt. An isolierten Streifen von Gallenblasenmuskulatur konnte gezeigt werden, daß eine Motilitätsstörung mit einem Verlust der intrinsischen Muskelaktivität einhergeht, so daß eine primäre Motilitätsstörung denkbar ist (Schneider et al. 1993).

Reversible Motilitätsstörungen werden als Nebenwirkung von Medikamenten wie Octeotride, bei Nahrungskarenz und total parenteraler Ernährung aber auch in der Schwangerschaft beobachtet. Durch Cholezystokiningabe ist dieses Phänomen z. B. bei der parenteralen Ernährung voll reversibel.

Fazit
Die Hypothese der Cholesteringallensteinbildung kann wie folgt zusammengefaßt werden: Ist es aus verschiedenen Gründen zu einer cholesteringesättigten – lithogenen – Galle gekommen, wird das überschüssige Cholesterin nicht in gemischten Mizellen, sondern vermehrt in Vesikeln abtransportiert. Diese Vesikel können sich zu multilamellären Aggregaten zusammenlagern, was u. a. durch Kalzium unterstützt wird. Das in diesen Vesikeln enthaltene Cholesterin ist metastabil und kann bei Vorliegen von bestimmten Nukleationsfaktoren eine Cholesterinkristallbildung zur Folge haben. Diese Nukleations- und Antinukleationsfaktoren modifizieren die einzelnen Schritte bis zur Gallen-

steinbildung. Veränderungen der Verweilzeit dieser Kristalle in der Gallenblase durch Motilitätsstörungen resultieren in einer Gallensteinbildung.

78.2.3
Pathogenese der nichtcholesterinhaltigen Steine

Die Entstehung der Pigmentsteine ist klar von der der Cholesterinsteine verschieden. Wie dargestellt bestehen die Pigmentsteine vornehmlich aus polymerisiertem Bilirubin und Kalzium, Glykoproteinen und anderem amorphem Material (Epithelzellen aus der Gallenblasenwand oder Entzündungszellen) (Tabelle 78.1 und 78.2). Bei Vorliegen einer Leberzirrhose oder bei hämolytischen Erkrankungen wie Sichelzellenanämie, Thalassämie u. a. ist die Bilirubinkonjugationskapazität der Leber überfordert. Das Resultat ist ein Überschuß von unkonjugiertem Bilirubin in der Galle, das polymerisiert oder mit Kalzium präzipitiert, wenn es nicht durch die vorhandenen Gallensäuren in Lösung gehalten werden kann. Dies gilt für die schwarzen Pigmentsteine.

Bei den braunen Pigmensteinen, die eine Assoziation zu bakteriellen Cholangitiden haben, ist eine Hydrolyse mittels bakterieller ß-Glucuronidase für den Überschuß an unkonjugiertem Bilirubin verantwortlich. Vermutlich beeinflussen jedoch noch weitere Faktoren wie Gallenblasenmotilität, pH-Verschiebungen und Glykoproteine die Bildung der Pigmentsteine.

Zusammengefaßt spielen in der Pathogenese der Pigmentsteine Infektionen und Störungen des Bilirubinstoffwechsels eine weit wichtigere Rolle als bei der Cholesterinsteinbildung, Motilitätsstörungen treten eher in den Hintergrund.

78.3
Klinik

Nach klinischen Gesichtspunkten lassen sich 3 Manifestationen des Gallensteinleidens unterscheiden:

- asymptomatischer Gallensteinträger (ca. 70–80 % aller Patienten),
- symptomatische Gallensteinträger ohne Komplikationen,
- symptomatische Gallensteinträger mit Komplikationen.

Per definitionem ist der asymptomatische Gallensteinträger klinisch gesund. Die Diagnose wird vielmehr zufällig im Rahmen einer Oberbauchsonographie gestellt. Dennoch stellt dieses Patientengut

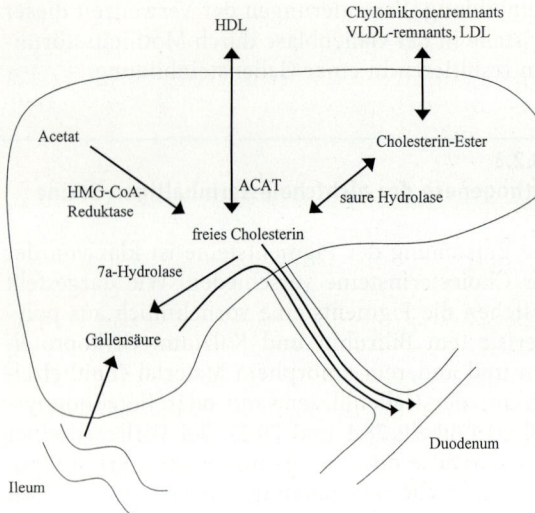

Abb. 78.2. Cholesterinmetabolismus

eine wichtige Gruppe dar, da es gilt, die Patienten mit erhöhtem Risiko zur Entwicklung von Komplikationen zu identifizieren.

Natürlicher Verlauf

Bei einer Langzeitbeobachtung traten nach 11 Jahren bei 35 % der untersuchten Patienten Symptome oder Komplikationen auf, die eine chirurgische Intervention erforderten. Immerhin 1,7 % der Patienten starben im Beobachtungszeitraum an gallensteinbedingten Komplikationen (Wenckert u. Robertson 1966).

In einer anderen Studie wurden in einem Zeitraum von 10 und 15 Jahren 15 bzw. 18 % der initial beschwerdefreien Gallenblasensteinträger symptomatisch (Gracie u. Ransohoff 1982). In Bezug auf die Entwicklung von Schmerzen bzw. Komplikationen können 2 Patientengruppen unterschieden werden:

- die initial beschwerdefreien Gallensteinträger und
- die symptomatischen Gallensteinträger.

So konnte in der Sirmione-Studie eine Schmerzentwicklung (biliäre Koliken) bei 20,2 % der initial beschwerdefreien Patienten innerhalb von 10 Jahren nachgewiesen werden: Bei bereits symptomatischen Patienten kam es innerhalb von 10 Jahren in 69 % zu Rezidivbeschwerden; Sama et al. 1992). Andere epidemiologische Untersuchungen fanden vergleichbare bis höhere Komplikationsraten in vergleichbaren Patientengruppen.

■ **Risikogruppen.** Patienten mit Diabetes mellitus scheinen ein höheres Risiko zur Entwicklung von schwereren Komplikationen zu haben (Sandler et al. 1986). Anhand epidemiologischer Daten konnte gezeigt werden, daß für die Schmerzentwicklung nicht die Größe, Anzahl und Mobilität der Steine eine Rolle spielt. Hingegen entwickelten adipöse Patienten, das weibliche Geschlecht sowie Patienten mit Motilitätsstörungen der Gallenblase häufiger Symptome und Komplikationen (Heaton et al. 1991; Joergenson 1989).

Körperliche Symptome

Die Symptomatik des „unkomplizierten Gallensteins" ist vielgestaltig. Wenn überhaupt sind rezidivierende Schmerzen oder Druckgefühl im rechten Ober- und Mittelbauch typisch. Häufig werden Symptome wie Meteorismus, Völlegühl, Sodbrennen, Unverträglichkeit bestimmter Nahrungsmittel und Getränke (fettes Essen, Kurzgebratenes, blähende Speisen, Kaffee, kalte Getränke) angegeben. Bei kritischer Wertung dieser Beschwerden ist jedoch zu beachten, daß sich die gleichen Symptome auch bei anderen Erkrankungen des Magen-Darm-Trakts und der Leber, insbesondere bei funktionellen Beschwerden finden.

> ! Im Vergleich zu Dyspepsie- und Ulkuspatienten kann das Schmerzprofil von Gallensteinpatienten wie folgt abgegrenzt werden: häufig stärkere Schmerzen, häufiger Rückenschmerzen und häufiger nächtliche Schmerzen (Talley et al. 1984).

In epidemiologischen Untersuchungen ließ sich die Assoziation der oben genannten unspezifischen Beschwerden (Druck-/Völlegefühl, Blähungen usw.) mit einem Gallensteinleiden nicht belegen (Rome Group for Epidemiology 1988; Egbert 1991).

Für das unkomplizierte, symptomatische Gallensteinleiden sind die nächtlichen Schmerzen unter dem rechten Rippenbogen bzw. im Epigastrium mit Ausstrahlung in den Rücken und in die Schulter charakteristisch.

Komplikationen

Mögliche Komplikationen des Gallensteinleidens sind in Tabelle 78.4 aufgelistet. Die biliäre Kolik ist bedingt durch einen Steinabgang über den Ductus

Tabelle 78.4. Komplikationen der Cholezystolithiasis

Häufig	Selten
Akute Cholezystitis	Dünndarmileus
Biliäre Koliken	Mirizzi-Syndrom
Akute biliäre Pankreatitis	Bilioenterale Fistel
Akute Cholangitis	Magenausgangsstenose
	Gallenblasenhydrops

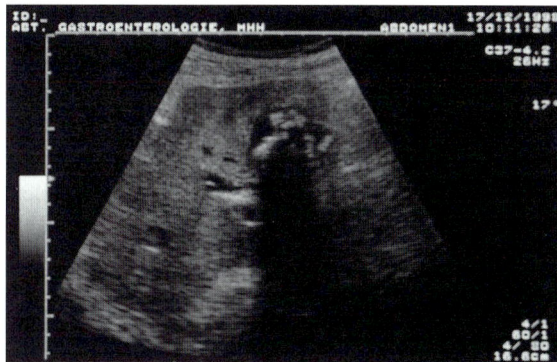

Abb. 78.3. Sonographie einer Cholelithiasis

cysticus in die Gallenwege, wobei der kritische Punkt der Sphincter Oddi ist. Die Klinik ist durch heftigste krampfartige rechtsabdominelle Schmerzen oder Schmerzen im Mittelbauch von ca. 15 min Dauer – selten mehrere Stunden – mit Ausstrahlung in die rechte Schulter gekennzeichnet. Begleitend kommt es häufig zu Aufstoßen, Erbrechen und gelegentlich zu einem flüchtigen Ikterus.

■ **Akute Cholezystitis.** Die akute Cholezystitis ist in der Mehrzahl der Fälle durch eine Verlegung des Ductus cysticus bedingt. Sie geht einher mit akut einsetzenden Schmerzen in typischer Lokalisation (rechter Oberbauch) und häufig mit Fieber. Bei der klinischen Untersuchung ist das Abdomen druckschmerzhaft mit mehr oder weniger Abwehrspannung.

Klassisch ist das Murphy-Zeichen: plötzliches schmerzbedingtes Stoppen der Inspiration bei Komprimierung der Gallenblase durch Druck auf den rechten Oberbauch. Häufige Erreger der akuten Cholezystitis sind Darmkeime wie E. coli, Enterokokken, Klebsiellen und Enterobacter.

Komplikationen der akute Cholezystitis sind lokaler Art wie gangränöse Cholezystitis, Gallenblasenempyem, Perforation und Ausbildung einer Sepsis. Eine Perforation findet sich in bis zu ca. 10 % aller akuten Cholezystitiden. Die 3 Perforationswege sind:

- in den Darmtrakt:
  - in das Duodenum (Bouveret-Syndrom): häufigste Lokalisation, Klinik einer Magenausgangsstenose (Frattaroli et al. 1997),
  - in den Dünndarm: Klinik eines Dünndarmileus, klassischer Gallensteinileus, häufig im terminalen Ileum, Steingröße oft über 2,5 cm, Letalität 15–20 % (Reisner u. Cohne 1994),
  - in das Kolon: Klinik einer chologenen Diarrhö mit Malassimilation,
- in das Peritoneum: in 1–2 % aller Fälle mit akuter Cholezystitis, Letalität 30 %, Klinik der akuten galligen Peritonitis,
- gedeckte Perforation: Ausbildung eines subphrenischen Abszesses mit hohem Fieber und schmerzhaften Bauchdecken.

Häufig berichten die Patienten über eine intermittierende Beschwerdebesserung, wenn durch die Perforation eine Entlastung der Gallenblase aufgetreten ist.

■ **Emphysematöse Cholezystitis.** Die emphysematöse Cholezystitis ist durch eine Gasansammlung in der Gallenblasenwand, selten in der Wand der Gallenwege und dem pericholezystischen Gewebe bedingt. Ursache ist die Infektion mit Clostridien, selten auch mit E. coli oder anaeroben Streptokokken. In 20 % der Fälle liegt ein Diabetes mellitus zugrunde. Das männliche Geschlecht ist bei dieser Form der Cholezystitis um den Faktor 3 häufiger betroffen.

■ **Biliäre Pankreatitis.** Bei Steinwanderung kann es neben der Gallenkolik zur Ausbildung einer sekundären Choledocholithiasis und einer biliären Pankreatitis kommen. Gallensteine eines Patienten in der Gallenblase und in den Gallengängen sind vom gleichen Typ (Cholesterin- oder Pigmentsteine). Die Choledocholithiasis kann asymptomatisch sein oder sich als biliäre Kolik, biliäre Pankreatitis oder Cholangitis bzw. als Kombinationsform manifestieren. Die biliäre Pankreatitis ist klinisch durch ein Beschwerdemaximum im Mittelbauch periumbilikal gekennzeichnet. Eine generalisierte Abwehrspannung und gürtelförmige Schmerzen mit Ausstrahlung in den Rücken sind charakteristisch. Das Risiko einer Pankreatitis ist von

- der Größe (<5 mm),
- der Anzahl (>20),
- der Form und
- der Steinzusammensetzung

abhängig (Diehl et al. 1997).

■ **Mirizzi-Syndrom.** Eine weitere seltene Komplikation ist der Gallenblasenhalsstein (Mirizzi-Syndrom): Durch Kompression des Ductus choledochus durch einen Gallenblasenhalsstein, Zystikusstein oder durch eine entzündlich bedingte Narbenbildung kommt es zu einer mechanischen Cholestase, wobei zum klassischen Bild noch eine Schrumpfgallenblase gehört. Klinisch resultiert das Bild eines Verschlußikterus (Pemberton u. Wells 1997; Targarona et al. 1997).

Als Spätkomplikationen der Cholezystolithiasis sind die Schrumpfgallenblase, die „Porzellangallenblase" und das Gallenblasenkarzinom zu nennen.

78.4
Diagnostik und Differentialdiagnose

Zur Diagnostik der Cholezysto- und Choledocholithiasis stehen folgende Methoden zur Verfügung:

- Anamnese und klinische Untersuchung,
- Labor
- bei Cholezystitis: BSG-Beschleunigung, Leukozytose, CRP-Erhöhung,
- bei Obstuktion des Ductus choledochus: Erhöhung der Cholestaseenzyme (AP, γ-GT) und des Bilirubins,
- bei Cholangitis: zusätzlich Erhöhung der Transaminasen,
- Sonographie,
- Radiologie,
- endoskopische retrograde Cholangiopankreatikographie (ERCP).

Sonographie

Der Ultraschall hat die radiologischen Verfahren in der Gallensteindiagnostik weitgehend zurückgedrängt (Abb. 78.3). Die Ausnahme bildet heute noch das Computertomogramm bei der präoperativen Beurteilung von Komplikationen wie gedeckte Gallenblasenperforationen bzw. die Abdomenübersichtsaufnahme beim Gallensteinileus. Die Sensitivität der Sonographie beträgt 90–95 % für die Detektion von Gallensteinen. Die Beweglichkeit diagnostizierter Gallenblasenreflexe wird durch Umlagerung des Patienten bzw. Untersuchung im Stehen festgestellt, die Schmerzhaftigkeit mittels Palpation unter sonographischer Kontrolle beurteilt. Ferner werden die Anzahl und die Größe der Steine bestimmt.

Typisches sonographisches Erscheinungsbild eines Gallensteins ist die helle Sichel mit nachfolgendem Schallschatten. Weitere Beurteilungpunkte der Sonographie sind das Vorhandensein von Gallenblasensludge, Beurteilung der Gallenwege (intra-, extrahepatische Erweiterung) sowie Kontraktionsverhalten nach Reizmahlzeit. Eine Volumenabnahme von mehr als 30 % ist nach 20–60 min zu fordern.

Radiologische Untersuchungen (s. Kap. 92)

■ **Kontrastmitteluntersuchungen.** Die klassischen radiologischen Verfahren der oralen und intravenösen Cholezystographie sind seit breiter Einführung der Sonographie verlassen worden. Nebenwirkungen wie Auslösung einer hyperthyreoten Stoffwechsellage und anaphylaktische Reaktionen auf das Kontrastmittel entfallen. Gleichzeitig sind die zuvor von dieser Diagnostik ausgeschlossenen Patienten mit Jodallergie, Hyperthyreose, Schwangerschaft, monoklonalen Gammopathien und schweren Leber- und Nierenerkrankungen einer sonographischen Diagnostik zugänglich.

■ **Abdomenübersichtsaufnahmen.** Diese können Gallensteine bei Verkalkung oder in seltenen Fällen bei Gaseinschlüssen in den Konkrementen darstellen. Bis zu 75 % aller Gallensteine sind radiologisch negativ, da sie Cholesterinsteine darstellen.

■ **Computertomogramm.** Das Computertomogramm ist die empfindlichste Methode zur Darstellung der Verkalkungen von Gallensteinen. Dieses Verfahren ist trotz der hohen Kosten sinnvoll, wenn eine orale Litholyse oder extrakorporale Stoßwellenlithotrypsie (ESWL) geplant ist.

ERCP

Der Stellenwert der ERCP liegt in der Diagnostik und gleichzeitigen Therapiemöglichkeit der Choledocholithiasis, unabhängig von der weiteren chirurgischen Therapie. Klinik, Sonographie und laborchemische Parameter (Cholestase?) führen zur Entscheidung über den Einsatz dieses Verfahrens. Ist eine ERCP nicht möglich, kann als Reservemethode das perkutane Vorgehen (PTC = perkutane transhepatische Cholangiographie) gewählt werden.

Praktisches Vorgehen

Schematisch sind nach der Diagnose von Gallensteinen zur Therapieplanung folgende Fragen zu beantworten:

- Sind die Gallensteine stumm oder symptomatisch?
- Liegen Komplikationen vor?
- Liegen Cholesteringallensteine vor und sind sie verkalkt?
- Ist der Ductus cysticus durchgängig, kann sich die Gallenblase kontrahieren?

Differentialdiagnose

Die Differentialdiagnose der Cholezystolithiasis richtet sich nach dem klinischen Beschwerdebild bzw. den begleitenden Komplikationen:

- Choledocholithiasis,
- Ulcus ventriculi oder duodeni,
- funktionelle Magen-/Darmerkrankungen,
- Pankreatitis (nicht biliär), akut oder chronisch,
- renale Erkrankungen (Nephrolithiasis, Pyelonephritis),
- maligne Erkrankungen von Magen, Kolon, Pankreas, Gallenblase,
- Lebererkrankungen (Hepatitis, Lebertumoren, Parasiten),

Abb. 78.4. Therapeutisches Vorgehen bei Cholezystolithiasis

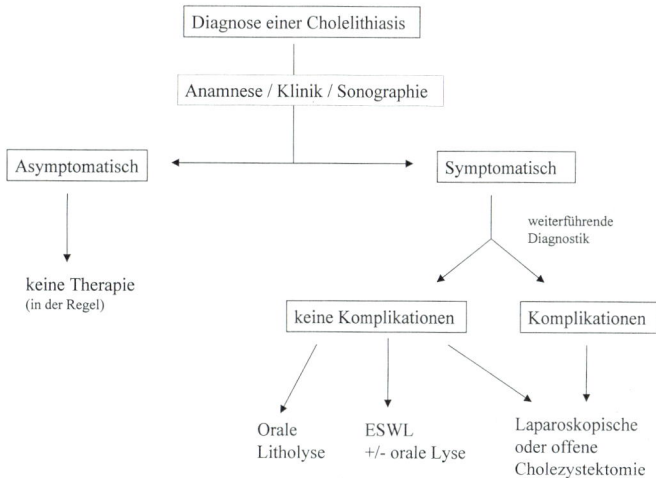

- Appendizitis,
- Pleuritis, Lungenembolie,
- Herz-(Hinterwand-)Infarkt,
- Perihepatitis (Infektion mit Gonokokken oder Chlamydien).

78.5 Therapie

Aufgrund des unterschiedlichen klinischen Verlaufs sind die Therapieprinzipien der asymptomatischen und symptomatischen Cholezystolithiasis verschieden. Abbildung 78.4 gibt eine Zusammenfassung.

Asymptomatische Cholelithiasis

Eine prophylaktische Therapie der asymptomatischen Cholezystolithiasis sollte weder chirurgisch noch konservativ durchgeführt werden. Es gibt jedoch einige – im Einzelfall – zu beachtende Ausnahmen:

- Karzinomprophylaxe eines Gallenblasenkarzinoms:
- erhöhtes Risiko bei Porzellangallenblase bzw. kalzifizierender Gallenblasenwand (Wetter u. Way 1991),
- erhöhtes Risiko bei großen Gallensteinen (>3 cm im Durchmesser; Lowenfels et al. 1989);
- Verhinderung einer Zweitoperation: Findet sich bei abdominellen Eingriffen anderer Indikation ein asymptomatisches Gallensteinleiden, kann ggf. eine Cholezystektomie angeschlossen werden, wenn die Situation es erlaubt (Risiko-Nutzen-Abwägung im Einzelfall);
- im pädiatrischen Patientengut;
- z. B. bei Sichelzellanämie.

Eine generelle Empfehlung zur prophylaktischen Cholezystektomie bei asymptomatischen Diabetikern oder Patienten mit Leberzirrhose kann nicht gegeben werden (Orozco et al. 1994).

Symptomatische Cholelithiasis

In der Regel ist bei symptomatischen Gallensteinträgern eine Behandlung angezeigt. Bei einer symptomatischen Cholezystolithiasis ist jedoch vor einer therapeutischen Intervention das Vorliegen von Komplikationen zu klären.

Eine symptomatische Gallenkolik mit leichten Beschwerden wird mit Analgetika und Spasmolytika (Nitroglycerin s. l., Butylscopalmin supp.) coupiert. Bei schwerer Kolik sind intravenöse Analgetika z. B. Pethidin (50 mg i.v.) in Kombination mit einem Spasmolytikum einzusetzen. Daran schließt sich die Entfernung der Gallensteine an. Es stehen verschiedene Therapieverfahren zur Verfügung (Tabelle 78.5).

78.5.1 Chirurgische Verfahren

Bei unkompliziertem Gallensteinleiden besteht eine relative, bei komplizierten eine absolute Indikation zur Cholezystektomie (Tabelle 78.6). Im Regelfall wird heute die laparoskopische Cholezystektomie

Tabelle 78.5. Therapeutische Optionen der Cholelithiasis

Chirurgisch	Nichtchirurgisch	
	Invasiv	Nichtinvasiv
1. Offene Cholezystektomie	Lokale Lyse durch Spülung mit Methyl-tert-Butyl-Ether (MTBE)	Medikamentöse systemische Gallensteinlyse
2. Laparoskopische Cholezystektomie	Perkutane transhepatische Cholezystolithotrypsie	Extrakorporale Stoßwellenlithotrypsie (ESWL)

gewählt, vorausgesetzt, es liegen keine Komplikationen vor.

■ **Laparoskopische Cholezystektomie.** Das laparoskopische Vorgehen zeichnet sich durch eine Vielzahl von Vorteilen aus, hat jedoch auch operationstechnisch einige Nachteile (vgl. Tabelle 78.6). Insgesamt zeigen die heutigen Daten, daß ein laparoskopisches Vorgehen weit verbreitet ist und die Komplikationen in der Anzahl und Schwere vergleichbar mit oder sogar geringer sind als beim offenen Vorgehen. Aktuelle Übersichten zeigen intraoperative Komplikationsraten von 1,35 % und postoperative Komplikationsraten von 3 %, Konversionsraten von 4,1 % und Mortalitätsraten von 0,08 % (Holbing et al. 1995).

Ingesamt muß in elektiver Situation heute bei entsprechender Erfahrung des Operateurs die laparoskopische Cholezystektomie gegenüber der offenen als Therapie der Wahl angesehen werden (Sarli et al. 1997). Unter Kostengesichtspunkten ist die ambulante Cholezystektomie bei entsprechender Patientenselektion besonders attraktiv (Schweins u. Edelmann 1997), zumal auch die indirekten Kosten durch eine frühere Arbeitsaufnahme reduziert werden können (Donceel u. Du Bouis 1997). Selbst bei Schwangeren kann die laparoskopische Methode sicher durchgeführt werden (Glasgow et al. 1998).

Da die laparoskopische Gallengangsrevision bislang nur experimentell durchgeführt wird, sollte vor einer laparaskopischen Therapie eine Choledocholithiasis ausgeschlossen werden.

78.5.2
Nichtchirurgische Verfahren

Alle nichtchirugischen Verfahren haben bestimmte Voraussetzungen zur Durchführung. Diese sind:

- symptomatisches Gallensteinleiden,
- Fehlen von Komplikationen,
- Cholesterinsteine ohne Verkalkungen,
- kein Zystikusverschluß und kontraktionsfähige Gallenblase.

Gallensteinauflösung

Seitdem bekannt ist, daß in der Pathogenese der Cholelithiasis eine zumindest relative Reduktion der Gallensäuren eine Rolle spielt, wurde als logische Konsequenz versucht, eine orale Gallensäuretherapie durchzuführen. Eine Möglichkeit zur Auflösung von Gallensteinen besteht jedoch nur für die Cholesterinsteine.

■ **Orale Litholyse.** Es stehen die Gallensäurentherapie mit Ursodeoxycholsäure (UDCA) und Chenodeoxycholsäure (CDCA) oder die Hemmung der Cholesterinsynthese mit HMG-CoA-Synthesehemmer zur Verfügung. Die orale Gallensäuretherapie ist nebenwirkungsarm und gut untersucht, nur beschränkt erfolgreich und relativ teuer.

Der Wirkmechanismus von UDCA basiert auf einer Hemmung der intestinalen Cholesterinabsorption und Bildung sog. Flüssigkristalle mit Cholesterin. CDCA hemmt die HMG-CoA-Synthese und bildet mit Cholesterin gemischte Mizellen.

Tabelle 78.6. Vergleich der laparoskopischen und offenen Cholezystektomie

Laparoskopische Cholezystektomie	Offene Cholezystektomie
Vorteile bzw. Nachteile Kürzerer Krankenhausaufenthalt, geringere Patientenliegedauer, geringere Schmerzen postoperativ, frühere Nahrungszufuhr, kosmetischer Vorteil, fraglicher Einfluß auf Letalität, ggf. Wechsel zum offenen Vorgehen notwendig	Sichere Blutstillung möglich bei Vorliegen von Kollateralen und portaler Hypertension, größeres Operationsfeld, bessere Sicht, weniger Nebenbefunde übersehen, geringerer personeller Aufwand und Kostenaufwand in der Operation
Indikation Nur bei unkomplizierter Cholelithiasis	Bei unkomplizierter und v. a. komplizierter Cholelithiasis
Kontraindikationen Leberzirrhose, portale Hypertension, Verwachsungen, Peritonitis, hämorrhagische Diathese, Verdacht auf Gallenblasenkarzinom, Schrumpfgallenblase, Schwangerschaft stellt keine Kontraindiaktion *per se* dar	In der Regel keine bzw. allgemeine Kontraindikationen gegen eine OP/Anästhesie

Da CDCA in höherer Dosierung (bis 15 mg/kg KG/Tag) nebenwirkungsreich ist – Entwicklung einer Diarrhö in bis 50 % der Fälle – wird heute eine Kombinationstherapie von UDCA und CDCA bevorzugt.

Praktisches Vorgehen:

- CDCA-Dosis: 5–7 mg/kg KG/Tag, Nebenwirkungen: Diarrhö, Transaminasenanstieg,
- UDCA-Dosis: 8–10 mg/kg KG/Tag, als Monotherapie bis 15 mg/kg KG/Tag,
- Therapiedauer bis zu 2 Jahren,
- nach Auflösung Therapiefortsetzung über weitere 3 Monate,
- Medikamenteneinnahme abends,
- Ein- und Ausschlußkriterien beachten.

Erfolgrate: Bis zu 80 % in 12 Monaten bei guter Patientenselektion, ggf. ist eine 2jährige Therapie notwendig (Podda et al. 1989; Walters et al. 1992). Besonders geeignet sind kleine Gallensteine bis zu 1 cm im Durchmesser. Die Rezidivquote beträgt bis zu 50 % innerhalb von 5 Jahren.

Weitere oral zu verabreichende Litholytika scheinen die HMG-CoA-Reduktasehemmer zu sein. Entsprechende Medikamente wie Simvastatin, Pravastatin u. a. reduzieren den Serumcholesterinspiegel. Welchen Stellenwert die HMG-CoA-Reduktasehemmertherapie im Gesamtkonzept (Kombinationstherapie/Dosis/Präparat) der Gallensteintherapie hat, ist zur Zeit noch unklar (Smit et al. 1996).

Kontraindikationen für eine orale Gallensäuretherapie sind:

- häufige Gallenkoliken,
- Cholezystitis oder andere Komplikationen,
- Cholestase,
- nichtdurchgängiger Ductus cysticus,
- Schwangerschaft,
- Komedikation: z.B. Clofibrate (Hemmung der Gallensäureresorption),
- schwere Lebererkrankungen,
- Gallensäureverlust durch z.B. M. Crohn.

■ **Kontaktlitholyse.** Lokal ist eine Litholyse durch das Einbringen von Substanzen in die Gallenblase möglich. Hierfür steht in erster Linie N-Methyl-tert-Butyl-Ether (MTBE), ein organisches Lösungsmittel zur Verfügung, das durch einen transkutanen Zugang unter sonographischer oder radiologischer Kontrolle direkt in die Gallenblase eingebracht wird. Weiterentwicklungen sind automatisierte, pumpengesteuerte Applikationsverfahren (Zacko et al. 1990; Leuschner et al. 1994). Im Rahmen eines 3- bis 6tägigen stationären Aufenthalts ist bei einer Litholysezeit von wenigen Stunden bis zu einem Tag (je nach Größe und Anzahl der Steine) in bis zu 95 % eine erfolgreiche Steinauflösung zu verzeichnen.

Vorteilhaft ist diese Methode wegen ihrer geringen Kosten und fehlenden Limitation bezüglich Steinanzahl und Größe. Eine Nachbehandlung z.B. mit oralen Gallensäuren sollte angeschlossen werden. Als Nebenwirkungen bzw. Besonderheiten dieses Verfahrens sind zu nennen:

- Belästigung durch Geruch,
- Entzündbarkeit,
- bei Duodenalkontakt: Übelkeit, Erbrechen, narkotische Eigenschaften,
- bei Absorption: Nierenschäden und Hämolyse,
- Invasivität der Methode,
- passagere Leukozytose und Fieberentwicklung.

Kontraindiziert ist die Methode bei Patienten mit Komplikationen einer Cholelithiasis, Choledochussteinen, Schwangerschaft, Pigmentsteinen und bei einer hämorrhagischen Diathese.

Extrakorporale Stoßwellenlithotrypsie (ESWL)

Die ESWL hat zum Ziel, vorhandene Gallensteine durch verschiedene Verfahren in möglichst kleine Partikel zu zerkleinern, so daß ein Spontanabgang gewährleistet ist (Sauerbruch 1997; Moody 1993). 3 verschiedene physikalische Verfahren werden heute eingesetzt: elektromagnetische, piezoelektrische und elektrohydraulische Stoßwellengeneratoren. Je nach Verfahren ist eine Analgosedation und eine stationäre Aufnahme der Patienten notwendig.

Klassische Indikationen, Nebenwirkungen und Kontraindikationen dieser Therapie sind in Tabelle 78.7 aufgelistet. Die ESWL wird heute gerne mit einer oralen Litholyse kombiniert, da die fragmentierten Konkremente häufig lange in der Gallenblase verbleiben und die Gesamtclearance dadurch niedrig ist (ca. 15 %). Die Fragmentationsrate liegt über 90 %. Es sind häufig aber mehrfache ESWL-Sitzungen notwendig, die jeweils über 30 (–50)min Therapiezeit liegen können. Die Erfolgrate einer alleinigen ESWL liegt zwischen 40 und 85 % und ist das Ergebnis der Steinanzahl, Steingröße, Steinzusammensetzung, der abgegebenen Energie innerhalb der ESWL und der Kombinationstherapie mit Gallensäuren.

Fazit

Zusammengefaßt können die einzelnen Therapieansätze wie folgt gewertet werden: Eine definitive Therapie bei symptomatischen Patienten sollte angestrebt werden. Dieses wird in der Regel durch ein chirurgisches Vorgehen sicher und effektiv erreicht, zumal das laparoskopische Verfahren die Morbidität und Kosten reduziert hat. Bei milder Klinik und fehlender absoluter Indikation zur Chirurgie kann eine orale Lyse versucht werden. Patienten mit moderaten Symptomen können – bei Verfügbarkeit – der ESWL zugeführt werden. Die Kontaktlitholyse spielt heute im Rahmen der laparoskopischen Methoden als invasives Verfahren keine Rolle.

78.6 Postcholezystektomiesyndrom

Unter dem Begriff Postcholezystektomiesyndrom werden verschiedene Beschwerden zusammengefaßt, die nach erfolgter Cholezystektomie auftreten bzw. weiterbestehen (s. Kap. 17). Es wird in 20–40 % der cholezystektomierten Patienten beobachtet. Zugrunde liegen:

- von einer Cholelithiasis unabhängige Abdominalerkrankungen, die bereits vor der Cholezystektomie vorgelegen haben,
- postoperativ neu entwickelte Abdominalerkrankungen (Narbenhernien, Briden),
- operativ nicht angegangene Gallenwegserkrankungen: Choledocholithiasis, Papillenstenose, Sphincter-Oddi-Dysfunktion, Gallengangsstenose,
- funktionelle Beschwerden.

78.7 Choledocholithiasis

Epidemiologie
Die Choledocholithiasis ist weitaus seltener als die Cholezystolithiasis. Verläßliche epidemiologische Untersuchungen auf sonographischer Basis vergleichbar der Cholezystolithiasis gibt es nicht. Als Risikofaktoren wurden anatomische Veränderungen identifiziert, wie sie z. B. beim Caroli-Syndrom, der primär sklerosierenden Cholangitis und periampulären Divertikeln zu finden sind. Andererseits prädisponiert in orientalischen Ländern eine parasitäre Infektion der Gallenwege zur Choledocholithiasis mit braunen Pigmensteinen (orientalische Cholangiohepatitis).

Ätiologie und Pathogenese
Es werden primäre von sekundären Gallengangssteinen unterschieden. Primäre Gallengangssteine entstehen in den Gallenwegen, sekundäre sind aus der Gallenblase migrierte Steine. Es wird angenommen, daß ca. 95 % der Gallengangssteine sekundärer Natur sind. Andererseits sind bei 15 % der Patienten mit Cholezystolithiasis ebenfalls Gallengangsteine zu diagnostizieren.

Findet sich bei cholezystektomierten Patienten bereits in den ersten Jahren nach der Operation eine Choledocholithiasis, ist in der Regel von „übersehenen" Gallengangssteinen auszugehen. Mit zunehmender zeitlicher Distanz von der Diagnose einer Choledocholithiasis und Cholezystektomie sind primäre Gallengangssteine wahrscheinlicher.

■ **Dispositionen.** Pathogenitätsfaktoren für die primären Gallengangssteine sind eine funktionelle Stase durch verschiedene anatomische Veränderungen sowie eine infektiöse Komponente (Tabelle 78.8). Bakterielle Enzyme (Hydrolasen, ß-Glukuronidasen) verändern die Zusammensetzung der Gallebestandteile nachhaltig (Bildung von freien Fettsäuren, Erhöhung des unkonjugierten Biliru-

Tabelle 78.8. Pathogenese der Choledocholithiasis

Pathogenese	Beispiel
Sekundäre Choledocholithiasis (95 % der Fälle)	Siehe Pathogenese der Cholezystolithiasis
Primäre Choledocholithiasis (5 % der Fälle)	Bakterielle Hydrolasen, bakterielle Glukuronidasen, pH-Verschiebung, Kalziumionen, Muzine

Tabelle 78.7. Indikationen/Voraussetzungen, Nebenwirkungen und Kontraindikationen einer extrakorporalen Stoßwellenlithotrypsie (ESWL)

Indikationen/Voraussetzungen	Nebenwirkungen	Kontraindikationen
Symptomatische Cholelithiasis Radiologisch negativ	Mikrohämaturie Koliken (5–10 %), selten Pankreatitis	Schwangerschaft Hämorrhagische Diathese
Günstige Voraussetzung: Solitärstein, bis 2 cm	Ikterus durch Steineinklemmung passagerer Zystikusverschluß	Einnahme von gerinnungshemmenden Substanzen z. B. ASS bis zu 10 Tagen vor ESWL
Durchgängigkeit des Ductus cysticus Funktionstüchtige Gallenblase	Cholangitis Leberhämatome Nebenwirkungen durch die Analgosedation Aneurysmenbildung	

bins). Unter Kalziumeinfluß ist eine Präzipitation und Bildung der braunen Pigmentsteine möglich.

Klinik

Asymptomatische Verläufe bis zu einem sich rasch entwickelnden septischen Krankheitsbild mit Ikterus und Cholestase sind möglch, wobei im Gegensatz zur Cholzystolithiasis nur 10–20 % der Patienten asymptomatisch bleiben. Die klinischen Manifestationen können sehr variabel sein (Tabelle 78.9): Eine akute Obstruktion bedingt eine schnelle klinische Manifestation (biliäre Koliken, Ikterus), während eine sich langsam entwickelnde Obstruktion über Monate mit Pruritus und Ikterus klinisch evident wird. Zeichen einer Cholangitis sind Ikterus, Fieber und Schmerzen; in weniger als der Hälfte der Patienten findet sich jedoch diese Charcot-Trias.

Diagnose und Differentialdiagnose

Die Diagnostik der Choledocholithiasis ist im Zeitalter der laparoskopischen Cholezystektomie besonders wichtig geworden. Präoperativ sollte das Vorliegen von Gallengangsteinen bekannt sein. Wie bei der Cholezystolithiasis ist die abdominelle Sonographie das primäre diagnostische Verfahren. Die Sensitivität für einen positiven Steinnachweis wird jedoch sehr variabel mit 50–80 % angegeben (Lindsell 1990; Stott et al. 1991). Das intravenöse Cholangiogramm und die Computertomographie sind keine Standardverfahren in der Diagnostik der Choledocholithiasis.

Bei Verdacht auf eine Choledocholithiasis ist die endoskopische retrograde Cholangiographie (ERC) zum Ausschluß oder Nachweis von Konkrementen die Methode der Wahl, wobei ein transkutanes Vorgehen (perkutane Cholangiographie/PTC) erwogen werden kann, falls eine ERC nicht möglich ist, z.B. bei Zustand nach Billroth-II-Resektion, Magenausgangs-, Duodenalstenose, Roux-Y-Anastomosen.

Differentialdiagnostisch sind Koliken anderer Genese (renale, intestinale Koliken) sowie Pankreatitiden nichtbiliärer Genese, aber auch pulmonale und kardiale Schmerzursachen auszuschließen. Selten können Leberabszesse eine Cholangitis und Choledocholithiasis simulieren.

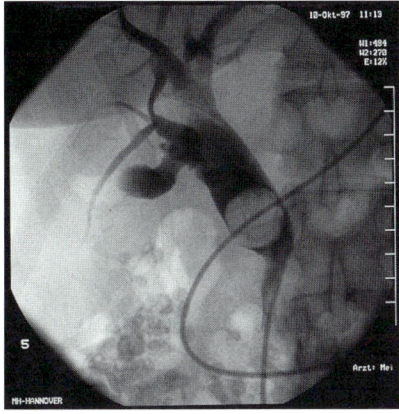

Abb. 78.5. ERCP einer Choledocholithiasis

Therapie

Bleiben Choledochuskonkremente unentdeckt oder unbehandelt, können schwerwiegende Komplikationen die Folge sein. Die optimale Therapie für den einzelnen Patienten richtet sich nach den Symptomen, den Begleiterkrankungen, Vorhandensein einer Cholezystolithiasis und der verfügbaren Expertise. Es stehen verschiedene Therapieverfahren zur Verfügung:

- endoskopische Verfahren (Abb. 78.5): medikamentöse/mechanische Sphinkterdehnung, Papillotomie, mechanische Lithotrypsie, elektrohydraulische Lithotypsie, Laserlithotrypsie, lokale Lyse mittels nasobiliärer Spülsonde, Stenteinlage
- Choledochusrevision während offener Cholezystektomie,
- ESWL.

Literatur

Attili AF, Capocaccia R, Carulli N et al. (1997) Factors associated with gallstone disease in the MICOL experience. Multicenter Italian Study on Epidemiology of Cholelithiasis. Hepatology 26: 809–818

Tabelle 78.9. Klinik der Choledocholithiasis

Klinik	Laborchemische Befunde	Komplikationen
Asymptomatisch (10–20 % der Fälle) Symptomatisch (bis zu 80 % der Fälle) Koliken (75 %) Schmerzen (12 %) Ikterus (80 %) Pruritus Charcot-Trias (Schmerz, Fieber, Ikterus)	γ-GT-Erhöhung AP-Erhöhung Bilirubin (variabel) Moderate Transaminasenerhöhung Leukozytose, CRP-Erhöhung, BSG-Beschleunigung	Pankreatitis Verschlußikterus Infektiöse Komplikationen Cholangitis, biliäre Sepsis, Leberabszeß, sekundäre biliäre Zirrhose Biliäre Strikturen

Benvegnu L, Noventa F, Chemello L, Fattovich G, Alberti A (1997) Prevalence and incidence of cholecystolithiasis in cirrhosis and relation to the etiology of liver disease. Digestion 58: 293–298

Broomfield PH, Chopra R, Sheinbaum RC, Bonorris GG, Silverman A, Shoenfield LJ Marks W (1988) Effects of ursodeoxycholic acid and aspirin on the formation of lithogenic bile and gallstones during loss of weight. N Engl J Med 319: 1567–1572

Diehl AK, Holleman DR Jr, Chapman JB, Schwesinger WH, Kurtin WE (1997) Gallstone size and risk of pancreatitis. Arch Intern Med 157: 1674–1678

Donceel P, Du Bouis M (1997) Fitness for work after laparoscopic and open cholecystectomy. Acta Chir Belg 97: 168–172

Egbert AM (1991) Gallstone symptoms. Myth of reality. Postgrad Med 90: 119–126

Festi D (1990) Gallbladder motility in cholesterol gallstone disease. Effect of ursodeoxycholic acid administration and gallstone dissolution. Gastroenterology 99: 1779–1785

Frattaroli FM, Reggio D, Guadalaxara A, Illomei G, Lomanto D, Pappalardo G (1997) Bouveret's syndrome : Case report and review of the literature. Hepatogastroenterology 44: 1019–1022

Glasgow RE, Visser BC, Harris HW, Patti MG, Kilpatrick SJ, Mulvihill SJ (1998) Changing management of gallstone disease during pregnancy. Surg Endos 12: 241–246

Gleesen D, Hood KA, Murphy GM, Dowling RH (1992) Calcium and carbonate ion concentration in gallbladder and hepatic bile. Gastroenterolgy 102: 1707–1716

Gracie WA, Rabsohoff DF (1982) The natural history of silent gallstones. The innocent gallstone is not the myth. N Engl J Med 307: 798–800

Grimaldi CH, Nelson RG, Pettitt DJ, Sampliner RE, Bennett PH, Knowler WC (1993) Increased mortality with gallstone disease: Results of a 20-year population-based survey in Pima. Ann Intern Med 118: 185–190

Heaton FW, Braddon EM, Mountford RA, Hughes AO, Emmet PM (1991) Symptomatic and silent gallstones in the community. Gut 32: 316–320

Holbling N, Pilz E, Feil W, Schiessel R (1995) Laparoskopische Cholezystektomie – eine Metaanalyse von 23.700 Fällen und der Stellenwert im eigenen Patientenkollektiv. Wien Klin Wochenschr 107: 158–162

Joergenson T (1989) Gallstone in a Danish population. Relation to weight, physical activity, smoking, coffee consumption, and diabetes mellitus. Gut 30: 582–532

Kratzer W, Kächele V, Mason RA et al. (1997) Gallstone prevalence in relation to smoking, alcohol, coffee consumption, and nutrition. Scand J Gastoenterol 32: 953–958

La-Vecchia C, Levi F, Lucchini F, Franceschi S (1995) Trends in mortality from nonneoplastic gallbader disease. Ann Epidemiol 5: 215–220

La-Vecchia C, Decarli A, Pagano R (1998) Vegetable consumption and risk for chronic disease. Epidemiology 9: 208–210

Leitzmann MF, Giovannucci EL, Rimm EB, Stampfer MJ, Spiegelman D, Wing AL, Willet WC (1998) The relation of physical activity to risk for symptomatic gallstone disease in men. Ann Intern Med 128: 417–425

Leuschner U, Hellstern A, Ansell A, Gatzen A, Güldütüna S, Leuschner M (1994) Manual and automatic gallstone dissolution with methyl-tert-butyl-ether. Dig Dis Sci 39: 1302–1308

Lindsell DRM (1990) Ultrasound imaging of the pancreas and the biliary tract. Lancet 335: 390

Lowenfels AB, Walker AM, Althaus P, Townsend G (1989) Gallstone growth, size and risk of gallbladder cancer: An interracial study. Int J Epidemiol 18: 50–55

Maringhini A, Marceno MP, Lanzarone F et al. (1987) Sludge and stones in gallbladder after pregnancy. Prevalence and risk factors. J Hepatol 5: 218–223

Moody FG (1993) Lithotripsy in the treatment of biliary stones. Am J Surg 165:(4) 479

Orozco H, Takahashi T, Mercado MA, Prado E, Borunda D (1994) Long-term evolution of asymptomatic cholelithiasis diagnosed during abdominal operation for variceal bleeding in patients with cirrhosis. Am J Surg 168: 232–234

Pemberton M, Wellst AD (1997) The Mirizzi syndrome. Postgrad Med J 862: 487–490

Podda M, Zuin M, Battezzati PM, Ghezzi C, de-Fazi C, Dioguardi ML (1989) Efficacy and safety of a combination of chenodeoxycholic acid and ursodeoxycholic acid for gallstone dissolution: A comparison with ursodeoxycholic acid alone. Gastroenterology 96: 222–229

Reisner RM, Cohen JR (1994) Gallstone ileus: A review of 1001 reported cases. Am Surg 60: 441–446

Rome Group for Epidemiology and Prevention of Cholethiasis/GREPCO (1988) The epidemiology of gallstone disease in Rome, Italy. Part I: Prevalence data in men. Part II: Factors associated with this disaese. Hepatology 8: 904–913

Sama C, Monselli-Labate AM, Venturoli N, Puci A, Banterle C, Barbara L (1992) The natural history of asymptomatic and symptomatic gallstones: 10 years follow up in the Sirmione study. Hepatology 16: 87 A

Sampliner RE, Bennett PH, Comess LJ, Rose FA, Burch TA (1970) Gallbladder disease in Pima indians. Demonstration of high prevalence and early onset by cholecystography. N Engl J Med 283: 1358–1364

Sandler RS, Maule WF, Baltus ME (1986) Factors associated with postoperative complications in diabetics after biliary tract surgery. Gastroenterolgy 91: 157–162

Sarli L, Pietra N, Sansebastiano G, Cattaneo G, Costi R, Grattarola M, Peracchia A (1997) Reduced postoperative morbidity after elective laparoscopic cholecystectomy: Stratified matched case control study. World J Surg 21: 872–878

Sauerbruch T (1997) Extracorporal shock wave lithotrypsy. Digestion 58 Suppl 1: 98–100

Schneider HT, Benninger J, Rabes U, Mandani, May A, Hahn EG, Ell C (1993) Recurrent gallstone formation after successful extracorporal shock-wave lithotrypsy. Am J Gastroenterol 88: 33–38

Schweins M, Edelmann M (1997) Die ambulante Cholezystektomie. Chirurg 68: 613–617

Shiffmann ML. Sungermann HU, Moore EW (1990) Human gallbladder mucosal function: Effect of concentration and acidification of the bile on cholesterol and calcium solubility. Gastroenterolgy 99: 1452–1459

Smit JW, Van Erpecum KJ, VanNerge-Henegouwen GP (1996) Cholesterol synthesis inhibitors in cholesterol gallstone disease. Scand J Gastroenterol Suppl 218: 56–60

Stott MA, Farrands DM, Guyer PB, Dewbury KC, Browning JJ, Sutton R (1991) Ultrasound of the common bile duct in patients undergoing cholecystectomy. J Clin Ultrasound 19: 73

Talley NJ, McNeil D, Piper DW (1984) Discriminant value of dyspeptic symptoms: A study of the clinical presentation of 221 patients with dyspepsia of unknown cause, peptic ulceration, and cholelithiasis. Gut 28: 40–45

Targarona EM, Andrade E, Balague C, Ardid J, Trias M (1997) Mirizzi's syndrome. Diagnostic and therapeutic controversies in the laparoscopic era. Surg Endosc 11: 842–845

Walters JR, Hood KA, Gleeson D, Ellul JP, Keightley A, Murphy GM, Dowling RH (1992) Combination therapy with oral ursodeoxycholic and chenodeoxycholic acids: Pretreatment computed tomography of the gallbladder improves gall stone dissolution efficacy. Gut 33: 375–380

Wenckert A, Robertson B (1966) The natural course of gallstone disease. Gastroenterology 50: 3736

Wetter AL, Way LW (1991) Surgical therapy of gallstone disease. Gastroenterol Clin North Am 20: 157–226

Zacko SF, Ramsby GR, Srb SM et al. (1990) Automatic computerized solvent litholysis (ACSL) for gallblader stones: Experience with methyl tert-butyl ether (MTBE) and a microprocessor assisted solvent transfer (MST) system. Gastroenterolgy 98: A647

Alkohol

H. K. Seitz · P. M. Suter

Inhalt

79.1 Epidemiologie *925*
79.2 Alkoholstoffwechsel *926*
79.2.1 Alkoholdehydrogenase *926*
79.2.2 Mikrosomaler Alkoholabbau *928*
79.2.3 Abbau von Acetaldehyd *929*
79.3 Alkoholeffekte auf die Ernährung *929*
79.3.1 Sekundäre Mangelernährung *929*
79.3.2 Energiestoffwechsel *930*
79.3.3 Fettlösliche Vitamine *931*
79.3.4 Wasserlösliche Vitamine *931*
79.3.5 Alkohol und Spurenelemente *933*
79.3.6 Alkoholtoxizität *933*

Die Verstoffwechselung des Alkohols findet zu 90 % in der Leber statt, wobei die Alkoholdehydrogenase (ADH) und das mikrosomale äthanoloxidierende System über Zytochrom P-4502E1 die entscheidenden Enzymsysteme darstellen.

Alkohol wird zu Acetaldehyd und Reduktionsäquivalenten in Form von NADH umgewandelt. Acetaldehyd hat toxische Potenz und führt über die Bildung von Neoantigenen zur Stimulation des Immunsystems.

Die Überflutung der Leberzelle mit Reduktionsäquivalenten führt zu schweren metabolischen Veränderungen (Hypoglykämie, Laktazidämie, Hyperurikämie, Fettleber, Hyperlipoproteinämie). Beim mikrosomalen Alkoholabbau entstehen Hydroxyäthylradikale, die die Leber schädigen. Eine Interaktion mit dem Stoffwechsel von Arzneimitteln, Xenobiotika und Karzinogenen findet statt.

Acetaldehyd wird mittels Acetaldehyddehydrogenase zu Acetat metabolisiert. Chronische Alkoholzufuhr führt zu primärer und sekundärer Mangelernährung, wobei bereits moderater Alkoholkonsum zu einer Suppression der Lipidoxidation (β-Oxidation) führt und damit einen möglichen Risikofaktor für Übergewicht darstellt.

Schwerer Alkoholmißbrauch dagegen verdrängt andere Energieträger aus der täglichen Nahrung, schädigt Darmmukosa, Pankreas und Leber und führt somit zur Maldigestion und Malabsorption. Das Ergebnis sind Diarrhöen und Gewichtsverlust. Auch Vitaminmangelzustände treten auf.

79.1 Epidemiologie

Je nach Dosis, Trinkgewohnheiten und Ernährungskultur kann Alkohol sowohl Nährstoff als auch Toxin sein.

Alkoholismus ist *die* Suchtkrankheit unserer Zeit. Neben 2,5–3 Mio. Alkoholabhängigen leiden zusätzlich ca. 10 Mio. Menschen in der Bundesrepublik Deutschland an Organschäden durch chronischen Alkoholmißbrauch.

Über 12 l reiner Alkohol wird im Jahr pro Kopf unserer Bevölkerung konsumiert. 30.000–40.000 Alkoholtote sind die Folge.

Folgeschäden

Von herausragender Bedeutung sind die Schädigungen des zentralen Nervensystems, der Leber, des Pankreas, des Gastrointestinaltrakts, des Herzens, der Muskulatur und der Knochen. Allein 15.000–20.000 Menschen sterben jährlich in Deutschland an den Folgen einer alkoholischen Leberzirrhose.

Hinzu kommt, daß chronischer Alkoholmißbrauch auch das Krebsrisiko für den oberen Gastrointestinaltrakt, für die Leber, das Rektum und die weibliche Brustdrüse signifikant erhöht.

Über 3 Viertel der Kopf- und Halstumoren wären durch Verzicht auf Alkohol und Rauchen vermeidbar.

So muß Alkohol als das wohl wichtigste diätetische Toxin betrachtet werden, wobei die toxische Wirkung für einige Organe bereits bei einer täglichen Dosis von 20 g (ca. 1/4 l Wein) beginnt.

Bezüglich organbezogener, nichtgastroenterologischer Toxizität wird auf neuere weiterführende Literatur verwiesen (Bode u. Bode 1995; Seitz u. Lieber 1995).

79.2
Alkoholstoffwechsel

Alkohol ist aufgrund seiner chemischen Struktur sehr gut in Wasser und Fett löslich und wird nach oraler Aufnahme nahezu vollständig von der Schleimhaut des Magens und des Dünndarms resorbiert. Die gastrointestinale Alkoholaufnahme ist von verschiedenen Faktoren abhängig, u. a. von
- der Alkoholkonzentration des aufgenommenen Getränks,
- der Schleimhautdurchblutung von Magen und Dünndarm,
- gleichzeitiger Nahrungsaufnahme,
- der Geschwindigkeit der Magenentleerung,
- der Körpertemperatur und
- dem Menstruationszyklus.

Alkohol kann im Gastrointestinaltrakt auch aus Kohlenhydraten unter Mitwirkung von gastrointestinalen Bakterien produziert, metabolisiert und zu Acetaldehyd (AA) umgebaut werden.

Resorption
Größere Alkoholmengen werden nach gastrointestinaler Resorption noch in der Schleimhaut selbst metabolisiert, wobei der Magen die wichtigste Rolle spielt. Allerdings findet der Hauptalkoholstoffwechsel zu über 90 % in der Leber statt. Maximal 10 % des aufgenommenen Alkohols werden unverändert über Lungen, Nieren und Haut eliminiert.

Abbauraten
Unter normalen Bedingungen werden bei einem gesunden Menschen ca. 120–150 mg Alkohol pro kg Körpergewicht pro Stunde metabolisiert, was einer Menge von etwa 10 g Alkohol pro Stunde bei einem normalgewichtigen Menschen entspricht. Die maximale metabolische Kapazität für insgesamt 24 h ist demnach auf etwa 240 g Alkohol anzusetzen.

Die Besonderheit des Alkoholstoffwechsels in der Leber liegt darin, daß es kein Feedbacksystem gibt. Die Enzymsysteme für den Alkoholstoffwechsel sind in Abb. 79.1 wiedergegeben.

79.2.1
Alkoholdehydrogenase

Das quantitativ bei weitem wichtigste Enzymsystem sind die Alkoholdehydrogenasen (ADH). Hiervon existieren verschiedene Isoenzyme mit unterschiedlichen elektrophoretischen und kinetischen Eigenschaften.

■ **Klasse-I-ADH-Isoenzym.** Von besonderer Bedeutung ist die Klasse-I-ADH in der Leber mit einer sehr hohen Affinität zum Alkohol.

Die Klasse I-ADH-Isoenzyme weisen eine hohe Affinität für Äthanol auf mit einer Michaelis-M-Konstante von ca. 1–2 mM und spielen für den Alkoholabbau die entscheidendste Rolle. Sie oxidieren primäre, sekundäre sowie tertiäre aliphatische Alkohole und einige zyklische Alkohole zu ihren korrespondierenden Aldehyden. Sie kommen vorwiegend in der Leber, im Gastrointestinaltrakt, in Hirn und Lunge vor.

■ **Klasse-IV-ADH-Isoenzym.** Ein weiteres sehr wichtiges ADH-Isoenzym ist die Klasse-IV-ADH (Sigma-ADH), die nur in der gastrointestinalen Mukosa mit Schwerpunkt im Magen und in der Speiseröhre vorkommt (Pares u. Farres 1996). Sie ist u. a. für den sog. First-pass-Stoffwechsel von Alkohol verantwortlich.

■ **Klasse-II-ADH-Isoenzym.** Das Klasse-II-ADH-Isoenzym kann Äthanol oxidieren, hat aber eine relativ hohe Michaelis-M-Konstante, so daß dieses Enzym für den Alkoholstoffwechsel beim Menschen keine große Bedeutung besitzt.

■ **Klasse-III-ADH-Isoenzym.** Die Klasse-III-ADH-Isoenzyme metabolisieren keine kurzkettigen, son-

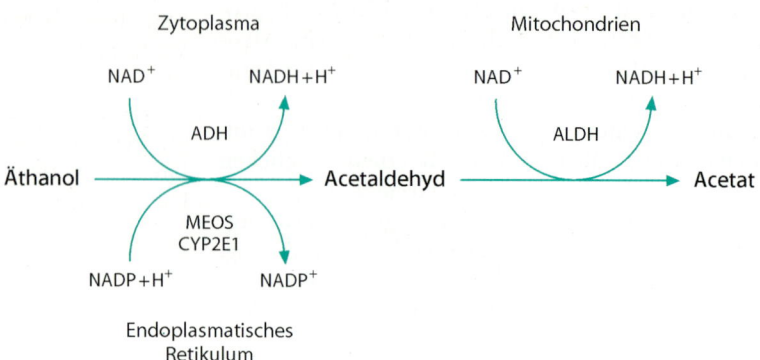

Abb. 79.1. Stoffwechsel von Alkohol und Acetaldehyd in der Leberzelle

dern nur langkettige Alkohole. Eine variante Form, die "atypische ADH" hat eine 6fach höhere spezifische Aktivität als das normale Enzym und wird bis zu 98 % bei der asiatischen Bevölkerung beobachtet (Teschke u. Lieber 1995).

Acetaldehyd (AA)

Insgesamt katalysiert die ADH die Oxidation von Alkohol mittels NAD^+ zu AA und NADH. AA ist eine hoch toxische Substanz, die schnell an Proteine bindet. Dabei können diese Proteine in ihrer Funktion gestört werden. Die wichtigsten Ziele für die AA-Schädigung sind (Lieber 1994; Seitz u. Simanowski 1987) im folgenden genannt.

■ **Mitochondrien.** Durch Schädigung der Membranstruktur treten Megamitochondrien auf. Hiermit verknüpft ist eine Funktionseinbuße mit Störung der Atmungskette und damit der Energiegewinnung sowie eine verminderte Aktivität der AA-Dehydrogenase (ALDH), dem wichtigsten Enzym für den AA-Abbau. Somit tritt ein Circulus vitiosus mit zunehmender Vermehrung der AA-Konzentrationen und gleichzeitiger Steigerung der mitochondrialen Schäden ein.

■ **Mikrotubuli.** Die Schädigung der Mikrotubuli, die für die Sekretion von zellulären Makromolekülen (Albumin, Transferrin, Lipoproteine) verantwortlich sind, führt zu einer Retention dieser Substanzen und damit zum histologisch erkennbaren "ballooning" der Hepatozyten.

■ **Glutathion.** Die Verminderung von Glutathion führt zu einer Störung der Detoxifikation von Xenobiotika und der beim Alkoholstoffwechsel auftretenden freien Radikale.

■ **Nukleäre Repairenzyme.** Dieser Effekt spielt bei der alkoholassoziierten Kokarzinogenese eine Rolle.

Neben dieser Schädigung durch AA führt die Bindung von AA an Proteine zu Neoantigenen, gegen die Antikörper produziert werden und die eine Kaskade von immunologischen Reaktionen hervorrufen können (Tuma u. Sorrell 1995; Niemelä et al. 1990).

Reduktionsäquivalente

Die Produktion von NADH führt zu einer Veränderung des Redoxpotentials in den Leberzellen und beeinflußt somit den Intermediärstoffwechsel (Lieber 1994; Seitz u. Simanowski 1987).

Folgende Veränderungen haben klinische Bedeutung:

■ **Verminderung von Pyruvat.** Dies geschieht durch vermehrte Produktion von Laktat. Bei verringerten Glykogenreserven in der Leber und herabgesetzter Aufnahme von Kohlenhydraten kann eine Verminderung des Pyruvats im Alkoholrausch zu einer *Hypoglykämie* durch eine geringere Glykoneogenese aus Pyruvat führen.

Eine solche Hypoglykämie muß frühzeitig erkannt und mit Glukose behandelt werden.

Wenn Glukose verabreicht wird, muß gleichzeitig Vitamin B_1 zugegeben werden, da die Spiegel erniedrigt sind und durch die Glukosebelastung (die Einschleusung von Acetyl-Co A in den Zitratzyklus benötigt Vitamin B_1) ein akuter Vitamin B_1-Mangel mit der klinischen Symptomatik eines *Wernicke-Korsakow-Syndroms* entstehen kann. | CAVE

■ **Verminderte Laktatproduktion.** Sie führt zu einer *Laktazidämie*. Außerdem entsteht eine Azidose im Tubulus mit stärkerem Auftreten nichtdissoziierter Harnsäure, die tubulär reabsorbiert wird und einen *Gichtanfall* auslösen kann.

■ **Höhere Fettsynthese.** Höhere Synthese von Fettsäuren und Triglyzeriden, verknüpft mit einer Hemmung der β-Oxidation, führt zur Ablagerung von Triglyzeriden in der Leber und somit zur alkoholischen *Fettleber* und zur *Hyperlipoproteinämie Typ IV und V* nach Frederickson.

■ **Gestörter Porphyrinstoffwechsel.** Störungen des Porphyrinstoffwechsels *können* eine sekundäre *Porphyrie* hervorrufen.

■ **Störungen des Intermediärstoffwechsels.** Insgesamt führt das Auftreten von Reduktionsäquivalenten zu schweren Störungen des Intermediärstoffwechsels. Die Produktion von AA bedingt toxische und immunologische Schäden der Leber.

Sehr wahrscheinlich wird auch die hepatische Fibrogenese durch Laktat und AA stimuliert. In diesem Zusammenhang ist darauf hinzuweisen, daß die ADH v. a. läppchenzentral am stärksten exprimiert wird. Die Produktion von AA und Reduktionsäquivalenten ist dort am ausgeprägtesten. Aus diesem Grund beginnt die Fettdeposition und die Kollagenneubildung perivenulär und breitet sich von dort aus (Maher u. Friedman 1995).

79.2.2
Mikrosomaler Alkoholabbau

Ein weiterer Stoffwechsel von Alkohol findet in den Mikrosomen der Leberzelle statt. Dieser Stoffwechselweg wurde *mikrosomal äthanoloxidierendes System* (MEOS) genannt und ist *Zytochrom-P-4502E1*-(CYP2E1-)abhängig. Dieser Alkoholoxidationsweg benötigt NADPH als Kofaktor und molekularen Sauerstoff.

Das MEOS weist eine wesentlich höhere Michaelis-M-Konstante als die ADH von 7–11 mM für Äthanol auf.

Neben Äthanol werden auch andere primäre aliphatische Alkohole, sekundäre und tertiäre Alkohole verstoffwechselt.

MEOS bei chronischem Alkoholkonsum

Der CYP2E1-abhängige Alkoholstoffwechsel ist durch chronische Alkoholzufuhr induzierbar, nimmt im Alter ab und ist durch bestimmte Ernährungsfaktoren beeinflußbar. Unter normalen Bedingungen greift dieser Stoffwechselweg bei höheren Alkoholkonzentrationen ein, spielt aber eine besondere Rolle nach Induktion bei chronischen Alkoholkonsumenten. Hierbei sind 2 Faktoren von besonderer Bedeutung:
- die Produktion von Hydroxyäthylradikalen über das CYP2E1-abhängige Alkoholoxidationssystem (Albano et al. 1996) sowie
- die Interaktion des mikrosomalen Alkoholstoffwechsels mit Xenobiotika, Arzneimitteln und Karzinogenen (Seitz u. Osswald 1992; Seitz u. Lieber 1995).

Es konnte gezeigt werden, daß die Induktion von CYP2E1 zu einer gesteigerten Produktion von Hydroxyäthylradikalen und zur Lipidperoxidation führt, was die Leberschäden verstärkt (Albano et al. 1996). Die Unterdrückung der CYP2E1-Aktivität führt zu einer Verbesserung der Leberhistologie (Morimoto et al. 1995).

Inhibition des Medikamentenabbaus

Da eine Reihe von Xenobiotika ebenfalls über CYP2E1 metabolisiert werden, ist eine Interaktion an der CYP2E1-Bindung nicht verwunderlich. In Gegenwart von Medikamenten wird Alkohol zumeist bevorzugt verstoffwechselt. In dieser Situation ist der Abbau vieler Arzneimittel gehemmt, was zu einer Steigerung ihrer Wirkung am Zielorgan führen kann. Hier sind besonders zentral wirkende Psychopharmaka zu nennen, wie Benzodiazepine, Barbiturate u. a., deren Konzentration im Blut bei gleichzeitigem Alkoholkonsum erhöht ist (Seitz u. Lieber 1995).

Induktion des Medikamentenabbaus

Chronischer Alkoholkonsum hingegen führt zu einer Proliferation des glatten endoplasmatischen Retikulums, was einer Induktion von CYP2E1 entspricht und mit einem beschleunigten Stoffwechsel von Xenobiotika einhergeht. Durch diese Beschleunigung des mikrosomalen Abbaus von Arzneimitteln werden gelegentlich therapeutische Blutkonzentrationen unterschritten. Eine entsprechende Dosisanpassung des Medikaments ist dann nötig (Seitz u. Lieber 1995).

■ **Toxische Intermediärprodukte.** Auch Prokarzinogene können vermehrt aktiviert werden und somit zu einer Förderung der Karzinogenese beitragen. Aufgrund desselben Mechanismus ist auch die Toxizität verschiedener Xenobiotika bei chronischem Alkoholabusus erhöht, da einige Arzneimittel und Xenobiotika durch mikrosomalen Stoffwechsel zu toxischen Intermediärprodukten metabolisiert werden. Hierzu zählen u. a. Paracetamol, Isoniazid, Halothan und Enfluran, Tetrachlorkohlenstoffe, verschiedene Lösungsmittel, aber auch Kokain (Seitz u. Osswald 1992).

Für die Praxis bedeutet dies neben der Dosisadaptation die Vermeidung der Zufuhr der genannten Medikamente beim Alkoholiker, da bereits kleinere Dosen von z. B. Paracetamol hier zu schweren Leberschäden führen können. Da die ubiquitär vorkommenden Nitrosamine ebenfalls über dasselbe Zytochrom wie Alkohol aktiviert werden, kann eine solche vermehrte Aktivierung beim Alkoholiker zur Karzinogenese in bestimmten Organen beitragen.

■ **Lösungsmittel.** In diesem Zusammenhang muß auf Kombinationsschäden von Alkohol und Lösungsmitteln hingewiesen werden, wie sie bei Arbeitern in der Lösungsmittelindustrie beschrieben wurden.

So führt z. B. chronische Alkoholzufuhr am Abend zu einer Induktion von CYP2E1, ohne direkt einen Leberschaden auszulösen. Am darauffolgenden Morgen hingegen wird am Arbeitsplatz über dieses CYP2E1 vermehrt Lösungsmittel zu toxischen Intermediärprodukten metabolisiert, obwohl die mittlere Arbeitsplatzkonzentration dieses Lösungsmittels korrekt eingehalten wird. Das Ergebnis ist ein Alkohol-Lösungsmittel-Kombinationsschaden der Leber. Die Zusammenhänge sind in Abb. 79.2 a–d illustriert.

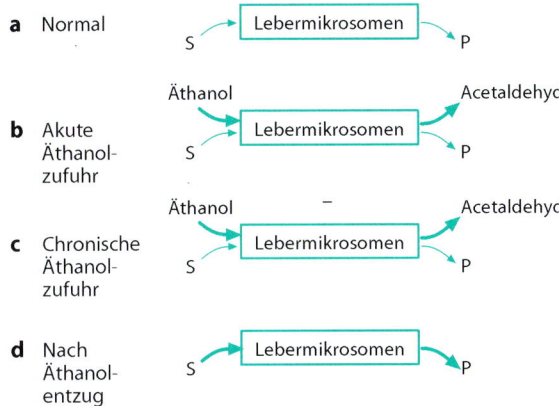

Abb. 79.2 a–d. Interaktion zwischen mikrosomalem Stoffwechsel von Äthanol und dem von Arzneimitteln, Xenobiotika und Prokarzinogenen: **a** Ein Substrat (*S*) wird in ein Produkt (*P*) umgewandelt. **b** In der Gegenwart von Äthanol wird diese Umwandlung gehemmt und dafür Äthanol zu Acetaldehyd verstoffwechselt. **c** Bei chronischer Alkoholzufuhr kommt es zur mikrosomalen Enzyminduktion, wobei noch mehr Äthanol zu Acetaldehyd umgewandelt wird. **d** Wird dann Äthanol entzogen, so wird vermehrt S zu P umgesetzt (beschleunigter Arzneimittelabbau, gesteigerte Produktion von toxischen Intermediärmetaboliten und verstärkte Aktivierung von Prokarzinogenen; zur weiteren Klärung s. Text)

79.2.3
Abbau von Acetaldehyd

Die Acetaldehyddehydrogenase (ALDH) existiert in verschiedenen Isoenyzmformen, die genetisch determiniert sind. Ein genetisch angelegter Mangel eines ALDH-Isoenzyms kann bei einem großen Prozentsatz der asiatischen Bevölkerung zu einer Flush-Symptomatik nach Alkoholzufuhr führen. Auch verschiedene Medikamente hemmen die ALDH-Aktivität in der Leber und lösen einen solchen Flush aus. Dies wurde zunächst für Cyanamid und Disulfiram beobachtet. Die Disulfiram-Alkohol-Reaktion manifestiert sich durch Gesichtsröte, Schwäche, Übelkeit und Erbrechen. Auch Antidiabetika vom Sulfonylharnstofftyp und Metronidazol hemmen die ALDH und können nach Alkoholzufuhr solche Symptome verursachen (Seitz u. Lieber 1995).

79.3
Alkoholeffekte auf die Ernährung

Alkohol beeinflußt den Stoffwechsel aller essentiellen und nichtessentiellen Nährstoffe. Grundsätzlich hängen die Alkoholeffekte auf die einzelnen Nährstoffe ab von

- der absoluten Trinkmenge,
- der Trinkfrequenz,
- der Adäquatheit der Zufuhr von einzelnen Nährstoffen und
- dem Vorhandensein alkoholischer Organschäden.

Der Stoffwechsel der einzelnen Nährstoffe kann auf allen Stufen beeinflußt werden. Exzessive Alkoholkonsumenten zeigen eine primäre Mangelernährung durch verminderte Nährstoffzufuhr.

79.3.1
Sekundäre Mangelernährung

Infolge des chronischen Alkoholkonsums und den assoziierten Funktions- und Organschäden tritt im Verlauf die sekundäre Mangelernährung (Nährstoffmangel aufgrund von Veränderungen verschiedenster Organfunktionen) hinzu.

Es kommt zu einer Malabsorption
- durch die Wirkung des Alkohols auf die intestinale Motilität,
- durch direkte und indirekte biochemische sowie morphologische Mukosaeffekte,
- zirkulatorische Phänomene oder auch
- durch die Hemmung der Na-K-ATPase an der basolateralen Membran der Mukosazelle.

So werden vor allem aktive Transportsysteme beeinträchtigt (Glukose, Vitamine, Aminosäuren). Bei Vorliegen einer chronischen Pankreasinsuffizienz wird die Maldigestion und Malabsorption weiter gefördert.

Metabolische Veränderungen

Die Alkoholeffekte beeinträchtigen jedoch auch Transportphänomene einzelner Nährstoffe im Blut (postabsorptiv sowie nach metabolischer Aktivierung in der Leber). Die Speicherung (v. a. Vitamine) und metabolische Aktivierung (z. B. Phosphorylierung) in der Leber ist vermindert. Die Ausscheidung einzelner Nährstoffe im Urin (z. B. Zink, Vitamin B_1) ist beim chronischen Alkoholkonsumenten ebenfalls erhöht.

Diese Beeinträchtigung des Stoffwechsels auf mehreren Stufen führt zu einer Verstärkung des Nährstoffmangels und der Alkoholtoxizität infolge verschiedenster Interaktionen. Ein klassisches Beispiel hierfür ist die Folsäure, welche infolge des exzessiven Alkoholkonsums malabsorbiert wird, der Folsäuremangel seinerseits jedoch führt infolge verschiedenster Mukosaeffekte zu einer Malabsorption anderer Nährstoffe (Übersichten bei Lieber 1991; Seitz u. Suter 1994; Suter 1995).

79.3.2 Energiestoffwechsel

Der Energiegehalt des Alkohols (7,1 kcal/g; 30 kJ/g) liegt zwischen den Kohlenhydraten (4 kcal/g; 17,7 kJ/g) und Fett (9 kcal/g; 37,6 kJ/g). Bei exzessiven Trinkern kann der Alkohol bis zu 50 % der täglichen Energiezufuhr ausmachen. Es ist jedoch nach wie vor umstritten, zu welchem Anteil die Alkoholkalorien in der Energiebilanz von Bedeutung sind. Neuere Untersuchungen deuten darauf hin, daß der moderate Konsum von Alkohol aufgrund seiner metabolischen Wirkung als Risikofaktor für die Entwicklung von Übergewicht zu betrachten ist.

Trinkmuster

Der Anteil der Alkoholenergie, welcher zur ATP-Produktion (d. h. Energieproduktion) verwertet werden kann, ist je nach Trinkmuster sehr unterschiedlich. 2 Trink-Eß-Muster werden unterschieden: Entweder wird der Alkohol zu den üblichen Energiequellen dazugegeben (Alkoholaddition) oder die üblicherweise konsumierten Energiequellen werden durch Alkohol ersetzt (Alkoholsubstitution; Abb. 79.3). Das erste Trinkmuster ist weitaus verbreiteter. Das letztere findet sich kaum beim moderaten Konsumenten, hingegen typischerweise beim exzessiven Trinker, und entsprechend ist der Gewichtsverlust auch ein klassisches Leitsymptom bei chronischem Alkoholmißbrauch.

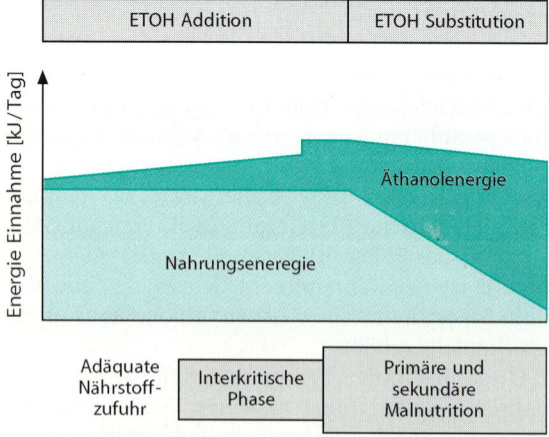

Abb. 79.3. Interaktion und Dynamik von direkter Alkoholtoxizität mit Mangelernährung primären oder sekundären Ursprungs. Sekundäre Mangelernährung wird entweder durch Maldigestion oder Malabsorption oder gestörte Utilisation (verminderte Aktivierung und/oder vermehrte Inaktivierung) von Nahrungsmitteln hervorgerufen. Sowie die direkte Toxizität von Alkohol als auch die Mangelernährung – primär oder sekundär – beeinflußt die Funktion und Struktur von Leber und Darm

Energieproduktion

Die Effekte des moderaten Alkoholkonsums auf den Energiestoffwechsel werden zur Zeit noch kontrovers diskutiert. Beim moderaten, gesunden Alkoholkonsumenten bewirkt der Alkohol eine vermehrte Energiezufuhr infolge des beträchtlichen Energiegehalts des Alkohols. Darüber hinaus bewirkt der Alkohol eine Zunahme der Fettzufuhr, die einen der wichtigsten Risikofaktoren für die Gewichtszunahme darstellt (Suter et al. 1992).

Da die Alkoholkalorien keinem regulatorischen System unterworfen sind, werden sie auch als „unregulierte Kalorien" bezeichnet. Im Vergleich zu den anderen Energiequellen bewirkt die Zufuhr von Alkohol eine beträchtliche Zunahme der Thermogenese (Suter et al. 1994). Die alkoholinduzierte Thermogenese hängt vom metabolischen Abbauweg des Alkohols ab (ADH vs. MEOS). Beim moderaten Trinker scheint die Thermogenese des Alkohols im Bereich zwischen 15–20 % des Energiegehalts des Alkohols zu liegen. Sie liegt beim chronisch exzessiven Trinker jedoch wahrscheinlich viel höher (Alkoholmetabolismus via MEOS).

Suppression der Lipidoxidation

Für die Beibehaltung eines stabilen Körpergewichts scheint neben einer ausgewogenen Energiebilanz die Aufrechterhaltung einer ausgewogenen Substratbilanz von ebenso großer Bedeutung zu sein. Die pathophysiologische Bedeutung der verminderten hepatischen Lipidoxidation mit der daraus resultierenden Verfettung wurde bereits erwähnt. Weniger bekannt ist jedoch die Suppression der Lipidoxidation (β-Oxidation) auf Ganzkörperniveau. So führte bei gesunden jungen Probanden die Einnahme von 25 % des Energiebedarfs in Form von Alkohol zu einer Verminderung der Fettoxidation um ca. 33 % (d. h. ca. 40–50 g) pro Tag im Vergleich zu einem Kontrolltag ohne Alkohol (Suter et al. 1992). Diese Suppression der Lipidoxidation muß entsprechend zu einer Zunahme des Körpergewichts bei moderaten Trinkern führen, sofern diese positive Energiebilanz nicht anderweitig kompensiert wird.

Die suppressiven Effekte des Alkohols auf die Lipidoxidation können jedoch durch eine verminderte Fettzufuhr kompensiert werden. Um diese metabolischen Effekte des Alkohols auf die Energiebilanz zu kompensieren, sollte zur Beibehaltung der Gewichtsstabilität die Zufuhr von Fett im Verhältnis 1:1 bei Alkoholkonsum reduziert werden.

79.3.3
Fettlösliche Vitamine

Vitamin A
Die Vitamin A-Zufuhr ist bei chronischer Alkoholzufuhr deutlich erniedrigt, was infolge direkter und indirekter Phänomene zu verminderten Leberspeichern führt. Alkohol bewirkt beträchtliche Veränderungen des Vitamin A-Stoffwechsels, welche v. a. durch eine Verstärkung der Toxizität charakterisiert sind (Leo u. Lieber 1983, 1988). Er bewirkt eine vermehrte Vitamin A-Mobilisation aus der Leber mit Anstieg der Retinylester im Serum. Erhöhte Retinylester sind mit erhöhter Vitamin A-Toxizität assoziiert und werden auch als deren Marker verwendet.

Alkoholzufuhr führt außerdem zu vermehrten Vitamin A-Verlusten durch die Galle (Glukuronide von Vitamin A) sowie zu einer vermehrten Metabolisierung durch induziertes mikrosomales CYP2E1 und mikrosomale Retinoldehydrogenase.

■ **Substitution.**
CAVE
Der hepatische Vitamin A-Mangel wird oft als Argument zur Verabreichung von Vitamin A aufgeführt. Bei chronischem Alkoholmißbrauch ist dies jedoch kontraindiziert, zumal bereits geringste Mengen an Vitamin A (5.000 IU/Tag) zu einem Anstieg der Retinylester mit Hepatotoxizität führen können.

Entsprechend sollten Vitamin A-Supplemente beim chronischen Alkoholkonsumenten nur mit größter Vorsicht und nur beim Vorliegen von klinischen Vitamin A-Mangelerscheinungen angewendet werden.

■ **β-Karotin.** Obwohl dem β-Karotin i. allg. eine fehlende Toxizität nachgesagt wird, trifft dies beim chronischen Alkoholkonsumenten nicht zu. Im Tierversuch kommt es zu einer Akkumulation von Karotinoiden in verschiedenen Geweben infolge einer verminderten Clearance, wahrscheinlich als Folge einer alkoholassoziierten Verminderung der Transformation von β-Karotin zu Vitamin A.

Diese hepatische β-Karotin-Akkumulation ist jedoch mit morphologischen und biochemischen Veränderungen der Leberstruktur assoziiert. Entsprechend dieser z. T. noch kontroversen Befunde soll auch eine β-Karotin-Supplementierung beim exzessiven Alkoholkonsumenten nur mit größter Vorsicht und klinisch biochemischem Monitoring erfolgen.

Vitamin E
Ganz im Gegensatz zu Vitamin A scheinen die Vitamin E-Effekte beim Trinker günstig und ungefährlich zu sein. Ein großer Teil der alkoholassoziierten Pathologie ist durch freie Radikale bedingt. Verschiedenste Antioxidantien können diesen freien Radikalreaktionen auf dem Niveau der meisten Organe entgegenwirken.

Die Versorgungslage mit Vitamin E ist beim chronischen Alkoholkonsumenten in der Regel eingeschränkt (Kawase et al. 1989).

■ **Hepatische Vitamin E-Konzentration.** Die Plasma-Vitamin E-Konzentration ist bei Alkoholikern erniedrigt, auch die hepatische Fraktion ist vermindert. Letzteres ist nicht nur durch die verminderte Zufuhr von Vitamin E in der Nahrung und die vermehrte freie Radikalaktivität infolge des Alkoholkonsums in der Leber bedingt, sondern evtl. auch durch die vermehrte hepatische Bildung von Tocopheryl-Quinon. Alkohol bewirkt auch eine Veränderung der Verhältnisse von α-Tocopherol zu γ-Tocopherol (Meydani et al. 1991).

Tierexperimentell konnte die Verminderung der hepatischen Vitamin A-Speicher (bei der freie Radikale von großer pathophysiologischer Bedeutung sind) infolge Alkohol durch eine Vitamin E-Supplementierung vermindert werden. Eine gezielte und kontrollierte Vitamin E-Supplementierung bei schweren Alkoholkonsumenten scheint aufgrund des aktuellen Sachverhalts indiziert und ohne besondere Risiken zu sein.

Vitamin D
Die Vitamin D-Versorgungslage von Alkoholikern ist unabhängig vom Funktionszustand der Leber beeinträchtigt. Entsprechend finden sich bei exzessiven Konsumenten häufiger Knochenfrakturen infolge der Häufung von metabolischen Knochenerkrankungen wie Osteopenie, Osteoporose und Osteomalazie. Verschiedene Vitamin D-Metabolite können möglicherweise auch die Regenerationsantwort der Leber modulieren. Aufgrund der beträchtlichen Toxizität von Vitamin D (Hyperkalzämie) wird eine systematische Vitamin D-Supplementierung von Alkoholikern nicht empfohlen, vielmehr soll im Einzelfall entschieden werden.

79.3.4
Wasserlösliche Vitamine

Der Stoffwechsel aller wasserlöslichen Vitamine wird durch Alkohol beeinflußt. Aufgrund der vorhandenen Daten scheint der Alkohol jedoch die potentielle Toxizität der einzelnen Vitamine nicht zu beeinflussen.

Vitamin B$_1$ (Thiamin)

Bis zu 80 % der Alkoholiker zeigen einen ausgeprägten Thiaminmangel, welcher in der Regel multifaktoriell ist. Nebst der verminderten Zufuhr steht v. a. die Beeinträchtigung des aktiven Transports des Vitamins auf dem Niveau der Mukosa durch Alkohol im Vordergrund. Auch beim Nichtalkoholiker wird die aktive Thiaminabsorption durch Alkohol sofort gehemmt. Alkohol und seine Metabolite führen des weiteren zu spezifischen Veränderungen im Intermediärmetabolismus, welche mit einem erhöhten Thiaminbedarf einhergehen.

■ **Metabolismus.** Infolge der Beeinträchtigung der Leberfunktion kann das Vitamin nur ungenügend aktiviert, d. h. phosphoryliert (Bildung von Thiaminpyrophosphat) werden. Die Vitaminspeicher im Muskel sind aufgrund der alkoholbedingten Myopathie massiv reduziert. Alkohol fördert des weiteren die Thiaminverluste im Urin. Diuretika, welche zur Behandlung der Ödeme im Rahmen der Leberinsuffizienz eingesetzt werden, bewirken eine vermehrte Ausscheidung des Vitamins im Urin. Die Verabreichung von Vitamin B$_1$ ist auch bei höheren Dosen sicher und ungefährlich.

Vitamin B$_2$ (Riboflavin)

In Abhängigkeit vom Ausmaß der Leberschädigung findet sich bei bis zu 50 % der Alkoholiker ein Riboflavinmangel. Dies führt zur Beeinträchtigung verschiedenster Oxidations-Reduktions-Reaktionen im Intermediärstoffwechsel, in denen die riboflavinhaltigen Enzyme FMN und FAD (Flavin-Mono-Nucleotid und Flavin-Adenin-Dinucleotid) als Koenzyme fungieren.

■ **Bioverfügbarkeit.** Neben der verminderten Zufuhr stellt die verminderte Bioverfügbarkeit des Vitamins die Hauptursache für Mangelsituationen beim chronischen Alkoholkonsumenten dar. Sie ist v. a. durch eine alkoholinduzierte Verminderung der intraluminalen Hydrolyse von FAD sowie Enzymhemmung bedingt. Ähnliche Phänomene finden sich auch auf Organniveau (u. a. auch in der Leber). Auch beim Alkoholkonsumenten besteht ein Riboflavinmangel nur selten isoliert, sondern zeigt sich vielmehr zusammen mit einem allgemeinen Vitamin B-Komplex-Mangel.

Vitamin B$_6$

Vitamin B$_6$ bzw. seine phosphorylierten Derivate üben in über 100 Reaktionen des Intermediärstoffwechsels Koenzymfunktionen aus. Die wichtige aktive Form des Vitamins, das Pyridoxal-5-Phosphat, wird in der Leber synthetisiert. Entsprechend wird der Stoffwechsel dieses Vitamins durch jede Leberfunktionsstörung in Mitleidenschaft gezogen. Aber auch Alkoholiker ohne Leberschädigung zeigen in bis zu 50 % der Fälle einen Vitamin B$_6$-Mangel.

Die Hauptursachen für den Vitamin B$_6$-Mangel sind
- die verminderte Zufuhr,
- die verminderte Bioverfügbarkeit infolge Beeinträchtigung der Freisetzung aus der Proteinbindung in der Nahrung und
- die verminderte Aktivierung und vermehrte Verluste im Urin.

Der Alkoholmetabolit AA bewirkt eine vermehrte Degradation von Vitamin B$_6$ infolge einer von ihm induzierten vermehrten Freisetzung des Vitamins von seiner Proteinbindung.

Vitamin B$_{12}$

Alkoholiker zeigen oftmals einen Vitamin B$_{12}$-Mangel. Aufgrund der relativ großen Speicher tritt ein Vitamin B$_{12}$-Mangel erst nach einer längeren Latenzphase auf. Ätiologisch spielt die verminderte Zufuhr und verminderte Absorption (häufig auch infolge einer atrophischen Gastritis) eine zentrale Rolle. In Anbetracht der bedeutenden Rolle des Vitamins als Methylgruppendonator kann bei erniedrigten Vitamin B$_{12}$-Spiegeln eine parenterale Gabe dieses Vitamins evtl. von großem Nutzen sein.

Folsäure

Die ungenügende Folsäureversorgung zählt zu den häufigsten alkoholassoziierten Mangelzuständen überhaupt. Bis zu 50 % der chronischen Alkoholiker zeigen eine tiefe Serum- und/oder Erythrozytenfolsäurekonzentration.

Aufgrund des höheren Folsäuregehaltes von Bier zeigen Biertrinker höhere Serumspiegel im Vergleich zu Konsumenten anderer Alkoholika. Der Folsäuremangel führt bereits früh zu Veränderungen der Darmmukosa mit daraus resultierender Malabsorption von anderen Nährstoffen (sekundäre Malnutrition; Tamura et al. 1981). Neben der Malabsorption spielt aber auch die verminderte Speicherfähigkeit in der Leber sowie vermehrte Destruktion des Vitamins (u. a. durch freie Radikale) eine wichtige Rolle in der Pathogenese des Folsäuremangels. Eine gewebespezifische Abnahme der Folsäure kann u. U. in der Pathogenese, z. B. des Kolonkarzinoms, von Bedeutung sein. Die Aufrechterhaltung einer adäquaten Folsäureversorgung ist bei allen Alkoholkonsumenten angezeigt.

Vitamin C
Alkoholiker weisen erniedrigte Plasma- und Leukozyten-Vitamin C-Spiegel auf. Der Vitamin C-Mangel ist durch eine verminderte Zufuhr bedingt, wobei jedoch auch die Ausscheidung von Vitamin C im Urin bereits durch die einmalige akute Einnahme von Alkohol gefördert wird. Durch eine adäquate Vitamin C-Versorgung können direkte toxische Alkoholwirkungen und jene von AA z. T. antagonisiert werden (Kontrolle von freien Radikalreaktionen).

79.3.5
Alkohol und Spurenelemente

Exzessiver Alkoholkonsum über längere Zeit führt zu einem Verlust von Magnesium, Zink und Selen.

■ **Zink.** Der Zinkmangel tritt wegen verminderter Absorption, aber auch wegen erhöhter Ausscheidung von Zink im Urin auf, insbesondere beim Vorliegen einer Lebererkrankung (Bode et al. 1988). Alkoholiker mit Zinkmangel können folgende typische Symptome aufweisen:
- Geschmacksstörung,
- Hypogonadismus,
- Infertilität und
- Störungen des Dämmerungssehens.

Das letztgenannte Symptom tritt infolge Alteration im Vitamin A-Metabolismus auf, zumal Zink für die Umwandlung von Retinol in Retinal benötigt wird. Ferner ist bei Zinkmangel auch die Synthese des Retinol-bindenden-Proteins in der Leber vermindert, was seinerseits den Vitamin A-Status beeinträchtigt.
Ein Zinkmangel kann die Alkoholtoxizität erhöhen, zumal das limitierende Enzym im Alkoholabbau, die ADH, ein 4-Zink-Atom enthaltendes Zinkmetalloenzym ist. Die Aktivität des Zink-Kupfer-Enzyms Superoxiddismutase, das eine wichtige Rolle in der antioxidativen Abwehr spielt, ist im Zinkmangel ebenfalls vermindert. Des weiteren scheint Zink auch in der Pathogenese des alkoholassoziierten Ösophaguskarzinoms eine Rolle zu spielen.

■ **Selen.** Die Essentialität von Selen ist durch die Funktion der Glutathionperoxidase bedingt, welche für die Neutralisation verschiedener organischer Peroxide zuständig ist. Selenmangel kann selbst zu Leberschäden führen. Es wird angenommen, daß ein Selenmangel eine direkte Rolle in der Pathogenese der alkoholischen Lebererkrankung spielt.

79.3.6
Alkoholtoxizität

Wie bereits ausgeführt, führt chronischer Alkoholmißbrauch zu schweren Schäden des Gastrointestinaltrakts, der Leber und des Pankreas. Diese Mukosaschäden gehen z. T. mit einer gestörten Funktion einher, so daß Störungen der Sekretion und Absorption die Folge sind. Chronischer Alkoholkonsum ist die bedeutendste Ursache einer erworbenen Laktoseintoleranz.

Steigerung der Karzinogenese
Des weiteren führt chronischer Alkoholmißbrauch zu einer Steigerung der Karzinogenese im Bereich von Mundhöhle, Pharynx und Ösophagus sowie im Rektum. Alkohol verändert auch die Motilität verschiedener gastrointestinaler Abschnitte einschließlich des Magens.

Auswirkungen auf den Magen-Darm-Trakt
Alkoholkonzentrationen unter 10 % und über 10 % hemmen die Magenentleerung. Dies ist von besonderer Bedeutung beim Vorliegen einer diabetischen Gastroparese. Spezifische Magen-Darm-Erkrankungen, hervorgerufen durch chronischen Alkoholmißbrauch, sind:
- Mundhöhle:
  - Stomatitis und Gingivitis,
  - Karies,
  - Parotitis,
  - Oropharynxkarzinom;
- Ösophagus:
  - gestörte Motilität,
  - Refluxösophagitis,
  - Ösophaguskarzinom;
- Magen:
  - erosiv-hämorrhagische Gastritis,
  - Mallory-Weiss-Syndrom,
  - Säuresekretionsstörung,
  - Magenentleerungsstörungen;
- Dünndarm:
  - Duodenitis,
  - sekundäre Laktoseintoleranz,
  - Motilitätsstörungen,
  - Resorptionsstörungen (nahezu alle Nahrungsbestandteile),
  - bakterielle Fehlbesiedelung,
  - Permeationsstörungen mit vermehrter Aufnahme von Endotoxinen;
- Dickdarm:
  - Stimulation der Wassersekretion,
  - Motilitätsstörungen,
  - Rektumkarzinom,
  - Alkohol-bedingte Erkrankungen der Leber sind in Kap. 43 und des Pankreas in Kap. 39 beschrieben.

Literatur

Albano E, Clott TP, Morimoto M, Tomasi A, Ingelman-Sundberg M, French SW (1996) Role of cytochrome P-4502E1-dependent formation of hydroxyethyl free radicals in the development of liver damage in rats intragastrically fed with ethanol. Hepatology 21: 155-163

Bode Ch, Bode JCh (1995) Ernährungs- und Gesundheitsstörungen durch Alkoholmißbrauch. In: Biesalski H-K, Fürst P, Kasper H, Kluthe R, Pölert W, Puchstein C, Staehelin HB (Hrsg) Ernährungsmedizin. Thieme, Stuttgart, S 8-395

Bode JC, Hanisch P, Henning H, Koenig W, Richter F-W, Bode C (1988) Hepatic zinc content in patients with various stages of alcoholic liver disease and in patients with chronic active and chronic persistent hepatitis. Hepatology 8: 1605

Kawase T, Kato S, Lieber CS (1989) Lipid peroxidation and antioxidant defense systems in rat liver after chronic ethanol feeding. Hepatology 10: 815-821

Leo MA, Lieber CS (1983) Hepatic fibrosis after long-term administration of ethanol and moderate vitamin A suppmentation in the rat. Hepatology 2: 1-11

Leo MA, Lieber CS (1988) Hypovitaminosis A: a liver's lover lament. Hepatology 8: 412-417

Lieber CS (1991) Alcohol, liver, and nutrition. J Am Coll Nutr 10: 602-632

Lieber CS (1994) Alcohol and the liver: 1994 update. Gastroenterology 106: 1085-1105

Maher JJ, Friedman SL (1995) Pathogenesis of hepatic fibrosis. In: Hall P (ed) Alcoholic liver disease - pathology and pathogenesis, 2nd edn. Edward Arnold, London Boston Melbourne Aukland, pp 71-88

Meydani M, Seitz HK, Blumberg JB, Russell RM (1991) Effect of chronic ethanol feeding on hepatic and extrahepatic distribution of vitamin E in rats. Alholism Clin Exp Res 15: 771-774

Morimoto M, Hagbjörg AL, Wanyjy-Fu PC, Clott P, Albano E, Ingelman-Sundberg M, French SW (1995) Modulation of experimental alcohol induced liver disease by cytochrome P-4502E1 inhibitors. Hepatology 21: 1610-1617

Niemelä O, Juvonen T, Parkkila S (1990) Immunohistochemical demonstration of acetaldehyde-modified epitopes in human liver after alcohol consumption. J Clin Invest 87: 1367-1374

Pares X, Farres J (1996) Alcohol and aldehyde dehydrogenases in the gastrointestinal tract. In: Preedy VR, Watson RR (eds) Alcohol and the gastrointestinal tract. CRC, Boca Raton New York London Tokyo, pp 41-56

Seitz HK, Lieber CS (1995) Alkohol und Interaktionen mit Arzneimitteln, Xenobiotika, Arbeitsplatztoxinen und Prokarzinogenen. In: Seitz HK, Lieber CS, Simanowski UA (Hrsg) Alkohol, Alkoholismus, alkoholbedingte Organschäden. Barth, Leipzig Heidelberg, S 135-148

Seitz HK, Osswald B (1992) Effect of ethanol on procarcinogen activation. In: Watson RR (ed) Alcohol and cancer. CRC, Boca Raton Ann Arbor London Tokyo, pp 55-72

Seitz HK, Simanowski UA (1987) Metabolic and nutritional effects of ethanol. In: Hathcock JN (ed) Nutritional toxicology, vol II. Academic Press, Orlando New York London Sydney Tokyo, pp 63-104

Seitz HK, Suter P (1994) Ethanol toxicity and nutritional status. In: Kotsonis FN, Mackey M, Hjelle J (eds) Nutrition toxicology. Raven, New York, pp 95-116

Suter PM (1995) Alkohol, Toxizität und Ernährung. In: Seitz HK, Lieber CS, Simanowski UA (Hrsg) Alkohol, Alkoholismus, alkoholbedingte Organschäden. Barth, Leipzig Heidelberg, S 325-348

Suter PM, Schutz Y, Jéquier E (1992) The effect of ethanol on fat storage in healthy subjects. N Engl J Med 326: 983-987

Suter PM, Jéquier E, Schutz Y (1994) The effect of ethanol on energy expenditure. Am J Physiol 266: R1204-R1212

Tamura T, Romero JJ, Watson JE, Gong EJ, Halsted CH (1981) hepatic folate metabolism in chronic alcoholic monkey. J Lab Clin Med 97: 654-661

Teschke R, Lieber CS (1995) Alkoholstoffwechsel: Alkoholdehydrogenase und mikrosomal Äthanol oxidierendes System. In: Seitz HK, Lieber CS, Simanowski UA (Hrsg) Alkohol, Alkoholismus, alkoholbedingte Organschäden. Barth, Leipzig Heidelberg, S 135-148

Tuma DJ, Sorrell MF (1995) The role of acetaldehyde adducts in liver injury. In: Hall EP (ed) Alcoholic liver disease - pathology and pathogenesis, 2nd edn. Edward Arnold, London Boston Melbourne Auckland, pp 89-99

Fettleber

K. H. W. Böker · M. P. Manns

Inhalt

80.1 Ätiologie und Pathogenese 935
80.2 Klinische Symptome 936
80.3 Diagnostik 936
80.3.1 Laborchemische Untersuchungen 936
80.3.2 Bildgebende Verfahren 936
80.3.3 Histologie 937
80.4 Therapie und Prognose 939
80.4.1 Fettleber 939
80.4.2 Fettleberhepatitis 939
80.5 Sonderformen der Fettleber 940
80.5.1 Fokale Verfettung 940
80.5.2 Hungerfettleber (Kwashiorkor) 940
80.5.3 Fettleber bei parenteraler Ernährung 940

Die normale menschliche Leber enthält weniger als 5 % Fett, hauptsächlich in Form von Triglyzeriden und Phospholipiden. Steigt der Fettgehalt der Leber über 5 % des Organgewichts an, spricht man von einer Fettleber. Der Begriff „Fettleber" wird häufig synonym mit dem Begriff „Leberverfettung" verwendet, entsprechend sind im angelsächsischen Sprachraum die Termini „fatty liver" und „fatty change" gebräuchlich. Bei schwerer Fettleber kann der Fettanteil am Lebergewicht auf über 50 % ansteigen. Vermehrt finden sich dabei hauptsächlich freie Fettsäuren und Triglyzeride, weniger stark vermehrt sind Phospholipide, Cholesterin und Cholesterinester.

Eine andere Definition bezeichnet jede unter dem Mikroskop erkennbare Fettansammlung im Lebergewebe als Verfettung bzw. Fettleber. Diese Definition ist von praktischem Vorteil, da sie erstens sehr viel einfacher in der Anwendung ist und zweitens eine Unterscheidung zwischen verschiedenen Verfettungstypen ermöglicht.

Wichtig ist die Unterscheidung der makrovesikulären von der mikrovesikulären Leberverfettung.

Bei der makrovesikulären Leberverfettung kommt es zur Ausbildung großer Fetttropfen in den Hepatozyten, welche den Zellkern an den Rand der Zelle verdrängen.

Beim mikrovesikulären Verfettungstyp beobachtet man demgegenüber eine feintropfige, schaumige Verfettung des Zytoplasmas ohne Dislokation des Kerns. Die Unterscheidung zwischen makro- und mikrovesikulärer Verfettung ist von Bedeutung, da sie Rückschlüsse auf die Ätiologie und die Prognose der Fettleber zuläßt.

80.1 Ätiologie und Pathogenese

Eine Leberverfettung bzw. eine Fettleber ist ein relativ unspezifisches Geschehen, welches bei einer großen Zahl von Erkrankungen (Goodman u. Ishak 1995; Falchuk u. Conlin 1993; Colombo et al. 1992; Cassagnou et al. 1996), aber auch bei nicht an sich pathologischen Zuständen wie Adipositas oder intravenöser Ernährung auftreten kann.

Grundsätzlich ist jede Verfettung Ausdruck einer Dysbalance zwischen Fettangebot und metabolischer Umsatzrate im Lipidstoffwechsel.

Demnach führt sowohl ein Überangebot von Fett, Fettsäuren oder Kohlenhydraten als auch jede Störung des Lipidstoffwechsels zu einer Akkumulation von Fetten im Hepatozyten. Abbildung 80.1 stellt die beteiligten Stoffwechselwege schematisch dar. Man erkennt, daß eine Vielzahl von Faktoren die Neusynthese und Akkumulation von Triglyzeriden in den Hepatozyten beeinflussen kann. Überernährung mit gesteigerter Fett- und Kohlenhydratzufuhr, vermehrte periphere Lipolyse mit Steigerung des Angebots an freien Fettsäuren, Störungen der Fettsäureoxidation in den Mitochondrien, des Transports von Fettsäuren und Metaboliten über zelluläre Membranen sowie Störungen der Synthese von Apoproteinen und verminderte Synthese und Exkretion von VLDL können zur Verfettung führen. Für die verschiedenen Noxen, die mit einer Leberverfettung einhergehen, sind jeweils verschiedene Mechanismen aufgezeigt worden (Westphal et al. 1994; Baillie 1992; Batt u. Ferrari 1995; Eaton et al. 1997).

Die Pathophysiologie der Fettleber variiert je nach zugrundeliegender Ursache erheblich. Bei Überschreiten der umsetzbaren Konzentrationsmaxima im Acetyl-CoA-Pool bzw. bei Überangebot freier Fettsäuren kommt es zur Neusynthese von Triglyzeriden. Diese können jedoch nur aus der Leber ausgeschleust werden, wenn sie mit ausreichend Apolipoproteinen zu VLDL verpackt werden. Neben der erhöhten Zufuhr von Fettsäuren und Kohlenhydraten sind Störungen in den Mitochondrien (β-Oxydation) oder Störungen der Apolipoproteinsynthese für die Genese der Verfettung von besonderer Bedeutung. Bei Störungen, die im wesentlichen auf ein Überangebot von Fettsäuren oder Triglyzeriden hinauslaufen, sieht man in der Regel eine unkomplizierte makrovesikuläre Verfettung. Einer mikrovesikulären Verfettung liegen demgegenüber meist schwerere, akute Schädigungen der Stoffwechselwege im Hepatozyten zugrunde.

Die erste Übersicht zeigt eine Liste klassischer Ursachen einer Fettleber, die nachstehende zweite Übersicht listet Ursachen der mikrovesikulären Verfettungssyndrome auf.

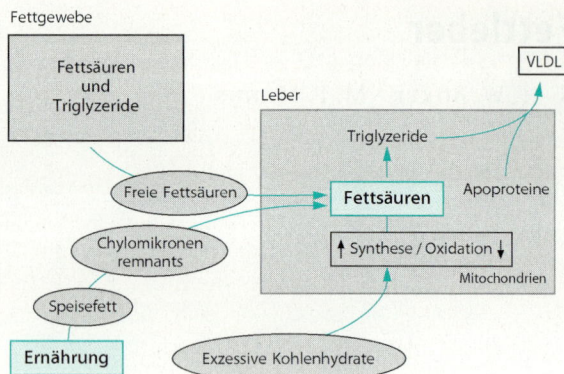

Abb. 80.1. Stoffwechselwege der Leberverfettung

80.2
Klinische Symptome

Eine Leberverfettung selbst beträchtlichen Ausmaßes ist häufig asymptomatisch. Die meisten Patienten berichten, wenn überhaupt, nur unspezifische Symptome wie Abgeschlagenheit, Müdigkeit und verminderte Leistungsfähigkeit. Gelegentlich wird über rechtsseitigen Oberbauchdruckschmerz geklagt. Durchfälle und Blähungen sind häufig. Bis zu 75% der Patienten haben eine Hepatomegalie.

80.3
Diagnostik

Die Diagnose der Fettleber wird häufig zufällig im Rahmen von Routineuntersuchungen gestellt. Wichtigstes diagnostisches Kriterium sind Enzymveränderungen mit einem typischen Muster sowie die Ultraschalluntersuchung.

80.3.1
Laborchemische Untersuchungen

Bei der Enzymdiagnostik findet sich insbesondere die γ-GT vermehrt, bei ausgeprägter Verfettung sind auch die GLDH und die GPT erhöht. Häufig haben die Patienten bei alimentärer Fettleber auch Zeichen einer vermehrten hepatischen Proteinsynthese. Diese manifestiert sich z. B. als Erhöhung der Serum-CHE (Fujii 1997).

80.3.2
Bildgebende Verfahren

Im Ultraschall (Abb. 80.2) findet sich eine echodichte, in den meisten Fällen deutlich vergrößerte

---

Ursachen einer makrovesikulären Fettleber

- Alimentär
  - Adipositas,
  - parenterale Ernährung,
  - intestinaler Bypass,
  - Pankreaserkrankungen,
  - Kwashiorkor;
- metabolisch
  - Diabetes mellitus Typ 2,
  - Hyperlipidämien,
  - Abeta-Lipoproteinämie,
  - Acylcoenzym-A-Dehydrogenase-Mangel,
  - Galaktosämie, Tyrosinämie,
  - Glykogenspeicherkrankheiten,
  - Fruktoseintoleranz,
  - Morbus Wilson;
- toxisch
  - Alkohol,
  - Kortikosteroide,
  - hochdosierte Östrogene,
  - Amiodaron,
  - (weitere, direkt hepatotoxische Medikamente);
- unspezifische Ursachen
  - Fieber,
  - systemische Erkrankungen,
  - Virusinfektionen.

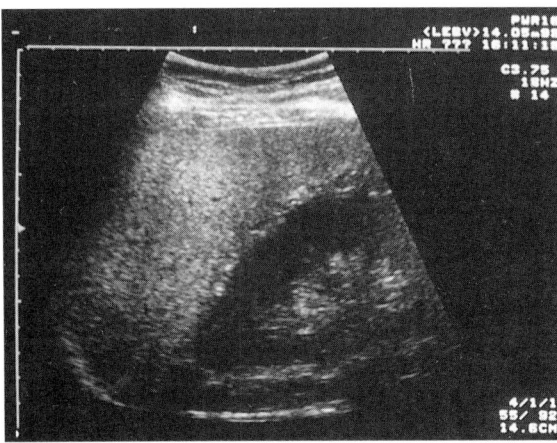

Abb. 80.2. Sonographisches Bild der Fettleber. Charakteristische Merkmale sind die deutlich vermehrte Echogenität des Lebergewebes mit distaler Schallabschwächung, die unscharfe Uferbegrenzung der Lebervenen sowie die gelegentlich auftretende Minderverfettung in der Umgebung des Gallenblasenbettes

Leber mit glatter Oberfläche. Das Abdomen-CT zeigt eine geringe Röntgendichte der Leber mit geringem Kontrastmittel-Enhancement. Die Gefäße sind auch ohne Kontrastmittelgabe deutlich röntgendichter als das Parenchym (Helmberger et al. 1993; Abb. 80.3).

80.3.3
Histologie

Die Leberbiopsie kann die Diagnose eindeutig sichern (vgl. Abb. 80.4 a, b). Sie erlaubt eine quantitative Abschätzung des Verfettungsgrades sowie

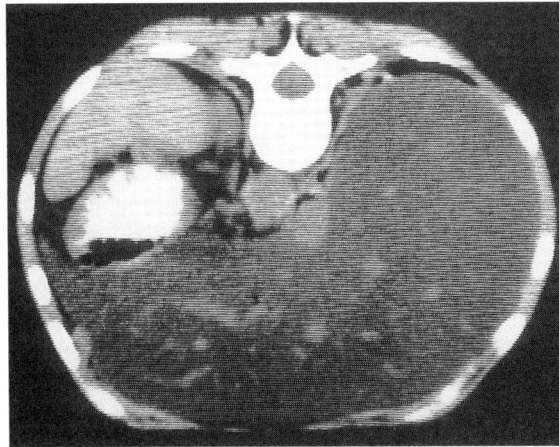

Abb. 80.3. Computertomographisches Bild der Fettleber. Charakteristische Merkmale sind die deutlich verminderte Röntgendichte des Parenchyms mit vermindertem Kontrastmittel-Enhancement. Man erkennt die Blutgefäße innerhalb der Leber ohne Kontrastmittelgabe

eine Zuordnung zum makrovesikulären bzw. mikrovesikulären Verfettungstyp. Typischerweise ist die Verfettung am stärksten in Zone 3 des Leberläppchens, also um die Zentralvene herum ausgeprägt, während die portalfeldnahen Anteile (Zone 1) relativ am wenigsten Fett aufweisen.

Makrovesikuläre Verfettung

Dies ist der klassische Typ der alimentären bzw. toxischen Fettleber.

Die Hepatozyten zeigen deutlich sichtbare Einschlüsse großer, runder Fettvakuolen, welche den Zellkern an den Rand drängen und in ausgeprägten Fällen praktisch das gesamte Zytoplasma ersetzen können (Abb. 80.4 a).

Die Fettakkumulation im Hepatozyten führt nicht zu irreversiblen Zellschäden oder Nekrosen. Dies ändert sich erst beim Hinzutreten einer Entzündungsreaktion, man spricht dann von einer Fettleberhepatitis (Steatohepatitis; Neuschwander u. Bacon 1996; Popper u. Schaffner 1974). Eine solche beobachtet man insbesondere bei alkoholindizierter Fettleber häufig (s. Kap. 43).

Akute Episoden einer Fettleberhepatitis können als Exazerbation einer vorbestehenden chronischen Fettleber oder auch – seltener – ohne vorbestehende Verfettung als akutes Krankheitsbild auftreten. Es handelt sich um ein von Zone 3 ausgehendes entzündliches Geschehen mit schütterer Infiltration durch Lymphozyten und Granulozyten sowie unterschiedlich stark ausgeprägten Zellnekrosen. Häufig findet sich frühzeitig eine deutliche perizelluläre Fibrosierung (Maschendrahtfibrose).

Die Zellen weisen oft Infiltrationen mit Mallory-Hyalin auf. Hierbei handelt es sich um Aggregate aus Zytoskelettproteinen, die sich als homogene, eosinpositive Einschlußkörperchen im Zytoplasma zeigen. Die Ursache der Entzündungsreaktion ist nicht bekannt, man vermutet aber, daß Sauerstoffradikale und die durch sie bewirkte Lipidperoxidation eine Rolle spielen (Eaton et al. 1997; Nordmann 1994; De Craemer 1995; Fromenty et al. 1997). Die Entzündung soll durch proentzündliche Zytokine (IL-1, TNF) aufrechterhalten werden.

Die häufigsten Ursachen einer makrovesikulären Verfettung sind Übergewicht, Alkoholismus (Reitz 1993), sowie Diabetes mellitus (Falchuk u. Conlin 1993; Lieverse et al. 1993; Ishak et al. 1991; Van Steenbergen u. Lanckmans 1995). Ein nicht unerheblicher Anteil der Patienten weist jedoch keinen dieser klassischen Risikofaktoren auf. Hier ist die Genese häufig schwer zu klären. Prädiabetische Stoffwechsellagen, Fettstoffwechselstörungen und Exposition gegen bestimmte lebertoxische Chemikalien müssen im Einzelfall abgeklärt werden.

Abb. 80.4 a, b. Histologie der Fettleber. **a** Makrovesikuläre Verfettung. Das Zytoplasma insbesondere der läppchenzentralen Anteile des Lebergewebes ist von großen Fettvakuolen verdrängt, der Zellkern wird an den Zellrand gedrückt. **b** Mikrovesikuläre Verfettung. Das Zytoplasma ist durchsetzt von kleinen, schaumigen Fettvakuolen. Keine Verdrängung des Zellkerns. (Histopathologische Bilder von Dr. J. Flemming, Medizinische Hochschule Hannover)

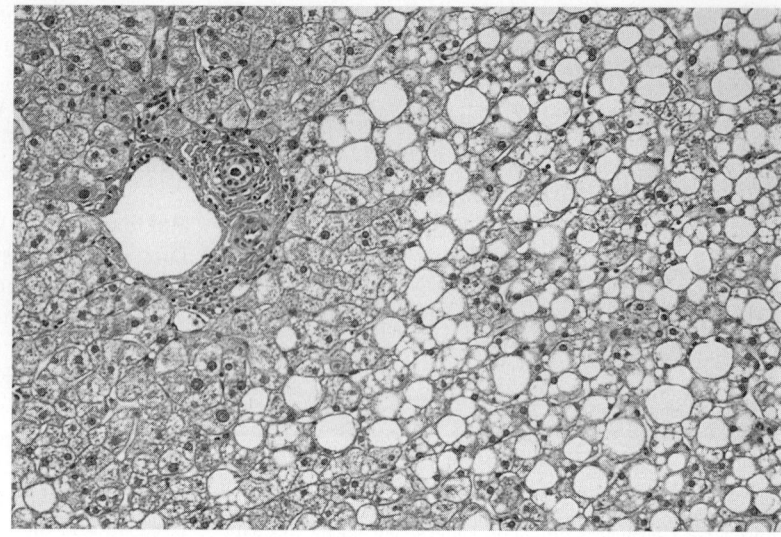

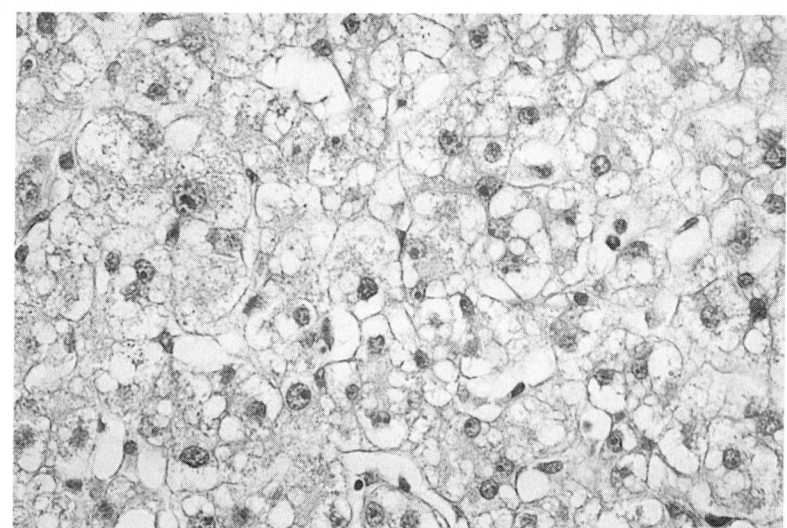

Mikrovesikuläre Verfettung

Im Gegensatz zur makrovesikulären Fettleber handelt es sich bei der selteneren mikrovesikulären Verfettung um ein wesentlich bedrohlicheres Krankheitsbild. Histologisch findet sich eine, wiederum besonders in Zone 3 ausgeprägte, schaumige Verfettung der Zellen mit multiplen kleinen Fettvakuolen, welche den Zellkern nicht verdrängen (Abb. 80.4 b).

In aller Regel wird das Krankheitsbild nur von einer minimalen Entzündungsreaktion begleitet; man sieht aber ausgeprägte zentrolobuläre Cholestase und häufig schwere hepatische Funktionsstörungen (Stephens u. Levy 1992). Elektronenmikroskopisch findet man eine Mitochondrienschwellung und eine pleomorphe Degeneration der Mitochondrien. Die Verfettung wird als Ausdruck einer gestörten Betaoxidation der Fettsäuren aufgefaßt (Baillie 1992; Fromenty u. Pessayre 1995). Ebenfalls wird eine gestörte Lipoproteinsynthese und Proteinsekretion diskutiert (Batt u. Ferrari 1995). Darüber hinaus zeigen die Patienten nicht selten eine Störung auch des Kohlenhydratstoffwechsels mit ausgeprägter Nüchternhypoglykämieneigung (Fromenty u. Pessayre 1997).

Die möglichen Ursachen einer mikrovesikulären Verfettung sind zahlreich. Sie reichen von der Schwangerschaftsfettleber (s. Kap. 91.4) über Medikamentenidiosynkrasien bis zu genetischen Störungen der Fettsäureoxidation (s. die zweite Übersicht).

> **Ursachen mikrovesikulärer Verfettung**
>
> - Akute Schwangerschaftsfettleber,
> - Reye-Syndrom,
> - Salizylate, Valproinsäure, Tetrazykline,
> - Alkohol,
> - Deltavirusinfektion,
> - genetische Defekte des Harnstoffzyklus,
> - genetische Defekte der mitochondrialen Fettsäurenoxidation,
> - Cholesterinspeicherkrankheiten.

■ **Körperliche Symptome.** Klinisch findet sich in aller Regel eine schwere Symptomatik. Die Patienten erkranken mit Übelkeit, Erbrechen und Ikterus. Gelegentlich sieht man leichtes Fieber und fast immer eine deutliche Leukozytose. Frühzeitig entwickeln Patienten mit schwerem Verlauf eine Enzephalopathie bis hin zum Koma, auch die zerebrale Krampfschwelle ist erniedrigt. Mit Fortschreiten des Krankheitsbildes kann es zum klassischen Leberausfall, begleitet von Nierenversagen und nicht selten intravasaler Verbrauchskoagulopathie kommen. Auch in anderen Organen tritt eine schaumige Verfettung der Zellen auf, oft in den Nierentubuli, seltener in Herzmuskelzellen, Gehirn und Pankreas. Komazustände können durch Hyperammonämie oder Hypoglykämie eintreten, jedoch auch Ausdruck eines echten Hirnödems bei Leberversagen sein.

80.4 Therapie und Prognose

80.4.1 Fettleber

Die unkomplizierte makrovesikuläre Fettleber ohne Steatohepatitis bedarf keiner spezifischen Therapie. Sie bildet sich vielmehr durch Elimination der zugrundeliegenden Faktoren, z. B. durch Normalisierung des Körpergewichts, Alkoholkarenz, bessere Einstellung eines Diabetes oder einer Fettstoffwechselstörung etc., rasch und vollständig zurück.

80.4.2 Fettleberhepatitis

Bei der Fettleberhepatitis besteht demgegenüber durchaus eine Therapieindikation, da die Prognose ungleich schlechter ist und es häufig rasch zur Entwicklung einer Fibrose und Zirrhose kommt. Es stehen jedoch kaum als wirksam gesicherte Therapieansätze zur Verfügung. Weitere Erkenntnisse über die Pathogenese dieser Erkrankung sind nötig, bevor wirksame Therapien entwickelt werden können. Gegenwärtig kann nur empfohlen werden, alle bekannten Risikofaktoren der Fettleberentstehung auszuschalten.

Die Behandlung der Fettleberhepatitis besteht demnach heute in rein konservativ-supportiver Behandlung. Die Patienten sollten Bettruhe einhalten, um die Leberdurchblutung zu optimieren. Leichte körperliche Aktivitäten und gelegentliche Spaziergänge an der frischen Luft sind jedoch erlaubt. Die Patienten erhalten eine reizarme Schonkost mit normaler Zusammensetzung. Eine Eiweißrestriktion ist nur bei nachgewiesenem hyperammonämischen Koma indiziert. Vitamine und Spurenelemente werden substituiert. Interkurrente Infekte müssen konsequent diagnostiziert und nach antibiotischer Austestung behandelt werden. Der Darm soll initial durch hohe Einläufe mit Laktulose gereinigt werden und es muß im Verlauf für regelmäßigen Stuhlgang durch Zugabe von Laktulose gesorgt werden.

Kortikosteroide

Kortikosteroide können prognoseverbessernd wirksam sein, jedoch nur für die Untergruppe der Patienten, die einen besonders schweren Verlauf zeigen. Die Steroidtherapie der akuten Fettleberhepatitis bereitet verschiedene Probleme. Sie verschlechtert die Glukosestoffwechsellage und schwächt die Infektabwehr der Patienten. Es ist nicht ganz klar, welche Rolle bakterielle Infektionen bei der Auslösung des Krankheitsbildes spielen. Die typischerweise ausgeprägte Leukozytose suggeriert jedoch, daß eine Einschwemmung von Bakterien oder bakteriellen Toxinen aus dem Darm für das Krankheitsbild eine Rolle spielen könnte. Entsprechend konnte in zahlreichen Studien gezeigt werden, daß die Steroidtherapie das Krankheitsbild nicht bei allen Patienten verbessert. Vielmehr profitieren nur Patienten mit bereits eingetretener Enzephalopathie bzw. Koma von der Steroidtherapie.

Weitere Therapieansätze

Die meisten Therapieansätze, die im Laufe der Jahre erprobt wurden, sind wieder verlassen worden, da sie erwiesenermaßen die Prognose nicht verbessern bzw. sogar das Krankheitsbild verschlechtern können.

Antioxidantien können im Tiermodell alkohol- und tetrachlorkohlenstoffinduzierte Fettleberhepatitiden verhindern. Dies begründet ein fortbestehendes Interesse an verschiedenen antioxidativ wirksamen Medikamenten. Cholin, Vitamin E, Sillymarin und Acetylcystein können eingesetzt werden, sind in ihrer Wirksamkeit jedoch umstritten. Auch Antikörper gegen Zytokine sind in kleinen Studien eingesetzt worden. Die Datenlage läßt jedoch noch keine Bewertung dieser Therapieansätze zu, weitere sorgfältige Studien müssen erfolgen um die Effekte zu sichern.

Die Erholung der Patienten zieht sich oft über Wochen bis Monate hin, insbesondere der Ikterus klingt nur verzögert ab.

80.5
Sonderformen der Fettleber

80.5.1
Fokale Verfettung

Hierbei handelt es sich in aller Regel um einen Zufallsbefund im Sonogramm oder im CT. Die Verfettungszonen können gelegentlich als Raumforderungen erscheinen und eine differentialdiagnostische Abklärung gegenüber Tumoren notwendig machen. Die ultraschallgezielte Biopsie sichert hier die Diagnose. Die fokalen Verfettungszonen sind in der Regel multipel und verschwinden bei Verlaufskontrollen innerhalb weniger Monate wieder, haben jedoch eine hohe Tendenz zum Rezidiv. Betroffen sind vor allem Patienten mit Diabetes mellitus, Alkoholiker, Übergewichtige und Patienten mit Cushing-Syndrom.

80.5.2
Hungerfettleber (Kwashiorkor)

Insbesondere bei Kindern kann es unter chronischem Proteinmangel zu einer ausgeprägten Leberverfettung kommen, die sich im Unterschied zur hyperalimentären oder alkoholtoxischen Fettleber als Verfettung insbesondere der Zone 1 des Leberläppchens manifestiert. Der Proteingehalt der Leber insgesamt sinkt und es entwickelt sich gleichzeitig ein intrazelluläres Ödem.

■ **Ätiologie.** Neben der Verminderung der Apolipoproteinsynthese dürfte der Verfettung am ehesten eine gesteigerte periphere Lipolyse bei chronisch katabolem Zustand zugrundeliegen. Die Patienten zeigen gleichzeitig eine Atrophie von Schweiß von Tränendrüsen, Pankreas und peripherer Muskulatur. Elektronenmikroskopisch findet man in den Zellen nur wenig Veränderungen; die Enzymausstattung der Atmungskette ist gut erhalten, obwohl der Gehalt an sonstigen zellulären Enzymen eher erniedrigt ist. Eine Störung der Betaoxidation der Fettsäuren scheint demzufolge für das Krankheitsbild keine Rolle zu spielen.

80.5.3
Fettleber bei parenteraler Ernährung (s. Kap. 82)

Bei Patienten, die über längere Zeit parenteral ernährt werden müssen, kommt es häufig zur Entwicklung ausgeprägter Fettlebern (Briones u. Iber 1995).

■ **Glukosezufuhr.** Ein wichtiger Faktor ist hierbei die Glukosezufuhrrate. Wenn die Glukosezufuhr die oxidative Kapazität der Leber überschreitet, werden aus C_2-Bruchstücken Fettsäuren neu synthetisiert.

Dabei spielt auch der Insulin-Glukagon Quotient in der Pfortader eine Rolle. Wird durch überhöhte periphere Glukosespiegel und dadurch stimulierte Insulinsekretion der Quotient dauerhaft erhöht, kommt es in der Leber zu einer deutlichen Steigerung der Triglyzeridsynthese aus Kohlenhydraten. Verschiedene Möglichkeiten, den Quotienten zu normalisieren, sind beschrieben worden, darunter auch die parenterale Gabe von Glukagon (Nussbaum u. Fischer 1991). Angeblich soll es dadurch zu einer sehr viel geringeren Leberverfettung kommen. Es fehlen aber valide Daten, um dieses Konzept zu untermauern.

■ **Fettzufuhr.** Auch die exzessive Zufuhr von Fetten auf parenteralem Wege kann zur Fettleber führen. Dies ist jedoch entgegen früheren Vorstellungen häufig nicht der entscheidende Faktor. Vielmehr muß die Balance von Glukose, Fett und Kalorienzahl bei langfristiger parenteraler Ernährung sorgfältig den metabolischen Umsatzraten angepaßt werden (Muller 1996).

Literatur

Baillie TA (1992) Metabolism of valproate to hepatotoxic intermediates. Pharm Weekbl Sci 14(3 A): 122–125
Batt AM, Ferrari L (1995) Manifestations of chemically induced liver damage. Clin Chem 41: 1882–1887
Briones ER, Iber FL (1995) Liver and biliary tract changes and injury associated with total parenteral nutrition: pathogenesis and prevention. J Am Coll Nutr 14(3): 219–228
Cassagnou M, Boruchowicz A, Guillemot F et al. (1996) Hepatic steatosis revealing celiac disease: a case complicated by transitory liver failure [letter]. Am J Gastroenterol 91(6): 1291–1292
Colombo C, Apostolo MG, Assaisso M, Roman B, Bottani P (1992) Liver disease in cystic fibrosis. Neth J Med 41(3–4): 119–122
De Craemer D (1995) Secondary alterations of human hepatocellular peroxisomes. J Inherit Metab Dis 1(181): 181–213

Eaton S, Record CO, Bartlett K (1997) Multiple biochemical effects in the pathogenesis of alcoholic fatty liver. Eur J Clin Invest 27(9): 719–722

Falchuk KR, Conlin D (1993) The intestinal and liver complications of diabetes mellitus. Adv Intern Med 38(269): 269–286

Fromenty B, Pessayre D (1995) Inhibition of mitochondrial beta-oxidation as a mechanism of hepatotoxicity. Pharmacol Ther 67(1): 101–154

Fromenty B, Pessayre D (1997) Impaired mitochondrial function in microvesicular steatosis. Effects of drugs, ethanol, hormones and cytokines. J Hepatol 2(43): 43–53

Fromenty B, Berson A, Pessayre D (1997) Microvesicular steatosis and steatohepatitis: role of mitochondrial dysfunction and lipid peroxidation. J Hepatol 1(13): 13–22

Fujii T (1997) Toxicological correlation between changes in blood biochemical parameters and liver histopathological findings. J Toxicol Sci 22(3): 161–183

Goodman ZD, Ishak KG (1995) Histopathology of hepatitis C virus infection. Semin Liver Dis 15(1): 70–81

Helmberger H, Vogel U, Bautz W (1993) Computed tomography of diffuse liver diseases. 1: Study methods– steatosis hepatis–liver cirrhosis. Röntgenpraxis 46(5): 131–138

Ishak KG, Zimmerman HJ, Ray MB (1991) Alcoholic liver disease: pathologic, pathogenetic and clinical aspects [published erratum appears in Alcohol Clin Exp Res 1991, 15(2): 180]. Alcohol Clin Exp Res 15(1): 45–66

Lieverse RJ, Jansen JB, Masclee AA, Lamers CB (1993) Gastrointestinal disturbances with obesity. Scand J Gastroenterol Suppl 200(53): 53–58

Muller MJ (1996) Hepatic complications in parenteral nutrition. Z Gastroenterol 34(1): 36–40

Neuschwander TB, Bacon BR (1996) Nonalcoholic steatohepatitis. Med Clin North Am 80(5): 1147–1166

Nordmann R (1994) Alcohol and antioxidant systems. Alcohol Alcohol 29(5): 513–522

Nussbaum MS, Fischer JE (1991) Pathogenesis of hepatic steatosis during total parenteral nutrition. Surg Annu 2(1): 1–11

Popper H, Schaffner F (1974) Editorial: Steatosis-Mallory's hyaline-cirrhosis: Can their relationships be resolved by an experiment of nature? Gastroenterology 67(1): 185–188

Reitz RC (1993) Dietary fatty acids and alcohol: effects on cellular membranes [see comments]. Alcohol Alcohol 28(1): 59–71

Stephens JR, Levy RH (1992) Valproate hepatotoxicity syndrome: hypotheses of pathogenesis. Pharm Weekbl Sci 14(3 A): 118–121

Van Steenbergen W, Lanckmans S (1995) Liver disturbances in obesity and diabetes mellitus. Int J Obes Relat Metab Disord 19 (Suppl 3): 527–536

Westphal JF, Vetter D, Brogard JM (1994) Hepatic side-effects of antibiotics. J Antimicrob Chemother 33: 387–401

Osteoporose

B. O. Böhm

81.1 Klassifikation 943
81.2 Epidemiologie 944
81.3 Klinik der Osteoporose 945
81.4 Diagnostik der Osteopenie und Osteoporose 945
81.4.1 Konventionelle Röntgendiagnostik 946
81.4.2 Densitometrische Verfahren 946
81.4.3 Labordiagnostik 947
81.4.4 Knochenbiopsien 948
81.5 Differentialdiagnose 948
81.6 Osteopenie und Osteoporose bei entzündlichen Darmerkrankungen 948
81.7 Hepatische Osteodystrophie 949
81.8 Osteoporose und -malazie bei anderen gastrointestinalen Krankheiten 949
81.9 Therapie der Osteoporose 949
81.9.1 Prävention 949
81.9.2 Therapie der manifesten Osteoporose 951
81.9.3 Verlaufsbeobachtung und -kontrolle 952

Die „Osteoporose ist eine systemische Skeletterkrankung, die durch eine niedrige Knochenmasse und eine Störung der Mikroarchitektur des Knochengewebes mit konsekutiv erhöhter Knochenbrüchigkeit und erhöhtem Frakturrisiko charakterisiert ist."

Diese jetzt allgemein anerkannte Definition wurde von einer internationalen Konsensuskonferenz vorgeschlagen.

81.1
Klassifikation

Eine Osteoporose ohne Fraktur wird auch als *präklinische Osteoporose* bezeichnet, eine Osteoporose mit Frakturen als *klinisch manifeste Osteoporose*. Die Einteilung der Osteoporose in klinische Stadien kennt ein

- *Stadium 0* (Osteopenie, präklinische Osteoporose), wobei hier der Knochenmineralgehalt vermindert ist und zwischen −1,0 bis −2,5 Standardabweichungen (SD) zu liegen kommt.
- Das sog. *Stadium I* der Osteoporose ist durch einen Knochenmineralgehalt <−2,5 SD des alters- und geschlechtsbezogenen Mittelwerts ohne Vorhandensein von Frakturen gekennzeichnet.
- Davon abgegrenzt wird das *Stadium II* als manifeste Osteoporose mit ebenfalls vermindertem Knochenmineralgehalt und 1–3 Wirbelfrakturen ohne ein adäquates Trauma und
- ein *Stadium III* als sog. fortgeschrittene Osteoporose mit vermindertem Knochenmineralgehalt, multiplen Wirbelfrakturen und gleichzeitigem Vorliegen von Extremitätenfrakturen.

Ergänzt wurden diese Einteilungen durch einen Vorschlag der WHO, die in ihrem Bericht 1994 diagnostische Kriterien vorgibt (1994). Als Referenzgröße dient die „peak bone mass" (Spitzenknochenmasse, PBM; Bonjour et al. 1994). Mit Hilfe dieser sog. T-score-Abgrenzungen (T-score = Abweichung der Knochendichte von der durchschnittlichen maximalen Knochendichte junger Erwachsener/20–40 Jahre) können erstmalig eindeutig 3 klinische Schweregrade der Osteoporose, gleichwohl auf der Basis apparativer Diagnostik, definiert werden.

Als *normale Knochenmasse* wird ein Knochenmineralgehalt innerhalb einer Standardabweichung eines Normalkollektives verstanden. Von einer *Osteopenie* spricht man ab einer Knochenmasse kleiner als die 1. SD und größer als −2,5 SD. Von einer *Osteoporose* ab einer Knochenmasse kleiner als −2,5 SD.

Eine weitere Gliederung erfährt die Osteoporose im Sinne einer ätiopathogenetischen Einteilung:
- Eine *primäre Osteoporose* ist durch das Fehlen einer zugrunde liegenden Leitstörung charakterisiert.
- Bei den *sekundären* Formen der Osteoporose kommt es zur Osteoporoseentwicklung durch eine extraossäre Grunderkrankung. Die folgende Übersicht listet die Ursachen beider Formen auf.

Prinzipiell ist jedoch darauf hinzuweisen, daß beim Ansteigen des osteoporoseassoziierten Frakturrisikos eine Reihe weiterer osteoporoseunabhängiger Faktoren zu berücksichtigen sind (Jehle u. Böhm

> **Formen der Osteoporose**
>
> - Primäre Osteoporosen
>   - juvenil,
>   - prämenopausal,
>   - postmenopausal (Typ I),
>   - senil (Typ II),
>   - idiopathisch.
> - Sekundäre Osteoporosen
>   - endokrine Ursachen
>   - Hyperkortisolismus,
>   - Sexualhormonmangel,
>   - Hyperthyreose,
>   - Hyperparathyreoidismus;
>   - komplexe Osteopathien
>   - intestinal (Malabsorption, Malassimilation, chronisch entzündliche Darmerkrankungen),
>   - renal;
>   - hereditäre Bindegewebserkrankungen
>   - Osteogenesis imperfecta,
>   - Knochendysplasien;
>   - neoplastische Veränderungen
>   - Plasmozytom,
>   - Mastozytose,
>   - myelodysplastische/lymphodysplastische Erkrankungen;
>   - Immobilisation, Schwerelosigkeit.

1997). Besonders bei älteren Personen sind dies Kofaktoren wie Beweglichkeit, Agilität, Muskelstärke, Koordination und der Visus, die die Wahrscheinlichkeit von Stürzen entscheidend mitbestimmen (Riggs u. Melton 1986; WHO 1994).

81.2
Epidemiologie

Epidemiologische Untersuchungen zum Auftreten der Osteoporose konzentrieren sich im wesentlichen auf das Bild der klinisch manifesten Osteoporose, da das Auftreten von symptomatischen Frakturen einen noch am ehesten erfaßbaren Parameter darstellt (Böhm 1996).

Juvenile Frakturen

Frakturen weisen in vielen Populationen eine bimodale Verteilung auf, d. h. in den ersten Lebensdekaden kommt es fast ausschließlich zu Knochenbrüchen, die typischerweise assoziiert sind mit adäquaten traumatischen Ereignissen. Hierzu gehören z. B. Frakturen des Humerus und des Femurs.

Osteoporoseassoziierte Frakturen

Im Gegensatz dazu handelt es sich bei den hüftgelenksnahen Frakturen um Ereignisse, die bezüglich der Auftretenswahrscheinlickeit in enger Assoziation mit der Osteoporose stehen.

Ihre Inzidenz nimmt daher mit zunehmendem Alter kontinuierlich zu (Cummings et al. 1993; Hui et al. 1989; Kelly et al. 1995). Die Ereigniswahrscheinlichkeit für eine Fraktur, gerechnet bis zum 80. Lebensjahr, liegt in etwa im Verhältnis 1:3 für Frauen und 1:6 für Männer (Böhm 1996; Gardsell et al. 1991).

Populationsbasierte Untersuchungen aus Frankreich zeigen, daß die Mehrzahl der Patienten mit einer hüftgelenksnahen Fraktur älter als 70 Jahre ist. Im Mittel liegt das Eintrittsalter für eine osteoporoseassoziierte Fraktur bei Männern bei 73 Jahren, für Frauen bei 81 Jahren.

■ **Wirbelkörperfrakturen.** Während hüftgelenksnahe Frakturen in der Regel zeitnah zum Frakturereignis erfaßt werden können, ist dies für Wirbelkörperbrüche meist nicht der Fall. Dies mag auch mit erklären, warum die Prävalenzen der Wirbelfrakturen, festgemacht an einer Höhenminderung der Wirbelkörper, zwischen 3 % und bis zu 30 % schwanken können (Riggs et al. 1981). Nach einer Berechnung von Ringe und Mitarbeitern ist für Personen im Alter von 70 Jahren in Deutschland eine Prävalenz der Wirbelsäulenosteoporose bei Frauen mit 30 % und bei Männern mit 15 % anzunehmen (Kaiser u. Ringe 1996; Ringe 1997).

Bei der zunehmenden Veränderung der demographischen Struktur unserer Bevölkerung ist mit einer überproportionalen Erhöhung der Frakturinzidenzen in den nächsten Jahrzehnten zu rechnen (Melton et al. 1992).

Denkbare Interventionen bzw. Primärpräventionen, die diesem Trend entgegenwirken könnten, wären in der Adoleszenz die Knochenmasse erhöhende Maßnahmen (gesunde Ernährung, körperliche Aktivität, Vermeiden von zusätzlichen Risiken) sowie den Knochenabbau verlangsamende Interventionen (Böhm 1996; Fässler u. Bonjour 1995; Jehle u. Böhm 1997; Johnston et al. 1992; Platen 1997).

Medikamenteninduzierte Osteoporose

Besonders kritisch stellt sich die Situation für die Gruppe der Patienten dar, die aufgrund medikamentöser Therapien früh eine Osteoporose entwickeln. Neben der Gabe von Glukokortikoiden, sei es systemisch oder topisch, kann eine längere Therapie mit Heparinen oder Antikonvulsiva eine Osteoporose begünstigen (Kaiser u. Ringe 1996; Pollähne et al. 1996; Ringe 1997; Wüster 1992).

Für Patienten mit einer chronischen Polyarthritis wurde berichtet, daß neben einer Knochendichteverminderung im Bereich des Schenkelhalses und der Lendenwirbelsäule die zusätzliche Einnahme von Steroiden Knochendichteverminderungen im Bereich des distalen Radius, des Schenkelhalses, des Trochanter major und der gesamten Wirbelsäule induzieren kann.

Ähnliches gilt für chronisch entzündliche Darmerkrankungen, insbesondere für den Morbus Crohn. Hier lassen sich Beziehungen zur Krankheitsdauer, Krankheitsaktivität und der applizierten Glukokortikoiddosis herstellen, ohne daß jedoch ein unmittelbarer linearer Zusammenhang bestehen muß (Bischoff et al. 1997; Harries et al. 1985; Hessov et al. 1984; Motley et al. 1988; Ryde et al. 1991; von Tirpitz et al. 1999). Für diese Patientengruppe wurde eine Osteopeniewahrscheinlichkeit zwischen 11–65 % gegeben. Aus histologischen Untersuchungen ist klar, daß bei diesen Patienten häufig eine generelle Trabekelverschmälerung anzutreffen ist.

81.3
Klinik der Osteoporose

Eine Osteopenie oder präklinische Osteoporose zeigt sich in der Regel ohne Beschwerden im Bereich der Wirbelsäule. Beschwerden im Bereich der Extremitäten oder der Gelenke gehören nicht zu dieser Entität.

Im Gegensatz dazu kann sich die klinisch manifeste Osteoporose mit akuten und chronischen Rückenschmerzen präsentieren. Insbesondere akute Schmerzereignisse stehen häufig im Zusammenhang mit Impressionsfrakturen der Wirbelsäule (sog. „crush"-Frakturen). Es kann dabei zu einer palpablen Verspannung der langen Rückenstrecker über den betroffenen Abschnitten kommen.

Häufig werden die Einbrüche der Wirbelkörper primär nicht als akutes Geschehen erkannt, d.h. diese Veränderungen manifestieren sich klinisch lediglich als chronische Rückenschmerzen. Diese sind häufig Folge der sich sekundär ausbildenden Fehlstellungen mit Überbelastung von Muskulatur, Sehnen, Bändern und den kleinen Wirbelgelenken.

Krankheitsspezifische körperliche Symptome
Anamnestisch ist auf einen Körpergrößenverlust zu achten, der typischerweise mehr als 5–10 cm innerhalb weniger Jahre ausmachen kann. Durch die damit verbundene Rumpfverkürzung kommt es zur Ausbildung des sog. Tannenbaumphänomens (Hautfalten am Rücken verlaufen von kranial medial nach kaudal lateral; sog. Witwenbuckel).

Ferner kommt es zu einer vermehrten Kyphosierung der BWS, Überstreckung der LWS sowie einem ventralen Hervortreten einer meist schlaffen Bauchmuskulatur; die Hautfalten am Abdomen verlaufen charakteristischerweise horizontal. Durch die erhebliche Verlagerung des knöchernen Thorax bis hin zum Reiben der Rippen auf dem Beckenkamm und der damit verbundenen Schmerzen kann sich zusätzlich eine pulmonale Partialinsuffizienz oder kardiopulmonale Insuffizienz ausbilden.

Da insbesondere die präklinische Osteoporose ohne Beschwerden einhergehen kann, ist diese Manifestationsform bei entsprechender Komorbidität (z.B. im Rahmen chronisch entzündlicher Erkrankungen) lange Zeit von seiten der Therapeuten nicht primär, d.h. vor Manifestation einer klinischen Osteoporose, ausreichend beachtet worden. Gerade in dieser Phase (Stadium 0–I der Osteoporose) könnten jedoch Interventionsstrategien den größten Effekt für die Betroffenen erzielen (Jehle u. Böhm 1997; Recker et al. 1992; Slemenda et al. 1991; WHO 1994).

81.4
Diagnostik der Osteopenie und Osteoporose

Bei der Erhebung der Vorgeschichte ist besonders auf das Vorliegen von spezifischen Risikofaktoren zu achten (Tabelle 81.1; Pollähne et al. 1996; Ringe 1997). Es sollte versucht werden, klinische Stigmata für mögliche sekundäre Manifestionsformen der Osteoporose zu erkennen (z.B. Hyperkortisolismus mit Ekchymosen, papierdünner Haut, Hypgonadismus mit sekundärer Amenorrhö, teigig bläßlicher Haut, Verlust der Sekundärbehaarung, Hyperthyreose). Männer leiden häufiger als Frauen (4–5:1) an einer sekundären Osteoporose.

Gezielt sollte nach Hinweisen auf frühere Frakturen, die in bezug zum jeweiligen erlittenen Trauma zu bewerten sind, gefragt werden. Hierbei gilt es, die unterschiedlichen Prädilektionsstellen der Osteoporoseformen zu beachten:

> **!** Bei der postmenopausalen Osteoporose sind Wirbelkörperfrakturen das zuerst auftretende Ereignis, periphere Frakturen wie hüftgelenksnahe Frakturen, Radius- und Ulnafrakturen sind weniger wahrscheinlich. Bei der senilen Osteoporose stehen im Gegensatz dazu nichtvertebrale Frakturen im Vordergrund.

Tabelle 81.1. Risikofaktoren einer Osteoporose. (Mod. WHO 1994)

Gruppen	Faktoren
Genetische Faktoren	Positive Familienanamnese weibliches Geschlecht weiße Rasse leptosomer Habitus
Hormonelle/metabolische Faktoren	Östrogenmangel Testosteronmangel Hyperprolaktinämie späte Menarche, später Pubertätseintritt frühe Menopause Ovarektomie Amenorrhö Glukokortikoidexzess Porphyrie Schwangerschaft Hyperthyreose
Ernährungsfaktoren	Kalziumarme Kost hohe Phosphatbelastung hohe Proteinzufuhr Vitamin D-Mangel Malabsorptions-/Malassimilationssyndrome Gastrektomie chronische Lebererkrankungen
Exogene Faktoren	Bewegungsmangel verminderte UV-Exposition Alkoholabusus Nikotinabusus
Pharmaka	Glukokortikoide Laxantienabusus Heparindauertherapie Antikonvulsiva

81.4.1
Konventionelle Röntgendiagnostik

Mittels konventioneller Röntgenuntersuchungen werden wichtige Erkenntnisse zum Grad der Demineralisation geliefert, ohne jedoch primäre und sekundäre Osteoporoseformen sicher zu differenzieren (Gowin 1997; Ringe 1997; WHO 1994).

Ferner geben sie eine grobe Information bezüglich der strukturellen Integrität der knöchernen Strukturen wie Ausbildung von
- Keilwirbeln,
- Glattwirbeln oder auch
- Fischwirbeln.

In den Bereichen mit Zusammensinterung und Verformung der Wirbelkörper sollten keine Knochendichtemessungen mehr durchgeführt werden, da an diesen Meßpunkten keine verläßlichen Informationen über den Mineralgehalt mehr erhoben werden können.

Insgesamt ist die Sensitivität der konventionellen Röntgenverfahren als eingeschränkt zu betrachten, da erst ein Verlust von 30–40 % der Knochenmasse sicher verifiziert werden kann.

Die Basisdiagnostik setzt sich aus Bildern der BWS und LWS in anterior-posterior und seitlichem Strahlengang zusammen. Wiederholungen sind beim Auftreten akuter Ereignisse indiziert. Zur Evaluation einer Therapie können Untersuchungsintervalle in jährlichen Abständen und länger sinnvoll sein (WHO 1994; Wüster 1992).

Osteomalazie

Zu den bei intestinalen Erkrankungen häufig anzutreffenden Osteopathien gehört die Osteomalazie, mit Ausbildung ausgedehnter Mineralisationsdefekte (Gowin 1997; WHO 1994). Radiologisch können diese Veränderungen im Frühstadium als Unschärfe der Spongiosastrukturen imponieren. Schreitet der malazische Knochenumbau fort, kommt es in den mechanisch stark belasteten Knochenanteilen zu bandförmigen Aufhellungen, die als Looser-Umbauzonen (syn.: Milkman-Syndrom) bezeichnet werden. Prädilektionszonen sind Sitz- und Schambeine, die proximalen Femurabschnitte, Rippen, Mittelfußknochen sowie die Unterarmknochen. Bei schwersten Verlaufsformen finden sich Knochenverbiegungen mit Ausbildung von „Glokkenthorax", „Kartenherzbecken" und „Crura vara". Klinisch imponieren die Patienten z.B. mit einem Watschelgang.

81.4.2
Densitometrische Verfahren

Die von der WHO vorgeschlagene Klassifikation der Osteoporose basiert auf der Erfassung densitometrischer Daten (WHO 1994). Trotz dieser Vorgabe sollte die Knochendichtemessung auf keinen Fall die alleinige Basis der Diagnose Osteoporose bilden. Die Knochendichtemessungen haben ihre Bedeutung bei der Erfassung der aktuellen Knochenmasse, der Bestimmung möglicher Verlustraten oder auch Zuwachsraten unter entsprechenden Interventionen.

Die Reproduzierbarkeit der Messungen zur Knochendichte ist prinzipiell sehr gut, wobei bei den im klinischen Alltag notwendigen Langzeitbeobachtungen durch das Einmessen von Meßkörpern (Phantomen) eine ausreichende Präzision von etwa 1–3 % erreicht werden kann. Vor- und Nachteile der einzelnen Verfahren sind in Tabelle 81.2 aufgeführt. Sinnvolle Untersuchungsintervalle sind zwischen 1–2 Jahren anzusetzen (Gowin 1997; WHO 1994).

Tabelle 81.2. Bildgebende Verfahren der Knochendichtemessung

Technik	Präzision	Vorteile	Nachteile
QCT	2–3 %	Unterscheidung zwischen kortikalem/ trabekulärem Knochen, Struktur	Fragliche Ergebnisse bei Wirbelfrakturen und Deformationen hohe Strahlenintensität
DXA	1–2 %	Einfache rasche Untersuchung niedrige Strahlendosis	Keine Unterscheidung zwischen kortikalem/ trabekulärem Knochen Resultate fraglich bei Wirbelfrakturen und Deformationen

QCT quantitative Computertomographie; *DXA* dual X-ray-Absorptiometrie.

81.4.3 Labordiagnostik

Die Labordiagnostik der Osteoporose dient zunächst dem Ausschluß sekundärer Formen. Mit modernen Testverfahren können zusätzlich Marker für Knochenauf- und -abbau bestimmt werden, die zur weiteren Klassifikation („high-turnover"-, „low-turnover"-Phasen des Knochenabbaus) und zum Monitoring einer Therapie eingesetzt werden (Seibel et al. 1997; WHO 1994). Ein diagnostisches Minimalprogramm beinhaltet neben
– dem Serumkalzium und
– dem anorganischen Phosphat
– die alkalische Phosphatase,
– GGT,
– Kreatinin,
– BSG,
– Differentialblutbild und
– eine Elektrophorese.

Im 24 h-Urin kann zusätzlich die Ausscheidung von Bence-Jones-Proteinen bestimmt werden. Zum Ausschluß sekundärer Formen und der Abgrenzung zwischen Osteoporose und/oder Osteomalazie sei auf die in Tabelle 81.3 dargestellten Testverfahren verwiesen (Strasser-Vogel et al. 1995; Wüster et al. 1993).

Tabelle 81.3. Labordiagnostik Osteoporose. Erweiterte Labordiagnostik

Parameter	Interpretation
T$_3$, T$_4$, TSH	Hyperthyreose
FSH, LH, Östradiol	Sexualsteroidmangel (Frauen)
Prolaktin (PRL)	Sexualsteroidmangel
FSH, LH, Testosteron	Sexualsteroidmangel (Männer)
Kortisol, Dexahemmtest	Hyperkortisolismus
Intaktes PTH	Hyperparathyreoidismus
Atemteste	Malabsorption, -resorption
Dünndarmbiopsien	Zöliakie
Stuhlfett, Chymotrypsin	Pankreatogene Maldigestion
25-OH-Vitamin D3	Vitamin D-Mangel, Malabsorption
1,25 (OH)2-D3	Aktivität der renalen 1-Hydroxylase

Knochenanbaumarker

Ein etablierter biochemischer Knochenanbaumarker sind die knochenspezifische alkalische Phosphatase und das Osteokalzin.

Pyridinium-Crosslinks sind Marker der Knochendegradation und dienen als Verlaufsparameter einer antiresorptiven Therapieintervention.

> Kritisch ist jedoch anzumerken, daß alle Marker einer z.T. erheblichen Tag-zu-Tag-Variation unterliegen oder aber die zu messenden Substanzen (Osteokalzin) leicht degradiert werden. Da die Werte von gesunden Probanden und Patienten mit Osteoporose häufig überlappen, können die biochemischen Marker nicht zur primären Diagnostik einer Osteoporose herangezogen werden.

Die Labormethoden sind ebenfalls nicht geeignet, zwischen einer Osteoporose mit schnellem Umbau und raschem Verlust („high-turnover"/„fast loss") und einer solchen mit langsamen Umbau und geringem Verlust („slow-turnover"/„low loss") zu unterscheiden (WHO 1994).

Vitamin D

Die Bestimmung der D-Vitamine spielt eine besondere Rolle im Kontext gastrointestinaler Erkrankungen mit den dabei häufiger anzutreffenden Vitamin-D-Mangelzuständen und daraus resultierender Osteomalazie (Bischoff et al. 1997; Hay et al. 1991; Hay 1995; Harries et al. 1985; Hessov et al. 1984; Villareal et al. 1991). 25-Hydroxy-Vitamin D (25-OH-D) spiegelt die Zufuhr von Vitamin D mit der Nahrung wider.

1,25-Dihydroxy-Vitamin D3 [1,25-(OH)2D3, Calcitriol] wird nach der Hydroxylierung in der Leber in Position 25 in den Nieren an Position 1 hydroxyliert. Die 1,25-(OH)2D3-Serumspiegel reflektieren die Metabolisierung von Vitamin D in Abhängigkeit von der 1-Hydroxylase der Nieren. Die 1-Hydroxylase selbst wird durch eine Hypophosphatämie oder durch PTH stimuliert.

81.4.4
Knochenbiopsien

In einzelnen Fällen ist eine Knochenbiopsie mit Erstellen einer Histologie zur weiteren differentialdiagnostischen Abgrenzung notwendig (Ringe 1997). Eine Beckenkammbiopsie ist primär indiziert bei unklaren, ungewöhnlichen Osteoporoseformen oder bei komplexen Osteopathien, bei denen Mischbilder wie Osteopenie, Mineralisationsstörungen und Fibroosteoklasie bestehen.

Die Probenverarbeitung, die zuvor durchzuführende Markierung des Knochens durch Tetrazykline, sollte stets in Absprache mit einem Knochenpathologen durchgeführt werden.

81.5
Differentialdiagnose

Differentialdiagnosen bei Osteoporoseverdacht beziehen sich zum einen auf eine generalisierte Osteopenie mit oder ohne Wirbelfrakturen im Sinne einer systemischen Osteopathie (Pollähne et al. 1996; Ringe 1997; Schneyer u. Hädecke 1997). In dieser Art und Weise können sich
- Osteomalazien,
- der primäre Hyperparathyreoidismus,
- die renale Osteopathie,
- die intestinale Osteopathie oder auch
- ein diffuses Plasmozytom

manifestieren.

Bei Wirbelfrakturen oder extravertebralen Frakturen ohne Nachweis einer generalisierten Osteopenie, d.h. dem Auftreten lokalisierter Osteopathien, ist an Karzinom-, Sarkommetastasen zu denken (Bronchial-, Schilddrüsen-, Prostata-, Mamma-, Nierenzellkarzinom), an ein lokalisiertes Plasmozytom, primäre Knochentumoren, Spondylolisthesis, Spondylitis, Ostitis deformans Paget, traumatische Frakturen oder auch einen M. Scheuermann. In diesen Fällen können zur weiteren Abklärung Skelettszintigraphien sinnvoll sein.

81.6
Osteopenie und Osteoporose bei entzündlichen Darmerkrankungen

Veränderungen im Knochenstoffwechsel gehören zu den extraintestinalen Manifestationen chronisch entzündlicher Darmerkrankungen.

Chronische inflammatorische Prozesse führen über die Aktivierung von Entzündungskaskaden zu einer verminderten Knochenmasse (Bischoff et al. 1997; Kaiser u. Ringe 1996). Die einzelnen Mechanismen sind bisher noch nicht ausreichend geklärt. Offenbar kommt aber dem Transkriptionsfaktor NF-ϰB eine entscheidende Rolle beim Knochenabbau durch seine Aktivierung von Osteoklasten zu.

Kortikosteroidtherapie
Ferner führt die Behandlung mit Kortikosteroiden zu einem direkten katabolischen Effekt am Knochen durch Hemmung der Osteoblasten.

Als Folge der Therapie mit Glukokortikoiden kann es weiterhin zu einer Suppression der Sexualsteroide mit Ausbildung einer hypogonadalen Situation kommen (Davies et al. 1990; Drinkwater et al. 1984; MacAdams et al. 1986). Glukokortikoide hemmen ferner die intestinale Kalziumresorption und erhöhen gleichzeitig die Kalziumausscheidung im Urin. Zusätzlich kommt es zu einer verminderten Ausbildung des stoffwechselwirksamen 1,25 Dihydroxy-Vitamin D3. Außerdem senken die Glukokortikoide den „Insulin-like growth factor" 1 und 2, das TGF-β und die Bindungsproteine IGF-BP, die alle wichtige Stimulatoren der Osteoblasten darstellen (Jehle et al. 1996; Kaiser u. Ringe 1996; Reed et al. 1995).

Malabsorption und Metabolismus
Im Rahmen entzündlicher Darmerkrankungen oder auch als Folge operativer Eingriffe (Anastomosen, Dünndarmresektionen) kann es zusätzlich zu einer Malabsorption kommen mit Vitamin D-Defizienz und apparentem oder subklinischem sekundärem Hyperparathyreoidismus mit Aktivierung des Knochenumsatzes.

Veränderungen im intestinalen und renalen Transport von Kalzium ergeben sich insbesondere durch die vermehrte Absorption von Oxalat. Es kommt zur vermehrten Bildung von Oxalatsteinen und Harnsäuresteinen. Zusammen mit der häufig anzutreffenden milden metabolischen Azidose sind dies weitere Faktoren für eine negative Kalziumbilanz.

Aus Querschnittsstudien ist bekannt, daß bei 31–59% der Patienten mit entzündlichen Darmerkrankungen die Knochenmasse vermindert ist und dadurch überproportional häufig Frakturen auftreten (von Tirpitz et al. 1999). Studien, die die Effektivität bei bestimmten Interventionen bei Vorliegen entzündlicher Darmerkrankungen systematisch evaluiert haben, lagen lange Zeit nicht vor. In eigenen Untersuchungen konnte jetzt gezeigt werden, daß eine Basistherapie bestehend aus Calcium und Vitamin D den Knochenabbau vermindern kann und daß insbesondere retardiert freigesetzte Fluoride einen signifikant osteoanabolen Effekt bei Patienten mit M. Crohn und verminderter Knochendichte auszuüben vermögen (von Tirpitz et al. 2000). Trotz veränderter intestinaler Resorptionsverhältnisse wurden keine schweren Nebenwirkungen unter Fluoridtherapie beobachtet, weiterhin konnten die geforderten therapeutischen Plasmaspiegel (0,1–0,2 mg/l) für Fluorid durch 3 × 25 mg Fluoridgabe p.o. sicher erreicht werden. Neben den Bisphosphonaten stellen somit Fluoride mit definierter Galenik ein sicheres und kostengünstiges osteoanaboles Therapiekonzept dar (von Tirpitz et al. 2000; Pak et al. 1998; Reginster et al. 1998).

81.7
Hepatische Osteodystrophie

Die Leber spielt eine zentrale Rolle im Vitamin D-Stoffwechsel. Neben der Hydroxylierung in Position 25 werden von der Leber Transportproteine für das Vitamin D synthetisiert. Durch einen enterohepatischen Kreislauf wird die Aufnahme von Vitamin D und Kalzium entscheidend beeinflußt (Gunabens et al. 1997; Hay et al. 1991; Hay 1995). Veränderungen des Knochenstoffwechsels in Zusammenhang mit Lebererkrankungen, insbesondere der primär biliären Zirrhose, stellen ein häufiges Problem dar. Die sog. hepatische Osteodystrophie kann sich in 2 Formen präsentieren:
– als Osteoporose oder auch
– als Osteomalazie als Folge eines Vitamin D-Mangels.

Eine Kombination dieser beiden klinischen Bilder, die zum Teil als Osteoporomalazie bezeichnet wird, liegt häufig vor. Manifestationsorte der hepatischen Osteodystrophie sind vor allem das Achsenskelett und die Rippen.

Aus Populationsuntersuchungen ist bekannt, daß bis zu 30% der Betroffenen mit primär biliärer Zirrhose eine klinisch manifeste Osteoporose aufweisen. Selbst nach erfolgreicher Lebertransplantation kommt es im Rahmen der Komedikation zu einer Beschleunigung der Knochenerkrankung, so daß erst im 2. Jahr nach erfolgreicher Transplantation eine deutliche Verbesserung des Skelettstoffwechsels mit Remineralisation erfolgen kann. Aus knochenhistomorphologischen Untersuchungen wurde die Hypothese abgeleitet, daß ursächlich eine Low-turnover-Osteoporose mit Inhibition der Formation neuen Knochens und geringgradig aktive Resorption für die Präsentation verantwortlich ist. Nachdem zunächst die Gallensalze angeschuldigt wurden, muß man heute annehmen, daß unkonjugiertes Bilirubin und Kupfer ursächlich sind für den toxischen Effekt auf den Knochenstoffwechsel.

Als Basistherapie sollte bei dieser Form der metabolischen Knochenerkrankung an eine ausreichende Kalziumsupplementation gedacht werden. Die Gabe von Vitamin D oder auch Kalzitonin hat sich als wenig erfolgreich erwiesen. Möglicherweise kommen den antiresorptiv wirksamen Bisphosphonaten als präventive Maßnahme zukünftig eine besondere Rolle zu (Black et al. 1996; Gunabens et al. 1997; Rodan u. Fleisch 1996; Ziegler et al. 1997).

81.8
Osteoporose und -malazie bei anderen gastrointestinalen Krankheiten

Eine Reihe weiterer gastrointestinaler Erkrankungen kann ebenfalls zur Veränderung des Knochenstoffwechsels führen. Diese sind in Tabelle 81.4 aufgeführt. In der Pathogenese sind von zentraler Bedeutung die Malabsorption von Kalzium und Vitamin D. Eine Ausnahme bilden die Veränderungen im Knochenstoffwechsel nach Lebertransplantation (s. oben) oder auch die totale parenterale Ernährung. In beiden klinischen Situationen können bereits vorbestehende Veränderungen im Knochen kurzfristig erheblich verstärkt werden. Die Sektion „kalziumregulierende Hormone und Knochenstoffwechsel" der Deutschen Gesellschaft für Endokrinologie hat zur Evaluation dieser Patienten ein spezielles Programm entwickelt (Wüster 1992; Ziegler et al. 1997).

81.9
Therapie der Osteoporose

81.9.1
Prävention

Bei der Therapie der Osteoporose hat die Prävention die entscheidende Rolle, denn die zu erwartenden Veränderungen der Knochenmasse spielen sich stets vor dem Hintergrund einer primär erreichten maximalen Knochenmasse ab (Bonjour et al. 1994; WHO 1994). Die Prävention sollte sich beim Gesunden auf eine lebenslange Optimierung einer gesunden Skelettentwicklung und -erhaltung konzentrieren. Die Maßnahmen setzen sich zusammen aus körperlicher Aktivität, einer situationsangepaßten optimalen Kalziumzufuhr, ausreichende Vitamin D-Zufuhr, ggf. Einsatz von Geschlechtshormonen und zwingend die Substitution im Falle längerfristiger Phasen eines Hypogonadismus (z.B. sekundäre Amenorrhö > 6 Monate; Ziegler et al. 1997).

Präventive Maßnahmen sind stets auch indiziert, wenn ein therapeutisches Prinzip gewählt werden muß, das potentiell den Knochen schädigt. Dies ist insbesondere beim Einsatz von Glukokortikoiden,

Tabelle 81.4. Osteomalazie und Osteoporose bei gastrointestinalen Erkrankungen

Prävalenz	Klinik	Pathogenese	Therapie
Gastrektomie Bis zu 70 % BII-Magen > BI-Magen	Frauen > Männer Knochenschmerzen Ca, Phosphat ↓, 25 (OH)D$_3$ ↓ AP ↑, PTH normal, ↑, Osteopenie	Ca-Vitamin-D-Absorption ↓ als Folge des Säuremangels, erhöhte intestinale Motilität, Steatorrhö	Vitamin D Calcitriol, Kalziumzitrat, Kalziumlaktat
Zöliakie Bis zu 80 %	Kinder, Erwachsene Wachstumsverzögerung Steatorrhö 25 (OH)D$_3$ ↓, AP ↑ PTH normal, ↑	Ca-Vitamin-D-Absorption ↓, Folge der gestörten Enterozytenfunktionen	Glutenfreie Kost
Morbus Crohn Bis zu 60 %	Junge Erwachsene Steatorrhö, Ileumresektion Glukokortikoiddauertherapie 25 (OH)D$_3$ ↓, AP normal, ↑ PTH normal, (↑)	Ca-Vitamin-D-Absorption ↓, gestörte enterohepatische Zirkulation, jejunale-ileale Dysfunktion, Folgen der Glukokortikoidtherapie	Vitamin D, aktive Vitamin D-Metabolite, Gallensäurebinder ? Natriumfluorid ? Bisphosphonate
Jejuno-ilealer Bypass Bis zu 80 %	Ca, Mg, Albumin ↓, 25 (OH)D$_3$ ↓, AP ↑, PTH ↑	Ca-Vitamin-D-Absorption ↓, verminderte Absorption in den distalen Abschnitten des Dünndarms	Vitamin D, aktive Vitamin D-Metabolite, anatomisch-funktionelle Rekonstruktion
Exokrine Pankreasinsuffizienz Niedrig (ca. 5–7 %)	Cholestase, Steatorrhö C_2H_5OH-Abusus	Fettmalabsorption	Vitamin D-Gaben
Primär biliäre Zirrhose Bis zu 80 %	Frauen Knochenschmerzen Ikterus Ca ↓, 25 (OH)D$_3$ ↓, PTH ↓, normal AP ↑, Low-turnover-Osteoporose	Ca, Phosphat, Vitamin D-Absorption ↓, renale Verluste von Vitamin D-Metaboliten	Bei Osteomalazie → Vitamin D bei Osteoporose Vitamin D ineffektiv
Chronisch-aktive Hepatitis Ca. 50 %	Keine Knochenschmerzen Glukokortikoidgaben 25 (OH)D$_3$ ↓	Folge der Glukokortikoidmedikation	Reduktion der Glukokortikoide, ausreichende Ernährung
Alkoholische Leberzirrhose > 10 Jahre Alkoholkonsum → fast alle Patienten betroffen	Rückenschmerzen Wirbelsäulenfrakturen Ca, Phophat, Mg, Albumin ↓ 25 (OH)D$_3$ ↓ PTH ↑	Mangelernährung C_2H_5OH-induzierte renale Verluste von Kalzium und Magnesium (?) direkt toxische Effekte auf den Knochen	C_2H_5OH-Karenz Ca-, Mg-, phosphathaltige Kost Vitamin D, wenn 25 (OH)D$_3$ ↓
Lebertransplantation 100 %	Rasche Entwicklung im ersten Jahr, Rippen, Wirbelsäule 25 (OH)D$_3$ ↓, 1,25 (OH)D$_3$ ↓	Hohe Dosen Glukokortikoide Immobilisation andere Faktoren	Vitamin D Kalziumgaben Glukokortikoide reduzieren (?) Bisphosphonate
Totale parenterale Ernährung Ca. 50 %	Knochenschmerzen Ca ↑, Phosphat ↑, AP ↑ 25 (OH)D$_3$ normal 1,25 (OH)D$_3$ ↓	Aluminiumtoxikation	Aminosäurelösung nicht aus Kaseinhydrolysaten, ggf. aktive Vitamin D-Metabolite

entweder topisch oder systemisch, der Fall. Eine Schwellendosis, unterhalb derer das Osteoporoserisiko vernachlässigbar gering ist, gibt es nicht. Als Basistherapie ist stets der Einsatz von Vitamin D und Kalzium zu empfehlen.

Die Prävention der postmenopausalen Osteoporose gelingt, wenn ein adaptiertes Vorgehen gewählt wird.

Primär kommt es mit dem Östrogenausfall zu einem über Jahre gesteigerten Knochenstoffwechsel, der über den sonstigen altersbezogenen Knochenmasseverlust hinausgeht. Hier können insbesondere konjugierte Östrogene einen osteoprotektiven Effekt ausüben (WHO 1994; Ziegler et al. 1997). Da es sich um eine Langzeittherapie (idealerweise 8–10 Jahre Therapiedauer) handelt, ist eine strenge gynäkologische/endokrinologische Überwachung erforderlich. Neben den Östrogenen können Bisphosphonate einen gesteigerten Knochenabbau hemmen. Hier sind insbesondere die modernen Aminobisphosphonate anzuführen. Es liegen noch keine Langzeiterfahrungen mit diesen Substanzen für die Indikation bei Osteoporose vor.

81.9.2
Therapie der manifesten Osteoporose

Bei Vorliegen einer manifesten Osteoporose sind 3 wichtige Prinzipien zu beachten
1. die sog. Basistherapie,
2. die Schmerzbekämpfung kombiniert mit physikalischer Therapie und
3. die Positivierung der Skelettbilanz.

Die folgende Tabelle 81.5 faßt die möglichen Therapieoptionen zusammen. Im Rahmen der Basistherapie ist auf eine ausreichende tägliche Menge an Kalzium von ca. 1.500 mg zu achten. Die Zufuhr kann sowohl über die Ernährung mit Milchprodukten oder kalziumhaltigen Mineralwässern erfolgen oder durch die Supplementierung mit Kalziumpräparaten. Es sollte stets auf eine Kombination mit Vitamin D geachtet werden, so daß die Kalziumaufnahme von dieser Seite aus weiter optimiert werden kann. Risikofaktoren müssen, soweit möglich, ausgeschaltet werden (Jehle u. Böhm 1997; Villareal et al. 1991).

Analgesie
Bei der Schmerzbekämpfung im akuten und chronischen Zustand hat sich neben den nichtsteroidalen Antiphlogistika das Kalzitonin bewährt. Zur Dauertherapie können zwecks Schmerzdistanzierung Antidepressiva eingesetzt werden sowie eine auf Dauer angelegte physische Therapie und Rückenschulung.

Eine ausreichende Analgesie ist häufig die Voraussetzung dafür, daß mit der physikalischen Therapie überhaupt begonnen werden kann. Diese sollte zum Ziel haben, bestimmte Muskelgruppen aufzubauen und Muskelverspannungen abzubauen. Hier hat sich gelegentlich auch die Kombination mit Muskelrelaxantien bewährt.

Bei stärksten Schmerzen können Morphinpräparate kurzfristig zur Anwendung kommen. Ferner kann auch der analgetische Effekt von Bisphosphonaten ergänzend ausgenutzt werden.

Antiresorptive Medikamente
Die Gruppe der antiresorptiv wirksamen Substanzen ist groß, zumal eine klare Zuordnung zu primär osteoklastenhemmenden oder osteoblastenstimulierenden Wirkungen nicht immer sicher erfolgen kann. Neben den schwach wirksamen osteoklastenhemmenden Substanzen wie Kalzium, Östrogenen und auch Kalzitonin gibt es stark antiresorptiv wirksame Stubstanzen wie die modernen Bisphosphonate. Im einzelnen stehen
– Östrogene, ggf. in Kombination mit Gestagenen, oral oder als transdermale Applikationsformen,
– das Kalzitonin als Lachskalzitonin oder Humankalzitonin, das subkutan oder nasal appliziert wird,
– Bisphosphonate, die oral oder auch intravenös appliziert werden sowie
– Vitamin D-Metabolite wie Calcitriol oder α-Calcidol zur Verfügung.

Als osteoanaboles Prinzip werden Fluoridsalze wie Natriumfluorid oder Monofluorophosphat oder auch das Parathormon oder Parathormonanaloga eingesetzt. Ferner spielen anabole Steroide eine zunehmende Rolle in der Therapie.

> **!** Bei den Fluoriden ist das enge therapeutische Fenster zu beachten. Problematisch bei den Fluoridsalzen ist das Ausbleiben des osteoanabolen Effekts bei Unterdosierung bzw. das Ausbilden eines überschießenden Knochenanbaus mit daraus resultierender Osteosklerose und erneut vermehrter Frakturhäufigkeit bei zu hoher Dosierung (Pak et al. 1995; Ringe u. Meunier 1995). Diskutiert wird auch unter einer hohen Dosis von Fluoriden die Abnahme des kortikalen Knochens (an Radius, Humerus und Femur) während die Knochendichte des trabekulären Knochens (insbesondere Wirbelsäule) zunehmen kann.

Für die Bisphosphonate, die zum Teil stabile oral aktive Analoga der Pyrophosphate darstellen, ist der Nachweis zur Sekundärprävention geführt (Black et al. 1996; McClung et al. 1998), jedoch

Tabelle 81.5. Therapie der Osteoporose

Therapiekonzept	Verfahren/Medikament	Dosierung	Therapiedauer	Nebenwirkungen/Besonderheiten
Basistherapie	Körperliche Aktivität, Bewegung			
	Kalziumsubstitution	500–1.000 mg/Tag	Dauertherapie	Trinkmenge > 1,5 l/Tag Ca-Gaben über den Tag verteilen
	Vitamin D-Substitution	500–1.000 IE/Tag	Dauertherapie	
	Meiden phosphatreicher Nahrungsmittel			
	Physikalische Therapie Massage Krankengymnastik (evtl. Analgesie) Korsett		Situationsangepaßt	
Medikamentös: antiresorptiv	Konjugiertes Östrogen/Gestagene		8–10 Jahre	Regelmäßige gynäkologische Kontrollen notwendig
	Kalzitonin	50–100 IE subkutan 3mal/Woche	1–2 Jahre	Übelkeit, Erbrechen, Flush
	Kalzitonin	200 IE intranasal 5mal/Woche	1–2 Jahre	Übelkeit, Erbrechen, Flush
	Bisphosphonate	Etidronat: zyklische Gabe, 400 mg/Tag über 14 Tage, dann während 10 Wochen 1000 mg Kalzium/Tag	3–4 Jahre	
		Alendronat (Fosamax): 10 mg/Tag	3–4 Jahre	Schleimhautulzera
Medikamentös: osteoanabol	Fluoride	Natriumfluorid (NaF; Ossin, Ospur F25): 50–80 mg/Tag (zusammen mit Basistherapie)	2–4 Jahre	Bei periartikulärem Schmerzsyndrom (Sprunggelenksbereich) 4 Wochen Pause dann Fortsetzung mit halber Fluoriddosis
		Monofluorophosphat (MFP): 4 Tbl. Tridin = 20 mg F- + 600 mg Ca++ 2 Tbl. Mono-Tridin = 20 mg F-	2–4 Jahre	
	Anabolika	Nandrolondekanoat (Decadurabolin): 25 mg i.m. alle 3–4 Wochen	1–2 Jahre	Virilisierungszeichen beachten → Abstände verlängern

Osteoporosetherapie ist im Fluß, so daß keine allgemeinverbindlichen Richtlinien gegeben werden können.

fehlen noch valide Untersuchungen zur Anwendung in der Primärprävention (WHO 1994; Ziegler et al. 1997).

81.9.3
Verlaufsbeobachtung und -kontrolle

Die Osteodensitometrie hat sich als Verlaufsinstrument bewährt. Sie zeigt ihre Stärken insbesondere auch bei der Überwachung der Fluoridtherapie (Gowin 1997; WHO 1994). Hier kann es zu deutlicher Knochendichtezunahme von bis zu 8–10 % pro Jahr kommen als Zeichen einer Übertherapie, so daß orientierend am Knochendichtezuwachs eine Dosisadaptation durchgeführt werden kann.

Biochemische Marker des Knochenumbaus spielen im Rahmen der Untersuchung von Populationen und klinisch-experimentellen Anwendungen eine große Rolle, gleichwohl sind sie nur eingeschränkt zu verwenden beim intraindividuellen Vergleich.

Die Wirksamkeit der Therapie einer manifesten Osteoporose wird anhand von jährlichen Röntgenuntersuchungen überprüft. Haupttherapieziele sind der Anstieg der Knochenmasse an der Lendenwirbelsäule, am proximalen Femur und am Radius sowie die Reduktion der Wirbelkörperfrakturen. Diese Ziele lassen sich mit einer Kombination der oben dargestellten Maßnahmen bei der Mehrzahl der Betroffenen erreichen.

Literatur

Bischoff SC, Herrmann A, Göke M, Manns MP, von zur Mühlen A, Brabant G (1997) Altered bone metabolism in inflammatory bowel disease. Am J Gastroenterol 92: 1157–1163

Black DM, Cummings SR, Karpf DB et al. for the Fracture Intervention Trial Research Group (1996) Randomised trial of effect of alendronate on risk of fracture in women with existing vertebral fractures. Lancet 348: 1535–1541

Böhm BO (1996) Epidemiologie der Osteoporose. Osteologie Forum 2: 131–137

Bonjour JP, Theintz G, Law G et al. (1994) Peak bone mass. Osteoporosis Int 4 (Suppl): 7–13

Cummings SR, Black DM, Nevitt MC et al. (1993) Bone density at various sites for prediction of hip fractures. Lancet 341: 72–75

Davies MC, Hall ML, Jacobs HS (1990) Bone mineral loss in young women with amenorrhoea. Br Med J 301: 790–793

Drinkwater BL, Nilson K, Chesnut CH III et al. (1984) Bone mineral content of amenorrheic and eumenorrhoic athletes. N Engl J Med 311: 277–281

Fässler ALC, Bonjour JP (1995) Osteoporosis as a pediatric problem. Ped Clin North Am 42: 811–824

Gardsell P, Johnell O, Nilsson BE (1991) The predictive value of bone loss for fragilities fracture in women: A longitudinal study over 15 years. Calcif Tissue Int 49: 90–94

Gowin W (1997) Radiologische Diagnostik. Osteologie Forum 3: 51–54

Gunabens N, Pares A, Monegal A et al. (1997) Etidronate versus fluoride for treatment of osteopenia in primary biliary cirrhosis; preliminary results after 2 years. Gastroenterology 113: 219-z

Hay JE, Lindor KD, Wiesner RH et al. (1991) The metabolic bone disease of primary sclerosing cholangitis. Hepatology 14: 257

Hay JE (1995) Bone disease in cholestatic liver disease. Gastroenterology 108: 276–283

Harries AD, Brown R, Heatley RV, Williams LA, Woodhead S, Rhodes J (1985) Vitamin D status in Crohn's disease: Association with nutrition and disease activity. Gut 26: 197–203

Hessov I, Mosekilde L, Melsen F et al. (1984) Osteopenia with normal vitamin D metabolites after small-bowel resection for Crohn's disease. Scand J Gastroenterol 19: 691–696

Hui SL, Slemenda CW, Johnston CC (1989) Baseline measurements of bone mass predict fracture in white women. Ann Intern Med 111: 355–361

Jehle PM, Böhm BO (1997) Epidemiologische und präventive Aspekte der Osteoporose. Osteologie Forum 3: 43–45

Jehle PM, Jehle D, Pfeiffer TH et al. (1996) Verminderte Knochendichte bei Diabetes mellitus Typ 1, nicht jedoch bei Typ 2 Diabetes: Beziehung zu IGF-1, IGFGP-1, IGFBP-3, Proinsulin und biochemischen Markern des Knochenstoffwechsels. Osteologie Forum 2: 102–112

Johnston CC, Miller JZ, Slemenda CW et al. (1992) Calcium supplementation and increases in bone mineral density in children. N Engl J Med 327: 82–87

Kaiser H, Ringe JD (1996) Cortison und Osteoporose. Thieme, Stuttgart

Kelly PJ, Morrison NA, Sambrook PN, Nguyen TV, Eisman JA (1995) Genetic influences on bone turnover, bone density and fracture. Eur J Endocrinol 133: 265–271

MacAdams MR, White RH, Chipps BE (1986) Reduction of serum testosterone levels during chronic glucocorticoid therapy. Ann Intern Med 104: 648–651

McClung M, Clemmesen B, Daifotis A, Gilchrist NL, Eisman J, Weinstein RS, Fuleihan GEH, Reda C, Yates AJ, Ravn P for Alendronate Osteoporosis Prevention Study Group (1998) Alendronate prevents postmenopausal bone loss in women without osteoporosis. Ann Intern Med 128: 253–261

Melton LJ, Chrischilles EA, Cooper C et al. (1992) How many women have osteoporosis? J Bone Miner Res 7: 1005–1010

Motley RJ, Crawley EO, Evans C, Rhodes J, Compston JE (1988) Increased rate of spinal trabecular bone loss in patients with inflammatory bowel disease. Gut 29: 1332–1336

Pak CYC, Sakhaee K, Adams-Huet B, Piziak V, Peterson RD, Poindexter JR (1995) Treatment of postmenopausal osteoporosis with slow-release sodium fluoride. Ann Intern Med 123: 401–408

Pak CYC, Sakhaee K, Rubin C, Rao S (1998) Update of fluoride in the treatment of osteoporosis. Endocrinologist 8: 15–20

Platen P (1997) Prävention und Therapie der Osteoporose: Die Bedeutung des Sports und der körperlichen Aktivität. Dtsch Ärztebl 94: A2569–A2574 (Heft 40)

Pollähne W, Grieser T, Pfeifer M, Minne HW (1996) Diagnostik und Differentialdiagnostik primärer und sekundärer Osteoporosen. Thieme, Stuttgart

Recker RR, Davies MK, Hinders SM et al. (1992) Bone gain in young adult women. JAMA 268: 2403–2408

Reed BY, Zerwekh YE, Sakhaee K et al. (1995) Serum IGF 1 is low and correlated with osteoblastic surface in idiopathic osteoporosis. J Bone Miner Res 10: 1218–1224

Reginster JY, Meurmans L, Zegels B, Rovati L, Minne H, Giacovelli G, Taquet A, Setnikar I, Collete J, Gosset C (1998) The effect of sodium monofluorophosphate plus calcium on vertebral fracture rate in postmenopausal women with moderate osteoporosis. Ann Intern Med 129: 1–8

Riggs BL, Melton LJ III (1986) Involutional osteoporosis. N Engl J Med 314: 1676–1686

Riggs BL, Wahner HW, Dunn WL et al. (1981) Differential changes in bone mineral density of the appendicular and axial skeleton with aging. J Clin Invest 67: 328–335

Ringe JD (1997) Osteoporose: Differentialdiagnose und Differentialtherapie. Thieme, Stuttgart

Ringe JD, Meunier PJ (1995) What is the future for fluoride in the treatment of osteoporosis? Osteoporosis Int 5: 71–74

Rodan GA, Fleisch HA (1996) Bisphosphonates: Mechanisms of action. J Clin Invest 97: 2692–2696

Ryde SJS, Clements D, Evans WD et al. (1991) Total body calcium in patients with inflammatory bowel disease: A longitudinal study. Clin Sci 80: 319–324

Schneyer U, Hädecke J (1997) Sekundäre Osteoporose bei internistischen Krankheiten. Osteologie Forum 3: 48–50

Seibel MJ, Baylink DJ, Farley JR et al. (1997) Basic science and clinical utility of biochemical markers of bone turnover – a congress report. Exp Clin Endocrinol Diabetes 105: 125–133

Slemenda CW, Christian JC, Williams CJ et al. (1991) Genetic determinants of bone mass in adult women: A reevaluation of the twin model and the potential importance of gene interaction on heritability estimates. J Bone Miner Res 6: 561–567

Strasser-Vogel B, Blum WF, Past R et al. (1995) Insulin-like growth factor (IGF)-I and -II and IGF-binding proteins-1, -2 and -3 in children and adolescents with diabetes mellitus: Correlation with metabolic control and height attainment. J Clin Endocrinol Metab 80: 1207–1213

Villareal DT, Civitelli R, Chines A, Avioli LV (1991) Subclinical vitamin D deficiency in postmenopausal women with low vertebral bone mass. J Clin Endocrinol Metab 72: 628–634

von Tirpitz Ch, Pischulti G, Klaus J, Rieber A, Brückel J, Böhm BO, Adler G, Reinshagen M (1999) Pathologische Knochendichte bei chronisch entzündlichen Darmerkrankungen – Prävalenz und Risikofaktoren. Z Gastroenterol 37: 5–12

von Tirpitz Ch, Klaus J, Brückel J, Rieber A, Scholer A, Adler G, Böhm BO, Reinshagen M (2000) Increase of bone mineral density with sodium fluoride in patients with Crohn's disease. Eur Gastroenterol Hepatol 12: 19–24

WHO Study Group (1994) Assessment of fracture risk and its application to screening for postmenopausal osteoporosis. World Health Organization, Geneva (WHO Technical Report Series)

Wüster C, im Auftrag der Sektion „Calcium-regulierende Hormone und Knochenstoffwechsel" der „Deutschen Gesellschaft für Endokrinologie" (1992) Empfehlungen zur Diagnostik und Prophylaxe einer Osteopathie nach Organtransplantation (Herz, Lunge, Leber). Endokrinologie Informationen 16: 55–58

Wüster C, Blum WF, Schlemilch S et al. (1993) Decreased serum levels of insulin-like growth factor binding protein 3 in osteoporosis. J Int Med 234: 249–255

Ziegler R, Landgraf R, Müller OA, von zur Mühlen A (1997) Rationelle Therapie in der Endokrinologie. Thieme, Stuttgart

Enterale und parenterale Ernährung

K. Berneis · U. Keller

82.1 Indikation der enteralen und parenteralen Ernährung 955
82.2 Enterale Ernährung 957
82.2.1 Nährsonden 957
82.2.2 Enterale Nährlösungen 958
82.2.3 Spezielle Indikationen zur enteralen Ernährung 959
82.2.4 Kontraindikationen 959
82.2.5 Komplikationen der enteralen Ernährung 959
82.3 Parenterale Ernährung 960
82.3.1 Spezielle Indikationen zur parenteralen Ernährung 960
82.3.2 Venenkatheterarten 961
82.3.3 Komplikationen 961
82.3.4 Bestandteile und Erfordernisse der totalen parenteralen Ernährung 962
82.3.5 Medikamentöse Zusätze 964
82.4 Enterale und parenterale Heimernährung 964

Als enterale Ernährung bezeichnet man die Applikation von Nährlösungen über ein Schlauchsystem in den Gastrointestinaltrakt bei Patienten mit Störungen der Nahrungsaufnahme oder Verdauung.

Ziel der parenteralen Ernährung ist die Erhaltung oder Verbesserung des Ernährungszustandes bei Patienten, welche weder oral noch über eine Nährsonde ernährt werden können. Die Nährlösungen werden in der Regel zentralvenös verabreicht. Eine periphervenöse Verabreichung dient vor allem der Hydrierung.

Enterale vs. parenterale Ernährung

Die enterale Ernährung hat im Vergleich zur parenteralen verschiedene Vorteile und ist deshalb, wenn immer möglich, vorzuziehen.

Für die zunehmende Verbreitung der enteralen Ernährung sind mehrere Gründe verantwortlich:

1. sind diverse auf verschiedene Patientengruppen abgestimmte Nährlösungen kommerziell erhältlich;
2. hat die enterale Ernährung gegenüber der parenteralen mehrere Vorteile:
   – Erhaltung der Struktur und Funktion des Gastrointestinaltrakts; damit Verhinderung der Zottenatrophie und Bakteriendislokation (Alexander 1990),
   – weniger Infektionen und traumatische Komplikationen im Vergleich zur parenteralen Ernährung,
   – weniger metabolische Komplikationen,
   – geringere Kosten und leichtere Anwendbarkeit.

Die Vorteile der parenteralen Ernährung liegen bei der Möglichkeit der schnelleren Korrektur von Defiziten und der genaueren Erfassung der Nährstoffzufuhr. Bei hochgradigem oder vollständigem Darmausfall ist sie die einzige Form einer bedarfsdeckenden Ernährung.

Abbildung 82.1 zeigt ein Entscheidungsdiagramm, in welchen Situationen welche Form der Ernährung gewählt werden soll.

82.1 Indikationen der enteralen und parenteralen Ernährung

Gesicherte Indikationen

Eine gesicherte Indikation liegt vor bei (Souba 1997):

- längerdauernder Unmöglichkeit der teilweise oder gänzlich bedarfsdeckenden oralen Ernährung bei chronischen Erkrankungen wie
  - Kurzdarmsyndrom,
  - intestinale Obstruktion,
  - neurologische Schluckstörung,
  - Frühgeborenen;
- längerdauernder (>10–14 Tage) Unmöglichkeit der oralen Nahrungszufuhr bei gutem Ernährungszustand der Patienten;
- präoperativer Ernährung mangelernährter Patienten für 10 Tage oder mehr vor großen chirurgischen Eingriffen zur Reduktion septischer Komplikationen;
- Patienten nach schweren Traumen (Polytrauma, Schädel-Hirn-Trauma, Beginn innerhalb von 24 h nach dem Ereignis);
- Knochenmarktransplantatempfängern unter intensiver Chemotherapie.

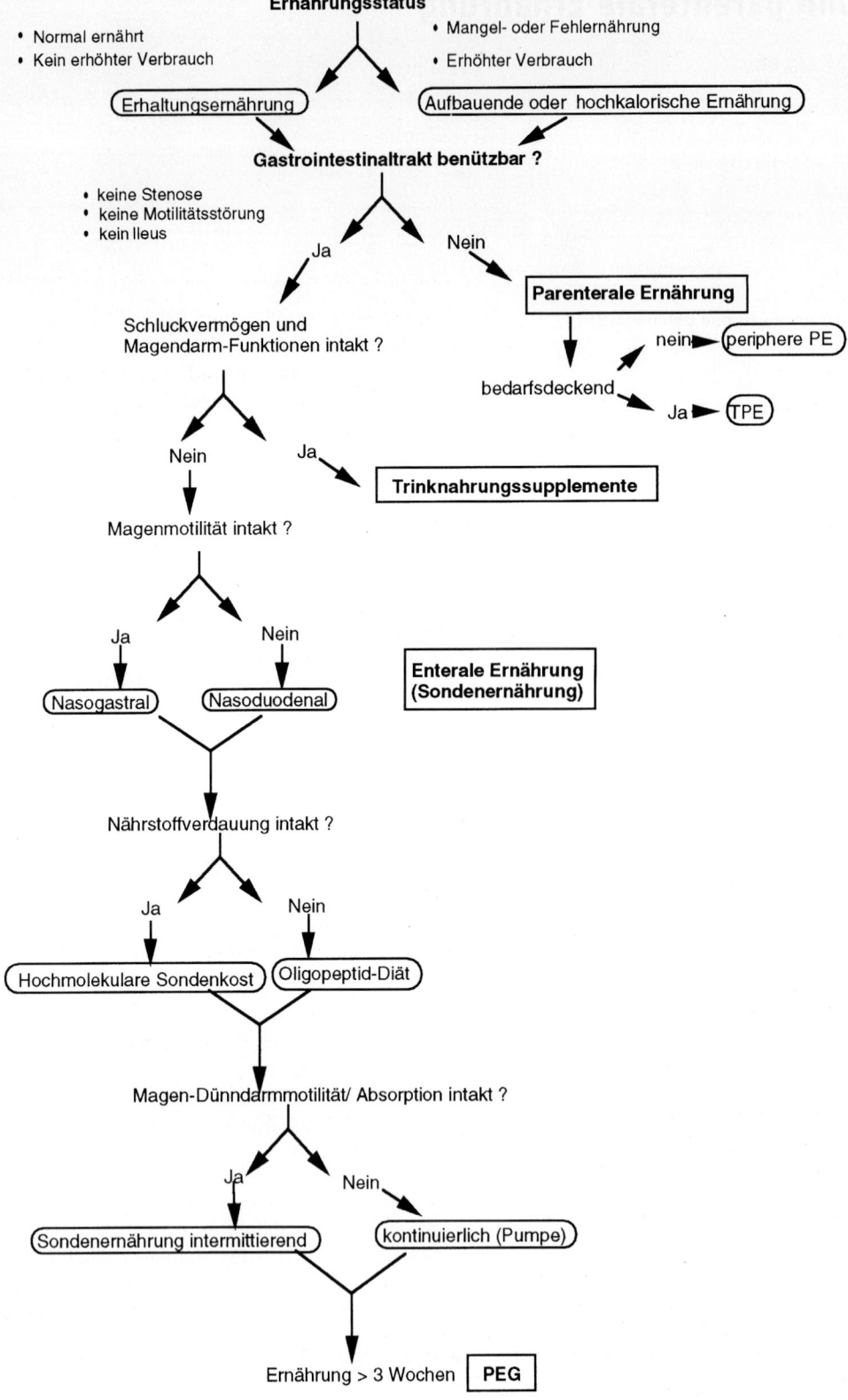

Abb. 82.1. Entscheidungsdiagramm enterale vs. parenterale Ernährung (*PEG* perkutane endoskopische Gastrostomie; *PE* parenterale Ernährung; *TPE* totale parenterale Ernährung)

Diskutierte Indikationen
Diskutierte Indikationen bestehen bei (Souba 1997):

- Malignompatienten mit
  - Nahrungskarenz >10 Tagen aufgrund gastrointestinaler Probleme,
  - eingeschränkter oraler Nahrungszufuhr mit Symptomenfolge;
- Aids-Patienten mit Gewichtsverlust;
- gastrointestinalen Erkrankungen wie enterokutane Fisteln oder akuter Schub eines Morbus Crohn;
- Leberversagen (Besserung der hepatischen Enzephalopathie durch Zufuhr verzweigtkettiger Aminosäuren);
- akutem Nierenversagen (Verbesserung von Prognose und Nierenfunktion nach Zufuhr von Glukose und essentiellen Aminosäuren);
- intensivbehandlungsbedürftigen Patienten bei Unmöglichkeit der oralen Nahrungszufuhr für mehr als 7–10 Tage.

82.2 Enterale Ernährung

82.2.1 Nährsonden

Es gibt 2 Kategorien von Nährsonden:

- Sonden, die über die Nase in den oberen Gastrointestinaltrakt eingelegt werden (nasogastrale und nasoduodenale Sonden) und
- Sonden, welche durch das Abdomen eingelegt werden (über eine Gastrostomie, Duodenostomie oder Jejunostomie).

Nur in speziellen Fällen ist die Gabe von Nährlösungen via Pharyngostomie oder Ösophagostomie angezeigt.

Nasogastrale Sonden
Nasogastrale Sonden weisen eine Länge von 70–120 cm, Duodenalsonden von 120–150 cm auf. Sonden, welche über einen Führungsdraht endoskopisch eingelegt werden, müssen mindestens eine Länge von 250 cm haben. Der Außendurchmesser solcher Sonden liegt bei 2,4–6 mm.

■ **Applikation.** Nasoenterale Sonden können ohne größere Vorbereitung von jeder erfahrenen Krankenschwester direkt am Krankenbett eingelegt werden. Der Patient muß dazu wach sein und schlucken können. Diese Sonden werden am häufigsten für eine kurzfristige enterale Ernährung im Krankenhaus verwendet.

Die Einlage nasogastraler Sonden erfolgt nach Befeuchten der Sonde mit einem Gleitmittel – im Sitzen oder halbsitzend mit leicht nach vorn gebeugtem Kopf – durch die Nase. Erleichtert durch wiederholtes Schlucken wird die Sonde in den Magen vorgeschoben. Wenn mit Aspiration von Magensaft und Auskultation die korrekte Lage der Sonde nicht bestätigt wird, sollte dies radiologisch geschehen. Etwa 10 % der Sonden liegen primär nicht korrekt.

■ **Komplikationen bei nasogastralen Sonden.** Komplikationen durch nasogastrale und nasoenterale Sonden können einlagebedingt sein oder erst später auftreten.

Einlagebedingt können Verletzungen mit Blutungen aus der Nase oder dem oberen Gastrointestinaltrakt, Perforation, Aspirationspneumonie oder Erbrechen entstehen. Komplikationen nach Einlage sind Verlagerungen der Nährsonden (z. B. in den Ösophagus), Aspiration von Nährlösungen oder Erosionen der Mukosa durch die Nährsondenspitze. Zudem kann es vor allem bei mangelhafter Pflege der Sonden zu Verstopfungen durch Nährlösungen kommen.

Insgesamt bewegt sich die Komplikationsrate für nasogastrale und nasoenterale Sonden zwischen 7,6 und 19 %.

Nährsonden über PEG
Bei länger dauernder enteraler Ernährung sind Nährsonden über eine Gastrostomie (PEG) bzw. Jejunostomie aus folgenden Gründen von Vorteil:

- Wegen ihres größeren Durchmessers neigen sie weniger zur Verstopfung.
- Die erforderliche Nährlösung kann in größeren Mengen und schneller zugeführt werden.
- Das Verletzungsrisiko im Bereich des Oropharynx ist geringer.
- Sie sind bei Patienten vor allem aus ästhetischen Gründen beliebter.
- Durch Fixation wird das Risiko einer Verlagerung der Sonde und der Aspiration nahezu ausgeschlossen.

■ **Applikation.** Gastrostomie- und Jejunostomiesonden können endoskopisch, unter Ultraschallkontrolle oder chirurgisch eingelegt werden.

Die perkutane endoskopische Gastrostomie (PEG) wurde 1980 von Gauderer und Mitarbeitern (Gauderer et al. 1980) beschrieben. Sie hat sich heute etabliert und die chirurgische Witzel-Fistel fast vollständig verdrängt. Die wichtigsten endoskopischen Methoden zur Einlage der PEG sind die Durchzugsmethode und die Ballonkatheterdirektpunktionsmethode, wobei die Durchzugskatheter eine bessere und sicherere Verankerung der Sonde im Magen erlauben. Ansonsten sind Vorbereitung und Nachbetreuung gleich. Sondenkost kann 24 h nach Einlage eines Katheters verabreicht werden.

Die Feinnadel-Katheter-Jejunostomie (FKJ) wird angelegt, wenn im Anschluß an eine Laparotomie eine ungenügende orale Nahrungszufuhr folgen wird, oder falls die Einlage einer PEG nicht möglich ist. Die FKJ wird intraoperativ eingelegt, wobei der Ernährungsbeginn wegen der relativ kurzfristigen Atonie des Dünndarms (ca. 2 h) rasch möglich ist.

Portionierte Nahrungszufuhr

Die Verabreichung kann in Portionen als Bolus oder kontinuierlich mit einer Ernährungspumpe erfolgen. Der Regelfall ist die Portionen- oder Bolusmethode, besonders bei ambulanten Patienten, da sie dadurch weniger eingeschränkt sind und die Methode einfacher und billiger anzuwenden ist. Die Größe des Bolus, der in den Magen eingeleitet wird, beträgt ungefähr ein Drittel der Gesamttagesmenge (250–400 ml in ca. 10 min), ohne daß es zu einer Dumpingsymptomatik kommt.

So kann das tägliche Gesamtvolumen von ungefähr 2 l in 4–5 Boli in Intervallen von 3–5 h verabreicht werden. Dazu muß der Patient jeweils sitzen, oder der Oberkörper um 45° hochgelagert werden, um eine eventuelle Aspiration zu vermeiden.

Wenn die Spitze der Nährsonde im Duodenum oder Jejunum liegt, muß die Lösung kontinuierlich über eine Pumpe verabreicht werden, um eine zu große intestinale Dehnung oder ein Dumpingsyndrom zu vermeiden.

Kontinuierliche Nahrungszufuhr

Die Infusionsmethode wird als Standard bei Schwerkranken z. B. auf Intensivstationen angewandt, da diese Anwendung pflegerisch einfacher und sicherer ist. Eine kontinuierliche Rate von bis zu 150 ml/h wird von den meisten Patienten problemlos vertragen.

Nährlösungen für den Magen können iso- bis hyperosmolar sein; solche für den Dünndarm sollten weitgehend isoosmolar sein, um Wasserverschiebungen im Dünndarm zu vermeiden.

82.2.2
Enterale Nährlösungen

Bei den industriell hergestellten Nährlösungen handelt es sich um standardisierte, homogene, pasteurisierte Lösungen. Sie sind alle laktose-, cholesterin-, und glutenfrei.

Die Zusammensetzung der Lösungen variiert, je nachdem für welchen Zweck sie hergestellt werden, z B. zum Einsatz unter speziellen klinischen Bedingungen. Folgende Einteilung ist sinnvoll:

■ **Sondenkost aus natürlichen Nahrungsmitteln (Küchenkost).** Gut püriert können sie u. U. über die Nährsonde vom Patienten selbst verabreicht werden. Sie können z. B. aus Milch, Fleisch, Zerealien, Kartoffeln, Früchten oder Gemüse etc. hergestellt werden. Allerdings ist ihr Nährstoffgehalt nicht genau definiert. Diese Sondenkost gilt heute wegen der relativ hohen bakteriellen Kontaminationsgefahr als obsolet.

■ **Polymere (hochmolekulare) Lösungen.** Sie enthalten Makronährstoffe in Form von ganzen Proteinen, Triglyzeriden und Kohlenhydraten. In den meisten Lösungen machen Proteine 12–18 %, Kohlenhydrate 40–60 % und Fette 30–40 % der Gesamtkalorienzahl aus.

Die Proteine werden aus Kasein, Laktalbumin, Molke oder Eiweiß hergestellt.

Kohlenhydrate bestehen gewöhnlich aus Stärke oder ihren Hydrolysaten.

Fette sind pflanzlichen Ursprungs, z. B. stammen sie aus Sonnenblumenöl.

Vitamine, Mineralstoffe und essentielle Spurenelemente sind ebenfalls darin enthalten, so daß eine tägliche Aufnahme von 1.500 kcal in der Regel zur Deckung des Tagesbedarfs ausreicht.

Einige polymere Lösungen enthalten auch Nahrungsfasern in Form löslicher oder unlöslicher Polysaccharide. Der Gehalt an Fasern schwankt zwischen 6 und 14 g/1.000 kcal. Unlösliche Fasern steigern die Dickdarmmotilität und können bei Obstipation eingesetzt werden. Lösliche Fasern vermindern die Transitzeit im Dünndarm; sie sollen eine antidiarrhoische Wirkung haben.

■ **Monomere (niedermolekulare) Lösungen.** Sie enthalten Peptide und Aminosäuren, Fette in Form von lang- (LCT) und mittelkettigen (MCT) Triglyzeriden sowie Kohlenhydrate in Form von partiell hydrolysierten Oligosacchariden.

Zweck dieser Aufbereitung ist es, die Verdauung zu erleichtern. Die Absorption von Di- und Tripeptiden ist schneller als diejenige einer gleichen Menge freier Aminosäuren (Grimble u. Silk 1990). Monomere Lösungen enthalten keine Fasern.

Aus physiologischen Überlegungen sind solche Lösungen vor allem für Patienten mit erheblich eingeschränkter Verdauung, z. B. bei Pankreasinsuffizienz oder Kurzdarmsyndrom, geeignet. Allerdings gibt es wenige klinische Studien, die dies eindeutig belegen. Im Vergleich zu polymeren Lösungen ist die Osmolalität monomerer Lösungen höher. Dies kann zu Wasserverschiebungen ins Darmlumen und zu Diarrhö führen.

Lösungen für spezielle metabolische Bedürfnisse

■ **Nährlösungen mit erhöhtem Gehalt an essentiellen Aminosäuren.** Sie werden bei Patienten mit Nierenversagen angewendet, mit dem Ziel, dem Körper die optimale Ernährung zu bieten und die Niere in ihrer Ausscheidungsfunktion zu entlasten.

Sie enthalten meist keine Vitamine und Spurenelemente. Diese müssen, falls benötigt, zusätzlich supplementiert werden.

Es fehlen randomisierte Studien, die zeigen, daß solche Lösungen einen relevanten klinischen Nutzen bringen.

■ **Lösungen mit hohem Fett- und tiefem Kohlenhydratanteil.** Der Fettanteil dieser Lösungen bewegt sich um die 50–55 % der Gesamtenergie. Dies mag bei Patienten mit eingeschränkter Lungenfunktion von Vorteil sein, da zur Verbrennung von Fett weniger Sauerstoff verbraucht wird (Goldstein et al. 1988). Solche Lösungen verkürzen die Entwöhnungsphase bei Patienten, die wegen respiratorischer Insuffizienz mit einem Respirator behandelt werden mußten.

■ **Immunsystemstimulierende Lösungen.** Es ist seit längerem bekannt, daß die körpereigene Abwehr durch Zink und gewisse Fettsäuren verbessert werden kann.

Neuere Studien vermuten dieselben Wirkungen für n-3-mehrfach ungesättigte Fettsäuren (Alexander et al. 1986), Arginin (Kirk u. Barbul 1990) und Ribonukleinsäure (Kulkarnic et al. 1986). Diese Entwicklungen ließen neue Nährlösungen entstehen. Klinische Studien ergaben Hinweise für einen Vorteil von Nährlösungen mit Fischöl, Arginin und RNA bei septischen chirurgischen Patienten (Daly et al. 1992) und bei Patienten einer Intensivstation (Bower et al. 1995).

82.2.3
Spezielle Indikationen zur enteralen Ernährung

Grundsätzlich ist bei allen Patienten, die über einen funktionierenden Gastrointestinaltrakt verfügen (Verdauung und Absorption), eine enterale Ernährung indiziert, wenn sie eine künstliche Ernährung benötigen.

Indikationen sind:

– schwere Dysphagie bei Obstruktion oder Dysfunktion des Oropharynx oder des Ösophagus,
– Koma oder Delirium,
– persistierende Kachexie/Malnutrition,
– Übelkeit oder Erbrechen, die nicht durch intestinale Obstruktionen bedingt sind,
– partielle Obstruktion des Magens oder Dünndarms,
– Fisteln des distalen Dünndarms oder Kolons,
– schwere Malabsorption bei herabgesetzter Absorptionsfähigkeit des GIT (z.B. Kurzdarmsyndrom; durch eine kontinuierliche Verabreichung von Nährlösungen kann hier die herabgesetzte Absorptionsfähigkeit des Gastrointestinaltrakts optimal ausgenützt werden),
– bei wiederholter Aspiration (hier sollte die Nährlösung über eine Gastro- oder Jejunostomie verabreicht werden),
– erhöhter Nährstoffbedarf, welcher in ungenügender Menge oral zugeführt werden kann (z.B. nach Verbrennungen).

82.2.4
Kontraindikationen

Kontraindikationen zur enteralen Ernährung sind v.a.

– komplette intestinale Obstruktionen,
– paralytischer Ileus (ausgedehnter Dünndarmausfall, z.B. nach Resektion),
– schwere Diarrhö und
– hochgradige Malabsorption.

Bei Patienten mit proximalen intestinalen Fisteln darf nur enteral ernährt werden, wenn die Spitze der Nährsonde distal der Fistel liegt.

82.2.5
Komplikationen der enteralen Ernährung

■ **Aspiration.** Die häufigste Komplikation der enteralen Ernährung ist die *Aspiration*. Sie kann eintreten, wenn die Magenentleerung behindert ist, die Sondenspitze am falschen Ort liegt (im oberen Teil des Magens oder Ösophagus) oder wenn die Lösung dem auf dem Rücken flach liegenden Patienten verabreicht wurde. Eine Aspiration trat bei 1 % der Patienten auf, die durchschnittlich über 10 Tage enteral ernährt wurden.

■ **Bakterielle Kontaminationen.** Bakterielle Kontaminationen der Nährlösungen kommen häufig vor, wenn die Sondenkost in der Küche zubereitet oder bei Raumtemperatur geöffnet gelagert wird. Sie stellt einen idealen Nährboden für Bakterien dar.

Geringe Kontaminationen sind jedoch häufig klinisch stumm.

■ **Übelkeit und Erbrechen.** Sie treten bei ungefähr 20% der Patienten auf. Durch eine verminderte Geschwindigkeit der Nährstoffzufuhr kann manchmal Abhilfe geschaffen werden.

■ **Diarrhö.** Sie tritt bei 5–30% der Patienten unter enteraler Ernährung auf (Keohane et al. 1984). Zuerst muß sichergestellt werden, daß eine echte Diarrhö besteht. 3–4 dünne Stühle pro Tag sind unter Sondenkost normal.

Die häufigsten Gründe für Durchfälle sind ein zu rascher Aufbau der Sondenkost nach längerdauernder enteraler Nahrungskarenz.

Nebenwirkungen von Antibiotika auf die Magen-Darm-Flora (u. a. mit Wachstum von Clostridium difficile) sowie Magen-Darm-Erkrankungen (z. B. entzündliche Magen-Darm-Erkrankungen, Neuropathie, Ischämie) sind ebenfalls oft die Ursache.

Sondenkost mit löslichen Nahrungsfasern sowie die kontinuierliche Applikation mittels Pumpe können bei Diarrhö hilfreich sein.

■ **Obstipation.** Bei der Langzeitanwendung einer enteralen Ernährung leiden ungefähr 15% der Patienten an Obstipation. Hier können nahrungsfaserhaltige Sondenkosten sowie vermehrte Flüssigkeitszufuhr Abhilfe schaffen.

■ **Metabolische Störungen.** Sie treten v. a. bei Patienten mit Niereninsuffizienz in Form von Hyperkaliämie, Hyperphosphatämie und Hypermagnesiämie und bei Diabetikern in Form von Hyperglykämie auf. Eine Dehydratation ist ein Problem bei ungenügender Zufuhr von freiem Wasser bei erhöhtem Bedarf, z. B. im Sommer, und wenn der Patient kein Durstempfinden äußern kann („tube feeding syndrome").

82.3
Parenterale Ernährung

Ziel der parenteralen (meist zentralvenösen) Ernährung ist die Erhaltung und Verbesserung des Ernährungszustandes bei Patienten, welche weder oral noch über eine Nährsonde ernährt werden können.

Bei gut ernährten Patienten, die elektiv operiert werden, und 5–7 Tage postoperativ wieder essen können, reicht in der Übergangszeit meist eine periphervenös verabreichte hypokalorische Ernährung, bestehend aus 5% Glukose und Elektrolyten.

82.3.1
Spezielle Indikationen zur parenteralen Ernährung

- Schwere Malabsorption mit
  - Störungen im Wasser- und Elektrolythaushalt bei großen intestinalen Resektionen,
  - schwerer chronischer Strahlenenteritis mit obstruktiver Symptomatik,
  - hoch entzündlichen Magen-Darm-Erkrankungen,
  - Fisteln, die durch Nährsonden nicht umgangen werden können,
  - Erkrankungen des Immunsystems mit Atrophie der intestinalen Schleimhaut.
- Postoperativ bei
  - Status nach Magendarmresektion,
  - Ileus oder
  - erheblicher Motilitätsstörung.
- Schwere Behinderung der Nahrungsaufnahme bei
  - persistierendem Erbrechen (sekundär bei Obstruktionen oder bei erhöhtem intrakraniellem Druck) und
  - intestinalen Motilitätsstörungen (z. B. schwere pseudointestinale Obstruktion).
- Persistierende hypermetabolische Zustände, wenn eine ausreichende enterale Ernährung nicht möglich ist (z. B. bei schweren Verbrennungen oder Polytrauma).

Verabreichungsform: peripher vs. zentral

Bei peripherer parenteraler Ernährung dürfen nur isotone oder leicht hypertone Lösungen verabreicht werden. Solche Lösungen bestehen aus 5–10% Glukose und 5% oder weniger Aminosäuren, Lipidemulsionen (10%), Elektrolyten und Mikronährstoffen.

Diese Form der Ernährung ist ernährungsphysiologisch inkomplett und führt auch oft zu Phlebitiden. **CAVE**

Beim kritisch Kranken ist die Einlage eines zentralvenösen Katheters unerläßlich. Die Zufuhr von genügend Energie ohne Verabreichung großer Mengen an Lipiden erfordert die Infusion hypertoner Glukoselösungen. Die V. cava superior ist dazu geeignet und kann über 4 Venen erreicht werden (V. jugularis interna, V. subclavia, V. cephalica, V. azygos).

Zugänge an der unteren Extremität über die V. femoralis zur V. cava inferior sollten wegen Thrombose- und Infektionsgefahr nicht gewählt werden. **CAVE**

Die Einlage des Katheters soll unter aseptischen Bedingungen erfolgen. Die korrekte Lage der

Katheterspitze muß mit einem Thoraxbild kontrolliert werden. Zur Punktion der V. jugularis und V. subclavia interna muß der Patient Rückenlage und Kopftieflage (sog. Trendelenburg-Lagerung) mit leichter Drehung des Kopfes zur punktionsabgewandten Seite einnehmen.

82.3.2
Venenkatheterarten

Es gibt

- Venenkatheter mit Innenkanülen aus Metall, die nach Einführung des Katheters zurückgezogen werden,
- Venenkatheter, die nach Einführung einer Kunststoffaußenhülle durch diese vorgeschoben werden, und
- Venenkatheter, die über einen Führungsdraht (Seldinger-Technik) eingeführt werden.

Zusätzlich gibt es mehrlumige Katheter, welche mit Seldinger-Technik eingeführt werden und gleichzeitig eine Kreislaufüberwachung und Zufuhr von Medikamenten, Blutprodukten und Nährlösungen erlauben. Sie sind heute Standard auf vielen Intensivstationen.

Portkatheter bestehen aus einem subkutan implantierten Vorratsgefäß und einem davon abgehenden Venenkatheter. Sie können auch zur Zytostatikatherapie verwendet werden und haben den Vorteil eines geringeren Infektionsrisikos. Allerdings müssen sie mindestens alle 3 Tage punktiert werden.

82.3.3
Komplikationen

Einlagebedingte Komplikationen
Die Einlage und der Gebrauch zentralvenöser Katheter birgt verschiedene Gefahren wie Bildung eines Pneumothorax, Hämothorax, Aneursymas, Gefäß- und Venenverletzungen und Kolonisationen der Katheter mit Mikroorganismen.

Ein Befall des Kathetersystems mit Bakterien oder Pilzen sollte bei plötzlich auftretenden Fieberzacken und Schüttelfrost des Patienten ernsthaft in Betracht gezogen werden. In einem solchen Fall sollten Blutproben aus einer peripheren Vene und direkt aus dem Katheter entnommen werden. Mit der Seldinger-Technik kann hier der infizierte Katheter ohne weitere Venenpunktion leicht ausgewechselt werden. Deshalb ist es besonders bei Langzeit-TPE-(totale parenterale Ernährung-)Patienten sinnvoll, von Anfang an die Seldinger-Technik anzuwenden.

Komplikationen der parenteralen Ernährung
Mögliche Komplikationen (Tabelle 82.1 gibt einen Überblick über die Komplikationen) sind:

- Wasser und Elektrolytstörungen,
- Mangel an einzelnen Nährsubstraten (Makro- und Mikronährstoffe),
- Verschlechterung vorbestehender metabolischer Störungen (z. B. Diabetes),
- Sepsis, am häufigsten bedingt durch Hautkeime (Kathetersepsis),
- Schwierigkeiten, einen venösen Zugang zu schaffen oder ihn aufrechtzuerhalten,
- Leberfunktionsstörungen, Gallensteine.

■ **Leberfunktionsstörungen.** Risikofaktoren für Leberfunktionsstörungen sind vorbestehende Leberschäden, Sepsis, vorbestehende Malnutrition, das Ausmaß einer intestinalen Resektion bzw. Darmschädigung, überschüssige Kalorienzufuhr, und die Dauer der TPE.

Es kann zur Entwicklung einer Fettleber, intrahepatischer Cholestase und portaler Entzündung kommen. Kinder sind dafür besonders anfällig.

Tabelle 82.1. Komplikationen der total parenteralen Ernährung

	Erste 48 Stunden	Erste 2 Wochen	Nach 3 Monaten
Mechanisch	Durch Kathetereinlage bedingt: Pneumothorax Hämothorax falsche Lage der Katheterspitze Ablösung der Katheterverschraubung mit Blutverlust und Luftembolie	Katheter rutscht aus Vene Ablösung der Katheterverschraubung mit Blutverlust und Luftembolie	Ablösung der Katheterverschraubung mit Blutverlust und Luftembolie
Metabolisch	Flüssigkeitsüberladung Hyperglykämie Hypophosphatämie Hypokaliämie	Herzinsuffizienz, hyperosmolares Koma Störungen im Säurehaushalt Elektrolytstörungen	Mangel an essentiellen Nährstoffen wie Fettsäuren, Zink, Kupfer, Chrom, Selen, Molybdän, Eisen, Vitamine; Ödeme; metabolische Knochenkrankheit, Leberschädigung, Cholelithiasis
Infektiös		Katheterinduzierte Sepsis	Katheterinduzierte Sepsis Infektion des Zugangs

Diese Leberfunktionsstörungen können bis zum Leberversagen und Tod führen.

Das Risiko einer Leberfunktionsstörung kann unter alleiniger Zufuhr von Glukose als Nicht-Protein-Energiequelle durch Infusion einer Lipidlösung vermindert werden. Es gibt Hinweise dafür, daß diesbezüglich Mischungen aus lang- und mittelkettigen Fetten (LCT, MCT) den Emulsionen aus reinen LCT überlegen sind (Balderman et al. 1991). Cholin in der Form von Lezithin soll die hepatische Steatose ebenfalls günstig beeinflussen (Buchman et al. 1992).

Gallensteine sind ein relativ häufig beobachtetes Phänomen bei Patienten unter TPE. Besonders Langzeitpatienten weisen häufig eine Malabsorption von Gallensalzen auf. Dadurch nimmt der Gallensäurepool des Körpers ab, und das überschüssige Cholesterin in der Gallenblase fällt aus.

Falls möglich, sollte auf orale enterale Ernährung gewechselt werden. Es sollten regelmäßig Ultraschalluntersuchungen der Gallenblase durchgeführt werden. Falls Gallensteine auftauchen, sollte eine elektive Cholezystektomie in Betracht gezogen werden.

Metabolische Knochenerkrankung

Bei Patienten unter Langzeit-TPE kann es zu

- der Ausbildung einer Osteopathie mit herabgesetzter Knochenneubildung („low-remodeling bone disease") und subnormaler Osteoklastenaktivität,
- herabgesetzter Knochenneubildung,
- verringerten Trabekeln und schmalem Osteoidsaum

kommen. Als kausaler Faktor wird ein Überangebot an Kalzium, Phosphat und Vitamin D vermutet. Werden Kaseinhydrolysate verabreicht, können auch Verunreinigungen mit Aluminium zur Entstehung von Kochenstoffwechselstörungen beitragen.

82.3.4
Bestandteile und Erfordernisse der totalen parenteralen Ernährung

Ruhebedingungen
Ungefähr 30 kcal pro kg Körpergewicht Gesamtenergie decken den Bedarf des Krankenhauspatienten mittleren Alters. Das Verhältnis zwischen Stickstoff- und Kaloriengehalt der TPE soll zwischen 1:150 und 1:200 g N/kcal betragen. Bei mangelernährten, aber nicht hyperkatabolen Patienten kann eine positive Stickstoffbilanz erreicht werden durch Erhöhung der Aminosäurenzufuhr auf 1,2 g/kg oder noch mehr (Shaw et al. 1983).

Streß
Bei durch Traumata, Verbrennungen oder Infektionen akut gestreßten Patienten kann die zugeführte Kalorienzahl bis auf 45 kcal/kg erhöht werden. Das Verhältnis von Stickstoffgehalt (g) zu Gesamtkaloriengehalt beträgt hier ungefähr 1:150 g N/kcal.

Wichtig ist, daß mit der TPE alle essentiellen und nichtessentiellen Aminosäuren, die zur Proteinsynthese benötigt werden, und daneben sämtliche essentiellen Fettsäuren, Spurenelemente, Mineralien und Vitamine zugeführt werden.

Kohlenhydrate
Glukose stellt die Hauptenergiequelle in der parenteralen Ernährung dar. 1 g eingewogene Glukose liefert ca. 3,4 kcal. Sie ist eine billige und schnell metabolisierbare Energiequelle.

Fruktose wird in der Leber zu Glukose umgewandelt und benötigt ebenfalls Insulin zur Verstoffwechslung. Deshalb sollte Fruktose bei Patienten mit Insulinmangel nicht verabreicht werden (Fryburg u. Gelfand 1990).

Sorbit wird in einigen Ländern ebenfalls verwendet. Es wird zu Fruktose umgewandelt.

Die Verwendung von Xylit hat den Vorteil, daß die insulinabhängigen Schritte des Glukoseabbaus umgangen werden können.

Auch Glyzerin kann verabreicht werden. Im Vergleich zu Glukose wird nur ungefähr die Hälfte an Insulin benötigt, um eine Euglykämie aufrecht zu erhalten.

■ **Metabolisierung.** Während der Gesunde bis zu 14 mg/kg Glukose pro Minute zu Kohlendioxid oxidieren kann, ist die Oxidationskapazität beim gestreßten Krankenhauspatienten oft reduziert, bei Verbrennungspatienten z. T. bis auf 5 mg/kg/min (Wolfe et al. 1979).

Wenn mehr Glukose infundiert wird als oxidiert werden kann, wird die überschüssige Glukose in Fett umgewandelt. Dies kann zu einer Anhäufung von Triglyzeriden in der Leber führen, was die Entstehung einer Fettleber fördert (Wolfe et al. 1980). Außerdem kann überschüssige Glukose zu einer Hyperglykämie und über eine Glukosurie zu Wasserverlust und Dehydratation führen.

Es ist bekannt, daß Glukose im Vergleich zu Fett zu vermehrter Atemarbeit führt, da das bei der Oxidation entstandene Kohlendioxid abventiliert werden muß (hoher RQ). Deshalb ist bei Patienten mit eingeschränkter Lungenfunktion eine glukosereiche TPE zu vermeiden.

Lipide
Ein Viertel bis ein Drittel der gesamten Energie soll in Form von Fett verabreicht werden, jedoch 3 g/kg

Körpergewicht und Tag nicht überschreiten. Der Bedarf an essentiellen Fettsäuren liegt bei der parentalen Ernährung bei 2–4 % der konsumierten Kalorien (ca. 12 g/Tag).

Lipidemulsionen sind in Konzentrationen von 10 und 20 % erhältlich. Zur Herstellung langkettiger und essentieller (n-6-)Fettsäuren wird Sojabohnenöl, seltener Distelöl, verwendet. Emulsionen mit mittelkettigen Fettsäuren werden aus MCT-Öl hergestellt. Fettemulsionen haben im Vergleich zu Glukose spezifische Vorteile:

- Sie sind isoton,
- haben eine höhere Energiedichte als Glukose,
- führen zu relativ geringerer CO_2-Produktion und
- haben wenig metabolische Nebenwirkungen.

Bei hypermetabolen Patienten ist die Lipolyse und Fettoxidation gesteigert. Sie benötigen deshalb eine relativ fettreiche Ernährung.

■ **Lipidemulsionen mit mittelkettigen Triglyzeriden (MCT).** Da MCT karnitinunabhängig zytoplasmatisch oxidiert werden können, sollen sie bei einem Mangel an Karnitin-Transferase-Aktivität einen Vorteil bringen. Außerdem gibt es Hinweise, daß MCT im Vergleich zu LCT in höherem Maße oxidiert werden, während die Wiederveresterung herabgesetzt ist. Kontraindikationen für Fettemulsionen sind

- eine erhebliche Hypertriglyzeridämie (>10 mmol/l),
- Schock,
- eine floride Sepsis,
- eine schwere Leberfunktionsstörungen und
- ein „adult respiratory distress syndrome" (ARDS).

Mehrere Autoren sind der Ansicht, daß im frühen Stadium einer akuten Pankreatitis Fettemulsionen kontraindiziert sind (Kirby 1995).

Aminosäuren

Die früher verwendeten Hydrolysate aus natürlichen Proteinen (Kasein, Fibrin) sind mittlerweile durch Lösungen kristalliner Aminosäuren ersetzt worden.

■ **Bedarf und Metabolismus.** Der Aminosäurenbedarf liegt bei Patienten ohne schweren Streß bei 1 g/kg KG/Tag. In hyperkatabolen Zuständen kann der Bedarf auf bis auf 1,8 g/kg KG/Tag ansteigen. Voraussetzung für eine Verwertung der Aminosäuren zum Eiweißaufbau ist die gleichzeitige Verabreichung von mindestens 20 kcal Energie in Form von Glukose oder Fett pro Gramm Aminosäuren. Kommerzielle Aminosäurenlösungen weisen ein Verhältnis von essentiellen (40–50 %) zu nichtessentiellen (50–60 %) Aminosäuren auf, das demjenigen des Milch- oder Hühnereiweißes ähnlich ist.

■ **Glutamin.** In letzter Zeit wurde viel über die Bedeutung von Glutamin als primär nichtessentielle Aminosäure für die parenterale Ernährung veröffentlicht. Da Glutamin in seiner freien Form nicht stabil ist, konnte es bisher den TPE-Lösungen nicht beigegeben werden. Erst seit kurzem ist es möglich, Glutamin in Form eines Dipeptides (z.B. Glyzin-Glutamin) in Infusionen zu verwenden (z.B. Glamin). Es gibt Studien, die zeigen, daß der postoperative Verlust von Glutamin besonders groß ist, und Glutamin die Stickstoffbilanz positiv beeinflussen kann (Fürst et al. 1990).

Kontraindikationen für Aminosäuren sind ein Schockzustand und eine schwere Leberfunktionsstörung.

Mineralien

Natrium, Kalium, Phosphat, Kalzium, Magnesium und Chlorid sind essentielle Mineralien. Gerade bei Patienten mit Malabsorption, welche parenteral ernährt werden, kommt es häufig zu großen Flüssigkeits- und damit auch Elektrolytverlusten. Deshalb müssen diese Patienten hinsichtlich ihres Wasserhaushalts sorgfältig überwacht werden.

■ **Bedarf.** Der übliche Tagesbedarf beträgt in mmol/kg Körpergwicht für

- Natrium 1,0–1,5,
- Kalium 0,5–1,0,
- Phosphat 0,2–0,3,
- Kalzium 0,1–0,3,
- Magnesium 0,1–0,2 und
- Chlorid 1,0–2,0.

Der Kalium- und Phosphatbedarf nimmt bei Beginn einer Glukoseinfusion zu, da es zu einem durch Glukose und Insulin vermittelten Kalium- und Phosphateinstrom in die Zellen kommt.

Gestreßte Patienten haben ebenfalls einen erhöhten Kaliumbedarf. Falls eine zusätzliche Gabe von Kalzium erforderlich wird, sollte es in Form von Kalziumglukonat appliziert werden. Kalziumchlorid führt gehäuft zu Ausfällungen von Kalziumphosphat in Infusionslösungen.

Tabelle 82.2 gibt einen Überblick hinsichtlich des Bedarfs an essentiellen Fettsäuren und Mineralstoffen bei den beiden Ernährungsformen.

Spurenelemente

Essentielle Spurenelemente für den Menschen sind Eisen, Iod, Zink, Kupfer, Chrom und Selen. Patienten mit erhöhtem Zinkbedarf oder -verlust sollten

Tabelle 82.2. Bedarf an essentiellen Fettsäuren und Mineralstoffen unter enteraler und parenteraler Ernährung (pro Tag; Erwachsener). (Mod. nach Howard 1994)

Nährstoff	Einheit	Enteral	Parenteral
Essentielle Fettsäuren	% kcal	1–2	2–4
Kalzium	mg	800–1.200	400
Phosphor	mg	800–1.200	800
Natrium	g	1–3	1–2
Kalium	g	2–5	3–4
Chlorid	g	2–5	2
Magnesium	mg	300	300
Eisen	mg	10	1–2
Zink	mg	15	3–12
Kupfer	mg	2–3	0.3–0.5
Jod	mg	0.15	0.15
Mangan	mg	2–5	2–5
Chrom	mg	0.05–0.2	0.015
Molybdän	mg	0.15–0.3	0.01–0.5
Chrom	mg	0.05–0.2	0.05–0.1

zusätzlich 5–10 mg Zink pro Tag erhalten. Bei intestinalen Flüssigkeitsverlusten wird empfohlen, für jeden Liter verlorengegangene Intestinalflüssigkeit 12–17 mg Zink zu substituieren.

Vitamine

Bei jeder parenteralen Ernährung sollten grundsätzlich auch Vitamine in Form von Mischpräparaten substituiert werden. Bei Vitamin K-freien Vitaminpräparaten sollte alle 2 Wochen 1 mg Vitamin K i.v. injiziert werden.

Tabelle 82.3 gibt einen Überblick über den Bedarf an Vitaminen.

82.3.5 Medikamentöse Zusätze

Heparin, Hydrokortison, Albumin, Dextran, Eisen, Theophyllin und Antibiotika (außer: Amphotericin und Vancomycin) können im Nebenschluß über das Infusionsbesteck der parenteralen Ernährung infundiert werden.

Medikamente sollten wegen der Destabilisierung der Fettemulsion, möglicher Inaktivierung oder möglicher Verluste durch Adsorption ans Plastikmaterial nicht oder nur ausnahmsweise Nährlösungen direkt beigegeben werden.

Einzige Ausnahme ist Insulin, das in Mischbeuteln der parentalen Ernährung beigegeben werden darf.

Insulintherapie

Falls der Blutzuckerspiegel wiederholt über 10–12 mmol/l liegt, sollte mit einer Insulintherapie begonnen werden. Eine Hyperglykämie hat nicht nur ungünstige Wirkungen per se (osmotische Diurese mit Elektrolytverlust, verminderte Abwehr und Wundheilung), sondern sie signalisiert auch einen relativen Insulinmangel bezüglich des Proteinstoffwechsels.

Mit Insulin wird ein potenter, proteinanaboler Wirkstoff verabreicht. Bei konstant hohen Blutzuckerwerten kann Insulin einer hochprozentigen Glukoselösung beigegeben werden.

■ **Dosierung.** Initial werden 20 IE Normalinsulin in 500 ml 40%-Glukoselösung verabreicht. Die Insulindosis kann je nach Bedarf 4stündlich um jeweils 10 IE pro 500 ml 40%-Glukoselösung gesteigert werden. Ein Maximum von 300 IE/Tag sollte nicht überschritten werden, da eine weitere Wirkung nicht zu erwarten ist. Bei starken Blutzuckerschwankungen oder auf Intensivstationen ist es von Vorteil, eine separate Insulininfusion laufen zu lassen. Man beginnt mit 4 IE/h und steigert je nach Bedarf nach 2stündlich erfolgten Bluzuckermessungen bis auf 10 IE/h.

Läßt sich die Hyperglykämie trotz maximaler Dosen von Insulin nicht ausreichend korrigieren, soll die Glukosezufuhr gesenkt und allenfalls die Fettzufuhr auf bis zu 50% der Gesamtkalorien gesteigert werden.

82.4 Enterale und parenterale Heimernährung

Die Vorteile der Heimernährung liegen einerseits in der Entlastung der Krankenhäuser, damit in der Einsparung von Kosten, und andererseits in einer Verbesserung der Lebensqualität der Patienten, die sich in ihrer gewohnten Umgebung aufhalten können.

Vor Beginn der Heimernährung müssen der Patient, und u. U. auch seine nächsten Angehörigen,

Tabelle 82.3. Bedarf an Vitaminen unter enteraler und parenteraler Ernährung (pro Tag; Erwachsener). (Mod. nach Howard 1994)

Nährstoff	Einheit	Enteral	Parenteral
Vitamin C	mg	60	100
Thiamin (B1)	mg	1,4	3
Riboflavin (B2)	mg	1–6	3–6
Pyridoxin (B6)	mg	2	4
Vitamin B12	µg	3	5
Niacin	mg	18	40
Biotin	µg	60	60
Pantothensäure	mg	5	15
Folsäure	µg	400	400
Vitamin A	µg	1.000	1.300
Vitamin D	µg	10	5
Vitamin E	mg	8–10	10–15
Vitamin K	µg	70–140	200

geschult werden. Besonders bei der parentalen Ernährung sind Kenntnisse über Nährstoffe, das aseptische Arbeiten im Umgang mit den Infusionen sowie über Nebenwirkungen und Komplikationen notwendig. Bei der parentalen Heimernährung ist es meist unerläßlich, daß eine Zweitperson im Haushalt des Patienten lebt, die diesen bei Problemen unterstützen kann. Für die erfolgreiche enterale und parentale Ernährung muß auch ein speziell geschultes Betreuerteam (Arzt, Schwester, Ernährungsberaterin) vorhanden sein, das die korrekte Ernährung überwachen kann.

Indikation

Die enterale Heimernährung ist indiziert bei

- neurologischen Schluckstörungen,
- Tumoren und Stenosen im Oropharynx und Ösophagus,
- entzündlichen Magen-Darm-Erkrankungen oder
- anderen Ursachen verminderter Verdauungsleistung.

Die parenterale Heimernährung kommt hauptsächlich bei Patienten mit schwerem Kurzdarmsyndrom und entzündlichen Darmerkrankungen (z.B. M. Crohn) zur Anwendung.

Für die enterale Heimernährung werden meist PEG-Sonden verwendet, seltener nasogastrale oder nasoduodenale Sonden (z.B. bei M. Crohn). Für die parenterale Heimernährung werden speziell tunnelierte zentralvenöse Katheter aus Silikonkautschuk verwendet.

Literatur

Alexander JW (1990) Nutrition and translocation. J Parenter Enteral Nutr 14: 170–174
Alexander JW, Saito H, Ogle CK et al. (1986) The importance of lipid type in the diet after burn injury. Ann Surg 204: 1–8
Baldermann H, Wicklmayr M, Rett K (1991) Changes of hepatic morphology during parenteral nutrition with lipid emulsions LCT or MCT/LCT quantified by ultrasound. J Parenter Enteral Nutr 15: 601–603
Bower RG, Cerra FB, Bershadsky B et al. (1995) Early enteral administration of a formula (impact) supplemented with arginine, nucleotides, and fish oil in intensive care unit patients: Results of a multicenter, prospective, randomized, clinical trial. Crit Care Med 23: 436–449
Buchmann AL, Dubin M, Venden D et al. (1992) Lecithin increases plasma free choline and decreases hepatic steatosis in long-term parenteral nutrition patients. Gastroenterology 102: 1363–1370
Daly JM, Lieberman MD, Goldfine J, Shou J, Weintraub F, Rosato EF, Lavin P (1992) Enteral nutrition with supplemental arginine, RNA, and omega-3 fatty acids in patients after operation: Immunologic, metabolic, and clinical outcome. Surgery 112: 56–67
Fryburg DA, Gelfand, RA (1990) Is exogenuous fructose metabolism truly insulin independent? J Parenter Enteral Nutr 14: 535–537
Fürst P, Albers S, Stehle P (1990) Glutamine containing dipeptides in parenteral nutrition. J Parenter Enteral Nutr 14 (Suppl 4): 118–124
Gauderer MW, Ponsky JC, Izant RJ (1980) Gastrotomy without laparotomy: A percutaneous endoscopic technique. J Petriatr Surg 15: 872–875
Grimble GK, Silk DBA (1990) The nitrogen source of elemetal source diets an unresolved issue? Nutr Clin Pract 5: 227–230
Goldstein SA, Thomashow BM, Kvetan V (1988) Nitrogen and energy relationships in malnourished patients with emphysema. Am Rev Resp Dis 138: 636
Howard L (1994) Parenteral and enteral nutrition therapy. In: Isselbacher KJ, Braunwald E, Wilson JD, Martin JB, Fauci AS, Kasper DL (eds.) Harrison's principles of internal medicine. 13th ed. McGraw-Hill, New York, pp 464–472
Keohane PP, Attrill H, Love M (1984) Relation between osmolality of diet and gastrointestinal side effects in enteral nutrition. Br Med J 288: 678–680
Kirk SJ, Barbul A (1990) Role of arginine in trauma, sepsis and immunity. J Parenter Enteral Nutr 14: 226–229
Kirby DF (1995) Nutrition support in pancreatitis. Nutr Clin Pract 10: 45–53
Kulkarnic AD, Fanslow WC, Drath DB et al. (1986) Influence of dietary nucleotide restriction on bacterial sepsis and phagocytic cell function in mice. Arch Surg 121: 169–172
Shaw SN, Elwyn DH, Askanazi J et al. (1983) Effects of increasing nitrogen balance and energy expenditure in nutritionally depleted adults patients receiving parenteral nutrition. Am J Clin Nutr 37: 930–940
Souba WW (1997) Nutritional support. N Engl J Med 336: 41
Wolfe RR, Allsopp JR, Burke JF (1979) Glucose metabolism in severly burned patients. Metabolism 28: 210–220
Wolfe RO, Donnell TF, Stone MD (1980) Investigation of factors determining the optimal glucose infusion rate in total parenteral nutrition. Metabolism 29: 892–900

Weiterführende Literatur

Keller U, Meier R, Bertoli S (1992) Klinische Ernährung. VCH, Weinheim
Mahan LK, Escott-Stump S (1996) Krause's Food, Nutrition and Diet Therapy, 9th edn. WB Saunders, Philadelphia
Rombeau JL, Rolandelli RH (1997) Clinical Nutrition: Enteral and tube feeding, 3rd edn. WB Saunders
Shils ME, Olson JA, Shike M (eds) (1994) Modern nutrition in health and disease, vol. 1 and 2, 8th edn. Lea & Febiger, Philadelphia

VII Vaskuläre Erkrankungen

Budd-Chiari-Syndrom

A. Schüler

83.1 Pathogenese 969
83.2 Klinik 969
83.3 Diagnostik 970
83.4 Therapie 970

Das Budd-Chiari-Syndrom ist durch eine thrombotische Verlegung der Lebervenen gekennzeichnet. Die Erkrankung führt immer zu einer portalen Hypertension und in vielen Fällen zu einem akuten oder chronischen Leberversagen. Langjährige unbehandelte Spontanverläufe kommen vor.

83.1 Pathogenese

Zahlreiche Ursachen für die Entstehung der Lebervenenthrombosierung sind beschrieben (s. Übersicht). Auch an das Vorliegen eines multifaktoriellen Geschehens mit mehreren, sich potenzierenden thrombogenen Faktoren sollte gedacht werden (hormonelle Kontrazeption, hereditäre Thrombophilie, myeloproliferative Syndrome, Hämolyse u. a.). In der frühen Phase der Krankheitsentstehung entwickelt sich die schon von den Erstbeschreibern vermutete ätiologisch unklare Endophlebitis mit Thrombosierung und folgender bindegewebiger Verlegung der Zentralvenen. Der obliterierende Prozeß kann sowohl von den Zentralvenen zu den großen Lebervenen als auch auf umgekehrtem Weg voranschreiten.

Übersicht Pathogenetische Faktoren für die Entstehung des Budd-Chiari-Syndroms

- Hormonelle Kontrazeptiva
- Tumoren
- Chemotherapie
- myeloproliferative Syndrome (essentielle Thrombozythämie, Polycythaemia vera)
- paroxysmale nächtliche Hämoglobinurie
- Behçet-Syndrom
- Schwangerschaft
- Gerinnungsstörungen (Protein C-, -S-, -AT III-Mangel, Faktor V-Leiden-Mutation, Lupus-Antikoagulans)
- Membranbildung der V. cava fibröse Verlegung der Lebervenen
- pyrrolidinhaltige Tees
- Leberabszeß, Leberzysten
- Trauma
- Strahlentherapie

83.2 Klinik

Als häufigste klinische Erscheinungsformen bestehen
- abdominelle Schmerzen,
- Lebervergrößerung und
- Aszites.

Die Symptomatik variiert mit der Schnelle und dem Ausmaß der Lebervenenokklusion. Meist bildet sich die abdominelle Symptomatik über Wochen oder Monate aus. Bei allen Patienten entwickelt sich eine portale Hypertension, die zu gastrointestinalen Blutungen und Aszites führen kann. Als Komplikationen können eine Pfortaderthrombose oder, durch die typische Hypertrophie des Lobus caudatus, eine Thrombose der V. cava entstehen. Letztere kann zur Ausbildung massiver Kollateralkreisläufe am Abdomen oder Rücken sowie zu Ödemen und Lungenembolien führen.

Die Laborparameter bilden keine für die Erkrankung charakteristische Konstellation. Die Transaminasen und das Bilirubin sind nur mäßig erhöht. Der Aszites enthält häufig vermehrt Eiweiß, kann aber auch wie bei der Leberzirrhose zusammengesetzt sein.

83.3
Diagnostik

Die Erkrankung kann in den meisten Fällen mittels der Farb-Doppler-Sonographie diagnostiziert werden. Auch die Kernspintomographie und die Computertomographie können die Diagnose hinreichend sichern.

Laparoskopisch findet sich eine geschwollene, tief rot verfärbte Leber mit abgerundeten Rändern.

Histologisch bestehen erweiterte und stark blutgefüllte Sinusoide. Die zentrolobulären Hepatozyten wirken atrophisch und gehen oft unter Hinterlassung eines losen Stromanetzes unter. Im Verlauf der Erkrankung obliterieren die Zentralvenen durch einen Kollaps des Stromas und Neubildung von Kollagen.

Bei jedem Patienten mit Budd-Chiari-Syndrom sollte eine Knochenmarkbiopsie zum Ausschluß eines frühen myelodysplastischen Syndroms durchgeführt werden, welches im Differentialblutbild noch nicht erkennbar sein kann. Auch sollte eine komplette Thrombophiliediagnostik einschließlich der Hämolyseparameter möglichst vor Einleitung einer Behandlung mit Cumarinpräparaten erfolgen. In vielen Fällen läßt sich aufgrund der stark eingeschränkten Leberfunktion ein Mangel der Vitamin K-abhängigen thrombophilen Gerinnungsfaktoren Protein C und S nicht sicher bestimmen. Bei stark eingeschränkter Leberfunktion kann ggf. auch ein überproportional ausgeprägter sekundärer Mangel inhibitorischer Gerinnungsfaktoren bestehen, der die Thrombosierung verstärkt.

83.4
Therapie

Bei fulminantem Verlauf oder im Endstadium der Erkrankung mit drohendem Leberversagen ist die Lebertransplantation als Therapie der Wahl etabliert. Sofern die V. cava durchgängig ist, kann die Dekompression der Leber auch durch die Anlage eines portokavalen Shunts erfolgen. Periphere Shunts wie der mesoatriale Shunt sollen die Gefährdung einer Shuntokklusion durch den hypertrophierten Lobus caudatus umgehen. Sie sind aufgrund der Länge und des Kalibers aber selbst durch Thrombosierungen gefährdet. Die Implantation eines transjugulären intrahepatischen portosystemischen Shunts (TIPS) kann ebenfalls zur Entlastung der Leber führen, Langzeitergebnisse stehen diesbezüglich noch aus.

Die chirurgische Rekanalisierung der Lebervenen ist technisch schwierig und aufgrund der Ausdehnung des Prozesses nach intrahepatisch meist nicht ausreichend möglich. Bei akutem Budd-Chiari-Syndrom wird eine therapeutische Heparinisierung durchgeführt, um ein Fortschreiten der Thrombosierung zu verhindern und die Ausbildung zusätzlicher Komplikationen wie Pfortader- und V. cava-Thrombose zu vermeiden.

Die fibrinolytische Therapie des Budd-Chiari-Syndroms zeigt in den wenigen publizierten Fällen sehr uneinheitliche und meist nur vorübergehende Erfolge, nicht zuletzt wegen der seltenen Erstdiagnose im Frühstadium. Unsere eigenen Erfahrungen mit dem Einsatz der Thrombolyse nach dem Lungenembolieschema bei 8 Patienten zeigte vorwiegend eine Wirkung auf zusätzlich bestehende V. cava-Thrombosen unter Embolisationsschutz mit einem Kavaschirm. Eine dauerhafte Rekanalisierung der Lebervenen gelang auch im akuten Stadium nicht.

Membranen der oberen V. cava, wie sie besonders in Südafrika und Asien vorkommen, können transkardial gespalten, mittels Angioplastie gesprengt oder unter kardiopulmonalem Bypass reseziert werden.

Die lebenslange Antikoagulation wird von allen Autoren, unabhängig von der Therapiemethode, betont. Ein zugunde liegendes myeloproliferatives Syndrom muß behandelt werden, um weitere Thrombosen zu vermeiden. Das Absetzen einer Antikoagulation nach Lebertransplantation im Falle eines durch die Therapie genetisch korrigierten Gerinnungsdefektes wird solange problematisch bleiben, bis die Monokausalität im Einzelfall bewiesen werden kann.

Weiterführende Literatur

Blum U, Rössle M, Haag K et al. (1995) Budd-Chiari syndrome: Technical, hemodynamic, and clinical results of treatment with transjugular intrahepatic portosystemic shunt. Radiology 197: 805–811

Denninger MH, Beldjord K, Durand F, Denie C, Valla D, Guillin MC (1995) Budd-Chiari syndrome and factor V Leiden mutation. Lancet 345: 525–526

Denninger MH, Helley D, Valla D, Guillin MC (1997) Prospective evaluation of the prevalence of factor V Leiden mutation in portal or hepatic vein thrombosis. Thromb Haemost 78: 1297–1298

Halff G, Todo S, Tzakis AG, Gordon RD, Starzl TE (1990) Liver-transplantation for the Budd-Chiari syndrome. Ann Surg 211: 43–49

Kudo M (1996) Budd-Chiari syndrome and myeloproliferative disorder. Intern Med 35: 837–838

Mahmoud A, Elias E (1996) New approaches to the Budd-Chiari syndrome. J Gastroenterol Hepatol 11: 1121–1123

Okuda K, Kage M, Shrestha SM (1998) Proposal of a new nomenclature for Budd-Chiari syndrome: hepatic vein thrombosis versus thrombosis of the inferior vena cava at its hepatic portion. Hepatology 28:1191–1198

Pati HP, Dayal S (1996) Budd-Chiari syndrome: Aetiology and geography. QJM 89: 719–721

Raju GS, Felver M, Olin JW, Sattii SD (1996) Thrombolysis for acute Budd-Chiari syndrome: Case report and literature review. Am J Gastroenterol 91: 1262–1263

Ringe B, Lang H, Oldhafer KJ et al. (l995) Which is the best surgery for Budd-Chiari syndrome: Venous decompression or liver transplantation? A single-center experience with 50 patients. Hepatology 21: 1337–1344

Schüler A, Gulba D, Sosada M, Ringe B, Pichlmayr R, Manns M (1995) Prevention of postoperative thromboembolic complications in a patient with Budd-Chiari syndrome and acquired protein C deficiency by short-term administration of protein c concentrates. Fibrinolysis 9 (Suppl 1): 129–132

Tilanus HW (1995) Budd-Chiari syndrome. Br J Surg 82: 1023–1030

Uhl MD, Roth DB, Riely CA (1996) Transjugular portosystemic shunt (TIPS) for Budd-Chiari syndrome. Dig Dis Sci 41: 1494–1499

Valla D, Casadevall N, Lacombe M et al. (1985) Primary myeloproliferative disorder and hepatic vein thrombosis. A prospective study of erythroid colony formation in vitro in 20 patients with Budd-Chiari syndrome. Ann Intern Med 103: 329–334

Veno Occlusive Disease (VOD)

A. Schüler

84.1 Pathogenese *973*
84.2 Klinik und Prognose *973*
84.3 Prophylaxe und Therapie *974*

Die Lebervenenverschlußkrankheit ist durch eine nichtthrombotische Obliteration kleiner intrahepatischer Venen mit Schädigung der Hepatozyten in der Zone 3 des Leberazinus gekennzeichnet. Die Erkrankung wurde erstmals bei Patienten beobachtet, die Pyrrollidin-Alkaloid-haltige Tees tranken. Am häufigsten wird die Erkrankung bei Patienten beobachtet, die vor einer Knochenmarktransplantation (KMT) eine hochdosierte Chemo-Radio-Therapie erhalten hatten. Die Inzidienz liegt hier bis zu 50 % mit einer zu erwartenden Mortaliät zwischen 20 und 40 %.

84.1
Pathogenese

Die Ätiologie der VOD ist nicht klar definiert. Die Schädigung des besonders sensiblen Gefäßendothels der Venolen und Sinusoide sowie die Aktivierung der intravasalen Gerinnungskaskade scheinen bei der Pathogenese die Hauptrolle zu spielen. Die Lokalisation der Endothelschädigung in der Zone 3 kann auf einem durch Chemotherapeutika wie Busulfan induzierten Glutathionmangel beruhen, der zu einem Substratmangel für die Glutathion S-Transferase führt. Hieraus resultiert eine gestörte Elminiation sauerstofffreier Radikale.

Die Lokalisation der am Medikamentenabbau beteiligten P450-Enzyme in der Zone 3 könnte im weiteren durch die höhere Konzentration reaktiver Metabolite, z.B. durch Cyclophosphamidmetabolite, zu einer weiteren Glutathiondepletion führen.

Ein sekundärer, durch die eingeschränkte Leberfunktion verursachter Protein C-Mangel sowie erhöhte Prokollagen-II-Spiegel scheinen wichtige Prädiktoren für die Ausbildung einer VOD zu sein.

Die Rolle der Zytokine bei der Entwicklung einer VOD ist weitgehend unklar. Der Tumornekrosefaktor-α, welcher in Kupffer-Zellen und Endothelzellen gebildet wird, kann die Gerinnungsmechanismen herabregulieren und beeinflußt Plasminogen, Prostaglandin E1 und E2 sowie Protein S. Zusätzlich kann er die schädigende Wirkung sauerstofffreier Radikale potenzieren. Auch der signifikante Anstieg von VOD-Erkrankungen nach therapeutischer Gabe von Interleukin-6 spricht für eine Rolle der Zytokine bei der Entstehung der VOD.

84.2
Klinik und Prognose

Häufige, auf die Entstehung der Erkrankung hindeutende Symptome sind
– Ikterus,
– Schmerzen im rechten Oberbauch,
– Hepatomegalie,
– Aszites und
– Gewichtsverlust innerhalb der ersten 30 Tage nach KMT.

Ein signifikant erhöhtes Risiko für die Enstehung einer VOD besteht bei
– der Erhöhung der GOT-Aktivität vor KMT,
– der Ausbildung einer oralen Mukositis,
– einer Hepatitis C-Virus-Infektion, sowie
– der Prophylaxe der Graft-versus-host-Reaktion (GVHD) mit Methotrexat.

Bei der Art der Vorbehandlung (Cyclophosphamid und Ganzkörperbestrahlung vs. Cyclophosphamid und Busulfan) sowie bei der Art der Transplantation (autolog vs. allogen) bestehen keine unterschiedlichen Risiken für die Ausbildung einer VOD.

Die Schwere der Erkrankung variiert zwischen milden, klinisch reversiblen Verläufen und schweren Erkrankungsformen, welche zum Tode führen. Bei Vorliegen einer VOD ist das Risiko schwerer Begleiterkrankungen (Nierenversagen, pulmonale Infiltrate, Beatmungspflichtigkeit) signifikant erhöht.

Die Erkrankung kann in vielen Fällen nicht allein durch klinische Parameter diagnostiziert werden. Histologisch finden sich okkludierte Venolen, eine Phlebosklerose, eine exzentrische Einengung der Lumina, Leberzelluntergänge und eine sinusoidale Fibrose. Zwei oder mehr dieser histologischen Charakteristika zeigen eine klinisch schwere VOD an.

Die Bestimmung der Busulfan-Serumkonzentration mit folgender Dosisadaptation kann bei Patienten mit verlängerter Busulfan-Clearance das Risiko einer VOD mindern.

84.3
Prophylaxe und Therapie

Therapie und Prophylaxe der VOD werden bislang uneinheitlich gehandhabt. Die Bestrebungen zielen einerseits auf eine verläßliche Einschätzung des VOD-Risikos vor KMT und andererseits auf die Anwendung prophylaktischer Strategien. Die Ergebnisse aus Studien mit niedrig dosierter Heparintherapie sind bislang uneinheitlich.

Der Einsatz von Prostaglandin E1 mit seinen vasodilatorischen und antithrombotischen Eigenschaften zeigte in Studien eine Reduktion der VOD-Inzidenz, andererseits jedoch z. T. erhebliche Nebenwirkungen. Der Wert einer Ursodesoxycholsäureprophylaxe bleibt noch zu bestimmen.

Therapeutisch konnte in kleineren Studien durch eine fibrinolytische Therapie im Frühverlauf der Erkrankung eine Verbesserung der Klinik erreicht werden. Allerdings werden hierdurch andere notwendige Therapien wie die Dialyse behindert, zudem ist mit einem erhöhten Blutungsrisiko zu rechnen.

Die Anlage eines portokavalen oder splenorenalen Shunts konnte bei einigen Patienten zu einer Dekompression der Leber mit deutlicher Rückbildung des Aszites führen. Eine Lebertransplantation zur Behebung der VOD ist in Einzelfällen durchgeführt worden. Sie ist bei schwerer Verlaufsform der VOD jedoch mit einem hohen Risiko verbunden.

Weiterführende Literatur

Bearman SI, Hinds MS, Wolford JL (1990) A pilot study of continous infusion heparin for the prevention of hepatic veno-occlusive disease after bone marrow transplantation. Bone Marrow Transplant 5: 407–411

Bearman SI, Shuhart MC, Hinds MS, McDonald GB (1992) Recombinant human tissue plasminogen activator for the treatment of established severe venoocclusive disease of the liver after bone marrow transplantation. Blood 80: 2458–2462

Bearman SI, Anderson GL, Mori M et al. (1993) Venoocclusive disease of the liver: Development of a model for predicting fatal outcome after marrrow transplantation. J Clin Oncol 11(9): 1729–1736

Carreras E, Bertz H, Arcese W et al. (1998) Incidence and outcome of hepatic veno-occlusive disease after blood or marrow transplantation: a prospective cohort study of the European Group for Blood or Marrow Transplantation. European Group for Blood or Marrow Transplantation Chronic Leukemia Working Party. Blood 92: 3593–3604

Catani L, Gugliotta L, Belmonte MM et al. (1993) Hypercoagulability in patients undergoing autologous or allogeneic BMT for hematological malignancies. Bone Marrow Transplant 12: 253–259

Essell JH, Schroeder MT, Harman GS et al. (1998) Ursodiol prophylaxis against hepatic complications of allogenic bone marrow transplantation. A randomized, double-blind, placebo-controlled trial. Ann Intern Med 128: 975–981

Faioni EM, Krachmalnicoff A, Bearman SI et al. (1993) Naturally occurring anticoagulants and bone marrow transplantation: Plasma protein C predicts the development of venoocclusive disease or the liver. Blood 81 (12): 3458–3462

Fried MW, Connaghan DG, Sharma S et al. (1996) Transjugular intrahepatic portosystemic shunt for the management of severe venoocclusive disease following bone marrow transplantation. Hepatology 24: 588–591

McDonald GB, Hinds MS, Fisher LD et al. (1993) Veno-occlusive disease of the liver and multiorgan failure after bone marrow transplantation: A cohort study of 355 patients. Ann Intern Med 118: 255–267

Or R, Nagler A, Shpilberg O et al.(1996) Low molecular weight heparin for the prevention of veno-occlusive disease of the liver in bone marrow transplantation. Transplantation 61: 1067–1071

Rapoport AP, Doyle HR, Starzl T et al. (1991) Orthotopic liver transplantation for life-threatening veno-occlusive disease of the liver after allogeneic bone marrow transplant. Bone Marrow Transplant 8: 421–424

Rollins BJ (1986) Hepatic veno-occlusive disease. Am J Med 81: 297–306

Shulman HM, Hinterberger W (1992) Hepatic veno-occlusive disease – liver toxicity syndrome after bone marrow transplantation. Bone Marrow Transplant 10: 197–214

Shulman HM, McDonald GB, Matthews D et al. (1980) An analysis of hepatic venoocclusive disease and centrilobular hepatocyte degeneration following bone marrow transplantation. Gastroenterology 79: 1178–1191

Shulman HM, Fisher LB, Schoch HG et al. (1994) Venoocclusive disease of the liver after marrow transplantation: Histological correlates of clinical signs and symptoms. Hepatology 19: 1171–1181

Pfortaderthrombose

J.S. Bleck · M. Manns

INHALT

85.1 Epidemiologie und Ätiologie *975*
85.2 Pathologie, Pathophysiologie und Klinik *975*
85.3 Bildgebende Diagnostik *976*
85.4 Therapie, Verlauf und Prognose *977*

Nach der Lokalisation werden eine extrahepatische und intrahepatische Thrombose unterschieden. Je nach Alter der Thrombose kann diese frisch oder bereits organisiert sein. Das Pfortaderlumen kann vollständig thrombosiert, teilrekanalisiert, oder bereits durch Kollateralisierung und Rekanalisation kavernös transformiert sein. Bezüglich der Ätiologie werden benigne und durch Tumoreinbruch bedingte maligne Thromben unterschieden.

85.1
Epidemiologie und Ätiologie

Die Häufigkeit von Pfortaderthrombosen (PT) in der Gesamtbevölkerung liegt bei 0,05 % (Okuda et al. 1985). Ätiologisch von Bedeutung für das Entstehen der PT ist zunächst die Verlangsamung der Strömungsgeschwindigkeit bei Leberzirrhotikern sowie die direkte Gefäßwandinfiltration oder mechanische Kompression durch Lebertumoren (De Sio et al. 1995; Okuda et al. 1985), wobei das hepatozelluläre Karzinom den Hauptanteil ausmacht.

Die Koinzidenz der PT mit einer Leberzirrhose schwankt zwischen 0,5 (Seu et al. 1996) und 15,7 % (Nonami et al. 1992). Ihre Häufigkeit steigt beim Vorliegen eines Budd-Chiari-Syndroms auf 22,2 % und bei Leberzirrhosen mit Malignomen auf 34,5 % an (Okuda et al. 1985).

Als weitere ätiologische Faktoren der PT gelten Thrombophlebitiden durch Katheterisierung (z. B. die Nabelvenensepsis bei Kindern), systemische Vaskulitiden wie der Lupus erythematodes und der Morbus Behçet (Bayraktar et al. 1995) und Begleitentzündungen bei Pankreatitiden, die häufig mit einer Milzvenenthrombose assoziiert sind (Bail et al. 1993). Andere Entzündungen wie Tuberkulose (Ruttenberg et al. 1991), M. Crohn (Diehl et al. 1996) oder Aktinomykose (Ubeda et al. 1995) sind selten.

Des weiteren erhöht sich das PT-Risiko bei einer idiopathischen oder synthesebedingten Abnahme der Inhibitoren des plasmatischen Gerinnungssystems wie Protein C, Protein S und Antithrombin III (Gameiro et al. 1992; Dumontier et al. 1992) und dem Antiphospholipid-Antikörper-Syndrom (Bouaniche et al. 1996; Insko et al. 1997). Inwieweit die bei fortgeschrittenen Lebererkrankungen abnehmenden Tissue-factor-pathway-inhibitor-(TFPI-)-Konzentrationen (Oksuzoglu et al. 1997) als physiologische Inhibitoren des extrinsischen Systems eine Rolle bei der PT spielen, bleibt noch zu klären. Sicher ist, daß hämatologischen Erkrankungen mit Beeinflussung der Viskosität eine wichtige Rolle zukommt. Nach Valla et al. (1988) entfielen bis zu 42 % der PT unklarer Ätiologie (kein Tumor und kein Zirrhosenachweis) bei Erwachsenen auf diese Krankheitsgruppe.

Traumen verschiedener Ätiologie prädisponieren durch die Kombination aus Gefäßschaden und/oder hämodynamische Alterationen ebenfalls die PT-Entstehung (Beaufort et al. 1996). Dabei wird eine erhöhte Inzidenz nach operativen Eingriffen wie Splenektomien (Rattner et al. 1993), portosystemischen Shuntoperationen (Jin u. Rikkers 1991) und Lebertransplantationen beobachtet (Nonami et al. 1992). Das von Leach et al. (1989) postulierte erhöhte PT-Risiko nach Ösophagusvarizensklerosierungen scheint sich übereinstimmend mit unseren eigenen Erfahrungen in neueren Arbeiten nicht zu bestätigen (Kawasaki et al. 1992).

85.2
Pathologie, Pathophysiologie und Klinik

Es werden 4 Grade der PT unterschieden (Nonami et al. 1992; Tabelle 85.1):

Tabelle 85.1. Einteilung der Pfortaderthrombosen. (Nach Nonami et al. 1992)

Grad	Definition
I	Leichter (<50% des Durchmessers) oder gänzlicher Verschluß eines intrahepatischen (segmentalen) Pfortaderastes
II	Höhergradiger (>50% des Durchmessers) oder gänzlicher Verschluß des rechten oder linken Pfortaderastes oder der Bifurkation
III	Höhergradiger (>50% des Durchmessers) Verschluß des Pfortaderhauptstammes
IV	Kompletter Verschluß des Pfortaderhauptstammes

1. mit Thrombosen intrahepatischer Äste (12%),
2. mit Thrombose des rechten oder linken Hauptastes oder der Bifurkation (23%),
3. mit einer Teilthrombose des Hauptstamms (23%) und
4. mit einer Totalthrombose des Hauptstamms (42%).

Die akute PT führt bei Totalverschluß des Hauptstamms zur protrahierten Ausbildung einer prähepatisch bedingten portalen Hypertension. Klinisch steht hierbei der akut auftretende Meteorismus durch verminderten intestinalen Gasaustausch mit Aszitesbildung und abdominellem Spannungsgefühl, die Ösophagusvarizenblutung bei vorbestehenden Varizen sowie die Splenomegalie mit Ausbildung von Kollateralen im Vordergrund. Eine sich mitunter aufpfropfende Mesenterialvenenthrombose bei in das Vas confluens hinein ragenden Thrombosen kann Darmischämiezeichen nach sich ziehen, während eine begleitende Milzvenenthrombose durch die Milzschwellung zum linksseitigen Flankenschmerz führt.

Kommt es zu keiner vollständigen Rekanalisation der PT, so führt das Teilrekanalisieren und gleichzeitige Ausbilden feiner paravasaler Kollateralen zur kavernösen Transformation der Pfortader (Bechtelsheimer u. Conrad 1980). Nach De Gaetano et al. (1995) entwickeln 76% der Patienten innerhalb von 6–20 Tagen nach PT eine kavernöse Transformation, wobei porto-portale (vorwiegend über die Gallenblasenwände) und porto-systemische Kollateralen (über die linke V. gastrica und parasplenische Venen) entstehen.

Tierexperimentelle Daten bei Ratten zeigen nur in den ersten 5 Tagen nach Portalvenenverschluß eine signifikante Reduktion der Leberdurchblutung mit deutlichen Zeichen der mitochondrialen Dysfunktion (Omokawa et al. 1990), während nach 3 Wochen durch Kollateralisierung im Sinne einer kavernösen Transformation die Leberdurchblutung wieder nahezu normale Werte erreicht.

Inwieweit die von Bayraktar et al. 1996 beschriebene Koinzidenz von Ductus-pancreaticus-Hypoplasie oder -Atrophie mit der kavernösen Transformation auf eine insuffiziente venöse Drainage des Pankreas zurückzuführen ist, ist noch unklar. Des weiteren werden bei länger existierenden kavernösen Transformationen Obstruktionen des extrahepatischen Gallenwegssystems mit Cholangitisschüben beschrieben (Perlemuter et al. 1996).

85.3 Bildgebende Diagnostik

Der Duplex- und Farb-Doppler-Sonographie kommt die wichtigste Bedeutung in der Frühdiagnose und im Verlaufsmonitoring der PT zu. Die sonographischen Zeichen der PT (Van Gansbeke et al. 1985; Tessler et al. 1991) sind der Nachweis von echoreichem Material im Pfortaderlumen (Abb. 85.1) und der fehlende oder am Thrombus vorbeiführende Fluß im Farb-Doppler. Beim fehlenden Nachweis des Portalflusses im konventionellen Farb-Doppler sollte, falls verfügbar, der Angio-Mode und unbedingt die empfindlichere Duplexmessung durchgeführt werden. Des weiteren kommen zunehmend Echokontrastmittel zum Nachweis von Restflüssen zum Einsatz. Jeder Thrombus, der im Farb-Doppler oder Angio-Mode-Farb-Doppler eine Vaskularisation zeigt, ist malignomverdächtig (Abb. 85.2), insbesondere beim Nachweis arterieller, pulsatiler Signale (Tanaka et al. 1993; Wang et al. 1991).

In vielen Fällen nimmt der Pfortaderdurchmesser über 15 mm zu, wobei beim Vorliegen einer kavernösen Transformation keine direkte Lumenabgrenzung mehr möglich ist. Im Farb-Doppler zeigt die kavernöse Transformation ein feines Geflecht an venösen Kollateralen. Häufig gelingt

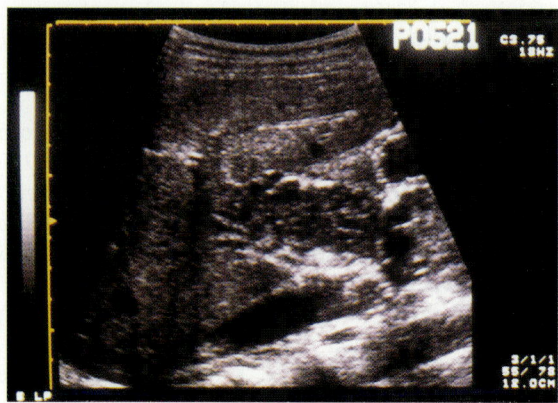

Abb. 85.1. Kavernöse Pfortadertransformation

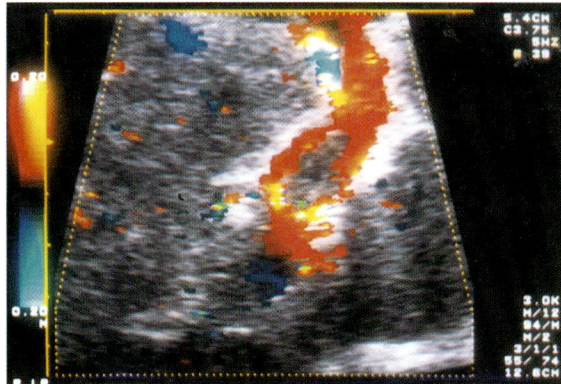

Abb. 85.2. Umflossener Pfortaderthrombus im Farb-Doppler

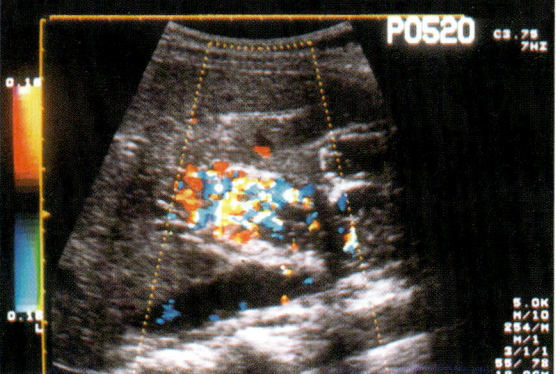

Abb. 85.3. Kavernöse Pfortadertransformation im Farb-Doppler

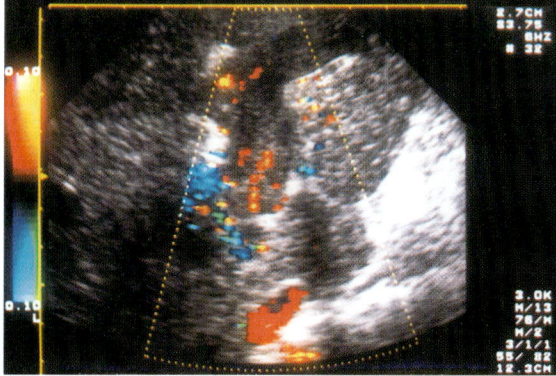

Abb. 85.4. Maligner Pfortaderthrombus mit arteriellem Gefäß

auch der Nachweis arterioportaler Shunts. Insbesondere der Nachweis von Gallenblasenwandkollateralen mittels Farb-Doppler ist häufig mit einer PT assoziiert (West et al. 1991). Inwieweit die Echogenität des Thrombus einen sicheren Hinweis auf sein Alter liefert, muß kritisch hinterfragt werden. Tatsache ist jedoch, daß ältere Thromben echogener sind.

Zusammenfassend kann gesagt werden, daß die Sensitivität des Farb-Dopplers und der Duplexsonographie bezüglich der Erkennung von Pfortaderverschlüssen und kavernösen Transformationen (Abb. 85.3 und 85.4) bei mittlerweile 100 %, die Entdeckung pulsatiler Tumorvaskularisation im Thrombus bei 89 % und die Darstellung von arterioportalen Shunts bei 60 % angegeben wird (Tanaka et al. 1993).

Die früher als Goldstandard geltenden invasiven Methoden wie die transhepatische Portographie und die indirekte Splenoportographie durch Katheterisierung der A. mesenterica superior werden zunehmend seltener für die Diagnostik der PT eingesetzt, wobei die transhepatische Portographie eine höhere Sensitivität zu besitzen scheint (Burcharth et al. 1986). Im Kontrastmittel-CT zeigt die PT ein unregelmäßiges landkartenartiges Enhancement periportal (Mathieu et al. 1985), wobei auch Kollateralen darstellbar sind. Wo der Stellenwert des MRT bei deutlicher Artefaktanfälligkeit (Davy-Miallou et al. 1990) liegt, ist noch unklar.

85.4
Therapie, Verlauf und Prognose

Viele PT bleiben bei vorbekannter Leberzirrhose im frischen Stadium unerkannt, da die Zeichen der portalen Hypertension auf intrahepatische Ursachen zurückgeführt werden. Andererseits muß insbesondere unter forcierter diuretischer Therapie bei Aszites mit einer PT-Entstehung gerechnet werden, was beim Fehlen von Kontraindikationen eine „low-dose"-Heparinisierung rechtfertigt. Gerade die Kontraindikationen wie Ösophagusvarizen mit Blutungsgefährdung oder hypertensive Gastropathie mit gastralen Erosionen behindern auch bei der frischen PT eine effektive Lysetherapie (Bizollon et al. 1991). Abhängig von der Dynamik der Kollateralisierung bestimmt die Therapie der portalen Hypertension oder der hepatischen Grunderkrankung das Vorgehen. Follow-up-Untersuchungen bei malignomfreien PT-Patienten mit und ohne Leberzirrhose ergaben trotz vergleichbarer Wahrscheinlichkeiten für letale Blutungen (14 % nach 6 Jahren) eine signifikant erniedrigte Gesamtletalität in der zirrhosefreien Gruppe (Merkel et al. 1992).

Abgesehen von chirurgischen Shuntoperationen können therapieresistente Ösophagus- bzw. Fundusvarizenblutungen oder therapieresistenter Aszites bei frischer PT durch eine TIPS-Anlage (transjugulärer intrahepatischer portosystemischer Shunt) therapiert werden. Vorraussetzung hierfür ist die interventionelle Rekanalisierbarkeit der Thrombose und das Fehlen einer kavernösen Transformation (Rössle et al. 1994).

Eine weitere kausale Therapiemöglichkeit besteht in der Lebertransplantation. Inzwischen gilt die PT nicht mehr als Kontraindikation zur Lebertransplantation, da durch Phlebothrombektomie oder Graft-Plazierung auf die V. mesenterica superior vergleichbare Überlebensresultate wie bei PT-freien Patienten erzielt werden (Stieber et al. 1991; Seu et al. 1996).

Die PT bei fokalen Lebertumoren stellt unverändert ein Problem dar. Wenngleich erste erfolgversprechende Ergebnisse bei der arteriellen Chemoembolisation maligner Lebertumoren trotz PT vorliegen (Pentecost et al. 1993), so dürfte doch die präinterventionelle Abschätzung einer ausreichenden Kollateralisierung problematisch sein. Der sistierende Fluß in der A. hepatica bei insuffizienter Kollateralisierung kann sonst Infarkte und ein Leberkoma nach sich ziehen. Daher stellt die PT an unserem Zentrum eine Kontraindikation zur Chemoembolisation der Lebertumoren dar. Deshalb muß auch bei jeder plötzlichen klinischen Verschlechterung bei bekannter Leberzirrhose immer an eine Pfortaderthrombose gedacht werden.

Literatur

Bail JP, Andivot T, Leal T et al. (1993) Isolated portal vein thrombosis: A rare complication of chronic pancreatitis. Ann Chir 47: 47-51
Bayraktar Y, Balkanci F, Kansu E et al. (1995) Cavernous transformation of the portal vein: A common manifestation of Behcet's disease. Am J Gastroenterol 90: 1476-1479
Bayraktar Y, Balkanci F, Bayraktar M et al. (1996) Cavernous transformation of the portal vein is associated with pancreatic duct atrophy. Hepatogastroenterology 43: 954-960
Beaufort P, Perney P, Coste F et al. (1996) Post-traumatic thrombosis of the portal vein. Presse Med 25: 247-248
Bechtelsheimer H, Conrad A (1980) Morphology of cavernous transformation of the portal vein. Leber Magen Darm 10: 99-106
Bizollon T, Bissuel F, Detry L, Trepo C (1991) Fibrinolytic therapy for portal vein thrombosis. Lancet 337: 1416
Bouaniche M, Guedon C, Borg JY et al. (1996) Portal thrombosis disclosing antiphospholipid syndrome. 2 cases. Gastroenterol Clin Biol 20: 897-900
Burcharth F, Aagaard J, Sorensen TI et al. (1986) Comparison of splenoportography and transhepatic portography in the diagnosis of portal vein thrombosis. J Hepatol 2: 351-357
Davy-Miallou C, Guinet C, Bellin MF, Curet P et al. (1990) MRI of the normal portal system: the artefacts. Apropos of 45 cases. J Radiol 71: 339-343
De Gaetano AM, Lafortune M, Patriquin H et al. (1995) Cavernous transformation of the portal vein: Patterns of intrahepatic and splanchnic collateral circulation detected with Doppler sonography. Am J Roentgenol 165: 1151-1155
De Sio I, Castellano L, Calandra M et al. (1995) Ultrasound-guided fine needle aspiration biopsy of portal vein thrombosis in liver cirrhosis: Results in 15 patients. J Gastroenterol Hepatol 10: 662-665
Diehl SJ, Lehmann KJ, Manthe S, Georgi M (1996) Septic portal vein thrombosis as a rare complication of Crohn disease with retroperitoneal abscess. Aktuelle Radiol 6: 99-101
Dumontier I, Alhenc-Gelas M, Chatellier G et al. (1992) Changes in levels of blood coagulation inhibitors in cirrhosis. Prospective study in 33 patients. Gastroenterol Clin Biol 16: 120-125
Gameiro L, Pariente EA, Dupuis E et al. (1992) Portal vein thrombosis and hereditary protein C deficiency. Presentation of a case and review of the literature. Gastroenterol Clin Biol 16: 177-181
Insko EK, Haskal ZJ (1997) Antiphospholipid syndrome: Patterns of life-threatening and severe recurrent vascular complications. Radiology 202: 319-326
Jin GL, Rikkers LF (1991) The significance of portal vein thrombosis after distal splenorenal shunt. Arch Surg 126: 1011-1015
Kawasaki S, Henderson JM, Riepe SP et al. (1992) Endoscopic variceal sclerosis does not increase the risk of portal venous thrombosis. Gastroenterology 102: 206-215
Leach SD, Meier GH, Gusberg RJ (1989) Endoscopic sclerotherapy: A risk factor for splanchnic venous thrombosis. J Vasc Surg 10: 9-12
Mathieu D, Vasile N, Dibie C, Grenier P (1985) Portal cavernoma: dynamic CT features and transient differences in hepatic attenuation. Radiology 154: 743-748
Merkel C, Bolognesi M, Bellon S et al. (1992) Long-term follow-up study of adult patients with non-cirrhotic obstruction of the portal system: Comparison with cirrhotic patients. J Hepatol 15: 299-303
Nonami T, Yokoyama I, Iwatsuki S, Starzl TE (1992) The incidence of portal vein thrombosis at liver transplantation. Hepatology 16: 1195-1198
Oksüzoglu G, Simsek H, Haznedaroglu IC, Kirazli S (1997) Tissue factor pathway inhibitor concentrations in cirrhotic patients with and without portal vein thrombosis. Am J Gastroenterol 92: 303-306
Okuda K, Ohnishi K, Kimura K et al. (1985) Incidence of portal vein thrombosis in liver cirrhosis. An angiographic study in 708 patients. Gastroenterology 89: 279-286
Omokawa S, Asanuma Y, Koyama K (1990) Evaluation of hemodynamics and hepatic mitochondrial function on extrahepatic portal obstruction in the rat. World J Surg 14: 247-253
Pentecost MJ, Daniels JR, Teitelbaum GP, Stanley P (1993) Hepatic chemoembolization: Safety with portal vein thrombosis. J Vasc Interv Radiol 4: 347-351
Perlemuter G, Béjanin H, Fritsch J et al. (1996) Biliary obstruction caused by portal cavernoma: A study of 8 cases. J Hepatol 25: 58-63
Rattner DW, Ellman L, Warshaw AL (1993) Portal vein thrombosis after elective splenectomy. An underappreciated, potentially lethal complication. Arch Surg 128: 565-569
Rössle M, Haag K, Ochs A et al. (1994) The transjugular intrahepatic portosystemic stent-shunt procedure for variceal bleeding. N Engl J Med 330: 165-171
Ruttenberg D, Graham S, Burns D et al. (1991) Abdominal tuberculosis – a cause of portal vein thrombosis and portal hypertension. Dig Dis Sci 36: 112-115
Seu P, Shackleton CR, Shaked A et al. (1996) Improved results of liver transplantation in patients with portal vein thrombosis. Arch Surg 131: 840-844.
Stieber AC, Zetti G, Todo S et al. (1991) The spectrum of portal vein thrombosis in liver transplantation. Ann Surg 213: 199-206
Tanaka K, Numata K, Okazaki H et al. (1993) Diagnosis of portal vein thrombosis in patients with hepatocellular carcinoma: Efficacy of color Doppler sonography compared with angiography. Am J Roentgenol 160: 1279-1283
Tessler FN, Gehring BJ, Gomes AS et al. (1991) Diagnosis of portal vein thrombosis: Value of color Doppler imaging. Am J Roentgenol 157: 293-296
Ubeda B, Vilana R, Bianchi L, Pujol T (1995) Primary hepatic actinomycosis: Association with portal vein thrombosis. Am J Roentgenol 165: 231-232

Valla D, Casadevall N, Huisse MG et al. (1988) Etiology of portal vein thrombosis in adults. A prospective evaluation of primary myeloproliferative disorders. Gastroenterology 94: 1063–1069

Van Gansbeke D, Avni EF, Delcour C et al. (1985) Sonographic features of portal vein thrombosis. AJR Am J Roentgenol 144: 749–752

Wang LY, Lin ZY, Chang WY et al. (1991) Duplex pulsed Doppler sonography of portal vein thrombosis in hepatocellular carcinoma. J Ultrasound Med 10: 265–269

West MS, Garra BS, Horii SC et al. (1991) Gallbladder varices: Imaging findings in patients with portal hypertension. Radiology 179: 179–182

Morbus Osler

S. Wagner · M. P. Manns

86.1 Ätiologie und Pathogenese *981*
86.2 Klinik und Diagnostik der Manifestationen am Verdauungstrakt *981*
86.3 Therapie *982*

Der Morbus Osler-Weber-Rendu (Synonym: hereditäre hämorrhagische Teleangiektasie) ist eine seltene autosomal dominant vererbte Erkrankung, die durch die klassische Trias:
– familiäres Auftreten,
– multiple Teleangiektasien und
– Epistaxis
gekennzeichnet ist. Die Prävalenz wird auf 1–2 Fälle auf 100.000 Personen geschätzt.

86.1
Ätiologie und Pathogenese

Die Ätiologie und Pathogenese ist nicht geklärt. Bei einem Teil der betroffenen Familien wird eine Mutation am Rezeptor für „transforming growth factor β" (TGF-β, Endoglin) am Chromosom 9 gefunden (McAllister et al. 1994). Da TGF-β eine regulatorische Bedeutung bei der Angiogenese und bei der Wundheilung hat, könnte der Defekt zu den vaskulären Fehlbildungen führen.

Die Gefäßmißbildungen beim M. Osler können verschiedene Formen aufweisen. Neben den arteriovenösen Teleangiektasien, die auf der Haut und auf den Schleimhäuten überwiegen, werden an Lunge, Leber und Gehirn häufig große, teils kavernöse arteriovenöse Fehlbildungen angetroffen. Histopathologisch zeigt sich ein variables Bild mit Defekten an den endothelialen Schlußleisten, eine unvollständige glatte Muskelschicht, Extravasation von Erythrozyten und dünnwandige, dilatierte Gefäßknäuel.

Die arteriovenösen Gefäßmißbildungen können alle Organe betreffen, sie werden jedoch am häufigsten an
– Nasen- und Mundschleimhaut (60–100 %),
– Extremitäten (25–67 %),
– Lunge (15–33 %) und
– Gehirn (5–11 %)

gefunden (Haitjema et al. 1996). Das klinische Bild wird geprägt vom Organbefall. 50–80 % leiden an Epistaxis, die sich meist bereits vor dem 10. Lebensjahr manifestiert. Bei pulmonalem Befall können Hypoxämie mit Rechts-Links-Shunt und hyperzirkulatorischem Herzversagen, Hämoptysen und zerebrale Ischämien auftreten.

86.2
Klinik und Diagnostik der Manifestationen am Verdauungstrakt

Die Prävalenz von vaskulären Malformationen im Gastrointestinaltrakt ist nicht bekannt, die Schätzungen variieren zwischen 15 und 44 %, wobei in 8–31 % eine Leberbeteiligung angenommen wird (Baba et al. 1995). Bei 10–40 % der Patienten mit M. Osler wird eine intestinale Blutung beobachtet, die im Gegensatz zur Epistaxis erst im Erwachsenenalter (6. Lebensdekade) auftritt. Etwa die Hälfte der gastrointestinalen Blutungen sind im Magen und Duodenum lokalisiert, 10 % betreffen das Kolon. Das Diagnoseverfahren der Wahl ist die Endoskopie; allerdings sind Malformationen im Dünndarm hiermit größtenteils nicht erreichbar.

Bei einer Leberbeteiligung werden meist intrahepatische arteriovenöse Fehlbildungen, seltener auch arterioportale oder portovenöse Shunts gefunden. Die Mehrzahl der Patienten bleibt klinisch symptomfrei. Ein substantieller Rechts-Links-Shunt kann zum hyperzirkulatorischen Herzversagen führen (Montejo Baranda et al. 1984; Bourgeois et al. 1990). Bei arterioportalem Shunt kann eine portale Hypertension mit Ösophagusvarizen und Varizenblutung auftreten. Das Diagnoseverfahren der Wahl ist die Farb-Doppler-Sonographie, daneben können auch die Computertomographie und die Magnetresonanztomographie die Fehlbildungen nichtinvasiv nachweisen (Ouchi et al. 1994; Naganuma et al. 1995). Laborchemisch findet sich meist eine leichte

Erhöhung der γ-GT und AP. Der klinische Befund ist gekennzeichnet durch eine Hepatomegalie und ein Strömungsgeräusch über der Leber.

86.3
Therapie

Bei schwerem Blutverlust durch enterale Teleangiektasien kann ein Therapieversuch mit einer niedrigen Dosis von Östrogen und Progesteron durchgeführt werden (VanCutsem et al. 1990). Bei endoskopischem Nachweis von enteralen Gefäßmalformationen kann durch Lasertherapie oder Elektrokoagulation eine Lokalbehandlung durchgeführt werden. Allerdings sind Mißbildungen im Dünndarm hiermit häufig nicht erreichbar. Bei großen arteriovenösen Shunts der Leber mit drohendem Herzversagen wurden befriedigende Ergebnisse mit einer Embolisationstherapie der zuführenden Gefäße erzielt (Gothlin et al. 1982; Bourgeois et al. 1990; Whiting et al. 1992; Caselitz et al. 1998). In Einzelfällen kann eine chirurgische Ligatur des zuführenden Gefäßes oder bei ausgeprägtem und ausschließlichem Leberbefall eine Lebertransplantation indiziert sein.

Literatur

Baba R, Hashimoto E, Yashiro K et al. (1995) Multiple abdominal telangiectases and lymphangiectases. A limited form of Osler-Weber-Rendu disease? J Clin Gastroenterol 21: 154–157

Bourgeois N, Delcour C, Deviere J et al. (1990) Osler-Weber-Rendu disease associated with hepatic involvement and high output heart failure. J Clin Gastroenterol 12: 236–238

Caselitz M, Wagner S, Chavan A et al. (1998) Clinical outcome of transfemoral embolisation in patients with arteriovenous malformations of the liver in hereditary haemorrhagic telangiectasia (Weber-Rendu-Osler disease). Gut 42: 123–126

Gothlin JH, Nordgard K, Jonsson K et al. (1982) Hepatic telangiectasia in Osler's disease treated with arterial embolization. Report of 2 cases. Eur J Radiol 2: 27–30

Haitjema T, Westermann CJ, Overtoom TT et al. (1996) Hereditary hemorrhagic telangiectasia (Osler-Weber-Rendu disease): New insights in pathogenesis, complications, and treatment. Arch Intern Med 156: 714–719

McAllister KA, Grogg KM, Johnson DW et al. (1994) Endoglin, a TGF-β binding protein of endothelial cells, is the gene for hereditary hemorrhagic teleangiectasia type 1. Nature Genet 8: 345–351

Montejo Baranda M, Perez M, De Andres J et al. (1984) High out-put congestive heart failure as first manifestation of Osler- Weber-Rendu disease. Angiology 35: 568–576

Naganuma H, Ishida H, Niizawa M et al. (1995) Hepatic involvement in Osler-Weber-Rendu disease: Findings on pulsed and color Doppler sonography. Am J Roentgenol 165: 1421–1425

Ouchi K, Matsubara S, Mikuni J et al. (1994) The radiologic presentation of Osler-Weber-Rendu disease of the liver. Am J Gastroenterol 89: 425–428

VanCutsem E, Rutgeerts P, Vantrappen G (1990) Treatment of bleeding gastrointestinal vascular malformations with oestrogen-progesterone. Lancet 335: 953–955

Whiting JH Jr, Morton KA, Datz FL et al. (1992) Embolization of hepatic arteriovenous malformations using radiolabeled and nonradiolabeled polyvinyl alcohol sponge in a patient with hereditary hemorrhagic telangiectasia: Case report. J Nucl Med 33: 260–262

Angiodysplasien

P. N. Meier · M. P. Manns

87.1 Ätiologie 983
87.2 Klinik 983
    Angiodysplasien bei chronischen Erkrankungen 983
87.3 Diagnostik 983
87.3.1 Endoskopie 984
87.4 Therapie 985

Angiodysplasien stellen unter den vaskulären Läsionen des Gastrointestinaltrakts die häufigste und klinisch bedeutsamste Ursache okkulter Blutungen ab dem 6. Lebensjahrzehnt dar. Die Nomenklatur dieser Läsionen ist uneinheitlich und kontrovers (u. a. Angioektasie, arteriovenöse Malformation), das endoskopische Erscheinungsbild jedoch charakteristisch.

87.1 Ätiologie

Angiodysplasien sind Gefäßläsionen im Bereich der Mukosa und Submukosa des Darms, die durch Ruptur oder Ulzeration in Form einer intestinalen Blutung symptomatisch werden.

Im Gegensatz zu kongenitalen oder neoplastischen Gefäßveränderungen sind sie nicht mit angiomatösen Läsionen der Haut vergesellschaftet.

87.2 Klinik

Das Blutungsausmaß reicht von akuten intestinalen Blutungen bis zu unklaren Anämieformen ohne evidente gastrointestinale Blutungszeichen. Eine typische akute Blutungsepisode bedarf ca. 2–4 Transfusionseinheiten, ist selbstlimitierend und führt selten zu einer kreislaufinstabilen Situation. Zumeist sind ältere Patienten betroffen (> 60 Jahre). Die Prävalenz für Angiodysplasien im Kolon als Zufallsbefund liegt bei etwa 1–2 % und bei etwa 5 % für Patienten mit Blutungsstigmata, eine Geschlechtsbevorzugung besteht nicht (Foutch et al. 1995).

Pathogenetisch sind Angiodysplasien degenerative Läsionen, die sich durch partielle Obstruktion intramural verlaufender Venen bedingt durch erhöhten intraluminalen Druck und erhöhten Muskeltonus mit konsekutiver Entwicklung einer arteriovenösen Fistel über Jahre hinweg entwickeln (Boley et al. 1977).

Die Mehrzahl der Angiodysplasien im Alter findet sich im Zökum, jedoch können sie im gesamten Gastrointestinaltrakt, insbesondere bei jüngeren Patienten auch im Jejunum, auftreten.

Angiodysplasien bei chronischen Erkrankungen

Angiodysplasien sollen gehäuft bei Patienten mit Aortenvitien gefunden werden. Vor allem bei Aortenstenosen werden in bis zu 25 % intestinale Angiodysplasien beschrieben. Der kausale Zusammenhang ist unklar (Greenstein et al. 1986).

Neuere Studien sprechen dafür, daß zwischen beiden Erkrankungen keine Korrelation besteht und es sich nur um ein Zusammentreffen von 2 Erkrankungen höherer Prävalenz im Senium handelt (Bhutani et al. 1995).

Bei Patienten mit chronischem Nierenversagen scheinen Angiodysplasien häufiger zu Blutungskomplikationen zu führen, in diesem Fall insbesondere Angiodysplasien im oberen Gastrointestinaltrakt (Navab et al. 1989). Auch ist eine Assoziation intestinaler Angiodysplasien mit dem von Willebrand-Syndrom beschrieben (Fressinaud et al. 1993).

87.3 Diagnostik

Die Diagnose wird in erster Linie endoskopisch (Ileokoloskopie oder Enteroskopie) gestellt. Eine radiologische oder nuklearmedizinische Darstellung gelingt aufgrund des zum Zeitpunkt der Untersuchung nur geringen Blutungsausmaßes meistens nicht (Horstmann et al. 1995).

87.3.1
Endoskopie

Das endoskopische Erscheinungsbild ist variabel, kleine Läsionen imponieren als rote Spots, manchmal gering erhaben, größere können sich flächig ausbreiten (Abb. 87.1 a) oder den Aspekt eines Spider naevus bieten. Im Rahmen endoskopischer Diagnostik sollten sie sicher von iatrogenen, zumeist mechanischen Läsionen, abgegrenzt werden. Ansonsten kommen differentialdiagnostisch Teleangiektasien nach Strahlentherapie in Betracht, die jedoch durch den gleichzeitig oft charakteristischen Schleimhautaspekt der restlichen Mukosa keine diagnostischen Probleme bereiten. Makroskopisch können im Einzelfall Osler-Läsionen nicht sicher abgegrenzt werden; das multifokale Auftreten extraintestinaler Lokalisationen hilft dann in der Bewertung.

Im Blutungsfall ist in der typischen Patientengruppe die wichtigste Differentialdiagnose eine Divertikelblutung. Zur endoskopischen Beurteilung ist eine gute Darmreinigung, eine Inspektion der Ileozökalregion und eine moderate Luftinsufflation, damit die Gefäßfüllung nicht reduziert wird, Voraussetzung.

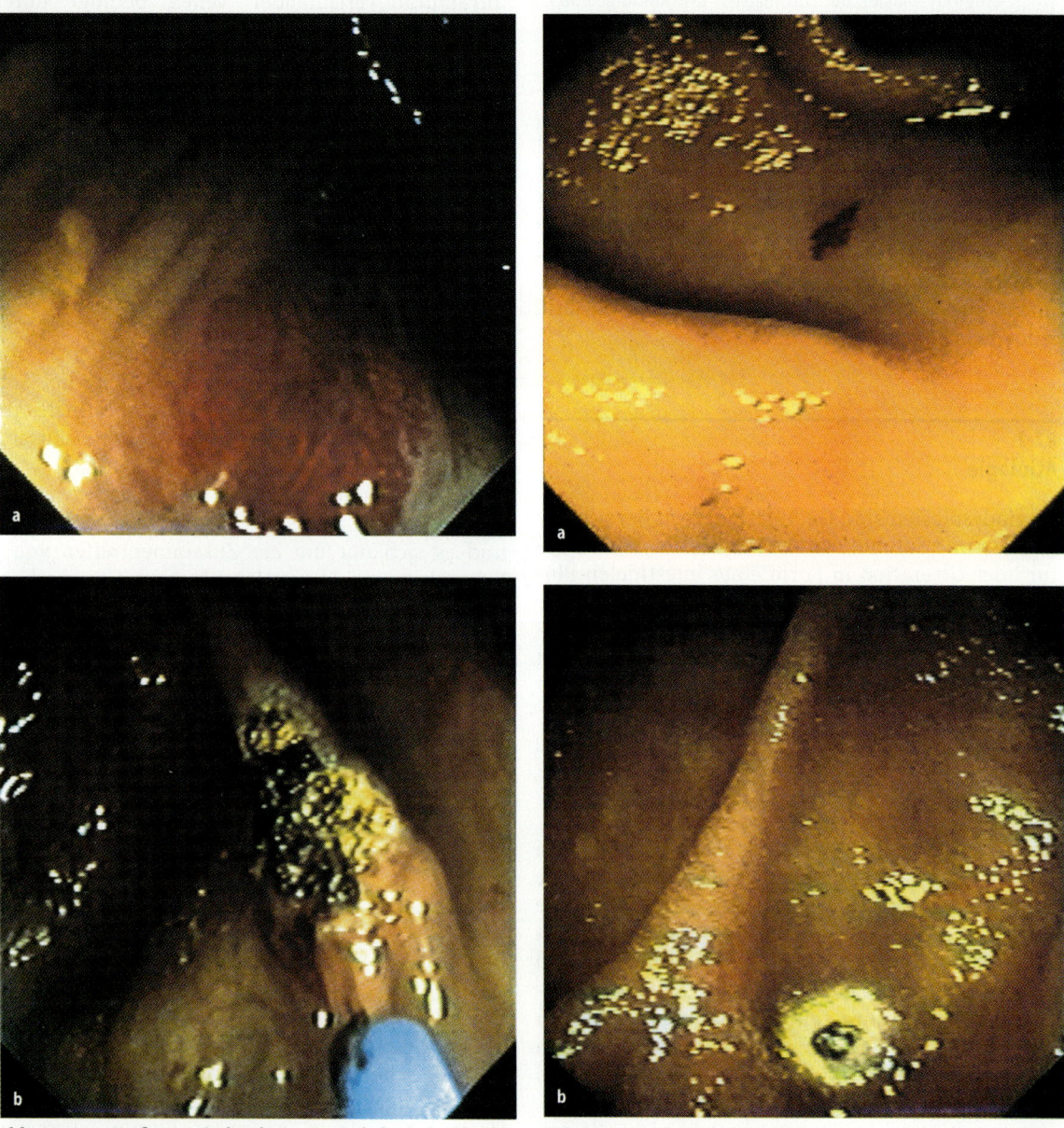

Abb. 87.1 a Große Angiodysplasie im Zökalpol. **b** Gleiche Läsion nach Argon-Plasma-Koagulation

Abb. 87.2 a Kleine Angiodysplasie im Jejunum. **b** Gleiche Läsion nach Argon-Plasma-Koagulation

87.4
Therapie

Zufällig entdeckte Angiodysplasien bei Patienten ohne Blutungsstigmata bedürfen keiner Therapie (Foutch et al. 1995). Ansonsten sind interventionell-endoskopische Verfahren der Blutungsstillung, wie Elektro- oder Laserkoagulation, Argon-Plasma-Koagulation (Abb. 87.1 b) aber auch Sklerosierung und Ligatur ausreichend effektiv (Gupta et al. 1995; Krevsky 1997).

Diagnostisch und therapeutisch sind diese Verfahren für die Ileokoloskopie evaluiert. Relativ neu ist die Zugangsmöglichkeit zu proximalen Dünndarmläsionen mit Hilfe sog. Push-Enteroskope, die eine Diagnose und Therapie angiodysplastischer Läsionen im Jejunum ermöglichen (Abb. 87.2 a, b; Schmit et al. 1996; Vakil et al. 1997).

Medikamentöse Therapie

Pharmakologisch gibt es widersprüchliche Erfahrungen mit oraler Östrogen/Progesteron-Therapie (Lewis et al. 1992; Moshkowitz et al. 1993), wobei der Wirkmechanismus unklar ist. Unter einer Therapie mit einem Kombinationspräparat (1 mg Norethindron und 0,05 mg Metranol) zweimal pro Tag kam es zu keiner weiteren Blutung bei einer mittleren Beobachtungsdauer von 535 Tagen (Barkin u. Ross 1998). In der Akutsituation können Vasopressininfusionen erwogen werden (Rahmani et al. 1990).

Gelingt es mit diesen Verfahren nicht, den Transfusionsbedarf zu senken, ist eine chirurgische Therapie unumgänglich.

Literatur

Barkin JS, Ross BS (1998) Medical therapy for chronic gastrointestinal bleeding of obscure origin. Am J Gastroenterol 93: 1250–1254

Bhutani MS, Gupta SC, Markert RJ, Barde CJ, Donese R, Gopalswamy N (1995) A prospective controlled evaluation of endoscopic detection of angiodysplasia and is association with aortic valve disease. Gastrointest Endosc 42(5): 398–402

Boley SJ, Sprayregen, S, Sammartano, RJ, Adams A, Kleinhaus S (1977) The pathophysiologic basis for the angiographic signs of vascular ectasias of the colon. Radiology 125(3): 615–621

Foutch PG, Rex DK, Lieberman DA (1995) Prevalence and natural history of colonic angiodysplasia among healthy asymptomatic people. Am J Gastroenterol 90(4): 564–567

Fressinaud E, Meyer D (1993) International survey of patients with von Willebrand disease and angiodysplasia. Thromb Haemost 70(3): 546

Greenstein RJ, McElhinney AJ, Reuben D, Greenstein AJ (1986) Colonic vascular ectasias and aortic stenosis: coincidence or causal relationship? Am J Surg 151(3): 347–351

Gupta N, Longo WE, Vernava AM (1995) Angiodysplasia of the lower gastrointestinal tract: an entity readily diagnosed by colonoscopy and primarily managed nonoperatively. Dis Colon Rectum 38(9): 979–982

Horstmann R, Brune E, Joosten U, Rupp KD, Ibing HP (1995) Intestinal angiodysplasias as initially unrecognizable cause of recurrent gastrointestinal hemorrhage. Dtsch Med Wochenschr 120(44): 1502–1506

Krevsky B (1997) Detection and treatment of angiodysplasias. Gastrointest Endosc Clin N Am 7(3): 509–524

Lewis BS, Salomon P, Rivera-MacMurray S, Kornbluth AA, Wenger J, Waye JD (1992) Does hormonal therapy have any benefit for bleeding angiodysplasia? J Clin Gastroenterol 15(2): 99–103

Moshkowitz A, Arber N, Amir N, Gilat T (1993) Success of estrogen-progesteron therapy in long-standing bleeding gastrointestinal angiodysplasia. Dis Colon Rectum 36 (2): 194–196

Navab F, Nasters P, Subramani R, Ortego TJ, Thompson CH (1989) Angiodysplasia in patients with renal insufficiency. Am J Gastroenterol 84 (10): 1297–1301

Rahmani R, Rozen P, Papo J, Iellin A, Seligsohn U (1990) Association of von Willebrand's disease with plasma cell dyscrasia and gastrointestinal angiodysplasia. Isr J Med Sci 26(9): 504–509

Schmit A, Gay F, Adler M, Cremer M, Van Gossum A (1996) Diagnostic efficacy of push-enteroscopy and long-term follow-up of patients with small bowel angiodysplasias. Dig Dis Sci 41(12): 2348–2352

Vakil N, Huilgol V, Khan I (1997) Effect of push enteroscopy on transfusion requirements and quality of life in patients with unexplained gastrointestinal bleeding. Am J Gastroenterol 92(3): 425–428

Ischämien (Mesenterialinfarkt, Mesenterialvenenthrombose)

J.S. Bleck · M.P. Manns

INHALT

88.1 Epidemiologie, Pathogenese und Ätiologie 987
88.1.1 Akute Mesenterialischämie 987
88.1.2 Akute venöse Thrombose 987
88.1.3 Chronische Darmischämien 988
88.2 Anatomie 988
88.3 Pathologische Anatomie und Pathophysiologie 989
88.3.1 Akuter Verschluß 989
88.3.2 Chronischer Verlauf 989
88.4 Klinik und Diagnostik 989
88.4.1 Anamnese 989
88.4.2 Spezifische Untersuchungen 990
88.5 Therapie 991
88.5.1 Operative Therapie 991
88.5.2 Medikamentöse Therapie 991

Vaskulär bedingte Ischämien des Darmes sind akute oder chronische Minderdurchblutungszustände, die durch eine Reduktion der arteriellen Durchblutung oder des venösen Rückstromes der Mesenterialgefäße verursacht werden. Man unterscheidet

- arterielle Embolien,
- arterielle Thrombosen und
- venöse Thrombosen.

Prognose und Therapie hängen von der Ausdehnung (partiell bis total), der Verlaufsform (akut bis chronisch) und der Ischämiedauer ab.

88.1
Epidemiologie, Pathogenese und Ätiologie

In nur 0,4–2 % der Fälle ist das akute Abdomen auf eine mesenteriale Durchblutungsstörung zurückzuführen. Im Kontrast dazu wird ihre Letalitätsquote in der Literatur zwischen 70 und 89 % angegeben.

88.1.1
Akute Mesenterialischämie

Die akute Mesenterialischämie betrifft zu 75 % die A. mesenterica superior (Balle u. Schölmerich 1995), wobei die Inzidenz von zum Gefäßverschluß führenden arteriellen Embolien mit 29 % etwas niedriger ist als die der arteriellen Thrombosen mit 45 % (Jonas u. Bottger 1994).

Arterielle Embolien (Tabelle 88.1) entstehen vorwiegend kardial, wobei Herzrhythmusstörungen, Klappenfehler, chronische Herzinsuffizienz und Aortensklerose ätiologisch im Vordergrund stehen. Das Vorliegen einer Arteriosklerose mit meist im proximalen Abgangsbereich der A. mesenterica superior liegenden Stenosen (Jarvinen et al. 1995) ist der Hauptfaktor für arterielle Thrombosen.

88.1.2
Akute venöse Thrombose

Die akute venöse Thrombose zeigt eine Inzidenz von 15–26 % der akuten Mesenterialischämien (Hirner et al. 1987; Riemenschneider et al. 1987; Rhee et al. 1994). Akute Mesenterialischämien treten in der Regel im höheren Lebensalter bei einem Mittel von 70–73 Jahren auf (Riemenschneider et al. 1987). Nur bei venösen Thrombosen ist ein deutliches Überwiegen weiblicher Patienten zu beobachten.

Als ätiologische Faktoren gelten Thrombophlebitiden durch systemische Vaskulitiden wie der Lupus erythematodes oder Morbus Behçet und Begleitentzündungen bei Pankreatitiden, wobei letztere häufig mit einer Milzvenenthrombose assoziiert sind. Des weiteren erhöht sich das Thromboserisiko bei einer idiopathischen oder synthesebedingten Abnahme der Inhibitoren des plasmatischen Gerinnungssystems wie Protein C, Protein S und Antithrombin III und dem Antiphospholipid-Antikörper-Syndrom.

Hämatologischen Erkrankungen mit Beeinflussung der Viskosität kommt eine wichtige Rolle zu.

Die nonokklusiven Mesenterialinfarkte zeigen eine mittlere Inzidenz von 19 % (Bruch et al. 1989; Jonas u. Bottger 1994).

Tabelle 88.1. Ätiologie, Klinik und Therapie mesenterialer Ischämien

Erkrankung	Ätiologie/Anamnese	Klinik	Behandlung
Akute arterielle Thrombosen und arterielle Embolien	Herzrhythmusstörungen Herzklappenfehler, chronische Herzinsuffizienz, Arteriosklerose, Aortenaneurysma, entzündliche Gefäßerkrankungen *Anamnese:* Angina abdominalis, vorausgegangene Herzinfarkte, manifeste AVK, Schlaganfälle	Akuter Abdominalschmerz (0–6 h) gefolgt von schmerzfreiem Intervall (nach 7–12 h) und erneutem Schmerz (nach 12 h), Durchfälle, teils blutig (20 %), Ileus (nach 6 h), Peritonismus (ab 7 h), Allgemeinzustand verschlechtert, Leukozytose (ab Initialstadium, oft um 20.000/µl), Diagnostik und Serumlaktat >6 mmol/l (meist erst ab 12 h), metabolische Azidose, CK-, LDH- und Amylaseanstieg, Schock durch Endotoxine (Spätstadium)	Konventionelle Sonographie (Darmwandschwellung, freie Flüssigkeit) und Farb-Doppler-Sonographie ggf. mit Echokontrastmitteln (Darstellung proximaler Mesenterialarterienstenosen und Verschlüsse), Röntgenaufnahme des Abdomens (Ileuszeichen), Angiographie als Goldstandard, alternativ Kontrastmittel-CT oder NMR, baldmöglichst Operation mit Embolektomie oder Revaskularisation
Akute venöse Thrombosen	Idiopathisch, Hämoblastosen (Leukose, Polyzythämie, Thrombozytosen), Störung des plasmatischen Gerinnungssystems (Mangel an Antithrombin III, Protein S, Protein C), Paraneoplasie, Antikontrazeptiva, Vaskulitiden, Entzündungen (Abszesse, Pankreatitiden)	Vergleichbare Klinik, jedoch häufig verzögerter, oft subakuter Verlauf	Bildgebungsdiagnostik vergleichbar bei fehlenden Ischämiezeichen, asymptomatischen Patienten oder Teilthrombosen: Antikoagulation und/oder Lysetherapie, Versuch einer operativen Thrombektomie bei Ischämiezeichen
Chronische Darmdurchblutungsstörungen	Meistens progrediente Stenose der A. mesenterica superior oder Verschluß bei insuffizienter Kollateralisierung, Arteriosklerose, *Anamnese:* Angina abdominalis	Postprandiale Abdominalschmerzen, Gewichtsverlust (in 50 % der Fälle)	Farb-Doppler-Sonographie ggf. mit Echokontrastmitteln (Darstellung proximaler Mesenterialarterienstenosen und -verschlüsse), Angiographie als Goldstandard, alternativ Kontrastmittel-CT oder NMR, elektiv operatives Vorgehen zu diskutieren
Nonokklusive Darmischämie	Volumenmangel oder kardiale Dysfunktion, vorangegangene Operationen, vasokonstriktive Medikamente	Bauchumfangszunahme (94 %), abdominelle Schmerzen (85 %), positiver Hämokkulttest (91 %), ggf. blutige Stühle	Endoskopie, möglichst mit Histologie, Operation bei Peritonitis

88.1.3
Chronische Darmischämien

Chronische Darmischämien mit progredienter A. mesenterica-superior-Stenosierung sind in über 90 % mit einer Arteriosklerose assoziiert und somit nach Zelenock (1993) entsprechend des Risikoprofils häufiger bei Männern anzutreffen, was jedoch Sandmann et al. (1994) nicht bestätigen konnte.

88.2
Anatomie

Arterielle Gefäßversorgung
Die arterielle Gefäßversorgung des Darms erfolgt über

- den Truncus coeliacus (Versorgung des Duodenums),
- die A. mesenterica superior (Versorgung von Jejunum, Ileum und proximalen Kolon mit 2 Dritteln des Colon transversum) und
- die A. mesenterica inferior (Versorgung des distalen Colon transversum bis zur oberen Rektumhälfte).
- Die unteren Rektumanteile werden aus der A. iliaca interna über die A. rectalis inferior versorgt.

Die 3 großen arteriellen Gefäßstämme anastomosieren miteinander, so daß unter normalen Bedingungen Darmischämien vermieden werden.

Anastomosen

Der Truncus coeliacus ist über die A. pancreaticoduodenalis mit der A. mesenterica superior verbunden, welche über die Riolananastomose mit der A. mesenterica inferior anastomosiert. Diese kollateralisiert zusätzlich über die A. rectalis media mit der A. iliaca interna. Bei insuffizienter Kollateralisierung führt ein Verschluß der A. mesenterica superior als funktionelle Endarterie regelhaft zu einer Darmischämie.

Die arterielle Darmversorgung zeigt ein arkadenartiges Netz miteinander kommunizierender, sich immer mehr verzweigender Gefäßmaschen (Arkaden I–IV-Ordnung) Ein Verschluß der peripheren Arkaden als Endarterienverschluß führt zu lokalisierter Darmischämie.

Venöse Abflußgebiete

Die venösen Abflußgebiete der V. mesenterica superior und inferior entsprechen den arteriellen Versorgungsgebieten. Zusammen mit der V. lienalis und den Magenvenen münden sie in die Pfortader. Es bestehen sowohl zwischen den Venenstämmen selbst, wie auch zur V. cava superior (Kardiaregion und unterer Ösophagus) und V. cava inferior Kollateralen (Bauchwand, Rektum, Gonaden, Lumbalregion, Niere).

88.3
Pathologische Anatomie und Pathophysiologie

88.3.1
Akuter Verschluß

Der akute zentrale Verschluß der A. mesenterica superior führt in der Regel zu Darmnekrosen, da die Kollateralisierung nicht ausreicht (Park et al. 1990), während der A. mesenterica-inferior-Verschluß meistens folgenlos bleibt. Die Durchblutungsstörungen bei einem allmählichen Verschluß der A. mesenterica superior hängen vom Stenosegrad und der Kollateralisierung ab.

Verlauf

Darmischämien führen zunächst zu umschriebenen, prinzipiell reversiblen Mukosaveränderungen wie Ödemen und Hämorrhagien bei erhöhter Gefäßfragilität und Permeabilität. Außerdem entstehen Ulzerationen, gefolgt von einer Nekrose der Muskularis, die durch spätere Fibrosierung zu ischämischen Stenosen führen kann (Eugene et al. 1995; Bleyl u. Bohrer 1994).

Im Fall einer transmuralen Nekrose droht die Perforation.

Symptome

Durch Verlust der Resorptionsfähigkeit des Darms entstehen zunächst Diarrhöen, die durch sich ablösende Schleimhautanteile bei vermehrter Gefäßfragilität durch lytische Enzyme blutig sind. Zusammen mit dem Motilitätsverlust folgen Ileussymptome.

Sekundär bewirkt die Permeabilitätsstörung der Darmwand eine Bakterieninfiltration, gefolgt von einer Peritonitis mit nachfolgender generalisierter Sepsis durch Endotoxineinschwemmung.

Durch die Darmwandnekrose werden Histamin, Arachidonsäure und O_2-Radikale (Granger et al. 1986) freigesetzt, welche bei Reperfusion in den systemischen Kreislauf gelangen und in den Reperfusionsschock münden können.

Zusätzlich beobachtet man eine charakteristische Adhäsion von Leukozyten an den postkapillären Venolen (Boyd et al. 1994; Granger et al. 1989), denen eine wichtige Rolle bei der Entstehung des Reperfusionsschocks zugewiesen wird.

88.3.2
Chronischer Verlauf

Die chronisch-mesenteriale Ischämie führt durch eine allmähliche Wandatrophie zu einer Malabsorption, die zusammen mit einer oft schmerzbedingten Nahrungskarenz eine Mangelversorgung zur Folge hat.

88.4
Klinik und Diagnostik

88.4.1
Anamnese

Arterielle Embolie

Bei positiver kardialer Anamnese zeigen die meisten Patienten mit arterieller Embolie ein akutes Schmerzereignis, häufig gefolgt von einem schmerzarmen Intervall. Begleitet wird dieses frühe Stadium von Durchfällen (in 20 % blutig) und Erbrechen.

Der abdominelle Tastbefund ist zu diesem Zeitpunkt häufig uncharakteristisch. Später treten Ileuszeichen, dann eine Peritonitis und letztendlich ein progredienter Schock auf.

Arterielle Thrombose

Arterielle Thrombosen zeigen bei häufig bereits bestehender Angina abdominalis eine kontinuierliche Verschlechterung mit einer mittleren Beschwerdeanamnese von 40 h (Jonas et al. 1994).

Akute venöse Thrombose

Die noch langsamere und subakute Beschwerdesymptomatik der akuten venösen Thrombose hat auch in den letzten 20 Jahren kaum zu einer schnelleren Diagnostik geführt, so daß eine mittlere Zeitverzögerung von über 48 h in mehr als 75% der Fälle beobachtet wird (Rhee et al. 1994). Rhee et al. (1994) beobachteten in 83% akute Schmerzen, gefolgt von Anorexie in 53% und Durchfällen in 43% der Fälle.

Nonokklusive Mesenterialinfarkte

Die nonokklusiven Mesenterialinfarkte weisen bei einer mittleren Diagnoseverzögerung von 31 h (Ward et al. 1995) in 94% eine Zunahme des Bauchumfangs mit abdomineller Schmerzsymtomatik (85%) und positivem Hämokult (91%) auf. Dabei sind in 59% der Fälle kardiale Dysfunktionen oder Volumenmangelepisoden, in 34% vorausgegangene chirurgische Eingriffe und nur in 3% vasokonstriktive Medikamente wie Kokain (Ward et al. 1995), Digitalis oder Katecholamineinnahme zu eruieren.

Chronische vaskuläre Mesenterialischämie

Das führende Symptom der chronisch vaskulären mesenterialen Ischämie ist mit 50% der Gewichtsverlust sowie die in der Regel postprandial nach 30 min auftretenden Angina-abdominalis-Beschwerden mit 44%. Der mittlere Zeitraum zwischen ersten Symptomen und Diagnosestellung wird mit 3 Jahren angegeben (Sandmann et al. 1994).

88.4.2 Spezifische Untersuchungen

Die klinische Untersuchung umfaßt insbesondere die Erhebung des kardialen und vaskulären Status. Auch die Beurteilung der Darm- und eventueller Gefäßgeräusche sowie die Erkennung peritonealer Reizungen sind wichtige Bestandteile des Untersuchungsgangs.

Spezifische laborchemische Untersuchungen

Als wesentliche Laborparameter werden Leukozytenanstiege über 19.500/µl (oft polymorphkernig) und Laktaterhöhungen in 85% der akuten Darmischämien beobachtet (Jonas u. Bottger 1994). Der Laktaterhöhung kommt in einer anderen Studie an gemischten Kollektiven mit akuten Abdomen bezüglich der Ischämierkennung eine Sensitivität von 100% mit einer Spezifität von lediglich 42% zu (Lange u. Jäckel 1994). Da sie eher ein Spätparameter ist (>12 h nach Ischämiebeginn), eignet sie sich besonders für die Verlaufkontrolle. Weiterhin können stadienabhängig Zeichen der metabolischen Azidose in der Blutgasanalyse sowie CK, LDH und Amylaseanstiege beobachtet werden.

Sonographie

Unter den bildgebenden Methoden kommt der Sonographie eine zunehmende Bedeutung zu. Eine umschriebene oder diffuse Verdickung der Darmwände (Dünndarm >3 mm, Dickdarm >5 mm; Abb. 88.1) mit Ausbildung eines Kokardezeichens (Abb. 88.2), sowie freie Flüssigkeit neben den Darmschlingen weisen auf eine unspezifische entzündliche Darmaffektion hin. Des weiteren deutet auch der Nachweis von Portalluft auf eine Ischämie hin.

Doppler-Sonographie

Die Duplex- und Farb-Doppler-Sonographie mit Power-Mode und Echokontrastmittelgaben ermöglicht den Durchblutungsnachweis in geschwollenen Darmwänden. Die Verifizierung von Stenosen der aortenabgangsnahen Mesenterialarterien (Abb. 88.3), der Nachweis zentraler arterieller und venöser Thrombosen, sowie der Kollateralisierung gelingt auch mit konventionellem Farb-Doppler-Equipment. Insbesondere die Stenosediagnostik (Mallek et al. 1993; Haward et al. 1993) erhält zunehmend Bedeutung bei der Diagnostik chronischer Darmischämien und bei Verlaufskontrollen bei Revaskularisation (Taylor et al. 1996).

Röntgendiagnostik

Röntgenaufnahmen des Abdomens können

- Zeichen eines Ileus oder Subileus,
- hypomotile Schlingen,
- das durch Schleimhautödeme hervorgerufene Daumenabdruckzeichen oder
- eine Pneumatosis intestini

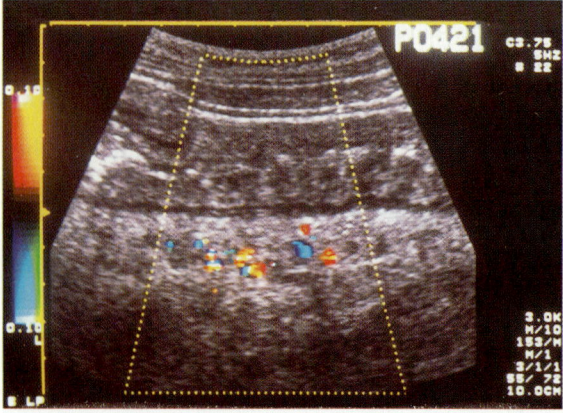

Abb. 88.1. Darmwandschwellung im Colon ascendens mit reduzierter Vaskularisation im Farb-Doppler

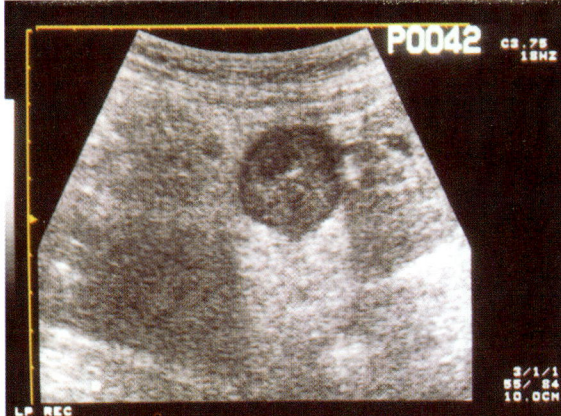

Abb. 88.2. Darmwandschwellung im Colon ascendens mit Kokarde

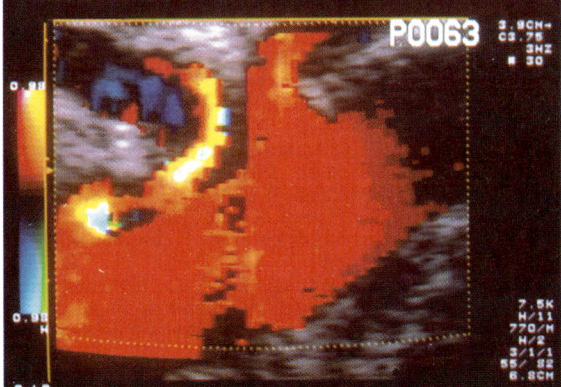

Abb. 88.3. Stenose (*St*) des Truncus arteriosus im Farb-Doppler

zeigen (Williams 1988). Die Mesenterikographie gilt nach wie vor als Goldstandard der Diagnostik, wobei beim Fehlen zentraler Arterienverschlüsse die etagenweise selektive Angiographie durchgeführt wird. Die eingeschränkte Detektion venöser Verschlüsse und nonokklusiver Mesenterialinfakte reduziert die Gesamtsensitivität bei akuten Darmischämien jedoch auf ca. 75 % (Jonas u. Bottger 1994; Böttger et al. 1990).

NMR und Computertomographie

Das NMR und die Computertomographie scheinen eine mit 90 % verbesserte Erkennbarkeit von V. mesenterica-superior-Thrombosen zu besitzen (Böttger et al. 1990; Burkart et al. 1995).

Zur Diagnostik chronischer mesenterialer Ischämien eignet sich zusätzlich die Endoskopie. Sie zeigt bei der ischämischen Kolitis oberflächliche teils landkartenartige Nekrosen mit Blutungen (Hermanek et al. 1976).

88.5 Therapie

88.5.1 Operative Therapie

Bei nachgewiesenem akutem arteriellem Verschluß sowie bei Peritonismus wird in der Regel baldmöglichst eine Laparatomie mit dem Ziel einer Revaskularisation und Resektion nekrotischer Darmanteile angestrebt. Eine Revaskularisation der A. mesenterica superior scheint hierfür ausreichend (Gentile et al. 1994).

Arterielle Embolien werden durch Embolektomie, arterielle Thrombosen durch Thrombendarteriektomie mit Reimplantation oder Bypass therapiert (Paes et al. 1988).

Bei nonokklusiven Mesenterialinfarkten ohne Ischämiezeichen kann nach Absetzen potentiell vasokonstriktiver Medikamente eine lokale Vasodilatation mit Papaverin 30–60 mg/h (Balle u. Schölmerich 1995) oder Prostaglandin E_1 durchgeführt werden.

Patienten mit eingeschränkter Operationsfähigkeit können alternativ eine perkutane Angioplastie der Mesenterialarterien erhalten (Allen et al. 1996).

Die Thrombektomie venöser Thromben gestaltet sich bei häufig persistierenden Wandschäden problematisch.

88.5.2 Medikamentöse Therapie

Bei fehlenden sicheren Ischämiehinweisen, asymptomatischen Patienten oder Teilthrombosen wird ein konservatives Therapieregime mit Antikoagulation (Verbanck et al. 1984; Kitchens 1992; Gertsch et al. 1993) und/oder Lysetherapie bevorzugt. Lysetherapien werden mit Streptokinase, Urokinase oder r-TPA als Kurzzeitlyse durchgeführt, wobei eine Vollheparinisierung auch im weiteren Verlauf zunächst beibehalten wird.

> **!** Eine Antikoagulation für 3–6 Monate (Rahmouni et al. 1992) wird empfohlen.

Bei begleitender Pfortaderthrombose mit symptomatischer portaler Hypertension muß eine portosystemische Shuntanlage erwogen werden.

Die Gesamtprognose mesenterialer Ischämien hängt vom Zeitpunkt der Diagnosstellung ab. Während in den ersten 6 h eine Letalität von 25 % beschrieben wird, steigt diese innerhalb von 12 h auf 60 % und nach 12 h auf über 80–90 %.

Literatur

Allen RC, Martin GH, Rees CR et al. (1996) Mesenteric angioplasty in the treatment of chronic intestinal ischemia. J Vasc Surg 24: 415–423

Balle C, Schölmerich J (1995) Dünn- und Dickdarmerkrankungen im Alter. Internist 36: 691–698

Bleyl U, Bohrer MH (1994) Das multifunktionelle Darmversagen – eine organotypische Krankheitseinheit. Dtsch Med Wochenschr 119: 637–641

Böttger TH, Schäfer W, Weber W et al. (1990) Wertigkeit der präoperativen Diagnostik beim Mesenterialgefäßverschluß. Langenbecks Arch Chir 375: 278

Boyd AJ, Sherman IA, Saibi FG (1994) Intestinal microcirculation and leucocyte behavior in ischemia-reperfusion injury. Microvasc Res 47: 355–368

Bruch HP, Broll R, Wünsch P et al. (1989) Zum Problem der nicht-okklusiven ischämischen Enteropathie (NOD). Chirurg 60: 419–425

Burkart DJ, Johnson CD, Reading CC et al. (1995) MR measurements of mesenteric venous flow: Prospective evaluation in healthy volunteers and patients with suspect chronic mesenteric ischemia. Radiology 194: 801–806

Eugene C, Valla D, Wesenfelder L, Fingerhut et al. (1995) Small intestinal stricture complicating superior mesenteric vein thrombosis. A study of three cases. Gut 37: 292–295

Gentile AT, Moneta GL, Taylor LM et al. (1994) Isolated bypass to the superior mesenteric artery for intestinal ischemia. Arch Surg 129: 926–931

Gertsch P, Matthews J, Lerut J et al. (1993) Acute thrombosis of the splanchnic veins. Arch Surg 128: 341–345

Granger DN, Hollwarth ME, Parks DA (1986) Ischemia/reperfusion injury: Role of oxygen-derived free radicals. Acta Physiol Scand 548: 47–53

Granger DN, Benoit JN, Suzuki M, Grisham MB (1989) Leucocyte adherence to venular endothelium during ischemia-reperfusion. Am J Physiol 257: 704–708

Harward TR, Smith S, Seeger JM (1993) Detection of celiac axis and superior mesenteric artery occlusive disease with use of abdominal duplex scanning. J Vasc Surg 17: 738–745

Hermanek P, Schwemmle K (1976) Editorial: Intra-operative frozen-section examinations in gastric diseases. Acta Hepatogastroenterol 23: 1–2

Hirner A, Häring R, Hofmeister M (1987) Akute Mesenterialgefäßverschlüsse. Chirurg 58: 577–584

Jarvinen O, Laurikka J, Sisto T et al. (1995) Atherosclerosis of the visceral arteries. Vasa 24: 9–14

Jonas J, Bottger T (1994) Diagnostik und Prognose des Mesenterialinfarktes. Med Klin 89: 68–72

Kitchens CS (1992) Evolution of our understanding of the pathophysiology of primary mesenteric venous thrombosis. Am J Surg 163: 346–348

Lange H, Jäckel R (1994) Usefulness of plasma lactate concentration in the diagnosis of acute abdominal disease. Eur J Surg 160: 381–384

Mallek R, Mostbeck GH, Walter RM et al. (1993) Duplex Doppler sonography of celiac trunk and superior mesenteric artery: Comparison with intra-arterial angiography. J Ultrasound Med 12: 337–342

Paes EJ, Volmar F, Hutschenreiter S et al. (1988) Der Mesenterialinfarkt. Neue Aspekte der Diagnostik und Therapie. Chirurg 59: 828–835

Park PO, Haglund U, Bulkley K et al. (1990) The sequence of development of intestinal tissue injury after strangulation ischemia and reperfusion. Surgery 107: 574–580

Rahmouni A, Mathieu D, Golli M et al. (1992) Value of CT and sonography in the conservative management of acute splenoportal and superior mesenteric venous thrombosis. Gastrointest Radiol 17: 135–140

Rhee RY, Gloviczki P, Mendonca CT et al. (1994) Mesenteric venous thrombosis: Still a lethal disease in the 1990 s. J Vasc Surg 20: 688–697

Riemenschneider TH, Maier G, Heitland W (1987) Existieren Unterschiede bei Vorerkrankungen, Symptomatik und Prognose für die verschiedenen Formen des Mesenterialinfarktes? Chirurg 58: 823–827

Sandmann W, Börner H, Kniemeyer HW et al. (1994) Chronische mesenteriale Ischämie. Dtsch Med Wochenschr 119: 979–984

Taylor DC, Houston TM, Anderson C et al. (1996) Follow-up of renal and mesenteric artery revascularization with duplex. Can J Surg 39: 5–6, 17–20

Verbanck J, Rutgeerts J, Haerns M et al. (1984) Partial splenoportal and superior mesenteric venous thrombosis. Gastroenterology 86: 949–952

Ward D, Vernava AM, Kaminski DL et al. (1995) Improved outcome by identification of high-risk nonocclusive mesenteric ischemia, aggressive reexploration, and delayed anastomosis. Am J Surg 170: 577–581

Williams LF (1988) Mesenteric ischemia. Surg Clin North Am 68: 331–353

Zelenock GB (1993) Visceral occlusive disease. In: Greefield LJ (ed) Surgery, scientific principles and practice. Lippincott, Philadelphia, pp 614 ff

Zelenock GB, Stroedel WE, Knol JA (1989) A prospective study of clinically and endoscopically documented colonic ischemia in 100 patients undergoing aortic reconstructive surgery with aggressive colonic and direct pelvic revascularization, compared with historic controls. Surgery 106: 771–779

Hämorrhoiden

P. N. Meier · M. P. Manns

INHALT

89.1 Anatomische Grundlagen 993
89.2 Ätiologie 993
89.3 Klinik 994
89.4 Diagnostik 994
89.5 Therapie 994
89.6 Assoziierte Krankheitsbilder 995
89.6.1 Perianalthrombose 995
89.6.2 Analmarisken 996

Hämorrhoiden sind eine klinische Bezeichnung für aus den inneren Hämorrhoidalgefäßen entstammende arteriovenöse Gefäßkonvolute, die kissen-oder schwammartig oberhalb der Linea dentata unterhalb der Rektumschleimhaut gelegen sind. Sie sind eine physiologisch bei jedem Menschen zwingend notwendige Struktur des Kontinenzorganes, da sie durch Schwellkörperperfusion den Feinabschluß des Analkanals bewirken. Der äußere Hämorrhoidalplexus liegt an der Grenze von Anoderm und Kutis und hat zum Hämorrhoidalleiden keinen Bezug. Der Begriff äußere Hämorrhoiden zur Beschreibung analer Erkrankungen sollte daher vermieden werden.

89.1 Anatomische Grundlagen

Embryonal entstammt der Analkanal dem Ektoderm und das Rektum dem Entoderm, wodurch eine unterschiedliche Gefäß- und Nervenversorgung und eine unterschiedliche Begrenzung dieser eng benachbarten Strukturen resultiert (s. Kap. 20). Das Rektum ist von Schleimhaut, der 3–4 cm lange Analkanal durch ein sog. Anoderm, eine Fortsetzung des äußeren Plattenepithels, begrenzt. Rektum und Anoderm sind durch eine scharfe Grenze, die Linea dentata, gegeneinander abgesetzt.

Nervale Versorgung

Der Analkanal und die daran anschließende äußere Haut sind durch somatisch-sensorische Nerven gut versorgt und hochempfindlich für Schmerzreize. Die Rektumschleimhaut ist nerval autonom versorgt und relativ unempfindlich für Schmerzen.

Gefäßversorgung

Die venöse Drainage oberhalb der anorektalen Verbindung erfolgt über das Portalblut; der Analkanal drainiert über die V. cava.

Der lymphatische Abfluß aus dem Rektum erfolgt über inferiore mesenteriale und paraaortale Lymphgefäße, aus dem Analkanal über intern iliakale und ventral über inguinale Lymphwege.

Die superiore Hämorrhoidalarterie ist ein direkter Gefäßabgang aus der A. mesenterica inferior und zweigt sich in einen linken und rechten Hauptstamm auf; der rechte zweigt sich zudem erneut in 2 Stämme auf. Dies bedingt die typische Hauptlokalisation der Hämorrhoidalknoten bei 2, 5 und 8 Uhr in Knieellenbogenlage des Patienten. Die äußeren Hämorrhoidalarterien sind Äste aus der A. pudenda interna. Zwischen den Plexus bestehen Anastomosen.

89.2 Ätiologie

Hämorrhoiden sind eine physiologisch notwendige Struktur des Kontinenzorganes. Davon abzugrenzen ist das Hämorrhoidalleiden, das mit einer Hyperplasie des Hämorrhoidalplexus einhergeht. Die Pathogenese ist nicht eindeutig geklärt, wahrscheinlich multifaktoriell bedingt. Es bestehen Hinweise, daß

- chronische Obstipation (Johanson u. Sonnenberg 1990) mit vermehrten Füllungszuständen des Plexus,
- Prolaps in den Analkanal,
- Scher- und Druckkräfte beim Pressen mit konsekutiv degenerativen und fibrosierenden Gewebeveränderungen,
- erhöhte Analsphinkterdrücke (Bannister 1994)

beteiligt sind. Weitere assoziierte Faktoren sind Schwangerschaft, Adipositas und der Mangel an Ballaststoffen in der Ernährung.

89.3 Klinik

Patienten beziehen nahezu sämtliche Beschwerden im Analbereich auf „Hämorrhoiden". Dabei ist hervorzuheben, daß aufgrund der anatomischen Lokalisation zumindest unkomplizierte Hämorrhoiden keine Schmerzen hervorrufen können. Das typische Kennzeichen des Hämorrhoidalleidens ist die peranale Blutung, initial als hellroter Streifen auf dem Toilettenpapier oder als Auflagerungen auf dem Stuhl. Es kann sich auch als hellrot tropfende Blutung zumeist während des Pressens bei der Stuhlentleerung manifestieren. Weitere Symptome sind Jucken, Nässen und Brennen in der Analregion. Entwickelt sich eine Dysfunktion des analen Verschlußapparates mit Inkontinenz, kann der Patient ein Fremdkörpergefühl bzw. einen spontan reponierbaren Schleimhautprolaps fühlen. Später muß der Prolaps manuell reponiert werden; schließlich kann es zum permanenten Vorfall kommen. In diesem Fall können sich durch Entzündung und Thrombosen Schmerzen einstellen.

Schleimabgänge führen zur Verschmutzung der Unterwäsche und können eine Irritation der perianalen Haut verursachen.

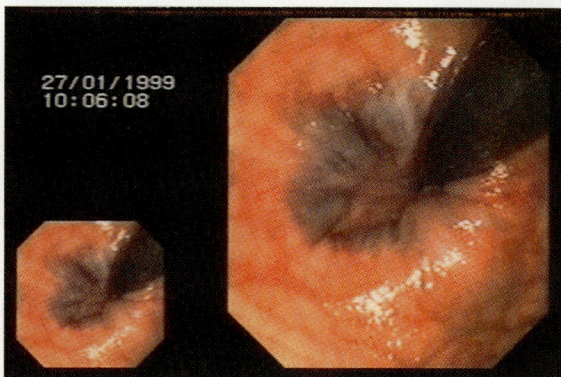

Abb. 89.1. Hämorrhoiden I.° in rekto-analer Retroversion

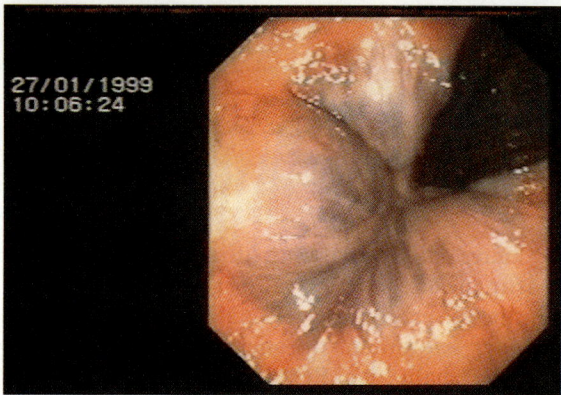

Abb. 89.2. Hämorrhoiden II.° in rekto-analer Retroversion

89.4 Diagnostik

Die Diagnose des Hämorrhoidalleidens ist durch Anamnese, Inspektion, Palpation und Proktoskopie eindeutig zu stellen. Die Differentialdiagnose sollte keine Schwierigkeiten bereiten.

Anamnestisch werden die oben aufgezählten Symptome abgefragt. Bei der Inspektion wird die perianale Haut beurteilt. Sofern kein spontaner Prolaps auffällt, wird der Patient aufgefordert zu pressen, um so evtl. einen Prolaps zu provozieren. Palpatorisch sollte keine Resistenz auffällig sein. Unter Berücksichtigung des proktoskopischen Aspektes wird das Hämorrhoidalleiden in 3 Schweregrade unterteilt:
– Hämorrhoiden I.°: wölben sich in das Proktoskoplumen vor, prolabieren nicht (Abb. 89.1),
– Hämorrhoiden II.°: prolabieren beim Defäkationsakt in den Analkanal, retrahieren sich spontan (Abb. 89.2),
– Hämorrhoiden III.°: manuelle Reposition des Prolaps notwendig. Dieses Stadium kann im Vollbild als Analprolaps mit Inkontinenz imponieren (Winkler u. Otto 1997).

89.5 Therapie

Grundsätzlich wird nur das Hämorrhoidalleiden, nicht die Hämorrhoiden, behandelt. Die Therapie kann in 4 Aspekte differenziert und sollte stadiengerecht indiziert werden.
1. Reduktion des Pressens bei Defäkation,
2. quantitative Reduktion des Hämorrhoidalpolsters und Fixation am darunterliegenden Gewebe,
3. Reduktion des Sphinkterdrucks,
4. Hämorrhoidenexzision.

Die Basistherapie besteht in einer ballaststoffreichen Diät, ausreichender Flüssigkeitszufuhr und körperlicher Bewegung. Der Patient sollte bei Defäkationsdrang sofort entleeren und lange Toilettensitzungen meiden. Hämorrhoiden I.–II.° können in der Mehrzahl der Fälle damit bereits symptomatisch effektiv gebessert werden.

Externa

Externa sind Begleitmaßnahmen der Therapie des Hämorrhoidalleidens und dienen der Linderung von Beschwerden wie Juckreiz und Brennen. Akut schmerzhafte Zustände sind mit antiinflammatorischen Substanzen wie 5-Aminosalicylsäure zu beherrschen. Als hygienische Empfehlung ist die Meidung von Toilettenpapier, insbesondere parfümiertem, und reine Wasserwaschung auszusprechen.

Koagulation und Sklerosierung
Blutungen bei Hämorrhoiden I.° können durch Infrarotkoagulation der Hämorrhoidalknoten beherrscht werden, wobei durch Koagulationsnekrosen eine Fibrosierung induziert wird.

Zur Verkleinerung der Hämorrhoidalmasse und Fixation des Gewebes kommen Sklerosierung und Ligaturbehandlung in Frage. Die Sklerosierungstherapie sollte auf Hämorrhoiden I.–II.° beschränkt werden (MacRae u. McLeod 1997). Es sind mehrere Sklerosantien und Verfahren gebräuchlich. Grundsätzlich wird die Lösung durch das Proktoskop submukös in den Hämorrhoidalknoten sicher oberhalb der Linea dentata injiziert, wodurch eine Entzündungsreaktion mit konsekutiver Fibrose und Fixation induziert wird.

- Beim Sklerosierungsverfahren nach Blond wird durch ein Seitfensterproktoskop 1 ml 20%iger chininhaltiger Lösung pro Sitzung injiziert.
- Beim Verfahren nach Bensaude werden 0,5–1,0 ml Natriumtetradecylsulfat oberhalb eines Knotens maximal in 2 Knoten pro Sitzung injiziert.
- Bis zu 10 ml 5%ige Phenollösung in Mandelöl werden beim Verfahren nach Blanchard in die Knoten injiziert.

Bei sämtlichen Verfahren sollte nach 3–4 Sitzungen im wöchentlichen Abstand ein Therapieerfolg erreicht sein. Komplikationen resultieren aus unsachgemäßer Injektion und bestehen in Schmerzen, Ulzera, Abszessen, Blutungen und Allergien.

Ligatur
Bei der Ligaturtherapie werden über ein Applikatorsystem Gummibänder auf Hämorrhoidalknoten appliziert und führen innerhalb von ca. 7–10 Tagen zu einer Nekrose mit konsekutiver Ulzeration und Fibrose. Das Verfahren ist auch für höhergradige Hämorrhoidalleiden geeignet (Grad II–III).

> ! Entscheidend ist, daß die Ligatur sicher oberhalb der Linea dentata angesetzt wird, da sonst starke Schmerzen resultieren. Ansonsten ist das Verfahren risikoarm.

Blutungskomplikation treten typischerweise zumeist am 8. bis 10. Tag nach Applikation auf und sind selten substitutionspflichtig.

Effektivität und Langzeiteffekt favorisieren dieses Verfahren (MacRae u. McLeod 1997).

Reduktion des Sphinkterdrucks
Eine Reduktion des Sphinkterdrucks ist durch manuelle Dilatation in Narkose oder interne Sphinkterotomie möglich. Auch wenn Erfolge beschrieben sind, sind aufgrund möglicher Risiken wie Sphinktertrauma und Inkontinenz diese Verfahren verlassen.

Ein operationsbedürftiger Befund liegt bei deutlichem Prolaps, somit Stadium III vor. Die Operationsmethoden sind vielfältig. Grundsätzlich werden unter Erhaltung des Anoderms die Hämorrhoidalkissen exzidiert.

Therapie des akuten Hämorrhoidalleidens
Eine akute Hämorrhoidenerkrankung, gekennzeichnet durch ödematösen und möglicherweise thrombosierten Prolaps kann durch Lokalanästhetika, vorsichtiges manuelles Auspressen und Ligaturen beherrscht werden. Hämorrhoidalbeschwerden in der Schwangerschaft sollten rein symptomatisch behandelt werden (Medich u. Fazio 1995). Bei Colitis ulcerosa kann eine Gummibandligatur durchgeführt werden, bei M. Crohn sind interventionelle Techniken zu meiden.

89.6 Assoziierte Krankheitsbilder

89.6.1 Perianalthrombose

Lokalisation
Perianalthrombosen sind akut auftretende Thrombosen des Perianalrandes, also des äußeren Hämorrhoidalgeflechts. Sie sind extrem schmerzhaft und unterscheiden sich dadurch klar von Hämorrhoidalbeschwerden. Sie können hirsekorn- bis kirschgroß sein und gehen mit Fremdkörpergefühl einher. Makroskopisch imponieren sie als mehr oder weniger livide verfärbte, derbe Knoten, die von Kutis oder Anoderm bedeckt sind und dadurch sicher gegen ein akutes Hämorrhoidalleiden (Mukosaprolaps!) abgegrenzt werden können. Sie treten in Zusammenhang mit starkem Pressen, schwerem Heben, Schwangerschaft und akuter Diarrhö auf. Wenn sie oberflächlich zu einer Ulzeration der Haut führen, kann es zu Blutungen kommen.

Nicht selten sind multiple Thromben nachweisbar. Als Residuen können Hautlappen (Mariskeen) persistieren.

Therapie

Therapeutisch ist eine Stichinzision und Exprimation des Thrombus sofort beschwerdelindernd. Wir bevorzugen insbesondere bei großen und mehrfach gekammerten Thromben die Abtragung per Hochfrequenzdiathermieschlinge nach Lokalanästhesie, da so Rezidiven sicher vorgebeugt werden kann (Grosz 1990). Die Nachbehandlung besteht in Sitzbädern, und ggf. der Gabe von Antiphlogistika.

89.6.2
Analmarisken

Marisken sind Hautlappen unterschiedlicher Größe, die Folge einer Perianalthrombose oder von Analfissuren sein können. Selten können sie zu monströsen Knoten anschwellen. Klinisch relevant sind sie dann, wenn sie kosmetische oder hygienische Beschwerden verursachen, ansonsten sind sie asymptomatisch. Sie sind nach Lokalanästhesie per Diathermieschlinge gut abtragbar.

Literatur

Bannister JJ (1994) Pathogenesis of hemorrhoids. In: Coremans G, Janssens J Rutgeerts P (eds) International course on proctology, University of Leuven, Belgium, pp 73–79

Grosz CR (1990) A surgical treatment of thrombosed external hemorrhoids. Dis Colon Rectum 33: 249–250

Johanson JF, Sonnenberg A (1990) The prevalence of hemorrhoids and chronic constipation. Gastroenterology 98: 380–386

MacRae HM, McLeod RS (1997) Comparison of hemorrhoidal treatments: A meta-analysis. Can J Surg 40: 14–17

Medich DS, Fazio VW (1995) Hemorrhoids, anal fissure, and carcinoma of the colon, rectum and anus during pregnancy. Surg Clin North Am 75: 77–88

Winkler R, Otto P (1997) Proktologie. Thieme, Stuttgart

Arteriovenöse Fisteln des Gastrointestinaltrakts

C. P. Strassburg · M. P. Manns

INHALT

- 90.1 Ätiologie der arteriovenösen Fisteln des Bauchraumes *997*
- 90.1.1 Trauma *997*
- 90.1.2 Aneurysmen *998*
- 90.1.3 Infektion *999*
- 90.1.4 Seltene Formen *999*
- 90.2 Klinik *999*
- 90.2.1 Symptome *999*
- 90.2.2 Folgeerkrankungen *999*
- 90.3 Diagnostik *1000*
- 90.4 Therapie *1000*

Arteriovenöse Fisteln intraabdomineller Gefäße sind eine seltene Diagnose. Ihr Auftreten ist in den meisten Fällen mit einem dramatischen Krankheitsbild und erheblicher Gefahr für den Patienten verbunden, so daß sie fester Bestandteil der gastroenterologischen Differentialdiagnose sein müssen.

Diagnostische Schwierigkeiten ergeben sich aus der Imitation bekannter Syndrome nicht primär vaskulärer Genese. Da sich arteriovenöse Fisteln prinzipiell zwischen arteriellem und systemischvenösem sowie zwischen arteriellem und portalvenösem Kreislauf ausbilden können, werden die klinischen Syndrome einerseits durch kardiovaskuläre Komplikationen wie Herzinsuffizienz, andererseits durch die Folgen der portalen Hypertension wie Aszites, Varizenbildung und Enteropathie gekennzeichnet.

Arteriovenöse Fisteln des Bauchraumes können somit in ihrer klinischen Präsentation infektiösen und chronisch inflammatorischen Darmerkrankungen, der fortgeschrittenen dekompensierenden Leberzirrhose mit Aszites und Ösophagusvarizenblutungen sowie dem Vorwärts- oder Rückwärtsversagen des Herzens ähneln.

Das Verständnis der Pathophysiologie und der Risikofaktoren sowie einfache Symptome wie das kontinuierliche abdominelle Maschinengeräusch ermöglichen die präzise Diagnosefindung und fast ausnahmslos eine kurative Therapie.

90.1 Ätiologie der arteriovenösen Fisteln des Bauchraumes

Man unterscheidet kongenitale und erworbene arteriovenöse Fisteln. Kongenitale arteriovenöse Fisteln finden sich meist in Form von intraparenchymatösen anatomischen Fehlbildungen oder als Hämangiomatosen. Erworbene Fisteln sind weitaus häufiger. Hierzu tragen traumatische, spontane, infektiöse und iatrogene Ursachen bei.

90.1.1 Trauma

Arteriovenöse Fisteln abdomineller Gefäße treten am häufigsten als Traumafolge auf (Smith u. Stone 1970). In der angelsächsischen Literatur werden hierbei Schußverletzungen vor Messerstichverletzungen angeführt. Kraftfahrzeugunfälle stellen eine weitere wichtige Ursache dar.

Sowohl stumpfe als auch penetrierende Traumata können zur arteriovenösen Fistelbildung führen. Dies kann

- durch die direkte Schaffung eines kommunizierenden Lumens,
- durch Narbenbildungen,
- durch sekundäre Infektionen oder
- durch Gefäßwandschädigung und Ausbildung einer aneurysmatischen Aussackung mit späterer venöser Perforation erfolgen.

Traumatisch ausgelöste arteriovenöse Fisteln des Abdomens können in dieselben pathophysiologischen Endstrecken einmünden wie spontane und infektiöse. Dies läßt sich bei zumeist ereignisgetrennter klinischer Ausprägung oft nur noch anamnestisch differenzieren.

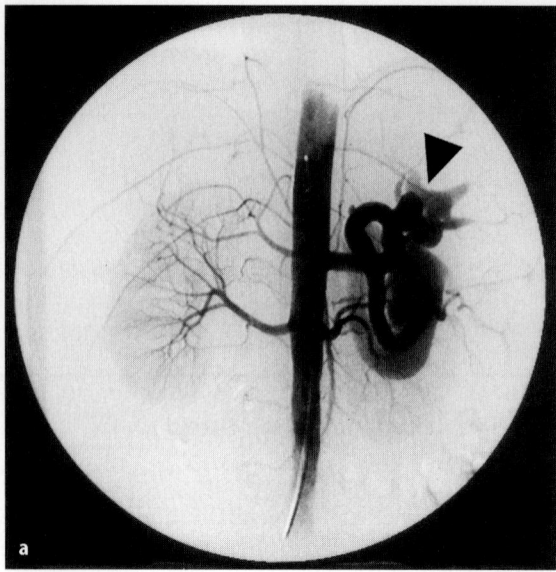 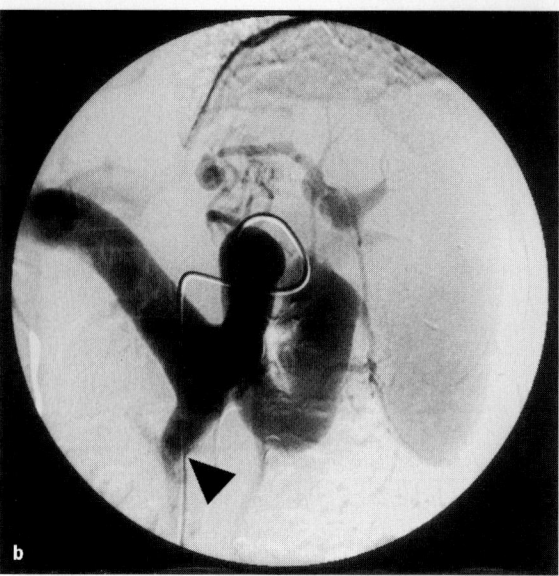

Abb. 90.1 a, b. Transfemorale arterielle Angiographie einer arteriovenösen Fistel der Milzgefäße einer 40jährigen mehrfachgebärenden Patientin. **a** Dilatation und Schlängelung der A. lienalis zur Fistelverbindung (*Pfeil*), schwache Kontrastierung der A. hepatica durch arteriellen Steal. **b** Frühe Füllung der dilatierten Vv. lienalis und portae, retrograde Füllung der V. mesenterica (*Pfeil*) bei der unter frequenten Diarrhöen leidenden Patientin. (Aus Strassburg et al. 1996)

90.1.2 Aneurysmen

Aneurysmen der splanchnischen Gefäße sind für die meisten abdominellen arteriovenösen Fisteln verantwortlich (Stanley et al. 1970). Die erste Beschreibung eines Aneurysmas der A. lienalis erfolgte bereits 1770 durch Beaussier.

Autoptische Daten von weit über 150.000 Sektionsbefunden schätzen deren Häufigkeit auf zwischen 0,07–10 %.

Abdominelle Aneurysmen treten mit einem Altersgipfel um 56 Jahre auf und betreffen, alle anatomischen Lokalisationen zusammengenommen, häufiger das männliche Geschlecht. In absteigender Wahrscheinlichkeit treten v. a. Aneurysmen
- der A. lienalis (58 %),
- seltener der A. hepatica, A. mesenterica superior, der Aa. gastroduodenalis und pancreaticoduodenalis, der Arterien des Truncus coeliacus, der Aa. gastricae und gastroepiploica und
- sehr selten der Aa. jejunales, ileales und colicae auf.

Splanchnische Aneurysmen treten oft multipel auf und bevorzugen Bifurkationen. Als auslösende Einflüsse wurden identifiziert:
- Arteriosklerose (34–70 %),
- mediale Degeneration (21 %),
- mykotische Aneurysmen (16 %) und
- Traumata (18 %).

Aneurysmen der A. lienalis

Eine herausragende Rolle spielen Aneurysmen der A. lienalis (Abb. 90.1 a, b). Sie sind nicht nur die häufigste Lokalisation splanchnischer Aneurysmen, sondern auch die häufigste Ursache spontaner arteriovenöser Fisteln im Bauchraum.

Der Zusammenhang zwischen Aneurysma und arteriovenöser Fistel der Milzgefäße wurde erstmalig 1886 von Weigert beschrieben. Seither wurden in der Literatur mehr als 74 Fälle einer arteriovenösen Fistel der Milzgefäße dokumentiert (McClarey et al.1986; Strassburg et al.1996).

Während Aneurysmen in der Mehrzahl das männliche Geschlecht betreffen, werden 87 % aller Milzarterienaneurysmen (und arteriovenösen Fisteln der Milzgefäße) bei Frauen diagnostiziert. Die betroffenen Patientinnen sind in über 80 % der Fälle Mehrfachgebärende (Stanley et al. 1970). Hieraus leitet sich eine für arteriovenöse Fisteln der Milzgefäße spezifische Pathophysiologie ab. Es wird vermutet, daß der erhöhte intraabdominelle Druck während Schwangerschaft und Geburt, ein erhöhter intravaskulärer Füllungsdruck mit vermehrtem arteriovenösem Shunting sowie eine mediale Gefäßdegeneration während der Schwangerschaft die Aneurysmenbildung begünstigen (Westcott u. Ziter 1973; Manalo-Estrella u. Barker 1967).

Aneurysmen der Milzarterie sind sakkulär und oft kalzifiziert. Sie entstehen durch eine Fragmentation elastischer Fasern, einer Ausdünnung der Media und Einreißen der internen elastischen

Gefäßwandmembran. Weniger ausgeprägte Vorgänge dieser Art werden auch während der normalen Schwangerschaft beobachtet.

90.1.3 Infektion

Bakterielle Infektionen können zur Bildung mykotischer Aneurysmen führen (Quintiliani. Ganguli 1970). Diese sind in erster Linie Folge von Traumata, inflammatorischen Prozessen angrenzender Organe oder septischen Embolien. Sie treten bei mangelnder Immunkompetenz auf oder können iatrogene Komplikationen sein.

Die im 19. Jahrhundert beschriebenen syphilitischen Aneurysmen spielen heute keine Rolle mehr.

90.1.4 Seltene Formen

Seltene Ursachen splanchnischer arteriovenöser Fisteln sind überwiegend in Einzelfallberichten dokumentiert.

Arteriovenöse Fisteln der Milzgefäße wurden beim Marfan-Syndrom, der Angiodysplasie der Milzgefäße, der Hämangiomatose der Milz und beim hepatozellulären Karzinom beschrieben.

Iatrogene Ursachen schließen arteriovenöse Fisteln nach Gastrektomie, Splenektomie, Lebertransplantation, perkutaner Leberbiopsie und diagnostischer Splenoportografie ein.

90.2 Klinik

90.2.1 Symptome

Prodromi der Erkrankung sind wenig ausgeprägt. Die meist zugrunde liegenden Aneurysmen der splanchnischen Gefäße führen zu uncharakteristischen Schmerzen im linken oberen Quadranten mit Ausstrahlung in die subskapuläre Gegend (Milzgefäße), zu Schmerzen im rechten oberen Quadranten und epigastrisch (A. hepatica, Truncus coeliacus) oder zu unspezifischen abdominellen Beschwerden, Angina abdominalis oder Meläna (Truncus coeliacus, Aa. jejunales, ileales und colicae).

Seltener kommt es zu obstruktivem Ikterus (Aa. pancreaticoduodenales, gastroduodenalis).

Die folgende Auflistung faßt die Symptome der splanchnischen arteriovenösen Fisteln in abnehmender Häufigkeit zusammen:

- abdominelles Maschinengeräusch,
- Splenomegalie,
- Ösophagusvarizen,
- gastrointestinale Blutung,
- Meläna,
- Diarrhö,
- keine Symptomatik.

> ! Das klinische Erscheinungsbild wird von 2 Faktoren entscheidend geprägt:
> 1. Fistellokalisation zwischen
>   a) arteriellem und portalem (Van Way et al. 1971)
>   oder
>   b) arteriellem und systemischem Kreislauf;
> 2. langsame oder schnelle Ausbildung der Fistel.

90.2.2 Folgeerkrankungen

Die systemischen Fisteln können zu Herz-Kreislauf-Dekompensation, zu Vorwärts- und Rückwärtsversagen führen und sind damit Teil klinischer Syndrome kardiovaskulärer Erkrankungen.

Arterioportale Fisteln (arteriovenöse Fistel der Milzgefäße, aortomesenteriale Fistel etc.) führen wegen des hohen hepatischen Perfusionswiderstandes zum Anstieg des portalvenösen Drucks und damit zu allen Komplikationen wie bei chronischen Lebererkrankungen. Es kommt zu (McClarey et al. 1986):
- Splenomegalie (55%),
- Varizenbildung (52%),
- gastrointestinalen Blutungen (45%),
- Aszites (35%) und
- Diarrhö (19%).

Beim plötzlichem Öffnen einer arterioportalen Fistel stehen mesenterialvenöse Druckerhöhung und damit frequente wässrige Diarrhöen, Aszites und abdominelle Schmerzen im Vordergrund, ohne daß es zu Umgehungskreisläufen kommt (Strassburg et al. 1996).

> ! Als Kardinalsymptom findet sich in 61% der Fälle ein kontinuierliches Maschinengeräusch im Abdomen.

Die Leberfunktionsparameter sind normal. In bis zu 16% der Fälle können die Patienten beschwerdefrei sein.

90.3
Diagnostik

Der Verdacht einer arterioportalen Fistel ergibt sich aus dem scheinbaren Widerspuch von Zeichen einer portaler Hypertension und normalen Leberfunktionsparametern sowie der zusätzlichen Auskultation eines abdominellen Maschinengeräusches. Charakteristisch ist auch das Auftreten von Diarrhö im Gegensatz zur sich langsam entwickelnden hepatisch bedingten portalen Hypertension.

Die Diagnose wird gesichert durch die Farb-Doppler-Sonografie oder eine angiographische Darstellung der Fistel, was zugleich die Möglichkeit der Evaluation einer therapeutischen Embolisation bietet. In der Computertomographie können dilatierte und elongicrtc Fistelgefäße ebenfalls zusätzlich dargestellt werden.

Die Diagnostik splanchnischer arteriovenöser Fisteln zusammengefaßt:
1. Trias:
   - normale Leberfunktionsparameter,
   - portale Hypertension,
   - abdominelles Maschinengeräusch;
2. Doppler-Sonographie,
3. transfemorale Aortographie (Zöliakographie),
4. Computertomographie.

90.4
Therapie

> **!** Arterioportale Fisteln müssen zügig korrigiert werden. Zum einen besteht die Gefahr der Fixierung der portalen Hypertension, die dann eine Fistelbeseitigung ausschließt. Zum anderen drohen schwerwiegende Folgen der portalen Hypertension, wie Varizenblutungen, sowie die Aneurysma-/Fistelperforation mit peritonealer oder intestinaler arterieller Blutung (MacFarlane u. Thorbjanarson 1966).

Therapeutische Strategien müssen die Möglichkeit multipler abdomineller Aneurysmen und Fisteln sowie die Existenz arteriovenöser Kollateralkreisläufe berücksichtigen.

Wenn es der Durchmesser der arteriovenösen Fistel erlaubt, stellt die Embolisation mit Platincoils eine wenig invasive und belastende Therapieoption dar, die zu befriedigenden Ergebnissen führt (Keller et al. 1980; Grosso et al. 1992).

In allen anderen Fällen stellt die chirurgische Ligation bzw. Resektion der Fistel die definitive Therapie dar.

Oft wird bei den Milzgefäßfisteln eine Splenektomie, bei distalen arteriovenösen Fisteln – beispielsweise im Leberhilus – eine Gefäßrekonstruktion notwendig. Der Therapieerfolg ist regelmäßig dramatisch mit einer kompletten, anhaltenden Restitution.

Literatur

Beaussier M (1770) Sur un aneurisme de l'artère splénique dont les parios se sont ossifées. J Med Toulouse 32: 157

Grosso M, Spalluto F, Anselmetti GC, Faissola B, Fava C (1992) Embolizzazione transcatetere percutanea degli pseudoaneurismi viscerali profondi. Radiol Med Torino 83: 795–799

Keller FS, Rosch J, Dotter CT (1980) Bleeding from esophageal varices exacerbated by splenic arterial-venous fistula. Complete transcatheter obliterative therapy. Cardiovasc Intervent Radiol 3: 97–102

MacFarlane J, Thorbjanarson B (1966) Rupture of splenic artery aneurysms during pregnancy. Am J Obstet Gynecol 95: 1025–1027

Manalo-Estrella P, Barker AE (1967) Histopathologic findings in human aortic media associated with pregnancy: A study of 16 cases. Arch Pathol 83: 336–341

McClarey RD, Finelli DS, Croker B, Davis GL (1986) Portal hypertension secondary to a spontaneous splenic arteriovenous fistula: Case report and review of the literature. Am J Gastroenterol 81: 572–575

Quintiliani R, Ganguli P (1970) Splenic arterio-venous fistula with bacterial endarteritis and endocarditis. JAMA 214: 727–730

Smith RB, Stone HH (1970) Traumatic arteriovenous fistulas involving the portal venous system. Am J Surg 179: 570–574

Stanley JC, Thompson NW, Fry WJ (1970) Splanchnic artery aneurysms. Arch Surg 101: 689–697

Strassburg CP, Bleck JS, Rosenthal H, Meyer H-J, Gebel M, Manns MP (1996) Diarrhea, massive ascites and portal hypertension: Rare case of a splenic arterio-venous fistula. Z Gastroenterol 34: 243–249

Van Way CW, Crane MJ, Riddel DH, Foster JH (1971) Arteriovenous fistula in the portal circulation. Surgery 70: 876–890

Weigert VC (1886) In die Milzvene geborstenes Aneurysma einer Milzerterie. Arch Pathol Anat Virchow 104: 26–30

Westcott JL, Ziter FM (1973) Aneurysms of the splenic artery. Surg Gynecol Obstet 136: 541–546

VIII Schwangerschaft

Gastroenterologie und Schwangerschaft

S. Müller-Lissner · St. Niesert · M.P. Manns · G. Adler · C. Benkwitz

INHALT

91.1 Medikamentöse Therapie in der Schwangerschaft *1003*
91.2 Schwangerschaftsbedingte Funktionsstörungen *1005*
91.2.1 Physiologische gastrointestinale Veränderungen während der Schwangerschaft *1005*
91.2.2 Übelkeit und Erbrechen (Emesis gravidarum) *1005*
91.2.3 Hyperemesis gravidarum *1005*
91.2.4 Gastroösophageale Refluxkrankheit *1005*
91.2.5 Obstipation *1006*
91.3 Leber und Gallenwege *1007*
91.3.1 Schwangerschaftsspezifische Erkrankungen der Leber *1007*
91.3.2 Virale Hepatitiden *1008*
91.3.3 Chronische Lebererkrankungen *1009*
91.3.4 Erkrankungen der Gallenblase und der ableitenden Gallenwege *1010*
91.4 Schwangerschaft bei chronisch entzündlichen Darmerkrankungen *1011*
91.4.1 Fertilität *1011*
91.4.2 Schwangerschaftsbeginn *1011*
91.4.3 Indikation zur Interruptio *1011*
91.4.4 Medikation in der Schwangerschaft *1011*
91.4.5 Schwangerschaftsverlauf *1012*
91.4.6 Stillen *1012*
91.5 Schwangerschaft bei weiteren gastrointestinalen Erkrankungen *1012*
91.5.5 Ulkuskrankheit *1012*
91.5.2 Pankreatitis *1013*
91.5.3 Diarrhö *1013*

Es gibt nur wenige schwangerschaftsbedingte gastrointestinale Erkrankungen, d.h. Erkrankungen, die typischerweise erst während der Schwangerschaft auftreten oder sich verschlechtern. Erkrankungen der Leber, Gallenwege und des Pankreas sind in der Schwangerschaft relativ selten, wobei zu differenzieren ist, ob sie ursächlich mit der Schwangerschaft zusammenhängen oder nur zufällig während der Schwangerschaft auftreten. Es stellt sich immer die Frage, ob die Erkrankung die Schwangerschaft beeinträchtigt bzw. die Schwangerschaft Auswirkung auf die Erkrankung hat. Die folgenden Kapitel zeigen physiologische, pathophysiologische und klinische Aspekte dieser Erkrankungen.

91.1 Medikamentöse Therapie in der Schwangerschaft

S. Müller-Lissner, C. Benkwitz

An die medikamentöse Therapie werden besondere Ansprüche in bezug auf Verträglichkeit gestellt, da weder das ungeborene Kind noch die Mutter zu Schaden kommen sollen. Bei der Verordnung sind das Risiko für das Kind durch die Substanz gegenüber dem Risiko für die Mutter bei Nichtbehandlung abzuwägen. Da die schwersten Schäden in der Embryonalphase (Anlage der Organe) zu erwarten sind, ist größte Zurückhaltung bei der Verabreichung von Medikamenten im ersten Trimenon zu üben. In der anschließenden Fetalphase (Differenzierung und Ausreifung der Organe) äußern sich arzneimittelbedingte Schäden vorwiegend in Entwicklungsrückständen oder Funktionsanomalien beim Fetus (Estler 1995). Man kann davon ausgehen, daß die Plazenta für die meisten Arzneimittel keine Barriere darstellt.

75–80 % der Schwangeren, auch gesunde, nehmen im ersten Trimenon Medikamente ein, 20 % sogar 4 oder mehr Einzelstoffe. Darunter sind v.a. Laxantien, weibliche Sexualhormone, Antiemetika, Analgetika, Schlafmittel, Psychopharmaka, Eisen und Vitamine, die meisten davon ohne ärztliche Anordnung (Estler 1995). Dennoch sind nicht mehr als 1 % aller kindlichen Fehlbildungen arzneimittelbedingt (Lewis et al. 1985).

Tabelle 91.1 soll eine rasche Orientierung über die Bewertung der Arzneimittel ermöglichen, die am häufigsten zur Behandlung gastrointestinaler Erkrankungen eingesetzt werden. Die Definition der Risikogruppen findet sich in Tabelle 91.2.

Antibiotika gehören zu den in der Schwangerschaft am häufigsten angewandten Medikamenten. Penizilline und Cephalosporine erscheinen unbedenklich. Tetrazykline, Chloramphenicol und Chinolone dürfen aufgrund starker Fruchtschädigung nicht appliziert werden, Aminoglykoside und Sulfonamide nur bei vitaler Indikation.

Tabelle 91.1. Risikobewertung von Medikamenten zur Behandlung gastroenterologischer Erkrankungen in der Schwangerschaft

Substanz	Risikogruppe[1,2]	1. Trimenon	2./3. Trimenon
Antiemetika/Prokinetika			
Metoclopramid	Gr. 4	N > R	N > R
Domperidon	Gr. 4	R vs. N?	N > R
Cisaprid	Gr. 4	R vs. N?	R vs. N?
Phenothiazine	Gr. 1,3,4,5	R vs. N?	R vs. N?
Säuresekretionshemmer			
Cimetidin	Gr. 1	N > R	N > R
Ranitidin	Gr. 4	R vs. N?	N > R
Famotidin	Gr. 5	R vs. N?	N > R
Nizatidin	Gr. 4	R vs. N?	R vs. N?
Roxatidin	Gr. 4	R vs. N?	R vs. N?
Omeprazol	Gr. 4	R vs. N?	N > R
Pantoprazol	Gr. 4	R vs. N?	R vs. N?
Lansoprazol	Gr. 4	R vs. N?	R vs. N?
Antidiarrhoika			
Loperamid	Gr. 4	R vs. N?	N > R
Spasmolytika			
Butylscopolamin	Gr. 4	R vs. N?	R vs. N?
Medikamente bei chronisch entzündlichen Darmerkrankungen			
Glukokortikoide	Gr. 3,7,8,9,10	N > R	N > R
Salazosulfapyridin	Gr. 3	N > R	N > R
5-ASA	Gr. 4	R vs. N?	N > R
Azathioprin	Gr. 6	R vs. N?	R vs. N?
6-Mercaptopurin	Gr. 7,8	R > N	R > N
Metronidazol	Gr. 3,6	R > N	R > N
Ciclosporin	Gr. 4	R vs. N?	R vs. N?
Laxantien			
Ballaststoffe	Gr. 1	N > R	N > R
Sennoside	Gr. 4	N > R	N > R
Diphenylmethane	Gr. 2,5	N > R	N > R
Macrogol	Gr. 5	R vs. N?	R vs. N?
Lebertherapeutika			
Cholestyramin	Gr. 4	R vs. N?	R vs. N?
Ursodeoxycholsäure	Gr. 6	R > N	R > N
Interferon-α	Gr. 4	R vs. N?	R vs. N?
Diuretika			
Schleifendiuretika	Gr. 4,5,6	R vs. N?	R vs. N?
Thiazide	Gr. 8	R > N	R > N
Kaliumsparende D.	Gr. 4	R vs. N?	R vs. N?
Aldosteron-Antagonisten	Gr. 6	R > N	R > N

[1] Definition der Risikogruppen s. Tabelle 91.2 (*N* Nutzen, *R* Risiko). Die Bewertung erfolgte nach den Angaben der „Roten Liste 1999" und der Literatur (Baron et al. 1993; Michaletz-Onody 1992; Müller-Lissner u. Karbach 1992).
[2] Die unterschiedliche Zuordnung verschiedener Substanzen derselben pharmakologischen Gruppe oder gar verschiedener Spezialitäten desselben Generikums durch die Rote Liste ist meist nicht nachvollziehbar.

Tabelle 91.2. Definition der Risikogruppen von Arzneimitteln in der Schwangerschaft nach der „Roten Liste 1997"

Gruppe	Definition
1	Bei umfangreicher Anwendung am Menschen und im Tierversuch keine Hinweise auf embryotoxische/teratogene Wirkungen
2	Bei umfangreicher Anwendung am Menschen kein Verdacht auf embryotoxische/teratogene Wirkung
3	Wie Gruppe 2, aber im Tierversuch Hinweise auf embryotoxische/teratogene Wirkungen. Diese scheinen für den Menschen ohne Bedeutung zu sein
4	Ausreichende Erfahrungen beim Menschen liegen nicht vor. Im Tierversuch keine Hinweise auf embryotoxische/teratogene Wirkungen
5	Ausreichende Erfahrungen beim Menschen liegen nicht vor
6	Wie Gruppe 5, aber im Tierversuch Hinweise auf embryotoxische/teratogene Wirkungen
7	Es besteht ein embryotoxisches/teratogenes Risiko beim Menschen (1. Trimenon)
8	Es besteht ein fetotoxisches Risiko beim Menschen (2./3. Trimenon)
9	Risiko perinataler Komplikationen oder Schädigungen beim Menschen
10	Es besteht das Risiko unerwünschter hormonspezifischer Wirkungen auf die Frucht

91.2
Schwangerschaftsbedingte Funktionsstörungen

S. Müller-Lissner, C. Benkwitz

91.2.1
Physiologische gastrointestinale Veränderungen während der Schwangerschaft

Beschwerden von Seiten des Gastrointestinaltraktes während der Schwangerschaft sind weit verbreitet. Veränderungen in der gastrointestinalen Motilität sind auf Hormoneinfluß zurückzuführen und nur zum geringen Teil auf den schwangeren Uterus (Baron et al. 1993). Ein inhibitorischer Effekt der Gestagene auf die glatte Muskulatur des Magen-Darm-Traktes ist bekannt. Der Druck im unteren Ösophagussphinkter ist erniedrigt und der Transit durch den Dünndarm verlängert. Dies hat unmittelbare Relevanz für einige während der Schwangerschaft gehäuft auftretende Erkrankungen (Müller-Lissner u. Karbach 1992). Tabelle 91.3 gibt einen Überblick über Erkrankungen von Ösophagus, Magen und Darm in der Schwangerschaft.

91.2.2
Übelkeit und Erbrechen (Emesis gravidarum)

Häufigkeit und Pathogenese
Übelkeit und Erbrechen treten üblicherweise im ersten Trimenon der Schwangerschaft auf, wobei die Übelkeit mit einer Häufigkeit von 50–90 % angegeben wird. Erbrechen betrifft 25–55 % aller Schwangeren. Risikofaktoren sind erste Schwangerschaft, jugendliches Alter, Adipositas, frühere Übelkeit und Erbrechen unter Ovulationshemmern sowie bei vorangegangener Schwangerschaft.
Die Pathogenese ist unklar. Vermutungen beziehen sich auf hormonelle Veränderungen, die bis jetzt jedoch noch nicht bewiesen werden konnten.

Tabelle 91.3. Gastroenterologische Erkrankungen in der Schwangerschaft. (Nach Müller-Lissner u. Karbach 1992)

Auftreten	Erkrankung
Schwangerschaftsspezifisch	Emesis gravidarum Hyperemesis gravidarum
Nicht schwangerschaftsspezifisch, aber typischerweise verschlechtert	Refluxkrankheit Obstipation
Ohne gegenseitigen Einfluß	Ulkuskrankheit Morbus Crohn Colitis ulcerosa Durchfallerkrankungen Pankreatitis

Im Elektrogastrogramm konnten bei Schwangeren mit Übelkeit Rhythmusstörungen nachgewiesen werden, die bei Schwangeren ohne Übelkeit fehlten (Baron et al. 1993).

Behandlung
Schwangerschaftsinduzierte Übelkeit und Erbrechen sind in der Regel selbstlimitierend. Die Behandlung umfaßt eine Aufklärung der Schwangeren über die Harmlosigkeit sowie die Empfehlung kleiner Mahlzeiten. Wenn diese Maßnahmen nicht helfen, ist eine Antiemetikagabe indiziert, z.B. Metoclopramid, und u.U. eine psychologische Unterstützung anzubieten (Evans et al. 1993).

91.2.3
Hyperemesis gravidarum

Häufigkeit und Pathogenese
Eine Hyperemesis gravidarum ist gekennzeichnet durch anhaltendes Erbrechen, das zu Störungen im Elektrolyt- und Wasserhaushalt und Gewichtsverlust führt. Die Prävalenz wird mit 0,1–2 % angegeben. Hinsichtlich der Ätiologie existiert kein einheitliches, befriedigendes Erklärungsmodell. Der Einfluß von HCG, Stoffwechselprodukten der Embryonalanlage und psychischen Faktoren wird kontrovers diskutiert. Letztere werden jedoch als sehr wahrscheinlich angesehen, da eine geringe Prävalenz während der Kriegszeiten zu verzeichnen war. Zudem betrifft es vorwiegend die westliche Population (Bartholomew u. Klapp 1992). Als Risikofaktoren gelten hier Alter über 35 Jahre, Nikotinabusus, erste Schwangerschaft und Zwillingsschwangerschaften (Abell u. Riely 1992). Mögliche Komplikationen sind u.a. die Wernicke-Enzephalopathie, Leber- und Nierenfunktionsstörungen und im extremsten Fall das Absterben des Fetus (Van Stuijvenberg et al. 1995). Die Prognose ist bei entsprechender Therapie gut.

Behandlung
Die Behandlung umfaßt die stationär durchgeführte parenterale Flüssigkeits-, Elektrolyt- und bei Bedarf Vitaminsubstitution sowie eine symptomatische Therapie mit Antiemetika. In einigen Fällen ist psychische Unterstützung notwendig.

91.2.4
Gastroösophageale Refluxkrankheit

Häufigkeit und Pathogenese
Sodbrennen geben ca. 30–50 % aller Schwangeren an, wobei die Prävalenz mit der Schwangerschafts-

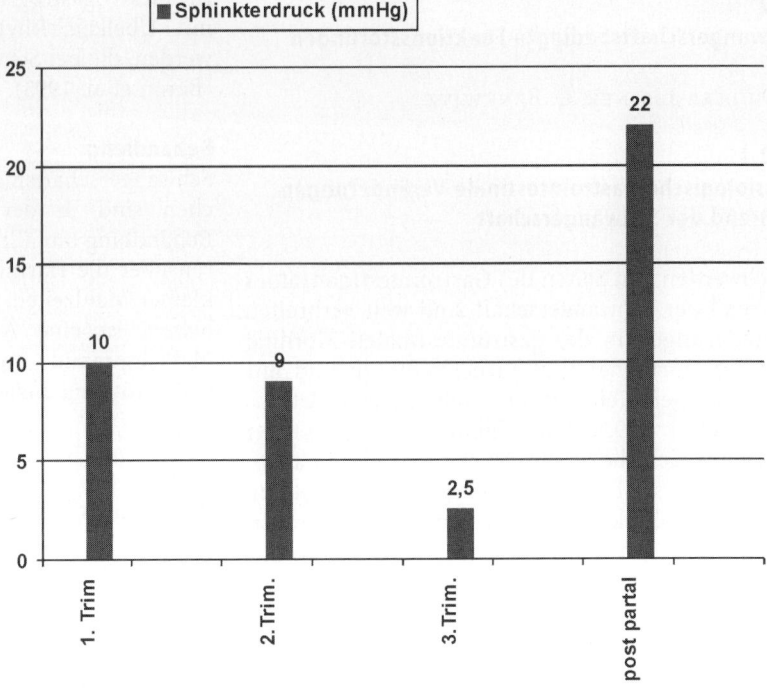

Abb. 91.1. Druck im unteren Ösophagussphinkter während und nach der Schwangerschaft. (Daten aus Van Thiel et al. 1977)

dauer zunimmt (22 % im 1., 39 % im 2. und 72 % im 3. Trimenon; Marrero et al. 1992).

Zum gastroösophagealen Reflux führen entweder eine unzeitgemäße Erschlaffung des unteren Ösophagussphinkters oder eine Erniedrigung seines Ruhedrucks. Der erste Mechanismus ist wesentlich häufiger als der zweite, wegen der erst vor einigen Jahren entwickelten Meßtechnik aber noch nicht lange bekannt. Infolgedessen liegen zur unzeitgemäßen Erschlaffung keine Daten an Schwangeren vor (Müller-Lissner u. Karbach 1992). Es ist bekannt, daß Östrogene und Gestagene einen relaxierenden Effekt auf die glatte Muskulatur des unteren Ösophagussphinkters haben, so daß der Ruhedruck abnimmt (Marrero et al. 1992). Der erhöhte intraabdominelle Druck durch den Uterus ist somit bei erniedrigtem Sphinkterdruck refluxsteigernd (Müller-Lissner u. Karbach 1992).

Abb. 91.1 verdeutlicht die Druckveränderungen im unteren Ösophagussphinkter während der Schwangerschaft.

Diagnostik

Durch die Erhebung der Anamnese ist die Diagnose aufgrund der typischen Symptome recht einfach zu stellen. Bei sehr starken Beschwerden ist eine Endoskopie indiziert, um Komplikationen, wie eine höhergradige Refluxösophagitis mit z.B. sich ausbildender Striktur, rechtzeitig zu erkennen und zu behandeln (Baron u. Richter 1992).

Therapie

Im Vordergrund stehen allgemeine Maßnahmen wie mehrere kleine, nicht fettreiche Mahlzeiten, keine Nahrungsaufnahme unmittelbar vor dem zu Bett gehen und leicht erhöhter Oberkörper beim Schlafen.

Medikamente sind dann notwendig, wenn die o. g. Maßnahmen versagen. Mittel der ersten Wahl bei gelegentlichen Beschwerden sollten Antazida sein. Bei häufigen Beschwerden sind Säuresekretionshemmer am wirksamsten (vgl. Tabelle 91.1). Zusammenfassend kann man sagen, daß die Refluxsymptomatik gewöhnlich leicht ist, die Erkrankung keine Auswirkungen auf den Fetus hat und nach der Entbindung meist sistiert (Baron u. Richter 1992).

91.2.5
Obstipation

Häufigkeit und Pathogenese

Es gibt wenige Studien über die Prävalenz der Obstipation in der Schwangerschaft, und diese divergieren auch noch (West et al. 1992). Die Ursachen der Obstipation lassen sich in die Gruppen langsamer Kolontransit und Defäkationsstörungen unterteilen, wobei letztere nicht spontan reversibel sind und somit nur eine Verzögerung des Transits als schwangerschaftsspezifisch in Betracht kommt (Abb. 91.2).

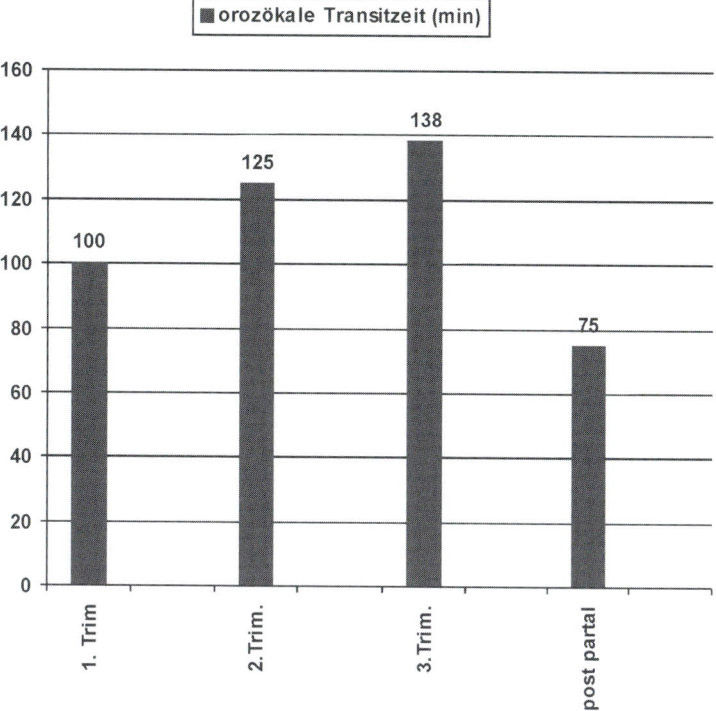

Abb. 91.2. Orozökale Transitzeit während und nach der Schwangerschaft. (Daten nach Lawson et al. 1985)

Die Ätiologie ist komplex. Bedeutend für das Auftreten der Obstipation während der Schwangerschaft sind Ernährungsfaktoren und der Einfluß der Gestagene auf die Kolonmuskulatur (Müller-Lissner u. Karbach 1992). Inwieweit der vergrößerte Uterus durch Druck auf das Kolon ätiologisch mitbeteiligt ist, ist unklar. Hingegen dürfte er das bei der Obstipation in der Regel vorhandene abdominelle Druck- und Völlegefühl verstärken.

Therapie
Die Aufklärung über normale Darmfunktion und ballaststoffreiche Kost, ggf. unter Zulage von Ballaststoffkonzentraten sollte zur Basistherapie gehören. Stellt sich kein Therapieerfolg ein, ist ein Versuch mit Bisacodyl supp. sinnvoll (Müller-Lissner u. Karbach 1992). Bei weiterbestehender ungenügender Wirksamkeit bestehen auch keine Einwände gegen die orale Gabe von Macrogol, Bisacodyl, Natriumpicosulfat oder Sennosiden.

91.3
Leber und Gallenwege

St. Niesert, M.P. Manns

In der Schwangerschaft können Lebererkrankungen als schwangerschaftsspezifische oder als schwangerschaftsunabhängige Erkrankungen auftreten. Eine Gravidität bei einer vorbestehenden chronischen Lebererkrankung ist möglich (Tabelle 91.4; Fagan 1994; Sherlock u. Dooley 1997).

91.3.1
Schwangerschaftsspezifische Erkrankungen der Leber

Schwangerschaftshypertonie (Gestose, Präeklampsie, HELLP-Syndrom)
Die Schwangerschaftshypertonie mit ihren unterschiedlichen Schweregraden und Verlaufsformen kann mit einer Beteiligung der Leber einhergehen. Unspezifische Oberbauchschmerzen und Erbrechen sind meist die ersten Symptome für eine Leberbeteiligung, in seltenen Fällen kann eine Einblutung in die Leber oder sogar eine Leberruptur stattfinden. Die Leberenzyme SGOT und SGPT sind ebenso wie die alkalische Phosphatase erhöht, das Bilirubin ist normal.

Eine besondere Verlaufsform der Schwangerschaftshypertonie ist das HELLP-Syndrom (hämolytische Anämie, erhöhte Transaminasen, Thrombozytopenie), das ebenfalls zu einer schweren Leberzellschädigung führen kann (Weinstein 1982).

Da die Ursache für die Präeklampsie und das HELLP-Syndrom unbekannt ist, steht nur eine symptomatische Therapie – also antihypertensive Medikation, ggf. Substitution von Thrombozyten – zur Verfügung. Bei mütterlicher oder fetaler Gefährdung ist die sofortige Entbindung indiziert.

Tabelle 91.4. Schwangerschaft und Lebererkrankungen

Schwangerschaftsspezifische Erkrankungen	Lebererkrankungen während der Schwangerschaft	Chronische Lebererkrankungen und Schwangerschaft
Schwangerschaftshypertonie (Gestose, Präeklampsie, HELLP-Syndrom) Akute Schwangerschaftsfettleber Intrahepatische Schwangerschaftscholestase	Virale Hepatitiden, Hepatitis A–E	Chronische Hepatitiden Leberzirrhose Lebertumoren Morbus Wilson Schwangerschaften nach Lebertumoren

Akute Schwangerschaftsfettleber

Die akute Schwangerschaftsfettleber ist eine sehr seltene Lebererkrankung unbekannter Ätiologie. Sie tritt gehäuft in der ersten Gravidität, im letzten Trimenon und bei Mehrlingsgraviditäten auf. Die Inzidenz wird zwischen 1:9.000 und 1:13.000 angegeben (Pockros et al. 1984; Purdie u. Walter 1988). Diese Zahlen sind wegen der schwierigen Abgrenzung der akuten Schwangerschaftsfettleber von anderen Lebererkrankungen in der Gravidität aber kritisch zu beurteilen.

Erste klinische Symptome sind Übelkeit und Erbrechen, Kopfschmerzen, abdominale Beschwerden sowie depressive Verstimmungen. Bei den Laboruntersuchungen fallen exzessiv erhöhte Transaminasen und eine erhöhte Bilirubinkonzentration auf. Der zunehmende Leberfunktionsausfall kann zu einer disseminierten intravasalen Gerinnungsstörung mit akuten Blutungen und multiplem Organversagen führen.

Differentialdiagnostisch sind eine Schwangerschaftshypertonie, HELLP-Syndrom, intrahepatische Schwangerschaftscholestase und akute Virushepatitis auszuschließen (Tabelle 91.5). Die Erkrankung ist durch eine sehr hohe mütterliche und kindliche Mortalität gekennzeichnet (75 bzw. 74 %). Da es keine kausale Therapie gibt, ist die rasche Entbindung die Methode der Wahl, um die Mortalität bei Mutter und Kind zu senken.

Intrahepatische Schwangerschaftscholestase

Die intrahepatische Schwangerschaftscholestase tritt typischerweise im 3. Trimenon auf und die Inzidenz wird mit 1:750 bis 1:7.000 angegeben.

Das klinische Symptom ist der Juckreiz, begleitet von einem leichten Ikterus. Beide Symptome verschwinden innerhalb von 1–2 Wochen post partum.

Die Laboruntersuchungen zeigen einen Anstieg des konjugierten Bilirubin und der alkalischen Phosphatase bei normalen oder leicht erhöhten Serumtransaminasen.

Differentialdiagnostisch sind v. a. eine Hepatitis und eine Schwangerschaftsfettleber auszuschließen.

Die Prognose der Erkrankung ist für die Mutter sehr gut, allerdings gibt es ein erhöhtes Risiko für eine Frühgeburt oder intrauterinen Fruchttod. Daher sollte eine Geburtseinleitung bei Hinweisen für eine intrauterine Mangelversorgung oder spätestens nach der 37. SSW erfolgen. Engmaschige Kontrollen des Feten mittels Kardiotokogramm und Ultraschall sind zu empfehlen.

In den nachfolgenden Schwangerschaften kann eine Schwangerschaftscholestase erneut auftreten, in der Intensität und dem Zeitpunkt des Auftretens allerdings variieren.

91.3.2 Virale Hepatitiden

Virale Hepatitiden sind die Hauptursache für einen Ikterus in der Schwangerschaft. Der Verlauf der akuten Hepatitis in der Gravidität unterscheidet sich nicht im Vergleich zu nichtschwangeren Patientinnen. Es gibt kein Risiko für fetale Mißbildungen, aber Totgeburten sind häufiger. Die Aussagen gelten für die Industrieländer. In den Entwicklungsländern geht eine Hepatitis in der Gravidität

Tabelle 91.5. Differentialdiagnose der Lebererkrankungen in der Schwangerschaft

Lebererkrankung	Transaminasen	Bilirubin	Thrombozyten	Hämolyseparameter	Proteinurie
Akute Schwangerschaftsfettleber	Bis 500 U/l	Bis 40 µmol/l	Normbereich	Keine	Keine
Gestose	Erhöht	Erhöht	Normbereich	Keine	Vorhanden
HELLP-Syndrom	Erhöht	Erhöht	Erniedrigt	Vorhanden	Möglich
Intrahepatische Schwangerschaftscholesterase	Bis 250 U/l	Bis 85 µmol/l	Normbereich	Keine	Keine
Akute Virushepatitis	Über 1.000 U/l	Bis 340 µmol/l	Normbereich	Keine	Keine

mit einer hohen maternalen Mortalität einher, speziell bei der Hepatitis B und Hepatitis E. Die Symptome der verschiedenen Virushepatitiden ähneln sich, typischerweise werden Pruritus, Ikterus und Steatorrhö beobachtet. Die Diagnose wird mittels spezifischer Serummarker gestellt.

Hepatitis A

Der Verlauf der Erkrankung wird durch die Schwangerschaft nicht beeinflußt. Es bestehen für die Mutter und für den Feten keine erhöhten Risiken. Nur in seltensten Fällen wird ein Kind in der Gravidität infiziert, wenn die Inkubationszeit bei der Mutter mit der Geburt zusammenfällt und eine vaginale Entbindung zu einer Infektion des Neugeborenen führt. Die Erkrankung verläuft bei dem Neugeborenen milde und hat eine lebenslange Immunität zur Folge.

Hepatitis B

Die Erkrankung hat eine große Bedeutung für die Geburtshilfe wegen der vertikalen Transmission, d.h. der Übertragung von der Mutter auf das Kind. Daneben spielt die horizontale Ausbreitung der Hepatitis B eine große Rolle, speziell weil gesunde Kinder einer HBs-Antigen-positiven Mutter in bis zu 60 % der Fälle innerhalb von 5 Jahren an einer Hepatitis B erkranken (Margolis et al. 1992).

Die akute Hepatitis B kann oft symptomlos und anikterisch verlaufen. Ein vermehrter Übergang in eine chronische Hepatitis B ist durch die Gravidität nicht zu beobachten.

Eine Gefährdung der intrauterinen Fruchtanlage ist im 1. und 2. Trimenon nicht gegeben, daher ist eine Schwangerschaftsunterbrechung nicht indiziert. Bei einer akuten Infektion im 3. Trimenon ist die Inzidenz der Frühgeburten erhöht. Die akute Hepatitis B kann bei Erwachsenen in 10 % und bei infizierten Neugeborenen in 90 % in eine chronische Hepatitis B übergehen. Hierin liegt die besondere Bedeutung dieser Erkrankung für die Geburtshilfe.

Die Übertragung der Hepatitis B von einer chronisch erkrankten Mutter (HBs-Antigen positiv) auf das Kind kann in seltenen Fällen diaplazentar, also bereits intrauterin erfolgen. Meistens werden die Kinder aber unter der Geburt infiziert. Daher wird für alle Neugeborenen eine aktive und passive Immunisierung post partum empfohlen, wenn die Mutter an einer chronischen Hepatitis B erkrankt ist. Dadurch wird in über 90 % der Fälle die Entstehung eines HBs-Antigen-Carrierstatus bei den Neugeborenen verhindert. Nach einer Impfung ist auch ein Stillen der Kinder möglich, da eine Übertragung durch infizierte Muttermilch bei immunisierten Neugeborenen nicht möglich ist.

Das Screening auf eine Hepatitis B-Infektion durch Bestimmung des HBsAg gehört zu den Pflichtuntersuchungen der Mutterschaftsvorsorge. Wird bei einer Patientin ein positiver HBs-Antigen-Titer festgestellt, ist durch den Geburtshelfer eine simultane aktive und passive Impfung innerhalb von 12 h post partum zu veranlassen. (Niesert et al. 1992). Die aktive Impfung wird mit Auffrischimpfungen durch den Kinderarzt vervollständigt (siehe folgende Übersicht).

> **Übersicht aktive und passive Hepatitis B-Impfung**
>
> 1. Passive Immunisierung (i. m.-Injektion)
>   1 ml Hepatitis B-Immunglobulin.
> 2. Aktive Impfung (i. m.-Injektionen)
>   *entweder*
>   a) Gen H-B-Vax K ($\triangleq$ 10 µg HBs-Ag)
>   nach 4 Wochen und 6 Monaten Auffrischungsimpfung
>   *oder*
>   b) Hevac B Pasteuer ($\triangleq$ 5 µg HBs-Ag)
>   nach 4 Wochen, 2 und 6 Monaten Auffrischungsimpfung
>   *oder*
>   c) Engerix-B ($\triangleq$ 10 µg HBs-Ag)
>   nach 1, 2 und 12 Monaten Auffrischungsimpfung
>
> Wichtig: Immer 4 Wochen nach der letzten Injektion Anti-HBs-Titer bestimmen.

Hepatitis C

Bei Patientinnen mit positiver HCV-RNA und bei gleichzeitiger HIV-Infektion besteht ein Risiko von 16 % für eine perinatale Übertragung auf das Kind. Liegt keine HIV-Infektion vor, sinkt das Risiko auf unter 2 % (Dore et al.1997).

91.3.3
Chronische Lebererkrankungen

Chronische Hepatitiden

Bei einer chronischen Hepatitis schwerer Aktivität werden häufig eine Amenorrhö oder Infertilität beobachtet. Durch die Gravidität wird die Leberfunktion nicht verschlechtert, allerdings geht die Lebererkrankung mit einer erhöhten Inzidenz der Frühgeburtlichkeit, Mangelentwicklung und perinataler Mortalität einher. Eine Autoimmunhepatitis kann auch in der Gravidität mit Kortikoiden weiterbehandelt werden. Eine Therapie mit Azathioprin sollte vermieden werden. Eine chronische Virushepatitis sollte während der Schwangerschaft nicht mit Interferon behandelt werden.

Leberzirrhose

Da Patientinnen mit Leberzirrhose oft amenorrhöisch sind und dementsprechend keine Schwangerschaft eintritt, sind Graviditäten sehr selten. Die Komplikation einer portalen Hypertension mit Ösaphagusvarizen birgt für die Mutter eine große Gefahr der Varizenblutung in der Gravidität. Daher sind bei diesen Patientinnen engmaschige endoskopische Kontrollen der Ösaphagusvarizen zu empfehlen, ggf. ist eine Sklerosierungstherapie indiziert. Die Leberzirrhose führt zu einer hohen Inzidenz an Aborten, Frühgeburten und Totgeburten. Es sollte eine vaginale Entbindung angestrebt werden, die Austreibungsphase ist durch vaginal-operative Maßnahmen zu erleichtern, um ein Pressen der Patientin zu vermeiden. Eine Sectio caesarea kann durch die großen Umgehungskreisläufe im Abdomen technisch schwierig sein.

Lebertumoren

Unter den zahlreichen benignen Lebertumoren sind als klinisch besonders wichtige Tumoren das hepatozelluläre Adenom, die fokal-noduläre Hyperplasie und das kavernöse Hämangiom zu nennen. Eine genaue diagnostische Abklärung mittels nichtinvasiver Untersuchungsmethoden (Sonographie, Bolus-CT, hepatobiläre Sequenzszintigraphie) ist erforderlich, um die Diagnose zu sichern und die Patientin vor der Gravidität zu beraten.

Während der Gravidität kann es durch die vermehrte Vaskularisation zu einer Vergrößerung und in seltenen Fällen auch zu einer Ruptur eines Leberzelladenoms kommen.

Schwerste Oberbauchschmerzen sind das klinische Leitsymptom. In manchen Fällen tritt die Ruptur auch post partum unter dem klinischen Bild einer zweizeitigen Leberruptur auf. Liegt bei der Patientin ein Leberzelladenom vor, wird von den Chirurgen daher wegen des Malignitätsrisikos und auch wegen der Gefahr der Ruptur, eine Exstirpation vor der Schwangerschaft befürwortet.

Ein großes Hämangiom der Leber kann in der Gravidität zu einer „high-output"-Herzinsuffizienz führen. Sehr große Hämangiome, z.B. im Rahmen eines M. Osler, stellen daher eine Kontraindikation für eine Gravidität dar.

Liegt eine fokal-noduläre Hyperplasie (FNH) vor, sind während der Gravidität engmaschige Ultraschallkontrollen indiziert. In der Regel verändert sich die Größe der FNH in der Schwangerschaft nicht.

Morbus Wilson

Bei Patientinnen mit behandeltem M. Wilson liegt meist eine Amenorrhö und Infertilität vor. Im kompensierten Stadium der Erkrankung ist eine Schwangerschaft möglich, allerdings muß die Therapie mit Penicillamin fortgeführt werden. Unter regelmäßiger Kontrolle der Kupferausscheidung kann die Dosis des Penicillamins auf 25–50 % der Ausgangsdosis reduziert werden. Penicillamin kann die Plazenta passieren. In der Literatur wird über seltene Fälle einer Störung einer Bindegewebsentwicklung (Cutis laxa) bei den Neugeborenen berichtet, die als reversibel bezeichnet wird (Messner et al. 1998).

Schwangerschaften nach Lebertransplantationen

Die Ergebnisse der Lebertransplantationen haben sich in den vergangenen Jahren durch den Einsatz neuerer Immunsupressiva wie Cyclosporin A erheblich verbessert (Wu et al. 1998). Eine Gravidität kann bei der Mutter zu einer Zunahme bakterieller und viraler Infektionen (evtl. Risiko einer intrauterinen Infektion) und zu einer Verschlechterung einer vorbestehenden Hypertonie führen. In sehr seltenen Fällen wurde über eine Abstoßungsreaktion berichtet. Für das Kind besteht das Risiko einer Frühgeburt oder einer intrauterinen Wachstumsretardierung. Nach bisherigen Erfahrungen hat eine immunsupressive Therapie während der Gravidität, z.B. mit Azathioprin, Cyclosporin A oder Kortison, keine teratogenen Wirkungen beim Menschen.

Während der Gravidität ist eine immunsuppressive Therapie fortzuführen, eine regelmäßige Kontrolle der Leber- und Nierenparameter und des fetalen Wachstums durchzuführen. Eine enge Zusammenarbeit zwischen Transplantationsmedizinern, Geburtshelfern und Pädiatern ist für die Betreuung von Frauen nach einer Lebertransplantation während der Gravidität wünschenswert (Niesert et al. 1991).

91.3.4
Erkrankungen der Gallenblase und der ableitenden Gallenwege

Cholelithiasis

Gallensteine sind bei den meisten Patientinnen symptomlos und werden auch selten in der Gravidität symptomatisch, da die Mobilität der Gallenblase herabgesetzt ist. Bei Beschwerden, z.B. Koliken, sind zunächst medikamentöse Therapien mit Spasmolytika anzuwenden. Im Falle einer Cholezystitis ist eine antibiotische Therapie indiziert. Bei therapieresistenten Beschwerden ist eine Cholezystektomie zu erwägen, möglichst im 2. Trimenon, um die Risiken für den Feten und die Mutter möglichst gering zu halten.

91.4
Schwangerschaft bei chronisch entzündlichen Darmerkrankungen

G. ADLER

91.4.1
Fertilität

Wenn Fertilität und Schwangerschaft bei chronisch entzündlichen Darmerkrankungen diskutiert werden, ergeben sich folgende Fragestellungen:
– Ist die Fertilität bei Frau und Mann unter dem Einfluß der Erkrankung und der Medikamente beeinflußt?
– Haben die Aktivität der Erkrankung und die therapeutischen Maßnahmen einen Einfluß auf die Schwangerschaft und das Kind?
– Wie verhält sich die Krankheit während der Schwangerschaft?

> ! Frauen mit Kinderwunsch, die an Colitis ulcerosa erkrankt sind, haben eine normale Fertilität. Bei Patientinnen mit M. Crohn ist die Fertilität zumindest im akuten Schub herabgesetzt (Mayberry u. Weterman 1986).

Aktivität und insbesondere Lokalisation der Erkrankung, z.B. Abszesse, Fisteln und chronische Entzündungsprozesse im kleinen Becken, können die Fertilität reduzieren. In Abhängigkeit von der Aktivität der Erkrankung kann eine sekundäre Amenorrhö mit niedrigen Serumöstradiol- und Progesteronkonzentrationen auftreten.

Die männliche Fertilität ist bei chronisch entzündlichen Darmerkrankungen i. allg. nicht beeinträchtigt (Narendranathan et al. 1989). Etwa 2 Monate nach Beginn der Einnahme von Salazosulfapyridin sind bei 85% der Patienten das Volumen der Samenflüssigkeit und die Zahl der Spermatozoen reduziert, normalisieren sich aber 3 Monate nach Absetzen des Medikaments. Bei Einnahme der neuen Salizylate (5-Aminosalizylsäure und ihrer Derivate) kommen diese Nebenwirkungen nicht vor.

91.4.2
Schwangerschaftsbeginn

Bei M. Crohn und Colitis ulcerosa ist der Verlauf der Schwangerschaft und der Geburt von der Aktivität der Erkrankung zum Zeitpunkt der Konzeption abhängig (Baiocco u. Korelitz 1984). Beginnt die Schwangerschaft in einer Remissionsphase, sind Verlauf und Prozentsatz der normalen Lebendgeburten nicht beeinflußt. Besteht bei der Patientin zu Beginn der Schwangerschaft eine aktive Erkrankung, so nimmt die Zahl der normalen Geburten ab, während Spontanaborte, Frühgeburten und Komplikationen zunehmen (Woolfson et al. 1990; Fonager et al. 1998). Patientinnen mit chronisch entzündlichen Darmerkrankungen müssen deshalb darauf hingewiesen werden, daß Schwangerschaften möglichst in Remissionsphasen geplant werden. Grundsätzlich können Koloskopien bei Schwangeren durchgeführt werden, jedoch sollte abgeschätzt werden, ob nicht bereits die Sigmoidoskopie ausreichende Informationen zur Therapieplanung liefert. Allerdings können auch bereits durch eine Sigmoidoskopie Wehen ausgelöst werden.

91.4.3
Indikation zur Interruptio

Wegen des insgesamt günstigen Verlaufs der Schwangerschaft bei Patientinnen mit chronisch entzündlichen Darmerkrankungen besteht keine generelle medizinische Indikation für eine Interruptio. Es gibt Hinweise darauf, daß sich der Verlauf einer chronisch entzündlichen Darmerkrankung nach einer Schwangerschaftsunterbrechung eher verschlechtert.

91.4.4
Medikation in der Schwangerschaft

Die etablierten Medikamente in der Therapie der chronisch entzündlichen Darmerkrankungen, Glukokortikoide, 5-Aminosalizylsäure und Salazosulfapyridin, können bei gegebener Indikation in der Schwangerschaft verabreicht werden (vgl. Tabelle 91.1; Connell 1996).

Salazosulfapyridin und seine Metaboliten passieren die Plazentamembran, hemmen den Transport und den Metabolismus von Folsäure und können Bilirubin von seiner Albuminbindung verdrängen. Ihre Konzentrationen im Nabelschnurserum sind allerdings so gering, daß die Gefahr eines Kernikterus vernachlässigbar klein ist. Bei zahlreichen Anwendungen in der Schwangerschaft wurden Nebenwirkungen des Salazosulfapyridins nicht beobachtet.

> ! Allerdings sollte bei Therapie mit Salazosulfapyridin eine Substitution mit Folsäure durchgeführt werden.

Die Sicherheit von 5-Aminosalizylsäure (5-ASA) in einer Dosierung um 1,5 g/Tag während der Schwangerschaft wurde nachgewiesen (Diav-Citrin et al. 1998). Wenn die Krankheit zu Beginn der Schwangerschaft unter 5-ASA in Remission ist, kann diese Medikation während der gesamten Schwangerschaft fortgesetzt werden, ohne daß ein negativer Effekt auf die Schwangerschaft oder den Feten eintritt.

Obwohl Glukokortikoide, 5-ASA und Salazosulfapyridin keinen negativen Einfluß auf den Verlauf der Schwangerschaft und den Fetus haben, sollten ihr Einsatz und ihre Dosierung dennoch so gering wie möglich gehalten werden. Wenn die Erkrankung zu Beginn der Schwangerschaft unter niedrig dosierten Glukokortikoiden oder Salazosulfapyridin/5-ASA in der Remissionsphase ist, sollte diese Medikation fortgesetzt werden.

Schwere Fälle von M. Crohn wurden erfolgreich und ohne Komplikationen für die Schwangerschaft oder den Fetus mit Immunsuppressiva wie 6-Mercaptopurin und Azathioprin behandelt. Wegen der möglichen teratogenen und mutagenen Nebenwirkungen der beiden Substanzen sollte eine Anwendung in der Schwangerschaft jedoch vermieden werden. Auch die Anwendung von Metronidazol bedarf in der Schwangerschaft einer besonders strengen Indikation.

91.4.5
Schwangerschaftsverlauf

Wenn der M. Crohn zu Beginn der Schwangerschaft in Remission ist, bleibt er zu einem hohen Prozentsatz während der gesamten Schwangerschaft inaktiv. Vergleichbare Daten wurden für die Colitis ulcerosa erhoben. Die Rezidivrate in der Schwangerschaft ist nicht höher als bei Patientinnen mit entzündlichen Darmerkrankungen ohne Schwangerschaft. Eine Reaktivierung tritt am ehesten im 1. Trimenon auf, während Rezidive im 2. und 3. Trimenon eher selten sind.

Wenn die Erkrankung zum Beginn der Schwangerschaft aktiv ist, bleibt sie bei etwa 45 % der Patientinnen auch während der Schwangerschaft aktiv. Bei etwa 10 % der Patientinnen nimmt die Krankheitsaktivität zu, während sie bei etwa 45 % abnimmt.

Bisher unentdeckte chronisch entzündliche Darmerkrankungen können während der Schwangerschaft überwiegend im 1. Trimenon manifest werden. Diese Schübe verlaufen nicht schwerer und sind nicht schwieriger zu behandeln sind als neu auftretende Erkrankungen außerhalb einer Schwangerschaft.

91.4.6
Stillen

Es gibt erste Hinweise, daß bei gestillten Kindern die Häufigkeit einer bei der Mutter diagnostizierten entzündlichen Darmerkrankung geringer ist.

Es stellt sich die Frage, ob während der Einnahme von Salazosulfapyridin und Glukokortikoiden das Stillen wegen einer möglichen Schädigung des Kindes nicht indiziert ist. Prednison und seine Metaboliten werden in der Muttermilch nachgewiesen. Die auf das Kind übertragene Menge an Glukokortikoiden ist jedoch sehr gering und beträgt weniger als 10 % der endogenen Kortisolproduktion. Bei hohen Dosen von Glukokortikoiden sollte erst 4 h nach der Medikamenteneinnahme gestillt werden. Bei niedrigen Dosen von Glukokortikoiden ist das Stillen für das Kind ungefährlich.

Sulfasalazin und Sulfapyridin werden in der Muttermilch nachgewiesen. Sulfasalazin könnte durch Bindung an Albumin und Verdrängung des unkonjugierten Bilirubins zu einem Kernikterus des Neugeborenen führen. Allerdings wurde dies unter Therapie mit Sulfasalazin bisher nicht beschrieben. Die Mengen an Salazosulfapyridin in der Muttermilch sind überwiegend sehr niedrig und führen zu vernachlässigbaren Konzentrationen beim Kind. Nach Auffassung der Amerikanischen Gesellschaft für Kinderheilkunde können Salazosulfapyridin und Glukokortikoide während des Stillens ohne Schaden für das Kind eingenommen werden. Die Serumspiegel der 5-Aminosalicylate sind bei der Mutter sehr gering und folglich in der Muttermilch nur in Spuren nachweisbar.

Metronidazol wird in der Muttermilch ausgeschieden und erreicht im Serum des Kindes etwa 20 % des Blutspiegels bei der Mutter. Während des Stillens darf Metronidazol deshalb nicht eingenommen werden.

91.5
Schwangerschaft bei weiteren gastrointestinalen Erkrankungen

S. Müller-Lissner, C. Benkwitz

91.5.1
Ulkuskrankheit

Grundlage des Ulkusleidens stellt bei den meisten Patienten eine durch *Helicobacter pylori* verursachte Gastritis dar. Eine die Ulkusheilung unterstützende Säuresuppression kann prinzipiell mittels H_2-Blocker bzw. Protonenpumpeninhibitoren erreicht werden. Von keiner Substanz dieser Gruppe sind erhöhte Risiken für den Feten oder den Schwangerschaftsverlauf bekannt geworden (z. B. Brunner 1998). Da grundsätzlich den Substanzen der Vorzug gegeben werden sollte, die am längsten verfügbar sind und mit denen daher die meisten Erfahrungen vorliegen, sind der Protonenpumpenblocker Omeprazol sowie die H_2-Blocker Cimetidin, Ranitidin, Famotidin Mittel der ersten Wahl. Die in der Regel indizierte Eradikationstherapie von *Helicobacter pylori* sollte erst nach der Schwangerschaft durchgeführt werden (Müller-Lissner u. Karbach 1992).

91.5.2
Pankreatitis

Häufigkeit und Pathogenese der Pankreatitis
Die Häufigkeit der akuten Pankreatitis wird mit 10–100 pro 100.000 Schwangerschaften angegeben.

Das 3. Trimenon ist mit ca. 50 % der Fälle am stärksten betroffen, wobei die Letalität 20–40 % betragen soll. Die fetale Letalität liegt ungefähr in der gleichen Größenordnung (Baillie et al. 1990; Swisher et al. 1994; Wilkinson 1973).

Als eine Ursache der akuten Pankreatitis sind in Sammelstatistiken in einem Drittel der Fälle Gallensteine anzunehmen. In ca. 20 % der Fälle war die Erkrankung mit der Einnahme von Tetracyclinen und akuter Schwangerschaftsfettleber und in 10 % der Fälle mit der Einnahme von Thiaziden assoziiert, die zur Behandlung einer EPH-Gestose dienten. Beide Medikamente werden in der Schwangerschaft heute in der Regel nicht mehr eingesetzt. Alkohol und metabolische Erkrankungen wie z. B. die Hyperlipoproteinämie als Ursache sind sehr selten (Bar-David et al. 1996; Hsia et al. 1995; Karbach u. Müller-Lissner 1992; Wilkinson 1973).

Therapie
Die Behandlung der akuten Pankreatits wird durch die Schwangerschaft nicht wesentlich beeinflußt. Die stationäre Aufnahme ist indiziert (Fischer u. Dudley 1971; Jamidar et al. 1995; Müller-Lissner u. Karbach 1992). Die symptomatische Therapie steht im Vordergrund. Wenn es Hinweise auf eine biliäre Genese gibt, sollte die ERCP mit eventueller Papillotomie auch in der Schwangerschaft zum Einsatz kommen (Müller-Lissner u. Karbach 1992). In Falldarstellungen und Sammelstatistiken wird, obgleich insgesamt wenig Daten vorliegen, die endoskopische Behandlung als eine sichere und effektive Alternative zur Operation bzw. klinischen Beobachtung der Patientin beschrieben (Jamidar et al. 1995; Uomo et al. 1994).

91.5.3
Diarrhö

Eine akute Diarrhö ist meistens infektiös bedingt und sistiert nach einigen Tagen spontan. Daher erfolgt in der Regel kein Erregernachweis und es wird eine symptomatische Therapie durchgeführt. Dies ist auch bei Diarrhö in der Schwangerschaft nicht anders. Die allgemeine Behandlung sollte auf die Korrektur des Wasser- und Elektrolytverlustes ausgerichtet sein.

Kaolin und Pectin sind in der Schwangerschaft zwar unbedenklich, aber ohne nachgewiesene Wirksamkeit (Müller-Lissner u. Karbach 1992). Über den Einsatz von Loperamid bei Schwangeren liegen nur begrenzte Erfahrungen vor. In Tierstudien konnten zwar keine teratogenen Wirkungen nachgewiesen werden, trotzdem sollte die Indikationsstellung zurückhaltend erfolgen.

Literatur

Zu Abschn. 91.1

Baron TH, Ramirez B, Richter JE (1993) Gastrointestinal motility disorders during pregnancy. Ann Intern Med 118: 366–375

Estler C-J (1995) Pharmakologische Grundlagen der Arzneimittelverordnung in der Schwangerschaft. Z Aerztl Fortbild 89: 743–748

Lewis JH, Weingold AB, Committee on FDA-Related Matters, American College of Gastroenterology (1985) The use of gastrointestinal drugs during pregnancy and lactation. Am J Gastroenterol 80: 912–923

Michaletz-Onody PA (1992) Peptic ulcer disease in pregnancy. Gastroenterol Clin North Am 21: 817–825

Müller-Lissner S, Karbach U (1992) Gastroenterologische Erkrankungen und Schwangerschaft – Ösophagus, Magen, Darm. Internist 33: 472–479

Zu Abschn. 91.2

Abell TH, Riely CA (1992) Hyperemesis gravidarum. Gastroenterol Clin North Am 21: 835–849

Baron TH, Richter JE (1992) Gastroesophageal reflux disease in pregnancy. Gastroenterol Clin North Am 21: 777–791

Baron TH, Ramirez B, Richter JE (1993) Gastrointestinal motility disorders during pregnancy. Ann Intern Med 118: 366–375

Bartholomew U, Klapp BF (1992) Stationäre Psychotherapie der Hyperemesis gravidarum – Ein Fallbericht. Z Geburtshilfe Perinatol 196: 134–139

Evans AT, Samuels SN, Marshall C, Bertolucci LE (1993) Suppression of pregnancy-induced nausea and vomiting with sensory afferent stimulation. J Reprod Med 38: 603–606

Lawson M, Kern F, Everson GT (1985) Gastrointestinal transit time in human pregnancy: Prolongation in the second and third trimesters followed by postpartum normalization. Gastroenterology 89: 996

Marrero JM, Goggin PM, de Caestecker JS, Pearce JM, Maxwell JD (1992) Determinants of pregnancy heartburn. Br J Obstet Gynecol 99: 731–734

Müller-Lissner S, Karbach U (1992) Gastroenterologische Erkrankungen und Schwangerschaft – Ösophagus, Magen, Darm. Internist 33: 472–479

Van Stuijvenberg ME, Schabort I, Labadarios D, Nel JT (1995) The nutritional status and treatment of patients with hyperemesis gravidarum. Am J Obstet Gynecol 172: 1585–1591
Van Thiel D, Gavaler JS, Joshi SN, Sara RK, Stremple J (1977) Heartburn of pregnancy. Gastroenterology 72: 666–668
West L, Warren J, Cutts T (1992) Diagnosis and management of irritable bowel syndrome, constipation and diarrhea in pregnancy. Gastroenterol Clin North Am 21: 793–801

Zu Abschn. 91.3

Dore GJ, Kaldor JM, McCaughan GW (1997) Systematic review of role of polymerase chain reaction in defining infectiousness among people infected with hepatitis C virus. Br Med J 315: 333–337
Fagan EA (1994) Diseases of liver, biliary system, and pancreas. In: Creasy RK, Resnik R (eds) Maternal fetal medicine. Saunders, Philadelphia, pp 1040–1061
Margolis HS, Alter MJ, Hadler SC (1992) Hepatitis B: Evolving epidemiology and implications for control. Semin Liver Dis 11: 84–88
Messner U, Günter HH, Niesert St (1998) Morbus Wilson und Schwangerschaft – Literaturübersicht. Z Geburtshilfe Neonatol 202: 77–79
Niesert St, Fritsch U, Schneider J (1992) Hepatitis B-Screening in der Schwangerschaft und Immunprophylaxe der Neugeborenen. Gynakol Prax 16: 665–671
Niesert St, Frei U, Pichlmayr R (1991) Schwangerschaften nach Organtransplantation. Zentralbl Gynäkol 113: 1079–1085
Pockros PJ, Peters RL, Reynolds TB (1984) Idiopathic fatty liver of pregnancy: Findings in ten cases. Medicine 643: 1–5
Purdie JM, Walter BN (1988) Acute fatty liver of pregnancy: Clinical features and diagnosis. Aust N Z Obstet Gynecol 28: 62–66
Sherlock S, Dooley J (1997) Diseases of the liver and biliary system. Blackwell, Oxford, pp 475–483
Weinstein L (1982) Syndrom of hemolysis, elevated liver enzymes, and low plateted count: A severe consequence of hypertension in pregnancy. Am J Obstet Gynecol 142: 159–168
Wu A, Nashan B, Messner U, Schmidt H-J, Guenther H-H, Niesert St, Pichlmayr R (1998) Outcome of 22 Successful pregnancies after liver transplantation. Clin Transplant 12: 454–464

Zu Abschn. 91.4

Baiocco PJ, Korelitz BI (1984) The influence of inflammatory bowel disease and its treatment on pregnancy and fetal outcome. J Clin Gastroenterol 6: 211–216
Connell WR (1996) Safety of drug therapy for inflammatory bowel disease in pregnant and nursing women. Infl Bow Dis 2: 33–47
Diav-Citrin O, Park YH, Veerasuntharam G, Polachek H, Bologa M, Pastuczak A, Koren G (1998) The safety of mesalamine in human pregnancy: a prospective controlled cohort study. Gastroenterology 114: 23–28
Fonager K, Sørensen HT, Olsen J, Dahlerup JF, Rasmussen SN (1998) Pregnancy outcome for women with Crohn's disease: a follow-up study based on linkage between national registries. Am J Gastroenterol 93: 2426–2430
Mayberry JF, Weterman IT (1986) European survey of fertility and pregnancy in women with Crohn's disease: A case control study by European collaborative group. Gut 27: 821–825
Narendranathan M, Sandler RS, Suchindran CM et al. (1989) Male infertility in inflammatory bowel disease. J Clin Gastroenterol 11: 403–406
Woolfson K, Cohen Z, McLeod RS (1990) Crohn's disease and pregnancy. Dis Colon Rectum 33: 869–873

Zu Abschn. 91.5

Baillie J, Cairns SR, Putman WS, Cotton PB (1990) Endoscopic management of choledocholithiasis during pregnancy. Surg Gynecol Obstet 171: 1–4
Bar-David J, Mazor M, Leiberman JR, Ielig I, Maislos M (1996) Gestational diabetes complicated by severe hypertriglyceridemia and acute pancreatitis. Arch Gynecol Obstet 258: 101–104
Brunner G, Meyer H, Athmann C (1998) Omeprazole for peptic ulcer disease in pregnancy. Digestion 59: 651–654
Fischer EP, Dudley AG (1971) Acute pancreatitis in pregnancy: A review and case report. Mil Med 136: 578
Hsia SH, Connelly PW, Hegele RA (1995) Successful outcome in severe pregnancy-associated hyperlipemia: A case report and literature review. Am J Med Sci 309: 213–218
Jamidar PA, Beck GJ, Hoffmann et al. (1995) Endoscopic retrograde cholangiopancreaticography in pregnancy. Am J Gastroenterol 90: 1263–1267
Karbach U, Müller-Lissner S (1992) Gastroenterologische Erkrankungen und Schwangerschaft – Leber, Gallenwege, Pankreas. Internist 33: 480–487
Müller-Lissner S, Karbach U (1992) Gastroenterologische Erkrankungen und Schwangerschaft – Ösophagus, Magen, Darm. Internist 33: 472–479
Swisher SG, Hunt KK, Schmitt PJ, Hiyama DT, Bennion RS, Thompson JE (1994) Management of pancreatitis complicating pregnancy. Am Surg 60: 759–762
Uomo G, Manes G, Picciotto FP, Rabitti PG (1994) Endoscopic treatment of acute biliary pancreatitis in pregnancy. J Clin Gastroenterol 18: 250–252
Wilkinson EJ (1973) Acute pancreatitis in pregnancy: A review and a report of 8 new cases. Obstet Gynecol Surv 28: 281

Anhang

Bildgebende Verfahren in der Gastroenterologie 92

A. RIEBER · G. PRECLIK · J. KOTZERKE · H.-J. BRAMBS · G. ADLER · S.N. RESKE

INHALT

92.1	Endoskopie	*1017*
92.1.1	Gastroskopie	*1018*
92.1.2	Endoskopisch retrograde Cholangiopankreatikographie (ERCP) *1018*	
92.1.3	Endosonographie *1019*	
92.1.4	Totale Koloskopie *1019*	
92.1.5	Sigmoidoskopie *1020*	
92.2	Sonographie *1020*	
92.3	Konventionelle Röntgendiagnostik *1021*	
92.3.1	Abdomenübersichtsaufnahme *1021*	
92.3.2	Kontrastmitteldiagnostik des Gastrointestinaltrakts *1021*	
92.3.3	Radiologische Fisteldarstellungen *1022*	
92.4	Angiographie/TIPS *1022*	
92.5	PTC/PTD *1023*	
92.5.1	Diagnostische und therapeutische Möglichkeiten *1023*	
92.5.2	Komplikationen *1024*	
92.6	Computertomographie *1024*	
92.6.1	Oberbauchorgane *1024*	
92.6.2	Dünn- und Dickdarm *1025*	
92.7	Magnetresonanztomographie (MRT) *1025*	
92.8	Szintigraphie *1026*	
92.9	Positronenemissionstomographie (PET) *1028*	
92.9.1	Grundlagen *1028*	
92.9.2	Klinische Anwendung *1028*	
92.10	Rationelle Anwendung von bildgebenden Verfahren in der Gastroenterologie *1029*	
92.10.1	Abklärung von Leitsymptomen gastrointestinaler Erkrankungen *1029*	
	Dysphagie und retrosternale Schmerzen als Hinweis auf ösophageale Erkrankungen *1029*	
	Übelkeit und Erbrechen *1029*	
	Gastrointestinale Blutungen *1030*	
	Akute abdominelle Schmerzen, akutes Abdomen	
	Chronische abdominelle Schmerzen *1033*	
	Chronische Diarrhö *1033*	
	Ikterus *1035*	
	Anorektale Fisteln/Abszesse *1038*	
92.10.2	Spezielle diagnostische und differentialdiagnostische Probleme bei gastrointestinalen Tumoren *1039*	
	Hepatische Rundherde *1039*	
	Pankreastumoren *1042*	
	Gastrointestinale Tumoren: Diagnosesicherung und Staging *1047*	
92.11	Zukunftsaspekte: neue Verfahren und ihre Bedeutung *1050*	
92.11.1	Endoskopie *1050*	
92.11.2	Sonographie *1051*	
92.11.3	Radiologie *1051*	
92.11.4	Virtuelle Endoskopie *1054*	
92.11.5	Positronenemissionstomographie *1055*	

Neben den endoskopischen Techniken und der Sonographie stehen an bildgebenden Verfahren die konventionelle Röntgendiagnostik, die Computertomographie, die Magnetresonanztomographie (MRT) sowie nuklearmedizinische Verfahren zur Verfügung.

92.1 Endoskopie

Die weite Verbreitung und die zentrale Rolle der Endoskopie in der gastroenterologischen Diagnostik wurde begünstigt durch die technischen Fortschritte, die sowohl eine Vereinfachung in der Handhabung der Geräte als auch eine Reduzierung der Belastung für die Patienten mit sich brachte.

Die Endoskopie ermöglicht in erster Linie eine Diagnostik von Veränderungen der Schleimhaut und des Lumens. Ein großer Vorteil gegenüber anderen bildgebenden Verfahren liegt in der direkten Inspektion der Darmwand und darüber hinaus in der Möglichkeit zur Entnahme von Gewebeproben für die histologische oder mikrobiologische Feindiagnostik.

Der Fortschritt der Endoskopie führte dazu, daß sie über ihre diagnostische Bedeutung hinaus eine wichtige therapeutische Funktion besitzt.

Sedierung bei endoskopischen Untersuchungen
Es gibt kein standardisiertes Vorgehen für die Sedierung im Rahmen endoskopischer Untersuchungen. Bei der Gastroskopie ist eine Prämedikation in der überwiegenden Zahl der Fälle nicht erforderlich, bei der ERCP wird sie in der Regel durchgeführt.

Die Gabe von Sedativa macht die Koloskopie für die Mehrzahl der Patienten erträglicher und reduziert die Zahl der nur unvollständigen Spiegelungen wegen Schmerzempfindung des Patienten.

> ! Insbesondere unerfahrene Untersucher sollten jedoch auf eine Sedierung des Patienten verzichten, um unter Berücksichtigung der Schmerzangabe durch den Patienten die Endoskopie sicherer und komplikationsloser durchführen zu können.

■ **Empfohlene Medikamente.** Vergleichende Untersuchungen haben deutlich gemacht, daß Midazolam im Vergleich zu Diazepam in einem signifikant höheren Prozentsatz zu einer retrograden Amnesie führt, daß die Patienten weniger Schmerzen empfinden und eher bereit sind, die endoskopische Untersuchung nochmals durchführen zu lassen.

Letzteres gilt auch für den Einsatz von Lokalanästhetika bei der Ösophagogastroduodenoskopie (Fröhlich et al. 1995). Midazolam führt ebenso wie Diazepam zu Atemdepression mit Anstieg der Apnoephasen und Erniedrigung der arteriellen O_2-Sättigung, insbesondere bei denjenigen Patienten, die zusätzlich Analgetika (Opioide) erhalten haben. Entscheidend ist, das Medikament so niedrig wie möglich zu dosieren. Es sollte bis zu einer Dosis gegeben werden, die eine verwaschene Sprache des Patienten induziert. Demnach führen bei älteren Patienten 1,1–2,5 mg, bei jüngeren Patienten 2,5 bis max. 5 mg Midazolam (i. v.) zu einer ausreichenden Sedierung.

In Abhängigkeit von vorbekannten kardiopulmonalen Erkrankungen ist eine kontinuierliche EKG-Überwachung während der Endoskopie erforderlich. Zumindest bei diesen Risikopatienten wird die kontinuierliche pulsoximetrische Überwachung der O_2-Sättigung und die Gabe von 2–4 l/O_2 pro Minute per Nasensonde empfohlen (Oehler u. Sauerbruch 1993; Bell et al. 1991). Darüber hinaus sind O_2-Gabe und Pulsoximetrie auch bei schwierigen und langdauernden endoskopischen Interventionen indiziert (Oehler u. Sauerbruch 1993).

92.1.1
Gastroskopie

Die endoskopische Untersuchung des oberen Gastrointestinaltrakts kann heute routinemäßig ohne oder mit nur geringer Prämedikation (s. oben) ambulant durchgeführt werden.

Indikation
Der Indikationsbereich ist weit zu fassen, insbesondere da keine sichere Korrelation zwischen Oberbauchbeschwerden und den zugrundeliegenden Erkrankungen besteht. Neben unklaren retrosternalen oder Oberbauchbeschwerden sind als Indikation zur Gastroskopie dysphagische Beschwerden, gastrointestinale Makro- oder Mikroblutungen oder die Suche nach Tumoren zu sehen.

Komplikationen
Die subjektive Belastung des Patienten durch die Untersuchung wird unterschiedlich beurteilt, sie hängt ganz wesentlich von der Erfahrung des Untersuchers und von einer individuellen „Empfindlichkeit" des Patienten ab. Die Komplikationsrate wird in großen Übersichtsarbeiten mit etwa 0,1 % angegeben, wobei kardiopulmonale Komplikationen, Perforationen, Blutungen und in Einzelfällen Infektionen angegeben werden. Die Letalität ist mit etwa 0,01 % anzusetzen. Dieser niedrigen Komplikationsrate steht eine Sensitivität von über 95 % und eine Spezifität von annähernd 100 % bei verschiedenen Erkrankungen des oberen Gastrointestinaltrakts gegenüber.

Diagn. Wertigkeit	Patientenbelastung	Komplikationen	Kosten	Technischer Aufwand
+++	+	+	+	++

92.1.2
Endoskopisch retrograde Cholangiopankreatikographie (ERCP)

Die endoskopisch retrograde Darstellung von Gallenwegen und Pankreasgang ist bis heute der Goldstandard in der Diagnostik von Erkrankungen dieser Organsysteme.

Indikation
Als Indikationen sind sonographische oder laborchemische Hinweise auf cholestatische Erkrankungen und der Verdacht auf eine chronische Pankreatitis oder einen Pankreastumor zu sehen. Dazu kommen nach Ausschluß anderer Erkrankungen auch unklare Oberbauchbeschwerden, Gewichtsverlust oder gastrointestinale Blutungen.

Die Durchführung der ERCP erfordert ein hohes Maß an technischer Erfahrung. Die Darstellung des Gallengangsystems gelingt in 70–90 %, des Pankreasganges in 80–90 % der Fälle. Sensitivität und Spezifität der Methode sind von der Fragestellung abhängig, liegen jedoch im Bereich zwischen 85 und 95 %.

Komplikationen
Die wesentlichen Komplikationen der ERCP sind die akute Pankreatitis (1–2 %), die Cholangitis (0,4–1 %), kardiorespiratorische Komplikationen (0,1–0,6 %) sowie in seltenen Fällen die Perforation. Die Letalität wird in der Literatur mit 0,1–0,8 %

angegeben. Die Komplikationsraten sind dabei eindeutig von der Erfahrung des Untersuchers bzw. des Zentrums abhängig (Freeman et al. 1996). Daneben ist die Strahlenbelastung zu berücksichtigen, die allerdings durch moderne digitale und gepulste Röntgeneinrichtungen auf ein minimales Maß reduziert werden kann.

Diagn. Wertigkeit	Patientenbelastung	Komplikationen	Kosten	Technischer Aufwand
+++	+++	++	++	+++

92.1.3
Endosonographie

In den vergangenen Jahren hat sich die Endosonographie an allen größeren Zentren einen festen Platz in der gastroenterologischen Diagnostik erobert.

Indikation

Als Domäne der Endosonographie sind dabei die Feinbeurteilung des Pankreasparenchyms und der Papillenregion zu sehen, insbesondere der Nachweis von kleinen Raumforderungen < 3 cm, wo sie anderen bildgebenden Verfahren wie dem CT und dem abdominellen Ultraschall überlegen ist. Dazu kommt die Diagnostik von intramuralen bzw. submukösen Prozessen, sowohl im oberen als auch im unteren Gastrointestinaltrakt.

Zunehmend wird in Ergänzung zur rein morphologischen Diagnostik die Möglichkeit zur endosonographisch gesteuerten Feinnadelpunktion genutzt. Diese ist derzeit jedoch nur großen Zentren vorbehalten, da hierfür spezielle Geräte erforderlich sind.

■ **Tumorstaging.** Die größte Bedeutung der Endosonographie ist derzeit im Tumorstaging im Bereich von Ösophagus, Magen, Pankreas und Rektum zu sehen, wo die Endosonographie gegenüber anderen Verfahren wie der Sonographie oder der Computertomographie signifikante Vorteile aufweist. Die hohe Sensitivität im Nahbereich bis etwa 4 cm Tiefe erlaubt eine hohe Genauigkeit des lokalen Tumorstagings und eine Beurteilung der regionalen Lymphknoten. Da Fernmetastasen mittels Endosonographie nicht erkennbar sind, ist diese Methode zum lokalen Staging nach Ausschluß von Fernmetastasen mittels Ultraschall und/oder CT einzusetzen.

Komplikationen
Komplikationsrisiko und -rate der Endosonographie werden als vergleichbar und nicht höher als bei anderen endoskopischen Untersuchungen angesehen.

Diagn. Wertigkeit	Patientenbelastung	Komplikationen	Kosten	Technischer Aufwand
+++	++	+	+++	+++

92.1.4
Totale Koloskopie

Indikation
Die endoskopische Untersuchung des Kolons einschließlich des terminalen Ileums wird in erster Linie zur Diagnostik bei chronischen Durchfallerkrankungen, akuten oder chronischen Blutungen, bei unklaren Schmerzzuständen und zur Tumorsuche durchgeführt. Insbesondere bei chronischen Durchfallerkrankungen oder Hinweis auf Neoplasien wird die morphologische Diagnostik durch histologische und ggf. mikrobiologische Probenentnahmen ergänzt. Sensitivität und Spezifität sind insbesondere bei entzündlichen oder neoplastischen Erkrankungen mit 95–100 % anzusetzen.

Darmreinigung
Voraussetzung für eine hohe diagnostische Wertigkeit ist allerdings eine adäquate Vorbereitung der Patienten. Es gibt bis heute kein ideales Verfahren für die Darmreinigung vor der Koloskopie. Dies hängt ganz überwiegend mit der individuellen Verträglichkeit der verschiedenen Methoden zusammen.

■ **Golytely.** Unter dem Aspekt einer optimalen Reinigung des Darmes ist die Lavage mit *Golytely* am geeignetsten (Berry u. DiPalma 1994; Rösch u. Classen 1987).

Es handelt sich dabei um eine osmotisch ausgeglichene Lösung, die Polyethylenglycol (PEG) 4.000 enthält, welches die Wasserresorption verhindert. Eine Spülung mit dieser Lösung führt weder zu einem Gewichtsanstieg noch zu einer Änderung der Plasmakonzentrationen der Elektrolyte und wird auch von Patienten mit Herzinsuffizienz und chronisch kompensiertem Nierenversagen toleriert.

Die Vorbereitungszeit mit dieser Lösung beträgt etwa 3 h. Dabei müssen im Schnitt etwa 3 l der Lösung getrunken werden. Die Trinkmenge wird von vielen Patienten als großer Nachteil dieser Reinigungsmethode empfunden und führt bei etwa 10 % der Patienten zum Abbruch der Vorbereitung. Alternativen stellen die Spülung mit Golytely über eine nasogastrale Sonde oder die Aufteilung der Spüllösung in 2 Portionen dar, die am Abend vor der Untersuchung und am Morgen der Untersuchung getrunken werden.

■ **Laxanzien.** Möglich ist auch die Reinigung mit einem Senna-Präparat oder mit einem Laxans (Bisacodyl und Natriumdihydrogenphosphat). Beide Substanzen werden am Abend vor der Untersuchung zusammen mit etwa 250 ml Wasser eingenommen. Diese Methoden werden von den Patienten gut toleriert, führen jedoch zu einem signifikant schlechteren Reinigungseffekt. Mit dem Einsatz von oralem Natriumphosphat wird ebenfalls eine effektive Darmreinigung bei guter Verträglichkeit erreicht. Es wird in einer Menge von 90 ml am Abend vor der Untersuchung und am Untersuchungstag getrunken.

■ **Zeitlicher Verlauf.** Zusammenfassend kann derzeit die folgende Methode empfohlen werden: Am Tag vor der Koloskopie nimmt der Patient kein festes Mittagessen mehr ein und trinkt den Rest des Tages klare Flüssigkeiten. Am Abend vor der Untersuchung nimmt er ein Senna-Präparat. Am Abend oder nächsten Morgen erfolgt die Spülung mit *Golytely*. Der Patient muß angehalten werden, 2 l innerhalb einer Stunde zu trinken. Es sollte vorher mit ihm besprochen werden, ob er das Einlegen einer nasogastralen Sonde bevorzugt. Bei diesem Verfahren ist die Darmreinigung auch bei ambulanten Patienten am Untersuchungstag innerhalb von 3 h möglich.

Die Belastung der Patienten durch die Untersuchung wird auch hier wesentlich durch die Erfahrung des Untersuchers beeinflußt, eine Prämedikation ist nicht obligat, wird von den Patienten häufig jedoch als positiv empfunden. An Komplikationen sind Blutungsereignisse oder Perforationen zu nennen, die Gesamtkomplikationsrate liegt bei etwa 0,2 %.

Diagn. Wertigkeit	Patienten- belastung	Kompli- kationen	Kosten	Technischer Aufwand
++	++	+	++	++

92.1.5 Sigmoidoskopie

Die Sigmoidoskopie hat die früher durchgeführte starre Rektoskopie im Hinblick auf eine Vorsorgeuntersuchung vollständig abgelöst.

Indikation

Sie wird, ebenso wie die totale Koloskopie, durch eine Proktoskopie ergänzt. Neben der Vorsorgeuntersuchung kann die partielle Koloskopie auch bei akuten Durchfallerkrankungen zur Ergänzung der Diagnostik eingesetzt werden. Unzureichend ist die partielle Koloskopie bei der Suche nach Blutungsquellen oder Tumoren bzw. bei der Primärdiagnostik von chronisch entzündlichen Darmerkrankungen, da lediglich das Rektum und Sigma, in seltenen Fällen auch Teile des Colon descendens inspiziert werden können.

Vorbereitung und Durchführung

Der wesentliche Vorteil liegt in der unproblematischen Vorbereitung der Patienten, wobei hier eine einmalige Abführmaßnahme mittels Klysma ausreichend ist. Eine Prämedikation ist für die Untersuchung nicht erforderlich, die Komplikationsraten sind niedriger als bei der totalen Koloskopie anzusetzen.

Diagn. Wertigkeit	Patienten- belastung	Kompli- kationen	Kosten	Technischer Aufwand
++	+	+	+	++

92.2 Sonographie

Indikation

Die Ultraschalluntersuchung der abdominellen Organe ist heute Standard- und Screeninguntersuchung im Bereich der inneren Medizin und speziell der Gastroenterologie. Dies betrifft insbesondere die Organe Leber, Gallenblase und Gallenwege, Milz, Pankreas und Nieren, darüber hinaus können raumfordernde Prozesse im Bereich der Bauchdecken, der Bauchhöhle und z. T. des Retroperitoneums abgegrenzt werden. Auch die Untersuchung der gastrointestinalen Wandstrukturen, insbesondere bezüglich entzündlicher Veränderungen, gewinnen eine zunehmende Bedeutung.

Die vielfältigen Möglichkeiten der abdominellen Sonographie darzustellen würde den Rahmen dieser Zusammenfassung bei weitem überschreiten. Aus diesem Grund seien lediglich die Begrenzungen dieser Methode genannt, die sich aus der technischen Qualität des Sonographiegerätes, der Erfahrung des Untersuchers sowie patientenabhängigen Faktoren wie Adipositas, narbige Verwachsungen und übermäßigem Darmgas ergeben.

Zusätzliche diagnostische Möglichkeiten

Demgegenüber stehen die methodischen Erweiterungen der Sonographie mit der farbkodierten Duplexsonographie und der ultraschallgesteuerten Fein- und Grobnadelpunktion zur Gewinnung von zytologisch oder histologisch beurteilbarem Material. Der nicht zu überschätzende Vorteil der Methode liegt in der fehlenden Belastung des Patienten und in der Einfachheit der Anwendung.

Diagn. Wertigkeit	Patientenbelastung	Komplikationen	Kosten	Technischer Aufwand
+++	0	0	+	++

92.3 Konventionelle Röntgendiagnostik

92.3.1 Abdomenübersichtsaufnahme

Die Abdomenübersichtsaufnahme wird entweder im Stehen oder in Linksseitenlage durchgeführt.

Aufnahme im Stehen

Indikationen für die Aufnahme im Stehen sind
- der Verdacht auf eine Perforation (*Nachweis von freier Luft*),
- die Ileusdiagnostik (*Spiegelbildung*),
- die Diagnostik intraabdomineller Raumforderungen (*fehlende Abgrenzbarkeit des Psoasschattens*),
- der Verdacht auf ein toxisches Megakolon (*pathologisch erweitertes Kolon*) bzw.
- die Fremdkörpersuche bei röntgendichten Fremdkörpern.

Der Nachweis pathologischer Kalzifikationen, bei Verdacht auf das Vorliegen von Gallensteinen oder einer chronischen Pankreatitis ist durch den Einsatz der Sonographie heute keine Indikation mehr. Lediglich im urologischen Bereich zum Nachweis von Harnleiterkonkrementen ist die Abdomenleeraufnahme vor einem geplanten Ausscheidungsurogramm indiziert.

Aufnahme in Linksseitenlage

Eine Abdomenübersichtsaufnahme in Linksseitenlage weist die gleiche Indikation wie die Aufnahme im Stehen bei nicht stehfähigen Patienten auf. Gegebenenfalls kann sie als Ergänzung zur Aufnahme im Stehen angefertigt werden, um die Verlagerung von freier Luft oder intraabdominellen Prozessen nachzuweisen.

Aufnahme im Liegen

Die Abdomenübersichtsaufnahme im Liegen wird als zusätzliche Aufnahme angefertigt. Verkalkungen, Raumforderungen oder Fremdkörper können auf dieser Aufnahme anatomischen Strukturen besser zugeordnet werden. Ferner ist die Luftverteilung des Dünn- bzw. des Dickdarms bei einer Aufnahme im Liegen besser zuzuordnen.

Diagn. Wertigkeit	Patientenbelastung	Komplikationen	Kosten	Technischer Aufwand
++	+	0	+	+

92.3.2 Kontrastmitteldiagnostik des Gastrointestinaltrakts

Kontrastmittel

Zur Diagnostik des Gastrointestinaltrakts stehen 2 Klassen von Kontrastmitteln zur Verfügung:
- die Bariumsulfatsuspension oder
- jodierte, wasserlösliche Kontrastmittel.

Bariumsulfatsuspensionen werden bei fast allen Untersuchungen angewendet. Wasserlösliche, hochosmolare Kontrastmittel kommen nur zum Nachweis bzw. Ausschluß von Perforationen und im Rahmen von postoperativen Passagekontrollen zur Überprüfung der Funktion und Dichtigkeit von chirurgisch angelegten Anastomosen und Nähten zum Einsatz.

Ösophagus

■ **Indikationen.** Indikationen zum Ösophagusbreischluck bestehen bei Funktionsstörungen (z. B. Achalasie) bei Anomalien wie Aplasien und Atresien, dem Megaösophagus oder zum Nachweis von Ösophagusdivertikeln (Karasick u. Lev Toaff 1995).

Entzündliche Veränderungen oder Ösophagustumoren werden meist endoskopisch erfaßt. Allerdings können gerade benigne Tumoren durch die unauffällige Schleimhaut der Endoskopie entgehen (Levine et al. 1996).

Auch Zwerchfellhernien lassen sich üblicherweise besser mit radiologischen Untersuchungen nachweisen.

> **CAVE**
> Die Aspiration bariumhaltiger Kontrastmittel sowie hochosmolarer wasserlöslicher Kontrastmittel muß vermieden werden. Sie können in der Lunge zu Granulomen bzw. zu einem akuten Herz-Kreislauf-Versagen führen.

Bei Verdacht auf bronchoösophageale Fisteln sollten niedrig osmolare Kontrastmittel eingesetzt werden wie sie zur intravenösen Gabe z. B. bei der CT verwendet werden.

Diagn. Wertigkeit	Patientenbelastung	Komplikationen	Kosten	Technischer Aufwand
++	+	+	+	+

Magen und Duodenum

Die Bariumuntersuchung des Magens ist weitgehend durch endoskopische Verfahren abgelöst worden. Indikationen zur Röntgendiagnostik bestehen nur noch direkt postoperativ sowie zur Darstellung der Passageverhältnisse bzw. zur Überprüfung von Anastomosen bezüglich einer möglichen Insuffizienz. Da das Duodenum ebenfalls der Endoskopie zugänglich ist, findet die konventionelle Duodenographie kaum noch Anwendung (Cello 1995).

Diagn. Wertigkeit	Patientenbelastung	Komplikationen	Kosten	Technischer Aufwand
++	+	+	+	+

Dünndarm

Die Domäne der konventionellen Röntgenuntersuchungen mittels Barium ist die Dünndarmdiagnostik.

■ **Vorgehen.** Die fraktionierte Dünndarmpassage, bei der der Patient Bariumbrei trinkt, sollte nur dann angefertigt werden, wenn die Plazierung einer Duodenalsonde nicht gelingt. Als Goldstandard gilt das Enteroklysma nach Sellink.

Hierbei wird zunächst Bariumbrei über eine liegende Duodenalsonde appliziert. Nachdem die Jejunumschlingen im Monokontrast dargestellt worden sind, wird Methylzellulose appliziert, um die Bariumsäule weiter vorzutreiben und eine Doppelkontrastuntersuchung durch Auswaschen des Bariums zu ermöglichen. Der Vorteil des Verfahrens liegt in der guten Detaildiagnostik bezüglich Raumforderungen und Stenosen bzw. Schleimhautveränderungen.

■ **Indikationen.** Der Hauptindikationsbereich ist der Nachweis bzw. Ausschluß entzündlicher Dünndarmveränderungen. Weitere Einsatzmöglichkeiten bestehen in der Diagnostik benigner und maligner Tumoren, eines Malabsorptionssyndrom, eines Meckel-Divertikels, von Kollagenosen des Dünndarms oder Parasitosen (Moch et al. 1994).

Diagn. Wertigkeit	Patientenbelastung	Komplikationen	Kosten	Technischer Aufwand
+++	++	+	++	++

Dickdarm

Die Bariumdoppelkontrastuntersuchung des Dickdarms ist weitgehend durch die Endoskopie abgelöst worden. Kolonkontrasteinläufe sind in der Notfalldiagnostik mit wasserlöslichem Kontrastmittel indiziert. Hauptindikationen sind die perforierende Divertikulitis oder der Verdacht auf eine Perforation eines Tumors (Karasick et al. 1995).

Diagn. Wertigkeit	Patientenbelastung	Komplikationen	Kosten	Technischer Aufwand
++	++	+	++	++

92.3.3 Radiologische Fisteldarstellungen

Hauptindikation für perkutane Fisteldarstellungen ist die Beurteilung der genauen Tiefenausdehnung perianaler Fisteln. Nach Sondierung der kutanen Öffnung wird durch einen dünnen eingelegten Katheter wasserlösliches Kontrastmittel appliziert.

Die Vorteile der Fistulographie liegen in der relativ einfachen und schnellen Durchführbarkeit. Die Dokumentation beinhaltet u. U. auch schräge Ebenen. Nachteilig ist neben der Strahlenbelastung die unübersichtliche Darstellung komplexer Fistelsysteme, wobei nicht garantiert werden kann, daß das Fistelsystem komplett gefüllt worden ist.

Da das Kontrastmittel den Weg des geringsten Widerstands nimmt, kann durch Rücklaufen der Flüssigkeit eine Verunreinigung auf der Haut enstehen, die evtl. als Abszeß bzw. weitere Fisteln mißgedeutet wird, falls dies nicht während der Untersuchung erkannt wird.

CAVE

Die Fistulographie hat nach wie vor ihren Stellenwert in der Darstellung einfacher Fisteln. Bei komplexen Fistelsystemen wird sie heute durch die MRT ersetzt (Haggett et al. 1995).

Diagn. Wertigkeit	Patientenbelastung	Komplikationen	Kosten	Technischer Aufwand
+	+	0	+	+

92.4 Angiographie/TIPS

Die arterielle Angiographie ist durch die Etablierung der Schnittbildverfahren in der Diagnostik gastrointestinaler Erkrankungen deutlich zurückgedrängt worden.

Indikation

Diagnostische Angiographien werden heute häufig im Rahmen geplanter interventioneller Eingriffe durchgeführt. Hierunter zählen Chemoembolisationen nach selektiver Sondierung der A. hepatica sinistra oder dextra von hepatozellulären Karzinomen oder Blutungsembolisationen bei endoskopisch nicht stillbaren oder nicht auffindbaren Blutungen im mesenterialen Stromgebiet.

Als rein diagnostisches Verfahren ist die Angiographie in den meisten Zentren zur OP-Planung, insbesondere zur Frage der Operabilität von Pankreaskarzinomen indiziert.

Da die Entwicklung des Spiral-CTs mittlerweile eine optimale Gefäßrekonstruktion in der arteriellen und venösen Phase unter gleichzeitiger Darstellung des Organbezuges ermöglicht und die Weiterentwicklung immer besserer „work-stations" diese Rekonstruktionen immer schneller liefert, ist davon auszugehen, daß dieser letztgenannte Indikationsbereich in den nächsten Jahren verschwinden wird (Kaneko et al. 1997).

Transjugulärer portalvenöser Shunt

Als spezielle angiographische Technik und Intervention ist die Anlage eines TIPS (transjugulärer portalvenöser Shunt) zu nennen.

■ **Technisches Vorgehen.** Nach Punktion der rechtsseitigen V. jugularis interna wird eine nach ventral verlaufende Lebervene sondiert. Über diese wird mittels eines leicht gebogenen starren Mandrins eine Portalvene punktiert. Der geschaffene Shunt wird zur Vermeidung einer Okklusion mit einem selbstexpandablen Stent versorgt.

■ **Indikation.** Diese Shunts sind bei inoperablen Patienten mit Leberzirrhose entweder bei ausgedehnten Varizenblutungen oder therapierefraktärem Aszites indiziert.

Die Sondierung der Pfortader im Rahmen des TIPS ermöglicht ferner die Embolisation von Ösophagusvarizen in derselben Sitzung. Die Komplikationsrate ist vom klinischen Zustand des Patienten abhängig (Rössle 1997; Textor et al. 1998).

Eine Enzephalopathie bildet sich bei gut funktionierendem Shunt regelmäßig aus, so daß evtl. der Fluß im Shunt über denselben Zugangsweg wieder reduziert werden muß.

Diagn. Wertigkeit	Patientenbelastung	Komplikationen	Kosten	Technischer Aufwand
++	+++	++	+++	+++

92.5
PTC/PTD

Die Durchführung einer rein diagnostischen PTC (perkutan transhepatische Cholangiographie) ist durch die Entwicklung endoskopischer Techniken, der Sonographie bzw. des CT eine Rarität geworden. Sie wird heute fast ausschließlich im Rahmen einer gleichzeitigen Galleableitung (PTD) bei nicht möglicher endoskopischer Versorgung von malignen und benignen Gallengangsstenosen eingesetzt.

Technisches Vorgehen

Zur Anlage einer perkutan transhepatischen Drainage (PTD, oder auch perkutane transhepatische Cholangiodrainage/PTCD) erfolgt die Punktion eines Gallengangs entweder von rechts von der mittleren bis vorderen Axillarlinie aus oder von links, etwa 1–2 cm links lateral der Medianlinie unterhalb des Sternums. Nach Darstellung der intra- und extrahepatischen Gallengänge wird in Seldinger-Technik eine Drainage von 7–8 French eingeführt.

Üblicherweise wird bereits in der ersten Sitzung versucht, die Stenose zu passieren und somit eine kombiniert interne/externe Drainage zu legen. Die Spitze der Drainage wird im Dünndarm plaziert und die Galle kann durch die Seitlöcher in der Drainage entweder in den Dünndarm oder aber in einen am perkutanen Ende der Drainage befestigten Beutel abfließen.

92.5.1
Diagnostische und therapeutische Möglichkeiten

Über den geschaffenen perkutanen Zugangsweg ist es möglich, diverse interventionelle Eingriffe mehrzeitig durchzuführen. Hierzu wird die Drainage in der nächsten Sitzung gegen eine Schleuse ausgetauscht, über die Biopsiezangen, Lasersonden, Stents, Thermoablationssonden, Dormiakörbchen, Cholangioskope, intraduktale Ultraschallsonden u. a. eingeführt werden können.

Die diagnostischen Methoden, die über den perkutanen Zugangsweg möglich werden, sind somit die perkutane Biopsie und Bürstenzytologie des Gallengangs, die Cholangioskopie mit den entsprechenden Optionen über den 3 French dicken Arbeitskanal und der intraduktale Ultraschall (9–21 MHz).

Therapeutische Maßnahmen beinhalten überwiegend
- die Implantation von Metallgitterstents (meist selbstexpandabler Wallstents; Rieber u. Brambs 1997),
- ferner Ballondilatationen von benignen Stenosen,
- die thermisch induzierte Rekanalisierung von malignen Stenosen mittels bipolarer Sonden oder Laser (Farbstofflaser),

- die Steinentfernung oder -fragmentation mittels Dormiakörbchen, Ballonkatheter oder Laser sowie
- die Durchführung der intraduktalen Strahlentherapie in Afterloading-Technik (meist mit Iridium 192).

92.5.2
Komplikationen

Die Mortalität der PTD liegt bei 0,5–6 %. Die häufigsten Akutkomplikationen sind die gallige Peritonitis und Blutungen in die Bauchhöhle, ins Leberparenchym oder in die Gallengänge. Die Komplikationsrate wird mit 10–23 % angegeben.

Da die Galle bei 25–36 % der Patienten mit malignen Stenosen und bei 70–90 % der Patienten mit Gallengangssteinen infiziert ist, sollte nach Anlage einer PTD eine breitbandantibiotische Abdeckung erfolgen (Goodwin et al. 1997).

Ist der perkutane Zugangsweg einmal geschaffen, so ist die Komplikationsrate bei weiteren interventionellen Eingriffen zu vernachlässigen. Die Stentokklusionsrate wird bei malignen Grunderkrankungen mit 5–19 % in Abhängigkeit vom Nachbeobachtungszeitraum und dem behandelten Patientenkollektiv angegeben.

Die günstigste Prognose weisen Patienten mit intraduktal bestrahlten Gallengangstumoren auf, die schlechteste Patienten mit weit fortgeschrittenen Pankreaskarzinomen, Lebermetastasen oder hilären Lymphknotenmetastasen. Ein okkludierter Stent kann üblicherweise über eine Re-PTCD kanalisiert und ein zweiter Stent implantiert werden.

Diagn. Wertigkeit	Patientenbelastung	Komplikationen	Kosten	Technischer Aufwand
+++	++++	+++	+++	+++

92.6
Computertomographie

Der Vorteil der Computertomographie liegt darin, daß alle Organe vollständig erfaßt werden können und die Befunde reproduzierbar sind. Die CT ist somit nicht untersucherabhängig und liefert auch bei schlechtem Allgemeinzustand des Patienten eine gute Bildqualität. Durch die Entwicklung der Spiral-CT kann mittlerweile das gesamte Abdomen in Atemstillstand in etwa 15–30 s untersucht werden. Ferner erlaubt die CT multiplanare Rekonstruktionen bzw. 3D-Rekonstruktionen. Durch die neueste Entwicklung von Multidetektorsystemen, die eine Aufnahme von je 4 Bildern in 0,5 s erlauben, wird die Untersuchungszeit weiter reduziert und die Qualität der Rekonstruktionen noch überzeugender. Niedrigdosisprogramme ermöglichen gleichzeitig eine zunehmende Reduktion der Strahlenbelastung bei gleicher Bildqualität. Die Indikationen zur CT sind vielfältig.

92.6.1
Oberbauchorgane

Eine Hauptindikation für die CT im Bereich der Oberbauchorgane ist die weitere Abklärung eines unklaren Ultraschallbefunds sowie die differentialdiagnostische Einengung fokaler Prozesse (Baron et al. 1996; Leslie et al. 1995). Dies trifft insbesondere für Organe wie Leber, Milz, Nebennieren und Nieren zu.

■ **Leber.** Im Bereich der Leber sind auch diffuse Leberparenchymerkrankungen, wie z. B. eine hepatozelluläre Verfettung, eine Leberzirrhose oder Speicherkrankheiten zu nennen (de Lange et al. 1996). Bei der portalen Hypertension stellt die CT neben der Splenomegalie auch die Kollateralgefäße dar. Weitere Indikationen sind
- das Budd-Chiari-Syndrom,
- der Verdacht auf Leberabszesse sowie
- der Nachweis traumatischer Veränderungen wie Rupturen und Einblutungen.

■ **Gallenblase und Gallenwege.** Gallenblase und Gallenwege sind meist sonographischen Verfahren zugänglich. Die CT weist gegenüber der Sonographie den Vorteil auf, daß Veränderungen im Bereich der Leberpforte artefaktfrei dargestellt werden. Üblicherweise kommt die Computertomographie bei tumorösen Raumforderungen im Bereich der Gallenblase bzw. des Gallenganges zum Einsatz.

■ **Pankreas.** Im Bereich des Pankreas wird die CT meist bei entzündlichen Veränderungen bzw. zur präoperativen Planung bei Pankreaskarzinomen eingesetzt.

Die Sensitivität des Verfahrens in der Diagnostik kleinerer Pankreastumoren ist der der ERCP und dem endoskopischen Ultraschall (EUS) deutlich unterlegen. So betrug in einer neueren Arbeit die Trefferquote im Staging von Pankreastumoren für das Spiral-CT 86 % (EUS 90 %) bez. des T-Stadiums und 77 % (EUS 86 %) bez. des N-Stadiums. Bei isolierter Betrachtung von kleinen Tumoren (unter 15 mm Größe) war der Unterschied zugunsten des EUS noch ausgeprägter (Legmann 1998).

■ **Staging bei Malignomen.** Dagegen gilt die CT als wichtigstes bildgebendes Verfahren zum prä- und postoperativen Staging bei Malignomen (Boudghene et al. 1994; Lu et al. 1996). Dies liegt einerseits an der hohen Sensitivität in der Diagnostik von Organmetastasen sowie der artefaktfreien Darstellung des Retroperitoneums und der Strukturen im kleinen Becken.

Bei Patienten, bei denen der Tumor nach CT-Kriterien als irresektabel eingestuft wird, beträgt die diagnostische Genauigkeit der CT nahezu 100 % bezogen auf die chirurgischen Befunde.

Kontraindikationen
Prinzipiell gibt es keine Kontraindikationen zur Durchführung einer CT. Da aber die CT ohne intravenöse Kontrastmittelgabe einen mäßigen Gewebekontrast aufweist, ist bei bekannter Kontrastmittelallergie zu eruieren, ob nicht statt der CT einer MRT der Vorzug zu geben ist. Leichte Kontrastmittelallergien werden mit einer Häufigkeit von 2–4 % angegeben, die Mortalitätsraten von 1:40.000 bis 1:80.000.

Diagn. Wertigkeit	Patienten-belastung	Kompli-kationen	Kosten	Technischer Aufwand
+++	+	0-+	++	+++

92.6.2
Dünn- und Dickdarm

Erkrankungen des Dünn- und Dickdarms galten bislang nicht als Indikationsbreich für die CT. Durch die Entwicklung neuer Scanner wird sie jedoch auch hier häufiger eingesetzt (Curtin et al. 1995). Ihre Domäne besteht in der Diagnostik extraluminaler Prozesse. Die CT ist in der Lage, Darmwandverdickungen hochsensitiv nachzuweisen. Damit ist eine Aussage zum Ausmaß von entzündlichen bzw. tumorösen Veränderungen möglich (Taourel et al. 1995, 1996 a).

Akute entzündliche Veränderungen weisen ferner eine Kontrastmittelaufnahme nach intravenöser Applikation auf.

Konglomerattumoren und Abszesse (auch retroperitoneal gelegene) können problemlos diagnostiziert werden (Klein et al. 1995).

Die CT ermöglicht auch die optimale Darstellung des anatomischen Bezugs des pathologischen Prozesses zum umgebenden Gewebe. Insbesondere bei komplexen Veränderungen spielt hier die gute Dokumentation und Reproduzierbarkeit der Befunde eine wichtige Rolle (Zerhouni et al. 1996). Die CT ist gering artefaktanfällig. Fisteln und Stenosen können ebenfalls diagnostiziert werden.

Im kleinen Becken wird wegen des besseren Gewebekontrasts der MRT der Vorzug gegeben.

Diagn. Wertigkeit	Patienten-belastung	Kompli-kationen	Kosten	Technischer Aufwand
+++	+	0-+	++	+++

92.7
Magnetresonanztomographie (MRT)

Durch die Entwicklung der neuen Gerätegeneration ergibt sich für die MRT zunehmend ein ähnlicher Indikationsbereich wie für die CT. Prinzipiell können alle Oberbauchorgane in annähernd gleich guter Qualität wie in der CT dargestellt werden. Häufig werden unklare Veränderungen, die weder sonographisch noch computertomographisch verläßlich abzuklären sind, mittels MRT untersucht.

Indikationen
Als Verfahren der Wahl gilt die MRT heute in der Diagnostik fokaler Leberläsionen, da sie sensitiver und spezifischer zu sein scheint als die CT (Arrive et al. 1994). Die bessere Sensitivität wird aber in neuester Zeit durch die Möglichkeit der Durchführung einer biphasischen Spiral-CT (in arterieller und portalvenöser Phase) wieder in Frage gestellt, so daß beide Verfahren derzeit wohl als gleich gut zu gelten haben (Hollett et al. 1995; Oi et al. 1996).

In der Oberbauchdiagnostik wird aufgrund der besseren Verfügbarkeit und wegen der geringeren Kosten der CT der Vorzug gegeben.

! Da die CT des Oberbauchs fast obligat nach intravenöser Kontrastmittelgabe durchgeführt werden muß, bleibt die MRT insbesondere dem Patienten vorbehalten, der aufgrund einer Kontrastmittelallergie nicht computertomographisch untersucht werden kann.

■ **Darmerkrankungen.** Bislang war die MRT nicht im klinischen Routineeinsatz in der Diagnostik von Darmerkrankungen indiziert. Ursache hierfür waren Atmungsartefakte, Artefakte durch die Darmperistaltik, die relativ lange Meßzeit sowie die schlechte Auflösung. Durch methodische Verbesserungen wurde die Einsatzmöglichkeit optimiert.

Bei entzündlichen Darmerkrankungen erlaubt die MRT im Abdomen mittlerweile eine gleich gute Darstellung wie die CT, so daß der MRT insbesondere bei Patienten mit M. Crohn der Vorzug gegeben wird (Rieber 1998). Im kleinen Becken gilt die MRT in der Diagnostik von perianalen Fisteln aufgrund der besseren anatomischen Auflösung als das Verfahren der Wahl.

Vorteile
Neue Softwareentwicklungen ermöglichen ferner eine ultraschnelle Bildgebung in Atemanhaltetechnik. Mit solchen Sequenzen können u. a. die Gallengänge und der Pankreasgang in Form einer MRCP (Magnetresonanzcholangiopankreatikographie) untersucht werden (s. S. 1051 ff.).

Vorteile der MRT sind prinzipiell die fehlende Strahlenbelastung, die multiplanare Schichtführung und der gute Gewebekontrast.

Das verwendete intravenöse Kontrastmittel, ein Gadolinium-Chelat-Komplex, weist deutlich geringere Nebenwirkungsraten als die Röntgenkontrastmittel auf. Allergien liegen im Promillebereich, ein Kontrastmittelzwischenfall mit Todesfolge ist bislang nur in einem Fall beschrieben worden, wobei die Kausalität fraglich ist. Wegen der geringen Nephrotoxizität ist die Applikation auch bei eingeschränkter Nierenfunktion unbedenklich.

Kontraindikationen
Kontraindikationen bestehen nach Schrittmacherimplantation, Implantation von magnetischen Fremdkörpern und bei Klaustrophobie.

Diagn. Wertigkeit	Patientenbelastung	Komplikationen	Kosten	Technischer Aufwand
+++	+	0–(+)	+++	+++

92.8 Szintigraphie

Szintigraphische Untersuchungen stellen die regionale Durchblutung und Organfunktion dar. Abhängig vom verwendeten Radiotracer können spezifische Leistungen einzelner Organe abgebildet werden. Mittels Sequenzszintigraphie wird der zeitliche Ablauf erfaßt. Durch die Funktionsszintigraphie werden spezifische Leistungen semiquantitativ oder auch absolut quantitativ berechnet.

Im Vergleich zur morphologischen Bildgebung erfordert die Beobachtung von Funktionsabläufen einen ausreichend langen Zeitraum, um verschiedene Phasen einer Organfunktion (z. B. Durchblutung, Sekretion, Exkretion) sichtbar zu machen.

Speicheldrüsen
■ **Technisches Vorgehen.** ^{99m}Tc-Pertechnetat wird von den Epithelien der Ausführungsgänge der Speicheldrüsen aufgenommen. Rund 0,5 % der venös applizierten Aktivität werden innerhalb von 20 min pro Drüse akkumuliert. Die Exkretion wird mit Zitronensäure stimuliert.

■ **Indikation.** Anhand von Funktionskurven lassen sich entzündliche von obstruktiven Veränderungen abgrenzen (Valdes Olmos et al. 1994).

Chronisch entzündliche Veränderungen (z. B. nach Bestrahlung oder beim Sjögren-Syndrom) äußern sich in einer verminderten Sekretionsleistung bei freien Abflußverhältnissen.

Diagn. Wertigkeit	Patientenbelastung	Komplikationen	Kosten	Technischer Aufwand
+	0–	0–	+	+

Ösophagus
■ **Technisches Vorgehen.** Die Peristaltik des Ösophagus und die Kardiafunktion lassen sich mit gasförmigen, liquiden und soliden Radiopharmaka darstellen (s. Kap. 14). Der Vorteil gegenüber der morphologisch exakten Röntgendiagnostik besteht darin, über einen längeren Zeitraum multiple peristaltische Wellen analysieren zu können.

■ **Indikation.** Beginnende Kontraktionsstörungen oder Inkoordinationsstörungen sind daher sensitiver zu erfassen. Die Frequenz und Geschwindigkeit der peristaltischen Wellen kann ebenso wie die Volumenclearance des Ösophagus berechnet werden. Bei der Refluxszintigraphie wird der gastroösophageale Reflux semiquantitativ bestimmt (Frusciante et al. 1988).

Diagn. Wertigkeit	Patientenbelastung	Komplikationen	Kosten	Technischer Aufwand
++	0+	0+	+	+

Magen
Ausschließlich nuklearmedizinische Methoden gestatten physiologische und quantitative Aussagen zur Magenmotilität und -entleerung (s. Kap. 16). Mit flüssigen und festen Testmahlzeiten kann die Mischbewegung des Magen mittels Fourier-Analyse nach Ursprungsort und Ausbreitung beobachtet werden.

Auf die Entleerungsgeschwindigkeit nehmen zahlreiche Faktoren Einfluß (flüssige/feste Nahrung, Kohlenhydrat- bzw. Fettgehalt), so daß Referenzbereiche sich stets auf definierte Mahlzeiten beziehen (Halbwertszeit der Magenentleerung für Flüssigkeiten etwa 30 min, für Hühnerei etwa 90–120 min) und für Verlaufsuntersuchungen identische Bedingungen eingehalten werden müssen (Parkman et al. 1995).

Diagn. Wertigkeit	Patientenbelastung	Komplikationen	Kosten	Technischer Aufwand
+	0–	0–	+	+

Leber

■ **Durchblutung.** Ein intravenös applizierter kolloidaler Radiotracer wird vom retikuloendothelialen System (RES) der Leber bei der ersten Passage vollständig phagozytiert. Die Durchblutung der Leber kann daher auch absolut bestimmt werden, wenn die Größe des Blutvolumens bekannt ist. Mit der Perfusionsszintigraphie kann das arterioportale Durchblutungsverhältnis nichtinvasiv bestimmt werden. Bei einem zirrhotischen Umbau der Leber ist der portalvenöse Anteil stark rückläufig.

Die statische Leberszintigraphie zum Metastasennachweis wurde durch die Sonographie abgelöst.

■ **Funktion.** Die Choleszintigraphie mit Iminodiazetatderivaten hat zur Prüfung der hepatozellulären Funktion und des Galleflusses hingegen weiterhin ihre Bedeutung (Davis u. McCarroll 1994). Die parenchymale Funktion, der duodenogastrale Reflux, Abflußverhalten und Galleleckage nach Operationen sowie die Funktion von Lebertransplantaten sind sensitiv meßbar.
Beim Ikterus (auch bei Neugeborenen) mit erhöhten Bilirubinwerten werden die Radiotracer noch von den Hepatozyten aufgenommen, wenn Röntgenkontrastmittel nicht mehr ausreichend in der Leber angereichert werden.

■ **Raumforderungen.** Bei der Differentialdiagnostik von Lebertumoren vermag die Choleszintigraphie die fokal noduläre Hyperplasie (FNH) und das Hepatom sicher voneinander zu unterscheiden (Kotzerke et al. 1989).

Für den spezifischen Nachweis von Hämangiomen ist die Blutpoolszintigraphie geeignet, wobei für die bessere Auflösung Spätaufnahmen in tomographischer Technik (SPECT) erforderlich sind (Middleton 1996).

Diagn. Wertigkeit	Patientenbelastung	Komplikationen	Kosten	Technischer Aufwand
+	0–	0–	+	+

Milz

Die Sequestrierung von wärmegeschädigten Erythrozyten kann szintigraphisch einfach gemessen werden. Das Verfahren ist einzigartig zum Nachweis einer Splenosis und stellt auch noch Milzgewebe von 1 ml Volumen dar. Aufnahmen sind in planarer oder tomographischer Technik möglich (Normand et al. 1993).

Diagn. Wertigkeit	Patientenbelastung	Komplikationen	Kosten	Technischer Aufwand
++	0–	0–	+	+

Pankreas

Der Aminosäureumsatz in den exokrinen Azinuszellen wurde früher mit ^{75}Se-Methionin und heute mit ^{11}C-Methionin und PET untersucht. Da sich in dieser Technik maligne Prozesse jedoch nicht vom normalem Gewebe unterscheiden, wird derzeit zur Tumordiagnostik ^{18}F-Fluordesoxyglukose (FDG) verwandt (s. Abschn. 92.9).

Diagn. Wertigkeit	Patientenbelastung	Komplikationen	Kosten	Technischer Aufwand
+	0–	0–	+++	++

Darm

Der enterale Eiweißverlust bei exsudativer Enteropathie (s. Kap. 7, 75) oder gastrointestinaler Blutung kann nach intravenöser Applikation von ^{99m}Tc-Albumin gemessen werden.

Die entzündliche Aktivität und Ausdehnung beim Morbus Crohn läßt sich szintigraphisch mit markierten Leukozyten ebenso bestimmen wie bei Appendizitis. Teilweise werden entzündliche Darmanreicherungen als ein Nebenbefund bei der Leukozyten/Granulozyten-Szintigraphie aus anderer Indikation entdeckt (z.B. Fokussuche bei Fieber unklarer Genese).

Diagn. Wertigkeit	Patientenbelastung	Komplikationen	Kosten	Technischer Aufwand
++	+	0–	+	+

Blutungsquellen

■ **Bei Kindern.** Bei Hinweisen auf gastrointestinale Blutungen muß im Kindesalter ein Meckel-Divertikel ausgeschlossen werden. Die Szintigraphie nutzt aus, daß die serösen und muzinösen Drüsen der Magenschleimhaut ^{99m}Tc-Pertechnetat aufnehmen, auch wenn sie in den Ösophagus oder den Dünndarm versprengt sind.

■ **Bei Erwachsenen.** Bei Erwachsenen erfolgt die Suche der gastrointestinalen Blutungsquelle nach Markierung der Erythrozyten mit Technetium. Sikkerblutungen sind bereits ab wenigen Millilitern nachweisbar. Eine exakte Lokalisierung gelingt jedoch nur bei einer stärkeren Blutung und in der Frühphase der Untersuchung, da die Erythrozyten sonst im Darm weitertransportiert werden und sich nur das terminale Ileum bzw. das Colon ascendens darstellen.

Der Vorteil der Technik besteht darin, daß eine intermittierende Blutung über einen langen Zeitraum (24 h) beobachtet werden kann, so daß die Nachweiswahrscheinlichkeit steigt (Garofalo u. Abdu 1997).

> ! Beim Nachweis einer Blutung erfolgt präoperativ jedoch immer eine Angiographie.

Diagn. Wertigkeit	Patientenbelastung	Komplikationen	Kosten	Technischer Aufwand
++	+	0–	+	+

Tumordiagnostik

■ **Möglichkeiten.** Endokrine Tumoren des Gastrointestinaltrakts und des Pankreas (GEP-Tumoren) können szintigraphisch nachgewiesen werden, wenn sie Somatostatinrezeptor-positiv sind. Dazu wird ein radioaktiv markiertes Somatostatinanalogon (^{111}In-Pentetretid) intravenös appliziert und Aufnahmen nach 4 und 24 h durchgeführt. Während Gastrinome und Karzinoide mit über 90 % Sensitivität erkannt werden, weist man Insulinome nur in der Hälfte der Fälle nach (Nocaudie et al. 1996). Jodmarkiertes Benzylguanidin (MIBG) zeigt eine hohe Ähnlichkeit mit den Katecholaminen und wird in die chromaffinen Granula teils aktiv und teils passiv aufgenommen. Da das MIBG nicht durch die Monoaminoxidase metabolisiert wird, akkumuliert die Substanz im hormonaktiven Gewebe des Phäochromozytoms, des Neuroblastoms und des Karzinoids (Wiseman u. Kvols 1995).

■ **Technisches Vorgehen.** Für die Detektion einer Läsion muß ein ausreichender Kontrast zum Hintergrund bestehen, so daß Aufnahmen erst 24 h nach der Radiotracerapplikation erfolgen. Markierte murine Antikörper (z. B. gegen Oberflächenantigene von Tumorzellen wie das karzinoembryonale Antigen) können ebenfalls zur Tumordetektion eingesetzt werden. Sie sind gegenüber FDG-PET zur Tumordetektion jedoch ins Hintertreffen geraten.

Diagn. Wertigkeit	Patientenbelastung	Komplikationen	Kosten	Technischer Aufwand
+	+	0–	++	+

92.9 Positronenemissionstomographie (PET)

92.9.1 Grundlagen

Technische Grundlagen

Positronen anhilieren mit Elektronen aus der Umgebung unter Aussendung von 2 entgegengesetzten Gammaquanten. Der ringförmige PET-Scanner mißt die koinzidenten Signale und ordnet das Zerfallsereignis einem Punkt auf der Koinzidenzlinie zu. Die räumliche Aktivitätsverteilung wird anschließend mit einer Auflösung von wenigen Millimetern rekonstruiert.

Der meßtechnische Vorteil liegt gegenüber der konventionellen Gammakamera in einer sehr viel höheren Empfindlichkeit und einer besseren Auflösung. Die Möglichkeit einer Absorptionskorrektur besteht inzwischen auch für die Gammakamera.

Positronenstrahler sind kurzlebig (Halbwertszeit von Minuten bis Stunden) und werden im Zyklotron hergestellt.

Einsatzmöglichkeiten

Wesentliche Vertreter sind ^{11}C, ^{13}N, ^{15}O und ^{18}F, so daß physiologische Substanzen (z. B. Wasser, Glukose, Aminosäuren oder Rezeptorliganden) oder Medikamente (z. B. 5-Fluorouracil, ^{13}N-Cisplatin) radioaktiv markiert werden können und sich ihr Verhalten im Stoffwechsel des menschlichen Körpers verfolgen läßt. Die Messung ist quantitativ und läßt die Berechnung von Perfusion, Sauerstoffverbrauch oder Glukoseutilisation in absoluten Werten zu.

■ **Tumordiagnostik.** Konzeptionell vorteilhaft ist, daß maligne Tumoren vermehrt Glukose aufnehmen, so daß ^{18}F-markierte FDG zur Detektion eingesetzt werden kann. Nach der intrazellulären Aufnahme wird FDG zwar phosphoryliert, nimmt aber nicht am weiteren Stoffwechsel teil, so daß sie nur akkumuliert. Nach etwa 60 min besteht dann ein hoher Kontrast zwischen Tumor und Umgebung. Innerhalb weiterer 60 min kann eine Ganzkörpertomographie durchgeführt werden.

Für die absolute Quantifizierung (regionale Glukoseutilisation) sind hingegen dynamische Studien ab Injektion und eine anschließende Berechnung mit Hilfe eines Kompartmentmodells erforderlich. Die FDG-Aufnahme ist jedoch nicht auf Tumoren beschränkt, sondern auch bei akut entzündlichen Prozessen erhöht. Physiologischerweise wird FDG im Gehirn und je nach vorherrschendem Substratangebot auch im Herzen stark angereichert.

92.9.2 Klinische Anwendung

Die weiteste Verbreitung hat bisher die Diagnostik mit FDG-PET erlangt. Die Methode wird zum Primärstaging (TNM-Stadium) ebenso wie zur Verlaufskontrolle unter Therapie und zur Rezidivdiagnostik bzw. Bestimmung der Tumorvitalität eingesetzt (Strauss u. Conti 1991). Größere Studien wurden beim Pankreaskarzinom und kolorektalen

Tumoren durchgeführt, während für das Magen-, Ösophagus- und das Leberzellkarzinom noch keine ausreichenden Daten vorliegen (Reske et al. 1996). Die Bedeutung für verschiedene Tumoren hängt auch von der Tumorbiologie (Intensität der FDG-Aufnahme), dem diagnostischen Bedarf und der Konsequenz für die Therapie ab. Die Messung der tumoralen Aufnahme von markierten Chemotherapeutika ist bislang noch als präklinisch anzusehen.

Diagnostische Möglichkeiten
Die Differenzierung einer computertomographisch nachgewiesenen Auffälligkeit im kleinen Becken nach Resektion eines Rektumkarzinoms in vitalen Tumor oder Narbe ist ein typisches Beispiel für die Kompetenz der Methode.

Auch die Identifizierung kleiner Läsionen in der Leber als sichere Metastasen durch die vermehrte FDG-Aufnahme gewinnt zunehmend an Bedeutung.

Der Nachweis extrahepatischer Läsionen bei bekannter Lebermetastasierung des Kolonkarzioms hilft, unnötige Operationen und somit auch Kosten zu vermeiden (Vitola et al. 1996).

Der Einsatz von PET ist jedoch auch sehr an die lokalen Gegebenheiten einer Klinik gebunden (Verfügbarkeit, Erfahrung, diagnostisches Stufenschema).

Diagn. Wertigkeit	Patientenbelastung	Komplikationen	Kosten	Technischer Aufwand
+/+++	0–	0–	+++	+++

92.10
Rationelle Anwendung von bildgebenden Verfahren in der Gastroenterologie

Im Vordergrund steht bei allen diagnostischen Maßnahmen immer das klinische Bild, mit „Leitsymptomen" und weiteren anamnestischen, klinischen und laborchemischen Befunden. Hierdurch wird das diagnostische Vorgehen, insbesondere die Auswahl und die Reihenfolge der anzuwendenden bildgebenden Verfahren wesentlich beeinflußt.

Darüber hinaus sind jedoch Parameter wie die diagnostische Wertigkeit einer Methode bei gegebener Fragestellung, die Belastung des Patienten und nicht zuletzt die Kosten der Untersuchung zu berücksichtigen.

Es soll speziell der Einsatz bildgebender Verfahren bei verschiedenen gastroenterologischen Problemen gewertet werden, mit dem Ziel eines optimierten und effektiven diagnostischen Vorgehens.

92.10.1
Abklärung von Leitsymptomen gastrointestinaler Erkrankungen

Dysphagie und retrosternale Schmerzen als Hinweis auf ösophageale Erkrankungen
(s. Kap. 2, 3, 14)

Dysphagie und retrosternale Schmerzen sind als Symptome einer ösophagealen Erkrankung anzusehen. Der Einsatz von bildgebenden Verfahren dient dann zur Verifizierung oder zum Ausschluß entzündlicher, tumoröser oder funktioneller Erkrankungen des Ösophagus.

Rationeller Einsatz der Verfahren
Hier steht die Endoskopie als erstes Verfahren im Vordergrund, insbesondere da sie die Möglichkeit eine Biopsie mit histologischer Feindiagnostik ermöglicht.

Der Ösophagusbreischluck als radiologisch bildgebendes Verfahren kann zusätzliche Hinweise bieten, z. B. bei primär nicht passierbaren Stenosen, bei Motilitätsstörungen oder bei Divertikeln. In der primären Diagnostik ist er jedoch selten erforderlich.

In vereinzelten Fällen, z. B. bei Impression des Ösophaguslumens oder radiologischer Verbreiterung des Mediastinums, können die Endosonographie oder die CT indiziert sein.

Übelkeit und Erbrechen (s. Kap. 3)

Übelkeit und Erbrechen sind unspezifische Symptome, die bei vielen systemischen und auch zentralnervösen Erkrankungen auftreten. Der Einsatz von bildgebenden Verfahren ist daher nur indiziert bei konkretem klinischem Verdacht, insbesondere zum Ausschluß einer organischen bzw. obstruierenden Erkrankung (Tumor, Ulcus ventriculi oder duodeni, mechanischer Ileus).

Rationeller Einsatz der Verfahren
Die Gastroskopie ermöglicht den Nachweis, bzw. den Ausschluß einer Magenausgangsstenose bei entzündlichen, ulzerösen oder tumorösen Veränderungen im oberen Gastrointestinaltrakt (saueres oder postprandiales Erbrechen).

Bei Verdacht auf eine tieferliegende Stenose (galliges Erbrechen, Miserere) erfolgt die Abdomenübersichtaufnahme zum Nachweis eines Ileus.

In der weiteren Lokalisationsdiagnostik gibt die Sonographie Informationen durch den Nachweis von dilatierten Darmschlingen, Pendelperistaltik und evtl. einer Wandverdickung, z. B. beim M. Crohn.

Die bisher übliche MDP mit wasserlöslichem Kontrastmittel zur Lokalisationsdiagnostik ist nur erforderlich, wenn in der Sonographie keine ausreichenden Informationen erhältlich waren, bzw. um präoperativ eine reproduzierbare Dokumentation zu erhalten. Dabei ist u. U. die CT vorzuziehen, da diese bei geringerer Kontrastmittelbelastung eine entsprechende Lokalisationsdiagnostik ermöglicht, ergänzt durch Informationen über extraluminal bzw. retroperitoneal gelegene evtl. ursächliche Prozesse.

Gastrointestinale Blutungen

Differentialdiagnosen (s. Kap. 4)
Gastrointestinale Blutungen stammen in 85% der Fälle aus dem oberen Gastrointestinaltrakt. Hierbei kommen in erster Linie peptische Läsionen (Erosionen, Ulcera ventriculi oder duodeni u. a.) oder Varizenblutungen (Ösophagus- oder Fundusvarizen) in Frage.

Im Kolon sind Divertikelblutungen, Angiodysplasien oder Tumoren die häufigsten Ursachen. Daneben kommen chronisch entzündliche, infektiöse oder ischämische Kolitiden in Frage.

Blutungen aus dem Dünndarm sind häufig nur schwer zu erfassen.

Rationeller Einsatz der Verfahren
Der Einsatz von diagnostischen Verfahren bei gastrointestinaler Blutung erfolgt nicht nur mit dem Ziel einer Lokalisation und Ursachenabklärung, sondern speziell auch im Hinblick auf eine nichtinvasive Blutstillung. Die Auswahl der Verfahren richtet sich nach den klinischen Zeichen und der vorliegenden Blutungsintensität.

■ **Endoskopische Primärdiagnostik.** Nachdem die klinischen Blutungszeichen Melaena und Hämatochezie keine sichere Lokalisationszuordnung erlauben, sind die Gastroskopie und die Proktosigmoidoskopie in der Primärdiagnostik der gastrointestinalen Blutung obligat. Die Reihenfolge orientiert sich an der vorherrschenden Symptomatik. Blutungen außerhalb des damit einsehbaren Bereichs sind in aller Regel klinisch leicht bis mäßig stark ausgeprägt, so daß ausreichend Zeit für eine adäquate Vorbereitung und für die Durchführung einer totalen Ileokoloskopie bleibt (Abb. 92.1 a–d).

■ **Angiographie.** Bei massiven, nicht lokalisierbaren oder endoskopisch nicht therapierbaren Blutungen ist eine rasche Lokalisation mittels Angiographie möglich, wobei auch hier eine therapeutische Option besteht (Abb. 92.2 a, b).

■ **Szintigraphie.** Gastrointestinale Blutungen verlaufen vielfach rezidivierend mit oft längeren blutungsfreien Intervallen, die dann angiographisch nicht erfaßt werden. Hier bietet die Blutpoolszintigraphie aufgrund des längeren Beobachtungszeitraums von bis zu 24 h Vorteile. In der Praxis wird dieses Verfahren meist erst nach Ausschöpfung der endoskopischen Verfahren eingesetzt (Gupta et al. 1995). Eine Lokalisation der Blutungsquelle gelingt dann, wenn szintigraphische Bilder während der Blutung oder kurz danach angefertigt werden (Abb. 92.3). Wird bei Spätaufnahmen das markierte Blut im Kolon lokalisiert, war die Blutung oralwärts, ohne daß sich die Quelle angeben ließe.

■ **Weitere Untersuchungen.** Routinemäßig wird bei weiterhin unklarer Blutungsquelle die Röntgenuntersuchung des Dünndarms nach Sellink unter dem Verdacht auf Dünndarmtumoren oder Divertikel angeschlossen, ebenso wird (besonders bei jungen Patienten) ein Meckel-Divertikel szintigraphisch oder angiographisch abgeklärt (Abb. 92.4).

Sonographie und CT sind lediglich bei extraluminalen Blutungen mit entsprechenden Hämatomen und, unter Einsatz der Spiral-CT, evtl. sekundärer Rekonstruktion mit anatomischem Bezug zu dem blutenden Gefäß von Bedeutung.

Akute abdominelle Schmerzen, akutes Abdomen (s. Kap. 1)

Differentialdiagnosen
Die häufigsten Ursachen sind akute Entzündungen (Appendizitis, Cholezystitis, Pankreatitis, Divertikulitis), Obstruktionen (Cholelithiasis, Nephrolithiasis, mechanischer Ileus) oder Perforationen (Magen- oder Duodenalulzera, Divertikulitiden) von abdominellen Organen. Dazu kommen Tumorerkrankungen, mesenteriale Ischämien, Stoffwechselerkrankungen oder Intoxikationen.

Rationeller Einsatz der Verfahren
Der Einsatz von bildgebenden Verfahren in der Diagnostik des akuten Abdomens dient der Festlegung von Ursachen und Lokalisation der zugrundeliegenden Störung.

■ **Sonographie.** Die Durchführung einer Abdomensonographie erlaubt auf relativ einfache und nichtbelastende Weise die Festlegung eines Großteils der in Frage kommenden Erkrankungen. Konkret lassen sich Hinweise auf Obstruktionen im Bereich der Gallenwege, der ableitenden Harnwege oder des Gastrointestinaltrakts meist problemlos

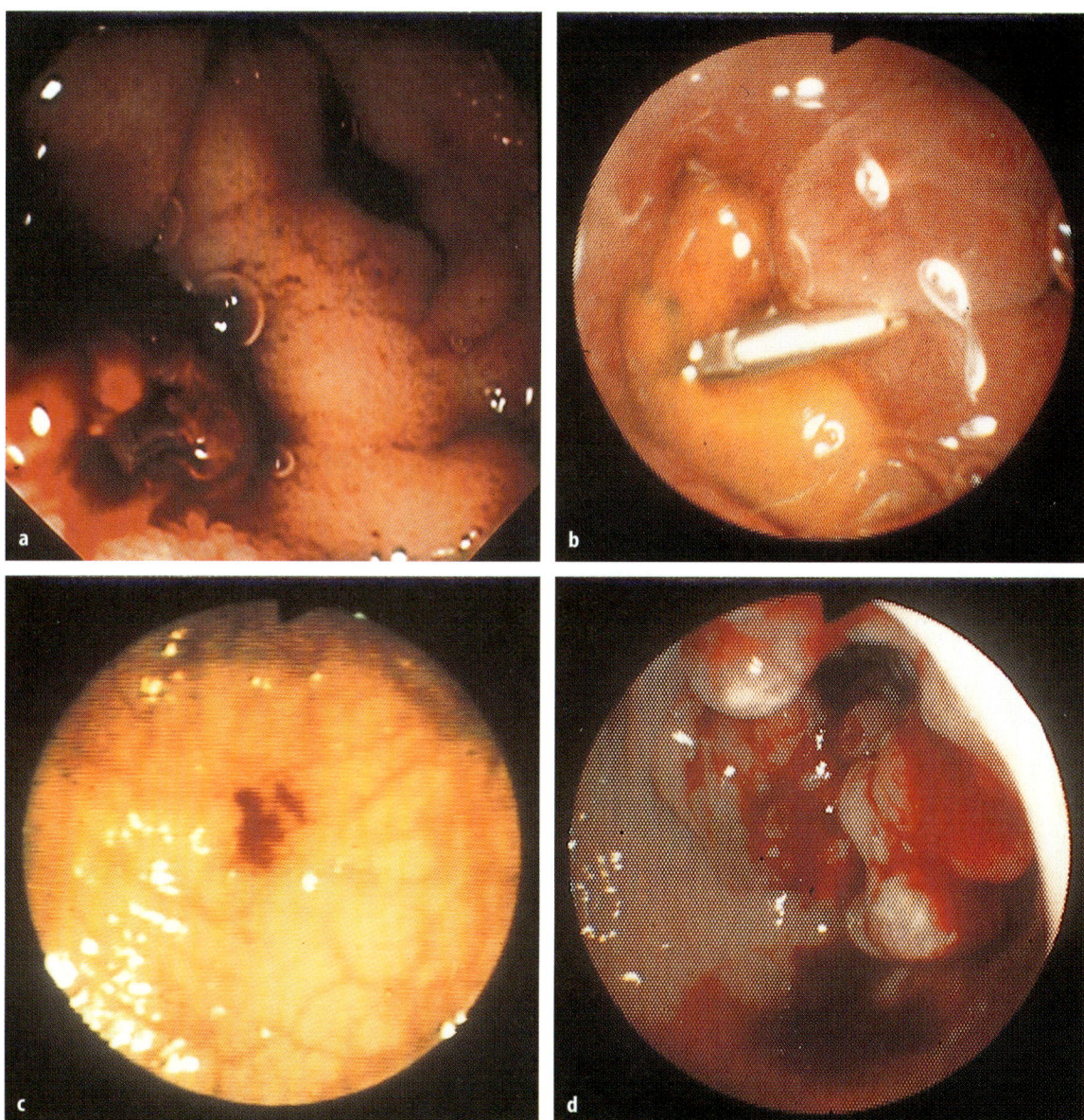

Abb. 92.1 a–d. Endoskopie bei gastrointestinalen Blutungen. Endoskopisches Bild eines Ulcus duodeni im Rahmen der akuten Blutung (**a** Forrest-Stadium-II b) und **b** 24 h nach erfolgreicher Blutstillung mittels Hämoclip (**b**). **c** Typische Angiodysplasie im Colon ascendens. **d** Blutendes, teilweise stenosierendes Kolonkarzinom

darstellen. Entsprechendes gilt für die Cholezystitis, die Appendizitis, die Divertikulitis, entzündliche Darmwandveränderungen oder Abszesse. Darüber hinaus zeigen sich Veränderungen wie Aortenaneurysmen, Hämatome, Zysten im Bereich verschiedener Organe oder Aszites, die entscheidende Hinweise auf den Ablauf der weiteren Diagnostik ergeben.

■ **Röntgenübersichtsaufnahmen.** Die Abdomenübersichtsaufnahme im Stehen bzw. in Linksseitenlage oder im Liegen in Kombination mit der Thoraxübersicht läßt die Diagnose einer Perforation, eines Ileus, einer Cholelithiasis bzw. einer Nephrolithiasis zu. Eine umschriebene dilatierte Dünndarmschlinge („sentinel loop") kann als allgemeiner Marker für einen pathologischen Prozeß in der Umgebung der auffälligen Darmschlinge gelten, z. B. im Rahmen einer Pankreatitis. Ein verstrichener, nicht abgrenzbarer Psoasschatten spricht für eine Raumforderung im Retroperitoneum, z. B. für einen Abszeß oder für eine Blutung.

■ **Weitere Untersuchungen.** Unter Berücksichtigung der klinischen und laborchemischen Befunde sowie der Sonographie und der Abdomenleerauf-

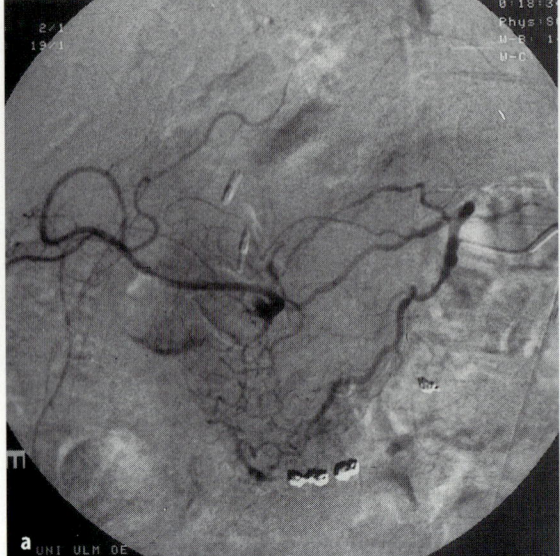

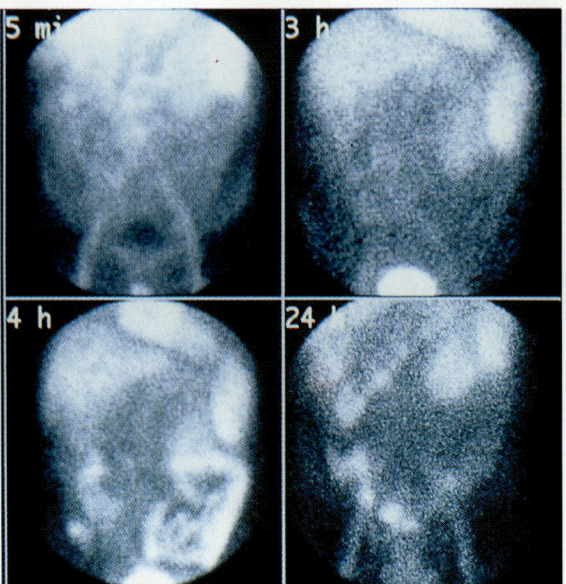

Abb. 92.3. Szintigraphie bei gastrointestinalen Blutungen. Die Blutpoolszintigraphie mit ^{99m}Tc-markierten Erythrozyten weist initial bis 3 h p. i. noch keinen eindeutigen Blutungsherd auf, während 4 h p. i. eine massive Blutung im Dünndarm nachweisbar ist. Auf der letzten Aufnahme ist die Aktivität aus dem Dünndarm weitertransportiert worden und hauptsächlich im Colon ascendens und transversum nachweisbar

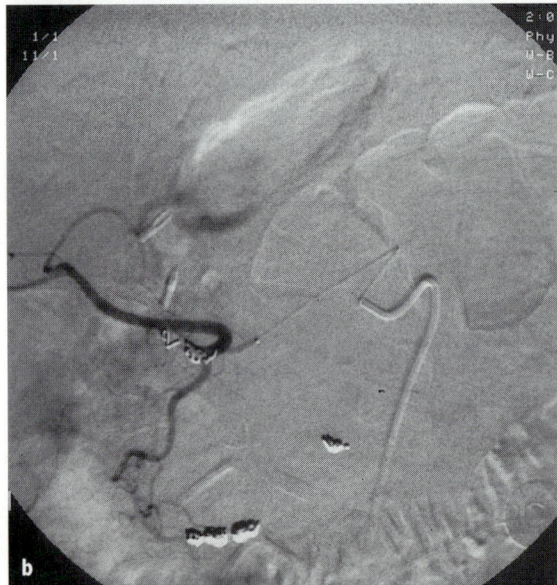

Abb. 92.2 a, b. Angiographie bei gastrointestinalen Blutungen. **a** Angiographische Darstellung des Truncus coeliacus: bei rezidivierenden Ulkusblutungen mit vorangegangener mehrfacher endoskopischer Blutstillung (Clips) Nachweis eines Pseudoaneurysmas. **b** Superselektive Sondierung der A. gastroduodenalis bzw. des Pseudoaneurysmas mittels 3-F-Koaxialkatheters und Embolisation des Aneurysmas mit Minispiralen

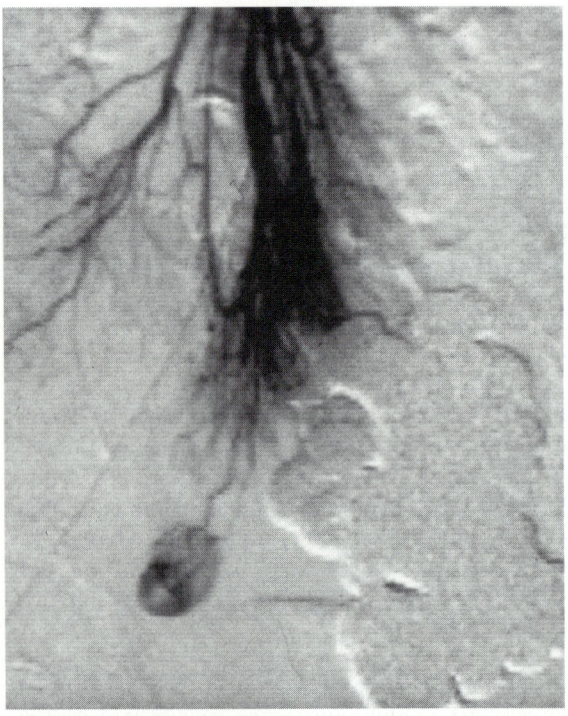

Abb. 92.4. Angiographie. 17jähriger Patient mit rezidivierenden Blutungen: Als Ursache fand sich angiographisch das Bild eines Meckel-Divertikels

nahme wird das weitere Vorgehen festgelegt. Bei entsprechend fortgeschrittener Erkrankung, z. B. bei nachgewiesener Perforation mit septischem Verlauf, wird u. U. zu diesem Zeitpunkt auf eine *explorative Laparatomie* übergegangen. Bei weniger akutem Krankheitsverlauf kann eine weitere Diagnostik durchgeführt werden. Sie dient einer besseren Lokalisation des zugrundeliegenden Krankheitsgeschehens oder einer weiteren Eingrenzung der Ursachen mit dem Ziel einer besseren Differenzierung zwischen operativer oder konservativer Therapie.

■ **CT mit verdünntem oralem Kontrastmittel.** Dies gilt insbesondere bei nachgewiesener Perforation oder bei mechanischem Ileus. Hier bietet sich die orale oder peranale Gabe von wasserlöslichem Kontrastmittel als schnelles und billiges Verfahren zur Lokalisationsdiagnostik an. Dabei ist die konventionelle Röntgendiagnostik u. U. unzureichend sensitiv.

> ! Vergleichende Studien haben gezeigt, daß die CT unter Verwendung von verdünntem oralem Kontrastmittel hier deutliche Vorteile bietet, da neben der Beurteilung des Darmlumens auch eine Diagnostik von retroperitonealen bzw. extraluminalen Prozessen möglich ist.

Als Beispiele seien intra- und retroperitoneale Abszesse, Aortenaneurysmen oder Blutungen genannt. Da auch geringste Mengen oral applizierten Kontrastmittels bzw. extraluminale Lufteinschlüsse in der CT nachweisbar sind, ist auch die Detektion der Perforationslokalisation mit dieser Methode weitaus sensitiver als die konventionelle Röntgendiagnostik.

■ **Endoskopie.** Bei unklaren Schmerzen im Oberbauch erlaubt die *Gastroskopie* die Diagnose von Ulzerationen im Magen oder Duodenum, mittels *ERCP* könnten Gallengangskonkremente als Ursache von Cholangitis oder Pankreatitis diagnostiziert und therapiert werden.

■ **DSA.** Die intraarterielle DSA mit selektiver Darstellung des Truncus coeliacus bzw. der A. mesenterica superior und inferior ist lediglich bei dem konkreten Verdacht auf einen Darminfarkt indiziert. Prinzipiell können über den liegenden selektiven Katheter Thrombolytika wie Urokinase oder Streptokinase intraarteriell appliziert werden.

Chronische abdominelle Schmerzen

Differentialdiagnosen

Bei der Abklärung chronisch abdomineller Schmerzen sind differentialdiagnostisch chronisch entzündliche Veränderungen im Bereich abdomineller Organe (Gastritis, Duodenitis, Ulzera, chronische Cholezystitis, Pankreatitis, entzündliche Darmerkrankungen), Obstruktionen (Cholelithiasis, Briden), Tumoren, rezidivierende Ischämien, Stoffwechselerkrankungen (Diabetes, Porphyrie u. a.) und ein BWS/LWS-Syndrom zu nennen. In vielen Fällen läßt sich eine organische Ursache nicht ausmachen, so daß man von einer funktionellen Störung ausgeht (nichtulzeröse Dyspepsie, Reizkolon).

Rationeller Einsatz der Verfahren

Das wesentliche diagnostische Problem bei chronisch abdominellen Beschwerden ist die Unterscheidung zwischen einer organisch faßbaren Erkrankung, insbesondere eines Tumors, und dem Komplex der funktionellen Darmsyndrome. In diesem Bereich sind zunächst nichtbildgebende Verfahren, d. h. Anamnese und klinischer Untersuchungsbefund sowie ein reduziertes Laborprogramm an erster Stelle einzusetzen.

- Die *Sonographie* als billiges, einfaches und nichtbelastendes Verfahren erlaubt eine Beurteilung der Oberbauchorgane, der Nieren sowie des Magen-Darm-Trakts.
- Die *Gastroskopie* und, bei entsprechender Beschwerdesymptomatik, die *Koloskopie* können die Diagnostik ergänzen und werden vielfach unter dem Aspekt des Ausschlusses von tumorösen oder entzündlichen Ursachen durchgeführt.
- Weitere bildgebende Verfahren wie ERCP, Röntgen-Dünndarm nach Sellink, CT oder Angiographie können im Einzelfall bei differenzierter Indikationsstellung und konkreten klinischen oder laborchemischen Hinweisen durchgeführt werden.

Eine „Überdiagnostizierung" dieser Patienten mit teuren und aufwendigen, z. T. komplikationsträchtigen Untersuchungen sollte und kann in den meisten Fällen vermieden werden.

Chronische Diarrhö (s. Kap. 7, 32–37)

Differentialdiagnosen

Die Differentialdiagnose der chronischen Diarrhö umfaßt chronisch entzündliche oder infektiöse Darmerkrankungen, Tumoren, verschiedene postoperative Zustände und eine Vielzahl von morphologisch schlecht faßbaren Erkrankungen mit Malabsorption oder Maldigestion sowie hormonellen oder funktionellen Störungen.

Rationeller Einsatz der Verfahren

Dementsprechend sind die bildgebenden Verfahren bei der Abklärung einer chronischen Diarrhö eingebettet in einen diagnostischen Ablauf, der die weitere Differentialdiagnostik einzugrenzen versucht durch anamnestische, klinische und laborchemische Daten sowie eine ganze Reihe von Funktionstests.

■ **Sonographie.** Die Sonographie als Screeninguntersuchung gibt Informationen über die Oberbauchorgane, insbesondere das Pankreas, Lymphome oder entzündliche Wandverschwellungen bzw. Verdickungen im Dünn- und Dickdarm (Abb. 92.5 a, b; Teefey et al. 1996).

■ **Endoskopie.** Bei chronischen Durchfällen ist die *totale Ileokoloskopie* indiziert, insbesondere beim Nachweis vom Blut oder Leukozyten im Stuhl bzw. sonographischen Wandverdickungen. Dabei gibt der makroskopische Befund Hinweise auf das Vorliegen einer chronisch entzündlichen Darmerkrankung, der durch die Möglichkeit der Gewinnung von histologischem Material ergänzt wird (Abb. 92.6 a, b; s. Kap. 33). Entsprechendes gilt für die *Gastroskopie* mit der Entnahme einer tiefen Duodenalbiopsie zur Diagnostik einer Sprue oder eines M. Whipple.

■ **Dünndarmpassage nach Sellink.** Bei sonographischem und endoskopischem Verdacht bzw. beim

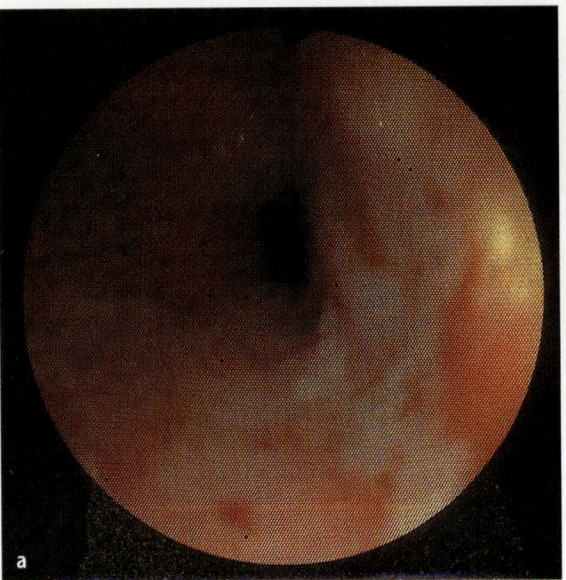

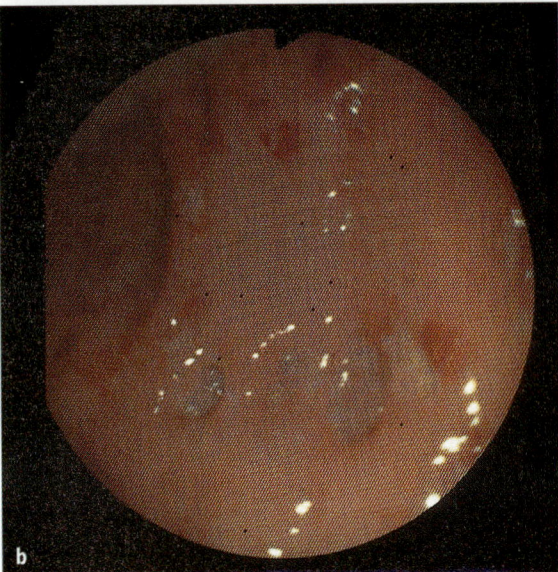

Abb. 92.6 a, b. Endoskopie bei chronischer Diarrhö. **a** Landkartenartige, fibrinbedeckte Ulzera im Colon ascendens bei M. Crohn. **b** Flache einzelstehende Ulzerationen im Colon ascendens bei Colitis ulcerosa

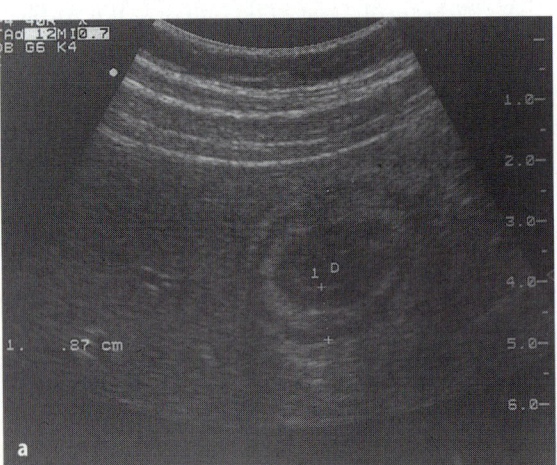

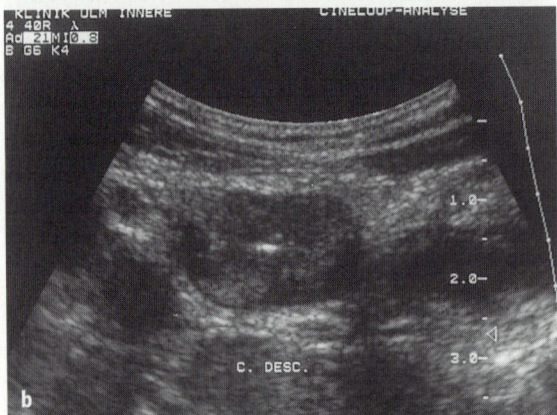

Abb. 92.5. a, b. Sonographie bei chronisch entzündlichen Darmerkrankungen. Bei entzündlichen Darmerkrankungen zeigt die Sonographie **a** eine verstärkte Schichtung, **b** eine Verdickung und/oder eine echoarme Auflockerung der Darmwand

Nachweis eines M. Crohn oder bei Hinweisen auf einen Dünndarmtumor ist das Enteroklysma nach Sellink indiziert (s. Kap. 34). Die Untersuchung dient der Darstellung von Stenosen oder entzündlichen Wandveränderungen des Dünndarms sowie intraluminalen Raumforderungen, sollte aber wegen der relativ hohen Strahlenbelastung nur bei klarer Fragestellung eingesetzt werden.

■ **MRT.** Im Rahmen klinischer Studien wird bei Patienten mit M. Crohn derzeit die Durchführung einer MRT als Ergänzung und unmittelbar im

Anschluß an das Enteroklysma nach Sellink erprobt (s. Kap. 34). Hierzu wird der Methylzellulose, die zur Erreichung des Doppelkontrasts nach der Bariumapplikation appliziert wird, ein orales MR-Kontrastmittel zugesetzt. Dieses kombinierte Verfahren erlaubt eine optimale Kontrastierung und Distension des Dünndarmlumens. Die Ergebnisse von Rieber et al. bei knapp 100 Patienten sind äußerst vielversprechend, weil anhand der MRT sowohl die Länge als auch das Ausmaß von entzündlichen Veränderungen optimal diagnostiziert werden kann. Da die MRT wie die CT ein Schnittbildverfahren ist, werden Dünndarmschlingen überlagerungsfrei dargestellt. Dazu können v. a. auch extraluminale Prozesse wie Abszesse und Fistelbildungen im Fettgewebe optimal erfaßt werden. Die MRT kann heute noch nicht als Routineverfahren in der Dünndarmdiagnostik gelten. Alle bislang vorliegenden Studienergebnisse lassen aber darauf schließen, daß sie in naher Zukunft einen klinischen Stellenwert in der Dünndarmdiagnostik erhalten wird, da hierbei keine Strahlenbelastung anfällt (Abb. 92.7 a-c).

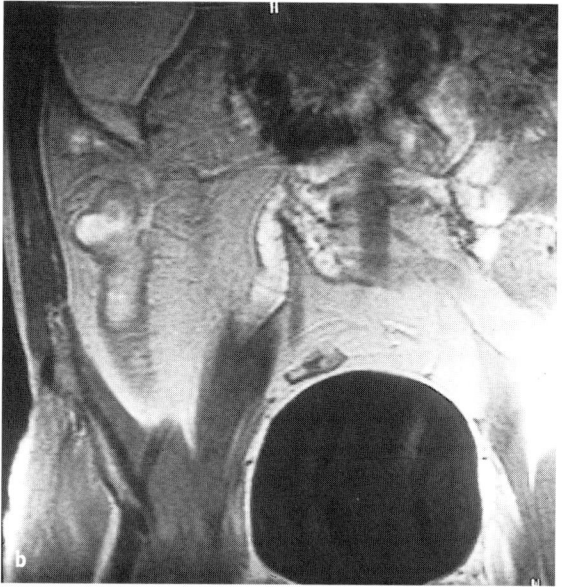

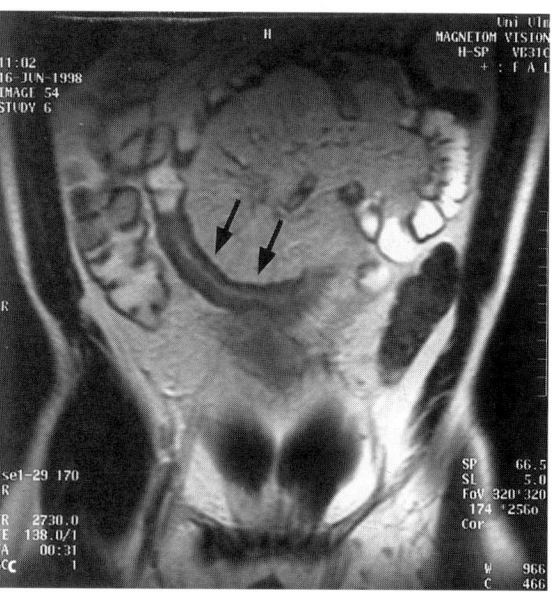

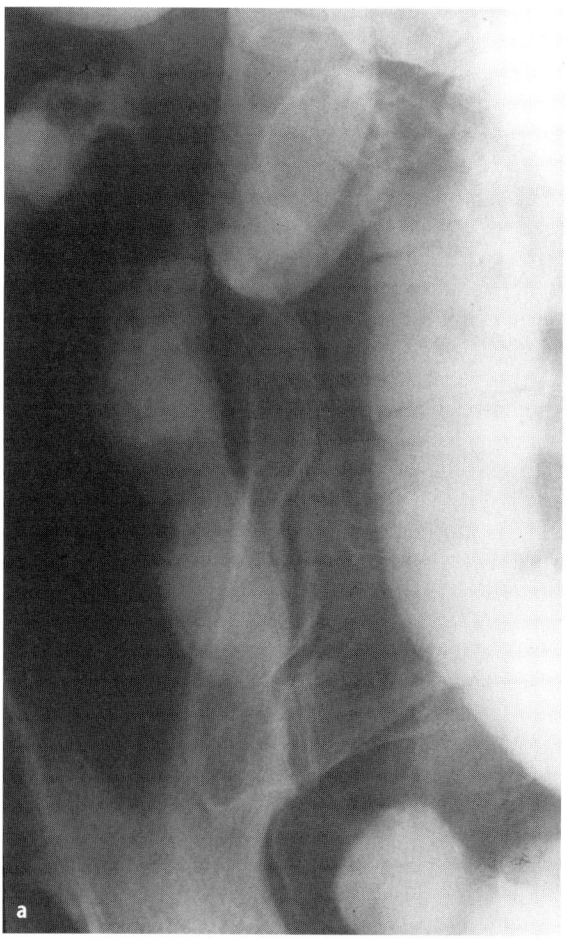

Abb. 92.7 a-c. Radiologische Diagnostik bei chronisch entzündlichen Darmerkrankungen. **a** Patient mit M. Crohn. In der Enteroklyse Darstellung von Pseudodivertikeln im Bereich des terminalen Ileums mit hochgradiger Stenose der Einmündungsstelle und im Bereich der Bauhin-Klappe. Entzündliche Schrumpfung des Zökalpoles. **b** Die MRT in Kombination mit der Enteroklyse („MR-Sellink") zeigt im koronaren Bild den äquivalenten Befund sowie eine diskrete Wandverdickung des terminalen Ileum s. **c** 36jähriger Patient mit M. Crohn: langstreckige Darmwandverdickung (Pfeile) im Sinne von ausgedehnten entzündlichen Veränderungen des betroffenen Ileumabschnittes

Ikterus

Differentialdiagnosen (s. Kap. 9)
Der Einsatz von bildgebenden Verfahren in der Diagnostik des Ikterus dient primär der Unterschei-

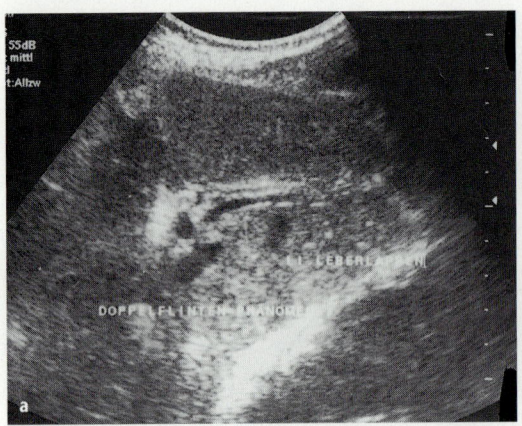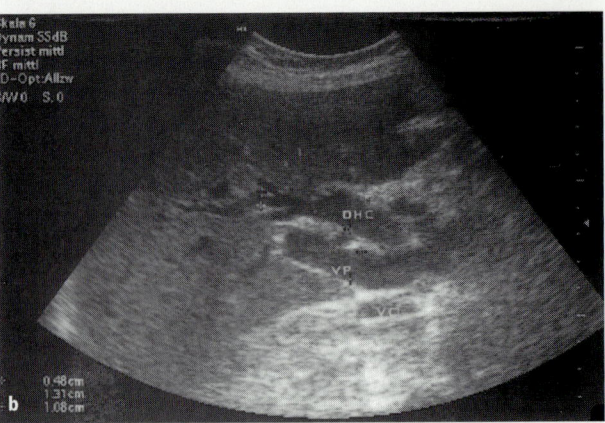

Abb. 92.8 a, b. Sonographischer Nachweis einer posthepatischen Cholestase. a Der Nachweis von intrahepatisch dilatierten Gallenwegen („Doppelflinten-Phänomen"), oder b eines erweiterten Ductus Choledochus (*DHC*) sichert die Diagnose eines posthepatischen Ikterus (*VP* V. portae)

dung zwischen intra- und extrahepatischen Ursachen sowie der weiteren Differenzierung der extrahepatischen Cholestase. Letztere kann durch Konkremente oder durch Tumoren der Gallenwege, des Pankreas oder der Papille, durch benigne Strikturen oder durch chronische Entzündungen wie der primär sklerosierenden Cholangitis bedingt sein.

Rationeller Einsatz der Verfahren

■ **Sonographie.** Der primäre Nachweis einer extrahepatischen Cholestase erfolgt sonographisch durch Darstellung der erweiterten extrahepatischen Gallenwege. Häufig können dabei auch Informationen über die Ursache gewonnen werden, wobei allerdings die papillennahen Abschnitte des Ductus choledochus nicht sicher beurteilbar sind (Abb. 92.8 a, b).

■ **ERCP.** Bei der posthepatischen Cholestase hat die ERCP als das sensitivste aller diagnostischen Verfahren zu gelten. Die Methode bietet 2 wesentliche Vorteile:
- Erstens können beim Nachweis von Stenosen auf endoskopischem Weg Biopsien oder zytologisches Material (Gallen- oder Pankreassaft, Bürstenabstrich) zur weiteren Diagnostik entnommen und
- zweitens im gleichen Arbeitsgang therapeutisch Konkremente entfernt, Stenosen dilatiert oder Endoprothesen zur palliativen Drainage der Cholestase implantiert werden (Abb. 92.9 a–d).

■ **PTCD.** Ist bei nachgewiesener extrahepatischer Cholestase die Darstellung und/oder die Drainage der Gallengänge durch die ERC nicht möglich, so ist die Durchführung einer PTC indiziert (s. Abschn. 92.5), die ebenso wie die ERC eine Drainage der Gallenwege (PTCD) ermöglicht. Die Invasivität des perkutanen Zugangs im Vergleich zur ERC ist relativ hoch mit entsprechend höherer Komplikationsrate. Vor Durchführung der PTCD ist eine CT sinnvoll. Anhand der CT kann abgeschätzt werden, inwieweit die Gallengänge komplett drainiert werden können, oder ob durch einen bereits segmentalen Verschluß einige Lebersegmente aufgegeben werden müssen. Daraus leitet sich häufig die Indikation zur einseitigen links- oder rechtsseitigen bzw. beidseitigen PTD ab. Ferner können mit der CT intrahepatische Läsionen im Zugangsbereich ausgeschlossen werden, da die Punktion insbesondere subkapsulär gelegener fokaler Läsionen zu unbeherrschbaren Blutungen führen kann, die weder radiologisch tamponiert noch operativ rechtzeitig gestillt werden können (Abb. 92.10 a, b).

■ **MRC.** Wie bereits oben erwähnt, findet die Magnetresonanzcholangiographie (MRC) eine immer größere Verbreitung als Ergänzung zur Sonographie und als Ersatz der rein diagnostischen ERCP. Das Verfahren ist nichtinvasiv, kommt ohne Kontrastmittelgabe und Strahlenbelastung aus und weist eine Untersuchungszeit von 15–20 min auf, zuzüglich 5–10 min für Bildberechnung und Ausdruck. Die Sensitivität bezüglich des Nachweises von Stenosen oder Konkrementen liegt bei ca. 85–95%, verglichen mit der ERCP.

Einschränkungen ergeben sich aufgrund der fehlenden Möglichkeit zur Intervention, aufgrund der relativ hohen Kosten und aufgrund einer eingeschränkten Sensitivität bei normal weiten oder verengten Gallenwegen, z. B. bei der sklerosierenden Cholangitis. Allerdings zeichnet sich gerade bei den Patienten mit PSC ein gewisser Vorteil der MRC im

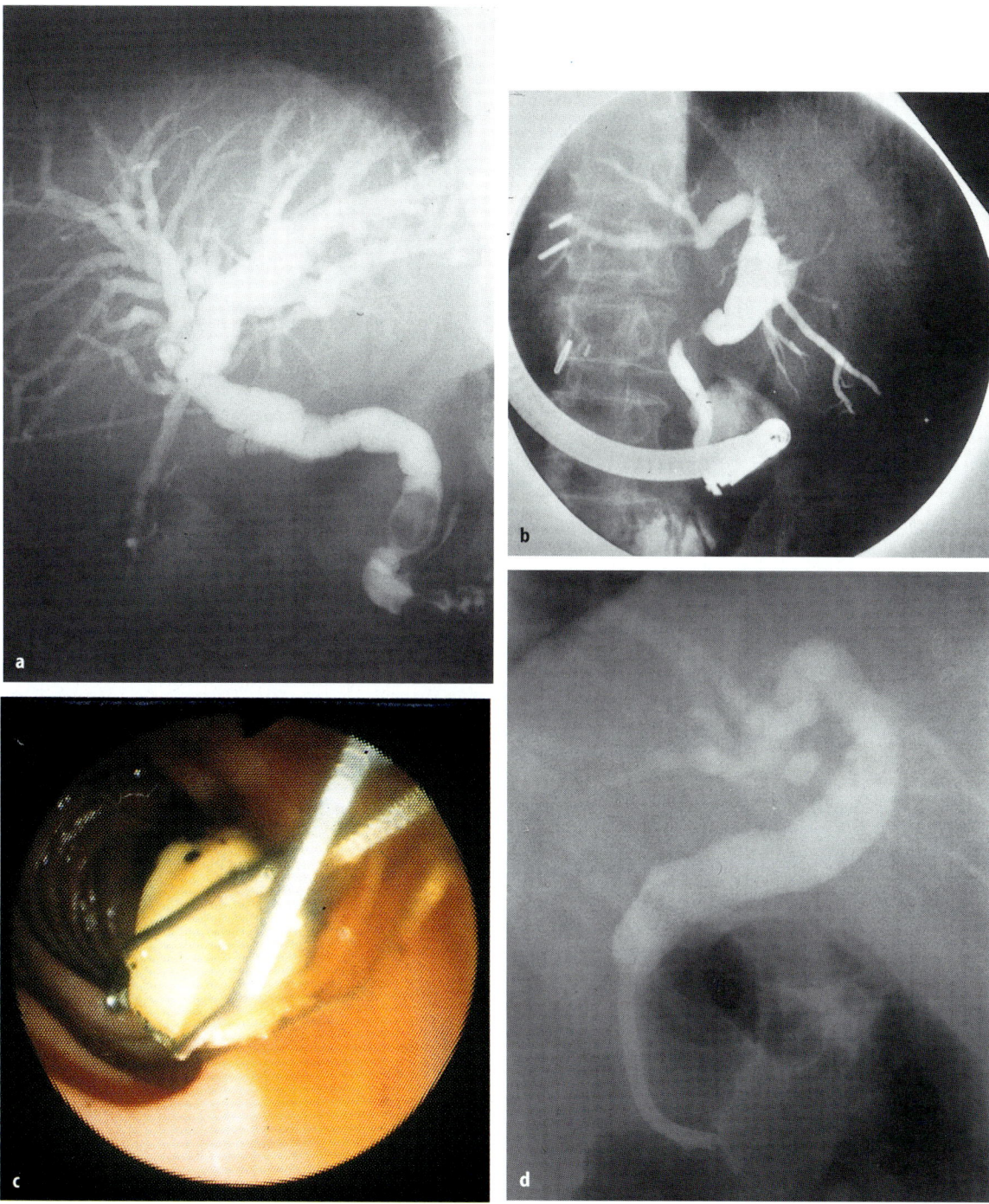

Abb. 92.9 a–d. ERCP bei posthepatischer Cholestase. Die ERCP erlaubt mit hoher Sensitivität die Diagnosesicherung bei posthepatischer Cholestase, z. B. bei Choledochuskrementen (**a**) oder tumorbedingten Gallengangsstenosen (**b**). Darüber hinaus kann unmittelbar an die Diagnostik eine Therapie angeschlossen werden, z. B. die Extraktion von Konkrementen (**c**) oder die Einlage einer Endoprothese (**d**)

Vergleich zur ERC ab, da mit ihr Gangabschnitte nach hochgradigen Stenosen dargestellt werden können, die via ERC nicht aufgespritzt werden können. Die MRC scheint somit gut für Verlaufskontrollen einer PSC geeignet zu sein (Oberholzer 1998). Die Indikation zur MRC besteht derzeit hauptsächlich bei den Patienten, die einer endoskopischen Diagnostik nicht zugänglich sind (Zustand nach OP) oder bei denen sicher keine endoskopische Intervention erforderlich wird (präoperative

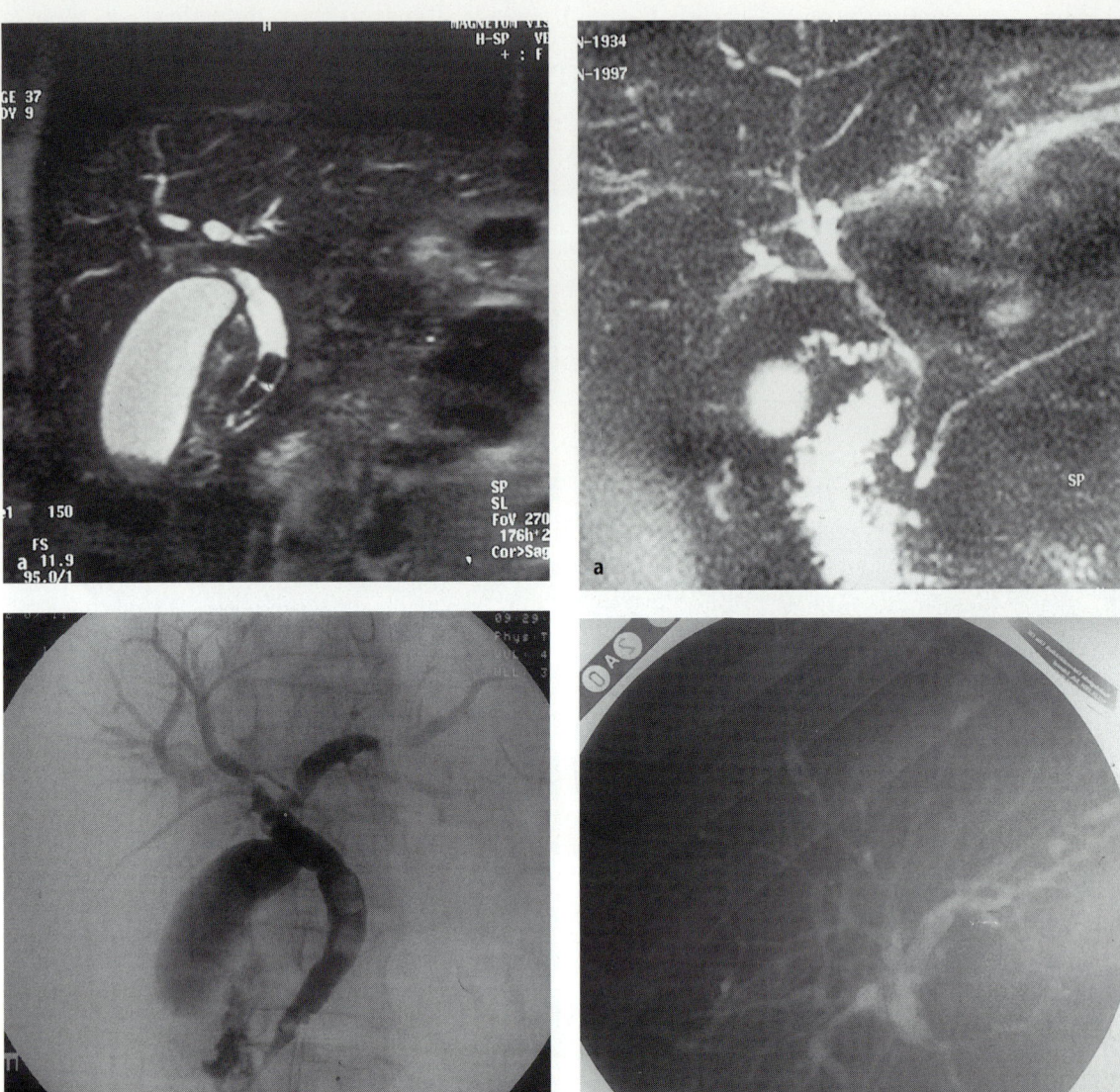

Abb. 92.10 a, b. Radiologische Verfahren bei Cholelithiasis. a Cholelithiasis: 85jähriger Patient mit rezidivierenden Cholangitiden. Die ERC gelang wegen einer vorhandenen BII-Situation nicht. Mittels MRCP Darstellung von 2 Konkrementen im Ductus choledochus. b Bestätigung des MR-Befundes mit PTCD. Die Steine wurden über diesen perkutanen transhepatischen Zugang in den Dünndarm geschoben

Abb. 92.11 a, b. MRC. a Primär sklerosierende Cholangitis mit Rarefizierung und Stenosen der Gallengänge. Patient mit bekannter Colitis ulcerosa. b Identischer Befund in der ERCP

Darstellung des Gallengangsystems; Ausschluß eines Pancreas divisum; Abb. 92.11 a, b; Chan et al. 1996; Reinhold u. Bret 1996; Soto et al. 1996).

■ **Sequenzszintigraphie.** Beim neonatalen Ikterus kann die hepatobiliäre Sequenzszintigraphie zwischen einer Funktionsstörung durch eine Hepatitis oder durch eine intrahepatische Cholestase bei Gallengangsatresie unterscheiden. Bei fehlender Galleexkretion in den Darm innerhalb von 24 h muß von einer Atresie ausgegangen werden.

Anorektale Fisteln/Abszesse

Differentialdiagnosen

Prinzipiell muß unterschieden werden, ob es sich um Fistelungen handelt, die von den Proktodealdrüsen ausgehen, oder aber Fistelungen im Rahmen einer entzündlichen Darmerkrankung, insbesondere des M. Crohn. Letztere haben häufig ihren Ursprung deutlich oberhalb der Linea dentata.

Rationeller Einsatz der Verfahren

Bei einfachen Fisteln ist die klinische Untersuchung bzw. Proktoskopie mit Sondierung ausreichend. Gegebenenfalls kann ein transrektaler Ultraschall durchgeführt werden. Komplizierte Fistelsysteme oder Abszesse werden am besten mittels MRT untersucht. Eine Fistulographie ist dann nicht mehr nötig, Endoskopie und CT kommen eher nicht zum Einsatz (s. Abschn. 92.3.3; Abb. 92.12 a, b).

92.10.2 Spezielle diagnostische und differentialdiagnostische Probleme bei gastrointestinalen Tumoren

Hepatische Rundherde

Differentialdiagnosen (s. Kap. 63)

Fokale Leberveränderungen werden häufig zufällig im Rahmen von sonographischen Routineuntersuchungen der Oberbauchorgane entdeckt. So ist z. B. die Inzidenz von Leberhämangiomen durch die Einführung der Sonographie in der Abdominaldiagnostik deutlich angestiegen. Die wesentliche Fragestellung in diesem Zusammenhang betrifft die Unterscheidung zwischen benignen und malignen Veränderungen. Die Differentialdiagnosen von fokalen Leberveränderungen sind in Tabelle 92.1 zusammengefaßt.

Weitere diagnostische Probleme im Zusammenhang mit fokalen Leberveränderungen betreffen deren Nachweis beim Staging bekannter Primärtumoren und die präoperative Festlegung der Ausdehnung von Lebertumoren. Je nach zugrundeliegender Fragestellung ergeben sich unterschiedliche Vorgehensweisen im Hinblick auf die Anwendung von bildgebenden Verfahren.

Rationeller Einsatz der Verfahren

Die Differenzierung von zufällig gefundenen fokalen Leberläsionen bezüglich ihrer Dignität kann alleine aufgrund von bildgebenden Verfahren nicht immer zufriedenstellend gelöst werden.

■ **Native Untersuchungen.** Einige typische Veränderungen wie Leberzysten, Abszesse oder Hämangiome können mit hoher Sensitivität und Spezifität sonographisch diagnostiziert werden, so daß sich eine weitere bildgebende Diagnostik erübrigt und eine abwartende Haltung, evtl. mit sonographischer Verlaufskontrolle erlaubt ist. Der sehr seltene Fall

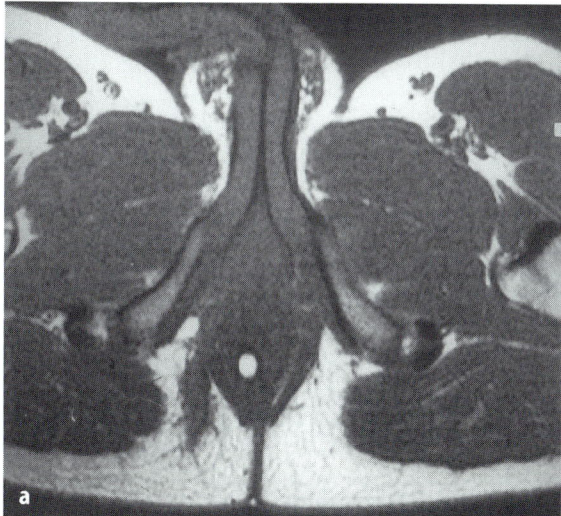

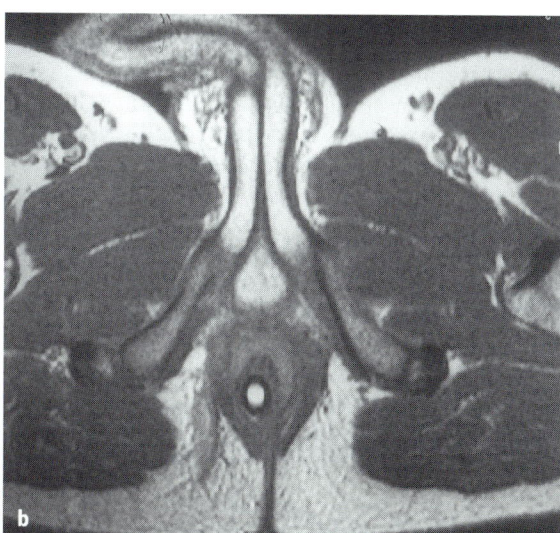

Abb. 92.12 a, b. MRT bei perianalen Fisteln. **a** MRT eines Patienten mit transsphinktärer Fistel bei 8 Uhr in Steinschnittlage (MRT T1-gewichtet, axiale Schnittführung, nativ). **b** Nach Kontrastmittelinjektion pathologische Kontrastierung der Fistel als Ausdruck der Florididät

Tabelle 92.1. Differentialdiagnosen fokaler Leberveränderungen

Nichtneoplastische Raumforderungen	Benigne neoplastische Raumforderungen	Maligne neoplastische Raumforderungen
Leberzysten	Hämangiome	Primäre Lebertumoren
Abszesse	Leberadenome	Lebermetastasen
Hämatome	Fokal noduläre Hyperplasie	
Echinokokkose		

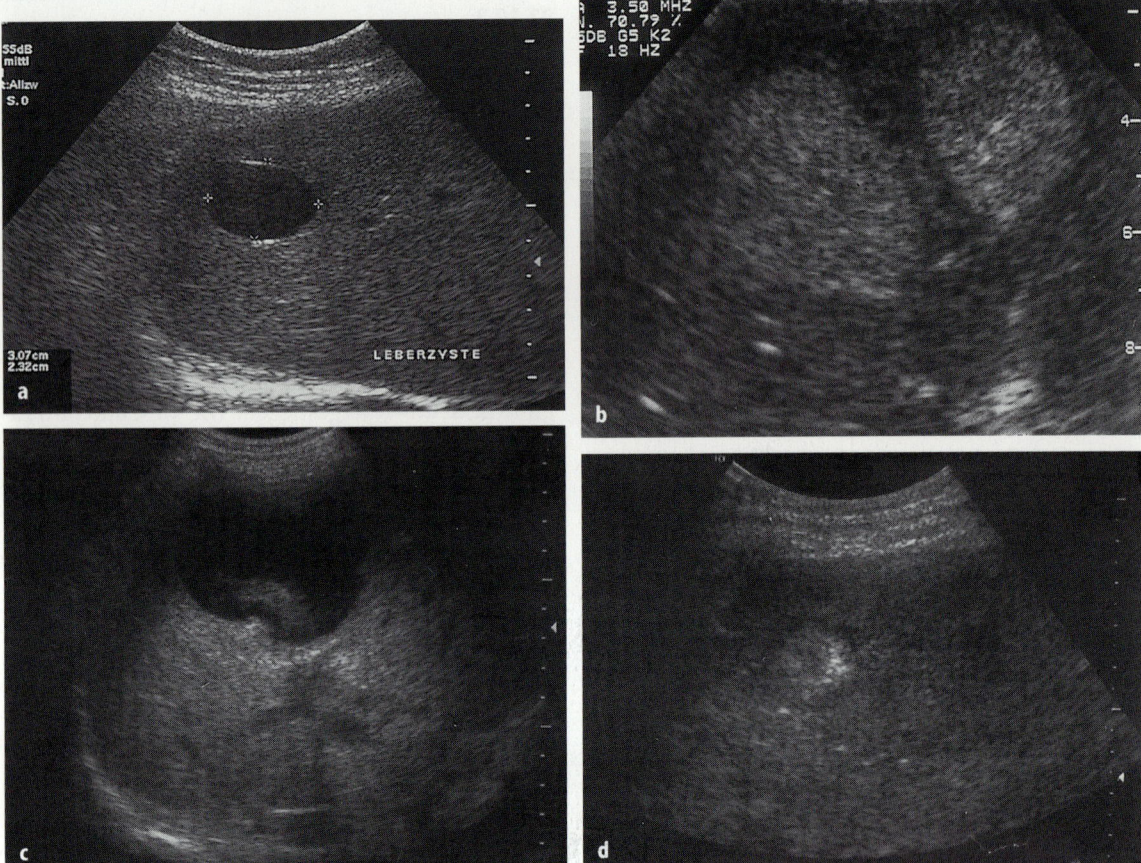

Abb. 92.13 a–c. Sonographische Befunde bei hepatischen Rundherden: Typische Leberzysten (a), Hämangiome (b) oder Abszesse (c) lassen sich mit hoher Sensitivität und Spezifität sonographisch sichern. Atypische Rundherde oder inhomogene Herde mit echoarmem Randsaum („Halo", d) sind immer malignitätsverdächtig und bedürfen einer weiteren Abklärung, z. B. durch Punktion oder CT/MRT

einer einzelnen Echinokokkuszyste kann morphologisch allerdings nicht von der einfachen Leberzyste unterschieden werden, wobei der Echinococcus cysticus sich in der Regel allerdings als typisch multizystische Raumforderung darstellt.

Problematisch ist die Differentialdiagnostik bei soliden Raumforderungen. Gut abgrenzbare, homogene Raumforderungen sind sonographisch mit höherer Wahrscheinlichkeit als benigne einzustufen, wohingegen inhomogene, schlecht abgrenzbare Raumforderungen, evtl. umgeben von einem echoarmen Randsaum (Halo), eher als maligne zu werten sind. Dennoch ist eine sichere Differenzierung sonographisch nicht möglich (Abb. 92.13 a–d).

Die typischen Gefäßstrukturen der fokal nodulären Hyperplasie oder des Leberadenoms erlauben allerdings in vielen Fällen eine sonographische Differenzierung bei Einsatz des Farbdopplers im Powermode (Nisenbaum u. Rowling 1995; Bartoluzzi et al. 1997).

Entsprechendes gilt für die anderen bildgebenden Verfahren, speziell die CT und die MRT. Zur Hämangiomdiagnostik stehen spezielle Sequenzen zur Verfügung, die die Artdiagnose in etwa 90 % der Fälle ermöglichen, wobei häufig bereits das typische sonographische Bild der echoreichen, gut abgegrenzten Raumforderung ausreichend sensitiv bezüglich dieser Diagnose ist.

■ **Kontrastmitteluntersuchungen.** Bei anderen, nichttypischen Läsionen erlaubt die MRT unter Verwendung ferrumoxidhaltiger Kontrastmittel eine zuverlässigere Differenzierung bezüglich benigne vs. maligne als andere Verfahren, da benigne Lebertumoren wie Hämangiome, FNH (fokale noduläre Hyperplasie; Abb. 95.14 a, b) und Adenome die Eisenpartikel aufgrund des vorhandenen RES (retikuloendotheliales System) aufnehmen, während maligne Tumoren wie Lebermetastasen und hepatozelluläre Karzinome (HCC) diese Kontrastmittelaufnahme vermissen lassen. In Einzelfäl-

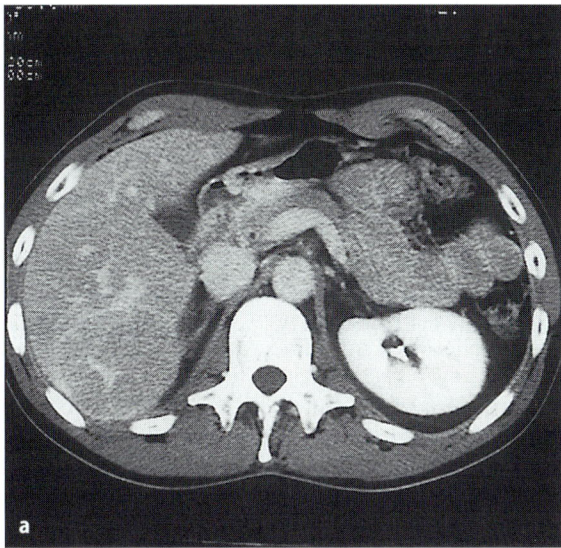

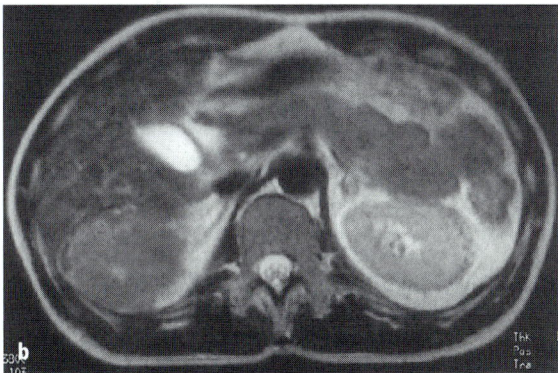

Abb. 92.14 a, b. FNH. **a** CT eines 22jährigen Patienten mit sonographisch zufällig entdecktem Lebertumor im rechten Leberlappen dorsal. Klassisches Bild einer FNH: glatte Abgrenzbarkeit des Tumors, starke Kontrastierung mit Hyperkontrastierung des zentralen „Nabels" (Gefäßbündel). **b** MRT desselben Patienten: In der T2-Gewichtung etwas gering verstärkte Signalintensität im Vergleich zum übrigen Lebergewebe, die zentrale Narbe stellt sich hyperintens dar

len konnte bei HCC allerdings ebenfalls eine geringe Aufnahme dieser Kontrastmittel beobachtet werden, so daß eine gewisse Restunsicherheit auch dieses Verfahrens besteht (Grandin et al. 1995; Grangier et al. 1994; Hagspiel et al. 1995).

■ **Szintigraphie.** Szintigraphisch steht für die Differenzierung der FNH, des Adenoms und des HCC die Choleszintigraphie zur Verfügung, wobei nur die benigne FNH initial eine lebergleiche oder vermehrte Aufnahme des markierten Lidocainderivats aufweist (Kotzerke et al. 1989). Die Blutpoolszintigraphie erlaubt in tomographischer Technik den sicheren Nachweis von Hämangiomen ab einem Durchmesser von 1 cm in 50 % und ab 2 cm in 100 % der Fälle (Krause et al. 1993).

■ **Sonographisch gesteuerte Punktion.** Eine sonographisch gesteuerte Fein- oder Grobnadelpunktion ist weiterhin als Goldstandard anzusehen. Die zytologische/histologische Diagnostik erlaubt in den meisten Fällen eine sichere Differenzierung der Dignität hepatischer Raumforderungen (Yamashita et al. 1995). In größeren Übersichten wird die Sensitivität der Feinnadelpunktion (FNP) mit 83–95 % bei einer Spezifität von nahezu 100 % angegeben. Das Komplikationsrisiko der Feinnadelaspiration oder -biopsie ist insgesamt mit 0,06–0,32 % bei einer methodenbezogenen Letalität von 0,009–0,12 % niedrig (Tobkes 1995; Fornari 1992), wobei allerdings insbesondere die Punktion von Leberadenomen zu schwerwiegenden Parenchymblutungen führen kann. Darüber hinaus muß das Problem der Verschleppung von Tumorzellen entlang des Punktionskanals berücksichtigt werden, falls dadurch eine eventuell kurative Tumor- oder Metastasenresektion erschwert oder behindert werden sollte.

Das Hauptproblem besteht in der Möglichkeit falsch negativer Biopsien, deren Rate mit etwa 6 % angegeben wird (Buscarini et al. 1990). Problematisch ist ferner die Biopsie bei Tumoren, die bekanntermaßen ein histologisch uneinheitliches Bild aufweisen, wie z. B. das fibrolamelläre Karzinom. In diesem seltenen malignen Tumor, der überwiegend bei jungen Patienten vorkommt, ist das Nebeneinander von fibrolamellären Karzinomanteilen, hepatozellulären Karzinomanteilen und Anteilen einer FNH beschrieben worden. Bei histologischer Diagnose „FNH" sollte zur Sicherheit eine MRT oder eine CT durchgeführt werden, um nicht durch eine falsch negative Diagnose die Diagnostik eines fibrolamellären Karzinoms zu verschleppen (Abb. 92.15 a, b; Corrigan u. Semelka 1995; Chung et al. 1995).

■ **CT und MRT.** Der Schwerpunkt von weiterführenden bildgebenden Verfahren, speziell CT und MRT liegt beim Nachweis von Lebermetastasen bei bekanntem Primärtumor, sofern diese nicht bereits sonographisch nachweisbar sind. Insbesondere vor risikoreichen Operationen, z. B. eines Ösophagus- oder Pankreaskarzinoms ist ein Verfahren mit reproduzierbarer Dokumentation und hoher Sensitivität als Ergänzung zur Sonographie erforderlich.

Lange Zeit galt dabei die CT als das Verfahren der Wahl, da die MRT aufgrund von Atemartefakten der CT, trotz des besseren Gewebekontrasts, weit unterlegen war. Durch die Entwicklung der neuen Gerätegeneration können MRT und CT heute zumindest als gleichwertig gelten. Wünschenswert

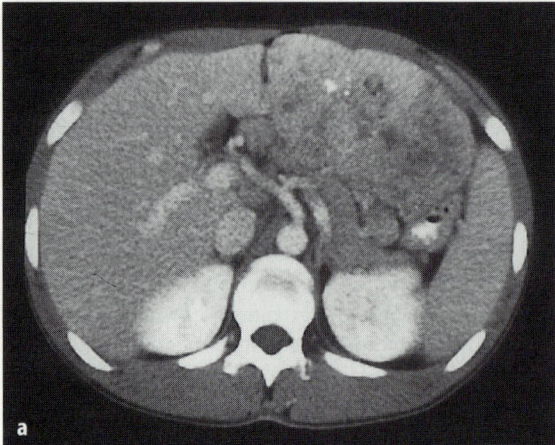

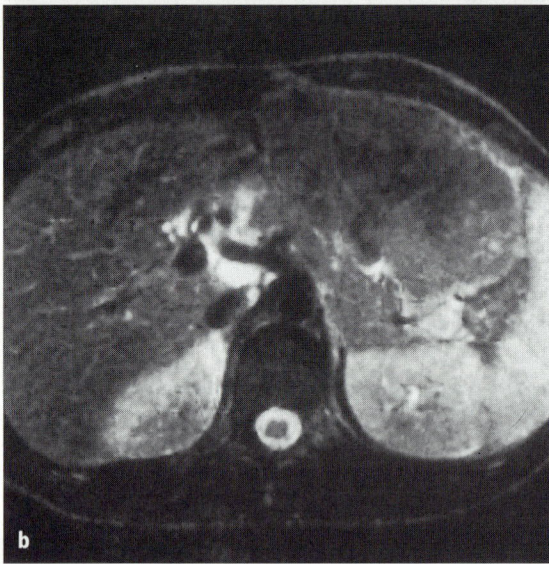

Abb. 92.15 a, b. Fibrolamelläres Karzinom im linken Leberlappen. a CT eines 32jährigen Patienten mit fibrolamellärem Karzinom. Als pathognomonisch gilt der Nachweis von Verkalkungen in der zentralen Narbe, die histologisch keine Gefäße sondern lediglich fibröses oder bindegewebiges Material aufweist. Ferner mehr „wurmstichartige" Darstellung des Tumors. b In der MRT fast isointense Darstellung des Tumors in der T2-Gewichtung mit daraus resultierender schlechter Abgrenzbarkeit. Die zentrale Narbe stellt sich signalarm im Gegensatz zu der FNH dar

wäre prinzipiell der additive Einsatz beider Methoden, wobei aus Kostengründen ein solches Vorgehen heutzutage kaum noch zu vertreten ist (Urhahn et al. 1996). Daher sollten beide Verfahren unter einem gewissen konkurrierenden Aspekt betrachtet werden. Leider ist es kaum möglich, allgemeingültige „Kochrezepte" zu geben, denn Sensitivität und Spezifität der Methoden sind unter konkurrierender Betrachtung stark davon abhängig, wie die Methode angewandt wird.

Nach derzeitigem Kenntnisstand gilt die MRT unter Verwendung der gängigen Gadolinium-Chelat-Komplexe als MRT-Kontrastmittel der „normalen" CT hinsichtlich Sensitivität und Spezifität überlegen, wobei in Studien bereits mittels der Nativ-MRT bis zu 76 % mehr fokale Läsionen diagnostiziert werden können als mittels CT und/oder Sonographie. Werden zusätzlich neue MR-Kontrastmittel wie Ferrumoxidpartikel oder Manganpräparate eingesetzt, wird v. a. die Diagnostik kleinerer Läsionen unter 1 cm Größe um bis zu 40 % weiter verbessert.

Dieser Sachverhalt ändert sich, sobald die konventionelle MRT mit einer Spiral-CT der neuesten Generation verglichen wird. Da Geräte- und Sequenzentwicklungen derzeit noch im Fluß sind, ist die Frage, welchem der beiden Schnittbildverfahren der Vorzug zu geben ist, noch nicht abschließend geklärt. Prinzipiell wird das Gerät bevorzugt, das der neueren Generation entspricht. Tendenziell muß jedoch davon ausgegangen werden, daß sich die MRT künftig als das bessere Verfahren zum Nachweis von Lebermetastasen durchsetzen wird.

Als dritter, eher seltener Indikationsbereich zur Anwendung der CT oder MRT ist die Resektabilität eines Lebertumors vor geplanter Operation anzusehen, falls diese nicht bereits aufgrund des sonographischen Befundes auszuschließen ist. Hier kann das Angio-CT zusätzliche Vorteile bieten.

■ **FDG-PET.** Lebermetastasen kolorektaler Karzinome und des Pankreaskarzinoms können mit 2-^{18}F-Fluorodexoxyglukose und PET bei einem Durchmesser $>$ 1 cm mit einer Sensitivität und Spezifität $>$ 95 % nachgewiesen werden. Der Nachweis von Metastasen mit einem Durchmesser $<$ 1 cm, der mit allen bildgebenden Verfahren problematisch ist, gelingt eindeutig und sicher mit FDG-PET in etwa der Hälfte der Leberfiliae (Reske et al. 1997).

Nach Chemotherapie bzw. Chemoembolisation von Lebermetastasen kolorektaler Karzinome kann das Therapieansprechen sicherer, zuverlässiger und früher mit FDG-PET als mit konventioneller bildgebender Diagnostik nachgewiesen werden (Findlay et al. 1996; Vitola et al. 1996). Das Ansprechen wurde mittels FDG-PET mit einer Sensitivität und Spezifität $>$ 90 % bereits während des ersten Therapiezyklus vorhergesagt.

Pankreastumoren

Differentialdiagnostik (s. Kap. 39, 64)

Die wesentlichen differentialdiagnostischen Probleme bei einer Raumforderung im Bereich des Pankreas liegen erstens in der Differenzierung chronisch entzündlicher vs. neoplastischer Tumoren bei bestehender chronischer Pankreatitis und zweitens in der Differenzierung endokriner Tumoren vs. Pankreaskarzinom.

Rationeller Einsatz der Verfahren

Die Differentialdiagnose zwischen benignen und malignen Raumforderungen des Pankreas, insbesondere beim Vorliegen einer chronischen Pankreatitis, kann häufig durch keines der bildgebenden Verfahren befriedigend geklärt werden.

Obwohl die Sonographie praktisch immer an erster Stelle der diagnostischen Maßnahmen steht, ist die Sensitivität und Spezifität der Methode, wie bereits erwähnt, stark patienten-, untersucher- und geräteabhängig (Bunk et al. 1995).

■ **Sonographisch gesteuerte Punktion.** Die Differentialdiagnostik kann u. U. erheblich verkürzt werden durch Anwendung einer sonographisch gesteuerten Punktion. Die Sensitivät der Feinnadelpunktion von Pankreastumoren liegt bei 75–100 %, ihre Spezifität bei 100 % (Edoute et al. 1991; DelMaschio et al. 1991). Die z. T. eingeschränkte Sensitivität ist auf die Tatsache zurückzuführen, daß sowohl chronisch entzündliche als auch neoplastische Pankreastumoren häufig sehr bindegewebsreich sind, was die Materialgewinnung wesentlich erschweren kann. Das Problem Zellverschleppung mit peritonealer Aussaat ist beim Pankreaskarzinom gegeben, mit 0,003–0,006 % jedoch als gering einzuschätzen (Weiss u. Duntsch 1996; Smith 1991). Dennoch sollte dann auf eine Punktion verzichtet werden, wenn die Staginguntersuchungen einen operativen Eingriff als notwendig und möglich erscheinen lassen.

■ **ERCP.** Das sicherste Verfahren in der Pankreasdiagnostik ist die ERCP. Sensitivität und Spezifität liegen bei 85–95 %. Aufgrund der Tatsache, daß viele Patienten klinisch durch einen Ikterus auffällig werden, ist in diesen Fällen die ERCP mit der Möglichkeit der palliativen Gallengangsdrainage trotz des damit verbundenen Komplikationsrisikos nach der Sonographie an zweite Stelle der diagnostischen Maßnahmen einzureihen.

Rein diagnostisch kann die Unterscheidung chronische Pankreatitis oder Pankreaskarzinom jedoch auch bei der ERCP problematisch sein. Während Anomalien des Pankreasgangs oder Kalzifikationen per se keine Differenzierung zulassen, identifizierte Shemesh 3 ERCP-Befunde als charakteristisch für das Pankreaskarzinom:
- scharfer Gangabbruch,
- Stenosen von Pankreas- und Gallengang („double-duct"-Zeichen) und
- Gangstenosen von mehr als 10 mm Länge (Shemesh et al. 1990; Abb. 92.16 a, b).

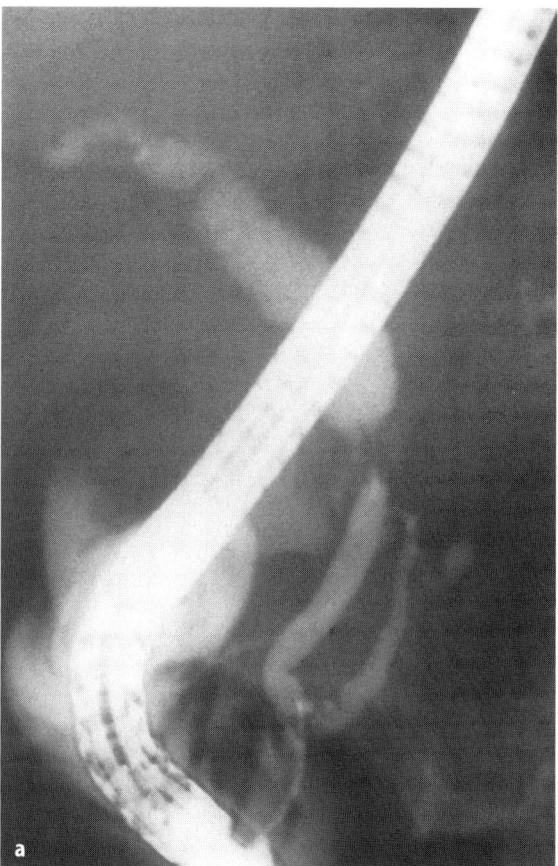

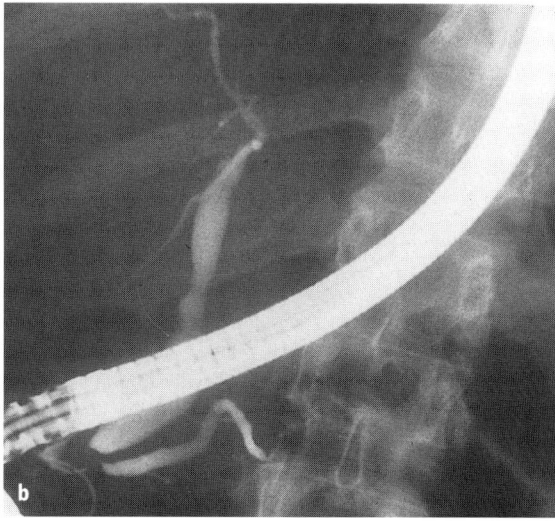

Abb. 92.16 a, b. ERCP bei Tumoren des Pankreas. Die ERCP erlaubt die Sicherung eines malignen Pankreastumors mit hoher Sensitivität, wenn eines der folgenden morphologischen Kriterien vorliegt: **a** Gangstenose/-abbruch von Ductus choledochus und pankreaticus („double duct sign"), **b** scharfer Abbruch des Pankreasgangs

■ **Computertomographie.** In den Fällen einer sonographischen Raumforderung ohne Cholestase werden aufgrund der geringeren Invasivität vielfach jedoch andere bildgebende Verfahren, insbesondere die CT vorgezogen. Die Darstellung des Pankreas ist computertomographisch heute in exzellenter Form möglich. Die neuesten Scanner erlauben Schnittführungen von 1 mm Dicke. Aufgrund des umgebenden Fettgewebes, das sich relativ dunkel im CT darstellt, besteht bereits natürlich ein guter Gewebekontrast (Abb. 92.17). Die Diagnostik der chronischen Pankreatitis ist computertomographisch zuverlässig, sofern Pseudozystenbildungen oder Verkalkungen im Pankreas vorliegen, d. h. im Stadium 3. Allerdings ist der Nachweis insbesondere kleinerer Pankreastumoren bzw. die Differentialdiagnose chronische Pankreatitis/Pankreaskarzinom auch computertomographisch problematisch. Insbesondere Tumoren unter 1 cm Größe sind schwierig abzugrenzen, da sie häufig die gleiche Kontrastmittelaufnahme wie das umgebende Pankreasgewebe aufweisen. Unverzichtbar ist die CT beim Staging des Pankreaskarzinoms unter der Fragestellung regionärer Lymphknoten- und Lebermetastasen sowie einer Tumorinvasion im Bereich des Truncus coeliacus, der endosonographisch oft nur eingeschränkt beurteilbar ist.

■ **Endosonographie.** Insbesondere beim Nachweis von kleinen Tumoren unter 3 cm Größe ist die Endosonographie allen anderen Verfahren deutlich überlegen (Abb. 92.18 a, b). Die Sensitivität liegt bei annähernd 100 %, verglichen mit der ERCP (90 %), dem CT (55–77 %) und dem Ultraschall (50–67 %; Rösch u. Classen 1992). Dabei kann die Endosonographie auch periphere Tumoren ohne Gangbeteiligung nachweisen, die mit einer Häufigkeit von ca. 3 % anzunehmen sind.

Bezüglich der Lokalisation von endokrinen Pankreastumoren, deren Größe in vielen Fällen unter 1 cm liegt, ist die Endosonographie den anderen bildgebenden Verfahren weit überlegen und sollte daher trotz der etwas höheren Invasivität nach dem transabdominellen Ultraschall an zweiter Stelle folgen. Eine sichere Unterscheidung zwischen neoplastischen und entzündlichen Pankreastumoren erlaubt allerdings auch die Endosonographie nicht (Barthet et al. 1996).

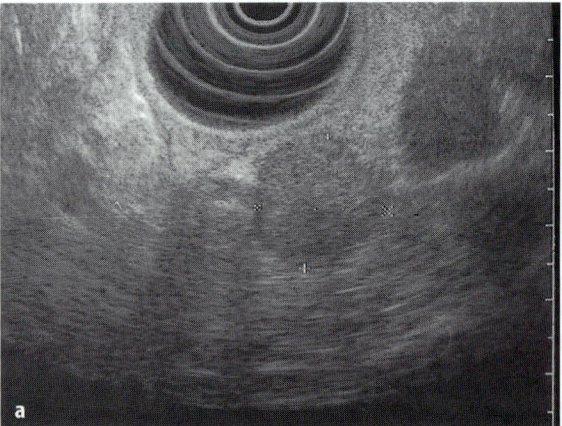

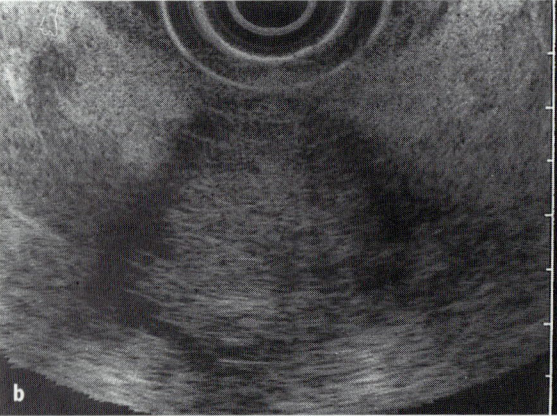

Abb. 92.18 a, b. Endosonographie bei Pankreastumoren. Die Endosonographie ist die sensitivste Methode im Hinblick auf die Feinbeurteilung des Pankreasparenchyms und den Nachweis von kleinen Raumforderungen unter 3 cm Größe. Dies gilt insbesondere im Hinblick auf nichtductale, z. B. endokrine Tumoren (**a**: Insulinom im Pankreaskopf). Malignome sind inhomogen und schlecht abgegrenzt (**b**: Pankreaskarzinom)

Abb. 92.17. Insulinom: Verbesserte Sensitivität in der Detektion endokriner Tumoren durch biphasische Spiral-CT: In der arteriellen Frühphase (*links*) Nachweis eines hyperperfundierten kleinen Tumors im Pankreaskopf. In der portalvenösen Phase (*rechts*) Verwischung des Kontrasts und dadurch unmögliche Detektion des histologisch gesicherten Insulinoms

■ **MRT.** Die MRT wird dagegen in der Pankreasdiagnostik wenig eingesetzt (McFarland et al. 1996; Moore et al. 1995). Die Pankreasdiagnostik mittels MRT hat sich zwar stark verbessert, ein Dünnschicht-MRT in 1 mm-Schichtdicke ist aber bis heute in Atemanhaltetechnik und mit einem zufriedenstellenden Signal-Rausch-Verhältnis noch nicht möglich. Nichtsdestotrotz scheint sich nach neueren Arbeiten eine Überlegenheit der MRT über die CT in der Primärdiagnostik des Pankreaskarzinoms abzuzeichnen, da sich der Tumor häufig durch den besseren Gewebekontrast der MRT zuverlässiger als mittels Spiral-CT abgrenzen läßt (Schikawa 1997). Neue diagnostische Aspekte bieten zusätzlich die Entwicklungen neuer Kontrastmittel. Mangan-DPDP, ein MR-tomographisches Kontrastmittel, scheint die Sensitivität zu verbessern, da das normale Pankreasgewebe das Kontrastmittel aufnimmt, pathologische Veränderungen nicht. Allerdings ist bislang noch nicht geklärt, inwieweit die Differentialdiagnose Pankreatitis/Pankreaskarzinom hierdurch verbessert werden kann (Abb. 92.19 a, b und 92.20 a, b).

■ **FDG-PET.** Das normale Pankreas kann aufgrund seiner relativ hohen Perfusion mit $^{15}H_2O$ und aufgrund seiner hohen Proteinsyntheserate mit markierten Aminosäuren gut mit modernen PET-Scannern dargestellt werden (Abb. 92.21).

Demgegenüber gelingt eine spezifischere Tumordarstellung mit FDG, die auf eine deutliche Überexpression von Glukosetransporter 1 und glykolytischer Schlüsselenzyme zurückzuführen ist. In mehreren Studien konnte eine erheblich gesteigerte FDG-Speicherung im Pankreaskarzinom nachgewiesen werden. FDG-PET konnte zuverlässig das Adenokarzinom des Pankreas von der chronischen Pankreatitis differenzieren: Während das Karzinom durch eine intensive, fokal gesteigerte Glukosespeicherung charakterisiert ist, zeigt die chronische Pankreatitis nur eine sehr geringe und unscharf konturierte Glukosespeicherung oder einen völlig unauffälligen Befund (Abb. 92.22 a, b). Die Sensitivität und Spezifität zum Nachweis des Pankreaskarzinoms wurden Mitte der 90er Jahre mit 95 bzw. 86% angegeben. Eine neuere Arbeit konnte diese hervorragenden Ergebnisse allerdings nicht bestätigen. Hier wurden Sensitivität und Spezifität mit 88% bzw. 85% berechnet (Keogan 1998). Eine Quantifizierung des tumoralen FDG-Uptakes erbrachte gegenüber einer visuell qualitativen Auswertung keinen Vorteil (Stollfuß et al. 1995).

In mehreren Studien wurde eine Überlegenheit von FDG-PET im Vergleich zur kontrastmittelverstärkten CT in der Differentialdiagnose des Pankreaskarzinoms von der chronischen Pankreatitis nachgewiesen (Bares et al. 1994; Stollfuß et al. 1995;

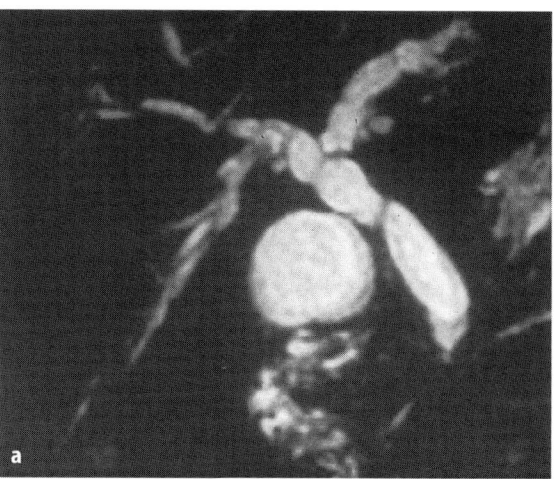

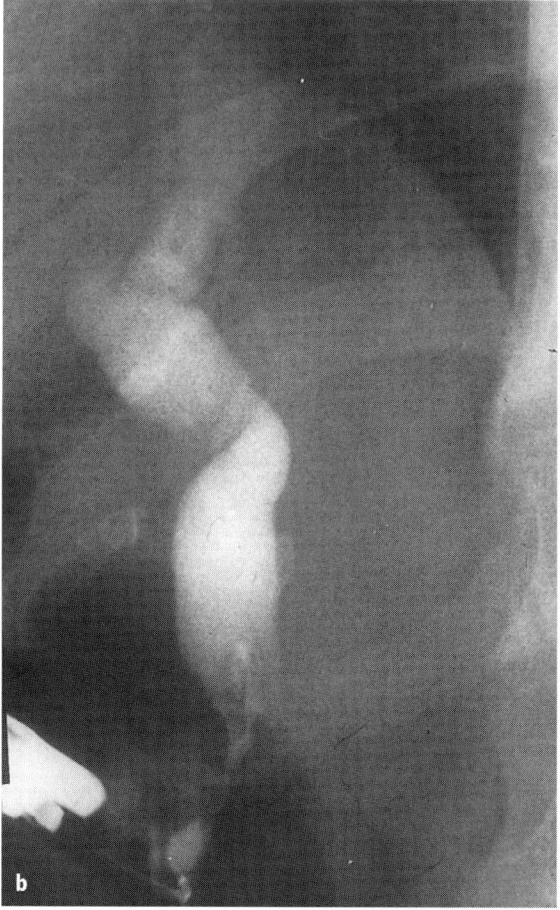

Abb. 92.19 a, b. Pankreaskarzinom. **a** MRCP eines Pankreaskopfkarzinoms: „double duct sign" mit Stenose des distalen Ductus choledochus und des Pankreasgangs. Da der distal der Stenose gelegene Pankreasgang flüssigkeitsgefüllt ist, läßt er sich mittels MRT darstellen. **b** Derselbe Patient, ERCP. Durch die hochgradige Stenose fehlende Darstellung des hinteren Pankreasgangabschnitts und kompletter Abbruch des Pankreasgangs im Pankreaskopf durch den Tumor

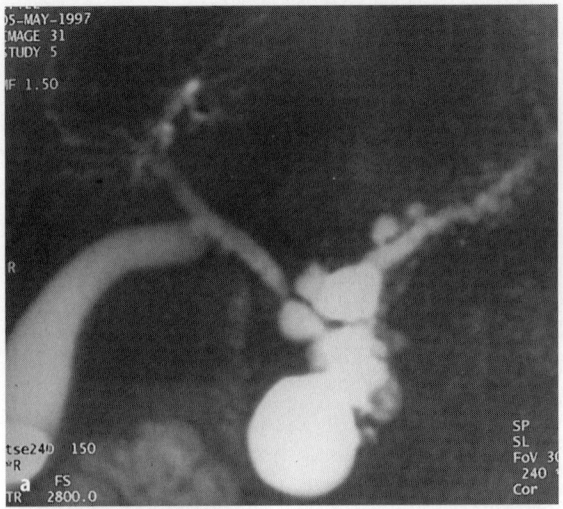

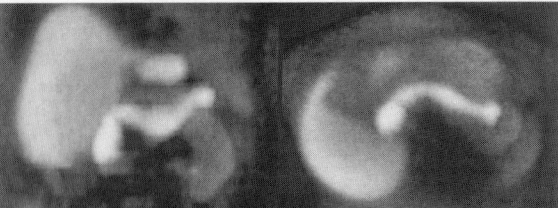

Abb. 92.21. PET bei Pankreaserkrankungen. Physiologische Darstellung des normalen Pankreas mit ^{11}C-Methionin in koronaler (*links*) und transversaler (*rechts*) Schnittführung 20 min nach Injektion der Aktivität

tung beschrieben worden (Friess et al. 1995). Falsch negative FDG-PET-Befunde fanden sich bei sehr kleinen (Durchmesser < 1 cm) periampullären Karzinomen, bei G1-Tumoren sowie bei Patienten mit Diabetes mellitus und Blutzucker > 130 mg/dl.

Wenn Patienten mit akut entzündlichen Erkrankungen und Blutzucker > 130 mg/dl, bei denen eine deutlich eingeschränkte diagnostische Aussagekraft der FDG-PET besteht, ausgeschlossen werden, ist die diagnostische Treffsicherheit der FDG-PET vergleichbar mit derjenigen der ERCP und derjenigen der CT. Insbesondere liefert die Kombination von ERCP und FDG-PET eine sehr gute diagnostische Aussage. FDG-PET erbringt auch dann verwertbare diagnostische Befunde, wenn aus technischen Gründen (z. B. Duodenaldivertikel, entzündliche Papillenstenose oder ähnliches) eine ERCP nicht durchführbar ist. Dies ist bei etwa 10–20 % der Patienten der Fall.

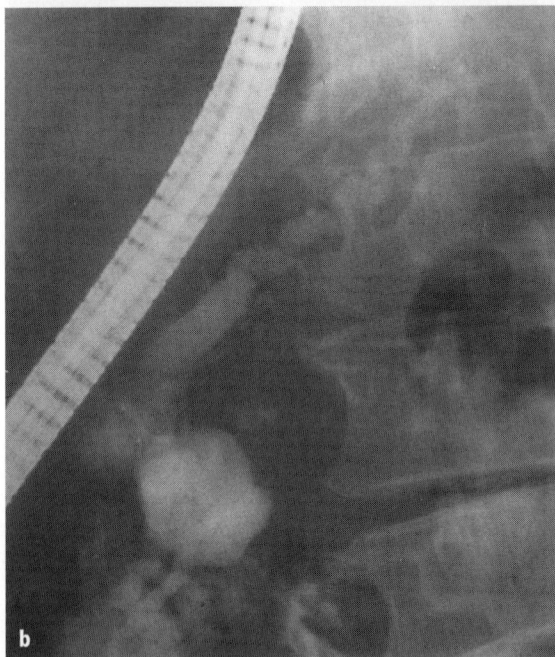

Abb. 92.20 a, b. Chronische Pankreatitis. **a** MRCP und **b** ERCP mit Darstellung der typischen Gangveränderungen einer chronischen Pankreatitis

Diederichs et al., 2000). Einschränkend muß allerdings darauf hingewiesen werden, daß die in diesen Arbeiten beschriebene CT-Technik nicht dem heutigen Goldstandard entspricht.

Seltene falsch positive Befunde der FDG-PET werden bei akut entzündlichem Schub bei vorliegender chronischer Pankreatitis beobachtet. Diese Patienten lassen sich jedoch anhand von Entzündungsparametern im Blut gut identifizieren. In Einzelfällen werden falsch positive Befunde bei Thrombose der V. portae, nach Billroth-II-Gastroenterostomie und bei liegender nasobiliärer Ablei-

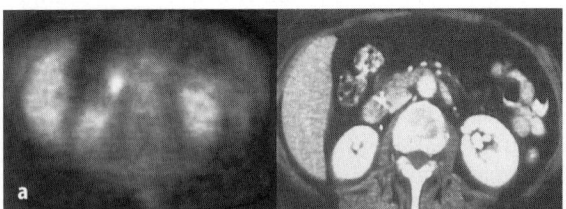

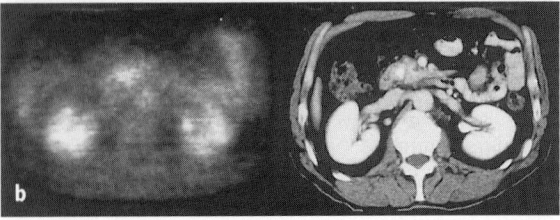

Abb. 92.22 a, b. Chronische Pankreatitis und kleiner Pankreastumor im PET. **a** Pankreatitis mit schwacher Aufnahme von FDG und **b** Pankreaspapillenkarzinom mit intensiver Anreicherung von FDG 60 min nach Applikation der Substanz, jeweils im transversalen Schnitt dargestellt. CT zum Vergleich

Ein verbessertes Lymphknotenstaging ist mit FDG-PET nicht zu erzielen. In der Rezidivdiagnostik des Pankreaskarzinoms konnte FDG-PET in der Regel auch bei zweifelhafter konventioneller Bildgebung das Karzinomrezidiv sicher nachweisen. Lebermetastasen des Pankreaskarzinoms können aber erst bei einem Durchmesser > 1 cm mit einer Sensitivität von 97 % und einer Spezifität von 95 % zuverlässig nachgewiesen werden (Fröhlich et al. 1999). Bei Metastasen mit einem Durchmesser von nur wenigen Millimetern bis 1 cm, gelingt aufgrund des fokal gesteigerten FDG-Uptakes in 43 % der Fälle bei einer Spezifität von 95 % ein eindeutiger Nachweis (Abb. 92.23). Falsch positive Befunde wurden nur vereinzelt bei intrahepatischer Cholestase beobachtet.

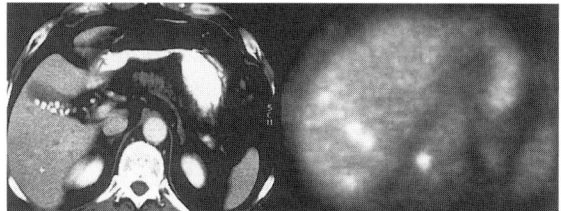

Abb. 92.23. Kleine Lebermetastase. Patient mit Pankreaskarzinom und fraglicher Raumforderung im CT, für die jedoch keine Aussage zur Dignität getroffen werden kann (*links*). Im korrespondierenden FDG-PET (*rechts*) ist bei intensiver Anreicherung eine Lebermetastase nachgewiesen. Bei einer Größenzunahme der Läsion im Verlauf wurde auch im CT die Lebermetastase gesichert

■ **Diagnostisches Vorgehen.** Zusammenfassend ist festzustellen, daß der Goldstandard beim Nachweis eines Pankreaskarzinoms derzeit noch die ERCP darstellt, da die überwiegende Zahl von Pankreastumoren mit Gangveränderungen einhergehen. Da beim gleichzeitigen Bestehen einer Cholestase auch therapeutisch eingegriffen werden kann, ist die ERCP in diesen Fällen immer indiziert.

Das Verfahren mit der derzeit höchsten Sensitivität zum Nachweis insbesondere kleiner und evtl. peripher gelegener Raumforderungen im Pankreas ist allerdings die Endosonographie. Dieser Methode kann als primäre Untersuchung daher in den Fällen der Vorzug gegeben werden, wo der Verdacht auf eine Raumforderung im Pankreas ohne gleichzeitige Cholestase vorliegt, z. B. bei endokrinen oder peripher gelegenen Tumoren.

Die CT ergänzt die Endosonographie ideal in bezug auf das regionäre Lymphknotenstaging, die Möglichkeit der Gefäßrekonstruktion und evtl. den sensitiven Nachweis von Lebermetastasen beim nachgewiesenen Pankreaskarzinom.

Bildgebende Verfahren allein erlauben häufig keine sichere Differentialdiagnose zwischen chronischer Pankreatitis und Pankreaskarzinom, wobei die höchste Sensitivität bei der ERCP gegeben ist.

Die PET kann unter bestimmten Voraussetzungen wertvolle zusätzliche Informationen bieten und die Sensitivität wesentlich erhöhen. Diese spezielle Fragestellung sollte jedoch in jedem Fall auch durch eine zytologische bzw. feingewebliche Untersuchung nach sonographischer, evtl. CT-gesteuerter Punktion abgeklärt werden. Aufgrund des Risikos einer Tumorzellverschleppung sollte die Punktion allerdings den Fällen vorbehalten bleiben, bei denen die Indikation zur Operation oder zur Chemotherapie unklar ist. Ob die Möglichkeiten einer endosonographisch gesteuerten Punktion oder der molekularbiologische Nachweis von genetischen Markern des Pankreaskarzinoms im Pankreassaft in Zukunft zusätzliche Entscheidungshilfen bringen werden, ist derzeit noch offen.

Gastrointestinale Tumoren: Diagnosesicherung und Staging

Primärdiagnostik

Die primäre Diagnostik bei gastrointestinalen Tumoren dient zunächst der Diagnosesicherung durch Gewinnung von Material für Histologie und/oder Zytologie. Hierfür sind endoskopische Untersuchungen obligat, d. h. Ösophagogastroduodenoskopie im oberen Gastrointestinaltrakt und totale Koloskopie bei Tumoren im unteren Gastrointestinaltrakt. Lediglich beim Analkarzinom kann eine Proktorektoskopie ausreichend sein (Abb. 92.24 a, b).

Bei Tumorverdacht oder nachgewiesenen Tumoren im Bereich der Papille, des Pankreas, der Gallenwege oder der Gallenblase ist die ERCP trotz der damit verbundenen Risiken als obligate Untersuchung anzusehen. Die rein morphologische Diagnostik kann dabei ergänzt werden durch die Gewinnung von zytologischem oder histologischem Material aus Pankreas- oder Gallensaft, durch Bürstenzytologie oder Feinnadelbiopsie. Dabei ist allerdings zu berücksichtigen, daß die Sensitivität der einzelnen Methoden beim Pankreas- oder beim cholangiolären Karzinom nur mit etwa 30–60 % anzusetzen ist, allerdings bei einer Spezifität von 96–100 % (Parsons u. Howell 1995).

Bei sonographisch nachweisbaren Prozessen bietet sich darüber hinaus die sonographisch gesteuerte Punktion an. Letztere ist obligat bei unklaren Lebertumoren.

Staging

Die daran anschließenden Staginguntersuchungen dienen der Bestimmung der Tumorausdehnung

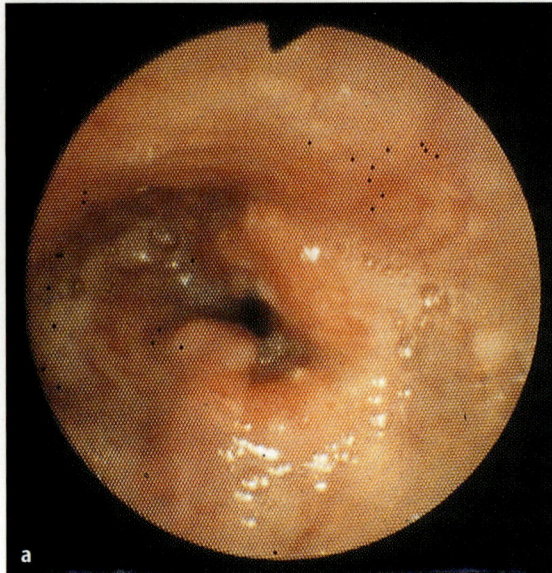

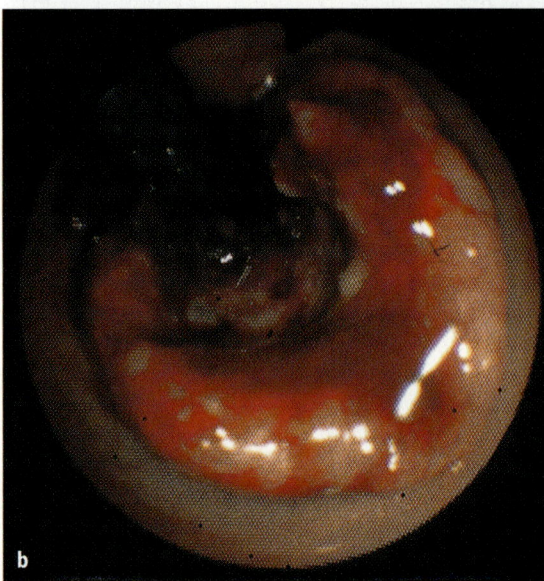

Abb. 92.24 a, b. Endoskopie bei gastrointestinalen Tumoren. Die Endoskopie mit der Möglichkeit der Histologiegewinnung wird obligat zur Diagnosesicherung eingesetzt bei Tumoren im oberen Gastrointestinaltrakt (**a** Ösophaguskarzinom) und im Kolorektum (**b** Analkarzinom, Gerät invertiert)

■ **Sonographie.** Obligate Untersuchungsmethoden zum Nachweis von Fernmetastasen sind die abdominelle Sonographie, insbesondere die Beurteilung von Leber- und abdominellen Lymphknoten, sowie der Röntgenthorax in 2 Ebenen. Die Sonographie weist zöliakale Lymphknoten ab einer Größe von 0,5–1 cm mit einer Sensitivität von 53 % nach, diese steigt bei Lymphknoten über 15 mm auf 100 %. Ein positiver Lymphknotenbefund ist daher immer als pathologisch zu werten, während ein negativer Befund keinen Ausschluß zuläßt (Herzog et al. 1996).

■ **Computertomographie.** Bei unzureichender Beurteilbarkeit bzw. negativen Befunden muß daher ergänzend eine CT der Leber bzw. des Abdomens durchgeführt werden. Entsprechendes gilt für den Nachweis von pulmonalen Metastasen. Die Sensitivität des Röntgenthorax ist insbesondere bei flauen Lungenrundherden eingeschränkt, so daß ein zuverlässiger Ausschluß von Lungenrundherden nur computertomographisch möglich ist. Die CT des Thorax ermöglicht ferner die Darstellung retikulärer Parenchymveränderungen, wie sie für eine Lymphangiosis carcinomatosa typisch sind sowie den Nachweis von Lymphknoten im Mediastinum bzw. parahilär.

> ! Allgemein gilt heute jeder Lymphknoten über 1 cm Größe als suspekt, ein diagnostisches Kriterium, das zwar nur bedingt der Tumorbiologie entspricht, das sich aber im klinischen Alltag relativ gut bewährt hat.

■ **Szintigraphie.** Eine Sonderstellung nehmen die endokrinen Tumoren im Gastrointestinaltrakt ein, die szintigraphisch über den Somatostatinrezeptorenbesatz nachgewiesen werden können (s. Kap. 65). Gastrinome werden mit einer Sensitivität von 90 % erkannt, während Insulinome nur in 30 % der Fälle detektiert werden. Karzinoide sind ebenfalls in einem hohen Prozentsatz (80 %) szintigraphisch erfaßbar, so daß eine Metastasendiagnostik hier szintigraphisch erfolgen sollte (Abb. 92.25).

■ **Endosonographie.** Die lokale Tumorausdehnung im oberen Gastrointestinaltrakt, im Pankreas sowie im Rektum und im Analbereich kann am besten endosonographisch beurteilt werden (Abb. 92.26 a–c). Diese Methode weist bezüglich der Sensitivität eindeutig Vorteile gegenüber anderen bildgebenden Verfahren in bezug auf das Tiefenwachstum sowie die lokalen Lymphknotenstationen auf. Probleme treten bei entfernteren Lymphknoten auf, so daß beim Karzinom des distalen Ösophagusdrit-

lokal und systemisch mit dem Ziel einer Optimierung der anschließenden Tumortherapie (TNM-Klassifikation/Stadieneinteilung nach WHO/UICC). Der Einsatz von bildgebenden Verfahren ist daher unter dem Aspekt des Nachweises von Fernmetastasen, insbesondere in Leber oder Lunge, zu bewerten und andererseits unter dem Aspekt der lokalen Operabilität. Darüber hinaus können spezielle weitergehende Fragestellungen, insbesondere präoperativ, in einzelnen Teilbereichen des Gastrointestinaltrakts von Bedeutung sein.

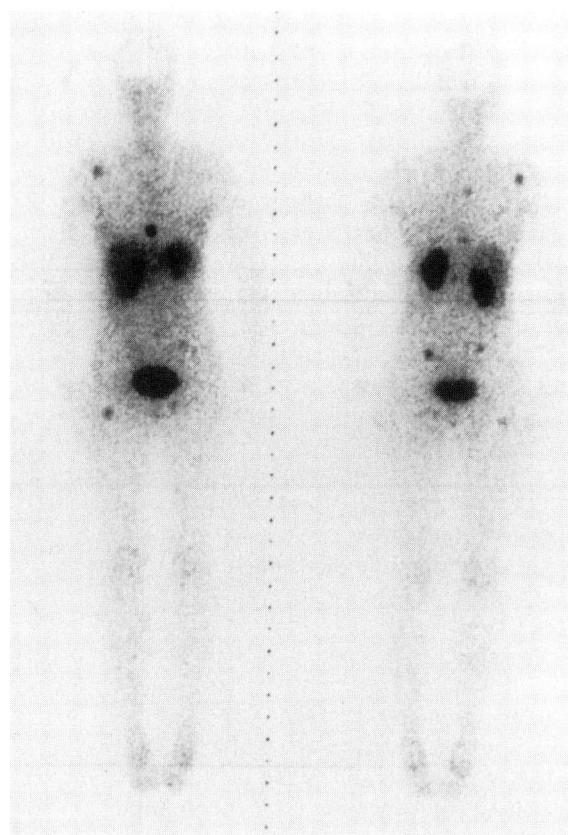

Abb. 92.25. Ganzkörperszintigraphie mit ^{111}In-Octreotid beim Karzinoid: 4 h p.i. lassen sich von ventral und dorsal multiple pathologische Anreicherungen (hauptsächlich im Skelett) nachweisen, die eine ausgedehnte Metastasierung beweisen. Trotz mäßig guter räumlicher Auflösung gelingt bei der intensiven Anreicherung eine sichere Zuordnung

tels, des Magens sowie des Pankreas ergänzend eine CT des Oberbauches sinnvoll ist.

Bei Tumoren der Gallenwege oder Gallenblase ist die sonographische Beurteilung häufig unzureichend, so daß eine CT der Leber obligat ist. Insbesondere bei kleineren und als möglicherweise operabel anzusehenden Lebertumoren kann durch eine Angio-CT die lokale Tumorausbreitung besser beurteilt werden.

■ **Diagnostisches Vorgehen.** Die Reihenfolge des Einsatzes der bildgebenden Verfahren beim Tumorstaging sollte im Einzelfall abhängig gemacht werden von der damit verbundenen Patientenbelastung und den Kosten. Teure und belastende Untersuchungen können so in vielen Fällen nach Klärung der Situation mit einfachen Methoden vermieden werden. Aus diesem Grund stehen die abdominelle Sonographie und der Röntgenthorax an erster Stelle beim Staging gastrointestinaler Tumoren zum Nachweis oder Ausschluß von Fernmetastasen.

Aufgrund der hohen Sensitivität bezüglich der lokalen Tumorausbreitung sollte sich die Endosonographie anschließen. Bei weiterhin bestehender

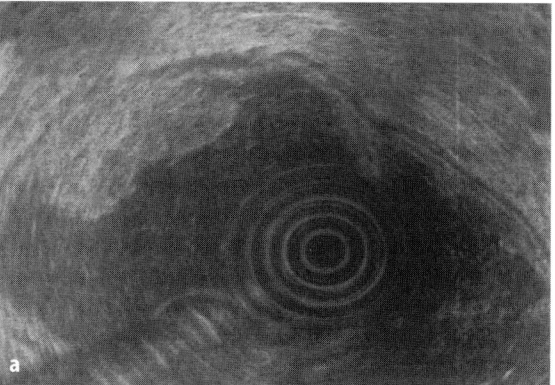

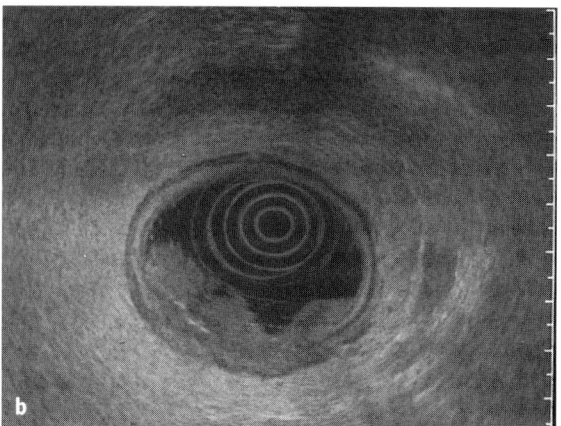

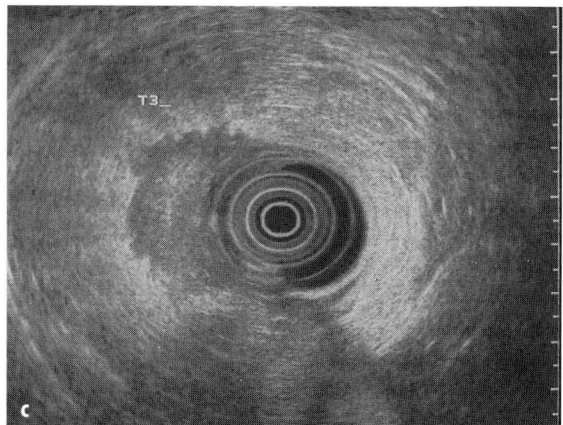

Abb. 92.26 a–c. Endosonographie bei gastrointestinalen Tumoren. Im Ösophagus, Magen, Rektum und im Pankreas stellt die Endosonographie die sensitivste Methode dar zur Beurteilung des lokalen Tumorwachstums (T-Staging) und der regionalen Lymphknoten (N-Staging). Dies ist auf die hohe Auflösung im Nahbereich zurückzuführen. Die Abbildungen zeigen Rektumkarzinome in den verschiedenen T-Stadien. **a** T1-Tumoren betreffen die Mukosa und Submukosa, **b** T2-Tumoren infiltrieren die Muscularis propria und **c** T3-Tumoren überschreiten die Darmwand, ohne jedoch Nachbarorgane zu infiltrieren

Operationsindikation und negativem Metastasennachweis folgen CT-Thorax und -Oberbauch aufgrund der höheren Sensitivität und der besseren Objektivierbarkeit der Befunde. Auf die CT kann auch verzichtet werden, falls die Indikation zur Operation hiervon unabhängig ist, z. B. bei obstruierenden kolorektalen Tumoren.

■ **Spezielle Fragestellungen.** In Abhängigkeit vom Ursprungsort des Tumors können sich noch spezielle Fragestellungen, insbesondere präoperativ, ergeben.

- So ist beim *Ösophaguskarzinom* präoperativ immer ein Ösophagusbreischluck sinnvoll, bei lokal fortgeschrittenem Tumorwachstum, insbesondere vor palliativer Therapie sollte eine Bronchoskopie durchgeführt werden. Die Skelettszintigraphie erscheint nur sinnvoll beim Vorliegen von entsprechenden Beschwerden, die Laparoskopie wird lediglich in Einzelfällen präoperativ erforderlich sein.
- Der Kolon-KE beim *kolorektalen Karzinom* ist nur für die Fälle vorbehalten, bei denen eine totale Koloskopie aus technischen Gründen nicht durchführbar ist.
- Bei Tumoren des *Pankreas*, der *Gallenwege* oder der *Leber* ist bisheriger Standard die Durchführung einer präoperativen Angiographie zum Ausschluß bzw. Nachweis einer Gefäßinfiltration. Mittels Spiral-CT und sekundären 3-D-Rekonstruktionen können jedoch auch Angiographien durchgeführt werden, die darüber hinaus optimal den Gefäßbezug zu den anatomischen Strukturen darstellen lassen. Die Darstellung der Gefäße mittels CT und die fehlende Invasivität der Methode wird die präoperative Angiographie aller Wahrscheinlichkeit nach mehr und mehr zurückdrängen.
- Aufgrund des intramuralen Wachstums von *cholangiolären Karzinomen* ist der Befund von ERCP oder PTC häufig unzureichend bezüglich des lokalen Tumorwachstums. Hier kann der intraduktale Ultraschall zusätzliche Informationen bieten. Die Durchführung dieser Methode ist bisher allerdings auf einzelne Zentren begrenzt.
- In zahlreichen Untersuchungen wurde eine hohe FDG-Aufnahme sowohl in primären Tumormanifestationen kolorektaler Karzinome, im präsakralen Rezidiv, in Lymphknoten-, Leber-, und Lungenmetastasen dokumentiert. Der Wert von FDG-PET zum Primärstaging kolorektaler Karzinome ist derzeit noch nicht abschließend untersucht. Jedoch fanden mehrere Arbeitsgruppen eine sehr hohe Sensitivität und Spezifität (> 90 %) zum Nachweis des pelvinen Lokalrezidivs (Falk et al. 1994). FDG-PET war der Immunszintigraphie mit ^{131}I-markierten monoklonalen Anti-CEA/Anti-CA 19/9-Antikörpern bzw. ^{111}In-Onkoszint deutlich überlegen.

In den letzten Jahren wurde der Wert von FDG-PET-Ganzkörperuntersuchungen in der Rezidivdiagnostik kolorektaler Karzinome herausgearbeitet. Mehrere Arbeitsgruppen fanden bei unklaren diagnostischen Befunden der konventionellen Bildgebung bei etwa 40 der Patienten zusätzlich Lokalrezidive, peritoneale Metastasen, Leber-, Lungen- oder sogar entfernt liegende Lymphknotenmetastasen, die das geplante therapeutische Prozedere erheblich beeinflußten (Abb. 92.27).

92.11
Zukunftsaspekte: neue Verfahren und ihre Bedeutung

92.11.1
Endoskopie

Cholangioskopie

Die direkte endoskopische Darstellung der Gallenwege ist technisch über den perkutan-transhepatischen Zugangsweg oder über ein großlumiges Duodenoskop möglich. Diagnostisch bringt die Cholangioskopie keine wesentlichen Vorteile gegenüber der Cholangiographie, z. B. beim Nachweis von Tumoren des Gallengangsystems. Allerdings kann die lokale Tumorausdehnung u. U. besser beurteilt und durch Biopsieentnahme ergänzt werden (Nimura 1993). Der Einsatz der Cholangioskopie erfolgt vorwiegend zur gezielten Therapie von komplizierten Gallengangskonkrementen, z. B. mittels gepulstem Farbstofflaser oder elektrohydraulischer Lithotrypsie.

Pankreatikoskopie

Ultradünne Endoskope können in der „motherbaby"-Technik durch ein Duodenoskop auch in den Pankreasgang eingeführt werden, was eine direkte Inspektion des Pankreasgangs und sogar die gezielte Entnahme von Biopsien oder die Anwendung der Laser- oder der elektrohydraulischen Lithotripsie im Pankreasgang ermöglicht. Die Bedeutung und das Komplikationsrisiko dieser Methode in der Diagnostik und Therapie von Pankreaserkrankungen muß jedoch noch evaluiert werden (Wegerle et al. 1996).

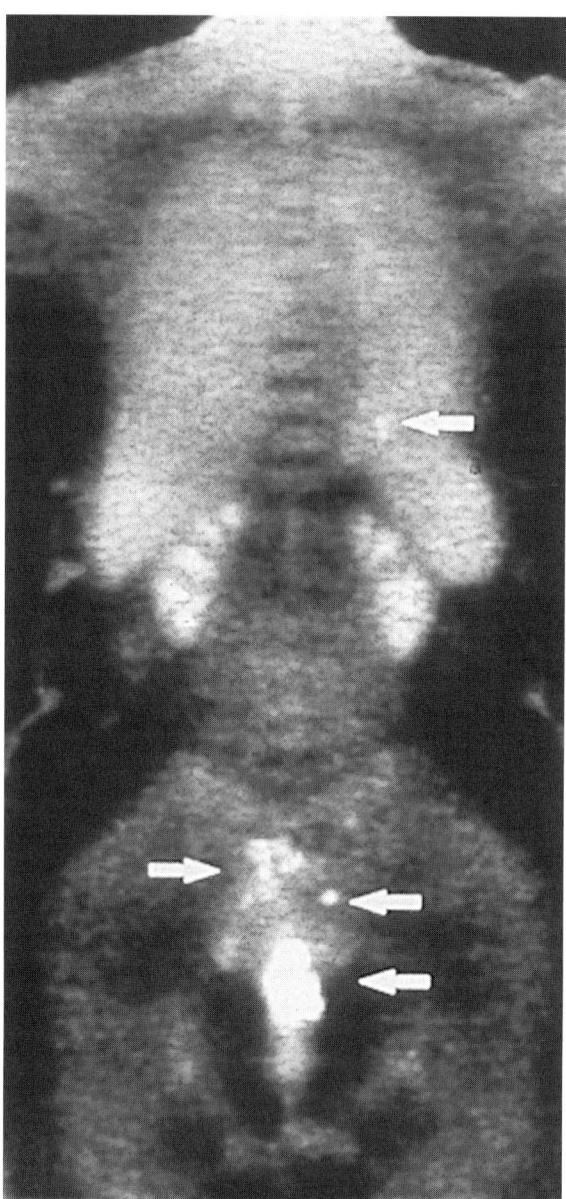

Abb. 92.27. Ganzkörperdarstellung mit FDG-PET beim Rektumkarziom. Lokalrezidiv eines Rektumkarzinoms (*unterer Pfeil*) mit pelvinen Lymphknotenmetastasen (*mittlerer Pfeil*) und kleiner Lungenmetastase im linken basalen Lungenunterlappen (*oberer Pfeil*)

92.11.2
Sonographie

Dreidimensionale und kontrastmittelverbesserte Dopplersonographie

Der Einsatz von Farbdopplern zur Beurteilung von Gefäßstrukturen gehört inzwischen zum Standard in der klinischen Diagnostik. Neue Entwicklungen betreffen die technische Verbesserung der Dopplersonographie (Powerdoppler), die Verwendung von sonographischen Kontrastmitteln und die dreidimensionale Sonographie.

Die Verwendung von Echokontrastmitteln zusammen mit dem „Powerdoppler" oder kontrastmittelspezifischen Scanverfahren („harmonic imaging") ermöglicht Fortschritte bei der Beurteilung hochgradiger Gefäßstenosen oder kleiner Tumorgefäße (Schlief u. Bauer 1996; Cosgrove 1996). Dies könnte z. B. Vorteile bei der Differenzierung von fokalen Leberherden bringen (Nisenbaum u. Rowling 1995; Bartoluzzi 1997). Insbesondere die mit der Kontrastmittelanwendung verbundenen hohen Kosten und die bisher unzureichende klinische Evaluation lassen jedoch die praktischen Vorteile dieser Technik bisher nicht eindeutig erkennen. Entsprechendes gilt derzeit für den praktischen Einsatz der dreidimensionalen Darstellung von Ultraschallbildern (Zoller u. Liess 1994).

Endosonographie

Bei den in der Routinediagnostik eingesetzten Endosonographiegeräten handelt es sich um radiale Scanner mit einem rotierenden Schallkopf. Für die zunehmende Verbreitung findende endosonographisch gesteuerte Feinnadelpunktion werden dagegen lineare Schallköpfe mit einem Sektorscanner und entsprechender Führungseinrichtung eingesetzt. Diese Geräte sind relativ großlumig und ausschließlich für die Endosonographie einsetzbar.

Neuere Entwicklungen laufen in Richtung von Miniatursonden von 5–6 French Stärke, die während einer Routineuntersuchung durch das normale Endoskop hindurchgeschoben werden können. Sie finden z. B. zum Staging bei kleinen Tumoren in Ösophgus oder Magen Anwendung oder sind über ein Duodenoskop auch durch die intakte Papille in Gallenwege oder Pankreasgang einzuführen. Hier kann das Ultraschallbild zur weiteren Abklärung von unklaren Gangveränderungen oder zum Staging, z. B. bei Klatskin-Tumoren eingesetzt werden. Die klinische Wertigkeit dieser Technik erfordert, bei theoretischen Vorteilen, jedoch noch prospektive Untersuchungen (Menzel et al. 1996).

92.11.3
Radiologie

MR-Cholangiographie

Die MR-Cholangiographie (MRC) ist nichtinvasiv und benötigt kein Kontrastmittel. Viele bisherige Studien sind noch auf dem Stand von „feasibility studies", wie z. B. die Arbeit von Bret et al. (1996), die gezeigt hat, daß bei Patienten mit bekannter Cholelithiasis die Steine auch im MRC nachgewiesen werden können.

In einer folgenden prospektiven Studie hat die französische Arbeitsgruppe versucht, in einem unselektierten Krankengut die diagnostische Genauigkeit der Methode (stark T2-gewichtete Fast-Spinecho-Sequenzen) bei 126 Patienten mit klinischem Verdacht auf Gallensteine zu beurteilen. 79 Patienten hatten eine Gallengangsobstruktion, die mittels MRC mit einer Sensitivität von 91 %, Spezifität von 100 % und diagnostischen Genauigkeit von 94 % erfaßt wurde. 32 Patienten hatten Gallengangssteine, die bei 26 Patienten diagnostiziert wurden (Sensitivität 81 %, Spezifität 98 %, diagnostische Genauigkeit 94 %, positiver Vorhersagewert/PPV 93 %, negativer Vorhersagewert/NPV 94 %). Bei 14 Patienten bestand ein obstruierendes Malignom, das in 12 Fällen identifiziert wurde (Sensitivität 86 %, Spezifität 98 %, diagnostische Genauigkeit 97 %, PPV 86 %, NPV 98 %). Die Autoren räumen ein, daß die räumliche Auflösung im Vergleich zur ERC noch eingeschränkt ist, so daß bei fehlender Gallengangsobstruktion noch falsch negative Resultate vorkommen.

Vergleichende Studien von MRCP und ERCP in der Diagnostik einer Choledocholithiasis erbrachten für die MRCP eine Sensitivität von 95 %, Spezifität von 85 %, einen PPV von 82 % und einen NPV von 96 %.

Weitere Arbeiten versuchten, den Stellenwert der HASTE-Sequenz im Rahmen der MRCP zu ermitteln. Eine Arbeitsgruppe aus Japan untersuchte hierzu 40 Freiwillige und 56 Patienten mit verschiedenen Erkrankungen des pankreatikobiliären Systems und korrelierte die Befunde mit der ERCP und der perkutan-transhepatischen Cholangiographie (PTC). Bei allen gesunden Freiwilligen war der nichterweiterte Gallengang darstellbar, der Ductus cysticus grenzte sich in 88 % der Fälle ab. Bei den 56 erkrankten Patienten zeigte sich eine sehr hohe Korrelation zwischen MRCP und ERCP bzw. PTC hinsichtlich Stenosenweite und -länge. Hieraus ziehen die Autoren den Schluß, daß die MRCP als Screeningmethode für Erkrankungen des pankreatikobiliären Systems verwendet werden kann (Miyazaki et al. 1996).

Eine zweite Arbeitsgruppe aus Baltimore untersuchte 21 Patienten mit biliärer Obstruktion und korrelierte die Befunde ebenfalls mit PTC und ERCP. Bei allen Patienten wurde eine Gangerweiterung mittels MRCP korrekt nachgewiesen (mit vollständiger Interobserverübereinstimmung; Regan et al. 1996). Die Verschlußlokalisation konnte in 87 % der Fälle korrekt erkannt werden (93 % Interobserverübereinstimmung). Der Ductus hepaticus dexter war in 80 %, der Ductus hepaticus sinister in 100 % und die Gallenblase in 88 % der Fälle abgrenzbar. Zwischen stein- und strikturbedingter Stenose konnte in allen Fällen differenziert werden.

Die MRCP ist ferner in der Lage, anatomische Normvarianten aufzeigen, wie eine Arbeit aus Montreal belegen konnte (Taourel et al. 1996 b).

Eine Arbeitsgruppe aus Boston versuchte, die Wertigkeit der MRCP nach frustraner, inkompletter oder technisch nicht durchführbarer ERCP zu klären (Soto et al. 1996). Hierzu wurden insgesamt 37 konsekutive Patienten untersucht, bei denen die ERCP frustran (n = 20), technisch nicht möglich aufgrund einer biliodigestiven Anastomose (n = 10) oder inkomplett bei vollständigem Gangabbruch des Ductus Wirsungianus (n = 7) war (vgl. Abb. 92.3). Bei all diesen Patienten gelang die MRCP: 11 Patienten zeigten einen Normalbefund, 8 Patienten zeigten kontrollbedürftige Befunde, bei weiteren 11 Patienten wurde im Anschluß an die MRCP eine Laparotomie durchgeführt, bei 3 Patienten erfolgte eine ERCP mit Papillotomie, bei 4 Patienten erfolgte eine PTC (2 diagnostisch, 2 therapeutisch) und bei einem Patienten wurde eine ultraschallgesteuerte Biopsie entnommen. Hieraus leiten die Autoren eine wichtige Rolle der MRCP bei frustraner oder inkompletter ERCP ab.

Derzeit hat die MRCP noch Einschränkungen: Das örtliche Auflösungsvermögen ist noch nicht so gut wie bei PTC und ERCP und daher ist die diagnostische Genauigkeit bei bestimmten Erkrankungen (geringe Pankreatitis, Pancreas divisum, geringe Erweiterung der Gallen- und Pankreasgänge, kleine Gangsteine) reduziert. Weiterhin bringt es die Verwendung stark T2-gewichteten Sequenzen mit sich, daß Blut oder proteinreiches Material mit Steinen verwechselt werden können. Ein weiterer Nachteil ist, daß es in der Nachbarschaft von Metallstents zu Suszeptibilitätsartefakten kommen kann, die die Bildgebung stark stören können. Unbestritten ist die Meinung, daß die MRCP in Zukunft einen relevanten Stellenwert in der bildgebenden Diagnostik von Gallengangserkrankungen haben wird. Die MRC empfiehlt sich derzeit zur Diagnostik bei Patienten mit extrahepatischer Cholestase, bei denen eine ERCP nicht durchführbar ist oder zur Verlaufskontrolle bei primär sklerosierender Cholangitis mit Gallenwegsstenosen.

MR-Pankreatographie

Die rasche technische Entwicklung von schnellen Sequenzen, die für eine MRP taugen, sind bestechend. Die größten Vorteile dieser Methode sind die fehlende Invasivität und die Unabhängigkeit von Kontrastmitteln. Nach wie vor ist unklar, welche Rolle die MRP im Konzept der bildgebenden Verfahren spielen wird.

Die Bedeutung der MRP nach nichtgelungener ERP wird von der Arbeitsgruppe von Soto hervorgehoben und betrifft sowohl das Gallengang- als auch das Pankreasgangsystem. Dabei wurden in allen Fällen „zufriedenstellende" Bilder erhalten. Bei regelrechter Darstellung von Gallengängen und Pankreasgängen sind keine weiteren diagnostischen oder therapeutischen Maßnahmen notwendig. Eine weitere Gruppe von Patienten wurde in dieser Arbeit speziell beleuchtet: komplette Pankreasobstruktion in der ERCP. In diesen Fällen kann mittels MRCP der Zustand des obstruierten Segments präzise dargestellt und das Ausmaß der Gangerweiterung genau ermittelt werden, so daß aus diesen Untersuchungsergebnissen therapeutische Entscheidungen gezogen werden können (z. B. Pankreatikojejunostomie; Soto et al. 1996).

In einer Studie von Bret und Mitarbeitern (1996) konnte mittels MRCP eine diagnostische Aussage über den Pankreasgang in 86 % gemacht werden. Für die Diagnostik von diskreten Pankreasgangveränderungen ist die MRP der ERP noch unterlegen. So konnte diese Arbeitsgruppe mit gleicher diagnostischer Genauigkeit wie die ERP ein Pancreas divisum diagnostizieren. Es wurde aber eingeräumt, daß diskrete Gangstrukturen, wie z. B. eine Verbindung zwischen ventralem und dorsalem Gangsystem (bei inkomplettem Pancreas divisum) nicht zu erkennen sind. Ein interessanter Ansatz zur Funktionsdiagnostik des Pankreas ist die MRCP vor und nach Sekretininjektion. Die sekretorische Leistung des Pankreas kann hierdurch semiquantitativ geschätzt werden, da die sezernierte Flüssigkeit infolge der Sekretininjektion MR-tomographisch visualisiert wird. Diese Untersuchung bietet sich z. B. bei Patienten mit unklaren abdominellen Schmerzen an, bei denen ursächlich eine Abnahme der exokrinen Reserve verantwortlich sein könnte, oder bei Patienten mit chronischer Pankreatitis zur Beurteilung der sekretorischen Leistung des Pankreas.

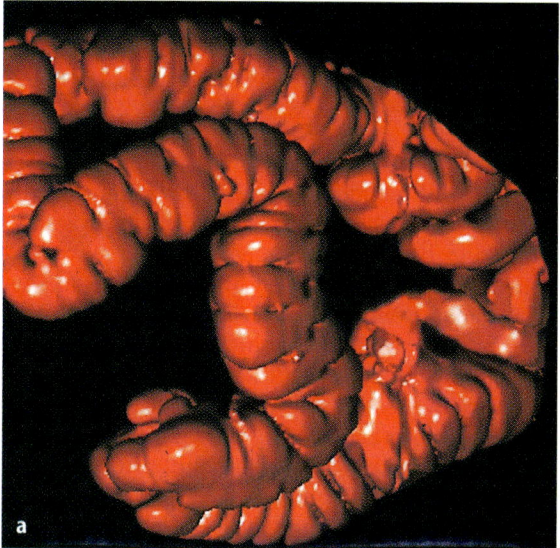
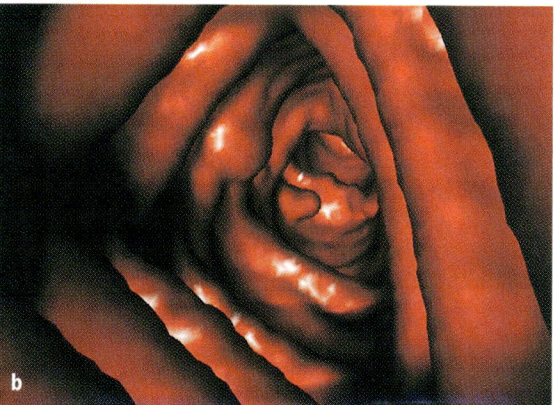

Abb. 92.29 a, b. Virtuelle Endoskopie („virtual reality"). 3-D-Rekonstruktion aus einem Spiral-CT-Datensatz: **a** Oberflächenrekonstruktion des Kolonrahmens sowie **b** intraluminale Darstellung („virtuelle Koloskopie") eines kleinen polypösen Tumors bei 10 Uhr (endoskopisch gesichert)

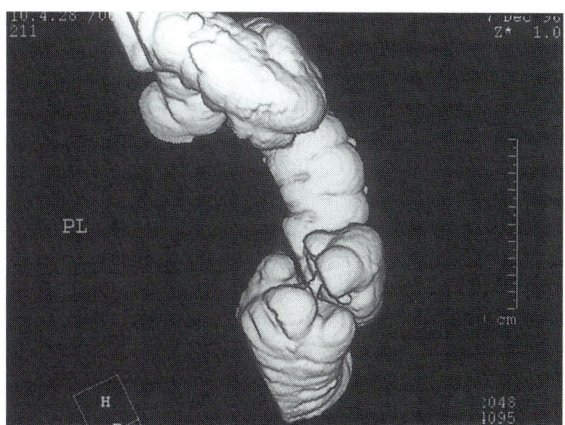

Abb. 92.28. Computertomographie. 3-D-Oberflächenrekonstruktion des Kolon anhand eines Spiral-CT-Datensatzes: zirkuläre, tumorbedingte Stenose im Colon ascendens

MR-Dünndarmdarstellung

Als innovatives Verfahren hat die Dünndarmdarstellung mittels MRT zu gelten. Bislang hat die MRT bei der Dünndarmdiagnostik keinen klinischen Stellenwert. Ursachen sind hierfür die nicht unerheblichen Artefakte durch die Dünndarmperistaltik. Arbeiten aus den 90er Jahren weisen aber bereits auf eine bessere Bildgebung mittels MRT durch den Einsatz ultraschneller Sequenzen in Atemanhaltetechnik bzw. den Einsatz oraler Kontrastmittel hin. In einer Studie der Autoren konnte die Bildgebung mittels MRT weiter optimiert werden. Hierzu wurde die Enteroklyse nach Sellink mit der MRT kombiniert. Die Methylzellulose, die im Anschluß an das Bariumsulfat während der Röntgenuntersuchung appliziert wird, um einen Doppelkontrast zu erreichen, wurde mit einem negativen oder positiven oralen Kontrastmittel für die MRT versetzt. Hierdurch wurde der Dünndarm optimal aufgeweitet und homogen kontrastiert. Bei einem Einsatz bei knapp 200 Patienten konnte eine gute Korrelation zwischen den röntgenologischen Befunden und den MRT-Befunden nachgewiesen werden. Insbesondere beim Einsatz bei entzündlichen Darmerkrankungen war der diagnostische Zugewinn bedeutend. Der entzündlich veränderte Darmabschnitt kann mittels MRT in gleicher Länge wie in der Röntgenuntersuchung dargestellt werden. Analog der Sonographie kann die Dicke der entzündlichen Darmwand ausgemessen werden. Nach intravenöser Kontrastmittelgabe reichert die entzündlich veränderte Darmwand Kontrastmittel an. „Ausgebrannte" Darmabschnitte zeigen diese Kontrastmittelaufnahme nicht.

Mittels Enteroklyse kann es schwierig oder sogar unmöglich sein, Dünndarmschlingen suffizient überlagerungsfrei darzustellen. Durch die MRT ist die überlagerungsfreie Darstellung der Darmschlingen problemlos möglich, da es sich ebenfalls wie bei der CT um ein Schnittbildverfahren handelt.

Die MRT weist ferner eine deutliche Überlegenheit in der Diagnostik extraluminaler Prozesse auf. Diese umfaßt in den meisten Fällen mit entzündlichen Darmerkrankungen pathologisch vergrößerte Lymphknoten im mesenterialen Fettgewebe, die analog der Darmwand Kontrastmittel aufnehmen, sowie die Darstellung von Fistelungen in das Fettgewebe, enteroenterische Fisteln bzw. in das Kutangewebe oder in die Muskulatur. Insbesondere retroperitoneale Abszesse können der Röntgenuntersuchung und auch der Sonographie komplett entgehen.

Somit ist zusammenfassend die Darstellung der entzündeten Darmschlinge sowie eine Aussage über Länge und Art der Stenose und die Diagnostik extraluminaler Veränderungen auch nur weniger Millimeter großer Fisteln in ausgezeichneter Qualität möglich. Der einzige Nachteil der MRT besteht darin, daß eine Aussage über die Passageverhältnisse nicht möglich ist. Die Dünndarmdiagnostik mittels MRT in der vorgestellten Weise ist bislang klinischen Studien vorbehalten. Die ersten Ergebnisse mit dieser Methode sind aber derart zufriedenstellend, daß von einer weiteren Verbreitung und einem zunehmenden klinischen Einsatz des Verfahrens auszugehen ist (Rieber 1998). Da eine gute MR-tomographische Bildqualität hauptsächlich von einer ausreichend hohen Verdünnung des verwendeten MR-Kontrastmittels und einem hohen Füllungsgrad des Darms abhängt, wird derzeit die MRT des Abdomens bei M. Crohn-Patienten ohne vorangegangene Enteroklyse erprobt. Die ersten Ergebnisse sind vielversprechend, so daß es denkbar ist, daß die MRT langfristig die Enteroklyse ersetzen kann.

92.11.4
Virtuelle Endoskopie

Die Entwicklung der Spiral-CT mit der möglichen Akquisition optimaler digitaler 3-D-Datensätze eröffnet ungeahnte Möglichkeiten der Nachberechnung. So können heute innerhalb von 10–30 min Oberflächenrekonstruktionen aller Organe angefertigt werden. Eine weitere Möglichkeit besteht in der rechnerischen Betrachtung eines Organs von jeder tubulären Struktur aus, also gewissermaßen von innen. Die sog. „virtuelle Endoskopie" vermag verblüffend echt die Endoskopie zu imitieren und v. a. stenosierende Veränderungen fast wirklichkeitsgetreu darzustellen. Von Vorteil ist die Möglichkeit, daß alle Stenosen mittels der virtuellen Endoskopie passierbar sind und man sich somit einen Eindruck von der Region hinter der Stenose verschaffen kann (Abb. 92.28). Laut neuerer tierexperimenteller Studien können mittels virtueller Endoskopie Polypen bis 3 mm Größe zuverlässig dargestellt werden. Da es sich um 3D-Daten handelt, sind unterschiedliche Rekonstruktionen möglich: So können aus den axialen Bildern koronare oder sagittale Schnittbilder errechnet werden. Zusätzlich sind Oberflächenrekonstruktionen möglich, die durch eine „gläserne Darstellung" wie ein herkömmlicher Kolonkontrasteinlauf imponieren (sog. „volume rendering"). Eine weitere Möglichkeit ist eine Imitation der endoskopischen Sicht. Nachteilig ist v. a. die Tatsache, daß die Daten manipuliert werden können und somit keine Differenzierungsmöglichkeit besteht, wie real oder „virtuell" ein Befund tatsächlich ist. Derzeit bemühen sich unterschiedliche Arbeitsgruppen, die Methodik zu optimieren, um solche Fehlerquellen zu minimieren. Die Frage, ob es in Zukunft einmal möglich sein wird, eine echte Diagnostik über diese Methode zu betreiben oder ob die „virtual reality" nur – wie Gegner meinen – ein „Tummelplatz für begeisterte Computerfreaks" bleiben wird, kann zum heutigen Zeitpunkt nicht beantwortet werden. Das klinische Einsatzgebiet ist bislang noch offen (Abb. 92.29 a, b). Derzeit wird diskutiert, ob die virtuelle Endoskopie mittels CT als Screening-Verfahren tauglich ist. Ein Gegenargument ist die relativ hohe Strahlenbelastung des Verfahrens. Deswegen wird in einigen Zentren die virtuelle MR-Endoskopie erprobt. Die Ergebnisse sind ermutigend, der Untersuchungsaufwand aber im Vergleich zum CT relativ hoch (Luboldt 1998).

92.11.5
Positronenemissionstomographie

Gegenwärtig verfügbare bildgebende Verfahren liefern in der Regel morphologisch sehr genaue und detailreiche Abbildungen abdomineller Tumoren. Für die Frühdiagnostik, Beurteilung von Tumorbiologie, Wachstum, Dissemination und therapieinduzierter Regression malignen Gewebes bestehen jedoch häufig gravierende Limitationen der konventionellen bildgebenden Diagnostik.

Demgegenüber stellt die PET ein bildgebendes Verfahren dar, das eine Vielzahl funktioneller und biochemischer Prozesse in vivo nachweisen, lokalisieren und quantifizieren kann.

Moderne PET-Scanner sind in der Lage, Stoffwechselveränderungen in 100–200 μl Volumen in vivo zu erfassen und haben deshalb ein großes Potential zur Frühdiagnostik maligner Tumoren. PET ist deshalb in der Lage, zahlreiche Defizite der morphologisch orientierten Bildgebung bei der In-vivo-Charakterisierung maligner Tumoren auszugleichen und wichtige diagnostische Lücken zu schließen.

Basierend auf physiologischen und biochemischen Funktionsprinzipien können der konventionellen Bildgebung unzugängliche Aspekte der Tumorbiologie, wie z. B. Stoffwechselaktivität, Proliferation, Gewebsbindung adrenerger Transmitter oder tumorale Aufnahme von Zytostatika gemessen und deren Ganzkörperverteilung bildlich dargestellt werden.

Zahlreiche markierte adrenerge Transmitter werden derzeit für die spezifische Diagnostik neuroendokriner Tumoren entwickelt. Ebenso werden markierte Zytostatika, wie z. B. 5-^{18}F-Fluorouracil, zur nichtinvasiven Evaluation primärer bzw. sekundärer Zytostatikaresistenz in Kürze zur Verfügung stehen.

Mit ^{11}C-Thymidin und ^{18}F-Fluorodesoxyuridin stehen 2 vielversprechende Proliferationsdiagnostika zur Verfügung. Diese Radiopharmazeutika erlauben die Erfassung von Proliferationsparametern in vivo in individuellen Tumormanifestationen. Dieser neue Ansatz der Proliferationsmessung mittels PET ist besonders attraktiv: Einerseits stellt die tumorale Nukleosidaufnahme einen erheblich sensitiveren Parameter für Tumorwachstum dar als die morphologisch erfaßbare Tumorvolumenänderung, andererseits können zytoreduktive therapeutische Interventionen, die die Proliferationsinhibition zum Ziel haben, sehr viel direkter in vivo gemessen werden.

Es kann erwartet werden, daß Bedeutung und Anwendungspotential der PET in der Diagnostik und Therapiekontrolle abdomineller Tumoren weiter zunehmen wird.

Literatur

Arrive L, Flejou JF, Vilgrain V et al. (1994) Hepatic adenoma: MR findings in 51 pathologically proved lesions. Radiology 193: 507–512

Bares R, Klever P, Hauptmann S et al. (1994) F-18 fluorodeoxyglucose PET in vivo evaluation of pancreatic glucose metabolism for detection of pancreatic cancer. Radiology 192: 79–86

Baron RL, Oliver JH, Dodd GD (1996) Hepatocellular carcinoma: evaluation with biphasic, contrast-enhanced, helical CT. Radiology 199: 505–511

Barthet M, Portal I, Boujaoude J et al. (1996) Endoscopic ultrasonographic diagnosis of pancreatic cancer complicating chronic pancreatitis. Endoscopy 28: 487–491

Bartolozzi C, Lencioni R, Paolicchi A, Moretti M, Armillotta N, Pinto F (1997) Differentiation of hepatocellular adenoma and focal nodular hyperplasia of the liver: comparison of power Doppler imaging and conventional color Doppler sonography. Eur Radiol 7: 1410–1415

Bell GD, McCloy RF, Charlton JE et al. (1991) Recommendations for standards of sedation and patient monitoring during gastrointestinal endoscopy. Gut 32: 823–827

Berry MA, DiPalma JA (1994) Review article: orthograde gut lavage for colonoscopy. Aliment Pharmacol Ther 8: 391–395

Boudghene FP, Deslandes PM, LeBlanche AF, Bigot JM (1994) US and CT imaging features of intrapancreatic metastases. J Comput Assist Tomogr 18: 905–910

Bret PM, Reinhold C, Taourel P et al. (1996) Pancreas divisum: evaluation with MR cholangiopancreatography. Radiology 199: 99–103

Bunk A, Herzog KH, Kunze P, Braun S (1995) Sonographisch-differentialdiagnostische Aspekte beim Zystadenom des Pankreas. Ultraschall Med 16: 210–217

Buscarini L, Fornari F, Bolondi L et al. (1990) Ultrasound-guided fine-needle biopsy of focal liver lesions: techniques, diagnostic accuracy and complications. A retrospective study on 2091 biopsies. J Hepatol 11: 344–348

Cello JP (1995) Helicobacter pylori and peptic ulcer disease. Am J Roentgenol 164: 283–286

Chan YL, Chan AC, Lam WW et al. (1996) Choledocholithiasis: comparison of MR cholangiography and endoscopic retrograde cholangiography. Radiology 200: 85–89

Chung KY, Mayo Smith WW, Saini S et al. (1995) Hepatocellular adenoma: MR imaging features with pathologic correlation. Am J Roentgenol 165: 303–308

Corrigan K, Semelka RC (1995) Dynamic contrast-enhanced MR imaging of fibrolamellar hepatocellular carcinoma. Abdom Imaging 20: 122–125

Cosgrove D (1996) Why do we need contrast agents for ultrasound? Clin Radiol 51 (Suppl 1): 1–4

Curtin KR, Fitzgerald SW, Nemcek AA Jr et al. (1995) CT diagnosis of acute appendicitis: imaging findings. Am J Roentgenol 164: 905–909

Davis LP, McCarroll K (1994) Correlative imaging of the liver and hepatobiliary system. Semin Nucl Med 24: 208–218

DelMaschio A, Vanzulli A, Sironi S et al. (1991) Pancreatic cancer versus chronic pancreatitis: diagnosis with CA 19-9 assessment, US, CT, and CT-guided fine-needle biopsy. Radiology 178: 95–99

Diederichs CG, Staib L, Vogel J et al. (2000) Values and limitations of FDG-PET in pancreatic masses. Pancreas, in press

Edoute Y, Ben-Haim SA, Malberger E (1991) Value of direct fine needle aspirative cytology in diagnosing palpable abdominal masses. Am J Med 91: 377–382

Falk PM, Gupta NC, Thorson AG et al. (1994) Positron emission tomography for preoperative staging of colorectal carcinoma. Dis Colon Rectum 37: 153–156

Findlay M, Young H, Cunningham C et al. (1996) Noninvasive monitoring of tumor metabolism using fluorodeoxyglucose and positron emission tomography in colorectal cancer liver metastases: correlation with tumor response to fluorouracil. J Clin Oncol 14: 700–708

Fornari F, Buscarini L (1992) Ultrasonically-guided-fine-needle biopsy of gastrointestinal organs: indications, results and complications. Dig Dis 10: 121–133

Freeman ML, Nelson DB, Sherman S et al. (1996) Complications of endoscopic biliary sphincterotomy. N Engl J Med 335: 909–918

Friess H, Langhans J, Ebert M et al. (1995) Diagnosis of pancreatic cancer by 2[18F]-fluoro-2-deoxy-D-glucose positron emission tomography. Gut 36: 771–777

Fröhlich F, Schwizer W, Thorens J et al. (1995) Conscious sedation for gastroscopy: patient tolerance and cardiorespiratory parameters. Gastroenterology 108: 697–704

Fröhlich A, Diederichs CG, Staib L, Vogel J, Beger HG, Reske SN (1999) Detection of liver metastases from pancreatic cancer using FDG-PET. J Nucl Med 40: 250–255

Frusciante V, Modoni S, Bonazza A et al. (1988) Scintigraphic oesophageal clearance in diabetics: clinical usefulness. Nucl Med Commun 9: 955–964

Garofalo TE, Abdu RA (1997) Accuracy and efficacy of nuclear scintigraphy for the detection of gastrointestinal bleeding. Arch Surg 132: 196–199

Goodwin SC, Bansal V, Greaser LE, Stainken BF, McNamara TO, Yoon HC (1997) Prevention of hemobilia during percutaneous biliary drainage: Long-term follow-up. J Vasc Interv Radiol 8: 881–883

Grandin C, Van Beers BE, Robert A et al. (1995) Benign hepatocellular tumors: MRI after superparamagnetic iron oxide administration. J Comput Assist Tomogr 19: 412–418

Grangier C, Tourniaire J, Mentha G et al. (1994) Enhancement of liver hemangiomas on T1-weighted MR SE images by superparamagnetic iron oxide particles. J Comput Assist Tomogr 18: 888–896

Gupta H, Weissleder R, Bogdanov AA Jr, Brady TJ (1995) Experimental gastrointestinal hemorrhage: detection with contrast-enhanced MR imaging and scintigraphy. Radiology 196: 239–244

Haggett PJ, Moore NR, Shearman JD et al. (1995) Pelvic and perineal complications of Crohn's disease: assessment using magnetic resonance imaging. Gut 36: 407–410

Hagspiel KD, Neidl KF, Eichenberger AC et al. (1995) Detection of liver metastases: comparison of superparamagnetic iron oxide-enhanced and unenhanced MR imaging at 1.5 T with dynamic CT, intraoperative US, and percutaneous US. Radiology 196: 471–488

Herzog P, Braun B, Schwerk WB (1996) Infradiaphragmale Lymphknoten. In: Braun B, Günther W, Schwerk WB (Hrsg) Ultraschalldiagnostik. Ecomed Verlagsgesellschaft, Landsberg, Kapitel III-1.6

Hollett MD, Jeffrey RB Jr, Nino Murcia M et al. (1995) Dual-phase helical CT of the liver: value of arterial phase scans in the detection of small (or=1.5 cm) malignant hepatic neoplasms. Am J Roentgenol 164: 879–884

Ichikawa T, Haradome H, Hachiya J et al. (1997) Pancreatic ductal adenocarcinoma: preoperative assessment with helical CT versus dynamic MR imaging. Radiology 202: 655–662

Kaneko K, Honda H, Hayashi T et al. (1997) Helical CT evaluation of arterial invasion in pancreatic tumors: comparison with angiography. Abdom Imaging 22: 204–207

Karasick S, Lev Toaff AS (1995) Esophageal strictures: findings on barium radiographs. Am J Roentgenol 165: 561–565

Karasick S, Ehrlich SM, Levin DC et al. (1995) Trends in use of barium enema examination, colonoscopy, and sigmoidoscopy: is use commensurate with risk of disease? Radiology 195: 777–784

Keogan MT, Tyler D, Clark L, Branch MS, McDermott VG, DeLong DM, Coleman RE (1998) Diagnosis of pancreatic carcinoma: role of FDG PET. Am J Roentgenol 171: 1565–1570

Klein HM, Wein B, Adam G et al. (1995) Computertomographische Morphologie von Morbus Crohn und Colitis ulcerosa. Rofo Fortschr Geb Rontgenstr Neuen Bildgeb Verfahr 163: 9–15

Kotzerke J, Schwarzrock R, Krischek O et al. (1989) Technetium-99 m DISIDA hepatobiliary agent in diagnosis of hepatocellular carcinoma, adenoma, and focal nodular hyperplasia [letter; comment]. J Nucl Med 30: 1278–1280

Krause T, Hauenstein K, Studier Fischer B et al. (1993) Improved evaluation of technetium-99m-red blood cell SPECT in hemangioma of the liver. J Nucl Med 34: 375–380

Lange EE de, Mugler JP, Gay SB (1996) Focal liver disease: comparison of breath-hold T1-weighted MP-GRE MR imaging and contrast-enhanced CT-lesion detection, localization, and characterization. Radiology 200: 465–473

Legmann P, Vignaux O, Dousset B, Baraza AJ, Palazzo L, Dumontier I, Coste J, Louvel A, Roseau G, Gouturier D, Bonnin A (1998) Pancreatic tumors: comparison of dual-phase helical CT and endoscopic sonography. Am J Roentgenol 170: 1315–1322

Leslie DF, Johnson CD, Johnson CM et al. (1995) Distinction between cavernous hemangiomas of the liver and hepatic metastases on CT: value of contrast enhancement patterns. Am J Roentgenol 164: 625–629

Levine MS, Buck JL, Pantongrag Brown L et al. (1996) Leiomyosarcoma of the esophagus: radiographic findings in 10 patients. Am J Roentgenol 167: 27–32

Lu DS, Vedantham S, Krasny RM et al. (1996) Two-phase helical CT for pancreatic tumors: pancreatic versus hepatic phase enhancement of tumor, pancreas, and vascular structures. Radiology 199: 697–701

Luboldt W, Steiner P, Bauerfeind P, Pelkonen P, Debatin JF (1998) Detection of mass lesions with MR colonography: preliminary report. Radiology 207: 59–65

McFarland EG, Kaufman JA, Saini S et al. (1996) Preoperative staging of cancer of the pancreas: value of MR angiography versus conventional angiography in detecting portal venous invasion. Am J Roentgenol 166: 37–43

Menzel J, Domschke W, Brambs HJ et al. (1996) Minisonden-Sonographie im oberen Gastrointestinaltrakt – State of the Art 1995 und Perspektiven. Ultraschall Med 17: 143–148

Middleton ML (1996) Scintigraphic evaluation of hepatic mass lesions: emphasis on hemangioma detection. Semin Nucl Med 26: 4–15

Miyazaki T, Yamashita Y, Tsuchigame T et al. (1996) MR cholangiopancreatography using HASTE (half-Fourier acquisition single-shot turbo spin-echo) sequences. Am J Roentgenol 166: 1297–1303

Moch A, Herlinger H, Kochman ML et al. (1994) Enteroclysis in the evaluation of obscure gastrointestinal bleeding. Am J Roentgenol 163: 1381–1384

Moore NR, Rogers CE, Britton BJ (1995) Magnetic resonance imaging of endocrine tumours of the pancreas. Br J Radiol 68: 341–347

Nimura Y (1993) Staging of biliary carcinoma: cholangiography and cholangioscopy. Endoscopy 25: 76–80

Nisenbaum HL, Rowling SE (1995) Ultrasound of focal hepatic lesions. Semin Roentgenol 30: 324–346

Nocaudie Calzada M, Huglo D, Carnaille B et al. (1996) Comparison of somatostatin analogue and metaiodobenzylguanidine scintigraphy for the detection of carcinoid tumours. Eur J Nucl Med 23: 1448–1454

Normand JP, Rioux M, Dumont M et al. (1993) Thoracic splenosis after blunt trauma: frequency and imaging findings. Am J Roentgenol 161: 739–741

Oberholzer K, Lohse AP, Mildenberger P, Grebe P, Schadeck, Bantelmann M, Thelen M (1998) Diagnostik der primär sklerosierenden Cholangitis: prospektiver Vergleich von MR-Cholangiographie mit endoskopisch retrograder Cholangiographie. Fortschr Röntgenstr 169: 622–626

Oehler R, Sauerbruch T (1993) Richtlinien für die Patientenüberwachung bei endoskopischen Untersuchungen in der Gastroenterologie. Z Gastroenterol 31: 165–167

Oi H, Murakami T, Kim T et al. (1996) Dynamic MR imaging and early-phase helical CT for detecting small intrahepatic metastases of hepatocellular carcinoma. Am J Roentgenol 166: 369–374

Parkman HP, Miller MA, Fisher RS (1995) Role of nuclear medicine in evaluating patients with suspected gastrointestinal motility disorders. Semin Nucl Med 25: 289–305

Parsons WG, Howell DA (1995) Progress in tissue sampling at ERCP. In: Cotton PB, Tytgat GNJ, Williams CB (eds.) Ann Gastrointest Endosc 8: 9–19

Regan F, Smith D, Khazan R et al. (1996) MR cholangiography in biliary obstruction using half-Fourier acquisition. J Comput Assist Tomogr 20: 627–632

Reinhold C, Bret PM (1996) Current status of MR cholangiopancreatography. Am J Roentgenol 166: 1285–1295

Reske SN, Bares R, Büll U, Guhlmann A et al. (1996) Klinische Wertigkeit der Positronen-Emissions-Tomographie (PET) bei onkologischen Fragestellungen: Ergebnisse einer interdisziplinären Konsensuskonferenz. Nuklearmedizin 35: 42–52

Reske SN, Grillenberger KG, Glatting G et al. (1997) Overexpression of glucose transporter 1 and increased FDG uptake in pancreatic carcinoma. J Nucl Med 38: 1344–1348

Rieber A, Brambs HJ (1997) Metallic stents in malignant biliary obstruction. Cardiovasc Intervent Radiol 20: 43–49

Rieber A, Wruk D, Nüssle K et al. (1998) MRT des Abdomens in Kombination mit der Enteroklyse bei Morbus Crohn unter Verwendung von oralem und intravenösem Gd-DTPA. Radiologe 38: 23–28

Rösch T, Classen M (1987) Fractional cleansing of the large bowel with „Golytely" for colonoscopic preparation: a controlled trial. Endoscopy 19: 198–200

Rösch T, Classen M (1992) Gastroenterologic endosonography. Thieme, Stuttgart New York

Rössle M (1997) Der transjuguläre intrahepatische portosystemische Shunt (TIPS)-Indikationen und Ergebnisse. Z Gastroenterol 35: 505–515

Schlief R, Bauer A (1996) Ultraschallkontrastmittel. Neue Perspektiven in der Ultraschalldiagnostik. Radiologe 36: 51–57

Shemesh E, Czerniak A, Nass S, Klein E (1990) Role of endoscopic retrograde cholangiopancreatography in differentiating pancreatic cancer coexisting with chronic pancreatitis. Cancer 65: 893–896

Smith EH (1991) Complications of percutaneous abdominal fine-needle biopsy. Review. Radiology 178: 253–258

Soto JA, Yucel EK, Barish MA et al. (1996) MR cholangiopancreatography after unsuccessful or incomplete ERCP. Radiology 199: 91–98

Stollfuss JC, Glatting G, Friess H et al. (1995) 2-(fluorine-18)-fluoro-2-deoxy-D-glucose PET in detection of pancreatic cancer: value of quantitative image interpretation. Radiology 195: 339–344

Strauss LG, Conti PS (1991) The application of PET in clinical oncology. J Nucl Med 32: 623–648

Taourel PG, Fabre JM, Pradel JA et al. (1995) Value of CT in the diagnosis and management of patients with suspected acute small-bowel obstruction. Am J Roentgenol 165: 1187–1192

Taourel PG, Deneuville M, Pradel JA et al. (1996a) Acute mesenteric ischemia: diagnosis with contrast-enhanced CT. Radiology 199: 632–636

Taourel P, Bret PM, Reinhold C et al. (1996b) Anatomic variants of the biliary tree: diagnosis with MR cholangiopancreatography. Radiology 199: 521–527

Teefey SA, Roarke MC, Brink JA et al. (1996) Bowel wall thickening: differentiation of inflammation from ischemia with color Doppler and duplex US. Radiology 198: 547–551

Textor J, Brensing KA, Wilhelm K, Strunk H, Block W, Raab P, Hofer U, Müller-Miny H, Layer G, Schiedermeier P, Schüller H., Sauerbruch T, Schild HH (1998) TIPSS: Technische und klinische Ergebnisse nach 4 Jahren. Fortschr Röntgenstr 168: 361–368

Tobkes AI, Nord HJ (1995) Liver biopsy: review of methodology and complications. Dig Dis 13: 267–274

Urhahn R, Adam G, Keulers P et al. (1996) Erkennbarkeit fokaler Leberläsionen: Vergleich von MRT bei 1,5 T und dynamischer Spiral-CT. Rofo Fortschr Geb Röntgenstr Neuen Bildgeb Verfahr 164: 301–307

Valdes Olmos RA, Keus RB, Takes RP et al. (1994) Scintigraphic assessment of salivary function and excretion response in radiation-induced injury of the major salivary glands. Cancer 73: 2886–2893

Vitola JV, Delbeke D, Sandler MP et al. (1996) Positron emission tomography to stage suspected metastatic colorectal carcinoma to the liver. Am J Surg 171: 21–26

Wegerle W, Heid T, Schmitt W (1996) Pankreatikoskopie: Erfahrungen, Möglichkeiten und Grenzen. Bildgebung 63: 28–33

Weiss H, Duntsch U (1996) Komplikationen der Feinnadelpunktion. DEGUM-Umfrage II. Ultraschall Med 17: 118–130

Wiseman GA, Kvols LK (1995) Therapy of neuroendocrine tumors with radiolabeled MIBG and somatostatin analogues. Semin Nucl Med 25: 272–278

Yamashita Y, Matsukawa T, Arakawa A et al. (1995) US-guided liver biopsy: predicting the effect of interventional treatment of hepatocellular carcinoma. Radiology 196: 799–804

Zerhouni EA, Rutter C, Hamilton SR et al. (1996) CT and MR imaging in the staging of colorectal carcinoma: report of the Radiology Diagnostic Oncology Group II. Radiology 200: 443–451

Zoller WG, Liess H (1994) 3D-Sonographie in der Gastroenterologie. Bildgebung 61: 95–99

Sachverzeichnis

A

Abdomen
- akutes s. Akutes Abdomen
- geblähtes,
  Malassimilationssyndrom 868
Abdomenübersichtsaufnahme 1021
- akuter Abdominalschmerz 1031
- Cholezystolithiasis 918
- chronische Pankreatitis 373
- Divertikulitis 154
- im Liegen, Indikation 1021
- im Linksseitenlage, Indikation 1021
- Megakolon, toxisches 289f, 1021
- im Stehen, Indikation 1021
Abdominalschmerz 3f
- akute Appendizitis 339f
- akute Cholezystitis 917
- akute Pankreatitis 359
- akute Porphyrien 839f
- akuter 3f
  - Beziehung zur Nahrungsaufnahme 4
  - bildgebende Diagnostik 1030ff
  - Differentialdiagnose 4, 1030
  - Schmerzentwicklung 4
- Amöbenkolitis 265f
- Appendizitis 339
- Budd-Chiari-Syndrom 969
- chronische Pankreatitis 372f
- chronischer
  - Beziehung zur Nahrungsaufnahme 4
  - bildgebende Diagnostik 1033
  - Differentialdiagnosen 1033
- Colitis ulcerosa 282
- Divertikulitis 154
- Endometriose, intestinale 338
- entzündliche Darmerkrankungen, Sonderformen 331ff
- extraabdominelle Ursachen 4
- funktioneller 159ff
- Gallensteine
  - biliäre Kolik 917
  - unkomplizierte, symptomatische 916
- Hämochromatose 802
- kollagene Kolitis 336
- Leberabszeß 456
- Mesenterialischämie 987ff
- Morbus Crohn 279f
- Nematodeninfektion 271
- Pankreaskarzinom 739
- plötzlich auftretender 359
- postprandialer 988
- Schmerzverlauf 4
  - progrediente Schmerzen 4
  - rezidivierende Schmerzen 4
- Schoenlein-Henoch-Purpura 338
- somatischer 3
- visceraler 3f
  - Schmerzempfindung 3
  - Schmerzlokalisation, subjektive 3f
- wandernder 339
- Whipple-Erkrankung 260f
Abetalipoproteinämie 872f
Abszeß
- anorektaler 351f
  - Endosonographie 294ff
  - Klassifikation 351f
  - klinisches Bild 352
  - Pathogenese 351
  - Therapie 352
- extrasphinktärer 352
- intersphinktärer 352
- ischiorektaler 352
- Leber
  - Amöbenabszeß 457ff
  - pyogener 455ff
- Morbus Crohn 291, 352
  - Diagnostik 291
  - Klinik 291
  - sonographischer Befund 294
  - Therapie 291
- Pankreas, nach akuter Pankreatitis 368
- subphrenischer, akute Cholezystitis 917
Abwehrspannung, bei Appendizitis 339f
Acetaldehyd 927
- Abbau 929
- Acetaldehyd-bedingte Schädigungen 927
- Veränderung des Redoxpotentials 927
Acetaldehyddehydrogenase 929
Acetylcholin s. Azetylcholin
Acetylcystein,
  Paracetamolintoxikation 475, 483
Achalasie 65ff
- Ätiologie 65
- Diagnostik 66f
- Differentialdiagnose 66f
- Endoskopie 66
- Endosonographie 67
- Epidemiologie 65
- extraintestinale Funktionsstörungen 66
- hypermotile 67
- Karzinomrisiko 68
- Komplikationen 66
- Neuropathologie 65f
- Ösophagusmanometrie 67
- Röntgenuntersuchung 66f
- Symptome 66
- Therapie 67f
  - Botulinustoxin 68
  - Dilatation, pneumatische 67f
  - Kardiomyotomie 67f
  - Komplikationen 68
  - medikamentöse 67
  - Prognose 68
  - Überwachungsempfehlung 564
- vigoröse 67
Achlorhydrie des Magens
- bakterielle Fehlbesiedelung des Dünndarms 116
Aciclovir
- Herpes simplex/zoster 349f
- Ösophagitis 195
AcylCoA-Cholesterin-Acyl-Transferase 914
Adefovir, Therapie chronische Hepatitis B 424f
Adenokarzinoidtumor, Kolon 678
Adenomatose, multiple endokrine s. Neoplasie, multiple endokrine
Adenomatosis-Polyposis-Coli-Tumorsuppressorgen 555ff
Adenome
- Kolon 676f
- Leber 1010, 1040f
- polypoide, Dünndarm 669
Adenom-Karzinom-Sequenz
- Dünndarmadenome 669
- Kolonadenome 676f
Adenoviren, als Vektoren (Gentherapie) 820, 850
Adenylzyklase, Wirkung von Enterotoxinen 244
Aderlaßtherapie
- Hämochromatose 804
- Porphyria cutanea tarda 844
Adipositas 877ff
- Alkoholkonsum 930
- androide 884
- Appetitverhalten 880
- Ätiologie 879
- Definition 877f
- Diagnostik
  - Bestimmung des Energieverbrauchs 881f
  - Messung des Fettgewebes 882
- Einfluß genetischer Faktoren 879
- Energieverbrauch
  - Bedeutung für Adipositas 883
  - Komponenten 881
- Epidemiologie 878
- Ernährungsanamnese 879
- als Gesundheitsrisiko 878
- gynoide 884
- Hyperinsulinämie 883
- Hypertriglyzidämie 883

- Klassifizierung
  nach BMI-Bereichen 878
- Komplikationen 883 f
  - Atherosklerose 884
  - Bedeutung der Fettgewebs-
    verteilung 884
  - Fettleber 936 f
  - Gallenblasenleiden 103, 884, 912
  - Hypertonie 883 f
  - Karzinomrisiko 884
  - Osteoarthritis 884
  - Schlaf-Apnoe-Syndrom 884
- Leptin 880 f
- Therapie 885 ff
  - chirurgische 887 f
  - diätetische 885 f
  - medikamentöse 886 f
  - sportliche Aktivität 886
Adipozyt, Speicherung überschüssiger
  Energie 880
Adriamycin, Magenkarzinom 652 f
Aerophagie 9, 25 f
Aflatoxine 551
- als Kokarzinogen 707
- Pathomechanismus 707
- Risikofaktor für das hepatozelluläre
  Karzinom 576 ff, 707
AFP s. Alphafetoprotein
Aids-assoziierte Cholangiopathie 522
Akanthosis nigricans benigna 903
Akutes Abdomen 5 f
- Anamnese 5
- Appendizitis 339 f
- Diagnostik 5 f
  - bildgebende 5f, 1030 ff
  - endoskopische 6
  - Laboruntersuchungen 5 f
  - praktisches Vorgehen 1030 ff
- Definition 5
- Differentialdiagnosen 1030
- Divertikulitis 154
- klinische Untersuchung 5
- Kolonkarzinom 683
- Mesenterialischämie 987
Akutphasenproteine,
  hepatische Synthese 395
δ-ALA s. δ-Aminolävulinsäure
ALA-Dehydratasemangel 838 f
Albumin (im Serum)
- Anorexia nervosa 890
- Leberzirrhose 492 f
Alendronat, Ösophagitis 198
Alginsäure, Therapie der Reflux-
  krankheit 83
Alizaprid 601
Alkalose
- akutes Leberversagen 482
- Leberzirrhose 494
Alkohol
- Abbaurate 926
- Auswirkung auf den Magen-Darm-
  Trakt 933
- Effekte auf die Ernährung 929 ff
- Energiegehalt 930
- als Malignomrisiko 933
  - gastrointestinale Tumoren 575 ff
  - hepatozelluläres Karzinom 707
  - Ösophaguskarzinom 622
- Stoffwechsel 926 ff
- Suppression der Lipidoxidation 930
- Toxizität 226, 933
Alkoholdehydrogenase 446
- Isoenzyme 926 f
- Lokalisation in der Leber 927

Alkoholhepatitis 445 ff
- Ätiologie 445
- Blutbild 451
- Diagnostik 451 f
- Differentialdiagnose 452
- Histologie 449 f
- individuelle Faktoren 449
- Klinik 450 f
- Laboruntersuchungen 451
- Lebertransplantation 453
- Mangelernährung 453
- Pathogenese der Leberschädigung
  445 ff
  - acetaldehydvermittelte Effekte
    447
  - alkoholvermittelte Effekte 445 f
  - antioxidative Abwehrmechanis-
    men 446
  - Endotoxine 447
  - freie Radikale mit Lipidperoxida-
    tion 445 f
  - immunologische Schädigung
    447 f
  - Kollagensynthesestimulation
    447
  - Leukozytenadhäsionsmoleküle
    448 f
  - Veränderungen der Membran-
    fluidität 446 f
  - zentrolobuläre Hypoxie 446
  - Zytokine 447 f
- Prognose 451 f
- Therapie 452 f
  - Ernährungstherapie 453
  - medikamentöse 453
- Transaminasen 451
- Verlauf 450, 452
Alkoholinjektion, perkutane
  (bei HCC) 715f, 725 f
- Komplikationen 716
- Prognose 716
Alkoholkonsum, chronischer 925 ff
- Energiestoffwechsel 930
- Epidemiologie 925
- erhöhte Toxizität von Xenobiotika
  928 f
- Fettleber 936 f
- Magen-Darm-Erkrankungen 933
- als Malignomrisiko 575 ff, 622, 707,
  933
- Mangelernährung, sekundäre 453,
  929 ff
  - fettlösliche Vitamine 931
  - Spurenelemente 933
  - wasserlösliche Vitamine 931 ff
- metabolische Veränderungen 929 f
- mikrosomal äthanoloxidierendes
  System, Induktion 928
- Trinkmuster
  - Alkoholaddition 930
  - Alkoholsubstitution 930
Alkoholstoffwechsel 926 ff
- Abbau 926
  - Abbauraten 926
  - Acetaldehyd 927
  - Alkoholdehydrogenase 926 f
  - mikrosomaler Abbau 928
- erhöhte Toxizität von Xenobiotika
  928 f
- Resorption 926
Allergenprovokationstest, koloskopi-
  scher 329
Allergie auf Nahrungsmittel
  s. Nahrungsmittelallergie

Alpha$_1$-Antitrypsinmangel
  s. α$_1$-Antitrypsinmangel
Alphafetoprotein
- hepatozelluläres Karzinom 709
- Leberversagen; prognostischer
  Faktor 483
- Virushepatitis 420
ALT s. Glutamat-Pyruvat-
  Transaminase
AMA s. Autoantikörper, antimito-
  chondriale
Amanita-Toxine 476
Amenorrhoe, sekundäre bei Anorexia
  nervosa 890
Amifostin 608
δ-Aminolävulinsäure
- Hämbiosynthese 839
- quantitativer Nachweis im Urin 840
Aminosalizylate, orale 302
5-Aminosalizylsäure
- Colitis ulcerosa 301f, 304 ff
  - Rezidivprophylaxe 305
  - topische Anwendung 302, 304
- Hämorrhoidalleiden 995
- Morbus Crohn 307, 309 ff
- in der Schwangerschaft, Risiken
  1004, 1011 f
Aminosäuren
- Bedarf 963
- in enteralen Nährlösungen 958 f
- essentielle 858
- Konzentrationen bei Leberzirrhose
  493, 514
- zur parenteralen Ernährung 963
- Transportsysteme 865
  - hereditäre Defekte 872
- verzweigtkettige 494, 514
  - Substitution bei hepatischer
    Enzephalopathie 516
Amitryptilin, Schmerztherapie bei
  Tumorpatienten 598, 600
Ammoniak, hepatische Enzephalo-
  pathie 515
Amöben, nicht-pathogene 264
Amöbenabszeß 457 ff
- Anamnese 458
- Diagnostik 458 f
  - Sensitivität und Spezifität 458
- Erreger 457
- Klinik 458
- Komplikationen 458
- Sonographie 459
- Therapie 459
Amöbenkolitis 265 f
- Diagnostik, Sensitivität
  und Spezifität 458
- endoskopischer Befund 265
- Histologie 265
- Steroidbehandlung,
  Komplikationen 265
- Stuhluntersuchungen 265
- Therapie 266
Amöbiasis 264ff, 457 ff
- Abszeß s. Amöbenabszeß
- Diagnostik 265
  - Antigennachweis 458
  - Sensitivität und Spezifität 458
- Differentialdiagnose 265
- Epidemiologie 458
- Klinik 265
- Kolitis s. Amöbenkolitis
- Manifestationsformen 457
- serologische Untersuchungen 265,
  458

– Therapie 266, 459
– Übertragung 458
Amöbom 265
Amoxicillin, *Helicobacter pylori*-Eradikation 215
Amphotericin B, Ösophagitis 195
Amylase
– akute Pankreatitis 361
– Verdauungsprozeß 863 f
Amylaseaktivität, erhöhte, Ursachen 361
Amyloidose
– Pseudoobstruktion intestinale, chronische 113 f
ANA s. Autoantikörper, antinukleäre
Anabolika, Osteoporosetherapie 951 f
Analfissur 132, 351
– akute 351
– chronische 351
– Klinik 351
– Morbus Crohn 291f, 352
– Therapie 351
Analgesie bei Tumorpatienten 595 ff
– patientenkontrollierte 599
– rückenmarksnahe 599
Analkanal
– anatomische Grenzen 698, 993
– Innervation 993
– klinische Untersuchung 132
Analkarzinom 697 ff
– Analkanalkarzinom 699 f
– – Diagnostik 699
– – Prognose 701 f
– – Therapie 700
– ätiologische Faktoren 698
– – Condylomata acuminata 567 f
– Diagnostik 699 f
– Epidemiologie 698
– Histopathologie 697 f
– – Adenokarzinome 697
– – Analgangkarzinome 697 f
– – kleinzellige Karzinome 697
– – Plattenepithelkarzinome 697
– Klassifikation 699
– klinisches Bild 698 f
– Lymphadenektomie, Indikation 700 f
– lymphogene Metastasierung 700
– perianales
– – Diagnosestellung 700
– – Prognose 702
– – Therapie 701
– Staging 700
– Therapie 700 f
Analmarisken 996
Analprolaps 994
Analregion 34f, 131 ff
– anatomische Grenzen 698, 993
– Austastung, digitale 34, 132
– Gefäßversorgung 993
– Innervation 993
– Inspektion 34
– Kardinalsymptome 35
Analsphinkter
– äusserer 131 f
– – bei Anismus 136
– innerer 131
– – Hypertonus bei Analfissur 351
– – bei idiopathischer Inkontinenz 138
– – bei Morbus Hirschsprung 136
– – manuelle Dilatation, bei Hämorrhoidalleiden 995
– – paradoxe Kontraktion 133

– Sphinkterotomie, lateral innere 351, 995
Anämie
– Colitis ulcerosa 282 f
– nach Gastrektomie 650
– makrozytäre, hyperchrome 451, 868
– mikrozytäre 20, 868
– perniziöse 233 ff
– – Autoantikörper 234
– – Diagnostik 234
– – Klinik 234
– – Pathogenese 233 f
– – als Präkanzerose 564
– – Therapie 235
– Vitamin-B$_{12}$-Mangel 116, 868
– Whipple-Erkrankung 260 f
Anastomose, biliodigestive
– Pankreaskarzinom 752
Anastomosenulkus, bei Gastrinom 774
Ancylostoma duodenale 270 f
Anergie s. Toleranz
Aneurysmen, abdominelle 998
– Arteria lienalis 998 f
– Epidemiologie 998
Angina abdominalis 988 ff
Angina pectoris
– bei gastroösophagealem Reflux 78
Angiodysplasien (im Gastrointestinaltrakt) 983 ff
– Assoziation mit anderen Erkrankungen 983
– endoskopisches Erscheinungsbild 984, 1031
– Klinik 983
– Prävalenz 983
– Therapie 985
Angiographie
– arteriovenöse Fisteln 998, 1000
– Dünndarmtumoren, blutende 672
– gastroenteropankreatische endokrine Tumoren 761 f
– Gastrointestinalblutung 19, 1030, 1032
– Indikation 1022 f
– Meckel-Divertikelblutung 150
– Mesenterialischämie 988, 991
– Pankreaskarzinom, präoperative Diagnostik 742f, 1050
– Pfortaderthrombose 977
– im präoperativen Staging 1050
Angioplastie, perkutane 991
Angiotensin converting enzyme 339
Anismus 131, 136
– anorektaler Winkel 133 f
– plötzlich auftretender Schmerz 140
– Therapie 136
– Untersuchungsmethoden 136
Anorektale Erkrankungen 33f, 343 ff
– Anamnese 343 f
– Anatomie 343
– klinische Untersuchung 344
Anorektum
– Anatomie 131
– Manometrie 132
– Untersuchungsmethoden 132 f
Anorexia nervosa 888 ff
– Alters- und Geschlechtsverteilung 888
– Ätiologie 888 f
– – familiäre Faktoren 889
– – genetische Faktoren 888
– – intrapsychische Faktoren 889

– soziokulturelle Faktoren 888
– Diagnosekriterien 891
– Differentialdiagnosen 892
– dyspeptische Beschwerden 98 f
– Epidemiologie 888
– Folgekrankheiten 891
– Klinik 889 f
– – hormonelle Veränderungen 890
– – Magenentleerungsstörungen 98f, 890
– – sekundäre Amenorrhö 890
– – somatische Symptome 889 f
– – Verhaltensstörungen 889
– Laborparameter, pathologische 890
– Laxantienabusus 128
– Prognose 893
– Therapie 892 f
– – stationärer Therapieplan, Ziele 892
– – Verhaltenstherapie 893
Antazida, bei Refluxkrankheit 83
Antibiotikatherapie
– akute Pankreatitis 366 f
– Amöbiasis 266, 459
– antibiotikaassoziierte Kolitis 331
– Divertikulitis 156
– bei Fehlbesiedelung des Dünndarmes 117
– hepatische Enzephalopathie 516
– infektiöse Cholangitis 522 f
– infektiöse Diarrhoe 254 ff
– Leberabszeß 457, 459
– prophylaktische, bei akutem Leberversagen 483
– pseudomembranöse Kolitis 255, 331f
– in der Schwangerschaft 1003
– spontan bakterielle Peritonitis 512
– Whipple-Erkrankung 262
Antidepressiva
– bei funktionellen abdominellen Schmerzen 167 f
– Nebenwirkungen 600
– Schmerztherapie bei Tumorpatienten 598 ff
Antiemese, bei Tumorpatienten 600 ff
– emetogene Potenz der Chemotherapeutika 600 f
– Indikation 602
– Stufentherapieplan 602 f
– Substanzen, Übersicht 601 f
– zeitlicher Ablauf 600 f
Antigen(e)
– Darmlumen 173ff, 326 f
– karzinoembryonales s. CEA
Antigenpräsentation 175 f
Anti-HAV-Antikörper 409f, 420
Anti-HBc-Antikörper 411f, 414, 420
Anti-HBe-Antikörper 411f, 414, 420
Anti-HBs-Antikörper 411f, 414, 420
Anti-HCV-Antikörper 415, 421
Anti-HDV-Antikörper 414, 420
Anti-HEV-Antikörper 416, 421
Anti-HGV-Antikörper 416
Antihistaminika, Antiemese bei Tumorpatienten 601 ff
Antikonvulsiva
– Hepatitis 468 f
– Osteoporose, medikamenteninduzierte 944
– Schmerztherapie bei Tumorpatienten 598, 600

Antikörper
  s. auch Autoantikörper
- anaphylaktogene 327
- antiidiotypische 605
- gegen Endomysium 317
- gegen Gliadin 317
- monoklonale 605 f
  - kolorektales Karzinom 689
  - Nebenwirkungen 689
- Pankreaskarzinom 749
Antimykotikatherapie
- prophylaktische bei akutem Leberversagen 483
Antioxidantien, antikanzerogene Wirkung 579 ff
Antiphospholipid-Antikörper-Syndrom 975, 987
Antirheumatika, nichtsteroidale 221 ff
- bei CED 185, 333
- COX 2 selektive 228
- Enterokolitis, medikamenten-induzierte 332 f
- Enteropathie 224 f
- Gastroduodenopathie 223 f
- gastrointestinale Nebenwirkungen 221 ff
  - Adaptation bei langer Einnahme 223
  - Epidemiologie 221
  - Heilungsstörungen 223
  - Pathogenese 222 f
  - Therapie 226 f
  - Toxizität, lokale 222
  - vaskuläre Effekte 222 f
  - verminderte 227 f
- Ion trapping 222
- Kolopathie 225 f
- NO-freisetzende Derivate 227
- Ösophagitis 198
Antisensetechnologie 610 f
Antithrombin III
- bei akutem Leberversagen 481
- Leberzirrhose 493
α_1- Antitrypsin 807
- akute Pankreatitis 357
- Funktion 807
- Phänotypen 807
α_1- Antitrypsinmangel 807 ff
- Ätiologie 807
- Diagnostik 808
- hepatozelluläres Karzinom 708
- Klinik 808
- PiZZ-Phänotyp 807 f
  - Leberbeteiligung 808
- Prognose 808 f
- Therapie 808
Antrachinone, Wirkmechanismus 127
Antrum, funktionelle Dyspepsie 96
Antrumfläche, sonographische Messung 93
- bei funktioneller Dyspepsie 96 f
Antrumkontraktion, gestörte, bei Diabetes mellitus 95
Antrummotilität, Messung 93
APC-Gen 555 f
- familiäre adenomatöse Polyposis 557, 566
- Turcot-Syndrom 566
Aphagie 7
Apolipoprotein B, Hypercholesterin-ämie 824
APOLT 485
Appendektomie 340

Appendix, Karzinoid 785
Appendizitis 339 ff
- akute 339 f
  - Anamnese 339
  - Diagnostik 340
  - Differentialdiagnose 340
  - Epidemiologie 339
  - Histologie 339
  - klinische Symptome 339 f
  - laborchemische Untersuchungen 340
  - Leukozytenszintigraphie 1027
  - Pathogenese 339
  - Sonographie 340
  - Therapie 340
- chronische 340
- Komplikationen 340
  - Perforation 340
  - Pylephlebitis 340
Appetitverhalten 880
- Leptin 880 f
- Neurotransmitter 880
Appetitzügler 886
APUD-Zellsystem, Tumoren 756 ff
- geschichtliches 758
Arachidonsäure, Stoffwechsel und Metaboliten 184
Arcus lipoides 824
Arginin, immunstimulierende Wirkung 959
Argon-Plasma-Koagulation, Angiodysplasien 985
Arias-Syndrom s. Crigler-Najjar-Syndrom-Typ II
Arteria s. jeweiliger Eigenname
Arterioportographie-CT, bei hepatozellulärem Karzinom 710
Arteriovenöse Fisteln (Gastrointestinaltrakt) 997 ff
- Ätiologie 997 ff
  - durch Aneurysmen 998
  - iatrogene 999
  - durch Infektion 999
  - kongenitale 997
  - durch Trauma 997
- Diagnostik 1000
- Folgeerkrankungen 999
- klinische Symptome 999
- Therapie 1000
Arthralgien
- Hepatitis B-Infektion 418
- Whipple-Erkrankung 260 f
Arthritiden
- chronisch entzündliche Darm-erkrankungen 286 f
- parainfektiöse (bei Diarrhoe) 248
Ascaris lumbricoides 270 f
- Cholangitis
  - parasitäre 545
  - rekurrierende pyogene 522
- Diagnostik 271
- Epidemiologie 270 f
- Infektionswege 270 f
- Klinik 270 f
- Komplikationen 271
- Therapie 271
ASGPR s. Antikörper, Asialoglyko-proteinrezeptor
Aspiration 7 f, 15
- bei enteraler Ernährung 959
- bei Schluckstörung 7 f
- verzögerte 8
Aspirationspneumonie
- bei Erbrechen 15

- Leberzirrhose 494
- Ösophagusdivertikel 146 f
ASS s. Azetylsalizylsäure
Assimilation (von Nährstoffen) 860, 862
Assimilationsstörung
  s. Malassimilation
AST s. Glutamat-Oxalacetat-Transaminase
Asterixis 41, 514
Aszites 39 f, 508 f
- Abnahme des effektiven Blut-volumens 509
- arteriovenöse Fisteln 999
- Ätiologie 508, 516
- Bakteraszites 512
- Budd-Chiari-Syndrom 969
- Diagnostik 39 f, 508 f
- Infektion, bakterielle 39
- Klinik 509
- Komplikationen 509
- bei Leberzirrhose 493
- maligner 39 f, 603 f
  - Ätiologie 603
  - Diagnostik 40
  - klinisches Bild 603
  - Strahlentherapie 604
  - Therapie 603 f
  - Zytostatikatherapie, intraperitoneale 603 f
- neutrozytischer 512
- Pathophysiologie 39, 508 f
- portaler Aszites 509
- Peritonitis, spontan bakterielle 511 f
- bei Pfortaderthrombose 976
- Prognose, portaler Aszites 511
- Punktion 509, 511
- refraktärer 511
- Therapie, portaler Aszites 509 f
  - diätetische 509 f
  - medikamentöse 510 f
  - Parazentese 511
  - peritovenöser Shunt 511
  - des refraktären Aszites 511
  - TIPS 511
Asthma bronchiale, bei gastro-ösophagealem Reflux 78
Atemtests 239 ff
- C^{13}/C^{14}-Fettsäuren-Atemtest 240 f
- C^{13}-Urease-Atemtest 213
- ^{13}C-Xylose-Atemtest 117
- bei exokriner Pankreasinsuffizienz 377 f
- Glukose-H_2-Atemtest 117, 240
- Laktose-H_2-Atemtest 126, 239 f
- Laktulose-H_2-Atemtest 111, 240
Atherosklerose, bei Adipositas 884
Äthoxysklerol 501
Atlanta-Klassifikation 360
Atropin 56
- Wirkung auf gastrointestinale Muskulatur 56
- Wirkung auf den Sphinkter-Oddi 105
Auerbach-Plexus
  s. Plexus myentericus
Autoantikörper
- antimitochondriale 526 ff
- antinukleäre 432 f, 436, 526, 528
- bei arzneimittelinduzierter Immunreaktion 463 f
- gegen den Asialoglykoprotein-rezeptor 432, 434

Sachverzeichnis

– bei Autoimmunhepatitis 433
– gegen Endomysium 317
– gegen glatte Muskelzellen 432f, 436
– gegen Gliadin 317
– Halothanhepatitis 463, 465
– gegen Inselzellen 899
– gegen intrinsic factor 234
– gegen Ketoglutaratdehydrogenase 527 f
– gegen den Ketosäuredehydrogenasekomplex 527f, 531
– gegen Leber-Niere-Mikrosomen 432ff, 436, 466 f
  – Heterogenität bei Lebererkrankungen 433
– gegen Leber-Pankreas-Antigen 432, 434
– gegen Leberproteine, mikrosomale 467 f
– gegen lösliches Leberantigen 432, 434, 437
– gegen Magenparietalzellen 234
– mikrosomale 433 f
– gegen PDH-E1α 528
– perinukleäre antineutrophile zytoplasmatische (pANCA) 538
– bei primär biliärer Zirrhose 526ff, 531
  – immunserologischer Untersuchungsgang 532
– bei primär sklerosierender Cholangitis 538
– gegen Proteinase 3 538
– gegen Protein X 528
– gegen Pyruvatdehydrogenase 527 f
– gegen Verzweigtkettenketosäuredehydrogenase 527 f
– gegen Zytosol Typ 1 432, 434
Autoimmunerkrankungen
– blasenbildende, Perianalbereich 348 f
– Diabetes mellitus Typ I 899 ff
– Gastritis 233 ff
– Hepatitis 432 ff
Autoimmungastritis 233 ff
– assoziierte Autoimmunerkrankungen 234
– Autoantikörper 233 f
– endoskopischer Befund 235
– Epidemiologie 233
– Histopathologie 233
– Klinik 234
– Laboruntersuchungen 234
– Risiko für Magenkarzinoid 234
– Risiko für Magenkarzinom 234
Autoimmunhepatitis 431 ff
– Ätiologie 431
– Autoantikörper 432 ff
– Definition 431
– Diagnose 437 ff
  – quantitatives System 438 f
– Differentialdiagnose 432
  – zur viralen Hepatitis mit Autoantikörpern 437 f
– extrahepatische Autoimmunphänomene 436
– genetische Prädisposition 435
– Immunpathogenese des Zellschadens 435 f
– Klinik 436
– kryptogene 437, 441
– Leberhistologie 439
– Remission, partielle 442
– Rezidiv 441

– Rolle von viralen Infektionen 434, 437
– Therapie 439
  – Behandlungsindikation 439
  – experimentelle Strategien 441
  – Lebertransplantation 442
  – Nachsorge 439
  – Nebenwirkungen 440
  – zur Remissionserhaltung 441
  – Standardtherapie 439 ff
  – der Überlappungssyndrome 441
– Therapieversagen 441 f
– Typ 1 436
– Typ 2 436 f
– Typ 3 437
– überlappende Syndrome 437, 441
– Untersuchungen, therapiebegleitende 439
Avitaminose, bei primär biliärer Zirrhose 533
Azathioprin
– Autoimmunhepatitis 439 f
– Colitis ulcerosa 302
– Morbus Crohn 302, 309 f
– Nebenwirkungen 302, 310, 440
– in der Schwangerschaft 1004, 1010, 1012
Azetylcholin 56
– Motilität des Gastrointestinaltrakts 56
– muskarinerge Rezeptoren 56
  – M3-Rezeptor 204 f
– Regulation der Magensäuresekretion 203 f
Azetylsalizylsäure
– Mucosaläsionen im Gastrointestinaltrakt 226
– Toxizität, lokale 222
Azidose
– Mesenterialischämie 988, 990
– Paracetamolintoxikation 482
– VIPom 779
Azinuszellkarzinom, Pankreas 737

B

B7 176, 609
Bacillus cereus 247 f
Bacitracin 333
backwash-Ileitis 282
bactericidal-permeability-increasing-protein 174
Bactrim, bei Whipple-Erkrankung 262
Bakteraszites 512
Bakterienflora, Fehlbesiedlung des Dünndarms 116 f
Balantidum coli 269 f
– Therapie 266, 270
Ballaststoffe 120 f
– antikanzerogene Wirkung 579 ff
– Colon irritabile 167
– bei Divertikulose 151 f
– motilitätsanregende Wirkung 120
– bei Obstipation 126
– in der Schwangerschaft 1004
– Stuhlgewicht 121
Ballaststoffverzehr, epidemiologische Daten 121
Ballondilatation, endoskopische
– bei primär sklerosierender Cholangitis 542 f
– bei Sphinkter-Oddi-Dysfunktion 106
Balsalazid 302
Bandwürmer s. Cestoden

Bannayan-Riley-Ruvalcaba-Syndrom 670
Bariumbreischluck 63
– Achalasie 66 f
– bei Dysphagie 1029
– Hiatushernie 148 f
– Indikation 1021
– Ösophagusdivertikel 147
– Ösophaguskarzinom 625f, 628, 1050
Bariumpellets, Kolontransitzeitbestimmung 122
Barrett-Dysplasie 621 f
s. auch Endobrachyösophagus
– Einteilung 622
– Diagnostik, Biopsieprotokoll 622
– Histologie 621 f
Barrett-Karzinom
– Entstehung aus einem Barrett-Ösophagus 563
– Operationstechnik 631
– Therapie 563
Barrett-Ösophagus
s. Endobrachyösophagus
Barrett-Ulcus 77
Basaliom, Perianalbereich 347 f
– Differentialdiagnose 347
– Therapie 348
Bauchumfangszunahme
– akute Pankreatitis 359
– nonokklusive Mesenterialischämien 990
Becherzellkarzinoidtumor, Kolon 678
Beckenbodengymnastik 139
Beckenbodenplastik 139
Behçet, Morbus
– Kolitis 338
– orogenitale Aphthosis 349
– venöse Thrombosen 975, 987
Benzamide, Antiemese bei Tumorpatienten 601 ff
Benzodiazepinantagonisten, bei hepatischer Enzephalopathie 478
Benzodiazepine
– Antiemese bei Tumorpatienten 601 ff
– Prämedikation der Endoskopie 1018
Benzopyrene 551
Benzylguanidin, iodmarkiertes (MIBG) 1028
Bernsteintest 70
Beschwerden, funktionelle abdominelle 159 ff
Bestrahlung gastrointestinaler Tumoren
– bei Analkarzinom 700 f
– Bestrahlungsart 592
– Brachytherapie, Ösophaguskarzinom 593
– bei Gallengangskarzinom 721
– iatrogenes Malassimilationssyndrom 873 f
– kombinierte Radio-Chemo-Therapie 592 f
– bei Non-Hodgkin-Lymphomen 663
– bei Ösophaguskarzinom, palliative Therapie 634 f
– bei Pankreaskarzinom 746 f
– bei Rektumkarzinom 688 f
– Strahlenempfindlichkeit im Zellzyklus 592

Sachverzeichnis

- Wirkmechanismus 592
Beta-Oxidation
- Fettleber 936, 938
- Suppression durch Alkoholkonsum 930
Bezoar 22, 109
Bildgebende Verfahren, Gastrointestinaltrakt 1017 ff
Bilirubin
- akute Pankreatitis 361
- direktes 826
- Lebererkrankungen in der Schwangerschaft 1008
- Leberzirrhose 491 ff
- primär biliäre Zirrhose 531
- primär sklerosierende Cholangitis 540
- Virushepatitis 419
Bilirubinopathien, hereditäre s. Hyperbilirubinämien, genetische
Bilirubinstoffwechsel 37, 825 ff
- hepatozellulärer Abbau 826
  - Bilirubin-UDP-Glukuronosyl-transferase 827 f
  - Konjugation mit Glukuronsäure 826 f
  - Photoisomerisierung 826
- als Produkt des Hämmetabolismus 825
- Transport 826
Bilirubin-UDP-Glukuronosyl-transferase 827 f
- genetische Struktur 827 ff
- Mutationen 829
- Substratspezifität 828 f
Biliverdin 825
Biliverdinreduktase 825
Billroth-II-Resektion
- Anastomosenulkus, bei Gastrinom 774
- Excluded antrum, Hypergastrinämie 775
- Folgekrankheiten nach Magenresektion 650
Biofeedbacktraining
- bei Anismus 136
- bei Inkontinenz 139
Biotin 964
Bisacodyl 127, 1020
Bismuth-Klassifikation 718, 727 f
Bismuth-Subsalicylat 254
Bisphosphonate
- Osteoporose bei CED 311
- Osteoporose, Prophylaxe und Therapie 951 f
B7-Kostimulation 176
Blähungsgefühl s. Meteorismus
Blastozystis hominis 270
β-Blocker
- Prophylaxe der Varizenblutung 505 f
- Rezidivprophylaxe der Varizenblutung 506 f
Blut, okkultes im Stuhl s. Stuhl, okkultes Blut
Bluterbrechen s. Hämatemesis
Blutgasanalyse, arterielle bei akuter Pankreatitis 362
Blutgruppe A, Magenkarzinom 639
Blutpoolszintigraphie
- Gastrointestinalblutung 1030, 1032
- Hämangiome 1027, 1041
Blutstammzelltransplantation, autologe periphere 607

Blutstillung, endoskopische 217 f
- Hämoclipapplikation 218
- Injektionstherapie 218
- thermische Verfahren 218
Blutung
- gastrointestinale s. Gastrointestinalblutung
- okkulte 17
- per anum 17, 150, 157
  - bei Hämorrhoidalleiden 994
- rektale, bei Colitis ulcerosa 282
Blutzucker, akute Pankreatitis 362
BMI s. body-mass-index
body-mass-index 878
Boerhave-Syndrom 15
Bolusobstruktion, vagale Reaktion 64
Botulinustoxininjektion
- bei Achalasie 68
- bei Sphinkter-Oddi-Dysfunktion 106
Bouveret-Syndrom 917
Bowen, Morbus 347
Bradygastrie 98
Bradykinin, Karzinoidsyndrom 788
Brechzentrum 13 f
BRIC s. Cholestase, benigne rezidivierende intrahepatische
Bromsulphthaleintest
- Dubin-Johnson-Syndrom 832
- Rotor-Syndrom 833
Brunnerome 669
Budd-Chiari-Syndrom 969 f
- Diagnostik 970
- Histologie 970
- Klinik 969
  - akutes Leberversagen 476
- Pathogenese 969
- Therapie 970
Budesonid
- Colitis ulcerosa 300
- Morbus Crohn 306f, 309 f
Bulimia nervosa 888 ff
- Alters- und Geschlechtsverteilung 888
- Ätiologie 888 f
  - familiäre Faktoren 889
  - genetische Faktoren 888
  - intrapsychische Faktoren 889
  - soziokulturelle Faktoren 888
- Diagnosekriterien 892
- Differentialdiagnosen 892
- Epidemiologie 888
- Folgekrankheiten 891
- Klinik 890 f
  - hormonelle Veränderungen 891
  - somatische Symptome 890
  - Verhaltensauffälligkeiten 890
- Laborparameter, pathologische 891
- Laxantienabusus 128
- Prognose 893
- Therapie 893
Buprenorphin
- Applikation 599
- ceiling-effect 598
- Schmerztherapie bei Tumorpatienten 597 f
- Wirkung auf den Sphinkter-Oddi 105
Burkitt-Lymphom 660
Bürstensaummembran, Enzymdefekte 870 ff
Busulfan, Veno occlusive disease 973 f

Butylcyanoacrylat, Fundusvarizen 501
Butylscopolamin
- in der Schwangerschaft, Risiken 1004
- Wirkung auf den Sphinkter-Oddi 105
Butyrat, Therapie der Colitis ulcerosa 304
Byler-Syndrom s. Cholestase, progressive familiäre intrahepatische
B-Zell-Lymphom, gastrointestinales
- Darm 660 f
- Magen 658 f
- Präkanzerosen 564 f

C

CA 19-9
- cholangiozelluläres Karzinom 542, 716, 719
- chronische Pankreatitis 377
- Pankreaskarzinom 744
CA 50, cholangiozelluläres Karzinom 716, 719
Cajal, interstitielle Zellen nach 48 f
- Kolon 120
Calbindin 51
Calcitonin gene related peptide 51
Calmodulin 50
Calmodulin dependent kinase 51
Calretinin 51
CAM 17.1 744
Campylobacter-Spezies 249 f
- chronischer Trägerstatus 251
- jejuni 248 f
  - Inokulationsmenge 246
- Klinik 250
- Reservoir 250
cANCA 538
Candida-Spezies
- Gastritis 229 ff
- Intertrigo 346
- Ösophagitis 193 ff
Cantetid 763
Capecitabine 591, 691
Caput medusae 490
Carbamazepin
- Hepatitis 463, 468 f
- Schmerztherapie bei Tumorpatienten 598, 600
Carnett-Test 5
Caroli-Syndrom
- Risikofaktor des cholangiozellulären Karzinoms 719
β-Catenin 556
C^{13}/C^{14}-Fettsäuren-Atemtest 240 f
CCK s. Cholecystokinin
C3/C5-Konvertase 174 f
CD4-positive Zellen 176, 178f, 185, 394, 396, 412, 435f, 899
s. auch Lymphozyten, T-Helferzellen
CD8-positive Zellen 394
- Antigenerkennung 175 f
- Diabetes mellitus Typ 1A 899
- Pathogenese der Hepatitis 396f, 412
CDAI 281
CDEIS 281
CEA
- cholangiozelluläres Karzinom 542, 716, 719
- kolorektales Karzinom 682, 694
CED s. Darmerkrankung, chronisch entzündliche

Cefuroxim, akute Pankreatitis 367
Cerulein, Stimulation der Gallenblase 103
Cestoden, intestinale 271 f
- Diagnose 272
- Klinik 272
- Therapie 272
CFTR-Protein 811 f
- Expression im Lebergewebe 815 f
Chagas-Krankheit
- Ösophagusbeteiligung 65
- Pseudoobstruktion intestinale, chronische 113 f
Charcot-Trias 522, 923
Chemoembolisation, transarterielle 585 f, 587 f
- Indikation 587
- Kontraindikationen 588, 715, 978
- bei Metastasen endokrin aktiver Tumoren 588
- Nebenwirkungen und Komplikationen 587 f, 715
- primäre und sekundäre Lebertumoren 587 f, 715, 725 f
Chemokine 393 f
Chemorezeptor-Trigger-Zone 13 f, 56
Chemotherapie gastroenterologischer Tumoren 583 ff
- additive 584
- adjuvante 584
- Analkarzinom 700 f
- Antiemese 600 ff
- Beurteilung der Toxizität 585
- Beurteilung des Allgemeinzustandes 584 f
- emetogene Potenz der Chemotherapeutika 600 f
- endokrin aktive Pankreastumoren 763 ff
   - Gastrinom 777
   - Glukagonom 783
- Gallengangskarzinom 721
- hepatozelluläres Karzinom 714 f
- Hochdosistherapie 606 f
- Indikationsstellung 584
- intraarterielle 585 f
   - hepatisch arterielle Infusion 586 f, 715, 721
   - zöliakale 588 f, 747
- intraperitoneale 603 f
- Karzinoide 789
- vor KMT, Veno occlusive disease 973 f
- Kolonkarzinom
   - adjuvante 687 f
   - Indikation und Kontraindikationen 688
   - palliative 689 f
   - Zytostatika, neuere 691
- Magenkarzinom
   - adjuvante 651
   - neoadjuvante 651
   - palliative 651 ff
   - Therapieprotokolle 652 f
- neoadjuvante 584
- Non-Hodgkin-Lymphome 662 f
- Ösophaguskarzinom
   - adjuvante 629 f
   - bei lokal fortgeschrittenem 633 f
   - neoadjuvante 630, 632 f
   - palliative 634
- palliative, Definition 583 f
- Pankreaskarzinom 745 ff
   - adjuvante 746

- neoadjuvante 745 f
- palliative 746 ff
- regionale 747
- Paravasate 604 f
- präoperative 584
- Rektumkarzinom 688 ff
- Remissionskriterien 585
- mit simultaner Radiotherapie 592 f
- supportive Therapie 595 ff
Chenodeoxycholsäure, orale Litholyse 920 f
Child-Pugh-Klassifikation 493
Chinidin, Ösophagitis 198
Chlamydien-Proktitis 351
Chlorid, Tagesbedarf 963 f
Chloroquin, Porphyria cutanea tarda 844
Cholangiodrainage, perkutane transhepatische s. PTCD
Cholangiographie, perkutane transhepatische s. PTC
Cholangiohepatitis, orientalische 522
Cholangiopankreatikographie, endoskopisch-retrograde s. ERCP
Cholangiopathie, Aids-assoziierte 522
Cholangioskopie 720, 1050
Cholangiozelluläre Karzinome 716 ff
s. auch Gallenblasen- und Gallengangskarzinom
- Ätiologie 716
- chronisch entzündliche Darmerkrankungen 287
- Epidemiologie 716
- karzinomrisikoerhöhende Substanzen 576 f
- Risikofaktoren 716 f
   - Hepatolithiasis 716
   - karzinomrisikoerhöhende Substanzen 576 f
   - PSC 539, 542, 716 f, 719
   - Thorotrast 717
- Staging, präoperatives 1050
- Therapie 726 f
   - Lebertransplantation 727
   - photodynamische 612
   - Prognose 726 f
- Tumormarker 716
Cholangitis
- infektiöse 521 ff
   - Diagnostik 522 f
   - ERCP 522 f
   - Erregerspektrum 521
   - klinisches Bild 522
   - laborchemische Untersuchungen 522
   - Papillotomie 523
   - Pathogenese 521
   - Pigmentsteinbildung 915
   - Sonographie 522
   - Therapie 523
- orientalische 522
- parasitäre 545
- primär sklerosierende 537 ff
   - assozierte Autoimmunerkrankungen 539
   - Ätiologie 537
   - Autoantikörper 538
   - bei Autoimmunhepatitis 441
   - Cholangiographie 540 f
   - cholangiozelluläres Karzinom 539, 542, 716 f, 719
   - chronisch entzündliche Darmerkrankungen 287 f

   - Colitis ulcerosa 537
   - Diagnostik 539 ff
   - Differentialdiagnose 542
   - endoskopische Therapie 542 f
   - Epidemiologie 537
   - ERCP 540
   - histologische Stadien 540
   - HLA-Assoziation 538
   - Immunregulation 538
   - klinisches Bild 538 f
   - laborchemische Befunde 539 f
   - Lebertransplantation 543
   - Magnetresonanzcholangiographie 1036 f
   - Nikotin 538
   - Pathogenese 537 f
   - prognostische Faktoren 539
   - Sonographie 541
   - Therapie 542 f
   - Ursodeoxycholsäure 542
   - Verlauf 539
- rekurrierende pyogene 522
- sklerosierende, nach FUDR-Infusion 586
Choledocholithiasis 917, 922 f
- diagnostisches Vorgehen 918, 923
   - ERCP 918, 923, 1037
   - MRCP 1038, 1052
   - radiologische Verfahren 918
   - Sonographie 918, 923
- Differentialdiagnose 923
- Epidemiologie 922
- klinisches Bild und Komplikationen 923
- Pathogenese 922
- primäre 922
- sekundäre 922
- Therapie 923
Cholera
- Impfstoffe 256
- pankreatische s. VIPom
- Toxin 244
Cholera-Syndrom, Charakteristika 247
Cholestase
- benigne rezidivierende intrahepatische 833 f
- mechanische, Mirizzi-Syndrom 917
- des Neugeborenen 816, 930
- posthepatische, bildgebende Diagnostik 1036 ff
- progressive familiäre intrahepatische 833
- in der Schwangerschaft 1008
Cholesterin
- hepatischer Metabolismus 914, 916
- Spiegel bei familiärer Hypercholesterinämie 824
- Therapieziel bei Typ I-DM 905
- Therapieziel bei Typ II-DM 907
Cholesterinsättigungsindex 914
Cholesthyramin
- chologene Diarrhoe 311
- primär biliäre Zirrhose 532
- primär sklerosierender Cholangitis 542
- in der Schwangerschaft, Risiken 1004
Choleszintigraphie 1027, 1038
Cholezystektomie
- bei akuter biliärer Pankreatitis 367
- bei asymptomatischer Cholezystolithiasis 919

- Indikationsstellung 102 f
- laparoskopische 920
- ohne Steine 103
- Postcholezystektomiesyndrom 102f, 922
- Vergleich laparoskopische vs. offene 920

Cholezystitis
- akute 917
  - klinisches Bild 917
  - Komplikationen 917
- emphysematöse 917

Cholezystographie 918
Cholezystokinin 757, 862 f
- Kontraktion der Gallenblase 102
- Magensäuresekretion 204
- Muskulatur des Gastrointestinaltrakts 57

Cholezystokinin-Antagonisten 57
Cholezystokinin-Provokationstest 103
Cholezystolithiasis 911 ff
- asymptomatische 915, 919
- Cholesterinsteine
  - Häufigkeit 913
  - Pathogenese 913 f
- diagnostisches Vorgehen 918
  - radiologische Verfahren 918
  - Sonographie 918
- Differentialdiagnose 918 f
- Epidemiologie 911 f
  - regionale Unterschiede 912
- Gallenblasenkarzinom 717
- Klassifikation 913
- Klinik 915 ff
  - körperliche Symptome 916
  - natürlicher Verlauf 916
- Komplikationen 916 f
  - akute Cholezystitis 917
  - biliäre Kolik 916 f
  - biliäre Pankreatitis 917
  - emphysematöse Cholezystitis 917
  - Mirizzi-Syndrom 917
  - Porzellangallenblase 917, 919
  - Risikogruppen 916
- Pathogenese, Cholesterinsteine 913 ff
  - Cholesterinübersättigung, Ursachen 914
  - Muzine 914
  - verminderte Gallenblasenmotilität 915
- Pathogenese, Pigmentsteine 915
- Pigmentsteine
  - Häufigkeit 913
  - Vergleich von braunem und schwarzem 913
- bei Protoporphyrie 844
- Risikofaktoren 911 f
  - Adipositas 884, 912
  - chronisch entzündliche Darmerkrankungen 287, 289, 912
  - Ernährungsfaktoren 912
  - bei parenteraler Ernährung 961 f
  - Schwangerschaft 912, 1010
- Salmonellen, chronischer Trägerstatus 251
- symptomatische 919
- Therapie 919 ff
  - asymptomatische Cholezystolithiasis 919
  - chirurgische s. Cholezystektomie

- extrakorporale Stoßwellenlithotrypsie 921 f
- Kontaktlitholyse 921
- nichtchirurgische Verfahren, Voraussetzungen 920
- orale Litholyse 920 f
- symptomatische Cholezystolithiasis 919
- bei zystischer Fibrose 817

Cholinazetyltransferase 51
Cholinergika 56
- beschleunigte Darmpassage 125
- Wirkung auf Darmmotilität 56

Cholinesterase, Leberzirrhose 492 f
Chondrotinsulfat 399
CHOP, Non-Hodgkin-Lymphome 662 f
Chylomikronen 865
Chymotrypsin
- Stuhldiagnostik 377
- Verdauungsprozeß 864 f

Cimetidin 205, 1004, 1013
Ciprofloxacin, infektiöse Diarrhoe 255
Cisaprid
- bei diabetischer Gastroparese 95
- bei funktioneller Dyspepsie 97
- bei Obstipation 126
- bei intestinaler Pseudoobstruktion 115
- in der Schwangerschaft, Risiken 1004
- Therapie der Refluxkrankheit 83

Cisplatin 591
- Behandlungsvoraussetzungen 591
- intraarterielle Chemotherapie 587, 589
- intraperitoneale Zytostatikatherapie 603
- Nebenwirkungen 592
- Nephroprotektion bei Cisplatingabe 591
- Ösophaguskarzinom 533 f

Clamp-Tests, Insulin 769 f
Clarithromycin, Helicobacter plori-Eradikation 215 f
Clonorchis sinensis 522
- cholangiozelluläres Karzinom 719
- parasitäre Cholangitis 545

Clostridium
- botulinum 245
- difficile 29, 31, 331
  - antibiotikaassoziierte Kolitis 331 f
  - Diagnosesicherung 29, 31, 333
  - Komplikationen 251
  - Toxinnachweis 29, 31, 252
- perfringens 245, 247 f

Coeruloplasmin 476
Colchizin, antifibrotische Wirkung 404
colica dextra, Arteria
- Kolonkarzinom, perative Therapie 684
colica media, Arteria
- Kolonkarzinom, perative Therapie 684
colica sinistra, Arteria
- Kolonkarzinom, perative Therapie 684 f

Colitis ulcerosa 275 ff
- Aktivitätsbeurteilung 283
- akuter Schub, Schweregrad 283
- Altersgipfel 276

- 5-Aminosalizylsäure 301f, 304ff, 1011 f
- Anamnese 302
- ANCA-positive 278
- Autoantikörperphänomene 278
- Azathioprin 302
- backwash-Ileitis 282
- Befallsmuster 282f, 296, 301
- Budesonid 300
- chronischer Typ 283
- Computertomographie 298
- Cyclosporin A 302 f
- Diagnostik 293 ff
- Differentialdiagnose Morbus Crohn 296, 299, 301 f
- Dispositionen 276 f
- Endoskopie 295 ff
  - Akutphase 297 f
  - Remissionsphase 297 ff
- Endosonographie 294 ff
- Epidemiologie 276 f
- Epitheldysplasien, präkanzeröse 292
- Ernährungsgewohnheiten 278 f
- extraintestinale Manifestationen 284 ff
  - Augenveränderungen 287
  - bronchopulmonale 288
  - hepatobiliäre 287f, 537
  - kutane 285 f
  - Pankreas 289
  - renale 289
  - Spondylarthropathien 286 f
- familiäre Häufung 276 f
- Fertilität 1011
- Folgekrankheiten 288 f
  - Cholezystolithiasis 289
  - Nephrolithiasis 289
  - Osteoporose 288, 311, 945f, 948 f
- fulminanter Typ 283
- genetische Prädisposition 276 f
  - Genpolymorphismen 277 f
  - geschlechtsspezifische Prädisposition 276
- Glukokortikoide
  - lokale Therapie 300
  - systemische Therapie 299 f
- histologische Veränderungen 299, 301
- HLA-Assoziation 277
- Karzinomrisiko 292f, 567
  - cholangiozelluläres Karzinom 717
- Kernspintomographie 298 ff
- Keimbesiedelung, bakterielle 279
- klinisches Bild 282ff, 302
- Komplikationen 288 f
  - Abszesse 291
  - Fisteln 290 ff
  - Karzinom 292f, 539
  - Megakolon, toxisches 289 f
  - Perforation 290
  - perianale 291 f
  - Stenosen 292
  - Strikturen 292
  - thromboembolische 288
- Kontrazeptiva, orale 278
- Krankheitsverlauf 283 f
- Laborparameter 293 f
- Leitsymptome 282
- Nikotinabusus 278
- Operationsindikationen 306
- Pathogenese 277 ff

- Permeabilitätsstörung, intestinale 184 f
- Pouchanlage nach totaler olektomie 141, 306
- primär sklerosierende Cholangitis 537
- regionale Prävalenzunterschiede 276
- Rezidive
  - auslösende Faktoren 284
  - Risiko 284
- rezidivierender Typ 283
- Risikofaktoren 278 f
- Röntgendiagnostik 298 f
- Schwangerschaft 1011 f
  - Krankheitsverlauf 1012
  - Medikation 1011 f
  - Stillen 1012
- Schweregrad, Klassifikation 282 f
- Sonographie 294 f
  - Indikation 294
  - Sensitivität 294
- Sulfasalazin 300f, 1011 f
- Therapie 299 ff
  - Dosisempfehlungen 305
  - medikamentöse 299 ff
  - neue Ansätze 303 f
  - operative 284, 306
  - Rezidivprophylaxe 305
  - topische 300ff, 304
- Therapierichtlinien, spezielle 304 f
  - leichter bis mittelschwerer Verlauf 304 f
  - Proktitis und Proktosigmoiditis 304
  - schwerer Verlauf 305
  - sehr schwerer, toxischer Verlauf 305
  - subtotale und totale Kolitis 304 f
- Verlaufsformen, klinische 283 f
Computertomographie 1024 f
- akutes Abdomen 1033
- Angio-Spiral-Computertomographie
  - Lebermetastasen 682
  - Lebertumore, präoperativ 721, 1041 f
  - Lipidol-CT 710
  - Pfortaderthrombose 977
- nach Arterioportographie (bei HCC) 710
- biphasische, Leberläsionen 710, 721, 1025
- Cholezystolithiasis 918
- Divertikulitis 154
- Dünndarmtumoren 672
- Fettleber 936 f
- Gallengangskarzinom 719 f
- gastroenteropankreatische ndokrine Tumoren 761 f
- Hämochromatose 803
- hepatozelluläres Karzinom 710f, 1040 ff
- Indikationen 1024 f
  - Darm 1025
  - Oberbauchorgane 1024 f
- kolorektales Karzinom 682
- Kontraindikationen 1025
- mit Kontrastmittel (oral) 1033
- Magenkarzinom 646
- Mesenterialischämien 991
- Ösophaguskarzinom 625 f
- Pankreaskarzinom 741, 1044
- Pankreatitis
  - akute 362 f
  - chronische 374 f

- quantitative, Knochendichtemessung 947
- Spiral-CT 710, 1024 f
- Tumorstaging 1048
- virtuelle Endoskopie 1053 f
Condylomata acuminata 567 f
Condylomata lata 350
Cotrimoxazol, bei infektiöser Diarrhoe 255
Councilman-Körperchen 395
Courvoisier-Zeichen 719, 739
Cowden-Syndrom 670
COX s. Zyklooxygenase
COX 2-Inhibitoren, Prävention des Kolonkarzinoms 228
C-Peptid
- Hypoglycaemia factitia 770
- Insulinom 768 ff
cricopharyngeus, Musculus 147
Crigler-Najjar-Syndrom-Typ I 828, 830 f
- Abgrenzung zum Typ II 830
- Kernikterus 830
- Mutationen des UGT1A-Genlokus 829 f
- Pathophysiologie 830
- Therapie 830 f
Crigler-Najjar-Syndrom-Typ II 828, 831
- Abgrenzung zum Typ I 830 f
- Ätiologie 831
- Mutationen des UGT1A-Genlokus 829 f
- Therapie 831
Crohn, Morbus 275 ff
- Aktivitätsbeurteilung 280 f
- akuter Schub
  - Leitsymptome 279 f
- Altersgipfel 276
- Aminosalicylate 307
- analer 352
- Anamnese 302
- Ausschlußdiät 308
- Autoantikörperphänomene 278
- Azathioprin 302, 309 f
  - Indikation 310
  - in der Schwangerschaft 1012
- Befallsmuster 280, 296, 301
- Budesonid 306f, 309 f
- CDAI 281
- CDEIS 281
- Computertomographie 298
- Cyclosporin A 307
- Diagnostik 293 ff
- Differentialdiagnose Colitis ulcerosa 296, 299, 301 f
- Dispositionen 276 f
- Endoskopie 295ff, 1034
  - Akutphase 295
  - Remissionsphase 297
- Endosonographie 294 ff
- Epidemiologie 276 f
- Ernährung
  - enterale 308, 310
  - parenterale 307f, 310
- Ernährungsgewohnheiten 278 f
- extraintestinale Manifestationen 284 ff
  - Augenveränderungen 287
  - bronchopulmonale 288
  - hepatobiliäre 287 f
  - kutane 285 f
  - Pankreas 289
  - renale 289

- Spondylarthropathien 286 f
- familiäre Häufung 276 f
- familiärer 277
- Fertilität 1011
- genetische Prädisposition 276 f
  - Genpolymorphismen 277 f
- geschlechtsspezifische Prädisposition 276
- Folgekrankheiten 288 f
  - Cholezystolithiasis 289, 912
  - Nephrolithiasis 289
  - Osteoporose 288, 311, 945f, 948 ff
- Glukokortikoide 306f, 309f, 1011 f
- histologische Veränderungen 299, 301
- HLA-Assoziation 277
- Karzinomrisiko 293, 567, 668
- Keimbesiedelung 279
  - Masernvirus 279
  - Mykobakterien 279
- Kernspintomographie 298ff, 1034
- klinisches Bild 279ff, 302
- Komplikationen 288 f
  - Abszesse 291
  - Fisteln 290 ff
  - Karzinom 293
  - Megakolon, toxisches 289 f
  - Perforation 290
  - perianale 291 f
  - Stenosen 292
  - Strikturen 292
  - thromboembolische 288
- Kontrazeptiva, orale 278
- Krankheitsverlauf 281 f
- Laborparameter 293 f
- Leukozytenszintigraphie 1027
- Lokalisation 280
- Methotrexat 307
- Metronidazol 307, 309f, 1012
- MR-Sellink 298ff, 1034f, 1053 f
- Mycofenolat 308
- Nikotinabusus 278
- Obstruktion 311
- Operationsindikation 311
- Pathogenese 277 ff
- Permeabilitätsstörung, intestinale 184 f
- Persönlichkeitsmerkmale 281
- regionale Prävalenzunterschiede 276
- Rezidiv
  - auslösende Faktoren 281
  - Risiko 185
- Risikofaktoren 278 f
- Röntgendiagnostik 298f, 1034
- Schwangerschaft 1011 f
  - Krankheitsverlauf 1012
  - Medikation 1011 f
  - Stillen 1012
- Schweregrad-Aktivitäts-Index 281
- Sonographie 294f, 1034
- Strikturoplastik 311
- Sulfasalazin 306f, 1011 f
- Tacrolimus 308
- Therapie 306 ff
  - chirurgische 311
  - diätetische 308
  - medikamentöse 306 ff
  - neue Ansätze 303f, 308
  - Remissionserhaltung 309 ff
  - Rezidivprophylaxe nach chirurgischer 310 f
  - symptomatische 311

– Therapierichtlinien, spezielle 308 f
  – aktive Erkrankung 309
  – Dosisempfehlungen 309
  – geringe Krankheitsaktivität 309
  – hohe Krankheitsaktivität 310
– Therapieversager, Behandlung 310
– Verlauf 281 f
Cronkhite-Canada-Syndrom 567, 640, 670
CRP, akute Pankreatitis 361, 368
Cryptosporidium parvum 268 f
– Epidemiologie 268
– Klinik 268
– Therapie 266, 269
Cullen-Zeichen 359
C^{13}-Urease-Atemtest 213
^{13}C-Xylose-Atemtest 117
Cyclophosphamid, Veno occlusive disease 973 f
Cyclospora 266, 270
Cyclosporin A
– Colitis ulcerosa 302 f
– Morbus Crohn 307
– Nebenwirkungen 303
– in der Schwangerschaft, Risiken 1004, 1010
– Wirkung, immunsuppressive 302
Cycloxygenase 184
CYP2E1 s. Zytochrom P-4502E1

D

Dacarbazin, endokrin aktive Pankreastumoren 764 f
DAEC 245
Darm
– arterielle Gefäßversorgung 988 f
– irritabler s. Reizdarm
– venöse Abflußgebiete 989
Darmdekontamination, selektive
– bei akutem Leberversagen 483
Darmerkrankung
– chronisch entzündliche 275 ff
  – Aktivierung mukosaler T-Zellen 185
  – Altersgipfel 276
  – ANCA-positive 278
  – Antigenpräsentation 185
  – Autoantikörperphänomene 278
  – CD4/CD8-Ratio 185
  – Computertomographie 298
  – Diagnostik 293 ff
  – Differentialdiagnose 332
  – Disposition 276 f
  – Endoskopie 295 ff
  – Endosonographie 294 ff
  – Epidemiologie 276 f
  – extraintestinale Manifestationen 284 ff
  – familiäre Häufung 276 f
  – Fertilität 1011
  – Folgekrankheiten 289
  – genetische Prädisposition 276 f
  – Genpolymorphismen 277 f
  – geschlechtsspezifische Prädisposition 276
  – HLA-Assoziation 277
  – intestinale Makrophagen 180
  – Kernspintomographie 1025 f
  – Komplikationen 288 f
  – Laborparameter 293 f
  – MR-Sellink 298ff, 1034f, 1053 f
  – mukosale Immunregulation 184 ff
  – mukosale

Permeabilitätsstörungen 184 f
  – NSAR 185, 333
  – Osteoporose 288, 311, 945f, 948 f
  – Pathogenese 277 ff
  – Proliferation mukosaler T-Zellen 185
  – regionale Prävalenzunterschiede 276
  – Risikofaktoren 278 f
  – Röntgendiagnostik 298f, 1034
  – Schwangerschaft 1011 f
  – Sonographie 294, 1034
  – Therapie 299 ff
  – Therapieansätze, alternative 303 f
  – TH_1/TH_2-Verhältnis 185 f
  – Verhältnis von IL-1 zu IL-1RA 182
– entzündliche, Sonderformen 331 ff
  – Differentialdiagnose 332, 341
  – eosinophile 337
  – ischämische Kolitis 334 f
  – kollagene Kolitis 336
  – lymphozytäre Kolitis 335
  – medikamenteninduzierte 332 f
  – Strahlenenteritis 334
Darmperforation
– chronisch entzündliche Darmerkrankungen 290
Darmreinigung, vor Koloskopie 1019 f
Darmwand
– immunkompetente Zellen 178
– Immunregulation bei CED 184 ff
Darmwandschwellung, sonographische
– chronisch entzündliche Darmerkrankungen 294f, 1034
– Mesenterialischämie 988, 990 f
Decorin 404
Defäkation 131 ff
– Bauchpresse 131
– Physiologie 131
Defäkationsreflex 131
Defäkationsstörungen 132 ff
– bei analem Abszeß 352
Defäkographie 94, 133 f
Deferoxamin
– Hämochromatose 804
– Porphyria cutanea tarda 844
Dekompression, koloskopische
– bei intestinaler Pseudoobstruktion 115
Denver-Shunt 511
Dermatansulfat 399
Dermatitis herpetiformis Duhring 321
Dermatomyositis
– Magenentleerungsstörung 96
– Pseudoobstruktion intestinale, chronische 113 f
Dermatosen, anorektale 343 ff
– bei HIV-Infektion 349
– sexuell übertragene Erkrankungen 349 ff
– Symptome 344
Desferrioxamin s. Deferoxamin
Desfluran
– Hepatitis 465
– oxidativer Metabolismus 466
Dexametason
– Antiemese bei Tumorpatienten 601 ff

Diabetes mellitus 897 ff
– bei Adipositas 883
– Diagnostik 904
  – ADA-Diagnosekriterien 904
  – oraler Glukosetoleranztest 904 f
  – Screeninguntersuchungen 905
  – WHO-Diagnosekriterien 904
– bei Endokrinopathien 903
– Epidemiologie
  – Inzidenz 897 f
  – Prävalenz 897 f
– bei Erkrankungen des exokrinen Pankreas
  – fibrokalkulärer pankreatischer (FCPD) 902
  – Hämochromatose 801f, 901
  – Pankreaskarzinom 738, 902 f
  – Pankreatitis 372, 379, 902
  – proteindefizienter pankreatischer (PDPD) 902
  – Therapie bei Pankreaserkrankungen 908
  – zystische Fibrose 815, 903
– Folgeerkrankungen 907 f
  – Fettleber 936 f
  – Gallenblasenhypokinesie, sekundäre 103
  – Gastroparese 95
  – präventive Therapiemaßnahmen 907 f
  – Sphinkterdysfunktion 138
  – unter intensivierter Insulintherapie 906
– genetische Defekte der β-Zellfunktion (MODY) 901
– bei Insulinopathien 903
– bei Insulinrezeptorstörungen 903
– Klassifikation 900
– klinische Leitsymptome 898 f
– bei Leberzirrhose 494, 901
– Malnutritionsdiabetes 901 f
– Therapie, insulinpflichtiger DM 905 f
  – Folgeerkrankungen, Absenkung unter ICT 906
  – Patientenschulung 906
  – Therapieziele 905 f
– Therapie, nichtinsulinpflichtiger DM 906 f
  – Basismaßnahmen 906 f
  – Behandlungsziele 907
  – medikamentöse Therapie 907
– Typ 1
  – Assoziation mit der Zöliakie 903
  – HLA-Assoziation 899, 903
  – idiopathischer (Typ IB) 900 f
  – Klinik bei Manifestation 899
  – Pathogenese 899
  – spät manifestierender (LADA) 900
  – Therapieziele 905 f
– Typ 2
  – Behandlungsziele 907
  – Klinik bei Diagnosestellung 899
  – Pathogenese 901
– Verlaufsbeobachtung 908
Dialyse
– Nierenversagen bei akutem Leberversagen 480
Diapedese von Leukozyten 181
Diarrhoe 29ff, 124f, 243 ff
– Abwehrmechanismen 245 f
  – Darmmotilität 246
  – Flora, intestinale 246

– physikalische Barrieren 246
– Wirtsfaktoren 246
– akute
– blutige, Differentialdiagnose 253
– Dauer 29
– Definition 243
– Differentialdiagnose 253
– mit Fieber 29
– infektiöse 243 ff
– Stuhldiagnostik 29
– nach Tropenreisen 29
– wässerige, Differentialdiagnose 253
– unter Antibiotikatherapie 29, 31, 331 f
– blutige 989 f
– chemotherapieassoziierte 690
– chologene 30 f
   – nach Gallenblasenperforation 917
   – nach Ileumresektion 31
– chronische 30 f
   – Basismaßnahmen 30
   – Begleitsymptome 30 f
   – bildgebende Diagnostik 1033 ff
   – Definition 243
   – Differentialdiagnose 30, 1033
   – infektiöse 259 ff
– chronische Pankreatitis 372
– Clostridium difficile 331 f
– Colitis ulcerosa 282 f
– Definition 29, 124, 243
– Diagnostik 252 f, 1033 ff
   – bildgebende 1033 ff
   – Indikation zur Abklärung 252
   – Stuhlbakteriologie 252
– Differentialdiagnose 253
– Elektromyographie 123
– Endoskopie 253, 1034
– Entamoeba histolytica 264 ff
– bei enteraler Ernährung 960
– enterotoxische 244
– Epidemiologie 243 f
– Fehlbesiedelung des Dünndarms 116 f
– Fisteln
   – arteriovenöse 999
   – enteroenterische 291
– bei Fruktoseunverträglichkeit 31
– funktionelle 31, 124
   – medikamentöse Therapie 128
– Giardia lamblia 267
– bei HIV-Infektion 251
– bei Hypergastrinämie 773
– infektiöse 243 ff
   – Abwehrmechanismen 245 f
   – Anamnese, Keimspektrum 244
   – Antibiotikatherapie 255
   – chronische 259 ff
   – Inokulationsmenge 246
   – Komplikationen 251
   – postinfektiöse Malabsorption 251 f
   – Protozoeninfektionen, intestinale 264 ff
– inflammatorische 247 ff
   – Keime 249 f
   – parainfektiöse Syndrome 248 f
– Karzinoid 787
– Klinik 246 f
   – Schweregrad 247
– kollagene Kolitis 336
– Kolontransitszintigraphie 123
– Laktasemangel 31, 870 f

– Laxantienabusus 30 f
– Malassimilationssyndrome 867 ff
– Mesenterialischämien 989
– Morbus Crohn 279 f
– Nahrungsmittelintoxikation 247 f
– nichtinflammatorische 247 f
   – Keime 248
– osmotische 31
   – Stuhlwasseruntersuchung 31
   – Vorkommen 31
– parainfektiöse Syndrome 248 f
– Pathophysiologie 244 f
– Prophylaxe 255 f
   – Antibiotika, Indikation 255 f
   – Hygiene 255
   – Impfungen 256
   – Reisediarrhoe 250, 255 f
   – Schoenlein-Henoch-Purpura 338
– in der Schwangerschaft 1013
– sekretorische 31
   – Stuhlwasseruntersuchung 31
   – Vorkommen 31
– Sonographie 1034
– bei Sorbitunverträglichkeit 31
– Sprue, einheimische 318
– Stuhlfrequenz 29
– Stuhlgewicht 29
– Therapie 253 ff
   – antibiotische 254 f
   – nichtantibiotische 254
   – Rehydrierung 253 f
– VIPom 779
– Whipple-Erkrankung 260 f
– Zytomegalievirus 264
Diät
– zur Gewichtsreduktion 885 f
– glutenfreie 321, 323
– hochmolekulare, Morbus Crohn 308
– hyperkalorische, alkoholische Lebererkrankung 453
– primär biliäre Zirrhose 533
– Primärprävention gastrointestinaler Tumoren 581
– bei vertikaler Gastroplastik, postoperativ 887
– zystische Fibrose 814 f
Diazoxid, Insulinom
– Dosierung 764, 771
– Nebenwirkungen 764, 771
– Supprimierbarkeit als Maß der Dedifferenzierung 770
– Wirkmechanismus 771
Dickdarmpseudoobstruktion 124 f
Dientamoeba fragilis 270
– Therapie 266, 270
Dihydralazin
– Metabolismus 468
– Mucosaläsionen im Gastrointestinaltrakt 226
Dihydralazinhepatitis
– Antikörper 467 f
– Einfluß von Umweltfaktoren 468
– Immunantwort, Mechanismus 463, 467 f
Dinatriumcromoglycat
– Therapie von Nahrungsmittelallergien 328 f
Diphenoxylat 254
Diphyllobothrium latum 272
distal intestinal obstruction syndrome, zyst. Fibrose 818
Diversionskolitis 336 f
– endoskopischer Befund 336 f

– klinische Symptome 337
– Pathogenese 336
– Therapie 337
Divertikel 145 ff
– Blutung 157
– Dünndarm 150
– Duodenum 149 f
– echte 145
– falsche 145, 151
– intramurale 151
– Kolon 151 ff
– Magen 149
– Ösophagus 145 ff
– Perforation 154
Divertikelabtragung, Ösophagus 147 f
Divertikulitis s. Kolondivertikulitis
Divertikulopexie 148
Divertikulose, Kolon
s. Kolondivertikulose
Domperidon
– Antiemese bei Tumorpatienten 601 ff
– bei funktioneller Dyspepsie 97
– in der Schwangerschaft, Risiken 1004
– Therapie der Refluxkrankheit 83
– bei Varizenblutung 505
Dopamin 56
– Motilität des Gastrointestinaltrakts 56
– Nierenversagen bei akutem Leberversagen 480
Doppelflinten-Phänomen 1036
Doppler-Sonographie
s. auch Farb-Doppler-Sonographie
– intraoperative, Leberchirurgie 721
– kontrastmittelverbesserte 1051
Double duct sign, Pankreaskarzinom 742, 1043, 1045
Doxepin, Schmerztherapie bei Tumorpatienten 598, 600
Doxorubicin
– regionale Therapie von Lebertumoren 586 f
– Potenzierung einer Strahlenösophagitis 197
Dubin-Johnson-Syndrom 828, 832
– Ätiologie 832
– Diagnostik 832
Ductus choledochus
– Anatomie 102
– primär sklerosierende Cholangitis 539 f
– Stenose
   – Stenteinlage 380, 720 f, 728, 749, 752, 1037
   – zystische Fibrose 817
– Weite, Normwerte 103
Ductus cysticus 917
Ductus omphaloentericus 150
Ductus Santorini, bei Pancreas anulare 384 f
Ductus Wirsungianus
s. auch Pankreasgang
– bei Pancreas anulare 384 f
Dukes-Klassifikation 680
Dumpingsyndrom 650
– Diagnostik 92
Dünndarm
– Absorptionsprozeß 864
– Angiodysplasien 983 f
– arterielle Gefäßversorgung 988 f
– Computertomographie, Indikationen 1025

1070 Sachverzeichnis

- Enteroklysma nach Sellink 672, 1022, 1034
- Fehlbesiedelung, bakterielle 116 f
  - H_2-Atemtests 111, 240
  - Therapie 117
  - Ursachen 116
- Flüssigkeitsbilanz 244
- Funktionsdiagnostik 239 ff
- Länge und Oberfläche 864
- MR-Sellink 298ff, 1034f, 1053 f
- Non-Hodgkin-Lymphome 660 f
- Transitzeit 111
- T-Zell-Lymphom bei Sprue 320, 660 f
- venöse Abflußgebiete 989
- Verdauungsprozeß 862, 864 f
Dünndarmbiopsie
- Pseudoobstruktion intestinale, chronische 115
- Sprue, einheimische 318
- Whipple-Erkrankung 261 f
Dünndarmdivertikel 150
Dünndarmerkrankung, immunproliferative 565, 660
Dünndarmfunktionsstörungen 869 ff
- exsudative Enteropathie, Szintigraphie 1027
- Resorptionsstörungen 869
Dünndarmmanometrie 110 f
- Indikation 110
- Neuropathie, viscerale 115
- Normalbefund, manometrischer 110
Dünndarmmotilität 109 ff
- Nüchternmotilität 109 f
- Physiologie 109 f
- postprandiale 109 f
- Störungen, Symptome 109
Dünndarmresektion
- bei intestinaler Pseudoobstruktion 115
Dünndarmtransitzeit
- beschleunigte, bei funktioneller Diarrhoe 124
Dünndarmtumoren 667 ff
- Adenokarzinom 667ff, 671
  - Ätiologie 667
  - Risikofaktoren 668
  - Therapie 673
- benigne Tumoren 669
  - Adenome 669, 672 f
  - Hämangiome 671
  - Häufigkeitsverteilung 669
  - Leiomyome 670
  - Lipome 670
  - Polyposissyndrome 670
- Diagnostik 671
  - bildgebende 672
  - Endoskopie 671 f
  - Enteroskopie 672
  - Hämokkulttest 671
  - Röntgenkontrastmitteluntersuchung 672, 1022
- Epidemiologie 667
- Klinik 669
- maligne Tumoren 671
  - Adenokarzinome 667ff, 671, 673
  - Häufigkeitsverteilung 669
  - Karzinoide 785 ff
  - Leiomyosarkome 671, 673
  - Lokalisation 671
  - Non-Hodgkin-Lymphome 660 f
  - Stadieneinteilung 671
- Metastasen 673

- pathologisch-anatomische Klassifikation 668
- Therapie 672 f
Duodenaldivertikel 149 f
- extraluminale 103, 149
- intraluminale 149 f
Duodenalschleimhautbiopsie
- Giardia lamblia 267
- Protozoeninfektionen, intestinale 264 ff
- Whipple-Erkrankung 262
Duodenalwandzyste, paraampulläre 736
Duodenopankreatektomie (nach Whipple) 383
- distales Gallensgangskarzinom 728 f
- Pankreaskarzinom 751
Duodenum
- Gastrinom 776
- Morbus Crohn 280
- Verdauungsprozeß 862, 864 f
Duodenummanometrie 89 f
- Auswertung 91
- Indikation 91
- technische Durchführung 91
Duodenummotilität 89 f
- digestive 89 f
- Einfluß der Nahrung 90
- interdigestive 89
- Steuerung 90
- Untersuchungsmethoden 90 ff
Duplex-Sonographie
- Mesenterialischämie 988, 990
- Pfortaderthrombose 976
- transpylorischer Fluß, Messung 94
Dupytrenkontraktur 490
Durchfall s. Diarrhoe
Durchzugsmanometrie, anorektale 132 f
D-Xylose-Test 869
Dynorphin 51
Dysenterie
- Charakteristika 247
- Definition 243
- Klinik 248
Dyspepsie
- biliärer Typ 159
- Definition 159
- Dysmotilitätstyp 159
- funktionelle 96f, 159 ff
  - Alarmsymptome 166
  - Antrumfläche 96 f
  - ärztliches Fehlverhalten 168
  - Basisdiagnostik 166
  - Diagnostik 96
  - diätetische Faktoren 164
  - Differentialdiagnose 166
  - Epidemiologie 160
  - Gallengangsdyskinesien 165
  - Gemeinsamkeiten mit Reizdarm 160
  - *Helicobacter pylori*-Infektion 164
  - Krankheitsverhalten 163 f
  - Magenentleerungsstörungen 164
  - Motilitätsstörungen 96, 164
  - Pathophysiologie 96, 161 ff
  - Perzeptionsstörungen 161
  - Psyche 162 f
  - psychische Störungen 163
  - Refluxerkrankung 164
  - Reizwahrnehmung 162
  - somatoforme Störung 163

- sozialökonomische Bedeutung 161
- Streß 163
- Therapie 97f, 166 ff
- Refluxtyp 159
- Ulkustyp 159
- Unterteilung 159
Dysphagie 7ff, 1029
- Achalasie 66
- Anamnese 8
- Diagnostik 8f, 1029
- intermittierende 64
- oropharyngeale 8f, 146
- ösophageale 8f, 63 f
  - Anamnese 64
- Ösophagitis 193, 197 f
- Ösophagusdivertikel 146 f
- Ösophaguskarzinom 624
- Ösophagusmotilitätsstörung 65 f
- Refluxkrankheit 78
- Unterscheidung ösophageale vs. oropharyngeale 8
Dysplasie
- Ösophagus, Barrett-Dysplasie 621 f
Dysplasie-Karzinom-Sequenz 293
D-Zelle 204

E
EAggEC 245
Epstein-Barr-Virus
- Burkitt-Lymphom 660
- Hepatitis 417
- onkogene Wirkung 551
- Zytokinmimikry 436
Echinococcus
- granulosus (Leberbefall) 1040
- parasitäre Cholangitis 545
ECL-Zelle (Magen)
- Gastrinwirkung 772 ff
- Hyperplasie, bei atropher Gastritis 234
- Regulation der Säuresekretion 203 f
EEG, bei hepatischer Enzephalopathie 515
EHEC 245, 249
- Toxine 245
Eicosapentansäure 303
EIEC 245, 249
Eisen
- Bedarf 964
- im Lebergewebe 803
- Serumkonzentration 803
Eisenindex, Hämochromatose 803 f
Eisenmangelanämie
- bei chronischer Gastrointestinalblutung 18
- Diagnostik 20
- Nematodeninfektion, intestinale 271
- Sprue, einheimische 318
Eisensalze, Mucosaläsionen im Gastrointestinaltrakt 226
Eisenstoffwechsel
- Resorption 799
- Transport 799 f
Ekzem, Perianalbereich 346
Elastase, Stuhldiagnostik 377
Elektrokoagulation, endoskopische 218
- bei Angiodysplasien 985
- bei Morbus Osler 981
Elektromyographie 48

- Beckenbodenmuskulatur 133
- Kolon 119f, 123

ELF, Magenkarzinom 652 f
Eliminationsdiät, Reizdarm 165 f
Emesis gravidarum 1005
Emissionsspektroskopie, Morbus Wilson 795
Endobrachyösophagus 77, 563f, 621 f
  s. auch Barrett-Dysplasie
- Diagnostik
  - Endoskopie 77, 86
  - Optical Coherent Tomography 613
- Karzinomrisiko 77, 85, 563 f
- Komplikationen 77
- Operationsindikation 86 f
- Pathogenese 77, 563
- Therapie 85f, 563 f
  - photodynamische 612
- Überwachung 85f, 563

Endokardfibrose, Karzinoid 787
Endometriose, intestinale 338
Endomysiumantikörper 317
- Sensitivität und Spezifität 319

Endoskopie 1017 ff
- Cholangioskopie 720, 1050
- chronische Diarrhoe 1034
- Dünndarmtumoren 671
- Gastrointestinalblutung 1030 f
- interventionelle
  - Angiodysplasien 984 f
  - Choledocholithiasis 923, 1037
  - Gefäßmalformationen, Morbus Osler 982
  - Stenteinlage, bei Gallengangs-Ca 720f, 1037
  - Ulcusblutung 217 f
  - Varizenblutung 504 f
- kardio-pulmonale-Überwachung 1018
- kolorektales Karzinom 681 f
- Lasertherapie 611f, 635
- Magenkarzinom 645
  - malignes Ulkus, endoskopische Kriterien 645
- Ösophaguskarzinom 624f, 1048
- Pankreaskopf-Ca, Verschlußikterus 749, 752
- Pankreatikoskopie 1050
- primär sklerosierende Cholangitis 542 f
- Rahmenbedingungen 216
- sedierende Prämedikation 216, 1017 f
- virtuelle 1053 f

Endosonographie 1019
- Anorektum 133f, 138 f
- chronisch entzündliche Darmerkrankungen 294 ff
- chronische Pankreatitis 375 f
- gastroenteropankreatische endokrine Tumoren 761 f
- Indikation 1019
- kolorektales Karzinom 682
- Komplikationen 1019
- Magenkarzinom 646
- Ösophaguskarzinom 626
- Pankreaskarzinom 743, 1044
- Schallköpfe 1051
- Sedierung 1017 f
- Tumorstaging, Infiltrationstiefe 1048 f

Endotoxine, Alkoholhepatitis 447
Energiebedarf
- Aktivitäts- und Krankheitsfaktoren 859
- Körpermagermasse 859
- Ruheenergie 859
- bei total parenteraler Ernährung 962 f

Energieverbrauch
- chronischer Alkoholkonsum 930
- Bedeutung für Adipositas 883
- Bestimmung 881 f
  - mit doppelt markiertem Wasser 882
  - indirekte Kalorimetrie 881 f
  - Standardformel 882
- Komponenten 881
  - Grundumsatz 881
  - körperliche Aktivität 881, 883
  - Thermogenese 881, 883

Enfluran
- Hepatitis 465
- oxidativer Metabolismus 466

Enkephalin 51
Entamoeba dispar 457 f
Entamoeba histolytica 249, 264ff, 457 ff
- Infektion s. Amöbiasis
- Inokulationsmenge 246
- Trophozoiten 265
- Zysten 265 f
- Zystenausscheider, asymptomatische 266

Enterisches Nervensystem
  s. Nervensystem, enterisches
Enterobius vermicularis 270 f
- Enterokolitis eosinophile 337
Enterochromaffin-like-cell
  s. ECL-Zelle
Enterocytozoon bieneusi 269
Enterogastrone 204
Enteroglukagon 757, 863
Enterohepatischer Kreislauf 225, 865
Enterokinase 864, 872
Enterokinasemangel, klinisches Bild 872
Enterokolitis
  s. auch Kolitis
- eosinophile 337
- medikamenteninduzierte 332 f
Enteropathie, exsudative 1027
Enteroskopie
- Angiodysplasien 984 f
- Dünndarmtumoren 672
Enterotoxine 244
Entzündungsreaktion 180ff, 391 ff
- allergische im Gastrointestinaltrakt 326
- Ätiologie 391 f
- bei CED 184 ff
- Chemotaxis von Leukozyten 180 f
- histologisches Bild 181
- Immunreaktion 393 f
  - allgemeiner Ablauf 393
  - Phasen der Immunabwehr 393
- Kardinalsymptome 392
- Klassifikation 392
- Mediatoren 182 ff
- Pathophysiologie 391 f
  - Änderungen der Gewebedurchblutung 391
- systemische Wirkungen 392
- Ursachen 392
- zeitlicher Ablauf 393

Enzephalopathie, hepatische 41f, 477f, 513 ff
- akute 514
- akutes Leberversagen 477 f
- Aminosäurensubstitution 516
- chronisch rezidivierende 514
- Diagnostik 510, 514 f
  - apparative 515
  - laborchemische Untersuchungen 515
  - psychometrische Tests 515
- Differentialdiagnose 41f, 513, 515
- Elektroenzephalogramm (EEG) 41, 515
- Epidemiologie 514
- Gammaaminobuttersäure 478
- Gradierung, klinische 41
- Kernspintomographie 515
- klinisches Bild 41, 514 f
- Laboruntersuchungen 41
- Leberzirrhose 493
- Number-Connection-Test 515
- Pathophysiologie 478, 514
  - Aminosäuren- und Eiweißstoffwechsel 514
- Prognose 516
- Prophylaxe 516
- nach Shuntanlage 516
- Stadien 514 f
- subakute 514
- Therapie 478, 515 f
  - medikamentöse 516
- nach TIPS-Anlage 502
- Zahlenverbindungstest 41
- Zinksubstitution 516

Eosinophile Kolitis 337
Eosinophilie, intestinale Nematodeninfektion 271
EPEC 245
Epigallocatechin, antikanzerogene Wirkung 579 ff
Epinephrin, Injektionstherapie 218
Epirubicin, regionale Therapie von Lebertumoren 586 f
Episkleritis, chronisch entzündl. Darmerkrankungen 287
Epistaxis, Morbus Osler 981
Epitheldysplasien, präkanzeröse
- Barrett-Dysplasie 621 f
- Colitis ulcerosa 292
Erbrechen 13 ff
- akute Porphyrien 839 f
- antizipatorisches 601 ff
- assoziierte Symptome 14
- als Begleitsymptom 14
- diagnostisches Vorgehen 1029 f
- Differentialdiagnostik 14
- experimentell erzeugtes 14
- extraabdominelle Ursachen 14
- Pathophysiologie 13f, 55
- retropulsive Motilität 48
- in der Schwangerschaft 1005
- selbstinduziertes, Bulimia nervosa 890
- symptomatische Therapie 15
- bei Tumorpatienten, antiemetische Therapie 600 ff
- verzögertes 602
ERCP 1018f, 1036 f
- Choledocholithiasis 923, 1037
- Cholezystolithiasis 918
- Gallengangskarzinom 719ff, 1037
- Indikation 1018
- infektiöse Cholangitis 522 f
- Komplikationen 1018 f
- Pankreaskarzinom 742, 1043, 1045

- Pankreatitis
  - akute 363, 365
  - chronische 374ff, 1043, 1046
- parasitäre Cholangitis 545
- primär sklerosierende Cholangitis 540, 1038
- Sedierung 1017 f
- Sphinkterfunktionsbeurteilung 105

Erkrankungen, sexuell übertragene 349 ff

Ernährung 857 ff
- Absorptionsprozeß 864 f
- Appetitverhalten 880
- chronischer Alkoholkonsum 930
- Energiebedarf 859, 962
- Energieverbrauch, Komponenten 881
- enterale 957 ff
  - bei akutem Leberversagen 482
  - bei akuter Pankreatitis 364
  - Bedarf an Fettsäuren, Mineralien und Vitaminen 964
  - Feinnadel-Katheter-Jejunostomie 958
  - Heimernährung 964 f
  - Indikationen 955ff, 959
  - Komplikationen 959 f
  - kontinuierliche Nahrungszufuhr 958
  - Kontraindikationen 959
  - bei Morbus Crohn 307 f
  - Nährlösungen 958 f
  - nasogastrale/-duodenale Sonden 957
  - PEG-Sonde 957 f
  - portionierte Nahrungszufuhr 958
  - Vor-/Nachteile gegenüber parenteraler Ernährung 955
- Ernährungsanamnese 879
- Eßstörungen 877 ff
- faserarme, als Risikofaktor des Kolonkarzinoms 576
- Kalorienbedarf, täglicher 879, 962
- Kohlenhydrate 857, 962
- bei Leberzirrhose 494
- Lipide 857f, 962 f
- Malassimilationssyndrome 867 ff
- Mineralstoffe 858 f, 963
- Nährstoffassimilation 860
  - hormonelle Regulation 860, 862 f
- Nährstoffverdauung 863 f
- parenterale 960 f
  - bei akutem Leberversagen 482
  - bei akuter Pankreatitis 364
  - Aminosäuren 963
  - Bestandteile 962 ff
  - Fettleberentwicklung 940, 961 f
  - Heimernährung 964 f
  - Indikationen 955ff, 960
  - Insulinsubstitution 964
  - bei intestinaler Pseudoobstruktion 116
  - Kohlenhydrate 962
  - Komplikationen 961 f
  - Lipide 962 f
  - medikamentöse Zusätze 964
  - Mineralien und Spurenelemente 963 f
  - bei Morbus Crohn 307 f
  - Osteoporoseentwicklung 949f, 962
  - periphervenöse 960

- Vitamine 964
- Vor-/Nachteile gegenüber enteraler Ernährung 955
- zentralvenöse 960 f
- Proteine 858
- Resorptionsorte der Nahrungsbestandteile 862
- Speicherung überschüssiger Energie 880
- Verdauungsprozeß 863 ff
- Vitamine 858, 964

Ernährungszustand, Beurteilung 859 f
- Anamnese 859
- anthropometrische Messung 859 f
- klinischer Fragebogen 861
- Laborparameter 860

Erosionen, NSAR-Gastroduodenopathie 223 f

Erythema
- exudativum multiforme 348
- necrolyticum migrans 781 f
- nodosom 285
  - chronisch entzündliche Darmerkrankungen 285
  - Morbus Behçet 338
  - parainfektiös 248 f

Erythrodysästhesie, palmoplantare 591

Erythromycin
- bei diabetischer Gastroparese 95
- Wirkung auf den Motilinrezeptor 57

Escherichia coli
- apathogene, bei chronischer Obstipation 128
- Cholangitis 521
- enteroadhärente 245
- enterohämorrhagische 245
- enteroinvasive 245
- enteropathogene 245
- enterotoxische 244
- Inokulationsmenge 246
- Leberabszeß 456
- Serotypisierung, Indikation 252

Eßstörungen 877 ff
- Adipositas 877 ff
- Anorexia nervosa 888 ff
- Bulimia nervosa 888 ff

ESWL s. Stoßwellenlithotripsie, extrakorporale

ETEC 244, 248
- Toxine 244

Ethacrynsäure, Mucosaläsionen im Gastrointestinaltrakt 226

Excluded antrum, Hypergastrinämie 775

Extrazellulärmatrix
- Leber 398 f
- Immunantwort im Gastrointestinaltrakt 180

F

Fäkalurie 154, 291
Fäkolithen 153
Faktor V, Prognose bei akutem Leberversagen 485
Faktor-XIII-Substitution, Colitis ulcerosa 303
Famotidin 205, 1004, 1013
FAMTX, Magenkarzinom 652 f
Farb-Doppler-Sonographie
- arteriovenöse Fisteln 1000
- Budd-Chiari-Syndrom 970

- Mesenterialischämie 988, 990 f
- Pfortaderthrombose 976 f
- portaler Hypertonus bei Leberzirrhose 497 f
- Power-Mode 1040, 1050

Farnesyltransferaseinhibitoren, Pankreaskarzinom 749
Fasciola hepatica 545
Faserstoffe, antikanzerogene Wirkung 579 ff

FDG-PET 1028 f
- kolorektales Karzinom 1050 f
- Lebermetastasen 1042
- Pankreaskarzinom 742, 1045 ff

Fedotozin, bei funktioneller Dyspepsie 97 f

Fehlbesiedelung, bakterielle
- Dünndarm 116 f
- Dünndarmdivertikel 150
- H_2-Atemtests 240

Feinnadelbiopsie, sonogesteuerte 1041
- fokale Leberläsionen 1041
  - hepatozelluläres Karzinom 720
  - Lebermetastasen 730
  - Sensitivität und Spezifität 1041
- Pankreas 1043
  - endosonographisch gesteuerte 743f, 1019
  - Sensitivität und Spezifität 1043
  - transkutane 741, 743 f
- Tumorzellverschleppung 744, 1043

Feinnadel-Katheter-Jejunostomie 958
Fentanyl 599

Ferritin
- Eisenstoffwechsel 799 f
- Konzentration bei Hämochromatose 803

Fette
- Brennwert 857
- in enteralen Nährlösungen 958 f
- tierisches, Risikofaktor gastrointestinaler Tumoren 576f, 579
- Verdauung und Absorption 865

Fettgewebe
- Einfluß genetischer Faktoren 879
- Messung der Fettgewebsmasse 882
- Verteilung, Risiko metabolischer Komplikationen 884

Fettleber 935 ff
- akute, Schwangerschaft 1008
- alkoholische, Pathogenese 927
- Ätiologie 935
- chronisch entzündliche Darmerkrankungen 287
- Diagnostik 936 f
  - bildgebende Verfahren 936 f
  - laborchemische Untersuchungen 936
  - Leberbiopsie 937
- fokale Verfettung 940
- Hungerfettleber 940
- klinische Symptome 936
- makrovesikuläre
  - Histomorphologie 937 f
  - Therapie 939
  - Ursachen 936 f
- mikrovesikuläre
  - Histomorphologie 938 f
  - körperliche Symptome 939
  - Ursachen 938 f
- bei parenteraler Ernährung 940, 962
- Pathophysiologie 935 f
- zystische Fibrose 815

Fettleberhepatitis
- Histomorphologie 937
- nichtalkoholische 452
- Therapie 939
Fettmalabsorption
- C^{13}/C^{14}-Fettsäuren-Atemtest 240 f
Fettmalassimilation 872 f
Fettsäuren
- in enteralen Nährlösungen 958 f
- essentielle 858, 964
- freie, metabolische Wirkungen 884 f
- kurzkettige, Therapie der Colitis ulcerosa 304
- mittelkettige, Resorption 872
- zur parenteralen Ernährung 963
- ungesättigte, immunstimulierende Wirkung 959
Fettstoffwechsel
- Adipositas 883
- chronischer Alkoholkosum 930
Fibrinkleber, Injektionstherapie 218
Fibronektin 175
Fibrose, zystische
  s. Zystische Fibrose
Fieber
- Abszesse 291
  - Leberabszeß 456
- Colitis ulcerosa 283
- Morbus Crohn 279 f
Fischbandwurm 272
Fischöl
- Colitis ulcerosa, Therapie 303
- immunstimulierende Wirkung 959
Fisteln 290 f
- anorektale
  - diagnostisches Vorgehen 1039
  - Differentialdiagnose 1038
  - Endosonographie 294 ff
  - Kernspintomograpie 1039
  - Klassifikation 351 f
  - klinisches Bild 352
  - bei Morbus Crohn 292, 352
  - Pathogenese 351
  - Therapie 352
- arteriovenöse 997 ff
- Diagnostik 290, 294, 1022, 1039
- enteroenterische 291
- enterokutane 291
- enterovesikale 154, 291
- extrasphinktäre 352
- intersphinktäre 352
- klinische Zeichen 290 f
- Kontrastmitteldarstellung 1022
- Pathogenese 290
- Prävalenz bei Crohn 290
- transsphinktäre 352
Fistelbildung
- Colitis ulcerosa 290 f
- Divertikulitis 154
- Morbus Crohn 290 f
Fistulographie 1022
Flapping tremor s. Asterixis
Flatulenz 26
- Pathogenese 26
- Therapie 26
Flaviviren, Stammbaum 416
Flavonide, antikanzerogene Wirkung 579 ff
Flohsamenschalen, bei Obstipation 126
Fluconazol, Ösophagitis 195
Flumazenil 516

Fluordesoxyglukose 1028 f
  s. auch FDG-PET
Fluoride
- Osteoporoseprophylaxe bei CED 311, 948 f
- Osteoporose, Therapie 951 f
Fluordesoxyuridin 585 f
5-Fluorouracil 589
- Analkarzinom 700 f
- Biomodulation mit Folinsäure 589f, 687f, 690
- Chemoembolisation von Lebertumoren 587
- als Dauerinfusion 590 f
  - Applikation 591
  - Ergebnisse 590
  - Nebenwirkungen 591, 690
- endokrin aktive Pankreastumoren 763 ff
- Karzinoid 789
- VIPom 780
- ^{18}Fluor-markiertes (PET) 1055
- Gallengangskarzinom 721
- Hochdosistherapie 591
  - Nebenwirkungen 591
- intraarterielle Chemotherapie 586f, 589
- intraperitoneale Zytostatika- therapie 603
- Kolonkarzinom 687f, 689 f
  - Kombination mit Oxaliplatin 691 f
- Magenkarzinom 652 f
- Nebenwirkungen 226, 590f, 690
- Ösophaguskarzinom 533 f
- Pankreaskarzinom 747 f
- Rektumkarzinom 688 ff
B>- Wirkmechanismus 589
Flush-Symptomatik, Karzinoid 786 ff
Fluß, transpylorischer 94
Flüssigkeitsbilanz im Gastrointestinal- trakt 29
FNH s. Hyperplasie, fokal noduläre
Foetor
- ex ore, Ösophagusdivertikel 146 f
- hepaticus 490
Folinsäure
- kolorektales Karzinom 687 ff
- Kombinationstherapie mit 5-FU 589f, 687f, 690
- Magenkarzinom 652 f
Folsäure
- antikanzerogene Wirkung 579 f
- Bedarf, enterale und parenterale Ernährung 964
- bei chronischem Alkoholkonsum 932
Forrest-Klassifizierung 217
Foscarnet, Ösophagitis 195
Fox-Zeichen 359
Frakturen, osteoporoseassoziierte 944 f
Fremdkörper im Gastrointestinal- trakt 21 ff
- Anamnese 21
- bei Body packing 22 f
- Knopfbatterien 23
- Komplikationen 21 ff
- Lokalisation, häufigste 21
- Indikation zur Entfernung 21 ff
- bei Medikamentenintoxikation 21 ff
- röntgendichte,Diagnostik 1021
- Symptomatik 22

- Ursachen 21 f
Fremdkörperentfernung 22 f
- endoskopische 22f
- operative 23
Fruktose, bei parenteraler Ernährung 962 f
5-FU s. 5-Fluorouracil
Fundoplicatio 84
- Komplikationen 84, 87
- bei Refluxkrankheit 84
Fundusdrüsenpolyp 640
Fundusrelaxation, rezeptive 90
- bei Sklerodermie 95 f
Fundusvazizen
  s. auch Magenvarizen
- endoskopischer Befund 500
Furosemid
- Therapie des portalen Aszites 510

G

Gadolinium 1026
Galanin 757
Galle, lithogene 913 f
Gallenblase
- Computertomographie 1024
- Funktionssonographie 918
- schmerzlos vergrößerte 719
Gallenblasenentfernung
  s. Cholezystektomie
Gallenblasenhypokinesie, sekundäre 103
Gallenblasenkarzinom 717 f
  s. auch Cholangiozelluläres Karzinom
- Ätiologie 717
- Diagnostik 717
- klinische Symptome 717
- Metastasierung 717
- Risikofaktoren
  - Adipositas 884
  - Gallenblasensteine 717
- Therapie 717
Gallenblasenkontraktion
- Cholecystokinin 102
- migrierender Motorkomplex, Einfluß 101
- nach Reizmahlzeit 918
- Nahrungsabhängigkeit 102
Gallenblasenmotilitätsmessung 103 f
- Durchführung 103 f
- Indikation 103
Gallenblasenvolumen, sonographische Bestimmung 103
Gallengänge
  s. auch Ductus choledochus
- Computertomographie 1024
- Histopathologie bei PSC 540
Gallengangskarzinom 718 ff
- Ätiologie 718 f
- Diagnostik 719 ff
  - bildgebende 719f, 1037, 1052
  - histologische 720
  - laborchemische Veränderungen 719
  - präoperatives Staging 1050
  - Tumormarker 719
- Differentialdiagnose 720
- distale, Therapie 728 f
- Klassifikationen 718 f
  - nach Bismuth und Corlette 718, 727 f
  - TNM-Klassifikation 718
  - UICC-Stadieneinteilung 718 f

- Klinik 719
- proximale s. Klatskin-Tumor
- Risikofaktoren 718 f
  - Adipositas 884
  - exogene Stoffe 719
- Therapie, chirurgische
  - distale Gallengangkarzinome 728 f
  - Klatskin-Tumoren 727 f
- Therapie, konservative 720 f
  - Chemotherapie 721
  - Stenteinlage 720 f
  - Strahlentherapie 721
Gallengangsstein
s. Choledocholithiasis
Gallengangsszintigraphie 105
Gallenkolik 916 f
- therapeutisches Vorgehen 919
Gallensäuren
- enterohepatischer Kreislauf 225, 865
- freie im Darmlumen
  - bakterielle Fehlbesiedelung des Dünndarms 116 f
  - als Risikofaktor des Kolonkarzinoms 576, 579
- kolonmotilitätsstimulierende Wirkung 125
Gallensäuremangel, Malassimilationssyndrom 870
Gallensäurenverlustsyndrom 161 f
- Selenhomotaurocholsäuretest 869
Gallensteine s. Cholezystolithiasis/ Choledocholithiasis
Gallensteinileus 917
Gallenwegsdyskinesien 103 f
- Untersuchungsmethoden 103 f
Gallenwegsmotilität 101 ff
- Nüchternmotilität 101
- physiologische Grundlagen 101
- postprandiale 102
Gallesekretion, pulsatile 101
Gammaaminobuttersäure
- hepatische Enzephalopathie 478
Ganciclovir, Ösophagitis 195
Ganglion mesentericum 120
Gardner-Syndrom 566, 668, 670
Gasbilanz, gastrointestinale 25 f
Gastrektomie
s. auch Magenresektion
- Folgekrankheiten 650
  - Osteoporose 950
- Gallenblasenhypokinesie, postoperative 103
- Rekonstruktion nach Gastrektomie 649
- totale, Zollinger-Ellison-Syndrom 777
Gastrin 757, 862 f
- Einfluß auf gastrointestinale Mucosa 204, 206, 772 f
- Magensäuresekretion 204
- Messung der Produktion 775
- Muskulatur des Gastrointestinaltrakts 57
- pathologische Konzentrationen 773
- sekretionsauslösende Faktoren 860
Gastrinom 772 ff
- Diagnostik 759, 775 f, 1028
  - endoskopischer Befund 774, 776
  - Gastrinmessung 775
  - Stimulation mit Sekretin 761f, 776

- Stimulationstests 775 f
- Epidemiologie 772
- klinisches Erscheinungsbild 759, 773 f
s. auch Zollinger-Ellison-Syndrom
- Lebermetastasen 778
  - Therapie, arterielle Embolisation 766
- Lokalisation 772, 776
- bei MEN 1 772, 784
- Metastasierungshäufigkeit 763
- Pathophysiologie 772 f
  - Auswirkungen der Hypergastrinämie 772 f
  - Sekretionsmodus von Gastrin 772
- prognostische Faktoren 777 f
- Therapie 764f, 776 f
  - Chemotherapie 764f, 777
  - chirurgische 777
  - Säurehemmung 776 f
Gastrin releasing peptide 51
- Regulation der Magensäuresekretion 203 f
Gastrinspiegel, Einfluß von Omeprazol 206
Gastritis
- atrophe 233 ff
  - Ätiologie 233
  - autoimmunologische s. Autoimmungastritis
  - Diagnostik 234 f
  - *Helicobacter pylori*-Infektion 212, 235
  s. auch *Helicobacter pylori*-Gastritis
  - Histopathologie 233 f
  - Klinik 234
  - Sekretintest, Gastrinkonzentration 776
  - Therapie 235
- emphysematöse 229 ff
- *Helicobacter assoziierte*
  s. *Helicobacter pylori*-Gastritis
- bei HIV-Infektion 230 f
- infektiöse 229 ff
  - bakterielle 229 f
  - Candida-Spezies 229 f
  - Diagnostik 231
  - Helminthen 230
  - Histoplasma capsulatum 229 f
  - Klinik 230 f
  - Protozoen 230
  - Risikofaktoren 230
  - Therapie 231
  - Zytomegalievirus 230 f
- Typ A s. Autoimmungastritis
- Typ B s. *Helicobacter pylori*-Gastritis
- virale 230
Gastrointestinalblutung 17 ff
- Abklärungsschema 18
- akute 17 f
- Angiodysplasien 983 ff
- arteriovenöse Fisteln 999
- chronische 17 f
- diagnostisches Vorgehen 1030
  - Angiographie 1030, 1032
  - Blutpoolszintigraphie 1030, 1032
  - Endoskopie 1030 f
- Differentialdiagnosen 19, 1030
- Divertikelblutung 157
- Laboruntersuchungen 19
- bei Leberzirrhose 498 ff
  - Epidemiologie 498 f

- Pathogenese 500
- Meckel-Divertikel 150
- Mikroblutungen unter ASS 226
- Morbus Osler 981 f
- obere, Blutungsquellen 17 f
- okkulte 18, 983
- aus Ulkus s. Ulkusblutung
- untere, Blutungsquellen 18 f
- Varizenblutung, akute 500 ff
  - Primärprophylaxe 505 f
  - Therapie 504 f
  - Rezidivprophylaxe 506 f
Gastrointestinaltrakt
- bildgebende Verfahren 1017 ff
- Flüssigkeitsbilanz 29
- funktionelle Beschwerden 159 ff
  - Basisdiagnostik 166
- Gasbilanz 25 f
- hormonelle Regulation 860, 862 f
- Immunsystem 173 ff
- Ischämien 987 ff
- Motilität s. Motilität, gastrointestinale
- neuroendokrine Zellen 756 ff
- Non-Hodgkin-Lymphome 655 ff
- Oberfläche 173
- somatoforme Störung 163
Gastroparese, diabetische 95
- Magenentleerungsszintigraphie 92
Gastropathie, portal hypertensive 507 f
- Ätiologie 507
- Epidemiologie 507
- klinisches Bild 507
- Therapie 508
Gastroplastik, vertikale (Gewichtsreduktion)
- Ergebnisse 887 f
- nach Mason 887
- mit Roux-en-Y-Magen-Bypass 887
Gastroskopie
s. Ösophagogastroduodenoskopie
Gastrospirillum hominis 229
G-CSF 607
Gemcitabin, Pankreaskarzinom 748
Gemüseverzehr, tumorprotektive Effekte 581
Gendiagnostik 572 f
- direkte 572
- familiäre adenomatöse Polyposis 557, 566
- indirekte 572 f
  - Einschränkungen der Testverfahren 572 f
  - technische Vorgehensweise 572
- Kolonkarzinom, hereditäres nichtpolypöses 558f, 565 f
- Zukunftsaspekte 574
Genetische Beratung s. Humangenetische Beratung
Gentherapie 608f, 847 ff
- bei Adenosindesaminasemangel 851 f
- Definition 847
- Einbringen von Wildtyptumorsuppressorgenen 611
- bei familiärer Hypercholesterinämie 852
- Genexpression 848, 851
  - Lokalisation des transduzierten Gens 851
  - Promotor 851
- genomische 847

- Inaktivierung von Onkogenen 610 f
- somatische 847
- Suizidgene 609 f
- Transfermethoden 847 ff
  - adenoassoziierte Viren 850 f
  - adenovirale Vektoren 820, 850
  - Ligand/DNA-Komplexe 848 f
  - Liposomen 821, 848
  - Plasmid-DNA, direkte Injektion 848
  - Produktion eines viralen Vektors 849 f
  - retrovirale Vektoren 849 f
  - Spezifität 851 f
- tumorimmunologische Ansätze 608 f
  - Insertion von kostimulatorischen Molekülen 609
  - tumorinfiltrierende Lymphozyten 606, 609
  - Tumorzellvakzinierung 606, 609
- Zellmarkierung mit Genen 611
- zystische Fibrose 820 f, 852
  - adenovirale Vektoren 820
  - Liposomen 821
- Zytostatikaresistenzgene 610
Gerinnungsfaktoren; Vitamin K-abhängige
- Leberzirrhose 492 f
Gerinnungsstörung, bei akutem Leberversagen 480
Gestagene, Wirkung auf den Gastrointestinaltrakt 1005 ff
Gewichtsverlust 43 f
- Abszeß 291
- Alkoholismus 43
- Anamnese 43
- als B-Symptom 43
- chronische Mesenterialischämie 988 ff
- chronische Pankreatitis 43, 372
- chronischer Alkoholkonsum 930
- Diabetes mellitus 898
- Fehlbesiedelung des Dünndarmes 116 f
- Giardia lamblia 267
- Kolonkarzinom 680
- Labordiagnostik 43
- Magenkarzinom 644
- Malassimilationssyndrom 867
- Malignom 43
- Morbus Crohn 279 f
- Ösophagusdivertikel 146 f
- Ösophaguskarzinom 624
- Pankreaskarzinom 739
- renaler Kalorienverlust bei Diabetes mellitus 43
- Sprue, einheimische 318
- Ursachen 43
- Whipple-Erkrankung 260 f
Giardia lamblia 248, 266 f
- Dünndarmbiopsie 253
- Infektion s. Giardiose
- Inokulationsmenge 246, 266
- Übertragungsweg 266
Giardiose 266 f
- Ätiologie 266
- chronische 267
- Diagnostik 267
- Epidemiologie 266
- bei Hypogammaglobulinämie 267
- Klinik 267
- Malassimilationssyndrom 873

- Therapie 266 f
Gilbert-Meulenkracht, Morbus 828, 831 f
- Ätiologie 831
- diagnostische Tests 832
- Epidemiologie 831
- klinischer Verlauf 831
- Mutation des UGT1A1-Promotors 830 f
GIP 757
GLDH, Alkoholhepatitis 451
Gliadin 315
- als Antigen bei Sprue 317 f
Gliadinantikörper 317
- bei latenter Sprue 319
- Sensitivität und Spezifität 319
Globusgefühl 7
Glomerulonephritis
- chronisch entzündliche Darmerkrankungen 289
- Virushepatitis 418 f
Glossitis, perniziöse Anämie 234
Glucurophanin 581
Glukagon 863
- Biosynthese 756
- Kontraktilität glatter Darmmuskulatur 58
Glukagon-like-peptide 863
Glukagonom 781 ff
- Diagnostik 759, 782
- Epidemiologie 781
- Erythema necrolyticum migrans 781 f
- klinisches Erscheinungsbild 759, 781 f
- Metastasierungshäufigkeit 763
- Pathophysiologie 781 f
- Therapie 764 f, 782 f
Glukokortikoidtherapie
- Alkoholhepatitis 453
- Antiemese bei Tumorpatienten 601 ff
- antifibrotische Wirkung (Leber) 404
- Autoimmunhepatitis 439 f
- chronisch entzündliche Darmerkrankungen 292
  - Colitis ulcerosa 299, 304 f
  - Morbus Crohn 305 f, 309 f
- Fettleberhepatitis 939
- Nebenwirkungen 440
- Osteoporose, medikamenteninduzierte 944, 948
- Schmerztherapie bei Tumorpatienten 596 f
- in der Schwangerschaft, Risiken 1004, 1010 ff
Glukoneogenese, bei Leberzirrhose 494
Glukose, parenterale Ernährung 962
Glukose-H$_2$-Atemtest 117, 240
Glukosetoleranz, gestörte
- Diagnostikkriterien 904
- Leberzirrhose 901
- Pankreaserkrankungen 902 f
Glukosetoleranztest, oraler 904
- Durchführung und Interpretation 904
- Einschränkungen der Verwertbarkeit 905
β-Glukuronidase, Bilirubinsteinbildung 103
Glukuronidierung, Bilirubinmetabolismus 826 f

Glutamatdehydrogenase, Alkoholhepatitis 451
Glutamat-Oxalacetat-Transaminase
- akute Pankreatitis 361
- Alkoholhepatitis 451
- Autoimmunhepatitis 436 ff
- Lebererkrankungen, Schwangerschaft 1007 f
- primär biliäre Zirrhose 531
- Virushepatitis 419
Glutamat-Pyruvat-Transaminase
- Autoimmunhepatitis 436 ff
- Alkoholhepatitis 451
- Lebererkrankungen, Schwangerschaft 1007 f
- Virushepatitis 419
Glutamin, parenterale Ernährung 963
γ-Glutamyltransferase
- Alkoholhepatitis 451
- Fettleber 936
- Leberzirrhose 491
- primär biliäre Zirrhose 531
- primär sklerosierende Cholangitis 540
- zystische Fibrose 816
Glutathion 446, 475
Gluten 315, 321
Glykogenakanthose, Ösophagus 619
Glykogenolyse, Leberzirrhose 494
Glykoprotein CD1d 176
Glykoprotein gp180 185
Glyzerin, parenterale Ernährung 962
GM-CSF 607, 609
Golytely 1019 f
Gonorrhoe, Proktitis 350
GOT s. Glutamat-Oxalacetat-Transaminase
GPT s. Glutamat-Pyruvat-Transaminase
Granularzelltumor, Ösophagus 620
Granulomatose, septische 339
Grazilisplastik, dynamische 139
Grey-Turner-Zeichen 359
Grundumsatz 881
γ-GT s. γ-Glutamyltransferase
Gummibandligatur, Ösophagusvarizen 501
- Primärprophylaxe der Varizenblutung 506
- Rezidivprophylaxe der Varizenblutung 506 f
Gummibauch 359
Günther, Morbus s. Porphyrie, erythropoetische kongenitale
Gynäkomastie 451, 490
G-Zelle 204
G-Zell-Überfunktion, antrale 773, 775

H

Hafter-Ringe 149
Hakenwurm 230, 270 f
Halo-Effekt (Sonographie) 1040
Halothan, Metabolismus 464 ff
Halothanhepatitis
- akutes Leberversagen 475
- Autoantikörper 463, 465
- Epidemiologie 464
- Klinik 464
- Pathogenese 464 f
- Risikofaktoren 475
- Zielproteine 463, 465

Häm
- Biosynthese 838 f
- Infusion bei akutem Porphyrieschub 841 f

Hämatemesis 17
- Frischbluterbrechen 17
- Kaffeesatzerbrechen 17

Hämatochezie 17
Hämochromatose 799 ff
- Ätiologie 800
- Diagnostik 802 f
  - bildgebende Diagnostik 803
  - Leberhistologie, Eisengehalt 803
  - Mutationsanalyse, HFE-Gen 803
  - Screeninguntersuchungen 805
  - Serumeisenkonzentration 803
  - Serumferritinkonzentration 803
  - Transferrinsättigung 803, 805
- Differentialdiagnose 803 f
- klinisches Bild 801 f
  - Diabetes mellitus 801f, 901
  - Gelenkbeschwerden 801, 804
  - Hautveränderungen 801
  - hepatozelluläres Karzinom 708, 802
  - Hypogonadismus 801
  - Infektanfälligkeit 802
  - kardiale Beteiligung 801
  - Leberbeteiligung 801f, 804
  - Osteoporose 802
- Pathogenese 800 f
  - Genetik und Phänotyp 800
  - Umweltfaktoren 800 f
  - Veränderung des Transferrinrezeptors 800
- primäre hereditäre Form 799 ff
- Prognose 804 f
- sekundäre Formen 799, 804
- Therapie 804
  - Aderlaßtherapie 804
  - Desferrioxamin 804
  - supportive 804

Hämochromatosegen HFE, Lokalisation 800
Hämoclipapplikation 218
Hämokkulttest 20, 671
Hämophilus Ducreyi 350
Hämophilus influenzae
- Pneumonie bei Leberzirrhose 494

Hämorrhoidalleiden 993 ff
- akutes, Therapie 995
- anatomische Grundlagen 993
- Ätiologie 993
- Folgeerkrankungen 995 f
  - Analmarisken 996
  - Perianalthrombose 995 f
- Klinik 994
- Schweregrade 994
- Therapie 994 f
  - Basistherapie 994
  - Externa 994 f
  - Ligatur 995
  - Reduktion des Sphinkterdruckes 995
  - Sklerosierung 995

Hämorrhoiden 993
s. auch Hämorrhoidalleiden

Hämosiderin
- Eisenstoffwechsel 800
- Hämochromatose 801

Hämosiderose, alkoholinduzierte 799
Hämoxygenase 825
Hand-Fuß-Syndrom 591
- Therapie 690

Hartmann-Operation 156
- Kolonkarzinom 683

Hartnup-Erkrankung 872
Haustren 119
Hauttests, Nahrungsmittelallergien 328
H_2-Antagonisten
s. H_2-Rezeptor-Antagonisten
HbA1c
- Therapieziel bei Typ 1-DM 905
- Therapieziel bei Typ 2-DM 907

Heimernährung, enterale und parenterale 964 f
HeLa-Zellen 245
Helicobacter Heilmannii 655
Helicobacter pylori 209 ff
s. auch Helicobacter pylori-Infektion
- Epidemiologie 210
- historischer Hintergrund 209
- Infektionsalter 210
- Interaktion mit NSAR 224
- Kultivierung 213
- Risikofaktoren 210
- Schnelltest 212
- serologische Tests 213
- Übertragungsmodus 210
- Virulenzfaktoren 210
  - vakuolisierendes Zytotoxin 210
  - Zytotoxin-assoziiertes Gen 210f, 213

Helicobacter pylori-Eradikation 214 ff
- Antibiotikaresistenzen 216
- Indikation 214, 226, 235
- Konsensusrichtlinien 214
- Magenkarzinomprävention 212
- MALT-Lymphom des Magens 212, 565, 662
- Oberbauchbeschwerden ohne Ulzera (NUD) 214
- Therapieschemata 215
- Ulkuspatienten 215 f
- Vorgehen bei erfolgloser Eradikationstherapie 216

Helicobacter pylori-Gastritis 211
- akute, Klinik 211
- atrophe 233 f
  - Karzinomrisiko 235, 564
- chronische 211
- Histologie 211
- Langzeittherapie mit Protonenpumpenhemmern 85
- als Präkanzerose von Lymphomen 564 f

Helicobacter pylori-Infektion
- akute 211
  - dyspeptische Symptome 164
- chronische 211 f
- Diagnostik 212 ff
  - C^{13}-Atemtest 213
  - Endoskopie 212
  - histologischer Nachweis 212
  - kultureller Nachweis 213
  - PCR 213
  - Sensitivität nach Vorbehandlung 213 f
  - serologische Tests 213
  - Urease-Schnelltest 212
- Magenkarzinom 212, 564
- MALT-Lymphom des Magens 212, 655, 662
- Modulation der Immunantwort durch B7 176
- Therapie 214 ff

- Eradikation 214 f
- Impfung 215
- Ulkuskrankheit 211f, 215 f

HELLP-Syndrom 476, 1007 f
Hemikolektomie, Kolonkarzinom 684 f
Heparansulfat 399
Heparin
- Osteoporose, medikamenteninduzierte 944
- bei therapierefraktärer Colitis ulcerosa 303 f

Hepatic growth factor
- prognostischer Faktor bei Leberversagen 483

Hepatitis
- Aktivitätsindex, histologischer 395
- akute, Klinik 417 f
- alkoholische s. Alkoholhepatitis
- Antikonvulsiva 468 f
- autoimmune s. Autoimmunhepatitis
- chronische
  - chronisch entzündliche Darmerkrankungen 287 f
  - Differentialdiagnose 432
  - Klassifikation, histologische 408
  - Klinik 418 f
  - Morbus Wilson 794
  - Osteoporose 950
- Desfluran 465 f
- Diagnostik 419 f
- Dihydralazin 463, 467 f
- Enfluran 465 f
- fulminante 494, 474f, 794
- granulomatöse
  - chronisch entzündliche Darmerkrankungen 287 f
  - SchistosomiasisA 272
- Halothan s. Halothanhepatitis
- Herpes-simplex-Virus 417
- histologische Veränderungen 395
- immunvermittelte arzneimittelinduzierte 461 ff
- Isofluran 465
- im Kindesalter, α_1-Antitrypsinmangel 808
- kryptogene 437, 441, 475
- Leberbiopsie 421
- medikamenteninduzierte 461 ff
- Mononukleose, infektiöse 417
- Morbus Wilson 794
- Rolle des Immunsystems 395
- in der Schwangerschaft 1008 f
- Scoring-Systeme 395
- Ticrynafen 463, 466 f
- virale s. Virushepatitis
- Zytomegalievirus

Hepatitis A 408 ff
- akutes Leberversagen 474
- Diagnose, serologische 420
- Epidemiologie 408 f
- Impfung 428 f
- Infektionsalter 409
- Infektionsverlauf 410
- in der Schwangerschaft 1009
- serologischer Verlauf 409 f

Hepatitis-A-Virus 408 ff
- Aufbau 408
- Übertragungsweg 408

Hepatitis B 409 ff
- akute
  - akutes Leberversagen 474

– extrahepatische Manifestationen 418
– serologischer Verlauf 411 f
– Antikörperbildung 412
– Arthralgien 418
– chronische
  – altersabhängiges Risiko 412
  – Bedeutung von Escape-Mutationen 413
  – extrahepatische Manifestationen 418 f
  – Interferon-α 422f, 712
  – Nukleosidanaloga 424 f
  – serologischer Verlauf 411 f
  – Therapie 422ff, 712
– Diagnose, serologische 420
– Epidemiologie 411
– Glomerulonephritis 418 f
– Hepatitis D-Virus-Koinfektion 414, 474
– hepatozelluläres Karzinom 704ff, 712
– Impfung 428f, 712, 1009
  – aktive Immunisierung 429
  – Antikörpertiter 429
  – bei Neugeborenen 428f, 1009
  – Postexpositionsprophylaxe 428 f
– Lebertransplantation 425
  – Prophylaxe einer Reinfektion 425
– Pathogenese 411 f
  – Mausmodell 396
– Polyarteriitis nodosa 419
– Polymerase-Kettenreaktion 420
– Risikogruppen 411
– Rolle des Immunsystems 395f, 412 f
  – Akutphase 395 f
  – Antikörper 412
  – Mausmodell 396
  – T-Zell-Antwort 395f, 412 f
– in der Schwangerschaft 1009
– Verlauf, klinischer 412
– vertikale Transmission 1009
– Viruselimination 396
Hepatitis B-Virus 408 ff
– Antigennachweis 420
– Aufbau 409 f
– elektronenmikroskopische Darstellung 411
– Genomorganisation 410
– Mutationen im Genom 413
– preC-Stopmutation 413, 420
– preS-Gen 413
– Übertragungsweg 408
Hepatitis C 414 f
– akutes Leberversagen 474 f
– Autoantikörper 433, 437
– chronische
  – extrahepatische Manifestationen 418 f
  – Komplikationen, Dauer bis zur Manifestation 415
  – Modulation der Immunantwort durch B7 176
  – Ribavirin 425 f
  – Therapie 423, 425ff, 712 f
  – Therapieindikationen 426 f
– Diagnose, serologische 421
– Epidemiologie 415
– Glomerulonephritis 419
– hepatozelluläres Karzinom 706, 712
– Infektionsverlauf 415

– Kryoglobulinämie 419
– Lebertransplantation 427
  – Therapie einer Reinfektion 427
– Pathogenese 415
– Porphyria cutanea tarda 419
– in der Schwangerschaft 1009
Hepatitis C-Virus 408, 414 f
– Aufbau 414
– Autoimmunphänomene 433 f
– Genom 414
– Genotypen 414
  – Differenzierung mit PCR 420
– bei gleichzeitiger Autoimmunhepatitis 441
– Übertragungsweg 415
– vertikale Infektion 415
Hepatitis D 413f, 939
– akutes Leberversagen 474
– chronische, Therapie 423, 425
– Diagnose, serologische 420
– Epidemiologie 414
– Impfschutz 429
– Infektionsverlauf, serologischer 414
Hepatitis D-Virus 408, 413 f
– Aufbau 413
– Autoimmunhepatitis 433 f
Hepatitis E 416
– akutes Leberversagen 475
– Diagnose, serologische 421
– Epidemiologie 416
– Infektionsverlauf 416, 1009
Hepatitis E-Virus 408, 416
Hepatitis G 416 f
– Diagnostik mittels PCR 421
– Epidemiologie 416
– Infektionsverlauf 416
Hepatitis G-Virus 408, 416
– Genomorganisation 416
– Übertragungsweg 416
Hepatisviren, Übersicht 409
Hepatolithiasis, cholangiozelluläres Karzinom 716
Hepatorenales Syndrom 512 f
– Ätiologie 512
– Diagnostik 512 f
– Differentialdiagnosen 513
– Klinik 512 f
– Kriterien 510
– Pathogenese 512
– Prognose 513
– Therapie 513
Hepato(spleno)megalie
– Budd-Chiari-Syndrom 969
– Fettleber 936
– Hämochromatose 801 f
– primär sklerosierende Cholangitis 539
– Schistosomiasis 272
Hepatozelluläres Karzinom 703 ff
– Aflatoxine 707
– AFP 709
– Alkohol 707
– Alkoholinjektion, perkutane 715f, 725 f
– $α_1$- Antitrypsinmangel 708
– Ätiologie 704 f
– Chemoembolisation 587f, 715, 725 f
– Chemotherapie, regionale arterielle 586f, 714f, 725 f
– Chemotherapie, systemische 714, 725 f
– Diagnostik 709 ff

– Arterioportographie + CT 710
– bildgebende, diagnostische Reihenfolge 711
– Computertomographie 710f, 1041 f
– Leberbiopsie 711f, 1041
– Lipidol- Computertomographie 710
– Magnetresonanztomographie 711, 1040 f
– präoperatives Staging 1050
– Sonographie 709 f
– Epidemiologie 703
– fibrolamelläres 1042
– Gefäßversorgung 586 f
– Hämochromatose 708, 802
– Hepatitis Bñ Infektion 704 ff
  – Ciseffekt 705 f
  – Epidemiologie 704 f
  – molekulare Mechanismen 705 f
  – Prophylaxe 712
  – Transeffekt 706
– Hepatitis B- und C-Doppelinfektion 706
– Hepatitis Cñ Infektion 706, 712 f
  – molekulare Mechanismen 706
– histologische Untertypen 704
– Hormontherapie, systemische 714
– Immunprozesse bei chronischer Entzündung 707 f
  – Immunantwort auf virale Antigene 708
  – Proliferationsreiz 707 f
– Immuntherapie, systemische 714
– karzinomrisikoerhöhende Substanzen 576 f
– Klassifikationen 713 f
  – nach Okuda 714
  – TNM-Klassifikation 713
  – UICC-Stadieneinteilung 714
– klinisches Bild 708 f
– laborchemische Untersuchungen 709
– Leberresektion 721ff, 725 f
– Lebertransplantation 722, 724 ff
– Prognose 726
– Prophylaxe 712 f
  – chemopräventive Substanzen 713
  – Hepatitisprophylaxe 712 f
– Risikofaktoren, Überblick 704
– Therapie
  – chirurgische 721 ff
  – Indikation verschiedener Verfahren 725 f
  – bei kurativ resektablem HCC 726
  – bei lokal nichtresektablem HCC 726
  – bei metastasierendem HCC 726
  – multimodale Konzepte 725 f
  – nichtchirurgische 713ff, 725 f
  – bei rezidivierendem HCC 726
– Wachstumsformen 704
Hepatozyten
– Ballooning 449, 927
– Cholesterinaufnahme 914
– Fettleber
  – makrovesikuläre, Fettverteilung 937 f
  – mikrovesikuläre, Fettverteilung 938 f
– Leberfibrosierung 402 f
– Proliferationsmarker 452

Hernien 145 ff
Herpes-simplex-Virus
- analis 350
- Hepatitis 417
- Ösophagitis 192
Herpes zoster sacralis 349
HFE-Protein, Hämochromatose 799 ff
- Mutationsanalyse 803
Hiatushernie 148 f
- axiale 148 f
  - Operationsindikation 149
- Diagnostik 148 f
- Endoskopie 149
- Klassifikation 148
- Klinik 148
- Komplikationen 148
- Mischformen 148 f
- paraösophageale 148 f
  - Operationsindikation 149
- Pathogenese 148
- Refluxkrankheit 75f, 148 f
- Röntgenuntersuchung 148 f
Hiatus oesophagei 149
Hirndruckmessung 478 f
Hirnödem, bei akutem Leberversagen 478 f
- Klinik 478
- Therapie 479
- Verlauf 479
Hirschsprung, Morbus 136 f
- anorektale Manometrie 132 f
- Diagnostik 137
- Epidemiologie 136
- bei Kleinkindern 137
- Therapie 137
Histamin, Magensäuresekretion 204
Histoacryl, Fundusvarizen 501
Histoplasma capsulatum
- Gastritis 229 f
- Ösophagitis 192
His-Winkel 74
HIV-Infektion
- Cholangiopathie, Aids-assoziierte 522
- Diarrhoe 251, 268ff, 873
- Mykobakterien, nichttuberkulöse 263
- Ösophagitis 192
- perianale Dermatosen 349
- Protozoeninfektionen, intestinale 268 f
  - Cryptosporidium parvum 268
  - Isospora belli 268
  - Mikrosporidien 269
- Zytomegalievirus 263 f
H^+K^+-ATPase 204 ff
H^+K^+-ATPase-Inhibitoren
  s. Protonenpumpenhemmer
HLA-Assoziation
- Autoimmunhepatitis 435
- chronisch entzündliche Darmerkrankungen 277
- Diabetes mellitus Typ I 899, 903
- einheimische Sprue 316f, 903
- primär biliäre Zirrhose 526
- primär sklerosierende Cholangitis 537
HMG-CoA-Reduktase 914
HMG-CoA-Reduktase-Inhibitoren
- familiäre Hypercholesterinämie 824
- orale Litholyse
  (Cholezystolithiasis) 920 f

HNPCC s. Kolonkarzinom, hereditäres nichtpolypöses
Hochdosistherapie gastrointestinaler Tumoren 606 f
- limitierende Nebenwirkungen 606 f
- als neoadjuvante Behandlung 607
- Rekonstruktion der Hämatopoese 607
- Zytostatika 607
Hormone, gastrointestinale 860, 862 f
- Peptide, regulatorische 757
- Physiologie 756 f
Hormontherapie
- hepatozelluläres Karzinom 714
- Pankreaskarzinom 748
Hösch-Test, akute Porphyrien 840
H_2-Rezeptor 204 f
H_2-Rezeptor-Antagonisten 205
- bei funktioneller Dyspepsie 97
- Gastrinom 776 f
- *Helicobacter pylori*-Eradikation 215
- Nebenwirkungen 205
- Pharmakokinetik 205
- bei Refluxkrankheit 83
- in der Schwangerschaft 1004, 1012 f
- Ulkusprophylaxe
  bei NSAR-Einnahme 226 f
- Wirkmechanismus 205
Humangenetische Beratung 571 ff
- Analyseverfahren 571 f
- Gendiagnostik 572 f
- multifaktoriell bedingte Erkrankungen 573 f
- präsymptomatische Diagnostik 573
- Zukunftsaspekte 574
Humanpapillomaviren 347f, 623
Hungerfettleber 940
Hungerversuch, Insulinom 768, 770
5-Hydroxytryptamin 51 f
- Karzinoid 785 f
- Karzinoidsyndrom,
  Hormonwirkung 787 f
- Motilität des Gastrointestinaltrakts 56 f
- Rezeptorsubtypen 56 f
- Urinausscheidung 788
5-Hydroxytryptamin- Rezeptorantagonisten
- Antiemese bei Tumorpatienten 601 ff
- bei Erbrechen 15
Hymenolepsis nana 272
Hyperammoniämie, Leberzirrhose 493
Hyperbilirubinämien, genetische 825 ff
- konjugierte 827, 832
  - benigne rezidivierende intrahepatische Cholestase 833 f
  - Dubin-Johnson-Syndrom 832
  - progressive familiäre intrahepatische Cholestase 833
  - Rotor-Syndrom 833
- Überblick 828
- unkonjugierte 826f, 829 f
  - Crigler-Najjar-Syndrom-Typ I 830 f
  - Crigler-Najjar-Syndrom-Typ II 831
  - Morbus Gilbert-Meulenkracht 831 f

Hypercholesterinämie
- familiär-defektes Apolipoprotein B 824
- familiäre 823 f
  - Ätiologie 823 f
  - Diagnostik und Differentialdiagnose 824
  - Epidemiologie 823
  - Klinik 824
  - Therapie 824, 852
Hyperemesis gravidarum 1005
Hypergammaglobulinämie
- primär sklerosierende Cholangitis 540
Hypergastrinämie
- Differentialdiagnose 775
- excluded antrum 775
- G-Zell-Überfunktion, antrale 773, 775
- Zollinger-Ellison-Syndrom 772 ff
Hyperglykämie, bei parenteraler Ernährung 962
Hyperinsulinämie, bei Adipoitas 883
Hyperlipoproteinämie
- akute Pankreatitis 358
- Alkoholkonsum 927
Hyperparathyreoidismus
- akute Pankreatitis 358
- chronische Pankreatitis 371
Hyperplasie, fokal noduläre
- Choleszintigraphie 1027, 1041
- Histologie 492
- Kontrastmitteluntersuchungen 1040 f
- Schwangerschaft 1010
Hypersalivation, bei Übelkeit und Erbrechen 13
Hyperthermie, laserinduzierte MRT-gesteuerte
- Therapie des hepatozellulären Karzinoms 726
Hyperthyreose, beschleunigte Darmpassage 125
Hypertonie, bei Adipositas 884
Hypertriglyzeridämie, bei Adipoitas 883
Hyperventilation, therapeutische (bei Hirndruck) 479
Hypoglycaemia factitia 770 f
Hypoglykämie
- akutes Leberversagen 481 f
- bei Alkoholkonsum 927
- Differentialdiagnose 769
- Insulinom 767 ff
- Virushepatitis 420
Hypogonadismus, Hämochromatose 801
Hypokaliämie
- bei Laxantienabusus 128
- VIPom 779
Hypokalzämie, einheimische Sprue 318
Hypoproteinämie, einheimische Sprue 318
Hypothyreose, Anorexia nervosa 890

ICAM-1 277, 394, 449, 538
IgA bzw. E s. Immunglobulin A bzw. E
IFN s. jeweiliges Interferon
Ikterus 37 f
- akute Virushepatitis 417 f

- Anamnese 37
- Basismaßnahmen 38
- bildgebende Verfahren 38, 1036 ff
  - Computertomographie 38
  - ERCP 1036 ff
  - MRCP 1036, 1038
  - PTC 1036
  - Sonographie 38, 1036
  - Szintigraphie 1038
- bei Bilirubinstoffwechselstörungen 37
- Choledocholithiasis 923
- Differentialdiagnose 38, 1035
- Gallengangskarzinom 719
- genetische Hyperbilirubinämien 825 ff
- infektbedingt 37
- Kernikterus 830, 1011 f
- körperliche Untersuchung 37
- Laboruntersuchungen 37 f
- neonataler
  - Crigler-Najjar-Syndrom-Typ I 930
  - Diagnostik 1038
  - zystische Fibrose 816
- Pankreaskarzinom 739
  - Therapie 749 ff
- posthepatischer 1036 f
- postoperativer 37
- primär biliäre Zirrhose 530
- primär sklerosierende Cholangitis 537
- in der Schwangerschaft 37, 1008 f
IL s. jeweiliges Interleukin
Ileoskopie 295, 1034
Ileum
- Karzinoid 785 f
- terminales
  - Befallsmuster Morbus Crohn 280
  - Hyperplasie, lymphozytäre 297
  - sonographischer Befund bei M. Crohn 294 f
  - Striktur 292
- Verdauungsprozeß 862
Ileumdivertikel 150
Ileum-J-Pouch 141
- tiefe anteriore Rektumresektion 686
Ileus
- Abdomenübersichtsaufnahme 1021
- bei Meckel-Divertikel 150
- bei Mesenterialischämien 989
Imipenem, akute Pankreatitis 367
Imipramin, Schmerztherapie bei Tumorpatienten 598, 600
Immunabwehr im Gastrointestinaltrakt 173 ff
- adaptive 175 f
- anatomischer und funktioneller Aufbau 178 ff
- angeborene, Hauptaufgaben 174
- antigenspezifische, erworbene 175 ff
  - Antigenpräsentation 175
  - Kostimulation durch B7 176
  - Lymphozytensubpopulationen 176 ff
  - Rolle der T-Helferzellen 177
- antigenunspezifische 174
- Entzündungsreaktionen 180 f
- humorale 177
- Komplementsystem 174 f
- Phasen 173 f
- physikalische Barriere 174

Immunglobulin A, sekretorisches 173, 177 f, 326 f
Immunglobulin A-Plasmazellen 177
Immunglobulin E, erhöhtes, Nahrungsmittelallergie 327 f
Immunreaktion
s. auch Immunsystem im Gastrointestinaltrakt
- allgemeiner Ablauf 393
- Komplementsystem 394
- Phasen der Immunabwehr 393
  - Leukozytenaktivierung durch Chemokine 393 f
  - Leukozytendiapedese 394
  - Leukozytenmigration 393
  - Opsonierung 394
  - Phagozytose durch Makrophagen 393
  - primäre 174
  - T-Zell-vermittelte 176, 394
- spezifische adaptive Immunabwehr 394
Immunsystem im Gastrointestinaltrakt 173 ff, 326 f
- afferenter Schenkel 178 f
  - homing von stimulierten Lymphozyten 179
  - M-Zellen 178, 327
  - Peyer-Plaques 178 f
  - switch von Lymphozyten 179
- allergische Entzündung 326 f
- antiinflatorische Komponenten 173
- efferenter Schenkel 178 ff
- extrazelluläre Matrix 180
- intraepitheliale Lymphozyten 180
- Memory-T-Zellen 179
- Pathophysiologie von CED 184 ff
- Zytokine 180
- Toleranzreaktionen 327
Immuntherapie gastroenterologischer Tumoren 605 f
- hepatozelluläres Karzinom 714
- Infusion von tumorinfiltrierenden Lymphozyten 606
- kolorektales Karzinom 689
- monoklonale Antikörper 605 f, 749 f
- Pankreaskarzinom 749
- Tumorzellvakzinierung 606, 609
Impedanzanalyse, bioelektrische
- Beurteilung des Ernährungszustandes 859 f
Impfungen
- Cholera 256
- Helicobacter pylori 215
- Typhus 256
- Virushepatitis 428 f, 712, 1009
¹¹¹ᵐIndium, Magenentleerungsszintigraphie 91 f
Infliximab 291
Infusion, hepatisch arterielle 586
- Indikation 586
- Nebenwirkungen 586
- technisches Vorgehen 586
Inhibitionsreflex, rektoanaler 132
Inkontinenz, anale 33 f, 137 ff
- Anamnese 138
- anorektale Manometrie 132 f, 138
- Definition 137
- Diagnostik 138 f
- digitale Untersuchung 138
- Elektromyographie 133, 139
- Endosonographie 133 f, 138 f
- extrapelvine Ursachen 138

- bei Hämorrhoidalleiden 994
- idiopathische 138
- nach Pouchanlage 141
- nach Rektumresektion 140
- sekundäre 138
- Therapie 139 f
  - konservative 139
  - operative 139 f
- Ursachen 33 f, 137 f
  - kolorektale 33 f, 138
  - myogene 33 f, 138
  - neurogene 33 f, 138
Inselzelladenome 669
Insulin
- bei parenteraler Ernährung 964
- Präparationen 905
Insulinom 766 ff
- Diagnostik 759, 768 ff
  - bildgebende Verfahren 761 f, 1028, 1044
  - Clamp-Tests 769 f
  - Hungerversuch 768, 770
  - Insulin-Glukose-Verhältnis 768, 770
  - intraarterielle Stimulation mit Kalzium 761 f
  - laborchemische Untersuchungen 768
  - Suppressionstests 768 f
  - Supprimierbarkeit als Maß der Zelldifferenzierung 770
- Differentialdiagnose der Hypoglykämie 768 f
- Epidemiologie 766
- insulinproduzierende Zellen, Aufbau 766 f
  - Gehalt an Insulin und Proinsulin 767
- Klassifikation, Insulinomtypen 767
- klinisches Erscheinungsbild 759, 767 f
- Lokalisation 760
- Metastasierungshäufigkeit 763
- Pathophysiologie 766 f
- Therapie 764 f, 771 f
  - antisekretorische 771 f
  - operative 771
Insulinopathien 903
Insulinrezeptorstörungen 903
Insulintherapie, intensivierte konventionelle 906
Integrine 393, 401
Interdigitating dentritischer Zellen (ICD) 179
Interferon-α-Therapie
- Chemotherapie gastrointestinaler Tumoren 590
  - Nebenwirkungen 590
  - Wirkmechanismus 590
- endokrin aktive Pankreastumoren 764 f
- Hepatitis B 395, 422 f
  - Ansprechrate 422
  - Indikation 424
  - Prävention eines HCC 712
  - prognostische Parameter 424
  - serologischer Verlauf 422
  - Wirkungsaspekte 423
- Hepatitis C 423, 425 f
  - in Kombination mit Ribavirin 423, 426
  - Prävention eines HCC 712 f
  - Relaps nach Monotherapie 427
  - prognostische Faktoren 427

– Hepatitis D 423, 425
– hepatozelluläres Karzinom, Therapie 714
– Kontraindikationen 423
– Nebenwirkungen 423 f
– in der Schwangerschaft, Risiken 1004
Interferon-γ 182 f
– antifibrotische Eigenschaften 404
– Autoimmunhepatitis 435 f
– Hepatitis B 395 ff
– Morbus Crohn 186
Interferone 183
Interleukin-1 182 f
– Induktion von Fieber 182
Interleukin-1-Rezeptorantagonist 182 f
Interleukin-2 183
– Defizienz 185 f
Interleukin-5 183
– Colitis ulcerosa 186
Interleukin-6 182 f
– bei akuter Pankreatitis 363
Interleukin-8 183
– bei akuter Pankreatitis 363
Interleukin-10 183
– Defizienz 185 f
Interleukin-12 179, 183
Interleukine 177, 183
– Autoimmunhepatitis 435 f
Intertrigo perianalis 346
Intrinsic factor 241, 868 f
– Autoantikörper 234
Intussuszeption 135 f
– Defäkogramm 134
– Pathogenese 135
– Therapie 136
Invasion, Tumorzellen 550 f
IPSID 565, 660
Iridozyklitis, chronisch entzündliche Darmerkrankungen 287
Irinotecan 691 f
– Nebenwirkungen 692
Irritable bowel syndrom (IBS) s. Reizdarm
Isofluran
– Hepatitis 465
– oxidativer Metabolismus 466
Isomaltase 864, 870
Isospora belli 268
– Klinik 268
– Therapie 266, 268
Ito-Zelle s. Leber, Sternzelle
Itraconazol
– Ösophagitis 195
– Tinea perianalis 346

J

Jejunaldivertikel 150
Jejunostomie, enterale Ernährung (FKJ) 958
Jejunum
– Biopsie, Morbus Whipple 262
– Enteroskopie 672, 984 f
– Ulkus bei Zollinger-Ellison-Syndrom 773
– Verdauungsprozeß 862
J-Pouch 141
– tiefe anteriore Rektumresektion 686
Juckreiz s. Pruritus

K

Kaffeekonsum, Pankreaskarzinom 576f, 738
Kalium, Tagesbedarf 963 f
Kaliumchlorid
– Mucosaläsionen im Gastrointestinaltrakt 226
– Ösophagitis 198
Kallikrein, Karzinoidsyndrom 788
Kalorimetrie, indirekte 881 f
Kalzitonin, Osteoporosetherapie 951 f
Kalzium
– akute Pankreatitis 362
– antikanzerogene Wirkung 579 f
– Osteoporose, Prophylaxe und Therapie 949, 951 f
– Tagesbedarf 963 f
Kalziumkanalantagonisten
– Achalasie 67
– hyperkontraktiler Ösophagus 70
– Kontraktilität glatter Muskulatur 58
– Wirkung auf den Sphinkter-Oddi 105
Kalziumoxalatsteine, Morbus Crohn 289
Kalziumspiegel, glatte Muskelzelle 50
Kanzerogenese durch Lebensmittel 578 f
– epigenetische Kanzerogene 578 f
– genotoxische Kanzerogene 578
Kardiakarzinome, operative Therapie 648
Karnofsky-Index 584 f
β-Karotin
– antikanzerogene Wirkung 579 ff
– Malassimilationssyndrom 868
– Porphyrien, Therapie der Lichtdermatose 843 f
– Substitution bei chronischem Alkoholkonsum 931
Karzinoide 785 ff
– Diagnostik 759, 788, 1028
– Hormonproduktion 786
– Klassifizierung 785
– klinisches Erscheinungsbild 759 s. auch Karzinoidsyndrom
   – Häufigkeit von Symptomen 787
   – Pathophysiologie 787 f
– Lokalisation, Häufigkeitsverteilung 785 f
– Magen s. Magenkarzinoid
– unter Omeprazol 206
– Therapie 764f, 788 f
Karzinoidsyndrom 786 ff
– beschleunigte Darmpassage 125
– Diagnostik 788
– Diarrhoe 787
– Flush-Symptomatik 786 ff
– Häufigkeit von Symptomen 787
– Pathophysiologie 787 f
– Pellagra 788
– pulmonale und kardiale Symptome 787
– Therapie 788 f
Karzinom, cholangiozelluläres s. Cholangiozelluläres Karzinom
– hepatozelluläres s. Hepatozelluläres Karzinom
– kolorektales
   s. auch Kolonkarzinom / Rektumkarzinom
      – familiäre adenomatöse Polyposis 557, 566
   – hereditäres nichtpolypöses 558f, 565 f
   – Mutationen bei dysplastischen Adenomen 556
   – Präkanzerosen 565ff, 676 f
   – Stadieneinteilung 680 f
   – Tumorinitiation 555 f
   – Tumorprogressionsmodell 555 ff
   – WHO-Klassifikation 678
Katayama-Fieber 272
Katecholamine
– Anorexia nervosa 890
– bei akutem Leberversagen 480
Katheter, zentralvenöser 960 f
– Katheterarten 961
– Komplikationen 961
– Zugangswege 960
Kavernöse Transformationen 976
Kayser-Fleischer-Ring 476, 793 f
Kernikterus
– Crigler-Najjar-Syndrom-Typ I 830
– Medikation in der Schwangerschaft (CED) 1011 f
Kernspintomographie
– chronisch entzündliche Darmerkrankungen 298ff, 1034f, 1053 f
– chronische Pankreatitis 1045 f
– Fisteln und Abszesse 1038 f
– fokale Leberläsionen 1041 f
   – fokal noduläre Hyperplasie 1040 f
   – hepatozelluläres Karzinom 711, 721
   – Lebertumore, präoperativ 721, 1041 f
– gastroenteropankreatische endokrine Tumoren 761 f
– Hämochromatose 803
– hepatische Enzephalopathie 515
– Indikationen 1025 f
– kolorektales Karzinom 682
– Magenkarzinom 646
– Magnetresonanzcholangiopankreatikographie s. MRCP
– Mesenterialischämie 991
– MR-Sellink 298ff, 1034f, 1053 f
– Pankreaskarzinom 742, 1045
– Vorteile 1026
Kilian-Dreieck 146
Killerzellen, natürliche, Hepatitis B 395 f
Klammernahtgerät, Rektumkarzinom 686
Klatskin-Tumor 718 ff
– bildgebende Diagnostik 719
– Chemoembolisation, präopertive 728
– chirurgische Therapie 727 f
   – Indikationsstellung 727 f
   – Lebertransplantation, Indikation 728
   – palliative 728
   – Prognose 727
   – bei Typ I (n. Bismuth und Corlette) 727
   – bei Typ II (n. Bismuth und Corlette) 727 f
   – bei Typ III (n. Bismuth und Corlette) 728
   – bei Typ IV (n. Bismuth und Corlette) 728
– Stenteinlage 720f, 728
Klebsiellen
– Cholangitis 521

- Leberabszeß 456
- Pneumonie bei Leberzirrhose 494
Knochendichtemessung 946f, 952
- dual X-ray Absorptiometrie 947
- quantitative Computertomographie 947
Knollenblätterpilzvergiftung 476
- Symptome 476
- Nierenversagen 480
- Therapie 476, 483
Kocher-Manöver 649
Kohlenhydrate 857
- Brennwert 857
- in enteralen Nährlösungen 958f
- komplexe 857
- Malassimilationssyndrome 870ff
  - Fruktosemalabsorption 872
  - Glukose-Galaktose-Malassimilation 872
  - klinisches Bild 870
  - Laktosemalassimilation 870f
  - Saccharose-Isomaltose-Malassimilation 871
  - Trehalosemalassimilation 871
- bei parenteraler Ernährung 962
- Verdauung und Absorption 864
Kolik, biliäre 916f
- therapeutisches Vorgehen 919
Kolitis
- antibiotikaassoziierte 331
- Entamoeba histolytica 264ff
- nach enteraler Bypassoperation 336f
- eosinophile 337
- granulomatöse, Schistosomiasis 272
- ischämische 334f
  - Diagnostik 335
  - klinische Symptome 334
  - prädisponierende Faktoren 334
  - Therapie 335
- kollagene 336
  - Vergleich zur lymphozytären 335
- lymphozytäre 335
  - Diagnostik 335
  - klinische Symptome 335
- medikamenteninduzierte 332f
- mikroskopische 335
- Morbus Behçet 338
- pseudomembranöse 331ff
  - Diagnostik 333
  - endoskopischer Befund 331, 333
  - klinisches Bild 331
  - Therapie 255, 333
- Salmonellen 249
- Strahlenenteritis 334
- ulcerosa s. Colitis ulcerosa
Kollagen, Typ III 336
Kollagenosen, Pseudoobstruktion intestinale 113f
Kolon
- Angiodysplasien 983f
- arterielle Gefäßversorgung 988f
- autonomes, nach spinaler Schädigung 138
- Befallsmuster Morbus Crohn 280
- Computertomographie, Indikationen 1025
- Fibrose bei Pankreasenzymsubstitution 814
- Haustren 119
- irritables s. Reizdarm
- Lymphabfluß 679

- Striktur 292
- venöse Abflußgebiete 989
- Verdauungsprozeß 862
Kolonadenome 676f
- familiäre adenomatöse Polyposis 557
- gezackte 676
- histologische Einteilung 676f
- histologische Graduierung der Dysplasie 677
- hochgradig dysplastische 556
- makroskopische Einteilung 676
- niedrig bis mittelgradig dysplastische 556
- tubuläre 676
- villöse 676
Kolondivertikulitis 153ff
- akute 154ff
- Antibiotikaauswahl 156
- Computertomographie, Indikation 54f
- Diagnostik 154f
- Differentialdiagnose 155f
- Klinik 154
- Kolitiden, segmentale 337
- Komplikationen 154
- Laboruntersuchungen 155
- Operation im Intervall 156
- Operationsindikation 156
- Pathogenese 153f
- radiologische Frühzeichen 153
- Röntgendiagnostik 154f
- Sonographie 155
- Therapie 156
  - konservative 156
  - operative 156
Kolondivertikel 151ff
Kolondivertikulose 151ff
- Blutung 157
  - Diagnostik 157
  - Therapie 157
- Endoskopie 153
- Epidemiologie 151
- Klinik 152f
- Kolonkontrasteinlauf 153
- Pathogenese 151f
- Prädilektionsstellen 151f
- Risikofaktoren 152
- Therapieindikationen 153
Kolon-J-Pouch 686
Kolonkarzinom 677ff
- Abgrenzung zum Rektumkarzinom 679
- Adenokarzinom
  - Histologie 677f
  - muzinöses 678
- adenosquamöses 678
- antikanzerogene Stoffe 579ff
- Colitis ulcerosa-assoziiertes 292f, 567
  - Früherkennung 293
  - Lokalisation 292
  - Risikofaktoren 292
  - Therapie 683
- Diagnostik 681f
  - Computertomographie 682
  - Endoskopie 681f
  - FDG-PET 1050
  - Kernspintomographie 682
  - präoperative, Ziele 681
  - Röntgendoppelkontrastuntersuchung 681
  - Sonographie 682
- endoskopischer Befund 677, 682

- Epidemiologie 675
- familiäre adenomatöse Polyposis 557, 566
  - Therapie 683
- familiäre juvenile Polyposis 567
- Früherkennung 33
- Frühkarzinom 677
- hereditäres nichtpolypöses 558f, 565f
  - Diagnosekriterien 565
  - Dünndarmtumore 668
  - Mikrosatelliteninstabilität 559
  - molekulare Diagnostik 559, 573
  - Tumorprogression 559
  - Vererbungsweg 473
  - Vorsorge 566
- Histopathologie 677ff
  - Grading 679
  - prognostische Kriterien 679
- Inzidenz 675
- Karzinoma in situ 681
- karzinomrisikoerhöhende Substanzen 577
- Karzinomrisiko von Angehörigen 567
- kleinzelliges 678f
- klinisches Bild 680
- Lebermetastasen
  - bildgebende Diagnostik 682, 1050
  - Chemoembolisation 587f
  - hepatisch-arterielle Infusion 586f, 692
  - Therapie 683, 685, 692ff
- Linitis plastica 678
- Metastasierung
  - hämatogene 680
  - lymphogene 679f
- Morbus Crohn-assoziiertes 293, 567
- Nachsorge 694
- Plattenepithelkarzinom 678
- Präkanzerosen 565ff, 676f
- Prävention mit COX 2-Inhibitoren 228
- prognostische Faktoren nach Resektion 692f
- Risikofaktoren 577
  - Colitis ulcerosa 292f
  - diätetische 675
- Stadieneinteilung 680f
  - Dukes-Klassifikation 680
  - TNM-Klassifikation 681
  - UICC-Stadieneinteilung 681
- Stuhlgangsgewohnheiten 33
- Symptome als Indikatoren eines 33
- Therapie, konservative
  - Chemotherapie, adjuvante 687f
  - Chemotherapie, palliative 689f
  - 5-Fluorouracil 589ff, 687f
  - 5-FU/Folinsäure refraktäre Patienten 691
  - Immuntherapie, adjuvante 689
  - monoklonale Antikörper 606, 689
  - Zytostatika, neuere 691f
- Therapie, operative 682ff
  - Indikation 682f
  - laparoskopische Resektion 685
  - Lebermetastasen 683, 685
  - Lymphadenektomie 684f
  - Mehrfachkarzinom des Kolorektum 683

- multiviscerale Resektion 685
- Notfalloperation 683
- palliative Operationsverfahren 683
- präoperative Diagnostik, Ziele 681
- Resektionsverfahren, Tumorlokalisation 684
- Residualtumorklassifikation 684
- Sicherheitsabstand zum Resektionsrand 684
- Vorbereitung zur Operation 683 f
- Tumorinitiation 557
- Tumorprogressionsmodell 555 ff
- Zweitkarzinome 681, 683

Kolonkontrasteinlauf
- Divertikulitis 154
- Divertikulose 153

Kolonmanometrie 122 f

Kolonmotilität 119 ff
- Innervation 120
- Kontraktionsmuster 119 f
- Nahrungsfaktoren 120
- physiologische 119 f
- praktisches Vorgehen 125 f
- Reizdarm 165
- Störungen 119 ff
  - Indikation zur Diagnostik 126
  - sekundäre 125
- Untersuchungsmethoden 121 ff
- Warnsymptome 126

Kolonperforation
- Amöbenkolitis 265 f
- chronisch entzündliche Darmerkrankungen 290

Kolonpolypen
- adenomatöse 676 f
- entzündlicher, Schistosomiasis 272
- hyperplastischer 675 f
  - Histologie 676
  - Prävalenz 675
- juveniler 676
- maligner, Therapie 683
- Peutz-Jeghers-Polyp 676
- Polyposissyndrome 670 f

Kolonpouch 140

Kolontransitzeit 121 f
- Ballaststoffe 121
- beschleunigte 125
  - bei funktioneller Diarrhoe 124
  - medikamenteninduziert 125
- Messung 122
- segmentale 122
- Stuhlgewicht 121
- verzögerte
  - bei idiopatischer Obstipation 124
  - medikamenteninduziert 125

Kolontumoren 675 ff
- Adenome 676 f
- Ätiologie 675
- benigne 675 f
  s. auch Kolonpolypen
- Karzinom 677 ff
- Non-Hodgkin-Lymphome 660 f
- Präkanzerosen 676 f
- WHO-Klassifikation 678

Kolonszintigraphie 123
- bei chronischer Obstipation 126
- Transitzeit 123

Koloskopie, totale 1019 f
- Angiodysplasien 984 f
- bei chronischer Diarrhoe 1034
- bei chronischer Obstipation 126 f

- Colitis ulcerosa 293, 295 ff
- Gastrointestinalblutung 1030 f
- Indikation 1019
- kolorektales Karzinom 681f, 694
- Komplikationen 1020
- Morbus Crohn 295 ff
- in der Schwangerschaft 1011
- Sedierung 1017 f
- virtuelle 1053 f
- Vorbereitung (Darmreinigung) 1019 f

Komplementsystem 174f, 394

Konglomerattumor (Morbus Crohn), Pathogenese 291

Kontinenz 33

Kontinenzapparat
- Anatomie 131
- Hämorrhoiden 993

Kontraktionen, hochamplitudige propagierende 119, 122 f
- bei Obstipation 124

Kontrastmittel
- Bariumsulfat 122, 625, 1201 f
- ferrumoxidhaltige (MRT) 1040, 1042
- Gadolinium 1026
- orales (CT) 1033
- in der Sonographie 1051
- wasserlösliches 147, 1021 f

Koordination, antroduodenale 93 f
- gestörte, bei Diabetes mellitus 95

Koproporphyrie, hereditäre 838 f
- Behandlung der Lichtdermatose 843

Körpergrößenverlust, Osteoporose 945

Körpermagermasse 859

Kortikosteroide
  s. auch Glukokortikoide
- Alkoholhepatitis 453
- Fettleberhepatitis 939
- Mucosaläsionen im Gastrointestinaltrakt 226

Kortisolspiegel, Anorexia nervosa 890

Kotsteine, Appendizitis 339

K-ras Onkogenmutation
- cholangiozelluläres Karzinom 719
- kolorektales Karzinom 556
- Nachweis im Stuhl 560, 739
- Pankreaskarzinom 739, 742
  - therapeutische Blockade 749 f

Kreislauf, enterohepatischer (Gallensäuren) 865
- Einfluß auf NSAR-Enteropathie 225

Krukenberg-Tumor 645

Kryoglobulinämie, Hepatitis C-Infektion 419

Kryptenhyperplasie, Sprue 318

Kryptosporidiose 268 f
- Gastritis 230

Kupfer
- Morbus Wilson 476, 793 ff
  - Ausscheidung im Urin 795
  - Kupfergehalt der Leber 795
  - Kupferkonzentration im Serum 795
  - primär sklerosierende Cholangitis 540

Kupffer-Zellen
- Bildung von IL-6 395
- alkoholische Lebererkrankung 447

Kurzdarmsyndrom, Malassimilation 873

Kwashiokor, Hungerfettleber 940

L

Lactobacillus acidophilus 333

Laktase 864, 870
- altersabhängige Aktivität 871

Laktasemangel 870 f
- Diagnostik 871
- diätetische Maßnahmen 871
- primärer
  - hereditärer (Erwachsenentyp) 871
  - kongenitaler 871
  - Prävalenz 239, 871
  - temporärer 871
- sekundärer, Ursachen 239, 871, 933

Laktat, erhöhtes bei Mesenterialischämie 988, 990

Laktatazidose, akutes Leberversagen 482

Laktose-Belastungstest 240

Laktose-H$_2$-Atemtest 239 f
- Durchführung 239 f
- Indikation 126, 239
- Interpretation 240, 871

Laktoseintoleranz
  s. auch Laktasemangel
- bei irritablem Kolon 165

Laktulose
- Dünndarmtransitzeitbestimmung 111
- hepatische Enzephalopathie 478, 516

Laktulose-H$_2$-Atemtest 111, 240

Lamblieninfektion, intestinale 165

Lamina propria
- immunkompetente Zellen 179
- Lymphozyten 185

Lamivudine
- chronische Hepatitis B, Therapie 424 f
- Resistenzentwicklung 425

Lansoprazol 206
- *Helicobacter pylori*-Eradikation 215
- bei Refluxkrankheit 83, 85
- in der Schwangerschaft, Risiken 1004
- Zollinger-Ellison-Syndrom 777

Laparaskopie
- Budd-Chiari-Syndrom 970
- Magenkarzinom 646 f
- Pankreaskarzinom 745

Laryngitis, bei gastroösophagealem Reflux 78

Lasertherapie 611 f
- bei Angiodysplasien 985
- Erfolge 611
- Gefäßmalformationen, Morbus Osler 981
- Komplikationen 611 f
- Ösophaguskarzinom 635
- photodynamische Therapie 612 f

Laugenverätzung, des Ösophagus als Präkanzerose 563

Laxantien 127f
- Antrachinone, Wirkmechanismus 127
- Darmreinigung, vor Koloskopie 1019 f
- diphenolische, Wirkmechanismus 127

Laxantienabusus 128
Laxantienkolon 127 f
LC1 s. Antikörper,
  gegen Zytosol Typ 1
LDH, akute Pankreatitis 362
LDL 823f, 914
LDL-Rezeptor
- Aufbau 823
- familiäre Hypercholesterinämie 823 f
Lebensmittel
  s. auch Ernährung
- antikanzerogene Wirkung 579 ff
- kupferreiche 795
- Mechanismen der Kanzerogenese 578 f
Leber
- Alkohol-Lösungsmittel-
  Kombinationsschaden 928 f
- arteriovenöse Fehlbildungen, Morbus Osler 981
- Bildung von Akutphasenproteinen 395
- Computertomographie 1024
- Eisengehalt 803
- Extrazellulärmatrix 398 ff
  - Abbau durch Matrixmetallo-
    proteinasen 400
  - Funktionen 398, 401 f
  - Glykoproteine 399
  - Hauptbestandteile 398
  - Interaktion mit der Zellfunktion 401
  - Kollagene 398 f
  - Modulation der Zytokinaktivität 401 f
  - Proteoglykane 399
  - Remodelling 400
  - Veränderungen bei Zirrhose 399 ff
- Fettgehalt 935
- Funktionsszintigraphie 1027
- immunologische Aufgaben 395
- Ito-Zelle s. Sternzelle
- Kernspintomographie 1025 f
- Kupfergehalt 795
- Kupffer-Zellen 395, 401, 447 f
- Lobulus 398
- Mottenfraßnekrosen 793
- Regenerationsfähigkeit
  nach Teilresektion 721 f
- Rundherde, bildgebende Diagnostik 1039 f
- Sinusoide 398
- Sternzelle 401 ff
- Verfettung s. Fettleber
Leberabszeß 455 ff
- bei Amöbiasis s. Amöbenabszeß
- miliarer 802 f
- bei Morbus Crohn 291
- pyogener 455 ff
  - Antibiose 457
  - Ätiologie 455 f
  - Diagnostik 456 f
  - Entstehungswege 455 f
  - Epidemiologie 455
  - Keimnachweis 456
  - klinische Kennzeichen 456
  - Prognose 457
  - sonographisches Bild 457, 1040
  - Therapie 457
Leberadenom 1010
- Cholezintigraphie 1027, 1041

- Kontrastmitteluntersuchungen 1040 f
Leberbiopsie
- α_1- Antitrypsinmangel 808
- Autoimmunhepatitis 439 f
- Budd-Chiari-Syndrom 970
- chronische Virushepatitis 421
- Dubin-Johnson-Syndrom 832
- Fettleber 937
- Hämochromatose, Eisengehalt 803
- hepatozelluläres Karzinom 711
  - Sensitivität 711
  - Spezifität 711
  - Tumorzellverschleppung 712
- Leberzirrhose 492
- Morbus Wilson, Kupfergehalt 795
- primär biliäre Zirrhose 531
- primär sklerosierende Cholangitis 540
Leberchirurgie 721 ff
  s. auch Leberresektion
  und -transplantation
Leberenzyme
- Alkoholhepatitis 451
- Autoimmunhepatitis 436 ff
- Virushepatitis 419
Lebererkrankungen
- entzündliche 395 f
  s. auch Hepatitis
  - Aktivitätsindex, histologischer 395
  - histologische Veränderungen 395
  - Rolle des Immunsystems 395
  - Scoring-Systeme 395
- immunvermittelte arzneimittel-
  induzierte 461 ff
- in der Schwangerschaft 1007 ff
Leberersatzverfahren 483 f
- Bioreaktoren 484
- Filtrationsverfahren 484
Leberfibrose 397 ff
- Ätiologie 397
- Bedeutung der Sternzellen 402 f
- Enzymaktivitäten 401
- Pathophysiologie 397 ff
- Therapie, antifibrotische 403 f
- Unterschiede zur Zirrhose 489
Lebergranulome
- chronisch entzündl. Darm-
  erkrankungen 287
Leberhämangiom 1010
- Blutpoolszintigraphie 1027, 1041
- Kernspintomographie 1040
- Sonographie 1039 f
Leberhautzeichen 490
Leberlobulus, Veränderungen
  bei Zirrhose 398
Lebermetastasen
- bildgebende Verfahren 682, 1039 ff
- Gefäßversorgung 586 f
- Klassifizierung 729 f
- Metastasierungswege 729
- synchrone 729 f
- Therapie, chirurgische 729 ff
  - einzeitige vs. zweizeitige Resektion 730
  - Ergebnisse 730
  - kolorektales Karzinom 683, 685, 730
  - Magenkarzinom 649
  - nonkolorektale Lebermetastasen 730
  - operatives Risiko 730
  - Prognosefaktoren 730 f

  - Rezidivlebermetastasen 731
  - Therapie, konservative 731
    - Chemoembolisation (kolorektales Karzinom) 587 ff
    - Embolisation, endokrine Pankre-
      astumoren 764, 766
    - hepatisch arterielle Infusion 586 f, 692
Leberresektion 721 ff
- anatomische Verfahren 722 f
  - erweiterte anatomische Leber-
    resektion 723
  - Hemihepatektomie, klassische 722 f
  - segmentorientierte Leberresektion 722
- atypische, nichtanatomische Verfahren 722
- mit hypothermer Perfusion der Leber 723
- Komplikationen, postoperativ 724
- Lymphadenektomie 723
- bei malignem Lebertumor 721, 725 f
  - präoperative bildgebende Diagnostik 721
- operative Technik 722 f
- Regenerationsfähigkeit postoperativ 721 f
- Resektion der Hepatikusgabel/
  essentieller Gefäße 723
Leberschädigung
- direkte Toxizität 461
- immunvermittelte arzneimittelinduzierte 461 ff
  - Bioaktivierung lipophiler Substanzen 462 f
  - Charakteristika 461
  - Medikamentenmetabolismus 461 ff
- Proteinadukte 463 ff
Lebertransplantation
- bei akutem Leberversagen 484 f
  - Ergebnisse 485
  - Indikationsstellung 485
  - Prognosescores 484 f
- bei Alkoholhepatitis 453
- bei α_1- Antitrypsinmangel 808
- bei Autoimmunhepatitis 442
- auxiläre, partielle orthotope (APOLT) 485
- bei Budd-Chiari-Syndrom 970
- bei Crigler-Najjar-Syndrom-Typ I 830
- bei Hämochromatose 804
- bei Hepatitis B-Infektion 425
- bei Hepatitis C-Infektion 427
- bei Klatskin-Tumor 728
- Komplikationen, postoperativ 724 f
- laparoskopische 722
- bei malignem Lebertumor 722, 725 f
- bei Morbus Wilson 796
- Organkonservierung 724
- orthotope, operative Technik 724
- Osteoporose, postoperativ 949 f
- bei Pfortaderthrombose 977 f
- bei primär biliärer Zirrhose 533 f
- bei primär sklerosierender Cholangitis 543
- Schwangerschaft 1010
- bei zystischer Fibrose 817
Lebervenen
- Druckmessung 496 f

- sonographisches Bild bei Zirrhose 497
- Veno occlusive disease 973 f
- Verschlußdruck 496f
Leberveränderungen, fokale
- bildgebende Diagnostik 1039ff
- Differentialdiagnosen 1039
- Feinnadelpunktion, sonographiegesteuerte 1041
Leberverfettung s. Fettleber
Leberversagen, akutes 473 ff
- Ätiologie 473 f
- Definition 473
- Differentialdiagnose 474
- Ernährung 482
- fulminantes, Definition 473
- Halothan 475
- Hirndruckmessung 478 f
- Kardinalsymptome 473
- Klinik 477 ff
- Komplikationen 477 ff
  - Gerinnungsstörungen 481
  - hepatische Enzephalopathie 477 f
  - Hirnödem 478
  - Hypoglykämie 481 f
  - kardiovaskuläres System 479 f
  - metabolische Störungen 481 f
  - Nierenversagen 480
  - pulmonale 480 f
  - Sepsis 482 f
- Knollenblätterpilzvergiftung 476
- medikamentös induziertes 475 f
- Morbus Wilson 476
- Paracetamol 475
- Prognose 476 f
- prognostische Faktoren 483
- protrahiertes, Definition 473
- schwangerschaftsassoziiertes, Therapie 483
- Schwangerschaftsfettleber 476, 938, 1008
- subakutes, Definition 473
- Therapie 477 ff
  - hämodynamische Richtwerte 480
  - Leberersatzverfahren 483 f
  - Lebertransplantation 484 f
- Virushepatitiden 474 f
Leberzirrhose 489 ff
- Anamnese 490
- α_1- Antitrypsinmangel 808
- Ätiologie 397, 489 f
- Child-Pugh-Klassifikation 493
- chronisch entzündliche Darmerkrankungen 287
- Diabetes mellitus 494, 901
- Diagnostik 491 ff
- Differentialdiagnose 492
- Enzymaktivitäten 401
- Epidemiologie 489
- Ernährung 494
- Ernährungszustand 493
- Extrazellulärmatrix 397, 399 ff
  - Kollagene 399
  - Proteoglykane 399
  - Pseudobasalmembran 399
  - Quelle der pathologischen Matrix 399 f
  - TIMP 401
- Farb-Doppler-Sonographie 497 f
- Funktionsstörungen 493 f
- Gallensäurenstoffwechsel 494
- Hämochromatose 801
- hepatozelluläres Karzinom 704 ff

- Klinik 490 f
- Kohlehydratstoffwechsel 494
- Komplikationen 493 ff
  - Aszites 508ffr
  - Enzephalopathie 510, 513 ff
  - gastrointestinale Blutungen 498 ff
  - hepatorenales Syndrom 510, 512 f
  - Infektionen 494 f
  - metabolische Störungen 493 f
  - Ösophagusvarizen 500 ff
  - Osteoporose 950
  - portale Hypertension 495 ff
- körperliche Untersuchung 490
- laborchemische Untersuchungen 491 f
- Leberbiopsie 492
- Lipidstoffwechsel 494
- Morbus Wilson 794
- morphologische Charakteristika 397 f
  - Auswirkungen, funktionelle 398
  - Hepatozytenmorphologie 398
  - Kapillarisierung der Sinusoide 397
  - Sternzellen 402 f
  - Zunahme der Extrazellulärmatrix 397, 399 ff
- Pathophysiologie 397 ff
- Pfortaderhochdruck
  s. Portale Hypertension
- primär biliäre 526 ff
  s. auch Zirrhose, primär biliäre
- primär sklerosierende Cholangitis 540
- Prognose 492 f
- Protein- und Aminosäurenstoffwechsel 493
- Säuren-Basen-Haushalt 494
- Schwangerschaft 1010
- Sonographie 497 f
- Sternzellaktivierung 402 f
  - Bedeutung für die Fibrosierung 402
  - Inhibition der Aktivierung 404
  - Mehrstufenmodell 403
  - Zytokine 403
- Therapie 492
  - antifibrotische Therapeutika 403 f
  - Degradation der Extrazellulärmatrix 404
- Umgehungskreisläufe 497 ff
- Ursachen 490
- zystische Fibrose 815 f
Leberzyste 1039 f
Lecithin, antifibrotische Eigenschaften 404
Legalon 483
Leiomyome
- Dünndarm 670
- Magen 642 f
- Ösophagus 620
Leiomyosarkome, Dünndarm 671
Leishmanien, Gastritis 230
Leptin 880 f
Leukotrien B_4, Konzentration bei Col. ulcerosa 303
Leukotriene 184
Leukozyten
- Chemotaxis 181
- Migration in den Entzündungsherd 180, 393

Leukozytenadhäsionsmoleküle 448 f
Leukozytenszintigraphie 1027
Levamisol 687
levator ani, Musculus 131
Le Veen-Shunt 511
Levomepromazin 601
Lexipafant 365
lienalis, Arteria, Aneurysmen 998 f
Ligamentum gastroepiploicum 684
Linea anocutanea 698
Linea anorectalis 698
Linea dentata 993
- Abszesse und Fisteln 351 f
- Rektumkarzinom 685
Linitis plastica, Kolonkarzinom 678
Linksappendizitis 154
Linton-Nachlas-Sonde 502, 504
Lipase
- akute Pankreatitis 361
- Substitution 814
- Verdauungsprozeß 865
Lipaseaktivität, erhöhte, Ursachen 361
Lipide 857f
- bei parenteraler Ernährung 962 f
- ungesättigte Fettsäuren 858
Lipidol, Chemoembolisation von Lebertumoren 587
Lipidol-CT, hepatozelluläres Karzinom 710
Lipidoxidation s. Beta-Oxidation
Liposomen, Gentherapie 820, 848 f
Lipoxygenase 184
Lipoxygenaseinhibitoren, Colitis ulcerosa 303
Litholyse (bei Cholezystolithias)
- Kontaktlitholyse 921
- orale 920 f
  - Kontraindikationen 921
  - praktisches Vorgehen 921
  - Voruntersuchungen 103 f
  - Wirkmechanismus 920
Lithostatin 370
LittrÈ-Hernie 150
LKM s. Antikörper gegen Leber-Niere-Mikrosomen
Löffler Syndrom 271
Looser-Umbauzonen 946
Loperamid
- Diarrhoe 128, 254
- Diarrhoe bei Morbus Crohn 311
- bei Inkontinenz 139
- in der Schwangerschaft, Risiken 1004, 1013
Loslaßschmerz 339
Lösungsmittel, Leberschaden 928 f
LP s. Antikörper, gegen Leber-Pankreas-Antigen
Luftembolie 961
Luft, freie, Abdomenübersichtsaufnahme 1021
Lumirubin 826
Lundh-Test 378
Lupus erythematodes 975, 987
Luteoskyrin
- Risikofaktor für das hepatozelluläre Karzinom 576
Lymphadenopathie, Whipple-Erkrankung 261
Lymphangiektasie, intestinale 873
Lymphknoten
- Magen, Kompartimente 648 f
- Staging 1048 ff

Lymphom
- enteropathieassoziiertes 320f, 660 f
  - Ätiologie 320
  - Diagnostik 320 f
  - Epidemiologie 320, 660
  - Histopathologie 660 f
  - Therapie und Prophylaxe 321
- gastrointestinale
  s. auch Non-Hodgkin-Lymphome
  - Präkanzerosen 564 f
  - primäre 655 ff
  - sekundäre 661
  - Therapie 662 f
Lymphozyten 176 ff
- B-Zellen 178 f
- CD4-positive s. T-Helferzellen
- CD8-positive 394
  - Antigenerkennung 175 f
  - Diabetes mellitus Typ 1A 899
  - Pathogenese der Hepatitis 396f, 412 f
- homing von stimulierten 179
- intraepitheliale 180, 318, 320, 335
- Memory-T-Zellen 179
- Neutrophile 393
- switch 179
- T-Helferzellen 177
  - Diabetes mellitus Typ 1A 899
  - Hepatitis 396, 412, 435 f
  - mucosale bei CED 185
- tumorinfiltrierende 606, 609
- zytotoxische 177, 394, 435
Lysetherapie, Gallensteine 920 f
- Voruntersuchungen 103 f

M

Madenwurm 270 f
Magen
- elektrische Aktivität 98
- Karzinoid 785 f
- Lymphfollikel 211
- Morbus Crohn 280
- Säuresekretion 203 ff
  - basale 203
  - Gastrin, Wirkmechanismus 772 f
  - Grundlagen 203
  - Hemmmechanismen 204
  - H^+K^+-ATPase 204 f
  - Mediatoren 204
  - Signalverarbeitung, intrazelluläre 204 f
  - Stimulationswege 203 f
- Verdauungsprozeß 862, 864 f
Magendivertikel 149
Magenentleerung
- Diagnostik 91ff, 1026
- Medikamentenwirkung 98
- verlangsamte bei Streß 163
Magenentleerungsstörung
  s. auch Magenmotilität, Störungen
- Anamnese 94 f
- bei Anorexia nervosa 98 f
- Differentialdiagnose 95
- funktionelle 96 f
- bei funktioneller Dyspepsie 164
- Gastroparese, diabetische 92, 95
  - medikamentöse Therapie 95
- medikamentös induzierte 98
- bei organischen Erkrankungen 94 f
- Symptome 94 f
- Systemerkrankungen 95 f
Magenentleerungsszintigraphie 91f, 1026
- Indikationen 92

Magenfrühkarzinom 644 f
Magenkarzinoid
- bei atropher Gastritis 234
- endoskopischer Befund 785
- Therapie 234
Magenkarzinom 643 ff
- Adenokarzinom
  - muzinöses 643
  - papilläres 643
  - tubuläres 643
- chirurgische Technik 648 f
  - abhängig von der Histologie 648
  - Kardiakarzinome 648
  - multiviszerale Eingriffe, Indikation 649
  - Rekonstruktion nach Gastrektomie 649
  - Resektionsausmaß 648 f
- Diagnostik 644 ff
  - Computertomographie 646
  - Endoskopie 645
  - Endosonographie 646
  - histologische Sicherung 644
  - Kernspintomographie 646
  - klinische Untersuchung 644 f
  - Laparaskopie 646 f
  - präoperative Diagnostik 647
  - Röntgenkontrastmitteluntersuchung 645
  - Sonographie 646
- Differenzierungsgrad 643
- Epidemiologie 539
- Frühkarzinom 644 f
- bei *Helicobacter-pylori*-Infektion 212, 564, 639
- histologische Typen 643 f
- histopathologisches Staging 644, 649
- Klassifikation der WHO 643
- Klassifikation nach Borrmann 645
- Klassifikation nach Laurén 643
- klinisches Bild 644
- Lymphknoten
  - anatomische Kompartimente 648 f
  - Metastasendiagnostik 646
- malignes Ulkus, endoskopische Kriterien 645
- Nachsorge 653
- paraneoplastische Syndrome 645
- Peritonealkarzinose, Chemotherapie 651
- bei perniziöser Anämie 564
- Präkanzerosen 564; 641
  - Häufigkeit eines Magenfrühkarzinoms 644
- prognostische Faktoren 650
- Risikofaktoren
  - Blutgruppe A 639
  - diätetische Faktoren 639
  - karzinomrisikoerhöhende Substanzen 576
- Siegelringzellkarzinom 643
- Stadieneinteilung 647
- szirrhöses Karzinom 643
- Therapie
  - adjuvante Verfahren 651
  - best supportive care 652
  - Chemotherapie 651 ff
  - chirurgische 647 ff
    s. auch Magenresektion und Magenkarzinom, chirurgische Technik
  - Lasertherapie 612

- neoadjuvante Chemotherapie 651
- palliative 647f, 651 ff
- progressive disease unter Therapie 651
- Tumormarker 646
- Überlebensraten nach Resektion 650
- Virchow-Drüse 644
- Vitamin C als protektive Substanz 578
Magenlymphome, primäre 656 ff
- hochmaligne diffuse großzellige (B-Zell-Typ) 658 f
  - Grading 658 f
  - Histopathologie 658
  - Staging 658 f
- niedrigmaligne vom MALT-Typ 657 f
  - Histopathologie 657 f
  - Pathogenese 655
  - Zeichen der Lymphomprogression 658
Magenmanometrie 89 f
- Auswertung 91
- Indikationen 91
- technische Aspekte 91
Magenmotilität 89 f
- digestive 89 f
- Einfluß der Nahrung 90
- interdigestive 89
- Medikamentenwirkung 98
- Schrittmacherzentrum 98
- Steuerung 90
- Störungen 94ff, 109
  - ektope Schrittmacherzentren 98
  - funktionelle 96 f
  - medikamentös induzierte 98
  - organische Erkrankungen 94 f
  - Systemerkrankungen 95 f
- Untersuchungsmethoden 90 ff
  - radiologische Methoden 94
  - Sonographie 92 f
  - Szintigraphie 91f, 1026
Magenoperation
- als Präkanzerose des Magenkarzinoms 564
Magenpolypen 640
- Autoimmungastritis 235
- entzündlicher 235
- Fundusdrüsenpolyp 640
- Histologie 640
- hyperplastischer 235, 640
- juveniler 640
- Peutz-Jeghers-Polyp 640
Magenresektion
- Ergebnisse nach Resektion 650
- Folgekrankheiten 650
  - alkalische Refluxösophagitis 650
  - Anämie 650
  - Dumping-Syndrom 650
  - histopathologisches Staging 644, 649
- Indikation 647
- Nachsorge 653
- Non-Hodgkin-Lymphome 662 f
- Operationsrisiko 650
- palliative Resektion 647 f
- präoperative Diagnostik 647
- Rekonstruktion nach Gastrektomie 649
- Resektionsausmaß 648 f
- Sicherheitsabstand 648
- Splenektomie, Indikation 649
Magensaft, Bestandteile 864

Magenschleimhaut
- heterotope, bei Meckel-Divertikel 150
- Hypertrophie bei Hypergastrinämie 772 ff

Magenschleimhautadenome 640 f
- histologische Typen 640 f
- Therapie 641
- zytologische Muster 641

Magenschleimhautdysplasie 641

Magentumoren 539 ff
- Adenome 540 f
- Karzinome 653 ff
- Lymphome 656 ff
- mesenchymale 642 f
  - Leiomyom 642 f
  - Stromatumoren 642
- Polypen 540

Magenulkus s. Ulcus ventriculi

Magenvarizen 501
- Ballontamponade 502, 504
- Klassifikation 501
- Ligatur, endoskopische 501
- Obliterationstherapie 501
- Sklerosierungstherapie 501
- TIPS-Anlage 502 f

Magenvarizenblutung
- akute, Therapie 504 f
  - Ballontamponade 504
  - Endoskopie 504
  - medikamentöse 504 f
- Primärprophylaxe 505 f
- Rezidivprophylaxe 506 f

Magnesium, Tagesbedarf 963 f

Magnetresonanzcholangiopankreatikographie s. MRCP

Magnetresonanztomographie s. Kernspintomographie

Majorpapille, Pancreas divisum 384

MAK s. Antikörper, monoklonale

Makroamylase 361

α$_2$- Makroglobulin, akute Pankreatitis 357

Makrolipase 361

Makrophagen 173, 180
- PAS-positive 262 f
- Rolle während der Immunreaktion 393

Malabsorption
- bakterielle Fehlbesiedelung des Dünndarms 116 f
- chronischer Alkoholkonsum 929
- Definition 867
- von Fetten s. Fettmalabsorption
- Giardia lamblia 267
- Osteoporose 948
- postinfektiöse 251
  - Klinik 251
  - Pathogenese 251
  - Therapie 252
- Sprue, einheimische 318
- Whipple-Erkrankung 260 f

Malaria, Diarrhoe 253

Malassimilationssyndrome 867 ff
- Ätiologie
  - Dünndarmerkrankungen 870 ff
  - Gallensäuremangel 870
  - Mangel an intraluminalen Enzymen 869
- Diagnostik 868 f
  - D-Xylose-Test 869
  - laborchemische Untersuchungen 868
  - Stuhlfettanalyse 868

- Differentialdiagnose 874
- Dünndarmfunktionsstörungen 869 ff
- Epidemiologie 867
- globale, Ursachen 873 f
- iatrogene (nach Bestrahlung) 873 f
- klinisches Bild 867
  - bei partieller Malassimilation 868
- partielle 870 ff
  - Malassimilation von Fetten 872 f
  - Malassimilation von Kohlenhydraten 870 ff
  - Malassimilation von Proteinen 872
- Vitamin-B$_{12}$-Mangel 868 f

Maldigestion 867

Mallory-Körperchen
- alkoholische Hepatitis 449 f
- Fettleberhepatitis 937
- Morbus Wilson 793

Mallory-Weiss-Läsion 15

Mallory-Weiss-Syndrom 507

Malnutrition
- chronischer Alkoholkonsum 453, 930
- Diabetes mellitus 901 f
- Folgen 860
- Hungerfettleber 940
- klinischer Fragebogen 861

Maltase 864, 870

MALT-Lymphome 655 ff
s. auch Non-Hodgkin-Lymphome
- des Magens 657 f
  - Helicobacter pylori-Infektion 212, 564 f
  - Histopathologie 657 f
  - Therapie 212, 214, 565
  - Zeichen der Lymphomprogression 658
- Pathogenese 655 f
- Therapie 662 f
  - Chemotherapie 662 f
  - chirurgische 662
  - Helicobacter pylori-Eradikation 662
  - multimodale Therapie 663

Mangelernährung s. Malnutrition

Mannitol, osmotische Hirnödemtherapie 479

Manometrie
- Anorektum 132 f, 138
- Duodenum 91
- Jejunum, proximales 91
- Kolon 122 f
- Magen 91
- Ösophagus 62 f
- Sphinkter-Oddi 104 f

Mantelzellymphom 660

Marasmus, Alkoholhepatitis 453

Mariskenl
- bei Analfissur 351
- Hämorrhoidalleiden 996
- Morbus Crohn 291 f

Maschinengeräusch, abdominelles 999

Masernvirus, Pathogenese des Morbus Crohn 279

Matrix, extrazelluläre
- Immunantwort im Gastrointestinaltrakt 180
- Leber 398 ff

Matrixmetalloproteinasen 400 f
- Einfluß auf Zellbiologie der Sternzellen 401

- Funktionen 400
- Regulationsmechanismen 400 f
- tissue inhibitors 401
- Untergruppen 400

MEA s. Neoplasie, multiple endokrine

Mebendazol, Nematodeninfektion 271

Meckel-Divertikel 150 f
- Komplikationen 150
- Nachweisdiagnostik 150, 1027
- Operationsindikationen 150 f

Meckel-Divertikulitis 150

Medikamentenmetabolismus
- Bioaktivierung lipophiler Substanzen 462 f
- Entgiftung durch P450-Zytochrome 461 f
- interindividuelle Schwankungen 461 f
- Konjugation von lipophilen Substanzen 461 f

Megakolon
- Chagas-Krankheit 65
- Clostridium difficile 333
- toxisches
  - Colitis ulcerosa 289 f
  - Diagnostik, Kriterien 289 f, 1021
  - Entamoeba histolytica 265
  - körperliche Untersuchung 289
  - Pathomechanismus 290
  - Therapie 290

Megaösophagus, Chagas-Krankheit 65

Meissner-Plexus
s. Plexus submucosus

Mekoniumileus, zystische Fibrose 818

Meläna, makroskopische Differentialdiagnostik 17

Melanom, malignes, Dünndarmmetastasen 673

Meloxicam 228

Memory-T-Zellen 179

MEN s. Neoplasie, multiple endokrine

Menetrier, Morbus
- Überwachungsempfehlung 564

MEOS s. Mikrosomal äthanoloxidierendes System

6-Mercaptopurin
- Colitis ulcerosa 302
- Morbus Crohn 302, 309 f
- Nebenwirkungen 302
- in der Schwangerschaft, Risiken 1004, 1012

Mesalazin 302
- Morbus Crohn 307

Mesenterialinfarkte
s. Mesenterialischämien

Mesenterialischämien 987 ff
- Ätiologie 988
  - akute Mesenterialischämie 987
  - akute Mesenterialvenenthrombose 987
  - chronische Darmischämie 988
- Diagnostik 990 f
  - bildgebende Diagnostik 990 f
  - laborchemische Untersuchungen 990
- Epidemiologie 987
- Klinik 988 ff
  - akute arterielle Embolie/Thrombose 989

- akute Mesenterialvenenthrombose 990
- chronische Mesenterialischämie 990
- nonokklusive Mesenterialinfarkte 988
- Pathophysiologie 989
- Prognose 991
- Therapie 988, 991
Mesenterialvenenthrombose 987 f
- Ätiologie 987 f
- Epidemiologie 987
- Klinik 988, 990
- Therapie 988, 991
mesenterica inferior, Arteria
- arterielle Versorgung des Darmes 988
- kolorektales Karzinom, operative Therapie 684 f
mesenterica superior, Arteria
- akuter Verschluß 989
- arterielle Versorgung des Darmes 988
- Kolonkarzinom, operative Therapie 684
- Mesenterialischämie 987 ff
Metaplasie, intestinale
- atrophe Gastritis 234
- Endobrachyösophagus 77, 563 f, 621 f
- *Helicobacter pylori*-Infektion 211
Metastasierungssequenz 550 f
Meteorismus 26
- bei Ballaststoffzufuhr 126
- Pathogenese 26
- bei Pfortaderthrombose 976
- Therapie 26
Methotrexat 590
- Chemotherapie, Ergebnisse 590
- Magenkarzinom 652 f
- Morbus Crohn 307
- Nebenwirkungen 307
- in der Schwangerschaft, Risiken 1004
- Wirkungsweise 590
Methyl-CCNU 687 f
Methyl-tert-Buthyl-Ether (Kontaktlitholyse) 921
Metoclopramid
- Antiemese bei Tumorpatienten 601 ff
- bei Erbrechen 15
- bei funktioneller Dyspepsie 97
- bei Refluxkrankheit 83
- in der Schwangerschaft, Risiken 1004
- bei Varizenblutung 505
Metronidazol
- akute Pankreatitis 367
- Amöbiasis 266, 459
- Divertikulitis 156
- Giardiose 267
- *Helicobacter pylori*-Eradikation 215 f
- Leberabszeß 457, 459
- Morbus Crohn 307, 309 f
- bei NSAR-Enteropathie 226
- bei NSAR-Kolopathie 226
- Pouchitis 142
- pseudomembranöse Kolitis 255, 333
- in der Schwangerschaft, Risiken 1004, 1012
Meulenkracht, Morbus
 s. Gilbert-Meulenkracht, Morbus

MHC-Klasse-I-Moleküle 175 f
MHC-Klasse-II-Moleküle 175 f
MIBG-Szintigraphie 1028
Midazolam, Prämedikation vor Endoskopie 1018
Mikrosatelliten, Gendiagnostik 572
Mikrosatelliteninstabilität
- kolorektales Karzinom 559, 573
- Turcot-Syndrom 566
Mikrosomal äthanoloxidierendes System
- Induktion bei Alkoholabusus 928
Mikrosporidieninfektion 269
- Diagnostik 269
- Epidemiologie 269
- Klinik 269
- Therapie 266, 269
Mikrotransducer
- antroduodenale Manometrie 91
- Dünndarmmanometrie 110
- Kolonmanometrie 122
- Sphinkter-Oddi-Manometrie 104
Mikrotubuli, Acetaldehyd-bedingte Schädigungen 927
Milz, Szintigraphie, bei Splenosis 1027
Mineralstoffe 858 f
- Mangelsymptome, Übersicht 868
- bei parenteraler Ernährung 963 f
Minorpapille, Pancreas divisum 384
Mirizzi-Syndrom 917
Mismatch-Reparatur-Vorgang 558
- hereditäres nichtpolypöses Kolonkarzinom 559
Misoprostol
- Nebenwirkungen 227
- Ulkusprophylaxe bei NSAR-Einnahme 226 f
Mitochondrien, Acetaldehyd-bedingte Schädigungen 927
Mitomycin C
- Analkarzinom 700 f
- intraarterielle Chemotherapie 586 f, 589
- Magenkarzinom 652 f
Mitoxanthron
- intraarterielle Chemotherapie 586, 589
- intraperitoneale Zytostatikatherapie 603
MODY-Diabetes 901
Molsidomin, Prophylaxe der Varizenblutung 506
Mononukleose, infektiöse
- Hepatitis 417
Monozyten 173
Morbus s. jeweiliger Eigenname
Morphin
- Schmerztherapie bei Tumorpatienten 597 ff
 - alternative Applikationsformen 599
 - Basistherapie 597
 - Dosierung 597
 - Morphinäquivalente 598
 - Nebenwirkungen 599
- Wirkung auf den Sphinkter-Oddi 105
Motilide 95
Motilin 54, 57, 95, 757, 862 f
- Gallenblasenkontraktion 101
- Magenmotilität 56
- während der Nüchternphase 54
Motilität, gastrointestinale 47 ff

- antroduodenale 93 f
- digestive 48, 55, 89 f, 110
 - Auslösefaktoren 55
- Dünndarm s. Dünndarmmotilität
- Duodenum 89 f
- Gallenwege s. Gallenwegsmotilität
- Infektionen des Dünndarms 55
- interdigestive 47, 53 f, 89
 - Aktivitätsfront, Funktion 110
 - Nüchternzyklus, Phasen 53 f
 - physiologische Rolle 54, 109 f
 - sekretorische Aktivität 53
- Kolon s. Kolonmotilität
- Magen s. Magenmotilität
- pathophysiologische 48, 55
- postprandiale s. digestive
- Steuerung 48 f
- Untersuchungsmethoden 90 ff
- Wirkung von Pharmaka
Motilitätsindex 91
Motilitätsmessung, sonographische 92 f
Motilitätsstörungen
- Magen 94 ff
- Ösophagus 68 ff
Motorkomplex, migrierender 53 f
- Dünndarm 109 f
- Duodenum 89 ff
- Einfluß auf Gallenblasenkontraktion 101
- Magen 89 ff
MRCP 1051 ff
- Choledocholithiasis 1038, 1052
- chronische Pankreatitis 376, 1045 f
- nach frustraner ERCP 1052 f
- Gallengangskarzinom 720
- Indikation 1036 f
- Pankreaskarzinom 742, 1045
- primär sklerosierende Cholangitis 1036 ff
MR-Sellink 298 ff, 1034 f, 1053 f
Mucoid cap 223
Müdigkeit, chronische Virushepatitis 418
Mukosa, gastrointestinale
- Beeinträchtigung der Mikrozirkulation 223
- Bürstensaummembran, Enzymdefekte 870 ff
- neuroendokrine Zellen, Identifikation 757 f
- protektive Faktoren 222
- Wirkung von Gastrin 204, 206
Mukositis durch 5-FU 591, 690
Mukoviszidose s. Zystische Fibrose
Münchhausen-Syndrom
- Hypoglycaemia factitia 770 f
- Verner-Morrison-ähnliches Syndrom 779
Mundschleimhaut, aphthöse Läsionen
- Morbus Behçet 349
- Morbus Crohn 280
Murphy-Zeichen 917
Musculus s. jeweiliger Eigenname
Muskelzelle, glatte 49 f
- Aufbau 49
- Kalziumkonzentration 49 f
- Stimulation 49 f
Muskulatur, glatte 48 ff
- Aktivitätsmuster, myoelektrische 48 ff
- hemmender neuronaler Einfluß 49
- kontraktile Elemente 49
- Kontraktionsmechanismen 49 f

- myoelektrische Aktivität 48
  - basale 48
  - bei Dünndarminfektionen 55
  - stimulierte 49
- Wellen, langsame 48
Mutationen
- endogene Ursachen 551 f
- exogene Ursachen 551 f
Muzine, Pathogenese
  von Gallensteinen 914
Mycobacterium
- avium intracellulare 195, 263
- bovis 262
- paratuberculosis,
  Pathogenese des M. Crohn 279
- tuberculosis 262 f
Mycofenolat 308
Myelose, funikuläre 234
Mykobakteriosen, atypische 263
- Ätiologie 263
- Diagnostik 263
- endoskopischer Befund 263
- Histologie 263
- Klinik 263
- Ösophagitis 192, 195
- Therapie 263
Myopathien, viscerale
- Pseudoobstruktion intestinale,
  chronische 112 f
M-Zellen 178, 327

N

Nabelvene, wiedereröffnete 497, 499
Nabumeton 228
N-Acetylcystein, Paracetamolin-
  toxikation 475, 483
Nadolol 505
NADPH-Diaphorase 51
Nährlösungen, enterale 958 f
- bei eingeschränkter
  Lungenfunktion 959
- immunsystemstimulierende
  Lösungen 959
- monomere niedermolekulare
  Lösungen 958 f
- aus natürlichen Nahrungsmitteln
  958
- bei Nierenversagen 959
- polymere hochmolekulare
  Lösungen 958
Nährsonden 957 f
Nahrungsmittel s. Ernährung
Nahrungsmittelallergie 325 ff
- Allergene 326
- Diagnostik 327 ff
  - allergologische 328
  - Anamnese 327
  - diätetische Maßnahmen 329
  - gastroenterologische 328
  - Provokationstests 329
- Differentialdiagnose 328
- eosinophile Enterokolitis 337
- Epidemiologie 325 f
- klinisches Bild 325 f
- Pathogenese 326 f
  - erhöhte IgE-Produktion 327
  - orale Sensibilisierung 327
  - verzögerte T-Zellreaktion 327
- Therapie 328 f
Nahrungsmittelintoxikation 247 f
- Klinik 247
- Keime 248
Nahrungsmittelunverträglichkeiten
  325, 328

Naloxon
- primär biliäre Zirrhose 533
- Schmerzen bei chronischer
  Pankreatitis 378
Naltrexon 533
Natrium, Tagesbedarf 963 f
Natriumpicosulfat 127
Nausea s. Übelkeit
Necator americanus 270 f
Neisseria gonorrhoeae 350
Nematoden 270 f
- Diagnostik 271
- Epidemiologie 270 f
- Infektionswege 270 f
- Klinik 270 f
- Komplikationen 271
- Therapie 271
Neodym-YAG-Laser 611, 635
Neomycin 516
Neoplasie, multiple endokrine 784 f
- bildgebende Verfahren 761 f
- Gastrinom 772
  - Langzeitprognose 778
- Insulinom 766
- Typ 1 784
  - Pathophysiologie 784
  - Therapie 784
- Typ 2a 784
- Typ 2b 784
- Untersuchung von Familien-
  angehörigen 785
Neovaskularisierung 550 f
Nephrolithiasis, chronisch entzünd-
  liche Darmerkrankungen 289
Nervensystem
- autonomes
  - Achalasie 66
  - Neurotoxinwirkung 245
- enterisches 50 ff
  - Aufbau 50, 120
  - Kolonmotilität, Steuerung 120
  - myenterischer Plexus 52
  - Neurone 50 f
  - Neurotransmitter 49 f
  - Regulation der Magensäure-
    sekretion 204
  - submuköser Plexus 52
  - Verbindung zum ZNS 50
Nervus s. jeweiliger Eigenname
Nesidioblastose 771
Netz, großes, Resektion
  beim Kolonkarzinom 684
Neurofilament Protein 51
Neuroleptika
- Antiemese bei Tumorpatienten
  601 ff
- Schmerztherapie bei Tumor-
  patienten 598, 600
Neurolyse, Schmerztherapie bei
  Tumorpatienten 600
Neurone, enterische 50 f
- Funktion 51
- intrinsische Neurone 51
- neurochemisches Coding 51
Neuropathie
- autonome
  - Gastroparese, diabetische 95
  - Magenentleerungsszintigraphie
    92
- periphere, akute Porphyrien 839 f
- viscerale, Pseudoobstruktion
  intestinale 112 f
Neuropeptid Y 51, 137
Neurotensin 757

Neurotoxine 245
Neurotransmitter
- Appetitverhalten 880
- Darmmuskulatur 49
- enterisches Nervensystem 49 f
Niacin 964
Nierenversagen
- bei akutem Leberversagen 480
- enterale Nährlösungen 959
Nifedipin, Wirkung auf den
  Sphinkter-Oddi 105
Nikotin
- primär sklerosierende Cholangitis
  538
- Risikofaktor für gastrointestinale
  Tumoren 575ff, 738 f
- transdermal, Therapie der Colitis
  ulcerosa 304
Nikotinsäure
- Bilirubinkonjugationsstörungen,
  Diagnostik 831 f
Nitrate
- Achalasie 67
- hyperkontraktiler Ösophagus 70
- Kontraktilität glatter Darm-
  muskulatur 58
- Prophylaxe der Varizenblutung
  505 f
- Rezidivprophylaxe der Varizen-
  blutung 506 f
- Wirkung auf den Sphinkter-Oddi
  105
Nitrosamine
- Risikofaktor gastrointestinaler
  Tumoren 576ff, 719, 738 f
Nizatidin 205, 1004
NO s. Stickstoffmonoxid
Non-Hodgkin-Lymphom, Gastro-
  intestinaltrakt 655 ff
- Ätiologie 656
- Diagnostik 661 f
  - Untersuchungen zur Stadien-
    einteilung 662
- Dünndarm, distaler und Dick-
  darm 660 f
  - Burkitt-Lymphom 660
  - diffuses großzelliges B-Zell-
    Lymphom 660
  - enteropathieassoziiertes
    T-Zell-Lymphom 320f, 660 f
  - immundefektassoziiertes 661
  - Mantelzelllymphom 660
  - T/NK-Zell-Lymphom 661
- Dünndarm, proximaler 660
- Epidemiologie 655
- Histologie 656 f
- Klassifikation 656
- Magen 667 ff
  s. auch Magenlymphome
  - hochmaligne diffuse großzellige
    658
  - niedrigmaligne vom MALT-Typ
    657 f
  - Übersicht der primären NHL 659
- Manifestationsorte 656
- Pathogenese 655 f
- prognostische Faktoren 663
- sekundäre 661
- Stadieneinteilung 661
- Therapie 662 f
  - Chemotherapie 662 f
  - chirurgische 662
  - *Helicobacter pylori*-Eradikation
    662

– multimodale Therapie 663
– Strahlentherapie 663
Noradrenalin, Motilität des Gastrointestinaltrakts 56
Norfloxacin, bei infektiöser Diarrhoe 255
Norwalk-Virus 248
NO-Synthase 51, 182
NSAID s. Antirheumatika, nichtsteroidale
NSAR s. Antirheumatika, nichtsteroidale
NSAR-Enteropathie 224 f
– Epidemiologie 224
– Pathogenese 225
 – bakterielle Mitbeteiligung 225
 – enterohepatischer Kreislauf 225
– Symptome 225
– Therapie 225
NSAR-Gastroduodenopathie 223 f
– Interaktion mit *Helicobacter pylori* 224
– Symptome 223
– Ulkusentstehung 224
NSAR-Kolopathie 225 f
– Pathogenese 225
– Symptome 225
– Therapie 226
Nukleosidanaloga
– chronische Hepatitis B, Therapie 424 f
Number-Connection-Test 515
Nußknackerösophagus
 s. Ösophagus, hyperkontraktiler

O

Oberbauchbeschwerden
 s. auch Abdominalschmerz
– *Helicobacter pylori*-Infektion 214
– Indikation zur Gastroskopie 214
Obstipation 33f, 123 f
– akute, Ursachen 34
– Anamnese 34
– Anismus 136
– anorektale Manometrie 133
– Ballaststoffaufnahme 121
– chronische 34
 – Differentialdiagnose 34
 – Indikation zur Diagnostik 126
 – Therapie, probatorische 34
– Colitis ulcerosa 282
– Definition 123
– Diagnostik 125 ff
– Elektromyographie 123
– endokrine Ursachen 125
– bei enteraler Ernährung 960
– Epidemiologie 124
– idiopathische 124
– Kolontransitszintigraphie 123
– metabolische Ursachen 125
– bei Morbus Hirschsprung 136 f
– Muskelerkrankungen 125
– neurogene Ursachen 125
– Obstruktion, anorektale 34
– unter Opiaten 599
– bei organischen Erkrankungen 34
– in der Schwangerschaft 1006 f
– sekundäre Ursachen 125
– Therapie 126 ff
 – medikamentöse 127 f
 – therapieresistente, Indikation zur Kolektomie 126 f
Obstruktion
– anorektale

– funktionell 34
– organisch 34
– biliäre, Askariden 271
– intestinale
 – Askariden 271
 – Morbus Crohn 280
 – Morbus Hirschsprung 137
OCT s. Optical Coherent Tomography
Octreotid
– bei Diarrhoe unter 5-FU-Gabe 690
– bei endokrin aktiven Pankreastumoren 763 f
 – Glukagonom 783
 – Insulinom 772
 – Karzinoid 788
 – VIPom 779 f
– Nebenwirkungen 764
– Pankreaskarzinom, Therapie 748
– bei Ulkusblutung 218
– bei Varizenblutung 505
Octreotidszintigraphie
– gastroenteropankreatische endokrine Tumoren 761f, 1028, 1048 f
Odynophagie 7 f
– Ösophagitis 193, 197
– bei Refluxkrankheit 78
Ofloxacin, akute Pankreatitis 367
Ogilvie-Syndrom 125
Okuda-Klassifikation, hepatozelluläres Karzinom 714
Olsalazin 302
Omeprazol 206
– *Helicobacter pylori*-Eradikation 215
– bei Refluxkrankheit 83, 85
– in der Schwangerschaft, Risiken 1004, 1013
– Ulkusprophylaxe
 bei NSAR-Einnahme 226 f
– Zollinger-Ellison-Syndrom 777
Ondansetron
– Antiemese bei Tumorpatienten 601 ff
– bei Cisplatingabe 592
Onkogene 552
– β-Catenin 556
– K-ras-Mutation 556, 719, 739
 – kolorektales Karzinom 556
 – Pankreaskarzinom 739, 749 f
– therapeutische Inaktivierung 610f, 749 f
Opiatagonisten, bei funktioneller Dyspepsie 97 f
Opiate
– akute Pankreatitis 364
– funktionelle Diarrhoe 128
– Schmerztherapie bei Tumorpatienten 597 ff
 – alternative Applikationsformen 599
 – Buprenorphin 597 f
 – Morphintherapie 597 ff
 – Nebenwirkungen 599
Opiatrezeptortypen im Gastrointestinaltrakt 97
Opioide
– funktionelle Diarrhoe 128
– Motilität des Gastrointestinaltrakts 57
Opisthorchis viverrini 522
– cholangiozelluläres Karzinom 719
– parasitäre Cholangitis 545
Optical Coherent Tomography 613
Orrego-Index 451

Osler-(Weber-Rendu), Morbus 981 f
– Ätiologie 981
– klinisches Bild (Verdauungstrakt) 981 f
– Therapie 982
Ösophagitis
– bakterielle 192 f
– nach Bestrahlung 634
– Bürstenbiopsie 194
– Candida 193
– chemische 199 f
– Endoskopie 194
– bei Erbrechen 15
– bei HIV-Infektion 191
– infektiöse 191 ff
 – Ätiologie 191 f
 – Diagnostik 194
 – Klinik 193 f
 – Pathogenese 192 f
 – Prädispositionen 193
 – Risikofaktoren 193
 – Therapie 195 f
– medikamentös induzierte 198 f
– mykobakterielle 192, 195 f
– Pilzinfektionen 191 f
– Strahlennebenwirkung 197 f
– ulzeröse 193
– Verätzung 199 f
– virale 192 ff
Ösophagogastroduodenoskopie
– bei Dysphagie 1029
– Gastrointestinalblutung 1030 f
– Indikation 1018
– Komplikationen 1018
– Ösophaguskarzinom 624 f
– Sedierung 1017 f
– bei Ulcusblutung 217 f
– Voraussetzungen 216
Ösophagopathie, hyperregenerative 76
Ösophagus 61f, 73 f
– Antirefluxmechanismen 74
– Barrett-Dysplasie 621 f
 – Operationsindikation 629
– Clearencemechanismen 74
– Endoprothese 635 f
 – Komplikationen 636
– Gefäßtumoren 620
– Glykogenakanthose 619
– Granularzelltumor 620
– hyperkontraktiler 68
– hypomotiler 95
– Innervation 62
– irritabler 69
– Karzinoma in situ 621
– Leiomyome 620
– Morbus Crohn 280
– Papillome 619
– Peristaltik 74
– physiologische Engen 627
– Präkanzerosen 621 f
– Röntgenkontrastmitteluntersuchung 63, 1021
– Schluckstörungen 63 f
– Transitszintigraphie 63
– Transitzeit 63
– tubulärer 67
 – Cisaprid, Wirkung 83
– Untersuchungsmethoden 62 ff
Ösophagusbreischluck
– Achalasie 66 f
– bei Dysphagie 1029
– Hiatushernie 148 f
– Indikation 1021

- Ösophagusdivertikel 147
- Ösophaguskarzinom 625f, 628, 1050
Ösophagusdivertikel 145ff
- angeborene 145 f
- Blutung 147
- Diagnostik 147
- Endoskopie 147
- epiphrenische 146 f
- funktionelle 146
- Klinik 146 f
- Komplikationen 147
- Lokalisation 145 ff
- Myotomie 147 f
- Operationsindikation 147 f
- parabronchiale 146 f
- Pathogenese 146
- Röntgenuntersuchung 147
- Therapie 147 f
- zervikale 146
  s. auch Zenker-Divertikel
Ösophagusdivertikulose, diffuse intramurale 146
Ösophagusengen, physiologische 627
Ösophaguserosion, bei Refluxkrankheit 77
Ösophaguskarzinom 622 ff
- Achalasie 68
- Adenokarzinom 623f, 627 ff
  - adjuvante Therapieverfahren 629 f
  - neoadjuvante Radiochemotherapie 629f, 632 f
  - Operationsindikation 629
- adenosquamöses 624
- Ätiologie 622
- chirurgische Technik 630 ff
  - Adenokarzinome, distale 631
  - Ausmaß der Lymphadenektomie 630 f
  - 2-Feld- vs. 3-Feld-Lymphadenektomie 631
  - Langzeitergebnisse 632
  - pathohistologische Diagnostik des Resektats 631 f
  - Plattenepithelkarzinom, infrabifurkales 630
  - Plattenepithelkarzinom, suprabifurkales 630
  - postoperative Komplikationen 632
  - prophylaktische Pyloroplastik 631
  - Schlauchmagen nach Akiyama 630
- Diagnostik 624 ff
  - Bariumbreischluck 625f, 628, 1050
  - Computertomographie 625, 628
  - Endoskopie 624f, 1048
  - Endosonographie 626, 628
  - histologische Sicherung 625
  - klinische Untersuchung 624
  - präoperative Diagnostik 626f, 1050
  - präoperatives Tumorstaging 628
- Epidemiologie 622
- Histopathologie 623 f
  - pathohistologische Diagnostik nach Operation 631 f
- Klinik 624
- lokal fortgeschrittenes, Therapie 633 f
- Lokalisation 627

- Lymphknotenmetastasen 631
- Plattenepithelkarzinom 623f, 628 f
  - basaloides 624
  - neoadjuvante Radiochemotherapie 630, 632 f
  - Operationsindikation 629
  - pseudosarkomatöses 624
- Präkanzerosen 563 f
  - Barrett-Ösophagus 563f, 621 f
  - Laugenverätzung 563
  - Überwachungsempfehlungen 564
- Resektabilität 627
- Risikofaktoren 68, 563f, 575 f
  - Alkoholkonsum 575f, 622
  - Bestrahlung 197
  - diätetische 623
  - infektiöse Erreger 623
  - Laugenverätzung 199
  - Nitrosamine 576, 622
  - Tabakrauch 576, 622
- Stadieneinteilung 627
- superfizielles 623
- Therapie
  - adjuvante 629 f
  - Bestrahlung, perkutane 634
  - Brachytherapie 593, 634 f
  - Chemotherapie, palliative 634
  - chirurgische 627 f
    s. auch Ösophagusresektion und Ösophaguskarzinom, chirurgische Technik
  - Endoprothesen, Indikation 635 f
  - Lasertherapie 611, 635
  - palliative, Indikation 634
  - PEG-Anlage, Indikation 636
  - photodynamische Therapie 612
  - Radiochemotherapie, neoadjuvante 629f, 632 f
- zervikales 630, 633
Ösophaguskinematographie 94
Ösophagusmanometrie 62 f
- Achalasie 67
- äußere Einflußfaktoren 62f
- Durchführung 62
- Langzeitmanometrie 81
- Meßkatheter 62
- Motilitätsstörungen 65
- Myopathie, viscerale 115
- Refluxösophagitis 81
- stationäre Manometrie 81
Ösophagusmotilitätsstörungen 65 ff
- Achalasie 67 ff
- bei Diabetes mellitus 70
- diffuser Ösophagusspasmus 68 f
- hypermotiler Ösophagus 68 ff
- bei Sklerodermie 70
- Szintigraphie 1026
Ösophagusmukosa
- defensive Faktoren 76
- metaplastische, Endobrachyösophagus 77
Ösophagusmuskulatur 61
- gemischter Anteil 61
- glatter Anteil 61
- Innervation 62
- quergestreifter Anteil 61
- Innervation 62
Ösophagusperistaltik 61 f
- nervale Kontrolle 62
- Szintigraphie 1026
- Vagotomie 62
Ösophaguspolypen, fibrovaskuläre 620

Ösophaguspseudodivertikulose 146
Ösophagusresektion
- chirurgische Technik 630 ff
  - Adenokarzinome, distale 631
  - Ausmaß der Lymphadenektomie 630 f
  - 2-Feld- vs. 3-Feld-Lymphadenektomie 631
  - Langzeitergebnisse 632
  - pathohistologische Diagnostik des Resektats 631 f
  - Plattenepithelkarzinom, infrabifurkales 630
  - Plattenepithelkarzinom, suprabifurkales 630
  - postoperative Komplikationen 632
  - prophylaktische Pyloroplastik 631
  - Schlauchmagen nach Akiyama 630
- down staging, neoadjuvante Therapie 629f, 632 f
- Indikationsstellung 628 f
  - Adenokarzinom 629
  - Barrett-Transformation 629
  - Plattenepithelkarzinom 629
- präoperatives Tumorstaging 628
  - Bedeutung von Tumortypen 628
  - bildgebende Verfahren 628, 1050
- Risikofaktoren 628 f
Ösophagusringe 64
- Behandlung 64
- Diagnostik 64
- Symptomatik 64
Ösophagusspasmus, diffuser 68 f
Ösophagussphinkter, oberer 7, 61
- Myotomie, extramuköse 147
Ösophagussphinkter, unterer 7 f
- Achalasie 65 f
- anatomischer Aufbau 61
- Antirefluxmechanismus 74
- Cisaprid, Wirkung 83
- Innervation 62
- reflektorische Relaxation 61
- Ruhedruck 61
- in der Schwangerschaft 1006
- unzeitgemäße Erschlaffung 75
Ösophagusstrikturen, nach Laugenverätzung 199
Ösophagustumoren
- benigne 619 f
  - epitheliale 619 f
  - mesenchymale 620
- maligne 622 ff
Ösophagusulcus
- aphthöses 192
- bei Endobrachyösophagus (Barrett-Ulcus) 77
- bei Refluxkrankheit 77
Ösophagusvarizen 500 ff
- bei arteriovenösen Fisteln 999
- Ballontamponade 502, 504
- blue wale signs
- Blutungsgefahr, endoskopische Zeichen 500
- Endoskopie 500 f
- Klassifikation 501
- Ligatur, endoskopische 501
- Obliterationstherapie 501
- bei Pfortaderthrombose 976
- red color signs 500
- Shuntoperationen 503
- Sklerosierungstherapie 501

- Therapie, chirurgische 503 f
- TIPS-Anlage 502 f
Ösophagusvarizenblutung
- akute, Therapie 504 f
  - Ballontamponade 504
  - Endoskopie 504
  - medikamentöse 504 f
- Primärprophylaxe 505 f
- Rezidivprophylaxe 506 f
- TIPS-Anlage 502 f
Ösophagusverätzung 199 f
- Diagnose 199
- Klinische Symptome 199
- Schweregradeinteilung 199
- Therapie 200
Ösophaguswebs 64
Ösophaguszysten 619 f
Osteodystrophie, hepatische 949
Osteokalzin 947
Osteomalazie 946
Osteonekrosen
- chronisch entzündliche Darmerkrankungen 288
Osteopenie 288, 943 ff
  s. auch Osteoporose
- chronisch entzündliche Darmerkrankungen 288, 945, 948 f
- Diagnostik 945 f
- bei gastrointestinalen Erkrankungen 950
- Klinik 945
Osteoporose 288, 943 ff
- Anorexia und Bulimia nervosa 891
- chronisch entzündliche Darmerkrankungen 288, 311, 945, 948 f
  - Prävention und Therapie 311, 948 f
- chronischer Alkoholkonsum 931
- Definition 943
- Diagnostik 945 f
  - densitometrische Verfahren 946 f, 952
  - Knochenbiopsien 948
  - Laborparameter 947
  - Röntgendiagnostik 946, 952
- Differentialdiagnose 948
- Epidemiologie 944
- Frakturen, osteoporoseassoziierte 944 f
  - Prädilektionsstellen 945
  - Wirbelkörperfrakturen 944 f
- Hämochromatose 802
- hepatische Osteodystrophie 949
  - nach Lebertransplantation 949 f
  - bei primär biliärer Zirrhose 533, 949 f
- Klassifikationen 943 f
- Klinik 945
- medikamenteninduzierte 944
  - Glukokortikoide 944, 948
- postmenopausale 951
- Prävention 949, 951
- primäre 943 f
- Risikofaktoren 946
  - gastrointestinale Erkrankungen 950
  - bei parenteraler Ernährung 961 f
- sekundäre 943 f
- Stadieneinteilung 943
- Therapie der manifesten Osteoporose 951 f
  - Analgesie 951
  - antiresorptive Maßnahmen 951 f
  - Basistherapie 951 f

- T-score-Abgrenzungen 943
- Verlaufsbeobachtung 952
- Vitamin D-Stoffwechsel 947 ff
Östrogene
- bei Angiodysplasien 985
- bei Osteoporose, Prophylaxe und Therapie 951 f
- als Ursache von Porphyrien 843 f
Oxaliplatin, kolorektale Karzinome 691 f
β-Oxidation s. Beta-Oxidation

P
Paget, Morbus 347
Palmarerythem 490
p-Aminosalizylsäure
- Mucosaläsionen im Gastrointestinaltrakt 226
Pancreatic polypeptide 757
- beim VIPom 778
Panethzellen 174
PANCA, primär sklerosierende Cholangitis 538, 540
Pankreas
- Alkoholschädigung 369 ff
- anulare 385
- bildgebende Diagnostik 1043 ff
- divisum 384 f
  - Prävalenz 384
  - Therapieindikationen 384 f
  - Vorgehensweise 385
- Nekrose-Fibrose-Sequenz 370
- neuroendokrine Zellen, Identifikation 757 f
- Pseudozysten 381 f, 736
- Verkalkung, fibrokalkulärer pankreatischer DM 902
Pankreasabszeß, nach akuter Pankreatitis 368
Pankreaselastase, Stuhldiagnostik 377
Pankreasenzyme
- bei akuter Pankreatitis 361
- Stuhldiagnostik bei chronischer Pankreatitis 377
Pankreasenzymsubstitution
- chronische Pankreatitis 379
- Nebenwirkungen 814
- zystische Fibrose 813 f
Pankreasfunktionstests 377 f
- endokrine Pankreasfunktion 378
- exokrine Pankreasfunktion 377 f, 1053
Pankreasgang
  s. auch Ductus Wirsungianus/ Santorini
- Anatomie 102
- chronische Pankreatitis 374 ff
- Endoskopie 376
- MRCP 1052 f
- Pankreatikoskopie 1050
- Stenose, Stenteinlage 380
Pankreasgangsteine, Therapie 380 f
Pankreasinsuffizienz, exokrine
- Ätiologie 869
- chronisch entzündliche Darmerkrankungen 289
- doppelmarkierter Schillingtest 241
- Malassimilationssyndrom 869
- zystische Fibrose 813 ff
Pankreaskarzinom 736 ff
- Adenokarzinom
  - Grading 737
  - Pathohistologie 736 f

- adenosquamöses 737
- anaplastisches 737
- Angiographie 742 f, 1050
- Ätiologie 738 f
- Azinuszellkarzinom 737
- CA 19-9 744
  - Voraussagewert, positiver/negativer 744
- CAM 17.1 744
- bei chronischer Pankreatitis 565, 738 f
- Computertomographie 741, 1044
  - kontrastmittelverstärkte 741, 745
  - Sensitivität 1024
- Diabetes mellitus 738, 902 f
- Diagnostik 740 ff, 1042 ff
  - präoperative 750, 1050
  - Stufendiagnostik 745
- Differentialdiagnose 745
  - chronische Pankreatitis 376 f, 742, 745, 1045
- Endosonographie 743, 1044
  - EUS-Feinnadelbiopsie 743 f
  - Sensitivität 1024
- Epidemiologie 737 f
- ERCP 742, 745, 1043, 1045
  - charakteristische ERCP-Befunde 1043
  - Sensitivität und Spezifität 742, 1043
- familiäre Häufung 739
- Feinnadelbiopsie, sonographisch gesteuerte
  - endosonographisch gesteuerte 743 f
  - transkutane 741, 743 f, 1043
  - Tumorzellverschleppung 744 f, 1043
- gemischt duktal endokrines 737
- histologische Typen 736 f
- karzinomrisikoerhöhende Substanzen 576 f
- Kernspintomographie 742, 1044
- Klassifikation 740
- Klinik 739
- K-ras-Mutation 739, 742, 749 f
- Laparaskopie 745
- Laparatomie 745
- Lokalisation 739
- MRCP 742, 1045
- muzinös nichtzystisches 737
- Nachsorge 752, 1047
- Nikotinkonsum 738
- Positronenemissionstomographie 742, 1028 f, 1045 ff
- protektive Substanzen 738
- Resektabilität, Abschätzung mittels CT 741, 745
- Riesenzelltumor, osteoklastenähnlicher 737
- Risikofaktoren 738 f
- Schmerzsymptomatik 739
- Siegelringzellkarzinom 737
- Sonographie, transabdominelle 740 f, 744
- Stadieneinteilung 740
- Therapie, chirurgische 750 f
  - biliodigestive Anastomose 752
  - Kontraindikationen 751
  - mit kurativer Zielsetzung 751 f
  - Operationsrisiko 752
  - Operationsverfahren 751
  - palliative 752

- prognostische Faktoren, postoperativ 752
- Therapie, konservative 745 ff
  - adjuvante Chemotherapie 746
  - Blockade des K-ras-Onkogens 749 f
  - 5-Fluorouracil 747 f
  - Gemcitabin 748
  - Hormontherapie 748
  - bei lokal fortgeschrittenem Pankreas-Ca 746
  - metastasiertes Pankreas-Ca, Chemotherapie 747
  - neoadjuvante Chemotherapie 745
  - Radiochemotherapie 746 f
  - regionale Chemotherapie 588 f, 747
  - Schmerztherapie 749, 752
  - supportive Therapie 748 f
  - des Verschlußikterus 749 ff, 752
- Tumormarker 744
- Zystadenokarzinom, seröses 737

Pankreaskopfresektion, duodenumerhaltende 383
Pankreaslinksresektion 383
Pankreaspseudozysten
- akute 368
- bildgebende Diagnostik 374 f
- Definition 736
- persistierende 368
- Therapie
  - Indikation 381
  - interventionelle 381 f
  - operative 383

Pankreassekret, Ki-ras-Mutation 377, 739
Pankreastumoren 735 ff
- benigne 735 f
  - muzinös-zystische Tumoren 736
  - seröses Zystadenom 735
- bildgebende Diagnostik 1043 ff
- Differentialdiagnose 1042 f
- endokrine 758 ff
  - antisekretorische Behandlung 763
  - bildgebende Verfahren, Lokalisationsdiagnostik 761, 1028
  - Chemotherapie 763 ff
  - diarrhoegene 778 ff
  - Differenzierung durch Hormonbestimmung 760
  - Differenzierung durch Immunhistochemie 760
  - Embolisation von Lebermetastasen 588, 764, 766
  - Epidemiologie 758
  - Gastrinom 772 ff
  - geschichtliches 758
  - Glukagonom 781 ff
  - Häufigkeitsverteilung 760
  - Herkunft der Tumorzellen 758 f
  - Insulinom 766 f
  - Klassifikation 759
  - klinische Symptome 759
  - Malignitätskriterien 760
  - bei MEN Typ 1 784
  - Metastasierungshäufigkeit 763
  - nichtfunktionelle 789
  - Pathophysiologie 760 f
  - Somatostatinom 783 f
  - Therapie 763 ff
  - Venensampling, portales 761 f
  - VIPom 778 ff

- Epidemiologie 737 f
- maligne 736 ff
  - Azinuszellkarzinom 737
  - duktales Adenokarzinom 736 f
  - seröses Zystadenokarzinom 737
- zystische 736

Pankreatikojejunostomie 382
Pankreatikoskopie 1050
Pankreatitis 355 ff
- akute 356 ff
  - Abszeßbildung 368
  - alkoholinduzierte 357 f
  - Antibiotikatherapie 366 f
  - Ätiologie 356 f
  - Beatmung, Indikation 365 f
  - biliäre 357
  - Computertomographie 362 f
  - CRP-Monitoring 363
  - Definition 355
  - Diagnostik 361 ff
  - Differentialdiagnose 359
  - Epidemiologie 356
  - nach ERCP 358
  - ERCP, Indikation 363, 365
  - Ernährung, frühe enterale 364
  - Ernährung, parenterale 364
  - Flüssigkeitsansammlungen, akute 367 f
  - hämorrhagisch-nekrotisierende 361
  - Hautzeichen 359
  - hereditäre 359
  - bei Hyperlipoproteinämie 358
  - bei Hyperparathyreoidismus 358
  - immunologische Ursachen 359
  - Infusionstherapie 364
  - Intensivtherapie 366
  - Intensivüberwachung, Komponenten 360
  - Klinik 359 f
  - Komplikationen, Therapie 365 f
  - Kreislaufschock 366
  - laborchemische Diagnostik 361 ff
  - leichte Verlaufsform 355, 360
  - medikamenteninduzierte 358 f
  - metabolische Entgleisungen 365 f
  - Nekrosektomie 367
  - Niereninsuffizienz 365 ff
  - ödematös-interstitielle 360
  - als Operationsfolge 358
  - nach Pankreastransplantation 359
  - Pathogenese 356 f
  - Pathophysiologie 356 f
  - postinterventielle 358
  - Prognose 360 f
  - Proteaseinhibitoren 365
  - Pseudozysten, akute 368
  - Punktion von Nekrosen, Indikation 366
  - respiratorische Insuffizienz 365 f
  - Schmerztherapie 364
  - in der Schwangerschaft 1013
  - schwere Verlaufsform 355, 360 f
  - Scoring-Systeme 360
  - Sekretionshemmung, medikamentöse 365
  - nach Skorpionstichen 359
  - Sonographie 362
  - bei Sphinkter-Oddi-Manometrie 106
  - bei Sphinkterotomie, endoskopischer 106
  - Spülung der Pankreasloge,

  geschlossene 367
  - Symptome, körperliche 359 f
  - Therapie, konservative 364 ff
  - Therapie, operative 367 f
  - Ursachen 357
  - venöse Thrombosen 975, 987
  - Verlaufsdiagnostik 363 f
  - Vorgehensweise, Richtlinien 368
  - zystische Fibrose 815
  - Zytokinaktivierung 357
  - Zytokinantagonisierung 365
- biliäre 357
  - Askariden 271
  - Cholezystektomie 367
  - Epidemiologie 356
  - ERCP, Indikation 363, 365
  - Risikofaktoren bei Gallensteinen 917
- chronische
  - Abdomenleeraufnahme 373
  - alkoholinduzierte, Pathophysiologie 369 f
  - Ätiologie 369
  - Autoimmungeschehen 370
  - bildgebende Diagnostik 373 ff
  - Choledochusstenose 380
  - Computertomographie 374 f, 1044
  - Definition 355
  - Detoxifikationshypothese 370
  - Diabetes, pankreopriver 372, 379, 902
  - diagnostische Vorgehensweise 373
  - Differentialdiagnose, Pankreas-Ca 376 f, 742, 745, 1045
  - Endosonographie 375 f
  - Epidemiologie 368 f
  - ERCP 374 ff, 1043, 1046
  - Ernährungsempfehlungen 379
  - Frühstadium 372 f
  - hereditäre 371
  - bei Hyperparathyreoidismus 371
  - idiopathische, juvenile 370
  - idiopathische, senile 370
  - Kalzifikationen 374
  - Karzinomentstehung 377, 565, 738 f
  - Klinik 372 ff
  - Komplikationen 372
  - MRCP 376, 1045 f
  - Nekrose-Fibrose-Sequenz 370
  - Obstruktionshypothese 369 f
  - obstruktive 371
  - Pancreas divisum 384
  - Pankreasenzyme, Stuhldiagnostik 377
  - Pankreasenzymsubstitution 379
  - Pankreasfunktionstests 377 f
  - Pankreasgangsteine, Therapie 380 f
  - Pankreasgangstenose 380
  - Papillotomie, endoskopische 379
  - Pathogenese 369 f
  - Positronenemissionstomographie 742, 1045 ff
  - posttraumatische 371
  - Pseudozysten, Therapie 381
  - Schmerzcharakter 372
  - Schmerzpathogenese 371 f
  - Schmerztherapie 378 f
  - Schmerzursachen 371
  - Sonographie 374
  - Spätstadium 372 f

- Stadieneinteilung 372 f
- Symptome 372
- therapeutische Vorgehensweise 378
- Therapie, interventionelle 379 ff
- Therapie, konservative 378 ff
- Therapie, operative 382 f
- toxisch-metabolische Hypothese 370
- tropische 369
- Überlebenszeit, mittlere 369
- Vorgehensweise, Richtlinien 383
- hereditäre 359, 371
  - Pankreaskarzinom 738 f
- tropische 369
  - Pankreaskarzinom 738
Pankreolauryltest 377
Pankreozymin 757
Panorex 606
Pantoprazol 206
- *Helicobacter pylori*-Eradikation 215
- bei Refluxkrankheit 83
- in der Schwangerschaft, Risiken 1004
- Zollinger-Ellison-Syndrom 777
Pantothensäure 964
Papaverin, bei nonokklusiven Mesenterialischämien 991
Papillomavirus 350
- onkogene Wirkung 551
Papillotomie
- bei chronischer Pankreatitis 379
- infektiöse Cholangitis 522 f
- bei Pancreas divisum 385
- bei Sphinkterdisfunktion 105
Papulose, bowenoide multizentrische pigmentierte 347
Paracetamolintoxikation
- akutes Leberversagen 475
  - Therapie 475, 483
- metabolische Azidose 482
- Nierenversagen 480
- toxische Leberschädigung 462 f
Paraffin, bei Obstipation 126
Paraneoplastische Syndrome, Magenkarzinom 645
Parathormon, Osteoporosetherapie 951 f
Paraumbilikalvene 499
Paravasate bei Chemotherapie 604 f
- Grundlagen der Applikation von Zytostatika 604
- Sofortmaßnahmen 604 f
- spezielle Maßnahmen 605
Parietalzelle (Magen)
- Autoantikörper 234
- Regulation der Säuresekretion 203 f
- Rezeptortypen 204 f
PBC s. Zirrhose, primär biliäre
PCR s. Polymerase-Kettenreaktion
PDT s. Photodynamische Therapie
PEG-Sonde
- Applikation 957 f
- Ösophaguskarzinom 636
Peitschenwurm 270 f
Pellagra, Karzinoidsyndrom 788
Pemphigoid, bullöses 348
Pemphigus
- benigner 349
- paraneoplastischer 348
- vulgaris 348
Penicillamin
- antifibrotische Wirkung 404

- Morbus Wilson 795 ff
- Nebenwirkungen 796
Penicillin
- Syphilis 350
- Whipple-Erkrankung 262
Pentatreotideszintigramm 761
Pentazocin, Wirkung auf den Sphinkter-Oddi 105
Pepsin 864
Peptid(e)
- in enteralen Nährlösungen 958 f
- glucagon-like 757
- regulatorische (gastrointestinale) 756ff, 860, 862 f
  - Biosynthese 756
  - Messung 756 f
  - Sekretion 756
  - Signalvermittlung 756
  - Übersicht 757
- vasoaktives intestinales s. VIP
- YY 757
Peptidhormone s. Peptide, regulatorische gastrointestinale
Perfusionsdruck, zerebraler 479
Perianaldermatitis 345
Perianalregion
- Anamnese 343 f
- Anatomie 343
- klinische Untersuchung 344
Perianalthrombose 995 f
- klinisches Bild 995
- Therapie 996
Perianitis; bakterielle 346
Pericholangitis bei PSC 540
Peridivertikulitis 153 ff
Perikolitis 153 ff
Peritonealkarzinose, Magenkarzinom 651
Peritonitis
- bei Divertikelperforation 154 ff
- gallige 917, 1024
- Hämochromatose 802
- Kolonkarzinom, operatives Vorgehen 683
- bei Mesenterialischämien 989
- sekundär bakterielle 512
- spontan bakterielle 511 f
  - Diagnostik 512
  - Keimspektrum 511
  - Klinik 511 f
  - Therapie 512
Perzeptionsstörung, viszerale 161 f
PET s. Positronenemissionstomographie
Pethidin, Wirkung auf den Sphinkter-Oddi 105
Peutz-Jeghers-Syndrom
- Dünndarmpolypen 670
- Karzinomrisiko 566f, 668
- Klinik 670
- Kolonpolypen 676
- Magenpolypen 640
- Überwachungsempfehlungen 670
Pflastersteinrelief (M. Crohn) 295, 298 f
Pfortader
- Hypertension 495 ff
- kavernöse Transformation 976 f
- Pylephlebitis 340
- retrograder Blutfluß bei Leberzirrhose 496
Pfortaderhochdruck s. Portale Hypertension
Pfortaderthrombose 495, 497, 975 ff

- Ätiologie 975
- bildgebende Diagnostik 976 f
- Budd-Chiari-Syndrom 969
- bei chronisch entzündlichen Darmerkrankungen 288
- Epidemiologie 975
- Gradeinteilung 975 f
- kavernöse Transformationen 976 f
- klinisches Bild 976
- maligne 976 f
- Therapie und Verlauf 977
Phagozyten 174
Phäochromozytom, MIBG-Szintigraphie 1028
Pharyngitis, bei gastroösophagealem Reflux 78
Pharynx, motorische Innervation 62
Phenobarbital
- Crigler-Najjar-Syndrom-Typ II 831
- Hepatitis, immunologische Befunde 468 f
- Morbus Gilbert-Meulenkracht 832
- Pruritustherapie, primär biliäre Zirrhose 533
Phenytoin
- Hepatitis 468 f
- Schmerztherapie bei Tumorpatienten 598, 600
Phlebotomie, Hämochromatose 804
Phosphat, Tagesbedarf 963 f
Phosphatase, alkalische
- Alkoholhepatitis 451
- knochenspezifische, Osteoporose 947
- Leberzirrhose 491
- Morbus Wilson 476
- primär biliäre Zirrhose 531
- primär sklerosierende Cholangitis 540
- zystische Fibrose 816
Phosphatidylcholin, alkoholische Lebererkrankung 446
Phospholipase A 184
Photodynamische Therapie 612 f
- Barrett-Ösophagus 613
- Cholangiokarzinom 612
- Ösophaguskarzinom 612 f
- Voraussetzungen 612
Phototherapie, Crigler-Najjar-Syndrom-Typ I 830
Phytobezoar 22
Phytochemikalien, antikanzerogene Wirkung 579 ff
Piece-meal-Nekrosen 439, 449
Pigmentsteine
- Häufigkeit 913
- Pathogenese 103
- Vergleich von braunem und schwarzem 913
Pilonidalsinus 353
- Ätiologie 353
- Klinik 353
- Therapie 353
Pirenzepin 204
- Zollinger-Ellison-Syndrom 777
Plattenepithelkarzinome
- Analbereich 348, 697
- Kolon 678
- Ösophagus 623f, 628 f
- im Pilonidalsinus 353
Plattenepithelpapillome, Ösophagus 619
Plantago-afra-Samenschalen, bei Obstipation 126

Plaques, asymetrische perianale 346 f
Plasmapherese
- akutes Leberversagen 484
- Crigler-Najjar-Syndrom-Typ I 830
- familiäre Hypercholesterinämie 824
Plazeboeffekt, bei funktioneller
  Dyspepsie 97, 167
Plexus
- coeliacus, Blockade bei Pankreas-
  karzinom 749, 752
- myentericus 52, 120
  - Achalasie 66
  - Morbus Hirschsprung 136
  - Neuropathie, viscerale 112 f
  - Ösophagus 62
- sacralis, Koloninnervation 120
- submucosus 52, 120
Plummer-Vinson-Syndrom,
  Überwachung 564
Pneumaturie 154, 291
Pneumonie, bei Leberzirrhose 494
Pneumonitis, eosinophile 271
Polidocanol 501
Polyarteriitis nodosa,
  bei Hepatitis B-Infektion 419
Polydipsie, Diabetes mellitus 898
Polyethylenglykol 1019 f
Polymerase-Kettenreaktion
- Gendiagnostik 572
- Hepatitis-B-Virus 420
- Hepatitis C-Virus 421
Polymyositis
- Magenentleerungsstörung 96
- Pseudoobstruktion,
  intestinale chronische 113 f
Polyp
- entzündlicher 272
- hyperplastischer 675 f
- juveniler 676
- Kolon s. Kolonpolyp
- Magen s. Magenpolyp
- Peutz-Jeghers-Polyp 640, 670, 676
Polypeptid
- gastrisches inhibitorisches 862 f
- pankreatisches 757
Polyphenole, antikanzerogene
  Wirkung 579 f
Polyposis
- familiäre adenomatöse 566
  - APC-Gen 557
  - Definition 566
  - Dünndarmtumore 668
  - Genotyp-Phänotyp-Korrelation
    558
  - molekulare Diagnostik 557 f
  - Pouchanlage nach totaler
    Kolektomie 141
  - Tumorinitiation 557
  - Vorsorge 566
- familiäre juvenile 567
Polyprenonsäure, Sekundärprophylaxe
  des HCC 712 f
Polyurie, Diabetes mellitus 898
Porphobilinogen, akute Porphyrien
  839 f
Porphyria
- cutanea tarda 838, 843 f
  - Ätiologie 844
  - Hepatitis C-Infektion 419, 844
  - klinisches Bild 841, 843
  - therapeutische Maßnahmen 844
- variegata 838 f
  - Behandlung der Lichtdermatose
    843

Porphyrien 837 ff
- akute 838 ff
  - auslösende Faktoren 838, 927
  - intermittierende 838 f
  - klinische Symptome 839 f
  - Prophylaxe 843
  - Therapie 841 f
- Diagnostik 839 f
  - Differenzierung von Porphyrie-
    formen 840
  - laborchemische Untersuchungen
    838 f
  - Nachweis von Porphobilinogen
    840
  - quantitative Nachweismethoden
    840
  - Untersuchung von Angehörigen
    840 f
- Differentialdiagnose 840
- Epidemiologie 837
- erythropoetische kongenitale 844
- Hämbiosynthese 838 f
- klinische Leitsymptome 837
- nichtakute 843ff
- Schwangerschaft
  und orale Kontrazeptiva 843
- Therapie, akuter Schub 841 f
  - Beeinflussung der Hämsynthese
    841
  - Behandlung der Lichtdermatose
    843
  - Häminfusion 841 f
  - symptomatische,
    empfohlene Medikamente 842
- Übersicht 838
Portale Hypertension 495 ff
- arteriovenöse Fisteln 999
- Ätiologie 495
- Budd-Chiari-Syndrom 969
- Definition 495
- Diagnostik 496 f
- Farb-Doppler-Sonographie 497 f
- hyperdyname Kreislaufsituation
  496
- Komplikationen 498 ff
  - Ascites 508 f
  - gastrointestinale Blutungen
    498 ff
  - hypertensive Gastropathie 507 f
- Lebervenendruckmessung 496 f
- Magenvarizen 501
- Pathophysiologie 495 f
  - Backward-flow-Theorie 495
  - Forward-flow-Theorie 495
- bei Pfortaderthrombose 976
- portaler Blutfluß 496
- portokavale Kollateralen 499
- Shuntoperationen 503
- Sonographie 497 f
- Splenoportographie, indirekte 497
- Therapie 497 f
  - chirurgische 503 f
- TIPS 502 f
- Umgehungskreisläufe 497 ff
- Ursache, anatomische Lokalisation
  - intrahepatisch 495 f
  - posthepatisch 496
  - prähepatisch 495, 976
- Varizendruckmessung 497
Portalvenenthrombose
  s. Pfortaderthrombose
Portkatheter 961
Portographie, transhepatische 977
Porzellangallenblase 717, 917, 919

Positronenemissionstomographie
  1028 f
- klinische Anwendung 1028f, 1055
  - chronische Pankreatitis 1045 ff
  - kolorektales Karzinom 1050 f
  - Lebermetastasen 1042, 1047
  - Pankreaskarzinom 742, 1045 ff
- technische Grundlagen 1028
Postcholezystektomiesyndrom 102 f,
  922
- Definition 102
- Häufigkeit 102, 922
- Ursachen 922
Postnatal-repair nach Parks 139
Pouches 141 f
- nach anteriorer Rektumresektion
  686
- ileoanaler bei Colitis ulcerosa 306
- Komplikationen 141f, 306
- Kontinenzprobleme 141
Pouchitis 141f, 306
- Therapie 142
Pouchvolumen 141
Präkanzerosen
- des Analkarzinoms 567 f
- gastrointestinaler Lymphome 564 f
- kolorektaler Karzinome 565ff, 676 f
- des Magenkarzinom 564; 641
- des Ösophaguskarzinoms 563f,
  621 f
- des Pankreaskarzinoms 565
Praziquantel 272
Prednisolontherapie
- Autoimmunhepatitis 439 f
- Colitis ulcerosa 299, 304 f
- Morbus Crohn 305f, 309 f
- Nebenwirkungen 440
Presbyösophagus 62
Probiotika 128
Procainhydrochlorid,
  akute Pankreatitis 364
Proctalgia fugax 140 f
Proinsulin, Insulinom 766 f
Prokinetika 56 f
- beschleunigte Darmpassage 125
- bei diabetischer Gastroparese 95
- Erfolgskontrolle 92
- bei funktioneller Dyspepsie 97
- bei intestinaler Pseudoobstruktion
  115
- bei Obstipation 126
- bei Refluxkrankheit 83
- bei Strahlenösophagitis 198
- Wirkmechanismus 56f
Proktodealdrüsen,
  Abszeßbildung 351
Proktosigmoiditis, Colitis ulcerosa
  283
Proktoskopie
- funktionelle 132
- bei Inkontinenz 138
Propanolol, Prophylaxe der Varizen-
  blutung 505
Prostaglandinanaloga
- Prophylaxe NSAR induzierter
  Ulzera 204
Prostaglandine
- E, Säuresekretionshemmung 204
- E 1, nonokklusive Mesenterial-
  ischämie 991
- Einfluß auf Magenmotilität 98
- Einfluß auf Magenmucosa 222
- Entzündungsreaktion 184
- Karzinoidsyndrom 788

– Synthesehemmung durch NSAR 222
Prostaglandinsynthesehemmer
– Strahlenösophagitis 198
Proteaseinhibitoren, akute Pankreatitis 357
Protein
– Brennwert 858
– C-reaktives 395
  – akute Pankreatitis 363, 368
– empfohlene tägliche Zufuhr 858
– in enteralen Nährlösungen 958 f
– mannosebindendes 395
– pankreatitisassoziiertes 370
– Verdauung und Absorption 864 f
Proteinadukte 463 f
Proteinmalassimilation 872
Prothrobinzeit, akutes Leberversagen 481
Protokolektomie 683
Protonenpumpenhemmer 206
– bei funktioneller Dyspepsie 97, 167
– *Helicobacter pylori*-Eradikation 215
– Nebenwirkungen 206
– Pharmakokinetik 206
– in der Schwangerschaft 1004, 1012 f
– Therapie der Refluxkrankheit 82 f
– Ulkusblutung 218
– Ulkusprophylaxe bei NSAR-Einnahme 226 f
– Wirkmechanismus 206
– Zollinger-Ellison-Syndrom 777
Protoonkogene 552
Protoporphyrie, erythrohepatische 844 f
Protozoeninfektionen, intestinale 264 ff
Pruritus
– ani 34f, 345 f
  – Behandlung 35, 345
  – Differentialdiagnose 345
  – bei Hämorrhoidalleiden 994
  – Patientenrichtlinien 344
  – Ursachen 35, 344 f
– primär biliäre Zirrhose 530, 532 f
– primär sklerosierende Cholangitis 537, 542
PSC s. Cholangitis, primär sklerosierende
Pseudomembranen, Kolitis 331 f
Pseudoobstruktion, Dickdarm 124 f
Pseudoobstruktion intestinale, 112 ff
– Dünndarmdivertikel 150
Pseudoobstruktion intestinale, akute 112
– Therapie 115
Pseudoobstruktion intestinale, chronische 112 ff
– Diagnostik 114 f
  – endoskopische 114
  – Manometrie 115
  – operative 115
  – radiologische 114
– Dünndarmmanometrie 110
– primäre, Ursachen 112 f
– sekundäre, Ursachen 113f
– Symptome 112
– Therapie 115 f
Pseudopolyp, Morbus Crohn 297
Pseudotumor, entzündlicher bei Divertikulitis 153

Pseudozystojejunostomie 383
Psoasabszeß, bei Morbus Crohn 291
Psoasschatten, nichtabgrenzbarer 1021, 1031
Psoaszeichen 339
Psoriasis vulgaris 345
– Perianalregion 346
PTC 923, 1023
PTCD 1023f, 1036, 1038
– Gallengangskarzinom 720 f
– Komplikationen 1024
– technische Durchführung 1023
– therapeutische Möglichkeiten 1023 f
Ptyalin 864
puborectalis, Musculus 131
pudendus, Nervus
– Latenzzeit 133, 139
– Schädigung bei idiopathischer Inkontinenz 138
Pulmonaliskatheter, bei akutem Leberversagen 480
Pulsionsdivertikel 146
– Definition 146
– epiphrenisches 147
– Pathogenese 146
– zervikales 7, 145 f
– s. auch Zenker-Divertikel
Push-Enteroskopie 672
– Angiodysplasien 984 f
– Dünndarmtumoren 672
Pylephlebitis 340
Pylorusdysfunktion, bei Diabetes mellitus 95
Pyoderma gangraenosum 285 f
Pyridinium-Crosslinks 947
Pyridoxin, bei Hand-Fuß-Syndrom 591, 690
Pyrolizidin
– Risikofaktor für das hepatozelluläre Karzinom 576

Q

Querschnittslähmung
– Gallenblasenhypokinesie, sekundäre 103
Quick-Wert
– bei akutem Leberversagen 481
– bei Leberzirrhose 493

R

Radio-Chemo-Therapie 592 f
– Analkarzinom 700 f
– Indikation 592
– vor KMT, Veno occlusive disease 973 f
– Ösophaguskarzinom
  – adjuvante 629 f
  – bei lokal fortgeschrittenem 633 f
  – neoadjuvante 630, 632 f
– Pankreaskarzinom 746 f
– Rektumkarzinom 688 f
– simultane Wirkung 592
– Wirkmechanismus 592
Radio-Therapie s. Bestrahlung
Raltitrexed 691
Ranitidin 205
– bei Refluxkrankheit 83
– in der Schwangerschaft 1004, 1013
RAST, Nahrungsmittelallergien 328
Reflex, peristaltischer 47, 52f
Reflexkolon 138
Refluat, Ösophagus

– Expositionsdauer 76
– Zusammensetzung 76
Reflux
– duodenogastroösophagealer 76
– gastroösophagealer 73 f
  s. auch Refluxkrankheit, gastroösophageale
– Interaktion mit Herz und Lunge 77 f
Refluxkrankheit, gastroösophageale 9f, 73 ff
– alkalische, nach Gastrektomie 650
– Antirefluxmechanismen 74
– Antirefluxoperation
  – Abklärung 81
  – Kontraindikationen 81
– Definition 73
– Diagnostik 78 ff
– Differentialdiagnose 9f, 78 f
– Endobrachyösophagus 77
– Endoskopie 78f
– endoskopienegative 164
– Epidemiologie 73
– Faktoren, refluxfördernde 76
– nach Gastrektomie 650
– bei Hiatushernie 75, 148 f
– histologische Untersuchung, Indikation 80
– Hyperregeneration des Plattenepithels 76
– Klassifizierung (MUSE) 79 f
– Komplikationen 76 f
– Langzeit-pH-Metrie 80 f
– ohne Ösophagitis 80
– Operationsindikation 86 f
– Pathophysiologie 73 f
– peptische Stenose 85
– primäre 74 f
– Refluxmechanismen
  bei primärer 74
  – freier Reflux 74
  – Sphinktererschlaffung 74
  – Streßreflux 74
– Röntgenuntersuchung 80
– in der Schwangerschaft 74, 1005 f
– sekundäre 74f
– spezielle praktische Gesichtspunkte 85
– Sphinkterdysfunktion 74
– Symptomatik 78
– Therapie 81ff, 84 f
  – allgemeine Maßnahmen 82
  – Bougierung 83
  – chirurgische 84
  – konservative 82 ff
  – konservative vs. chirurgische 86 f
  – medikamentöse 82 ff
  – probatorische 78, 81
– Rezidivprophylaxe 85
– bei Zollinger-Ellison-Syndrom 774
– bei zystischer Fibrose 817f
Regurgitation 7ff, 13
– Achalasie 66
– Differentialdiagnose 9
– nasale 7 f
– unverdauter Speisen 146
– Rehydrierung, orale 253 f
– Richtlinien 254
Rehydrierungslösungen, orale 254
Reisediarrhoe 250
– Keimspektrum 250
– Prophylaxe 255 f
– Reiseländer, Diarrhoerisiko 250

Reiter, Morbus 248
Reizdarm 159 ff
– Alarmsymptome 166
– ärztliches Fehlverhalten 168
– Ballaststoffe 167
– Basisdiagnostik 166
– Differentialdiagnose 102, 166
– elektrische Kontrollaktivität 123
– Epidemiologie 160
– Gemeinsamkeiten zu funktioneller Dyspepsie 160
– klinische Kriterien 160
– Krankheitsverhalten 163 f
– Motilität 165
– mukosale Sensibilisierung 161 f
– multifaktorielle Genese 165
– Nahrungsmittelunverträglichkeiten 165
– Pathophysiologie 161 ff
– Perzeptionsstörungen 161
– postinfektiöser 161
– Psyche 162 ff
– Reizwahrnehmung 162
– somatoforme Störung 163
– sozialökonomische Bedeutung 161
– Streß 163
– Subtypen 160
– Therapie 166 ff
  – allgemeine Richtlinien 166 f
  – diätetische 167
  – Psychotherapie 168
  – symptomgesteuert, probatorisch 167
– Reizmagen
  s. Dyspepsie, funktionelle
– Rektoskopie, bei Inkontinenz 138
– Rektozele 134 f
– Defäkogramm 134
– Therapie 135
Rektum
– Austastung, digitale 132
– Befallsmuster Morbus Crohn 280
– Defäkographie 133 f
– Lymphabfluß 679
– Manometrie 132
– Ulkus, solitäres 337 f
  – Histologie 337
  – klinische Symptome 337
  – Pathogenese 337
  – Therapie 338
Rektumbiopsie,
  bei M. Hirschsprung 137
Rektumexstirpation
  abdominoperineale 685, 700
Rektumkarzinom
– Abgrenzung zum Kolonkarzinom 679
– Diagnostik 681 f
  – Computertomographie 682
  – Endoskopie 681 f
  – FDG-PET 1050 f
  – Kernspintomographie 682
  – präoperative, Ziele 681
  – Röntgendoppelkontrast-untersuchung 681
  – Sonographie 682
  – Tumormarker 682
– Kontinenzerhaltung nach Resektion 140
– Lage zum Schließmuskelapparat, Bildgebung 682
– Metastasierung
  – hämatogene 680
  – lymphogene 679 f

– Nachsorge 694
– prognostische Faktoren
  – nach kurativer Resektion 693
  – eines Lokalrezidivs 693 f
  – der Überlebenszeit 693
– Stadieneinteilung 680 f
  – Dukes-Klassifikation 680
  – TNM-Klassifikation 681
– Therapie, konservative
  – adjuvante 688 f
  – 5-FU/Folinsäure refraktäre Patienten 691
  – Immuntherapie 689
  – Lasertherapie 612
  – neoadjuvante 688 f
  – palliative 689 ff
  – Radio-Chemo-Therapie 688 f
  – Zytostatika, neuere 691 f
– Therapie, operative 682 ff, 685 f
  – abdominoperineale Rektumresektion 685 f
  – anteriore Rektumresektion 686
  – Indikation 682 f
  – Lebermetastasen 683
  – lokale (endoskopische) Resektion 686 f
  – Lymphknotendissektion 686
  – Sicherheitsabstand 685
  – sphinktererhaltende 685
  – totale mesorektale Exzision 685 f
– Tiefenausdehnung, Bildgebung 681 f
Rektumprolaps
– äusserer 135
– innerer 135 f
  – Defäkogramm 134
  – Pathogenese 135
  – Therapie 136
– bei zystischer Fibrose 818
Rektumresektion
– abdominoperineale 685 f
– lokale endoskopische 686 f
– tiefe anteriore, Rekonstruktionsverfahren 686
Rektumulkus, bei Rektumprolaps 136
Relaxin 404
Remissionskriterien 585
RES
  s. System, retikuloendotheliales
Reserpin, Mucosaläsionen im Gastrointestinaltrakt 226
Restriktionsfragment-Längenpolymorphismen 572
Retikulinantikörper 317
Retinoblastomaprotein 554 f
Retinoide, Sternzellaktivierung 404
Retroviren, als Vektoren (Gentherapie) 849 f
Retzius Vene 499
Reye-Syndrom 476, 939
Reynold-Pentade 522
Ribavirin, Therapie der Hepatitis C 426 f
– in Kombination mit Interferon-α 423, 426
– Nebenwirkungen 426
– virologischer und klinischer Verlauf 426
Riboflavin s. Vitamin-B$_2$
Ribonukleinsäure, immun-stimulierende Wirkung 959
Riesenfaltengastritis, bei *Helicobacter pylori*-Infektion 211
Riesenmitochondrien 449, 452

Riesenzelltumor, osteoklasten-ähnlicher 737
Rinderbandwurm 272
Riolananastomose 989
Rizinusöl, bei Obstipation 126
Röntgenkontrastmittel
  s. Kontrastmittel
Röntgenkontrastmittel-untersuchungen 1021 f
– Cholezystolithiasis 918
– Defäkographie 133
– Dünndarm
  – Dünndarmtumoren 672
  – Enteroklysma nach Sellink 672, 1022, 1034
  – Indikation 1022
  – MR-Sellink 298 ff, 1034 f, 1053 f
– Fistulographie 1022
– Kolon
  – Divertikulitis 154
  – Divertikulose 153
  – Indikation 1022
  – kolorektales Karzinom 681
– Magen 646, 1022
– Ösophagus 63, 147
  – Achalasie 66 f
  – Divertikel 147
  – bei Dysphagie 1029
  – Hiatushernie 148 f
  – Indikation 1021
  – Ösophaguskarzinom 625 f, 628, 1050
Rotor-Syndrom 828, 833
R-Protein 241
Rückenschmerz, Pankreaskarzinom 739
Rumination 7, 13
Rundwürmer, intestinale
  s. Nematoden
Ruvalcaba-Myhre-Smith-Syndrom 670

S

Saccharase 870
Saccharomyces bullardii 333
Sakroileitis, chronisch entzündl. Darmerkrankungen 287
Salazosulfapyridin 301
  s. auch Sulfasalazin
Salmonellen 249
– chronische Träger 249, 251
– Diarrhoe bei HIV-Infektion 251
– Inokulationsmenge 246
– Klinik 249
– Komplikationen, Risikogruppen 249 f
Sappey Venen 499
Sarkoidose, intestinale Manifestationen 338 f
– klinische Symptome 338
– Laboruntersuchungen 339
Sauerstoffradikale, als Entzündungs-mediatoren 182
Saugwürmer s. Trematoden
Säuresekretion, Magen s. Magen, Säuresekretion
Schabadach-Plexus 120
Schatzki-Ring 64
Schillingtest 234, 241 f, 868
– doppelmarkierter 241 f
– klassischer 241
Schistosomiasis 272
– Klinik 272
– Therapie 272

Schlaf-Apnoe-Syndrom, bei
  Adipositas 884
Schluckakt 7f, 61
- nervale Regulation 61 f
- oropharyngeale Phase 7, 61
- ösophageale Phase 7f, 61
Schluckstörungen s. Dysphagie
Schmerzen
- abdominelle s. Abdominalschmerz
- anale, bei Abszeß 352
- retrosternale, Differentialdiagnose
  10
- thorakale 68 ff
- bei Tumorpatienten 595 f
Schmerztherapie bei Tumorpatienten
  595 ff
- Adjuvantien und Kotherapeutika
  598 ff
- Antiemese 600 ff
- Grundregeln 596
- Kortikoide 596 f
- Morphintherapie 597 f
  - Buprenorphin 597 f
  - Nebenwirkungen 599
  - patientenkontrollierte Analgesie
    599
  - rückenmarksnahe 599
  - transdermale Applikation 599
- Neurolyse 600
- orale 596 ff
- peripher wirkende Schmerzmittel
  596 f
- Plexusblockade, Pankreaskarzinom 749
- Substanzen, Überblick 597
- WHO-Stufenschema 596, 598
Schoenlein-Henoch-Purpura 338
Schrittmacher, Magen 98
- ektope Schrittmacherzentren 98
Schrittmacherimplantation, Magen
  98
Schrittmacherpotentiale, Magen 90,
  98
Schrumpfgallenblase 817, 917
Schüttelfrost, Leberabszeß 456
Schwangerschaft
  (und Gastroenterologie)
- akute Virushepatitis 1008 f
- benigne Lebertumoren 1010
- chronische Hepatitis 1009
- chronisch entzündliche Darmerkrankungen 1011 f
- Diarrhoe 1013
- Emesis gravidarum 1005
- Fettleber 938, 1008
- Gallenblasenhypokinesie 103
- Gallenblasensteine 912, 1010
- gastroösophageale Refluxkrankheit
  1005 f
- HELLP-Syndrom 476, 1007 f
- Hyperemesis gravidarum 1005
- Hypertonie 1007 f
- intrahepatische Schwangerschaftscholestase 1008
- Lebererkrankungen, Differentialdiagnose 1008
- nach Lebertransplantation 1010
- Leberversagen 483
- Leberzirrhose 1010
- medikamentöse Therapie 1003 f
- Morbus Wilson 1010
- Obstipation 1006 f
- Pankreatitis 1013
- physiologische Veränderungen 1005

- Ulkuskrankheit 1012 f
Schwangerschaftscholestase,
  intrahepatische 1008
Schwangerschaftsfettleber 476, 938,
  1008
Schwangerschaftshypertonie 1007 f
Schweinebandwurm 272
Schweißtest, zystische Fibrose 819
Scopolamin
- Wirkung auf gastrointestinale
  Muskulatur 56
- second messenger-Systeme
- regulatorische gastrointestinale
  Peptide 756
Sekretin 757, 860, 862 f
Sekretin-Takus-Test 378
Sekretintest
- atrophe Gastritis, Gastrinkonzentration 776
- bei Gastrinom 776
  - intraarterielle Stimulation 761 f
  - mittels MRCP 1053
- sonographischer, Pankreasgangstenose 385
Seldinger-Technik 961
Selektine 181, 393
Selen
- antikanzerogene Wirkung 579 ff
- bei chronischem Alkoholkonsum
  933
- Mangel, Risikofaktor
  des Kolonkarzinoms 576
Selenhomotaurocholsäuretest 869
Sellink-Enteroklysma 672, 1022,
  1034
Sengstaken-Blakemore-Sonde 502,
  504
Sennoside 127, 1004, 1020
Sepsis
- akutes Leberversagen 482 f
- bei Mesenterialischämien 989
- bei parenteraler Ernährung,
  Kathetersepsis 961
Septata intestinalis 269
Sereny-Test 245
Serotonin 51f,
  s. auch 5-Hydroxytryptamin
- Karzinoid 785 f
- Karzinoidsyndrom,
  Hormonwirkung 787 f
Serotoninagonisten,
  zur Gewichtsreduktion 886 f
Serotoninantagonisten
- Antiemese bei Tumorpatienten
  601 ff
- bei Cisplatingabe 592
Setoneinlage 352
Shigellen 248 f
- Inokulationsmenge 246
- Toxine 245
Shunt
- mesocavaler 503
- peritovenöser 511
- portocavaler, Budd-Chiari-
  Syndrom 970
- splenorenaler 503
- Rezidivprophylaxe der Varizenblutung 506 f
- transjugulärer intrahepatischer
  portosystemischer s. TIPS
Shwachman-Diamond-Syndrom 869
Sialadenose, Anorexia und Bulimia
  nervosa 891
Sibutramin, Gewichtsreduktion 886 f

Sicca-Syndrom, bei primär biliärer
  Zirrhose 531
Sichelzellanämie
- Gallenblasenhypokinesie,
  sekundäre 103
Sigmadivertikel 152 f
  s. auch Kolondivertikel
Sigmadivertikulose 152 f
  s. auch Kolondivertikulose
Sigmaresektion, Kolonkarzinom 684 f
Sigmoidoskopie, Vorbereitung und
  Durchführung 1020
Silibenin 483
Sippel-Syndrom s. Neoplasie, multiple endokrine, Typ 2a
Sjögren-Syndrom, bei primär biliärer
  Zirrhose 531
Sklerodermie, systemische
- Magenmotilitätsstörung 95 f
- Obstipation, sekundäre 125
- Ösophagusmotilitätsstörung 70
- Pseudoobstruktion,
  intestinale chronische 113 f
Sklerose, progressive systemische
- Magenentleerungsstörungen 95
- Ösophagus, hypomotiler 95
Sklerosierungstherapie
- Hämorrhoidalleiden 995
- Magenwandnekrose
  als Komplikation 218
- Ösophagusvarizen 501
  - Rezidivprophylaxe
    der Varizenblutung 506 f
SLA s. Antikörper,
  gegen lösliches Leberantigen
Sleeve-Katheter 62, 91
SMA s. Antikörper, gegen glatte
  Muskelzellen
Sodbrennen 7, 78
  s. auch Refluxkrankheit,
  gastroösophageale
Somatoforme Störung 163
Somatostatin 757, 863
- Insulinom,
  Maß der Zelldifferenzierung 770
- Karzinoid, Therapie 788
- Motilität des Gastrointestinaltrakts
  57
- Pankreaskarzinom, Therapie 748
- Regulation der
  Magensäuresekretion 203 f
- Wirkmechanismus 204
- bei Ulkusblutung 218
- bei Varizenblutung 505
- VIPom 780
Somatostatinanaloga
  s. auch Octreotid
- endokrin aktive Pankreastumoren
  763 f
- Nebenwirkungen 764
- Pankreaskarzinom, Therapie 748
- bei Ulkusblutung 218
- bei Varizenblutung 505
Somatostatinom 783 f
- Diagnostik 759, 783
- klinisches Erscheinungsbild 759,
  783
- Lokalisation 783
- Metastasierungshäufigkeit 763
- Therapie 784
Somatostatin-Rezeptor-Szintigraphie
- gastroenteropankreatische endokrine Tumoren 761f, 1028, 1048 f
- VIPom 779 f

Sondenenteroskopie 672
Sondenkost
s. Nährlösungen, enterale
Sonographie (Abdomen)
- akuter Abdominalschmerz 1030 f
- Appendizitis 340
- Cholangitis, infektiöse 522 f
- Cholangitis, primär sklerosierende 540
- Choledocholithiasis 923
- Cholestase, posthepatische 1036
- Cholezystolithiasis 918
- chronisch entzündliche Darmerkrankungen 294 f
- chronischer Abdominalschmerz 1033
- Divertikulitis 155
- Duplex-Sonographie
  - Pfortaderthrombose 976 f
  - transpylorischer Fluß, Messung 94
- Farb-Doppler-Sonographie
  - arteriovenöse Fisteln 1000
  - Budd-Chiari-Syndrom 970
  - fokale Leberveränderungen 1040
  - kavernöse Transformationen 976 f
  - Mesenterialischämie 988, 990
  - Pfortaderthrombose 976 f
  - portaler Hypertonus bei Leberzirrhose 497 f
  - Power-Mode 1040, 1050
- Fettleber 936 f
- fokale Leberveränderungen 1039 f
- bei funktioneller Dyspepsie 96 f
- Gallenblasenmotilität 103, 918
- Gallengangskarzinom 719
- Gallengangsweite 103
- bei Gallenwegsdyskinesien 103
- gastroenteropankreatische endokrine Tumoren 761
- Halo 1040
- hepatozelluläres Karzinom 709 f
- Indikation 1020
- intraoperative, endokrine Pankreastumoren 761
- kolorektales Karzinom 682, 694
- kontrastmittelverbesserte 1051
- Leberabszeß 457, 459
- Lebermetastasen 682
- Leberzirrhose 497 f
- Magenentleerungsmessung 92 f
- Magenkarzinom 646
- Mesenterialischämie 988, 990
- Motilitätsmessung 92 ff
- Pankreaskarzinom 740 f
- Pankreatitis
  - akute 362
  - chronische 374
- portale Hypertension 497 f
- Tumorstaging 1048
Sorbitol 872
Spasmolytika
- Schmerztherapie bei Tumorpatienten 598, 600
Speichel, Verdauungsprozeß 863 f
Speicheldrüsenszintigraphie, Indikation 1026
Speiseröhre s. Ösophagus
Sphinkter
- ani s. Analsphinkter
- inhibitorischer Tonus 49
- Oddi 101 ff
  - Anatomie 101 f

- Basaldruck 104
- Innervation 101
- Manometrie 104
Sphinkter-Oddi-Dysfunktion 102 ff
- Diagnostik 104 f
- Klassifikation (n. Hogan u. Geenen) 105
- manometrische Kriterien 104
- Symptome 102
- Therapie 105 f
  - Botulinustoxininjektion 106
  - endoskopische 105 f
  - Langzeittherapie 105
  - medikamentöse 105
Sphinkter-Oddi-Manometrie
- Komplikationen 104 ff
- Indikation 104
Sphinkterotomie
- endoskopische, Sphinkter-Oddi-Dysfunktion 105 f
- laterale innere 351, 995
Spider naevi 490
Spike bursts, Kolon 120
Spironolacton
- Therapie des portalen Aszites 510
- in der Schwangerschaft, Risiken 1004
Splenektomie, bei Magenkarzinom 649
Splenomegalie, arteriovenöse Fisteln 999
  s. auch Hepatosplenomegalie
Splenoportographie, indirekte 497
- Pfortaderthrombose 977
Spondylitis ankylosans
- Assoziation mit HLA B27 287
- bei chronisch entzündlichen Darmerkrankungen 287
Sprue
- einheimische 315 ff
- Antikörper 317, 319
- assoziierte Erkrankungen 321f, 903
- Ätiologie 315 f
- Beziehung zur Dermatitis herpetiformis Duhring 321
- Diagnostik 318 f
- Differentialdiagnose 322 f
- Epidemiologie 315
- Gallenblasenhypokinesie, sekundäre 103
- Getreidesorten, Verträglichkeit 323
- histologische Veränderungen 318
- HLA-Assoziation 316f, 903
- immunologische Phänomene 317 f
- intraepitheliale Lymphozyten 180, 318
- klinisches Bild 318
- latente 316f, 319
- latente und manifeste, Unterschiede 316
- Malignomrisiko 320f, 565, 668
- Osteoporose 950
- Stufenmodell 316 f
- Therapie 323
- therapierefraktäre 322 f
- TH1-Zellen-Aktivierung 317
- Überwachungsempfehlung 564
- glutenrefraktäre 322
- kollagene, Histopathologie 322
- tropische 251 f
  - Klinik 251
  - Pathogenese 251
  - Therapie 252

Spurenelemente, Bedarf 963 f
Staging gastrointestinaler Tumoren
- bildgebende Diagnostik 1047 ff
- diagnostisches Vorgehen 1049 f
- spezielle Fragestellungen 1050
Staphylococcus aureus
- Nahrungsmittelintoxikation 247 f
- Toxine 245
Steakhousesyndrom 64
Steatorrhoe 31
- bei bakterieller Fehlbesiedelung 116
- bei chronischer Pankreatitis 372, 379
- Diagnostik 868 f
  - β-Karotinplasmakonzentration 868
  - laborchemische Untersuchungen 868
  - quantitative Stuhlfettanalyse 868
- Differentialdiagnose 868
- bei Gallensäureverlustsyndrom 31
- Whipple-Erkrankung 260 f
- zystische Fibrose 814
Stenose, peptische
- bei Refluxösophagitis 77, 79, 85
Stenteinlage
- bei Gallengangskarzinom
  - endoskopische 720f, 728, 1037
  - perkutan-transhepatische 721
- Pankreaskopf-Ca, Verschlußikterus 749, 752
- bei Sphinkter-Oddi-Dysfunktion 106
Sternzelle, hepatische 402 f
- Alkoholhepatitis 448, 450
- myofibroblastische 400
Steroide, anabole, zur Osteoporosetherapie 951 f
Stevens-Johnson-Syndrom 348
Stickstoffbilanz
- Beurteilung des Ernährungszustandes 860
Stickstoffmonoxid
- Achalasie 66
- Entzündungsreaktion 182, 184
- Kontraktilität glatter Muskulatur 58
- Kontraktion der Gallenblase 102
- zytoprotektive Eigenschaften 227
Stoßwellenlithotripsie, extrakorporale 921 f
- Cholezystolithiasis 921
- Indikation 922
- Pankreasgangsteine 380 f
- Voruntersuchungen 103
Strahlenenteritis 334
- akute, Klinik 334
- chronische 334
- iatrogenes Malassimilationssyndrom 873
Strahlenösophagitis 197 f
- Diagnostik 197
- Klinik 197
- Therapie 198
Streptomycin, Whipple-Erkrankung 262
Streptozotocin
- endokrin aktive Pankreastumoren 763 ff
  - Ansprechraten 765
  - Karzinoid 789
  - Therapieschema 765
  - VIPom 780

- Nebenwirkungen 763 f
Stromatumoren, gastrointestinale 642
Strongyloides stercoralis 230, 270 f
Stuhl
- blutiger
  - Colitis ulcerosa 282
  - Kolonkarzinom 680
  - Mesenterialischämie 988 f
  - Morbus Crohn 279 f
- klebrig glänzender 867
- Malassimilationssyndrom 867
- okultes Blut 17, 20
  - bei Diarrhoe 252
  - Dünndarmtumoren 671
  - Suchtests 17, 20
- Schleimauflagerung bei Kolonkarzinom 680
- voluminöser übelriechender 867 f
Stuhlbakteriologie 252
Stuhlentleerungen, nächtliche bei Colitis ulcerosa 282
Stuhlfett, exokrine Pankreasinsuffizienz 377
Stuhlfrequenz
- Colitis ulcerosa 282
- Diarrhoe 124
- Reizdarm 160
- nach Rektumresektion 140
Stuhlgewicht
- Diarrhoe 124
- exokrine Pankreasinsuffizienz 377
- Kolontransitzeit 121
Stuhlgewohnheiten, veränderte 680
Stuhlimpaktion 140
Stuhlinkontinenz
  s. Inkontinenz, anale
Stuhlleukozyten 25
Stuhluntersuchung
- intestinale Nematodeninfektion 271
- intestinale Protozoeninfektion 264 ff
- Pankreasenzyme 377
Substanz P 51 f
- Karzinoidsyndrom 788
Sucralfat
- Therapie der Refluxkrankheit 83
- bei Ulzera nach Magenresektion 216
Sucrase 864
Sugiura-Verfahren 503
Suizidgene 609 f
Sulfasalazin 300 f
- Colitis ulcerosa 300f, 304 f
- Rezidivprophylaxe 305
- Fertilität 1011
- Morbus Crohn 306f, 309
- Nebenwirkungen 301
- NSAR-Enteropathie 226
- NSAR-Kolopathie 226
- in der Schwangerschaft, Risiken 1004, 1011 f
- Wirkmechanismus 301
Superkontinenz (nach Fundoplicatio) 84
Suppressorzellen 179
Sympathikomimetika, zur Gewichtsreduktion 886 f
Syndrom der zuführenden Schlinge 116
Syndrom, hypereosinophiles 337
Syphilis, perianale 350
System, retikuloendotheliales

- Komponenten 393
Szintigraphie 1026 ff
- Blutpoolszintigraphie
  - Gastrointestinalblutung 1030 f
  - Hämangiome 1027, 1041
- Dünndarmtumoren, blutende 672, 1027
- gastroenteropankreatische endokrine Tumoren 761f, 1028, 1048 f
- hepatobiliäre
  - Gallengangsszintigraphie 105, 1027
  - Leberfunktionsszintigraphie bei Hepatitis 452
  - Lebertumoren, Differentialdiagnostik 1027, 1041
  - bei neonatalem Ikterus 1038
- vor intraperitonealer Zytostatikatherapie 603 f
- Kolontransitszintigraphie 123
- Leukozytenszintigraphie 1027
- Magenentleerungsszintigraphie 91f, 1026
- Milz, Splenosis 1027
- Ösophagustransitszintigraphie 63, 1026
- Phäochromozytom, MIBG-Szintigraphie 1028
- Speicheldrüsen 1026

T

TACE s. Chemoembolisation, transarterielle
Tachygastrie 98
Tachykinine, Karzinoidsyndrom 788
Tachyoddie 104
Tacrolimus 308
Taenia saginata 272
Taenia solium 272
Tamoxifen
- hepatozelluläres Karzinom, Therapie 714
- Pankreaskarzinom, Therapie 748
Tannenbaumphänomen, Osteoporose 945
Tannin, Risikofaktor für gastrointestinale Karzinome 576
Target-Zeichen 294
^{99m}Tc
- ektope Magenschleimhaut 150, 1027
- Gallengangsszintigraphie 105, 1027
- gastrointestinale Blutungsquellen 1027, 1032
- vor intraperitonealer Zytostatikatherapie 603 f
- Leberfunktionsszintigraphie 452
- Magenentleerungsszintigraphie 91f
- Ösophagustransitszintigraphie 63
Tee, grüner, antikanzerogene Wirkung 579 f
Teerstuhl s. Meläna
Teleangiektasie, hereditäre hämorrhagische s. M. Osler
Teleskopphänomen (nach Fundoplicatio) 84
Tenckhoff-Katheter 603
Tenesmen 248
- Colitis ulcerosa 282
- Kolonkarzinom 680
Terbinafin 346
Terlipressin 505
Testmahlzeit
- Gallenblasenstimulation 103

- Magenentleerungsszintigraphie 91 f
- Magenentleerungszeit, Sonographie 94
Tetracycline
- bei Fehlbesiedelung des Dünndarmes 117
- *Helicobacter pylori*-Eradikation 215
- Mucosaläsionen im Gastrointestinaltrakt 226
- Ösophagitis 198
- tropische Sprue 252
Tetrahydrolipstatin, Gewichtsreduktion 886 f
TGF-β 177
- Induktion der Lebermatrixproduktion 403f, 447
- Mediator einer Suppression 179
- Mutation bei Morbus Osler 981
TGF-β-Antikörper 404
T-Helferzellen 177, 394
- antigenspezifische Aktivierung 179
- Diabetes mellitus Typ 1A 899
- Hepatitis B 412
- Leber, Lokalisation 396
- primär biliäre Zirrhose 529
- Subpopulationen 177
- TH_1/TH_2-Verhältnis 185 f
- Zytokine 177
Therapie gastrointestinaler Tumoren 583 ff
- additive Chemotherapie 584
- adjuvante Chemotherapie 584, 651
- Antiemese 600 ff
- Beurteilung des Allgemeinzustandes 584 f
- Chemoembolisation 587 f
- Gentherapie 608
- Immuntherapie 605 f
- intraarterielle Chemotherapie 585ff, 588 f
- kombinierte Radio-Chemo-Therapie 592 f
- Lasertherapie 611
- maligner Ascites, Behandlung 603 f
- neoadjuvante Chemotherapie 584, 651
- palliative Chemotherapie 583f, 651 ff
- photodynamische Therapie 612 f
- präoperative Chemotherapie 584
- Remissionskriterien 585
- Schmerztherapie 595 ff
Thermogenese
- alkoholinduzierte 930
- Anteil am Energieverbrauch 881, 883
Thiabendazol 271
Thiamin s. Vitamin-B_1
Thiazide
- Mucosaläsionen im Gastrointestinaltrakt 226
- in der Schwangerschaft 1004, 1013
Thoriumdioxid, cholangiozelluläres Karzinom 717, 719
Thorotrast, cholangiozelluläres Karzinom 717, 719
Thoraxschmerzen, nichtkardiale 68 ff
Diagnostik 70
- Schmerzperzeption 69 f
- Therapie 70
Thromboembolien, chronisch entzündliche Darmerkrankungen 288

Thrombose
- Mesenterialgefäße s. Mesenterialvenenthrombose
- Vena portae
  s. Portalvenenthrombose
Thrombozyten
- akutes Leberversagen 481
- alkoholische Hepatitis 451
- Lebererkrankungen
  in der Schwangerschaft 1008
Ticrynafen, Metabolisierung 463
Ticrynafenhepatitis 466 f
- Immunantwort, Mechanismus 463, 466 f
TIMP 401, 451
Tinea perianalis 346
TIPS 502f, 1023
- bei Aszites 511
- bei Budd-Chiari-Syndrom 970
- Indikationen 503, 1023
- Komplikationen 502 f
- Kontraindikationen 503
- bei Pfortaderthrombose 977 f
- als Rezidivprophylaxe nach Varizenblutung 506 f
- technisches Vorgehen 1023
TNF-α 182f, 392
- Alkoholhepatitis 447 f
- Morbus Crohn 308
TNF-α-Antikörper 308
- Fistelheilung 291
- Morbus Crohn, Therapie 308
TNF-β 183
TNM-Klassifikation
- Analkarzinom 699
- Dünndarmkarzinome 671
- Gallenwegskarzinome 718
- hepatozelluläres Karzinom 713
- kolorektales Karzinom 680 f
- Magenkarzinom 647
- Ösophaguskarzinom 627
- Pankreaskarzinom 740
Toleranz, immunologische
- Bedeutung von B7 176
- Induktion gegenüber luminalen Antigenen 179
- orale 326
- Pathophysiologie von CED 184 ff
Torasemid, Therapie des portalen Aszites 510
Totale mesorektale Exzision, Rektumkarzinom 685
Toxine 244 f
- Enterotoxine 244
- Neurotoxine 245
- Zytotoxine 245
Toxizität, immunvermittelte, arzneimittelinduzierte 461 ff
Toxoplasmose, Gastritis 230
Traktionsdivertikel, ösophageales 146
Tramadol, Schmerzen
  bei chronischer Pankreatitis 378
Transferrin
- Eisenstoffwechsel 799 f
- Sättigung bei Hämochromatose 803, 805
Transferrinrezeptor, Hämochromatose 800
Transglutaminaseantikörper 317
Transitzeit, orozökale 111
- in der Schwangerschaft 1006f
Transplantationspankreatitis 359

Transversumresektion, Kolonkarzinom 684 f
Trehalase 870
Trematoden 272
Tremor, hepatische Enzephalopathie 41
Trichobezoar 22
Trichuris trichuria 270 f
Trientine, Morbus Wilson 796 f
Trifluopromazin 601 ff
Triglyceride
- in enteralen Nährlösungen 958 f
- mittelkettige, parenterale Ernährung 963
- Therapieziel bei DM-Typ 1 905
- Therapieziel bei DM-Typ 2 907
Trimethylbromo-IDA, Gallengangsszintigraphie 105
Trophozoiten 265 f
Trophyrema whippeli 260
Truncus coeliacus 988
Trypsin
- akute Pankreatitis 357
- Verdauungsprozeß 864 f
Trypsinogen
- Mutation bei hereditärer Pankreatitis 371
- Uriniteststreifen 361
tTG 317
Tuberkulose, gastrointestinale 262 f
- Ätiologie 262
- Differentialdiagnose 262 f
- endoskopischer Befund 263
- Histologie 263
- Klinik 262
- Magen 230
- Pathogenese 262
- Therapie 263
Tumoren
- bildgebende Verfahren
  - Leber 1039 ff
  - Pankreas 761f, 1028, 1043 ff
  - Staging 1047 ff
- diarrhoegene 778 ff
- endokrin aktive (gastroenteropankreatische) 755 ff
  s. auch Pankreastumor, endokrin aktiver
  - antisekretorische Behandlung 763
  - Chemotherapie 763 ff
  - diarrhoegene 778 ff
  - Differenzierung durch Hormonbestimmung 760
  - Differenzierung durch Immunhistochemie 760
  - Embolisation von Lebermetastasen 588, 764, 766
  - Epidemiologie 758
  - geschichtliches 758
  - Herkunft der Tumorzellen 758 f
  - Karzinoide 785 ff
  - Klassifikation 759
  - klinische Symptome 759
  - Malignitätskriterien 760
  - Pathophysiologie 760 f
  - Therapie 763 ff
- gastrointestinaler
  - Chemoembolisation 587 f
  - Chemotherapie 583 ff
  - diätetische Primärprävention, Empfehlungen 581
  - Ernährungs- und Lebensgewohnheiten 575 ff

- Gentherapie 608
- Hochdosistherapie 606 f
- Immuntherapie 605 f
- Lasertherapie 611
- photodynamische Therapie 612 f
- Schmerztherapie 595 ff
- Staging 1047 ff
- Tumorbiologie 549ff
- maligner, Charakteristika 550 f
  - invasives Wachstum 550
  - klonale Selektion 549 f
  - Metastasierung 550 f
Tumorbiologie 549 ff
- Charakteristika maligner Tumoren 550 f
- klonale Selektion 549 f
- Metastasierungssequenz 550 f
- Mutationen, Ursachen 551 f
- Onkogene 552
- Tumorsuppressorgene 552 ff
- Zellzykluskontrolle 553 f
Tumorgenetik, klinische Perspektiven 560 f
- Frühdiagnostik 560
- prognostische Faktoren 560 f
- Therapie 561
Tumorigenese 549 ff
- Kanzerogenese durch Lebensmittel 578 f
Tumormarker
- kolorektales Karzinom 682
- Magenkarzinom 646
- Pankreaskarzinom 744
Tumornekrosefaktor
- Genpolymorphismus 277
- TNF-α 182f, 392, 447 f
- TNF-α-Antikörper 182, 291, 308
- TNF-β 183
Tumorpatient, Beurteilung
  des Allgemeinzustandes 584 f
Tumorprävention
- antikanzerogene Wirkung
  von Nahrungsmitteln 579 ff
Tumorprogressionsmodell, kolorektale Karzinome 555
Tumorsuppressorgene 552 ff
- APC 555 f
- Einbringen von Wildtyptumorsuppressorgenen 611
- Funktion 552
- heterozygote Tumoren 553
- Inaktivierung 552 f
  - biallelische 553
- kolorektales Karzinom 556
- p53 719
- Pankreaskarzinom 739
Turcot-Syndrom 566
Tylose, Überwachungsempfehlung 564
Typhus, Impfstoffe 256
T-Zellen 176 f
- Memory-T-Zellen 179
- zytotoxische 177, 394
T-Zell-Lymphom, gastrointestinales
- enteropathieassoziiertes 320f, 660 f
- Präkanzerosen 564 f
- T/NK-Zell-Lymphom 661
T-Zell-Reaktion, Nahrungsmittelallergie 327
T-Zell-Rezeptor 176

U

Übelkeit 13 ff
- akute Porphyrien 839 f

- assoziierte Symptome 14
- als Begleitsymptom 14
- diagnostisches Vorgehen 1029 f
- Differentialdiagnostik 14
- extraabdominelle Ursachen 14
- Pathophysiologie 13 f
- symptomatische Therapie 15

Übergangssulkus 77
Übergewicht s. Adipositas
UDCA s. Ursodeoxycholsäure
Uhrglasnägel 490
UICC-Stadieneinteilung
- Analkarzinom 699
- Gallenwegskarzinome 718 f
- hepatozelluläres Karzinom 714
- kolorektales Karzinom 681
- Lebermetastasen 729 f
- Magenkarzinom 647
- Ösophaguskarzinom 627

Ulkus
- Barrett-Ulkus 77
- duodeni
  - Antirheumatika, nichtsteroidale 221 f
  - *Helicobacter-pylori*-Infektion 211 f
  - Gastrinkonzentration 772 f
- *Helicobacter pylori*-negatives 216
- nach Magenresektion 216
- Morbus Crohn 297 f
- molle 350
- Mundschleimhaut, Morbus Behçet 338
- NSAR-Gastroduodenopathie 223 f
- Rektum 337 f
- ventriculi
  - Antirheumatika, nichtsteroidale 221 f
  - *Helicobacter-pylori*-Infektion 211 f
  - malignes, endoskopische Kriterien 645
- bei Zollinger-Ellison-Syndrom 773

Ulkusblutung 216 ff
- Behandlungsstrategie 217
- Forrest-Klassifizierung 217
- *Helicobacter-pylori*-Infektion 212
- Letalität 212
- Nachsorge 218
- Operationsindikation 217 f
- Prognosefaktoren, ungünstige 217
- bei Refluxkrankheit 77, 85
- Rezidivblutung, Risikoabschätzung 217
- Therapie 212, 217 f
  - chirurgische, Indikation 217 f
  - endoskopische 217 f
  - medikamentöse 218

Ulkuskrankheit
- Blutung 212
- Epidemiologie 210
- *Helicobacter pylori*-Eradikation 215 f
- *Helicobacter-pylori*-Infektion 211 f
- Klinik 211
- Rezidivprophylaxe 216
- Rezidivrate 212
- in der Schwangerschaft 1012 f

Ulkusprophylaxe
- bei akuter Pankreatitis, Indikation 364
- Eradikation von *Helicobacter pylori* 226
- Misoprostol 226
- Primärprophylaxe, Indikation 226
- Säuresuppression 227
- Sekundärprophylaxe 226 f

Ultraschall s. Sonographie
Upside-down stomach 148
Uracil-Tegafur 691
Urease-Schnelltest 212
Urindiagnostik, Porphyrien 839 f
Urogenitaltraktinfektion, Leberzirrhose 494
Ursodeoxycholsäure
- orale Litholyse (Cholezystolithiasis) 920 f
- primär biliäre Zirrhose 533 f
- bei primär sklerosierender Cholangitis 542
- in der Schwangerschaft, Risiken 1004
- Wirkmechanismen 533, 920
- zystische Fibrose 818

Uveitis, chronisch entzündliche Darmerkrankungen 287

V

Vagotomie
- Ösophagusperistalik 62
- proximale selektive, bei Zollinger-Ellison-Syndrom 777
- sekundäre Gallenblasenhypokinesie 103

Vagus, Nervus
- Achalasie 66
- Koloninnervation, parasympatische 120
- Magen, Motilitätssteuerung 90
- Ösophagus 62

Valacyclovir 349 f
Vancomycin 255, 333
Van-den-Bergh-Reaktion, Bilirubinstoffwechsel 826
Varicella-Zoster-Virus, Ösophagitis 192
Varizenblutung
- akute, Therapie 504 f
  - Ballontamponade 504
  - Endoskopie 504
  - medikamentöse 504 f
- Primärprophylaxe 505 f
- Rezidivprophylaxe 506 f

Varizendruckmessung, portale Hypertension 497
Vaskulitiden, Veränderungen am Gastrointestinaltrakt 338
Vasopressin
- bei Angiodysplasien 985
- bei Divertikelblutung 157
- bei Varizenblutung 504

VCAM-1 394, 449
Vektoren, virale (Gentherapie) 849 ff
- adenoassoziierte Viren 850 f
- Adenoviren 820, 850
- Produktion 849 f
- Retroviren 849 f

Venensampling, portales
- gastroenteropankreatische endokrine Tumoren 761 f

Veno occlusive disease 973 f
- Histologie 974
- klinisches Bild 973 f
- Pathogenese 973
- Therapie und Prophylaxe 974

Verdauungsprozeß 863 ff
- Fette 865
- gastrale Phase 864
- intestinale Phase 864
- Kohlenhydrate 864
- orale Phase 863 f
- Proteine 864 f

Verner-Morrison-ähnliches Syndrom 779
Verner-Morrison-Syndrom 778 ff
Verotoxin 245
Verschlußikterus
- Mirizzi-Syndrom 917
- Pankreaskopf-Ca 749, 752

Verstopfung s. Obstipation
Vestibulum oesophageale 149
Vibrio
- cholerae 248
  - Impfstoffe 256
  - Inokulationsmenge 246
- parahaemolyticus 249

VIP 51, 757, 778 f
- Achalasie 66
- Morbus Hirschsprung 137
- Plasmaspiegel, Normwert 779
- Regulation der Magensäuresekretion 203
- Vorkommen 778
- Wirkmechanismus 778 f
- Wirkung auf Gallenblase 102

VIPom 778 ff
- Diagnostik 759, 779
  - VIP-Plasmaspiegelbestimmung 779
- geschichtliches 778
- klinisches Erscheinungsbild 759, 779
  - Folgeerscheinungen 779
- Lokalisation 778
- Metastasierungshäufigkeit 763, 778
- Pathophysiologie 778 f
  - beteiligte Peptid- und Hormonarten 778
- Prognose 780 f
- Therapie 764 f, 780
- Verner-Morrison-ähnliches Syndrom 779

Virchow-Drüse 644
Virtuelle Endoskopie 1053 f
Virushepatitis 407 ff
- akute 417 f
  - akutes Leberversagen 474
  - Definition 407, 438
  - extrahepatische Manifestationen 418
  - ikterische Phase 418
  - Klinik 417 ff
  - Prodromalphase 418
  - stationäre Betreuung, Indikation 422
  - Therapie 422
- Ätiologie 407 f
- mit Autoantikörpern 434 f, 437 f
- chronische 418 ff
  - Definition 407
  - extrahepatische Manifestationen 418 f
  - histologische Diagnose 421
  - klinische Symptome 418 f
  - Therapie 422 ff
- Diagnostik 419 f
- Differentialdiagnose 421 f, 437 f
- Epidemiologie 407
- Impfungen 428 f, 712, 1009
- Prophylaxe, hygienische 428
- in der Schwangerschaft 1008 f

Vitamine
- Bedarf 964
- fettlösliche 858, 931
- Mangelsymptome, Übersicht 868
- Resorptionsort 862
- wasserlösliche 858, 931 ff
Vitamin-A 931, 933, 964
Vitamin-B$_1$, chronischer Alkoholkonsum 927, 932
Vitamin-B$_2$ 932, 964
Vitamin-B$_6$ 932, 964
Vitamin-B$_{12}$
- Bedarf, enterale und parenterale Ernährung 964
- bei chronischem Alkoholkonsum 932
- Resorption, Schillingtest 241
- Substitutionstherapie 235
Vitamin-B$_{12}$-Mangel 868 f
- Anämie
 - bei Autoimmungastritis 233 ff
 - bakterielle Fehlbesiedelung des Dünndarms 116 f
 - Fischbandwurminfektion 272
- Diagnostik 241
- Differentialdiagnose 868 f
Vitamin C
- antikanzerogene Wirkung 578 ff, 738
- Bedarf, enterale und parenterale Ernährung 964
- bei chronischem Alkoholkonsum 933
- Ösophagitis 198
Vitamin D
- Bedarf, enterale und parenterale Ernährung 964
- bei chronischem Alkoholkonsum 931
- Metabolismus 947, 949
- Osteoporose, Prophylaxe und Therapie 949, 951 f
 - chronisch entzündliche Darmerkrankungen 311, 945, 948 f
Vitamin E 446
- antikanzerogene Wirkung 579 f
- Bedarf, enterale und parenterale Ernährung 964
- bei chronischem Alkoholkonsum 931
Vitamin K 964
VOD s. Veno occlusive disease

W

Wahrnehmung visceraler Reize 161 f
Wallstent, Gallengangskarzinom 720, 728, 1023
Warren-Shunt 503
Watson-Schwartz-Test, akute Porphyrien 840
WDHA-Syndrom s. VIPom
Weißnägel 490
Weizenkleie, bei Obstipation 126
Wellen, langsame 48
- peristaltische 52
Wermer-Syndrom s. Neoplasie, multiple endokrine, Typ 1
Wernicke-Korsakow-Syndrom 927
Whipple, Morbus 260 ff
- Arthralgien 260
- Ätiologie 260
- Diagnostik 261 f
- Differentialdiagnose 261 f
- Dünndarmbiopsie 262

- Epidemiologie 260
- Gewichtsverlust 260 f
- Immunantwort, zelluläre 260
- kardiale Beteiligung 261
- Klinik 260 f
 - Endstadium 261
 - fortgeschrittenes Stadium 261
 - Frühstadium 260 f
- Leitsymptome 260
- Pathogenese 260
- Rezidive 262
- Therapie 262
- ZNS-Beteiligung 261
Whipple- Operation 383, 728f, 751
Whipple- Triade 768
Wilson, Morbus 793 ff
- Ätiologie 793
- Diagnostik 794 f
 - Kupferausscheidung im Urin 795
 - Kupfergehalt der Leber 795
 - Kupferkonzentration im Serum 795
 - Zöruloplasmin 794 f
- Epidemiologie 793
- histopathologische Veränderungen 793
- klinisches Bild 794 f
 - akutes Leberversagen 476, 794
 - Kayser-Fleischer-Ring 476, 793 f
 - Leberzirrhose 794
 - Manifestationsalter 794
 - neurologische Symptome 794
- Pathogenese 793
- Prognose 796 f
- Schwangerschaft 1010
- Therapie 795 ff
 - Lebertransplantation 796
 - Penicillamin 795 f
 - Trientine 796 f
 - Zink 796 f
Winkel, anorektaler 133 f
Wismutsalz, *Helicobacter pylori*-Eradikation 215
Würgen, bei Erbrechen 13

X

Xanthelasmen
- familiäre Hypercholesterinämie 824
- primär biliäre Zirrhose 530
Xanthome, tendinöse
- familiäre Hypercholesterinämie 824
Xerophthalmie 531
Xerostomie 531
Xipamid, Therapie des portalen Aszites 510
Xylit, parenterale Ernährung 962
Xylose-Absorptionstest 241
- Durchführung 241
- Interpretation 241
- Resorptionsstörung des Dünndarmes 869
- Sprue, einheimische 318

Y

Yersinien
- Infekte bei Hämochromatose 802 f
- parainfektiöse Syndrome 248 f

Z

Zahnschäden, bei Erbrechen 15
Zellen nach Cajal 48f, 120
Zellzyklus

- Kontrolle 553 ff
- Mismatch-Reparatur-Vorgang 558
- Restriktionspunkt 553 f
- Retinoblastomaprotein 554 f
- Zyklin und Zyklin-abhängige Kinasen 554 f
Zenker-Divertikel 7, 145 ff
- Klinik 146
- Lokalisation 146
- Myotomie 147 f
- Operationsindikation 147
- Röntgenbild 147
- Therapie 146 f
Zink
- immunstimulierende Wirkung 959
- Mangel, chronischer Alkoholkonsum 933
- Substitution 963 f
 - Glukagonom 764
 - bei hepatischer Enzephalopathie 516
 - Morbus Wilson 796 f
Zirrhose
- fokale biliäre, bei zystischer Fibrose 815 f
- primär biliäre 525 ff
 - Ätiologie 525 f
 - Autoantikörper 526 f
  - AMA 526 ff
  - ANA 528
  - immunserologischer Untersuchungsgang 532
 - Avitaminose 533
 - Diagnostik 532
 - Diät 533
 - Differentialdiagnose 532
 - Epidemiologie 525
 - extrahepatische Immunsyndrome 530 f
 - Hautveränderungen 530
 - histologische Stadien 531
 - historischer Überblick 525
 - Immungenetik 526
 - klinisches Bild 529 f
 - Knochenmineralisationsstörungen 530
 - Krankheitsbild, Überblick 526
 - laborchemische Befunde 531
 - Lebertransplantation 533 f
 - Mimikryhypothese 528 f
 - natürlicher Verlauf 531
 - Osteoporose 949 f
 - prognostische Faktoren 531 f
 - Pruritus 532 f
 - Therapie 532 ff
 - Ursodesoxycholsäure 533 f
 - zelluläre Autoimmunität 529
 - Zytokine 529
- bei gleichzeitiger Autoimmunhepatitis 441
Z-Linie 77
Zökostomie, bei intestinaler Pseudoobstruktion 115
Zöliakie s. Sprue, einheimische
Zollinger-Ellison-Syndrom 772 ff
s. auch Gastrinom
- Diagnostik 774 f
 - endoskopischer Befund 774
 - Gastrinmessung 775
- Epidemiologie 772 f
- Klinik 773 f
 - Begleiterkrankungen, MEN 1 773f, 784
 - Diarrhoe, Ursache 773

- Leitsymptome 773
- Malassimilationssyndrom 869
- Pathophysiologie 772 ff
- Therapie 764 f, 776 f
  - chirurgische 777
  - Protonenpumpenhemmer 777
- Zöruloplasmin, Morbus Wilson 794 f
Zostermyelitis, sakrale 349
Zottenatrophie, Sprue 318
Zwergbandwurm 272
Zwergfadenwurm 230, 270 f
Zyklin 554 f
Zyklin-abhängige Kinasen 554 f
Zyklooxygenase (COX)
- Hemmung durch NSAR 227 f
- Isoformen 227
Zyklooxygenase (COX) 2-Inhibitoren
- Chemoprävention des Kolonkarzinoms 228
Zylinderepithelmetaplasie im Ösophagus 77, 80
s. auch Endobrachyösophagus
Zystadenokarzinom, Pankreas 737
Zystadenom, Pankreas 735
Zysten
- Duodenalwand 736
- Leber 1039 f
- Ösophagus 619 f
- Pankreas 381 f, 736
Zystikusstumpf 102
Zystikusstumpfsyndrom 102
Zystinurie 872
Zystische Fibrose 811 ff
- CFTR-Protein 811 f
  - Aufbau und Funktion 811 f
  - Expression im Lebergewebe 815 f

- Lokalisation 811
- Mutationen 812
- Pathophysiologie 812
- Diabetes mellitus 815, 903
- Diagnostik 819
- Epidemiologie 811
- exokrine Pankreasinsuffizienz 813 f, 869
  - Klinik 814
  - Pathophysiologie 813 f
  - Therapie 814 f
- Fertilität 819
- gastrointestinale Manifestationen 817 ff
  - distal intestinal obstruction syndrome 818
  - gastroösophagealer Reflux 817 f
  - Malignomentstehung 819
  - Mekoniumileus 818
  - Rektumprolaps 818
  - Therapie 818
- gentherapeutische Ansätze 852
- hepatobiliäre Manifestationen 815 ff
  - Cholestase des Neugeborenen 816
  - Diagnostik 816
  - Epidemiologie 815
  - fokale biliäre Zirrhose 815 f
  - Gallengangsystem 817 f
  - Pathophysiologie 815 ff
  - Therapie und Prognose 816 f
- Klinik 813 ff
- molekularbiologische Grundlagen 811 f
- Pankreatitis 815
- respiratorisches System 819 f
  - Gentherapie 820 f
  - Keimspektrum 819

- konservative Therapieansätze 820
- Schweißtest 819
Zytochrom
- P450
  - Bioaktivierung lipophiler Substanzen 462 f
  - interindividuelle Schwankungen 461 f
  - Medikamenteninteraktionen 205 f
  - Medikamentenmetabolismus 461 f
- P4502E1 445 f
  - Medikamentenabbau bei Alkoholkonsum 928
Zytokine 182 ff
- Alkoholhepatitis 447 f
- efferenter Teil des intestinalen Immunsystems 180
- primär biliäre Zirrhose 529
Zytomegalievirus
- Epidemiologie 263 f
- gastrointestinale Infektion 263 f
  - Ätiologie 264
  - Differentialdiagnose 264
  - endoskopischer Befund 264
  - Gastritis 230 f
  - Histologie 264
  - Klinik 264
  - Motilitätsstörung 230
  - Ösophagitis 192, 195
  - Therapie 264
- Hepatitis 417
Zytostatikaresistenzgene 610
Zytotoxin-assoziiertes Gen (CagA) 210 f, 213
Zytotoxine 245

Druck- und Bindearbeiten: Stürtz AG, Würzburg